多科学
正常和异常妊娠

中国医师协会妇产科医师分会住院医师规范化培训推荐用书
供妇产科住院医师、专业学位研究生、专科医师使用

产科学
正常和异常妊娠

OBSTETRICS
Normal and Problem Pregnancies

第 7 版

主　编　Gabbe ｜ Niebyl ｜ Simpson ｜ Landon ｜ Galan
Jauniaux ｜ Driscoll ｜ Berghella ｜ Grobman

主　审　郎景和

主　译　郑勤田　杨慧霞

副主译　陈敦金　李笑天　漆洪波　王子莲　罗国阳　施文良

人民卫生出版社

图书在版编目(CIP)数据

产科学:正常和异常妊娠/(美)史蒂夫·G. 盖比
(Steven G. Gabbe)主编;郑勤田,杨慧霞主译. —北京:
人民卫生出版社,2018

ISBN 978-7-117-26154-8

Ⅰ.①产⋯ Ⅱ.①史⋯②郑⋯③杨⋯ Ⅲ.①产科学
Ⅳ.①R714

中国版本图书馆 CIP 数据核字(2018)第 040316 号

人卫智网	www.ipmph.com	医学教育、学术、考试、健康,购书智慧智能综合服务平台
人卫官网	www.pmph.com	人卫官方资讯发布平台

产 科 学

正常和异常妊娠

主　　译:郑勤田　杨慧霞
出版发行:人民卫生出版社(中继线 010-59780011)
地　　址:北京市朝阳区潘家园南里 19 号
邮　　编:100021
E - mail:pmph @ pmph.com
购书热线:010-59787592　010-59787584　010-65264830
印　　刷:北京人卫印刷厂
经　　销:新华书店
开　　本:889×1194　1/16　印张:78
字　　数:2756 千字
版　　次:2018 年 3 月第 1 版　2018 年 3 月第 1 版第 1 次印刷
标准书号:ISBN 978-7-117-26154-8/R·26155
定　　价:598.00 元
打击盗版举报电话:010-59787491　E-mail:WQ @ pmph.com
(凡属印装质量问题请与本社市场营销中心联系退换)

ELSEVIER

Elsevier（Singapore）Pte Ltd.

3 Killiney Road

#08-01 Winsland House I

Singapore 239519

Tel：(65) 6349-0200

Fax：(65) 6733-1817

Obstetrics：Normal and Problem Pregnancies，7th edition

Steven G. Gabbe，Jennifer R. Niebyl，Joe Leigh Simpson，et al

Copyright 2017 by Elsevier Inc.

ISBN-13：978-0-3233-2108-2

This translation of Obstetrics：Normal and Problem Pregnancies，7th edition by Steven G. Gabbe，Jennifer R. Niebyl，Joe Leigh Simpson，et al was undertaken by People's Medical Publishing House and is published by arrangement with Elsevier (Singapore) Pte Ltd.

Obstetrics：Normal and Problem Pregnancies，7th edition by Steven G. Gabbe，Jennifer R. Niebyl，Joe Leigh Simpson，et al 由人民卫生出版社进行翻译，并根据人民卫生出版社与爱思唯尔(新加坡)私人有限公司的协议约定出版。

《产科学：正常和异常妊娠》(第7版)(郑勤田，杨慧霞 主译)

ISBN：978-7-117-26154-8

Copyright © 2018 by Elsevier (Singapore) Pte Ltd.

注　意

本译本由 Elsevier (Singapore) Pte Ltd. 和人民卫生出版社完成。相关从业及研究人员必须凭借其自身经验和知识对文中描述的信息数据、方法策略、搭配组合、实验操作进行评估和使用。由于医学科学发展迅速，临床诊断和给药剂量尤其需要经过独立验证。在法律允许的最大范围内，爱思唯尔、译文的原文作者、原文编辑及原文内容提供者均不对译文或因产品责任、疏忽或其他操作造成的人身及/或财产伤害及/或损失承担责任，亦不对由于使用文中提到的方法、产品、说明或思想而导致的人身及/或财产伤害及/或损失承担责任。

图字：01-2017-2910

主 译

郑勤田,美国亚利桑那大学医学院(University of Arizona College of Medicine)妇产科临床副教授,广州市妇女儿童医疗中心特聘主任医师。在美国完成妇产科住院医师培训,毕业后留在 Maricopa 医学中心工作。在美国出版多部妇产科专著,Comprehensive Handbook Obstetrics and Gynecology 是畅销美国的妇产科手册。在国内出版的《妇产科手册》已连续印刷 10 次。现担任美国华人执业医师协会(SCAPE)理事,积极参与中国住院医师培训工作。

杨慧霞,北京大学第一医院妇产科主任、教授、主任医师、博士生导师,北京大学妇产科学系主任,中华医学会围产医学分会前任主任委员、中华医学会妇产科学分会常务委员、兼任全国产科学组组长,全国妇幼健康研究会副会长、兼母胎医学专业委员会主任委员,《中华围产医学杂志》总编辑、《中华妇产科杂志》等杂志副总编辑,住院医师规范化培训教材《妇产科学》主编,国际妇产科联盟(FIGO)母胎医学专家组专家。曾获中华医学科技奖、国家教育部科学技术进步奖及中华预防医学会科技奖等多个奖项。荣获中国科学技术协会"全国优秀科技工作者""中国十大妇产医师"及"国之名医·卓越建树"奖等荣誉。

副主译

陈敦金,二级教授、博士生导师,享受国务院特殊津贴,广州妇产科研究所所长。任中国医师协会妇产科分会母胎医师专业委员会主任委员,中华医学会围产医学分会常委,《中华产科急救电子杂志》总编辑。

李笑天,教授、博士生导师。复旦大学附属妇产科医院副院长、妇产科教研室副主任,上海市围产医学分会前主任委员,《中华围产医学杂志》和《中国实用妇科与产科杂志》副主编、发表 SCI 论文 60 余篇。

漆洪波,教授、博士生导师。重庆医科大学附属第一医院妇产科主任,中华医学会围产医学分会常委,中国医师协会母胎医学专委会副主任委员,重庆市围产医学专委会主任委员等职。临床医学五年制教材《妇产科学》第 9 版副主编,住院医师规范化培训教材《妇产科学》副主编。

王子莲,教授、博士生导师,中山大学附属第一医院妇产科主任和教研室主任。中国医师协会母胎医学专委会副主任委员,广东省围产医学分会副主任委员兼青年委员会主任委员。在国内外学术期刊上发表学术论文近 200 篇。

罗国阳,美国康州大学医学院(University of Connecticut School of Medicine)妇产科及生殖遗传科副教授,母胎医学系主任。在美国获得博士学位并完成妇产科住院医师培训和母胎专科培训。担任广西壮族自治区妇幼保健院特聘教授和国内多家医院的客座教授。

施文良,美国达拉斯(Dallas,TX)妇产科执业医师,获瑞士日内瓦大学医学博士和美国新奥尔良 Tulane 大学生殖内分泌博士。在 Tulane 医学院完成妇产科住院医师培训后私人行医。

北京大学第三医院	张 冀	郭向阳	曾 鸿				
北京大学第一医院	杨慧霞	李博雅	朱毓纯	王 晨	张慧婧	窦若冲	冯 烨	李冠琳
	张晓明	张 玥	王芊芸	吕 静	孙祎羸	许芊芊	
北京市中西医结合医院	张玉洁						
重庆医科大学附属第一医院	漆洪波	张雪梅	段 然	贾小燕	胡小靖	余昕烊	
福建省妇幼保健院	颜建英	林晓倩	张勤建				
复旦大学附属上海市第五人民医院	张丽文	杨宇琦	袁佳妮				
复旦大学附属妇产科医院	李笑天	胡 蓉	王 珏	毛路一	刘海燕	唐 瑶	
广东省妇幼保健院	雷 琼	段冬梅					
广东省人民医院广东省精神卫生中心	贾福军	王文菁	刘向欣				
广州市第八人民医院	张复春	李 芳	梁慧超	何 溪			
广州市妇女儿童医疗中心	刘慧姝	方大俊	杨金英	梅珊珊	沙晓燕	李 品	狄小丹	张 炼
	赵小朋	卢伟能	荣 箫				
广州医科大学附属第三医院	陈敦金	贺 芳	李晓梅	王 云	毛丽丽	黄楚君	黄俏雅	欧妙娴
	李秀英	李思慧	李彩贤	唐小林	王春燕		
河北医科大学第四医院	张惠欣	刘影诺	刘艳华				
华中科技大学协和医院	邹 丽	赵 茵					
江苏省妇幼保健院	蒋小青	刘 娜	张艳芳				
昆明医科大学第一附属医院	马润玫	陈 卓					
南方医科大学珠江医院	王雪峰	何丽清					
山东大学附属省立医院	王谢桐	周 倩	卢 媛	孟新璐	刘 霄	葛汝秀	王羲尧	刘 菁
山西医科大学第一医院	杨海澜	刘亚坤	李 瑾				
上海第二军医大学长海医院	古 航						
深圳市妇幼保健院	牛建民						
首都医科大学附属北京朝阳医院	路军丽	张雪芳	范新萍				
首都医科大学附属北京天坛医院	杜万良	聂曦明					
首都医科大学附属北京佑安医院	孟 君	张 冲					
苏州大学附属第一医院	邓 莉						
天津市中心妇产科医院	陈 叙	常 颖					
台湾省林口长庚纪念医院	郑博仁（Po-Jen Cheng）						
同济大学附属第一妇婴保健院	应 豪						
武汉大学人民医院	刘慧敏						
新乡医学院第三附属医院	潘 莹						
云南省第一人民医院	金 华						
浙江大学医学院附属妇产科医院	贺 晶	温 弘					
郑州大学第三附属医院	崔世红	李根霞	谢明坤	郭淑华	吴玥丽	陈 娟	刘 灵	
中国医科大学附属盛京医院	刘彩霞	于文倩	刘 浩	李秋玲	尹少尉		
中国医学科学院北京协和医院	宋英娜	李乃适	宋硕宁				
中南大学湘雅二医院	丁依玲	胡 芸					
中山大学附属第一医院	王子莲	彭 软	王冬昱	刘 斌	吴艳欣	仇希雯	邓松清	韩 杨
	杨 娟	李锦波	梁莉莉	王马列	李珠玉		

美国译者

蔡晖（Hui Cai）	Nephrology, Emory University School of Medicine, Atlanta, GA
陈凯（Kai Chen）	Maternal Fetal Medicine, Aurora Medical Group, Milwaukee, WI
邓捷（Jie Deng）	Maternal-Fetal Medicine, Obstetric, Gynecology & Reproductive Science, Yale University School of Medicine, New Haven, CT
黄飞（Fei Huang）	Obstetrics and Gynecology, Inova Fairfax Hospital Center, Falls Church, VA
黄世军（Shijun Huang）	Obstetrics and Gynecology, Saint Agnes Hospital, Baltimore, MD
姜学智（Xuezhi Jiang）	Obstetrics and Gynecology, Reading Hospital of Tower Health System/Thomas Jefferson University, West Reading, PA
李超（Chao Li）	Maternal Fetal Medicine, Driscoll Health System, Corpus Christi, TX
李成付（Chris C. Lee）	Anesthesiology, Barnes Jewish Hospital/Washington University School of Medicine at St. Louis, MO
李晋（Jin Li）	Neurology, Westchester Medical Center, Valhalla, NY
李京红（Jinghong Li）	Pulmonary and Critical Care Medicine, University of California San Diego School of Medicine, La Jolla, CA
李素玲（Suling Li）	Lewis University, Romeoville, IL
刘倍余（Beiyu Liu）	Obstetrics and Gynecology, Bronx-Lebanon Hospital, Bronx, NY
刘颖（Ying Liu）	Obstetrics and Gynecology, Skagit Regional Clinic, Mount Vernon, WA
刘子韬（Zitao Liu）	Obstetrics and Gynecology, New Hope Fertility Center, New York City, NY
罗国阳（Guoyang Luo）	Maternal Fetal Medicine, University of Connecticut School of Medicine, Farmington, CT
马中焕（Zhonghuan Ma）	Obstetrics and Gynecology, Clinicas Del Camino Real Inc., Oxnard, CA
孟芳茵（Fangyin Meng）	Reproductive Endocrinology and Infertility, Newport Beach, CA
彭嘉音（Jiayin Peng）	Attorney at Law, New York City, NY
乔静（Jing Qiao）	Obstetrics and Gynecology, Graham Hospital, Canton, IL
荣琦（Qi Rong）	Neonatal-Perinatal Medicine, MedStar Georgetown University Hospital, Washington, DC
施文良（Wengliang Shi）	Obstetrics and Gynecology, Dallas E & W OB/GYN Clinic, Plano, TX
眭子健（Zijian Xu）	Cardiology, Sutter Medical Center, Sacramento, CA
唐湘娜（Xiangna Tang）	Maternal Fetal Medicine, Rochester General Hospital, Rochester, NY
田健民（Jianmin Tian）	Gastroenterology, St Vincent Hospital, Indianapolis, IN
汪珩（Robert H. Wang）	Obstetrics and Gynecology, University of Nevada School of Medicine, Las Vegas, NV
汪爽（Shuang Wang）	Internal Medicine, Southern Jersey Family Medical Centers, Salem, NJ
王丹昭（Danzhao Wang）	Psychiatry, Emory University School of Medicine, Atlanta, GA
吴颖（Ying Wu）	Rheumatology, Dignity Health Medical Group-Dominican, Santa Cruz, CA
吴颖怡（Yingyi Wu）	Obstetrics and Gynecology, Bronx-Lebanon Hospital, Bronx, NY
谢然（Ran Xie）	Obstetrics and Gynecology, All About Women OB/GYN, Rockville, MD
延芸（Yun Yan）	Pediatric Endocrinology, Children's Mercy Kansas City, Kansas City, MO
张美娟（Meijuan Zhang）	Diabetes and Endocrinology, Penn Medicine Lancaster General Health, Lancaster, PA
张文卿（Wengqing Zhang）	Hematology/Oncology, Thompson Cancer Survival Center/Covenant Health, Knoxville, TN
张晓燕（Xiaoyan Zhang）	Anesthesiology, Providence Little Company of Marry Medical Center, Torrance, CA
赵青（Qing Catherine Zhao）	Hematology/Oncology, Banner MD Anderson Cancer Center, Gilbert, AZ
郑勤田（Thomas Q. Zheng）	Obstetrics and Gynecology, Maricopa Medical Center/University of Arizona College of Medicine, Phoenix, AZ
郑文新（Wenxin Zheng）	Gynecologic Pathology, University of Texas Southwestern Medical Center, Dallas, TX
周恂（Xun Clare Zhou）	Gynecologic Oncology, University of Connecticut School of Medicine, Farmington, CT
朱向东（Xiangdong Zhu）	Emergency Medicine, University of Illinois at Chicago, IL

Kjersti Aagaard, MD, PhD, MSCI
Associate Professor
Department of Obstetrics and Gynecology
Baylor College of Medicine
Houston, Texas

Kristina M. Adams Waldorf, MD
Associate Professor
Department of Obstetrics and Gynecology
University of Washington
Seattle, Washington

Margaret Altemus, MD
Associate Professor
Department of Psychiatry
Yale University School of Medicine
New Haven, Connecticut

George J. Annas, JD, MPH
Professor and Chair
Department of Health Law, Bioethics & Human Rights
Boston University School of Public Health
Boston, Massachusetts

Kathleen M. Antony, MD, MSCI
Department of Obstetrics and Gynecology
University of Wisconsin School of Medicine and Public Health
Madison, Wisconsin

Jennifer L. Bailit, MD, MPH
Clinical Director
Family Care Service Line
Metrohealth Medical Center
Cleveland, Ohio

Ahmet Alexander Baschat, MD
Director
Johns Hopkins Center for Fetal Therapy
Department of Gynecology and Obstetrics
Johns Hopkins Hospital
Baltimore, Maryland

Vincenzo Berghella, MD
Professor
Department of Obstetrics and Gynecology
Director
Maternal-Fetal Medicine
Jefferson Medical College of Thomas Jefferson University
Philadelphia, Pennsylvania

Helene B. Bernstein, MD, PhD
Director, Division of Maternal-Fetal Medicine
Departments of Obstetrics and Gynecology, Microbiology, and Immunology
SUNY Upstate Medical University
Syracuse, New York

Amar Bhide, MD
Consultant in Fetal Medicine
Fetal Medicine Unit
St. George's Hospital
London, United Kingdom

Meredith Birsner, MD
Assistant Professor
Department of Maternal-Fetal Medicine
Thomas Jefferson University
Philadelphia, Pennsylvania

Debra L. Bogen, MD
Associate Professor of Pediatrics
Department of Psychiatry and Clinical and Translational Sciences
University of Pittsburgh School of Medicine
Division of General Academic Pediatrics
Children's Hospital of Pittsburgh of UPMC
Pittsburgh, Pennsylvania

D. Ware Branch, MD
Professor
Department of Obstetrics and Gynecology
University of Utah School of Medicine
Salt Lake City, Utah

Gerald G. Briggs, AB, BPharm
Clinical Professor of Pharmacy
University of California–San Francisco
San Francisco, California;
Adjunct Professor of Pharmacy Practice
University of Southern California–Los Angeles
Los Angeles, California;
Adjunct Professor
Department of Pharmacotherapy
Washington State University
Spokane, Washington

Haywood L. Brown, MD
Professor and Chair
Department of Obstetrics and Gynecology
Duke University
Durham, North Carolina

7

Brenda A. Bucklin, MD
Professor of Anesthesiology and Assistant Dean
Clinical Core Curriculum
Department of Anesthesiology
University of Colorado School of Medicine
Denver, Colorado

Graham J. Burton, MD, DSc
Centre for Trophoblast Research
Physiology, Development and Neuroscience
University of Cambridge
Cambridge, United Kingdom

Mitchell S. Cappell, MD, PhD
Chief
Division of Gastroenterology and Hepatology
William Beaumont Hospital;
Professor of Medicine
Oakland University William Beaumont School of Medicine
Royal Oak, Michigan

Jeanette R. Carpenter, MD
Department of Maternal-Fetal Medicine
Obstetric Medical Group of the Mountain States
Salt Lake City, Utah

Patrick M. Catalano, MD
Dierker-Biscotti Women's Health and Wellness Professor
Director, Center for Reproductive Health at MetroHealth
Director, Clinical Research Unit of the Case Western Reserve
    University CTSC at MetroHealth
Professor of Reproductive Biology
MetroHealth Medical Center/Case Western Reserve University
Cleveland, Ohio

Suchitra Chandrasekaran, MD, MSCE
Assistant Professor
Department of Obstetrics and Gynecology
University of Washington
Seattle, Washington

David F. Colombo, MD
Department of Obstetrics, Gynecology, and Reproductive
    Biology
Spectrum Health
College of Human Medicine
Michigan State University
Grand Rapids, Michigan

Larry J. Copeland, MD
Professor
Department of Obstetrics and Gynecology
The Ohio State University
Columbus, Ohio

Jason Deen, MD
Assistant Professor of Pediatrics
Adjunct Assistant Professor of Medicine
Division of Cardiology
Seattle Children's Hospital
University of Washington Medical Center
Seattle, Washington

COL Shad H. Deering, MD
Chair, Department of Obstetrics and Gynecology
Assistant Dean for Simulation Education
F. Edward Hebert School of Medicine
Uniformed Services University of the Health Sciences
Chair, Army Central Simulation Committee
Bethesda, Maryland

Mina Desai, MSc, PhD
Associate Professor
Department of Obstetrics and Gynecology
David Geffen School of Medicine at Harbor-UCLA Medical
    Center
Los Angeles, California

Gary A. Dildy III, MD
Professor and Vice Chair of Quality and Patient Safety
Director, Division of Maternal-Fetal Medicine
Department of Obstetrics and Gynecology
Baylor College of Medicine;
Chief Quality Officer, Obstetrics and Gynecology
Service Chief, Maternal-Fetal Medicine
Texas Children's Hospital
Houston, Texas

Mitchell P. Dombrowski, MD
Professor and Chief
Department of Obstetrics and Gynecology
St. John Hospital
Detroit, Michigan

Deborah A. Driscoll, MD
Luigi Mastroianni Professor and Chair
Department of Obstetrics and Gynecology
Perelman School of Medicine at the University of Pennsylvania
Philadelphia, Pennsylvania

Maurice L. Druzin, MD
Professor and Vice Chair
Department of Obstetrics and Gynecology
Stanford University School of Medicine
Stanford, California

Patrick Duff, MD
Professor
Associate Dean for Student Affairs
Department of Obstetrics and Gynecology
University of Florida
Gainesville, Florida

Thomas Easterling, MD
Professor
Department of Obstetrics and Gynecology
University of Washington
Seattle, Washington

Sherman Elias, MD[†]
John J. Sciarra Professor and Chair
Department of Obstetrics and Gynecology
Feinberg School of Medicine
Northwestern University
Chicago, Illinois

M. Gore Ervin, PhD
Professor of Biology
Middle Tennessee State University
Murfreesboro, Tennessee

Michael R. Foley, MD
Chairman
Department of Obstetrics and Gynecology
Banner University Medical Center
Professor
University of Arizona College of Medicine
Phoenix, Arizona

Karrie E. Francois, MD
Perinatal Medical Director
Obstetrics and Gynecology
HonorHealth
Scottsdale, Arizona

Steven G. Gabbe, MD
Emeritus Chief Executive Officer
The Ohio State University Wexner Medical Center
Professor of Obstetrics and Gynecology
The Ohio State University College of Medicine
Columbus, Ohio

Henry L. Galan, MD
Professor
Department of Obstetrics and Gynecology
University of Colorado School of Medicine;
Co-Director
Colorado Fetal Care Center
Colorado Institute for Maternal and Fetal Health
Aurora, Colorado

Etoi Garrison, MD, PhD
Associate Professor, Division of Maternal-Fetal Medicine
Department of Obstetrics and Gynecology
Vanderbilt Medical Center
Nashville, Tennessee

Elizabeth E. Gerard, MD
Associate Professor
Department of Neurology
Northwestern University
Chicago, Illinois

Robert Gherman, MD
Associate Director
Prenatal Diagnostic Center and Antepartum Testing Unit
Division of Maternal-Fetal Medicine
Franklin Square Medical Center
Baltimore, Maryland

William M. Gilbert, MD
Regional Medical Director
Women's Services
Department of Obstetrics and Gynecology
Sutter Medical Center Sacramento;
Clinical Professor
Department of Obstetrics and Gynecology
University of California–Davis
Sacramento, California

Laura Goetzl, MD, MPH
Professor and Vice Chair
Department of Obstetrics and Gynecology
Temple University
Philadelphia, Pennsylvania

Bernard Gonik, MD
Professor and Fann Srere Endowed Chair of Perinatal
    Medicine
Department of Obstetrics and Gynecology
Division of Maternal-Fetal Medicine
Wayne State University School of Medicine
Detroit, Michigan

Mara B. Greenberg, MD
Director of Inpatient Perinatology
Obstetrics and Gynecology
Kaiser Permanente Northern California
Oakland Medical Center
Oakland, California

Kimberly D. Gregory, MD, MPH
Vice Chair
Women's Healthcare Quality & Performance Improvement
Department of Obstetrics and Gynecology
Cedars Sinai Medical Center
Los Angeles, California

William A. Grobman, MD, MBA
Arthur Hale Curtis Professor
Department of Obstetrics and Gynecology
The Center for Healthcare Studies
Feinberg School of Medicine
Northwestern University
Chicago, Illinois

Lisa Hark, PhD, RD
Director
Department of Research
Wills Eye Hospital
Philadelphia, Pennsylvania

Joy L. Hawkins, MD
Professor
Department of Anesthesiology
University of Colorado School of Medicine
Aurora, Colorado

†Deceased.

Wolfgang Holzgreve, MD, MBA
Professor of Obstetrics and Gynaecology
Medical Director and CEO
University Hospital Bonn
Bonn, Germany

Jay D. Iams, MD
OB Lead
Ohio Perinatal Quality Collaborative
Emeritus Professor of Obstetrics and Gynecology
The Ohio State University
Columbus, Ohio

Michelle M. Isley, MD, MPH
Assistant Professor
Department of Obstetrics and Gynecology
The Ohio State University
Columbus, Ohio

Eric R.M. Jauniaux, MD, PhD
Professor of Obstetrics and Fetal Medicine
Institute for Women's Health
University College London
London, United Kingdom

Vern L. Katz, MD
Clinical Professor
Department of Obstetrics and Gynecology
Oregon Health Science University
Eugene, Oregon

Sarah Kilpatrick, MD, PhD
Head and Vice Dean
Department of Obstetrics and Gynecology
Director
Division of Maternal-Fetal Medicine
University of Minnesota
Minneapolis, Minnesota

George Kroumpouzos, MD, PhD
Clinical Associate Professor
Department of Dermatology
Alpert Medical School of Brown University
Providence, Rhode Island

Daniel V. Landers, MD
Professor and Vice Chair
Department of Obstetrics, Gynecology, and Women's Health
University of Minnesota
Minneapolis, Minnesota

Mark B. Landon, MD
Richard L. Meiling Professor and Chair
Department of Obstetrics and Gynecology
The Ohio State University College of Medicine
Columbus, Ohio

Susan M. Lanni, MD
Associate Professor of OBGYN and Maternal-Fetal Medicine
Director, Labor and Delivery
Virginia Commonwealth University
Richmond, Virginia

Gwyneth Lewis, OBE, MBBS, DSc, MPH
Leader
International Women's Health Research
Institute for Women's Health
University College London
London, United Kingdom

Charles J. Lockwood, MD, MHCM
Dean, Morsani College of Medicine
Senior Vice President
USF Health
Professor of Obstetrics & Gynecology and Public Health
University of South Florida
Tampa, Florida

Jack Ludmir, MD
Professor
Department of Obstetrics and Gynecology
Perelman School of Medicine at the University of Pennsylvania
Philadelphia, Pennsylvania

A. Dhanya Mackeen, MD, MPH
Clinical Assistant Professor
Temple University School of Medicine
Department of Obstetrics, Gynecology, and Reproductive
  Services
Director of Research
Division of Maternal-Fetal Medicine
Geisinger Health System
Danville, Pennsylvania

George A. Macones, MD, MSCE
Professor and Chair
Department of Obstetrics and Gynecology
Washington University in St. Louis School of Medicine
St. Louis, Missouri

Brian M. Mercer, MD
Professor and Chairman
Department of Reproductive Biology
Case Western Reserve University–MetroHealth Campus
Chairman, Department of Obstetrics and Gynecology
Director, Women's Center
MetroHealth Medical Center
Cleveland, Ohio

Jorge H. Mestman, MD
Professor
Departments of Medicine and Obstetrics & Gynecology
Keck School of Medicine of the University of Southern
  California
Los Angeles, California

David Arthur Miller, MD
Professor of Obstetrics, Gynecology, and Pediatrics
Keck School of Medicine of the University of Southern
  California
Children's Hospital of Los Angeles
Los Angeles, California

Emily S. Miller, MD, MPH
Assistant Professor
Department of Obstetrics and Gynecology
Division of Maternal-Fetal Medicine
Feinberg School of Medicine
Northwestern University
Chicago, Illinois

Dawn Misra, MHS, PhD
Professor and Associate Chair for Research
Department of Family Medicine & Public Health Sciences
Wayne State University School of Medicine
Detroit, Michigan

Kenneth J. Moise Jr, MD
Professor of Obstetrics, Gynecology, and Reproductive
    Sciences and Pediatric Surgery
Director
Fetal Intervention Fellowship
UTHealth School of Medicine at Houston;
Co-Director
The Fetal Center
Children's Memorial Hermann Hospital
Houston, Texas

Mark E. Molitch, MD
Martha Leland Sherwin Professor of Endocrinology
Division of Endocrinology, Metabolism, and Molecular
    Medicine
Northwestern University Feinberg School of Medicine
Chicago, Illinois

Chelsea Morroni, MBChB, DTM&H, DFSRH, Mphil, MPH, PhD
Clinical Lecturer
EGA Institute for Women's Health and Institute for Global
    Health
University College London
London, United Kingdom;
Senior Researcher
Wits Reproductive Health and HIV Institute (Wits RHI)
University of the Witwatersrand
Johannesburg, South Africa

Roger B. Newman, MD
Professor and Maas Chair for Reproductive Sciences
Department of Obstetrics and Gynecology
Medical University of South Carolina
Charleston, South Carolina

Edward R. Newton, MD
Professor
Department of Obstetrics and Gynecology
Brody School of Medicine
Greenville, North Carolina

Jennifer R. Niebyl, MD
Professor
Department of Obstetrics and Gynecology
University of Iowa Hospitals and Clinics
Iowa City, Iowa

COL Peter E. Nielsen, MD
Commander
General Leonard Wood Army Community Hospital
MFM Division Director
Obstetrics and Gynecology
Fort Leonard Wood, Missouri

Jessica L. Nyholm, MD
Assistant Professor
Department of Obstetrics, Gynecology and Women's Health
University of Minnesota
Minneapolis, Minnesota

Lucas Otaño, MD, PhD
Head, Division of Obstetrics and Fetal Medicine Unit
Department of Obstetrics and Gynecology
Hospital Italiano de Buenos Aires
Buenos Aires, Argentina

John Owen, MD, MSPH
Professor
Department of Obstetrics and Gynecology
Division of Maternal-Fetal Medicine
University of Alabama at Birmingham
Birmingham, Alabama

Teri B. Pearlstein, MD
Associate Professor of Psychiatry and Human Behavior and
    Medicine
Alpert Medical School of Brown University;
Director
Women's Behavioral Medicine
Women's Medicine Collaborative, a Lifespan Partner
Providence, Rhode Island

Christian M. Pettker, MD
Associate Professor
Department of Obstetrics, Gynecology, and Reproductive
    Sciences
Yale University School of Medicine
New Haven, Connecticut

Diana A. Racusin, MD
Maternal Fetal Medicine Fellow
Department of Obstetrics and Gynecology
Baylor College of Medicine
Houston, Texas

Kirk D. Ramin, MD
Professor
Department of Obstetrics, Gynecology, and Women's Health
University of Minnesota
Minneapolis, Minnesota

Diana E. Ramos, MD, MPH
Director
Reproductive Health
Los Angeles County Public Health;
Adjunct Assistant Clinical Professor
Keck University of Southern California School of Medicine
Los Angeles, California

Roxane Rampersad, MD
Associate Professor
Department of Obstetrics and Gynecology
Washington University in St. Louis School of Medicine
St. Louis, Missouri

Leslie Regan, MD, DSc
Chair and Head
Department of Obstetrics and Gynaecology at St. Mary's
    Campus
Imperial College;
Vice President, Royal College of Obstetricians &
    Gynaecologists
Chair, FIGO Women's Sexual & Reproductive Rights
    Committee
Chair, National Confidential Enquiry into Patient Outcome
    and Death
London, United Kingdom

Douglas S. Richards, MD
Clinical Professor
Division of Maternal-Fetal Medicine
Intermountain Medical Center
Murray, Utah;
Clinical Professor
Division of Maternal-Fetal Medicine
University of Utah School of Medicine
Salt Lake City, Utah

Roberto Romero, MD, DMedSci
Chief, Program for Perinatal Research and Obstetrics
Division of Intramural Research
Eunice Kennedy Shriver National Institute of Child Health
    and Human Development
Perinatology Research Branch
National Institutes of Health
Bethesda, Maryland;
Professor, Department of Obstetrics and Gynecology
University of Michigan
Ann Arbor, Michigan;
Professor, Department of Epidemiology and Biostatistics
Michigan State University
East Lansing, Michigan

Adam A. Rosenberg, MD
Professor
Department of Pediatrics
Children's Hospital of Colorado
University of Colorado School of Medicine
Aurora, Colorado

Michael G. Ross, MD, MPH
Distinguished Professor
Department of Obstetrics and Gynecology
David Geffen School of Medicine at Harbor-UCLA Medical
    Center;
Distinguished Professor
Community Health Sciences
Fielding School of Public Health at UCLA
Los Angeles, California

Paul J. Rozance, MD
Associate Professor
Department of Pediatrics
University of Colorado School of Medicine
Aurora, Colorado

Ritu Salani, MD, MBA
Associate Professor
Department of Obstetrics and Gynecology
The Ohio State University
Columbus, Ohio

Philip Samuels, MD
Professor
Residency Program Director
Department of Obstetrics and Gynecology, Maternal-Fetal
    Medicine
The Ohio State University Wexner Medical Center
Columbus, Ohio

Nadav Schwartz, MD
Assistant Professor
Department of Obstetrics and Gynecology
Perelman School of Medicine at the University of Pennsylvania
Philadelphia, Pennsylvania

Lili Sheibani, MD
Peter E. Nielsen, MD, Clinical Instructor
Obstetrics and Gynecology
University of California–Irvine
Orange, California

Baha M. Sibai, MD
Director
Maternal-Fetal Medicine Fellowship Program
Department of Obstetrics, Gynecology and Reproductive
    Sciences
University of Texas Medical School at Houston
Houston, Texas

Colin P. Sibley, PhD, DSc
Professor of Child Health and Physiology
Maternal and Fetal Health Research Centre
University of Manchester
Manchester, United Kingdom

Hyagriv N. Simhan, MD
Professor and Chief
Division of Maternal-Fetal Medicine
Executive Vice Chair
Obstetrical Services Department
University of Pittsburgh School of Medicine;
Medical Director of Obstetric Services
Magee-Women's Hospital of UPMC
Pittsburgh, Pennsylvania

Joe Leigh Simpson, MD
Senior Vice President for Research and Global Programs
March of Dimes Foundation
White Plains, New York;
Professor of Obstetrics and Gynecology
Professor of Human and Molecular Genetics
Herbert Wertheim College of Medicine
Florida International University
Miami, Florida

Dorothy K.Y. Sit, MD
Department of Psychiatry
University of Pittsburgh Medical Center
Pittsburgh, Pennsylvania

Karen Stout, MD
Director
Adult Congenital Heart Disease Program
Department of Internal Medicine
Division of Cardiology
University of Washington;
Professor of Internal Medicine/Pediatrics
Department of Pediatrics
Division of Cardiology
Seattle Children's Hospital
Seattle, Washington

Dace S. Svikis, PhD
Professor
Department of Psychology
Institute for Women's Health
Virginia Commonwealth University
Richmond, Virginia

Elizabeth Ramsey Unal, MD, MSCR
Assistant Professor
Department of Obstetrics and Gynecology
Division of Maternal-Fetal Medicine
Southern Illinois University School of Medicine
Springfield, Illinois

Annie R. Wang, MD
Department of Dermatology
Alpert Medical School of Brown University
Providence, Rhode Island

Robert J. Weber, MS, PharmD
Administrator
Pharmacy Services
Assistant Dean
College of Pharmacy
The Ohio State University Wexner Medical Center
Columbus, Ohio

Elizabeth Horvitz West, MD
Resident Physician
Department of Obstetrics and Gynecology
University of California–Irvine
Irvine, California

Janice E. Whitty, MD
Professor and Director of Maternal-Fetal Medicine
Department of Obstetrics and Gynecology
Meharry Medical College
Nashville, Tennessee

Deborah A. Wing, MD, MBA
Professor
Department of Obstetrics and Gynecology
University of California–Irvine
Orange, California

Katherine L. Wisner, MD
Asher Professor of Psychiatry and Obstetrics and Gynecology
Director
Asher Center for Research and Treatment of Depressive
   Disorders
Department of Psychiatry
Feinberg School of Medicine
Northwestern University
Chicago, Illinois

Jason D. Wright, MD
Sol Goldman Associate Professor
Chief, Division of Gynecologic Oncology
Department of Obstetrics and Gynecology
Columbia University College of Physicians and Surgeons
New York, New York

随着经济的腾飞,中国医学正在迅速发展,与国际接轨的热情也愈来愈高。医学虽无国界,但因每个国家和地区的政治、经济、文化和宗教信仰不同,临床医学并不相同。在探讨与国际接轨之前,首先我们需要了解发达国家的临床医学现状,更重要的是了解他们如何发展到如此现状。对绝大多数临床医生来说,阅读国外的教科书是系统了解国外医学进展的最佳途径。循证医学在美国已经成为临床诊疗、教学和科研的基石,新的诊疗方法必须经过严格的循证医学检验才能在临床广为使用,医学教课书的编著也基本围绕循证医学。目前,我国临床医学正在从经验医学向循证医学过渡,发达国家的医学著作将有助于在国内普及和推广循证医学教育。

《产科学:正常和异常妊娠》(Obstetrics:Normal and Problem Pregnancies)是美国妇产科住院医师培训的标准用书。第一主编叫 Steven G. Gabbe,此书故被美国妇产科医生称为"Gabbe"。本书译者郑勤田在美国开始住院医师培训时,上级医师曾说:如果你在住院医师培训期间仅买一本书,那你就应该买"Gabbe"。从 1986 年首版问世,到 2017 年发行最新的第 7 版,这本产科教材的历史并不长。国外的产科教科书很多,为什么"Gabbe"能够脱颖而出,在短时间内征得众多妇产科医生厚爱呢?原因并不复杂,正如书名所示,这本书囊括产科所有领域,每个章节作者均是该领域公认的专家。国外教科书的特点是内容庞大,其中列举很多研究和观点。这种写作风格对初涉妇产科的医生挑战很大,他们常常读完一个章节后,仍然跟丈二和尚一样,摸不着头脑。"Gabbe"的章节不仅讨论各个观点,最后也做出总结,对临床问题能够给出清晰的处理方案。"Gabbe"对妇产科住院医师和专科医师都很有帮助,学到的东西可以立即应用。

国内妇产科学界对"Gabbe"一书了解不多,如何将这本优秀著作介绍给国内产科医生并不容易。中文与英文是完全不同的语系,西方医学经典译为中文后韵味可能荡然无存,先前已有无数个英文医学名著在国内折戟沉沙。原因何在?不是中国医生不爱读书,中国医生酷爱知识的热情不低于任何一个国家。作为作者和译者,让我们坦诚地面对现实,中国医生之所以不读译著正是因为我们的翻译质量让他们一次又一次地失望。原因在于我们——翻译医学著作的人!

翻译质量不外乎两个方面,第一是准确地表达原文含义,第二是流畅的中文书写。翻译不是一字不漏地把英文句子变成中文,这种机器般的翻译只会导致失败。优秀的翻译其实是重新创作,是在完全吃透作者原意之后,用流畅的中文把英文原意表达出来。高质量的翻译不仅是检验译者的专业英语水平,更是检验译者的中文写作能力。真正"汉化"英文医学著作很难!

借鉴先前的教训,铭记肩负的重任,我们组建了 170 多人的中外学者翻译团队。为了充分理解作者原意,每个章节都至少有一名相关专业的美国医生和学者参与,这些美国医生都毕业于中国的医学院,有很好的中英文根基。每个章节先由国内中青年医生进行第一轮翻译,然后高年资医生审阅,接下来国外医生和学者再根据原著逐句核实和修改。在整个翻译过程中,大家真是字斟句酌,几乎每句话都经过无数遍的推敲。即使如此,我们仍不满意!中外译者完成每个章节之后,我们又组建一支审校队伍,对每个章节再次审阅。

尽管我们竭尽全力去打造这本译著,但疏忽之处在所难免。我们殷切希望读者反馈,只有你们参与,下次印刷和再版才会更完善。如果有任何问题,请直接与主译联系,电子邮箱 zhengqintian@ yahoo. com。多谢!

本书出版适逢《中华围产医学杂志》创刊 20 周年,郎景和院士亲自题写书名,在祝贺之际,希望本书为广大围产工作者提供一个更好的学习平台。

主　译　郑勤田　杨慧霞
副主译　陈敦金　李笑天　漆洪波
　　　　王子莲　罗国阳　施文良

致　辞

1968 年，我们三人在康奈尔大学医学院（Cornell University Medical College）和纽约医院（New York Hospital）产科相遇。两人（JRN 和 JLS）是住院医师，一人（SGG）是医学生。我们在那里成为朋友。随着各自事业发展，我们经常在全国会议上见面。大约在 35 年前，Churchill Livingstone 出版社的 Lynn Herndon 询问我们是否愿意合作，出版一部新的产科学。这一建议使我们深感荣幸。

那个时候我们的确需要一部新的产科学，我们三人对产科各个领域的兴趣不同，可以相辅相成。我们决定编著一本由多个作者参与的产科学，邀请我们的朋友和同事加入写作团队。编著主要面向住院医师和正在接受培训的专科医师。当然，那时候还没有互联网、文字处理软件甚至传真机，而我们都在不同的城市。工作量确实比我们想象的多很多，但相互阅读每个新的章节以及看到书的雏形逐渐呈现，让我们感到无比兴奋。无论在那个时候，还是在今天，我们都极其感谢每位作者做出的杰出贡献。虽然紧跟每个领域突飞猛进的进展十分困难，但每位作者都确保熟知他们领域的近况，其中包括许多参与所有版次的作者。

本书的第 1 版很受欢迎。读者的好评使我们深感荣幸，出版社鼓励我们继续进行第 2 版的工作，我们欣慰地接受了这一任务。接下来的 30 年内，我们又完成了第 3 版、第 4 版、第 5 版和第 6 版。这些年来，我们组建了非常优秀的编者团队，并且得到现出版社爱思唯尔（Elsevier）的极大支持。

第 7 版将是我们三人参与编著的最后一版。我们都会继续从事临床和教学，但编著此书的接力棒已到传递时刻，我们在此传给我们的同事 Landon、Galan、Jauniaux、Driscoll、Berghella 及 Grobman 等医生。《产科学：正常和异常妊娠》（*Obstetrics：Normal and Problem Pregnancies*）是我们在职业生涯中做出的最重要的贡献，我们十分荣幸他们决定把这版书献给我们。我们感谢他们，感谢你们—我们的读者，感谢你们这么多年来的支持和忠诚。

Steven G. Gabbe，MD

Jennifer R. Niebyl，MD

Joe Leigh Simpson，MD

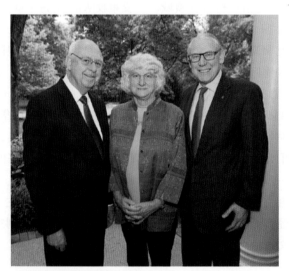

Joe Leigh Simpson，Jennifer R. Niebyl，and Steven G. Gabbe
（photograph courtesy Kevin Fitzsimons）

《产科学：正常和异常妊娠》（Obstetrics：Normal and Problem Pregnancies）第7版提前送给了你！你注意到了吗？这并不意味着书的内容不全面，事实上，这版书的内容可能比以往任何一版的内容都多，这也是在第6版发行后仅仅4年就出第7版的原因。此书通常每5年更新一版，但我们想让读者早日获得最好和最新的资料，便于他们学习产科知识并指导临床。我们非常感谢书的各位主编、作者和爱思唯尔（Elsevier）出版社，使我们能够加速完成这本书的出版。

像过去一样，我们首先调查读者和专家，评估各个领域的进展情况，然后决定是否需要增加和修订书中章节。在第7版中，你会发现4个新的章节："剖宫产后阴道分娩"、"胎盘植入"、"妊娠期肥胖"以及"改善全球孕产妇健康"。前三个章节内容与每天的产科临床越来越密切。如果你到国外从事产科工作，"改善全球孕产妇健康"一章几乎必读不可。除了以前的两个附录"妊娠期实验室和超声检查正常值"和"盆腔解剖"之外，这版增加了第三个附录"缩略词表"，便于读者理解书中内容。

我们欢迎两位新主编 Vincenzo Berghella 和 William Grobman 医生加入我们团队，他们既往为章节作者，是产科领域公认的带头人。我们再次感谢每个章节的作者对此书做出的杰出贡献，欢迎近30个新作者加入此版的写作，也特别感谢以下6位参与既往所有6版的作者：George J. Annas、D. Ware Branch、Mark B. Landon、Adam A. Rosenberg、Philip Samuels 和 Baha Sibai 等医生。

读者会发现这一版我们增加使用粗体字和要点，以强化对每个章节的理解。产科超声章节增加多幅图片，提供关于胎儿正常解剖和异常解剖的资料。

如果没有爱思唯尔出版社、出版社的专家和全心投入的团队成员 Lucia Gunzel、Kate Dimock 和 Carrie Stetz，我们不可能这么快完成第7版。同时我们感谢自己的工作人员 Kenzie Palsgrove 和 Susan DuPont（Columbus，Ohio），Nancy Schaapveld（Iowa City）及 Lisa Prevel（New York），他们对稿件进行了非常宝贵的编辑。

我们在书的题词里已经声明，这将是我们三人（S. G. G.，J. R. N.，J. L. S.）参与主编的最后一版。在过去40年，能为此书的编辑做出贡献是我们极大的荣幸。我们坚信其他主编将会使这本书变得更好，我们希望他们成功。

无论读者刚开始职业生涯，还是已有多年临床经验，我们希望这本教科书对他们有用，能帮助他们迎接当今医疗环境的挑战！

Steven G. Gabbe, MD

Jennifer R. Niebyl, MD

Joe Leigh Simpson, MD

Mark B. Landon, MD

Henry L. Galan, MD

Eric R. M. Jauniaux, MD, PhD

Deborah A. Driscoll, MD

Vincenzo Berghella, MD

William A. Grobman, MD, MBA

目　录

第一篇

妊娠生理学

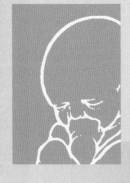

第 1 章

胎盘解剖学与生理学

原著　GRAHAM J. BURTON, COLIN P. SIBLEY, and ERIC R. M. JAUNIAUX

翻译与审校　王晨,李冠琳,张晓明,杨慧霞,郑文新

　　胎盘是一个特殊而复杂的器官,许多方面还处于未知阶段。胎盘的生命周期相对短暂,但却经历了快速的生长、分化和成熟。同时,胎盘还发挥诸多功能,包括运输气体和代谢物、免疫保护以及合成类固醇和蛋白质类激素。作为母胎互作的界面,胎盘在妊娠这一生理过程中发挥关键的调控作用。本章主要讲述人类胎盘的结构,以及胎盘在妊娠各期发挥的不同功能。由于对胎盘发育过程的了解可以更好地阐明其形态学特征,且在妊娠过程中胎盘发育异常可导致诸多并发症,因此,我们将从胎盘发育这一角度进行阐述。而为了确定和引入一些规范术语,我们首先对胎盘进行大体形态学概述,以便读者理解。

胎盘解剖学

胎盘概述

　　人类足月妊娠胎盘通常呈盘状结构,直径 15 ~ 20cm,中心厚度约3cm,平均重量450g。但个体间差异较大,且分娩方式也会对胎盘产生较大影响。大体形态学上,胎盘由绒毛膜板和底板组成,前者与脐带相连,后者紧贴子宫内膜,两板间腔隙区充满了自子宫内膜螺旋动脉经由底板开口进入胎盘的母体血液(图 1-1)。绒毛膜板和底板在胎盘边缘汇合,而平滑绒毛膜则从边缘继续延伸形成完整的绒毛膜囊。由底板内陷形成的膈膜(胎盘膈)可将胎盘分成 10 ~ 40 个胎盘叶。胎盘膈是母体组织抵抗滋养细胞侵袭的分化产物,可对胎盘进行区间划

分并引导母体血流流经胎盘。**胎盘的胎儿成分由一系列精细分支的绒毛树组成,绒毛树起自绒毛板内侧,并向胎盘实质内逐级分支。**这种形态结构让人联想到在岩石池海水里漂浮的海葵叶子。通常每个绒毛树由干绒毛经过几级分支形成,而其终末结构为胎盘的功能单位**终末绒毛**。每个终末绒毛由表面的滋养上皮细胞和间质中起源于脐动脉、脐静脉的血管分支组成。这种重复的分支使绒毛形成倒立酒杯样的拓扑结构,这种结构也称为绒毛小叶,2 ~ 3 个绒毛小叶可以组成一个胎盘小叶(图 1-1)。**每个绒毛小叶都是独立的母-胎交换单位。**近足月时,胎盘内几乎充满了绒毛分支,分支之间狭窄的空间称为**绒毛间隙(intervillous space,IVS)**。母体血液即通过此间隙进入绒毛,并与绒毛内胎儿血液进行气体和营养物质的交换,而后母血经由底板进入子宫静脉的开口。由此,在哺乳动物分类中,人类胎盘被归类为血绒毛膜型胎盘,尽管这种描述仅适用于妊娠中晚期[1]。而在这之前,最好将"母-胎"关系描述为"蜕膜-绒毛膜"关系。

胎盘发育

　　形态学上,胎盘发育起始于胚胎植入,即胚泡的胚极与子宫上皮接触时。在这一阶段,胚泡壁外层为单层滋养细胞,内层则来源于内细胞团的胚外中胚层细胞,这几层共同构成绒毛膜。由于伦理限制,胎盘最早期的发育过程从未在人体内进行研究。但通常认为这一过程与恒河猴是相似的。

　　人们还试图通过在子宫内膜单层细胞上培养体外受精的人类胚泡,来模拟胎盘早期发育过程。尽管这种简

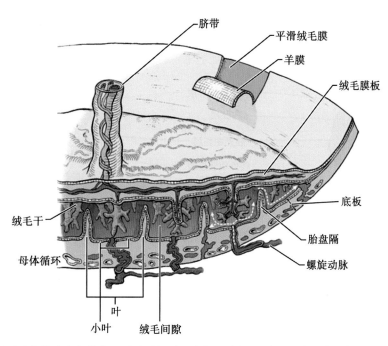

脐带　平滑绒毛膜　羊膜　绒毛膜板　底板　胎盘隔　螺旋动脉　绒毛干　母体循环　叶　小叶　绒毛间隙

图 1-1　图示成熟胎盘的横截面,包括绒毛板、底板及中间的绒毛间隙。绒毛树起自附着在绒毛膜板上的干绒毛,以绒毛小叶分布在以母体螺旋动脉开口为中心的胎盘小叶

化的理论未能将子宫内膜间质可能发出的旁分泌信号考虑在内,但仍可显示出不同物种间滋养细胞浸润的差异。对于人类而言,滋养细胞与子宫内膜接触分为两个过程:合体化和合体滋养细胞渗入子宫内膜细胞间。而在胚体逐渐嵌入子宫内膜致密层的过程中,尚未发现子宫内膜细胞死亡的证据。

最近的超声和比较数据表明,在植入过程中,子宫内膜的向上生长和包封作用与滋养细胞的浸润同样重要[2]。最早可用于研究的离体标本是受精后 7 天左右的胚体,在这一时期,胚体几乎完全被包埋。最初子宫内膜表面的缺损由纤维蛋白栓填补,至受精第 10～12 天,子宫内膜上皮细胞完全修复。

胚胎植入完成时,胚体完全被合体滋养细胞覆盖形成合体滋养细胞幔(图 1-2A)。这种多核细胞幔在胚体下方更厚,这与胚极有关,同时也与其位于来源于原始胚泡壁的单核滋养层细胞之上有关。**合体滋养细胞幔中通过产生空泡状结构并逐步形成比较大的间隙,进而形成 IVS 的前体**。随着间隙的增大,周围的合体滋养层逐渐变薄并形成复杂的梁格状结构(图 1-2B)。紧接着,从受精第 12 天开始,细胞滋养层细胞增殖并穿入到小梁中。大约 2 天后,细胞滋养层细胞到达小梁顶部,细胞侧向扩散并与其他小梁内的细胞滋养层细胞连在一起,在子宫内膜和合体滋养细胞幔间形成一层新的结构,称为细胞滋养层壳(图 1-2C)。最终,在妊娠第三周的起始阶段,胚外中胚层的细胞侵入到小梁中,带入能分化出胎儿血液循环的成血管细胞。中胚层细胞不会穿透小梁,其

作为细胞滋养细胞的聚集体形成细胞滋养层柱。细胞滋养层柱可以有也可以无合体滋养细胞的覆盖(图 1-2C)。细胞滋养层柱近端细胞的增殖和分化有利于细胞滋养层的扩展。到妊娠第三周结束时,胎盘初步形成。**原始胚泡壁最终形成绒毛膜板,细胞滋养层细胞壳形成底板,二者间隙形成 IVS**(图 1-2D)。小梁是绒毛树的前体,其重复的分支使绒毛结构愈加复杂。

最初,绒毛结构包绕整个绒毛囊,但至早孕末,除植入位点处的绒毛留存并形成最终的盘状胎盘,其余部位绒毛全部退化。退化过程的异常可能导致绒毛在绒毛膜囊异常部位持续存在,从而形成副胎盘。此外,过多的不对称的退化,可导致脐带附着于偏心位置。

羊膜与卵黄囊

在胎盘发育早期,内细胞团分化形成羊膜、卵黄囊和二胚层胚盘。羊膜、卵黄囊和腔体中的液体在妊娠早期的生理过程中发挥重要作用。我们将会逐一阐明它们的发育。这些结构最初到底是如何形成的,多年来一直备受争议。这也主要由于可供研究的相关样本数量较少。然而,目前普遍认为,羊膜是由外胚层越过早期胚盘背面的边缘延伸而来,而初级卵黄囊是由内胚层围绕滋养层内表面延伸而来,由内胚层来源的松散网状组织将羊膜和卵黄囊分开。在接下来的几天里,初级卵黄囊会进行一系列重塑,涉及三个紧密相连的过程。首先在胚盘形成原条,随后内胚层分化使得下胚层细胞被初级卵黄囊的外围细胞取代。其次,卵黄囊体积变小,这可能与外周

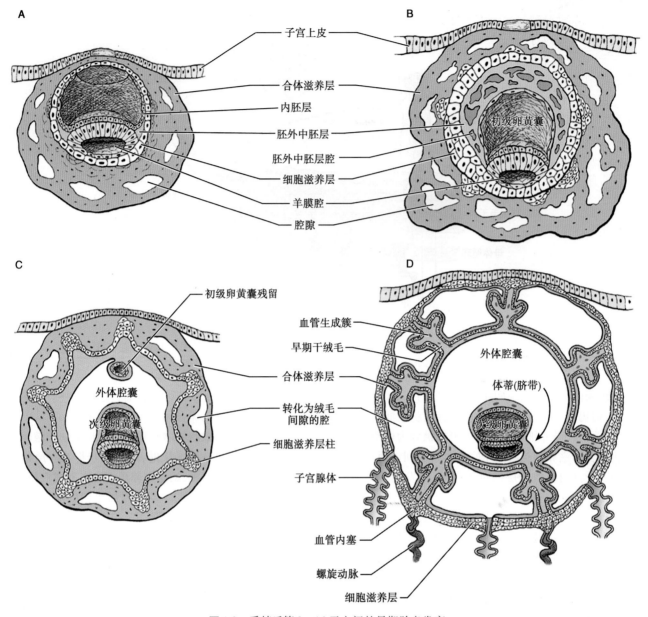

图 1-2   受精后第 9 ~ 16 天之间的早期胎盘发育

组分的消失或外周组分变成许多小泡有关。最后,除了在胚盘尾部的细胞团用以连接胚盘和滋养层细胞,其余网状结构分裂成两层中胚层。一层位于滋养层内表面,进而形成羊膜,另一层覆盖于羊膜和卵黄囊的外表面。两层之间的腔体充满液体,称为外体腔囊(exocoelomic cavity,ECC)。**卵黄囊重塑后会形成一个小的次级卵黄囊(secondary yolk sac,SYS),SYS 漂浮于 ECC 中,通过卵黄管与胚胎相连**(图 1-2D)。

采用阴道超声,在受精第 3 周末(妊娠第 5 周),ECC 清晰可见。在妊娠 5 ~ 9 周,ECC 是绒毛膜囊中最大的解剖空间。**SYS 是 ECC 中第一个可以通过超声检测到的结构,其直径在妊娠 6 ~ 10 周略有增加,最大可达 6 ~ 7 毫米。随后略有下降。**在组织结构上,内胚层内层细胞组成 SYS,其顶端通过紧密连接与微绒毛相连。这些内胚层内层细胞的细胞质中含有大量线粒体、粗面内质网、高尔基体和分泌小滴,使细胞具有较高的合成能力。随着进一步发育,上皮细胞折叠形成许多囊状结构和管状结构,而它们中仅有一小部分可与中心腔相通。这些结构的功能尚未阐明,有些假设认为这些结构在发育早期可作为原始循环网络,因为它们中可能存在无核红细胞。卵黄囊的外表面与来源于胚外中胚层的间皮相连。这种上皮细胞表面覆盖有致密的微绒毛,而其上存在的大量内陷和吞饮泡,使其看上去类似于吸收性上皮。尽管在人体研究中尚未获得卵黄囊上皮具有吸收功能的直接证据,但通过免疫定位检测发现,该表面存在葡萄糖和叶酸的转运蛋白[3]。在对于恒河猴的研究中已证实,间皮易吞噬辣根过氧化物酶,该研究显示,紧贴上皮细胞下的密集毛细管丛可将辣根过氧化物酶运输到正在发育的肝脏中,这也进一步证实了间皮具有转运功能。

然而,在妊娠第 9 周,SYS 开始表现出与功能下降相关的形态学变化。而这种变化貌似与羊膜的扩展无关,因为羊膜的扩展是围绕着正在发育的胚胎腹面进行的。正是这样逐渐地围绕,羊膜将卵黄囊的剩余部分围绕成索状的连接结构,从而形成脐带。到妊娠第 3 个月末,羊膜与绒毛膜的内表面毗邻,进而 ECC 闭合。在妊娠 15 周可通过超声观察到羊膜与绒毛膜融合以及胚外体腔消失。

早孕期的母胎关系

胎盘需与母体建立充分并可靠的血液循环,来发挥有效的母胎交换作用。这种循环的建立是否对胎盘发育起关键作用尚不明确,且在近年备受争议。随着合体滋养层的延伸,其将很快与子宫内膜的浅层静脉接近。而这一过程促使了血窦的形成,并随后由合体滋养细胞包围。

由此,母体的红细胞被包围其中。以往认为,这预示着母体循环进入胎盘。然而,这种循环完全依赖于静脉血的流动,会受子宫收缩和其他因素的影响。大量的传统组织学研究表明,直到早孕后期阶段母胎之间才建立了动脉循环[4,5],尽管多年来,母体循环进入胎盘的时间不得而知,但高分辨超声和多普勒成像技术的出现解决了这一问题。然而学者们认为,就正常妊娠而言,IVS 中流体的流动回声直至妊娠 10~12 周才能被检测到。

目前,基于大量技术方法的证据表明,在早孕末,胎盘中的母体循环会发生巨大变化。首先,在妊娠早期,通过宫腔镜直接观察到 IVS 中充盈的是透明液体而不是母体血液[6]。第二,通过对妊娠子宫切除的标本进行灌注,并借助不透射线和其他技术发现,在妊娠早期,除了胎盘边缘以外,只有很少的血流流入 IVS[4]。第三,IVS 中的氧浓度在妊娠 10 周之前很低($\leq 20mmHg$,在妊娠 10~12 周会上升 3 倍[7]。这种上升与胎盘组织中抗氧化酶的 mRNA 表达量和酶活性正相关,这也标志着胎盘细胞水平氧化作用的改变[7]。这其中的机制与绒毛外滋养细胞的浸润有关。

绒毛外滋养细胞浸润和螺旋动脉重塑

在妊娠前几周,有一类滋养细胞亚群可穿过细胞滋养层而迁移到子宫内膜。这类滋养层细胞并不参与胎盘实体的发育,又被称为绒毛外滋养层细胞。然而,绒毛外滋养层细胞的活性对胎盘正常功能的维持起着决定性作用,其在子宫内膜中参与螺旋动脉的重塑。这一过程的细胞学基础仍需进一步阐明,但净效应是子宫内膜动脉

平滑肌细胞和弹性纤维的缺失,并被纤维素样蛋白取代[8,9]。一些证据表明这一过程分为两步。在妊娠早期,子宫内膜动脉内皮细胞表现为嗜碱性和空泡状,平滑肌细胞表现为解体和扩张,由于这种变化在底蜕膜和壁蜕膜中都可以观察到,并且在异位妊娠的子宫内也会发生,所以这些变化并不依赖于局部滋养层细胞的浸润。相反,人们假设这些变化源于蜕膜肾素-血管紧张素信号通路的激活。随后,浸润中的绒毛外滋养层细胞与子宫动脉紧密接触,并参与形成动脉管壁。动脉不断扩张,由小管径有收缩反应的血管变为松弛的漏斗状导管。

绒毛外滋养层细胞可分为两个亚群:血管内滋养层细胞以逆行方式沿螺旋动脉内腔迁移,取代血管内皮;间质滋养层细胞在子宫内膜间质迁移。在妊娠早期,迁移的血管内滋养细胞体积足以在螺旋动脉接近子宫基质部位形成栓子将螺旋动脉的末端堵塞(图 1-3)[4,5]。在早孕末,这些栓子消失,使得母体至胎盘的循环得以建立。目前尚未阐明栓子消失的机制,但可能与血管内滋养细胞的能动性和母体的血流动力学改变有关。滋养细胞在植入位点周围的浸润程度是不同的,在植入位点中心部位浸润程度最大,也最深。因此,植入位点中心部位子宫螺旋动脉的堵塞最为广泛也在意料之中。这也可以解释胎盘边缘带的母体动脉血流可最早被超声检测到[10]。这种血流与局部高水平的氧化应激有关而这种现象是生理性的,在所有正常妊娠过程中都会发生。近期研究提示,这种氧化应激可诱导绒毛在绒毛膜囊表面退化,形成平滑绒毛膜(图 1-4)[10]。

在正常情况下,间质滋养层细胞侵入子宫肌层三分之一处,并在此融合形成多核巨细胞。此过程受严格的调控,过度浸润可使子宫内膜被完全破坏而导致胎盘植入(见第 21 章)。间质滋养层细胞在迁移过程中与蜕膜中的母体免疫细胞相互作用,特别是巨噬细胞和子宫自然杀伤(natural killer,NK)细胞。这种相互作用可生理性的调控滋养层细胞的浸润深度和螺旋动脉的重塑过程。在月经期的分泌期,子宫 NK 细胞在子宫内膜中积累,妊娠后则大量围绕于植入位点的螺旋动脉周围。虽然被称为"杀伤性细胞",但是没有证据显示子宫 NK 细胞对滋养层细胞有破坏作用。相反,子宫 NK 细胞质中含有一系列的细胞因子和生长因子。绒毛外滋养层细胞表达具有多态性的人白细胞 C-抗原(major histocompatibility complex class I C antigen,HLA-C),其可与 NK 细胞表达的杀伤细胞免疫球蛋白样受体(killer-cell immunoglobulin-like receptor,KIR)相结合。近期研究表明,NK 细胞的适度激活对成功妊娠是必不可少的,因为 NK 细胞可以释放调控螺旋动脉重塑的因子。因此,HLA-C 抗原和抑制型 KIR 受体结合会增加妊娠并发症的风险[11],这也说明了免疫互作对妊娠成功的重要性。

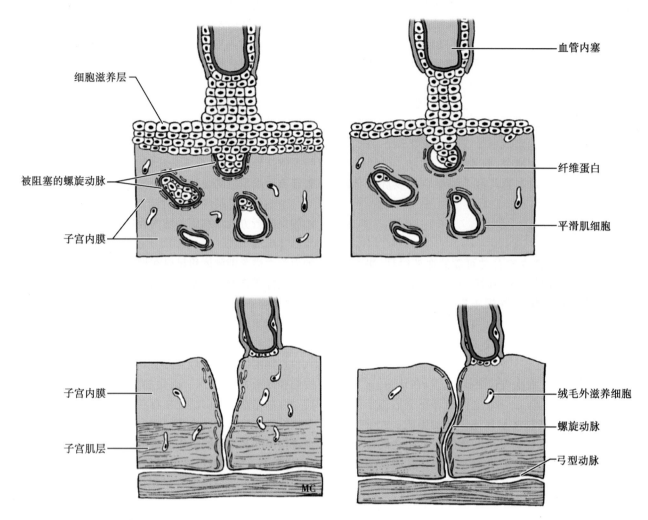

细胞滋养层

血管内塞

被阻塞的螺旋动脉

纤维蛋白

子宫内膜

平滑肌细胞

子宫内膜

绒毛外滋养细胞

子宫肌层

螺旋动脉

弓型动脉

图 1-3   在早孕期,母体螺旋动脉顶端被血管内滋养细胞堵塞,阻碍血液流入绒毛间隙。血管内滋养细胞和间质滋养细胞与螺旋动脉的生理重塑有关。这两个过程在子痫前期中发生缺陷,并且血管平滑肌的保留可能增加自发性血管收缩的风险,导致胎盘缺血-再灌注发生损伤

螺旋动脉的重塑通常依赖于足够的母血流入胎盘,但这种描述过于简化了这一复杂的过程。就其本身而言,因为只有螺旋动脉的最远端受到重塑,因此重塑并不能增加流入胎盘的母血量。螺旋动脉的近端来源于子宫弓形动脉,并没有被重塑,这才是母体血流的限速原因。妊娠早期,在雌激素的作用下,近端螺旋动脉和子宫脉管系统逐渐扩张,使得子宫循环阻力下降。子宫血流从月经周期时约 **45mL/min** 增加到妊娠足月时约 **750mL/min**,并占母体心输出量的 **10% ~ 15%**。

相比之下,动脉终末端的扩张会显著降低母体血流流入 IVS 的速度和压力。数学建模表明,螺旋动脉在生理状况下的重塑将血流速度由 2 ~ 3m/s 降低到近端开口处的 10cm/s[12]。这种速度的降低确保了纤细的绒毛树不被血流的动力损坏。降低母血流经绒毛的速度会减少绒毛内胎儿毛细血管网的损伤,也可促进物质的交换。对恒河猴的研究表明,IVS 内的平均压力为 10mmHg,螺旋动脉开口处的压力为 15mmHg,而胎儿绒毛毛细血管

内的压力约为 20mmHg,两者间存在 5mmHg 压力差。

许多妊娠并发症都与绒毛外滋养层细胞浸润不足以及母胎循环异常有关。在一些严重病例中,细胞滋养细胞壳很薄且呈碎片状,在三分之二的自发流产中都可观察到此种现象[13]。浸润不足有可能是由于母体自身因素造成,例如染色体畸形、易栓症、子宫内膜功能障碍或母体的其他因素。且这种情形下,将导致母体螺旋动脉不堵塞或不完全堵塞,进而使最初的胎盘中母体循环早熟并广泛分布[10]。胎盘中血流动力学因素和过度的氧化应激可能是导致妊娠失败的主要因素[14]。

在病情较轻的情况下,妊娠可以继续维持,但后期会发展成子痫前期、宫内生长受限(Intrauterine restriction,IUGR)或两者同时并发。这些生理变化要么仅限于子宫内膜螺旋动脉的表浅部分,要么也包括其深层部分(图 1-3)。在重度子痫前期并发胎儿生长受限的情况下,只有 **10%** 的螺旋动脉完全重塑,而在正常妊娠中,螺旋动脉的重塑率达 **96%**[15]。但这是由于间质滋养层细

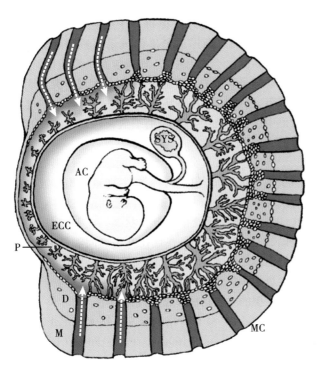

图1-4　母体循环起始于胎盘的外围（箭头所指）。此处滋养细胞浸润和螺旋动脉堵塞是相对不完善的。局部的过氧化应激水平可诱导绒毛退化并形成平滑绒毛膜。AC，羊膜腔。D，蜕膜。ECC，外体腔囊。P，胎盘。M，子宫肌层。SYS，次级卵黄囊（修改自Jauniaux E, Cindrova-Davies T, Johns J, et al. Distribution and transfer pathways of antioxidant molecules inside the first trimester human gestational sac. J Clin Endocrinol Metab. 2004;89:1452-1459. ）

胞不能成功浸润子宫内膜，还是由于虽已成功浸润，但未能穿透动脉壁，尚存在争议。但这两种可能性并不矛盾，且可能反映不同的病因。

无论哪种原因，螺旋动脉重塑不全都会导致许多潜在的后果。第一，由于没有远端扩张，母体血流将加速进入IVS，经超声可以检测到喷射流。这些喷射流会破坏绒毛树，导致绒毛间质血泊湖形成，并且绒毛间质中血流动力学的改变会导致血栓形成和纤维蛋白酶原的沉积。第二，不完全重塑会导致螺旋动脉具有更大的血管反应性。在恒河猴和人中的研究表明，螺旋动脉的周期性收缩呈非持续性且不依赖于子宫收缩[10,16]。近期提出，如果动脉壁中还留有平滑肌，这种现象恶化下去可能引起胎盘缺氧-再供氧损伤，导致氧化应激的发生。**胎盘氧化应激是子痫前期发病机制中的一个关键因素。临床证据表明，缺氧-再供氧是一种生理刺激，其后果不仅仅是减少子宫血流灌注那么简单**[17]。第三，螺旋动脉不完全重塑会导致动脉末端容易发生急性动脉粥样硬化[18]。动脉粥样硬化是由于缺氧-再供氧过程或血流动力学异常而导致的继发变化。然而，如果这种损伤导致螺旋动脉的闭塞，那么

将影响流入IVS的血流，进而导致胎儿生长受限。

子宫内膜在妊娠早期的功能

在胚胎植入时，子宫上皮发出的信号和内膜腺体分泌物主要调节子宫的容受性。一旦植入完成，子宫内膜腺体对胎儿发育的潜在调控作用就被忽略了。这是由于大部分人认为，一旦胚泡嵌入子宫壁内就不会再接触子宫腔中的分泌物。然而，胎盘原位杂交结果证实，在妊娠早期，**子宫内膜腺体可通过胎盘底板将分泌物释放到IVS**（图1-2）[19]。分泌物是一种不均一的混合物，包括母体蛋白质、碳水化合物（包括糖原）和脂质，这些成分可以被合体滋养细胞吞噬。近期研究已证实，内膜腺体分泌物的唾液酸化程度在月经周期的分泌期和早孕期会发生变化[20]。分泌物分子末端唾液酸基团的缺失能够使分泌物被吞噬后更易降解。胎盘蛋白（原来也称为PP14或α_2-PEG）即来源于腺体，并且在羊水中积累。在妊娠约10周时，其浓度达到峰值。这表明，在妊娠早期，胎盘必需定植于子宫内膜腺体广泛分布的部位。

超声测量结果表明，子宫内膜厚度大于等于8mm是胚胎成功植入的必要条件，虽然不是所有的研究都证实了这一关联。尽管如此，这些测量结果与基于胎盘标本的原位杂交结果是一致的，即在妊娠6周时，胚泡下面的子宫内膜厚度大于5mm[21]。在早孕末，子宫内膜逐渐退化，直到妊娠14周，子宫内膜厚度减少到1mm。组织学上，腺上皮细胞在此期间也会发生转化。在妊娠早期，腺上皮细胞在形态上会发生改变，即所谓的Arias-Stella反应[22]，使细胞具有较强的分泌能力。此时细胞质含有丰富的细胞器和大量的糖原积累[19,21]。这种变化可能与蜕膜分泌的胎盘乳蛋白和催乳素有关，并体现了胎盘营养供给的自我调节机制。然而到早孕末，腺上皮细胞在形态上变得更加立体，尽管腺体腔内仍然充满分泌物，但具有分泌功能的细胞器已不再重要。

总体来说，在妊娠早期，腺体比较活跃。在早孕末，腺体的功能逐渐消退。这与胎盘的营养由组织供给到母血供给的转变是一致的。因为在早孕末，母体动脉循环已经在胎盘中建立。腺体不仅供给营养物质，也可分泌多种生长因子，例如白血病抑制因子、血管内皮生长因子（vascular endothelial growth factor, VEGF），表皮生长因子和转化生长因子β（transforming growth factor beta, TGF-β）[21]。绒毛可表达这些因子的受体。因此，同其他物种一样，子宫腺体可能在人类妊娠早期对胎盘的增殖和分化起调控作用。妊娠早期唾液酸化的改变能够确保任何通过子宫静脉进入母体循环的分泌物可迅速被母体肝脏清除。因此，无需使母体组织受到过度刺激即可在早孕期胎盘IVS中建立一个独特的增殖微环境。尝试将腺体的功能活性与妊娠结局关联起来的研究已获得成功。有

报道显示,在复发性流产患者中,黏蛋白 1、胎盘蛋白和白血病抑制因子的表达发生下调[23]。然而,近期的一项研究显示,这些分子在子宫内膜的表达水平与妊娠结局无显著相关性[24]。这种差异可能体现在腺体的分泌能力上,而不是合成能力。但这也需再进一步证实。

从现有的证据来看,子宫内膜腺体对妊娠成功的重要作用不仅仅限于胚胎植入时。

绒毛树的拓扑学

胎盘主要行使交换功能,胎盘的结构也是为了适应功能而生的。由 Fick 定律可以得出,惰性分子的扩散速率同交换表面积与厚度的比值成正比。因此,大的表面积将有助于交换,这就要通过绒毛树的重复分支来实现。

绒毛树起源于滋养层细胞陷窝周围的小梁,通过重建和侧向分支而形成(图 1-2)。最初,不同的绒毛分支几乎具有相同的组成结构,只能通过其大小和位置得以区分。在这个时期,绒毛包裹中胚层。在绒毛的近端,被包裹的胚外中胚层与 ECC 处的中胚层交融。绒毛中的基质细胞连在一起形成平行于绒毛长轴的帆状结构,作为流体的通道。在这些通道中通常可以观察到巨噬细胞,其可能在血管发生之前起到原始循环的作用。在这种方式下,子宫内膜腺体中的蛋白可以自由进入绒毛。值得注意的是,通道内的巨噬细胞对子宫内膜腺体分泌的胎盘蛋白[19]具有免疫反应性。

在早孕末,绒毛开始分化。**与绒毛膜板相连的部位被重塑成干绒毛,成为支撑每一个绒毛树的框架性结构**[25]。绒毛内部逐渐形成紧凑的绒毛间质和绒毛动、静脉分支。动脉位于绒毛中心,周围包有平滑肌细胞。**虽然绒毛动脉呈现阻力血管的外观,但是生理研究表明,正常情况下,胎盘的胎儿循环在血管舒张的状态下进行。**干绒毛中仅含有几个小口径毛细血管,因此其在胎盘交换中的作用不大。

干绒毛经过几代分支,产生中间型绒毛。形态上,中间型绒毛更细更长,包括两种类型:非成熟型和成熟型。前者主要存在于妊娠早期,由于绒毛间质中液体通道的存在,因此持续性地处于未分化状态。成熟的中间型绒毛提供绒毛分布的框架,并且在其表面间隔性地分化出终末绒毛。成熟中间型绒毛的核心是小动脉和小静脉,也有大量的非扩张毛细血管,使其交换能力受到限制。

绒毛树的主要功能单位是终末绒毛。对于终末绒毛是如何起始的,并没有严格的定义。终末绒毛形态上通常短而粗,绒毛长可达 $100\mu m$,直径约 $80\mu m$(图 1-5)[25]。终末绒毛是高度血管化的,仅有毛细血管。终末绒毛对扩散交换也具有高度的适应性,下面将详细阐述。

绒毛的分化与胎盘小叶结构的形成是一致的,这两个过程可能是相互关联的。胎盘小叶出现于妊娠中期的起始阶段,紧随母体循环的产生而产生。在这一时期,母体血流的动力可以对绒毛树塑形。放射成像和形态学证

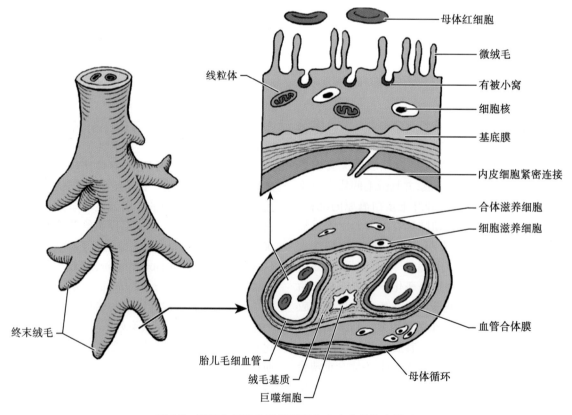

图 1-5 图示中间绒毛及其侧面分支出来的终末绒毛

据表明,在恒河猴的胎盘中,母体血液先被输送到胎盘小叶的中心,再慢慢分散到小叶外周[26]。因此,胎盘小叶中应该会产生由中央至周边逐步降低的氧浓度梯度。这也会导致绒毛中抗氧化酶的活性和表达量存在差异。当然也会导致代谢梯度的出现(例如葡萄糖浓度),这些因素对绒毛分化产生巨大影响。处于胎盘小叶中心部位的绒毛,由于周围氧浓度最高,在形态学和酶活性上都表现出非成熟状态,所以此处也被认为是生发区。与此相比,胎盘小叶周边的绒毛对扩散交换有更好的适应性。

绒毛树的形成是循序渐进的,在整个妊娠过程中以较稳定的速度持续进行,到妊娠足月,绒毛表面积可达10～14 平方米。在 IUGR 中,绒毛表面积显著减少,这主要是由于胎盘体积减少造成,而不是绒毛树发育不良[27]。对于子痫前期而言,绒毛表面积是正常的,只在胎儿生长受限时发生改变[27]。目前已尝试使用超声技术在妊娠期间纵向监测胎盘生长。尽管数据存在较大个体差异,但当发生胎儿生长受限或巨大儿,胎盘体积在妊娠12～14 周时分别显著减少和/或显著增加。**这说明胎盘的最终大小可以归因于胎盘在妊娠早期的发育。**

胎盘组织学

覆盖绒毛表面的上皮细胞是合体滋养细胞。正如其名,合体滋养细胞是多核体细胞,并在整个绒毛表面延伸,且细胞间无间隙。实际上,合体滋养细胞在功能上相当于 IVS 的内皮细胞,无论是主动运输还是被动运输进入胎盘的一切物质,都必须经由合体滋养层细胞。且由于合体滋养细胞在胎盘中进行所有激素的合成,因此其功能是多样的。

合体滋养细胞是高度极化的,其最显著的特征之一是在细胞顶端表面上有致密的**微绒毛**覆盖。在妊娠早期,微绒毛相对较长(长度约 0.75～1.25 μm,直径约0.12～0.17 μm),但随着妊娠的持续,微绒毛变得更短且更细长,长度约为 0.5～0.7 μm,直径约为 0.08～0.14 μm。微绒毛的表面积甚至可超过绒毛的表面积,是其 5.2～7.7 倍。通过分子生物学和免疫组化技术已经证明许多受体和转运蛋白都定位于微绒毛表面,后文将进一步详细阐述。存在于脂肪中的受体一旦与配体结合便会迁移到微绒毛基质,那里有网格蛋白有被小泡(图 1-5)[28]。小泡富集受体-配体复合物后,便可内化进入细胞质。随后配体在合体滋养细胞质中(例如胆固醇),或在底板通过胞吐作用发生解离(例如免疫球蛋白 G)。

微绒毛主要由其顶端下面的肌动蛋白丝和微管网所支撑。合体滋养细胞质中主要存在许多胞饮泡、吞噬体、溶酶体、线粒体、分泌液滴、内质网、高尔基体和脂滴[28],从而使其成为具有活跃吸收、分泌和合成功能的上皮细胞。

因此合体滋养细胞具有高代谢率,可消耗胎盘摄氧量的 **40%**[29]。

合体滋养细胞是终末分化细胞。因此,在其细胞核内从未观察到有丝分裂。已有研究证实,其他物种母-胎界面的胎儿细胞也常处于这种状态,从而通过降低滋养细胞恶变的风险,对母体起到保护作用。**合体滋养细胞是由单核且位于合胞体下方发育完好基底膜上的细胞滋养祖细胞募集分化而产生的。**这说明细胞滋养祖细胞发生了增殖,产生的子细胞再逐渐分化[30]。因此,可以看到从立方形缺少细胞器的静止状态细胞到完全分化且多核的合胞体细胞等多种处于不同分化状态下的细胞形态[28]。最后,细胞之间发生膜融合,且细胞核和细胞质也融合,进而形成合体滋养细胞。在妊娠早期,合体滋养层下面是一层完整的细胞滋养细胞。随着妊娠的进行,细胞滋养细胞变得分散,且在组织学切片中不易被观察到。在过去人们认为这是由于细胞滋养细胞的数目减少所致,而这一减少将进一步引起增殖力的下降。然而,最近的体视立体测量学证据给出了不同的解释,该解释认为,直至妊娠足月,这些细胞的总数一直是增加的[31]。表面上看似减少是因为绒毛的表面积以更大的速率在增加。所以在单个的组织学切片中,细胞滋养细胞的数目就会相对变少。

调控细胞滋养细胞增殖的机制尚未阐明。在妊娠6周以前,表皮生长因子(epidermal growth factor,EGF)可能发挥重要作用,EGF 和其受体主要表达和定位在细胞滋养细胞上。同时,EGF 也可在子宫腺上皮细胞中高度表达。在马中[21],子宫腺体 EGF 的表达即和覆盖在其上滋养细胞的表达与增殖呈现时间和空间的相关性。在早孕末,通过免疫学方法已证实,胰岛素样生长因子 Ⅱ(insulin-like growth factor-Ⅱ,IGF-Ⅱ)定位于细胞滋养细胞。肝细胞生长因子受体由间充质细胞表达,且具有高度促分裂功能,也定位于细胞滋养细胞,这说明细胞滋养细胞还可能受旁分泌控制。环境因素的刺激也很重要,在体外实验中,低氧长期以来被认为可促进细胞滋养细胞的增殖。高海拔地区人群由于暴露于低压缺氧的环境,胎盘中细胞增殖水平增加,且胎盘灌注减少。然而,低氧状态下,合体滋养细胞是否也发生增殖能力增加或灌注减少尚不确定。

调控合体滋养细胞融合的分子也尚未完全阐明。生长因子,如 EGF、粒细胞-巨噬细胞集落刺激因子(granulocyte-macrophage colony-stimulating factor,GM-CSF)和VEGF;激素,如雌二醇和人绒毛膜促性腺激素(human chorionic gonadotropin,hCG)均可在体外促进细胞融合。相比之下,TGF-β、白血病抑制因子和内皮素则可抑制融合。这说明,在机体内,细胞融合取决于这些具有相反作用因子间的平衡。hCG 的作用之一是促进细胞间形成间隙连接。研究表明,通过间隙连接建立细胞之间的联系是细胞融合的先决条件[32]。目前对于细胞膜融合是否起始于间隙连接处还尚不明确。近期,越来越多的学者们开始关注其他潜在的融合机制。其中一种机制是通过磷脂酰丝氨酸在细胞膜的外化,这一过程到底属于合体滋养细胞凋亡级联反应还是属于细胞滋养细胞分化,目前还存在争议。另外一种机制是通过人内源性逆转录病毒包膜蛋白(human endogenous retroviral envelope proteins,HERV)HERV-W env 和 HERV-FRD env 的表达,其也被分别称为合胞素1和合胞素2。大约2500万年前的灵长类动物基因组中即存在合胞素1,而合胞素2的存在超过4000万年,并且这两种蛋白具有促融合和免疫调节作用[33]。体外实验证实,合胞素的表达可能是合体化的必要条件,因为在其他细胞异位表达合胞素也可导致膜融合。**合胞素可与氨基酸转运蛋白2(amino acid transporter protein,ASCT2)相互作用,并且体外滋养细胞系实验证实,低氧可同时影响二者的表达。这也解释了在缺氧条件下妊娠,胎盘细胞滋养细胞数目增加的原因。**

尽管调控细胞滋养细胞增殖和融合的机制尚未阐明,但细胞滋养细胞增殖和融合在体内是受严格调控的。在妊娠期间,细胞滋养细胞与合体滋养细胞的比例约为 $1:9$[31],这种比例在病理条件下可能会被干扰。免疫组化和整合氟尿嘧啶核苷的实验数据表明,在整个妊娠期间,具有转录活性的细胞核恒定在80%左右[34],这使得胎盘能够快速独立地适应外界的变化。**没有转录活性的细胞核聚集在一起,形成合体结节。这些核含有致密的异染色质并发生氧化改变,呈现衰老和受损的状态**[35]。合体结节在妊娠后期更加常见,并且被病理学家作为评价合体化是否正常的标志,也称为 **Tenney-Parker 变化。**

绒毛膜的完整性

处于损伤和修复状态的滋养层中,**细胞滋养层和合体滋养层细胞核比例会发生改变。**孤立的合体坏死灶,又被称为局灶性合体坏死点,存在于所有胎盘中,尽管在病理妊娠中更为常见。局灶性合体坏死点的形成原因仍未阐明,这可能由于 IVS 内血流动力学的改变或绒毛间的物理交互作用。关于后者的一个例子是相邻绒毛间合体桥的断裂会导致滋养层表面形成一个直径 $20\sim40\mu m$ 的圆形缺口。并且,微绒毛表面的缺口可导致血小板的激活和纤维蛋白斑块在滋养细胞基膜上沉积。紧邻斑块附近的合胞体核发生凋亡。但这两者何为因果尚未阐明。随着时间的推移,细胞滋养细胞在斑块处迁移、分化并融合形成新的合体滋养细胞。进而造成斑块内化,绒毛表面恢复完整性。在此过程中,这些位点仍可非选择性透过肌酐,这体现了胎盘转运的旁路途径[36]。

过去认为,病理条件下滋养细胞发生改变可引起合体滋养细胞发生更广泛的凋亡。然而,近期的研究表明,虽然在子痫前期和 IUGR 中细胞凋亡会增加,但这多局限于细胞滋养细胞[37]。

在复发性流产中可以观察到合体滋养细胞的广泛损伤,主要表现为合体滋养层的退化和脱落[10,14]。细胞滋养细胞的凋亡和坏死程度虽然也会增加,但剩余的正常细胞滋养细胞会通过分化和融合形成新的有功能的合体滋养层。这一结果也通过在体外培养妊娠早期绒毛或足月胎盘绒毛实验中得到验证。因此,妊娠期间有大量的合体滋养细胞发生变化。尽管缺少深入的纵向研究,这种变化的程度不得而知。但清楚的是,我们不能将绒毛膜仅仅看成一个完整的物理屏障。因为和其有关的其他因素也在母-胎转运中发挥重要作用。

胎盘脉管系统

胎儿脉管系统从受精第 3 周(妊娠第 5 周)开始形成,并最先在绒毛间质核心内形成毛细血管。成血管细胞束在生长因子(如纤维生长因子和 VEGF)的作用下发生分化[38]。至受精第 4 周初,细胞束内出现管腔,其内含有流体,同时管腔内皮细胞变成扁平状,周围的间质细胞与管腔紧密结合,形成周皮细胞。接下来的几天,相邻管间相互连接形成管丛。管丛最终与尿囊管结合形成胎盘的胎儿循环。

胎儿循环真正建立的有效时间点很难确定。第一,胎儿体内循环和体外循环之间的连接通道最初较狭窄,提示其间只有少量的血液流动。第二,绒毛毛细血管的口径狭窄,加之胎儿红细胞在妊娠早期为有核细胞,且不易变形,从而使胎儿血液循环呈现高阻力状态。在妊娠早期,通过多普勒波形可以观察到这些现象。在随后几周,随着血管管腔扩大,循环阻力逐渐下降。

在妊娠早期,周细胞相对较少,毛细血管网不稳定且处于重塑阶段。**血管生成持续至妊娠足月,并形成毛细血管芽和毛细血管祥,这些结构的形成都有助于形成终末绒毛**[39]。胎儿毛细血管的直径在中间型绒毛和终末绒毛中是不恒定的,**通常在绒毛弯曲的顶点上,毛细血管扩张形成血窦。这有助于减少血管阻力以及促进胎儿血液充盈绒毛树**[39]。同样重要的是,毛细血管的扩张使其外壁与覆盖其表面的滋养细胞紧密接触。滋养细胞局部变薄,进而减小了母-胎循环间的距离(图 1-5)。**由于形态学上的特征,这种特殊结构被称为血管合体膜,是气体和其他物质扩散的主要部位。**这种结构类似于肺泡的结构,即肺毛细血管缩进肺泡上皮中以减小空气-血液交换的距离。合体滋养层变薄不仅增加胎儿毛细血管的渗透速率,还会减少滋养层细胞的摄氧量。此外,由于蛋白合成和离子泵输送的速率增加,合体滋养细胞具有高度的代谢活性。然而绒毛表面组织的不均一性,使得胎盘和胎儿的氧需求存在较大差异。

值得注意的是,在胎盘小叶的外围区域(其中氧浓度最低),以及来自高海拔地区的胎盘中,血管合体膜发育程度最高。这两种情况与毛细血管血窦扩张有关,而该扩张旨在增加胎盘的转运能力。相反,在 IUGR 和吸烟人群的胎盘中,绒毛膜的厚度是增加的。如前所述,穿过绒毛膜的流体压力是毛细血管直径的重要决定因素,因此也是绒毛膜厚度的重要决定因素。绒毛间质中流体压力的升高不仅压缩绒毛毛细血管,还增加了脐带循环内的阻力。这两种后果均可影响物质交换。因此,这体现了螺旋动脉重塑的重要性。

在许多妊娠并发症中都能观察到血管变化[40],这些改变可加重绒毛树拓扑结构的血管复杂性。高海拔地区的胎盘中血管网分支增加,使得末端绒毛变得更短且更成簇聚集。目前,尚无数据表明这些改变对胎盘的交换功能有影响。但理论上,动静脉循环距离的缩短可提高物质交换的效率。

胎盘生理学

胎盘供给胎儿所需全部营养,包括水和氧气,并负责胎儿代谢物的清除,同时合成大量蛋白质、类固醇激素及妊娠所必需的因子。在妊娠早期,SYS 和胚外体腔在蛋白质的合成过程中发挥非常重要的作用,并作为胎囊中额外的物质运输路径。在妊娠中晚期,绝大多数的母胎物质交换(95%)通过绒毛膜尿囊胎盘实现。

次级卵黄囊和外体腔囊生理

目前,胎盘和胚胎外膜的形成已被阐明,我们进而转向关注他们在妊娠期的生理功能。从发育的角度来看,卵黄囊膜最早出现,SYS 在所有哺乳动物的胚胎发育中发挥主要作用。卵黄囊的功能已在啮齿动物实验模型中被广泛研究,并已被证实是造血系统的原始起源之一。卵黄囊可合成多种蛋白,并在母胎物质交换中发挥一定的作用。

SYS 内胚层同胎儿的肝脏一样,可合成多种血清蛋白,如甲胎蛋白(alpha-fetoprotein,AFP)、α1 抗胰蛋白酶、白蛋白、前白蛋白和转铁蛋白。除极少数蛋白外,大多数蛋白的分泌局限于胚胎室,且 SYS 对母体蛋白储存量的贡献也十分有限[41]。这即是 ECC 中蛋白浓度总是高于母体血清中蛋白浓度的原因。自妊娠 6 周至分娩,胚胎的肝脏也可产生 AFP。AFP 分子量较高(±70kDa),且与 hCG 不同,AFP 在羊膜的两侧表达量相似。通过对有伴刀豆球蛋白 A 亲和力的 AFP 分子的变异度进行分析后证实,体腔液和羊水中的 AFP 分子主要由 SYS 产生,而母体血清中的 AFP 主要由胚胎肝脏产生[42]。这些结果提

示,SYS 同时具有排泄功能和向胚胎室和胚外体腔分泌 AFP 的功能。胚胎肝脏来源的 AFP 可能是通过胎盘绒毛膜,从胎儿血液循环到母体血液循环。

通过分析 ECC 和 SYS 液体中蛋白和酶的分布,以及比较 SYS、胚胎肝脏和胎盘中 hCG 以及 AFP 的表达量,证实卵黄囊膜具有潜在的吸收作用[43]。卵黄囊液和体腔液中滋养层特有的 hCG 分布,连同卵黄囊组织中 hCG mRNA 表达的缺失,为卵黄囊膜具有生物吸收功能提供了第一个证据。卵黄囊液和体腔液中相似的组成成分,提示两个腔室间大部分分子可自由转移。但相反的是,在 ECC 和羊膜腔中存在一个显著的蛋白浓度梯度,这说明,羊膜对分子的转移起限制作用。

这些结果提示,卵黄囊膜是胚外体腔和 ECC 分子交换的重要场所,且主要的分子流通在卵黄囊外发生,也就是说,分子流通从 ECC 开始,沿着管腔的方向,随后移动到胚胎肠道和血液循环。最近在间皮表面发现的特异性转移蛋白和具有多种内吞功能的受体 megalin/cubilin[3],也进一步支持了这一观点[44]。妊娠 10 周后,SYS 的外部细胞层开始退化,使得卵黄囊膜丧失转运功能,至此 ECC 和胎儿血液循环间的绝大多数物质交换需要通过绒毛膜来完成。

ECC 的形成发育和生理功能同 SYS 密切相关,因为 ECC 为 SYS 的形成发育及发挥正常生理功能提供了一个稳定的生理环境。体腔液中 hCG、雌三醇和孕激素浓度高于母体血清[41],这充分说明在滋养层和 ECC 间存在直接的物质交换途径。从形态学角度来看,物质交换可能是通过绒毛间质内通道和绒毛膜板面疏松的间叶组织来完成的。蛋白电泳同样显示,体腔液来自于母体血清超滤液和特定的胎盘以及 SYS 产物。在妊娠早期,体腔液持续呈稻草色并较澄清的羊水更黏稠。这与体腔液中的蛋白浓度较羊水中高有关。体腔液中各种蛋白的浓度都高于其在羊水中的浓度,并因分子量的不同,增高程度在 2 倍到 50 倍之间不等[41]。体腔液更新的速度非常缓慢,所以 ECC 可能是胚胎发育所需营养的储存池。这些发现提示,ECC 中的液体具有早期胎盘的生理功能,是胎儿获取营养物质的重要途径。维生素 B$_{12}$、催乳素和胎盘蛋白 14(placental protein 14,PP14)是已知的主要由子宫蜕膜产生的因子[41]。IVS 循环建立以前的胚胎主要由此获得足够的营养物质[19]。

通过将 ECC 和发育中的囊状卵泡进行比较。发现后者的进化是氧气被运输到无血管细胞的必要条件。因为其内包含的液体不含氧气,因此相较于同种厚度的细胞层,更容易使氧气扩散。然而,由于囊泡液和体腔液都不包含氧载体,所以总氧含量较低。因此供氧组织和耗氧组织,如卵母细胞和胚胎间,存在不可避免的氧浓度梯度。对行体外人工授精(in vitro fertilization,IVF)孕妇的

检查证实,超声显示卵泡直径的增加伴随着卵泡液中的氧张力下降。因此,ECC 可能是胎盘循环功能建立前为胎儿供养的主要途径,但依然会使胎儿在早期处于低氧环境中。这可能有助于保护胎儿组织免受氧自由基损伤,同时预防胎儿发育和器官形成过程中的信号通路异常。ECC 中存在的抗氧化分子,如牛磺酸、转铁蛋白、维生素 A、维生素 E 和硒,也支持了这一假设。低氧环境可能还有助于维持胚胎和胎盘干细胞的多能性。值得注意的是,胎盘的增殖能力在妊娠早期的终末阶段迅速降低[30]。这可能是由于缺少子宫内膜腺体分泌的生长因子,或胎盘组织中氧浓度增高所致。

胎盘代谢与生长

胎盘对高代谢的需求表明其具有非常重要的功能。例如,胎盘耗氧总量同胎儿相同,而当以重量为基数表示时($10mL/min/kg$)[45],甚至超过胎儿。葡萄糖是胎盘组织进行有氧代谢的主要底物,胎盘组织可消耗掉供给子宫及胎儿总葡萄糖的 70%。此外,胎盘组织另一个葡萄糖来源是胎儿血液循环。尽管三分之一的胎盘葡萄糖转化为三碳糖乳酸,但是胎盘的代谢不是严格厌氧的。相反,胎盘不能代谢乳酸,从而可使能量不被胎儿肾脏和肝脏利用。在妊娠早期,胎盘的多元醇通路较活跃[46]。

在进化上,碳水化合物通路使烟酰胺腺嘌呤二核苷酸(nicotinamide adenine dinucleotide,NAD^+)和磷酸酰胺腺嘌呤二核苷酸(nicotinamide adenine dinucleotide phosphate,$NADP^+$)的生成不依赖于乳酸,因此使得糖酵解过程在低氧条件下仍可进行。代谢组学分析显示早孕组织并不存在能量减少的现象,妊娠 8 周与妊娠晚期胎盘组织相比,两者的三磷酸腺苷(Adenosine triphosphate,ATP)与二磷酸腺苷(Adenosine diphosphate,ADP)的比值是相同的。目前,调控短期胎盘氧变化和葡萄糖消耗的因子尚不明确,尽管在高海拔地区的孕妇体内,胎盘通过增加对葡萄糖的利用将氧供给胎儿使用。

虽然近期关于印记基因的研究已取得了巨大的进展,但尚未完全明确参与调控胎盘生长的基因。这些基因的表达与亲本来源有关:父系基因表达,通常促进胎盘的生长,而母系基因表达,则起到一定的抑制作用。现在已发现的印迹基因大约有 100 个,它们在胎盘和大脑中表达,并调控如筑巢一类的生殖行为。印迹是通过表观遗传实现的,并对外界环境如应激等十分敏感。印记基因的改变是胎盘分化和功能改变的潜在机制。

正常足月胎盘平均重 459g,约是胎儿体重的 1/7(包括脐带和胎膜时为 1/6)。大胎盘,无论是超声下估测还是分娩后发现的,都可用于疾病的研究:胎盘体积增大与母体贫血、红细胞同种免疫相关胎儿贫血、α 地中海贫血、继发胎儿水肿有关;胎盘体积增大还与母体糖尿病有关,因为胰岛素刺激可使细胞增殖和血管生成的活性增强;大胎盘也可在克隆动物中出现,这大概是由于印迹基因表达缺陷所致,此外,大胎盘也可在被敲除掉某些特定基因的动物中发现。在人类,胎盘体积与胎儿体重比例的增加,可引起胎代近远期并发症的增加。

大量的促生长肽类激素(因子)以蛋白和受体的形式存在于胎盘组织,包括胰岛素受体,IGF-Ⅰ 和 IGF-Ⅱ,EGF,瘦素,胎盘生长因子,胎盘生长激素(placental growth hormone,PGH),胎盘催乳素和各种各样的细胞因子和趋化因子。其都在胎儿/胎盘的生长发育过程中发挥重要的作用。IGF-Ⅰ 和 IGF-Ⅱ 是与人类胰岛素原具有高度同源性的多肽,都是在胎盘内部产生的。在胎儿和母体,IGF-Ⅰ 和 IGF-Ⅱ 都需要转运蛋白进行转运,且对细胞生长的刺激作用是胰岛素的 50 倍。EGF 可促进多种细胞 RNA、DNA 的合成和细胞增殖。但是,这些因子的生理作用和其他潜在的胎盘生长因子的调控作用仍然需深入研究;然而,IGF-Ⅰ、IGF-Ⅱ、IGF-Ⅰr、IGF-Ⅱr 以及 EGF 受体基因敲除小鼠模型的建立,也为这一领域的研究提供了基础[47]。例如,EGF 受体同 IGF-Ⅱ 一样,在胎盘发育过程中发挥重要的作用。敲除 IGF-Ⅱ 基因,胎盘发育偏小;然而敲除调控 IGF-Ⅱ 受体清除的 H19 印迹基因,则胎盘发育偏大。

相反,**高海拔地区的长期缺氧环境以及营养不足、感染、螺旋动脉重塑不足都可引起灌注不良进而导致小胎盘和胎儿 IUGR**。激活综合应激通路抑制蛋白合成(也称为内质网应激或未折叠蛋白反应),以及抑制 mTOR/AKT 通路是许多不良妊娠的共同特征[48]。抑制翻译同样可在蛋白水平,而非 mRNA 水平下调线粒体电子传递链复合物,从而使高海拔地区胎盘中 ATP 含量降低[49]。在体外培养的胎盘细胞株中建立此种模型发现,细胞增殖率降低。而通过加入外源性皮质类固醇刺激模拟应激和营养不良状态,同样发现,胎盘体积减小。

胎盘转运

对大多数妊娠而言,绒毛膜尿囊胎盘是母胎间营养物质(包括氧气)发生交换以及胎儿代谢废物(包括二氧化碳)排出的主要场所。如上所述,组织营养滋养发生在妊娠早期,并且卵黄囊有助于胎盘的营养摄取及输送。然而,IVS 血流在妊娠 10 周左右形成后,尽管子宫内膜母血和羊膜囊液体间存在有限的物质交换,但母儿血液循环间的物质交换将主要在绒毛内完成。如下所述,胎盘中影响物质交换的许多转运机制多在妊娠 10 周前发挥作用,此后便根据胎儿生长和体内平衡需要发生上调或下调。近期也报道了营养转运异常对胎儿生长发育的影响[50]。

一个分子从母血到胎血,抑或从胎血到母血,必须穿

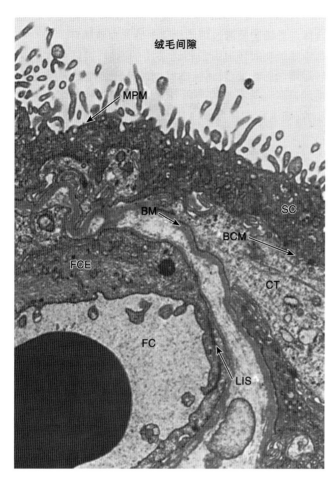

图 1-6　电镜显示人类胎盘的细胞和细胞外组分。此处是溶质由母体绒毛间隙向胎儿毛细血管腔（FC）转移的必经之处。BCM，合体滋养细胞基底膜。CT，细胞滋养层。FCE，胎儿毛细血管内皮细胞。LIS，胎儿内皮细胞的侧向细胞间隙。MPM，合体滋养细胞微绒毛膜。SC，合体滋养层（图片由 Kent L. Thornburg 博士提供，俄勒冈健康科学大学发展健康中心，波特兰）

过合体滋养细胞、绒毛核心基质和胎儿毛细血管内皮细胞（图 1-6）。合体滋养细胞是转运上皮，并且是选择性交换和交换调节的主要部位，然而基质和内皮同胎盘的物质交换功能也有关，因为二者均可决定胎盘的厚度；由于内皮细胞间的宽度有限，因此可限制较大分子的扩散，从而成为筛选分子大小的过滤器。

合体滋养细胞是多核体，没有明显的细胞间和细胞外水环境，因此是一个紧密的屏障。然而生理学数据显示，情况并非如此（见下文）。物质交换主要在微绒毛膜板（母体面）和底板（胎儿面）受到调节。

胎盘中的母胎交换，主要有 4 种机制：（1）整体流动/牵引作用；（2）扩散作用；（3）转运体介导机制；（4）内吞/外排。

整体流动/牵引作用

母胎血液循环中交换屏障两侧静水压力和渗透压力不同，可通过整体流动驱动液体，连同其内的溶质发生转移。这些溶质在通过屏障时被过滤。水的转移可通过转运途径（见下文）或横跨细胞膜途径来完成。而水通道蛋白可增强后者的作用。水通道蛋白是细胞膜上的整合蛋白。

静水压梯度是由母胎血液压力差以及胎盘母胎两侧的血管阻力形成的。尽管这个时期体内的压力是不可能被测量的，但有证据显示，IVS 中的压力低于胎儿毛细血管中的压力，而这则会导致水分从胎儿转移至母体，显然违背胎儿生长发育需求。但以现有的知识也尚不能对此种现象进行解释。也许对静水压的评估本身就是错误的。也有可能，由静水压引起的母胎水分转移这一观点并不正确。然而另一种机制认为，合体滋养层通过向胎儿进行物质的主动运输产生渗透压梯度，进而驱使母胎水分转移。但渗透压梯度将随妊娠的发展而发生改变。总之，这是一个重要的领域，需要进一步的研究。

扩散作用

任一分子的扩散作用都是双向的，当存在一个浓度梯度时，和/或对于荷电物质存在电荷梯度时，单向流动（转移率）会在一个方向高于另一个方向，从而导致净通量。无电荷溶质穿过胎盘的净通量（Jnet）可被改编的菲克扩散定律来定义：

$$Jnet = (AD/l)(Cm-Cf)/moles/unit\ time$$

A 代表可以发生物质交换屏障的表面积，D 是水分子的扩散系数（分子越小 D 值越大），l 代表扩散作用发生所在屏障的厚度，Cm 是母体血浆中分子的平均浓度，Cf 是胎儿循环中溶质的平均浓度。

分子量小且相对疏水的分子如 O_2 和 CO_2 可迅速穿过细胞膜，因此其穿透率更多依赖于浓度梯度，而不是交换屏障的表面积或厚度。由于浓度梯度主要受母胎血液循环中血流的影响，因此，此类分子的扩散被认为是流量限制的。这也解释了子宫和脐血中血流减少引起胎儿窒息，及随后胎儿生长受限的原因。

相比之下，亲水分子如葡萄糖和氨基酸不能轻易穿过细胞膜，由于其自身存在浓度梯度，这些分子的穿透率更多取决于其交换屏障的表面积和厚度。这些"膜限制性"分子的穿透率不受血液流量的限制，除非血液流量显著降低。但是胎盘发育异常可导致物质交换的表面积降低，或交换屏障厚度增加，影响分子的穿透率。这种情况可见于特发性 IUGR[27]。

在菲克方程中，AD/l 表示膜渗透性。通过应用不受血流影响且非转运蛋白基的亲水分子，实现了在体内[51]和体外[52]测量胎盘的被动渗透率。这些测量证实，亲水示踪剂的渗透性和分子大小存在间接关系。这种关系已被阐明,简而言之,分子扩散可通过交换屏障中细胞外存在的水通道或毛细孔实现。"细胞旁路渗透途径"这一概念备受争议,因为合体滋养层是合体化的,没有明显的细胞旁路通道。然而,穿过滋养层的通道可能是真实存在的,只是在电子显微镜下观察不到而已。此外,每个胎盘中合胞体暴露的部位也为分子的扩散提供了途径[52]。

如前所述,受流量限制的疏水性分子的转移率可随妊娠的进行而改变。因为胎盘子母面的血流都不是一成不变的。母胎血浆浓度的改变,以及带电分子电荷梯度的改变,都会影响转移率。母胎血浆溶质浓度会在妊娠期间发生变化,影响驱动力。例如,**母血中葡萄糖和氨基酸的浓度随着妊娠孕周的增加而升高,这在一定程度上归因于妊娠期胰岛素抵抗和一些激素,如人类胎盘催乳素(human placental lactogen,hPL)等的影响。**母胎电位差(potential difference,PD mf)可影响跨越胎盘屏障的离子的表达。在人类中,妊娠中期母胎血液循环中的 PD mf 较小,但差异显著(−2.7±0.4mV)胎儿为负][53],而在妊娠终末期趋于或等于 0[54]。妊娠早期母体和胎儿体腔间的 PD 已被测量[55]。在妊娠 9～13 周间,PD 值无改变(8.7mV±1mV 胎儿为负),数值较体外用微电极检测终末胎盘合体滋养层两侧的 PD 值(3mV)稍高。体外人合体滋养层微绒毛膜两侧的 PD 值在妊娠早期末(中位数,−24mV)较早期阶段(中位数,−32mV)下降,而到整个妊娠末进一步降低(中位数,−21mV)。这表明随着妊娠的进行,阳离子流向合胞体滋养细胞的驱动力降低,而阴离子增高。

转运蛋白介导的过程

转运蛋白是促进溶质较自身扩散作用更快穿过细胞膜的膜整合蛋白。转运蛋白是一类多样化且通常具有底物特异性的分子。也就是说,一个转运蛋白或一类转运蛋白通过适当的饱和动力学(例如,增加溶液中底物浓度不会无限制的增加转运速率)和竞争性的制约(两个结构相似的分子会竞争一个特定的转运蛋白),通常主要运输一种或一类底物(例如氨基酸)。转运蛋白在胎盘微绒毛和合体滋养细胞基底膜中最丰富。关于这部分的详细描述超出了本章的范围,但是可在 Atkinson 和他同事的工作中查阅[56]。综上所述,通道蛋白在细胞膜中形成毛细孔,允许离子,如 K^+ 和 Ca^{2+} 扩散,并且转运蛋白可使物质扩散逆浓度梯度,如葡萄糖转运蛋白 1(glucose transporter 1,GLUT1)。交换转运蛋白,如 Na^+/H^+ 交换蛋白参与调节合体滋养层和胎儿 pH 值平衡;协同转运蛋白,如氨基酸转运系统,可通过 Na^+ 协同转运亲水性小氨基酸,如丙氨酸、甘氨酸和丝氨酸,这一过程通过 Na^+/K^+ATP 酶维持离子浓度梯度。最后,主动转运蛋白直接利用 ATP 供能逆浓度梯度转运。主动转运蛋白包括

Na^+/K^+ATP 酶和 $Ca^{2+}ATP$ 酶。$Ca^{2+}ATP$ 酶可将 Ca^{2+} 从合体滋养细胞质通过细胞膜泵入胎儿血液循环。

妊娠期间转运蛋白转运溶质的通量,可随细胞膜上转运蛋白的数量、转运速率(例如转运蛋白结合和释放物质的速率),对底物的亲和力,以及作用于转运蛋白的驱动力,如电化学梯度和 ATP 的可用性。大量证据表明,这些变化确实存在。使用隔离和净化微绒毛细胞膜的技术,以及放射性同位素示踪剂计算的这些膜形成囊泡的转运速率,发现 Na^+ 依赖系统 A 氨基酸转运蛋白的 V_{max},在妊娠末期较妊娠早期,每毫克膜蛋白增加大约 4 倍。系统 y^+ 阳离子氨基酸转运蛋白的活性也随妊娠进行而增加,但系统 y^+L 转运蛋白活性降低[57]。y^+L 转运蛋白活性降低是由于转运蛋白对底物亲和力下降,以及二聚体蛋白中 4F2hc 单体表达增加所致[57]。转运蛋白对底物亲和力降低的原因尚不明确,但可能与胎儿的特殊需求有关。**妊娠晚期较妊娠早期,微绒毛膜中 GLUT 1 的表达增加**[58]。通过对妊娠这两个时期分离出的胎盘绒毛合体滋养层内的 pH 值进行研究后发现,妊娠早期微绒毛膜囊泡中 Na^+/H^+ 交换蛋白活性较妊娠晚期低[59]。有趣的是,这种交换蛋白的同源异构体 NHE1 在微绒毛膜的表达不随孕期的进行而发生改变,但异构体 NHE2 和 NHE3 的表达在妊娠晚期较妊娠 14 周和 18 周增加[59]。与之相反,在早孕期和晚孕期,Cl^-/HCO_3^- 交换体的活性以及通过蛋白免疫印迹检测到的其 AE1 异构体的表达无差异。对于妊娠期间这些变化是如何被调控的,尚需进一步研究。基因敲除小鼠研究提示,胎儿分泌的激素,如胎儿生长发育所必需的信号分子 IGF-II 是非常重要的,但是相关领域的研究仍需进一步深入。

内吞/外排

内吞作用是合体滋养层微绒毛膜形成内陷,将分子包含在其中进入细胞的过程,内陷最终脱离细胞膜而在细胞质中形成囊泡。这些囊泡分散在细胞内,未与溶酶体融合的囊泡最终可和基底膜融合而进行胞外分泌,释放其中的内容物到胎儿环境中。**研究发现,免疫球蛋白 G(immunoglobulin G,IgG)和其他大分子蛋白是通过此种机制穿透胎盘的**[56,60]。位于微绒毛膜内陷和囊泡上的 IgG 受体使内吞过程免受溶酶体酶的溶解。然而,这种转运机制以及是如何在妊娠期被调控的尚不明确。

胎盘选择性屏障

除了促进母胎交换,胎盘同样作为一个选择性屏障,阻止某些物质和母体激素在母胎间互换。多抗药性蛋白(multidrug-resistance protein,MRP)家族成员乳腺癌耐药蛋白(breast-cancer-resistant protein,BCRP)和 P-糖蛋白在合体滋养层顶端表面和晚孕胎盘绒毛毛细血管内皮中均

有表达。这些转运蛋白以 ATP 依赖的方式调控大量阴离子和阳离子有机化合物的流出。在妊娠晚期，这些有机物 mRNA 水平的表达普遍增加。**在合体滋养细胞内有一系列细胞色素 P450（cytochrome P450，CYP）酶。虽然合体滋养细胞内这些酶的活性较在肝脏中更受限，但胎盘 CYP 可通过调控代谢降解一些药物和外源化学物质的毒性。**乙醇脱氢酶同谷胱甘肽转移酶以及 N 乙酰转移酶常同时存在，这种外向转运体和防御性酶的结合，为胎儿抵抗有毒有害物质提供一定的保护作用，尽管仍有一些药物和化学物质可通过胎盘并对胎儿产生致畸作用。

合体滋养层也可以表达 11-β-羟基类固醇脱氢酶 2（11-β-hydroxysteroid dehydrogenase 2，11β-HSD2），11β-HSD2 可氧化母体氢化可的松成为无活性的可的松。这一过程使得胎儿下丘脑-垂体-肾上腺轴（hypothalamic-pituitary-adrenal，HPA）的发育不受母体皮质醇的影响，并保护胎儿组织免受糖皮质激素对生长抑制的影响。然而，病理妊娠胎盘（如生长受限）11β-HSD2 的活性异常，进而使得胎儿皮质醇水平升高，并影响器官发育。

特定物质的胎盘转运

呼吸气体

主要呼吸气体的运输，如氧气和二氧化碳，可能是流量限制的。因此，胎盘气体交换的驱动力是母胎循环间的气体分压梯度。妊娠早期，人类胚胎在低氧环境中发育。这样的环境对于避免先天性畸形和维持干细胞的数量是必要的。大约在妊娠 10 周以后，胎盘成为一个重要的呼吸器官。评估胎盘扩散能力，可预测其作为呼吸气体交换器官的效用，即维持母体 IVS 和胎儿毛细血管间氧气和二氧化碳的平衡。然而，在脐静脉和子宫静脉，以及脐静脉与 IVS 间氧压力差都有 10mmHg。相比之下，脐静脉与子宫静脉间 PCO_2 差异较小（3mmHg）。PO_2 不同可以由分布不均的母胎血流及分流解释，进而使母胎间像肺脏一样，主动的血液交换受到限制。然而，最主要的原因可能是胎组织的高代谢率。滋养细胞 O_2 消耗和 CO_2 产生造成的脐静脉 O_2 分压降低和子宫静脉 CO_2 分压增加程度高于由呼吸气体惰性屏障造成的变化。

子宫动-静脉以及脐静-动脉血流间气体分压的差异在血流量降低时增大。在血流较大的变异范围内，成比例的增加 O_2 的摄取量可维持 O_2 消耗量不变。因此，**即使子宫和脐血流量显著下降也不会减少胎儿的 O_2 消耗**[61]。相反，一侧脐动脉闭塞可对胎儿产生重大影响。二氧化碳以溶解的形式和碳酸氢盐的形式在胎儿血液中被运输。由于碳酸氢盐的带电性，其由胎儿向母体转移的过程是受限的。然而，**CO_2 主要以分子形式从胎儿向母体扩散，而[HCO_3^-]不是胎儿 CO_2 清除的主要方式。**

葡萄糖

胎盘对 D-葡萄糖的渗透性至少是根据糖分子大小和脂溶性预测的 50 倍。特定的 GLUT 家族转运蛋白在合体滋养层微绒毛和基底膜都有表达，前者 GLUT 表达量较高[58]。这种分布可提供额外的吸收能力，以满足合体层的代谢需求。人胎盘最主要的葡萄糖转运蛋白是 **GLUT1**，属非钠离子依赖的易化性转运体，和成人肝脏和肠道上发现的钠依赖转运体不同。此转运蛋白对胰岛素不敏感。胎盘 GLUT1 在高底物浓度时可以达到饱和。当糖浓度达 5mM（5mmol/L）时，GLUT1 饱和度为到 50%。因此葡萄糖从母体向胎儿转运是非线性的，且随着母体葡萄糖浓度的升高，转移率降低。这种现象体现在胎儿血糖随母体血糖的变化上。**母体糖尿病也会改变胎盘中转运蛋白的表达。**在这种环境下，GLUT1 在限速的基底膜上表达是增加的，然而在母体面的微绒毛膜上，GLUT1 表达量不变[62]。转运蛋白的表达也可随妊娠阶段的不同（例如，妊娠早期胎盘中可能表达 GLUT4），以及母体营养和胎盘血流的改变而发生变化。第三转运蛋白，GLUT3，也在胎盘胎儿面的内皮细胞表达，但是它是否存在于合体滋养层中尚存在争议。

氨基酸

胎儿脐血血浆中的氨基酸浓度一般比母体血浆中高。与单糖类物质一样，氨基酸同样需要特殊的膜转运蛋白介导通过合体滋养层。这些蛋白使得氨基酸能够逆浓度梯度转运至合体滋养层，因此可以间接进入胎儿循环。

许多种类特异性转运蛋白可介导中性，碱性和酸性氨基酸转运至合体滋养细胞中，这些转运蛋白可分为钠离子依赖的和非钠离子依赖的转运体[63]。在许多情况下，氨基酸通过位于微绒毛膜表面的共转运系统与钠离子协同转运至母体 IVS 中；系统-A 氨基酸转运体（转运甘氨酸、丙氨酸和组氨酸）是共转运系统的一个很好的范例。只要钠离子向内转运的浓度梯度存在，滋养层细胞内氨基酸浓度就会超过母体血液中的水平。钠离子浓度梯度需要位于基底侧或胎儿侧合体滋养细胞上的 Na^+/K^+ ATP 酶来维持。另外，由钠离子依赖的转运体转运至滋养层内的高浓度氨基酸能够"驱动"其他氨基酸的摄取，这些氨基酸是通过类似"交换体"的转运体来转运的（图 1-7）[63]。这种转运方式的范例包括 ASCT1 和 $y^+LAT/4F2HC$。还有其他的转运体也采用钠离子依赖的转运模式。个别的氨基酸也可通过单独或多个转运蛋白转运，人类胎盘中已发现这种转运系统。转运体的信息及其在 IUGR 中的改变见表 1-1。

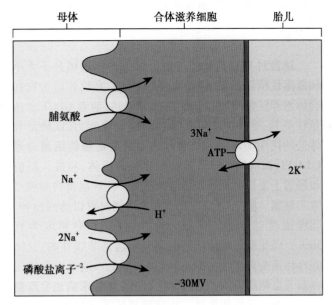

图 1-7　钠由母体进入合体滋养细胞,再进入胎儿循环的途径。ATP,三磷酸腺苷(数据来自参考文献 101-104)

表 1-1　IUGR 胎盘微绒毛膜和基底膜运输蛋白活性的变化

转运体	微绒毛膜	基底膜	参考文献
系统 A	下调	不变	91
系统 L(亮氨酸)	下调	下调	92
系统 y⁺/y⁺L(精氨酸/赖氨酸)	不变	下调	57,92
系统 β	下调	不变	93
Na⁺-非依赖型牛磺酸	不变	下调	93,94
GLUT1	不变	不变	91,95
Na⁺/K⁺ ATP 酶	下调	不变	96
Ca²⁺ ATP 酶	无	上调	97
Na⁺/H⁺ 交换体	下调	无活性	98
H⁺/乳酸盐	不变	下调	99

* 与正常妊娠相比
ATPase,三磷酸苷酶。BM,基底膜。MVM,微绒毛膜

　　SNAT1 和 SNAT2 是两种有活性的钠离子依赖的转运体,位于合体滋养层的微绒毛和基底膜上,负责上述系统-A 转运体运中性氨基酸的转运。SNAT4 也转运中性氨基酸,出现在妊娠早期。其他位于微绒毛上的钠离子依赖的转运体还包括 GLY 系统,负责转运 β-氨基酸,如牛磺酸和甘氨酸。位于微绒毛上介导中性氨基酸转运的非钠离子依赖的转运体包括系统 L(LAT-1,2/4F2HC)和 y⁺LAT/4F2HC。系统 L 对含有重链的氨基酸亲和力更大,例如亮氨酸;y⁺LAT/4F2HC,可转运中性和碱性氨基酸,如赖氨酸和精氨酸。上述提及的转运体都是异二聚体,需要两种不同的蛋白相结合才能发挥膜转运

作用。碱性氨基酸也可通过钠离子依赖的转运蛋白 CAT1 转运,而酸性氨基酸(谷氨酸,天冬氨酸)需要依靠钠离子依赖的转运蛋白 EAAT1 和 EAAT4。基底膜的转运过程是相似的;然而,非钠离子依赖的转运和交换(如 ASCT1)有很大优势,其允许氨基酸顺浓度梯度进入胎儿内皮/血液间隙。尽管目前对胎儿内皮的转入和转出机制了解甚少,尤其对于合体滋养细胞基底膜,但是目前的研究已证实这些细胞含有氨基酸转运蛋白。

　　如前所述,在一种组织中,介导每一项转运活动的蛋白都不止一种。比如 EAAT1 和 EAAT5,与钠离子依赖的酸性氨基酸转运体共同作用;CAT1,CAT2 和 CAT2a,与系统-y⁺共同作用;SNAT1,SNAT2,和 SNAT4 与钠离子依赖的转运体共同转运小分子中性氨基酸。胎盘中存在重复转运的原因还不清楚,可能除了中枢神经系统外,这种重复转运方式在胎盘中最为明显。以 EAAT1 和 EAAT5 转运酸性氨基酸为例,它们在不同组织通过不同的分布来发挥功能。而另一个可能原因是它们在同种类型细胞中也会有不同的调节方式。在体外分离的滋养细胞中,系统-A(转运小分子中性氨基酸的钠离子依赖的转运体)的活性会因氨基酸部分缺乏而上调,这是因为载体亲和力增加。相反地,滋养层中氨基酸浓度增加会抑制氨基酸摄取(转运抑制)。这种机制使得细胞内氨基酸水平能够在母体血浆氨基酸浓度波动时也保持恒定。**胰岛素也能够上调这种转运活性,比如 IGF-Ⅰ。**

　　胎盘/胎儿代谢和氨基酸转运的协调可以通过酸性氨基酸谷氨酸和天冬氨酸来阐释,这两种氨基酸从母体到胎儿的转运很贫乏。**然而,谷氨酸盐是胎肝以谷氨酸为原料合成的,继而被胎盘底板摄取。在胎盘中,大部分的谷氨酸盐作为能源被代谢利用。所以,钠离子依赖的酸性氨基酸转运体活性在基底膜中至关重要,例如系统-ASC(ASCT1)的活性与丝氨酸的摄取息息相关,丝氨酸也是一种由胎肝产生进入胎盘的氨基酸。**

脂质

　　酯化的氨基酸(甘油三酯)是母体血浆中乳糜颗粒和极低密度脂蛋白(Very-low-density lipoprotein,VLDL)的组成成分。在通过胎盘之前,脂蛋白脂肪酶与这些颗粒相互作用,释放出游离的脂肪酸。由于疏水性,脂肪酸在血浆中以相对不溶的形式与白蛋白结合。因此,脂肪酸转运包括从母体蛋白解离和与胎盘蛋白结合两个过程,第一步在细胞膜(FABPpm),继而转运至细胞内(现在认为是通过 FAT/CD36 和 FATP 介导)与胞浆内连接蛋白结合。脂肪酸从合体滋养层中转出来的机制现尚不明确,但目前认为是通过 FAT/CD36 和 FATP 相互作用实现的,因为它们都在微绒毛和基底膜表面表达。随后,与胎

儿血浆蛋白发生作用。胎盘脂肪酸摄取部分由过氧化物酶体增殖物激活受体 γ（Peroxisome proliferator-activated receptor γ，PPARγ）和维 A 酸 X 受体（Retinoid X receptor，RXR）来调节。反之，胎盘摄取的长链多不饱和脂肪酸（polyunsaturated fatty acids，PUFAs）被代谢成为 PPAR 配体，由此影响胎盘中一系列基因的表达，其中包括影响脂肪酸代谢和转运的基因。**胎盘中的脂肪酸也可以氧化供能。**尽管确切的相互作用机制还不清楚，但是可以确定的是，脂肪摄取对胎儿的发育至关重要。靶向敲除胎盘中编码 FATP4（Slc27a4）的基因，将导致胎儿死亡[64]。

早期研究发现胎盘脂肪酸转运量呈对数形式增加，同时脂肪酸链的长度（C16 到 C18）减少，直到 C6 和 C4。然而，近期研究阐明，**必需脂肪酸的转运效率远远高于非必需脂肪酸**[65]。其中，二十二碳六烯酸的转运效率似乎比花生四烯酸更高；而油酸（十八烯酸）的转运效率较低。在氨基酸的章节中曾提及，胎儿体内的长链多不饱和脂肪酸含量远远高于母体。这种选择性可能与母体内甘油三酯的组成相关，因为脂蛋白脂肪酶优先分解脂肪酸两部分。总体来说，脂肪酸转运至胎儿体内的水平反映了母体血浆中脂质的水平和饮食情况。胎盘脂质转运在近期阐明[65]。有证据表明胎盘能够分泌瘦素，瘦素是由脂肪细胞分泌的激素，能够促进母体脂解，因此能够给胎盘和胎儿提供足够的脂质。另外一种可能的机制是脂质可由胎盘排泄，包括合成和分泌载脂蛋白（apolipoprotein，apo）B（包括脂蛋白）。这条途径在人类胎盘中的重要性还不得而知。胎盘摄取和排泄胆固醇的机制将在受体介导的内吞部分中讲解。

水和离子

水从母体转运至胎儿取决于胎盘界面的渗透压、静水压和胶体渗透压的平衡。以单种溶质计算渗透压的方法并不可靠，因为渗透压还与膜对每种溶质的通透性有关。因此作为血浆中的主要溶质，钠离子和氯离子由于均可透过胎盘，不能用于估测渗透压。所以尽管人类胎儿血浆渗透压与母体持平甚至高于母体，却并不能反映实际膜两侧的渗透压[66]。同时，静水压在脐静脉中比在绒毛膜间隙中高，但尚不能解释胎儿体内水蓄积的机制。另外，**胶体渗透压促进溶质转运可能对净水流量起决定作用——大约 20mL/天。**然而，终末血管阻力的可控性改变可能是母胎间巨大水流量（3.6L/h）的驱动机制。事实上，水通道包括跨细胞途径和细胞旁路途径两种。水通道（水孔蛋白 1、3、8 和 9）已经在胎盘中发现，但是其与胎盘单位水流量的关系还有待确认。

与其他上皮相比，胎盘中离子转运的特殊机制还没有完全阐明。合体滋养细胞膜上存在多种钠离子转运的机制（图 1-7）。母体界面微绒毛膜上至少包含以下几种：1）多种氨基酸共转运体；2）钠磷酸盐共转运体，两个钠离子与一个磷酸根离子共同转运；3）钠-氢交换体，一个氢离子出细胞同时一个钠离子进入细胞；4）其他营养物质转运体。此外，Na^+ 和 K^+ 通道已被描述。细胞膜内的负电位（-30mV）能够促进钠离子从绒毛膜间隙进入细胞[67]。胎儿面基底侧的细胞包含 Na^+/K^+ ATP 酶。微绒毛或母体界面滋养细胞膜含有阴离子交换体 1（anion exchanger，AE1），能够介导氯离子的跨膜转运，这种转运是与存在于微绒毛和基底膜上的 Cl^- 通道相关的[68]。细胞旁通道也发挥了重要的作用。钠离子和氯离子从母体到胎儿的不同转运机制如何进行整合和调节尚不明确；然而，越来越多的证据表明盐皮质激素可能调节胎盘钠离子转运。另外，多种 NHE 家族（NHE1，NHE2，和 NHE3）成员介导 Na^+-H^+ 转运，并且同 Na^+/K^+ ATP 酶一样，在妊娠不同阶段以及发生 IUGR 情况下都受到调节。

钙

钙是胎儿发育的必需营养素，并且，胎儿钙离子水平高于母血。胎儿高钙水平是合体滋养层基底膜上 **ATP 依赖的 Ca^{2+} 转运系统对钙的高亲和力（纳摩尔范围）**所致。与氨基酸和 Na^+-H^+ 交换蛋白相似，细胞膜中 Ca^{2+} ATP 酶（PMCAs1-4）的多种异构体都在胎盘中表达[69]。胎盘中 PMCA3 蛋白的表达与胎儿宫内骨骼增长相关。钠-钙交换蛋白（NCX）可能与滋养层中钙离子外流有关——其多种异构体也在胎盘中有所表达。基底层和上皮层存在多种钙通道；TRPV6 对合体滋养层摄取钙离子至关重要[69]。钙离子在细胞内与多种钙结合蛋白相结合，胎盘中也是如此；这些钙结合蛋白包括 CaBP9k，CaBP28k，CaBP57k，癌调蛋白，S-100P，S-100α 和 S-100β。**CaBP9k** 被认为有调节作用，还可能有限速作用。胎盘中钙离子依赖的钙调蛋白可上调钙离子转运体，钙调蛋白受 1,25 二羟维生素，降钙素，甲状旁腺激素相关蛋白和甲状旁腺激素的调节。

胎盘营养供应和胎儿宫内生长受限

胎盘功能不全（placental insufficiency）曾被认为是胎儿 IUGR 的原因，但是这方面至今认识尚浅。胎盘功能不足通常认为与子宫胎盘血流减少或脐血流减少相关。多普勒超声检测血流已用于胎儿 IUGR 的诊断和评估，但价值有限[70]。现已明确的是，其他决定胎盘营养供给能力的因素也可引起胎儿 IUGR。比如，**当胎儿发生 IUGR 时，交换屏障的表面积减少，而滋养细胞的厚度增加**[27]。这种改变可能显著降低胎盘的被动渗透性。并且，已经有可观的证据表明当胎儿发生 IUGR 时，合体滋养层中转运蛋白的活性和表达发生改变[71,72]。已有数据报道(表1-1),IUGR时,合体滋养层中一些转运体的活性下降,而至少一种转运体的活性上升,其他无明显改变。这种变化可以表明胎盘的改变是否是IUGR的原因(例如,系统-A氨基酸转运体的活性下降)或代偿方式(例如,Ca^{2+}ATP酶活性增加),同时,也能反映转运体的不同调节方式。了解IUGR的胎盘变化可为诊断和治疗胎儿IUGR提供思路和新方法。

血管舒缩对胎盘循环的调控

胎盘就像一个广阔的体外循环系统,必须由胎儿心脏灌注。另外,为了有效交换物质,母体和胎盘循环必须紧密连接。因此,**血管阻力必须由胎儿胎盘循环系统局部控制**。胎盘循环的主要血管阻力来源于干绒毛的肌性动脉。由于胎盘完全没有神经控制,因此其**血管收缩完全由局部旁分泌调控。一氧化氮、一氧化碳和硫化氢有强有力的血管舒张效应**[73]。在正常生理条件下,绒毛血管床充分扩张,在低氧条件下,血管发生收缩并重新分布血流,以优先灌注胎盘重要区域,与肺相同。值得注意的是,由硫化氢合成的胱硫醚γ裂解酶,在生长受限胎盘的阻力动脉周围平滑肌中有所下降,此时胎盘表现出异常的脐动脉多普勒波形[73],这提示胱硫醚γ裂解酶可能有重要的生理作用。

胎盘内分泌学

人类胎盘是一个重要的内分泌器官。妊娠早期便开始发挥功能,即优化宫内环境和母体生理状态以利于胎儿生长。**胎盘合成两大类激素:类固醇激素:孕酮和雌激素;肽类激素:如hCG和hPL**。合体滋养细胞主要合成这些激素。尽管这些激素的合成途径已阐明,但调控其分泌的因子尚不明确。在妊娠早期,这些激素可促使母体增加对食物的摄取和能量的贮存,并随之转化为能源供胎儿利用。

孕酮

在妊娠的最初几周,孕酮主要来源于黄体;随着胎盘逐渐生长,胎盘成为孕酮来源的主要器官,每天产生孕酮约250mg。在妊娠9周时,黄体退化,妊娠的维持不再需要黄体。

胎盘合成孕酮的途径与其他分泌类固醇的组织相同,即将胆固醇转化成孕烯醇酮。胎盘合成胆固醇的能力较低,故其胆固醇来源多由合体滋养细胞对母体低密度脂蛋白(LDLs)中胆固醇的摄取。在线粒体内膜的内表面,细胞色素P450scc〔cytochrome P450scc(CYP11A1)〕,可催化胆固醇转化成孕烯醇酮。在其他组织中,胆固醇转运至线粒体内膜是孕烯醇酮合成过程的限速步骤。类固醇急性调节蛋白(steroidogenic acute regulatory protein, StAR)可

通过结合并转运胆固醇,促进此步骤。但人类胎盘中并不存在StAR蛋白[74]。MLN64,是StAR的同源物,能够替代其发挥相似功能;在新鲜分离的细胞滋养细胞内,胆固醇浓度已近乎达到合成孕酮所需的饱和浓度,因此推测胆固醇的供应并不是胎盘合成孕烯醇酮的限速步骤[75]。胆固醇侧链的裂解需要分子氧,但是这种情况在妊娠早期是否是限速步骤尚不清楚。体外实验对胎盘匀浆中胆固醇进行放射性标记,发现孕烯醇酮在妊娠早期合成增加。并且整个妊娠期间,胎盘线粒体中P450scc的浓度和活性增加。这些改变同合体滋养层的扩大共同解释了孕酮合成增加的原因。

侧链的裂解也需要电子供给,电子由线粒体基质中还原型烟酰胺腺嘌呤二核苷酸磷酸(nicotinamide adenine dinucleotide phosphate, NADPH)的短电子传递链供给,包括肾上腺皮质铁氧还蛋白还原酶和其氧化还原底物肾上腺铁氧还蛋白。Tuckey[74]实验室的初步研究表明,电子向P450scc的传递是妊娠中期酶活性的限速步骤,但仍需进一步的研究来阐明妊娠期肾上腺皮质铁氧还蛋白还原酶表达和活性的调节因素。

而后在线粒体中,1型3β-羟化类固醇脱氢酶(Type 1 3β-hydroxysteroid dehydrogenase, 3β-HSD)介导孕烯醇酮转化成孕酮。胎盘中3β-HSD的活性明显高于细胞色素P450scc,所以3β-HSD介导的过程不是合成孕酮的限速步骤。**孕酮一旦被分泌,便可发挥对子宫肌层的稳定作用。当然,孕酮还具有免疫调节和刺激食欲的作用**。此外,关于妊娠最初几周组织营养重要性的数据显示,孕酮对于维持子宫内膜腺体的分泌活性是不可或缺的。

雌激素类

人类胎盘缺乏直接从醋酸盐或胆固醇合成雌激素所需的酶类,所以胎盘利用母体和胎儿肾上腺来源的雌激素前体硫酸脱氢表雄酮(Dehydroepiandrosterone sulfate, DHEAS)来合成雌激素,整个孕期雌激素的合成水平基本相同。经合体滋养层摄取后,DHEAS被胎盘硫酸酯酶水解为脱氢表雄酮(Dehydroepiandrosterone, DHEA),继而被3β-HSD转化成雄烯二酮。最后在细胞色素P450芳香化酶(P450 cytochrome aromatase, P450arom; CYP19)作用下转化为雌二醇和雌酮,定位于内质网上。合体滋养层也能利用胎肝产生的16-OH DHEAS,在3β-HSD的作用下转化成16α-雄烯二酮,继而在P450arom的作用下生成雌三醇。由于胎盘中约90%的雌三醇需基于胎儿合成的前体16-OH DHEAS来生成,故雌三醇浓度被看做是胎儿健康的临床指标。

尽管在妊娠最初几周便可检测到胎盘雌激素的合成,但直至早孕末雌激素的分泌才显著增加。在妊娠第7周,母体循环中超过50%的雌激素是胎盘来源的。近

期研究表明,CYP19A1 基因的转录调控是氧敏感的,并通过一种包括基本的螺旋-环-螺旋转录因子 MASH-2 在内的新途径[76]。MASH-2 在生理性低氧条件下表达增加并抑制 CYP19A1 基因表达。因此,早孕末氧浓度的改变可能刺激胎盘雌激素的合成。

人绒毛膜促性腺激素

hCG 是滋养细胞在囊胚期分泌的,受精后 8 ~ 10 天,可在母体血和尿中检测到。其主要作用在胎盘发育至可产生足够孕酮前维持黄体的功能。hCG 是异二聚体糖蛋白(约 38 000Da),由 α 和 β 亚基组成,主要来源于合体滋养细胞。α 亚基与促甲状腺激素(thyroid-stimulating hormone,TSH),黄体生成素(Luteinizing hormone,LH),和卵泡刺激素(follicle-stimulating hormone,FSH)相似,并均由染色体 6q12-21 上的一个单基因编码。β 亚基决定 hCG 的生物特异性,这是由 LHB 基因位点的重复表达所致。人类基因图谱显示,CGB 基因六个拷贝与 LHB 基因单拷贝同时在染色体 19p13.3 上出现。基于聚合酶链反应(PCR)结果显示,其中至少有 5 个或 6 个基因,在正常妊娠过程中转录。大部分稳定状态的 hCG β mRNAs 由 CGB 基因 5,3 和 8 转录而来,但是表达水平为 β5>β3 = β8>β7,β1/2[77]。LH 和 hCG 的 β 亚基氨基酸序列有 85% 的同源性,且功能相似。这两者的主要区别是 hCG β 在羧基端延长至 31 个氨基酸,而 LH β 延长至 7 个氨基酸。这种延长是亲水性的,包含了四个 O-糖基化丝氨酸残基,其能够为 hCG 从合体滋养层顶部释放提供信号。

hCG 的组装包括复杂的折叠过程,β 亚基 20 个残基的肽链包裹在 α 亚基的周围,二者由二硫键连接。hCG 在形成完整结构并释放前,需在合体滋养层细胞内发生亚基间的连接。由于胞质颗粒中 hCG 存储量非常有限,因此,hCG 分泌量即可反映其从头合成量。在体外,氧化作用可促进亚基间的连接,尤其是二硫键。因此胎盘在妊娠早期到妊娠中期过渡的过程中,生理氧化应激可能影响 hCG 的体内分泌。

母血中 hCG 二聚体的浓度在妊娠早期快速升高,在 9 ~ 10 周时达到峰值,随后下降并至 20 周时达最低。 hCG 峰的生理作用尚不明确,其血清浓度远远超过了激活黄体中 LH 受体的需要量。无论如何,此时黄体逐渐退化,所以峰值可能仅是其他生理过程的体现。β 亚基的血清浓度变化趋势与 hCG 相同,而母体血清中 α 亚基的浓度在妊娠早期和中期持续上升。因此 β 亚基的合成成为了限速步骤。早期胎盘原代培养试验发现,环磷酸腺苷(cyclic adenosine monophosphate,cAMP)在 α 和 β 亚基的生物合成中发挥重要的作用,后续的研究也发现它能够促进 α 和 β mRNAs 的转录,并提高稳定性。两种亚基的活力不同,也提示了它们是通过不同的通路或转录

因子作用的。Jameson 和 Hollenberg 深入阐述了 α 和 β 基因的可能调控元件[78]。

另外一种理论认为,完整的 hCG 能够通过 LH/hCG 受体以自分泌/旁分泌的方式调节自身的分泌[79]。在成熟胎盘的合体滋养层上已经发现了 LH/hCG 这种 G 蛋白偶联受体,其包含一个很大的胞外域,此区域与完整的 hCG 连接,具有高度亲和力和特异性。然而,在妊娠早期,胎盘上的这种受体是被截短的,可能直到妊娠第 9 周才有功能。因此,在缺乏自我调节机制时,母体血清 hCG 浓度可显著提高,直至早孕末期合体滋养细胞表达功能性 LH/hCG 受体,使得 hCG 的分泌得到控制。功能性受体合成减少是血清 hCG 浓度增加的基础,唐氏综合征(21 三体)即以此为特征[80]。

除了分泌速率会发生改变外,hCG 还存在部分蛋白和糖类分子异质性;另外,不同分泌亚型的比例也随着孕周发生改变。在妊娠最初的 5 ~ 6 周,β 亚基高糖基化亚型(hCG-H)表达显著增加,类似于绒毛膜癌的表现[81]。这些亚型大多由绒毛外滋养细胞释放,通过自分泌/旁分泌而非传统的内分泌途径促进绒毛浸润。**母体血清中 hCG-H 水平减少与流产和妊娠不良结局有关**[81],**这反映了绒毛外滋养细胞发育不良,进而引起螺旋动脉重塑障碍。**在正常妊娠过程中,这些高糖基化亚型在早孕后下降,并在后续妊娠过程中被其他亚型替代。在一个有关早发子痫前期的回顾性研究中发现[82],妊娠中期母体 hCG 浓度也会增加。近期,有研究显示血清 hCG 浓度和母体氧化应激水平相关[83]。这些数据再一次印证了 hCG 分泌与滋养层细胞氧化还原状态的关系。

胎盘催乳素

hPL 也称为绒毛膜生长素,是一类单链糖蛋白 (22 300Da),与人生长激素(97%)和催乳素(67%)有高度同源性的氨基酸序列。因此,这三种激素有共同的祖基因,通过基因重复编码产生。因此 hPL 既有促进生长的作用,也有刺激乳腺分泌的作用,尽管前者的作用很弱。hPL 只在合体滋养层合成,主要分泌至母体循环,在妊娠第 3 周即可检测到。随后逐渐上升,直至妊娠 36 周,趋于平稳,每天约产生 1g。hPL 的大量分泌对分娩至关重要,hPL 占胎盘核糖体蛋白合成总量的 5% ~ 10%,且其编码 mRNA 占胎盘总 mRNA 的 20%。

在活体内,关于 hPL 分泌的调控机制尚不明确,母体血 hPL 浓度与胎盘的质量密切相关。有证据表明,当钙离子内流进入合体滋养层细胞或细胞表面白蛋白浓度升高时,hPL 在体外培养的胎盘外植体中释放,且这种现象不是通过激活磷酸肌醇、cAMP 或环鸟苷酸(cyclic guanosine monophosphate,cGMP)通路介导的。

hPL 的作用已经很明确,包括刺激食欲和影响母体

代谢。**hPL 能够促进脂质分解,引起循环中游离脂肪酸水平升高,在过去,hPL 也被看做是一种胰岛素拮抗剂,能够导致母体血糖浓度升高。**然而,现在认为 PGH 在这方面的作用比 hPL 更显著。**hPL 还能促进乳腺组织的生长和分化,并在哺乳期促进泌乳。**

胎盘生长激素

PGH 是由 hGH-V 基因 GH2 表达的,与 CSH1 属于同一家族,与垂体生长激素不同的是,PGH 只由 13 个氨基酸组成[84]。PGH 主要是由合体滋养层细胞以非脉冲式分泌到母体循环中,在胎儿循环中检测不到 PGH。在妊娠 10～20 周时,PGH 逐渐代替垂体生长激素,而至分娩时几乎消失。与 hPL 相反的是,PGH 有很强的促进生长的作用,但是促进泌乳的能力很低。

无论在体内还是体外,PGH 的分泌均不受生长激素释放激素调控,但血糖浓度升高能够快速抑制 PGH 的分泌[84]。通过作用于母体代谢,PGH 能够增加胎盘单位面积的营养可及性,同时能够促进脂解和糖异生。**PGH 也是母体胰岛素敏感性和 IGF-Ⅰ 浓度的重要调节因子。**尽管 IGF-Ⅰ 不能进入胎儿循环,但是它通过对母体代谢、母-胎营养分配、胎盘转运体表达以及胎盘生长和血流的作用,对胎儿生长产生重大影响。循环中 PGH 的水平与胎儿出生体重相关,在 IUGR 中 PGH 降低[84]。

瘦素

瘦素是由脂肪组织分泌,并可通过负反馈作用于下丘脑抑制食欲和食物摄取。然而,**妊娠时母体存在中心性瘦素抵抗状,并使其有足够的脂肪储备。**在妊娠过程中,瘦素由合体滋养层细胞大量分泌,部分受 hCG 和 17β-雌二醇调节[85]。瘦素的表达与其在中孕期末和晚孕早期母体血清中的浓度和峰值密切相关。瘦素对胎盘转运体的表达有局部促进作用,对食欲有中枢抑制作用。

妊娠相关血浆蛋白 A

妊娠相关血浆蛋白 A(pregnancy-associated plasma protein,APAPP-A)是一种大分子糖蛋白,从妊娠第 5 周开始,母体血清中 PAPP-A 浓度开始上升,并直至分娩。PAPP-A 主要由绒毛滋养层细胞产生,在妊娠过程中,孕酮能促进其合成。**PAPP-A 是 IGF 生物活性的重要调控因子,**而 IGF 是胎儿正常发育所必需的,母体血清 **PAPP-A 浓度过低与妊娠后半期子痫前期和胎儿生长不良有关[86]。**超声测量胎盘底板面积能够间接反映胎盘的发育情况。有研究发现:胎盘底板面积与母体血清中 PAPP-A 浓度相关,也与胎儿出生体重相关。因此认为,这些参数对识别从早孕晚期开始的胎盘相关疾病有重要作用[87]。

胎盘功能的性别差异

越来越多的证据表明胎盘的发育和功能,尤其是对不同应激因素的反应有很大的性别差异[72,88]。在生长因子通路中发现了这种差异,女性胎儿脐带血中 IGF-Ⅰ 浓度高,生长激素浓度低,从而影响胎盘细胞因子的合成。男性胎儿在宫内比女性胎儿生长快,但经胎儿体重校正的胎盘体积较小,这提示男性胎儿的胎盘更高效。但是,这也可能意味着男性胎儿的胎盘功能储备较低。因此,男性胎儿的发育编程更易受到不良环境的影响[89]。胎盘基因表达的双态模式可能使男性胎儿的母亲更易发生子痫前期、胎儿生长受限和早产。例如,在子痫前期中,男性胎儿胎盘炎症前细胞因子的表达和凋亡活化水平显著升高,这与核因子 κB(nuclear factor κB,NFκB)信号通路有关[90]。这一领域引起越来越多学者的关注,未来的胎盘研究中应更多考虑胎儿性别的影响。

总　结

胎盘是人体最复杂的器官之一。在生长发育分化和过程中,胎盘发挥了胎儿多个系统的功能——例如肺、肾和肝——但是都不成熟。尽管胎盘大多被认为是一个交换器官,但其也发挥重要的内分泌功能。胎盘能够调节妊娠过程中母体多种生理反应,并确保将营养物质合理地分配给母体和胎儿。印记基因在调控胎盘分化和功能,以及对环境因素非常敏感的表观状态中发挥重要作用。这些基因,使得胎盘能够适应胎儿需求和母体供应的改变。胎盘发育不良常常与胎儿生长受限相关,主要器官系统的发育编程可能影响子代终生的健康。因此胎盘形成对临床的影响远远超过妊娠期短短的 9 个月。

关键点

◆ 成熟的人类胎盘是一种盘状血性绒毛器官,精细的胎儿绒毛树,直接浸泡在母体血液中。正常分娩胎盘平均重 450g,大约是胎儿体重的 1/7(1/6 是脐带和膜)。

◆ 妊娠期的胎盘持续发育导致交换面积进行性的扩大(足月时为 12～14m^2),母体和胎儿循环间的平均交换距离减少(足月时大约 5～6μm)。

◆ 直到早孕末,母体至胎盘循环才完全建立,因此器官发生是在约 20mmHg 的低氧环境下,这使胎儿避免了自由基的致畸作用。晚孕时,子宫血流平均 750mL/min,约占母体心输出量的 10%～15%。

- ◆ 在妊娠早期,子宫腺体发挥分泌作用,可将营养物质、细胞因子和生长因子分泌至胎盘 IVS,即是母-胎循环的起始。
- ◆ 妊娠早期胚外体腔负责储存营养,SYS 负责营养摄取并转运至胎儿。
- ◆ 氧气是滋养层增殖和浸润、绒毛重塑和胎盘血管生成的重要因子。
- ◆ 在妊娠中期和晚期,保证充足母血供应对胎盘生长至关重要,这依赖于妊娠早期由绒毛外滋养层细胞植入子宫内膜诱导的螺旋动脉的生理重塑。许多妊娠并发症,如子痫前期,都归因于植入不足。
- ◆ 胎盘中所有的转运都要通过覆盖在绒毛树、合体滋养层细胞、绒毛基质和胎儿内皮的合体层,每一种转运都有其自身的限制性和选择性。物质交换通过下述 4 种中的一种发生:(1)整体流动/牵引作用;(2)扩散作用;(3)转运体介导机制;(4)内吞/外排。
- ◆ 跨胎盘转运速率依赖于多种因素,如有效表面积,浓度梯度,母体和胎儿血流速度,转运蛋白的密度。绒毛表面积、扩散距离和转运体表达的改变与 IUGR 相关。
- ◆ 胎盘是重要的内分泌腺体,能够产生类固醇和肽类激素,这些主要由合体滋养层细胞产生。在病理情况下,一些激素的浓度会发生改变,如在 21 三体中,人绒毛膜促性腺激素会发生改变,但总体来说,对胎盘内分泌活性的调控还知之甚少。

感谢

胎盘代谢和生长部分是基于 Donald Novak 博士前一版第二章中提供的资料编写的。

参考文献

1. Jauniaux E, Gulbis B, Burton GJ. The human first trimester gestational sac limits rather than facilitates oxygen transfer to the fetus-a review. *Placenta*. 2003;24(suppl A):S86-S93.
2. Gellersen B, Reimann K, Samalecos A, et al. Invasiveness of human endometrial stromal cells is promoted by decidualization and by trophoblast-derived signals. *Hum Reprod*. 2010;25:862-873.
3. Jauniaux E, Johns J, Gulbis B, et al. Transfer of folic acid inside the first-trimester gestational sac and the effect of maternal smoking. *Am J Obstet Gynecol*. 2007;197(58):e1-e6.
4. Hustin J, Schaaps JP. Echographic and anatomic studies of the materno-trophoblastic border during the first trimester of pregnancy. *Am J Obstet Gynecol*. 1987;157:162-168.
5. Burton GJ, Jauniaux E, Watson AL. Maternal arterial connections to the placental intervillous space during the first trimester of human pregnancy: the Boyd Collection revisited. *Am J Obstet Gynecol*. 1999;181:718-724.
6. Schaaps JP, Hustin J. In vivo aspect of the maternal-trophoblastic border during the first trimester of gestation. *Trophoblast Res*. 1988;3:39-48.
7. Jauniaux E, Watson AL, Hempstock J, et al. Onset of maternal arterial bloodflow and placental oxidative stress: a possible factor in human early pregnancy failure. *Am J Pathol*. 2000;157:2111-2122.
8. Pijnenborg R, Vercruysse L, Hanssens M. The uterine spiral arteries in human pregnancy: facts and controversies. *Placenta*. 2006;27:939-958.
9. Harris LK. Review: Trophoblast-vascular cell interactions in early pregnancy: how to remodel a vessel. *Placenta*. 2010;31(suppl):S93-S98.
10. Jauniaux E, Hempstock J, Greenwold N, et al. Trophoblastic oxidative stress in relation to temporal and regional differences in maternal placental blood flow in normal and abnormal early pregnancies. *Am J Pathol*. 2003;162:115-125.
11. Hiby SE, Apps R, Sharkey AM, et al. Maternal activating KIRs protect against human reproductive failure mediated by fetal HLA-C2. *J Clin Invest*. 2010;120:4102-4110.
12. Burton GJ, Woods AW, Jauniaux E, et al. Rheological and physiological consequences of conversion of the maternal spiral arteries for uteroplacental blood flow during human pregnancy. *Placenta*. 2009;30:473-482.
13. Hustin J, Jauniaux E, Schaaps JP. Histological study of the materno-embryonic interface in spontaneous abortion. *Placenta*. 1990;11:477-486.
14. Hempstock J, Jauniaux E, Greenwold N, et al. The contribution of placental oxidative stress to early pregnancy failure. *Hum Pathol*. 2003;34:1265-1275.
15. Brosens IA. The utero-placental vessels at term - the distribution and extent of physiological changes. *Trophoblast Res*. 1988;3:61-67.
16. Martin CB, McGaughey HS, Kaiser IH, et al. Intermittent functioning of the uteroplacental arteries. *Am J Obstet Gynecol*. 1964;90:819-823.
17. Burton GJ, Yung HW, Cindrova-Davies T, et al. Placental endoplasmic reticulum stress and oxidative stress in the pathophysiology of unexplained intrauterine growth restriction and early onset preeclampsia. *Placenta*. 2009;30(suppl A):S43-S48.
18. Meekins JW, Pijnenborg R, Hanssens M, et al. A study of placental bed spiral arteries and trophoblast invasion in normal and severe pre-eclamptic pregnancies. *Br J Obstet Gynaecol*. 1994;101:669-674.
19. Burton GJ, Watson AL, Hempstock J, et al. Uterine glands provide histiotrophic nutrition for the human fetus during the first trimester of pregnancy. *J Clin Endocrinol Metab*. 2002;87:2954-2959.
20. Jones CJ, Aplin JD, Burton GJ. First trimester histiotrophe shows altered sialylation compared with secretory phase glycoconjugates in human endometrium. *Placenta*. 2010;31:576-580.
21. Hempstock J, Cindrova-Davies T, Jauniaux E, et al. Endometrial glands as a source of nutrients, growth factors and cytokines during the first trimester of human pregnancy: a morphological and immunohistochemical study. *Reprod Biol Endocrinol*. 2004;2:58.
22. Arias-Stella J. The Arias-Stella reaction: facts and fancies four decades after. *Adv Anat Pathol*. 2002;9:12-23.
23. Mikolajczyk M, Skrzypczak J, Szymanowski K, et al. The assessment of LIF in uterine flushing - a possible new diagnostic tool in states of impaired infertility. *Reprod Biol*. 2003;3:259-270.
24. Tuckerman E, Laird SM, Stewart R, et al. Markers of endometrial function in women with unexplained recurrent pregnancy loss: a comparison between morphologically normal and retarded endometrium. *Hum Reprod*. 2004;19:196-205.
25. Kaufmann P, Sen DK, Schweikhert G. Classification of human placental villi. 1. Histology. *Cell Tissue Res*. 1979;200:409-423.
26. Ramsey EM, Donner MW. *Placental Vasculature and Circulation. Anatomy, Physiology, Radiology, Clinical Aspects, Atlas and Textbook*. Stuttgart: Georg Thieme; 1980:101.
27. Mayhew TM, Ohadike C, Baker PN, et al. Stereological investigation of placental morphology in pregnancies complicated by pre-eclampsia with and without intrauterine growth restriction. *Placenta*. 2003;24:219-226.
28. Jones CJ, Fox H. Ultrastructure of the normal human placenta. *Electron Microsc Rev*. 1991;4:129-178.
29. Carter AM. Placental oxygen consumption. Part I: in vivo studies-a review. *Placenta*. 2000;21(suppl A):S31-S37.
30. Hemberger M, Udayashankar R, Tesar P, et al. ELF5-enforced transcriptonal networks define an epigenetically regulated trophoblast stem cell compartment in the human placenta. *Hum Mol Genet*. 2010;19:2456-2467.
31. Mayhew TM, Leach L, McGee R, et al. Proliferation, differentiation and apoptosis in villous trophoblast at 13-41 weeks of gestation (including observations on annulate lamellae and nuclear pore complexes). *Placenta*. 1999;20:407-422.
32. Frendo JL, Cronier L, Bertin G, et al. Involvement of connexin 43 in human trophoblast cell fusion and differentiation. *J Cell Sci*. 2003;116:3413-3421.
33. Mangeney M, Renard M, Schlecht-Louf G, et al. Placental syncytins: Genetic disjunction between the fusogenic and immunosuppressive activity of retroviral envelope proteins. *Proc Natl Acad Sci U S A*. 2007;

104:20534-20539.

34. Fogarty NM, Mayhew TM, Ferguson-Smith AC, et al. A quantitative analysis of transcriptionally active syncytiotrophoblastic nuclei across human gestation. *J Anat.* 2011;219:601-610.

35. Fogarty NM, Ferguson-Smith AC, Burton GJ. Syncytial knots (Tenney-Parker changes) in the human placenta: evidence of loss of transcriptional activity and oxidative damage. *Am J Pathol.* 2013;183: 144-152.

36. Brownbill P, Mahendran D, Owen D, et al. Denudations as paracellular routes for alphafetoprotein and creatinine across the human syncytiotrophoblast. *Am J Physiol Regul Integr Comp Physiol.* 2000;278: R677-R683.

37. Longtine MS, Chen B, Odibo AO, Zhong Y, Nelson DM. Villous trophoblast apoptosis is elevated and restricted to cytotrophoblasts in pregnancies complicated by preeclampsia, IUGR, or preeclampsia with IUGR. *Placenta.* 2012;33(5):352-359.

38. Burton GJ, Charnock-Jones DS, Jauniaux E. Regulation of vascular growth and function in human placenta. *Reproduction.* 2009;138: 895-902.

39. Kaufmann P, Bruns U, Leiser R, et al. The fetal vascularisation of term placental villi. II. Intermediate and terminal villi. *Anat Embryol (Berl).* 1985;173:203-214.

40. Mayhew TM, Charnock Jones DS, Kaufmann P. Aspects of human fetoplacental vasculogenesis and angiogenesis. III. Changes in complicated pregnancies. *Placenta.* 2004;25:127-139.

41. Jauniaux E, Gulbis B. Fluid compartments of the embryonic environment. *Hum Reprod Update.* 2000;6:268-278.

42. Jauniaux E, Gulbis B, Jurkovic D, et al. Protein and steroid levels in embryonic cavities in early human pregnancy. *Hum Reprod.* 1993;8: 782-787.

43. Gulbis B, Jauniaux E, Cotton F, et al. Protein and enzyme patterns in the fluid cavities of the first trimester gestational sac: relevance to the absorptive role of the secondary yolk sac. *Mol Hum Reprod.* 1998;4:857-862.

44. Burke KA, Jauniaux E, Burton GJ, et al. Expression and immunolocalisation of the endocytic receptors megalin and cubilin in the human yolk sac and placenta across gestation. *Placenta.* 2013;34:1105-1109.

45. Hauguel S, Challier JC, Cedard L, et al. Metabolism of the human placenta perfused in vitro: glucose transfer and utilization, O2 consumption, lactate and ammonia production. *Pediatr Res.* 1983;17:729-732.

46. Jauniaux E, Hempstock J, Teng C, et al. Polyol concentrations in the fluid compartments of the human conceptus during the first trimester of pregnancy: maintenance of redox potential in a low oxygen environment. *J Clin Endocrinol Metab.* 2005;90:1171-1175.

47. Fowden AL, Sibley C, Reik W, et al. Imprinted genes, placental development and fetal growth. *Horm Res.* 2006;65(suppl 3):50-58.

48. Yung HW, Calabrese S, Hynx D, et al. Evidence of placental translation inhibition and endoplasmic reticulum stress in the etiology of human intrauterine growth restriction. *Am J Pathol.* 2008;173:451-462.

49. Colleoni F, Padmanabhan N, Yung HW, et al. Suppression of mitochondrial electron trnasport chain function in the hypoxic human placenta: a role for miR-210 and protein synthesis inhibition. *PLoS ONE.* 2013;8: e55194.

50. Desforges M, Sibley CP. Placental nutrient supply and fetal growth. *Int J Dev Biol.* 2010;54:377-390.

51. Bain MD, Copas DK, Taylor A, et al. Permeability of the human placenta in vivo to four non-metabolized hydrophilic molecules. *J Physiol.* 1990;431:505-513.

52. Brownbill P, Edwards D, Jones C, et al. Mechanisms of alphafetoprotein transfer in the perfused human placental cotyledon from uncomplicated pregnancy. *J Clin Invest.* 1995;96:2220-2226.

53. Stulc J, Svihovec J, Drabkova J, et al. Electrical potential difference across the mid-term human placenta. *Acta Obstet Gynecol Scand.* 1978;57: 125-126.

54. Mellor DJ, Cockburn F, Lees MM, et al. Distribution of ions and electrical potential differences between mother and fetus in the human at term. *J Obstet Gynaecol Br Commonw.* 1969;76:993-998.

55. Ward S, Jauniaux E, Shannon C, et al. Electrical potential difference between exocoelomic fluid and maternal blood in early pregnancy. *Am J Physiol.* 1998;274:R1492-R1495.

56. Atkinson DE, Boyd RDH, Sibley CP. Placental transfer. In: Neill JD, ed. *Placental Transfer.* Amsterdam: Elsevier; 2006:2787-2846.

57. Ayuk PT, Theophanous D, D'Souza SW, et al. L-arginine transport by the microvillous plasma membrane of the syncytiotrophoblast from human placenta in relation to nitric oxide production: effects of gestation, preeclampsia, and intrauterine growth restriction. *J Clin Endocrinol Metab.* 2002;87:747-751.

58. Illsley NP. Glucose transporters in the human placenta. *Placenta.* 2000;21:14-22.

59. Hughes JL, Doughty IM, Glazier JD, et al. Activity and expression of the Na(+)/H(+) exchanger in the microvillous plasma membrane of the syncytiotrophoblast in relation to gestation and small for gestational age birth. *Pediatr Res.* 2000;48:652-659.

60. Sibley CP, Boyd RDH. Mechanisms of transfer across the human placenta. In: Polin PA, Fox WW, Abman SH, eds. *Fetal and Neonatal Physiology.* Philadelphia: Saunders; 2004:111-122.

61. Wilkening RB, Meschia G. Fetal oxygen uptake, oxygenation, and acid-base balance as a function of uterine blood flow. *Am J Physiol.* 1983;244:H749-H755.

62. Baumann MU, Deborde S, Illsley NP. Placental glucose transfer and fetal growth. *Endocrine.* 2002;19:13-22.

63. Lewis RM, Brooks S, Crocker IP, et al. Review: Modelling placental amino acid transfer–from transporters to placental function. *Placenta.* 2013; 34(suppl):S46-S51.

64. Gimeno RE, Hirsch DJ, Punreddy S, et al. Targeted deletion of fatty acid transport protein-4 results in early embryonic lethality. *J Biol Chem.* 2003;278:49512-49516.

65. Duttaroy AK. Transport of fatty acids across the human placenta: a review. *Prog Lipid Res.* 2009;48:52-61.

66. Dancis J, Kammerman S, Jansen V, et al. Transfer of urea, sodium, and chloride across the perfused human placenta. *Am J Obstet Gynecol.* 1981; 141:677-681.

67. Birdsey TJ, Boyd RD, Sibley CP, et al. Microvillous membrane potential (Em) in villi from first trimester human placenta: comparison to Em at term. *Am J Physiol.* 1997;273:R1519-R1528.

68. Riquelme G. Placental chloride channels: a review. *Placenta.* 2009;30: 659-669.

69. Belkacemi L, Bedard I, Simoneau L, et al. Calcium channels, transporters and exchangers in placenta: a review. *Cell Calcium.* 2005;37:1-8.

70. Sibley CP, Turner MA, Cetin I, et al. Placental phenotypes of intrauterine growth. *Pediatr Res.* 2005;58:827-832.

71. Sibley CP. Understanding placental nutrient transfer–why bother? New biomarkers of fetal growth. *J Physiol.* 2009;587:3431-3440.

72. Brett KE, Ferraro ZM, Yockell-Lelievre J, et al. Maternal-fetal nutrient transport in pregnancy pathologies: the role of the placenta. *Int J Mol Sci.* 2014;15:16153-16185.

73. Cindrova-Davies T, Herrera EA, Niu Y, et al. Reduced cystathionine gamma-lyase and increased miR-21 expression are associated with increased vascular resistance in growth-restricted pregnancies: hydrogen sulfide as a placental vasodilator. *Am J Pathol.* 2013;182:1448-1458.

74. Tuckey RC. Progesterone synthesis by the human placenta. *Placenta.* 2005;26:273-281.

75. Tuckey RC, Kostadinovic Z, Cameron KJ. Cytochrome P-450scc activity and substrate supply in human placental trophoblasts. *Mol Cell Endocrinol.* 1994;105:103-109.

76. Mendelson CR, Jiang B, Shelton JM, et al. Transcriptional regulation of aromatase in placenta and ovary. *J Steroid Biochem Mol Biol.* 2005; 95:25-33.

77. Bo M, Boime I. Identification of the transcriptionally active genes of the chorionic gonadotropin beta gene cluster in vivo. *J Biol Chem.* 1992; 267:3179-3184.

78. Jameson JL, Hollenberg AN. Regulation of chorionic gonadotropin gene expression. *Endocr Rev.* 1993;14:203-221.

79. Licht P, Losch A, Dittrich R, et al. Novel insights into human endometrial paracrinology and embryo-maternal communication by intrauterine microdialysis. *Hum Reprod Update.* 1998;4:532-538.

80. Banerjee S, Smallwood A, Chambers AE, et al. A link between high serum levels of human chorionic gonadotrophin and chorionic expression of its mature functional receptor (LHCGR) in Down's syndrome pregnancies. *Reprod Biol Endocrinol.* 2005;3:25.

81. Cole LA. Hyperglycosylated hCG, a review. *Placenta.* 2010;31:653-664.

82. Shenhav S, Gemer O, Sassoon E, et al. Mid-trimester triple test levels in early and late onset severe pre-eclampsia. *Prenat Diagn.* 2002;22: 579-582.

83. Kharfi A, Giguere Y, De Grandpre P, et al. Human chorionic gonadotropin (hCG) may be a marker of systemic oxidative stress in normotensive and preeclamptic term pregnancies. *Clin Biochem.* 2005;38:717-721.

84. Lacroix MC, Guibourdenche J, Frendo JL, et al. Human placental growth hormone–a review. *Placenta.* 2002;23(suppl A):S87-S94.

85. Tessier DR, Ferraro ZM, Gruslin A. Role of leptin in pregnancy: consequences of maternal obesity. *Placenta.* 2013;34:205-211.

86. Kalousova M, Muravska A, Zima T. Pregnancy-associated plasma protein A (PAPP-A) and preeclampsia. *Adv Clin Chem.* 2014;63:169-209.

87. Suri S, Muttukrishna S, Jauniaux E. 2D-Ultrasound and endocrinologic evaluation of placentation in early pregnancy and its relationship to fetal birthweight in normal pregnancies and pre-eclampsia. *Placenta.* 2013;34: 745-750.

88. Clifton VL. Review: Sex and the human placenta: mediating differential strategies of fetal growth and survival. *Placenta*. 2010;31(suppl): S33-S39.

89. Eriksson JG, Kajantie E, Osmond C, et al. Boys live dangerously in the womb. *Am J Hum Biol*. 2010;22:330-335.

90. Muralimanoharan S, Maloyan A, Myatt L. Evidence of sexual dimorphism in the placental function with severe preeclampsia. *Placenta*. 2013;34(12): 1183-1189.

91. Jansson T, Ylven K, Wennergren M, et al. Glucose transport and system A activity in syncytiotrophoblast microvillous and basal plasma membranes in intrauterine growth restriction. *Placenta*. 2002;23:392-399.

92. Jansson T, Scholtbach V, Powell TL. Placental transport of leucine and lysine is reduced in intrauterine growth restriction. *Pediatr Res*. 1998;44:532-537.

93. Norberg S, Powell TL, Jansson T. Intrauterine growth restriction is associated with a reduced activity of placental taurine transporters. *Pediatr Res*. 1998;44:233-238.

94. Roos S, Powell TL, Jansson T. Human placental taurine transporter in uncomplicated and IUGR pregnancies: cellular localization, protein expression and regulation. *Am J Physiol Regul Integr Comp Physiol*. 2004;287:R886-R893.

95. Jansson T, Wennergren M, Illsley NP. Glucose transporter protein expression in human placenta throughout gestation and in intrauterine growth retardation. *J Clin Endocrinol Metab*. 1993;77:1554-1562.

96. Johansson M, Karlsson L, Wennergren M, et al. Activity and protein expression of Na+/K+ ATPase are reduced in microvillous syncytiotrophoblast plasma membranes isolated from pregnancies complicated by intra-uterine growth restriction. *J Clin Endocrinol Metab*. 2003;88:2831-2837.

97. Strid H, Bucht E, Jansson T, et al. ATP dependent Ca2+ transport across basal membrane of human syncytiotrophoblast in pregnancies complicated by intrauterine growth restriction or diabetes. *Placenta*. 2003;24: 445-452.

98. Johansson M, Glazier JD, Sibley CP, et al. Activity and protein expression of the Na+/H+ exchanger is reduced in syncytiotrophoblast microvillous plasma membranes isolated from preterm intrauterine growth restriction pregnancies. *J Clin Endocrinol Metab*. 2002;87:5686-5694.

99. Settle P, Mynett K, Speake P, et al. Polarized lactate transporter activity and expression in the syncytiotrophoblast of the term human placenta. *Placenta*. 2004;25:496-504.

100. Boyd CA, Lund EK. L-proline transport by brush border membrane vesicles prepared from human placenta. *J Physiol*. 1981;315:9-19.

101. Whitsett JA, Wallick ET. [3H]ouabain binding and Na+-K+-ATPase activity in human placenta. *Am J Physiol*. 1980;238:E38-E45.

102. Lajeunesse D, Brunette MG. Sodium gradient-dependent phosphate transport in placental brush border membrane vesicles. *Placenta*. 1988;9:117-128.

103. Balkovetz DF, Leibach FH, Mahesh VB, et al. Na+-H+ exchanger of human placental brush-border membrane: identification and characterization. *Am J Physiol*. 1986;251:C852-C860.

104. Bara M, Challier JC, Guiet-Bara A. Membrane potential and input resistance in syncytiotrophoblast of human term placenta in vitro. *Placenta*. 1988;9:139-146.

最后审阅　马润玫

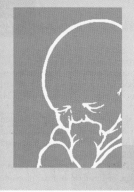

第 2 章

胎儿发育与生理

原著 MICHAEL G. ROSS and M. GORE ERVIN

翻译与审校 张慧婧,张玥,王芊芸,杨慧霞,刘颖

　　临床上,如果确认胎儿的生长、发育及行为正常时,仅需期待治疗;但不正常时,则需评估胎儿并介入处理。了解胎盘和胎儿的生理将有助于理解疾病的病理生理和发病机制。本章将回顾胎儿生理的基本原则,并与临床问题相结合。

　　大部分胎儿生理学的知识来源于对人类之外哺乳动物的研究。我们尽量只引用那些可以合理地应用于人类胎儿的研究,但大多数情况下没有详细说明数据源于哪个种属。读者如果想知道是用什么种属进行的研究,请阅读参考文献。

脐血流

　　脐血循环的血流量约占胎儿两心室总排出量的40%[1]。在晚孕期,脐血流量随胎儿生长成比例增加,因此单位体重脐血流量保持不变。人的脐静脉血流可利用三维超声进行检查。绒毛毛细血管增多是妊娠期脐血流量增加的主要原因;这一过程的调节因素目前尚不清楚,但现已查明了许多重要的促血管生成多肽和因子,如血管内皮生长因子(vascular endothelial growth factor,VEGF)[2]。脐血流的短期变化主要受灌注压的调节。**在脐血循环中,脐血流量和灌注压呈线性关系。因此,即使是脐静脉压轻微的升高(2~3mmHg)也会引起脐血流等比例的减少。由于脐动脉与脐静脉都包裹在羊膜腔内,子宫张力增加带来的压力改变将同等地传导至动静脉,因而并不改变脐血流量。与子宫胎盘血管床相比,胎儿胎盘血管床能够抵抗血液中升压物质的血管收缩作用,从而保证脐血流量维持在恒定水平,除非胎儿心输出量减少。因此,在急性缺氧时,儿茶酚胺类药物可诱导血液**

重新分布并升高血压,但脐血流在相当大的氧分压变化范围内也能保持稳定。目前已查明了一些特定的内源性血管活性物质,包括一氧化氮。内皮素-1能够减少胎儿胎盘血流量[3]。

羊水量

　　孕16周到32周之间,平均羊水量从250mL增长到800mL。虽然个体间羊水量差异很大,但在妊娠39周之前羊水量保持稳定,之后逐渐减少,到42周时降至500mL(图2-1)。有关孕期羊水指数评估的内容详见第35章。早孕期,羊水的形成机制尚不明确,可能来源于

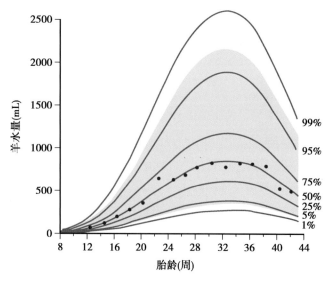

图2-1 孕期羊水量的正常范围(摘自 Beall MH, van den Wijngaard JP, van Gemert MJ, Ross MG. Amniotic fluid water dynamics. Placenta. 2007;28;816-823.)

母体血浆透过绒毛羊膜形成的透析液,或胎儿血浆透过角化前皮肤形成的透析液。中孕期开始,胎儿是羊水的主要来源。**羊水量通过生成(肺液及尿液)和吸收(胎儿吞咽,以及羊水透过羊膜和/或绒毛膜进入胎儿体内或母体子宫)来维持平衡**(图 2-2)[4]。

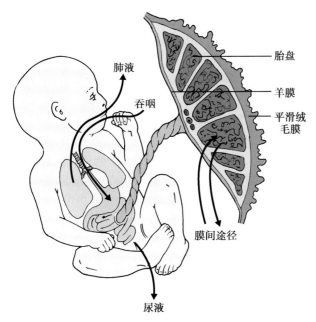

图 2-2　胎儿和羊水间的水循环(摘自 From Beall MH, van den Wijngaard JP, van Gemert MJ, Ross MG. Amniotic fluid water dynamics. Placenta. 2007;28:816-823.)

胎肺在近足月时每天可分泌 300～400mL 液体。氯离子从肺泡毛细血管主动转运至肺泡腔,随后水顺着氯离子浓度梯度进入肺泡。因此,肺泡液类似于不含蛋白质的渗出液,且渗透压与胎儿血浆相近。肺泡液并不参与调节胎儿体液平衡,同样,胎儿血容量负荷也不会影响肺泡液的含量。肺泡液主要是维持肺的扩张并促进肺的生长发育。肺液在分娩过程中减少,以保证胎儿顺利过渡到呼吸通气。分娩时胎儿血浆中的激素(如儿茶酚胺、血管加压素[arginine vasopression,AVP])能减少肺泡液的生成。随着生成的减少,肺泡液顺着胶体渗透压梯度,被肺上皮细胞和淋巴管吸收和清除。剖宫产时因为没有临产而缺乏这个过程,新生儿暂时性呼吸增快(即"湿肺")的比例增高。

胎儿尿液是羊水的主要来源,近足月的胎儿每天排出的尿液自 400mL 到 1200mL 不等。从孕 20 周至 40 周,随着胎儿肾发育成熟,尿液生成增加近十倍。正常情况下胎儿尿液是低渗的,因此晚孕期羊水的渗透压低于母体和胎儿血浆。胎儿体内的内分泌因子,包括 AVP、心钠素(atrial natriuretic factor,ANF)、血管紧张素 Ⅱ(angiotensin Ⅱ,A Ⅱ)、醛固酮及前列腺素等,都可以调节胎儿肾血流量、肾小球滤过率以及尿流率[5]。在胎儿窘迫时,

内分泌因子会应激性介导胎儿尿流率减少,这就解释了胎儿缺氧和羊水过少之间的关系。胎儿尿液生成的调节将在本章后续的"胎肾"部分进一步讨论。

胎儿吞咽是羊水吸收的主要方式,而吞咽的液体中包括羊水和气管液。研究表明自孕 18 周起胎儿开始出现吞咽[6],近足月时每日可吞咽 200 至 500mL 液体。与排尿量相同,胎儿吞咽量(每公斤体重)远高于成人。随着胎儿神经行为的不断发育,胎儿吞咽主要发生在睡眠活跃期。这一时期同时有呼吸和动眼运动[7]。胎儿血浆渗透压的适度升高可增加吞咽的次数和吞咽量,这表明近足月胎儿有完整的口渴反馈机制。

与母体血浆相比,羊水是低渗液体。因此,羊水倾向于经羊膜-绒毛膜界面向母体或胎儿血浆大量转移。其中,羊水向母体血浆的转移是微量的,但羊水通过膜内运输向胎儿胎盘血管的转移是羊水吸收的重要途径。**因此,膜内运输可能与胎儿吞咽协同作用,来平衡胎儿尿液和肺泡液的生成,共同维持羊水量的稳定。**

羊水透过羊膜进入胎儿血管的机制尚不明确,但有证据提示,羊膜、胎盘滋养层以及胎儿内皮细胞膜上存在水通道。目前已在胎盘和胎儿细胞膜上发现水通道蛋白 1、3、8、9。水通道蛋白 1 缺陷的小鼠会发生羊水过多,提示这一蛋白在膜内水运输中起着重要作用[8]。对水转运至关重要的水通道蛋白 1 和 3,在妊娠的不同阶段表达不同,而表达受 AVP 和环磷酸腺苷(cyclic adenosine monophosphate,cAMP)调节[9]。

胎儿生长与代谢

底物

胎儿利用营养物质来进行氧化供能和组织生长。一般情况下,葡萄糖是胎儿氧化代谢的重要底物。胎儿利用的葡萄糖多是来自胎盘,而非内源性生成。然而,基于脐静脉-脐动脉葡萄糖和氧气(O_2)浓度的差异,胎儿的氧化代谢不是完全依赖葡萄糖。实际上,胎儿体内葡萄糖氧化产生的二氧化碳(CO_2)仅占总量的 $2/3$[10]。**因此,胎儿的氧化代谢除葡萄糖外还需要其他底物。**脐血中有很大一部分氨基酸被用来氧化代谢而非合成蛋白质。胎儿摄取的多种氨基酸多于它们在组织中的累积量。此外,胎盘可以从胎儿循环中摄取其他氨基酸,尤其是谷氨酸,并在胎盘中代谢[11]。乳酸也是胎羊(可能人类胎儿也一样)的氧化底物[10]。总之,由葡萄糖、氨基酸和乳酸共同构成的底物基本上保障了胎儿生长发育每天所需的能量,**约为 87kcal/kg。**

组织发育所需的代谢需求量取决于组织类型及其发育速度。虽然新生儿的体脂率相对较高,但孕 26 周时胎儿脂肪含量很低。脂肪的蓄积量逐渐增加,直至孕 32

周,之后则大幅度上升(约82g/周[净重])。胎儿体内有许多所需的酶,可以将碳水化合物转变为脂肪,因此脂肪蓄积除了胎盘摄取的游离脂肪酸之外,也可以利用葡萄糖合成。相反,胎儿非脂肪组织的蓄积在孕32周到39周之间呈线性增长,至孕晚期可能会降至脂肪蓄积率的30%(约43g/周[净重])。

激素

第一章已讨论过激素在调节胎盘生长的过程中所起的作用。激素对胎儿生长的影响体现在代谢和增殖两个方面。虽然生长激素及其受体在早期胚胎中就已存在,且对新生儿的生长发育至关重要,但它在调节胎儿生长方面似乎作用甚微。胎儿胰岛素样生长因子(insulin-like growth factor,IGF)、IGF结合蛋白以及IGF受体的变化说明生长激素作用很小。几乎所有的组织都能产生IGF-Ⅰ和IGF-Ⅱ,在孕12周后的胎儿组织提取物中都能测到。孕32周到34周起,胎儿血浆中的IGF-Ⅰ和IGF-Ⅱ水平开始增加。IGF-Ⅰ水平的升高与胎儿生长直接相关,而IGF-Ⅰ水平的下降也与胎儿生长受限相关[12]。目前却未发现IGF-Ⅱ血清水平与胎儿生长有关。操控基因使IGF-Ⅱ信使RNA减少,与子代低体重相关。敲除IGF-Ⅱ后,出生的小鼠很小,而敲除IGF-Ⅱ受体时,小鼠胎儿则过度生长[13]。因此,组织内的局部浓度和释放比IGF-Ⅱ的血清水平对促进胎儿生长更重要。

IGF结合蛋白(IGFBPs)可调节IGF-Ⅰ和IGF-Ⅱ在血清中的浓度,其中IGFBP1表现为抑制作用,而IGFBP3则相对表现为刺激作用。因此,胎儿生长迟缓与胎儿体内IGFBP3浓度降低及IGFBP1浓度升高相关。

糖尿病孕妇,胎儿体重、胎心和胎肝的重量均增加,提示胰岛素影响胎儿生长。高生理浓度的胰岛素可致胎儿体重增加,而胎儿体内内源性胰岛素浓度的升高会显著增加胎儿对葡萄糖的摄取。此外,血糖升高后胎儿胰岛素的分泌增加,但没有正常的快速分泌相[15]。胰岛素的血浆浓度足以促进胎儿生长时,也能通过胰岛素诱导的IGF-Ⅱ受体结合,促进细胞增殖。在早孕期结束时,胎儿肝细胞开始表达胰岛素受体和IGF-Ⅱ受体。孕28周时,肝胰岛素受体数量(每克组织)增加至原来的三倍,但IGF-Ⅱ受体数量保持不变。糖尿病孕妇的胎儿有心脏缺陷的风险增加,但胰岛素水平对晚孕期胎儿的生长发育更重要(详见第40章)。虽然不常见,胎儿缺乏胰岛素时,出生体重显著降低。实验诱导出的低胰岛素血症导致胎儿的葡萄糖利用减少30%,并导致胎儿生长迟缓。

同成人一样,β-肾上腺素可抑制胰岛素分泌,但激动β-肾上腺素能受体可促进胎儿胰岛素分泌。胎儿胰高血糖素的分泌同样受β-肾上腺素能系统调节。但胎儿血糖对胰高血糖素反应迟钝,可能与肝内胰高血糖素受体数

目较少有关。

肾上腺皮质激素对胎儿的生长和成熟至关重要。临近分娩时,胎儿体内肾上腺皮质激素的浓度逐渐升高,与此同步,各脏器如肺、肝、肾和胸腺等逐渐发育成熟,而生长速度减慢。孕妇使用外源性皮质激素,有可能会抑制IGF轴,减缓人类及其他物种的胎儿生长[14]。除胰岛素样生长因子外,胚胎在发育过程中还会表达许多其他生长因子——如内皮生长因子(epidermal growth factor,EGF)、转化生长因子(transforming growth factor,TGF)、成纤维细胞生长因子(fibroblast growth factor,FGF)以及神经生长因子(nerve growth factor,NGF)等。这些因子可能会对胚胎的器官形成产生特定的影响。例如,EGF主要作用于肺的发育和继发腭的分化,而正常的交感-肾上腺素系统的发育依赖于NGF。但这些因子调节胎儿生长发育的具体作用仍有待明确。胎儿甲状腺对胎儿的整体生长意义不大,但对中枢神经系统的发育具有重要作用。

大量的证据表明,细胞特异的生长因子及受体对很多种属的胎盘生长和胎盘功能起着重要作用。生长因子家族中目前已经发现的有:EGF、TGF-β、NGF、IGF、造血生长因子、血管内皮生长因子(vascular endothelial growth factor,VEGF)以及FGF。其中绝大多数因子的表达、产生以及调节都已得到研究。此外,还有若干细胞因子也在胎盘发育过程中起到重要作用。大量的体外胎盘细胞培养实验表明:生长因子和细胞因子作用于局部,通过自分泌和/或旁分泌来促进增殖和分化。例如,EGF在妊娠的不同阶段可促进细胞增殖、侵袭或分化。肝细胞生长因子和VEGF刺激滋养层细胞DNA的复制,而TGF-β抑制侵袭,促进内分泌腺分化。滋养细胞及其他细胞表面都有各类生长因子的功能受体,更证实了生长因子的局部调节。胎盘也表达相应生长因子的细胞内信号蛋白和转录因子。许多设计巧妙的研究表明,胎盘及胎儿生长受限可能与生长因子及其受体的结构改变有关。通过对转基因及基因突变小鼠的胎盘进行研究发现,生长因子及其受体通路缺陷可以解释人类胎盘形成异常的机制[16]。以EGF为例:EGF是由人类胎盘合成的生长因子,具有强效的促进表皮及中胚层细胞分裂的作用。EGF参与胚胎植入,在体外可刺激合体滋养细胞分化,并能调节人绒毛膜促性腺激素(human chorionic gonadotropin,hCG)及人胎盘催乳素(human placental lactogen,hPL)的合成和分泌。EGF的作用通过EGF受体(EGF-R)介导。EGF-R是跨膜糖蛋白,具有内源性的酪氨酸蛋白激酶活性。早、中、晚孕期,整个胎盘顶端微绒毛的细胞膜上都有表达。胎盘EGF-R的表达受局部释放的甲状旁腺激素相关蛋白的调节,后者对胎盘分化以及母-婴间钙交换具有重要作用[17,18]。目前已证实了EGF-R表达的下调与胎儿宫内生长受限(intrauterine growth restriction,IUGR)相关。靶

向破坏 EGF-R 可致胎盘功能缺陷,从而导致胎儿死亡[19];而 EGF-R 的过度表达则会导致胎盘增大[20]。

目前 EGF 家族已有 15 名成员,其中多数都已在人类胎盘中找到。进一步的研究将阐明这些因子在胎盘生长的过程中,作用是各不相同,还是有交叉重叠。

胎儿生长的调节,可以通过生长因子/激素作用于胎盘间接影响,也可能对胎儿直接作用。营养因素显然也对胎儿的生长发育有一定影响。然而,可以调控或影响胎儿生长的基因及其产物在不断增加。从母方或父方获得的印记基因在调节胎儿生长中扮演尤其重要的角色,表达异常则导致胎儿生长过快或生长受限。环境因素的影响,如基因甲基化或组蛋白修饰,可进一步改变基因的表达,从而影响胎儿生长。这个领域充满了有待研究的课题。

胎儿心血管系统

发育

从受精后第三周开始,心血管系统自胚胎的脏壁中胚层发育而成。两条原始心管在妊娠第四周时逐渐融合,心血管系统自此成为第一个有功能的器官系统。在第五到八周,融合成一的单腔心管经过折叠、重构和分隔,逐渐形成具有四腔室的心脏。但是房间隔上有卵圆孔开放,形成胎儿时期重要的右向左分流。

受精后第四周开始,脉管系统由三条循环通路组成。**主动脉/心脏循环(aortic/cardinal circulation)**主要滋养胚体,是胎儿心血管系统的基础。主动脉左侧第六分支(即肺支)形成动脉导管连接左肺动脉和主动脉。**动脉导管**也起到右向左分流的作用,使右室中的血流从肺动脉进入主动脉,及胎儿、胎盘循环。**卵黄区循环(vitelline circulation)**在卵黄囊的发育过程中形成,尽管滋养胚胎的作用很小,但它在重组之后成为胃肠道、脾脏、胰腺和肝脏的脉管系统。**尿囊循环(allantoic circulation)**和绒毛膜一同发育形成,伴随绒毛膜绒毛的生长,形成胎盘循环。胎盘循环包括两条脐动脉和两条脐静脉。在胚胎第 4～8 周,人类的静脉系统重组,最后只剩左脐静脉。随后,伴随肝脏一起发育的血管丛形成静脉导管,分流至少有一半的脐带血(孕 30 周后脐血流量为 70 至 130 毫升/分钟/千克胎儿体重),绕过肝脏直接进入下腔静脉[22]。

在胎盘气体交换后,含氧量高的血液经脐静脉输出。除了进入静脉导管之外,脐静脉的血流通过一条大的分支进入肝右叶,一些小的分支进入肝左叶。左侧肝静脉与含氧量较高的静脉导管汇合后进入下腔静脉。右侧肝静脉由于与门静脉(门静脉中的血液只有小部分经过静脉导管)汇合,所以含氧量相对左侧较低,并且由于下部躯干和下肢血流汇入右侧肝静脉/门静脉,进一步降低含氧量。尽管静脉导管和肝静脉/门静脉的血液都进入下腔静脉和右心房,二者之间的血液极少发生混合。静脉导管中含氧量较高的血液由于下腔静脉瓣和右房壁突嵴的作用优先通过卵圆孔。这使得来自静脉导管的含氧量高的血流直接通过卵圆孔,极少与来自上腔静脉的血流混合(图 2-3,图 2-4)。**因此,左心房的血液大部分来自脐静脉-静脉导管,只有很少一部分来自肺静脉。这样,含氧量最高的血液进入左心房和左心室,最终供应躯干上部和上肢血液循环、颈动脉和椎动脉循环和脑部血液循环。**下腔静脉中的血液除了进入卵圆孔,还有一部分直接通过三尖瓣(图 2-3)进入右心室(图 2-4),并且与上腔静脉和冠状窦中的静脉血混合。然而,肺循环的高血管阻力使肺动脉压比主动脉压高 2～3mmHg,这使得右心室的血液经过动脉导管进入主动脉、胎儿和胎盘血液循环。

胎儿心脏

成人心血管循环系统包含高压体循环(95 毫米汞柱)和低压肺循环(15 毫米汞柱),分别由左、右心室连续推动。尽管左心室射血速度比右心室快,二者每进行一次心室收缩后进入体循环和肺循环的血量是一致的。每搏输出量(stroke volume)是一次心搏时左心室射血量,心输出量(cardiac output)是每搏输出量与心率的乘积(70 毫升/次×72 次/分=5040 毫升/分钟)。对于一个体重为 70 千克的成年人,平均心输出量为 72 毫升/分/千克。除了心率的变化外,心输出量随着每搏输出量的变化而变

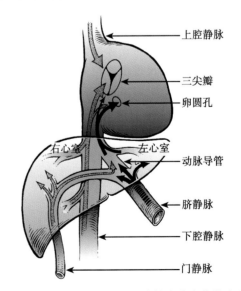

图 2-3 脐静脉和肝脏循环。黑色箭头代表营养丰富和含氧量高的血液。(摘自 Rudolph AM. Hepatic and ductus venosus blood flows during fetal life. Hepatology. 1983;3:254-258.)

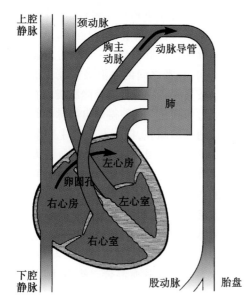

图 2-4　胎儿心脏和循环系统示意图（摘自 Anderson DF, Bissonnette JM, Faber JJ, Thornburg KL. Central shunt flows and pressures in the mature fetal lamb. Am J Physiol. 1981;241:H60-H66.）

表 2-1　心输出量在胎儿各器官中的分布情况

器官	血流占双心室输出量的比例（100%）
胎盘	40
脑	13
心脏	3.5
肺脏	7
肝脏	2.5（肝动脉）
胃肠道	5
肾上腺	0.5
肾脏	2.5
脾脏	1
躯干	25

（摘自 Rudolph AM, Heymann MA. Circulatory changes during growth in the fetal lamb. Circ Res. 1970;26(3):289.）

化，而每搏输出量是由静脉回心血量（前负荷）、肺动脉和主动脉压（后负荷）、心肌收缩力决定。

成人血液循环里两个心室泵血形成两个相连续的循环，而胎儿血循环由于其独特的分流，进入两个心房的血液流量并不相同，心室输出的也是含氧量高、低混合度的血液。因此，胎儿左心室和右心室各自独立泵血，平行而非连续循环。心脏输出量指两心室输出量相加。右心室输出量超过总量的 60%，经动脉导管将血液输送至降主动脉（图 2-4）。因此，胎盘血量占双心室血量的40%，主要反映右心室的输出量。由于肺血管阻力高，肺循环仅接收双心室血量的 5%~10%。左心室的血流通过主动脉半月瓣和主动脉弓供应躯干上半部分和头部。胎儿左心室输出量平均约为 120mL/（min·kg）胎儿体重。如果左心室输出量占心室总输出量的比例小于 40%，那么胎儿总心输出量超过 300mL/（min·kg）。表 2-1[1] 总结了心输出量在各器官的分布，其中肝脏血供只表示了来源于肝动脉的血流。实际上，肝脏血流主要来源于脐静脉，少量来自门静脉，占静脉回心血量的 25%。

胎盘接收心室总输出量的 40%，这意味着单根脐静脉将这部分的血液输出给胎儿。至少有一半脐静脉血通过静脉导管越过肝脏，剩余一部分经过肝脏循环。脐静脉血、肝门静脉血和来自下肢的血液汇合，经下腔静脉进入右心房，占回心血量的 69%。流经卵圆孔的血量占心室总输出量的约三分之一（27%）[23]。经肺静脉回流至左心房的血量较少，占心室总输出量的 7%。因此，左心房占心室总输出量的约 34%（27%+7%）。相当于心室总

输出量 27% 的下腔静脉回流，经卵圆孔分流，而 42% 留滞右心房，然后经右心室排出。右心室输出的血流，另外有 21% 来自上腔静脉，3% 来自冠脉循环，加在一起占心室总输出量的 66%。然而，右心室的血流仅有 7% 进入肺循环，剩余 59% 经动脉导管进入主动脉。左心室输出的、占心室总输出量 24% 的血液供应躯体上部和脑部，其余的约 10% 和右心室输出血在主动脉混合。因此，心室总输出量的 69% 到达降主动脉，其中 40% 供应胎盘血流，剩下的供应胎儿腹腔脏器和下肢。

与右心室占心室总输出量的比例更高相一致，冠状动脉供应右心室游离壁和室间隔的血流高于左心室[25]。胎儿右室壁的厚度也大于左侧。和成人一样，胎儿心室输出量取决于心率、肺动脉和主动脉压、心肌收缩力。图 2-5 展示了平均右心房压（常用来衡量收缩末期的心室容积）和每搏输出量的关系。上升曲线代表右心室心肌长度-张力关系[26]。在正常情况下，胎儿右房压处在上升曲线的转折点，压力上升不会再增加每搏输出量。因此，通过 Starling 机制增加胎儿右心室输出量是有限的。相反，静脉回心血量和右房压的降低会降低每搏输出量。与左心室相比，胎儿右心室前后径较大，使得心室容量和曲率半径更大。这种解剖学差异使得右心室半径/室壁厚度比例变大，收缩期室壁张力增高，后负荷增加时每搏输出量减少[25]。由于右心室对后负荷较敏感，每搏输出量和肺动脉压之间呈现线性反比关系[26]。

心房压和左心室每搏输出量的关系与右心室类似，如图 2-5 所示。左心房正常压力也接近曲线的转折点，但仍有少量余地[25]。和右心室不同，左心对主动脉压力的增加并不敏感。因此，出生后体循环血压的增加并不会降低左心室每搏输出量，为了满足生后体循环的需求，

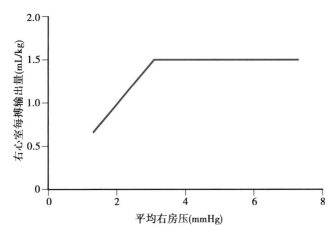

图 2-5 右心室每搏输出量与平均右房压的关系(摘自 Thornburg KL, Morton MJ. Filling and arterial pressures as determinants of RV stroke volume in the sheep fetus. Am J Physiol. 1983;244:H656-H663.)

左心室心输出量增加。尽管与 Starling 机制相关的每搏输出量的增加有限,尤其是右心室,但晚孕期胎儿心脏 β-肾上腺素受体数量和成人接近,血中的儿茶酚胺可以增加心脏收缩力,使每搏输出量增加 50%。

尽管胎心率(FHR)在妊娠后半期,尤其孕 20 ~ 30 周时会降低,但平均仍高于成人心率的二倍。如果只分析胎心基线变异较低的时段,从 30 周至足月平均胎心率降低。但是如果纳入所有胎心数据,最后十周的平均胎心率稳定于 142 次/分钟。24 小时内平均胎心率有变化,2AM 到 6AM 最低,8AM 到 10AM 最高。大多数胎心加速是由肢体运动导致,主要由中枢神经系统的脑干控制。同时,肢体运动会降低回心血量,反射性的心动过速也会使得胎心率加速[27]。由于心室每搏输出量随着胎心率的增加而降低,当心率在 120 ~ 180 次/分时,胎儿心输出量稳定在一定范围。每搏输出量和心率负相关的主要原因是舒张末期容积的变化。如果舒张末期容积可以保持不变,则每搏输出量不会降低,心输出量则会增加。

胎儿出生时,血流分布在第一次呼吸的同时发生重要改变。肺泡的扩张和肺泡毛细血管中氧含量的增加使肺毛细血管阻力显著下降,这带来两个影响。第一,右房后负荷和右房压下降。第二,肺血流的增加使左心房回心血量增加,从而增加左房压。这两个改变使得左房压大于右房压,使卵圆孔发生生理性关闭。含氧量高的血液从肺流向左心房、左心室、主动脉,降低了肺血管阻力,然后降低了肺动脉干压力,使得动脉导管内含氧量高的血液逆流。动脉导管内氧分压的局部增加使动脉导管对前列腺素的反应发生改变,局部血管剧烈收缩。同时,脐带的自然收缩(或结扎)阻断胎盘血流,减少静脉回流,进一步减低右房压力。

心血管功能的调节

自调节

通过来自外周压力感受器、化学感受器的反射刺激和中枢调控机制,交感和副交感系统对胎心率、心肌收缩力和血管紧张度起调节作用。胎儿交感系统发育较早,而副交感系统发育较晚[28]。在晚孕期,副交感神经活动的增加降低胎心率和胎心率的活动期(反应期)。给予阿托品阻滞副交感神经后,胎心率会上升。交感神经和副交感神经的相反作用有助形成胎心率每搏间变异和长时间的基线变异。然而,去除交感神经和副交感神经的影响后,仍有一定程度的变异。

当血液中有儿茶酚胺时,胎儿交感神经对血压的维持并非至关重要。然而,血压和胎心率的精细调控需要完整的交感神经系统。当缺乏有功能的肾上腺素能神经时,也见不到机体缺氧引发的外周、肾脏及脾脏血管阻力和血压的增加[29]。然而,缺乏肾上腺素能神经时,缺氧引起的肺、心、肾上腺、脑血流的变化仍然存在,表明了局部和内分泌因素参与这些器官的血流调节。

位于颈动脉体和主动脉弓的压力感受器和二氧化碳感受器对心率和血管弹性起调节作用。胎儿压力感受器敏感度,即血压增加每毫米汞柱时心率下降的程度,比成人迟缓[30]。然而,在晚孕期,胎儿压力感受器敏感度会增加一倍以上。尽管胎心率的基线值并不取决于压力感受器,但是当动脉系统压力感受器缺失时,胎心率的变异程度会增加[31]。这一现象在胎儿血压调节中也可以见到。因此,胎儿动脉压力感受器在胎动或呼吸运动时可以稳定血压[31]。压力感受器张力的变化可能与晚孕期胎儿平均血压升高有关。在化学感受器缺失时,外周血流增加,平均动脉压保持稳定[31]。因此,外周动脉化学感受器对调节周围血管张力起重要作用。外周动脉化学感受器对于在缺氧时胎儿机体的调节也起重要作用;当化学感受器缺失时,则没有缺氧时最初的心动过缓。

激素调节

促肾上腺皮质激素(adreno cortico tropic hormone, ACTH)和儿茶酚胺将在本章后面讨论肾上腺和甲状腺时一并讨论。

抗利尿激素

早孕期结束时,人类胎儿神经垂体里有大量的抗利尿激素(AVP)。直接改变胎羊血浆渗透压[32]或间接改变母体血浆渗透压[33],都会相应地增加胎羊血浆中 AVP 的水平。由于高压和低压压力感受器和化学感受器的信号传入,胎儿血容量或体循环血压的降低也会[34,35]增加 AVP 的释放。因此,与成人类似,晚孕期胎儿 AVP 的释放是由渗透压感受器和容量/压力感受器共同调节。在中孕期以后的胎羊,低氧可以刺激 AVP 释放,胎羊 PO_2 降低 10mmHg(50%),可使胎羊血浆中 AVP 含量大幅度增加(约 2 皮克/毫升至 200~400 皮克/毫升、甚至更高)。由于胎儿 AVP 对缺氧反应的敏感度较成人高(约 40 倍),并在妊娠后半期进一步增高,刺激胎儿 AVP 释放效果最强的是低氧血症。

输注 AVP 将增加胎儿平均动脉压、降低胎心率,呈剂量效应关系,而起效的 AVP 血浆浓度远低于成人所需。与调节肾脏利尿作用的 V2 受体不同,V1 受体介导 AVP 在缺氧、低压、失血状态下对心血管的调节。AVP 的促皮质素释放激素(CRF)作用,导致缺氧时血浆 ACTH 和皮质醇水平上升。除了调节胎心率、心输出量和动脉血压之外,AVP 对外周、胎盘、心肌和脑血流的作用与急性缺氧时心血管的整体反应相一致。阻断 AVP 受体时以上很多反应减弱,因此 AVP 调节心输出量分布,有助于胎儿在缺氧时分配供氧。然而,输注 AVP 没有产生其他与低氧相关的反应,包括肾脏、肺脏血流的减少和肾上腺血流的增加。

肾素-血管紧张素Ⅱ

孕晚期胎儿血浆肾素水平明显上升[37]。肾小管中钠浓度变化,血容量、血压和肾灌注压降低,低氧等均会增加肾素活性。胎儿肾血流灌注压和肾素活性的关系与成人类似。与成人肾素释放受肾脏神经调节一致,胎儿肾素基因表达也直接受肾脏交感神经作用的调节。

尽管胎儿血中 AⅡ水平会随着血容量和低氧的情况而少量增加,AⅡ和醛固酮水平的增加程度与肾素变化程度并不成正比。胎儿缺乏成人那样的偶联关系、而出生后 AⅡ水平增加,可能是因为胎盘清除了大量胎儿血浆中的 AⅡ。此外,胎儿的肺血流量低也降低了血管紧张素转换酶(ACE)水平,而胎儿血液中正常的高 ANF 水平也直接抑制醛固酮的分泌。因此,AⅡ产生减少,醛固酮对 AⅡ反应降低,AⅡ和醛固酮清除率增加,导致 AⅡ和醛固酮水平以及肾素的负反馈抑制降低。以上变化可以解释正常胎儿肾素水平高而 AⅡ和醛固酮水平低。

输注 AⅡ升高胎儿动脉血压。与 AVP 引导的心动过缓不同,输注 AⅡ可以直接作用于心脏、并减弱压力感受器的反应,使胎心率(在最初的反射性心动过缓后)增加。两种激素使胎儿血压增加的水平都与低氧引起的增加相当。然而,AⅡ不降低外周血流,这可能是因为 AⅡ对肌肉、皮肤、骨骼的作用通常已经达到最大,不能进一步增加血管张力。AⅡ的增加会降低肾血流量,增加脐带血管阻力,但并未改变胎盘血流量。尽管成人肾脏同时含有 AⅡ受体两种亚型(AT_1 和 AT_2),胎儿肾脏仅含有 AT_2。早前的研究发现 AⅡ对胎儿肾脏和外周血管床的作用不同,可能是因为表达的 AⅡ受体亚型的成熟度不

同。因此胎儿期的肾脏和外周血管床,介导 AⅡ作用的受体不同。

胎儿血红蛋白

胎儿进行有氧代谢,动脉血中氧分压为 **20~35mmHg,但并没有代谢性酸中毒**。有几个途径保证胎儿组织供氧充足。最重要的是胎儿心输出量和组织血流都更高,而血红蛋白浓度更高(相对于成人)、胎儿血红蛋白携氧能力也增加。如图 2-6 所示,相对成人,胎儿氧离曲线左移,在任意氧含量下,胎儿氧饱和度较成人都要高。例如,氧分压 26.5 毫米汞柱时,成人氧饱和度为 50%,胎儿为 70%。因此,正常胎儿氧分压 20 毫米汞柱时,胎儿血氧饱和度为 50%。

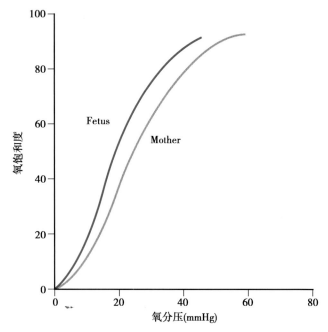

图 2-6　母体和胎儿在 pH=7.4,温度为 37℃时的氧解离曲线(摘自 Modified from Hellegers AE, Schruefer JJ. Normograms and empirical equations relating oxygen tension,percentage saturation, and pH in maternal and fetal blood. Am J Obstet Gynecol. 1961;81:377-384.)

胎儿血氧亲和力高的机理在于胎儿血红蛋白与细胞内 2,3-二磷酸甘油(2,3-DPG)的相互作用。胎儿血红蛋白四聚体是由两条 α 链(同成人)和两条 γ 链组成。后者与成人 γ 链(HgbA)的 146 个氨基酸残基中有 39 个不同。其中,HgbA 中 β-143 位的组氨酸被 HgbF 中 γ 链的丝氨酸代替。这一位置处在四聚体中心凹陷的入口处。组氨酸的咪唑基带正电荷,可以和带有负电位的 2,3-DPG 结合。2,3-DPG 和脱氧血红蛋白组合,使四聚体更加稳定。由于丝氨酸不带电荷,与 2,3-DPG 结合力低,HgbF 的氧亲和力增加,解离曲线向左偏。如果将 HgbA 或 HbgF 从红细胞分离,去除有机磷酸基,两者的氧亲和

力相近。加入等量 2，3-DPG 后，HgbA 氧亲和力的减低（解离曲线向右偏）明显超过 HgbF。因此，尽管二者氧亲和力相似，与 2，3-DPG 的不同作用导致 HgbF 和氧亲和力更强。

HgbF 向 HgbA 的转化发生在妊娠 26 ～ 40 周。HgbF 的比例由 100％线性降低至 70％，因此足月胎儿血红蛋白中 HgbA 占 30％。 γ 链到 β 链基因表达的转化发生于红系祖细胞中。尽管这一变化的机制仍不清楚，但是很多胎儿血红蛋白异常（如地中海贫血和镰刀型贫血）的基因调控机制已经清楚。16 号染色体 α 基因复制使正常胎儿拥有四个基因位点。11 号染色体上有其他珠蛋白编码基因，包括 $^G\gamma$、$^A\gamma$、δ、β 基因位点。两条 γ 链编码基因中 36 号氨基酸不同，分别为甘氨酸和丙氨酸。HgbA 的合成由 γ-和 β-基因决定，HgbF 是 α 和 γ 基因，HgbA_2 是 α 和 δ 基因。δ 区域的序列可能影响 γ 基因的表达程度，此基因缺失时胎儿血红蛋白持续存在。

胎儿肾脏

胎儿的水电解质平衡主要是通过胎盘与母体交换来调节。但是胎儿肾脏产生尿液调节羊水量及其组成。晚孕期，胎儿总的肾小球滤过率（glomerular filtration rate，GFR）增加，但每克肾重量的 GFR 并未改变，而是因为 GFR 随胎肾重量的增加而增加。胎儿肾小球的发育在妊娠 36 周左右完成，之后肾小球滤过率的增加反映了肾小球滤过面积、有效滤过压以及毛细血管滤过率的增加。虽然胎儿肾小球滤过率与静水压相关，而胎儿血压也在晚孕期升高，但每克肾组织血流量及滤过分数（GFR/肾脏血流量）维持不变[38]。新生儿出生后的肾脏滤过分数随着新生儿血压的升高而增加，提示宫内时期，相对较低的肾小球滤过率和滤过分数与肾小球内较低的静水压有关[38]。胚胎发育早期胎儿处于轻度球管不平衡的状态，胎儿肾小管对钠离子和氯离子的重吸收到晚孕期增加，胎儿球管调节达到平衡[38]。

尽管胎儿 GFR 低，但每日尿量仍然很大，占羊水量的 60％～80％。尿量大是因为相当一部分（20％）滤过的水以低渗尿液形式排出。胎儿肾脏排出大量游离水曾引申出胎肾缺乏 AVP 受体的假说。但是胎羊肾集合管在孕中期对 AVP 有反应，因此低渗尿并不是缺乏 AVP 受体造成。AVP 通过 V2 受体来调节胎儿肾小管水的重吸收，有功能的 V2 受体在孕晚期开始时出现[36]。另外，与成人相同，AVP 增加 cAMP，而 AVP 诱导的肾小管顶端水通道（aquaporin 2，AQP-2）在胎肾也有表达。选择性 V2 受体激动剂，去氨加压素可在不影响胎儿血压和心率的同时增加胎儿肾脏水的重吸收[36]。因此，AVP 通过 V2 受

体调节尿量及羊水量[36]。**事实上，胎肾尿浓缩能力的降低是因为近曲小管钠重吸收的降低、髓袢较短和间质尿素浓度低。**

虽然胎儿血浆肾素活性较高，但是 A Ⅱ 生成与血浆肾素活性在胎儿没有偶联关系，而胎盘对 A Ⅱ 的清除率高，使得胎儿血浆 A Ⅱ 处于低水平。限制胎儿 A Ⅱ 的波动有助于调节胎儿肾脏功能。例如，灌注 A Ⅱ 会增加胎儿平均动脉压以及肾脏和胎盘的血管阻力。相反，使用血管紧张素转换酶抑制剂，如卡托普利，将会增加血浆肾素活性，降低动脉压、肾血管阻力、滤过分数以及尿流量。因为 A Ⅱ 能够降低胎盘血流量，而肾素-血管紧张素 I 的去偶联、血管紧张素转换酶活性低、胎盘对 A Ⅱ 的清除率高，都有助于防止 A Ⅱ 升高对胎儿心血管系统造成损害。总之，A Ⅱ 水平被控制在一个很小的波动范围内，对胎儿整体稳定很重要。

胎儿心脏内有心房钠尿肽（Atrial natriuretic factor，ANF），血浆 ANF 水平高于成人。胎儿血浆 ANF 水平会随着血容量增加而增加，而给胎羊灌注 ANF 可以少量增加肾脏泌钠功能。灌注 ANF 降低胎儿肾血流量，而对血压影响微小。这些研究提示胎儿 ANF 主要影响体液容量平衡，对心血管影响非常有限。

胎儿肾脏对酸碱平衡的调节能力低于成人。胎儿肾脏排泄碳酸氢盐的阈值（以每单位 GFR 排泄碳酸氢盐量来衡量）显著低于成人。尽管胎儿动脉二氧化碳分压高，而血浆碳酸氢盐水平低，但胎儿尿液仍呈碱性。胎儿肾小管重吸收葡萄糖的能力和成人相同，因此很少排出尿糖。事实上，用 GFR 校正后，胎儿肾脏最大重吸收葡萄糖的能力超过成人肾脏。

胎儿消化系统

消化道

羊水中含有葡萄糖、乳酸和氨基酸，胎儿有可能通过吞咽来吸收营养。胎儿吞咽羊水有助于胎儿生长及消化道发育。有 10％～15％的氮来源于羊水中的蛋白质[39]。氨基酸和葡萄糖可通过胎儿消化道吸收[40]。此外，胎羊胃内输注营养可改善母亲营养不良引起的胎儿生长受限。

吞咽在胎儿生长发育中的作用已得到研究证实。胎兔在妊娠 24 天（足月时间 ＝ 31 天）时吞咽功能受损，使妊娠 28 天时的胎兔体重比对照组降低 8％[42]。结扎胎兔食管使胃、肠道重量和胃酸明显减低[42]。消化道和胎儿生长的减低，在胃内输注羊水后可以逆转[42]。同样，在胎羊妊娠 90 天（足月时间 ＝ 145 ～ 150 天）时结扎食管将会使小肠绒毛高度降低 30％[43]，还会降低肝脏、胰脏和小肠

的重量[44]。

胎儿生长发育需要羊水中的营养物质，而羊水中的生长因子也很重要。结扎食管导致的胎兔体重下降，在肠内灌注 EGF 后可以逆转。人类胎儿的研究也证明胎儿吞咽与消化道的发育相关，因为上消化道梗阻引起的胎儿生长受限明显高于下消化道梗阻[45]。

胎儿小肠血流量并不会由于中度缺氧而增加。中度缺氧时，肠系膜动静脉血氧分压差不变，因此小肠血流量和耗氧量也不变。但重度缺氧时，胎儿小肠耗氧量会随着血流的减少而减少，而小肠肠系膜动静脉血氧分压差并不会增加。结果是，肠系膜系统回流的血液呈现为代谢性酸中毒。

肝脏

近足月时，胎盘是胆红素清除的主要途径。少于 **10% 的胆红素由胎儿胆管分泌；20% 残存在血浆中。因此胎儿胆红素及胆汁酸盐的代谢在足月时还未完全发育。** 胎儿胆酸盐总含量是成人的 1/3（经体表面积校正后），而合成速率是成人的 1/2。早产儿的胆酸盐的含量不到足月儿的一半，而合成速率则不到三分之一。事实上，早产儿十二指肠内胆汁酸浓度接近或低于形成乳糜颗粒所需的胆汁酸浓度[46]。

胎儿肝脏血液循环的独特性已在胎儿循环解剖部分详细讨论过。胎儿肝脏血供主要来源于脐静脉。肝脏左叶血液几乎全部来源于脐静脉（小部分来源于肝动脉），右叶血液部分来源于门静脉系统。**正常情况下，胎儿肝脏耗氧量占胎儿总耗氧量的 20%。** 由于肝脏对葡萄糖的吸收和释放基本平衡，正常情况下肝脏对葡萄糖含量的影响很小。胎儿短期缺氧时，β 肾上腺能受体介导，促进肝细胞释放葡萄糖，导致高血糖[47]。**严重缺氧时，胎儿会选择性地降低肝脏右叶的氧吸收来减少耗氧量，而左叶氧吸收并未改变。**

胎儿肾上腺与甲状腺

肾上腺

应激，如缺氧时，胎儿垂体前叶分泌促肾上腺皮质激素（adremo corticotropic cell hormone，ACTH）。皮质醇的升高会反馈抑制 ACTH 的持续增加[48]。胎儿及成人的阿黑皮素源（proopiomelanocortin）在翻译后加工，得到三种产物：ACTH、促肾上腺皮质激素样中叶肽（corticotropin-like intermediate lobe peptide，CLIP）和 α-促黑激素（α-melanocyte-stimulating hormone，α-MSH）。前脑啡肽原是不同的基因产物，产生脑啡肽。胎儿阿黑皮素源的加工与成人不同。胎儿垂体合成一定量的 ACTH，但产

生大量的 CLIP 和 α-MSH。CLIP 和 a-MSH 总量与 ACTH 比例，从早孕晚期结束时到足月逐渐降低。因为促肾上腺皮质激素释放激素（CRH）的表达在晚孕期之前都处于较低水平，早孕期 AVP 是主要的促肾上腺皮质激素释放因子。随着孕周的增大，胎儿皮质醇水平随着下丘脑-垂体轴的成熟而增加。皮质醇对于垂体的成熟有重要的作用，因为皮质醇可以促进促肾上腺激素从胎儿型转变为成人型，并通过调节 ACTH 受体的数目影响肾上腺的发育[49]。

从重量-体重比例来看，胎儿肾上腺远大于成人。皮质可分为永久带和胎儿带，其中以胎儿带为主，占出生时肾上腺重量的 85%。胎儿带产生的主要激素为皮质醇和盐皮质激素，皮质醇的分泌受 ACTH 调节，而不受人绒毛膜促性腺激素（human chorionic gonadotropin，hCG）调节。低密度脂蛋白（low-density lipoprotein，LDL）结合的胆固醇是胎儿肾上腺内类固醇前体的主要来源。由于缺乏 3α 羟基类固醇脱氢酶，脱氢表雄酮硫酸酯（dehydroepiandrosterone sulfate，DHEAS）是胎儿带的主要产物。中孕期，DHEAS 的分泌由 ACTH 和 hCG 共同调节。胎儿期，ACTH 和皮质醇的水平均相对较低，而 ACTH 和皮质醇之间并没有明确的相关性。胎儿 ACTH 水平和皮质醇分泌的不相关性可以解释为：1）ACTH 加工过程不同，阿黑皮素源加工产生的大分子量产物，CLIP 和 MSH，可能抑制 ACTH 对肾上腺的活性，直至孕晚期 ACTH 成为主要产物为止；2）胎儿肾上腺永久带对 ACTH 的敏感性升高；3）胎盘生成的 ACTH 和/或翻译后加工形成的中间产物影响肾上腺对 ACTH 的反应。

静息状态下胎儿血浆去甲肾上腺素的水平比肾上腺素水平大约高 10 倍。 两种儿茶酚胺的血浆浓度都会随缺氧而增加，而去甲肾上腺素的水平总是比肾上腺素的水平高。基线状态时，去甲肾上腺素的分泌速率要快于肾上腺素，这种关系在缺氧时仍然存在。血浆去甲肾上腺素的水平随着急性缺氧而增加，而长期缺氧（>5 分钟）时降低但仍高于基线水平。肾上腺素则缓慢上升，但可持续到缺氧后 30 分钟。这些结果证明两种儿茶酚胺的合成和调节部位不同[50]。尽管缺氧时，胎儿血压最初的升高与去甲肾上腺素的分泌有关，但之后血压与去甲肾上腺素之间的相关性就不存在。

甲状腺

母体的促甲状腺激素（TSH）不能通过正常胎盘。只有微量的三碘甲状腺素（T3）通过胎盘[51]。然而，在先天性甲状腺功能减退的新生儿体内，有一定量的母体甲状腺素（T4）（详见第 42 章）。**在孕 12 周时，下丘脑出现促甲状腺激素释放激素（thyrotropin-releasing hormone，TRH），TRH 的分泌以及垂体对 TRH 的敏感性都随着孕**

周的增加而增加。在下丘脑以外的组织,包括胰腺,也合成 TRH。妊娠 12 周时,胎儿垂体及血清中可测到 TSH,而血浆中也可测到 T4。甲状腺功能在 20 周之前较低,此后 T4 水平开始逐渐增加直到足月。而 TSH 水平在妊娠 20~24 周之间明显升高,之后逐渐下降直至分娩。妊娠 30 周之前,胎儿肝脏对 T4 的代谢还不成熟,表现为有活性 T3 的水平较低。相反,没有活性的反 T3 水平在妊娠 30 周之前水平较高,之后逐渐下降。

胎儿中枢神经系统

临床上判断胎儿中枢神经系统功能的相关指标包括躯体运动和呼吸运动。妊娠晚期的胎儿活动周期分为活跃期(反应型)和静息期(无反应型)。活跃期主要特征为胎儿大的全身运动、心率变异高、心率加速以及胎儿呼吸运动。静息期则表现为没有躯体运动、心率变异窄幅。在这种情况下,胎心变异是指短期内(几秒钟内)胎心的变化[52],有别于每次心跳的变化。在妊娠的最后 6 周,60%~70% 的时间里胎儿都处于活跃期。非活跃期平均时间为 15~23 分钟[52]。

胎儿脑电图主要有两种类型:低压高频型和高压低频型。低压高频型与快速动眼睡眠、胎儿呼吸运动有关。胎儿的快速动眼睡眠与成人类似,主要是抑制肌梭含量高的骨骼肌运动,而膈肌不含肌梭,因此运动不受影响。与高压低频型相比,脑电图低压高频期胎动减少[53]。在低压高频期,刺激肢体肌肉的传入神经而激发的多突触反射处于抑制状态。短期缺氧或血氧不足会抑制反射性肢体运动,抑制性神经元的冲动来自中脑[54]。母体使用可卡因后,胎儿心血管及行为反应被归因于子宫胎盘血流减少及其引起的胎儿缺氧。然而,胎羊模型的研究表明,在胎儿供氧不变时,急性暴露于可卡因也引起儿茶酚胺、心血管和神经行为的改变[55]。目前不清楚可卡因导致的胎儿低压脑电活动减少,是由于脑血流减少所致,还是可卡因直接刺激中枢调节中心的去甲肾上腺素所致。这些观察与孕期可卡因引起的神经损害相一致(见第 55 章)。

胎儿的呼吸频率快而且不规律,没有大量的羊水进入肺脏[56]。大脑延髓呼吸中枢的化学感受器受 CO_2 的调节[57],而且只有氢离子浓度在生理水平时,胎儿呼吸才能维持。也就是说,中枢(延髓脑脊液)酸中毒会增加呼吸的频率及深度,而碱中毒会引起呼吸暂停。低氧血症明显降低呼吸运动,可能与来自延髓上级中心的抑制有关[58]。

正常情况下葡萄糖是胎儿大脑有氧化代谢的主要底物。在脑电图的低压高频期,大脑血流和耗氧量高于高压低频期,释放乳酸。在高压低频期,胎儿大脑则摄取乳酸[9]。胎儿大脑循环对动脉血氧的改变非常敏感,缺氧会增加大脑血流,在保持动静脉氧分压差不变的情况下,维持脑对氧的需求[60]。CO_2 的增加也会扩张脑血管。然而,胎儿对高碳酸血症的反应比成人迟缓。

总　结

胎儿及胎盘通过独特的生理系统为胎儿提供生长发育环境,并为出生之后的转变做准备。各生理系统在不同孕周的生理功能是不一样。胎儿与成人间的差异比器官系统之间的差异更大。致力于研究胎儿及新生儿的临床医生及学者要认识到胎儿生理的独特性,并应用于研究和临床治疗。

关键点

◆ 从孕 16 周到 32 周,平均羊水量从 250mL 增至 800mL,足月降至 500mL。
◆ 胎儿每日产生 400~1200mL 的尿液,是羊水的主要来源。
◆ 胎儿脐带血循环接收约 40% 的心室总输出量(300mL/mg/min)。
◆ 孕 30 周后,脐带血流速大约是 70~130mL/min。
◆ 当胎儿心率为 120~180 次/分时,心输出量保持恒定。
◆ 动脉血氧分压在 20~25mmHg 的范围内,胎儿依赖有氧代谢生存。
◆ 胎儿有氧代谢的主要底物是葡萄糖、氨基酸和乳酸。
◆ 胎儿消耗氧气的速率是 8mL/kg/min,其中约 20% 用于形成新生组织
◆ 孕 12 周时,胎儿下丘脑中出现促甲状腺素释放激素。
◆ 妊娠晚期的胎儿活动周期一般分为活动期(反应期)和静息期(无反应期)。

参考文献

1. Rudolph AM, Heymann MA. Circulatory changes during growth in the fetal lamb. *Circ Res.* 1970;26:289-299.
2. Cheung CY, Brace RA. Developmental expression of vascular endothelial growth factor and its receptors in ovine placenta and fetal membranes. *J Soc Gynecol Investig.* 1999;6:179-185.
3. Thaete LG, Dewey ER. Neerhof MG. Endothelin and the regulation of uterine and placental perfusion in hypoxia-induced fetal growth restriction. *J Soc Gynecol Investig.* 2004;11:16-21.
4. Beall MH, van den Wijngaard JP, van Gemert MJ, Ross MG. Amniotic fluid water dynamics. *Placenta.* 2007;28:816-823.
5. Robillard JE, Ramberg E, Sessions C, et al. Role of aldosterone on renal sodium and potassium excretion during fetal life and newborn period. *Dev*

Pharmacol Ther. 1980;1:201-216.

6. Abramovich DR. Fetal factors influencing the volume and composition of liquor amnii. *J Obstet Gynaecol Br Commonw.* 1970;77:865-877.

7. Harding R, Sigger JN, Poore ER, Johnson P. Ingestion in fetal sheep and its relation to sleep states and breathing movements. *Q J Exp Physiol.* 1984;69:477-486.

8. Mann SE, Ricke EA, Torres EA, Taylor RN. A novel model of polyhydramnios: amniotic fluid volume is increased in aquaporin 1 knockout mice. *Am J Obstet Gynecol.* 2005;192:2041-2044.

9. Beall MH, Wang S, Yang B, et al. Placental and membrane aquaporin water channels: correlation with amniotic fluid volume and composition. *Placenta.* 2007;28:421-428.

10. Hay WW Jr, Myers SA, Sparks JW, et al. Glucose and lactate oxidation rates in the fetal lamb. *Proc Soc Exp Biol Med.* 1983;173:553-563.

11. Battaglia FC. Glutamine and glutamate exchange between the fetal liver and the placenta. *J Nutr.* 2000;130:974S-977S.

12. Forbes K, Westwood M. The IGF axis and placental function: a mini review. *Horm Res.* 2008;69:129-137.

13. Constancia M, Hemberger M, Hughes J, et al. Placental-specific IGF-II is a major modulator of placental and fetal growth. *Nature.* 2002;417:945-948.

14. Murphy VE, Smith R, Giles WB, Clifton VL. Endocrine regulation of human fetal growth: the role of the mother, placenta, and fetus. *Endocr Rev.* 2006;27:141-169.

15. Hay WW, Meznarich HK, Sparks JW, et al. Effect of insulin on glucose uptake in near-term fetal lambs. *Proc Soc Exp Biol Med.* 1985;178:557-564.

16. Fowden AL. The insulin-like growth factors and feto-placental growth. *Placenta.* 2003;24:803-812.

17. El-Hashash AH, Esbrit P, Kimber SJ. PTHrP promotes murine secondary trophoblast giant cell differentiation through induction of endocycle, upregulation of giant-cell-promoting transcription factors and suppression of other trophoblast cell types. *Differentiation.* 2005;73:154-174.

18. Bond H, Dilworth MR, Baker B, et al. Increased maternofetal calcium flux in parathyroid hormone-related protein-null mice. *J Physiol.* 2008;586:2015-2025.

19. Threadgill DW, Dlugosz AA, Hansen LA, et al. Targeted disruption of mouse EGF receptor: effect of genetic background on mutant phenotype. *Science.* 1995;269:230-234.

20. Dackor J, Li M, Threadgill DW. Placental overgrowth and fertility defects in mice with a hypermorphic allele of epidermal growth factor receptor. *Mamm Genome.* 2009;20:339-349.

21. Frost JM, Moore GE. The importance of imprinting in the human placenta. *PLoS Genet.* 2010;6:e1001015-1-9.

22. Rudolph AM. Hepatic and ductus venosus blood flows during fetal life. *Hepatology.* 1983;3:254-258.

23. Anderson DF, Bissonnette JM, Faber JJ, Thornburg KL. Central shunt flows and pressures in the mature fetal lamb. *Am J Physiol.* 1981;241:H60-H66.

24. Edelstone DI, Rudolph AM, Heymann MA. Liver and ductus venosus blood flows in fetal lambs in utero. *Circ Res.* 1978;42:426-433.

25. Thornburg KL, Morton MG. Filling and arterial pressures as determinants of left ventricular stroke volume in fetal lambs. *Am J Physiol.* 1986;251:H961-H968.

26. Thornburg KL, Morton MJ. Filling and arterial pressures as determinants of RV stroke volume in the sheep fetus. *Am J Physiol.* 1983;244:H656-H663.

27. Bocking AD, Harding R, Wickham PJ. Relationship between accelerations and decelerations in heart rate and skeletal muscle activity in fetal sheep. *J Dev Physiol.* 1985;7:47-54.

28. Assali NS, Brinkman CR III, Woods JR Jr, et al. Development of neurohumoral control of fetal, neonatal, and adult cardiovascular functions. *Am J Obstet Gynecol.* 1977;129:748-759.

29. Iwamoto HS, Rudolph AM, Miskin BL, Keil LC. Circulatory and humoral responses of sympathectomized fetal sheep to hypoxemia. *Am J Physiol.* 1983;245:H767-H772.

30. Dawes GS, Johnston BM, Walker DW. Relationship of arterial pressure and heart rate in fetal, newborn and adult sheep. *J Physiol.* 1980;309:405-417.

31. Itskovitz J, LaGamma EF, Rudolph AM. Baroreflex control of the circulation in chronically instrumented fetal lambs. *Circ Res.* 1983;52:589-596.

32. Weitzman RE, Fisher DA, Robillard J, et al. Arginine vasopressin response to an osmotic stimulus in the fetal sheep. *Pediatr Res.* 1978;12:35-38.

33. Ervin MG, Ross MG, Youssef A, et al. Renal effects of ovine fetal arginine vasopressin secretion in response to maternal hyperosmolality. *Am J Obstet Gynecol.* 1986;155:1341-1347.

34. Rose JC, Meis PJ, Morris M. Ontogeny of endocrine (ACTH, vasopressin, cortisol) responses to hypotension in lamb fetuses. *Am J Physiol.* 1981;240:E656-E661.

35. Ross MG, Ervin MG, Leake RD, et al. Isovolemic hypotension in ovine fetus: plasma arginine vasopressin response and urinary effects. *Am J Physiol.* 1986;250:E564-E569.

36. Ervin MG, Ross MG, Leake RD, Fisher DA. V1- and V2-receptor contributions to ovine fetal renal and cardiovascular responses to vasopressin. *Am J Physiol.* 1992;262:R636-R643.

37. Robillard JR, Nakamura KT. Neurohormonal regulation of renal function during development. *Am J Physiol.* 1988;254:F771-F779.

38. Lumbers ER. A brief review of fetal renal function. *J Dev Physiol.* 1984;6:1-10.

39. Pitkin RM, Reynolds WA. Fetal ingestion and metabolism of amniotic fluid protein. *Am J Obstet Gynecol.* 1975;123:356-363.

40. Charlton VE, Reis BL. Effects of gastric nutritional supplementation on fetal umbilical uptake of nutrients. *Am J Physiol.* 1981;241:E178-E185.

41. Charlton V. Johengen M: Effects of intrauterine nutritional supplementation on fetal growth retardation. *Biol Neonate.* 1985;48:125-142.

42. Wesson DE, Muraji T, Kent G, et al. The effect of intrauterine esophageal ligation on growth of fetal rabbits. *J Pediatr Surg.* 1984;19:398-399.

43. Trahair JF, Harding R, Bocking AD, et al. The role of ingestion in the development of the small intestine in fetal sheep. *Q J Exp Physiol.* 1986;71:99-104.

44. Avila C, Harding R, Robinson P. The effects of preventing ingestion on the development of the digestive system in the sheep fetus. *Q J Exp Physiol.* 1986;71:99-104.

45. Pierro A, Cozzi F, Colarossi G, et al. Does fetal gut obstruction cause hydramnios and growth retardation? *J Pediatr Surg.* 1987;22:454-457.

46. Lester R, Jackson BT, Smallwood RA, et al. Fetal and neonatal hepatic function. II. *Birth defects.* 1976;12:307-315.

47. Jones CT, Ritchie JW, Walker D. The effects of hypoxia on glucose turnover in the fetal sheep. *J Dev Physiol.* 1983;5:223-235.

48. Wood CE, Rudolph AM. Negative feedback regulation of adrenocorticotropin secretion by cortisol in ovine fetuses. *Endocrinology.* 1983;112:1930-1936.

49. Challis JR, Brooks AN. Maturation and activation of hypothalamicpituitary adrenal function in fetal sheep. *Endocrinol Rev.* 1989;10:182-204.

50. Padbury J, Agata Y, Ludlow J, et al. Effect of fetal adrenalectomy on catecholamine release and physiological adaptation at birth in sheep. *J Clin Invest.* 1987;80:1096-1103.

51. Fisher DA. Maternal-fetal thyroid function in pregnancy. *Clin Perinatol.* 1983;10:615-626.

52. Visser GH, Goodman JD, Levine DH, Dawes GS. Diurnal and other cyclic variations in human fetal heart rate near term. *Am J Obstet Gynecol.* 1982;142:535-544.

53. Natale R, Clewlow F, Dawes GS. Measurement of fetal forelimb movements in the lamb in utero. *Am J Obstet Gynecol.* 1981;140:545-551.

54. Blanco CE, Dawes GS, Walker DW. Effect of hypoxia on polysynaptic hindlimb reflexes of unanesthetized foetal and newborn lambs. *J Physiol.* 1983;339:453-466.

55. Chan K, Dodd PA, Day L, et al. Fetal catecholamine, cardiovascular, and neurobehavioral responses to cocaine. *Am J Obstet Gynecol.* 1992;167:1616-1623.

56. Dawes GS, Fox HE, Leduc BM, et al. Respiratory movements and rapid eye movement sleep in the foetal lamb. *J Physiol.* 1972;220:119-143.

57. Connors G, Hunse C, Carmichal L, et al. Control of fetal breathing in human fetus between 24 and 34 weeks gestation. *Am J Obstet Gynecol.* 1989;160:932-938.

58. Dawes GS, Gardner WN, Johnson BM, Walker DW. Breathing activity in fetal lambs: the effect of brain stem section. *J Physiol.* 1983;335:535-553.

59. Chao CR, Hohimer AR, Bissonnette JM. The effect of electrocortical state on cerebral carbohydrate metabolism in fetal sheep. *Brain Res Dev Brain Res.* 1989;49:1-5.

60. Jones MD, Sheldon RE, Peeters LL, et al. Fetal cerebral oxygen consumption at different levels of oxygenation. *J Appl Physiol Respir Envorion Exerc Physiol.* 1977;43:1080-1084.

最后审阅　施文良

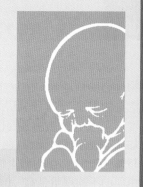

第3章

母体生理学

原著　KATHLEEN M. ANTONY, DIANA A. RACUSIN, KJERSTI AAGAARD, and GARY A. DILDY Ⅲ

翻译与审校　温弘, 贺晶, 孟芳茵, 刘颖

概述

为使妊娠成功, 母体解剖、生理及新陈代谢产生了极富特征的适应性变化。激素引起的生理变化贯穿整个孕期并持续到产后阶段。母体适应性变化非常之大, 几乎影响了每个器官系统。只有完全了解母体生理, 才能区分妊娠期的生理性抑或是病理性改变。本章描述了母体孕期的适应性改变, 同时结合相应的临床现象和处理, 以便为孕妇提供相关的生理咨询, 解释孕期可能经历的各种"正常症状"。

孕期实验室检查结果变化很大, 一些常规检查详见下文。按妊娠各期分类的常用实验室检查正常值参见附录 A。

孕期体重增加

妊娠的一个特征是体重增加。**正常足月孕妇在整个妊娠期间平均增重 (gestational weight gain, GWG) 为 10.0~16.7kg (22.0~36.8 磅)**[1]。推荐的孕期增重范围不断改变, 在二十世纪初期, 医生经常建议妇女增重 6.8~9.1kg (15~20 磅)[1], 随着对孕期增重原因的透彻理解和育龄人群的构成变化, 推荐的孕期增重范围因人群而不同, **体重指数 (body mass index, BMI) 指导孕期增重更合适**[1]。

孕期增加的体重包括母体自身的体重增加和妊娠产物（products of conception）两部分。母体部分包括循环血流量的增加、子宫和乳房的增大、细胞外液的增加和脂肪增加[1]。增加的脂肪主要位于皮下，但内脏脂肪也有所增加[2]。**妊娠产物（胎盘、胎儿和羊水）大约占孕期增重的35%~59%**[3]。孕期增重的模式呈S曲线（sigmoidal），孕中期的平均增重最高[4]，但增重模式取决于孕妇的体重指数。美国医学研究所（The Institute of Medicine，IOM）针对不同体重指数的孕妇，发布了孕期增重指南（表3-1）。然而指南发布后，关于肥胖孕妇体重控制又有了新的临床证据。严格控制孕期体重，可能减少不良妊娠结局，将来的指南甚至可能支持肥胖孕妇减肥[5,6]。

表3-1	妊娠期推荐的体重增加	
	体重增加总量	早孕后每周增加均值（kg/wk）
过轻：BMI<18.5kg/m²	12.7~18.1kg	0.45(0.45~0.59)
正常：BMI（18.5~24.9kg/m²）	11.9~15.3kg	0.45(0.36~0.45)
超重：BMI（25.0~29.9kg/m²）	6.8~11.9kg	0.27(0.23~0.32)
肥胖：BMI≥30kg/m²	5.0~9.1kg	0.23(0.18~0.27)

BMI，体重指数（摘自 Rasmussen KM，Yaktine AL，eds. Committee to Reexamine IOM Pregnancy Weight Guidelines，Institute of Medicine，National Research Council. Weight Gain During Pregnancy：Reexamining the Guidelines. Washington DC；The National Academies Press；2009. ）

孕期心血管系统

心脏

孕期心血管系统发生了巨大变化，能为母体和胎儿提供足够的氧气。由于膈肌移位以及妊娠对胸腔形态的影响，心脏位置朝左上移动。心脏也沿其长轴旋转。因此，影像检查时会发现心影增大，而心胸比值无明显变化。其他影像学变化包括，心脏左侧缘变直和肺动脉圆锥更加突出。**所以，孕期不能仅依据X线诊断心脏扩大，需要通过超声心动图进行确诊。**

妊娠期常出现偏心性心肌肥大（eccentric cardiac hypertrophy），可能是妊娠前半期血容量增加和妊娠晚期后负荷逐渐增加所致。孕期的心脏变化与体育锻炼时心脏反应相同，更有效地改善孕妇心脏功能。当然，运动员停止锻炼后心脏迅速缩小，孕妇分娩后心脏形态恢复较慢，最长要6个月才能恢复正常[7]。

心排出量

孕期最显著的改变之一是心排出量（cardiac Output，

CO）的极大增加。33份横断面研究和19份纵向研究显示，心排出量从孕早期开始增加，最高时可超出孕前水平的30%~50%[8]。用超声心动图进行的纵向研究显示，孕34周时心排出量由孕前的4.88L/min上升到7.34L/min，增加50%[8,9]（图3-1）。双胎妊娠心排出量比单胎妊娠还要多20%。在孕5周，心排出量已经增加10%；到12周，心排出量比孕前增加34%~39%，此时大约占整个孕期心排出量增加的75%。**虽然无法确认孕期心排出量到达峰值的具体时间，多数研究认为在孕25~30周之间**[9]。

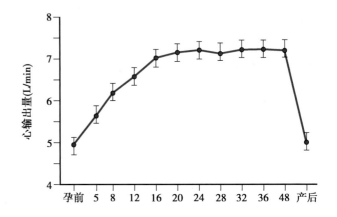

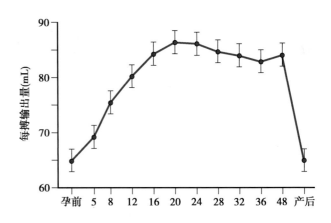

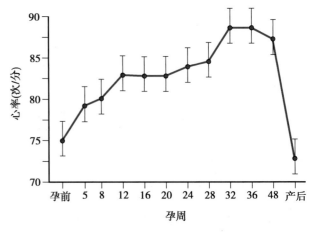

图3-1 妊娠后心排出量、每搏输出量、心率增加变化（摘自 Hunter S，Robson S. Adaptation of the maternal heart in pregnancy. Br Heart J. 1992；68：540. ）

孕晚期心排出量是否持续增加的研究数据并不一致,心排出量可少许下降,少量增加,也可以没有变化,而且这些纵向研究设计都很好[8]。因此,孕晚期心排出量的变化可能很小或者没有变化。研究结果的异质性可能源于每个研究的样本量较小,而且心排出量存在个体差异。例如,妊娠晚期心排出量与胎儿出生体重、母体身高和体重均相关[10]。

增加的心排出量主要供应子宫、胎盘和乳房。孕早期和非孕状态一样,子宫占心排出量的 2% ~ 3%,乳房占 1%,肾脏占 20%、皮肤占 10%、大脑占 10% 和冠状动脉占 5%。由于总体心排出量的增加,这些器官绝对血流量增加了 50%。妊娠足月时,内脏及骨骼肌的血流供应减少,但肝脏的血液供应量没有减少但所占百分比下降,子宫的血流量上升至 17%(450 ~ 650mL/min),乳房升至 2%。

心排出量等于每搏输出量(Stroke volume,SV)和心率(HR)的乘积(CO = SV×HR)。孕期每搏输出量和心率都增加,使得总体心排出量增加。心率自孕 5 周开始持续上升,孕 32 周达到最大值:比非孕心率增加 15 ~ 20 次/分(17%)。每搏输出量自孕 8 周开始上升,在孕 20 周达到最大值,比非孕数值高 20% ~ 30%。

心排出量与孕妇体位有关。通过肺动脉导管对 10 名正常孕晚期妇女的心排出量进行测定,发现膝胸位和侧卧位心排出量最高,分别为 6.9L/min 和 6.6L/min。心排出量在站立位时下降 22%,为 5.4L/min(图 3-2)。仰卧位的心排出量较侧卧位减少 10% ~ 30%。回心血量减少引起每搏输出量降低,因此站立位和仰卧位时心输出量都减少。仰卧位时,增大的子宫压迫下腔静脉,静

脉回流减少。在 24 周前这一现象不明显,但孕晚期仰卧位时下腔静脉可完全受压,下肢静脉回流通过扩张的椎旁侧支循环完成。值得注意的是,早期的心排出量研究都是侵入性的研究,而现在都是通过超声心动图进行[11]。

虽然仰卧位时心排出量下降,但由于补偿性的体循环血管阻力(Systemic vascular resistance,SVR)的增加,多数孕妇不会出现低血压或相关症状。然而 5% ~ 10% 的孕妇因为仰卧位低血压出现头昏、头晕、恶心甚至晕厥。有症状的孕妇仰卧位时心排出量和血压下降更多、心率更快,而胎头衔接后,仰卧位对心排出量的影响减少。需警惕硬膜外或蛛网膜下腔麻醉会导致 SVR 增加,因此仰卧位时无法维持正常血压,需注意低血压发生。母体低血压或胎心率异常时,需注意体位对心输出量的影响尤为重要。直立体位造成的心输出量减低,为解释长期站立工作的孕妇所生胎儿体重偏低提供了生理学基础[12]。此外,双胎妊娠的心排出量较单胎增加 15%,这与双胎妊娠孕妇左心房增大一致,也提示容量过度负荷。

妊娠期动脉压和体循环阻力

血压是心排出量与体循环阻力的乘积(BP = CO × SVR)。虽然心排出量在孕期显著增加,但由于体循环血管阻力在妊娠中期降低至最低点,随后缓慢上升,直至足月,因此母体血压表现为先下降,到孕晚期才逐渐上升。足月晚期不伴有高血压或子痫前期的孕妇,体循环阻力较孕前仍降低 21%[13]。体循环阻力低最重要的原因是孕激素介导的平滑肌舒张效应,但其确切机制仍然不详,有可能与一氧化氮通路介导的血管舒张,以及全身血管对血管收缩因子如去甲肾上腺素、血管紧张素 II 的应答减弱有关。因此,尽管肾素-血管紧张素-醛固酮系统(Renin-angiotensin-aldosterone system,RAAS)功能增强,但血管紧张素 II 对正常孕妇的血管收缩作用并不明显。Gant 等发现[14],子痫前期的初产妇在临床症状出现前,保持了对血管紧张素 II 的反应。

随着体循环阻力下降,母体血压逐渐下降,血压下降可出现在孕 8 周或更早。血压随月经周期而波动,黄体期血压降低,这也许可以解释孕早期血压立即下降的原因。

舒张压和平均动脉压(Mean arterial pressure,MAP,[2×舒张压+收缩压]/3)下降的幅度大于收缩压。舒张压和平均动脉压总体下降达 5 ~ 10mmHg(图 3-3)[13]。舒张压和平均动脉压在孕中期达到其最低点,足月时回到孕前水平。在大多数研究中,舒张压和平均动脉压很少超过孕前或产后水平;然而有研究者发现孕妇足月时血压高于匹配的非妊娠妇女对照组,还发现其孕晚期的血压高于孕前水平。如前所述,妊娠引起的血压改变发生较早,甚至可能比患者发现自己怀孕还早,

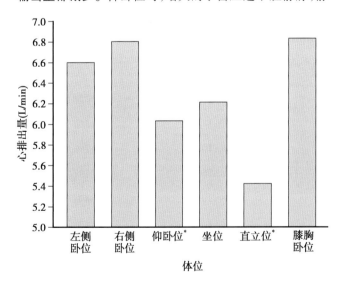

图 3-2 妊娠期体位变化对心排出量的影响。* P<0.05 (摘自 Clark S,Cotton D,Pivarnik J,et al. Position change and central hemodynamic profile during normal third-trimester pregnancy and postpartum. Am J Obstet Gynecol. 1991;164;883.)

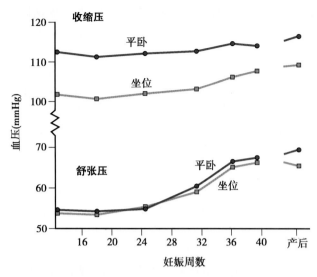

图3-3　妊娠期血压变化趋势（坐位和平卧位）产后血压测量在分娩6周后进行（摘自 MacGillivray I, Rose G, Rowe B. Blood pressure survey in pregnancy. Clin Sci. 1969;37:395. ）

因此早期妊娠的血压值可能和与真正的孕前值并不一致[15]。

测量血压时的体位以及如何根据柯氏音听诊法（**Korotkoff 音**）来确定舒张压，对正确测量血压十分重要。侧卧位时血压最低，此时靠上方的手臂血压比下方手臂血压低 **10 ~ 12mmHg**。门诊患者测量血压时应采用坐位，用 **Korotkoff 5 期法**听诊血压，血管音消失时的测量值为舒张压。Korotkoff 4 期指血管音沉闷。通过对 250 名孕妇的检查，发现只有48%的孕妇能听到 Korotkoff 4 期血管音，而所有人均可听到 Korotkoff 5 期血管音。只有当 Korotkoff 第 5 期心音为 0mmHg 时，才应使用 Korotkoff 4 期听诊法[16]。自动血压计容易显示舒张压过

高,但孕期使用自动血压计与水银血压计相比,正常血压人群的血压值相似。对疑似子痫前期的患者,自动血压计测量血压不够准确。

静脉压

孕期上肢的静脉压保持不变,但下肢的静脉压显著升高。孕 10 周时股静脉压为 10cmH$_2$O,近足月时达 25cmH$_2$O。静脉压的增加以及子宫压迫下腔静脉可导致下肢水肿、静脉曲张和痔疮,也增加深静脉血栓形成（deep venous thrombosis,DVT）的风险。

中心血流动力学评估

Clark 等仔细挑选了 10 例正常妇女,通过动脉导管和漂浮导管（Swan-Ganz catheterization）技术,在孕 36 ~ 38 周和产后 11 ~ 13 周时用动脉导管和 Swan-Ganz 导管测量足月妊娠的中心血管血流动力学参数（表 3-2）。最近,非侵入性的中心血管血流动力学检测方法也已成功地用于孕妇。如前所述,心排出量、心率、体循环阻力和肺血管阻力（pulmonary vascular resistance,PVR）在孕期会发生明显变化。另外,具有临床重要意义的是胶体渗透压（colloidal oncotic pressure,COP）和胶体渗透压-肺毛细血管楔压（pulmonary capillary wedge pressure,PCWP）差值显著下降,这可以说明,随着毛细血管通透性增加或心脏前负荷增加,孕妇更容易发生肺水肿。胶体渗透压在产后可以进一步下降至17mmHg,如果妊娠合并子痫前期,胶体渗透压可下降至14mmHg[17]。当肺毛细血管楔压高于胶体渗透压 4mmHg 时,肺水肿的风险增加。因此,当孕妇肺毛细血管楔压在18 ~ 20mmHg 时即有可能出现肺水肿,而非妊娠妇女发生肺水肿的阈值为 24mmHg。

表3-2　中心血流动力学变化

	产后 11 ~ 12 周	妊娠 36 ~ 38 周	与非孕期比较
心排出量（L/min）	4. 3±0. 9	6. 2±1. 0	+43% *
心率（bpm）	71±10. 0	83±10. 0	+17% *
体循环阻力（dyne·cm·sec^{-5}）	1530±520	1210±266	−21% *
肺血管阻力（dyne·cm·sec^{-5}）	119±47. 0	78±22	−34% *
胶体膨胀压（mmHg）	20. 8±1. 0	18±1. 5	−14% *
平均动脉压（mmHg）	86. 4±7. 5	90. 3±5. 8	NS
肺毛细血管楔压（mmHg）	3. 7±2. 6	3. 6±2. 5	NS
中心静脉压（mmHg）	3. 7±2. 6	3. 6±2. 5	NS
左室每搏做功指数（g/m/m²）	41±8	4. 8±6	NS

数据格式为均值±标准差。肺动脉压无明显差异,故未列出。* P<0. 05,NS,无显著差异（修改自 Clark S, Cotton D, Lee W, et al. Central hemodynamic assessment of normal term pregnancy. Am J Obstet Gynecol. 1989;161:1439. ）

类似心脏疾病的妊娠正常变化

孕期生理性的适应性改变导致母体出现很多类似心脏疾病的体征和症状,难以和真正疾病鉴别。呼吸困难在心脏病和妊娠中都很常见,但有不同特点。首先,妊娠相关的呼吸困难通常出现在 20 周前,75% 的孕妇出现在孕晚期前。和心源性呼吸困难不同,妊娠相关的呼吸困难随着孕期进展并无显著进展。其次,生理性呼吸困难通常轻微,不会影响孕妇的日常活动,休息期间不会发作,妊娠呼吸困难的具体机制不详,一般认为是呼吸肌做功增加所致[18]。其他类似心脏病的症状包括运动耐力下降、疲劳、偶尔端坐呼吸、晕厥和胸部不适。当出现咯血、活动时晕厥或胸痛,进行性端坐呼吸,阵发性睡眠时呼吸困难这些症状时,不能简单地认为是妊娠反应,需要进一步详细检查。此外,正常妊娠体检发现外周性水肿、轻微心动过速、孕中期后的颈静脉扩张以及心尖侧移,不要误诊为心脏病体征。

妊娠也改变了正常心音。在孕早期末,第一心音增强并可加重第一心音分裂,第二心音通常变化极小。由于舒张期血流快速流入心室,80% ~ 90% 的孕妇在中期妊娠后可出现第三心音,第四心音罕见,但这些变化需要经典的心音图描记(phonocardiography)才能检测。此外,由于血流量增加,血流通过肺动脉瓣和主动脉瓣时可出现收缩期喷射样杂音,96% 的孕妇可在左侧胸骨旁听到该杂音,这种杂音常出现在收缩中期,一般小于 Ⅲ 级。高达 18% 的孕妇出现舒张期杂音,由于舒张期杂音并不常见,因此需要进一步评估。由于孕中期和孕晚期乳腺的血流增加,可能在第二至第四肋间隙听到持续性的杂音,称为乳房杂音(图 3-4)。

急性心肌梗死的心肌损伤常用肌钙蛋白 1(troponin 1)和肌苷酸激酶-MB(creatinine kinase-MB)进行评估。

子宫收缩可导致肌苷酸激酶-MB 显著增加,但妊娠或分娩并不会影响肌钙蛋白的水平[19]。

产程和分娩后短期内的影响

在分娩过程中,心脏解剖和功能的变化达到了顶峰。除了正常孕期骤升的心排出量外,产程中和产后的心排出量增加更多。通过对 15 例无硬膜外麻醉且无妊娠合并症孕妇的多普勒超声心动研究发现[9],第一产程宫缩间期的心排出量增加 12%(图 3-5),主要是由于每搏输出量的增加,心率增快可能也是部分原因。到第一产程末期,宫缩时的心排出量较足月妊娠基线值超出 51%(6. 99 ~ 10. 57L/min)。每次宫缩开始时,300 ~ 500mL 血液从子宫挤出,通过静脉"自体回输"进入心脏,继而进一步增加心排出量[20]。平均动脉压在产程中和心输出量同步上升,第一产程早期平均动脉压为 82 ~ 91mmHg,第二产程开始达 102mmHg。子宫收缩也会引起平均动脉压的升高。

疼痛和焦虑很大程度地引起心排出量和平均动脉压升高。分娩镇痛后,基础心排出量增加有所下降,但持续宫缩时心排出量仍然增加。产程中母体体位也会引起血流动力学变化。从仰卧位转为侧卧位可增加心排出量,产程中时体位的变化引起心输出量增加比妊娠期更显著,提示在产程中心排出量的变化可能与前负荷密切相关。因此为避免心排出量降低,产程中产妇要避免仰卧位,硬膜外麻醉前给予足量液体以保持前负荷。

在产后短时间内(分娩后 10 ~ 30min),心排出量继续上升 10% ~ 20%,达到最大值。心排出量上升同时母体心率逐渐下降,可能是每搏输出量增多导致心排出量增加。传统认为每搏输出量增加是由于子宫收缩导致自体回流灌注增加所致,但这个观点并没有被证实。无论阴道分娩还是择期剖宫产,心输出量在分娩后 10 ~ 30min

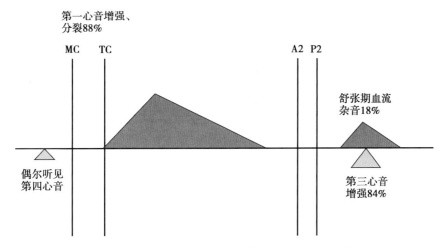

图 3-4　妊娠期心脏听诊情况总结。MC,二尖瓣关闭。TC,三尖瓣关闭。A2、P2 第二心音的主动脉瓣成分、肺动脉瓣成分(摘自 Cutforth R , MacDonald C. Heart sounds and murmurs in pregnancy. Am Heart J. 1966;71:741.)

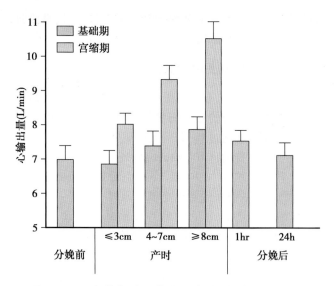

图 3-5　正常分娩时心输出量变化（摘自 Hunter S, Robson S. Adaptation of the maternal heart in pregnancy. Br Heart J 1992;68;540.）

均达到峰值,分娩后 1 小时恢复到产前基线水平。硬膜外麻醉时心排出量增加 **37%**,全身麻醉增加 **28%**。产后 2~4 周,各项心脏血流动力学参数恢复到孕前水平[21]。

心脏节律

妊娠对心脏节律的影响有限,主要引起心率增快、房性和室性早搏明显增多。对 110 例有心悸、头晕或晕厥的孕妇进行动态心电图检查[22],与 52 例健康孕妇作为对照组相比,有症状组窦性心动过速（9%）、房性早搏（56%）和室性早搏（49%）的发生率与正常对照组类似,但症状组的频发室性早搏（>10 个/小时）显著增加（22% vs.2%,$P=0.03$）。对有频发房性或室性早搏的病人进行产后动态心电图随访,发现心律失常的发生率明显下降 85%（$P<0.05$）,这个以病人自身对照的研究提示妊娠会引起心律失常,心律失常有自限性。有研究对 30 例健康产妇在产程中进行动态心电图监测,良性心律失常的发病率高达 93%,而恶性心律失常发生率并不高,还意外发现 35% 的无症状的心动过缓,定义为产后短时间心率<60 次/min。其他研究表明,孕前有快速心律失常（tachyarrhythmias）病史者在孕期出现同样心律失常的风险更高。目前尚未充分证明分娩是否会增加心脏病患者心律失常的发生率,但有多个病例报道提示心脏病患者分娩期间心律失常率发生增高。

血液系统变化

血容量和红细胞数量

母体血容量自妊娠 **6** 周开始增加,30~34 周后达峰值,然后保持恒定到分娩。血容量平均增加 **40%~50%**（范围 20%~100%）。多胎妊娠妇女血容量增加量多于单胎妊娠。血容量增加量也同婴儿出生体重相关,但因果关系并不明确。血容量增加是血浆容量和红细胞数量共同增加所致。血浆容量在孕 **6** 周开始稳步增加,到孕 **30** 周达稳定水平,总增加量约 **50%**（1200~1300mL）。孕期激素变化和一氧化氮（nitric oxide,NO）增多是血容量增加的重要因素,但具体生理机制仍不明确。

红细胞数量从孕 10 周开始逐渐增加。虽然红细胞数量增加速率较血容量慢,但红细胞数量,可以一直增加到足月。如果不补充铁剂,足月时红细胞量可从非孕期的平均水平 1400mL 上升至 1650mL,增加 250mL（18%）;补充铁剂可增加红细胞数量 **400~450mL（30%）**,并相应提高血红蛋白水平。因为血浆容量增多大于红细胞量增多,所以母体血细胞比容下降。这种生理性孕期贫血在孕 30~34 周达到最低点,孕 30 周后血浆容量增加到达平台期,而红细胞量仍持续增加,红细胞压积在孕 30 周后可能升高（图 3-6）。常规补充铁剂的孕妇血红蛋白浓度的均值和第 5 百分位数的分布值见表 3-3。血红蛋白水平在 9~11g/dL 时,围产期死亡率最低;低于或高于这个范围与围产期死亡率升高相关[23]。

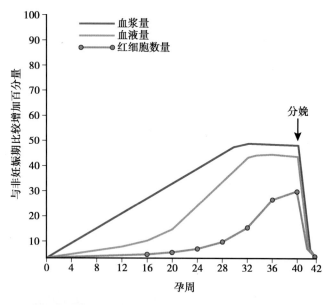

图 3-6　妊娠期血液容积变化（摘自 Scott DE. Anemia in pregnancy. Obstet Gynecol Annu. 1972;1:219-244.）

自妊娠 16 周开始,红细胞生成素（erythropoietin）增加两到三倍,其上升与骨髓红细胞良性增生以及网织红细胞计数略升高有关。血容量增加是对妊娠和分娩期出血的一种保护机制,血容量增加能充分灌注扩张的血管系统,从而防止出现低血压。扩张的血管系统是由血管舒张及子宫胎盘单位内大量低阻抗的血管池所致[18]。

表 3-3　妊娠期血红蛋白含量

孕周	平均血红蛋白水平（g/dL）	第 5 百分位血红蛋白水平（g/dL）
12	12.2	11.0
16	11.8	10.6
20	11.6	10.5
24	11.6	10.5
28	11.8	10.7
32	12.1	11.0
36	12.5	11.4
40	12.9	11.9

（摘自 U. S. Department of Health and Human Services. Recommendations to prevent and control iron deficiency in the United States. MMWR Morb Mortal Wkly Rep. 1998;47:1.）

单胎足月妊娠阴道分娩的平均出血量为 500mL，常规剖宫产出血量约 1000mL，剖宫产时行子宫切除术出血量为 1500mL[24]。正常分娩的出血几乎都出现在产后一小时内，Pritchard 等发现此后 72 小时出血量只有 80mL[24]。孕妇出血后机体应对机制与非孕期不同。产后出血发生后血容量下降，但血容量不会再度扩张到分娩前水平，所以红细胞压积的变化较小。产后通过尿量增多排出多余的体液，体液不再重新分布。若出血量为平均水平，分娩后 3~4 天红细胞压积适度下降，随后上升，产后 5~7 天恢复到分娩前水平。若产后红细胞压积比分娩前低，则考虑失血量超过估计量，或是由于子痫前期导致孕期血容量增加不足所致[24]。

铁代谢

十二指肠仅能吸收二价铁离子，铁补充剂均为二价铁。植物铁中的三价铁只有先通过铁还原酶变成二价铁才能被吸收。体内铁储备量正常时，人体只能吸收 10% 的摄入铁量，而大多数摄入铁残留在肠道黏膜细胞或上皮细胞中，随细胞脱落通过粪便排泄（1mg/天）。妊娠对铁的需求量增加，吸收铁的比例也相应增加。铁吸收后，从肠道上皮细胞释放进入血液循环，与转铁蛋白结合转运到肝、脾、肌肉和骨髓。到达这些部位后，铁与转铁蛋白分离，合成血红蛋白（75% 的铁）和肌红蛋白，未被利用的铁以铁蛋白和血黄素的形式储存。有规律月经女性的铁储备量是男性的一半，全身铁的总量为 2~2.5g，铁储备只有 300mg。西方国家孕前 8%~10% 的妇女缺铁。

妊娠期大约需要 1000mg 铁，500mg 铁用于母体红细胞（1mL 红细胞含 1.1mg 铁），300mg 铁转运给胎儿，母体日常铁流失补偿需 200mg 铁。因此正常孕妇每天平均需要吸收 3.5mg 的铁。实际上孕期铁需求并非恒定

不变，而是随孕周增加而显著增加，孕早期铁需求量为 0.8mg/天，孕晚期则需要 6~7mg/天。胎盘合体滋养层表面顶部的转铁蛋白受体与母血中的铁结合后，以主动转运的方式转给胎儿，之后全铁转铁蛋白（holotransferrin）被细胞吞噬、释放进入胎儿血循环。母体缺铁时，胎盘的转铁蛋白受体量上调以吸收更多的铁，然而这种机体代偿机制能力有限。母体缺铁性贫血可能导致胎儿缺铁，并被证实与妊娠不良结局相关，如低出生体重儿和早产[25]。第 44 章全面阐述了妊娠期补充铁的方法。

血小板

采用自动血液分析仪之前，孕期血小板计数常出现互相矛盾的结果。即便在使用自动血细胞计数仪后，妊娠期血小板计数变化的具体数值依然不明确。Pitkin 等[26]对 23 例妇女每 4 周一次进行血小板计数测定，其数值从孕早期的（322±75）×10^9/L 降至孕晚期的（278±75）×10^9/L。

最近更多的研究证实可能是血小板破坏增加或血液稀释，导致孕期血小板减少。除了平均血小板计数的轻微下降外，Burrows 和 Kelton[27]发现 8% 的孕妇在妊娠晚期进展为妊娠期血小板减少症（gestational thrombocytopenia），血小板计数在 70×10^9/L 至 150×10^9/L 之间。妊娠期血小板减少症与各种妊娠期并发症无关[27]，血小板计数在产后 1~2 周恢复正常（详见第 44 章）。

妊娠期血小板减少症与轻型免疫性血小板减少症（immune thrombocytopenia）的很多特征类似，其病因可能与免疫相关[28]。妊娠期血小板减少症病因的另一种假说是血小板消耗的过度增加，正常妊娠可出现这种现象[27]。Boehlen 等[29]比较妊娠晚期妇女和非妊娠对照组的血小板计数，结果显示妊娠晚期平均血小板计数水平降低，妊娠妇女的"血小板计数曲线"总体呈左移表现（图 3-7）。这项研究发现只有 2.5% 的非妊娠妇女的血小板计数小于 150×10^9/L（传统非妊娠期正常界值），而妊娠妇女中 11.5% 低于这个数值。2.5% 的孕妇血小板计数 <116×10^9/L，因此他们建议将此定为孕晚期正常下限值。如果血小板高于这个数值，无需进一步寻找病因[29]。

血小板计数的正常下降通常伴随血小板凝集功能的增强。通过血小板功能分析仪（PFA-100）对血小板堵塞胶原蛋白膜孔的时间进行测量，此方法用以测定血小板堵塞血管破裂的能力，实验发现所需时间变短[30]。因此，虽然血小板的数量下降，但血小板功能增强以维持止血。

白细胞

妊娠期外周血白细胞计数逐渐上升。孕早期平均白细胞计数为 8×10^9/L（5.11×10^9~9.9×10^9/L）。孕中期和孕晚期平均值为 8.5×10^9/L（5.6×10^9~12.2×10^9/

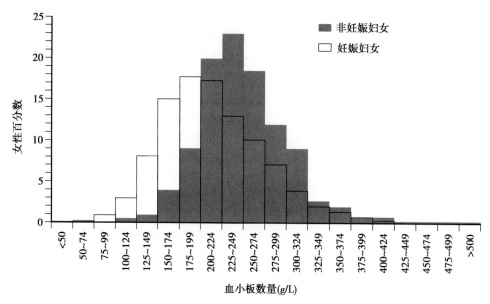

图 3-7　妊娠晚期妇女（n=6770）与非妊娠妇女（n=287）血小板计数分布柱状图（摘自 Boehlen F，Hohlfield P，Extermann P. Platelet count at term pregnancy：a reappraisal of the threshold. Obstet Gynecol. 2000；95：29.）

L）[31]。分娩时可高达 $20\times10^9 \sim 30\times10^9$/L，此时白细胞计数和产程进展（通过宫颈扩张程度判定）密切相关。因为白细胞计数在分娩过程中会正常升高，所以临床上不能用白细胞计判断有无感染。白细胞计数的增加很大程度上是由于血循环中分叶中性粒细胞和粒细胞增加，足月时其绝对数量增加近一倍。白细胞增多机制不详，可能与雌激素水平和皮质醇水平增高有关。产后 1～2 周内白细胞水平恢复正常。

凝血系统

妊娠期女性发生血管栓塞性疾病的风险增加 5～6 倍（见第 45 章），其主要原因是由于静脉血液瘀滞、血管壁损伤以及凝血级联反应（coagulation cascade）的变化导致高凝状态。增大的子宫对下腔静脉和盆腔静脉压迫导致下肢静脉血液瘀滞。促凝因子的增加、自然抗凝因子的减少和纤溶活性的下降导致血液高凝状态。这些生理性变化为防止围产期出血做好了准备。

大多数凝血级联系统中的促凝因子显著增加，包括因子 Ⅰ、Ⅶ、Ⅷ、Ⅸ、Ⅹ，因子 Ⅱ、Ⅴ、Ⅻ 水平不变或略增加，因子 Ⅺ 和 Ⅻ 水平下降。血浆纤维蛋白原（因子 Ⅰ）水平在孕早期开始上升，孕晚期到达最高值，较孕前高 50%，纤维蛋白原的增加与血沉的增加有关。此外，妊娠造成纤溶系统活性下降，包括循环系统中的纤溶酶原激活物水平下降、纤溶酶原激活物抑制物 1（PAI-1）升高 2～3 倍、纤溶酶原激活物抑制物 2（PAI-2）升高 25 倍。PAI-1 来自于胎盘，也是 PAI-2 的主要前体物质。

自妊娠早期开始，总蛋白 S 及游离蛋白 S 水平呈进行性显著下降，但蛋白 C 和抗凝血酶 Ⅲ 水平无明显变化[32]。在检测标本中，通过添加活化蛋白 C（activated protein C，APC）与不添加 APC 来比较凝血时间 APTT，可以得出活化蛋白 C 敏感度比值（APC/S ratio），APC/S 比值低于 2.6 为异常。妊娠期该比值下降。通过对 239 例孕妇的研究发现（32），APC/S 比值孕早期均值为 3.12，孕晚期降至 2.63，孕晚期有 38% 的妇女出现获得性 APC 抵抗，其 APC/S 比值低于 2.6。目前仍不清楚蛋白 S 水平与 APC/S 比值的改变是否与孕期高凝状态相关。若在孕期检查易栓症发现这些值异常时，临床上要谨慎判断。**临床医生最好用 DNA 检测来诊断 Leiden 因子突变，不要依赖 APC 值。孕期蛋白 S 的筛查应测定游离蛋白 S 抗原水平，其孕中期和孕晚期的正常水平应该分别大于 30% 和 24%**[33]。

大部分血凝指标不受妊娠影响。血浆凝血酶原时间（promthrombin time，PT）、部分凝血活酶时间（activated partial thromboplastin time，APTT）和凝血酶时间（thrombin time）均略降低，但仍在非妊娠期的正常范围内，而出血时间和全血凝血时间值无变化。由于孕期Ⅷ因子水平、vWD 因子（von Willebrand）活性、vWD 因子抗原和瑞斯托菌素辅因子（ristocetin cofactor）均升高，血管性血友病（von Willebrand disease）的检测孕期会受影响[34]。产后 2 周凝血因子水平恢复正常。

妊娠期呈低水平血管内凝血状态，这一理论已有研究证实。母体血中纤维蛋白降解产物（纤维蛋白溶解的标志物）降低，纤维蛋白肽 A 增高（血凝增加的标志物），以及血小板因子-4 和 β-血栓性球蛋白增高（血小板活性增加的标志）。这些变化的原因可能是通过局部生理性改变，以维持子宫-胎盘界面的稳定。

目前,通过即时性分析技术,如血栓弹力图(thromboelastography)和转换血栓弹力图(rotational thromboelastography),可以对促凝血的复杂原因进行甄别。这些检测技术以图形和数字形式表达血栓发生率和栓子的稳定性,对高凝状态进行详细地分析和预测,必要时启动输血[35]。然而孕期使用这些检测需要谨慎,由于孕期一般为促凝状态,凝血功能较非孕期变化较大[36,37]。血栓弹力图孕期参考范围见表3-4。

表3-4　妊娠期血栓弹力图参考范围

	均值	标准差
R	6.19	1.85
K	1.9	0.56
α	69.2	6.55
MA	73.2	4.41
Ly30	0.58	1.83

(摘自 Antony K,Mansouri R,Arndt M,et al. Establishing thromboelastography and platelet-function analyzer reference ranges and other measures in healthy term pregnant women. Am J Perinatol. 2015;32;545-554.)

呼吸系统

上呼吸道

孕期由于雌激素水平升高,鼻咽部黏膜充血和水肿,黏液分泌增加。这些改变常会引起鼻塞和通气不畅;孕 12 周时 27% 的孕妇有鼻塞和鼻炎,孕 36 周升至42%。通气不畅可导致麻醉并发症,妊娠期气道评分(Mallampati score)显著增高[38](见第 16 章)。孕期鼻出血也很常见,极少情况下需要外科治疗。放置鼻胃管时润滑不够,可能引起大出血[18],部分孕妇可出现鼻息肉和鼻窦息肉,产后自然消退。**由于上述变化,很多孕妇有慢性感冒样症状,但应避免使用鼻血管收缩药物,这些药物有可能引起高血压以及停药后鼻塞加重的风险。**

机械改变

远在增大的子宫造成胸腔机械性压力升高之前,孕早期胸廓结构就发生了改变,可能原因是肋骨和胸骨间的韧带连接松弛。肋下角自 68°增大为 103°,胸腔横径增加了 2cm,胸腔周长增加了 5 ~ 7cm。随孕周增加,膈肌位置升高 4cm,而膈肌活动并未受限,活动范围反而还增加了 1 ~ 2cm。孕激素通过作用于中央化学感受器受体,使膈肌活动幅度增加,吸气负压增高[39]。**妊娠不影响呼吸肌功能,最大吸气压和最大呼气压不发生变化。**

肺容积和肺功能

胸壁结构和膈肌的变化引起静态肺容积发生变化。Crapo 通过对 15 例孕妇与非妊娠妇女进行对照研究[18],发现两组间肺功能相关指标明显不同(图3-8,表3-5)。膈肌上升使静息状态下肺容积减小,因此肺总容量(total lung capacity,TLC)和功能残气量(functional residual capacity,FRC)下降。功能残气量由补呼气量(ERV)和残气容积(RV)两部分构成,妊娠期这两项指标均降低。

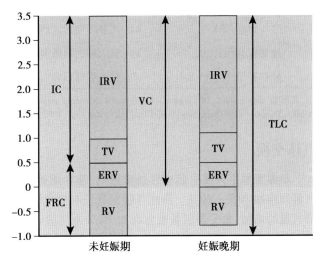

图 3-8　妊娠期妇女与非妊娠期妇女的肺容积比较。ERV,呼气储量;FRC,功能残气量;IC,吸气量;IRV,吸气储量;RV,残气量;TLC,总肺通气量;TV,潮气量;VC,肺活量(摘自 Cruickshank DP,Wigton TR,Hays PM. Maternal physiology in pregnancy. In Gabbe SG,Niebyl JR,Simpson JL,eds. Obstetrics;Normal and Problem Pregnancies,3rd ed. New York;Churchill Livingstone;1996,p 94.)

评估孕期支气管气流量的肺功能测定结果不一致。一般认为第一秒用力呼气量(forced expiratory volume in 1 second,FEV_1)不变,提示孕期气道功能保持稳定。在海拔升高等特定情况下,孕妇 FEV_1 降低。最大呼气量的研究结果不尽相同。对 38 例妇女自孕早期至产后 6 周进行了最大呼气量的纵向研究,随孕周进展,最大呼气量(peak flows,PEF)显著降低。尽管有统计学显著性,但降低量的临床意义有限[40]。同样,与站立位和坐位相比,仰卧位时最大呼气量降低。另外对 80 例女性的最大呼气量研究发现,PEF 在孕 14 ~ 16 周后逐渐增加,而且经产妇的 PEF 在孕期任何时候都明显高于初产妇,这提示妊娠给呼吸功能带来永久性的变化[41]。该研究另外发现,超重或孕期体重增加过多人群的用力肺活量(forced vital capacity,FVC)、FEV_1 或者 PEF 均无明显改变。**总之,肺活量测定和最大呼气量测定均可用于呼吸系统疾病的诊断和治疗,检测时母体需保持同样体位**[40]。

表 3-5 妊娠期肺体积和容量变化

测量方法	定义	妊娠期变化
呼吸频率	每分钟呼吸次数	不变
肺活量 VC	最深吸气后的最大用力呼气量(IC+ERV)	不变
吸气量 IC	平静呼气后的最大吸气量(TV+IRV)	增加 5% ~ 10%
潮气量 TC	平静呼吸时的吸气+呼气量	增加 30% ~ 40%
吸气储量 IRV	正常吸气后的最大吸气量	不变
功能残气量	平静呼气后肺内气体量(ERV+RV)	下降 20%
呼气储量 ERV	平静呼气后的最大呼气量	下降 15% ~ 20%
残气量 RV	最大呼气后肺内气体量	下降 20% ~ 25%
肺总容量	最大吸气后肺内气体量(VC+RV)	下降 5%

（摘自 Cruickshank DP, Wigton TR, Hays PM. Maternal physiology in pregnancy. In Gabbe SG, Niebyl JR, Simpson JL, eds. Obstetrics: Normal and Problem Pregnancies, 3rd ed. New York: Churchill Livingstone; 1996. ）

气体交换

孕激素水平升高引起慢性过度通气，孕 8 周时的潮气量即增加 30% ~ 50%。虽然呼吸频率没有变化，由于潮气量的增加，每分通气量也会增加（每分通气量=潮气量×呼吸频率）。每分通气量增加，伴随功能残气量减少，导致肺泡通气量明显增高（50% ~ 70%）。持续轻度过度通气使肺泡氧分压（PaO_2）升高，而动脉二氧化碳分压（$PaCO_2$）下降（表 3-6）。$PaCO_2$ 的降低尤为关键，更利于建立胎儿与母体间 CO_2 的梯度差，促进 CO_2 从胎儿到母体的转运。母体 $PaCO_2$ 降低导致慢性呼吸性碱中毒，通过肾脏的部分代偿功能，增加碳酸氢盐的排出，以维持 pH 在 7.4 ~ 7.45 之间并降低血清中碳酸氢盐水平。孕早期动脉氧分压（PaO_2）增加（106 ~ 108mmHg）伴随 $PaCO_2$ 下降，但到孕晚期由于子宫增大，PaO_2 轻微下降（101 ~ 104mmHg）。孕晚期 PaO_2 下降在仰卧位时更明显，可再降低 5 ~ 10mmHg，肺泡-动脉氧分压差增加至 26mmHg。高达 25% 的孕妇 PaO_2 低于 90mmHg，仰卧位的平均 PaO_2 要比坐位低[18,42]。

随着每分通气量的增加，摄氧量和耗氧量也略上升。大多数研究发现母体耗氧量比非孕期升高 20% ~ 40%，这是因为胎儿、胎盘的氧需以及母体脏器耗氧量增加所致。妊娠期运动或分娩时，每分通气量和耗氧量的增加更多[18,38]。每次宫缩时耗氧量达平时 3 倍。由于耗氧量增加和功能残气量减少，导致母体氧储备水平降低。因此孕妇气管插管时更容易发生窒息，一旦窒息后，可迅速发生低氧血症、高碳酸血症和呼吸性酸中毒。预先充分吸氧后，孕妇耐受窒息的安全缺氧时间（desaturation time）仅为 3 分钟，而非孕期可达 9 分钟。

表 3-6 妊娠晚期的血气值

	妊娠期	非妊娠期
氧分压 PaO_2(mmHg) *	101.8±1	93.4±2.04
动脉血氧饱和度（%）†	98.5±0.7	98±0.8
二氧化碳分压 $PaCO_2$(mmHg) *	30.4±0.6	40±2.5
酸碱度 pH *	7.43±0.006	7.43±0.02
血碳酸氢根（HCO_3）(mmol/L) *	21.7±1.6	25.3±1.2
碱缺失（mmol/L）*	3.1±0.2	1.06±0.6
肺泡动脉梯度［P（A-a）O_2］(mmHg)*	16.1±0.9	15.7±0.6

数据格式为均值±标准差（摘自 Templeton A, Kelman G. Maternal blood-gases（PAO_2-PaO_2）, physiological shunt and VD/VT in normal pregnancy. Br J Anaesth 1976；48：1001. Data presented as mean±standard error of the mean.

McAuliffe F, Kametas N, Krampl E. Blood gases in prepregnancy at sea level and at high altitude. Br J Obstet Gynaecol. 2001；108：980. Data presented as mean±standard deviation. ）

睡眠

妊娠会引起睡眠障碍，也会导致睡眠类型和睡眠周期的改变。这种睡眠失调一直持续到产后才能恢复[43]。妊娠引发的睡眠变化极其明显，因此美国睡眠医学学会（American Academy of Sleep Medicine）专门命名了妊娠特发性睡眠障碍，诊断标准包括妊娠后才出现的失眠或者睡眠过多。普通人群中，睡眠障碍和健康不良相关；最新研究提示妊娠期睡眠障碍可能与有些妊娠并发症相关，例如高血压疾病和胎儿生长受限[39,44]。众所周知，激素和身体不适会影响睡眠（表 3-7）。妊娠期急剧的激素水平波动和身体的机械性变化会使孕妇感觉难受，睡眠很容易受到影响。通过问卷调查、睡眠日志（sleep log）和多导睡眠图（polysomnographic studies）对孕期睡眠的研究发现，大多数孕妇（66%～94%）由于睡眠改变自感睡眠质量下降。睡眠障碍在孕早期就会发生，并随孕期进展进一步加重[45]。在妊娠晚期，多种不适会影响睡眠，包括尿频、腰痛、腹部胀痛、下肢痉挛、不宁腿综合征（restless legs syndrome，RLS）、胃灼热和胎动等。有趣的是，调节人体昼夜节律的褪黑素（melatonin）水平在孕期没有变化。

表 3-7　妊娠期睡眠的特征

孕期	主观症状	客观症状（多导睡眠图）*
孕早期	总睡眠时间增加；打盹时间延长 白天睡眠时间延长 夜间失眠增多	总睡眠时间增加 非快速动眼睡眠时相的第3期和第4期时间缩短
孕中期	总睡眠时间不变 清醒时间增加	总睡眠时间不变 非快速动眼睡眠时相的第3期和第4期时间缩短 快速动眼睡眠时相的时间缩短
孕晚期	总睡眠时间缩短 失眠增多 夜间清醒时间延长 白天睡眠增加	总睡眠时间减少 睡眠启动后清醒时间延长 非快速动眼睡眠时相第1期时间延长 非快速动眼睡眠的第3期和第4期时间缩短 快速动眼睡眠时相的时间缩短

修改自 Santiago J，Nolledo M，Kinzler W. Sleep and sleep disorders in pregnancy. *Ann Intern Med.* 2001；134：396.

* 快速动眼时相（REM）对维持人体认知能力十分重要，占睡眠时间 20%～25% of sleep. 非快速动眼（no-REM）的第 1 期和第 2 期为浅睡眠，占睡眠时间的 55%。非快速动眼（no-REM）的第 3 期和第 4 期深睡眠，对疲劳的恢复十分重要，占睡眠时间的 20%

妊娠期通常缩短快速动眼（Rapid eye movement，REM）睡眠时间和非 REM 时相的第 3 期和第 4 期。REM 睡眠对维持人体认知能力相当重要；非 REM 睡眠的第 3 期和第 4 期，即所谓的深睡眠，有助于消除疲劳。此外，随孕周增加，孕妇的睡眠效率下降，持续睡眠时间缩短，睡眠间清醒的时间延长，白天嗜睡。**产后三个月，非 REM 时相和 REM 睡眠时相恢复正常。**但是，可能由于新生儿的原因，睡眠质量仍然下降，夜间出现觉醒[43]。尽管妊娠会引起睡眠改变，但临床医生仍需重视其他与妊娠无关的原发睡眠障碍，如睡眠呼吸暂停（sleep apnea）。妊娠生理性改变增加睡眠呼吸障碍的发生率，如打鼾（发生率可达 35%）和上气道梗阻[38]，以及可能发生的阻塞性睡眠呼吸暂停（obstructive sleep apnea，OSA）。

即使没有 OSA，孕妇日间嗜睡和打鼾也很常见[46]，因此靠筛查问卷来调查睡眠呼吸暂停的效果差。目前，孕期睡眠呼吸暂停的发病率仍然不详，也很难准确统计。当诊断为 OSA 或症状高度提示 OSA 时，由于血管内皮功能紊乱，胎儿宫内生长受限及妊娠期高血压的风险升高[44]。如果孕妇日间嗜睡过多、打鼾严重以及发现呼吸暂停，应进行夜间多导睡眠图检查，评估是否存在 **OSA**。此外，对既往有睡眠呼吸暂停的患者，妊娠期可能需要重复监测，评估是否调整治疗方案，以避免发生间歇性低氧血症（intermittent hypoxia）[47]。

虽然大部分孕妇有睡眠问题，但多数不会告诉医生，也不会要求治疗。**对孕期睡眠障碍的处理包括晚餐后少喝水、建立规律的睡眠时间、避免小憩和咖啡因摄入、减少卧室噪音以及使用特制枕头等措施，**其他改善睡眠的方法有缓解情绪（relaxation techniques）、治疗背部疼痛和使用安眠药物如苯海拉明（diphenhydramine）和唑吡坦（zolpidem）。

另一个孕期睡眠障碍的潜在因素是不宁腿综合征（RLS）加重和睡眠时腿部周期性运动。RLS 为感觉神经性障碍，通常晚上出现，引起入睡困难。妊娠是 RLS 综合征的原因之一，孕期准确发病率不详，有报道其发生率高达 34%[48]。若需治疗可选择以下方案：改善睡眠习惯、使用电动震荡器按摩小腿肌肉、服用多巴胺类药物如左旋多巴（levodopa）和卡比多巴（carbidopa）。

泌尿系统

解剖变化

孕期肾脏增大。通过静脉肾盂造影术可发现肾脏长度增加了 1cm。肾脏血管、间质以及尿路死腔的增加导致肾脏体积和重量的增加。而尿路死腔的增加是由于肾盂、**肾盏、输尿管的扩张造成的。右侧肾盂肾盏到足月平均可扩张 15mm（范围 5～25mm），左侧为 5mm（范围 3～8mm）**[49]。

输尿管和肾盂扩张自妊娠的第二个月开始，到妊娠中期最明显，此时输尿管直径可达 2cm。右侧输尿管扩张较左侧常见，扩张位置一般高于骨盆入口平面上缘，有学者认为这只是增大的子宫和卵巢静脉丛对输尿管机械压迫所致，但孕酮引起的平滑肌松弛对孕早期输尿管扩张也起一定作用。肾移植患者及盆腔异位肾的孕妇也发生输尿管扩张，这支持孕激素对输尿管的松弛作用。输尿管扩张在分娩 6 周后消失。输尿管肾盂扩张的临床意义在于无症状菌尿的孕妇肾盂肾炎发生率增高[50]。对**输尿管肾盂扩张的患者，难以通过泌尿系统平片检查来评估有无尿道梗阻或结石。**

孕期膀胱也出现解剖学变化。妊娠中期开始膀胱三角升高,膀胱的迂曲血管增多,这可能造成镜下血尿的发生率增高。**3%的孕妇出现特发性血尿(尿常规 RBC>1+),16%孕妇有镜下血尿。**随孕期进展增大的子宫进一步压迫膀胱,使得膀胱容积减少,导致尿频、尿急和尿失禁发生率增高。

肾脏血流动力学

肾脏血浆流量(Renal plasma flow,RPF)在着床前的黄体期即可增加,妊娠早期血流量增加已非常显著[51]。

Dunlop 发现孕 16 周时有效肾血流量比非孕水平上升了 75%(表3-8)。血流量增加一直持续到孕 34 周,然后下降约 25%。通过对测试对象坐位或左侧卧位动态观察发现 RPF 的下降。肾小球滤过率(glomerular filtration rate,GFR)在孕 5~7 周后开始增加。**在妊娠早期末,GFR 较非孕期增加 50%,一直维持至妊娠结束。**产后三个月 GFR 下降到正常水平。肾血浆流量增加导致孕期肾脏高过滤状态。因为妊娠早期肾血浆流量远早于肾小球滤过率的增加,所以与非孕期相比,滤过分数先降低,到妊娠晚期再升高。此时肾血浆流量开始下降,滤过分数恢复到孕前水平。

表3-8 肾血流动力学动态变化

	非妊娠期	坐位(*n*=25)*			左侧卧位(*n*=17)†	
		16 周	26 周	36 周	29 周	37 周
有效肾血流量(mL/min)	480±72	840±145	891±279	771±175	748±85	677±82
肾小球滤过率(mL/min)	99±18	149±17	152±18	150±32	145±19	138±22
滤过分数	0.21	0.18	0.18	0.20	0.19	0.21

* 摘自 Dunlop W. Serial changes in renal haemodynamics during normal pregnancy. Br J Obstet Gynaecol. 1981;88;1.

† Ezimokhai M,Davison J,Philips P,et al. Nonpostural serial changes in renal function during the third trimester of normal human pregnancy. Br J Obstet Gynaecol 1981;88;465.

临床上检查肾小球滤过率是通过对内源性肌酐清除率的检测。由于肾小管分泌肌酐,所以这种方法并不精确,往往高于真正的肾小球滤过率。**孕期肌酐清除率急剧增加到 150~200mL/min(正常值为 120mL/min)。**肌酐清除率的升高时间与 GFR 一致,在孕 5~7 周出现,一般持续到孕晚期。**孕期 GFR 的最佳评估法是测定 24 小时尿液的肌酐清除率。**孕期若用收集血清和临床参数的公式估算肾脏疾病患者 GFR(避免 24 小时尿液收集)是不准确的,会低估 GFR 水平。

RPF 和 GFR 的增加早于血容量的增加,可能是由于肾小球前和肾小球后动脉阻力的降低。重要的是,超滤的增加并不伴随肾小球压力增加,而长期的肾小球压力的增高可能会损害肾功能。RPF 和 GFR 显著变化的基础机制最近得到阐述:这一过程中虽然牵涉到很多因素,一氧化氮(Nitric oxide,NO)对降低肾血管阻力及之后的肾充血起主要作用。孕期肾脏 NO 合成酶的激活和表达增加,而抑制 NO 合成酶异构体会降低妊娠肾脏血流动力学变化。松弛素在肾脏启动和激活 NO 的某些效应中也起重要作用。如果丧失这些关键的适应性改变,会伴有不良妊娠结局如子痫前期和胎儿生长受限[52]。

肾小球超滤可导致母体血清肌酐、尿素氮和尿酸水平降低。血清肌酐从 0.8mg/dL 下(孕前)降至 0.5mg/dL(足月),同期尿素氮由 13mg/dL 下降到 9mg/dL。孕早期由于肾小球滤过率上升,尿酸水平降低,孕 24 周达最低水平 2~3mg/dL。孕 24 周后尿酸水平开始上升,在妊娠末期多与孕前相同。尿酸的上升是由于肾小管对尿酸盐的吸收增加以及胎儿尿酸产物增加。**子痫前期患者的尿酸浓度升高;但由于尿酸水平在正常妊娠的孕晚期也会增高,因此要避免仅凭借尿酸来诊断和处理子痫前期患者。**

孕期尿量增加,夜尿增多。站立位时水钠潴留,因此妊娠妇女在日间是体内液体积聚,夜间侧卧位时,累积的液体排出,导致夜尿增多。妊娠后期肾功能受体位影响,侧卧位时的肾小球滤过率和肾血流动力学均高于仰卧位/站立位。

肾小管功能和营养排泄

尽管体内高水平的醛固酮会导致泌尿系统排钾增加,但孕妇体内仍保留约 300mmol 的钾[53]。**大多数多余的钾都储存在胎儿和胎盘中**[53]。孕期母体的平均血钾浓度只稍低于非孕水平。肾脏储存钾的能力被认为是孕激素水平增加的结果[53]。有关钠的孕期变化情况,详见下一部分"体液代谢"。

几乎所有孕妇的葡萄糖排出量都会增加,尿糖阳性很常见。非孕期的尿糖水平小于 100mg/天,但 90% 血糖水平正常的孕妇每天葡萄糖的排出量可达 1~10g。表现为间歇性尿糖,可能与血糖水平或妊娠阶段无关。葡萄糖在肾小球自由滤过,由于 GFR 增加了 50%,肾小球近曲小管的糖负荷明显升高,近端肾小管的重吸收功能可能发生改变。但以往认为妊娠抑制大部分肾小管对葡萄糖重吸收功能的观点,会误导大家的认识,而且把问题简单化了。近端肾小管对葡萄糖重吸收的改变机制也许是通过肾葡萄糖转运载体表达降低以及肾血流增加。两者共同作用,使得葡萄糖重吸收的阈值下调。这种机制的异常可能在妊娠期糖尿病进展的病理生理上起了一定作用,葡萄糖重吸收的阈值升高和妊娠期糖尿病相关[54]。虽然孕妇糖尿较为普遍,但是反复尿糖阳性的孕妇则应进行糖尿病筛查。

孕期尿蛋白和白蛋白排泄增加,正常孕妇的 24 小时尿蛋白上限为 **300mg**、尿白蛋白为 **30mg**[54]。Higby 等人[54a]发现尿蛋白和尿白蛋白的总量都较非孕期水平增加,并随孕期进展逐渐升高。他们收集了 270 名妇女孕期中的系列 24 小时尿标本并检测了尿蛋白和尿白蛋白量,结果发现尿总蛋白和白蛋白量在妊娠早、中、晚各阶段之间并没有显著增加,但 20 周前后比较则有显著区别(表 3-9)。同样,蛋白质/肌酐比值的增加贯穿整个孕期。在无子痫前期、潜在肾脏疾病以及尿路感染的孕妇中,整个孕期平均 24 小时尿蛋白为 **116.9mg**,其 95% 可信区间上限为 **260mg**[54a]。这些研究人员又发现患者通常并无微量白蛋白尿。既往存在蛋白尿的女性,孕中期和孕晚期尿蛋白量都增加。孕早期也有增加的可能。此外,在一项对糖尿病肾病女性的研究中,即便排除子痫前期,其 24 小时尿蛋白量均值从孕早期的 1.74g±1.33g 上升直至孕晚期的 4.82g±4.7g[56]。肾脏的蛋白排泄增加是由于肾脏中近端肾小管功能的生理损伤和肾小球滤过率的增加[55]。

表 3-9   24 小时尿中总蛋白和白蛋白排泄量比较

	≤20 周(n=95)	≥20 周(n=175)	P 值
总蛋白(mg/24hr)	98.1±62.3	121.8±71	0.007
白蛋白(mg/24hr)	9.7±6.2	12.2±8.5	0.012

摘自 Higby K, Suiter C, Phelps J, et al. Normal values of urinary albumin and total protein excretion during pregnancy. *Am J Obstet Gynecol.* 1994;171:984.

肾小管功能的其他变化包括尿氨基酸和钙(见第 39 章)的排泄增加。肾脏还通过增加碳酸氢盐的排泄对妊娠呼吸性碱中毒做出反应。然而肾脏对酸的排泄没有改变。

体液代谢

全身体液到妊娠末期增加 **6.5 ~ 8.5L**,这是妊娠最显著的适应性改变之一。胎儿、胎盘中的水分和羊水足月时总共为 3.5L。其他的体液增加主要表现为母体血容量的增加(1500 ~ 1600mL),其中血浆容量增加 1200 ~ 1300mL,红细胞量增加 300 ~ 400mL。剩余的主要为组织液和子宫和乳房的细胞内液,以及增加的脂肪组织

细胞内液。故妊娠是一种继发于渗透调节和肾素-血管紧张素系统改变,从而导致水钠潴留的慢性容量过负荷状态。孕期母体增重、血液稀释、孕期生理性贫血以及母体心输出量增加都与体液量增加有关。若孕期血浆容积扩增不足,则子痫前期及胎儿生长受限的风险将会增加。

渗透调节

受孕后血浆容积随即开始增加,这部分是通过改变垂体后叶抗利尿激素(Arginine vasopressin, AVP)的分泌,改变母体渗透压所致。孕妇体内保水程度超过保钠程度,即便孕期有 900mEq 钠的额外储存量,血钠水平仍然下降 3 ~ 4mmol/L。表现为孕妇从孕 10 周开始持续至产后 1 ~ 2 周,全血渗透压下降 8 ~ 10mQsm/kg(图 3-9)[25]。同样,口渴感和抗利尿激素释放的阈值在孕早期发生了改变;孕 5 ~ 8 周期间,出现进水量增加并导致一过性的

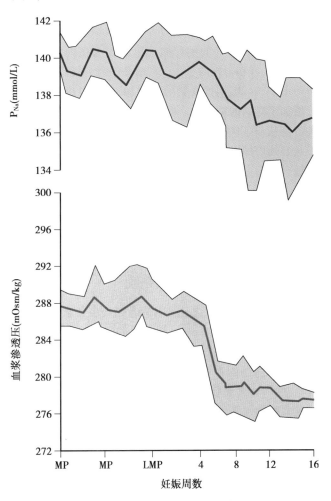

图 3-9   妊娠期血浆渗透压(P_{osm})和血钠(P_{Na})(n=9;均值标±准差),LMP,末次月经;MP,月经周期(摘自 Davison JM, Vallotton MB, Lindheimer MD. Plasma osmolality and urinary concentration and dilution during and after pregnancy: evidence that lateral recumbency inhibits maximal urinary concentrating ability. *Br J Obstet Gynaecol.* 1981;88:472.)

尿量增加,但体液总量还是净增加的。AVP 调节的最初改变可能是由于胎盘对 NO 和松弛素释放的调节。孕 8 周后渗透压的稳态建立,水代谢稳定,多尿随之缓解。故在新的低渗状态,伴随口渴感和 AVP 分泌的改变,孕妇对缺水及脱水的耐受性增强。

尽管 AVP 生成增加,但由于代谢清除率增加 3～4 倍,血浆 AVP 水平保持相对不变。**循环中胎盘合成的抗利尿激素酶使 AVP 和催产素迅速失活,因此清除增加。**在妊娠过程中,这种酶增加了 300～1000 倍,与胎儿体重相关,多胎妊娠则浓度会更高。**AVP 的清除增加可以使亚临床的尿崩症出现症状,**大概是因为垂体 AVP 储存不足。其造成的一过性尿崩症发生率大约为 **0.2%～0.6%**。除非口渴机制异常或者进水量受限,高渗情况通常较轻微,典型表现为多饮和多尿(见第 43 章)。

盐代谢

钠代谢的精细平衡,促使孕妇体内钠净累积量约为 900mEq。60% 额外的钠存储于包括羊水在内的胎儿胎盘单位中,并在分娩时丢失。产后 2 个月,血清钠恢复到孕前水平。妊娠期妇女钠摄入增加,但主要机制是**肾小管增加了对钠的重吸收。**增加的肾小球滤过率使总滤过钠负荷从 20 000mmol/天升高到 30 000mmol/天;钠的重吸收必须增加以避免钠流失。事实上肾小管重吸收适应性地升高超过了滤过负荷的增加,从而导致了每天额外的 2～6mEq 钠重吸收。**钠处理的改变代表了孕期最重大的肾调节改变。**钠平衡的激素调控是建立在肾素-血管紧张素-醛固酮系统(RAAS)和尿钠肽相互拮抗的作用下。两者在孕期都发生了改变。

肾素-血管紧张素-醛固酮系统

正常妊娠的特征之一是 RAAS 系统中各成分的浓度增加。在早孕期,由于妊娠期激素和 NO 的增加会导致全身血管紧张性降低,平均动脉压降低。降低的平均动脉压会增加钠的重吸收,保护性增加血容量[57]。而血浆肾素活性,肾素底物(血管紧张素原)和血管紧张素水平都比非孕期水平增加至少 4～5 倍。RAAS 的这些成分的活化导致醛固酮水平在晚孕期升高,增加了钠的重吸收,减少了钠的丢失。尽管孕晚期导致醛固酮水平升高,但机体仍可对盐平衡的改变,体液流失和体位改变做出反应,维持稳定平衡状态。除醛固酮外,其他可促进肾小管保钠激素还包括去氧皮质酮和雌激素。

重要的是,盐皮质激素对孕妇有明显钠潴留作用,但是排钾作用很有限。Erhlich 和 Lindheimer 猜测孕酮在维持钾平衡起重要作用。他们发现暴露于外源性盐皮质激素作用下的孕妇其肾钾排泄没有增加,可能与孕酮作用相关。

心房利钠肽和脑钠肽

心肌会释放作用于维持循环稳态的神经肽。心房肌细胞扩张时,心房利钠肽(Atrial natriuretic peptide,ANP)分泌会增加,舒张末期的压力和体容积增大时,心室会反射性的分泌脑钠肽(Brain natriuretic peptide,BNP)。两种肽具有类似的生理作用,表现为利尿,利钠,血管舒张,和对 RAAS 的拮抗作用。**生理和病理性容量负荷增加时,ANP 和 BNP 水平均会出现升高,可用于非孕期有症状的充血性心力衰竭患者筛查。**因为孕妇经常表现为呼吸困难,并且许多生理反应与心脏病相似,妊娠是否影响这些激素水平对临床很有意义。尽管孕期 ANP 水平的检测显示很大差异,但是在一项荟萃分析中,发现 ANP 水平在妊娠期升高 40%,在产后第一周升高 150%。

在正常个体中 BNP 的循环浓度比 ANP 低 20%,并且发现其在充血性心力衰竭的诊断中更有用。据报道,与孕早期相比,BNP 水平在孕晚期显著增加(21.5pg± 8pg/mL vs. 15.2pg±5pg/mL),在妊娠合并子痫前期患者中最高(37.1±10pg/mL),在子痫前期患者中,较高水平的 BNP 与心超证实的左心室扩大相关。**尽管子痫前期孕妇 BNP 水平增加,但平均值仍然低于筛选心脏功能障碍的水平(>75～100pg/mL)。因此,BNP 可用于妊娠期充血性心力衰竭的筛查**[58](见第 37 章)。

妊娠相关泌尿系统改变的临床意义

泌尿系统在妊娠期的变化具有重要的临床意义。2%～8% 的妊娠合并无症状性菌尿。以下妇女风险增加,包括经产妇,社会经济地位低下妇女,糖尿病,镰状红细胞病和既往有尿路感染史的妇女。虽然无症状菌尿患病率与非孕期大致相当,但在妊娠期,**30% 会发展为肾盂肾炎。**妊娠组的发生率比非妊娠对照组高 3～4 倍。总体而言,妊娠合并尿路感染的发生率为 1%～2%[59]。因此,很多医生每次妊娠随访都筛查无症状性菌尿,并积极治疗无症状性菌尿和有症状的尿路感染,以防止肾盂肾炎的发生,及可能伴发的母婴并发症(见第 54 章)。

许多孕妇在妊娠早期已经出现尿频和夜尿频繁症状,60% 表现为尿急,10% 至 19% 发展急迫性尿失禁,30%～60% 发生张力性尿失禁。在对 241 名妇女的纵向队列研究中,初次妊娠就发生张力性尿失禁的妇女发生远期症状的风险增高。产后症状消失的妇女 12 年后尿失禁的发生率是 57%,而产后没有恢复的妇女发生率是 91%[60]。

消化系统变化

食欲

至早孕期末,如果没有恶心或孕吐的孕妇,增加的食欲会导致每天多摄入 200kcal 的热量。**而孕期建议每天增加 300kcal 热量摄入。**事实上很多孕妇因为活动量减少弥补了这一差额。热量需求变化与不同种族、年龄和日常活动量有关。味觉的迟钝导致某些孕妇更喜欢味道浓郁的食物。**异食癖**表现为对奇怪食物的渴望,包括黏土、淀粉、牙膏和冰等,在孕期相对多见。体重增加缓慢或患难治性贫血的孕妇好发异食癖。

口腔

孕期唾液的 pH 值及生成量基本不变。多涎症,是一种不多见的孕期并发症,常好发于有恶心症状的孕妇,每天可因此丢失 1 ~ 2L 的唾液。大部分学者认为多涎症实际上是孕妇吞咽唾液能力下降,而不是唾液产生增多。减少淀粉类食物的摄入可以减少唾液产生。没有证据表明孕期导致或加速龋齿形成。但是刷牙后因为牙龈肿胀导致的出血会增加孕期牙龈炎的发病率。牙龈瘤,表现为牙龈的紫色外生型病变,它的发生有时可导致大量出血。妊娠性牙龈瘤或化脓性肉芽肿的病变都表现为牙龈周围肉芽组织肿胀和炎症浸润(详见第 51 章)。

需要强调的是高达 40% 的孕妇患有牙周病。尽管之前认为牙周病与早产有关,但 ACOG 最近的报道认为没有充分的证据表明牙周感染与早产有关[61],同时,也没有证据支持孕期口腔治疗可改善妊娠结局。但基于整体健康状况,推荐孕期咨询并保持良好的口腔卫生习惯。

胃

在孕期,胃及胃食管括约肌的张力及动力均减弱,可能是孕激素及雌激素的平滑肌舒张作用导致。然而,胃排空延迟的结论仍缺乏科学依据。**尽管与非孕期妇女相比,孕妇胃排空并没有出现延迟,但是产程中的确表现为胃排空延迟**,与产程中的疼痛和紧张有关。

妊娠降低了消化性溃疡的发病,但胃食管反流和消化不良发病率增加了 30% ~ 50%[62]。胃及食管下段的生理变化可以部分解释这个看似矛盾的现象。胃食管反流病的增加是多因素的,与妊娠期激素水平改变导致的食管蠕动降低、增大的子宫压迫胃部及胃食管括约肌压力降低都有关。雌激素会导致胃酸反流入食道,也可能是反流症状的主要原因。对消化性溃疡发病率降低的解释包括:胎盘组胺酶的合成增加,组胺水平较低;保护胃黏膜的胃膜素合成的增加;胃酸分泌的减少;对幽门螺杆菌的免疫耐受性增强(幽门螺杆菌的感染导致消化性溃疡,见第 48 章)。

肠道

妊娠期小肠和结肠的蠕动紊乱很常见,导致一部分孕妇便秘,而另一部分孕妇腹泻。一项研究表明有高达34% 的孕妇主诉有排便次数增多,这可能与前列腺素的合成增加有关。怀孕早期便秘发生率似乎更高,35% ~ 39% 的孕妇在早孕及中孕期有便秘,而晚孕期仅 21% 的孕妇有便秘。妊娠期小肠的蠕动能力降低,增加了口-肛转运时间。虽然没有结肠转运时间的相关研究,但有限的资料表明结肠蠕动能力降低。通常认为孕激素是胃肠道蠕动能力降低的主要原因,但新的研究表明雌激素诱导了胃肠道神经一氧化氮释放的增加,从而导致胃肠道肌肉的舒张。除了铁、钙吸收增加,小肠对营养物质的吸收能力并未改变,但是蠕动下降导致转运时间增加,使得营养物质吸收效率增高。另外,结肠对水和钠的吸收能力都增加。

增大的子宫改变了肠管的位置,尤其重要的是改变了阑尾的位置。由此对妊娠期阑尾炎的症状、体征和切口类型都有影响。妊娠期门脉压力增加,导致门体静脉的静脉吻合支扩张,这种现象不仅存在于胃-食管结合处,还有痔静脉,而后者的扩张是导致孕期痔疮常见的原因。

随着当今社会中肥胖症的增加,减肥手术史在病人中更加常见。BMI>40kg/m² 或 BMI>35kg/m² 伴有并发症的妇女常施行此类手术。减肥术后需要关注孕妇营养物质的缺乏,包括蛋白质、铁、维生素 B₁₂、维生素 D 和钙[63]。此外,减肥术后孕妇胃囊体积缩小,吸收面积缩小,胃溃疡风险增加,慎用非甾体类消炎止痛药。

胆囊

妊娠期的孕激素增高导致胆囊排空减慢。早孕期后,胆囊在空腹时和排空后的残余体积均比非孕期大两倍。另外,胆汁胆固醇饱和度增加,鹅去氧胆酸水平却降低[64],这种胆汁成分的变化有利于胆固醇晶体的形成,随着胆囊的不完全排空,胆固醇晶体被保留而易形成胆结石。此外,孕激素抑制胆囊平滑肌的收缩,因而更容易形成胆泥或胆结石。**分娩前,高达 10% 的孕妇超声检查患有胆结石。**但只有 1/6000 ~ 1/10 000 的孕妇最终需要行胆囊切除术[65]。

肝脏

在妊娠期,肝脏的大小和组织学形态不发生改变。但是很多通常与肝病有关的临床和实验室表现会在孕期出现。高水平雌激素导致的蜘蛛痣和肝掌是正常现象,常在分娩后消失。**尽管全身总蛋白增加,但由于血液稀释,血清白蛋白及总蛋白水平仍逐渐降低。至分娩前,与非孕期妇女相比,孕妇白蛋白水平降低 25%。**而与非孕期妇女相比,孕晚期孕妇血清碱性磷酸酶活性升高 2 ~ 4 倍。升高主要来自胎盘合成的耐热同工酶,而非来源于肝脏。肝脏合成的多种蛋白的血清浓度会增加,包括纤维蛋白原、血浆铜蓝蛋白、转铁蛋白，以及与糖皮质激素、性激素和甲状腺激素结合的蛋白。

除了碱性磷酸酶，肝脏功能的其他检验结果不受妊娠影响，包括胆红素水平，天冬氨酸转氨酶（aspartate aminotransferase，AST）、丙氨酸转氨酶（alanine aminotransferase，ALT）、γ-谷氨酰转移酶，5′核苷酸酶、肌酐磷酸激酶和乳酸脱氢酶。在一些研究中，ALT 和 AST 的平均水平会轻度升高，但会自行降至正常值。分娩时肌酐磷酸激酶和乳酸脱氢酶水平增加，妊娠期高浓度的雌激素会导致轻微的亚临床胆汁淤积。而有关血清胆酸浓度的研究结论不一，有些研究是增高的，而其他研究结果是没有变化。**血清胆酸浓度空腹水平没有变化，空腹血清胆酸是孕期胆汁淤积的最佳诊断试验**[66]。胆酸水平增高导致胆汁淤积症，会伴随明显的瘙痒，ALT 和 AST 轻度升高。胎儿不良预后的风险增加（见第 47 章）。

妊娠期恶心和呕吐

恶心和呕吐，也称早孕反应，是发生率高达 **70%** 的妊娠并发症。典型的早孕反应在孕 **4 ~ 8** 周出现，孕 **16** 周前好转，但是，**10% ~ 25%** 的孕妇到孕 **20 ~ 22** 周依然有症状，有些甚至持续整个孕期[67]。尽管早孕症状通常令人抑郁，但轻度的早孕反应很少会导致明显的体重降低、酮血症或电解质紊乱。早孕反应机制不明，胃平滑肌舒张可能起一定作用，人绒毛膜促性腺激素（human chorionic gonadotropin，hCG）水平的增加也与此有关，但是并没有研究证据表明母体 hCG 浓度与早孕反应严重程度相关。同样鲜有证据表明早孕反应的病因与雌激素及孕激素的水平升高有关。有早孕反应症状的孕妇的妊娠结局会优于没有孕期恶心呕吐症状的孕妇。早孕反应的治疗主要是对症支持，包括避免进食诱发恶心的食物，少食多餐，起床前吃烤面包片或饼干可能有帮助。**ACOG 认为单用维生素 B₆ 或联合抗敏安（一种辅助睡眠药，有效成分是苯海拉明）是安全有效的，应考虑作为药物治疗中的一线用药。**

最近一篇综述提出穴位按压、护腕、姜汁疗法可能有效。妊娠剧吐参见第 6 章。

妊娠期内分泌变化

甲状腺

甲状腺疾病在育龄妇女中很常见。而正常妊娠可能表现出甲状腺疾病的症状，这使得做出甲状腺疾病筛查的决定很困难。此外，妊娠期的生理影响也常使甲状腺检查结果难以解释。因此产科医生熟悉孕期甲状腺功能生理改变非常重要。最近的研究数据表明及时准确的诊断并治疗甲状腺疾病对预防母体及胎儿并发症有重要意义。

尽管甲状腺的形态、组织学和实验室指标都发生改变，但孕妇的甲状腺功能仍然表现为正常。甲状腺的肿大并不像人们通常认为的那样多。如果碘摄入量充足，甲状腺会保持原来大小或者超声才能发现轻度肿大。WHO 建议孕期碘摄入量从 100mg/ 天增加到 150 ~ 200mg/ 天。在碘缺乏的国家，10% 的妇女罹患甲状腺肿，甲状腺体积增加可达 25%[68]。妊娠期甲状腺出现的组织学改变为血管增多，滤泡增生。妊娠期出现临床显著的甲状腺肿大是不正常的，应进行评估。

妊娠期间，肾脏排泄增加导致血清碘水平下降。妊娠后期，碘被胎儿摄取，进一步降低了母体碘的水平。这些改变使得甲状腺增加甲状腺激素合成及分泌[68]。然而多个研究报道在碘充足地区，母体碘浓度并没有降低。虽然在妊娠期甲状腺的碘摄入量增加，但实验室检查证实母体甲状腺功能正常。

由于甲状腺激素-结合球蛋白（Thyroxine-binding globulin，TBG）的增加，TT4 和 TT3 在妊娠初期开始增加，孕中期达到高峰。TBG 在妊娠初期开始增加，孕 12 ~ 14 周到平台期。受 TBG 的影响，TT4 浓度升高 1.5 倍，由非妊娠期的 5 ~ 12mg/dL 升高至妊娠期的 9 ~ 16mg/dL。仅有一小部分是游离的（通常 TT4 和 TT3 占 T4 的 0.04% 和 T3 的 0.5%），却是个体甲状腺功能是否正常的决定性因素。游离 T3 和游离 T4 在妊娠期的变化程度一直存在争议，这些差异可能是检测技术不同造成的。目前最有力的证据是妊娠初期游离 T4 略有升高，然后开始下降，到分娩时，**游离 T4 水平比非孕妇女低 10% ~ 15%**。然而这些变化都很小，因此大部分孕妇的游离 T4 水平都在非妊娠期的正常范围之中（图 3-10）[68]。在临床上，游离 T4 的水平可以通过游离甲状腺指数或游离 T4 的估计值来测量。这些检测是免疫测定，并不是直接检测游离 T4，并且因为它是 TBG 依赖性的，在妊娠期检测精确度会下降。**游离甲状腺素指数（free thyroxine index，FTI）用于游离 T4 的检测更为精确。在妊娠中晚期用游离 T4 估计值可能会导致误诊甲状腺功能减退。** 但也有研究者认为这些游离 T4 的检测方法都是准确的（图 3-10）[69]。在临床实践中，游离 T3 的检测方法与游离 T4 相似。

促甲状腺素（Thyroid-stimulating hormone，TSH）浓度在妊娠早期短暂的降低，在孕早期末回升至孕前水平，之后保持稳定[69]。TSH 在妊娠早期下降时正是游离 T4 水平增加阶段，这似乎都是由于 HCG 的促甲状腺功能造成的。女性 HCG 峰值越高，TSH 降低越明显。TSH 和 HCG 在结构上非常相似，它们有一个共同的 α 亚单位和相似的 β 单位。据估计，循环的 HCG 增加 10 000IU/L

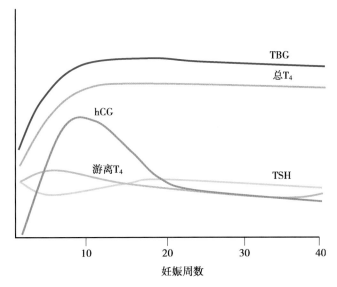

图 3-10 妊娠期母体的甲状腺功能相应变化。hCG，人绒毛膜促性腺激素；T₄，甲状腺素；TBG，甲状腺结合球蛋白；TSH，促甲状腺素（摘自 Burrow G，Fisher D，Larsen P. Maternal and fetal thyroid function. N Engl J Med 1994；331:1072.）

对应着游离 T4 升高 0.6pmol/L（0.1ng/dL）及 TSH 下降 0.1mIU/L[68,70]。有研究监测了大量妇女妊娠期不同阶段的 TSH 水平，发现 TSH 在妊娠初期低于正常 **18%**，中期低于正常 **5%**，而末期低于正常 **2%**。妊娠早中期，女性 HCG 水平更高，同时 TSH 水平被抑制[71]。这样看来 HCG 有着促甲状腺激素的活性。但 HCG 对母体甲状腺功能作用仍不明确[68]。有一些孕妇中，**HCG 的促甲状腺激素作用能导致短暂的甲状腺功能亢进，被称为妊娠期短暂甲状腺毒症**（见第 42 章）。

母体甲状腺生理机能对胎儿的影响比以前所认为的更加复杂，母体甲状腺并不直接控制胎儿甲状腺功能，它们通过胎盘相互作用，胎盘调控碘及微量但重要的甲状腺素对胎儿的传递。以前认为 T3 和 T4 极少通过胎盘。**T4 能通过胎盘，在妊娠早期，胎儿神经系统发育极度依赖于母体的 T4 供应**[72]。然而，由于胎盘中脱碘酶活跃，大部分 T4 在转移给胎儿前就被破坏了。胚胎直到孕 12 周才能合成甲状腺素，在此之前胎儿的任何需求都依赖母体的供给。即使在胎儿的甲状腺有功能后，胎儿仍一定程度的依赖母体提供甲状腺素，如 T4、促甲状腺素释放激素，而 TSH 不能通过胎盘。

甲状腺未发育或甲状腺激素合成完全缺失的新生儿脐血甲状腺素水平是正常婴儿的 20%～50%，这表明 T4 可以通过胎盘。在碘缺乏地区，孕产妇甲状腺功能减退与新生儿甲状腺功能减退，远期神经功能与精神发育迟滞有关，被称为地方性克汀病。如果孕妇在孕中期的初始就开始增加碘摄入量是可以预防这些疾病的。**Haddow** 等[73]发现怀孕期间孕妇甲状腺功能减退导致其后代在 7～9 岁时 IQ 测试略微降低。这些发现使得人们在是否应对所有孕妇进行亚临床甲状腺功能减退筛检的问题上出现了争议，尽管其发病率仅为 **2%～5%**。目前不同组织机构的立场不同。内分泌协会（ES）建议普遍筛查，而 ACOG 反对（协会意见第 381 条）。母胎医学网络目前正在进行一项随机试验，调查孕期亚临床甲状腺功能减退的长期后续效应（5 岁儿童的智力发展）。

碘需要通过胎盘主动转运，并且胎儿的碘浓度是母体的 75%，当母体接受药物剂量的碘，胎儿易发生高碘性甲状腺肿。**同样的，放射性碘能够穿过胎盘，当 12 周后胎儿甲状腺能摄碘时使用放射性碘，将会产生很强的副作用**，包括胎儿的甲状腺功能减退、精神发育迟滞、多动症，甲状腺癌症发病率会增加 1%～2%。

近日美国儿科协会发布一条声明，要求怀孕及哺乳期妇女摄入足量的碘以改善胎儿神经精神的发育，降低对某些环境污染物的易感性。即使妊娠期轻度的碘缺乏也与 IQ 下降有关。美国国家科学院及美国甲状腺协会推荐每日摄碘量为 290μg[74]。为了做到这一点，大部分妇女需要每日补充 150μg 碘。目前只有 15%～20% 孕妇及哺乳期妇女服用补充碘。

肾上腺

为满足妊娠期孕妇合成雌激素和皮质醇，及满足胎儿生殖系统和体系统增殖发育的需要，妊娠期增加类固醇分泌必不可少。妊娠时肾上腺皮质功能发生显著变化，表现为血清中醛固酮、去氧皮质醇、皮质醇结合球蛋白（corticosteroid-binding globulin，CBG）、促肾上腺皮质激素（adrenocorticotropic hormone，ACTH）、皮质醇和游离皮质醇水平升高，表现为生理性高皮质醇状态（见第 43 章和附录 I）[75]。尽管肾上腺总体重量增加不明显，但是可观察到束状带（主要产生糖皮质激素）增生。妊娠第 6 月末肝脏受雌激素的刺激，CBG 的血浆浓度是非妊娠期的两倍，使得血浆总皮质醇水平升高。孕早期后血浆总皮质醇水平升高，到怀孕末期已经是非妊娠期的 3 倍，达到库欣综合征的范围。皮质醇的昼夜变化减弱，但仍然存在，其激素的最高峰出现在早晨。

只有一小部分未结合 CBG 的皮质醇——游离皮质醇有代谢活性，但是很难直接测量。反映有代谢活性的游离皮质醇水平的指标，如尿游离皮质醇浓度、游离皮质醇指数、唾液皮质醇浓度，都在妊娠早期以后升高。在对 21 例正常妊娠的研究中，尿游离皮质醇浓度从孕早期到孕晚期升高一倍。虽然总皮质醇浓度的增加可以通过 CBG 的增加来解释，但这并不能解释游离皮质醇水平升高。部分原因可能是孕期促肾上腺皮质激素释放激素（Corticotropin-releasing hormone，CRH）的升高，刺激了垂体和胎盘 ACTH 的分泌。非妊娠时，**CRH 主要由下丘脑**

分泌。妊娠期间还能由胎盘及胎膜产生并进入母体循环。CRH 在孕早期的水平与孕前类似，由于胎盘的分泌，在孕晚期会显著上升。尽管总皮质醇及游离皮质醇水平升高，但在孕晚期 CRH 和 ACTH 的水平仍会持续升高。这一现象支持了孕期高水平的 CRH 会使皮质醇水平升高的理论。此外，CRH 水平与母体 ACTH 及尿游离皮质醇浓度的升高，三者有显著的相关性。皮质醇增多症的其他原因包括：因肾清除率的变化导致皮质醇的血浆清除减慢，垂体对皮质醇反馈的不敏感或者垂体对促肾上腺皮质激素释放因子（如抗利尿激素及 CRH）的反应性增加。

妊娠期间即使皮质醇浓度升高到库欣综合征的水平，但临床上除体重增加、皮纹、高血糖、疲劳以外很少有其他皮质醇增多症的表现。但由于这些孕期改变，妊娠期库欣综合征的诊断比较困难（详细讨论见第 43 章）。

去氧皮质酮（Deoxycorticosterone, DOC）和醛固酮一样是一种强效的盐皮质激素。DOC 在孕中期开始显著升高，并在孕晚期达到峰值。与非妊娠状态相比，孕晚期血浆 DOC 水平不受 ACTH 调控，不被地塞米松及盐分摄入所抑制[75]。这些结果表明 DOC 水平的增高可能是因为存在自主分泌来源，特别是来自胎儿胎盘的分泌。硫酸脱氢表雄酮水平在孕期减少是由于它在孕期的代谢清除明显升高。此外，母体睾酮和雄烯二酮轻度升高；睾酮由于性激素结合蛋白增加而升高，雄烯二酮是因为合成增加。

垂体

妊娠期垂体增大约 1/3，主要由于垂体前叶分泌催乳素的嗜酸细胞增生所致。**增大的垂体以及继发的蝶鞍内压力升高，使垂体更容易受血供变化和低血压的影响，增加了产后出血造成垂体梗死的风险（席汉综合征）**[76]。

妊娠期垂体前叶激素水平有显著变化。血清催乳素水平在孕 5～8 周时开始升高，至妊娠足月时为非孕期的 10 倍。与此改变相对应的是泌乳素细胞（产生泌乳素）在妊娠女性的垂体前叶中显著增生，由未孕时的 20% 增加至足月时 60%。在妊娠中晚期，泌乳素的分泌增多有很大部分来源于蜕膜。尽管激素水平很高，但仍可以被溴隐亭抑制[77]。**孕期泌乳素的主要作用是为乳房泌乳做准备**（见第 24 章）。不哺乳的妇女泌乳素水平将在产后 3 月内降至正常。哺乳期妇女则需数月，并在喂奶同时间歇出现高泌乳素血症。**因雌激素、孕激素和抑制素水平升高的负反馈作用，产妇的卵泡刺激素（FSH）和黄体生成素（LH）会降到可以检测的水平以下**。产妇垂体生长激素也因胎盘生长激素对下丘脑和垂体的抑制而被抑制。但由于胎盘分泌生长激素，血清生长激素的水平还是增加的。

垂体后叶产生的激素在孕期也发生改变，而精氨酸加压素的改变早在本章"渗透调节"章节已经讨论过。催产素水平在孕期大幅上升，并在第二产程达到峰值。

胰腺和能量代谢

葡萄糖

妊娠期碳水化合物代谢发生了显著的生理变化。目的是使母体能够以葡萄糖的形式持续向发育中的胎儿和胎盘传输能量。妊娠对胰岛素和碳水化合物生理需求增加，在所有的孕妇中，糖耐量都发生了一定程度的下降。大部分女性中这种改变是轻度的，但在少部分女性中，妊娠期的这种改变导致了妊娠期糖尿病的发生。总之，**妊娠导致空腹血糖下降，餐后血糖升高及高胰岛素血症**[78]。为了适应妊娠期对胰岛素需求的增加，胰腺内的胰岛中分泌胰岛素的 β 细胞发生了肥大和增生。葡萄糖代谢的生理变化详见第 40 章。

蛋白质和脂类

氨基酸以主动运输的方式通过胎盘，用于合成蛋白质或者作为能量来源供给胎儿。在孕晚期，胎儿胎盘单位约含有 500mg 蛋白质[6,79]。在妊娠期，脂肪储备优先充当能量代谢的底物，因此蛋白质分解代谢减少。在孕期蛋白质应用效率增高，通过在孕期多个时间点进行氮平衡检测，发现直至妊娠结束机体时均处于正氮平衡状态。

血脂和脂蛋白在妊娠期升高。至足月时，甘油三酯水平可逐渐升高至 2～3 倍，正常范围在 200～300mg/dL。总胆固醇和低密度脂蛋白也升高，足月时可升高 50%～60%。高密度脂蛋白（HDL）水平在妊娠的前半期升高，在后半期下降。足月时，HDL 浓度较非妊娠期升高 15%。甘油三酯水平在产后 8 周恢复至正常，包括在哺乳状态下，但胆固醇和低密度脂蛋白（LDL）保持升高水平（图 3-11）。孕前有高脂血症的女性因妊娠而需要停药，如 HMG-CoA 还原酶抑制剂（他汀类），其高脂血症病情会有一过性的加重。

妊娠期血脂变化的机制还不完全清楚，可能一定程度上与雌激素、孕激素和人胎盘生乳素升高有关。LDL 的升高与胎盘类固醇生成有关，妊娠期 LDL 的变化模式可用于预测未来发生粥样动脉硬化的风险[79]。在一项为期 6 年纳入 1005 名女性关于分娩次数与颈动脉粥样硬化形成的研究中发现，即使在控制了常规风险因素后，分娩次数与颈动脉粥样硬化形成仍有显著相关性。这意味着妊娠本身可能增加动脉粥样硬化发生的风险。

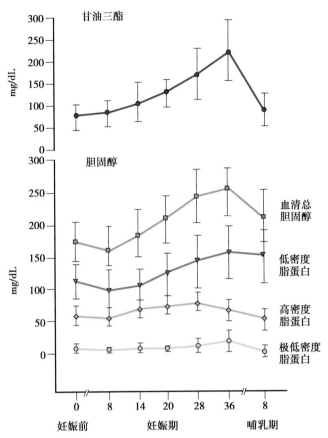

图 3-11 血清甘油三酯和胆固醇的水平以及不同组分脂蛋白浓度在孕前,孕期及产后的表达(摘自 Salameh W,Mastrogiannis D. Maternal hyperlipidemia in pregnancy. Clin Obstet Gynecol. 1994;37:66.)

骨骼

钙代谢

最初认为提供胎儿所需的钙会导致孕妇骨钙流失,因此妊娠被看作是一种生理性的甲状旁腺功能亢进状态。但是,大部分胎儿所需的钙是通过钙代谢的一系列生理变化所产生,对母体骨骼没有远期影响[80]。孕期胎儿能够积累 21g(13~33g)的钙——其中 80% 在孕晚期,正是这个阶段胎儿骨骼矿化处于顶峰时期。钙通过主动运输通过胎盘。令人惊讶的是孕期体内的钙通过肾脏排出增加,足月时尿钙将翻倍。

妊娠期孕妇体内总的钙水平是下降的。这是由于血清白蛋白水平下降导致钙结合蛋白减少。但起重要生理作用的血清钙离子并未发生改变且保持恒定[80](图 3-12)。事实上维持母体血清钙水平和胎儿所需钙主要通过增加肠道的钙吸收。钙通过小肠吸收,孕 12 周时钙吸收能力翻倍,并在孕晚期达到最高峰[80]。孕早期钙吸收的增加使母体骨钙得以储备,能够应对孕晚期胎儿最大

的钙需求。尽管胎儿所需的大部分钙是来自于肠道吸收,但越来越多的数据证实孕晚期胎儿所需的钙有部分来自于母体骨钙储备。这些数据提供了孕期补钙的生理依据。说明仅依赖母体饮食提供胎儿生长和乳汁分泌所需的钙是不够的。相类似,孕妇血磷水平也保持恒定[80]。

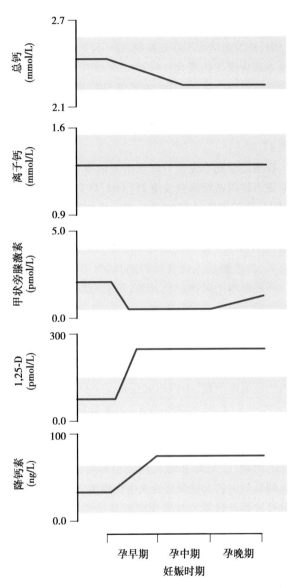

图 3-12 孕期钙及趋钙激素水平分泌的时间变化,正常人范围在阴影区域内。1,25-D,1,25-二羟维生素 D (Kovacs CS,Kronenberg HM. Maternal-fetal calcium and bone metabolism during pregnancy,puerperium,and lactation. Endocr Rev. 1997;18:832)

过去的研究认为孕妇体内甲状旁腺激素(Parathyroid hormone,PTH)水平是升高的。但在最近的前瞻性研究中,通过运用新的检测方法证实孕妇体内 PTH 并未升高,事实上在整个孕期 PTH 均保持着正常低水平范围。因此妊娠期并非处于甲状旁腺功能亢进状态(见第 42 章)。

维生素 D 是胆固醇的衍生物,主要以两种形式存在:

在皮肤内合成的维生素 D3（胆钙化醇）以及植物来源并在肠道吸收的维生素 D2（麦角钙化醇）。**血清中 25-羟维生素 D3（25[OH]D）的水平随着维生素 D 的合成与吸收升高。因此 25[OH]D 的水平是反映维生素 D 含量的最佳指标**[81]。25[OH]D 进一步转化为 1,25-二羟维生素 D 或活性维生素 D。1,25-二羟维生素 D 在整个孕期血清浓度升高，在孕早期上升 2 倍，在孕晚期达到最高峰。25[OH]D 的血清水平在妊娠期几乎不变，除非维生素 D 的摄入或合成发生变化。1,25-二羟维生素 D 的升高是源于母体肾脏合成的增加，也可能与胎儿胎盘单位合成增加有关，但与 PTH 的调控无关。且 1,25-二羟维生素 D 的升高导致了肠道钙吸收的增加。关于血钙平衡内容详见第 42 章。

在美国孕期维生素 D 缺乏的发病率预计高达 50%。孕期是否建议常规筛查血清 25[OH]D 存在争议。血清 25[OH]D 浓度低于 32ng/mL 提示维生素 D 缺乏，一旦诊断明确推荐增加维生素 D 的补充[81]。一项队列研究结果发现孕妇维生素 D 缺乏与肺部发育障碍、神经认知障碍有关，会增加发生进食障碍的风险，并降低骨密度峰值。降钙素水平同样上升 20%，可能有助于保护母体骨骼系统免于过多的骨质丢失。

骨骼和姿势变化

妊娠对骨骼代谢的影响是复杂的，妊娠期孕妇骨质流失的证据不一致，不同研究报道了不同结果包括骨质流失、没有变化，甚至骨质增加。其实妊娠是否导致骨质流失并不是主要问题，关键是妊娠和哺乳对今后发生骨质疏松症是否存在远期风险。**妊娠是一个大量骨转换和重塑的时期**[82]。妊娠和哺乳均会引起可逆的骨质流失，延长哺乳时间的女性骨质流失也会增加。但研究并不支持分娩次数与远期发生骨质疏松症相关。此外，通过比较不同产次的双胞胎女性，发现妊娠及哺乳对远期骨质流失无决定性影响。

骨转换在妊娠前半期发生较少，在孕晚期增加，这与胎儿钙需求高峰期相符，且可能提示转换的是既往储存的骨钙。骨重吸收的标志物（羟脯氨酸和抗酒石酸酸性磷酸酶）和骨生成的标志物（碱性磷酸酶和前胶原肽）均在妊娠期表达增加。这种表达结果提示总体骨量不变而骨质的微结构改变，使骨架得以承受更大的弯曲力和生物学应力，以负担逐渐增大的胎儿。多项研究表明孕期骨密度检测提示骨质流失仅发生在骨小梁，而非骨皮质。早期报道还发现长骨的骨皮质厚度在孕期甚至增加。

尽管妊娠期发生了骨质的流失，但妊娠期间或妊娠后短期发生骨质疏松症极为罕见。妊娠期和哺乳期额外补钙是否可以预防骨质疏松仍有争议。尽管孕妇每天摄入 2g 或以上的钙是具有一定保护作用的，但目前大部分的研究认为补钙不能减少骨质流失。这一剂量高于妊娠期和哺乳期推荐的饮食摄入量 1000～1300mg/天。当然，若女性服用导致骨质流失的药物，如肝素或类固醇，则需增加补钙的剂量[83]。

妊娠导致腰椎前凸逐渐增加（脊柱前凸）。这种代偿机制维持孕妇重力在其下肢的着力点，防止增大的子宫导致重心前移。这种必要转变的副作用是 2/3 的女性会发生腰痛，其中 1/3 疼痛较重。孕期耻骨联合和骶髂关节的韧带松弛，部分观点认为这与松弛素的增加有关，其他观点则认为整个孕期两者之间并无关联。**在孕 28～32 周，耻骨联合会显著增宽，宽度从 3～4mm 增加至 7.7～7.9mm。**这常常导致耻骨联合附近疼痛，多描述为站立时大腿内侧不适，或者孕妇走路时感觉骨头弹响或活动。

皮肤

在妊娠期，皮肤、指甲和头发都发生了生理改变（见第 51 章）。皮肤血流增加有利于散热，使孕期皮肤更有光泽。约 90% 的孕妇中可观察到色素过度沉着，这可能与促黑素细胞激素和雌激素增加有关。色素沉着主要发生于乳晕、外阴皮肤、腹白线、疤痕、雀斑，导致了黄褐斑的发生，即熟知的"妊娠斑"。很多女性在妊娠期还会出现多毛症和头发增多，这种变化常常到产后 1～5 个月消退，这是由于大量静止期的毛囊被激活导致毛发生长期延长[84]。**在妊娠期，指甲可发生脆断，白甲病，横沟，甲床角化过度，远端甲床剥离。**妊娠期的高雌激素状态会增加毛细血管扩张症和肝掌的发生。

中枢神经系统

孕期中枢神经系统相关主诉，如头痛及注意力问题较常见，但中枢神经系统很少发生器质性的变化。在健康妇女群体中，磁共振成像发现脑容积随孕期进程而逐渐减少，但在产后 6 个月恢复至孕前初始水平，这一系列改变的发生机制及意义尚未明确。此外，如上文中所述，对腺垂体的容积评估发现随孕期进程其体积与容积均增加。由于松弛素释放增加可上调胶原酶水平，导致胶原重塑[85]，因此血管壁完整性改变，容易发生动脉瘤破裂，孕期蛛网膜下腔出血的风险较非孕期升高五倍。

眼睛

妊娠常伴随眼部变化，但大部分是短暂性的。其中最显著的两个改变为角膜厚度增加及眼内压下降[86]。在孕 10 周时角膜增厚明显，可能影响隐形眼镜的使用。**角**

膜改变会持续至产后数周,建议患者等待一段时间再考虑配新眼镜或更换新的隐形眼镜。报道显示角膜改变伴随的视力变化也较频繁,为 25% ~ 89%[84]。其中大部分孕妇存在视力及屈光不正的改变,及近视的转变(变的逐渐远视),产后恢复至妊娠前水平[70]。因为眼部的这些暂时性改变,大部分人认为妊娠是屈光性角膜切削术的禁忌证,同样也有学者建议此类手术后 1 年内应避孕。孕期眼内压下降约 10%,青光眼症状通常得到改善[87]。妊娠不改变或仅轻微降低视野。因此,任何关于视野改变的主诉都是不正常的且需要进行评估。同样,视力改变如视力下降或飞蚊症也是不正常的,且可能预示视网膜剥离或可逆性后部脑病综合征,需要进一步评估。

乳房

妊娠相关乳房改变从早孕开始并持续整个孕期。孕期乳房正常发育与生理变化的完整综述请参阅第 24 章。

下生殖道

阴道

妊娠期间几乎每个器官系统的变化都是为促进妊娠的维持及为分娩做准备。外阴皮肤及阴道黏膜血管增生、充血,可能引起外阴、宫颈、阴道变为蓝色,这种典型改变早在 1887 年及 1836 年即被 Chadwick 与 Jacquemin 分别进行描述[88]。孕酮使静脉扩张性增加,加上子宫机械作用和循环血容量增加,可导致孕期外阴静脉曲张形成或加重。阴道上皮下结缔组织亦松弛,肌纤维增厚[88],阴道黏膜本身厚度增加。上皮细胞形成了有特征的椭圆形。在上皮细胞中,妊娠期雌二醇水平增高,进而使得糖原水平增。糖原代谢形成乳酸,使阴道内 pH 值下降。乳酸主要是乳酸杆菌的代谢副产物[86],乳酸杆菌是孕期阴道的优势菌群,[71,89-92]将在本章微生物部分详述。综上所述,孕期阴道改变是激素和微生物共同作用的结果。

宫颈

孕期子宫颈经历了可逆的变化,从为了维持妊娠状态保持关闭状态的坚韧状态,变为扩张性良好的柔软组织,并逐渐延展消退成为难以辨别的环状结构,使得足月胎儿可以娩出。与子宫体不同,子宫颈包含极少量平滑肌组织,主要组织成分为结缔组织,由胶原、弹力蛋白、黏蛋白及细胞成分组成[92]。胶原结构及黏多糖的改变受激素调节,有利于宫颈的软化和扩张[92]。产后宫颈组织修复,为下一次妊娠做准备。

由于孕酮的原因,妊娠期子宫颈还会产生大量黏液,并逐渐变得更黏稠,酸性变得更强。黏液富含基质金属蛋白酶,随着孕期的进展组成成分发生改变,其功能从原来的子宫颈重塑变为预防上行性感染[93]。妊娠期免疫球蛋白 G(IgG)和免疫球蛋白 A(IgA)水平逐渐升高,IgG 比 IgA 更明显。孕早期 IgG 水平最高,在中期和晚期逐渐降低,而 IgA 水平相对稳定。鉴于整个孕期 IgG 和 IgA 的峰值明显超过其在月经周期各阶段的水平,所以有学者提出假设,认为抗体水平的增高源于雌二醇与孕酮水平的提高。一些特殊类型白介素的表达不仅与免疫球蛋白水平相关,也受阴道微生物组成结构所影响,乳酸菌属的减少与子宫颈促炎细胞因子——白细胞介素 8(IL-8)升高存在一定联系。

微生物组

人体微生物组包含所有在人体表面及内部的所有微生物。这些微生物在身体特定部位繁殖,与其宿主共同演化组成生命共同体,不同身体部位微生物组成各不相同。这些微生物普遍与人类宿主形成共生关系,当然也有例外。2012 年已发表了健康非妊娠妇女的微生物组研究报道[94,95]。最近的一些研究表明,人体特定部位的一些微生物在妊娠期发生改变[71,91,96]。妊娠期特定部位微生物改变有可能可以帮助维持妊娠状态,做分娩准备,和建立新生儿微生物组。这一新的研究领域提出了重要问题:早产发生机制及微生物改变与它们人类宿主的相互关系。

阴道微生物组

如本章前文所述,在雌激素诱导下增加的糖原在乳酸菌作用下被代谢为乳酸,不仅可降低阴道 pH 值同时也促进乳酸菌的生长。乳酸杆菌很早就被发现会随孕期逐渐增加,但随着全基因组学(微生物组学分析)的出现,更特异的组成性变化也逐渐被注意到。

孕期阴道微生物组的变化为种间多样性(α 多样性)及种属多样性(不同种类)均减少。最近研究显示孕期微生物组的构成也不相同(图 3-13)。当微生物增殖数量及种类减少时,一些菌种的增殖优势便变得明显,尤其像乳酸菌属,特别是詹氏乳酸杆菌、约氏乳酸杆菌和卷曲乳酸杆菌增多,这可能具有重要的生物学意义。例如,詹氏乳酸杆菌参与厌氧环境下的糖原代谢,随着雌激素水平升高而数量增加,并维持阴道酸性环境。另外,詹氏乳酸杆菌的表面相关蛋白或可抑制包括淋病奈瑟菌在内的性传播疾病,因此,詹氏乳酸杆菌可能有助于预防早产的发生。詹氏乳酸杆菌和卷曲乳酸杆菌都具很强的过氧化物生成能力,认为可预防细菌性阴道病,而细菌性阴道病被认为是早产及人类免疫缺陷病毒(HIV)感染的危险因素[97,98]。

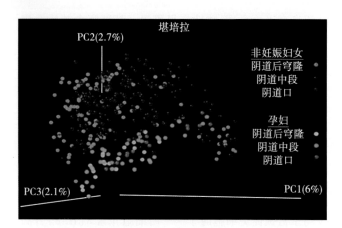

图 3-13 孕妇及非孕妇阴道微生物组学比较主成分分析图（PCoA）说明每个妇女阴道微生物组区别于他人的程度。图中，非妊娠妇女标注为蓝色，孕妇为绿色，而不同的阴道位置用蓝或者绿的颜色深浅表示。妊娠情况（妊娠 vs. 非妊娠）的聚类信息存在显而易见的差异，而阴道位置则无明显差异（摘自 Aagaard K，Riehle K，Ma J，et al. A metagenomic approach to characterization of the vaginal microbiome signature in pregnancy. PLoS One. 2012；7[6]：e36466.）

约氏乳酸杆菌是一种新生儿消化道中的主要菌种，同样在妊娠期妇女阴道微生物菌组中数量充足，它不被胃酸消化，并在下消化道增殖，能分泌杀灭肠球菌的抗生素[99]，还可使胃黏液更加稠厚[100]。因此它对新生儿消化道微生物组的建立可能非常重要。

肠道微生物组

妊娠期同时也存在肠道菌群的改变。妊娠期肠道细菌负荷增加，且细菌组成结构改变。一项研究发现，随孕期进展个体多样性（α 多样性）降低，而个体间多样性（β 多样性）增加。这一系列变化的同时常伴随变形菌属增加及肠球菌属减少。炎性环境下变形菌属常增多，而具有抗炎作用的肠球菌属减少，所以，**孕晚期的粪便与炎性疾病状态下的粪便相似**。在一项研究中，给小鼠分别接种孕早期及孕晚期孕妇的粪便，结果发现孕晚期的粪便更易诱导小鼠出现严重炎症反应、肥胖症及糖耐量异常。所以，妊娠可引起促炎症及促糖尿病的肠道菌群改变。但是这些变化可能可以促进能量储存及婴儿成长。

胎盘微生物组

过去普遍观念认为上生殖道及胎盘是无菌的，但近期研究不断发现相反的证据表明，即使缺乏羊膜腔内感染的证据情况下，在上生殖道及胎盘仍存在微生物组[96,100-103]。最近一项利用全基因组学分析方法研究发现健康足月分娩可出现胎盘细菌，而且**在足月和早产孕妇之间的微生物组成也不同，在有或者没有其他器官产前感染（如肾盂肾炎）的妇女中也不同**[96]。此项研究还发现胎盘特定细菌成分最接近口腔微生物组，而不同于阴道及皮肤微生物组，

由此推测，部分胎盘特定菌群既非接触污染也不是由于上行性感染引起，而可能经口腔血行传播到达胎盘[96]，这些发现可以解释牙周疾病与早产之间的联系。

总　结

总之，妊娠后人体所有器官都会发生整体性变化，以促进和维持妊娠状态。孕妇常由于这些变化导致的症状而担心，作为医生要区分这些是生理性变化还是病理性症状。此外，微生物组对妊娠是维持还是干扰是一个新出现的研究领域，预计几年内可以对人体和微生物组之间的关系有更深入和广泛的理解。

关键点

◆ 妊娠期健康合理的体重增长应根据体重指数（BMI）而定。

◆ 妊娠期母体的心排出量增加 30% ~ 50%。仰卧位和站立位时心排出量均降低，以产时和分娩后最明显。

◆ 由于全身血管阻力和肺血管阻力显著下降，虽然血容量增多，但肺毛细血管楔压 PCWP 并未升高。

◆ 母体血压在妊娠早期下降。在孕中期舒张压和平均动脉压达到最低点（16 ~ 20 周），足月时恢复孕前水平。

◆ 妊娠期间母体血浆容量增加 50%。红细胞数量增加约 18% ~ 30%，正常妊娠时红细胞压积降低但不少于 30%。

◆ 妊娠为高凝状态，大多数促凝血因子水平增高，而纤溶系统和一些自然凝血抑制因子水平降低。

◆ 由于每分通气量增加，妊娠期母体 PaO_2 和 $PaCO_2$ 下降，这有利于 CO_2 从胎儿转运至母亲，也会导致母体发生轻度呼吸性碱中毒。

◆ 由于肾小球滤过率的增加，妊娠期母体血尿素氮和肌酐水平降低。

◆ 由于血钠浓度及相关阴离子浓度降低，妊娠期母体的血浆渗透压降低，口渴感和抗利尿激素释放的渗透压调节点均下调。

◆ 尽管甲状腺的形态、组织学和实验室指标都发生改变，但正常孕妇的甲状腺功能在正常范围，正常妊娠的游离 T4 水平在非妊娠期的正常范围内。

◆ 妊娠会出现外周胰岛素抵抗，主要是由于 TNF-α 和人胎盘催乳素介导的，随孕周增加胰岛素抵抗进一步加重，可引起餐后高血糖、高胰岛素血症、高脂血症，在孕晚期尤为常见。

◆ 妊娠期阴道的生理性变化与阴道微生物组相互作用，以防止感染和支持妊娠。

参考文献

1. Committee to Reexamine IOM Pregnancy Weight Guidelines, Institute of Medicine, National Research Council. Rasmussen KM, Yaktine AL, eds. *Weight Gain During Pregnancy: Reexamining the Guidelines.* Washington, D.C.: The National Academies Press; 2009.

2. Gunderson EP, Sternfeld B, Wellons MF, et al. Childbearing may increase visceral adipose tissue independent of overall increase in body fat. *Obesity (Silver Spring).* 2008;16(5):1078-1084.

3. Pitkin R. Nutritional support in obstetrics and gynecology. *Clin Obstet Gynecol.* 1976;19(3):489-513.

4. Abrams B, Selvin S. Maternal weight gain pattern and birth weight. *Obstet Gynecol.* 1995;86(2):163-169.

5. Blomberg M. Maternal and neonatal outcomes among obese women with weight gain below the new Institute of Medicine recommendations. *Obstet Gynecol.* 2011;117(5):1065-1070.

6. Kominiarek MA, Seligman NS, Dolin C, et al. Gestational weight gain and obesity: is 20 pounds too much? *Am J Obstet Gynecol.* 2013;209(3):214 e1-214 e11.

7. Turan OM, De Paco C, Kametas N, Khaw A, Nicolaides KH. Effect of parity on maternal cardiac function during the first trimester of pregnancy. *Ultrasound Obstet Gynecol.* 2008;32(7):849-854.

8. Van Oppen AC, Stigter RH, Bruinse HW. Cardiac output in normal pregnancy: a critical review. *Obstet Gynecol.* 1996;87:310-318.

9. Robson SC, Hunter S, Boys RJ, Dunlop W. Serial study of factors influencing changes in cardiac output during human pregnancy. *Am J Physiol.* 1989;256(4 Pt 2):H1060-H1065.

10. Desai DK, Moodley J, Naidoo DP. Echocardiographic assessment of cardiovascular hemodynamics in normal pregnancy. *Obstet Gynecol.* 2004; 104(1):20-29.

11. Sanghavi M, Rutherford JD. Cardiovascular physiology of pregnancy. *Circulation.* 2014;130(12):1003-1008.

12. Snijder CA, Brand T, Jaddoe V, et al. Physically demanding work, fetal growth and the risk of adverse birth outcomes. The Generation R Study. *Occup Environ Med.* 2012;69(8):543-550.

13. MacGillivray I, Rose GA, Rowe B. Blood pressure survey in pregnancy. *Clin Sci.* 1969;37(2):395-407.

14. Gant NF, Daley GL, Chand S, Whalley PJ, Macdonald PC. A study of angiotensin ii pressor response throughout primigravid pregnancy. *J Clin Invest.* 1973;52(November):2682–2689.

15. Mahendru AA, Everett TR, Wilkinson IB, Lees CC, McEniery CM. A longitudinal study of maternal cardiovascular function from preconception to the postpartum period. *J Hypertens.* 2014;32(4):849-856.

16. De Swiet M. Blood pressure measurement in pregnancy. *Br J Obstet Gynaecol.* 1996;103:862-863.

17. Zinaman M, Rubin J, Lindheimer MD. Serial plasma oncotic pressure levels and echoencephalography during and after delivery in severe pre-eclampsia. *Lancet.* 1985;1:1245-1247.

18. Crapo R. Normal cardiopulmonary physiology during pregnancy. *Clin Obstet Gynecol.* 1996;39(1):3-16.

19. Roth A, Elkayam U. Acute myocardial infarction associated with pregnancy. *J Am Coll Cardiol.* 2008;52(3):171-180.

20. Lee W, Rokey R, Miller J, Cotton DB. Maternal hemodynamic effects of uterine contractions by M-mode and pulsed-Doppler echocardiography. *Am J Obstet Gynecol.* 1989;161(4):974-977.

21. Robson SC, Boys RJ, Hunter S, Dunlop W. Maternal hemodynamics after normal delivery and delivery complicated by postpartum hemorrhage. *Obstet Gynecol.* 1989;74(2):234-239.

22. Shotan A, Ostrzega E, Mehra A, Johnson J V, Elkayam U. Incidence of Arrhythmias in Normal Pregnancy and Relation to Palpitations. *Am J Cardiol.* 1997;79(8):1061-1064.

23. Little MP, Brocard P, Elliott P, Steer PJ. Hemoglobin concentration in pregnancy and perinatal mortality: a London-based cohort study. *Am J Obstet Gynecol.* 2005;193(1):220-226.

24. Pritchard J, Baldwin R, Dickey J. Blood volume changes in pregnancy and the puerperium, II. Red blood cell loss and changes in apparent blood volume during and following vaginal delivery, cesarean section, and cesarean section plus total hysterectomy. *Am J Obstet Gynecol.* 1962; 84(10):1271.

25. Haider BA, Olofin I, Wang M, Spiegelman D, Ezzati M, Fawzi WW. Anaemia, prenatal iron use, and risk of adverse pregnancy outcomes: systematic review and meta-analysis. *BMJ.* 2013;346(June):f3443.

26. Pitkin R, Witte D. Platelet and Leukocyte Counts in Pregnancy. *J Am Med Assoc.* 1979;242:2696-2698.

27. Burrows R, Kelton J. Incidentally detected thrombocytopenia in healthy mothers and their infants. *N Engl J Med.* 1988;319:142-145.

28. Lescale KB, Eddleman KA, Cines DB, et al. Antiplatelet antibody testing in thrombocytopenic pregnant women. *Am J Obstet Gynecol.* 1996; 174(3):1014-1018.

29. Boehlen F, Hohlfeld P, Extermann P, Perneger TV, de Moerloose P. Platelet count at term pregnancy: a reappraisal of the threshold. *Obstet Gynecol.* 2000;95(1):29-33.

30. Vincelot A, Nathan N, Collet D, Mehaddi Y, Grandchamp P, Julia A. Platelet function during pregnancy: an evaluation using the PFA-100 analyser. *Br J Anaesth.* 2001;87(6):890-893. Available at: <http://www.ncbi.nlm.nih.gov/pubmed/11878692>.

31. Pitkin R, Witte D. Platelet and leukocyte counts in pregnancy. *JAMA.* 1979;242:2696-2698.

32. Clark P, Brennand J, Conkie JA, Mccall F, Greer IA, Walker ID. Activated protein C sensitivity, protein C, protein S and coagulation in normal pregnancy. *Thromb Haemost.* 1998;79:1166-1170.

33. American College of Obstetricians and Gynecologists. Practice Bulletin Number 138: Inherited Thrombophilias in Pregnancy. *Obstet Gynecol.* 2013;122(3):706-717.

34. Molvarec A, Rigó J, Bõze T, et al. Increased plasma von Willebrand factor antigen levels but normal von Willebrand factor cleaving protease (ADAMTS13) activity in preeclampsia. *Thromb Haemost.* 2009;101(2):305-311.

35. Hill JS, Devenie G, Powell M. Point-of-care testing of coagulation and fibrinolytic status during postpartum haemorrhage: developing a thrombelastography®-guided transfusion algorithm. *Anaesth Intensive Care.* 2012;40(6):1007-1015. Available at: <http://www.ncbi.nlm.nih.gov/pubmed/23194210>.

36. Sharma SK, Philip J, Wiley J. Thromboelastographic changes in healthy parturients and postpartum women. *Anesth Analg.* 1997;85:94-98.

37. Karlsson O, Sporrong T, Hillarp A, Jeppsson A, Hellgren M. Prospective longitudinal study of thromboelastography and standard hemostatic laboratory tests in healthy women during normal pregnancy. *Anesth Analg.* 2012;115(4):890-898.

38. Pilkington S, Carli F, Dakin MJ, et al. Increase in Mallampati score during pregnancy. *Br J Anaesth.* 1995;74(6):638-642.

39. Izci B, Riha RL, Martin SE, et al. The upper airway in pregnancy and pre-eclampsia. *Am J Respir Crit Care Med.* 2003;167(2):137-140.

40. Harirah HM, Donia SE, Nasrallah FK, Saade GR, Belfort MA. Effect of gestational age and position on peak expiratory flow rate: a longitudinal study. *Obstet Gynecol.* 2005;105(2):372-376.

41. Grindheim G, Toska K, Estensen M-E, Rosseland L. Changes in pulmonary function during pregnancy: a longitudinal cohort study. *Br J Obstet Gynaecol.* 2012;119(1):94-101.

42. Awe RJ, Nicotra B, Newson TD, Viles R. Arterial oxygenation and alveolar-arterial gradients in term pregnancy. *Obstet Gynecol.* 1979;53:182-186.

43. Lee KA, Zaffke ME, McEnany G. Parity and sleep patterns during and after pregnancy. *Obstet Gynecol.* 2000;95:14-18.

44. Louis JM, Auckley D, Sokol RJ, Mercer BM. Maternal and neonatal morbidities associated with obstructive sleep apnea complicating pregnancy. *Am J Obstet Gynecol.* 2010;202(3):261 e1-261 e5.

45. Facco FL, Kramer J, Ho KH, Zee PC, Grobman WA. Sleep disturbances in pregnancy. *Obstet Gynecol.* 2010;115(1):77-83.

46. Facco FL, Ouyang DW, Zee PC, Grobman W. Development of a pregnancy-specific screening tool for sleep apnea. *J Clin Sleep Med.* 2012;8(4):389-394.

47. Guilleminault C, Palombini L, Poyares D, Takaoka S, Huynh NT, El-Sayed Y. Pre-eclampsia and nasal CPAP: part 1. Early intervention with nasal CPAP in pregnant women with risk-factors for pre-eclampsia: preliminary findings. *Sleep Med.* 2007;9(1):9-14.

48. Uglane MT, Westad S, Backe B. Restless legs syndrome in pregnancy is a frequent disorder with a good prognosis. *Acta Obstet Gynecol Scand.* 2011;90(9):1046-1048.

49. Fried A, Woodring J, Thompson D. Hydronephrosis of pregnancy: a prospective sequential study of the course of dilatation. *J Ultrasound Med.* 1983;2:255.

50. Smaill F, Vazquez J. Antibiotics for asymptomatic bacteriuria in pregnancy (Review). *Cochrane Database Syst Rev.* 2007;18(2):CD000490.

51. Lindheimer M, Davison J, Katz A. The kidney and hypertension in pregnancy: Twenty exciting years. *Semin Nephrol.* 2001;21:173-189.

52. Castro LC, Hobel CJ, Gornbein J. Plasma levels of atrial natriuretic peptide in normal and hypertensive pregnancies: A meta-analysis. *Am J Obstet Gynecol.* 1994;171(December):1642-1651.

53. Lindheimer M, Richardson D, Ehrlich E. Potassium homeostasis in pregnancy. *J Reprod Med.* 1987;32:517.

54. Klein P, Polidori D, Twito O, Jaffe A. Impaired decline in renal threshold for glucose during pregnancy—a possible novel mechanism for gestational diabetes mellitus. *Diabetes Metab Res Rev.* 2014;30(4):140-145.

54a. Higby K, Suiter CR, Phelps JY, Siler-Khodr T, Langer O. Normal values of urinary albumin and total protein excretion during pregnancy. *Am J Obstet Gynecol.* 1994;171(4):984-989.

55. Conrad KP, Stillman IE, Lindheimer MD. The kidney in normal pregnancy and preeclampsia. In: Taylor RN, Roberts JM, Cunningham FG, Lindheimer MD, eds. *Chesley's Hypertensive Disorders in Pregnancy.* 4th ed. New York: Academic Press; 2014:335-378.

56. Gordon M, Landon MB, Samuels P, Hissrich S, Gabbe SG. Perinatal outcome and long-term follow-up associated with modern management of diabetic nephropathy. *Obstet Gynecol.* 1996;87(3):401-409.

57. Duvekot JJ, Cheriex EC, Pieters FA, Menheere PP, Peeters LH. Early pregnancy changes in hemodynamics and volume homeostasis are consecutive adjustments triggered by a primary fall in systemic vascular tone. *Am J Obstet Gynecol.* 1993;169(6):1382-1392.

58. Hameed AB, Chan K, Ghamsary M, Elkayam U. Longitudinal changes in the B-type natriuretic peptide levels in normal pregnancy and postpartum. *Clin Cardiol.* 2009;32(8):E60-E62.

59. Gilstrap LC, Cunningham FG, Whalley PJ. Acute pyelonephritis in pregnancy: an anterospective study. *Obstet Gynecol.* 1981;57(4):409-413.

60. Viktrup L, Rortveit G, Lose G. Risk of stress urinary incontinence twelve years after the first pregnancy and delivery. *Obstet Gynecol.* 2006;108(2):248-254.

61. American College of Obstetricians and Gynecologists. Committee opinion number 569: oral health care during pregnancy and through the lifespan. *Obstet Gynecol.* 2013;122(2):417-422.

62. Shah S, Nathan L, Singh R, Fu YS, Chaudhuri G. E2 and not P4 increases NO release from NANC nerves of the gastrointestinal tract: implications in pregnancy. *Am J Physiol Regul Integr Comp Physiol.* 2001;280:R1546-R1554.

63. The American College of Obstetricians and Gynecologists. ACOG practice bulletin no. 105: bariatric surgery and pregnancy. *Obstet Gynecol.* 2009;113(6):1405-1413.

64. Kern FJ, Everson GT, DeMark B, et al. Biliary lipids, bile acids, and gallbladder function in the human female. *J Clin Invest.* 1981;68:1229-1242.

65. Angelini DJ. Gallbladder and pancreatic disease during pregnancy. *J Perinat Neonatal Nurs.* 2002;15(4):1-12.

66. Arthur C, Mahomed K. Intrahepatic cholestasis of pregnancy: diagnosis and management; a survey of Royal Australian and New Zealand College of Obstetrics and Gynaecology fellows. *Aust N Z J Obstet Gynaecol.* 2014;54(3):263-267.

67. Furneaux EC, Langley-Evans AJ, Langley-Evans SC. Nausea and vomiting of pregnancy. *Obstet Gynecol Surv.* 2001;56(12):775-782.

68. Glinoer D. The regulation of thyroid function in pregnancy: pathways of endocrine adaptation from physiology. *Endocr Rev.* 2014;18(3):404-433.

69. Lee RH, Spencer CA, Mestman JH, et al. Free T4 immunoassays are flawed during pregnancy. *Am J Obstet Gynecol.* 2009;200(3):260.e1-260.e6.

70. Mehdizadehkashi K, Chaichian S, Mehdizadehkashi A, et al. Visual acuity changes during pregnancy and postpartum: a cross-sectional study in Iran. *J Pregnancy.* 2014;2014:675792.

71. Aagaard K, Riehle K, Ma J, et al. A metagenomic approach to characterization of the vaginal microbiome signature in pregnancy. *PLoS ONE.* 2012;7(6):e36466.

72. Calvo RM, Jauniaux E, Gulbis B, et al. Fetal tissues are exposed to biologically relevant free thyroxine concentrations during early phases of development. *J Clin Endocrinol Metab.* 2002;87(4):1768-1777.

73. Haddow JE, Palomaki GE, Allan WC, et al. Maternal thyroid deficiency during pregnancy and subsequent neuropsychological development of the child. *N Engl J Med.* 1999;341(8):549-555.

74. Institute of Medicine Committee on the Scientific Evaluation of Dietary Reference. *Dietary Reference Intakes for Vitamin A, Vitamin K, Arsenic, Boron, Chromium, Copper, Iodine, Iron, Manganese, Molybdenum, Nickel, Silicon, Vanadium, and Zinc.* National Academies Press; 2001.

75. Nolten WE, Lindheimer MD, Oparil S, Ehrlich EN. Desoxycorticosterone in normal pregnancy. I. Sequential studies of the secretory patterns of desoxycorticosterone, aldosterone, and cortisol. *Am J Obstet Gynecol.* 1978;132(4):414-420.

76. Tessnow AH, Wilson JD. The changing face of Sheehan's syndrome. *Am J Med Sci.* 2010;340(5):402-406.

77. Prager D, Braunstein GD. Pituitary disorders during pregnancy. *Endocrinol Metab Clin North Am.* 1995;24(1):1-14.

78. Phelps RL, Metzger BE, Freinkel N. Carbohydrate metabolism in pregnancy. XVII. Diurnal profiles of plasma glucose, insulin, free fatty acids, triglycerides, cholesterol, and individual amino acids in late normal pregnancy. *Am J Obstet Gynecol.* 1981;140(7):730-736.

79. Cunningham FG, Leveno KJ, Bloom SL, Hauth JC, Rouse DJ, Spong CY. *23rd Edition Williams Obstetrics.* New York: McGraw-Hilll; 2010.

80. Kovacs CS, Kronenberg HM. Maternal-fetal calcium and bone metabolism during pregnancy, puerperium, and lactation. *Endocr Rev.* 1997;18(6):832-872.

81. Mulligan ML, Felton SK, Riek AE, Bernal-Mizrachi C. Implications of vitamin D deficiency in pregnancy and lactation. *Am J Obstet Gynecol.* 2010;202(5):429.e1-429.e9.

82. Ensom MH, Liu PY, Stephenson MD. Effect of pregnancy on bone mineral density in healthy women. *Obstet Gynecol Surv.* 2002;57(2):99-111.

83. Nelson-Piercy C, Letsky EA, de Swiet M. Low-molecular-weight heparin for obstetric thromboprophylaxis: experience of sixty-nine pregnancies in sixty-one women at high risk. *Am J Obstet Gynecol.* 1997;176(5):1062-1068.

84. Muallem MM, Rubeiz NG. Physiological and biological skin changes in pregnancy. *Clin Dermatol.* 2006;24(2):80-83.

85. Delfyett WT, Fetzer DT. Imaging of neurologic conditions during pregnancy and the perinatal period. *Neurol Clin.* 2012;30(3):791-822.

86. Millodot M. The influence of pregnancy on the sensitivity of the cornea. *Br J Ophthalmol.* 1977;61:646-649.

87. Horven I, Gjonnaess H. Corneal indentation pulse and intraocular pressure in pregnancy. *Arch Ophthalmol.* 1974;91:92-98.

88. Farage MA, Maibach HI. Morphology and physiological changes of genital skin and mucous membranes. *Curr Probl Dermatol.* 2011;40:9-19.

89. Boskey ER, Cone RA, Whaley KJ, Moench TR. Origins of vaginal acidity: high D/L lactate ratio is consistent with bacteria being the primary source. *Hum Reprod.* 2001;16(9):1809-1813. Available at:<http://www.ncbi.nlm.nih.gov/pubmed/11527880>.

90. Hernández-Rodríguez C, Romero-González R, Albani-Campanario M, Figueroa-Damián R, Meraz-Cruz N, Hernández-Guerrero C. Vaginal microbiota of healthy pregnant Mexican women is constituted by four Lactobacillus species and several vaginosis-associated bacteria. *Infect Dis Obstet Gynecol.* 2011;2011:article 851485.

91. Romero R, Hassan SS, Gajer P, et al. The composition and stability of the vaginal microbiota of normal pregnant women is different from that of non-pregnant women. *Microbiome.* 2014;2(1):4.

92. Leppert P. Anatomy and physiology of cervical ripening. *Clin Obstet Gynecol.* 1995;38(2):267-279.

93. Becher N, Hein M, Danielsen CC, Uldbjerg N. Matrix metalloproteinases in the cervical mucus plug in relation to gestational age, plug compartment, and preterm labor. *Reprod Biol Endocrinol.* 2010;8:113.

94. The Human Microbiome Project Consortium. Structure, function and diversity of the healthy human microbiome. *Nature.* 2012;486(7402):207-214.

95. Aagaard K, Petrosino J, Keitel W, et al. The Human Microbiome Project strategy for comprehensive sampling of the human microbiome and why it matters. *FASEB J.* 2013;27(3):1012-1022.

96. Aagaard K, Ma J, Antony KM, Ganu R, Petrosino J, Versalovic J. The placenta harbors a unique microbiome. *Sci Transl Med.* 2014;6(237):237ra65.

97. Atashili J, Poole C, Ndumbe PM, Adimora AA, Smith JS. Bacterial vaginosis and HIV acquisition: a meta-analysis of published studies. *AIDS.* 2008;22(12):1493-1501.

98. Hillier SL, Nugent RP, Eschenbach DA, et al. Association between bacterial vaginosis and preterm delivery of a low-birth-weight infant. The Vaginal Infections and Prematurity Study Group. *N Engl J Med.* 1995;333(26):1737-1742.

99. Pridmore RD, Berger B, Desiere F, et al. The genome sequence of the probiotic intestinal bacterium Lactobacillus johnsonii NCC 533. *Proc Natl Acad Sci U S A.* 2004;101(8):2512-2517.

100. Pantoflickova D, Corthesy-Theulaz I, Dorta G, et al. Favourable effect of regular intake of fermented milk containing Lactobacillus johnsonii on Helicobacter pylori associated gastritis. *Aliment Pharmacol Ther.* 2003;18:805-813.

101. Stout MJ, Conlon B, Landeau M, et al. Identification of intracellular bacteria in the basal plate of the human placenta in term and preterm gestations. *Am J Obstet Gynecol.* 2013;208(3):226.e1-226.e7.

102. Combs CA, Gravett M, Garite TJ, et al. Amniotic fluid infection, inflammation, and colonization in preterm labor with intact membranes. *Am J Obstet Gynecol.* 2014;210(2):125.e1-125.e15.

103. Fortner KB, Grotegut CA, Ransom CE, et al. Bacteria localization and chorion thinning among preterm premature rupture of membranes. *PLoS ONE.* 2014;9(1):e83338.

See ExpertConsult.com for additional references for this chapter.

最后审阅　贺芳

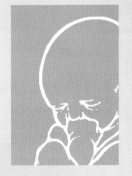

妊娠免疫学

原著　KRISTINA M. ADAMS WALDORF

翻译与审校　王珏, 胡蓉, 李笑天, 刘子韬

孕妇面临特有的免疫挑战，既要免疫耐受携带外来基因的胎儿，又须保持免疫活性以抗感染。免疫学是发展最迅速的学科之一，妊娠期免疫研究取得众多新进展。胎儿作为异体抗原而不被母体排斥，这一看似矛盾的现象为何能够发生是母胎免疫学的最初研究动力。Sir Peter Medawar[1] 提出几种假说来解释母体的胎儿耐受，包括胎儿和母体在解剖上隔离、胎儿抗原的不成熟性和妊娠期母体免疫迟钝。然而进一步的研究发现，这几种假说都不能给予完整的解释。首先，母体和胎儿的细胞会互相接触，无论母体还是胎儿在解剖结构上并不完全隔离[2-4]。妊娠结束后，母亲体内的胎儿细胞和胎儿体内的母体细胞可以持续存在数十年，这种情况称为**微嵌合体（Mc）**[5]。其次，胎儿的抗原并不是不成熟。胎儿皮肤内的免疫细胞可以诱发潜在的免疫反应[6]。而胎儿其他免疫细胞能高度特异性地抑制胎儿免疫系统，不对体内来自母亲的微嵌合体细胞产生免疫应答[7]。第三，妊娠期母体免疫功能并不迟钝，而是足以维持免疫系统的抗原识别和抗感染能力，这对保证母体健康至关重要。妊娠期间，母体的免疫系统变得非常灵活，对"自身"的概念形成不同的认识，孕妇的免疫系统会将胎儿异体抗原识别为"自身抗原"，不会对胎儿发起免疫攻击[8,9]。妊娠免疫学的进一步发展揭示了许多新机制，解释了母体如何维持胎儿免疫耐受并同时具有正常的免疫防御。

本章节重点阐述妊娠免疫学，因为它与正常妊娠和产科并发症相关。对有些围产期疾病的诊断和治疗，妊娠免疫学的研究已经起到了核心作用。例如，合并感染的母体血液、羊水和阴道分泌物会特征性地表达免疫蛋白，后者被认为在早产发动中发挥了重要的作用[10-12]。了解免疫系统和各种免疫细胞的功能有利于临床医生进一步理解正常妊娠和异常妊娠。它们和母胎免疫耐受、早产、子痫前期、流产和围产期常见感染密切相关。

免疫系统概述：固有免疫和适应性免疫

免疫系统通常分为固有免疫（图 4-1）**和适应性免疫**（图 4-2）。两种免疫系统抗感染机制有细微差别但相互补充。两种免疫系统各自拥有不同的核心机制，以免母体的免疫系统锁定并杀死胎儿，同时母体免疫系统有能力克服感染以维持母体的生存。在控制正常的免疫反应和维持免疫功能之间取得平衡是孕期的一个重要挑战。

固有免疫系统利用快速的、非特异性的方法识别病原体，预防和控制初始感染。参与固有免疫的细胞包括巨噬细胞、树突细胞（DCs）、自然杀伤（NK）细胞、嗜酸性粒细胞和嗜碱性粒细胞。在怀孕期间，这些细胞与早产、子痫前期、母胎耐受、胎儿宫内生长受限（IUGR）等病理生理过程有关。它们中的很多细胞通过模式识别受体

先天性免疫
- 固有免疫系统是宿主防御的第一道防线
- 快速应答
- 非特异识别各种病原体
- 免疫应答细胞群预先存在(无需克隆扩增)
- 无法区分自身和非自身抗原；仅识别病原体

A. 细胞

巨噬细胞　　　自然杀伤细胞　　　嗜酸性粒细胞　　　嗜碱性粒细胞

B. 模式识别受体: 识别常见的病原体结构和模式

	配体	配体来源
Toll样受体(TLR)		
巨噬细胞甘露糖受体	TLR1　三酰基脂肽	细菌和分枝杆菌
甘露聚糖结合凝集素	TLR2　脂蛋白/脂肽	多种病原体
	肽聚糖和磷脂壁酸	革兰阳性细菌
	TLR3　双链DNA	病毒
	TLR4　脂多糖	革兰阴性细菌
	TLR5　鞭毛蛋白	细菌
	TLR6　二酰基脂肽	**支原体**
	TLR7 & 8　单链DNA	病毒
	TLR9　含CpG的DNA	细菌和病毒
	TLR10　未知	

C. 补体系统: 一组参与协助破坏病原体的血浆蛋白

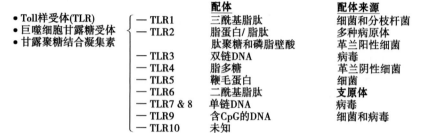
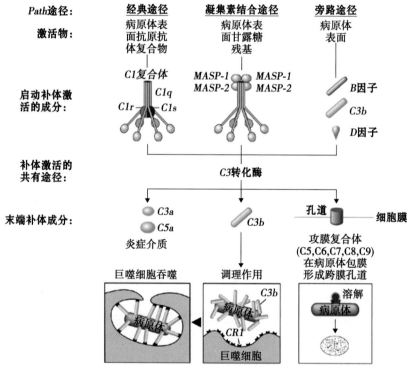

D. 诱导固有免疫应答

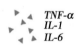

中性粒细胞

刺激
- 发热
- 合成急性期蛋白
- 动员中性粒细胞
- 适应性免疫应答

细胞因子
　TNF-α
　IL-1
　IL-6

趋化因子
　IL-8
　MIP-1α
　MCP-1
- 协助吸引白细胞
- 引导白细胞迁移

图 4-1　固有免疫系统。固有免疫系统是宿主防御的第一道防线，包括各种免疫细胞(**A**)、能识别常见的病原体结构的模式识别受体结构(**B**)、补体系统(**C**)以及最终诱导固有免疫应答(**D**)。Toll 样受体及其常见配体见于(**B**)，它们是识别病原体的主要免疫成分。补体系统可分为三条激活途径，最终都通过合成 C3 转化酶，形成补体各条路径的末端补体蛋白(**C**)。通过激活上述固有免疫系统成分，中性粒细胞被募集至感染灶，生成细胞因子和趋化因子(**D**)

适应性免疫

- 固有免疫无效时适应性免疫被激活
- 延迟应答
- 特异性识别小蛋白多肽
- 淋巴细胞克隆增殖
- 能识别区分自身和非自身抗原

A. B细胞受体和抗体

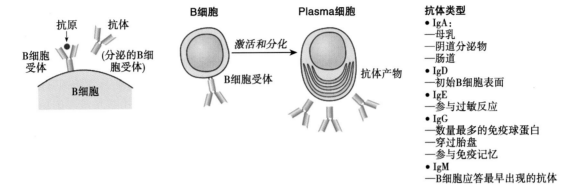

抗体类型

- IgA：
  —母乳
  —阴道分泌物
  —肠道
- IgD
  —初始B细胞表面
- IgE
  —参与过敏反应
- IgG
  —数量最多的免疫球蛋白
  —穿过胎盘
  —参与免疫记忆
- IgM
  —B细胞应答最早出现的抗体

B. T细胞和T细胞受体

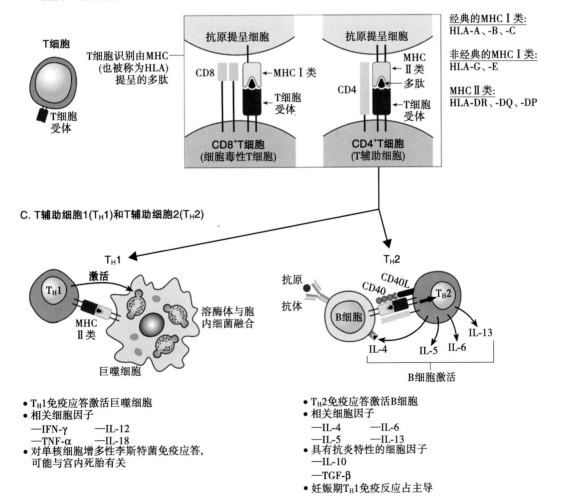

经典的MHC I 类：
HLA-A、-B、-C

非经典的MHC I 类：
HLA-G、-E

MHC II 类：
HLA-DR、-DQ、-DP

C. T辅助细胞1(T$_H$1)和T辅助细胞2(T$_H$2)

- T$_H$1免疫应答激活巨噬细胞
- 相关细胞因子
  —IFN-γ　　—IL-12
  —TNF-α　　—IL-18
- 对单核细胞增多性李斯特菌免疫应答，可能与宫内死胎有关

- T$_H$2免疫应答激活B细胞
- 相关细胞因子
  —IL-4　　　—IL-6
  —IL-5　　　—IL-13
- 具有抗炎特性的细胞因子
  —IL-10
  —TGF-β
- 妊娠期T$_H$1免疫反应占主导

图4-2　适应性免疫。适应性免疫能清除那些逃过固有免疫应答的感染,还参与移植排异反应和抗肿瘤免疫。B 细胞分泌抗体,能保护细胞外空间,协助激活辅助性 T 细胞(CD4$^+$) (**A**)。不同类型的抗体结构差别很大,各种抗体在各自的空间发挥多种不同的功能。激活 T 细胞需首先识别由主要组织相容性复合体(MHC)分子提呈的抗原肽(**B**)。CD4$^+$T 细胞由 MHC II 类分子提呈,而 CD8$^+$T 细胞由 MHC I 类分子提呈。抗原肽可以由不同种类的 MHC I 类或 II 类分子提呈。T 细胞激活后,CD4$^+$T 细胞(辅助性 T 细胞)能通过 T 细胞 I 类应答激活巨噬细胞,或者通过辅助 T 细胞 2 类应答激活 B 细胞(**C**)

（PRRs）识别常见的病原体结构，比如革兰阳性菌细胞表面的磷脂壁酸和组成革兰阴性菌细胞壁的脂多糖（LPS）。巨噬细胞甘露糖受体和 Toll 样受体（TLRs）是两类 PRRs，它们可能参与针对病原体的最早的免疫应答[13]。TLR 由细菌细胞壁成分激活后启动信号级联反应，导致细胞因子的释放。**细胞因子是一些小分子免疫蛋白质，与早产的发病机制有关。固有免疫的另一组成部分是补体系统，**血清补体蛋白产生裂解片段后包裹病原体，然后攻击破坏。

在许多情况下，固有免疫能够有效防御病原体。有时，病原体进化速度比它们感染的宿主快，还有一些病原体如季节性流感病毒能够逃避固有免疫，此时必须启动适应性免疫系统控制感染。**适应性免疫导致相应克隆的淋巴细胞（T 细胞和 B 细胞）增殖，产生针对特异抗原的特异性抗体。**适应性免疫反应缓慢，但是能够特异性地识别病原体，清除那些逃过固有免疫应答的感染。适应性免疫需要抗原提呈细胞（APCs）专门呈递抗原、合成和分泌刺激性细胞因子以及最终抗原特异性的淋巴细胞（T 细胞和 B 细胞）克隆增殖。这些记忆 T 细胞和 B 细胞对特异性抗原能产生终身免疫。

固有免疫：宿主防御的第一道防线

机体的上皮细胞是防御感染的第一道防线。上皮的物理屏障包括黏膜的纤毛运动和上皮细胞间的紧密连接，它们使微生物难以穿过细胞间隙。化学屏障包括各种蛋白酶（如唾液中的溶菌酶、胃蛋白酶）、低 pH 值胃液和抗菌肽（如阴道中的防御素）等，能降解细菌。

病原体进入组织后，通常被吞噬细胞识别和杀死，这一过程主要由巨噬细胞和中性粒细胞完成。TLR 是一类表达在巨噬细胞、其他固有免疫细胞和上皮细胞表面 PRRs，它是识别病原体的主要机制。TLR 激活后导致细胞因子分泌，启动炎症反应。核苷酸结合寡聚化结构域受体（NOD 样受体，NLRs）是另一类 PRRs，它们在细胞内识别通过噬菌作用或细胞孔洞进入细胞内的病原体。NLRs 与 TLRs 协同启动和调节炎症反应及凋亡反应。PRRs 活化后，释放的细胞因子和趋化因子如白介素-8（IL-8）会吸引中性粒细胞至炎症区域；它们还协调许多其他免疫功能，包括细胞激活、细胞复制和分化。**早产和羊膜腔感染的母亲和胎儿体内以及羊水中发现促炎细胞因子存在**[10,11]。

抗菌肽

抗菌肽由中性粒细胞和上皮细胞分泌，通过破坏病原体细胞膜杀死细菌。**防御素是一类最主要的抗菌肽，能够防御细菌、真菌和病毒等病原体。**α-防御素由中性粒细胞分泌，肠道和肺上皮细胞分泌 β-防御素。子宫内膜上皮细胞在月经期短暂表达 α-和 β-防御素[14]。上生殖道感染易感性可能与月经期激素变化导致抗菌肽表达水平下降有关。许多女性生殖系统器官组织如阴道、子宫、输卵管、蜕膜和绒毛膜以及胎盘都分泌防御素。**阴道和羊水中防御素升高与宫内感染和早产有关。**

巨噬细胞

血液循环中的单核细胞离开外周血，迁移进入全身的各种组织后，成熟分化为巨噬细胞。**巨噬细胞发挥重要的清道夫作用，在孕期可能起到防御宫腔内细菌感染的作用。**巨噬细胞是胎盘中数量最多的免疫细胞之一，可以直接识别、吞噬并摧毁病原体。巨噬细胞可能通过各种 PRRs 如 TLRs、清道夫受体和甘露糖受体识别病原体，它还通过吞噬作用、巨胞饮作用和由受体介导的胞吞作用内化病原体或病原体颗粒。巨噬细胞表面表达多种受体诱导吞噬作用，如甘露糖受体、清道夫受体、CD14 和补体受体。巨噬细胞吞噬病原体后会释放许多杀菌物质，如氧自由基、一氧化氮、抗菌肽和溶菌酶。

在妊娠晚期所有妊娠相关组织的白细胞中，子宫巨噬细胞占高达三分之一，在维持妊娠过程中发挥许多重要功能。巨噬细胞是可诱导的一氧化氮合成酶的主要来源，后者是合成一氧化氮的限速酶。在怀孕期间，一氧化氮被认为能松弛子宫平滑肌。在分娩发动前子宫一氧化氮合成酶活性降低，表达减少。子宫巨噬细胞也是合成前列腺素、炎性细胞因子和基质金属蛋白酶的主要细胞，它们在足月和早产分娩过程中起到重要作用。在整个孕期，巨噬细胞非常靠近参与形成胎盘的侵蚀性滋养细胞。胎盘形成生长涉及滋养细胞重塑和程序性细胞死亡（凋亡）。胎盘巨噬细胞吞噬凋亡的滋养细胞，后者也同时调节巨噬细胞释放抗炎细胞因子（如 IL-10），促进胎儿免疫耐受。

自然杀伤细胞

在怀孕期间 NK 细胞具有重要的功能，它是妊娠期子宫拥有数量最多的一类白细胞。**与 T 细胞和 B 细胞的不同，NK 细胞不表达针对外源抗原的克隆受体，而且不需要预先致敏就能溶解靶细胞。**蜕膜 NK 细胞（dNK）表型不同于外周血中的 NK 细胞，两者的主要功能也不相同。血液中大多数 NK 细胞（90%）低表达 CD56、高表达 CD16（$CD56^{dim}/CD16^{bright}$），而 dNK 细胞高表达 CD56（$CD56^{bright}$）。CD56 表达水平决定 NK 细胞的主要功能。$CD56^{dim}$ 细胞亚群主要发挥溶细胞作用，$CD56^{bright}$ 亚群以合成细胞因子为主。**在怀孕期间，dNK 细胞是蜕膜最主要的免疫细胞，于怀孕早期达高峰（85%），然后逐渐下降，自妊娠中期后保持约 50% 的比例**[15]。此外，**dNK 细胞被认为参与螺旋动脉重塑从而在形成正常胎盘中发挥重要作用。**基因缺陷或低表达 dNK 细胞的小鼠无法完成螺旋动脉重塑和正常的蜕膜发育,而这些是正常胎盘发育的关键步骤(详见第 1 章)[16,17]。NK 细胞分泌的重要的细胞因子干扰素-γ(IFN-γ)可以纠正这些发育缺陷,这表明 dNK 细胞在滋养细胞侵袭相关过程的血管生成中发挥关键作用。dNK 细胞溶细胞活性低,进一步被人类白细胞抗原 G(HLA-G)抑制[18,19]。

Toll 样受体

TLRs 家族是一大类近期发现的表达于巨噬细胞和许多其他类细胞的 PRRs,是固有免疫重要的组成部分[13]。**现在的观点认为 TLRs 是早期识别病原体的主要感受器**,能激活固有免疫和适应性免疫系统。目前人类中发现十种 Toll 同系物,能够广泛识别各种病原体配体(图 4-1,B)。TLR4 主要识别革兰阴性细菌表面的 LPS,能触发信号级联反应,表达细胞因子基因(图 4-3)。TLR4 表达在巨噬细胞、树突状细胞、内皮和大量上皮组织表面。TLR2 能识别革兰阳性细菌表面的各种模体(motif),如磷脂壁酸和肽聚糖。一些细菌通过合成蛋白质或 LPS 突变体干扰 TLR 信号从而逃避被 TLR 识别。例如鼠疫耶尔森菌是鼠疫的病原菌,该细菌表面表达的四聚乙酰化 LPS 不能被 TLR4 识别,从而起到拮抗 TLR4 作用。流产布鲁菌是一种导致牛复发性流产的细菌,通过合成至少两种 TLR 信号抑制蛋白,使细菌逃避免疫识别获得生存优势[20]。

已经证实 TLR2 和 TLR4 在胎盘和孕早期滋养细胞中表达[21],TLR2 活化后激活 Fas-介导的细胞凋亡,而 TLR4 参与诱导合成促炎细胞因子。孕早期滋养细胞能够识别病原体,诱导细胞凋亡,说明固有免疫可能是引起自然流产的胎盘源性机制。此外,TLR4 也在绒毛巨噬细胞、绒毛及绒毛外滋养细胞和羊膜绒毛膜中表达。在宫内感染和足月分娩的孕妇绒毛膜羊膜中,TLR4 和 TLR2 的表达增加。在许多鼠科和非人类灵长类动物模型中,子宫内注射 LPS 能诱发早产;而 TLR4 突变小鼠或使用 TLR4 拮抗剂阻断 LPS 后,宫内注射 LPS 不会导致早产[22,23],这说明 TLR4 与 LPS 诱发的小鼠早产有关。TLR 在宫内感染中的作用可能是触发炎症级联反应。

胎膜中 TLR 表达随着时间推移逐渐成熟,这或许可以解释为何感染相关的早产多发生于中孕晚期或晚孕早期之后[24]。尽管早孕期羊膜上皮细胞的细胞质中已经表达 TLR4,但是直到 25 周上皮细胞的顶端膜才表达 TLR4,能够直接接触羊水和潜在的病原体[25]。相似的 TLR4 表达在胎肺中也可以看到。孕 14 天胎鼠暴露于 LPS(足月是 20 天)后,TLR4 及其细胞因子在胎鼠肺上皮检测不出。直至孕 17 天,TLR4 和急性细胞因子才在胎鼠肺内表达。围产期 LPS 刺激产生细胞因子的水平可能受到 TLR4 调控,而 TLR4 在胎盘的表达水平与孕周有关。

补体系统

补体系统是固有免疫系统的重要组成部分,包括数量巨大的血浆蛋白质,能够帮助破坏和清除病原体(图 4-1C)。宫内感染的羊水中能被检测到补体蛋白。补体系统调节能够抵抗炎症和病理性损伤,保护胎盘和胎儿。根据初始病原体的性质,补体系统有三条激活途径:1)经

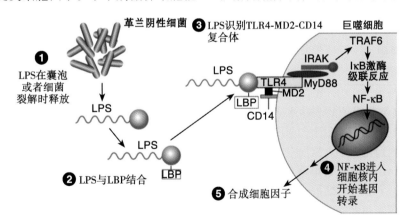

图 4-3　Toll 样受体 4(TLR4)能识别脂多糖(LPS)。TLR4 通过几种途径识别 LPS。(1)LPS 从完整的或溶解的细菌中释放。(2)LPS 与 LPS 结合蛋白(LBP)结合。(3)LPS-LBP 复合物与细胞表面受体 TLR4、CD14、MD-2 结合。LPS-LBP 结合 TLR4-CD14-MD-2 后能招募细胞内辅助分子髓样分化因子 88(MyD88),从而激活 IL-1 受体相关蛋白激酶 4(IRAK)。随后,肿瘤坏死因子受体相关激酶 6(TRAF6)发起信号级联反应,导致 Iκ-B 降解,释放转录因子 NF-κB 进入细胞质。(4)NF-κB 进入细胞核内,激活细胞因子基因表达。(5)尽管本图主要解释巨噬细胞内 TLR4 的激活过程,事实上其他许多细胞如免疫细胞和上皮细胞也表达 TLR4,并且通过这种机制诱导产生细胞因子

典途径;2)旁路途径;3)凝集素结合途径。例如,经典途径是指补体蛋白 C1q 结合病原体表面的抗原-抗体复合物后所启动的激活途径,继而通过活化一系列补体蛋白和放大机制形成攻膜复合体(MAC),MAC 在病原体胞膜上形成小孔,最终溶解细胞。MAC 的形成是宿主防御奈瑟菌种的重要机制。C5-C9 补体蛋白基因缺陷导致奈瑟淋球菌和脑膜炎球菌易感。

胎盘膜上表达调控蛋白,以保护细胞免受有害的补体反应的影响。母胎界面的胎盘组织高表达一些补体激活的负调控因子,包括 CD59(MAC 抑制物)、膜辅蛋白(membrane cofactor protein)和衰变加速因子(C3 和 C5 转化酶抑制剂)[26,27]。在宫内感染时这些调控蛋白中是否存在过量表达,从而削弱补体蛋白功能仍是未知。

细胞因子

由巨噬细胞和其他免疫细胞释放的细胞因子和趋化因子是固有免疫重要的组成部分(表 4-1;图 4-1D)。激活的巨噬细胞分泌的细胞因子包括 IL-1β、IL-6、IL-12 和肿瘤坏死因子 α(TNF-α),这些细胞因子参与启动炎症反应控制感染。**这些细胞因子参与调控发热、淋巴细胞激活、组织破坏和休克等病理生理过程,通常被称为促炎因子。**一些细胞因子和趋化因子表达水平增高,可能与孕期流感病毒的发病率和死亡率增高有关。孕鼠感染 2009 年 H1N1 流感病毒株后,其肺匀浆中 IL-6 和 IL-8、调节正常 T 细胞表达和分泌的活化因子(RANTES [CCL5])和单核细胞趋化蛋白 1(MCP-1[CCL2])的表达均增加。1918 年患流感孕妇死亡率为 27%[28],IL-6 在当年流感病毒导致的死亡病例中显著增加。细胞因子水平增加可能不是解释在怀孕期间流感发病率和死亡率增加的唯一原因。近期有报道称,接种流感疫苗的孕妇 NK 细胞和 T 细胞反应表达增强,提示增强的细胞免疫反应也发挥作用。

表 4-1   细胞因子及其主要功能

细胞因子	合成细胞	主要功能
干扰素	单核细胞、巨噬细胞	抗病毒、细菌、寄生虫感染、抗肿瘤免疫应答过程中产生 包括杀死肿瘤细胞,诱导其他炎性细胞因子的分泌 炎症反应中首个出现的细胞因子
IL-1	单核细胞、巨噬细胞	诱导发热,CD4+辅助性 T 细胞的共刺激因子
IL-2	激活的 T 细胞	主要的生长因子,T 细胞和自然杀伤细胞的激活因子
IL-4	CD4+T 细胞	抗原特异性的 B 细胞的生长因子
IL-6	单核细胞、巨噬细胞	调节淋巴细胞的生长和分化,浆细胞的生长因子,由肝脏合成,能诱导合成急性期反应物
IL-8	单核细胞	中性粒细胞的化学引诱物
IL-10	CD4+T 细胞	抑制合成干扰素,抑制细胞介导的免疫反应,增强体液免疫反应
TGF-β	T 细胞和单核细胞	抑制淋巴细胞增殖

正常妊娠期间,许多细胞因子的表达水平随孕周增加被抑制,包括 IFN-γ、血管内皮生长因子(VEGF)、MCP-1(CCL2)和嗜酸性粒细胞趋化因子。然而令人惊讶的是与促炎反应有关的 TNF-α 和粒细胞集落刺激因子(G-CSF)水平略有增加,而怀孕期间为维护子宫稳定通常需要抑制炎症反应。宫内感染患者的羊水、母亲和胎儿血、阴道分泌物中的促炎细胞因子如 **IL-1β、TNF-α 和 IL-6 表达远高于正常妊娠。这些细胞因子不仅是宫内感染的标志物,而且可能诱发早产,导致新生儿并发症。胎儿炎症反应综合征即描述了早产胎儿血液中促炎细胞因子升高与早产及胎儿不良结局之间的关系**(见第 29 章)。

有报道通过非人类灵长类动物模型研究了单个细胞因子和趋化因子在早产中的相关作用。羊膜腔内注射 IL-1β 和 TNF-α 能够诱发早产,而 IL-6 和 IL-8 没有这种作用。IL-1β 能刺激该组所有样本出现子宫收缩,发生早产;TNF-α 能诱发部分样本发生早产时特有的不同程度的子宫收缩或中度增强子宫收缩。尽管 IL-6 和 IL-8 在羊水中长期高表达,但直至接近足月,IL-6 和 IL-8 才会增加子宫收缩。**这些结果表明 IL-1β 和 TNF-α 在感染相关早产中发挥主要作用。**最近的数据表明,致 IL-6 无效突变小鼠比野生型小鼠发动分娩和前列腺素 mRNA 表达均推迟 1 天。此外,LPS 不能诱发致 IL-6 无效突变小鼠早产。综上,**IL-6 可能在发动正常分娩中发挥作用,可能是发动产程。**

研究单个细胞因子对人类妊娠或妊娠并发症的影响充满挑战性,原因如下。首先,许多细胞因子功能复杂交叉,例如缺乏某一个细胞因子的情况下,另一个细胞因子能够补偿其功能。第二,多种细胞因子受体(如 IL-1 受体拮抗剂、IL-18 结合蛋白）发挥相似的调节作用。在胎盘和羊水中发现了新的诱饵受体和沉默的细胞因子受体、细胞因子信号抑制剂。最后，细胞因子的分子变异可以作为受体拮抗剂。**因此，单个细胞因子对怀孕的影响必须结合细胞因子受体、受体拮抗剂、沉默的细胞因子受体和细胞因子信号抑制剂等因素。**

趋化因子

趋化因子是一类主要作为化学引诱物的细胞因子，使白细胞定向运动至感染灶。这些趋化因子由小分子（8~10kDa）构成，根据蛋白质近氨基端前一到两个半胱氨酸残基的位置不同可分为三个亚家族：C 亚家族、CC 亚家族和 CXC 亚家族。IL-8、CCL2（也称为 MCP-1）和 RANTES（CCL5）都属于趋化因子。CXC 亚家族趋化因子（譬如 IL-8）与 CXC 受体（CXCRs）结合后，在激活和动员中性粒细胞过程中发挥重要作用。**IL-8 表达水平在感染引起的早产的羊水、母体的血液和阴道分泌物中均增加**[33]。**IL-8 和 CCL2 还与多胎妊娠导致子宫张力增加引发早产有关**[34]。

有些趋化因子受体是 HIV 病毒进入人体的辅助受体（HIV，见第 53 章）。趋化因子 CXCR4 与 CCR5 是激活的 T 细胞上的两个主要 HIV 辅助受体。HIV 通过 DCs 和巨噬细胞表达的 CCR5 能够感染上述细胞。编码区基因缺失导致 CCR5 非功能性突变，其纯合子对 HIV 感染产生罕见的抵抗性。CCR5 基因突变频率在北欧人群中最高，但在 HIV 高患病率的非裔和东南亚人群中未能被检测到。CCR3 是另一个表达于小胶质细胞的 HIV 趋化因子辅助受体，部分 HIV 病毒株经此感染大脑。

适应性免疫

适应性免疫系统是清除感染的第二道防线，通过免疫记忆还能更高效地防止再次感染。适应性免疫主要由 **B 细胞和 T 细胞（淋巴细胞）组成，其识别病原体和激活淋巴细胞的机制与固有免疫细胞不同。**适应性免疫系统的一个重要特征是能识别病原微生物的特异性抗原，在大多数情况下对于清除感染是必须的。然而，特异性识别有赖于淋巴细胞表面表达极为多样的 T 细胞受体（TCR）和 B 细胞受体（BCR）。这可能造成自体成分的抗原被误认为靶抗原，发生自身免疫反应。自我激活的 T 细胞和 B 细胞要么在胸腺发生细胞凋亡，要么在外周循环受到调控。一部分调节性 T 细胞亚群参与外周调节防止自身免疫反应，其相关内容会在胎儿耐受机制章节详细阐述。

主要组织相容性复合体

区分"自体"成分与"异体"成分是免疫系统的重要功能，它能决定哪些细胞应该被摧毁，哪些应该被保留。怀孕期间，这个区分过程受到精细调控，防止母体免疫系统杀死表达父源基因的胎儿细胞；事实上，母亲扩大了"自体"成分的范围，将胎儿包括在内。淋巴细胞区分自体和异体成分是基于细胞表面表达的独特的主要组织相容性复合体（MHC）分子，后者参与提呈细胞内小片段抗原肽。MHC 分子是高度多态性的蛋白，由人类第 6 对染色体短臂上的一组基因群编码。按编码分子的特性不同，将基因复合物分为经典的两类：MHC Ⅰ 类和 MHC Ⅱ 类。Ⅰ 类包括经典移植相关的 HLA 基因（如 *HLA-A*、*-B*、*-C*）以及非经典的多态性较有限的 HLA 基因（如 *HLA-G*、*-E*、*-F*）。Ⅱ 类包含通常用于移植匹配的多态基因，如 *HLA-DR*、*-DQ*、*-DP* 基因家族。通过激活 T 细胞，HLA 匹配程度较低与移植物排斥反应有关。这与固有免疫显著不同，因为固有免疫不需要 MHC 提呈抗原就能破坏病原微生物。

体液免疫反应：B 细胞和抗体

B 细胞能够保护病原体用于扩散的细胞外空间（如血浆、阴道）（图 4-2A）。**B 细胞的功能是分泌抗体抗感染，抗体也被称为免疫球蛋白。**B 细胞和 T 细胞之间有许多相似之处。类似于 T 细胞，B 细胞经抗原刺激后进行克隆扩增，可以通过许多特异性细胞表面标志物（如 CD19、CD20 和 BCR 抗原）进行识别。激活的 B 细胞增殖、分化成浆细胞，进而分泌特异性抗体。**抗体通过各种途径控制感染，包括中和作用、调理作用以及激活补体。中和作用**指特异性抗体通过与抗原结合而阻断病原体与靶细胞表面结合，使得病原体不能进入感染宿主细胞。抗体与病原体表面结合后使之易于被吞噬细胞吞噬，这种作用称为**调理作用**。抗体也可以直接激活经典补体途径清除病原体。**B 细胞活化后增殖、分化为分泌抗体的浆细胞。**

最近发现怀孕期间许多类型的 B 细胞发生显著变化[35]。不成熟 B 细胞是能识别特异性抗原的成熟 B 细胞的前体，随着妊娠进展，其在孕鼠骨髓、血液和脾脏的数量显著减少。**怀孕期间 B 淋巴细胞发生减少可能是由于孕期雌二醇升高引起**[36]。IL-17 是促进 B 细胞在骨髓合成的重要细胞因子，而雌二醇可以降低 IL-17 水平[37]。在妊娠后半周期不成熟 B 细胞进一步被抗原介导的反应清除[38]。虽然怀孕期间不成熟 B 细胞减少，但是成熟 B 细胞的数量显著增加，研究发现引流子宫周围淋巴液的淋巴结内，成熟 B 细胞数量增加[35]。**总的来说，怀孕期间不同类型的 B 细胞数量在体内的几个系统内出现显著变化。**

B 细胞产生的血管紧张素受体 Ⅰ 抗体也被称为 AT1-AA，其被认为参与诱发子痫前期和胎儿生长受限患

者出现高血压和蛋白尿[39,40]。AT1-AA 在 70% 到 95% 子痫前期患者中存在,抗体效价与疾病的严重程度有关[41]。体外实验发现,AT1-AA 通过结合内皮细胞和胎盘细胞,激发氧化应激,从而产生细胞因子和内皮素[42,43]。通过注射人类的这类抗体可诱导孕鼠发生高血压和蛋白尿[39]。虽然子痫前期存在广泛的免疫异常,但是自身抗体可以引起妊娠期疾病的概念是明确的。例如,Graves 病是妊娠甲状腺毒症最常见的原因(见第 42 章),超过 80% 的 Graves 病患者发现有促甲状腺激素(TSH)受体自身抗体。B 细胞可能有利于胎儿耐受,但也可能导致某些产科并发症如子痫前期的发病。

抗体的同种型

　　抗体分子的单体结构非常类似,一般由四个单独的多肽链交互绑定构成(图 4-4),包括两条相同的轻链(L)(23kDa)和两条相同的重链(H)(55kDa)。H 链的结构决定抗体的类型、功能和在机体的分布位置。人类的 H 链分为五种类型,即 μ(M)、δ(D)、γ(G)、α(A)和 ε(E),分别对应五种抗体同种型(即免疫球蛋白 M(IgM)、IgD、IgG、IgA 和 IgE)。为了有效对抗细胞外病原体,抗体必须特异性地穿过上皮细胞进入机体的不同空间。事实上,各种类型的抗体的结构差别很大(如 IgM 和 IgG)。初始 B 细胞只表达 IgM 和 IgD,激活的 B 细胞经过类别转换,会产生多种不同功能的抗体类型,分布于体内各处。

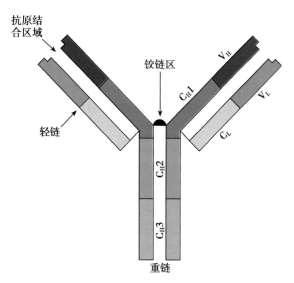

图 4-4　免疫球蛋白结构。免疫球蛋白由 B 细胞合成,主要中和外来抗原如细菌和病毒。是一种大分子量、Y 形结构蛋白,存在于血清和血浆中。CH:重链恒定区,CL:轻链恒定区,VH:重链可变区,VL:轻链可变区

　　免疫反应过程中,IgM 是最先形成的,因为它是在类别转换前已经形成的。血清 IgM 浓度为 50~400mg/dL,循环中的半衰期为 5 天。IgM 抗体亲和力较低,但其五聚体结构能够结合抗原的多个位点从而具备很强的免疫功能。**IgM 激活补体系统的能力很强,在控制感染的早期阶段中起着非常重要的作用。**其他类型抗体主要在后期发挥作用。

　　IgG 占大约 75% 的成人血清免疫球蛋白,可进一步分为四个亚型:IgG1、IgG2、IgG3 和 IgG4。IgG1 和 IgG3 能够有效地穿过胎盘传递给胎儿,在娩出后的胎儿体液免疫反应中起着重要的作用。IgG 体积相对的小一些,其单体结构使其能简单扩散至血管外区域。在小鼠,IgG3 和 IgM 在怀孕初期增加而后随着孕周增加表达下降[35]。

　　IgA 主要分布于阴道、肠道和肺上皮分泌物中。IgA 形成二聚体结构主要起到中和抗体的作用。作为一个分泌型抗体,IgA 不与吞噬细胞或补体密切接触,因此调理作用和补体激活作用较薄弱。**IgA 是乳汁中的主要抗体,新生儿据此获得来自母体的体液免疫(见第 24 章)。新生儿尤其容易通过肠道黏膜感染传染性病原体,IgA 能极其有效地中和这些细菌和毒素。**流行病学研究表明,通过母乳喂养可以降低 14~24 倍由腹泻病导致的死亡,部分原因就在于母乳能提供胎儿 IgA[44]。在孕鼠,IgA 水平在怀孕末期升高[35]。

　　IgE 是血清中浓度最低的抗体,但能高效地结合肥大细胞受体。IgE 结合受体后引起肥大细胞脱颗粒,导致过敏反应。产前母体暴露于过敏原可能影响胎儿出生时体内 IgE 水平。房屋内尘螨过敏原浓度与新生儿足跟毛细血中的总 IgE 水平呈剂量依赖关系。IgE 也在抗真核寄生虫感染的免疫反应中起着重要的作用。

T 细胞

　　抗体难以接近在细胞内复制的病原体(包括所有的病毒,部分细菌和寄生虫),所以这些微生物必须由 T 细胞清除。T 细胞属于适应性免疫淋巴细胞,负责细胞介导的免疫反应,这种免疫反应需要 T 淋巴细胞和能将抗原信息提呈给 T 淋巴细胞识别的细胞。TCR 表达在所有成熟 T 细胞的表面。经过一系列 TCR 基因重排,T 细胞获得抗原特异性,TCR 基因重排过程与抗体分子重排类似。例如,当病毒在宿主细胞内复制,病毒抗原表达在被感染的细胞表面,T 细胞和表面的 HLA 能识别病毒抗原。HLA Ⅰ 类分子能递呈细胞内蛋白质加工处理成抗原肽,其中可能包括裂解的宿主或病毒蛋白质。HLA Ⅱ 类分子主要通过结合细胞内囊泡蛋白加工后的抗原肽提呈抗原,这些抗原肽来自吞噬细胞和 B 细胞内化的病原体。

　　不同的 T 细胞根据其表达的细胞表面标记(如 CD2、CD3、CD4、CD8)而分类。**细胞毒性 T 细胞表达特异性受**

体如 **CD8** 和其他各种表面抗原,能直接杀死感染细胞。辅助性 T 细胞表达 **CD4**,能激活 **B** 细胞。细胞毒性 T 细胞和辅助性 T 细胞分别识别两类不同的 HLA 分子提呈的抗原肽(图 4-2B)。APCs 通过 MHC Ⅰ类分子(如 HLA-A)提呈抗原给 CD8⁺T 细胞,通过 MHC Ⅱ类分子(如 HLA-DR)提呈给 CD4⁺T 细胞。

HIV 病毒通过多种途径干扰 T 细胞应答,其中主要是针对 **CD4⁺** 这个重要的 T 细胞亚群。针对性感染 CD4⁺T 细胞导致病毒可以控制并最终摧毁这个亚群细胞。HIV 病毒可以通过降低感染细胞的凋亡阈值直接杀伤 CD4⁺T 细胞,也可以通过 CD8⁺T 细胞识别并杀伤表达病毒抗原的 CD4⁺T 细胞。CD8⁺T 细胞可以吞噬病毒但无法彻底根除,可能是由于最初感染时产生了病毒突变株,病毒突变株有利于感染细胞逃逸被 CD8⁺T 细胞清除。HIV 病毒的逆转录酶将病毒 RNA 逆转录成 DNA,其易出错的特点导致病毒突变株的产生。经 CD4⁺T 细胞加工的 HIV 病毒突变株的抗原肽,也可能干扰和下调的 CD8⁺T 细胞对野生株的免疫应答。最后,HIV 病毒基因负性调节因子基因(nef)下调 MHC Ⅱ类和 CD4 的表达,从而减少细胞表面提呈的病毒抗原。

辅助性 T 细胞亚群

根据功能不同可以将 **CD4⁺T** 细胞分为 **Th1** 和 **Th2** 两个亚群,**Th1** 主要参与细胞介导免疫反应,选择性合成 **IFN-γ**,而 **Th2** 与体液免疫反应相关,合成 **IL-4**。随着研究进展,更多不同的细胞亚群被发现,包括调节性 T 细胞(T_{REG})、Th17、滤泡性辅助性 T 细胞(T_{FH})、Th22 和 Th9。其中 Th1 和 Th2 两类细胞的特点研究最透彻。**Th1 细胞亚群在控制胞内细菌如结核分枝杆菌和沙眼衣原体起到重要作用**。细胞内细菌能生存原因在于被细菌占领的囊泡不能与细胞内溶酶体融合,溶酶体内的各种酶和抗菌物质无法降解细菌。Th1 细胞通过激活巨噬细胞,使巨噬细胞内的溶酶体融合含有细菌的囊泡从而清除细菌。另外,Th1 细胞能释放细胞因子和趋化因子,如 IFN-γ、TNF-α、IL-12 和 IL-18,能吸引巨噬细胞至感染位点。Th2 主要负责激活 B 细胞,提供关键的"第二信号"。Th2 细胞合成细胞因子 IL-4、IL-5、IL-6、IL-10、IL-13 和 TGF-β。尽管将不同 CD4⁺T 细胞命名为诸如 Th1、Th2 等亚群,但这些细胞的功能可能存在重叠。

调节性 T 细胞

T_{REG} 细胞现在被认为是免疫系统最主要的调节细胞,参与降调抗原特异性 T 细胞,减少炎症反应时的组织损伤,并且与预防自身免疫反应相关[45]。大多数天然产生的 T_{REG} 细胞表达 CD4 和 CD25(CD4⁺、CD25⁺),而在体外可以诱导产生其他抑制性 T 细胞(如 Tr1、Th3)。尽管 CD4⁺CD25⁺ 细胞最初被认为特征性表达 Forkhead box p3(Foxp3),但现在发现这类细胞似乎更复杂,有时也表达其他调节因子。**在各种维持胎儿耐受的机制中 T_{REG} 细胞非常特殊**,因为在分娩后,产妇外周血中仍然发现胎儿抗原特异性 T_{REG} 细胞,这可能有益于下次妊娠(见"母胎耐受"一节)[46]。人绒毛膜促性腺激素(hCG)作为化学引诱物,趋化 T_{REG} 细胞至母胎界面,小鼠实验中发现这能增加 T_{REG} 细胞频率,增强其抑制活性[47]。同样,当 B_{REG} 细胞和 hCG 共培养时,B_{REG} 细胞数量增加,并能分泌更多的 IL-10[48]。所以,通过增强 T_{REG} 和 B_{REG} 细胞的抑制活性,hCG 可能起到调节早期胎儿耐受的关键作用。

T_{REG} **细胞虽然对胎儿耐受是很有必要的,但可能是孕妇对李斯特菌尤为易感的基础**(见第 54 章)。病原体特异性 CD8⁺T 细胞保护机体免受李斯特菌感染,T_{REG} 抑制 CD8⁺T 细胞功能,虽然有利于胎儿耐受,但是干扰了母体对李斯特菌的免疫应答,影响细菌清除[49,50]。感染会降低 T_{REG} 细胞的抑制活性,增加母胎界面处的炎症反应,帮助细菌侵入胎盘和胎儿。虽然体外实验中,滋养层细胞能抵抗单核细胞增多性李斯特菌,但是在活体胎盘会被严重感染,这也许是因为 T_{REG} 细胞的免疫抑制作用。一旦被感染,胎盘成为单核细胞增多性李斯特菌储存库,不断释放细菌进入母体循环,传播感染,直至胎盘娩出前细菌都不能被清除[51]。相反,疟原虫感染能促进 T_{REG} 细胞活化,增加抑制活性,可能造成寄生虫的宿主逃逸和进一步复制。T_{REG} 细胞在妊娠中的作用也许能解释为何孕妇在围产期对某些感染存在独特的易感性。

胎儿的免疫系统

有关胎儿免疫系统如何发育的报道相对有限,但是已有充分的资料证实,**胎儿在怀孕非常早期已经具备固有免疫能力**[52,53]。获得性免疫尤其是体液免疫应答的发育较缓慢,直到出生后仍然不具备成熟的免疫应答反应。许多免疫机制主要是为了保护胎儿免受病原体感染以及在母胎界面的母体免疫识别。幸运的是,免疫系统发育异常相对而言非常罕见。然而一旦出现异常,对新生儿和儿童健康会产生深远的影响。一些比较常见的免疫缺陷疾病列在表 4-2。

胎儿胸腺发育始于胚胎第 7 周的原始胸腺。胚胎第 8.5 至 9.5 周胎儿肝脏细胞迁入胸腺。这些细胞表达原始 T 细胞(CD34)和早期 T 细胞表面抗原(CD7)。胚胎第 12 至 13 周,胎儿肝细胞和脾细胞表达 TCR。胚胎第 16 周,胎儿胸腺皮质和髓质已经出现明显分界,同种异体抗原和有丝分裂原的刺激能快速出现免疫应答,由此证实胸腺发育已趋成熟。在妊娠早期,胎儿 T 细胞已具

表 4-2　常见的免疫缺陷

疾病	缺陷	受影响细胞	注释
X-SCID	IL-2 受体的公共 γ 链	T 细胞, NK 细胞	X 染色体隐性遗传是最常见的表型,占 SCID 45% ~ 50%
ADA-SCID	嘌呤代谢缺陷,导致不正常的腺嘌呤堆积	T 细胞, B 细胞和 NK 细胞	常染色体隐性遗传,影响男性和女性婴儿,占 SCID 20%
Jak-3 缺乏	细胞因子结合 IL-2 受体的公共 γ 链后激活的 19 号染色体 Janus 激酶 3 突变	T 细胞和 NK 细胞	常染色体隐性遗传,影响男性和女性婴儿,占 SCID 10%
高 IgM 综合征,常染色体隐性	CD40 配体(T 细胞)和 CD40(B 细胞)信号缺陷,导致免疫球蛋白无法转换类型	IgM 上升	X 染色体隐性遗传和常染色体隐性遗传

ADA-SCID:腺苷脱氨酶重症联合免疫缺陷;Ig:免疫球蛋白;IL-2:白细胞介素 2;NK:自然杀伤细胞;X-SCID:X 染色体关联的重症联合免疫缺陷

备增殖能力,体外实验表明植物凝集素最早能刺激胚胎第 10 周的胎儿 T 细胞增殖。同种异体反应最早见于从胚胎第 9.5 周胎儿肝脏中提取的淋巴细胞,并且一直持续至胚胎 12 周。胎儿免疫系统在淋巴结内产生 T_REG 细胞,以应答母体微嵌合体细胞,这进一步证明胎儿 T 细胞具备免疫功能,而且参与调节免疫反应[7]。

胎儿 B 细胞的发生在许多方面与 T 细胞相似,在胚胎第 7 至 8 周,胎儿肝脏细胞表达早期前 B 细胞的表面抗原 CD19 和 CD20[54]。在妊娠中期胎儿骨髓是主要的造血器官,此时这些 B 细胞主要由胎儿骨髓产生。细胞表面表达 IgM 最早开始于胚胎第 9 至 10 周,胚胎第 14 至 16 周外周循环中的胎儿细胞表达所有 B 细胞共同的表面抗原 CD20,最早于胚胎第 15 周能分泌 IgM,IgM 水平持续上升,直至生后 1 岁时达到正常水平。胎儿 B 细胞表面最早于胚胎第 13 周表达 IgG 和 IgA,胚胎 20 周能分泌 IgG。免疫球蛋白直到 5 岁时达到正常水平。

出生时新生儿的免疫系统会面临诸多挑战,它不再受到胎盘和母体免疫系统的保护。令人费解的是,虽然体外实验新生儿 T 细胞能活化具备免疫功能,但是事实上新生儿容易发生严重的全身感染。在低收入和中等收入国家,感染相关新生儿死亡的发病率非常高[55]。为了寻找新生儿感染易感性的原因,一项使用单核细胞增多性李斯特菌感染小鼠模型的研究发现,新生小鼠较成年小鼠生存率降低,细菌计数比成年小鼠高数千倍[56]。有趣的是,将成年小鼠脾脏来源的免疫细胞转移到新生小鼠体内后,成年小鼠细胞分泌的细胞因子减少;反之,将新生小鼠的免疫细胞转移到成年小鼠体内,新生小鼠细胞分泌的细胞因子增多。这说明新生儿免疫应答能力可能在体内受到了一类表达 CD71[+] 的红细胞的抑制,这些细胞能合成精氨酸酶。研究发现如果破坏 CD71[+] 细胞,新生小鼠能够自行抵御大肠杆菌和单核细胞增多性李斯特菌感染,但会发生肠道炎症。**CD71[+] 细胞似乎以损害**

新生小鼠抗系统性感染的免疫能力为代价,使得在肠道定植的细菌不引起炎症。通过研究新生儿感染易感性,可能有利于未来制定相应的治疗策略。

脐带血移植

胎儿血液含有大量的造血干细胞、幼稚 T 细胞和 NK 细胞,是一个理想的造血细胞移植来源。1988 年做了第一例造血细胞移植,一名 Fanconi 贫血患儿使用了拥有相同 HLA 的同胞的脐带血。至今,已经完成了超过 30 000 例脐带血移植。断脐后,产科医生经常被要求从还未娩出的胎盘收集脐血。脐带血通常收集至封闭采血袋或使用含有抗凝添加剂的注射器。平均每次能收集的脐带血大约为 75 毫升,标本经过去除红细胞处理后冷冻保存以备后用。脐血标本储存分为私人和公共脐血库。存在私人脐血库的标本将为该供体家庭保留,估计 1/1000 至 1/200 000 的机会会被使用[57]。捐赠给公共脐血库的标本经处理和 HLA 类型检测后存入国家骨髓捐献库,对任何需要骨髓移植的患者开放。公共脐血库的主要优点是帮助少数族裔患者(比如印第安裔、亚裔/太平洋岛民、非裔美国人),因为他们通常很难找到 HLA 配型合适的捐献者。**美国妇产科医师学会(ACOG)建议如果一名孕妇询问有关脐带血采集和公共脐血库的信息时,产科医生需要准确客观地描述私人或公共脐血库的优点和缺点。只有当家里有孩子需要干细胞移植的可能性非常高时,私人脐血库的性价比才比较高。**

脐带血标本最初只用于儿童,因为供体标本含有的 CD34[+] 细胞数量较少。随着应用推广,即使 HLA 配型不理想移植也有可能成功,并发严重的(3 级和 4 级)移植物抗宿主病(GVHD)也逐渐减少。因为儿童病例的成功,脐带血标本一般现在也用于成人。**使用双份脐带血移植是许多中心的标准做法,移植后的疾病复发风险也较低**[58]。移植后,通常只有一份供体来源细胞起主导作用,受体不会出现多来源的混合嵌合现象。目前,需要使用自体脐带血细胞的病例比较有限。2010 年,全世界共登记了超过 450 000 份脐带血标本。这包括了世界上几乎所有地区(包括 47 个中心注册在欧洲,9 个在北美,2 个在非洲,11 个在亚洲,2 个在澳大利亚)。脐带血标本在国际间共享,大约 40% 的匹配来自于跨国捐献者。妇产科医生可以通过鼓励孕妇捐献脐带血至公共血库,从而使国际上能共享更多的脐带血标本。

母体胎儿耐受

怀孕是一个独特的免疫现象,异体组织的免疫排斥反应不会发生。母体免疫系统清楚地将胎儿细胞识别为异体细胞[59],大约 30% 的初产妇和经产妇对胎儿继承自父亲的 HLA 产生抗体[60]。但是这些持续存在的抗体似乎对胎儿没有损害。母体内持续存在的胎儿细胞可能在维护抗体水平方面发挥作用,因为在一些妇女体内抗体能长久存在,而另一些则会消失。抗父源 HLA 的 IgG 抗体与已致敏的特异性细胞毒性 T 淋巴细胞有关。虽然母亲体内存在特异性抗胎儿抗原 T 淋巴细胞,但怀孕期间这些细胞似乎呈低反应性[9,61]。尽管母亲会识别胎儿抗原,但是母亲和胎儿的免疫状态会做出调整,使得胎儿能正常生长发,帮助大多数妇女能平稳妊娠至足月。

因为母体和胎儿细胞相互接触,为了实现胎儿耐受,需要多种细胞类型和多部位参与以改变母亲的免疫功能(图 4-5)。绒毛最外层的合体滋养细胞,与胎盘绒毛间隙里的母体血液直接接触。绒毛外滋养细胞在蜕膜与母体的多种细胞(如巨噬细胞、dNK 细胞和 T 细胞)相接触。血管内滋养细胞在取代母体的螺旋动脉内皮细胞后,直接与母体血液接触。胎儿和母体的巨噬细胞在胎膜绒毛膜层密切接触。最后,也是最关键的,在次级淋巴器官(淋巴结和脾脏)内,来自胎盘的胎儿滋养细胞碎片在此会接触到母体的免疫细胞[62]。使用独特的胎鼠抗原,一系列研究证明,次级淋巴器官是母体 APC(而非胎儿 APC)提呈胎儿和胎盘同种异体抗原的主要场所[58,63,64]。母体识别胎儿同种异体抗原可能始于怀孕前,性交后女性生殖道接触精液,在回流子宫的淋巴结里母亲初次识别父源性抗原[64]。总之,母胎界面存在复杂的细胞类型和各种接触部位,通过多种免疫机制避免胎儿排斥发生。下文我们将重点描述 T_{REG} 细胞在胎儿耐受机制中发挥的重要作用,这是因为近期相关研究的进展令人振奋。

母体 T 细胞调控胎儿耐受

母体 T 细胞在怀孕期间获得对胎儿同种异体抗原产生免疫耐受状态。这种现象已经通过在孕前致敏已知的

雄鼠抗原的雌鼠模型中证实[9,61]。在孕前这些抗原会被识别和破坏,然而孕鼠能耐受表达该雄鼠抗原的胎鼠。存在几种机制抑制母体 T 细胞反应,可以将活化的母体 T 细胞被清除、杀死或免疫应答无能。本节重点关注 T_{REG} 细胞如何抑制母体 T 细胞激活,但还存在其他抑制 T 细胞活化的机制,包括蜕膜基质细胞的趋化因子基因沉默、T 细胞免疫抑制性受体上调(程序性死亡 1[PD-1])、色氨酸酶耗竭(吲哚胺 2,3-二氧合酶[IDO])、胎盘滋养细胞上存在的 Fas 配体(FasL)以及 B7 家族分子(B7-DC、B7-H2、B7-H3)[63,65-67]。很明显,在外周血和母胎界面处,通过多种机制能抑制母体 T 细胞以防止胎儿排斥。

T_{REG} 细胞抑制抗原特异性免疫反应,其数量在孕妇和孕鼠血液循环中均增加[68]。正常 T 细胞发育过程中,自我激活的 T 细胞逃离胸腺时,非孕期 T_{REG} 细胞(CD4$^+$ CD25$^+$)主要起预防因此而发生自身免疫反应。清除 CD25$^+$ T_{REG} 细胞会导致同种异体交配的孕鼠发生胎儿吸收[69,70]。把正常妊娠孕鼠的 T_{REG} 细胞注入自然流产孕鼠模型,可以防止其流产。复发性自然流产和子痫前期患者体内 CD4$^+$ CD25$^+$ T_{REG} 细胞数减少。上述这些研究均说明这些疾病可能和 T_{REG} 细胞有关。虽然 T_{REG} 细胞抑制 T 细胞反应的机制仍然未知,但可能通过细胞直接接触或生成抗炎细胞因子如 IL-10 和 TGF-β。

妊娠会选择性增殖母体 T_{REG} 细胞(>100 倍),在产后该类细胞数量不会减少,并且在下次妊娠中将会快速增殖[46]。这些预先存在的胎儿抗原特异性母体 T_{REG} 细胞对下次怀孕的免疫耐受还有帮助。

T_{REG} 细胞可能通过几种机制产生。怀孕以前,T_{REG} 细胞可能经由母体接触精液后诱导产生[71]。妊娠期间,外周 T_{REG} 细胞可能通过母体未成熟 DC 细胞接触从胎盘脱落进入母体循环的胎儿抗原后产生(详见"孕期风湿性关节炎"一章)[8,72]。雌激素也已被证明能够促进 T_{REG} 细胞的增殖,并且怀孕时高水平的雌激素可能促使该细胞群大量增殖。

一个名为 conserved noncoding sequence 1(CNS1)基因具有在外周生成 T_{REG} 细胞的能力,该基因被视为一个重要的进化环节,使得胎盘类哺乳动物能够怀孕[73]。T_{REG} 细胞来源于胸腺或外周血液,两种来源的 T_{REG} 细胞功能有区别,在胸腺发育的胸腺 T_{REG} 细胞(tT_{REG})介导自体抗原免疫耐受,在外周血液诱导产生的外周 T_{REG}(pT_{REG})对共生的细菌、食物或妊娠产生免疫应答[74]。研究发现,特异性地识别胎鼠异体抗原的 pT_{REG} 细胞在小鼠胎盘聚集[73]。雌性小鼠删除 CNS1 基因会造成免疫细胞侵入胎盘,子宫螺旋动脉重塑不良,导致流产(胎儿吸收)。有趣的是,同系交配(使用相同遗传背景的小鼠配对育种)的小鼠删除 CNS1 基因不会造成流产。这表明

母体T细胞和B细胞

- hCG刺激B$_{REG}$细胞和T$_{REG}$细胞增殖,吸引T$_{REG}$细胞至母胎界面。
- 接触精液后,在回流子宫的淋巴结里诱导胎儿抗原特异性的T$_{REG}$细胞。
- 孕期增多的母体T$_{REG}$细胞在产后并不消失,在下次妊娠时能快速增殖。
- 母体T细胞PD-1上调
- 外周CNS1(Foxp3增强子)促进生成母体T$_{REG}$细胞
- B$_{REG}$(B10)细胞合成IL-10

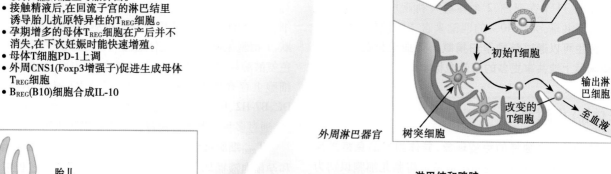

输入淋巴管(从组织)　高内皮微静脉(HEV)

初始T细胞

树突细胞　改变的T细胞

外周淋巴器官　输出淋巴细胞　至血液

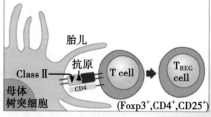

胎儿

抗原

Class Ⅱ　CD4　T cell → T$_{REG}$ cell

母体树突细胞　(Foxp3$^+$,CD4$^+$,CD25$^+$)

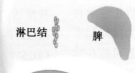

淋巴结　脾

淋巴结和脾脏

- 淋巴结内DC细胞持续提呈胎儿抗原给CD8$^+$T细胞,诱导免疫耐受
- 在脾脏和骨髓,特异性识别胎儿抗原的母体B细胞被部分清除

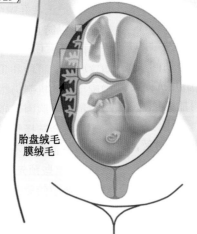

胎盘绒毛膜绒毛

母胎界面:
蜕膜、绒毛及绒毛外滋养细胞

- 多态性表达受限:绒毛外滋养细胞表达HLA(如:HLA-G、HLA-E)
- B7家族(B7-DC、B7-H2、B7-H3)
- 色氨酸耗竭
- 趋化因子基因在蜕膜基质细胞表观遗传调控后沉默
- 绒毛滋养细胞分泌FasL
- 诱饵受体和非死亡结构域如TNF受体
- 合体滋养细胞脱落过程中发生凋亡,凋亡细胞内包含胎儿抗原,诱导形成"耐受性"DCs
- 补体的负性调控因子(如CD59)
- 抑制Th1,激活Th2
- 分泌IL-10
- 蜕膜处DC细胞数量少
- dNK细胞溶细胞活性低,进一步被HLA-G抑制

胎儿的免疫系统

- 胎儿淋巴结能合成特异性识别母体微嵌合细胞的T$_{REG}$细胞
- 新生儿CD71$^+$细胞表达精氨酸酶,能抑制出生后肠道定植的共生菌导致的炎症

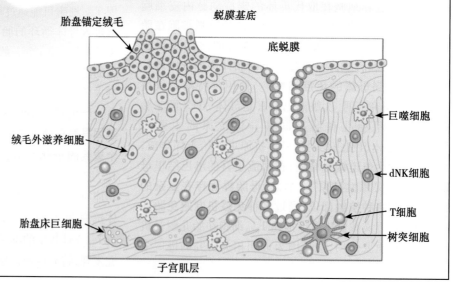

胎盘锚定绒毛　蜕膜基底

底蜕膜

巨噬细胞

绒毛外滋养细胞　dNK细胞

T细胞

树突细胞

胎盘床巨细胞

子宫肌层

图4-5　促进母胎免疫耐受的机制。许多不同的机制和细胞类型参与预防孕期的免疫排斥反应或危险的免疫反应。我们列出母胎界面、孕妇 B 细胞和 T 细胞、二级淋巴器官和胎儿内的机制。母胎界面一般指母体细胞和胎儿细胞能直接接触的区域,包括蜕膜和绒毛间隙

在母胎 HLA 不相符时,pT$_{REG}$在胎儿免疫耐受方面发挥至关重要的作用。CNS1 基因在真兽亚纲(胎盘)哺乳动物(如人类、海豚、大象)中高度保守,但非真兽亚纲哺乳动物(如鸭嘴兽、沙袋鼠)和非哺乳动物(如斑马鱼)缺乏该基因[73]。这些证据表明 CNS1 是真兽亚纲动物进化出胎盘的重要基因。

母体 B 细胞调控胎儿耐受

几种机制保护胎儿免受抗体攻击。首先,小鼠研究发现,在妊娠后半阶段,部分未成熟 B 细胞会在脾脏和骨髓被清除[38]。其次,减少未成熟 B 细胞以及使用酶抑制剂降低 IDO 酶表达后,能阻止 B 细胞分化[75],IDO 酶在母胎界面表达也下降,所以通过这种方法能同时抑制 B 细胞和 T 细胞应答(详见"母体胎儿耐受"章节)。B 细胞活化因子肿瘤坏死因子家族(BAFF)能刺激 B 细胞,促进细胞增殖[35],在怀孕期间 BAFF 的表达减少。最后,调节性 B 细胞(B$_{REG}$或 B10)在怀孕期间表达增加,这是一个特殊亚群的 B 细胞,B$_{REG}$细胞主要通过产生抗炎细胞因子(如 TGF-β、IL-10)[76-79]下调免疫反应。hCG 是 B$_{REG}$细胞重要的辅助因子,怀孕初期 hCG 上升可能促进 B$_{REG}$增殖,从而参与调节孕早期胎儿耐受。

树突状细胞和抗原提呈调控胎儿耐受

树突状细胞(DC)提呈抗原给初始 T 细胞后,T 细胞增殖和识别特异性外来抗原,这似乎不利于胎儿耐受。幸运的是,DCs 在蜕膜比较少见,从而有效地限制 T 细胞在母胎界面应答胎儿抗原[80]。尽管 DCs 在母胎界面数量非常少,但是在孕鼠的所有次级淋巴器官(脾、淋巴结)内均发现存在胎鼠抗原。胎儿抗原仅由母体 APC 细胞提呈,这与器官移植是完全不同的,器官移植的供体或受体 APCs 均能提呈抗原和引起 T 细胞应答[58]。胎儿抗原主要来自正常胎盘生长过程中凋亡的滋养细胞碎片。一个有趣的现象发现,滤泡 DCs 摄取胎儿抗原后长时间被提呈(数周甚至数月),这是促进胎儿耐受的一种机制[81]。滤泡 DCs 提呈的抗原经由骨髓来源的 DCs 处理后,再递呈给母体 CD8$^+$T 细胞结合,从而清除 CD8$^+$T 细胞。在这种情况下,免疫耐受和 T 细胞清除涉及两个机制。首先,胎儿抗原主要是来自凋亡细胞,DCs 摄取抗原后诱导免疫耐受[82]。其次,滤泡 DCs 持续提呈的胎儿抗原是一个强有力的信号诱导 T 细胞被耐受[83]。虽然既往滤泡 DCs 被认为只参与调控 B 细胞免疫,但是现在的观点认滤泡 DCs 持续提呈抗原参与诱导外周 T 细胞耐受胎儿抗原。

人类白细胞抗原调控免疫耐受

胎儿滋养细胞直接接触母体血液,可能发生被母体免疫排斥的风险。胎儿滋养细胞只表达 MHC Ⅰ类分子,主要是多态性有限的 Ⅰb 类分子 HLA-G、HLA-E、HLA-F。HLA-C 是个例外,它是高多态性的 Ⅰa 类分子,主要表达于绒毛外滋养细胞。HLA-C 被认为协同 dNK 细胞参与子宫螺旋动脉重塑[84]。胎儿滋养细胞表达 HLA-G,能保护细胞滋养细胞不被 dNK 细胞清除,但可能导致胎盘感染。HLA-G 能通过抑制性受体 ILT-4 抑制巨噬细胞活化。HLA-G 通过与 dNK 细胞的相互作用,在母胎界面发挥免疫耐受作用,维持正常妊娠。然而调节胎儿耐受应该还存在其他机制,因为孕妇和胎儿缺乏有功能的 HLA-G 基因(HLA-G 缺失)的情况下仍然会出现正常妊娠[85]。

补体、趋化因子和细胞因子调控胎儿耐受

补体功能受到抑制在预防胎儿排异和早产中可能很重要,尤其是合并炎症或感染的情况下。使用抗磷脂抗体构造小鼠流产模型的研究发现,一种称作拮抗因子 B 的补体旁路途径成分能防止流产。激活小鼠补体旁路途径和母体 C3 蛋白,会影响胎盘形成。另外,滋养细胞表达补体的负性调控因子,包括 CD59(MAC 拮抗剂)、膜辅助因子蛋白和衰变加速因子(C3 和 C5 转化酶抑制剂)[27]。敲除补体负性调控因子 Crry 后,小鼠胚胎存活降低,而且合并胎盘炎症[86]。在这个模型中 C3 激活起着重要作用,因为 Crry 基因敲除小鼠与 C3 缺乏的小鼠交配后胚胎能够存活。几项研究表明,抑制补体激活有助于胎儿耐受,特别是在炎症情况下。

表达在母胎界面的趋化因子和细胞因子对胎儿可能是危险的,因为这些小分子蛋白质是炎症因子,可能引起免疫细胞聚集。小鼠的蜕膜内间质细胞通过调节趋化因子(CXCL9、CXCL10、CXCL11、CCL5)的表达后,能抑制炎症反应时 T 细胞在蜕膜细胞周围聚集[67]。使用表观遗传学方法能有效地沉默趋化因子的表达。子宫内膜基质细胞转化为蜕膜基质细胞后,组蛋白抑制因子能沉默趋化因子基因启动子的表达。也可能是由于蜕膜基质细胞缺乏趋化因子,造成 T 细胞在蜕膜相对罕见。

辅助性 T 细胞合成的细胞因子是否参与调控胎儿耐受仍然存在争议[87]。过去认为 Th2 细胞免疫反应可能在怀孕期间占主导地位,这是基于 Th1 分泌的细胞因子不利于小鼠妊娠和会对发生细胞内感染的免疫力下降这一理论[88-90]。Th2 细胞产生的因子 IL-10 在怀孕期间升高,它能下调 Th1 细胞因子合成,可以防止有基因缺陷的小鼠发生流产。在一项针对复发性流产患者的研究中,把母外周血单核细胞刺激后产生的细胞因子在正常妊娠妇女和自然流产妇女进行了比较。Th2 细胞因子升高与正常妊娠有关,而 Th1 细胞因子升高与自然流产有关。尽管有数项研究报道了正常妊娠妇女外周血中表达 Th2 细

胞因子,但是不同研究之间存在偏倚[91,92]。大多数研究发现,抑制 Th1 细胞和激活 Th2 细胞与正常妊娠有关,这种效应可能在母胎界面更加显著。有趣的是,Th1 细胞因子在早产中是激活的。

胎儿排异

有观点认为母胎耐受缺乏可能导致原因不明的早产儿死亡或自发性早产。原因不明的早产儿死亡与胎儿耐受缺乏和慢性绒毛膜羊膜炎有关,在这种病例情况下 T 细胞会大量侵入胎膜[93]。慢性绒毛膜羊膜炎是一个胎盘病理诊断,与急性绒毛膜羊膜炎显著不同,后者表现为中性粒细胞侵入胎膜并常发生于胎盘感染。在慢性绒毛膜羊膜炎,胎膜内除 CD4$^+$T 细胞外,还发现大量 CD3$^+$ 和 CD8$^+$T 细胞。一项包括 30 例不明原因早产儿死亡的研究发现,相对于早产对照组,慢性绒毛膜羊膜炎多见于早产儿死亡病例组(病例组与对照组:60% vs. 38%)。此外,女性血清抗 HLA Ⅱ类阳性率在早产儿死亡病例组比早产但无新生儿死亡组显著升高(36% vs. 11%)。自发性早产妇女可能存在类似的母亲抗胎儿的免疫改变,包括显著高发的慢性羊膜绒毛膜炎,母亲血清抗 HLA Ⅰ类阳性率升高以及补体(C4d)沉积于脐静脉内皮细胞。这些结果表明母亲抗胎儿免疫反应类似于同种异体移植物排斥反应,这种免疫反应在原因不明的新生儿死亡和自发性早产中非常常见。近期有关围产期感染(如单核细胞增生李斯特菌)提出一种假设,认为炎症发生与 T$_{REG}$ 细胞减少导致胎盘 T 细胞浸润有关[50]。一旦母体对胎儿耐受出现问题,孕妇 T 细胞就会浸润胎盘,炎症反应帮助病原体入侵胎儿导致胎儿死亡。

实体器官移植患者妊娠

实体器官移植的患者面对一个有趣的问题,孕期如何同时维持胎儿耐受和移植的器官的耐受[94]。虽然经典理论认为,胎盘是母亲和胎儿之间一道难以逾越的障碍,但是我们现在知道,母亲和胎儿之间存在双向的细胞交换[3]。所以怀孕后,几乎在所有母亲体内能发现来源于胎儿的细胞,反之,在胎儿体内也可以找到来自母亲的细胞。在母亲体内长期存在胎儿细胞和在胎儿体内长期存在母亲细胞,导致两种细胞共存于单一个体内,这种现象称为微嵌合体(Mc)。而实体器官移植的孕妇则拥有至少三种甚至更多种来源的 Mc,包括胎儿 Mc、孕妇 Mc(指孕妇本人在胎儿时期从自己母亲处获得的细胞)以及同种异体移植物来源的供体细胞。来源于孕妇、移植器官和微嵌合体细胞的 APCs 均能互相提呈抗原,从而出现至少 16 种抗原和 APCs 组合[94]。

维持所有这些细胞群处于相互耐受是一项艰巨的任务。如在一些情况下失败,会在孕期或产后发生移植排斥反应。有文章报道了两例心脏移植患者在孕期出现抗胎儿 HLA Ⅱ类抗原的抗体,这些抗体与移植的心脏发生交叉反应,最终导致移植排斥。第一例患者心脏排异发生在产后 3 个月,此前患者在使用免疫抑制剂的情况下已平稳渡过 17 年[95]。检测胎儿和胎儿父亲的 HLA 抗原后发现,胎儿体内父源的抗原经提呈后可能触发了排异反应。第二例心脏排异病例发生于 6 年前接受了移植手术的患者妊娠 8 周流产后[96]。对产前和产后胎儿耐受以及同种异体移植排异反应机制的深入理解,有利于今后完善该类高危孕产妇的妊娠期处理。

值得注意的是,至今至少有 11 名女性接受了子宫移植手术,并有移植后有活产 1 例[97]。子宫移植患者最早于术后 43 天月经来潮。据报道术后存在排异病,糖皮质激素能成功逆转排异反应。实现活产的该例患者在移植术后 1 年植入单枚胚胎,整个孕期连续服用他克莫司(tacrolimus)、咪唑硫嘌呤(azathioprine)和糖皮质激素,孕期曾出现一次轻度排斥反应,经糖皮质激素治疗后逆转。整个孕期,子宫血管血流灌注和胎儿生长都在正常范围内;然而在孕 31 周发生子痫前期,最终因胎心监示显示异常选择剖宫产结束分娩。新生儿出生体重正常(1775 克),Apgar 评分正常(9-9-10)。虽然子宫移植过去被认为不可能实现,但现在证明移植的子宫能够经受怀孕的挑战。

孕期类风湿性关节炎

怀孕对一些自身免疫性炎症性疾病有显著影响,如类风湿性关节炎(RA)和多发性硬化症,可在孕期出现短时症状改善或缓解(详见第 46 章)[98]。RA 以对称性关节炎症为特点,表现为多关节疼痛、僵硬、肿胀。近四分之三患 RA 的孕妇在孕中晚期症状缓解,而在产后复发。早期的假说试图用性激素来解释这一现象;但是可的松和胎盘丙种球蛋白不能模拟怀孕对 RA 的作用,因此也不能作为治疗方法。有趣的是,怀孕改善 RA 症状的概率与疾病严重程度、持续时间、孕妇年龄、类风湿因子是否阳性均不相关[8]。当胎儿从父亲继承的 HLA Ⅱ抗原与母亲的 HLA Ⅱ类抗原有显著不同的情况下,RA 症状会有显著改善[99]。这充分证明胎儿基因和母亲免疫应答父源的(胎儿)HLA 抗原在妊娠缓解 RA 中发挥重要作用。

过去我们曾假设 RA 症状改善是继发于孕妇 T 细胞和 B 细胞耐受胎儿抗原的,同时伴随着胎盘正常生长[8,100]。随着胎盘发育,合体滋养细胞凋亡(绒毛外层细胞)脱落进入母体血液。它开始于妊娠早期,至妊娠晚期每天有数克的碎屑物质进入母体血液循环。胎儿抗原存在于这些凋亡碎片中,包括胎儿次要组织相容性抗原[72]

这些碎片由母亲的不成熟的 DCs 吞噬,提呈抗原给母亲的 T 细胞。由于抗原来自凋亡细胞,不成熟 DCs 会改变表型,变成"耐受性"DCs,主要促进诱导 T_{REG}、T 细胞清除或者使提呈的胎儿抗原失效。**通过"耐受性"DCs 同时提呈胎儿和自身 HLA(RA 相关)抗原,下调母亲的 T 细胞免疫反应,可能起到改善 RA 病情的作用。**

小鼠实验和人体实验均支持这种理论。小鼠实验发现孕鼠的 T 细胞会缺失、功能丧失以及 T_{REG} 活化[61,9,46]。**母胎 HLA 不相同是预测 RA 改善/缓解的最相关的指标**[99]。与同种异体小鼠相比,同种同体小鼠的 T_{REG} 细胞在孕期的诱导和抑制活性受限,这表明母胎 HLA 不相同对实现母体 T 细胞耐受非常重要。最后,研究发现,人类胎儿 DNA 水平(指母体循环内发现的碎片数量)和 RA 病情活动存在显著相关。

总　结

孕期母体的免疫系统发生了适应变化从而能够耐受胎儿,这个变化是很重要的。因为在其他情况下,人体不能如此平稳地接受和耐受异体成分。我们已经了解了很多有关母体免疫系统如何在孕期适应胎儿以及保护胎儿免受免疫反应攻击的知识,但是在正常和异常妊娠中具体的调控机制有待进一步研究。子痫前期和早产与免疫系统异常有关。这些领域中,免疫学研究未来会取得的突破进展将产生显著意义。

关键点

◆ 固有免疫系统通过快速地、非特异性地识别病原体而预防和控制初始感染,并诱导巨噬细胞、自然杀伤(NK)细胞、补体系统和细胞因子。巨噬细胞发挥重要的清道夫作用,在孕期可能起到防御细菌在宫内感染的作用。蜕膜 NK 细胞(dNK)参与螺旋动脉重塑,形成正常胎盘。

◆ 在宫内感染患者的羊水、母亲和胎儿血以及阴道分泌物中的促炎细胞因子如 IL-1β、TNF-α 和 IL-6 表达远高于正常妊娠。这些细胞因子不仅是宫内感染的标志物,而且可能诱发早产,导致新生儿并发症。

◆ 适应性免疫的应答表现为淋巴细胞(T 细胞和 B 细胞)克隆性增殖,针对不同抗原产生特异性抗体。虽然应答缓慢,但能对病原体成分产生特异识别,最终将逃过固有免疫系统的病原体清除体外。

◆ 细胞通过分泌抗体(免疫球蛋白),控制存在于细胞外腔隙的病原微生物扩散。抗体通过几种机制控制感染,包括中和、调理素作用和激活补体。血管紧张素受体 I(AT1-AA)是由 B 细胞合成的自身抗体,它被认为参与诱发子痫前期患者和胎儿生长受限患者发生高血压和蛋白尿。

◆ 抗体无法清除在细胞内复制的病原体(包括所有病毒、部分细菌和寄生虫),此类病原体必须由 T 细胞清除。根据 T 细胞表型,可以将 T 细胞分成许多不同的类别的亚群,包括 CD8$^+$(效应性或细胞毒性 T 细胞)、CD4$^+$(辅助性 T 细胞)、CD4$^+$CD25$^+$(T_{REG} 细胞)。CD8$^+$T 细胞直接杀死细胞,而辅助性 T 细胞参与激活 B 细胞产生抗体。T_{REG} 细胞发挥重要的免疫调节作用,通过抑制抗原特异性 T 细胞,减少炎症反应对组织造成损伤及自身免疫反应。

◆ 甚至自怀孕极早期,胎儿免疫系统拥有固有免疫反应能力。获得性免疫尤其是产生抗体的能力发育较迟缓,直到出生后功能才完善。CD71$^+$ 细胞是一把双刃剑,能保护新生儿免受细菌定植肠道时共生的微生物造成过度的炎症,但会损害新生儿的抗系统性感染的免疫力。

◆ 胎儿血液含有大量的造血干细胞,使其成为理想的造血干细胞移植来源。据估计,私人脐血库的使用率大约为 1/1000 ~ 1/200 000,只有当儿童需要干细胞移植的可能性非常高时,私人脐血库的性价比才比较高。

◆ 维持胎儿耐受需要各种不同的免疫机制,涉及母胎界面和母亲外周血。次级淋巴器官(淋巴结和脾脏)是重要的调控场所,在此处胎儿抗原提呈给母体的免疫细胞。这些机制包括母亲外周血中抗父源特异性抗原的 T_{REG} 和 B_{REG} 细胞、T 细胞缺失、色氨酸耗竭、滋养细胞表达 FasL 或 TNF 相关的凋亡诱导配体/Apo-2L(TRAIL)、胎盘表达的 HLA-G、胎盘抑制补体激活。

◆ 在妊娠免疫耐受机制中,T_{REG} 细胞是独一无二的,因为胎儿抗原特异性 T_{REG} 细胞在产后持续存在,可能有利于下一次怀孕。T_{REG} 细胞抑制抗原特异性免疫反应,并在孕妇和孕鼠外周血中 T_{REG} 水平上升。怀孕选择性增殖抗胎儿抗原的特异性母体 T_{REG} 细胞(>100 倍),在产后该类细胞数量不会减少,并且在下次妊娠中将会快速增殖。此外,hCG 作为化学引诱物,趋化 T_{REG} 细胞至母胎界面,小鼠实验中发现 hCG 能刺激 T_{REG} 增殖,促进抑制活性。

◆ 不明原因早产儿死亡与胎儿耐受缺失和慢性绒毛膜羊膜炎有关，慢性绒毛膜羊膜炎指大量 T 细胞浸润胎膜。单核细胞增生李斯特菌感染发现，T_{REG} 细胞减少导致胎盘 T 细胞浸润与围产儿死亡有关。

◆ 实体器官移植孕妇至少拥有三种甚至更多种来源的 Mc，包括胎儿 Mc、孕妇 Mc（指孕妇本人在胎儿时期从自己母亲处获得的细胞）以及同种异体移植物来源的供体细胞。曾有病例报道指出，移植排斥反应与孕妇体内抗胎儿抗体有关。

◆ 值得注意的是，至今至少有 11 名女性接受了子宫移植手术，有一例移植后活产的报道。

◆ 妊娠对一些自身免疫性炎症性疾病如类风湿性关节炎（RA）和多发性硬化症有显著影响，导致症状出现缓解。改善 RA 症状是继发于孕妇 T 细胞和 B 细胞耐受孕期胎儿抗原。

参考文献

1. Medawar PB. Some immunological and endocrinological problems raised by the evolution of viviparity in vertebrates. *Symp Soc Exp Biol.* 1954;7: 320.
2. Maloney S, Smith A, Furst DE, et al. Microchimerism of maternal origin persists into adult life. *J Clin Invest.* 1999;104:41-47.
3. Lo YM, Lau TK, Chan LY, et al. Quantitative analysis of the bidirectional fetomaternal transfer of nucleated cells and plasma DNA. *Clin Chem.* 2000;46:1301-1309.
4. Bianchi DW, Zickwolf GK, Weil GJ, et al. Male fetal progenitor cells persist in maternal blood for as long as 27 years postpartum. *Proc Natl Acad Sci U S A.* 1996;93:705-708.
5. Nelson JL. Your cells are my cells. *Sci Am.* 2008;298:64-71.
6. Elbe-Burger A, Mommaas AM, Prieschl EE, et al. Major histocompatibility complex class II: fetal skin dendritic cells are potent accessory cells of polyclonal T-cell responses. *Immunology.* 2000;101:242-253.
7. Mold JE, Michaelsson J, Burt TD, et al. Maternal alloantigens promote the development of tolerogenic fetal regulatory T cells in utero. *Science.* 2008;322:1562-1565.
8. Adams KM, Yan Z, Stevens AM, Nelson JL. The changing maternal "self" hypothesis: a mechanism for maternal tolerance of the fetus. *Placenta.* 2007;28:378-382.
9. Tafuri A, Alferink J, Moller P, et al. T cell awareness of paternal alloantigens during pregnancy. *Science.* 1995;270:630-633.
10. Romero R, Manogue KR, Mitchell MD, et al. Infection and labor. IV. Cachectin-tumor necrosis factor in the amniotic fluid of women with intraamniotic infection and preterm labor. *Am J Obstet Gynecol.* 1989;161: 336-341.
11. Romero R, Brody DT, Oyarzun E, et al. Infection and labor. III. Interleukin-1: a signal for the onset of parturition. *Am J Obstet Gynecol.* 1989;160:1117-1123.
12. Hitti J, Hillier SL, Agnew KJ, et al. Vaginal indicators of amniotic fluid infection in preterm labor. *Obstet Gynecol.* 2001;97:211-219.
13. Kawai T, Akira S. The role of pattern-recognition receptors in innate immunity: update on Toll-like receptors. *Nat Immunol.* 2010;11: 373-384.
14. Quayle AJ. The innate and early immune response to pathogen challenge in the female genital tract and the pivotal role of epithelial cells. *J Reprod Immunol.* 2002;57:61-79.
15. Bartmann C, Segerer SE, Rieger L, et al. Quantification of the predominant immune cell populations in decidua throughout human pregnancy. *Am J Reprod Immunol.* 2014;71:109-119.
16. Tirado-Gonzalez I, Barrientos G, Freitag N, et al. Uterine NK cells are critical in shaping DC immunogenic functions compatible with pregnancy progression. *PLoS ONE.* 2012;7:e46755.
17. Ashkar AA, Di Santo JP, Croy BA. Interferon gamma contributes to initiation of uterine vascular modification, decidual integrity, and uterine natural killer cell maturation during normal murine pregnancy. *J Exp Med.* 2000;192:259-270.
18. Ponte M, Cantoni C, Biassoni R, et al. Inhibitory receptors sensing HLA-G1 molecules in pregnancy: decidua-associated natural killer cells express LIR-1 and CD94/NKG2A and acquire p49, an HLA-G1-specific receptor. *Proc Natl Acad Sci U S A.* 1999;96:5674-5679.
19. Bulmer JN, Longfellow M, Ritson A. Leukocytes and resident blood cells in endometrium. *Ann N Y Acad Sci.* 1991;622:57-68.
20. Cirl C, Wieser A, Yadav M, et al. Subversion of Toll-like receptor signaling by a unique family of bacterial Toll/interleukin-1 receptor domain-containing proteins. *Nat Med.* 2008;14:399-406.
21. Abrahams VM, Bole-Aldo P, Kim YM, et al. Divergent trophoblast responses to bacterial products mediated by TLRs. *J Immunol.* 2004;173: 4286-4296.
22. Elovitz MA, Wang Z, Chien EK, et al. A new model for inflammation-induced preterm birth: the role of platelet-activating factor and Toll-like receptor-4. *Am J Pathol.* 2003;163:2103-2111.
23. Adams Waldorf KM, Persing D, Novy MJ, et al. Pretreatment with toll-like receptor 4 antagonist inhibits lipopolysaccharide-induced preterm uterine contractility, cytokines, and prostaglandins in rhesus monkeys. *Reprod Sci.* 2008;15:121-127.
24. Harju K, Ojaniemi M, Rounioja S, et al. Expression of Toll-Like Receptor 4 and Endotoxin Responsiveness in Mice during Perinatal Period. *Pediatr Res.* 2005;57(5 Pt 1):644-648.
25. Adams KM, Lucas J, Kapur RP, Stevens AM. LPS induces translocation of TLR4 in amniotic epithelium. *Placenta.* 2007;28:477-481.
26. Vanderpuye OA, Labarrere CA, McIntyre JA. Expression of CD59, a human complement system regulatory protein, in extraembryonic membranes. *Int Arch Allergy Immunol.* 1993;101:376-384.
27. Cunningham DS, Tichenor JR Jr. Decay-accelerating factor protects human trophoblast from complement-mediated attack. *Clin Immunol Immunopathol.* 1995;74:156-161.
28. Kobasa D, Jones SM, Shinya K, et al. Aberrant innate immune response in lethal infection of macaques with the 1918 influenza virus. *Nature.* 2007;445:319-323.
29. Kay AW, Fukuyama J, Aziz N, et al. Enhanced natural killer-cell and T-cell responses to influenza A virus during pregnancy. *Proc Natl Acad Sci U S A.* 2014;111:14506-14511.
30. Romero R, Gomez R, Ghezzi F, et al. A fetal systemic inflammatory response is followed by the spontaneous onset of preterm parturition. *Am J Obstet Gynecol.* 1998;179:186-193.
31. Sadowsky DW, Adams KM, Gravett MG, et al. Preterm labor is induced by intraamniotic infusions of interleukin-1beta and tumor necrosis factor-alpha but not by interleukin-6 or interleukin-8 in a nonhuman primate model. *Am J Obstet Gynecol.* 2006;195:1578-1589.
32. Robertson SA, Christiaens I, Dorian CL, et al. Interleukin-6 is an essential determinant of on-time parturition in the mouse. *Endocrinology.* 2010; 151:3996-4006.
33. Romero R, Ceska M, Avila C, Mazor M, Behnke E, Lindley I. Neutrophil attractant/activating peptide-1/interleukin-8 in term and preterm parturition. *Am J Obstet Gynecol.* 1991;165:813-820.
34. Loudon JA, Sooranna SR, Bennett PR, Johnson MR. Mechanical stretch of human uterine smooth muscle cells increases IL-8 mRNA expression and peptide synthesis. *Mol Hum Reprod.* 2004;10:895-899.
35. Muzzio DO, Soldati R, Ehrhardt J, et al. B cell development undergoes profound modifications and adaptations during pregnancy in mice. *Biol Reprod.* 2014;91:115.
36. Medina KL, Smithson G, Kincade PW. Suppression of B lymphopoiesis during normal pregnancy. *J Exp Med.* 1993;178:1507-1515.
37. Bosco N, Ceredig R, Rolink A. Transient decrease in interleukin-7 availability arrests B lymphopoiesis during pregnancy. *Eur J Immunol.* 2008; 38:381-390.
38. Ait-Azzouzene D, Gendron MC, Houdayer M, et al. Maternal B lymphocytes specific for paternal histocompatibility antigens are partially deleted during pregnancy. *J Immunol.* 1998;161:2677-2683.
39. Zhou CC, Zhang Y, Irani RA, et al. Angiotensin receptor agonistic autoantibodies induce pre-eclampsia in pregnant mice. *Nat Med.* 2008;14: 855-862.
40. Nguyen TG, Ward CM, Morris JM. To B or not to B cells-mediate a healthy start to life. *Clin Exp Immunol.* 2013;171:124-134.
41. Siddiqui AH, Irani RA, Blackwell SC, Ramin SM, Kellems RE, Xia Y. Angiotensin receptor agonistic autoantibody is highly prevalent in preeclampsia: correlation with disease severity. *Hypertension.* 2010;55: 386-393.

42. Parrish MR, Murphy SR, Rutland S, et al. The effect of immune factors, tumor necrosis factor-alpha, and agonistic autoantibodies to the angiotensin II type I receptor on soluble fms-like tyrosine-1 and soluble endoglin production in response to hypertension during pregnancy. *Am J Hypertens.* 2010;23:911-916.

43. Zhou CC, Irani RA, Dai Y, et al. Autoantibody-mediated IL-6-dependent endothelin-1 elevation underlies pathogenesis in a mouse model of pre-eclampsia. *J Immunol.* 2011;186:6024-6034.

44. Brandtzaeg P. Mucosal immunity: integration between mother and the breast-fed infant. *Vaccine.* 2003;21:3382-3388.

45. Hori S, Carvalho TL, Demengeot J. CD25+CD4+ regulatory T cells suppress CD4+ T cell-mediated pulmonary hyperinflammation driven by Pneumocystis carinii in immunodeficient mice. *Eur J Immunol.* 2002;32:1282-1291.

46. Rowe JH, Ertelt JM, Xin L, Way SS. Pregnancy imprints regulatory memory that sustains anergy to fetal antigen. *Nature.* 2012;490:102-106.

47. Schumacher A, Heinze K, Witte J, et al. Human chorionic gonadotropin as a central regulator of pregnancy immune tolerance. *J Immunol.* 2013;190:2650-2658.

48. Rolle L, Memarzadeh Tehran M, Morell-Garcia A, et al. Cutting edge: IL-10-producing regulatory B cells in early human pregnancy. *Am J Reprod Immunol.* 2013;70:448-453.

49. Rowe JH, Ertelt JM, Aguilera MN, et al. Foxp3(+) regulatory T cell expansion required for sustaining pregnancy compromises host defense against prenatal bacterial pathogens. *Cell Host Microbe.* 2011;10:54-64.

50. Rowe JH, Ertelt JM, Xin L, Way SS. Regulatory T cells and the immune pathogenesis of prenatal infection. *Reproduction.* 2013;146:R191-R203.

51. Bakardjiev AI, Theriot JA, Portnoy DA. Listeria monocytogenes traffics from maternal organs to the placenta and back. *PLoS Pathog.* 2006;2:e66.

52. Shields LE, Lindton B, Andrews RG, Westgren M. Fetal hematopoietic stem cell transplantation: a challenge for the twenty-first century. *J Hematother Stem Cell Res.* 2002;11:617-631.

53. Hermann E, Truyens C, Alonso-Vega C, et al. Human fetuses are able to mount an adultlike CD8 T-cell response. *Blood.* 2002;100:2153-2158.

54. Gathings WE, Lawton AR, Cooper MD. Immunofluorescent studies of the development of pre-B cells, B lymphocytes and immunoglobulin isotype diversity in humans. *Eur J Immunol.* 1977;7:804-810.

55. Lawn JE, Cousens S, Zupan J. 4 million neonatal deaths: When? Where? Why? *Lancet.* 2005;365:891-900.

56. Elahi S, Ertelt JM, Kinder JM, et al. Immunosuppressive CD71+ erythroid cells compromise neonatal host defence against infection. *Nature.* 2013;504:158-162.

57. Lubin BH, Shearer WT. Cord blood banking for potential future transplantation. *Pediatrics.* 2007;119:165-170.

58. Erlebacher A, Vencato D, Price KA, et al. Constraints in antigen presentation severely restrict T cell recognition of the allogeneic fetus. *J Clin Invest.* 2007;117:1399-1411.

59. Bonney EA, Matzinger P. The maternal immune system's interaction with circulating fetal cells. *J Immunol.* 1997;158:40-47.

60. Van Rood JJ, Eernisse JG, Van Leeuwen A. Leucocyte antibodies in sera from pregnant women. *Nature.* 1958;181:1735-1736.

61. Jiang SP, Vacchio MS. Multiple mechanisms of peripheral T cell tolerance to the fetal "allograft." *J Immunol.* 1998;160:3086-3090.

62. Taglauer ES, Adams Waldorf KM, Petroff MG. The hidden maternal-fetal interface: events involving the lymphoid organs in maternal-fetal tolerance. *Int J Dev Biol.* 2010;54:421-430.

63. Taglauer ES, Yankee TM, Petroff MG. Maternal PD-1 regulates accumulation of fetal antigen-specific CD8+ T cells in pregnancy. *J Reprod Immunol.* 2009;80:12-21.

64. Moldenhauer LM, Diener KR, Thring DM, Brown MP, Hayball JD, Robertson SA. Cross-presentation of male seminal fluid antigens elicits T cell activation to initiate the female immune response to pregnancy. *J Immunol.* 2009;182:8080-8093.

65. Petroff MG, Perchellet A. B7 family molecules as regulators of the maternal immune system in pregnancy. *Am J Reprod Immunol.* 2010;63:506-519.

66. Munn DH, Zhou M, Attwood JT, et al. Prevention of allogeneic fetal rejection by tryptophan catabolism. *Science.* 1998;281:1191-1193.

67. Nancy P, Tagliani E, Tay CS, et al. Chemokine gene silencing in decidual stromal cells limits T cell access to the maternal-fetal interface. *Science.* 2012;336:1317-1321.

68. Somerset DA, Zheng Y, Kilby MD, et al. Normal human pregnancy is associated with an elevation in the immune suppressive CD25+ CD4+ regulatory T-cell subset. *Immunology.* 2004;112:38-43.

69. Aluvihare VR, Kallikourdis M, Betz AG. Regulatory T cells mediate maternal tolerance to the fetus. *Nat Immunol.* 2004;5:266-271.

70. Shima T, Sasaki Y, Itoh M, et al. Regulatory T cells are necessary for implantation and maintenance of early pregnancy but not late pregnancy in allogeneic mice. *J Reprod Immunol.* 2010;85:121-129.

71. Robertson SA, Guerin LR, Bromfield JJ, et al. Seminal fluid drives expansion of the CD4+CD25+ T regulatory cell pool and induces tolerance to paternal alloantigens in mice. *Biol Reprod.* 2009;80:1036-1045.

72. Holland OJ, Linscheid C, Hodes HC, et al. Minor histocompatibility antigens are expressed in syncytiotrophoblast and trophoblast debris: implications for maternal alloreactivity to the fetus. *Am J Pathol.* 2012;180:256-266.

73. Samstein RM, Josefowicz SZ, Arvey A, et al. Extrathymic generation of regulatory T cells in placental mammals mitigates maternal-fetal conflict. *Cell.* 2012;150:29-38.

74. Chen W, Jin W, Hardegen N, et al. Conversion of peripheral CD4+CD25-naive T cells to CD4+CD25+ regulatory T cells by TGF-beta induction of transcription factor Foxp3. *J Exp Med.* 2003;198:1875-1886.

75. Pigott E, Mandik-Nayak L. Addition of an indoleamine 2,3,-dioxygenase inhibitor to B cell-depletion therapy blocks autoreactive B cell activation and recurrence of arthritis in K/BxN mice. *Arthritis Rheum.* 2012;64:2169-2178.

76. Jensen F, Muzzio D, Soldati R, et al. Regulatory B10 cells restore pregnancy tolerance in a mouse model. *Biol Reprod.* 2013;89:90.

77. Mizoguchi A, Bhan AK. A case for regulatory B cells. *J Immunol.* 2006;176:705-710.

78. Yang M, Rui K, Wang S, Lu L. Regulatory B cells in autoimmune diseases. *Cell Mol Immunol.* 2013;10:122-132.

79. Fettke F, Schumacher A, Costa SD, Zenclussen AC. B cells: the old new players in reproductive immunology. *Front Immunol.* 2014;5:285.

80. Erlebacher A. Immunology of the maternal-fetal interface. *Annu Rev Immunol.* 2013;31:387-411.

81. McCloskey ML, Curotto de Lafaille MA, Carroll MC, Erlebacher A. Acquisition and presentation of follicular dendritic cell-bound antigen by lymph node-resident dendritic cells. *J Exp Med.* 2011;208:135-148.

82. Gleisner MA, Rosemblatt M, Fierro JA, Bono MR. Delivery of alloantigens via apoptotic cells generates dendritic cells with an immature tolerogenic phenotype. *Transplant Proc.* 2011;43:2325-2333.

83. Probst HC, Lagnel J, Kollias G, van den Broek M. Inducible transgenic mice reveal resting dendritic cells as potent inducers of CD8+ T cell tolerance. *Immunity.* 2003;18:713-720.

84. Hiby SE, Walker JJ, O'Shaughnessy KM, et al. Combinations of maternal KIR and fetal HLA-C genes influence the risk of preeclampsia and reproductive success. *J Exp Med.* 2004;200:957-965.

85. Ober C, Aldrich C, Rosinsky B, et al. HLA-G1 protein expression is not essential for fetal survival. *Placenta.* 1998;19:127-132.

86. Xu C, Mao D, Holers VM, et al. A critical role for murine complement regulator crry in fetomaternal tolerance. *Science.* 2000;287:498-501.

87. Chaouat G, Ledee-Bataille N, Dubanchet S, et al. TH1/TH2 paradigm in pregnancy: paradigm lost? Cytokines in pregnancy/early abortion: reexamining the TH1/TH2 paradigm. *Int Arch Allergy Immunol.* 2004;134:93-119.

88. Wegmann TG, Lin H, Guilbert L, Mosmann TR. Bidirectional cytokine interactions in the maternal-fetal relationship: is successful pregnancy a TH2 phenomenon? *Immunol Today.* 1993;14:353-356.

89. Raghupathy R. Th1-type immunity is incompatible with successful pregnancy. *Immunol Today.* 1997;18:478-482.

90. Raghupathy R. Pregnancy: success and failure within the Th1/Th2/Th3 paradigm. *Semin Immunol.* 2001;13:219-227.

91. Shimaoka Y, Hidaka Y, Tada H, et al. Changes in cytokine production during and after normal pregnancy. *Am J Reprod Immunol.* 2000;44:143-147.

92. Matthiesen L, Khademi M, Ekerfelt C, et al. In-situ detection of both inflammatory and anti-inflammatory cytokines in resting peripheral blood mononuclear cells during pregnancy. *J Reprod Immunol.* 2003;58:49-59.

93. Lee J, Romero R, Dong Z, et al. Unexplained fetal death has a biological signature of maternal anti-fetal rejection: chronic chorioamnionitis and alloimmune anti-human leucocyte antigen antibodies. *Histopathology.* 2011;59:928-938.

94. Ma KK, Petroff MG, Coscia LA, et al. Complex chimerism: pregnancy after solid organ transplantation. *Chimerism.* 2013;4:71-77.

95. Ginwalla M, Pando MJ, Khush KK. Pregnancy-related human leukocyte antigen sensitization leading to cardiac allograft vasculopathy and graft failure in a heart transplant recipient: a case report. *Transplant Proc.* 2013;45:800-802.

96. O'Boyle PJ, Smith JD, Danskine AJ, et al. De novo HLA sensitization and antibody mediated rejection following pregnancy in a heart transplant recipient. *Am J Transplant.* 2010;10:180-183.

97. Brännström M, Johannesson L, Bokström H, et al. Livebirth after uterus transplantation. *Lancet.* 2015;385(9968):607-616.

98. Hench PS. The ameliorating effect of pregnancy on chronic atrophic (infectious rheumatoid) arthritis, fibrositis, and intermittent hydrarthrosis. *Mayo Clin Proc.* 1938;13:161-167.

99. Nelson JL, Hughes KA, Smith AG, Nisperos BB, Branchaud AM, Hansen JA. Maternal-fetal disparity in HLA class II alloantigens and the pregnancy-induced amelioration of rheumatoid arthritis. *N Engl J Med.* 1993;329: 466-471.

100. Taglauer ES, Adams Waldorf KM, Petroff MG. The hidden maternal-fetal interface: events involving the lymphoid organs in maternal-fetal toler-ance. *Int J Dev Biol.* 2010;54:421-430.

Additional references for this chapter are available at ExpertConsult.com.

最后审阅　刘颖

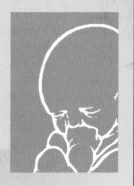

第 5 章

成人健康与疾病起源

原著　MICHAEL G. ROSS and MINA DESAI

翻译与审校　张雪梅,漆洪波,郑博仁

概述

　　20 世纪早期孕产妇死亡率大约 1%,自从开始关注这个数据以来,围产期保健有了显著的进步。随着孕产妇发病率和死亡率的明显降低,孕期保健在保障胎儿及新生儿健康方面取得了巨大进步,包括先天性畸形的诊断、预测和治疗、减少传染病以及早产后遗症的改善。以前分娩期或新生儿期不可能幸存的新生儿如今却能存活,例如:低体重(LBW)的早产儿通常只要体重超过 400 ~ 500g 就能够存活。相反地,大于胎龄儿(LGA)通常会选择剖宫产以避免潜在的分娩损伤。当我们评价这些提高生存率相关的长期影响以及致力于改善结局的治疗作用时(例如:孕产妇应用糖皮质激素),我们开始意识到围产期会对成人的长期健康产生影响。对成人健康及疾病发育起源的理解,更加强调围产期保健的重要作用,并且可能最终指导我们的治疗模式。

　　成人疾病发育起源的概念对于产科医生来说不足为奇。胎儿发育最严重的结局也许就是畸形。在 20 世纪 50 年代后期,沙利度胺(反应停)是用于孕妇镇静和治疗妊娠晨吐的标志性药物,虽然这种药未通过美国食品药品监督管理局(FDA)认证,并且没有在美国上市,但是美国的私人医师却使用了 250 多万的药片。作为非处方药物,沙利度胺在欧洲被广泛运用于 50 多种不同的适应证。而沙利度胺导致肢体畸形是大家有目共睹的。特别是与下面讨论的发育程序的机制相似。如同 Stephens 等[1] 描述的那样,沙利度胺可能结合了胰岛素样生长因子、纤维化生长因子以及下调血管生成相关的信号基因并发生了催化反应,导致在发育过程中抑制血管生成、造成四肢缩短。正如下文所讲,通过各式各样的细胞信号或者表观遗传功能的突变机制可“编程”后代表型。

　　尽管迅速发现了沙利度胺的短期后果,但是发现己烯雌酚(DES)的长期“编程”作用却是个漫长的过程。在 1947 年 FDA 批准之前,DES 是预防有流产史孕妇不良妊娠结局的标准用药。尽管在 20 世纪 50 年代的双盲试验中发现妊娠期服用 DES 并没有益处[2],但是在 20 世纪 60 年代,孕妇仍然在用 DES。直到 1971 年,有报道显示 DES 与少女及年轻妇女罹患阴道透明细胞癌相关,FDA 才建议反对孕妇使用 DES。与沙利度胺相似,目前认为宫内 DES 暴露的致癌性和致畸性可能通过表观遗传机制介导。Bromer 等[3] 报道称,宫内 DES 暴露导致调节子宫器官的 HOXA10 基因超甲基化。因此,与沙利度胺相关的短期解剖缺陷和与 DES 相关的迟发致癌性,均是通过表观遗传导致成人疾病的经典案例。

　　本章将回顾胎儿期和新生儿期影响发育程序化的机制。我们将主要关注已被证实的人体研究、案例报告的证据、流行病学的研究以及 meta 分析。我们选择性地探讨从动物模型来确认表型或者可能的致病通路和潜在机制的证据。

表观遗传学和编程

　　表观遗传学是一种对外界或者环境因素做出基因开关反应的遗传进程。“妊娠编程”意味着母体长期提供的营养、激素和代谢环境改变了器官的结构、细胞反应以及基因表现,最终影响其后代的新陈代谢和生理功能(图 5-1)。进一步地说,这些影响变化多端并取决于发育时期,正因如此,快速生长的胎儿和新生儿变得更加脆弱。

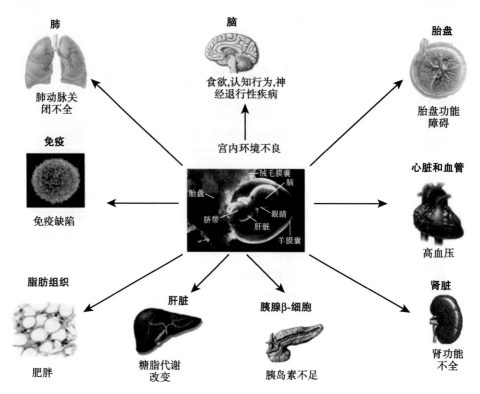

图 5-1　妊娠编程对器官系统的影响

这些编程的事件可能立即发挥作用,例如,在关键阶段,器官发育障碍;而另一些编程事件则在远期表现出改变器官的功能。在这种持续细胞复制和更替的过程中,早期发生事件如何储存以及后期如何表达则成为问题的关键。这可能通过表观遗传基因的控制,其中包括不改变基因序列的基因修饰。

表观遗传现象是哺乳动物发展的基本特征,在不改变 DNA 序列的情况下对基因表达造成可遗传的和持续的变化。表观遗传学调节包括 DNA 甲基化的改变,以及通过转译后组蛋白的变化修饰染色质。

DNA 甲基化是一个很重要的表观遗传机制。早期胚胎的 DNA 呈去甲基化的状态,随着环境信号的变化,DNA 甲基化进行性增加将导致器官形成和组织分化的发生。DNA 甲基化通常发生在鸟嘌呤后面的胞嘧啶碱基上,称为 CpG 二核苷酸。通过 DNA 甲基化转移酶导致甲基-CpG 结合蛋白的补充引起甲基化,从而通过阻止转录因子结合以及产生转录抑制因子或组蛋白修饰复合物而导致诱导转录沉默。基因启动子正常去甲基化的 CpG 富含区发生异常 DNA 甲基化,通常与不恰当的基因沉默相关(比如癌症)。从胚胎形成到出生后早期,DNA 甲基化模式基本建立,并需要特定的基因区域沉默化,例如抑制基因和重复核酸序列。表观遗传在特定的发育阶段重新建立形成,从而调控胎儿发育。**同样,表观遗传标志物的变化与炎症以及多种人类疾病相关,包括多种癌症和神经系统疾病。**因为甲基化需要营养的供应和甲基化转

移酶,所以有理由相信在胎儿期间宫内营养、激素或者其他代谢信号会改变甲基化的时间和方向(图 5-2)。

另外一种重要的基因表达和沉默的机制是染色质包装至开放(常染色质)或关闭(异色染色质)状态。染色质由 DNA 从组蛋白进入核蛋白复合物而组成。组蛋白末端转录后通过乙酰化、甲基化、磷酸化、泛素化和类泛素化(SUMOylation)的修饰来改变与 DNA 相关的组蛋白以及改变染色质构象的招募蛋白(如转录因子)。组蛋白末端乙酰化是通过组蛋白乙酰转移酶促进基因的表达,然而组蛋白末端与组蛋白去乙酰化酶(HDACs)的脱乙酰化作用以及基因沉默相关(图 5-3)。组蛋白甲基化抑制或激活与哪种赖氨酸甲基化转录有关。例如,组蛋白 H3 在赖氨酸 4(H3K4me3)的三甲基化作用与促进基因转录相关,然而组蛋白 H3 在赖氨酸 9(H3K9me2)的二甲基化作用与转录沉默相关[4]。组蛋白修饰和 DNA 甲基化模式不是完全独立的,它们可以相互调节彼此的状态。

最后,非编码 RNA(Noncoding RNAs ncRNAs)是第三种潜在调节表观遗传的介质。ncRNAs 由 DNA 转录而来,但不转录为蛋白质,它们的功能是调节转录和转录后基因水平的表达。与基因沉默相关的三大短链 ncRNAs(<30 个氨基酸)包括微小 RNAs(miRNAs)、小干扰 RNAs(siRNAs)和 piRNAs[5]。长链非编码 RNAs(>200 氨基酸)在发育阶段起调节作用并显示细胞特定类型的表达。然而这些非编码 RNAs 通常与转录水平基因表达的调节相关。近期研究表明其可能参与 DNA 甲基化,从而进一步

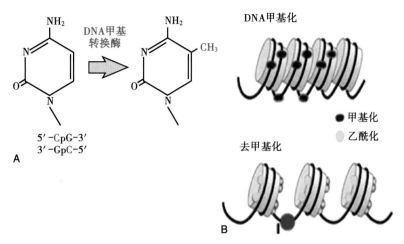

图 5-2　DNA 甲基化。**A.** DNA 甲基化转移酶在 CpG 位点上甲基化。**B.** DNA 去甲基化释放染色质,使得组蛋白去乙酰化及转录复合物的结合

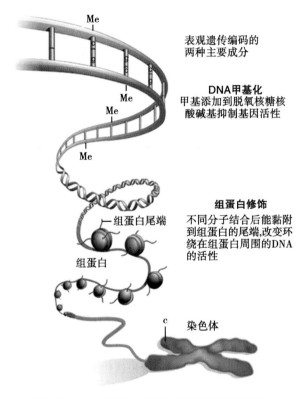

表观遗传编码的两种主要成分

DNA甲基化
甲基添加到脱氧核糖核酸碱基抑制基因活性

组蛋白修饰
不同分子结合后能黏附到组蛋白的尾端,改变环绕在组蛋白周围的DNA的活性

组蛋白尾端

组蛋白

染色体

图 5-3　DNA 甲基化,组蛋白修饰及非编码 RNA

调节它们的目标转录。

　　人和动物研究均证实母体环境参与表观遗传的调节;更为重要的是,这些研究表明妊娠编程的作用将影响多代[6]。

胎儿营养及生长

　　毫无疑问,营养是健康的基础之一。更重要的是,有证据支持在孕前及孕期适当地加强营养供应可以降低一些出生缺陷的风险(见第6、7章)。目前来说,母体营养供应对胚胎发育调节的必要性最有力的证据,是研究观察到母体碘摄入可以预防**碘缺乏相关呆小症**的发生以及其他碘缺乏相关的发育缺陷。除此之外,母体营养状况不良可以造成直接并可见的妊娠结局,例如**叶酸缺乏和脊柱裂**。同样,母体叶酸代谢相关基因的多态性也与胎儿宫内生长受限(IUGR)和畸形(包括腭裂、心脏缺陷异常)相关。除了它在同型半胱氨酸到蛋氨酸转化中的关键作用,叶酸的功能可能涉及表观遗传学的作用,因为**产生叶酸的主要甲基供体(SAMe)参与了 DNA 和组蛋白的甲基化**。

　　动物研究同样也证实母体饮食在塑造子代表观遗传学上的重要性。其中一个典型的实验是,在孕晚期或分娩后早期胎儿缺乏叶酸或胆碱(甲基供体)造成某些特定的基因区域永久的低甲基化。比如,生育期黄色刺豚鼠的基因完全未甲基化时,它表现为黄毛并伴有肥胖的外形,并且易患糖尿病和癌症。当刺豚鼠基因像正常老鼠一样被甲基化时,它的毛色呈棕色,并且患病风险低。尽管肥胖的黄色老鼠和瘦弱的棕色老鼠的基因相同,但前者表现了表观遗传的"突变"[7]。

　　即使胎儿畸形、结构异常甚至致癌风险可能与发育过程受损相关,但是近年来才发现,导致代谢综合征上升趋势的部分原因是胎儿期和新生儿期发育异常所致。**目前肥胖是主要的公共卫生及流行病问题**(见第 41 章)。近期报道,在美国,肥胖的不良后果预计将压倒性超过降低吸烟率的益处,并且导致实际预期寿命的下降。在美国,69% 的成年人超重(BMI 位于 25～30kg/m²),35% 属于肥胖(BMI≥30kg/m²)。产科医师关注到孕妇肥胖的趋势呈直线上升,它既是产科并发症和高出生体重(HBW)儿相关的因素,也是一种已知的儿童肥胖的危险因素。然而在美国肥胖的流行最初归因于人们工作环境的改变、高热量过剩、垃圾食品以及儿童时期缺乏运动。**目前意识到,代谢综合征方面的肥胖风险明显受早期生**

活事件影响,特别是胎儿期和新生儿期生长异常和环境暴露。在 20 世纪 90 年代,Barker 和 Hales[8]通过流行病学研究关注到,在胚胎和胎儿发育期间营养不足导致成人相关疾病的发生,其中包括成年期的肥胖。一系列研究证明,体重小于孕龄(SGA)的新生儿,将来会出现冠心病和成人高血压的死亡率明显增加。除此之外,研究者发现糖耐量受损和糖尿病与 LBW 儿相关。

然而在美国,胎儿生长受限发病率上升的部分原因是产科并发症,例如高血压和多胎妊娠,过去数十年,HBW 儿的发生率大约是 25%。流行病学研究证实出生体重和成人肥胖、心血管疾病以及胰岛素抵抗的关系呈"U"曲线,即在出生体重范围高限及低限者,疾病风险均增加。重要的是,发育的后遗症不与过高或过低的出生体重呈阈值反应,而与理想的新生儿出生体重的差异成为影响成人疾病风险的一个持续线性因子。

正如下文所讲,这些研究引发了流行病学和成人疾病发育起源的机理研究。起初专注于心血管疾病和代谢综合征,现已经延展到各种各样的成人疾病,其中包括癌症和影响肾脏、肺脏和免疫系统的疾病;也影响学习能力、心理健康和老化。因此成人疾病发育起源的领域已经从短期毒害或致畸影响发展到低或高出生体重的远期成人后遗症,现在更是着眼于环境毒素的影响(例如,双酚 A)。除了这些影响因素,母体压力、早产和母体糖皮质激素治疗等其他因素都可能显著影响成人健康和疾病。

能量平衡编程

如上所述,流行病学研究表明引起代谢综合征(包括肥胖、高血压、血脂异常和糖耐量受损)的部分原因是 LBW。最终,由饮食、代谢、脂肪形成倾向和能量调节等引起的能量摄入和消耗失衡导致了肥胖。1992 年,Hales 和 Barker[8]提出"节俭表型假说",并提出由于宫内营养供应受损,生长的胎儿适应了最大限度代谢率以便提高在出生后的类似环境中生存的可能性。这种适应对于适应饥荒和干旱环境的循环是有益的,因此,在接下来的宫外环境中,可以减少母体和胎儿营养。无数的研究说明肥胖风险的增加与 LBW 相关。除了肥胖,LBW 更容易出现向心性肥胖,这种肥胖是心血管疾病风险相关的一种表型。

尽管 LBW 与成人肥胖的远期影响相关,但一些研究已经证实 LBW 婴幼儿在新生儿或儿童时期追赶正常生长的重要影响。出生时 LBW 并保持比同龄人低的婴幼儿,比那些在青春期达到并超过正常体重的婴幼儿发生肥胖和代谢综合征的风险要小。通过反复动物模型验证的这些结果,为新生儿和儿童保健提供了重要指导。例

如,治疗早产低体重儿的主要目标是出院时能达到出生的最低标准体重。与目前的措施相反,建议新生儿时期应避免快速提高体重。值得注意的是,母乳喂养比人工喂养的肥胖风险低[9]。母乳喂养优于人工喂养的好处在于:营养成分、激素成分以及防止过度喂养的自然限制。

如上所述,出生体重的编程作用如同 U 型曲线,因为 LGA 婴幼儿同样会增加成人时期心血管疾病和糖尿病的风险。可以理解为,LGA 儿母亲通常是肥胖女性,其经常表现出葡萄糖耐受不良或者胰岛素抵抗以及孕前或孕期常摄入西方高脂肪的饮食习惯。研究表明,肥胖、葡萄糖耐受不良、高脂肪饮食以及所致的结局(LGA),以上每一个风险均可独立引起成人期肥胖。当人们把母乳喂养和童年不同的饮食差异性变更结合起来时,就能理解为什么流行病学研究尚未发现哪种因素在编程机制中最为重要。如下讨论,动物模型试验说明编程的作用与每一种独立的风险相关。

LBW 动物模型的建立可以运用多种方式,其中包括限制母体营养(总体或特定的)、子宫动脉结扎以及糖皮质激素暴露等,这些方法已经被证明能增加成人期肥胖。与人类研究相似,出生后发生生长追赶的 LBW 儿发生肥胖的倾向尤为明显[10]。在啮齿类动物和绵羊上的主要研究,提供了发生肥胖的潜在机制(包括脂肪比例的持久变化、去脂体重、中枢神经系统需求控制、肥胖结构和功能、脂肪因子的分泌和调节的潜在机制以及能量的消耗)。

通过营养过剩的动物模型可模拟摄入现代人饮食的高脂肪量、高碳水化合物。母体肥胖和高脂肪、高碳水化合物的饮食摄入也会增加成人肥胖率,主要是通过影响食欲和脂肪组织的机制[11]。

环境所致的编程

目前,人类不断大范围地接触到工农业化学物质的现状已经得到公认。美国疾病控制和预防中心(CDC)报道称大多数人类暴露于内分泌干扰化学物质中(EDCs),其中包括通过雌激素受体发挥作用的物质(eEDCs))。双酚 A(BPA)是一种几乎无处不在的单体增塑剂。BPA 水平持续性增高表明成人及儿童长期暴露其中。可以通过母乳(1.1ng/mL)、母体(1~2ng/mL)、胎儿血清(0.2~9.2ng/mL)、羊水(8.3~8.7ng/mL)、胎盘中(1.0~104.9ng/mL,图 5-4)测量 BPA[12]。在人类、雌猴和啮齿动物中,BPA 的药物代谢具有相似性[13]。BPA 的代谢包括结合为 BPA 葡萄糖醛酸,并以硫酸 BPA 的形式清除,大部分 BPA 可从尿中重吸收。由于胎儿和新生儿的结合能力低下,因此,BPA 的清除可能被延长。此外,胎儿通过吞咽胎儿尿中排泄 BPA 的羊水来重新循环 BPA。这些发现至少说明了胎儿血清和羊水中 BPA 水平高的部分原因。

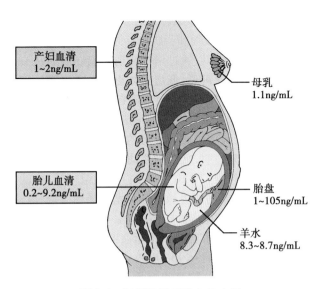

产妇血清
1~2ng/mL

母乳
1.1ng/mL

胎儿血清
0.2~9.2ng/mL

胎盘
1~105ng/mL

羊水
8.3~8.7ng/mL

图 5-4　妊娠期间双酚 A 的水平

尿中 BPA 浓度较高与 9 岁龄青少年的肥胖相关[14]，且 BPA 水平与脂肪因子脂联素和瘦素水平密切相关。因此，BPA 的暴露和母体肥胖对子代肥胖的影响有协同作用。流行病学研究支持：人类发育中 EDC 的暴露与后期肥胖相关。胎儿期和出生早期接触多氯联苯（PCB）与青春期男性、女性的体重增加相关。宫内期间接触六氯代苯与 6 岁龄儿童超重相关，而有机氯农药与 BMI 呈正相关[15]。

BPA 暴露的编程作用似乎多种多样；人类流行病学研究显示母体尿 BPA 的浓度与后代好动、攻击、焦虑和压抑相关，并且在女性后代中更明显。在城市儿童的研究中，产前 BPA 暴露与改变情绪行为相关，例如男性会更激进，而女性则不那么焦虑或压抑[16]。

BPA 暴露的动物模型表明 BPA 编程肥胖机制包括脂肪和神经形成的变化。体外研究显示 BPA 对胚胎方面作用包括改变细胞的分化。近期研究发现，潜在的表观遗传作用对脂肪细胞的产生主要表现在数目的增加、分化和脂肪生成的功能。在大鼠中，产前 BPA 增加了雌鼠断奶期脂肪形成，这与几种脂肪形成基因的过度表达相关（包括 C/EBPα、PPARγ、SREBP1、脂蛋白脂肪酶、脂肪酸合成酶和 stearoyl-CoA desaturase-1）[17]。在儿童样本中，低剂量的 BPA 增加了大网膜脂肪组织和内脏脂肪细胞的 11β-HSD1 的 mRNA 表达和酶的活性，与 BPA 诱导增加脂肪形成一致。环境中的 BPA 剂量可以抑制脂联素以及刺激炎症脂肪因子释放，包括人类脂肪组织中白介素6（IL-6）和肿瘤坏死因子（TNFα）。

除了对脂肪形成的影响，近期 EDC 研究表明 BPA 对神经系统发育也有一定的作用。在小鼠中，**母体低剂量 BPA 可以加速神经形成和神经元的分化从而导致异常的神经元网络形成**。作为神经形成增加的后果，在 14.5 天的胚胎期，母体 BPA 可以减少胎儿神经干/母细胞群[18]。母体 BPA 暴露可能最终编程子代的食欲发育；BPA 上调小鼠胚胎基因与食欲通路的神经系统形成相关，并且体外 BPA 可刺激神经系统细胞的增殖。

BPA 的作用已经从组织学和行为学上得到验证。胎儿期和新生儿期 BPA 暴露可导致海马胆碱系统功能障碍。胎儿期 BPA 也可以改变多巴胺系统，还可改变与子代焦虑行为、认知行为、调节心境的血清素激活系统相关的门冬氨酸（**NMDA**）系统的发展。**对性别的特殊效应也有相应的研究结果；宫内 BPA 暴露也可改变子代小鼠脑结构和行为，包括性别分布：雌性比雄性中更明显。受 BPA 影响的雄性小鼠后代，在早期生活中雌激素 α 和 β 受体增加，并增加其攻击行为和记忆障碍。在灵长类动物研究中，胎儿期 BPA 可以改变雄性猕猴后代性行为。** 正如之前谈到的一样，人类后代也观察到同样的现象[16]。

肥胖的编程机制：食欲和肥胖

早熟性的物种，下丘脑调节食欲和饱腹感的功能在子宫内开始发育，相对的幼儿时期比新生儿时期成熟。鼠类和人类，妊娠早期胎儿的下丘脑可以检测到调节食欲和饱腹感的神经元，在大鼠产后的第二周和人类妊娠的第三阶段功能神经元通路形成。显而易见地，肥胖基因的产物瘦素主要由脂肪组织和胎盘合成，在发育过程中是关键的神经营养因子。与成人相比，瘦素作为一种饱腹感因子，可促进胎儿、新生儿饱腹感通路发育。在瘦素缺乏的小鼠中（ob/ob），饱腹感通路被永久地破坏，并且与对照组相比轴突密度只有其三分之一到四分之一[19]。瘦素处理后 ob/ob 成年小鼠并不能恢复饱腹感，但是瘦素处理 ob/ob 的新生小鼠能改善神经系统发育[19]，表明瘦素在妊娠期发挥着关键作用。

早期瘦素暴露可能是小于和大于胎龄儿特定的编程机制。 LBW 的人类后代，分娩时瘦素水平较低，并且脐血水平反映了新生儿脂肪量。与 SGA 新生儿的低血清瘦素相比，LGA 婴幼儿瘦素水平较高。肥胖孕妇瘦素水平的提高与母体肥胖有关，母乳瘦素水平也反映了孕妇的脂肪量。

瘦素与受体结合后活化 POMC（proopiomelanocortin）神经元，然后下调厌食通路。肥胖通常与瘦素抵抗相关，导致食物摄取和实际能量需求之间失衡。瘦素通路与促进食欲的神经肽 Y（NPY；图 5-5）呈负相关。瘦素信号受损导致 NPY 的表达增加，从而促进营养摄入并降低整体身体活动。目前已经证实，低体重新生儿食欲调节异常是肥胖表型的关键诱因[20]。对低体重新生儿的研究明确表明，瘦素降低饱腹感和信号通路，并导致多方面的饱腹感通路功能失调[21]。近期研究表明，下丘脑营养传感器烟酰胺腺嘌呤二核苷酸（NAD）端依赖去乙酰化酶 sirtuin 蛋白 1（SIRT1）上调，SIRT1 是一种表观遗传调节

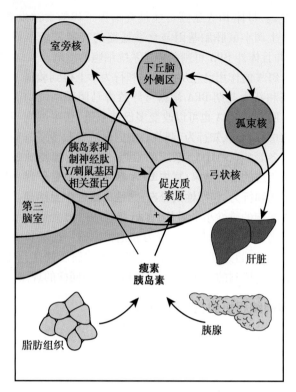

图 5-5　脂肪组织分泌瘦素,胰腺分泌胰岛素抑制神经肽 Y 并增加促皮质素原(POMC)

的关键转录因子,对神经系统发育至关重要。需要强调的是,在啮齿动物的研究中发现,小于胎龄的胎儿和新生儿的神经干细胞的生长降低,并且神经元和神经胶质细胞的分化受损[22]。因此,在轴索的发育过程中,神经干细胞潜在生长能力下降,以及瘦素介导神经营养刺激下降,最终导致神经系统发育受损和饱腹感通路下降。

除了食欲、饱腹感功能失调,调节脂肪组织发育功能的机制可能也是肥胖编程的关键因子。尽管在成人时期仍持续形成脂肪,但是胎儿出生前和出生初期是脂肪形成及增加的主要阶段。脂肪形成的过程中,需高度管理和控制前脂肪细胞转录因子的表达(图 5-6),而这些过程受激素、营养和表观遗传因子调节。值得注意的是,低

体重儿表现出了脂肪形成转录因子、过氧化物酶增殖活化受体(PPARr)以及增加脂肪储存倾向的肥厚型脂肪细胞的异常表达,并可以通过增加脂肪和脂肪酸的从头合成得以验证。**由此可见,低出生体重儿的前体脂肪细胞更早表现出分化,并不成熟地诱导脂肪形成基因**[23,24]。由于脂肪的生成以及信号通路的形成比肥胖发生得更早,因此,它们可能是促进肥胖发育的重要贡献因子。更进一步细胞学研究表明,低体重婴幼儿出生时脂肪细胞基本特征与四氢噻唑(PPAR 兴奋剂)处理组相同;也就是说,脂肪细胞对胰岛素更敏感并且增加了糖摄取,因此,有利于增加脂肪细胞内的脂质储存。所以 PPAR 或它下游靶点的早期活化可能有利于脂质的储存,从而增加肥胖的风险。通过对母体 PPAR 激动剂暴露的研究,发现 PPAR 激动剂可诱导胎儿间充质干细胞向脂肪细胞分化,从而导致这些细胞潜在的成骨能力下降,使得成人后代脂肪量更大[25]。对母体营养供应而言,干细胞在代谢疾病上的编程作用,对于理解其可塑性和潜在的预防治疗策略是一个有趣的研究领域。同样,**白色脂肪组织向棕色脂肪表型的潜在分化中,可以通过产热来消耗能量**,这也提供了一个可预防肥胖发育的策略。

高脂饮食的肥胖大鼠后代在暴露期间通常表现出食物摄入增加、肥胖和瘦素水平循环以及糖稳态破坏[11]。除此之外,这些后代脂肪组织的肾素血管紧张素系统活化,以至于他们出现高血压的表现[26],并出现与低体重的婴幼儿相似的潜在表型,包括改变食欲调节、增加脂肪形成和减少能量消耗。尽管如此,两者还是存在明显的机制差异,例如促进胎儿食欲或促进食欲的神经元增生、瘦素下调 NPY 的能力下降,以及 PPARr 的辅助抑制因子减少。

肝脏编程

随着儿童和青少年肥胖发病率的增加,**儿童和青少年患非酒精性脂肪肝病(NAFLD)、非酒精性肝炎以及 2 型糖尿病的风险增加**。在过去十年里,美国部分地区 2 型糖尿病增加了 10 倍,并且在美洲,印第安人的青少年

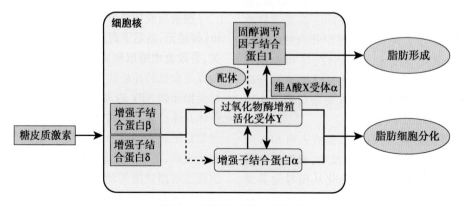

图 5-6　脂肪生成的转录调节

趋势更高(接近6%)。NAFLD中血清转氨酶升高。美国的肥胖青少年可能高达10%。用超声检查肥胖青少年,结果显示脂肪肝的发病率高达25%~50%。作为代谢综合征的严重反应,近来肥胖儿童患与NAFLD相关的肝硬化的报道屡见不鲜。进一步的证据表明,肥胖可以加重由酒精和丙型肝炎感染导致的肝损伤。

出生时腹围减少的男性和女性中,若出现血清胆固醇和血浆纤维蛋白增高,则可能反映了胎儿期肝脏发育不良。相同地,婴幼儿期生长不良与成人肝功能改变相关,表现为血清低密度脂蛋白(LDL)及总胆固醇增加,以及血浆纤维蛋白原浓度增加[27]。尽管人类的研究主要集中在对肥胖儿童和青少年NAFLD的诊断及其影响,但动物研究(如下所述)表明,非LGA脂肪肝的早期表达与暴露于母体高脂饮食相关。**因此,迄今为止增加的未确诊的脂肪肝患者,可能存在于暴露于西方高脂饮食母体产生的体重正常的后代中。**

母体营养受限和营养过剩的动物模型中,后代均存在NAFLD、肝脏结构改变、关键代谢转录因子以及参与糖-脂质稳态酶的变化。值得注意的是,通过增加妊娠大鼠子代的磷酸烯醇丙酮酸羟基酶和降低葡萄糖激酶活性实验证实:蛋白质限制将肝脏的酶有利于糖的使用变成有利于糖的生成。此外,这些葡萄糖稳态关键的肝酶维持着对高脂肪、高热量饮食挑战的能力,但不是通过改变调节"调整点"实现的。而且,因为这些酶主要位于不同的肝脏代谢区域(在静脉周围的葡萄糖激酶和门静脉区域的磷酸烯醇丙酮酸羟基酶),这些变化有利于门静脉克隆扩增和静脉周围细胞群的收缩[28]。

五种潜在的机制导致肝脏脂质代谢异常和NAFLD(图5-7)。从分子水平来讲,PPAR转录因子参与调节脂质代谢。PPARα主要在肝脏中表达,以及调节有关脂肪酸的氧化基因。尽管PPARγ在肝脏中表达很低,但在鼠类动物模型中发现,PPARγ激动剂可以改善NAFLD[29]。除此之外,PPARα和PPARγ调节炎症反应,PPAR催化剂在不同细胞类型中,可以通过抑制急性期蛋白的表达发挥抗炎作用,例如C反应蛋白(CRP)[30]。CRP在组织创伤、感染、炎症时由肝细胞产生,当出现肥胖、代谢综合征、糖尿病和NAFLD时呈中度升高。老鼠模型研究中发现,低体重的成年子代中,NAFLD和肝细胞CRP升高与肝细胞PPARα和PPARγ表达降低有关[31]。PPAR转录因子和它们共同调节的过氧化物酶增殖活化受体γ(PGC-1α)反过来受SIRT1调节,SIRT1是一种具有表观遗传作用的营养传感器。与PPARα降低一致,低体重子代的肝脏SIRT1活性以及PGC-1α表达是降低的,可能促进肝脏脂肪形成和抑制肝脏脂肪分解[32]。相似的,在高脂肪饮食且肥胖的妊娠母体的子代中发现,SIRT1活性以及PGC-1α表达降低[33]。

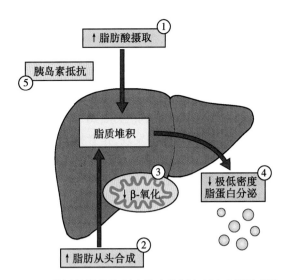

图5-7　非酒精性脂肪肝病发病机制包括(1)肝脏摄取脂肪酸增加,甘油三酯合成增加;(2)脂肪从头合成增加;(3)脂肪酸氧化减少;(4)极低密度脂蛋白分泌减少抑制了肝脏释放脂肪酸;(5)肝脏胰岛素抵抗促进脂肪生成、糖异生并抑制脂肪分解

胰腺编程

尽管成人发育肥胖或者饮食介导的肥胖可能是由于胰岛素抵抗,但是人类和动物研究表明,宫内营养和环境暴露对胰腺也有直接的影响。在20世纪60年代中期,提出了母体营养失调改变胰岛β细胞数量的观点。然而LGA的新生儿胰腺β细胞畸形生长和血管形成增多,SGA的婴幼儿血浆胰岛素浓度和胰岛β细胞数量是降低的[34]。LBW的胰岛素抵抗程度最强,且易发展为成人期肥胖,这与快速生长追赶的负面影响相一致[35]。人类宫内生长直接与胎儿胰岛素水平相关。重要的是,除了调节糖摄入,胰岛素同样在骨骼、结缔组织和神经发育系统中发挥重要作用。

极端体重也是关键,一岁时体重<8.2kg和≥12.3kg的男性,在成人时期发生胰岛素抵抗的风险增至2倍[36]。早期发育不良和胰岛素原浓度之间的联系表明了胰腺组织或功能受损,然而其他研究表明,胎儿发育可能改变胰岛敏感靶组织的结构或功能。

根据肥胖的发病率,**大约25%的正常糖耐受的人有与2型糖尿病患者相似的胰岛素抵抗,但是可以通过增加胰岛素分泌来补偿。**这些人罹患显性糖尿病的风险是增加的。胎儿发育研究已经发现,新生儿的出生体重和血糖水平与母亲是否合并糖尿病相关。尽管氨基酸也是胎儿生长的主要决定因素,却很少关注到母体或胎儿血液中氨基酸水平。

除了出生体重极低和极高,近期研究表明,**产前使用倍他米松也可能导致成人子代的胰岛素抵抗。**一项随机双盲对照实验,对产前使用倍他米松预防新生儿呼吸窘迫综合征的新生儿随访 30 年，结果显示**倍他米松组和安慰剂组的身材大小、血脂、血压或心血管疾病方面均没有差异。然而，倍他米松组的后代在 75g OGTT 试验的 30min 时，表现出血浆胰岛素浓度较高，120min 时血糖浓度却较低**[37]。提示产前使用倍他米松可能导致成人子代的胰岛素抵抗。进一步研究显示，20 岁时倍他米松组血压明显降低[38]。通过这些发现，作者推荐产科医师产前只需用一个疗程的糖皮质激素促进胎肺成熟，不宜重复用药。

不同的母体糖尿病动物模型的营养控制包括饲养不良、过度饲养、子宫动脉结扎均会改变 β 细胞的生长、胰岛分泌受扰以及对胰岛敏感性的远期影响。**在低体重子代中，也发现 β 细胞生长和胰岛素分泌均降低**[39]，然而在肥胖孕妇的子代中，发现 β 细胞数量和胰岛分泌量增加[40]。尽管营养和生长不同，但他们均导致成人子代 β 细胞受损、组织特异性的胰岛素抵抗以及糖尿病发生。这种现象归因于表观遗传学调节。β 细胞转录因子 PDX1（Pancreatic Duodenal Homeobox 1）是 β 细胞发育的关键，在低体重子代的 β 细胞中观察到 PDX-1 渐进性沉默。重要的是，这种沉默与 PDX1 基因持续表观遗传的改变相关。除此之外，通过内质网应激通路诱导 β 细胞凋亡，从而增加循环中脂质。有趣的是，对高脂肪饮食的啮齿类动物，PDX-1 是一种保护性的因子，用以抵抗胰腺内质网应激。但是在啮齿类动物模型中，妊娠期肥胖可以增加胰腺脂肪沉积，而在生长受限的胎儿中观察到的这一现象，是否是基因表达永久性改变的反应，目前尚不明确。

糖尿病的易感因素是显而易见的：母体妊娠期糖尿病和宫内血糖过高，均会影响下一代的糖尿病表型[41]。**因此，孕妇患妊娠期糖尿病的发病率增加了**[42]。与人类相似，孕鼠糖尿病模型也证实了以上观点。糖尿病孕妇的女性子代易患妊娠期糖尿病，其对胎儿产生的作用会影响其下一代。值得注意的是，宫内高血糖会改变精液中印记基因的表达[43]。

心脏编程

除了以上提及的糖皮质激素对胰岛素抵抗的作用，**有证据表明，母体使用倍他米松治疗早产，与其婴幼儿心脏远期不良后果相关，其中包括肥厚型心肌病**[44]。下文讨论的动物模型提示胎儿皮质醇暴露与左心室心肌细胞大小的增加相关。心肌细胞数量减少，主要包括细胞增殖减少或者凋亡增加。由于心肌细胞高度分化且出生后很少复制，产前不适当的减少可能导致心脏结构单位的永久缺失，并增加心脏肥厚的敏感性和缺血性心脏病。**左心室肥大同样也出现于生长受限的婴幼儿。**近来研究表明，母体缺乏维生素 D 可以通过胎儿肾素血管紧张素

系统，以及改变心肌细胞生长的作用，从而产生远期的心血管疾病。

与代谢综合征发展相似，大量流行病学数据表明，**出生体重和成人期冠心病相关**。胎儿期及婴幼儿期生长迟缓，但儿童期体重增长迅速的男性和女性易患成人期冠心病[45]。**LBW 和冠心病的相关性已经在北美、印第次大陆和欧洲的男性和女性中反复得到验证。**

由于相似的病理生理机制，**这些风险因素与中风有强相关性**。然而，根据胎儿期和儿童期生长不同，成人表型有明显差异，再次验证了早期生长发育对远期心血管系统的影响。对 2000 多个赫尔辛基人的研究显示，出生早期的两种不同成长路径，出现在患成人高血压之前[46]。**出生时、婴幼儿期身长偏短、体重偏低，且在儿童时期 BMI 增长迅速，此情况与成人期冠心病的增加相关**。相比之下，宫内和婴幼儿期体重偏低，且青少年期身体尺寸也持续偏小，与中风和动脉粥样硬化的风险增加有关。这两种不同的生长路径可通过改变生物学过程导致高血压。尽管低体重的啮齿类动物体重增加受限避免了肥胖的表型，但仍然会出现明显的动脉粥样硬化和胰腺异常，它们的后代也明显表现出胆固醇升高和胰岛功能不足[47]。人类和动物的这些结果表明，想要预防这些发生可能不太容易，**相比于调节婴幼儿的生长率，预防 LBW 才是关键**。

除了胎儿营养暴露对心脏发育的影响之外，高血压发展过程中，血管的形成也是重要机制。其中可能包括对动脉弹性和刚度、动脉和毛细血管床的大小的修饰[48]。尽管没有直接证据说明生长受限的胎儿，在大动脉发育过程中弹性蛋白合成受损，但是单脐动脉的儿童在 5 ～ 9 岁时，其髂动脉表现出明显的不对称。重要的是，**早产同样显著的影响人类弹性蛋白量和血管细胞外基质的粘弹性**。在早期发育过程中，弹性蛋白合成不足可能造成儿童时期动脉硬度永久性增加，从而导致高血压和心血管疾病的发生[49]。

尽管本章节并没有囊括所有致畸毒性物质暴露，但是**产前可卡因暴露对子代心脏功能产生明显作用已被验证**。可卡因暴露增加了新生儿心律不齐的发生率和暂时性心脏 ST 段升高。尽管单盲横断面的研究没有发现左心室功能存在任何明显差异，但产前可卡因暴露的确改变了新生儿心脏的舒张压，因此，舒张压变化与可卡因暴露程度有关。有些改变会持续到 26 个月龄，尤其是那些在宫内暴露了高水平可卡因的婴幼儿。可卡因的作用机制可能与多巴胺、5-羟色胺和去甲肾上腺素再摄取的抑制相关。除了直接作用，可卡因对心脏功能发育的影响还可能由自主神经系统介导。部分研究已经说明了其对静息心率和心率变异性的影响。一项设计良好的研究显示，可卡因对 4 ～ 8 周龄新生儿的心率呈剂量效应，但是

这种影响的持续时间还不清楚[50]。通过静息压力、肾交感神经元活性和胎儿心率变异性的测定,已经证实了可卡因对心脏调节系统发育的影响。总之,这些研究表明,**胎儿可卡因暴露至少对人类心脏功能有短期影响,并存在潜在的长期影响。**

尽管没有清晰的表观遗传学证据来证明产前缺氧和成年期心血管疾病之间的联系,但动物模型研究已经显示缺氧对成年期心脏功能的作用。妊娠期慢性缺氧也会导致新生儿体重偏低,并且伴有心肌结构和心脏发育改变。产前缺氧造成胎儿期肺血管重塑,从而导致新生儿期的肺血管疾病(例如:高血压)[51]。缺氧调节的部分原因是低氧诱导因子(HIF)调节多种基因造成的,其中包括血管内皮生长因子(VEGF)以及下游的炎症反应[52]。在其他作用中,宫内长期缺氧将抑制胎儿心脏功能、改变心脏基因的表达、增加心肌细胞凋亡、并导致除肥大心肌细胞以外的其他心肌细胞过早结束细胞周期[53]。

骨质疏松编程

骨质疏松是一种典型的和年龄相关的疾病,近来证据表明,**胎儿和新生儿期的不良事件可能是骨质疏松发展的关键因素**。决定晚年骨量的主要因素包括:(1)20~30岁时的骨峰值量;(2)这个时期之后的骨量丢失率。因此,**晚年骨量主要由生命早期阶段的骨量峰值决定**。许多流行病学研究表明,新生儿体重和1岁时的体重偏低,与骨髓内容物和骨矿物质密度的减少相关[54]。与以上研究发现一致的是,儿童发育不良会增加老年髋关节骨折的风险。

胎儿和新生儿期维生素 D 和钙的相互作用,以及其他胎儿和新生儿生长的激素,如皮质醇、胰岛素样生长因子(IGF-1)等,能够影响骨矿物质量的峰值。对于营养不良的胎儿钙缺失的情况,可通过上调维生素 D 活性来尝试增加钙的可利用性。尽管在青春期获得了超过60%的骨峰值量,但越来越多的证据表明,大部分骨峰值量是在成长早期决定的。一些其他的母体因素可能会影响新生儿骨矿物质含量。**孕产妇脂肪储存低下、吸烟或者在妊娠晚期增加身体锻炼以及母体出生体重偏低,均预示新生儿全身骨髓量偏低**[55]。最初,母乳喂养的儿童比人工喂养的儿童骨含量低,但最终会在8年后获得更多的骨量。在鼠类中,母体饮食调整或者子宫动脉结扎都会影响子代骨结构。成年后,他们子代血清中25羟基维生素 D 的水平更低,且骨矿物质含量和骨面积也更低,同样,和他们生长板中的改变相关。这符合骨骼生长的营养发育轨迹以及人类骨质疏松症发展的表观遗传学。

大脑编程

胎儿及新生儿期大脑关键功能和发育是非常复杂

的;因此,这就很容易理解为什么成长早期的压力对儿童会造成多方面的影响,其中包括认知与行为,它们功能失调可导致焦虑甚至成瘾行为。**宫内暴露可卡因或者甲基苯丙胺都会对大脑产生一系列作用**[56]。产前可卡因暴露的儿童的行为会受到明显的影响(攻击倾向),注意力不集中、注意缺陷多动障碍(ADHD)、药物滥用(包括吸烟等)以及语言障碍[56]。其他研究证明,产前可卡因暴露还会对儿童的智商(IQ)、认知、运动功能和校园表现产生潜在的损害。不难理解,很难量化接触窗口期和剂量依赖性反应。然而,许多研究已经表明,**过多使用可卡因与儿童行为、语言和 IQ 的不良结局相关**[56]。神经影像学研究表明,接触过可卡因的儿童,在其儿童期、青少年期和成年期,大脑区域比容会发生明显变化。弥散成像和功能性 MRI 学研究显示额叶白质肌酸增加,这是一种潜在的异常能量代谢特征[57]。在白色和尾状核的抑制反应中,接触过可卡因儿童的额皮层激活程度更大,由此表明,**产前可卡因可能影响参与调节注意力和抑制反应的大脑系统的发育**[56]。

考虑到其他药品的滥用,在接触过甲基苯丙胺的儿童中,磁共振波谱分析显示其基底神经节的总肌酸是增加的,这再次证明细胞能量代谢可能发生了变化[58]。神经影像显示宫内暴露过阿片类药物的儿童的颅脑容量更小,其中包括大脑皮层、杏仁核、脑干、小脑白质区域更小。**与动物研究相似,即产前接触尼古丁或可卡因,胎儿大脑特定的神经递质受体引起细胞增殖和分化的异常,从而导致神经形成减少并改变突触活性**[59]。其潜在的机制可能是增加神经细胞凋亡。

母亲的应激和焦虑

尽管母体药物滥用的作用可能直接影响特定的药物受体之间的关系,子代行为作用的共性表明,胎儿神经内分泌环境的破坏可能与胎儿的促肾上腺皮质激素(ACTH)/皮质醇的增加相关,还可能影响胎儿、新生儿大脑的发育。回顾这些研究,大量流行病学致力于研究母体的压力和焦虑。在孕中期,母体的焦虑增加与新生儿的多巴胺和5-羟色胺水平较低、右侧额部脑电图(EEG)活化作用较大、迷走神经张力较低有关。孕晚期母体焦虑与其儿童10岁时唾液皮质醇水平增加有关,由此表明,孕期母体的焦虑将影响子代的压力反应。近期研究显示,**高度焦虑的母体会改变新生儿的听觉反应,主要表现为注意力分配的差异**。除了母体的慢性焦虑,孕期急性压力反应可能包括亲属死亡、自然灾害以及母体神经精神状态等。许多压力因素对子代潜在的神经系统发育结局都有显著的影响。**母体孕期经历创伤后应激障碍(PTSD)的儿童皮质醇水平将改变,并且在出生后前9**

个月出现行为障碍[60]。

母体下丘脑-垂体-肾上腺 (hypothalamic-pituitary-adrenal，HPA) 轴的作用导致母体应激对胎儿发育造成影响。虽然胎儿在发育过程中，通常会受到母体高水平循环皮质醇的保护，主要是通过胎盘产生的 2 型 11β-羟基类固醇脱氢酶（11β-HSD2），但是，皮质醇代谢后会变成失活的可的松，而药物暴露、产妇饮食、产科并发症（包括先兆子痫、早产和 IUGR）均能下调 11β-HSD2[61]。胎盘 **11β-HSD2 的减少可能会加重胎儿暴露于母体皮质醇，从而影响胎儿大脑的成熟和发育**。在接受羊膜腔穿刺术的孕妇中，母体血浆和代表胎儿水平的羊水皮质醇水平之间存在着密切的关系。与母亲焦虑的相关性表明，对羊水皮质醇水平的检测，可作为胎儿激素暴露的指标。

与母亲压力相关的子代的精神疾病，可能是发育过程中皮质醇结合特定大脑区域的一个结果。值得注意的是，大多数胎儿组织表达糖皮质激素受体是从孕中期开始的。众所周知，胎儿体内的类固醇激素参与了器官发育和成熟，如大脑、心脏、肺、胃肠（GI）道和肾脏。通过 DNA 甲基化、组蛋白乙酰化、miRNA 等表观遗传机制，糖皮质激素可影响多种基因的表达[62]。需要强调的是，对学习和记忆至关重要的海马体，拥有大量的糖皮质激素受体。将大鼠暴露于糖皮质激素中会导致细胞中伏核数目和体积的减少，伏核对于反馈神经回路来说是一种关键的中央边缘核[63]。这些发现可能为母亲的应激或药物滥用导致后代的成瘾行为提供了一种机制假说，即大脑边缘系统的功能障碍。

母体应激可能影响胎儿、新生儿神经和行为以外的其他问题。孕妇产前焦虑和应激，能预测其对婴儿疾病有明显的不利影响，还能预测抗生素的使用情况[64]，大多数产前应激与儿童相关的发病率有关。**产前焦虑与儿童哮喘有关，与应激相关的母体因素可增加婴幼儿湿疹的发生率。**

胎儿编程和 HPA 轴的代际效应研究发现，LBW 婴儿脐血中皮质醇的浓度偏高，并且幼儿期尿皮质醇的浓度也较高[65]。Nilsson 等[66]发现新生儿身长和应激敏感性间存在持续的相关性，而其他的研究已经发现，对应激的皮质醇反应明显与出生体重呈负相关。同样，对于生理反应，LBW 与女性在承受心理压力时出现血压和心率升高有关，而男性则不存在这样的相关性。

啮齿类动物实验显示，产前应激，如外源性糖皮质激素的抑制和使用，不仅仅损伤了认知、增加了焦虑和应激反应、还改变了大脑的发育[67]。此外，产前应激增加了后代对尼古丁和其他成瘾药物的敏感性。**有趣的是，哺乳能影响后代的表观基因和行为。**在大鼠中，哺乳的行为改变了子代海马体中糖皮质激素受体基因启动子的表观基因。相比于接受较少哺乳的幼鼠，得到良好哺乳的幼

鼠表现出较少的焦虑。

近期对灵长类动物的研究表明，孕期长期高脂饮食会增加后代的焦虑行为。目前认为，这样的行为是由于胎儿大脑中肾上腺皮质通路受到了干扰[68]。

糖皮质激素和早熟

虽然对早产儿使用糖皮质激素治疗减少了新生儿呼吸窘迫综合征、脑室内出血和新生儿死亡率，目前的趋势是临床医生也在使用多疗程的糖皮质激素。但关于围产期激素暴露影响的研究表明，**妊娠期间暴露于地塞米松的早产儿童，存在较多情绪化及行为问题，并存在言语记忆障碍**[64]。此外，**在产前应用多疗程糖皮质激素的子代中，头围下降、侵略性暴力行为以及注意力缺陷问题显著增加**[69]。这些研究提示，在足月新生儿糖皮质正常增加之前，将生长发育关键时期的胎儿暴露于药理学水平的糖皮质激素中，可能会产生不良后果，其中包括对后代 HPA 轴的影响。产前暴露于倍他米松的早产儿，在产后的 3~6 天唾液糖皮质激素的浓度较对照组低[70]。进一步的研究表明，产前应用糖皮质激素与新生儿时期促肾上腺皮质激素释放激素（CRH）抑制糖皮质激素的反应有关。无论是否存在母体糖皮质激素暴露，4 月龄的唾液皮质醇免疫反应与生后 4 周内的平均血浆皮质醇水平显著相关。值得注意的是，和母亲在怀孕期间经历了极端的压力或焦虑的孩子类似，早产儿同样存在发育与行为问题，两组均表现出注意力功能障碍、多动、焦虑和抑郁水平增加。

虽然给母体注射使胎儿过早暴露于外源性糖皮质激素会带来一些不良后果，但应该认识到，**如果真的发生早产，早产婴儿暴露于内源性皮质醇的时机比正常情况下的足月儿要早**。一些研究表明，LBW 与成年后静息心率和空腹血浆皮质醇浓度增加有关。在孕周不到 32 周的早产儿中，新生儿血浆中皮质醇的水平比同胎龄正常胎儿高 4~7 倍。这种高水平的皮质醇状态持续至 4 周龄，可能是由急性产前糖皮质激素和产后内源性糖皮质激素双重暴露联合作用的结果。无论是早产或过早暴露于皮质醇，早产儿，尤其是那些小于 28 周出生的早产儿会有明显的神经损伤，其中包括 8 岁时测量的视觉运动协调能力障碍。**基于这些外源性和内源性糖皮质激素所带来的后果，母体糖皮质激素只应在那些胎儿能受益以及那些最易发生早产的情况下使用。**

糖皮质激素对大脑发育和器官成熟的影响已经被广泛接受。甘草根，一种甘草的天然组成部分，可能同样能通过干扰皮质醇代谢影响胎儿发育，然而这种理论却很少有人知晓。甘草能抑制胎盘 11β-HSD2，从而增加母体皮质醇对胎儿的传输。一项对 8 岁儿童的研究显示，**母**

体摄入较多甘草后,儿童存在语言、视觉空间能力和记忆力的显著缺陷,他们外部特征和攻击性方面的问题也明显增加。这些对认知表现的影响似乎与甘草使用的程度有关[71]。除了甘草糖,甘草还常用在糖果、口香糖、草药茶、酒精和非酒精饮料、药物和草药中。虽然这些结果表明,在怀孕期间应该限制甘草的摄入,但更重要的是说明多种食品和药物对胎儿发育的影响,也许是通过对胎儿皮质醇产生影响实现的。

跟成人一样,早产儿也会表现出胰岛素抵抗、血压升高和视网膜血管异常。虽然 LBW 对代谢综合征影响的研究备受瞩目,但是一项针对 49 岁的中年瑞典人的研究发现,排除当前 BMI 因素后,收缩压和舒张压均与出生孕龄而非出生体重呈负相关,类似的结果已在早产的妇女中被证明。妇女血压的升高与异常血管生成的结果,可能对未来怀孕产生后续影响。因此,在妊娠 37 周前出生的妇女中,妊娠时发生妊娠期高血压的风险并正常人高 2.5 倍[72]。

在最近的一个来自北卡罗来纳西部的研究中,对 9～16 岁的男孩和女孩进行了测试,探究抑郁症与出生体重和其他产前及围产期因素的关系。**LBW 能预测青春期女性的抑郁症**(38.1%,正常出生体重儿童为 8.4%),但男孩则无相关。此外,**LBW 与社交恐惧症、创伤后应激综合征及广泛性焦虑障碍风险的增加相关,这些情况在女孩中更为常见**[73]。进一步的研究表明,LBW 与精神分裂症、ADHD 和饮食失调的风险增加有关。这些发现与动物研究中的发现一致,表明发育过程中性别的重要性。

免疫功能

产前应激可能影响免疫系统的发育,特别容易引起哮喘和过敏性疾病。妊娠期母体神经过度紧张造成脐带血中的 IgE 升高,这可能会引起婴幼儿过敏性疾病。重要的是,产前应激会造成孕妇促炎症细胞因子水平提高[74],可能增加儿童时期的过敏风险。尽管这些发现表明,母体应激可能造成免疫反应的增加,但是 LBW 可能与炎症反应降低有关,并增加了发病率。出生于季节性饥荒及可能生长受限的年轻人更可能死于传染性疾病。这些婴幼儿表现为胸腺变小、T 细胞中 CD4/CD8 含量偏低,这些改变提示胸腺分泌功能降低。有意思的是,Hartwig 等报道称[75],若母体在孕中期发生不良生活事件,其后代 14 岁时发生哮喘和湿疹的可能性明显增加。但是没有发生哮喘的孕妇和发生过的孕妇相比,其后代出现哮喘和湿疹的可能性明显增高。即使产后,母体仍然对婴儿发挥作用,因为母亲的乳汁中含有 IL-7(一种胸腺营养因子)。对 LBW 婴幼儿的炎症反应受损的反馈中,

伤寒疫苗的抗体反应与体重呈正相关。这些研究表明,尽管 LBW 会导致传染性疾病相关的免疫功能明显受损,但是,在 LBW 或母体产前发生应激的子代中,过敏性相关的免疫功能可能增强。发展中国家婴幼儿死亡的关键原因可能是 LBW 的结局和免疫功能降低。

虽然围产期因素可以影响免疫力,但过敏性体质的母亲在妊娠期 γ 干扰素反应更低,这被认定为是影响胎儿细胞因子环境的原因[76]。相似地,妊娠期母体哮喘与胎儿生长受限和早产相关。尽管这种结果仅在女性胎儿中出现,但是妊娠期合并轻度哮喘的孕妇,其胎盘的促炎症胎盘细胞因子的表达明显增加[77]。有重要证据表明,**母体过敏性表型和妊娠期母体环境暴露,都会增加子代在儿童时期过敏性疾病的风险。**母体的过敏症是发生过敏性疾病的风险因素。至于母体环境暴露,许多因素可能影响胎儿免疫系统的发育和过敏性疾病的结局。尽管没有一致的证据,且机制尚不明确,但是有些研究已经证实,地中海饮食可以预防婴幼儿喘息[78]。其他研究也探究了叶酸、多种不饱和脂肪酸、抗氧化剂、一系列的维生素和微量元素的作用,但没有得到一致性的结果。

有趣的是,近期研究表明,**母体微生物暴露可能影响胎儿免疫能力。**宫内暴露于农村环境已经证实可以预防儿童期哮喘和湿疹的发生[79]。相似的结果也证实了,农村环境可以改变先天免疫基因的表达并改善脐血 IgE 水平。一些研究[80,81],尽管不是所有[82,83],表明剖宫产与慢性免疫性疾病,特别是儿童期哮喘存在联系。因为选择性剖宫产明显影响新生儿胃肠菌落,微生物组学的改变可能影响早期发育或者各种免疫系统的成熟。

微生物暴露具有潜在有利作用,与之相反,母体吸烟将增加子代哮喘的风险。这可能由于变应性致敏作用,而不是吸烟直接对肺脏的影响。动物研究同样支持该假设,即由于免疫系统在围产期逐渐完善过程中,受到了外在的免疫刺激,使得先天性免疫被重新编辑。给新生小鼠注射细菌内毒素和脂多糖(LPS)可以影响它们成年后,神经免疫系统对 LPS 的再次应答,这些作用部分通过 HPA 轴完成[84]。除此之外,在受到炎症刺激时,营养不良(尤其是在围产期和新生儿期的营养不良)可以使机体增加基础炎症水平和减少细胞因子的产生,从而影响后代免疫能力。

在吸烟有关的混杂因素中,有研究发现,头围较小的新生儿(10～15 天)7 岁时发生喘息的风险会显著增加。因此,**那些影响胎儿生长的因素,也与儿童时期发生喘息相关。**出生时头围过小或者过大的儿童,5～7 岁时发生特应性过敏以及血清中 IgE 水平升高的风险会增加,这同营养不良和营养过剩的影响相同[85]。以前有报道表明,出生时头围过大可以使成人期的 IgG 水平升高,同时增加青春期发生哮喘的风险。儿童期哮喘的发生起源很

复杂,因为它存在多种表现,包括遗传特应性和儿童期急性病毒感染。尽管这些疾病都表现为儿童期喘息和/或免疫调节,但是他们也可能有重要的疾病易感性方面的改变。因为哮喘与 2 型辅助 T 细胞对过敏和非过敏刺激过度反应相关,因此有人指出,这一现象可能是由于:在婴儿早期,涉及 IgE 合成和气道重建相关的基因没有被沉默掉。宫内对这些基因的编码可能引起了过敏原的易感性。

其他编程

内分泌系统编程

低体重可能与影响性腺轴和肾上腺轴的内分泌系统疾病相关。胎儿生长迟缓可能增加性早熟、青春期提前以及因雄激素过多症导致的小卵巢的风险[86]。SGA 出生的儿童进入青春期的时间可能在正常的年龄,也可能更早进入,但是呈现出更快速的进展因而会抑制成年后的卵巢功能[87]。鉴于低体重与性早熟相关,同正常孕周出生的女孩相比,SGA 女孩的基础雌二醇水平、刺激后的雌二醇水平以及 17-羟黄体酮在青春期早期都将升高[86]。LBW 的女孩中,出生后追赶性生长的女孩的脂肪堆积和中心性体脂更多。是否这些意味着青春期提前的原因是雄激素过多或者与中心性肥胖相关的高胰岛素血症相关,目前还不能确定。更重要的是,**那些性早熟,尤其是有 LBW 病史的儿童,他们在初潮期间或者之后发生卵巢雄激素过多症以及其他形式的多囊卵巢综合征(PCOS)的风险会增加**[86]。生长受限可能导致肾上腺的编辑功能以及诱导卵巢形态和功能发生永久性的改变,最终在成年时导致 PCOS。

尽管和 PCOS 的发生相关,但是当以第一次妊娠年龄、最终家庭人口数量以及怀孕间隔作为测量指标时,生于饥荒年代的女性的生育率似乎并没有什么不同。最近的一项队列研究表明,荷兰大饥荒的后代和对照组相比,有更高的生育率[88]。而且,尽管 **LBW 可能对肥胖有影响,但是它似乎并没有提前更年期的时间**[89]。尽管这可能是由于肥胖引起的内分泌异常,但是有证据表明,与对照组相比,SGA 的女孩在青春期发生停止排卵的概率较高(40% vs. 4%)[90]。这些研究表明,妊娠期母亲的营养状态对后代生殖系统功能的影响相对较小。

在雌性大鼠模型中,青春期发育时间和后续的卵巢功能受到动物宫内营养状态的影响,包括母鼠热量受限和母体青春期早期的高脂饮食。然而,在成年后代中,前者使孕激素水平降低,而后者导致孕激素水平升高。那些在孕晚期或者出生后第一个月处于营养不良状态的母羊,它们生育的年限减少。同样的,在啮齿类动物中,母体营养不良,将通过改变 HPO 轴[91]导致后代生殖系统过早发生衰退,然而母体肥胖和高脂饮食,会增加成年后代卵巢凋亡和卵泡发育的风险[92]。出生前暴露于睾酮会损害雌性绵羊的生殖能力,青春期前使用雌二醇会干扰小鼠的卵巢周期。而且,在新生动物中使用过量的甲状腺素,会改变它们成年后下丘脑垂体的反应,此反应与促甲状腺激素(TSH)的分泌物相关。

性取向编程

接下来讨论的不是疾病状态或者正常的性功能,而是探讨在发展过程中,导致成人性取向的因素。尽管在女性中双性恋更为多见,但是在雄性动物中,性取向大部分可以分为两种(异性恋、同性恋)。研究表明,同性恋的亲属比普通人有更高的同性恋可能,这一证据说明性取向具有遗传倾向。尽管未能找到相关的基因位点,限制了更深入的研究,但是双胎的研究表明,遗传因素在性取向的选择上有中度影响[93]。**许多研究表明,性腺甾体激素在调节大脑性取向以及后续的行为表现中,发挥着主要作用**。动物研究证实,在关键时期激素信号可能会对性取向产生编辑作用。该理论有一个经典实验,即关键时期在雌性小鼠宫内给予单剂量的睾酮可以改变她们的性行为。给予出生 20 天的雌性小鼠相似剂量的睾酮,却没有这样的改变。因此,这些实验证明了存在这样一个关键期,此期间动物性生理非常敏感而且可以被永久改变[94]。基于前期的动物模型,初步的研究可以得出一个比较简单的理论:将雌性动物暴露于相对较高水平的雄激素水平中,可能会导致雌性的同性性行为;男性在出生前宫内雄激素水平较低,可能导致雄性的同性性行为。出生前与宫内雄激素暴露水平相关的一个测量指标为:第二根手指和第四个手指长度的比值。尽管有一项研究报道其没有差异,但是许多研究表明,同正常女性相比,同性恋女性有更多的阳性率。更加准确的指标是耳声发射(OAEs)测量,即为耳蜗发出的声音,测量结果显示女性多于男性。有重要证据显示,OAEs 受胎儿期雄激素暴露影响,有孪生兄弟的女性拥有雄性特征的 OAEs 模式。尽管在胎儿期,女同性恋比异性恋的女性暴露了更多的雄性激素,但两者之间的重叠是相当大的,这表明胎儿期雄激素并不是独立因素[95]。暂不能确定男同性恋和男异性恋的报告中的标记物。

女同性恋与胎儿期雄激素暴露关系更为密切,相比于此,男性同性恋则更大程度上受出生顺序的影响。**异卵双胞胎出生顺序的效应表明,男同性恋的哥哥比男异性恋多,其中每多一个哥哥,同性恋的概率估计就增加 33%**[95]。值得注意的是,有哥哥的男同性恋与有哥哥的异性恋相比,他们出生时的体重偏低[96]。这些发现表明,出生体重与另外的生长因素有关。一些研究提出,母亲对男性相关雄激素的免疫发挥一定作用,这导致在胎儿脑组织中,母体 Y 染色体相关的抗体可能表现为男性识别受体[91]。更进一步的研究证明了,包括下丘脑和选择性皮质区域这些性别定位相关的神经元的变化。尽管有这些关联,但关于产生同性恋和异性恋的特殊神经发育相关的机制还没有达成共识。然而,最近的证据表明,胎儿期暴露于 EDCs 影响下丘脑-垂体轴的神经回路、影响胎儿睾丸发育,并使女性生殖器男性化、男性卵黄女性化(卵黄生成作用),从而改变他们的性别和社会行为[97]。

肾脏编程

人类肾单位的总数大概为 600 000～1 000 000 左右,目前决定个体肾小球数目的因素尚不清楚。大约在 36 周时,肾脏开始发生,遗传和环境因素都会改变或调控肾单位的数目。以遗传学观点,调控肾脏信号和转录基因与肾脏发育不全有关。因此,大多数先天肾脏异常有遗传特征。

环境暴露和应激可影响肾单位数量。新生儿和儿童尸检发现 LBW 和肾单位数目减少关系密切[98]。重要的是,数目少而体积大的肾小球与高血压、心血管疾病以及后期肾脏疾病的易感性有关系。由发育编程引起的肾单位数目减少可能会导致单个肾小球渗透性增加。为了维持正常的肾小球滤过率,肾小球代偿性肥大,最终可能产生肾小球硬化和肾单位缺失,后期则导致高血压和慢性肾脏疾病。

与成人肾切除术相比,在胎儿、新生儿期肾单位减少可能有不同的影响。孕龄 110 天的胎羊单侧肾切除后会发生高血压[99]。同样,单侧切除新生大鼠的肾脏会导致成年鼠发生高血压,并且损伤肾脏功能。虽然都会发生高血压,但这些发现与成人肾切除术(肾移植)却不同。对于胎儿和新生儿,由于肾单位减少而发生高血压的机制尚不清楚,但提示肾单位数量的发育可能在高血压的发展过程中扮演着重要角色。在这个过程中,涉及一些特殊基因和生长因子,包括 PAX2、GDNF、凋亡标记和信号通路。

考虑到肾脏疾病对高血压的影响,值得注意的是,极低体重婴儿在青春期患有高血压的比例较高[100]。早产儿高血压的患病率也较高。同样,AGA 和 SGA 后代也是这样[101]。在美国东南部的黑人和澳大利亚土著民中,低出生体重与成年型肾脏疾病有关[98]。虽然不是所有研究都表明有这样的结果,但是部分结果表明,作为即将发生肾脏疾病的标志,SGA 年轻后代发生的微量蛋白尿比 AGA 后代多了两倍。SGA、LBW 和早产儿中,营养缺乏可能与过量的糖皮质激素暴露及之后发生的肾单位数量减少有关。但矛盾的是,尸检结果显示足月新生儿的肾小球足细胞数量比早产儿还要低。目前还不清楚这是否是与子宫内连续不利暴露(药、母体饮食等)有关的病理学过程,从而导致了肾小球足细胞死亡或者不正常的生理过程(细胞凋亡等)。

孕妇同样也暴露于多种肾毒性药物,其中包括非甾体类抗炎药物(NSAIDs)、氨苄西林、青霉素、氨基糖苷类。在关键的肾形成阶段,NSAIDs 可能导致肾灌注不足,从而导致肾单位发展过程中的囊性改变[102],以及早产儿的急性或慢性肾衰竭。已经证明,在肾脏发展过程中 ACE 抑制剂会造成损害,这很可能是肾形成过程中,血管紧张素关键作用的结果。

虽然对患有糖尿病的孕妇的后代了解较少,但短暂暴露于高血糖浓度可能减少幼鼠肾单位的发育。皮马印第安人中,患有糖尿病的母亲其成人后代尿蛋白增加提示早期的肾小球损伤[103]。尤其是那些有高血压病史的人,肾单位数量仅仅只有正常人的 50%[104]。成人肾的肾单位数量与出生体重有关,体重每增加 1 kg,肾单位增加 250 000[98]。然而,同发育起源相比,这些研究不能区分年龄或者疾病相关的肾单位缺失。在没有高血压的人群中发现肾单位数目减少,提示可能会发生其他可引起高血压的机制。肾单位减少是否是高血压的病因、还是高血压的结果抑或只是一种巧合? 这也许取决于个体差异。

总　结

随着成人健康和疾病发育起源的意义以及其机制的研究,人们逐渐意识到发育窗口的重要影响。编程作用可能通过改变器官大小、结构或者功能,从而影响发育。在胚胎形成过程或者器官形成过程中,细胞信号机制和逐渐发现的表观遗传影响,可能高度依赖于暴露的程度和暴露的窗口时期。我们仅仅开始认识到,预防性治疗改变发育表型的结果如何。当然,似乎没有单一的机制或者单独的发育窗口期能够影响每个器官或者系统的发育。因此,胎儿和新生儿的管理可能是个体化而不是普遍化的。我们希望更好地理解当前产科处理抉择的相对风险和益处,包括母体糖皮质激素的重复剂量、小于胎龄儿早期分娩的优势和缺点、透过胎盘的口服降糖药的使用以及许多其他管理困境。

关键点

◆ 母体宫内环境(营养、激素、代谢、应激、环境毒素和药物)对胎儿生长关键期有决定性作用,并影响了许多成人时期的代谢、发育和病理过程。

◆ 出生的两极端(低和高出生体重)会增加成人肥胖、代谢综合征、心血管疾病、胰岛素抵抗和神经内分泌的风险。

◆ 早期发育事件和远期疾病之间具有关联机制,包括在器官结构、细胞反应、基因表达、表观基因组和/或干细胞的程序性变化。

◆ 妊娠发育事件可能会产生即时效应,也可能在远期表达,甚至可能传递影响至多代。

◆ 妊娠发育作用的传递可影响至多代,可能通过表观遗传调节,从而导致可遗传和持续的基因表达变化,但不改变 DNA 序列。

◆ 围产期保健的基本目标是使母体、胎儿和新生儿的健康最优化,且预防或减少成人期疾病。

◆ 关于最佳妊娠营养和体重增加的指导方针、低和高出生体重妊娠期管理、母体糖皮质激素的使用、新生儿喂养方式以及其他最优化的指导政策,目前还没有全面整合出有利于成人健康的系统方案。

参考文献

1. Stephens TD, Bunde CJ, Fillmore BJ. Mechanism of action in thalidomide teratogenesis. *Biochem Pharmacol*. 2000;59(12):1489-1499.
2. Dieckmann WJ, Davis ME, Rynkiewicz LM, Pottinger RE. Does the administration of diethylstilbestrol during pregnancy have therapeutic value? *Am J Obstet Gynecol*. 1953;66(5):1062-1081.
3. Bromer JG, Wu J, Zhou Y, Taylor HS. Hypermethylation of homeobox A10 by in utero diethylstilbestrol exposure: an epigenetic mechanism for altered developmental programming. *Endocrinol*. 2009;150(7):3376-3382.
4. Cosgrove MS. Histone proteomics and the epigenetic regulation of nucleosome mobility. *Expert Rev Proteomics*. 2007;4(4):465-478.
5. Higgs PG, Lehman N. The RNA world: molecular cooperation at the origins of life. *Nat Rev Genet*. 2015;16(1):7-17.
6. Skinner MK. What is an epigenetic transgenerational phenotype? F3 or F2. *Reprod Toxicol*. 2008;25(1):2-6.
7. Waterland RA. Is epigenetics an important link between early life events and adult disease? *Horm Res*. 2009;71(suppl 1):13-16.
8. Hales CN, Barker DJ. Type 2 (non-insulin-dependent) diabetes mellitus: the thrifty phenotype hypothesis. *Diabetologia*. 1992;35(7):595-601.
9. Dewey KG. Is breastfeeding protective against child obesity? *J Hum Lact*. 2003;19(1):9-18.
10. Desai M, Gayle D, Babu J, Ross MG. Programmed obesity in intrauterine growth-restricted newborns: modulation by newborn nutrition. *Am J Physiol Regul Integr Comp Physiol*. 2005;288(1):R91-R96.
11. Desai M, Jellyman JK, Han G, Beall M, Lane RH, Ross MG. Maternal obesity and high-fat diet program offspring metabolic syndrome. *Am J Obstet Gynecol*. 2014;211(3):237.
12. Ranjit N, Siefert K, Padmanabhan V. Bisphenol-A and disparities in birth outcomes: a review and directions for future research. *J Perinatol*. 2010;30(1):2-9.
13. Taylor JA, vom Saal FS, Welshons WV, et al. Similarity of bisphenol A pharmacokinetics in rhesus monkeys and mice: relevance for human exposure. *Environ Health Perspect*. 2011;119(4):422-430.
14. Harley KG, Aguilar SR, Chevrier J, et al. Prenatal and postnatal bisphenol A exposure and body mass index in childhood in the CHAMACOS cohort. *Environ Health Perspect*. 2013;121(4):514-520.
15. Lee DH, Lee IK, Jin SH, Steffes M, Jacobs DR Jr. Association between serum concentrations of persistent organic pollutants and insulin resistance among nondiabetic adults: results from the National Health and Nutrition Examination Survey 1999-2002. *Diabetes Care*. 2007;30(3):622-628.
16. Perera F, Vishnevetsky J, Herbstman JB, et al. Prenatal bisphenol A exposure and child behavior in an inner-city cohort. *Environ Health Perspect*. 2012;120(8):1190-1194.
17. Somm E, Schwitzgebel VM, Toulotte A, et al. Perinatal exposure to bisphenol A alters early adipogenesis in the rat. *Environ Health Perspect*. 2009;117(10):1549-1555.
18. Komada M, Asai Y, Morii M, Matsuki M, Sato M, Nagao T. Maternal bisphenol A oral dosing relates to the acceleration of neurogenesis in the developing neocortex of mouse fetuses. *Toxicology*. 2012;295(1-3):31-38.
19. Bouret SG, Draper SJ, Simerly RB. Trophic action of leptin on hypothalamic neurons that regulate feeding. *Science*. 2004;304(5667):108-110.
20. Yousheng J, Nguyen T, Desai M, Ross MG. Programmed alterations in hypothalamic neuronal orexigenic responses to ghrelin following gestational nutrient restriction. *Reprod Sci*. 2008;15(7):702-709.
21. Desai M, Gayle D, Han G, Ross MG. Programmed hyperphagia due to reduced anorexigenic mechanisms in intrauterine growth-restricted offspring. *Reprod Sci*. 2007;14(4):329-337.
22. Desai M, Li T, Ross MG. Hypothalamic neurosphere progenitor cells in low birth weight rat newborns: neurotrophic effects of leptin and insulin. *Brain Res*. 2011;1378:29-42.
23. Desai M, Guang H, Ferelli M, Kallichanda N, Lane RH. Programmed upregulation of adipogenic transcription factors in intrauterine growth-restricted offspring. *Reprod Sci*. 2008;15(8):785-796.
24. Yee JK, Lee WN, Ross MG, et al. Peroxisome proliferator-activated receptor gamma modulation and lipogenic response in adipocytes of small-for-gestational age offspring. *Nutr Metab (Lond)*. 2012;9(1):62.
25. Kirchner S, Kieu T, Chow C, Casey S, Blumberg B. Prenatal exposure to the environmental obesogen tributyltin predisposes multipotent stem cells to become adipocytes. *Mol Endocrinol*. 2010;24(3):526-539.
26. Guberman C, Jellyman JK, Han G, Ross MG, Desai M. Maternal high-fat diet programs rat offspring hypertension and activates the adipose renin-angiotensin system. *Am J Obstet Gynecol*. 2013;209(3):262-268.
27. Barker DJ, Meade TW, et al. Relation of fetal and infant growth to plasma fibrinogen and factor VII concentrations in adult life. *BMJ*. 1992;304(6820):148-152.
28. Burns SP, Desai M, Cohen RD, et al. Gluconeogenesis, glucose handling, and structural changes in livers of the adult offspring of rats partially deprived of protein during pregnancy and lactation. *J Clin Invest*. 1997;100(7):1768-1774.
29. Seo YS, Kim JH, Jo NY, et al. PPAR agonists treatment is effective in a nonalcoholic fatty liver disease animal model by modulating fatty-acid metabolic enzymes. *J Gastroenterol Hepatol*. 2008;23(1):102-109.
30. Kleemann R, Verschuren L, de Rooij BJ, et al. Evidence for anti-inflammatory activity of statins and PPARalpha activators in human C-reactive protein transgenic mice in vivo and in cultured human hepatocytes in vitro. *Blood*. 2004;103(11):4188-4194.
31. Magee TR, Han G, Cherian B, Khorram O, Ross MG, Desai M. Down-regulation of transcription factor peroxisome proliferator-activated receptor in programmed hepatic lipid dysregulation and inflammation in intrauterine growth-restricted offspring. *Am J Obstet Gynecol*. 2008;199(3):271-275.
32. Wolfe D, Gong M, Han G, Magee TR, Ross MG, Desai M. Nutrient sensor-mediated programmed nonalcoholic fatty liver disease in low birthweight offspring. *Am J Obstet Gynecol*. 2012;207(4):308.e1-308.e6.
33. Borengasser SJ, Kang P, Faske J, et al. High fat diet and in utero exposure to maternal obesity disrupts circadian rhythm and leads to metabolic programming of liver in rat offspring. *PLoS ONE*. 2014;9(1):e84209.
34. Economides DL, Proudler A, Nicolaides KH. Plasma insulin in appropriate- and small-for-gestational-age fetuses. *Am J Obstet Gynecol*. 1989;160(5 Pt 1):1091-1094.
35. Phillips DI, Barker DJ, Hales CN, Hirst S, Osmond C. Thinness at birth and insulin resistance in adult life. *Diabetologia*. 1994;37(2):150-154.
36. Hales CN, Barker DJ, Clark PM, et al. Fetal and infant growth and impaired glucose tolerance at age 64. *BMJ*. 1991;303(6809):1019-1022.
37. Dalziel SR, Walker NK, Parag V, et al. Cardiovascular risk factors after antenatal exposure to betamethasone: 30-year follow-up of a randomised controlled trial. *Lancet*. 2005;365(9474):1856-1862.
38. Dessens AB, Haas HS, Koppe JG. Twenty-year follow-up of antenatal corticosteroid treatment. *Pediatrics*. 2000;105(6):E77.
39. Reusens B, Remacle C. Programming of the endocrine pancreas by the early nutritional environment. *Int J Biochem Cell Biol*. 2006;38(5-6):913-922.
40. Ford SP, Zhang L, Zhu M, et al. Maternal obesity accelerates fetal pancreatic beta-cell but not alpha-cell development in sheep: prenatal consequences. *Am J Physiol Regul Integr Comp Physiol*. 2009;297(3):R835-R843.
41. Aerts L, Van Assche FA. Animal evidence for the transgenerational development of diabetes mellitus. *Int J Biochem Cell Biol*. 2006;38(5-6):

894-903.

42. Frantz ED, Peixoto-Silva N, Pinheiro-Mulder A. Endocrine pancreas development: effects of metabolic and intergenerational programming caused by a protein-restricted diet. *Pancreas*. 2012;41(1):1-9.

43. Ding GL, Huang HF. Paternal transgenerational glucose intolerance with epigenetic alterations in second generation offspring of GDM. *Asian J Androl*. 2013;15(4):451-452.

44. Werner JC, Sicard RE, Hansen TW, Solomon E, Cowett RM, Oh W. Hypertrophic cardiomyopathy associated with dexamethasone therapy for bronchopulmonary dysplasia. *J Pediatr*. 1992;120(2 Pt 1):286-291.

45. Barker DJ. Fetal programming of coronary heart disease. *Trends Endocrinol Metab*. 2002;13(9):364-368.

46. Eriksson JG, Forsen TJ, Kajantie E, Osmond C, Barker DJ. Childhood growth and hypertension in later life. *Hypertension*. 2007;49(6): 1415-1421.

47. Desai M, Gayle D, Babu J, Ross MG. The timing of nutrient restriction during rat pregnancy/lactation alters metabolic syndrome phenotype. *Am J Obstet Gynecol*. 2007;196(6):555-557.

48. Khorram O, Momeni M, Ferrini M, Desai M, Ross MG. In utero undernutrition in rats induces increased vascular smooth muscle content in the offspring. *Am J Obstet Gynecol*. 2007;196(5):486-488.

49. Tauzin L. Alterations in viscoelastic properties following premature birth may lead to hypertension and cardiovascular disease development in later life. *Acta Paediatr*. 2015;104(1):19-26.

50. Schuetze P, Eiden RD. The association between maternal cocaine use during pregnancy and physiological regulation in 4- to 8-week-old infants: an examination of possible mediators and moderators. *J Pediatr Psychol*. 2006;31(1):15-26.

51. Papamatheakis DG, Blood AB, Kim JH, Wilson SM. Antenatal hypoxia and pulmonary vascular function and remodeling. *Curr Vasc Pharmacol*. 2013;11(5):616-640.

52. Ramakrishnan S, Anand V, Roy S. Vascular endothelial growth factor signaling in hypoxia and inflammation. *J Neuroimmune Pharmacol*. 2014;9(2):142-160.

53. Patterson AJ, Zhang L. Hypoxia and fetal heart development. *Curr Mol Med*. 2010;10(7):653-666.

54. Cooper C, Eriksson JG, Forsen T, Osmond C, Tuomilehto J, Barker DJ. Maternal height, childhood growth and risk of hip fracture in later life: a longitudinal study. *Osteoporos Int*. 2001;12(8):623-629.

55. Godfrey K, Walker-Bone K, Robinson S, et al. Neonatal bone mass: influence of parental birthweight, maternal smoking, body composition, and activity during pregnancy. *J Bone Miner Res*. 2001;16(9):1694-1703.

56. Lester BM, Lagasse LL. Children of addicted women. *J Addict Dis*. 2010;29(2):259-276.

57. Smith LM, Chang L, Yonekura ML, et al. Brain proton magnetic resonance spectroscopy and imaging in children exposed to cocaine in utero. *Pediatrics*. 2001;107(2):227-231.

58. Smith LM, Chang L, Yonekura ML, Grob C, Osborn D, Ernst T. Brain proton magnetic resonance spectroscopy in children exposed to methamphetamine in utero. *Neurology*. 2001;57(2):255-260.

59. Slotkin TA. Fetal nicotine or cocaine exposure: which one is worse? *J Pharmacol Exp Ther*. 1998;285(3):931-945.

60. Yehuda R, Teicher MH, Seckl JR, Grossman RA, Morris A, Bierer LM. Parental posttraumatic stress disorder as a vulnerability factor for low cortisol trait in offspring of holocaust survivors. *Arch Gen Psychiatry*. 2007;64(9):1040-1048.

61. Dy J, Guan H, Sampath-Kumar R, Richardson BS, Yang K. Placental 11beta-hydroxysteroid dehydrogenase type 2 is reduced in pregnancies complicated with idiopathic intrauterine growth restriction: evidence that this is associated with an attenuated ratio of cortisone to cortisol in the umbilical artery. *Placenta*. 2008;29(2):193-200.

62. Moisiadis VG, Matthews SG. Glucocorticoids and fetal programming part 2: Mechanisms. *Nat Rev Endocrinol*. 2014;10(7):403-411.

63. Mesquita AR, Wegerich Y, Patchev AV, et al. Glucocorticoids and neuro- and behavioural development. *Semin Fetal Neonatal Med*. 2009;14(3): 130-135.

64. Hirvikoski T, Nordenstrom A, Lindholm T, et al. Cognitive functions in children at risk for congenital adrenal hyperplasia treated prenatally with dexamethasone. *J Clin Endocrinol Metab*. 2007;92(2):542-548.

65. Clark PM, Hindmarsh PC, Shiell AW, Law CM, Honour JW, Barker DJ. Size at birth and adrenocortical function in childhood. *Clin Endocrinol (Oxf)*. 1996;45(6):721-726.

66. Nilsson PM, Nyberg P, Ostergren PO. Increased susceptibility to stress at a psychological assessment of stress tolerance is associated with impaired fetal growth. *Int J Epidemiol*. 2001;30(1):75-80.

67. McCormick CM, Mathews IZ, Thomas C, Waters P. Investigations of HPA function and the enduring consequences of stressors in adolescence in animal models. *Brain Cogn*. 2010;72(1):73-85.

68. Sullivan EL, Grayson B, Takahashi D, et al. Chronic consumption of a high-fat diet during pregnancy causes perturbations in the serotonergic system and increased anxiety-like behavior in nonhuman primate offspring. *J Neurosci*. 2010;30(10):3826-3830.

69. French NP, Hagan R, Evans SF, Mullan A, Newnham JP. Repeated antenatal corticosteroids: effects on cerebral palsy and childhood behavior. *Am J Obstet Gynecol*. 2004;190(3):588-595.

70. Davis EP, Townsend EL, Gunnar MR, et al. Effects of prenatal betamethasone exposure on regulation of stress physiology in healthy premature infants. *Psychoneuroendocrinology*. 2004;29(8):1028-1036.

71. Raikkonen K, Pesonen AK, Heinonen K, et al. Maternal licorice consumption and detrimental cognitive and psychiatric outcomes in children. *Am J Epidemiol*. 2009;170(9):1137-1146.

72. Pouta A, Hartikainen AL, Sovio U, et al. Manifestations of metabolic syndrome after hypertensive pregnancy. *Hypertension*. 2004;43(4):825-831.

73. Costello EJ, Worthman C, Erkanli A, Angold A. Prediction from low birth weight to female adolescent depression: a test of competing hypotheses. *Arch Gen Psychiatry*. 2007;64(3):338-344.

74. Coussons-Read ME, Okun ML, Nettles CD. Psychosocial stress increases inflammatory markers and alters cytokine production across pregnancy. *Brain Behav Immun*. 2007;21(3):343-350.

75. Hartwig IR, Sly PD, Schmidt LA, et al. Prenatal adverse life events increase the risk for atopic diseases in children, which is enhanced in the absence of a maternal atopic predisposition. *J Allergy Clin Immunol*. 2014;134(1): 160-169.

76. Breckler LA, Hale J, Taylor A, Dunstan JA, Thornton CA, Prescott SL. Pregnancy IFN-gamma responses to foetal alloantigens are altered by maternal allergy and gravidity status. *Allergy*. 2008;63(11):1473-1480.

77. Scott NM, Hodyl NA, Murphy VE, et al. Placental cytokine expression covaries with maternal asthma severity and fetal sex. *J Immunol*. 2009;182(3):1411-1420.

78. Shaheen SO, Northstone K, Newson RB, Emmett PM, Sherriff A, Henderson AJ. Dietary patterns in pregnancy and respiratory and atopic outcomes in childhood. *Thorax*. 2009;64(5):411-417.

79. Douwes J, Cheng S, Travier N, et al. Farm exposure in utero may protect against asthma, hay fever and eczema. *Eur Respir J*. 2008;32(3):603-611.

80. van Berkel AC, den Dekker HT, Jaddoe VW, et al. Mode of delivery and childhood fractional exhaled nitric oxide, interrupter resistance, and asthma: The Generation R Study. *Pediatr Allergy Immunol*. 2015;26(4): 330-336.

81. Sevelsted A, Stokholm J, Bonnelykke K, Bisgaard H. Cesarean section and chronic immune disorders. *Pediatrics*. 2015;135(1):e92-e98.

82. Bruske I, Pei Z, Thiering E, et al. Caesarean section has no impact on lung function at the age of 15 years. *Pediatr Pulmonol*. 2015. [Epub ahead of print].

83. Leung JY, Li AM, Leung GM, Schooling CM. Mode of delivery and childhood hospitalizations for asthma and other wheezing disorders. *Clin Exp Allergy*. 2015;45(6):1109-1117.

84. Spencer SJ, Galic MA, Pittman QJ. Neonatal programming of innate immune function. *Am J Physiol Endocrinol Metab*. 2011;300(1):E11-E18.

85. Bolte G, Schmidt M, Maziak W, et al. The relation of markers of fetal growth with asthma, allergies and serum immunoglobulin E levels in children at age 5-7 years. *Clin Exp Allergy*. 2004;34(3):381-388.

86. Ibáñez L, Potau N, Francois I, de Zegher F. Precocious pubarche, hyperinsulinism, and ovarian hyperandrogenism in girls: relation to reduced fetal growth. *J Clin Endocrinol Metab*. 1998;83(10):3558-3562.

87. Lazar L, Pollak U, Kalter-Leibovici O, Pertzelan A, Phillip M. Pubertal course of persistently short children born small for gestational age (SGA) compared with idiopathic short children born appropriate for gestational age (AGA). *Eur J Endocrinol*. 2003;149(5):425-432.

88. Painter RC, Westendorp RG, de Rooij SR, Osmond C, Barker DJ, Roseboom TJ. Increased reproductive success of women after prenatal undernutrition. *Hum Reprod*. 2008;23(11):2591-2595.

89. Cresswell JL, Egger P, Fall CH, Osmond C, Fraser RB, Barker DJ. Is the age of menopause determined in-utero? *Early Hum Dev*. 1997;49(2): 143-148.

90. Ibáñez L, Potau N, Ferrer A, et al. Reduced ovulation rate in adolescent girls born small for gestational age. *J Clin Endocrinol Metab*. 2002;87(7): 3391-3393.

91. Khorram O, Keen-Rinehart E, Chuang TD, Ross MG, Desai M. Maternal undernutrition induces premature reproductive senescence in adult female rat offspring. *Fertil Steril*. 2015;103(1):291-298.

92. Cheong Y, Sadek KH, Bruce KD, Macklon N, Cagampang FR. Diet-induced maternal obesity alters ovarian morphology and gene expression in the adult mouse offspring. *Fertil Steril*. 2014;102(3):899-907.

93. Kirk KM, Bailey JM, Dunne MP, Martin NG. Measurement models for sexual orientation in a community twin sample. *Behav Genet*. 2000;30(4): 345-356.

94. Angelbeck JH, DuBrul EF. The effect of neonatal testosterone on specific male and female patterns of phosphorylated cytosolic proteins in the rat preoptic-hypothalamus, cortex and amygdala. *Brain Res*. 1983;264(2):277-283.

95. Rahman Q. The neurodevelopment of human sexual orientation. *Neurosci Biobehav Rev*. 2005;29(7):1057-1066.

96. Blanchard R, Zucker KJ, Cavacas A, Allin S, Bradley SJ, Schachter DC. Fraternal birth order and birth weight in probably prehomosexual feminine boys. *Horm Behav*. 2002;41(3):321-327.

97. Schneider JE, Brozek JM, Keen-Rhinehart E. Our stolen figures: the interface of sexual differentiation, endocrine disruptors, maternal programming, and energy balance. *Horm Behav*. 2014;66(1):104-119.

98. Hughson M, Farris AB III, Douglas-Denton R, Hoy WE, Bertram JF. Glomerular number and size in autopsy kidneys: the relationship to birth weight. *Kidney Int*. 2003;63(6):2113-2122.

99. Moritz KM, Wintour EM, Dodic M. Fetal uninephrectomy leads to postnatal hypertension and compromised renal function. *Hypertension*. 2002;39(6):1071-1076.

100. Rodriguez-Soriano J, Aguirre M, Oliveros R, Vallo A. Long-term renal follow-up of extremely low birth weight infants. *Pediatr Nephrol*. 2005; 20(5):579-584.

101. Puddu M, Podda MF, Mussap M, Tumbarello R, Fanos V. Early detection of microalbuminuria and hypertension in children of very low birthweight. *J Matern Fetal Neonatal Med*. 2009;22(2):83-88.

102. van der Heijden BJ, Carlus C, Narcy F, Bavoux F, Delezoide AL, Gubler MC. Persistent anuria, neonatal death, and renal microcystic lesions after prenatal exposure to indomethacin. *Am J Obstet Gynecol*. 1994;171(3):617-623.

103. Nelson RG, Morgenstern H, Bennett PH. Intrauterine diabetes exposure and the risk of renal disease in diabetic Pima Indians. *Diabetes*. 1998; 47(9):1489-1493.

104. Keller G, Zimmer G, Mall G, Ritz E, Amann K. Nephron number in patients with primary hypertension. *N Engl J Med*. 2003;348(2): 101-108.

最后审阅　蒋小青

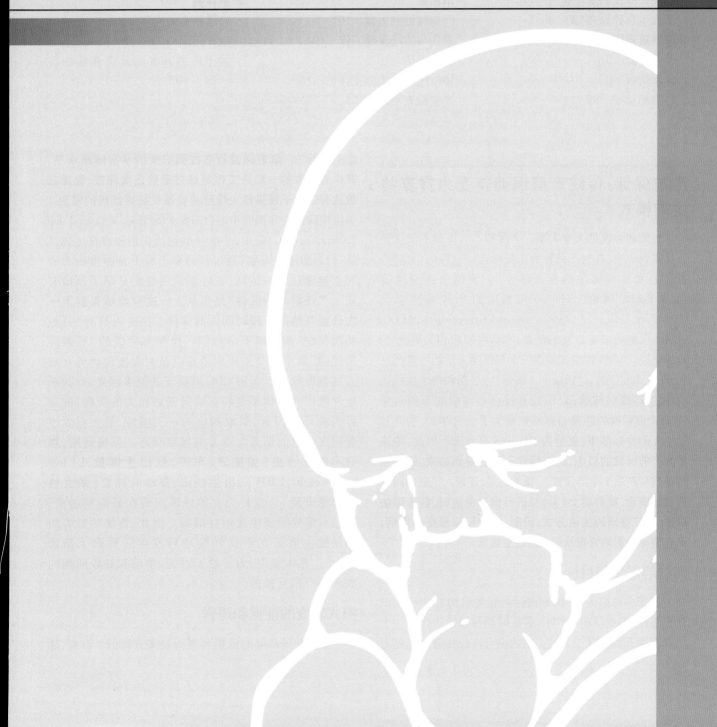

第二篇

产前保健

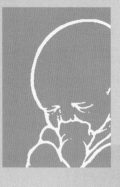

第 6 章

孕前和产前保健

原著　KIMBERLY D. GREGORY, DIANA E. RAMOS, and ERIC R. M. JAUNIAUX

翻译与审校　颜建英, 张勤建, 林晓倩, 黄飞, 黄世军

产前保健：传统产前保健转变为贯穿终生的模式

　　妊娠和分娩是人生大事。孕前和产前保健不仅仅是从妊娠到分娩、再到产褥和为人父母这一过程的一部分, 更是妇女终生保健的重要部分[1,2]。美国公共卫生署(U. S. Public Health Service)和美国妇产科医师学会(American College of Obstetricians and Gynecologists, ACOG)对产前保健给出更广义的概念, 本章将回顾相关概念[3,4]。具体来说, 产前保健应该涵盖妇女与保健人员的一系列互动, 即互访和接触, 包括以下 3 部分：1)早期和持续性的风险评估；2)提倡健康；3)医疗和社会心理学的干预与随访[5]。产前保健的终极目标不仅是为了促进孕妇、胎儿和新生儿的身心健康, 更是为了促进家庭和谐。因此, **应该扩大产前保健的概念, 产前保健不因分娩而结束, 还要包括孕前和产后 1 年的保健**[4]。重要的是, 还导入了妊娠间期保健的概念, 育龄期女(男)性进行健康保健时, 都应评估风险、推广健康的生活方式, 识别、治疗和控制身心疾病, 这些情况将影响妊娠及母儿的终生健康。

保健的定义和目标

　　基于多种原因, 国内和国际的相关机构都已经认识其重要性, 即把孕前、孕期和妊娠间期保健工作作为一个从青春期开始贯穿于人的一生的综合性公共健康优先考虑的问题[6-9]。**孕前保健旨在提高妇女的孕前健康水平, 其中很重要的一部分工作是通过危险因素筛查、健康宣教及有效的干预来最大程度减少不良妊娠结局的发生**[6]。美国疾病预防和控制中心(Centers for Disease Control and Prevention, CDC)提出, 孕前保健包括识别和改良生物医学、行为和社会因素, 通过预防和干预不良因素而改善妇女健康或妊娠结局, 在妊娠前或妊娠早期干预最有效[6]。**"妊娠间期保健"是指从上一次分娩结束到下一次分娩开始的一段时间内的保健**。医务人员对"妊娠间期保健"的理解不尽相同。医学界所说的"妊娠间期保健"常常指孕前采取措施以最大程度改善男女双方的健康状态。美国 CDC 则赋予其更多涵义, 寻找新生儿死亡和其他不良妊娠结局密切相关的疾病、健康行为和环境因素, 采取相应的干预措施, 最大程度改善两次生育间期男女双方的健康状态。**妊娠间期, 对有不良妊娠史(如流产、早产、低出生体重儿[low birthweight, LBW]、出生缺陷、婴幼儿死亡)的女性要加强干预**[10]。育龄妇女的许多疾病在妊娠期加重, 而且可能导致新生儿不良结局。因此, 传统的妊娠间期保健主要是在不良妊娠结局发生后采取干预措施[11,12]。在本篇中, 为了便于讨论, 孕前和妊娠间期的概念是可以互换的。

模式转变的证据和逻辑

　　施行孕前保健的证据和逻辑是多方面的。首先, 越来越多证据表明成年人健康状态与胎儿时期宫内外环境相关(成人疾病的胎儿起源,详见第 5 章)。因此,首次产检时才进行干预可能错失改善妊娠结局和新生儿远期健康的最佳时机[13-15]。其次,先天畸形、早产以及 LBW,是导致不良妊娠结局的重要原因,不仅增加新生儿和婴幼儿的死亡率,也会增加家庭和社会的经济负担。**即使早孕期就开始首次产检,也来不及采取治疗性的干预措施来避免畸形的发生或者减少 LBW 及早产的风险。**第三,近一半妊娠都是不合时机、计划外的,或非意愿的,这些妇女在怀孕时并非处于最佳的健康状态或者有意识地遵守良好的健康行为。这些情况在青少年及低收入女性群体尤为明显[16-18]。第四,晚育及怀孕前身患疾病者越来越多。对于这些妇女在怀孕前可通过药物治疗等措施优化其受孕机会并改善妊娠结局[6,15,20-23]。**具体而言,就是对于那些想怀孕的妇女来说,孕前或妊娠间期,门诊检查时是很好的宣教机会。**研究也表明计划怀孕的夫妇更可能按医生所说改变不良行为[12,15,24,25]。因此,尽管孕前、孕期或妊娠间期的保健服务有所差别,且应个体化,但在实践过程,或者在政策层面,我们应该把这些诊疗活动视为贯穿于女性青春期到更年期的一项综合性保健服务[7,12,26,27]。最后,全国性的调查显示,84% 育龄女性(18~44 岁)在过去的一年中曾接受过一次健康检查。这说明有很多机会给她们提供孕前咨询,然而事实上这些妇女并未得到这种咨询[27]。尽管初级保健及非妊娠期妇女保健是提供孕前咨询的理想机会,但所有保健医务人员,包括营养师、药剂师、护士、助产士、家庭医师、妇产科医师及专科医生等,都应该参与其中,以便最大程度地改善妇女及其子女的健康。在每次病人来诊时都应该向育龄妇女询问两个简单的问题:1)你怀孕了吗或者你打算怀孕吗? 2)如果没有,你如何避孕呢?

最终就会很自然地转到这个问题上来:你的生育计划是什么? 这个问题的答案将引导下一步的保健计划及合适的孕前或妊娠间期咨询和相关干预措施[11]。

孕前保健及妇女保健的内容

妊娠或计划妊娠是区分孕前、孕期及常规妇女保健的一个指标(图 6-1)。**美国的患者保护与平价医疗法案(Patient Protection and Affordable Care Act,PPACA)将孕前保健列为预防保健服务,是妇女保健工作的组成部分**[27]。影响孕前保健进一步普及的障碍主要是保健医务人员缺乏相关专业知识和培训,不了解孕前保健的真正内涵[8]。尽管有各种检查表和在线评估工具,美国 CDC 的孕前保健工作小组还是提供了一份详细的孕前保健内容说明,更新了验证工具,以及相应的评述和证据等级量表[28,29]。该策略和大多数的保健方法相似:医务人员对前来咨询的女性进行初筛,询问其个人史、家族史及暴露因素,进行健康宣

教(降低疾病发生风险的咨询),如果确诊了某些疾病,则还应进行治疗和(或)干预。表 6-1 列举了孕前保健的代表性例子,以及计划妊娠时需要在孕前改善的一些疾病。理论上,这些女性就诊前就应完成孕前保健相关的检查表或问卷,这样在就诊时就会有针对性地咨询。在线互动也是可行的咨询方式,应将其记入电子病历(electronic medical records,EMRs),并在不同的医疗机构共享这些信息[30]。孕前保健或者妇女保健中个人的生育计划可能是需要采集、记录并保留的最重要部分。

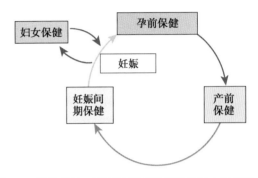

图 6-1　孕前保健、产后/妊娠间期保健及妇女保健的内在关系

个人生育计划:定义

Files 等学者[11]提出了个人生育计划的概念:**理智地决定是否生育孩子,并制定出实现这些目标的相应计划。**制定和探讨个人生育计划需要包括以下几个关键点:1)是否有意愿生育孩子;2)计划成为父母的年龄;3)女性的健康状况和所患疾病;4)根据最佳的生育间隔、女性的年龄和生育力来决定生育孩子的数量和间隔时间;5)风险承受能力,如遗传病、内科或产科并发症;6)家族史;7)生活背景(年龄、文化程度、职业、配偶、备孕情况)。更重要的是,**生育计划应个体化,所有保健医务人员应向各个不同年龄阶段的女性(从青春期开始到更年期或老年期)提出专业的生育计划建议,不断优化其生育计划。**Files 等学者[11]制定的指南说明了如何制定生育计划。网络上也有很多便捷的在线工具可供备孕女性使用[31-32]。然而,研究表明,即使开始备孕,许多女性仍然存在有可能导致不良妊娠结局的不良生活习惯,如不良饮食(超重或体重过轻)、吸烟和酗酒。这就说明需要增加医患间一对一的沟通,以及社会媒体更加广泛的关注[12,26,33]。研究还显示,患者更愿意从医生身上获取这些信息,并愿意遵从医生的指导[34]。此外,通过小组、社区机构,或者伴侣在场的情况下分享这些信息,会更有效[26]。更重要的是,生育计划不仅针对育龄期妇女,也适用于青春期和成年男性。**假如一年内不准备怀孕,就需要讨论并采取有效的避孕措施。**

表 6-1 孕前/妊娠间期咨询的相关疾病以及计划妊娠时需要在孕前改善的健康状况

临床资料	评 论
一般情况	
年龄	**<18 岁**:青少年妊娠导致孕妇以及家庭的不良结局,增加早产的发生风险
	>18 ~ 34 岁:理想的生育年龄,建议列入生育计划
	≥35 岁:增加遗传性疾病、并发症、剖宫产、妊娠期发病和死亡的发生风险。该年龄组孕妇应加以特别管理
体重	**体重过轻**:建议孕前和/或孕期适当增加体重
	超重:建议孕前减重;BMI 增加与多种不良妊娠结局相关,如流产、死胎、糖尿病、子痫前期和剖宫产
精神/神经系统	
抑郁症,焦虑症	有强烈妊娠意愿的女性,应调整药物至最低的有效剂量;咨询胎儿的超声心动图是否异常,药物是否导致新生儿戒断综合征;反复权衡治疗的利弊
癫痫	备孕期间每天补充 4mg 叶酸,以降低 NTD 发生风险;若 2 年内没有癫痫发作,可考虑停药;有强烈妊娠意愿的女性,应调整药物,避免导致胎儿结构畸形;孕期应密切监测血药浓度;反复权衡治疗的利弊
偏头痛	偏头痛的临床表现在孕期可能会发生变化。大多数药物不是妊娠期禁用药物
心血管系统	
先天性心脏病/瓣膜病	与心脏病专家协作;根据疾病的严重程度(NYHA 心功能分级)判断耐受妊娠的能力,有些情况不宜妊娠或需要用药
冠状动脉疾病	与心脏病专家协作
高血压病	调整用药,控制血压。停用 ACEI 和 ARB 类降压药,这 2 类药物有致畸作用
呼吸系统	
哮喘	根据病情选择最佳的用药方案;若使用糖皮质激素,孕早期即开始超声检查以评估胎儿是否存在唇腭裂;对有妊娠期糖尿病发病风险的孕妇,告知其用药不是禁忌的,包括使用糖皮质激素;强调药物治疗利大于弊
消化系统	
炎症性肠病	选择最佳的用药方案,建议在疾病缓解期妊娠;告知药物的绝对和相对禁忌证
泌尿生殖系统	
尿道畸形	与生殖内分泌专家协作
代谢/内分泌系统	
糖尿病	孕前检测血糖(糖化血红蛋白<7%);先天畸形的发生风险与药物剂量相关;1 型糖尿病和长期存在的 2 型糖尿病,胰岛素是最佳的治疗方案;磺脲类药物不适用于妊娠期糖尿病
血液系统	
镰状细胞贫血/地中海贫血	遗传咨询;告知孕期病情可能加重,可能增加早产、低出生体重的发生风险
DVT/PE 病史,遗传性血栓形成倾向	预防孕期 DVT/PE 再发
感染	
STIs,TORCH,细小病毒	识别高危因素,进行专业咨询,避免感染,必要时接受治疗
风湿性疾病	
SLE	在 SLE 缓解期妊娠;某些药物在妊娠期禁用
遗传性疾病	
夫妻双方的遗传性疾病	遗传咨询,记录病历,做出诊断。根据夫妇自愿原则考虑进行产前诊断或辅助生殖技术规避遗传风险

ACEI,angiotensin-converting enzyme inhibitors:血管紧张素转化酶抑制剂;ARB,angiotensin Ⅱ receptor blockers:血管紧张素Ⅱ受体拮抗剂;BMI,body mass index:体重指数;DVT,deep vein thrombosis:深静脉血栓形成;NTD,neural tube defect:神经管缺陷;NYHA,New York Hospital Association:纽约心脏病协会;PE,pulmonary embolism:肺栓塞;STI,sexually transmitted infection:性传播疾病;SLE,systemic lupus erythematosus:系统性红斑狼疮;TORCH,toxoplasmosis,other infections,rubella,cytomegalovirus,herpes:弓形虫、风疹病毒、巨细胞病毒、单纯疱疹病毒和其他病原体

当妇女因患病不宜或不打算怀孕时,保健医务人员需指导其采取有效避孕措施,并向病人反复强调有效避孕的重要性。研究表明,许多由于复杂疾病问题不宜怀孕的妇女却意外怀孕,或者由于自认为怀孕概率低而根本不避孕[33,35]。如有怀孕意愿,除了进行产前筛查、提倡健康的生活方式,还应采取适度干预以改善现有疾病状态并调整用药以有利于妊娠(表 6-1)。

孕前健康咨询

孕妇年龄

近 30 年来,发达国家初产妇的生育年龄不断推迟。**1970 年初产妇平均年龄为 24.3 岁,而最新数据显示 2009 年为 27.8 岁**[36]。美国初产妇平均年龄最低(25 岁),而英国及德国初产妇平均年龄最高(30 岁)。孕妇高龄(Advanced maternal age,AMA)是孕产妇死亡率增加的一个因素。有关孕产妇死亡率的定义及死因的阐述详见第 57 章。

高龄孕产妇

随着孕产妇年龄的增长,一些慢性疾病的患病风险增加,如关节炎、高血压及糖尿病[37-42]。加拿大的围产期监测系统的研究表明,与 20 ~ 29 岁年龄段的初产妇相比,年龄≥35 岁的初产妇更有可能经历过流产或接受过不孕症治疗、自己要求或者医生同意而剖宫产(cesarean delivery,CD),以及更高的剖宫产率;但早产、低出生体重(LBW)及小于胎龄儿(small-for-gestational-age,SGA)的发生率无明显增高[42]。总体而言,40 岁到 50 岁的女性,其妊娠并发症的发生率无明显升高。但年龄≥50 岁时,子痫前期及妊娠期糖尿病(gestational diabetes mellitus,GDM)的发病风险增加。其中绝大多数希望剖宫产分娩[37-42]。近期一项基于人群的研究表明,年龄≥30 岁孕产妇发生胎死宫内的风险,与因孕期肥胖或超重所致胎死宫内的风险增加相当。

许多年龄≥40 岁的初产妇需要通过辅助生殖技术(artificial reproductive technology,ART)受孕。多数研究表明,在对年龄和产次进行相应调整之后,与对照组相比,体外受精(in vitro fertilization,IVF)单胎妊娠的妊娠期高血压和 GDM 的发病率没有差异[44]。高龄女性可能需要接受捐赠卵子进行受孕,其子痫前期及早产的发生风险增加。近期一项 Meta 分析表明,接受卵子捐献受孕的孕妇,子痫前期的发病率约 22%[45]。此外,由于辅助生殖技术的开展,40 ~ 44 岁的双胎妊娠的比例在 1990 年到 2001 年近乎翻了一番;而年龄≥35 岁三胞胎的比例在 1975—1998 年增加了四倍左右[46]。基于上述事实,母胎

医学及产科学专家应对有慢性疾病病史的高龄孕产妇在孕早期进行指导。

青少年妊娠

在有效的女性避孕法(如口服避孕药及宫内节育器)出现之前,以及在女性能够接受教育以前,青少年妊娠在全世界各个角落都很普遍。十几岁到二十岁出头的青少年妊娠对增加妊娠期并发症的发生率没有明显的关联。瑞典的最近一项调查研究表明,青少年与年龄大的孕产妇比较,经阴道分娩可能性更高,而发生前置胎盘、产后出血及会阴撕裂的风险降低[47];新生儿发生胎儿宫内窘迫、胎粪吸入的风险降低,而早产的风险增加。**其他研究同样表明早产可能是青少年妊娠唯一显著的产科风险**[48]。但是,在现代西方社会,青少年妊娠往往是意外妊娠,对青少年的行为、情感、教育和经济状况都会产生负面影响。特别是,**青少年生育对女性造成一系列不良结局,如心理健康问题(如抑郁)、药物滥用、创伤后应激障碍(posttraumatic stress disorder,PTSD)等**[49]。青少年母亲往往家境贫困,居住条件差,这些都可能是增加早产发生风险的原因之一。

有研究显示,在中低收入国家,10 ~ 19 岁的青少年妊娠发生早产的风险也是增加的(详见第 57 章)。此外,与 20 ~ 24 岁的孕妇相比,青少年妊娠的子痫、产后子宫内膜炎、紧急剖宫产、产后出血和感染等风险增加[50]。上述事实说明卫生保健工作者不仅在对青少年及其父母提供指导方面发挥重要作用,他们也应是相应公共健康政策的倡导者。他们应努力去说服学校和社区的领导者,以确保所有青少年接受良好的性教育,也保证计划生育机构可向青少年提供咨询和避孕服务,包括避孕药和避孕工具。

体重指数

无论在发展中国家还是发达国家,孕妇异常的体重已成为日趋增加的并发症,影响越来越多育龄期女性。孕妇肥胖已成为全球性问题,不仅使产科、外科、麻醉及急、慢性疾病发病的风险增加,危害母儿健康;还会影响个人的经济生产力,增加卫生保健系统的经济支出(详见第 41 章)。由于发达国家以体纤为美、发展中国家食物匮乏,神经性厌食症与暴食症,这些一度被认为是罕见的饮食失调,发病率也一直在增加。

体重增加

研究表明,孕期体重增加水平是预测妊娠结局的重要指标(详见第 7 章)。孕期母亲体重增加与胎儿体重增加有关,因此需要严密监测母体体重增长情况。若增长过少,应评估孕妇营养状况和胎儿生长情况。而增长过

多则可能是液体潴留最早的表现之一,但这也可能与饮食摄入量增加或体力活动减少有关。

在美国,对体重正常的女性,推荐孕期体重增加11~16kg(25~35磅)[51]。孕前低体重者,最多可增加18kg(40磅);孕前超重者,增加不应超过7kg(15磅);而过度肥胖者则不建议增加孕期体重[52]。正常足月孕妇体重增加,其中组织间液及脂肪增加3~4kg(7~9磅),血容量增加1.5~2kg(3~4磅),乳房增加0.5~1kg(1~2磅),子宫增大增加1kg(2磅),羊水1kg或1L(2磅),胎儿2.7~3.6kg(6~8磅),胎盘0.5~1kg(1~2磅)。通常孕早期体重增加1.4~2.7kg(3~6磅),孕中期及孕晚期,每周体重增加0.2~0.6kg(0.5~1磅)。

若孕中期体重增加不足4.5kg(10磅),应该评估营养状况。孕期体重增加不足与LBW的风险增加有关,其影响在那些孕前体重正常或低体重者更明显。孕前低体重的女性若要分娩正常体重新生儿,孕期需要增加更多体重。而孕前超重或肥胖的女性,如孕期体重减少或增加少于5kg(11磅),则SGA发生风险增加,新生儿体脂含量、肌肉含量及头围均减少。

一旦孕妇孕期体重增加过多时,应指导其避免食用富含脂肪和碳水化合物的食物,注意限制糖类的摄入并增加体力活动。体重快速增长需注意是否伴有体液潴留。摄入高脂肪、低纤维食物、高碳水化合物或糖类以及活动减少,均可导致孕期体重过度增加。几项小样本研究表明,通过监测孕期体重增加、摄食量、运动量,并结合行为咨询,可减少孕期体重的增长,促进产后体重恢复。评估其长期效果有待大样本的随机对照研究[54]。

干预孕期饮食和生活方式可减少体重增加,改善母婴结局[55]。**在各种干预措施中,基于饮食的营养指导最有效,可减少孕期体重增加,改善产科结局。**

孕期体重增长和保持,是日后继发肥胖的危险因素[23,56]。因此,鼓励产后减重。产后6个月内恢复孕前体重以及未恢复体重的女性,未来10年体重增长量分别约为2.4kg(5磅)和8.3kg(18磅)[57]。即便是孕前低体重或正常体重的女性,如果两次妊娠间隔期间孕期增加的体重保持不变则与围产期并发症的增加有关[58]。

为了避免再次妊娠时出现围产期不良结局,稳定妊娠间期的体重是重要的措施。临床医生往往注重向育龄女性宣教孕期体重增加的重要性,但忽略了产后减重也同样重要[24,59,60]。最近的一项Meta分析通过研究饮食及调整运动或两者联合对产后减重的效果,发现饮食联合运动或单独饮食调整可促进体重恢复[61]。研究者认为仍需由大样本、高质量的研究来进一步明确该结论。

超重与肥胖

65%美国人超重(体重指数[body mass index,BMI]≥25kg/m²)或肥胖(BMI≥30kg/m²)[62]。孕前体重超重或肥胖和孕期体重过度增长,是发生母胎并发症的独立危险因素,增加子代成年后的患病风险。相关的并发症包括流产、先天异常儿、妊娠期高血压疾病、GDM、巨大儿及分娩并发症包括器械助产、肩难产、紧急剖宫产、产后出血、静脉血栓形成、麻醉并发症和伤口感染[63,64]。超重或肥胖女性,妊娠间期体重若保持较孕前≥2BMI单位,校正后的剖宫产比值比(odds ratio,OR)为2.04[95%可信区间(confidence interval,CI),1.41~2.95][66]。孕前超重或肥胖的女性,流产发病率增加。18岁的女性超重或肥胖,若孕前减重4kg以上,则可降低流产发生的风险[66]。

母亲肥胖是儿童肥胖及成年后发生代谢性疾病的关键预测指标。孕妇超重或肥胖,后代将来出现认知障碍、行为问题(尤其是注意力集中障碍或多动症)及儿童和青少年时期精神疾患的风险增加[67]。

研究表明在生命早期,接触微生物对促进及维持机体免疫平衡具有重要作用;最近的研究显示,这些接触在胎儿出生以前就已经开始,与母体菌群有直接关系(详见第3章)。尽管具体机制不明,胎儿出生后免疫调节功能逐渐成熟在很大程度归因于微生物暴露,最大的来源是胃肠道菌群[68]。早期暴露会影响肠道菌群,与儿童时期的一些疾病有关,这些疾病甚至可能会持续到成年,如哮喘、过敏性疾病(特发性皮炎、鼻炎)、免疫介导的慢性免疫性炎性疾病、1型糖尿病、肥胖和湿疹[68,69]。肥胖产妇母乳中微生物菌群与正常体重产妇不同,其菌群种类较少[70]。肠道菌群随着饮食调整变化很快,这有利于人类饮食习惯多样化[65]。已证实母体菌群的改变能够影响其后代胃肠道的发育与功能[68,69]。因此孕前保健策略中,改善母体菌群,可能是减少后代发生过敏性和非传染性疾病风险的安全有效的措施。

低体重

孕前低体重或孕期体重增加不足是流产、早产、胎儿宫内生长受限(intrauterine growth restriction,IUGR)、高血压疾病的独立危险因素[71]。最近的一项系统回顾及Meta分析显示[72],比较合并神经性厌食症的孕妇与正常体重孕妇,其胎儿体重轻0.19kg。该团队另一项流行病学调查表明,饮食失调患者,更多需要辅助生殖技术助孕,并因此继发双胎妊娠概率增高[73]。神经性厌食症的患者意外妊娠的风险增加,且意外怀孕后更容易胡思乱想。

孕前低体重或正常体重的女性,若在两次妊娠间隔期间减重超过1 BMI单位,再次妊娠发生巨大儿的风险减半;但发生LBW的风险增加2倍[65]。

减肥手术后妊娠

减肥术后妊娠,可能能够明显减少一些妊娠并发症,如巨大儿、GDM 及妊娠期高血压疾病（详见第 25、41 章）[74-77]。女性减肥术后妊娠可视为产科特殊人群，其可能增加铁、维生素 A、维生素 B$_{12}$、维生素 K、叶酸和钙的严重缺乏的风险，从而导致孕妇严重贫血、胎儿先天异常、胎儿生长受限及后天发育停滞[76]。与其他手术比较，微创手术如腹腔镜下缩胃术并不增加发生低体重儿的风险[77]。对这类减肥术后的女性，在产前、孕期及产后进行密切监测，及时补充所需各种营养素，可以预防与营养相关的并发症，改善这类高危产科人群的母儿健康。

感染和免疫

初级保健、预防保健及妇女年度保健阶段是对妇女进行性传播疾病筛查并咨询的最佳时机。性传播疾病（sexually transmitted infections，STIs）包括梅毒、淋病、衣原体及人类免疫缺陷病毒（HIV）和弓形虫、风疹病毒、巨细胞病毒及单纯疱疹病毒（TORCH）感染。也是明确预防接种情况的适宜时机（详见第 52、53 及 54 章）。建议性活跃的人群使用避孕套以预防性传播疾病（不论是否已采用其他避孕方式）。同时应根据国家疾病防治指南推荐的内容，按照年龄及不同流行地区酌情筛查 STIs[78,79]。

由于将近四分之一的美国人口被弓形虫感染，若存在危险因素，建议筛查弓形虫疾病[80]。筛选阴性者则存在感染弓形虫并导致胎儿先天性弓形虫病发生的风险。对此应建议其避免接触被弓形虫感染的猫、食用生的或未熟的肉制品。免疫功能正常且筛选阳性者，流产或死胎的风险较低；虽然罕见，但有报道曾被感染过的病人也有发生胎儿先天性弓形虫病[81]。美国进行的一项尚未完成的前瞻性研究，分析人群中的风险和常规筛查弓形虫及宣教益处。然而，支持者认为，因弓形虫感染有有效的治疗药物，进行弓形虫感染筛查在理论上讲是有益的。一些欧洲国家（法国、比利时、奥地利）的流行病学数据资料显示这些国家普遍开展弓形虫筛查，其先天性感染率与其他强制筛查的新生儿先天性疾病，如苯丙酮尿症、先天性甲状腺功能减退症[82]等类似。一旦妊娠即筛查弓形虫，同时给予相应宣教指导，预防妊娠期弓形虫感染，如避免食用生蔬、生肉及冷冻肉类等。

将近 50%～80% 的育龄期女性既往感染过巨细胞病毒（cytomegalovirus，CMV），易感女性（如幼儿园的保育员）接触儿童玩具、唾液、尿液后，需要注意手卫生。孕妇 CMV 原发感染更容易导致宫内感染，目前尚无有效的防治措施。一些欧洲国家（法国、比利时）孕期常规筛查 CMV，有助于高危人群提高预防意识，采取预防措施，而美国则尚未列为常规筛查项目[83]。同样，当孕妇发生单纯疱疹病毒原发感染或复发性感染，医生应告知其孕晚期预防性使用抗病毒药物有助于减少垂直传播的风险，并建议必要时剖宫产[84]。

所有育龄期女性应该按照美国免疫实施咨询委员会（Advisory Committee on Immunization Practices，ACIP）和 CDC 的推荐进行免疫接种[85]。此时应检测（风疹、水痘、乙肝病毒等）抗体滴度，对易感者接种疫苗。接种活疫苗后，女性应避孕 3 个月。若预产期在流感流行季节，应该建议孕妇注射流感疫苗，以减轻疾病严重程度。妊娠中晚期（孕 27～36 周）接种百白破疫苗（破伤风、白喉、百日咳混合疫苗），使胎儿获得被动免疫[85]。

遗传病史和家族史

孕前是筛查遗传病的最佳时间，如筛查遗传病携带者、多因素先天畸形或具有重大基因因素的家族病致病基因。对筛查结果阳性者，建议遗传咨询，并建议考虑其他方式受孕，包括用捐赠的卵子或精子、辅助生殖技术助孕前及早选择进行胚胎植入前基因诊断等（详见第 10 章）[86]。某些疾病可能与人种/种族或地理因素有关。亚洲、非洲及地中海地区的患者应筛查血红蛋白病（镰状红细胞贫血、α- 及 β-地中海贫血）。犹太人和法裔加拿大人应筛查泰-萨克斯病、海绵状脑蛋白质营养不良症、囊性纤维化等疾病。在美国，建议备孕和产前检查的夫妇常规筛查囊性纤维化[87]。如能够在孕前发现这些问题，则更容易干预处理，且不受妊娠的限制。父亲的年龄也是重要因素，因为子代遗传物质、结构、行为或认知异常的风险可能随父亲的年龄的增长而增加，这说明男性与女性对计划生育影响是一样重要[88,89]。

药物滥用及其他危害

就一般人群而言，胎儿及新生儿暴露于药物及有毒物质常常由父母生活方式所致，最常见并易于记录在案的就是父母吸烟和饮酒。吸烟、摄入酒精及使用毒品危害胎儿生长发育；由于这些物质往往同时使用，目前尚缺乏有效的流行病学调查可以分析各个因素分别对胎儿的影响（详见第 8 章）。总而言之，对新生儿所带来的风险包括胎儿生长受限、出生缺陷、神经心理行为改变，有些药物甚至导致药物戒断反应。孕前的行为同样也会导致儿童行为、生长发育、神经系统功能受损。毒物暴露可能在受孕前已经存在，评估毒物对意外妊娠的影响要考虑患者的社会经济地位。美国进行了一项对非妊娠的育龄期女性单项危险生活因素和多项危险因素组合的研究，结果显示，约三分之一的女性至少存在一个危险因素，19% 的妇女存在两个及以上危险因素。这一结果证实恰当的孕前咨询和干预，有可能改善妊娠结局[90]。

主动和被动吸烟

在许多国家，吸烟已经取代贫困成为早产、IUGR、婴儿猝死综合征(sudden infant death syndrome, SIDS)的最主要危险因素[91]。烟草中含有大量的毒物可直接影响胎盘及胎儿细胞增殖和分化[92]。孕妇使用或者接触烟草制品与前置胎盘、胎盘早剥、胎盘植入、不明原因的孕期出血及未足月胎膜早破有关。孕妇吸烟可导致胎儿体重、脂肪含量及各项生长径线减少;影响胎盘蛋白质代谢和酶活性[92]。经胎盘的烟草中的致癌物质所诱发的遗传方面的改变及其对胎儿及儿童疾病的影响仍知之甚少[93]。然而,流行病学研究显示,孕妇吸烟可能对后代的神经行为产生远期不良影响[94]。产前的烟草暴露可能增加其后代认知障碍、注意力不集中/多动症、品行障碍、成年期犯罪、吸烟及酗酒的风险。妊娠早期,胚胎大脑已形成烟碱受体,因此孕期吸烟可能已经直接对人体大脑生长及发育产生特异性影响。目前已经有研究表明,孕期主动及被动吸烟增加儿童及其成年后的患病风险,包括呼吸系统、心血管系统疾病和肿瘤[93]。

尽管众所周知这些不良后果,但许多流行病学研究显示,**仍有 20%~50% 孕妇主动或被动吸烟**。许多发达国家女性吸烟的比率已经开始呈现下降趋势,而有些国家年轻女性吸烟比例则日益增加[91]。孕期吸烟可导致高昂的医疗保健支出,在美国,过去十年间,每年导致至少支出 2.5 亿美元的直接医疗费用[95,96]。其中主要的是 LBW 及下呼吸道的感染。十多年前研究表明,每年孕妇吸烟人数减少 1%,一年即可减少 1300 例 LBW 婴儿,这将在第一年即节省 2100 万美元的直接医疗费用[96]。妊娠期吸烟是导致不良围产结局的最为重要的可改变的危险因素。**大部分吸烟导致胎盘及胎儿损害发生在妊娠早期,因此指导孕产妇孕前戒烟是孕前咨询的一项重要内容**。

酒精

酒精是公认的致畸物质,孕期酗酒可导致胎儿酒精综合征(fetal alcohol syndrome, FAS),患病婴儿具有特定的形态特征,如小头畸形,并有神经心理异常等远期影响。孕期饮酒的主要问题在于安全剂量未知,因此许多国家卫生部门建议孕期禁酒。毫无疑问,大量的酒精接触及酗酒影响胎儿生长发育,对后代的行为、认知也存在远期不良影响。一项系统回顾研究表明,没有充分的证据提示孕期摄入低到中等剂量酒精与不良妊娠结局明显有关,包括流产、死产、胎儿生长受限、早产、SGA、出生缺陷(包括 FAS)[97]。近期一项儿童神经心理学研究显示,孕期中度酒精接触对儿童的行为产生不利影响,而轻到中度酒精接触则对儿童的认知产生不利影响[98]。最近一项随访了 5 年的前瞻性研究表明,孕前平均每周饮用 15~21 杯酒(详见第 55 章),与儿童神经心理异常无明显相关性,而每周饮酒超过 21 杯,则导致后代智商(IQ)

及注意力得分降低[99]。这些研究表明备孕女性应减少或避免酒精摄入。应使用耐受量-厌烦-减量-醒眼酒(Tolerance, Annoyance, Cut-Down, Eye-Opener)T-ACE 调查表(详见第 8 章)或其他简易筛查工具常规筛查备孕女性的酒精摄入量。应为筛查结果阳性的女性提供治疗。

其他药物滥用

过去三十年间,孕妇药物滥用(详见第 55 章)不断增加,据估计,美国每年近 22.5 万例新生儿出生前有毒品暴露。

在美国,大麻是最常见的毒品,主要是它能够产生身心愉悦的效应。美国四个州和哥伦比亚地区已出台引起广泛关注的使用大麻相关法律。研究已经证实,孕期使用大麻可导致 IUGR 及新生儿戒断症状。**最近一项病例对照研究表明,孕期吸食大麻、吸烟、使用毒品及大量二手烟暴露,不论是单独还是多个危险因素并存,均与死产的风险增加有关**。纵向研究也表明胎儿大麻暴露对智力发育存在负面影响。

孕期使用可卡因可导致自然流产、早产、胎盘早剥和子痫前期。虽然胎儿期的可卡因接触与新生儿的觉醒、注意力、神经及神经生理功能异常有关,但是这些影响多为自限性,仅限于婴儿期及儿童早期。暴露于可卡因的新生儿的常见问题包括进食困难、嗜睡和癫痫发作。

孕期滥用阿片类药物,如海洛因及美沙酮,可致不良妊娠结局发生率增加 6 倍。孕期使用阿片类药物可致典型的婴儿戒断综合征,影响中枢神经系统、自主神经系统及胃肠系统,其中美沙酮暴露影响最严重。

孕期使用安非他明可导致胎儿先天异常及其他不良妊娠结局。吸食冰毒(甲基苯丙胺)是世界范围内不断升级的问题,其是唯一可通过购买非处方感冒药制取的违禁药物。它是强效兴奋剂,半衰期长,可穿透胎盘血管屏障,通过乳汁分泌。尽管安非他明是否增加先天异常的风险尚有争论,但许多研究均表明孕期使用安非他明与以下情况有关:不规范产检、孕产妇精神障碍、无家可归、家庭暴力(intimate partner violence, IPV)、LBW、SGA、IUGR、入住新生儿重症监护室(neonatal intensive care unit, NICU)和儿童神经发育异常。也有报道孕产妇死于重度高血压、心动过速及心功能失代偿。

吸毒的孕妇需要专业的产前保健,其新生儿可能需要更多的护理帮助。一旦发现吸毒,专业处理可改善母儿结局。包括康复中心在内的多学科联合,是帮助患者孕前戒掉毒瘾的关键。

家庭暴力

女性遭遇家庭暴力越来越受到关注,它亟待解决,研究显示约有 3%~8% 的孕妇遭受虐待。在孕期推荐使用滥用药物评分表,评估女性个人安全和遭受暴力情况。

汞暴露

有数据显示汞在鱼体内蓄积,因此建议孕妇避免或减少摄入鱼类。美国 50 个州均建议孕妇及儿童限制食用本地抓捕的鱼类。汞有神经毒性,而且对神经系统的发育存在剂量依赖效应。约 5% ~ 8% 孕产妇体内汞含量超标。随着对汞危害认识的增加,很多孕妇减少或不再食用鱼类产品。但是不幸的是鱼类产品汞含量超标的危害抵消了食用鱼类的益处,因为鱼类中 Ω-3 脂肪酸能够减少 LBW 及早产的发生,提高后代的视敏度,有利于生长发育及智商的提高。由于稳定性和生物利用度不同,膳食补充剂是否具有同样的效果尚无定论。美国环境保护署(Environmental Protection Agency,EPA)试图澄清这些混杂消息,建议育龄期女性、孕妇和儿童每周吃两到三次不同的鱼类(每份 4 到 6 盎司),但应避免食用汞含量很高的鱼类(鲭鱼、鲨鱼、剑鱼、方头鱼)。

职业危害和环境污染

职业危害需要加以识别。从事化学实验或农业生产的女性,可能会接触许多化学药品及农药,她们需要识别具有潜在生殖毒性的药品,减少职业暴露。这是一个热门的研究领域,一些在线资源可提供环境及职业中潜在的致畸物质。几项观察研究表明从事强体力锻炼及承担较大精神压力与早产及胎儿生长缓慢相关,应该建议晚孕期减少相关活动。

环境暴露

美国健康和营养调查表明,所有孕妇均处于环境暴露中,体内都存在可检测水平的化学毒物,可能对人体生殖健康或生长发育有害。由于环境的毒物暴露是可减轻或预防的,帮助女性认识有毒物质并获取更多相关信息显得尤为重要。环境对生殖健康的影响最先始于宫内胎儿时期,且受到社会、生理、营养及化学药品的影响。对铅的认识由来已久,而近年来逐渐受到关注的是汞、邻苯二甲酸盐、高氯酸盐、杀虫剂和双酚 A(详见第 8 章)。这些化学物质能够干扰内分泌及细胞增殖和分化,改变激素分泌水平及代谢,影响免疫功能。例如,农药目前广泛用于农业及家庭,据估计在美国每年农药使用量重达 12 亿磅。这些化学物质损害胎儿的生长及认知发育,增加儿童肿瘤发生风险。双酚 A 是塑料的主要成分,广泛用于食品及饮料包装,与复发性流产和女孩攻击性及多动行为有关。初级保健医生在指导女性在社区及家里如何避免接触有毒有害物质方面发挥重要作用,他们还可以向病人宣教如何获取相关的在线信息。

筛查慢性疾病,优化保健及管理药物暴露

研究表明,孕前干预糖尿病、苯丙酮尿症、炎症性肠病等内科疾病,可对妊娠结局产生积极影响。应与病人讨论子宫内生化环境的规范化管理,为此孕前就应制定好治疗方案,并在妊娠早期避免使用某些药物(如异维 A 酸)。表 6-1 按照器官系统列举了一些常见健康问题和疾病。这些疾病均可在孕前调整到最佳状态,然后通过调整药物种类和剂量来最大程度减少其致畸效应及对胎儿生长发育的影响。

产前保健

产前保健的内容

近年来,产前保健指南侧重于医学、社会心理和教育方面。产前保健属于美国医学研究所界定的初级保健,即"临床医生在家庭和社区中提供综合便捷的医疗服务,满足大多数个体医疗保健需求,与患者建立持续的合作关系"。此外,与初级保健一样,产前保健具有综合、连续、全面等特点。因此,产前保健提供更多的机会促进健康和预防疾病。同时,产前保健也是向病人灌输和强化长期个人保健的习惯,知识和长期自我保健技巧,进行健康教育和鼓励病人保持健康的机会。通过这些努力使病人了解常规筛查、免疫、定期评估心理、行为和医疗风险因素的重要性。然而,Phelan[24]认为孕期是一个自然的生命转折点,人们很愿意接受专业指导以降低妊娠风险,然而临床医生没有充分利用这个时机宣教。如果孕前健康状态和生活习惯没有得到改善,孕期就成了一个宣教的合适时机,它符合 McBride 等人提出的标准[25]:

- 对个人风险和预期结果的认知增加。
- 以上认知与强烈的情感或情绪反应有关。
- 事件与自我概念或社会角色的重新定义有关。

有关妊娠、分娩和抚养的宣教与诊断和治疗异常情况一样是产前保健的重要组成部分。然而,最近,当代孕期和分娩宣教模式广受诟病,因为研究并未显示参加宣教课程次数和分娩经历或家长的期望值之间存在显著关联。事实上,初产妇的参与率自 2002 年的 70% 下降到了 2005 年的 56%。

现代与传统保健工作

一直以来,产前保健的首要目标是减少孕妇和新生儿死亡率。然而新技术不断引入,在产前即可评估胎儿,包括电子胎儿监护、超声检查、产前诊断和宫内治疗。减少并发症和死亡率是现在的目标。孕妇和胎儿需要更齐全的管理,因此产前保健的任务也就更加复杂。同时,妊

娠基本上是一个生理过程，健康的孕妇可能无法从先进技术中受益；换言之，过度医疗可能适得其反。

产前保健可以在不同地方进行：患者家中、医生或助产士的私人诊所、公共健康机构或医院诊室等。**产科医生必须充分利用其他专业人员和支持团体以优化保健工作，包括营养师、孕妇学校教师、公共卫生护士、护师、家庭医生、助产士和专业医疗顾问。**大多数健康、正常妊娠的孕妇，都可以由一个产科团队来保健。这个团队除了产科医生外一般还包括护士、护师和助产士。

该团队为孕妇传授知识、做好育儿准备，而医生则可集中精力利用专业知识解决更复杂的临床问题。这有利于推动连续性护理，提高患者满意度。

目前缺乏前瞻性对照研究证明产前保健的效果。有两份关于产前保健内容和效果的文件建议改进当前产前保健体系。自从那两份文件公布之后，研究者利用不同的孕妇产检方案，进行了设计严谨的随机临床试验和成本效益分析。研究发现，**降低产检频率不影响早产和 LBW 的发生率，但更具经济效益。减少产检次数会降低孕妇的满意度，增加焦虑情绪，但是研究仍支持减少特定妇女产前检查的观点。**

产前保健的效果还取决于保健工作从业人员的专业水平。如果发现孕妇血压升高，却没有相应治疗措施，妊娠结局将不会改变。医生给予专业建议，患者必须遵从，因为患者的依从性对最终结局至关重要。Kogan 等人根据全国性调查的数据发现，在产前保健过程中，妇女只接受了所规定产检内容的 56%，以及医生建议的 32%，而经济水平低或者黑人女性则更少。医疗场所也是一个重要的决定因素，基础设施应该满足特定人群的需求。

风险评估

可从多个方面评估产科风险。孕期出现的所有问题，无论是普通疾病还是危重症疾病，都会因患者及保健医务人员采取的措施不同而产生不同的产科风险。在过去，风险评估的细节已经受到了足够的重视。研究表明，**大多数母儿发病率和死亡率源于有高危因素的小部分；重新评估孕前、孕期以及分娩时的风险因素能够提高对高风险人群的识别能力。**大多数筛查、风险评估和治疗措施主要集中在预防子痫前期和早产。表 6-2 列出了自 1989 年就已被提议纳入产前常规筛查和风险评估中的临床疾病。虽然通常作为当前例行筛查项目的一部分，但只有几项得到如美国预防医学工作组提出的循证医学证据的支持。大多数是由专家或共识意见、成本效益或风险管理决策而制定。

表 6-2　低风险女性产前保健检查频率和临床干预意见的比较

孕周	ACOG 1997	经产妇	初产妇	临床干预措施
1～4		X	X	孕前咨询，核对孕龄
5～8	X	X	X	核对孕龄
9～12	X	X		核对孕龄，测量胎儿颈项透明层厚度，非整倍体血清学筛查
13～16	X	X	X	
17～20	X			AFP/多联筛查；超声检查
21～24	X			
25～28	X	X	X	葡萄糖耐量试验
31～32	X	X	X	分娩教育，风险评估
35～36	X	X	X	GBS 筛查
37	X	X		风险评估
38	X	X		风险评估
39	X			
40	X	X		风险评估
41	X	X	X	过期妊娠教育

修改自 Gregory KD, Davidson E. Prenatal care: who needs it and why? Clin Obstet Gynecol. 1999;42:725-736.

ACOG, American College of Obstetricians and Gynecologists: 美国妇产科医师学会；AFP, alpha-fetoprotein: 甲胎蛋白；GBS, group B Streptococcus: B 族链球菌

初次产前检查

制定个性化而全面的产前保健方案十分重要。因此,初次产前检查应包括一份详细的病史、体格检查和实验室检查。

社会学和人口统计学风险

应该认识那些社会经济地位较低的孕妇,并努力改善其营养和卫生条件。并将她们推介到联邦政府相关项目那里,例如,妇女、婴儿和儿童的特别补充营养计划(WIC)以及可以提供救助服务的公共卫生护士,这有利于解决她们的切实需求。如果患者既往有新生儿死亡、死胎或早产的病史,应认真询问病史,以正确诊断和评估复发风险。了解药物滥用史和输血史。详细了解病史,并尽可能取得医疗记录病历资料。在初级保健中,若能快速诊断出精神障碍将对后续的处理产生积极作用。在适当的情况下,应筛查并治疗患者的抑郁症。

医疗风险

应询问糖尿病、高血压、结核病、癫痫、血液系统疾病、多胎妊娠、先天异常和流产等家族病史。通常,若没有正规遗传咨询或调查很难了解智力障碍、出生缺陷或遗传病等家族史;然而,这些方面应该在初次检查时受到重视。**如果让患者填写预诊问卷或病史表格,就可能得到更完整的病史。**了解孕妇心血管、肾脏或代谢疾病十分重要。要了解感染性疾病如泌尿系统感染、梅毒、结核病或生殖器疱疹。注意手术史,尤其是腹部或盆腔手术。对剖宫产史,应询问剖宫产的原因、子宫切口的类型以及手术并发症;此外,手术记录可能提供有益信息。应特别注意采集过敏史,尤其是药物过敏史。

产科风险

了解生育史有助于今后的产前保健。应详细记录孕次、产次以及每次妊娠结局。流产史及其孕周十分重要;该病史提示再次妊娠失败的风险和焦虑增加,也可能增加遗传疾病和早产的风险。

早产极有可能再发,因此准确理清早产发生的详细经过极为重要。是否胎膜早破? 是否有强烈宫缩? 有出血吗? 胎儿是否异常? 新生儿结局如何? 尽管针对每种问题的具体建议有所不同,其常规预防方案的效果尚无定论,采集这些病史对确定病因和预后依然至关重要。对于自发性早产或胎膜早破早产的患者,使用孕酮可降低再发风险。可从前次妊娠了解到宫颈机能不全和子宫畸形情况。

采集病史后,建议再向孕妇询问几个简单的问题:我遗漏了什么重要问题吗? 你有什么担忧或疑问吗? 最后留些时间询问开放性问题是完成初次孕检的最佳方式。

体格检查和实验室评估

体格检查应包括一般身体检查和盆腔检查。记录基础身高和体重、孕前体重和生命体征。确定可能与妊娠相互影响的身体状况。初次检查时进行完整的体检并记录尤为重要,因为在没有特定问题或主诉的情况下,随着孕期进展,对非产科检查的重视将会降低。妊娠期间母体有许多生理改变,因此记录基础生命体征、心脏检查和其他体格检查结果十分重要。

应在孕早期进行盆腔检查。还应进行宫颈细胞学、淋病奈瑟球菌和沙眼衣原体检测。还应该检查是否有细菌性阴道病。双合诊时应注意子宫大小,附件区是否扪及肿块。仔细检查子宫颈有无异常。还要进行骨盆测量以确定盆腔是否足够大以适合阴道产(见第12章)。该检查可能受检查者的经验和患者情况(如肥胖)影响。大多数医生在早孕期和/或中孕期做超声检查,以核对孕期,及检查子宫或附件是否有异常。第9章详细阐述了如何利用超声检查核对孕期。

常规进行基本的实验室检查。若有些检查近期做过且正常则不需重复检查,像近期做过孕前检查,妇科检查或不孕不育检查者。血液检查应包括 Rh 血型,筛查不规则抗体、血红蛋白水平或红细胞压积,梅毒和风疹的血清学检测。留取尿液检测尿蛋白和葡萄糖水平。一直以来都是做尿培养来筛查无症状性菌尿,这一传统检查可以更加方便快捷地通过检查尿亚硝酸盐和白细胞酯酶实现。应对结核发病区的病人进行结核病筛查。非整倍体筛查和诊断有多种方案,取决于孕妇何时开始产检(见第10章)。

上述实验室评估是最基本的检测;具体的疾病需要进一步相关检查。有甲状腺疾病病史,则需检测甲状腺功能。抗惊厥治疗需要检测血药浓度以调整剂量。要向孕妇强调遵医嘱调整药物剂量和监测血药浓度的重要性。例如,甲状腺药物和抗惊厥药物浓度对孕期生理性血容量增加和代谢变化非常敏感。整个孕期,需要持续监测激素替代及药物水平。若发现贫血、葡萄糖异常等情况,则需要进一步检查。如果没有水痘发病史,孕前也未筛查,建议孕期筛查水痘。ACOG 建议对所有孕妇常规筛查乙肝病毒。此外,还应筛查 HIV,因为齐多夫定治疗可以减少垂直传播(见第53章)。高危人群应考虑筛查丙型肝炎和巨细胞病毒。表6-3 总结了产前保健的内容。这些建议来源不同,大多数基于专家意见,因此尽管类似,它们并不完全一致。

表 6-3 产前保健的推荐意见

	首次产检*	孕周(周)								
		6~8†	14~16	24~28	32	36	38	39	40	41
病史										
病史,含遗传病史	X									
社会心理学	X									
更新以上病史		X	X	X	X	X	X	X	X	X
体格检查										
一般情况	X									
血压	X	X	X	X	X	X	X	X	X	X
身高	X									
体重	X	X	X	X	X	X	X	X	X	X
体重指数	X									
骨盆检查和骨盆测量	X	X								
乳房检查	X	X								
宫高			X	X	X	X	X	X	X	X
胎方位和胎心率			X	X	X	X	X	X	X	X
宫颈检查	X									
实验室检测										
血红蛋白和红细胞压积	X	X		X		X				
Rh 免疫球蛋白和血型	X									
抗体筛查	X			X						
巴氏涂片	X									
GDM 筛查				X						
MSAFP			X							
尿液										
试纸检测	X									
尿蛋白	X									
尿糖	X									
尿培养		X								
感染性疾病										
风疹病毒抗体滴度	X									
梅毒检测	X									
淋球菌培养	X	X				X				
乙型病毒性肝炎	X									
HIV(可选)	X	X								
弓形虫病	X									
非法药物筛查(可选)	X									
遗传病筛查	X									

* 包含孕前咨询。

† 已进行孕前保健。

GDM, gestational diabetes mellitus:妊娠期糖尿病;HIV, human immunodeficiency virus:人类免疫缺陷病毒;MSAFP, maternal serum α-fetoprotein:母血甲胎蛋白

产前检查复诊

每个孕妇都需要一份产前检查计划。**通常，对正常孕妇，妊娠 28 周前每 4 周检查一次，妊娠 28～36 周期间每 2～3 周检查一次，妊娠 36 周后每周检查一次。** 美国公共卫生服务机构提出，复诊的次数可以减少，尤其对健康经产妇，研究表明这是安全可行的。如果出现妊娠并发症，复诊次数可以适当增加。如妊娠期高血压疾病或有早产高危因素时需要每周复诊。

每次复诊时，应测量孕妇体重、血压，是否出现水肿（见以下"妊娠并发症"）。用皮尺测量宫高，记录胎心，确定胎方位。后续的复诊是为了了解胎儿生长发育情况和母体健康状况。**此外，每次产前检查时，应仔细询问孕妇是否存在异常情况，是否有问题。要鼓励家属参与产前检查，提出问题，并遵照病人意愿允许家属适度参与。**

对于早产高危以及超声检查发现宫颈缩短的孕妇，定期检查宫颈情况或通过超声检查宫颈长度就可能发现早期宫颈扩张和宫颈管消失的情况，从而使用孕酮或行宫颈环扎术治疗（见第 28、29 章）。

妊娠 28 周时，需要进一步的常规实验室检查，如血常规、红细胞压积、Rh 血型及其抗体检查、梅毒，必要时复查 HIV。若 Rh 血型阴性且未致敏，需要注射 Rh 免疫球蛋白（见第 34 章）。还要做葡萄糖耐量试验（见第 40 章）。可以建议孕妇开始常规监测和记录胎动情况（见第 11 章）。妊娠 36 周再次检测红细胞压积，尤其是贫血或有围产期出血风险（多胎妊娠、再次剖宫产）的孕妇。妊娠 35～36 周进行 B 族链球菌（GBS）筛查以做好分娩期的预防。同时，基于本地区的流行情况和高危因素，孕妇可在孕晚期检测 STIs 相关病原体（淋病奈瑟菌、沙眼衣原体等）。

41 周后，需要监测胎儿健康状况，包括电子胎心监护和超声评估（见第 11 章）。若 41～42 周仍未分娩，应予引产（见第 36 章）。

妊娠并发症

评估、监测并干预妊娠并发症是产前保健的重要内容，其中最主要的并发症之一是子痫前期。孕期血压会发生生理性改变，但出现高血压时，需进行评估、治疗并适时建议住院（见第 31 章）。

坠积性水肿（dependent edema）在孕期是生理性表现，而全身性或面部水肿可以是疾病最早的体征。非常关键的是，医师需要了解哪些是正常妊娠生理性变化，才能发现、解释和积极处理妊娠异常情况（见第 3 章）。

蛋白尿反映泌尿系统疾病，通常与感染或肾小球功能障碍有关，也有可能由子痫前期所致。需要测定 24 小时尿蛋白定量评估其严重程度。任何尿路感染都需要治疗，因为它是肾盂肾炎和早产的高危因素。

往往首先通过临床检查发现胎儿、胎盘或羊水异常。某些胎儿异常概率较高需要通过超声、胎儿超声心动图及染色体核型检查进行筛查和确诊。还有一部分异常则是在孕期逐渐显现出来的。宫高的异常提示胎儿生长受限或巨大儿。对于既往有胎儿生长受限或巨大儿病史或具有导致这些异常的诱发因素者，如妊娠期高血压疾病、肾病或糖尿病，需要加以警惕。当子宫大小与孕周不相符时，可能存在羊水过多或过少。除母体因素外，胎儿疾病也可导致羊水量异常（见第 35 章），超声检查可以确诊。一旦确诊则需要采取相应的治疗措施，如及时终止妊娠或治疗性羊水减量术。

常见的患者问题

本节列举了孕妇在产前检查中的常见问题或担忧。保健人员应就这些问题对每个孕妇进行健康教育、促进健康和预防疾病。

孕期营养

第 7 章阐述了孕期体重增长的饮食指南。此外，该章节也讨论了铁和维生素的补充，包括叶酸的补充。

日常生活和工作

大多数孕妇在孕期可保持正常活动水平。孕妇可以胜任相当的体力活动，包括照顾小孩、工作和日常锻炼；但是，**应避免抬举重物和过度体力活动。**除非有身体危险，孕期一般不需改变活动量。鼓励娱乐活动，如孕妇学校的活动。体力活动十分重要。然而，即使研究显示适度有氧活动对妊娠没有不良影响，人们也还总在告诉孕妇要减少活动。如果没有内科或产科并发症，**ACOG 主张每天进行 30 分钟或以上的适度运动。** 一篇 Cochrane 综述表明有氧运动改善孕期健康，但还不足以证明对孕妇或新生儿的风险与收益。

以前长期久坐不动的妇女若无医疗禁忌，可以从每周 3 次、每次 15 分钟的持续运动慢慢增加到每周 4 次、每次 30 分钟。运动强度控制在能说话为宜；换言之，若不能保持交谈（强度对常人而言较适宜），那么其很有可能过度锻炼。研究表明，定期锻炼的孕妇，GDM 和子痫前期发病率较低，也较少出现腰痛和骨盆疼痛。如果出现不适，则应停止运动。

如果工作中的危害不比日常生活中的大，健康孕妇可以工作直到分娩。 剧烈运动、长期站立、在工业机器旁工作以及其他不利的环境因素,都可能导致妊娠不良结局,而这些情况则需要改变。

旅行

由于存在静脉淤血和血栓栓塞的风险,不建议孕妇乘坐汽车或飞机期间久坐不动。通常建议每天最多驾驶6小时,至少每2小时休息10分钟,可以四处走动,增加下肢静脉回流。建议补液、穿着弹力袜。

乘坐汽车应系好安全带,而孕妇应将安全带系在腹部以下(见第26章)。沿途使用枕头也可以增加舒适性。如果需长途旅行,孕妇应携带病历资料,以防在陌生环境中出现紧急情况。孕妇还应该熟悉该地区的医疗设施,或者得到一名当地产科医师的姓名,以防万一。

孕期恶心和呕吐

恶心和呕吐是孕期常见症状,约75%孕妇受影响。**严重者出现妊娠剧吐,表现为剧烈呕吐、脱水和体重减轻,通常需要住院治疗。**妊娠剧吐病因不明,可能与胎盘产物相关,与人绒毛膜促性腺激素(hCG)和雌二醇浓度有关。对双胞胎及姐妹的研究结果表明妊娠剧吐具有遗传倾向,其他流行病学风险因素包括孕妇年龄小、孕前低体重、女性胎儿、晕动病或偏头痛病史,以及幽门螺杆菌感染。吸烟和肥胖能降低妊娠剧吐的风险。如果第一次妊娠发生妊娠剧吐,则复发的风险约为15%。若与另一名男性生育孩子,妊娠剧吐复发风险则可能降低。

发生妊娠剧吐,可出现一过性实验室检查异常,如抑制促甲状腺素或升高游离甲状腺素(参见第42章),肝酶、胆红素、淀粉酶和脂肪酶升高,电解质紊乱(钠、钾和氯丢失)。妊娠剧吐可致罕见的严重并发症,如Wernicke脑病、脚气病、脑桥中央髓鞘溶解症、周围神经病变、肝衰竭或肾衰竭。同样,严重的妊娠剧吐可能导致Mallory-Weiss综合征、食管破裂、纵隔气肿和视网膜脱落。

妊娠剧吐对胎儿的影响尚不清楚。治疗后症状缓解,孕妇体重增加,通常没有不良后果。然而,如果妇女体重增加不够(<15磅),LBW和早产的风险将会增加。

妊娠剧吐处理主要是对症治疗。对此类患者,没有理想的饮食方案,通常建议其少食多餐,且多食蛋白食品,少食碳水化合物,多食流食,少食固食。住院孕妇通常需要静脉补液,建议补充三天硫胺素(100mg)以预防Wernicke脑病。三项随机对照研究表明维生素B$_6$有利于缓解恶心。如果症状未缓解,加入抗组胺药可能有效。除此以外,苯甲酰胺、吩噻嗪、丁酰苯,5-羟色胺3型受体

拮抗剂和糖皮质激素也用于治疗妊娠剧吐。尽管有治疗成功的报道,然而缺乏随机试验的证据。有的药物可能导致不良反应,如锥体外系症状、焦虑和抑郁等,因此需要谨慎考虑治疗药物的使用。姜是一种替代疗法,能成功治疗妊娠恶心和呕吐。

少数情况下,治疗无效,孕妇不能饮食,无法维持体重甚至继续减重。**肠内或肠外营养可能对这些患者有益**,尽管肠外营养具有严重并发症,包括血栓性静脉炎,以及感染或心包填塞所致的死亡。Holmgren等研究分析94例因妊娠剧吐住院的孕妇及其新生儿,比较单纯药物治疗(42例)、使用鼻胃管(19例)(nasogastric tube,NGT)或外周穿刺中心静脉导管(33例)(peripherally inserted central catheter,PICC)各组的妊娠结局,发现3组胎龄、平均出生体重或Apgar评分没有差异,而PICC组入住NICU风险增加(9.1% vs. 4.1% vs.0%)。7%(3/42)药物治疗患者出现不良反应(治疗后可缓解或消失),11%(2/19)NGT组患者发生NGT移位,64%(21/33)PICC组患者发生感染和/或血栓栓塞。故建议避免PICC治疗。

一些治疗无效的患者选择终止妊娠,尽管其发生率不明。一项网络调查针对800名妊娠剧吐自愿参加登记的患者,结果显示其中15%至少一次直接或间接因妊娠剧吐终止妊娠,6%超过一次。这些患者感觉病情太重无法照顾家人或自己,或担心妊娠剧吐对胎儿产生潜在的不良后果。此外,这些患者表示,保健医务人员不关心,不理解,或不承认其病情的严重程度。这表明医疗界急需进一步加强对妊娠剧吐的认识。

胃灼热

孕期因食管括约肌放松所致的胃灼热是常见的一种症状,(见第3章)。饱食可导致这个问题,因此,餐后胃灼热者每餐应少食,并避免进食后马上躺下。睡眠时用枕头垫高上半身可能有所帮助。必要时可使用抗酸药物。液体抗酸药比药片能够更有效地覆盖食管表面。H$_2$受体拮抗剂对部分患者可能有效(见第48章)。

背痛

背痛是孕期常见的一种症状,超过50%孕妇受其影响。许多孕期生理变化都可导致背痛,如松弛素和雌激素使韧带松弛、体重增加、腰椎过度前凸及骨盆前倾;这些生物力学的改变导致腰部劳损。**背痛很大程度上可以通过避免过度体重增加和孕前定期锻炼来预防。**增强背部肌肉的锻炼也有帮助。姿势很重要,应该穿舒适的鞋,而不是高跟鞋。定时休息并抬腿收臀也有帮助。其他成

功的治疗方式还包括无弹性腹带、针灸、水中运动和药物如对乙酰氨基酚、麻醉剂、泼尼松,如果离分娩时间还很长,可以使用抗前列腺素类药物。

性生活

一般而言,若无禁忌证可以进行适度性生活。应告知孕妇妊娠可能改变舒适性和性欲。通常性交后子宫活动增加,其原因不清,可能因为乳房刺激、女性性高潮或男性精液中的前列腺素。Fox 等人通过调查 425 名初产妇,结果发现超过 60% 孕妇在妊娠晚期有性生活,在分娩 2 天内有性行为的高达三分之一。调查发现尽管大多数女性认为她们需要更多孕期性生活方面的知识,但在产前保健过程中却很少涉及这个话题。对于有早产风险、流产史、性交后子宫活动增强的女性,推荐使用避孕套或避免性生活。

育儿准备以及支持组织

常规新生儿保育和抚养课程应成为产前保健的一部分。许多父母对新生命到来后对他们的生活所带来的巨大变化完全没有准备,而预先了解即将发生的一切将十分有益。随着孕期的进展,可能出现许多需求。家庭互助组织(support groups)有助于满足患儿父母的特殊需求,这些组织包括针对遗传性疾病或其他疾病的互助组织,例如唐氏综合征、骨骼发育不良或早产,还有针对双胎或三胎妊娠及既往有剖宫史的互助组织。社会工作者、神职人员和专业支持团体对妊娠失败的家庭十分重要。流产、死胎和婴儿死亡等都可对一个家庭带来沉重的打击,最好由专门的团队采用专门的处理方法。建议将其转介到有相同遭遇的互助小组像"流产,死婴及死胎朋友共济会"。仔细评估并随访抑郁症,应成为产后常规保健(参见第 23 章)。

产前检查记录

产前检查记录既要体现产前保健工作的全面性,也要能够记录病人接受的其他保健措施,可参考 ACOG 设计的产前检查记录单,它的广泛推广和应用促进了风险评估及区域围产保健进步。大部分电子病历系统都尝试记录重要信息,但是由于不同电子病历系统的关联程度而受限制。计算机技术的发展使围产保健记录精细化、可显示和可检索,其质量取决于信息的准确性、一致性和同步化。病历记录要求完整而简练、直接而灵活,同时,要具备易懂、可传播并能快速体现基本信息。有数据显示,由于与收费诊断相关,产前/产时病历记录的质量尚可,但有关(产前检查)电子病历记录的质量的数据尚欠

缺。应用国际疾病分类可能对此有所帮助,但尚待进一步证实。欧洲国家为统一保健通常使用一个病历记录,而许多其他健康保健系统也都采用易于内部互相传输的病历记录。

常用的产前检查病历需准确反映以下内容:

1. 人口统计学资料、孕产史
2. 病史、家族史和遗传病筛查
3. 全身体格检查尤其是妇科检查
4. 月经史,尤其是末次月经(LMP),计算预产期,若不是以 LMP 估计孕周则写明依据
5. 每次产前检查记录
6. 常规实验室检查,如:Rh 血型、GBS、RPR、风疹、肝炎和 HIV 等
7. 异常情况清单
8. 特殊情况提醒及计划,如:剖宫产术后再次妊娠阴道试产(trial of labor after cesarean,TOLAC,详见第 20 章)、再次剖宫产术、输卵管结扎。

可以随时提供会诊记录和计划分娩机构设备等。如需转院,应将产前检查记录随孕妇一同转至接受单位。

产前宣教

总体而言,健康教育有利于更好的自我管理,孕期也不例外。人们一直在不断地努力以提高大众对妊娠和围产期的认识、参与及满意度。在这一领域医疗辅助的选择比其他领域更多。可供医护人员和病人选择的人员(如导乐师)和组织相当多。他们在孕期和育儿期可提供十分有用的帮助和建议。以小组形式的产前护理正不断兴起,提高了孕妇的满意度。应该向孕妇介绍不同的保健方案,并让孕妇一起决定如何选择。

产后保健

产后检查的内容

本书**第 23 章详细介绍了产后保健。而需要强调的是,保证优质妊娠间期的一个关键因素,是鼓励和强调产后检查的重要性。大部分产妇应在产后 6 周左右随诊,有分娩并发症或剖宫产者则宜早。产后访视的目的是评估产妇的身体、社会心理及精神状况;提供母乳喂养支持与指导;开始并鼓励用所选方式持续避孕及为下一次妊娠提供孕前保健。**由于受教育程度及医疗保险不同,能够前来做产后检查的产妇从 77% 到 95% 不等。研究表明,产妇健康与下一代的健康水平息息

相关,因此国内外卫生组织都应努力提高产妇对产后访视的依从性。

生育间隔

产后访视和妊娠间期保健的一个重要目标是鼓励有间隔的生育——分娩结束至再次妊娠至少间隔 24 个月,以降低早产或 LBW 及剖宫产术后再次妊娠阴道分娩(VBAC)所致子宫破裂的风险。

在美国,约 1/3 妊娠距离前次分娩后 18 个月内,1/2 在 18~59 月,1/6 发生在 60 个月以后。短期生育间隔,指此次妊娠距离前一次分娩间隔≤18 个月,与计划外妊娠和年龄有关,尤其是青少年(孕妇年龄为 15~19 岁)妊娠和 30 岁以后首次妊娠。由于 49% 妊娠为计划外妊娠,因此存在合并症的女性需要采取有效的避孕方式以保证合适的生育间隔。例如,在产后 6 周内、6 周、8 周、12 周时有性生活的女性分别为 26%~41%、41%、65% 和 78%。何时开始性生活很大程度上取决于有无分娩期并发症。**根据自身的健康情况决定选择何种避孕方式,病人出院时给病人提供有效的避孕方法是保证合适生育间隔(24 个月)的重要措施。**

根据妇女是否母乳喂养、是否贫血或存在并发症,孕间期需补充特定的营养元素如钙、叶酸、铁等。大部分产妇在产后都会出现营养缺乏,因此建议继续补充维生素,至少到产后 8 周。另外,应向产妇们解释产后体重居高不下是一个很普遍的现象,而这一现象具有长远的危害。

研究表明,经系统培训的专业人员提供产后心理支持,有助于早期发现并降低产后抑郁症的发生率,同时降低新生儿再住院率。

关于产科并发症及合并症的咨询

有的内科合并症在孕期可能进一步恶化,如心脏病、高血压、糖尿病、抑郁症;有的合并症产后需要调整药物用量,如甲状腺疾病、癫痫等,因此需要产后随访。妊娠间期需要关注前次孕期内科合并症。产妇可能在产前检查时才首次发现患有糖尿病、高血压、肥胖症等慢性疾病或抑郁症。某些少数民族和低收入女性缺乏常规妇女保健和基本医疗,故妊娠合并症多见,导致剖宫产率上升,LBW 和早产率增加。后者是新生儿死亡的最常见原因。前次妊娠史有助于预测再次生育风险。**然而,许多有不良生育史的女性没有得到应有的干预措施以降低再次生育的风险。**医务人员应告知有早产、子痫前期和 GDM 病史的女性,再次妊娠时这些疾病的再发风险增加,日后罹患高血压及心血管疾病的风险增加。患过 GDM 的女性

发展成 2 型糖尿病的风险同样增加。因此,应告知病人在将来接受医疗保健时将妊娠期发生的内科疾病如实告知所有医务工作者。

应综合评估母儿的妊娠并发症、再发风险以及干预措施,并和病人进行讨论。例如,剖宫产术后再次剖宫产的可能性很高,因此应详细告知剖宫产的利弊和可选方案,讨论也应涉及诸如子宫切口类型、病态胎盘附着及 TOLAC 的可能性。如果分娩过程创伤严重,临床医生应警惕有无抑郁症或 PTSD。有子痫前期或慢性高血压病史的女性再次妊娠时,应从 12 周后开始口服小剂量阿司匹林。应该告知有早产史的妇女宜尽早看医生以讨论可供选择的治疗方案。根据病史可选择补充孕激素或行宫颈环扎术。

总结:非妊娠期妇女保健的内容

孕前、产后、妊娠间期保健及妇女保健有许多相似之处,似乎显得冗余。实际上,传播有益的保健知识,实施优质的保健服务,还有许多工作要做。将妊娠间期保健纳入妇女保健的工作模式尚缺乏经验,仍在探索。而最常见的情况则是将低收入人群和少数民族作为干预对象,以期改善其母儿结局。

例如,在芝加哥有一个 ICCP(Interconception Care Period)项目,专门为有不良妊娠史的低收入非洲裔女性,通过团队协作的方式,为其争取社会资源,制定生育计划,提供医疗帮助(表 6-4)。计划中的干预措施本应取决于妊娠间期保健的需求,却为解决妇女的社会经济需求所替代。虽然医疗保健仍十分重要,但参与者往往自认为健康而忽视了医疗保健;此外,女性对避孕措施的有效性认识也有失偏颇。

美国自 1991 年实施了健康启动项目,目的是要解决高婴儿死亡率的相关危险因素,尤其是在那些围产期不良健康结局发生率高的人群。2005 年后,97 个项目均纳入了妊娠间期保健的内容。已经形成开展妊娠间期医疗保健工作的建议,既有理论方法,也有具体措施;表 6-4 提供了一些与妊娠间期保健有关的资源。

总而言之,传统保健侧重于怀孕后的产前保健,以期改善围产期母儿结局。然而过去 40 年间,母儿结局没有得到明显改善。同时,现有的观点认为孕妇、产妇及新生儿并发症对母儿双方健康存在远期影响,因此,要求医疗保健系统采取新的方式给妇女提供保健。故此,贯穿终生的保健模式应运而生。改善女性孕前和妊娠间期的健康状态,对降低早产及 LBW 的发生率,最大程度保障母儿健康具有深远意义。

表 6-4　妊娠间期保健资源

资源	说明及链接
加利福尼亚妊娠间期保健项目	妊娠间期保健项目通过最大程度完善产妇健康随访工作,收集促进和改善孕期保健的相关建议。利用 ICD-9 出院疾病代码,在加利福尼亚州确定了 21 种最常见的妊娠和分娩并发症,产科专家及其他医疗卫生专家联合制作了一系列产后临床管理规范和陪护者学习材料,基于母儿不良妊娠结局和/或母儿并发症的危险因素,进行风险评估、管理和咨询,以改善女性健康状况,避免再发。该项目制作了相关手册(英语和西班牙语),解释常见症状、治疗措施、自我保健策略,从而达到改善母子健康状态和今后妊娠结局的目的 www. everywomancalifornia. org
规划健康的未来:育龄女性保健医务人员的工作规范	威斯康星州围产保健协会(Wisconsin Association for Perinatal Care,WAPC)制定了一项贯穿女性终生的保健服务计划。医疗保健人员可以通过该方案,将孕前保健和妊娠间期保健整合到妇女保健工作中,及时发现孕妇没有意识到的危险因素。访问 WAPC 网站可获取其他相关的孕前保健资源 http://www. perinatalweb. org/major-initiatives/reducing-infant-mortality/resources
美国出生缺陷基金会筛查和咨询检查表	患者就诊前领取并填写这份检查表。保健医务人员根据该表与患者共同讨论孕前保健。该表罗列了一些关键问题,有助于医务人员制定合适的临床管理计划 www. healthteamworks. org/guidelines/preconception. html
微笑生活:女性口腔健康课程	强调孕前、孕期及产后口腔健康的重要性,包括孕期常见的口腔问题及其对母儿健康的影响,以及口腔疾病治疗指南 www. smilesforlifeoralhealth. org/buildcontent. aspx? tut = 560&pagekey = 61366&cbreceipt = 0
孕前及妊娠间期保健指南	科罗拉多州公共卫生部制定了孕前及妊娠间期保健指南指导临床保健工作。该指南根据 2008 年 12 月《美国妇产科杂志》(增刊)及 2006 年 6 月美国 CDC 孕前健康和临床保健、公共卫生和消费者工作组会议的内容改编而成 http://www. healthteamworks. org/guidelines/preconception. html
孕前、妊娠间期及产后	美国孕前/妊娠间期保健临床手册旨在指导初级保健医务人员将孕前保健纳入常规的育龄妇女保健工作 http://beforeandbeyond. org/toolkit.
特殊情况的孕前及妊娠间期保健指南	该手册强调了一些常见的医疗问题,涵盖了解答患者咨询的建议、验证实验、药物禁忌(若不避孕)及不宜妊娠时的避孕措施 www. everywomancalifornia. org/files. cfm? filesID = 531

ICD-9,International Classification of Diseases,9th edition:国际疾病分类(第 9 版)

关键点

◆ 应该扩大产前保健的概念,产前保健不因分娩而结束,还要包括孕前和产后 1 年的保健。重要的是,还导入妊娠期保健的概念,育龄期女(男)性进行健康保健时,都应对其进行评估风险、推广健康的生活方式,识别、治疗和控制身心疾病,这些事件将影响妊娠及母儿的终生健康。

◆ "妊娠间期保健"是指从上一次分娩结束到下一次分娩开始的一段时间内的保健。妊娠间期,对有不良妊娠史(如流产、早产、低出生体重儿、出生缺陷、婴幼儿死亡)的女性要加强干预。

◆ 个人生育计划是指,理智地决定是否生育孩子,并制定出实现这些目标的相应计划。生育计划应个体化,所有保健医务人员应向各个不同年龄阶段的女性(从青春期开始到更年期或老年期)提出专业的生育计划建议。

◆ 当妇女患病不宜或不打算怀孕时,保健医务人员需指导采取有效避孕措施,并向病人反复强调有效避孕的重要性。研究表明,许多由于复杂疾病问题不宜怀孕的妇女却意外怀孕,或者由于自认为怀孕概率低而根本不避孕。

◆ 年龄、体重(BMI)、孕期体重变化将影响妊娠结局及女性的远期健康状况。

◆ 初级保健、预防保健及妇女年度保健的时候是对妇女进行性传播疾病筛查并咨询的最佳时机。性传播疾病包括梅毒、淋病、衣原体及人类免疫缺陷病毒（HIV）和弓形虫、风疹病毒、巨细胞病毒及单纯疱疹病毒（TORCH）感染。也是明确预防接种情况的适宜时机。

◆ 所有育龄期女性应该按照 ACIP 和 CDC 的推荐进行免疫接种。此时应检测（风疹、水痘、乙肝病毒等）抗体滴度，对易感者接种疫苗。

◆ 孕前是筛查遗传病的最佳时间，如筛查遗传病携带者、多因素先天畸形或具有重大基因因素的家族病致病基因。对筛查结果阳性者，建议遗传咨询，并建议考虑其他方式受孕。

◆ 吸烟、饮酒及使用毒品危害胎儿生长发育；由于这些物质往往同时使用，目前尚缺乏有效的流行病学调查可以独立分析各个因素分别对胎儿的影响。总而言之，对新生儿所带来的风险包括胎儿生长受限、出生缺陷，神经心理行为改变，有些药物甚至导致药物戒断反应。孕前的行为同样也会导致儿童行为、生长发育、神经系统功能受损。

◆ 全国健康和营养调查表明，所有孕妇均接触化学物质，并达到危害生殖健康或生长发育的水平。由于环境的毒物暴露是可减轻或预防的，帮助女性认识有毒物质并获取更多相关信息显得尤为重要。

◆ 研究表明，孕前干预糖尿病、苯丙酮尿症、炎症性肠病等内科疾病，可对妊娠结局产生积极影响。应该与患者讨论孕前控制已有疾病可使子宫内生化环境正常。为此孕前就应制定好治疗方案，并在妊娠早期避免使用某些药物（如异维 A 酸）。

◆ 孕期出现的所有问题，无论是普通疾病还是危重症疾病，都会因患者及保健医务人员采取的措施不同而产生不同的产科风险。在过去，风险评估的细节已经受到足够重视。研究表明，大多数母儿发病率和死亡率缘于有高危因素的小部分；重新评估孕前、孕期以及分娩时的风险因素能够提高对高风险人群的识别能力。

◆ 保证优质妊娠间期的一个关键因素，是鼓励和强调产后检查的重要性。大部分产妇应在产后 6 周左右随诊，有分娩并发症或剖宫产者则宜早。产后访视的目的是评估产妇的身体、社会心理及精神状况；提供母乳喂养支持与指导；开始并鼓励用所选方式持续避孕及为下一次妊娠提供孕前保健。

◆ 产后访视和妊娠间期保健的一个重要目标是鼓励有间隔的生育——分娩结束至再次妊娠至少间隔 24 个月，以降低早产或 LBW 及剖宫产术后再次妊娠阴道分娩（VBAC）所致子宫破裂的风险。

参考文献

1. Misra DP, Guyer B, Allston A. Integrated perinatal health framework. A multiple determinants model with a life span approach. *Am J Prev Med.* 2003;25:65-75.
2. Public Health Service. *Caring for Our Future: The Content of Prenatal Care—A Report of the Public Health Service Expert Panel on the Content of Prenatal Care.* Washington, DC: PHS-DHRS; 1989.
3. Expert Panel on the Content of Prenatal Care. *Caring for our future: The content of prenatal care.* Washington (DC): Public Health Service; 1989.
4. American Academy of Pediatrics, American College of Obstetricians and Gynecologists. *Guidelines for perinatal care.* 4th ed. Elk Grove Village (IL): American Academy of Pediatrics; 1997.
5. Cochrane A. In: Chalmers I, Enkin M, Keirse M, eds. *Effective Care in Pregnancy and Childbirth.* Oxford University Press; 1989.
6. Centers for Disease Control (CDC). Recommendations to improve preconception health and health care—United States: a report of the CDC/ATSDR Preconception Care Work Group and the Select Panel on Preconception Care. *MMWR Recomm Rep.* 2006;55(RR-6).
7. Wise PH. Transformaing preconceptional, prenatal, and interconceptional care into a comprehensive commitment to women's health. *Womens Health Issues.* 2008;18S:S13-S18.
8. Jack BW, Atrash H, Bickmore T, Johnson KJ. The future of preconception care: a clinical perspective. *Womens Health Issues.* 2008;18(suppl 6):S19-S25.
9. World Health Organization. *Preconception care to reduce maternal and childhood mortality and morbidity: Meeting report and packages of interventions.* Available at <http://apps.who.int/iris/bitstream/10665/78067/1/9789241505000_eng.pdf>.
10. Preconception and Interconception Health Status of Women Who Recently Gave Birth to a Live-Born Infant—Pregnancy Risk Assessment Monitoring System (PRAMS), United States, 26 Reporting Areas, 2004. *MMWR Surveill Summ.* 2007;56(SS-10). <http://www.cdc.gov/mmwr/pdf/ss/ss5610.pdf>.
11. Files JA, Frey KA, Paru DS, Hunt KS, Nobel BN, Mayer AP. Developing a reproductive life plan. *J Midwifery Womens Health.* 2011;56:468-474.
12. Floyd LR, Johnson K, Owens JR, Verbiest S, Moore CA, Boyle C. A national action plan for promoting preconception health and health care in the United States (2012-2014). *J Womens Health (Larchmt).* 2013;22:797-802.
13. Barker DJ, Winter PD, Osmond C, Margetts B, Simmonds SJ. Weight in infancy and death from ischaemic heart disease. *Lancet.* 1989;2:577-580.
14. Dover GJ. The Barker Hypothesis: How Pediatricians Will Diagnose and Prevent Common Adult-Onset Diseases. *Trans Am Clin Climatol Assoc.* 2009;120:199-207.
15. Kermack AJ, Macklon N. Preconception care and fertility. *Minerva Ginecol.* 2013;65:253-269.
16. CDC. *Unintended Pregnancy Prevention.* Available at <www.cdc.gov/reproductivehealth/unintendedpregnancy>.
17. Finer LB, Zolna MR. Unintended pregnancy in the United States: incidence and disparities 2006. *Contraception.* 2011;84:478-485.
18. Mosher WD, Jones J, Abma JC. Intended and unintended births in the United States: 1982-2010. *Natl Health Stat Report.* 2012;(55):1-28.
19. Deleted in review.
20. Mathews TJ, Hamilton BE. Delayed Childbearing: More Women are Having Their First Child Later in Life. *NCHS Data Brief.* 2009;21:1-8.
21. Dean SV, Iman AM, Lassi ZS, Bhutta ZA. Importance of intervening in the preconception period to impact pregnancy outcomes. *Nestle Nutr Inst Workshop Ser.* 2013;74:63-73.
22. Kersten I, Lange AE, Haas JP, et al. Chronic diseases in pregnant women: prevalence and birth outcomes based on the SNiP-Study. *BMC Pregnancy Childbirth.* 2014;14:75.
23. Chatterjee S, Kotelchuck M, Sambamoorthi U. Prevalence of chronic illness in pregnancy, access to care and health care costs. Implications for Interconception care. *Womens Health Issues.* 2008;18S:S107-S116.
24. Phelan S. Pregnancy: a "teachable moment" for weight control and obesity prevention. *Am J Obstet Gynecol.* 2010;202:135.e1-135.e8.
25. McBride CM, Emmons KM, Lipkus IM. Understanding the potential of teachable moments: the case of smoking cessation. *Health Educ Res.* 2003;8:156-170.
26. Johnson K, Atrash H, Johnson A. Policy and finance for preconception care: Opportunities for today and the future. *Womens Health Issues.* 2008;18S:S2-S9.

27. IOM (Institute of Medicine). *Clinical Preventive Services for Women: Closing the Gaps*. Washington, DC: The National Academies Press Washington DC; 2011.

28. Jack BW, Atrash H, Coonrod DV, Moos MK, O'Donnell J, Johnson K. The clinical content of preconception care: an overview and preparation of this supplement. *Am J Obstet Gynecol*. 2008;199(6 suppl 2): S267-S279.

29. Humphrey JR, Floyd L. *Preconception Health and Health Care Environmental Scan: Report on clinical screening tools and interventions. National Center of Birth Defects and Developmental Disabilities*. Atlanta: Centers for Disease Control; 2012.

30. Gardiner P, Hempstead MD, Ring L, et al. Reaching women through health information technology: the Gabby preconception care system. *Am J Health Promot*. 2013;273(suppl 3):eS11-eS20.

31. Planning your family: developing a reproductive live plan. *J Midwifery Womens Health*. 2011;56:535-536.

32. *Get ready for pregnancy. March of Dimes*. Available at <www.marchofdimes.com/getready.html>.

33. Delissaint D, McKyer J. A systematic review of factors utilized in preconception health behavior research. *Health Educ Behav*. 2011;38:603-616.

34. Frey KA, Files JA. Preconception healthcare: what women know and believe. *Matern Child Health J*. 2006;10:S73-S77.

35. CDC. *US Medical Eligibility Criteria for Contraceptive Use, 2010: Adapted from the World Health Organization Medical Eligibility Criteria for Contraceptive Use, 4th ed*. MMWR 2010;59(RR04)1-6.

36. Organisation for Economic Co-operation and Development. Available at <www.oecd.org/els/soc/47701118.pdf>.

37. Bayrampour H, Heaman M. Comparison of demographic and obstetric characteristics of Canadian primiparous women of advanced maternal age and younger age. *J Obstet Gynaecol Can*. 2011;33:820-829.

38. Usta IM, Nassar AH. Advanced maternal age. Part I: obstetric complications. *Am J Perinatol*. 2008;25:521-534.

39. Paulson RJ, Boostanfar R, Saadat P, et al. Pregnancy in the sixth decade of life: obstetric outcomes in women of advanced reproductive age. *JAMA*. 2002;288:2320.

40. Chibber R. Child-bearing beyond age 50: pregnancy outcome in 59 cases "a concern"? *Arch Gynecol Obstet*. 2005;271:189-194.

41. Montan S. Increased risk in the elderly parturient. *Curr Opin Obstet Gynecol*. 2007;19:110-112.

42. Franz MB, Husslein PW. Obstetrical management of the older gravida. *Womens Health (Lond Engl)*. 2010;6:463-468.

43. Waldenström U, Aasheim V, Nilsen AB, Rasmussen S, Pettersson HJ, Schytt E. Adverse pregnancy outcomes related to advanced maternal age compared with smoking and being overweight. *Obstet Gynecol*. 2014; 123(1):104-112.

44. Ludwig AK, Ludwig M, Jauniaux ERM. Singleton pregnancies after assisted reproductive technology: the obstetric perspective. In: Jauniaux ERM, Risk RMB, eds. *Pregnancy after Assisted Reproductive Technology*. Cambridge.: Cambridge University Press; 2012:66-71.

45. Pecks U, Maass N, Neulen J. Oocyte donation: a risk factor for pregnancy-induced hypertension: a meta-analysis and case series. *Dtsch Arztebl Int*. 2011;108:23-31.

46. Jauniaux ERM. Multiple gestation pregnancy after assisted reproductive technology. In: Jauniaux ERM, Risk RMB, eds. *Pregnancy after Assisted Reproductive Technology*. Cambridge.: Cambridge University Press; 2012: 82-92.

47. Tyrberg RB, Blomberg M, Kjølhede P. Deliveries among teenage women—with emphasis on incidence and mode of delivery: a Swedish national survey from 1973 to 2010. *BMC Pregnancy Childbirth*. 2013;13:204.

48. Lao TT, Ho LF. The obstetric implications of teenage pregnancy. *Hum Reprod*. 1997;12(10):2303-2305.

49. Hodgkinson S, Beers L, Southammakosane C, Lewin A. Addressing the mental health needs of pregnant and parenting adolescents. *Pediatrics*. 2014;133(1):114-122.

50. Ganchimeg T, Mori R, Ota E, et al. Maternal and perinatal outcomes among nulliparous adolescents in low- and middle-income countries: a multi-country study. *BJOG*. 2013;120:1622-1630.

51. Food and Nutrition Board Institute of Medicine. *National Academy of Sciences: Nutrition During Pregnancy*. Washington, DC: National Academy Press; 1990:10.

52. Zlatnik FJ, Burmeister LF. Dietary protein in pregnancy: effect on anthropometric indices of the newborn infant. *Am J Obstet Gynecol*. 1983;146:199.

53. Catalano PM, Mele L, Landon MB, et al. Inadequate weight gain in overweight and obese pregnant women: what is the effect on fetal growth? *Am J Obstet Gynecol*. 2014;211(2):137.e1-137.e7.

54. Fitzsimons KJ, Modder J. Setting maternity care standards for women with obesity in pregnancy. *Semin Fetal Neonatal Med*. 2010;15:100-107.

55. Thangaratinam S, Rogozinska E, Jolly K, et al. Effects of interventions in pregnancy on maternal weight and obstetric outcomes: meta-analysis of randomised evidence. *BMJ*. 2012;16:344, e2088.

56. Linne Y, Dye L, Barkeling B, Rossner S. Long-term weight development in women: a 15-year follow-up of the effects of pregnancy. *Obes Res*. 2004;12:1166-1178.

57. Rooney BL, Schauber CW. Excess pregnancy weight gain and long-term obesity: One decade later. *Obstet Gynecol*. 2002;100:245-252.

58. Bogaerts A, Van den Bergh BR, Ameye L, et al. Interpregnancy weight change and risk for adverse perinatal outcome. *Obstet Gynecol*. 2013;122(5):999-1009.

59. Walker DA, Wisger JM, Rossie D. Contemporary childbirth education models. *J Midwifery Womens Health*. 2009;54:469-476.

60. Institute of Medicine (US): Subcommittee on Nutritional Status and Weight Gain during Pregnancy. *Institute of Medicine (US) Subcommittee on Dietary Intake and Nutrient Supplements during Pregnancy. Nutrition during pregnancy: Part I, weight gain; Part II, nutritional supplements*. Washington, DC: National Academy Press; 1990.

61. Amorim Adegboye AR, Linne YM. Diet or exercise, or both, for weight reduction in women after childbirth. *Cochrane Database Syst Rev*. 2013; (7):CD005627.

62. Hedly AA, Ogden CL, Johnson CL, Carroll MD, Curtin LR, Flegal KM. Prevalence of overweight and obesity among US children, adolescents, and adults, 1992-2002. *JAMA*. 2004;291:2847-2850.

63. Athukorala C, Rumbold AR, Willson KJ, Crowther CA. The risk of adverse pregnancy outcomes in women who are overweight or obese. *BMC Pregnancy Childbirth*. 2010;10:56.

64. Avcı ME, Sanlıkan F, Celik M, Avcı A, Kocaer M, Göçmen A. Effects of maternal obesity on antenatal, perinatal, and neonatal outcomes. *J Matern Fetal Neonatal Med*. 2014;20:1-13.

65. David LA, Maurice CF, Carmody RN, et al. Diet rapidly and reproducibly alters the human gut microbiome. *Nature*. 2014;505(7484):559-563.

66. Gaskins AJ, Rich-Edwards JW, Colaci DS, et al. Prepregnancy and early adulthood body mass index and adult weight change in relation to fetal loss. *Obstet Gynecol*. 2014;124(4):662-669.

67. Van Lieshout RJ. Role of maternal adiposity prior to and during pregnancy in cognitive and psychiatric problems in offspring. *Nutr Rev*. 2013;71(suppl 1):S95-S101.

68. Li M, Wang M, Donovan SM. Early development of the gut microbiome and immune-mediated childhood disorders. *Semin Reprod Med*. 2014; 32(1):74-86.

69. Putignani L, Del Chierico F, Petrucca A, Vernocchi P, Dallapiccola B. The human gut microbiota: a dynamic interplay with the host from birth to senescence settled during childhood. *Pediatr Res*. 2014;76(1):2-10.

70. Cabrera-Rubio R, Collado MC, Laitinen K, Salminen S, Isolauri E, Mira A. The human milk microbiome changes over lactation and is shaped by maternal weight and mode of delivery. *Am J Clin Nutr*. 2012;96: 544-551.

71. Triunfo S, Lanzone A. Impact of maternal under nutrition on obstetric outcomes. *J Endocrinol Invest*. 2015;38(1):31-38. [Epub 2014 Sep 7].

72. Solmi F, Sallis H, Stahl D, Treasure J, Micali N. Low birth weight in the offspring of women with anorexia nervosa. *Epidemiol Rev*. 2014;36(1):49-56.

73. Micali N, dos-Santos-Silva I, De Stavola B, et al. Fertility treatment, twin births, and unplanned pregnancies in women with eating disorders: findings from a population-based birth cohort. *BJOG*. 2014;121(4): 408-416.

74. Weintraub AY, Levy A, Levi I, Mazor M, Wiznitzer A, Sheiner E. Effect of bariatric surgery on pregnancy outcome. *Int J Gynaecol Obstet*. 2008;103(3):246-251.

75. Shai D, Shoham-Vardi I, Amsalem D, Silverberg D, Levi I, Sheiner E. Pregnancy outcome of patients following bariatric surgery as compared with obese women: a population-based study. *J Matern Fetal Neonatal Med*. 2014;27(3):275-278.

76. Guelinckx I, Devlieger R, Vansant G. Reproductive outcome after bariatric surgery: a critical review. *Hum Reprod Update*. 2009;15(2): 189-201.

77. Galazis N, Docheva N, Simillis C, Nicolaides KH. Maternal and neonatal outcomes in women undergoing bariatric surgery: a systematic review and meta-analysis. *Eur J Obstet Gynecol Reprod Biol*. 2014;181C:45-53.

78. *Sexually Transmitted Diseases Treatment Guidelines*. Available at <www.cdc.gov/std/treatment/2014/2014-std-guidelines-peer-reviewers-08-20-2014.pdf>.

79. Meyers D, Wolff T, Gregory K, et al. USPSTF. USPSTF recommendations for STI screening. *Am Fam Physician* 2008;77(6):819-824.

80. Adams EM, Bruce C, Shulman MS, et al. The PRAMS Working Group: pregnancy planning and pre-conceptional counseling. *Obstet Gynecol*. 1993;82:955.

81. Jones JL, Schulkin J, Maguire JH. Therapy for common parasitic diseases in pregnancy in the Unites States: a review and a survey of obstetrician/gynecologists' level of knowledge about these diseases. *Obstet Gynecol Surv*.

2005;60:386-393.

82. Boyer KM, Holfels E, Roisen N, et al. Risk factors for Toxoplasma gondii infection in mothers of infants with congenital toxoplasmosis: Implications for prenatal management and screening. *Am J Obstet Gynecol.* 2005;192:564-571.

83. Carlson A, Norwitz ER, Stiller RJ. Cytomegalovirus in pregnancy: should all women be screened? *Rev Obstet Gynecol.* 2010;3:172-179.

84. ACOG Practice Bulletin. Clinical management guidelines for obstetrician-gynecologists. No 82 June 2007. Management of herpes in pregnancy. *Obstet Gynecol.* 2007;109:1489-1498.

85. *Advisory Committee on Immunization Practices (ACIP).* Available at <www.cdc.gov/vaccines/acip/index.html>.

86. Wilson RD, Audibert F, Brock JA, et al. Genetic considerations for a women's preconception evaluation. *J Obstet Gynaecol Can.* 2011;3: 57-64.

87. *Genetic Testing for Cystic Fibrosis. National Institutes of Health Consensus Development Conference Statement, Apr 14-16, 1997.* Available at <https://consensus.nih.gov/1997/1997GeneticTestCysticFibrosis106html.htm>.

88. Toriello HV, Meck JM. Professional Practice and Guidelines Committee. Statement on guidance for genetic counseling in advanced paternal age. *Genet Med.* 2008;10(6):457-460.

89. Zofinat W, Auslender R. Dirnfeld M. Advanced paternal age and reproductive outcome. *Asian J Androl.* 2012;14:69-76.

90. Denny CH, Floyd L, Green PP, Hayes DK. Racial and ethnic disparities in preconception risk factors and preconception care. *J Womens Health (Larchmt).* 2012;21:720-729.

91. Cnattingius S. The epidemiology of smoking during pregnancy: smoking prevalence, maternal characteristics, and pregnancy outcomes. *Nicotine Tob Res.* 2004;6(suppl 2):S125-S140.

92. Jauniaux E, Burton GJ. Morphological and biological effects of maternal exposure to tobacco smoke on the feto-placental unit. *Early Hum Dev.* 2007;83:699-706.

93. Jauniaux E, Greenough A. Short and long term outcomes of smoking during pregnancy. *Early Hum Dev.* 2007;83:697-698.

94. Hellstrom-Lindahl E, Nordberg A. Smoking during pregnancy: a way to transfer the addiction to the next generation? *Respiration.* 2002;69(4): 289-293.

95. Adams EK, Melvin CL. Costs of maternal conditions attributable to smoking during pregnancy. *Am J Prev Med.* 1998;15(3):212-219.

96. Miller DP, Villa KF, Hogue SL, Sivapathasundaram D. Birth and first-year costs for mothers and infants attributable to maternal smoking. *Nicotine Tob Res.* 2001;3(1):25-35.

97. Henderson J, Gray R, Brocklehurst P. Systematic review of effects of low-moderate prenatal alcohol exposure on pregnancy outcome. *BJOG.* 2007;114(3):243-252.

98. Flak AL, Su S, Bertrand J, Denny CH, Kesmodel US, Cogswell ME. The association of mild, moderate, and binge prenatal alcohol exposure and child neuropsychological outcomes: a meta-analysis. *Alcohol Clin Exp Res.* 2014;38(1):214-226.

99. Kesmodel U, Kjaersgaard M, Denny C, et al. The association of pre-pregnancy alcohol drinking with child neuropsychological functioning. *BJOG.* 2014 [Epub ahead of print].

100. Sokol RJ, Martier SS, Ager JW. The T-ACE questions: practical prenatal detection of risk-drinking. *Am J Obstet Gynecol.* 1989;160:863.

Additional references for this chapter are available at ExpertConsult.com.

最后审阅　方大俊

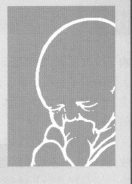

孕期营养

原著 ELIZABETH HORVITZ WEST, LISA HARK, and PATRICK M. CATALANO

翻译与审校 潘莹, 朱向东, 李素玲

概述

　　肥胖已成为严重的社会问题, 妊娠期间为两人而吃 (eating for two) 的传统观念近年来备受关注。尽管公共卫生方面支持并提倡减肥, 但超重的育龄妇女人数 (体重指数, body mass index [BMI] >25.0~29.9kg/m²) 仍然持续保持在 30% 左右。更让人担心的是同期人群肥胖 (BMI>30kg/m²) 的人数增加了两倍, 从 13% 增加到 35% (图 7-1)[1]。肥胖人数的增加在种族间不成比例, 主要影

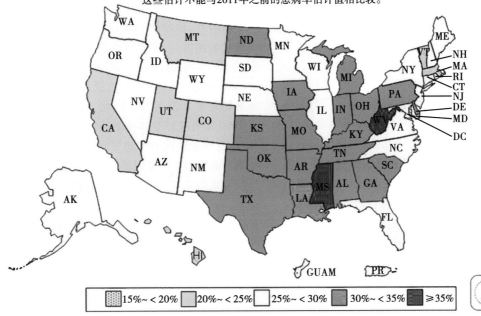

图 7-1　2013 年美国成年人肥胖 (摘自疾病预防与控制中心的行为风险因素监控系统, 可在 http://www.cdc.gov/obesity/data/prevalence-maps.html. 查看)

响了少数民族,如西班牙裔、黑人,特别是女性[2]。肥胖率上升的因素包括无营养食品的消耗增加和身体活动量减少。过度增长的孕期体重增加了随后妊娠期 BMI 升高的风险。

孕期体重的过度增长显著增加了产后体重增加的风险,且与胎儿多余脂肪组织的累积有关。此外,肥胖可影响分娩过程及胎儿结局。然而肥胖并非孕期营养管理唯一关心的问题。充分的营养也是孕期的关键问题,各种营养物质的缺乏或者过量可能会对母亲及其胎儿造成短期和长期的影响。在本章中,我们将讨论孕期特殊的营养需求,体重增长的指南及其他有关妊娠和营养的专业内容。

将营养管理融入产前检查

每个妇女都应该有机会与一名医疗保健者会面,进行孕妇的孕产史和包括营养评估的体格检查。**该评估的目的是确定病人的饮食质量,并评估可能危及母体和发育中胎儿健康的营养方面的危险因素。**营养物质的充分摄取可以支持胎儿的发育,降低胎儿风险,并改善妊娠结局[3]。在营养评估过程中,应对病人的病史、体重状态、饮食摄入量和实验室数据进行检查。通过病史可以明确母体有无营养缺乏和与营养相关的慢性疾病等危险因素(如消化不良、饮食失调和代谢紊乱、感染、炎症性肠疾病、糖尿病、苯丙酮尿症、镰状细胞性贫血、肾疾病)。

有关饮食的一些信息包括:食欲、膳食模式、节食方案、文化或宗教的饮食习俗、饮食限制、食物过敏、贪食(cravings)和厌食(aversions)。关于饮食习惯异常的信息,例如暴食、导泻、使用泻药或利尿剂或者异食癖(pica)吃非食用物品(冰、洗涤剂、淀粉)也应该确定。

在评估过程中同时收集其他与饮食相关的信息,包括使用含咖啡因饮料或含糖饮料的习惯、烟草、酒精、毒品、维生素和草药补充剂[4]。还有一项内容非常重要,就是特别要询问营养补充剂的使用情况,因为许多患者认为这些物品不是"药物",因此不会自愿告知使用了这些药物。**患者的饮食可以通过询问过去 24 小时内的摄入量,或者在候诊室中进行饮食习惯的问卷调查进行评估。**

既往孕期与营养相关的并发症也很重要。既往孕期的体重增长(Gestational weight gain)、妊娠剧吐、妊娠糖尿病、贫血和异食癖病史应予以确定(见第 6 章和第 40 章)。**两次妊娠间隔短的妇女(如妊娠间期 <1 年)可能已经耗尽了营养储备,这与早产、宫内生长限制(IUGR)和母亲发病率和死亡率增加密切有关**[5,6]。

除病史以外,社会史可以提供有关患者营养风险的重要信息。例如,一些工作环境不利于膳食摄入,因为没

有足够的时间来吃营养均衡的饮食,或者她们仅能获得营养贫乏的食物。社会经济地位较低的妇女往往需要社会支助以获得有营养的食物,应该推荐她们到粮食救援计划(如妇女、婴儿和儿童项目[WIC])。

许多妇女在怀孕前或怀孕期间接受营养咨询,要利用这个机会督促患者加强营养和身体活动量,旨在预防未来的医疗问题如肥胖、糖尿病、高血压和骨质疏松症[3]。如表 7-1 所示,以下情况需转诊至注册营养师(registered dietitian)。

表 7-1 以下状况应建议咨询注册营养师

- 多胎妊娠(双胞胎,三胞胎)
- 频繁妊娠(怀孕间隔少于 3 个月)
- 烟草、酒精或药物滥用(慢性药或非法药)
- 严重的恶心、呕吐(妊娠剧吐)
- 饮食失调,包括厌食,贪食和强迫性饮食
- 怀孕期间体重增长不足
- 青春期怀孕
- 限制性的饮食(素食,长寿饮食法,生食,纯素食)
- 食物过敏或食物不耐受
- 妊娠期糖尿病(GDM)或妊娠糖尿病病史
- 患者有低出生体重儿或其他产科并发症的病史
- 可能限制饮食摄入的社会因素(如宗教,贫穷)

母体体重增长的建议

1990 年,医学研究所(IOM)首次公布了怀孕期间体重增长的建议[7]。该指南旨在解决许多关于营养在怀孕中的作用问题,包括预防小于胎龄儿(small-for-gestational-age,SGA)和生长受限儿。如前所述,近几十年来肥胖率急剧上升。因此,2009 年,医学研究所更新了 1990 年有关怀孕体重增长的指南。与 1990 年的建议相反,这些准则同时考虑了孕妇及其子女的短期和长期结果。此外,由于实现适当的孕前体重的重要性,2009 年的准则强调了妇女在开始怀孕时要拥有健康的体重。最后,指导方针要求个性化的孕前、产前和产后护理,以帮助妇女获得健康的体重增长,并在分娩后恢复健康的孕前体重[8]。

为避免孕期体重增加过多和潜在的并发症(如妊娠糖尿病和胎儿过度生长)等诸多问题,现在存在许多关于孕妇饮食的常规建议。饮食种类多种多样,从高复合碳水化合物低脂肪饮食[9]、低血糖指数饮食[10]到富含益生菌的饮食[11]。虽然所有这些饮食都可以提供一些理论上的优势,但目前没有一个被认为是最佳的。**消费健康的食**

物目的是为了实现 **IOM** 的妊娠体重指南,并同时满足患者的个人需求。

孕前体重低或不足

2009 年医学研究所(IOM)的指南是基于世界卫生组织(WHO)的分类来定义体重不足、正常体重、超重和肥胖患者(表 7-2)。体重不足是体重指数低于 18.5kg/m²。现有的数据表明,孕前 **BMI** 低和妊娠期体重增长少的妇女出现小于胎龄儿、早产和围产期婴儿死亡的风险增加(**<10%**)[12]。相比之下,怀孕前 BMI 低的妇女如果妊娠期体重增长过度会增加大于胎龄儿(large-for-gestational-age,LGA)的风险,产妇的产后体重滞留就越多(图 7-2,也见第 6 章和第 41 章)[13]。

表 7-2 根据怀孕前体重指数(BMI)增加孕期体重的建议

孕期 BMI	BMI (kg/m²)	总体重增长(kg)	孕中、晚期体重增长的速度(kg/周)
低体重	<18.5	13~18	0.5(0.5~0.6)
正常体重	18.5~24.9	11~16	0.5(0.4~0.5)
超重	25.0~29.9	7~11	0.3(0.2~0.3)
肥胖	≥30.0	5~9	0.2(0.2~0.3)

(摘自 Composition and compound of gestational weight gain:physiology and metabolism. In Rasmussin KM, Yaktin AL, eds: *Weight Gain During Pregnancy: Reexamining the Guidelines*. Washington, DC: National Academy Press;2009;77-83.)

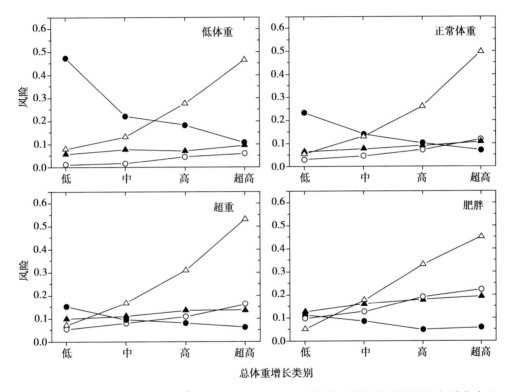

图 7-2 根据孕前体重指数(kg/m²)和世界卫生组织的妊娠期体重增长类别调整以后,胎儿小于胎龄(实心圆),胎儿大于胎龄(开放圈),紧急剖宫产(实心三角形)和产后体重滞留≥5kg(空心三角形)的绝对风险率。妊娠期体重增长类别为:低(<10kg),中等(10~15kg),高(16~19kg),非常高(≥20kg)(修改自 Nohr EA, Vaeth M, Baker JL, et al. Combined associations of pre-pregnancy body mass index and gestational weight gain with the outcome of pregnancy. *Am J Clin Nutr*. 2008;87:1750.)

孕前超重和肥胖

大约 **60%** 的育龄妇女超重(**BMI>25kg/m²**),其中 **50%** 肥胖(**BMI>30kg/m²**)。另有 8% 患有严重肥胖,BMI 大于 40kg/m²。肥胖对怀孕造成了很多威胁,其中,产前风险包括自发流产、先天性异常、早产、妊娠期糖尿病、高血压和子痫前期;分娩过程中发生肩难产和剖宫产风险较高;产后风险包括血栓栓塞、贫血和切口部位感染(见第 6 章和第 41 章)[14]。

2009 年医学研究所(IOM)的指南建议,超重的单胎妊娠妇女怀孕期间体重应增长 **7~11kg**(相比之下,正常体重妇女可增长 **11~16kg**)。建议肥胖妇女在怀孕期间只能增长 **5~9kg**。这些建议主要基于 I 度肥胖,因为对于各类肥胖的体重增长建议的资料有限。因此 IOM 指南不区分 I 度肥胖(BMI 30~34.9kg/m²),II 度肥胖(BMI 35~39.9kg/m²)和 III 度肥胖(BMI≥40kg/m²)[15,16]。

对肥胖患者妊娠期体重可增长 5~9kg,主要是必须的体重增长。这包括约 5~6kg 的水,1kg 蛋白质和一些脂肪组织(表7-3)。

表7-3　孕期体重增长的组成部分

蛋白质	g
胎儿	420
子宫	170
血液	140
胎盘	100
乳房	80
总量	900~1000
水	g
胎儿	2400
胎盘	500
羊水	500
子宫	800
乳房	300
母体血液	1300
细胞外液体	1500
总量	7000~8000
其他体重增长的组成部分	
碳水化合物	忽略不计
脂类	0~6kg

(摘自 Composition and compound of gestational weight gain:physiology and metabolism. In Rasmussen KM, Yaktin AL, eds: *Weight Gain During Pregnancy:Reexamining the Guidelines.* Washington, DC:National Academy Press;2009;77-83.)

有一些作者建议 Ⅱ 和 Ⅲ 度肥胖的女性,妊娠期体重少量增长可以降低新生儿的发病率[17]。而其他作者则注意到超重和肥胖妇女如果妊娠期体重增长不足,其**脂肪量**和**瘦体重**(lean body mass)减少增加了其小于胎龄儿(SGA)的风险[18]。

特殊人群的母体体重增加指南

多胎妊娠

对于双胎妊娠,医学研究所(IOM)建议对正常体重的妇女,孕期体重增长 17~24kg,超重女性为 14~23kg,

肥胖女性为 11~19kg(表7-4)。对于三胞胎和多胞胎,尚缺乏理想的孕期体重增加的资料,因此没有明确的建议[15]。

表7-4　双胎妊娠体重增长的临时准则

孕前 BMI	BMI(kg/m²)	总体重增长(kg)
正常体重	18.5~24.9	17~24
超重	25.0~29.9	14~23
肥胖	≥30.0	11~19

(摘自 Composition and compound of gestational weight gain:physiology and metabolism. In Rasmussen KM, Yaktin AL, eds:Weight Gain During Pregnancy Reexamining the Guidelines. Washington, DC:National Academy Press;2009;77-83.)

青少年

大约 **17%** 的 **12~19** 岁美国女孩肥胖,这些青少年肥胖与成年肥胖妇女面临着同样的产科风险。由于 80% 的青少年怀孕是意外的,产科医生几乎不可能与肥胖青少年讨论有关孕前期营养的问题。因此,在早期的产前护理访问时应该努力强调适当的妊娠期体重增长和营养充足的重要性。研究表明在受孕之前肥胖的青少年很有可能在产后继续肥胖[19]。医学研究所(IOM)的建议指出,青少年应遵循成人 BMI 类别来指导她们的孕期体重增长。

其他人群

根据现有证据,对身材矮小的女性、**特殊种族或吸烟者**来说,妊娠期体重增长尚无明确建议。医学研究所(**IOM**)指南认为这些特殊群体可能需要详细的孕期体重管理指南,但现有的证据不足以做出推荐意见。

母体营养需要:目前的建议

能量

能量消耗由四个基本组成部分:(1)静息代谢率(resting metabolic rate, RMR);(2)食物的热效应(TEF)或食物的特殊动力作用;(3)能量的热效应(TEE);(4)适应性或兼性热生成。RMR 是休息时使用的能量或热量,占健康人总能量消耗约 60%。TEF 是饮食、消化、吸收、再合成和储存食物的热量成本,占总能量消耗的约 5%~10%。TEE 变化大,久坐的人可能只占总能量消耗的 15%~20%。适应性生热或兼性生热是指生物体适应环境变化的适应性,如过量饮食或饮食不足,以及环境温度的变化引起的能量消耗的改变。适应性生热仅占 RMR 的 10% 以下,而且依据个体而变化(图7-3)。

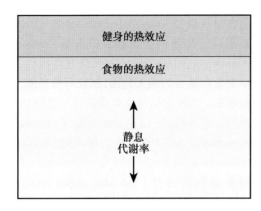

图 7-3 能量消耗的组成部分（摘自 Catalano PM, Hollenbeck C. Energy requirements in pregnancy. *Obstet Gynecol Surv.* 1992;47;368.）

孕期母体的总能量需求估计为 **8 万千卡（kcal）。这是因为母体和胎儿组织的代谢活动增加以及胎儿和胎盘的生长所致。**孕产妇增加的能量需求主要用以支持孕妇心血管、肾脏和呼吸系统功能。能量的基础需求可以根据母亲年龄、身高、活动水平、孕前体重、体重指数和妊娠体重增长的目标来确定。世界卫生组织已经估算出每日热量需求量，将孕产妇的总能量成本（80 000kcal）除以孕期（第一个月后的 250 天），整个孕期平均额外需求 300kcal/日。在妊娠前三个月，能量总消耗并没有很大的变化，体重增长很少，假如孕妇还没有耗尽身体的储备。因此，推荐的额外能量摄入主要在孕中期和孕晚期。妊娠中期孕妇应比非妊娠妇女额外消耗能量 340kcal/日，而在妊娠后期，额外的热量需求为 452kcal/日[20]。

然而，在 20 世纪 80 年代末和 90 年代进行了一系列前瞻性研究，以评估怀孕期间的能量消耗。这些研究中有许多获得了妇女在计划怀孕之前的基准数据，并纳入了诸如身体组成预估，饮食中的能量摄入量、RMR、锻炼和活动日记的标准化测量结果。这些研究表明，怀孕的能量消耗远低于以前的估计[21-25]。

双标水法的引入使得研究人员能够评估在自由生活状态下的总能量消耗。在营养良好的妇女中，RMR 通常在受孕后开始上升，并持续上升直至分娩。然而个体差异之大显而易见。在健康、营养良好的妇女中，孕早期、孕中期和孕晚期的 RMR 比怀孕前平均增加分别为 4.5%，10.8% 和 24.0%。

怀孕导致燃料利用的变化。怀孕后期，基础或禁食时碳水化合物的氧化代谢对能量的贡献增大。胎儿生长和泌乳所需的能源优先来自于碳水化合物[26]。

蛋白质

为了满足胎儿、胎盘和母体组织的发育，怀孕期间需要补充额外的蛋白质。在怀孕的过程中平均要存储925g

的蛋白质用于所需的组织生长发育。**母体的蛋白质合成增加以满足扩增的血容量、子宫增大和乳腺组织发育。**胎儿和胎盘蛋白是由母体提供的氨基酸合成的。因此，蛋白质的建议摄入量从成人非妊娠妇女每天 46g 增加到怀孕期间每天 71g。这表示蛋白质建议量从成人非妊娠妇女 0.8g/kg·日提高到怀孕期间 1.1g/kg·日[20]。

Omega-3 脂肪酸

多不饱和脂肪酸（Polyunsaturated fatty acids, PUFA）是神经组织的重要组成部分，在大脑灰质和视网膜的细胞膜磷脂中浓度较高。人体不能合成这些重要的脂肪酸，因此必须在饮食中作为亚油酸或 α-亚麻酸摄入。摄入后，α-亚油酸将转化为其活化形式，二十碳五烯酸（eicosapentaenoic acid, EPA）和二十二碳六烯酸（docosahexaenoic acid, DHA）。运送到胎儿的脂肪酸量取决于母体的膳食摄入和胎盘功能。随着 n-3 PUFA 补充，随机的安慰剂对照研究，显示了母体摄入和脐带浓度之间的正相关关系[27]。

PUFA 的最佳饮食来源是海鲜，即油性鱼，比如鲑鱼、沙丁鱼和鳗鱼以及一些植物油如亚麻籽油和核桃油[28,29]。**美国食品和药物管理局（FDA）建议孕妇消耗 200～300mg/日的 DHA，这可以通过每周消耗 1 至 2 份（227～340g）的鱼来实现。**然而，怀孕或哺乳期妇女平均仅消耗 DHA 52mg/天和 EPA 20mg/日[30]。对于那些海鲜消费不足的妇女，DHA 的替代来源包括鱼油补充剂（150～1200mg/日），增强的产前维生素（200～300mg/日），富含 DHA 的蛋（高达 150mg/鸡蛋）和上述植物油[31]。关于海鲜消费，美国妇产科学会（ACOG）鼓励孕妇，计划怀孕或者母乳喂养的妇女遵循 FDA 最新的建议，**避免进食汞含量高的鱼，特别是方头鱼、鲨鱼、剑鱼和鲭鱼。也应该将白鳍金枪鱼的消费量限制在170g/周**[32]。

在怀孕晚期和婴幼儿的头两年，大脑发育迅速，这一时期 DHA 补充剂得到了充分的研究[33]。**支持补充 PUFA 的最佳证据来自于研究发现 PUFA 的补充和儿童神经发育的结局正相关**[34,35]。随机对照试验的结果也普遍支持这些发现。例如，一项研究发现从孕第 18 周到产后 12 周使用鱼肝油，其儿童 4 岁时的智力分数与母体摄入的 DHA 有显著的相关性[35]。然而，其他随机对照试验没有发现孕妇孕期补充鱼油与接受安慰剂治疗的妇女，其后代之间的认知和语言能力有任何差异[36]。最近公布的一项后续研究显示，母亲在怀孕期间补充了800mg的DHA其18个月大的婴儿在认知、语言或运动成绩方面与对照组没有区别，尽管DHA组的儿童与对照组相比少有发育迟缓[37]。

除了深入研究 PUFA 对胎儿的脑发育的影响，怀孕期间补充 DHA 的其他潜在好处也得到关注。例如，膳食补充 PUFA 是延长孕期和预防早产的手段。这一假说起源于流行病学研究,将丹麦妇女的饮食与法罗群岛人的饮食进行了比较之后,研究人员指出,岛屿人群的海鲜饮食与增高的足月出生体重(+225g)相关[38]。这个相关关系引发了后续研究;然而,**母体胎儿医学网络(Maternal Fetal Medicine Network)**临床试验没有发现补充鱼油降低了高危患者早产的风险[39]。然而,在孕 22 周之前中度摄入每周最多三餐的鱼与早产风险的下降相关[40]。虽然老的 PUFA 补充试验据称是由于延长胎龄而致出生体重增加,但最近的[41]试验报告发现在调整孕龄以后出生体重有所下降[42,43]。因此,目前的证据不足以推荐补充 PUFA 作为降低早产风险的手段。

维生素和矿物质补充指南

参考膳食摄入量(Dietary Reference Intakes)

为了解决美国人口不断变化的营养需求,医学研究所(IOM)的食品和营养委员会于 1997 年建立了第一份参考膳食摄入量(Dietary Reference Intakes,DRIs)。这些价值观超越了传统的推荐膳食摄入量(Recommended Dietary Allowances,RDAs),重点是预防慢性疾病,**DRI 提供了一个安全和适当的摄入范围,以及可接受的上限**,基于已知的研究。DRI 包括每个生命阶段和性别组的四个饮食参考值。这些包括(1)估计平均要求(Estimated Average Requirements),(2)推荐膳食摄入量(Recommended Dietary Allowances),(3)适当摄入量(Adequate Intake),(4)可耐受最高摄入量(Tolerable upper intake levels,UL)。目前,已经确立了维生素 A、胡萝卜素、维生素 B、维生素 C、维生素 D、维生素 K、叶酸、钙、胆碱、铬、铜、氟化物、碘、铁、镁、锰、钼、磷、生物素、泛酸、硒和锌的参考膳食摄入量(DRI)。随着科学证据的评估,在接下来的十年内,将会提供其他有关营养物质的摄入建议(表 7-5)[44]。

表7-5 参考膳食摄入量:推荐的个人每日摄入量

维生素/矿物质	年龄(岁)	非孕妇	孕妇	摄入上限
维生素 A(μg)	<18	700	750~1200	2800
	19~30	700	770~1300	3000
	31~50	700	770~1300	3000
维生素 C(mg)	<18	65	80	1800
	19~30	75	85	2000
	31~50	75	85	2000
维生素 D(μg)	<18	15	15	100
	19~30	15	15	100
	31~50	15	15	100
维生素 E(mg)	<18	15	15	800
	19~30	15	15	1000
	31~50	15	15	1000
维生素 K(μg)	<18	75	75	ND
	19~30	90	90	ND
	31~50	90	90	ND
维生素 B_1(mg)	<18	1.1	1.4	ND
	19~30	1.1	1.4	ND
	31~50	1.1	1.4	ND
维生素 B_2(mg)	<18	1.1	1.4	ND
	19~30	1.1	1.4	ND
	31~50	1.1	1.4	ND
维生素 B_3(mg)	<18	14	18	30
	19~30	14	18	35
	31~50	14	18	35
维生素 B_6(mg)	<18	1.2	1.9	80
	19~30	1.3	1.9	100
	31~50	1.3	1.9	100

表 7-5　参考膳食摄入量:推荐的个人每日摄入量(续)

维生素/矿物质	年龄(岁)	非孕妇	孕妇	摄入上限
叶酸(mg)	<18	400	600	800
	19 ~ 30	400	600	1000
	31 ~ 50	400	600	1000
维生素 B_{12}(μg)	<18	2.4	2.6	ND
	19 ~ 30	2.4	2.6	ND
	31 ~ 50	2.4	2.6	ND
泛酸(mg)	<18	5	6	ND
	19 ~ 30	5	6	ND
	31 ~ 50	5	6	ND
生物素(μg)	<18	25	30	ND
	19 ~ 30	30	30	ND
	31 ~ 50	30	30	ND
胆碱(μg)	<18	400	150	3000
	19 ~ 30	425	450	3500
	31 ~ 50	425	450	3500
钙(mg)	<18	1300	1300	3000
	19 ~ 30	1000	1000	2500
	31 ~ 50	1000	1000	2500
铬(μg)	<18	24	29	ND
	19 ~ 30	25	30	ND
	31 ~ 50	25	30	ND
铜(μg)	<18	890	1000	8000
	19 ~ 30	900	1000	10 000
	31 ~ 50	900	1000	10 000
氟(mg)	<18	3	3	10
	19 ~ 30	3	3	10
	31 ~ 50	3	3	10
碘(μg)	<18	150	220	900
	19 ~ 30	150	220	1100
	31 ~ 50	150	220	1100
铁(mg)	<18	15	27	45
	19 ~ 30	18	27	45
	31 ~ 50	18	27	45
镁(mg)	<18	360	400	350
	19 ~ 30	310	350	350
	31 ~ 50	320	360	350
磷(mg)	<18	1250	1250	4000
	19 ~ 30	700	4000	4000
	31 ~ 50	700	4000	4000
硒(μg)	<18	55	60	400
	19 ~ 30	55	60	400
	31 ~ 50	55	60	400
锌(mg)	<18	9	12	34
	19 ~ 30	8	11	40
	31 ~ 50	8	11	40

　　1997 年参考膳食摄入量(RDI)纳入了钙,磷,镁,维生素 D,氟;1998 年纳入了维生素 B_1,B_2,B_3,B_6,B_{12},叶酸,泛酸,生物素和胆碱;2000 年纳入了维生素 C,E,硒和类胡萝卜素;2001 年纳入了维生素 A,K,砷,硼,铬,铜,碘,铁,锰,钼,镍,硅,钒,锌;2011 年纳入了钙和维生素 D。2015 年 4 月 24 的文献报道,参见:http://www.iom.edu/Activities/Nutrition/SummaryDRIs/DRI-Tables.aspx. ND,没有测定

可耐受最高摄入量

可耐受最高摄入量(UL)是日常营养摄入的最高量,这个剂量对特定生活阶段和性别组中几乎所有(97%~98%)的个体没有健康危害(见表7-5)。

对饮食摄入恰当并且有足够体重增长(无水肿)的妇女,不需要强制性给予常规维生素/矿物质补充剂。然而,**大多数医疗保健提供者开了产前维生素和矿物质补充剂的处方,因为许多妇女在妊娠早期没能满足营养的需求,特别是在叶酸和铁方面。**

维生素

维生素A

维生素A是存在于各种化合物中的脂溶性维生素,包括视黄醛,视黄酯,视黄醇和视黄酸。视黄酸是维生素A最活跃的形式。视黄醇是预制的维生素A。在植物中,维生素A以其前体形式存在,例如前维生素A,类胡萝卜素(例如β-胡萝卜素)和隐黄质。维生素A在细胞分化、基因表达的调节以及脊椎、脊髓、四肢、心脏、眼睛和耳朵的发育等方面是必需的。

严重的维生素A缺乏症在美国很少见,维生素A的足量摄入可以很容易地从健康饮食中获得。然而社会经济地位较低的妇女不能从饮食中摄取足量的维生素A。怀孕期间维生素A缺乏会削弱免疫系统,增加感染的风险并与夜间失明有关。然而,应该建议增加维生素A的饮食摄入量,而不是补充维生素A,因为过量摄入视黄醇是已知的人类致畸因子。维生素A过量会引起颅神经嵴细胞的异常,导致心脏和颅面缺陷,包括小头畸形[45]。

怀孕期间维生素A的DRI为770μg/日,可耐受的最高摄入量已经确立为3000μg/日[46]。非处方的多种维生素补充剂可能含有过量的维生素A,因此应在怀孕期间停掉。另外,孕妇和试图怀孕的女性应避免使用治疗痤疮的含有视黄醇衍生物的外用乳膏。

维生素D

维生素D摄入量对于钙的正确吸收,骨骼健康和骨骼内环境的稳定至关重要。**在怀孕期间,维生素D对于胎儿生长发育以及与受精卵着床和血管生成有关的基因调节至关重要。**产妇低维生素D状态与子宫内长骨生长减少,妊娠期较短,先天性佝偻病和新生儿骨折相关。产妇低维生素D也可能影响胎儿印记,会影响出生后以及将来的神经发育,免疫功能和慢性疾病的易感性。

母体维生素D状态也可能是子痫前期的独立危险因素,补充维生素D可能有助于预防这种并发症和促进新生儿健康[47]。然而,这些数据来自于观察性研究,而前瞻性队列研究尚未发现有关联。最近的一项欧洲多中心试验研究了维生素D补充剂(1600IU/日)是否可以改善母体的葡萄糖代谢[49]。

在妊娠期和哺乳期维生素D的推荐摄入量为600IU/日[50]。最近的研究表明,即使产前每天服用含有400IU维生素D,母体维生素D水平在怀孕期间仍然较低。Lee和同事[51]发现,尽管每天补充400IU的维生素D和饮用两杯维生素D强化牛奶,但在婴儿出生时,50%的母亲和65%的新生儿维生素D明显缺乏。维生素D不足在黑人孕妇中也较为常见[52,53]。

对严格素食主义者,阳光照射不足和不吃乳制品的妇女,应建议补充维生素D。在孕前或产前检查时对维生素D水平的评估中,应该检测血清25-羟基-维生素D水平。大多数专家认为,为了获得骨骼的最佳健康每天需要补充20ng/mL(50nmol/L)维生素D。在怀孕期间每天补充1000~4000IU维生素D是安全可行的[54]。

维生素C

维生素C也被称为抗坏血酸,是一种水溶性维生素和抗氧化剂,有减少自由基的作用,也有助于前胶原的形成。铁的摄取也需要足够的维生素C。吸烟妇女对维生素C的需求增加。目前建议孕妇应该摄取维生素C 85mg/日,和非妊娠成年妇女75mg/日的推荐量不同。增加的维生素C摄入可以防止血浆中维生素C被耗尽,并确保将足够的维生素C运送到发育中的胎儿。大剂量维生素C对胎儿生长和发育的影响尚没有研究。维生素C主要是从母体转运到胎儿循环,可耐受的最高摄入量已经确定在1800~2000mg/日[55]。

氧化应激引发子痫前期的假说刺激了人们对抗氧化剂预防此疾病的兴趣。然而,几项大型的随机安慰剂对照研究和Cochrane评估显示没有益处[56]。因此,不建议补充抗氧化的维生素C和维生素E用于预防子痫前期[57]。

维生素B6

维生素B6,也称为吡哆醇,是一种水溶性B族复合维生素,它是蛋白质、碳水化合物和脂质代谢中的辅酶。维生素B6参与血红素(heme)的合成,有助于母体和胎儿的红细胞、抗体和神经递质的形成。**研究表明,补充维生素B6可有效缓解怀孕期间的恶心和呕吐[58]。**鉴于最近Cochrane协作网对妊娠剧吐方案的评估无法得出关于维生素B6功效的确切结论,美国妇产科学会(ACOG)的证据足以支持B6单药治疗作为妊娠期恶心和呕吐的一线治疗方案(10~25mg,tid)[59,60]。由于维生素B6过量可引起麻木和神经损伤,孕期妇女可耐受的最高摄入量确定在100mg/日。

维生素 K

维生素 K 是一种脂溶性维生素,用于合成凝血因子 Ⅱ,Ⅶ,Ⅸ 和 X。维生素 K 从母体转运到胎儿的剂量有限;但是胎儿出血很罕见。然而新生儿常常缺乏维生素 K,在出生时需接受静脉补充。孕妇和非妊娠妇女维生素 K 的 DRI 为 90mg,可耐受的最高摄入量尚未确立[55]。

叶酸

叶酸其代谢活性形式四氢叶酸,是核酸和多种氨基酸合成中一碳单位转运反应的辅酶。因此,足量的叶酸膳食对于胎儿和胎盘的发育非常重要,细胞的快速生长、复制、细胞分裂和核苷酸合成都需要叶酸[61]。由于胚胎神经管闭合在受孕后 18 ~ 28 天完成,因此孕妇在怀孕之前和胚胎发育的前 4 周(距最后一次月经 6 周的孕期)摄入足够的叶酸至关重要。在怀孕中期和怀孕晚间为了支持母体红细胞的生成,对叶酸的需求也显著增加。

不幸的是,叶酸缺乏是怀孕期间最常见的维生素缺乏症[62]。人类叶酸缺乏主要归因于膳食摄入不佳,行为和环境因素以及遗传缺陷。人类本身不能合成叶酸,因此其需求完全依靠膳食来源或补充剂来满足。1992 年,美国疾病控制和预防中心(CDC)建议所有育龄妇女每天补充 400μg 叶酸补充剂,以确保在怀孕时有足够的叶酸水平,无论是计划怀孕或意外怀孕[63]。育龄妇女叶酸的 **DRI 为 400μg/日;孕妇每天 600μg**。叶酸可耐受的最高摄入量已确定为 1000μg/日。此外,有证据表明长期使用口服避孕药可以抑制叶酸的吸收并增加其在肝脏中的降解[64]。因此,使用口服避孕药的妇女其叶酸贮存可能会更快速地枯竭,如果这些妇女怀孕,叶酸缺乏症的发生率更高。

叶酸和神经管缺陷

神经管缺陷(Neural tube defects,NTD)的发病率为每 1000 例妊娠中有 1.4 ~ 2 例,是世界上仅次于先天性心脏病之后最常见的先天性畸形[65]。发病率根据种族而有所不同。西班牙裔妇女的比例最高,而黑人妇女和亚裔妇女的比例最低[66]。既往怀孕时有 NTD 胎儿或本人罹患 NTD 的妇女风险较高(2% ~ 3%)[67]。有 NTD 家族史者(兄弟姐妹,侄女或侄子)的孕妇其 NTD 怀孕风险提高到约 1%,母体糖尿病或使用某些抗癫痫药物如丙戊酸或卡马西平的患者也有同样的风险。NTDs 的高风险与母体体重的增长有关[68]。然而,95% 的 NTDs 儿童是没有 NTD 家族史的夫妇所生[69]。

NTDs 的病因是叶酸摄入不足加上孕期对叶酸的需求增加。涉及叶酸生产代谢的一个酶的遗传缺陷与 NTD 发病有关[62]。神经管在妊娠早期,受孕后 18 ~ 28 天形成。神经管的形成缺陷包括脑形成缺陷(无脑畸形),神经管下段的闭合缺陷(脊柱裂)以及开放性 NTD(脊膜膨出和脊髓突出)。叶酸缺乏对怀孕早期神经管形成的有害影响是为什么要在受孕之前就要开始补充叶酸,并且至少要延续到怀孕的头三个月的主要原因[70]。

补充叶酸

随机、对照和观察性试验表明,围受孕期(periconceptional)和怀孕早期补充叶酸可以使胎儿患神经管缺陷的危险减少 50% ~ 70%[62]。自 1998 年美国政府开始进行叶酸防御计划以来,谷物,意大利面,大米和面包都添加了叶酸,神经管畸形发生率显著下降。美国疾病防治中心综合来自八个以人口为基础的出生缺陷监测系统进行的 NTD 产前诊断的数据,报告显示:美国新的 NTD 患病率从 1995 ~ 1996 年之间的 4000 例,下降到 1999 ~ 2000 年的 3000 例[71]。NTD 发病率减少了 26%,充分显示了这一公共卫生政策的成功。使用类似水平的叶酸强化计划,加拿大的一项研究显示 NTD 患病率降低了 46%[72]。与美国相比,NTD 的基准线较高是风险降低巨大的原因。

研究表明,既往妊娠存在 NTD 胎儿病史的妇女,孕前至少 1 个月开始补充叶酸 4000μg/日至妊娠前三个月,再次发生 NTD 风险率降低了 72%[61]。虽然没有明确的证据表明,其他高危人群如受 NTD 影响个体的至亲,糖尿病患者或使用抗癫痫药物的妇女,补充更高量的叶酸是否有益,但许多专家推荐这些人群在怀孕前和怀孕早期口服高剂量叶酸至少 1000μg/日。对于这些妇女,应单独使用叶酸补充剂,不能使用多种维生素的复合剂。每日消耗多种维生素可能会导致其他维生素过量,特别是维生素 A,对发育中的胎儿有致畸毒性[63]。

矿物质

铁

铁是血红蛋白生产的重要组成部分,在怀孕期间它的需求显著增加。额外的铁主要是用于孕期扩大 20% ~ 30% 母体红细胞容积,同时胎儿和胎盘组织的生产也需要铁。在整个怀孕期间,450mg 额外的铁被转运到母体骨髓,250mg 的铁在分娩期间由于出血而丢失。怀孕期间估计大约需要 1000mg 的铁。孕期每天的推荐剂量(DRI)是 27mg/日,而非孕期妇女是 18mg/日。铁的可耐受最高摄入量已确定为 45mg/日[46]。

对许多妇女来说在怀孕期间维持足够的铁贮存非常重要,但是却很难达到。根据美国疾病预防控制中心的要求,对贫血高危人群的筛查应在怀孕前、孕早期、孕中期和孕晚期进行,如表 7-6 所示。缺铁性贫血增加了孕产妇和婴儿死亡率、早产、新生儿出生体重不足的风险。贫血也对婴儿大脑的正常发育和功能产生负面影响。黑人妇女、低收入妇女、青少年、没有受过高中教育的妇女和多胎妊娠妇女,孕期铁缺乏症的发病率较高[73]。

表 7-6 孕期贫血诊断			
实验室检测	孕早期	孕中期	孕晚期
血红蛋白（g/dL）	<11	10.5	<11
红细胞压积（%）	<33	32	<33

数据来自美国疾病控制与预防中心（www.cdc.gov）

如表 7-6 所示，妊娠早期或晚期血红蛋白低于 11g/dL 或红细胞比容低于 33% 表示贫血。妊娠中期血红蛋白低于 10.5g/dL 或红细胞比容低于 32% 也表示贫血。

实验室检查结果包括小细胞低色素性贫血（microcytic hypochromic anemia）和储存铁耗竭的证据，如血浆铁水平低、铁结合能力高和血清铁蛋白水平低。对于诊断缺铁性贫血，血清铁蛋白水平低于 10 ~ 15μg/L 具有最高的灵敏度和特异性。

产前保健提供者通常建议对孕前血红蛋白测量正常的妇女，从怀孕第十二周开始每天以简单铁盐的形式补充 30mg 元素铁（表 7-7）[74]。对多胎孕妇或怀孕前血红蛋白含量低的女性，建议补充 60 ~ 100mg/日的元素铁，直至血红蛋白浓度正常化，此后的补充剂可降至 30mg/日[75]。

表 7-7 口服补铁量	
口服补充量	元素铁
富马酸亚铁	106mg/片
硫酸亚铁	65mg/片
葡萄糖酸亚铁	28 ~ 36mg/片

（摘自 the American College of Obstetricians and Gynecologists. ACOG Practice Bulletin No.95：Anemia in pregnancy. *Obstet Gynecol*. 2008；112（1）：201-207.）

对于严重缺铁的妇女，不能耐受口服铁的人，或吸收不良综合征患者，可以通过肠外方式补铁。肠外补铁相对于口服能更快地提高血红蛋白水平。口服与静脉注射（IV）蔗糖铁的一项随机对照试验表明，静脉注射铁在 5 天和 14 天后均显著增加了血红蛋白水平，而口服治疗的妇女则没有明显改善。然而到第 40 天，两组血红蛋白水平之间没有显著差异[76]。

铁补充剂可能有胃肠道（GI）副作用，即便秘和恶心，开处方时应予以考虑。延迟补充铁剂直到妊娠中期，当铁的需求增加和恶心已经减退时，可能有助于提高治疗的依从性。饭后服用可以减少铁补充剂引起的恶心，但可能会降低铁的吸收总量。在使用处方铁补充剂时，推荐使用散装轻泻剂和/或粪便软化剂以提高治疗的依从性。

抗酸剂会损害铁的吸收，因此不应和铁同时服用；这在妊娠中期特别重要，因为那时的胃食管反流很常见。

如果母体饮食含有足够量的维生素 C，铁吸收就会更好。偶尔孕妇会有异食癖，会摄入非食物物质，如黏土，泥土或冰块。缺铁曾被假定为导致异食癖的原因，但是某些文化因素也可导致这些行为。对缺铁的孕妇应询问她是否有异食癖，对有异食癖的妇女应测试其是否缺铁。如果异食癖阻扰了母亲去消费营养丰富的食物，或者其消费的材料含有有毒成分，她的异食行为就要受到关注。

钙

怀孕期间大量的钙对于胎儿骨骼和组织的发育以及激素的适应至关重要。这些包括钙调节激素变化对肠道吸收、肾脏再吸收和骨中钙的代谢。$1,25(OH)_2D_3$ 的存在增加了孕中期和晚期的肠道钙吸收，保护了母体骨骼，同时满足了胎儿的钙需求。与储量较少且易于耗尽的母体铁和叶酸相比，母体钙贮存较多，且大部分贮存于骨骼中，容易动员。胎儿的钙需求在妊娠晚期最高，回应了母体 $1,25(OH)_2D_3$ 含量的增加，胎儿每天平均使用 300mg 钙。研究表明怀孕期间钙的不足与妊娠期高血压、早产和子痫前期有关[77,78]。

19 ~ 50 岁的孕妇，钙的参考膳食摄入量（DRI）为 1000mg/日，对于 9 ~ 19 岁的青少年女性，DRI 为 1300mg/日。青少年在怀孕期间可能需要额外的钙，因为她们自己的骨骼仍然需要钙储存以确保足够的骨密度。妊娠期钙的可耐受最高摄入量为 2500mg/日[79]。在怀孕之前和怀孕期间许多妇女难以从膳食中获得足够的钙，因此需要补充，特别是黑人、西班牙裔美国人和美洲原住民妇女。每天至少消费三份乳制品，包括钙强化果汁和饮料，可以帮助满足这些要求。由于乳糖不耐受而限制其乳制品摄入的妇女或许可以耐受酸奶和奶酪，也可能需要额外的补充钙。碳酸钙，葡萄糖酸钙，乳酸钙或者柠檬酸钙可以提供 500 ~ 600mg/日的钙，以弥补所需钙和从食物中摄入钙之间的差异。标准的产前维生素通常每片含 150 ~ 300mg 钙。销往非妊娠人群的多种维生素通常每片钙含量不超过 200mg。钙的吸收剂量为一次 600mg，因此孕妇不太可能达到可耐受的最高量。

有关钙在预防妊娠高血压或子痫前期的数据充满矛盾。尽管在小样本研究中钙补充已被证明可以降低血压和子痫前期，但较大的临床试验未能显示其效果[78,80]。有证据表明钙的补充降低了孕期发生高血压的风险，但仅对补充前没有摄入足够钙量的妇女有效[63]。因此应谨慎确保妇女按其年龄所需摄入足量的钙，并着重强调在怀孕前和怀孕期间摄入足够钙的重要性。

锌

锌参与核酸和蛋白质代谢的催化、结构和调节功能。超过 100 多种酶需要锌的参与，母体缺锌可导致产程延长、胎儿宫内生长受限(IUGR)、畸形、胚胎或胎儿死亡[52]。孕妇的每日参考膳食摄入量(DRI)为 11mg/日,素食主义者(vegetarians)或纯素食主义者(vegans)可能会更高,因为全谷物和豆类所含的肌醇六磷酸与锌结合,减少其吸收。孕妇和非妊娠妇女可耐受的最高摄入量已确定为 40mg/日。均衡膳食的孕妇通常不需要补锌。但是,如果一名妇女每天使用超过 60mg 元素铁,应建议补锌,因为铁与锌的吸收相竞争。

胆碱

胆碱是细胞信号传导和细胞膜结构完整性所必需的营养物质。它对干细胞增殖和细胞凋亡至关重要。怀孕期间对胆碱的需求很高,因为母体的胆碱被转运到胎儿,以帮助脑和脊髓的发育[81]。胎儿神经的正常发育和功能需要足够量的胆碱,对于记忆力它是必不可少的[82]。胆碱不仅来自于饮食,而且能够从新合成。目前怀孕期间胆碱的建议摄入量是 450mg/日,母乳喂养的母亲每天摄入量 550mg。胆碱的饮食来源包括鸡蛋(126mg/鸡蛋),豆腐(100mg/85g),瘦牛肉(67mg/85g),布鲁塞尔芽菜(62mg/杯煮熟),花椰菜(62mg/¾杯煮熟),海军豆(48mg/½杯煮熟),花生酱(20mg/2 汤匙)和脱脂牛奶(38mg/杯)。

怀孕期间与营养相关的问题

恶心与呕吐

在怀孕期间,恶心和呕吐通常发生在妊娠 5～18 周之间,通常会在 16～18 周得到改善。多达 15%～20% 的女性这些症状会持续到最后的三个月,5% 的患有这些症状直到分娩。50%～90% 的女性有一定程度的恶心,伴随或者不伴随呕吐,但仅有一小部分患者因妊娠剧吐而需要住院[83]。**过度呕吐的妇女全天可能多次呕吐,如果体重减轻超过妊娠前的 5%,通常需要住院治疗脱水和电解质紊乱。**

妊娠期恶心和呕吐的原因尚不清楚,但可能与人类促性腺激素(hCG)水平升高有关,在妊娠早期其水平每 48 小时成倍增长,在孕 12 周时达到峰值。研究表明,以下几种情况下妇女在怀孕期间更有可能发生恶心或呕吐,如果(1)怀孕是双胞胎或多胞胎;(2)在怀孕期间有恶心和呕吐的经历;(3)服用避孕药时有恶心或呕吐副作用的历史;(4)有晕车病史;(5)有亲属(母亲或姐姐)在怀孕期间有晨吐;或(6)有偏头痛的病史。

框 7-1 显示了治疗恶心和呕吐的策略。**在遵循这些建议之后,维生素 B_6(10～25mg,每日三次)是怀孕期间治疗恶心呕吐的一线方案。姜和针灸也可能有助于治疗怀孕期间的恶心[58,84]。**

胃灼热和消化不良

胃灼热和消化不良影响到三分之二的孕妇,通常由胃内容物反流引起,继发于黄体素升高所致的食管下端压力降低和蠕动减弱[84]。由于器官移位以适应胎儿生长而引起的胃容量受限,导致怀孕晚期出现这些症状。用于管理胃灼热和消化不良的药物可参见框 7-1。

框 7-1　管理孕期恶心、呕吐、胃灼热和消化不良的策略

- 吃少量,低脂肪的食物和小吃(水果,椒盐脆饼,饼干,脱脂酸奶)
- 慢吃多餐
- 食用室温或冷食以避免强烈的食物气味,并在烹饪时通风良好
- 在两餐之间饮用液体,而不是在用餐时
- 避免可能引起胃肠刺激的食物,如薄荷,胡椒薄荷,咖啡因,柑橘类水果,辛辣食物,高脂肪食物或番茄制品
- 饭后等待 1～2 小时才躺下
- 饭后散步
- 穿宽大松散衣服
- 饭后刷牙预防症状

便秘

在怀孕期间,百分之五十的孕妇在某些时段会出现便秘,通常与紧张、硬便和不完全排便相关,而不是排便不频繁所致。怀孕期间的便秘与平滑肌松弛、大肠内水的再吸收增加,以及胃肠蠕动减慢有关。孕妇经常注意到胃肠道不舒服,鼓胀感,痔疮和胃灼热增多,食欲下降。便秘也可以由铁补充剂而加重。框 7-2 显示了治疗孕期便秘的策略。

框 7-2　管理孕期大便干结的策略

- 通过饮用水,草药茶和无咖啡因饮料,增加液体摄入量
- 通过吃高纤维谷物,全谷物,豆类和麸皮,增加每日纤维摄入量
- 使用车前子纤维补充剂(如 Metamucil)
- 增加新鲜,冷冻或干燥的水果和蔬菜的消费量
- 参加中度的身体活动,如散步,游泳或瑜伽
- 当补充铁剂的时候,一起服用粪便软化剂

食物污染

由于孕期激素的变化,孕妇和未出生的胎儿更容易食物中毒。**怀孕期间特别关心的病原体包括单核细胞增多性李斯特菌,弓形虫,沙门菌和空肠弯曲杆菌。**这些微生物可以穿过胎盘,因此对发育中的胎儿构成食源性感染的风险[85]。为避免李斯特菌败血症,应建议孕妇清洗蔬菜和水果,烹饪所有肉类应达到安全所要求的最低限度的内部温度,避免加工食物,预煮肉(冷盘、熏制海鲜、

香肠)和软奶酪(布里干酪、蓝奶酪、卡姆贝尔奶酪和墨西哥白奶酪),并且仅消费已经被灭菌的乳制品。所有食物应以卫生和适当的方式处理,以防止细菌污染。弓形体病可以通过水、粉尘、土壤或者食用被污染的食物传染给人类。猫是弓形虫的主要宿主。弓形虫病常见的原因是由于吃生肉或未煮过的肉,未经洗涤的水果和蔬菜,以及清理猫的垃圾箱或处理污染的土壤。沙门菌和弯曲杆菌可以在生的未经过高压灭菌的牛奶中找到,生的或未煮熟的肉类和家禽、鸡蛋、沙拉、奶油甜点和甜点馅料及未经处理的水。为避免感染,孕妇应经常洗手,特别是在处理动物后或在花园内工作时,应避免未煮熟的食物和未经高温灭菌的果汁。与生肉、鱼或家禽接触的所有表面也应使用热肥皂水冲洗[85]。

受重金属污染的食物可能对发育中的胎儿产生破坏性的神经毒性和致畸作用,从而导致流产、死胎、早产或其他胎儿并发症[86]。特别是暴露于甲基汞、铅、镉、镍和硒的案例报道已经报道了其致畸性或胚胎毒性。汞可从蔬菜中通过剥皮去除,也可以用肥皂和水清洗。怀孕期间消耗的所有乳制品和果汁应进行巴氏杀菌[87-89]。

孕期的特别营养考虑

咖啡因

咖啡因的代谢缓慢,在怀孕期间很容易地通过胎盘传给胎儿。怀孕期间摄入中量咖啡因很常见,怀孕妇女或试图怀孕的妇女应将其咖啡因摄入量限制在不超过200mg/日,相当于一杯355mL的咖啡。其他来源的咖啡因包括茶,热可可,巧克力,能量饮料,咖啡冰淇淋和苏打水。许多研究探讨了高咖啡因摄入量与流产,早产和胎儿宫内发育迟缓(IUGR)之间的相关性。对现有的文献回顾显示,中度咖啡因消耗(<200mg/日)不是流产或早产的主要原因。

素食(Vegetarian)和纯素食(Vegan)饮食

均衡的素食饮食,不吃肉类,鱼类和家禽,但仍吃乳制品和蛋类,对怀孕期间的健康没有不良影响[90]。全球素食者的研究显示,怀孕的素食主义者宏量营养素(Macronutrient)的摄入量与非素食孕妇非常相似,不同的是素食主义者蛋白质消耗较少的和碳水化合物消耗较多。**纯素食饮食即排除所有动物产品(包括鸡蛋和乳制品)的饮食,可能会缺乏铁、必需氨基酸、微量矿物质(锌)、维生素 B$_{12}$、维生素 D、钙和多不饱和脂肪酸(PUFA)以支持胚胎和胎儿的正常发育。因此应推荐纯素食患者在怀孕早期与营养师会面,分析其营养摄入和需要添加的补充品。**例如目前广泛使用的强化素食食品,包括一些添加了钙和维生素 D 的牛奶,含有蛋白质的肉类替代物,以及强化果汁和早餐谷物[90]。

草药补品

由于草药补品不受管制的特征,在怀孕期间一般不建议消费。此外有关怀孕期间使用草药补品的数据很少,产品的强度和纯度在不同的制造商之间差别很大。尽管如此,补充和替代治疗的消费市场仍在继续增长。研究表明,孕妇常常选择草药补充剂,因为它们的使用是从整体出发为了整体健康。文献中研究最多的草药是生姜,已被用于治疗孕期恶心和呕吐几个世纪[91]。专家建议试用 250mg 胶囊,每天三次或者使用姜茶。**虽然无数其他草药和补充剂肯定也有潜在的好处,但是仍需要更多的研究以后才能在孕期安全地推荐这些补品。**

关键点

◆ 妊娠期间孕妇可能额外需要 300kcal/日的能量,但个体差异很大,有些人的额外能量需求可能很少。

◆ 美国医学研究所(The Institute of Medicine)根据孕妇的体重制订了孕期体重增长指南:体重不足者(BMI<18.5;13~18kg),正常体重者(BMI 18.5~24.9;11~16kg),超重者(BMI 25.0~29.9;7~16kg)和肥胖者(BMI>30;5~9kg)。

◆ 妊娠期间蛋白质需求量从非妊娠妇女的 0.8g/kg·日增加至孕期的 1.1g/kg·日。

◆ 叶酸的每日推荐摄入量:育龄妇女为 400μg/日,孕妇 600μg/日。有胎儿神经管缺陷的高危妇女应在受孕前和妊娠早期服用高剂量的叶酸(4mg/日)。

◆ 由于妊娠期母体红细胞量增加(20%~30%)以及胎儿和胎盘组织的生长,孕期需要补充铁剂。铁补充剂会引起胃肠道副作用,如便秘。

◆ 妊娠期间通常需要补充维生素 D 制剂,有特定饮食习惯的妇女或很少暴露在阳光下的妇女更需注意补充维生素 D。孕前和妊娠期间评估维生素 D 浓度,可以检测血清中 25(OH)D 的水平,目标浓度要高于 20nmol/L。孕妇和育龄妇女的维生素 D 参考膳食摄入量(DRI)为 600IU/日。

◆ 钙的参考膳食摄入量:19~50 岁妊娠和非妊娠妇女是 1000mg/日,9~19 岁的女性是 1300mg/日。

◆ 妊娠期间常出现胃肠道问题,例如胃灼热、恶心、呕吐及便秘,通过适当的营养咨询可以改善这些情况。

参考文献

1. Ogden CL, Carroll MD, Kit BK, Flegal KM. Prevalence of childhood and adult obesity in the United States, 2011-2012. *JAMA*. 2014;311(8): 806-814.

2. *Overweight and Obesity*. Centers for Disease Control and Prevention. Available at: <www.cdc.gov/obesity/>.

3. West E, Hark LA, Deen DD. Nutrition in pregnancy and lactation. In: *Medical Nutrition and Disease*. 5th ed. Malden, MA: Wiley-Blackwell Publishing; 2014.

4. Deen DD, Hark LA. *Feeding the Mother-to-be. The Complete Guide to Nutrition in Primary Care*. Maden, MA: Wiley-Blackwell; 2007.

5. Ehrenberg HM, Iams JD, Goldenberg RL, et al. Maternal obesity, uterine activity, and the risk of spontaneous preterm birth. *Obstet Gynecol*. 2009; 113:48-52.

6. Haider BA, Olofin I, Wang M, Spiegelman D, Ezzati M, Fawzi WW, Nutrition Impact Model Study Group (anaemia). Anaemia, prenatal iron use, and risk of adverse pregnancy outcomes: systematic review and meta-analysis. *BMJ*. 2013;346:f3443.

7. *"Weight Gain During Pregnancy: Reexamining the Guidelines" Institutes of Medicine*. Available at: <iom.nationalacademies.org/en/Reports/2009/Weight-Gain-During-Pregnancy-Reexamining-the-Guidelines.aspx>.

8. *"Weight Gain During Pregnancy: Reexamining the Guidelines" Institutes of Medicine*. May 28, 2009. Web. July 21, 2014.

9. Hernandez TL, Van Pelt RE, Anderson MA, et al. A higher-complex carbohydrate diet in gestational diabetes mellitus achieves glucose targets and lowers postprandial lipids: a randomized crossover study. *Diabetes Care*. 2014;37(5):1254-1262.

10. Moses RG, Casey SA, Quinn EG, et al. Pregnancy and Glycemic Index Outcomes study: effects of low glycemic index compared with conventional dietary advice on selected pregnancy outcomes. *Am J Clin Nutr*. 2014; 99(3):517-523.

11. Nitert MD, Barrett HL, Foxcroft K, et al. SPRING: an RCT study of probiotics in the prevention of gestational diabetes mellitus in overweight and obese women. *BMC Pregnancy Childbirth*. 2013;13:50.

12. Beyerlein A, Schiessl B, Lack N, von Kries R. Optimal gestational weight gain ranges for the avoidance of adverse birth weight outcomes: a novel approach. *Am J Clin Nutr*. 2009;90:1552-1558.

13. Nohr EA, Vaeth M, Baker JL, Sørensen T, Olsen J, Rasmussen KM. Combined associations of prepregnancy body mass index and gestational weight gain with the outcome of pregnancy. *Am J Clin Nutr*. 2008;87(6): 1750-1759.

14. *"Pregnancy and Weight Gain: How Much Is Too Little?"* American College of Obstetricians and Gynecologists. News Release. December 20, 2012.

15. Institute of Medicine. *Weight gain during pregnancy: reexamining the guidelines*. Washington, DC: National Academies Press; 2009.

16. Weight gain during pregnancy. Committee Opinion No. 548. American College of Obstetricians and Gynecologists. *Obstet Gynecol*. 2013;121: 210-212.

17. Bodnar LM, Siega-Riz AM, Simhan HN, Himes KP, Abrams B. Severe obesity, gestational weight gain, and adverse birth outcomes. *Am J Clin Nutr*. 2010;91(6):1642-1648.

18. Catalano PM, Mele L, Landon MB, et al., Eunice Kennedy Shriver National Institute of Child Health and Human Development Maternal-Fetal Medicine Units Network. Inadequate weight gain in overweight and obese pregnant women: what is the effect on fetal growth? *Am J Obstet Gynecol*. 2014;211(2):137.

19. Joseph NP, Hunkali KB, Wilson B, Morgan E, Cross M, Freund KM. Pre-pregnancy body mass index among pregnant adolescents: gestational weight gain and long-term post partum weight retention. *J Pediatr Adolesc Gynecol*. 2008;21(4):195-200.

20. Trumbo P, Schlicker S, Yates AA, Poos M. Dietary reference intakes for energy, carbohydrate, fiber, fat, fatty acids, cholesterol, protein and amino acids. Food and Nutrition Board of the Institute of Medicine, The National Academies. *J Am Diet Assoc*. 2002;102(11):1621-1630.

21. Forsum E, Kabir N, Sadurskis A, Westerterp K. Total energy expenditure of healthy Swedish women during pregnancy and lactation. *Am J Clin Nutr*. 1992;56:334.

22. Durnin JVGA, McKillop FM, Grant S, et al. Energy requirements of pregnancy in Scotland. *Lancet*. 1987;2:897.

23. Lawrence M, Lawrence F, Coward WA, et al. Energy requirements of pregnancy in the Gambia. *Lancet*. 1987;2:1072.

24. Van Raaij JMA, Vermat-Miedema SH, Schonk CM, et al. Energy requirements of pregnancy in the Netherlands. *Lancet*. 1987;2:953.

25. Goldberg GR, Prentice AM, Coward WA, et al. Longitudinal assessment of energy expenditure in pregnancy by the doubly labeled water method. *Am J Clin Nutr*. 1993;57:94.

26. Butte NF, Hopkinson JM, Mehta N, Moon JK, Smith EO. Adjustments in energy expenditure and substrate utilization during late pregnancy and lactation. *Am J Clin Nutr*. 1999;69(2):299-307.

27. Escolano-Margarit MV, Campoy C, Ramírez-Tortosa MC, et al. Effects of fish oil supplementation on the fatty acid profile in erythrocyte membrane and plasma phospholipids of pregnant women and their offspring: a randomised controlled trial. *Br J Nutr*. 2013;109:1647-1656.

28. *"Fish: What Pregnant Women and Parents Should Know" US Food and Drug Administration. U.S. Department of Health and Human Services*. Available at: <www.fda.gov/food/foodborneillnesscontaminants/metals/ucm393070.htm>.

29. Greenberg JA, Bell SJ, Ausdal WV. Omega-3 fatty acid supplementation during pregnancy. *Rev Obstet Gynecol*. 2008;1:162-169.

30. Peyron-Caso E, Quignard-Boulangé A, Laromiguière M, et al. Dietary fish oil increases lipid mobilization but does not decrease lipid storage-related enzyme activities in adipose tissue of insulin-resistant, sucrose-fed rats. *J Nutr*. 2003;133(7):2239-2243.

31. Coletta JM, Bell SJ, Roman AS. Omega-3 Fatty acids and pregnancy. *Rev Obstet Gynecol*. 2010;3(4):163-171.

32. ACOG Practice Advisory. Seafood Consumption During Pregnancy. *Obstet Gynecol*. 2014.

33. Guesnet P, Alessandri JM. Docosahexaenoic acid (DHA) and the developing central nervous system (CNS)—Implications for dietary recommendations. *Biochimie*. 2011;93(1):7-12.

34. Hibbeln JR, Davis JM, Steer C, et al. Maternal seafood consumption in pregnancy and neurodevelopmental outcomes in childhood (ALSPAC study): an observational cohort study. *Lancet*. 2007;369:578-585.

35. Helland IB, Smith L, Saarem K, et al. Maternal supplementation with very-long-chain n-3 fatty acids during pregnancy and lactation augments children's IQ at 4 years of age. *Pediatrics*. 2003;111:e39-e44.

36. Gould JF, Makrides M, Colombo J, Smithers LG. Randomized controlled trial of maternal omega-3 long-chain PUFA supplementation during pregnancy and early childhood development of attention, working memory, and inhibitory control. *Am J Clin Nutr*. 2014;99(4):851-859.

37. Makrides M, Gould JF, Gawlik NR, et al. Four-year follow-up of children born to women in a randomized trial of prenatal DHA supplementation. *JAMA*. 2014;311(17):1802-1804.

38. Olsen SF, Joensen HD. High liveborn birth weights in the Faeroes: a comparison between birth weights in the Faroes and in Denmark. *J Epidemiol Community Health*. 1985;39:27-32.

39. Harper M, Thom E, Klebanoff MA, et al. Omega-3 fatty acid supplementation to prevent recurrent preterm birth: a randomized controlled trial. *Obstet Gynecol*. 2010;115:234.

40. Klebanoff MA, Harper M, Lai Y, et al. Fish consumption, erythrocyte fatty acids, and preterm birth. *Obstet Gynecol*. 2011;117(5):1071-1077.

41. Simopoulos A, Leaf A, Salem N. US Expert Panel: essentiality of and recommended diet intakes for omega-6 and omega-3 fatty acids. *Ann Nutr Metab*. 1999;43:127.

42. Oken E, Kleinman KP, Olsen SF, et al. Associations of seafood and elongated n-3 fatty acid intake with fetal growth and length of gestation: results from a US pregnancy cohort. *Am J Epidemiol*. 2004;160:774.

43. Grandjean P, Bjerve KS, Weihe P, Steuerwald U. Birth weight in a fishing community: significance of essential fatty acids and marine food contaminants. *Int J Epidemiol*. 2001;30:1272.

44. Trumbo P, Schlicker S, Yates AA, Poos M. *Food and Nutrition Board, Institute of Medicine: Dietary Reference Intakes for Energy, Carbohydrate, Fiber, Fat, Fatty Acids, Cholesterol, Protein, and Amino Acids*. Washington, DC: National Academies Press; 2002.

45. Soprano DR, Soprano KJ. Retinoids as teratogens. *Annu Rev Nutr*. 1995;15:111.

46. Trumbo P, Yates AA, Schlicker S, Poos M. *Food and Nutrition Board, Institute of Medicine. Dietary Reference Intakes for Vitamin A, Vitamin K, Arsenic, Boron, Chromium, Copper, Iodine, Iron, Manganese, Molybdenum, Nickel, Silicon, Vanadium, and Zinc*. Washington, DC: National Academy Press; 2001.

47. Bodnar LM, Catov JM, Simhan HN, et al. Maternal vitamin D deficiency increases the risk of preeclampsia. *J Clin Endocrinol Metab*. 2007;92: 3517.

48. Shand AW, Nassar N, Von Dadelszen P, et al. Maternal vitamin D status in pregnancy and adverse pregnancy outcomes in a group at high risk for preeclampsia. *BJOG*. 2010;117:1593.

49. Jelsma JG, van Poppel MN, Galjaard S, et al. Dali: Vitamin D and lifestyle intervention for gestational diabetes mellitus (GDM) prevention: an European multicenter, randomized trial-study protocol. *BMC Pregnancy Childbirth*. 2013;13:142.

50. Institute of Medicine of the National Academies (US). *Dietary reference intakes for calcium and vitamin D*. Washington, DC: National Academy Press; 2010.

51. Lee JM, Smith JR, Philipp BL, et al. Vitamin D deficiency in a healthy group of mothers and newborn infants. *Clin Pediatr*. 2007;46:42.

52. Looker A, et al. Serum 25-hydroxyvitamin D status of the US population: 1988-1994 compared with 2000-2004. *Am J Clin Nutr*. 2008;88:1519.

53. Bodnar LM, Simhan HN. Vitamin D may be a link to black-white disparities in adverse birth outcomes. *Obstet Gynecol Surv*. 2010;65:273.

54. ACOG Committee on Obstetric Practice. ACOG Committee Opinion No. 495: Vitamin D: Screening and supplementation during pregnancy. *Obstet Gynecol*. 2011;118(1):197-198.

55. Food and Nutrition Board, Institute of Medicine. *Dietary Reference Intakes: Vitamin C, Vitamin E, Selenium, and Carotenoids*. Washington, DC: National Academy Press; 2000.

56. Rumbold A, Duley L, Crowther CA, Haslam RR. Antioxidants for preventing preeclampsia. *Cochrane Database Syst Rev*. 2008;(1):CD004227.

57. Roberts J, et al. *Task Force on Hypertension in Pregnancy. "Hypertension in Pregnancy."* The American Congress of Obstetricians and Gynecologists. November 2013.

58. Chittumma P, Kaewkiattikun K, Wiriyasiriwach B. Comparison of the effectiveness of ginger and vitamin B6 for treatment of nausea and vomiting in early pregnancy: a randomized double-blind controlled trial. *J Med Assoc Thai*. 2007;90:15.

59. Matthews A, Dowswell T, Haas DM, Doyle M, O'Mathuna DP. Interventions for nausea and vomiting in early pregnancy. *Cochrane Database Syst Rev*. 2010;CD007575.

60. ACOG (American College of Obstetrics and Gynecology) Practice Bulletin: nausea and vomiting of pregnancy. *Obstet Gynecol*. 2004;103:803-814.

61. Molloy AM, Kirke PN, Brody LC, et al. Effects of folate and vitamin B_{12} deficiencies during pregnancy on fetal, infant, and child development. *Food Nutr Bull*. 2008;29:101.

62. Blencowe H, Cousens S, Modell B, et al. Folic acid to reduce neonatal mortality from neural tube disorders. *Int J Epidemiol*. 2010;39:110.

63. US Preventive Services Task Force, Agency for Healthcare Research and Quality. Folic acid for the prevention of neural tube defects: US Preventive Services Task Force recommendation statement. *Ann Intern Med*. 2009; 150:626.

64. Burau KD, Cech I. Serological differences in folate/vitamin B12 in pregnancies affected by neural tube defects. *South Med J*. 2010;103:419.

65. *The March of Dimes Global Report on Birth Defects: The Hidden Toll of Dying and Disabled Children*. <http://www.marchofdimes.com/glue/files/BirthDefectsExecutiveSummary.pdf>; 2006 Accessed on July 24, 2014.

66. Bentley TG, Willett WC, Weinstein MC, Kuntz KM. Population-level changes in folate intake by age, gender, and race/ethnicity after folic acid fortification. *Am J Public Health*. 2006;96:2040.

67. Nussbaum RL, McInnes RR, Willard HF. Genetics of disorders with complex inheritance. In: *Thompson & Thompson Genetics in Medicine*. 6th ed. Philadelphia (PA): WB Saunders; 2001:289-310.

68. Stothard KJ, Tennant PWG, Bell R, Rankin J. Maternal overweight and obesity and the risk of congenital anomalies: a systematic review and meta-analysis. *JAMA*. 2009;301(6):636-650.

69. Aitken DA, Crossley JA, Spencer K. Prenatal screening for neural tube defects and aneuploidy. In: Rimoin DL, Connor JM, Pyeritz RE, Korf BR, eds. *Emery and Rimoin's principles and practice of medical genetics*. 4th ed. New York: Churchill & Livingstone; 2002:763-801.

70. Neural tube defects. ACOG Practice Bulletin No. 44. American College of Obstetricians and Gynecologists. *Obstet Gynecol*. 2003;102:203-213.

71. Pfeiffer CM, Caudill SP, Gunter EW, et al. Biochemical indicators of B vitamin status in the US population after folic acid fortification: results from the National Health and Nutrition Examination Survey 1999-2000. *Am J Clin Nutr*. 2005;82:442.

72. De Wals P, Tairou F, Van Allen MI, et al. Reduction in neural-neural tube defects after folic acid fortification in Canada. *N Engl J Med*. 2007;357: 135.

73. Belfort M, Rifas-Shiman SL, Rich-Edwards JW, et al. Maternal iron intake and iron status during pregnancy and child blood pressure at age 3 years. *Int J Epidemiol*. 2008;37:301.

74. Anemia in Pregnancy. ACOG Practice Bulletin No. 95. American College of Obstetricians and Gynecologists. *Obstet Gynecol*. 2008;112:201-207.

75. Institute of Medicine. *Iron Deficiency Anemia: Recommended Guidelines for the Prevention, Detection, and Management Among U.S. Children and Women of Childbearing Age*. Washington, DC: National Academy Press; 1993.

76. Bhandal N, Russell R. Intravenous versus oral iron therapy for postpartum anaemia. *BJOG*. 2006;113:1248-1252.

77. Hofmeyr GJ, Lawrie TA, Atallah AN, Duley L, Torloni MR. Calcium supplementation during pregnancy for preventing hypertensive disorders and related problems. *Cochrane Database Syst Rev*. 2014;(6):CD001059.

78. Solomon CG, Seely EW. Hypertension in pregnancy. *Endocrinol Metab Clin North Am*. 2006;35:157.

79. Bergman C, Gray-Scott D, Chen JJ, Meacham S. *Food and Nutrition Board, Institute of Medicine. Dietary Reference Intakes for Calcium, Phosphorous, Magnesium, Vitamin D, and Fluoride*. Washington, DC: National Academy Press; 1997.

80. Levine RJ, Hauth JC, Curet LB, et al. Trial of calcium to prevent preeclampsia. *N Engl J Med*. 1997;337:69.

81. Zeisel S. Choline: Critical Role During Fetal Development and Dietary Requirements in Adults. *Annu Rev Nutr*. 2006;26:229-250.

82. Cohen BM, Renshaw PF, Stoll AL, Wurtman RJ, Yurgelun-Todd D, Babb SM. Decreased brain choline up-take in older adults. An in vivo proton magnetic resonance spectroscopy study. *JAMA*. 1995;274:902-907.

83. Dodds L, Fell DB, Joseph KS, et al. Outcomes of pregnancies complicated by hyperemesis gravidarum. *Obstet Gynecol*. 2006;107:285.

84. Jewell D, Young G. Interventions for nausea and vomiting in early pregnancy. *Cochrane Database Syst Rev*. 2003;CD000145.

85. Dean J, Kendall P. *Food safety during pregnancy*. Colorado State University Cooperative Extension. <http://extension.colostate.edu/topic-areas/nutrition-food-safety-health/food-safety-during-pregnancy-9-372/>; Accessed Oct 1, 2010.

86. Olsen SF, Østerdal ML, Salvig JD, et al. Duration of pregnancy in relation to seafood intake during early and mid pregnancy: prospective cohort. *Eur J Epidemiol*. 2006;21:749.

87. Hibbein JR, Davis JM, Steer C, et al. Maternal seafood consumption in pregnancy and neurodevelopmental outcomes in childhood (ALSPAC Study): an observational cohort study. *Lancet*. 2007;269:578.

88. Brender JD, Suarez L, Felkner M, et al. Maternal exposure to arsenic, cadmium, lead, and mercury and neural tube defects in offspring. *Environ Res*. 2006;101:132.

89. US Department of Health and Human Services & US Environmental Protection Agency. *What you need to know about mercury in fish and shellfish*. <http://www.fda.gov/food/resourcesforyou/consumers/ucm110591.htm>; Accessed July 1, 2014.

90. Craig WJ, Mangels AR, American Dietetic Association. Position of the American Dietetic Association: vegetarian diets. *J Am Diet Assoc*. 2009; 109:1266.

91. Warriner S, Bryan K, Brown AM. Women's attitude towards the use of complementary and alternative medicines (CAM) in pregnancy. *Midwifery*. 2014;30(1):138-143.

最后审阅 李品

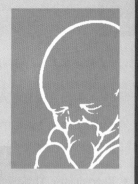
妊娠和哺乳期用药及环境因素

原著　JENNIFER R. NIEBYL,ROBERT J. WEBER,and GERALD G. BRIGGS

翻译与审校　蒋小青,刘娜,张艳芳,黄世军

概述

很多药物和膳食中的成分可通过胎盘到达胎儿。脂溶性物质很容易通过胎盘,水溶性物质则随着分子量的增加,通过胎盘的量越来越少。药物与血浆蛋白结合的程度也影响其通过胎盘的量。事实上,除了大分子物质如肝素和胰岛素外,几乎所有药物均可不同程度地通过胎盘。

人类发育畸形可由遗传因素、环境因素或未知因素引起。明确由遗传因素引起的畸形约占25%,接触药物致畸仅占2%~3%,近65%致畸原因是未知的,但大部分未知原因的畸形被认为是由遗传与环境因素共同作用所致。

一般人群中,严重畸形发生率为2%~3%[1]。严重畸形的定义为:致死性畸形,如无脑儿;需要外科大手术矫正的畸形,如唇腭裂或先天性心脏病;或导致严重的功能障碍,如精神发育迟滞。如果将微小畸形如耳赘或多指(趾)统计在内,畸形的发生率可高达7%~10%。药物的致畸风险必须与一般人群畸形发生率背景风险比较后才有意义。

药物的致畸作用有明显的种属特异性。例如,最初

在大鼠和小鼠的动物实验中未发现有致畸作用的沙利度胺(Thalidomide,反应停),对人类却有很强的致畸性。然而,随后针对大鼠、小鼠、兔、猴子的动物实验证实了沙利度胺的致畸作用,因此认为最初的动物实验是有缺陷的。只有24%的药物可以用动物实验数据评估人类的致畸风险。

美国畸形学学会自1994年开始一直建议摒弃美国食品药品监督管理局的(U. S. Food and Drug Administration,FDA)字母分类[2],20年后终于实现。以往的药物致畸等级 A~X 提示风险逐步增加。但是,不同风险等级的药物可能存在相同的致畸风险,之所以分在不同致畸等级是基于风险/获益的考虑。这种字母分类法会让人产生一种错觉,即同等级药物会产生大致相同的风险,事实上这一分类方法是基于用药的潜在好处,把具有不同形式、程度和广度风险的药物分在同一类别。本章将阐述妊娠期用药的风险和获益。

FDA 药物风险分类的初衷是作为临床医生开具处方的参考,而不是解决药物意外暴露的安全性评价问题。例如,因孕期服用避孕药无益,口服避孕药与异维 A 酸同属于 X 类药物。但是如果孕妇无意中服用口服避孕药,并没有任何致畸的风险。因此,在为患者提供咨询或者回复医生查询时,我们建议使用致畸物信息数据库中

针对某种致畸物的具体信息(框8-1)。

框8-1　致畸物信息数据库

- **Micromedex, Inc.** 6200 South Syracuse Way, Suite 300, Greenwood Village, CO 80111-4740; phone 800-525-9083; www. micromedex. com
- **Reproductive Toxicology Center (REPROTOX)**. 生殖毒理学中心 7831 Woodmont Avenue, Suite 375, Bethesda, MD 20814; phone 301-514-3081; www. reprotox. org
- **Organization of Teratology Information Services(OTIS)**. 致畸学信息服务机构 Medical Center, 200 W. Arbor Drive, # 8446, San Diego, CA 92103-9981; phone 886-626-6847; www. otispregnancy. org

对于月经周期为**28**天的妇女,致畸敏感期通常是指

末次月经后的第**31～71**天之间的这段时间(图**8-1**)。这个关键时期是胚胎器官形成期,接触致畸剂就可能引起出生时可见的畸形。接触致畸剂的时间至关重要。在器官形成期早期服用某些药物,可影响诸如心脏或神经管等器官的发育。因耳和腭是在器官形成期的末期发育,这一时期接触致畸剂就可能累及这两个器官。

在怀孕后到第**31**天之前的这段时间,接触致畸剂所产生的是全或无的效应。在这段时期,胚胎如果暴露于某种致畸剂,通常的结局不是胚胎死亡,就是胚胎继续存活并且完全没有导致畸形产生。这是因为胚胎早期细胞数量有限,即使致畸剂只引起几个细胞不可修复的损坏,也足以导致胚胎死亡。但是,如果胚胎存活下来,细胞自身的修复或替代作用就可使胚胎继续正常发育,而不会出现器官畸形。但如果再晚些时候接触类似的致畸剂却有可能产生器官畸形。

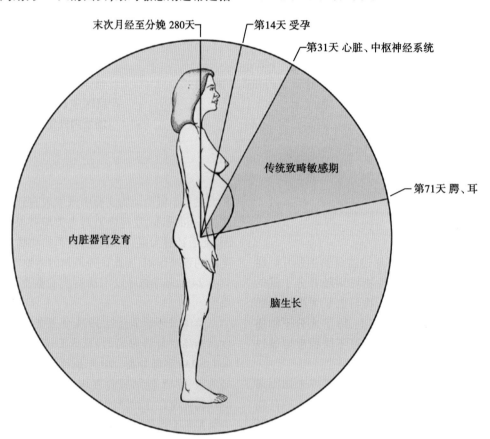

图8-1　显示致畸敏感期的妊娠周期(摘自 Blake DA, Niebyl JR. Requirements and limitations in reproductive and teratogenic risk assessment. In: Niebyl JR, ed. Drug Use in Pregnancy, 2nd ed. Philadelphia: Lea & Febiger; 1988: 2.)

畸形学基本原理

　　要理解出生缺陷的病因,需要了解异常发育或畸形形成的原理。**Wilson** 所阐述的针对畸形形成的六条基本原理[3],是了解结构畸形和功能异常如何形成的基础。每一条原理阐述如下:

基因型以及基因与环境的交互作用

　　第一条原理:胚胎对致畸剂的敏感性取决于胚胎的基因型以及基因与环境因素相互作用的方式。实验证实了不同遗传品系的小鼠对口腔腭裂致畸剂的敏感性有很大的差异,这就是该原理的体现。人类致畸剂如抗惊厥药丙戊酸(Valproic Acid)和乙内酰脲(Hydantoin)所引起的不同反应

可能与胚胎的基因型有关,Musselman 及其团队的一系列高质量的研究阐明了这些潜在相互作用的复杂性日益增加[4]。

致畸敏感期

第二条原理:胚胎在不同胚胎期对致畸剂的敏感性不同。这一关键发育期理论特别适用于解释结构畸形的形成。**大多数结构畸形发生于受孕后的第 2~8 周,即胚胎期。**目前认为每个器官系统结构在发育进程中存在着关键期,药物暴露可致结构畸形。过了这个时期,即使暴露于致畸剂也不会致畸。如神经管缺陷(neural tube defects,NTDs)是由神经管未能闭合导致的,大约发生在受孕后的第 22~28 天。神经管缺陷的形成,一定是胚胎在这个时期或之前暴露于某种外源性因素而导致。神经管有 5 个不同的闭合位点,这 5 个位点的致畸敏感期可能并不相同,对致畸剂的反应也可能存在差异。沙利度胺致畸性的研究已明确显示,孕妇用药时胎儿所处的发育时期不同,药物的作用亦不同。

畸形形成的机制

第三条原理:致畸剂以某种特定的方式,即通过某种特定的机制作用于发育中的细胞和组织,从而导致异常胚胎的形成(发病机制)。畸形形成机制将在另外章节阐述。

临床表现

第四条原理:不论哪种有害物质,引起的异常发育最终在临床上表现为畸形、胎儿生长受限、功能障碍和死亡。临床表现主要取决于暴露时所处的发育阶段,同一个致畸剂暴露于胚胎期和胎儿期导致的结局不同。胚胎期暴露可能会导致结构性畸形或胚胎死亡,而胎儿期暴露可能会引起功能缺陷或生长受限。

尽管致畸剂的不同暴露时间可产生特定的异常表现,但对于任何一种致畸剂来说,这些临床表现具有共性。在本章中我们讨论各种不同的致畸剂时,这一现象十分明显。如果某种假定的致畸剂没有表现出这一特点,那么这一物质与畸形的关联很可能是由其他未知的混杂因素导致的虚假关联。

致畸剂

第五条原理:有害的环境因素暴露影响胎儿的发育取决于致畸剂性质。该原理涉及如母体代谢、胎盘转运等药理学因素。尽管这一原理通过化学试剂或药物来理解最为清晰,但它也同样适用于物理因素如放射或热效应。致畸剂若要造成不良影响,必须能接触作用于胚胎,这要么通过母体组织间接接触,要么通过母体经过胎盘直接到达胎儿。

剂量效应

最后一条原理是随着致畸剂剂量的增加,异常发育的临床表现从无效应水平逐渐过渡至致死性水平。即由致畸剂引起的异常发育(如畸形、生长受限)因暴露剂量、暴露持续时间或总暴露量的不同而不同。大多数人类致畸原的剂量效应尚不十分清楚,但是结合发育关键期理论,这些概念对于支持人类生殖毒性领域的因果推论是重要的。有关宫内暴露于电离辐射的研究明确地显示出暴露剂量对所观察到的致畸效应的重要影响,致畸剂的剂量与所观察到的致畸效应的复杂联系已引起关注。

出生缺陷的流行病学研究方法

研究者们采用不同的研究方法确认了一些致畸剂和生殖毒性物质,也在继续寻找这类物质。这里我们列举一些常用的方法及其优缺点。

病例报告

许多已知的致畸物和生殖毒性物质最初是通过因观察到非同寻常数量的患者或者引人注目的畸形的病例报告确定的。这些报告往往来自于那些从日常临床工作中观察到不寻常现象的敏锐的临床医生。虽然能够敏锐地观察到病例或者畸形特征这一过程非常重要,但我们不能单纯依靠以这种方式来识别有害因素。另外,基于病例报告或病例系列研究的病因学推测无法确定致畸原因,往往是假阳性,即使通过病例报告确定了某种新的致畸原,但这种方法却不能提供暴露于该致畸原后的致畸风险评估。

描述性研究

描述性流行病学研究可以提供有关某研究对象的分布和发生频率的信息,从而可根据时间、地区、人群计算出发生率而作出比较。该研究方法的第一步是确定目标风险人群,可以以地理位置为标准选取居住在某个州的居民,或以医疗机构为标准选择某家医院的病人;确定风险人群时还需要定义一个时间段。目标风险人群即为计算结局发生率时的分母。

描述性研究的第二步是确定用于对比的比率的分子。这包含两个重要概念:一是病例的诊断标准或纳入统计的病例标准,二是病例的确认或如何确定病例。

监测项目就是描述性研究的相关例子。确定目标风险人群后进行长期跟踪监测,以发现发生目标结局的病例,这些均收录到监测项目的数据库中。通过监测项目可以建立研究目标的基线信息,并根据后续数据收集和分析以及早识别潜在的异常情况。**出生缺陷监测系统(birth defect surveillance monitoring systems,BDSMSs)**

旨在通过核查人口登记、医院病案摘要或病历等资料来发现特定人群中的出生缺陷病例。在过去的 20 年间，建立出生缺陷监测系统的国家急剧增加，目前全球大约有一半的国家都建立了某种类型的 BDSMS。这些监测系统通过定期分析某种畸形的发生率来试图识别发病率的增长或病例聚集现象。

病例对照研究

在病例对照研究设计中，将具有某种结局或疾病（例如：一种先天畸形）的个体（病例）作为病例组，不具备该结局或疾病的个体作为对照组，来比较两组之间一种或多种因素的暴露史。这是生殖结局研究中应用最为广泛的方法。对照组除了不具有病例组的研究疾病特征之外，其他各方面的特征应尽可能相似。确定好病例组与对照组后，接下来要检验的假设是两组之间是否因暴露史不同，结局也不同。在不同的研究间，暴露以及暴露时间的确定或许存在着很大的差异，但是在任何一个研究中，确定病例组与对照组的暴露状况时必须采用同样的方法。

病例对照研究的优势在于可用于罕见病的研究，且研究耗时相对较短、成本较低。缺点在于可能存在几种重要的偏倚，包括接触某种物质的回忆偏差、选择对照及确定病例时产生的偏倚。

这些问题可以通过设立"正常"、"异常"两个对照组得以部分解决。任意一种异常对照组与正常对照组的效用相同（如患有孟德尔疾病或染色体疾病的婴儿组与没有明确畸形的婴儿组）[5]。异常对照组的母亲们因婴儿有畸形会更易于回忆起怀孕期间接触过什么物质。但是畸形形成并不等于病因本身。最好是在描述性研究的基础上开展病例对照研究来明确潜在的致畸原。在通过病例观察怀疑沙利度胺可能具有致畸作用后，Lenz[6] 随后开展了病例对照研究进行进一步验证。服用丙戊酸与脊柱裂的相关性也是通过病例对照研究得以证实的[7]。

队列研究

队列研究中，根据是否暴露于某种因素将研究对象分为两组并进行随访，然后比较两组间研究结局的发生频率（即发病率）。队列研究有三个优势：（1）在研究结局出现之前根据是否暴露于某种因素进行分组，因此避免了回忆偏倚；（2）可以直接计算暴露组的发病率；（3）可同时研究多个结局。

队列研究也称前瞻性研究，要求对暴露状况不同的两组随访观察研究结局的发生。因此这些研究往往较为耗时、成本高昂。由于很多不良生殖结局（如先天畸形）的发生率比较低，因此需要的样本量较大且随访时间亦相当长。队列研究主要有两种类型，一种是当前确定一个队列并随访到未来某个时间点（前瞻性队列研究），另一种是在过去某个时间点确定一个队列并随访到现在（非前瞻性或历史性队列研究）。在这两种类型的研究中，最终都是比较不同暴露组间不良结局的发生风险。**通过队列研究，研究者可以计算暴露于某种因素之后结局的发生风险，即发病率。**可将暴露组与非暴露组的结局发生风险进行比较，最为常见的是确定暴露组的发病率与对照组的发病率之比。这个比值被称为相对危险度，用来估计暴露于某种因素后某疾病或畸形的发生风险比没有暴露于这种因素所增加的程度。

历史性队列研究，是根据过去某个时间点暴露因素的不同将研究对象进行分组，了解目前两组中观察结局的发生情况。暴露组的确定是在观察结局出现之前。这种方法最大的优势在于虽然从时间轴上来看是前瞻性的，但研究者不需要对队列进行随访来等待观察结局的发生。该类研究的缺点在于需要以回顾性的方式确定暴露状态。

临床试验

最好是在分析性研究（病例对照研究或者队列研究）完成后进行随机临床试验，以便对某种预防措施或治疗方法的效果进行评估。在该试验中受试者被随机分配到不同的治疗组。研究对象被随机分配到不同的治疗组接受不同治疗之前，在可能影响治疗效果的未知因素方面应当尽可能的相似。

有关 NTD 复发[8]和发生[9]的临床试验显示围孕期补充叶酸具有保护作用。这些研究结果直接促成了极其重要的公共卫生健康政策的制定，即通过补充叶酸降低这些致死性缺陷的发生风险。

药物致畸作用

妊娠期处理精神紧张、疼痛及病毒感染和其他病痛时，除了药物之外还有其他非药物替代疗法，需告知孕妇这些疗法。使用某种药物时要以该药物的风险/获益比为依据做出选择，而且要使用药物的最小有效剂量。因为药物宫内暴露的远期影响可能要在很多年以后才显露出来，因此孕期任何用药都需要谨慎。某些药物可对产前非整倍体染色体疾病和 NTD_S 血清筛查项目中常用的分析物浓度产生明显影响[10]。有报告称美沙酮（Methadone）可增加 18-三体综合征筛查的假阳性率。而皮质类固醇、抗生素、抗抑郁药可增加 NTD_S 筛查的假阳性率[10]。

特定药物的作用

雌激素和孕激素类

目前研究尚未证实口服避孕药或孕激素有任何致畸

风险。一项 Meta 分析显示孕早期性激素暴露与胎儿生殖器畸形没有相关性。但考虑到医疗法律诉讼问题及以往文献中存在的争议,对闭经患者给予孕激素治疗前应排除妊娠。

雄激素类

雄激素可致发育中的女胎男性化。据报道,57 名女婴的母亲在孕 9 ~ 12 周之间意外暴露于达那唑(Danazol),结果有 23 例女婴出现阴蒂肥大和阴唇融合(图 8-2)。

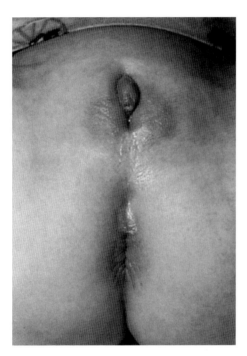

图 8-2　宫内暴露于达那唑的女婴会阴(摘自 Duck SC, Katayama KP. Danazol may cause female pseudohermaphroditism. Fertil Steril. 1981;35;230.)

杀精子剂

以往认为母亲使用杀精子剂避孕会增加子代异常发育的风险,至今没有被证实。一项 Meta 分析报告的结论为宫内暴露于杀精子剂的出生缺陷风险没有增加[11]。

抗癫痫药

妊娠合并癫痫的孕妇服用抗癫痫药物(AEDs),其子代出生缺陷的风险大约是普通人群的两倍。与普通人群 2% ~ 3% 的风险相比,服用 AEDs 的孕妇严重畸形发生率约 5%,特别是唇裂/唇腭裂和先天性心脏病的风险增加。丙戊酸(Valproic acid)和卡马西平(Carbamazepine)各增加 NTDs 及其他异常的发生风险约 1%。单药丙戊酸治疗

显著增加以下缺陷的风险分别为脊柱裂(比值比[OR]= 12.7)、房间隔缺损(OR = 2.5)、腭裂(OR = 5.2)、尿道下裂(OR = 4.8)、多指趾畸形(OR = 2.2)和颅缝早闭(OR = 6.8)[12]。每日大剂量或2 ~ 3种联合用药也可增加畸形发生的风险。

Holmes 等[13]将 128,049 例孕妇所生的婴儿分成 3 组:AEDs 暴露组、AEDs 未暴露但母亲有癫痫发作史组、AEDs 未暴露且母亲无癫痫发作史组(对照组),出生时对婴儿进行全面检查以确定是否有畸形存在。与 508 例对照组相比,暴露于一种 AEDs 药物的 223 例婴儿,抗惊厥药胚胎病的综合发生频率较高(20.6% vs. 8.5%;OR = 2.8;95% 可信区间[CI], 1.1 ~ 9.7),该病在暴露于两种及以上药物的 93 例婴儿中发生频率更高(28.0% vs. 8.5%;OR = 4.2;95% [CI],1.1 ~ 5.1),提示 AEDs 联合用药数量越多,畸形的发生风险越高。母亲有癫痫史但孕期未用药的 98 例婴儿中,异常的发生风险与对照组比较没有差异。

苯妥英钠(Phenytoin)可减少母体叶酸的吸收,降低血浆中叶酸浓度,已证实这与出生缺陷的发生有关。该类孕妇应当增补叶酸同时需要调整给药方案。虽然 Medical Research Council(英国医学研究委员会)未将癫痫妇女列入研究范围,但大多数专家建议高风险妇女叶酸增补的剂量为每天 4mg。有研究表明,每天服用 2.5 ~ 5 毫克叶酸,可以降低服用 AEDs 的妇女的子代出生缺陷的风险[14]。

服用 AEDs 的母亲子代胎儿乙内酰脲综合征的发生率不到 10%,仅高于背景风险的 1% ~ 2%。特征包括小头畸形、生长缺陷、发育迟缓、精神发育迟滞和颅面畸形(图 8-3)。这些特征也可见于其他综合征,如胎儿酒精综合征,但脚趾甲和末端趾骨发育不全(图 8-4)、眼距过宽多见于胎儿乙内酰脲综合征。卡马西平可增加 Dysmorphic(又称抗癫痫剂面容)综合征的风险[15]。在遗传代谢性芳香氧化物解毒作用缺陷的婴儿中,严重出生缺陷的风险增加。环氧化物酶缺乏意味着发生胎儿乙酰脲综合征的易感性增加[16]。

一项产前暴露于苯巴比妥(Phenobarbital)和卡马西平的长期随访研究显示两组婴儿神经行为发育没有差异,但在智商(IQ)测试中,苯妥英钠暴露组儿童的分值比未暴露组和卡马西平暴露组的儿童低 10 分。到 3 岁时,丙戊酸暴露组 IQ 分值明显低于其他 AEDs 药物暴露组,因此,丙戊酸不能作为育龄妇女治疗的一线药物。另外,宫内暴露于苯巴比妥的男性胎儿,在成年后语言 IQ 分值降低。

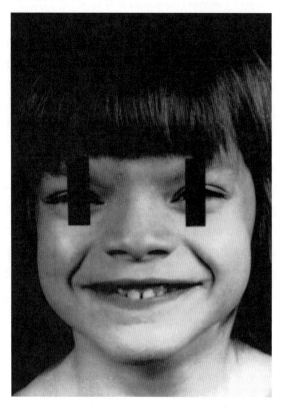

图 8-3　胎儿乙内酰脲综合征的面部特征：鼻梁宽而扁；内眦赘皮；轻度眼距过宽；弓形上唇与宽口（Courtesy Dr. Thaddeus Kelly, Charlottesville, VA.）

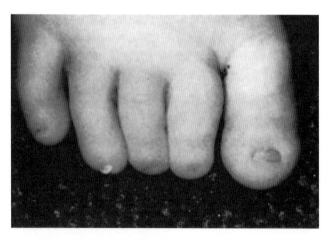

图 8-4　脚趾甲和末端趾骨发育不全（摘自 Hanson JW, Smith DW. Fetal hydantoin syndrome. *Lancet* 1976；1[7961]：186.）

拉莫三嗪（Lamotrigine）制造商葛兰素史克公司建立了自愿登记信息系统，收集拉莫三嗪暴露信息。1558 例孕早期暴露资料显示出生缺陷的风险没有增加[17]。**1532 例暴露于新一代抗癫痫药的婴儿中，1019 例暴露于拉莫三嗪，严重出生缺陷发生率为 3.7%；393 例暴露于卡马西平，严重出生缺陷发生率为 2.8%；108 例暴露于托吡**

酯，严重出生缺陷发生率为 4.6%；以上三组畸形的发生率与对照组相比无统计学差异。与拉莫三嗪或卡马西平相比，丙戊酸的致畸风险显著增高[18]。一项研究提示服用托吡酯（Topiramate），可使唇裂和/或腭裂的风险增加 5 倍[19]。多药联合治疗与神经行为学评估或发育测试结果异常有关[20]。尽量减少妊娠期用药剂量对预防出生缺陷起至关重要的作用[21]。

一些女性在长期服用 AEDs 的过程中，没有后续评估是否需要继续治疗。对特发性癫痫患者，若连续两年没有癫痫发作且脑电图正常，在妊娠前尝试停药可能是安全的。

大多数专家认为，**对于首次来做产前检查的癫痫患者，怀孕期间继续服用 AEDs 的获益大于停药的风险**。孕期是否继续服用 AEDs 取决于癫痫的类型、病情控制情况、AEDs 的不良作用和病人的依从性。可通过检测 AEDs 的血药浓度来判断患者的依从性。如果检测到的血药浓度很低或检测不到，且病人没有癫痫发作，则病人可能不需要 AEDs 治疗。由于妊娠期白蛋白浓度降低，而苯妥英钠多数与血浆蛋白质结合的形式存在，所以检测到的苯妥英钠总量降低，但具有药理学活性的游离苯妥英钠水平没有变化。

服用抗惊厥药的患者分娩时需通知儿科保健医务人员，因为药物可能影响新生儿的维生素 K 依赖性凝血因子。

异维 A 酸

异维 A 酸（异维 A 酸）是一个重要的人类致畸剂，这一药物是以 Accutane 这个品牌名在市场上销售。用于治疗囊肿性痤疮。不幸的是育龄期无妊娠计划的女性多使用此药[22]。因此建议用药期间采用长效可逆的避孕方法如宫内节育器（IUD）或依托孕烯植入剂（Nexplanon）避孕。异维 A 酸是孕妇禁忌药（FDA, X 类），必须排除妊娠后才能使用。154 例孕早期服用异维 A 酸的女性妊娠结局报告显示：出生缺陷儿 21 例，自然流产 12 例，人工流产 95 例，正常活产儿 26 例。**根据前瞻性研究的估计，孕期暴露于异维 A 酸发生结构性畸形的风险约 25%，另外还有 25% 仅发生精神发育迟滞。**异维 A 酸所致婴儿畸形的特征表现为颅面、心脏、胸腺和中枢神经系统畸形，包括小耳/无耳症（小/无耳图 8-5）、小颌畸形、腭裂、心脏缺陷、胸腺缺陷、视网膜或视神经异常和中枢神经系统畸形包括脑积水[22]。小耳症很少以孤立的畸形出现。它常伴发于视黄酸胚胎病。心血管系统的缺陷常表现为大动脉转位和室间隔缺损。

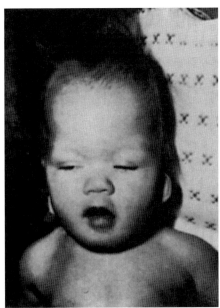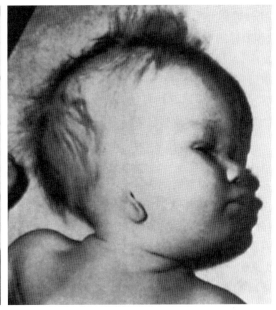

图 8-5　宫内暴露于异维 A 酸的婴儿特征前额高、塌鼻梁、耳畸形（摘自 Lot IT，Bocian M，Pribam HW，Leitner M. Fetal hydrocephalus and ear anomalies associated with use of isotretinoin. *J Pediatr*. 1984；105：598.）

异维 A 酸与维生素 A 不同，不易在组织中蓄积。药物摄入后 5 天血中即检测不到药物浓度，因此停药后妊娠没有风险。**对 88 例停用异维 A 酸后确诊怀孕的女性进行前瞻性研究，结果显示畸形风险并没有增加。**局部外用维 A 酸还没有发现增加致畸风险。

维生素 A

没有证据表明常规剂量的维生素 A 或 β-胡萝卜素具有致畸性。孕期常用维生素所含维生素 A 的量（5000IU/d）还没有发现引起任何胎儿异常。不过，曾有报道，**18 例出生缺陷的患儿，其孕期维生素 A 的暴露剂量达 25 000IU/d 或以上。**在一项研究中，维生素 A 暴露剂量在 10 000IU/d 以上增加了致畸风险，而在另一项研究却没有增加。

抗精神病药

资料显示大多数抗精神病药与可识别的出生缺陷之间没有明确的风险关联。但长期用药对人类脑发育的影响很难深入研究。即使没有发现可识别的缺陷，也不排除发生婴儿神经行为发育异常和新生儿戒断综合征的可能。因此，孕期用药应持保守谨慎的态度。另外，孕期抑郁症若不加以治疗也会有风险。

镇静药

包括利眠宁（Chlordiazepoxide）和眠尔通（Meprobamate）在内的各种镇静药是否致畸目前还没有定论。但前瞻性研究显示此类药物没有增加畸形的风险。

有报道称 36 例母亲孕期常规服用苯二氮䓬类药物，有 7 例婴儿患苯二氮䓬类药物综合征。然而这些畸形的发生多同时伴随母亲酗酒和药物滥用，可能并不是由苯二氮䓬类药物暴露引起。不过，在大多数临床情况下，从药物风险/获益比角度考虑，不建议孕期使用苯二氮䓬类药物。分娩期使用安定与新生儿肌张力减退、低体温和呼吸抑制有关。

锂

在国际锂婴儿登记信息系统中，有 217 个婴儿至少在孕早期有过锂暴露，其中 25 例（11.5%）发生畸形，这 25 例畸形儿中，18 例有心血管异常，包括 6 例罕见的 Ebstein 异常。而该疾病在未暴露人群中的发生率仅为 1/20 000。60 例未发现异常的婴儿随访至 5 岁，与未暴露的兄弟姐妹相比较，精神或体质异常的发生率没有增加。

但是，另外两个报道认为该注册系统的信息并不准确，锂的致畸风险要比以前认为的低得多。在一项病例对照研究中，以 59 例 Ebstein 异常患儿为病例组，168 例神经母细胞瘤患儿为对照组，结果显示两组患儿母亲的孕期锂暴露率没有差异[23]。**一项前瞻性研究显示 148 例孕早期有锂暴露的孕妇与对照组比较，严重异常的发生率没有差异**[24]，锂暴露组中 1 例胎儿发生 Ebstein 异常，对照组中 1 例发生室间隔缺损。作者的结论是锂不是一个重要的人类致畸剂。**不管怎样，我们建议锂暴露的妇女孕期需要进行超声和胎儿超声心动图检查排除畸形。**

妊娠期母体肾脏对锂的排泄增加,应当监测血锂水平。已经发现围产期服用锂剂的不良反应,包括婴儿肌张力减退、昏睡和喂养困难,新生儿也可出现类似于成人服用锂剂的并发症,包括甲状腺肿和甲状腺功能减退。

有两例羊水过多与母亲服用锂剂相关的报道。鉴于成人服用锂剂后发生肾性尿崩症的报道,推测羊水过多的发生机制是胎儿尿崩症。**羊水过多可能是胎儿锂中毒的一个征象。**

为了避免胎儿锂暴露,通常建议妊娠期服用锂剂的孕妇调整用药方案。一般减量时间超过十天可以延缓疾病复发风险。**停药后 1 年内情感障碍的复发风险为70%,而继续用药者的复发风险为20%。**对于多次发生情感不稳的病人,停用锂剂可能导致难以接受的病情加重的风险(所以这部分病人需继续服用锂剂)。应当为这些妇女提供适当的产前超声诊断,包括胎儿超声心动图检查。分娩前 24 ~ 48 小时停药可以减少新生儿并发症和婴儿住院时间[25]。

抗抑郁药

丙咪嗪(Imipramine)是第一个据称与心血管缺陷有关的三环类抗抑郁药(TCA)。但是病例数尚嫌过小。在75 例孕早期暴露于丙咪嗪的新生儿中,6 例发生严重缺陷,其中 3 例为心血管缺陷。也观察到新生儿出现戒断症状的出现。

阿米替林(Amitriptyline)使用更广,大多数证据支持它的用药安全性。在美国密歇根州医疗补助计划研究中,467 例孕早期暴露于阿米替林的新生儿,出生缺陷风险没有增加。

数项研究均发现孕早期暴露于氟西汀(Fluoxetine)后严重畸形的发生风险没有增加[26]。然而,最近的一项研究显示 **VSDs 的发生风险增加了两倍**[27]。Chambers 等发现整个妊娠期暴露于氟西汀的婴儿发生轻微畸形和围产期并发症的风险增加。但由于这一研究没有设立抑郁症的对照组,研究的结果很难解释。以服用三环类药物的抑郁症患者作为对照组,宫内暴露于氟西汀的婴儿轻微畸形和围产期并发症的发生风险并没有增加。有一项研究显示整个妊娠期服用高剂量氟西汀(40 ~ 80mg)可增加婴儿低出生体重的发生风险。

Nulman 对 228 例妊娠期长期暴露于氟西汀的儿童进行神经行为发育评估,在 16 ~ 86 月龄(平均年龄 3 岁)的儿童中未发现异常。理论上,宫内暴露于氟西汀后,将来可能会发生某些精神病学或神经行为的异常。但因为混杂因素太多,最终很难确定该结论。

目前对其他选择性羟色胺再吸收抑制剂(Selective Serotonin Reuptake Inhibitor SSRI)致畸风险的研究结果并不

一致[28]。经胎盘转运量最多的是西酞普兰(Citalopram),其次是氟西汀。转运量最少的是舍曲林(Sertraline),其次是帕罗西汀[29](Paroxetine)。**有两项研究显示帕罗西汀暴露可增加心脏缺陷的风险**[27]。近期一项以人群为基础的大型队列研究提出孕早期暴露于抗抑郁剂导致的心脏畸形风险并未明显增加[30]。另有一项研究显示暴露于西酞普兰后NTDs 的发生风险增加了两倍[27]。

有研究描述了宫内暴露于抗抑郁剂的新生儿在出生后最初 2 天发生戒断症状[31]。妊娠期暴露的婴儿在出生后 1 ~ 2 天多表现为震颤和睡眠变化。但是,对 16 ~ 86月龄儿童的随访检查发现妊娠期持续暴露并未发现异常。

有研究显示妊娠 20 周后暴露于 SSRIs 的新生儿发生持续性肺动脉高压(persistent pulmonary hypertension,PPH)的风险增加 6 倍[32],绝对风险亦从未暴露组的 1 ~2/1000 上升为 6 ~ 12/1000[32]。另一项研究虽没能证实这一结果,却显示择期剖宫产的婴儿 PPH 的发生风险增加5 倍[33]。孕早期暴露于 SSRIs 不增加流产风险[34]。另有数据显示 133 例暴露于安非他酮(Bupropion)的婴儿中没有发现严重畸形[35]。

在决定妊娠期使用抗抑郁药时,应当注意到孕期持续用药者抑郁症的复发率为 26%,而孕期停药者的复发率是 68%[36]。**暴露于 SSRIs 的子代发生胎儿酒精综合征类异常的风险为非暴露者的 10 倍。**因此,孕期使用抗抑郁剂的风险是否大于受益目前还存在着争议。而心理咨询可能和药物治疗同样有效[37]。

抗凝药

华法林(Warfarin)与点状软骨发育不良有相关性,其表现类似于遗传性骨骼病 Conradi-Hunermann 综合征。**在妊娠期暴露人群中华法林胚胎病的发生率约为 5%,临床表现包括鼻骨发育不良、放射线检查显示点状骨骺和眼异常(包括双侧视神经萎缩和精神发育迟滞)**(图 8-6)。即使在孕中期开始使用华法林,也可能发生眼异常和精神发育迟滞。**当华法林的平均用药剂量超过 5mg/d时,妊娠并发症的发生风险会更高。**

肝素(Heparin)和依诺肝素(Enoxaparin)是抗凝剂的替代药物,因分子量大和强负电荷而不能通过胎盘。**妊娠期使用肝素对胎儿没有不良影响。除了使用人工心脏瓣膜的女性外,肝素应该是孕期首选的抗凝药。**当肝素的治疗剂量达到每天 20 000U 且持续用药时间超过 20周以上时,可引起骨质脱钙,36%的患者分娩后骨密度值比基线值降低了 10% 以上。发生脊椎骨折的风险与肝素的用药剂量有关,低剂量者发生脊椎骨折的风险为0.7%,而高剂量者为 3%。肝素还可以引起血小板减少。

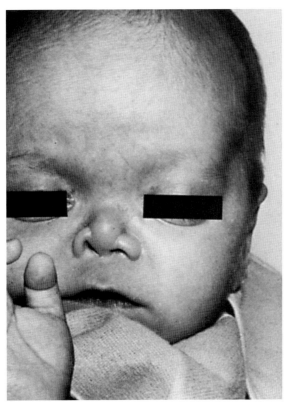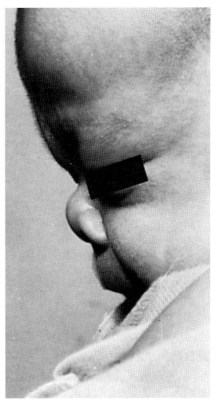

图 8-6　华法林胚胎病：特征短鼻伴塌鼻梁（摘自 Shaul W，Hall JG. Multiple congenital anomalies associated with oral anticoagulants. Am J Obstet Gynecol. 1977；127：191.）

　　使用低分子肝素（LMWHs）比普通肝素（UFH）有很多好处。 低分子量肝素的分子量仍相对较大而不能通过胎盘，半衰期长，可采取每日一次的用药方案。由于妊娠期依诺肝素的体内清除率更快，所以建议用药方案为2 次/日。低分子量肝素比口服抗凝药的剂量效应关系可靠得多，因而不需要监测部分凝血活酶时间。它引起的血小板减少和分娩时出血的风险也比普通肝素低。但是有关它引起较低的骨质疏松症的风险方面的研究还在初级阶段。

　　使用机械心脏瓣膜，特别是第一代瓣膜的妇女，必须用华法林抗凝， 因为使用肝素既不安全又无效。与华法林比较，肝素治疗发生血栓栓塞和出血并发症的风险更高。

　　对于既往有过一次血栓史的孕妇，孕期可以不用肝素。但是应当建议这些孕妇在孕期采用其他保守的措施如穿弹力袜和避免久坐、久站来预防血栓的发生。

甲状腺素类药物和抗甲状腺药物

　　丙硫氧嘧啶（PTU）和甲巯咪唑（Methimazole）均可以通过胎盘，可导致不同程度的胎儿甲状腺肿。与此相反，甲状腺激素三碘甲状腺氨酸和甲状腺素很少通过胎盘，因此，母亲服用甲状腺激素并不能很好地纠正由抗甲状腺药物引起的胎儿甲状腺功能减退。鉴于此，妊娠期甲亢的治疗目标应以维持轻度的甲状腺功能亢进状态为宜，将胎儿的宫内抗甲状腺药物暴露剂量降至最低。到了妊娠晚期，约 30% 的妇女不再需要抗甲状腺药物治疗[38]。

　　甲巯咪唑与婴儿头皮缺损、鼻后孔闭锁、食道闭锁的发生有相关性[38]，母体副作用的发生率也高。PTU 与甲巯咪唑在治疗甲状腺功能亢进方面具有同样的效果和安全性。但是，**FDA 于 2009 年发布了一项针对 PTU 的黑框警告，强调使用 PTU 治疗比使用甲巯咪唑的肝损伤作用更严重。** 目前，美国内分泌学会提倡只能在孕早期使用 PTU，孕早期之后改用甲巯咪唑继续治疗[39，40]。

　　用于甲状腺放射性消融治疗和诊断的放射性碘（[131]I 或者[125]I）在妊娠 12 周以前是不会在胎儿甲状腺中蓄积的。故若在孕 12 周前意外暴露于[131]I 或[125]I，不会对胎儿甲状腺产生特定的风险。

　　很多患原发性甲状腺功能减退的女性怀孕后血中促甲状腺素（TSH）的水平上升，说明对甲状腺素的需要量增加[41]。妊娠期甲状腺功能减退可能会增加早产从而对胎儿产生不良影响，因此，妊娠期需监测甲状腺功能，并调整甲状腺素剂量以维持正常的 TSH 水平。对于患甲状腺功能减退的女性，一旦确定妊娠，建议将左甲状腺素

（Levothyroxine）剂量增加 **30%**（每周额外增加两个剂量），然后，再根据 **TSH** 水平调整剂量[41]。

妊娠期局部应用碘剂消毒可很快通过阴道吸收。有证据显示分娩时用碘局部消毒的新生儿可出现短暂的甲状腺功能减退。

地高辛

有报告称 194 例孕期地高辛暴露的婴儿中，没有发生畸形。妊娠期应监测地高辛的血药浓度，以确保母体用药量处于适当的治疗水平。

通过地高辛样免疫活性物质来评估胎儿体内地高辛的浓度可能是错误的。一项针对心脏异常胎儿的研究显示，母亲是否接受过地高辛治疗不会影响地高辛的免疫反应水平。胎儿水肿使用地高辛治疗时，地高辛不大容易通过胎盘。

抗高血压药

α-甲基多巴（α-Methyldopa）一直以来被广泛用于治疗妊娠期慢性高血压。虽然 α-甲基多巴会引起体位性低血压，但通常对胎儿没有不良影响。妊娠期慢性高血压的治疗也经常使用肼屈嗪（Hydralazine），也没有观察到该药有致畸作用。更多的抗高血压药物见 31 章。

交感神经阻滞剂 SYMPATHETIC BLOCKING AGENTS

普萘洛尔（Propranolol，别名普萘洛尔）是一种 β-受体阻滞剂，在临床上适应证广泛，但没有证据表明该药具有致畸作用。有报道显示，分娩 2 小时内母亲服用普萘洛尔，可直接导致新生儿出现心动过缓。

一些研究显示，妊娠期使用普萘洛尔增加胎儿生长受限（IUGR）或者出生体重偏低的发生风险。使用普萘洛尔的孕妇应常规做产科超声检查。来自苏格兰的研究表明，妊娠期使用阿普洛尔（Atenolol）治疗慢性高血压可以改善妊娠结局。

钙通道阻滞剂如硝苯地平（Nifedipine）广泛应用于妊娠期慢性高血压的治疗，目前尚无证据表明该药具有致畸作用。硫酸镁（Magnesium sulfate）与钙通道阻滞剂合用时应当谨慎。

血管紧张素转换酶抑制剂和血管紧张素受体阻断剂

尚无证据显示如果胎儿孕早期暴露于 ACE 抑制剂和血管紧张素受体抑制剂（ARBs）会增加出生缺陷的风险。**若在孕中、晚期暴露于 ACE 抑制剂如依那普利（Enalapril）、甲硫丙脯酸（Captopril）及血管紧张素Ⅱ受体拮抗剂如缬沙坦（Valsartan），胎儿可发生肾小管发育障碍，最终导致羊水过少、胎儿肢体挛缩、颅面畸形和肺发育不全。亦可出现胎儿颅骨骨化缺陷。基于这些原因，服用这些药物的妇女如计划妊娠，应当改用其他药物。**

抗肿瘤药和免疫抑制剂

霉酚酸酯（Mycophenolate mofeti）有中度的致畸风险[42]。常见特征包括小耳症或无耳症、唇裂或腭裂、心脏畸形、颅面畸形。由于病例数太少无法确定畸形的实际发生率。

甲氨蝶呤（Methotrexate）是一种叶酸拮抗剂，尽管目前的病例报道较少，但也将其视为可疑的人类致畸剂。3 例孕早期接受甲氨蝶呤治疗的孕妇，婴儿出现多发性先天畸形，包括颅骨和四肢畸形。8 例患者因误诊为宫外孕而使用甲氨蝶呤进行治疗，其中 2 例患者分娩出严重畸形的婴儿，3 例流产，另外 3 例选择性终止妊娠[43]。7 例孕妇于孕中、晚期用甲氨蝶呤联合其他药物治疗，结果分娩了 8 名正常婴儿。在一项孕早期低剂量口服甲氨蝶呤（每周 7.5mg）治疗风湿性疾病的研究中，5 例分娩了正常足月儿，另外 3 例发生自然流产。

硫唑嘌呤（Azathioprine）用于肾移植或系统性红斑狼疮的治疗。孕早期接受治疗的 375 例孕妇中，没有增加不良结局的发生，一些婴儿发生白细胞减少症和小于胎龄儿（SGA），其他均为正常。

已有报道显示，胎儿宫内暴露于环孢素（Cyclosporine）不会增加致畸风险，却会增加早产和胎儿生长受限的发生率。但是无法确定这些不良作用到底是疾病自身引起还是由这些免疫抑制药物所引起。由于 B 淋巴细胞的减少程度更甚于 T 淋巴细胞，有作者提议对暴露于免疫抑制剂的婴儿进行随访，监测免疫缺陷的发生情况。

8 例婴儿因孕早期暴露于环磷酰胺（Cyclophosphamide）发生了畸形，但同时他们也暴露于其他药物或电离辐射。低出生体重可能与孕早期之后的用药有关，但也可能是孕妇所患疾病导致的。

氯喹（Chloroquine）用于疟疾预防时，所用剂量是安全的。169 例暴露婴儿中（暴露频率为 300mg/ 次，每周 1 次），出生缺陷的发生率没有增加。然而，暴露于抗感染作用的大剂量（每天 250～500mg）时，2 例发生了耳蜗前庭麻痹，其余 114 例婴儿未发现异常[44]。

使用肿瘤坏死因子（Tumor necrosis factor，TNF）抑制剂英夫利昔（Infliximab）和阿达木单抗（Adalimumab）与先天异常的发生没有相关性[45]。

在胚胎形成期不得不进行癌症化疗时，自然流产和严重畸形的发生率就会增加。此后的化疗，会增加死胎、胎儿生长受限的发生风险。婴儿出生后也常发生骨髓抑制。

平喘药

特布他林

特布他林一直被广泛用于早产的治疗，它比肾上腺素起效更快、作用更持久。治疗妊娠合并哮喘更倾向于选用此药而非肾上腺素。尽管长期使用可增加糖耐量受损的风险,但是并没有观察到它增加出生缺陷的风险。

色甘酸钠

妊娠期可以使用色甘酸钠气雾剂,其全身吸收量很少。至今没有色甘酸钠致人类畸形的报道。

异丙肾上腺素和奥西那林

当异丙肾上腺素和奥西那林以局部气雾剂的形式用于哮喘治疗时,全身吸收量通常很少。但若口服或者静注,其对心血管的作用可致子宫血流的减少。因此,孕期应慎用口服或静注。目前尚无畸形发生的报道。

皮质类固醇

所有类固醇都可或多或少通过胎盘,但泼尼松(Prednisone)和泼尼松龙(Prednisolone)可以经胎盘灭活。孕期使用泼尼松或泼尼松龙时,胎儿体内活性物质的浓度尚不到母体的 10%,因此,孕期可以选用这些药物治疗合并的其他疾病如哮喘。使用吸入性皮质类固醇进行治疗也非常有效,而且吸收量少。若使用类固醇来促进胎儿肺成熟,应首选倍他米松(Betamethasone)和地塞米松(Dexamethasone),因为经胎盘灭活的程度最低。一项 **Meta** 分析显示,孕早期暴露于皮质类固醇,将使唇裂和/或腭裂的发生风险增加 **3** 倍。

碘化物

碘化物,例如碘化钾的饱和溶液(SSKI)祛痰剂,可以通过胎盘,从而引起胎儿甲状腺肿,而甲状腺肿可导致新生儿呼吸道梗阻(图 8-7)。临床医生在给妊娠患者开具止咳药物时,应当确保药物中不含碘化物。

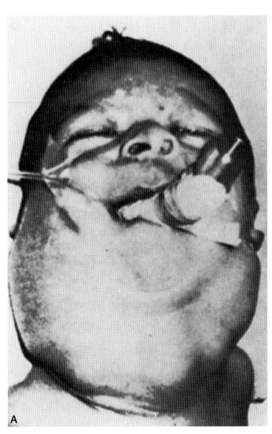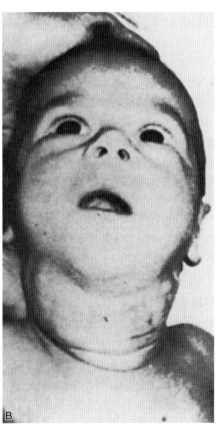

图 8-7　碘化物诱发的新生儿甲状腺肿。**A**,出生后第 1 天的外观;**B**,2 月龄的外观(摘自 Senior B,Chernoff HL. Iodide goiter in the newborn. *Pediatrics*. 1971;47:510.)

止吐药

可缓解妊娠期恶心和呕吐的非药物干预措施包括早晨醒来起床前先吃些苏打饼干,然后缓慢起床,停用铁剂、少吃多餐、晚上吃些含蛋白质的零食。**甲泼尼龙在孕 10 周前使用可能致畸,除此之外,其他用于治疗恶心、呕吐的药物并未发现具有致畸作用。**

维生素 B_6

在两个随机安慰剂对照研究中,每日三次、每次 25mg 维生素 B_6(吡哆醇)可有效治疗孕期恶心和呕吐。在另外几项对照研究中,亦没有发现维生素 B_6 有致畸作用。

抗敏安

缓释剂抗敏安 10mg 联合维生素 B_6 10mg(Diclegis)

治疗有效且耐受性好[46]，FDA 已批准可将此药用于治疗妊娠呕吐。

抗敏安是一种有效的抗组胺剂，用于治疗妊娠期恶心和呕吐，可与维生素 B_6 联合应用产生类似于 **Diclegis** 的治疗效果。睡前服用维生素 B_6 25mg 和抗敏安 25mg（一片），或早晨和下午各服用抗敏安 12.5mg（半片）和维生素 B_6 25mg，可有效控制妊娠恶心和呕吐。

美克洛嗪

一项随机安慰剂对照研究显示美克洛嗪（敏克静）用于治疗妊娠呕吐确实有效。前瞻性临床研究没有发现美克洛嗪对人类有致畸作用。来自围产期协作项目的 1014 例患者资料和 Kaiser 健康计划项目的 613 例患者资料均未发现美克洛嗪有致畸风险。

茶苯海明

尚无数据显示茶苯海明（晕海宁）有致畸作用。但服用茶苯海明的无效率达 29%，且副作用发生率较高，特别是嗜睡。

苯海拉明

围产期协作项目 595 例患者资料显示，苯海拉明没有致畸作用，但嗜睡问题仍不能忽视。

吩噻嗪类

当吩噻嗪类药物作为同一组而不是分开单个分析时，没有发现致畸性问题。来自 Kaiser 健康计划项目 976 例和围产期协作项目 1309 例用药患者资料，两项研究均显示这些药物与畸形没有相关性。对 114 例接受异丙嗪（Promethazine）治疗的母亲与 877 例接受普鲁氯嗪（奋乃静）（Prochlorperazine）治疗的母亲进行研究均未发现畸形风险增加。

甲氧氯普胺

3458 例孕早期暴露于甲氧氯普胺的婴儿数据显示，甲氧氯普胺没有增加畸形、低出生体重或早产的发生风险[47]。

昂丹司琼

昂丹司琼（枢复宁）的止吐效果并不比异丙嗪好，镇静作用也弱一些[48]。没有发现它与严重的不良胎儿结局有关[49]。有一项研究显示孕期暴露于昂丹司琼并不增加出生缺陷的风险[49]，但在另一项规模更大的研究中发现孕期暴露于昂丹司琼的儿童，心脏缺陷的患病率增加了 1 倍[50]。

一项随机双盲试验显示昂丹司琼和甲氧氯普胺（胃复安）的止吐效果相似，但是，昂丹司琼的所有副作用都比甲氧氯普胺小[51]。

甲泼尼龙

40 例因妊娠剧吐收入院的患者被随机分配到口服甲泼尼龙组或口服异丙嗪组，结果显示甲泼尼龙的临床效果更好[52]。在一项规模更大的研究中，所有病人都服用异丙嗪和甲氧氯普胺。而额外服用甲泼尼龙并没有降低病人的再入院率。由于甲泼尼龙有导致唇裂或腭裂发生的潜在风险，所以只能在妊娠 10 周之后使用。

姜

姜长期以来一直有效地用于治疗非住院病人的妊娠恶心、呕吐和剧吐。研究显示，与安慰剂组比较，患者每天服用四次、每次 250mg 含有姜末的胶囊可明显缓解症状。

胃酸分泌抑制剂

2261 例暴露人群的数据研究显示，使用西咪替丁（Cimetidine）、奥美拉唑（Omeprazole）、雷尼替丁（Ranitidine）没有增加致畸风险[53]。另外 3651 例孕早期暴露于质子泵抑制剂的婴儿亦未发现增加出生缺陷的风险[54]，该研究中大部分病例使用的是奥美拉唑，但也有部分病例使用的是兰索拉唑（Lansoprazole）、埃索美拉唑（Esomeprazole）和泮托拉唑（Pantoprazole）。

抗组胺药与减充血剂

大多数常见抗组胺药如氯苯那敏（扑尔敏）（Chlorpheniramine），没有增加致畸风险。不过，有一项研究显示特非那定（Terfenadine）可增加多指趾畸形的风险。114 例孕早期暴露于阿司咪唑（Astemizole）的婴儿数据显示出生缺陷的风险没有增加。另有报道称，早产儿在分娩前 2 周内暴露于抗组按药与晶状体后纤维组织形成有相关性。

已经发现孕早期暴露于苯丙醇胺（Phenylpropanolamine）可以增加出生缺陷的风险，特别是耳缺陷和幽门狭窄[55]。一项回顾性研究发现，孕早期使用假麻黄碱（pseudo-ephedrine）与腹裂的风险增加有关。去氧肾上腺素（Phenylephrine）与心内膜垫缺损有关[55]。由于这些药物的长期效应目前还不明确，故轻微症状者不建议使用这些药物。由于局部给药进入胎儿体内的剂量要低于全身给药，因此可局部应用鼻喷剂减轻鼻塞症状。

应当告知患者，使用抗组胺药和减充血剂只是减轻感冒症状，并不会影响疾病的病程。建议用其他非药物疗法如使用加湿器、休息和多喝水。如有用药指征，且只需单药治疗，则尽量不要联合给药。如确诊为过敏，单用抗组胺药即可。

抗生素和抗感染药

由于妊娠患者特别容易发生阴道酵母菌感染，有明确指征时才能使用抗生素。在抗生素疗程中或疗程后，可能需要抗真菌药治疗。

青霉素类

妊娠期使用青霉素、氨苄西林（Ampicillin）和阿莫西林(Amoxicillin)是安全的。在围产期协作项目中,3546 例孕早期使用青霉素衍生物的母亲,没有增加畸形的风险。另一项研究报道,86 例孕早期暴露于双氯西林(Dicloxacillin)的婴儿中,出生缺陷的风险也没有增加。

克拉维酸钾(Clavulanate)被加入青霉素衍生物中以扩大其抗菌谱。556 例孕早期暴露的婴儿中,未观察到出生缺陷的风险增加。在一项针对阿莫西林-克拉维酸钾用于治疗未足月胎膜早破(PPROM)患者的绒毛膜羊膜炎的随机对照试验(RCTs)中,以安慰剂和红霉素(Erythromycin)作为对照组,与对照组相比,显示阿莫西林-克拉维酸钾组婴儿坏死性小肠结肠炎的发生率上升。分析这可能是因为阿莫西林-克拉维酸钾选择性地杀灭了致病菌而导致胃肠道菌群失调,从而引发坏死性小肠结肠炎。因此,有早产风险的女性应当避免使用阿莫西林-克拉维酸钾治疗。

头孢素类

在一项针对美国密歇根州医疗补助计划的 5000 例受助者的研究中,发现头孢克洛(Cefaclor)、头孢氨苄(Cephalexin)、头孢拉啶(Cephradine)可能有致畸性(出生缺陷发生率增加 25%),而其他头孢素并不增加出生缺陷发生率。但是,另一项 308 例孕早期暴露于头孢素女性的研究显示畸形风险并没有增加。因此,目前一致认为这些药物是安全的。

磺胺类

在 1455 例孕早期暴露于磺胺类药的人类婴儿研究数据中,没有发现致畸作用。然而应当避免在葡萄糖-6磷酸脱氢酶(G6PD)缺乏的女性中使用磺胺类药,因为可能发生剂量相关的溶血反应。

由于胎儿可通过胎盘清除游离胆红素,磺胺类药对宫内胎儿不会导致已知的损害。但是,从理论上讲,如果新生儿体内存在这些药物,就会产生毒性作用。因为磺胺类药与胆红素竞争白蛋白的结合位点,使得血中游离胆红素水平升高,增加新生儿高胆红素症的风险。虽然这种毒性作用是通过直接给药新生儿后产生,但是目前尚未见宫内药物暴露后新生儿发生核黄疸的报道。

复方磺胺甲噁唑(复方新诺明)

甲氧苄氨嘧啶(Trimethoprim)常与磺胺类药联合用于泌尿道感染的治疗。据一项尚未发表的针对 2296 例密歇根医疗补助计划受助者的研究显示,孕早期药物暴露可增加心血管缺陷的风险。另一项对复方磺胺甲噁唑的回顾性研究显示,出生缺陷的 OR 值(odds ratio)是 2.3,而另一项研究中则为 2.5~3.4。

呋喃妥因

呋喃妥因用于治疗急性单纯性下泌尿道的感染,亦可用于长期抑制慢性菌尿症。对于 G6PD 缺乏的患者,使用呋喃妥因可诱导溶血性贫血的发生。目前没有新生儿因宫内暴露于呋喃妥因而发生溶血性贫血的报道。

目前尚没有呋喃妥因与先天畸形有关的报道。在围产期协作研究项目中,590 例婴儿的母亲孕期暴露于呋喃妥因(其中 83 例在孕早期暴露),没有增加不良反应的风险。另一项研究报道[56],在 1334 例孕早期暴露的妇女中,畸形风险没有增加。在分娩前 30 天用药,与新生儿黄疸的风险增加有关。

四环素类

四环素类容易通过胎盘,通过螯合作用与发育中的骨骼和牙齿结构中的钙牢固结合,最终导致褐色乳牙、牙釉质发育不全,并且抑制骨骼生长。牙齿染色发生在妊娠的中晚期,而与骨的螯合可能发生的更早些。抑制骨骼生长尤其多见于使用四环素类治疗的早产儿。孕早期暴露于多西环素(Doxycycline)还没有发现有导致任何畸形的风险。围产期协作研究项目中的 341 例或另一项研究中的 174 例女性数据显示,孕早期暴露于四环素也没有任何致畸风险。目前,因其对骨骼的影响,推荐妊娠期使用其他替代抗生素。

氨基糖苷类

母亲妊娠期间服用链霉素(Streptomycin)和卡那霉素(Kanamycin)与子代发生先天性耳聋的风险有关。据报道,在孕早期连用 8 周链霉素,每周两次,每次使用剂量低至 1g 即可产生耳毒性。有 391 例母亲孕期长期使用卡那霉素,使用剂量为 50mg/kg,结果有 9 例(2.3%)儿童出现了听力丧失。

氨基糖苷类与头孢素类合用时可产生更强的肾毒性,与箭毒类药物联合使用时则会产生更强的神经肌肉阻滞作用。有报道称,一例暴露于硫酸镁(Magnesium sulfate)和庆大霉素(Gentamicin)的新生儿,硫酸镁诱导的神经肌肉功能减退征象更加严重。

除了耳毒性,未发现孕早期暴露于氨基糖苷类具有致畸作用。围产期协作研究项目中,135 例婴儿暴露于链霉素,未观察到有致畸作用。另有 1619 例母亲使用包括链霉素在内的多种药物联合治疗肺结核,其新生儿先天畸形的发生率与健康对照组相同。

抗结核药

没有证据表明异烟肼(Isoniazid)、氨基水杨酸(Para-aminosalicylic acid)、利福平(Rifampin)、乙胺丁醇片(Ethambutol)有致畸作用。

红霉素

目前没有红霉素有致畸风险的报道。围产期协作研究项目中的 79 例患者和另一项研究中的 260 例患者数据均显示红霉素没有增加出生缺陷风险。

克拉霉素

122 例孕早期克拉霉素暴露的病例中,未观察到明显的出生缺陷风险。

喹诺酮类

喹诺酮类抗生素环丙沙星（Ciprofloxacin）和诺氟沙星（Norfloxacin）对骨组织和软骨有很强的亲和力，可以引起儿童的关节痛。但是，分别来自三项研究的 38 例、132 例（密歇根医疗补助计划）和 200 例孕早期宫内暴露于喹诺酮类抗生素的婴儿的数据显示，没有发生畸形或出现骨骼肌肉问题。

甲硝唑

目前研究尚未显示，在妊娠早期或晚期使用甲硝唑治疗的母亲其新生儿先天畸形的发生率有任何增加。有一项针对 1387 例服用该药的研究发现并未增加出生缺陷风险。一项 Meta 分析也证实甲硝唑没有致畸风险。

抗病毒药

阿昔洛韦（Acyclovir）病例注册登记系统中收录了 756 例孕早期暴露患者，其婴儿的异常风险未见增加[57]。在另一项研究中，孕早期暴露于阿昔洛韦者 1561 例、伐昔洛韦（Valacyclovir）者 229 例、泛昔洛韦（Famciclovir）者 26 例，出生缺陷风险均没有增加[58]。美国疾病预防与控制中心（Centers for Disease Control and Prevention，CDC）建议患播散性感染（疱疹性脑炎、肝炎或水痘继发肺炎）的妊娠女性使用阿昔洛韦治疗。

林旦

外用林旦（林丹）涂至皮肤上后，大约有 10% 的剂量进入尿液（即体表外用药大约 10% 可被人体吸收）。使用 1% 浓度的外用林旦后发生毒副作用都是由于误用和过量所致。虽然没有证据表明林旦会导致特定的胎儿损害，但它有很强的神经毒性，妊娠期应该限制使用。妊娠妇女为儿童洗头发时应当谨慎，因为有些洗发液中的林旦容易经手部皮肤吸收。通常建议孕期使用其他除虱剂，如含增效醚的除虫菊素。

抗逆转录病毒药

资料记载齐多夫定（Zidovudine ZDV）妊娠期使用是安全和有效的，作为抗逆转录病毒治疗方案中的药物应当优先选用。一项通过儿童艾滋病临床试验计划所做的前瞻性队列研究显示，围产期暴露于齐多夫定的儿童，一直随访至 4.2 岁都没有发现该药的不良影响。国际抗逆转录病毒药物注册登记系统建立于 1989 年，目的是观察抗逆转录病毒药物的严重致畸作用，截至 2004 年 1 月，收集到 1000 多例孕早期暴露于齐多夫定或拉米夫定（Lamivudine）的孕妇数据，未观察到她们有增加致畸风险。

对孕期使用其他抗逆转录病毒药物的担心已经出现。孕期不建议使用依非韦伦（Efavirenz），因为有报道称孕早期接受依非韦伦给药的猴，其子代发生明显的畸形。另有 3 例接受治疗的孕妇，其胎儿发生 NTDs[59]。鉴于使用地达诺新（Didanosine）和司坦夫定（Stavudine）后发生乳酸酸中毒（有些甚至是致死性的）的报道，制药商百事美施贵宝（Bristol-Myers Squibb）于 2001 年发布了警告，孕妇禁用这两个药物。仅在没有其他替代药物的情况下，孕期才能使用这两种药。

抗真菌药

制霉菌素（Nystatin）很难通过完整的皮肤和黏膜吸收，局部用药不会致畸。妊娠期使用克霉唑（Clotrimazole）或咪康唑（Miconazole）尚未有致畸报道。但是，有一项研究提示，孕妇使用这些药物后孕早期流产的风险增加，但尚未被认定是这类药物具有风险的证据。根据密歇根医疗补助计划数据报告，2092 例孕早期暴露于这类药物的新生儿中异常的风险没有增加。

有报道，3 例孕早期暴露于 400 ~ 800mg/d 氟康唑（Fluconazole）的婴儿发生了肢体畸形。但是，在一项系统研究中，460 例单次氟康唑给药患者，剂量为 150mg，结果显示出生缺陷的风险没有增加[60]。在一项以病例登记系统为基础的研究中，显示氟康唑与法洛四联症的增加有相关性[61]。

促排卵药

在 2000 余例暴露于克罗米酚（Clomiphene）的病例中，未发现致畸形风险的证据，且自然流产率接近预期值。尽管婴儿在孕早期经常暴露于溴隐亭（Bromocriptine），但在 1400 余例暴露孕妇中并未发现该药的致畸作用。

温和型镇痛药

孕期疼痛可以使用温和型镇痛药。但应鼓励妊娠期妇女尽量使用非药物治疗，如局部热敷和休息。

阿司匹林

没有任何证据表明，孕早期服用阿司匹林有致畸作用。阿司匹林可抑制前列腺素合成，产生明显的围产期作用。服用镇痛剂量的阿司匹林会引起子宫收缩乏力、分娩发动延迟、产程延长，并增加过期妊娠的风险。

阿司匹林可以减少血小板聚集，可增加分娩前或分娩过程中的出血风险。母亲在新生儿出生前 5 天服用阿司匹林，可导致新生儿血小板功能障碍。由于阿司匹林对血小板中前列腺素合成酶的抑制作用是永久性的，所以若要维持正常的凝血功能，唯一的途径就是产生更多的血小板。

长期使用阿司匹林可能影响多个器官。值得注意的是，前列腺素可调节新生儿动脉导管的关闭。一项病例报告显示，母亲接近分娩时摄入阿司匹林与宫内胎儿动脉导管关闭有相关性。

对乙酰氨基酚

目前也没有证据表明乙酰氨基酚有致畸作用[62]。乙酰氨基酚抑制前列腺素合成的作用是可逆的,因此体内药物一旦清除,血小板聚集作用可恢复至正常。**与阿司匹林相比,对乙酰氨基酚不会引起出血时间的延长**,且药物对新生儿没有毒性。因此,如果需要使用作用温和的镇痛剂或退热剂,对乙酰氨基酚比阿司匹林更好。

应当告知患者,过量服用对乙酰氨基酚的风险。剂量超过每天 4g(8 片增强型对乙酰氨基酚或 12 片普通型对乙酰氨基酚)可引起肝纤维化,最终导致肝硬化和肝衰竭。这些肝脏的损害只能通过肝移植治疗。患者应当了解所有镇痛药品中对乙酰氨基酚的剂量,由于计算每天摄入总量时可能会忽略含对乙酰氨基酚的复方药品,因此无意中可引起用药过量。

非甾体类抗炎药

没有证据表明其他非甾体类抗炎药(NSAIDs)如布洛芬(Ibuprofen)、萘普生(Naproxen)、双氯芬酸(Diclofenac)、吡罗昔康(Piroxicam)具有致畸性[63,64],长期使用可导致羊水过少、胎儿动脉导管缩窄或新生儿肺动脉高压,已经有报道长期使用吲哚美辛(消炎痛)(Indomethacin)可产生上述不良反应。

可待因

在围产期协作研究项目中 563 例服用可待因的患者,畸形发生的相关风险没有增加。近期一项研究,显示孕期使用阿片类镇痛药与心脏缺陷、脊柱裂和腹裂的风险增加有关。如果围产期过度使用可待因,可引起成瘾及新生儿戒断症状。

舒马曲坦

479 例孕早期暴露于舒马曲坦的婴儿[65],出生缺陷发生率为 4.6%,与未暴露人群相比没有显著差异。**妊娠期有剧烈头痛的妇女,如其他治疗没有效果,可以使用舒马曲坦**[66]。

二磷酸盐类

二磷酸盐类药物可用于治疗各种骨骼疾病(包含骨质疏松症和 Paget 病),也可用于控制癌症患者或者化疗后患者体内的血钙过高。一篇公开发表的病例报告综述显示,不论短期或长期使用二磷酸盐类药物包括阿仑膦酸钠(Alendronate)、伊班膦酸盐(Ibandronate)、利塞膦酸钠(Risedronate)、膦酸盐(Etidronate)、氨羟二膦酸二钠(Pamidronate)、替鲁膦酸盐(Tiludronate)和唑来膦酸(Zoledronic)),均不会对胎儿或新生儿产生严重的不良影响。二磷酸盐可能会导致胎龄、出生体重和新生儿异

常等方面的微小改变。孕期是否需要继续使用二磷酸盐取决于患者骨量减少和骨质疏松症的持续时间与严重程度。应指导孕妇适当补充钙剂和维生素 D,这些都可以减轻骨相关问题的发生风险[67]。

物质滥用

烟草和尼古丁产品

将吸烟者与未吸烟者进行比较时,难以排除潜在混杂因素。吸烟可使小于胎龄儿的发生率增加 4 倍,也可增加早产率。与吸烟相关的围产儿死亡率升高可归咎于胎盘早剥、前置胎盘、未足月胎膜破裂和胎膜破裂时间过长、胎儿生长受限等风险增加。妊娠并发症和围产儿死亡的风险随吸烟数量的增加而上升。妊娠期戒烟可以降低妊娠并发症的风险和围产儿死亡率,特别是合并有其高危妊娠者。有研究显示,母亲被动吸烟可使足月分娩时低出生体重儿的风险增加两倍(见第 6 章)。

吸烟与婴儿猝死综合征(SIDS)、儿童呼吸道疾病的增加也呈正相关。在这样的文献报道中无法区别这些有害影响是妊娠期吸烟还是生产后吸烟引起,但可能两者都产生了作用。

吸烟者的自然流产率可能是未吸烟者的两倍,与母亲吸烟相关的流产多为正常染色体核型,流产发生时间晚于因染色体畸变导致的流产。

妊娠期戒烟

烟草的烟雾中含有尼古丁、一氧化碳和数千种其他化合物。虽然尼古丁是吸烟成瘾的罪魁祸首,但其他化学物质也可能共同导致了不良妊娠结局的发生,例如,一氧化碳会减少胎儿的氧供,而尼古丁降低子宫血流量。

戒烟可先试着通过逐渐减少香烟中尼古丁的含量来实现。具体做法是在 3 周内循序渐进地改用尼古丁含量越来越少的香烟品牌。运动可以提高戒烟的成功率。**药物治疗用于尼古丁依赖患者**,这类患者的定义为每天吸烟量超过 1 包、早晨起床后 30 分钟内即要吸烟或之前出现过戒断症状。常用的尼古丁药物剂型有贴剂、口胶剂或吸入剂。**尽管妊娠期使用尼古丁药物治疗的合理性可能会受到质疑,但戒烟确实可以消除许多其他毒性物质(包括一氧化碳)带来的危害,戒烟者血液中尼古丁水平与吸烟者相比没有增加**。在一项随机研究中[68],给接受行为戒烟支持的吸烟者加用尼古丁贴剂后直至分娩,戒烟率并没有比只接受行为戒烟支持的吸烟者提高。受试对象依从性较低,使用尼古丁贴剂超过 1 个月的女性尚

不到10%。

有研究发现,188例婴儿的母亲于孕早期使用安非他酮(Bupropion)治疗,其中5例发生先天性畸形,与预期数量比较没有显著差异。目前没有有关妊娠期使用瓦伦尼克林(Varenicline)安全性的数据[69]。然而,近期FDA对这两种药物发出了警告,用药后可能增加精神病症状和自杀的风险。

酒精

发生于酗酒母亲的子代的胎儿酒精综合征(FAS)已有报道。临床特征表现为胎儿在宫内与出生后生长发育的迟滞(图8-8)。

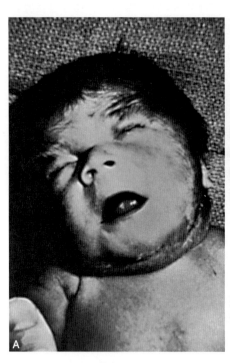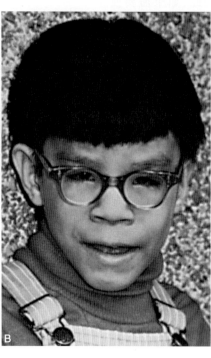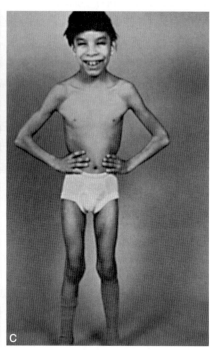

图8-8　胎儿酒精综合征,**A**,刚出生,**B**,5岁时,**C**,8岁时。面部特征:睑裂小,短鼻,人中平坦,上唇薄,面中部扁平(摘自Streissguth AP. CIBA Foundation Monograph 105. London:Pitman;1984.)

1980年,酒精中毒研究学会的胎儿酒精研究小组发布了FAS的诊断标准。以下3类标准中,每一类至少有一项特征符合才可诊断为FAS:

1. 出生前和/或出生后的生长迟缓。

2. 面容异常,包括睑裂过小,人中模糊或不存在、内眦赘皮、鼻梁扁平、短鼻、上唇薄、低位或不平行、耳、面中部发育不良。

3. 中枢神经系统机能障碍,包括小头畸形、不同程度的精神发育迟滞或其他神经行为发育异常的证据如注意力缺陷/多动症(attention-deficit/hyperactivity disorder(ADHD))。

妊娠期重度酗酒母亲所生婴儿中,只有6%具有以上所述所有FAS的特征。其余大部分儿童表现为不太严重的出生缺陷和神经认知缺陷。

Jones等对23例长期饮酒女性与46例未饮酒女性(即对照组)的妊娠结局进行比较,结果显示长期饮酒组围产期死亡率约为未饮酒组的8倍,生长受限、小头畸形和智商低于80的发生频率也高于未饮酒组。总体来看,饮酒组子代不良结局的发生率为43%,而对照组仅

为2%。

Quellette等研究了少量饮酒的危害。不饮酒或极少饮酒者所生婴儿中异常的发生率为9%,中度饮酒者所生婴儿为14%,两组间异常的发生率没有显著差异。**重度饮酒者(平均每日摄入100标准酒度烈性酒3盎司或更多,相当于我国50度及以上的烈性酒88.71毫升,1盎司=29.57毫升)所生婴儿32%为异常。**先天畸形、生长受限和神经系统检出异常三者总的发生率在重度饮酒组为71%,是中度或极少饮酒组的两倍。在这项研究中,乙醇摄入量超过每天45mL(相当于3杯酒)才可发现婴儿异常发生率的增加。在Mills和Graubard的研究中,平均每天饮酒少于1杯或者1~2杯组与未饮酒组比较,子代总畸形发生率没有显著增高。然而随着饮酒量的增加,泌尿生殖系统畸形的发生率也增加,因此对于某些畸形而言,可能不存在饮酒量的安全阈值。

大量饮酒仍会对胎儿造成极大的危害,因此即便在孕中期减少饮酒量也可使胎儿受益[70]。目前虽然没有妊娠期偶尔饮酒会危害胎儿的文献记载,但妊娠期任何量的饮酒都是不安全的(见第6章)。

Sokol 等建立了如何通过询问病史以确定产前饮酒风险的问卷测评方法。该方法借助 4 个问题来筛查饮酒量可能会危害到胎儿的患者(框 8-2)。如果患者饮酒必须超过 2 杯才会觉得满足便可被认定为高危饮酒者。若患者对 4 个问题的回答都是肯定的,则其为高危饮酒者的概率将增加至 63%。

框 8-2 T-ACE:用以识别饮酒量足以危害胎儿的女性的几个问题 *

T. 你喝多少杯酒才会感觉满足?你最多能喝多少杯酒?(耐受量)

A. 你曾是否对有人批评你喝酒感到生气?(厌烦)

C. 你曾是否觉得你应当减少饮酒量吗?(减量)

E. 你曾是否早晨起来第一件事就是先喝点酒来稳定情绪或摆脱宿醉?(醒眼酒)

摘自 Sokol RJ, Martier SS, Ager JW. The T-ACE questions: practical prenatal detection of risk-drinking. *Am J Obstet Gynecol.* 1989;160:863
* 肯定的回答得分:耐受量问题得分 2 分,其他 3 个问题得分均为 1 分。总得分为 2 分或 2 分以上可以正确地识别 69% 的高危饮酒者。

大麻

尚没有明确的证据显示大麻有致畸效应,但目前的数据也不足以说明大麻没有任何危害。一项研究显示孕期使用大麻可致婴儿出生体重降低 73 克。在这项研究中确定使用大麻是通过尿检而不是自我报告。其他研究并未发现孕期使用大麻对出生体重或身长有影响。大麻暴露是否会导致行为和发育的改变,不同的研究得出的结论不一致。

可卡因

确定可卡因对婴儿的影响时遇到的主要困难是服用可卡因人群经常存在许多混杂因素。这些母亲经常会滥用其他药物、吸烟、营养状况不佳、未进行产前检查、生存的社会经济状况较差。所有这些因素很难在组间比较时都考虑进去。另一个困难是如何确定宫内暴露胎儿的结局指标。可卡因很可能通过影响神经系统导致神经与行为功能的改变,但这些改变难以通过婴儿发育的标准测验得以量化。

与对照组相比服用可卡因的女性自然流产率较高。其他研究显示孕早期使用可卡因可增加先天畸形的风险,且多为心脏及中枢神经系统异常。在 Bingol 等的研究中,可卡因使用组的畸形率是 10%,多种药物滥用组是 4.5%,对照组是 2%。MacGregor 等的研究显示,可卡因使用组的异常率为 6%,对照组为 1%。

可卡因是一种中枢神经系统兴奋剂,具有局部麻醉以及明显的血管收缩作用。**因此,经鼻或静注方式给药后立刻出现胎盘早剥的报道也就不足为奇了**[71]。其他研究也显示使用可卡因增加了死胎、未足月分娩、早产以及小于胎龄儿的发生风险。

宫内暴露于可卡因的胎儿最常见的脑部异常是宫内大脑生长受损,表现为小头畸形[72]。在一项研究中,可卡因暴露组新生儿小头畸形的发生率为 16%,而对照组为 6%。身体的生长也受到影响,因此生长受限可能是对称性的,或表现为相对较低的头围/腹围比。据报道,除了畸形特征和神经行为异常外,可卡因暴露患儿还表现为其他多种神经系统问题。

除了在孕早期造成先天畸形外,有报道称可卡因会干扰多器官的血供从而引起胎儿异常。如肠梗死可致严重的回肠闭锁和肠穿孔。肢体梗死可导致手指缺如,缺如方式与常见的先天性肢体异常不同。宫内中枢神经系统出血,可能导致脑穿通性囊肿。

阿片镇痛药和美沙酮

月经异常,特别是闭经在海洛因滥用者中常见,而美沙酮则没有类似作用。常用的医疗干预措施美沙酮维持疗法,所用剂量应当个体化,维持剂量大约是每天 20 ~ 40mg,剂量应维持在最大限度减少使用毒品的可能。因为毒品对胎儿的危害比更大剂量的美沙酮对胎儿的危险大。由于胎儿在宫内戒断美沙酮会增加胎儿并发症和死亡的风险,因此接受美沙酮维持疗法的女性应避免在孕晚期调整剂量。对于怀孕期间阿片镇痛药成瘾者的管理需要社会、营养、教育和精神等多学科综合干预,因此这些病人最好由专业机构管理。丁丙诺啡(Buprenorphine)也是一种可接受的治疗用药,与暴露于美沙酮的婴儿相比,暴露于丁丙诺啡的婴儿需要的吗啡量较少、住院时间较短、治疗新生儿戒断综合征所需的时间也较短。然而,使用丁丙诺啡的女性更易中断治疗。

吸毒成瘾的女性妊娠期间发生流产、早产及胎儿生长受限的风险增加。新生儿期必须严密监测戒断症状[73]。

咖啡因

目前还没有证据表明咖啡因对人类有致畸作用。围产期协作研究项目中,5773 名女性孕期服用了咖啡因,一般是服用固定剂量的镇痛药,结果显示出生缺陷的风险并没有增加。一杯咖啡平均含有 100 毫克的咖啡因,一罐 12 盎司的苏打水平均含量为 50 毫克。大量摄入咖啡因是否会增加妊娠并发症的风险目前还存在着争议。早期的研究发现平均每天饮用七到八杯以上咖啡与婴儿低出生体重、自然流产、早产以及死胎有关。但这些研究并没有控制吸烟和饮酒的混杂作用。**在一项控制了吸烟及其他生活习惯、人口学特征、疾病史等的研究中,发现畸形、低出生体重、早产与大量饮用咖啡无关**。另有研究发现当孕妇每天摄入的咖啡因超过 300mg 时,足月低体重(孕周>36周且出生体重<2500g)的发生风险将增加。

孕期饮用咖啡的同时吸烟将增加低出生体重的发生风险。孕妇摄入咖啡会减少铁的吸收量,可能会导致贫血。

另有两项研究得出了相互矛盾的结论。一项为回顾性研究,显示胎儿死亡的风险较高是由病例选择偏倚导致的,因为胎儿死亡的病人较少出现恶心症状,故摄入的咖啡可能更多。另一项为前瞻性队列研究,显示适量的咖啡因摄入并没有增加自然流产以及胎儿生长受限的风险。血浆中7-二甲基黄嘌呤(一种咖啡因代谢物)的检测显示,只有当这一代谢物处于极高水平时才与自然流产有关。

美国妇产科学会(ACOG)认为适量的咖啡因摄入(每天少于200mg)并不是流产、早产的主要影响因素,但与胎儿生长受限的关系还待进一步研究[74]。大量的咖啡因摄入可能与流产有关,也有可能无关,因此应控制每天咖啡因的摄入量低于200mg[74]。

阿斯巴甜

阿斯巴甜的主要代谢产物是苯丙氨酸[75],它通过胎盘的主动转运功能集中在胎儿体内。胎儿持续性高苯丙氨酸血症(如母亲为苯丙酮尿症患者)与婴儿的精神发育迟滞有关。但是,正常人摄入常用剂量的阿斯巴甜后,苯丙氨酸峰值不会超出正常餐后水平,即使摄入剂量过多,血中苯丙氨酸浓度也远远低于可能导致精神发育迟滞所需的水平。据研究,携带PKU致病基因的女性血液中苯丙氨酸水平也是正常的。**因此,孕期摄入阿斯巴甜似乎不会产生任何胎儿毒性作用。**

母乳与药物

很多对婴儿没有临床意义的药物可在母乳中检测到且处于较低水平。药物进入母乳的转运率取决于其脂溶性、分子量、蛋白质结合程度、电离度及是否存在主动分泌。低分子量的非电离分子易于进入母乳,如乙醇。如果母亲血液中某种药物的浓度非常高(如用量增加或肾功能下降),则该药在母乳中的浓度也会随之升高。

进入乳汁中的药量仅为母体血液中药量的几分之一,而母体血液中的药物水平与母亲的口服剂量成比例。被婴儿吸收的药量通常达不到治疗水平,平均约为母亲用量的1%~2%。因为剂量太小,一般不会对婴儿产生可见的不良作用。但对于毒性药物来说,任何剂量的暴露都是不宜的。存在于母乳的药物也可能引发过敏反应。母乳中存在的更小剂量药物的长期影响可能还未被发现。另外,酶系统不成熟的婴儿对药物的清除速率也较慢。母亲所用的大多数药物对母乳喂养婴儿的短期影响较轻,对婴儿几乎没有危害。由于母乳喂养的好处众所周知,评价药物暴露的风险时需权衡母乳喂养带给婴儿的益处。

产后最初几天泌乳尚未完全建立,婴儿仅吃到少量初乳,给药后分泌到母乳的量极少。对于剖宫产分娩的女性,应告知镇痛药或其他药物对婴儿无不良影响以减轻其恐惧心理。哺乳期若需每日给药,应了解药物在乳汁中的药代动力学知识,这样就可将婴儿的暴露剂量控制在最低水平。例如,哺乳后立即给药可以减少新生儿的暴露,因为在下次给药之前母血药物水平达到最低点。

大多数乳母所用的药物,即使对母乳喂养婴儿有短期影响,也是很轻微的,对婴儿几乎没有风险[76]。研究显示838例哺乳期用药的女性中,11.2%表示药物对婴儿产生了轻度不良反应,但这些反应并不需要就医。其中19%为抗生素引起的腹泻,11%为阿片止痛药引起的嗜睡,9%为抗组胺药引起的躁动;和10%为镇静剂、抗忧郁药或抗癫痫药引起的嗜睡[76]。

美国儿科学会已经修订了哺乳期用药指南[77,78],目前医务人员可以到LactMtd(http://toxnet.nlm.nih.gov)网站查阅某种药物的作用。

哺乳期禁忌药

可能干扰哺乳婴儿细胞代谢的细胞毒性药物

尽管有关环孢素、阿霉素(Doxorubicin)和环磷酰胺的研究数据有限,但这些药物可能引起婴儿免疫抑制。总的来说,这些药物的潜在风险大于继续哺乳的益处[78]。

绒毛膜癌患者在哺乳期口服甲氨蝶呤后,母乳中检测到的药物水平是很低的。大多数人会选择避免婴儿对这种药物的暴露而不母乳喂养。但在从不人工喂养的地方或经济条件或文化习俗方面的困难而没法人工喂养时,这类药物的使用不应成为哺乳的禁忌。

药物滥用对哺乳婴儿的不良作用已有报道

药物滥用包括安非他命、可卡因、海洛因、LSD(麦角二乙酰胺)、苯环己哌啶,在母乳喂养期都是禁忌的,因为这些物质对哺乳婴儿和母亲的健康均有危害。

放射性化合物使用期间需暂停母乳喂养

美国儿科学会[78]建议应向核医学科医师咨询,确保哺乳期女性所用的放射性核素在乳汁中的排泄时间最短。在放射性同位素检查开始之前,母亲可以尝试将母乳储存起来,并应继续挤奶以维持乳汁的分泌,但治疗期间的母乳应丢弃不用。在恢复哺乳前,医师应当评估母乳是否还有放射性,以消除患者的疑虑。**不同放射性药物,需要中断哺乳的时间不同。**

哺乳期对婴儿作用未知但需慎用的药物

这类药物包括几种抗精神病药、胺碘酮(与甲状腺功能减退相关)、拉莫三嗪(其在婴儿体内的血药浓度可能达到治疗水平)、甲氧氯普胺(可能产生多巴胺能阻滞作用、但未见其有害作用的报道)和甲硝唑[78]。

哺乳期母亲有时需要使用抗焦虑药、抗抑郁药和抗精神病药。目前没有证据表明婴儿通过母乳暴露于这些药物有何不良作用,但理论上讲它们可改变中枢神经系统的功能[78]。据报道,有些抗精神病药在母乳中的药物浓度可达到具有临床意义的水平(10% 或更高),如安非他酮、氟西汀、西酞普兰、舍曲林和文拉法辛[78]。分泌至母乳中的氟西汀量很少,婴儿对该药的摄入量仅为母亲所用剂量的 6.7%[79],故母乳喂养新生儿体内的药物水平肯定低于妊娠期宫内暴露水平。

舍曲林可引起母亲体内 5-羟色胺水平的下降,但对母乳喂养婴儿却无影响[80],提示婴儿从母乳中摄入的少量药物,不足以产生药理学作用(图 8-9)。母亲服用精神药物期间,应当监测药物对婴儿的镇静作用,停药后还应监测婴儿的戒断症状。

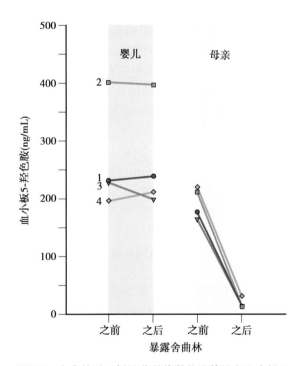

图 8-9　舍曲林对 4 例母乳喂养婴儿及其母亲血小板 5-羟色胺水平的影响(摘自 Epperson CN, Anderson GM, McDougle CJ. Sertraline and breast-feeding. N Engl J Med. 1997;336:1189.)

疲劳可加重产后抑郁症。**哺乳可引起母亲疲劳而加重抑郁。应权衡利弊而做出选择。**

单次使用甲硝唑后可考虑暂时停止母乳喂养。依据该药的半衰期,单次剂量用药后停止哺乳 12 ~ 24 小时,婴儿对该药的暴露剂量即可以忽略不计。不过,目前还没有甲硝唑对婴儿不良影响的报道。

哺乳期对婴儿有明显影响需慎用的药物

溴隐亭

溴隐亭是麦角生物碱的衍生物,由于对泌乳有抑制作用,故除了妊娠期已经用药的母亲,哺乳期应该避免使用此药。

麦角胺

有的病人用麦角胺治疗偏头痛。哺乳期用药与婴儿发生呕吐、腹泻和抽搐症状有关。但在使用麦角生物碱治疗产后宫缩乏力时,并不能成为哺乳的禁忌。

锂

母乳中锂水平是母血浆锂水平的 1/3 ~ 1/2。与母亲妊娠期服用锂剂时的胎儿体内锂水平相比,哺乳婴儿血浆锂水平要低很多。因此必须权衡母乳喂养的好处和母乳中存在的这少量锂剂理论上可能对发育中的大脑所造成的影响来决定是否母乳喂养[78]。

哺乳期适用药

阿片镇痛药、镇静药、抗惊厥药

一般来说,大多数的镇静药、阿片镇痛药、抗惊厥药尚未发现具有不良反应。正常剂量的卡马西平、苯妥英钠、硫酸镁、可待因、吗啡(Morphine)、哌替啶(Meperidine),患者可以放心使用,因为这些药物在母乳中检测到的量很低,约为母亲给药量的 1% ~ 2%,不会产生药理活性,对母乳喂养婴儿没有明显的副作用。

尽管乳母短期使用可待因对婴儿似乎无害,但有一例报道,乳母因为会阴侧切伤口疼痛服用了可待因和对乙酰氨基酚,其婴儿出生后 7 天出现昏睡和喂养困难,13 天时死亡。这位母亲是一个超快速代谢者,以极高的速率将可待因转换为吗啡。母乳中吗啡水平为 87ng/mL,而婴儿体内的水平为 70ng/mL[81]。由于对母体可待因代谢的情况知之甚少,因此,所有含可待因的药品的使用时间应控制在 2 天内。

安定的母乳/血浆的峰值比是 0.68,母乳中检测到的量很少。针对两例在哺乳期间服用卡马西平的患者研究发现,产后 4 ~ 5 周时母乳中的药物浓度基本相同,约为母血浆浓度的 60%。卡马西平似乎没有蓄积,这两例患者的婴儿均没有发现药物的不良反应。

感冒药

尽管针对抗组胺药或减充血剂的研究不多,但未发现有毒性作用。分泌入母乳的假麻黄碱或者苯丙烯啶(Triprolidine)量尚不到母亲摄入量的 1%。

抗高血压药

噻嗪类

单次口服氯噻嗪(Chlorothiazide)500mg 后,母乳中检测不到药物浓度。一位哺乳期母亲每天服用氢氯噻嗪（Hydrochlorothiazide）50mg，其婴儿血浆中检测不到药物，且婴儿的电解质也正常。使用噻嗪类利尿剂有可能会减少第一个月乳汁的分泌量。

β-受体阻滞剂

母亲单次服用普萘洛尔40mg后，分泌到乳汁中的药物浓度不足母血峰值的40%。一个婴儿每天吃500mL母乳，其摄入的药量仅为治疗剂量的1%，不可能产生任何不良影响。

阿替洛尔（Atenolol）在乳汁中的浓度是母血浓度的三倍。据报道，一例生后5天的足月婴儿出现了β-肾上腺素受体阻滞剂现象——心动过缓（80次/min），而此时乳汁中的药物剂量为母亲服用量的9%。在其他婴儿中尚未发现有不良反应。由于阿替洛尔在乳汁中蓄积，需严密监测婴儿是否有心动过缓。普萘洛尔是安全的替代药物。

可乐定（Clonidine）在母乳中的浓度几乎是母血浆水平的两倍。母亲接受可乐定治疗，其婴儿神经行为和实验室检查参数与对照组相似。

血管紧张素转化酶抑制剂

分泌到母乳中的卡托普利浓度很低，未发现对哺乳婴儿有不良作用。

钙通道阻滞剂

分泌到母乳中的硝苯地平剂量小于母亲给药量的5%，维拉帕米（Verapamil）在母乳中的量更小，两者对婴儿均无不良作用。

抗凝药

大部分需要抗凝治疗的母亲可以继续母乳喂养，对婴儿不会产生影响。肝素不会进入母乳，且口服用药不会产生药物活性作用。

有报道7位母亲每天服用华法林5~12mg，在母乳和婴儿血浆中均检测不到华法林，这可能是因为华法林的蛋白质结合率达98%，进入母乳中的量很低而且不会产生抗凝作用[82]。另1篇报道也证实了该结果[83]。有研究显示，125例哺乳期母亲口服双香豆素（Bishydroxy-coumarin）后，婴儿的凝血酶原时间未受影响，也没有发生出血现象。**因此，通过严密监测母亲凝血酶原时间，以确保使用药物的最小有效剂量，并同时监测新生儿的凝血酶原时间，以确保药物没有在新生儿体内蓄积，哺乳期母亲就可以安全使用华法林。**

皮质类固醇

分泌入母乳的泼尼松药量不会产生任何毒性作用。针对7例服用泼尼松患者研究显示，用药后的60小时内，母乳的泼尼松含量微乎其微，仅为母亲用药量的0.14%。即使每天的用药量达80mg，哺乳婴儿摄入的剂量也不足母亲用药量的0.1%，该剂量还不到其内源性皮质类固醇量的10%。

地高辛

由于地高辛与母体蛋白质结合率高，药物进入母乳的量很小。给药24小时内，婴儿摄入的剂量大约是母体用量的1%。尚未见地高辛对哺乳婴儿产生不良作用的报道。

抗生素

哺乳期母亲使用青霉素衍生物是安全的。使用常规治疗剂量的青霉素和氨苄西林不会对母乳喂养婴儿产生不良作用。对于易感人群或需要长期治疗的患者，可能会发生腹泻和念珠菌感染。

双氯西林的蛋白质结合率是98%，如果用于治疗乳腺炎，进入母乳的量很小，可以继续哺乳。

仅有微量的头孢素能进入母乳。研究显示，给予母亲每天3次、每次500mg剂量的头孢唑啉（Efazolin）肌肉注射，母乳中检测不到药物。头孢唑啉2g静脉注射后，婴儿的暴露剂量不到母亲给药量的1%。

哺乳期母亲服用四环素后，尚未见婴儿牙齿染色或骨生长延迟的报道。这可能是因为四环素与钙和蛋白质的结合率较高，婴儿所能吸收的药量有限，而可被吸收的游离四环素太少，不会产生临床意义。

磺胺类药进入母乳中的量很小，一般不将其列为哺乳期禁忌药。由于磺胺药物可以与胆红素在白蛋白上的结合位点结合，而使血浆游离胆红素增加。因此，早产、患病或高胆红素血症的婴儿的母亲最好避免使用此类药物。但是哺乳期母亲服用柳氮磺胺吡啶（Sulfasalazine）后，却没有在乳汁中检测到[84]。

庆大霉素可转运到母乳中，有一半的母乳喂养新生儿的血浆中可以检测到药物。由于检测到的药物浓度较低，预计不会产生临床作用。

分泌到母乳中的呋喃妥英（Nitrofurantoin）量非常低。有研究报道20位母亲每天服用呋喃妥英，剂量为100mg×4次/天，其乳汁中没有检测到药物。

虽然红霉素可以少量进入乳汁，但未见母乳中红霉素对婴儿不良作用的报道。阿奇霉素（Azithromycin）在母乳中的浓度也很低。克林霉素（Clindamycin）分泌入乳汁中的量也很少，用药期间通常可以继续哺乳。

目前没有哺乳母亲使用异烟肼对婴儿的不良作用的报道，因此给药期间可以母乳喂养[78]。

阿昔洛韦

使用阿昔洛韦时可以母乳喂养。如果母亲服用阿昔洛韦的剂量为每天1g，婴儿每天的摄入量<1mg。

抗真菌药

目前没有数据表明母乳中的制霉菌素、咪康唑或克霉唑对婴儿有影响。由于这些药物经阴道吸收的量很少，口服给药时生物利用度较低，故哺乳期间使用这些药物不会对婴儿产生临床问题。婴儿暴露于人乳中酮康唑（Ketoconazole）的剂量仅是治疗剂量的 0.4%，不会造成不良影响。

口服避孕药

雌孕激素联合口服避孕药可以引起剂量相关的抑制泌乳作用。哺乳期口服含有雌激素 50μg 或以上的避孕药与泌乳期缩短、乳汁生成减少、婴儿体重增长不足、乳汁中蛋白质含量减少有关。如果产后 3 周开始用药，且雌激素含量小于 50μg，对哺乳的抑制程度会更小。虽然这个变化不大，但从营养角度考虑仍然重要，特别是那些营养不良的母亲。

母亲每天口服含有炔雌醇 50μg 的避孕药，每天吃母乳 600mL 的婴儿能摄入到的雌激素剂量在 10μg 以内。如果母亲没有服用口服避孕药，在无排卵周期中，婴儿每天吃同等量的母乳，其摄入的天然雌二醇量估计为 3 ~ 6ng，有排卵周期估计为 6 ~ 12ng。尚未见母亲服用口服避孕药对婴儿生长发育的长期不良影响。

证据表明进入婴儿体内的炔诺孕酮会被代谢，不会产生蓄积作用。至今没有发现母亲服用孕激素对哺乳婴儿的不良作用。ACOG 建议在分娩后 4 周或更晚些放置依托孕烯皮下植入剂避孕。仅含孕酮的避孕药不会导致母乳成分和奶量的变化，是哺乳期避孕的理想选择。婴儿断奶后，为了达到最大的避孕效果，母亲应当改用复方口服避孕药。

酒精

母乳中的酒精浓度与母血中相似。社交场合中适度饮用两杯鸡尾酒后，母血中酒精浓度为 50mg/dL，哺乳婴儿通过母乳摄入的酒精约为 82mg，此量所导致的婴儿血液酒精浓度很低。没有证据表明哺乳期母亲偶尔饮酒对婴儿有毒性作用。然而，有研究显示，长期通过乳汁摄入乙醇，可能会对婴儿的运动神经发育产生损害，但对智力发育没有影响[85]。乳汁中的酒精会改变乳汁的味道，可使婴儿的吃奶量减少[86]。

丙硫氧嘧啶

丙硫氧嘧啶（PTU）在乳汁中的量很少。如果每天母亲服用 200mg PTU、3 次/d，则哺乳婴儿每天摄入的药量为 149μg，相当于一名体重为 70kg 的成年人每天摄入 PTU3mg。对数名婴儿随访至 5 月龄，没有发现甲状腺相关指标变化。**哺乳期母亲服用 PTU 可继续哺乳，但需严密监测婴儿。**由于 PTU 的蛋白结合率高（80%），乳汁中的浓度低，因此 PTU 优于甲巯咪唑。然而，近期有观察到 PTU 的肝脏损害作用发生率高于甲巯咪唑。但尚没有哺乳期母亲服用 PTU 后导致婴儿肝脏损伤的报道。

H₂-受体阻滞剂

理论上，H_2-受体拮抗剂如雷尼替丁和西咪替丁可以抑制胃酸生成，引起婴儿 CNS 刺激症状，但是尚未被证实。目前美国儿科学会认为，乳母使用 H_2-受体阻滞剂期间可以母乳喂养。法莫替丁（Famotidine）、尼扎替丁（Nizatidine）和罗沙替丁（Roxatidine）在乳汁中的浓度较低，更适于哺乳期母亲使用。

咖啡因

据报道，即使母亲每天饮用 5 杯咖啡，摄入的咖啡因也不会对哺乳婴儿产生不良影响。一项研究显示，母亲饮用咖啡后 6 小时，乳汁中的含量仅为母亲饮用量的 1%，不足以影响婴儿。另一项研究发现，母亲连喝 5 天咖啡与 5 天不喝咖啡相比，两组婴儿的 24 小时心率或睡眠时间没有显著差异[87]。

烟草

尼古丁及其代谢产物可替宁可进入乳汁。母亲吸烟的婴儿即使未暴露于被动吸烟，其血浆中尼古丁的浓度也会达到有临床意义的水平，暴露于被动吸烟后血中尼古丁浓度会进一步升高。因此，应当鼓励女性在妊娠期和哺乳期戒烟。

职业和环境有害因素

电离辐射

电离辐射的危害已广为人知。在针对不同的临床实际情况提供咨询时，决定损害程度大小的关键因素是暴露剂量、孕期暴露的时间点以及暴露时间的长短。

急性照射

针对日本原子弹爆炸幸存者的系统研究结论显示：宫内暴露于大剂量的辐射增加了子代小头畸形、智力障碍以及生长受限的风险。距震源（即爆炸点正下方的区域）的距离及暴露时的孕龄与子代小头畸形、智力障碍及生长受限直接相关。**具有上述病理特征的患儿中，大部分的暴露时间是在孕 15 周或者更早。**暴露量是根据受害者与震中之间的距离计算得出的。小头畸形以及智力障碍与 50rads（拉得）或以上的电离辐射有关，20rads 是可以观察到小头畸形的最小暴露剂量。值得注意的是，原子弹爆炸产生的辐射与诊断研究中低线性转移的滤波辐射是不同的。

虽然已观察到急性、大剂量的辐射暴露会对动物的多个器官系统产生致畸作用，但是人类由于产前暴露发生的结构畸形也仅限于上文提到的几种。根据动物研究数据以及人类在不同孕期暴露的后果，Dekaban[88] 构建了一个时间表来推断急性、大剂量的（>250rads）辐射暴露对人类生殖系统造成的不同结果。动物与人类暴露结果的相似性支持了 Dekaban 的假设。

目前还没有发现长期低剂量的辐射暴露对动物或人类生殖系统的影响。 动物研究发现，整个妊娠期持续低剂量（<5rads）的辐射暴露并没有增加不良结局的发生风险。美国国家辐射防护委员会[89]认为小于 5rads 的辐射暴露不会增加畸形的风险。

辐射的暴露剂量用 Gy 表达，1Gy = 1000mGy = 100rads（表 8-1），因此 10mGy = 1rad。幸运的是，几乎没有哪一种放射性诊断检查会产生实质性的风险。表 8-1 所列为胎儿暴露的平均值以及最大值。只有多次进行 CT 扫描和 X 线透视才会使累积辐射暴露剂量达到 100mGy 或者 10rads。胎儿的暴露剂量是母体表面暴露剂量的 50%。

表 8-1　一般放射性诊断检查中胎儿的暴露剂量

检查类型	平均值（mGY）	最大值（mGY）
X 线片		
腹部	1.4	4.2
胸部	<0.01	<0.01
静脉尿路造影	1.7	10
腰椎	1.7	10
骨盆	1.1	4
颅骨	<0.01	<0.01
胸椎	<0.01	<0.01
X 光透视检查		
钡餐（上消化道）	1.1	5.8
钡灌肠	6.8	24
CT		
腹部	8.0	49
胸部	0.06	0.96
头部	<0.005	<0.005
腰椎	2.4	8.6
盆腔	25	79

摘自 Lowe SA：Diagnostic radiography in pregnancy：risks and reality. Aust N Z J Obstet Gynaecol. 2004；44：191.

10mGY = 1rad.

经常搭乘飞机的女性或女性空乘人员可能因频繁的、长时间的高空飞行暴露于辐射。美国联邦航空管理局（FAA）建议妊娠期应将辐射暴露控制在 1mSv（0.1rad）以内[90]。

孕妇因使用[113]I 进行甲状腺消融治疗造成的治疗性暴露比较罕见，但是可能在妊娠 12 周后引起胎儿甲状腺损伤。

电离辐射的致突变作用

孕期辐射暴露致子代基因突变的效应可能在婴儿出生后数年才会显现出来。与无辐射暴露组相比，因母亲进行骨盆测量在宫内暴露于辐射的儿童发生白血病的风险增加了 50%，这可归咎于孕期暴露于电离辐射所导致的基因突变。暴露组的绝对风险大约为 1/2000，与未暴露组的 1/3000 比较，这一结果几乎没有临床意义。

Lowe[89]估计每 1700 例接受 10mGy（1rad）辐射暴露的人群中就增加 1 例因癌症导致死亡的病例。如果因为孕期诊断性辐射暴露会增加子代白血病的发生概率这个理由而建议终止妊娠，那么需要终止 1699 例妊娠才会预防 1 例白血病的发生。辐射暴露确实应该尽量减少，但不能因为害怕辐射而放弃必需的放射性诊断检查。目前已制定了可供孕妇使用的知情同意书[91]。

人们也开始担忧，父亲在职业环境中暴露于低剂量辐射可能对子代造成潜在危害。Gardner 等在英国塞拉菲尔德核设施周围区域所做的一项病例-对照研究发现，受孕前父亲的辐射暴露剂量与儿童白血病风险显著相关。对美国汉福德核设施工人的研究发现了类似的结果。但目前对于上述结果存有争议，因为针对原子弹爆炸事件幸存者的研究发现，辐射并没有对胎儿的基因产生损害（比如增加了儿童肿瘤的风险）。在安大略核设施附近开展的研究也没有发现儿童白血病与父亲受孕前辐射暴露之间的关系。

视频显示器

目前来看，对视频显示器（VDTs）可能导致不良生殖结局的担忧似乎没有根据。先前人们之所以会有此担忧，是因为曾有报道自然流产多发生于工作中使用 VDTs 的女性。从那以后发表了很多这一主题的论文和综述，消除了人们的担忧[92]。**VDT 的使用不增加不良生殖结局的风险。**

铅

经过 25 年致力于公众健康的努力，美国人群的铅暴露显著减少。平均血铅水平已经下降到 20 世纪 70 年代测量值的 20% 以下。然而在南加州的移民中,高血铅(>20μg/dL)的发生率依然较高。在洛杉矶,每 30 例高血铅患者中有 25 例为移民。

母亲外周血高水平的血铅浓度与小于胎龄儿(SGA)的发生风险增加有关。脐带血铅浓度≥5.1μg/dL 的女性早产的发生率几乎是脐带血铅浓度<5.1μg/dL 的女性的三倍。在挪威的一项研究也发现高血铅浓度增加了低出生体重和神经管缺陷的发生风险[93]。

Garbhpal ras 是亚裔印度人使用的一种健康补充剂,含铅量很高,据报道一例孕妇摄入 Garbhpal ras 后发生了铅中毒[94]。

询问孕妇有关铅暴露的危险因素可以帮助评估产前暴露风险。一份包含住房条件、吸烟情况、罐头食品的食用情况等信息的调查问卷评估的敏感度为 89.2%,阴性预测值为 96.4%[95]。摄入含钙丰富的食物以及避免使用铅釉陶瓷可以降低血铅水平,特别是对于墨西哥城社会经济状况较差的孕妇更重要。

由于神经系统在胚胎期以及胎儿期比其他生命阶段对铅的毒性作用更敏感,且母亲外周血铅水平与脐带血铅水平直接相关,因此育龄女性血铅含量不应超过 25μg/dL[96]。

理想状况下,母亲血铅浓度应低于 10μg/dL,以确保胎儿处于最低的铅暴露水平。大量流行病学研究显示,当血铅浓度超过 10μg/dL 时,会出现血铅浓度越高儿童的智商越低的剂量效应关系。值得注意的是,这些研究测定的是血铅的长期水平(2 年或更长时间),且报道的是血铅平均值。**与高血铅浓度相关的其他神经损伤包括多动症、听力障碍、学习障碍。身材矮小也与高血铅有关。**在公共卫生领域,儿童铅中毒的定义为血铅水平≥10μg/dL。

在职业环境中,美国联邦标准要求女性工作环境中的空气铅浓度不应该达到 50μg/cm,因为这可能导致其血铅浓度达到 25 至 30μg/dL 以上[97]。即使较低的儿童血铅水平也可能发生轻微但永久性的神经损伤。

鱼体中的汞

鱼类和贝类是健康饮食的重要组成部分,但是一些大型的鱼类体内含有大量的汞。**高水平的汞可能会损害胎儿或幼童正在发育的神经系统[98]**。

孕妇、准备怀孕的妇女以及乳母应避免食用鲨鱼、箭鱼、青花鱼和马头鱼,因为这些鱼体内含有大量的汞[99]。虾、罐装金枪鱼、鲑鱼、鳕鱼和鲶鱼的汞含量非常低,每周

食用 12 盎司(340.2 克)以下是安全的。长鳍金枪鱼(即白金枪鱼)和金枪鱼排汞含量要比罐装金枪鱼高,但允许每周食用 6 盎司(170.1 克)。

产科医生在评估用药安全性和工作场所内外生殖风险中的作用

在临床上通常很难回答潜在药物致畸剂、环境或职业暴露是否会导致不良生殖结局这一类问题,即使能够回答,答案也不如产科医生所希望的那么明确。另外,即使暴露因素已知,目前也没有足够样本量的、针对类似暴露因素的研究。没有这些基础资料,医生不可能提供可靠的风险估计。

对于本章节讨论的药物和其他暴露因素,尚不清楚会引起不良生殖结局的阈值。除了电离辐射,很难量化这些因素的最大推荐暴露水平。现有的流行病学研究经常在设计、实施、分析和结果解释方面有局限性。因此,面对不完善的数据,应当在理性判断的基础上回答上述问题。

除了传统的把病人送去做遗传咨询外,医生为妊娠妇女提供临床咨询时,还可以利用其他的致畸信息查询服务、计算机数据库(框 8-1)的信息,包括个人计算机软件(如 Grateful Med)和医学图书馆内或租赁的光驱副本。可通过国家医学图书馆专业信息服务网站(http://sis. nlm. nih. gov/)从毒理学数据网(TOXNET)获取信息。在 TOXNET 数据库系统中,国家医学图书馆(NLM)提供了几个有关生殖和发育毒理学的文档(书目或文本格式),例如发育与生殖毒理学、GEN-TOX(遗传毒理学)、LactMed 和环境突变原信息中心。其他非常有用的信息资源是 Reprotox(http://reprotox. org)和 TERIS(depts. washington. edu/% 7Eterisweb/teris/index. html)。由 Briggs 和 Freeman 编写的《妊娠与哺乳期用药》(Drugs in Pregnancy and Lactation)现在有印刷版和在线版,在线版每季度更新一次。

总　结
对于大多数妊娠期和哺乳期出现的医疗状况,首选非药物方法是最好的治疗。妊娠期女性用药之前,应明确用药指征,并需权衡给药后母婴的风险/获益比。如果可能的话,应当将治疗时间推迟到早孕期后。另外,应当告诫妊娠期患者使用社交药品的风险,如吸烟、酒精和非法药物。大多数药物治疗不需要中断哺乳,因为分泌到乳汁中的药量太少,不足以产生药理学作用。

- 器官发育的关键期是在末次月经第一天后的第 31~71 天之间。
- 服用某些抗癫痫药如丙戊酸的癫痫妇女，婴儿畸形发生率是未暴露组的 2 倍，胎儿乙内酰脲综合征的风险低于 10%。
- 宫内暴露于异维 A 酸的婴儿发生畸形的风险是 25%，另有 25% 的概率会发生精神发育迟滞。
- 妊娠期需要抗凝治疗时首选肝素，但用人工心脏瓣膜的女性除外。尽管发生华法林胚胎病的风险有 5%，人工心脏瓣膜的孕妇应该服用华法林。
- 在妊娠中晚期服用血管紧张素转换酶抑制剂和血管紧张素受体阻断剂，可引起胎儿肾衰竭，最终导致羊水过少和肺发育不全。
- 服用维生素 B$_6$ 25mg、每天 3 次治疗孕早期的恶心和呕吐症状安全而有效。服用抗敏安 12.5mg、每天 3 次联合维生素 B$_6$ 的治疗也是有效的。
- 尽管已知氨基糖苷类有耳毒性，但大多数抗生素在妊娠期使用一般是安全的。孕早期使用甲氧苄啶会增加风险；孕中晚期使用四环素可引起子代牙齿变色。
- 镇痛剂量的阿司匹林可抑制血小板功能、延长出血时间并增加围产期出血的风险。
- 胎儿酒精综合征发生在妊娠期母亲酗酒的婴儿中，妊娠期酒精摄入量的安全阈值目前尚未确定。
- 可卡因与自然流产、胎盘早剥、先天畸形（特别是小头畸形）的风险增加有关。
- 大部分药物在哺乳期使用是安全的。因为乳汁中的药物浓度约为母体给药剂量的 1%~2%，未达治疗剂量。在母乳喂养期间，仅短期（<2 天）使用可卡因是安全的。
- 仅有少量的泼尼松能够通过胎盘，因此大多数疾病首选泼尼松治疗。相比较而言，倍他米松和地塞米松容易通过胎盘，用于促胎儿肺成熟治疗比较好。
- 妊娠期暴露于高剂量电离辐射可以引起小头畸形和精神发育迟滞，然而，低于 5rads 的诊断性剂量暴露不会导致致畸风险的增加。
- 近年来，除了移民之外普通人群的血铅水平已经下降，因此更容易将育龄女性的血铅水平控制在 25μg/dL 以下。这样的低血铅水平，可使发生胎儿生长受限的可能性降至最低。
- 高水平的汞可对胎儿的神经系统产生有毒影响，因此，妊娠期和哺乳期女性应当避免食用鲨鱼、剑鱼、青花鱼和马头鱼。另外，对某些特定海产品（虾、罐装金枪鱼、鲑鱼、鳕鱼和鲶鱼）的摄入量应控制在 12 盎司（340.2 克）/周以下，以进一步减少汞的暴露量。

参考文献

1. Wilson JG, Fraser FC. *Handbook of Teratology*. New York: Plenum; 1979.
2. Teratology Society Public Affairs Committee. FDA Classification of drugs for teratogenic risk. *Teratol*. 1994;49:446.
3. Wilson JG. Current status of teratology—general principles and mechanisms derived from animal studies. In: Wilson JG, Fraser FC, eds. *Handbook of Teratology*. New York: Plenum; 1977:47.
4. Musselman AC, Bennett GD, Greer KA, et al. Preliminary evidence of phenytoin-induced alterations in embryonic gene expression in a mouse model. *Reprod Toxicol*. 1994;8:383.
5. Lieff S, Olshan AF, Werler M, et al. Selection bias and the use of controls with malformations in case-control studies of birth defects. *Epidemiology*. 1999;10:238.
6. Lenz W. Thalidomide and congenital abnormalities. *Lancet*. 1962;1:45.
7. Lammer EJ, Sever LE, Oakley GP Jr. Teratogen update: valproic acid. *Teratology*. 1987;35:465.
8. MRC Vitamin Study Research Group. Prevention of neural tube defects: Results of the Medical Research Council Vitamin Study. *Lancet*. 1991; 338:131.
9. Czeizel AE, Dudas I. Prevention of the first occurrence of neural-tube defects by periconceptional vitamin supplementation. *N Engl J Med*. 1992;327:1832.
10. Pekarek DM, Chapman VR, Neely CL, et al. Medication effects on midtrimester maternal serum screening. *Am J Obstet Gynecol*. 2009;201:622, e1-5.
11. Einarson TR, Koren G, Mattice D, et al. Maternal spermicide use and adverse reproductive outcome: A meta-analysis. *Am J Obstet Gynecol*. 1990;162:665.
12. Jentink J, Loane MA, Dolk H, et al. Valproic acid monotherapy in pregnancy and major congenital malformations. *N Engl J Med*. 2010;362: 2185.
13. Holmes LB, Harvey EA, Coull BA, et al. The teratogenicity of anticonvulsant drugs. *N Engl J Med*. 2001;344:1132.
14. Biale Y, Lewenthal H. Effect of folic acid supplementation on congenital malformations due to anticonvulsive drugs. *Eur J Obstet Gynecol Reprod Biol*. 1984;18:211.
15. Jones KL, Lacro RV, Johnson KA, et al. Pattern of malformations in the children of women treated with carbamazepine during pregnancy. *N Engl J Med*. 1989;320:1661.
16. Buehler BA, Delimont D, VanWaes M, et al. Prenatal prediction of risk of the fetal hydantoin syndrome. *N Engl J Med*. 1990;322:1567.
17. GlaxoSmithKline International. *Lamotrigine Pregnancy Registry, Final Report*, July 2010.
18. Campbell E, Kennedy F, Russell A, et al. Malformation risks of antiepileptic drug monotherapies in pregnancy: Updated results from the UK and Ireland epilepsy and pregnancy registers. *J Neurol Neurosurg Psychiatry*. 2014.
19. Margulis AV, Mitchell AA, Gilboa SM, et al. Use of topiramate in pregnancy and risk of oral clefts. *Am J Obstet Gynecol*. 2012;207:405.e1-7.
20. Adab N, Tudur Smith C, Vinten J, et al. *Common antiepileptic drugs in pregnancy in women with epilepsy (Review), The Cochrane Collaboration, the Cochrane Library*. John Wiley & Sons; 2010, Issue 1.
21. Hesdorffer DC, Tomson T. Adjunctive antiepileptic drug therapy and prevention of SUDEP. *Lancet Neurol*. 2011;10(11):948-949.
22. Lammer EJ, Chen DT, Hoar RM, et al. Retinoic acid embryopathy. *N Engl J Med*. 1985;313:837.
23. Zalzstein E, Koren G, Einarson T, et al. A case-control study on the association between first trimester exposure to lithium and Ebstein's anomaly. *Am J Cardiol*. 1990;65:817.
24. Jacobson SJ, Jones K, Johnson K, et al. Prospective multi-centre study of pregnancy outcome after lithium exposure during first trimester. *Lancet*. 1992;339:530.
25. Newport DJ, Viguera AC, Beach AJ, et al. Lithium placental passage and obstetrical outcome: Implications for clinical management during late pregnancy. *Am J Psychiatry*. 2005;162:2162-2170.
26. Way CM. Safety of Newer Antidepressants in Pregnancy. *Pharmacotherapy*. 2007;27:546.
27. Malm H, Artama M, Gissler M, et al. Selective serotonin reuptake inhibitors and risk for major congenital anomalies. *Obstet Obstet Gynecol*. 2011;118:111.
28. Yonkers KA, Wisner KL, Stewart DE, et al. The management of depression during pregnancy: A report from the American Psychiatric Association and the American College of Obstetricians and Gynecologists. *Obstet Gynecol*.

2009;114:703.

29. Rampono J, Simmer K, Ilett KF, et al. Placental transfer of SSRI and SNRI antidepressants and effects on the neonate. *Pharmacopsychiatry.* 2009;42: 95-100.

30. Huybrechts KF, Palmsten K, Avorn J, et al. Antidepressant use in pregnancy and the risk of cardiac defects. *N Engl J Med.* 2014;370:2397-2407.

31. Zeskind PS, Stephens LE. Maternal selective serotonin reuptake inhibitor use during pregnancy and newborn neurobehavior. *Pediatrics.* 2004;113:368.

32. Chambers CD, Hernandez-Diaz S, Von Marter LJ, et al. Selective serotonin-reuptake inhibitors and risk of persistent pulmonary hypertension of the newborn. *N Engl J Med.* 2006;354:579.

33. Wilson KL, Zelig CM, Harvey JP, et al. Persistent pulmonary hypertension of the newborn is associated with mode of delivery and not with maternal use of selective serotonin reuptake inhibitors. *Am J Perinatol.* 2011;28:19.

34. Andersen JT, Andersen NL, Horwitz H, et al. Exposure to selective serotonin reuptake inhibitors in early pregnancy and the risk of miscarriage. *Obstet Gynecol.* 2014;124(4):655-661.

35. Chun-Fai-Chan B, Koren G, Fayez I, et al. Pregnancy outcome of women exposed to bupropion during pregnancy: A prospective comparative study. *Am J Obstet Gynecol.* 2005;192:932.

36. Cohen LS, Altshuler LL, Harlow BL, et al. Relapse of major depression during pregnancy in women who maintain or discontinue antidepressant treatment. *JAMA.* 2006;295:499-507.

37. McDonagh MS, Matthews A, Phillipi C, et al. Depression drug treatment outcomes in pregnancy and the postpartum period. A systematic review and meta-analysis. *Obstet Gynecol.* 2014;124(3):526-534.

38. Cooper DS. Antithyroid drugs. *N Engl J Med.* 2005;352:905.

39. Cooper DS, Rivkees SA. Putting propylthiouracil in perspective. *J Clin Endocrinol Metab.* 2009;94:1881.

40. De Groot L, Abalovich M, Alexander EK, et al. Management of thyroid dysfunction during pregnancy and postpartum: An Endocrine Society clinical practice guideline. *J Clin Endocrinol Metab.* 2012;97:2543-2564.

41. Alexander EK, Marqusee E, Lawrence J, et al. Timing and magnitude of increases in levothyroxine requirements during pregnancy in women with hypothyroidism. *N Engl J Med.* 2004;351:241.

42. Velinov M, Zellers N. The fetal mycophenolate mofetil syndrome. *Clin Dysmorphol.* 2008;17(1):77.

43. Nurmohamed L, Moretti ME, Schechter T, et al. Outcome following high-dose methotrexate in pregnancies misdiagnosed as ectopic. *Am J Obstet Gynecol.* 2011;205:533.e1-3.

44. Hart CW, Naunton RF. The ototoxicity of chloroquine phosphate. *Arch Otolaryngol.* 1964;80:407.

45. Haagen Nielsen O, Loftus EV Jr, Jess T. Safety of TNF-α inhibitors during IBD pregnancy: A systematic review. *BMC Med.* 2013;11:174.

46. Koren G, Clark S, Hankins GD, et al. Effectiveness of delayed-release doxylamine and pyridoxine for nausea and vomiting of pregnancy: A randomized placebo controlled trial. *Am J Obstet Gynecol.* 2010;203:571, e1-7.

47. Matok I, Gorodischer R, Koren G, et al. The safety of metoclopramide use in the first trimester of pregnancy. *N Engl J Med.* 2009;360:2528.

48. Sullivan CA, Johnson CA, Roach H, et al. A pilot study of intravenous ondansetron for hyperemesis gravidarum. *Am J Obstet Gynecol.* 1996;174: 2565.

49. Pasternak B, Svanstrom H, Hviid A. Ondansetron in pregnancy and risk of adverse fetal outcomes. *N Engl J Med.* 2013;368:814-823.

50. Andersen JT, Jimenez-Solem E, Andersen NL, et al. *Ondansetron use in early pregnancy and the risk of congenital malformations—a register based nationwide cohort study.* Paper presented at: 29th International Conference on Pharmacoepidemiology & Therapeutic Risk Management: August 25-28, 2013; Montreal, Quebec, Canada.

51. Abas MN, Tan PC, Azmi N, et al. Ondansetron compared with metoclopramide for hyperemesis gravidarum. A randomized controlled trial. *Obstet Gynecol.* 2014;123:1272-1279.

52. Safari HR, Fassett MJ, Souter IC, et al. The efficacy of methylprednisolone in the treatment of hyperemesis gravidarum: A randomized, double-blind, controlled study. *Am J Obstet Gynecol.* 1998;179:921.

53. Ruigomez A, Garcia Rodriguez LA, Cattaruzzi C, et al. Use of cimetidine, omeprazole, and ranitidine in pregnant women and pregnancy outcomes. *Am J Epidemiol.* 1999;150:476.

54. Pasternak B, Hviid A. Use of proton pump inhibitors in early pregnancy and the risk of birth defects. *N Engl J Med.* 2010;363:2114.

55. Yau W-P, Mitchell AA, Lin KJ. Use of decongestants during pregnancy and the risk of birth defects. *Am J Epidemiol.* 2013;178(2):198-208.

56. Nordeng H, Lupattelli A, Romoren M, et al. Neonatal outcomes after gestational exposure to nitrofurantoin. *Obstet Gynecol.* 2013;121(2): 306-313.

57. Stone KM, Reiff-Eldridge R, White AD, et al. Pregnancy outcomes following systemic prenatal acyclovir exposure: Conclusions from the international acyclovir pregnancy registry, 1984–1999. *Birth Defects Res A Clin Mol Teratol.* 2004;70:201.

58. Pasternak B, Hviid A. Use of acyclovir, valacyclovir and famciclovir in the first trimester of pregnancy and the risk of birth defects. *JAMA.* 2010;304:859.

59. Perinatal HIV Guidelines Working Group. *Public Health Service Task Force. Recommendations for use of antiretroviral drugs in pregnant HIV-1-infected women for maternal health and interventions to reduce perinatal HIV-1 transmission in the United States.* Available at: <http://AIDSinfo.nih.gov>.

60. Mastroiacovo P, Mazzone T, Botto LD, et al. Prospective assessment of pregnancy outcomes after first-trimester exposure to fluconazole. *Am J Obstet Gynecol.* 1996;175:1645.

61. Molgaard-Nielsen D, Pasternak B, Hviid A. Use of oral fluconazole during pregnancy and the risk of birth defects. *N Engl J Med.* 2013;369: 830-839.

62. Feldkamp M, Meyer RE, Krikov S, et al. Acetaminophen use in pregnancy and risk of birth defects: Findings from the National Birth Defects Prevention Study. *Obstet Gynecol.* 2010;115:109.

63. Nezvalova-Henriksen K, Spigset O, Nordeng H. Effects of ibuprofen, diclofenac, naproxen, and piroxicam on the course of pregnancy and pregnancy outcome: A prospective cohort study. *Br J Obstet Gynecol.* 2013;120:948-959.

64. Hernandez RK, Werler MM, Romitti P, et al. Nonsteroidal antiinflammatory drug use among women and the risk of birth defects. *Am J Obstet Gynecol.* 2012;206:228.e.1-8.

65. Cunnington M, Ephross S, Churchill P. The safety of sumatriptan and naratriptan in pregnancy: What have we learned? *Headache.* 2009;49:1414.

66. Loder E. Triptan therapy in migraine. *N Engl J Med.* 2010;363:63.

67. Green SB, Pappas AL. Effects of maternal bisphosphonate use on fetal and neonatal outcomes. *Am J Health Syst Pharm.* 2014;71:2028-2035.

68. Coleman T, Cooper S, Thornton JG, et al. A randomized trial of nicotine-replacement therapy patches in pregnancy. *N Engl J Med.* 2012;366: 808-818.

69. ACOG Committee Opinion. Smoking cessation during pregnancy. *Obstet Gynecol.* 2010;116:1241.

70. Waterman EH, Pruett D, Caughey AB. Reducing fetal alcohol exposure in the United States. *Obstet Gynecol Surv.* 2013;68(5):367-378.

71. Acker D, Sachs BP, Tracey KJ, et al. Abruptio placentae associated with cocaine use. *Am J Obstet Gynecol.* 1983;146:220.

72. Volpe JJ. Effect of cocaine use on the fetus. *N Engl J Med.* 1992;327:399.

73. Brown HL, Britton KA, Mahaffey D, et al. Methadone maintenance in pregnancy: A reappraisal. *Am J Obstet Gynecol.* 1998;179:459.

74. ACOG Committee Opinion. Moderate caffeine consumption during pregnancy. *Obstet Gynecol.* 2010;116:467.

75. Sturtevant FM. Use of aspartame in pregnancy. *Int J Fertil.* 1985;30:85.

76. Ito S, Blajchman A, Stephenson M, et al. Prospective follow-up of adverse reactions in breast-fed infants exposed to maternal medication. *Am J Obstet Gynecol.* 1993;168:1393.

77. Sachs HC, Committee on Drugs. The transfer of drugs and therapeutics into human breast milk: An update on selected topics. *Pediatrics.* 2013.

78. Committee on Drugs, American Academy of Pediatrics. The transfer of drugs and therapeutics into human breast milk. *Pediatrics.* 2013;132: e796-e809.

79. Nulman I, Koren G. The safety of fluoxetine during pregnancy and lactation. *Teratology.* 1996;53:304.

80. Epperson CN, Anderson GM, McDougle CJ. Sertraline and breast-feeding. *N Engl J Med.* 1997;336:1189.

81. Koren G, Cairns J, Chitayat D, et al. Pharmacogenetics of morphine poisoning in a breastfed neonate of a codeine-prescribed mother. *Lancet.* 2006;368:704.

82. Orme ME, Lewis PJ, deSwiet M, et al. May mothers given warfarin breast-feed their infants? *Br Med J.* 1977;1:1564.

83. deSwiet M, Lewis PJ. Excretion of anticoagulants in human milk. *N Engl J Med.* 1977;297:1471.

84. Berlin CM Jr, Yaffe SJ. Disposition of salicylazosulfapyridine (Azulfidine) and metabolites in human breast milk. *Dev Pharmacol Ther.* 1980;1:31.

85. Little RE, Anderson KW, Ervin CH, et al. Maternal alcohol use during breastfeeding and infant mental and motor development at one year. *N Engl J Med.* 1989;321:425.

86. Mennella JA, Beauchamp GK. The transfer of alcohol to human milk. Effects on flavor and the infant's behavior. *N Engl J Med.* 1991;325:981.

87. Ryu JE. Effect of maternal caffeine consumption on heart rate and sleep time of breast-fed infants. *Dev Pharmacol Ther.* 1985;8:355.

88. Dekaban AS. Abnormalities in children exposed to x-radiation during various stages of gestation: tentative timetable of radiation injury to the human fetus. *J Nucl Med.* 1968;9:471.

89. Lowe SA. Diagnostic radiography in pregnancy: risks and reality. *Aust N Z J Obstet Gynaecol*. 2004;44:191.

90. Barish RJ. In-flight radiation exposure during pregnancy. *Obstet Gynecol*. 2004;103:1326.

91. El-Khoury GY, Madsen MT, Blake ME, et al. A new pregnancy policy for a new era. *AJR Am J Roentgenol*. 2003;181:335.

92. Blackwell R, Chang A. Video display terminals and pregnancy. A review. *Br J Obstet Gynaecol*. 1988;95:446.

93. Irgens A, Kruger K, Skorve AH, et al. Reproductive outcome in offspring of parents occupationally exposed to lead in Norway. *Am J Ind Med*. 1998;34:431.

94. Shamshirsaz AA, Yankowitz J, Rijhsinghani A, et al. Severe lead poisoning caused by use of health supplements presenting as acute abdominal pain during pregnancy. *Obstet Gynecol*. 2009;114:448.

95. Stefanak MA, Bourguet CC, Benzies-Styka T. Use of the Centers for Disease Control and Prevention childhood lead poisoning risk questionnaire to predict blood lead elevations in pregnant women. *Obstet Gynecol*. 1996;87:209.

96. Centers for Disease Control. *Preventing lead poisoning in young children*. Atlanta, Department of Health and Human Services. Atlanta, Public Health Service, Centers for Disease Control. 1991:7.

97. Needleman HL, Schell A, Bellinger D, et al. The long-term effects of exposure to low doses of lead in childhood. An 11-year follow-up report. *N Engl J Med*. 1990;322:83.

98. Harada M. Congenital minamata disease: Intrauterine methylmercury poisoning. *Teratology*. 1978;18:285.

99. Food and Drug Administration and the U.S. Environmental Protection Agency. *Consumption Advice: Joint Federal Advisory for Mercury in Fish*. Available at: <www.epa.gov/fishadvisories/advice/factsheet.html>.

Additional references for this chapter are available at ExpertConsult.com.

最后审阅 吴艳欣

第 9 章

产科超声

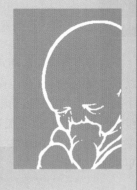

原著　DOUGLAS S. RICHARDS

翻译与审校　彭软,王子莲,吴艳欣,邓松清,韩杨,杨娟,李锦波,梁莉莉,罗国阳

总论

几十年来,超声在产科的临床应用取得了飞速进展。目前,超声被认为是产科领域最有价值的临床诊断工具。早在 20 世纪 60 年代,超声已在临床上用于测量双顶径(BPD),即显示屏上胎儿头部左右两侧之间最宽部位的距离。此后,超声技术逐渐发展普及,经济实用,提供详尽的实时胎儿图像。本章节将讲述产科超声的基础知识以及超声在诊断出生缺陷中的应用。更多关于产科特殊临床问题的超声评估,比如多胎妊娠、晚孕期出血、宫颈功能不全将在其他章节进行描述。

超声生物物理学特征

超声图像产生的理论基础依赖于压电效应;电脉冲作用于陶瓷晶体,将会产生机械振动。反之,诱导压电晶体的振动将会产生一个可探测的电信号。在超声诊断应用过程中,超声仪发送预期频率的电信号到嵌入在超声探头的压电晶体上。当超声探头放置在病人皮肤上时,皮肤及皮下组织开始振动,进而产生声波或压力波。当这种能量脉冲遇到不同阻抗材料的界面时,其中一小部分能量将以回声形式反射回来。反射回病人皮肤的振动进一步引起超声探头内晶体的振动,从而将产生电信号传输回超声仪。能量脉冲周期极短,约 1 微秒。在 1 秒内产生的脉冲波数量就是声波的频率。产科应用的超声仪的频率大约为 2~9 兆赫兹。超过 2 万赫兹的声波频率人耳是无法感知的,因此命名为"超声"。发射一个声波脉冲,超生探头将感知一个回声。正是由于这种发射-接收的交替功能,压电晶体同时被认为是超声波的发射仪和接收仪。

如果想要产生图像,超声仪必须能够感知回声的强度以及回声从发射到接收的时间。高反射组织,比如骨骼,将会产生相对高强度回声。组织位置越深,将需要更长的时间接收回声。鉴于声波在组织中的传导速度已知,反射时间可以用来计算物体到传感器的距离。不同组织的强度和深度特点被存储在超声仪的计算机系统,计算机可以应用这些信息来准确定位并激活显示器上的像素点,从而形成图像。

目前产科应用的超声探头有一个圆弧形的面,内置线状排列的晶体。超声探头上晶体的线型排列使得每一个晶体产生的机械振动组合成一个楔形的电波。一个二维的扫描平面通过圆弧形的超声探头显示在屏幕的顶端。而对于阴道内探头,晶体则被固定在一个曲度相对更小的弧面上。

超声图像最优化

频率

如上文所述,超声传感器能够感应某一固定频率或一段范围的频率。低频率声波穿透组织能力强,但不能够被高频率的探头感应。然而,如果应用的声波频率过高,穿透能力减弱,得到的图像质量会明显下降。**因此应该选用最高频率的超声探头,同时也应当保证足够的穿透强度**。这一点通常取决于病人腹壁脂肪厚度。对于肥胖病人,应该选择低频的超声探头。对于大部分产科病人经腹部超声选择的探头频率为 **3 ~ 5 兆赫兹**。对于肥胖病人可能需要选择低频传感器(**2 ~ 2.25 兆赫兹**)。如果情况允许,更高频率的超声探头,超过 5 兆赫兹或更高,对于某些特定病人效果更佳。高频探头通常能够感应一定范围的频率,因此传感器能够接收频率为 2 ~ 5 兆赫兹或 5 ~ 8 兆赫兹的声波。**由于孕妇腹壁组织不止一种,各种组织穿透能力不一,因此经阴道超声探头的工作频率为 5 ~ 10 兆赫兹。** 目前大部分超声仪具备一种技术,叫做组织谐波成像。通过这种形式,日常状态下采用一个标准频率(比如 3 兆赫兹)进行发送和传输。因为发送相对低频的声波,其穿透能力较好。然而,在循环中的接收部分,超声仪感知到的是一个 6 兆赫兹的反射声波。较高频率的声波仅仅通过一个方向传播,因此高频扫描的一些优点被保存。这个过程也会减弱图像生成过程中的一些噪音,主要是通过消除各种人为形式的噪音,使得囊性无回声结构得以呈现。谐波声像能够明显改善图像质量,因此如果情况允许应该广泛应用。

功率

超声仪能够传输各种能量的电压到传感器部分。增加能量输出将增大超声波能量波的振幅,进而导致较强的回声。这样可以改善信号-噪音比,从而可以提高图像质量。然而,能量需要在受声波影响的组织内产生震动。能量在组织中传播的过程中会被吸收,因此采用过高能量超声波时需引起安全警惕。诊断性超声检查的安全性将在后续章节中进行讨论。

增益

传感器接收到的微弱回声信号在形成图像前必须被放大。这个放大的过程被称为**增益**。由于能量衰减,反射自身体深部组织的回声强度降低,因此超声仪必须进一步加强这些回声的增益。这个内在处理过程被称为**时间增益补偿**(time-gain compensation,TGC),即回声随着时间延迟自动获得相应放大。超声检查者可以通过控制增益调节按钮或 TGC 调节两种途径来控制超声波放大的量或增益的量。增益控制按钮通过上调或下调增益,使得图像的明亮程度发生改变进而可以清楚观察解剖结构。如果图像过亮或过暗,许多有价值的诊断信息就会遗漏(图9-1)。因为每个病人的组

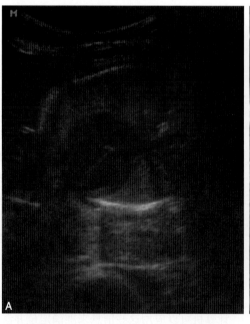
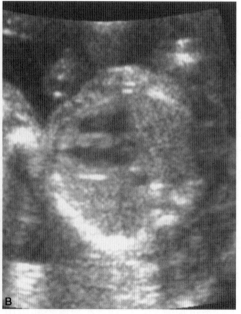

图 9-1　A. 该图增益太低,成像不清晰。**B.** 该图增益太高,看不清细节,不利于诊断

织特点各不相同,超声在不同深度的穿透能力各异,因此增益在不同的深度需要调节。这个过程可以通过 TGC 调节来

实现,TGC 按钮即超声仪控制面板上的一系列滑动条(图 9-2 和图 9-3)。需要寻找到一个均一刻度的亮度值。

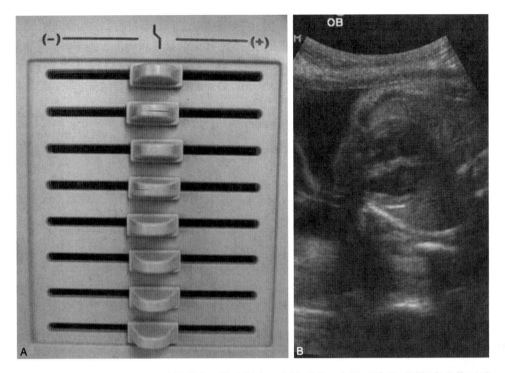

图 9-2 **A** 图为时间增益的滑动控制条。像这样在正中排列成一直线时说明不同深度成像不需要调整增益(**B**)

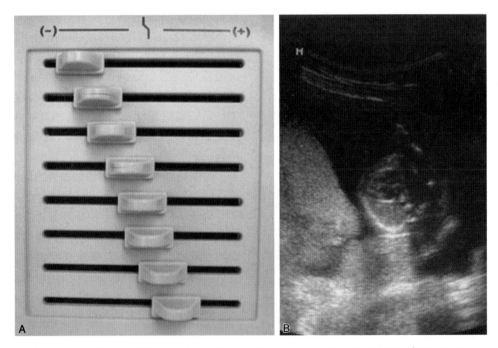

图 9-3 增益调节错误(**A**)。成像近端的对应的滑动条太过靠左致使近端成像过暗(**B**)

衰减

超声波的衰减程度受传播介质影响。事实上,没有脉冲波通过气体传播。这就是为什么必须要有一个伴随

的介质出现在传感器和病人皮肤之间(比如超声凝胶)。由于各种各样的原因,超声在穿透组织过程中强度减弱。超声波从中心能量源处逐渐分散,穿透组织后被进一步分散减弱,并且部分能量会被组织吸收。一些组织,比如

骨骼,会明显减弱超声波。超声波在到达目标前穿透的组织越厚,衰减得越严重,因此接收到高质量回声信号的难度越大。**由于存在衰减,对于肥胖病人,产科超声图像的准确性受到了明显影响。腹壁脂肪厚的病人,图像质量也明显下降。**对于这些病人,控制衰减的装备和扫描技巧是必不可少的。

聚焦

通过激活超声探头上线性排列的晶体,线性排列的传感器形成了超声束。当邻近的晶体激活,脉冲波将通过相长干涉过程逐渐加强。这种现象产生了中心超声束,发射自超声探头。通过电子控制对晶体激活的时间和顺序进行干预,可以将超声束聚焦在我们感兴趣的组织。超声医师通过对感兴趣的组织区域进行调焦,可以获得最佳图像。

深度和局部放大

超声检查者进行扫描时,应尽可能缩窄视野固定在

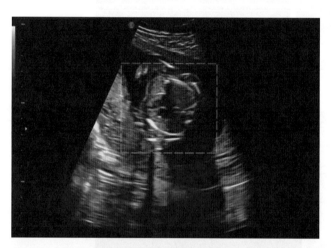

图9-4 这是放大前的图像。虚线框内的部分应该放大至全屏

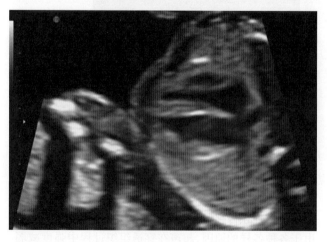

图9-5 这是放大后的图像。和图9-4相比,心脏结构更为清晰。此外,由于扫描范围变小,映速由25帧/秒提高到58帧/秒

最重要的结构组织,避免无关的组织干扰视野。深度的控制可以通过简化图像底部的无关结构实现。局部放大是需要经验的,相对复杂,它需要在图像范围内进行修饰,而不仅仅是清除图像底部的信息(图9-4和图9-5)。

合适的深度和局部放大非常重要。最关键的是缩小扫查视野范围可以获得较高的帧频和分辨率。同时,定位感兴趣区域可以更好地分析扫描区域内的重要细节。

特殊超声模式

M 型超声

最常见的产科超声是二维灰阶实时扫描,通常被称为 B 超。另一种在大多数超声仪上可以实施的是 M 超。M 超可以显示超声束随着时间的变化。组织产生的超声波强度在 Y 轴上显示,时间显示在 X 轴上。M 超对于显示胎儿心脏活动非常有用(图9-6和图9-7),**有时也应用于超声心动图。**

彩色多普勒和脉冲多普勒超声

在过去25年里,多普勒超声在产科临床应用中的关键地位得到了肯定。运用彩色多普勒超声,超声仪可以探测到来自图像某个特定区域超声频率的改变。**频移,多普勒频移,是由受到声波影响的物质移向或远离传感器而形成的。多普勒频移最初被应用于证实血流信号的存在、指向及流速。**超声仪可以在二维灰阶图像上显示血流彩色信号。流向超声波传感器的血流显示为红色,背向的血流显示为蓝色。多普勒超声可以通过一个设定的窗口连续测量血流的相对流速。**流速波形可用来计算收缩期/舒张期(S/D)比值、搏动指数、阻力指数。**

这些指数主要被用来评估血管的阻力情况。胎儿生长受限的胎儿,脐动脉血流可用于评估胎盘功能(图9-8)。对于一些特殊情况,血流的绝对速度也是需要了解的。例如,当筛查胎儿有无贫血时,需要测量胎儿大脑中动脉血流峰值流速,其与贫血程度相关。为了得出一个有意义的结论,必须确保声波作用的角度(θ)和血流的方向一致(图9-9)。大多数超声仪的设备能够满足超声检查者自动调整声波的角度以获得最佳视角。

三维超声

高性能计算机的发展促进了超声仪进一步发展,通过超声探头获取的信息经处理后可显示三维立体成像,而不仅仅限于二维平面图像。为了获得三维成像,传感器应用了一个内部机械扫描装置,这个装置能够累加连续的二维平面。三维成像的容积数据既可以存储分析也

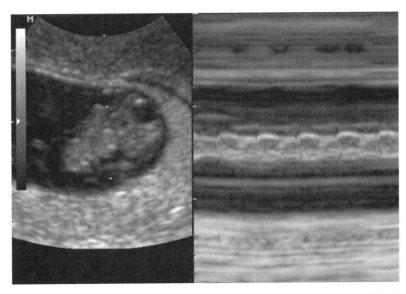

图 9-6　这是孕 8 周胚胎的 M 型超声图。左图中的一排点提示了右图的信息来源，即胎心搏动。M 型超声常用于测量 10 周前的胎心搏动，也用于检测胎儿大脑中的脑泡

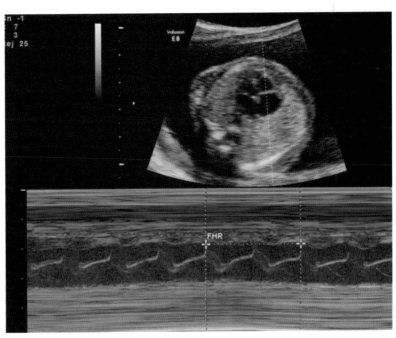

图 9-7　这是光标位于心脏瓣膜时的 M 型超声成像。超声检查应有证明胎儿存活的记录，并测量胎心率

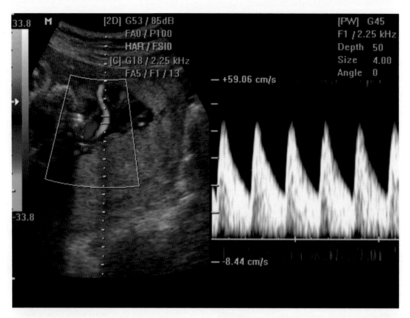

图 9-8 图示脐动脉的彩色多普勒及血流频谱。左图示盘曲的动静脉，红色示血流朝向探头，蓝色示血流背向探头。频谱的定位区间叠加于彩色多普勒之上。右图示血流频谱，波形正常

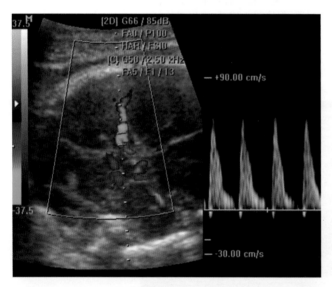

图 9-9 图示大脑中动脉的彩色多普勒及血流频谱。图中峰值流速过高，提示胎儿有中重度贫血。由于要测量实际流速，声波方向应正对血管走向

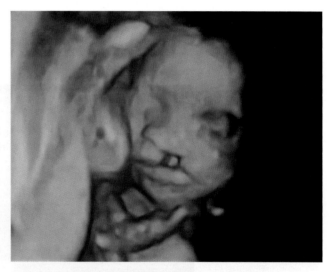

图 9-10 图示双侧唇腭裂的三维成像。这样的图像有助于病人进行下一步的产前咨询

可以更新，三维成像的显示是在连续数据的基础上形成的。增加一个实时更新的图像信息即是四维超声。

三维超声对诊断出生缺陷具有重要的临床意义。三维成像提供的信息可以让胎儿外观表现出栩栩如生的效果。胎儿外观畸形，比如面部唇腭裂，能够通过三维成像得到显示（图 9-10）[1]。同时，三维成像能够更直接明了地让病人接受和理解，以及让更多的专业人士参与对胎儿的诊治。

三维超声仪携带的软件可以离线操纵存储三维成像的数据，以便于展示任何想要观察的扫描区域。其中一些平面单纯应用二维平面可能难以显示。存储三维成像的数据也可显示二维超声无法显示的切面，而不仅仅只是原始的二维切面。这一点可以作为超声考试的有力工具。三维超声的另一个特征是可以用来计算组织和液体的容积。例如，肺容积的计算被用来预测有无肺发育不良[2]。

虽然三维超声有诸多优势，但是没有证据显示三维超声相对于二维超声在产前诊断方面更有价值。2009年 ACOG 发布公告提出三维超声对于诊断可能有益，但是并不能够代替二维超声[3]。

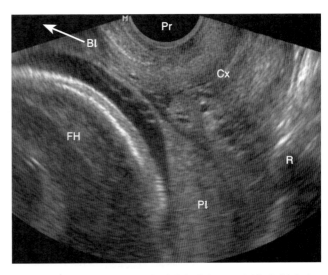

图 9-12　这是经阴道的正常胎位矢状切面。图像左侧为患者腹侧，朝向膀胱(Bl)。图中标注了探头(Pr)、胎头(FH)、宫颈(Cx)、胎盘(Pl)及直肠(R)。注意观察经阴道超声有多清晰，阴道顶部周围的结构都能显示清楚。另外要注意该病例中存在前置血管

B 超检查技术

超声定向

　　超声医生应先让患者充分暴露皮肤，然后涂上加热的耦合剂。接着选择一个合适的探头对全子宫及双附件进行初步扫描。对胎儿的扫描应从**记录胎心活动**开始，并充分记录各个切面的图片。几乎所有机器都能记录数秒内的视频，超声医生可以通过**回放**来确定是否截取到了想要的画面。

　　扫描时应尽量保证超声医生和患者姿势标准。多数情况下，超声医生及机器在患者的右侧，医生坐姿自然舒适，面向患者头部。应正向握住探头，以便观察成像。**屏幕上通常标有与探头正向一致的方向。矢状面时，屏幕右侧对应患者脚侧**(图 9-11)。**横截面时屏幕左侧对应患者右侧。** 经阴道超声的横截面视图方向也是一样。但是经阴道超声的矢状面时，患者腹侧(即朝向膀胱)应位于屏幕左侧；而患者背侧应位于屏幕右侧(图 9-12)。超声传感器上有一个凹痕或突起，标识了与屏幕左侧一致的方向。经腹超声的情况下，矢状面时该标识应朝向患者头侧，横截面时应朝向患者右侧。经阴道超声的情况下，矢状面时该标识应垂直向上，横截面时应朝向患者右侧。因此，当视角由矢状面切换至横截面时应逆时针旋转探头，反之应顺时针旋转。

　　如果超声医生位于患者右侧或者拿倒了探头，那就很难保持图像的正确方向。反向的图像不能用于诊断和文件记录。此外，探头方向的不一致会阻碍学生手眼协调性的开发，从而阻碍他们快而准确地操作探头。

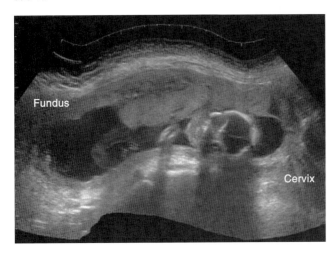

图 9-11　这是经腹的子宫矢状切面。图中标注了宫底及宫颈。一般情况下，超声显示屏的右侧对应患者的脚侧，左侧对应患者的头侧

　　探头方向的准确性是判断胎方位的先决条件。胎方位的判断包括头/臀位的判断及左/右侧的判断。举例来说，如果图像显示胎儿脊柱朝向子宫右侧，那么胎头向下时为头位，胎臀向下时为臀位。超声医生不应该通过胃的方向或者心轴方向来判断胎方位，因为这些结构常常出现异常的移位。

超声入射的角度

　　评估子宫的情况及胎儿结构需要选取一个最佳角度。例如，获得肾脏横断面最佳图像应从正前或正后方。如果从侧面获取，一侧的肾脏将会被脊柱遮挡(图 9-13)。在孕妇腹部移动探头 90 度改变视角来纠正这个问题。有时，探头需要适当加压以便于探头可获取最佳图像。如果胎儿的位置妨碍清楚观察胎儿结构，一个好方法就是在这个区域向前或向后来回移动探头，进而导致胎儿活动，可以充分评估胎儿结构。

应用天然窗口

　　如前文所述，增加超声波脉冲的功率能够克服其在母体组织衰减所引起的影响。然而，对于肥胖病人在尝试运用高功率超声波的同时，其他的方法也应该进行尝试。首先，应该选用合适的探头频率和增益设置。**然而，更加有效的措施是避免衰减的同时应用孕妇腹部的天然窗口进行扫查。** 肥胖孕妇腹部脂肪在脐部周围及耻骨联合上缘实质上是比较少的(图 9-14)。在一定程度上，中心血管网附近的脂肪厚度也是减少的。应用这些天然窗口通常能够明显改善图像质量。当

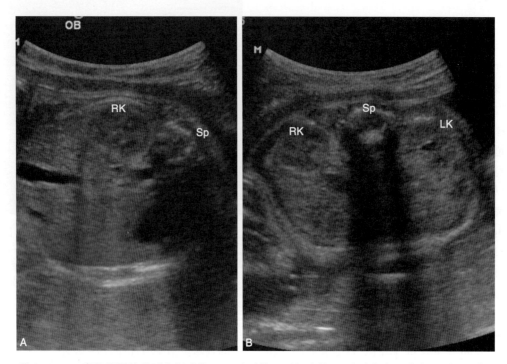

图 9-13 **A.** 脊柱投影妨碍了左肾成像。**B.** 此时换一下探头位置,声波方向可能会更利于成像。图中标注了脊柱(Sp)、右肾(RK)及左肾(LK)

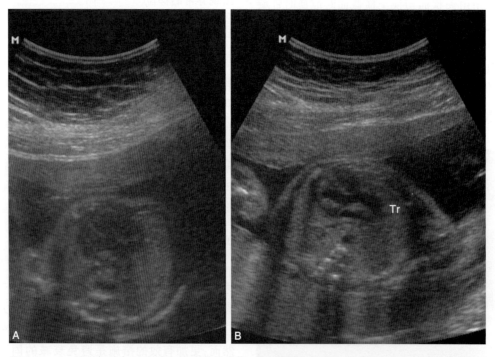

图 9-14 **A.** 图示探头扫过腹壁血管丛后的成像。**B.** 将探头移到脐周或血管丛下方耻骨联合上方等脂肪较薄处图像质量会大大提高。如需观察母体盆腔结构,经阴道超声效果更好(详见图 9-12)。图中示胎儿动脉干

然,在早孕期或者我们感兴趣的结构位于盆腔时,应用阴道内超声能够明显改善衰减带来的影响(图9-12)。阴道内超声减弱了衰减的不良影响,进而可以应用高频探头,通常可以获得满意的图像处理。**另外一个天然窗口是羊水**,通过扫描羊水可以改善位于羊水深处结构的图像质量。这一特点对于胎儿外观图像的生成特别有用。充盈的膀胱提供了一个天然窗口来观察母体骨盆腔内的结构。然而,扫描充盈的膀胱也存在着明显的不足,一方面病人很不舒服,并且也人为地延长了宫颈,有可能观察到的胎盘和宫颈的关系会失真。幸运的是,充盈膀胱不一定是必须的,因为经阴道超声能够提供更加清楚的女性骨盆腔内结构的图像。

早孕期超声

　　早孕期的超声评估,经阴道超声检查常优于经腹部。因为超声探头和妊娠结构的距离仅有几厘米,声波衰减很小,且常使用高频探头。如前述,经阴道超声检查可更好的观察微小结构。尽管经腹亦可完成基本的早孕期超声筛查,但是经阴道超声检查可作为补充或者替代经腹超声检查。**经阴道超声检查较经腹超声检查可提早一周检出妊娠结构。孕10~12周时子宫增大,胎儿远离超声探头**,此时经阴道检查的优势会降低。即使检查目标位于子宫下段,探头可旋转的角度受限亦可能导致很难或无法获得所需的胎儿切面。由于上述不足之处,准确地测量胎儿颈项透明层厚度需获取胎儿正中矢状切面,因此早孕期胎儿非整倍体的超声筛查,基本是经腹检查完成。

　　多数孕妇可以接受经阴道超声检查,可顺利完成且无明显不适。在一些医院,孕妇可以自己置入阴道超声探头。

早孕期正常超声表现

　　ACOG 和 AIUM 都定义了早孕期超声检查的基本内容。了解胚胎结构正常出现的时间对于诊断病理妊娠非常重要。如前所述,关于下面讨论的内容以经阴道超声检查为基础。

　　妊娠囊常常在孕4周时可检出,卵黄囊则为5周(图9-15),有胎心搏动的胚芽为6周。卵黄囊的一侧常可看到胚芽的胎心搏动。由于脉冲或彩色多普勒存在高能量,孕10周前使用理论上可能会对胚胎发育造成损害。此时,可采用 M-型超声记录胚胎的心脏搏动(图9-6)。孕7周开始可以逐渐识别胚胎结构,比如脑泡[4]。如图9-6 所示,此时可以观察到明显的中线脑泡结构。**9周时可**

以观察到大脑镰结构,生理性中肠疝于孕**8~11**周时消失(图9-16)。在此生理变化过程中,肠管位于脐带内且不能自由飘动。所以,此时作出腹壁缺损的诊断时应该慎重。孕11周时胃泡仍持续存在。如果条件允许,11周时还可以看到膀胱和双肾。12周时采用彩色多普勒可观察到围绕在膀胱周围的两条脐动脉。起初胎心率比较慢,6周时平均110bpm[5],随后持续增加,8周时到达峰值,约157bpm。当胎儿位置允许时,经阴道超声检查在13周时可以很好的观察到大多数胎儿的心脏解剖结构。妊娠13~16周时羊膜还没充满整个绒毛膜,可以看到羊膜和绒毛膜分离(图9-16)。**12周前,应测量头臀径来估算孕周**。测量胎儿头臀径时应采用标准切面若使用斜切面则会低估孕周(图9-17)。

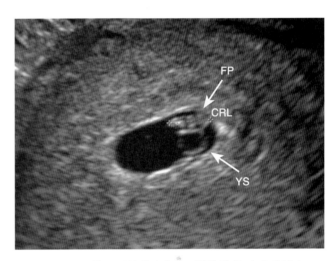

图9-15　图像显示的是正常孕7周的孕囊,含卵黄囊和胚芽。测量键表示的是如何测量头臀径(CRL)来估算孕周

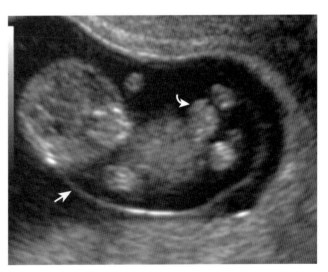

图9-16　弯箭头处提示9周胎儿的生理性中肠疝。直箭头处提示子宫壁处羊膜还未与绒毛膜完全融合

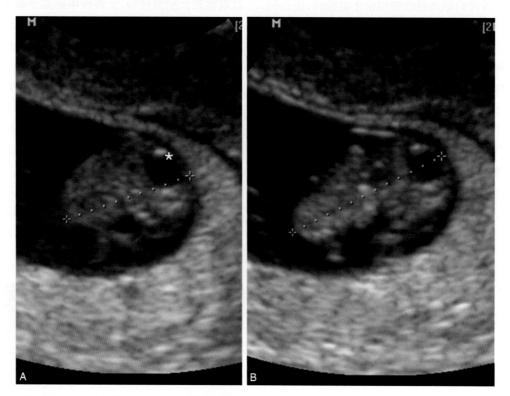

图9-17　A,胎儿斜切面,所测得CRL偏小;B为正确测量方法。两种不同的测量方式得到的孕周估算值相差5天。星号处为胎儿正常脑血管

早孕期异常超声表现

临床确诊的妊娠中,自然流产的发生率为15%。证实已经有心脏搏动后,无症状的低危女性中流产率降至2%～3%[7]。然而,在流产高风险的人群中,例如年龄>35岁且接受不孕症治疗的女性,早期看到心脏搏动并不代表低流产风险。一项对该人群的研究表明,出现胎心搏动后发生无症状性流产的概率仍有16%[8]。**出现阴道流血的年轻女性中,若超声检查结果正常且胚胎存活者,发生流产的风险约为5%**[9]。如果正常的妊娠表现伴有宫内积血(图9-18),流产率为15%[9]。

大多数发展为流产的妊娠,即胚胎停育,超声下检查时发现为空孕囊,称**空孕囊妊娠**(图9-19)。基于临床和超声表现,怀疑胚胎停育时,患者和医生都倾向于尽快确诊,而最大的风险是妊娠被误诊为妊娠丢失,因此对此次妊娠造成不恰当的干预[10]。已有部分病例报道显示过早地诊断为胚胎停止发育,然后进行药物流产失败,再次超声检查时却可以看到胚胎。

当怀疑胚胎停止发育时,增加等待确诊的时间并无明显增加医疗风险,因此推荐在作出胚胎停止发育的诊断时应更谨慎。确诊为妊娠失败的标准是需排除假阳性诊断的可能性。来自放射学会的多学科超声专家

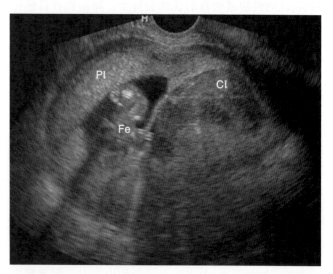

图9-18　阴道流血的孕妇。A子宫下段可见绒毛膜下血块(Cl)。此孕妇妊娠至分娩。图中见胎儿(Fe)及胎盘(Pl)

就胚胎停止发育的诊断标准达成以下共识:(1)胎儿**CRL>7mm而无胎心搏动**;(2)**孕囊直径>25mm而未见胚胎**;(3)**妊娠囊内无卵黄囊而2周后复查仍不见胎心搏动**;(4)**妊娠囊内有卵黄囊而11天后仍未见胎心搏动**。该报告提出了其他相对不严格的可疑胚胎停止发育诊断标准,包括卵黄囊增大(>7mm;图9-20)或妊

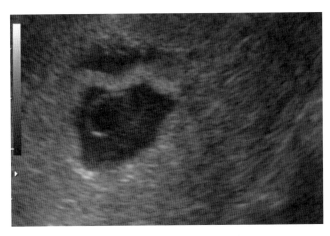

图 9-19　不规则的孕囊形状

娠孕囊直径与 CRL 的差值小于 5mm（>7mm；图 9-20）[10]。如果超声表现处于临界性的状况且考虑行清宫术时，则建议在 7～10 天再次行超声检查确认，勿终止正常的妊娠。若 HCG 定量值未按照正常速度增长亦不能说明此次妊娠异常。超声检查结果异常时，方可决定行药物或清宫术终止妊娠。

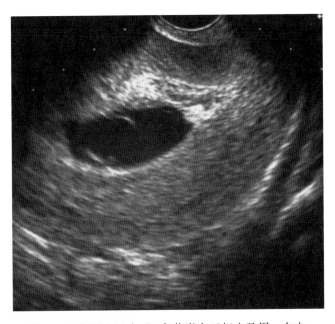

图 9-20　与图 9-15 相比，卵黄囊大于相应孕周。在本次妊娠中未见胚胎

　　早孕期超声检查结果中可预测染色体异常的指标，包括颈项透明层厚度增厚、鼻骨缺失、胎儿心率异常增快或减慢和结构异常[11]。早孕期非整倍体的超声筛查将在第 10 章详细讨论。

框 9-1　中孕期及晚孕期的标准产科超声检查

- 标准的生物学测量
- 胎儿心脏搏动（有或无，正常或异常）
- 胎儿数量（若为多胎妊娠，记录绒毛膜、羊膜囊性质，胎儿大小的对比，评估各个囊内的羊水量及胎儿生殖器）
- 胎姿势
- 定量或半定量测定羊水量
- 胎盘位置，特别是相对于宫颈内口的关系，脐带附着情况
- 评估子宫，包括子宫肌瘤，双侧附件及宫颈情况
- 当临床需要或技术上可操作时测量宫颈长度
- 胎儿结构评估：
  头颈部
    - 小脑
    - 脉络丛
    - 小脑延髓池
    - 侧脑室
    - 大脑镰
    - 透明隔腔
    - 胎儿唇部
    - 胎儿颈项透明层厚度，可能有利于评估非整倍体风险
  胸腔
    - 四腔心
    - 流出道（如果可能的话）
  腹部
    - 胃（有/无、大小、部位）
    - 肾脏
    - 膀胱
    - 脐带进入腹壁的部位
    - 脐血管数
  脊柱
  四肢（有无上下肢）
  性别

（摘自 American College of Obstetricians and Gynecologists. ACOG Practice Bulletin No. 101: ultrasonography in pregnancy. *Obstet Gynecol.* 2009；113：451-461；American Institute of Ultrasound in Medicine（AIUM）. AIUM practice guidelines for the performance of an antepartum obstetric ultrasound examination. *J Ultrasound Med.* 2003；22：1116-1125；and Reddy UM, Abuhamad AZ, Levine D. Saade GR. Fetal imaging：executive summary of a joint Eunice Kennedy Shriver National Institute of Child Health and Human Development, Society for Maternal-Fetal Medicine, American Institute of Ultrasound in Medicine, American College of Obstetricians and Gynecologists, American College of Radiology, Society for Pediatric Radiology, and Society of Radiologists in Ultrasound Fetal Imaging Workshop. *Obstet Gynecol.* 2014；123：1070-1082.）

中孕和晚孕期的超声检查

超声检查分类

　　美国超声学会、美国妇产科学会和美国放射学会已制订中孕和晚孕期的标准产科超声检查的内容，详见框9-1。AIUM 和 ACOG 关于产科超声检查指南的完整版见所列出的参考文献。

这些指南指出所有的超声检查的目的并不一样,因此,对胎儿超声检查进行了分类。早孕期超声检查内容见前述。中孕和晚孕期的标准超声检查(目前的程序性术语编码 CPT76805)内容见框 9-1,有资质的超声医生均可以进行。专项产前超声检查(CPT 编码 76811)比常规妊娠监督过程中的标准超声检查更复杂。这种命名和编码主要用于发现胎儿畸形进行转诊和咨询。其他专项超声检查包括胎儿多普勒超声检查和胎儿心脏超声检查[3]。许多产科情况需要进行连续超声监测,即重复检查(CPT76816)。

另一个检查分类是局部超声检查(CPT76815),常常由有经验的超声医生进行,可获得关于妊娠的特定信息,包括胎产式、羊水量评估。完整的评估后再进行严格的局部检查十分重要。假设以下情形的后果:如果进行了简要的超声检查、错过了重要信息,例如严重的胎儿畸形。遗憾的是在实际工作中,常常见到临床医生只进行局部检查,缺乏良好的临床实践的态度,例如,严重胎儿畸形漏诊。遗憾的是在某些医院,临床医师对首次产检的孕妇只进行局部检查,记录下胎儿是否存活但对胎儿的生物学测量数据或超声检查结果没有记录。这样很可能导致在妊娠后期无法准确地计算孕周。

所有列举于框 9-1 中的标准产科超声检查的内容对临床处理都非常重要,不应忽视。超声检查同样需排除前置胎盘、多胎妊娠或者卵巢肿瘤。这些问题的诊断和治疗将在本书其他章节详细讨论,此处简要阐述标准产科超声检查内容的重要性。

超声检查操作和诊断报告人员的资质

在美国,大多数超声检查都是由具有 ARDMS 证书的专业人员操作,他们都曾接受专门的训练并考核以保证其工作能力。随后由临床医师根据获得的超声图像及信息作出检查报告。必要时,临床医师可再次进行超声检查。AIUM 已经发布针对这些临床医师的超声检查和超声诊断的相关培训的指南[13]。简而言之,这些指南要求有行医执照的临床医生完成三个月的专门超声培训,这三个月的培训可以在住院医生、专科医生培训阶段完成,也可以在完成了所有培训之后完成。对没有完成三个月超声培训的医生,也可以通过完成 100 个 AMA I 级专门针对超声诊断的学分而获得资格。此外,不管是参加正规训练或参加研究生课程训练,临床医生均要参加现场操作、评估和解读最少 300 个病例。指南全文见参考文献。

超声检查的内容

胎心搏动

超声检查时应该记录胎儿心脏有无搏动。如前所述,孕 6 周之后胎儿判断是否存活并不难。即使灰阶超声已经发现胎儿死亡,仍推荐采用彩色或多普勒超声确认胎心停搏。胎儿胸腔内彩色血流信号缺失相比于宫内组织周围的血流信号更加可以确诊胎儿死亡。妊娠期间,胎儿心率过快、过缓或者不规律,均可应用灰阶超声肉眼看到,M 型超声或者脉冲多普勒频谱可以对异常的胎心率进行计数并记录。

胎儿数量

诊断多胎妊娠时,应确定羊膜囊和绒毛膜数量(见第 32 章)。早期妊娠容易判断绒毛膜性质。双胎性别不同、独立的胎盘或者双胎峰及间增厚的隔膜或"λ 征"均提示双绒毛膜(图 9-3)。众所周知,当胎儿共用一个绒毛膜时胎儿风险明显增加,特别是单羊膜囊[14]。单绒毛膜双胎妊娠需在妊娠早期进行转诊。在所有的双胎妊娠中,需要定期超声检查胎儿生长发育情况。双胎妊娠出现生长发育异常的风险高,而经腹部触诊不能判断双胎的生长发育情况。

胎先露

胎先露的评估不仅仅是判断头先露或臀先露,在某些情况下需要更精准地确定胎方位。如果胎儿横位,需要诊断胎背是否向下(胎儿背部向宫颈),因为这关系到进行剖宫产时是否需要纵切口。如果孕妇发生先兆临产或者胎膜早破时,胎背向上的横位意味着脐带脱垂风险高。在产程进展过程中评估胎头的朝向,尤其面先露是很重要的。胎头变形或骨缝重叠,通常很难通过触摸颅缝来确定胎位。在这种情况下,超声可清晰识别胎儿颅骨标志,从而准确确定胎方位[15]。

羊水量

每次超声检查应该评估羊水量(见第 35 章)。对于有经验的超声检查者可凭主观判断[12]。然而进行半定量检查有助于沟通并给出处理原则的标准。常用的是羊水指数(AFI),测量子宫四个象限的羊水池最大垂直深度的总和(图 9-21)。经母体腹白线和脐横线划分象限。每个象限至少测量 1cm 的横径[16]。测量区域内不应该有脐带或胎儿肢体。羊水过多和羊水过少可以通过 AFI 诊断,通常定义为 AFI 分别大于 24cm 和小于 5cm[17]。一个简单的半定量法是用单个羊水池的最大深度>8cm 诊断羊水过多(图 9-22)[18],而羊水最少的池测量值<2cm 则诊断为羊水过少[16]。

实际羊水体积可在羊水穿刺时采用染料稀释法进行估算。半定量的羊水量测量方法与实际测量的结果在某种程度上相关,但是半定量的羊水测量方法无法准确预测羊水的实际体积[18]。

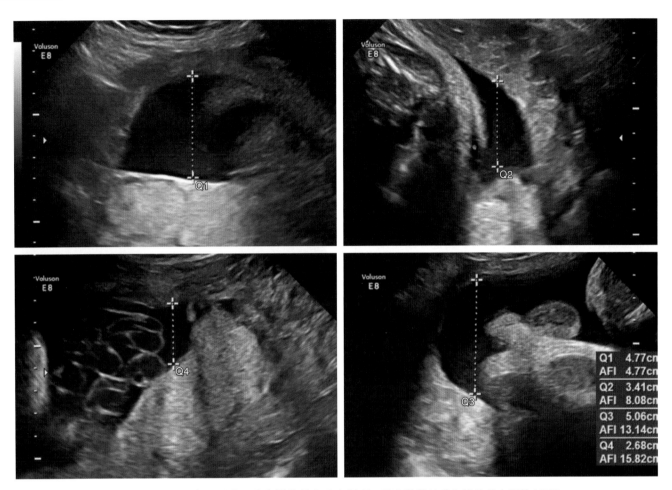

图 9-21　超声图提示子宫四个象限的最大垂直深度。以上数值的总和就是羊水指数(AFI)

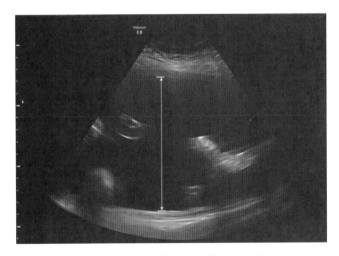

图 9-22　羊水过多声像。子宫前后壁相距 9cm

羊水过少

　　临产前出现的无羊水提示可能伴有胎儿异常、胎膜早破或胎盘功能不良。发生在中孕期的羊水过少可导致羊水过少序列征,包括肺发育不良、胎儿姿势异常和胎儿肢体活动受限。羊水过少的预后则与病因和发病孕周有关。导致羊水过少的胎儿畸形常见于泌尿系统异常,包括膀胱流出道梗阻或双侧肾脏异常致无尿液产生。例如双侧肾脏不发育、双侧多囊性肾发育不良或者常染色体隐性遗传的多囊肾。如果中孕期羊水过少不是泌尿系统异常所致,是否发生致死性肺发育不良难以预测。

　　多年来,人们意识到即使非极端性羊水量改变也有非常重要的临床意义。Chamberlain 等人发现羊水池深度<1cm,围产期死亡率增加 40 倍[19]。当羊水过少时宫内生长受限的发生率也增加。上述表现以及其他研究均提示羊水过少是胎盘功能不良的主要表现,因此羊水量的测量是胎儿生物物理评分的组成部分(见第 11 章)。由于羊水过少和胎儿不良预后的相关性,通常 AFI<5cm 时会采取分娩措施[5]。最新研究表明单一的超声诊断羊水过少并不能像之前研究所提示的可以预测围产儿的结局[20]。2014 年,ACOG 建议用最深的羊水池的垂直深度≤2cm 作为羊水过少的诊断标准,并以此为依据指导临床处理。这个方法比 AFI 简单,更重要的是可降低对羊水过少的产科干预,围产结局与采用 AFI<5cm 的标准相比无明显差异[5]。

羊水过多

　　轻度羊水过多指的是 AFI>24cm 或者羊水池最大垂直深度>8cm;**中度**羊水过多指的是 AFI>30cm 或者羊水池最大垂直深度>12cm;**重度**则是 AFI>35cm 或者羊水池最大垂直深度>16cm[22]。重度羊水过多预示胎儿有异常,需要行进一步的专项超声检查以明确病因,常与影响新生儿处理和预后的胎儿畸形有关。多数情况下,羊水过多与神经管缺陷、染色体异常综合征或消化道畸形有关。轻度、中度、重度羊水过多合并胎儿畸形或染色体异常的概率分别约为 **8%**、**12%**、**30%**[23]。羊水过多伴其他畸形时非整倍体异常的风险约为 **10%**。其他导致重度羊水过多的主要病因包括 TTTS 和胎儿水肿。羊水过多合并巨大儿、母亲糖尿病的风险约为 **5%**[23]。轻度羊水过多可能仅是正常变异,可自行缓解。糖尿病孕妇伴羊水过多时早产风险增加(约为 **22%**),羊水过多伴胎儿异常时早产率约 **39%** 但不包括特发性的[24]。尽管羊水过多是 ACOG 指南中提到的产前监护的指征,但目前没有研究表明是否有用[21]。若羊水过多持续存在,需定期超声检测胎儿生长和羊水量。

胎盘和脐带

　　常规超声的一个主要优点是及时发现一系列的胎盘问题例如前置胎盘、胎盘植入和血管前置(详见第 18 章)。18 孕周后的常规超声扫查可以确定胎盘是否覆盖宫内口。如果胎盘和宫颈内口的关系不能清晰确认或者胎盘的边缘接近宫内口,则需采用阴道超声以明确诊断(图 9-23 和图 9-24)。

　　完全性和**部分性前置胎盘**的概念是源于阴道指检时

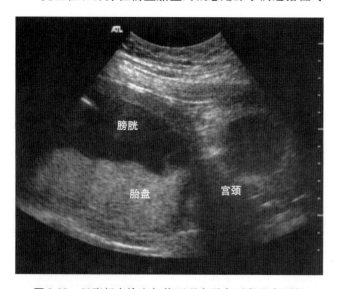

图 9-23　经腹超声检查矢状面观察子宫下段及宫颈长度。胎盘边界与宫颈的关系不清晰,不能准确诊断胎盘低置

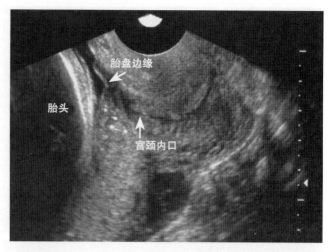

图 9-24　同一病人的经阴道的矢状面检查。清晰显示胎盘边缘(Plac edge)与宫颈内口(Int cx os)距离大于 1.5cm。未显示测量键

发现的胎盘和部分扩张宫颈之间的关系。由于宫颈内口在超声检查时不是呈典型的扩张状态,所以上述的诊断是模糊不清的。因此美国的主要超声和产科学术组织以及加拿大妇产科医师学会均推荐将胎盘前置的分类仅限于**前置胎盘**和**低置胎盘**。应测量并记录胎盘边缘覆盖或者与宫颈内口的最短距离。这种定量描述比"完全性"或"部分性"的描述更有利于后续预测胎盘位置和制定处理计划。孕周超过 16 周时,如果胎盘边缘距离内口≥2cm,可以记录为胎盘位置正常。如果胎盘边缘距内口<2cm,但未覆盖内口,应记录为低置胎盘,建议孕 32 周复查超声确定胎盘位置[16]。

　　在孕 18~23 周之间,胎盘边缘接近或者覆盖宫颈内口的发生率约为 **2%**[27]。然而,大多数早期诊断的前置胎盘随着孕周增加可以自行缓解。前置胎盘持续存在的概率基于胎盘对宫颈内口的覆盖程度。当覆盖≥15mm 时,19% 的孕妇将表现为持续性的前置胎盘,当≥25mm,概率为 40%[27]。另一个研究发现孕 15~19 周时发现的前置胎盘只有 12% 会持续存在[28]。持续存在的概率随着孕周的增加而增加,例如在孕 32~35 周时的前置胎盘持续存在率约 **73%**。这个研究也表明胎盘覆盖的程度可以预测持续性前置胎盘。建议复查超声至胎盘足够远离宫颈内口或明确为持续性前置胎盘。如果是后者,超声检查对分娩方式的选择非常有益。

　　前置血管的诊断非常重要,因为超声筛查发现的时机影响胎儿存活率[29]。在分娩前若不能及时发现前置血管,那么胎儿死亡率很高。相反,早期诊断和积极的产科处理常常可以获得良好的新生儿结局。在常规超声筛查时可能不会每次都看到胎儿血管跨过宫颈内口,所以应该始终抱有高度怀疑的态度。当发现胎儿脐带帆状附着/副胎盘或部分脐带位于子宫下段时,强烈推荐行阴道

彩色超声多普勒检查以明确诊断(图9-25)。当前置的胎盘远离宫颈内口后,绒毛膜板上的脐带血管仍可能跨过宫颈,尽管胎盘绒毛已经退化,这种情况可导致前置血管。确认脐带在胎盘附着的部位可以降低帆状胎盘的漏诊,但是不排除其他胎盘异常所致的前置血管。如果技术允许,推荐记录下脐带在胎盘上的附着点[16]。

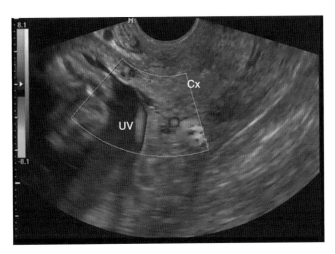

图9-25 经阴道的矢状面检查显示前置血管。一条脐带血管(UV)跨越宫颈内口(Cx)

除了明确胎盘附着部位外,还应该评估胎盘的其他变化,包括胎盘钙化、纤维化和梗死。这些变化趋势随着妊娠的进展而逐渐明显,但是临床意义不明。最近认为球拍状胎盘,与胎盘厚度相比,其基底部较狭窄,往往增加IUGR、死胎和其他并发症的风险[30]。

超声检查者应该确认脐带有两条脐动脉和一条脐静脉[16]。晚孕期,在漂浮的脐带的横截面上应确认一条脐静脉、两条脐动脉。中孕期是两条脐动脉最易经彩色多普勒确诊的时间,因为脐动脉围绕在胎儿的膀胱周围(图9-26)。**大约0.5%新生儿存在单脐动脉。由于增加了相关畸形的风险,特别是涉及肾脏和心脏,此时应行详细的超声筛查。单脐动脉的胎儿有20%的概率发生生长受限。**另外,羊水过多、胎膜早破、前置胎盘、胎盘结构异常、剖宫产、低Apgar评分和死胎风险均增加[31]。

子宫和附件

每次产科超声检查,包括早孕期超声,都应该进行子宫及双侧附件的形态学评估。很多女性在怀孕前并不知道自己患有子宫肌瘤或苗勒管畸形。子宫肌瘤常常在经腹或经阴道超声检查发现。**中孕期的子宫收缩很容易与子宫肌瘤混淆**(图9-27)。**子宫收缩更多像晶状体状,周围可见肌层环绕,而子宫肌瘤呈球形,有明确的分界和漩涡状内部回声结构。**有蒂子宫肌瘤,如果超声医生不仔细检查子宫周围,即使是大肌瘤都有可能漏诊。许多研究证明当合并子宫肌瘤的时候妊娠并发症发生率升高。然而,优势比很小且临床意义有限[32]。由于子宫肌瘤的数量、位置和部位多变,故很难预测子宫肌瘤如何影响妊娠。**超声检查判断子宫肌瘤位置有利于选择分娩方式。**尽管较大的子宫肌瘤占据盆腔可能阻碍阴道试产,但是常常很难早期预测是否需要剖宫产终止妊娠。子宫肌瘤也可能高出盆腔,子宫位于相对低位。**由于子宫下段的**

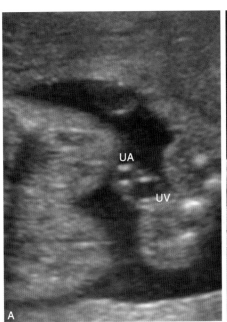

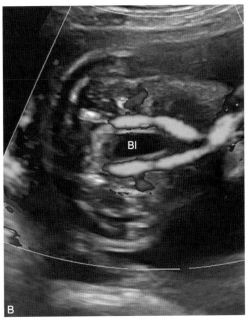

图9-26 A. 脐带漂浮段的横截面可见脐带静脉和脐动脉。**B.** 胎儿盆腔的横截面,在彩色多普勒下清晰显示正常的两条脐动脉环绕在膀胱周围(Bl)。用这个方法可以在早孕期记录到脐动脉

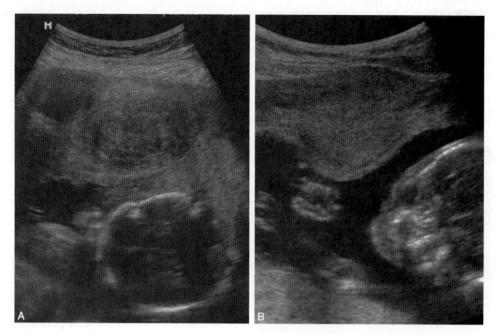

图 9-27　**A.** 清晰显示两个子宫肌瘤。**B.** 子宫收缩时呈晶状体样,但没有明显界限。中孕期常见这种宫缩

多发性子宫肌瘤可能导致下段横切口剖宫产的难度增加,超声检查有助于术前决策是否行经典切口。对于孕期子宫肌瘤的生长,定期超声检查的研究存在较多争议[33,34]。

宫颈

针对高危或低危孕妇,经阴道超声检查均发现宫颈缩短与早产风险增加密切相关(见第 28、29 章)。宫颈环扎术有利于提高既往曾发生自发性早产的孕妇的妊娠预后[35]。宫颈较短的低危孕妇给予孕酮阴道用药后可降低早产风险[36]。然而,超声普查的意义被高估了,ACOG 不再建议对宫颈长度的常规检查[3]。中孕期宫颈正常长度的低值为 25mm。孕 18～20 周常规经腹部超声检查提示宫颈长度<25mm 时,建议进一步检查。

附件

完整的产科超声应该包含的一个重要内容是对双侧附件的评估。由于肠管的遮挡,正常大小的卵巢可能很难或者不能在中期或晚期妊娠时看到。Shaley 等[37]发现尽管妊娠早期 B 超几乎都能看到双侧卵巢,妊娠中晚期 B 超只有 16% 能看到双侧卵巢,有 60% 双侧卵巢都看不到。但当卵巢有巨大肿物时就能看到。妊娠期附件肿物的超声成像直接决定是否需行手术治疗。单纯囊性肿物提示为良性,无需手术治疗。但当肿物呈现恶性特征时,包括体积大、多囊腔、厚间隔、内生乳头或含实性成分,则需仔细评估是否要行手术。妊娠期最常见的肿瘤为囊性畸胎瘤(图 9-28)。畸胎瘤超声成像特征很明显,易于诊断。

结构检查

系统评估胎儿结构是非常关键的。为避免遗漏重要检查部位,按照一定的顺序进行超声检查是一种很好的方法。尽管许多已明确的母亲危险因素可造成先天性畸形,但 90% 的先天性畸形发生在无高危因素孕妇的胎儿中。因此,对从事产科超声的医生来说,掌握正常胎儿结构的超声表现是十分重要的,这有助于发现胎儿正常结构的变异。正如前文所述,尽管对有高危因素的孕妇进行进一步的详细的超声检查是非常有必要的,所有标准的产科超声检查应包括完整的胎儿结构检查。在后续章节中,我们概述了一些更常见的可在标准超声筛查中被发现的胎儿畸形[3]。

由于孕妇肥胖、胎方位不满意或其他的技术因素导致中孕期或晚孕期部分胎儿结构筛查无法显示时,需将其记录在报告中。对这些孕妇,应在 2～4 周后复查超声检查。如果第二次复查仍未成功,则不需复查[3,16]。

超声报告

任何的超声检查报告均应该标明检查原因。记录超声检查结果,不仅有助于孕期管理,同时也有助于进行质量评审和法律防卫。AIUM 指南在关于报告记录中指出:适当记录是高质量的孕期管理中必不可少的,这些记录应该包括永久保存超声图像,并且尽可能记录测量指标结果和结构筛查结果[3,12]。

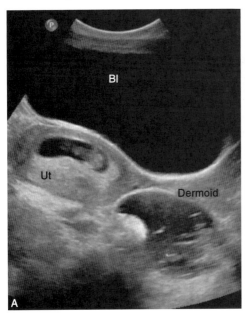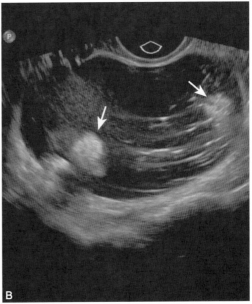

图 9-28　卵巢皮样囊肿的经腹和经阴道超声图像。**A.** 经腹部超声图像示宫内妊娠约 8 周,子宫边界清晰。**B.** 经阴道超声提示包块充满整个视野,皮样囊肿内见特征性的不规则囊实性混合区域,其内可见高回声结节。行经腹部超声检查时,为了清晰显示盆腔结构,孕妇需充盈膀胱。然而,尽管充盈膀胱可使经腹部超声得到良好图像效果,但探头与检查部位距离增大,这可降低探头的分辨率。而经阴道超声检查中,探头与包块之间的距离可小于1cm

探头的清洁和消毒

　　为避免孕妇间交叉感染,应适当清洁和消毒探头[3]。对经腹探头来说,用一次性的抗菌湿纸巾对探头进行简单的擦拭清洁是足够的。经阴道探头在使用过程中需用一次性乳胶或非乳胶制品进行保护,使用后需用自来水或者湿布进行清洁。同时,根据探头制造商的建议对探头进行高质量的化学消毒也是很重要的。

超声核对孕周

　　确定准确的孕周是产前保健中最重要的内容之一。对早产、过期产和子痫前期等病理情况,制定正确的临床决定主要依靠胎儿孕周。如果早期不能确定预产期(estimated date of delivery,EDD),则后期很难诊断胎儿生长发育异常。胎儿神经管缺陷和染色体异常的血清学筛查同样要求准确的孕周。由于各种原因,发达国家在妊娠前半期常规提供一次以上超声检查来核对孕周[3]。

标准测量

　　Ian Donald 在 1960 年代早期首次在产科超声中进行胎儿双顶径(biparietal diameter,BPD)测量。此后,大量文献结果证实 BPD 和孕周之间具有相关性。当胎儿颅骨骨化后,双顶径最早可在孕 12～13 周时测量。股骨长度(FL)、腹围(AC)和头围(HC)等其他标准测量指标亦可在早孕晚期开始测量。

　　孕 5～6 周时,即使胚胎仅数毫米,也可通过经阴道超声对其进行测量。孕 6～10 周时,需测量胚胎最长径。大约孕 10 周时,胎儿的头部、躯干和四肢可被清晰显示,此时,可对胎儿的头臀径(CRL)进行精确的测量。图 9-29 清晰显示了胎儿的头臀径。如图 9-30 所示,由于胎儿通常处于屈曲状态,早孕期后头臀径测量欠精确;并且,**当 CRL 超过 84mm 后(约孕 14 周),不应再进行 CRL测量。**

　　对胎儿身体的任何部位都可以进行测量。然而,一

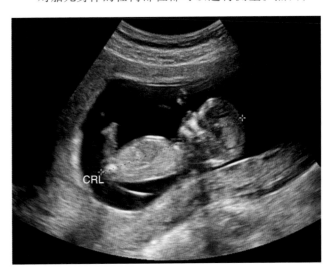

图 9-29　测量头臀径。这是胎儿的矢状切面,其右侧为头部,左侧为臀部

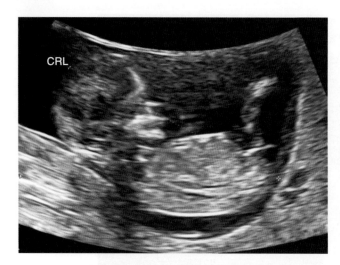

图 9-30   错误的头臀径测量图像,该图中胎儿呈屈曲状态,这可致测量值偏低

中的标准指标进行测量,否则这些指标无法准确估计胎龄和胎儿生长情况。图 9-31 至图 9-35 展示了测量这些

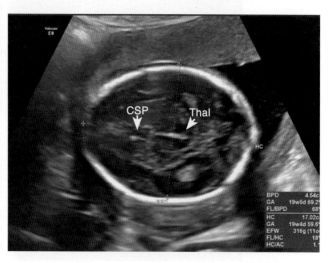

图 9-31   测量胎儿双顶径和头围的图像。图中侧脑室和丘脑清晰可见,获得正确图像的标准已列举在框 9-2 中

些指标已经被认为是预测胎儿孕龄最佳的指标。早孕期后,这些测量指标包括 FL,BPD,AC 和 HC。应按照框 9-2

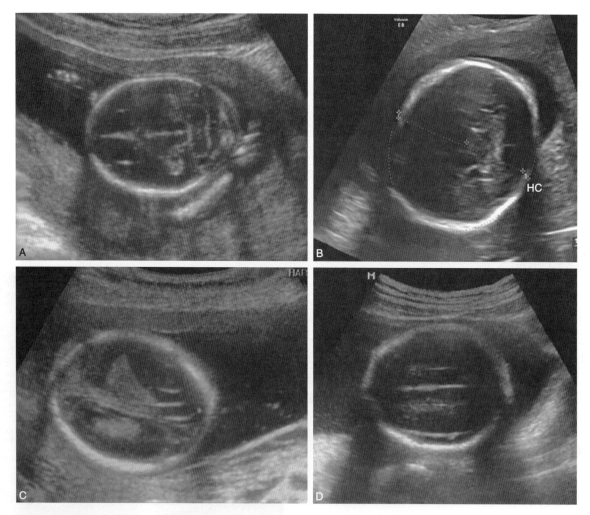

图 9-32   错误测量胎儿双顶径和头围的图像示例。**A.** 探头旋转使得小脑也出现在图像中。**B.** 从胎儿头颅后面获取图像而不是从侧面获取图像测量。**C.** 头颅测量平面倾斜,注意图中脑部结构呈非对称。**D.** 头颅横切面扫查位置太高,未能显示透明隔腔

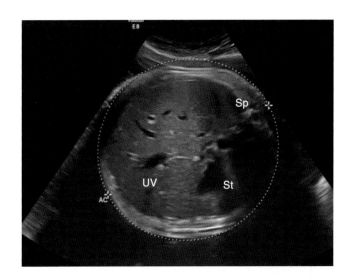

图 9-33　测量腹围的正确图像。正确测量腹围的标准已列举在框 9-2 中。脐静脉在门静脉窦水平可见,同时胎儿的胃泡和脊柱也可显示

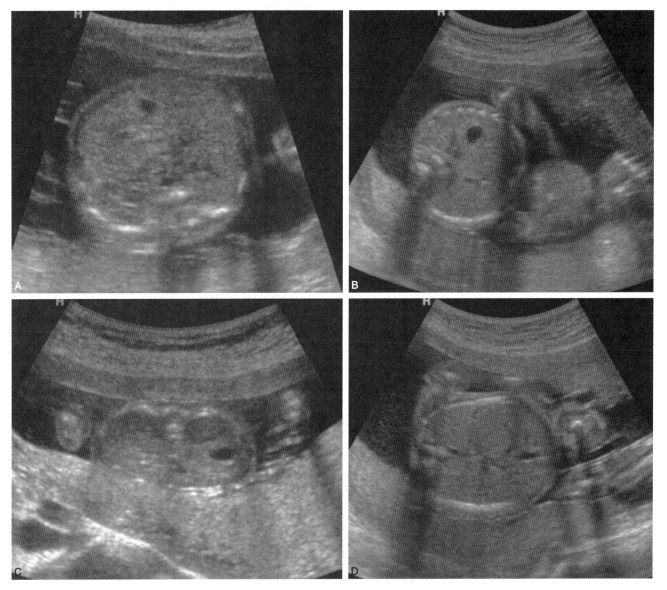

图 9-34　错误测量胎儿腹围的图像示例。**A.** 腹部横切面图像位置过低,靠近前腹壁处可见脐静脉。**B.** 腹部斜面图像。注意两侧肋骨不对称。**C.** 由于超声检查者用力压迫孕妇腹部,胎儿腹部被过度压缩而变形。**D.** 探头旋转所得到的腹部呈椭圆形,人为增加了腹部前后壁的距离

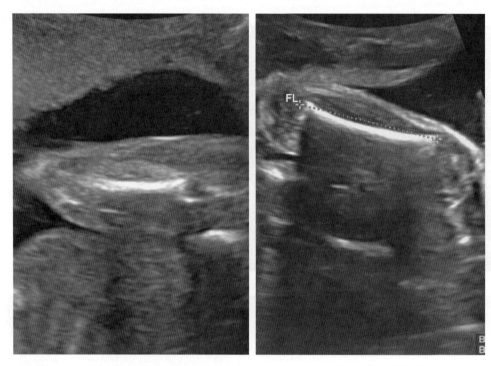

图 9-35 在左侧的图像中,股骨骨干两侧未能清晰显示,这得到测量值是错误的,较短。如右图所示,骨干两端应该清晰显示

指标的最佳切面,同时也展示了一些应该避免的常见错误。通过练习,超声检查者应学会将超声探头移动至孕妇腹壁的适当位置,然后旋转探头的角度直到获得测量指标或结构测量的最佳平面为止。超声医生需及时将这些调整转换成习惯。

核对孕周

在孕早期,妊娠囊直径可相对准确地提示孕周。孕囊平均每天增长约 1mm,因此,可通过平均孕囊直径加上

<table>
<tr><td colspan="1">框 9-2　胎儿测量图像的解释</td></tr>
</table>

头部
- 图像应是侧面扫查获得,而不是前面或后面
- 头部是椭圆形,而不是圆形
- 中线结构居中,而不是偏向一边
- 在侧脑室和丘脑水平进行测量
- 头围在双顶径水平进行测量,大约相当于颅骨的外周长度

腹部
- 腹部接近圆形,而不是椭圆形或者扁的
- 应取横切面而不是斜切面
- 两侧的肋骨图像基本相似
- 在脐静脉进入门静脉水平进行测量
- 测量的标尺应该达到皮肤表面,而不是在肋骨、肝脏或脊柱的边缘

股骨
- 股骨应与超声波的方向垂直
- 两端可清晰显示,而不是锥形或模糊的
- 需除外骨骺端进行测量

30mm 来估算妊娠天数[40]。由于通过妊娠囊直径估算孕龄的误差比 CRL 等其他指标要显著增大,因此,不能通过妊娠囊直径来确定最终的孕周[3]。**在早期的胚胎测量中,无论是胚胎最大径还是头臀径,都被普遍接受为测定孕龄的最佳超声测量指标。**

与通过准确的末次月经周期推算孕龄相比,Robinson 和 Fleming 发现通过 CRL 推算孕龄的 95% 可信区间是 ±4.7 天。与通过 IVF-ET 妊娠的孕妇孕周相比,随后的研究发现 CRL 随机误差更小。超声测定早期胚胎孕周的高度准确性可通过胚胎每周变化大、而生长速率变异小来解释。孕龄估计的变异随着妊娠进展加大。

在孕 14 ~ 21 周中,应用 BPD 单个指标预测孕龄的 95% 置信区间为 ±7 天。在一项通过 IVF-ET 核对孕周的研究中,Chervenak 等发现在此孕周中,所有的单个测量指标(FL、BPD 和 HC)预测孕龄的效能均很好,其 95% 置信区间从 HC 的 ±7.5 天至 FL 的 ±8.7 天。早孕期后,从多个超声指标中建立数学模型来预测孕龄是目前最被认可的方法。在上述研究中,孕 22 周前联合应用多个标准指标计算孕龄的误差可精确至 7 天以内,这与早孕期应用 CRL 计算孕龄相当。因此,没有必要在早孕期因为想得到最精确的孕周而让孕妇再次行超声检查。

孕 22 周以后,胎儿发育的差异增大,通过超声检查计算孕龄也变得更加不准确。在一项研究中,孕 24 ~ 30 周中联合多个指标计算孕龄的误差可达 1.8 周,并且 30 周以后,其误差可达 2 ~ 3 周。这些误差代表研究人群中孕龄计算的统计学差异描述。在晚孕期,胎儿生长异常

较常见,并且生长发育差异可能比较明显。因此,产科医生根据晚孕期超声确定的孕周而做决定时需慎重。

何时运用超声核对孕周

从 19 世纪开始,产科医生常规应用末次月经时间来估计预产期。然而,当记忆不清、月经不规律、近期使用激素类避孕药或末次月经异常等导致末次月经时间不确定或末次月经时间不可靠时,普遍认为超声测量的孕周更可信[3,16,39]。因为即使在月经规律的女性中,排卵时间的变异也并不比超声核对孕周的变异小,但忽略月经情况而仅用超声核对孕周是有争议的。目前所有核对孕周的指南都纳入了月经时间的相关文献。**2014 年再次修订 2009 年 ACOG 的一项临床指南中指出,当早孕期超声孕周与月经孕周相差大于 7 天或者 20 周前超声孕周与月经孕周相差大于 10 天时,建议优先根据超声核对孕周。** 2014 年,ACOG、AIUM 和 SMFM 发布了《估算预产期的方法》的联合意见,此方法中详细列举了整个孕期的具体推荐(表9-1)。**重要的是,联合意见和 2009 年 ACOG 临床指南中均注意到晚孕期胎儿发育差异是相当普遍的,因此,根据晚期超声修正有确切末次月经而确定的孕周存在漏诊胎儿生长异常的风险,需要谨慎考虑后再下改变孕周的决定,并且需进行严密的监测**[3,39]。

表9-1 超声胎龄测定优于月经确定的孕周

孕周(周)	如相差值情况如下,应用超声测定孕周
小于 8^+6 周	>5 天
9 周~15^+6 周	>7 天
16 周~21^+6 周	>10 天
22 周~27^+6 周	>14 天
28 周以上	>21 天

摘自 American College of Obstetricians and Gynecologists. Committee opinion no 611;method for estimating due date;*Obstet Gynecol.* 2014;124: 863-866.

评估胎儿生长

第一次超声检查通常被认为是用来估算预产期的,即这些测量的目的是估算孕周。首次超声检查决定或确定的精确孕周是后续临床和超声评估胎儿生长发育的基础。因为生长缓慢或者生长过速与胎儿出生后的发病率有关,因此,识别胎儿生长异常是产前保健的主要目的之一,同时也是超声检查的一个重要方面。在大部分的产科临床实践中,当腹部触诊和宫高测量怀疑胎儿生长异常时,需要进行超声检查评估胎儿生长情况。孕妇有 IUGR 的高危因素同时伴宫高小于孕周时,常被用作胎儿

可疑生长迟缓的筛查方法,需行超声检查明确胎儿生长情况,因此超声评估也被认为是一种诊断方法。产前确定胎儿生长受限需综合判断。尽管一些研究都提示利用宫高检测小于胎龄儿(SGA)的敏感性仅仅只有 15%[46],但其他一些文献显示其敏感性可达 65% 至 85%,特异性可达 96%[47]。有报道发现宫高小于相应孕周对诊断 IUGR 的阳性预测值仅达 50%。当将临床危险因素也纳入考虑中时,产前诊断 SGA 的准确率更高[48,49]。

连续超声检查比一次常规检查更能准确诊断胎儿生长受限。因此,有人主张即使在低危孕妇中,亦应常规进行晚孕期超声筛查胎儿生长异常。然而,研究发现这项处理对围产儿的发病率和死亡率影响很小甚至没有影响。由于该检查成本高,益处尚未得到证实,美国并没有将其常规超声检查评估胎儿生长情况作为产前保健的一部分。然而,当临床检查怀疑和存在胎儿有生长异常的高危因素时,行超声检查是被普遍接受的。这些胎儿生长异常的高危因素包括:妊娠期糖尿病、母亲高血压、前次分娩胎儿过大或过少、多胎妊娠或母亲体重增长过少。基于危险因素的检查尤其适用于多胎妊娠或者显著肥胖的孕妇中,因为这些孕妇中,临床评估胎儿大小是非常困难甚至不可能的[16,47]。

估计胎儿重量

目前,已经有许多估计胎儿重量的公式。Nyberg 等将最常用的一些公式列举在他们的一项综述中[40]。由于腹围是最容易受胎儿软组织影响的指标,因此所有公式中均包含有腹围。虽然腹围是检测胎儿发育异常的一个良好指标,但加入其他指标可提高估重公式的精确性。**研究发现除 BPD、HC、AC 和 FL 以外的指标并不能提高估重的准确性。** 这可能是由于基础指标的测量特别是腹围足以掩盖增加这些指标所带来的误差。

许多研究对超声预测出生体重的准确性进行了评估[40]。一些研究报道当准确性之间的差异具有显著性时,某一项估重公式比其他公式要好。但准确性之间的差异通常受限于获取的临床数据,其实并没有哪一个估重公式优于其他公式[53]。

当由有经验的超声医生进行估重时,大部分研究表明超声估重与实际的出生体重之间有约 8%~10% 的平均误差。总的来说,74% 的新生儿出生体重与超声估重之间的差异小于 10%[54]。大约 5% 左右的新生儿出生体重与超声估重间的差异大于 20%[47]。

大部分人理所当然地认为超声估重比临床检查估重更具有客观性,因此,超声估重应该更具有可靠性。出人意料的是,大部分研究并没证实这一说法。Sherman 等[53] 12 项比较超声估重和临床检查估重的研究进行了综述,仅一项研究表明超声估重明显优于临床检查且是在出生

体重小于 2500g 的亚组中；有 3 项研究显示临床检查估重稍优于超声，而其余的八项研究发现两种方法基本相等，或者根据应用的估重方式不同，其结果可能不同。有趣的是，一项研究表明对产程中的经产妇来说，产妇对新生儿体重的预测，临床检查与超声测量在预估计新生儿体重中具有相似的准确性[55]。尽管目前尚未证实，我们有理由去相信超声测量、胎儿触诊及孕妇特点在估重上是可以互补的。当不同方法估重之间差异明显时，临床医生需要对每一种评估方法得到的结果再次进行评估。与传统的一刀切的公式估重方法相比，旨在提高超声估重准确性的策略并没有显示出能更好地预测新生儿出生体重，包括胎儿的分组评估，如早产儿、小于胎龄儿或大于胎龄儿[56]。

诊断胎儿生长异常

目前，被广泛接受的用于胎儿生长异常的方法是用标准的超声指标来计算胎儿体重，并将估算的胎重与公认的标准进行比较。在目前可用的超声软件中，有几种方法是经常使用的。

当胎儿 EFW 小于第 10 百分位数或者大于 90 百分位数，这个胎儿被认为是小于胎龄儿或大于胎龄儿[47,57]。根据这些截断值来定义生长异常包含了许多健康的小胎儿或大胎儿。应用小于第 3 百分位数或者大于 97 百分位数等更为严格的标准来定义，对新生儿不良预后有更好的预测价值。当然，应用这样的定义也会漏掉许多相对不严重的异常的胎儿。此外，一部分胎儿的体重在正常范围内，但并没有达到其遗传潜能。因此，一些学者建议个体出生体重分界应包含如孕妇体重、身高、民族、孕次和胎儿性别等特征[58]。Claussen 等[59]发现大约 1/4 应用传统标准诊断的小于胎龄儿实质上并不符合调整标准后诊断的小于胎龄儿。相反，1/4 调整标准后诊断的小于或大于胎龄儿使用传统标准诊断时会被漏诊。在该机构的另一项研究中，证实应用定制的重量百分位体重分界可更好的预测死产、新生儿死亡和低 Apgar 评分。但是，定制的重量百分位公式并不能改善预后，也不常用[47]。

胎儿生长受限

1977 年，Campbell 和 Thoms 应用 HC/AC 比作为预测胎儿生长受限的有效指标（见第 33 章）[60]。这是由于当胎儿蛋白丢失的时候，腹部软组织的生长比头部组织生长更容易受累。这种现象导致大家认为**不匀称型生长受限**归因于营养异常，而**匀称型生长受限**则可能提示胎儿非整倍体等疾病。这种分类方法虽然有一定的实用性，但必须认识到营养因素与胎儿内在因素之间有很大的重叠部分。而且正常胎儿中非常高的 HC/AC 比少见，这样的比值临床少用。

此外，已有研究表明低的体重/身长比与增加的新生儿发病率有关，即使出生体重大于第十百分位，也提示胎儿曾存在生长受限[61]。目前，关于估重正常但具有高 HC/AC 比的胎儿如何进行合适的监测尚未达成共识。

当孕妇迟做产前保健且末次月经不确定时，诊断生长受限是非常困难的，在这些病人中，过高或过低的HC/AC 比需要警惕胎儿生长异常。其他的超声指标同样有助于确定生长受限。例如，IUGR 通常伴随着羊水过少、脐动脉多普勒频谱异常或者胎盘出现异常。巨大儿通常表现出明显增厚的皮下脂肪。在可疑病例中，只要胎儿情况稳定，可进行连续的超声监测来评估生长情况。**至少每 2～4 周可重复进行一次超声检查。**缩短的超声检查间隔时间难以说明这种情况是由于生长所致，还是检查技术误差所致[3]。生长速率有助于预测不良结果。尽管正常生长速率的公式已经发表，但大部分临床医生习惯依靠观察胎儿体重的进行性升高或降低来评估生长异常的严重性。

巨大儿

巨大儿指体重超过一定的范围，通常是 **4000g** 或 **4500g**。与一般人群相比，出生体重 4000g 至 4500g 之间的胎儿并发症率增加，当出生体重在 4500g 以上时，新生儿并发症率显著增加。**大量的研究表明胎儿预估体重大于 4500g 应该考虑为巨大儿**[57]。巨大儿的超声预测体重误差增大。当胎儿体重大于 4500g 时，仅有 50% 的胎儿体重与超声预测体重之间相差 10% 以内[54]。

临床医生大多希望超声对诊断巨大儿提供有效依据。这是因为巨大儿的严重并发症之一是肩难产，可导致永久性神经损伤（详见第 17 章）。不幸的是，超声估计胎儿体重对预防肩难产等其他巨大儿相关并发症作用有限。

Gonen 等回顾了 4480 例临床怀疑巨大儿的孕妇，超声仅能发现 17% 出生体重大于 4500 的胎儿；并且，在 23 例出生体重大于 4500g 的新生儿中，仅 1 例新生儿发生臂丛神经损伤[62]。此外，93% 发生肩难产的新生儿出生体重小于 4500g。**由于这些原因，临床调查员推断肩难产导致的大部分损伤不能通过超声来预测；并且，对怀疑巨大儿的孕妇常规行剖宫产终止妊娠时，剖宫产率会增加，但是没有任何益处。**

超声检查的安全性

迄今为止，人们普遍关注诊断性超声检查应用于临床的安全性。研究表明声波能量在其衰减过程中转化为热量。**声波的机械能量可导致物质气泡化，引起所谓的空泡现象。**由于空泡现象仅发生于在气体存在情况下的高强度超声中,因此,对胎儿进行诊断性超声并不需要过于担心。

定量超声仪器输出功率

在 1976 年,临床研究已经发现诊断性超声并没有明显的临床生物学效应。随后发现,对应用不同模式、不同能量输出的每种新一代超声机器重复安全性研究是不切实际的。美国 FDA 决定批准 1976 年后上市的超声机器声波输出需要低于当时已上市的超声机器,即不高于 $94mW/cm^2$。然而,当超声能量高于规定量时,显然在许多患者中可以得到更清晰图像。FDA 表示如果机器能够实时提示超声医生超过目前允许的能量输出可能对胎儿有潜在危害时,可以放宽机器的标准。能量输出列表显示于超声仪器的显示器中,提示检查所需的能量。与产科超声医生相关的数字为对软组织和骨组织的热效应指数。热效应表示应用超声检查时组织可能升高的温度。它是由超声设置和模式决定的。热效应指数为 1(TI)表示在特定的条件下组织温度可能升 1℃。由于早孕期骨形成极少,组织热效应(TIs)更明显。随着妊娠进展,骨质逐渐形成,声波对骨的影响更明显,因此骨的热效应(TIb)变得更为重要。若遵循输出显示标准,新的法规允许超声波强度可高达 $720mW/cm^2$,而没有输出显示标准的机器仍只能在最大声音强度小于 $94mW/cm^2$ 的状态下运行。

2008 年来自 AIUM 关于超声生物效应的官方声明指出,当非聚焦超声强度小于 $100mW/cm^2$ 或者 TI 值小于 2 时没有影响[63]。2009 年,WHO 资助的一项系统性评价和 meta 分析评估了人类孕期暴露于超声的安全性。这项研究表明超声没有母体和围产期的负面影响、没有生理和神经系统损伤、也没有发现儿童期恶性肿瘤发病率升高、智力低下表现或精神异常等。这项研究推断,根据目前现有的证据,孕期进行诊断性超声检查是安全的[64]。**AIUM 将截至目前的众多研究纳入分析后发表的关于孕期超声使用及其临床安全性的官方声明中指出:在缺乏对照的情况下,目前的诊断性超声检查对人类并未有明确的不良效应。**当然,该领域的研究者也提醒可能存在未被发现的不良效应。因此,AIUM 也指出应由有资格的超声医生提供有益于患者的检查。**另一份官方声明中,AIUM 也提出 ALARA(as low as reasonably achievable)原则**[66]。这意味着应该考虑每次检查可能的风险与获益,并且尽可能调整机器的参数以将探头的输出功率尽可能降低。

总的来说,从 B 超、彩色多普勒到频谱多普勒,其超声能量和温度升高的风险逐步升高。因此,孕早期确认胎儿存活的最佳模式是 M 超(图 9-7)[4]。但证明孕早期死胎的超声检查则需应用多普勒模式。

胎儿畸形的超声检查

过去的数十年中,已有大量的文献报道超声诊断胎儿畸形。产前超声可诊断的胎儿畸形的疾病目录超出本章内容的范围,因此,本章旨在介绍应用超声进行畸形的常规筛查,讨论超声筛查非整倍体的作用,并介绍在标准超声检查中可诊断的相对常见的先天畸形。

超声——出生缺陷的筛查工具

随着过去数十年中超声仪器的改进,许多病人和医生开始认为超声可以发现所有严重的胎儿畸形。实际上,在 1980 年代和 1990 年代早期,几个独立中心报道转诊和低危病人中胎儿畸形的检出率高于 75%。**然而,发表于 1993 年的一项大型多中心随机临床研究(Routine Antenatal Diagnostic Imaging With Ultrasound Study, RADIUS)提出了在更大人群中行常规超声检查的敏感性问题**[67]。这项研究纳入 15 000 名在孕 16～20 周和孕 31～33 周中行常规超声检查的孕妇,这些孕妇均为妊娠合并症的低危人群。在此研究中,仅 17% 的重要畸形可在孕 24 周以前得到诊断,而总体畸形检出率仅为 35%。**该研究同样表明在低危孕妇中行常规超声筛查出生缺陷收益甚小。在接下来一个更大的超声筛查出生缺陷的研究中**[68],14 个欧洲国家中的 61 个医疗中心共纳入200 000 个常规超声筛查的孕妇,与 RADIUS 临床研究的低出生缺陷检出率相反,61% 的先天畸形可被发现,严重先天畸形的敏感性高达 74%,并且依据先天畸形的种类和累及器官的不同,其检出率显著不同。中枢神经系统和泌尿系统畸形孕期的检出率为 88%,而唇腭裂的检出率仅 18%。超声可发现 18% 的微小骨关节肌肉畸形和 21% 的微小心脏畸形,而这两个器官系统严重畸形检出率的敏感性分别为 74% 和 39%。

被筛查人群的特性与出生后确定的出生缺陷同样也可影响产前超声筛查先天畸形的敏感性。**有丰富的筛查出生缺陷经验的医学中心对高危孕妇行产前超声筛查有更高的先天畸形发现率。**在没有纳入严格的前瞻性新生儿评估的研究中,微小的先天畸形可能会未被发现,超声漏诊这些畸形也因此未被纳入统计当中,这可能会导致对先天畸形检出率错误的乐观估计。**超声检查时的孕周亦可影响先天畸形筛查的敏感性。**虽然目前许多如无脑儿和严重的腹壁缺陷等先天畸形可以在早孕晚期被发现,但大部分的先天畸形需在后续的妊娠中被发现。一些先天畸形在晚孕期表现更明显。虽然每次妊娠中进行多次检查毫无疑问可提高先天畸形的检出率,但资源和经济因素使得这不切实际。

在总结既往大型研究的结果并进行系统回顾分析基

础上,儿童健康和人类发展研究所工作组(NICHD)2014年的一份关于胎儿筛查的报告推断:24周前总的先天畸形的检出率介于16%~44%之间,严重或致死性的先天畸形检出率为84%[16]。

由训练有素的超声医生检查的情况下,一些先天畸形的检出率应该接近100%。例如,无脑儿、腹壁畸形和引起体腔液体积聚的畸形(例如肾积水和脑积水)几乎不会被漏诊。事实上,脊柱裂是很难被发现的,但因其常伴有易识别的颅内异常,使得其检出率相当高。随着对"超声不仅要筛查四腔心切面、还包括其流出道检查"的认识逐渐

增长,先天心脏畸形的检出率显著提高(图9-36、图9-37和图9-38)。DeVore等[69]回顾了1990年代的三项研究,在这些研究中,低危人群的超声筛查中仅进行四腔心切面的检查,151例病人中仅8例患者在四腔心切面检查中被确诊心脏畸形,其检出率仅5%。与之相反,2006年一项非选择性纳入人数超过30 000人的挪威研究中,57%的心脏畸形可在联合四腔心切面和心脏流出道检查中被发现。由于许多研究指出心脏流出道在检测心脏畸形中的重要作用,ACOG和AIUM现在推荐在中孕期和晚孕期筛查中应同时进行四腔心切面和流出道切面的筛查[3,12]。

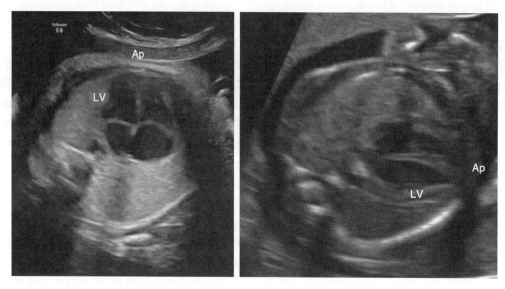

图9-36　正常心尖四腔心切面(左)和胸骨旁四腔心切面(右)。标记为心尖(Ap)和左心室(LV)

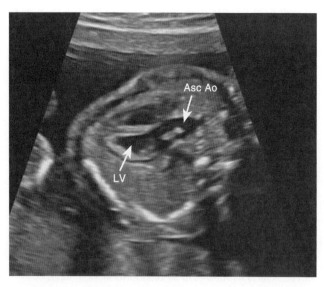

图9-37　左心室流出道切面。标记为左心室(LV)和升主动脉(Asc Ao)

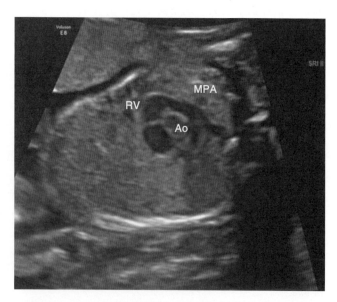

图9-38　右心室流出道切面。肺动脉主干(MPA)起源于右心室(RV),走行于升主动脉(Ao)前方后发出分支

良好的培训是进行产科超声检查和结果解释所必须的。在 RADIUS 研究中,三级医疗中心的先天畸形检出率大约是普通医疗中心的三倍左右,其检出率分别为 35% 与 13%,推测这可能是因为三级医疗中心的超声检查者具有更多的经验。为了保证可接受的检出率的敏感性,遵从 AIUM 的培训指南很重要。

一般认为在孕 18~20 周对低危人群进行标准超声筛查最具有经济学效益。对大部分该孕周孕妇而言,胎儿的主要器官得以良好显示。在一些孕妇中,由于腹壁过厚或胎儿位置不佳,解剖结构学筛查结果不理想,那么再次行超声筛查是有用的[3,16]。

评估超声筛查出生缺陷的有效性时必须考虑到假阳性结果。错误的异常结果可导致病人和家庭相当大的痛苦并导致不必要的后续检查。幸运的是,在 RADIUS 和欧洲胎儿研究中,不足 1/500 妇女的健康胎儿被误诊为畸形儿[67,68]。然而,欧洲胎儿研究中的近 3000 名可疑胎儿畸形中,有 10% 的诊断是假阳性,6% 受累胎儿在后续的检查中发现是正常的。

非整倍体筛查

早期妊娠

超声评估是妊娠早期非整倍体筛查的一个重要部分(见第 10 章)。早期妊娠最重要的超声筛查指标是颈项透明层的测量(图 9-39)。鼻骨存在或缺失是另一个重要的超声指标。其他的超声指标如静脉导管反流和三尖瓣反流,但它们并不常用[71]。合适的颈项透明层和鼻骨图像是有严格标准的,每个检查者必须获得资质才能行早期妊娠超声筛查。

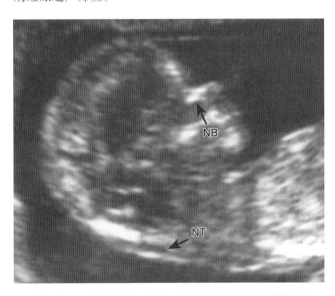

图 9-39　12 周胎儿的正中矢状切面显示颈项透明层厚度(NT)和鼻骨(NB)

中期妊娠

如第 10 章所述,胎儿非整倍体行之有效的筛查方法是存在的;然而,在非整倍体筛查中超声的作用并不确定。从 1985 年开始,发现一系列"软指标"(并非实际的出生缺陷)与唐氏综合征有关,包括颈项透明层增厚、鼻骨短、侧脑室增宽、股骨或肱骨短、心脏强回声斑、肠管回声增强和肾盂扩张(图 9-40)。研究表明,这些指标独立存在时对 21 三体综合征的预测价值并不高。然而,可以综合每个指标的似然比来计算存在 21 三体综合征的校正风险[72]。尽管这些指标与 21 三体综合征之间的关系有较明确的证据,但 18~20 周的超声检查不应被视为合适的筛查手段。应该鼓励患者使用更加明确的筛查方法包括早期筛查、四联筛查法或游离 DNA 检查。

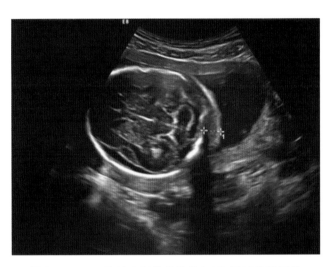

图 9-40　21 三体综合征胎儿的横切面,图示为增厚的颈背褶皱(测量键)

通常,这些软指标在孕 20 周的筛查时常被发现。美国儿童健康与人类发展研究所给出相关推荐[16],认为心内强回声灶似然比比较小,不显著改变之前评估的风险值,因此可以忽略,而出现其他软指标则应及时行针对性的超声检查和给予其他非整倍体筛查方法。当确定有结构异常而不仅是软指标时,应进行介入性产前诊断[71]。

结构异常的超声筛查标准

如前所述,在中孕或晚孕期进行标准超声检查应包括各专项检查(见框 9-1)[3,16]。仔细检查每个结构可发现许多严重的出生缺陷。下面几节中,除展示正常结构外,亦展示不同出生缺陷的异常表现。这些情况的超声描述应被一般的产科医生所熟悉并建议合理的标准超声筛查。这些情况的大部分超声图像是摘自本书的在线版本。

头部和颈部

总体外观

头颅横切面呈椭圆形。若头部较长，称为**长头症**，常与羊水过多造成的侧向压迫有关，尤其胎儿呈臀先露的情况下。头部为异常圆形，称为**短头症**，是胎儿异常的重要表象，尤见于前脑无裂畸形和非整倍体畸形。

神经管缺陷

当双顶径（BPD）在正常的视图下无法测量时往往首先怀疑无脑儿。颅骨缺失可以在妊娠10周后诊断，妊娠9~11周由于颅骨缺失，叶状的大脑组织突出颅外。这个组织到妊娠15周退化，遗留下没有大脑皮质或头盖骨的外观特征，并且胎儿的眼睛出现在下方完整脸部的顶端。脊髓脊膜膨出可从颅底延伸至脖子以下的身体，可以伴随无脑儿出现。无脑畸形胎儿不能正常吞咽羊水，所以如果继续妊娠将导致羊水过多。

任何情况下，只要正常的颅骨缺失，尤其是胎儿合并有其他部分裂或肢体截肢时，应仔细检查胎儿羊膜，以诊断羊膜带综合征。当羊膜带综合征导致大部分颅骨缺失时，即使这不是先天无脑畸形，它仍部分保留大脑皮质。

脑膨出是最少见的神经管缺陷，表现为自颅骨中线的缺损处有脑膜突出，有时有脑组织膨出。超声表现为自颅骨中线突出囊状物，通常出现在枕部。如果脑组织出现在膨出的囊内或出现其他相关明显异常，则脑膨出预后通常不良。若是单纯性的脑膜膨出且膨出物内没有脑组织，大多数儿童神经系统预后良好。

20世纪80年代，当发现脊柱裂胎儿颅内和颅骨会出现显而易见的继发改变后，超声诊断脊柱裂的灵敏度明显增加[73]。这些变化包括前额骨缩小（柠檬征）、脑室扩张以及小脑形态异常和后颅窝池的异常。小脑变形向后移位导致后颅窝消失，这一表现——Arnold-Chiari Ⅱ型畸形被称为香蕉征。

淋巴水囊瘤

淋巴水囊瘤是在颈背部皮肤的包裹性积液。淋巴水囊瘤的胎儿水肿可扩散至全身，常与严重的胎儿水肿有关。这些胎儿存活不到晚孕期。**出现淋巴水囊瘤的胎儿超过60%有染色体异常，最多为特纳综合征**[74]。

唇腭裂

胎儿面部冠状切面通常较容易发现唇腭裂。面部的三维成像（图9-10）可以帮助患者了解胎儿畸形的性质。**大约三分之二的唇裂合并腭裂**，斜切面上可显示上牙槽骨缺损。产前超声检查很少能诊断单纯性的腭裂。

小下颌畸形

胎儿面部正中矢状切面是观察小下颌畸形的最佳切面，这是遗传综合征如18三体综合征的重要标志。下颌骨严重发育不良，如 Pierre-Robin 序列，出生后可引起呼吸困难，因此产前诊断对于计划优生管理至关重要。

小脑和后颅窝池

如前所述，小脑和后颅窝池异常通常可直观的诊断脊柱裂，亦可诊断 Dandy-Walker 畸形。在 Dandy-Walker 畸形中，常出现后颅窝囊肿延续至第四脑室，小脑蚓部部分或完全缺失且合并不同程度的脑积水。Dandy-Walker 畸形胎儿中约50%伴随有其他颅内畸形，35%有颅外病变，15%~30%伴有染色体非整倍体[75]。许多患有 Dandy-Walker 综合征婴儿出生后因发育异常而死亡，幸存者中的大多数会有一定程度的精神障碍。

脉络膜丛

脉络膜丛囊肿可见于约1%的正常胎儿中，它们通常是良性的，在妊娠26周前消失且没有后遗症。出现脉络丛囊肿提示胎儿罹患18三体综合征的风险增加7倍[16]，因此需要转介到专业超声评估。**如果可排除18三体综合征，脉络膜丛囊肿并没有意义，亦不需要进行随诊**[16,76]。

侧脑室

脑积水是描述脑室扩张的通用术语。引起原因有很多，包括脊柱裂、中脑导水管狭窄、正常颅压脑积水、胼胝体发育不全、胎儿弓形虫感染、风疹病毒、巨细胞病毒和单纯疱疹病毒等其他感染（TORCH）（见第52章、53章）或是其他严重的颅脑发育畸形。在某些情况下，尤其是那些由中脑导水管狭窄引起的脑积水，头部可以明显增大。侧脑室和第三脑室扩张明显将导致大脑皮层显著变薄。非创伤性分娩和适当的外科治疗，超过一半的中脑导水管狭窄婴儿可以生存，但是大约75%的幸存者有中度到重度精神发育迟缓[77]。脑积水程度和剩余大脑皮质厚度对于预测神经系统预后作用不大。

脉络丛的出现可以有助于诊断不太明显的脑积水。在脑积水中，脉络膜通常占据侧脑室一侧至另一侧，为扁长型并呈"悬吊状"。侧脑室横向直径正常上限为10mm。当侧脑室横向直径是10~12mm时，神经系统发育正常的概率是96%，直径是12~15mm时，神经系统发育正常的概率是86%[78]。无论发现任何程度的脑积水，仔细检查是否合并其他畸形是至关重要的，因为它们的存在将影响预后。当仅表现为侧脑室的轻度扩张且主要局限于后脚时，需考虑胼胝体发育不良。虽然胎儿脊柱裂通常伴有侧脑室扩张，头围通常不会增加[79]。

邻近大脑皮层的单侧囊性病变最可能为蛛网膜囊肿。这些通常预后良好，但当它达到一定大小时也可能引起癫痫或脑积水等症状。脑穿通囊肿是大脑的单侧囊肿,但是预后不良;它由颅内梗死或出血后,脑组织或血凝块液化形成,且脑实质内的囊腔可与蛛网膜下腔或脑室相通。

中线大脑镰

大脑中线结构的缺失或异常可提示前脑无裂畸形的诊断。这是大脑半球的不完全分裂所造成。前脑无裂畸形,头通常小而圆,没有大脑皮层的中线分裂回声,单个新月形脑室位于丘脑下方前。许多前脑无裂畸形胎儿会出现面部畸形,包括眼距过短、独眼畸形、中央面裂、没有鼻子或单鼻孔、眼睛上方或中间出现喙鼻。三分之一的前脑无裂畸形伴有染色体异常,特别是 13 三体或其他畸形。无论染色体核型如何或是否存在其他畸形,前脑无裂畸形的神经功能预后很差,经常在出生前或出生后不久即死亡。当部分大脑分裂明显,胎儿可能为半脑叶型或脑叶型前脑无裂畸形,这两者预后稍好。

胸部

胸部肿块

心脏移位常常是先天性膈疝或肺部肿块的所致,如先天性肺腺瘤样畸形(congenital pulmonary adenomatoid malformation,CPAM)或肺隔离症。存在这些情况可能会威胁胎儿生命,因为胸腔内的结构被压迫且发生移位。占据胸腔的病变会影响肺部的生长,肺部肿块如果压迫食管可能导致羊水过多。同样,若压迫到中心静脉或者淋巴管会导致胎儿全身水肿而死亡。

75% 的膈疝发生在左侧,心脏被挤压到膈肌缺损的对侧,若在心脏四腔心切面可以发现小肠、胃和其他腹部脏器则可以与其他胸部肿块相鉴别。中腹部切面,左侧膈疝时胃泡通常无法看到,而右侧膈疝时胃泡常移位至右侧。肝内脐静脉常移位至膈肌缺损侧。有时,部分肝组织会凸入到胸腔。超声检查常无法显示患侧的肺组织且对侧的肺脏可能会很小。胃肠道的移位会导致吞咽异常,一半的病例可伴有羊水过多。

CPAM 表现为肺内实性或多囊样肿块,常出现在单侧而且局限在单个肺叶。多数情况下,纵隔会因对侧肺组织压迫而发生移位,最终发展为非免疫性胎儿水肿,预后较差。有时随着妊娠进展,巨大的先天性肺腺瘤样病变可能会表现为逐渐缩小,但是临床医生应该对不良的预后给予足够的重视[80]。大多数患儿需要行择期手术切除病灶。

肺隔离症是由起源于前肠的肺组织形成的一种先天性畸形,独立于正常的肺脏。它与气管支气管树不相通,但是直接由主动脉供血,超声显示胸腔内高回声或者腹部肿块,通常位于膈上或者膈下,彩色多普勒超声有时可显示其血流来自于主动脉,据此可以与 CPAM 相鉴别。肺隔离症很少导致胎儿期并发症,但是通常需要在儿童期行手术切除[81]。

心脏四腔心切面

除了描述心脏在胸腔的位置外,心轴亦应该详细标明。超声检查者必须根据胎方位辨认出胎儿的左右侧,而不是根据内脏的位置区辨别左右侧。否则,某些畸形,例如内脏反位可能会漏诊。

诊断先天性心脏病的首要切面是四腔心切面,心脏四腔心切面可以诊断的异常包括间隔缺损和左心发育不良综合征。室间隔缺损占先天性心脏病的 20% ~ 30%。大的室间隔缺损在四腔心切面很容易观察到,但小的室间隔缺损即使是有经验的检查者亦可能漏诊。某些位于前部或膜部的室间隔缺损在四腔心切面上无法显示。产前超声最容易看到的间隔缺损是房室通道,表现为房间隔和室间隔可以看到明显的大缺损,可以看到共同的房室瓣。这一特殊的病变与 21 三体综合征关系紧密,约一半患儿有这种病变。约一半室间隔缺损患儿合并其他复杂畸形。超声较难鉴别房间隔缺损和正常的卵圆孔未闭。

左心室正常情况下的大小应该与右心室相仿,若左心室在四腔心切面上明显较小,则怀疑为左心发育不良综合征。为了更好鉴别这一病变,需仔细观察左心室流出道(图 9-37 和图 9-38)。左心发育不良综合征中,升主动脉和主动脉弓与肺动脉和动脉导管相比明显狭窄。

流出道

如果不评估流出道,许多相关的严重心脏病会漏诊。例如法洛四联症,包括室间隔缺损、肺动脉狭窄和主动脉骑跨,而第四个症状-右心室肥厚是出生后逐渐形成。大动脉转位的四腔心切面可以完全正常,然而在流出道切面,可以根据主动脉与肺动脉相平行而不是相交叉来辨别。根据主动脉弓的形状可辨认出主动脉,其发自右心室,绕经肺动脉主干前方,肺动脉干发自于左心室的后面。大动脉转位中 40% 伴有室间隔缺损。

腹部

胎儿的胃泡往往在早孕期过后可以观察到。如果胃泡较小或者无法显示,并且观察 30 ~ 60 分钟仍未充盈,则应该怀疑为食管闭锁。大多数病例超声上表现为羊水过多,这是因为胎儿不能正常吞咽羊水。若胃泡显示不清且伴有羊水过少,则并不能说明有胃肠道病变,可能仅仅是因为没有足够的羊水让胎儿吞咽。

十二指肠闭锁在晚孕期超声上较容易诊断,主要依据"双泡征",是由充满液体、扩张的胃部和相邻的十二指肠形成的。患儿常伴羊水过多,30% 合并 21 三体综合征。小肠梗阻不如十二指肠闭锁常见,超声上表现为扩张的小肠上多个活跃的蠕动环。羊水过多的程度取决于梗阻部位及与胃泡的邻近程度。

泌尿道

肾脏

双侧肾发育不全的早期超声表现为羊水过少以及膀胱不显示。确诊方法为观察肾窝中肾脏是否缺失。确诊有时较困难,这是因为当羊水过少时,胎儿的解剖结构不能清晰显示,并且胎儿肾脏可能会与月牙状的肾上腺混淆。经阴道超声在诊断上更有优势,因为当羊水过少时,胎儿更靠近阴道上段。双肾发育不全总是与肺发育不全相关,从而导致婴儿出生后死亡。这种病例超声可看到小的钟形胸腔。

婴儿多囊肾是一种常染色体隐性遗传病,其特征为双肾对称性增大。正常的肾实质被直径小于2mm的扩张的集合小管所替代。这些囊状结构在超声上看不出来,却使肾脏呈强回声。在多数病例中,胎儿肾脏无功能,没有膀胱充盈或羊水生成,新生儿往往死于肺发育不全。

多囊性肾发育不良是一种散发性疾病,肾内遍布大小不一、相互不连通的囊状结构。囊壁间的肾实质呈强回声。该病变可以是双侧、单侧或者节段性。**受影响的肾脏可以变得很大,此时应与肾盂积水相鉴别。**肾盂积水时肾实质是正常的,可看到扩张的肾盂连接着扩张的肾盏。在双侧多囊性肾发育不良中,无法产生尿液,所以膀胱不显示而且没有羊水产生。如果是单侧病变,则膀胱充盈和羊水量是正常的,预后良好。

肾盂积水时可看到不同程度的肾盂肾盏扩张。扩张程度按照肾盂前后径(A-P)评价,肾盂的轻度扩张,称作**肾盂分离**或**肾盂扩张**,往往是生理性改变。然而,**若A-P径超过4mm**,则推荐行专项超声检查以及32孕周时复查超声。如果肾盂测量值为**7mm**或者孕周已经超过**32周**,则应行产后评估。

这些临界值的设定是为了确保判断产后应保守治疗还是手术的敏感度接近100%。在以上临界值下,有20%到50%病例在产后评估为正常。持续的肾盂肾盏扩张是由于输尿管膀胱连接处梗阻或者膀胱输尿管反流导致,扩张的输尿管显示严重的膀胱输尿管反流的存在、膀胱出口梗阻或输尿管连接部梗阻,后者常常演变为双肾盂,输尿管和膀胱连接处往往形成输尿管疝。

膀胱

膀胱出口梗阻在男性胎儿中最常见,通常由后尿道瓣膜导致,这是一种位于后尿道的膜状结构会导致不同程度的尿路梗阻。其他很多复杂的畸形同样会导致膀胱出口阻塞,而它们往往在女性胎儿中更常见。超声上,当看到膀胱异常增大并且看不到正常的膀胱排空时可以诊断膀胱出口阻塞。当阻塞很严重时,会并发其他畸形,如

羊水过少、输尿管扩张、肾盂积水和囊性肾发育不良。当早孕期发生完全性尿道阻塞时,羊水过少会导致致死性肺发育不良,并且输尿管反流会导致不可逆的肾脏损伤。梅干腹综合征(Prune belly syndrome)见于男性胎儿,而且在超声上与膀胱出口梗阻有相似的表现。然而,该病的膀胱排空障碍是由于膀胱的神经肌肉性损伤所致,而不是由于尿道的物理性梗阻所致。

胎盘和脐带

脐带进入腹壁处

脐膨出是一种腹壁缺损,其特征是脐带基底部向外突出的肿块,内有腹腔内容物且表面有膜覆盖。小肠、胃泡和肝脏是最容易形成疝入的器官。**75%脐膨出胎儿伴有出生缺陷,20%则有染色体核型异常**[83]。大部分死于合并症有关。

腹裂是一种前腹壁右侧脐旁缺损导致的腹部脏器脱出,腹裂与脐膨出的区别在于脐带正常的嵌入腹壁,而且内脏表面没有膜覆盖。一般情况下,只有小肠位于腹腔内,而肝脏、胃泡和膀胱都突出于腹壁外。可能由于腹壁缺损处较小进而引起肠管闭锁或梗阻,腹腔内或者腹腔外的小肠或者胃泡可能扩张。**腹裂很少合并染色体异常,并且很少涉及胃肠道以外的异常**[84]。

脐血管数量

应尽量确认脐带内有两条动脉和一条静脉。在晚孕期,这可以通过观察脐带的横切面来轻易确认(图9-26)。在中孕期,可以通过辨认经过膀胱两侧的血管来确定两条脐动脉。脐动脉可以通过灰阶超声看到,但是彩色多普勒显影更加明显。**1%新生儿仅有一条脐动脉。20%单脐动脉胎儿合并其他畸形,发现单脐动脉则应进行详细的胎儿检查。**研究表明,单脐动脉会增加胎儿生长受限和死胎的风险。因此后续的检测胎儿生长情况和健康的超声是很有必要的。

脊柱

正常的脊柱横断面显示完整的皮肤和三个高回声中心呈等边三角形,冠状面显示这些侧面的高回声中心彼此平行。当存在脊柱裂时,脊柱横断面显示侧面的高回声中心增宽,可看到脊膜脊髓膨出的囊状结构。冠状切面上可显示沿着背部平行向下延伸的高回声在缺损处变宽,矢状切面上同样可以看到脊膜脊髓膨出的囊状结构。**足内翻和下肢无法运动意味着下肢运动功能预后较差。**

四肢

在大多数确诊的骨骼发育不良中,长骨存在明显异常,测量值远低于正常范围。测量股骨长度提示胎儿发育小于孕周数周。**大多数长骨生长曲线图,下限设定在"落后2周"(≤28孕周)或"落后3周"(>28孕周)。因**

此,当股骨长度比预期小 2~3 周时,应对胎儿进行详细的结构筛查,特别是长骨的检查。**股骨/脚比值接近 1 通常提示胎儿正常或是稍微偏小。**

软骨发育不全是最常见的骨骼发育不良但其寿命正常。超声显示长骨严重缩短,前额相对大而突出及羊水过多。尽管**软骨发育不全**是常染色体显性遗传,但 80% 病例是由新突变导致的。

致死性软骨发育不良是最常见的致命性骨骼发育不良。在这些病例中,长骨严重缩短。股骨常常呈弓形,类似于老式电话筒征。胎儿的胸部小而狭窄,导致致死性肺发育不良,腹部和头部相对增大。大约 1/6 病例头颅呈“三叶草”状。常伴有脑积水、前额突出、羊水过多等表现。

成骨不全类型多达十几种,其共同特征是骨基质生化成分的异常。最严重的是致死性的,可伴有肺发育异常、多处骨折的短小四肢、骨骼无钙化。症状较轻者表现为很少或根本没有骨折、股骨弯曲和肢体长度接近正常范围。

诊断足内翻最好的切面是小腿胫骨和腓骨的冠状切面。**正常的脚掌垂直于这个切面,但足内翻时足向下旋转,在冠状切面可以显示足底。**在妊娠晚期或羊水过少的情况下很难诊断足内翻。

水肿

水肿指新生儿全身水肿,表现为皮肤水肿和液体积聚在体腔,包括胸膜腔、心包和腹腔。在 Rh 免疫预防引入前,大多数水肿是由胎儿有核红细胞增多症引起(详见第 34 章)。目前,绝大多数水肿的病因是非免疫性的。随着诊断方法改进,大多数非免疫性水肿的病因可以确定。框 9-3 列出非免疫性水肿的常见病因。近年发现,很多水肿病例是由微小病毒引起的,而之前这类病例被划分为“特发性”(详见第 53 章)。

出生缺陷筛查的临床价值

令人惊讶的是,很难证明产前超声检查可减少婴儿出生缺陷的发病率和死亡率。RADIUS 研究提示对照组与常规筛查组其临床结局相似[67]。一项芬兰的随机试验表明常规超声科可减低围产儿的死亡率,但这是因为大多数发现胎儿严重畸形后妊娠被终止,而不是继续妊娠后监测显示其婴幼儿预后良好[85]。然而,研究显示产前超声检测出患有先天性心脏病时其结局将会改善[86,87]。产前诊断尿道畸形虽然不那么重要,但可增加适当的产后评估和治疗,可能改善子代的长期预后[88]。虽然绝大多数情况下缺乏确凿的证据,但产前超声诊断的优势不言而喻。首先,当检出严重畸形时它给予父母终止妊娠的选择。其次,它允许家庭成员和护理人员有时间去收集关于胎儿问题的完整信息,从而在行动上和思想上做好准备。可计划在合适的时机和高危围产中心终止妊娠,新生儿可得到最佳照料。当母亲在三级医疗中心分娩,无需转运情况不稳定的新生儿,母婴无需分离。

框 9-3　胎儿水肿的病因

- 双胎输血综合征
- 染色体异常
- 心脏结构缺陷
- 心律失常,尤其是快速性心律失常
- 心脏肿瘤
- 血管畸形或肿瘤导致高输出量型心力衰竭
  - 骶尾部畸胎瘤
  - Galen 静脉畸形
  - 胎盘绒毛膜血管瘤
  - 双胎动脉反向灌注序列
- 胎儿贫血
  - 微小病毒感染
  - α-地中海贫血
  - 胎输血综合征
- 其他感染
  - TORCH 感染
  - 梅毒
- 胸部肿块
  - 先天性囊性腺瘤样病变
  - 肺隔离症

TORCH、弓形体病、其他感染、风疹、巨细胞病毒和单纯性疱疹

常规超声筛查出生缺陷成本支出显著增加,但单个缺陷诊断的支出成本并未超出其他可接受筛查测试。有良好超声技术的医师进行筛查其成本/收益比率更佳[89]。理想情况下,在提供超声筛查时,产科医生应该告诉病人即将进行的这个检查的敏感性。

“娱乐性”超声检查

如前所述,当怀疑出生缺陷时,三维超声可以提供有助诊断的图像。近年来,向病人提供非医疗性质的娱乐或胎儿三维超声纪念图像的现象日趋增多。**非诊断目的的超声使用已受到 AIUM 和 ACOG 的谴责**[65,90]。学会提出以下担忧,包括超声波能量可能产生的负面生物效应,检查可能给予妇女虚假的安慰,以及可能查出胎儿畸形而相关人员无法讨论和提供后续随访。2007 年 AIUM 公布了关于超声在产科方面的谨慎使用声明提出,“**AIUM 倡导合理使用诊断超声并极不鼓励以娱乐为目的的非医学指征的超声检查。没有医学指征的应用超声检查去观察胎儿、获得胎儿照片或辨认胎儿性别是不合适的,是不负责任的医疗行为。应由有资质的专业人员提供医学超声检查从而使病人获益**[65]。”

关键点

◆ 超声检查者应熟悉超声波的基本原理、设备调试和扫查技巧来优化超声波图像。

◆ 标准产科超声检查的内容对临床处理很重要，不应该被忽视。

◆ 大多数出生缺陷发生在低风险孕妇，因此所有的标准产科超声检查应该包括完整的解剖筛查。

◆ 产科超声操作和出具报告者应有适当的培训和经验。

◆ 适当的超声记录对后续的医疗护理很重要。

◆ 在妊娠早期行超声检查以核对孕周是最准确的。指南已明确指出超声对孕周的评估优于月经推算孕周。

◆ 超声胎儿估重对预防肩难产和巨大胎相关并发症的作用有限。

◆ AIUM 和 ACOG 极不鼓励以娱乐为目的的非医学指征的超声检查。

◆ 不能期望所有出生缺陷可由产前超声诊断。

◆ 超声检查出生缺陷的敏感性取决于检查人员的培训水平和结构性筛查策略的遵循。

◆ 对妊娠早期孕妇进行超声胎儿非整倍体筛查的人员需要接受正规的培训和认证。

◆ 产前超声检查的人员必须熟悉标准超声应该可以检测到的内容。

参考文献

1. Ramos GA, Ylagan MV, Romine LE, et al. Diagnostic evaluation of the fetal face using 3-dimensional ultrasound. *Ultrasound Q*. 2008;24: 215-223.

2. Ruano R, Aubry MC, Barthe B, et al. Ipsilateral lung volumes assessed by three-dimensional ultrasonography in fetuses with isolated congenital diaphragmatic hernia. *Fetal Diagn Ther*. 2008;24:389-394.

3. American College of Obstetricians and Gynecologists. ACOG Practice Bulletin No. 101: ultrasonography in pregnancy. *Obstet Gynecol*. 2009;113: 451-461.

4. Abramowicz JS, Kossoff G, Marsal K, Ter Haar G. Safety Statement, International Society of Ultrasound in Obstetrics and Gynecology. *Ultrasound Obstet Gynecol*. 2003;21:100.

5. Stefos TI, Lolis DE, Sotiriadis AJ, Ziakas GV. Embryonic heart rate in early pregnancy. *J Clin Ultrasound*. 1998;26:33-36.

6. Haak MC, Twisk JW, Van Vugt JM. How successful is fetal echocardiographic examination in the first trimester of pregnancy? *Ultrasound Obstet Gynecol*. 2002;20:9-13.

7. Tongsong T, Srisomboon J, Wanapirak C, et al. Pregnancy outcome of threatened abortion with demonstrable fetal cardiac activity: a cohort study. *J Obstet Gynaecol*. 1995;21:331-335.

8. Smith KE, Buyalos RP. The profound impact of patient age on pregnancy outcome after early detection of fetal cardiac activity. *Fertil Steril*. 1996; 65:35-40.

9. Maso G, D'Ottavio G, De Seta F, et al. First-trimester intrauterine hematoma and outcome of pregnancy. *Obstet Gynecol*. 2005;105:339-344.

10. Doubilet PM, Benson CB, Bourne T, Blaivas M. Diagnostic Criteria for Nonviable Pregnancy Early in the First Trimester. *N Engl J Med*. 2013;369: 1443-1451.

11. Nicolaides KH. Nuchal translucency and other first-trimester sonographic markers of chromosomal abnormalities. *Am J Obstet Gynecol*. 2004;191: 45-67.

12. American Institute of Ultrasound in Medicine. AIUM Practice Guidelines for the performance of an antepartum obstetric ultrasound examination. *J Ultrasound Med*. 2003;22:1116-1125.

13. American Institute of Ultrasound in Medicine. *AIUM Training Guidelines for Physicians Who Evaluate and Interpret Diagnostic Ultrasound Examinations*. Laurel, Md.: 2010.

14. Hack KE, Derks JB, Elias SG, et al. Increased perinatal mortality and morbidity in monochorionic versus dichorionic twin pregnancies: clinical implications of a large Dutch cohort study. *BJOG*. 2008;115:58-67.

15. Rozenberg P, Porcher R, Salomon LJ, et al. Comparison of the learning curves of digital examination and transabdominal sonography for the determination of fetal head position during labor. *Ultrasound Obstet Gynecol*. 2008;31:332-337.

16. Reddy UM, Abuhamad AZ, Levine D, Saade GR, invited participants. Fetal imaging: executive summary of a joint Eunice Kennedy Shriver National Institute of Child Health and Human Development, Society for Maternal-Fetal Medicine, American Institute of Ultrasound in Medicine, American College of Obstetricians and Gynecologists, American College of Radiology, Society for Pediatric Radiology, and Society of Radiologists in Ultrasound Fetal Imaging workshop. *Obstet Gynecol*. 2014;123:1070-1082.

17. Rutherford SE, Phelan JP, Smith CV, et al. The four-quadrant assessment of amniotic fluid volume: an adjunct to antepartum fetal heart rate testing. *Obstet Gynecol*. 1987;70:353-356.

18. Magann EF, Perry KG Jr, Chauhan SP, et al. The accuracy of ultrasound evaluation of amniotic fluid volume in singleton pregnancies: the effect of operator experience and ultrasound interpretative technique. *J Clin Ultrasound*. 1997;25:249-253.

19. Chamberlain PF, Manning FA, Morrison I, et al. Ultrasound evaluation of amniotic fluid volume. I. The relationship of marginal and decreased amniotic fluid volumes to perinatal outcome. *Am J Obstet Gynecol*. 1984;150: 245-249.

20. Ott WJ. Reevaluation of the relationship between amniotic fluid volume and perinatal outcome. *Am J Obstet Gynecol*. 2005;192:1803-1809.

21. American College of Obstetricians and Gynecologists. ACOG Practice bulletin no. 145: antepartum fetal surveillance. *Obstet Gynecol*. 2014;124: 182-192.

22. Sandlin AT, Chauhan SP, Magann EF. Clinical relevance of sonographically estimated amniotic fluid volume. *J Ultrasound Med*. 2013;32:851-863.

23. Dashe JS, McIntire DD, Ramus RM, et al. Hydramnios: anomaly prevalence and sonographic detection. *Obstet Gynecol*. 2002;100:134-139.

24. Many A, Hill LM, Lazebnik N, Martin JG. The association between polyhydramnios and preterm delivery. *Obstet Gynecol*. 1995;86:389-391.

25. Leerentveld RA, Gilberts EC, Arnold MJ, et al. Accuracy and safety of transvaginal sonographic placental localization. *Obstet Gynecol*. 1990;76: 759-762.

26. Oppenheimer L. Society of Obstetricians and Gynaecologists of Canada: Diagnosis and management of placenta previa. *J Obstet Gynaecol Can*. 2007;29:261-273.

27. Taipale P, Hiilesmaa V, Ylöstalo P. Transvaginal ultrasonography at 18-23 weeks in predicting placenta previa at delivery. *Ultrasound Obstet Gynecol*. 1998;12:422-425.

28. Dashe JS, McIntire DD, Ramus RM, et al. Persistence of placenta previa according to gestational age at ultrasound detection. *Obstet Gynecol*. 2002;99:692-697.

29. Oyelese Y, Catanzarite V, Prefumo F, et al. Vasa previa: the impact of prenatal diagnosis on outcomes. *Obstet Gynecol*. 2004;103:937-942.

30. Fisteag-Kiprono L, Neiger R, Sonek JD, et al. Perinatal outcome associated with sonographically detected globular placenta. *J Reprod Med*. 2006;51: 563-566.

31. Hua M, Odibo AO, Macones GA, et al. Single umbilical artery and its associated findings. *Obstet Gynecol*. 2010;115:930-934.

32. Stout MJ, Odibo AO, Graseck AS, et al. Leiomyomas at routine second-trimester ultrasound examination and adverse obstetric outcomes. *Obstet Gynecol*. 2010;116:1056-1063.

33. Rosati P, Exacoustòs C, Mancuso S. Longitudinal evaluation of uterine myoma growth during pregnancy: a sonographic study. *J Ultrasound Med*. 1992;11:511-515.

34. Neiger R, Sonek JD, Croom CS, Ventolini G. Pregnancy-related changes in the size of uterine leiomyomas. *J Reprod Med*. 2006;51:671-674.

35. Berghella V, Rafael TJ, Szychowski JM, et al. Cerclage for short cervix on ultrasonography in women with singleton gestations and previous preterm birth: a meta-analysis. *Obstet Gynecol*. 2011;117:663-671.

36. Parry S, Simhan H, Elovitz M, et al. Universal maternal cervical length screening during the second trimester: pros and cons of a strategy to identify women at risk of spontaneous preterm delivery. *Am J Obstet Gynecol*. 2012;

207:101-106.

37. Shalev J, Blankstein J, Mashiach R, et al. Sonographic visualization of normal-size ovaries during pregnancy. *Ultrasound Obstet Gynecol*. 2000;15:523-526.

38. Hadlock FP, Shah YP, Kanon DJ, et al. Fetal crown rump length: reevaluation of relation to menstrual age (5-18 weeks) with high-resolution real-time US. *Radiology*. 1992;182:501-505.

39. ACOG Committee opinion no 611: method for estimating due date. *Obstet Gynecol*. 2014;124:863-866.

40. Nyberg DA, Abuhamad A, Ville Y. Ultrasound assessment of abnormal fetal growth. *Semin Perinatol*. 2004;28:3-22.

41. Robinson HP, Fleming JE. A critical evaluation of sonar "crown-rump length" measurements. *Br J Obstet Gynecol*. 1975;82:702-710.

42. Schats R, Van Os HC, Jansen CA, et al. The crown-rump length in early human pregnancy: a reappraisal. *Br J Obstet Gynaecol*. 1991;98:460-462.

43. Hadlock FP, Harrist RB, Martinez-Poyer J. How accurate is second trimester fetal dating? *J Ultrasound Med*. 1991;10:557-561.

44. Chervenak FA, Skupski DW, Romero R, et al. How accurate is fetal biometry in the assessment of fetal age? *Am J Obstet Gynecol*. 1998;178:678-687.

45. Spong CY. Defining "term" pregnancy. *JAMA*. 2013;309:2445-2446.

46. Sparks TN. Fundal height: a useful screening tool for fetal growth? *J Matern Fetal Neonatal Med*. 2011;24:708-712.

47. ACOG Practice Bulletin number 134: Fetal growth restriction. *Obstet Gynecol*. 2013;121:1122-1133.

48. McDermott JC. Fundal height measurement. In: Wildshut HIJ, Weiner CP, Peter TJ, eds. *When to screen in obstetrics and gynecology*. Philadelphia: Elsevier; 2006:326-343.

49. Deter FL, Harrist RB. Detection of growth abnormalities. In: Chervenak FA, Isaacson GC, Campbell S, eds. *Ultrasound in Obstetrics and Gynecology*. Boston: Little, Brown and Company; 1993:394-395.

50. Kayem G, Grangé G, Bréart G, et al. Comparison of fundal height measurement and sonographically measured fetal abdominal circumference in the prediction of high and low birth weight at term. *Ultrasound Obstet Gynecol*. 2009;34:566-571.

51. Bricker L, Neilson JP, Dowswell T. Routine ultrasound in late pregnancy (after 24 weeks' gestation). *Cochrane Database Syst Rev*. 2008;(8):CD001451.326-343.

52. Hadlock F. Evaluation of fetal weight estimation procedures. In: Deter R, Harist R, Birnholz J, et al., eds. *Quantitative Obstetrical Ultrasonography*. New York: Wiley; 1986:113.

53. Sherman DJ, Arieli S, Tovbin J, et al. A comparison of clinical and ultrasound estimation of fetal weight. *Obstet Gynecol*. 1998;91:212-217.

54. Benacerraf BR, Gelman R, Frigoletto FD Jr. Sonographically estimated fetal weights: accuracy and limitation. *Am J Obstet Gynecol*. 1988;159:1118-1121.

55. Chauhan SP, Lutton PM, Bailey KJ, et al. Intrapartum clinical, sonographic, and parous patients' estimates of newborn weight. *Obstet Gynecol*. 1992;79:956-958.

56. Robson SC, Gallivan S, Walkinshaw SA, et al. Ultrasonic estimation of fetal weight: use of targeted formulas in small for gestational age fetuses. *Obstet Gynecol*. 1993;82:359-364.

57. *ACOG practice bulletin 22, Fetal Macrosomia*, November 2000, reaffirmed 2013.

58. Gardosi J, Chang A, Kalyan B, et al. Customised antenatal growth charts. *Lancet*. 1992;339:283-287.

59. Clausson B, Gardosi J, Francis A, et al. Perinatal outcome in SGA births defined by customised versus population-based birthweight standards. *Br J Obstet Gynaecol*. 2001;108:830-834.

60. Campbell S, Thoms A. Ultrasound measurement of fetal head to abdomen circumference ratio in the assessment of growth retardation. *Br J Obstet Gynaecol*. 1977;84:165-174.

61. Williams MC, O'Brien WF. A comparison of birth weight and weight/length ratio for gestation as correlates of perinatal morbidity. *J Perinatol*. 1997;17:346-350.

62. Gonen R, Spiegel D, Abend M. Is macrosomia predictable, and are shoulder dystocia and birth trauma preventable? *Obstet Gynecol*. 1996;88:526-529.

63. American Institute of Ultrasound Medicine. *Official Statement, Mammalian In Vivo Ultrasonic Biological Effects*. Approved November 8, 2008.

64. Torloni MR, Vedmedovska N, Merialdi M, et al., for the ISUOG-WHO Fetal Growth Study Group. Safety of ultrasonography in pregnancy: WHO systematic review of the literature and meta-analysis. *Ultrasound Obstet Gynecol*. 2009;33:599-608.

65. American Institute of Ultrasound in Medicine. *Official Statement, Prudent Use and Clinical Safety, American Institute of Ultrasound in Medicine*, March 2007.

66. American Institute of Ultrasound in Medicine. *Official Statement, As Low As Reasonably Achievable (ALARA) Principle*. Approved March 16, 2008.

67. Ewigman BG, Crane JP, Frigoletto FD, et al. Effect of prenatal ultrasound screening on perinatal outcome. RADIUS Study Group. *NEJM*. 1993;329:821-827.

68. Grandjean H, Larroque D, Levi S, et al. The performance of routine ultrasonographic screening of pregnancies in the Eurofetus Study. *Am J Obstet Gynecol*. 1999;181:446-454.

69. DeVore GR. Influence of Prenatal Diagnosis on Congenital Heart Defects. *Ann N Y Acad Sci*. 1998;847:46-52.

70. Tegnander E, Williams W, Johansen OJ, Blaas HG, et al. Prenatal detection of heart defects in a non-selected population of 30,149 fetuses–detection rates and outcome. *Ultrasound Obstet Gynecol*. 2006;27:252-265.

71. ACOG Committee Opinion No. 545. Noninvasive prenatal testing for fetal aneuploidy. *Obstet Gynecol*. 2012;120:1532-1534.

72. Nyberg DA, Souter VL. Use of genetic sonography for adjusting the risk for fetal Down syndrome. *Semin Perinatol*. 2003;27:130-144.

73. Nicolaides KH, Campbell S, Gabbe SG, et al. Ultrasound screening for spina bifida: cranial and cerebellar signs. *Lancet*. 1986;2:72-74.

74. Descamps P, Jourdain O, Paillet C, et al. Etiology, prognosis and management of nuchal cystic hygroma: 25 new cases and literature review. *Eur J Obstet Gynecol Reprod Biol*. 1997;71:3-10.

75. Ulm B, Ulm MR, Deutinger J, et al. Dandy-Walker malformation diagnosed before 21 weeks of gestation: Associated malformations and chromosomal abnormalities. *Ultrasound Obstet Gynecol*. 1997;10:167-170.

76. Coco C, Jeanty P. Karyotyping of fetuses with isolated choroid plexus cysts is not justified in an unselected population. *J Ultrasound Med*. 2004;23:899-906.

77. Levitsky DB, Mack LA, Nyberg DA, et al. Fetal aqueductal stenosis diagnosed sonographically: how grave is the prognosis? *AJR Am J Roentgenol*. 1995;164:725-730.

78. Pilu G, Falco P, Gabrielli S, et al. The clinical significance of fetal isolated cerebral borderline ventriculomegaly: report of 31 cases and review of the literature. *Ultrasound Obstet Gynecol*. 1999;14:320-326.

79. Van den Hof MC, Nicolaides KH, Campbell J, et al. Evaluation of the lemon and banana signs in one hundred thirty fetuses with open spina bifida. *Am J Obstet Gynecol*. 1990;162:322-327.

80. Roggin KK, Breuer CK, Carr SR, et al. The unpredictable character of congenital cystic lung lesions. *J Pediatr Surg*. 2000;35:801-805.

81. Lopoo JB, Goldstein RB, Lipshutz GS, et al. Fetal pulmonary sequestration: a favorable congenital lung lesion. *Obstet Gynecol*. 1999;94:567-571.

82. Corteville JE, Gray DL, Crane JP. Congenital hydronephrosis: correlation of fetal ultrasonographic findings with infant outcome. *Am J Obstet Gynecol*. 1991;165:384-388.

83. Hwang PJ, Kousseff BG. Omphalocele and gastroschisis: an 18-year review study. *Genet Med*. 2004;6:232-236.

84. Barisic I, Clementi M, Hausler M, et al. Evaluation of prenatal ultrasound diagnosis of fetal abdominal wall defects by 19 European registries. *Ultrasound Obstet Gynecol*. 2001;18:309-316.

85. Saari-Kemppainen A, Karjalainen O, Ylostalo P, et al. Fetal anomalies in a controlled one-stage ultrasound screening trial. A report from the Helsinki Ultrasound Trial. *J Perinat Med*. 1994;22:279-289.

86. Tworetzky W, McElhinney DB, Reddy VM, et al. Improved surgical outcome after fetal diagnosis of hypoplastic left heart syndrome. *Circulation*. 2001;6:1269-1273.

87. Bonnet D, Coltri A, Butera G, et al. Detection of transposition of the great arteries in fetuses reduces neonatal morbidity and mortality. *Circulation*. 1999;23:916-918.

88. Persutte WH, Koyle M, Lenke RR, et al. Mild pyelectasis ascertained with prenatal ultrasonography is pediatrically significant. *Ultrasound Obstet Gynecol*. 1997;10:12-18.

89. DeVore GR. The Routine Antenatal Diagnostic Imaging with Ultrasound Study: another perspective. *Obstet Gynecol*. 1994;84:622-626.

90. American College of Obstetricians and Gynecologists. Nonmedical use of obstetric ultrasound. ACOG Committee Opinion No. 297 (reconfirmed 2012). *Obstet Gynecol*. 2004;104:423-424.

最后审阅　林晓倩

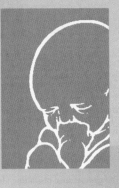

第10章

产前遗传学筛查与诊断

原著 DEBORAH A. DRISCOLL, JOE LEIGH SIMPSON, WOLFGANG HOLZGREVE, and LUCAS OTAÑO

翻译与审校　李根霞, 谢明坤, 郭淑华, 吴玥丽, 郑博仁

　　遗传学筛查的目标是识别出可能孕育遗传病、染色体异常或出生缺陷胎儿的高风险个体或夫妇。理想情况下,筛查应在孕前进行,以确保夫妇可选择胚胎植入前遗传学筛查和诊断;或者在怀孕后尽早筛查,使夫妇有机会考虑非整倍体筛查和产前诊断。遗传学筛查从详细的个人史和家族史开始,如有指征再行遗传咨询。**约3%的活产儿存在严重的先天异常;其中约50%在出生时即发现患有遗传病(染色体病、单基因病或多基因病/多因素病等)**。少数畸形可能由非遗传因素或致畸物所致(见第8章),许多先天性畸形可通过超声和胎儿超声心动图检查发现(见第9章)。筛查胎儿非整倍体、遗传病和结构畸形是围产保健的必要项目。当孕妇有指征且有意愿时,可采集羊水、胎盘、脐血标本检测胎儿染色体异常和遗传病。在本章中,我们将介绍遗传病史的采集和咨询、常见染色体异常、非整倍体筛查、细胞遗传学检查、孟德尔遗传病、分子诊断技术和产前与植入前遗传学诊断。

遗传病史

　　妇产科医生应尽量采集详细的个人史和家族史,以确定女方、其配偶或亲属是否患有遗传病、出生缺陷、智力低下或精神病等,这些因素可能增加子代患病风险。为此,一些医生认为使用问卷或调查表有助于收集相关遗传信息。

　　临床医生应询问一级亲属(兄弟姐妹、父母、子女)、二级亲属(侄子/女、外甥/女、姑姑姨妈、叔舅、祖父母)和三级亲属(表/堂兄妹,尤其女方)的健康状况。**有遗传病阳性家族史者,应转诊至临床遗传学专家或遗传咨询师进行遗传咨询,以准确评估其后代的患病风险、权衡选择遗传学筛查和诊断,**有时也可以直接向经验丰富的产科医生咨询。例如,若二级或三级亲属存在唇腭裂或神经管畸形(NTD)等出生缺陷,与普通群体相比,其子代患病风险并无显著增加;相反,二级亲属若确诊患常染色体隐性遗传病如囊性纤维化(CF),则子代患病风险增加,此时应考虑更深入的遗传咨询。应记录反复自然流产、死胎和新生儿畸形等不良孕产史,有不良孕产史的夫妇应进行染色体检查,以排除染色体平衡易位(见第27章)。

　　应记录夫妇双方的年龄,高龄产妇非整倍体异常的发生风险增加[1,2]。关于父亲年龄,一些研究表明六七十岁男性精子的非整倍体发生率升高,但仅略高于群体水平,**目前数据尚不能证明非整倍体活产儿的风险随父亲年龄增长而增加。**某些常染色体显性遗传病(如软骨发育不全和颅缝早闭)的散发基因突变与父亲年龄相关,总体风险略升高(40岁以上男性升高≤0.3%～0.5%)。超声可诊断某些胎儿畸形,但不存在与父亲高龄相关的特异性筛查(见第9章)。

由于某些遗传病在特定种族中发生率升高,因此在病史采集中要记录种族,精卵捐献者也应记录种族。

遗传咨询

产科医生可将有指征的患者转介给临床遗传学专家或遗传咨询师,但将所有需要遗传咨询的患者全部转诊也不切实际。**产科医生应有能力为患者提供非整倍体和神经管畸形筛查方面的咨询,且能够实施诊断性操作如羊膜腔穿刺术等。**因此,下面将阐述遗传咨询过程中的重要原则。

沟通

咨询的关键在于用患者易懂的语言进行沟通。咨询时,首先用几句话阐述遗传异常发生的主要原因,如细胞遗传、单基因、多基因/多因素(综合作用)和环境因素(即致畸因素)等;生僻词要特别写出,重要概念要通过表格或图表表达,有时需要重复强调。咨询过程中,夫妇既可提出问题,也可相互讨论以确切表达其关注点。

预先准备一些常见遗传病的宣传材料、视频和网址是有必要的。对于较独特的个案,可提供详细的文字资料作为咨询记录,这些资料有助于消除误解,也可帮助其应对亲友。

即使诊断很明确,也必须取得证据支持。临床医生不应仅听取患者的陈述,也不能轻易接受对该病缺乏经验的医生做出的诊断,而应亲自查阅病历,必要时对先证者应进行体格检查及必要的实验室检测以明确诊断,有时还要求检查一级亲属,以发现某些有临床意义的细微表现,特别是对于表现度不同的常染色体显性遗传病,如神经纤维瘤病(neurofibromatosis)、马方综合征(Marfan syndrome)。**诊断明确是准确咨询的前提。当不能明确诊断时,医生应直言相告。**

非指向性咨询

遗传咨询时,临床医生应提供正确的遗传相关知识,并简述几种可供选择的筛查和实验方法,而不是指定检查项目或直接告知咨询者应采取什么决定。当然,完全的非指向性咨询或许不切实际,但临床医生还是应尝试用非指向性的方式提供信息,让咨询者在获得并理解这些信息后,作出最适合自身情况的决定,医生应支持咨询者的决定。

心理防御

心理防御会阻碍整个咨询过程。如果患者或家庭仅仅因高龄或其远亲患病来做遗传咨询,他们的焦虑程度通常较低,不妨碍对信息的理解。然而,如果一对夫妇已经历过死产、多次反复流产或生育异常患儿,通常会比较焦虑,其保留信息的能力也可能减弱或存在错误记忆。

夫妇经历不良妊娠结局后,情绪会经历五个阶段:(1)否认;(2)愤怒;(3)彷徨;(4)悲伤/消沉和(5)接受。因此,医生应体会此类夫妇的心情,比如在异常新生儿出生后通常家属不愿马上接受权威咨询,产科医生还应避免产后立即与产妇讨论复发风险,以免加重已有的心理压力。在产后 4～6 周,夫妻已能接受现状时,则更愿意接受咨询。

另外一个心态是父母的内疚感,他们很自然地试图寻找造成胎儿异常的外源性因素,在这个过程中可能产生内疚,也有可能产生指责配偶的倾向。即使某些指责有依据(如常染色体显性遗传性状),多数内疚或指责都是不合理的。所幸,大多数夫妇能理解,完全预防其子代发生某种畸形是不可能的。认识到心理防御现象,有助于理解部分咨询失败案例。

染色体异常

产科医生在工作中会遇到各种胎/婴儿发育异常,因此有必要掌握常见染色体病的基本知识。随着染色体微阵列技术在产前诊断中的应用,产科医生要熟悉染色体数目和结构异常的临床意义。

新生儿染色体畸变的发生率为 1:160。此外,50% 以上的早孕期自然流产和至少 5% 的死胎存在染色体异常(见第 27 章)。染色体异常中最常见的是常染色体三体(见表 10-1),通常是染色体不分离的结果,产生一个含 24 条染色体的配子,而不是正常的 23 条,最终形成了一个含 47 条染色体的合子。**其通常发生于母方减数分裂过程中,与母亲年龄相关,**表 10-2 显示,唐氏综合征和其他非整倍体的发生频率随母亲年龄增加而逐年增加[1],中期妊娠的发生率比足月时高 30%,反映了妊娠过程的淘汰[2]。一些三体(如 16 三体)几乎仅在母体减数分裂中产生,通常在减数分裂 I;少数染色体在减数分裂 II 的错误发生率相对较高(如 18 三体);另外,父源性减数分裂错误也不少见(如 2 三体)。**常染色体三体可再发,18 或 21 三体妊娠的再发风险大约 1%。**提示遗传因素影响减数分裂,建议有非整倍体妊娠史的女性应进行产前遗传学筛查或诊断。

染色体异常包括数目异常和结构异常,后者又可分为易位、缺失和重复等。两条或多条染色体发生断裂后,相互交换重接,如形成的是平衡易位个体,表型通常正常。但平衡易位个体由于产生不平衡配子的比例高,其发生反复流产、胎儿死亡、子代先天畸形和智力低下的风险增加。染色体微缺失微重复综合征是由于染色体微小片段的缺失或重复改变了正常基因的拷贝数,形成的具

表 10-1　常见常染色体三体活产儿中发生率及临床表现

常染色体三体	活产儿发生率	临 床 表 现
21 三体综合征	1/800	面部特征：短头畸形；外眦上斜；内眦赘皮；鼻梁低平；舌头外伸；外耳小，低位耳，耳轮过度褶皱，对耳轮凸出；虹膜 Brushfield 斑点 骨骼特征：手指宽短（中间指骨短小）；手指弯曲（第五指指骨发育异常导致向内弯曲）；第五趾（指）单一褶皱纹；第 1~2 脚趾间隔增加 心脏畸形，十二指肠闭锁，新生儿肌张力低下 易发生呼吸道感染和白血病 平均寿命 50 岁 平均 IQ 25~70
13 三体综合征	1/20 000	前脑无裂畸形，眼部异常（小眼球、无眼或缺损），唇腭裂，多指/趾畸形，心脏畸形，头皮缺损，面部或颈部血管瘤，低位耳伴耳轮异常，摇椅足（脚底外凸，足跟突起） 宫内和出生后生长受限 严重发育迟缓
18 三体综合征	1/8000	面部特征：小头畸形，枕骨突出，耳位低，尖尖的"鹿样"耳，小下颌 骨骼异常：重叠指（小拇指压在无名指上，食指压在中指上），胸骨短，盾状胸，骨盆狭窄，大腿外展受限或先天性髋关节脱位，摇椅足伴跟骨突出和蹬趾短且背屈（"铁锤趾"） 心脏畸形，肾脏畸形 胎儿宫内生长受限，发育迟缓

表 10-2　产妇年龄和染色体异常（活产儿）*

孕妇年龄	唐氏综合征风险	其他染色体异常风险	孕妇年龄	唐氏综合征风险	其他染色体异常风险
20	1/1667	1/526[†]	35	1/385	1/204
21	1/1667	1/526[†]	36	1/294	1/164
22	1/1429	1/500[†]	37	1/227	1/130
23	1/1429	1/500[†]	38	1/175	1/103
24	1/1250	1/476[†]	39	1/137	1/82
25	1/1250	1/476[†]	40	1/106	1/65
26	1/1176	1/476[†]	41	1/82	1/51
27	1/1111	1/455[†]	42	1/64	1/40
28	1/1053	1/435[†]	43	1/50	1/32
29	1/1100	1/417[†]	44	1/38	1/25
30	1/952	1/384[†]	45	1/30	1/20
31	1/909	1/385[†]	46	1/23	1/15
32	1/769	1/322[†]	47	1/18	1/12
33	1/625	1/317[†]	48	1/14	1/10
34	1/500	1/260	49	1/11	1/7

（摘自 Hook EB. Rates of chromosome abnormalities at different maternal ages. *Obstet Gynecol*. 1981；58：282；and Hook EB, Cross PK, Schreinemachers DM. Chromosomal abnormality rates at amniocentesis and in live-born infants. *JAMA*. 1983；249：2034. ）

* 由于某些区间的样本量相对较小，置信区间有时相对较大，但这些数据适用于遗传咨询
† 年龄 20~30 岁组排除 47，XXX（缺乏相关资料）

有复杂临床表现的染色体病,其临床表现包括结构畸形和认知、行为、神经心理方面的问题等,如 22q11 微缺失综合征。

本节将介绍常见的常染色体三体和性染色体异常,讨论染色体缺失和重复的临床意义。

常染色体三体

21 三体综合征

21 三体综合征,又称唐氏综合征,是最常见的常染色体三体综合征,具有典型的头面部特征和先天性畸形(图 10-1;亦见表 10-1)。唐氏综合征的发病率与母亲年龄密切相关(见表 10-2)。大约 95% 的 21 三体来源于母源性减数分裂不分离,且通常发生在第一次减数分裂,从而形成了 47 条染色体(47,XX,+21 或 47,XY,+21)。21 三体嵌合型占唐氏综合征的 2%~4%,其症状表现一般较典型者为轻,通常 IQ 略高(70~80)。唐氏综合征的女性常可受精,少数 21 三体女性可生育,但其子代约 30% 亦为 21 三体。男性 21 三体患者通常不育。

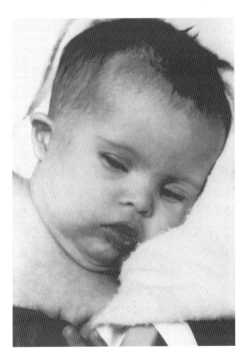

图 10-1 21 三体婴儿(摘自 Simpson JL, Elias S. *Genetics in Obstetrics and Gynecology*, ed 3. Philadelphia: WB Saunders; 2003: 24.)

与唐氏综合征相关性最大的染色体易位(散发或家族性)是 **14 号与 21 号染色体易位**,其父母可能存在同样的易位,45t(14q;21q),称为罗伯逊易位(Robertsonian translocation)。女性罗伯逊易位携带者生育唐氏综合征后代的风险约 **10%**,而男性携带者约为

2%。其二倍体子代(46,XX 或 46,XY)应警惕为单亲二倍体(uniparental disomy, UPD),即一个个体的两条同源染色体均来源于同一亲本。一项纳入 65 例罗氏易位携带者的研究中(44 例[13q;14q],11 例[14q;21q],4 例[14q;22q]及 6 例其他),仅发现 1 例 UPD(0.6%)[3]。作者还调查了 357 例遗传病例及 102 例新发突变病例,发现 14 或 15 号染色体 UPD 的整体风险为 3%。

导致唐氏综合征的其他结构重排包括(21q;21q)易位和 21 号染色体与其他近端着丝粒染色体(13,15 或 22)间的易位。t(21q;21q)携带者通常不能形成正常配子,只能产生三体或单体合子,而后者大多表现为临床前胚胎丢失。其他染色体平衡易位的患者其后代患唐氏综合征风险较低。

13 三体综合征

13 三体综合征在活产儿中的发生率约 1/20,000,其临床表现见表 10-1。多来源于母亲生殖细胞染色体不分离,形成完全型 13 三体(47,XX,+13 或 47,XY,+13),其余为嵌合型和易位型。易位型以两条 D 组染色体(即 13 至 15 号)间着丝粒融合的罗伯逊易位居多,占比低于 20%。如果双亲均未发生重排,则子代患病风险不升高;如果双亲之一携带 13q;14q 平衡易位,则其后代再发风险仅上升 1%~2%。但例外的是,与 21q;21q 易位携带者一样,13q;13q 易位携带者不能产生正常配子。13 三体活产婴儿生存期很少超过 3 年。

18 三体综合征

18 三体综合征在活产儿中的发生率为 1/8000(见表 10-1)。常发生死胎,孕期胎动不明显,约 50% 分娩时出现胎儿状况不良。活产儿平均生存期以月计算,且明显生长发育迟缓。约 80% 的 18 三体病例(47,+18)是由合子早期卵裂过程中 18 号染色体不分离所致,母源性减数分裂,尤其是减数分裂 II 不分离更常见。再发风险约 1%。

其他常染色体三体

所有常染色体均可出现三体。除了 13、18、21 三体外,其余常染色体三体通常导致自然流产,在活产儿中仅检出少数其他常染色体三体(8,9,14,16 和 22),且通常是和正常细胞系(46 条染色体)构成的嵌合体。所有常染色体三体均表现为不同程度的智力低下、结构畸形及宫内生长受限。

常染色体缺失和重复

许多已知的遗传疾病与染色体缺失或重复相关(表

10-3），虽然有些可以通过传统核型分析诊断，但大部分小于5Mb（5 000 000bp）的缺失和重复仅能通过微阵列分析（MA，microarray analysis）检出。随着MA在临床的广泛应用，已有超过210种微缺失和近80种微重复被报道[4]。微缺失/微重复综合征的临床表现各异，一般包括学习困难、精神发育迟滞、神经和行为障碍、精神疾病和多种先天异常。新发的大片段缺失或重复（≥1Mb），也被称为拷贝数变异（CNVs），因该片段内可能含剂量敏感性基因（dosage-sensitive genes）而更有临床意义；但小片段的CNVs也可能有临床意义。一项总结了33个相关研究的数据显示，在21 698例病例中致病性CNVs检出率为12.2%（比传统核型分析检出率提高了10%），目前MA已被推荐为确诊出生后生长发育迟缓、智力障碍、自闭症谱系障碍、多发先天异常的一线检测手段[5]。还有一些CNVs并没有明确的临床意义，被称为临床意义不明的CNVs（variants of uncertain significance，VOUS）。

表10-3　常见的微缺失综合征

染色体区带	综合征	临床表现
4p16.3	Wolf-Hirschhorn综合征	IUGR、生长停滞、小头畸形、发育迟缓、肌张力低下、认知障碍、癫痫发作、心脏畸形、泌尿生殖系统畸形
5p15.2	Cri du chat综合征（猫叫综合征）	小头畸形、小于胎龄儿，肌张力低下、猫叫样哭声、心脏畸形
7q11.23	Williams综合征	主动脉瓣上狭窄，高钙血症，发育迟缓，轻度至中度智力障碍，反社会人格障碍、注意力缺陷、女性性早熟
15q11.2q13	Prader-Willi综合征	肌张力低下，发育迟缓，身材矮小，小手脚，儿童肥胖、学习障碍、行为问题、青春期延迟
	Angelman综合征	发育迟缓，智力障碍，语言障碍，共济失调，过度大笑，癫痫发作，小头畸形
17p11.2	Smith-Magenis综合征	轻度至中度智力障碍，言语和语言发育落后，行为异常，身材矮小，对疼痛和温度的敏感性降低，耳眼异常
20p12	Alagille综合征	胆管缺如，周围肺动脉狭窄，心脏畸形，脊柱和泌尿生殖系统异常
22q11.2	DiGeorge综合征（腭心面综合征）	心脏畸形，低钙血症，胸腺发育不全，免疫缺陷，肾脏和骨骼异常，语言发育迟缓，学习困难，心理和行为问题

大部分重复与缺失是偶发的，常发生在同源重复序列或DNA低拷贝重复序列区域，通过非等位基因同源重组导致，与双亲年龄关系不大。尽管其再发风险小于1%，但考虑到生殖腺嵌合，其风险仍高于群体基线水平。所以，此类夫妇在下次妊娠时需考虑产前诊断。CNVs可能是家族性的，建议对父母进行检测，如果双亲之一具有和孩子一样的CNV，后代的再发风险为50%。**许多缺失/重复综合征的表型具有高度异质性，在同一家系中的表型也可轻重不一。**有些病例的双亲可能表型正常，从而无法准确预测妊娠结局，导致患者高度焦虑；因此，对于患者来讲，从有经验的遗传咨询师或遗传学专家那里获取最新的信息非常重要。

性染色体异常

X单体（45，X）

X单体（45，X），也叫特纳综合征，在活产女婴中的发病率约为1/10 000，占所有早孕期流产的10%，可见，99%的45，X胚胎在早期即已流产。约80%的染色体丢失发生于父方。45，X与正常细胞系嵌合情况较为常见。

特纳综合征常见临床特征包括原发性卵巢功能衰竭、由于性腺发育不全（条索状性腺）导致的无青春期发育、身材矮小（<150厘米）。X染色体结构异常也可导致卵巢早衰。X染色体的长臂和短臂均包含调控卵巢分化和身高增长的关键基因。该综合征可有各种躯体畸形，包括肾脏畸形、心脏畸形、骨骼异常（肘外翻和指/趾内弯）、椎骨发育异常、色素痣、指甲发育不全和后发际低，操作智商低于言语智商，但总智商正常，易发生成人期疾病包括高血压、冠状动脉疾病、甲状腺功能减退和2型糖尿病。

本病患者需要低剂量雌激素治疗以促进青春期发育，成年后需长期激素替代治疗。使用赠卵可以妊娠，但需要在孕前、整个孕期和产后严密监测孕妇心血管情况。生长激素治疗可使其最终身高增加6~8厘米。现在已有较全面的特纳综合征评估及临床处理的指南[6]。

克氏综合征

克氏综合征（Klinefelter Syndrome）在男性中的发

病率为 1/1000,该综合征患者比正常男性多了一条或多条 X 染色体(47,XXY;48,XXXY;49,XXXXY)。其典型临床特征包括小睾丸、无精子症、高卵泡刺激素(FSH)和促黄体生成素、低睾酮,与该表型相关的最常见染色体异常为 47,XXY。

核型为 47,XXY 男性智力发育障碍少见,行为及感受性语言障碍较常见。48,XXXY 和 49,XXXXY 智力低下严重。骨骼、躯干和颅面畸形在 47,XXY 中较少见,但在 48,XXXY 和 49,XXXXY 较常见。无论多出几条 X 染色体,克氏综合征患者均为男性表型,可有阴茎发育不良,但尿道下裂少见。随着胞浆内单精子注射和其他辅助生殖技术(ART)的发展,克氏综合征有生育的可能。Simpson 团队[7]、Graham 团队[8]已提供了克氏综合征评估和临床处理指南。

女性 X 多体(47,XXX;48,XXXX;49,XXXXX)

约 1/800 的活产女婴多一条 X 染色体(47,XXX)。此类患者智商较其同胞低 10 到 15 分。精神发育迟缓的绝对风险不超过 5% ～ 10%,即使存在,IQ 通常为 60 ～ 80。大部分患者生殖系统正常。理论上,47,XXX 女性患者有一半配子携带 24 条染色体(24,XX),其后代有一半应具有 47,XXX 或 47,XXY 核型,但实际风险会小得多。身体发育异常在 47,XXX 中少见,但在部分产前诊断病例中会检测到一些发育异常[9]。与 47,XXX 相比,48,XXXX 和 49,XXXXX 更容易出现不同程度的智力低下及身体发育异常。

男性 Y 多体(47,XYY 和 48,XXYY)

47,XYY 是活产男婴中另一种常见染色体异常(1/1000),较之正常男性(46,XY),47,XYY 男性身材更高大,学习障碍、语言发育迟缓、行为和情感障碍风险亦增加。他们有正常的男性表型及性发育。

非整倍体筛查

无论孕妇年龄大小,都应常规推荐非整倍体异常如 21 三体、18 三体的非侵入性筛查。在孕早期及孕中期,有几种母体血清学和/或超声检查的非侵入性筛查方案可供选择(见表 10-4)。最近,孕妇外周血胎儿游离 DNA(cfDNA)的非侵入性产前检查(NIPT)已应用于临床,且可以早在妊娠 10 周进行检测。NIPT 是一项筛查试验,它不能用于诊断或排除胎儿患某种染色体病,因此,要在充分认识该筛查局限性的基础上,选择适合人群进行检测。检查前应告知孕妇及其家属,检测结果存在假阴性或假阳性的可能。对检测结果为高风险的孕妇,应进行遗传咨询和介入性产前诊断。

表 10-4　非整倍体筛查方案

筛查模式	21 三体检出率(%)	假阳性率(%)
早孕期 NT、PAPP-A、游离 β-hCG	82 ～ 87	5
中孕期四联筛查(MSAFP、hCG、uE3、INHA)	81	5
序贯筛查(早孕加中孕期四联)	94	5
血清整合筛查(PAPP-A 加四联筛查)	85 ～ 88	5
孕妇外周血游离 DNA 筛查	99	<1

(摘自 American College of Obstetricians and Gynecologists Committee on Practice Bulletins:screening for fetal chromosomal abnormalities, ACOG Practice Bulletin 77,2007.)

cfDNA,游离 DNA;hCG,人绒毛膜促性腺激素;INHA,抑制素 A;MSAFP,孕妇血清甲胎蛋白;NT,颈后透明层;PAPP-A,妊娠相关血浆蛋白 A;uE3,游离雌三醇

早孕期筛查

早孕期筛查在孕 11 ～ 14 周进行,检测指标包括血清学标志物如妊娠相关血浆蛋白 A(pregnancy-associated plasma protein A,PAPP-A)、β-人绒毛膜促性腺激素(β-human chorionic gonadotropin,β-hCG)和超声测量颈项透明层(nuchal translucency,NT)。NT 为胎儿颈后的半透明膜厚度。假阳性率为 5% 时,早孕期联合筛查对 21 三体的检出率大于 80%,而单独 NT 检查的检出率为 70%[10]。在 21 三体综合征中,通常 PAPP-A 水平降低、hCG 水平升高和 NT 增厚。早孕期联合筛查等同于或比单行中孕期筛查更有优势,更重要的是,早筛查、早诊断、早干预,当胎儿非整倍体高风险时,父母有机会早做选择。另外,NT 测量对技术和设备要求较高,需要规范化培训和完善的质量控制系统加以修正,才能有效提高检测价值。

几个大型的多中心前瞻性研究已经证实了早孕期筛查临床应用的有效性。不同研究间比较时,检出率可根据样本特征而变化。特别是非侵入性产前筛查的敏感性与年龄相关,筛查软件已预设一定年龄范围内的高龄孕妇比年轻孕妇有更多的阳性结果,因此假阳性率与介入性操作率随孕妇年龄增加而升高。检出率不仅取决于妊娠时期,还取决于孕周和预设假阳性率。如果更多孕妇接受有创操作(即假阳性率高),则检出率随之增加,反之亦然。

在美国首例超过 5800 名孕妇的大型前瞻性研究中,联合超声(NT)和血清学分析(PAPP-A、游离 β-hCG)筛查,小于 35 岁孕妇的 21 三体检出率为 87.5%(7/8),大于 35 岁孕妇检出率为 92%(23/25),尽管该研究的假阳

性率及侵入性操作率较高;两个年龄组中 18 三体的检出率均为 100%[11]。**另一项 2003 年由美国 NICHD 发起的多中心队列研究——BUN(Biochemistry Ultrasound Nuchal Translucency)研究,报道了 8514 例孕 74~97 天的孕妇筛查结果**(表 10-5)[12],以传统中孕期筛查设定的 1/270 作为阳性截断值(cutoff 值)时,21 三体检出率为 85.2%,假阳性率 9.4%,样本的预期假阳性率随孕妇平均年龄升高。对年龄分层统计分析显示,21 三体在小于 35 岁孕妇中检出率为 66.7%,假阳性率 3.7%;大于 35 岁孕妇中检出率 89.8%,假阳性率 15.2%;18 三体的检出率为 90.9%;根据总体人群特点(平均年龄较低),取假阳性率为 5% 时,筛查 21 三体的敏感性约 78.7%;取假阳性率为 1% 时,敏感性约 63.9%。与其他研究结果一致。

表 10-5 NICHD BUN 研究(早孕期血清学联合 NT 测量)的检出率[*]

孕妇年龄	21 三体检出率(%)	假阳性率(%)
<35 岁	66.7	2.7
≥35 岁	89.8	15.2
总计	85.2	9.4
美国人口建模(平均)	78.7	5
27 岁	63.9	1

(摘自 Wapner R,Thom E,Simpson JL,et al. First trimester screening for trisomies 21 and 18. *N Engl J Med.* 2003;349:1405.)

[*] 美国国家儿童健康与人类发育研究所(NICHD)Wapner 的早孕期孕妇筛查队列研究(检测指标包括超声 NT 测量,PAPP-A,游离 β-hCG)。这项前瞻性研究选取了 8515 例孕妇样本,采用的阳性截断值为 1/270,检出率随孕妇年龄增加而增加,尽管产前诊断操作也增加了。该研究孕妇的平均年龄为 34.5 岁,将其建模于美国人群(孕妇平均年龄为 27 岁)时,假阳性率为 1%~5%。

另外两个大型协作性研究结果与 BUN 相似。欧洲 SURUSS(The Serum,Urine,and Ultrasound Screening Study)研究[13]对 47 000 名孕妇进行了早孕期加中孕期筛查。同样,Malone 等[14]对美国 NICHD 15 个中心参加 FASTER 试验(First-and Second-Trimester Evaluation of Risk)的 38 167 名孕妇研究发现,唐氏综合征在孕 11 周和孕 12 周的检出率分别为 87% 和 85%(表 10-6)。这项研究排除了 134 名有分隔淋巴水囊瘤胎儿的孕妇,其中 51% 存在染色体异常,34% 合并其他严重畸形[15]。数据分析发现,**NT>4mm 时**,与异常的非侵入性筛查结果相关,因此,**当 NT>4mm 时应建议行产前诊断,无需进一步的血清学筛查**[16]。实际上,NT 大于 3mm 时筛查结果阴性者仅占 8%。

表 10-6 NICHD FASTER 研究的检出率

筛查方案[*]	21 三体检出率(%)
早孕期(游离 β-hCG,PAPP-A,NT)	
11 周	87
12 周	85
13 周	82
中孕期(15~18 周)	
AFP,uE3,总 hCG(三联筛查)	69
AFP,uE3,总 hCG,抑制素 A(四联筛查)	81
早中孕期联合/序贯筛查(PAPP-A,NT,AFP,uE3,总 hCG,抑制素 A)	
已公布早孕期筛查结果	95
未公布早孕期筛查结果	96
仅血清学筛查	88

(摘自 Malone FD,Canick JA,Ball RH,et al. First-trimester or second-trimester screening or both for Down's syndrome. *N Engl J Med.* 2005;353:2001.)

[*] 如果妊娠早期超声显示为有分隔的淋巴水囊瘤,需要采取干预措施(如绒毛穿刺取样)。否则只有进行了中孕期筛查才能得到结果。汇总数据用于比较各种方法在假阳性率均为 5% 时的检出率

AFP,甲胎蛋白;hCG,人绒毛膜促性腺激素;NT,颈项透明层;PAPP-A,妊娠相关血浆蛋白 A;uE3,游离雌三醇

Nicolaides[10]等联合应用 NT,PAPP-A,hCG 对 215 名三体胎儿筛查的结果显示,检出率为 87%,假阳性率为 5%。随后,英国来自同一团队的 Avigidou 等[17]报道了更好的结果,对 30 564 名孕妇联合应用 NT,PAPP-A,hCG 进行 21 三体筛查报告结果,检出率为 93%。有专家建议,加入其他超声标志物如鼻骨、静脉导管反流和三尖瓣反流等可进一步提高检出率,但除了专业的研究中心外,这些标志物还未被采用。

NT 增厚但核型分析正常的胎儿死亡率增加,还可观察到其他畸形和遗传综合征,特别是先天性心脏病[18]。**NT≥3.5mm 而染色体核型正常的胎儿,建议行孕中期针对性超声检查和胎儿超声心动图**。

中孕期血清学筛查

四联筛查是目前广泛应用的中孕期非整倍体筛查模式,即甲胎蛋白(AFP)、人绒毛膜促性腺激素(hCG)、游离雌三醇(uE₃)和抑制素 A(INHA)四种血清生化标志物的联合筛查。四联筛查在孕 15~22 周进行,假阳性率为 5% 时,**<35 岁孕妇 21 三体检出率约 75%,≥35 岁为 80%**。18 三体仅用前 3 种标志物筛查,检出率约 70%。然而,血清学筛查不能用于检测其他与年龄相关的非整倍体疾病,如克氏综合征(47,XXY)。

与正常妊娠相比,唐氏儿母体血中 hCG 和 INHA 水平升高[19],AFP 和 uE$_3$下降[20]。18 三体综合征胎儿的母血 AFP、uE$_3$和 HCG 水平降低,如果其中之一低于截断值(AFP<0.6MoM[中位数倍数],hCG<0.55MoM,uE$_3$<0.5MoM),建议行侵入性产前诊断[21]。羊膜腔穿刺率 0.4% 时,上述截断值可检出 60% ~ 80% 的 18 三体胎儿。Palomaki 等[22]报道了运用三个标志物和孕妇年龄计算风险值,可以检出 60% 的 18 三体,假阳性率低至 0.2%,阳性预测值为 1/9(即 9 例血清学筛查显示 18 三体高风险孕妇中,有 1 例为真阳性)。

孕周计算、孕妇体重、糖尿病、胎儿个数、种族等多种因素都会影响血清学筛查的准确性。必须对体重进行校正,否则稀释效应将导致体重较重的孕妇检测值假性降低,而体重较轻者检测值假性升高。Ⅰ 型糖尿病孕妇的胎儿神经管畸形(NTDs)发病风险增加,AFP、uE$_3$和 hCG 的中位水平较正常孕妇偏低。而黑人孕妇的胎儿 NTD 发病风险低,其血清 AFP 中位水平较其他人种偏高。吸烟使孕妇 AFP 水平升高 3%,血清 uE$_3$和 hCG 水平分别降低 3% 和 23%[23]。与自然受孕相比,体外受精的孕妇血清 hCG 偏高而 AFP 偏低[23]。有前次非整倍体妊娠史,筛查要进行校正,因为非整倍体妊娠史后早孕期 β-hCG 会升高 10%,PAPP-A 会升高 15%[24]。

早中孕期联合/序贯筛查

有文献报道,几种被推荐的早中孕期联合/序贯筛查方案的检出率达 88% ~ 96%(假阳性率 5%),比单独的早孕或中孕期筛查检出率高。需要警惕的是,因存在难以接受的高假阳性率,故不推荐进行独立的早孕加中孕期筛查(即采用早孕期和中孕期筛查试验,在不同阶段分别、独立行风险评估)。

序贯筛查从早孕期筛查开始,根据早孕期结果,告知孕妇经校正的非整倍体风险。建议高风险(大于1/50)的孕妇行遗传学咨询和诊断;如果为低风险或中度风险,则建议行中孕期筛查,结合妊娠早期和中期筛查结果,计算出最终的 21 和 18 三体的校正风险,称为阶段性序贯筛查方案。在酌情序贯筛查中,并非对所有孕妇进行中孕筛查,只有中度风险的孕妇接受中孕筛查;低风险的孕妇将终止筛查程序。酌情序贯筛查的检出率约 90%,而假阳性率较低(2% ~ 3%)。Malone 等[25]比较了几种不同的妊娠早中期序贯筛查方案(表 10-5),认为最佳方案是酌情序贯筛查;研究将患者分为三组:(1)经计算(NT,PAPP-A,hCG)早孕期风险大于 1/30 的孕妇进行绒毛穿刺取样(CVS);(2)风险低于 1/1500 无需进一步检查;(3)其余孕妇进行中孕期血清学检查。使用这一方案,仅 21.8% 的孕妇进行了中孕期筛查,21 三体的检出率达 93%,假阳性率为 4.3%;65% 的 21 三体在早孕期诊断,

仅 1.5% 的患者进行了 CVS。

理论上,整合筛查的检出率最高(93% ~ 96%),但在该方案中,直至中孕期筛查完成后才能得知早孕期筛查结果。在综合孕早期及中期筛查结果后,孕妇才能得到一个 21 和 18 三体校正风险值。这一方案最大的缺点是早孕期筛查 21 和 18 三体高风险的孕妇丧失了早孕期产前诊断的机会。另外的缺点是,患者可能不再继续进行中孕期筛查。所幸,Cuckle 等[26,27]研究认为早孕期筛查结果对整合筛查的敏感性影响很小。

当无法测量 NT 或不能进行 NT 测量时,可以选择血清学整合筛查,FASTER 的研究显示,其敏感性为 88%[14]。这一方案可采用早孕期 PAPP-A 和中孕期血清标志物评估 21 三体的风险,当中孕期筛查完成后,孕妇会得到一个校正后的风险值。

游离 DNA 检测

最新的胎儿常见染色体非整倍体筛查为检测孕妇外周血游离 DNA(cfDNA)。母体血浆中含有母体 DNA 和胎盘滋养层细胞凋亡后释放的小片段胎儿 cfDNA 小片段(50 ~ 200bp)。cfDNA 已在产前诊断领域有一定应用;通过鉴别 Y 染色体信号,游离 DNA 检测技术已经成功应用于有 X 连锁遗传病风险胎儿的性别鉴定;在欧洲,实时定量 PCR 的无创检测技术普遍用于确定 RhD 阴性孕妇的胎儿 Rh 因子状态;检测某些特异性的单基因病。但用于筛查非整倍体则需要另一种方法——大规模平行鸟枪法测序(MPSS)技术。

检测染色体非整倍体比单基因病更加困难,因为胎儿三体综合征的检测必须能反映出患者和正常妊娠之间的数量差异。MPSS 技术可同时对一份母体血浆样本中数百万计孕妇和胎儿的 DNA 片段进行测序,这些 DNA 被匹配定位到染色体相应区域并计数,21 三体胎儿的母亲血浆中 21 号染色体片段的数量比正常孕妇多。或者,采用靶向方法对特定染色体(如 18 和 21 号染色体)进行测序,校准胎儿 DNA 比例(胎儿比值),得出一个孕妇年龄相关的特异风险值。另一种方法是用单核苷酸多态性(SNP)测序检测三倍体和某些常见缺失综合征。

一些研究已证实 MPSS 具有检测胎儿 21 三体综合征的能力。全球 27 家产前诊断中心对 4664 名 21 三体高风险孕妇进行了一项双盲巢式病例对照研究,证实了 cfDNA 检测可作为 21 三体筛查试验。在这项研究中,共检出 221 例 21 三体综合征中的 209 例,敏感性 98.6%,假阳性率 0.2%[28];随后 Palomaki 等[29]报道,在这一研究中 18 三体综合征全部被检出,假阳性率为 0.28%,但 13 三体综合征的检出率仅为 91.7%,假阳性率 0.97%。

Norton 等[30]对因产前筛查高风险而接受有创产前诊断的 3200 余名孕妇进行了一项多中心前瞻性队列研

究——非侵入性染色体评估（Noninvasive Chromosomal Evaluation，NICE），检测21三体综合征的敏感性为100%、假阳性率为0.03%，18三体的敏感性97.4%，假阳性率为0.07%，2例18三体高风险患者染色体核型正常。这一结果强调了无创产前检测（Noninvasive prenatal test，NIPT）阳性或显示非整倍体高风险时需要进行确诊试验。此外，该队列研究中29%的染色体异常为18三体和21三体以外的常染色体或性染色体异常，如非平衡易位、缺失和重复。

香港的一个产前诊断中心对1982例孕12周或以上的孕妇进行了NIPT，其中11位孕妇检测出性染色体异常，已证实85.7%为胎儿来源[31]，2例胎儿为嵌合体，咨询时应告知患者上述情况可能性。孕妇45，X/46，XX嵌合体和限制性胎盘嵌合会导致NIPT假阳性结果，因此，介入性产前诊断作为确诊性试验是非常重要的。

cfDNA检测的另一局限是检测失败率高，有报道达5%。原因之一是胎儿游离DNA比值低。母体循环中胎儿cfDNA必须达到一定比例，才具有检测整倍体和三倍体胎儿之间微小差异的能力，当胎儿游离DNA含量低于4%时，NIPT检测可能失败或出现假阴性。孕10~22周平均胎儿DNA比值为10%，与孕周、孕妇年龄、种族/民族以及胎儿核型无关[30]。胎儿DNA比值随孕妇体重增加而下降，如果高体重孕妇NIPT检测失败，则可能需要再次采样复查或改做血清学筛查和/或超声筛查，也可进一步考虑侵入性产前诊断，因最近的研究显示当cfDNA检测失败时，非整倍体的发生率更高。

美国妇产科医师学会（ACOG）和美国医学遗传学会（ACMG）建议所有孕妇都应进行非整倍体筛查，两个组织均认为NIPT是一项可供非整倍体高风险患者选择的筛查手段[32,33]，此类高风险患者包括孕妇年龄≥35岁、超声出现胎儿非整倍体相关软指标或结构异常、三体胎儿孕产史、血清学筛查阳性以及双亲之一为可致胎儿21或13三体高风险的罗伯逊易位携带者。随着对低风险孕妇的深入研究，预期NIPT将会得到更广泛的应用。

在一项超过2000例进行常规早孕期筛查（11~14周）孕妇（平均年龄为31.8岁）的队列研究中，Nicolaides等[34]证明了在低风险人群中使用靶向MPSS进行cfDNA检测是可行的，21三体综合征的检出率100%、假阳性率0.1%。Norton等[35]进行了一项国际双盲前瞻性多中心三体综合征无创筛查（Noninvasive Examination of Trisomy，NEXT）研究，在15 841例孕10~14周单胎妊娠的孕妇（平均年龄30.7岁）中，比较了cfDNA技术和早孕期筛查，得出了相似的结果，阳性预测值为80.9%（95%可信区间［CI］：66.7%~90.9%）；尽管检出了所有的21和13三体，但10例18三体均未检出，也未

在该人群中检测到其他类型的非整倍体。此外，在无法得到cfDNA检测结果的孕妇中，非整倍体的比例为2.7%，患病率1/38[35]，因此，应考虑对筛查无结果患者进行产前诊断。

在美国，Bianchi等[36]进行了一项多中心研究，比较了cfDNA检测与常规早中孕期联合筛查的假阳性率。对1914名孕妇（平均年龄29.6岁）进行了21三体综合征筛查，cfDNA检测假阳性率（0.3%）明显低于早中孕期联合筛查（3.6%）。虽然本研究检查出了所有的非整倍体，但由于样本量较小，结论应谨慎解释。**必须告知患者，因cfDNA检测是筛查而非诊断，即使结果阴性也不确保胎儿无异常，尤其当胎儿有结构异常或家族遗传病史等明确侵入性产前诊断指征时，应直接进行侵入性产前诊断。**

多胎妊娠的非整倍体筛查

异卵双胎中，每个胎儿患21三体综合征的风险独立；欧洲国家唐氏综合征细胞遗传学注册中心（European National Down Syndrome Cytogenetic Registry）分析显示，异卵双胎至少一胎21三体综合征年龄校正后发病风险较单胎妊娠高1/3[37]。对于单卵双胎，其妊娠相关风险和胎儿相关风险与单胎相同，虽然有研究发现实际风险约为单胎妊娠的1/3。**双胎妊娠唐氏综合征的血清学筛查敏感性比单胎妊娠低。**一项研究结果显示，采用单胎妊娠截断值在假阳性率为5%时，单卵双胎唐氏综合征的检出率为73%，异卵双胎的检出率仅为43%[38]。由于同时存在一个正常胎儿和一个非整倍体胎儿，前者降低了后者的检出率，导致异卵双胎21三体检测的敏感性下降。因此，应告知孕妇，双胎妊娠的血清学筛查检出率小于单胎妊娠。早孕期筛查对唐氏综合征的检出率为70%；与双胎妊娠筛查一样，胎儿NT测量已经作为有效的独立筛查手段应用于多胎妊娠。一项包含2094名孕妇的回顾性研究表明，NT测量联合鼻骨（NB）评估使唐氏综合征的检出率增加到87%，当同时联合血清学标志物检查时，检出率增加到89%[39]。早孕期筛查为高风险孕妇提供了尽早进行产前诊断和选择性减胎的机会。

对多胎妊娠进行cfDNA检测的经验有限，某些研究表明多胎妊娠cfDNA检查的敏感性和特异性与单胎妊娠相似[40,41]。异卵双胎，需要更高的胎儿DNA比值（最低8%）才能检测出数量上的差异。双胎妊娠发生一胎丢失时，死胎仍会继续向母体循环释放游离DNA而干扰检测，以致NIPT结果不准确。以SNP为基础的NIPT可能会有助于鉴别这种情况。

超声产前筛查非整倍体

中孕期超声检查可发现非整倍体相关畸形，如心脏畸形或十二指肠闭锁（见第9章）。1985年Benacerraf

等[42]发现胎儿颈部皮褶厚度与 21 三体综合征患病显著相关。这是第一次用"标志物",而非确实存在的畸形,来评估唐氏综合征存在的可能性。目前常用的其他超声标志物还包括鼻骨缺失或发育不良、股骨或肱骨短小、心内强回声点、肠管强回声与肾盂扩张,这些标志物在临床上应用越来越广泛。随着对超声软指标的大样本研究,每个软指标的似然比已经确定,根据软指标的似然比,以及超声检查前唐氏综合征的风险评估,推导出超声检查后唐氏综合征的风险率。但多数标志物因敏感性低和假阳性率高而不能作为唐氏综合征的独立预测指标[43]。此外,某些标志物,特别是心内强回声点和肠管强回声,其检测结果有赖于检查者的技术水平和主观评价。大多数孕妇的超声筛查并未发现标志物,但仍应告知这部分孕妇,即便不存在标志物,也不能完全排除存在唐氏综合征或其他染色体异常的可能性。

虽然偶发的"软指标"或微小变化如心内强回声点或肾盂扩张等为低风险,但也会引起准父母的焦虑。在低风险患者中发现这些软指标时应如何处理还存在争议,合理的方案是推荐患者咨询专家,由专家参考其他筛查(即多种血清学标志物或 cfDNA 检测)结果进行综合评估。

染色体异常的产前诊断

随着染色体微阵列的应用,理论上每种染色体病都可能实现宫内诊断,但一般夫妇认为,侵入性产前诊断操作的风险大于益处,尽管非侵入产前筛查敏感性小于 100% 且仅用于识别常见三体综合征的高风险孕妇,她们还是先选择筛查。如果筛查结果"阳性",则必须通过侵入性产前诊断确诊。在本节内容中,我们将介绍染色体异常的产前诊断适应证和技术。

细胞遗传学产前诊断指征

2007 年 1 月,ACOG 公布了一项新建议:所有孕妇,不论年龄,都可以选择侵入性产前诊断,无需首先进行产前筛查[44]。产前细胞遗传学检查既有传统的 G 显带核型分析(G-banded karyotype),也包括全基因组微阵列。在某些情况下,需要更有针对性的方法,包括特定染色体区域的荧光原位杂交(fluorescence in situ hybridization,FISH)和靶向染色体微阵列。

染色体异常儿分娩史

曾生育过染色体异常儿(包括活产、死胎或流产)的孕妇,再次妊娠时建议进行产前诊断。曾有常染色体三体妊娠史,即使夫妇双方染色体正常,其再次孕育常染色体三体胎儿的可能性约为 1%,其他新发染色体异常的再发风险较低(<1%,因可能存在生殖腺嵌合),确诊需进行产前诊断。

亲代染色体重排

亲代染色体异常,如平衡易位、倒位、缺失或重复,是产前细胞遗传学检查的重要指征,尽管并不多见。双亲之一为平衡易位者,流产率高,其后代有非平衡易位的风险,并出现异常表型,但子代染色体异常(非平衡易位)的实际风险低于理论风险,植入前遗传学诊断(preimplantation genetic diagnosis,PGD)有助于此类患者生育。分娩染色体不平衡活产儿的风险随染色体重排、亲代携带者性别和确诊方法的不同而变化[45]。汇总 CVS 或羊膜腔穿刺的经验风险列表显示,临床上,男性或女性相互易位携带者的子代异常风险约 12%。罗伯逊易位(着丝粒融合),依易位染色体不同而子代发生风险各异。

双亲之一有染色体缺失或重复,将异常染色体传给后代并患病的机率为 1/2。由于许多缺失/重复综合征表型的高度异质性,很难在产前预测患病子代的表型。

卵细胞浆内单精子注射的辅助生殖技术

男性不育时,可以采用卵细胞浆内单精子注射(Intracytoplasmic sperm injection,ICSI)的辅助生殖技术(assisted reproduction,ART)。数据表明,ICSI 使非整倍体异常的发病率增加,主要为性染色体异常(1%～2%)[47],与 ICSI 技术无关,而与需要 ICSI 的不育男性的自身因素有关。

细胞遗传学检查

随着染色体识别准确性的提高,自 20 世纪 70 年代末以来,G 显带染色体核型分析成为了产前细胞遗传学诊断的"金标准"。染色体核型分析可以检出染色体数目异常、平衡易位以及大于 5～10MB(500 万～1000 万个碱基对)的结构异常,在确定胎儿是否患有严重三体综合征或对反复流产史夫妇的细胞遗传学评估方面,传统染色体核型分析仍然是一项行之有效的检查(见第 27 章)。随着可以检出小于 5MB 染色体重排的高分辨率检查方法的出现,如染色体微阵列分析(microarray analysis,MA),ACOG 建议将 MAs 推荐给要求进行侵入性产前诊断的孕妇[48]。最近的研究也支持采用 MAs 评估胎儿结构异常[46,49-51]。当需要检测特定染色体区域时,可采用更精准的 FISH 技术。

染色体微阵列分析

染色体 MAs 比传统染色体核型分析具有更高的分辨率,可以对整个人类基因组在微观水平进行全面分析,能检出染色体三体以及微缺失和微重复(即拷贝数变异,CNVs)。有两种 CNVs 分析类型:比较基因组杂交(comparative genomic hybridization,CGH)技术和单核苷酸多态(single nucleotide polymorphism array,SNP)技术(图 10-2),两者原理都是将待测 DNA 与其互补单链 DNA 杂交。具体为:将受试 DNA 用荧光染料(如红色)标记,变性为单链 DNA,与标记不同颜色(例如绿色)已知序列的单链 DNA,共同杂交于按一定顺序排列的靶点平台(阵列)中。

如果对照和受试 DNA 数量相等,则杂交信号显示黄色;如果受试 DNA 过量(如三体或重复),相关染色体区域的杂交信号将表达更多受试(患者)DNA 的颜色,即为本例中的红色。SNP 微阵列不仅能检出待测 DNA 区域的纯合性或杂合性,还可检测出三倍体、UPD 以及亲缘关系。

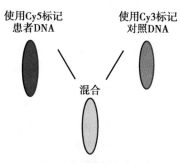

CGH微阵列
(寡核苷酸)

使用Cy5标记　　　　使用Cy3标记
患者DNA　　　　　对照DNA

混合

将DNA杂交到寡核苷酸微阵列

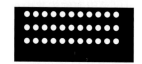

分析对照与患者Cy3/Cy5荧光比例

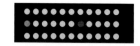

Cy3/Cy5<1复制　　　Cy3/Cy5>1缺失

图 10-2 示意图说明比较基因组杂交(CGH)微阵列的原理。用红色(Cy5)标记患者 DNA,用绿色(Cy3)标记参照 DNA(正常对照)。将患者 DNA 和对照 DNA 都变性成单链 DNA,共同与芯片上预先包埋的单链 DNA 序列杂交(图中白色小圆点)。该示意图只绘制了 33 个"圆斑",实际检测中,芯片或阵列上会预先包埋成千上万的序列,通过比较不同颜色 DNA(患者 DNA/对照组 DNA 的相对量)的相对强度进行分析。如果待检区域患者 DNA 和对照 DNA 等量,信号为黄色;绿色信号表示待测 DNA 缺失(缺失或嵌合体);红色信号表示待测 DNA 过量(重复或三体)。核型分析和 CGH 微阵列都可检出三体,但较小的缺失或重复(<5M 个碱基对)只能通过 CGH 微阵列检出

目前市场上存在的几种不同商业平台,都能检测所有染色体的 DNA 序列,"覆盖度"随所需敏感性而略有变化,且都有一定冗余度(redundancy)——即在作出诊断之前,对给定区域进行过多次测试以确保可重复性。靶向阵列包含染色体近着丝粒和端粒区域及临床上严重的缺失和重复综合征序列。虽然不如全基因组 MA 敏感,但靶向 MA 减少了检出临床意义不明 CNV 的可能性。

几项研究已证明产前微阵列分析是可靠的,特别是对胎儿结构异常病例,较传统细胞遗传学检查更有优势。一项 NICHD 前瞻性研究对 4401 例具有不同产前诊断指征的孕妇进行了产前细胞遗传学微阵列分析,检出了所有传统核型识别出的异常,包括染色体三体、性染色体异常和非平衡易位[49];**在 755 例核型正常但生长异常或存在可疑结构异常的胎儿中,检出 6% 有临床意义的 CNVs**(表 10-7);在高龄或血清学筛查结果阳性的孕妇中,有临床意义的 CNV 占 1.7%;传统核型分析无法检测到这些染色体异常。一项使用高分辨率 SNP 阵列技术的小样本研究也得到了类似结果(高龄孕妇检出率占 1.6%,超声异常检出率 6.9%)[49]。在一项 2858 例回顾性分析中发现,在产前超声检查异常而染色体核型分析结果正常的胎儿中,有临床意义的 CNVs 占 6.2%[46]。此项研究中大多数样本进行了全基因组阵列分析,当存在两个或两个以上器官系统异常(9.5%)时检出有临床意义 CNVs 的可能性增加,在仅有生长异常(2.6%)或超声软指标异常(2.6%)时检出有临床意义 CNVs 可能性较小。Lee 等[51]报告了有临床意义的 CNVs 在仅有一种胎儿异常时检出率为 10.5%,而在两个或两个以上胎儿异常时检出率为 15.4%。上述研究结果存在差异,许多因素可以解释,如染色体三体所占百分比偏高、胎儿畸形的类型不同、缺乏临床相关的胎儿异常标准化定义、胎儿异常的数量和类型信息不完整、缺乏对异常超声结果的产后随访、样本量大小和所采用阵列的类型不同等。根据现有证据,ACOG 和美国母胎医学会建议,孕妇因胎儿存在一个或多个结构异常而选择侵入性诊断检查时,可用 MA 代替传统的细胞遗传学分析[48]。

表 10-7　产前核型正常样本染色体微阵列分析常见良性、致病性和有潜在临床意义的微缺失和微重复的发生率

产前诊断指征	正常核型病例数	常见良性病例数(%)	已知致病性和有潜在临床意义的病例数(%)*
合计	3822	1234(32.3)	96(2.5)[2.1~3.1]
孕妇高龄	1966	628(31.9)	34(1.7)[1.2~2.4]
唐氏综合征筛查阳性	729	247(33.9)	12(1.6)[0.9~2.9]
超声结果异常	755	247(32.7)	45(6.0)[4.5~7.9]
其他†	372	112(30.1)	5(1.3)[0.6~3.1]

(摘自 American College of Obstetricians and Gynecologists Committee on Genetics. ACOG Committee Opinion No. 581:the use of chromosomal microarray analysis in prenatal diagnosis. *Obstet Gynecol.* 2013;122:1374-1377.)

* 所有置信区间(CIs)为 95%

† 其他适应证包括家族史,染色体异常胎儿孕产史,以及自主选择决定

这项技术关注的重点是临床意义不明确变异(variant of uncertain significance, VOUS)的识别。NICHD 研究显示,在核型正常人群中 VOUS 的检出率为 **3.4%**,其中有 1/3 在几年后被重新认定为致病性 CNV[49]。随着确诊病例的增加及纵向随访,更多的研究数据将为遗传咨询提供更准确的信息。文献中报道的 VOUS 比例会随着应用微阵列平台的不同而变化。Shaffer 等[50]报道了 7 年间 5000 余份产前 MAs 的经验,VOUS 占 4.2%;如果仅考虑新发变异,则 VOUS 比例下降到 0.39%,使用全基因组 SNP 微阵列分析也得出了相同结果[50]。与通过 MAs 诊断的获益性相比,这些低比例的 VOUS 是可以接受的。

产前 MAs 除了能确定胎儿是否存在有临床意义的 CNVs,也可能发现亲代中存在的变异。这些变异可能提示癌症或增加成年期疾病的易感性,MAs 还可提示亲缘关系或非父源关系。因此,在检查之前告知患者检测的局限性及可能出现的结果非常重要,以减少由于不确定或意想不到的结果引起的焦虑和不安[52]。

CGH 微阵列易检出非平衡染色体重排(重复,缺失),与传统核型分析相比,不能检出平衡易位和低比例嵌合(即两种细胞系之一太少),在一些检测平台中也不能排除三倍体。但 MAs 可直接检测未经培养的组织或细胞,由于死产或死胎的细胞培养通常不成功,可利用 MAs 的这一优势对死产胎儿染色体异常进行评估。NICHD 死产合作研究网络证实,在 532 例死胎的评估中,MAs 比传统核型分析的成功率更高(分别为 87.4% 与 70.5%)[53],染色体异常的检出率也较高(分别为 8.3% 与 5.8%)。

荧光原位杂交

FISH 能够检测特定的染色体区域及快速筛查非整倍体,在 MAs 出现前,FISH 是核型分析的有力辅助方法。对于双亲之一存在已知缺失或曾经生育异常患儿而需对染色体特定区域进行产前诊断的夫妇,FISH 技术仍非常有效。

FISH 即用荧光染料标记与目标染色体互补的 DNA 序列,与中期染色体、间期核杂交,观测,判断目的 DNA 的位置或数目(图 10-3)。典型信号的数目很容易确认:二倍体细胞应显示两个信号,三体细胞显示三个信号,只有一个信号提示存在缺失。由于 FISH 检测时,细胞的三维空间结构被固定于玻片上形成二维平面(例如两条染色体相互重叠,二维扫描则有可能分辨不清),并非所有三体细胞都能显示三个信号。一个细胞可检测多达五条染色体。**FISH 利用分裂间期细胞,可快速或当天诊断染色体非整倍体,当需要对一个高风险胎儿作出快速诊断时,FISH 技术就变得至关重要了。**FISH 还可用于长期保存的样本,如石蜡包埋的组织切片等,这对于需要细胞培养的核型分析是不可能的。

图 10-3　外周血淋巴细胞间期核荧光原位杂交(FISH)。使用 Vysis(雅培分子诊断公司)13 号染色体位点特异性探针(绿色)和 21 号染色体位点特异性探针(红色)双色 FISH 结果。染色体 DNA 用 DAPI(蓝色)染色。这两条染色体如果均有 2 个信号则表明为二倍体(正常数目)

荧光定量 PCR

聚合酶链式反应(PCR)是一种体外核酸扩增方法,能扩增微量 DNA(如单个细胞 DNA)至诊断水平。在定量 PCR(QPCR)中,DNA 指数级的迅速增加使之可对 CVS 样本中主要染色体数目异常进行快速、准确的检测[54]。这一技术可以有效辅助常规细胞遗传学,在欧洲等地的一些医疗机构,该技术在产前诊断中已经取代了传统的染色体核型分析。

产前细胞遗传学诊断的准确性

随着无创产前非整倍体筛查和更高分辨率 MA 的出现,侵入性细胞遗传学诊断试验已显著减少,但妇产科医生仍应注意绒毛或羊水细胞分析的常见缺陷。其中之一为细胞不生长或细胞生长不能满足分析要求(尽管对微阵列并不成问题);另外少数情况下可能发生母体细胞污染,在羊膜腔穿刺时弃去开始的 1~2mL 羊水或 CVS 时显微镜下辨别绒毛和母体蜕膜可减少母体细胞污染发生。

更需注意的问题是绒毛或羊水检出的染色体异常有时不能反映胎儿的真实情况。染色体畸变可能发生在细胞体外培养过程中或局限在胎盘组织内,发生以下情况应怀疑该可能性:(1)嵌合体(一个以上的细胞系)局限于几个培养瓶中的一个或局限于一个羊水/CVS 标本克隆中;(2)胎儿核型异常而超声检查正常,与已知该异常核型应有的严重胎儿缺陷表型不相符。虽然实验室和临床遗传学家更专业,但是产科医生也应做好与患者讨论这些问题的准备。

嵌合体

在利用绒毛组织或羊水细胞进行染色体核型分析时,可发现某些细胞包含了一条或多条额外的结构正常染色体(1%~2%),此即嵌合现象。如果这些异常细胞仅出现在一个培养瓶或克隆中,为假性嵌合(pseudomosaicism),通常无临床意义。**当两个或两个以上的克隆或培养瓶中出现相同的染色体异常,则提示真性嵌合可能。有研究表明,70%~80%的嵌合体病例是通过检测流产组织或活产婴儿得以证实的**[55]。事实上,由于取材受限,真性嵌合体不可能完全排除。

在短期培养中,绒毛细胞较羊水细胞更易出现染色体数目异常。取样后数小时滋养细胞或绒毛细胞即可获得中期分裂相,因此核型分析可快速出结果。在 CVS 中,滋养细胞短期培养与长期培养的结果不一致可能源于绒毛间质核[5]。绒毛活检与胚胎间也存在细胞核型不一致的情况。如果 CVS 结果与临床表现存在矛盾,有必要随访胎儿生长情况。如有异常,进一步行羊膜腔穿刺术。特别是几种少见的三体型(+16、+22、+7)可能无法确定。**一些情况下,异常细胞只出现在胎盘而胚胎染色体正常,此为限制性胎盘嵌合(confined placental mosaicism,CPM)**,这种情况出现胎儿染色体异常的可能性小[56],但美国 NICHD 的 CVS 研究协作组发现 CPM 的晚期胎儿死亡率(8.6%)高于无嵌合(3.4%)者。**尽管 CPM 通常没有临床意义**[57],**但存在 IUGR 和 UPD 风险。**UPD 是体细胞内两条同源染色体全部来自同一亲本,UPD 的产生可能由于胚胎的三体营救机制,在分裂过程中一条染色体丢失,形成单亲二体[58]。UPD 的表型效应由涉及的染色体决定[59]。与 UPD 表型效应相关的印记基因包括 7 号(RussellSilver syndrome)、11 号(Beckwith-Wiedemann syndrome)、14 号(智力障碍以及多种异常)以及 15 号(PraderWilli and Angelman syndromes)染色体。

尽管存在潜在技术问题,**在检出染色体数目异常方面,羊水分析和绒毛分析仍是准确性很高的检测方法。**NICHD CVS 协作组的一项包含了 11 473 例绒毛样本直接培养和(或)长期培养的研究[57]发现,胎儿性别的判断均正确;148 例常见的常染色体三体(+13、+18、+21)、16 例性染色体非整倍体以及 13 例结构异常样本诊断无误;未见 CVS 细胞遗传学诊断正常而产后诊断三倍体的病例。总之,CVS 与羊膜腔穿刺的核型分析准确性相似。随着 MAs 的应用,已能检测亚显微染色体异常,大幅提高了产前诊断的准确性。

新发染色体结构异常的解读

如果貌似平衡性的染色体倒位或易位仅存在于胎儿,而未见于双亲,此染色体重排即为新发。这样的倒位或易位可能并不是平衡性的,断裂位点附近可能存在常规细胞遗传学分析无法检测的基因缺失。**有研究认为新发倒位的胎儿异常风险约 6%,新发易位为 10%~15%**[60]。这并不是某一特定染色体的风险,而是涉及许多染色体的汇总数据,另外这些风险也仅针对胎儿解剖学畸形或出生时有表现的畸形,不包含出生后症状逐渐明显的胎儿畸形。**因此,当存在新发结构异常时,应进行 MA 检测以确定断裂位点处是否存在致病性重复或缺失。**如果比较基因组杂交(CGH)提示无异常,发生胎儿异常的可能性则显著降低。

标记染色体,也称为额外染色体,即以标准细胞遗传学分析为基础无法完全描述其特征的染色体。这些小的染色体通常包含一个着丝粒,大部分源自于近端着丝点染色体(13、14、15、21 以及 22 号)的短臂,它们的临床意义取决于标记是新发的还是遗传的。Hume 等[61]回顾了 15 522 例产前诊断病例,确定了 19 个标记染色体,其中 5 例来自 CVS 标本、14 例来自羊水样本。应用高分辨率超声监测后发现新发标记染色体与畸形相关,超声检查正常的后代表型正常可能性高。通过 MA 检测通常可以确定标记染色体的来源。

单基因病或孟德尔遗传病

单基因病通常由单个基因突变导致,遵循孟德尔遗传学规律。大约 1% 活产婴儿的异常表型由基因突变所致,除了已经确认的某些特定基因突变在一些人种中携带率较高外,大多数遗传疾病是罕见的。随着人类基因组测序以及分子诊断技术的发展,现已能够检出一些单基因突变的携带者,可更精确地评估其后代的患病风险。**常染色体显性遗传病如马方综合征,X-连锁遗传病如脆性 X 综合征、假肥大型肌营养不良症(Duchenne muscular dystrophy,DMD)的子代发病风险均为 50%。如果常染色体隐性遗传病的父母双方都携带突变,则每次妊娠后代受累概率为 1/4,如囊性纤维化(Cystic Fibrosis,CF)或 Tay-Sachs 病。**携带已知突变的个体或夫妇可以选择产前诊断或植入前遗传学诊断。随着对许多疾病常见基因突变的深入认识,特别在某些种族,提供人群为基础的携带者筛查已成为可能。另外,一些携带者因患儿的出生或接受了包含 30 多种遗传病的新生儿筛查得以明确诊断。本节将介绍携带者筛查、新生儿筛查以及以 DNA 为基础的胚胎植入前及产前遗传学检测的分子诊断平台。

遗传病携带者筛查

携带者筛查(carrier screening)用于确定个体是否存在某基因的杂合性变异(杂合子携带者)。筛查是自愿选择的,并建议签署知情同意书。除了检测信息(包括检出率及局限性),最好还能向受试者提供疾病现状、患病率、严重性以及治疗选择等信息。当检出率<100% 时,应向受试者解释筛查结果阴性提示携带者的可能性较低、后代受影响的风险较低,但无法完全排除为携带者的可能性。也应向受试者保证对其检查结果保密。对于一些受试者来说,可建议其进行遗传咨询,为受试者提供针对相关疾病

的宣教资料也会对其有所帮助。另外,应谨慎地在医疗文书中记录提供的筛查试验及受试者的决定。

ACOG 建议对于某些遗传病进行人群携带者筛查以便提供产前诊断,尽管家庭未曾生育过遗传病患儿(表10-8)[62-66]。脆性 X 智力障碍以及脊肌萎缩症(SMA)也可做 DNA 相关检测。当前 ACOG 并不推荐脆性 X 普查,但是建议对具有不明原因智力障碍、孤独症、运动障碍、卵巢早衰、脆性 X 综合征等家族史的人群以及根据患者本人要求进行筛查[65]。ACOG 也不建议对脊肌萎缩症(以前称为 *Werdnig-Hoffman* 病)进行人群筛查[66],但 ACMG 建议行 SMA 携带者筛查,因 SMA 在泛族裔的携带率与 CF 相似,95% 的 SMA 基因变异携带者有望通过筛查被检出[67]。

如果致病基因及突变已明确,则对有家族史的个体建议进行个体化检测评估携带情况。

译者注:

2017 年 ACOG 已建议对 SMA 进行人群普查。参考文献 1:Committee on Genetics. . Committee Opinion No. 690;Carrier Screening in the Age of Genomic Medicine. Obstet Gynecol. 2017 Mar;129(3):e35-e40.;2:Committee on Genetics. . Committee Opinion No. 691:Carrier Screening for Genetic Conditions. Obstet Gynecol. 2017 Mar;129(3):e41-e55.

表 10-8 不同族群的基因筛查

族群	疾病	筛查试验
所有族群	囊性纤维化	包含 23 个 CFTR 基因突变的 DNA 检测包(等位基因存在于 0.1% 美国人口中)
黑色人种	镰状细胞贫血	血红蛋白电泳法 MCV<80%
Ashkenazi 犹太人	Tay-sacks 病	血清氨基己糖苷酶-A 降低或有针对性的等位基因 DNA 分析
	海绵状脑白质营养不良症	有针对性的等位基因 DNA 分析
	家族性自主神经障碍	有针对性的等位基因 DNA 分析
美国路易斯安那州的本地人	Tay-sacks 病	有针对性的等位基因 DNA 分析
法裔加拿大人	Tay-sacks 病	有针对性的等位基因 DNA 分析
地中海沿岸的高加索人(意大利人、希腊人)	β-地中海贫血	排除铁缺乏后采用血红蛋白电泳法,MCV<80%
东南亚(菲律宾人,中国人,越南人,老挝人,柬埔寨人)以及非洲人	α-地中海贫血	排除铁缺乏后采用血红蛋白电泳法,MCV<80%

CFTR,囊性纤维化跨膜传导调节因子。MCV:红细胞平均体积

携带者筛查经济有效的方法是先检测高风险的配偶(有相关遗传疾病家族史)或孕妇,也可以双方同时检查。如果夫妇之一携带常染色体隐性遗传病基因突变,再检查其配偶。当夫妇双方均携带同一常染色体隐性遗传疾病基因突变时,后代子女有 **25%** 的发病风险。对此类夫妇建议行遗传咨询,应告知夫妻双方可以通过产前诊断、PGD、捐赠配子(卵子或精子)以及领养等方法降低后代患病风险,其亲属也存在发病风险并可进行携带者筛查。在携带者筛查时偶尔会发现受检者出现两个突变,因个体表型轻微而未引起临床注意,遇到这种情况,应将其转诊至遗传学专家进一步评估。

Ashkenazi 犹太人遗传病

一些遗传病在 **Ashkenazi** 犹太人中非常普遍(表10-9),杂合子或携带者的检出率高达 **95%～99%**,如此高的敏感度反映出这些常见遗传病在这一特殊族群中都是由少数突变引起的。**Ashkenazi** 犹太人为本章中所列举常染色体隐性遗传病杂合子的总体发生概率为 **1/4**[62]。

表 10-9 Ashkenazi 犹太人部分疾病的遗传学筛查

疾病	携带(杂合子)率	携带(杂合子)检出率(%)
Tay-sacks 病	1/25	99
海绵状脑白质营养不良症	1/40	97
家族性自主神经障碍	1/35	99.5
囊性纤维化	1/25	96
Niemann-Pick 病	1/70	95
C 型 Fanconi 贫血	1/90	95
Bloom 综合征	1/100	95
IV 型黏多糖症	1/125	96
I 型 Gaucher 病	1/19	95

在美国,犹太人本人可能也不清楚自己是 Ashkenazi 还是西班牙裔(注:Ashkenazi 犹太人指源于中世纪莱茵兰一带的犹太人后裔,90% 的犹太人属于 Ashkenazi),因此产科医生应对所有犹太夫妇进行筛查。**ACOG** 建议 Ashkenazi 夫妇进行 Tay-Sachs 病、CF、海绵状脑白质营养不良症(Canavan disease)以及家族性自主神经障碍(familial dysautonomia)的携带者筛查,同时也建议告知其可以进行发生率低和非严重疾病的携带者筛查[61],如Ⅳ型黏多糖症、A 型 Niemann-Pick 病、C 型 Fanconi 贫血、Bloom 综合征以及 Gaucher 病等。很多实验室和科研项目提供 Ashkenazi 犹太人扩展性携带者筛查。

筛查通常采用分子学方法检测常见的基因突变。表 10-8 中列出的所有疾病中,仅筛查少量突变(突变基因的等位基因)就可获得很高的杂合子检出率。例如 Tay-Sachs 病,用分子学方法在 Ashkenazi 犹太人中可检出 94%的杂合子;应用更复杂的生物化学分析手段(基于氨基己糖苷酶 A 与总氨基己糖苷酶的比例——A+B)可检测出 98%的杂合子[62]。如果夫妇中一方为 Ashkenazi 犹太人,ACOG 建议先对其进行筛查[61]。在低风险人群中(如非德裔的欧洲人),Tay-Sachs 病的携带率仅 1∶300。鉴于分子异质性的普遍存在,对非 Ashkenazi 犹太人进行生物化学检测也是有必要的。

因缺乏对 Tay-Sachs 病和 CF 以外的遗传病的携带率和检出率数据,对非犹太裔夫妇行携带者筛查的价值有限,可能无法准确评估其后代的患病风险。

血红蛋白病

镰状细胞病最常发生于非洲裔,但也在希腊、意大利(西西里)、土耳其、阿拉伯、伊朗南部以及亚洲印度人群中高发。典型镰状细胞病是由于 β 血红蛋白基因(Hb S,见第 44 章)发生单碱基纯合突变引起。大约 1/12 的黑色人种是单拷贝突变携带者(杂合子)并有细胞镰状的特征。筛查时推荐血红蛋白电泳法,该法也可检出其他异形血红蛋白和地中海贫血[63]。

地中海贫血是 α 或 β 珠蛋白(见第 44 章)合成减少所致,较常见于东南亚、非洲、西印度群岛、地中海(希腊、意大利)、亚洲以及中东地区人群。ACOG 建议通过全血细胞计数(红细胞平均体积[mean corpuscular volume, MCV])和血红蛋白电泳检测地中海贫血[63]。MCV 值低于正常值 80%提示同时存在缺铁性贫血或地中海贫血;因此有必要检查是否为铁缺乏,如果未发现铁缺乏,血红蛋白 A_2 和血红蛋白 F 升高可以确诊为 β-地中海贫血。α-珠蛋白基因缺失引起的 α-地中海贫血需要行相关 DNA 检测[63]。

囊性纤维化

ACOG 和 ACMG 最早在 2001 年建议对 CF 进行携带者筛查[64,68]。CF 在北欧和 Ashkenazi 犹太人中较常见,主要影响肺功能和胰腺功能。该病通常儿童早期发病,10%~20%出生时由于胎粪性肠梗阻而被诊断。逐渐增加和潴留的黏稠分泌物引起慢性呼吸道阻塞。胰腺腺管阻塞和胰腺分泌不足,影响肠道吸收,导致营养不良和生长发育迟缓。大部分男性 CF 因先天性输精管缺如(con-genital bilateral absence of the vas deferens,CBAVD)患无精子症。CBAVD 有时是 CF 的唯一表现,等位基因突变引起 CBAVD 比引起严重 CF 的危害小。未累及胰腺的 CF 患者病程进展缓慢且生存期较长(中位生存期 56 年,累及胰腺患者中位生存期为 30 年)[25]。CF 可以通过检测汗液内氯化钠或新生儿筛查协助诊断,但确诊需采用突变基因检测或 DNA 测序。一旦在家庭中确定了某个基因突变,应行遗传学分析检测其他携带者(杂合子)和患者。

从最早关于 CF 基因定位的报道以来,已发现超过 1500 种致病基因突变,但 ΔF508 基因突变——第 508 位苯丙氨酸(F)密码子缺失——在非 Ashkenazi 犹太裔白种人 CF 基因突变中约占 75%[69]。ACOG 和 ACMG 建议应用一个包含了 23 个突变的检测包筛查 CF 携带者[64]。很多商业实验室提供基因测序和/或扩展性携带者检测包,其中包含了普通人群中发生率低的变异,使检测敏感性略有升高。在家庭成员中出现患者且常规筛查未发现突变时,可以考虑扩展性检测包或基因测序,但是不推荐将后两种方法用于常规携带者筛查。即使行全基因组测序,也未必能检出全部 CF 基因突变,未知突变可能作用于启动子区或干扰转录后修饰而致病。

不同种族 CF 的携带率和检出率如表 10-10 所示。夫妇中一方或双方筛查阳性或阴性时,后代患病的可能性如表 10-11 所示,检出率因种族不同而有差异。无 CF 家族史者,配偶患病或配偶有 CBAVD 时有必要行遗传咨询、扩展性筛查或基因测序。

表 10-10　CF 杂合子的检测[*]

族群	携带(杂合子)率	携带者(杂合子)检出率(%)	携带者(杂合子)假阴性率
Ashkenazi 犹太人	1/24	94	1/380
非西班牙裔欧洲白人	1/25	88	1/200
西班牙裔白人	1/58	72	1/200
黑色人种	1/61	64	1/170
亚洲人	1/94	49	1/180

摘自 ACOG Practice Bulletin No. 78;hemoglobinopathies in pregnancy. Obstet Gynecol. 2007;109;229-237

ACOG Committee Opinion 486 (2011).

[*] 目前包含 23 种基因突变

表 10-11　CF 携带者筛查后胎儿受累的可能性

	非西班牙裔欧洲白人	Ashkenazi 犹太人
未筛查	1/2500	1/2304
夫妻双方均为阴性	1/173 056	1/640 000
双方中一人阴性另一人未查	1/20 800	1/38 400
双方中一人阳性另一人阴性	1/832	1/1600
双方中一人阳性另一人未查	1/100	1/96
夫妻双方均为阳性	1/4	1/4

以上计算结果基于表 10-6 所示的发生率

新生儿筛查

虽然美国各州强制行新生儿筛查,仍有父母可能拒绝筛查,有的州需签署知情同意。这些筛查可能发现携带者夫妇,使其从遗传咨询中受益,了解再次妊娠时需要做出的选择。

ACMG 和美国畸形儿基金会建议进行包含 31 种遗传病检测包的筛查,包括需要治疗的先天性代谢性疾病如苯丙酮尿症、半乳糖血症以及高胱氨酸血症,内分泌疾病如甲状腺功能低下、21 羟化酶缺乏,镰状细胞贫血病以及先天性耳聋等。具体参见 www. marchofdimes. com/professionals/580. asp 或国家新生儿筛查和遗传资源中心网址:genes-r-us. uthscsa. edu。

单基因病产前诊断的分子生物学方法

人类基因组测序已经揭示了大约 22 000 个基因序列。虽然许多基因的功能仍旧未知,但是对孟德尔疾病产前基因诊断的潜在益处逐渐明确,对其分子干扰机制也日益了解。已知的单基因病的分子机制并不相同,包括单碱基置换引起的点突变导致单个氨基酸改变(如镰状细胞贫血病),提前出现的终止密码子导致截短蛋白产生,三个核苷酸的缺失引起某个氨基酸的缺失,一个或两个碱基插入或缺失引起的移码突变。

在某一特定疾病中,很少会有单独一个突变能够引起所有异常,如镰状细胞贫血病和软骨发育不全。在某一族群中,一个或多个突变可能占大部分,但在更广泛的人群中,其致病分子机制通常也更具异质性。突变位点的阵列检测,或者目标基因测序可用于上述遗传病的诊断及携带者筛查。即使是在研究较多的疾病如 CF 中,针对每个受累个体的分子机制也并不能都被阐明。**如果对相关基因的所有编码区进行测序未发现突变,则推断发病机制涉及启动子区域或后转录阶段**(如翻译过程)。

检测单基因病的一般方法需要测定一个已知突变。或者,如果不清楚具体的突变基因,当基因在染色体上的定位明确时,连锁分析(linkage analysis)也能用于确认受累个体。假如一对夫妇有某一遗传病的风险,但其分子机制尚不清楚,在连锁分析中,医生依赖于突变点上下游的多态性标记,这些多态性虽无临床意义但是能够作为标记物(短串联重复核苷酸序列;SNPs)。在每一个多态性或突变的基因座,标记等位基因一条是父源性的,一条是母源性的。一组标记物位于突变染色体上,称为顺式(cis),位于正常染色体上称为反式(trans)。也就是说,给出两条染色体,一组标记存在于包含疾病(显性或隐性的)突变等位基因的染色体上,另一组在"正常"染色体上。研究受累和未受累的家庭成员可以使医生确定该家族独有的标记"相"。如果没有存活的受累家庭成员,若疾病新发于男性,也可以通过分析男性的精液来推

断"相"(顺式与反式)。总之,其原则是在未知明确的核苷酸突变情况下,以此推断做出诊断。

连锁分析技术已用于数百种疾病的检查。任何胎儿有核细胞如绒毛膜、羊水细胞或胚胎的卵裂球都可以进行检测。更多技术细节不在本文讨论之列,**在高水平实验室中,分子诊断的准确性很高,但非万无一失。**

分子机制未明的孟德尔遗传病

一些疾病的基因基础仍未阐明。如果致病基因不明确且无法定位,则不适用于连锁分析。假如曾生育过结构异常但细胞遗传学检测结果正常(包括微阵列)的患儿,则无论是对于曾生育的患儿还是本次妊娠,医生都需要借助于影像学检查(参见第 9 章)。

多因素和多基因病

有学说认为一些先天畸形,特别是单一器官系统的先天畸形是多个基因(多基因)及基因-环境相互作用(多因素)的累积结果,包括脑积水、无脑畸形、脊柱裂(神经管缺陷,NTDs),面裂(唇裂及腭裂),心脏畸形,幽门狭窄,脐膨出,髋关节脱位,子宫先天畸形以及马蹄内翻足(框 10-1)。**曾生育过单个器官畸形患儿的女性再发风险为 1% ~ 5%**,其发生率低于因单基因异常所致风险值,但仍高于正常人群。受累父母的后代也有相似的再发风险。

框 10-1 多因素/多基因特性

脑水肿(除外中脑导水管狭窄和 Dandy-Walker 综合征)
神经管缺陷(无脑儿、脊柱裂、脑膜膨出)
唇裂合并或未合并腭裂
唇裂(单发)
心脏畸形(大多数类型)
膈疝
幽门狭窄
脐膨出
肾缺如(单侧或双侧)
输尿管异常
后尿道瓣膜
尿道下裂
米勒管融合效应
米勒管发育不全
肢体短缩畸形
马蹄内翻足

以上是相对常见的与多基因/多因素相关的遗传疾病。对于每种遗传疾病来说,已育有一个受累子代的正常夫妇再发风险为 1% ~ 5%,如果育有两个受累子代,则其风险更高

许多先天异常可以通过超声或胎儿超声心动图实现宫内诊断(参见第 9 章)。少数与母体血清及羊水中的 AFP 升高相关。本节将介绍联合血清学标记物与超声在筛查和诊断 NTDs 的应用。

神经管缺陷筛查

母体血清 AFP（MSAFP）检测是一项有效的开放性神经管缺陷筛查手段[70]，在孕 15～20 周进行。与非整倍体筛查相同，必须对孕周、多胎妊娠以及是否患糖尿病进行校正。母体血清 AFP 大于 2.0 或 2.5MOM 提示胎儿 NTDs 风险升高。患有 I 型糖尿病的孕妇血清 AFP 值大于 2.0MoM 提示升高，在双胎妊娠中，4.5 或 5.0MoM 以上才被认为异常。

由于检验阈值的设定和孕周的准确性等原因，大约 3%～5% 的孕妇血清 AFP 高于正常，其中大部分都是假阳性结果。精确核实孕周（如早孕超声）后，血清 AFP 真正异常的孕妇相对较少。如果血清 AFP 升高，应行超声检查，观察胎儿是否存在神经管缺陷或其他异常，如腹裂或脐膨出，同时确定孕周及胎儿数量。90% 无脑儿、80% 脊柱裂胎儿的母体血清 AFP 高于 2.5MoM[69]。单独超声检查 NTDs 即可达到很高的检出率（经验丰富的诊疗中心可达 90% 或以上），因此一些诊疗中心采用超声为初筛手段，但会漏诊较小的脊柱缺陷。有些 NTDs 在孕11～14 周即可通过超声诊断，有些病例需要行羊膜腔穿刺，检测羊水 AFP 和乙酰胆碱酯酶水平。

在其他一些情况下，母体血清 AFP 升高并不一定出现 NTD，如：(1) 估计孕周小于实际孕周，因为母体血清 AFP 水平随孕周增加而增加；(2) 未能识别多胎妊娠（如果以单胎 AFP 水平为判断标准，60% 的双胎和几乎所有的三胞胎母体血清 AFP 值均升高）；(3) 宫内死胎，推测可能胎血渗入母体血液循环；(4) Rh 同种免疫，颈部淋巴水囊瘤，及其他与胎儿水肿相关的情况；(5) 其他畸形，主要为腹壁缺损，如腹裂、脐膨出。

双胎妊娠的 NTD 检测敏感性低于单胎妊娠，以 4.5MoM 为检验阈值时，双胎脊柱裂的检测敏感性仅约 30%。敏感性低的原因为双胎通常不同时发生 NTD。建议双胎采用超声筛查 NTD。

母体血清 AFP 水平可作为中孕期非整倍体血清筛查的一部分，但早孕期的母体血清 AFP 并非检测 NTDs 的敏感手段。如果仅做了早孕非整倍体筛查，或者游离胎儿 DNA 检测或 CVS，仍建议行中孕期母体血清 AFP 或超声筛查 NTDs。

孕妇血清甲胎蛋白不明原因升高的产科意义

在对血清 AFP 升高的患者进行综合评估后，经常仍找不到 AFP 升高的原因。这部分孕妇一直被认为是不良围产期结局的高危人群，可能出现自然流产、早产、小于胎龄儿、低出生体重儿以及婴儿夭折。而另一方面，极低的母体血清 AFP 值（<0.25MoM）也与自然流产、早产、死产以及婴儿夭折等的发生相关[71-73]。

产前诊断适应证

产前诊断的适应证为在进行产前诊断遗传疾病相关的临床高风险状况，包括孕妇年龄、双亲有染色体重排、染色体异常胎儿孕育史、遗传性疾病的携带者等，还有只在孕期表现的其他危险因素，包括非整倍体筛查阳性、超声提示胎儿结构畸形及 IUGR。

产前诊断技术

染色体异常和许多遗传疾病的产前诊断需要侵入性操作如羊膜腔穿刺术或 CVS 来获得胎儿细胞或胎盘组织进行染色体和基因检测。少数情况下也可以通过脐静脉穿刺术获得胎儿血液。在这一部分，我们将介绍产前诊断技术及其安全性。

进行任何侵入性产前诊断前，患者均应接受遗传咨询，并被充分告知操作的性质及风险，患者及其配偶必须签署知情同意书。操作的性质、准确性、预期结果、操作的过程、时间、操作者、安全性、培养失败率、出报告时间、穿刺后的医嘱等信息都应与患者沟通。

羊膜腔穿刺术

20 世纪 50 年代进行了首例羊膜腔穿刺术，通过羊水可以检测 AFP 等物质水平，同时羊水细胞培养可进行细胞遗传学和分子生物学分析。羊膜腔穿刺术通常在孕 15 周后进行，因流产、羊水渗漏、马蹄内翻足的风险升高[74]，应当避免在孕 14 周前（尤其孕 13 周前）进行早期羊膜腔穿刺术（early amniocentesis，EA）。

在持续超声引导下使用带有针芯的 20-G 或 22-G 腰麻针经皮穿刺进入羊膜腔，注意避开胎儿和脐带。可在穿刺点给予局部麻醉。抽吸羊水约 20～30mL，通常需最初的 1～2mL 以避免母体细胞污染标本。Rh-阴性、Du-阴性、有过 Rh-阳性胎儿或胎儿 Rh 血型不详的未致敏患者，需要注射 Rh 免疫球蛋白。

> **译者注：**
> 根据红细胞上是否存在 D 抗原，可将红细胞分类为 Rh 阳性或 Rh 阴性。RhD 阴性的个体绝大多数缺失 RhD 基因，但某些 RhD 阴性个体的产生是由于 RhD 基因部分缺失或 D 基因突变后产生的，通常称 Du。Du 型血液作为献血者应视为 Rh 阳性供给，Du 型血液作为受血者应视为 Rh 阴性，因此，作为献血者必须进行 Du 型的确认，防止作为 Rh 阳性血供给 RhD 阴性患者，产生免疫性输血反应；作为受血者可以不进行 Du 型的确认直接接受 RhD 阴性血液。何凌，于晓丽. 长春地区 RH 阴性献血者 Du 血清学检测［J］. 中国实验诊断学，2011，(11)：1955-1956.

超声实时监视穿刺针能显著降低血性羊水、未抽出及多次穿刺的发生率。偶尔可能会抽吸到血性羊水，但是通常这些血液来自母体，不会影响羊水细胞生长。棕褐色、暗红色或酒红色羊水提示存在羊膜腔内出血，羊水中含血红蛋白分解产物，此类产妇约三分之一以流产为结局。如果羊水颜色异常伴羊水 AFP 水平升高，则多数预后不良（胎儿死亡或胎儿畸形）。胎粪污染后羊水呈绿色，并不与妊娠不良结局相关。

孕妇行羊膜腔穿刺术后可恢复正常活动，但一般应暂停跑步、有氧运动等体力活动一天左右，也应禁房事 24~48h。若出现持续宫缩、阴道出血、羊水渗漏或发热等情况应及时向医生报告。除明显的流产症状外，绝大多数无需特殊处理。

双胎妊娠的羊膜腔穿刺术

对于多胎妊娠的孕妇，一般情况下可以对所有胎儿进行羊膜腔穿刺术。如后期需行选择性减胎，则应检查并记录绒毛膜性、胎盘位置、胎儿活力、解剖构造以及性别、仔细区分每个羊膜囊等。确保两次取样不在同一个羊膜囊的简单可靠方法如下：在第一个羊膜囊抽吸取样后、拔出穿刺针前，向内注射 2~3mL 靛蓝胭脂红，然后由超声辨别两个羊膜囊的膜，确定第二穿刺点，进行第二次羊膜腔穿刺术，抽吸出清亮的羊水则确定进入的是另一个羊膜囊。胎儿数目大于两个时，可以用相似的方法进行穿刺，依次向穿刺成功的羊膜腔内注射染料。多胎妊娠胎儿细胞交叉污染并不多见，但在某些情况下会影响羊水乙酰胆碱酯酶（AchE）或 AFP 结果。第二个羊膜腔穿刺时，一些产科医生并不用羊膜腔内注射染料的方法，而是逐个穿刺或同时在每个羊膜囊内插入穿刺针后，超声下观察两个穿刺针。

如果多胎妊娠中一个胎儿异常，父母需要选择流产或继续妊娠，后者意味着拥有一个或多个正常胎儿和一个异常胎儿。中孕期选择性减胎是可行的，但其并发症（流产及早产）发生率比早孕期更高，因此多胎妊娠应首先考虑 CVS。

羊膜腔穿刺的安全性

对于有经验的医生，羊膜腔穿刺的风险非常低：流产发生率大约 1:(300~500) 甚至更低[74]。20 世纪 70 年代评估羊膜腔穿刺安全性的大型协作研究完成后，与之相关的流产已大幅降低。在早期的协作研究中，没有条件配置高质量的超声，并行超声也未广泛使用。随着过去十年高质量超声的普遍应用，研究认为行羊膜腔穿刺术的孕妇与未行羊膜腔穿刺术的孕妇妊娠结局并无统计学差异。羊膜腔穿刺术也不增加双胎妊娠的不良结局风险。

羊膜腔穿刺术对母体的风险很低，有症状的羊膜炎罕见（0.1%），母体并发症如短暂阴道出血或少量羊水漏出的发生率<1%，但是这些并发症绝大多数都是自限性的，无需特殊处理。其他并发症包括可能出现腹腔脏器损伤、大出血。最严重的并发症是爆发性脓毒血症（如大肠埃希菌或梭菌类）引起孕妇死亡，这种情况极为罕见。

绒毛活检术

绒毛活检术（CVS）可以在早孕期进行胎儿遗传学诊断，必要时更早、更安全地终止妊娠。例如早孕期终止妊娠的孕妇死亡率约 1/100 000，而中孕终止妊娠的孕妇死亡率[75] 约 7/100 000~10/100 000；孕早期减胎的风险也比孕中期小，早期诊断也为多胎妊娠选择性减胎提供了可行性；早孕终止妊娠也利于保护患者隐私。绒毛分析和羊水细胞分析可以在染色体状态、酶学水平以及基因突变方面提供相同的信息。绒毛活检术不能用于少数需要羊水的测定，如 AFP 水平用于诊断 NTDs。

CVS 在妊娠 10~13 周之间进行，可采用经宫颈（Transcervical Chorionic Villus Sampling, TC-CVS）或经腹（Transabdominal Chorionic Villus Sampling, TA-CVS）途径（图 10-4、图 10-5）。TC-CVS 通常使用带金属针芯的弹性聚乙烯导管，在超声引导下经宫颈管向胎盘穿刺。拔出针芯后，依靠负压将 10~25mg 绒毛吸入含有组织培养液的 20mL 或 30mL 注射器中。TA-CVS 使用 18-G 或 20-G 的腰麻针经皮穿刺，在超声监测下刺入胎盘长轴。移去针芯后，保持负压并轻柔地纵向前后移动穿刺针，将绒毛吸入含有 5mL 培养液的 20mL 针管中。TA-CVS 可以用于孕晚期快速胎儿核型分析以及羊水过少无

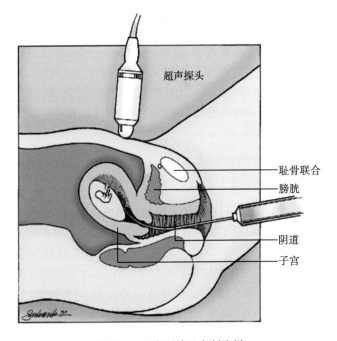

超声探头

耻骨联合

膀胱

阴道

子宫

图 10-4　经宫颈绒毛穿刺取样

可穿刺羊水池的病例,早孕期以后,该操作被称为晚期CVS或胎盘活检,由于其风险更小、易于操作、可24~48小时报告细胞遗传学结果等优势,中孕或晚孕胎盘活检快速胎儿核型分析在许多医疗中心已经取代了脐静脉穿刺。

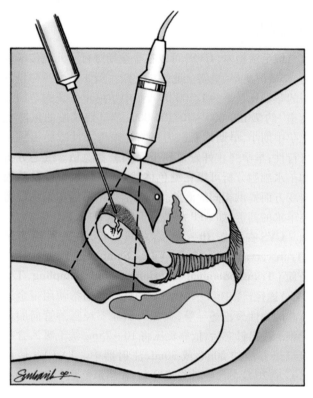

图 10-5   经腹绒毛穿刺取样

在许多情况下,可选择 TA-CVS 或者 TC-CVS,而一些特殊情况需从二者中选择更适合的一种方法。例如:宫颈肌瘤或子宫过倾妨碍经宫颈途径穿刺,可行 TA-CVS取样。合并生殖器疱疹、宫颈炎或双角子宫的病例最好选择经腹穿刺。除非已知胎儿为 Rh 阴性,Rh 阴性、Du阴性、未致敏的孕妇进行上述两种操作均应注射 Rh 免疫球蛋白。已对红细胞抗原致敏的孕妇应推迟至可行羊膜腔穿刺的孕周。

绒毛活检术的安全性

CVS 是一项相对安全的操作。多项研究报告显示,包括美国和意大利在内的多项随机研究,CVS 的妊娠丢失风险与孕中期羊膜腔穿刺相似[76,77]。然而,一项系统回顾性研究比较了 TA-CVS、TC-CVS、孕早期羊膜腔穿刺(EA)及孕中期羊膜腔穿刺的安全性后,认为中孕期羊膜腔穿刺和经腹 CVS 的安全性高于经宫颈 CVS 和 EA[78]。因胎儿异常(NT 增厚、合并淋巴水囊瘤或其他发育异常)本身会增加流产风险,所以简单地将 CVS 与羊膜腔穿刺进行比较并不合理。

CVS 的孕妇中 IUGR、胎盘早剥、早产的发生率并不高于普通人群。20 世纪 90 年代早期,对 CVS 安全性争议的焦点在于肢体短缩畸形(limb reduction defects,LRDs)。大多数研究达成的共识认为,由经验丰富的医生在孕 10~13 周进行 CVS,LRD 并不是主要问题[74]。有研究报道,早孕晚期(13~14 周)CVS 可能与发生高血压、子痫前期的风险升高相关[24],但缺乏其他研究证实。推测其发生机制为局部的胎盘损伤,早期胎盘形成受干扰引发孕妇高血压。

总之,应告知患者,由经验丰富的医生进行 CVS 的妊娠丢失率和中孕期羊膜腔穿刺相似,孕 9 周后 CVS 引起肢体短缩的风险很低,并不高于正常孕妇 6/10 000 的发生率[74]。

双胎妊娠的 CVS

对于经验丰富的医生来说,多胎妊娠行 CVS 也是安全的。美国的一项研究发现[79],多胎妊娠行 CVS 染色体正常的胎儿的总丢失率(自然流产、死产以及新生儿死亡)为 5%,仅略高于在单胎妊娠中观察到的总概率(4%)[16]。双胎妊娠产前诊断咨询时的一个关键问题是确认绒毛膜性(参见第 32 章)。单绒双胎是单卵双胞胎,除少数例外,它们拥有相同的基因构成。所以,两个胎儿在超声下未见有明显差异时,只需取一份样本。双绒双胎必须对两个胎儿分别取样。当两个胎盘融合时,辨别脐带根部有助于避免绒毛组织的交叉污染而引起假阳性或假阴性结果,或者,最好选羊膜腔穿刺术。

CVS 广泛应用于多胎妊娠选择性减胎术前,尤其应对最下方的胎儿(通常为降低感染风险而要保留的)以及至少 2 或 3 个准备保留的胎儿取样。

合并 HBV、HCV 以及 HIV 孕妇的侵入性产前诊断

对于母-胎传播来说,经血液传播病毒始终是一个不容忽视的危险因素。虽证据有限,但 HBV 的垂直传播风险很低[80]。在咨询时,了解孕妇 HBV e 抗原的状态对评估羊膜腔穿刺相关的风险有意义。尽管 HCV 的相关资料更少,但尚未有证据证明羊膜腔穿刺增加 HCV 的传播[80]。携带 HBV 或 HCV 的孕妇可以进行侵入性产前诊断,但应充分告知患者关于母胎传播仅有有限的数据支持。

HIV 阳性孕妇应避免侵入性产前诊断,行非侵入性产前诊断更好,尤其是孕晚期,母胎传播的相对风险为未行侵入性操作 HIV 阳性孕妇的 4 倍[80,81]。对进行了抗逆转录病毒治疗且病毒载量低的孕妇,一些研究者建议在其早孕期进行操作时的母婴传播风险很低。对坚持要求行侵入性产前诊断的孕妇,应首选羊膜腔穿刺,并尽量避免穿过胎盘。

脐血穿刺术

超声引导下经皮脐血取样（percutaneous umbilical blood sampling, PUBS），也称为脐静脉穿刺术、脐带穿刺术，可以获得胎儿血液标本进行细胞遗传学或分子生物学分析。**孕中晚期发现胎儿结构异常是 PUBS 最常见指征之一。**如前面章节所述，胎盘活检具有更安全、简单、快捷的优点，已在许多中心取代了胎儿血取样。此外，随着细胞遗传学和分子生物学诊断技术不断发展，胎儿血取样的需求减少。例如，在血红蛋白病高发地区，产前诊断曾经广泛采用胎儿血取样，目前大部分产前诊断通过绒毛活检 DNA 分析实现。

胎儿血取样可用于羊水或绒毛培养中出现的染色体嵌合体的明确诊断及胎儿血液疾病的产前评估。测量胎儿红细胞压积可用于评估 Rh 或其他血细胞抗原同种免疫性疾病引起的贫血。胎儿血样也用于诊断凝血因子（基因产物）异常，如甲型血友病、乙型血友病以及血管性血友病。PUBS 也是诊断非免疫性胎儿水肿有价值的方法，因为通过一项操作即有机会评估血液病、染色体异常及感染的不同病因。

方法

尽管有孕 12 周穿刺成功的报道，胎儿脐静脉穿刺术通常在孕 18 周后进行。穿刺前必须超声评估胎儿活力、胎盘和脐带位置、胎位以及胎儿或胎盘是否异常。彩色多普勒血流成像是评估脐带和胎盘的重要工具。孕妇一般不需要镇静，穿刺前口服苯二氮䓬类可能有益。许多中心预防性应用抗生素，尽管缺乏循证医学证据支持。

超声持续引导下，用带针芯的 21G 或 22G 腰麻针经皮穿刺脐静脉。可徒手穿刺或使用固定于超声探头的穿刺引导架。大多数经验丰富的母胎医学专家采用徒手穿刺。**首选脐静脉而不是脐动脉**，因静脉较粗且穿刺时较少发生胎儿心动过缓与大出血。穿刺脐带胎盘插入点较容易，但母血污染率高。也可选择穿刺游离的脐带或肝内静脉。

针刺入脐静脉后，拔出针芯，用肝素化的注射器抽取少量血液，进行全血计数评估平均红细胞体积（mean corpuscular volume, MCV），关键是确认血样是否来源于胎儿。**胎儿血细胞（140fL）大于母体血细胞（80fL），胎儿血样的 MCV 应该大于 100。**无法立即做全血分析时可做 Apt 试验（血红蛋白碱变性试验）确定是否是胎儿血，尤其孕 28 周前。基于胎儿血红蛋白抗碱变性的能力，Apt 试验成为一项快速、廉价、便捷的临床备选方法。

> **译者注：**
> 1 支试管加入蒸馏水 2mL，滴入 0.2mL 血，立即加入 0.2mol/L 的 KOH 溶液 1mL 后轻柔摇晃，颜色粉红或不变色为胎儿血，迅速变为黑褐色则为母血。

胎动可干扰穿刺过程，有时导致穿刺针移位，从而增加并发症（出血、脐带血肿）风险和再次穿刺的必要。在治疗性的脐静脉穿刺时，行胎儿神经肌肉阻滞有助于减少胎动。脐静脉穿刺的同时可通过静脉注射或肌肉注射泮库溴铵（0.1~0.3mg/kg 胎儿估重）麻醉胎儿[82]。

单脐动脉在妊娠中的发生率≥1%，其直径常大于正常脐动脉。单脐动脉（两条血管脐带）发生穿刺相关的胎儿丢失风险与正常的三条血管脐带相比无明显差异。尽管如此，单脐动脉的病例仍建议在彩色多普勒血流成像引导下由经验丰富的医生穿刺。

胎儿血取样的安全性

PUBS 的胎儿丢失率因适应证和操作者经验不同而差异很大，总体高于羊膜腔穿刺术和 CVS，目前尚缺乏随机临床研究。**收集来自北美 14 个中心、不同孕周、不同适应证的 1600 例胎儿血取样的数据分析发现，未经校正的胎儿丢失率为 1.6%**[83]。Tongsong 等[83]将无胎儿畸形单胎妊娠、孕 16~24 周行脐静脉穿刺的 1281 例孕妇与孕周及年龄匹配的对照组比较，胎儿丢失率为 3.2%，高于对照组（1.8%）。另一项对 2010 例单胎妊娠脐静脉穿刺术的研究发现，孕 24 周前进行手术，术后 2 周内胎儿丢失率为 1%，而孕 24 周后为 0.8%[84]。多胎妊娠也可成功实施脐静脉穿刺，有限的数据表明总流产率升高（10.5%），但穿刺相关流产率升高[85]。

脐带穿刺部位出血是最常见的并发症，发生率约 30%~41%[86]。脐动脉穿刺术后出血时间明显长于脐静脉穿刺，一般均无失血的临床症状。Van Kamp 等[87]也描述经羊膜腔脐带穿刺较经胎盘穿刺引起穿刺部位出血更常见，持续时间更长。脐带穿刺后约 10% 出现一过性胎儿心动过缓。脐动脉穿刺及严重早发型胎儿生长受限均与心动过缓发生率升高有关。总之，母胎出血或输血量取决于操作时间、出血时间、穿刺部位及是否经胎盘入路。

母体并发症罕见，包括羊膜炎和经胎盘出血[87]，通常对孕妇的健康无明显影响，但也有严重败血症的个案报道[39]。

植入前遗传学诊断

植入前遗传学诊断（preimplantation genetic diagnosis, PGD）不单纯是"更早的"产前遗传学诊断，而是一种有着全新应用前景的方法。**PGD 可在受精 6 日内即着床前进行诊断。**

胚胎及配子 DNA 获取

PGD 作为辅助生殖技术的一部分，有三种获得胚胎

DNA 的方法:(1)极体活检:受精前或受精时进行;(2)卵裂球活检:从第 3 天的 6~8 细胞卵裂期胚胎吸取;(3)滋养外胚层细胞活检:第 5~6 天的囊胚。

卵裂球活检曾经是大多数中心的取材方法,通过机械性或激光透明带打孔取出一个卵裂球。其弊端在于移出 1 个卵裂球降低 10% 胚胎存活率,移出 2 个卵裂球会进一步降低妊娠率。目前,一般不采用卵裂球活检[88]。

第一次及第二次减数分裂均排出极体。减数分裂 I 时染色体数量先由 46 条减少至 23 条,在减数分裂 II 时每条染色体分裂为两条染色单体。极体活检是根据极体推断卵母细胞的染色体信息,而并未检测卵母细胞。例如,如果第一极体内无 21 号染色体,可推断卵母细胞有两条 21 号染色体,因此,一旦受精,胚胎将为 21-三体。同样的推断也可用于单基因遗传病。如果杂合子女性的极体检测提示等位基因突变,则可推断卵母细胞等位基因正常。

极体活检的明显不足在于无法评估父源性遗传信息,不适用于父亲患常染色体显性遗传病,评估常染色体隐性遗传风险夫妇的有效性也降低。95% 的染色体异常由母体减数分裂错误引发,所以大多数情况可采用极体活检。细节可参考 Simpson[89] 或 Kuliev 等[90] 的研究,特别涉及了第一极体中观察到重组该如何处理的问题。

目前首选的 PGD 方法是第 5~6 天囊胚的滋养外胚层细胞活检(biopsy of the trophectoderm)。此时胚胎的细胞数可达到 120 个或以上,可安全地获得足量用于诊断的细胞。另外,滋养外胚层细胞将来发育成胎盘,取出的细胞不参与胚胎(内细胞团)的形成。囊胚需多培养 2~3 天,进一步淘汰无活力胚胎。约 1/3 合并染色体异常的胚胎在第 3~5 天停止发育,但仍需 PGD 排查剩余的非整倍体。随着已活检胚胎冻存技术的应用,可在后续周期移植,由于促排卵作用减退,子宫内膜容受性更好,滋养外胚层细胞活检的价值更高。

植入前遗传学诊断的新适应证

避免人工流产

对于既希望避免孕育畸形儿,又因宗教信仰或其他原因禁止人工流产而纠结的夫妇,PGD 是唯一的产前诊断方法。实际上,第一极体活检是孕前诊断,在受精及胚胎形成前进行;第二极体在卵母细胞受精后排出,并非真正的孕前诊断。

亲本基因型保密

对于有成年期发病型遗传病风险的人,如亨廷顿舞蹈病和常染色体显性遗传的早发型阿尔茨海默病,不愿知道自己的基因型,也不希望将任何变异传给后代,PGD

是唯一切实可行的产前诊断方法,因为 PGD 可在多个胚胎中筛选出健康胚胎进行移植。即使研究者发现要求保密的亲本未受该致病基因的影响,在后续的周期中仍需重复 PGD,以免有高危因素的亲本推测出其自己基因型。

为脐带血干细胞移植筛选 HLA 相容性胚胎

存在影响骨髓造血的单基因遗传病(如 β-地中海贫血)高风险的夫妇,应避免再次生育基因异常儿。HLA 相容性胚胎可通过造血干细胞移植拯救其病危的哥哥或姐姐。脐带血 HLA 匹配时,干细胞移植成功率极高(95%),否则仅为 65%。PGD 可选出与患儿 HLA 相容的胚胎。

如果亲代存在常染色体隐性遗传风险,获得基因型正常的 HLA 配型吻合胚胎概率仅为 3/16(1/4 HLA 匹配胚胎,3/4 基因型未受累胚胎,二者相乘),上述方法的临床结果与预测值相符。这种情况下,仅能通过 PGD 实现。

美国和土耳其还广泛进行除遗传病以外的胚胎 HLA 配型,其中最常见于拯救白血病的现存患儿,占美国 PGD-HLA 的 1/3,英国少见。

染色体病的 PGD

研究方法

从单个细胞中无法可靠地检测染色体核型,胚胎植入前的细胞遗传学分析(数目或结构)须借助其他技术。最初应用染色体特异性探针 FISH 技术。

FISH 仅能评估 9~12 条染色体,目前 CGH 微阵列可检测所有染色体和部分微缺失、微重复。与检测绒毛或羊水细胞时不同,PGD 使用的 CGH 微阵列分辨率相对较低,仅检测非整倍体。因此,不需考虑是否报告 VOUS 的问题。也可采用 SNP karyomapping 或"全面染色体筛查"分析所有染色体。

染色体数目异常

高风险夫妇既要排除非整倍体异常,又要避免人工流产,PGD 是唯一的选择。通常,大部分高风险夫妇通过 CVS 或羊膜腔穿刺,而不是通过 PGD 排查非整倍体异常。不孕症夫妇 ART 的同时 PGD 更合理,可以选择性植入整倍体胚胎。ART 妊娠率与流产率之间呈反比。40 岁后妇女的 ART 成功率明显下降,基于 60 岁以上女性供卵成功受孕的案例,推测并非子宫内膜因素所致。另一方面,非整倍体所致的流产率与孕妇年龄呈正相关。因此,进行 PGD,移植整倍体胚胎,从而提高潜在存活胚胎比例成为优选的解决方案。

在 2000 年之前,为了改善高龄女性妊娠成功率,欧美一些较大的 PGD 和 ART 中心采用了标记有限数量染色体特异性探针(仅 5~9 个)的 FISH 技术,尽管这些有经验的生殖中心未能进行随机对照研究（random-ized controlled trial，RCT），但观察到的临床效果却令人鼓舞[89,91]；而一些较小中心的 RCT 却缺乏支持 FISH 有益的证据。虽然这些 RCT 有方法学缺陷，由于缺乏 FISH 有益于 PGD 的随机对照研究证据，影响了 FISH 的推广。到 2012 年，新技术应用于 PGD。首先，滋养层细胞活检取代了卵裂期胚胎活检，成为 PGD 的主要活检方式，不再受嵌合体的困扰，同时降低了技术难度；更重要的是，出现了前述微阵列或 SNP-array 等能检测 24 条染色体的非整倍体技术。2012 年美国几个实验室的相关 RCT 研究结果显示，经 PGD 活检的单个整倍体胚胎较未活检单个胚胎移植的妊娠率提高 20%[92,93]。**尽管结果令人振奋，尚缺乏 PGD 提高活产新生儿率的 RCT 有益证据。**

由于并非所有的胚胎均能存活，ART 时常移植多个胚胎，导致多胎妊娠的发生率升高，而 PGD 检测非整倍体还具备降低 ART 多胎妊娠率的潜力。Forman 等[94]开展了一项 RCT 研究，将平均年龄 35 岁行 ART 的妇女分为两组：一组未行 PGD，移植两个囊胚，另一组行 PGD，移植单个整倍体囊胚，结果显示，两组妊娠率无统计学差异（65% 与 61%），但双胎发生率差异显著（55% 与 0%）。

染色体结构异常

PGD 可检测胚胎染色体不平衡易位。第 27 章讨论了染色体易位如何导致配子不平衡而引起反复流产，从而延长获得正常妊娠所需时间。染色体易位夫妇获得活产妊娠的平均时间约为 5 年，远远长于无染色体易位的夫妇[95]。PGD 可缩短该时间。警告：CGH 微阵列 PGD 无法区分正常胚胎与携带平衡易位的胚胎，因二者的 DNA 数量均正常。

单基因病的植入前遗传学诊断

近 1/4 的 PGD 指征为夫妇存在一个或以上单基因遗传病风险。和其他单基因病产前诊断方法一样，致病基因的染色体定位已明确（即使突变位点不明）即可进行 PGD。目前全球通过 PGD 能检测超过 300 种不同的单基因病，最常见的是血红蛋白病、CF、脆性 X 染色体综合征以及杜氏肌营养不良。Kuliev 等[90]分享了 1685 例患者共 2982 个周期的单基因病 PGD 经验，得到 1095 次妊娠，1118 个活产儿，文章发表时尚有 47 例孕妇未分娩。

PGD-单基因病检测的主要技术难点在于必须将少量的 DNA 扩增才能满足最低检测阈值。全基因组扩增（whole-genome amplification，WGA）技术尚不完美，即使由经验最丰富的研究人员操作，仍会有 5% ~ 10% 的等位基因未被扩增[90]，导致等位基因脱扣现象（allele drop-out，ADO）。ADO 可能为随机现象（如探针与患者 DNA 结合和退火失败），活检过程中发生胚胎损伤也会增加其

发生。为减少发生 ADO，单基因病 PGD 时必须采用连锁分析，以减少由仅检测突变的等位基因而导致的错误或无意义结果。

成年期发病的孟德尔遗传病为 PGD 的另一指征。PGD 最常用于成年期癌症高发病风险人群，如 BRCA1 携带者、Li-Fraumeni 综合征、多发性内分泌肿瘤（multiple endocrine neoplasia，MEN）、家族性腺瘤样息肉病（familial adenomatous polyposis，FAP）、视网膜母细胞瘤及 von Hip-pel-Lindau 综合征等[96]。美国对上述情况进行 PGD 的争议相对较少，但欧洲仍未使用或较少使用。

植入前遗传学诊断的安全性

理论上，移除一个细胞可能降低胚胎存活率或妨碍植入，从而降低妊娠率，至少移除卵裂球的确如此[88]。**移除 1 个卵裂球，胚胎活力降低 10%。**由于胚胎细胞的全能性，不考虑活力的问题，至少理论上认为活检不会引起活产儿发育异常。如果其他细胞能够起到同样作用，在分化至特定的胚胎组织前丢失一个或以上细胞不会引起特定的器官损伤。

实际上，现有数据表明，PGD 活产儿的先天缺陷率未见升高[97]。此外，PGD 单基因突变检测与 PGD 非整倍体检测的子代结局也无显著差异。

完整胎儿细胞

约 1 百万 ~ 1 千万母体血液细胞中存在一个完整的胎儿细胞。从一个有核胎儿细胞获得的遗传学信息远远大于孕妇外周血中的 cfDNA，所以完整胎儿细胞的无创产前诊断极具吸引力。如果该技术切实可行且不过于昂贵，有望成为最佳的产前诊断方法。

Price 等[98]最早富集了母血中胎儿有核红细胞，并运用 FISH 技术诊断胎儿非整倍体异常（18 三体），随后其他研究者同法进行了 21 三体的无创产前诊断[99]。主要困难在于无法捕获预期数量的胎儿细胞，富集过程中可能存在丢失。一项 NICHD 的协作研究中评估了 4 个中心、两种完整胎儿细胞捕获方法的准确性，认为非整倍体检出率 74%（32/43 例）[100]，但该技术操作繁琐，捕获的细胞缺乏一致性，制约其进一步推广。此后，无创产前诊断开始关注 cfDNA。然而，几个生物科技公司仍坚持进行富集完整胎儿细胞（包括有核红细胞）的研究，目前尚未进行临床试验。

目前最有前景的方法是捕获母血中的胎儿滋养层细胞。Paterlini-Brechot 等最先阐述了用过滤器收集滋养层细胞的原理。根据父系的多态性确认细胞来源于胎儿，进一步检测胎儿基因型。2012 年进行了一项研究[101]，包括 63 例 CF 和 SMA，证明其敏感性和特异性具有临床应

用价值。

　　总之,母血中完整胎儿细胞的富集、转运和分析技术将具有转折性的意义,可能替代其他获取胎儿 DNA 的方法。但应用于临床前仍需要进一步的研究和发展。

要点

◆ 由于染色体异常、单基因突变或多因子/多基因遗传及外源性因素(致畸因素)等的影响,约 3% 的活产儿存在严重的先天性异常。

◆ 非整倍体高风险的孕妇应进行常见常染色体三体的非侵入性产前筛查。孕早期血清学筛查(游离 hCG 和 PAPP-A)联合 NT 测量,假阳性率为 5% 时,检出率为 85%~87%。对 21 三体高风险的孕妇,孕 10 周即可进行 cfDNA 检测,其检出率高于 99%,但高风险仍然建议随后进行侵入性产前诊断确诊。

◆ 孕中期使用 4 种血清学标志物(hCG、AFP、uE₃ 及抑制素 A)可达到 80% 的检出率,与孕早期联合筛查可达到 95% 的检出率。

◆ 羊水细胞染色体微阵列技术与常规的染色体核型分析相比,可在更高分辨率水平对全基因组进行全面分析,它不仅可检出三体和不平衡易位,还可检出基因组中的微缺失和微重复(CNVs)。尤其对于合并结构异常的胎儿,该方法比传统细胞遗传学检查更有优势。染色体核型正常、但有可疑结构或发育异常胎儿中,有 6% 检出了有临床意义的 CNVs。

◆ 排除缺铁性贫血后进行血红蛋白电泳测定是低成本的 β-地中海贫血和 α-地中海贫血基因携带者筛查方法。MCV<80% 提示可能为基因携带者。

◆ CF 在所有族裔中均有发病,但在北欧非西班牙裔白人(1∶25)或 Ashkenazi 犹太(1∶24)人中杂合子携带率高于其他种群(黑色人种 1∶61,西班牙裔 1∶58,亚洲人 1∶94)。已发现超过 1500 个 CF 致病基因突变,携带者筛查仅强制检测其中的 23 种突变。在北欧白人和 Ashkenazi 犹太人中,杂合子检出率分别为 88%、94%。在其他族裔中的检出率较低(黑色人种为 64%,西班牙裔为 72%,亚裔美国人为 49%)。

◆ 大多数单基因病的致病基因已定位,获得胎儿组织后可通过分子生物学方法检测。如果致病基因已定位但具体序列未知,或基因已测序,但在某一家系中致病的突变片段未知时,可使用连锁分析。与以往的许多间接测定方法相比,连锁分析优势明显。

◆ 孕 15 周后羊膜腔穿刺术与孕 10~13 周 CVS 具有同等的安全性(流产率为 1∶300~500)和准确性。因妊娠丢失及足内翻风险升高,不建议孕 13 周前行羊膜腔穿刺。

◆ 单一器官系统的先天畸形(如脊柱裂、面裂、心脏发育异常等)考虑多因素或多基因所致。曾生育过单一器官系统畸形患儿的孕妇再发风险为 1%~5%,可通过超声或胎儿超声心动图实现宫内诊断。

◆ 神经管缺陷可通过中孕期超声或母体血清 AFP 筛查。

◆ PGD 需活检一个或以上胚胎细胞(极体、卵裂球或滋养外胚层细胞),应用分子生物学技术检测单基因病,通过 FISH 或 array CGH 技术检测胚胎染色体异常(如三体)。PGD 不仅可减少流产、在不揭示亲本基因型的同时进行胎儿(胚胎)诊断(如亨廷顿舞蹈病),还可筛选 HLA 相容性胚胎。

参考文献

1. Hook EB. Rates of chromosome abnormalities at different maternal ages. *Obstet Gynecol*. 1981;58:282.
2. Hook EB, Cross PK, Schreinemachers DM. Chromosomal abnormality rates at amniocentesis and in live-born infants. *JAMA*. 1983;249:2034.
3. Ruggeri A, Dulcetti F, Miozzo M, et al. Prenatal search for UPD 14 and UPD 15 in 83 cases of familial and de novo heterologous robertsonian translocations. *Prenat Diagn*. 2004;24:997.
4. Weise A, Mrasek K, Klein E, et al. Microdeletion and microduplication syndromes. *J Histochem Cytochem*. 2012;60:346-358.
5. Miller DT, Adam MP, Aradhya S, et al. Consensus statement: chromosomal microarray is a first-tier clinical diagnostic test for individuals with developmental disabilities or congenital anomalies. *Am J Hum Genet*. 2010;86:749-764.
6. Bondy CA, Turner Syndrome Study Group. Care of girls and women with Turner syndrome: a guideline of the Turner Syndrome Study Group. *J Clin Endocrinol Metab*. 2007;92:10.
7. Simpson JL, de La Cruz F, Swerdloff RS, et al. Klinefelter syndrome: expanding the phenotype and identifying new research directions. *Genet Med*. 2003;5:460.
8. Graham JM, Simpson JL, Samango-Sprouse C. Klinefelter syndrome. In: Cassidy SB, Allanson J, eds. *Management of Genetic Syndromes*. 2nd ed. Hoboken, NJ: John Wiley & Sons; 2005:323.
9. Haverty CE, Lin AE, Simpson E, et al. 47, XXX associated with malformations. *Am J Med Genet A*. 2004;125:108.
10. Nicolaides KH. Nuchal transparency and other first trimester sonographic markers of chromosomal abnormalities. *Am J Obstet Gynecol*. 2004;191:45.
11. Krantz DA, Hallahan TW, Orlandi F, et al. First-trimester Down syndrome screening using dried blood biochemistry and nuchal translucency. *Obstet Gynecol*. 2000;96:207.
12. Wapner R, Thom E, Simpson JL, et al. First trimester screening for trisomies 21 and 18. *N Engl J Med*. 2003;349:1405.
13. Wald NJ, Rodeck C, Hackshaw AK, et al. First and second trimester antenatal screening for Down's syndrome: the results of the serum, urine and ultrasound screening study (SURUSS). *J Med Screen*. 2003;10:56.
14. Malone FD, Canick JA, Ball RH, et al. First-trimester or second-trimester screening or both for Down's syndrome. *N Engl J Med*. 2005;353:2001.
15. Malone FD, Ball RH, Nyberg DA, et al. First-trimester septated cystic hygroma: prevalence, natural history and pediatric outcome. *Obstet Gynecol*. 2005;106:288.

16. Comstock CH, Malone FD, Ball RH, et al. Is there a nuchal translucency millimeter measurement above which there is no added benefit from first trimester serum screening? *Am J Obstet Gynecol.* 2006;195:843.

17. Avgidou K, Papageorghiou A, Bindra R, et al. Prospective first-trimester screening for trisomy 21 in 30,564 pregnancies. *Am J Obstet Gynecol.* 2005;192:1761.

18. Souka AP, Krampl E, Bakalis S, et al. Outcome of pregnancy in chromosomally normal fetus with increased nuchal translucency in the first trimester. *Ultrasound Obstet Gynecol.* 2001;18:9.

19. Bogart MH, Pandian MR, Jones OW. Abnormal maternal serum chorionic gonadotropin levels in pregnancies with fetal chromosome abnormalities. *Prenat Diagn.* 1987;7:623.

20. Canik JA, Knight GI, Palomaki GE, et al. Low second trimester maternal serum unconjugated oestriol in pregnancies with Down's syndrome. *Br J Obstet Gynaecol.* 1988;95:330.

21. Palomaki GE, Knight GJ, Haddow JE, et al. Prospective intervention trial of a screening protocol to identify fetal trisomy 18 using maternal serum alpha-fetoprotein, unconjugated oestrial and human chorionic gonadotropin. *Prenat Diagn.* 1992;12:925.

22. Palomaki GE, Haddow JE, Knight GJ, et al. Risk-based prenatal screening for trisomy 18 using alpha-fetoprotein, unconjugated oestriol and human chorionic gonadotrophin. *Prenat Diagn.* 1995;15:713.

23. Palomaki GE, Knight GJ, Haddow JE, et al. Cigarette smoking and levels of maternal serum alpha-fetoprotein, unconjugated estriol, and hCG: impact on Down syndrome screening. *Obstet Gynecol.* 1993;81:675.

24. Cuckle HS, Spenser K, Nicolaides KH. Down syndrome screening marker levels in women with a previous aneuploidy pregnancy. *Prenat Diagn.* 2005;25:47.

25. Malone FD, Cuckle H, Ball RH, et al. Contingent screening for trisomy 21 results from a general population screening trial. *Am J Obstet Gynecol.* 2005;193:S29.

26. Cuckle H. Integrating antenatal Down's syndrome screening. *Curr Opin Obstet Gynecol.* 2001;13:175.

27. Cuckle H, Arbuzova S. Multimarkers maternal serum screening for chromosomal abnormalities. In: Milunsky A, ed. *Genetic Disorders and the Fetus.* 5th ed. Baltimore: Johns Hopkins University Press; 2004:795.

28. Palomaki GE, Kloza EM, Lambert-Messerlian GM, et al. DNA sequencing of maternal plasma to detect Down syndrome: an international clinical validation study. *Genet Med.* 2011;13:913-920.

29. Palomaki GE, Deciu C, Kloza EM, et al. DNA sequencing of maternal plasma reliably identifies trisomy 18 and 13 as well as Down syndrome: an international collaborative. *Genet Med.* 2012;14:296-305.

30. Norton ME, Brar H, Weiss J, et al. Non-invasive chromosomal evaluation (NICE) study: results of a multicenter prospective cohort study for detection of fetal trisomy 21 and 18. *Am J Obstet Gynecol.* 2012;207:137.e1-137.e8.

31. Lau TK, Cheung SW, Lo PS, et al. Non-invasive prenatal testing for fetal chromosomal abnormalities by low-coverage whole-genome sequencing of maternal plasma DNA: review of 1982 consecutive cases in a single center. *Ultrasound Obstet Gynecol.* 2014;43:254-264.

32. American College of Obstetricians and Gynecologists Committee on Genetics and the Society for Maternal Fetal Medicine Publications Committee: Noninvasive prenatal testing for fetal aneuploidy, ACOG Committee Opinion 545 (Dec 2012). *Obstet Gynecol.* 2012;120:1532-1534.

33. Gregg AH, Gross SJ, Best RG, et al. ACMG statement on noninvasive prenatal screening for fetal aneuploidy. *Genet Med.* 2013;15:395-398.

34. Nicolaides KH, Syngelaki A, Ashoor G, et al. Noninvasive prenatal testing for fetal trisomies in a routinely screened first-trimester population. *Am J Obstet Gynecol.* 2012;207:374.e1-374.e6.

35. Norton ME, Jacobsson B, Swamy GK, et al. Cell-free DNA analysis for noninvasive examination of trisomy. *New Engl J Med.* 2015;372:1589-1597.

36. Bianchi DW, Parker RL, Wentworth J, et al. DNA sequencing versus standard prenatal aneuploidy. *N Engl J Med.* 2014;370:799-808.

37. Boyle B, Morris JK, McConkey E, et al. Prevalence and risk of Down syndrome in monozygotic and dizygotic multiple pregnancies in Europe: implications for prenatal screening. *BJOG.* 2014;121:809-820.

38. Nicolaides KH, Brizot ML, Snijders RJ. Fetal nuchal translucency: ultrasound screening for fetal trisomy in the first trimester of pregnancy. *Br J Obstet Gynaecol.* 1994;101:782.

39. Cleary-Goldman J, Rebarber J, Krantz D, et al. First-trimester screening with nasal bone in twins. *Am J Obstet Gynecol.* 2008;199:e1-283.e3.

40. Canick JA, Kloza EM, Lambert-Messerlian GM, et al. DNA sequencing of maternal plasma to identify Down syndrome and other trisomies in multiple gestation. *Prenat Diagn.* 2012;32:730-734.

41. Grömminger S, Smerdka P, Ehrich M, et al. Fetal aneuploidy detection by cell-free DNA sequencing for multiple pregnancies and quality issues with vanishing twins. *J Clin Med.* 2014;3:679-692.

42. Benacerraf BR, Barss VA, Laboda LA. A sonographic sign for the detection in the second trimester of the fetus with Down's syndrome. *Am J Obstet Gynecol.* 1985;151:1078.

43. Smith-Bindman R, Hosmer W, Feldstein VA, et al. Second-trimester ultrasound to detect fetuses with Down syndrome: a meta-analysis. *JAMA.* 2001;285:1044.

44. American College of Obstetricians and Gynecologists Committee on Practice Bulletins: screening for fetal chromosomal abnormalities, ACOG Practice Bulletin 77 (Jan 2007). *Obstet Gynecol.* 2007;109:217.

45. Daniel A, Hook EB, Wulf G. Risks of unbalanced progeny at amniocentesis to carriers of chromosome rearrangements: data from United States and Canadian laboratories. *Am J Med Genet.* 1989;33:14.

46. Shaffer LG, Dabel MP, Fisher AJ, et al. Experience with microarray-based comparative genomic hybridization for prenatal diagnosis in over 5000 pregnancies. *Prenat Diagn.* 2012;32:976-985.

47. Simpson JL, Lamb DJ. Genetic effects of intracytoplasmic sperm injection. *Semin Reprod Med.* 2001;19:239.

48. American College of Obstetricians and Gynecologists Committee on Genetics. ACOG Committee Opinion No. 581: the use of chromosomal microarray analysis in prenatal diagnosis. *Obstet Gynecol.* 2013;122:1374-1377.

49. Wapner RJ, Martin CL, Levy B, et al. Chromosomal microarray versus karyotyping for prenatal diagnosis. *N Engl J Med.* 2012;367:2175-2184.

50. Oneda B, Baldinger R, Reissmann R, et al. High-resolution chromosomal microarrays in prenatal diagnosis significantly increase diagnostic power. *Prenat Diagn.* 2014;34:525-533.

51. Lee C-N, Lin SY, Lin CH, et al. Clinical utility of array comparative genomic hybridization for prenatal diagnosis: a cohort study of 3171 pregnancies. *BJOG.* 2012;119:614-625.

52. Bernhardt BA, Soucier D, Hanson K, et al. Women's experiences receiving abnormal prenaatal chromosomal microarray testing results. *Genet Med.* 2013;15:139-145.

53. Reddy UM, Page GP, Saade GR, et al. Karyotype versus microarray testing for genetic abnormalities after stillbirth. *N Engl J Med.* 2012;367:2185-2193.

54. Pertl B, Kopp S, Kroisel PM, et al. Rapid detection of chromosome aneuploidies by quantitative fluorescence PCR: first application on 247 chorionic villus samples. *J Med Genet.* 1999;36:300.

55. Hsu LY. Prenatal diagnosis of chromosome abnormalities through amniocentesis. In: Milunsky A, ed. *Genetic Disorders and the Fetus.* 3rd ed. Baltimore: The Johns Hopkins University Press; 1986:155.

56. Stetten G, Escallon CS, South ST, et al. Reevaluating confined placental mosaicism. *Am J Med Genet A.* 2004;131:232.

57. Ledbetter DH, Zachary JM, Simpson JL, et al. Cytogenetic results from the U.S. Collaborative Study on CVS. *Prenat Diagn.* 1992;12:317.

58. Hahnemann JM, Vejerslev LO. European collaborative research on mosaicism in CVS (EUCROMIC): fetal and extrafetal cell lineages in 192 gestations with CVS mosaicism involving single autosomal trisomy. *Am J Med Genet.* 1997;70:179.

59. Kotzot D. Abnormal phenotypes in uniparental disomy (UPD): fundamental aspects and a critical review with bibliography of UPD other than 15. *Am J Med Genet.* 1999;82:265.

60. Warburton D. De novo balanced chromosome rearrangements and extra marker chromosomes identified at prenatal diagnosis: clinical significance and distribution of breakpoints. *Am J Med Genet.* 1991;49:995.

61. Hume RF Jr, Drugan A, Ebrahim SA, et al. Role of ultrasonography in pregnancies with marker chromosome aneuploidy. *Fetal Diagn Ther.* 1995;10:182.

62. ACOG Committee on Genetics. Committee Opinion No. 442: Prenatal and Preconceptional Carrier Screening for Genetic Diseases in Individuals of Eastern European Jewish Descent. *Gynecol Obstet.* 2009;114:950-953.

63. American College of Obstetricians and Gynecologists Committee on Obstetrics. ACOG Practice Bulletin No. 78: hemoglobinopathies in pregnancy. *Obstet Gynecol.* 2007;109:229-237.

64. American College of Obstetricians and Gynecologists Committee on Genetics. ACOG Committee Opinion No. 486: update on carrier screening for cystic fibrosis. *Obstet Gynecol.* 2011;117:1028-1031.

65. American College of Obstetricians and Gynecologists Committee on Genetics. ACOG Committee Opinion No. 469: carrier screening for fragile X syndrome. *Obstet Gynecol.* 2010;116:1008.

66. ACOG Committee on Genetics. ACOG Committee Opinion no. 432: spinal muscular atrophy. *Obstet Gynecol.* 2009;113:1194.

67. Prior TW. Carrier screening for spinal muscular atrophy. *Genet Med.* 2008;10:840.

68. Grody WW, Cutting GR, Klinger KW, et al. Laboratory standards and guidelines for population-based cystic fibrosis carrier screening. *Genet*

Med. 2001;3:149.

69. Abeliovich D, Lavon IP, Lerer I, et al. Screening for five mutations detects 97% of cystic fibrosis (CF) chromosomes and predicts a carrier frequency of 1:29 in the Jewish Ashkenazi population. *Am J Hum Genet.* 1992; 51:951.

70. ACOG Practice Bulletin. *Neural tube defects. Number 44.* Washington, DC: American College of Obstetricians and Gynecologists; 2003.

71. Simpson JL, Palomaki GE, Mercer B, et al. Associations between adverse perinatal outcome and serially obtained serum. *Am J Obstet Gynecol.* 1995;173:1742.

72. Krause TG, Christens P, Wohlfahrt J, et al. Second-trimester maternal serum alpha-fetoprotein and risk of adverse pregnancy outcome (1). *Obstet Gynecol.* 2001;97:277.

73. Smith GC, Wood AM, Pell JP, et al. Second-trimester maternal serum levels of alpha-fetoprotein and the subsequent risk of sudden infant death syndrome. *N Engl J Med.* 2004;351:978.

74. American College of Obstetricians and Gynecologists. ACOG Practice Bulletin No. 88: Invasive Prenatal Testing for Aneuploidy. *Obstet Gynecol.* 2007;110:1459-1467.

75. Lawson HW, Frye A, Atrash HK, et al. Abortion mortality, United States, 1972 through 1987. *Am J Obstet Gynecol.* 1994;171:1365.

76. Rhoads GG, Jackson LG, Schlesselman SE, et al. The safety and efficacy of chorionic villus sampling for early prenatal diagnosis of cytogenetic abnormalities. *N Engl J Med.* 1989;320:609.

77. Jackson LG, Zachary JM, Fowler SE, et al. A randomized comparison of transcervical and transabdominal chorionic-villus sampling. The U.S. National Institute of Child Health and Human Development Chorionic-Villus Sampling and Amniocentesis Study Group. *N Engl J Med.* 1992; 327:594.

78. Alfirevic Z, Sundberg K, Brigham S. Amniocentesis and chorionic villus sampling for prenatal diagnosis. *Cochrane Database Syst Rev.* 2003; CD003252.

79. Pergament E, Schulman JD, Copeland K, et al. The risk and efficacy of chorionic villus sampling in multiple gestations. *Prenat Diagn.* 1992; 12:377.

80. Davies G, Wilson RD, Desilets V, et al. Amniocentesis and women with hepatitis B, hepatitis C, or human immunodeficiency virus. *JOGC.* 2003; 25:145.

81. Maiques V, Garcia-Tejedor A, Perales A, et al. HIV detection in amniotic fluid samples: Amniocentesis can be performed in HIV pregnant women? *Eur J Obstet Gynaecol.* 2003;108:137.

82. Copel JA, Grannum PA, Harrison D, Hobbins JC. The use of intravenous pancuronium bromide to produce fetal paralysis during intravascular transfusion. *Am J Obstet Gynecol.* 1988;158:170.

83. Tongsong T, Wanapirak C, Kunavikatikul C, et al. Fetal loss rate associated with cordocentesis at midgestation. *Am J Obstet Gynecol.* 2001;184:719.

84. Liao C, Wei J, Li Q, et al. Efficacy and safety of cordocentesis for prenatal diagnosis. *Int J Gynaecol Obstet.* 2006;93:13.

85. Tongprasert F, Tongsong T, Wanapirak C, et al. Cordocentesis in multifetal pregnancies. *Prenat Diagn.* 2007;27:1100.

86. Weiner CP, Wenstrom KD, Sipes SL, Williamson RA. Risk factors for cordocentesis and fetal intravascular transfusion. *Am J Obstet Gynecol.* 1991;165:1020.

87. Van Kamp IL, Klumper FJ, Oepkes D, et al. Complications of intrauterine intravascular transfusion for fetal anemia due to maternal red-cell alloimmunization. *Am J Obstet Gynecol.* 2005;192:171.

88. Cohen J, Wells D, Munné S. Removal of two cells from cleavage stage embryos is likely to reduce the efficacy of chromosomal test employed to enhance implantation rates. *Fertil Steril.* 2007;87:496-503.

89. Simpson JL. Preimplantation Genetic Diagnosis at 20 years. *Prenat Diagn.* 2010;30:682-695.

90. Kuliev A, Rechitsky S, Verlinsky O. *Atlas of Preimplantation Genetic Diagnosis.* Third ed. CRC Press; 2014.

91. Munné S, Fragouli E, Colls P, et al. Improved detection of aneuploid blastocysts using a new 12-chromosome FISH test. *Reprod Bio Med Online.* 2010;20:92-97.

92. Scott RT Jr, Ferry K, Su J, et al. Comprehensive chromosome screening is highly predicative of the reproductive potential of human embryos: a prospective, blinded nonselection study. *Fertil Steril.* 2012;97:870-875.

93. Yang Z, Liu J, Collins GS, et al. Selection of single blastocysts for fresh transfer via standard morphology assessment alone and with array CGH for good prognosis IVF patients: results from a randomized pilot study. *Mol Cytogenet.* 2012;5:24-31.

94. Forman EJ, Hong KH, Ferry KM, et al. In vitro fertilization with single euploid blastocyst transfer: a randomized controlled trial. *Fertil Steril.* 2013;100(1):100-107.

95. Stephenson MD, Sierra S. Reproductive outcomes in recurrent pregnancy loss associated with a parental carrier of a structural chromosome rearrangement. *Hum Reprod.* 2006;21:1076-1082.

96. Rechitsky S, Verlinsky O, Christokhina A, et al. Preimplantation genetic diagnosis for cancer predisposition. *Reprod Bio Med Online.* 2002;5: 148-155.

97. Liebaers I, Desmyuttere S, Verposet W, et al. Report on a consecutive series of 581 children born after blastomere biopsy for preimplantation diagnosis. *Hum Reprod.* 2010;25:275-282.

98. Price JO, Elias S, Wachtel SS, et al. Prenatal diagnosis with fetal cells isolated from maternal blood by multiparameter flow cytometry. *Am J Obstet Gynecol.* 1991;165:1731-1737.

99. Simpson JL, Elias S. Isolating fetal cells from maternal blood: advances in prenatal diagnosis through molecular technology. *JAMA.* 1993;270: 2357-2361.

100. Bianchi DW, Simpson JL, Jackson LG, et al. Fetal gender and aneuploidy detection using fetal cells in maternal blood: analysis of NIFTY I data. National Institute of Child Health and Development Fetal Cell Isolation Study. *Prenat Diagn.* 2002;22:609-615.

101. Mouawia H, Saker A, Jais J-P, et al. Circulating trophoblastic cells provide genetic diagnosis in 63 fetuses at risk for cystic fibrosis or spinal muscular atrophy. *Reprod Biomed Online.* 2012;25:508-520.

最后审阅　范新萍　路军丽

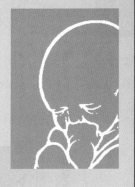

产前胎儿评估

原著　MARA B. GREENBERG and MAURICE L. DRUZIN

翻译与审校　窦若冲，吕静，孙祎嬴，杨慧霞，邓捷，唐湘娜

　　产前胎儿评估是一项在不断发展和进步的科学。基于循证医学的产前胎儿评估是通过选择有效的评估手段，降低胎儿围产期死亡率和永久性神经损伤的风险，同时避免对正常妊娠的过度干预和对潜在胎死宫内风险的漏判。胎儿生理状态评估手段的不断发展，新生儿护理水平和新生儿生存率的提高，帮助了产科工作者在工作中做出正确的临床决策[1]。然而，虽然产前胎儿监护手段取得了长足的发展并被广泛应用，但在某些方面它们对预防胎儿宫内损伤和胎死宫内的实际效果犹未可知[2]。本章节的重点是介绍在美国及其他发达国家应用的产前胎儿评价手段。需要指出的是：死产仍是国际上备受关注且亟待解决的问题[3]。

围产期死亡率的定义

　　评估胎儿围产期死亡的风险，一直以来都是产前胎儿评估的目的。随着对新生儿远期神经系统损伤认识的逐渐深入，目前认为胎儿颅脑神经损伤和胎儿围产期死亡是一个相关并连续的病理过程，这使得产前胎儿评价的目的也变得更加复杂。

　　美国国家卫生统计中心（NCHS）对围产期死亡率有两种不同的定义，不同的定义使得不同地区及不同国家之间围产期死亡率的比较变得十分困难，所以众多国际组织，包括美国国家儿童健康及人类发展学会（NICHD），希冀能够对围产期死亡率达成共识[3]。美国国家卫生统计中心（NCHS）发布的关于胎儿及围产儿死亡率的国家重要数据报告（NVSR）对围产期死亡率的两个不同定义分别是：定义Ⅰ为，每1000例分娩数中（包括活产及胎死宫内），出生后7天内的死亡数及孕28周后胎死宫内数所占的比例；定义Ⅱ为，每1000例分娩数中，出生后28天内的新生儿死亡数和孕20周后胎死宫内数所占比例[4,5]。后者较前一种定义更为全面。和NCHS不同，世界卫生组织（WHO）与美国妇产科学会（ACOG）以胎儿或新生儿出生体重大于500g，而不是以孕周来划分和定义围产期死亡率[6,7]。根据NCHS的定义，胎死宫内（fetal death）是指胎儿在分娩前已经死亡，与孕周大小无关。胎死宫内不包括医源性致死性引产。胎儿死亡应在出生后予以确认，如胎儿无生命体征、无脐血管搏动或无自主性肌肉收缩等[4]。此处及后文中均使用胎死宫内（fetal death）这一定义来描述此类情况，而不是死胎（stillbirth）、自然流产（spontaneous abortion）或流产（miscarriage）等。

　　2006年美国胎死宫内共26 000例。虽然自从1965年起，美国围产期死亡率在逐渐下降，但是胎死宫内的绝对数量在过去十年并无明显变化（图11-1）[4,5,8]。根据NCHS的定义Ⅰ，2006年美国的围产期死亡率为6.5‰，其中一半为胎死宫内[4]。不同种族和不同民族孕妇子代的围产期死亡率不同（图11-2）。2006年，美国围产期死亡率最低的种族为亚太族裔（4.83‰），其次为非拉丁裔白人（5.34‰）、拉丁裔（5.76‰）和印第安人/阿拉斯加原住民(6.72‰)。非拉丁裔黑人女性(11.76‰)是各种族、民族中子代围产期死亡率最高的人群,其风险是非拉丁裔人群的2倍。胎儿及新生儿死亡率均较高导致黑人种族人群围产期死亡率明显偏高。

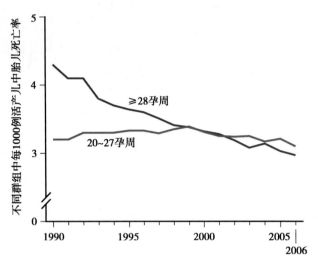

图11-1　1990至2006年间美国不同孕周胎死宫内发生率(数据来自 Centers for Disease Control and Prevention/National Center for Health Statistics, National Vital Statistics System, August 2012.)

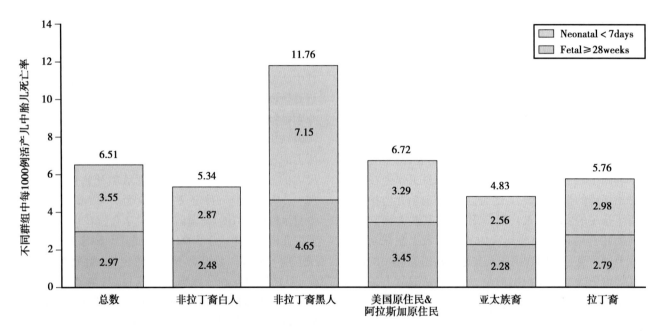

图11-2　2006年美国不同种族及民族胎死宫内发生率(数据来自 Centers for Disease Control and Prevention/National Center for Health Statistics, National Vital Statistics System, August 2012.)

胎死宫内的特点

在讨论胎儿事件与围产期死亡率关系时,婴儿死亡率是一个重要的评价指标(图11-3)[4]。婴儿死亡率包括生后1年之内死亡的所有婴儿,但50%的婴儿死亡发生在生后1周内,这其中又大约50%发生在生后1天内。在过去几十年间,婴儿死亡率在持续下降,从1940年的47‰下降到2010年的6.14‰[6,9-11],比胎死宫内率下降更加明显。2010年,有记录的婴儿死亡为24 500例(6.14‰),其中包括16 200例新生儿死亡(4.05‰),新生儿死亡中,12 900例发生在生后第一周[6,9-11]。2010年,婴儿死亡的主要原因是:先天畸形、结构异常和染色体异常(21%);早产儿、低出生体重儿等相关疾病(17%);婴儿猝死综合征(8%);母体妊娠相关合并症(6%),这些因素共占所有婴儿死亡数的50%以上[10]。**由此可见,围产期事件在婴儿死亡原因中占很大比例。**

表 11-1　美国胎死宫内常见危险因素		
危险因素	发病率	OR 值（比值比）
所有孕妇	—	1.0
低危孕妇	80	0.86
肥胖		
BMI 25～29.9	21～24	1.4～2.7
BMI>30	20～34	2.1～2.8
初产 V.S. 二胎	40	1.2～1.6
多产 V.S. 二胎	11	2.2～2.3
孕妇年龄（对照组<35 岁）		
35～39 岁	15～18	1.8～2.2
≥40 岁	2	1.8～3.3
多胎妊娠		
双胎	2.7	1.0～2.2
三胎及以上	0.14	2.8～3.7
羊水过少	2	4.5
辅助生育技术（全部）	1～3	1.2～3.0
唐筛异常		
早唐 PAPP-A <5%	5	2.2～4.0
中唐≥2 个指标异常	0.1～2	4.2～9.2
妊娠期肝内胆汁淤积症	<0.1	1.8～4.4
肾脏疾病	<1	2.2～3.0
系统性红斑狼疮	<1	6～20
吸烟	10～20	1.7～3.0
饮酒	6～10	1.2～1.7
违禁药物及毒品	2～4	1.2～3.0
受教育水平低，经济状况差	30	2.0～7.0
产检<4 次	6	2.7
黑人种族（与白人比）	15	2.0～2.2
高血压病	6～10	1.5～4.4
糖尿病	2～5	1.5～7.0
大于胎龄儿（97% 不合并糖尿病）	12	2.4
胎儿生长受限		
<3%	3.0	4.8
3%～10%	7.5	2.8
既往生育过生长受限的婴儿	6.7	2.0～4.6
既往生育过生长受限且早产的婴儿	2	4.0～8.0
胎动减少	4～8	4.0～12.0
死胎史	0.5	2.0～10.0
剖宫产史	22～25	1.0～1.5
过期妊娠（与孕 38～40 周比）		
孕 41 周	9	1.5
孕 42 周	5	2.0～3.0

（修改自 Signore C，Freeman RK，Spong CY. Antenatal testing：a reevaluation. Executive Summary of a Eunice Kennedy Shriver National Institute of Child Health and Human Development Workshop. *Obstet Gynecol.* 2009；113：687-701；and Fretts RC. Stillbirth epidemiology，risk factors，and opportunities for stillbirth prevention. *Clin Obstet Gynecol.* 2010；53：588-596.）

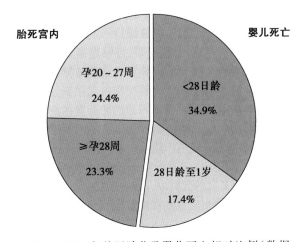

图 11-3　2006 年美国胎儿及婴儿死亡相对比例（数据来自疾病控制和预防中心／国家卫生统计中心国家生命统计系统。2012 年 8 月）

胎死宫内的病因

　　随着时间的推移，美国的围产期死亡率在逐渐下降，导致围产期死亡的病因构成在过去 **40** 年中有巨大的变化。**Manning** 等[12]建议将胎儿产前死亡分为四大类：（1）各种原因导致的慢性宫内窒息；（2）胎儿先天异常；（3）妊娠并发症、合并症如 Rh 血型不合、胎盘早剥和胎儿宫内感染；（4）不明原因的死亡。在蒙特利尔的皇家维多利亚医院，Fretts 等[13,14]通过尸体解剖，对 1961 至 1993 年间 94 346 例体重超过 500g 的死胎进行分析。被研究的人群有如下几个特点：主要由白种人构成、定期产检、来自社会各个经济阶层。总体来看，该人群中胎死宫内率从上世纪 60 年代的 11.5‰ 降至 90 年代的 3.2‰，降低了 70%[14]。在这项队列研究中，死亡率的明显降低主要是因为以下几方面的进步：Rh 血型不合的免疫预防、产前及产程中的监护、对胎儿宫内生长受限（IUGR）的识别、超声对胎儿异常的识别以及对母体糖尿病、子痫前期的管理。胎儿先天畸形及染色体非整倍体异常的产前诊断及管理，对降低围产期发病率和死亡率至关重要，这一部分会在其他章节详述（第 9，10，27 章）。

　　Fretts 等[13,14]指出，在这项加拿大的队列研究中，胎死宫内多发生在妊娠 28～36 周，其因素包括 IUGR、胎盘早剥和其他原因不明的胎死宫内。但 IUGR 很少在胎死宫内前被发现。虽然不明原因的胎死宫内发病率已从 38.1‰ 降至 13.6‰，但它仍占死产病例的 25% 之多。胎-母输血综合征约占胎死宫内的 10%～15%。感染导致的胎死宫内多和妊娠 28 周前胎膜早破相关，这一因素导致的胎死宫内数量在过去 30 年里无明显下降，占所有病例的 19%。其他人群的研究结果支持上述结论，这其中包括 2011 年胎死宫内合作研究网络（Stillbirth Collaborative Research Network）的研究。该研究利用严格的分类标准，将许多"不明原因"的胎死宫内成功分类。

总之,基于现有数据,**30%的产前胎儿死亡是由于宫内窒息(胎儿生长受限、过期妊娠)所致,30%是由于母体妊娠并发症或合并症(胎盘早剥、妊娠期高血压疾病和糖尿病),15%为胎儿先天结构异常或染色体异常,5%是感染因素造成的。至少20%的胎死宫内无明确胎儿、胎盘、母体或产科病因**,且不明原因导致的胎死宫内病例所占的比例随着孕周的增加而增加。晚孕期的死胎更可能没有明确病因[6]。能否降低围产期死亡率,取决于现有的监护手段能否预测胎儿损伤以及产科干预预防不良妊娠结局的能力。在一项英国的研究中,产科及儿科工作者分析了每一个围产期死亡病例,以期找出可以预防的因素。该研究中围产期死亡共 309 例(一半为胎死宫内,一半为出生后一周内死亡),59% 有可避免因素,这其中 74% 系无母儿并发症的正常出生体重儿。最主要的可避免因素是产科因素,这些因素主要是对妊娠和分娩时的异常情况没有及时发现所致(如胎儿生长及产程中胎儿的异常情况、明显的母体体重下降及胎动减少)。其他研究也证实了上述观点。

胎死宫内发生的时间

胎死宫内也可以分为产前发生和产程中发生两类。**产前胎死宫内发生的比例远大于产程中,且不明原因的胎儿死亡远比不明原因的婴儿死亡常见**[4,11,17]。2007 年,一项美国人群的研究显示:产前胎死宫内发生率为 3.7‰,而产程中胎死宫内的发生率为 0.6‰。在制定产前胎儿监护计划时,虽然胎死宫内多发生在妊娠 32 周之前,但到了 32 周及以后,仍需对其风险进行评估[18]。从数据来看,孕 40～41 周胎死宫内的风险是孕 28～31 周的 3 倍,而过期妊娠时风险高达 12 倍。多胎妊娠胎死宫内的风险进一步增高。因此,双胎妊娠的最佳终止妊娠时间为妊娠 39 周,三胎妊娠为妊娠 36 周[19]。近期,一项纳入 76 453 例单胎妊娠的队列研究分析了宫内生长受限的胎儿,对新生儿死亡与胎死宫内的风险进行了评价,提示最佳终止妊娠时间为 32～34 周。

高危胎儿的识别

一些危险因素与胎儿窘迫、甚至死亡有明确的病因学联系,如接触致畸物、影响胎儿宫内环境或血供的母体因素。其他因素,如流行病学因素(母亲年龄、种族和体质),与胎儿死亡风险之间的联系更加复杂且尚无明确解释(图 11-4)[3]。美国胎死宫内的常见病因请参见表 11-1[2,21]。多种因素可在一个病例中同时存在,因此分析单个因素与围产期死亡之间的联系十分困难。最近 Warland 和 Mitchell[22] 用类似分析婴儿猝死综合征(SIDS)病因的"三重危险因素模型"来研究独立危险因素,希望可以解决部分难题。这个模型考虑到母体、胎儿、胎盘及应激因素的相互作用,虽然单一因素不足以导致胎死宫内,但多个因素共同作用可能产生致命的结局(图 11-5)。此外,虽然还没有定论,但胎儿时期的损伤可能会导致新生儿永久性神经损伤,这是另一个亟待解决的问题。[2]

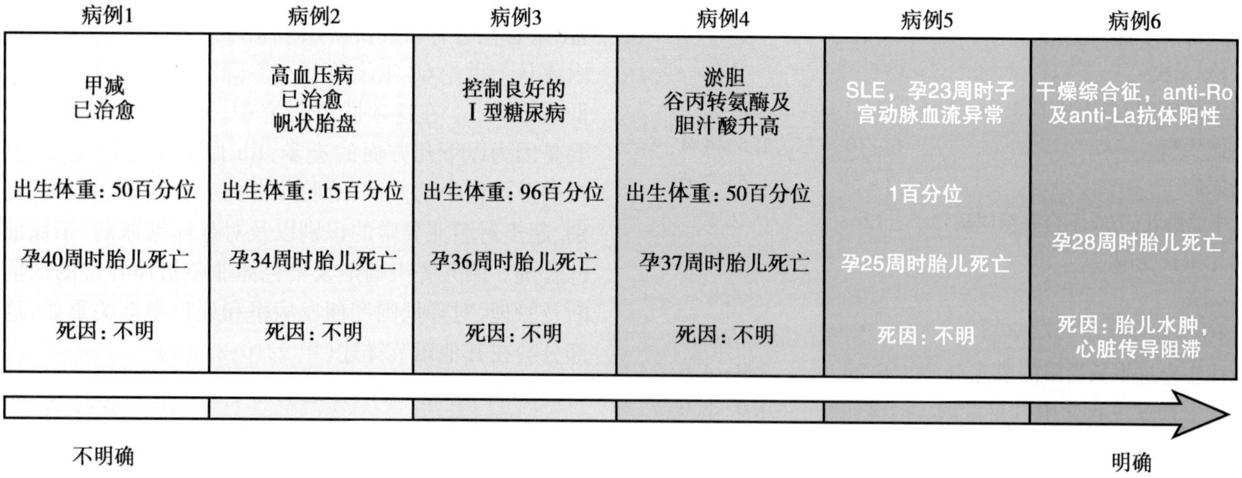

病例1	病例2	病例3	病例4	病例5	病例6
甲减 已治愈	高血压病 已治愈 帆状胎盘	控制良好的 Ⅰ型糖尿病	淤胆 谷丙转氨酶及 胆汁酸升高	SLE,孕23周时子宫动脉血流异常	干燥综合征,anti-Ro及anti-La抗体阳性
出生体重:50百分位	出生体重:15百分位	出生体重:96百分位	出生体重:50百分位	1百分位	
孕40周时胎儿死亡	孕34周时胎儿死亡	孕36周时胎儿死亡	孕37周时胎儿死亡	孕25周时胎儿死亡	孕28周时胎儿死亡
死因:不明	死因:不明	死因:不明	死因:不明	死因:不明	死因:胎儿水肿,心脏传导阻滞

不明确　　　　　　　　　　　　　　　　　　　　　　　　　明确

图 11-4　胎儿死亡病理生理原因确定性的连续变化。由于特定条件的病理生理机制,从左到右确定性递增

产前评估详解

母体因素

母亲年龄

多项研究[2,14,23]显示,在其他危险因素相同的情况下(如多胎妊娠、前置胎盘、胎盘早剥、妊娠期高血压疾病、糖尿病、胎死宫内史),35 岁以上的孕妇发生胎死宫内的风险远高于 30 岁以下的孕妇,而 40 岁以上的孕妇此风险更高。

母亲年龄和胎儿死亡之间的关系呈"J 型"曲线,青春期及大于 35 岁的女性中发生率最高(图 11-6)。2006 年,美国一项大规模人群调查研究分析了 550 万例分娩,

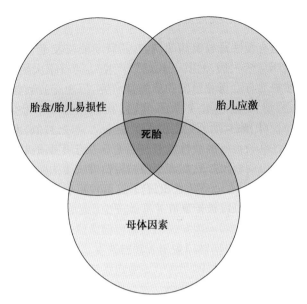

图 11-5　三因素模型。母体、胎儿应激及胎盘/胎儿因素,任一点可能都不足以导致胎死宫内,但共同作用的影响可以是致命的

目的是探讨胎死宫内、母亲年龄及妊娠周数之间的关系。结果显示,30 ~ 34 岁在妊娠 41 周时胎死宫内的风险与 35 ~ 39 岁在妊娠 40 周时的风险以及 40 岁及以上在妊娠 39 周时的风险相同。大于 35 岁的孕妇中仅 10% 有合并症,但即使排除这些病例,研究结果也无明显改变;故该研究认为高龄女性更容易发生胎死宫内。

种族

统计不同种族女性发生胎死宫内的风险十分复杂,故分析二者之间的相关性十分困难[21]。与白人女性相比,社会经济学地位的差异、所拥有的医疗资源和自身健康状况的差异,都是黑人女性胎死宫内风险更高的因素。2009 年,美国一项以人群为基础的研究分析了 500 万例妊娠,结果显示,白种女性与黑人女性二者之间最大的差异是早产围产期死亡率,两个人群在妊娠 20 ~ 23 周的围产期死亡率比值为 2. 75,妊娠 39 ~ 40 周时比值可降低至 1. 57。较低的教育水平、更高的内科、妊娠期及分娩期并发症的发生率,使得黑人女性更容易发生不良妊娠结局。白人女性中胎儿先天异常占胎死宫内原因的比例更高。

社会经济因素,产前保健及物质滥用

无论是在发达国家还是发展中国家,医疗资源不足、基础健康及营养状态低下都会增加胎死宫内的风险。和其他社会人口统计学因素一样,这些因素对胎死宫内发生率的影响很难被量化,且与其他高危情况有累加效果[27]。在所有可调整的生活方式中,最常见的是烟酒嗜好、违禁药物滥用和肥胖。尽管在产前保健中推荐以调整改变生活方式来预防胎死宫内的发生,但现有的前瞻性研究尚不能证明行为学干预可以降低胎死宫内的发生率[21]。

母体合并症/并发症

肥胖

妊娠前肥胖状态会增加围产期死亡率,特别是在晚孕期。这一结论已在多项研究中被证明,其中包括一个纳入 38 项研究、300 余万孕妇的整合分析[28]。肥胖与胎死宫内之间的关系仍有待探索。由于妊娠前肥胖常导致多种并发症发生,因此单纯研究二者间的关系较为困难。肥胖女性发生不良围产期结局的理论因素有:胎盘功能

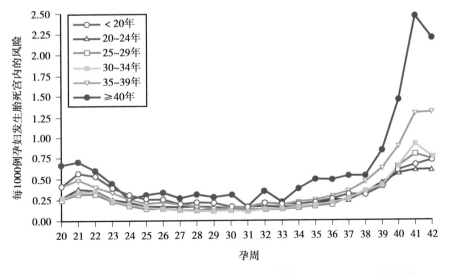

图 11-6　随孕周进展,胎死宫内与孕妇年龄的关系(摘自 Reddy UM, Ko CW, Willinger M. Maternal age and the risk of stillbirth throughout pregnancy in the United States. *Am J Obstet Gynecol.* 2006;195:764-770.)

不良、睡眠呼吸暂停、代谢异常以及难以评估胎儿生长状况[21]。随着体重指数(BMI)的升高和妊娠周数的增加,孕妇发生胎死宫内的风险升高。

糖尿病

过去,胰岛素依赖的糖尿病是造成胎死宫内的主要危险因素,但是随着血糖管理的日渐规范,血糖控制良好的女性与不患糖尿病的女性相比,胎死宫内的风险没有明显差异[2,29]。然而,血糖控制与胎死宫内之间的关系尚不明确。血糖控制不良会增加围产期死亡率,这可能是宫内高血糖环境引发先天异常风险升高、早产以及突发的原因未明的胎儿死亡所致。近期,加拿大安大略省一项涉及100万妊娠的研究显示:孕前患糖尿病的女性发生胎死宫内的比值比(OR值)为2.3。对于单纯饮食控制的妊娠期糖尿病患者,其胎死宫内的风险并没有明显升高[2,30]。

高血压疾病

对于血压控制稳定的慢性高血压孕妇,其发生胎死宫内的比例是否较健康女性更高,不同的研究结果之间存有争议。此类患者中,当其出现高血压并发症,造成IUGR或羊水过少等胎盘功能不良的表现时,围产期死亡的风险会显著升高。而当患者出现蛋白尿,尤其是发生重度子痫前期及子痫时,其发生胎死宫内的机制,可能与胎盘及凝血功能异常有关(包括胎盘早剥)[3,31]。

易栓症

总体来说,遗传性易栓症(例如,V因子Leiden突变、凝血酶原基因突变)与胎死宫内没有明确相关性[3,32]。虽然早期的研究结果认为二者之间似乎存在相关性,但大规模前瞻性研究不足以支持这一观点。在抗磷脂综合征(APLAS)患者中,循环中的抗磷脂抗体,尤其是狼疮抗凝物、抗心磷脂抗体和抗β_2糖蛋白I抗体这三种,与包括胎死宫内在内的多种不良妊娠结局相关[33]。导致这些不良妊娠结局的机制尚不明确,但可能与炎症反应、血栓形成和胎盘梗死相关[3]。胎死宫内和这些抗体之间的联系仍在研究中,但现有证据还不足以证明这些抗体会增加胎死宫内的风险。

肝内胆汁淤积症

患妊娠期肝内胆汁淤积症(ICP)的女性发生胎死宫内的病因尚不清楚,胎死宫内发生的时间也无法预测。患ICP的孕妇发生胎死宫内时,既没有前驱的胎盘功能不良的表现(如,IUGR或胎盘异常病理表现),也没有胎心监护异常的表现(在死亡24小时之内)。目前,对血清胆汁酸、肝酶水平及药物治疗是否能够预测或降低胎死宫内的风险尚无定论[35]。

肾脏疾病及系统性红斑狼疮

患有慢性肾脏疾病的孕妇,其肾功能以及是否合并高血压与糖尿病,对其子代的围产期结局有很大影响。虽然缺乏有恰当对照组的前瞻性研究,但现有的数据提示:肾脏功能严重受损的孕妇(血肌酐水平>2.4~2.8mg/dL)发生胎死宫内的风险最高[36]。与之类似,患有系统性红斑狼疮的女性胎儿预后也取决于疾病的状态、有无肾脏受累及并发症、合并症情况(如高血压、自身抗体水平)。随着治疗的进步,合并这两种疾病的女性在妊娠期疾病也可以被控制在平稳水平,因此胎儿预后已逐渐改善。

产科因素

生育史及辅助生育技术

孕妇的生育史例如经产次数、辅助生育技术的应用及既往不良妊娠结局,可能会影响妊娠胎死宫内的风险。与产次较少(1、2或3次)的孕妇相比,初产和多产都会增加胎死宫内的风险,这可能与其自身基础健康状况,妊娠间期健康状况以及相关的社会因素有关。但是即使矫正了社会因素及其他内科疾病的混杂偏倚后,胎死宫内与产次之间仍然存在相关性。既往不良妊娠结局(如IUGR、早产和胎死宫内)提示本次妊娠有发生胎死宫内的风险,然而,预防再次发生胎死宫内十分复杂,而且受其他高危情况的影响。同时,再次发生胎死宫内的风险大小也非常值得推敲。不同人群以及合并的其他危险因素不同,发生胎死宫内的风险也不同。由于很多胎死宫内没有明确的危险因素,且尚缺乏严格设计的、有合格对照组(如低危、无危险因素人群)的研究,既往胎死宫内史的孕妇再次妊娠后,临床医生和孕妇自身对既往不良病史的感受将对此次妊娠的临床处理产生影响[39]。对于辅助生殖技术与胎死宫内之间的联系,多项系统性回顾证实,体外受精是胎死宫内的独立危险因素。然而,这究竟是由辅助生殖技术本身引起,还是和孕妇本身不孕或其他未知因素相关,还犹未可知[40]。

产次

初产和多产的女性发生胎死宫内的风险,都要高于第二次妊娠的女性。其原因不明,可能和多种混杂因素相关,如高龄、发达国家初产妇晚育的相关因素、多产女性的健康及社会经济学情况等[8,21]。

多胎妊娠

多胎妊娠女性发生胎死宫内的风险较单胎妊娠者更高,不仅是因为可能发生多胎妊娠特有的并发症(如双胎输血综合征),其一般并发症(如胎儿畸形、胎儿生长受限)的发生率也更高[21,41]。此外,多胎妊娠的女性本身常合并多种危险因素,如高龄、应用辅助生殖技术等,且发生子痫前期和早产等并发症的风险更高[2,42]。由于在晚孕期发生胎死宫内的风险显著升高,双胎妊娠最佳终止妊娠时间为妊娠 37~38 周[43]。绒毛膜性是影响胎儿风险及不良结局的重要因素,其中,单绒毛膜双胎发生不良妊娠结局的风险更高。

早孕期血清标志物

即使胎儿无非整倍体异常,异常降低或升高的早、中孕期血清学标志物,也常常提示不良围产期结局。子宫生物物理因素也有着相似的意义。与 24 周之后发生的胎死宫内可能相关的血清标志物包括:早孕期,妊娠相关蛋白 A(PAPP-A)低于第 5 百分位(0.415MoM 值);中孕期,人绒毛膜促性腺素(β-hCG)、甲胎蛋白(AFP)和抑制素 A 大于 2MoM 值;子宫动脉搏动指数大于第 90 百分位。这些血清标志物预测胎死宫内的敏感性和阳性预测值仍在进一步研究中。不良妊娠结局和血清标志物之间的病理生理联系尚不清楚,最合理的解释可能和胎盘附着及其功能相关[44]。

羊水异常

羊水过少/过多与不良妊娠结局(特别是胎死宫内)的关系,主要和有无其他合并症相关,如糖尿病、高血压疾病、胎膜破裂、胎儿生长受限或胎儿结构异常。单纯性的羊水过少或羊水过多并不增加胎死宫内的风险;然而,以羊水量来评估胎儿远期健康状况仍是产前胎儿评价的常规检查部分[2,45]。

胎儿生长受限

胎儿宫内生长受限(IUGR)是广为人知的导致围产期死亡的危险因素之一。在胎死宫内发生前 IUGR 常被漏诊。结构和染色体正常的胎儿发生 IUGR 提示胎盘功能不良,这一主题将在第 33 章详述。

过期妊娠

在过去十年,通过重新评估胎儿宫内风险高峰时间,更新了过期妊娠的定义(见第 36 章)。过期妊娠时胎死宫内风险升高,且常合并羊水过少,其病生理机制可能与胎盘氧气交换功能受损有关。传统上认为过期妊娠时羊水过少提示胎儿风险增高,需考虑终止妊娠。但正如前文所述,单纯羊水过少是否能作为独立危险因素预测妊娠 40 周后发生的胎死宫内,尚不明确[46]。

胎儿畸形

近期,一项回顾性队列研究结果显示,无论是否伴发 IUGR,明显的胎儿畸形都是导致死胎的独立危险因素[47]。

这类孕妇发生死胎的概率约为 55‰,正常人群中发病率为 4‰,校正后比值比(OR 值)为 15。其中,先天心脏结构异常的胎儿死胎风险最高。笔者认为在管理这类孕妇时,医护人员应权衡生后死亡与宫内死亡间的风险。

结论

不同的孕妇合并的危险因素不同,应据此选择最佳的产前评估手段。不同的产前评估手段适用的情境及各自的特点将在后文详述。

产前胎儿评估的潜在应用价值

产前胎儿死亡和损伤能否预防? 在应用产前胎儿评价手段前,产科工作者们需考虑如下问题:

1. 这一手段能否提供患者已知临床状况以外更多的信息?
2. 这些信息对患者的处理有无帮助?
3. 如果发现异常状态,是否有相应的治疗干预手段?
4. 如果结果异常,是否意味着胎儿或母体的风险更高?
5. 这一评价手段是否最终可以降低围产期发病率及死亡率?

大量的临床及研究经验提示,产前胎儿评估可以明显影响胎死宫内的发生率及病因[1]。然而关于产前胎儿评估手段效益成本的综述提示,"**还没有足够的证据支持产前胎儿评估的有效性**[48]。"**目前鲜有大规模前瞻性随机对照研究对常用的各种产前评估手段的有效性进行验证**[32,49]。通常如果一种产前评估手段的应用可以得到较好的围产期结局,临床会倾向于认同并更多地使用这一评估手段。在这种情况下,很难说是因为评估手段本身,还是孕期的整体管理的提高改善了临床结局。当进行前瞻性随机对照研究时,因为不良结局(如胎死宫内)在人群中(即便是高危人群)发病率很低,必须扩大样本量。例如,虽然多个研究未能证实无应激试验(NST)可以改善妊娠结局,但这些研究的样本量只有 300~530。

决定是否应用某一产前诊断手段前,需要考虑其预测价值。敏感性指:当疾病存在时,产生阳性或异常结果的比例;特异性指:当疾病不存在时,检测结果阴性的比例。需要指出的是,敏感性和特异性的数值不是绝对数,而是结果异常的概率。阳性预测值指:筛查试验检出的全部阳性例数中,真正"患病"的例数(真阳性)所占的比例;阴性预测值指:检验结果为阴性的受试者中真正未患病的比例。

产前胎儿评估可被用于筛查大规模孕妇人群以发现胎儿疾病。筛查时倾向于选用敏感性高的试验,将漏诊高危胎儿的可能性降至最低。为此,允许恰当的过度诊断,即允许适当的假阳性率存在。在对筛查出的孕有高危胎儿的孕妇进行进一步评价,以确诊疾病时,应选用特异性高的试验。应减少对宫内状态良好的胎儿进行不必要的干预或引产。因此,同时应用多种检测手段或许可以更有效地排除或确诊疾病。当多项检测结果为正常时,更倾向于排除疾病状态;而当多项检测结果均异常时,倾向于诊断胎儿宫内异常状态。

某一异常情况的发病率决定了产前胎儿评估手段的预测值以及为了预防胎死宫内需要进行评估和干预的人数。在一项对高龄女性(年龄≥35岁)在晚孕期应用产前评估利弊的决策分析中,研究者应用 McGill 产科/新生儿数据库(MOND)计算出胎死宫内风险值,并探讨了疾病发病率对胎儿评估手段应用的影响[50]。产前胎儿评估手段的价值,取决于其为了成功预防胎死宫内所需要采取的临床干预的数量和种类的多少。McGill 对≥35岁的初孕妇进行的队列研究结果显示,当估计原因未明的胎儿死亡率为 5.2‰时,为了预防一例胎死宫内的发生,需要进行 863 次胎儿产前评价、71 次引产及 14 次剖宫产。同样,当估计发生风险为 1‰~2‰时,为减少 1 例胎死宫内的发生,需要进行 2862 次胎儿产前检测、233 次引产及 44 次剖宫产。**因此,一个人群中发生胎死宫内风险越高,为预防一例胎死宫内所需要做的产前检测和干预治疗的次数越少。分析某一产前检测的结果时,产科工作者们需要考虑这一检测方式在该特定人群中的应用情况。**对于高危人群,检测产生异常结果提示胎儿异常的可能性更大,而对于低危人群,则假阳性率更高。

大多数产前诊断检测都需要一个临界点来界定异常结果,以最大程度区分正常与异常群体(图 11-7)。改变

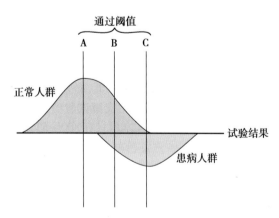

图 11-7 试验结果在正常人群与患病人群中理论上的分布情况,阐释了当阈值改变时敏感性和特异性的变化。当通过阈为(A)时,通过试验的难度增大,试验敏感性提高,特异性降低;反之,当通过阈为(C)时,通过难度减小,特异性提高,敏感性降低(修正自 Carpenter M, Coustan D. Criteria for screening tests for gestational diabetes. *Am J Obstet Gynecol*. 1982;144:768.)

临界值会极大地影响检测的预测值。例如,NST 结果判读,如果需要 10 分钟内有 10 次以上的加速来定义反应型结果(NST;阈值 A),那么满足这个标准的胎儿几乎全都处于良好的状态。然而,很多未达到这一标准的胎儿实际上也无异常,但以这个标准将被判断为异常状态。在这种情况下,根据这一标准就会产生很多不正常结果,所以检测的敏感性高了,但特异性低。但若反应型的诊断标准降为 10 分钟内有 1 次加速,那检测的敏感性就会下降(阈值 C),那么临床工作者就会漏诊实际上异常的胎儿,但同时,检测的特异性会增加。将标准设定为 20 分钟 2 次加速为反应型(阈值 B),这样可以使检测的敏感性与特异性都能较高。

胎儿监测的意义

胎儿状态

在应用胎儿生物物理状态、脐血流及胎心率来判定胎儿宫内异常之前,我们需要理解这些指标的正常值以及异常值的含义。

要正确理解胎儿生物物理状态的特点,必须知道由于晚孕期胎儿神经系统的发育,正常胎儿可以表现出不同的神经生物学状态[51]。目前已经识别的胎儿神经生物学状态有四种。近足月的胎儿一天中 25% 的时间处于安静睡眠状态(状态 1F),60%~70% 的时间处于动态睡眠期(状态 2F)。动态睡眠和快动眼(REM)相关。对胎羊的研究发现,这一时期大脑皮质电活动的特点为低压高频波形。胎儿表现为规律的呼吸样运动,伴有胎头、肢体和躯干的间歇性活动。胎心率则表现为变异增加,伴有频繁与活动相关的加速。胎儿处于静息、非快动眼睡眠时,胎心率基线降低、变异减少,胎儿偶有呼吸样运动及惊吓样运动,大脑皮质电活动的特点为高压低频波形。近足月时,胎儿的静息睡眠时间可持续 20 分钟,动态睡眠时间可达 40 分钟[51]。调控胎儿睡眠周期和胎儿运动的机制尚不明确。外因如母亲的活动、母亲用药及营养状态可能对其产生一定的影响。在晚孕期,可造成胎动减少的因素包括:胎儿畸形,特别是胎儿神经系统畸形;母亲因素(包括应用糖皮质激素、镇静类药物、吸烟及焦虑等);羊水量少;胎盘功能不全导致胎盘供血血流下降。

当应用 NST 及胎儿生物物理评分评估胎儿状态时,如果胎儿没有呼吸样运动或胎心没有加速,需要区分胎儿是处于静息睡眠状态还是神经系统功能受损。在这种情况下,延长监测时间通常可以观察到胎儿状态的改变,同时更多正常的指标会出现。

胎儿通过调节心率与心输出量的重新分布来代偿缺氧。然而胎儿心输出量的变化一般只有在胎儿缺氧合并

酸中毒时才出现。当胎儿发生突然缺氧时,由于迷走神经介导的化学感受器的作用,会出现胎心率下降、变异增加。当胎儿缺氧状态延长时(30～60min),循环中肾上腺激动剂增加和内源性阿片类物质对迷走反射的调节会导致胎儿心率基线的恢复[53]。若缺氧合并酸中毒,则会加剧胎儿状态的恶化,使胎儿血氧饱和曲线右移,减少胎儿循环携氧能力,加剧缺氧的作用。这时胎儿心输出量重新分布,在评估胎儿血流指标时,可以观察到"脑保护"效应。胎儿窘迫时,其血液通过上述机制重新分布来保证大脑、心脏及肾上腺的血流灌注[53]。

胎动可以间接提示胎儿缺氧状态和中枢系统的功能。缺氧时胎动会相应地减少[2]。但是在用胎动评估胎儿状态时需考虑到正常情况下随着孕周的增加胎动的变化。在妊娠中期后段及晚孕期,胎儿静止的时间随着孕周的增加而延长。妊娠 20 周时,胎儿静止的时间短于 10 分钟,妊娠 32 周时短于 20 分钟,而在妊娠 40 周时胎儿静止时间可以长达 40 分钟[53]。了解这个生理变化趋势,可以更好地帮助正确识别胎儿缺氧的状态。同时动物实验表明,胎儿可以逐步适应长时间的缺氧环境,尤其是逐渐发生的长期慢性缺氧。在长时间缺氧后,可以观察到胎儿呼吸运动和躯干运动的恢复。因此,产前监测中观察到这些胎儿运动并不能完全说明胎儿的供氧状况一定正常。

胎儿的生物物理评价方法

表 11-2 列出了几个常见的产前检查方法,同时阐述了这些检查在预测胎儿状态时的价值,具体内容将在下文中详述。

表 11-2　不同产前胎儿评价方法比较

方法	假阴性率(%)	假阳性率(%)
CST	0.04	35～65
NST	0.2～0.8	55～90
BPP	0.07～0.08	40～50
Mbpp	0.08	60

(修正自 Signore C,Freeman RK,Spong CY. Antenatal testing:a reevaluation. Executive Summary of a Eunice Kennedy Shriver National Institute of Child Health and Human Development Workshop. *Obstet Gynecol.* 2009;113:687-701.)

孕妇自数胎动

借助实时超声影像发现,晚孕期胎儿一天中 10% 的时间都在运动,近乎 30 次/小时[54]。母亲可感知到这其中的 70%～80%。活跃的胎动可持续 40 分钟,胎儿静止状态可以持续 20 分钟。研究观察到(Patrick et al)[54],正常

胎儿没有胎动的最长时间是 75 分钟。此外,胎儿还可以完成许多精细运动,例如肢体屈伸、握拳、吸吮动作等,尽管母亲并不能感知到这些精细运动。精细运动反映了胎儿中枢神经系统功能的正常发育。每天的 9:00pm 至次日 1:00am 是胎动最频繁的时候。这个时段里,母体的血糖浓度呈下降趋势[51,54]。为了证实胎动和血糖的关系,Holden 等利用人工胰腺来精确地控制母体的血糖,发现低血糖会导致胎动的增加。餐后或直接对母体静脉输注葡萄糖溶液并不会引起胎动增加[55]。有随机试验发现音乐可以使胎动增加[56]。

基于前文中"缺氧时胎动减少"这一理论,自数胎动是产前胎儿监测的各项手段中最简便且广泛应用的一个。但对此的前瞻性研究发现,自数胎动不能有效地降低围产期新生儿死亡率[2]。Neldam 在一项囊括了 1500 余名孕妇的前瞻性研究中证实,自数胎动可以避免 73% 胎死宫内的发生。相反,在之后的一项超过 68 000 名孕妇的随机研究中[57],与对照组相比,规律自数胎动的实验组并不能显著地减少胎死宫内的发生。自数胎动(FMC)的方法、对异常胎动的定义、患者的依从性、医务人员对患者主诉的反馈,这些因素在各个试验和文献中没有统一的标准,所以很难提高试验结果的有效性和重复性,也很难明确把自数胎动纳入临床常规是否可以获益。2007年,Cochrane 数据库的系统综述[58]回顾了超过 71 000 名孕妇的 4 个临床试验,其结果认为,目前尚没有充分的证据能够支持自数胎动可以减少胎儿死亡。

尽管有上述结论,但自数胎动仍然有它的优势。虽然胎儿活动的正常值范围很大,但自数胎动时,每个母亲是和她自身孕期胎儿既往的情况做比较,有可对比性[18]。影响母亲感知胎儿活动的因素尚未明确,胎儿因素和胎盘因素可能都起着重要的作用,例如胎盘位置、胎儿活动的时长和类型、羊水量(AFV)。但羊水量影响的究竟是母亲对胎儿的感知还是胎动本身尚不明确。孕妇的自身因素,例如母亲的活动、产次、肥胖程度、用药史、精神因素(包括焦虑等情绪),也可能会影响她们对胎动的感知。但这些研究仍然常常得到相悖的结论[52]。**80% 的孕妇对自数胎动有很好的依从性**[18]。

在研究和临床工作中,监测胎儿活动有多种方法,包括在固定时间内自数胎动,例如每日 1～3 次,每次 30～60 分钟;或者不固定时间,而是将特定的胎动数量定为计数目标。应该告知孕妇正常和异常胎动的界限,以便能够尽早识别异常并进一步检查评估胎儿状态(图 11-8)。胎动异常通常指:1 小时内胎动小于 3 次或 12 小时内没有胎动(Sadovsky 胎动预警信号);连续 2 天出现 1 小时内胎动小于 3 次;12 小时内不能感受到 10 次或以上胎动(Cardiff"数到 10"理论)。"数到 10"理论经过多方考量,已经成为目前临床最为常用的标准。最近,Froen

等再次验证了这个理论作为临床筛查手段的作用[59]。在这项纳入了 1200 个病例的队列研究中，孕妇被要求每日尽早开始自数胎动，研究结果发现计数 10 次胎动的平均时间小于 10 分钟，相比以前的研究结果，这个时间明显缩短。如前文所述，目前各方对正常及异常胎动的定义存在着巨大的差异，Froen 等认为当务之急是明确胎儿活动的正常范围、孕妇对胎动的感知与围产期结局间的关系。

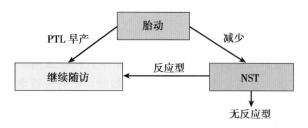

图 11-8　孕妇自数胎动对评价胎儿状况很有意义。若主诉胎动减少，应行 NST，绝大多数 NST 为反应

自数胎动可能造成的潜在的负面影响包括孕妇精神紧张、增加其他胎儿监测手段的使用以及产前入院[60]。然而，由于假阳性并不会造成严重后果，相比于不使用任何监测，自数胎动仍然被认为可以有效减少胎儿死亡。在掌握更有说服力的证据以前，自数胎动仍然是一个值得推广的监测手段。Froen 等[59]在 2008 年发表的一篇综述中指出，"不论采用哪一种胎动减少的定义，自数胎动都会增加孕妇对胎动的关注程度，相比于不使用任何监测手段，自数胎动仍然是有益的。在帮助孕妇理解、依从并计数胎动的同时，我们建议将胎动减少定义为孕妇感知到的明显且持续减少的胎儿活动。其他任何基于警戒值的定义，例如"2 小时内 10 次胎动"，都只能作为经验法则，而非准确的定义"。

宫缩应激试验

宫缩应激试验（CST），也就是缩宫素激发试验（OCT），是第一个被广泛应用的产前生物物理监测手段。众所周知，子宫收缩会导致胎盘绒毛间隙血供的一过性减少。通过监测胎心率可以发现，当胎儿胎盘呼吸储备能力不足时，宫缩时会发生缺氧，特别是当胎儿动脉氧分压低于 20mmHg 时，胎心监护会表现出相对应的频繁晚期减速（详见第 15 章）。如前所述，子宫收缩时胎盘的一过性缺氧引起胎儿全身血管的迷走反射，是导致胎心率下降的原因。这些观察到的临床现象使 CST 也可用于产前监测。其理论基础是：子宫胎盘功能不全风险的患者出现宫缩时，胎儿也会有相应的反应。

进行 CST 时，患者应保持 30～45 度半坐位，并轻微左倾，从而避免仰卧位低血压综合征。连续记录胎心率和宫缩，并将宫缩前的胎心率作为基线。同时每 5～

10 分钟监测一次孕妇血压，以便及时发现孕妇低血压。有些情况下，孕妇已有自发足够的宫缩，此时就不需要额外刺激子宫收缩了。标准的 CST 需要在 10 分钟内至少出现 3 次中等强度的宫缩，每次宫缩持续 40～60 秒。制定这样的标准是为了模拟第一产程中胎儿承受的压力。如果自身没有产生宫缩或宫缩不足，就需要静脉点滴催产素来刺激宫缩，逐渐增加药物剂量，直至宫缩达标[32]。刺激乳头也可以诱导宫缩，且这种方法的宫缩达标率以及最终的 CST 监测结果与催产素输注的效果相近[32,42]。完成 CST 监测后，孕妇需留观至宫缩恢复测试前水平。CST 的禁忌证包括有早产的高危因素者，例如胎膜早破、多胎、宫颈机能不全等。但 CST 本身并不增加早产的发生率[61]。其他禁忌证还包括宫缩可能引发风险的情况，如前置胎盘、古典剖宫产史或子宫手术史。

大部分临床工作者采用 Braly、Freeman 及同事[61,62]制定的 CST 标准（见表 11-3）：

阴性：没有晚期减速或明显的变异减速。

阳性：50% 以上的宫缩伴有晚期减速。

可疑：间断晚期减速或变异减速。

过度刺激：每次宫缩时间持续大于 90 秒或宫缩间隔小于 2 分钟

不满意：宫缩 10 分钟内少于 3 次或监测不满意

CST 的预测价值

CST 阴性与良好的胎儿结局相关。研究发现，CST 阴性的胎儿在接下来的一周内发生围产期死亡的风险小于 1/1000（即假阴性率小于 1/1000）[2,42,63,64]。如果发生围产儿死亡，死亡原因多数为脐带意外、畸形、胎盘早剥和糖尿病患者的急性血糖异常升高。因此，**和其他多数产前监测手段一样，CST 也不能够预测突发急性事件导致的胎儿死亡**。如果 CST 结果为阴性，胎心监护为反应型，可以 1 周后复查（图 11-9）。如果 CST 结果为阴性但胎心监护为无反应型，则需在 24 小时内复查（图 11-10）。虽然这个结果并不意味着胎儿处于急性窘迫状态，但也不能将其等同于正常阴性 CST 和反应性胎监。患者临床状况发生变化时要考虑增加监测频率。CST 阳性意味着不良结局的发生率增加，例如胎死宫内、产时出现晚期减速、5 分钟 Apgar 评分低、IUGR（宫内生长发育迟滞）、羊水胎粪污染等（图 11-11）[63]。总的来说，CST 阳性后出现围产期胎儿死亡的概率约为 7%～15%。另一方面，CST 的假阳性率也不容忽视。根据不同的研究终点，CST 的假阳性率大约在 35%～65%。如果基础胎心率缺乏加速，或宫缩起点和晚期减速起点的间隔时间小于 45 秒，那么这时 CST 阳性的结果更有意义，胎儿窘迫的可能性也更大。

表 11-3　CST 的解读

结论	描述	发生率
阴性	有合格的宫缩(3 次/10min),无晚期减速	80
阳性	无子宫过度刺激,50% 以上的宫缩伴晚期减速;或即使宫缩频率<3 次/10min,仍有持续的晚期减速	3~5
可疑阳性	可疑晚期减速	5
可疑过度刺激	宫缩过频时(>5 次/10min)或每次宫缩时间>90s 时出现胎心减速;若无胎心减速,解读为阴性	5
不满意的 CST	宫缩频率<3 次/10min 或出现无法解释的图形	5

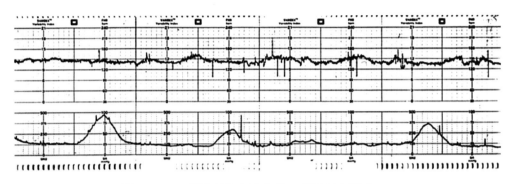

图 11-9　CST 阴性且为有反应型,一周后复查即可

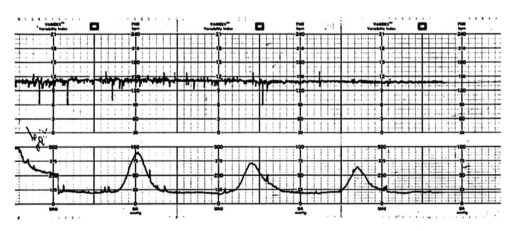

图 11-10　CST 阴性,但无反应,应 24 小时内复查

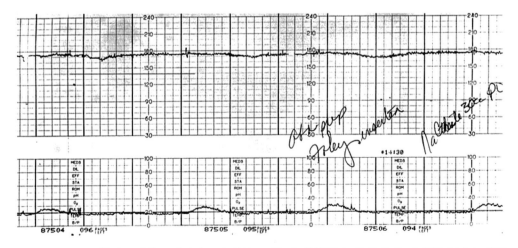

图 11-11　CST 阳性胎心过快且无反应。患者孕 34 周,Ⅰ型糖尿病,依从性差,主诉胎动减少,NST 提示胎心过快达 170 次/分,无反应。CST 阳性,BPP 得分 2 分。宫颈条件差。遂行子宫下段剖宫产术,娩出一男婴,2200g,Apgar 评分 1 分钟 1 分,5 分钟 3 分,脐动脉血气 pH:7.21

CST 的高假阳性率会增加不必要的产前干预,这是其最大的缺点之一。 CST 的假阳性原因包括:对监测结果的误读;仰卧位低血压减少了子宫灌注;子宫过度刺激没有被宫缩描记探头记录;CST 后胎儿状态好转。高假阳性率也意味着 CST 阳性并不是剖宫产指征。如果 CST 阳性后经阴道试产,宫颈应首先达到能够引产的条件,同时应该使用宫腔内压力导管直接监测胎心率和宫缩。所有可疑、模棱两可、不满意或过度刺激的 CST,都应在 24 小时之内复查。研究提示,可疑 CST 复查时,7.5% 为阳性,53.7% 转为阴性,38.8% 依旧不能确定[65]。对 CST 阳性的新生儿进行随访,只有很少数表现出神经、精神发育异常[66]。决定这些新生儿远期预后的主要因素很可能是早期识别胎心率的异常,从而尽早预防产时并发症。

无应激试验

20 世纪中期,观察发现胎儿活动、宫缩、外界刺激均可导致胎心率增加,胎心率的增加反映胎儿的一般状况良好,这是无应激试验(NST)的理论基础。尽管可信度和重复性并不确切,NST 仍是应用最为广泛的产前监测手段。到目前为止,NST 的基础技术基本没有变化,也一直作为产前监测的手段被广泛接受[67]。

在晚孕期,健康胎儿平均每小时有 34 次胎心加速,[68]平均幅度 20～25 次/分,持续约 40 秒。胎心加速的基础是胎儿中枢神经系统和心率有完善的神经调节[68]。胎儿缺氧会影响正常的胎心变化。足月儿的胎心加速 85% 与胎儿运动相关,同时,90% 以上的大体运动会产生胎心加速。胎儿睡眠时可能不出现胎心加速。Patrick 等[68]的研究提示,正常足月儿的最长胎心加速间期为 40 分钟。尽管如此,即使监测 80 分钟没有出现加速,仍可以是正常的情况。

多数情况下,没有胎心加速的原因是胎儿睡眠,但中枢抑制剂如麻醉药、苯巴比妥、β受体阻滞剂普萘洛尔等,都可以抑制胎心率的变化。长期吸烟会增加胎儿碳氧血红蛋白含量、减少子宫血供,进而降低胎儿氧合,胎心加速也会减少。

NST 通常在门诊进行,多数情况下,10～15 分钟就可以完成。NST 没有禁忌证,也少有模棱两可的结果。孕妇坐在躺椅上,并稍左倾,以防止仰卧位低血压综合征。检查开始前应测量并记录孕妇血压,每 5～10 分钟重复一次。多普勒超声探头用于监测胎心率,宫缩描记探头用于监测宫缩及胎儿运动,孕妇可以自数胎动,或是医务人员在检查过程中同时监测胎动。

NST 胎心表现

反应型

最广泛应用的定义是:20 分钟内至少有两次加速,振幅均达到 15 次/分,持续 15 秒(图 11-12)。因为交感和副交感对胎心的影响随孕周增加而变化,反应型的定义会随孕周增加而改变。与晚孕早期相比,孕 30 周起胎心加速会出现频率和振幅的增加。孕 24 周时,约有一半的正常胎儿会在胎动时出现胎心加速,到孕 30 周时,几乎全部胎儿都会有这样的表现。基于这些原因,在孕 30～32 周以前,反应型的标准可以定为胎心加速振幅 10 次/分,持续 10 秒[69]。

无反应型

如果胎心监测的结果不符合反应型的标准,则被认为是无反应型(图 11-13)。出现无反应型最常见的原因是胎儿无活动或正在睡眠周期,因此需要另外延长监测 20 分钟,以期待胎儿改变目前的状态。Keegan 等[70]发现,早上出现无反应型的患者,80% 在当日再次复查后会变成反应型。为了改变胎儿目前的状态,有些医生会主动刺激胎儿,或通过给孕妇饮橙汁来增加胎儿的血糖水平。但没有证据表明这些方法可以改变胎儿的状态[71,72]。如果已将监测时间延长至 40 分钟,仍然没有观察到胎儿活

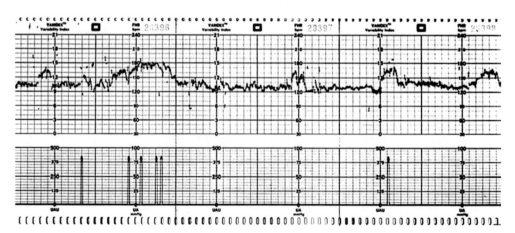

图 11-12　NST 反应型,胎心加速>15bpm,持续超过 15 秒。当孕妇感受到胎动时按下按钮,会在监护记录上以箭头标注出来

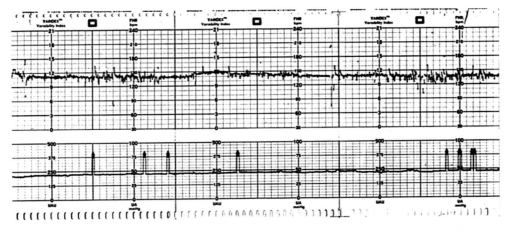

图 11-13　NST 无反应型,未见明显加速,孕妇可自觉胎动,标注见监护记录下半部分

动,则应行 BPP 或 CST 检查。在 NST 无反应型的胎儿中,约25% CST 阳性[73-75]。但如果在准备 CST 试验的过程中出现胎儿活动,也可以认为是胎儿状态良好的表现。

总体来说,在初次检查中,85% 的 NST 为反应型,15% 为无反应型(图 11-14)[73],少于1% 由于数据不足而导致结果不满意。

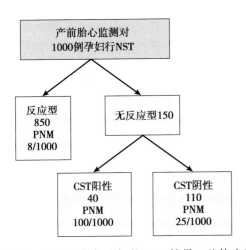

图 11-14　1000 名高危孕妇的 NST 结果。总体来说,85% 反应型,15% 无反应型。NST 无反应型的孕妇中有25% CST 阳性,围产儿死亡率(PNM)在这一组中也最高。NST 无反应型但 CST 阴性的孕妇,其 PNM 较 NST 反应型的要高

在晚孕早期,无反应型 NST 的发生率稍高:孕24 ~ 28 周,约50% NST 为无反应型,孕 28 ~ 32 周,15% 仍为无反应型。孕 32 周后,反应型和无反应型的发生率与足月相近。**总的来说,在中孕晚期和晚孕早期的 NST 中出现胎心加速,意味着当前胎儿状态良好。**

当 NST 出现无反应型时,应延长监测时间,以鉴别胎儿睡眠周期与缺氧或窒息。**多数 NST 无反应型的胎儿并非胎儿窘迫,而只是在 40 分钟的时间窗里没有看到胎心的反应。**畸形胎儿 NST 无反应型发生率较高[77]。孕26 ~ 28 周的胎儿可以出现脑干听力反应,所以震动听力

刺激(VAS)可以用于将胎儿从安静睡眠状态转入动态睡眠状态(图 11-15)。故 VAS 可以显著增加孕 26 周以后的 NST 反应型发生率,并减少监测时间,使得这项技术对产前监测十分有帮助。多数针对 VAS 的研究使用电子的人工喉,产生声压82dB、频率80Hz 的声音(距离 1 米处测量)和 20 到 9000Hz 的和声。目前还未明确导致胎儿状态变化的是声音还是震动。在刺激后 3 分钟内,VAS 可能增加胎心加速的时间和振幅、胎心率的变异率和胎儿的大体运动[79]。有研究显示,使用 VAS 可将 NST 无反应型的发生率由 13% ~ 14% 降至 6% ~ 9%。在判断胎儿状态是否良好时,VAS 刺激后出现的 NST 反应型可以被认为和自发活动等效[79]。但是 VAS 刺激后仍然为 NST 无反应型的胎儿,出现围产期不良结局的可能性更大,产时胎儿窘迫、生长受限、低 Apgar 评分的发生率也增加。

在应用 VAS 的临床中心,通常先监测 5 分钟基础胎心率,如果表现为无反应型,则在胎头附近予 3 秒或更短的 VAS 刺激。如果 NST 仍维持无反应型,可以间隔 1 分钟重复刺激 3 次。如果此时仍为无反应型,应进一步行 BPP 或 CST 检查。孕期使用 VAS 的安全性已经被研究证实,新生儿出生后 4 年的长期随访也没有发现听力损伤的表现[80]。其他能够安全地减少 NST 监测时间的干预手段也得到了相似的结果[81]。**总体来说,VAS 可能缩短 NST 所需的监测时间,对接诊量大的临床中心尤其有帮助。**

其他的 NST 表现

正弦波型

在少数病例中可以见到正弦波型(见第15章),这种波浪形、几乎没有变异的胎心监护图形与胎儿贫血、窒息、先天畸形和药物相关(如麻醉药)。Rochard 等等的研究[82]发现:在 50 个母婴 Rh 血型不合的病例中,20 个出现了正弦图形;新生儿中一半在围产期死亡,40% 存活但需要长期住院,只有 10% 没有出现并发症。

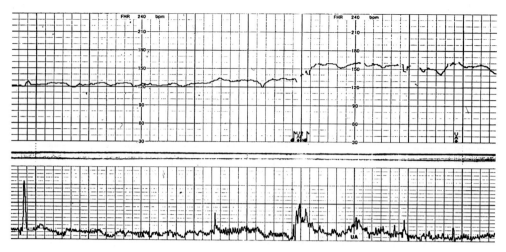

图 11-15　VAS 后为 NST 反应型,该刺激被以音符的形式记录在监护记录上

心动过缓

孕 27 周前,心动过缓可能是胎儿运动时的正常表现,但如果同时存在胎儿窘迫的高危因素,例如抗磷脂综合征相关的 IUGR,孕 26～28 周出现的心动过缓可能就是胎儿死亡的预兆。这种情况下,一旦发生胎心减速,需要同夫妻双方充分告知病情,在干预及娩出很不足月的胎儿前请新生儿科会诊,共同决定处理方式。

严重胎儿心动过缓的定义为胎心率小于 90 次/分或胎心率较基线下降 40 次/分,时间大于 2 分钟,见于 1%～2% 的 NST(图 11-16)。在一篇 121 例病例的回顾性研究中,心动过缓与围产期患病率和死亡率的增加有关,尤其是产前胎儿死亡、脐带压迫、IUGR 和胎儿畸形[83]。尽管发生心动过缓的 NST 有一半为反应型,但因产时胎心不良导致急诊剖宫产的发病率与无反应型相同。故临床处置应该基于心动过缓,而非 NST 是否为反应型。当判断胎儿是否窘迫(胎死宫内或不能耐受产程)时,相较 NST 无反应型,心动过缓的阳性预测值更高。在这种情况下,产前胎儿死亡最可能的原因是脐带意外。

如果观察到心动过缓,应及时行超声检查羊水量,尽早发现胎儿畸形。处理心动过缓时,采用期待治疗的围产期死亡率为 25%。如果采用期待治疗,则应持续监测胎心。当胎儿未足月时,可在产前应用糖皮质激素促肺成熟。

心动过速

如同评价胎心率反应性时一样,评价胎心率基线时也应考虑到孕周。随着孕周增加,迷走神经兴奋性对基线胎心率的影响越来越大,例如,孕 20 周时胎心率平均为 155 次/分,而孕 30 周时,胎心率将降至 145 次/分。**心动过速最常见的原因是继发于母-婴感染的发热,如绒毛膜羊膜炎。**其他的原因包括慢性缺氧、孕妇甲状腺功能亢进和胎儿的快速性心律失常。当胎心率大于 200 次/分时,尤其是大于 220 次/分时,应提高警惕是否存在胎儿的快速性心律失常,必要时应行胎儿超声心动进一步评估心脏。当胎心率在 160～180 次/分时,是否存在基线变异判断有无胎儿酸中毒的重要指标。如果没有基线变异,那么胎儿很可能存在酸中毒[69]。

心律失常

胎儿的心律失常中最常见的是快速型心律失常,约

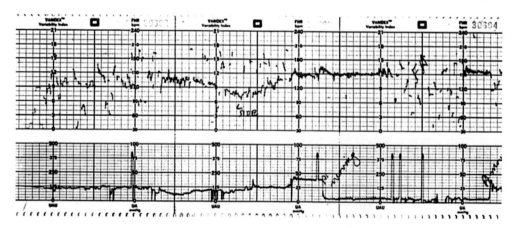

图 11-16　初产妇,孕 43 周,NST 提示胎心过缓,胎心基线从 150bpm 降至 100bpm,引产过程中,胎心出现明显变异减速,提示胎儿窘迫,患者要求剖宫产,产后发现羊水量少,粪染

占 90% 。当心室率大于 180 次/分时诊断胎儿快速性型心律失常,常见的原因包括阵发性室上性心动过速和心房扑动。给予孕妇抗心律失常药治疗胎儿的持续性室上速,是产前心脏治疗第一批成功的例子。很多书中都提到了治疗这种心律失常的常规流程。需要治疗的指征包括:持续性心律失常造成胎儿水肿,孕周过小,分娩和新生儿治疗不安全。这种情况下,最好采用治疗剂量域相对较宽且不易诱发心律失常(新发或加重原有心律失常)的药物。地高辛是最常用的一线用药,但是对已经存在胎儿水肿的患者无效;其他一线用药还包括索他洛尔和氟卡尼[84]。

当胎儿心室率小于 100 次/分时常常诊断缓慢性心律失常,最常见的原因是房室传导阻滞。约一半由胎儿自身心脏发育异常导致,另一半患者常没有心脏的器质性病变,而是源于孕妇的抗体。这些抗体包括 SS-A、SS-B 等,可以直接作用于胎儿心脏的房室结或心肌细胞,引起传导阻滞或心肌炎。患有缓慢型心律失常的胎儿可能出现胎儿水肿,尤其在心室率持续小于 55 次/分时更易发生。宫内因先天传导阻滞导致心衰,无论伴或不伴先天性心脏病,都是新生儿放置起搏器的指征。产前治疗缓慢型心律失常的成功率不如快速性心律失常。治疗包括给予孕妇 β 受体激动剂,可以提高胎儿心室率 10% ~ 20%;因孕妇抗体导致的心律失常,可以应用糖皮质激素或免疫球蛋白。有文章报道这些治疗可以成功地逆转胎儿水肿,以改善胎儿结局[84]。

减速

多数情况下,轻度的变异减速并不影响围产期结局。Meis 等[85]报道:在所有行 NST 检查的患者中,有 50.7% 可以出现低于基线 20 次/分及以上的变异减速,但是持续少于 10 秒。这些减速多数与脐带相关,并不意味着 IUGR、不正常的胎心监护或变异减速会在产时加重。当观察到轻度的变异减速时,即使 NST 反应型,仍然需要进一步行超声检查排除羊水过少的可能。低羊水指数(AFI)以及轻度变异减速增加了脐带事件的可能性。如果 NST 观察到了宫缩伴发的晚期减速,则应该使用 CST 的标准进行针对性的处理。

NST 的预测价值

当 NST 结果正常或为反应型时,其预测价值最高。不同报道给出的假阴性率为 0.2% ~ 0.8%,这与 NST 反应型后 1 周内胎儿死亡率 3/1000 ~ 8/1000 相符。不同报道给出的假阳性率范围较广,由 50% 至 90% 以上[2,42]。

2012 年 Cochrane 数据库的系统综述[67]回顾整合了 6 个随机对照试验的结果,共纳入 2105 名孕妇。4 个试验中的 1636 名孕妇比较了行 NST(或已知 NST 结果)和未行 NST(或未知 NST 结果)者的结局,需要指出的是,这 4

个试验都在 20 世纪 80 年代进行;2 个试验中的 469 名孕妇比较了电脑分析的 NST 结果和传统肉眼分析的 NST 结果。这 6 个试验只选择了高危孕妇,且没有提供有关单胎或多胎的信息。在比较是否进行 NST 的 4 个试验中,围产期死亡的风险并没有显著差异(RR,2.05;95% 置信区间 CI,0.95 ~ 4.42;2.3% vs. 1.1%)。除此以外,剖宫产率、可能避免的围产期死亡、Apgar 评分、收入新生儿重症监护室、分娩孕周或新生儿癫痫的发生率也没有显著差异。然而,在比较电脑分析和肉眼分析的 2 个试验中,电脑分析数据明显降低了围产期死亡率(RR,0.20;95% 置信区间,0.04 ~ 0.88;0.9% vs. 4.2%)。作者认为,这个试验可能因病例不足而不能发现导致围产期死亡差异的因素,并指出在纳入这些临床试验后,产前、产后处理的很多方面都已经有所改变,从而影响分析。所以认为需要新的研究来比较电脑与肉眼分析 NST 结果的差异,以便得到其对围产期死亡及其他结局的真实影响。

在选定的高危妊娠中,每周仅 1 次 NST 造成的假阴性率非常高,尤其是在合并了糖尿病妊娠、IUGR 和延期妊娠的情况下。所以,如出现上述这些情况,建议增加 NST 的频率至每周 2 次,以降低假阴性率[86,87]。

胎儿生物物理评分

实时超声的应用,使得产科医生能对胎儿进行宫内的"体格检查"、动态评估胎儿宫内情况,进行综合评分来评估胎儿的宫内情况及相应的神经系统发育[88]。Manning 等[89]认为,"生物物理评分依据的原则是:对胎儿宫内活动及环境的评估越全面,则对胎儿宫内安危情况的评估就越准确。"

胎儿呼吸样运动(FBMs)是第一个用于实时超声检查的生物物理指标,可以理解为胎儿在宫内练习呼吸肌,为产后的呼吸功能做准备。超声实时监测证实,FBM 表现:膈肌及腹腔内容物下移、胸壁下陷。FBM 在孕 20 ~ 21 周规律出现,由第四脑室的腹侧神经中枢支配[90]。一天中 30% 的时间可以观察到 FBM,尤其是 REM 睡眠期,提示中枢支配正常。尽管呼吸运动缺失可反应胎儿窒息,但也可能是胎儿正处于静息睡眠期[51]。FBM 还受其他多种因素影响。孕妇血糖升高,FBM 增多,孕妇低血糖时 FBM 减少。孕妇吸烟会减少 FBM,其原因可能是胎儿低氧血症。抑制胎儿中枢神经系统的安眠药也会减少 FBM。

参照其他反映胎儿氧合状态及健康状况的指标,Vintzileos 等[90]强调:胎儿缺氧时,在其发育过程中越早出现的生物物理活动,越晚受到影响。胎儿大脑皮质的肌张力中枢于孕 7.5 ~ 8.5 周发育,因此只有胎儿已经处于最危险的状态时,肌张力才会消失;运动中枢位于大脑皮质核,于孕 9 周发育,因此较肌张力变化更敏感;FBM 在前文提到,于孕 20 ~ 21 周规律出现;胎心率中枢位于下丘脑后侧及延髓,于孕 28 周前后发育。因此理论上讲,胎心率异常是胎儿窘迫最早的表现。

基于此理论,Manning 等[91]提出胎儿生物物理评分(BPP)的概念,包括 NST 与四个超声实时监测下参数:FBM、胎动、胎儿肌张力、羊水量(AFV)。FBM、胎动及胎儿肌张力由复杂的中枢神经通路介导,可以反映当下胎儿中枢神经系统的功能。AFV 则是反映胎儿慢性缺氧的指标。除此之外,超声检查还能进一步明确先前未发现

的胎儿畸形。BPP 的评分系统类似于 Apgar 评分[91]。每一项正常的参数,如 NST 反应型,得 2 分,异常 0 分;满分 10 分,最低分 0 分。BPP 最早可用于孕 26 ~ 28 周。达到满意的 BPP 分数所需的时间与胎儿状态有关,如果胎儿处于 2F 状态,仅需大约 5 分钟即可,如果是 1F 状态则需要至少 25 分钟[92]。

Manning 及同事[91]提出的标准评分见表 11-4,不同评分所推荐的临床处理参见表 11-5。如果没有其余的阴道分娩禁忌,BPP 低分也可以经阴道试产。

表 11-4　生物物理评分标准

项目	正常(2 分)	异常(0 分)
胎儿呼吸样运动	30 分钟内至少有一段持续 30 秒的呼吸样运动	30 分钟内无呼吸运动或持续时间少于 30 秒
胎动	30 分钟内至少有 3 次肢体或躯干运动,一阵连续运动算一次	30 分钟内<3 次运动
胎儿肌张力	30 分钟内至少有 1 次肢体伸展与回复原屈曲位置	无伸展屈曲运动
NST 反应型	20 分钟内有至少 2 次加速≥15 次/分,持续时间>15 秒	20 分钟内加速<2 次,或加速<15 次/分
羊水量	最大羊水池深度在两个垂直径线上测量至少≥2cm	最大羊水池垂直深度<2cm

(修改自 Manning FA. Biophysical profile scoring. In Nijhuis J (ed):*Fetal Behaviour.* New York,Oxford University Press;1992:241.)

表 11-5　生物物理评分的管理

评分	意义	管理
10	正常,胎儿无缺氧	一周一次或两次重复测试
8	正常,胎儿无缺氧	一周一次或两次重复测试
6	胎儿慢性缺氧可能	若≥孕 36 ~ 37 周,或<孕 36 周但胎肺已成熟,终止妊娠; 若<孕 36 周,和/或胎肺未成熟,4 ~ 6 小时后重新评估; 若羊水过少,终止妊娠
4	胎儿慢性缺氧可能	若≥孕 36 周,终止妊娠; 若<孕 32 周,重新评估
0 ~ 2	强烈怀疑胎儿慢性缺氧	延长检测时间至 120 分,如果仍≤4 分,立即终止妊娠

(修改自 Manning FA,Harman CR,Morrison I,et al. Fetal assessment based on fetal biophysical profile scoring. *Am J Obstet Gynecol.* 1990;162;703。Manning FA. Biophysical profile scoring. In Nijhuis J,ed:*Fetal behaviour.* New York,Oxford University Press;1992:241.)

一项纳入了 216 名高危妊娠孕妇的前瞻性盲法研究指出,若 BPP 满分,围产儿死亡率为 0;若 BPP 0 分,PMR 达 60%[91]。胎动消失时,胎死宫内发生率增加 14 倍;FBM 缺失时,PMR 增加 18 倍。单一参数的假阳性率在 50% ~ 79%。但将异常参数结合起来,假阳性率降至 20%。假阴性率发生率极低,指已经发生胎儿窘迫但检查结果正常的概率极低。羊水量正常时 PMR 为 6.9‰,NST 反应型时 PMR 为 12.8‰。研究发现在大多数情况下,BPP 的超声监测与胎心监护均可在 10 分钟内完成,并不需要很久。

Manning 等[93]对 26 780 位高危孕妇进行 BPP 检查,如果超声下的 4 个指标均正常(即得分 8 分),不做 NST;只要有一项超声指标异常,就做 NST。结论显示,这一人群中 PMR 为 1.9‰,生后一周内每千人中胎死宫内数少于 1。所有受试者中,约 97% 得 8 分,仅有 3% 得分≤6 分,需要进一步评估。在另一项研究中,共纳入了 525 名 BPP 得分≤6 分的孕妇,结果显示,围产期不良预后主要和这两种情况有关:NST 无反应型合并胎儿肌张力丧失,或 NST 无反应型合并 FBM 丧失[94]。围产儿的发病率及死亡率与最近一次 BPP 得分呈负性线性关系(图 11-17、图 11-18)[95]。根据终点的不同,假阳性率从得分 6 分的 75% 降至得分 0 分的 20%。Manning 总结了八项利用 BPP 评

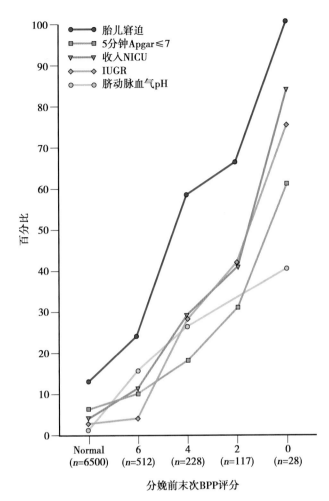

图 11-17 分娩前末次 BPP 评分。与五个提示围产儿死亡率的指标之间,呈明显的负性线性相关(摘自 Manning FA, Harman CR, Morrison I, et al. Fetal assessment based on fetal biophysical profile scoring. *Am J Obstet Gynecol.* 1990;162;703.)

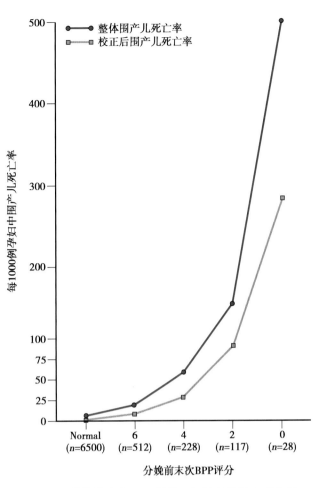

图 11-18 分娩前末次 BPP 得分。与围产儿死亡率之间,呈明显的负性指数相关(摘自 Manning FA, Harman CR, Morrison I, et al. Fetal assessment based on fetal biophysical profile scoring. *Am J Obstet Gynecol.* 1990;162;703.))

价胎儿状况的研究资料,总共回顾了共计 23 780 名病人的 54 337 份评估结果,除却致死性畸形外,人群中修正后的 PMR 约为 0.77‰。

BPP 可以较好地反映胎儿酸碱平衡状态。Vintzileos 等[90]研究了 124 例未临产的剖宫产,包括重度子痫前期、剖宫产史的妊娠、胎儿生长受限、臀位、前置胎盘和巨大胎儿。胎儿酸中毒定义为脐动脉 pH<7.20。胎儿酸中毒首先表现为 NST 无反应型和 FBM 消失。BPP 得分≥8 分时 pH 值约 7.28,发生酸中毒的比例仅为 2/102;BPP 得分≤4 分共 9 例,平均 pH 值为 6.99,所有病例均发生了酸中毒。

一些研究指出,产前应用糖皮质激素或可降低 BPP 得分。因为糖皮质激素多用于预计可能早产的孕妇(孕 24 ~ 34 周),任何假阳性结果都会导致不恰当的干预或终止妊娠。Kelly 等发现,在孕 28 ~ 34 周的胎儿中,应用糖皮质激素治疗的 48 小时之内,1/3 以上 BPP 得分有所降低,但新生儿结局并未受影响。在得分降低了 4 分的

人群中,24 ~ 48 小时后的重复 BPP,得分均恢复正常。其中最容易影响的变量是 FBM 及 NST。另外一些研究者报道,对小于孕 34 周的孕妇应用糖皮质激素后,有一过性的 FBM 抑制及胎心率反应性的变化,但在 48 ~ 96 小时后可恢复正常。因此,这个现象对于需要每日通过 BPP 评价的胎儿尤为重要,如早产临产、早产胎膜早破(PPROM)。

目前争论的焦点在于当早产临产或 PPROM 时,用 BPP 预测发生绒毛膜羊膜炎的实用性。Sherer 等发现,在孕 32 周前未破膜的早产临产孕妇中,FBM 消失与胎儿炎症及宫内感染有关。但是 FBM 消失的阳性预测值并不高,所以这一发现不能用于指导临床处理。Lewis 等对 PPROM 的孕妇进行随机试验,分别用每日 NST 及 BPP 来预测感染并发症,结果发现,二者的敏感性都很低。每日的 BPP 除了增大了花费之外,没有明显额外获益。

Manning 等描述了在加拿大马尼托巴省 BPP 和脑瘫发病率的相关性,结果发现,最近一次 BPP 得分和脑瘫发病率呈负性指数相关。得分≤6 分时敏感性 49%。得分

越低,脑瘫的风险越高:正常 BPP 时发病率为 0.7‰,6 分时发病率为 13.1‰,0 分时发病率为 333‰。孕周、出生体重及估计的损伤时间等均与脑瘫的发病率无关。

BPP 的缺点为:必须使用超声机器,没有录像记录就无法回顾;如果胎儿处于静息睡眠状态,花费时间会很长。现有的评分方法中,没有考量羊水过多的影响,例如患妊娠期糖尿病的孕妇,羊水过多也预示胎儿存在风险。

生物物理评分的预测价值

总结多项研究结果,正常 BPP 的假阴性率小于 0.1%[2]。假阳性率的重要性在于可能导致不必要的干预(尤其是分娩)及相关的医源性并发症。使用 BPP 来进行胎儿监测的一部分原因,在于解决 CST 及 NST 的高假阳性率,但很少有人关注异常或可疑 BPP 的假阳性率。这二者可能存在相关性,因为 BPP 多作为异常 NST 及 CST 的确诊手段,在处理早产儿时尤为重要。如前所述,0 分的假阳性率不足 20%,但 6 分时高达 75%。Inglis 等观察了 81 例孕 28~42 周之间 BPP 得分 ≤6 分的孕妇,应用 VAS 来明确胎儿宫内情况,其中 41 例在 VAS 后得分恢复正常,再将这 41 例与 238 例无需 VAS 其 BPP 也正常的孕妇相比较,两组之间的新生儿预后无显著性差异。VAS 改善 BPP 的有效率约为 80%,对于可疑的 BPP,这一尝试既不增加其假阴性率,还可以减少不必要的产科干预。

2008 年发表于 Cochrane 的综述[96]回顾了 2829 名孕妇(大部分为足月妊娠)的产前胎儿评价结果,将其随机分为 BPP 及 NST 两组,两组之间的围产期死亡率、剖宫产率、Apgar 评分及新生儿转 NICU 率皆无差异。正如随后 2012 年 Cochrane 的另一篇关于 NST 综述的结论[67]一样,在比较 BPP 和其他方式对围产期死亡率的影响差异上,这项研究同样病例数不足。笔者也对此深表遗憾,"自 20 世纪 80 年代引入 BPP 起,对此的观察报告也有几万例之多,可仅不足 3000 人被纳入到随机试验中。"

改良生物物理评分

为简化 BPP 并减少不必要的时间消耗提出了一些改良措施,将重点放在那些对围产期预后最重要的指标上面。在改良的 BPP(mBPP)中,NST 作为反映胎儿当下状况的指标,与反映胎儿长期状态的 AFV(见第 35 章)结合。在这一评分系统中,若最大羊水池深度(DVP)大于 2cm,考虑为正常的 mBPP。包括 Miller 等对 15 482 位孕妇共进行 56 617 次产前监测的多项调查显示,mBPP 的假阴性率为 0.8‰,和 BPP 的结果基本一致。Nageotte 等[97]表示 mBPP 和 CST 阴性一样,可以较好地预测新生儿结局。有 10% 的孕妇 mBPP 异常,需进一步评价。当 VAS 或延长监护时间后 NST 仍无反应,或 AFV 异常时,

需行 BPP 或 CST 确诊。与 BPP 相比,CST 的结果异常并且需要进一步处理的概率要更高。总的来说 mBPP 的假阳性率与 NST 相当,但高于 CST 和 BPP。因其假阴性率低、操作简便,针对数目庞大的高危孕妇来说,是很好的评价手段。

对于测量 AFV 来说,是用 AFI 来全面评估,还是单纯应用 DVP 测量,也有相关研究。Chauhan 等对 1000 余名孕妇进行随机研究结果显示,AFI 对发现或预防不良预后并没有优势,反而更容易诊断羊水过少、增多产科干预和医源性早产的发生。类似的,2009 年发表的一项 Cochrane 综述[98]回顾了 5 项临床试验,其中共纳入了 3200 余名孕妇,也发现二者对于围产期预后没有明显差异,但应用 AFI 增加了羊水过少的诊断以及相应的引产率。该研究中没有死亡病例,所以无法评价 AFI 预防围产期死亡的优势。综上所述,DVP 作为评价羊水量的首选手段已获得越来越多的认可[32]。

多普勒超声

多普勒超声是无创的产前评价方法,内容涵盖了胎儿、孕妇及胎盘循环的各方面。超声下可以测量子宫胎盘血流及阻力,了解胎儿的宫内适应及储备情况。对于可疑 IUGR 或其他子宫胎盘血流相关疾病,多普勒超声是唯一可以减少围产期死亡率以及不必要的产科干预的方法[2]。对 IUGR 孕妇的详细处理原则及超声使用参考第 33 章。可疑 IUGR 的高危孕妇,多普勒超声测量胎儿血流及阻力可作为随访检查;但不应无论是否高危,都将其作为首选的检查手段。

但正如 Divon 和 Ferber 在一篇述评中所指出,与其他产前评价方法相比,多普勒超声在随机对照试验中常受到更严格的评价。最新的证据来源于 Cochrane 数据库 2013 年发表的纳入 18 项随机试验,10 000 余名高危孕妇的综述。其中,多普勒超声可以降低围产期死亡率(RR,0.71;95% 置信区间 CI,0.52~0.98),并能显著减少引产及剖宫产。2010 年一篇纳入了 14 000 余名孕妇的综述结果显示低危孕妇的多普勒超声检查并没有带来更多的获益。

胎儿监测方法的临床应用

我们检测并预防胎死宫内的能力不仅取决于知道某种病例所选试验的预测值,还取决于能够对异常结果作出相应处理。这需要考虑到现有的处理异常结果的治疗方案。这些方案最好包括一系列产前评价手段和除早产分娩之外的干预措施,早产分娩应仅在胎儿宫内状况不良、有胎死宫内风险且不可避免时才予应用。图 11-19 展示了已在多家临床中心成功应用的临床处理流程[88]。

这里包括:有组织地安排各项产前监测方法,借此来评估胎儿结局;产前应用糖皮质激素;改变孕妇活动状态;纠正孕妇代谢、心肺功能及其他疾病。在一些病例中可予宫内治疗,例如胎儿贫血的宫内输血,胎儿体腔积液的抽取,产前诊断及宫内胎儿给药等。

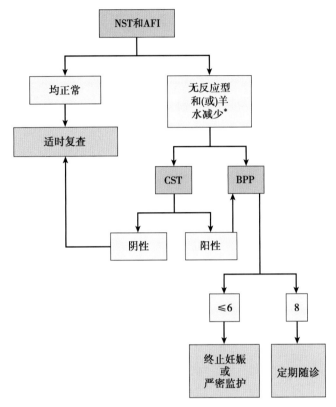

图 11-19　上图以 NST 及羊水指数作为产前胎儿评价的首选方案。若 NST 无反应型或羊水少,则以 CST 或 BPP 进行进一步的评估,对 BPP 应用的细节在表 11-6 中详述。* 若胎儿成熟,羊水少,应考虑是否及时终止妊娠,其次再考虑是否行进一步检查(修改自 Finberg HJ, Kurtz AB, Johnson RL, et al. The biophysical profile:a literature review and reassessment of its usefulness in the evaluation of fetal well-being. *J Ultrasound Med.* 1990;9:583.)

这些检查在孕 25～26 周就可以开始,用于识别高危胎儿,以及考虑对母儿的干预措施。安全延长孕周是最根本的目标,更好地理解早产的病生理机制、应用多种评价手段来监测,或可实现这一目标。

产前胎儿监测需要仔细评估,因其在预测胎儿预后方面,比借助评分系统计算的风险评估更准确。例如,母体经风险评估为高危孕妇,若其产前胎儿评估正常,那么与母体为低危孕妇但产前评估异常的胎儿相比,其 PMR 要更低。在没有明确危险因素的胎儿中,常规的产前胎儿评估,是发现胎死宫内、胎儿损伤风险时必要的一部分。因此,可以将一些胎儿监测的方式推广给所有的孕妇,例如前文中提到的自数胎动。

怎样能够更好地利用这些方法呢? 为了避免胎死宫内及胎儿损伤,同时又不能造成额外的焦虑及医源性早产,**在应用各项测试时,需要将孕周、合并症、社会人口统计学等危险因素都考虑在内**。正如 2008 年 Fretts 和 Duru[23]所说,“降低死产的最好方法,就是准确识别出晚孕期的高危孕妇,对这一人群进行符合规范的产前监测,就可以最大化地减少这些监测方法的负面作用及医源性早产。”

试举几例:在过期妊娠时可使用**平行试验方案**(parallel testing scheme),此时产科医生不需要担心胎儿成熟度,而是更关注胎儿是否健康。因此在同一时间进行多个测试,如产前胎心率测试和 BPP。因过期妊娠为高危妊娠,当任一项测试结果不正常时即可进行干预,为避免正常胎儿发生胎死宫内,可以接受假阳性结果。但是在大部分高危妊娠,如合并高血压或糖尿病时,应尽量延长孕周。在这种情况下为避免医源性早产,应使用**分支试验方案**(branched testing scheme),产科医生同时进行多个测试,仅当所有指标都提示胎儿窘迫时,才选择终止妊娠。这种情况下,必须与新生儿科一起,仔细评估风险及发生新生儿呼吸窘迫综合征(RDS)的可能性后再做决定。

不同产前监测手段适用的条件以及相互之间的对比,已经被多项研究总结在图 11-2。无论是高危还是低危孕妇,自数胎动都是一线的评价手段,可减少“正常”妊娠状态意外胎死宫内的发生。对高危孕妇来说,NST 和 mBPP 仍然是众多临床中心首选的手段,应用 BPP 和 CST 来评价 NST 无反应型或不正常的 mBPP,可以避免不必要的医源性早产。NST 和 mBPP 易于执行和解读,在门诊即可进行;相比之下,因 CST 需要静脉滴注缩宫素,而且解读要较前者困难,故常在产房进行。但是 CST 诱发宫缩时,可以观察胎儿对间断发生的血流灌注影响的反应,从而能够比 NST 和 mBPP 更早警示胎儿窘迫。

产前评估的频率取决于多种因素,如预测值、监测指征等。前述测试在正常情况下基本上可以反映胎儿一周内的风险,而结果异常时应缩短这一间隔。至于病情本身是否会导致不良妊娠结局,必须考虑病情是否稳定、恶化或好转。对高危妊娠而言,这些试验并没有明确的起始孕周。**通常孕 32～34 周开始进行产前评估,而当合并多种合并症或出现特别令人担心的征兆时,可在更早期进行评估**。

考虑到对于较小孕周进行测试的优缺点,应进一步深究这些测试的潜在风险,从增加早产、剖宫产率到孕妇精神焦虑和经济成本。尚无证据显示这些测试能改善母儿结局,与之相对的,一些研究开始探索这些测试是否增加引产率或剖宫产率。同样值得质疑的是,这些测试是否加剧了孕妇的焦虑情绪,以及一些无法量化的负向作用。Kafali 等[56]阐述 NST 会增加孕妇的焦虑情绪,但是 NST 同时听音乐可以有效缓解其焦虑。所以,为获得最理想的结局,应将每个人特有的危险因素、乃至个人喜好统一考量,制定个性化的评价测试方案。

作为尤尼斯·肯尼迪·施莱佛国立儿童健康和人类发展研究所的代表,Signore 等[2]基于现有证据,对特定情况下的产前监测提出了一系列指南(表 11-6)。在 2009 年发表的文章中他们强调,"**当胎儿的宫内氧合情况受影响时,胎儿会表现为可检测到的生理性的适应或失代偿,例如低氧血症或代谢性酸中毒,这一理论是产前监测的基础**"。因此,对不良宫内环境的胎儿应全面评估,以追踪及观测胎儿的变化。虽然此理论还不完善,但随着危险因素的合理分级,以及其相对应的监测手段特异化,未来我们对这些测试的使用会更合理、安全和有效。

表 11-6　不同情况下的首选产前胎儿监测方案

危险因素	方法	频率	起始时间
所有孕妇	自数胎动	每日	孕 24~28 周
低危孕妇	自数胎动	每日	孕 24~28 周
糖尿病,胰岛素治疗			
无其他合并症	mBPP	2 次/周	孕 32 周
合并高血压病、肾脏疾病或 IUGR	mBPP 如上,可考虑 CST	1 次/周	孕 26~28 周
高血压疾病			
无其他合并症	mBPP	2 次/周	孕 32 周
有合并症	mBPP	2 次/周	孕 26~28 周
IUGR	mBPP/超声多普勒	1~2 次/周	诊断时
多胎妊娠			
双胎			
生长一致	mBPP	1 次/周	孕 32 周
生长或羊水量不一致	mBPP	2 次/周	诊断时
三胎及以上	mBPP	2 次/周	孕 28 周
羊水过少	mBPP	2 次/周	诊断时
妊娠期肝内胆汁淤积症	mBPP	1 次/周	孕 34 周
肾病	mBPP	1 次/周	孕 30~32 周
胎动减少	mBPP	必要时	诊断时
胎死宫内史	mBPP	1~2 次/周	孕 32~34 周,或前次胎死宫内发生孕周前 1 周
过期妊娠	mBPP	1~2 次/周	≥孕 41 周
系统性红斑狼疮	mBPP	1 次/周	孕 26 周

(修改自 Signore C,Freeman RK,Spong CY. Antenatal testing:a reevaluation. Executive Summary of a Eunice Kennedy Shriver National Institute of Child Health and Human Development Workshop. *Obstet Gynecol* 2009;113;687-701.)

特定情况下胎心评估

在大多数认为会增加胎死宫内风险的情境下,目前尚没有足够的循证医学证据支持相应的试验方案。除此之外,将情境-特异试验作为预防胎死宫内的一般策略也是不妥的,毕竟仍有很多胎死宫内发生在低危、没有明显危险因素的孕妇[2]。但是,产科医生有责任考虑到所有增加胎儿死亡的风险或其他不良结果风险的情况,作为某些产前监测的指征[2,32],并根据具体情况制定个体化的产前监测方案。Kontopoulos 和 Vintzileos[99]总结了一个很好的方案,他们研究了不同人群中胎死宫内风险的多种可能的病因学背后的病理生理机制。需要指出的是,不存在理想的、单一的、适用于所有高危孕妇的测试或试验方案,但临床思维和判断、观察试验的证据,均应作为提示指导每一个病人的试验方案。

获得情境-特异试验方案的循证医学支持的困难性，可用下述高血压疾病例子阐释。对于高血压疾病，尽管临床上非常频繁地使用各种产前试验方案，可是没有任一项监测手段有设计良好的前瞻性研究证据的支持。高血压疾病背后繁杂的病理生理机制，使得无法对此得出特异性的建议。Freeman[37] 在 2008 年的综述中总结了相关的情境并指出，尽管先前的各项指南都推荐，对于不同程度的高血压疾病的孕妇均应放宽产前监测的适应证；但最近的专家共识不推荐对轻度至中度血压异常、不合并子痫前期或 IUGR 的孕妇行产前监测。然而对于许多临床医生，所有形式的慢性高血压都增加胎死宫内和不良结局的风险，会对这些孕妇广泛使用这些监测方法。

实现情境-特异试验的另一个挑战在于，临床医生是否将患者特征作为危险因素，特别是某些没有明确病理生理联系的人口学因素。例如，高龄孕妇作为胎死宫内、不良妊娠结局的危险因素已被广泛接受，并已有相应的管理办法。但是，如肥胖、黑人种族等，与高龄孕妇有着同样甚至更高相对风险的人口学因素，则鲜少被人接受。

评价胎儿肺成熟度

本节将介绍一些技术，帮助产科医生预测需早产分娩的婴儿患 RDS 的风险。这将有助于权衡新生儿医源性早产的风险，与潜在发生窘迫的胎儿继续妊娠的风险后，最终得出的管理方案。胎儿肺部成熟度作为一个可以在产前评估的胎儿成熟度的标志，对产前评估是至关重要的。

RDS 由肺表面活性物质的缺陷引起，肺表面活性物质能够保持肺泡内水气界面的表面张力低而稳定，降低肺扩张所需的压力，防止肺泡塌陷(见第 22 章)。表面活性物质由 2 型肺泡细胞合成，包装进板层小体，分泌进入肺泡，随着肺内液体流入羊膜腔。

磷脂占超过 80% 的肺表面积，以激活各类物质，50% 以上的磷脂是二棕榈酰基的卵磷脂。它是甘油磷酸的最终衍生物，包含两个脂肪酸和一个含氮碱基。其他表面活性物质中的磷脂，包括磷脂酰甘油(PG)、磷脂酰肌醇、磷脂酰丝氨酸、磷脂酰乙醇胺、鞘磷脂和溶血卵磷脂。PG 在表面活性物质中第二丰富，并能有效提高其性能。

目前，在新生儿适应性、包括 RDS 等方面，不仅早产儿与足月儿之间有区别，孕 37～39 周之间不同孕周也有不同。这要求产科医生在孕 39 周前，仔细评估分娩的时间和指征。为评估孕 39 周前分娩的风险与获益间的关系，在某些情况下需要评价胎儿肺部成熟度。同时要强调的是，许多围产期的处理都会影响新生儿呼吸功能的预后，包括表面活性物质缺乏、胎肺不成熟、产时并发症

等——所有这些决定 RDS 发病机制的因素，可能都无法通过胎儿肺成熟度测试的结果来预测。

评价胎儿肺成熟度的试验

评价胎儿肺成熟度的方法有赖于定性或定量分析肺表面活性物质的成分，或测量肺表面活性物质的功能。尽管没有数据显示哪一种更占优势，但前者是目前最常用的和可靠的方法。**一般来说，胎儿肺成熟度试验的阳性预测值要高于阴性预测值。**

除了从阴道池获取羊水标本这一特殊情况之外，评估胎儿肺成熟度需要通过羊膜腔穿刺术获取羊水。这一操作通常为低风险，鲜有潜在的不良结局，包括羊膜腔穿刺术失败(1.6%～4.4%)和需当天分娩的并发症(0.7%～3.3%)。

肺表面活性物质的定量测量方法

定量测量肺表面活性物质包括卵磷脂/鞘磷脂(L/S)比值、PG、羊水外观、表面活性物质/白蛋白比值。

L/S 比值是第一个可靠地评价胎儿肺成熟度的手段。在孕 35 周时羊水中卵磷脂的浓度显著增加，而鞘磷脂水平保持稳定或下降。此前，羊水中鞘磷脂远超过卵磷脂，直到孕 31～32 周时 L/S 比值达到 1。随后卵磷脂迅速增加，约孕 35 周是 L/S 比值达到 2。L/S 比值在每个孕周都有很大的波动范围。然而 L/S≥2 已被多次证明预示着胎肺发育成熟。但是要注意羊水血染或粪染可能导致错误的结果。

PG 是胎肺成熟的另一个标志，出现于孕 35 周，并于孕 37～40 周迅速增加。快速免疫半定量凝集试验(AmnioStat-FLM；Irvine Scientific，Santa Ana，CA)仅需 1.5mL 羊水，在 30 分钟之内即可定性测定 PG。羊水血染和粪染不干扰 PG 评估。

肉眼评价羊水外观可以提示肺表面活性物质成分存在与否。在早、中孕期，羊水是黄色透明的。在晚孕期变为无色。孕 33～34 周出现浑浊和絮状物，近足月时出现胎脂。羊水出现明显的胎脂或浑浊时，L/S 比值通常在成熟状态。

羊水中的表面活性物质-白蛋白比值曾经很常用，在自动荧光偏振计上进行，易于使用、低成本、重复性高。目前尚无商业使用，一些新的工作平台可能正在研制之中。

测量肺表面活性物质的功能

胎儿 2 型肺泡细胞借助板层小体将其中储存的表面活性物质释放到羊水中。板层小体计数仅需小于 1mL 的羊水和 15 分钟的时间，利用细胞计数器进行计数。若数量在 30 000～55 000/μL 之间，高度预测胎儿成熟；若数量低于 10 000/μL 预示 RDS 高风险。羊水血染和粪染不干

扰计数。简单、有效且低成本的优点使其成为受欢迎的监测方法,但问题在于不同的仪器计数结果有较大的偏差。

胎儿肺成熟度的评估

近年来,在汇集了多项有关肺成熟度评价及其在高危妊娠管理中作用的数据后,逐渐形成了一些新的规范。传统的肺成熟度试验结果通常是定性的,若结果"阳性"表明胎肺成熟、RDS 低风险;若"阴性"表明胎肺未成熟、RDS 高风险。但是新生儿发生 RDS 与否是由孕周和肺成熟度共同决定。随着越来越多数据的积累,现在可以根据孕周和胎肺成熟度,对 RDS 进行风险分层,这样的应用更加恰当。**在评估即将分娩胎儿的 RDS 风险时,胎儿肺成熟度的试验结果更符合采集羊水时的孕周。**

在近几年最新的规范中,应用胎儿肺成熟度试验已经越来越少。ACOG 和 NICHD[32,100]都在严格控制晚期早产和早期足月的分娩,减少因临床情况可疑而需要分娩的机会,从而降低进行胎儿肺成熟度试验的需要。在 2011 年 NICHD 发表的文章中指出,"如果出现了明显的母儿风险,无论实验室指标是否成熟,都应选择立即分娩,如果因为胎肺未成熟可以推迟分娩,那么说明并没有严格的需要立即分娩的指征。此外,胎肺成熟的这些指标仅能表示有肺表面活性物质存在,并不意味着其他器官系统业已成熟[100]。"

总 结

目前对胎死宫内和胎儿损伤背后原理的了解非常有限。因此为了避免不良结局的发生,同时也为了要尽可能避免医源性损伤,在使用和评价产前监测手段时,一定要保有审慎的态度。尽管临床认为对监测结果异常的胎儿进行干预、及时终止妊娠,可以获得好的结局,但是 Scifres 和 Macones[48] 在 2008 年的综述中表示,"由于没有相关数据支持,即便成功避免了死胎的发生,但却没有考虑到远期神经功能障碍的问题"。除了医疗相关的内容之外,还需要考虑到产前监测和干预所带来的经济和时间成本、精神压力等,但这些在试验和临床实践中都很难量化。

作为临床医生,旨在应用循证医学证据来筛选并预防胎死宫内和胎儿损伤,但必须承认现有研究的有限性。因为对于高危孕妇来说,设立安慰剂对照组来进行试验可能是不切实际的、甚至是违反伦理的,我们必须认识到,这种高级别的证据在短期内很难获得[2]。尽管如此,我们认为在临床实践中,生物学合理性和临床医生的判断要优于虚无主义的治疗,未来研究应该致力于创造性的方法,来建立情境特异的试验方案,来预测难以预知的胎死宫内和胎儿损伤。

本章重点

◆ 尽管自 1965 年来美国的围产期死亡率持续下降,但是过去的十年中,胎死宫内的数量基本上没有变化。

◆ 围产期事件对胎死宫内、婴儿死亡率以及存活婴儿的远期预后有重大影响。

◆ 20% 以上的胎死宫内没有明确的胎儿、胎盘、母体或产科因素,且这一比例随孕周增加而增长。

◆ 异常情况(如胎死宫内)的发病率对产前胎儿监测的预测值有很大影响。

◆ 现在临床应用的产前监测手段,鲜有大型前瞻性及随机试验的证据支持其有效性。

◆ 胎儿对低氧血症的适应表现在心率的变化以及心输出量的重新分布上。

◆ 发生低氧血症时胎动减少,使自数胎动成为最简单、最广泛应用的产前胎儿监测手段。然而,前瞻性试验的结果指出,这对避免围产儿死亡没有明显优势。

◆ CST 假阴性率低、假阳性高,且难以操作,因此在常规的临床实践中较其他产前评价方法应用较少。

◆ 观察结果指出,若胎儿状况良好,胎儿活动、宫缩或受到外界刺激时,胎心率会反应性地加速,这一结论是 NST 的基础。

◆ 对于 NST 无反应型或可疑的 BPP,使用 VAS 刺激胎儿,不会增加假阴性率,反而可能减少不必要的产科干预。

◆ NST 假阴性率低(尽管高于 CST),假阳性率高。

◆ BPP 即由实时超声影像评价胎儿生物物理活动,在其发育过程中,越早出现的生物物理活动,越晚受到胎儿缺氧影响。

◆ mBPP 可以近似等同于 BPP,二者假阴性率(结果正常时,一周内发生胎死宫内的概率)都在 0.8‰。

◆ 绝大多数通过获取羊水评价胎儿肺成熟度的试验很准确,但是应根据胎儿孕周评价胎儿整体成熟度,来综合评价。

◆ 情境特异试验涉及根据孕妇的高危因素,调整产前胎儿监测的频率、方法和开始时间。

◆ 当使用产前监测方法时,应同时考虑花费和收益,同时平衡胎儿宫内死亡和出生后死亡的风险。

参考文献

1. Manning FA. Antepartum fetal testing: a critical appraisal. *Curr Opin Obstet Gynecol*. 2009;21:348.
2. Signore C, Freeman RK, Spong CY. Antenatal testing: a reevaluation. Executive Summary of a Eunice Kennedy Shriver National Institute of Child Health and Human Development Workshop. *Obstet Gynecol*. 2009;113:687.
3. Reddy UM, Goldenberg R, Silver R, et al. Stillbirth classification: developing an international consensus for research. Executive Summary of a National Institute of Child Health and Human Development Workshop. *Obstet Gynecol*. 2009;114:901.
4. MacDorman MF, Kirmeyer SE, Wilson EC. Fetal and perinatal mortality, United States. In: *National Vital Statistics Reports*, Vol. 60, no, 8. Hyattsville, MD: National Center for Health Statistics; 2006:2012.
5. Fretts RC. Etiology and prevention of stillbirth. *Am J Obstet Gyncecol*. 1923;193:2005.
6. World Health Organization: The OBSQUID Project: quality development in perinatal care, final report. *Publ Eur Surv* 1995; WHO Regional Publication Series.
7. American College of Obstetricians and Gynecologists. Perinatal and infant mortality statistics. *Committee Opinion*. 1995;167.
8. MacDorman M, Kirmeyer S. The challenge of fetal mortality. In: *NCHS Data Brief, no. 16*. Hyattsville, MD: National Center for Health Statistics; 2009.
9. MacDorman MF, Hoyert DL, Mathews TJ. *Recent declines in infant mortality in the United States, 2005–2011. NCHS data brief, no 120*. Hyattsville, MD: National Center for Health Statistics.; 2013.
10. Mathews TJ, MacDorman MF. *Infant mortality statistics from the 2010 period linked birth/infant death data set. National vital statistics reports*, Vol. 62 no 8. Hyattsville, MD: National Center for Health Statistics.; 2013.
11. Martin JA, Hsiang-Ching K, Mathews TJ, et al. Annual summary of vital statistics. *Pediatrics*. 2006;121(788):2008.
12. Manning FA, Lange IR, Morrison I, Harman CR. Determination of fetal health: methods for antepartum and intrapartum fetal assessment. In: Leventhal J, ed. *Current Problems in Obstetrics and Gynecology*. Chicago: Year Book Medical Publishers; 1983.
13. Fretts RC, Boyd ME, Usher RH, Usher H. The changing pattern of fetal death, 1961-1988. *Obstet Gynecol*. 1992;79:35.
14. Fretts RC, Schmittdiel J, McLean FH, et al. Increased maternal age and the risk of fetal death. *N Engl J Med*. 1995;333:953.
15. Stillbirth Collaborative Research Network Writing Group. Causes of death among stillbirths. *JAMA*. 2011;306:2459-2468.
16. Mersey Region Working Party on Perinatal Mortality. Perinatal health. *Lancet*. 1982;1:491.
17. Getahun D, Ananth CV, Kinzler WL. Risk factors for antepartum and intrapartum stillbirth: a population-based study. *Am J Obstet Gynecol*. 2007;196:499.
18. Grant A, Elbourne D. Fetal movement counting to assess fetal well-being. In: Chalmers I, Enkin M, Keirse MJ, eds. *Effective Care in Pregnancy and Childbirth*. Oxford: Oxford University Press; 1989:440.
19. Kahn B, Lumey LH, Zybert PA, et al. Prospective risk of fetal death in singleton, twin, and triplet gestations: implications for practice. *Obstet Gynecol*. 2003;102:685.
20. Trudell AS, Tuuli MG, Cahill AG, Macones GA, Odibo AO. Balancing the risks of stillbirth and neonatal death in the early preterm small-for-gestational-age fetus. *Am J Obstet Gynecol*. 2014;211:295.e1-295.e7.
21. Fretts RC. Stillbirth epidemiology, risk factors, and opportunities for stillbirth prevention. *Clin Obstet Gynecol*. 2010;53:588.
22. Warland J, Mitchell EA. A triple risk model for unexplained late stillbirth. *BMC Pregnancy Childbirth*. 2014;14:142.
23. Fretts RC, Duru UA. New indications for antepartum testing: making the case for antepartum surveillance or timed delivery for women of advanced maternal age. *Semin Perinatol*. 2008;32:312.
24. Reddy UM, Chia-Wen K, Willinger M. Maternal age and the risk of stillbirth throughout pregnancy in the United States. *Am J Obstet Gynecol*. 2006;195:764.
25. Rowland Hogue CJ, Silver RM. Racial and ethnic disparities in United States: stillbirth rates: trends, risk factors, and research needs. *Semin Perinatol*. 2011;35:221-233.
26. Willinger M, Chia-Wen K, Reddy UM. Racial disparities in stillbirth across gestation in the United States. *Am J Obstet Gynecol*. 2009;201: 469.e1.
27. Smith GCS, Fretts RC. Stillbirth. *Lancet*. 2007;370:1715.
28. Aune D, Saugstad OD, Henriksen T, Tonstad S. Maternal body mass index and the risk of fetal death, stillbirth, and infant death: a systematic review and meta-analysis. *JAMA*. 2014;311:1536-1546.
29. Feig DS, Hwee J, Shah BR, Booth GL, Bierman AS, Lipscombe LL. Trends in incidence of diabetes in pregnancy and serious perinatal outcomes: a large, population-based study in Ontario, Canada, 1996-2010. *Diabetes Care*. 2014;37:1590-1596.
30. Nageotte MP. Antenatal testing: diabetes mellitus. *Semin Perinatol*. 2008;32:269.
31. Freeman RK. Antepartum testing in patients with hypertensive disorders in pregnancy. *Semin Perinatol*. 2008;32:271.
32. Practice bulletin. Antepartum Fetal Surveillance, Number 145. (Replaces Practice Bulletin Number 9, October 1999). American College of Obstetricians and Gynecologists. *Obstet Gynecol*. 2014;124:182-192.
33. Practice bulletin. Antiphospholipid syndrome, Number 132. American College of Obstetricians and Gynecologists. *Obstet Gynecol*. 2012;120: 1514-1521.
34. Inherited thrombophilias in pregnancy. Practice Bulletin No. 138 American College of Obstetricians and Gynecologists. *Obstet Gynecol*. 2013;122:706-717.
35. Geenes V, Chappell LC, Seed PT, Steer PJ, Knight M, Williamson C. Association of severe intrahepatic cholestasis of pregnancy with adverse pregnancy outcomes: a prospective population-based case-control study. *Hepatology*. 2014;59:1482-1491.
36. Vidaeff AC, Yeomans ER, Ramin SM. Pregnancy in women with renal disease. I. General principles. *Am J Perinatol*. 2008;25:385.
37. Adams D, Druzin ML, Edersheim T, et al. Condition-specific antepartum testing: systemic lupus erythematosus and associated serologic abnormalities. *Am J Reprod Immunol*. 1992;28:159.
38. Bai J, Wong FW, Bauman A, et al. Parity and pregnancy outcomes. *Am J Obstet Gynecol*. 2002;186:274.
39. Weeks JW. Antepartum testing for women with previous stillbirth. *Semin Perinatol*. 2008;32:301.
40. Allen VM, Wilson RD, Cheung A, for the Genetics Committee of the Society of Obstetricians and Gynaecologists of Canada (SOGC) and the Reproductive Endocrinology Infertility Committee of the Society of Obstetricians and Gynaecologists of Canada (SOGC). Pregnancy outcomes after assisted reproductive technology. *J Obstet Gynaecol Can*. 2006;28:220.
41. Salihu HS, Aliyu MH, Rouse DJ, et al. Potentially preventable excess mortality among higher-order multiples. *Obstet Gynecol*. 2003; 102:679.
42. Devoe LD. Antenatal fetal assessment: contraction stress test, nonstress test, vibroacoustic stimulation, amniotic fluid volume, biophysical profile, and modified biophysical profile: an overview. *Semin Perinatol*. 2008; 32:247.
43. Wood S, Tang S, Ross S, Sauve R. Stillbirth in twins, exploring the optimal gestational age for delivery: a retrospective cohort study. *Br J Obstet Gynaecol*. 2014;121:1284-1293.
44. Conde-Agudelo A, Bird S, Kennedy SH, Villar J, Papageorghiou A. First- and second-trimester tests to predict stillbirth in unselected pregnant women: a systematic review and meta-analysis. *Br J Obstet Gynaecol*. 2015;122:41-55.
45. Harman CR. Amniotic fluid abnormalities. *Semin Perinatol*. 2008;32:288.
46. Divon MY, Feldman-Leidner N. Postdates and antenatal testing. *Semin Perinatol*. 2008;32:295.
47. Frey HA, Odibo AO, Dicke JM, Shanks AL, Macones GA, Cahill AG. Stillbirth risk among fetuses with ultrasound-detected isolated congenital anomalies. *Obstet Gynecol*. 2014;124:91-98.
48. Scifres CM, Macones GA. Antenatal testing: benefits and costs. *Semin Perinatol*. 2008;32:318.
49. Divon MY, Ferber A. Evidence-based antepartum fetal testing. In: *Prenatal and Neonatal Medicine*. New York: Parthenon; 2000.
50. Fretts RC, Elkin EB, Myers ER, Heffner LJ. Should older women have antepartum testing to prevent unexplained stillbirth? *Obstet Gynecol*. 2004;104:56.
51. Van Woerden EE. VanGeijn HP: Heart-rate patterns and fetal movements. In: Nijhuis J, ed. *Fetal Behaviour*. New York: Oxford University Press; 1992:41.
52. Hijazi ZR, East CE. Factors affecting maternal perception of fetal movement. *Obstet Gynecol Surv*. 2009;64:489.
53. Martin CB. Normal fetal physiology and behavior, and adaptive responses with hypoxemia. *Semin Perinatol*. 2008;32:239.
54. Patrick J, Campbell K, Carmichael L, et al. Patterns of gross fetal body movements over 24-hour observation intervals during the last 10 weeks of pregnancy. *Am J Obstet Gynecol*. 1982;142:363.
55. Druzin ML, Foodim J. Effect of maternal glucose ingestion compared with maternal water ingestion on the nonstress test. *Obstet Gynecol*. 1982;67:4.
56. Kafali H, Derbent A, Keskin E. Simavli S, Gözdemir E. Effect of maternal

anxiety and music on fetal movements and fetal heart rate patterns. *J Matern Fetal Neonatal Med.* 2011;24:461-464.

57. Grant A, Valentin L, Elbourne D, Alexander S. Routine formal fetal movement counting and risk of antepartum late death in normally formed singletons. *Lancet.* 1989;2:345.

58. Mangesi L, Hofmeyr GJ. Fetal movement counting for assessment of fetal wellbeing. *Cochrane Database Syst Rev.* 2007;(24):CD004909.

59. Froen JF, Heazell AEP, Holm Tveit JP, et al. Fetal movement assessment. *Semin Perinatol.* 2008;32:243.

60. Mikhail MS, Freda MC, Merkatz RB, et al. The effect of fetal movement counting on maternal attachment to fetus. *Am J Obstet Gynecol.* 1991;165:988.

61. Braly P, Freeman R, Garite T, et al. Incidence of premature delivery following the oxytocin challenge test. *Am J Obstet Gynecol.* 1981;141:5.

62. Freeman R. The use of the oxytocin challenge test for antepartum clinical evaluation of uteroplacental respiratory function. *Am J Obstet Gynecol.* 1975;121:481.

63. Freeman R, Anderson G, Dorchester W. A prospective multi-institutional study of antepartum fetal heart rate monitoring. I. Risk of perinatal mortality and morbidity according to antepartum fetal heart rate test results. *Am J Obstet Gynecol.* 1982;143:771.

64. Freeman R, Anderson G, Dorchester W. A prospective multi-institutional study of antepartum fetal heart rate monitoring. II. CST vs NST for primary surveillance. *Am J Obstet Gynecol.* 1982;143:778.

65. Bruce S, Petrie R, Yeh S-Y. The suspicious contraction stress test. *Obstet Gynecol.* 1978;51:415.

66. Beischer N, Drew J, Ashton P, et al. Quality of survival of infants with critical fetal reserve detected by antenatal cardiotocography. *Am J Obstet Gynecol.* 1983;146:662.

67. Grivell RM, Alfirevic Z, Gyte GM, Devane D. Antenatal cardiotocography for fetal assessment. *Cochrane Database Syst Rev.* 2012;(12):CD007863.

68. Patrick J, Carmichael L, Chess L, Staples C. Accelerations of the human fetal heart rate at 38-40 weeks' gestational age. *Am J Obstet Gynecol.* 1984;148:35.

69. Macones GA, Hankins GD, Spong CY, et al. The 2008 National Institute of Child Health and Human Development workshop report on electronic fetal monitoring: update on definitions, interpretation, and research guidelines. *Obstet Gynecol.* 2008;112:661.

70. Keegan K, Paul R, Broussard P, et al. Antepartum fetal heart rate testing. V. The nonstress test: an outpatient approach. *Am J Obstet Gynecol.* 1980;136:81.

71. Tan KH, Sabapathy A. Maternal glucose administration for facilitating tests of fetal wellbeing. *Cochrane Database Syst Rev.* 2012;(4):CD003397.

72. Tan KH, Sabapathy A, Wei X. Fetal manipulation for facilitating tests of fetal wellbeing. *Cochrane Database Syst Rev.* 2013;(4):CD003396.

73. Lavery J. Nonstress fetal heart rate testing. *Clin Obstet Gynecol.* 1982;25:689.

74. Keegan K, Paul R. Antepartum fetal heart rate testing. IV. The nonstress test as a primary approach. *Am J Obstet Gynecol.* 1980;136:75.

75. Evertson L, Gauthier R, Schifrin B, et al. Antepartum fetal heart rate testing. I. Evolution of the nonstress test. *Am J Obstet Gynecol.* 1979;133:29.

76. Druzin ML, Edersheim TG, Hutson JM, et al. The effect of vibroacoustic stimulation on the nonstress test at gestational ages of thirty-two weeks or less. *Am J Obstet Gynecol.* 1661;1476:1989.

77. Phillips W, Towell M. Abnormal fetal heart rate associated with congenital abnormalities. *Br J Obstet Gynaecol.* 1980;87:270.

78. Gagnon R, Hunse C, Foreman J. Human fetal behavioral states after vibratory stimulation. *Am J Obstet Gynecol.* 1989;161:1470.

79. Tan KH, Smyth RD, Wei X. Fetal vibroacoustic stimulation for facilitation of tests of fetal wellbeing. *Cochrane Database Syst Rev.* 2013;(12):CD002963.

80. Arulkumaran S, Skurr B, Tong H, et al. No evidence of hearing loss due to fetal acoustic stimulation test. *Obstet Gynecol.* 1991;78:2.

81. Esin S. Factors that increase reactivity during fetal nonstress testing. *Curr Opin Obstet Gynecol.* 2014;26:61-66.

82. Rochard F, Schifrin B, Goupil F, et al. Nonstressed fetal heart rate monitoring in the antepartum period. *Am J Obstet Gynecol.* 1976;126:699.

83. Druzin ML. Fetal bradycardia during antepartum testing, further observations. *J Reprod Med.* 1989;34:47.

84. Maeno J. Fetal arrhythmia: prenatal diagnosis and perinatal management. *Obstet Gynaecol Res.* 2009;35:623.

85. Meis P, Ureda J, Swain M, et al. Variable decelerations during non-stress tests are not a sign of fetal compromise. *Am J Obstet Gynecol.* 1994;154:586.

86. Boehm FH, Salyer S, Shah DM, et al. Improved outcome of twice weekly nonstress testing. *Obstet Gynecol.* 1986;67:566.

87. Barss V, Frigoletto F, Diamond F. Stillbirth after nonstress testing. *Obstet Gynecol.* 1985;65:541.

88. Finberg HJ, Kurtz AB, Johnson RL, et al. The biophysical profile: a literature review and reassessment of its usefulness in the evaluation of fetal well-being. *J Ultrasound Med.* 1990;9:583.

89. Manning FA, Morrison I, Lange IR, et al. Fetal assessment based on fetal biophysical profile scoring: experience in 12,620 referred high-risk pregnancies. *Am J Obstet Gynecol.* 1985;151:343.

90. Vintzileos AM, Gaffney SE, Salinger LM, et al. The relationship between fetal biophysical profile and cord pH in patients undergoing cesarean section before the onset of labor. *Obstet Gynecol.* 1987;70:196.

91. Manning F, Platt L, Sipos L. Antepartum fetal evaluation: development of a fetal biophysical profile. *Am J Obstet Gynecol.* 1980;136:787.

92. Pillai M, James D. The importance of behavioral state in biophysical assessment of the term human fetus. *Br J Obstet Gynaecol.* 1990;97:1130.

93. Manning FA, Morrison I, Lange IR, et al. Fetal biophysical profile scoring: selective use of the nonstress test. *Am J Obstet Gynecol.* 1987;156:709.

94. Manning FA, Morrison I, Harman CR, et al. The abnormal fetal biophysical profile score. V. Predictive accuracy according to score composition. *Am J Obstet Gynecol.* 1990;162:918.

95. Manning FA, Harman CR, Morrison I, et al. Fetal assessment based on fetal biophysical profile scoring. *Am J Obstet Gynecol.* 1990;162:703.

96. Lalor JG, Fawole B, Alfirevic Z, Devane D. Biophysical profile for fetal assessment in high risk pregnancies. *Cochrane Database Syst Rev.* 2008;(1):CD000038.

97. Nageotte MP, Towers CV, Asrat T, Freeman RK, Dorchester W. The value of a negative antepartum test: contraction stress test and modified biophysical profile. *Obstet Gynecol.* 1994;84:231-234.

98. Nabhan AF, Abdelmoula YA. Amniotic fluid index versus single deepest vertical pocket as a screening test for preventing adverse pregnancy outcome. *Cochrane Database Syst Rev.* 2009;(16):CD006593.

99. Kontopoulos EV, Vintzileos AM. Condition-specific antepartum fetal testing. *Am J Obstet Gynecol.* 1546;191:2004.

100. Spong CY, Mercer BM, D'alton M, Kilpatrick S, Blackwell S, Saade G. Timing of indicated late-preterm and early-term birth. *Obstet Gynecol.* 2011;118:323-333.

Additional references for this chapter are available at ExpertConsult.com.

最后审阅　刘颖

第三篇

产时处理

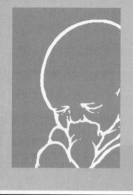

第 12 章

足月儿正常分娩

原著 SARAH KILPATRICK and ETOI GARRISON

翻译与审校 常颖,陈叙,施文良

概述

　　足月正常分娩的启动需要胎儿、子宫、胎盘和母亲内分泌、旁分泌以及自分泌激素的共同作用。触发人类分娩的确切机制尚未明了,但可能涉及胎儿硫酸脱氢表雄酮(DHEAS)在胎盘中转化为雌三醇和雌二醇。这些激素通过上调子宫内的孕酮、孕酮受体、缩宫素受体和缝隙连接蛋白的转录,进而促进子宫规律的收缩。分娩潜伏期宫颈扩张速度较慢,而活跃期宫颈扩张速度较快。对大多数妇女来说,分娩活跃期从宫口扩张 6cm 开始。第二产程时限可能受多因素的影响,包括硬膜外镇痛、胎方位、胎儿体重、种族和产次。本章将回顾足月正常分娩的特征及生理机制,讨论影响第一产程和第二产程平均时限的因素,循证评估产程中支持产妇和促进胎儿安全分娩的各种措施。

分娩定义和生理学

　　分娩定义为胎儿从子宫娩出的过程,具体来说,分娩需要规律、有效的宫缩引起子宫颈扩张和消失。本章将描述足月临产和分娩的正常特征及生理机制。

　　分娩启动的生理机制尚未完全阐明,但 Liao 等对假定的机制进行了很好的综述[1]。分娩启动存在着物种特异性,人类分娩的机制是独特的。图 12-1 概述了分娩从静止到复旧的四个期[2]。静止期(0 期),即临产前的阶段,孕酮、前列腺素、松弛素、一氧化氮、甲状旁腺激素相关肽和其他激素共同作用抑制子宫活动。活化期(1期),雌激素促进子宫肌层前列腺素(PGs)受体和缩宫素受体的表达,进而激活离子通道并增加缝隙连接。缝隙连接增加可促进有效宫缩[3]。实际上,活化期为接下来的兴奋期做好准备。兴奋期(2 期)缩宫剂(特别是 PGs 和缩宫素)引发规律宫缩。人类兴奋期可能会持续很长时间,从几天到几周不等。最后一个阶段为子宫复旧期(3期),起始于分娩结束时,主要受缩宫素的调节。分娩过程的前三期需要胎儿、胎膜、胎盘和母亲内分泌、旁分泌及自分泌间的相互作用。

　　对于非人类的哺乳动物,胎仔在足月分娩启动中起关键作用;人类胎儿的作用尚未完全明了(图 12-2)[2-5]。足月胎羊分娩始于其下丘脑-垂体-肾上腺(HPA)轴的激活,进而导致胎羊促肾上腺皮质激素(ACTH)和皮质醇分泌增加[4,5]。在胎盘 17α 羟化酶的作用下,皮质醇在胎盘内代谢的改变增加雌二醇的分泌,而孕酮水平降低。血中孕酮/雌二醇浓度的变化刺激胎盘产生缩宫素和 PG(特别是 $PGF_{2\alpha}$),进而促进子宫收缩[4]。如果阻断胎羊 ACTH 和皮质醇水平的增加,孕酮水平将保持不变,分娩就会延迟[5]。然而,人类胎盘缺乏 17α 羟化酶,孕妇和胎儿的孕激素保持较高水平,不会因胎儿皮质醇增加而启动分娩。相反,已有证据表明,近足月时人类胎盘中促肾上腺皮质激素释放激素(CRH)可激活胎儿下丘脑-垂体轴,导致胎儿肾上腺脱氢表雄甾烯二酮合成增加[6]。胎盘脱氢

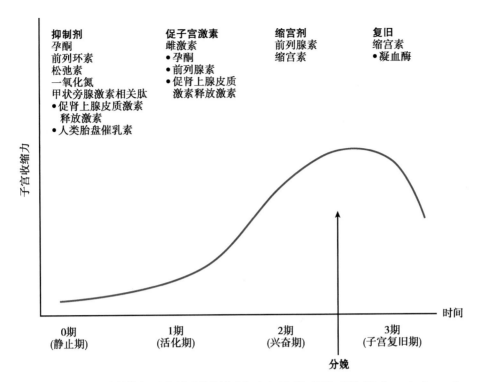

图 12-1 妊娠和分娩期间子宫活动的调节（修改自 Challis JRG, Gibb W. Control of parturition. *Prenat Neonat Med.* 1996; 1:283.）

表雄甾烯二酮在胎盘中转化成雌二醇和雌三醇。胎盘产生的雌三醇通过增强母体（可能是蜕膜）$PGF_{2\alpha}$、PG 受体、缩宫素受体和缝隙连接蛋白的转录来增强子宫活动[6-8]。**人类近足月时没有观察到血中孕酮水平降低，而且孕酮水平降低不是分娩发动所必需。**但也有研究认为人类可能有**功能性孕酮撤退**。分娩过程伴有孕酮受体浓度降低及子宫肌层[9-11]和胎膜[12]中孕酮受体异构体 A 和 B 的比例变化。临产过程中，细胞核和细胞膜孕酮同型受体表达的增加可增强收缩相关蛋白的基因表达、增加细胞内钙以及降低环磷酸腺苷浓度（cAMP）[13]。但需要更多的研究去阐明人类分娩级联激活的精确机制。胎儿的成熟以及影响母体昼夜节律的因素都可能在分娩启动中起重要作用。大多数物种具有明显昼夜子宫收缩和分娩模式，而在人类，大多数子宫收缩发生在夜间[2,14]。

缩宫素通常用于引产和加强宫缩，因此充分了解缩宫素作用机制很重要。**缩宫素是肽类激素，在下丘脑合成并从垂体后叶释放。足月时，缩宫素作为强效子宫收缩剂，1mIU/min～2mIU/min 静脉（IV）滴注时可有效刺激子宫收缩**[15]。缩宫素主要在肝脏和肾脏中灭活，妊娠期主要由胎盘缩宫素酶降解。其半衰期约 3～4min，半衰期似乎随剂量增加而缩短。妊娠期或分娩前母体缩宫素浓度无显著变化，但在第二产程后期会升高[15,16]。对胎儿垂体缩宫素分泌和脐动静脉血浆中缩宫素浓度差异的研究表明，胎儿分泌的缩宫素可到达胎盘的母体侧[15,17]。**临产前胎儿分泌活性缩宫素的基础速度为 1mIU/min，临产后约 3mIU/min。**

子宫肌层缩宫素受体分布具有显著差异，子宫底部有大量缩宫素受体而子宫下段和宫颈较少[18]。妊娠期间子宫肌层缩宫素受体平均增加 100～200 倍，并在分娩早期达到峰值[15,16,19,20]。随着缩宫素受体数量增加，子宫对循环中缩宫素的敏感性也增加。从羊膜和壁蜕膜中可分离出特异性高亲和力的缩宫素受体，但真蜕膜中并未发现[15,18]。也有研究表明缩宫素在分娩中起双重作用。首先，**缩宫素通过受体直接刺激子宫收缩。其次，缩宫素通过刺激羊膜和蜕膜产生 PG 从而间接引起子宫收缩**[18,21-23]。**实际上，即使在子宫收缩充足的情况下，也只有当输注缩宫素引起 PGF 生成增加时，足月引产才能成功**[18]。

缩宫素与受体结合后激活磷脂酶 C[24]，磷脂酶 C 可刺激细胞内钙释放并促进细胞外钙内流，从而增加细胞内钙含量。cAMP 浓度增加可以抑制缩宫素活化磷脂酶 C[24]。钙水平增加可激活钙调蛋白介导的肌球蛋白轻链激酶。缩宫素也可经非钙依赖性途径刺激宫缩，即缩宫素通过抑制肌球蛋白磷酸酶而增加肌球蛋白磷酸化，从而刺激宫缩。这些途径（$PGF_{2\alpha}$ 和细胞内钙）已成为多种**宫缩抑制剂的靶点：吲哚美辛、钙离子通道阻断剂、β-受体激动剂（增加 cAMP）和镁**。

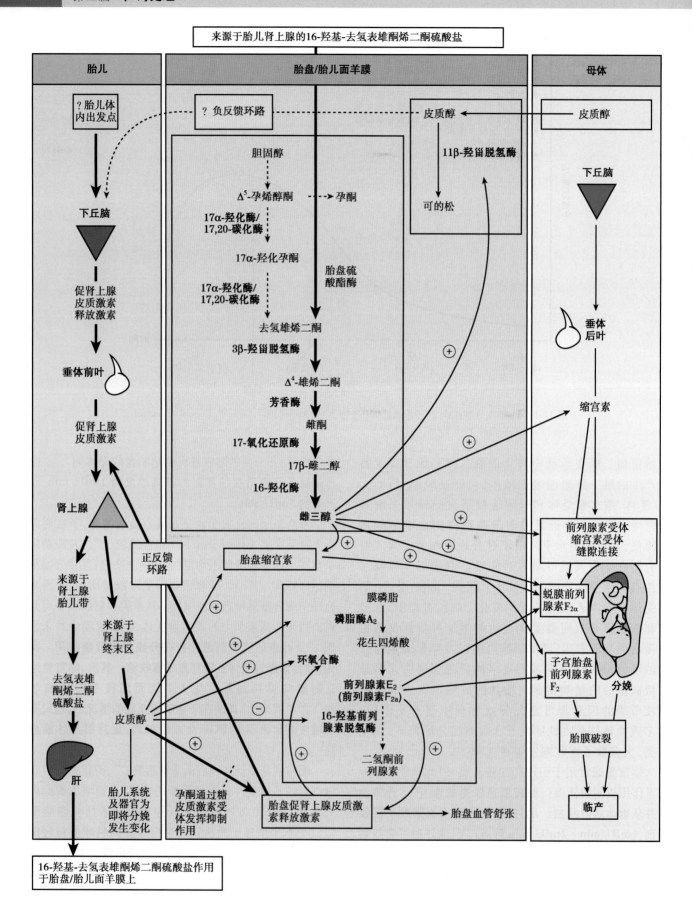

图 12-2　足月产分娩发动时可能的"级联反应"。人足月产分娩发动,受到一系列旁/自分泌激素的调节,这些激素引起的级联反应促进子宫收缩(修改自 Norwitz ER,Robinson JN,Repke JT. The initiation of parturition:a comparative analysis across the species. *Curr Prob Obstet Gynecol Fertil.* 1999;22:41.)

分娩机制

临产和分娩不是子宫收缩推动一个坚硬物体通过一个固定孔径这样的被动过程。分娩期间胎儿成功适应骨盆的能力取决于以下三个变量间相互复杂的作用：子宫活动，胎儿和母亲骨盆。这种复杂的关系在英文里简化为易记的三个 P：Powers（产力）；Passenger（胎儿）；Passage（产道）。

宫缩（产力）

产力由子宫肌肉组织产生。可以从频率、振幅（强度）和持续时间等方面来描述宫缩。评估子宫活动包括简单观察、触诊、体外客观评估手段（例如体外宫缩监护仪）以及通过子宫内压力导管（IUPC）进行直接测量。**体外宫缩监护仪通过测量腹壁形状变化定性监测子宫收缩**。虽然它可用图形显示子宫活动以及胎儿心率（FHR）与宫缩的关系，但不能测量子宫收缩强度或基础子宫张力。**测定宫缩最准确的方法是 IUPC**。但 IUPC 有导致子宫穿孔、胎盘早剥和宫内感染的风险，即使很小，也不可以随意使用，除非指征明确。

尽管技术在不断提高，但临产时"足够的"子宫收缩仍定义仍不清。**传统认为，临产时 10 分钟内 3 ~ 5 次宫缩已足够**；95％ 自发性临产妇女符合这种模式。临产后，宫缩通常每 2 ~ 5min 一次，进入活跃晚期和第二产程后，宫缩更频繁，每 2 ~ 3min 一次。自然临产和引产时都可以观察到宫缩异常。宫缩过频定义为平均 10min 内宫缩超过 5 次，并持续 30min 以上。如果宫缩过频，需记录是否存在 **FHR** 减速。过度刺激这一术语不应再使用[25]。

曾有多种测量单位用来量化宫缩，但最常用的是**蒙氏单位（MVU）**，它是测量基础张力以上的宫缩平均频率和幅度（以毫米汞柱计平均子宫收缩强度乘以每 10 分钟的宫缩次数）。尽管认为宫缩达到 150 ~ 350MVU 已足够，但大家普遍接受活跃期宫缩足够的标准为 200 ~ 250MVU[26,27]。潜伏期足够宫缩的定义，尚未明确。通常认为适宜的子宫收缩可以增加阴道分娩可能性，但论据有限。如果子宫收缩"充分"，将会出现以下两种情况之一：(1) 宫颈管消退、宫口扩张及胎头下降；(2) 宫颈管未消退及宫口无扩张时，产瘤（头皮水肿）和胎头变形（颅骨重叠）加重。后者提示头盆不称（CPD），可以是绝对头盆不称（胎儿太大不能通过骨盆）或相对头盆不称（胎儿在最佳条件下可分娩，但需排除胎位不正或胎头位置异常）。

胎儿（乘客）

乘客当然指的是胎儿。与胎儿相关的诸多因素也会影响产程和分娩过程。估计胎儿大小的方法可通过腹部触诊或超声，或询问经产妇的最佳估重，但是所有这些方法都有主观误差。美国妇产科医师学会（ACOG）对巨大儿的定义是出生体重大于或等于该孕龄的第 90 百分位数或任何胎龄大于 4500g[28]。巨大儿会增加计划性剖宫产、难产、阴道试产失败后剖宫产、肩难产和产伤的可能性[29]。胎产式是指胎体纵轴相对于子宫纵轴的关系。胎产式分为纵产式、横产式或斜产式（图 12-3）。

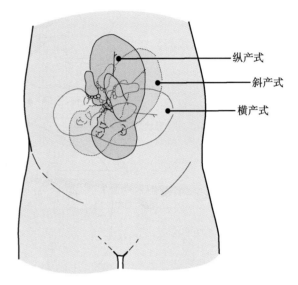

纵产式
斜产式
横产式

图 12-3　胎产式举例

在单胎妊娠中，只有纵产式才能安全阴道分娩。

胎先露是指最先进入骨盆入口的胎儿部分。当胎儿呈现纵产式时，胎先露为头（顶）或臀。**复合先露**指一个以上的胎儿部分同时进入骨盆入口，例如胎手和胎头。**脐带先露**指脐带最先进入骨盆入口，足月妊娠很罕见。在头先露中，根据胎头的骨性标记进行分类，分为枕（顶）先露，颏先露或额先露（图 12-4）。**先露异常**是指除头先露之外的任何胎先露，约占足月分娩的 5%（见第 17 章）。

胎姿势是指胎头相对于胎儿脊柱的位置（胎头俯屈和/或仰伸的程度）。 胎头俯屈对促进胎头的衔接很重要。当胎儿下颌俯屈适宜至胸部时，**枕下前囟径（9.5cm）进入骨盆入口**（图 12-5）。头先露中，这可能是最小的先露径线。胎头背屈（仰伸）时，胎先露的径线增加，即使尚未出现颏先露和面先露等先露异常（图 12-5），仍可能导致产程停滞。盆底结构及子宫收缩增强可以纠正分娩早期出现的胎头背屈。

胎方位是指胎先露部与母体骨盆的关系，可以通过阴道检查进行准确评估。 对于头先露来说，胎儿枕骨是指示点：如果枕骨位于母体骨盆的前方，胎方位是枕前（OA）；如果枕骨朝向母亲骨盆的右侧，则位置是枕右前（ROA）。对于臀先露，骶骨是指示点（骶右前）。头先露

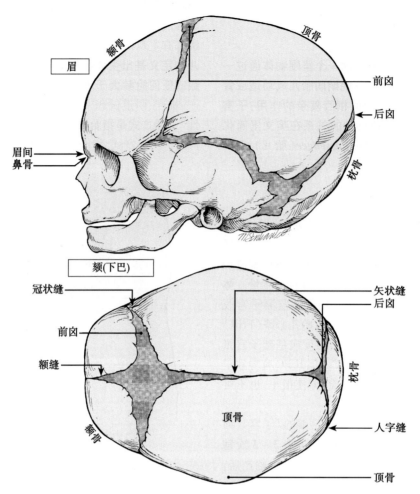

图 12-4　决定胎位的胎儿颅骨标志

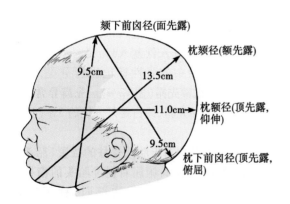

图 12-5　足月胎儿先露部颅骨的平均直径

的几种胎方位如 图 12-6 所示。头先露时胎方位可以通过触诊胎头颅缝来确定:矢状缝最容易触诊,但也可以通过触诊人字缝来识别胎儿枕骨位置;额缝可以用于确定顶骨前部的位置。

胎头多以枕横位进入骨盆衔接,然后旋转至 OA 位置,这是正常分娩的一部分。大多数胎儿以 OA 位,枕左前(LOA)或枕右前(ROA)分娩。**胎位不正是指分娩过程中胎方位不属于上述三种胎位的任何一种。**过去以枕

后位(OP)分娩的比率不到 10% [30]。然而,硬膜外镇痛可能是持续性枕后位的独立危险因素。在观察性队列研究中,与对照组(3.3%)相比,硬膜外镇痛组中有 12.9% 为 OP 位($P=0.002$)[31]。包括四个 RCTs 的 Cochrane meta 发现,与对照组相比,硬膜外镇痛组孕妇发生胎位异常的可能性增加了 40%,但差异无统计学意义,因此需要有更多的 RCTs 研究(比值比[OR] 1.40;95% 可信区间[CI] 0.8 ~ 1.99)[32]。如果胎头矢状缝未落在母体骨盆的中轴线上,即为不均倾位。如果胎头大部分顶骨位于骨盆后方,矢状缝靠前,即为**后不均倾位**。相反,**前不均倾位**是指大部分顶骨位于骨盆前方。枕横位(OT)和枕后位(OP)在分娩过程中不常见,且会导致难产。

以先露的高低来评估胎儿下降的程度(图 12-7)。当前的标准分类(−5 ~ +5)是基于胎头颅骨最低点与坐骨棘平面之间的距离所做的定量测量,以 cm 为单位。**中点**(S-0)表示胎头颅骨最低点位于母体坐骨棘平面。阴道触诊检查中,坐骨棘约在中骨盆平面的 8 点钟和 4 点钟位置。对于惯用右手的人,在孕妇右侧最容易触到。

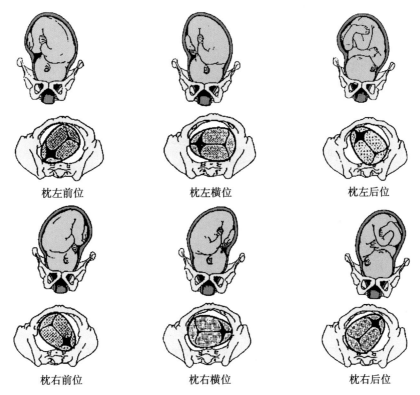

枕左前位　　　　　枕左横位　　　　　枕左后位

枕右前位　　　　　枕右横位　　　　　枕右后位

图 12-6　分娩时的胎先露和胎方位。LOA,枕左前位;LOP,枕左后位;LOT,枕左横位;ROA,枕右前位;ROT,枕右横位;ROP,枕右后位(修改自 Norwitz ER, Robinson J, Repke JT. The initiation and management of labor. In Seifer DB, Samuels P, Kniss DA, eds. *The Physiologic Basis of Gynecology and Obstetrics.* Philadelphia:Lippincott, Williams & Wilkins;2001.)

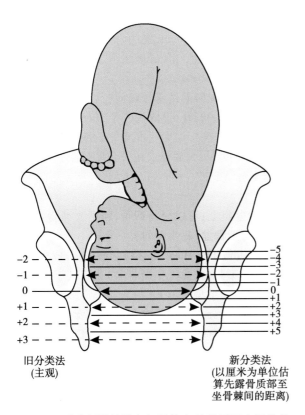

旧分类法
(主观)

新分类法
(以厘米为单位估
算先露骨质部至
坐骨棘间的距离)

图 12-7　胎头颅骨最低点与母体坐骨棘平面之间的关系。胎先露位置 S+1/S+3(旧分类法)对应于 S+2/S+5(新分类法)

胎儿任一变量异常都可能影响产程和分娩方式。例如,众所周知,OP 位与产程延长、阴道手术助产以及剖宫产风险增加相关[31,33]。

母体骨盆(产道)

产道由以下部分构成:骨产道(包括骶骨、髂骨、坐骨、耻骨)及产生阻力的软产道。以耻骨联合上缘、髂耻缘及骶岬上缘的连线为界,将骨盆分为假(大)骨盆和真(小)骨盆两部分(图 12-8)。通过在尸体标本上直接测量和在活体上进行 X 线测量,已经很精确地获得妇女骨性骨盆的各种参数。并以此将真骨盆划分为一系列平面:**骨盆入口平面、中骨盆平面及骨盆出口平面**。通过 CT 或 MRI 获得骨盆参数,确定了骨盆各指标的均值与临界值(表 12-1)[34,35]。临界值提示 CPD 可能性显著增加,但 CPD 也取决于胎儿大小与孕周[34]。但是,随后的研究并没有找到具有充分敏感性和特异性的骨盆或胎儿的截断值,可以预测头盆不称而需要临产前行剖宫产术[36,37]。由于缺乏有利的证据,相反可能有害(剖宫产率增加),目前临床上极少使用 **CT 和 MRI 测量骨盆**,而是用试产来代替。通过 X 线、CT 或 MRI 测量骨盆仅有的指征为:臀位阴道分娩或孕妇既往遭遇严重骨盆骨折[38]。

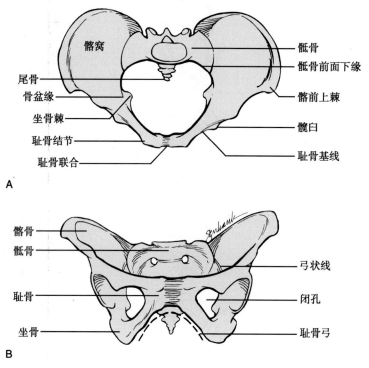

图 12-8　女性骨盆俯视图(**A**)及前视图(**B**)(摘自 Repke JT. *Intrapartum Obstetrics*. New York:Churchill Livingstone;1996;68.)

表 12-1　X 光测量骨盆各指标的均值和临界值

指　　标	均值	临界值*
骨盆入口		
前后径(cm)	12.5	10.0
横径(cm)	13.0	12.0
前后径与横径之和(cm)	25.5	22.0
面积(cm²)	145.0	123.0
中骨盆		
前后径(cm)	11.5	10.0
横径(cm)	10.0	9.5
前后径与横径之和(cm)	22.0	19.5
面积(cm²)	125.0	106.0

* 临界值提示头盆不称的可能性较高

(修改自 O'Brien WF,Cefalo RC. Labor and delivery. In:Gabbe SG,Niebyl JR,Simpson JL,eds. *Obstetrics*:*Normal and Problem Pregnancies*,ed 3. New York:Churchill Livingstone;1996;377.)

临床骨盆测量术是目前分娩时唯一一种对骨盆形状及尺寸进行评估的方法[36]。图 12-9 中详细规范了测量术的标准操作步骤,包括如何测量骨盆入口、中骨盆及骨盆出口。前面所述的骨盆测量均值及临界值可作为临床评估骨盆型状及 CPD 风险的依据。真骨盆入口的横径数值最大,平均达到 13.5cm[36]。对角径指骶骨岬到耻骨联合下缘的距离,可在阴道检查时评估,代表骨盆入口前后径。骨盆入口**真结合径**,或称**产科结合径**,是骶岬到耻骨联合上缘的距离。均值为 11cm,是骨盆入口各指标的最小值。若该长度小于 10cm,视为骨盆狭窄[36]。产科结合径无法测量,只能通过对角径减去 1.5cm 或 2cm 来估算(对角径均值为 12.5cm)。

中骨盆的限制因素是坐骨棘间径(坐骨棘之间的距离),是骨盆最小的径线,但应该大于 10cm。骨盆出口没有明显的临床意义,但耻骨弓角度平均应该大于 90 度,能容纳两指宽度[36]。大部分人尾骨到耻骨联合的前后径约 13cm,坐骨结节横径约 8cm,能容纳 4 个指关节(图 12-9)。

女性骨盆类型:可以分为四种,包括**女型骨盆、类人猿型骨盆、男型骨盆、扁平型骨盆**(图 12-10)。这种分类方法基于 Caldwell 和 Moloy 的影像学研究,分成有利于阴道分娩的(女型骨盆,类人猿型骨盆)或不利于阴道分娩的(男型骨盆,扁平型骨盆)。但事实上许多女性骨盆介于中间而难于区分。**女型骨盆是经典的女性骨盆类型**。类人猿型骨盆具有较大的椭圆形骨盆入口、最大的前后径及有限的骨盆前部容量,与胎儿枕后位有关。男型骨盆是指与男性骨盆形状相似,骨盆呈宽扁型更容易导致持续性枕横位,理论上会增加 CPD 的风险。虽然临床上应用这些方法评估胎儿大小及骨盆形状和容积,但这些评估不十分准确。**充分的试产仍是唯一判断胎儿能否安全通过骨盆最确定的方法**。

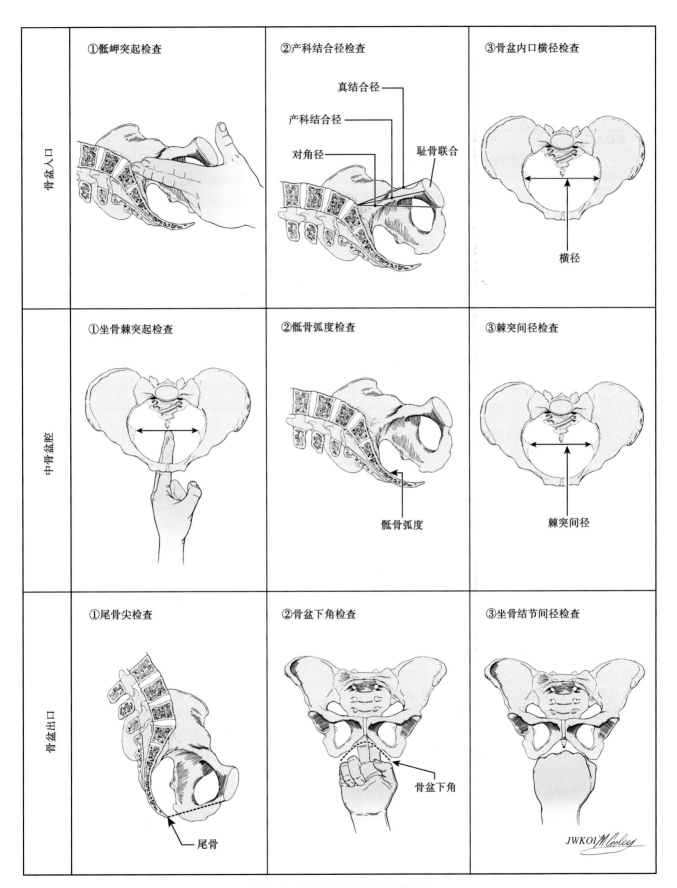

图 12-9　临床骨盆测量标准操作规程

		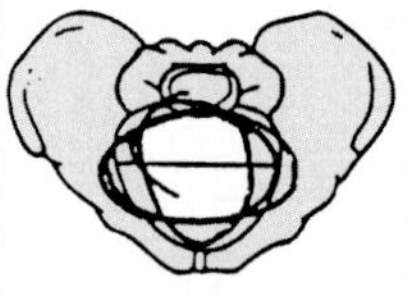 女型骨盆	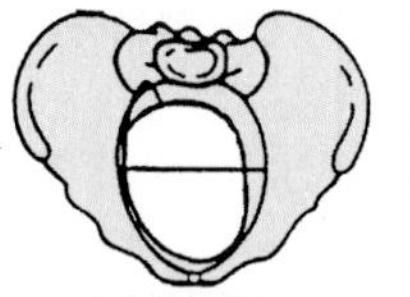 类人猿型骨盆	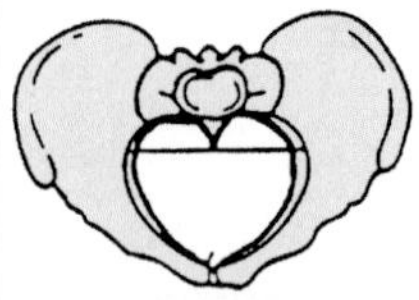 男型骨盆	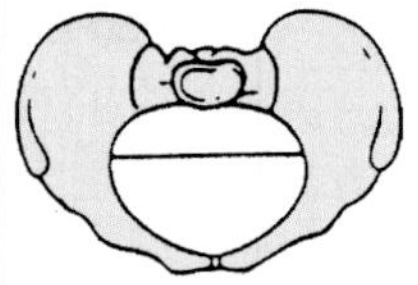 扁平型骨盆
骨盆入口 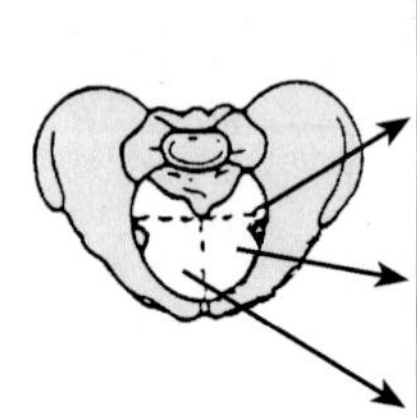	入口最宽处横径	12cm	<12cm	12cm	12cm
	入口前后径	11cm	>12cm	11cm	10cm
	骨盆前部	较宽	较窄	窄	较直
中骨盆腔 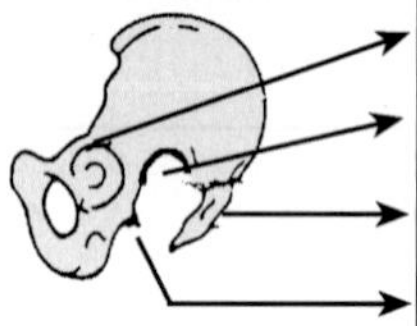	盆壁	陡直	窄	内聚	较宽
	坐骨切迹	居中	靠后	较窄	靠前
	骶骨前倾	居中	较宽	靠前(下三分之一)	窄
	坐骨棘	不突出	不突出	不突出	不突出
骨盆出口 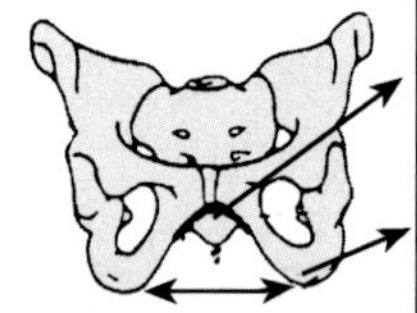	耻骨弓	较宽	居中	窄	较宽
	骨盆出口横径	10cm	10cm	<10cm	10cm

图 12-10 四种女性骨盆的特征(修改自 Callahan TL,Caughey AB,Heffner LJ,eds. *Blueprints in Obstetrics and Gynecology.* Malden,MA:Blackwell Science;1998;45.)

第一、二产程中的阻力来自于骨盆软组织。第一产程的阻力主要来自宫颈,第二产程的阻力主要来自盆底肌肉,这种阻力对促进胎先露旋转及下降起着重要作用。

正常分娩机制

分娩机制是指通过产道时胎头的位置变化。胎头形状与母亲骨产道不对称,胎头需要旋转从而能够通过产道。分娩虽是一个连续的过程,但可将其分解为 **7 个动作**:(1)衔接;(2)下降;(3)俯屈;(4)内旋转;(5)仰伸;(6)复位或外旋转;(7)娩出(图 12-11)。

胎头衔接

衔接指先露部分最大径线平面低于骨盆入口平面(图 12-12)。俯屈良好的头先露胎儿,胎头最大径线为双顶径(9.5cm)。若是臀先露,最大径线为转子间径。通过腹部或阴道触诊可以确定胎儿是否已经衔接。**头先露时,阴道检查发现颅骨最低点为 S-0 证明衔接成功。**衔接是临床上非常重要的预测指标,说明母体的骨盆入口足以充分容纳胎头。初产妇胎头衔接通常发生在妊娠

满 36 周,而经产妇,可能更晚或临近分娩时。

胎头下降

下降是指胎先露向下通过骨盆的过程。胎儿下降不是连续的过程,活跃期晚期及第二产程胎儿下降速度最快。

胎头俯屈

由于骨产道的形状及盆底软组织的阻力,胎头发生被动俯屈。虽然在临产前大多数胎儿胎头已有一定程度的俯屈,完全俯屈发生在分娩过程中。**完全俯屈使胎头以最小经线(枕下前囟径)通过骨盆。**

胎头内旋转

内旋转是指胎先露通过骨盆时从原来的位置(通常是 OT)旋转到 AP 位置。和俯屈一样,胎头根据骨盆形状及盆底阻力被动完成内旋转。盆底肌肉组织包括尾骨肌和髂骨尾骨肌,形成一个前部分叉的 V 型"吊床"。随着胎头下降,胎儿枕部旋转至耻骨联合下,偶尔也有可能转至骶骨窝,从而使胎儿的最宽处通过骨盆最宽部分。

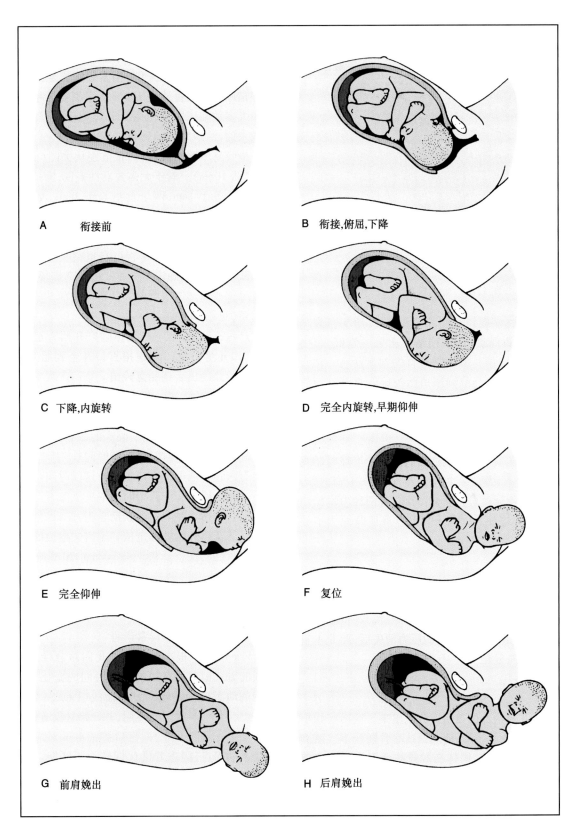

A　衔接前

B　衔接,俯屈,下降

C　下降,内旋转

D　完全内旋转,早期仰伸

E　完全仰伸

F　复位

G　前肩娩出

H　后肩娩出

图 12-11　产程中分娩机制

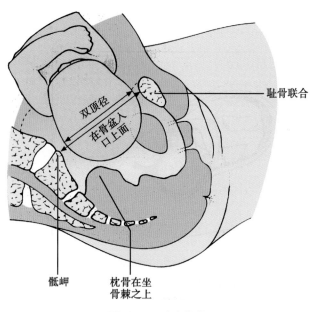

图12-12　胎头衔接

由于母体腰椎和骨盆入口之间的倾斜角度,胎头呈现出两侧下降不一致的现象(一侧顶结节比另一侧低)。随着子宫收缩,先下降的一侧顶结节首先到达盆底。在宫缩间期,盆底肌肉组织会继续压迫胎头旋转直至其两侧顶结节下降高度一致。

胎头仰伸

仰伸发生在胎头下降至阴道口时。胎头下降时胎头枕部到达耻骨联合下缘。在这个位置,产道向上弯曲,胎头需要仰伸与旋转通过耻骨联合。此时有两种力量作用胎头:子宫收缩力迫使胎头向下以及盆底肌收缩力迫使胎儿向前。

胎头外旋转

外旋转也称复位,指胎头恢复到和躯干一致的正确解剖位置。胎头复位的方向取决于胎方位。这也是一个被动过程,当骨盆和肌肉对胎头的压力消失后,胎儿本身肌肉的张力使胎头复位。

胎儿娩出

娩出指胎儿剩余部位自阴道分娩出来。在胎头娩出及外旋转后,胎儿继续下降,前肩到达耻骨联合下。**胎肩娩出的方式与胎头相似,同样在耻骨联合下缘发生内旋转。**胎肩娩出后,胎儿其他部位会毫无困难地娩出。

正常产程进展

产程进展可通过多种指标测量。从规律宫缩开始,子宫颈逐渐短缩直至消失,宫口逐渐扩张,胎儿在骨盆中逐渐下降。通过每次阴道检查来判断产程进展,临床医生须检查宫颈管消失和宫口扩张、胎先露位置和胎方位。这些检查依靠熟练指诊。分娩过程中随着宫口扩张,宫颈管逐渐变短变薄,直至消失。宫颈管消失是指剩余子宫颈的长度,可用长度或百分比记录。如果使用百分比,足月妊娠中宫颈管消失0%指宫颈管长至少2cm或宫颈管非常厚。宫颈管消失100%指宫颈管展平或宫颈非常薄。大多数临床医生使用百分比记录产程中宫颈消失。一般来说,活跃期宫颈管消失80%或以上。宫口扩张也许是最容易掌握的检查,扩张范围从关闭(无扩张)到完全(扩张10cm)。对于大多数女性来说,宫口可容纳单个食指扩张等于1cm,两个食指等于3cm。如果在胎先露周围未触及宫颈,则宫口扩张10cm或完全扩张。正如前面讨论,检查胎先露位置对于记录产程进展很重要,除此以外,对确定阴道助娩是否可行也很关键。一旦女性进入活跃期,应定期确定胎方位。由于产瘤可遮盖颅缝,最好在显著产瘤形成前判断。阴道助娩前了解胎方位也至关重要(见第14章)。

产程三阶段:第一产程指临产开始直至宫口完全扩张(宫口开全);第二产程指宫口开全到胎儿娩出;第三产程指胎儿娩出后到胎盘娩出。第一产程又分为两个阶段:潜伏期和活跃期。**潜伏期**从临产开始,表现为规律疼痛的宫缩及宫颈变化缓慢。当宫口扩张加快时,意味着潜伏期结束、活跃期开始。临产的诊断为回顾性,难以客观明确,定义为出现规律、持续时间长、引起疼痛的宫缩,并伴有宫颈管消退或宫口扩张。这段时间孕妇往往尚在家中,因此,确认临产开始时间取决于患者记忆以及宫缩开始后宫颈指诊时间。**活跃期**是指宫口扩张速度最快的时期。活跃期开始的确定依赖于宫颈指检的频率与产程进展回顾性的检查。基于Friedman[40]20世纪50、60年代的数据,进入活跃期是宫颈管消退≥80%且宫口扩张≥4cm。Friedman分析了500名初产妇和经产妇的产程进展并给出了标准的数据,半个多世纪以来我们一直利用这些数据定义正常和异常产程[40,41]。

Friedman从根本上改变了我们对分娩的理解,他用曲线的方式记录了宫口扩张随时间的变化,并成功地将分娩的动态过程转化为S形曲线(图12-13)。Friedman的数据普及了产程图的使用,一开始时仅有宫口扩张,随后增加了先露的下降[42]。宫口扩张4cm对应于平均分娩曲线上的拐点,标志着潜伏期转为活跃期。平均分娩曲线是通过总结Friedman原始数据库中500名产妇的分娩曲线产生的[40]。进入活跃期后,经产妇和初产妇宫口扩张速度分别为1.5cm/h和1.2cm/h,代表正常数值的第5百分位数[41]。由这些数据得出一个公认的概念,即在活跃期,宫口扩张速度应至少为1cm/h。

最近几项研究分析了当代产程,其结果挑战了我们

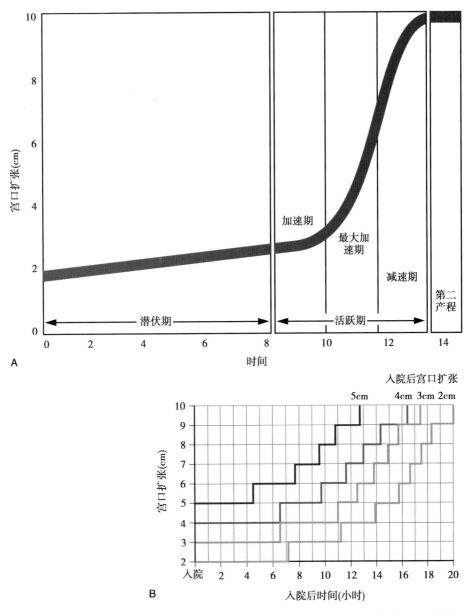

图 12-13　**A**：现代产程图，初产妇平均宫口扩张曲线。**B**：张氏产程图，单胎足月初产妇自然临产入院后产程累计时间的第 95 百分位数（A 修改自 Friedman EA. *Labor：Clinical Evaluation and Management*，ed 2. Norwalk，CT：Appleton-Century-Crofts；1978. B 修改自 Zhang J，Landy H，Branch D，et al；the Consortium on Safe Labor. Contemporary patterns of spontaneous labor with normal neonatal outcomes. *Obstet Gynecol*. 2010；1116；1281.）

一直以来对活跃期起点的理解，提示从潜伏期到活跃期的过渡是渐进的过程[43]。对 1699 名经产妇和初产妇的分娩曲线进行分析显示，在足月自然临产的阴道分娩产妇中，宫口扩张 4cm 时只有一半产妇处于活跃期[44]。宫口扩张 5cm 时，75% 的产妇处于活跃期，宫口扩张 6cm 时，89% 的产妇处于活跃期[44]。Zhang 等[45]研究了 1959 年至 1966 年间 26 838 名足月自然分娩的孕妇资料，该数据来自于美国国家围产期协作项目（National Collaborative Perinatal Project，NCPP）。这项研究使用重复测量分析构建产妇的分娩曲线，研究对象的分娩管理与 Friedman

（1950s）的研究对象相似。剖宫产率为 5.6%，仅 20% 的初产妇和 12% 的经产妇使用缩宫素催产。**这项研究结果表明，在宫口扩张到 6cm 前，最终经阴道分娩的初产妇产程进展实际上比以前报道的速度慢**[45]。具体来说，大多数初产妇在宫口扩张到 5～6cm 时才进入活跃期，且产程曲线的斜率在宫口扩张到 6cm 后才增加。这些研究结果在安全分娩协作组的前瞻性研究中得到证实[46]，该前瞻性研究纳入并追踪了 2002 年至 2007 年间在 19 个机构 62 415 例单胎足月自然分娩的产妇。与 Friedman 的研究数据相比，该研究资料纳入了更多使用缩宫素催产（45%～47%）和硬膜外镇痛（71%～84%）的产妇。Zhang 等[45] 报道了宫口每开大 1cm 所需要的时间中位数和第 95 百分位数，并证实宫口从 4cm 扩张到 5cm 可能需要超过 6 小时，从 5cm 扩张到 6cm 可能需要超过 3h，且与产次无关（表 12-2）。只有宫口扩张 6cm 后，经产妇的宫口扩张速度才会比初产妇更快。这些数据表明，将宫口扩张 6cm 定义为活跃期的开始更合适，初产妇宫口扩张速度的第 95 百分位数可能大于先前所预期的（1cm/h）。这些重要的发现表明，临床医生使用 Friedman 的数据来确定活跃期起点可能会过早地诊断活跃期停滞，进而导致不必要的剖宫产（见第 13 章）[3,42,45,46]。

目前普遍使用的产程图表是基于 1964 年 Schulman 和 Ledger 提出的图表[47]，图表中产程进展只关注潜伏期和活跃期。另一个产程图是基于安全分娩协作组的最新数据[46]，和改良的 Friedman 曲线放在一起，也许是更好的，如图 12-13 所示。Zhang 产程图（图 12-13，B），按照入院时宫口扩张程度进行分层，并分别绘制了产程时限的第 95 百分位数。宫口扩张不作为连续变量进行记录，而是以阶梯模式描记宫口随时间推移的变化。Zhang 产程图可能更适于识别超过正常产程时限第 95 百分位数的产妇，但是其临床效用尚未得到证实和验证。

表 12-2 不同产次的自然临产产妇宫口每变化 1cm 所需时间（h）的中位数（第 95 百分位数）

宫口扩张（cm）	产次=0*	产次=1	产次≥2
3～4	1.8(8.1)	–	–
4～5	1.3(6.4)	1.4(7.3)	1.4(7.0)
5～6	0.8(3.2)	0.8(3.4)	0.8(3.4)
6～7	0.6(2.2)	0.5(1.9)	0.5(1.8)
7～8	0.5(1.6)	0.4(1.3)	0.4(1.2)
8～9	0.5(1.2)	0.3(1.0)	0.3(0.9)
9～10	0.5(1.8)	0.3(0.9)	0.3(0.8)

*所需时间（小时）的中位数（第 95 百分位数）。假设产程数据呈对数正态分布，用区间删失回归模型推算宫口扩张从某一厘米进展到下一厘米所需的时间

（修改自 Zhang J，Landy H，Branch D，et al. Consortium on safe labor: Contemporary patterns of spontaneous labor with normal neonatal outcomes. *ObstetGynecol*. 2010;116:1281. ）

影响产程时限的因素包括产次、母体体重指数（BMI）、胎方位、母体年龄和胎儿大小。产程时间延长与母亲 BMI 较高[48]、非 OA 胎方位[49]、母亲年龄较大有关[5,50,51]。硬膜外镇痛是否影响第一产程存在争议。一些回顾性队列研究表明，硬膜外镇痛可能会显著增加第一产程时间[47,52,53]。然而，一篇纳入 11 项 RCTs 的 Cochrane Meta 分析中，硬膜外镇痛组产妇的第一产程时间

与非硬膜外镇痛组相比无统计学差异（平均差［MD］18.51min;95% CI，–12.91～49.92）[32]。确定硬膜外镇痛对正常分娩第一产程时限的第 95 百分位数的影响有待进一步研究。表 12-3 总结了既往研究发表的第一产程和第二产程时限的平均值和第 95 百分位数[40,41,46,47,52-55]。

与第二产程延长显著相关的因素包括引产、绒毛膜羊膜炎、高龄产妇、枕后位、延迟用力、非黑人种族、硬膜外镇痛以及产次≥5[50,56]。需要注意的是，Friedman 的第二产程时限存在人为因素，因为当时第二产程达 2 小时后，大部分初产妇需行产钳助产分娩。最近来自多个国家的研究评估了自然分娩孕妇的产程时限，这些孕妇在产程中均未催产、也未行阴道助产，产程平均时限很相近，表明这些标准数据可靠且可用（表 12-3）。纳入 13 项 RCTs 的 Cochrane Meta 分析[32]证实硬膜外镇痛显著增加第二产程的平均时限（平均差［MD］13.66min；95% CI，6.67～20.66min）。根据 ACOG/母胎医学会（SMFM）达成的共识[57]，不仅要考虑硬膜外镇痛后第二产程时限的均数或中位数，而且要考虑第 95 百分位数。最近一项纳入 33 239 名足月自然阴道分娩产妇的大样本回顾性队列研究发现，硬膜外镇痛组第二产程时限的第 95 百分位数增加，初产妇增加 94min（P<0.001）[54]，经产妇增加 102min（P<0.001，参见第 16 章）[54]。确定正常第二产程（包括使用硬膜外镇痛和其他现代分娩干预措施）的时间上限有助于确定产程标准时限，从而降低母亲和新生儿并发症[52,53,58]。

表 12-3 第一产程与第二产程时限的平均值及第 95 百分位数值

变量	均值	第 95 百分位数
初产妇		
潜伏期	7.3～8.6h	17～21h
第一产程	6～13h	16.6～30h
第二产程	36～57min	122～197min
使用硬膜外麻醉第二产程	79min	336min
经产妇		
潜伏期	4.1～5.3h	12～14h
第一产程	5.7～7.5h	12.5～13.7h
第二产程	17～19min	57～81min
使用硬膜外麻醉第二产程	45min	255min

（数据来源于参考文献 40-41,46,52-55）

第三产程时限通常较短。一项纳入近 13 000 例、孕周>20 周单胎阴道分娩的研究表明，第三产程时限中位数为 6min，其中仅 3% 的产妇第三产程时限>30min[59]，而这部分产妇的并发症显著增加，包括失血量超过 500mL、产后血细胞比容降低≥10%、需要刮宫及产后出血的风险增加六倍[59,60]。这些数据表明，如果胎儿娩出 30min 后

胎盘未自动剥离,应考虑徒手剥离胎盘,以降低产妇出血的风险。与第三产程延长相关的因素包括早产、子痫前期、催产、初产、高龄产妇及第二产程时限超过 2h[61,62]。降低第三产程出血风险的策略包括胎儿前肩娩出后尽早使用宫缩剂、尽早结扎脐带、轻轻牵拉脐带及按摩宫底以促进胎盘尽早剥离[63,64]。一篇纳入七项 RCT 的 Cochrane Meta 分析[63]表明,对于出血风险混杂的人群,积极管理第三产程可显著降低产后出血量超过 1000mL 的风险(相对危险度[RR],0.34;95% CI,0.14 ~ 0.87),也可降低贫血风险(血红蛋白[Hgb]<90g/L,平均 RR,0.50;95% CI,0.30 ~ 0.83)。但是,过早结扎脐带可能减少胎盘输血时间,进而显著降低新生儿出生体重。对于产后出血低风险的产妇,积极管理第三产程并不能显著降低母亲产后出血风险(失血量>500mL)或母亲贫血风险(Hgb<90g/L)。

影响正常分娩结局的干预措施

诸多措施可促进分娩进展,包括让孕妇步行、活跃期后采用直立体位[65,66]。纳入 1000 名低危孕妇的 RCT[65]发现,宫口开至 3 ~ 5cm 时,步行与常规管理的孕妇,两者在第一产程时限、缩宫素使用、硬膜外镇痛、新生儿结局及分娩方式等方面无显著差异。如果人力资源充足、方便监测胎儿,可以考虑让低危孕妇选择在第一产程行走。一项群体差异较大的 Cochrane 分析结果表明(包含 25 项 RCT),低危初产妇直立体位时的第一产程时间比躺卧体位缩短 1h 22min(平均差均数,-1.36;95% CI,-2.22 ~ -0.51),分娩镇痛使用率下降,剖宫产率下降 30%(RR,0.71;95% CI,0.54 ~ 0.94)[66]。一项包含 22 个研究、共 15 288 名低危孕妇的 Cochrane 分析[67],持续分娩支持(导乐)显著降低孕妇镇痛及缩宫素的使用、也降低阴道手术助产(RR,0.90;95% CI,0.85 ~ 0.96)和剖宫产率(RR,0.78;95% CI,0.67 ~ 0.91),且提高满意度。这组数据为导乐的应用提供了令人信服的证据,推荐分娩过程使用[68]。没有条件实施导乐时,鼓励家人或朋友陪护分娩。

分娩过程中静脉补液益处的研究较少。与口服补液相比,尽管静脉补液的益处、利于产程进展的补液量及种类尚未明确,但其已是大多数分娩机构的常规。在一项包含了 9 个 RCT 的 Cochrane 分析中,其中的两项比较了静脉摄入(250mL/h)乳酸林格液联合口服补液和单独口服补液的结局,两组孕妇在剖宫产率上并无差异,但是静脉补液组的产妇阴道分娩的产程较短(MD,-28.86min;95% CI,-47.41 ~ -10.30)。其中四项研究发现,在限制口服补液的情况下,静脉补液 250mL/h 组较 125mL/h 的产程时限显著缩短[69]。一项 RCT 针对补液的种类进行了研究,初产妇在活跃期,与静脉给予生理盐水(NS)相比,以 125mL/min 的速度静脉输注葡萄糖生理盐水,能够显著缩短产程及第二产程时限[70]。现有的数据支持在临产时静脉补液有好处,但还需要更多的研究来确定适量口服补液的风险及益处。此外,不论口服还是静脉补液,最佳补液量仍不清楚。

产程的干预

难产是指任何原因引起的产程无进展,是初产妇剖宫产分娩(CD)的首要原因,经产 CD 的第二大原因。20 世纪 80 年代末,在爱尔兰发现,常规积极干预产程后可降低剖宫产率,为此美国也开始普及产程的积极干预[71]。产程积极干预的标准操规范包括:(1)临产后才住院,表现为伴有疼痛的宫缩和胎膜自破,宫颈消退 100% 或见红;(2)临产后人工破膜;(3)临产后如果宫颈扩张速度小于 1cm/h,积极使用高剂量缩宫素加速产程(起始量为 6mIU/min,每 15min 增加 6mIU/min 直至最大量为 40mIU/min);(4)患者宣教[71]。观察性研究数据显示,产程积极干预的剖宫产率为 5.5%,且 98% 的孕妇在 12 小时内分娩[71]。仅 41% 的初产妇需要催产。随后,在美国及加拿大有多个非随机研究试图重复这项研究结果[72-75]。两项研究报道剖宫产率显著下降[72,74]。然而,两项 RCT 的研究表明,积极干预产程并不能显著下降剖宫产率[76-77],而另一项 RCT 表明,两组整体 CD 率并无差异,但在控制干扰变量之后,产程干预组剖宫产率显著降低[75]。所有的 RCT 结果提示,产程时限显著缩短 1.7 ~ 2.h,胎儿并发症无显著差别。最近的一项 Cochrane 研究对 11 个临床试验(纳入 7753 名产妇)进行了 Meta 分析[78],表明自然临产的孕妇,尽早催产可以显著降低剖宫产率(RR,0.87;95% CI,0.77 ~ 0.99)。另一项包含 8 个临床研究(4816 名产妇)的 meta 分析指出,早期人工破膜及催产可以显著缩短产程(平均 MD,1.28h;95% CI,-1.97 ~ -0.59)[78]。值得注意的是,人工破膜本身并不影响产程或剖宫产率。产程缩短也伴随花费的增加和管理上的隐患(特别是在繁忙的产房)。产程积极干预最重要的举措也许是当产妇进入活跃期后才入院。

第二产程

胎先露下降的异常代表第二产程发生难产。阴道分娩过程中,第二产程时限的均值和第 95 百分位数有很大的变化范围,其影响因素包括产次、是否使用硬膜外镇痛以及各地的行医习惯(表 12-3)。美国国立卫生研究院(NIH)资助的防止首次剖宫产的研讨会上,并没有界定第二产程时限的上限,即超过此上限所有产妇应行阴道手术助产[79]。但是,第二产程延长与产妇并发症(出血、感染、会阴裂伤)及阴道分娩成功的可能性有直接关联[80]。一项针对胎儿血氧饱和度的多中心研究完成后,研究人员对其进行了二次分析[42],主要分析了第二产程时限与母胎围产结局间的关联性。4126 例初产妇中,绒毛膜羊膜炎(3.9%),三度或四度会阴裂伤(8.7%),宫缩乏力(3.9%;OR, 1.31~1.60;95% CI,1.14~1.86)等这些并发症在第二产程延长的产妇中显著增加。对经产妇的研究也有类似的报道[81,82]。第二产程延长与新生儿不良结局的研究很多,结果不尽相同。有的研究认为,初产妇的第二产程延长与新生儿的结局无必然联系[80,83-85]。但一项包括 43 810 例初产妇的研究中发现,**第二产程长于 3h 与母胎并发症升高相关**[86]。使用硬膜外麻醉但未行阴道手术助产的初产妇中,第二产程长于 3h 时,肩难产的比率(校正 OR,1.62; 95% CI,1.17~1.65)、5 分钟的 Apgar 评分小于 4 分的比率(校正 OR,2.58;95% CI,1.07~6.17)、入住 NICU 的比率(校正 OR,1.25;95% CI,1.02~1.53)及新生儿败血症的发生率(校正 OR,2.01;95% CI,1.39~2.91)均升高[86]。值得注意的是,虽然有显著性差异,但每一个事件的绝对发生率非常低。**这些结果提示,第二产程延长时,必须权衡阴道分娩的益处与新生儿的风险(可能性虽小,但显著性增加)**[80]。对于经产妇而言,第二产程延长时新生儿不良结局发生率较低,但也有报道[80-82]。

基于已有证据,美国国立儿童健康与人类发展研究所(NICHD),ACOG 及 SMFM 召集的研讨会建议:**若母胎情况允许,经产妇第二产程时间至少允许 2~3h,初产妇第二产程时间至少允许 3~4h**[79]。可以适当延长产妇用力时间,但必须记录进展,且因人而异。例如,硬膜外麻醉或胎位不正都可能延长第二产程。指南按照产次和是否使用无痛分娩,推荐了第二产程延长的时限,详见表12-4。但是不能单凭这些时间点来决定是否终止第二产程,而是用来确定哪些人群需要进一步评估[83]。

表 12-4 第二产程第 95 百分位数推荐值

	第 95 百分位数(h)
经产妇	
第二产程没有硬膜外麻醉	2
第二产程有硬膜外麻醉	3
初产妇	
第二产程没有硬膜外麻醉	3
第二产程有硬膜外麻醉	4

与活跃期一样,第二产程进展缓慢可能与子宫收缩欠佳有关。因此,第二产程宫缩减弱时使用缩宫素可有效促进胎儿下降;如胎方位不正,可通过徒手或产钳旋转成枕前位(OA),以促进胎儿下降。对于第二产程延长的产妇,如果持续有进展且胎儿状况良好,没有必要人为地定一个截止时间[87-91]。尽管证据显示,第二产程延长时,产妇的并发症显著增高[83,92],但值得注意的是,决定用阴

道手术助产或剖宫产来缩短第二产程时,必须权衡这些操作所带来的风险与第二产程延长相关风险,以及阴道分娩的可能性(见第 13,14 章)。

诸多因素都可以影响第二产程时限,包括硬膜外麻醉、初产、高龄、孕妇 BMI、活跃期延长、胎儿体重较大及孕期体重增长过多[83,92]。第二产程管理过程中可以改变的因素有:孕妇体位、减少或停止硬膜外麻醉(见第 16 章)、延迟用力。一项包括 5 个 RCTs 的 Cochrane meta 分析指出,在第二产程中停止硬膜外麻醉,对分娩方式、阴道助产率或第二产程时限都没有影响[93-96]。但是,另一项包括 38 个 RCTs 的 Cochrane meta 分析发现,硬膜外麻醉显著延长第二产程(MD,13.66 分钟;95% CI,6.67~20.66)和阴道手术助产率(OR,1.42;95% CI,1.28~1.57)[32,95,97]。最近一项回顾性研究发现(纳入 4605 例孕妇),使用硬膜外麻醉后,初产妇第二产程平均延长 60min。第二产程时限的第 95 位百分位数,使用硬膜外麻醉的初产妇时间延长 95min,经产妇延长 101min(P<0.001)。同时,研究了使用硬膜外麻醉的初产妇延迟用力是否可以减少阴道手术助产率[97,99-101],结果表明,直到孕妇有急迫感用力,可以最大发挥推力效果,减少孕妇体力耗竭,降低阴道手术助产率。

一项包括 12 个 RCTs 的 meta 分析发现,延迟用力提高阴道分娩率。然而在高质量的研究中并没有显著性差异[97,99-102]。延迟用力延长了第二产程时限(加权 MD,56.92min;95% CI,42.19~71.64),但减少了主动用力的时间(加权 MD,21.98min;95% CI,-31.29~-12.68)[102]。延迟用力与即时用力相比,阴道手术助产率无显著差别[102],只有一项研究报道认为可以降低中位手术助产率[99]。延迟用力的相关风险也有报道。一项包含 5290 例足月经产妇和初产妇的回顾性研究发现,延迟用力增加剖宫产率、阴道手术助产率及母体发热率,且显著降低脐动脉血 pH 值[103,104]。**数据显示延迟用力并不能降低剖宫产或阴道手术助产率,但有增加母体并发症的风险。延迟用力是否增加新生儿风险,仍待研究。**

最后,探讨一下孕妇体位对第二产程的影响[105,106]。一项包含 5 个 RCTs 的 Cochrane 分析了第二产程时孕妇直立体位与仰卧位对分娩方式及产程的影响。结果表明,两组孕妇在手术助产率、第二产程时限及新生儿结局方面无显著差异[107]。但是,直立体位的产妇,会阴裂伤比率明显较低[106];**因此,第二产程中,可以考虑使用非仰卧体位。**

自然阴道分娩

分娩准备时应考虑孕妇的产次、产程进展、胎先露及其他分娩并发症。如果已经预期有风险(如肩难产、多胎分娩的风险),将孕妇转移到较大和设备齐全的分娩室,

去掉床脚板,取截石位较为适宜。若预期风险较小,可以采取产妇舒适的体位。常见的体位有侧卧位或半坐位。

临床辅助分娩的目的是为了减少母亲创伤,防止胎儿损伤,新生儿的初始评估与支持。当胎头着冠和分娩迫近时,轻轻施加力量使抬头屈曲并控制分娩过程,可保护会阴免受损伤。如果胎头已娩出,可以行外旋转复位。如果预期有肩难产,可以在复位前将胎头轻柔的向下牵引。复位时,应首先判断有无脐带绕颈并解除;少数情况下,不易解除脐带绕颈,可以先结扎脐带。然后在孕妇用力的同时,轻轻向下牵引娩出前肩,后肩则向上牵引娩出。这个过程应当以最小的牵引力完成,避免会阴损伤和新生儿臂丛神经损伤。

没有证据显示 DeLee 吸引法可以减少胎粪吸入综合征发生率,因此,羊水粪染时不应行 DeLee 吸引[108]。ACOG 和美国儿科学会(AAP)不再建议对有活力的胎儿常规行胎粪吸引。根据 AAP 指南,若新生儿活力差,且胎粪较明显,则建议插管抽吸声带下的胎粪或其他异物,但必须由经过培训的专业人员操作[109]。

为了方便,脐带结扎的时间通常在分娩后即刻进行。但延迟脐带结扎对新生儿的利弊一直存有争议。一项包含 15 个 RCTs 的 Cochrane 综述比较了足月新生儿延迟脐带结扎(>2min)与立即脐带结扎的结局,发现延迟结扎组新生儿红细胞容积、转铁蛋白及 2 到 6 个月的铁储备量都有显著增高,且不增加母体出血的风险[110,111]。然而,延迟结扎组中,新生儿红细胞增多症及需治疗的新生儿黄疸也有所增加。另一项包含 15 个 RCTs 的 Cochrane 综述结果显示[112],早产儿(<37 周)延迟脐带结扎(>30s)显著降低了需输血的贫血、脑室内出血(IVH)和坏死性小肠结肠炎(NEC)的发生率。值得注意的是,延迟结扎组新生儿胆红素水平较高。由于这些研究之间的差异性太大,3、4 级的 IVH 或脑白质软化的发生率没有显著性的差异[112]。研究表明,早产儿延迟脐带结扎可降低高达 **50% IVH** 的发生率,基于此,2012 年 ACOG 发布了推荐早产儿延迟脐带结扎的共识[113]。但是,对于足月产新生儿,是否需延迟脐带结扎,ACOG 认为证据尚不充分。需要进一步研究来分析早产儿延迟脐带结扎难以实施的原因,以及资源充足地区足月儿延迟脐带结扎的利弊[114]。

如有可能,以下操作最好把婴儿放在母亲腹部上完成。首先,应擦干婴儿,清理呼吸道时注意保暖。保暖对婴儿来说特别重要,而且由于头部散热很快,应给婴儿佩戴帽子。脐带结扎后,有活力的足月婴儿应尽可能与母亲肌肤接触。早期皮肤-皮肤接触(skin-to-skin contact,SSC)指赤裸的胎儿以俯卧位趴在母亲赤裸的胸部和上腹部,婴儿的背部用毯子或毛巾覆盖[115]。ACOG、AAP 及 WHO 爱婴健康倡议,健康足月新生儿在阴道分娩后立即实施 SCC,而剖宫产者应尽早实施[116,117]。来源于 RCTs(13 项研究,共 702 例病例)的 meta 分析表明,产后母婴立即或早期 SCC,母乳喂养开始较早,1 ~ 4 个月母乳喂养成功率较高(RR 1. 27;95% CI,1. 06 ~ 1. 53),新生儿出生后 75 ~ 90min 的血糖也较高(MD,10. 56mg/dL;95% CI,8. 40 ~ 12. 72)[118]。SSC 有利于母婴情感联系、延长母乳喂养、稳定心肺功能及良好的体温控制[118-120]。足月儿袋鼠式护理是一种分娩后护理模式,包括让低出生体重儿(LBW)持续性 SSC 接触和纯母乳喂养,而该模式最初用于代替资源匮乏地区的孵箱。一项汇集多个 RCTs 的 meta 分析指出,与常规护理方法相比,低出生体重儿采用袋鼠式护理可以显著降低新生儿死亡率、院内感染率、败血症及低体温的发生率,且更有助于婴儿的生长、母乳喂养及母儿感情培养[121]。需要更多的前瞻性 RCTs 来探讨不同情况下 SSC 和袋鼠式护理的益处及不足,例如足月及稳定的 LBW 婴儿,资源充足和匮乏地区的婴儿,以及阴道分娩与剖宫产的婴儿。

胎盘和胎膜娩出

第三产程的处理可以积极也可以被动。被动处理是指,待脐带搏动自然停止后才结扎,在不按压子宫或牵拉脐带的情况下,胎盘通过重力作用自行娩出。胎盘剥离的先兆是脐带延长和阴道出血。胎盘娩出之后才给予子宫收缩药。积极管理,在胎盘娩出前即给子宫收缩药。轻轻牵拉脐带同时通过固定子宫对抗牵引,直到胎盘娩出,随后进行子宫按摩。通常使用两种脐带轻轻牵拉技术来促进胎盘剥离和娩出。布兰特-安德鲁斯(Brandt-Andrews maneuver)手法:一只手压在腹部固定子宫底部以防止子宫内翻,而另一只手持续向下牵拉脐带。Créde(Créde maneuver)手法:由下方的手固定脐带,另一只手固定住宫底向上牵拉。注意避免脐带断裂。

积极管理第三产程能显著降低产后出血的风险。三个 RCTs 的 meta 分析发现,积极管理组孕妇产后出血的可能性降低 66%(估计失血量[EBL]≥1000mL;RR,0. 34;95% CI,0. 14 ~ 0. 87)[122,123]。ACOG District Ⅱ 和加利福尼亚孕产妇质量检查协作组(CMQCC)推荐积极管理第三产程作为多层面改进围产期质量的一个组成部分,以降低因产科出血引起的严重的产妇并发症和死亡率。积极管理第三产程包括在胎儿娩出后及胎盘娩出前静脉滴注或肌肉注射 10 单位缩宫素(ACOG District Ⅱ)。CMQCC 产科出血指南里,积极管理策略还包括分娩后 2min 内进行脐带结扎,轻柔牵拉脐带促进胎盘娩出,按摩宫底促进子宫复旧(CMQCC)。

分娩后,要检查胎盘、脐带和胎膜。胎盘重量(不包括胎膜和脐带)随着胎儿体重而变化,其比率约为 1:6。异常的大胎盘通常与胎儿水肿和先天梅毒等情况有关。胎盘检查应包括观察及触摸胎儿面和母体面,可以发现纤维化、梗死或钙化的区域。尽管这些情况在正常足月胎盘中也可能看到,如有广泛的病变应该做组织病理学检查。胎盘母体面上的贴壁凝血块提示可能存在近期胎盘早剥;然而没有贴壁凝血块也不能排除胎盘早剥的诊断。胎盘小叶或胎膜缺失提示有可能少了副叶胎盘,且可能残留,需进一步临床评价。**分娩后不必常规进行徒手子宫探查,除非怀疑胎盘胎膜残留或产后出血。**

应注意脐带插入胎盘的部位。脐带异常插入包括**边缘性插入**(即脐带从胎盘的边缘插入)和**膜性插入**(即脐带血管通过胎膜附着到胎盘)。需要检查脐带的长度、脐带血管数(两根脐动脉和一根脐静脉)、脐带打结、血肿和狭窄。脐带的平均长度约 50 ~ 60cm。单脐动脉增加胎儿生长受限的风险及一种或多种重大先天畸形的风险。单脐动脉胎儿发生畸形风险是脐动脉正常胎儿的 6.67 倍(OR,6.77;95% CI,5.7 ~ 8.06)[124-127]。因此,发现单脐动脉应该告知新生儿或儿科主治医生,胎盘或脐带的任何异常应该记录在母亲的病历中。

会阴切开术和会阴修复

胎盘娩出后,应仔细检查阴道和会阴有无损伤。如果发现裂伤,应记录裂伤的长度和位置,并立即进行修复。应给予充足的局部或区域麻醉,这对损伤修复极为

重要。会阴体、肛门外括约肌和直肠黏膜的修复需要特别注意(见第 18 章)。没有及时发现和修复直肠损伤会导致严重的远期并发症,特别是大便失禁。如果有手术助产或分娩时及分娩后存在显著出血,应检查子宫颈是否有撕裂。

会阴撕裂伤或会阴切开引起的会阴损伤都是自然分娩或阴道手术助产最常见的并发症。Ⅰ度裂伤指局限于上皮层的表面撕裂伤;需要根据其大小、位置和出血量判断是否需要修复。Ⅱ度裂伤可达会阴体,但未达肛门外括约肌。Ⅲ度裂伤涉及肛门外括约肌的表面或深部,而Ⅳ度裂伤完全穿透肛门外括约肌和直肠黏膜。所有Ⅱ、Ⅲ和Ⅳ度裂伤都需要进行修复(见第 18 章)。Ⅲ度和Ⅳ度裂伤可能有严重的远期并发症,包括大便失禁、直肠阴道瘘、感染和疼痛(见第 14 章)。立即修复会阴裂伤是恢复功能的最佳时机,尤其是当直肠括约肌明显损伤时。肛门外括约肌应采用断端直接或重叠间断缝合的方法进行。

会阴切开术是在第二产程中切开会阴体以加快分娩。它至少属于Ⅱ度裂伤。会阴切开术分正中切开和侧切两大类。会阴正中切开术,从会阴后联合中线向直肠方向切开(图 12-14)。在给予充分的局部或区域性镇痛

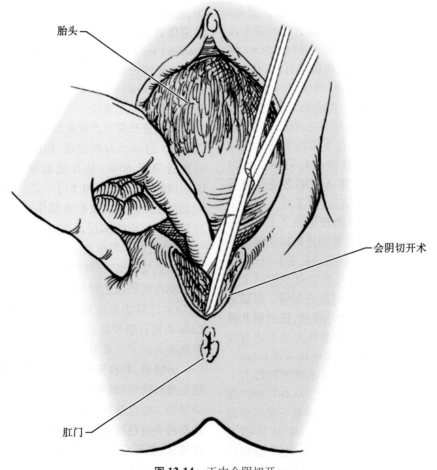

胎头

会阴切开术

肛门

图 12-14 正中会阴切开

之后,通常用直 Mayo 剪刀进行会阴切开术。小心将会阴撑起避开胎头。切口的大小取决于会阴的长度,但通常约是会阴长度的一半,并且向上朝阴道黏膜延伸 2~3cm。必须尽力避免直接损伤肛门括约肌。**会阴正中切开的并发症包括失血增加(尤其是切开过早);胎儿损伤和局部疼痛。会阴侧切术是从处女膜环下方 45°角进行切开**(图 12-15)。切口的长度虽不如正中切开那么重要,但是切口越长修复时间越长。通常医生哪边顺手在哪边切。因为这种切口可以适度减少严重的会阴创伤,对于需要重点预防直肠损伤的炎性肠病的患者来说,如果需要会阴切开术,侧切术是首选(见第 48 章)。之前的观点认为,会阴切开术可以减少胎头的压力而保护孕妇会阴免于广泛裂伤以及预防随后的骨盆松弛。然而,自 20 世纪 80 年代末期以来,研究一致证实,**正中会阴切开不能防止会阴进一步裂伤,也未能改善新生儿结局**[128,129]。自然阴道分娩和阴道手术助产时,正中会阴切开术均显著增加初产妇Ⅲ度和Ⅳ度裂伤发生率[128-135]。

一项有关初产妇的大型研究中发现,与包括产钳助产等其他风险因素相比,**会阴切开术在肛门括约肌损伤方面具有最高的 OR 值**(OR,3.2;CI,2.73~3.80)[136]。也有少数文献报道,正中会阴切开术与未进行会阴切开术两组比较,Ⅳ度裂伤无明显差异[137]。RCT 结果表明,有指征时行会阴切开术与常规会阴切开术组相比,需要修复的会阴裂伤降低 23%(11%~35%)[138]。**最近一篇包括 8 个 RCTs 的 Cochrane 分析发现,在限制会阴切开组与常规切开组相比,严重会阴裂伤、缝合和愈合并发症均显著减少**[139]。尽管在限制性会阴切开术组会阴前部裂伤的发生率显著升高,但是两组在疼痛方面没有显著差异。无论是正中切开或侧切,这些结果很相似。**会阴切开术的益处证据不足,现代产科不应常规行会阴切开术**[128,129,139-141]。事实上,最近基于美国预防工作组的证据建议应尽量避免会阴切开术[68]。由于这些数据和 ACOG 建议[141],尽管正中会阴切开率有所降低,但是仍占 10%~17%,表明选择性会阴切开术仍在继续进行[131-138]。一项研究显示,会阴切开术从 1976 年的 87% 降低到 1994 年的 10%,相应的Ⅲ度或Ⅳ度裂伤的发生率也有所

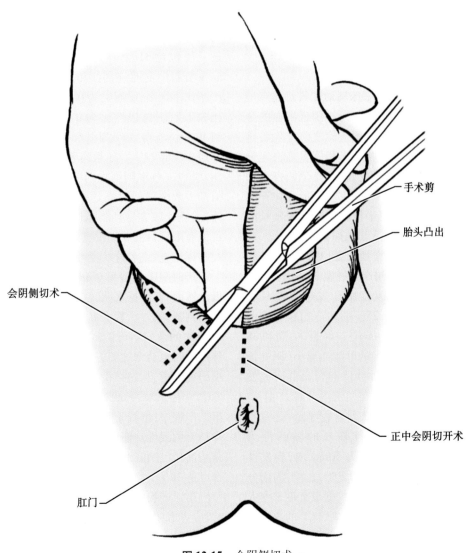

会阴侧切术

手术剪

胎头凸出

正中会阴切开术

肛门

图 12-15　会阴侧切术

降低(从9%降到4%),而会阴完整的比率有所增加(从10%增加到26%)[131]

对会阴切开术与随后的盆底松弛和粪便失禁的关系进行评估后表明,没有证据证明会阴切开术可降低粪便失禁的风险。Ⅳ度裂伤与远期粪便失禁明显相关[142],无论是正中会阴切开还是会阴侧切术都未降低其发生率[143]。没有数据显示会阴切开术可避免女性后期的粪便失禁,因此首要应该是避免Ⅳ度裂伤。

如果有会阴切开术指征,那么采用哪种切口取决于个体差异。与正中切口相比,侧切术发生Ⅳ度裂伤的比率要低[144-146]。在盆腔脏器脱垂发生方面,会阴侧切术并无优势[143]。在侧切术中,慢性并发症例如美观欠佳和瘢痕中的内含囊肿更常见,且失血量较多。必须记住,与未进行会阴切开术相比,两种会阴切开术都不能减少严重的会阴裂伤。

尽管已不主张常规会阴切开术,但有指征时仍需行会阴切开术,故而医务人员应该接受这方面的技能培训[137]。潜在的指征包括 FHR 异常需要尽快分娩或肩难产的急救。

超声在临产和分娩中的应用

超声在围产期是非常有用的临床辅助工具。超声可用于确认胎产式、先露及孕龄(必要时)。阴道出血的孕妇,超声可以识别胎盘位置和在宫颈指检之前排除胎盘前置。对于双胎妊娠,超声评估胎产式和体重是决定分娩方式的重要组成部分。足月臀位妊娠,在孕妇咨询和进行外倒转术之前,超声可用于确定胎先露、胎盘位置和羊水量。第三产程中,超声可用于帮助第三产程延长的产妇剥离胎盘和/或有助于产后大出血时的刮宫。

既往有应用超声测量足月宫颈长度(CL)研究其和分娩结局之间的关联。对足月初产妇妊娠 37 周至 40 周之间每周测量 CL 时发现,自发性临产发生之前只有50% 的初产妇存在子宫颈缩短,25% 的初产妇在分娩前的最后 48 小时内 CL 仍大于 30mm[147]。妊娠 37 周和 38周之间 CL 越长,41 周前自动分娩的可能性越小(阴性预测值)。然而,一项包含了更多种族的混合人群研究发现,37 至 40 周之间单次测量 CL,与 7 天内分娩及 41 周之前分娩均有显著的相关性[148]。队列研究显示,足月宫颈长度为 25mm 时 7 天内自发性临产的敏感性为77.5%,阴性预测值为 84.7%。CL 为 30mm 时,自发性临产的敏感性为 73.1%,特异性为 40.7%,在 41 周前分娩的阳性预测值为 81%[148]。虽然这些数据很有趣并令人鼓舞,但是需要进一步研究来确定足月孕妇 CL 的超声评估能否作为临床的辅助手段,来区分哪些孕妇最可能在妊娠 37~40 周自发临产,哪些孕妇需要给予安慰及继续

期待。

足月孕妇宫颈参数和引产成功相关[149-151]。足月孕妇引产能否成功阴道分娩,一定程度上取决于产妇的产次、宫颈消退与扩张、质地和位置情况[149]。Bishop 评分是引产前评估宫颈最常用的工具。Bishop 评分最初用于预测经产妇能否阴道分娩,现被证明也适用于初产妇[149-150]。由于 Bishop 评分的主观性,存在一定局限性,不同检查者或同一检查者不同时间检查的结果存在明显的差异[151-153]。宫颈 Bishop 评分<6 分时,引产失败率高[151]。阴道指检发现宫颈外口闭合时,超声可以详细评估宫颈长度、宫颈内口及宫颈管内胎膜(漏斗形或楔形)的情况。然而,超声评估宫颈的参数与引产失败后的剖宫产比率间相关性的研究结论不一致[151,154]。一项包含 20 个前瞻性研究的 meta 分析[155]发现,引产前 CL 越短,引产成功越高(阳性似然比[LR],1.66;95% CI,1.20~2.31),CL 越长,引产失败越高(阴性似然比[LR],0.51;95% CI,0.39~0.67)。然而分析 7 个亚组研究发现,引产前 CL<30mm 不能预测阴道分娩。分析另外 10 个亚组研究发现,在预测引产成功、分娩方式、24 小时内阴道分娩和成功达到活跃期方面,CL 预测能力与 Bishop 评分相当。最近一项包含 31 个研究(含 2006 年后发表的 12 个)的meta 分析[156]发现,在引产的初产妇中,CL>30mm 时剖宫产率比率很高,敏感性为 0.70,特异性为 0.74,阳性似然比为 2.7,阴性似然比为 0.40。对于初产妇,CL>30mm与 Bishop<6 分在预测引产是否成功的敏感性和特异性方面表现相当[150]。如果宫颈较长(>30mm)且未形成漏斗,引产失败率则增加约一倍,而宫颈短且漏斗形成时,引产失败率降低可高达 50%。CL 测量和宫颈楔型(漏斗)检查比较容易且能客观的反映宫颈情况;然而其临床价值有限。目前我们没有足够的证据表明超声参数可取代临床检查,或者这些参数可以取代引产指征。

产时阴道指检可以很好的评估胎方位及先露的高低。然而,有证据表明,宫颈扩张的程度和是否有产瘤会影响判断,第一产程有高达 61% 的孕妇和第二产程有高达 31% 的孕妇不可能准确判断胎先露[157]。胎方位为 OP伴产瘤时也会增加胎方位及先露高低评估的难度[158]。几项研究报道,与超声检查相比,阴道指检在第一产程的准确率只有 50%~60%,第二产程仅为 30%~40%[158-161]。第二产程中,依赖于骨盆的骨性标志确定胎先露高低,同样具有挑战性。使用胎儿模型和骨盆训练器来判断胎先露是高位、中位、低位还是出口平面时,住院医师的错误率可达 30%,主治医师可达 34%[162]。

第二产程中,因为产瘤导致指检评估胎方位较困难时,应考虑超声检查。超声下利用确定胎儿眼眶的位置来确定胎方位。一项针对 514 名初产妇第二产程需要手术助产的研究[163]发现,单独临床检查判断胎方位的错误

率为 20% ,而超声结合临床检查错误率仅为 1. 6% ($P<$ 0. 001)。两组之间的母儿结局无显著统计学差异。采用超声来评估胎方位和胎先露是否具有足够的敏感性以影响第二产程及分娩方式的临床决策[156,158,163,164] ,需要更多的研究来证实。

关键点

◆ 临产是一种临床诊断,包括规律的、引起疼痛的子宫收缩和进行性宫颈管消失及扩张。

◆ 尽管临产的精确机制尚不清楚,胎儿可能是临产启动的关键因素。

◆ 分娩分为三个阶段:第一产程是从分娩启动到宫颈完全扩张,第二产程是从宫颈完全扩张到胎儿娩出,第三产程为胎儿娩出后直到胎盘娩出。第一产程分为两个阶段:潜伏期和活跃期。

◆ 活跃期是宫颈快速扩张期,初产妇更难确认,可能直到宫口开到 6cm 时才开始。

◆ 胎儿在临产和分娩期成功适应骨盆的能力取决于三个变量的复杂相互作用:子宫收缩力,胎儿和骨盆。

◆ 分娩时间的长短受很多因素的影响,包括产次、麻醉镇痛的使用、胎方位、胎儿大小和孕妇的 BMI。

◆ 临产期间孕妇呈直立位可明显缩短第一产程、减少硬膜外麻醉的使用,以及降低剖宫产的比率达 30% 。

◆ 分娩导乐可以显著降低镇痛、缩宫素使用以及阴道手术助产或剖宫产率,提高患者满意度。

◆ 常规正中会阴切开术会增加严重会阴损伤,应该避免。

◆ 积极管理第三产程可以显著降低 >1000mL 的失血,从而降低了产妇贫血的风险。

◆ 超声可能是围分娩期很有用的辅助检查。

参考文献

1. Liao J, Buhimschi C, Norwitz E. Normal labor: mechanism and duration. *Obstet Gynecol Clin North Am.* 2005;32:145.
2. Challis J, Gibb W. Control of parturition. *Prenat Neonat Med.* 1996;1:283.
3. Garfield R, Blennerhassett M, Miller S. Control of myometrial contractility: role and regulation of gap junctions. *Oxf Rev Reprod Biol.* 1988;10:436.
4. Liggins G. Initiation of labour. *Neonatology.* 1989;55:366.
5. Nathanielsz P. Comparative studies on the initiation of labor. *Eur J Obstet Gynecol Reprod Biol.* 1998;78:127.
6. Lockwood C. The initiation of parturition at term. *Obstet Gynecol Clin North Am.* 2004;31(4):935.
7. Makino S, Zaragoza D, Mitchell B, et al. Prostaglandin F2alpha and its receptor as activators of human decidua. *Semin Reprod Med.* 2007;25(1):60.
8. Beshay V, Carr B, Rainey W. The human fetal adrenal gland, corticotropin-releasing hormone, and parturition. *Semin Reprod Med.* 2007;25(1):14.
9. Pieber D, Allport V, Hills F, et al. Interactions between progesterone receptor isoforms in myometrial cells in human labour. *Mol Hum Reprod.* 2001;7:875.
10. Mesiano S, Chan E, Fitter J, et al. Progesterone withdrawal and estrogen activation in human parturition are coordinated by progesterone receptor A expression in the myometrium. *J Clin Endocrinol Metab.* 2002;87:2924.
11. Zakar T, Hertelendy F. Progesterone withdrawal: key to parturition. *Am J Obstet Gynecol.* 2007;196(4):289.
12. Oh S, Kim C, Park I, et al. Progesterone receptor isoform (A/B) ratio of human fetal membranes increases during term parturition. *Am J Obstet Gynecol.* 2005;193:1156.
13. Messano S. Myometrial progesterone responsiveness. *Semin Reprod Med.* 2007;25:5-13.
14. Honnebier M, Nathanielsz P. Primate parturition and the role of the maternal circadian system. *Eur J Obstet Gynecol Reprod Biol.* 1994;55:193.
15. Zeeman G, Khan-Dawood F, Dawood M. Oxytocin and its receptor in pregnancy and parturition: current concepts and clinical implications. *Obstet Gynecol.* 1997;89:873.
16. Fuchs A, Fuchs F. Endocrinology of human parturition: a review. *Br J Obstet Gynaecol.* 1984;9:948.
17. Dawood M, Wang C, Gupta R, et al. Fetal contribution to oxytocin in human labor. *Obstet Gynecol.* 1978;52:205.
18. Fuchs A. The role of oxytocin in parturition. In: Huszar G, ed. *The Physiology and Biochemistry of the Uterus in Pregnancy and Labour.* Boca Raton, FL: CRC Press; 1986:163.
19. Fuchs A, Fuchs F, Husslein P, et al. Oxytocin receptors and human parturition: a dual role for oxytocin in the initiation of labor. *Obstet Gynecol Surv.* 1982;37:567.
20. Fuchs A, Fuchs F, Husslein P, Soloff M. Oxytocin receptors in the human uterus during pregnancy and parturition. *Am J Obstet Gynecol.* 1984; 150:734.
21. Husslein P, Fuchs A, Fuchs F. Oxytocin and the initiation of human parturition. I. Prostaglandin release during induction of labor by oxytocin. *Am J Obstet Gynecol.* 1981;141:688.
22. Fuchs A, Husslein P, Fuchs F. Oxytocin and the initiation of human parturition. II. Stimulation of prostaglandin production in human decidua by oxytocin. *Am J Obstet Gynecol.* 1981;141:694.
23. Blanks AM, Thornton S. The role of oxytocin in parturition. *Br J Obstet Gynecol.* 2003;110(suppl 20):46.
24. Blanks AM, Shmygol A, Thornton S, et al. Regulation of oxytocin receptors and oxytocin receptor signaling. *Semin Reprod Med.* 2007;25(1): 52-59.
25. Macones G, Hankins G, Spong C, et al. The 2008 National Institute of Child Health and Human Development workshop report on electronic fetal monitoring: update on definitions, interpretation, and research guidelines. *Obstet Gynecol.* 2008;112:661.
26. Caldeyro-Barcia R, Sica-Blanco Y, Poseiro J, et al. A quantitative study of the action of synthetic oxytocin on the pregnant human uterus. *J Pharmacol Exp Ther.* 1957;121:18.
27. Miller F. Uterine activity, labor management, and perinatal outcome. *Semin Perinatol.* 1978;2:181.
28. American College of Obstetricians and Gynecologists. *Fetal Macrosomia.* Washington, DC: American College of Obstetricians and Gynecologists; 2000.
29. Rossi A, Mullin P, Prefumo F. Prevention, management, and outcomes of macrosomia: a systematic review of literature and meta-analysis. *Obstet Gynecol Surv.* 2013;68(10):702.
30. Friedman E, Kroll B. Computer analysis of labor progression. II. Distribution of data and limits of normal. *J Reprod Med.* 1971;6:20.
31. Cheng Y, Shaffer B, Caughey A. Associated factors and outcomes of persistent occiput posterior position: a retrospective cohort study from 1976 to 2001. *J Matern Fetal Neonatal Med.* 2006;19(9):563.
32. Anim-Somuah M, Smyth R, Jones L. Epidural versus non-epidural or no analgesia in labour. *Cochrane Database Syst Rev.* 2011;(12):Art. No.: CD000331.
33. Piper J, Bolling D, Newton E. The second stage of labor: factors influencing duration. *Am J Obstet Gynecol.* 1991;165:976.
34. Joyce D, Giwa-Osagie F, Stevenson G. Role of pelvimetry in active management of labour. *Br Med J.* 1975;4:505.
35. Morris C, Heggie J, Acton C. Computed tomography pelvimetry: accuracy and radiation dose compared with conventional pelvimetry. *Australas Radiol.* 1993;37:186.
36. Maharaj D. Assessing cephalopelvic disproportion: back to the basics. *Obstet Gynecol Surv.* 2010;65(6):387.
37. Zaretsky M, Alexander J, McIntire D, et al. Magnetic resonance imaging pelvimetry and the prediction of labor dystocia. *Obstet Gynecol.* 2005;106(5 Pt 1):919.
38. Jeyabalan A, Larkin R, Landers D. Vaginal breech deliveries selected using computed tomographic pelvimetry may be associated with fewer adverse outcomes. *J Matern Fetal Neonatal Med.* 2005;17:381.
39. Caldwell W, Moloy H. Anatomical variations in the female pelvis and their

effect in labor, with a suggested classification. *Am J Obstet Gynecol.* 1933;26:479.

40. Friedman E. Primigravid labor. *Obstet Gynecol.* 1955;6:567.
41. Friedman E. Labor in multiparas; a graphicostatistical analysis. *Obstet Gynecol.* 1956;8:691.
42. Rouse D, Owen J, Savage K, et al. Active phase labor arrest: revisiting the 2-hour minimum. *Obstet Gynecol.* 2001;98:550.
43. Zhang J, Troendle JF, Yancey MK. Reassessing the labor curve in nulliparous women. *Am J Obstet Gynecol.* 2002;187:824.
44. Peisner DB, Rosen MG. Transition from latent to active labor. *Obstet Gynecol.* 1986;68:441.
45. Zhang J, Troendle J, Mikolajczyk R, et al. The natural history of the normal first stage of labor. *Obstet Gynecol.* 2010;115:705.
46. Zhang J, Landy H, Branch D, et al. Consortium on Safe Labor. Contemporary patterns of spontaneous labor with normal neonatal outcomes. *Obstet Gynecol.* 2010;116:1281.
47. Schulman H, Ledger W. Practical applications of the graphic portrayal of labor. *Obstet Gynecol.* 1964;23:442.
48. Vahratian A, Zhang J, Troendle J, et al. Maternal prepregnancy overweight and obesity and the pattern of labor progression in term nulliparous women. *Obstet Gynecol.* 2004;104:943.
49. Sheiner E, Levy A, Feinstein U, et al. Risk factors and outcome of failure to progress during the first stage of labor: a population based study. *Acta Obstet Gynecol Scand.* 2002;81:222.
50. Greenberg MB, Cheng YW, Sullivan M, et al. Does length of labor vary by maternal age? *Am J Obstet Gynecol.* 2007;197:428.
51. Dencker A, Berg M, Bergqvist L, Lilja H. Identification of latent phase factors associated with active labor duration in low-risk nulliparous women with spontaneous contractions. *Acta Obstet Gynecol Scand.* 2010;89:1034.
52. Albers L, Schiff M, Gorwoda J. The length of active labor in normal pregnancies. *Obstet Gynecol.* 1996;87:355.
53. Kilpatrick S, Laros R Jr. Characteristics of normal labor. *Obstet Gynecol.* 1989;74:85.
54. Cheng Y, Shaffer B, Nicholson J, et al. Second stage of labor and epidural use: A larger effect than previously suggested. *Obstet Gynecol.* 2014;123:527.
55. Cheng Y, Shaffer B, Bryant A, et al. Length of the first stage of labor and associated perinatal outcomes in nulliparous women. *Obstet Gynecol.* 2010;116(5):1127.
56. Greenberg M, Cheng Y, Hopkins L, et al. Are there ethnic differences in the length of labor? *Am J Obstet Gynecol.* 2006;195:743.
57. Obstetrics Care Consensus No. 1: Safe prevention of the primary cesarean delivery. *Obstet Gynecol.* 2014;123(3):693.
58. Duignan N, Sudd J, Hughes A. Characteristics of normal labour in different racial groups. *Br J Obstet Gynecol.* 1975;82:593.
59. Combs C, Laros R Jr. Prolonged third stage of labor: morbidity and risk factors. *Obstet Gynecol.* 1991;77:863.
60. Magann E, Lanneau G. Third Stage of Labor. *Obstet Gynecol Clin North Am.* 2005;32(2):323.
61. Magann E, Doherty D, Briery C, et al. Obstetric characteristics for a prolonged third stage of labor and risk for postpartum hemorrhage. *Gynecol Obstet Invest.* 2008;65(3):201.
62. Dombrowski M, Bottoms S, Saleh A, et al. Third stage of labor: analysis of duration and clinical practice. *Am J Obstet Gynecol.* 1995;172:1279.
63. Begley C, Gyte G, Devane D, et al. Active versus expectant management for women in the third stage of labour. *Cochrane Database Syst Rev.* 2011;(11):CD007412.
64. Andersson O, Hellström-Westas L, Andersson D, et al. Effects of delayed compared with early umbilical cord clamping on maternal postpartum hemorrhage and cord blood gas sampling: a randomized trial. *Acta Obstet Gynecol Scand.* 2013;92(5):567.
65. Bloom S, McIntire D, Kelly M, et al. Lack of effect of walking on labor and delivery. *N Engl J Med.* 1998;339:76.
66. Lawrence A, Lewis L, Hofmeyr G, et al. Maternal positions and mobility during first stage labour. *Cochrane Database Syst Rev.* 2013;(8):CD003934.
67. Hodnett E, Gates S, Hofmeyr G, Sakala C. Continuous support for women during childbirth. *Cochrane Database Syst Rev.* 2013;(7):CD003766.
68. Berghella V, Baxter J, Chauhan S. Evidence-based labor and delivery management. *Am J Obstet Gynecol.* 2008;199:445.
69. Dawood F, Doswell T, Quenby S. Intravenous fluids for reducing the duration of labour in low risk nulliparous women. *Cochrane Database Syst Rev.* 2013;(6):CD007715.
70. Shrivastava V, Garite T, Jenkins S, et al. A randomized, double-blinded, controlled trial comparing parenteral normal saline with and without dextrose on the course of labor in nulliparas. *Am J Obstet Gynecol.* 2009;200:379.
71. O'Driscoll K, Foley M, MacDonald D. Active management of labor as an alternative to cesarean section for dystocia. *Obstet Gynecol.* 1984;63:485.
72. Akoury H, Brodie G, Caddick R, et al. Active management of labor and

73. Akoury H, MacDonald F, Brodie G, et al. Oxytocin augmentation of labor and perinatal outcome in nulliparas. *Obstet Gynecol.* 1991;78:227.
74. Boylan P, Frankowski R, Rountree R, et al. Effect of active management of labor on the incidence of cesarean section for dystocia in nulliparas. *Am J Perinatol.* 1991;375:389.
75. López-Zeno J, Peaceman A, Adashek J, Socol M. A controlled trial of a program for the active management of labor. *N Engl J Med.* 1992;326:450.
76. Frigoletto F, Lieberman E, Lang J, et al. A clinical trial of active management of labor. *N Engl J Med.* 1995;333:745.
77. Rogers R, Gilson G, Miller A, et al. Active management of labor: does it make a difference? *Am J Obstet Gynecol.* 1997;177:599.
78. Wei S, Wo B, Qi H, et al. Early amniotomy and early oxytocin for prevention of, or therapy for, delay in first stage spontaneous labour compared with routine care. *Cochrane Database Syst Rev.* 2013;(8):CD006794.
79. Spong C, Berghella V, Wenstrom K, et al. Preventing the first cesarean delivery: Summary of a joint Eunice Kennedy Shriver National Institute of Child Health and Human Development, Society for Maternal-Fetal Medicine, and American College of Obstetricians and Gynecologists Workshop. *Obstet Gynecol.* 2012;120(5):1181.
80. American College of Obstetricians and Gynecologists (College); Society for Maternal-Fetal Medicine, Caughey A, Cahill A, Guise J, et al. Safe prevention of the primary cesarean delivery. *Am J Obstet Gynecol.* 2014;210(3):179-193.
81. Cheng Y, Hopkins L, Laros R, et al. Duration of the second stage of labor in multiparous women: maternal and neonatal outcomes. *Am J Obstet Gynecol.* 2007;196(6):585.e1.
82. Allen V, Baskett T, O'Connell C, et al. Maternal and perinatal outcomes with increasing duration of the second stage of labor. *Obstet Gynecol.* 2009;113:1248.
83. Rouse D, Weiner S, Bloom S, et al. Second-stage labor duration in nulliparous women: relationship to maternal and perinatal outcomes. *Am J Obstet Gynecol.* 2009;201:357.
84. Le Ray C, Audibert F, Goffinet F, et al. When to stop pushing: effects of duration of second-stage expulsion efforts on maternal and neonatal outcomes in nulliparous women with epidural analgesia. *Am J Obstet Gynecol.* 2009;201:361.e1.
85. Cheng YW, Hopkins LM, Caughey AB. How long is too long: Does a prolonged second stage of labor in nulliparous women affect maternal and neonatal outcomes? *Am J Obstet Gynecol.* 2004;191:933.
86. Laughon S, Berghella V, Reddy U, et al. Neonatal and maternal outcomes with prolonged second stage of labor. *Obstet Gynecol.* 2014;124(1):57.
87. Cohen W. Influence of the duration of second stage labor on perinatal outcome and puerperal morbidity. *Obstet Gynecol.* 1977;49:266.
88. Deiham R, Crowhurst J, Crowther C. The second stage of labour: durational dilemmas. *Aust N Z J Obstet Gynaecol.* 1991;31:31.
89. Menticoglou S, Manning F, Harman C, et al. Perinatal outcome in relation to second-stage duration. *Am J Obstet Gynecol.* 1995;173:906.
90. Moon J, Smith C, Rayburn W. Perinatal outcome after a prolonged second stage of labor. *J Reprod Med.* 1990;35:229.
91. Myles T, Santolaya J. Maternal and neonatal outcomes in patients with a prolonged second stage of labor. *Obstet Gynecol.* 2003;102:52.
92. Sizer A, Evans J, Bailey S, Wiener J. A second-stage partogram. *Obstet Gynecol.* 2000;96:678.
93. Chestnut D, Bates J, Choi W. Continuous infusion epidural analgesia with lidocaine: efficacy and influence during the second stage of labor. *Obstet Gynecol.* 1987;69:323.
94. Chestnut D, Laszewski L, Pollack K, et al. Continuous epidural infusion of 0.0625% bupivacaine-0.0002% fentanyl during the second stage of labor. *Anesthesiology.* 1990;72:613.
95. Chestnut D, Vandewalker G, Owen C, et al. The influence of continuous epidural bupivacaine analgesia on the second stage of labor and method of delivery in nulliparous women. *Anesthesiology.* 1987;66:774.
96. Sng B, Leong W, Zeng Y, et al. Early versus late initiation of epidural analgesia for labour. *Cochrane Database Syst Rev.* 2014;(10):CD007238.
97. Manyonda I, Shaw D, Drife J. The effect of delayed pushing in the second stage of labor with continuous lumbar epidural analgesia. *Acta Obstet Gynecol Scand.* 1990;69:291.
98. Worstell T, Ahsan AD, Cahill AG, Caughey AB. Length of the second stage of labor: What is the effect of an epidural? *Obstet Gynecol.* 2014;123(suppl 1):84S.
99. Fraser W, Marcoux S, Krauss I, et al. Multicenter, randomized, controlled trial of delayed pushing for nulliparous women in the second stage of labor with continuous epidural analgesia. *Am J Obstet Gynecol.* 2000;182:1165.
100. Hansen S, Clark S, Foster J. Active pushing versus passive fetal descent in

operative delivery in nulliparous women. *Am J Obstet Gynecol.* 1988;158:255.

the second stage of labor: a randomized controlled trial. *Obstet Gynecol.* 2002;99:29.

101. Plunkett B, Lin A, Wong C, et al. Management of the second stage of labor in nulliparas with continuous epidural analgesia. *Obstet Gynecol.* 2003;102:109.

102. Tuuli M, Frey H, Odibo A, Macones G, Cahill A. Immediate compared with delayed pushing in the second stage of labor: a systematic review and meta-analysis. *Obstet Gynecol.* 2012;120(3):660.

103. Frey H, Tuuli M, Cortez S, et al. Does delayed pushing in the second stage of labor impact perinatal outcomes? *Am J Perinatol.* 2012;29(10):807.

104. Frey H, Tuuli M, Cortez S, et al. Medical and nonmedical factors influencing utilization of delayed pushing in the second stage. *Am J Perinatol.* 2013;30(7):595.

105. Gardosi J, Hutson N. Randomised, controlled trial of squatting in the second stage of labour. *Lancet.* 1989;334:74.

106. Gardosi J, Sylvester S, B-Lynch C. Alternative positions in the second stage of labour: a randomized controlled trial. *Br J Obstet Gynaecol.* 1989;96:1290.

107. Kemp E, Kingswood CJ, Kibuka M, Thornton JG. Position in the second stage of labour for women with epidural anaesthesia. *Cochrane Database Syst Rev.* 2013;(1):CD008070.

108. ACOG Committee Obstetric Practice. ACOG Committee Opinion Number 346, October 2006: amnioinfusion does not prevent meconium aspiration syndrome. *Obstet Gynecol.* 2006;108:1053.

109. Committee on Obstetric Practice, American College of Obstetricians and Gynecologists. (ACOG) Committee Opinion No. 379: Management of delivery of a newborn with meconium-stained amniotic fluid. *Obstet Gynecol.* 2007;110(3):739.

110. Hutton E, Hassan E. Late vs early clamping of the umbilical cord in full-term neonates: systematic review and meta-analysis of controlled trials. *JAMA.* 2007;297:1241.

111. McDonald S, Middleton P, Dowswell T, et al. Effect of timing of umbilical cord clamping of term infants on maternal and neonatal outcomes. *Cochrane Database Syst Rev.* 2013;(7):CD004074.

112. Rabe H, Diaz-Rossello J, Duley L, et al. Effect of timing of umbilical cord clamping and other strategies to influence placental transfusion at preterm birth on maternal and infant outcomes. *Cochrane Database Syst Rev.* 2012;(8):CD003248.

113. Committee on Obstetric Practice, American College of Obstetricians and Gynecologists. Committee Opinion No. 543: Timing of umbilical cord clamping after birth. *Obstet Gynecol.* 2012;120:1522-1526.

114. McAdams RM. Time to implement delayed cord clamping. *Obstet Gynecol.* 2014;123(3):549.

115. UNICEF. (2011) *How to Implement Baby-Friendly Standards: A Guide for Maternity Settings.* Available at <www.unicef.org.uk%2FDocuments%2FBaby_Friendly%2FGuidance%2FImplementation%2520Guidance%2FImplementation_guidance_maternity_web.pdf&ei=zUYmU6ykKMW8kQXr-4DgCg&usg=AFQjCNFR80z33R_cvkB5kaMhn4NQO0ucdg&bvm=bv.62922401,d.dGI>.

116. World Health Organization & UNICEF. (2009) *Baby-Friendly Hospital Initiative. Revised, Updated and Expanded for Integrated Care. Section 3: Breastfeeding Promotion and Support in a Baby-Friendly Hospital: A 20-Hour Course for Maternity Staff.* Available at <http://whqlibdoc.who.int/publications/2009/9789241594981_eng.pdf?ua=1>.

117. American College of Obstetricians and Gynecologists. *(ACOG) Guidelines for Perinatal Care,* Seventh Edition, October 2012.

118. Moore ER, Anderson GC, Bergman N, Dowswell T. Early skin-to-skin contact for mothers and their healthy newborn infants. *Cochrane Database Syst Rev.* 2012;(5):CD003519.

119. Mori R, Khanna R, Pledge D, Nakayama T. Meta-analysis of physiological effects of skin-to-skin contact for newborns and mothers. *Pediatr Int.* 2010;52:161-2009.

120. Stevens J, Schmied V, Burns E, et al. Immediate or early skin-to-skin contact after a Cesarean Section: a review of the literature. *Matern Child Nutr.* 2014;10:456.

121. Conde-Agudelo A, Diaz-Rossello J. Kangaroo mother care to reduce morbidity and mortality in low birthweight infants. *Cochrane Database Syst Rev.* 2014;(4):CD002771.

122. Rogers J, Wood J, McCandlish R, et al. Active versus expectant management of third stage of labour: the Hinchingbrooke randomised controlled trial. *Lancet.* 1998;351:693.

123. Begley M, Gyte G, Devane D, McGuire W, Weeks A. Active versus expectant management for women in the third stage of labour. *Cochrane Database Syst Rev.* 2011;(11):CD007412.

124. Prucka S, Clemens M, Craven C, McPherson E. Single umbilical artery: what does it mean for the fetus? A case-control analysis of pathologically ascertained cases. *Genet Med.* 2004;6:54.

125. Thummala M, Raju T, Langenberg P. Isolated single umbilical artery anomaly and the risk for congenital malformations: a meta-analysis. *J Pediatr Surg.* 1998;33:580.

126. Hua M, Odibo A, Macones G, et al. Single umbilical artery and its associated findings. *Obstet Gynecol.* 2010;115(5):930.

127. Murphy-Kaulbeck L, Dodds L, Joseph K, et al. Single umbilical artery risk factors and pregnancy outcomes. *Obstet Gynecol.* 2010;116(4):843.

128. Thorp JH Jr, Bowes WA Jr. Episiotomy: can its routine use be defended? *Am J Obstet Gynecol.* 1989;160:1027.

129. Shiono P, Klebanof M, Carey J. Midline episiotomies: more harm than good? *Obstet Gynecol.* 1990;75:765.

130. Angioli R, Gómez-Marín O, Cantuaria G, O'Sullivan M. Severe perineal lacerations during vaginal delivery: the University of Miami experience. *Am J Obstet Gynecol.* 2000;182:1083.

131. Bansal R, Tan W, Ecker J, et al. Is there a benefit to episiotomy at spontaneous vaginal delivery? A natural experiment. *Am J Obstet Gynecol.* 1996;175:897.

132. Robinson J, Norwitz E, Cohen A, et al. Epidural analgesia and the occurrence of third and fourth degree obstetric laceration in nulliparas. *Obstet Gynecol.* 1999;94:259.

133. Helwig J, Thorp J Jr, Bowes W Jr. Does midline episiotomy increase the risk of third- and fourth-degree lacerations in operative vaginal deliveries? *Obstet Gynecol.* 1993;82:276.

134. Ecker J, Tan W, Bansal R, et al. Is there a benefit to episiotomy at operative vaginal delivery? Observations over ten years in a stable population. *Am J Obstet Gynecol.* 1997;176:411.

135. Robinson J, Norwitz E, Cohen A, et al. Episiotomy, operative vaginal delivery, and significant perineal trauma in nulliparous women. *Am J Obstet Gynecol.* 1999;181:1180.

136. Baumann P, Hammoud AO, McNeeley SG, et al. Factors associated with anal sphincter laceration in 40,923 primiparous women. *Int Urogynecol J Pelvic Floor Dysfunct.* 2007;18:985.

137. Eason E, Labrecque M, Wells G, Feldman P. Preventing perineal trauma during childbirth: a systematic review. *Obstet Gynecol.* 2000;95:464.

138. Clemons J, Towers G, McClure G, O'Boyle A. Decreased anal sphincter lacerations associated with restrictive episiotomy use. *Am J Obstet Gynecol.* 2005;192:1620.

139. Carroli G, Belizan J. Episiotomy for vaginal birth. *Cochrane Database Syst Rev.* 2009;(1):CD000081.

140. Hartmann K, Viswanathan M, Palmieri R, et al. Outcomes of routine episiotomy: a systematic review. *JAMA.* 2005;293:2141.

141. American College of Obstetricians and Gynecologists. *ACOG Practice Guidelines on Episiotomy.* Washington, DC: American College of Obstetricians and Gynecologists; 2006.

142. Fenner D, Genberg B, Brahma P, et al. Fecal and urinary incontinence after vaginal delivery with anal sphincter disruption in an obstetrics unit in the United States. *Am J Obstet Gynecol.* 2003;189:1543.

143. Sartore A, De Seta F, Maso G, et al. The effects of mediolateral episiotomy on pelvic floor function after vaginal delivery. *Obstet Gynecol.* 2004;103:669.

144. Riskin-Mashiah S, O'Brian Smith E, Wilkins I. Risk factors for severe perineal tear: can we do better? *Am J Perinatol.* 2002;19:225.

145. Signorello L, Harlow B, Chekos A, Repke J. Midline episiotomy and anal incontinence: retrospective cohort study. *BMJ.* 2000;320:86.

146. De Leeuw J, Vierhout M, Struijk P, et al. Anal sphincter damage after vaginal delivery: functional outcome and risk factors for fecal incontinence. *Acta Obstet Gynecol Scand.* 2001;80:830.

147. Meijer-Hoogeveen M, Van Holsbeke C, Van Der Tweel I, et al. Sonographic longitudinal cervical length measurements in nulliparous women at term: prediction of spontaneous onset of labor. *Ultrasound Obstet Gynecol.* 2008;32:652.

148. Tolaymat L, Gonzalez-Quintero V, Sanchez-Ramos L, et al. Cervical length and the risk of spontaneous labor at term. *J Perinatol.* 2007;27:749.

149. Bishop EH. Pelvic scoring for elective induction. *Obstet Gynecol.* 1964;24:266.

150. Vrouenraets F, Roumen F, Dehing C, et al. Bishop score and risk of cesarean delivery after induction of labor in nulliparous women. *Obstet Gynecol.* 2005;105:690.

151. Kolkman DG, Verhoeven CJ, Brinkhorst SJ, et al. The Bishop score as a predictor of labor induction success: a systematic review. *Am J Perinatol.* 2013;30:625.

152. Jackson GM, Ludmir J, Bader T. The accuracy of digital examination and ultrasound in the evaluation of cervical length. *Obstet Gynecol.* 1992;79:214.

153. Watson WJ, Stevens D, Welter S, et al. Factors predicting successful labor induction. *Obstet Gynecol.* 1996;88:990.

154. Boozarjomehri F, Timor-Tritsch I, Chao C, et al. Transvaginal ultrasonographic evaluation of the cervix before labor: presence of cervical wedging is associated with shorter duration of induced labor. *Am J Obstet Gynecol.*

1994;171:1081.

155. Hatfield A, Sanchez-Ramos L, Kaunitz A. Sonographic cervical assessment to predict the success of labor induction: a systematic review with meta-analysis. *Am J Obstet Gynecol.* 2007;197(2):186.

156. Verhoeven C, Opmeer B, Oei S, et al. Transvaginal sonographic assessment of cervical length and wedging for predicting outcome of labor induction at term: a systematic review and meta-analysis. *Ultrasound Obstet Gynecol.* 2013;42:500.

157. Souka AP, Haritos T, Basayiannis K, et al. Intrapartum ultrasound for the examination of the fetal head position in normal and obstructed labor. *J Matern Fetal Neonatal Med.* 2003;13:59.

158. Molina F, Nicolaides K. Ultrasound in labor and delivery. *Fetal Diagn Ther.* 2010;27(2):61.

159. Sherer DM, Miodovnik M, Bradley K, et al. Intrapartum head position I: comparison between transvaginal digital examination and transabdominal ultrasound assessment during the active stage of labor. *Ultrasound Obstet Gynecol.* 2002;19:258.

160. Sherer D, Miodovnik M, Bradley K, et al. Intrapartum head position II: comparison between transvaginal digital examination and transabdominal ultrasound assessment during the second stage of labor. *Ultrasound Obstet Gynecol.* 2002;19:264.

161. Akmal S, Tsoi E, Kametos N, et al. Intrapartum sonography to determine head position. *J Matern Fetal Neonatal Med.* 2002;12:172.

162. Dupuis O, Silveira R, Zentner A, et al. Birth Simulator: reliability of transvaginal assessment of fetal head station as defined by the American College of Obstetricians and Gynecologists classification. *Am J Obstset Gynecol.* 2005;192:868.

163. Ramphul M, Ooi PV, Burke G. Instrumental delivery and ultrasound: a multicenter randomized controlled trial of ultrasound assessment of the head position versus standard care as an approach to prevent morbidity at instrumental delivery. *Br J Obstet Gynecol.* 2014;121(8):1029.

164. Tutschek B, Torkildsen E, Eggebø T. Comparison between ultrasound parameters and clinical examination to assess fetal head station in labor. *Ultrasound Obstet Gynecol.* 2013;41:425.

最后审阅　方大俊

第13章

异常分娩与引产

原著　LILI SHEIBANI and DEBORAH A. WING

翻译与审校　漆洪波,段然,施文良

概述

分娩即胎儿从子宫娩出的生理过程。在宫颈消退、宫口扩张并出现规律宫缩前,宫缩将从持久但频率低的挛缩转变为有规律、高强度且高频率的收缩[1]。这种转变的发生时间因人而异。分娩启动的确切机制尚不明确,但很多证据表明分娩的启动始于胎儿复杂的神经-内分泌信号(见第 12 章)。

月经周期按照 28 天,从末次月经的第一天算起,人类单胎妊娠的平均持续时间约为 280 天(或 40 周)。2012 年,由美国妇产科医师协会(ACOG)和母胎医学会(SMFM)组成的工作小组建议用下列新名称代替以前的"足月":早期足月(37 ~ 38^{+6}周)、完全足月(39 ~ 40^{+6}周)和晚期足月(41 ~ 41^{+6}周)及过期妊娠(≥42 周)。旨在规范数据上报,更好地服务于卫生及科研工作。

诊断

分娩是一种基于临床的诊断,定义为在宫缩的作用下宫颈消退并扩张(通常会伴有阴道血性分泌物,俗称见红),随后胎儿娩出。孕妇是否真正临产往往难以确定,并且正常分娩的临床表现也不尽相同。此外,如何定义正常分娩和异常分娩,也有不同意见。若要进一步理解异常分娩和引产,首先需要基本了解正常自然临产过程。

足月异常分娩

最早的正常分娩指南来自于 20 世纪 50 年代 Friedman 对分娩的临床观察。他以时间对宫颈扩张制图发现了"S"型产程曲线(图 13-1)。Friedman 将产程分为三个功能性阶段:预备期、扩张期和骨盆期。预备期也就是我们熟知的潜伏期:在此阶段宫颈扩张程度较小,但是宫颈结缔组织发生巨大的变化。扩张期(也被称作活跃期)指宫颈口快速扩张直至宫口开全。这两个阶段组成了第一产程。而分娩的骨盆期(也被称作第二产程)指从宫口开全至胎儿娩出。最后,第三产程是指从胎儿娩出至胎盘娩出。

但是随后的临床观察却对 Friedman 最初的产程曲线提出异议。1959 年至 1966 年,全国围产期合作项目(NCPP)对产程及其他几个可能导致胎儿脑瘫的因素进行了前瞻性观察。当时这一大型多中心项目收集到的数据与现在所收集的相比,更适合用来分析自然产程进展。利用这些数据,Zhang 等[3]绘制了产程曲线,并将其与安全分娩协作组(CSL)最新的产程曲线进行比较。两条产程曲线的差异十分明显,其中最为显著的是:NCPP 的曲线显示,初产妇进入活跃期是一个渐进的过程,而经产妇在宫口扩张约 5 厘米时才开始进入活跃期(图 13-2 和图 13-3)。此外,与 Friedman[1]描述的曲线相比,无论初产妇还是经产妇宫口的扩张速度都更为缓慢,尤其是在宫口从 4 厘米扩张到 6 厘米时。宫口扩张到 6 厘米左右时开始加速,提示活跃期由此开始。6 厘米之后,经产妇的宫

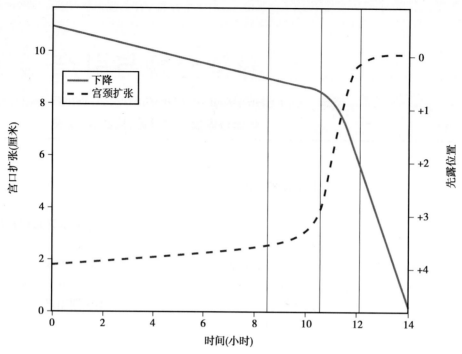

图 13-1　初产妇分娩时宫颈扩张曲线（修改自 Friedman EA. Labor：clinical evaluation and management，2nd ed. Norwalk，CT，Appleton-Century-Crofts；1978.）

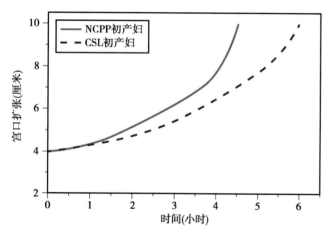

图 13-2　初产妇分娩曲线。NCPP，全国围产期合作项目；CSL，安全分娩协作组（修改自 Laughon KS，Branch DW，Beaver J，et al. Changes in labor patterns over 50 years. Am J Obstet Gynecol. 2012；206：419. e1-e9.）

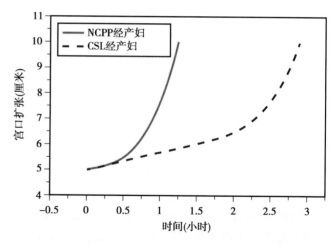

图 13-3　经产妇分娩曲线。NCPP，全国围产期合作项目；CSL，安全分娩协作组．（修改自 Laughon KS，Branch DW，Beaver J，et al. Changes in labor pat-terns over 50 years. Am J Obstet Gnecol. 2012；y206：419. e1-e9.）

口扩张速度比初产妇更快[4]。

从 20 世纪 60 年代开始，母体特征和产科临床本身发生了巨大变化。女性的平均年龄偏大、体重指数（BMI）更高、缩宫素及硬膜外麻醉[5]的使用也更加频繁，这些因素都可影响分娩时间的长短。即使对孕妇及产科特征进行了修正，最近的数据仍然显示，第一产程中位数时间更长。这可能是当代产科临床实践变化所导致。尽管这两项研究结果有所不同，但是**应当根据宫颈扩张程度，谨慎地诊断产程延长及产程停滞**（表 13-1）。

潜伏期异常

基于 Friedman 20 世纪 50 年代的研究，人们一直将第一产程分为潜伏期和活跃期。潜伏期开始于子宫的规律收缩。Friedman 发现，潜伏期平均时长：初产妇为 6.4 小时，经产妇为 4.8 小时；第 95 百分位数：初产妇为 20 小时，经产妇为 14 小时（表 13-2）。由于当代研究者并不关注分娩的潜伏期，所以对潜伏期延长的定义仍然基于 Friedman 的数据。

表 13-1　足月分娩（ZHANG）

宫颈扩张（cm）	初产妇	分娩 1 次	分娩 2+次
3 ~ 4	1.2(6.6)		
4 ~ 5	0.9(4.5)	0.7(3.3)	0.7(3.5)
5 ~ 6	0.6(2.6)	0.4(1.6)	0.4(1.6)
6 ~ 7	0.5(1.8)	0.4(1.2)	0.3(1.2)
7 ~ 8	0.4(1.4)	0.3(0.8)	0.3(0.7)
8 ~ 9	0.4(1.3)	0.3(0.7)	0.2(0.6)
9 ~ 10	0.4(1.2)	0.2(0.5)	0.2(0.5)
4 ~ 10	3.7(16.7)	2.4(13.8)	2.2(14.2)

数据来自 Zhang J,Troendle J,Mikolajczyk R,et al. The natural history of the normal first stage of labor. Obstet Gynecol. 2010;115(4):705. 数据为中位数时间（第 95 百分位数）

表 13-2　足月自然分娩进展（FRIEDMAN）

参数	中位数	第 95 百分位数
初产妇		
总产程	10.1 小时	25.8 小时
阶段:		
第一产程	9.7 小时	24.7 小时
第二产程	33.0 分钟	117.5 分钟
第三产程	5.0 分钟	30 分钟
潜伏期持续时间	6.4 小时	20.6 小时
最大扩张速度	3.0cm/h	1.2cm/h
先露下降速度	3.3cm/h	1.0cm/h
经产妇		
总产程	6.2 小时	19.5 小时
阶段:		
第一产程	8.0 小时	18.8 小时
第二产程	8.5 分钟	46.5 分钟
第三产程	5.0 分钟	30 分钟
潜伏期持续时间	4.8 小时	13.6 小时
最大扩张速度	5.7cm/h	1.5cm/h
先露下降速度	6.6cm/h	2.1cm/h

数据来自 Friedman EA. Primigravid labor:a graphicostatistical analysis. Obstet Gynecol. 1955;6;567;Friedman EA. Labor in multiparas:a graphicostatistical analysis. Obstet Gynecol. 1956;8;691; and Cohen W, Friedman EA (eds). Management of Labor. Baltimore, University Park Press;1983.

由于潜伏期持续时间相差很大，即使潜伏期延长，进行期待治疗仍为合理，因为大部分妇女最终都可进入活跃期。有一些妇女的潜伏期可达数天之久，如果没有终止妊娠的指征，建议等待她们进入活跃期。然而，若没有进入活跃期的产妇停止宫缩，则应进行人工破膜和/或使用缩宫素帮助产妇进入活跃期。

"治疗性休息"是另一种选择，尤其是当宫缩引起的疼痛致产妇筋疲力尽时，可使用诸如吗啡一类的镇静剂来缓解或消除宫缩引起的疼痛，让患者充分休息直至进入活跃期。

活跃期异常

活跃期指宫颈迅速扩张这一阶段。活跃期异常可分为活跃期延长（产程进展缓慢）和活跃期停滞（产程进展完全停止）。**根据 Friedman 的研究，活跃期开始后，初产妇宫口扩张速度最低为 1.2 厘米/小时，经产妇为 1.5 厘米/小时。** 如果宫口扩张低于上述最低速度则应考虑为产程延长。在 Friedman 的报告中，宫口扩张速度的差异较大，从 1.2 厘米/小时至 6.8 厘米/小时不等[1]。

活跃期停滞的传统定义为:若宫缩正常，宫口扩张 ≥ 4 厘米后超过两小时宫口无变化。然而，基于 CSL 的数据对产程进展的定义进行了修改。**目前，宫口扩张 6 厘米是活跃期的起始点。** 在宫口扩张至 6 厘米之前，不宜使用活跃期的进展标准来进行评估。因此，在初产妇的宫口扩张到 6 厘米之前，不能诊断为活跃期延长或停滞，并且正常的活跃期宫口扩张速度最低为 0.5 厘米/小时，而不是 Friedman 等报道的 1.0 或 1.2 厘米/小时。

部分研究对关于产程延长和产程停滞中使用缩宫素加强宫缩的最佳持续时间进行了评估。在一项纳入 500 名妇女的研究中，Rouse 等[6]发现，活跃期停滞的产妇，如果将缩宫素的最短使用时间从 2 小时增加到至少 4 小时，可使大多数用药 2 小时产程无进展的妇女经阴道分娩，且新生儿无不良影响。若胎儿和母体情况正常，**在第一产程中诊断产程停滞（即宫口停止扩张）应为:当破膜后宫口扩张 ≥ 6cm，若宫缩足够（如超过 200 蒙氏单位），宫口停止扩张 ≥ 4 小时;若宫缩欠佳，宫口停止扩张 ≥ 6 小时**[7]。

产程延长最常见的原因是宫缩乏力。外部宫缩监测仪可以用来评估宫缩频率和持续时间，但是不能测量宫缩强度。外部压力传感器放置于腹壁上，传感器通过子宫形状变化来记录宫缩的相对强度。宫内压力导管（IUPC）可以更精确地测量宫缩。人工破膜后，IUPC 可以置入子宫内来测量宫缩时产生的压力。**当怀疑宫缩乏力导致产程停滞或延长时，通常会使用 IUPC。当外部宫缩检测仪无法有效记录宫缩时，可用 IUPC 调节缩宫素剂量，并评估效果。** 宫缩压力超过基线最少 15mmHg 时，就可以观察到宫颈扩张。正常自发的宫缩压力常常大于 60mmHg。

一旦发现产程延长或停滞，且 IUPC 发现宫缩乏力，一般会使用缩宫素。通常情况下，缩宫素的剂量应调整至宫缩足够使产程正常进展:宫缩持续 60 ~ 90 秒，间隔

2～3分钟,宫缩压力峰值为50～60mmHg,静息期为10～15mmHg(即子宫收缩达到150～350蒙氏单位)。

另一个导致产程延长的常见原因是胎方位异常。例如,胎头的过度仰伸而非胎头屈曲,额先露或面先露,以及枕后位(OP)。当出现持续性枕后位时,初产妇的分娩时间将平均增加2小时,而经产妇将平均增加1小时。在一项研究中,超声发现大约35%的妇女在活跃期早期时为枕后位,这可能就是许多妇女产程延长的原因。另一项研究发现[8],持续性枕后位占阴道分娩的5.5%(初产妇占7.2%,经产妇占4.0%)。枕后位可导致第一、第二产程延长,阴道分娩率(初产妇26%,经产妇57%)也低于枕前位(初产妇74%,经产妇92.3%)[8]。大多数枕后位的胎儿在分娩过程中会自发性前旋,可以期待治疗。

头盆不称(CPD)是指相对于母体胎头过大,也可导致产程延长或停滞,在产程延长时需要排除。但胎方位异常往往是最常见的原因,而不是真正的CPD。尽管经过长期研究,目前仍然不能准确预测CPD。在一项决策性分析中发现:对于低危孕妇,进行几千例不必要的剖宫产才能避免一例真正的CPD[9]。

因此,对第一产程延长或停滞的产妇,应评估以下方面:IUPC监测宫缩、孕妇骨盆大小、胎先露、先露高低、胎方位以及胎儿体重。如果是由宫缩乏力引起的,可进行人工破膜并开始使用缩宫素,大多数孕妇宫口会继续扩张而经阴道分娩。

第二产程异常

第二产程始于宫口开全止于胎儿娩出。尽管在宫口开全前胎儿已经开始下降,但大多情况下,胎儿下降发生在宫口开全后。此时,孕妇可以开始屏气用力。产次、延迟用力、使用硬膜外镇痛、母体体重指数、胎儿大小、枕后位及宫口开全时胎先露的位置,所有这些因素均会影响第二产程的持续时间[10]。

为了确定正常的第二产程,多名研究人员探讨了第二产程持续时间与母体和新生儿不良结局之间的关系。一项多中心随机对照研究(包括了4126名初产妇)对胎儿脉搏血氧饱和度的二次分析中发现,以下新生儿不良结局与第二产程的持续时间无关:5分钟Apgar评分<4、脐动脉血pH值<7、出生后紧急气管插管、入住新生儿重症监护室(NICU)或新生儿败血症[11]。对于经产妇,这方面的研究很少。研究(包括5158名经产妇)发现,如果第二产程的持续时间超过了3小时,5分钟Apgar评分<7、入住NICU及总的新生儿并发症均增加[12]。

如果监测适当,即使在最坏的情况下,第二产程延长对胎儿或新生儿绝对风险很低。在一项纳入58 113名经产妇的研究中发现:第二产程超过2小时与小于2小时相比,Apgar评分<7及新生儿窒息风险在统计学上有

显著增加,但是绝对的风险很低(<1.5%);当第二产程持续时间超过5小时,风险增加也不到一倍[13]。基于这些研究结果,可接受的第二产程的最长时间仍未确定。

胎头下降延缓定义为:初产妇在第二产程中胎儿先露部位下降速度<1cm/h,经产妇<2cm/h。胎头下降停滞指胎头停留在原处不下降。这两个诊断均需评估以下5个要素:(1)宫缩;(2)孕妇屏气用力;(3)胎心率;(4)胎方位;(5)骨盆。需根据评估情况,作出决策如下:开始使用或增加缩宫素、促进孕妇屏气用力、选择进行阴道手术助产或剖宫产。**第二产程的管理很难,处理方案必须个体化。**

第二产程的中位时间,初产妇为50～60分钟、经产妇为20～30分钟,但持续时间跨度很大[13,14]。Janakiraman等比较了3139名引产和11 588名自然临产的第二产程,两组的第二产程时长和第二产程延长的风险均无差异。但是3139名引产的初产妇产后出血的风险和剖宫产率比11 588名自然临产高(分别是:4.2%比2.0%,比值比[OR]1.62;95%可信区间[CI],1.02～2.58;和10.9%比7.2%,OR 1.32;95% CI,1.01～1.71)。

在以往传统的产科教学中,第二产程最长为2小时。根据现有文献,如果孕妇和胎儿状况允许,在诊断为第二产程停滞之前,允许经产妇至少屏气用力2小时,初产妇至少3小时。只要产程有进展,特殊情况(如使用硬膜外镇痛或胎位不正)则可允许更长的第二产程[15]。美国国立儿童健康与人类发展研究所(NICHD)的分娩指南建议[16]:如果产妇使用了硬膜外镇痛,诊断第二产程停滞之前应至少多给一小时(即经产妇至少3小时,而初产妇至少4小时)。**目前尚未确定一个具体的、绝对的第二产程的最长时间,即超过此时限必须手术助产。**

许多学者研究了第二产程延长对围产期和母体的影响。一些研究发现:尽管第二产程超过3小时后,阴道分娩率下降;但是超过2小时后,新生儿的并发症和死亡率并未增加[17]。然而Allen等[13]最近进行的一项基于人群的队列研究(纳入了63 404名初产妇)发现:当第二产程超过3小时后,新生儿5分钟Apgar评分偏低、新生儿窒息及入住NICU的风险均升高。该研究是目前规模最大的评估第二产程延长与母儿结局的研究。**与其他研究一样,该项研究的证据表明:当第二产程超过2小时后,包括会阴创伤、绒毛膜羊膜炎、器械助产和产后出血在内的母体并发症均增加。**

第三产程异常

第三产程是从胎儿娩出至胎盘娩出。子宫持续收缩导致胎盘的剥离。胎盘剥离征兆包括少量鲜血涌出、阴道口外露的一段脐带自行延长、宫体变硬成球状及宫底升高。胎儿娩出至胎盘娩出一般不超过10分钟,95%的

产妇在 **15 分钟内完成**[18]。第三产程延长最主要风险是出血，且时间越长产后出血风险越高[19]。**超过 30 分钟后，产后出血风险会增加**。若超过这一时限，大部分医师会诊断胎盘滞留，并着手处理。

第三产程可以期待治疗也可以积极处理。期待治疗是指不结扎或不牵拉脐带，不使用宫缩剂（如缩宫素）。积极处理包括早期脐带结扎、轻轻牵拉脐带以及使用缩宫剂。缩宫素是最常用的宫缩剂，也可使用其他药物如米索前列醇或前列腺素化合物。**与期待治疗相比，积极处理第三产程可以降低产后出血的风险**[20]。一项 Coch-rane 分析（包括了 5 项研究，共 6486 名妇女）证实了积极处理胎盘滞留，可减少产后出血的风险（相对危险度［RR］，0.34；95% CI，0.14～0.87），但是也显著增加了产妇的舒张压及产后疼痛，止痛药的使用也增加。当然，这些不良反应可能只是反映了不同国家使用不同宫缩剂的副作用。

积极处理第三产程时，缩宫素的应用时机也存在争议。缩宫素究竟应在胎盘娩出后使用还是在胎儿前肩娩出时使用？一项纳入了 1486 名妇女的随机对照试验（RCT）发现：两组的产后出血和胎盘滞留无明显差异[21]。

胎盘滞留通常可以通过人工剥离或清宫术进行处理。人工剥离通常选择在区域麻醉或镇静状态下进行。如果人工剥离胎盘不成功，可以在 B 超引导下行清宫术。进行人工剥离胎盘时，往往会使用广谱抗生素，但目前支持或反对这一举措的相关研究很少[22]。

麻醉对产程的影响

硬膜外麻醉对宫颈变化的影响仍有争议（见第 16 章）。遗憾的是，RCT 研究也有一定的局限性，硬膜外置管后不可能给安慰剂作为对照组。因此，多个随机对照研究比较了使用硬膜外麻醉和接受全身镇痛药的妇女的剖宫产率。2005 年，Cochrane 分析（包括了 20 项研究）发现接受硬膜外麻醉与接受全身镇痛药相比，剖宫产率并未增加（RR，1.07；95% CI，0.93～1.23）[23]。最近一项包含了 15 项 RCTs、共纳入了 4619 名病人的 meta 分析，比较了硬膜外麻醉与全身用阿片类药物的产妇，两组间剖宫产的比率是一样的，但是接受硬膜外麻醉组的阴道手术产比率明显升高（OR，1.92；95% CI，1.52～1.22）。但是我们难以确定阴道手术产比率升高究竟是因为硬膜外麻醉对产程的直接影响，还是一些间接因素，比如硬膜外镇痛的产妇更可能用于住院医师阴道手术助产的教学和培训；此两组产妇的第一产程的持续时间无显著性差异，但是第二产程的时长相差约 16 分钟（95% CI，10～23 分钟）。这种统计上的差异没有临床意义[24]。

在潜伏期而非活跃期使用硬膜外镇痛有可能导致产程延长。因此，许多医师在孕妇宫口扩张到 4 厘米之前不建议进行硬膜外镇痛。在一项研究中，共 12 693 名初产妇随机分入早期硬膜外麻醉组（宫口扩张至少 1 厘米，病人要求就使用）或晚期硬膜外麻醉组（使用哌替啶直至宫口扩张 4 厘米）。早期硬膜外麻醉组的宫颈扩张中位数为 1.6 厘米，晚期组宫颈扩张中位数为 5.1 厘米。两组之间的剖宫产率、阴道手术产率以及第一、第二产程的时长无明显差异。

产程异常的处理

药物加强宫缩

当诊断为第一产程延长或停滞时，应评估宫缩、骨盆、胎方位、先露高低和胎儿体重。如果发现子宫收缩欠佳，最常用的治疗方式是使用缩宫素加强宫缩。文献中有不同的缩宫素给药方案。各地的流程应包括缩宫素的剂量（mU/min）而不是液体的流速（mL/min），并且应该规定初始剂量、随时间的递增剂量和允许的最大剂量。虽然美国大多数产妇在分娩过程中均使用了缩宫素，但至关重要的是临床医师需意识到，约半数的产科官司赔付案例均牵涉到了缩宫素。缩宫素的使用也与最常见的可预防的产时不良事件相关[25]。

米索前列醇口服溶液也被提出来作为加强宫缩的替代药物。Ho 等将 231 名妇女随机分入 20μg 米索前列醇溶液组（将 200μg 米索前列醇片剂溶解于 200mL 水）或静脉滴注缩宫素组。这个小样本的研究发现两组间阴道分娩率相似，副作用和新生儿结局无明显差异。

副作用

使用缩宫素加强宫缩的一大优势在于，如果发生了宫缩过频，静脉输入可迅速停止，而**缩宫素的半衰期约为 3 分钟**。使用缩宫素或前列腺素最常见的并发症为宫缩过频。在 NICHD 研讨会试图对宫缩活动及电子胎心监护进行标准命名之前，人们对过度刺激、宫缩过强此类名词并无统一定义[27]。指南中将宫缩过频定义为在 30 分钟的时段内，平均每 10 分钟超过 5 次宫缩。指南还建议取消子宫过度刺激或宫缩过强这类术语[27]。

由于缩宫素在分子结构和功能上与抗利尿激素相似，因此可出现如水中毒或低钠血症的罕见并发症。既往认为静脉冲击（bolus）缩宫素可导致低血压，目前产科使用缩宫素时多采用静脉泵入或缓慢静滴。一些学者认为[28]，与静脉滴注缩宫素相比，在第三产程静脉冲击 10IU 缩宫素不会导致不良心血管反应。然而 Jonsson 等发现静脉冲击缩宫素可能会使心电图 ST 段压低。**鉴于目前并无证据证明静脉冲击缩宫素具有优势，并且可能有心血管不良反应，因此，不推荐静脉冲击给药**。最后，子宫破裂是非常罕见的并发症，多见于既往有过子宫手术史

（如剖宫产术或子宫肌瘤剔除术）。

最近也有研究探讨了剖宫产术后阴道试产（TOLAC，见第 20 章）的妇女如何引产及加强宫缩。目前尚无随机对照研究，一项大型的前瞻性研究[29]评估了 17 000 名尝试 TOLAC 的妇女。其中自然分娩、加强宫缩、引产的产妇，TOLAC 子宫破裂的发生率分别为 0.4%，0.9% 和 1.0%。TOLAC 的其他相关并发症见表 13-3。目前对于尝试 TO-LAC 的妇女，ACOG 推荐使用缩宫素加强宫缩及引产[30]。

表 13-3　剖宫产后阴道试产母体相关并发症

并发症	阴道试产 （$n=17\,898$）	选择性重复剖宫产分娩 （$n=15\,801$）	比值比 （95%CI）	P 值
子宫破裂	124（0.7%）	0	—	<0.001
子宫裂伤	119（0.7%）	76（0.5%）	1.38（1.04～1.85）	0.03
子宫切除	41（0.2%）	47（0.3%）	0.77（0.51～1.17）	0.22
血栓栓塞性疾病（DVT,PE）	7（0.04%）	10（0.1%）	0.62（0.24～1.62）	0.32
输血	304（1.7%）	158（1.0%）	1.71（1.41～2.08）	<0.001
子宫内膜炎	517（2.9%）	285（1.8%）	1.62（1.40～1.87）	<0.001
产妇死亡	3（0.02%）	7（0.04%）	0.38（0.10～1.46）	0.21
其他不良事件*	64（0.4%）	52（0.3%）	1.09（0.75～1.57）	0.66
其中一项或更多	978（5.5%）	563（3.6%）	1.56（1.41～1.74）	<0.001

数据来自 Landon MB, Hauth JC, Leveno KJ, et al. for the National Institute of Child Health and Human Development Maternal-Fetal Medicine Units Network. Maternal and perinatal outcomes associated with a trial of labor after prior cesarean delivery. N Engl J Med. 2004;351(25):2581.

* 其他不良事件包括阔韧带血肿、膀胱损伤、肠道损伤和输尿管损伤. CI, 置信区间; DVT, 深静脉血栓形成; PE, 肺栓塞

引产

引产是指在自然发作前给予医源性刺激诱发宫缩促使阴道分娩，是美国最常见的产科操作之一[31]。加速产程指的是对于那些已经临产但产程进展不佳的患者，增加已有宫缩的频率和强度。

适应证与禁忌证

当分娩给母儿带来的益处超过继续妊娠带来的风险时，应当引产。引产的医学和产科指征见表 13-4。引产禁忌证主要是阴道分娩的禁忌证，见表 13-5。

表 13-4　引产适应证

高血压疾病	绒毛膜羊膜炎
• 子痫前期重度/子痫	胎盘早剥
• 妊娠期高血压	胎儿状况不佳
母体疾病	• 胎儿生长受限
• 糖尿病	• 同种免疫
• 肾脏疾病	• Ⅱ类胎心监护
• 慢性肺病	• 羊水过少
• 妊娠期肝内胆汁淤积	• 多胎妊娠
胎膜早破	胎儿死亡（≥41 周）

对于合并妊娠期高血压或无严重表现的子痫前期的妇女，究竟是给予引产还是期待治疗，荷兰的研究者进行

表 13-5　引产的绝对禁忌证

古典剖宫产手术史或宫底手术史（或其他高危剖宫产切口）
子宫破裂史
生殖器疱疹感染的活动期
脐带脱垂
胎儿为横产式或斜产式
绝对头盆不称（如骨盆畸形）
Ⅲ类胎心监护

了一项研究。756 名患者随机分入引产（$n=377$）和期待治疗（$n=379$）。引产组中有 117（31%）名妇女结局差，而期待治疗组为 166（44%）名（RR, 0.71; 95% CI, 0.59～0.86; $P=0.0001$）。两组均无新生儿、孕妇死亡，也未发生子痫[32]。因此，对于那些合并妊娠期高血压或无严重表现的子痫前期的妇女，引产可改善孕产妇结局，建议妊娠 37 周引产。

"临近"巨大儿、宫颈已成熟、子痫前期高风险人群（如既往有子痫前期病史）、怀疑胎儿生长受限（估计胎儿体重在第 19 百分位），以上均不是引产的医学指征。此外，孕妇对正常妊娠感到焦虑或不适，前次妊娠出现异常分娩，比如急产、肩难产，或仅仅是因为孕妇居住的地方离医院很远，这些也不是未足月或早期足月进行引产的医学指征。目前专家们一致认为，选择性引产不应在妊娠 39 周之前进行。但是没有足够的数据支持或反对在妊娠≥39 周时引产[33]。

在引产前，应对母体和胎儿的状况作出评估（表 13-

6)。引产的适应证、禁忌证及替代治疗方案应一同评估。引产的风险及益处,包括剖宫产的风险(将在后文讲述),均应与患者沟通。引产前确认孕周至关重要,如有指征,还应检查胎肺是否成熟(表 13-7)[31]。还需评估胎儿体重、孕妇骨盆情况以及确认胎先露,此外,必须检查宫颈并记录在案。需强调的是,进行引产的场所,工作人员必须对引产及可能的并发症有经验。凡是使用促宫缩药物的孕妇,均建议监测宫缩和电子胎心监护(EFM)。

表 13-6 引产前评估内容

	评估内容
母体	确认引产适应证
	确认有无阴道分娩的禁忌证
	评估骨盆形态和径线是否异常
	评估宫颈情况(根据 Bishop 评分)
	咨询患者引产的益处、风险和替代方案
胎儿	确认孕周
	评估是否需要检查胎儿肺成熟状态
	根据临床或超声检查评估胎儿体重
	确认胎产式和胎先露
	确认胎儿状况良好

表 13-7 确认孕周和/或胎肺成熟度的标准

	参 数
确认孕周	通过多普勒超声记录到胎心音后≥30 周
	血清或尿绒毛膜促性腺激素妊娠阳性后至少 36 周
	妊娠小于 20 周的超声测量确认目前孕周为 39 周以上
胎肺成熟	如果不能由上述两个或以上产科临床或实验室证实已达到足月妊娠,可以利用羊水分析来提供胎儿肺成熟的证据,目前可用的检测方法有很多。胎儿肺成熟的证据包括:
	1. 卵磷脂/鞘磷脂(L/S 比大于 2.1)
	2. 存在磷脂酰甘油
	3. TDX FLM 检测显示每克白蛋白表面活性剂≥70 毫克
	4. 非糖尿病患者存在饱和磷脂酰胆碱(SPC)≥500ng/mL(孕前糖尿病患者 1000≥ng/mL)
	5. 板层小体计数超过 30 000/μL

数据来自 Induction of Labor. ACOG Practice Bulletin No 107. American College of Obstetricians and Gynecologists. Obstet Gynecol. 2009;114:386; 及 Fetal Lung Maturity. ACOG Practice Bulletin No. 97. American College of Obstetricians and Gynecologists. Obstet Gynecol. 2008;112:717.

延期妊娠

ACOG 和 SMFM 的联合委员会不建议继续使用足月妊娠这一词,推荐代之为早期足月、完全足月、晚期足月和过期妊娠。**过期妊娠(妊娠≥42 周)会增加母体及胎儿风险**(见第 36 章)。根据 Hilder 等[34]进行的一项大型流行病学研究:当妊娠超过 42 周,围产儿死亡率(包括胎死宫内发生率和新生儿死亡率(活产儿在出生后 28 天内死亡)),约为足月的 2 倍(每 1000 例分娩中死亡 4 ~ 7 例对 2 ~ 3 例);当妊娠超过 43 周,围产儿死亡率可升高 6 倍以上。

两项最近的前瞻性队列研究,单胎妊娠的孕周均用超声进行了确认。Nakling 和 Backe[35]发现过期妊娠的发生率约为 7.6%,并且如果在妊娠 43 周前未进行引产,0.3% 的妊娠可持续至 301 天(妊娠 43 周)[35,36]。这项研究发现,妊娠 41 周之后,围产儿的死亡率明显增加。相反,Heimstad 等[36]发现,与妊娠 38 周相比,胎死宫内的趋势在 42 周时才明显增加。但是这项研究允许 43 周前引产,并且没有统计围产儿死亡率。导致围产儿死亡率增加的因素很多,包括:子宫胎盘功能不全、胎粪吸入、宫内发育迟缓(IUGR)和感染等[37]。因此,建议孕妇娠在 42 周之前分娩。

过期妊娠同样也增加了孕妇的风险,包括增加难产率(9% ~ 12% 对足月的 2% ~ 7%)及会阴损伤率(3.3% 对足月的 2.6%)[36,38-40]。

总之,观察性研究发现引产与期待治疗相比,剖宫产的风险没有差别,甚至还降低了[41-44]。对于宫颈条件不成熟的妇女也得出同样结论[45]。比如,一项 Meta 分析显示,对于妊娠<42 周的孕妇,引产的剖宫产率比期待治疗的低[46]。这项 Meta 分析共包含了 11 例 RCTs 和 25 例观察性研究,与引产相比,期待治疗的剖宫产率较高(OR,1.22;95% CI,1.07 ~ 1.39)。2012 年 Cochrane meta 分析了三例规模较小的研究,同样发现若妊娠 41 周时进行引产,剖宫产率会降低[47]。因此,证据表明,为降低剖宫产率及围产儿死亡率和并发症,应在妊娠 41 周引产。

选择性引产

1990 ~ 2010 年,引产的比率从 9.6% 升至 23.8%,增加了 2 倍以上。除了过期妊娠引产率上升 90% 外,其他孕周的引产率都至少翻倍[48]。随着时间的推移引产率有所增加,原因主要包括:拥有更好的促宫颈成熟的药物,孕妇及医务人员期待一个更为方便的分娩时间,广为接受更多的引产指征。然而,2011 年的引产率稍有下降,从 2010 年的 23.8% 降至 23.7%,2012 年下降至 23.3%[48]。所有孕周的引产率均有所降低。

选择性引产是指妊娠足月,但无医学或产科指征,为了个人方便引产。虽然不推荐或鼓励对妊娠≥39 周的孕妇进行选择性引产,但在某些特殊情况下,引产可能是恰当的,比如既往有急产史、居住地离医院很远等[31]。有既往近足月或足月死胎史,引产可减轻对死胎再次发生的恐惧和焦虑。此外,某些孕妇的某些特殊病情(如胎儿先天畸形),需要多个专科参与,计划好的引产最恰当,因为有经验丰富的医务人员在场更加有利。

引产引起的剖宫产及医疗费用的增加也引起关注。Seyb 等在他们的研究中发现,对于引产的病人,在产房的平均时间几乎增加了 2 倍,而产后住院时间也有所延长。与自然临产相比,选择性引产的总住院费也增加了17.4%。Maslow、Sweeney 和 Cammu 等的研究也证实了这一点[49]。

然而,以上结论基于错误的比较:引产与自然临产相比[40]。实际上,大多数观察性研究将引产与期待治疗(在临床上实际代替引产的)相比较时,两者间无差别,或者还降低了剖宫产的风险[41]。这些回顾性研究必须谨慎解释。

Caughey 等[46]的 Meta 分析包括了近期进行的 9 项RCTs,发现引产的剖宫产风险低于期待治疗(RR,1.17;95% CI,1.05 ~ 1.29)。Cochrane[50]分析了 19 项试验,共 7984 名妇女,结论相似:与期待治疗相比,在妊娠 37 ~ 40 周引产,剖宫产的可能性更低(RR,0.58;95% CI,0.34 ~ 0.99)。Caughey 等[51]分析了妊娠 38 ~40 周之间,不同孕周的剖宫产风险,在他们的回顾性研究中也是将期待治疗与引产相比较,发现引产组的剖宫产率相对降低。

在围产结局这一方面,与自然临产的新生儿相比,选择性引产的胎儿排出胎粪的可能性低,因此,可能降低了胎粪吸入综合征的发病率。根据 Zhang 等的研究[52],巨大儿的发生率也可能有所降低。他们的研究指出:1992 ~2003 年间,引产率的增加(从 14% 增加到 27%)与新生儿平均出生体重(r = -0.54;95% CI,-0.71 ~ -0.29)和巨大儿比率(r = -0.55;95% CI,-0.74 ~ -0.32)的降低相关。

一项对于足月选择性引产与新生儿入住 NICU 的回顾性研究中,发现了引产与呼吸系统并发症之间的关系[53]。结果支持将选择性引产推迟至妊娠 39 周(表13-8)。为进一步支持这一观点,Clark 等对 27 家医院共 17 794 例分娩进行了前瞻性观察性研究[54]。其中14 955(84%)例在妊娠 ≥37 周后分娩;6562(44%)例为计划性分娩而非自然分娩。在计划分娩中,4645(71%)例为选择性引产。选择性分娩中,新生儿入住ICU 的比率为:妊娠 37 ~ 38 周为 17.8%(n = 43),妊娠38 ~ 39 周为 8%(n = 118),妊娠 39 周为 4.6%(n =135)。这些研究再次重申了妊娠 39 周前选择性引产应考虑新生儿并发症的重要性。但是,另一项研究提示[55],妊娠>39 周时,选择性引产降低了新生儿需呼吸支持、败血症或入住 ICU 的比率。

表 13-8　新生儿呼吸系统疾病

妊娠孕周 (周)	每 1000 例分娩中 入住 NICU 的比率	比值比 (95% CI)
经阴道分娩		
37 ~ 37[+6]	12.6(7.6 ~ 19.6)	2.5(1.5 ~ 4.2)
38 ~ 38[+6]	7.0(4.6 ~ 10.2)	1.4(0.8 ~ 2.2)
39 ~ 39[+6]	3.2(1.8 ~ 4.5)	0.6(0.4 ~ 1.0)
剖宫产分娩		
37 ~ 37[+6]	57.7(26.7 ~ 107.1)	11.2(5.4 ~ 13.1)
38 ~ 38[+6]	9.4(1.9 ~ 27.2)	1.8(0.6 ~ 5.9)
39 ~ 39[+6]	16.2(5.9 ~ 35.5)	3.2(1.4 ~ 7.4)

出自 Morrison JJ, Rennie JM, Milton PJ. Neonatal respiratory morbidity and mode of delivery at term: influence of timing of elective caesarean section. Br J Obstet Gynaecol. 1995;102:101.

CI,置信区间;NICU,新生儿重症监护室

选择性引产的医疗成本也引人关注。Kaufman[56]等对足月选择性引产的花费进行了研究。利用决策分析,研究者分析了 100 000 名虚拟的妊娠妇女,再让这些妇女在妊娠 39 周选择引产或是继续期待治疗。如果妊娠至 42周仍未分娩则引产。研究者得出结论:与基线相比,选择性引产会增加 12 000 例剖宫产,每年医疗系统花费将增加近 1 亿美元。在不考虑产次和宫颈成熟度的情况下,允许任何孕周引产会导致医疗系统的额外支出。虽然没想节约成本,但是该研究发现,对于孕周较大,产次多,宫颈条件良好的病人引产的花费降低。妊娠 39 周宫颈未成熟的初产妇,引产花费最多。也就是说,这一模型假定引产会增加剖宫产率。如果综合考虑所有门诊及住院病人的费用,我们仍不能确定引产是否比期待治疗花费更大。

引产成功的预测

在观察性研究中,与引产成功相关的因素包括经产妇、孕妇身高>165cm、非肥胖体重或 BMI、新生儿出生体重<3.5kg[53,57]。当然,这些因素也可以预测自然临产能否成功。引产成功率差别很大,取决于孕妇自身的特性(例如胎膜完整或者已破、产次、宫颈情况),引产的方法,以及如何选择终止引产的指征,例如在 24 小时内或 48 小时内结束分娩、缩宫素的使用剂量/持续时间、分娩方式、母儿并发症。

一些研究人员试图从生物化学和生物物理的角度来分析和预测产妇引产后经阴道分娩的可能性,并取得了不同程度的成功。这些措施包括宫颈评分、超声评估宫颈长度、引产前检测胎儿纤维连接蛋白等。

宫颈状态是预测引产是否成功最重要的因素之一。

改良的 Bishop 评分系统是目前美国应用最广的引产前评估宫颈的方法。该系统根据胎先露位置和宫颈的 4 个特征进行评分:(1)扩张;(2)消退;(3)质地;(4)位置(表 13-9)[59]。如果 Bishop 评分高(无统一标准,普遍认为≥8 分),那么无论是自然临产还是引产,阴道分娩成功率相同[60]。相反,如果 Bishop 评分低(无统一标准,普遍认为≤6 分),那么引产失败的可能性将增加[31]。这种相关性在初产妇中更加明显[61,62]。例如,一项研究[61]纳入了 4635 名自然临产和 2647 名接受引产的足月妊娠初产妇。结果发现,Bishop 评分<5 分与评分≥5 分相比,引产后剖宫产率增加近一倍(32% 比 18%)。值得注意的是,低 Bishop 评分与引产失败、产程延长、剖宫产率升高之间的相关性,最先是在大量使用促宫颈成熟药物之前发现的[63]。但是,在使用这些药物之后,这种相关性依然存在。

表 13-9 BISHOP 评分标准

参数	评 分			
	0	1	2	3
宫口扩张(cm)	未开	1~2	3~4	≥5
宫颈消退(%)	0~30	40~50	60~70	≥80
宫颈长度*(cm)	>4	2~4	1~2	1~2
胎先露位置	-3	-2	-1 或 0	+1 或+2
宫颈质地	硬	中	软	
宫颈位置	后位	中位	前位	

来自 Bishop EH. Pelvic scoring for elective induction. Obstet Gynecol. 1964;24:266. * Modification by Calder AA, Brennand JE. Labor and normal delivery;induction of labor. Curr Opin Obstet Gynecol. 1991;3:764. * 在改良的 Bishop 评分中用该项目代宫颈消退度

许多研究评估了用超声测量宫颈长度来预测引产成功的可能性。一项对 20 项前瞻性研究的系统分析[64]发现,宫颈短时引产成功率高(阳性试验似然比,1.66;95% CI,1.20~2.31)失败率低(阴性试验似然比,0.51;95% CI,0.39~0.67)。由于这 20 项研究采用了不同的宫颈长度截断值(16.5~35mm),因此结论有限。此外,七项研究用 30mm 作为宫颈长度截断值,对这一亚组的分析显示宫颈管长度不能准确预测任何单一的具体结局。超声测量宫颈长度不能很好预测 24 小时内分娩(敏感度59%,特异性 65%)、阴道分娩(敏感度 67%,特异性58%)或进入产程活跃期(敏感度 57%,特异性 60%)。超声检查在预测引产成功性这一方面较 Bishop 评分无明显优势。另一项系统分析(包括 31 项前瞻性研究,共5029 名妇女)[65],也发现宫颈长度在预测引产成功时不比Bishop 评分更好。**在筛选引产更可能成功的妇女上,超声的作用仍不确定。在推荐应用超声评估引产成功率之前,还需进一步研究。**

宫颈阴道分泌物中是否存在高浓度胎儿纤维连接蛋白(fFN)也被用于预测引产成功率。一般认为 fFN 代表绒毛膜和蜕膜界面存在破损或炎症。有些研究发现[66],与 fFN 检测为阴性结果相比,结果阳性的妇女将更快进入分娩期,剖宫产率也明显偏低。然而,其他研究[67]未能证实这一发现。

应用决策分析,Bailit 等[68]研究了 fFN 检查是否会增加初产妇引产的成功率,比较了 3 种治疗方案:(1)41 周前,不进行选择性引产(期待治疗),(2)仅对 39 周 fFN阳性的进行引产,(3)不进行 fFN 检测,对所有 39 周的孕妇进行选择性引产。结果发现,期待治疗组的阴道分娩率最高,结论是提高阴道分娩率,最好的办法是避免对初产妇进行选择性引产。

因此,仍不能确定 fFN 是否可用于筛选容易引产成功的孕妇,在推荐使用之前还需进一步研究。

宫颈成熟

如前所述,宫颈条件对引产成功至关重要。宫颈成熟是指宫颈软化和膨胀直至部分扩张和消失的复杂过程[69]。宫颈重塑包括胶原纤维酶溶解、含水量的增加和一些化学变化。这些变化由激素(雌激素、孕激素、松弛素)、细胞因子、前列腺素、一氧化氮合成酶共同诱导。促使宫颈成熟的方法共分为两大类:药物和机械(表 13-10)。**由于宫颈条件对引产至关重要,所以在确定使用何种引产方法之前,必须检查宫颈。**

表 13-10 促宫颈成熟方法

药物性	机械性
缩宫素	人工剥膜
前列腺素	人工破膜
E₂(地诺前列,酮普比迪凝胶和地诺前列酮阴道控释片)	机械性扩张
	海藻棒
E₁(米索前列醇)	Dilapan 渗透性子宫颈扩张棒
雌激素	
松弛素	Lamicel 渗透性子宫颈扩张棒
透明质酸	
孕酮受体拮抗剂	导尿管
	羊膜外盐水灌注同时使用缩宫素

引产失败

引产的目的是阴道分娩。然而,与自然临产相比,引产后阴道分娩的概率稍低。临床医师需要谨记,宫颈成熟本身需要一些时间,在进入活跃期之前不应轻易诊断引产失败。**诊断引产失败并无统一标准。**最关键的原则是,给予充分的时间进行促宫颈成熟进入活跃期。许多

研究证明了给予充分时间等待潜伏期进入活跃期的重要性。

在一项大型前瞻性研究中[60]，对宫颈 Bishop 评分为 0~3 分的妇女进行引产。结果发现，潜伏期（定义为开始使用前列腺素或缩宫素引产到宫口扩张到 4 厘米）的平均时间，经产妇为 12 小时，初产妇为 16 小时。在另一项研究中[70]，要求胎膜破裂后，至少给予缩宫素静滴 12 小时才能确诊引产失败。结果是初产妇阴道分娩率为 75%，没有经产妇因为引产失败而剖宫产。第三个研究[71]发现 73% 的妇女最终经阴道分娩，而潜伏期最长可达 18 小时。该研究将潜伏期定义为从开始静滴缩宫素或人工破膜至活跃期开始（即宫口开至 4 厘米且容受 80%，或宫口开至 5cm）。

在一项回顾性队列研究中[72]，引产的第一产程（宫口从 4 厘米扩张至 10 厘米）比自然临产明显延长：初产妇引产的中位数为 5.5 小时，自然临产为 3.8 小时，第 95 百分位数分别为 16.8 小时和 11.8 小时；经产妇引产的中位数为 4.4 小时，自然临产为 2.4 小时，第 95 百分位数分别为 16.2 小时和 8.8 小时。尽管引产及自然临产的活跃期（定义为宫口从 6 厘米扩张到 10 厘米）都很短（≤1 小时），但是引产组的宫口从 3 厘米扩张至 5 厘米时，每扩张 1 厘米可能需要 8~10 小时（第 95 百分位数）；宫口从 5 厘米扩张至 6 厘米可能需要 4~6 小时（第 95 百分位数）。

NICHD、SMFM 和 ACOG 召开的研讨会建议将引产失败定义为：未能产生规律宫缩（约每 3 分钟一次）、使用缩宫素超过 24 小时宫口仍无变化。如果情况允许，应人工破膜。当然，促宫颈成熟所花费的时间不算在引产或诊断引产失败的时间内。

Lin 和 Rouse[73]建议将引产失败定义为：在破膜并给予 12~18 小时缩宫素后，宫口未能扩张至 4 厘米并消退 80% 或宫口未扩张至 5 厘米（无论宫颈是否容受）。他们还特地说明，宫缩必须达到能使大多数产妇产程正常进展的最低标准：10 分钟内 5 次，或达到 250 蒙氏单位。

Beckman[74]研究了 978 名自发或人工破膜的初产妇，旨在确定可以预测引产失败的因素。胎膜破裂后给予 10 小时缩宫素加强宫缩，8% 仍未进入活跃期，这些妇女有 75% 的概率因引产失败而剖宫产；给予 12 小时缩宫素后仍未进入活跃期的，最后剖宫产的概率可达 90%。多因素分析表明，身材矮小和使用药物或机械方法促宫颈成熟会导致剖宫产的概率增加。同样，宫颈不扩张与剖宫产存在线性关系。作者的结论是：对破膜后宫口扩张未达到 4 厘米的孕妇，继续使用缩宫素是合理的，但超过 12 小时后，尚不清楚是否仍有益处。

大多情况下，破膜和缩宫素使用是诊断引产失败的先决条件。此外，专家建议，在胎膜已破并给予缩宫素引产至少 24 小时后，方可诊断为引产失败[16]。

促宫颈成熟及引产技术

缩宫素

缩宫素是下丘脑产生的一种多肽激素，以脉冲方式从垂体后叶分泌。人工合成的药物与体内分泌的完全相同，是最强的缩宫剂。合成缩宫素是有效的引产方法之一[75]。由于子宫肌层缩宫素结合位点的增加，使得子宫对缩宫素的敏感性随着孕周的增加而增加。从妊娠近 20 周开始，使用缩宫素可产生规律宫缩。从妊娠 34 周至足月，子宫肌对缩宫素的敏感性变化不大。然而，**一旦临产，子宫对缩宫素的敏感性迅速增加。这种生理机制使得缩宫素用于促进宫缩比用于引产更有效，而用于促宫颈成熟则更不易成功。**

缩宫素通常是静脉给药。这种多肽会被胃肠道酶降解变小而失去活性，因此缩宫素不能口服给药。**缩宫素的血浆半衰期较短，大约为 3~6 分钟。在开始用药或剂量改变之后 30~40 分钟，达到稳定的浓度。缩宫素一般需稀释：将 10 单位缩宫素溶解至 1000mL 等渗溶液中，比如生理盐水。配置好的浓度为 10mU/mL，经输液泵连续输入，方便精确控制剂量。**

如上所述，虽然对于宫颈条件好的妇女，催产素是一种有效的引产方法，但它对于促宫颈成熟不太有效。许多 RCTs 将宫缩素与前列腺素（PG）及其他促宫颈成熟方法比较之后效也证实了这一点。在 91 名宫颈条件不好的妇女（Bishop 评分<6）中，Lyndrup 等比较了阴道应用前列腺素 E₂ 和连续输注缩宫素这两种引产方式的效果，发现前列腺素 E₂ 更有效，在 24 小时仍未分娩者更少。然而，48 小时后，两组间的阴道分娩率无差异。另一个规模稍大的研究纳入了 200 名宫颈条件不佳的妇女也发现，与静滴缩宫素相比，使用前列腺素 E2 可使产妇更快进入活跃期、宫颈 Bishop 评分明显升高、引产失败更少、需要引产多天的人更少。但是，两组间剖宫产率无明显差异。一项 Cochrane 综述[75]（包括了 110 项试验，共 11 000 名妇女）比较了缩宫素与不同前列腺素阴道制剂的引产效果，结果显示单用缩宫素时 24 小时内没有阴道分娩的可能性增加（52% 比 28%；RR，1.85；95% CI，1.41~2.43）。两组间剖宫产率也没有差异。比较宫颈使用前列腺素制剂与缩宫素引产时，单用缩宫素增加 24 内阴道分娩失败率（51% 比 35%；RR，1.49；95% CI，1.12~1.99）和剖宫产率（19% 比 13%；RR，1.42；95% CI，1.11~1.82）。

胎膜早破（premature rupture of membrane，PROM）定义为自然临产前胎膜破裂。PROM 之后，如在一定时间内未自然临产，建议引产。因为随胎膜早破至临产的时间增加,母体和胎儿感染的风险也随之增加[76]。有一篇综述总结了足月或近足月胎膜早破的围产结局[76]。绝大多数病例来自 Hannah 等的一项研究,共 5041 名足月胎膜早破的妇女被随机分入三组:静滴缩宫素,阴道使用 PGE₂ 凝胶,或者期待治疗最长到 4 天。对于随机分至期待治疗组的妇女,如果出现了绒毛膜羊膜炎等合并症则引产。研究发现各组之间新生儿感染率和剖宫产率无明显差异。静滴缩宫素组的临床绒毛膜羊膜炎的比率较低。包括了 14 项研究[75]的 Cochrane 分析发现,在 PROM 后阴道应用前列腺素和缩宫素引产,效果相同,均可应用于临床。

虽然不同缩宫素静滴方案的成功率相似,但对缩宫素的最佳应用方案仍有争议。不同方案的初始剂量、增加剂量和维持量均不相同(表 13-11)[31]。目前,缩宫素的最大剂量也未确定,但一般不超过 42mU/min。

表 13-11　缩宫素加强宫缩:小剂量和大剂量缩宫素给药方案

方案	初始剂量 (mU/MIN)	增量 (mU/MIN)	间隔时间 (MIN)
低剂量	0.5~1.0	1	30~40
低剂量替代方案	1~2	2	15~30
高剂量	6	6*	15~40
高剂量替代方案	4	4	15

来自 Induction of Labor. ACOG Practice Bulletin No 107. American College of Obstetricians and Gynecologists. *Obstet Gynecol.* 2009;114:386.

* 如果出现了宫缩过频增加剂量应降为 3mU/min,如果出现了频发的收缩过频,增加剂量应降至 1mU/min。

低剂量缩宫素模拟生理性释放,宫缩过频的发生率很低。低剂量缩宫素的起始剂量是 0.5~1mU/min,以每 30~40 分钟增加 1mU/min。替代方案的初始剂量为 1~2mU/min,每 15~30 分钟增加 2mU/min。

大剂量缩宫素一般应用于产程的积极管理,用于宫缩素加强宫缩而不是引产。初始剂量往往为 6mU/min[77],每 15~40 分钟剂量增加 6mU/min;或者初始剂量为 4mU/min,每 15 分钟剂量增加 4mU/min。达拉斯 Parkland 医院的一项前瞻性研究纳入了近 5000 名妇女,比较了用低剂量和高剂量缩宫素引产和加强宫缩的效果。在高剂量方案中,若出现宫缩过频则将剂量降低 3mU/min。结果表明,与低剂量缩宫素相比,高剂量组的平均分娩时间更短、引产失败率更低、产钳助产率更低、因产程停滞而剖宫产的比率更低、发生绒毛膜羊膜炎比率更低以及新生儿败血症发生率也更低。但因"胎儿窘迫"而行剖宫产术的概率增加,而两组间的新生儿结局并无明显差异。Merrill 和 Zlatnik 进行了一项随机双盲研究,共纳入 1307 名孕妇。他们比较了大剂量缩宫素(起始剂量为 4.5mU/min,每 30 分钟增加 4.5mU/min)与低剂量缩宫素(初始剂量为 1.5mU/min,每 30 分钟增加 1.5mU/min)对加强

宫缩和引产的效果。为了确保双盲,由中心药房配置好缩宫素溶液并且输液量相同。大剂量缩宫素明显缩短分娩时间:引产(8.5 比 10.5 小时,$P < 0.001$),加强宫缩(4.4 比 5.1 小时,$P = 0.3$)。两组间剖宫产比率无明显差异(15% 比 11.3%,$P = 0.17$)。然而,大剂量这一组中因宫缩过频或胎心率异常而终止或减少缩宫素剂量的比率较高,但两组的新生儿结局相似。

Satin 等[78]对比了缩宫素加强宫缩与引产的结果。小剂量方案的初始剂量为 1mU/min,每 20 分钟增加 1mU/min 直至 8mU/min,然后每次增加 2mU/min,最大剂量 20mU/min。大剂量方案是初始剂量为 6mU/min,每 20 分钟增加 6mU/min,最大剂量 42mU/min。与小剂量方案相比,大剂量加强宫缩分娩时间缩短超过 3 小时,因难产而导致剖宫产的比率降低,引产失败比率也降低。有一篇综述分析了 1966—2003 年之间小剂量与大剂量缩宫素的临床随机对照研究。结果显示,与小剂量方案相比,大剂量方案减少了住院至分娩的时间,但并没有减少剖宫产率。唯一发表的临床随机双盲试验也得出了类似的结论。2014 年,包含 9 项研究 Cochrane 系统回顾显示,大剂量缩宫素方案缩短了从引产至阴道分娩的间隔时间,但与低剂量方案相比并未减少剖宫产率。大剂量方案会增加宫缩过频,但两组间母体和新生儿并发症相似。

缩宫素的剂量、使用间隔时间和用药方案

一些专家建议制定缩宫素的标准细则,旨在减少错误[80-82]。Clark 等[82]在一家三级医院订立了以核对清单为基础的细则,并比较了实行细则前后各 100 名妇女的结局。应用细则后缩宫素最大剂量明显降低。使用细则前后的分娩时长、应用缩宫素的总时间、阴道手术产率或剖宫产率无显著差异。美国医院集团(Hospital Corporation of America,20 个州共 125 个产科部门)采用这一细则后,剖宫产率从 23.6% 下降到 21%,而 Apgar 评分<8、新生儿因并发症入住 NICU 比率也降低。Hayes 和 Weinstein[80]也根据文献制定了一个标准缩宫素使用细则及具体用药步骤(表 13-12)。然而,目前没有任何一个细则在效率及安全性上被证明优于其他细则。

表 13-12　缩宫素使用细则

1. 稀释:10U 缩宫素加入 1000 毫升生理盐水,最终缩宫素浓度为 10mU/mL
2. 输液速度:初始剂量 2mU/min(输注速率 12mL/h)
3. 增加剂量:每 45 分钟增加 2mU/min 或 12mL/h 直至出现规律宫缩
4. 最大剂量:16mU/min 或 96mL/h

来自 Hayes EJ,Weinstein L. Improving patient safety and uniformity of care by a standardized regimen for the use of oxytocin. *Am J Obstet Gynecol.* 2008;198(6):622. e1-7. Epub 2008 Mar 20.

达到规律宫缩后,缩宫素静滴应持续多久,这方面的研究有限。一项纳入了138例病例的研究发现[83]与持续缩宫素静滴直至分娩相比,在进入活跃期就停药会延长产程。一项包括了8项研究(1232病例)的 Meta 分析[84]发现,在进入活跃期后停用缩宫素可使剖宫产率明显降低(OR,0.51;95% CI,0.35~0.74),发生 Ⅱ 类胎心监护的概率也降低(OR,0.63;95% CI,0.41~0.97)。

前列腺素

前列腺素(PG)可导致子宫颈胶原束的溶解和其黏膜下水含量的增加。足月妊娠宫颈结缔组织的这些变化与早产中所观察到的类似。妊娠期间的子宫肌层、蜕膜和胎膜中,都有内源性的 PGs。其化学前体是花生四烯酸。PG 制剂自1968年首次在实验室中合成以后就使用于临床。最初为静脉和口服用药。随后,因为副作用小且临床效果好,阴道或宫颈内局部用药成为首选。所有 PG 制剂及用法都有副作用,包括发热、寒战、呕吐和腹泻。

一项纳入10 000多名妇女的 Cochrane 分析,证实了局部使用 PG(阴道内或宫颈内)促宫颈成熟和催产的效能。例如,阴道使用 PGE_2 可降低产妇在24小时内还未成功阴道分娩的可能性,降低宫颈未成熟或未改变的风险,也降低了催产素的使用量。此外,剖宫产率无差别,但代价是因宫缩过频伴随胎心率异常的风险增加。

PG 的不同剂型(片剂,凝胶和定时释放的子宫托)同样有效。PG 用于促宫颈成熟和加强宫缩时,最佳的类型、剂型、剂量及用药频率均未确定。有瘢痕子宫(前次剖宫产或做过子宫肌瘤切除术)者,禁用任何 PG,因为子宫破裂的风险增加[85]。给前列腺素促宫颈成熟后的0.5~2小时,需监测宫缩和胎儿心率,只要有规律宫缩,就必须持续监测[31]。

前列腺素 E_2

最早研究阴道 PG 的 RCTs 中,有一项是 Liggins 于1979年完成[84]。将足月单胎妊娠的妇女随机分入三组,48小时临产的比例为:安慰剂组:9.3%;0.2mg PGE_2组:65.4%;0.4mg PGE_2 组:85.7%。Rayburn 总结了59项有关引产前宫颈内或阴道内使用 PG 促宫颈成熟的前瞻性研究,超过3313例病例。结论是,**局部使用 PGE_2 可有效地加快宫颈容受和扩张,从而降低引产失败率、缩短引产到分娩的间隔时间、减少催产素的使用、并减少因产程停滞而实施的剖宫产**。一项纳入了44项研究(包含了全世界各国使用的各种 PG 剂型和剂量)的 Meta 分析证实了这些发现。阴道内与宫颈内用 PGE_2,临床效果无明显差异。由于使用方便且病人更满意,通常推荐阴道给药[86]。现已发明出持续释放 PGE_2 的阴道子宫托,可以避免重复

给药。虽然数据有限,与阴道内使用 PGE_2 相比,持续释放栓剂的阴道分娩率、胎儿心率异常及宫缩过频均无明显差异。

目前,美国食品和药物管理局(FDA)已批准两种 PGE_2 制剂可用于促宫颈成熟。尽管未获 FDA 批准,但多种其他 PGE_2 化合物也可用于宫颈成熟,例如美国的栓剂、欧洲和其他国家的片剂。PGE_2 最初是作为20mg 阴道栓剂制造的。然而,由于足月引产需更小的剂量,药剂师将栓剂重新悬浮到少量的甲基纤维素凝胶中,以不同剂量放在塑料注射器中冷冻保存。

Prepidil 含有地诺前列酮,用于宫颈内给药时,每3g 一支的注射器含0.5mg(2.5mL 凝胶)。如果第一次剂量后,宫颈变化不明显且宫缩少,可以在6~12小时后重复该剂量。制造商建议24小时内,地诺前列酮的累积剂量不超过1.5mg(三个剂量)。由于催产素和前列腺素一起使用可致宫缩过频,因此,最后一剂前列腺素后6至12小时,才可使用催产素。

Cervidil,一种阴道控释片,含有10mg 地诺前列酮,以0.3mg/hr 释放药物,且最长可留置12小时。阴道控释片相对于凝胶制剂的优点是如进入活跃期、胎膜破裂或宫收缩过频,可随时取出。这种子宫收缩异常定义为:总长20分钟的监测中,10分钟内平均宫缩≥6次,且可能伴发胎心率异常。制造商建议,应在取出控制片后30至60分钟后开始使用缩宫素。

这两种制剂相对较昂贵,并且需要冷藏储存,因为在室温下会变得不稳定。

前列腺素 E_1

米索前列醇是一种合成的 PGE_1 类似物,可用的有100μg 和200μg 的片剂。目前 FDA 仅批准用于治疗和预防与慢性非甾体抗炎药(NSAIDs)引起的胃溃疡疾病。**ACOG 认为:脱离说明书使用米索前列醇来促宫颈成熟是安全和有效的**[87]。米索前列醇便宜、室温下稳定、可口服或阴道内使用、几乎没有全身副作用。虽然没有刻痕,但可以将片剂分成25μg 或50μg 的剂量。

多个研究表明,阴道内放置米索前列醇片的功效优于或等效于宫颈内放置 PGE_2 凝胶[88]。最近,70项试验的 Meta 分析显示,与安慰剂相比,米索前列醇可促进宫颈成熟,且可降低24小时内经阴道分娩失败率(RR,0.36;95% CI,0.19至0.68)。与其他用于引产的阴道前列腺素相比,阴道内用米索前列醇可在24小时内更有效地阴道分娩(RR,0.80;95% CI,0.73~0.87)。与阴道或宫颈内 PGE_2 相比,用米索前列醇之后需用缩宫素加强宫缩的可能性更小(RR,0.65;95% CI,0.57至0.73)。然而,米索前列醇也增加了宫缩过频伴胎心率变化(RR,2.04;95% CI,1.49至2.80)和羊水粪染(RR,1.42;95% CI,

1.11 至 1.81）。大多数研究表明,将米索前列醇剂量限制在每 4 小时用 25μg,显著降低了宫缩过频、胎儿心率变化及羊水粪染的风险。最重要的是,任何剂量的米索前列醇均对新生儿结局没有明显影响。

基于现有的研究 ACOG 推荐每 3 至 6 小时阴道使用 25μg 的米索前列醇,但是最佳剂量和时间间隔仍未确定[31]。如果需要,催产素可在最后一剂米索前列醇使用后 4 小时开始用。一项 Meta 分析发现与 25μg 相比,50μg 剂量米索前列醇 24 小时内阴道分娩率更高,而宫缩过强和羊水粪染率更高,但未影响新生儿结局。每 3 小阴道内用米索前列醇 50μg 与每 3 小时给予 25μg 相比,新生儿发生酸中毒(定义为脐动脉 pH 小于 7.16)频率更高。ACOG 委员会的结论:高剂量 50μg(每 6 小时)给药的安全性暂不能充分评估,可能会导致宫缩过频伴胎儿心率减速,建议仅在特定的情况下使用。

目前,已经开发出米索前列醇阴道控释栓(misoprostol vaginal insert, MVI),可在 24 小时内逐渐释放 200μg 药物,且可随时取出。目前仅部分西欧国家使用,不供应美国[89,90]。只要保持在原位,200μg 的剂量以约 7μg/hr 的平均速度释放,使得 24 小时内剂量恒定,如果需要,可以很快很容易取出。

为了让患者更舒适、满意和方便,有学者研究了用口服米索前列醇促宫颈成熟。大多数试验将口服 20 ~ 50μg 剂量与类似阴道剂量(例如 25 ~ 50μg)相比。口服给药方案似乎并没有比阴道内给药更有效,但宫缩过频更少。宫缩过频与口服米索前列醇的剂量正相关[91]。

一些研究者试图通过调整口服米索前列醇剂量来达到预期的效果[92]。这种方法的阴道分娩率与阴道用药类似,但宫缩过频更少。一般认为制备溶液(将 200μg 片剂溶解在 200mL 自来水中)比起将片剂切成几片,剂量将更为准确。口服药效较短(2 小时),需每隔 2 小时重复一次。

一项 Cochrane 综述(包括 76 个 RCTs,14 412 名妇女)发现,口服米索前列醇似乎至少与当前的引产方式效果相同。12 项研究(3859 名妇女)发现口服米索前列醇与阴道地诺前列酮相比,虽然产程更长,但需剖宫产的可能性更小(21% 比 26%)。37 项研究(6417 名妇女)结果显示口服和阴道用药效果相同,但是口服米索前列醇者,新生儿出生时的结局更好,并且产后出血率也更低。纳入 1282 名妇女的 9 项研究[93]表明口服米索前列醇引产效果相当于静滴缩宫素,但明显降低了剖宫产率。该 Cochrane 综述的作者建议,如果临床医生使用口服米索前列醇,考虑到安全性和分割米索前列醇片的不精确性,应优先选择 20 至 25μg 溶液。但是,也有人担心剂量调整额外增加了药房和护士给药的复杂性。需要进一步研究阐明口服米索前列醇促宫颈成熟及引产的最佳剂量、安

全性和成本效益。

新的给药方法包括颊含和舌下含服。旨在避免口服后的第一次肝循环,从而达到类似于阴道用药的生物利用度。一项纳入了 250 名引产妇女的 RCT,比较了每 4 小时给予 50μg 舌下含服与 100μg 口服(最大量 5 剂)米索前列醇。在 24 小时内阴道分娩的效果相同,也未增加宫缩过频。在另一项 RCT 中,152 名妇女接受了颊含米索前列醇(前两次剂量用 200μg,然后 300μg 至总共 1600μg)或者阴道给药(前两次剂量用 50μg,然后 100μg 至总共 500μg)。两组的阴道分娩所需时间及宫缩过频无显著的统计差别。尽管数据不足以评价并发症和副反应,但 Cochrane(仅含 3 个小型研究)综述发现,舌下含服米索前列醇至少与相同剂量的口服给药同样有效。因此,需要更多的研究来阐明颊含和舌下含服米索前列醇的安全性和有效性。

替代方法

对足月妊娠时促宫颈成熟和引产的机械的和药物的替代方案也有研究(表 13-13)。机械方法的优点包括:低成本、宫缩过频风险低和全身副作用少。缺点包括:置入异物会轻微增加感染的风险、可能会碰伤低位胎盘以及对宫颈进行操作时,会引起母体不适。**所有这些方法,至少部分是通过蜕膜和相邻胎膜释放前列腺素 F2-α 或从子宫颈释放 PGE$_2$ 而起作用。**扩张器(例如,昆布属植物)和导尿管通过物理作用使宫颈逐渐扩张,患者的不适感也很轻。

表 13-13　引产替代方案

药　物	机　械
米非司酮	人工剥膜
雌激素	人工破膜
松弛素	吸湿扩张栓
透明质酸	将导尿管置于宫颈内口以上

人工剥膜是指将手指插入产妇子宫颈内口,然后沿着子宫下段旋转转圈,将绒毛膜羊膜与宫颈壁和子宫下段分离。有人[94]研究了在 38 或 39 周进行常规剥膜是否可防止过期妊娠或者降低 41 周后引产的概率。两项随机试验发现,在使用缩宫素引产之前剥膜可提高自然分娩率,并缩短了引产至分娩的间隔时间。这些研究之间的设计以及引产管理都有差异,因此难以得出精确结论。但尚未发现剥膜会引起严重并发症。

Meta 分析[95]并未发现人工剥膜会增加母体或新生儿的感染,但是不能确定这些研究是否纳入了 B 族链球菌(GBS)携带者。仅有一项研究评估了 GBS 感染与人工剥膜之间的关系,并未发现额外风险,但这项研究规模太小

不能排除这一风险。由于没有直接证据证明有潜在危害,因此,GBS 感染不是人工剥膜的禁忌证。因数据太少,对已知的 GBS 携带者在人工剥膜前应当权衡利弊[96]。

另一个常用的促宫颈成熟的方法为**通过宫颈放置导尿管**,与宫颈放置前列腺素 E_2 凝胶和阴道放置米索前列醇的效果相同。使用尿管与前列腺素相结合并没有比单用前列腺素更有效。

中孕期引产

在特定情况下,如胎儿在宫内死亡或其他原因而需要终止妊娠时,可选择引产。虽然已胎死宫内,有些妇女为了避免引产选择期待治疗。有人担心可能发展为消耗性血管内凝血和/或宫内感染。一些研究[97]报道,在胎儿死亡两周内,80% ~ 90% 的女性会自动分娩,但潜伏期可能会更长。

中孕期时,因胎死宫内或其他原因而需要终止妊娠的妇女,可选择引产或扩清术(D&E;表 13-14)。如何选择因人而异,取决于医生的经验、孕周及病人的意愿。病人的情绪和心理因素不尽相同,引产的优点之一是胎儿保持完整,而 D&E 则可以避免长时间引产。

多数关于中孕期分娩方式的研究源于中期人流。有一项研究发现,在孕 14 ~ 24 周,D&E 妇女的总体并发症比引产更低(4% 比 29%)。最近的 Cochrane 分析[98]得出结论,D&E 明显优于羊膜腔灌注前列腺素 F2α,也可能会优于米非司酮和米索前列醇,但仍需大型随机试验来确认。目前认为这两种方式均安全。

表 13-14 中孕期终止妊娠方式

手 术	药 物
扩清术	缩宫素静滴
开腹手术	羊膜腔灌注高渗液
剖宫产术	20% 盐水
子宫切除术	30% 尿素
	前列腺素 E_2,F2-α,E1 及其类似物
	米非司酮
	上述药物的不同组合

有几种引产方式在临床使用,但尚未有公认的最佳方案。最近的流程使用米索前列醇或吉美前列素(均为前列腺素 E 类似物)。一项 Meta 分析比较两种药物发现,米索前列醇栓剂会减少止痛药的使用和手术清宫。吉美前列素因为昂贵且室温下不稳定,临床应用受限,美国尚无销售。目前,世界卫生组织(WHO)推荐,在使用前列腺素 E_1 类似物之前,加用米非司酮是一种快速而安全的中孕期流产方式。作为一种孕激素的拮抗剂,米非司酮可增加子宫对前列腺素的敏感性,可使前列腺素应用剂量减少,副作用也随之减少。然而,对于中孕期胎死宫内的引产,目前的研究[99]并未发现预先使用米非司酮有益。

在计划引产时,孕周对选用何种方式非常重要。当孕龄小于 28 周时,子宫对缩宫素不敏感,因此,引产可能需要使用前列腺素或机械性扩张。目前的引产细则因剂量、用药途径和孕周而不同(表 13-15)。切记,虽然无需考虑胎儿安危,但药物副作用(宫缩过强、恶心、呕吐、腹泻)及病人安全仍是至关重要的。

表 13-15 死胎引产的细则

孕 13 ~ 22 周进行扩清术	引产
• 收住院、门诊手术或诊所	• 收进产房
• 检查血常规和血型	• 检查血常规和血型;如果胎儿死亡超过 4 周考虑检测纤维蛋白原
• 术前 1 小时口服 100mg 和术后口服 200mg 多西环素,或术后口服甲硝唑 200mg,每日 2 次连用 5 天	
促进宫颈扩张	**引产流程**
• 手术前 4 小时于阴道后穹隆给予米索前列醇 200μg(可由病人自己给药)	• 子宫<孕 28 周:每 4 小时阴道用药或口服米索前列醇200 ~ 400μg,直至胎儿娩出
• 将海藻棒置于宫颈内(通常在手术前一天的下午在门诊放置)	• 子宫>孕 28 周:每 4 小时阴道用药或口服米索前列醇 25 ~ 50μg 或按细则静滴缩宫素
	• 可考虑宫颈放置导尿管或海藻棒促宫颈成熟
手 术	**分娩时**
• 在超声引导下进行扩清术	• 尽量减少胎盘残留的风险,允许胎盘自然娩出,避免牵拉脐带,并考虑更多剂量的米索前列醇或高剂量缩宫素
	• 常规监测生命体征
	• 镇痛,包括硬膜外镇痛或病人自控或间歇给药的静脉镇痛
	• 应该鼓励父母与胎儿相处,应提供印有手印或脚印的纪念物品

表 13-15 死胎引产的细则(续)

术后指导	术后指导
• 麻醉清醒后而且阴道流血少,可出院回家	• 如果生命体征平稳而且阴道流血少,可于 6 ~ 24 小时出院
• Rh 阴性患者,给予 RhD 免疫球蛋白	• 产后,考虑将病人放到非产科病房(避免见到其他产妇,听到其他新生儿哭叫)
• 2 周后随访	• Rh 阴性患者,给予 RhD 免疫球蛋白
• 给予非甾体抗感染药或轻度的镇痛药	• 2 ~ 6 周后随访
• 提供排遣丧亲之痛的服务	• 提供排遣丧亲之痛的服务

由 Silver RM,Heuser CC 修改. Stillbirth workup and delivery management. *Clin Obstet Gynecol.* 2010;53(3):681. *NSAIDs,*非甾体抗炎药

有既往剖宫产史者,中孕期引产可使用前列腺素。Berghella 等最近的综述发现:中孕期用米索前列醇引产的妇女子宫破裂的发生率为 0.4%、子宫切除率为 0%、接受输血比率为 0.2%。

总 结

引产是产科最常用的操作之一,有不同的适应证。对于如何预测引产成功,人们从临床、生化及超声等方面进行了研究。开始引产时的宫颈扩张程度是能否成功的最关键的因素,但是,目前没有哪一个因素可以单独预测引产能否成功。各种药物和机械性方法可用于促宫颈成熟。最常用的方法包括前列腺素(如地诺前列酮和米索前列醇)和通过宫颈放置导尿管。通常使用缩宫素静滴可加速产程,可选择使用小剂量或大剂量方案。终止中孕期妊娠,引产和清扩术均为安全的方法。

要点

◆ 分娩是一个临床诊断,定义为宫缩引起宫颈消退并扩张(通常伴有阴道血性分泌物,俗称见红),随后胎儿娩出。

◆ 产程停滞的诊断需考虑宫颈扩张程度。

◆ 潜伏期的持续时间变异度大,因此期待治疗最为合理。

◆ 宫缩乏力和胎方位异常是产程延长或停滞最常见的原因。

◆ 根据新指南,初产妇宫口扩张 ≥6 厘米之前,不应诊断产程延长或产程停滞。

◆ 诊断活跃期停滞,必须胎膜已破并且宫口已扩张 ≥6 厘米,加上宫缩正常(比如超过 200 蒙氏单位)且宫口停止扩张 ≥4 小时;或宫缩欠佳且宫口停止扩张 ≥6 小时。

◆ 应当在确认分娩给母儿带来的益处超过了继续妊娠的风险之后才引产。

◆ 研究表明,在妊娠 41 周进行常规引产,不会增加剖宫产的风险,并且与产次、宫颈条件及引产方法无关。

◆ 如果是因为非医学原因进行选择性引产,应确定妊娠 ≥39 周。

◆ 宫颈成熟本身需要一些时间,在进入活跃期之后才可诊断引产失败。

◆ 对于足月胎膜早破的病人,用静脉缩宫素或阴道给予前列腺素化合物以及期待治疗(在明确时间限制内)都是合理的选择,因为新生儿感染和剖宫产率相似。

◆ 中孕期胎死宫内或终止妊娠的处理方法有引产和清扩术。应根据医生的经验、孕周和病人的意愿来选择。

参考文献

1. Friedman E. An objective approach to the diagnosis and management of abnormal labor. *Bull N Y Acad Med.* 1972;48:842.
2. Spong CY. Defining "term" pregnancy: recommendations from the Defining "Term" Pregnancy Workgroup. *JAMA.* 2013;309:2445-2446.
3. Zhang J, Troendle J, Mikolajczyk R, et al. The natural history of the normal first stage of labor. *Obstet Gynecol.* 2010;115:705.
4. Zhang J, Landy HJ, Branch DW, et al. Contemporary patterns of spontaneous labor with normal neonatal outcomes. *Obstet Gynecol.* 2010;116:1281-1287.
5. Zhang J, Troendle J, Reddy UM, et al. Contemporary cesarean delivery practice in the United States. *Am J Obstet Gynecol.* 2010;203:326.e1-326.e10.
6. Rouse DJ, Owen J, Hauth JC. Active-phase labor arrest: Oxytocin augmentation for at least 4 hours. *Obstet Gynecol.* 1999;93:323.
7. American College of Obstetricians and Gynecologists. Safe prevention of the primary cesarean delivery. Obstetric Care Consensus No. 1. *Obstet Gynecol.* 2014;123:693-711.
8. Ponkey SE, Cohen AP, Heffner LJ, Lieberman E. Persistent fetal occiput posterior position: obstetric outcomes. *Obstet Gynecol.* 2003;101:915.
9. Rouse DJ, Owen J, Goldenberg RL, Cliver SP. The effectiveness and costs of elective cesarean delivery for fetal macrosomia diagnosed by ultrasound. *JAMA.* 1996;276:1480.
10. Piper JM, Bolling DR, Newton ER. The second stage of labor: factors influencing duration. *Am J Obstet Gynecol.* 1991;165:976.
11. Rouse DJ, Weiner SJ, Bloom SL, Varner MW, Spong CY, Ramin SM, et al. Second-stage labor duration in nulliparous women: relationship to maternal and perinatal outcomes. Eunice Kennedy Shriver National Institute of Child Health and Human Development. Maternal-Fetal Medicine Units Network. *Am J Obstet Gynecol.* 2009;201:357.e1-357.e7.
12. Cheng YW, Hopkins LM, Laros RK Jr, Caughey AB. Duration of the

second stage of labor in multiparous women: maternal and neonatal outcomes. *Am J Obstet Gynecol.* 2007;196:585.e1-585.e6, -.

13. Allen VM, Baskett TF, O'Connell CM, et al. Maternal and perinatal outcomes with increasing duration of the second stage of labor. *Obstet Gynecol.* 2009;113:1248-1258.

14. Kilpatrick SJ, Laros RK. Characteristics of normal labor. *Obstet Gynecol.* 1989;74:85.

15. American College of Obstetricians and Gynecologists. Dystocia and augmentation of labor. ACOG Practice Bulletin No. 49. *Obstet Gynecol.* 2004; 102:1445.

16. Spong CY, Berghella V, Wenstrom KC, Mercer BM, Saade GR. Prevention of the fist cesarean delivery: Eunice Kennedy Shriver National Institute of Child Health and Development, Society for Maternal-Fetal Medicine, and American College of Obstetricians and Gynecologists Workshop. *Obstet Gynecol.* 2012;120:1181-1193.

17. Myles TD, Santolaya J. Maternal and neonatal outcomes in patients with a prolonged second stage of labor. *Obstet Gynecol.* 2003;102:52.

18. Dombrowski MP, Bottoms SF, Saleh AA, et al. Third stage of labor: Analysis of duration and clinical practice. *Am J Obstet Gynecol.* 1995;172:1279.

19. Magann EF, Evans S, Chauhan SP, et al. The length of the third stage of labor and the risk of postpartum hemorrhage. *Obstet Gynecol.* 2005;105:290.

20. Begley CM, Gyte GM, Murphy DJ, et al. Active versus expectant management for women in the third stage of labour. *Cochrane Database Syst Rev.* 2010;(7):CD007412.

21. Jackson KW, Allbert JR, Schemmer GK, et al. A randomized controlled trial comparing oxytocin administration before and after placental delivery in the prevention of postpartum hemorrhage. *Am J Obstet Gynecol.* 2001; 185:873.

22. American College of Obstetricians and Gynecologists. Prophylactic antibiotics in labor and delivery. *Obstet Gynecol.* 2003;102:875.

23. Anim-Somuah M, Smyth R, Howell C. Epidural versus non-epidural or no analgesia in labor. *Cochrane Database Syst Rev.* 2005;(4):CD000331.

24. Halpern SH, Abdallah FW. Effect of labor analgesia on labor outcome. *Curr Opin Anaesthesiol.* 2010;23:317.

25. Clark S, Simpson KR, Knox GE, Garite TJ. Oxytocin: New perspectives on an old drug. *Am J Obstet Gynecol.* 2009;200:35.e1.

26. Ho M, Cheng SY, Tsai-Chung L. Titrated oral misoprostol solution compared with intravenous oxytocin for labor augmentation. *Obstet Gynecol.* 2010;116:612.

27. Robinson B, Nelson L. A review of the proceedings from the 2008 NICHD workshop on standardized nomenclature for cardiotocography. *Rev Obstet Gynecol.* 2008;1:186.

28. Davies GA, Tessier JL, Woodman MC, et al. Maternal hemodynamics after oxytocin bolus compared with infusion in the third stage of labor: A randomized controlled trial. *Obstet Gynecol.* 2005;105:294.

29. Landon MB, Hauth JC, Leveno KJ, et al. and NICHD Maternal Fetal Medicine Unit Network. Maternal and perinatal outcomes associated with a trial of labor after prior cesarean delivery. *N Engl J Med.* 2004;351:2581.

30. American College of Obstetricians and Gynecologists. Vaginal birth after previous cesarean delivery. ACOG Practice Bulletin No. 115. *Obstet Gynecol.* 2010;116:450.

31. American College of Obstetricians and Gynecologists. Induction of labor. ACOG Practice Bulletin No. 107. *Obstet Gynecol.* 2009;114:386.

32. HYPITAT Study Group. Induction of labour versus expectant monitoring for gestational hypertension or mild pre-eclampsia after 36 weeks' gestation (HYPITAT): a multicenter, open-label randomized controlled trial. *Lancet.* 2009;374(9694):979-988.

33. American College of Obstetricians and Gynecologists. ACOG Committee Opinion no. 561: Nonmedically indicated early-term deliveries. *Obstet Gynecol.* 2013;121:911.

34. Hilder L, Costeloe K, Thilaganathan B. Prolonged pregnancy: Evaluating gestation-specific risks of fetal and infant mortality. *Br J Obstet Gynecol.* 1998;105:169.

35. Nakling J, Backe B. Pregnancy risk increases from 41 weeks gestation. *Acta Obstet Gynecol Scand.* 2006;85:663.

36. Heimstad R, Romundstad PR, Eik-Nes SH, Salvesen KA. Outcomes of pregnancy beyond 37 weeks gestation. *Obstet Gynecol.* 2006;108:500.

37. Hannah ME. Postterm pregnancy: Should all women have labour induced? A review of the literature. *Fetal Matern Med Review.* 1993;5:3.

38. Alexander JM, McIntire DD, Leveno KJ. Forty weeks and beyond: Pregnancy outcomes by week of gestation. *Obstet Gynecol.* 2000;96:291.

39. Caughey AB, Stotland NE, Washington AE, et al. Maternal obstetric complications of pregnancy are associated with increasing gestational age at term. *Am J Obstet Gynecol.* 2007;196(155):e1.

40. Caughey AB, Bishop J. Maternal complications of pregnancy increase beyond 40 weeks of gestation in low-risk women. *J Perinatol.* 2006;26:540.

41. Stock SJ, Ferguson E, Duffy A, et al. Outcomes of elective induction of labour compared with expectant management: population based study.

BMJ. 2012;344:e2838.

42. Cheng YW, Kaimal AJ, Snowden JM, et al. Induction of labor compared to expectant management in low-risk women and associated perinatal outcomes. *Am J Obstet Gynecol.* 2012;207:502.e1-502.e8.

43. Darney BG, Snowden JM, Chen YW, et al. Elective induction of labor at term compared with expectant management: maternal and nenonatal outcomes. *Obstet Gynecol.* 2013.

44. Osmundson SS, Ou-Yang RJ, Grobman WA. Elective induction compared with expectant management in nulliparous women with a favorable cervix. *Obstet Gyencol.* 2010;116:601-605.

45. Osmundson S, Ou-Yang RJ, Grobman WA. Elective induction compared with expectant management in nulliparous women with a unfavorable cervix. *Obstet Gynecol.* 2011;117:583-587.

46. Caughey AB, Sundaram V, Kaimal AJ, et al. Systematic review: Elective induction of labor versus expectant management of pregnancy. *Ann Intern Med.* 2009;151:252.

47. Guzmezoglu AM, Crowther CA, Middleton P, Heatley E. Induction of labor for improving birth outcomes for women at or beyond term. *Cochrane Database Syst Rev.* 2012;(6):Art No. CD004945.

48. Osterman MJ, Martin JA. Recent declines in induction of labor by gestational age. *NCHS Data Brief.* 2014;155:1-8.

49. Cammu H, Martens G, Ruyssinck G, Amy JJ. Outcome after elective labor induction in nulliparous women: A matched cohort study. *Am J Obstet Gynecol.* 2002;186:240.

50. Gulmezoglu AM, Crowther CA, Middleton P. Induction of labour for improving birth outcomes for women at or beyond term. *Cochrane Database Syst Rev.* 2006;(4):CD004945.

51. Caughey AB, Nicholson JM, Cheng YW, et al. Induction of labor and cesarean delivery by gestational age. *Am J Obstet Gynecol.* 2006;195:700.

52. Zhang X, Joseph KS, Kramer MS. Decreased term and postterm birthweight in the US: Impact of labor induction. *Am J Obstet Gynecol.* 2010;124:e1.

53. Pevzner L, Rayburn WF, Rumney P, Wing DA. Factors predicting successful labor induction with dinoprostone and misoprostol vaginal inserts. *Obstet Gynecol.* 2009;114:261.

54. Clark SL, Miller DD, Belfort MA, et al. Neonatal and maternal outcomes associated with elective term delivery. *Am J Obstet Gynecol.* 2009;200: 156.e1.

55. Bailit JL, Gregory KD, Reddy UM, et al. Maternal and neonatal outcomes by labor onset type and gestational age. *Am J Obstet Gynecol.* 2010;202: 245.e1.

56. Kaufman KE, Bailit JL, Grobman W. Elective induction: An analysis of economic and health consequences. *Am J Obstet Gynecol.* 2002;187:858.

57. Crane JM. Factors predicting labor induction success: a critical analysis. *Clin Obstet Gynecol.* 2006;49:573.

58. Chandra S, Crane JM, Hutchens D, Young DC. Transvaginal ultrasound and digital examination in predicting successful labor induction. *Obstet Gynecol.* 2001;98:2.

59. Calder AA, Brennand JE. Labor and normal delivery: Induction of labor. *Curr Opin Obstet Gynecol.* 1991;3:764.

60. Xenakis EM, Piper JM, Conway DL, Langer O. Induction of labor in the nineties: Conquering the unfavorable cervix. *Obstet Gynecol.* 1997;90: 235.

61. Johnson DP, Davis NR, Brown AJ. Risk of cesarean delivery after induction at term in nulliparous women with an unfavorable cervix. *Am J Obstet Gynecol.* 2003;188:1565.

62. Vrouenraets FP, Roumen FJ, Dehing CJ, et al. Bishop score and risk of cesarean delivery after induction of labor in nulliparous women. *Obstet Gynecol.* 2005;105:690.

63. Arulkumaran S, Gibb DM, TambyRaja RL, et al. Failed induction of labour. *Aust N Z J Obstet Gynaecol.* 1985;25:190.

64. Hatfield AS, Sanchez-Ramos L, Kaunitz AM. Sonographic cervical assessment to predict the success of labor induction: A systematic review with meta-analysis. *Am J Obstet Gynecol.* 2007;197:186.

65. Verhoeven CJ, Opmeer BC, Oei SG, et al. Transvaginal sonographic assessment of cervical length and wedging for predicting outcome of labor induction at term: a systematic review and meta-analysis. *Ultrasound Obstet Gynecol.* 2013;42:500.

66. Sciscione A, Hoffman MK, Deluca S, et al. Fetal fibronectin as a predictor of vaginal birth in nulliparas undergoing preinduction cervical ripening. *Obstet Gynecol.* 2005;106:980.

67. Reis FM, Gervasi MT, Florio P, et al. Prediction of successful induction of labor at term: Role of clinical history, digital examination, ultrasound assessment of the cervix, and fetal fibronectin assay. *Am J Obstet Gynecol.* 2003;189:1361.

68. Bailit JL, Downs SM, Thorp JM. Reducing the caesarean delivery risk in elective inductions of labour: A decision analysis. *Paediatr Perinat Epidemiol.* 2002;16:90.

69. Maul H, Mackay L, Garfield RE. Cervical ripening: Biochemical, molecular, and clinical considerations. *Clin Obstet Gynecol*. 2006;49:551.

70. Rouse DJ, Owen J, Hauth JC. Criteria for failed labor induction: Prospective evaluation of a standardized protocol. *Obstet Gynecol*. 2000;96:671.

71. Simon CE, Grobman WA. When has an induction failed? *Obstet Gynecol*. 2005;105:705.

72. Harper LM, Caughey AB, Odibo AO, et al. Normal progress of induced labor. *Obstet Gynecol*. 2012;119:1113.

73. Lin MG, Rouse DJ. What is a failed labor induction? *Clin Obstet Gynecol*. 2006;49:585.

74. Beckmann M. Predicting a failed induction. *Aust N Z J Obstet Gynaecol*. 2007;47:394.

75. Kelly AJ, Tan B. Intravenous oxytocin alone for cervical ripening and induction of labour. *Cochrane Database Syst Rev*. 2001;(3):CD003246.

76. Tan BP, Hannah ME. Oxytocin for preterm labor rupture of membranes at or near term. *Cochrane Database Syst Rev*. 2000;(2):CD000157.

77. O'Driscoll K, Foley M, MacDonald D. Active management of labor as an alternative to cesarean section for dystocia. *Obstet Gynecol*. 1984;63:485.

78. Satin AJ, Leveno KJ, Sherman ML, et al. High- versus low-dose oxytocin for labor stimulation. *Obstet Gynecol*. 1992;80:111.

79. Merrill DC, Zlatnik FJ. Randomized double-masked comparison of oxytocin dosage in induction and augmentation of labor. *Obstet Gynecol*. 1999;94:455.

80. Hayes EJ, Weinstein L. Improving patient safety and uniformity of care by a standardized regimen for the use of oxytocin. *Am J Obstet Gynecol*. 2008;198:622.

81. Freeman RK, Nageotte M. A protocol for use of oxytocin. *Am J Obstet Gynecol*. 2007;197:445.

82. Clark S, Belfort M, Saade G, et al. Implementation of a conservative checklist-based protocol for oxytocin administration: maternal and newborn outcomes. *Am J Obstet Gynecol*. 2007;197:480.

83. Girard B, Vardon D, Creveuil C, et al. Discontinuation of oxytocin in the active phase of labor. *Acta Obstet Gynecol Scand*. 2009;88:172.

84. Vlachos DE, Pergialiotis V, Papantonious N, et al. Oxytocin discontinuation after the active phase of labor is established. *J Matern Fetal Neonatal Med*. 2014;1-7.

85. Lydon-Rochelle M, Holt VL, Easterling TR, Martin DP. Risk of uterine rupture during labor among women with a prior cesarean delivery. *N Engl J Med*. 2001;345:3.

86. Kelly AJ, Kavanagh J, Thomas J. Vaginal prostaglandin (PGE2 and PGF2a) for induction of labour at term. *Cochrane Database Syst Rev*. 2003;(4): CD003101.

87. American College of Obstetricians and Gynecologists. New U.S. Food and Drug Administration labeling on Cytotec (misoprostol) use and pregnancy. ACOG Committee Opinion No. 283. *Obstet Gynecol*. 2003;101:1049.

88. Wing DA, Rahall A, Jones MM, et al. Misoprostol: An effective agent for cervical ripening and labor induction. *Am J Obstet Gynecol*. 1995;172:1811.

89. Wing DA. Misoprostol vaginal insert compared with dinoprostone vaginal insert: a randomized controlled trial. *Obstet Gynecol*. 2008;112(4): 801-812.

90. Wing DA, Brown R, Plante LA, et al. Misoprostol vaginal insert and time to vaginal delivery: a randomized controlled trial. *Obstet Gynecol*. 2013;122 (2 Pt 1):201-209.

91. Alfirevic Z, Weeks A. Oral misoprostol for induction of labour. *Cochrane Database Syst Rev*. 2006;(2):CD001338.

92. Hofmeyr GJ, Alfirevic Z, Matonhodze B, et al. Titrated oral misoprostol solution for induction of labour: A multi-centre, randomised trial. *Br J Obstet Gynecol*. 2001;108:952.

93. Alfirevic Z, Aflaifel N, Weeks A. Oral misoprostol for induction of labour. *Cochrane Database Syst Rev*. 2014;(6):Art. No.: CD001338.

94. Neilson JP. Mifepristone for induction of labour. *Cochrane Database Syst Rev*. 2000;(4):CD002865.

95. Boulvain M, Kelly AJ, Lohse C, et al. Mechanical methods for induction of labour. *Cochrane Database Syst Rev*. 2001;(4):CD001233.

96. Verani JR, McGee L, Schrag SJ. Prevention of perinatal group B streptococcal disease—revised guidelines from CDC, 2010. Division of Bacterial Diseases, National Center for Immunization and Respiratory Diseases, Centers for Disease Control and Prevention (CDC). *MMWR Recomm Rep*. 2010;59(RR–10):1-36.

97. Silver RM, Heuser CC. Stillbirth workup and delivery management. *Clin Obstet Gynecol*. 2010;53:681.

98. Lohr PA, Hayes JL, Gemzell-Danielsson K. Surgical versus medical methods for second trimester induced abortion. *Cochrane Database Syst Rev*. 2008;(1):CD006714.

99. Wagaarachchi PT, Ashok PW, Narvekar NN, et al. A medical management of late intrauterine death using a combination of mifepristone and misoprostol. *Br J Obstet Gynaecol*. 2002;109:443.

Additional references for this chapter are available at ExpertConsult.com.

最后审阅 李品

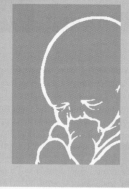

第14章

阴道手术助产

原著　PETER E. NIELSEN, SHAD H. DEERING, and HENRY L. GALAN

翻译与审校　贾小燕,漆洪波,施文良

产钳是产科医生特有的手术器械。产程异常或者需要紧急分娩时,正确使用产钳可迅速安全结束阴道分娩。

自从 17 世纪初 Chamberlin 首次引入产钳之后,关于产钳的争论从未停息。著名产科医生 Smellie 在 1760 年退休,此后产钳的使用更加频繁。随着产钳的广泛使用,母儿损伤也随之增加。在 1788 年的一篇题为《助产士介绍》(An Introduction to the Practice of Midwifery)的文章里,Thomas Denman[1] 说到:"产钳助产时,胎头应该低至会阴处,并且产程已经停滞 6 小时"。从此,Denman 的原则被广泛接受,并成为当时产钳使用的标准。然而,于 1817 年 11 月 6 日,英国夏洛特(Charlotte)公主分娩王子时发生死产,公主也随后死亡。至此,关于 Denman 的产钳使用时机的争议就接踵而至。Denman 的学生和女婿 Richard Croft 爵士负责夏洛特公主的分娩,他对第二产程的管理备受质疑。根据 Denman 的原则,Croft 允许第二产程持续了 24 个小时(包括胎先露抵达会阴后的 6 个小时)。然而,夏洛特公主娩出 9 磅的王子却是死产,公主也在分娩后的 24 小时因产后大出血而死亡。夏洛特公主及英国皇室的储位王子双双殒命,由此遭受的指责致使 Croft 爵士深感忧郁和绝望,3 个月后他也开枪自杀。1951 年 9 月 28 日,Eardley Holland[2] 爵士在英国皇家妇科学院(Royal College of Obstetricians and Gynecologists, RCOG)以《产科三悲剧》(A Triple Obstetric Tragedy)为题,讲述了这一事件:一位母亲、一名婴儿和一名接产者(accoucheur)全部丧生,他们均是系统错误的受害者。在 1817 年,Denman[3] 在一篇文章中写到:"我们需要注意,不要惧怕产钳,不要过久等待,我们有能力使用产钳助产"。

关于使用产钳助产的争论一直持续到 20 世纪。1920 年,DeLee[4] 提倡预防性产钳助产。随着预防性产钳的广泛使用,到 1950 年,产钳助产率已超过 65%。

鉴于这些教训,在此总结一下现代产科的阴道手术助产非常及时和重要。美国和英国的剖宫产率都在上升[5,6]。从 1996 年到 2006 年,美国剖宫产率上升了 60%,达到史上最高峰 32.9%。英国从 1990 年到 2008 年,剖宫产率也从 12% 上升到 24%,足足翻了一倍。从 2009 年到 2013 年,美国的剖宫产率稍有下降,降到 32.7%。然而,产钳术和负压吸引术的比例却从 1990 年的 9% 降到 2012 年的 3.4%[7]。从 2005 年起,美国已很少使用产钳,使用率不到 1%(2013 年为 0.59%)[7]。然而,大多数美国住院医师培训中心仍然希望住院医师能够熟练掌握出口产钳和低位产钳(小于或大于 45 度旋转),不到 40% 的中心期望住院医师能熟练掌握中位产钳[8]。尽管首次剖宫产和负压吸引这两种手术的总数在增加,但是由于新的住院医师工作时间的限制,减少了他们操作这两种手术的机会,这进一步增加这些手术的教学难度。

Blanchard 等[9] 的研究发现,住院医师的经验显著减少,初次剖宫产的数量下降了 54%,负压吸引术的数量下降了 56%。由于产钳和负压吸引都是安全的阴道手术助产方式,因此术者的经验是决定在临床特殊情况时使用何种器械的关键因素[10]。阴道手术助产要求医师熟练掌握操作技巧,而使用率和住院医师的经验都降低了,因此增加了达到这一要求的难度。由于大多数妇女倾向于阴道分娩,因此,住院医师实习期间必须专注于熟练掌握这些器械,才能保证孕妇安全、及时、有效地阴道分娩。

另外,与剖宫产相比,在产钳助产术后下次妊娠更可能经阴道分娩(78% vs. 31%)[11-14]。因此,应该为第二产程异常的孕妇提供所有的选择,保证安全、及时地分娩。

阴道手术助产

分类、前提条件和适应证

对阴道手术助产进行确切和统一的分类,有助于比较阴道自然分娩、剖宫产和阴道手术助产的母儿结局,也有助于技术指导。并不是所有阴道手术助产的难易程度和母儿风险都一样,因此必须进行系统分类并不断改进。1949 年,Titus 提出了一种分类方法,可以帮助普通产科医生施行阴道手术助产。这个分类方法把骨盆从坐骨棘平面到骨盆入口平面分成 3 份,然后从坐骨棘到骨盆出口也分成 3 份。Denman[15] 在 1952 年根据四个主要的骨盆平面,提出替代分类方法:高位产钳,双顶径在入口平面和坐骨棘之间;中位产钳,双顶径在坐骨棘平面或以下;低位产钳,双顶径在坐骨棘平面以下,没有宫缩时先露骨质距会阴不足一指宽度;出口产钳,双顶径在坐骨棘平面以下,矢状缝在前后径上,胎头已拨露或着冠。

1965 年,ACOG 提出另一个分类方法[16],中位产钳的定义更广:从坐骨棘平面到盆底,且旋转度不限。这个中位产钳包含了很多种产钳方式,包括胎头前后位产钳到各种复杂的旋转。这种扩大化的分类方法导致很多临床医生提出质疑,觉得应当细分以反映临床上不同产钳术之间的显著差别。

1988 年,ACOG 重新对产钳术进行分类[17],**以解决原来的分类方法中两个明显的缺点:中位产钳定义太广,而出口产钳定义太窄**。1991 年 Hagadorn-Freathy 等人[18] 的研究支持新的分类方法,他们发现旧分类方法中有 25% 的中位产钳按照新分类可以归为低位产钳(超过 45° 旋转)。中位产钳伴有 41% 会阴切开术,50% 发生裂伤。因为这部分低位产钳按以前的分类将归入中位产钳,那么显然这些相对低风险的低位产钳(胎头旋转可达 45°)将会干扰中位产钳的结局。总之,研究者证实 1988 年 ACOG 提出的分类方法可行,胎先露较高和复杂的产钳助产容易造成母婴损伤。根据新分类方法对阴道手术助产进行恰当地分类,包括准确估计胎方位和先露高低至关重要。1988 年版 ACOG 阴道手术助产分类详见框 14-1。

胎先露的高低是指胎头骨质部最低点和孕妇坐骨棘水平面之间的估计距离(cm)。胎方位是指胎儿枕骨和孕妇骨盆之间的关系。胎头骨质最低点在坐骨棘平面以下 3cm(胎先露"+3")可归为低位产钳,旋转不超过 45°。这种划分方法对于产钳术和负压吸引术都适用。不管使用何种器械,使用之前都应该明确胎方位和先露高低,这点很重要。

除了精确评估胎方位和先露高低,阴道手术助产前还需要评估其他几个重要情况。**产钳或者负压吸引的前提条件详见表 14-1。当这些前提条件满足时,处理以下两种情况可以选择产钳或者负压吸引术:(1)第二产程延长**(行无痛分娩的初产妇超过 3 小时无进展,未行无痛分娩的初产妇超过 2 小时无进展;行无痛分娩的经产妇超过 2 小时无进展,未行无痛分娩的经产妇超过 1 小时无进展[批注:根据 2014 年《中华妇产科杂志》发布的"新产程标准及处理的专家共识",第二产程延长是指:行无痛分娩的初产妇超过 4 小时产程无进展,未行无痛分娩的初产妇超过 3 小时无进展;行无痛分娩的经产妇超过 3 小时无进展,未行无痛分娩的经产妇超过 2 小时无进展]);**(2)胎儿可能即可受损或有潜在风险**(胎心监

框 14-1 1988 年版阴道手术助产分类

出口产钳
- 胎头已拨露或着冠
- 胎儿颅骨已达到盆底
- 矢状缝在骨盆前后径上或者胎方位为枕左前、枕右前、枕左后、枕右后位
- 胎头已抵达会阴
- 旋转不超过 45 度

低位产钳
- 胎头最低点达到 +2cm 水平或者以下,但是没有达到盆底
- 旋转 ≤ 45 度就可以从枕左前或枕右前转到枕前位或者从枕右后、枕左后到枕后位,或者旋转 ≥ 45 度

中位产钳
- 先露在 +2 以上,但是胎头已经衔接

高位产钳
- 此分类法未涉及高位产钳

修改自 the American College of Obstetricians and Gynecologists(ACOG). Committee on Obstetrics, Maternal and Fetal Medicine; Obstetric Forceps. Technical Bulletin No.59, February 1988.

表 14-1 产钳或者负压吸引术的前提条件

- 胎头已经衔接
- 胎膜已破
- 宫口开全
- 胎方位明确
- 孕妇骨盆与胎儿大小合适
- 麻醉充分
- 排空膀胱
- 操作者熟练
- 操作者在必要时愿意放弃手术
- 术前取得孕妇同意
- 辅助人员和设备齐全

护异常或者缩短第二产程可以使母体受益[例如孕妇疲劳、合并心肺疾病或者脑血管疾病])。

阴道手术助产器械

产钳

　　随着不断的发明和改进,已经有700多种产钳问世。大多数种类的产钳仅仅是昙花一现,但是,产钳的许多共同特征仍延传至今。**除剖宫产中使用的产钳外,其余产钳均是双叶产钳。根据用途分为经典式产钳(classic forceps)、旋转产钳(rotational forceps)和用于臀位分娩的特殊产钳。**每种产钳都有左右两叶,通过钳锁合在一起,钳锁可以是滑锁,也可以是固定的钳锁。产钳的主要结构有钳叶、钳胫、钳锁、指槽和手柄(图14-1)。钳叶的顶端是钳尖,钳叶末端是钳叶根部,和钳胫连在一起。两叶产钳合在一起形成的弯叫头弯,从钳胫到钳叶的向上的曲线(或者向下的曲线如Kielland产钳或者Piper产钳)叫盆弯。力用在手柄上,通过钳锁作为支点,钳叶撬起胎头(图14-2)[19]。

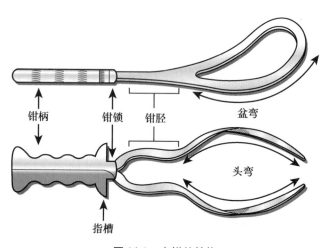

钳柄　　钳锁　　钳胫　　盆弯

头弯

指槽

图14-1　产钳的结构

　　盆弯迎合了孕妇骨盆轴,使得产钳更容易使用(图14-3)。**产钳有两个功能,牵引和旋转功能,都对胎头有一定程度的挤压。**头弯有助于产钳的力量均匀分布到胎儿顶骨和颧骨隆起。钳叶可以是实心的(Tucker-McLane)、有窗孔的(Simpson)或者有假孔的(Luikart-Simpson)。假孔改良适用于任何产钳的设计,被称之为Luikart式改良。总的来说,实心钳叶和假孔钳叶对母体软组织损伤较小,尤其是旋转胎头时,但是有孔钳叶比实心钳叶在牵拉方面更有优势。

经典式产钳

　　经典式产钳通常用于不需要旋转胎头的助产,但也可以用于胎头旋转,例如Scanzoni-Smellie手法。所有经典式产钳都有头弯、盆弯和英式钳锁,两叶产钳通过钳锁咬合在一起。根据钳胫的设计,经典式产钳分为重叠式和平行式。平行式钳胫包括Simpson、DeLee、Irving和Hawks-Dennen产钳,重叠式钳胫有Elliott和Tucker-McLane产钳。重叠式产钳的头弯比Simpson产钳更圆,常用于颅骨没有塑形时的分娩,例如经产妇产钳助产。此外,**Tucker-McLane产钳钳叶较短、实心、并且钳胫重叠,更常用于胎头旋转。**

旋转产钳

　　旋转式产钳的特征为头弯适用于已经塑形的胎头,而盆弯很小或没有。经典产钳必须大弧度移动钳柄才能完成旋转,而没有盆弯的旋转产钳在推动胎头旋转时则不需要大弧度移动钳柄。用于旋转胎头的产钳包括某些经典式产钳(如Tucker-McLane产钳)和一些有轻度盆弯的产钳(如Kielland产钳和Leff产钳)。1916年,挪威的Christian Kielland介绍了新产钳的合理性[20]:

　　当胎头位置较高时,牵引胎头需要通过很长的产道,经典产钳的设计难以完成这个动作。和位置低且已经完成旋转的胎头相比,位置较高的胎头由于胎方位不一样,钳叶夹住胎头的方式也不一样。产钳不是夹住双顶径的位置,而是跨越枕骨及额面。以上因素可以解释这类分娩时遇到的困难,但是却不能完全解释使用产钳需要的强大力度以及遭遇到的非常大的阻力。这类产钳需要非常大的力量的主要原因可能是普通产钳钳叶的弧度与产道一致,但用力牵拉胎头的方向却不正确。当试图沿着骨盆轴用力牵拉胎头时,这种产钳不可能在会阴部压得太低,否则会引起会阴损伤或者产钳移位而夹不住胎头。

　　Kielland产钳出现后即成为胎头旋转的常用产钳(图14-1)。这类产钳的盆弯稍微朝后,钳胫重叠,并有滑锁。和经典式产钳相比,**Kielland**产钳的优势有:

- 垂直设计让钳叶、钳胫和胎头的长轴在同一水平面上,因此在旋转胎头时,产钳的顶端只需小弧度转动。
- 钳叶根部距离钳胫交叉点较长,可以适应各种形状和大小的胎头。
- 反向盆弯形成较小角度的牵拉轴。
- 滑锁可以放在钳胫的任何位置,适用于不均倾位胎头及头位矫正。

　　1955年,Leff发明了另一种用于旋转胎头的产钳[21]。这种产钳与Kielland产钳相比,钳胫固定,钳叶更短、直、窄,头弯也较小。Feldman等[22]比较了104例Leff产钳助产(旋转超过90°)与163例传统的非旋转产钳助产,结果显示Leff产钳的会阴切开率更低(66%对82%),会阴裂伤率也低(16%对23%)。Leff产钳旋转胎头后,40%的患者取得阴道自然分娩。此外,头皮擦伤率在两组之间没有差异。Leff产钳可安全用于持续性枕后位的胎头旋转。

其他特殊器械

　　臀位后出头娩出的产钳(**Piper产钳**)有头弯、反向骨

产钳的种类

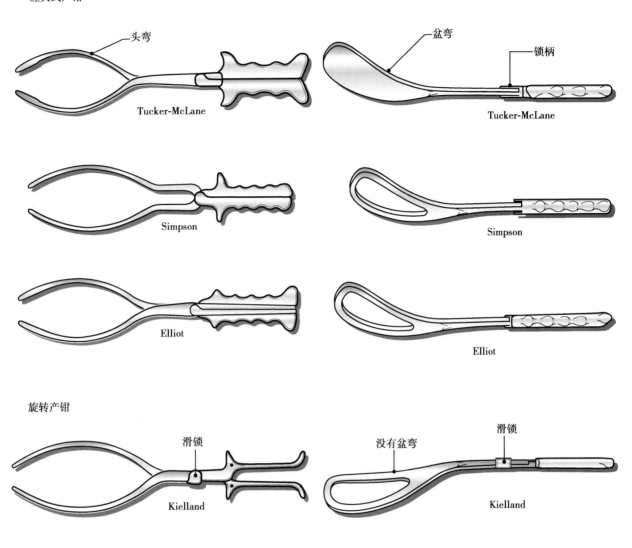

经典式产钳

头弯

Tucker-McLane

盆弯 锁柄

Tucker-McLane

Simpson

Simpson

Elliot

Elliot

旋转产钳

滑锁

Kielland

没有盆弯 滑锁

Kielland

臀先露后出头产钳

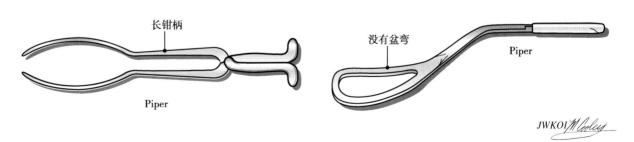

长钳柄

Piper

没有盆弯

Piper

JWKOI Mooley

图 14-2 产钳分类

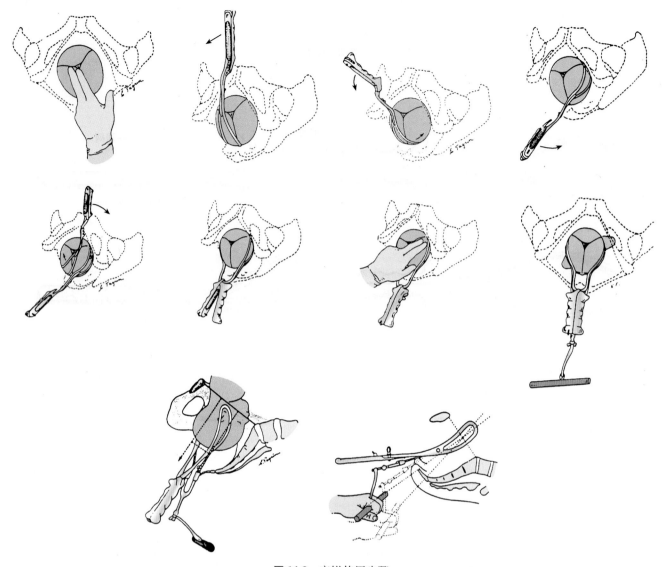

图14-3 产钳使用步骤

盆弯、较长的钳胫和英式钳锁(图14-2)。这种设计有利于臀位后出头分娩,保护胎头和胎儿颈部。在娩出胎头时,较长的钳胫可以安放臀位胎儿的身体(见第17章)。

胎头吸引器

1953年,瑞士产科医生Tage Malmstrom首次成功将胎头负压吸引助产术引进到现代产科学。胎头吸引器由负压吸引杯、吸引管和牵引链组成[23]。负压吸引杯的材料分为不锈钢型和硅胶型。硅胶型负压吸引杯的胎头损伤率较低[24],因而在美国广泛使用。硅胶吸引器通过一根金属管将吸引杯和手柄连接起来(图14-4)。将吸引杯放在胎头上,通过导管吸出空气产生负压,然后可以牵拉胎头。负压可以来自于壁式引流器,也可以来自于手动抽吸装置。

不锈钢吸引器

目前Malmstrom吸引器是世界上使用最多的胎头负压

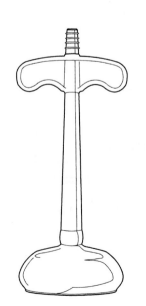

图14-4 M型蘑菇负压吸引杯

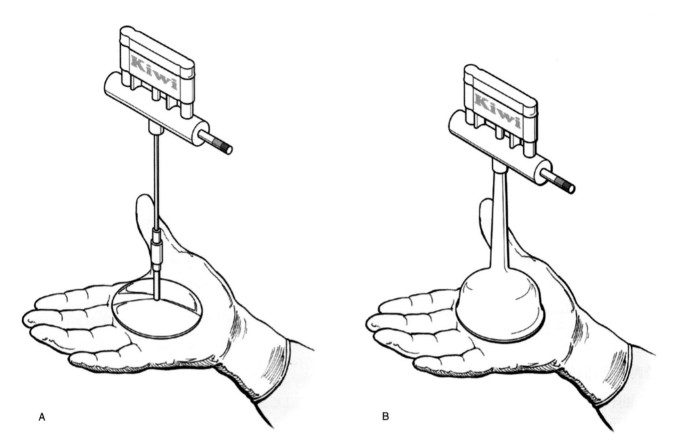

图 14-5　两种 Kiwi 负压吸引装置,**A**、**B** 图不一样的是,**A** 图 OmniCup 的牵引杆是可弯的,可以与吸引杯完全折叠到一起(摘自 Vacca A. *Handbook of Vacuum Delivery in Obstetric Practice*. Albion,Australia;Vacca Research Pty. Ltd. ;2003.)

吸引器[25]。它由蘑菇形状的不锈钢杯、两根真空胶管、一根牵拉链和相连的牵拉盘、牵拉手柄和负压源组成。金属杯直径有 40mm、50mm、60mm 三种规格,杯的出口径比杯里面的直径要小。当形成负压时,胎儿头皮被吸进金属杯内,形成一个人工的胎头水肿(caput succedaneum,产瘤,又称 the"chignon","假髻"),这样可以在适当牵拉

胎头时不至于脱落或"弹出"。

软杯负压吸引器

根据吸引杯的形状分成 3 种:漏斗形、钟形和蘑菇形(图 14-5 和图 14-6)。Kobayashi 式漏斗形状的硅胶杯是最早的原型,最大直径有 65mm,它可以容纳下整个胎儿

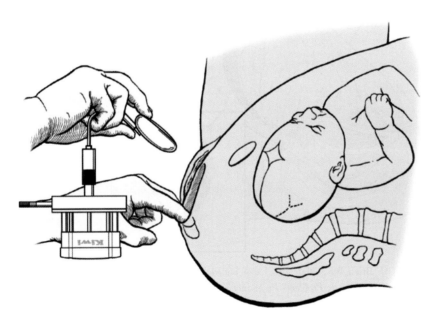

图 14-6　将带有可弯曲的牵引杆的 OmniCup 吸引杯放到枕后位胎头的俯屈点上,传统的吸引器很难放置(摘自 Vacca A. *Handbook of Vacuum Delivery in Obstetric Practice*. Albion,Australia;Vacca Research Pty,Ltd. ;2003.)

枕骨,不需要形成假的产瘤。这一特点使得它的头皮损伤率比金属杯小,分娩的时间缩短,但是容易脱落,因此失败率稍高[24]。不同厂家提供的钟形负压吸引杯包括MityVac(Prism Enterprises)、Kiwi(Clinical Innovations)和CMI(Utah Medical)。蘑菇形负压吸引杯是不锈钢和塑料吸引器的杂交产品,例如 M-cup (MityVac)、OmniCup(Kiwi)和 Flex Cup(CMI)。由于尺寸小,且牵引杆相对于吸引杯的弯曲度增加,这些蘑菇形吸引杯的可操作性都优于漏斗型或钟形吸引器。然而,和其他负压吸引器一样,这些蘑菇形吸引器用于枕后位或枕横位时受到限制,因为不能将吸引杯放到中间俯曲点的位置。Kiwi 产品不断改进之后,牵引杆可以与吸引杯完全折叠到一起(图14-5),这样在不均倾位或枕后位时,也可以将吸引杯放到胎头的俯屈点上。

阴道手术助产技术

经典式产钳:枕前位和枕后位的应用

钳叶根据放入孕妇的位置而分为左右两叶。例如,左叶放在孕妇阴道的左边,钳叶握在操作者的左手进行放置(如图 14-3)[26]。置于阴道后方的产钳通常先放(根据胎方位,可以是左叶或右叶产钳),它可以起到夹板的作用,从而固定胎头,避免在放置第二叶产钳时胎头从枕前位旋转为更后的位置。因此当胎方位为枕前位或者枕左前位时,首先放置左叶产钳。操作者左手握住左叶钳,钳叶顶端朝着地面方向,钳胫与地面垂直,钳叶的头弯去适应胎头的弧线。为了保护软产道,右手指放在阴道内,手指掌侧对胎头。头弯与胎头方向一致,钳叶顶端

放在大概 6 点钟的位置,操作者的右手拇指引导钳叶根部,右手食指引导着钳叶顶端缓缓越过胎儿左侧顶骨。左手食指和中指轻轻握住钳柄,当钳叶送进骨盆时,钳胫和钳柄朝着孕妇右侧大腿方向开始逆时针旋转,然后朝着孕妇正中线方向旋转。这个动作可以引导钳叶顶端越过胎儿左侧顶骨到达左侧颧骨隆起。当钳叶进入孕妇骨盆时左手拇指和食指用在钳柄上的力量应当很小。钳叶进入骨盆的阻力应当非常轻微,如果阻力稍大,应该退出钳叶,重新评估产钳的使用技术。一旦钳叶进入骨盆,可以让助手固定产钳。换手按照上述方法放置右叶产钳。

当胎头是枕右前位时,胎儿右侧顶骨位于骨盆的后方,因此,后叶产钳就是右叶产钳,先放置(备注:由于钳锁的特殊结构,若先放置右叶产钳时,需将钳柄朝母体头部方向上翘,待左叶产钳放置完毕后放下右叶钳柄方能扣合)。一旦两叶产钳就位,若钳柄不能顺利扣合起来,那么产钳放置不对。钳叶的合适位置在两侧颧骨和顶骨处(图 14-7)。一旦钳叶扣合,必须确定钳叶的位置。确认后囟、矢状缝、人字缝和钳叶窗孔的位置,在确保产钳放置正确之后再使用。确定产钳放置正确的三条标准:(1)胎儿后囟在钳胫水平面以上一指处,位于两钳叶的中间,或者人字缝(枕后位时是前囟)应和每叶产钳的上缘保持相同距离;(2)矢状缝和钳胫水平面保持垂直;(3)如果使用有窗孔的钳叶,窗孔几乎触摸不到[26]。窗孔和胎头之间的距离不超过一指尖。

胎头牵引的方向取决于胎先露的位置(如图 14-3)。例如,胎先露较高时,牵引的方向是低于水平面的陡角。孕妇骨盆的形状可以直观地比作字母 J 的末端。当胎头沿着骨盆下降时,牵引轴从朝向地面过渡到向上。当牵引轴升到水平面以上时,和自然分娩时一样,胎头着冠并

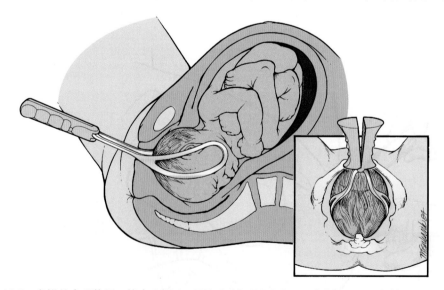

图 14-7　产钳的合理使用。摘自 O'Brien WF, Cefalo RC. Labor and delivery. In Gabbe SG, Niebyl JR, Simpson JL, eds. *Obstetrics: Normal and Problem Pregnancies*, ed 3. New York: Churchill Livingstone;1996:377.

仰伸。牵引轴的原则是向下、向外用力。一只手握住钳胫向下牵拉，另外一只手握住钳柄向外牵拉。当胎头下降娩出时，胎头会自然仰伸，应当用产钳引导这一过程，钳柄朝着孕妇的方向向前弯曲，几乎到达耻骨联合的前面。另一替代方法是使用轴牵引钳柄，将其联到钳柄上，在钳柄下方沿骨盆轴牵引（图 14-3）。宫缩时开始牵引产钳，和孕妇用力一起配合，直到宫缩结束。同时监测胎心。每次牵拉时胎头都应该下降，如果两到三次牵拉后胎头都没有下降，那么应该停止阴道手术助产，转为剖宫产。换用负压吸引术时需要非常谨慎（详见本章节后面"负压吸引和产钳的序贯使用"）。

当胎先露骨质部分在 +2 位置以下时，枕后位、枕左后位或者枕右后位也可以使用产钳。持续性枕后位是一种特殊的挑战。因为胎头背屈或者仰伸，将以更宽的径线通过骨盆出口，这就使胎头下降时需要更大的力量。胎头的仰伸和胎头变形，也会增加评估胎先露高低的难度[26]。胎头变形时，胎头最大径的位置比胎先露部要高很多，因此，沿着骨盆轴牵引很难。在枕后位时容易将胎先露的位置估计的过低，因此术者必须对胎先露的评估有十足的把握。

旋转产钳：枕横位的应用

如果是枕横位，胎头在分娩前必须旋转。可以是胎头自然旋转，也可以是徒手旋转，或者必要时产钳旋转。读者可以参考 Denneris 的 *Denneris Forceps Deliveries*，书中详细描述了产钳旋转胎头的技术。必须经验丰富的医生才能尝试产钳旋转胎头。

经典式产钳

对于枕左横位，应首先放置产钳左后叶。钳脚朝着 6 点钟方向放置，头弯朝着胎头，放低钳柄将钳叶缓慢放进骨盆后方，停留在水平位以下，进入的角度根据胎先露高低而定。右前叶产钳，也叫"游走钳叶"。在右手的协助下从大概 7 点钟的位置朝后插入。右手移动钳柄顺时针弧形划过左侧大腿并朝向地面，同时左手指推动钳叶向上，钳脚绕过额骨，从后面游离到前面，最后停留在右耳前面。随着右叶产钳的钳柄上升，钳叶往骨盆里逐渐移动，越过耻骨联合，也使得钳柄咬合。朝着骨盆中线移动钳叶可以形成适当的俯屈。逆时针方向旋转钳柄，大弧度跨过左侧大腿到 12 点钟方向可以完成胎头的旋转。经典式产钳需要大弧度的钳柄旋转才能产生想要的钳叶的小弧度旋转，一旦转到枕前位，在牵引之前可以重新调整钳叶的位置。也可以用经典式产钳旋转枕右横位的胎头，但是，右叶产钳在后面，必须先放置。

Kielland 产钳

Kielland 最初的设计是用于停滞在枕横位的胎头助产[20]。现在也开始用于枕后位或枕横位的胎头旋转。 Kielland 产钳的优点是反向的盆弯，不需要抬高胎头就可以将钳叶直接在枕横位上放置，与经典式产钳不同，Kielland 产钳先放置前叶。**Kielland 产钳有 3 种放法：（1）翻转或者经典法；（2）滑行法；（3）直接法[26]。**

翻转法适用于枕横位、枕左后位或枕右后位。在枕左横位时，右前叶产钳在术者左手的协助下从耻骨联合下方进入，钳叶越过耻骨联合且头弯朝上。钳柄向下移到低于水平位，钳叶朝着中线的方向翻转 180 度，直到头弯转到顶骨和颧骨隆起处。如果在翻转时遇到阻力，建议使用滑行法。

Kielland 产钳滑行法和经典式产钳使用方法很相似，将前叶产钳放在胎儿后面顶骨上，头弯贴着胎头，头弯缓缓地朝着胎儿脸部和额骨前进，直到其滑行到胎儿前耳上面。

如果胎先露很低接近骨盆出口则优选直接法。如果胎儿前耳在耻骨联合下面可扪及，可以直接放置产钳，通常比其他两种方法简单。头弯朝着胎儿，钳柄向下，钳叶进入盆腔，钳脚在术者反手的指引下缓慢前进。后叶产钳放在 6 点钟的位置，头弯朝着胎儿颅骨；术者另一只手伸入盆腔后壁朝上，钳叶沿着手掌侧缓慢进入，跨过胎儿后侧耳朵。当胎头轴与骨盆轴平面为斜向而成倾势不均时，因为是滑锁也可以扣紧钳叶，纠正头不均倾（详见第 12 章）。与传统产钳旋转胎头不同，Kielland 产钳的反向盆弯可以通过钳胫轴直接旋转胎头[26]。钳胫和钳柄绕着中线旋转，钳胫和钳柄的旋转平面垂直于胎儿双顶径平面。在某些情况下，需要上推胎头完成旋转。这种情况下需要将 Kielland 产钳钳柄压得远低于水平位，将产钳推向母亲骨盆的上方和前方（即，朝着母亲的肚脐方向）。如果不采取这种角度将导致产钳与骶骨岬接触，则没有足够的空间完成旋转。在胎头旋转时，用一个手指放在颅骨缝那里，确认胎头和产钳是一起旋转的。一般来说，单手力量足以完成旋转，同时也可以避免用力过猛。成功旋转后，在牵引前还需要再次确定产钳是否放置正确。另外一个替代方法是移去 Kielland 产钳，换用经典式产钳牵拉。

旋转产钳：枕后位的应用

通过 Scanzoni-Smellie 手法使用经典式产钳可以将胎头由枕后位转为枕前位。先放后叶产钳，然后确认产钳的位置，让胎头在盆腔里轻微上抬，使旋转更容易。钳柄以一个大弧形朝着胎背移动可以使枕左后位转为枕前位。在钳柄大弧度旋转后，钳脚相对于胎儿颧骨隆起的位置颠倒。此时必须移出产钳并重新正确放置，之后才可以正确牵引。Kielland 产钳也可以用于枕后位旋转，且成功旋转后，可以直接牵引胎头助产。

负压吸引

和产钳使用一样，负压吸引的成功也取决于正确放置，然后沿着骨盆轴进行牵引[28]。胎先露部的最低点是放置负压杯的理想位置，被称为俯屈点或支点。枕前位时它位于矢状缝上后囟下方 2～3 厘米，枕后位时它位于后囟上方 2～3 厘米[28]。负压杯放在支点位置可以帮助胎姿势保持俯屈状态。如果牵引恰当，也可以让仰伸的胎头变俯屈。头不均倾时负压杯放置不恰当可能导致用力不均，增加胎儿颅内受损和头皮撕裂的风险[28,29]。因此，正确判断胎方位对于负压吸引杯的准确放置至关重要。负压吸引产生的力量非常大，推荐的压力为 550mmHg 到 600mmHg(11.6psi)[31]。负压吸引杯放好后，在加压到所需压力之前，需要再次确认是否放置正确，包括确认没有软产道组织吸入负压杯。和产钳一样，应当在宫缩时开始牵引，并同时让孕妇屏气用力，避免在宫缩间期牵拉。如果没有孕妇的屏气用力，单独牵拉需用很大的力量才能使胎头下降，将增加吸引杯脱落的风险。建议不要扭曲或摆动负压杯来促使胎头下降，会增加头皮裂伤和颅内出血(intracranial hemorrhage,ICH)的风险[28,31]。一旦负压杯放置正确，沿着骨盆轴进行牵引可以完成俯屈和自动旋转，但这取决于胎先露的位置和负压杯的种类[29]。

在牵引过程中，如果负压杯脱落，应重新评估负压杯的放置位置、牵引轴的方向和头盆尺寸。软、硬负压吸引杯脱落后引起压力骤降与头皮损伤有关，因此不能以为有脱落这一安全机制，对胎儿就没有任何潜在的风险[29,32]。目前还没有足够的循证医学数据可以确定使用负压吸引的最长时间，胎头娩出前最多可以牵引多少次，以及在放弃之前最多可以脱落多少次[28,29,33,34]。专家的共识是，每次牵拉后胎头都应该有下降，如果三次牵拉后胎头没有下降，那么应该放弃负压吸引。大多数专家推荐：负压杯脱落的次数最多不超过两到三次，使用时间最长不超过 20～30 分钟[34,35]。一项随机对照研究(randomized controlled trial,RCT)比较了全程维持 600mmHg 压力与宫缩之间将压力减小到 100mmHg，结果两组在分娩时间和新生儿结局方面没有差异[36]。最后，选择不同种类的负压吸引杯对成功分娩也很重要。目前使用的软杯对头皮损伤较小，但是失败率比硬金属杯高。一项纳入 9 个 RCTs 的 meta 分析发现，软杯的失败率是 16%，金属杯是 9%，软杯的脱落率是 22%，金属杯的脱落率是 10%。软杯的失败率偏高，也可能是因为软杯的安放和牵引相对较难，尤其是胎头仰伸、胎方位异常或者胎先露位置较高时[27,35]。

阴道手术助产的风险和益处

阴道手术助产的益处

绝大多数人都希望阴道分娩[14]。因此，在第二产程

中安全而有效地使用器械助产至关重要。此外，与孕妇提前沟通阴道手术助产的益处以及交流既往使用过的孕妇对产钳助产的看法，都是产前医患沟通的重要组成部分。一项纳入 393 名妇女的队列研究将第二产程停滞后在手术室施行"困难的"阴道手术助产与剖宫产进行了比较，出院前两组将来还想怀孕的比例是相同的(51% vs. 54%)。然而，在产后立即询问时，愿意下次阴道分娩的妇女，阴道手术助产组远高于剖宫产组(79% vs. 39%)。三年后再次调查时，比例是 87% vs. 33%[11,12]。此外，这些被调查者 3 年内再次妊娠时，前次阴道手术助产的妇女有 78% 再次成功阴道分娩，而前次剖宫产的妇女只有 31% 的经阴道分娩[12]。Johanson 等在一组比较产钳分娩与负压吸引分娩的随机对照试验中，随访了 5 年后发现，超过 75% 的经产妇在第二次妊娠时成功经阴道娩出相对更大的新生儿。

妇女不愿意再次怀孕的常见原因是害怕分娩[12]。由此调查了有阴道手术助产史的妇女对阴道手术助产的看法。大多数妇女认为，她们的产前分娩计划或产钳学习班没有为第二产程有可能使用阴道手术助产提供足够的准备[13]。此外，尽管在出院前医务人员会对阴道手术助产的指征进行解释，但是大多数患者很难理解阴道手术助产的必要性。这些患者更希望在分娩前多了解一些关于阴道手术助产方面的知识，以及在产后由医生或助产士讲解阴道手术助产的原因以及对她们以后的妊娠和分娩的影响[13]。

母体风险

最近有关阴道手术助产的研究着重于会阴损伤和随后的盆底功能障碍的风险。主要的风险就是大小便失禁。然而，很难通过将阴道手术助产与没有助产的妇女相比，找出导致大便失禁的确切的危险因素，因为干扰因素太多，包括：阴道助产适应证的掌握、分娩次数、母亲体重、新生儿出生体重、头围、会阴体长度、会阴切开术和母亲年龄等[38]。我们将分析 3 种与阴道手术助产相关的母体风险：严重的会阴裂伤(Ⅲ度和Ⅳ度会阴裂伤)、尿失禁和大便失禁。

会阴裂伤

严重的会阴裂伤是指累及肛门括约肌的会阴Ⅲ度裂伤，或者累及直肠黏膜的Ⅳ度裂伤(见第 18 章)。这种损伤与多种母体因素有关，如产次、新生儿体重、分娩方式和是否使用会阴切开术。在一项纳入两百多万例阴道分娩的回顾性研究中发现，发生严重会阴裂伤的比例初产妇是 11.5%，剖宫产后再阴道分娩是 13.8%，经产妇是 1.8%。发生肛门括约肌损伤的风险因素包括初产妇、巨大儿、肩难产、妊娠期糖尿病、产程延长、胎心率异常和阴

道手术助产。以前的研究认为产钳和负压吸引会大大增加（7~8 倍）严重会阴裂伤的风险。相反，Handa 等[39]研究发现，使用产钳时发生会阴严重裂伤的比值比仅为 1.4，负压吸引的比值比仅为 2.3，由此表明阴道手术助产发生会阴Ⅲ度或Ⅳ度裂伤的风险比之前认为的要小。这些研究者还发现会阴切开术可以降低 10% 的肛门括约肌损伤率。其他研究也表明，使用产钳时行会阴切开术不会增加会阴Ⅲ度或Ⅳ度裂伤的风险，或者会降低风险[40,41]。共纳入 7000 例分娩的两项研究指出，减少会阴切开，也会减少严重会阴裂伤[42,43]。不限制使用会阴切开术是否会影响严重会阴裂伤的比例，有待于前瞻性的随机对照试验进一步研究。

尿失禁

压力性尿失禁是指用力时小便不自主的漏出，大约三分之一的妇女至少每周发生一次[44]。妊娠期间和分娩之后都容易发生尿失禁。Viktrup 和 Lose[45]发现，**32% 的初产妇在妊娠时发生尿失禁，7% 在分娩后尿失禁。分娩后 1 年发生尿失禁的仅有 3%。然而，分娩后没有症状的妇女分娩 5 年后约 19% 有尿失禁**。挪威 Nord-Trøndelag 郡的一项关于尿失禁的流行病学研究共纳入 11 000 例初产妇，其中有 80% 参与调查，尿失禁的发生率是 24%，并且随着年龄的增加、体重指数（body mass index，BMI）的增加和产后时间的延长，尿失禁发生率呈上升趋势[46]。另外，尿失禁还和新生儿体重超过 4000g 以及头围超过 38cm 有显著关系。一次负压吸引和产钳助产没有增加尿失禁的风险。在一项比较产钳助产和阴道自然分娩的近、远期影响的前瞻性研究中，包括了病人调查和临床检查资料。Meyer 等[47]发现，分娩后 9 周（32% vs. 21%）和 10 个月时（20% vs. 15%），两组尿失禁的比率是相似的。此外，膀胱颈和尿道括约肌功能以及阴道内压力，两组也是相似的。唯一区别的是产钳分娩组在产后 10 个月时盆底松弛的发生率增高（20% vs. 6%）。Johanson 等[48]将病人随机分入产钳或负压吸引组，进行了 5 年随访，两组尿失禁的发生率没有差别。然而，Arya 等[49]运用患者的

调查数据进行的一项前瞻性观察研究发现，产钳助产与自然分娩或负压吸引助产相比，在产后一年更可能持续存在尿失禁（11% vs. 3%）。一项纳入 1100 多名初产妇的队列研究中发现，只有剖宫产的妇女在产后 18 个月持续发生尿失禁的风险比自然分娩有显著下降，而产钳助产、负压吸引与自然分娩相比，则没有差异[50]。Macleod 等[51]报告，与限制性会阴切开相比，常规会阴切开可以减少压力性尿失禁的发生。

足月臀位研究（Term Breech Trial）是唯一评估计划性剖宫产和计划性阴道分娩后尿失禁症状的前瞻性随机试验[52]。在产后 3 个月，剖宫产组的妇女报道尿失禁的比阴道分娩组的妇女要少（4.5% vs. 7.3%；RR：0.62；95% CI：0.41~0.93）。最后，一项长达 34 年的研究随访了产钳助产、阴道自然分娩、没有临产直接选择性剖宫产的妇女，发现阴道自然分娩的妇女比产钳助产的妇女发生尿失禁的频率要高（19% vs. 7%），阴道分娩次数是发生尿失禁的唯一风险因素（OR：19.5；95% CI：4.01~34.8；$P = 0.001$）[53]。鉴于还有很多其他的原因影响尿失禁，阴道分娩方式（自然分娩、产钳助产和负压吸引）和尿失禁之间的准确关系目前仍然不清楚。然而，如果产钳助产对尿失禁的发展有影响的话，它的影响也是很小的。因此，有产科指征使用产钳助产或负压吸引的孕妇，可以告知她们阴道手术助产与阴道自然分娩相比，并不会增加长期尿失禁的风险。

大便失禁

据报道，初产妇阴道分娩时发生肛门括约肌损伤的比例大约为 **7% ~ 11.5%**[39,54,55]。阴道助产会增加会阴裂伤的风险，尤其是Ⅲ度和Ⅳ度会阴裂伤[39,40]。然而，阴道分娩时，隐匿性肛门括约肌损伤及其导致的大便失禁的准确的发生率仍不清楚。一项纳入 93 名初产妇的前瞻性研究结果显示，用直肠内超声评估产钳助产妇女产后 6 周肛门括约肌损伤的发生率为 13%[56]，这些发现和其他的研究结论不一，几个小样本的研究发现产钳助产后短期内肛门括约肌受损的发生率更高（表 14-2）[56-61]。

表 14-2　产钳助产后括约肌损伤发生率

文献	产钳分娩（例）	肛门内括约肌损伤	肛门外括约肌损伤	内外括约肌同时受损	肛门受损百分比（%）
Sultan[57]	26	7	3	11	81
Sultan[60]	19	MD	MD	MD	79
Abramowitz[58]	35	MD	MD	MD	63
Belmonte-Montes[59]	17	0	11	2	76
Fitzpatrick[61]	61	0	34	0	56
De parades[56]	93	0	11	1	13

备注：MD，missing data，数据缺失

表 14-2 显示了研究的困难之处在于分娩后随访做直肠内超声检查的患者极少。例如,Sultan 等关于产钳和负压吸引的 RCT 征募了 313 名患者进行研究,最终仅有 44 名(14%)参与了研究。由于不是所有的患者都参与了评估,所以研究存在显著的选择性误差。症状较重的患者更愿意回诊做直肠内超声检查。因此实际的肛门括约肌损伤的发生率应当更低。事实上,在一项最大的研究产钳助产或者负压吸引后肛门括约肌损伤的随机试验中,Fitzpatrick 等人[61]随访 61 例产钳分娩组的妇女,结果显示肛门括约肌损伤的发生率(56%),比之前报道的要低很多。即便在这项研究中,产钳助产比负压吸引助产后有更多的病人主诉大便控制紊乱(59% vs. 33%),但是两者之间在直肠内超声检查和直肠压力检测方面都没有显著的差异。两组患者在症状评分方面没有差异,大便控制紊乱的程度也较低,最常见的症状是偶尔的排气失禁。

然而,de Parades 等[56]的研究发现产钳助产后肛门括约肌损伤的比例更低(13%),大便控制紊乱的发生率是 30%。与 Fitzpatrick[61]的结果一样,最常见的症状是持续的排气失禁(17/28)。每日大便次数增加和超声波发现的肛门括约肌受损有关,但是大便失禁症状却与此无关[56]。

虽然阴道助产后立即出现大便失禁和肛门括约肌受损的比例可能高达 60%,但是长期的随访数据却没能证实这点。例如,Johanson 等[48]对产钳分娩和负压吸引的妇女随访了 5 年,发现两组患者在主诉大便控制紊乱方面没有显著差异(15% vs. 26%)。产钳或负压吸引助产后,多数病人大便控制紊乱的症状仅仅是偶尔的排气失禁或腹泻(70% vs. 68%)。一项对 42 名产钳助产分娩和 41 名阴道自然分娩的妇女进行 34 年随访的研究发现,产钳助产组在超声检查下发现肛门括约肌受损的比例更高(44% vs. 22%),但是大便控制紊乱的发生率却没有差异(14% vs. 10%)[53]。这些数据都表明:产钳助产增加括约肌损伤的危险,但不会增加长期大便失禁的危险。实际上,线性回归分析发现新生儿出生体重过重显著增加大便失禁的风险,但产钳助产不会[53]。然而,一项纳入 3763 名妇女、长达 12 年随访的纵向研究表明,产后 3 个月和 6 年仅 6% 的病人自报有持续性大便失禁。线性回归分析认为,任何种类的产钳助产、母亲年龄在 30 ~ 34 岁之间以及肥胖都与持续性大便失禁无关[62]。因此,综合这些研究,产钳助产后发生肛门括约肌损伤的比例更高,有关产钳助产对远期大便失禁的影响有待进一步的研究。这些观察可能反映了机体随着时间的推移对肛门括约肌受损有修复和代偿能力,也令人质疑过早评估大便失禁的重要性和有效性。

胎儿风险

阴道手术助产对胎儿的损伤包括颅面损伤、颅内损伤、神经损伤和认知受损。胎儿受损的情况因器械而异。负压吸引明显增加头皮血肿、帽状腱膜下出血和视网膜出血,产钳助产则增加(但不显著)头部和面部损伤[63]。产钳和负压吸引交替使用对母儿的风险比其单独使用时对母儿的风险更大,因此要特别小心[55]。

颅面部和颅内损伤

头皮血肿和帽状腱膜下出血

负压吸引时发生骨膜下头颅血肿的概率比产钳助产或阴道自然分娩要高(112/1000,63/1000,17/1000)[64,65]。然而,临床最严重的威胁生命的却是帽状腱膜下出血(见第 22 章)。Nagele 在 1819 年最先描述这种“假的头颅血肿”,将它和真的骨膜下头颅血肿区别开来[66]。当帽状腱膜和骨膜之间的疏松蜂窝组织出现积血时就叫帽状腱膜下出血。如果由于剪切力导致位于静脉窦和头皮之间的静脉破裂,帽状腱膜下的这些疏松结缔组织所存在的潜在腔隙将充满血液,不受骨缝的限制(这和骨膜下血肿不同,骨膜下血肿的出血局限在骨缝里)。这些腔隙可以容纳大约几百毫升的血液,从而引起新生儿严重的血容量降低而导致缺氧、弥散性血管内凝血(disseminated intravascular coagulation,DIC)、终末器官受损,甚至死亡[67]。老的文献记载,引起帽状腱膜下出血的常见几种原因有:负压吸引(占 48%)、阴道自然分娩(占 28%)、产钳助产(占 14%)、剖宫产(占 9%)[66]。尽管这些数据来自于 1965 年 ACOG 对低位产钳的定义范围较广的时候,但是,鉴于在自然分娩时也可能发生可以致命的帽状腱膜下出血,需要引起产科医生的高度重视。

最近的研究数据表明帽状腱膜下出血几乎仅发生于负压吸引中,其发生率大概是 26/1000 到 45/1000[71]。Benaron[72]报道使用软硅负压吸引杯时其发生率是 1/200。阴道自然分娩帽状腱膜下出血的发生率是 4/10 000[66]。Boo[73]的一项超过 64 000 例新生儿、持续 30 个月的前瞻性研究发现,负压吸引时帽状腱膜下出血的发生率比其他分娩方式的发生率要高(41/1000 vs. 1/1000)。负压杯的种类和持续使用的时间可以预测头皮损伤。软杯发生头皮损伤的概率可能要低些,但是导致帽状腱膜下出血的可能不会降低[4]。另一项研究表明:负压吸引持续时间超过 10 分钟,最可能引起头皮损伤[74]。

在 1998 年 5 月,FDA 针对负压吸引装置发布了公共卫生报告。与之前 11 年相比,在过去的 4 年里负压吸引的死亡率和严重并发症增加了 5 倍。建议只在有特殊的产科指征时使用。其他建议包括:

- 使用负压吸引助产时,术者必须技术熟练,并且知晓文献所报道的适应证、禁忌证和注意事项,以及厂家标注的最新注意事项。

- 所有负压吸引装置在使用时应当是沿产道轴的方法稳定地牵拉,摇摆或扭动吸引杯会有风险。因为每种类型或者型号的产品的操作说明不尽相同,所以使用特定产品时,遵守厂商提供的操作指南非常重要。
- 需要提醒负责婴儿护理的医务人员,曾经使用过负压吸引助产,请他们关注婴儿可能出现的并发症。
- 新生儿护理人员必须熟悉上报到 FDA 的以及文献记载的与负压吸引助产相关的并发症。所有负压吸引助产的新生儿,医务人员必须关注并发症的任何征象。
- 向 FDA 上报与负压吸引助产有关的不良事件。

多数指南建议负压吸引杯的脱落次数不能超过 3 次,但是并没有相关的证据表明只用三次就安全。如果在牵引时胎头没有下降而负压吸引杯滑落,仍有可能发生新生儿头皮损伤。Benaron[72] 发现,初产妇、重度难产者、胎位不正者和用力过大过长者,发生损伤和出血的风险均会增加。因此使用负压吸引时,需十分谨慎,避免使用过长(超过 30 分钟)或用力过大。

颅内出血

负压吸引助产、产钳助产和顺产转剖宫产,这三种分娩方式发生颅内出血的风险是相似的(1/860、1/664 和 1/907),高于没有试过产的剖宫产(1/2750)以及阴道自然分娩(1/1900)。由于异常产程转为剖宫产所分娩的新生儿发生颅内出血的风险与产钳助产和负压吸引助产相似,因此,新生儿发生颅内出血的共同危险因素是异常产程,而与阴道手术助产类型无关。事实上,阴道自然分娩的新生儿,约有 6% 会发生隐性的硬膜下出血。这些无症状的新生儿出血并不代表严重的出生创伤,只不过是临产和分娩时自然发生的。这些隐性的硬膜下出血均会在产后 4 周内吸收。

神经系统和认知功能

负压吸引助产分娩的新生儿发生视网膜出血的风险大约是产钳助产的两倍多[63],但这些出血并没有导致明显的长期后遗症。Johanson 等[48] 的 RCT 对比了产钳助产和负压吸引新生儿,并且随访了 5 年,发现约有 13% 的新生儿有视力问题,但是两组之间没有显著差异(12.8% vs. 12.5%)。根据以色列国防部征兵署的体检报告,Seidman 等[77] 发现 1747 例负压吸引助产与 47 000 例自然分娩的小孩相比,17 岁时视觉异常的比例并没有增加。

除此之外,也没发现阴道手术产对孩子的认知发展有长期的影响。Seidman 等[77] 研究表明产钳助产、负压吸引助产和阴道自然分娩的小孩在 17 岁时的平均智力水平是没有显著差异的。但是,剖宫产分娩的孩子平均智力水平却比自然分娩的孩子要低。加州奥克兰 KAISER

医疗系统 1993 年一篇报道中,Wesley 等[78] 对 1192 例产钳助产和 1499 例自然分娩的孩子进行比较。孩子 5 岁时通过智商测试来确定的认知和发育,**两组之间并无显著差异**。在 1192 例产钳助产中,有 114 例是中位产钳助产,这些小孩 5 岁时的智商与 1500 例对照组也无差别。**最后,产钳助产与成人期的癫痫无明显关联**。Murphy 等人[79] 对超过 21 000 例队列研究发现,产钳助产分娩与其他分娩方式相比,没有增加癫痫或抗惊厥治疗的风险。

一项纳入 264 名足月、单胎、第二产程采取阴道手术助产的孕妇的前瞻性研究,随访新生儿 5 年,发现产钳助产的和剖宫产的孩子在长期神经系统发育方面没有显著差异[80]。

证据表明,产钳助产可能对长期不良神经系统并发症有一定的保护作用。一项回顾性分析[81] 纳入 1995 年至 2003 年之间的 100 多万单胎新生儿,研究结果表明与负压吸引或者剖宫产相比,产钳助产会降低神经系统不良结局,包括癫痫发作和 5 分钟 Apgar 评分低于 7 分。

复杂阴道手术助产

大于 45 度旋转胎头

产钳放置正确且技术应用得当对于安全助产至关重要。产钳助产的结局往往直接与阴道自然分娩的结局进行比较,而且总是被认为它对产妇的伤害比阴道自然分娩要高。但是,将两种分娩方式进行比较本身就是不合理的,因为产钳使用的适应证,本身会干扰临床结局。与产钳助产或阴道手术助产比较的应该是第二产程停滞后的剖宫产。目前没有前瞻性的研究来比较这两种分娩方式。**大量回顾性研究表明,相比于剖宫产,中位产钳和旋转产钳不会增加胎儿或者新生儿不良结局的风险,包括 Apgar 评分、脐血血气值、产伤和新生儿重症监护(neonatal intensive care unit,NICU)入住率等**。具体地说,Kielland 产钳旋转胎头助产与剖宫产相比,新生儿并发症率相似,包括:头颅血肿(9% ~ 17%),面部青紫(13% ~ 18%),面部神经损伤(1% ~ 5%),新生儿脑部疾病(< 1%)和臂丛神经损伤(<1%)。有趣的是,母体并发症率(术中及术后并发症,失血及住院时长),剖宫产高于中位产钳助产[82-83]。

旋转产钳分娩的结局也和非旋转产钳的结局进行了比较。Healy 等[88] 比较了 552 例 Kielland 旋转产钳助产、95 例经典产钳用 Scanzoni-Smellie 式手法分娩和 160 例人工旋转胎头后用经典产钳助产,三组的新生儿结局并没有差异。Krivac 等人[89] 比较了 55 例 Kielland 产钳旋转胎头助产和 213 例无旋转胎头的助产,其中有 15 例旋转角度大于 90 度,有 40 例旋转角度小于 90 度但是大于 45 度。他们发现使用 Kielland 产钳旋转组,第二产程和整个产程更长，1 分钟 Apgar 评分低于 6 分和羊水粪染的发生率更高。但是无旋转胎头的产钳分娩组产后出血率更高（14% vs. 7%）和Ⅲ度、Ⅳ度裂伤率也更高（24% vs. 14%）。而其他产妇、新生儿并发症并无差异，包括神经受损率（<1%）、面部擦伤率（7%）、肩难产（1%）、NICU 入住率。Hankins 等[90]进行了一项回顾性病例对照研究，比较了 113 例旋转大于 **90 度**的产钳助产和 **167 例旋转小于 45 度的产钳助产，两组在严重胎儿损伤方面没有差异。严重胎儿损伤是指颅骨骨折、硬膜下血肿、臂丛神经或面神经损伤和胎儿酸中毒（pH<7）。**Feldman 等[91]对比了 104 例持续性枕后位使用 Leff 产钳进行胎头旋转分娩和 163 例非旋转产钳分娩，发现旋转产钳组会阴切开率（66% vs. 82%）和会阴裂伤率（16% vs. 23%）都较低，两组新生儿并发症没有差异。这些研究表明，如果放置正确且使用得当，旋转大于 45°产钳助产可以安全地完成，并且不会增加产妇或者新生儿的并发症。因此，处理第二产程异常时，这项技术仍应该是一个选项。

中骨盆助产

就像产钳旋转胎头助产一样，从 **S-0** 或 **S+1** 助产（**中骨盆或中位产钳**）**需要一套特定的技巧和注意事项。1988 年，ACOG 发布了中位产钳的必备条件：（1）**一名经验丰富的术者进行操作或指导；（2）麻醉充分；（3）充分评估母体骨盆-胎儿大小的适应程度；（4）尝试失败后愿意放弃助产。**这些条件应该同时结合 Richardson 等[92]列出的先决条件：（1）**必须是剖宫产不好实施，才考虑中位产钳；（2）产妇的并发症必须明显低于剖宫产；（3）不应对胎儿造成危害。**与剖宫产相比，中位产钳术没有增加新生儿不良结局，包括脐血血气、Apgar 评分、NICU 入住率、出生创伤等[82,83,93]。1977 年 Revah 等[93]报道了他们的一项长达 7 年的回顾性分析研究，纳入了 401 例剖宫产，其中有 75 例尝试了阴道手术助产（产钳助产或负压吸引产）。研究发现尝试了阴道手术助产和没有尝试阴道手术助产的母儿结局没有差异。尽管这些中位产钳研究的结果比较乐观，但是鉴于对技术能力的要求，遵循 ACOG 在 2000 年发表的指南最为合理："**除非术前评估显示成功的可能性非常高，否则最好避免尝试阴道手术助产**"。总之，ACOG 的声明和前述的一些先决条件都为有经验的医务人员尝试中位助产分娩提供了指南和支持。

序贯使用负压吸引和产钳助产术

序贯使用负压吸引和产钳术似乎增加了产妇和新生儿的不良结局，并超过单个器械的相对风险的总和[55,65]。与阴道自然分娩相比，序贯使用负压吸引和产钳助产显

著增加颅内出血（RR：3.9；95% CI：1.5 ~ 10.1）、臂丛神经损伤（RR：3.2；95% CI：1.6 ~ 6.4）、面神经损伤（RR：3.0；95% CI：4.7 ~ 37.7）、新生儿癫痫（RR：13.7；95% CI：2.1 ~ 88.0）、新生儿呼吸机的使用（RR：4.8；95% CI：2.1 ~ 11.0）、重度会阴裂伤（RR：6.2；95% CI：6.4 ~ 20.1）和产后出血（RR：1.6；95% CI：1.3 ~ 2.0）[55]的发生率。因此，为了降低母儿并发症，应避免序贯使用这些器械。应当仅限于一种方法失败的情况下换用另一种器械，而且应该由技术娴熟、经验丰富的术者使用。

阴道手术试产

母儿并发症增高与阴道手术助产失败有关，其中**新生儿死亡率高达 38%，孕产妇死亡率为 2%**[94]。母儿并发症及死亡率增加的报道，引出产钳试产的概念：胎位不正用产钳矫正之后，如果没有明显的胎头下降，应立即转为剖宫产手术[95]。这些尝试一般在手术室而不是在产房进行，确保尝试失败后可以迅速转为剖宫产。**实施该概念之后，并发症率及死亡率已经下降。**在没有可疑胎心监护时，产钳或负压吸引尝试失败之后，母、儿结局没有差别[96]。

负压吸引助产与早产儿

目前没有高质量的研究可以确定负压吸引的孕龄截断值：即胎儿在此孕龄之下，禁止使用。有两项研究发现，使用软杯并未给早产儿带来不良结局。不过，这些研究规模较小，不足以证明显著性。没有 RCTs 比较过产钳和负压吸引，或者不同种类的负压吸引，从而判断出孕龄的截断值。**ACOG 指出，大多数阴道手术助产方面的专家，将负压吸引术限制在满 34 周以后使用**[71]。考虑到早产儿头颅较软、头皮组织较脆弱，在使用负压吸引加压和减压过程中受损的风险很大，因此，把 34 周作为截断值是合理的。

患者咨询：产钳、负压吸引或剖宫产

负压吸引使用已超过了产钳助产术，引来更多的研究比较两种助产技术的效果和并发症。表 14-3 将这两种助产技术的缺点进行汇总。纳入 10 项 RCTs 的 meta 分析[97]表明，负压吸引助产的失败率比产钳助产高，给孕妇带来的创伤小，包括Ⅲ度、Ⅳ度会阴裂伤和阴道裂伤。负压吸引术使用区域麻醉和全身麻醉比例少，两者之间新生儿严重损伤率没有区别。虽然样本量小，但是与产钳相比，负压吸引术增加新生儿头颅血肿和视网膜出血风险。据报道，负压吸引术引起新生儿颅内血肿的发生率是 6%，软杯和金属杯无差异[29,97]。负压吸引对视网膜出血的长期影响有待进一步研究。

表 14-3　产钳助产和负压吸引助产并发症比较	
产钳助产	负压吸引
Ⅲ度、Ⅳ度阴道裂伤发生率较高	失败率高
产后不适增加	新生儿损伤风险增加
培训时间长	轻：头颅血肿、视网膜出血
新生儿面部神经损伤的风险增加	重：蛛网膜下出血、帽状腱膜下出血
	对母体麻醉要求低

摘自 Johanson RB, Menon BK。Vacuum extraction versus forceps for assisted vaginal delivery. *Cochrane Database Syst Rev.* 2000；(2)：CD000224.

除非孕妇在临产之前做选择性剖宫产，否则避免阴道手术助产并不能减低长期尿失禁的风险。**使用产钳或者负压吸引助产后，产妇发生尿失禁的风险与阴道自然分娩相似**：无论采用何种分娩方式，有 5% ~20% 的妇女会出现长期持续性尿失禁。此外，尽管有数据表明使用产钳助产分娩的女性肛门括约肌损伤率较高，但**还不清楚长期的大便失禁情况与阴道自然分娩是否有差异**。约有 10% ~30% 的妇女阴道分娩后有一定程度的大便控制紊乱，唯一能够减少这种风险的是在没有临产前就选择剖宫产。

尿失禁最大危险因素是总的分娩次数，而大便失禁最大危险因素是阴道分娩的最大的胎儿，与分娩方式无关。 有关胎儿的风险，与产钳或阴道自然分娩相比，负压吸引会增加头颅血肿、帽状腱膜下出血和视网膜出血的发生率。与负压吸引或阴道自然分娩相比，产钳助产增加了面部擦伤、短暂的面神经麻痹的风险。然而，没有证据表明这些新生儿短期并发症会引起长期的视觉、神经或认知发育异常。最后，第二产程时转为剖宫产的妇女，术中及术后并发症、出血、住院时间延长的比率明显高于阴道手术助产。

也必须让患者了解，若此次妊娠是经阴道手术助产，与剖宫产相比，下次妊娠时，经阴道分娩的概率会大大增加（78% vs. 31%）。如果有指征明确，建议患者选择第二产程阴道手术助产（包括产钳或负压吸引）是合理的。因为恰当利用阴道手术助产并能成功，并不会增加母儿的长期风险，却可以避免剖宫产相关的母体并发症，还可增加下次妊娠阴道分娩的可能性。

一项纳入 10 个 RCTs 的 meta 分析[64]表明，与产钳助产相比，负压吸引产失败率较高。然而，负压吸引更可能最终经阴道分娩，可能是负压吸引失败后转成产钳助产而经阴道分娩，而产钳助产失败率低。失败率低不是考虑产钳助产的唯一理由。**在某些情况下，产钳助产是唯一可用的方法**，如臀位后出头、34 周以前的早产、颏前位的面先露、怀疑胎儿凝血功能障碍或血小板减少，和孕妇身体情况不允许第二产程屏气用力[14]。选择何种工具的关键是看具体的临床情况和术者对工具的熟练程度，因此，要求产科学生熟练掌握这两种工具的使用至关重要。最后，应当在产前检查期间为孕妇讲解阴道手术助产的

风险、益处和替代方案，并提供咨询。因为在第二产程时孕妇正经历着痛苦，深感疲惫，很可能受到止痛药的影响，这个时候不是咨询的最佳时间。这些咨询应该记录在病历中。

阴道手术助产的模拟与住院医师培训

在过去的 15 年里，阴道手术助产率始终保持稳定。有趣的是，在这段时间，负压吸引术取代产钳助产术成为首选（图 14-8）。在一篇对阴道手术助产的综述里，Yeomans[98]强烈主张把产钳的使用技巧纳入住院医师培训中，并且主张在临床使用之前进行模拟训练，以便更好地理解产钳使用的力学原理。Bahl 等人[99]通过视频回放确定非旋转负压吸引的重要步骤，并确定了必须的关键技术环节，以此评估学员是否可以在临床上胜任这项技术。通过模拟训练教学和评估负压吸引及产钳技术，然后再在临床使用，这个方法是否有效，有待进一步研究。

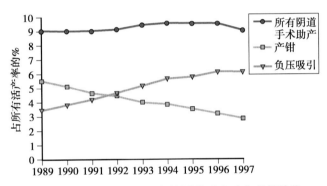

图 14-8　1989 年到 1997 年的阴道手术助产率保持稳定，负压吸引超越产钳助产成首选（摘自 Miksovsky P, Watson WJ. Obstetric vacuum extraction：state of the art in the new millennium. *ObstetGynecolSurv.* 2001；56：736.）

1992 年 Remin[100]等对美国住院医师培训中心做了一项调查，发现大多数培训中心使用的是 1988 年版的分类方法，86% 的培训中心传授中位产钳助产术。应指出的是，尽管大部分中心传授复杂的产钳技术，但是并未说明手术数量是否足以保证住院医师熟练掌握。总之，产钳使用的总数下降而中骨盆助产技术复杂，年轻的教员将复杂的中位产钳助产转为负压吸引和剖宫产（如 Tan[86]和 Jain[101]等的研究所示）。这些因素可能会导致中位产钳在不久的将来会被废弃。为了回应这些担心，Solt 等人[102]进行了一项独特的研究，探讨负压吸引和产钳助产术的比例在住院医师培训中是否可以逆转，但是又不增加并发症。他们在周一到周四早上 7 点到下午 5 点，在产房专门派驻一位教员。将实行这项措施之前 2 年的结果和之后 2 年的结果进行对比，表 14-4 显示一个专门的教员可以在不增加Ⅲ度、Ⅳ度裂伤或者新生儿并发症的情况下，增加了产钳助产相对于负压吸引助产的数量。事实上，

在教学期间,胎儿 pH 值小于 **7.1** 的事件减少[99]。

表 14-4　在产房专门派驻教员前后的分娩方式和结局

	派驻教员之前	派驻教员之后	P 值
出生(例)	3481	4338	0.0001
剖宫产	888(26%)	1183(27%)	不显著意义
阴道手术助产	394(11%)	461(11%)	无显著意义
产钳助产	172(5%)	337(8%)	0.00001
负压吸引	222(6%)	124(3%)	0.00001
Ⅲ度或Ⅳ度会阴裂伤	126(4%)	134(3%)	无显著意义
产伤	8(0.2%)	13(0.3%)	无显著意义
5 分钟 Apgar 评分<7	67(2%)	104(2%)	无显著意义

有关 1998 年版分类方法的应用,Ramin 等[100]在 20 世纪 90 年代初期的调查报告结果令人振奋,但是 Carollo 等[103]2004 年的研究却不容乐观。该研究对丹佛地区几家教学医院进行调查,提出以下几个重要问题:(1)如何定义胎先露高低?(2)你认为你的大多数同事是如何定义胎先露高低的?(3)你认为美国妇产科医师学会是如何定义胎先露高低的?(4)你认为这些区别有多重要?该研究的独特之处在于妇产科主治医师和住院医师以及护士都需要回答这些问题。**约有 35% 的主治医师仍以美国妇产科医师学会 1965 年推出的陈旧分类方法为依据,通过将骨盆划分成三部分来界定下降状态,并没有使用厘米法。**此外,近 15% 的人使用双顶径,而不是胎先露,来作为判断胎儿下降的标志。这些比例高于住院医师和护士的比例。确定胎先露位置时,大学教学医院正确使用的比例最高。这些数据表明,在传授应用恰当的技术确定胎先露位置时,我们做得很好,但是我们却疏于将正确的信息传播到大学教学医院之外。如果对胎先露位置的误解持续存在,那么阴道手术助产会更难,更危险。

要点

- 产钳是产科特有的手术器械,产程异常或者需要紧急分娩时,正确使用产钳可迅速安全地结束阴道分娩。
- 美国剖宫产率上升,约占所有分娩方式的 25%,而产钳助产率由 1980 年的 17.7% 下降到 2000 年的 4%。
- 由于住院医师的工作时间受限,剖宫产和负压吸引阴道助产方面的经验均受到影响。
- 应同等看待负压吸引器和产钳,使用的先决条件相同。
- 在使用负压吸引器时,每次牵拉都应有胎头下降,如果在牵拉三次后胎头没有下降,则应停止尝试。
- 产钳助产对产后发生尿失禁几乎没有影响,或者影响极小。
- 产钳助产会增加肛门括约肌损伤的概率;不过长期的大便失禁的概率与自然分娩无区别。
- 阴道手术助产引起的胎儿损伤因器械而异。负压吸引助产增加头颅血肿、帽状腱膜和视网膜出血的风险,产钳助产增加头皮及面部损伤的风险。
- 大量回顾性研究将中位旋转产钳助产与剖宫产进行了对比,证明并没有增加胎儿或新生儿不良结局,包括 Apgar 评分、脐带血气值、外伤和 NICU 入住率。
- 当放置正确且使用得当时,可以用产钳旋转胎头超过 45 度而不会增加母体和新生儿并发症。产钳仍是处理第二产程异常的一个选择。
- 序贯使用负压吸引和产钳会增加母体和新生儿不良结局的风险,其风险超过单用负压吸引和产钳相对风险的总和。

参考文献

1. Denman T. *An Introduction to the Practice of Midwifery*. 1st ed. London: 1788.
2. Holland E. The Princess Charlotte of Wales: a triple obstetric tragedy. *J Obstet Gynaecol Br Emp*. 1951;58:905.
3. Denman T. *Aphorisms on the Application and Use of the Forceps*. 6th ed. London: 1817.
4. DeLee JB. The prophylactic forceps operation. *Am J Obstet Gynecol*. 1920;1:34.
5. Martin JA, Hamilton BE, Osterman MJ. Births in the United States, 2013. *NCHS Data Brief*. 2014;175:1-8.
6. Thomas J, Paranjoth S. *National sentinel caesarean section audit report*. London: Royal College of Obstetricians and Gynaecologists Clinical Effectiveness Support Unit; 2001.
7. Martin JA, Hamilton BE, Osterman MJ, Curtin SC, Mathews TJ. Births: Final Data for 2013. *Natl Vital Stat Rep*. 2015;64:1-65.
8. Hankins GD, Uckan E, Rowe TF, Collier S. Forceps and vacuum delivery: expectations of residency and fellowship training program directors. *Am J Perinatol*. 1999;16:23.
9. Blanchard MH, Amini SB, Frank TM. Impact of work hour restrictions on resident case experience in an obstetrics and gynecology residency program. *Am J Obstet Gynecol*. 2004;191:1746.
10. *American College of Obstetricians and Gynecologists Practice Bulletin Number 17. Operative Vaginal Delivery*. June 2000.
11. Murphy DJ, Liebling RE. Cohort study of maternal views on future mode of delivery following operative delivery in the second stage of labor. *Am J Obstet Gynecol*. 2003;188:542.
12. Bahl R, Strachan B, Murphy DJ. Outcome of subsequent pregnancy three years after previous operative delivery in the second stage of labour: cohort study. *BMJ*. 2004;328:311.
13. Murphy DJ, Pope C, Frost J, Liebling RE. Women's views on the impact of operative delivery in the second stage of labour—qualitative study. *BMJ*. 2003;327:1132.
14. Patel RR, Murphy DJ. Forceps delivery in modern practice. *BMJ*. 2004;328:1302.
15. Dennen EH. A classification of forceps operations according to station of head in pelvis. *Am J Obstet Gynecol*. 1952;63:272.
16. American College of Obstetricians and Gynecologists. *Manual of Standards of Obstetric-Gynecologic Practice: American College of Obstetricians and*

Gynecologists. 2nd ed. Washington, DC: ACOG; 1965.

17. American College of Obstetricians and Gynecologists, Committee on Obstetrics, Maternal and Fetal Medicine: *Obstetric Forceps. Technical Bulletin No. 59,* February 1988.

18. Hagadorn-Freathy AS, Yeomans ER, Hankins GD. Validation of the 1988 ACOG forceps classification system. *Obstet Gynecol.* 1991;77:356.

19. Laube DW. Forceps delivery. *Clin Obstet Gynecol.* 1986;29:286.

20. Kielland C: *The application of forceps to the unrotated head. A description of a new type of forceps and a new method of insertion.* Translated from the original article in Monafs schrift fur Geburshilfe und Gynakologie 43:48, 1916.

21. Leff M. An obstetric forceps for rotation of the fetal head. *Am J Obstet Gynecol.* 1955;70:208.

22. Feldman DM, Borgida AF, Sauer F, Rodis JF. Rotational versus nonrotational forceps: maternal and neonatal outcomes. *Am J Obstet Gynecol.* 1999;181:1185.

23. Malmström T. The vacuum extractor: an obstetrical instrument. *Acta Obstet Gynecol Scand.* 1957;36:5.

24. Kuit JA, Eppinga HG, Wallenburg HC, Hiukeshoven FJ. A randomized comparison of vacuum extraction delivery with a rigid and a pliable cup. *Obstet Gynecol.* 1993;82:280.

25. Hillier CE, Johanson RB. Worldwide survey of assisted vaginal delivery. *Int J Gynecol Obstet.* 1994;47:109.

26. Hale RW, ed. *Dennen's Forceps Deliveries.* 4th ed. Washington, DC: American College of Obstetrics and Gynecology; 2001.

27. Scanzoni FW. *Lehrbuch der Geburtshulfe.* 3rd ed. Vienna: Seidel; 1853:838.

28. Mikovsky P, Watson WJ. Obstetric vacuum extraction: state of the art in the new millennium. *Obstet Gynecol Surv.* 2001;56:736.

29. Vacca A. Vacuum assisted delivery. *Best Pract Res Clin Obstet Gynecol.* 2002;16:17.

30. Vacca A. *Handbook of Vacuum Extraction in Obstetrical Practice.* London: Edward Arnold; 1992.

31. Center for Devices and Radiological Health. FDA Public Health Advisory. *Need for caution when using vacuum assisted delivery devices.* Rockville, MD: Food and Drug Administration Available at: <www.fda.gov/MedicalDevices/Safety/AlertsandNotices/PublicHealthNotifications/ucm062295.htm.

32. Plauche WC. Fetal cranial injuries related to delivery with the Malmstrom vacuum extractor. *Obstet Gynecol.* 1979;53:750.

33. O'Grady JP, Pope CS, Patel SS. Vacuum extraction in modern obstetric practice: a review and critique. *Curr Opin Obstet Gynecol.* 2000;12:475.

34. Bofill JA, Rust OA, Schorr SJ, et al. A randomized prospective trial of obstetric forceps versus the m-cup vacuum extractor. *Am J Obstet Gynecol.* 1996;175:1325.

35. Johanson R, Menon V. Soft versus rigid vacuum extractor cups for assisted vaginal delivery. *Cochrane Database Syst Rev.* 2000;(2):CD000446.

36. Bofill JA, Rust OA, Schorr SJ, et al. A randomized trial of two vacuum extraction techniques. *Obstet Gynecol.* 1997;89:758.

37. Johanson RB, Heycock E, Carter J, et al. Maternal and child health after assisted vaginal delivery: five-year follow up of a randomized controlled study comparing forceps and ventouse. *Br J Obstet Gynaecol.* 1999;106:544.

38. Handa VL, Harris TA, Ostergard DR. Protecting the pelvic floor: obstetric management to prevent incontinence and pelvic organ prolapse. *Obstet Gynecol.* 1996;88:470.

39. Handa VL, Danielsen BH, Gilbert WM. Obstetric anal sphincter lacerations. *Obstet Gynecol.* 2001;98:225.

40. Robinson JN, Norwitz ER, Cohen AP, et al. Episiotomy, operative vaginal delivery, and significant perineal trauma in nulliparous women. *Am J Obstet Gynecol.* 1999;181:1180.

41. Gill L, El Nashar S, Garrett AT, Famuyide AO. Predictors of third- and fourth-degree lacerations in forceps-assisted delivery: a case-control study. *Obstet Gynecol.* 2014;123:145S-146S.

42. Clemons JL, Towers GD, McClure GB, O'Boyle AL. Decreased anal sphincter lacerations associated with restrictive episiotomy use. *Am J Obstet Gynecol.* 2005;192:1620-1625.

43. Ecker JL, Tan WM, Bansal RK, et al. Is there a benefit to episiotomy at operative vaginal delivery? Observations over ten years in a stable population. *Am J Obstet Gynecol.* 1997;176:411.

44. Nygaard IE, Heit M. Stress urinary incontinence. *Obstet Gynecol.* 2004;104:607.

45. Viktrup L, Lose G. The risk of stress incontinence 5 years after first delivery. *Am J Obstet Gynecol.* 2001;185:82.

46. Rortveit G, Daltveit AK, Hannestad YS, Hunskaar S. Vaginal delivery parameters and urinary incontinence: the Norwegian EPINCONT study. *Am J Obstet Gynecol.* 2003;189:1268.

47. Meyer S, Hohlfeld P, Achtare C, et al. Birth trauma: short and long term effects of forceps delivery compared with spontaneous delivery on various pelvic floor parameters. *Br J Obstet Gynaecol.* 2000;107:1360.

48. Johanson RB, Heycock E, Carter J, et al. Maternal and child health after assisted vaginal delivery: five-year follow up of a randomized controlled study comparing forceps and ventouse. *Br J Obstet Gynaecol.* 1999;106:544.

49. Arya LA, Jackson ND, Myers DL, Verma A. Risk of new-onset urinary incontinence after forceps and vacuum delivery in primiparous women. *Am J Obstet Gynecol.* 2001;185:1318.

50. Gartland D, Donath S, MacArthur C, Brown SJ. The onset, recurrence and associated obstetric risk factors for urinary incontinence in the first 18 months after a first birth: an Australian nulliparous cohort study. *Br J Obstet Gynaecol.* 2012;119:1361-1369.

51. Macleod M, Goyder K, Howarth L, Bahl R, Strachan B, Murphy DJ. Morbidity experienced by women before and after operative vaginal delivery: prospective cohort study nested within a two-centre randomized controlled trial of restrictive versus routine use of episiotomy. *Br J Obstet Gynaecol.* 2013;120:1020-1026.

52. Hannah ME, Hannah WJ, Hodnett ED, et al. Outcomes at 3 months after planned cesarean versus planned vaginal delivery for breech presentation at term: the International Randomized Term Breech Trial. *JAMA.* 2002;287:1822.

53. Bollard RC, Gardiner A, Duthie GS. Anal sphincter injury, fetal and urinary incontinence: a 34-year follow-up after forceps delivery. *Dis Colon Rectum.* 2003;46:1083.

54. Richter HE, Brumfield CG, Cliver SP, et al. Risk factors associated with anal sphincter tear: a comparison of primiparous patients, vaginal births after cesarean deliveries and patients with previous vaginal delivery. *Am J Obstet Gynecol.* 2002;187:1194.

55. Gardella G, Taylor M, Benedetti T, et al. The effect of sequential use of vacuum and forceps for assisted vaginal delivery on neonatal and maternal outcomes. *Am J Obstet Gynecol.* 2001;185:896.

56. deParades V, Etienney I, Thabut D, et al. Anal sphincter injury after forceps delivery: myth or reality? *Dis Colon Rectum.* 2004;47:24.

57. Sultan AH, Kamm MA, Bartram CI, Hudson CN. Anal sphincter trauma during instrumental delivery. *Int J Gynecol Obstet.* 1993;43:263.

58. Abramowitz L, Sobhani I, Ganansia R, et al. Are sphincter defects the cause of anal incontinence after vaginal delivery? Results of a prospective study. *Dis Colon Rectum.* 2000;43:590.

59. Belmonte-Montes C, Hagerman G, Vega-Yepez PA, et al. Anal sphincter injury after vaginal delivery in primiparous females. *Dis Colon Rectum.* 2001;44:1244.

60. Sultan AH, Johanson RB, Carter JE. Occult anal sphincter trauma following randomized forceps and vacuum delivery. *Int J Gynecol Obstet.* 1998;61:113.

61. Fitzpatrick M, Behan M, O'Connell PR, O'Herlihy C. Randomised clinical trial to assess anal sphincter function following forceps or vacuum assisted vaginal delivery. *BJOG.* 2003;110:424.

62. MacArthur C, Wilson D, Herbison P, et al. Feacal incontinence persisting after childbirth: a 12 year longitudinal study. *Br J Obstet Gynaecol.* 2013;120:169-179.

63. Johanson RB, Menon V. Vacuum extraction versus forceps for assisted vaginal delivery. [revised 23 Nov 2001]. In: *The Cochrane Pregnancy and Childbirth Database. The Cochrane Collaboration,* Issue 1. Oxford: Update Software; 2002.

64. Caughey AB, Sandberg PL, Zlatnik MG, Thiet MP, Parer JT, Laros RK. Forceps compared with vacuum. *Obstet Gynecol.* 2005;106:908-912.

65. Demissie K, Rhoads GG, Smulian JC, et al. Operative vaginal delivery and neonatal and infant adverse outcomes: population based retrospective analysis. *BMJ.* 2004;329:24.

66. Plauche WC. Subgaleal haematoma: a complication of instrumental delivery. *JAMA.* 1980;244:1597.

67. Eliachar E, Bret AJ, Bardiaux M, et al. Cranial subcutaneous hematoma in the newborn. *Arch Fr Pediatr.* 1963;20:1105.

68. Schaal JP, Equy V, Hoffman P. Comparison of vacuum extractor versus forceps. *J Gynecol Obstet Biol Reprod.* 2008;37:S231-S243.

69. Ngan HY, Miu P, Ko L, Ma HK. Long-term neurological sequelae following vacuum extractor delivery. *Aust N Z J Obstetr Gynaecol.* 1990;30:111.

70. Chadwick LM, Pemberton PJ, Kurinczuk JJ. Neonatal subgaleal haematoma: associated risk factors, complications and outcome. *J Paediatr Child Health.* 1996;32:228.

71. *ACOG Practice Bulletin, No 17, June 2000; or ACOG Compendium of Selected Publications,* 2005, p 640.

72. Benaron DA. Subgaleal hematoma causing hypovolemic shock during delivery after failed vacuum extraction: case report. *J Perinatol.* 1993;12:228.

73. Boo N. Subaponeurotic haemorrhage in Malaysian neonates. *Singapore Med J.* 1990;31:207.

74. Teng FY, Sayer JW. Vacuum extraction: does duration predict scalp injury? *Obstet Gynecol.* 1997;89:281.

75. Towner D, Castro MA, Eby-Wilkens E, Gilbert WM. Effect of mode of delivery in nulliparous women on neonatal intracranial injury. *N Engl J Med*. 1999;341:1709.

76. Whitby EH, Griffiths PD, Rutter S, et al. Frequency and natural history of subdural haemorrhages in babies and relation to obstetric factors. *Lancet*. 2004;363:846.

77. Seidman DS, Laor A, Gale R, et al. Long-term effects of vacuum and forceps deliveries. *Lancet*. 1991;337:15835.

78. Wesley BD, van den Berg BJ, Reece EA. The effect of forceps delivery on cognitive development. *Am J Obstet Gynecol*. 1993;169:1091.

79. Murphy DJ, Libby G, Chien P, et al. Cohort study of forceps delivery and the risk of epilepsy in adulthood. *Am J Obstet Gynecol*. 2004;191:392.

80. Bahl R, Patel RR, Swingler R, et al. Neurodevelopmental outcome at 5 years after operative vaginal delivery in the second stage of labor: a cohort study. *Am J Obstet Gynecol*. 2007;197:147.e1.

81. Werner EF, Janevic TM, Illuzzi J, Funai EF, Savitz DA, Lipkind HS. Mode of delivery in nulliparous women and neonatal intracranial injury. *Obstet Gynecol*. 2011;118:1239-1246.

82. Bashore RA, Phillips WH Jr, Brickman CR 3rd. A comparison of the morbidity of midforceps and cesarean delivery. *Am J Obstet Gynecol*. 1990; 162:1428.

83. Traub AI, Morrow RJ, Ritchie JW, et al. A continuing use for Kielland's forceps? *Br J Obstet Gynaecol*. 1984;91:894.

84. Murphy DJ, Liebling RE, Verity L, et al. Early maternal and neonatal morbidity associated with operative delivery in the second stage of labour: a cohort study. *Lancet*. 2001;358:1203.

85. Stock SJ, Josephs K, Farquharson S, et al. Maternal and neonatal outcomes of successful Kielland's rotational forceps delivery. *Obstet Gynecol*. 2013; 121:1032-1039.

86. Tan KH, Sim R, Yam KL. Kielland's forceps delivery: is it a dying art? *Singapore Med J*. 1992;33:380.

87. Hankins GD, Rowe TF. Operative vaginal delivery—year 2000. *Am J Obstet Gynecol*. 1996;175:275.

88. Healy DL, Quinn MA, Pepperell RJ. Rotational delivery of the fetus: Kielland's forceps and two other methods compared. *Br J Obstet Gynaecol*. 1982;89:501.

89. Krivac TC, Drewes P, Horowitz GM, et al. Kielland vs. nonrotational forceps for the second stage of labor. *J Reprod Med*. 1999;44:511.

90. Hankins GD, Leicht T, Van Hook J, Uckan EM. The role of forceps rotation in maternal and neonatal injury. *Am J Obstet Gynecol*. 1999;180:231.

91. Feldman DM, Borgida AF, Sauer F, Rodis JF. Rotational versus nonrotational forceps: maternal and neonatal outcomes. *Am J Obstet Gynecol*. 1999;181:1185.

92. Richardson DA, Evans MI, Cibils LA. Midforceps delivery: a critical review. *Am J Obstet Gynecol*. 1983;145:621.

93. Revah A, Ezra Y, Farine D, Ritchie K. Failed trail of vacuum or forceps-maternal and fetal outcome. *Am J Obstet Gynecol*. 1997;176:200.

94. Freeth HD. The cause and management of failed forceps cases. *BMJ*. 1950;2:18.

95. Douglass LH, Kaltreider DF. Trial forceps. *Am J Obstet Gynecol*. 1953; 65:889.

96. Alexander JM, Leveno KJ, Hauth JC, et al. Failed operative vaginal delivery. *Obstet Gynecol*. 2009;114:1017.

97. Johanson R, Menon V. Vacuum extraction vs. forceps delivery. Cochrane Pregnancy and Childbirth Group. *Cochran Database Syst Rev*. 2005;2.

98. Yeomans ER. Operative vaginal delivery. *Obstet Gynecol*. 2010;115: 645.

99. Bahl R, Murphy DJ, Strachan B. Qualitative analysis by interviews and video recordings to establish the components of a skilled low-cavity nonrotational vacuum delivery. *BJOG*. 2009;116:319.

100. Ramin SM, Little BB, Gilstrap LC 3rd. Survey of forceps delivery in North America in 1990. *Obstet Gynecol*. 1993;81:307.

101. Jain V, Guleria K, Gopalan S, Narang A. Mode of delivery in deep transverse arrest. *Int J Gynecol Obstet*. 1993;43:129.

102. Solt I, Jackson S, Moore T, Rotmensch S, Kim MJ. Teaching forceps: the impact of proactive faculty. *Am J Obstet Gynecol*. 2011;204:448.e1-448.e4.

103. Carollo TC, Reuter JM, Galan HL, Jones RO. Defining fetal station. *Am J Obstet Gynecol*. 2004;191:1793.

最后审阅　方大俊

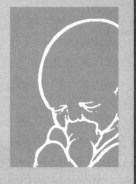

第 15 章

产时胎儿评估

原著　DAVID ARTHUR MILLER

翻译与审校　方大俊,梅珊珊,郑勤田

概述

　　节律性子宫收缩伴间断性胎儿供氧中断为人类正常产程的特点。绝大多数胎儿可以耐受这种短暂性缺氧,但有很少一部分胎儿因严重缺氧出现缺氧性损伤甚至死亡。有些临床情况诸如感染、先天性异常及胎粪吸入,可能引起胎儿或新生儿损伤,但与胎儿氧合无直接关系。通过保守治疗和手术干预,及时处理产程中胎儿供氧中断,很有可能预防胎儿损伤或死亡。产时胎心监护是用以评估产时胎儿氧合情况的一种手段。当胎心监护提示胎儿可能缺氧时,产科医生应该进一步评估和处理,例如吸氧或改变体位,来改善胎儿供氧情况。如果保守治疗不能奏效,监护仪有助于判断供氧中断的发生频率、持续时间及严重程度,从而医患双方共同决定分娩方式和时机,以避免胎儿缺氧导致不良结局。

胎儿监护简史

　　早在 18 世纪[1,2],文献就描述了胎心听诊。1882 年,Le Jumeau de Kergaradec 提出胎心听诊有助于妊娠和多胎妊娠的诊断,确定胎方位,根据胎心的强度和频率的改变可以判断胎儿宫内状况[2]。后来其他学者提出,胎心率的变化与胎儿氧合改变、脐带受压、胎头受压、"胎儿窘迫(fetal distress)"和"asphyxic intoxication(缺氧窒息)"相关[1,2]。这些发现是通过听诊器或检查者将耳朵直接贴在母体腹部听诊所获得。1917 年,Hillis 将改良后的听诊器称为 DeLee-Hillis 胎心听诊器(fetoscope)。

　　1906 年,Cremer 把一个电极置于产妇腹部,另一电极置于阴道,首次记录了胎儿心电图(ECG)。在较高电压的母体心电信号中,他发现了微弱的胎儿心电脉冲信号。此后的数十年,由于信号质量较差,经腹胎儿 ECG 的临床应用受到了限制。后来的科技发展提高了经腹胎儿 ECG 的精确性和可靠性。

　　20 世纪 50 年代引入了直接胎儿心电监测的概念,即将电极直接放置于胎儿表面记录 ECG。20 世纪 60 年代,Hon[3](美国)、Caldeyro-Barcia[4](乌拉圭)和 Hammacher[5](德国)等推进了电子胎儿监护(electronic fetal monitoring,EFM)的发展。1968 年美国临床首次使用 EFM,20 世纪 70 年代期间,EFM 的应用逐渐增多。超声多普勒技术的出现使胎心监护能够用于胎膜完整的产妇。到 2002 年,美国近 85% 的产妇使用 EFM[6]。如今,美国绝大多数产妇产时使用 EFM。

胎儿监护仪器

　　胎心监护图由两个笛卡尔图(Cartesian graphs)组成。上半部分的图显示即时胎心变化,X 轴为时间轴,Y 轴为胎心率。X 轴上,细的垂直线间隔为 10s,稍粗的垂直线间隔为 1min。Y 轴上,细的水平线间隔为 10bpm,范围为 30 ~ 240bpm。宫缩情况显示在下半部分,X 轴为时间轴,Y 轴为压力。细的垂直线间隔为 10s,稍粗的垂直线间隔为 1min。Y 轴上,细的水平线间隔为 5mmHg,范围为 0 ~ 100mmHg。胎心率和宫缩由热笔在热感纸张上分开描绘。美国胎心监护的走纸标准速度为 3cm/min,其他国家多数为 1cm/min。

直接胎心及宫缩监测

　　直接胎心监测需要经宫颈把 ECG 电极放置于胎儿先露部,适应于胎膜已破、宫颈口已扩张的情况,这些条件限制了胎心监测的应用。双极胎儿 ECG 的一个电极用细小的螺旋金属线直接固定于胎儿先露部皮肤,另一电极浸于阴道液体中,这样组成一个回路,以探及胎儿心电脉冲信号,信号放大后由心率计(cardiotachometer)处理(图 15-1)。计算机将接收到的胎儿 QRS 波群信息即刻处理。QRS 波群间的间隔时间用来计算胎心率,记录于胎心监护图纸的上半部分。每一个心动周期重复处理一次,这样会在胎心图纸上即时显示胎心率。

　　子宫收缩情况可以用**宫内压力导管**(intrauterine pressure catheter,IUPC)直接监测,IUPC 是一个细小、柔软、充满液体的压力导管,经宫颈放入羊膜腔内,将宫内压力传输至外置的压力转换器。宫内压力转换为电信号,连续地显示于胎心图纸的下半部分。新型 IUPC 的宫内端安装有应变式传感器,传输信号至导管底部的应变仪。另一端口可向羊膜腔内灌注生理盐水,缓解脐带受压所致的变异减速。IUPC 适当校正后,可以准确地评估宫缩的频率、持续时间和强度以及宫缩间歇期的基础张力。

间接胎心及宫缩监测

　　间接(体外)胎心监测无需经宫颈放置电极或导管。分娩前,用胎监带将超声探头固定于母体腹部,即可进行体外胎心监测。探头产生的超声波经耦合剂传递至母体皮肤,穿透母体及胎儿组织,经活动的组织界面反射。经胎心活动结构反射的声波返回至超声探头处理。朝向探头活动的胎心结构反射超声波高频信号,背离探头活动的胎心结构反射低频信号。这些频率变化称为多普勒效应,产生的相位信号(phasic signals))转换成类似于直接监测的胎心波形图显示出来(图 15-2)。**体外超声探头产生的原始信号较直接监测更容易受到干扰,但随着计算机处理与自动相关(autocorrelation)技术的提高,体外**

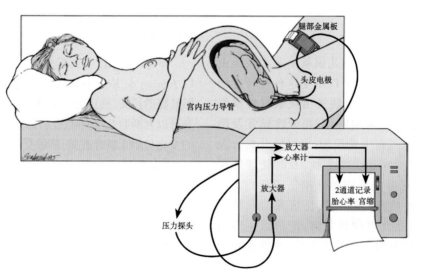

图 15-1　直接胎心与宫缩监测技术。电极直接放置于胎儿先露部,固定在产妇股内侧。信号传输至监护仪后放大,心率计进行计算、记录。宫内压力导管连接压力探头,信号放大与记录,用于评估宫缩情况

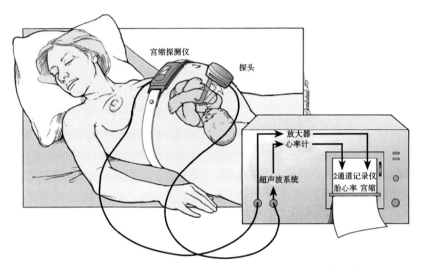

图 15-2　外监护仪器。置于腹壁的超声多普勒探头可以监测胎心率,探头发射与接收反射的信号,经处理后记录胎心率。宫缩探测仪可以放大宫缩信号并记录宫缩

胎心监测的胎心波形接近于直接胎心监测的方法。

将压力探头(tocodynamometer,宫缩探测仪)放置于母体腹部宫底处可以间接地评估宫缩情况。子宫与母体前腹壁的形态和硬度会随宫缩发生改变,此时产生的压力变化可传输至宫缩探测仪探头里的感受器,然后转换成电信号连续地显示于图纸的下半部分。体外宫缩探测仪适当放置于母体腹部后,可以监测宫缩频率和持续时间,但不能直接测量宫内压力,因此不能准确地评估宫缩强度及宫缩间歇期张力。此种情况下,往往通过触诊来评估宫缩的强度和基础张力。在宫缩最强的时候,用指尖触诊宫底,根据宫底部凹陷情况将宫缩强度可以分为弱、中、强。宫缩较弱时按压宫底很容易感觉宫底凹陷,宫缩很强时则不会出现宫底凹陷。用中等压力按压宫底出现凹陷,说明宫缩强度居中。

胎儿电子监护的生理学基础

产时胎心监护的目的是预防产时胎儿供氧中断引起的胎儿损伤。胎儿供氧中断导致特征性生理学变化,这些变化可以通过胎心率波形来判断,胎心监护正是建立在这个假设的基础(underlying assumption)之上。胎儿氧合包括:(1)外界氧气输送至胎儿;(2)胎儿对供氧中断的反应。产时胎心监护可以评估这两个方面的情况。

氧气从外界至胎儿的输送

氧气自外界至胎儿的输送通过母体及胎儿血液循环来实现,涉及的器官包括母体心、肺、血管、子宫、胎盘及脐带。氧气输送途径详见(图 15-3)。供氧中断可以发

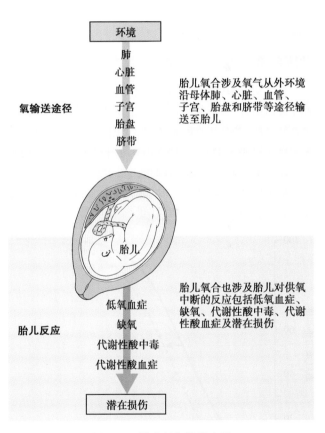

图 15-3　胎儿氧气输送途径

生于路径中的任一环节。

外界环境

吸入空气的氧浓度为 21%。吸入空气中氧分压(PO_2)为大气压(760mmHg)减去水蒸气压力(47mmHg)之后的 21%,海平面的氧分压约为 150mmHg。**氧从外界输送至母体血液和胎儿体内过程中,氧分压逐渐降低。**

达到胎儿脐静脉时氧分压可能仅为 **30mmHg。经过胎儿循环后,氧气经脐动脉返回胎盘,此时氧分压约为 15 ~ 25mmHg**[7-9]。以下进一步描述胎儿供氧的一系列过程以及可能导致供氧中断的原因。

母体肺脏

母体吸入的氧气进入肺泡,途中吸入的空气会与氧合稍差的呼出气体混合,因此,肺泡中的氧分压要低于空气的氧分压。在海平面水平,肺泡的氧分压约 100 ~ 105mmHg。氧气从肺泡经较薄的血-气屏障弥散至肺毛细血管。肺血-气屏障由三层组织构成:单层肺泡上皮及基底膜、细胞外基质层(间质)、单层毛细血管内皮及基底膜。呼吸道梗阻或药物(阿片类镇痛药物或硫酸镁)所致呼吸中枢的抑制或抽搐(呼吸暂停)均可能阻碍氧气从外界传输至肺泡。氧气从肺泡至肺毛细血管输送受阻的原因包括肺栓塞、肺炎、哮喘、肺不张或急性呼吸窘迫综合征(ARDS)引起的通气-灌注比例失调和弥散障碍。

母体血液

氧气从肺泡弥散至母体血液循环后,98%的氧气与血红蛋白结合,剩下的 1% ~ 2% 溶解于血液中并可以用动脉氧分压(PaO_2)的形式测量。与血红蛋白结合的氧含量直接取决于 PaO_2。不同 PaO_2 水平下的血红蛋白饱和度详见氧合血红蛋白解离曲线(图 15-4)。

正常成人 PaO_2 为 95 ~ 100mmHg 时,血红蛋白饱和度可达 95% ~ 100%,表示血红蛋白可以携带总氧量的

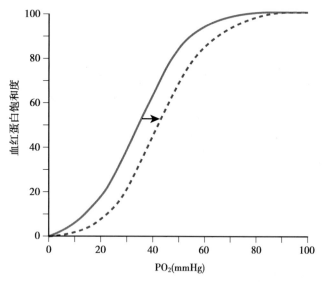

图 **15-4**　母体氧解离曲线。组织需氧量增加时,血红蛋白释放氧气增多,代表细胞代谢活跃。氧合血红蛋白饱和曲线右移的因素包括无氧代谢副产物生成(2,3-DPG 浓度增加)、乳酸增多(pH 值下降)、有氧代谢副产物生成(PCO_2 增加)以及发热

95% ~ 100%。很多因素可以影响血红蛋白亲和力,导致氧合血红蛋白解离曲线左移或右移。一般情况下,当组织需氧量增加时,血红蛋白释放的氧就会增加。确切地讲,氧释放的增加代表细胞代谢较为活跃。氧合血红蛋白饱和曲线右移的因素包括无氧代谢副产物生成(表现为 2,3-DPG 浓度增加)、乳酸增多(pH 值下降)、有氧代谢副产物生成(PCO_2 增加)以及发热。严重贫血和影响氧结合能力的先天性或获得性疾病(例如血红蛋白病或高铁血红蛋白血症)可以导致母体携氧异常,引起胎儿供氧中断。在产科人群里,母体携氧能力下降引起的胎儿供氧障碍不常见。

母体心脏

母体肺静脉将氧合的血液从肺运输至心脏。进入左心房的肺静脉血 PaO_2 约为 95 ~ 100mmHg。氧合血从左心房经二尖瓣泵入左心室,然后经主动脉输送至体循环系统。氧从外界至胎儿的正常输送有赖于母体的心脏功能,心输出量等于心率乘以每搏输出量。心率受诸多因素影响,包括内源性心脏起搏器(窦房结和房室结)、心脏传导系统、自主神经(交感与副交感神经系统)、内源性体液因子(儿茶酚胺)、外源性因素(药物作用)以及局部因子(钙、钾)。每搏输出量取决于心脏的前后负荷与收缩力。前负荷即为舒张期末心室充满血液时心肌纤维的张力,取决于回心血量。后负荷指心脏收缩时阻碍肌纤维缩短的压力,可以用体循环血管阻力或血压来衡量。收缩力指心肌纤维在收缩期泵出血液时的力量和速度。

母体心脏任何一个环节导致心输出量减少,均可阻碍氧从外界输送至胎儿。心输出量减少的因素包括心律失常、前负荷降低(低血容量或下腔静脉受压)、心脏收缩力受损(缺血性心脏疾病、糖尿病、心肌病、充血性心力衰竭)或后负荷增加(高血压)。此外,心脏及大血管的结构异常(瓣膜狭窄、瓣膜关闭不全、肺动脉高压、主动脉缩窄)也可能影响心脏泵血功能。正常孕妇心输出量减少的常见原因是低血容量或下腔静脉受压引起的前负荷降低。

母体血管

血液氧合后由心脏泵入体循环,途经主动脉、髂总动脉、髂内动脉、髂内动脉前干分支及子宫动脉进入子宫。接着经弓状动脉、放射动脉及螺旋动脉,进入胎盘绒毛间隙。低血压影响胎儿供氧,区域麻醉、低血容量、静脉回流障碍、心输出量减少或药物均可导致低血压。此外,内源性的血管收缩因子或药物也可以引起远端小动脉的收缩。慢性高血压、长期糖尿病、胶原血管疾病、甲状腺疾病或肾脏疾病可导致血管病变而影响胎儿氧气和营养的供应。子痫前期引起螺旋动脉的重塑异常也会影响绒毛

间隙的血液灌注。急性血管损伤(外伤、主动脉夹层)很少见。产科病人中,一过性低血压是胎儿供氧中断最常见的母体血管因素。慢性血管病变更加影响胎儿氧供,评估时要充分考虑。

子宫

在子宫动脉与胎盘绒毛间隙之间,弓状动脉、放射动脉和螺旋动脉及其同名静脉穿过子宫肌层。子宫因素引起胎儿供氧中断往往是因为子宫收缩,子宫收缩压迫肌肉内血管,导致血流中断。子宫收缩和子宫基础张力增高是影响胎儿氧供的最常见原因。子宫破裂很少见,但在有些情形下需要考虑。

胎盘

胎盘的功能是协助母体和胎儿进行物质交换,交换的物质包括气体、营养物、代谢物及其他分子如抗体、激素和药物等,物质交换在绒毛间隙的母体血和绒毛毛细血管内的胎儿血间进行。在胎盘的母体面,来自螺旋动脉的血进入绒毛间隙并浸泡绒毛膜绒毛。在胎盘的胎儿面,成对的脐动脉将胎儿血液经脐带运输至胎盘。足月时

胎儿心输出量的 40% 到达脐动脉。一旦达到脐带根部的插入点,脐动脉在胎盘表面呈扇形分开为若干分支。如(图 15-5)所示,在每一个胎盘小叶中,胎盘动脉向下走向绒毛膜绒毛。

绒毛膜绒毛是突向绒毛间隙滋养层的微小分支。每一个绒毛的血液供应来自于脐动脉终末支的毛细血管床。足月时,绒毛毛细血管血在绒毛间隙通过血-血屏障与母体血液隔离开来。胎盘血-血屏障与母体肺内血-气屏障类似,由胎盘滋养层、胎儿毛细血管内皮层及介入其中的基底膜层构成。母胎间的物质交换有多种方式,包括简单扩散、协助扩散、主动运输、质流、胞饮和渗漏。表15-1 列举了各种物质交换的方式。绒毛间隙的氧气输送至胎儿的过程取决于母体进入绒毛间隙血液的氧分压、进出绒毛间隙的血流、绒毛膜绒毛的表面积及氧气穿过胎盘血-血屏障的速率。

绒毛间隙 PaO_2

母体心脏泵出的动脉血氧分压约为 95～100mmHg,由螺旋动脉灌注至胎盘绒毛间隙的母体血氧分压亦为 95～100mmHg。母体血红蛋白释放的氧气穿过胎盘的

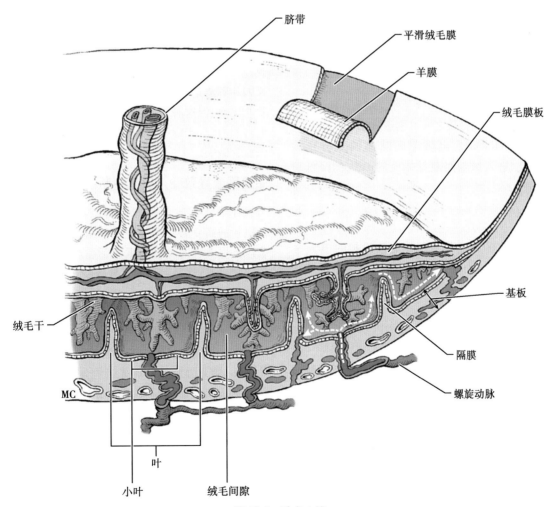

图 15-5 胎盘血流

表 15-1　胎盘转运的机制

机制	描述	转运物质
简单扩散	物质的转运顺向浓度差,从高浓度的一侧被动转运至低浓度一侧,不需要能量	O_2、CO_2、小离子($NaCl$)、脂肪、脂溶性维生素、部分药物
协助扩散	物质的转运顺向浓度差,需要载体的协助,不需要能量	糖、碳水化合物
主动运输	物质的转运逆向浓度差,需要载体及能量	氨基酸、水溶性维生素、大离子
质流	晶体压或胶体压作用下的转运	水、溶解的电解质
胞饮	经细胞膜转运吞噬后的颗粒	免疫球蛋白、蛋白质
渗漏	胎盘膜出现小破裂口,允许血浆及一些物质通过	母体或胎儿血细胞

血-血屏障进入胎儿血液,然后与胎儿血红蛋白结合。绒毛膜间隙的母体血氧分压会逐渐降低,物质交换后子宫静脉血的氧分压降低至 40mmHg(图 15-6)。

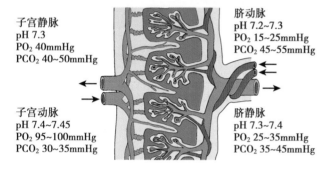

子宫静脉
pH 7.3
PO_2 40mmHg
PCO_2 40~50mmHg

子宫动脉
pH 7.4~7.45
PO_2 95~100mmHg
PCO_2 30~35mmHg

脐动脉
pH 7.2~7.3
PO_2 15~25mmHg
PCO_2 45~55mmHg

脐静脉
pH 7.3~7.4
PO_2 25~35mmHg
PCO_2 35~45mmHg

图 15-6　子宫及脐带血血气值

绒毛间隙的母体血平均氧分压约为 45mmHg,介于进出绒毛间隙血液的氧分压之间。刚进入绒毛间隙血的氧分压为 95 ~ 100mmHg,出绒毛间隙血的氧分压为 40mmHg。因此,进入绒毛间隙母体血的 PaO_2 的降低可影响胎儿供氧。

绒毛间隙血流

足月妊娠子宫的血流量占母体心输出量的 10% ~ 15%,约为 700 ~ 800mL/min。子宫血液多分布于围绕绒毛膜绒毛的间隙中。胎盘早剥、梗死、栓塞或感染等均可能导致绒毛间隙容积缩小。

绒毛膜绒毛表面积

氧气的交换有赖于绒毛膜绒毛的表面积,任何原因导致该面积减少均会影响胎儿氧供。这些原因包括各种急性或慢性疾病引起的原发性绒毛血管发育异常或继发性的绒毛结构变异。胎盘梗死、栓塞、出血、炎症、感染或血管发育异常均可导致继发性的绒毛结构破坏和扭曲。

血-血屏障的扩散

物质穿透胎盘血-血屏障的过程取决于浓度差、分子量、脂溶性、蛋白的结合以及离子化。其扩散的速度与距离成反比。足月妊娠时,胎盘的血-血屏障很薄,扩散的距离短。正常情况下,氧气及二氧化碳较易穿透此屏障。当各种急性、亚急性或慢性疾病增加了母胎间扩散距离时,正常的物质扩散则会受到影响。这些情况包括绒毛出血、炎症、栓塞、梗死、水肿、纤维化及细胞过度增生,细胞过度增生以合体结(syncytial knots)为特征[10]。

胎盘血管破裂

胎盘血管损伤导致的胎儿失血也值得关注。绒毛血管损伤后,胎儿血液渗透至绒毛间隙,导致胎母出血(fetal-maternal hemorrhage)。母体腹部外伤、胎盘早剥,或侵入性检查均可导致胎母出血,有时引起胎母出血的原因并不清楚。此外,前置血管(vasa previa)破裂可引起胎儿出血,但这种情况很少见。前置血管位置表浅并靠近宫颈内口,产程中宫颈的变化、破膜或指检均可能导致该血管破裂。

胎盘因素导致胎儿供氧中断的总结

在胎盘环节,氧气输送受多方面因素的影响。胎盘微血管的病变需要在分娩后经组织病理检查方能诊断。临床上可发现的胎盘因素包括胎盘早剥、前置胎盘或前置血管出血,这些胎盘因素导致胎儿供氧中断时,通常不适合保守治疗。

胎儿血液

氧气从绒毛膜间隙扩散通过胎盘血-血屏障,进入胎儿循环,胎儿静脉血的氧分压约为 30mmHg,血红蛋白饱和度为 50% ~ 70%。尽管氧分压和血红蛋白饱和度低于成人,但胎儿的代偿机制可以保证足够的氧供。例如,胎儿每单位体重的心输出量高于成人。胎儿血红蛋白浓度及氧亲和力高,因此携氧能力较高。此外,由于血液的层流作用及胎儿的特殊解剖,氧合的血液直接经过静脉导管和卵圆孔,更容易输送至重要器官。胎儿血液环节影响胎儿供氧的因素较少,有时会存在胎儿贫血、同种免疫(alloimmunization)引起的继发性携氧能力下降、血红蛋白病、G6PD 缺乏症、病毒感染、胎母出血、高铁血红蛋白血症或前置血管破裂出血。

脐带

绒毛静脉在胎盘表面融合为胎盘静脉,后者融合为脐静脉走行于脐带中,氧在绒毛毛细血管中与胎儿血红蛋白结合后,即经绒毛静脉、胎盘静脉和脐静脉输送至胎儿。脐带的机械压迫即可影响胎儿的供氧。此外,还有一些少见的情况,如脐带血管痉挛、血栓、粥样硬化、肥厚、出血、炎症或者真结(true knot)。图 15-3 描述了氧气从外界到胎儿输送的整个过程。表 15-2 总结了各个环节上可影响胎儿供氧的原因。

表 15-2　胎儿供氧途径的影响因素

供氧途径	影响因素
肺	呼吸抑制(麻醉剂、硫酸镁)
	惊厥(子痫发作)
	肺栓塞
	肺水肿
	肺炎/ARDS
	哮喘
	肺不张
	肺动脉高压(少见)
	慢性肺病(少见)
心脏	心输出量减少
	低血容量
	下腔静脉压迫
	区域麻醉(交感神经阻滞)
	心律不齐
	充血性心力衰竭(少见)
	心脏结构异常(少见)
血管	低血压
	低血容量
	下腔静脉压迫
	区域麻醉(交感神经阻滞)
	药物(肼屈嗪、拉贝洛尔、硝苯地平)
	血管病变(慢性高血压、SLE、子痫前期)
	血管收缩(可卡因、麦角新碱)
子宫	宫缩过强
	宫缩剂(前列腺素、缩宫素)
	子宫破裂
胎盘	胎盘早剥
	前置血管(少见)
	胎母出血(少见)
	胎盘梗死、感染(回顾性诊断)
脐带	脐带受压
	脐带脱垂
	真结

胎儿与环境间二氧化碳的交换与氧气方向相反,任何影响氧气交换的因素亦有可能影响二氧化碳的排出。与氧气相比,二氧化碳通过胎盘血-血屏障较迅速,因此影响气体交换的因素对氧气交换影响较大。

胎儿对供氧中断的反应

供氧中断是否导致胎儿氧合(fetal oxygenation)进行性恶化,取决于供氧中断出现的频率、程度和持续时间。最初表现为胎儿血氧浓度降低,即低氧血症(hypoxemia),指足月儿脐动脉血 PaO_2 低于正常范围(15 ~ 25mmHg)。反复或持续性的低氧血症导致组织含氧量下降,即为组织缺氧(hypoxia)。

机体内环境的稳定有赖于充足的营养和氧供,这样才能产生细胞基本活动所需的能量。氧充足时,有氧代谢能有效的产生 ATP,同时也产生二氧化碳和水。氧不足时,组织被迫进行无氧代谢,能量生成降低,同时产生乳酸(lactic acid)。乳酸在组织中的堆积导致代谢性酸中毒(metabolic acidosis)。为保持组织 pH 正常,机体首先利用缓冲碱,主要是碳酸氢盐,来中和堆积的乳酸。失代偿后,组织及血 pH 值下降,进而导致代谢性酸血症(metabolic acidemia)。

酸血症定义为血液氢离子浓度升高(pH 值下降)。外周组织反复或持续性的缺氧和酸中毒,可致外周血管平滑肌收缩力下降、外周血管阻力下降和低血压,进而引起重要组织和器官(包括心、脑)缺血缺氧性损伤。就胎儿生理而言,鉴别呼吸性酸血症和代谢性酸血症很关键。呼吸性酸血症由二氧化碳过多所致,临床上较为常见,无不良预后[9],而代谢性酸血症是由于乳酸过多而且超出了机体的代偿能力所致。代谢性酸血症临床少见,但标志着胎儿供氧存在严重障碍[11]。

胎儿损伤的机制

如果胎儿缺氧恶化到代谢性酸血症及低血压,多器官系统包括心脑会出现血流灌注降低、缺氧、pH 值下降以及代谢所需营养物减少。进而细胞功能发生改变,如酶功能改变、蛋白酶活化、水电解质平衡紊乱、神经介质代谢异常、自由基产生及磷脂降解。正常细胞的代谢紊乱可以导致细胞及组织功能失常、损伤甚至死亡。

胎儿损伤阈(Injury Threshold)

胎儿缺氧与神经损伤间的关系复杂。产时胎儿电子监护之所以引入临床是希望能够及时发现产时胎儿供氧障碍,减少胎儿供氧中断引起的**脑瘫**(cerebral palsy, CP)。后来,越来越多的证据显示绝大部分的 CP 与产时情况无关,因此改良产时处理,包括胎心监护,并不能防止 CP 的发生。然而,一部分 CP 也可能与产时情况相关,最大可能地探究产时胎儿供氧与 CP 的关系仍很重要。1999 年,国际脑瘫工作小组(International Cerebral Palsy Task Force)颁发了一项关于产时胎儿缺氧可能导致脑瘫的基本标准的共识[12]。2003 年 1 月,美国妇产科医师学会(ACOG)与美国儿科学会(American Academy of Pediatrics,AAP)共建的脑瘫工作小组发布了《新生儿脑病与脑瘫:明确发病机理与病理生理学基础》的专著[11],总结了文献关于产时事件与神经损伤的关系。世界多个机构和专业组织赞同 ACOG-AAP 工作小组的报告,包括美国 CDC、儿童神经病学学会(Child Neurology Society)、March of Dimes Birth Defects Foundation、NICHD、澳大利亚及新西兰皇家妇产科学学会、母胎医学学会(SMFM)及加拿大妇产科学学会(Society of Obstetricians and Gynae-cologists of Canada,SOGC)。

　　ACOG-AAP 共识定义了产时急性缺氧导致 CP 的四个基本标准(框 15-1)。第一个标准明确了分娩时严重脐动脉代谢性酸血症为 pH<7 和碱缺失 ≥12mmol/L,以此作为确立产时缺氧与 CP 因果关系的最基本前提。但需要注意,即使重度代谢性酸血症存在,发生新生儿脑病和胎儿神经损伤并不常见。单纯呼吸性酸血症而没有代谢性酸血症的表现不是胎儿神经损伤的重要危险因素[9]。

框 15-1	急性产时事件导致脑瘫的必要条件
1. 脐带动脉血 pH<7,且碱剩余 ≥12mmol/L	
2. ≥34 周的新生儿早期出现中到重度的新生儿脑病	
3. 脑瘫类型为痉挛型或运动障碍型四肢麻痹	
4. 排除其他原因:外伤*、凝血功能障碍、感染或遗传疾病	

　　* 不指产时机械压力或产妇用力可能导致的胎儿损伤

　　第二个标准强调,没有中到重度新生儿脑病时,胎儿产时缺氧导致 CP 的可能性极小。新生儿脑病的原因繁多,与产时胎儿缺氧相关的新生儿缺氧缺血性脑病(hy-poxic-ischemic encephalopathy,HIE)仅占一小部分,而且大部分的 HIE 并不导致永久性的神经损伤。

　　第三个标准说明不同类型的脑瘫病变部位可能不同。正中矢状旁皮质(parasagittal cortex)的损伤导致痉挛性四肢麻痹型(spastic quadriplegic)的脑瘫,表现为四肢运动控制障碍。运动障碍性的脑瘫与基底节(basal ganglia)的损伤有关,表现为舞蹈手足徐动症样运动(choreoathetoid movement)。这些脑瘫类型与足月产时缺氧缺血性神经损伤有相关性,但这些脑瘫的出现并不是完全肯定了产时缺氧损伤的存在。其他类型的脑瘫如痉挛性双侧瘫痪(spastic diplegia)、偏瘫(hemiplegia)、共济失调(ataxia)及轻偏瘫(hemiparetic CP),与产时急性缺氧关系不大。无脑瘫时,癫痫(epilepsy)、智力发育迟缓(mental retardation)及注意力缺陷/多动症与产时胎儿缺氧无关[11]。

　　第四个标准强调了产时胎儿缺氧引起的缺氧缺血性损伤可能与少部分脑瘫病例相关。其他比较明确的原因有

外伤、凝血功能障碍、脑血管意外、感染及遗传性疾病。2003年 ACOG-AAP 脑瘫工作小组报告[11]进一步明确了 5 个与缺氧缺血性损伤相关的标准,帮助确定损伤发生的时间,同时强调了这些标准的非特异性,详见框 15-2。

框 15-2	判断事件发生于分娩 48h 内的综合标准
1. 分娩前即刻或产时的缺氧意外	
2. 突发或持续的胎儿率过缓,或胎心率变异消失伴有持续性晚期或变异减速,通常发生于缺氧意外之后,此前胎心率正常	
3. 5min 后的 Apgar 评分 ≤3 分	
4. 分娩后 72h 多系统受累	
5. 早期影像学检查发现大脑急性非局灶性病变	

　　2014 年,ACOG-AAP 新生儿脑病工作小组结合一些证据重新讨论了产时事件与新生儿脑病及神经功能结局的相关性。《新生儿脑病与神经功能的结局》第二版专著重申了从产时缺氧缺血性损伤至脑瘫的发病过程,必须有新生儿脑病的存在[13]。同时重申,足月时痉挛性四肢麻痹与运动障碍性脑瘫这两种脑瘫类型很有可能与产时缺氧性损伤有关。然而,这些类型的脑瘫并不是诊断产时缺氧性神经损伤的绝对条件。2014 年报告进一步指出"除非新生儿有严重的代谢性酸血症,否则,后续发生的神经和心血管系统并发症和围产期事件的相关性就很低",及"如果胎儿监护显示中等变异或有加速,则可完全排除缺氧性代谢性酸血症导致的损伤。"2014 版的报告没有将代谢性酸血症作为诊断产时缺氧性神经损伤的必需条件,这点与前一版本不同。

胎心率波形的识别与解读

　　电子胎儿监护的临床应用包括三个方面,三者缺一不可。(1)定义(definition):用于描述胎儿心率波形;(2)解读(interpretation):胎儿心率波形的生理学意义;(3)处理(management):针对胎心率波形的临床干预。

胎心率定义标准的演变

　　在胎心率波形的定义未达成共识之前,电子胎儿监护就已经引入临床。这样导致了胎心率波形的描述和解读方面出现了很大的偏差,影响了医务人员间的有效沟通。1995 与 1996 年,NICHD 组织了专题讨论会并推出了"标准而明确的胎心率波形定义"[14]。

　　然而,NICHD 的建议并未在临床迅速采纳,大的偏差持续存在。2005 年 5 月,ACOG 发表了临床指引 62 号,认可了 NICHD1997 年的推荐意见,同年 12 月在临床指引 70 号中予以更新[15]。随后,NICHD 的建议被美国妇女健康、产科及新生儿护理协会(AWHONN)及美国助产士学会(ACNM)采纳。

2008 年 NICHD 共识报告

2008 年 NICHD 再次研讨并更新了 1997 年颁布的标准定义,旨在对胎心监护解读方面达成共识[16]。2008 年 NICHD 的标准定义见表 15-3。

表 15-3 标准的胎心率相关定义

胎心率波形	影响因素
基线 Baseline	平均胎心率以 5bpm 为单位级别,选取 10min 的胎心率波形,去掉加速、减速或显著变异部分。胎心率基线持续时间至少为 2min,无需连续 • 正常胎心基线率:110 ~ 160bpm • 心动过速:FHR 基线>160bpm • 心动过缓:FHR 基线<110bpm
变异 Variability	指基线胎心率的波动,包括不规则的波动幅度和频率。波幅为波峰至波谷间的差值,单位为 bpm。 • 变异消失:基线平直 • 微小变异:波幅≤5bpm • 中等变异:为正常变异,波幅在 6 ~ 25bpm 之间 • 显著变异:波幅>25bpm
加速 Accelerations	指胎心率突然加快,加快开始到高峰时间<30s。妊娠≥32 周,胎心率应增加≥15bpm,持续时间≥15s,但<2min。妊娠<32 周时,胎心率应增加≥10bpm,持续时间≥10s,但<2min。延长加速:持续时间≥2min,但<10min;持续时间≥10min 者为基线改变
早期减速 Early deceleration	宫缩时发生的胎心率缓慢下降,减速开始至波谷的时间≥30s 减速的开始、波谷和恢复对应于宫缩的开始、波峰和结束
晚期减速 Late deceleration	与宫缩相关的胎心率缓慢下降,减速开始至波谷的时间≥30s 减速的开始、波谷和恢复滞后于宫缩的开始、波峰和结束
变异减速 Variable deceleration	胎心率突然减慢,减速开始至波谷时间<30s,心率减慢≥15bpm,持续时间≥15s,<2min
延长减速 Prolonged deceleration	减速≥15bpm,持续时间≥2min,但<10 分钟;减速持续时间≥10min 为基线改变
正弦波型 Sinusoidal pattern	胎心率变化呈平滑的正弦波样改变,频率 3 ~ 5 次/分,持续时间≥20min

框 15-3 总结了胎心率波形三级分类系统。Ⅰ类胎监包括:胎心基线率正常(110 ~ 160bpm),中等变异,无变异减速、晚期减速或延长减速。Ⅲ类胎监符合以下四点其一:(1)变异消失伴频发晚期减速,(2)变异消失伴频发变异减速,(3)变异消失伴持续至少 10min 的心动过缓,(4)持续至少 20min 的正弦波型。所有不符合Ⅰ类或Ⅲ类的胎监即为Ⅱ类胎监。三级分类系统对胎心率波形进行了总结,但并未替代其他概念的详述,包括基线率、变异、加速、减速、正弦波型及胎心波形随时间发生的改变或趋势。

框 15-3 胎心率波形分类

Ⅰ类胎心率波形需符合以下所有的标准:
- 基线率:110bpm ~ 160bpm
- 基线变异:中等变异
- 加速:有或无
- 减速:无晚期、变异或延长减速

Ⅱ类
- 不属于Ⅰ类或Ⅲ类的所有胎心率波形

Ⅲ类胎心率波形需符合以下其一:
- 基线变异消失并伴有频发晚期减速
- 基线变异消失并伴有频发变异减速
- 基线变异消失并伴有至少 10min 的心动过缓
- 正弦波型持续至少 20min

2008 年 NICHD 共识也阐述了宫缩活动。正常的宫缩频率定义为 10min 内宫缩次数≤5,需要观察 30min 宫缩图形,取 10min 的平均宫缩次数。如果宫缩大于 5 次,定义为**宫缩过频**(tachysystole)[16],自发性的宫缩和引产的宫缩均可用这一定义[16,17]。除了宫缩次数,评估宫缩强度、持续时间、宫缩间歇时间及间歇期基础张力等也很重要。文献中关于子宫过度刺激(hyperstimulation)和收缩过强(hypercontractility)的定义不一致,NICHD 共识建议摒弃这两个名词。ACOG 临床指引 106 号和 116 号发表了 2008 年 NICHD 的共识[17,18]。

关于胎心波形图的生理学意义已经研究了数十年,然而,很多理论未能通过临床对照试验予以证实。在产时胎心监护这一重要领域中,必须把有科学依据的概念与未能证实的理论区分开来。美国预防医学工作组(US Preventive Services Task Force)关于科学证据的分级见框 15-4[19]。

Ⅰ级证据最强,Ⅲ级最弱。仅Ⅰ级和Ⅱ级分析性的证据可以建立统计学的显著相关性。Ⅲ级描述性的证据可用于提出理论设想,但不能证实这些设想。

胎心率波形的定义与解读注意事项

1997 年及 2008 年 NICHD 推出的标准化定义适用于

框 15-4　美国预防医学工作小组对科学依据的分级方法

Ⅰ级来自至少一项设计完好的 RCT

Ⅱ-1 级来自设计完好的非随机对照研究

Ⅱ-2 级来自设计完好的队列或病例对照分析研究,最好为多中心或多个研究小组

Ⅱ-3 级来自多个带有或不带有干预的系列研究;非对照试验中得出的差异明显的结果也可列入这一等级

Ⅲ级权威专家意见,基于临床经验、描述性研究或专家委员会报告

解读宫内和宫外胎心监护图形。宫内监护是用胎儿电极直接监测胎儿 ECG;宫外监护是用外置的超声多普勒仪器监测胎心活动,用自动相关技术和计算机数字处理,显示胎心率波形。其他重要注意事项包括:

- 胎心率波形分为基线(baseline)、周期性(periodic)或偶发性(episodic)胎心率波形变化。
- 基线包括基线率及变异。
- 周期性及偶发性胎心率波形包括胎心率加速和减速。
- 周期性胎心率波形变化与宫缩相关。
- 偶发性胎心率波形变化与宫缩无关。
- 突发性(abrupt)减速定义为从胎心减速的开始至最低点的时间<30s,若≥30s 则为渐发性(gradual)减速。
- 跳-跳变异(beat-to-beat variability)、短期变异(short-term variability)和长期变异(long-term variability)这些名词虽曾使用,但临床上很难区分短期和长期变异,

NICHD 建议不必区分这些变异。

- 有些胎心率的特征与孕周相关,在评估胎心波形时需要考虑孕周。
- 此外,胎监的评估需要考虑到母体疾病、以前的评估结果、用药及其他因素。
- 胎心率波形呈动态变化。完整的定性和定量分析包括基线率、变异、加速、减速、正弦波及胎心率随时间的变化和趋势。

胎心率波形的特征

充分了解常见胎心率波形的特征是分析解读胎心监护的基础,产时胎心监护是确保母儿安全的关键。

基线率(Baseline Rate)

定义

胎心率基线(baseline FHR)定义为大概的平均胎心率(approximate mean FHR),以 5bpm 为单位级别(例如 125bmp、130bmp、135bpm 或 140bpm 等)。选取 10min 胎心波形图,去掉加速、减速或显著变异部分。在任何一段 10min 胎监图上,胎心基线持续时间至少为 2min,无需连续。如果 10min 内的基线无法确认,可以参考前面任何 10min 的胎监图以确定胎心率基线(图 15-7)。

生理学基础

基线胎心率受多因素的调节,如内源性心脏起搏器(窦房结和房室结)、心脏传导系统、自主神经(交感与副交感神经)、内源性体液因子(儿茶酚胺)、外源性因素

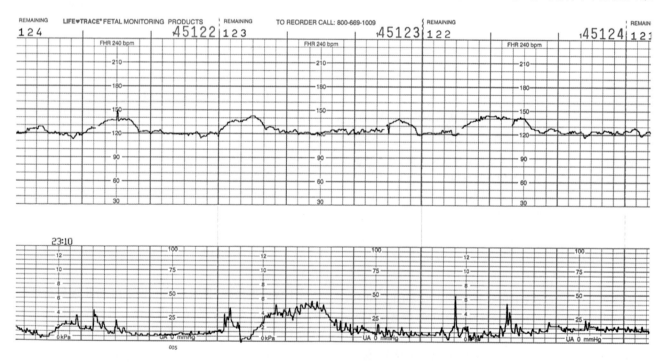

图 15-7　胎心率基线。基线指平均胎心率,以 5bpm 为单位级别,选取 10min 的胎心率波形,去掉加速、减速或显著变异部分。胎心率基线持续时间至少为 2min,无需连续。此图显示胎心基线率为 120bpm,伴有加速

（药物）以及局部因子（钙、钾离子）等。交感神经兴奋及血浆儿茶酚胺增加基线胎心率，而副交感神经兴奋则减缓基线率。自主神经通过位于主动脉弓及颈动脉内的化学感受器和压力感受器探测到的 PO_2、PCO_2 及血压变化，来调节胎心率。正常基线胎心率为 110～160bpm，与胎儿正常的神经调节功能一致。**胎心过速**（fetal tachycardia）定义为基线胎心率大于 160bpm，持续 ≥10min。与胎心过速相关的因素见框 15-5。

框 15-5　可能引起胎心过速的因素	
母体发热	胎儿贫血
感染	甲状腺功能亢进症
药物	心律失常
● 拟交感神经药	● 窦性心动过速
● 副交感神经阻滞剂	● 室上性心动过速
● 咖啡因	● 房颤
● 茶碱类	● 房扑
● 可卡因	● 室性心律失常
● 甲基苯丙胺	代谢性酸血症

胎心过缓（fetal bradycardia）定义为基线胎心率小于 110bpm，持续 ≥10min。与胎心过缓相关的因素见框 15-6。

变异（Variability）

定义

变异是指基线胎心率的波动（fluctuations），包括不规则的波动幅度和频率。波峰（peak）减去波谷（trough）

框 15-6　可能导致胎心过缓的因素
药物
● 交感神经阻滞剂
● 拟副交感神经药
心脏起搏及传导异常
● 传导阻滞
● 干燥综合征抗体
● 内脏异位综合征
心脏结构异常
病毒感染（CMV）
胎儿心衰
母体低血糖
母体低体温
胎儿供氧障碍

的值即为变异率，单位为"次每分（beat per minute，bpm）"。没有必要区分短期变异（跳-跳变异）和长期变异，临床上二者和为一体，肉眼下很难鉴别跳-跳之间的不同胎心率。NICHD 将基线变异分为变异消失、微小变异、中等变异及显著变异。如图 15-8 所示，变异消失是指肉眼下无法探及基线胎心率的波动，微小变异定义为基线胎心率波动幅度 ≤5bpm（图 15-9），中等变异为 6～25bpm（图 15-10），显著变异为 >25bpm（图 15-11）。

生理学基础

如上所述，影响基线胎心率的因素同样影响基线变异。PO_2、PCO_2 及血压变化的信号传输至髓质血管运动中枢，同时参照来自下丘脑及大脑皮质的调节信号进行

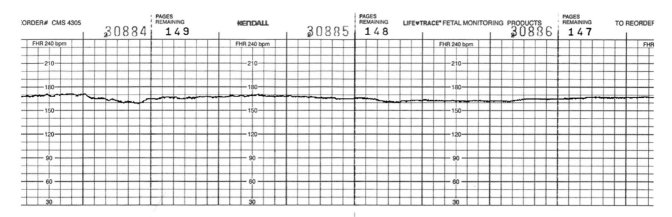

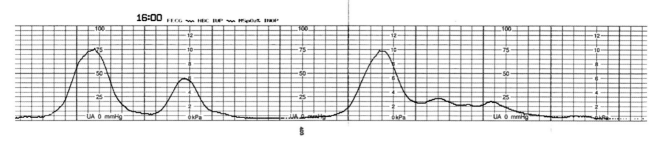

图 15-8　变异消失

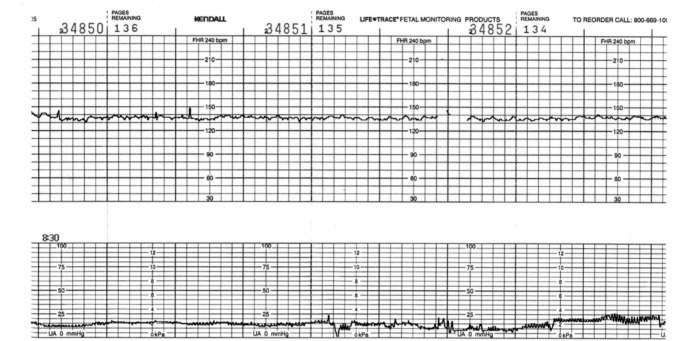

图 15-9 微小变异

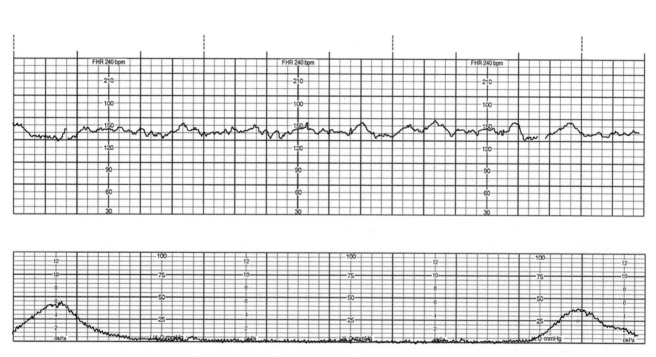

图 15-10 中等变异

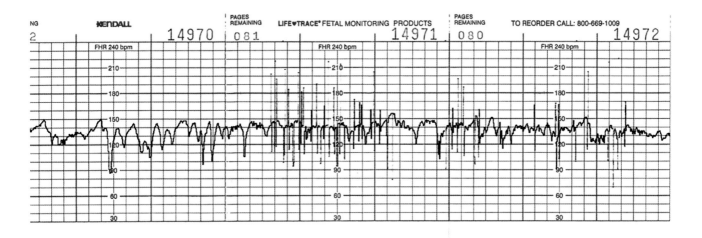

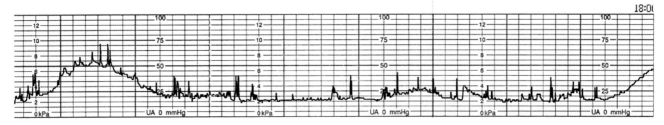

图 15-11　显著变异

处理。根据 PO_2、PCO_2 和血压的变化,髓质血管运动中枢的交感与副交感神经信号即刻调整胎心率。心率的适当波动可以优化胎儿心输出量,调节胎儿组织的氧供与血供。这种波动即为胎心率变异,在胎心波形图上显示为不规则的水平线。2008 年 NICHD 的共识提出,中等变异的存在说明那个时刻没有胎儿代谢性酸血症[16]。然而,微小变异或变异消失不能说明代谢性酸血症的出现或进行性缺氧性损伤[16]。其他可能与微小变异或变异消失相关的因素见框 15-7。2014 年新生儿脑病工作小组共识指出,胎心率中等变异可以可靠地排除"缺氧性代谢性酸血症所致的损伤"。大多数有关胎心基线变异减少的文献没有把变异消失和微小变异区分开来。因此,无法确切

框 15-7　可能与微小变异或变异消失及无加速相关的因素

胎儿睡眠期
胎心过速
药物
• 阿片类镇痛药物
• 糖皮质激素
• 布托啡诺
• 巴比妥类
• 吩噻嗪类
• 镇静剂
• 可卡因

• 全麻药物
• 阿托品
早产儿
先天性畸形
胎儿贫血
胎儿心律失常
感染
已存在的神经损伤
胎儿代谢性酸血症

地阐明这两种变异的临床意义的差别。显著变异的意义暂不明确[16],可能是一种正常变异(normal variant),或者是供氧障碍早期过度的自主反应。

加速(Acceleration)

定义

加速是指胎心率突然增快,心率增快的起始至波峰的时间<30s。波峰高于基线≥15bpm,持续时间≥15s,如图 15-12 所示。妊娠小于 32 周时,胎心率加速的波峰应高于基线≥10bpm,持续时间≥10s。如果胎心率加速持续时间≥2min,但<10min,这种加速定义为延长加速。若加速持续时间≥10min,则称之为基线改变。

生理学基础

胎心加速往往与胎动有关,可能因为本体感受器兴奋、儿茶酚胺分泌增多以及心脏自主神经兴奋所致。另一种可能是由于脐静脉一过性受压,导致胎儿静脉回流减少,反射性的心率增快。2008 年 NICHD 共识指出,胎心率加速的存在可以排除胎儿代谢性酸血症[16]。然而,无胎心率加速并不能确认胎儿代谢性酸血症或进行性的缺氧性损伤[16]。无胎心加速时可能有关的情况见表 15-4[17]。2014 年新生儿脑病工作小组共识指出,胎心率加速可以排除缺氧性代谢性酸血症所致的损伤[16]。无自发胎心加速时,胎儿刺激可诱发胎动及胎心率加速。用于刺激胎儿诱发胎心加速的方法有声震刺激(vibroacoustic stimulation)、经腹卤素灯光刺激及直接胎儿头皮刺激。诱发出来的胎心加速与自发性胎心加速有相同的临床

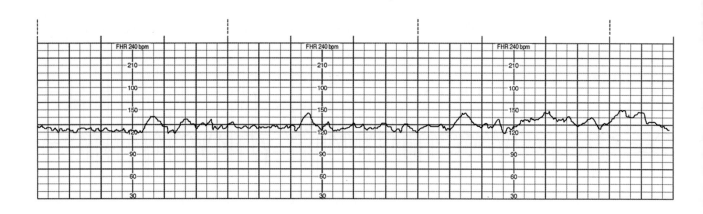

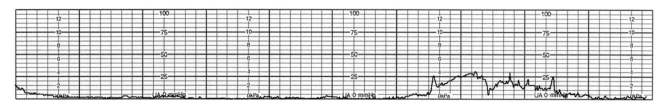

图 15-12　胎心率加速

意义[16]。

表 15-4　影响胎心率而与供氧无关的母胎因素	
因素	相关的胎心率改变
发热/感染	基线率增快,变异减少
药物	取决于不同的药物,可能引起胎心率基线改变、加速的幅度和频率改变、变异的改变或者正弦波型[17]
甲状腺功能亢进症	心动过速,变异减少
早产	基线率增快,变异减少,加速频率与幅度减小
胎儿贫血	正弦波型,心动过速
心脏传导阻滞	正弦波型,变异减少
快速性心律失常	不同程度的心动过速,变异减少
先天性异常	变异减少,减速
胎儿先前已受损伤	变异减少,无加速
胎儿睡眠	变异减少,加速频率和幅度减小

减速(Decelerations)

胎心减速分为早期、晚期、变异及延长减速。突发性减速(abrupt deceleration)指从减速开始至波谷持续小于30秒,渐发性减速(gradual deceleration)指从减速开始至波谷持续长达30秒或更长。在20分钟的胎监图上,如果一半或一半以上的宫缩出现胎心减速,这种情况称为频发性或复发性减速(recurrent deceleration);如果少于一半的宫缩出现胎心减速,称为间歇性减速(intermittent deceleration)。把胎心减速单独分为轻度、中度及重度,而不考虑其他胎心率特征(如中等变异、加速、减速的频率、持续时间和次数),与胎儿代谢性酸血症或新生儿结局没有相关性,因此NICHD共识没有把这种分类纳入标准术语[16]。

早期减速(Early Deceleration)

定义

早期减速指与宫缩对应的胎心率逐渐减慢,从胎心率减慢的开始至波谷持续≥30s(图15-13),而后逐渐恢复至正常。多数情况下,胎心率减慢的开始点、胎心率最低点(波谷)和胎心率上升分别对应于宫缩的开始、宫缩最强点和宫缩的结束。

生理学基础

早期减速的具体机制不明,一般认为与宫缩时胎头受压有关。胎头受压引起颅内压或大脑血流的改变,从而引起胎儿自主神经的兴奋。早期减速与胎儿缺氧或不良新生儿结局无关,属正常现象(clinically benign)。在无广泛缺氧和新生儿脑病的情况下,因产时宫缩或母体用力引起的胎头受压导致局部大脑缺血和脑神经损伤的证据(Ⅰ或Ⅱ级)不足。此外,没有证据提示产时母体用力所致的胎头机械性压迫与围产期胎儿脑中风(stroke)有关。另一方面,2007年NICHD和美国神经疾病与中风研究所(NINDS)发表共识,目前没有任何方法可以准确地预测围产期缺血性脑中风的发生,因此缺乏预防与治疗胎儿脑中风的策略[20]。尽管无科学价值,但此理论在法律领域越来越受欢迎。除非该理论通过对照分析研究予以证实,否则对指导产

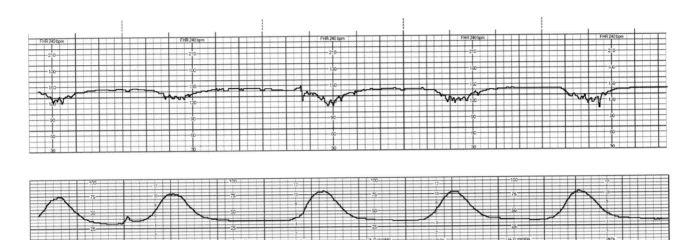

图 15-13　早期减速

时处理无意义。

晚期减速（Late Deceleration）

定义

晚期减速定义为与宫缩有关的胎心率逐渐减慢（胎心率减慢的开始至波谷时间 ≥30s），然后逐渐恢复至基线水平（图 15-14）。多数情况下，胎心率开始减慢、胎心率降至最低点（波谷）以及胎心率回升均分别发生于宫缩开始、宫缩最强点和宫缩结束之后。

生理学基础

晚期减速是胎儿对宫缩时短暂性低氧血症的反应。子宫肌肉收缩时，穿行于子宫肌壁的血管受到压迫，引起胎盘绒毛间隙血流灌注减少。绒毛间隙的氧合血流减少导致弥散至绒毛膜绒毛内胎儿毛细血管的

氧含量减少，从而引起胎儿的 PO_2 下降。当胎儿 PO_2 低于正常水平（脐动脉约 15～25mmHg）时，化学感受器发出信号至脑干髓质血管运动中枢，触发保护性的自主神经反射。初始阶段，胎儿交感神经兴奋促使周围血管收缩，重要器官如脑、心脏及肾上腺血流增加。胎儿压力感受器探测到血压增高时，发出信号使副交感神经兴奋，反射性地减缓心率，心输出量下降，血压恢复正常。宫缩结束后，胎儿氧合恢复，自主神经兴奋减退，胎心率逐渐恢复至基线水平。动物实验已经证明交感-副交感神经对供氧短暂性中断的反应（图 15-15）。

如果胎儿缺氧致代谢性酸血症时，宫缩时缺氧对胎儿的心肌抑制可以直接引起晚期减速（图 15-15）[21]，这种

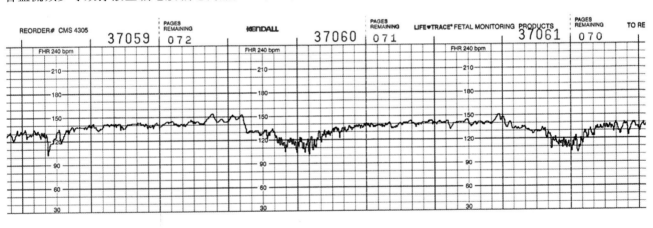

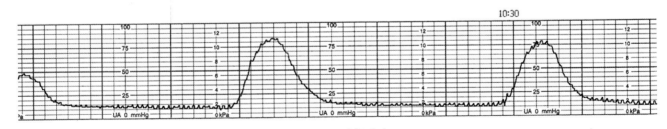

图 15-14　晚期减速

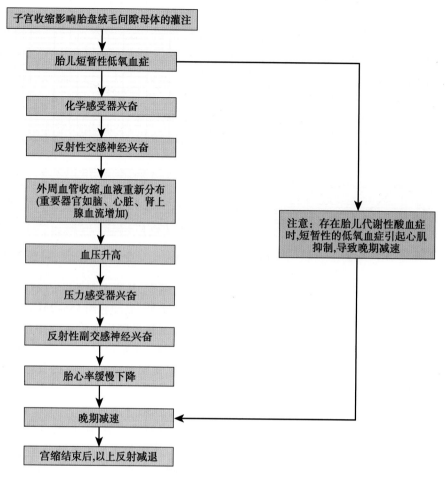

图 15-15　晚期减速的机制

晚期减速发生的前提是必须存在胎儿代谢性酸血症。如果胎监显示胎心率中度变异或加速,则可以排除代谢性酸血症。传统认为胎心晚期减速是子宫胎盘功能不全所致,因而把胎儿缺氧的原因仅仅归结于子宫或胎盘,这种说法可能有误导作用。事实上,胎儿供氧途径中任何环节出现异常均有可能导致晚期减速。例如,当发生母体低氧血症、心输出量下降或低血压时,即使宫缩微弱且胎盘功能正常,也有可能发生晚期减速。无论何种发生机制,所有晚期减速均反映了从外界到胎儿的供氧途径中一个或多个环节的障碍,支持这个观点的循证医学证据为Ⅱ-1 和Ⅱ-2。

如图 15-16 所示,宫缩强度或基础张力相对增加以

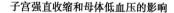

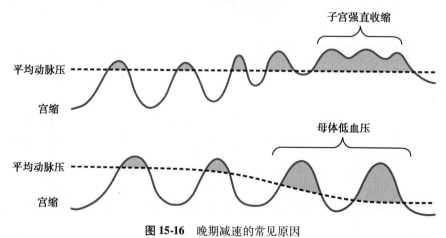

图 15-16　晚期减速的常见原因

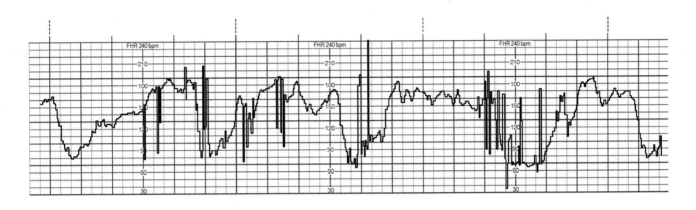

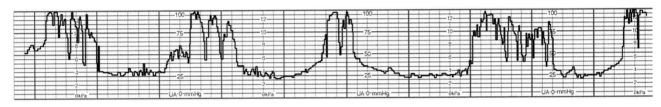

图 15-17　变异减速

及母体血压相对降低是晚期减速的常见原因。

变异减速

定义

变异减速（variable deceleration）指胎心率突然减慢，减慢开始至波谷（最低点）的时间<30s（图 15-17），减慢程度低于胎心基线水平至少 15bpm，持续时间至少 15s，从减速开始到恢复基线水平不超过 2min，且变异减速的发生与宫缩无固定对应关系。

生理学基础

变异减速是因为脐带受到一过性压迫或牵拉后，胎儿自主神经兴奋所致[22]。初始期，脐静脉受压，导致胎儿静脉回流减少，继而触发压力感受器所介导的胎心率反射性增快，有时描述为"肩峰（shoulder）"。脐带进一步受压时，导致脐动脉阻塞，引起胎儿外周血管阻力增加、血压上升，压力感受器获此信号后向脑干内的髓质血管运动中枢发出信号，从而兴奋副交感神经，引起胎心率下降。当脐带压迫解除后，恢复过程呈逆向。变异减速发生的机制详见（图 15-18）。

脐带受压可能与其他引起胎儿供氧障碍的因素并存。因此，当出现变异减速时，不能排除因母体心、肺、血管、子宫或胎盘异常等因素的存在。为了便于胎心监护解读的标准化，一般认为变异减速反映了从外界到胎儿的供氧途径中一个或多个环节发生障碍。支持这个观点的循证医学证据为 Ⅱ 和 Ⅲ 级。

2008 年 NICHD 共识报告了变异减速的其他一些特征，但其临床意义需进一步研究[16]。例如宫缩结束后胎心恢复稍慢，有时称为伴有晚期减速特征的变异减速（variable with late component）；双相波形或"W"形减速；

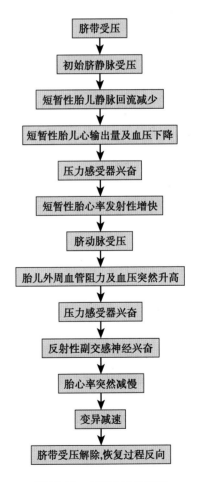

图 15-18　变异减速的机制

变异减速后的心动过速；变异减速前和变异减速后的加速，称为肩膀样征（shoulders）和心率恢复过高（over-

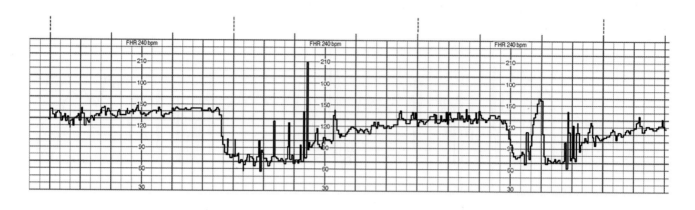

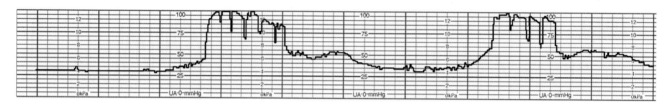

图 15-19 延长减速

shoot）；减速至最低点时出现的胎心率波动,称为减速中的变异。对变异减速的分度,例如轻度、中度或重度没有临床预测价值。

延长减速（Prolonged Deceleration）
定义

延长减速定义为突发或渐发性的心率下降,低于基线至少 15bpm,持续时间至少 2min,但不超过 10min（图15-19）。如果延长减速超过 10min,则定义为基线改变（baseline change）。

生理学基础

如果导致晚期减速或变异减速的因素持续存在,则可能发展为延长减速。为了便于胎心监护解读的标准化,一般认为延长减速反映了从外界到胎儿的供氧途径中一个或多个环节的障碍。例如,在母体肺环节,惊厥时

母体呼吸暂停；在心脏环节,心律失常影响心输出量；在血管环节,局部麻醉或子宫压迫下腔静脉导致低血压；在子宫环节,子宫收缩过强或子宫破裂影响胎儿供氧；在胎盘环节可出现胎盘早剥或前置胎盘出血；最后,脐带环节的例子有脐带受压、牵拉或脱垂等均可引起延长减速。

正弦波型（Sinusoidal Pattern）
定义

正弦波型（图 15-20）指胎心率呈平滑的正弦波样改变,频率 3~5 次/分,持续时间 ≥20min。正弦波型与变异的差别在于基线率波动的波幅与频率非常规则。

生理学基础

正弦波型的病理生理机制不明,但此波形与胎儿重度贫血有关。绒毛膜羊膜炎、胎儿败血症或孕妇使用镇痛药后亦可出现。与相关因素有关的循证医学证据为

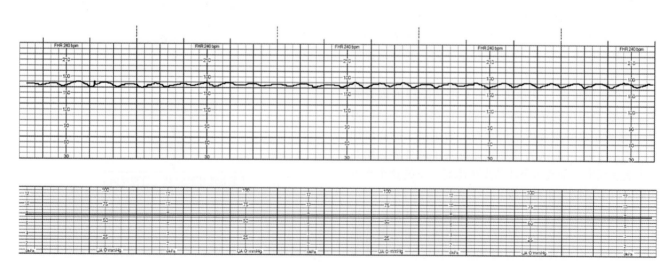

图 15-20 正弦波型

Ⅱ-2 和Ⅲ级,与病理生理机制有关的循证医学证据为Ⅲ级。

胎心率解读的原则

产时胎心监护的解读基于两个主要的循证医学原则,这两个原则反映了文献共识,有助于精确、合理、一致地解读胎心率变化,并能帮助指导临床处理。

- 变异减速、晚期减速和延长减速提示从外界到胎儿的供氧途径中一个或多个环节的中断。
- 中等变异和/或加速的存在可以排除胎儿监护当时的缺氧性损伤。

有些母体和胎儿因素可以影响胎心率变化,但与胎儿供氧不直接相关,见表 15-4。

胎儿心律不齐

精确地诊断胎儿心律不齐实属一大挑战,即使最具经验的专家,采用最高级的超声多普勒技术,也感棘手。单纯采用电子胎儿监护不能准确地区分胎儿心律不齐的类型。此外,标准胎心纸的胎心率上限为 240bpm,当心率大于 240bpm 时,监护仪显示的心率可能为真正胎心率的一半,或者无法显示。这种局限性很大程度上限制了胎心监护仪用来鉴别胎儿室上性心动过速、心房颤动和心房扑动,这些心律不齐均可超过 240bpm。电子胎儿监护无法判断心电脉冲源于心房或心室,也就是无法区分房性和室性心律不齐。

胎心监护可以发现异常胎心节律。例如,胎心漏搏(dropped beats)时,监护仪显示急剧向下的尖峰样波形,谷底降至基线率的一半。早搏和早搏后代偿性停跳可能显示为急剧上下的尖峰样波形。房室传导阻滞 2:1 引起心动过缓可持续或间断地显示为正常心率的一半。当胎心基线率低于 110bpm,而大于正常心率一半时则需考虑窦性心动过缓的可能。任何情况下,胎心率低于 110bpm 时均需要全面的评估,不能轻易认为是良性情况。

如果胎儿心脏无心电活动,例如胎死宫内,胎儿头皮电极所探及的心电活动可能来自于母体,记录的心率为母体心率。如果胎心监护仪显示或听及任何不寻常的胎心率,应该用其他方法,例如超声检查,进一步评估和诊断。

NICHD 未定义的胎心率波形

临床中可能遇到 NICHD 并未定义的一些术语和概念。2008 年 NICHD 共识指明有些胎心率波形有待进一步的研究,以确定其临床意义。这些波形包括减速后心

率恢复过高(overshoot)、肩膀样征(shoulders)、减速中胎心率波动、变异减速后胎心率缓慢恢复和双相减速(biphsic deceleration),以下予以详述。

漂移基线

胎心率基线在正常范围(110~160bpm),但胎心率不能稳定足够长时间,无法确定胎心率的平均值,这种情况称为漂移基线(wandering baseline)。变异消失和无加速为主要特点,可伴有或不伴有减速。这种情况可能提示胎儿已存在脑神经损伤或濒临死亡。病理生理机制不明,仅源于一些病例报告(Ⅲ级)。

λ 波形

λ 波形(lambda pattern)的特征为短暂的加速后伴随小的减速,波形机制不明,产程早期较常见,无特异性临床意义[23]。

肩膀样征

如上所述,变异减速是因为脐带血管短暂性的受压所致。脐带受压初期,脐静脉受压明显而减少胎儿静脉回流,触发压力感受器,在胎心率减速前发生胎心率反射性加快,常称之为"肩膀样征(shoulders)"[22];而当脐带受压解除和变异减速后胎心率再次出现加快,即另一"肩膀样征"。其机制可能同前所述,但这种胎心波形与新生儿不良预后的关系不明确。另一方面,也没有证据提示此类胎心波形可以排除进行性的缺氧性损伤。其临床意义有待进一步考证(Ⅱ、Ⅲ级)[16]。

均一加速

用于描述胎心率加速的术语较多,如均一的散发加速(uniform sporadic accelerations)、变化的散发加速(variable sporadic accelerations)、均一的周期性加速(uniform periodic accelerations)、变化的周期性加速(variable periodic accelerations)及冠状加速(crown accelerations)。NICHD 标准化定义中未纳入这些术语,这种分类也没有理论基础(Ⅲ级)。

非典型性变异减速

伴晚期减速特征的变异减速

伴有晚期减速特征的变异减速(variable deceleration with a late component)指胎心率突然下降,然后逐渐恢复到基线水平。突然性减速提示自主神经对脐带受压所致的外周血压升高产生反射反应,此为变异减速的特征。胎心率逐渐的恢复,提示胎儿短暂性低氧血症恢复后,自主神经的兴奋性逐渐减弱,恰似晚期减速。对于此类胎

心率波形的合理解释为,脐带受压导致胎心率反射性突然下降和胎儿氧分压一过性下降,后者引起交感神经的兴奋,血管收缩,血压上升,副交感神经兴奋引起胎心率下降(晚期减速的特征)。脐带受压解除后,副交感神经兴奋性快速减低。然而,与晚期减速相关的病理生理机制消除较慢,因此胎心率恢复也慢。这种解释似乎合理,但对这种减速的病理生理机制并无系统的研究。从新生儿结局分析,没有Ⅰ级或Ⅱ级的证据显示,伴有或不伴有晚期减速特征的变异减速对新生儿结局有不同影响。关于其病理生理机制,支持证据仅限于Ⅲ级。据文献报道,第二产程发生的变异减速恢复较慢时,手术分娩的概率增加;然而,对新生儿结局的影响没有系统的报道。

变异减速后胎心率过高(Overshoot)

变异减速后胎心率恢复高于基线,胎心率波形平滑,持续一段时间后逐渐恢复至正常基线,这种胎心波形称为心率恢复过高[24-27]。该波形较少见,基本特征为持续性的变异缺失和无加速。很多情况可能引起这种波形,例如已经发生的脑神经损伤、"慢性胎儿窘迫"、"反复短暂性的中枢神经系统缺血"、"不引起减速的轻度胎儿缺氧"[25-28]。但是没有Ⅰ级或Ⅱ级证据支持overshoot波形与这些临床情况的关系,而且overshoot波形病理生理机制不明。鉴于overshoot波形的定义、表现和临床意义的相关性报道不一致,建议避免使用该术语。所有有关overshoot的证据均为Ⅲ级,未纳入NICHD的标准术语范畴。

V形及W形变异减速

有人建议变异减速的形状可以预测潜在的病因。例如,V形的变异减速提示羊水过少导致的脐带受压,而W形提示脐带绕颈引起的脐带受压。在不考虑胎心率基线、变异、加速、减速的频率及持续时间时,这种非典型特征与胎儿预后无关。NICHD的标准术语中没有包括这两种类型。

减速中的变异

在变异减速或晚期减速的波谷中,胎心率有时会表现出不规则、类似于中等变异的特征。有人认为这种表现与基线变异具有相同的临床意义。这个观念看似合理,但并未得到证实。此外,这个观念不符合NICHD术语的标准。变异是胎心基线的一个特征,而不是周期性或偶发性减速里面的特征,何况减速中断了胎心率基线。因此,在缺乏足够的支持证据时,不应对这种波形赋予太多的临床意义(Ⅲ级)。

轻度、中度及重度变异减速

有人提出变异减速的深度和持续时间与新生儿预后

相关。基于这些特点,Kubli等[28]提出将变异减速划分为三类。符合以下三者其一者定义为轻度变异减速:(1)无论减速的深度,持续时间小于30s,(2)减速最低时FHR≥80bpm,(3)减速最低时,70bpm≤FHR<80bpm,持续时间小于60s。中度变异减速为:(1)减速最低时FHR<70bpm,持续时间30~60s,或(2)减速至最低时,70bpm≤FHR<80bpm,持续时间大于60s。重度变异减速为:减速最低时FHR<70bpm,持续时间>60s。没有Ⅰ级或Ⅱ级证据证实各种胎心减速(早期、变异、晚期或延长)的深度与胎儿代谢性酸血症、胎儿缺氧或新生儿结局相关。因此,这种变异减速的分类体系并未纳入NICHD标准定义范畴。2008年NICHD同样声明需要进一步研究来确定其临床意义[16]。减速的深度以次/分(bpm)来量化,持续时间以分和秒来量化。

胎心率波形的处理规范

胎心率特征的定义和解读的统一,有助于建立标准的、基于循证医学的产时处理规范。胎心监护的标准处理规范并不能完全代替个体化的治疗方案,规范化处理反而提倡根据个体临床情况,及时作出判断。

规范化处理带有强制功能(forcing function),通过系统有序的方式,帮助识别和避免有可能发生的错误。强制功能是胎心监护处理流程的重要步骤,医务人员采取处理措施时,要同时考虑到处理措施可能带来的后果。强制功能可以使医务人员集中精力,减少误差。

这个章节描述的规范化处理基于NICHD1997年与2008年提出的胎心率标准定义和分类方法[14,16],没有结合胎儿头皮血pH值、胎儿脉冲血氧度和胎儿ECG分析等监测方法,这些方法在美国临床未广泛使用,将在章节后面讨论。

标准化医疗

标准化医疗(standard of care)是一个带有法律性质的概念,定义为一个理性和称职的医务人员在对类似病情时所给予的处理标准(defined as the level of care expected of a reasonable, competent clinician under similar circumstances)。为使治疗合理,推理必须可靠。这要求收集准确的信息,清晰易懂地把事实讲清楚。胎心监护的标准化处理基于循证医学,方法简明扼要,流程清晰,可以满足以上要求。

胎心监护开始的注意事项

产时胎儿监护旨在评估产时胎儿供氧及宫缩情况,便于及时处理,避免胎儿缺氧性损伤,确保产程顺利与安全阴道分娩。有效的产时监护有赖于准确地采集胎心与宫缩信息,因此必须明确监护仪正确无误地记录胎心率和宫缩情况,这样才能做出合理的医疗决策(图 15-21)。若外监护不能提供准确的信息,有必要使用内监测技术,如胎儿头皮电极或宫腔压力导管。

某些情况下,胎心监护仪探测的信号为母体心率。例如胎死宫内时,胎儿头皮电极所采集的信号即为母体的心电信号。即使活胎,外监护仪也可能记录母体心率,特别是母体心动过速时,母体心率变化与正常胎心变化类似,出现看似正常的基线率和变异。需要特别注意的是,宫缩时母体心率加快很容易误认为胎心率加速,因此,当胎心率加速与宫缩同时出现时,需要立即评估,避免将母体心率误判为胎儿心率。有时,外监护仪所探及的信号会在母体与胎儿间切换,切换的过程中监护信号不一定中断,因此信号的连续性不足以排除上述情况。当监护仪"认为"母体心率与来自于多普勒探头或头皮电极所探及的胎心率相同时,一些新的监护系统则会发出警报提示"信号重叠"或"信号误判"。此时,需立即确认心率信号的来源。监护仪必须探测胎儿心率,否则不能用于评估胎儿供氧情况,区分母体与胎儿心率极为重要。如果有任何疑问,需要采用其他方法予以核实,例如超声、触摸母体脉搏、胎儿头皮电极或母体脉冲血氧仪。

胎心率波形的各个成分评估

全面系统地评估胎心波形需要评估宫缩情况以及胎心率的基线、变异、加速、减速、正弦波型和变化趋势。全面评估后,根据 2008 年 NICHD 的胎监分类方法,把胎心率波形分为 I、II 或 III 类(图 15-21)。

如果胎心率各个成分均正常(I 类),不存在变异减速、晚期减速或延长减速,这时候可以排除胎儿供氧障碍;中等变异伴有或不伴有加速可以排除进行性的缺氧性神经损伤。产程中每隔多长时间需要评估一次胎心波形,ACOG 临床指引 116 号及 ACOG-AAP 围产期管理指南(Guidelines for Perinatal Care)均有具体建议。低危产妇在活跃期每 30min 评估一次,第二产程每 15min 评估一次[18,19]。非低危产妇,活跃期每 15min 评估一次,第二产程每 5min 评估一次(图 15-22)。同时,按照医院的具体要求做好记录。

	A 评估供氧途径	B 必要时临床干预		C 去除快速分娩障碍	D 决定分娩时间
Lungs	□ 呼吸	□ 吸氧	医院设施	考虑 □ 手术室是否准备就绪	考虑 □ 机构应急反应时间
Heart	□ 心率	□ 改变体位 □ 冲击补液 □ 纠正低血压	医务人员	考虑通知 □ 产科医生 □ 手术助手 □ 麻醉医生 □ 新生儿ICU医生 □ 儿科医生 □ 护士	考虑 □ 人员是否就位 □ 人员是否需要培训 □ 人员经验
Vasculature	□ 血压		孕妇	考虑 □ 知情同意 □ 麻醉选择 □ 实验室检查 □ 血液制品 □ 静脉通道 □ 导尿管 □ 腹部准备 □ 转运至手术室	□ 手术方面考虑 (以往是否有腹部和子宫手术) □ 内科疾病 (肥胖、高血压、糖尿病、SLE) □ 产科情况 (产次、骨盆大小、胎盘位置)
Uterus	□ 宫缩强度 □ 宫缩频率 □ 宫缩持续时间 □ 子宫基础张力 □ 排除子宫破裂	□ 停用子宫收缩剂 □ 考虑给予宫缩抑制剂	胎儿	考虑 □ 单胎或多胎 □ 估计胎儿体重 □ 孕周 □ 胎先露 □ 胎方位 □ 胎儿畸形	考虑 □ 单胎或多胎 □ 估计胎儿体重 □ 孕周 □ 胎先露 □ 胎方位 □ 胎儿畸形
Placenta	□ 检查出血情况				
Cord	□ 排除脐带脱垂	□ 考虑羊水灌注	产程	□ 确认胎心监护可靠,能为临床决策提供正确信息	考虑如下情况: □ 产程停滞 □ 曾用过子宫松弛剂 □ 短时间不能分娩 □ 用力不够

图 15-21　胎心监护管理的"ABCD"流程

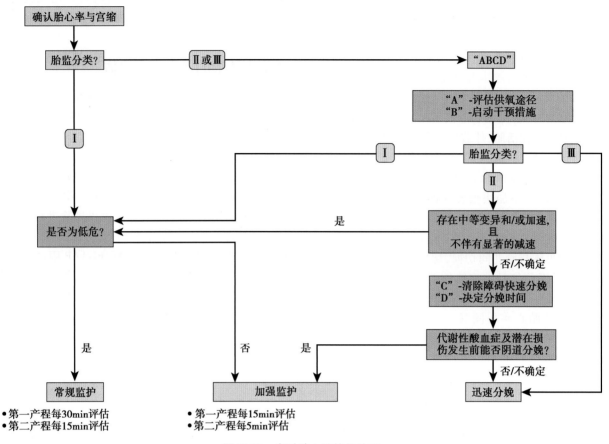

图 15-22　产时胎心监护的处理

"ABCD"胎心监护管理流程

当胎心波形图不属于Ⅰ类时,必须进一步的评估。实用而且系统的"ABCD"处理流程从评估开始(图15-21)。

A(Assess)—评估氧输送途径

快速系统地评估从外界到胎儿的供氧途径,可以确认供氧障碍的可能原因(表15-5)。**母体呼吸循环系统的评估往往从生命体征开始,包括呼吸、心率及血压。**通过触诊、宫缩探测仪或宫腔压力导管采集的信息,评估宫缩的情况。可疑子宫破裂或胎盘早剥需要即刻评估。视诊或阴检可以排除脐带脱垂。如果上述的快速评估未能发现原因,根据情况可进一步采取措施。如图15-21所示,诸多母胎因素均可能影响胎心率波形,这些因素并非直接导致胎儿供氧中断。如果认为某一因素可能导致胎

心变化,则应针对这一具体原因进行个体化的评估和干预。这些例子包括胎儿重度贫血所致的正弦波型、胎儿房室传导阻滞引起的心动过缓以及发热、感染、药物或心律不齐引起的心动过速等。

B(Begin)—启动干预措施

如果评估提示胎儿某个或多个供氧环节障碍,根据情况可以开始干预措施。针对性的干预措施见图15-21。干预措施的选择基于全面系统的胎心波形分析,不主张单一评估胎心率的某一部分,因不足以提供全面的信息。了解胎心波形图与某些因素的关系,可以更有针对性地采取相应措施。例如,对于变异减速,起初的重点可以放在脐带受压或脐带脱垂上面;对于晚期减速,重点考虑母体心输出量、血压或子宫收缩的情况。

保守处理方法
吸氧

胎儿氧供依赖于弥散至胎盘绒毛间隙的母体血氧含量。吸氧可以增加吸入空气中的氧分压,同时增加母体血氧分压及与血红蛋白结合的氧含量,从而增加胎盘血-血屏障两侧的氧浓度差,最终增加胎儿血氧分压及氧含量。研究报道,母体吸氧可以消除胎心减速,改善胎心率变异,这些可以作为胎儿供氧改善的间接证据[30-32],直接

表 15-5　脐动、静脉血气正常值范围

血管	pH值	PCO₂	PO₂	碱剩余
动脉	7.2~7.3	45~55	15~25	<12
静脉	7.3~7.4	35~45	25~35	<12

证据来源于胎儿脉冲血氧度监测,显示胎儿血红蛋白饱和度增加[30-32]。停止吸氧后,血氧饱和度能在较高水平维持约30min。至于吸氧多长时间最佳尚无定论。惧于胎儿氧自由基的产生,只有胎儿可能获益时才予吸氧[32]。尽管吸氧的方法和时间尚无统一标准,有证据支持采用非回吸面罩(nonrebreather face mask)吸氧,速率为10L/min,持续15～30min 较好[30]。

改变体位

从生理学角度,产时避免仰卧位较合理。仰卧位时,妊娠子宫压迫下腔静脉影响母体静脉回流、心输出量和子宫与胎盘的血流灌注。若仰卧位压迫腹主动脉或髂动脉则阻碍子宫与胎盘的血液供应。右侧或左侧侧卧位对胎儿供氧更有利[30,33]。怀疑脐带受压时,母体体位的改变有可能改变胎儿的体位,从而缓解脐带受压。

静脉输液

子宫胎盘灌注有赖于心输出量及血容量。血压正常不一定代表血容量、静脉回流、前负荷或心输出量正常。根据 Frank-Starling 原理,静脉给予等张液冲击治疗,可以增加有效循环量、静脉回流、左心室舒张末压、心室前负荷及每搏输出量,从而改善心输出量。因此,血容量的增加对于提高心输出量,改善子宫胎盘灌注量至关重要[34]。即使血容量正常,静脉冲击补液 500～1000mL 也可以改善胎儿供氧[30,31]。容易发生容量过多及肺水肿的患者补液时需慎重。产时母体补液速度无统一标准。静脉补充大量含有葡萄糖的液体对母胎均有潜在风险,需慎重。

纠正母体低血压

众多因素可引起分娩孕妇出现低血压,例如脱水、仰卧位导致的下腔静脉受压、静脉回流减少及心输出量下降。区域麻醉时交感神经阻断导致外周血管扩张也可引起低血压。母体低血压可减少子宫胎盘灌注和胎儿供氧,通过改变体位及静脉输液往往可以纠正低血压。这些措施无效时,给予升压药物。**麻黄素**(ephedrine)是较弱的兴奋 α 和 β 受体的拟交感胺类药物。主要机理是促使突触前囊泡释放去甲肾上腺素,兴奋突触后肾上腺素受体[34]。

抑制宫缩

过度宫缩是导致胎儿缺氧的常见原因。用于描述过度宫缩的术语文献中很多,定义不统一,例如过度刺激、收缩过强与强直性收缩等。2008 年 NICHD 共识推荐使用子宫收缩过频(tachysystole)这一名词[16]。正常的宫缩频率定义为10min 内宫缩次数在 5 次或 5 次以下,需要观察30min 宫缩图形,取 10min 的平均宫缩次数。如果宫缩次数每 10min 超过 5 次,则定义为收缩过频。子宫收缩的其他特征还包括宫缩强度、宫缩持续时间、基础张力及宫缩间歇时间。如果认为胎心率异常与过度宫缩有关,可以停止使用宫缩剂、减少宫缩剂剂量和/或给予宫缩抑制剂,例如特布他林(terbutaline)。

羊水灌注(Amnioinfusion)

产时羊水灌注是将等张液体通过宫内导管缓慢灌入羊膜腔内,旨在使羊水量达到或接近正常水平。羊水灌注的目的是缓解脐带受压,减少变异减速,以及改善胎儿短暂性供氧障碍。羊水灌注对晚期减速的影响目前尚不清楚。如果仅有羊水粪染而不伴有变异减速,这种情况不推荐常规羊水灌注[35]。

改变第二产程中用力和呼吸的技巧

第二产程中,母体用力的方法可能与胎心减速有关。如果关闭声门(屏气)用力(Valsalva)导致心率减速,建议采用放开声门的方法用力下推胎儿。每次宫缩时减少用力下推胎儿的次数,缩短用力时间,不要每次有宫缩时都用力,间隔一次或两次宫缩。另外,可以等到有用力的强烈欲望时才用力[30,31]。根据情况决定用力和呼吸的技巧,并不是每次均需要使用以上所有方法。系统性胎心监护的处理有助于产科医生全面考虑,不要忽视重要环节,及时决定处理方法。产科医生应该清楚有序地把处理方案告诉整个团队,这也是标准化医疗(standard of care)的重要部分。

胎心波形的再评估

评估胎儿供氧途径及进行相关干预后,需要再次评估胎心波形。再评估的间隔时间因人而异,ACOG-AAP 指引建议 5～30min[29]。如果胎心波形恢复为 I 类而且产程正常,继续监测即可。根据临床情况,决定下一步是常规还是较为严密的胎心监护。如果采取适当的治疗措施后无效,胎心波形进一步发展为 III 类,则需尽快终止妊娠;如果仍然为 II 类胎监,需要进一步评估。

II 类胎监范围极广,包括那些需要继续监测的胎监,亦包括部分需要准备迅速分娩的胎监。如果 II 类胎监伴有中等变异或加速,临床上无非常显著的减速时,可以继续监测(图 15-22);当 II 类胎监达不到这个标准,则需引起重视。如果对中等变异、加速和临床显著的减速存在任何疑问,可以按照 ABCD 的干预模式进行下一步处理。

C(Clear)—清除障碍快速分娩

如果保守处理后,胎监仍达不到满意的状态,此时应该提前计划,清除障碍,为快速分娩做好准备,但这并不意味着确切的分娩时间和方式已经决定。这种做法作为一种强制措施(forcing action),旨在系统地处理有可能导致延误的因素,避免忽视重要环节,及时决定下一步处理。分析有关下一步处理的信息,与团队人员及时沟通。可能延误治疗的主要因素可分成几大类,应该从大到小的排序,不是随便列在一起,例如医疗机构、医务人员、胎儿及产程等。标准化产时胎监处理并不要求采用所有的治疗措施,这种方法只是列出所有常见因素(checklist),

便于更好的团队沟通,及时处理,尽可能减少不必要的错误。

D(Determine)—决定分娩时间

在权衡期待治疗与快速分娩的利弊时,同时需要预计从决定到分娩的时间(decision-to-delivery time,DDT)。保守处理后应该客观地评估一下,如果胎心率突然恶化,需要多长时间可以娩出胎儿。这要综合考虑医疗结构、医务人员、母胎情况及产程进展。

ABCD 处理流程的任何一个步骤都可以标准化,这些处理步骤代表产程中绝大多数问题的决策。如果ABCD 里面的处理步骤用尽,此时就需要根据临床医生个人判断决定下一步处理。最终还是临床医生承担责任,从母胎安全的角度决定何时行手术分娩(阴道助产或剖宫产)。

期待治疗或分娩

如果保守处理未能纠正 Ⅱ 类胎监,此时必须决定是继续等待至阴道自然分娩还是行手术分娩,这需要权衡阴道安全分娩的可能性与发生胎儿缺氧性损伤的风险大小。2013 年,Clark 等[36]提出了针对 Ⅱ 类胎监的标准化处理流程。如(图 15-23)所示,该流程再次强调了中等变异或加速可以排除进行性缺氧性损伤的可靠性[36]。

Clark 的流程中,显著减速(significant decelerations,)定义为持续 60s 以上的晚期减速或变异减速。对延长减速的处理不宜按照流程逐步进行,应立即采取适当的纠正措施。处于活跃期或第二产程时,如果胎心显示中度

变异或加速而且产程进展良好,此时无论是否存在减速,大多数的病例均可在严密的观察下期待治疗。一种例外情况是频发的、显著的减速,保守治疗不能改善胎心率波形,而且短期内不能阴道分娩。另一种例外情况是阴道出血患者既往有或没有剖宫产史,此时要考虑胎盘早剥或子宫破裂的风险。这两种情况进一步评估很有必要,是否遵循流程需要个体化。在 Clark 流程的另一面,当不存在中度变异和加速时,保守处理 30min 后,仍不能纠正频发的、显著的减速,此时无论产程阶段,都需要考虑终止妊娠。如果 30min 内没有中度变异和加速、也不伴有频发的减速,这种情况流程允许观察一小时,一小时后胎监仍不改善,可考虑终止妊娠。Clark 流程源于 18 位作者对持续性 Ⅱ 类胎监管理的共识。任何一个流程都没有证实优于其他流程,但是越来越多的证据支持采用一种合适的处理方案。仅仅通过标准化管理一项,就比随机采用不同的流程要好。

评估胎儿状况的其他方法

电子胎儿监护的主要缺点是假阳性率高。即使最异常的胎心率波形预测新生儿并发症也很有限。因此,评估胎儿状况的其他技术也在不断地尝试,这些技术包括胎儿头皮血 pH 值与乳酸的测定、胎儿刺激、电脑分析胎心率、胎儿脉冲氧和度测定及 ST 段分析等。脐带血血气分析结合 Apgar 评分,用于评估新生儿分娩即刻的状况。

产时胎儿头皮 pH 值及乳酸的测定

20 世纪 60 年代,间断性胎儿头皮血 pH 测定引入临

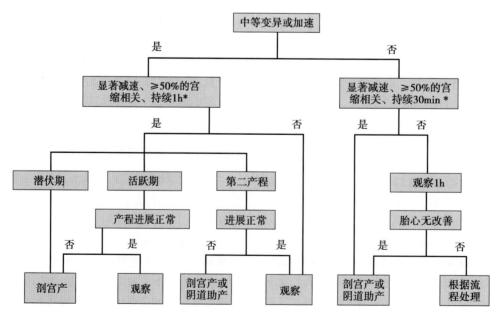

图 15-23　Ⅱ 类胎监处理流程。Clark 的流程中,显著减速定义为持续 60s 以上的晚期减速或变异减速。*保守处理包括吸氧、改变母体体位、静脉输液、纠正低血压、减少或停止宫缩药物、使用宫缩抑制剂、羊水灌注、改变第二产程呼吸和用力技巧,保守处理后胎心仍不改善

床,70 年代开始进行广泛的研究。但其应用受到很多因素的制约,采集标本要求宫口已扩张和胎膜已破,操作技术困难,常常需要系列测定,结果分析和应用有不确定性。美国现很少用,但是其他国家仍然常用。最近的一项 Meta 分析[38]比较了胎儿头皮血 pH 值与头皮乳酸的测定来预测母儿的结局,两者未见差异。Goodwin 等[39]研究报道,在一个大型的医疗机构中,不做胎儿头皮血 pH 测定,也未增加因胎儿窘迫行剖宫产、低 Apgar 评分需要入住 NICU 或围产期窒息等。

胎儿头皮刺激和声震刺激

一些研究报道,行胎儿头皮刺激或声震刺激(vibro-acoustic stimulation,VAS)后胎心率出现加速,可以预测头皮血 pH 值正常[40,41]。Skupski 等发表的 meta 分析证实了各种产时刺激胎儿方法的实用性,这些方法包括头皮穿刺、Allis 钳无创刺激、VAS 及指检刺激胎头。胎儿头皮刺激、VAS 与卤素灯光刺激可用于诱发胎心率加速,用于排除胎儿代谢性酸血症[42]。刺激诱发的加速与自发性加速具有相同的预测意义[16]。胎儿刺激需在胎心率位于基线率时进行,减速期或心动过缓时胎儿刺激的意义尚未明了。

计算机自动分析胎心率

胎心波形的分析存在很大差异,不同人或者同一人不同时间分析同一胎心波形会有不同结论。为了克服这种局限性,Dawes 等[43,44]设计了一个客观分析胎心率波形的数字化系统。已有报道计算机分析胎心波形较为准确,但不能更好地预测新生儿的结局[45]。Keith 等报道了应用智能电脑系统分析的多中心试验结果,该研究采集了 50 例产妇的资料,结合临床与胎心监护的数据,研究显示电脑系统的判断与 17 位临床专家的判断结果无明显差异。计算机系统报告结果高度一致,不建议不必要的干预。电脑系统的判断能力比其中的 15 位专家还好,仅两位专家的判断超出电脑系统。

胎儿脉冲血氧度监测

产时透射式胎儿脉冲血氧度测定(transmission fetal pulse oximetry)可以间接地测量胎儿血红蛋白氧饱和度,而反射式胎儿脉冲血氧度测定(reflectance fetal pulse oximetry)是前者的改良。利用氧合的血红蛋白和去氧血红蛋白对红光和红外光吸收差异的原理,宫内传感器放置于胎儿皮肤上,连续监测胎儿氧饱和度。关于产时胎儿脉冲血氧度测定的研究很多[47-52],此方法尽管减少了因胎儿原因的剖宫产率,但对于整体剖宫产率或新生儿预后影响的报道却不一致。这些随机临床试验的结果迫使该仪器退出美国市场。

P-R 间期及 ST 段分析

胎儿 ECG 的 P-R 间期与 ST 段分析的研究有不同结果。动物研究显示,胎心率减速伴有低氧血症时,胎儿 P-R 间期会发生特征性的改变。Strachan 等[53]比较了 1038 例产妇的标准电子胎心监护(EFM)与 EFM 加 P-R 间期分析的结果,因可疑胎儿窘迫行手术干预以及新生儿结局方面无明显差别。胎儿 ECG 的 ST 段反映了心肌的复极化。心肌缺氧导致儿茶酚胺释放、β 肾上腺受体兴奋、糖原分解及代谢性酸中毒,进而 ST 段抬高与 T 波高耸[54-58]。这一发现促使了胎儿 ECG 及 ST 波形分析技术的发展(STAN,Neoventa Medical)。一项纳入 2434 产妇的随机试验[59]显示,ST 段分析结合 EFM 可以减少 46% 的因胎儿窘迫的手术干预,不增加因难产和其他原因的手术干预。在 EFM 加 ST 段分析组中,少数病例发生了代谢性酸血症和较低的 5min Apgar 评分,然而这种差异性不显著。另一项纳入 4966 产妇的随机试验[60]显示,EFM 加 ST 段分析组的脐动脉酸血症较单独 EFM 组低 53%,但剖宫产率无差异。

一项大型多中心的随机试验[61]纳入了 5681 名产妇,结果显示两组在胎儿代谢性酸中毒(定义为脐动脉 pH<7.05 和碱剩余>12mmol/L)这一主要结局方面无统计学差异。EFM 加 ST 段分析组下列项目较低:产时胎血采集率(10.6% vs. 20.4%)、脐动脉血 pH<7.05 且碱剩余>12mmol/L(1.6% vs. 2.6%)及脐动脉血 pH<7.05(1.9% vs. 2.7%),而剖宫产率、阴道助产率及整体手术分娩率两组无差异,因胎儿窘迫行手术分娩的比率及新生儿结局也无差异。2013 年,对总共纳入 15 338 例产妇的 5 项研究进行了 meta 分析[62],显示有 ST 段分析辅助的情况下,胎儿头皮血采集率、手术分娩率及 NICU 入住率均较低,然而,剖宫产率、低 Apgar 评分率、分娩时代谢性酸血症率、新生儿插管率及新生儿脑病率均无显著差异。

美国 NICHD 最近报道了 STAN 临床应用的安全性与有效性的 III 期临床试验数据(NCT01131260)。该研究[63]纳入了 11 108 名产妇,随机分为产时 EFM 组及产时 EFM 加 STAN 组。主要结局包括死产、新生儿死亡、5min Apagar 评分≤3 分、新生儿抽搐、脐动脉血 pH 值≤7.05 且碱剩余≥12mmo/L、出生时气管插管及新生儿脑病,无论单独还是综合(composite)结局均无明显差异。此外,阴道助产率、剖宫产率、NICU 入住率、胎粪吸入或肩难产发生率也无差异。STAN 在美国结论已定,不能改善围产期结局,也不能降低手术分娩率[63]。

经腹胎儿心电图

经腹胎儿心电图(Monica AN24,Monica Healthcare,

Nottingham, UK)是一种无创胎儿心电监护系统(fECG),已获批准用于临床[64]。该系统利用放置在母体腹部的5个电极,可以连续监测胎儿心电及宫缩活动。前瞻性研究表明,与多普勒超声技术相比,在监测胎心率上面fECG在第一产程更加可靠准确,第二产程两者相当[64]。fECG较少受母体心率干扰。另一项研究显示,产妇的体重指数不影响fECG的准确性,而肥胖会影响多普勒超声监测胎心[65]。

脐带血血气分析

脐带血血气分析结合Apgar评分有助于准确地评估新生儿分娩即刻的状况,其适应证广泛,没有禁忌。ACOG指引建议以下情况采集脐静脉及动脉血进行检测分析[66]:

- 因胎儿损伤(fetal compromise)行剖宫产
- 5min Apgar评分较低
- 严重胎儿生长受限
- 胎心率波形异常
- 母体伴有甲状腺疾病
- 产时发热
- 多胎妊娠

胎儿娩出即刻,选取一段脐带,两端结扎、切断。结扎后脐带内血液可以保持稳定的pH值、PO_2及PCO_2至少60min[65]。肝素化的注射器可以稳定血标本长达60min[64]。碱剩余值20min后可能增加1.2mmol/L,60min后增加4.5mmol/L[13,65]。乳酸值20min内增加40%,60min后增加245%,如果胎儿需要脐血血气分析,可用注射器从两端钳闭的脐静脉和脐动脉内获取血液标本。为了准确判断新生儿状况,最好在20min内完成脐带血分析。若不能在20min内完成血气分析,标本需予冰上储存。碱剩余与乳酸值的分析解读需要考虑干扰因素的影响[13]。

脐动脉血气指标反映的是胎盘内母胎血气交换前胎儿组织的代谢状态,脐静脉血气反映的则是母胎血气交换后的状态。脐动脉血气正常可以排除围分娩期胎儿缺氧或酸血症。采取血液标本时,两个脐动脉和一个脐静脉都应采血,这样可以确保留取到至少一条脐动脉血,以避免关于是否采集到脐动脉血的争议。如果无法从脐带内血管采血,则可从胎盘表面血管采血。胎盘表面血管未予钳夹,血气结果随时间变化很大,需尽快检验,分析结果时也需考虑相关因素。血液暴露于空气后PO_2会增加,PCO_2降低[13]。脐带血血气正常值见表15-5[7,8,13]。

碱剩余反映组织利用缓冲碱的程度。外周组织缺氧、无氧代谢及乳酸堆积时,组织利用缓冲碱,主要是碳酸氢盐,来维持酸碱平衡。脐动脉血pH<7.2时考虑酸血症,pH值过低(<7.0)时有发生胎儿损伤的潜在风险。

酸血症分为呼吸性、代谢性及混合性三类。单纯呼吸性酸血症定义为脐动脉血pH<7.2,PCO_2升高且碱剩余<12mmol/L,反映脐带受压导致的血气交换障碍,往往为短暂性的,与胎儿神经损伤无关[9]。单纯的代谢性酸血症指pH<7.2,PCO_2正常且碱剩余≥12mmol/L,往往与频发或长时间的胎儿供氧障碍有关,且已进展到外周组织缺氧,无氧代谢导致的乳酸堆积超出了缓冲碱负荷。尽管多数代谢性酸血症不会导致组织损伤,但在重度的酸血症(脐动脉pH<7.0,且碱剩余≥12mmol/L)情况下,胎儿损伤风险增加[11,12]。混合性酸血症包括呼吸性和代谢性酸血症,诊断标准为pH<7.2、PCO_2升高且碱剩余≥12mmol/L。混合性酸血症的临床意义与单纯代谢性酸血症类似。酸血症的分类见表15-6。

表15-6　脐动脉酸血症分类

值	呼吸性	代谢性	混合性
pH	<7.2	<7.2	<7.2
PCO_2	升高	正常	升高
碱剩余	<12mmol/L	≥12mmol/L	≥12mmol/L

其他胎心监护方法

电子胎儿监护与间断胎心听诊

早在19世纪,就已发现某些听诊的胎心类型与新生儿预后不良有关。20世纪60年代,电子胎儿监护(EFM)与胎儿头皮血检验开始在临床应用。1967年,Hon与Quilligan[67]提出了胎心减速的分类体系。1969年,Kubli与Hon[28]报道了胎心减速类型及严重程度与胎儿头皮血pH值之间的关系,胎心无减速、早期减速或轻度变异减速时,胎儿头皮血平均pH>7.29,重度变异减速或晚期减速出现时pH<7.15。若存在胎心变异及加速可以排除代谢性酸血症与进行性缺氧性损伤[40,41]。

20世纪70年代,EFM逐渐取代传统的间断胎心听诊(intermittent auscultation,IA),一系列研究报道围产儿死亡率显著下降。但这些研究并非随机,对照组不是来自同一时段。有些人对这些研究表示异议,认为婴儿医疗的迅速改善和围产期死亡率下降引起研究结果出现偏倚。在此期间,使用EFM的医院与未使用EFM的医院在改善围产期结局方面无显著差别[68],但同时这些研究也肯定了EFM的价值。1976年发表了首个比较EFM与IA的RCT。迄今为止,已有12项类似的研究结果发表(表15-7)[69-80]。

电子胎儿监护与间断听诊的比较(RCT)

1976年,Haverkamp等[69]报道了首个比较产时EFM

表 15-7　EFM 与间断胎心听诊（IA）的 RCT

RCT 研究	年	病例数	围产期并发症	围产期死亡率	剖宫产率
Haverkamp[69]	1976	483	无差异	无差异	EFM 组较高
Renou[70]	1976	350	见正文	无差异	EFM 组较高
Kelso[71]	1978	504	无差异	无差异	EFM 组较高
Haverkamp[72]	1979	690	无差异	无差异	EFM 组较高
Wood[73]	1981	989	无差异	无差异	无差异
MacDonald[74]	1985	12 964	EFM 组较低 *	无差异	无差异
Neldam[75]	1986	969	无差异	无差异	未报道 ¶
Leveno[76]	1986	14 618	无差异	无差异	无差异
Luthy[77]	1987	246	无差异	无差异	无差异
Vintzileos[78]	1993	1428	无差异	EFM 组较低 §	无差异
Herbst[79]	1994	4044	无差异	无差异	无差异
Madaan[80]	2006	100	无差异	无差异	无差异

* EFM 组的新生儿抽搐发生率较低，但 4 岁时无差异

¶ EFM 组因胎儿指征行剖宫产率较高，整体剖宫产率未予报道

§ RCT 期间，第三次回顾分析发现 EFM 组围产儿死亡率下降 5 倍，故提前终止 RCT

与 IA 的前瞻性 RCT，该研究纳入 483 例高危产妇。EFM 组尽早地放置了胎儿头皮电极，IA 组第一产程每 15min 听一次胎心，第二产程每 5min 一次，在宫缩后听诊 30s。两组均使用了 EFM，但 IA 组为单盲。EFM 组中，胎心监护的结果按照 Kubli 及 Hon[28] 提出的标准进行分析。对于晚期减速或重度变异减速的病例，保守处理（吸氧、改变体位和纠正低血压）15min 后胎心率减速持续存在，则终止妊娠。IA 组诊断"胎儿窘迫"的标准为连续三次或三次以上的宫缩后，胎心率降至 100bpm。如果 15min 内未缓解，则终止妊娠。结果显示，两组在围产儿死亡率、Apgar 评分、脐血 pH 值、新生儿神经系统体征及新生儿并发症方面无显著差异。与 IA 组相比，EFM 组的总剖宫产率明显升高（16.5% vs. 6.8%），因"胎儿窘迫"行剖宫产的比率也明显升高（7.4% vs. 1.2%）。

Renou 等[70] 在 1976 年发表了第二个 RCT，350 例产妇随机分到 EFM 组和 IA 组。研究组 EFM 连续监测，胎监异常时检测胎儿头皮血 pH 值，IA 组胎心听诊的具体方法未予描述。两组间围产儿死亡率、Apgar 评分、母儿感染率无明显差异，EFM 组脐血 pH 值较高，NICU 入住率、新生儿神经系统体征及新生儿脑损伤（未进一步定义）较低。EFM 组剖宫产率明显增高（22.3% vs. 13.7%），因胎儿窘迫行剖宫产率未予报道。

1978 年，Kelso 等发表了纳入 504 例产妇的 RCT[71]。研究组 EFM 连续监测，尽早放置胎儿头皮电极。IA 组至少每 15min 听 1min 胎心，听诊在宫缩期和紧接宫缩后进行。两组病人不允许交叉，未检测头皮血 pH 值。两组间围产儿死亡率、低 Apgar 评分、脐血 pH 值、NICU 入住率及住院

天数、母儿感染率及异常神经系统表现均无明显差异。唯一的差异在于研究组剖宫产率较高（9.5% vs. 4.4%），因胎儿窘迫行剖宫产的比率无差异（1.6% vs. 1.2%）。

1979 年，Haverkamp 等[72] 发表了纳入 690 名高危产妇的 RCT。研究对象分为三组：第一组 IA，第二组连续 EFM，第三组连续 EFM 及必要时胎儿头皮血 pH 检测。三组间围产儿死亡率、Apgar 评分、脐血 pH 值、母儿感染率、NICU 入住率及神经系统异常表现无明显差异。EFM 组的剖宫产率明显较高（第二组 18%；第三组 11%，第一组 6%）。第三组的剖宫产率居于中间，但母胎结局在统计学上与连续 EFM 组和 IA 组无显著区别。综合分析发现，接受 EFM 的孕妇因胎儿窘迫行剖宫产的比率明显增高（5.2% vs. 0.43%）。

1981 年 Wood 等[73] 发表了第五个纳入 989 名产妇的 RCT。EFM 组尽早放置胎儿头皮电极，IA 组听诊的具体方法未予描述。必要时行头皮血 pH 值检测。两组间围产儿死亡率、Apgar 评分、脐血 pH 值、NICU 入住率、新生儿异常神经系统表现均无明显差异。手术干预率（包括产钳助产）EFM 组较高，两组间剖宫产率无显著差异（EFM 组 4% vs. IA 组 2%）。因胎儿窘迫行剖宫产率未予报道。

1985 年，MacDonald 等[74] 发表了纳入 12964 名产妇的大型 RCT，首次前瞻性计算了样本量，以达到统计学显著性为目的。研究开始前，初步估算了产程中胎儿死亡、新生儿死亡、新生儿抽搐及其他严重神经系统异常的发生率。为了降低 50% 的死产、新生儿死亡及新生儿抽搐，需要 13 000 名产妇参与试验（统计效力 75%，$P = 0.05$）。如此规

模的临床试验仅有一半概率能够检测到新生儿抽搐率下降50%。EFM组尽早放置胎儿头皮电极，必要时行头皮血pH值检测。胎监图的分析解读基于Kubli及Hon提出的标准[28]。可疑或极为异常胎心包括显著的心动过速或心动过缓、中度心动过速或心动过缓伴变异减少、微小变异或变异消失、晚期减速、中度或重度变异减速以及难以分析的胎心波形。第一产程中，如果可疑胎监持续时间≥10min，即行头皮血pH检测，pH<7.2时需要终止妊娠。如果pH值介于7.2和7.25之间，伴有持续性可疑或异常胎监，需要终止妊娠；pH<7.2时无论胎监情况都要终止妊娠。pH>7.25伴有持续性可疑胎监，30~60min内重复头皮血pH检测。第二产程中，胎心异常持续至少10min者予以终止妊娠。对照组第一产程每15min胎心听诊60s，第二产程每两次宫缩间听诊。如果三次宫缩后胎心率低于100bpm或大于160bpm，且保守处理无法改善，检测头皮血pH值，结果按上述方案处理，根据产程情况决定迅速分娩。对照组产程超过8h后，不定期检测胎儿头皮血pH。两组间围产儿死亡率、低Apgar评分、新生儿损伤、需要复苏、NICU入住率及感染率无显著差异。总共有28例围产儿死亡，每组中各有7例考虑窒息（asphyxia）为死亡首要原因。对照组新生儿抽搐及持续神经系统异常（>1周）发生率明显升高。然而，随访至4岁时发现每组各有3例为脑瘫[81]。EFM组产程较短，镇痛需求率低。EFM组头皮血pH<7.2的胎儿数目是IA组的两倍，EFM组头皮血采集率略高（EFM4.4%，IA3.5%）。两组剖宫产率无明显差异（EFM2.4%，IA2.2%）。由于EFM组产钳助产率较高（8.2% vs. 6.3%），所以总的手术分娩率也较高（10.6% vs. 8.5%）。因胎儿窘迫行剖宫产的比率两组无差异（0.4% vs. 0.2%）。该RCT证实EFM与母体并发症增加无关。

1986年，Neldam等[75]报告了纳入969名产妇的RCT。EFM组产妇不再行走时开始电子监护，尽早放置胎儿头皮电极。IA组宫口小于5cm时，每h听诊2次，每次至少15s；宫口开大5cm至开全前，每15min听诊一次，第二产程每次宫缩后或间隔至少5min后听诊30s。必要时可行头皮血pH值测定。该项研究总共采集了5次胎儿头皮血（EFM组3次，IA组2次）。两组间围产儿死亡率、低Apgar评分、抽搐、NICU入住率及住院时间无统计学差异。EFM组异常胎监较多，而剖宫产率无差别。

1986年，Leveno等[76]发表了纳入14 618名产妇的前瞻性研究。两组间围产儿死亡率、5min Apgar评分、NICU入住率、呼吸机需求率及新生儿抽搐发生率相似。EFM组的异常胎监发生较多，因"胎儿窘迫"行剖宫产率明显增高（9% vs. 4%）。总剖宫产率未报道。

1987年，Luthy等[77]发表了第九个RCT，比较了246例早产产妇的EFM及IA研究结果。EFM组宫口开大至7cm时才开始监护，此时行人工破膜并放置头皮电极。对胎膜早破的产妇，一旦早产不可避免即放置头皮电极。两组均根据临床指征行胎儿头皮血pH测定。两组间宫

缩抑制剂、糖皮质激素、缩宫素及区域麻醉的使用均无差别，围产儿死亡率、低Apgar评分、脐血pH值、新生儿抽搐、RDS及颅内出血亦无差异。总剖宫产率（15.6% vs. 15.2%）及因"胎儿窘迫"行剖宫产率（8.2% vs. 5.6%）无统计学差异。

1993年，Vintzileos等[78]在希腊完成一项RCT，纳入的1428例产妇均有较高的围产儿死亡风险（20.4‰~22.6‰）。这种高危人群明显提高了EFM改善围产儿结局的效能。RCT开始前计算得出，如果有2210名产妇参与试验，可有80%的概率检测到67%的死亡率下降（$P=0.05$）。此项研究每三个月进行一次结果分析，第三次分析后决定终止试验，因为EFM组围产儿死亡率下降了5倍。此项RCT使用外部电子胎心监护，胎监结果不满意时，可放置头皮电极。IA组第一产程每15min听诊胎心，第二产程每5min听诊胎心。两组均未检测胎儿头皮血pH值，两组病例不允许交叉。EFM组围产儿死亡率明显降低（2.6‰ vs. 13‰），且无与缺氧相关的死亡，IA组有6例与缺氧相关的死亡（0.9%），统计学差异显著。两组间低Apgar评分、NICU入住率及住院时间、使用呼吸机、新生儿缺氧性脑病、脑室内出血、抽搐、肌张力下降、NEC及RDS无差异。EFM组因胎儿窘迫行剖宫产率明显增高（5.3% vs. 2.3%），但两组间整体剖宫产率无差异（9.5% vs. 8.6%）。

1994年，Herbst与Ingemarsson[79]在瑞典将4044例产妇随机分为连续EFM组和间断EFM伴IA组。后者在第一产程中每2~2.5h使用EFM 10~30min，EFM之间每15~30min行IA。两组间总剖宫产率、因胎儿窘迫行剖宫产率、脐动脉血低pH值、低Apgar评分及NICU入住率无明显差异。

2006年，Madaan与Trivedi[80]在印度将100例既往有子宫下段剖宫产史的孕妇，随机分为连续EFM组和IA组。两组间母儿并发症、阴道分娩率、产钳助产率及剖宫产率无显著差异。

RCT 比较 EFM 与 IA 的总结

RCT结果表明，IA与EFM对围产儿并发症及死亡率的影响相似，对剖宫产率的影响无明显差异。值得注意的是，IA需要一位产妇对应一名护士的产程护理与频繁的胎心听诊。这种1:1的个体化护理在某些机构可以实现，但从人员及花费上考虑，多数产房不能实施。IA可以发现胎心减速和加速，而不能确认是否存在中等变异。因此，在多数RCT中，IA发现胎心异常时需改为EFM。单独利用IA处理异常胎心的安全性尚未确定。

ACOG-AAP[29]围产期处理指南（Guidelines for Perinatal Care）指出EFM与IA可以用于产时胎儿状况的评估。当使用IA时，产房需要制定清晰的流程，统一而规

范地使用 NICHD 有关胎心波形的定义。如果产妇没有高危因素,第一产程活跃期应该每 30min 一次记录、评估与分析胎心,第二产程至少每 15min 一次[29]。如果存在高危因素,活跃期至少每 15min 一次记录、评估与分析胎心,而且最好在宫缩前、宫缩时和宫缩后进行,第二产程至少每 5min 一次[29]。

EFM 的潜在风险

感染

尚无事实证明 EFM 增加母儿细菌感染的风险。虽然一项 RCT 显示 EFM 增加母体感染的风险[69],但两组均放置了胎儿头皮电极(IA 组也使用了 EFM,对临床医生单盲),结果很难解释。目前,最大的一项 RCT 并未证明 EFM 增加感染的发生率[74]。存在病毒垂直感染的风险时,如 HIV、HSV 及肝炎病毒感染,应避免使用胎儿头皮电极,因会破坏胎儿皮肤的完整性。

手术干预

RCT 的 Meta 分析显示,EFM 组手术干预率要高于对照组[82,83]。一项概括 30 多年的 Cochrane 综述[84]报道,EFM 组的阴道助产率高于对照组 15%(RR,1.15;95% CI,1.01~1.33),剖宫产率高出 63%(RR,1.63;95% CI,1.29~2.07)。然而,近代大部分 RCT 提示,EFM 对剖宫产率的影响很小。1980 年之前,EFM 应用于临床的前十年发表的四项 RCT 共纳入 2027 名产妇,均表明 EFM 组的剖宫产率较高[69-72]。1980 年以后发表的八项 RCT 中的七项,纳入 20 740 名产妇,人群多于 80 年前的 10 倍(表 15-7),却没有显示剖宫产率明显升高[73-75,77-80]。第八项 RCT[76]未报道整体剖宫产率。传统观念认为 EFM 会增加剖宫产率,80 年后的数据提示,随着对胎监的解读分析与处理不断改善,以及监测技术与临床经验的提高,EFM 对剖宫产率的影响在逐渐缩小。

EFM 的益处

20 世纪 70 年代的非随机临床研究报道,EFM 可以显著地降低围产儿死亡率。后来仅有一项 RCT 证明了这点[78]。尽管研究结果不一致,EFM 的效果至少与 IA 一样,可以有效地降低围产期死亡率和并发症。

EFM 的局限性

缺氧性损伤的预测与预防

起初人们对 EFM 预防胎儿缺氧性损伤寄予厚望,事实证明 EFM 并不能可靠地预测胎儿或新生儿代谢性酸血症、新生儿脑病或脑瘫(CP)。据报道,EFM 检测 CP 的假阳性率为 99.8%,阳性预测值为 1/500[17,85]。事实上,整体人群 CP 的发生率约为 1/500[85]。为什么 EFM 不能预测缺氧性神经系统损伤呢? 主要是因为 EFM 不是缺氧性神经损伤的诊断工具,它仅是筛查产时胎儿短暂性供氧障碍的手段,供氧障碍是缺氧性神经损伤的前期征兆。

作为一个筛查方法,EFM 的阴性预测值意义更大。EFM 结果正常足以排除引起神经损伤的产时胎儿供氧障碍,但异常的 EFM 不能预测缺氧性损伤。EFM 异常通常反映的是短暂性供氧中断,属于正常产程中的常见现象,这种现象极少导致缺氧性损伤。此外,当出现异常胎监时,经保守处理可以避免缺氧的发展,更不容易导致缺氧性损伤。几十年的研究表明,EFM 是很可靠的筛查手段,其阴性预测值极高。EFM 正常时可以继续期待治疗,异常时则需即刻评估,进一步严密观察,必要时保守处理,以改善胎儿供氧。如果保守处理不能奏效,而且不能排除进行性缺氧损伤,这种情况则需手术干预。

单一的 EFM 特征或多个特征的组合都不能可靠地预测 CP 的发生。因此,任何利用 EFM 来诊断 CP 的尝试注定不会成功。当 20 世纪 70 年代 EFM 取代了传统的 IA 后,非随机临床研究显示 EFM 明显降低围产儿死亡率。此后,仅有一项围产儿死亡高危人群的 RCT 证明了这点。最近一项 Meta 分析[84]包括了 33 000 产妇,结果显示 EFM 和 IA 在降低围产儿死亡率方面无明显差别。综合分析所有 EFM 与 IA 的 RCT 表明,EFM 未能降低胎儿代谢性酸血症、新生儿 HIE、CP 及围产儿死亡率,但是 IA 必须在护士与产妇 1:1 的产房中进行[84]。有些人认为 EFM 作为公共健康筛查项目是失败的[86]。对此情况的另一解释是,在适当选择的人群里,遵循 RCT 细则使用 IA,可以与 EFM 一样地降低母胎并发症和死亡率。

胎儿脑中风的预测与预防

随着循证医学逐渐取代过去学术上的互相抨击,有关 EFM 的新争议也不断产生。例如,四项研究的 Meta 分析报道,产时异常胎监可能与围产儿动脉缺血性中风(perinatal arterial ischemic stroke,PAIS)有关[87]。其中一项研究全部为早产患者,且未描述胎监异常的具体情况[88]。其他三项研究的患者为足月分娩,并未表明胎监异常与 PAIS 有相关性[89-91]。尚无医学证据证明异常胎监与 PAIS 的因果关系,也没有证据显示产时 EFM 能够检测或预测 PAIS 或者采取任何干预手段来预防 PAIS。没有 I 或 II

级的临床证据显示宫缩或产程时限与 PAIS 有关[13]。2007年美国神经疾病与中风研究所及 NICHD 的共识性结论为："PAIS 没有可靠的预测方法，不能根据预测进行预防和治疗。"[20]。

胎头受压

早期减速长期以来被认为是正常反应，由宫缩时胎头受压所致。NICHD 也将早期减速划入 I 类胎心率波形，代表胎儿供氧正常[16]。但有人提出，即使胎儿供氧正常，产时胎头受压也可能导致缺氧缺血性脑损伤[92]。理论上认为，胎头受压时颅内压超出颅内血管灌注压，引起血流减少，导致局部缺血和局灶性缺血缺氧损伤。研究表明，宫缩时胎头受到的压力可达到羊膜腔内压力的两倍[93]。也有其他研究表明，此时大脑灌注压、血流及大脑耗氧量会发生改变[94-96]。但尚无 I 或 II 级证据表明，这种改变会引起神经组织病变或临床神经功能损害。相反，胎羊动物实验显示，胎头受压后的反射性 Cushing 反应对脑损伤有保护作用[97,98]。来自病例对照研究的 II 级证据发现，一些与 CP 相关的高危因素为早产、感染、母体甲状腺疾病及先天发育异常[99]。目前没有关于宫缩活动与后期 CP 相关的 I 或 II 级证据。一项大型队列研究[100]纳入了 380 000 名自然分娩和 33 000 名无产兆行剖宫产分娩的产妇，对产时胎头挤压导致脑损伤的观点提出了挑战。这项研究显示，与剖宫产分娩的新生儿相比，经历正常宫缩和阴道分娩的新生儿发生机械性脑损伤（例如颅内出血）的概率并未升高。胎头受压与脑损伤的理论没有分析性文献支持，不能作为产时处理的理论依据。

总　结

EFM 的定义、分析解读与处理的标准及共识演变发展了数十年。产程中胎心减速（变异、晚期及延长减速）表明短暂性的胎儿供氧中断。中等变异或加速可以非常可靠地排除进行性缺氧性神经损伤，EFM 在这方面的阴性预测值接近 100%。如果凭其阳性预测值来探测缺氧性神经损伤，500 次决定中可能有 499 次的错误[85]。处理胎监时一定注意，明智的决定要依据总是正确的检验（EFM 的阴性预测值），不要依赖总是错误的检验（EFM 的阳性预测值）。NICHD 提出的 EFM 标准定义，获得了 ACOG、AWHONN 及 ACNM 的认可，需要规范一致地使用。规范的解读应基于循证医学证据，不能基于未予证实的理论。标准定义与循证医学原则结合更利于准确判断。精炼而又标准的 EFM 处理流程可以帮助医生做出系统周全的决策，并能清晰地与团队人员沟通。

关键点

- 产时胎心监护的目的是评估胎儿产时供氧情况，以便及时而适当的干预，避免发生胎儿缺氧性损伤。

- 氧气从外界环境输送至胎儿，途经母体肺、心脏、血管、子宫、胎盘及脐带。

- 胎儿供氧中断可能导致胎儿低氧血症（血氧含量低，hypoxemia）、缺氧（组织含氧量低，hypoxia）、代谢性酸中毒（组织乳酸堆积，metabolic acidosis）、代谢性酸血症（血液乳酸堆积，metabolic acidemia），最终导致组织损伤或死亡。

- 胎心监护能够可靠地反映胎儿供氧情况。胎心减速至最低的时间小于 30s（变异减速）提示脐带受压，但不能排除其他氧输送途径的异常，如肺（低氧血症）、心脏（心输出量低）、血管（急性低血压）、子宫（子宫破裂或宫缩）和胎盘（胎盘早剥）。根据定义，晚期减速指胎心率降至最低的时间≥30s。传统认为，晚期减速是因为胎盘功能不全所致，提示供氧障碍发生于子宫或胎盘环节，事实上不能排除其他氧供环节的异常，例如肺（低氧血症）、心脏（心输出量低）和血管（低血压）。供氧途径中任何环节异常都可以导致延长减速。分析 EFM 时，一定注意供氧途径的任何一个或多个环节的异常都可能导致具有临床意义的胎心减速（变异、晚期或延长减速）。这一概念的统一可以减少冲突和争议，使胎监管理规范、简化及准确，同时便于沟通。

- EFM 除了反映胎儿供氧途径中断的情况，还能提供胎儿体内氧合信息。如果存在中度变异或加速，此时可以非常可靠地排除胎儿缺氧性损伤；如果没有中度变异或加速时，并不代表存在缺氧性损伤。

- EFM 的阴性预测值极高，胎心率波形正常可以完全排除胎儿监测时发生的缺氧性损伤。

- EFM 的阳性预测值意义较小。每 500 例异常胎监中可能仅有一例胎儿发生脑瘫，EFM 预测脑瘫的假阳性率高达 99% 以上。除了极少数病例以外，没有任何一种或几种胎心波形图能够有价值地预测缺氧性神经损伤。

- 即使在胎监异常的情况下，产时缺氧缺血性脑损伤进展为脑瘫必须经历新生儿脑病的过程，未发生新生儿脑病不符合产时缺氧性神经损伤。

- 如果没有广泛缺氧，没有任何一种临床研究支持产时宫缩或用力引起的胎头受压会导致局灶性的脑缺血和缺氧缺血性损伤。围产儿缺血性脑中风无法预测，产时胎监图形与局灶性缺氧性脑损伤或中风没有相关性。
◆ NICHD 提出的有关胎监图形的术语已广泛采纳，统一使用规范术语有助于医务人员有效沟通和提高质量。

参考文献

1. Gültekin-Zootzmann B. The history of monitoring the human fetus. *J Perinat Med*. 1975;3(3):135-144.
2. Goodlin RC. History of fetal monitoring. *Am J Obstet Gynecol*. 1979;133(3):323-352.
3. Hon EH. The electronic evaluation of the fetal heart rate. *Am J Obstet Gynecol*. 1958;75:1215.
4. Caldeyro-Barcia R, Mendez-Bauer C, Posiero JJ, et al. Control of the human fetal heart rate during labor. In: Cassels DE, ed. *The heart and circulation of the newborn and infant*. New York: Grune and Stratton; 1966:7-36.
5. Hammacher K. The diagnosis of fetal distress with an electronic fetal heart monitor. In: Horsky J, Stembera ZK, eds. *Intrauterine dangers to the fetus*. Amsterdam: Excerpta Medica; 1967.
6. Martin JA, Hamilton BE, Sutton PD, Ventura SJ, Menacker F, Munson ML. Births: final data for 2002. *Natl Vital Stat Rep*. 2003;52:1-113.
7. Helwig JT, Parer JT, Kilpatrick SJ, Laros RK. Umbilical cord blood acid-base state: What is normal? *Am J Obstet Gynecol*. 1996;174(6):1807-1812.
8. Victory R, Penava D, Da Silva O, Natale R, Richardson B. Umbilical cord pH and base excess values in relation to adverse outcome events for infants delivering at term. *Am J Obstet Gynecol*. 2004;191(6):2021-2028.
9. Low JA, Panagiotopoulos C, Derrick EJ. Newborn complications after intrapartum asphyxia with metabolic acidosis in the term fetus. *Am J Obstet Gynecol*. 1994;170:1081-1087.
10. Arabin B, Jimenez E, Vogel M, Weitzel HK. Relationship of utero- and fetoplacental blood flow velocity wave forms with pathomorphological placental findings. *Fetal Diagn Ther*. 1992;7(3–4):173-179.
11. *American College of Obstetricians and Gynecologists Task Force on Neonatal Encephalopathy and Cerebral Palsy, American College of Obstetricians and Gynecologists, American Academy of Pediatrics 2003 Neonatal encephalopathy and cerebral palsy: Defining the pathogenesis and pathophysiology ACOG*, AAP: Washington, DC.
12. MacLennan A. A template for defining a causal relation between acute intrapartum events and cerebral palsy: International consensus statement. *BMJ*. 1999;319(7216):1054-1059.
13. *Neonatal Encephalopathy and Neurologic Outcome, Second Edition, American College of Obstetricians and Gynecologists, American Academy of Pediatrics 2014*.
14. Electronic fetal heart rate monitoring: research guidelines for interpretation. National Institute of Child Health and Human Development Research Planning Workshop. *Am J Obstet Gynecol*. 1997;177:1385-1390.
15. American College of Obstetricians and Gynecologists. ACOG Practice Bulletin No. 70. December 2005 (replaces practice bulletin number 62, May 2005). Intrapartum fetal heart rate monitoring. *Obstet Gynecol*. 2005;106:1453-1461.
16. Macones GA, Hankins GD, Spong CY, Hauth J, Moore T. The 2008 National Institute of Child Health and Human Development workshop report on electronic fetal monitoring: update on definitions, interpretation, and research guidelines. *Obstet Gynecol*. 2008;112(3):661-666.
17. American College of Obstetricians and Gynecologists. ACOG Practice Bulletin No. 106 Intrapartum fetal heart rate monitoring: Nomenclature, Interpretation, and General management principles. *Obstet Gynecol*. 2009;114:192-202.
18. American College of Obstetricians and Gynecologists. ACOG Practice Bulletin No. 116. Management of intrapartum fetal heart rate tracings. *Obstet Gynecol*. 2010;116:1232-1240.
19. United States Preventive Services Task Force. *Guide to Clinical Preventative Services. Report of the US Preventive Services Task Force 2d ed*. Williams and Wilkins; 1996.
20. Raju T, Nelson K, Ischemic Perinatal Stroke, et al. Summary of a Workshop Sponsored by the National Institute of Child Health and Human Development and the National Institute of Neurological Disorders and Stroke. *Pediatrics*. 2007;120(3):609-616.
21. Martin CB Jr, de Haan J, van der Wildt B, Jongsma HW, Dieleman A, Arts TH. Mechanisms of late decelerations in the fetal heart rate. A study with autonomic blocking agents in fetal lambs. *Eur J Obstet Gynecol Reprod Biol*. 1979;9(6):361-373.
22. Itskovitz J, LaGamma EF, Rudolph AM. Heart rate and blood pressure responses to umbilical cord compression in fetal lambs with special reference to the mechanism of variable deceleration. *Am J Obstet Gynecol*. 1983;147:451-457.
23. Brubaker K, Garite TJ. The lambda fetal heart rate pattern: an assessment of its significance in the intrapartum period. *Obstet Gynecol*. 1988;72:881-885.
24. Goodlin RC, Lowe EW. A functional umbilical cord occlusion heart rate pattern. The significance of overshoot. *Obstet Gynecol*. 1974;43:22-30.
25. Schifrin BS, Hamilton-Rubinstein T, Shield JR. Fetal heart rate patterns and the timing of fetal injury. *J Perinatol*. 1994;14:174-181.
26. Shields JR, Schifrin BS. Perinatal antecedents of cerebral palsy. *Obstet Gynecol*. 1988;71:899.
27. Westgate JA, Bennet L, de Haan HH, Gunn AJ. Fetal heart rate overshoot during repeated umbilical cord occlusion in sheep. *Obstet Gynecol*. 2001;97:454-459.
28. Kubli FW, Hon EH, Khazin AF, Takemura H. Observations on heart rate and pH in the human fetus during labor. *Am J Obstet Gynecol*. 1969;104:1190-1206.
29. American Academy of Pediatrics, American College of Obstetricians and Gynecologists. *Guidelines for Perinatal Care*. 7th ed. Washington, DC; 2012. Riley LE, Stark AR, Kilpatrick SJ, Papile LA, eds.
30. Simpson KR, James DC. Efficacy of intrauterine resuscitation techniques in improving fetal oxygen status during labor. *Obstet Gynecol*. 2005;105:1362-1368.
31. Simpson KR. Intrauterine Resuscitation During Labor: Review of Current Methods and Supportive Evidence. *J Midwifery Womens Health*. 2007;52:229-237.
32. Simpson KR. Intrauterine resuscitation during labor: should maternal oxygen administration be a first-line measure? *Semin Fetal Neonatal Med*. 2008;13:362-367.
33. Carbonne B, Benachi A, Leveque ML, Cabrol D, Papiernik E. Maternal position during labor: effects on fetal oxygen saturation measured by pulse oximetry. *Obstet Gynecol*. 1996;88:797-800.
34. Freeman RK, Garite TJ, Nageotte MP. *Fetal heart rate monitoring*. 3rd ed. Philadelphia: Lippincott, Williams & Wilkins; 2003.
35. Amnioinfusion does not prevent meconium aspiration syndrome. ACOG Committee Opinion No. 346. American College of Obstetricians and Gynecologists. *Obstet Gynecol*. 2006;108:1053-1055.
36. Clark SL, Nageotte MP, Garite TJ, et al. Intrapartum Management of Category II Fetal Heart Rate Tracings: Towards Standardization of Care. *Am J Obstet Gynecol*. 2013;209(2):89-97.
37. Institute of Medicine. *To err is human: building a safer health care system*. Washington, DC: National Academy Press; 2000.
38. East CE, Leader LR, Sheehan P, Henshall NE, Colditz PB. Intrapartum fetal scalp lactate sampling for fetal assessment in the presence of a non-reassuring fetal heart rate trace. *Cochrane Database Syst Rev*. 2010;(3):Art. No.:CD006174.
39. Goodwin TM, Milner-Masterson L, Paul RH. Elimination of fetal scalp blood sampling on a large clinical service. *Obstet Gynecol*. 1994;83:971-974.
40. Clark SL, Gimovsky ML, Miller FC. Fetal heart rate response to scalp blood sampling. *Am J Obstet Gynecol*. 1982;144(6):706-708.
41. Smith CV, Nguyen HN, Phelan JP, Paul RH. Intrapartum assessment of fetal well-being: a comparison of fetal acoustic stimulation with acid-base determinations. *Am J Obstet Gynecol*. 1986;155(4):726-728.
42. Skupski DW, Rosenberg CR, Eglington GS. Intrapartum fetal stimulation tests: A meta-analysis. *Obstet Gynecol*. 2002;99(1):129-134.
43. Dawes GS. Computerised analysis of the fetal heart rate. *Eur J Obstet Gynecol Reprod Biol*. 1991;42(suppl):S5-S8.
44. Dawes GS, Moulden M, Sheil O, Redman CW. Approximate entropy, a statistic of regularity, applied to fetal heart rate data before and during labor. *Obstet Gynecol*. 1992;80(5):763-768.
45. Pello LC, Rosevear BM, Dawes GS, Moulden M, Redman CW. Computerized fetal heart rate analysis in labor. *Obstet Gynecol*. 1991;78(4):602-610.
46. Keith RD, Beckley S, Garibaldi JM, Westgate JA, Ifeachor EC, Greene KR. A multicentre comparative study of 17 experts and an intelligent computer system for managing labour using the cardiotocogram. *Br J*

Obstet Gynaecol. 1995;102(9):688-700.

47. Bloom SL, Spong CY, Thom E, et al. National Institute of Child Health and Human Development Maternal-Fetal Medicine Units Network: Fetal pulse oximetry and cesarean delivery. *N Engl J Med.* 2006;355(21): 2195-2202.

48. Dildy GA, van den Berg PP, Katz M, Clark SL, Jongsma HW, Nijhuis JG, et al. Intrapartum fetal pulse oximetry: fetal oxygen saturation trends during labor and relation to delivery outcome. *Am J Obstet Gynecol.* 1994;171(3):679-684.

49. East CE, Brennecke SP, King JF, Chan FY, Colditz PB. The effect of intrapartum fetal pulse oximetry, in the presence of a nonreassuring fetal heart rate pattern, on operative delivery rates: A multicenter, randomized, controlled trial (the FOREMOST trial). *Am J Obstet Gynecol.* 2006;194(3): 606.e1-606.e16.

50. Garite TJ, Dildy GA, McNamara H, et al. A multicenter controlled trial of fetal pulse oximetry in the intrapartum management of nonreassuring fetal heart rate patterns. *Am J Obstet Gynecol.* 2000;183(5): 1049-1058.

51. Klauser CK, Christensen EE, Chauhan SP, Bufkin L, Magann EF, Bofill JA, et al. Use of fetal pulse oximetry among high-risk women in labor: A randomized clinical trial. *Am J Obstet Gynecol.* 2005;192(16): 1810-1819.

52. Kuhnert M, Seelbach-Goebel G, Butterwegge M. Predictive agreement between the fetal arterial oxygen saturation and fetal scalp pH: Results of the German multicenter study. *Am J Obstet Gynecol.* 1998;178(2): 330-335.

53. Strachan BK, van Wijngaarden WJ, Sahota D, Chang A, James DK. Cardiotocography only versus cardiotocography plus PR-interval analysis in intrapartum surveillance: A randomized, multicentre trial. *Lancet.* 2000;355(9202):456-459.

54. Nijland R, Jongsma HW, Nijhuis JG, van den Berg PP, Oeseburg B. Arterial oxygen saturation in relation to metabolic acidosis in fetal lambs. *Am J Obstet Gynecol.* 1995;172(3):810-819.

55. Oeseburg B, Ringnalda BEM, Crevels J, et al. Fetal oxygenation in chronic maternal hypoxia: What's critical? *Adv Exp Med Biol.* 1992;317: 499-502.

56. Hökegård KH, Eriksson BO, Kjellemer I, Magno R, Rosén KG. Myocardial metabolism in relation to electrocardiographic changes and cardiac function during graded hypoxia in the fetal lamb. *Acta Physiol Scand.* 1981;113(1):1-7.

57. Rosén KG, Dagbjartsson A, Henriksson BA, Lagercrantz H, Kjellmer I. The relationship between circulating catecholamine and ST waveform in the fetal lamb electrocardiogram during hypoxia. *Am J Obstet Gynecol.* 1984;149(2):190-195.

58. Widmark C, Jansson T, Lindecrantz K, Rosén KG. ECG waveform, short-term heart rate variability and plasma catecholamine concentrations in response to hypoxia in intrauterine growth retarded guinea pig fetuses. *J Dev Physiol.* 1991;15(3):161-168.

59. Westgate J, Harris M, Curnow JS, Greene KR. Plymouth randomized trial of cardiotocogram only versus ST waveform plus cardiotocogram for intrapartum monitoring in 2400 cases. *Am J Obstet Gynecol.* 1993;169(5): 1151-1160.

60. Amer-Wåhlin I, Hellsten C, Norén H, et al. Cardiotocography only versus cardiotocography plus ST analysis of fetal electrocardiogram for intrapartum fetal monitoring: A Swedish randomised controlled trial. *Lancet.* 2001;358(9281):534-538.

61. Westerhuis ME, Visser GH, Moons KG, et al. Cardiotography plus ST analysis of fetal electrocardiogram compared with cardiotocography only for intrapartum monitoring: A randomized trail. *Obstet Gynecolol.* 2010;115:1173-1180.

62. Neilson JP. Fetal electrocardiogram (ECG) for fetal monitoring during labour. *Cochrane Database Syst Rev.* 2013;(5):Art. No.: CD000116.

63. Belfort MA, Saade GR, Thom E, et al. A randomized trial of intrapartum fetal ECG ST-segment analysis. *N Engl J Med.* 2015;373(7):632-641.

64. Reinhard J, Hayes-Gill BR, Schiermeier S, Hatzmann W, Herrmann E, Henrich TM, et al. Intrapartum signal quality with external fetal heart rate monitoring: a two-way trial of external Doppler CTG ultrasound and the abdominal fetal electrocardiogram. *Arch Gynecol Obstet.* 2012;286(5): 1103-1107.

65. Graatsma EM, Miller J, Mulder EJ, Harman C, Baschat AA, Visser GH. Maternal body mass index does not affect performance of fetal electrocardiography. *Am J Perinatol.* 2010;27(7):573-577.

66. American College of Obstetricians and Gynecologists. ACOG Committee Opinion No. 348. Umbilical cord blood gas and acid—base analysis. *Obstet Gynecol.* 2006;108(5):1319-1322.

67. Hon EH, Quilligan EJ. The classification of fetal heart rate. II. A revised working classification. *Conn Med.* 1967;31:779-784.

68. MacDonald D, Grant A. Fetal surveillance in labour - the present position.

In: Bonnar J, ed. *Recent advances in obstetrics and gynaecology 15.* London: Churchill Livingstone; 1987:83-100.

69. Haverkamp AD, Thompson HE, McFee JG, Cetrullo C. The evaluation of continuous fetal heart rate monitoring in high-risk pregnancy. *Am J Obstet Gynecol.* 1976;125:310-320.

70. Renou P, Chang A, Anderson I, Wood C. Controlled trial of fetal intensive care. *Am J Obstet Gynecol.* 1976;126:470-476.

71. Kelso IM, Parsons RJ, Lawrence GF, Arora SS, Edmonds DK, Cooke ID. An assessment of continuous fetal heart rate monitoring in labor: a randomized trial. *Am J Obstet Gynecol.* 1978;131:526-532.

72. Haverkamp AD, Orleans M, Langendoerfer S, McFee J, Murphy J, Thompson HE. A controlled trial of the differential effects of intrapartum fetal monitoring. *Am J Obstet Gynecol.* 1979;134:399-408.

73. Wood C, Renou P, Oats J, Farrell E, Bleischer N, Anderson I. A controlled trial of fetal heart rate monitoring in a low-risk obstetric population. *Am J Obstet Gynecol.* 1981;141:527-534.

74. MacDonald D, Grant A, Sheridan-Pereira M, Boylan P, Chalmers I. The Dublin randomized controlled trial of intrapartum fetal heart rate monitoring. *Am J Obstet Gynecol.* 1985;152:524-539.

75. Neldam S, Osler M, Hansen PK, Nim J, Smith SF, Hertel J. Intrapartum fetal heart rate monitoring in a combined low- and high-risk population: a controlled clinical trial. *Eur J Obstet Gynecol Reprod Biol.* 1986;23: 1-11.

76. Leveno KJ, Cunningham FG, Nelson S, et al. A prospective comparison of selective and universal electronic fetal monitoring in 34,995 pregnancies. *NEJM.* 1986;315:615-619.

77. Luthy DA, Kirkwood KS, van Belle G, et al. A randomized trial of electronic fetal monitoring in preterm labor. *Obstet Gynecol.* 1987;69: 687-695.

78. Vintzileos AM, Antsaklis A, Varvarigos I, Papas C, Sofatzis I, Montgomery JT. A randomized trial of intrapartum electronic fetal heart rate monitoring versus intermittent auscultation. *Obstet Gynecol.* 1993;81:899-907.

79. Herbst A, Ingemarsson I. Intermittent versus continuous electronic monitoring in labour: a randomised study. *Br J Obstet Gynaecol.* 1994;101: 663-668.

80. Madaan M, Trivedi SS. Intrapartum electronic fetal monitoring vs. intermittent auscultation in postcesarean pregnancies. *Int J Gynecol Obstet.* 2006;94:123-125.

81. Grant A, O'Brien N, Joy MT, Hennessy E, MacDonald D. Cerebral palsy among children born during the Dublin randomized trial of intrapartum monitoring. *Lancet.* 1989;2:1233-1236.

82. Vintzileos AM, Nochimson DJ, Guzman ER, Knuppel RA, Lake M, Schifrin BS. Intrapartum electronic fetal heart rate monitoring versus intermittent auscultation: a meta-analysis. *Obstet Gynecol.* 1995;85: 149-155.

83. Thacker SB, Stroup DF. Continuous electronic heart rate monitoring versus intermittent auscultation for assessment during labor. Cochrane Review. In: *The Cochrane Library, 3.* Oxford: Update Software; 1999.

84. Alfirevic Z, Devane D, Gyte GML. Continuous cardiotocography (CTG) as a form of electronic fetal monitoring (EFM) for fetal assessment during labour. *Cochrane Database Syst Rev.* 2013;(5):Art. No.: CD006066.

85. Nelson KB, Dambrosia JM, Ting TY, Grether JK. Uncertain value of electronic fetal monitoring in predicting cerebral palsy. *NEJM.* 1996; 334(10):613-618.

86. Grimes DA, Peipert JF. Electronic fetal monitoring as a public health screening program: the arithmetic of failure. *Obstet Gynecol.* 2010;116: 1397-1400.

87. Luo L, Chen D, Qu Y, Wu J, Li X, Mu D. Association between Hypoxia and Perinatal Arterial Ischemic Stroke: A Meta-Analysis. *PLoS ONE.* 2014;9(2):e90106.

88. Benders MJ, Groenendaal F, Uiterwaal CS, et al. Maternal and infant characteristics associated with perinatal arterial stroke in the preterm infant. *Stroke.* 2007;38(6):1759-1765.

89. Lee J, Croen LA, Backstrand KH, et al. Maternal and infant characteristics associated with perinatal arterial stroke in the infant. *JAMA.* 2005; 293(6):723-729.

90. Darmency-Stamboul V, Chantegret C, Ferdynus C, et al. Antenatal factors associated with perinatal arterial ischemic stroke. *Stroke.* 2012;43(9): 2307-2312.

91. Harteman JC, Groenendaal F, Kwee A, Welsing PM, Benders MJ, de Vries LS. Risk factors for perinatal arterial ischaemic stroke in full-term infants: a case-control study. *Arch Dis Child Fetal Neonatal Ed.* 2012;97(6): F411-F416.

92. Schifrin BS, Ater S. Fetal hypoxic and ischemic injuries. *Curr Opin Obstet Gynecol.* 2006;18:112-122.

93. Svenningsen L, Lindemann R, Eidal K. Measurements of fetal head compression pressure during bearing down and their relationship to the condition of the newborn. *Acta Obstet Gynecol Scand.* 1988;67(2):129-133.

94. Mann LI, Carmichael A, Duchin S. The effect of head compression on FHR, brain metabolism, and function. *Obstet Gynecol*. 1972;39: 721-726.

95. O'Brien WF, Davis SE, Grissom MP, Eng RR, Golden SM. Effect of cephalic pressure on fetal cerebral blood flow. *Am J Perinat*. 1984;1: 223-226.

96. Aldrich CJ, D'Antona D, Spencer JA, et al. The effect of maternal pushing on fetal cerebral oxygenation and blood volume during the second stage of labour. *Br J Obstet Gynaecol*. 1995;102:448-453.

97. Harris AP, Koehler RC, Gleason CA, Jones MD Jr, Traystman RJ. Cerebral and peripheral circulatory responses to intracranial hypertension in fetal sheep. *Circ Res*. 1989;64(5):991-1000.

98. Harris AP, Helou S, Traystman RJ, Jones MD Jr, Koehler RC. Efficacy of the Cushing response in maintaining cerebral blood flow in premature and near-term fetal sheep. *Pediatr Res*. 1998;43(1):50-56.

99. Nelson KB, Ellenberg JH. Antecedents of cerebral palsy. Multivariate analysis of risk. *N Engl J Med*. 1986;315(2):81-86.

100. Towner D, Castro MA, Eby-Wilkens E, Gilbert WM. Effect of mode of delivery in nulliparous women on neonatal intracranial injury. *N Engl J Med*. 1999;341:1709-1714.

最后审阅　马润玫

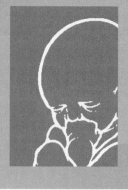

第16章

产科麻醉

原著　JOY L. HAWKINS and BRENDA A. BUCKLIN

翻译与审校　刘慧敏,金华,邓莉,曾鸿,郭向阳,李成付

　　产科麻醉,指麻醉医师和产科医师采用的各种缓解待产及分娩相关疼痛的技术,包括全身麻醉,椎管内麻醉(腰麻或硬膜外麻醉),局部麻醉(局部浸润,宫颈旁阻滞,阴部神经阻滞)和全身用药镇痛(如静脉注射)。**缓解待产和分娩痛,是优质产科医疗服务中的一个重要部分。**与其他麻醉不同,产科麻醉需考虑一些特殊情况;必须考虑怀孕后的生理变化和特定并发症的增加。本章将回顾产科镇痛与麻醉的各种方法,适应证和并发症。

人员配备

　　在美国的较大型医院中,98%的产科麻醉由麻醉医师(独立工作或督导住院医师、麻醉医师助理AA,或注册麻醉护士CRNA团队)完成[1]。在这些较大型医院,注册麻醉护士很少单独为产科患者实施麻醉,但在年分娩量少于500例的小医院,34%的产科麻醉由这些注册麻醉护士实施[1]。美国麻醉医师学会(ASA)与美国妇产科医师学会(ACOG)联合颁发产科麻醉医疗最佳目标的声明[2],建议在提供产科服务的所有医院中,由有资质的麻醉医师承担产科麻醉的任务。声明指出:"有些产房,由

产科医师或产科医师监管的麻醉护士,给予分娩镇痛药物。**但全身麻醉或椎管内麻醉的实施,需要兼有医学判断和操作技能。因此需要具有这些资质的麻醉医师单独或督导下完成"。**为了对孕产妇提供最佳的医疗服务,ASA还在其"产科麻醉实践指南"中指出:**应建立沟通体系,促进产科医师、麻醉医师和多学科团队成员之间早期及持续的沟通。**

疼痛传导通路

　　第一产程的疼痛,源于子宫的收缩和宫颈的扩张。痛觉经由子宫内脏传入神经(交感神经)传入,通过脊神经胸段10,11和12的后支进入脊髓(图16-1)。在第二产程,随着胎头下降,进一步扩张盆底、阴道和会阴,加剧疼痛刺激。在第二产程和会阴修补期间,疼痛刺激经由骶2,3和4感觉神经纤维(即阴部神经)传至脊髓(图16-1)。**剖宫产手术时,虽然手术切口通常在脊神经胸12(T12)平面,但为完全消除腹膜牵拉不适,尤其在子宫搬出腹腔外缝合时,麻醉平面通常需要达到胸4(T4)。**剖宫产术后疼痛,主要由于切口疼痛和子宫复旧。

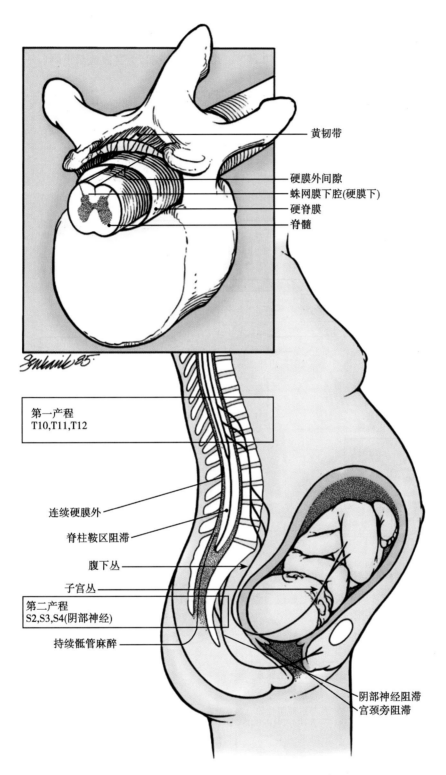

图 16-1　分娩疼痛通路和不同麻醉技术下的神经阻滞

黄韧带

硬膜外间隙
蛛网膜下腔(硬膜下)
硬脊膜
脊髓

第一产程
T10,T11,T12

连续硬膜外
脊柱鞍区阻滞

腹下丛

子宫丛

第二产程
S2,S3,S4(阴部神经)

持续骶管麻醉

阴部神经阻滞
宫颈旁阻滞

疼痛和应激的影响

对于大多数女性来说,待产及分娩期间会有显著的分娩痛和应激反应。Melaka[4]采用 McGill 疼痛问卷,评估疼痛的强度和性质,发现 59% 的初产妇和 43% 的经产妇,描述分娩疼痛比癌痛更为剧烈。疼痛强度最重要的预测因素,是社会经济地位低下和月经不调病史。孕产妇和胎儿对分娩疼痛的应激反应难以评估。大多数研究者用促肾上腺皮质激素(ACTH),皮质醇,儿茶酚胺和 β-内啡肽,描述和量化应激反应(图 16-2)。此外,动物研究表明,肾上腺素和去甲肾上腺素可以减少子宫血流量,而不影响产妇心率和血压的变化,但这会造成隐匿性胎儿窒息。在狒狒和猴子的实验中,母体的心理应激(强光或夹脚趾刺激),可能会极大地影响子宫血流量和胎儿酸碱平衡状态[5]。在妊娠羊的实验中,可以发现疼痛刺激和非疼痛刺激后(如大声喧哗诱发恐惧和焦虑),妊娠羊的儿茶酚胺增加,子宫血流量下降(图16-3)。

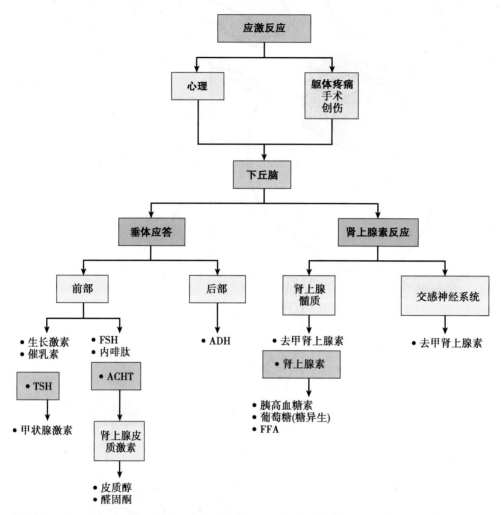

图16-2　应激反应。ACTH,促肾上腺皮质激素;ADH,抗利尿激素;FFA,游离脂肪酸;FSH,促卵泡激素;TSH,促甲状腺激素

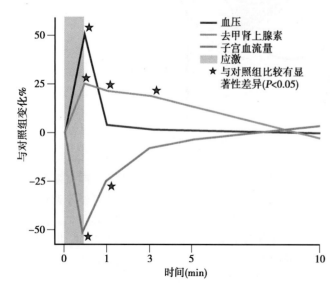

图16-3　电刺激应激(30~60秒)对母体平均动脉血压、血浆去甲肾上腺素水平和子宫血流量的影响(修改自 Shnider SM, Wright RG, Levinson G, et al. Uterine blood flow and plasma norepinephrine changes during maternal stress in the pregnant ewe. *Anesthesiology.* 1979;50:524.)

虽然分娩带来的某些生理应激反应不可避免,但是镇痛和麻醉可以减轻疼痛引起的应激。与非孕妇女相比,产妇存在认知和记忆功能障碍。而与未给予分娩镇痛的产妇相比,分娩镇痛不但不会加重、反而会改善认知功能。[6]硬膜外镇痛与产后抑郁风险降低有关。一项研究表明,接受硬膜外分娩镇痛的产妇中,14% 伴有产后抑郁;而未接受硬膜外分娩镇痛的产妇中,34.6% 伴有产后抑郁。[7]此外,分娩镇痛还可减轻父亲的焦虑和压力,减轻父亲的无助感,增强他们的参与感,也能使

他们对此次分娩经历更加满意。[8]硬膜外镇痛,可以抑制分娩时皮质醇和 11-羟皮质醇水平的升高,但全身给予阿片类药物却没有这个作用。此外,硬膜外镇痛也可降低肾上腺素、皮质醇和内啡肽的水平(图 16-4)[9]。在第一产程,如果及时处理低血压,同时通过推移子宫左倾位预防主动脉及下腔静脉受压,保证子宫灌注,实施硬膜外镇痛孕妇与接受全身性给予阿片类药物镇痛的孕妇比较,前者胎儿的酸碱状态(根据碱缺失计算)更加稳定。

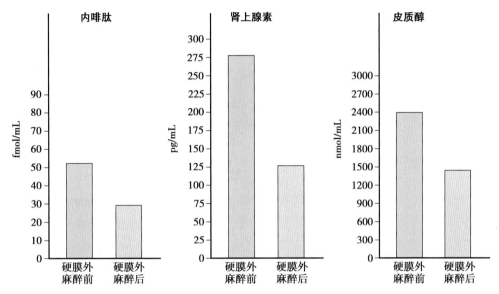

图 16-4　硬膜外镇痛对应激反应的影响

分娩镇痛

表 16-1 描述了分娩中各种镇痛方法的使用频率。这些数据来自对美国医院的大型调查,根据医院提供的年分娩量和分娩服务的规模进行分层[1]。

表 16-1　2001 年不同规模的医院内用于分娩镇痛的各种镇痛操作的比例

医院规模 (出生人 数/年)	未麻醉 (%)	麻醉药、苯巴 比妥类药、镇 静药(%)	宫颈旁 神经阻 滞(%)	腰麻或硬 膜外阻滞 (%)
<500	12	37	3	57
500～1499	10	42	3	59
>1500	6	34	2	77

改良自 Bucklin BA, Hawkins JL, Anderson JR, Ullrich FA. Obstetric anesthesia workforce survey. *Anesthesiology*. 2005;103:645.

预防性心理干预和非药物镇痛技术

任何能够减轻子宫收缩疼痛的非药物治疗方法,都属于预防性心理干预。包括放松,专注呼吸,轻柔按摩,配偶或者导乐的陪伴,都有助于镇痛。这种方法的最大价值是可以在孕妇学校提前向准父母讲授相关知识,带领他们参观产房,了解正常产程和分娩过程,在很大程度上缓解了他们对未知事物的畏惧心理[10]。

尽管预防性心理干预很重要,但大多数孕妇最终仍会同时接受预防性心理干预与药物镇痛的两种方法[1]。大多数初产妇会选择硬膜外镇痛。如果告诉她们采用药物性镇痛,意味着失败或者对胎儿可能造成伤害,会适得其反,会增加孕妇在分娩过程中的恐惧和紧张情绪。

分娩镇痛的非药物治疗技术,既可单独使用,也可与肠道外给药(如静脉)或者椎管内技术联合使用。表 16-2,描述的是一些常用的技术及相关支持应用的证据。一篇关于针灸疗法的综述认为,其疗效很有前景,但相关的数据甚少[11]。从这篇综述中回顾的三个随机对照实验(RCTs)来看,作者认为针灸疗法可以缓解分娩痛,还可减少硬膜外镇痛和全身阿片类药物的使用。针灸疗法对于一些强烈抵触分娩时接受硬膜外镇痛的患者有所帮助,但分娩时很难及时找到有资质的针灸师。在一个关于水中分娩的 RCT 中,并没有发现这种分娩方式对分娩

结果有益或者能减少孕妇对镇痛的需求,但要求实施硬膜外镇痛的时间延迟了大约 30 分钟。由于这种水中分娩方法缺乏安全性的研究,并且曾有感染和新生儿窒息的并发症报道(虽然罕见)[12],所以,美国妇产科医师学会(ACOG),对水中分娩方式很担心[13]。美国妇产科医师学会申明如下:"在第二产程,这种水中分娩方法的安全性和有效性还未被证实,并且仍未被证明对母婴有益。鉴于此,这种水中分娩方法应该被看作是一种试验性操作步骤,只能在合理设计的临床试验,并取得患者知情同意后才能进行"。

表 16-2　分娩中应用非药物镇痛技术的证据	
分娩中非药物治疗技术	Cochrane 数据库系统性综述
持续支持(例如导乐)	CD003766
替代疗法	CD003521
按摩,反射疗法	CD009290
针灸疗法,压指疗法	CD009232
水中分娩	CD000111
经皮神经电刺激	CD007214
注射无菌水	CD009107

在下背部四个皮内位置注射无菌水,是一种曾被认为与针灸治疗法有着相似闸门机制的方法,且简单易行,但几乎没有数据支持这种方法的有效性(见表 16-2)。多项研究都对分娩时经皮神经电刺激(TENS)这一方法进行了验证。患者认为这个设备有些帮助,但事实上,该方法既不能降低患者的疼痛评分,也没有减少额外镇痛药的使用。一项研究指出,经皮神经电刺激(TENS)治疗,不会改变疼痛的程度,但在某种程度上,却能使疼痛不那么令人烦恼(见表 16-2)。**尽管缺乏 RCTs 来证实这些技术的有效性,但由于不存在严重并发症,所以这些技术对于患者及医护人员都具有吸引力。**孕妇都希望有更多的选择并对分娩有一定的掌控,与此同时,他们的医护人员也应该提供不同的镇痛方法让孕妇选择,其中包括非药物治疗方法。

全身阿片类镇痛药物

阿片类镇痛药物可以根据患者的需求,肌肉注射(IM),静脉注射(IV),间断给药或者可用患者自控镇痛(PCA),来自我管理。**所有的阿片类镇痛药物都有镇静作用,并使患者产生欣快感,但它们的分娩镇痛效果有限,且阿片类镇痛药物的主要机制是镇静**[14]。阿片类镇痛药物可导致孕产妇恶心和呼吸抑制,这些副反应的程度与镇痛药的剂量通常呈正相关。**而且,所有的阿片类**

药物都可以自由通过胎盘到达新生儿体内,减少胎心率的每搏变异。阿片类镇痛药物还明显增加新生儿出生时出现呼吸抑制的可能性,同时也会增加后续治疗的可能。一篇包括几项随机实验的 Meta 分析提出,阿片类药物镇痛增加了新生儿出生后 5 分钟 Apgar 评分在 7 以下的风险(比值比【OR】,2.6;95% 可信区间【CI】,1.2～5.6),还会增加新生儿使用纳洛酮的机会(OR,4.17;95% CI,1.3～14.3),但两者的发生率都很低[15]。**阿片类镇痛药物的一个重要且明显的缺点,是延长孕产妇胃排空时间。**经静脉注射或者硬膜外给阿片类镇痛药物导致胃排空延迟,一旦剖宫产手术要求行全身麻醉时,误吸的风险会增加[16]。

现在常用的阿片类镇痛药物有哌替啶、纳布啡、芬太尼和瑞芬太尼。一项研究曾报道了吗啡致新生儿呼吸抑制风险超过哌替啶,所以吗啡早在 20 世纪 60 年代到 70 年代就已淡出人们的视线。但在现代医疗情况下,并没有比较不同阿片类镇痛药物对新生儿安全性的研究。

患者自控镇痛(PCA)

病人自控静脉镇痛,经常用于有椎管内镇痛禁忌证的妇女(例如严重的血小板减少症)。预先根据患者的需求设定好剂量,然后用输液泵程序化地给药。麻醉医师给泵设置一个锁定时间,限制每小时注入的总量。这种方法的优势,包括患者看重的自主性,减少护士在取药和给药时的延误。总之,PCA 减少了分娩时阿片类药物的总用量。芬太尼[17],瑞芬太尼[18]和哌替啶都是 PCA 技术最常用的阿片类药物。

哌替啶

哌替啶是一种合成的阿片类镇痛药,100mg 的哌替啶与 10mg 的吗啡效果相当,但有报道称哌替啶对呼吸的抑制较小。通常,静脉给药量在 25～50mg,也可肌肉注射或者使用 PCA 泵(每隔 10 分钟给予 15mg)[19]。静脉注射时,镇痛作用几乎即刻起效,持续大约 1.5 到 2 小时。副作用包括心动过速,恶心呕吐,胃排空延迟。

去甲哌替啶是哌替啶的活性代谢产物,会增强对新生儿的抑制作用。去甲哌替啶的血药浓度升高较慢;对新生儿的作用在给药两小时后才开始出现。哌替啶多次给药可导致哌替啶和去甲哌替啶在婴儿体内的累积增加;所以在第一产程,而非在第二产程时给予产妇大剂量哌替啶,会导致胎儿体内蓄积大剂量哌替啶[20]。一项随机对照表明,分娩镇痛采用 PCA(使用哌替啶),3.4% 的婴儿在出生时需要纳洛酮拮抗(相对于硬膜外镇痛的0.8%)[21]。婴儿体内去甲哌替啶蓄积,会导致新生儿的镇静时间延长和神经系统行为改变[22]。这些行为改变,一直持续到出生后 2～3 天。

纳布啡

纳布啡是人工合成的阿片类受体的激动-拮抗剂,既有拮抗阿片类物质作用的特性,也有镇痛特性。纳布啡与吗啡镇痛效果相当,常规剂量为每3小时静脉注射5～10mg。据报道,纳布啡的优点是对呼吸抑制的封顶效应,即多剂量给药后,对呼吸抑制的效应趋于平稳。而纳布啡的缺点是,其拮抗特性可能会限制它的镇痛效果,影响其成为椎管内阿片类镇痛药物的辅助用药。与哌替啶相比,纳布啡较少引起孕产妇恶心呕吐,但更易导致孕产妇镇静、头晕、烦躁,增加易感患者阿片类镇痛药物的戒断风险。

芬太尼

芬太尼是一种快速起效、短效、无活性代谢产物的人工合成阿片类镇痛药。与哌替啶随机对照比较,给予芬太尼50～100μg/h,可产生等效的镇痛效果,对新生儿影响较小,孕产妇较少出现镇静状态和恶心症状。芬太尼的主要缺点是维持时间短,需要不断重复给药或者使用患者自控静脉输注泵。病人自控镇痛中设定芬太尼追加剂量为50μg、锁定时间10分钟,无需设定背景速率。

瑞芬太尼

瑞芬太尼是一种药效强,起效更快、持效更短、无活性代谢产物的人工合成的阿片类镇痛药。经血浆酯酶代谢,不受肝肾功能障碍的影响。因瑞芬太尼的半衰期只有3分钟,故更实用于PCA。理想的给药方案尚未确定,但可尝试设置PCA为每2～3分钟给予0.5μg/kg,没有背景速率。比其他阿片类药物更容易出现镇静和通气不足,致氧饱和度下降,因此需要监测呼吸。瑞芬太尼可以通过胎盘转运,但在新生儿体内可迅速代谢或再分布。

镇静剂

镇静剂如巴比妥类、吩噻嗪类和苯二氮䓬类,没有镇痛特性。所有的镇静剂和催眠剂可自由通过胎盘,除苯二氮䓬类外,其他镇静药物没有拮抗剂。分娩期间很少使用镇静剂。

实际上异丙嗪可能会削弱阿片类药物的镇痛效果。在一项随机双盲女性使用哌替啶镇痛试验中,三组分别接受安慰剂、甲氧氯普胺或异丙嗪作为止吐药。通过测量疼痛评分和需要补充的镇痛药剂量,研究发现安慰剂和甲氧氯普胺治疗后的两组病人中,哌替啶镇痛效果明显优于异丙嗪组的病人。在妊娠中期终止妊娠给予甲氧氯普胺10mg,可以提高PCA镇痛效果。在两项随机双盲试验中,接受甲氧氯普胺(与生理盐水比较)组病人中,吗啡静脉注射量分别减少54%和66%。

苯二氮䓬类药物有两个主要缺点,产妇记忆缺失[26]和干扰新生儿体温调节(新生儿不能维持适当体温)。几乎所有苯二氮䓬类药物,都会出现这种情况。与许多药物类似,仅单次静脉给予苯二氮䓬类药物,也会减少胎心率的变异性,这些变化并不反映新生儿酸碱状态的改变。氟马西尼是苯二氮䓬类药物特异性的拮抗剂,可有效逆转苯二氮䓬类药物引起的镇静和通气抑制效应。

吸入氧化亚氮(N₂O)

氧化亚氮是一种吸入麻醉药,广泛用于全身麻醉和口腔手术治疗麻醉,并在世界多地用于分娩镇痛[28]。在混合装置中,以50:50与氧气混合,孕妇自己使用面罩,控制疼痛。使用单向阀,让孕妇在子宫收缩前和收缩期间吸入氧化亚氮。据患者报告,氧化亚氮并不能完全缓解疼痛,但在许多妇女中,它减少了疼痛的感觉。氧化亚氮对母亲和胎儿安全,并不会减少子宫收缩;其主要副作用是恶心和头晕。它同时也可用于时间较短的手术,如会阴修复术或者人工剥离胎盘术。

胎盘转运

除了高度离子化的肌松剂外,基本上所有的镇痛剂和麻醉剂,都可自由通过胎盘(框16-1)。基于肌松剂如琥珀酰胆碱不能自由通过胎盘的特性,麻醉医师可以用作全身麻醉下的肌松,进行剖宫产,而不引起胎儿麻痹。

框16-1　影响从母亲向胎儿胎盘转运的因素

药物
- 分子量
- 脂溶性
- 离解度、血液pH值
- 空间构型

母体
- 吸收入血
- 通过循环分布
- 子宫血流:量、分布(子宫肌层 vs. 胎盘)

胎盘
- 循环:间断射血小动脉
- 脂质膜:自由扩散的菲克定律

胎儿
- 循环:静脉导管、卵圆孔、动脉导管

因为胎盘具有脂质膜的性质,所以大多数药物和所有的麻醉药都可自由扩散通过胎盘。穿过胎盘的药物剂量,随着母体循环中药物浓度和胎盘总面积的增加而增加。扩散也受药物本身性质的影响,包括分子量、空间构型、电离度、脂溶性和蛋白结合率。例如,丁哌卡因的蛋白结合率高,因此与其他局麻药相比,其在胎儿血中的浓

度较低。另一方面,丁哌卡因呈高度脂溶性。药物脂溶性越高,越能自由通过脂质膜。此外,一旦进入胎儿体内,脂溶性高的药物能够被胎儿组织迅速吸收(即再分布),再次使得血药浓度降低。

药物解离度也很重要。大多数药物存在离子化和非离子化状态,非离子化形式更加自由地穿过脂质膜。解离度受 pH 值的影响,尤其当母体(正常 pH 为 7.40)和酸性胎儿(pH<7.2)之间存在显著的 pH 梯度时,两者有重要的相关性。例如,因局麻药在低 pH 时更容易解离,在母体循环中(正常 pH),局麻药的非离子成分通过胎盘到达酸性胎儿体内后,又变成离子化状态,保留在胎儿体内,所以有可能导致胎儿体内局麻药浓度较高。尚不清楚这对胎儿是否会产生不良的临床影响。

椎管内镇痛和麻醉技术

椎管内镇痛和麻醉技术包括腰麻、硬膜外麻醉和腰硬联合麻醉,是使用局麻药在身体的特定区域产生感觉阻滞和不同程度的运动阻滞。产科椎管内麻醉和其他区域镇痛技术包括大范围的阻滞(如腰部硬膜外麻醉和腰麻)和小范围的阻滞(如宫颈旁阻滞、阴部神经阻滞和局部浸润)(图 16-1)。

腰部硬膜外镇痛/麻醉

硬膜外阻滞是一种椎管内镇痛/麻醉技术,可为阴道分娩提供分娩镇痛或者为剖宫产手术提供麻醉。硬膜外镇痛是分娩镇痛最有效的方法,在美国广泛应用。对大多数孕妇,硬膜外镇痛的最主要适应证,是病人要求缓解疼痛。在待产与分娩期间,硬膜外镇痛的医学适应证,包括病理性肥胖或其他原因导致的可预测的困难插管、恶性高热病史、某些特定的心血管系统和呼吸系统疾病、预防或治疗高位脊髓损伤孕产妇自主神经反射亢进。硬膜外阻滞,采用大口径穿刺针(16、17 或 18 号),定位硬膜外腔。再通过穿刺针内置入硬膜外导管,随后将导管外的穿刺针拔除。通过导管先回抽后,再给予含有"标记"物如肾上腺素的局麻药作为试验剂量,以确定导管未意外置入蛛网膜下腔(脊髓)或血管中。如果导管置入血管内,因含有肾上腺素,将导致母体心动过速;如果局麻药误入脑脊液,会迅速导致感觉和运动阻滞。一旦确定导管未置入血管和蛛网膜下腔,即可通过硬膜外导管(固定在产妇后背)给予局麻药,在待产和分娩过程中可追加给药(图 16-5、图 16-1)。通常被称为连续硬膜外镇痛。麻醉医师还可以使用节段性硬膜外镇痛的技术(图 16-6),在 L2 到 L5 之间,注射低浓度的局麻药(<0.25% 丁哌卡因),以阻滞介导产程早期疼痛的交感神经,同时保留了会阴,和下肢感觉及运动功能。患者能够在病床上自由移动,同时能够感知先露部对会阴部的压迫。

低浓度的局麻药和阿片药物如芬太尼联合使用,也可作为硬膜外镇痛的维持用药。尽管能够以 5~15mL/h 的速度连续输注给药,但自控硬膜外镇痛(PCEA)将连续输注与病人自控硬膜外给药相结合效果更好。近期,程控性硬膜外推注给药,已经与病人自控给药相结合。每个病人对局麻药的反应不同,如果病人出现过度的运动阻滞,则需要降低输注速率和浓度。如果分娩时需要进行会阴区麻醉,则可以通过硬膜外导管注射较大剂量的局麻药(图 16-6)。对于会阴部的麻醉,产科医生也可以实施阴部神经阻滞或会阴部局部浸润麻醉。

硬膜外技术的另一种变异方式是腰硬联合(CSE)麻醉技术,即在放置硬膜外导管前,将一个口径更小的笔尖式腰麻针穿过硬膜外针,注射小剂量的阿片类药或者局麻药与阿片类药混合物,可以达到快速镇痛的效果。一项在私立医院的随机对照试验中,在 800 名足月孕妇中,比较了 CSE 与传统的硬膜外镇痛方法,发现接受 CSE 的患者在第一产程的疼痛评分更低,较少需要麻醉医师追加麻醉药物(当麻醉医师人力有限时,是一个重要的考虑因素)。因为对运动功能影响较小或者几乎没有,一些麻醉医师已经在使用这种技术时,允许孕妇在待产期间活动("可行走的硬膜外")。因为蛛网膜下腔使用药物剂量比硬膜外镇痛药物剂量要小得多,所以避免了局麻药中毒或高位脊髓麻醉。椎管内阿片类药物的副作用包括瘙痒和恶心,通常症状轻且易于治疗。

与单独接受硬膜外镇痛的那些患者相比,接受腰-硬联合镇痛的患者更容易出现可疑胎心监护[35]。尽管两种技术之间的低血压发生率相似,但腰麻后胎儿心动过缓的病因学,可能更多地涉及强直宫缩而非低血压。母体内源性儿茶酚胺,特别是 β-激动剂肾上腺素,随着腰麻效果的出现迅速减少。β-激动剂活性的丧失,可能导致强直宫缩,特别是在输注外源性催产素时。幸运的是,这些可疑胎心监护似乎并不影响分娩结果。一项回顾性研究,分析了一个社区医院 2380 例分娩资料,发现与 1140 例接受全身给药或未给药的患者相比,1240 名接受椎管内分娩镇痛(其中 98% 为 CSE)的患者中,紧急剖宫产数量并无增加[36]。对鞘内阿片类镇痛与硬膜外或全身阿片类药物的随机对照的系统评价发现,使用鞘内阿片类药物显著增加胎心过缓的风险(OR,1.8;95% CI,1.0 至 3.1)[37]。然而,两组因胎心率异常行剖宫产的风险相似(6.0% vs. 7.8%)。在硬膜外,或鞘内给药期间以及给药之后,应监测胎心率,以便及时进行宫内复苏。

椎管内阻滞的并发症

美国产科麻醉与围产医学会(SOAP)的严重并发症大数据库报告指出,在为期五年超过 257 000 例产科麻醉操作中,高位椎管内阻滞(如高脊麻),待产及分娩中

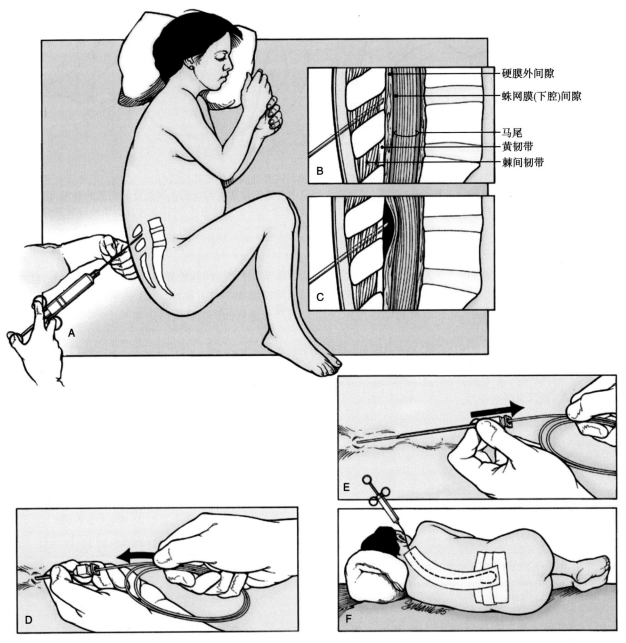

硬膜外间隙
蛛网膜(下腔)间隙
马尾
黄韧带
棘间韧带

图 16-5　中线腰椎硬膜外穿刺方法：**A.** 该侧视图示出左手用拇指和食指握住穿刺针而抵靠患者的背部。当遇到阻力时尝试在针点处于棘突间韧带中时注射溶液。**B.** 针点在黄韧带，这提供了明显的阻力，使得它几乎不可能注入溶液。**C.** 通过突然对盐水注射的抵抗力消失，辨别针尖进入硬膜外腔的入口。注射溶液的压力将硬脑膜-蛛网膜推离针的尖端。**D.** 导管通过针引入。注意，针尾朝患者尾端牵拉，增加针轴和硬膜外腔之间的角度。还要注意握住管子的技术，要将它缠绕在右手上。**E.** 将针从管上取出并用右手稳定持管。**F.** 用胶带固定导管。注意由导管制成的大环，以减少管从皮肤离开处的扭结风险（来自 Bonica JJ. Obstetric Analgesia and Anesthesia. Amsterdam：World Fderation of Societies of Anesthesiologists；1980）

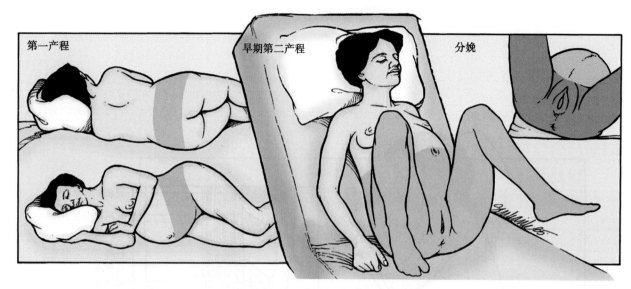

图 16-6　待产和分娩的节段硬膜外镇痛。将单个导管引入硬膜外腔并且前进使得其尖端在 L2 下。首先,少量低浓度的局部麻醉剂,用于产生节段性镇痛。对于第二产程,通过在半坐位中向患者注射更大量的相同浓度的局部麻醉剂,将镇痛延伸到骶骨节段。在内旋转之后,注射较高浓度的局部麻醉剂以产生骶骨段的运动阻滞,并因此实现会阴松弛和麻醉。右臀下垫高可使子宫左侧倾斜(来自 Bonica JJ. Obstetric Analgesia and Anesthesia. Amsterdam;World Federation of Societies of Anesthesiologists;1980.)

的呼吸停止,以及硬膜外导管误入蛛网膜下腔,是最常见的严重并发症(表 16-3)[38]。硬膜外或腰-硬联合(CSE)镇痛的其他副作用,包括低血压,局部麻醉药毒性反应,过敏反应,神经损伤和硬脊膜穿破后头痛。此外,硬膜外镇痛可能增加产时发热率,并延长第二产程。硬膜外镇痛对产程进展的影响详细讨论如下。

表 16-3　椎管内麻醉(腰麻或硬膜外麻醉)相关严重并发症的发病率

并发症	病例数(N)	发生率	95% CI
硬脊膜穿破后头痛	1647	1:144	1:137,1:151
高脊麻阻滞	58	1:4336	1:3356,1:5587
分娩中呼吸停止	25	1:10 042	1:6172,1:16 131
导管误入蛛网膜下腔	14	1:15 435	1:9176,1:25 634
严重的神经损伤	27	1:35 923	1:17 805,1:91 244
硬膜外脓肿/脊膜炎	4	1:62 866	1:25 074,1:235 620
硬膜外血肿	1	1:251 463	1:46 090,1:10,142 861

(摘自 D'Angelo R,Smiley RM,Riley E,Segal S. Serious complications related to obstetric anesthesia. The serious complication repository project of the Society for Obstetric Anesthesia and Perinatology. *Anesthesiology.* 2014;120;1505.)

CI:可信区间;N:并发症例数

因为硬膜外麻醉有副作用和并发症,其中一些具有危险性,实施者不仅要非常熟悉硬膜外镇痛及麻醉操作技术,同时必须了解各并发症的症状,体征及治疗方法。ASA 和 ACOG 表示:"产科麻醉的实施者或督导者,应具有快速诊断和处理区域麻醉并发症的能力,这些并发症虽偶发但可致命,如呼吸停止和心衰、局麻药中毒,抽搐、呕吐和误吸。通过强化培训和经常性演练,掌握处理这些并发症的知识和技能[2]"。ASA 实践指南还特别强调,"当选择椎管内麻醉时,应确保快速应对这些并发症(如低血压,全身毒性反应,高位脊麻)的治疗措施和可用资源。"

低血压

低血压的定义多种多样,但多数表述为患者收缩压低于 100mmHg 或者比基础血压下降 20%。在分娩过程中,实施腰麻或硬膜外麻醉后,约有 10% 的病例产生低血压[39]。由于交感神经维持正常血管张力,局部麻醉药阻滞交感神经后,血管扩张,导致回右心的血量下降、心输出量下降而发生低血压;另外,由于孕妇的疼痛减轻,内源性儿茶酚胺分泌减少,也导致低血压。低血压导致子宫血流量降低,继而威胁到胎儿的安全。然而,只要及时发现并迅速处理低血压,对母体和胎儿几乎无不良影响。特别是当胎儿发生了急性或慢性窘迫时,更应积极采取措施,避免或者快速救治孕妇的低血压。

低血压的治疗始于预防,包括建立静脉通路,扩容,给予血管升压药,将妊娠子宫推向左侧减少其对主动脉-下腔静脉的压迫,维持心脏前负荷和心输出量。快速输注不含葡萄糖的等张晶体液,以免随后发生新生儿低血糖。正确的低血压治疗取决于及时诊断,因此完成椎管内麻醉操作的麻醉医生,必须在场并密切观察病人的血压。一旦确诊低血压,需通过增加静脉输液,并向左侧推移子宫纠治低血压。如果这些简单的措施仍不足以纠正低血压,则需使用血管收缩药物。

血管收缩药的选择,由麻黄素每次 5 ~ 10mg 的剂量演变到去氧肾上腺素每次 50 ~ 100μg。麻黄素是一种 α、β 受体混合激动剂,过去认为它对子宫胎盘灌注的影响小于纯 α 受体激动剂,但它可导致胎儿心动过速。最近临床研究提示,去氧肾上腺素可以安全地用于剖宫产期间腰麻所致的低血压,可以提升胎儿脐动脉 pH 值并减少孕产妇恶心呕吐。多项随机试验,对比去氧肾上腺素和麻黄素治疗腰麻所致低的血压,研究结果显示,麻黄素与胎儿酸中毒有关[40],它的 β 受体作用可使胎儿需氧量增加,当子宫胎盘机能不全时,会出现低氧血症。去氧肾上腺素在治疗产妇低血压时,即使大剂量,也不会引起明显的子宫动脉收缩或胎盘灌注降低。腰麻后使用去氧肾上腺素,可以恢复血管张力至正常水平,而不是异常升高全身血管阻力;也可能是周围动脉血管收缩,血液优先分流到子宫动脉。孕妇对所有血管收缩药敏感性下降,有利于保护胎儿,免受血管过度收缩的影响。低血压或麻黄素引起的过度心动过速对孕妇有害,甲氧明和去氧肾上腺素等 α-肾上腺素能药引起反射性地心动过缓,对孕妇非常有益。当患者心率低于 70 次/分时,适于使用麻黄素。

局麻药的毒性

产科腰段硬膜外麻醉引起的局麻药全身性毒性反应(局麻药血浓度增高),发生率低于 1/250 000[38]。查阅最新的美国麻醉医师学会已结案的索赔项目数据库[41],没有发现局部麻醉药毒性反应的病例。当大剂量局麻药注入硬膜外腔,或正常剂量局麻药注入血管时,局麻药毒性反应发生,这类反应也可发生在阴部神经和宫颈旁阻滞时。所有的局部麻醉药,都有最大推荐剂量,应用时不能超量。比如利多卡因,其最大推荐剂量为 4mg/kg(不含肾上腺素),和 7mg/kg(含肾上腺素)。肾上腺素能延缓和减少局麻药吸收入血。所有局麻药的包装附有相应的剂量信息(表 16-4)。

表 16-4　常用局部麻醉药最大推荐剂量

局部麻醉药	加肾上腺素		无肾上腺素	
	mg/kg	剂量(mg/70kg)	mg/kg	剂量(mg/70kg)
丁哌卡因	3.0	210	2.5	175
氯普鲁卡因	14.0	980	11.0	770
依替卡因	5.5	385	4.0	300
利多卡因	7.0	490	4.0	300
甲哌卡因	—	—	5.0	350
丁卡因	—	—	1.5	105

注:肾上腺素浓度为 1∶200 000。

局麻药毒性反应,由中枢神经系统症状和心血管系统症状组成。中枢神经系统症状通常先于心血管系统症状。中枢神经系统先驱症状包括:兴奋、行为异常、耳鸣、定向障碍,甚至短暂的抽搐。抽搐后,患者表现为发作后状态,如认知功能低下。心血管系统的局麻药毒性反应,首先表现为高血压和心动过速,但很快为低血压和心律失常,甚至某些病人出现心搏骤停。因此,心血管系统症状也表现为兴奋和抑制的双重特性。通常情况下,出现中枢神经系统毒性反应而无严重的心血管系统症状,但丁哌卡因例外,因其延长钠离子通道阻断效应,所以血管内注入丁哌卡因的病人,复苏极具挑战性。实践证明,丁哌卡因的心脏毒性大于同等麻醉剂量的罗哌卡因和利多卡因等其他酰胺类局麻药[42],生产商建议:产科病人或宫颈旁阻滞时,不应该注射 0.75% 丁哌卡因。即使应用低浓度丁哌卡因,也不能保证其安全性。注射丁哌卡因和所有其他局麻药,都要遵循缓慢、递增的原则。

由于高度强调递增给药和使用试验剂量,局麻药毒性反应的不良事件有所降低。经典试验剂量配方中含有 15μg 肾上腺素,可以预防局麻药意外注入血管,或蛛网膜下腔。有作者认为分娩期间局麻药试验剂量缺乏特异性,且对胎儿和妊高症孕妇,具有潜在危害[43]。血管内注入 15μg 肾上腺素所致的心动过速很难与宫缩时的心动过速区分;血管内注射肾上腺素后,可引起子宫血流下降,尤其当已存在胎儿宫内窘迫时,导致可疑胎心图形。

对局麻药毒性反应症状和体征的识别,是治疗的关键。出现前驱症状,应立即停止注射局麻药。如果发生抽搐,处治原则是维持适当供氧,和防止病人伤害自己。抽搐会消耗大量氧气,导致缺氧和酸中毒。若持续抽搐,应静脉给予小剂量丙泊酚(30~50mg)或苯二氮䓬类药物(咪达唑仑 2~5mg)处理。这类药物对心血管和呼吸系统的抑制作用,可延长局麻药的抑制期。确保相应的抢救设备和人员支持,以保证供氧、保持气道通畅和维持心血管功能。少数情况下,需要给予肌肉松弛剂(如琥珀酰胆碱),便于气管插管和机械通气;如果发生循环衰竭,尽快娩出胎儿,有利于产妇复苏。**静脉注射脂肪乳剂,可有效治疗丁哌卡因或罗哌卡因等脂溶性局麻药引起的心脏毒性作用**[44]。任何情况下,应用局部麻醉药时,都要准备好脂肪乳剂。

美国产科麻醉与围产医学会(SOAP),就孕期心搏骤停的管理达成共识,通过给医务人员提供孕产妇心搏骤停的知识,以提高孕产妇复苏水平[45]。该共识包括重要认知和技术干预措施的实施,具体为:即刻给予基本生命支持(BLS)和呼救、胸部按压(有条件时可在二氧化碳监测仪监测下进行)、仰卧位硬板上,左侧倾斜使妊娠子宫推向左侧、除颤、气道管理和机械通气、建立静脉通路、静脉注射心血管生命支持药(按照高级心血管生命支持指南,ACLS)、围死亡期剖宫产术或经阴道分娩。分娩应尽快实施,剖宫产争取在心跳骤停后 4 分钟内开始。

局麻药过敏

局麻药分为酰胺类和酯类。**酰胺类局麻药(如利多卡因、丁哌卡因、罗哌卡因)极少发生过敏反应。酯类局麻药(如 2-氯普鲁卡因、普鲁卡因、丁卡因)的过敏反应**也不常见。酯类局麻药过敏反应的发生,常与润肤露和防晒霜里的对氨基苯甲酸有关。当病人主诉对局麻药"过敏"时,通常是对局麻药中的肾上腺素的正常反应,尤其是在牙科。使用肾上腺素时,患者心率增快、听到剧烈的动脉搏动音和感到恶心,这些反应可能被认为是过敏反应。因此,记录患者出现何种反应,非常重要。

高位脊麻或"全脊髓麻醉"

该并发症发生于麻醉平面过高,导致呼吸肌及膈肌(C3~C5)麻痹。椎管内麻醉阻滞后,发生全脊髓麻醉的概率是 1/4336(表 16-3)[38]。这是腰麻或硬膜外麻醉后常见并发症。全脊髓麻醉可发生于麻醉药计算错误,或硬膜外麻醉时药物误入蛛网膜下腔。美国麻醉医师学会(ASA),对产科麻醉负有责任且已结案的索赔分析发现:高阻滞平面是导致孕产妇死亡和脑损伤最常见原因;其

中,80% 与硬膜外麻醉给药有关,20% 与腰麻有关[41]。辅助呼吸肌麻痹出现早,会导致患者恐惧、焦虑和窒息感。只要膈肌没有麻痹,病人还能维持适当的呼吸,但必须进行个体化处理。一旦出现呼吸困难,不管是否属实,都必须按呼吸肌麻痹来考虑,直到证实是其他因素所致。全脊髓麻醉对心血管的影响,包括低血压甚至心血管功能衰竭。

全脊髓麻醉的处理,包括快速评估麻醉的实际平面,因此实施区域麻醉操作者,必须非常熟悉脊神经体表皮肤分布图(图 16-7),和麻醉感觉平面所对应的器官和系统的神经分布。例如,胸 4 感觉平面表示全部交感神经系统阻滞。**手指及手的麻木和感觉减弱,提示麻醉平面达到颈段(C6~C8),已经接近支配膈肌神经的危险平面。**若膈肌尚未麻痹,患者能维持呼吸,心血管系统稳定,吸氧即可。如患者出现焦虑或麻醉平面波及到膈肌,提示需要进行辅助呼吸,必要时行气管内插管,保护气道。此外,提供必要的心血管支持。监测不当、麻醉医师不在场、产房中缺乏气道设备和急救药品,耽搁转运患者到手术室分娩,导致复苏不及时,均会加重不良后果[46]。如果处理快速和恰当,严重并发症很少发生。

神经损伤

硬膜外麻醉或腰麻后,瘫痪极少发生,甚至轻度神经损伤如足下垂或某一节段感觉缺失,也很少见。**然而,美国麻醉医师学会(ASA),对已经结案的责任索赔项目分析发现:神经损伤的责任诉讼率近期上升,也是产科麻醉最常见的索赔原因**[41]。严重的神经损伤发生率为 1/35 923(见表 16-3)[38]。大多数的产后神经并发症,是因为分娩过程中的神经受压,麻醉医生和产科医生需要对此类常见病变的表现有充分认识[47]。随着商业化配制药品、安瓿和一次性针头的使用,感染和腐蚀性神经损伤罕见。椎管内麻醉下行产科或外科手术,随后出现神经损伤,尽管因果关系不大,但应考虑麻醉操作所致的可能性。其他可能导致神经损伤的原因包括:错误放置腿架、困难产钳的应用、胎先露异常。剖宫产时,拉钩用力过度,或长时间压迫敏感神经组织,也可能导致神经损伤。所幸的是,分娩和产后的神经功能缺损,大多是轻微和短暂,但如果这些症状持续存在或恶化,需要咨询神经内科或神经外科医师。

对 1 370 000 名接受硬膜外分娩镇痛孕产妇进行系统回顾分析,发现硬膜外血肿和脓肿的概率分别是 1/168 000 和 1/145 000[48],永久性神经损伤的风险是 1/240 000,短暂性神经损伤的风险是 1/6700。相反,美国产科麻醉与围产医学会(SOAP)的严重并发症大数据库显示,与麻醉相关的硬膜外血肿发生率为 1/251 463,硬膜外脓肿或脑膜炎的发生率为 1/62 866(见表 16-3)[38]。一种更为严重但可逆的神经损伤,是腰麻或硬膜外麻醉

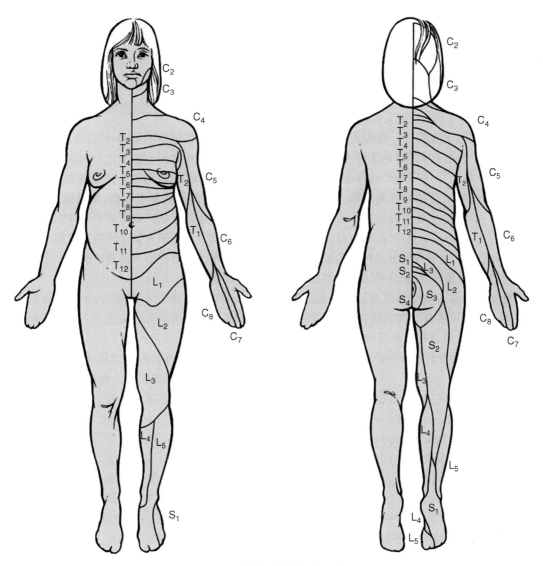

图 16-7 脊神经体表皮肤分布图

穿刺过程中,直接损伤硬膜外血管,形成血肿而压迫脊髓。在神经内科或神经外科医师的帮助下,如果硬膜外血肿能早期诊断,并行椎板切除术清除血肿,即可避免永久性神经损伤。所幸这种并发症罕见。尽管如此,如果患者合并凝血功能障碍或服用抗凝剂,腰麻和硬膜外阻滞属于禁忌。溶血、肝酶升高和血小板降低综合征(HELLP)等多源性凝血功能障碍,可增加硬膜外血肿风险[49]。椎管内麻醉后,任何明显的运动或感觉功能缺陷,都要做及时和全面的神经功能检查(图 16-7)。

尽管脊膜炎或硬膜外脓肿等椎管内感染罕见,一旦发生,即为孕产妇并发症和死亡的重要因素。2009 年,美国疾病控制与预防中心(CDC)回顾了 5 例腰麻下分娩相关的细菌性脑脊膜炎病例(其中 1 例死亡)[50],一个共同的特点是麻醉操作者或参观者都没戴口罩。美国局部麻醉与疼痛医学会(ASRA)和美国麻醉医师学会(ASA),都发表了关于预防椎管内麻醉感染的指南,包括操作前摘除首饰、洗手、配戴新口罩,和施用 2% 洗必泰酒精消毒患者背部[51,52]。

脊髓性头痛

脊髓性头痛在单纯腰麻中罕见,通常发生在硬膜外麻醉穿刺时,大孔径的硬膜外穿刺针刺破硬脊膜("wet tap")。其发生率,视硬膜外麻醉操作者的经验[53],波动于 1% ~3%,且腰-硬联合麻醉穿刺后头疼的风险与单纯硬膜外麻醉的概率相似,约 1.5%。

一旦硬膜外针刺破硬脊膜,70% 患者会发生硬脊膜穿破后头痛。由于腰麻针细且呈笔尖状,创伤小,所以腰麻后头痛很少发生。**脊髓性头痛的特点是:立位加重,而卧位缓解。其鉴别诊断,包括偏头痛、阻力消失试验引起的气颅症、感染、皮层静脉血栓、子痫前期、颅内或蛛网膜下腔出血**[54]。硬膜外麻醉操作,可用注射器中抽取空气或盐水测试阻力消失(见图 16-5,A)。硬脊膜穿破后头痛的机理被认为是脑脊液丢失,导致脑组织适应新空间从而牵拉脑膜和血管。一旦发现刺破硬脊膜,建议采取补液、卧床休息、束腹带、俯卧位等措施预防头痛。然而,目前很多麻醉医生认为这些措施作用不大[55]。

当患者出现硬脊膜穿刺后头痛(PDPH),应告诉她头痛的原因和可能的治疗方法(包括保守疗法和有创疗法),密切随访,安慰,必要时给予治疗。这些措施都非常重要,虽然硬脊膜穿破后头痛不会危及生命安全,但头痛是产科麻醉诉讼的常见原因[41]。如头痛轻微、对日常活动干扰小,可口服镇痛剂和咖啡因。咖啡因可以收缩脑血管,从而减轻症状。如果上述简单的治疗方法无效,可考虑应用硬膜外腔血补丁[55]。约 20mL 自体无菌血,注入硬膜外腔起到填塞作用,可使症状立刻缓解。自体血也可凝固于硬膜外穿孔处,防止脑脊液的进一步漏出。患者可在 1 小时内出院,但患者需被告知,在行硬膜外血补丁当天避免咳嗽和负重。**尽管硬膜外血补丁实际上是医源性硬膜外血肿,但其效果显著,且几乎没有并发症。**分娩后立即从硬膜外导管注入自体无菌血进行填塞,对头痛没有预防作用。一个可能有效的预防措施,是在发现硬膜外针刺破硬脊膜时,通过破孔处留置硬膜外导管行连续腰麻,分娩 24 小时后拔出硬膜外导管[56]。

腰背痛

腰背痛是围产期常见的主诉,也是孕产妇在接受椎管内分娩镇痛的常见顾虑。一项孕产妇产前调查显示:在未分娩和未行椎管内分娩镇痛前,69% 患者主诉腰背痛,58% 患者因腰背痛影响睡眠,57% 患者因腰背痛影响到日常生活,30% 患者因腰背痛停止至少一项日常活动,只有 32% 患者告诉产科医师她们患有腰背痛,但仅 25% 的患者接受了治疗。**尽管椎管内分娩镇痛被认为会引起腰背痛,但产后调查发现,经历或不经历椎管内分娩镇痛,产后 2 ~ 6 月发生腰背痛的概率相同,约为 40% ~ 50%**[58,59]。尽管有这些可靠的依据,但因腰背痛,投诉产科麻醉医生的趋势仍在上升[41]。

母乳喂养

母乳喂养,对母亲和新生儿具有短期和长期的益处,是一项重要的公共卫生倡议。联合委员会引入产科质量指标,如母乳喂养,作为一项围产期保健的最低预期行为标准[60],一些患者和家属担心椎管内分娩镇痛会严重妨碍新生儿的母乳喂养[61]。观察性研究显示,母乳喂养困难与分娩期间使用麻醉药有关,虽然麻醉并未导致早期母乳喂养困难的产科因素,例如产程延长或手术分娩等。**哺乳咨询服务、母亲情绪调控、产科和儿科医生的支持等因素则有助于母乳喂养**[62]。

没有随机临床试验对比接受硬膜外分娩镇痛和未接受药物镇痛对哺乳的影响[62]。分娩过程中,硬膜外应用大剂量芬太尼(>150μg)可影响早期哺乳,所以应避免高浓度和一次性大剂量使用芬太尼[63]。不足为奇,剖宫产后接受硬膜外镇痛患者,其哺乳成功率高于全身应用阿片类药物镇痛的患者[64]。剖宫产后母亲接受静脉自控镇

痛的胎儿较不活跃,且哌替啶(杜冷丁)对新生儿的神经行为活动的抑制作用大于吗啡,可能是因为哌替啶活性代谢产物的作用;同理,待产和分娩期静脉注射阿片类药物也会有同样的影响。

对分娩和分娩方式的影响

过去争议最多的是,如何恰当地告诉患者,椎管内分娩镇痛对产程的影响和剖宫产的风险。**最近美国妇产科医师学会(ACOG)对这个问题的观点是"椎管内分娩镇痛技术,是对分娩痛最有效,而且镇静抑制最少的方法。以往的建议延迟初产妇宫颈开至 4 ~ 5cm 才开始应用硬膜外镇痛。近期研究显示硬膜外镇痛不会增加剖宫产的风险。不应因为担心不必要的剖宫产而影响产妇对止痛方法的选择**[65]"。

椎管内分娩镇痛对剖宫产率的影响是过去几十年产科领域最重要的研究结果之一。多项调查研究通过结局评估,试图发现**剖宫产手术的高危因素。尽管以往的观察性研究显示,椎管内分娩镇痛增加了施行剖宫产的风险,但目前随机临床试验证据表明,椎管内分娩镇痛的应用不会增加剖宫产率。**一项含 21 个随机临床试验荟萃分析(Cochrane Reviews),对比评价了包括腰硬联合麻醉(CSE)在内的所有椎管内分娩镇痛方式、非硬膜外镇痛方式以及无镇痛分娩对分娩的影响。这 21 项随机临床试验纳入 6 664 名孕产妇,除一项研究外,所有的研究对硬膜外镇痛与阿片类药物镇痛进行了比较。作者得出结论:硬膜外镇痛有效减轻分娩痛,且无证据表明对剖宫产率有影响(相关风险度[RR]1.07;95% 可信区间(CI),0.93-1.23;20 项研究;6534 名女性)[66]。

其他关于分娩早期与晚期开始硬膜外镇痛对比的研究,进一步支持美国妇产科医师学会的观点:在宫颈扩张小于 4cm 时开始使用硬膜外镇痛,并不会增加剖宫产率[67-69]。一项关于早期和晚期开始硬膜外分娩镇痛的荟萃分析(Cochrane Reviews)表明,开始硬膜外分娩镇痛时间的早晚,对所有观测指标影响相似[70]。

研究设计

多项前瞻性随机试验对初产妇和初产妇,经产妇混合人群,对硬膜外分娩镇痛的应用进行了研究。但是因为全身应用阿片类药的镇痛效果差,阿片类药物组交叉至硬膜外镇痛组的发生率很高。使得意向性治疗分析与实际使用分析都不能达到满意结果。有研究通过增加阿片类药物剂量降低交叉至硬膜外组的发生率,但阿片类药物组新生儿复苏率高于预期[19,21]。

非随机化研究提供了有意义的观察数据;但仔细分析潜在的干扰因素至关重要。因为自己选择硬膜外分娩镇痛的患者和拒绝它的患者,决然不同。需要注意的是,随机研究通常在教学医院完成,那里的低危孕妇的手术

分娩率明显不同于社区医院。最后,椎管内分娩镇痛技术多种多样,且不断地改进。更新的技术可使用较低浓度的局麻药和较少的初始剂量,然后根据患者的不同要求调节给药剂量,降低了手术分娩的概率[3]。

产程进展与剖宫产率

硬膜外镇痛的实施和执行时机,需要根据病人的需要和疼痛水平进行个体化管理。应该应用最低局麻药浓度提供满意的镇痛效果。只在产科医生做了分娩的决定后才考虑硬膜外镇痛。基于担忧可能存在潜在的量效关系,即镇痛效果越强,剖宫产率可能越高,几项随机对照试验比较了传统的 0.25% 丁哌卡因和低剂量丁哌卡因/芬太尼硬膜外分娩镇痛,发现两组的剖宫产率没有差异[71]。**虽然硬膜外镇痛不会增加剖宫产率,但椎管内分娩镇痛应以病人的需求和疼痛水平进行个体化管理,应用最低局麻药浓度,提供满意镇痛效果的同时,关注孕妇运动功能阻滞情况。**

一旦患者接受了椎管内分娩镇痛,医护人员及病人会格外关注产程延长、催产素用量增加、器械分娩率增加等可能性。虽然硬膜外镇痛开始后,催产素的应用主要取决于产科处理习惯(如引产率和积极的产程管理),系统回顾分析结果显示,**硬膜外镇痛会显著增加催产素的使用**[66,72]。硬膜外镇痛对产程活跃期时间,具有一定程度的影响。**虽然椎管内分娩镇痛可致某些产妇的第一产程缩短而另一些延长,但毫无疑问,椎管内分娩镇痛会延长第二产程 15～30 分钟**[72]。然而,当被问及意愿时,孕产妇们宁愿承受程度轻、持续时间长的分娩痛,也不愿接受程度强而持续时间短的分娩痛[73]。过去几乎没有产科医生允许第二产程超过 2 小时,但现在大多数人认为在(1)电子胎心监测仪确认胎儿状况良好;(2)孕产妇没有脱水情况,和镇痛满意;(3)胎头持续下降的情况下,第二产程延长并不会对母婴产生不良影响。一项纳入 42 268 名产妇(半数接受硬膜外镇痛)的回顾性研究发现,接受硬膜外镇痛的初产妇和经产妇的第二产程均延长[74]。与未接受硬膜外镇痛组相比,接受硬膜外镇痛的产妇,第二产程阈值的第 95 百分位数延长 2 个小时以上。允许产程的延长可避免一些不必要的干预。美国妇产科医师学会(ACOG)指出,如果产程进展顺利,对单纯第二产程持续时间不做强制干预。这些病例中,降低器械助产风险的可能策略包括:降低第二产程椎管内分娩镇痛药物的浓度、延迟推压及避免武断定义第二产程延长。

由于受到产科医师处理习惯及对器械助产态度的影响,任何有关椎管内分娩镇痛与阴道器械助产分娩关系的分析都很复杂。此外,产科医生可能更愿意在病人充分镇痛的情况下,进行阴道器械助产分娩。三项系统性回顾研究,评价了椎管内分娩镇痛对阴道分娩方式的影响[71,72,75]。这些试验纳入近 10 000 名患者,其结果显示硬膜外镇痛与阴道器械助产率升高有关。然而,操作者偏倚是一项重要影响因素。在临床实践中,产科医生之间的器械分娩指征有很大区别,很难区分指征性和选择性阴道器械分娩。虽然大多数产科医生更愿意对那些镇痛效果完善的产妇行阴道器械分娩,但其他影响阴道器械助产分娩率的因素,还包括分娩是否在教学医院中进行。有一些病例需在镇痛情况下器械分娩以利教学。产科住院医师培训毕业要求完成至少一定数量的经阴道器械分娩。为了在最优镇痛效果下最大限度降低阴道器械助产的风险,要求麻醉医生根据病人的需求进行个体化管理。现代椎管内分娩镇痛技术采用较低局麻药浓度和分次滴定法用药的方法,降低此类患者手术分娩的风险。

在特定的人群中,剖宫产的风险取决于以下情况:人群特征、产科管理、催产素使用细则、产科医护人员、患者对剖宫产的态度,医生对阴道器械助产的熟练程度以及其他额外危险因素。椎管内分娩镇痛本身不会增加剖宫产率。

发热

与未接受镇痛或全身应用阿片类药物镇痛的产妇相比,待产与分娩期间,硬膜外分娩镇痛与产妇体温升高有关[76]。在一项低交叉率(6%)设计研究中,Sharma 等[75]报道:接受硬膜外分娩镇痛的初产妇,33% 出现产程中发热(体温高于 37.5℃),而接受**全身应用阿片类药物镇痛**的初产妇,7% 出现产程中发热。尽管硬膜外分娩镇痛仅略微延长平均分娩时间(50 分钟),但发热风险增加 4 倍。同样,Yancey 等[77]报道在他们医院引入硬膜外分娩镇痛服务后一年内,初产妇产程中发热升高了 18 倍(从 0.6% 上升到 11%)。

此类发热反应的病因学尚不清楚,可能的机制包括非感染性炎症反应、体温调节的改变以及医源性产程中感染。硬膜外分娩镇痛后,产程中发热,与产妇和胎儿血清中炎性细胞因子升高有关,但是硬膜外阻滞后引起炎症的机理尚未阐明。体温调节的变化可能是由于硬膜外分娩镇痛,阻滞交感神经引起出汗减少,以及分娩痛减轻后,过度换气减少,呼吸散热减少。**没有研究证明硬膜外分娩镇痛与感染率上升有关。**

对乙酰氨基酚是治疗发热的标准用药,但对继发于硬膜外分娩镇痛的发热预防无效。对接受硬膜外分娩镇痛的产妇,给予大剂量皮质激素可阻止发热反应,但增加了婴儿菌血症的风险[78]。一项随机对照试验中,预防性应用头孢西丁,并不能防止接受硬膜外分娩镇痛的初产妇出现产程中发热[79]。

尽管缺少感染并发症,但孕产妇产程中高热对新生儿不利。一项回顾性研究对接受硬膜外分娩镇痛的低风险产妇进行调查,发现母亲体温高于 37.5℃ 与新生儿不良反应相关,如肌张力低、辅助呼吸、低 Apgar 评分和早期惊厥发作[80]。如果母亲体温正常,硬膜外分娩镇痛的应用对新生儿无不良反应,但新生儿不良反应发生率与母亲高体温成正相关。一项动物研究发现,发生缺血时同时发生高温会增加缺血缺氧损害的易感性[81]。虽然绝对风险不高,但母亲体温高于38℃,会使足月儿脑瘫的风险上升9.3倍(95% CI 为2.7～31)。**需要重点说明,没有任何证据表明硬膜外分娩镇痛与新生儿感染、脑病或脑瘫有关。对于发热孕产妇,应积极地采取降温措施,包括降低室温、去除覆盖物和静脉输注低温液体等。**

宫颈旁阻滞

宫颈旁阻滞镇痛简单有效(见表16-1),将5～6mL不含肾上腺素的局部麻醉药稀释液(1%利多卡因,1%或2% 2-氯普鲁卡因)在宫颈3点和9点位置注入宫颈黏膜(图16-8),镇痛时间取决于所用的局部麻醉药。宫颈旁阻滞镇痛时,2%～70%孕产妇出现胎心缓慢,故该技术不常使用。此类胎心缓慢多为良性,注射后2～10分钟发生,持续3～30分钟;但有胎儿酸中毒和死亡的病例报道。胎心缓慢持续10分钟以上的胎儿[82],其pH值显著降低和碱基缺失增加。**虽然尚未明确宫旁阻滞与心动过缓的相关机制,但任何时候进行宫旁阻滞都应谨慎,尤其对于可疑胎心监护,或怀疑子宫胎盘机能不全的孕产妇,**

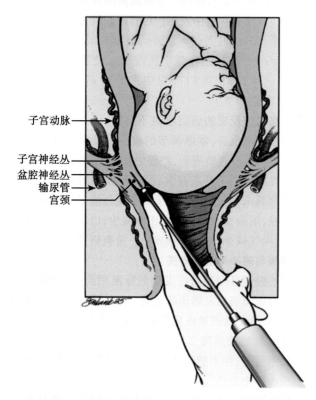

子宫动脉

子宫神经丛
盆腔神经丛
输尿管
宫颈

图16-8　宫颈旁神经阻滞技术。冠状面图示宫颈下段和阴道上段,显示注射针头与宫颈旁组织的关系(修改自 Bonica JJ. *Principles and Practice of Obstetric Analgesia and Anesthesia.* Philadelphia:FA Davis;1967:234.)

应禁用。

器械阴道助产和会阴修复术的麻醉

阴道分娩镇痛的目的是满足患者镇痛需求,且对母婴安全。

局部麻醉

会阴局部浸润麻醉是一种应用广泛且安全的局部麻醉方法。这项技术操作简单,适用于自然阴道分娩、会阴侧切术以及负压吸引分娩。如果局部麻醉药大剂量应用或误入血管内,会发生局麻药中毒。通常1%利多卡因5～15mL足以产生局麻药中毒。会阴部浸润麻醉后,利多卡因会大量快速地转移至胎儿体内,有研究显示15例分娩中有5例胎儿脐静脉血利多卡因浓度高于母体浓度(表16-5)。

表16-5　会阴浸润麻醉后,母体血和脐静脉血利多卡因浓度变化

样本(n=15)	浓度(ng/mL)	
	均值±标准差	范围
母体血清		
最高浓度	648±666	60～2400
分娩时	548±468	33～1474
脐静脉	420±406	45～1380
胎儿/母体比*	1.32±1.46	0.05～4.66

(摘自 Philipson EH, Kuhnert BR, Syracuse CD. Maternal, fetal, and neonatal lidocaine levels following local perineal infiltration. *Am J Obstet Gynecol.* 1984;149:403.)

*分娩时胎儿脐静脉血利多卡因水平和母体静脉血的比值(是每对母婴个体之间比值的平均值,不是母体均数与胎儿均数的比值)

阴部神经阻滞

阴部神经阻滞是一项安全有效的小区域阻滞。产科医生使用 Iowa trumpet 注射器和20号针头,在坐骨棘下方注射5～10mL局部麻醉药。50%的痔神经存在解剖位置变异,有些医生喜欢在坐骨棘后方注射局麻药(图16-9)。虽然可经会阴径路注射,但大多数医生倾向经阴道径路给药,即1%利多卡因,或2% 2-氯普鲁卡因。

阴部神经阻滞,通常适用于自然阴道分娩、会阴侧切术以及一些出口或低位产钳阴道分娩助产手术,但对需要额外操作的分娩,则镇痛不充分。由于大血管毗邻注射部位,阴部神经阻滞的局麻药中毒可能性,高于会阴浸润麻醉(图16-9)。因此,注药前回抽非常重要。阴部神经阻滞后,如需要增加会阴部和阴唇浸润麻醉,必须密切计量局麻药的用药总量。

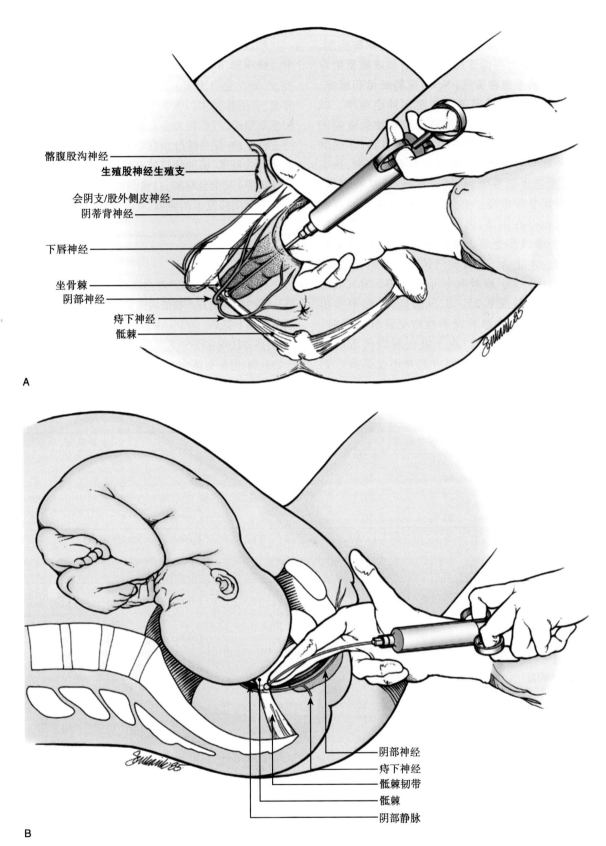

髂腹股沟神经

生殖股神经生殖支

会阴支/股外侧皮神经

阴蒂背神经

下唇神经

坐骨棘

阴部神经

痔下神经

骶棘

A

阴部神经

痔下神经

骶棘韧带

骶棘

阴部静脉

B

图 16-9　阴部神经解剖及阴部神经阻滞技术(修改自 Bucklin BA,Hawkins JL,Anderson JR,Ullrich FA. Obstetric anesthesia workforce survey. *Anesthesiology*. 2005;103:645.)

镇静麻醉的监护(MAC)

在紧急或预料之外的器械助产分娩中,麻醉医生、麻醉助手或麻醉护士在保证患者喉反射和咳嗽反射存在的前提下,可给予患者笑气(N_2O)或静脉给药镇痛。此外,产科医生应进行局部浸润或阴部神经阻滞。联合镇痛效果叠加,能满足大多数肩难产和胎头嵌顿的阴道分娩镇痛。麻醉医生要不断地询问患者,评估麻醉深度,避免麻醉平面过深。患者一旦意识丧失,所有全麻相关风险都可能发生,如气道梗阻、缺氧和误吸,因此,高度警惕非常重要。必须连续评估患者的意识状态,但有时也存在困难,因此只有麻醉医生、麻醉助手或麻醉护士可以实施吸入麻醉镇痛。此外,在美国需配置麻醉机,才能给予患者笑气镇痛。否则,滥用该技术会造成严重后果。麻醉医生可使用50%笑气或静脉注射镇痛药(氯胺酮$0.25 \sim 0.5mg/kg$)。如果产房里没有麻醉机,病人不愿意或不能耐受麻醉面罩时,静脉注射氯胺酮非常有效。由于吸入麻醉药或静脉镇痛药导致患者遗忘,这些镇痛方法并不受某些产妇欢迎。

蛛网膜下腔阻滞

鞍区阻滞是麻醉平面局限于会阴部的脊髓阻滞技术。蛛网膜下腔(腰麻)操作简单、阻滞区域内镇痛完善,产妇在完全无痛的情况下,进行自然分娩、产钳助产分娩、会阴修复术以及较为复杂的分娩。由于肌力减弱和感觉阻滞,产妇用力会有所降低。注射局麻药后,需维持子宫左倾,保持静脉血回心血量,以防低血压发生。其他现有的技术,诸如硬膜外麻醉(假设产妇还没有硬膜外分娩镇痛)或全身麻醉,目前则很少应用于上述器械阴道助产和会阴修复术的麻醉。

剖宫产的麻醉

在美国,10%剖宫产在全身麻醉下实施(取决于医院规模),而约90%剖宫产在蛛网膜下腔阻滞、硬膜外麻醉或腰硬联合麻醉下完成(表16-6)[1]。局部麻醉可应用于剖宫产分娩,但该方法现在很少使用或传授。虽然椎管内阻滞麻醉对产妇有利,但根据新生儿Apgar评分和血气检测结果,椎管内阻滞麻醉和全身麻醉对胎儿的影响相似(表16-7)。

表16-6 2001年不同规模医院,剖宫产手术麻醉施行情况

医院规模	硬膜外阻滞(%)		腰麻(%)		全身麻醉(%)	
(出生数/年)	择期	急诊	择期	急诊	择期	急诊
<500	14	14	80	59	3	25
500~1499	17	21	75	48	5	30
>1500	22	36	67	45	3	15

(修改自 Bucklin BA,Hawkins JL,Anderson JR,Ullrich FA. Obstetric anesthesia workforce survey. *Anesthesiology*. 2005;103;645.)

表16-7 择期剖宫产手术,胎儿血气分析和Apgar评分

	全身麻醉($n=20$)	硬膜外麻醉($n=15$)	腰麻($n=15$)
脐静脉			
pH	−7.38	−7.359	−7.34
PO_2(mmHg)	35	36	37
PCO_2(mmHg)	38	42	48
Apgar<6			
1	−1	−0	−0
5	−0	−0	−0
脐动脉			
pH	−7.32	−7.28	−7.28
PO_2(mmHg)	22	18	18
PCO_2(mmHg)	47	55	63
BE(mEq^{h}L)	−1.80	−1.60	−1.40

(摘自 James FM III,Crawford JS,Hopkinson R,et al. A comparison of general anesthesia and lumbar epidural analgesia for elective cesarean section. *Anesth Analg*. 1977;56;228.

Datta S,Brown WU. Acid-base status in diabetic mothers and their infants following general or spinal anesthesia for cesarean section. *Anesthesiology*. 1977;47;272.)

术前用药

因为镇静剂或阿片类术前用药会通过胎盘,对新生儿产生抑制作用。如果对患者做好术前解释和安慰工作,没有必要使用镇静剂或这些术前用药。

误吸及其预防

误吸是一项严重并可能致命的全身麻醉并发症,需要特别关注。一旦发生误吸,如果胃内容物多且反流物酸度高,其后果更为严重。由于孕妇增大的子宫,使腹内压和胃内压升高,并使食道括约肌扭转和机能下降(孕期发生胃灼热感的原因),误吸风险增加。孕酮水平升高影响平滑肌,导致胃排空延迟和胃食道括约肌松弛。分娩本身也会引起胃排空延迟,尤其在使用阿片类药物后更为严重[16]。

误吸肺损伤的程度及并发症,取决于吸入物的种类。低酸性(pH>2.5)胃吸入物充填肺泡,降低动脉血氧分压(PaO_2),但肺泡没有明显损害和炎性反应;吸入物 pH<2.5,可导致出血、炎性渗出、肺水肿和动脉血氧分压降低(PaO_2)。吸入物如含未完全消化的食物,则可引起最严重的生理学和组织学病变,动脉血氧分压下降比其他种类误吸更明显,肺损伤更严重(表 16-8)。

表 16-8 不同物质误吸 30 分钟后,狗动脉血气和 pH 值变化

误吸物成分	反应			
	pH	PO_2(mmHg)	PCO_2(mmHg)	pH
盐水	5.9	61	34	7.37
氢氯化物	1.8	41	45	7.29
食物颗粒	5.9	34	51	7.19
食物颗粒	1.8	23	56	7.13

(摘自 Gibbs CP, Modell JH. Management of aspiration pneumonitis. In:Miller RD ed. *Anesthesia*. 3rd ed. New York:Churchill Livingstone;1990;1293.)

虽然抗酸剂或 H_2-受体拮抗剂,能够安全有效地中和酸性胃内容物,但如果进食后,抗酸剂则不能降低误吸的风险。如果误吸未完全消化性食物,即使 pH 高达 5.9,也能导致严重的缺氧和肺损伤。待产分娩时,限制饮食,和摄入少量的清水或冰块,可降低急诊剖宫产时的误吸风险[3]。

术前所有产妇常规服用流质抗酸剂。另外,有误吸高风险因素的患者,如病理性肥胖、糖尿病、困难气道或使用阿片类药物等,应预防性给予 H_2-受体拮抗剂和甲氧氯普胺。一旦确认病人需要行剖宫产,不论施行椎管内麻醉还是全身麻醉,为了降低胃酸度,都需口服 30mL 流质抗酸剂:0.3M 枸橼酸钠、双枸橼(枸橼酸和枸橼酸钠)或碱性苏打水(2 片苏打加入 30mL 水中)。即便出现误吸,也能减轻其造成的不良后果。但不能给予颗粒抗酸剂,因为一旦误吸,会导致肺损伤(图 16-10)[83]。

子宫左倾位

同分娩一样,剖宫产术中子宫可能压迫下腔静脉和主动脉,导致回心血量减少,心输出量下降,从而降低子宫和胎盘灌注。主动脉与腔静脉受压对母体和胎儿均有害。应用子宫左倾位方法,新生儿的酸碱状态不受麻醉时间长短的影响,但在孕产妇仰卧位状态下,新生儿 Apgar 评分随麻醉时间延长而降低[84]。

全身麻醉

复合麻醉是指同一次麻醉过程中复合使用多种麻醉药物,包括镇静催眠药,吸入麻醉药,阿片类和肌松药。与高浓度吸入麻醉相比,复合麻醉可显著减少吸入麻醉药浓度,尤其适合产科麻醉(框 16-2)。

因为插管失败和反流误吸可导致麻醉相关的孕产妇死亡,所以相对于全身麻醉,产科医师,麻醉医师和患者更倾向于选择椎管内麻醉[1]。产科医师应了解全身麻醉的流程,以便更好理解并发症的发生机理。

预给氧

预给氧对于孕妇特别重要。孕产妇的功能残气量相对于非孕产妇显著减少,一旦呼吸暂停期间出现插管困难,将很快出现低氧血症。

在麻醉诱导前应先用面罩吸入纯氧 2~3 分钟。在极端紧急情况下,用密闭的面罩吸入 100% 氧气,嘱患者做 4 次肺活量呼吸,可以达到同样效果[85]。

全麻诱导

麻醉医师通过给予短效麻醉诱导药物使孕产妇进入无意识的麻醉状态。适宜剂量的麻醉药物对胎儿几乎没有影响。丙泊酚[86],依托咪酯[87]和氯胺酮[88]等用于麻醉诱导的静脉麻醉药可以在孕产妇和胎儿体内快速再分布。

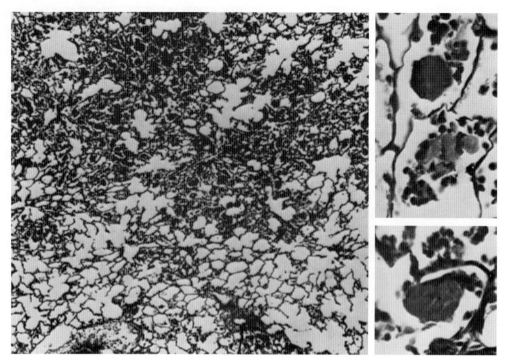

图 16-10　应用颗粒抗酸剂发生误吸后的肺组织。左图标记为严重的炎症反应。近似等量的多核白细胞和巨噬细胞大量填充于肺泡组织。右侧插图显示大大小小的肺泡内颗粒被炎性细胞包绕（48h）。随后，炎症反应转移至肺泡内细胞，大型巨噬细胞成簇状集聚于细胞胞浆内，部分包浆内含有小型双染颗粒。未见纤维样变和其他炎症反应（28d）（摘自 Gibbs CP，Schwartz DJ，Wynne JW，et al. Antacid pulmonary aspiration in the dog. Anesthesiology. 1979；51；380. ）

相对于硫喷妥钠，使用氯胺酮诱导的孕产妇，术后 24 小时内对镇痛药物的需要量显著下降[89]。氯胺酮受体拮抗机制可阻止中枢敏化，提供超前镇痛。

框 16-2　剖宫产全身麻醉的优缺点

优点

- 手术过程中产妇不需要保持清醒
- 全身麻醉可提供充分镇痛
- 可以创造最佳手术条件
- 必要时可以予纯氧吸入

缺点

- 剖宫产过程中患者无意识，尽管较低但仍有术中知晓风险
- 胎儿取出后存在的轻微胎儿窘迫风险
- 气管插管导致的血压升高和心率增快对于重度子痫前期患者非常危险
- 困难插管或无法插管
- 胃内容物反流误吸

尽管产科医生通常比较关注从麻醉诱导至胎儿娩出（I-D）时间间隔，但是从子宫切开至胎儿娩出（U-D）时间间隔更能预测胎儿情况[84,90]。随着 I-D 时间延长，胎儿摄取吸入麻醉药致低 Apgar 评分（"困倦宝宝"），但酸碱平衡正常，新生儿只需要有效通气即可。无论椎管内麻醉还是全身麻醉，如果 U-D 时间超过 3 分钟则会导致 Apgar

评分降低，同时胎儿脐动脉血中去甲肾上腺素浓度升高以及酸中毒[90]。

使用全麻诱导药物后，麻醉医生给予肌松剂来辅助插管。氯琥珀胆碱（司可林）作为一种起效迅速、作用时间短的肌松剂，适用于大多数患者。

在快速序贯诱导中，当诱导药物开始起效，孕妇失去意识时，助手压迫甲状软骨下的环状软骨直至完成气管插管，套囊充气，出现呼气末二氧化碳波形，并通过听诊双肺呼吸音对称，即确认气管导管位置正确之后。**压迫环状软骨可以压闭食道开口，对预防呕吐和误吸至关重要**。多数情况下，麻醉诱导过程中压迫环状软骨可有效预防反流误吸。

气管插管

大多数情况下可以顺利完成气管插管。但是，大约 **533 名孕产妇中可能有 1 人会出现插管困难、插管时间延长、甚至插管失败**[38]。相对于普通手术患者，产科患者困难气道的发生率更高（孕产妇 1/533 vs. 1/2230 普通手术室患者）[38,39]。如果插管时间延长或是插管失败，**关键措施是对已丧失意识且肌肉松弛的患者保证供氧，并预防反流误吸**。插管时间延长将导致反流误吸风险显著增加；因此遇到困难气道时，麻醉医生指示助手压迫环状软骨直到完成气管插管至关重要。

术前评估可以帮助判断患者是否合并困难气道。气道评估是术前评估的一个重要部分(图 16-11)。麻醉医师需要评估四个因素:(1)是否可见口咽结构(Mallampati 气道分级[92]);(2)头颈活动度;(3)是否存在小下颌,可预测下颌下间隙的深度;(4)是否存在上门齿突出;在分娩过程中,气道的困难程度将显著增加。有研究表明,与分娩前后相比较,孕妇分娩时 Mallampati 气道分级难度增加,Ⅲ级和Ⅳ级以上的比例增加,口腔容积减少,而可暴露的口咽面积也减少[93]。气道情况恶化与产程长短以及液体摄入无关。这些改变使气管插管变得更加困难,因此在实施麻醉前,认真的气道评估而不是单纯依靠分娩前的情况来判断,则尤为重要。产科医师要警惕以下情况:肥胖,重度水肿,头、颈或脊柱解剖畸形以及创伤或手术因素所致损伤,牙齿异常,张口困难,身材极度矮小,颈短,颈椎关节炎,甲状腺肿大等。如果产科医师发现孕妇气道异常,应尽早请麻醉医师会诊及术前评估。

手术开始前,麻醉医师必须通过观察呼气末二氧化碳波形和听诊双肺呼吸音来确定正确的气管导管位置。因为一旦开腹后不允许再唤醒患者,所以只有确定正确导管位置后,才能行手术操作。

插管失败

如果气管插管失败且剖宫产手术不紧急,可暂停手术让患者苏醒。如果胎儿情况急剧恶化或产妇大出血,情况紧急,手术已经开始,在这种情况下让产妇苏醒,将会进一步危害产妇或胎儿。偶尔在胎儿极度危急的情况下,麻醉医师可以和产科医师协商,予面罩辅助通气或是插入喉罩,在保证氧供的情况下,继续手术,同时让助手持续压迫环状软骨。在这些紧急情况下,应积极向其他有经验的医师寻求帮助。胎儿取出后,产科医师应行短暂止血后停止手术操作,让麻醉医师借助纤维支气管镜或其他设备行气管插管,保证气道安全后再继续手术。

这张图显示了产科病人气管插管失败后的处理流程(图 16-12)。护士也应熟悉此困难气道流程以利于遇到紧急气道时给予帮助[94]。可视喉镜是紧急气道时常用的可视化工具[95],喉罩等声门上通气装置也应该随时备好以防困难插管或不能插管的情况[94]。

药物

氧化亚氮(N_2O,笑气)和氧气

气管插管完成后,常用 50:50 的氧化亚氮和氧气混合气体以达到镇痛并遗忘的效果,且对孕产妇和胎儿安全。

挥发性卤素类吸入麻醉药

除了氧化亚氮,还需要加入低浓度挥发性卤素类吸

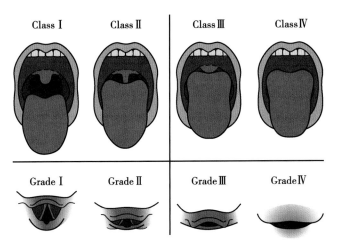

图 16-11 Mallampati 气道分级和相应的喉镜暴露声带分级(摘自 Hughes SC, Levinson G, Rosen MA, eds. *Shnider and Levinson's Anesthesia for Obstetrics*, 4th ed. Philadelphia:Lippincott Williams & Wilkins;2002.)

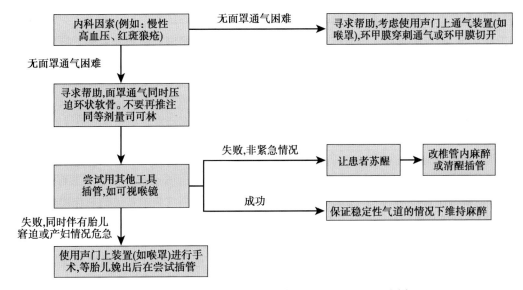

图 16-12 产科病人气管插管失败处理流程图。LMA 喉罩

入麻醉药(如:异氟烷,七氟烷和地氟烷)也可用于术中遗忘和产妇镇痛。低浓度的卤素类吸入麻醉药对母婴无害,也不会引起子宫收缩乏力和出血增多。而术中不使用挥发性卤素类吸入麻醉剂会导致产妇术中知晓和术后回忆的概率大大增加。即使加用吸入麻醉剂,偶尔产妇会出现术中知晓及术后回忆[96],因此手术室的工作人员应该注意自己的言行,就像患者处于清醒状态一样。

胎儿娩出后

胎儿娩出后,如果产孕妇可耐受更低的氧浓度,可升高氧化亚氮(笑气)浓度。同时维持低浓度的挥发性卤素类吸入麻醉药,并加用阿片类镇痛药物,如芬太尼或者吗啡。加入其他静脉药物如苯二氮䓬类可保证母体遗忘。静脉点滴缩宫素促进子宫收缩;但是应尽量避免静脉单次给予大剂量缩宫素,因为这可导致外周血管阻力(SVR)降低,血压降低和心率增快。对血容量不足或者肺动脉高压的孕产妇,静脉使用冲击量缩宫素后可导致死亡的风险[97]。

拔管

患者苏醒过程中容易误吸,因此只有当产妇完全清醒,对指令做出正确反应后才可以拔管。呛咳并不意味着患者已经清醒,而是处于麻醉第二期-兴奋期,处于兴奋期的患者在咽喉部异物(气管导管,少量胃内容物)刺激下,很容易发生喉痉挛。**为了避免反流误吸,拔管前,患者必须完全清醒和意识恢复,而不仅仅是出现肢体活动。**

椎管内麻醉

如果胎儿情况容许,产妇无禁忌证,剖宫产手术宜行**椎管内麻醉**(框16-3)。椎管内麻醉的禁忌证包括:产科大出血,败血症,穿刺部位感染,凝血功能异常,肿物致颅内压增高,患者拒绝和某些心脏疾病等。活动性出血是椎管内麻醉的绝对禁忌,因为交感神经阻滞抑制代偿性血管收缩,具有潜在加重心血管失代偿的风险。

实施椎管内麻醉也要适当考虑胎儿情况。**如果情况紧急,不宜尝试椎管内穿刺而延误手术。胎儿情况进行性恶化是全身麻醉的指征。**然而,无论胎儿情况如何,如果有可疑困难气道或有困难插管史,为避免插管失败或孕产妇死亡的风险,建议清醒气管插管或椎管内麻醉。如果胎儿情况不是特别紧急,可考虑椎管内麻醉。例如,已行硬膜外置管,但阻滞平面不够,产妇血流动力学平稳,可适当扩展硬膜外麻醉平面后行剖宫产手术。

麻醉医师可以在孕产妇导尿和腹部消毒铺巾时继续追加局麻药。通常在切皮时阻滞完全。如果阻滞不全,根据胎心监护决定手术是否紧急。如果阻滞范围不够且不充分,产科医师可以考虑局部浸润麻醉,但多数情况下

建议改全身麻醉。

框16-3　椎管内麻醉下剖宫产手术的优缺点

优点

- 产妇神志清楚可以参与整个新生儿的出生过程
- 没有药物对新生儿呼吸抑制,没有插管困难或误吸风险
- 新生儿的神经行为评分更高
- 更可能容许父亲在手术室陪同
- 椎管内使用阿片类药物的术后镇痛效果优于静脉自控镇痛

缺点

- 患者一般不愿意在大手术过程中保持清醒
- 麻醉效果可能局部不充分
- 低血压是最常见的椎管内麻醉并发症,在腰麻和硬膜外麻醉中发生率为25%至85%
- 有发生全脊麻的风险,一旦发生,需要行气管插管
- 局麻药中毒可能
- 尽管罕见,仍有永久的神经损伤后遗症风险
- 存在禁忌证

如果胎心监护提示情况不紧急,可以实施腰麻或腰硬联合麻醉。对于硬膜外阻滞不全的患者,应谨慎实施腰麻,因为腰麻平面过高的风险将会增加。

对于健康的孕产妇,选择硬膜外麻醉,腰麻还是腰硬联合麻醉,取决于麻醉医师。随着近年来笔尖式细腰麻穿刺针的出现,腰麻和硬膜外麻醉的患者,术后头痛发生率已没有差别。多数人认为腰麻操作简单,起效快,效果确切且阻滞完全。也许腰麻最显著的优势是需要更少的局麻药,因此潜在的局麻药毒性反应的风险显著降低。腰硬联合麻醉综合了腰麻和硬膜外阻滞的优点,硬膜外置管还可以延长麻醉时间;实施任何一种麻醉方法都可行,都能为孕产妇和胎儿提供安全有效的麻醉。

术后处理

如果在腰麻或硬膜外麻醉下行剖宫产手术,在局麻药溶液中加入不含防腐剂的吗啡可获得很好的术后镇痛效果。脂溶性阿片类麻醉药如芬太尼或舒芬太尼可以增强术中麻醉效果,但作用时间短,只有2~4小时。通常将它们和局麻药混合用于术后持续的或患者自控的椎管内镇痛。相反,吗啡是水溶性阿片类麻醉药,作用时间长达24小时,故剖宫产手术时单次剂量给药就可以达到术后镇痛效果。但水溶性决定了吗啡起效慢,副作用多。椎管内使用阿片类最常见的副作用是瘙痒和恶心呕吐。呼吸抑制是一个罕见但严重的并发症。**一些研究表明椎管内使用阿片类麻醉药比其他非肠道途径全身给药(肌肉注射或静脉PCA)镇痛效果更确切,有利于患者早期出院并减少住院费用**[3]。

如果选择全身麻醉或椎管内使用阿片类镇痛不全,

可采用静脉 PCA 镇痛。吗啡,氢吗啡酮和芬太尼均可有效镇痛。静脉 PCA 泵可设置为追加剂量 1~2mg 吗啡,0.2~0.4mg 氢吗啡酮,或 25μg 芬太尼,锁定间隔时间 6~10 分钟。背景剂量对镇痛并无帮助,反而加重镇静效果和副作用。PCA 让产妇自己控制镇痛药的使用,故而达到更高的满意度。

辅助使用非甾体类抗炎药联合椎管内吗啡镇痛可显著改善疼痛评分,并减少 PCA 阿片类药物的用量[98]。静脉注射酮咯酸,肛塞吲哚美辛,可用于辅助镇痛,根据患者对口服药物的耐受情况,口服布洛芬均也可用于辅助镇痛。非甾体类抗炎药的禁忌证包括:肾功能不全,少尿,正在使用庆大霉素或类似的肾毒性药物,凝血功能异常,和子宫乏力。尽管酮咯酸的包装说明禁用于母乳喂养的产妇,美国儿科医师学会容许其用于哺乳期产妇。静脉使用或口服对乙酰氨基酚也可作为多模式镇痛的一部分。

大多数产妇平安度过术后恢复期。但是最近的研究表明术后恢复期是麻醉相关产妇死亡的一个重要时期。美国密歇根州的一项从 1985 年到 2003 年的回顾性研究显示,855 例产妇死亡中有 8 例与麻醉有关,分别发生在苏醒期或全麻恢复期[99]。这些患者均出现通气不足或气道梗阻,肥胖和黑人人种是危险因素。这些病例提示全麻剖宫产患者术后在恢复室(PACU)的合理管理非常重要,同时指出对合并阻塞性睡眠呼吸暂停综合征的肥胖患者进行额外监测非常必要。最近对北美教学医院产科麻醉主任的一项调查发现 45% 的教学医院(62 个中的 28 个)没有对恢复室护士(对全麻或椎管内麻醉的剖宫产术后产妇进行护理的护士)进行专业的麻醉恢复期培训[100]。同时,43% 的教学医院(67 个中的 29 个)认为剖宫产术后的护理质量远低于其他常规全麻手术。该调查结果表明多数剖宫产术后恢复室护理水平,达不到由美国麻醉医师学会(ASA)术后护理专家组和美国围麻醉期护理协会制定的专家指南要求。而 ASA 的产科麻醉专家指南[3]强调:待产和分娩室(L&D)应具备与手术室和麻醉恢复室完全一样的人员配备和设备,这样才能减少全麻剖宫产术后,尤其在产妇合并肥胖和阻塞性睡眠呼吸暂停综合征的术后并发症。

关键点

- 良好的分娩镇痛,可减少分娩痛引发的不良应激,包括产后抑郁等。
- 胃肠道外给予全身阿片类药物,主要靠镇静实现分娩镇痛,除非给予大剂量药物,其对于缓解疼痛的效果非常有限。副作用,包括产妇恶心和母婴呼吸抑制等。应该避免常规使用异丙嗪联合阿片类药物镇痛。

- 药物通过胎盘在母胎间的转运,取决于药物的特点:颗粒大小,脂溶性,离子化程度,母体血药浓度,子宫血供;胎盘循环和胎儿血液循环等。
- 连续椎管内(硬膜外或蛛网膜下腔)镇痛,是当前最有效的分娩镇痛方法,可以为阴道分娩、器械助产和剖宫产提供麻醉,并进行术后镇痛。
- 采用腰硬联合麻醉,在蛛网膜下腔注入阿片类药物,可以在第一产程中提供良好的镇痛,同时减少和避免局麻药中毒、高位脊麻和运动阻滞的风险。而在第二产程分娩过程中,大多数患者需要在硬膜外腔注入局麻药提供额外镇痛。
- 椎管内麻醉的副作用和并发症,包括低血压,局麻药中毒,全脊麻,神经损伤和腰麻后头痛。麻醉医师必须能够快速诊断并熟练处理这些并发症。
- 硬膜外分娩镇痛不会增加剖宫产率,但可能增加缩宫素的使用和阴道器械助产的风险。第二产程可能延长 15~30 分钟。孕妇胎儿状况和产科处理方式是剖宫产率的决定因素。
- 硬膜外镇痛与产程中孕妇发热的发生率升高相关。尽管机制并不清楚,但并无证据证明其对新生儿败血症的发病率有影响,对其他新生儿并发症的影响并不明确。
- 少于 5% 择期剖宫产和 25% 急诊剖宫产患者,采用全身麻醉。全身麻醉虽然对胎儿安全,但有插管失败和反流误吸的风险,都是麻醉相关的孕妇死亡原因。
- 当误吸的胃内容物中有食物残渣或胃内容物 pH 值小于 2.5 时,危害最大。因此,在待产和分娩中应禁食,同时在剖宫产术前服用中和胃酸的药物。
- 胎心监护可疑,并非椎管内麻醉的绝对禁忌证。麻醉方法的选择,要根据胎儿情况和孕妇的安全进行综合考虑。

参考文献

1. Bucklin BA, Hawkins JL, Anderson JR, Ullrich FA. Obstetric anesthesia workforce survey. *Anesthesiology*. 2005;103:645.
2. Optimal goals for anesthesia care in obstetrics. ACOG Committee Opinion No. 433. American College of Obstetricians and Gynecologists and American Society of Anesthesiologists. *Obstet Gynecol*. 2009;113:1197.
3. American Society of Anesthesiologists Task Force on Obstetric Anesthesia. Practice guidelines for obstetric anesthesia. *Anesthesiology*. 2016. Epub ahead of print.
4. Melzack R. The myth of painless childbirth (the John J. Bonica Lecture). *Pain*. 1984;19:321.
5. Morishima HO, Yeh M-N, James LS. Reduced uterine blood flow and fetal hypoxemia with acute maternal stress: experimental observation in the pregnant baboon. *Am J Obstet Gynecol*. 1979;134:270.
6. Eidelman AI, Hoffmann NW, Kaitz M. Cognitive deficits in women after childbirth. *Obstet Gynecol*. 1993;81:764.

7. Ding T, Dong-Xin W, Qu Y, Chen Q, Zhu SN. Epidural labor analgesia is associated with a decreased risk of postpartum depression: a prospective cohort study. *Anesthesiology*. 2014;119:383.

8. Campogna G, Camorcia M, Stirparo S. Expectant fathers' experience during labor with or without epidural analgesia. *Int J Obstet Anesth*. 2007;16:110.

9. Reynolds F, Sharma SK, Seed PT. Analgesia in labour and fetal acid-base balance: a meta-analysis comparing epidural with systemic opioid analgesia. *Br J Obstet Gynaecol*. 2002;109:1344.

10. Maimburg RD, Vaeth M, Durr J, et al. Randomized trial of structured antenatal training sessions to improve the birth process. *Br J Obstet Gynaecol*. 2010;117:921.

11. Lee H, Ernst E. Acupuncture for labor pain management: a systematic review. *Am J Obstet Gynecol*. 2004;191:1573.

12. Cluett ER, Pickering RM, Getliffe K, St. George Saunders NJ. Randomised controlled trial of labouring in water compared with standard of augmentation for management of dystocia in first stage of labour. *BMJ*. 2004;328:314.

13. Immersion in water during labor and delivery. Committee Opinion No. 594. American College of Obstetricians and Gynecologists. *Obstet Gynecol*. 2014;123:912.

14. Olofsson C, Ekblom A, Ekman-Ordeberg G, Hjelm A, Irestedt L. Lack of analgesic effect of systemically administered morphine or pethidine on labour pain. *Br J Obstet Gynaecol*. 1996;103:968.

15. Halpern SH, Leighton BL, Ohlsson A, et al. Effect of epidural vs parenteral opioid analgesia on the progress of labor: a meta-analysis. *JAMA*. 1998;280:2105.

16. O'Sullivan GM, Sutton AJ, Thompson SA, et al. Noninvasive measurement of gastric emptying in obstetric patients. *Anesth Analg*. 1987;66:505.

17. Campbell DC. Parenteral opioids for labor analgesia. *Clin Obstet Gynecol*. 2003;46:616.

18. Stocki D, Matot I, Einav S, Eventov-Friedman S, Ginosar Y, Weiniger CF. A randomized controlled trial of the efficacy and respiratory effects of patient-controlled intravenous remifentanil analgesia and patient-controlled epidural analgesia in laboring women. *Anesth Analg*. 2014; 118:589.

19. Sharma SK, Alexander JM, Messick G, et al. A randomized trial of epidural analgesia versus intravenous meperidine analgesia during labor in nulliparous women. *Anesthesiology*. 2002;96:546.

20. Kuhnert BR, Kuhnert PM, Philipson EH, Syracuse CD. Disposition of meperidine and normeperidine following multiple doses during labor. II Fetus and neonate. *Am J Obstet Gynecol*. 1985;151:410.

21. Sharma SK, Sidawi JE, Ramin SM, et al. A randomized trial of epidural versus patient-controlled meperidine analgesia during labor. *Anesthesiology*. 1997;87:487.

22. Wittels B, Glosten B, Faure EA, et al. Postcesarean analgesia with both epidural morphine and intravenous patient-controlled analgesia: neurobehavioral outcomes among nursing neonates. *Anesth Analg*. 1997;85:600.

23. Romagnoli A, Keats AS. Ceiling effect for respiratory depression by nalbuphine. *Clin Pharmacol Ther*. 1980;27:478.

24. Vella L, Francis D, Houlton P, Reynolds F. Comparison of the antiemetics metoclopramide and promethazine in labour. *BMJ*. 1985;290:1173.

25. Rosenblatt WH, Cioffi AM, Sinatra R, Silverman DG. Metoclopramide-enhanced analgesia for prostaglandin-induced termination of pregnancy. *Anesth Analg*. 1992;75:760.

26. Camann W, Cohen MB, Ostheimer GW. Is midazolam desirable for sedation in parturients? *Anesthesiology*. 1986;65:441.

27. Owen JR, Irani SF, Blair AW. Effect of diazepam administered to mothers during labour on temperature regulation of neonate. *Arch Dis Child*. 1972;47:107.

28. Likis FE, Andrews JC, Collins MR. Nitrous oxide for the management of labor pain: a systematic review. *Anesth Analg*. 2014;118:153.

29. Barbieri RL, Camann W, McGover C. Nitrous oxide for labor pain. *OBG Manag*. 2014;26:10.

30. Zakowski MI, Geller A. The Placenta: Anatomy, Physiology, and Transfer of Drugs. In: Chestnut DH, Wong CA, Tsen LC, Warwick DNK, Beilin Y, Mhyre JM, eds. *Chestnut's Obstetric Anesthesia: Principles and Practice*. 5th ed. Philadelphia: Elsevier; 2014:55.

31. Hawkins JL. Epidural analgesia for labor and delivery. *N Engl J Med*. 2010;362:1503.

32. Pain relief during labor. ACOG Committee Opinion No. 295. American College of Obstetricians and Gynecologists. *Obstet Gynecol*. 2004;104:213.

33. George RB, Allen TK, Habib AS. Intermittent epidural bolus compared with continuous epidural infusions for labor analgesia: a systematic review and meta-analysis. *Anesth Analg*. 2013;116:133.

34. Gambling D, Berkowitz J, Farrell TR, Pue A, Shay D. A randomized controlled comparison of epidural analgesia and combined spinal-epidural analgesia in a private practice setting: pain scores during first and second

stages of labor and at delivery. *Anesth Analg*. 2013;116:636.

35. Abrão KC, Francisco RP, Miyadahira S, Cicarelli DD, Zugaib M. Elevation of uterine basal tone and fetal heart rate abnormalities after labor analgesia. *Obstet Gynecol*. 2009;113:41.

36. Albright GA, Forster RM. Does combined spinal-epidural analgesia with subarachnoid sufentanil increase the incidence of emergency cesarean delivery? *Reg Anesth*. 1997;22:400.

37. Mardirosoff C, Dumont L, Boulvain M, Tramer MR. Fetal bradycardia due to intrathecal opioids for labor analgesia: a systematic review. *Br J Obstet Gynaecol*. 2002;109:274.

38. D'Angelo R, Smiley RM, Riley E, Segal S. Serious complications related to obstetric anesthesia. The serious complication repository project of the Society for Obstetric Anesthesia and Perinatology. *Anesthesiology*. 2014; 120:1505.

39. Simmons SW, Taghizadeh N, Dennis AT, Hughes D, Cyna AM. Combined spinal-epidural versus epidural analgesia in labour. *Cochrane Database Syst Rev*. 2012;CD003401.

40. Ngan Kee WD, Khaw KS, Tan PE, Ng FF, Karmakar MK. Placental transfer and fetal metabolic effects of phenylephrine and ephedrine during spinal anesthesia for cesarean delivery. *Anesthesiology*. 2009;111:506.

41. Davies JM, Posner KL, Lee LA, Cheney FW, Domino KB. Liability associated with obstetric anesthesia. *Anesthesiology*. 2009;110:131.

42. Groban L, Deal DD, Vernon JC, et al. Cardiac resuscitation after incremental overdosage with lidocaine, bupivacaine, levobupivacaine, and ropivacaine in anesthetized dogs. *Anesth Analg*. 2001;92:37.

43. Leighton BL, Norris MC, Sosis M, et al. Limitations of epinephrine as a marker of intravascular injection in laboring women. *Anesthesiology*. 1987;66:688.

44. Neal JM, Bernards CM, Butterworth JF, et al. ASRA practice advisory on local anesthetic systemic toxicity. *Reg Anesth Pain Med*. 2010;35:152.

45. Lipman S, Cohen S, Einav S, et al. The Society for Obstetric Anesthesia and Perinatology consensus statement on the management of cardiac arrest in pregnancy. *Anesth Analg*. 2014;118:1003.

46. Leighton BL. Why obstetric anesthesiologists get sued. *Anesthesiology*. 2009;110:8.

47. O'Neal MA, Chang LY, Salajegheh MK. Postpartum spinal cord, root, plexus and peripheral nerve injuries involving the lower extremities: a practical approach. *Anesth Analg*. 2015;120:141.

48. Ruppen W, Derry S, McQuay H, Moore RA. Incidence of epidural hematoma, infection and neurologic injury in obstetric patients with epidural analgesia/anesthesia. *Anesthesiology*. 2006;105:394.

49. Moen V, Dahlgren N, Irestedt L. Severe neurological complications after central neuraxial blockades in Sweden 1990–1999. *Anesthesiology*. 2004;101:950.

50. de Fijter S, DiOrio M, Carmean J. Bacterial meningitis after intrapartum spinal anesthesia – New York and Ohio, 2008-2009. *CDC Morb Mortal Wkly Rep*. 2010;59:65.

51. Hebl JR. The importance and implications of aseptic techniques during regional anesthesia. *Reg Anesth Pain Med*. 2006;31:311.

52. American Society of Anesthesiologists Task Force on Infectious Complication Associated with Neuraxial Techniques. Practice advisory for the prevention, diagnosis, and management of infectious complications associated with neuraxial techniques. *Anesthesiology*. 2010;112:530.

53. Sachs A, Smiley R. Post-dural puncture headache: The worst common complication in obstetric anesthesia. *Semin Perinatol*. 2014;38:386.

54. Stella CL, Jodicke CD, How HY, Harkness UF, Sibai BM. Postpartum headache: is your work-up complete? *Am J Obstet Gynecol*. 2007;196: 318.e1.

55. Month RC. Postdural puncture headache and the arduous quest to teach old docs new tricks. *J Clin Anesth*. 2011;23:347.

56. Heesen M, Klohr S, Rossaint R, Walters M, Straube S, van de Velde M. Insertion of an intrathecal catheter following accidental dural puncture: a meta-analysis. *Int J Obstet Anesth*. 2013;22:26.

57. Wang SM, Dezinno P, Maranets I, et al. Low back pain during pregnancy: prevalence, risk factors, and outcomes. *Obstet Gynecol*. 2004;104:65.

58. Howell CJ, Dean T, Lucking L, et al. Randomised study of long term outcome after epidural versus non-epidural analgesia during labour. *BMJ*. 2002;325:357.

59. Loughnan BA, Carli F, Romney J, et al. Epidural analgesia and backache: a randomized controlled comparison with intramuscular meperidine for analgesia during labour. *Br J Anaesth*. 2002;89:466.

60. The Joint Commission. Questions and answers: The perinatal care core measure set. *Jt Comm Perspect*. 2013;33:12-14. Available at: <http://www.jointcommission.org/assets/1/6/s11.pdf>.

61. Wiklund I, Norman M, Uvnas-Moberg K, Ransjo-Arvidson AB, Andolf E. Epidural analgesia: breast-feeding success and related factors. *Midwifery*. 2009;25:e31.

62. Szabo A. Intrapartum neuraxial analgesia and breastfeeding outcomes:

limitations of current knowledge. *Anesth Analg.* 2013;116:399.

63. Beilin Y, Bodian CA, Weiser J, et al. Effect of labor epidural analgesia with and without fentanyl on infant breast-feeding: a prospective, randomized, double-blind study. *Anesthesiology.* 2005;103:1211.

64. Hirose M, Hara Y, Hosokawa T, Tanaka Y. The effect of postoperative analgesia with continuous epidural bupivacaine after cesarean section on the amount of breast feeding and infant weight gain. *Anesth Analg.* 1996;82:1166.

65. Analgesia and cesarean delivery rates. ACOG Committee Opinion No. 339. American College of Obstetricians and Gynecologists. *Obstet Gynecol.* 2006;107:1487.

66. Anim-Somuah M, Smyth R, Howell C. Epidural versus non-epidural or no analgesia in labour. *Cochrane Database Syst Rev.* 2005;(4):CD000331.

67. Wong CA, Scavone BM, Peaceman AM, et al. The risk of cesarean delivery with neuraxial analgesia given early versus late in labor. *N Engl J Med.* 2005;352:655.

68. Ohel G, Gonen R, Vaida S, Barak S, Gaitini L. Early versus late initiation of epidural analgesia in labor: does it increase the risk of cesarean section? A randomized trial. *Am J Obstet Gynecol.* 2006;194:600.

69. Marucci M, Cinnella G, Perchiazzi G, Brienza N, Fiore T. Patient-requested neuraxial analgesia for labor: impact on rates of cesarean and instrumental vaginal delivery. *Anesthesiology.* 2007;106:1035.

70. Sng BL, Leong WL, Zeng Y, et al. Early versus late initiation of epidural analgesia for labour. *Cochrane Database Syst Rev.* 2014;(10):CD007238.

71. Comparative Obstetric Mobile Epidural Trial (COMET) Study Group UK. Effect of low-dose mobile versus traditional epidural techniques on mode of delivery: a randomised controlled trial. *Lancet.* 2001;358:19.

72. Liu EH, Sia AT. Rates of caesarean section and instrumental vaginal delivery in nulliparous women after low concentration epidural infusions or opioid analgesia: systematic review. *BMJ.* 2004;328:1410.

73. Carvalho B, Hilton G, Wen L, Weiniger CF. Prospective longitudinal cohort questionnaire assessment of laboring women's preference both pre-and post-delivery for either reduced pain intensity for a longer duration or greater pain intensity for a shorter duration. *Br J Anaesth.* 2014;113:468.

74. Cheng YW, Shaffer BL, Nicholson JM, Caughey AB. Second stage of labor and epidural use. *Obstet Gynecol.* 2014;123:527.

75. Sharma SK, McIntire DD, Wiley J, Leveno KJ. Labor analgesia and cesarean delivery. *Anesthesiology.* 2004;100:142.

76. Goetzl L. Epidural fever in obstetric patients: it's a hot topic. *Anesth Analg.* 2014;118:494.

77. Yancey MK, Zhang J, Schwarz J, Dietrich CS, Klebanoff M. Labor epidural analgesia and intrapartum maternal hyperthermia. *Obstet Gynecol.* 2001;98:763.

78. Goetzl L, Zighelboim I, Badell M, et al. Maternal corticosteroids to prevent intrauterine exposure to hyperthermia and inflammation: a randomized, double-blind, placebo-controlled trial. *Am J Obstet Gynecol.* 2006;195:1031.

79. Sharma SK, Rogers BB, Alexander JM, McIntire DD, Leveno KJ. A randomized trial of the effects of antibiotic prophylaxis on epidural-related fever in labor. *Anesth Analg.* 2014;118:604.

80. Greenwell EA, Wyshak G, Ringer SA, Johnson SC, Rivkin MJ, Liberman E. Intrapartum temperature elevation, epidural use, and adverse outcome in term infants. *Pediatrics.* 2012;129:e447.

81. Wu YW, Escobar GJ, Grether JK, et al. Chorioamnionitis and cerebral palsy in term and near term infants. *JAMA.* 2003;290:2677.

82. Freeman RK, Gutierrez NA, Ray ML, et al. Fetal cardiac response to paracervical block anesthesia. Part I. *Am J Obstet Gynecol.* 1972;113:583.

83. Gibbs CP, Schwartz DJ, Wynne JW, et al. Antacid pulmonary aspiration in the dog. *Anesthesiology.* 1979;51:380.

84. Datta S, Ostheimer GW, Weiss JB, et al. Neonatal effect of prolonged anesthetic induction for cesarean section. *Obstet Gynecol.* 1981;58:331.

85. Norris MC, Dewan DM. Preoxygenation for cesarean section: a comparison of two techniques. *Anesthesiology.* 1985;62:827.

86. Gin T. Propofol during pregnancy. *Acta Anaesthesiol Sin.* 1994;32:127.

87. Gregory MA, Davidson DG. Plasma etomidate levels in mother and fetus. *Anaesthesia.* 1991;46:716.

88. Bernstein K, Gisselsson L, Jacobsson T, Ohrlander S. Influence of two different anaesthetic agents on the newborn and the correlation between foetal oxygenation and induction-delivery time in elective caesarean section. *Acta Anaesthesiol Scand.* 1985;29:157.

89. Ngan Kee WD, Khaw KS, Ma ML, Mainland PA, Gin T. Postoperative analgesic requirement after cesarean section: a comparison of anesthetic induction with ketamine or thiopental. *Anesth Analg.* 1997;85:1294.

90. Bader AM, Datta S, Arthur GR, et al. Maternal and fetal catecholamines and uterine incision-to-delivery interval during elective cesarean. *Obstet Gynecol.* 1990;75:600.

91. Samsoon GL, Young JR. Difficult tracheal intubation: a retrospective study. *Anaesthesia.* 1987;42:487.

92. Mallampati SR, Gatt SP, Gugino LD, et al. A clinical sign to predict difficult tracheal intubation: a prospective study. *Can Anaesth Soc J.* 1985;32:429.

93. Kodali BS, Chandrasekhar S, Bulich LN, Topulos GP, Datta S. Airway changes during labor and delivery. *Anesthesiology.* 2008;108:357.

94. An updated report by the American Society of Anesthesiologists Task Force on Difficult Airway Management: Practice guidelines for management of the difficult airway. *Anesthesiology.* 2013;118:251.

95. Aziz MF, Kim D, Mako J, Hand K, Brambrink AM. A retrospective study of the performance of video laryngoscopy in an obstetric unit. *Anesth Analg.* 2012;115:904.

96. Pandit JJ, Andrade J, Bogod DG, et al. 5th national audit project (NAP5) on accidental awareness during general anaesthesia: summary of main findings and risk factors. *Br J Anaesth.* 2014;113:549.

97. Thomas TA, Cooper GM. Maternal deaths from anaesthesia. An extract from Why Mothers Die 1997–1999, the confidential enquiries into maternal deaths in the United Kingdom. *Br J Anaesth.* 2002;89:499.

98. Lowder JL, Shackelford DP, Holbert D, Beste TM. A randomized, controlled trial to compare ketorolac tromethamine versus placebo after cesarean section to reduce pain and narcotic usage. *Am J Obstet Gynecol.* 2003; 189:1559.

99. Mhyre JM, Riesner MN, Polley LS, Naughton NN. A series of anesthesia-related maternal deaths in Michigan, 1985-2003. *Anesthesiology.* 2007; 106:1096.

100. Wilkins KK, Greenfield ML, Polley LS, Mhyre JM. A survey of obstetric perianesthesia care unit standards. *Anesth Analg.* 2009;108:1869.

最后审阅　刘颖

第17章

先露异常

原著　SUSAN M. LANNI, ROBERT GHERMAN, and BERNARD GONIK

翻译与审校　杨海澜, 刘亚坤, 汪珩, 常颖

　　临近足月或临产时, 胎儿通常以头先露及胎头俯屈进入骨盆, 呈现纵产式, 即胎儿纵轴与母体纵轴平行(图 17-1)。然而, 大约 3%~5% 的足月单胎存在胎产式、胎先露和胎儿姿势异常, 统称为先露异常(malpresentation)。先露异常可能会导致不良后果, 增加母胎风险。20 世纪初期, 曾采用一系列助产方法以促进先露异常胎儿取得阴

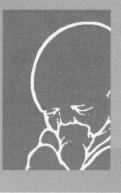

图 17-1　此图显示胎儿纵产式、枕先露、胎头俯屈及冠状位

道分娩, 其中包括导致胎儿死亡的毁胎术。随后, 又设计了一些助产手法或助产器械来帮助先露异常的胎儿转复至适合娩出的位置。过去曾提倡内倒转术(internal podalic version, IPV), 然后行完全性臀牵引术(complete breech extraction), 这种分娩方式可用于处理各种胎先露异常。正如绝大多数阴道操作手法一样, IPA 因母胎并发症及死亡率较高, 现已基本摒弃。**目前常规推荐剖宫产术处理先露异常。**

先露异常的临床情况

　　胎先露异常的相关因素有: (1) 子宫腔纵径减小; (2) 胎儿活动增加或减少; (3) 骨盆入口狭窄; (4) 胎儿畸形; (5) 早产。多产妇发生的胎先露异常可能与母体腹部肌肉松弛有关, 腹肌松弛难以维持正常的纵向宫腔位置。胎盘附着在宫底或子宫下段(图 17-2) 也可能影响胎儿保持纵产式。子宫肌瘤、宫腔粘连、米勒管发育异常如子宫纵隔或双子宫也会增加胎先露异常的发生率。胎儿未足月和羊水过多时胎儿有较大的活动空间, 如果发生早产或未足月胎膜破裂, 先露异常的可能性明显增加。

　　未足月胎儿相对母体骨盆较小, 即使有先露异常, 早产临产或胎膜破裂时胎儿仍可衔接与下降。一些降低胎儿肌张力、肌力或活动度的疾病会增加胎先露异常的发生, 例如染色体非整倍体异常、先天性强直性肌营养不良以及多病因引起的关节挛缩、关节硬化、羊水过少和胎儿神经系统功能障碍等。另外, 胎儿重度脑积水或母体骨盆狭小所致的头盆不称使胎头无法顺利衔接, 可能导致先露异常。

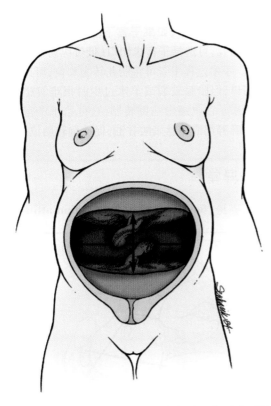

图 17-2　如图所示,胎盘附着在宫底或子宫下段,增加先露异常的可能性。正常情况下,胎盘长轴与宫腔纵轴平行

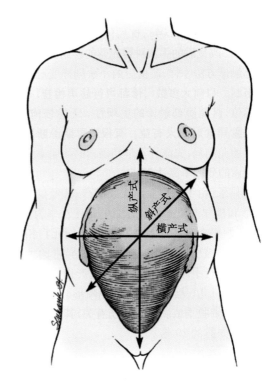

图 17-3　如图所示,胎儿可能与母体纵轴平行(纵产式)、相交(斜产式)或垂直(横产式)。胎产式不说明胎先露部位是头部还是臀部

胎产式异常

胎产式是指胎体脊柱方向与母体脊柱方向的相对关系。正常胎产式是纵产式,即胎儿纵轴与母体纵轴平行,胎儿呈头先露或臀先露。如果胎儿纵轴与母体纵轴垂直或交叉,则称为横产式或斜产式(图 17-3)。胎产式异常可致胎儿上肢、胎足或胎肩成为胎儿的先露部位(图 17-4)。如果胎膜完整且胎儿活动增加,胎产式及胎先露均不稳定,胎儿时常变换胎产式和先露部位。

足月妊娠中,胎产式异常的比例约为 1/300(0.33%)。胎产式异常往往与未足月相关,孕 32 周时胎产式异常的比例约 2%,是足月妊娠的 6 倍。妊娠满 37 周后如果仍为横产式、斜产式或不固定胎产式,则需要进行系统评估并制定相应的处理方案。如果胎儿先露部位不能填充骨盆入口,胎膜破裂时可发生脐带脱垂、胎儿损伤及母体并发症。

如上所述,胎产式异常的发生往往与多产妇、未足月、母体骨盆狭窄或畸形以及胎盘附着部位异常相关。即使没有上述因素,异常胎产式也常发生。事实上,任何引起宫腔纵极发生改变的因素均有可能引起胎产式异常。

胎产式异常可通过 Leopold 手法(即四步触诊法)或阴道检查诊断,然后经超声予以证实。虽然常规的 Leopold 手法有助于发现先露异常,但 Thorp 等[1] 报道,与超声检查

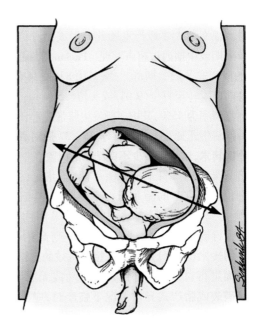

图 17-4　图中所示,胎儿为斜产式,一手臂已脱至阴道

相比,Leopold 手法的敏感性仅为 28%,阳性预测值(PPV)仅 24%。其他研究者发现,采用 Leopold 手法于分娩前仅能诊断出 41% 的胎产式异常。改良 Leopold 手法也许可以提高其敏感性。Sharma 改良了 Leopold 手法后形成了 Sharma 的左右横向手法,该手法除使用手掌及手指还利用前臂,初始研究显示[2],Sharma 手法比传统 Leopold 手法的

准确性有所提高,对枕先露的诊断准确率分别为:枕前位95%对比84.4%(P=0.04),枕后位96.3%对比66.6%(P=0.00012)。改良后的手法对臀先露的诊断更加准确。与各种腹部触诊方法一样,改良后的手法同样受肥胖或子宫肌瘤的限制。目前大多数门诊都可行超声检查,有利于准确判断胎位,避免腹部触诊的主观性。无论任何情况,早期诊断先露异常对病人有益。有报道早期诊断先露异常可以改善胎儿结局,先露异常早期确诊的死胎率为9.2%,而延迟确诊的死胎率高达27.5%。

　　研究显示,由不稳定胎产式或横产式(经校正除外致死性畸形和极早早产)引起的围生儿死亡率为3.9%~24%,孕产妇死亡率高达10%。与孕产妇死亡相关的因素包括胎膜早破引起感染、继发于胎盘异常的大出血以及因头盆不称行手术干预的并发症或产伤。胎产式异常时,正常有生机儿(无染色体和其他畸形)的死亡主要与延迟干预、脐带脱垂或新生儿产伤有关,**其中脐带脱垂的发生率是头先露的20倍**。

单胎妊娠管理

　　胎产式异常的胎儿通常不能安全地经阴道分娩。此时需要查找病因。在妊娠晚期如果发现胎儿横产式/斜产式或不固定产式,应行超声检查排除严重胎儿畸形或胎盘位置异常。很幸运大多数严重胎儿畸形或胎盘位置异常可以在孕早期或中期通过超声发现。Phelan等[3]报道29例≥37周的横产式孕妇的期待治疗,其中83%(24例)的孕妇在分娩前自发转至臀位(9例)或头位(15例)。这29例孕妇的剖宫产率为45%,其中2例发生脐带脱垂、1例子宫破裂和1例新生儿死亡。**推荐在孕36~37周对异常胎产式施行外倒转术,这样可减少不良结局的风险。**

　　胎产式异常的产科干预方法不同,胎儿死亡风险也不同。理论上剖宫产的胎儿死亡率应接近零,但过去有些报道胎儿死亡率仍可高达10%。若采用内倒转术(IPA)然后行臀牵引分娩,胎儿死亡率则高达25%~90%。**外倒转术(ECV)是安全且相对有效的方法**[4],将在本章的后面进行讨论。若外倒转不成功或无法实施,自发性胎膜破裂或胎产式异常情况下临产时,应施行剖宫产挽救可存活的胎儿。现代产科已不再使用内倒转术及臀牵引术来处理单胎横产式、斜产式或不固定产式等情况,因为这种处理方法的母胎并发症太高。

　　胎产式持续异常,尤其伴有胎膜破裂时,剖宫产时应选择适当的子宫切口。**子宫下段横切口(Kerr氏切口)益处颇多,通常是处理胎产式异常的首选术式**(详见第19章)。因为子宫下段发育欠佳和宽度不够,高达25%的病例需要纵行延长子宫切口以娩出胎产式异常的胎儿。子宫"J"型或"T"型切口血供不良,愈合较差,瘢痕

部位以后容易发生破裂。**因此,当横产式或斜产式伴有子宫下段形成欠佳时,如果子宫下段横切口无法实施或难以分娩胎儿,可选择子宫纵切口(低位纵切口或古典式纵切口)。**手术过程中若可将胎儿转为头位,可以取子宫下段横切口,但胎膜破裂或羊水过少时很难实施头位倒转术。如果子宫收缩影响倒转胎位,可给予子宫松弛剂如吸入性麻醉剂或静脉硝酸甘油,促使倒转胎位成功。

胎方位异常

　　胎儿姿势(fetal attitudes或deflection attitudes)是

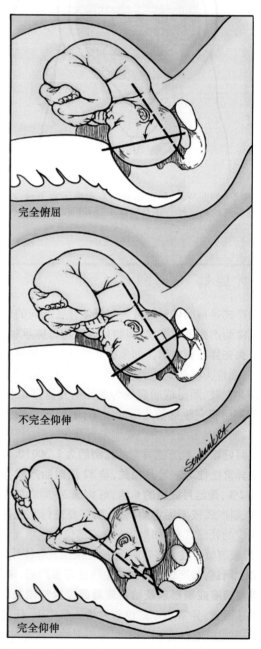

图17-5　正常的胎儿姿势是胎头俯屈于颈部(上)。不完全仰伸(中)是指胎头位置介于俯屈与仰伸之间。完全仰伸(下)指胎头完全仰伸,呈面先露

指胎头与胎儿颈部的相对位置关系。正常的胎儿姿势是在分娩过程中胎头俯屈，颏部紧贴胸壁。异常胎儿姿势包括不同程度的胎头俯屈或胎儿头颈部仰伸（图17-5），可导致胎先露异常，如面先露或额先露。产程进展过程中，胎头可能自发俯屈成为正常的胎儿姿势，但也可能过度仰伸。俯屈抑或仰伸往往取决于母体骨盆与产道软组织的阻力。尽管许多胎儿可经阴道安全分娩，但产程进展停滞时，剖宫产可能是最适当的分娩方式。

面先露

面先露是指胎儿为纵产式，胎儿颈部极度仰伸，枕后部贴近上背部（图17-6）。阴道检查时，以胎儿的颏部

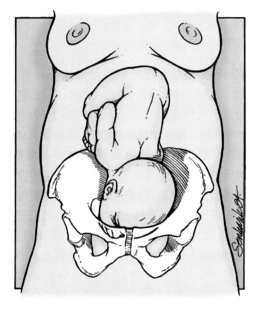

图 17-6 胎头以完全仰伸的状态进入母体骨盆，呈现面先露。可在孕妇腹部触及胎头隆凸，与胎儿脊柱位于同侧

（mentum）为指示点。例如，胎儿面先露时颏部在母体骨盆的右后象限，称为颏右后位（图17-7）。面先露的发生率在 0.14% ~ 0.54% 之间，平均发病率为 0.2%，即500例新生儿中有1例为面先露[5,6]。除外致死性畸形及极早早产因素导致的死亡，因面先露所致的围生儿死亡率介于 0.6% ~ 5% 之间，平均为 2% ~ 3% 。

所有增加先露异常的危险因素都会增加面先露的风险。很多面先露的胎儿合并结构畸形。例如，约1/3的面先露胎儿存在无脑畸形，胎儿甲状腺肿和头颈部软组织肿瘤均有可能导致胎头仰伸。母体因素导致的面先露占10% ~40%，包括狭窄骨盆或头盆不称。Duff[6]对面先露病因进行回顾性分析，发现接近90%的面先露与已知的危险因素相关。

早期识别面先露至关重要。腹部触诊发现胎头隆凸与胎儿背部在孕妇腹部同一侧时，应高度怀疑面先露（图17-8）。但多数面先露是在阴道检查时才发现。根据腹部触诊能明确诊断的面先露不足1/20。事实上，仅有一半患者能在第二产程之前确诊，1/4的患者直到分娩时才被确诊。确诊越晚，围生儿死亡率越高。

面先露的分娩机制

面先露早期的分娩机制尚不完全清楚。分娩开始时，很多面先露的胎儿可能为仰伸不明显的额先露。随着胎头降入骨盆，产力迫使胎儿克服母体阻力，胎头俯屈者成为枕先露，而胎头仰伸者成为面先露。**面先露的分娩过程包括衔接、下降、内旋转（通常转至颏前位）以及颏部俯屈后通过耻骨联合下方娩出**（图17-9）。然而，很多情况下胎头枕部难以俯屈，胎头以极度仰伸状态分娩更为常见。

面先露经阴道分娩的预后取决于胎儿颏部指示点的位置。在所有面先露中，60% ~ 80%为颏前位[6]，10% ~12%为颏横位[7]，20% ~25%为颏后位[7]。如果母体骨盆经线足够，绝大多数颏前位且体重中等的胎儿可以实现

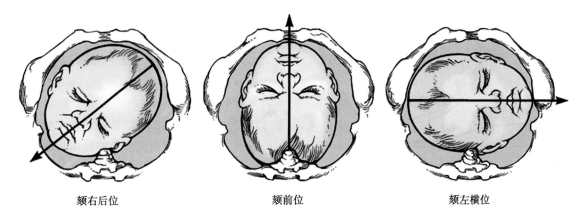

颏右后位　　　　　　　颏前位　　　　　　　颏左横位

图 17-7 阴道内诊时，胎儿颏部为面先露的指示点，胎方位是指颏部与母体骨盆的相对位置。左图：颏右后位（RMP）；中图：颏前位（MA）；右图：颏左横位（LMT）

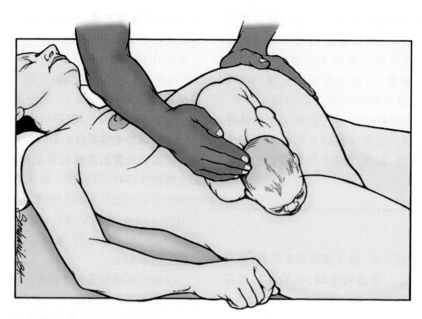

图17-8　面先露时,腹部触诊可触及胎头隆凸与胎儿肢体不在同一侧。如果胎头与胎颈是正常俯屈状态,胎头隆凸与胎儿肢体位于同侧

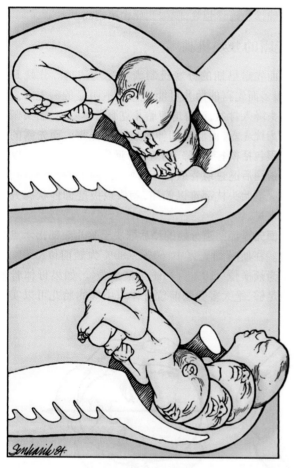

图17-9　如图所示,面先露阴道分娩的主要过程是衔接、下降和内旋转。足月胎儿面先露阴道分娩时,颏前位的胎头通常需要在耻骨联合下方俯屈,以便成功分娩

自然或辅助阴道分娩。此外,多数颏横位胎儿可自行旋转至颏前位经阴道分娩,甚至25%~33%的颏后位胎儿

也可以旋转至颏前位并经阴道分娩。Schwartz等[7]分析了51例持续面先露发现,颏后位面先露能够自行旋转经阴道分娩的胎儿平均体重为3425g,未能经阴道分娩的胎儿平均体重为3792g。**但持续性颏后位时,即使胎儿体重处于正常范围,经阴道安全分娩的可能较小。总体来说,70%~80%的面先露胎儿可经阴道分娩,包括自然分娩及熟练使用低位产钳助产,而12%~30%需要剖宫产分娩。**手法促进面先露俯屈或旋转颏后位至颏前位很少能够成功,且常常增加母体风险[5]。再次强调,面先露实施内倒转术/臀牵引术与胎儿死亡相关,也有报道子宫破裂和外伤导致产妇死亡。因此,自然阴道分娩和基于产科指征的剖宫产是保证母胎安全的现代管理方法[5]。

　　产程延长是面先露的一个主要特点,且增加产时胎儿死亡的风险,应及时关注产程进展。如果胎儿体重正常或较小且母体骨盆宽大,子宫收缩乏力时可以考虑使用缩宫素。缩宫素使用不是绝对禁忌,但产程进展停滞时,则应行剖宫产。

　　面先露的分娩过程中常出现胎儿状况不良。Salzmann等发现胎儿宫内损伤的风险**增加10倍**。其他研究也发现面先露胎儿更易发生胎心异常[5,6]。产时必须进行持续电子胎心监护。内监护时要格外注意电极位置,以免造成胎儿颜面部及眼睛的损伤。**如果外部电子胎心监护效果不佳,宫内胎心监护的电极建议放置在胎儿下颏部。**

　　面先露经阴道试产的禁忌证包括巨大儿、可疑胎监或母体骨盆狭窄。基于以上原因,经剖宫产分娩的面先露病例占60%[6]。剖宫产手术中应轻柔地帮助胎头俯屈。一方面有助于胎头升高,易于从子宫切口娩出胎头;另一方面也可防止新生儿颈部神经损伤。依靠外力迫使胎头俯屈有可能损伤胎儿,合并甲状腺肿或颈部肿瘤时更应注意。

若胎儿分娩中颈部受压造成喉头水肿,出生时需立即经鼻行气管插管。颈部肿瘤、单纯甲状腺肿或胎儿发育异常均可能引起先露异常,这些情况需要新生儿团队即刻处理,包括实施子宫外产时处理(ex-utero intrapartum treatment,EXIT),即在断脐之前建立胎儿/新生儿气道。最好在新生儿分娩前识别这些特殊情况,并制定处理计划。

额先露

额先露是指胎头呈部分俯屈的一种纵产式,即胎头介于完全俯屈和完全仰伸之间的一种胎儿姿势(图 17-10)。额骨是其骨性指示点。若前囟位于母体的左侧,矢状缝位于骨盆横径,胎方位则为额左横位(图 17-11)。报道的额先露发生率差异较大,从 1/670 到 1/3433,平均为 1/1500。额先露常在产程早期胎头尚未俯屈成正常姿势时发现,额先露较少仰伸成为面先露。

1976 年统计,除外致死性畸形及极低出生体重儿,额先露造成的围生儿死亡率介于 1%～8% 之间[8]。一项对 88 988 例分娩的研究发现,校正后额先露导致的围生儿死亡率取决于分娩方式。阴道助产(manipulative vaginal birth)的围生儿死亡率最高,为 16%。

一般来说,持续性额先露会引起胎先露衔接受阻。与持续性额先露相关的因素包括头盆不称、早产和多产,60% 以上的持续性额先露与这些因素相关。

临床上主要通过阴道检查诊断额先露,而不常依靠腹部触诊。与面先露相同,大多数额先露在分娩过程中确诊,第二产程之前诊断额先露不到 50%,绝大多数直到分娩才得以确诊。额前位最常见,其发生率是额横位或额后位的两倍。根据最初额部位置判断预后的价值有限,但额横位及额后位的剖宫产率高于额前位。

胎头衔接及下降的过程中,持续性额前位是以胎头的最大径线(枕颏径)通过产道。额先露阴道分娩要求母体骨盆宽大或胎儿较小,或两者均有。然而,多数额先露通过自行俯屈转化为枕先露或进一步仰伸转化为面先露,分娩结局亦随之改变。越早确诊,先露自动转化的比率越大。仅有不足一半的持续性额先露能够自然阴道分娩,但大多数病例可行阴道试产[8]。

分娩过程中 33%～50% 的额先露出现产程延长,继发产程停滞也很常见。徒手和产钳转动胎位均属禁忌。有种持续性额先露的罕见原因是胎儿嘴巴张开并紧贴于阴道壁,造成胎头固定,从而阻碍胎头俯屈和仰伸(图 17-12)。尽管这种现象在表型正常的胎儿中罕见,但有胎儿异常时应予考虑,例如一种罕见的上颌寄生畸胎瘤(epignathus)可引起这种情况。

额先露的处理与面先露相似,胎心良好时尽量减少人为干预。一项大样本研究显示,额先露可以期待,对于骨盆宽大和胎儿较小且产程进展顺利的产妇尤为合适[9]。若为持续性额先露且胎儿偏大,则无法完成阴道分娩,剖宫产术是最安全的选择。

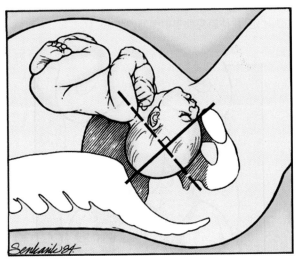

图 17-10 胎儿为额前位,胎头呈中等程度仰伸

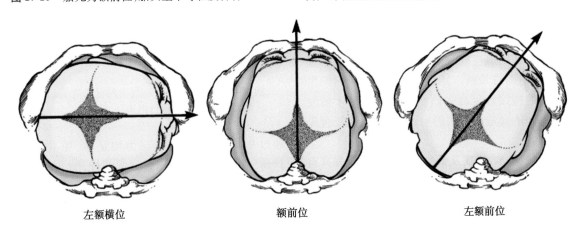

左额横位   额前位   左额前位

图 17-11 额先露胎方位是指胎头指示点额骨与母体骨盆的相对位置

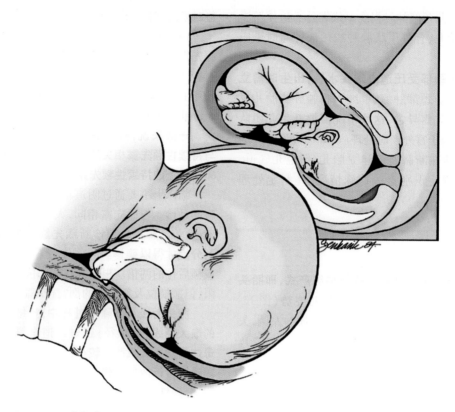

图 17-12　胎儿嘴巴张开并紧贴于阴道壁，造成胎头固定，并使胎头处于中度仰伸状态

　　临床上不再进行 X 线或 CT 骨盆测量。一项研究显示，骨盆正常情况下，91% 的额先露可转变为枕先露或面先露并经阴道分娩，合并骨盆异常的额先露中有 20% 也可以如此分娩。**因此，无论骨盆大小，额先露可以考虑阴道试产，但需要密切监护母胎状况。**缩宫素的使用也与面先露相同，子宫收缩乏力时可以谨慎使用，需要密切观察产程。

复合先露

　　胎先露部伴有肢体（多是上肢）同时进入骨盆入口，称复合先露（图 17-13）。复合先露的发病率为 1/337 到 1/1213[8]。上肢与枕先露复合最常见。

　　如果产程活跃期进展缓慢或活跃期胎头衔接受阻，要怀疑复合先露。阴道检查时，若在胎先露处触及不规则、可移动的组织即可诊断。复合先露常于产程后期发现，高达 50% 的持续性复合先露在第二产程时才被发现。确诊延迟并不会造成不利影响，只有持续性复合先露才需要处理。

　　孕妇的年龄、种族、产次及骨盆大小均与复合先露有相关性，早产时复合先露最为常见。极低体重早产儿发生复合先露的风险很高。孕晚期进行臀位外倒转术也会增加复合先露的发生。

　　较早的非对照研究报道，复合先露的围生儿死亡率

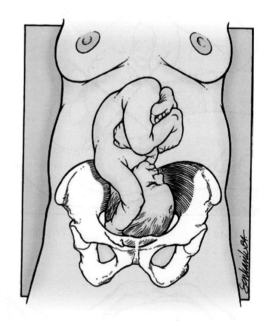

图 17-13　图示胎儿上肢与头的复合先露，通常随产程进展及胎儿下降而自行消失

超过 93/1000。复合先露为胎足时，胎儿死亡率高达 17% ~ 19%。和其他先露异常一样，胎儿面临的风险与处理方式密切相关。如果不进行产科干预，其胎儿死亡率为 4.8%。相比之下，除剖宫产之外，其他产科干预的胎儿死亡率为 14.4%。内倒转术和臀牵引术的胎儿死亡率为 30%。由于困难病例都会人为干预，故以上数据

可能存在选择偏倚（selection bias）。**需要干预时,剖宫产是唯一安全的选择。**

复合先露的胎儿主要风险是脐带脱垂与产伤。**脐带脱垂发生率为 11% ~ 20%。**复合先露时胎手或胎足像夹板一样分隔了主体先露与骨盆,使不规则的先露部分无法与骨盆入口完全契合,从而导致脐带脱垂。除了脐带脱垂引起胎儿缺氧外,先露的胎儿肢体可发生神经、骨骼和肌肉损伤。母体面临的风险主要包括软组织损伤和产道撕裂伤。另外,复合先露可以阴道试产,**不应徒手回纳胎儿肢体。随着先露主体部分的下降,手足部分有可能自行回缩,**75% 的头/上肢复合先露可经阴道分娩。由于存在隐性脐带脱垂的风险,产程中需持续电子胎心监护。

手术干预（如剖宫产术）的主要指征是脐带脱垂、可疑胎监和产程停滞。出现脐带脱垂或者可疑胎监时,剖宫产是唯一恰当的选择,胎头倒转术和肢体还纳术可导致不良结局,故避免使用。2% ~ 25% 的复合先露需要进行剖宫产。持续性复合先露易导致第二产程延长或产程进展异常,同其他类型的先露异常一样,早期诊断的病例多数可自行转换胎位而自然分娩,少数需要手术干预。低体重儿或早产儿容易发生持续性复合先露,但这些胎儿经阴道分娩成功率较高。足月胎儿除头手复合先露外,其他类型的持续性复合先露经阴道分娩预后不良,应选择剖宫产。对于简单的复合先露（如头手先露）,如产程进展顺利且胎儿状况正常可经阴道试产。

臀先露

臀先露是指胎儿呈纵产式并以臀部进入骨盆入口,胎头位于子宫底部。临产时,臀先露的总体发病率为 3% ~ 4%。在孕 32 周时,臀先露的比例为 7%,未满 28 周时为 25%。臀先露的三种类型见表 17-1。单臀先露（frank breech）是指胎儿双髋关节屈曲,双膝关节伸直（屈髋直腿式跳水姿势）。完全臀先露（complete breech）指胎儿双髋关节及双膝均屈曲（抱膝跳水姿势）。足先露（footling）或不完全臀先露（incomplete breech）是一侧或双侧髋关节部分或完全伸直（图 17-14）。

表 17-1　臀先露分类

类型	占所有臀先露的比例%	发生脐带脱垂的风险%[†]	早产风险%[‡]
单臀先露	48 ~ 73[*†‡]	0.5	38
完全臀先露	4.6 ~ 11.5[†‡]	4 ~ 6	12
足先露（不完全臀先露）	12 ~ 38[‡]	15 ~ 18	50

[*] 摘自 Collea JV, Chein C, Quilligan EJ. The randomized management of term frank breech presentation: a study of 208 cases. *Am J Obstet Gynecol*. 1980; 137: 235-244.

[†] Data from Gimovsky ML, Wallace RL, Schifrin BS, Paul RH. Randomized management of the nonfrank breech presentation at term: a preliminary report. *Am J Obstet Gynecol*. 1983; 146: 34-40.

[‡] Data from Brown L, Karrison T, Cibils LA. Mode of delivery and perinatal results in breech presentation. *Am J Obstet Gynecol*. 1994; 171: 28-34.

臀先露可以通过腹部触诊或阴道内诊发现,经超声确诊。**导致臀先露的常见原因包括早产、胎儿畸形、米勒管异常和胎盘附着部位异常。**某些染色体/基因异常的胎儿易于发生臀先露,例如 13 三体综合征、18 三体综合征、21 三体综合征、Potter 综合征和强直性肌营养不良等。有些情况会引起胎儿肌张力和活动异常,例如羊水过多或过少,也会增加臀先露的发生。臀先露时胎头超声显示为长头形,因而双顶径看起来较小,但头围并不会受到影响,双顶径和头围之间的差异可多达 16 天（95%

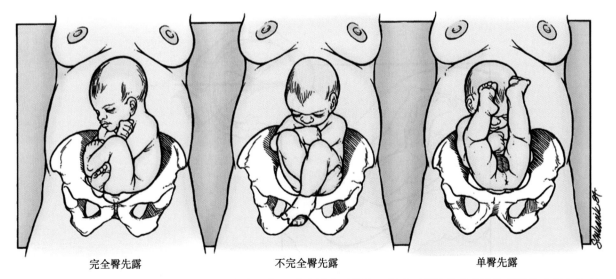

完全臀先露　　　　　　不完全臀先露　　　　　　单臀先露

图 17-14　完全臀先露指胎儿双髋关节及双膝均屈曲;不完全臀先露是指一侧或双侧髋关节或膝关节部分或完全伸直;单臀先露是指胎儿双髋关节屈曲,双膝关节伸直

置信区间 CI, 14.3 ~ 18.1; $P = 0.001$)[11]。双顶径缩小会影响超声评估胎儿体重,如果枕额径(OFD)与双顶径(BPD)之比大于 1.3,且无胎儿生长受限的表现,则考虑为臀先露所导致的胎头变形。近 80% 的臀先露有长头形的表现,称为"臀先露头型(breech head)"[12]。臀先露时的宫底呈细长形,而子宫下段呈较宽的碗状形,宫底施加的外力会影响胎头形状。长头型和臀先露都可能与胎儿基因及表型异常相关,超声医生须对胎儿解剖结构进行详细检查,不要轻易诊断为"臀先露头型"。

臀先露的阴道分娩

为保证臀先露安全阴道分娩,以下两个因素至关重要:(1)持续电子胎心监护;(2)胎儿脐部娩出之前不进行人工干预。产程初期,需做好即刻剖宫产的准备。麻醉医师和手术室均应准备完善,并征得知情同意(后面详述)。分娩现场保证有两名产科医生待命,并配备儿科团队。完善的臀助产培训和丰富的临床经验是臀先露经阴道成功分娩的基础。虽然臀助产方面的经验越来越少,但模拟训练可以帮助掌握并维持这方面的技能。操作台上常规放置备用器械,并且准备 Piper 产钳和毛巾。产程期间可使用硬膜外镇痛,有利于控制与指导第二产程顺利进行。

单臀先露的胎儿沿骨盆斜径进入骨盆入口(图 17-15)。阴道内诊时只能在坐骨棘平面以上的 2 ~ 4cm 处触及先露部分,胎臀的粗隆间径通过骨盆入口平面时即为衔接(以厘米为单位,臀先露发生衔接时为 -2 到 -4/5)。臀先露下降过程中受盆底肌影响,发生内旋转,胎臀粗隆间径旋转至骨盆前后径上。**臀先露的指示点是胎儿的骶骨**;因此,当粗隆间径位于骨盆前后径时,胎儿骶骨将位于骨盆横径处(图 17-16)。

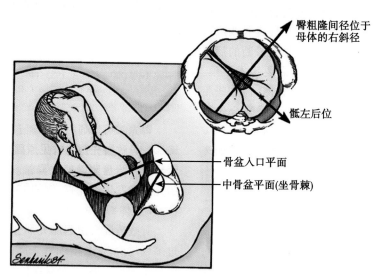

图 17-15　臀先露进入骨盆时,胎臀粗隆间径与母体骨盆斜径对应,骶骨为胎方位的指示点,图中所示是左骶后位

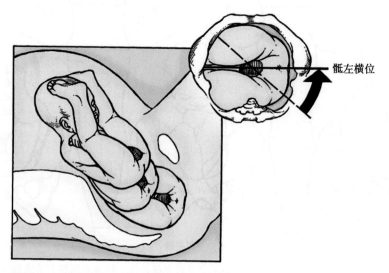

图 17-16　随着产程进展,先露部下降,胎臀粗隆间径旋转至母体骨盆前后径,骶骨转至骨盆横径

先露下降至骨盆出口时出现胎臀拨露。首先为骶横位，然后旋转为骶前位。旋转的方向反映骨盆后部空间能否容纳胎儿胸廓和其他部分。粗隆间径通过耻骨联合下方之后胎臀着冠，必须强调此时不需进行人为干预，可以鼓励产妇用力，有指征时可行会阴切开术。

早期或过于积极的产科干预可对分娩造成不利影响，主要原因在以下两个方面。第一，宫颈的完全扩张状态需要维持足够的时间，才能延迟其回缩，以减少后出的胎头嵌顿。加速躯干娩出可能导致扩张的宫颈回缩。第二，只有宫缩和产妇用力使胎儿头颈部保持俯屈，胎儿才能安全下降和分娩。若试图通过牵引胎儿加速产程，可能会使胎儿颈部发生仰伸而导致胎头以枕额径进入骨盆入口（图 17-17），这样往往导致灾难性后果。加速分娩

也可导致胎臂上举（nuchal arm），即胎儿一个或两个上肢困于胎头后方，嵌顿在骨盆入口之上。胎臂上举会显著增加胎儿通过产道的体积，使阴道分娩变得更加困难。中等大小的胎儿能否经阴道安全分娩主要依靠产妇用力，助产者需要耐心而不要牵拉。

当单臀先露进一步拨露时，胎儿的大腿屈曲紧贴腹部，像夹板一样保护脐带。单臀先露，可能需要使用 **Pinard** 手法协助娩出胎儿腿部。胎儿分娩至肚脐部位时，对胎儿膝盖内侧用力，使其屈曲，随后将小腿娩出。同时，胎儿骨盆旋转至另一侧（图 17-18）。外旋转臀部及大腿，膝关节屈曲，娩出另一侧下肢。最有利于胎儿娩出的手法是将胎儿逆时针旋转，同时接生者外旋胎儿右腿，然后顺时针旋转、复位及外旋胎儿左腿。用毛巾及时

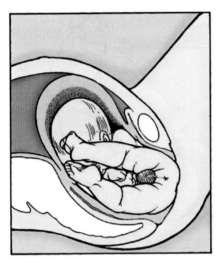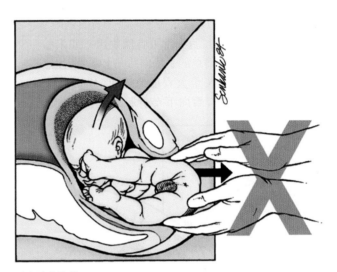

A 自行娩出　　　　　　　　　　　　　　B 不良胎头仰伸

图 17-17　胎臀自行拨露（A），在宫缩作用下胎头维持俯屈。过早牵引（B）可促使胎头仰伸，增加胎头嵌顿及胎臂上举的风险

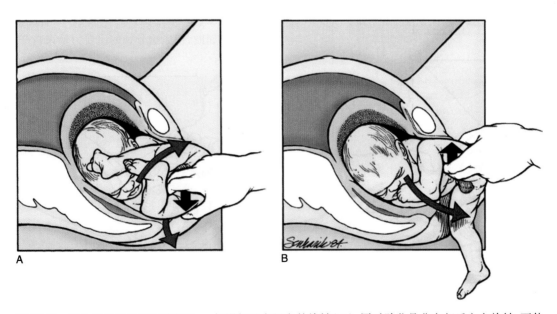

图 17-18　臀先露自然分娩至脐部后，一侧臀部及大腿向外旋转（A），同时胎儿骨盆向相反方向旋转，可使胎儿膝关节屈曲，逐一娩出每一下肢（B）

包裹躯干以保护胎儿,随着产妇用力,胎儿继续下降。接产者的主要任务是在胎儿娩出过程中提供支持并引导胎儿娩出阴道口。接产者切忌向外牵拉胎儿,这可能导致胎头仰伸和胎臂上举。

当胎儿肩胛骨下降至阴道口时,操作者手从胎儿的背部滑至肩部(图 17-19);循着肱骨,自中部移至侧方,将一侧上肢从胸前滑过牵引至阴道口,然后以同样方式处理另一侧肱骨。逆时针轻轻旋转胎儿躯干,帮助右臂娩出;然后顺时针旋转胎儿,促使其左臂分娩(朝上肢方向旋转胎儿躯体,turning the body "into" the arm)。同娩出下肢的方式一样,使胎儿的双臂在胸前滑过,娩出双臂(图 17-20)。这些手法促胎儿肘部首先娩出,胎儿前臂和手掌接着娩出。两手臂一旦娩出,如果胎头仍然保持俯屈状态,此时可在阴道口看到胎儿的下颌及面部,必要时可进行清理或吸引(图 17-21)。

随着产妇进一步用力,胎头常可自然娩出。如果胎头没有自然娩出,可使用简单的手法向胎儿上颌骨(注意不是下颌骨)施压,使胎头最大程度地俯屈(Mauriceau-Smellie-Veit 手法),同时轻柔向下牵引胎儿并在耻骨联

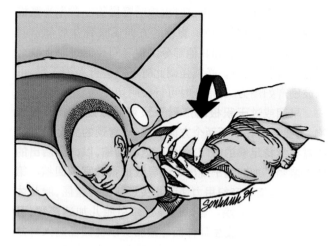

图 17-20 轻柔旋转胎儿肩部帮助娩出右臂

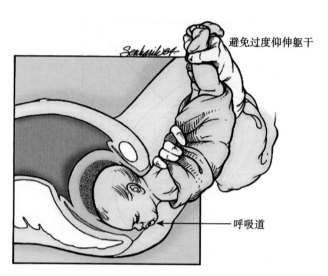

避免过度仰伸躯干

呼吸道

图 17-21 胎儿上臂娩出后,将胎儿用毛巾裹住,并轻轻上提。在会阴处可见胎儿面部及口鼻。避免过度上提胎儿躯干

合上方施压(Credé 手法;图 17-22)。尽管压上颌骨可以促进胎头屈曲,但影响分娩的主要力量来自产妇。

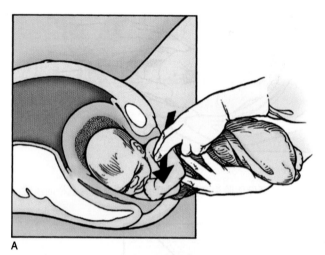

A

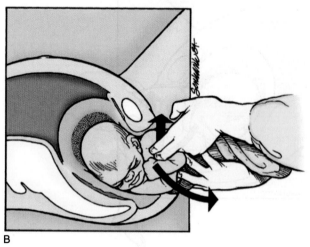

B

图 17-19 当肩胛骨在耻骨联合下方出现时,助产者从左肩上方拉住左臂,让左臂从胸前滑过(A),帮助左臂娩出(B)

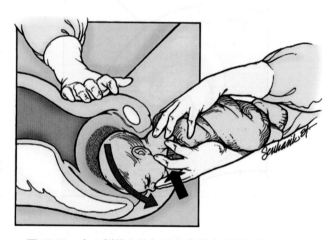

图 17-22 在上颌骨上施加压力使胎头保持屈曲(黑色箭头),不要在下颌骨上施压。通过持续的产力和轻柔向下的牵引,胎头通常顺利娩出

另外,助产者可使用 Piper 产钳帮助后出的胎头娩出。助手将胎儿躯干轻微抬起,同时助产者屈膝,Piper 产钳从胎儿躯干下方进入骨盆出口,置于胎头两侧。臀位分娩对产床有一定要求,产妇需要取截石位,以便助产者使用产钳,并保证进行会阴部操作。如果在产床上面分娩,不能只单独下降床尾部。图 17-23 描述了助产者使用产钳的姿势,同时也展示出助手过分抬高胎儿可造成新生儿损伤。如图 17-23 所示,过度抬高胎儿躯干可以导致颈部过度仰伸,可能造成胎儿脊髓损伤,因此应避

免过度抬高胎儿躯干。

Piper 产钳只有头弯而没有盆弯,可在胎儿身体下方把产钳置于胎儿头部而不受胎体的影响。当操作者放置产钳时,助手应控制好胎儿躯干。操作者左手持左侧叶片的钳炳,右手将左侧叶片置入阴道左侧,将叶片放置在胎头右侧;接着操作者右手持右侧叶片的钳炳,左手将右侧叶片置入阴道右侧,将叶片放置在胎头左侧。此时,助手可将胎儿身体置于产钳柄上。轻柔的向下牵引(胎儿躯干仍置于产钳柄上),完成胎头娩出(图 17-24)。使用

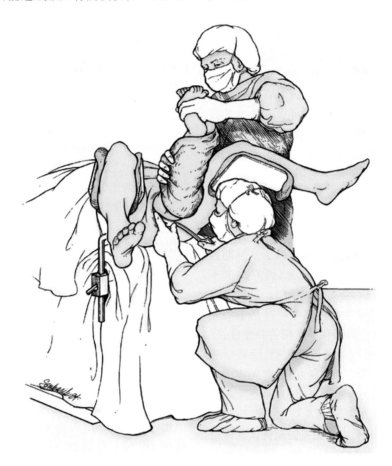

图 17-23　此图展示了错误的助产方式。使用 Piper 产钳时,助手使胎儿颈部过度仰伸,可能造成新生儿神经系统损伤

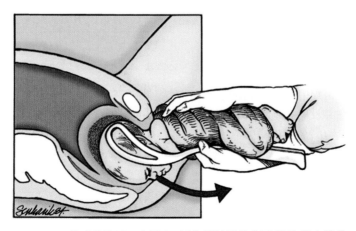

图 17-24　将胎儿放置于产钳上,用产钳轻柔地向下牵引,娩出胎儿

产钳可以控制胎头，避免头颈部过度仰伸。对后出的胎头使用 Piper 产钳既可以保证胎头分娩，也可以使助产者熟练掌握这一技术，以备处理将来必须用 Piper 产钳的情况。

在产力正常情况下，如果出现产程停滞则需要考虑剖宫产。同样，如果持续胎心监护提示胎儿情况不良或持续性脐带受压，也要考虑剖宫产。臀先露产程停滞时，不提倡使用阴道助产，阴道助产可增加母胎死亡率及并发症。但是，如果子宫内压监测显示宫缩乏力，可以使用缩宫素[13,14]。

完全或不完全臀先露的分娩机制与单臀先露没有太大不同。但是，单足先露时应特别注意脐带脱垂及缠绕，这也增加了紧急剖宫产的风险。另外，不完全臀先露和完全臀先露时宫颈扩张缓慢，不像头先露时有顶骨或单臀先露时有臀部和大腿形成较大体积，可以有效地扩张宫颈。**不完全臀先露和完全臀先露时，后出胎头困难的风险升高，因此剖宫产分娩常为首选。**但是，Gimovsky 等[15]的随机试验显示，非单臀先露的阴道分娩也相对安全。

足月臀先露的管理

关于足月臀先露处理的争论已经大大减少。早期数据来源于很少一些研究，且研究方法各异，研究人群不同，多为回顾性病例对照分析，容易造成偏倚。这些研究表明，臀先露经阴道分娩时围生儿死亡率明显高于头先露，但死亡原因主要是致死性畸形和早产相关并发症，二者在臀先露胎儿中都比较常见。有研究表明，除外畸形和极早早产儿外，无论采取哪一种分娩方式，臀先露围生儿的死亡率均接近于零；而另一些研究指出，即使除外上述因素的影响，臀先露发生胎儿窘迫及新生儿产伤的概率仍然较高[16]。迄今为止，只有 3 个相关的随机试验评价臀先露经阴道分娩的安全性[13,15]。尽管臀位阴道分娩的安全性仍存争议，但临床上已经很少进行臀先露计划性阴道分娩。臀先露并发症的汇总详见表 17-2。**总之，阴道试产前产科医生要与患者进行充分沟通，获得知情同意后方可进行。**

足月单臀先露及完全臀先露的分娩

20 世纪 70 年代中期，一些医疗中心的臀先露剖宫产率接近 90%，但围生儿死亡率并没有相应下降，而与剖宫产相关的产妇死亡率却高达 0.2% ~ 0.43%[10]。随着高龄、肥胖、合并慢性疾病的孕妇增多以及剖宫产率增高，预计产妇死亡率还会继续上升。除了死亡率增高，剖宫产所致的并发症也增高。一些研究表明，并发症可高达 50%，而阴道分娩仅为 5%[10,15]。为了权衡产妇和胎儿面临的风险，制定臀先露分娩方式时应因人而异。

表 17-2　臀先露并发症的发生率

并发症	发生率
死产（intrapartum fetal death）	增加 16 倍
围生儿死亡	1.3%
分娩过程中胎儿窒息	增加 3.8 倍
脐带脱垂	增加 5 ~ 20 倍，1.3%
产伤	增加 13 倍，1.4%
难产，胎头娩出困难	4.6% ~ 8.8%
胎头过度拉伸所致脊髓损伤	21%
严重胎儿畸形	6% ~ 18%
早产	16% ~ 33%
胎头过度仰伸	5%
胎心率异常	15.2%

1965 年，Zatuchni 和 Andros[17]回顾分析了 182 例臀先露的新生儿，其中 25 例存在不良结局。研究者设计了一个基于六个临床变量的评分表，对纳入病例进行分析（表 17-3），分辨出哪些产妇会出现难产，从而进行及时有效的干预。**评分系统利用产次、孕周、估计胎儿体重、前次臀先露经阴道成功分娩史、宫颈扩张程度及胎头位置，来判断阴道分娩成功的概率。**临产后就诊晚的产妇评分升高，其他影响评分的因素难以改变。随后，至少有三项前瞻性研究应用了 Zatuchni-Andros 评分系统，发现其敏感性和准确性适于筛选臀先露阴道试产的孕妇[18]。**Zatuchni-Andros 评分低于 4 分可以准确地预测阴道分娩率较差。**此外，应用这一评分系统，仅发现 21% ~ 27% 的产妇不满足阴道试产的条件[18]。前次臀先露分娩史是评分系统的一项因素，也与再次发生臀先露显著相关，比值比（OR）为 4.32（95% CI，4.08 ~ 4.59），三次臀先露分娩后，OR 值上升至 28.1（95% CI，12.2 ~ 64.8）。但这项研究并未对导致臀先露复发的因素，例如子宫畸形和胎盘附着位置异常，进行统计学校正[19]。

表 17-3　ZATUCHNI-ANDROS 评分系统

因素	0	1	2
产次	初产妇	经产妇	经产妇
孕周	39	38	37
胎儿估重	3.6kg（8 磅）	3.2 ~ 3.6kg（7 ~ 8 磅）	3.2kg（7 磅）
臀先露分娩史	无	1 次	2 次
宫口扩张情况（cm）	2	3	≥4
胎头位置	−3 或更高	−2	−1 或更低

摘自 Zatuchni GI, Andros GJ. Prognostic index for vaginal delivery in breech presentation at term. *Am J Obstet Gynecol.* 1965;93:237.

臀先露的多数研究均为Ⅱ和Ⅲ级证据,结论是否正确以及更为重要的普遍适用性仍存在质疑。很多数据收集于电子胎心监护普及之前。直到 2000 年,只有一个随机试验(1 级证据)对足月单臀先露及其分娩方式进行了研究[13]。研究报道剖宫产提高臀先露围生期新生儿的存活率;也有报道分娩方式会影响新生儿的存活质量,但这方面的报道结果并不一致[16]。阴道分娩的婴儿中,有24% 的婴儿在 2 岁时发现患有功能性神经缺陷,而分娩孕周及出生体重均相匹配的剖宫产组的发生率只有2.5%[20]。然而,Green 等研究发现,剖宫产率为 94% 的175 例臀先露组与剖宫产率为 22% 的 595 例对照组相比,母胎结局并无显著差异。对 348 例臀先露中的 239例进行随访,发现经阴道分娩的臀先露和头先露相比,3至 10 岁儿童的中枢神经系统发育情况无统计学差异。因此,这些研究者认为臀先露的妊娠结局与早产程度、产妇合并症、胎儿畸形、胎儿窘迫及新生儿产伤等相关。2009 年,挪威的一项研究显示,臀先露和臀位阴道分娩是脑瘫的高危因素。单胎足月臀先露阴道分娩病例中,新生儿脑瘫的发生率呈增长趋势(约 4 倍),此研究和其他一些研究显示,校正产次、早产、小于孕龄儿、辅助生殖、性别及分娩途径之后,臀先露的儿童发生神经系统不良结局的风险仍然增加。

臀先露阴道试产时常进行骨盆测量。临床骨盆测量可以评估中骨盆直径和骨盆出口大小,产科结合径(obstetric conjugate)可用来评估骨盆入口大小。详见第 12章有关骨盆测量的讨论和示范。**X 线骨盆测量也曾纳入臀先露的分娩管理,但缺乏客观证据**。无论采用哪种方法,如果骨盆大小适当,可以预测阴道分娩成功。世界范围内,至少有 4 项骨盆测量技术:(1)传统的 X 线平片,至少三个层面;(2)CT 包括侧位、前后位和轴向层面;(3)磁共振成像;(4)数字荧光显像,美国目前没有使用此项技术。MRI 是目前仅有的无射线暴露的检查技术;CT 单一侧位成像的射线暴露最低;空气阻隔技术可降低常规 X 线检查的辐射剂量。近来倾向于使用低辐射剂量CT,最多需要 3 个层面的影像。

临床医生需经过必要的训练并具备丰富的经验才能进行臀先露助产。另外,需要建立良好的医患关系,给患者提供准确的信息,客观地讨论分娩风险和益处,不要诱导,并准确记录讨论的内容。如果缺少上述任一因素,选择剖宫产较为安全。然而,即使临床医生从不为产妇提供臀位阴道试产,也应了解臀位阴道分娩的机制及处理。每个产科医生都难以避免突发的紧急臀位分娩。

在经验丰富的医生指导下,可以通过盆腔模型定期复习臀位分娩的原则及操作流程,提高专业技能以备处理突发事件。2006 年的一项研究[24]对比住院医师模拟训练前后的技能水平,发现使用 Noelle 盆腔训练仪(Gaumard

Scientific)可以显著提高总体技能和关键助产技术。虽然在日常产科临床中,臀位阴道分娩并不常见,但保持臀助产这项技能仍十分重要(将在足月臀先露临床试验部分详细讨论)。

影响足月臀先露分娩方式的因素见框 17-1。住院医师培训期间臀助产操作的急剧减少,对临床影响很大。缺乏臀助产经验已成为剖宫产指征。阴道试产时必须具备下列条件:(1)麻醉师可随时到位;(2)能实施即刻剖宫产;(3)持续电子胎心监护;(4)分娩室配备一名儿科医生和两名产科医生,其中至少一名对臀助产具有丰富的经验。

框 17-1 臀先露的管理策略

如果满足下列要求,可行阴道试产:

- 胎儿估重在 2000～3800g 之间
- 单臀先露
- 母体骨盆大小适当
- 胎儿头颈俯屈
- 可进行持续电子胎心监护
- Zatuchni-Andros 评分≥4 分
- 可进行即刻剖宫产
- 产程进展顺利
- 接生者臀位助产经验丰富
- 与患者及家属进行详尽的知情同意

如下情况宜于剖宫产:

- 胎儿估重<1500g 或>4000g
- 足先露(不完全臀先露)
- 产妇骨盆较小
- 胎儿头颈过度伸展
- Zatuchni-Andros 评分<4 分
- 无臀先露助产经验
- 电子胎心监护图形可疑
- 产程停滞

足月臀位分娩的临床试验

足月臀位试验(Term Breech Trial,TBT)是最有影响力的多中心前瞻性研究之一。此研究的动力是基于一系列回顾性研究的结果,即臀位阴道分娩后新生儿并发症和死亡率增加,包括新生儿入住 ICU、高胆红素血症、骨折、颅内出血、新生儿窘迫[25]、抽搐和死亡等[26]。然而,另一些研究发现紧急剖宫产也与新生儿不良预后相关。Irion 等[27]报道 705 例单胎臀先露经剖宫产分娩后同样存在新生儿预后不良,剖宫产与产妇并发症增加相关,因而臀位采用剖宫产分娩并未得到肯定。Brown 等[14]支持这一观点,他们的前瞻性研究显示,出生体重≥1500g 的新生儿无论采取哪种分娩方式,校正的围生儿死亡率并无差异。

TBT 临床试验结果于 2000 年 10 月首次发布。参与试验的 2088 名足月臀先露孕妇来自 26 个国家的 121 个医学中心。根据世界卫生组织(WHO)的数据,这些国家的新生儿死亡率各不相同。孕妇随机分组,1041 名孕妇分在计划性剖宫产组,1042 名孕妇分在经阴道试产组。数据采用意向性治疗(intention-to-treat)的统计方法进行分析,两组分别有 941(90.4%)和 591(56.7%)名孕妇按照原计划分娩。产时突发事件包括脐带脱垂和胎心率异常,其发生率与既往研究基本一致。产妇及胎儿/新生儿短期(即刻、6 周和 3 个月)和长期(2 年)的随访结局在此文及后续报道中公布。**研究结果显示,不论哪个国家,计划剖宫产组的围生儿死亡率和严重并发症(详见文中的定义)均显著低于阴道试产组(相对危险度[RR],0.33;95% CI,0.19 ~ 0.56;P<0.0001)。同时也发现,在围生儿死亡率已经很低的国家,计划剖宫产仍可以有比例地降低围生儿死亡的风险。术者的经验和产程延长并不直接影响风险降低的趋势,而只轻微影响其幅度。两种分娩方法的产妇死亡率及严重并发症并无差异**[16]。

研究者还对临产和分娩因素之间的相互关系进行独立的回归分析,一个回归模型仅分析分娩方式,另一回归模型分析产程的其他所有变量包括胎心监护、分娩持续时间和药物使用情况等。结果**发现,分娩方式及新生儿出生体重是影响新生儿结局的两个重要因素,这两个因素间并无显著的相互作用。低出生体重儿(体重低于 2800g)不良预后的风险最高(OR,2.13;95% CI,1.2 ~ 3.8;P=0.01)。**出生体重大于 3500g 的新生儿不良预后呈现增加的趋势,但差别无显著性。数据显示"产程进展过程与不良围生期预后存在剂量-反应(dose-response)关系",即与阴道试产组相比,临产前实施剖宫产的不良预后发生率最低[28]。计划剖宫产可以降低产后 3 个月发生尿失禁(RR,0.62;95% CI,0.41 ~ 0.93)[29],但在产后 2 年,尿失禁、母乳喂养、健康状况、性生活、社会生活、疼痛感及生育问题两组间无明显差异。产后 2 年婴儿的预后统计表明,婴儿死亡率和神经发育迟滞的发生率两组间无差异[31]。

总之,TBT 试验显示,如果阴道试产并且成功,婴儿短期内死亡和严重损伤的风险比计划性剖宫产组增高。如果婴儿存活,长期的死亡率及生长发育迟缓与剖宫产的儿童无显著差异。

TBT 对全球影响很大。研究结果公布后,参与研究的 80 个医学中心回答了问卷调查,大多数(92.5%)改变了临床实践模式,85% 的医学中心认为费用问题不会影响实施计划性剖宫产[32]。

TBT 研究发表之后,荷兰的一项研究显示足月臀先露剖宫产率从 50% 上升至 80%,同时围生儿死亡率也相应减少,由 0.35% 降至 0.18%[33]。

美国总剖宫产率在 2009 年达到顶峰,从 1996 年的 20.7% 上升到 32.9%。2010 年略微降低,为 32.8%,且一直保持到 2012 年。1981 年 NIH 共识报道,1978 年剖宫产手术指征中臀先露占 12%,臀先露导致总剖宫产率增加 10% ~ 15%。与臀先露相关的不良结局至少导致部分剖宫产率的增加[16,21]。**目前,17% 的剖宫产指征是臀先露**[34]。**在 2002 年,美国臀先露剖宫产率由 11.6% 增至 86.0%,2003 年保持在 85%**[21,35,36]。**以美国为例,从 1998 年到 2011 年,也就是在 TBT 的研究结果发表前后,剖宫产率出现显著增长。1998 年剖宫产占活产数的 21.2%,2002 年则达到了 26.1%,现在已增至 32.8%。**

初次以及重复剖宫产率均出现上升,原因可能包括大量的多胎妊娠及相关早产、剖宫产后阴道分娩相对减少[35]以及臀位剖宫产率增加而认为缺乏经验的错误信念,这些原因导致有经验的臀位助产者越来越少(详见 20 章)。当前,ACOG 声明要着重降低剖宫产率,一个建议是对足月臀先露施行外倒转术,另一个建议是第一个胎儿为头先露的双胎妊娠进行阴道试产。每次妊娠都应考虑这两项措施。剖宫产术对再次妊娠的影响早有报道,与阴道分娩相比,剖宫产产妇的死亡率及并发症显著增加(8.6% vs 9.2%)[37],重复剖宫产的并发症尤为显著。臀先露是导致剖宫产率升高的重要原因,也许臀先露并非绝对的剖宫产指征。

臀先露婴儿可能面临更大的风险,但很多人认为不能因此而完全放弃臀先露阴道分娩。有人对 TBT 结果持反对意见,他们认为,随机分到阴道试产组的病例中包括体重高达 4000g 和低于 2500g 的胎儿,临产后产程评估存在偏差(第一产程和第二产程允许的时间不同及标准不严的引产和加强宫缩),以及世界各地的产科管理标准不统一,因此 TBT 的结果并不具备普遍性。没有任何一项研究的方法和结论完美无缺,TBT 研究也在许多方面受到批判,包括统计学方法、专业标准、胎儿异常和死亡的纳入以及一些研究中心缺乏超声检查等不规范情况[38]。尽管 TBT 研究存在缺陷,但它为臀先露阴道试产增加了新的数据,这个研究并不是能否安全阴道分娩的最终答案。

TBT 临床试验之后,法国和比利时开展了一项包括 174 个医学中心的大型前瞻性队列研究。TBT 对这两个国家的臀先露经阴道分娩影响不大。此研究被称为 PREMODA 试验(Presentation et Mode d'Accouchement,[Presentation and Mode of Delivery]),与 TBT 研究相似,该试验评估了妊娠及分娩数据,即综合不良母胎结局。研究对象为 37 周及以上分娩的妇女,无论新生儿是否存活都包括在内。该研究的专家委员会对分娩方式采用非盲法,评估分娩结局并分析 39 周选择性剖宫产能否避免不良结局。研究发现,22 例死胎中有 6 例存在致死性畸形,18 例出院前新生儿或婴儿死亡中有 17 例存在致死性畸形,仅有 1 例表型正常的新生儿在出生后第 15 天突然死亡。总之,此项研究显示总的胎儿或新生儿死亡率为 1.59%(95% CI,1.33~1.89),与计划剖宫产组无显著差异。该研究的死亡率及严重并发症明显低于参与 TBT 试验的低围生儿死亡率国家(1.59% vs 5.7%)。因此,对于围生儿死亡率已经很低的国家,额外新生儿死亡率和并发症不能完全归因于臀先露经阴道分娩。但这个试验结果在美国可能不适用,因为臀助产技术在美国并不普及。

特殊情况:臀位早产、胎头仰伸和足先露

不同类型的臀先露存在明显不同的风险,处理方案也可能不同。**臀位早产、胎头仰伸及足先露的围生儿并发症及死亡率较高,易于出现宫颈扩张不全及胎头嵌顿。对于以上三种臀先露,为保证围生儿良好结局,通常推荐剖宫产。**

低出生体重儿(小于 2500g)是一项混杂因素,约占臀先露的 1/3[17]。对体重在 1500~2500g 之间的胎儿进行剖宫产的益处尚有争议[13],但有些研究表明剖宫产可以改善体重 1000~1500g 的新生儿存活率[40,41]。一项多中心研究对 26 周至 31 周阴道分娩的早产儿进行了长期随访,随访 2 年发现死亡率或发育障碍无显著性差异[42]。剖宫产可以减少两个体重组产伤的发生率,包括减少脑室内和脑室周围出血。有些研究倡导体重超过 1500g 的单臀先露进行阴道试产,但另一些研究则认为阴道试产仅限于体重超过 2000g 的胎儿。低出生体重儿组中单臀先露的发生率并不高,**多数体重低于 1500g 的胎儿为足先露。**虽然大多数极低出生体重儿的死亡原因是早产或致死性畸形,但与相同体重的头先露胎儿相比,经统计学校正后,剖宫产仍然降低臀先露围生儿的死亡率[43]。其他一些学者认为,与过去的研究相比,围生儿存活率的提高归因于 NICU 的救护。当臀先露早产选择阴道分娩或必须阴道分娩时,既往的数据显示产时选用局部麻醉和产钳助产可降低围生儿的死亡率和并发症,可是这两种手段在现代产科已不常用。一项胎龄在 26 周到 29[+6] 周的臀先露新生儿研究表明,计划性阴道分娩与计划性剖宫产的围生儿死亡率和并发症并无差异。在此项研究中,孕周小于 24 周的胎膜早破(PROM)、胎头嵌顿以及孕周在 26~27[+6] 周均与新生儿死亡相关。

未足月胎膜早破(PPROM)与早产和绒毛膜羊膜炎相关,两者均是脑瘫(cerebral palsy,CP)的独立危险因素。PPROM 引起早产和羊水减少,容易导致胎先露异常。早产儿在脑瘫发生之前常有脑室周围白质软化(periventricular leukomalacia,PVL),而绒毛膜羊膜炎与 PVL 相关。Baud 等[45]研究了未足月臀先露的分娩方式与 PVL 和 CP 的相关性,当出现绒毛膜羊膜炎时,计划性剖宫产可以显著减少 PVL 的发生。

臀先露阴道分娩过程中胎头过度仰伸可能导致脊髓受损,风险高达 21%。判断胎头是部分仰伸还是过度仰伸至关重要。Ballas 等发现,胎头部分仰伸并无过高的脊髓受损风险。部分仰伸与过度伸展的机制不同,枕骨前额切面与胎儿脊柱轴线之间的关系见图 17-5。随产程进展,在宫底压力作用下,部分仰伸的胎头通常会自发俯屈。

足先露阴道分娩过程中,发生脐带脱垂的风险极高(16%~19%)。脐带脱垂通常发生在分娩后期。一旦发生脐带脱垂则需要即刻剖宫产。另外,足先露也常伴随宫颈扩张不完全,导致后出头困难。

双胎的第二胎儿臀位

大约 1/3 的双胎妊娠为头/臀位,即第一个胎儿为头先露,第二个为臀先露(详见 32 章多胎妊娠)。对于头/臀位的双胎,可选择的分娩方式有剖宫产、第一个胎儿阴道分娩后对第二个胎儿进行外倒转术(ECV)或内倒转术(IPV)及对第二个胎儿行臀牵引术。Blickstein 等对 39 例头/臀先露的双胎及 48 例头/头先露双胎进行了比较,发现臀先露娩出的第二个胎儿低出生体重和较长住院天数的几率增高,但此种情况并不需要选择剖宫产分娩。一项包括了 136 例头/非头先露且体重大于 1500g 的双胎研究表明[46],第二个胎儿行臀牵引术是安全的选择。Laros 和 Dattel[47]研究了 206 例双胎发现,根据胎位直接决定剖宫产对母儿并没有明确益处。一项研究比较了 390 例双胎经阴道分娩的第二胎儿结局,207 例为头先露,183 例为臀先露,95% 的臀先露是通过完全臀牵引术(total breech extractions)助产,臀位与头位娩出的胎儿之间并无显著差异,根据胎儿体重分层分析也未发现差异[48]。这样的分娩效果需要娴熟的技术和丰富的经验进行臀助产。近期丹麦的一项回顾性研究报道了第二个胎儿为非头先露时使用 IPV 的结局,IPV 目前已很少使用。与联合分娩(第一胎儿阴道娩出后对第二胎儿行剖宫产)相比,经 IPV 分娩的新生儿窒息发生率较低。另外,IPV 组新生儿脐带血 pH 值和 Apgar 评分较高。但这项研究的联合分娩很高,趋势令人担忧。

The Twin Birth 研究[50]为多中心随机临床研究,该研究发现剖宫产与阴道分娩相比,新生儿死亡率和并发症既未升高也未降低。研究建议双胎产妇应当选择具有娴熟阴道助产技术的医生。如果产科医生对单胎臀位阴道分娩担忧,对第二胎儿为非头先露者最好选择剖宫产。

第一个胎儿经阴道娩出后,在超声监视下对第二胎

儿进行外倒转是可行的选择。通常第一胎儿娩出后宫缩会短暂地减弱,这为外倒转术提供一个较好时机。一项研究对30例第二胎儿为非头先露者进行了经验总结,其中12例为横位,18例为臀位。第一胎儿娩出后对第二胎儿进行外倒转术,12例横位中有11例成功,18例臀位中16例成功。这些双胎的孕龄均在35周以上,第一胎儿娩出后第二胎儿胎膜完整,胎儿无畸形表现,羊水量正常。

对第二个胎儿进行IPV/臀牵引术时,可在超声监视下实施。一只手进入子宫,准确识别胎儿双足并连同胎膜抓住双足,随着母体产力助推胎儿下降,将双足牵入骨盆,然后牵出阴道口。胎儿双足均娩出阴道口之前要保持胎膜完整。一旦胎膜破裂,按足先露实施阴道分娩。如果难以辨别胎儿足部,可用超声识别。

实施臀牵引时,第二胎儿多数体重稍小。如果胎头嵌顿在宫颈口处,助产者应将整个手掌置于宫腔内,用手掌保护胎头,随着手掌的撤出,娩出胎头[52]。这种夹板式胎头娩出技术也常用于臀先露剖宫产术。子宫张力增高或子宫收缩也可能导致胎头嵌顿。**一旦发生,应尽快使用子宫松弛剂。硝酸甘油起效迅速,最为安全,给药方法为50~200μg静脉注射。**其他可以使用的子宫松弛剂有特布他林、利托君和吸入麻醉药等。

胎头外倒转术

胎头外倒转术(external cephalic version,ECV)推荐用于妊娠36~37周臀先露的胎儿[4,53]。ECV可以减少临产时臀先露的发生率,但ECV也与脐带受压或胎盘早剥等并发症相关[4]。**ECV的成功率约为60%~75%,ECV成功后能够保持头先露至临产的比率也为60%~75%**[4]。尽管多数臀先露胎儿在34周以前可自发地转为头先露,但越临近足月,自发转变胎位的比例就越低。有研究报道,34周之后每周重复进行ECV,可将2/3以上的臀先露转变为头先露,分娩时减少50%的臀先露。一项随机对照试验发现,妊娠37~39周对25例低危孕妇施行ECV[53],ECV成功率为68%,而对照组中23例孕妇只有4例分娩前自行转为头先露。ECV成功的胎儿临产时均为头先露。另一项前瞻性对照研究在33周至足月对臀先露每周进行一次ECV,ECV组中48%的患者以头先露临产,而对照组只有26%以头先露进入产程。有一研究包括了112名患者,ECV成功率为49%,ECV成功者剖宫产率为17%,失败者剖宫产率为78%。

2011年发表的ECV2临床试验对ECV的时机进行了评估。一组在37周或超过37周实施ECV(晚期ECV组),另一组在34~35[+6]周实施ECV(早期ECV组),早期ECV组孕妇在分娩时头先露比率较高,但两组间的剖宫产率无明显差异。早期实施ECV的另一不利之处是早产可能性增加。这项研究发现,早期进行ECV的成功率

大于晚期,但研究者并未对这种统计学差异进一步评论。

ECV后的妊娠结局证实这是一项安全有效的干预措施[4]。对经产妇实施ECV比初产妇易于成功,在37周到39周间实施ECV比在40周以后成功率高。胎儿并发症包括胎盘早剥、可疑胎监、胎膜早破、脐带脱垂、自发转复为臀先露和胎母出血。母体并发症包括剖宫产,有一报道高达64%。另一研究表明,即使成功转为头先露,难产风险也可增加2~4倍[55]。

为使ECV成功,操作时要使孕妇放松,频繁胎心监测,轻柔并持续施压[53]。"前滚翻(forward roll)"手法比"后空翻(back flip)"手法应用较广,但也可使用其他各种方法(图17-25)[53]。目标是将胎头从宫底轻挤出来,先转至横位,然后再将胎头转到子宫下段。

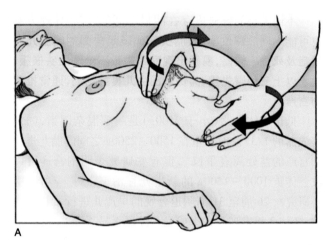

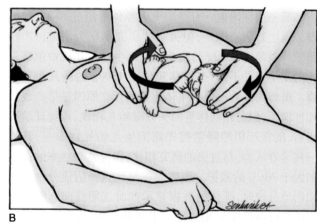

图 17-25 外倒转术是轻柔地将胎儿从子宫中的一侧挤压至另一侧的过程,此图显示广为使用的"前滚翻"手法

有很多许多因素可以用来预测ECV成功的可能性。2010年Burgos等[56]研究表明,在妊娠37周实施ECV时,有助于外倒转术成功的因素包括产次两次以上(OR,3.74;95%CI,2.37~5.9)、后壁胎盘(OR,2.85;95%CI,1.87~4.36)以及双足先露(OR,2.77;95%CI,1.16~6.62)。完全臀先露的成功率也较高,但不如双足先露。

评估羊水量与 ECV 成功率发现,正常和较多的羊水量均有利于 ECV。两项研究显示羊水指数(AFI)超过 7cm 时,ECV 效果较好[57,58]。

宫缩抑制剂、区域麻醉和超声对 ECV 都有帮助。已有报道多种宫缩抑制剂可以用于 ECV,经验报道最多的方法是静脉给予利托君(ritodrine),但利托君已自愿撤出美国市场。其他药物包括六甲苯肾上腺素(hexoprenaline),沙丁胺醇(albuterol),硝酸甘油(nitroglycerin)和特布他林(terbutaline),特布他林已被 FDA 列入警告范围。一项纳入 103 名初产妇的随机试验发现[59],皮下注射特布他林后 ECV 成功率为 52%,而对照组为 27%,且未发现药物对母体有不良作用。但另一随机试验纳入 58 名 37 ~ 41 周的臀先露孕妇,并未发现 β-受体抑制剂的益处,每组成功率都大约为 2/3。

ECV 时使用区域麻醉尚存在争议。很多人认为,使用硬膜外麻醉时会对母体腹部过度施加压力,可能伤害胎儿,胎儿常表现为心率减速,这可能与胎盘早剥有关。然而,一项纳入 69 名孕妇的随机试验发现,使用硬膜外镇痛后 ECV 成功率提高一倍以上[60]。另一项随机研究同样显示[61],使用腰硬联合镇痛(combined spinal-epidural,CSE)或腰麻后 ECV 的成功率提高,比值比增加 4 倍,视觉模拟疼痛评分(visual analog pain score)降低。但也有随机试验显示[62],腰硬联合镇痛并不增加 ECV 的成功率。这项研究对比了 CSE 和静脉给予阿片类药物的效果,总体 ECV 成功率较低,仅 39%。各组的成功率也较低,CSE 组为 47%,阿片类药物为 31%。参与该试验的医生共有 47 名,这提示操作者的技能存在差异。该研究旨在确定镇痛(analgesia)还是麻醉(anesthesia)提高 ECV 成功率。研究提示 ECV 成功率可能与椎管内麻醉药物剂量相关,因为其他研究使用大剂量麻醉药物提高了 ECV 的成功率。

2012 年 Cochrane 数据库[63]回顾了包含 2548 名孕妇的 25 项研究,分析宫缩抑制剂、区域麻醉、振动声波刺激(vibroacoustic stimulation,VAS)和经腹羊膜腔灌注对 ECV 成功率的影响。宫缩抑制剂,特别是 β-类似物,增加了足月头位分娩率(RR,1. 38;95% CI,1. 03 ~ 1. 85),降低了剖宫产率(RR,0. 82;95% CI,0. 71 ~ 0. 94)。初产妇和经产妇的头位阴道分娩或剖宫产率之间没有显著差异。因此建议在 ECV 前使用特布他林。

区域麻醉与宫缩抑制剂联合使用比单独使用宫缩抑制剂的成功率更高(RR,0. 67;95% CI,0. 51 ~ 0. 89),但剖宫产率、临产头位率以及胎儿心率过缓发生率各方面没有差异。VAS、羊膜腔灌注、阿片类药物、一氧化氮(笑气)或钙通道阻滞剂是否增加外倒转的成功率,目前数据不足[14]。

另一方面,ECV 失败的相关因素包括肥胖、胎臀深入骨盆、羊水过少和胎背后位。据报道外倒转术可导致高达 6% 的胎母输血[64],Rh-阴性且未致敏的孕妇应给予 RhD 免疫球蛋白。Kleihauer-Betke(酸洗)试验或流式细胞分析可以进行胎母输血的定量检测,以便确定 RhD 免疫球蛋白的准确剂量。

既往有剖宫产史的孕妇是否实施 ECV 存有争议。有限样本量的研究显示,ECV 对于孕妇和胎儿都安全可行,并增加阴道分娩率。有报道既往剖宫产史患者的 ECV 成功率高达 82%[65]。11 例孕妇曾有低位子宫横切口剖宫产史,ECV 前静脉给予利托君抑制宫缩,在临床上或剖宫产时均未发现子宫破裂[66]。

2009 年,Sela 等[67]对剖宫产史及 ECV 这一课题进行了世界性文献综述,包括 36 周以上无异常单胎的所有报道,报道都为回顾性研究。结果发现一次剖宫产史的经产妇 ECV 成功率为 65.8% ~ 100%(平均 76.6%)。既往阴道分娩史预示 ECV 成功率较高,这些孕妇的并发症、死亡率或瘢痕破裂均未升高。一项最大的关于 ECV 并发症的研究包含了有剖宫产史的患者,但是没有报道有剖宫产史这一亚组的成功率和并发症,ECV 总体并发症中未见明显子宫破裂(overt uterine rupture)或子宫瘢痕裂开(scar dehiscence)[68]。虽然目前允许既往有两次剖宫产史的患者阴道试产(TOLAC 详见第 20 章),但此类人群的 ECV 成功率及并发症尚未见报道。

也有研究穴位 BL67(至阴穴,位于第五小趾外侧角)针灸和艾灸对非头先露胎儿的倒转作用,有关的 Cochrane 分析已经发表[69]。这项分析涵盖 8 项研究,纳入 1346 名孕妇。既往研究表明此类方法有益,但 Cochrane 分析显示单纯使用艾灸与不做任何治疗相比,并不减少非头先露的发生。与针灸相比,艾灸作用更优(RR,0. 25;95% CI,0. 09 ~ 0. 72)。当艾灸与针灸结合使用,非头先露的发生率(RR,0. 73;95% CI,0. 57 ~ 0. 94)与剖宫产率(RR,0. 79;95% CI,0. 64 ~ 0. 98)均明显降低。补充替代疗法以及传统技术在现代医学中的作用还需要进一步证实。

肩难产

在正常分娩过程中,胎头娩出后胎儿进行外旋转,使胎头与肩胛带骨成为直角。胎头下降时,胎儿肩部通过骨盆斜径;胎头仰伸与复位后,胎儿前肩在耻骨联合下通过斜径娩出。肩难产是指胎儿肩部在通过骨盆入口时受到梗阻。胎肩与骨盆入口大小绝对不相称,或胎位异常导致胎肩和骨盆相对不称,都可造成肩难产。

当胎儿皮肤与阴道壁之间的阻力增加时,会造成胎儿肩部持续位于骨盆前后径。造成阻力增加的情况包括胎儿生长过快;胎儿胸部径线较其双顶径发育过大例如糖尿病胎儿;急产时,胎头娩出后胎儿躯干未发生复位与外旋转。典型的肩难产是前肩下降时被梗阻在耻骨联合处,也可能是后肩梗阻在骶骨岬[70]。

不幸的是,肩难产急症只能在胎头娩出后才能确定(图17-26)。"龟缩征"是指胎头向会阴方向回缩,提示肩难产的发生,但不能作为确诊依据。肩难产通常指常规助产不能娩出胎儿肩部,需额外的产科手法帮助娩出胎肩。虽然文献对肩难产有过其他定义,但临床上并没有广泛应用。有两项研究提议将肩难产定义为:胎头娩出后,胎体娩出时间超过60秒(均值加两个标准差)和/或使用产科辅助手法促使肩部娩出[71,72]。然而,Hoffman的多中心研究显示[73],在2018个肩难产病例中只有2个(0.01%)病例在分娩报告中记录有胎头娩出至胎体娩出的时间。

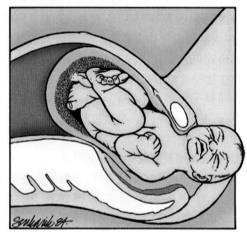

图17-26　如图所示,当胎头娩出后胎肩未随之娩出,胎儿前肩常会嵌顿在耻骨联合后方。胎头会向会阴部回缩,用力牵引胎头并不能帮助胎儿娩出,反而会造成产伤

据报道,肩难产在阴道分娩中的发生率为0.2%~3%[73]。肩难产发病率的如此悬殊可能与肩难产定义标准不一、报告不同及研究人群差异有关。随着胎儿体重增大,肩难产的危险性升高。高体重胎儿的躯干尤其胸部增长过大,比例超过头围。如果未合并妊娠期糖尿病,自然分娩中肩难产的发生率如下:胎儿体重4000~4250g时,肩难产的发生率为5.2%;体重4250~4500g时肩难产发生率为9.1%;体重4750~5000g时肩难产发生率为21.1%[74]。必须记住将近50%~60%的肩难产发生于体重低于4000g的胎儿。此外,即使胎儿体重超过4000g,肩难产的发生率也仅占3.3%[70]。

很多传统危险因素对肩难产预测价值并不高,这些传统因素包括母体肥胖、第二产程延长、巨大胎儿分娩史、妊娠期糖尿病、减速期(宫颈8~10cm)延长、过期妊娠、高龄妊娠、母体孕期增重过多、男胎、硬膜外镇痛/麻醉等。另外,对这些因素也不易进行干预以改变胎儿结

局。对引产、使用缩宫素和胎儿体重大于4500g这三变量进行分析,结果发现预测肩难产的敏感性仅为12.4%,阳性预测值仅为3.4%[75]。

肩难产的再发风险为10%~25%[76]。再发肩难产的患者中,有统计学意义的危险因素包括母体的孕前体重、分娩时母体体重、第二产程持续时间、胎儿体重超过前次肩难产胎儿体重及胎儿体重超过4000g[70]。一项研究报道将近40%的产科医生允许有肩难产史的产妇进行阴道试产[77]。

在分娩前及分娩中应尽量预测胎儿出生体重,四步触诊法、孕妇评估胎儿体重或超声估计胎儿体重等方法均在临床广泛应用。然而,这些估计胎儿体重的方法并不能有效地预测和避免肩难产。美国妇产科医师学会(The American College of Obstetricians and Gynecologists, ACOG)建议胎儿估重超过以下标准时可考虑计划性剖宫产:无妊娠期糖尿病时胎儿估重超过5000g,合并妊娠期糖尿病时胎儿估重超过4500g[78]。据报道,妊娠晚期超声评估胎儿体重的平均错误率接近10%到15%[79]。若胎头进入骨盆太深,超声难以准确测量胎儿头围,孕妇体形和羊水过少也是影响准确估计胎儿体重的因素。

为防止肩难产和避免臂丛神经损伤而行预防性剖宫产,这一观点没有得到临床或理论数据的支持。Rouse等[80]比较了不同的孕期处理方法:1)未使用超声;2)使用超声,胎儿估重大于4000g时行计划性剖宫产;3)使用超声,在胎儿估重大于5000g时行计划性剖宫产。研究发现在非糖尿病人群中为防止一例永久性臂丛神经损伤,需要进行2345例到3695例剖宫产,医疗费用将会增加490万美元到870万美元。使用决策分析技术,Herbst[81]比较了这三种方法对于估重为4500g的胎儿所产生的影响,她同样发现期待疗法是最优选择,每个未受伤的新生儿的花费是4104.33美元,计划性剖宫产的花费是5212.06美元,而引产的花费是5165.08美元。

胎儿腹径-双顶径的差异(AD-BPD)能否作为预测肩难产的指标,不少学者对此进行了研究。但这些研究都受回顾性研究的限制,孕晚期胎儿腹部径线测量困难,样本量小,难以用于普通人群。Cohen等[82]发现当糖尿病孕妇胎儿估重为3800~4200g,如果AD-BPD的差异≥2.6cm时,肩难产的发生率为30%(即20例患者中有6例肩难产),而11例AD-BPD差异小于2.6cm的患者并未发生肩难产(P=0.05)。对于非糖尿病孕妇,如果胎儿估重超过4000g,AD-BPD差异≥2.6cm组发生肩难产的调整后比值比为3.67(95% CI,1.44~9.36)[83]。Miller等[84]发现肩难产患者的AD-BPD的差异明显增加(2.9 vs.1.97,P=0.0002),当AD-BPD差异≥2.6cm时,所有患者发生肩难产的风险为25%,罹患糖尿病的患者为38.5%。总体来讲,所有患者发生肩难产的比值比(OR)

为 5.88(95% CI,1.18~19.09),敏感性为 35.7%,特异性为 91.4%。糖尿病患者发生肩难产的 OR 值为 7.19(95% CI,1.58~32.67)。

产后出血和会阴伤口意外延伸或伤及直肠均是常见的肩难产母体并发症。Gherman 等[85]对此进行了研究,发现上述并发症的发生率分别为 11% 和 3.8%。

一项大型多中心研究评估了 2018 例肩难产,其中 60 例为艾尔布-杜兴麻痹(Erb-Duchenne paralysis),4 例为科伦布麻痹(Klumpke paralysis,臂丛麻痹下丛型),41 例发生锁骨或肱骨骨折,6 例发生缺血缺氧性脑病(hypoxic-ischemic encephalopathy,HIE)[73]。单侧的臂丛神经麻痹是最常见的新生儿神经系统损伤。由于左枕前先露较为常见,因此右臂较易受到影响。多数(80%)臂丛神经损伤累及 C5-C6 神经根(艾尔布-杜兴麻痹)。其他类型的臂丛神经麻痹包括累及 C8-T1 神经根的科伦布麻痹、中间型麻痹和累及全部臂丛神经根的完全性麻痹。臂丛神经损伤也可伴发膈肌麻痹、霍纳综合征和面部神经损伤。约 1/3 的臂丛神经损伤会伴发骨折,最常见的是锁骨骨折(94%)[86]。

Grimm 等[87]使用计算机模拟技术,评估了胎儿臂丛神经在肩难产时和使用手法解除肩难产时受到的压力。与单纯截石位分娩相比,所有助产手法均可以减少臂丛神经的拉伸。后肩娩出法可以减少 71% 的前臂神经丛拉伸,用此手法娩出前肩需要最小的力度。过去根据经验推断,人为过度牵引是导致肩难产时臂丛神经损伤的唯一因素。目前的产科研究以及儿科、骨科和神经科方面的研究均强调,臂丛神经麻痹的出现并不能证明是由外力导致的损伤[88]。母体自身的产力要大于医务人员施加的外力。多个研究发现,近 50% 的臂丛神经麻痹在没有肩难产情况下也可发生。Gherman 等[89]发现分娩中未出现肩难产而发生臂丛神经麻痹的新生儿多为低出生体重儿,且合并锁骨骨折的比例增加,患儿在 1 岁时多数仍有臂丛神经麻痹。

在大多数阴道分娩或肩难产病例中,接生者施加外部牵引力难以避免。牵引胎儿娩出肩部失败后方能诊断肩难产。有些学者根据自己的经验,提倡直接实施助产手法以帮助肩部娩出(避免胎头牵引来诊断肩难产),以便保持胎儿向外娩出的势头。有些学者支持在肩部娩出过程中暂停片刻,并仔细观察,他们认为第二产程的内旋转可以自行克服娩出过程中的阻碍。

诊断肩难产后,首先停止对胎儿施加内在或外在的力量,然后采取措施解除肩部梗阻。应告知产妇停止用力。由于胎头娩出后宫缩不会自发缓解,产妇仍会不自觉地用力。当把胎儿肩部旋转到骨盆斜径的位置时,产妇需要再次用力。也就是说,产妇用力可以判断助产手法是否奏效,并完成整个分娩过程(图 17-27)。

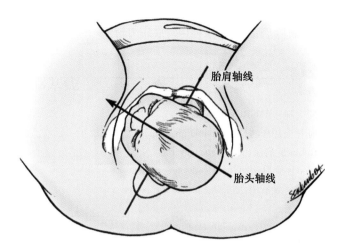

图 17-27 如图所示,胎头娩出后,胎头复位使胎头长轴与肩胛径线恢复正常关系

不论助产医生何时给予胎儿牵引力,胎头应该始终保持在轴位,应该避免旋转胎头。应根据骨盆的自然曲度,沿产轴适当用力向下牵引胎头(图 17-28)。应用轴向牵引力时,应与胎儿脊柱的颈胸部成一直线。产妇位于截石位时,轴向牵引力要求在胎儿脊柱的颈胸部平面,大约低于水平面 20 到 25 度以内。[88]这样,尽管轴向牵引力为向下的力量,但胎儿的颈部没有侧向弯曲(颈部没有向地板或天花板方向侧弯)。不能单独使用侧向的牵引力帮助分娩。Leung 等[90]报告了 4 例单独使用侧向牵引力而没有使用其他肩难产手法的病例,3 例(75%)发生臂丛神经损伤,1(25%)例发生锁骨骨折。

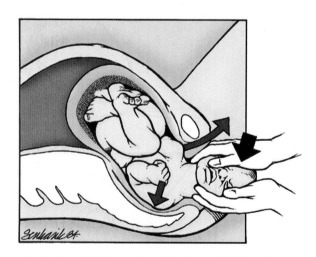

图 17-28 轻柔均匀的向头部施压,把后肩放入骨盆曲度内来帮助前肩娩出,注意不要将前肩"撬出来",这样会引起前肩的臂丛神经损伤

目前尚无临床随机试验来指导肩难产手法的应用顺序(表 17-4),最有效的预防措施是熟悉正常分娩机制,并随时准备应对阴道分娩时出现肩难产的情况。应该避免向子宫底部施加压力来处理肩难产,宫底加压后只会

使胎儿前肩更加严重地梗阻在耻骨联合后方。只有在肩难产解除后,才能考虑使用宫底压力帮助胎体娩出。

表17-4 处理肩难产的助产手法
方法
屈大腿法(McRoberts maneuver)
耻骨上加压法(Suprapubic pressure)
Rubin 旋肩法(Rubin maneuver)
Woods 旋肩法(Woods corkscrew maneuver)
牵后臂娩后肩法(Extraction of the posterior arm)
四肢着床法(Gaskin maneuver)
胎头复位法(Zavanelli maneuver)
耻骨联合切开(Symphysiotomy)

屈大腿法(McRoberts 法)是一种简单而且符合逻辑的有效方法,通常认为是肩难产的首选方法。McRoberts 法与耻骨联合上方加压法(suprapubic pressure)属无创伤性手法,易于掌握且操作迅速,可作为首选方法。Gherman 等[85]进行的回顾性研究包括 236 个病例,发现42%的病例只需要使用 McRoberts 法。McRoberts 法是使产妇双腿屈曲并压向其腹部,这样可拉平腰椎并使母体骨盆和耻骨联合向腹部旋转(图 17-29),但应避免过长

时间或过度采取 McRoberts 法,这可导致耻骨联合关节表面的韧带过度拉长[91]。

牵后臂娩后肩法(delivery of the posterior shoulder/arm)可以作为处理肩难产的下一步操作(图 17-30),但最终决策需要根据接产者的经验与临床情况而定。目前有一些帮助胎儿后肩娩出的技术,广泛使用的方法是牵引胎儿后臂法(extraction of the posterior fetal arm)。为有效地完成这一操作,产科医生需将手和前臂置于产妇阴道,从肩膀开始沿着胎儿后臂的肱骨,一直到胎儿肘部。一旦抓到胎儿前臂,自胎儿胸部前方牵引胎儿上肢娩出阴道。如果无法触及胎儿的前臂,可以用力压肘前小窝,使肘关节屈曲,以利于触及前臂,再用如前所述方法将后臂娩出。如果仍无法触及胎儿前臂,则尝试先将后肩娩出,或使用牵引胎儿后腘窝的方法帮助娩出胎儿后臂。Menticoglou[92]描述了使用手指牵引腋窝以娩出后臂的技术。这项技术是先由助手将胎儿头部托起,但不牵引胎头,然后,医生用两个中指分别从后肩两边进入腋窝处,接着向下向外牵引,让后肩随着骨盆的曲度向外移行。当可以看到肩膀时,如上所述将后臂娩出。另一个方法是使用悬带(sling)在腋窝处牵引。Hofmeyr 和 Cluver[93]描述了使用 12-至 14-French 吸引管作为悬带牵引腋窝的方

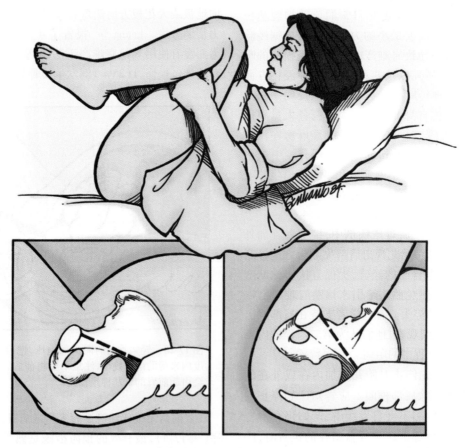

图17-29 创伤最小的解除肩难产的手法是屈大腿法(McRoberts maneuver)。孕妇髋部极度屈曲使骨盆向腹侧旋转,增加骨盆出口的有效面积

法。此项技术是将吸引管越过肩膀环绕腋下。将吸引管的两个自由端夹紧,用向下的牵引力使肩部充分下降直到胎儿后臂娩出为止。

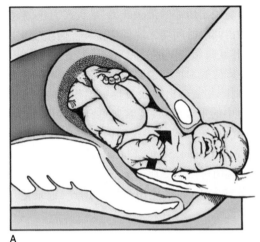

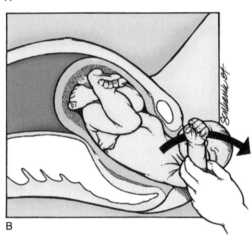

图 17-30 接产者将手置于阴道内,将胎儿后臂滑过胎儿胸部向会阴部牵引。注意对肱骨用力要均匀,避免不必要的肱骨骨折

Grimm 等[87]应用计算机模拟评估发现,后肩娩出法只需要最小的外部牵引力,对臂丛神经的拉伸最小。后臂牵引法的要点是缩小下降径线,由双肩峰间径(bisacromial diameter)变为腋窝肩峰间径(axilloacromial diameter),可缩小约 3cm。几何学分析[94]揭示,后肩娩出手法能比 McRoberts 法多解除超过两倍的肩难产。Hoffman 等[73]完成一个队列研究,对 2018 例肩难产的处理手法进行了分析。后肩娩出法是处理肩难产最成功的助产方式(84.4%),其他手法的成功率分别为 Woods 手法(72%)、Rubin 手法(66%)和耻骨联合上施压(62.2%)。这些手法都能取得较高的阴道分娩率。多重逻辑回归分揭示了几种处理肩难产手法与新生儿损伤的关系,Rubin 法(OR 1.54)和 Woods 法(OR 2.22)引起的新生儿损伤多于后肩娩出法(OR 1.36)。Leung 等[90]发现 McRoberts 手法失败后,使用旋转手法和使用后肩娩出法有相近的

成功率(72% 比 63.6%),臂丛神经损伤的发生率无显著差异。

耻骨上加压法可以直接由前肩向下施压,也可通过摇摆移动帮助胎背向前娩出。此手法的目的是通过前肩内收来减少胎儿双肩峰间径,使肩峰间径转至骨盆入口斜径后娩出前肩。

旋转手法通常包括 Rubin 手法和 Woods 手法。Rubin 手法是将手置于阴道,从胎儿肩后部施压,前肩和后肩均可,取决于哪个肩膀容易触及(图 17-31),将肩部推向胎儿胸部。此手法的机制是通过胎儿肩部内收,减小双肩峰间径,且使前肩旋转至骨盆入口斜径,以此解除耻骨联合下的前肩嵌顿,娩出胎肩。Woods corkscrew 手法是将手指置于胎儿后肩的前面,将胎儿的肩部向其背部旋转。此手法试图将胎儿躯干旋转 180 度,使其通过旋转后下降娩出,类似于螺丝的旋转。

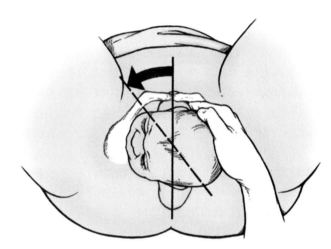

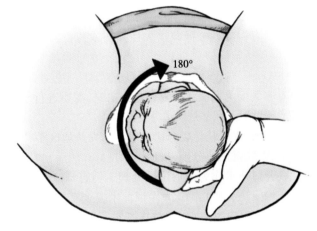

替代方法

图 17-31 以小角度向前旋转前肩,或以大角度向后旋转后肩,以上两种方法有助于胎儿下降,胎肩娩出。相比之下,向前旋转更好,可使肩部径线减小。而向后旋转可能使肩胛打开,肩部径线增大

变换产妇体位至"四肢着床"体位(all fours 或称 Gaskin maneuver)也许有利于解除胎儿肩部嵌顿,通过重

力作用使胎儿后肩前移。目前还没有对此手法进行系统的评估,也没有与传统的肩难产手法进行对比。四肢着床法对有些患者并不可行。胎儿监护和静脉输液会阻碍产妇的活动,硬膜外麻醉也会减弱产妇的力量,这些都会影响四肢着床法的实施。对82例肩难产的系列研究发现,使用"四肢着床"法并没有增加母胎死亡率或并发症,只在一个体重超过4500g的胎儿出现肱骨骨折[95]。

过去提倡对所有肩难产的产妇行常规会阴切开术,这种建议并没有相关的科学依据。从理论角度,切开会阴及阴道软组织并不能解决嵌顿在骨性结构中的胎儿肩部。是否进行大型的会阴切开(generous episiotomy)必须根据临床情况而定,例如初产妇阴道系带(vaginal fourchette)狭窄等。会阴侧切术可增大阴道内空间,便于进行旋转手法或娩出后肩的操作[96]。

胎头还纳后行剖宫产术(Zavanelli手法)和耻骨联合切开术(symphysiotomy)在美国极少用于处理肩难产。这两种操作对孕妇和胎儿都有很大风险,只有在没有其他任何办法时方考虑实施,应看作是最后的救命之举(heroic last resort)。实施Zavanelli手法时,将胎头旋转复位为枕前位,随后再俯屈头部。持续用力,将胎头推回阴道。在操作过程中,可使用宫缩抑制剂或全身麻醉使子宫松弛,并同时做好剖宫产准备。如果胎儿肩部被卡在骶骨岬、双侧肩难产或后肩不在骨盆内,可考虑使用Zavanelli手法。Sandberg[98]评估了Zavanelli手法处理头先露及臀先露中胎儿娩出困难的情况。在92例头先露中,84例可以进行胎头复位;而11例臀先露复位全部成功。此种方法对产妇可能造成软组织损伤及感染,作者认为这种手法对胎儿的风险"很小",不会造成胎儿损伤,但这一观点有误导性。导致永久性损伤或死亡的原因很多,其中包括解除嵌顿的操作不当、分娩时间延长和缺氧。O'Leary[99]对35例病例进行了分析,31例成功分娩,其中有1例因为胎头无法复位进入阴道,需要进行子宫切开术帮助胎儿肩部从阴道分娩。

多年来,皮下耻骨联合切开术在不发达地区替代剖宫产术,以取得迅速分娩,报道结果良好。然而,当应用耻骨联合切开术作为最后手段处理3例肩难产时,3例新生儿均因缺氧死亡[100]。为保证此术安全有效,操作过程中需要注意以下三点:1. 侧向托举下肢;2. 局部锐器分离耻骨联合;3. 留置导尿管,将尿道向侧方转移。

产妇在分娩前多采用McRoberts体位,但现有研究并未显示这样的体位有助于预防肩难产。Beall等[101]将胎儿估重超过3800g的101个产妇随机分为两组,一组在胎头娩出前行预防性McRoberts体位和耻骨上加压,另一组只在胎头娩出后根据需要再行必要的手法。研究发现,胎头到胎体娩出的平均时间、胎头到胎体娩出时间超

过60秒的病例以及诊断为肩难产的病例两组之间并无差异。在预防手法组中,剖宫产的风险显著增加(31/90[34%] vs. 11/95[12%],$P<0.001$)。Poggi等[102]将经产妇在胎头娩出后随机分为截石位组和McRoberts体位组,两组胎儿前肩娩出所需的最大力、最大力比、胎头娩出到胎体娩出间隔时间均无统计学差异。两组发生肩难产的病例相同(每组各1例)。

肩难产应视为产科急症,必须在极短时间内解除肩难产,否则胎儿就会出现缺氧性脑损伤。应同步记录肩难产处理中的重要事实、观察所见、娩出过程以及后果。虽然目前没有统一应该记录的内容,ACOG的患者安全清单(ACOG Patient Safety Checklist)可以参考借鉴[103]。很多电子病历可以便捷地记录下列推荐项目:

1. 分娩方式:如果使用过阴道助产,记录使用指征及胎头位置

2. 胎头娩出到胎体娩出的间隔时间

3. 哪侧肩部是前肩或后肩

4. 使用助产手法的时间及顺序

5. 参与的医生及护士

6. 新生儿评估

7. 是否使用会阴切开术

8. 胎头牵引的开始时间、持续时间和牵引角度

9. 新生儿情况:Apgar评分、脐带血气分析、骨折征象或一侧上肢活动性减少

10. 告知患者及家属发生的情况

第二产程中,不同胎儿存在不同的状况,耐受缺氧能力也不完全相同。因此,很难确定一个精确的肩难产持续时间,用以判断是否发生缺血缺氧性脑病(HIE)。分娩中伴有或不伴有损伤的新生儿,其分娩时间没有很大差别,这为确立最佳分娩时间带来极大困难。基于现有文献,如果胎儿在4~5分钟内仍无法娩出,有必要采取非常规措施(extraordinary measures)辅助分娩[70]。

关键点

◆ 胎产式指胎儿脊柱轴与母体脊柱轴的相对关系。正常的胎产式是纵产式,但胎产式本身并不能说明胎儿是头先露与臀先露。

◆ 胎产式异常时容易出现脐带脱垂,其发生率是头先露的20倍。

◆ 在面先露胎儿中,胎儿畸形的发病率达一半以上。

◆ 胎儿先露异常时,需及时排除主要的胎儿畸形或子宫畸形以及胎盘附着部位异常。

◆ 在密切观察产程进展的条件下,面先露或额先露有可能经阴道安全分娩。如果阴道试产进展不顺利,剖宫产是唯一可行的分娩途径。

◆ 近足月臀先露胎儿可行胎头外倒转术,这种方法安全且易于成功。使用宫缩抑制剂和硬膜外麻醉可能提高胎头外倒转术的成功率。

◆ 为保证臀先露阴道分娩成功,接产人员必须接受过良好的培训并具有丰富的经验。

◆ 若接产医生经验丰富,胎先露为头/非头的双胎可经阴道试产,计划性剖宫产及阴道分娩对母胎预后的影响无明显差异。

◆ 如果产程进展顺利且胎心监护正常,简单的复合先露可经阴道试产,但胎儿肢体的受压或复位可能会导致胎儿损伤。

参考文献

1. Thorp JM Jr, Jenkins T, Watson W. Utility of Leopold maneuvers in screening for malpresentation. *Obstet Gynecol.* 1991;78:394-396.
2. Sharma JB. Evaluation of Sharma's modified Leopold's maneuvers: a new method for fetal palpation in late pregnancy. *Arch Gynecol Obstet.* 2009; 279:481-487.
3. Phelan JP, Boucher M, Mueller E, McCart D, Horenstein J, Clark SL. The nonlaboring transverse lie. A management dilemma. *J Reprod Med.* 1986;31:184-186.
4. Zhang J, Bowes WA Jr, Fortney JA. Efficacy of external cephalic version: a review. *Obstet Gynecol.* 1993;82:306-312.
5. Benedetti TJ, Lowensohn RI, Truscott AM. Face presentation at term. *Obstet Gynecol.* 1980;55:199-202.
6. Duff P. Diagnosis and management of face presentation. *Obstet Gynecol.* 1981;57:105-112.
7. Schwartz Z, Dgani R, Lancet M, Kessler I. Face presentation. *Aust N Z J Obstet Gynaecol.* 1986;26:172-176.
8. Levy DL. Persistent brow presentation: a new approach to management. *Southern Med J.* 1976;69:191-192.
9. Ingolfsson A. Brow presentations. *Acta Obstet Gynecol Scand.* 1969;48: 486-496.
10. Collea JV. Current management of breech presentation. *Clin Obstet Gynecol.* 1980;23:525-531.
11. Lubusky M, Prochazka M, Langova M, Vomackova K, Cizek L. Discrepancy in ultrasound biometric parameters of the head (HC–head circumference, BPD–biparietal diameter) in breech presented fetuses. *Biomed Pap Med Fac Univ Palacky Olomouc Czech Repub.* 2007;151:323-326.
12. Kasby CB, Poll V. The breech head and its ultrasound significance. *Br J Obstet Gynaecol.* 1982;89:106-110.
13. Collea JV, Chein C, Quilligan EJ. The randomized management of term frank breech presentation: a study of 208 cases. *Am J Obstet Gynecol.* 1980;137:235-244.
14. Brown L, Karrison T, Cibils LA. Mode of delivery and perinatal results in breech presentation. *Am J Obstet Gynecol.* 1994;171:28-34.
15. Gimovsky ML, Wallace RL, Schifrin BS, Paul RH. Randomized management of the nonfrank breech presentation at term: a preliminary report. *Am J Obstet Gynecol.* 1983;146:34-40.
16. Hannah ME, Hannah WJ, Hewson SA, Hodnett ED, Saigal S, Willan AR. Planned caesarean section versus planned vaginal birth for breech presentation at term: a randomised multicentre trial. Term Breech Trial Collaborative Group. *Lancet.* 2000;356:1375-1383.
17. Zatuchni GI, Andros GJ. Prognostic index for vaginal delivery in breech presentation at term. *Am J Obstet Gynecol.* 1965;93:237-242.
18. Bird CC, McElin TW. A six-year prospective study of term breech deliveries utilizing the Zatuchni-Andros Prognostic Scoring Index. *Am J Obstet Gynecol.* 1975;121:551-558.
19. Albrechtsen S, Rasmussen S, Dalaker K, Irgens LM. Reproductive career after breech presentation: subsequent pregnancy rates, interpregnancy interval, and recurrence. *Obstet Gynecol.* 1998;92:345-350.
20. Westgren M, Ingemarsson I, Svenningsen NW. Long-term follow up of pre-term infants in breech presentation delivered by caesarean section. *Dan Med Bull.* 1979;26:141-142.
21. Green JE, McLean F, Smith LP, Usher R. Has an increased cesarean section rate for term breech delivery reduced in incidence of birth asphyxia, trauma, and death? *Am J Obstet Gynecol.* 1982;142:643-648.
22. Faber-Nijholt R, Huisjes HJ, Touwen BC, Fidler VJ. Neurological follow-up of 281 children born in breech presentation: a controlled study. *Br Med J (Clin Res Ed).* 1983;286:9-12.
23. Andersen GL, Irgens LM, Skranes J, Salvesen KA, Meberg A, Vik T. Is breech presentation a risk factor for cerebral palsy? A Norwegian birth cohort study. *Dev Med Child Neurol.* 2009;51:860-865.
24. Deering S, Brown J, Hodor J, Satin AJ. Simulation training and resident performance of singleton vaginal breech delivery. *Obstet Gynecol.* 2006; 107:86-89.
25. Diro M, Puangsricharern A, Royer L, O'Sullivan MJ, Burkett G. Singleton term breech deliveries in nulliparous and multiparous women: a 5-year experience at the University of Miami/Jackson Memorial Hospital. *Am J Obstet Gynecol.* 1999;181:247-252.
26. Roman J, Bakos O, Cnattingius S. Pregnancy outcomes by mode of delivery among term breech births: Swedish experience 1987-1993. *Obstet Gynecol.* 1998;92:945-950.
27. Irion O, Hirsbrunner Almagbaly P, Morabia A. Planned vaginal delivery versus elective caesarean section: a study of 705 singleton term breech presentations. *Br J Obstet Gynaecol.* 1998;105:710-717.
28. Su M, McLeod L, Ross S, et al. Factors associated with adverse perinatal outcome in the Term Breech Trial. *Am J Obstet Gynecol.* 2003;189: 740-745.
29. Hannah ME, Hannah WJ, Hodnett ED, et al. Outcomes at 3 months after planned cesarean vs planned vaginal delivery for breech presentation at term: the international randomized Term Breech Trial. *JAMA.* 2002; 287:1822-1831.
30. Hannah ME, Whyte H, Hannah WJ, et al. Maternal outcomes at 2 years after planned cesarean section versus planned vaginal birth for breech presentation at term: the international randomized Term Breech Trial. *Am J Obstet Gynecol.* 2004;191:917-927.
31. Whyte H, Hannah ME, Saigal S, et al. Outcomes of children at 2 years after planned cesarean birth versus planned vaginal birth for breech presentation at term: the International Randomized Term Breech Trial. *Am J Obstet Gynecol.* 2004;191:864-871.
32. Hogle KL, Kilburn L, Hewson S, Gafni A, Wall R, Hannah ME. Impact of the international term breech trial on clinical practice and concerns: a survey of centre collaborators. *J Obstet Gynaecol Can.* 2003;25:14-16.
33. Rietberg CC, Elferink-Stinkens PM, Visser GH. The effect of the Term Breech Trial on medical intervention behaviour and neonatal outcome in The Netherlands: an analysis of 35,453 term breech infants. *BJOG.* 2005;112:205-209.
34. Barber EL, Lundsberg LS, Belanger K, Pettker CM, Funai EF, Illuzzi JL. Indications contributing to the increasing cesarean delivery rate. *Obstet Gynecol.* 2011;118:29-38.
35. Lee HC, El-Sayed YY, Gould JB. Population trends in cesarean delivery for breech presentation in the United States, 1997-2003. *Am J Obstet Gynecol.* 2008;199:59.e1-59.e8.
36. Croughan-Minihane MS, Petitti DB, Gordis L, Golditch I. Morbidity among breech infants according to method of delivery. *Obstet Gynecol.* 1990;75:821-825.
37. Caughey AB, Cahill AG, Guise JM, Rouse DJ. Safe prevention of the primary cesarean delivery. *Am J Obstet Gynecol.* 2014;210:179-193.
38. Lawson GW. The term breech trial ten years on: primum non nocere? *Birth.* 2012;39:3-9.
39. Goffinet F, Carayol M, Foidart JM, et al. Is planned vaginal delivery for breech presentation at term still an option? Results of an observational prospective survey in France and Belgium. *Am J Obstet Gynecol.* 2006; 194:1002-1011.
40. Ulstein M. Breech delivery. *Ann Chir Gynaecol.* 1980;69:70-74.
41. Demirci O, Tugrul AS, Turgut A, Ceylan S, Eren S. Pregnancy outcomes by mode of delivery among breech births. *Arch Gynecol Obstet.* 2012; 285:297-303.
42. Wolf H, Schaap AH, Bruinse HW, Smolders-de Haas H, van Ertbruggen I, Treffers PE. Vaginal delivery compared with caesarean section in early preterm breech delivery: a comparison of long term outcome. *Br J Obstet Gynaecol.* 1999;106:486-491.
43. Duenhoelter JH, Wells CE, Reisch JS, Santos-Ramos R, Jimenez JM. A paired controlled study of vaginal and abdominal delivery of the low birth weight breech fetus. *Obstet Gynecol.* 1979;54:310-313.
44. Kayem G, Baumann R, Goffinet F, et al. Early preterm breech delivery: is a policy of planned vaginal delivery associated with increased risk of neonatal death? *Am J Obstet Gynecol.* 2008;198:289.e1-289.e6.
45. Baud O, Ville Y, Zupan V, et al. Are neonatal brain lesions due to intrauterine infection related to mode of delivery? *Br J Obstet Gynaecol.* 1998; 105:121-124.

46. Gocke SE, Nageotte MP, Garite T, Towers CV, Dorcester W. Management of the nonvertex second twin: primary cesarean section, external version, or primary breech extraction. *Am J Obstet Gynecol.* 1989;161:111-114.

47. Laros RK Jr, Dattel BJ. Management of twin pregnancy: the vaginal route is still safe. *Am J Obstet Gynecol.* 1988;158:1330-1338.

48. Fishman A, Grubb DK, Kovacs BW. Vaginal delivery of the nonvertex second twin. *Am J Obstet Gynecol.* 1993;168:861-864.

49. Jonsdottir F, Henriksen L, Secher NJ, Maaloe N. Does internal podalic version of the non-vertex second twin still have a place in obstetrics? A Danish national retrospective cohort study. *Acta Obstet Gynecol Scand.* 2015;94:59-64.

50. Barrett JF, Hannah ME, Hutton EK, et al. A randomized trial of planned cesarean or vaginal delivery for twin pregnancy. *New Engl J Med.* 2013; 369:1295-1305.

51. Tchabo JG, Tomai T. Selected intrapartum external cephalic version of the second twin. *Obstet Gynecol.* 1992;79:421-423.

52. Druzin ML. Atraumatic delivery in cases of malpresentation of the very low birth weight fetus at cesarean section: the splint technique. *Am J Obstet Gynecol.* 1986;154:941-942.

53. Van Dorsten JP, Schifrin BS, Wallace RL. Randomized control trial of external cephalic version with tocolysis in late pregnancy. *Am J Obstet Gynecol.* 1981;141:417-424.

54. Hutton EK, Hannah ME, Ross SJ, et al. The Early External Cephalic Version (ECV) 2 Trial: an international multicentre randomised controlled trial of timing of ECV for breech pregnancies. *BJOG.* 2011;118: 564-577.

55. Vezina Y, Bujold E, Varin J, Marquette GP, Boucher M. Cesarean delivery after successful external cephalic version of breech presentation at term: a comparative study. *Am J Obstet Gynecol.* 2004;190:763-768.

56. Burgos J, Melchor JC, Pijoan JI, Cobos P, Fernandez-Llebrez L, Martinez-Astorquiza T. A prospective study of the factors associated with the success rate of external cephalic version for breech presentation at term. *Int J Gynaecol Obstet.* 2011;112:48-51.

57. Tasnim N, Mahmud G, Khurshid M. External cephalic version with salbutamol - success rate and predictors of success. *J Coll Physicians Surg Pak.* 2009;19:91-94.

58. Ben-Meir A, Erez Y, Sela HY, Shveiky D, Tsafrir A, Ezra Y. Prognostic parameters for successful external cephalic version. *J Matern Fetal Neonatal Med.* 2008;21:660-662.

59. Fernandez CO, Bloom SL, Smulian JC, Ananth CV, Wendel GD Jr. A randomized placebo-controlled evaluation of terbutaline for external cephalic version. *Obstet Gynecol.* 1997;90:775-779.

60. Schorr SJ, Speights SE, Ross EL, et al. A randomized trial of epidural anesthesia to improve external cephalic version success. *Am J Obstet Gynecol.* 1997;177:1133-1137.

61. Weiniger CF, Ginosar Y, Elchalal U, Sharon E, Nokrian M, Ezra Y. External cephalic version for breech presentation with or without spinal analgesia in nulliparous women at term: a randomized controlled trial. *Obstet Gynecol.* 2007;110:1343-1350.

62. Sullivan JT, Grobman WA, Bauchat JR, et al. A randomized controlled trial of the effect of combined spinal-epidural analgesia on the success of external cephalic version for breech presentation. *Int J Obstet Anesth.* 2009;18:328-334.

63. Hofmeyr GJ, Kulier R. External cephalic version for breech presentation at term. *Cochrane Database Syst Rev.* 2012;(10):CD000083.

64. Marcus RG, Crewe-Brown H, Krawitz S, Katz J. Feto-maternal haemorrhage following successful and unsuccessful attempts at external cephalic version. *Br J Obstet Gynaecol.* 1975;82:578-580.

65. Flamm BL, Fried MW, Lonky NM, Giles WS. External cephalic version after previous cesarean section. *Am J Obstet Gynecol.* 1991;165:370-372.

66. Schachter M, Kogan S, Blickstein I. External cephalic version after previous cesarean section–a clinical dilemma. *Int J Gynaecol Obstet.* 1994;45: 17-20.

67. Sela HY, Fiegenberg T, Ben-Meir A, Elchalal U, Ezra Y. Safety and efficacy of external cephalic version for women with a previous cesarean delivery. *Eur J Obstet Gynecol Reprod Biol.* 2009;142:111-114.

68. Collins S, Ellaway P, Harrington D, Pandit M, Impey LW. The complications of external cephalic version: results from 805 consecutive attempts. *BJOG.* 2007;114:636-638.

69. Coyle ME, Smith CA, Peat B. Cephalic version by moxibustion for breech presentation. *Cochrane Database Syst Rev.* 2012;(5):CD003928.

70. Gherman RB, Chauhan S, Ouzounian JG, Lerner H, Gonik B, Goodwin TM. Shoulder dystocia: the unpreventable obstetric emergency with empiric management guidelines. *Am J Obstet Gynecol.* 2006;195: 657-672.

71. Spong CY, Beall M, Rodrigues D, Ross MG. An objective definition of shoulder dystocia: prolonged head-to-body delivery intervals and/or the use of ancillary obstetric maneuvers. *Obstet Gynecol.* 1995;86:433-436.

72. Beall MH, Spong C, McKay J, Ross MG. Objective definition of shoulder dystocia: a prospective evaluation. *Am J Obstet Gynecol.* 1998;179: 934-937.

73. Hoffman MK, Bailit JL, Branch DW, et al. A comparison of obstetric maneuvers for the acute management of shoulder dystocia. *Obstet Gynecol.* 2011;117:1272-1278.

74. Nesbitt TS, Gilbert WM, Herrchen B. Shoulder dystocia and associated risk factors with macrosomic infants born in California. *Am J Obstet Gynecol.* 1998;179:476-480.

75. Ouzounian JG, Gherman RB. Shoulder dystocia: are historic risk factors reliable predictors? *Am J Obstet Gynecol.* 2005;192:1933-1935, discussion 1935-1938.

76. Bingham J, Chauhan SP, Hayes E, Gherman R, Lewis D. Recurrent shoulder dystocia: a review. *Obstet Gynecol Survey.* 2010;65:183-188.

77. Gherman RB, Chauhan SP, Lewis DF. A survey of central association members about the definition, management, and complications of shoulder dystocia. *Obstet Gynecol.* 2012;119:830-837.

78. American College of Obstetricians and Gynecologists. *Fetal macrosomia. Practice Bulletin 22.* Washington, DC: ACOG; 2000.

79. Chauhan SP, Parker D, Shields D, Sanderson M, Cole JH, Scardo JA. Sonographic estimate of birth weight among high-risk patients: feasibility and factors influencing accuracy. *Am J Obstet Gynecol.* 2006;195: 601-606.

80. Rouse DJ, Owen J, Goldenberg RL, Cliver SP. The effectiveness and costs of elective cesarean delivery for fetal macrosomia diagnosed by ultrasound. *JAMA.* 1996;276:1480-1486.

81. Herbst MA. Treatment of suspected fetal macrosomia: a cost-effectiveness analysis. *Am J Obstet Gynecol.* 2005;193:1035-1039.

82. Cohen B, Penning S, Major C, Ansley D, Porto M, Garite T. Sonographic prediction of shoulder dystocia in infants of diabetic mothers. *Obstet Gynecol.* 1996;88:10-13.

83. Rajan PV, Chung JH, Porto M, Wing DA. Correlation of increased fetal asymmetry with shoulder dystocia in the nondiabetic woman with suspected macrosomia. *J Reprod Med.* 2009;54:478-482.

84. Miller RS, Devine PC, Johnson EB. Sonographic fetal asymmetry predicts shoulder dystocia. *J Ultrasound Med.* 2007;26:1523-1528.

85. Gherman RB, Goodwin TM, Souter I, Neumann K, Ouzounian JG, Paul RH. The McRoberts' maneuver for the alleviation of shoulder dystocia: how successful is it? *Am J Obstet Gynecol.* 1997;176:656-661.

86. Gherman RB, Ouzounian JG, Goodwin TM. Obstetric maneuvers for shoulder dystocia and associated fetal morbidity. *Am J Obstet Gynecol.* 1998;178:1126-1130.

87. Grimm MJ, Costello RE, Gonik B. Effect of clinician-applied maneuvers on brachial plexus stretch during a shoulder dystocia event: investigation using a computer simulation model. *Am J Obstet Gynecol.* 2010;203: 339.e1-339.e5.

88. Executive summary: Neonatal brachial plexus palsy. Report of the American College of Obstetricians and Gynecologists' Task Force on Neonatal Brachial Plexus Palsy. *Obstet Gynecol.* 2014;123:902-904.

89. Gherman RB, Ouzounian JG, Miller DA, Kwok L, Goodwin TM. Spontaneous vaginal delivery: a risk factor for Erb's palsy? *Am J Obstet Gynecol.* 1998;178:423-427.

90. Leung TY, Stuart O, Suen SS, Sahota DS, Lau TK, Lao TT. Comparison of perinatal outcomes of shoulder dystocia alleviated by different type and sequence of manoeuvres: a retrospective review. *BJOG.* 2011;118: 985-990.

91. Gherman RB, Ouzounian JG, Incerpi MH, Goodwin TM. Symphyseal separation and transient femoral neuropathy associated with the McRoberts' maneuver. *Am J Obstet Gynecol.* 1998;178:609-610.

92. Menticoglou SM. A modified technique to deliver the posterior arm in severe shoulder dystocia. *Obstet Gynecol.* 2006;108:755-757.

93. Hofmeyr GJ, Cluver CA. Posterior axilla sling traction for intractable shoulder dystocia. *BJOG.* 2009;116:1818-1820.

94. Poggi SH, Spong CY, Allen RH. Prioritizing posterior arm delivery during severe shoulder dystocia. *Obstet Gynecol.* 2003;101:1068-1072.

95. Bruner JP, Drummond SB, Meenan AL, Gaskin IM. All-fours maneuver for reducing shoulder dystocia during labor. *J Reprod Med.* 1998;43: 439-443.

96. Gurewitsch ED, Donithan M, Stallings SP, et al. Episiotomy versus fetal manipulation in managing severe shoulder dystocia: a comparison of outcomes. *Am J Obstet Gynecol.* 2004;191:911-916.

97. Gherman RB, Ouzounian JG, Chauhan S. Posterior arm shoulder dystocia alleviated by the Zavanelli maneuver. *Am J Perinatol.* 2010;27: 749-751.

98. Sandberg EC. The Zavanelli maneuver: 12 years of recorded experience. *Obstet Gynecol*. 1999;93:312-317.

99. O'Leary JA. Cephalic replacement for shoulder dystocia: present status and future role of the Zavanelli maneuver. *Obstet Gynecol*. 1993;82: 847-850.

100. Goodwin TM, Banks E, Millar LK, Phelan JP. Catastrophic shoulder dystocia and emergency symphysiotomy. *Am J Obstet Gynecol*. 1997;177: 463-464.

101. Beall MH, Spong CY, Ross MG. A randomized controlled trial of prophylactic maneuvers to reduce head-to-body delivery time in patients at risk for shoulder dystocia. *Obstet Gynecol*. 2003;102:31-35.

102. Poggi SH, Allen RH, Patel CR, Ghidini A, Pezzullo JC, Spong CY. Randomized trial of McRoberts versus lithotomy positioning to decrease the force that is applied to the fetus during delivery. *Am J Obstet Gynecol*. 2004;191:874-878.

103. Shoulder dystocia. ACOG Practice Bulletin No. 40. American College of Obstetricians and Gynecologists. *Obstet Gynecol*. 2002;100:1045-1050.

Additional references for this chapter are available at ExpertConsult.com.

最后审阅　郑勤田

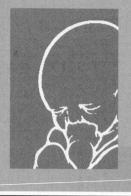

第18章

产前与产后出血

KARRIE E. FRANCOIS and MICHAEL R. FOLEY

翻译与审校　赵茵,邹丽,汪珩

产科出血是全世界妊娠并发症和孕产妇死亡的主要原因之一。不论在高收入还是低收入国家,产后出血是入住重症监护室的首因,占所有妊娠相关死亡的 1/3[1]。因此,产科医生必须全面了解孕期血流动力学变化、严重失血时母体的适应性反应以及产科出血的处理原则。

妊娠期血流动力学变化

妊娠期血流动力学变化表现在以下五个方面(参见第 3 章)。首先,母体血容量增加,单胎妊娠到 30 周时,平均血容量增加 40% ~ 50%。第二,红细胞总量增加(red blood cell mass),在营养充分的情况下红细胞总量在妊娠末期可增加 20% ~ 30%。第三,正常妊娠期间,心脏每搏输出量增高和心率增快,导致母体心输出量增加。根据共识,孕期心输出量较非孕期平均增加 30% ~ 50%,在孕晚期的初期(early third trimester)心输出量达到顶峰。第四,全身血管阻力下降伴随心输出量增加和血容量扩张。第五,孕期纤维蛋白原和大多数促凝血因子(Ⅱ、Ⅶ、Ⅷ、Ⅸ 和 Ⅹ) 升高。产科出血发生时,这五个保护性的母体血流动力学特征能激发适应性生理反应。

产科出血的生理反应

孕期和产褥期出血可引起一系列特定的生理性变化(图 18-1)。当循环血量丢失 10%,动静脉系统均发生血管收缩以维持血压和重要脏器的灌注。当失血量达到 20% 或更多时,全身血管阻力的增加不再能够代偿丢失的血容量,此时表现为血压下降、心率加快。由于心脏前负荷(回心血量)减少,心输出量下降,导致末端器官灌注不足。如果血容量不能及时弥补,就会发生休克。

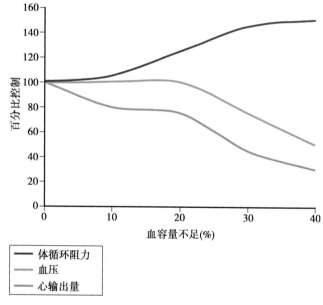

图 18-1　体循环阻力、血压与心输出量在血容量不足进展时的关系

重度子痫前期患者的血流动力学变化与正常孕妇会有不同,血容量扩张的保护机制减弱。据估计,子痫前期患者血容量增加较正常孕妇低 9%,且常伴有全身血管收缩。一旦发生出血,失血量可因血压尚能维持在正常范围而被低估。重度子痫前期患者,病情严重时也会发生少尿,故不能仅以少尿来判断严重出血引起的器官灌注不足。

基于出血量的分级

急性失血的标准分级详见表 18-1。了解不同程度失血后的生理反应,有助于处理产科出血。出血分级反映了血容量不足程度,可能不完全等同于容量丢失。平均**70kg**的孕妇在孕**30**周时平均血容量在**6000mL**左右(**85mL/kg**)。

表18-1　出血分级和生理反应

出血等级	急性出血量	失血比例%	生理反应
1	1000mL	15	头晕、心悸、血压轻微改变
2	1500mL	20~25	心动过速、呼吸急促、出汗、虚弱、脉压减小
3	2000mL	30~35	显著心动过速、呼吸急促、坐立不安、面色苍白、四肢发凉
4	≥2500mL	40	休克、呼吸困难、少尿或无尿

修改自 Baker RJ. Evaluation and management of critically ill patients. *Obstet Gynecol Annu.* 1977;6;295;and Bonnar J. Massive obstetric haemorrhage. *Baillieres Best* Pract Res Clin Obstet Gynaecol. 2000;14;1.

一级出血失血量约为**1000mL**,相当于**15%**的容量不足。妊娠的正常生理反应可以代偿一级出血,病人可有轻度的临床表现,例如头晕和心悸。

二级出血失血量约为**1500mL**,相当于**20%~25%**的容量不足。早期表现包括**心动过速**和**呼吸加快**。通常认为心动过速是一种增加心输出量的代偿机制。呼吸加快的临床意义通常不明,临床上不被重视,呼吸加快也可能是失代偿的前兆。**脉压缩小**是二级出血的另一个征象,脉压代表收缩压和舒张压之差。收缩压反映每搏输出量以及 β1 受体激动情况,舒张压反映全身血管收缩状态,脉压反映了它们之间的联系。二级出血发生时,交感-肾上腺系统激活,导致血流循环的重新分配,非重要脏器(皮肤、肌肉、肾脏等)血供减少,以满足重要脏器如大脑和心脏的血供。最终结果是血管收缩、舒张压升高、收缩压维持不变、脉压缩小。脉压越小,代偿性血管收缩就越发加剧,以此弥补每搏输出量的减少。二级出血最后的生理反应为**直立性低血压**(orthostatic hypotension),测量和对比卧位、坐位和站立位的血压,可判断直立性低血压是否存在。评估血容量是否充足可采用另外一个简单方法:计时患者小鱼际区加压回血所需时长。血容量正常的人通常需要 1~2s,二级出血时小鱼际区再灌注明显延迟。

三级出血失血量约为**2000mL**,相当于**30%~35%**的容量不足。此时,二级出血引起的症状和体征进一步恶化,病人出现更加严重的心动过速(120~160bpm)、呼吸急促(30~50 次/分)、**显著低血压**、坐立不安、脸色苍白以及四肢湿冷。

四级出血失血量超过**2500mL**,血容量丢失超过**40%**。临床表现为肢端脉搏消失、休克、气短、少尿或无尿。这种情况下,肾脏血流量进一步减少,血流从肾皮质区转流到近髓质区,水钠吸收增加,尿量减少,尿钠降低,尿液渗透性增加。尿钠小于10mmol/L(10mEq/L)或者尿/血清渗透压比值大于2,表明肾脏灌注严重不足。

产前出血

胎盘早剥

定义和病理机制

胎盘早剥(placental abruption 或 abruptio placentae)指正常胎盘在胎儿娩出前从子宫壁剥离。通常在妊娠 20 周以后才诊断胎盘早剥,20 周之前不用这一术语。它是由于底蜕膜的母体血管破裂所致,极少情况下可能由胎盘胎儿血管破裂所致。血管破裂出血引起蜕膜下血肿,加重胎盘的剥离,破坏胎盘组织,导致营养和气体交换的母胎界面丧失。

有些胎盘早剥继发于急性事件(如钝性外伤、宫腔压力骤降和机动车事故),但多数胎盘早剥缘于慢性过程[2]。子宫螺旋动脉发育异常引起的血管破裂可以导致蜕膜坏死、炎症、梗死和出血[3-6]。凝血酶是蜕膜出血或缺氧时释放的一种物质,在胎盘早剥的发病机制中起重要作用。它可以直接刺激宫缩,增强基质金属蛋白酶的作用,上调凋亡基因的表达,增加炎症因子的释放,促发凝血级联反应,启动功能性孕激素撤退[7-9]。凝血酶的介导作用始动了血管破裂、出血、炎症、宫缩以及胎膜破裂的不良循环。

发病率

胎盘早剥总体发病率约为1/100,文献报道在1/250与1/80之间[10,11]。发病率的变化反映了近年诊断标准的完善以及人们对轻度胎盘早剥认知的提高。**约1/3的产前出血归因于胎盘早剥,高发于孕晚期;40%~60%的病例发生在孕37周之前**[10]。

临床表现

胎盘早剥的临床表现取决于多种因素,包括(1)胎盘早剥的发生时间和过程,是急性还是慢性起病;(2)**出血特征是显性还是隐性**;和(3)胎盘早剥的严重程度。急性显性胎盘早剥通常表现为阴道流血、腹痛和宫缩。随着胎盘剥离加剧,可能出现子宫压痛、宫缩频繁、胎心异常、甚至胎死宫内。阴道出血量与胎盘剥离程度以及胎儿是否受到伤害关系不大,**10%~20%的胎盘早剥表现为隐性出血**[12]。胎盘剥离面积超过 50%为重度剥离。

胎盘广泛剥离可导致胎死宫内,出血可引发凝血级联反应(clotting cascade)和凝血酶广泛沉积,最后导致消耗性凝血障碍(consumptive coagulopathy),危及孕妇生命。

慢性胎盘剥离临床表现隐匿,往往与胎盘缺血性病变有关[13]。通常表现为间歇性轻度阴道流血,慢性胎盘炎性改变和功能障碍引起羊水过少、胎儿生长受限、早产、未足月胎膜早破以及子痫前期。

胎盘早剥的危险因素

胎盘早剥的确切病因不明,但很多危险因素已经证实(框18-1)。

框18-1　胎盘早剥的危险因素
高产次和高龄
孕妇物质滥用
• 抽烟
• 滥用可卡因
外伤
孕妇疾病
• 高血压
• 甲状腺功能减退
• 哮喘
未足月胎膜早破
宫腔压力骤降(多胎妊娠及羊水过多)
子宫与胎盘因素
• 畸形
• 粘连
• 子宫肌瘤
• 剖宫产瘢痕
• 胎盘结构异常
• 慢性缺血
胎盘早剥病史
高同型半胱氨酸血症

孕妇产次和年龄

研究发现**随着产次增加,胎盘早剥的发生率增高**。初产妇发生胎盘早剥的概率不到1%,而多次经产妇(grand multiparas)发生概率为2.5%。根据理论分析,产次和年龄的增加可能引起子宫内膜受损、蜕膜化不足和异常血管形成,从而增加胎盘早剥的风险。

通常认为孕妇年龄与胎盘早剥有相关性。挪威地区一项15年的人群研究显示,无论初产妇还是经产妇,年龄均与胎盘早剥之间有紧密关系。但有些研究得出不同的结论,排除产次和高血压之后,高龄孕妇发生胎盘早剥的风险并没有增加。

物质滥用(Substance Abuse)

吸烟明显增加胎盘早剥和胎死宫内的风险。吸烟的数量与胎盘早剥和胎死宫内的风险似乎呈剂量相关性。与不吸烟者相比,每天吸一包烟,胎盘早剥导致死胎的风险增加40%。另外,吸烟和高血压疾病对胎盘早剥的发生有累加效应,机理可能是胎盘灌注不足引起蜕膜缺血和坏死。

孕晚期滥用可卡因是胎盘早剥的高危因素,胎盘早剥发生率高达10%。发病机制可能是可卡因引起胎盘血管痉挛,继发蜕膜缺血和反射性血管舒张,最终导致胎盘血管破裂。

外伤

孕妇腹部钝挫伤或穿透性外伤与胎盘早剥相关。轻度外伤后胎盘早剥的风险为7%~9%,严重外伤后胎盘早剥的风险高达13%[14]。孕妇外伤最常见的两个原因是车祸和家庭暴力。机动车事故可以过度牵拉子宫,导致直接穿透伤,加速-减速产生的相反力可造成胎盘的剪切(shearing)损伤,这些因素是导致胎盘早剥的主要原因(见第26章)。

母体疾病

妊娠期高血压疾病是公认的胎盘早剥危险因素[13]。这种相关性在慢性高血压疾病和妊娠期高血压疾病中均有体现。与正常孕妇相比,高血压患者发生胎盘早剥的风险增加5倍,而且降压治疗并不能降低慢性高血压孕妇发生胎盘早剥的风险。

有些研究报道,亚临床甲减和哮喘也与胎盘早剥的发生相关[15,16]。

未足月胎膜早破

未足月胎膜早破发生后,2%~5%的孕妇会出现胎盘早剥。宫内感染和羊水过少明显增加胎盘早剥的风险,将近一半宫内感染和羊水过少的病例会出现不良胎监。

胎盘早剥和未足月胎膜早破的因果关系并不明确。一方面,胎盘剥离出血和凝血酶的生成,刺激细胞因子和蛋白酶的表达,可导致胎膜破裂;另一方面,胎膜破裂引起细胞因子-蛋白酶级联反应,导致蜕膜血管损伤,诱发胎盘剥离。

多胎妊娠和羊水过多所致子宫压力骤降

过度膨胀子宫发生压力骤降可引起急性胎盘早剥,常见于多胎妊娠和羊水过多。双胎妊娠发生胎盘早剥的风险比单胎增高将近三倍。多胎妊娠发生胎盘早剥的准确时间难以确定,大都归因于一胎娩出时子宫压力骤降。同样道理,妊娠合并羊水过多时,一旦自然破膜或者羊膜腔穿刺后羊水快速丢失,也易导致胎盘早剥。**如果羊水过多严重,引产时建议行控制性人工破膜(controlled artificial rupture of membranes)**。

子宫和胎盘因素

子宫畸形、粘连、肌瘤和瘢痕子宫引起的胎盘着床不良与胎盘早剥有相关性[17]。另外,胎盘结构异常(如轮廓胎盘)或涉及子痫前期和胎儿生长受限的慢性胎盘缺血与胎盘早剥有关[18]。

胎盘早剥史

有胎盘早剥史的孕妇再发胎盘早剥的风险增加。一次胎盘早剥史的孕妇再发率是5%~15%,两次早剥史的再发率为20%~25%[19]。有重度胎盘早剥史的患者再发风险更大。如果胎盘早剥引起死胎,未来妊娠中7%的病例会出现同类的不良结局。

易栓症(Thrombophilia)

易栓症与胎盘早剥之间的关联尚无一致的数据支持[20,21]。高同型半胱氨酸血症(空腹时同型半胱氨酸>15μmol/L)可能与复发性胎盘早剥有关。

胎盘早剥的诊断

胎盘早剥以临床诊断为主,影像学、实验室和病理学检查为辅。孕妇出现任何阴道流血、宫缩、腹痛/腰背痛或外伤时,都要确定是否存在胎盘早剥。阴道出血可轻可重,胎盘隐匿出血时出血量常被低估。胎盘早剥引起的宫缩特点是高频率低强度,但有时与临产的宫缩图形很难区分。

超声影像学检查

早期研究显示超声只能诊断出不到2%的胎盘早剥,近年超声技术的进步大大提高了胎盘早剥的检出率。出血早期通常显示为高回声或等回声(hyperechoic or isoechoic),胎盘剥离一周内的血肿呈低回声(hypoechoic),两周以内的血肿则表现为无回声(sonolucent)。急性出血可被误判为均匀增厚的胎盘或肌瘤。

超声能够识别三个主要的胎盘剥离位置,包括绒毛膜下(胎盘与胎膜之间)、胎盘后(胎盘与肌层之间)以及胎盘前(胎盘与羊水之间)。图18-2阐明了胎盘血肿的分类。图18-3显示一例绒毛膜下剥离的超声图像。

超声检查胎盘剥离的位置和严重程度有一定的临床意义。与绒毛膜下血肿相比,胎盘后血肿的胎儿预后较差。出血面积大小对胎儿存活也有预测价值,面积大的胎盘后出血(>60mL)与50%以上的胎儿死亡相关,而同等面积的绒毛膜下出血,胎儿死亡风险为10%[22]。

超声检查不明确时,磁共振成像(MRI)也可用于胎盘早剥的诊断[23,24]。

实验室检查

实验室检查对胎盘早剥的诊断帮助不大。严重的胎盘早剥可引起低纤维蛋白原血症和消耗性凝血障碍,但诊断胎盘早剥需结合临床。大多数胎盘早剥并不伴有母体凝血功能障碍。

妊娠早期血清标志物的异常变化,例如不明原因的甲胎蛋白(MSAFP)或人绒毛膜促性腺激素(hCG)的增高

和妊娠相关血浆蛋白A(PAPP-A)或雌三醇(estriol)的降低,与妊娠后期胎盘早剥的风险增加有关[18,25]。

病理学检查

大体检查可能看到胎盘基底面附有血栓和压迹。新鲜的或急性胎盘早剥肉眼观察可能看不到早剥征象,组织学分析可能显示完整的绒毛基质、合体滋养细胞的嗜酸性变性以及凝聚绒毛中散在的中心粒细胞[5]。慢性剥离可表现为慢性蜕膜炎、底蜕膜坏死、绒毛膜炎、蜕膜血管病变、梗死、绒毛间血栓形成、绒毛发育不良以及含铁血黄素沉积等组织学征象[9]。

胎盘早剥的处理

胎盘早剥可能会导致母胎并发症。母体并发症包括失血、消耗性凝血障碍、输血治疗、终末器官损坏、剖宫产、甚至死亡,胎儿并发症包括胎儿生长受限、羊水过少、早产、低氧血症和死胎。母体并发症与胎盘剥离程度有关,而胎儿并发症与出血程度和时间均相关[12]。

尽管胎盘早剥很常见,但目前尚无关于胎盘早剥处理方式的随机对照试验[26]。胎盘早剥的处理通常取决于严重程度、孕周以及母胎状况。一旦诊断胎盘早剥,应立即采取预防措施,避免出现威胁母儿生命的结局。实验室检查包括血红蛋白、红细胞压积、血小板计数、纤维蛋白原以及凝血功能。可以这些检查项目为基线(baseline),并与以后的检查结果对比。建立可以快速补液的静脉通路,备血,持续监测胎心和宫缩,并通知手术室和新生儿ICU。

孕34周以前的小面积胎盘早剥可予保守治疗。对于慢性胎盘剥离,综合考虑孕周和剥离程度决定是否长期住院治疗,一直到分娩。许多情况下,慢性胎盘剥离会引起一个恶性循环:出血、凝血酶生成、宫缩、胎盘进一步剥离。宫缩抑制药物可预防宫缩,打破这一恶性循环。如果母胎状况稳定,有早产征象时可以考虑使用宫缩抑制剂,并联合糖皮质激素治疗。宫缩抑制剂的选择应个体化,硫酸镁对胎儿神经系统可能具有保护作用。经过期待治疗,超过50%的未足月胎盘早剥病例可以延长妊娠超过1周,且没有产生不良母胎结局。未足月发生胎盘早剥进行保胎治疗中,将近1/3的孕妇在入院48h内分娩,1/3七天内终止妊娠,还有1/3一周以后才分娩,未见一例胎儿死亡。尽管保胎治疗结果乐观,医务人员必须记住胎盘早剥可以导致母胎不良结局。确诊或怀疑胎盘早剥时,必须权衡新生儿存活和并发症的可能性、胎盘剥离的严重程度以及孕妇的生命安全,然后决定是否控制早产。

足月或近足月发生的胎盘早剥应该终止妊娠,阴道分娩不是禁忌,引产(induction of laobr)和催产(augmentation of labor)均可,但要严密监测母胎状况。建议产程中

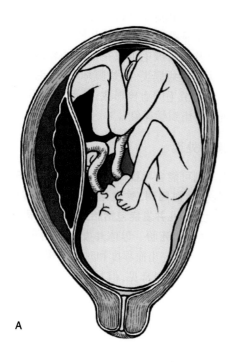

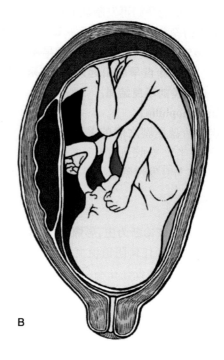

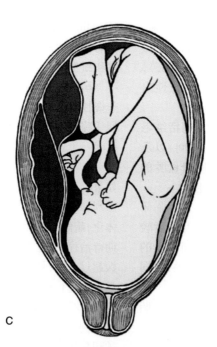

图 18-2　胎盘早剥的分类方法。**A.** 胎盘后剥离:鲜红色区域代表血液聚集在胎盘后方(胎盘是暗红的部分)。**B.** 绒毛膜下剥离:鲜红色区域代表绒毛膜下出血,出血沿绒毛膜分布。**C.** 胎盘前剥离:鲜红色区域代表血液聚集在胎盘前方,位于羊膜和绒毛膜之间

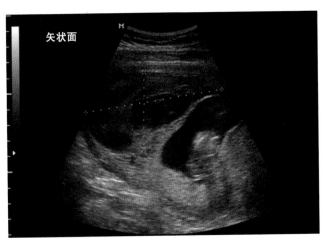

图 18-3　绒毛膜下剥离的超声图像（Courtesy K. Francois）

持续胎心监护，60% 胎儿可显示与宫内缺氧相关的胎心率变化。宫内压力导管（intrauterine pressure catheter, IU-PC）和宫内胎心监护（internal FHR monitoring）有助于产程的处理。宫内压力导管可以监测子宫腔内静息张力，压力升高与胎儿缺氧相关。严密监测孕妇血流动力学和凝血功能指标，及时处理凝血功能异常。**阴道分娩虽为首选，但孕妇或胎儿情况不良时则需要手术分娩。**从决策到剖宫产手术要迅速，胎儿心动过缓出现后 20min 以内终止妊娠，新生儿预后较好。术中有时见到**子宫胎盘卒中**（**Couvelaire 子宫**），其特点是血液渗透入子宫肌层，与子宫收缩乏力有相关性。宫缩剂通常可以纠正宫缩乏力。如果宫缩乏力合并严重出血，常规救治和输血无效时，可考虑子宫切除。

　　全面掌握重度胎盘早剥的自然病程有助于处理消耗性凝血功能异常和死胎。50 年前，Pritchard 和 Brekken 都已经提出以下几个要点：（1）约 40% 的胎盘早剥并发死胎可以出现消耗性凝血障碍；（2）症状出现 8h 以内，会发生低纤维蛋白原血症；（3）严重的低纤维蛋白原血症必须输血才能纠正；（4）胎儿胎盘娩出后，低纤维蛋白原血症逐渐恢复，大概每小时升高 0.1g/L（10mg/dL）。

　　处理严重胎盘早剥并发胎儿死亡时，维持血容量和补充血制品非常重要。剖宫产似乎解决问题最快，但患者手术风险很大。如果凝血功能未纠正，术中出血难以控制，子宫切除风险很高。因此，凝血功能纠正之前不要匆忙手术。补充血制品，改善凝血指标之后再手术对孕妇预后较好。

新生儿结局

　　胎盘早剥增加围生儿并发症和死亡率。与正常孕妇相比，胎盘早剥的围生儿死亡风险增加 10 倍。一项病例对照研究显示，胎盘早剥后分娩的新生儿有长期神经行为异常的风险。有并发症的新生儿分娩前胎心监护异常者占 45%，53% 行紧急剖宫产；正常新生儿中胎心监护异常者占 10%，紧急剖宫产占 10%。胎盘早剥后分娩的新生儿发生与缺氧相关的脑室周围白质软化和胎儿猝死综合征的较多。

前置胎盘

定义和发病机制

　　前置胎盘指胎盘组织覆盖或毗邻宫颈内口。前置胎盘类型传统分为四种：1）完全性，2）部分性，3）边缘性，和 4）低置性[27]。**完全性前置胎盘**（complete placenta previa）指胎盘完全覆盖宫颈内口，**部分性前置胎盘**（partial placenta previa）、**边缘性前置胎盘**（marginal placenta previa）和**低置胎盘**（low lying placenta previa）这三个概念的区别微妙且会随诊断时机和方法而变化。部分性前置胎盘指胎盘组织的一部分覆盖宫颈内口，边缘性前置胎盘指胎盘边缘到达宫颈内口，低置前置胎盘指胎盘边缘距离宫颈内口 2cm 以内。超声技术的提高可以更准确地评估胎盘与宫颈内口的关系。**最近修订的前置胎盘分类仅包括两种，一种是真正的前置胎盘**（胎盘覆盖宫颈内口），**另一种为低置胎盘**（胎盘边缘距离宫颈内口 **2cm 以内但不覆盖**）[27]。低置胎盘尽管不是真正的前置胎盘，但有出血和其他不良妊娠结局的风险[28]。

发病率

　　分娩时前置胎盘发生率为 **0.5%（1/200）**，而孕中期前置胎盘发生率可高达 **6%**[29]。"胎盘移行"一词常用来解释近足月时前置胎盘状态的"消失"。目前有三个理论用来解释这个现象。第一个理论提出随着妊娠进展和子宫下段的发育，原本低置的胎盘边缘逐渐远离宫颈内口。子宫下段在孕 20 周时约长 0.5cm，到足月时可超过 5cm。第二个理论认为，无胎盘附着部位的子宫肌壁比胎盘附着部位的肌壁发展更快。最后一个理论提示，滋养层组织的趋营养生长方式使胎盘离开宫颈而向宫底发展，促进前置胎盘状态消失[30]。

前置胎盘的临床表现

　　前置胎盘通常表现为孕中晚期无痛性阴道流血。随着子宫下段生长变薄，胎盘血管可能破裂，引起阴道流血。**70%～80% 的前置胎盘患者孕期至少出现一次阴道流血**。约 10%～20% 患者阴道出血前会有子宫收缩，不到 10% 的患者一直到足月仍无症状。在阴道流血的患者中，**1/3 发生在 30 周以前，1/3 发生在 30～36 周之间，还有 1/3 发生在 36 周以后**。早发性阴道流血（<30 周）会增加输血风险和围生儿并发症和死亡率。

危险因素

　　前置胎盘的危险因素见框 18-2。另有报道显示，胎先露异常、早产、未足月胎膜早破、胎儿生长受限、先天畸形和羊水栓塞均与前置胎盘有关。

母体内在因素

多产:多次经产妇发生前置胎盘的风险为 5%,而初产妇仅为 0.2%。

孕妇年龄:35 岁孕妇发生前置胎盘的风险增加 4 倍多,40 岁以上的孕妇风险增加 9 倍。

种族:一项大型 cohort 研究显示[32],每 1000 例白人、黑人和其他种族发生前置胎盘的概率分别是 3.3、3 和 4.5。亚洲女性发生前置胎盘的概率似乎最高。

母体外在因素

孕妇吸烟前置胎盘的风险增加 **3 倍**,滥用可卡因风险增加 **4 倍**。高海拔地区居住也有可能增加前置胎盘的风险,由于子宫胎盘缺氧,需要增加胎盘面积获取氧供。**不孕症的治疗也与前置胎盘的发生有关**[33]。

胎儿因素

多胎妊娠是否增加前置胎盘的风险,尚无定论。一些研究显示双胎妊娠发生前置胎盘的概率增高,但其他研究并没能够证实[34]。研究结果一致之处是**前置胎盘孕妇所怀的胎儿男性比例较高**,前置胎盘与男性胎儿的相关性不好解释。这方面有两个学说,第一是男性胎儿胎盘面积较大,第二是男性胚泡在子宫下段延迟着床。

前置胎盘病史

既往发生过前置胎盘的孕妇再发概率增加,风险高达 8 倍,但确切原因不明。

子宫手术史和剖宫产史

既往子宫手术史与前置胎盘发生有关。刮宫术和肌瘤剔除术稍微增加前置胎盘的风险,剖宫产是一致公认的危险因素。剖宫产后再次妊娠发生前置胎盘的风险增加 1%～4%[35,36],前置胎盘的风险与剖宫产次数呈线性关系。一次剖宫产后前置胎盘发生率 0.9%,两次剖宫产后发生率为 1.7%,三次及以上发生率为 3%[37]。四次及以上剖宫产后前置胎盘发生风险高达 10%[35]。一般认为剖宫产引起的子宫内膜受损是发生前置胎盘的原因。

前置胎盘的诊断

妊娠期诊断前置胎盘的具体时间过去 40 年变化很大。孕晚期无痛性阴道流血曾经是前置胎盘的常见临床表现,随着超声检查的普及,目前大多数前置胎盘在症状出现前已被发现。

超声影像检查

经腹和经阴道超声是诊断前置胎盘的最佳手段。经腹 B 超可检测出至少 95% 的前置胎盘,经阴道 B 超准确度接近 100%。通常采用联合方式,经腹 B 超用于初步诊断,对于不确定的病例进行阴道 B 超检查。经阴道 B 超检查安全,而非禁忌。阴道 B 超探头不需要触及宫颈,即可获取高质量影像(图 18-4)。

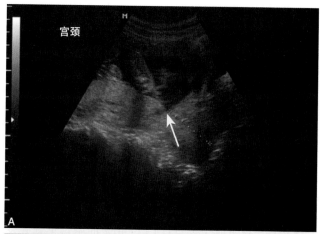

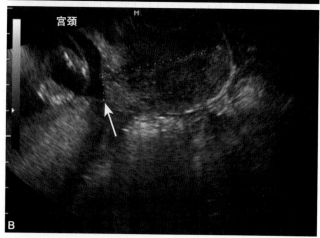

图 18-4 低置胎盘的经腹(A)和经阴道(B)超声,箭头所指为胎盘的边缘(Courtesy K. Francois)

如果孕中期发现前置胎盘或低置胎盘,晚孕期早期阶段(孕 32 周左右)要复查 B 超[27]。孕中期诊断的前置胎盘,超过**90％**在足月时消失。前置胎盘消失可能性大小取决于诊断前置胎盘的孕周、胎盘在宫颈内口的延伸程度以及胎盘的位置。一项纳入714例前置胎盘孕妇的研究显示,诊断时间越早,足月时前置胎盘消失的可能越大(表18-2)。如果孕中期诊断为完全性前置胎盘,到孕晚期26％的病例仍有前置胎盘。仅有2.5％的低置胎盘会持续到孕晚期。前壁的前置胎盘不如后壁迁移能力强。

表18-2　前置胎盘初诊孕周与足月时前置胎盘持续存在的可能性

初诊孕周	足月时前置胎盘可能性
15～19 周	12%
20～23 周	34%
24～27 周	49%
28～31 周	62%
32～35 周	73%

MRI 有时也用于前置胎盘的诊断,有助于鉴别后壁的前置胎盘和评估胎盘植入程度(见下文)。

前置胎盘的处理

孕晚期前置胎盘的处理原则:系列超声监测胎盘位置和胎儿生长情况,避免宫颈检查和性交,限制运动,咨询有关临产的症状和阴道出血情况,注意饮食和营养以避免贫血。一旦出现阴道流血,尽早就医。

无症状前置胎盘

近来有学术组对各孕期无症状前置胎盘的处理给出了建议[27]。孕 16 周以上的低置胎盘或前置胎盘,建议孕 32 周 B 超复查胎盘位置。如果孕 32 周前置胎盘或低置胎盘持续存在,则在孕 36 周再次复查 B 超。

前置胎盘无症状者期待处理,在门诊随访。有些超声特征提示出血可能性大,比如胎盘完全覆盖宫颈内口、胎盘边缘增厚、宫颈内口上方有无回声胎盘区或宫颈长度短于 3cm,但不可能准确预测所有前置胎盘的出血[30]。无症状患者仍需避免引起宫缩和刺激宫颈的活动,比如高强度的锻炼、性交和宫颈指检。很多研究已证实,门诊管理无症状前置胎盘安全、有效而且经济。**参与门诊随访的病人必须达到以下几点:1)依从性好;2)居住地点离医院近;3)任何时间都可以紧急入院就诊;4)全面了解前置胎盘的风险。**

前置胎盘出血

急性阴道流血的孕妇需要住院并立即评估母胎状况。病人首先入住产房,监测母体血流动力学指标,持续胎心监护,用粗针建立快速补液的静脉通路,进行基础(baseline)实验室检查(血红蛋白、红细胞压积、血小板

计数、血型、凝血功能)。如果妊娠不足 34 周,给予糖皮质激素促胎肺成熟,同时评估医院有无处理母胎急症的条件。有些情况下孕妇需要转院,并咨询母胎医学和新生儿专科。**如果阴道出血在宫缩之后发生或者与宫缩有关,可以考虑使用宫缩抑制剂。**尽管各种宫缩抑制剂都有使用,硫酸镁对母体血流动力学影响小,而且有胎儿神经保护作用,通常是首选的一线用药[30]。

一旦情况稳定,有症状的前置胎盘患者可以继续住院期待治疗。很多观察性研究发现,50％的患者 4 周内并未分娩,包括初次出血量超过 500mL 的病例。推荐使用节约血制品的技术(blood conservation techniques)减少孕妇贫血。有些患者可能需要输血,但多数可以依靠口服或静脉补铁来纠正贫血,并给予维生素 C(助铁吸收)和维生素 B。某些情况下可以用促红细胞生成素加速红细胞生成。当血红蛋白大于 110g/L(11g/dL)时可以考虑自体输血(autologous donation)的可能性[38,39]。

尽管母体出血是最值得关注的问题,**前置胎盘出血发生胎盘剥离时胎儿也可能失血。孕晚期前置胎盘出血时,所有未致敏的(unsensitized)Rh 阴性孕妇应注射抗D 免疫球蛋白。**另外可以考虑母体血 Kleihauer-Betke 试验,判断是否存在胎母出血(fetomaternal hemorrhage)。有时胎母出血可超过 30mL,此时需要加大抗 D 免疫球蛋白的剂量。一项研究显示产前输血的孕妇分娩后,35％的婴儿存在贫血且需要输血。

分娩

所有 B 超诊断为前置胎盘和多数低置胎盘的患者需要剖宫产。如果胎盘边缘距离宫颈内口 1～20mm,剖宫产率为 40％～90％[40]。低置胎盘患者进行阴道试产时,一定要做好紧急剖宫产和输血的准备。

不复杂前置胎盘(uncomplicated placenta previa)指胎儿发育正常且无其他妊娠合并症,专家们对其分娩时机提出共识[22],建议在 36[0/7] 和 37[0/7] 之间行剖宫产。复杂性前置胎盘(complicated placenta previa)指活动性阴道流血合并胎心异常而且复苏无效、大量出血危及生命以及已经临产的患者,对于这些复杂性前置胎盘,无论孕周大小都应立即终止妊娠[30]。

剖宫产过程中,一定要警惕急性失血情况。提前交叉配血。另外在行子宫下段切口时,要评估该区域血管特点。尽管子宫下段横切口不是禁忌,但很多情况下纵切口可能更好。子宫前壁前置胎盘更适合子宫纵切口。理想状况下,进入宫腔后不要损伤胎盘。如果胎盘破坏,必须尽快娩出胎儿。考虑到胎盘植入的可能性,建议胎盘自然娩出。如果胎盘剥离困难,按胎盘植入处理(见下文)。一旦胎盘成功剥离,螺旋动脉周围的子宫肌纤维收缩,出血就能控制。由于子宫下段收缩差,胎盘附着部位可能出血严重。积极采取促宫缩治疗、外科干预和宫腔

填塞方法快速止血。胎儿娩出后,在胎盘附着部位的子宫内膜下注射血管加压素可减少出血[41]。

产前出血的特殊情况

胎盘植入异常

定义和发病机制

胎盘植入异常是由于子宫蜕膜基底层缺失和类纤维蛋白层发育不完整导致胎盘异常附着。胎盘植入异常包括胎盘粘连(placenta accrete)、胎盘植入(placenta increta)和胎盘穿透(placenta percreta),分别是指胎盘绒毛附着、植入或穿透子宫肌壁(图18-5)。值得注意的是,国内外常用胎盘植入(placenta accreta)一词概括所有的胎盘植入异常,有时引起名词混淆。

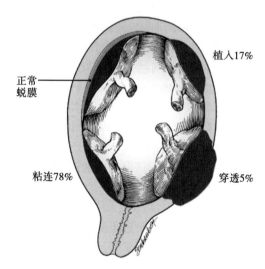

图18-5 子宫胎盘的解剖关系与胎盘植入异常的分类

发病率和危险因素

胎盘植入异常总体发病率是 **3/1000** 例分娩。基于病理学诊断,在胎盘异常侵袭形式中,胎盘粘连最常见(79%),胎盘植入其次(14%),胎盘穿透少见(7%)。**胎盘植入异常两个最重要的危险因素是前置胎盘和剖宫产史**。无子宫瘢痕的前置胎盘发生胎盘植入的风险约为3%[35],一次或一次以上剖宫产史者发生胎盘植入的风险显著上升(表18-3)。即使不合并前置胎盘,有剖宫产史的孕妇也常发生胎盘植入[37]。

表18-3 既往剖宫产次数与前置胎盘并发胎盘植入的风险

剖宫产次数	胎盘植入的风险(%)
0	3
1	11
2	40
3	61
≥4	67

其他已报道的危险因素包括孕妇产次和年龄增加、黏膜下肌瘤、子宫手术史、疤痕子宫和子宫内膜缺陷[42,43]。胎盘植入异常中女胎更常见,这点与前置胎盘不同。

临床表现

胎盘植入的临床表现与前置胎盘相似,**大出血情况通常继发于人工剥离胎盘**。胎盘植入穿透膀胱时会出现血尿。

胎盘植入的诊断

大多数胎盘植入在产前即可通过先进的影像技术确立诊断。产前诊断能改善母体结局,减少出血和输血。

影像学技术

超声是诊断胎盘植入的首选手段。超声征象包括胎盘下肌层正常低回声消失,子宫浆膜层与膀胱壁的间隙变的菲薄或中断,胎盘局部外向生长,胎盘内见大量血池(图18-6)[45]。一项产前超声诊断胎盘植入的系统评价表明,超声检查的敏感性为90%、特异性97%、阳性似然比(likelihood ratio)为11、阴性似然比0.16[46]。

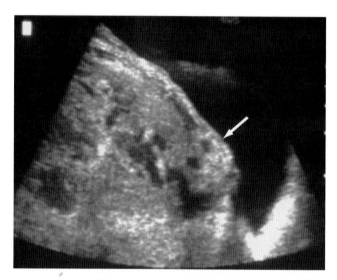

图18-6 局灶性胎盘侵入的超声影像(箭头):子宫胎盘界面缺失正常的低回声区子宫肌层,子宫浆膜面与膀胱界面变薄和中断,胎盘组织向外突出

彩色多普勒可用于辅助诊断胎盘植入。征象包括胎盘实质内血窦丰富,血流紊乱,子宫浆膜层与膀胱之间血流信号丰富,胎盘基底可见明显静脉丛,胎盘基底血流信号消失[47]。如果子宫肌层厚度小于1mm,且胎盘内含大型的静脉窦,侵袭性胎盘(invasive placentation)极有可能,这一超声征象的敏感性为100%、特异性72%、阳性预测值72%、阴性预测值100%。

三维立体B超也可用于诊断侵袭性胎盘[48,49],诊断标准包括胎盘内不规则血管成像和子宫浆膜层和膀胱间隙丰富的血管信号。

MRI联合超声可用于评估胎盘植入异常。当超声诊断存在疑问、胎盘位于子宫后壁或需要判断胎盘对邻近组织(如宫旁组织和膀胱)的侵入深度时,MRI很有帮助。一项 Meta 分析包括了 1010 个有胎盘植入风险的孕妇,研究显示 MRI 诊断胎盘植入的敏感性为 94%,特异性为 84%[50]。

实验室检查

胎盘植入与母体血清甲胎蛋白(MSAFP)升高有关。

病理学检查

对切除的子宫标本进行病理学检查,以确诊胎盘植入异常。子宫肌层中可见胎盘绒毛,蜕膜基底层缺如。如果局部胎盘植入未行子宫切除,刮出的标本可见子宫肌细胞粘附于胎盘组织[51]。

胎盘植入的处理

胎盘植入易导致严重的产后出血,是围产期子宫切除的主要原因[52]。多学科合作是处理胎盘植入的最佳方式,术前评估团队建议包括母胎医学、新生儿科、麻醉专业、盆腔外科、泌尿外科以及节用血制品的专家。多学科合作对可疑胎盘穿透的病例尤其重要。分娩时机根据临床情况而定,大多数专家支持在孕 $34^{0/7}$ 到 $35^{6/7}$ 周终止妊娠[38],分娩前可用也可不用糖皮质激素促胎肺成熟。手术时间安排根据人员配备而定,应该在医院处理严重产科出血的最佳时间。必须建立通畅的双静脉通道,准备充足的血制品,考虑使用血细胞回输技术(Cell-saver technology)、自体输血(autologous donation)、家属和朋友献血(donor-directed donation)以及重组Ⅶa因子。术前或术中放置输尿管支架可以预防输尿管损伤。胎盘损伤后可能急速出血,建议在胎盘附着部位上方行子宫切口,不要损伤胎盘。胎儿娩出后断脐,胎盘保留于原位。有些研究显示主动脉和髂内动脉球囊导管及术后栓塞能减少失血、输血以及缩短手术时间[53]。

一些特殊情况下可以考虑保留子宫,例如局部胎盘植入、病人有再生育要求、宫底或后壁型胎盘植入。子宫保留手术通常包括以下各种方法:胎盘原位保留及术后期待治疗、延迟人工剥离胎盘、胎盘植入部位楔形切除或缝合、子宫下段填塞、刮宫、子宫动脉栓塞、止血缝合、动脉结扎以及使用甲氨蝶呤[54]。尽管每种方式都有成功报道,但这些处理方法都有潜在的并发症,比如晚期产后出血、感染、瘘管形成、二次手术和/或子宫切除、子宫坏死、甚至死亡[55]。保留子宫治疗胎盘植入的方法对妇女远期生殖功能的影响,目前数据尚不充分,多数妇女保守治疗后能怀孕,但存在自发性流产、子宫粘连和破裂、早产、再发胎盘植入和围产期子宫切除等风险[54,56-58]。

前置血管

定义和发病机制

前置血管(vasa previa)是指胎儿血管(fetal vessels)位于宫颈内口。这些前置血管通常缺乏华通胶(Wharton jelly)保护,如帆状脐带插入(velamentous cord insertion),容易破裂和受压。血管一旦破裂,就会导致胎儿失血。帆状脐带插入有时不合并前置血管,胎儿血管走行于双叶胎盘之间或主副胎盘之间。

发病率和危险因素

前置血管的总体发病率是 1/2500,数据报道在 1/5000 到 1/2000 之间[59]。危险因素包括双叶胎盘和副胎盘、辅助生殖技术授孕、多胎妊娠、孕中期前置胎盘或低置胎盘[59-61]。

临床表现

过去,多数前置血管病例因胎膜早破胎儿血管撕裂引起急性阴道流血。如果不采取紧急干预,就会发生胎儿心动过缓以及胎死宫内。现在,许多前置血管病例在产前通过超声诊断。极少情况下,在宫颈内口胎膜中可触到胎儿血管搏动。

诊断

前置血管通常可在产前通过彩色多普勒超声和脉冲多普勒成像诊断。经腹和经阴道超声两者均用。彩色多普勒和脉冲多普勒成像可显示宫颈内口上方脐血管(图18-7)。

前置血管的处理

一经诊断,前置血管与前置胎盘的处理类似。专家建议孕 28 到 30 周每周进行两次胎心监护评估脐带受压情况;有些学者建议孕晚期住院治疗,推荐在 $34^{0/7}$ 到 $36^{0/7}$

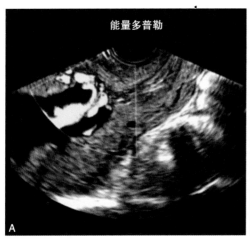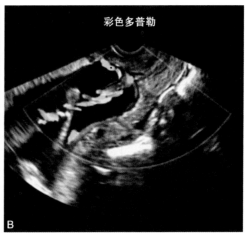

图18-7 经阴道超声显示帆状脐带和前置血管,胎盘位于后壁,前壁为副胎盘

周行剖宫产终止妊娠[62,63]。如果分娩过程中诊断血管前置,须快速分娩。必要时需紧急行新生儿输血。

产后出血

产后出血(postpartum hemorrhage)属于产科急症,发生率为 1/100 ~ 1/20。美国过去十年,产后出血增加了26%[64]。产后出血是孕产妇主要并发症和死亡的首要原因,产科医生需要清楚了解正常分娩失血量,以便有效识别和处理产后出血。

正常失血和产后出血

分娩时正常失血量取决于分娩方式。基于客观数据,阴道分娩、剖宫产和剖宫产子宫切除术平均失血量分别是 500mL、1000mL 和 1500mL[65]。由于孕期血容量增加,失血量往往被低估,没有得到足够重视。

产后出血的定义有很多,包括(1)主观评估比正常标准失血量多;(2)血红蛋白浓度下降10%;(3)需要输血。更有实践意义的定义是分娩所致失血过多,引起血流动力学改变或低血容量症状。

产后出血病因

产后出血的病因分为两类:原发性(早期)和继发性

(晚期)。早期产后出血指分娩 24h 以内发生的出血,晚期产后出血指发生在分娩 24h 以后到产后 12 周之间的出血。产后出血的常见原因见框 18-3。早期产后出血比晚期多见,该部分着重于讨论早期产后出血的病因和处理(图 18-8)。

框 18-3　产后出血的病因

早期出血
- 宫缩乏力
- 下生殖道软产道裂伤(会阴、阴道、宫颈、阴蒂、尿道周围组织、直肠)
- 上生殖道宫旁组织裂伤(阔韧带)
- 下尿路裂伤(膀胱、尿道)
- 妊娠物残留(胎盘、胎膜)
- 胎盘植入异常(胎盘植入、胎盘穿透)
- 子宫破裂
- 子宫内翻(脱出)
- 凝血功能障碍

晚期出血
- 感染
- 妊娠产物残留
- 胎盘部位复旧不全
- 凝血障碍

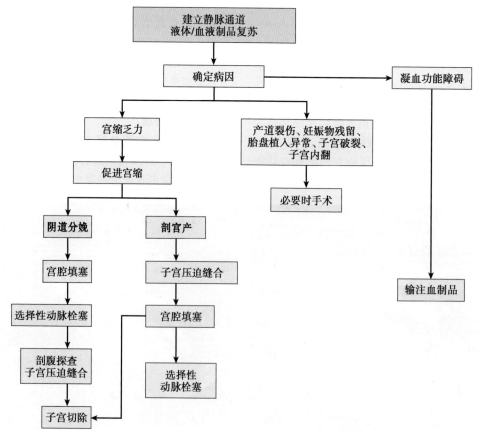

图 18-8　产后出血的处理流程图

宫缩乏力

定义和发病机制

宫缩乏力（uterine atony）指子宫肌层不能有效收缩，是原发性产后出血最常见的原因。足月时，平均每分钟通过胎盘的血流量为 500 ~ 700mL。胎盘娩出后，子宫螺旋动脉周围的肌纤维像止血带一样收缩，使子宫出血得以控制。如果子宫收缩不充分，就会快速失血。

发病率和危险因素

宫缩乏力发生率为 **5%**，占早期产后出血病因的 **80%**。危险因素包括子宫过度拉伸（如多胎妊娠、羊水过多、巨大儿）、引产、急产或产程延长、产次多、子宫感染、子宫内翻、胎盘残留、胎盘结构异常和使用子宫松弛药物（宫缩抑制剂、卤代麻醉剂或硝酸甘油）。

临床表现和诊断

表现为子宫肌张力缺失，导致快速失血。除外其他病因即可诊断宫缩乏力。双手触诊子宫通常可以确诊。

产后出现的预防和处理

识别宫缩乏力危险因素，快速启动治疗方案，将出血量控制到最低。针对宫缩乏力所致的产后出血的三个预防措施：1）积极处理第三产程，2）剖宫产术中让胎盘自行剥离，3）产后延长使用缩宫素。

积极处理第三产程指在胎盘剥离之前，及时钳夹脐带，控制性牵拉脐带，按摩子宫，并使用宫缩剂。一项系统评价显示积极处理第三产程减少分娩失血量，降低产后出血，避免第三产程延长，减少额外使用宫缩剂[66]。关于使用宫缩剂的时机尚存争议，系统评价表明胎盘娩出前给予宫缩剂可减少出血以及产后输血[67]。

第二个预防措施是在剖宫产中让胎盘自行剥离。一项研究对比胎盘自行剥离与人工剥离的出血量，自行剥离可减少 30% 的出血量，产后子宫内膜炎的风险可降低 7 倍。

第三个措施即延长产后缩宫素的使用时间。临床试验把缩宫素单次静脉注射与缩宫素单次静脉注射加 4h 静脉滴注这两种方法进行了对比，延长产后缩宫素能够减少宫缩乏力和额外使用宫缩剂[68]。其他循证研究也支持分娩后 4 ~ 8h 延长缩宫素使用[69]。

如果预防措施无效，立即处理宫缩乏力，包括双手按摩子宫和促宫缩治疗。

双手按摩子宫（Bimanual Uterine Massage）

一手置于腹部宫底处，另一手置于阴道内，双手联合压迫子宫（图 18-9）。避免按摩过度伤及阔韧带内大血管。

宫缩剂治疗（Uterotonic Therapy）

宫缩剂是治疗产后宫缩乏力出血的主要药物。常用促宫缩药物的剂量、副作用和禁忌证见表 18-4。缩宫素是

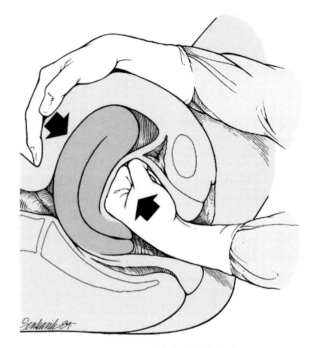

图 18-9　双手按摩子宫的方法

一线用药，静脉滴注首选，也可以肌内注射和子宫肌内注射。初始常用剂量为 10 ~ 30U 加入 500 ~ 1000mL 晶体液。临床试验证明高剂量（80U 混于 500 ~ 1000mL 晶体液）安全有效，同时降低 20% 的其他促宫缩治疗，产后出血的联合治疗（促宫缩药物、输血、填塞、栓塞和手术）也减少[70]。

缩宫素无效时，必要采用二线药物。目前有很多促宫缩药物可供选择。药物选用取决于其副作用和禁忌证。**米索前列醇是合成的前列腺素 E1 类似物**，安全、有效、价廉、不需冷藏，可用于预防和治疗产后出血[71-73]。米索前列醇很受欢迎，可以多种途径给药或联合使用。传统方法是高剂量（600 ~ 1000μg）直肠给药，低剂量（400μg）舌下含服有更高的生物利用度[71]。**甲基麦角新碱**也可以使用，但有一定限制，其半衰期较长，可能会加重高血压患者的血压。

前列腺素是非常有效的促宫缩药物。天然和人工合成的产品均可使用。**前列腺素 $F_{2\alpha}$** 可肌内和子宫肌层注射，能改善宫缩乏力。用法：每 15 分钟重复给予 0.25mg，总剂量不得超过 2mg（8 次）。$F_{2\alpha}$ 能致支气管痉挛，一定注意**哮喘患者不能使用前列腺素 $F_{2\alpha}$**。前列腺素 E_2（地诺前列酮）是一种天然的促宫缩化合物，副作用包括发热、寒战、恶心、呕吐、腹泻及头痛，不适合用于产后出血。缩宫素类似物（oxytocin analogues）和麦角新碱-缩宫素联合治疗宫缩乏力有成功报道，但美国不用。

宫缩抑制剂硫酸镁或硝苯地平影响钙离子进入肌细胞，导致宫缩乏力，这种情况下应给予葡萄糖酸钙作为辅助治疗。1 安瓿（1g/10mL）静脉推注可改善宫缩乏力，减少产后出血。

表 18-4　子宫收缩剂

药物	剂量	给药途径	给药间隔	副作用	禁忌证
缩宫素(Oxytocin)	10 ~ 80U/500 ~ 1000mL 晶体溶液	首选静脉滴注或肌注或子宫肌内注射	持续给药	恶心、呕吐	无
米索前列醇(Misoprostol)	600 ~ 1000μg	首选经直肠给药或口服或舌下含服	单剂量	恶心、呕吐、腹泻、发热、寒战	无
甲基麦角新碱(Methylergonovine)	0.2mg	首选肌注或子宫肌内注射或口服	每 2 ~ 4h 一次	高血压、低血压、恶心、呕吐	高血压、偏头痛、硬皮病、雷诺综合征
前列腺素 F_{2a}(Hemabate,欣母沛)	0.25mg	首选肌注或子宫肌内注射	每 15 ~ 90min 一次,最多 8 次	恶心、呕吐、腹泻、潮红、寒战	活动性心、肺、肾、肝疾病
前列腺素 E_2(Dinoprostone,地诺前列酮)	20mg	经直肠给药	每2h 一次	恶心、呕吐、腹泻、发热、寒战、头痛	低血压

　　如果药物治疗无效,立即采取其他措施。**一定要仔细检查生殖道,确定是否存在裂伤。接着考虑行宫腔填塞、选择性动脉结扎或手术干预。**

宫腔填塞(Uterine Tamponade)

　　宫腔填塞是通过压迫子宫出血创面,控制产后出血。方法安全、简单、有效。填塞方法多样,但必须遵守填塞的基本原则。应该使用长条连续性纱条(如 Kerlix),不要用多个小纱布块。有人报道使用凝血酶浸渍和壳聚糖包裹的纱条(chitosan-covered gauze)[74]。操作时,从宫底开始放置纱条,从一边往另一边走行,一层层下移,避免遗留死腔。考虑置放尿管和抗生素预防尿潴留和感染。宫腔填塞时间不要超过 12 ~ 24h,严密监测生命体征和实验室检查结果。

　　近年来,**宫腔球囊填塞**很大程度上取代了传统子宫填塞法。填塞球囊有多种设计,包括 **Bakri 填塞球囊**、**BT-Cath**、**Belfort-Dildy** 产科填塞体系、Sengstaken-Blakemore 管、带有 30mL 球囊的 24 号 Foley 导管。Bakri 填塞球囊、BT-Cath、Belfort-Dildy 产科填塞体系是专门为处理产后出血研发的产品。Bakri 填塞球囊(图 18-10)由一个硅胶球囊附在导管上组成,该球囊导管可徒手、也可在超声引导下置入子宫,然后用无菌生理盐水填充硅胶球囊,注入量最多 500mL。球囊一旦膨胀起来,可以适应子宫形态,对子宫内膜创面加压止血。球囊内的导管可以引流,以评估子宫是否继续出血。正确放置球囊对压迫止血极其重要(图 18-11)。BT-Cath 与 Bakri 球囊一样,也是硅胶球囊,但它呈"倒置梨形"。这个填塞球囊也有双腔导管,可用生理盐水填充球囊并引流宫腔内血液。Belfort-Dildy 产科填塞体系在宫腔内和阴道内各有一个聚氨酯球囊用于填塞(图 18-12)[75]。子宫内球囊可以快

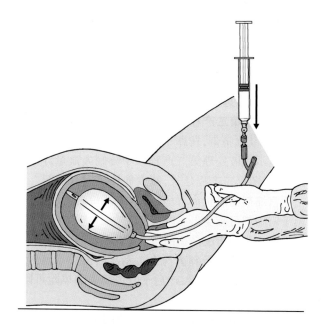

图 18-10　Bakri 填塞球囊

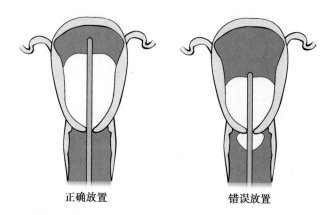

正确放置　　　　　　　　错误放置

图 18-11　Bakri 填塞球囊的正确放置(Courtesy of Women's Health)

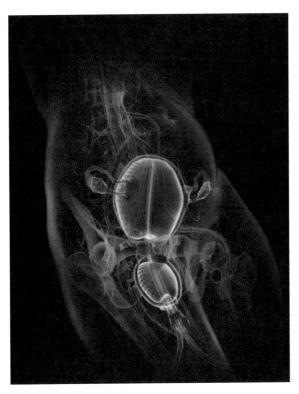

图 18-12　Belfort-Dildy 产科填塞系统（Courtesy of Glenveigh Medical）

速冲入 750mL 生理盐水，适合较大容积的子宫（比如多胎妊娠），小球囊达不到这样的容积。这个系统也有用于引流的导管评估出血情况，另外还有一个输入端口用来冲洗子宫。

选择性动脉栓塞（Selective Arterial Embolization）

对于产后出血、血流动力学尚稳定的患者，**选择性动脉栓塞越来越常用**。可单独实施也可在外科治疗失败后使用[76]。盆腔动脉造影可以发现出血血管，然后将明胶海绵放入血管止血，**累积成功率达 90% ~ 97%**[76]。

选择性动脉栓塞较手术治疗有更多优点。首先，可选择性堵塞出血血管，对盆腔血管发育异常尤为适用，例如子宫动静脉畸形。其次，可以保留子宫和生育功能。盆腔血管栓塞后妊娠成功的病例已有报道[76]。最后，选择性动脉栓塞并发症较小，可以避免手术或者推迟手术，有凝血功能异常时也可实施，这样可以争取更多时间补充血液和凝血因子。选择性动脉栓塞的并发症发生率为 **3% ~ 6%**[76]，包括栓塞后发热、感染、缺血性疼痛、血管穿孔和组织坏死。相对劣势是普及性有限。产科团队、介入放射专家和患者之间必须协调沟通，才能及时实施选择性动脉栓塞。

手术治疗

保守治疗无效时需要开腹手术。手术方法包括动脉结扎、子宫压迫缝合（uterine compression suture）和子宫切除术（hysterectomy）。

动脉结扎的目的是减少子宫的血流灌注和出血。报道的成功率为 40% ~ 95%，成功率主要取决于结扎哪支血管。子宫动脉上行支、子宫卵巢动脉、骨盆漏斗韧带血管和髂内动脉都可以结扎。髂内血管结扎对技术要求较高且费时，除非医生对此术式精通，一般不建议作为一线方法。子宫血管结扎建议采用循序渐进的方式。

近 50 年前，O'Leary 描述了结扎双侧子宫动脉控制产后出血的方法。凭借其操作简单和子宫动脉方便探及的优点，至今仍是动脉结扎的首选方法。子宫动脉上行支毗邻子宫下段和上段交界之处，操作时用可吸收缝线穿过子宫下段肌层，横向绕过子宫血管，再穿过阔韧带间隙无血管区，这种缝合方式将血管紧压在子宫侧壁（图 18-13）。血管缝合结扎之处位于子宫下段靠上位置，既可避开输尿管，也不必下推膀胱。单侧动脉结扎控制 10% ~ 15% 出血，双侧动脉结扎可控制 90% 以上的产后出血。

如果持续出血，下一步考虑结扎子宫卵巢动脉和骨盆漏斗血管。靠近宫底的子宫卵巢动脉结扎方法同子宫动脉上行支结扎。如果结扎后仍然无效，可以结扎骨盆漏斗血管。结扎该血管后卵巢血供可能会减少，但成功

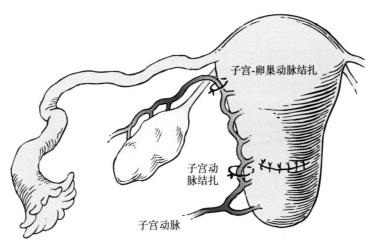

图 18-13　子宫动脉结扎

怀孕的案例仍有报道。

　　Bakri 报道了新的**双侧子宫动脉结扎**方法与宫腔填塞球囊联合应用（图 18-14）。这种方法称**双边回环子宫血管缝合**（bilateral looped uterine vessel sutures，B-LUVS），

也就是用可吸收缝线从子宫下段开始缝合，一直缝到宫角部，缝线穿过子宫肌层，环状缝合两侧血管达到止血目的。血管缝扎完成后宫腔内置放 Bakri 填塞球囊压迫止血。这种方法止血成功率很高，但病例报道不多。

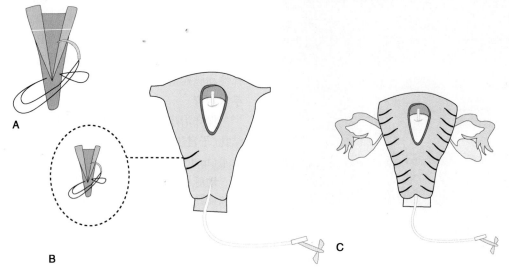

图 18-14　双边回环子宫血管缝扎（From Bakri YN，Arulkumaran S. Intrauterine balloon tamponade for control of postpartum hemorrhage，www. uptodate. com，July 7，2015. ）

　　除外动脉结扎，**子宫压迫缝合**也用于控制宫缩乏力。过去 20 年很多缝合方法已经在临床上广泛应用，包括 **B-Lynch 缝合**、**Hayman 垂直缝合**、**Pereira 横向和垂直缝合**

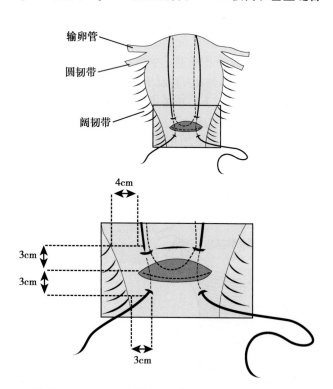

图 18-15　B-Lynch 压缩缝合（摘自 Belfort MA. Management of postpartum hemorrhage at cesarean delivery，www. uptodate. com，June 26，2015）

和**多方形缝合**[77,78]。病人置于截石位以便了解阴道出血情况。为了充分压迫子宫，粗的可吸收缝线通常锚定在子宫前壁和后壁肌层，以连续或间断方式围绕或者穿过子宫表面，然后牢固打结。图 18-15 至图 18-18 显示这些缝合的具体方法。子宫压迫缝合联合使用球囊填塞法也可用于治疗顽固性出血。"子宫三明治"方法是指 B-Lynch 缝合后加用 Bakri 球囊填塞宫腔[79]。这种情况下球囊扩张容积宜小，平均在 100mL 左右。小病例组研究显示此方法止血成功率很高[79]。

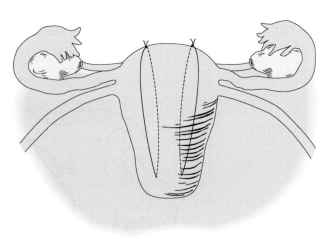

图 18-16　Hayman 垂直压缩缝合（摘自 Belfort MA. Management of postpartum hemorrhage at cesarean delivery，www. uptodate. com，June 26，2015）

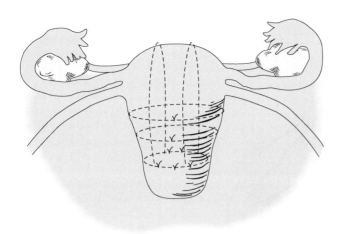

图 18-17　Pereira 横竖压缩缝合（摘自 Belfort MA. Management of postpartum hemorrhage at cesarean delivery, www. uptodate. com, June 26, 2015）

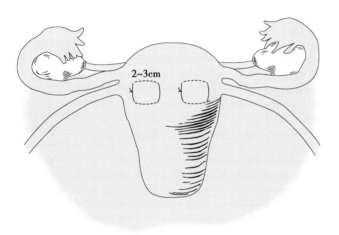

图 18-18　多方形压缩缝合（摘自 Belfort MA. Management of postpartum hemorrhage at cesarean delivery, www. uptodate. com, June 26, 2015）

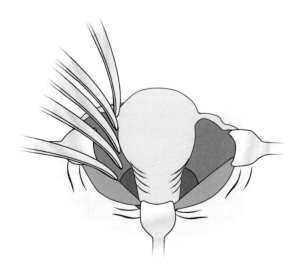

图 18-19　"钳夹-切断-下移"子宫切除方式（摘自 Wright JD, Bonanno C, Shah M, et al. Peripartum hysterectomy. Obstet Gynecol. 2010; 116: 429-434）

宫缩乏力导致顽固性出血的终极治疗即子宫切除。由于失血严重，术中需快速止血。推荐采用"钳夹-切断-下移"（clamp-cut-drop）方式进行**子宫次全切除术**[80]（图 18-19）。也就是说快速钳夹切断宫旁组织和韧带，出血控制之后再一一结扎钳夹的组织。患者血流动力学不稳定时，这种手术方式更有价值。

产道裂伤

定义与发病机制

阴道分娩与剖宫产均可发生产道裂伤（genital tract laceration），常累及母体软组织结构，未能及时发现时可引起大血肿和快速失血。最常见的低位产道裂伤多发生在会阴、外阴、阴道和宫颈，高位产道裂伤常见阔韧带裂伤和腹膜后血肿。

发生率与危险因素

产道裂伤的确切发生率目前尚难以确定，公认是产后出血的第二大原因。产道裂伤的危险因素包括阴道器械助产、胎先露异常或巨大儿、会阴切开术、急产、宫颈环扎术史、宫颈切开（Dührssen）和肩难产。

临床表现与诊断

分娩后阴道持续出血，而子宫张力正常，应高度怀疑泌尿生殖道裂伤。有时出血位置隐蔽而被忽视，如阔韧带裂损伤。大量出血可以发生在隐蔽的血肿里面。疼痛和血流动力学不稳定常常是隐蔽部位裂伤的主要临床表现。

产道裂伤的诊断首先要整体评估软产道，上至宫颈下至阴道、会阴和外阴。充分暴露和拉钩牵引对诊断产道裂伤很有必要。

处理

产道裂伤确定之后，要依据其严重程度和部位进行处理。子宫颈和阴道穹隆裂伤因其位置隐蔽常常难以修补，建议转至手术室，给予麻醉镇痛，放松盆底肌肉，更好的暴露视野。对于宫颈裂伤，最重要的是找到撕裂的顶点，它常是出血的主要来源。但宫颈裂伤顶端往往难以暴露，可先缝合裂伤近端，利用缝合线牵引以暴露裂伤远端，直到宫颈撕裂的顶点（图 18-20）。

会阴撕裂伤（perineal laceration）是最常见的产道裂伤。图 18-21 至图 18-23 显示 Ⅱ、Ⅲ、Ⅳ度产道裂伤以及相应的修补方法。如果裂伤靠近尿道，植入导尿管有助于修补并保护正常结构。Ⅲ 和Ⅳ度裂伤修补后建议直肠指诊以确保直肠的完整性。

有时，血管撕裂可导致下生殖道或上生殖道血肿的形成。外阴、阴道和腹膜后区是发生血肿的三个常见部位。

外阴血肿（Vulvar Hematoma）

外阴血肿常由骨盆前三角浅筋膜或骨盆后三角浅筋

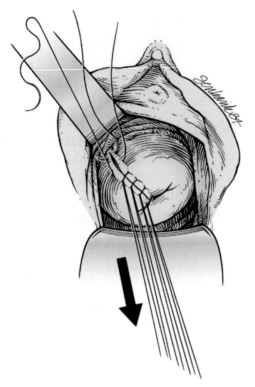

图 18-20　宫颈裂伤修复,从伤口近端开始缝合,牵拉暴露远端伤口

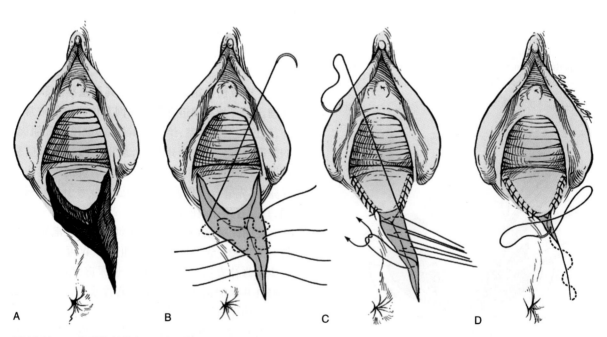

A　　　　　　　B　　　　　　　C　　　　　　　D

图 18-21　二度裂伤的修复:一度撕裂累及阴唇系带、会阴皮肤与阴道黏膜。二度撕裂到达会阴体的肌肉,直肠括约肌保持完好

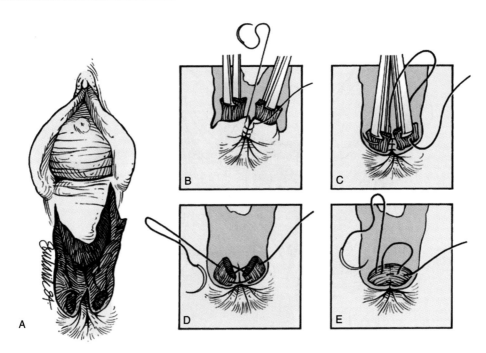

图 18-22　三度裂伤后括约肌的修复：三度裂伤累及皮肤、黏膜和会阴体,而且到达肛门括约肌。括约肌断端肌筋膜行间断 8 字缝合

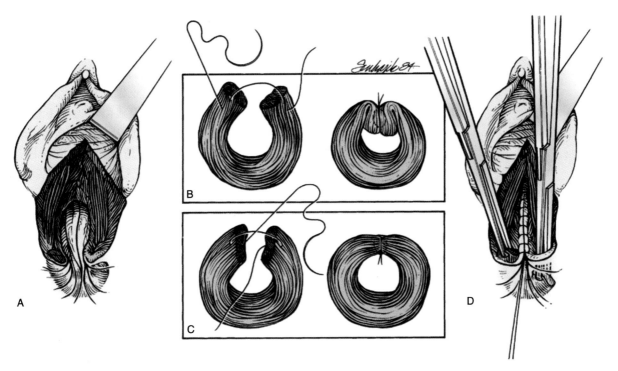

图 18-23　四度裂伤的修复：四度裂伤延长到直肠黏膜。**A.** 这种裂伤显示有部分直肠暴露。**B.** 缝合直肠黏膜下层的方法,这是最常用的修复方法。**C.** 其他修复方法,将结埋在直肠腔内。**D.** 直肠黏膜下层缝合关闭后,再连续缝合另一层加固,然后修复直肠括约肌

膜的血管撕裂造成。出血常被会阴浅筋膜(Colles fascia)、泌尿生殖隔和肛筋膜阻塞(图 18-24)。大量出血可沿筋膜的边界渗透至皮下,造成可见的血肿(图 18-25)。

　　手术引流是外阴血肿的主要治疗方法。建议在血肿表面行大切口。出血是由多个小血管撕裂引起,血管结

扎往往不行。血肿清除后,应采用可吸收缝线逐层封闭死腔,并用无菌敷料进行包扎。常规放置导尿管,组织水肿大部消退后去除。

阴道血肿(Vaginal Hematoma)

　　阴道血肿源于分娩造成的软组织损伤。这些血肿积

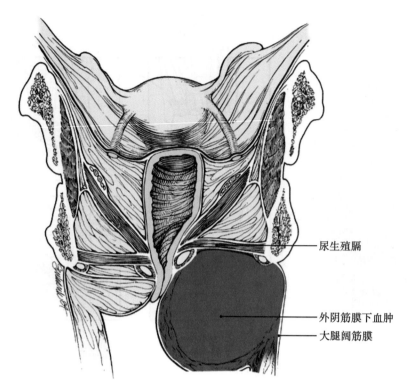

图 18-24 外阴血肿的筋膜边界

右侧标注：
尿生殖膈
外阴筋膜下血肿
大腿阔筋膜

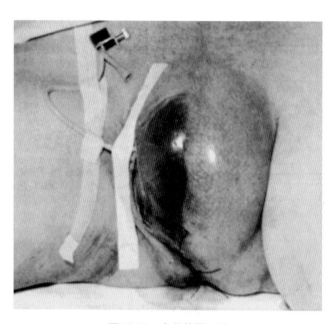

图 18-25 大的外阴血肿

聚在盆腔隔膜以上（图 18-26），有时甚至渗入阴道直肠间隙。阴道血肿也是由多个小血管撕裂出血造成，这点与外阴血肿类似。**阴道血肿是否需要手术引流取决于出血的严重程度。**小的局限性血肿可以期待治疗，大的扩张性血肿需要手术治疗。阴道血肿的处理与外阴血肿不同，阴道切口不需要闭合，阴道需要填塞压迫，防止裂伤部位进一步出血。**如果持续出血，可考虑选择性动脉栓塞治疗。**

腹膜后血肿（Retroperitoneal Hematoma）

腹膜后血肿发生率不高，但是**最严重，甚至危及生命。**早期症状不典型，血肿难以发现。发现腹膜后血肿时，患者常因大量失血出现血流动力学不稳定。腹膜后血肿常常起源于髂内动脉丛的一支血管裂伤（图 18-27），可发生在以下三种情况：1）阴道器械助产；2）剖宫产时子宫动脉止血不充分；3）剖宫产后阴道试产（trial of labor after cesarean，TOLAC）子宫破裂。腹膜后血肿的治疗通常包括剖腹探查、血肿清除和动脉结扎。有些情况下，可行选择性动脉栓塞作为主要或辅助治疗。

妊娠物残留

定义与发病机制

妊娠物残留（retained product of conception）指胎盘组织和胎膜残留在宫腔内，影响子宫充分收缩，导致出血。产后 30~60min，胎盘和胎膜未能自行娩出，可诊断妊娠物残留。

发生率与危险因素

妊娠物残留的发生率为 0.5%~1%，危险因素包括孕中期分娩、绒毛膜羊膜炎和副胎盘。

临床表现与诊断

妊娠物残留通常表现为阴道流血和子宫收缩乏力。为明确妊娠物残留是否存在，需要进行宫腔探查。徒手探查既可诊断又可治疗妊娠物残留（图 18-28）。探查方

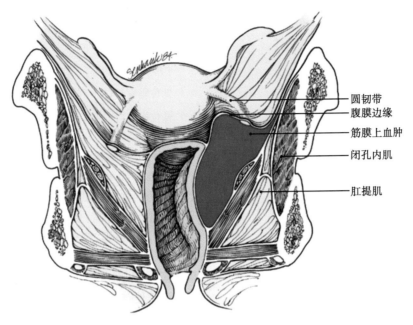

图 18-26　阴道血肿

圆韧带
腹膜边缘
筋膜上血肿
闭孔内肌
肛提肌

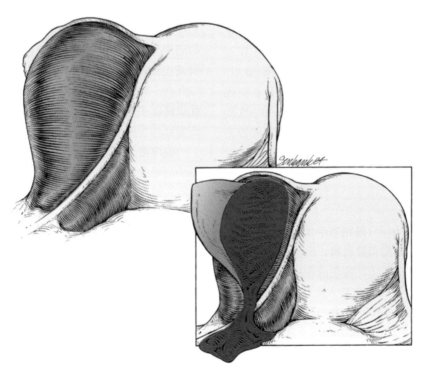

图 18-27　腹膜后血肿

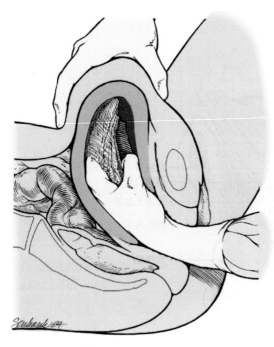

图 18-28　徒手子宫探查

法是用湿纱布把手包裹进行宫腔探查,便于清除残留的胎盘组织和羊膜。如果因产妇体型或疼痛难以进行徒手宫腔探查,可用腹部或阴道超声确定是否存在胎盘组织残留[81]。

处理

妊娠物残留一旦确立,必须予以清除。治疗方法包括**徒手取出**或行**清宫术**。硝酸甘油 50～200μg Ⅳ 可使子宫迅速松弛,有助于徒手取出残留的胎盘组织。清宫术可在产房进行,如伴大量出血则需在手术室操作。可采用大的钝性刮匙(Banjo or Hunter curette)或真空吸引器。经腹超声引导有助于确定残留组织是否完全清除。

子宫破裂

定义及发病机制

子宫破裂(uterine rupture)是指非手术引起的子宫全层破裂,包括子宫内膜、肌层和浆膜层。出血的严重程度和母胎并发症发生率取决于子宫破裂的程度。大破裂口可能导致大出血,胎儿和/或胎盘进入母体腹腔;而小裂口可能出血轻微,对母胎无明显影响。**不完全子宫破裂**(uterine dehiscence)指不完全的或隐匿性子宫瘢痕分离,子宫浆膜保持完整,这种情况通常无不良产科结局。

发生率和危险因素

子宫破裂总体发生率(疤痕和非疤痕子宫)是 1/2000。子宫破裂最常见于疤痕子宫,患者有剖宫产史或**子宫肌瘤剔除史**。有剖宫产史的孕妇发生子宫破裂的概率为 0.3%～1%[82]。子宫切口部位影响子宫破裂的危险

程度。有剖宫产史的孕妇发生子宫破裂的风险见表 18-5。

表 18-5　既往剖宫产子宫切口类型与子宫破裂风险

剖宫产子宫切口	子宫破裂的危险性
古典式切口	2%～6%
T 形或 J 形切口	2%～6%
低位垂直切口	2%
低位横切口	0.5%～1%

多种危险因素都与子宫破裂相关,但没有一个因素或一组因素能可靠地预测所有子宫破裂[83]。尽管如此,数据表明剖宫产后试产时如果有以下一个或多个因素,子宫破裂风险升高:**多次剖宫产史、无阴道分娩史、引产或难产、足月妊娠、超声显示子宫疤痕较薄、多胎妊娠、巨大胎儿、剖宫产后感染、剖宫产切口单层缝合以及妊娠间隔较短**[84]。与剖宫产分娩相关的子宫破裂主要在第 20 章讨论。其他与子宫破裂相关的危险因素包括**高龄产妇、经产妇、胎儿胎位异常、影响子宫的操作(如内倒转)、中高位手术阴道助产、先天性子宫畸形、Ehlers-Danlos 综合征、侵入性胎盘以及创伤**[85]。

临床表现与诊断

子宫破裂后,母体和胎儿都有相应的临床表现。胎儿心动过缓是子宫破裂最常见的临床表现,33%～70%的病例会出现这种情况,心动过缓发生之前可有或无变异减速或晚期减速[86]。分娩过程中有时会出现胎先露部位升高。母体的临床表现多样,包括**急性阴道出血、持续性腹痛或子宫压痛、子宫外形改变、宫缩消失、血尿(如果破裂延伸至膀胱)、血流动力学不稳定**等。

临床疑为子宫破裂时需立即手术。子宫破裂术中可见子宫壁全层破裂,伴有腹腔积血,胎儿部分或全部进入母体腹腔。

处理

一旦胎儿和胎盘娩出,应立即评估破裂部位能否修补。如果可行,用可吸收缝线多层缝合裂伤部位。评估相邻结构(如膀胱和附件)的损伤程度并进行相应的修补。子宫切除术适用于大出血、不能修补的子宫缺陷和/或血流动力学不稳定的患者。

子宫内翻

定义及发病机制

子宫内翻指子宫底部塌陷到子宫腔内,可以按内翻程度和发生时间分类。就程度而言,子宫内翻被分为一度(不完全内翻)、二度(完全内翻)、三度(脱垂)或四度(全部脱出,图 18-29)。

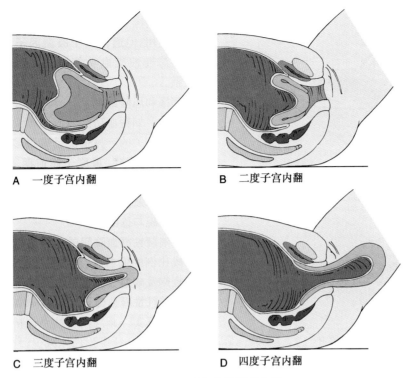

A　一度子宫内翻

B　二度子宫内翻

C　三度子宫内翻

D　四度子宫内翻

图 18-29　子宫内翻程度分度

- 一度子宫内翻指部分宫底塌陷到宫腔内。
- 二度子宫内翻指子宫底部脱出于子宫颈外口,阴道内形成一圆形肿物,腹部触不到宫底。
- 三度子宫内翻指整个子宫脱出宫颈外口,宫底部到达阴道外口。
- 四度子宫内翻指整个子宫和阴道全部脱出阴道外口。

子宫内翻也可以按时间分类。急性子宫内翻指发生于产后 24 小时以内,亚急性指产后 24 小时到 4 周之间,慢性指产后一月以后。

子宫内翻通常指出的两大原因是:1)过度牵拉脐带,而胎盘附着于宫底;2)子宫松弛时按压宫底。然而,积极处理第三产程与子宫内翻有无因果关系还未得到证实。

发病率和危险因素

子宫内翻罕见,发生率为 1/1200 ~ 1/57 000[87]。危险因素包括子宫过度拉伸、巨大儿、急产、先天性子宫畸形、子宫肌瘤、侵入性胎盘、胎盘滞留、脐带过短、使用子宫松弛药物、初产妇、徒手剥离胎盘及 Ehlers-Danlos 综合征[87]。

临床表现与诊断

子宫内翻的临床表现取决于子宫内翻的程度及内翻发生的时间。不完全子宫内翻临床表现不明显,完全性子宫内翻常常表现为急速阴道出血,**腹部触不到宫底,产妇血流动力学不稳定。**胎盘剥离之前和胎盘剥离之后都可以发生子宫内翻。临床诊断主要通过双合诊检查,在子宫下段或阴道内可以触到子宫底部。临床检查不明确时,可以通过超声确诊[88]。

子宫内翻的处理

一旦确诊,子宫内翻需要急速处理,目的是稳定血流动力学和控制出血。建立通畅的静脉通道,快速进行液体复苏。立即将子宫还原到正常位置以控制出血,还原子宫最好在手术室麻醉医生的协助下进行。首先应放松子宫和宫颈,可给予硝酸甘油 50 ~ 500μg、宫缩抑制剂(硫酸镁或 β 肾上腺受体激动剂)或吸入麻醉药。子宫和宫颈松弛后,用手轻柔按压翻出的宫底部,将其还纳到腹部的适当位置(图 18-30)。然后给予促宫缩治疗,帮助子宫收缩,防止子宫内翻复发。

如果徒手复位失败,可采用其他方法,包括静水压复位和手术。静水压复位是将温生理盐水注入阴道内。医生用手或硅胶吸引器保持阴道内静水压力以纠正内翻(图 18-31)。手术方式包括 Huntington 和 Haultain 手术、腹腔镜辅助复位或宫颈切开徒手复位子宫[89]。Huntington 手术是开腹后连续钳夹上提宫底和向上牵引圆韧带使子宫复位。如果 Huntington 失败,可以尝试 Haultain 手术,在腹部垂直切开翻入阴道的子宫,随后将宫底重新定位。徒手复位后,应立即行宫缩治疗,避免复位子宫再次发生内翻。

凝血功能障碍

定义和发病机制

凝血功能障碍是由凝血和纤溶失衡造成。这种失衡

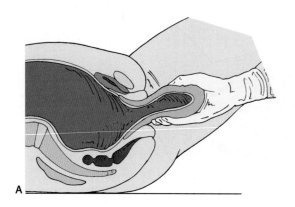

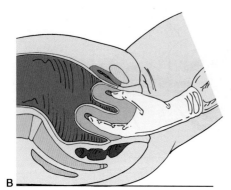

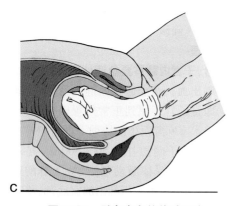

图 18-30　子宫内翻的徒手还纳

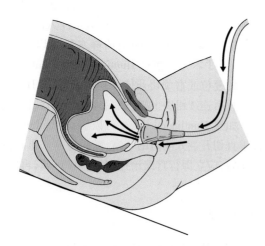

图 18-31　水压法子宫内翻复位

可能是先天性或者后天获得的。**先天性凝血障碍**罕见，有多种病因。**获得性凝血障碍**有医源性原因，比如抗凝剂的使用，但**通常由于凝血因子消耗所致**。图 18-32 显示了消耗性凝血功能障碍的病理机制及其与出血的关系。

发病率和风险因素

孕产妇凝血功能障碍总体发病率未见报道，但与凝血障碍相关的产科情况已有很多报道，包括**产前和产后大出血、脓毒症、重度子痫前期、HELLP 综合征（溶血、肝酶升高、低血小板）、羊水栓塞、胎儿死亡、胎盘早剥、感染性流产及妊娠期急性脂肪肝**。

临床表现与诊断

消耗性凝血障碍的主要临床表现为**出血、与失血量不成比例的低血压、溶血性贫血、急性肺损伤、急性肾功能衰竭及缺血性器官组织损伤**。

消耗性凝血障碍通过临床表现来诊断，实验室检查可予以证实。异常检查结果包括血小板减少，外周血涂片显示溶血，纤维蛋白原减少，纤维蛋白降解产物升高，以及凝血酶原时间（PT）和活化部分凝血活酶时间（APTT）延长。如果来不及做实验室检查，可取 5mL 母体血放到无抗凝剂的试管中观察血块形成（常用红色盖子的试管），这样可以对凝血障碍程度进行粗略估计。如果 6min 内未看到血块，或 30min 内血块形成并溶解，通常提示纤维蛋白原低于 1.5g/L（150mg/dL）。

处理

治疗凝血功能障碍的根本是识别和纠正潜在的病因。对多数产科病例，胎儿娩出是凝血障碍转归的起始。此外，应快速输注血制品，补充凝血因子。**建立两条通畅的静脉通道以便输液和输血**。每 4 小时一次实验室检查，直至凝血功能明显恢复。尽力保持红细胞比容 >0.21（21%）、血小板计数 >50×10^9/L（50 000/mm^3）、纤维蛋白原水平 >1g/L（100mg/dL）及 PT 和 APTT 小于正常值的 1.5 倍。**维持足够的氧供和正常体温**。最后，可考虑辅助治疗如维生素 K、重组活化凝血因子 VII、纤维蛋白原、凝血酶原复合物、氨甲环酸及止血剂。

维生素 K

因子 II、VII、IX、X 是维生素 K 依赖性凝血因子，发生消耗性凝血障碍时，这些凝血因子消耗殆尽。可通过皮下、肌肉或静脉注射维生素 K（5～10mg）补充这些内源性促凝物质。

重组活化凝血因子 VII（Recombinant Activated Factor VII）

凝血因子 VII 是外源性凝血级联反应的前体。当大量促凝血因子被消耗时，有必要补充凝血因子 VII。**重组人因子 VIIa 已成功地用于产后出血导致的消耗性凝血障碍**[90]。静脉用药剂量范围为 16.7～120μg/kg[90]。这种疗法的优点是生物利用度高，10～40min 即可扭转凝血障

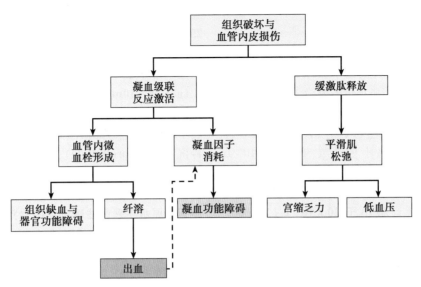

图 18-32 消耗性凝血障碍的病理生理和临床表现

碍。缺点是半衰期较短（2h）、成本高（约 1 美元/μg）和血栓栓塞的风险。对难治性凝血障碍或缺乏血制品时，可考虑使用重组活化凝血因子Ⅶa。

纤维蛋白原浓缩物（Fibrinogen Concentrate）

人纤维蛋白原（Riastap［CSL Behring］）已被美国 FDA 批准。每瓶纤维蛋白原浓缩物含有 900～1300mg 纤维蛋白原和 400～700mg 人血白蛋白。纤维蛋白原可单独使用或与冷沉淀联合使用。欧洲已成功用于消耗性凝血障碍导致的产科大出血的治疗[91]。

凝血酶原复合物（Prothrombin Complex Concentrate）

凝血酶原复合物（Kcentra［CSL Behring］）包含凝血因子 Ⅱ、Ⅶ、Ⅸ、Ⅹ 和蛋白 C 和蛋白 S。可作为新鲜冰冻血浆（FFP）的替代品。其优点是无需解冻或血型鉴定，且能降低容量超负荷、输血相关急性肺损伤（TRALI）和过敏反应的风险。

氨甲环酸（Tranexamic Acid）

氨甲环酸静脉抗纤溶药物可用于出血的预防和治疗。一个小型的多中心临床试验发现，氨甲环酸可减少产后出血和输血需求[92]。

止血剂（Hemostatic Agents）

市场上有各种局部止血剂，用于控制凝血障碍引起的表面出血。这些药物有不同的凝血因子和作用机制。例如，氧化的再生纤维素（如 Surgicel［Ethicon］）、纤维蛋白封闭剂（如 Tisseal［Baxter］）、微孔多聚糖微球（如 Arista［BardDavol］）、胶原纤维（如 Avitene［Bard Davol］）、止血剂（如 Floseal［Baxter］）、明胶海绵、外用凝血酶。这些药物可单独使用或联合使用。

液体复苏与输血

所有产科医生都会遇到产前及产后出血。多数情况

下，**液体复苏和输血可以挽救生命。**因此，每个医生都应该全面掌握正确的容量复苏、输血治疗以及其他疗法的指征与风险。

容量复苏

出血病人的首要处理即容量复苏。推荐建立两个通畅的静脉通道，快速输注加温的晶体溶液（crystalloid solutions），**所需晶体液量与估计失血量的比例为 3∶1。**目标是维持收缩压 >90mmHg 和尿量 >30mL/h。如果出血容易控制，容量复苏就已足够。应该连续监测患者的生命体征和血液学检查，保证血流动力学稳定。

胶体溶液（Colloid Solutions）

胶体溶液包含有大颗粒胶体分子，不容易渗透穿过血管壁，可以提高胶体渗透压和血浆容量。与晶体液相比，胶体溶液成本高而且可能引起过敏反应。胶体溶液包括白蛋白、羟乙基淀粉（hetastarch）和葡聚糖（dextran）。

输血

全血（Whole Blood）

全血成分包括红细胞（RBC）、凝血因子和血小板。全血目前很少使用，其缺点是储存期短（24h），每个单位容量大（500mL），而且可能引起高钙血症。

浓缩红细胞（Packed Red Blood Cells）

浓缩红细胞（pRBCs）用于补充红细胞，最适合出血病人的治疗，它是唯一有携氧能力的血制品。**每个单位的浓缩红细胞容积约为 300mL（含 250mL 红细胞和 50mL 血浆）。以 70kg 的患者为例，一个单位的浓缩红细胞可提高血红蛋白约 10g/L（1g/dL），增加血细胞比容约 0.03（3%）。**如果血红蛋白低于 80g/L（8g/dL）或有活动性出血和凝血功能障碍，都应该考虑输注浓缩红

细胞。

浓缩血小板（Platelet Concentrate）

血小板从全血中分离出来，储存在血浆中备用。输注一个单位的血小板仅能升高血小板计数 7.5×10^9/L（7500/mm³），一次输注浓缩血小板需要给予 6~10 个单位。浓缩血小板可以来自多个供体或单一供体。单一供体较好，减少潜在的抗原和免疫风险。单一供体浓缩血小板输注会增加循环中血小板计数 30~60×10⁹/L（30 000~60 000/mm³）。由于可能发生过敏反应，血小板供体的血型（ABO 型和 Rh 型）应与受体血型匹配。如果阴道分娩后血小板计数小于 20×10⁹/L（20 000/mm³）、剖宫产后血小板小于 50×10⁹/L（50 000/mm³）或有凝血功能障碍时，应该考虑输注血小板。

备注：血库采集血小板的方法有两种。一种从捐献的全血中分离提取，这种方法采集的血小板较少，5~6 个人捐的血才够输一次血小板（pooled platelets）。另一种是用血细胞分离机直接从献血者体内分离（single donor platelets）。美国多用第二种方法。

新鲜冷冻血浆（Fresh Frozen Plasma，FFP）

FFP 从全血中提取而来，主要含有纤维蛋白原、抗凝血酶和凝血因子 V、XI 和 XII。每个单位 FFP 的容积约为 250mL，输注 FFP 不仅协助凝血还促进容量复苏。通常情况下，纤维蛋白原水平可以监测病人对 FFP 的反应。输注一个单位 FFP 可以提高纤维蛋白原水平 0.05~0.1g/L（5~10mg/dL），FFP 不需要 ABO 或 Rh 兼容。处理消耗性凝血障碍、肝脏疾病导致凝血障碍以及需要逆转华法林时，应考虑输注 FFP。

冷沉淀（Cryoprecipitate）

冷沉淀是 FFP 解冻后的产物。它含有丰富的纤维蛋白原、vWF 因子和凝血因子 VIII 和 XIII。临床上也可用纤维蛋白原水平来评估冷沉淀的治疗效果，每单位冷沉淀可增加纤维蛋白原 0.05~0.1g/L（5~10mg/dL），这方面与 FFP 相同。与 FFP 不同的是，每单位冷沉淀容积很小，仅 10~15mL，故不用于容量复苏。冷沉淀适用于凝血障碍、容量超负荷、低纤维蛋白原血症、凝血因子 VIII 缺乏症、血管性血友病（von Willebrand disease）的患者。

备注：美国输注冷沉淀一次多数给 5 个单位，每个单位的冷沉淀来自不同捐血者。冷沉淀包装时可以每个单位分开，也可以多个单位混在一起（pools）。

血液成分输注的概述见表 18-6。

表 18-6　输血

血制品	内容物	体积	预期效果（每单位）
全血	所有成分	500mL	只在紧急情况下使用
浓缩红细胞	红细胞	300mL	血红蛋白增加 10g/L，红细胞比容增加 0.03
血小板（单一供体）	血小板	300mL（6U）	血小板计数增加（30~60）×10⁹/L
新鲜冰冻血浆	所有凝血因子	250mL	纤维蛋白原增加（0.05~0.1）g/L
冷沉淀	纤维蛋白原、von Willebrand 因子、因子 VIII、XIII	10~15mL	纤维蛋白原增加（0.05~0.1）g/L

大量输血方案（Massive Transfusion Protocols）

目前尚无公认的大量输血指南，专家们根据创伤和战地经验，建议积极输注浓缩红细胞，这样可以改善预后，提高生存率[93-95]。许多大量输血方案推荐浓缩红细胞、FFP 及血小板达到一个相同的配比。常用的大量输血方案是浓缩红细胞 6U、FFP4U 及单一供体浓缩血小板 1U（6:4:1）[93]。有些医疗中心在这个方案的基础上增加了冷沉淀 6~10U。

输血风险与输血反应

代谢异常与低体温

存储浓缩红细胞过程中，钾离子和氨离子可以漏出到血浆中，接受大量输血的病人可能出现高钾血症和高氨血症。此外，由于浓缩红细胞多数用枸橼酸钠溶液存储，大量输注也会导致低钙血症的发生。连续监测血钙水平有利于及时发现和处理低钙血症。大量输血除了引起代谢异常，还可导致低体温。低体温可引起心律失常，并使临床处理复杂化。为防止低体温的发生，输血前可以预热浓缩红细胞，并注意病人保暖。美国常用 Bair Hugger 麻醉温热装置给病人取暖。

免疫反应

患者体内存在遗传性或获得性的抗体，与血液制品中的外来抗原可发生免疫反应。最常见的免疫反应是发热，属非溶血性输血反应。细胞因子可能是发热反应的主要原因。回顾性队列研究表明去白细胞的血制品可以减少这种反应，但随机对照试验（RCT）的数据有限。不常见的免疫并发症包括急性或迟发性溶血、过敏反应、荨麻疹、输血后紫癜和移植物抗宿主病（agraft-versus-host disese）。

感染风险

所有血制品都可能传播病毒和细菌感染。过去二十年传染率已经大幅下降，但输血的潜在风险依然存在，需要输血时应当把感染风险告诉患者。输血相关的感染风险见表 18-7[96]。

表 18-7 输血相关的感染风险

感染	传播风险
HIV-1,HIV-2	1/1 400 000 ~ 1/4 700 000
乙型肝炎	1/100 000 ~ 1/400 000
丙型肝炎	1/1 600 000 ~ 1/3 100 000
HTLC-Ⅰ 和 Ⅱ	1/500 000 ~ 1/3 000 000
细菌污染	
红细胞	1/28 000 ~ 1/143 000
血小板	1/2000 ~ 1/8000

输血相关的容量/循环超负荷和输血相关的急性肺损伤

输血相关的容量/循环超负荷(transfusion-associated volume/circulatory overload,TACO)指输血输液过量导致的肺水肿。症状有呼吸困难、端坐呼吸、心动过速、脉压增宽、高血压和低氧血症。TACO 通常与脑钠肽(brain natriuretic peptide,BNP)、中心静脉压、肺动脉楔压的升高有关。利尿和给氧常用于治疗 TACO。

输血相关的急性肺损伤(transfusion-related acute lung injury,TRALI)是一种罕见且可能致命的急性肺损伤,可能源于输注血制品。目前认为 TRALI 由"双重打击"所致,第一次打击指中性粒细胞粘附到肺血管内皮细胞并活化,第二次打击是输注的血制品激活了活化的中性粒细胞[97]。TRALI 主要特征为突然发作的低氧性呼吸功能不全,常在输血期间或输血后 6 小时内起病。其他表现包括非心源性肺水肿、低血压、发热、气促、发绀和心动过速。治疗主要是两方面,第一停止输血,第二支持治疗。支持治疗包括给氧、机械通气、维持血流动力学以及激素治疗。机械通气的方法有持续气道正压通气(continuous positive airway pressure,CAPA)、双向气道正压通气(bilevel positive airway pressure,BiPAP)或气管插管。维持血流动力学主要靠液体复苏和血管活性药物。

节用血液措施

术前自体储血和输血

术前自体储血和输血(autologous blood donation and transfusion)指术前收集患者自身的红细胞,然后在术中或术后回输给患者。虽然让所有孕妇行自体储血不合理,但对输血高风险的患者(例如前置胎盘或胎盘植入)可能比较合适。自体储血要求血红蛋白至少为 110g/L(11g/dL)。浓缩红细胞贮存寿命为 42 天,故首次储血应该在预计分娩的 6 周之内,每次储血间隔时间为 1 周,预期分娩 2 周内停止储血[96]。

自体输血应选择性使用。它比异体输血更昂贵,细菌污染和异体输血的风险不能完全消除。

急性等容血液稀释

急性等容血液稀释(acute normovolemic hemodilution)是一种血液储存技术,在术前抽取病人部分血液,然后输注部分晶体或胶体溶液来保持血容量正常。在手术期间,失血量就会被稀释。术后给病人回输自身的相对浓缩的血液。急性等容血液稀释适用于初始血红蛋白浓度较高,而且预计术中失血至少超过 1000mL(例如胎盘植入)的情况。

术中血液回收

术中血液回收(intraoperative blood salvage)指手术期间收集病人的血液,经过过滤,然后再将红细胞回输到患者体内。Cell-Saver 技术是使用最多的血液回收方法。过去担心感染和羊水栓塞的风险,限制了血液回收技术在产科的应用。**众多研究已证明术中血液回收安全有效**[98]。与异体输血相比,术中血液回收有很多优点。它消除了传染病传播,以及同种免疫和免疫性输血反应的风险。这是一个具有成本效益的方法,避免血液浪费,从而减少异体输血。此外,它可以迅速提供红细胞,每间隔 3min 提供 1U 浓缩红细胞。许多耶和华见证人(Jehovah's Witnesses,以拒绝输血著称的一种宗教)也愿意接受术中血液回收,因为血液仍然连续循环,且不离开手术室。

氧气载体

因为一些患者拒绝接受血制品(例如耶和华见证人)或者由于缺乏血液相容性无法输血,氧载体(oxygen carriers)可用于替代输血。两个主要产品分别是基于血红蛋白的氧载体和全氟化碳(perfluorocarbons)。基于血红蛋白的氧载体来自动物血红蛋白或过期的人血红蛋白,血红蛋白从红细胞基质中分离出来,经历多次的过滤和聚合过程。全氟化碳是惰性化合物,可以溶解气体,包括氧气。这两种产品具有高的氧承载能力,但是产品没有获得美国 FDA 批准,成本、供源及不良反应限制了产品使用。

产科出血的预防和管理细则

产科出血是全世界关注的问题,每个医疗中心都应该制定标准化的管理方案,并进行操作演习。多个组织已经推出了产后出血的诊断、处理和预防指南。产科快速应急团队、大量输血方案、规范操作是预防和治疗产后出血的关键。此外,基于仿真的教学模式有助于识别知识欠缺之处,准确估计失血量,并增强管理产后出血的信心[99-102]。图 18-33 是作者医院管理产后出血的改良流程。

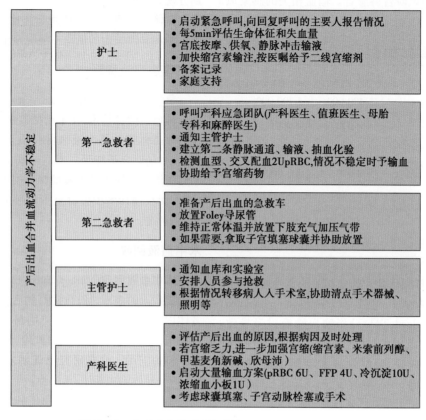

图18-33　产后出血的处理细则（Courtesy K. Francois）

◆ 产科出血是全世界妊娠并发症和孕产妇死亡的主要原因之一。不论在高收入还是低收入国家,产科出血占所有妊娠相关死亡的1/3。

◆ 了解妊娠期的血流动力学变化和出血时发生的生理反应有助于处理产科出血。临床医生应掌握出血的四级分类,以便进行快速干预。

◆ 胎盘早剥主要通过临床表现诊断,经过影像学、实验室检查及病理检查确诊。胎盘早剥的处理要依据胎盘剥离严重程度、孕周及母胎状况。

◆ 前置胎盘通常靠超声诊断。远离足月的前置胎盘可期待治疗,某些情况下可以门诊随访。

◆ 有剖宫产史的前置胎盘是胎盘植入的主要危险因素,建议影像学监测,产前不要漏诊胎盘植入异常。

◆ 胎盘植入的处理最好多学科配合,团队包括母胎医学专家、新生儿专家、血液节用团队、麻醉医师、有经验的盆腔手术医生和泌尿科医生。建议在妊娠34~35周终止妊娠。

◆ 前置血管产前有可能超声诊断,能明显改善围产儿结局。

◆ 产后出血的发生率为1/20~1/100。每个产科医生和助产士需要对正常分娩相关失血量有透彻的了解,以便识别产后出血。

◆ 宫缩乏力应该快速有序的处理,包括双手按摩子宫、宫缩药物应用、子宫填塞、选择性动脉栓塞或手术治疗。

◆ 凝血功能障碍必须解决病因,快速输注血制品。成分输血刻不容缓,且遵循输血原则。

◆ 如果临床情况许可,应该考虑节约血源。

◆ 规范化的产科出血管理流程、细则以及操作演练已证明能改善预后。

参考文献

1. Prata N, Gerdts C. Measurement of postpartum blood loss. *BMJ*. 2010;340:c555.

2. Melamed N, Aviram A, Sliver M, et al. Pregnancy course and outcome following blunt trauma. *J Matern Fetal Neonatal Med*. 2012;25(9):1612-1617.

3. Anath CV, Getahun D, Peltier MR, et al. Placental abruption in term and preterm gestations: evidence for heterogeneity in clinical pathways. *Obstet Gynecol*. 2006;107(4):785.

4. Anath CV, Oyelese Y, Prasas V, et al. Evidence of placental abruption as a chronic process: associations with vaginal bleeding in pregnancy and placental lesions. *Eur J Obstet Gynecol Reprod Biol*. 2006;128(1-2):15.

5. Elsasser DA, Anath CV, Prasad V, et al. Diagnosis of placental abruption: relationship between clinical and histopathological findings. *Eur J Obstet Gynecol Reprod Biol.* 2010;148(2):125-130.

6. Avagliano L, Bulfamante GP, Morabito A, et al. Abnormal spiral artery remodeling in the decidual segment during pregnancy: from histology to clinical correlation. *J Clin Pathol.* 2011;64(12):1064-1068.

7. Buhimschi CS, Schatz F, Krikun G, et al. Novel insights into molecular mechanisms of abruption-induced preterm birth. *Expert Rev Mol Med.* 2010;12:e35.

8. Thachil J, Toh CH. Disseminated intravascular coagulation in obstetric disorders and its acute haematological management. *Blood Rev.* 2009; 23(4):167.

9. Lockwood CJ, Kayisli UA, Stocco C, et al. Abruption-induced preterm delivery is associated with thrombin-mediated functional progesterone withdrawal in decidual cells. *Am J Pathol.* 2012;181(6):2138.

10. Tikkanen M. Placental abruption: epidemiology, risk factors and consequences. *Acta Obstet Gynecol Scand.* 2011;90(2):140-149.

11. Parienta G, Wiznitzer A, Sergienko R, et al. Placental abruption: clinical analysis of risk factors and perinatal outcomes. *J Matern Fetal Neonatal Med.* 2011;24(5):698-702.

12. Oyelese Y, Ananth CV. Placental abruption. *Obstet Gynecol.* 2006;108:1005.

13. Ananth CV, Peltier MR, Kinzler WL, et al. Chronic hypertension and risk of placental abruption: is the association modified by ischemic placental disease? *Am J Obstet Gynecol.* 2007;197:273.

14. Harris CM. Trauma and pregnancy. In: Foley MR, Strong TH Jr, Garite TJ, eds. *Obstetric Intensive Care Manual.* 4th ed. New York: McGraw-Hill; 2014:230.

15. Breathnach FM, Donnelly J, Cooley SM, et al. Subclinical hypothyroidism as a risk factor for placental abruption: evidence from a low-risk primigravid population. *Aust N Z J Obstet Gynaecol.* 2013;53(6):553.

16. Mendola P, Laughon SK, Mannisto TI, et al. Obstetric complications among women with asthma. *Am J Obstet Gynecol.* 2013;208(2):127.e1.

17. Jackson S, Fleege L, Fridman M, et al. Morbidity following primary cesarean delivery in Danish National Birth Cohort. *Am J Obstet Gynecol.* 2012;206(2):139.e1.

18. Tikkanen M, Hamalainen E, Nuutila M, et al. Elevated maternal second-trimester serum alpha-fetoprotein as a risk factor for placental abruption. *Prenat Diagn.* 2007;27:240.

19. Tikkanen M, Nuutila M, Hiilesmaa V, et al. Pregnancy risk factors for placental abruption. *Acta Obstet Gynecol Scand.* 2006;85(1):40.

20. Said JM, Higgins JR, Moses EK, et al. Inherited thrombophilia polymorphisms and pregnancy outcomes in nulliparous women. *Obstet Gynecol.* 2010;115(1):5.

21. Silver RM, Zhao Y, Spong CY, et al. Prothrombin gene G20210A mutation and obstetric complications. *Obstet Gynecol.* 2010;115(4):14.

22. Spong CY, Merceer BM, D'Alton M, et al. Timing of indicated late-preterm and early-term birth. *Obstet Gynecol.* 2011;188(2 Pt1):323.

23. Masselli G, Brunelli R, Di Tola M, et al. MR imaging in the evaluation of placental abruption: correlation with sonographic findings. *Radiology.* 2011;259(1):222.

24. Linduska N, Dekan S, Messerschmidt A, et al. Placental pathologies in fetal MRI with pathohistological correlation. *Placenta.* 2009;30(6):555.

25. Blumenfeld YJ, Baar RJ, Druzin ML, et al. Association between maternal characteristics, abnormal serum aneuploidy analytes, and placental abruption. *Am J Obstet Gynecol.* 2014;211(2):144.e1.

26. Neilson JP. Interventions for treating placental abruption. *Cochrane Database Syst Rev.* 2012.

27. Reddy UM, Abuhamad AZ, Levine D, et al. Executive summary of a joint Eunice Kennedy Shriver National Institute of Child Health and Human Development, Society of Maternal-Fetal Medicine, American Institute of Ultrasound in Medicine, American College of Obstetricians and Gynecologists, American College of Radiology, Society for Pediatric Radiology, and Society of Radiologists in Ultrasound Fetal Imaging Workshop. *Obstet Gynecol.* 2014;123(5):1070.

28. Magann EF, Doherty DA, Turner K. Second trimester placental location as a predictor of an adverse pregnancy outcome. *J Perinatol.* 2007;27:9.

29. Oyelese Y, Smulian JC. Placenta previa, placenta accreta, and vasa previa. *Obstet Gynecol.* 2006;107(4):927.

30. Lockwood CJ, Russa-Stieglitz K. *Clinical features, diagnosis, and course of placenta previa.* Available at: <http://www.uptodate.com>.

31. Abenhaim HA, Azoulay L, Kramer MS. Incidence and risk factors of amniotic fluid embolisms: a population-based study on 3 million births in the United States. *Am J Obstet Gynecol.* 2008;199:49.e1-49.e8.

32. Yang Q, Wu Wen S, Caughey S. Placenta previa: its relationship with race and the country of origin among Asian women. *Acta Obstet Gynecol Scand.* 2008;87:612.

33. Rosenberg T, Pariente G, Sergienko R, et al. Critical analysis of risk factors and outcome of placenta previa. *Arch Gynecol Obstet.* 2011;284(1):47.

34. Francois K, Johnson J, Harris C. Is placenta previa more common in multiple gestations? *Am J Obstet Gynecol.* 2003;188:1226.

35. Silver RM, Landon MB, Rouse DJ, et al. Maternal morbidity associated with multiple repeat cesarean deliveries. *Obstet Gynecol.* 2006;107:1226.

36. Gurol-Urganci I, Cromwell DA, Edozien LC, et al. Risk of placenta previa in second birth after first birth cesarean section: a population-based study and meta-analysis. *BMC Pregnancy Childbirth.* 2011;11:95.

37. *National Institutes of Health Consensus Development Conference Statement: NIH Consensus Development Conference. Vaginal Birth After Cesarean: New Insights.* March 8-10, 2010.

38. Watanabe N, Suzuki T, Ogawa K, et al. Five-year study assessing the feasibility and safety of autologous blood transfusion in pregnant Japanese women. *J Obstet Gynaecol Res.* 2011;37(12):1773.

39. Yamamoto Y, Yamashita T, Tsuno NH, et al. Safety and efficacy of preoperative autologous blood donation for high-risk pregnant women: experience of a large university hospital in Japan. *J Obstet Gynaecol Res.* 2014; 40(5):1308.

40. Vergani P, Ornaghi S, Pozzi I, et al. Placenta previa: distance to internal os and mode of delivery. *Am J Obstet Gynecol.* 2009;201(3):266.

41. Kato S, Tanabe A, Kanki K, et al. Local injection of vasopressin reduces the blood loss during cesarean section in placenta previa. *J Obstet Gynaecol Res.* 2014;40(5):1249-1256.

42. Nageotte MP. Always be vigilant for placenta accreta. *Am J Obstet Gynecol.* 2014;211(2):87.

43. Timor-Tritsch IE, Monteagudo A, Cali G, et al. Cesarean scar pregnancy is a precursor of morbidly adherent placenta. *Ultrasound Obstet Gynecol.* 2014;44(3):346.

44. Warshak CR, Ramos GA, Eskander R, et al. Effect of predelivery diagnosis in 99 consecutive cases of placenta accrete. *Obstet Gynecol.* 2010;115:65.

45. Bowman ZS, Eller AG, Kennedy AM, et al. Accuracy of ultrasound for the prediction of placenta accreta. *Am J Obstet Gynecol.* 2014;211(2): 177.

46. D'Antonio F, Iacovella C, Bhide A. Prenatal identification of invasive placentation using ultrasound: systemic review and meta-analysis. *Ultrasound Obstet Gynecol.* 2013;42(5):509.

47. Chou MM, Ho ES, Lee YH. Prenatal diagnosis of placenta previa accreta by transabdominal color Doppler ultrasound. *Ultrasound Obstet Gynecol.* 2000;15:28.

48. Shih JC, Palacios-Jaraquemada JM, Su YN, et al. Role of three-dimensional power Doppler in the antenatal diagnosis of placenta accreta: comparison with gray-scale and color Doppler techniques. *Ultrasound Obstet Gynecol.* 2009;33(2):193.

49. Cai G, Giambanco L, Puccio G, et al. Morbidly adherent placenta: evaluation of ultrasound diagnostic criteria and differentiation of placenta accreta from percreta. *Ultrasound Obstet Gynecol.* 2013;41(4):406.

50. D'Antonio F, Iacovella C, Palacios-Jaraquemada JM, et al. Prenatal identification of invasive placentation using magnetic resonance imaging: systemic review and meta-analysis. *Ultrasound Obstet Gynecol.* 2014; 44(1):8.

51. Resnick R. *Clinical features and diagnosis of placenta accreta, increta, and percreta.* Available at: <http://www.uptodate.com>.

52. Glaze S, Ekwalanga P, Roberts G, et al. Peripartum hysterectomy: 1999 to 2006. *Obstet Gynecol.* 2008;111:732.

53. Ballas J, Hull AD, Saenz C, et al. Preoperative intravascular balloon catheters and surgical outcomes in pregnancies complicated by placenta accreta: a management paradox. *Am J Obstet Gynecol.* 2012;207(3):216.

54. Steins-Bisschop CN, Schaap TP, Vogelvang TE, et al. Invasive placentation and uterus-preserving treatment modalities: a systemic review. *Arch Gynecol Obstet.* 2011;284(2):491.

55. Sentilhes L, Ambroselli C, Kayem G, et al. Maternal outcome after conservative treatment of placenta accreta. *Obstet Gynecol.* 2011;115:526.

56. Sentilhes L, Kayem G, Ambroselli C, et al. Fertility and pregnancy outcomes following conservative treatment for placenta accreta. *Hum Reprod.* 2010;25(11):2803.

57. Provansal M, Courbiere B, Agostini A, et al. Fertility and obstetric outcome after conservative management of placenta accreta. *Int J Gynaecol Obstet.* 2011;09(2):147.

58. Eshkoli T, Weintraub AY, Sergienko R, et al. Placenta accreta: risk factors, perinatal outcomes, and consequences for subsequent births. *Am J Obstet Gynecol.* 2013;208(3):219.

59. Bronsteen R, Hitten A, Balasubramanian M, et al. Vasa previa: clinical presentations, outcomes, and implications for management. *Obstet Gynecol.* 2013;122(2Pt1):352.

60. Baulies S, Maiz N, Muñoz A, et al. Prenatal ultrasound diagnosis of vasa previa and analysis of risk factors. *Prenat Diagn.* 2007;27(7):595.

61. Hasegawa J, Farina A, Nakamura M, et al. Analysis of the Ultrasonographic findings predictive of vasa previa. *Prenat Diagn.* 2010;30(12-13): 1121.

62. Gagnon R, Morin L, Bly S, et al. Guidelines for the management of vasa previa. *J Obstet Gynaecol Can*. 2009;31:748.

63. Robinson BK, Grobman WA. Effectiveness of timing strategies for delivery of individuals with vasa previa. *Obstet Gynecol*. 2011;177(3):542.

64. Callaghan WM, Kuklina EV, Berg CJ. Trends in postpartum hemorrhage: United States, 1994-2006. *Am J Obstet Gynecol*. 2010;202(4):353.

65. Stafford I, Dildy GA, Clark SL. Visually estimated and calculated blood loss in vaginal and cesarean delivery. *Am J Obstet Gynecol*. 2008;199:519.

66. Begely CM, Gyte GM, Devane D, McGuire W, Weeks A. Active versus expectant management for women in the third stage of labour. *Cochrane Database Syst Rev*. 2011;(11):CD007412.

67. Westhoff G, Cotter AM, Tolosa JE. Prophylactic oxytocin for the third stage of labour to prevent postpartum hemorrhage. *Cochrane Database Syst Rev*. 2013;(10):CD001808.

68. Sheehan SR, Montgomery AA, Carey M, et al. Oxytocin bolus versus oxytocin bolus and infusion for control of blood loss after elective cesarean section: double blind placebo controlled randomized trial. *BMJ*. 2011;343:d4661.

69. Dahlke JD, Mendez-Figueroa H, Rouse DJ, et al. Evidence-based surgery for cesarean delivery: an updated systemic review. *Am J Obstet Gynecol*. 2013;209(4):294.

70. Tita AT, Szychowski JM, Rouse DJ, et al. Higher-dose oxytocin and hemorrhage after vaginal delivery: a randomized controlled trial. *Obstet Gynecol*. 2012;119(2Pt1):293.

71. Hofmeyr GJ, Gulmezoglu AM, Novikova N, et al. Misoprostol to prevent and treat postpartum haemorrhage: a systematic review and meta-analysis of maternal deaths and dose-related effects. *Bull World Health Org*. 2009;87:666.

72. Tang J, Kapp N, Dragoman M, et al. WHO recommendations for misoprostol use for obstetric and gynecologic indications. *Int J Gynaecol Obstet*. 2013;121(2):186.

73. Tuncalp O, Hofmeyr GJ, Gulmezoglu AM. Prostaglandins for preventing postpartum hemorrhage. *Cochrane Database Syst Rev*. 2012;(8):CD000494.

74. Schmid BC, Rezniczek GA, Rolf N, et al. Uterine packing with chitosan-covered gauze for control of postpartum hemorrhage. *Am J Obstet Gynecol*. 2013;209(3):225.

75. Dildy GA, Belfort MA, Adair CD, et al. Initial experience with a dual-balloon catheter for the management of postpartum hemorrhage. *Am J Obstet Gynecol*. 2014;210(2):136.

76. Sentilhes L, Gromez A, Clavier E, et al. Predictors of failed pelvic arterial embolization for severe postpartum hemorrhage. *Obstet Gynecol*. 2009;113:992.

77. Kayem G, Kurinczuk JJ, Alfirevic Z, et al. Uterine compression sutures for the management of severe postpartum hemorrhage. *Obstet Gynecol*. 2011;117(1):14.

78. Ghezzi F, Cromi A, Uccella S, et al. The Hayman technique: a simple method to treat postpartum haemorrhage. *BJOG*. 2007;114:362.

79. Nelson WL, O'Brien JM. The uterine sandwich for persistent uterine atony: combining the B-Lynch compression suture and an intrauterine Bakri balloon. *Am J Obstet Gynecol*. 2007;196(5):e9.

80. Wright JD, Bonanno C, Shah M, et al. Peripartum hysterectomy. *Obstet Gynecol*. 2010;116:429.

81. Lousquy R, Morel O, Soyer P, et al. Routine use of abdominopelvic ultrasonography in severe postpartum hemorrhage: retrospective evaluation of 125 patients. *Am J Obstet Gynecol*. 2011;104(3):232e1.

82. National Institutes of Health Consensus Development Conference Panel. National Institutes of Health Consensus Development conference statement: vaginal birth after cesarean: new insights March 8-10, 2010. *Obstet Gynecol*. 2010;115(6):1279.

83. Grobman WA, Lai Y, Landon MB, et al. Prediction of uterine rupture associated with attempted vaginal birth after cesarean delivery. *Am J Obstet Gynecol*. 2008;199:30.e1-30.e5.

84. Mercer BM, Gilbert S, Landon MB, et al. Labor outcomes with increasing number of prior vaginal births after cesarean delivery. *Obstet Gynecol*. 2008;111:285.

85. Walsh CA, Baxi LV. Rupture of the primigravid uterus: a review of the literature. *Obstet Gynecol Surv*. 2007;62:327.

86. Zwart JJ, Richters JM, Ory F, et al. Uterine rupture in the Netherlands: a nationwide population-based cohort study. *BJOG*. 2009;116:1069.

87. Witteveen T, van Stralen G, Zwart J, et al. Puerperal uterine inversion in the Netherlands: a nationwide cohort study. *Acta Obstet Gynecol Scand*. 2013;92(3):334.

88. Pethani NR, et al. Sonography of postpartum uterine inversion from acute to chronic stage. *J Clin Ultrasound*. 2009;37(1):53.

89. Sardeshpande NS, Sawant RM, Sardeshpande SN, et al. Laparoscopic correction of chronic uterine inversion. *J Minim Invasive Gynecol*. 2009;16:646.

90. Phillips LE, McLintock C, Pollack W, et al. Recombinant factor VII in obstetric hemorrhage: experiences from Australian and New Zealand Haemostasis Registry. *Anesth Analg*. 2009;109(6):1908.

91. Ahmed S, Harrity C, Johnson S, et al. The efficacy of fibrinogen concentrate compared with cryoprecipitate in major obstetric haemorrhage: an observational study. *Transfus Med*. 2012;22(5):344.

92. Ducloy-Bouthors AS, Jude B, Duhamel A, et al. High-dose Tranexamic acid reduces blood loss in postpartum hemorrhage. *Crit Care*. 2011;15(2):R117.

93. Burtelow M, Riley E, Druzin M, et al. How we treat: management of life-threatening primary postpartum hemorrhage with a standardized massive transfusion protocol. *Transfusion*. 2007;47:1564.

94. Holcomb JB, Wade CE, Michalek JE, et al. Increased plasma and platelet to red blood cell ratios improves outcome in 466 massively transfused civilian trauma patients. *Ann Surg*. 2008;24:447.

95. Shaz BH, Dente CJ, Nicholas J, et al. Increased number of coagulation products in relationship to red blood cell products transfused improves mortality in trauma patients. *Transfusion*. 2010;50:493.

96. Hall NR, Martin SR. Transfusion of blood components and derivatives in the obstetric intensive care patient. In: Foley MR, Strong TH Jr, Garite TJ, eds. *Obstetric Intensive Care Manual*. 4th ed. New York: McGraw-Hill; 2014:15-27.

97. Bux J, Sachs UJ. The pathogenesis of transfusion-related acute lung injury (TRALI). *Br J Haematol*. 2007;136(6):788.

98. Elagamy A, Abdelaziz A, Ellaithy M. The use of cell salvage in women undergoing cesarean hysterectomy for abnormal placentation. *Int J Obstet Anesth*. 2013;22(4):289.

99. Maslovitz S, Barkai G, Lessing JB, et al. Recurrent obstetric management mistakes identified by simulation. *Obstet Gynecol*. 2007;109(6):1295.

100. Deering SH, Chinn M, Hodor J, et al. Use of postpartum hemorrhage simulator for instruction and evaluation of residents. *J Grad Med Educ*. 2009;1(2):260.

101. Zuckerwise LC, Pettker CM, Illuzzi J, et al. Use of a novel visual aid to improve estimation of obstetric blood loss. *Obstet Gynecol*. 2014;123(5):982.

102. Birch L, Jones N, Doyle PM, et al. Obstetric skills drills: evaluation of teaching models. *Nurse Educ Today*. 2007;27(8):915.

Additional references for this chapter are available at ExpertConsult.com.

最后审阅 方大俊

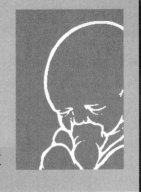

第19章

剖宫产

原著 VINCENZO BERGHELLA, A. DHANYA MACKEEN, and ERIC R. M. JAUNIAUX

翻译与审校 刘倍余,赵茵,方大俊,马中焕,郑勤田

定义

剖宫产(cesarean delivery,CD)即手术切开母体腹部和子宫从而分娩胎儿。过去美国常用 cesarean section 一词,现在倾向于用 cesarean delivery 或者 cesarean birth,不提倡用 cesarean section。首次剖宫产(primary cesarean)指第一次剖宫产,既往无剖宫产史;重复剖宫产(repeat cesarean)指产妇既往有剖宫产史[1]。本章将总结剖宫产的历史、发生率、指征、手术操作、并发症及输卵管结扎。

剖宫产的历史

古代就有剖宫产术的传说,西方及其他国家都有剖宫产的记载[2]。"Cesarean"一词的来源经历过长期的争辩。尽管最初认为其来源于凯撒大帝(Julius Caesar)的出生,但根据当时的情况,凯撒大帝的母亲 Aurelia 不可能经历剖宫产术后而存活下来。据史书记载,凯撒大帝入侵欧洲的事情她也知道,说明她在恺撒分娩后仍然存活,恺撒并非剖宫产分娩。恺撒时期,剖腹分娩仅用于孕妇死亡或即将死亡的情况。早期罗马 Numa Pompilius 王朝颁布的皇家法律("Lex Regia"),在恺撒年代改为帝国法律("Lex Cesarea"),法律规定孕妇死亡后,胎儿需要从孕妇身体中取出,然后分开下葬。Cesarean 一词还指切开的意思,在拉丁语中,caedare 即切开。1598 年之前,ce-sarean operation 一词较为常用,Guillimeau 于 1598 年引入 section 一词,指剖宫产手术。

尽管剖宫产已有几百年的历史,19 世纪之前仅作为拯救生命的英雄之举偶有报道。十九世纪后半期,剖宫产术才逐渐成为产科临床处理的一项技术。同时,以助产士(midwife)主导的乡村分娩,逐渐转化为城镇医院分娩。医院的涌现为建立产科奠定了基础。随着麻醉新技术开展,剖宫产处理梗阻性难产越来越受欢迎。经阴道行破坏性手术,例如穿颅术(craniotomy),逐渐被放弃。在选择剖宫产与高位产钳助产时,人们常选择剖宫产。尽管剖宫产存在危险,但高位产钳可能造成胎儿损伤和盆腔深部裂伤。麻醉技术的不断改进,使剖宫产术广为开展,但死亡率仍然很高。败血症及腹膜炎是术后死亡的主要原因。原始的手术技巧和消毒措施缺乏是手术并发症发生的明显原因。以前外科医生担心缝线本身招致感染,而不缝合子宫切口,认为子宫自行愈合(heal by secondary intention)效果更好,结果导致很多产妇发生出血和感染等并发症。

1769 年,Lebas 首次主张剖宫产时缝合子宫。考虑到盆腹腔关闭后不能取出缝线,传统子宫缝合不在盆腔和腹腔内进行。1876 年,Eduardo Porro 主张剖宫产时行子宫次全切加双侧输卵管卵巢切除术,以控制出血及预防术后感染。此后不久,妇科医生 J. Marion Sims 使用银线缝合,治疗梗阻性难产导致的膀胱阴道瘘并获得了很好的效果,为体内缝合积累了经验。在 19 世纪 80 年代早期，两位德国产科医生，Ferdinand Adolf Kehrer（1837—1914）和 Max Sänger（1853—1903），建议在宫颈内口水平行子宫下段横切口剖宫产，采用 J. Marion Sims 使用的缝线两层缝合关闭子宫。1900 年，另一位德国妇科医生 Hermann Johannes Pfannenstiel（1862—1909）做出了重要贡献，他描述了耻骨上皮肤横切口，或称盆腔皮肤横切口的方法（Pfannenstiel 切口）。

随着剖宫术的增多与结局的改善，剖宫产技术成为新的关注点，其中包括子宫切口位置的选择。1890 年至 1925 年期间，越来越多的外科医生采用子宫下段横切口。英国格拉斯哥（Glasgow）大学产科和助产学教授 John Martin Munro Kerr（1868—1960）被称为现代剖宫产之父。他们倡导 Pfannenstiel 皮肤切口及子宫下段横切口的剖宫产。与纵切口相比，横切口可以降低感染发生率，减少切口疝，以及降低再次妊娠子宫破裂的风险。在抗生素问世之前，由于存在发生腹膜炎的风险，Frank（1907 年）、Veit 和 Fromme（1907 年）、Latzko（1909 年）等均主张腹膜外剖宫产，Beck（1919 年）将腹膜外剖宫产方法在美国推广。有趣的是，在 20 世纪初期已经明确腹部纵切口的远期并发症较多，如伤口裂开、腹部切口疝、缺乏美观性等，但纵切口的手术方式在 20 世纪 70 年代仍为主流。

自 1940 年临床应用青霉素以来，围产期感染的风险显著降低，腹膜外剖宫产的需求也随之下降。随着医疗技术包括麻醉技术的改善，妊娠和分娩的医疗化管理（medical management）进步加快，剖宫产已成为产科常见现象。鉴于目前剖宫产的安全性和有效性，过去 40 年发达国家的剖宫产指征变得很宽。

剖宫产率

剖宫产率指在特定时期内，剖宫产在所有分娩中所占的比率。剖宫产率可进一步分为首次剖宫产率（primary cesarean rate）和重复剖宫产率（repeat cesarean rate），其分母均为整个产科人群。**20 世纪 60 年代，美国剖宫产率低于 5%，到 2013 年升高至 32.7%。近 5 年来，剖宫产率维持在 32% ~ 33% 之间**[3]。美国每年剖宫产数目超过 100 万，剖宫产是美国也是整个世界最常见的手术。剖宫产率的上升有以下几个原因：（1）首次剖宫产率持续上升，原因主要是难产（dystocia）、引产失败和胎位异常；（2）肥胖、糖尿病和多胎妊娠比例增加，这些孕妇倾向于行剖宫产；（3）孕妇要求行剖宫产的数目增加；（4）因担心安全问题和医疗纠纷，剖宫产后阴道试产率下降。引起剖宫产率增高的因素详见框 19-1。

最近世界范围内剖宫产率都有所增加，在一些欧洲国家，比如英国剖宫产率是 25% ~ 30%，意大利 40% 以上。中国剖宫产率在 50% 以上，其他国家比如巴西和埃及甚至更高。剖宫产率的增高引起了大家对剖宫产指征、并发症及手术技巧的关注。

框 19-1 剖宫产率增加的原因

产科因素

初次剖宫产率的增加

- 引产增多和引产失败
- 阴道助产减少
- 巨大胎儿剖宫产增多
- 臀先露阴道产减少

重复剖宫产率增加

- 剖宫产后阴道分娩减少

母体因素

- >35 岁高龄产妇增多
- 初产妇比例增多
- 产妇要求的首次剖宫产率增加

医生因素

- 医疗诉讼顾虑

世界卫生组织（WHO）把剖宫产率 10% ~ 15% 作为最佳母婴健康目标。因每个群体的临床因素和产科医生水平不同，确立一个最佳剖宫产率几乎不太可能。况且，目前缺乏完整而精确的母婴健康数据，寻求理想的剖宫产率十分困难。剖宫产率可作为医疗服务模式的评估因素，但由于我们并不清楚到底是剖宫产还是阴道分娩可带来最佳围产结局，所以**不能将其作为最佳结局的评估标准**。母婴围产期并发症和死亡率应该作为评估医护质量的指标。在比较剖宫产率的几项研究中，剖宫产率 15% ~ 20% 的围产结局比剖宫产率低于 5% ~ 10% 更好[4]。因此，**与其设定或限制剖宫产率，不如更好地监护母婴健康结局**。如果 0% 或 100% 的剖宫产率时的母婴并发症最低，那我们会选择 0% 的剖宫产率或 100% 的剖宫产率。21 世纪初的理想剖宫产率介于这两个极限之间，具体的剖宫产率需要根据人群来决定。Robson 建议根据不同人群分类比较各个医疗中心的剖宫产率[5]。其中，第一类最常见，孕妇为单胎、足月及头先露，且自然临产入院。只有比较同一 Robson 剖宫产分类的数据，或至少是相似病例组合，剖宫产数据才能客观分析。此外，三级产科医疗机构（tertiary obstetric care）早产患者、合并严重母体并发症孕产妇多，剖宫产率应该比初级医疗机构高。我们常比较以下两个人群的剖宫产率：（1）初产妇、单胎、枕先露（vertex presentation）、大于或等于 37 周、无其他并发症；（2）孕妇既往有一次子宫下段横切口剖宫产（low transverse CD）史、单胎、枕先露、大于或等于 37 周、无其他并发症[6]。采用简单的病例组合调整率（case-mix adjusted rates）的方法使得比较剖宫产率与母婴结局

的关系更有意义。随着数据的统一和方法的健全,产科医护质量将得到更好的评估。

2014 年美国妇产科医师学会(ACOG)和母胎医学学会(SMFM)发布了安全防止首次剖宫产的共识,提出了数项措施以防止不必要的首次剖宫产(框 19-2)[7]。这些质量控制举措可以使医疗机构安全地降低剖宫产率[8]。

框 19-2　防止剖宫产的安全措施

第一产程(First Stage of Labor)

- 潜伏期延长(初产妇大于 20 小时,经产妇大于 14 小时)不应该作为剖宫产的指征(1B 级)
- 第一产程缓慢但有进展极少成为剖宫产的指征(1B 级)
- 只要母胎状况允许,大多数临产孕妇宫口开到 6cm 才算进入产程活跃期。宫口小于 6cm 时,不应该使用活跃期的标准衡量产程进展(1B 级)
- 活跃期停滞的剖宫产指征:宫口 6cm 以上,羊膜已破,充足宫缩 4 小时以上(宫缩不足时,缩宫素使用 6 小时以上),无宫颈改变(1B 级)

第二产程(Second Stage of Labor)

- 第二产程最多超过多长时间需要进行剖宫产,目前尚未明确(1C)
- 在诊断第二产程停滞之前,如果母胎状况允许,应该采取以下措施:
- 经产妇至少用力下推胎儿 2 小时(1B 级)
- 初产妇至少用力下推胎儿 3 小时(1B 级)
- 根据个体情况,如有进展可以考虑延长第二产程,如硬膜外麻醉或者胎位不正等情况(1B 级)
- 除剖宫产之外,可以考虑阴道助产。应该继续培训和维持阴道助产的技能(1B 级)
- 如果胎头不正,可以考虑用手转动胎儿枕骨(manual rotation of fetal occiput)。胎位不正常情况下为了防止剖宫产,在整个第二产程中应该持续评估胎方位(1B 级)

胎心监护(Fetal Heart Rate Monitoring)

- 对于反复胎心变异减速,可采取羊膜腔灌注,也许可以有效地减少剖宫产(1A 级)
- 可疑胎心波形(例如微小变异)出现时,胎头刺激可用来评估胎儿酸碱平衡状态,是剖宫产之外的安全选择

引产(Induction of Labor)

- 有母胎医学指征时,才能进行引产,引产前获得知情同意。为了降低剖宫产率以及围产期并发症和死亡率,41 0/7 周及以上才应该进行引产(1A 级)
- 如果宫颈不成熟,应该使用促宫颈成熟方法(1B 级)
- 如果母胎条件允许,应该允许更长的潜伏期(≥24 小时)以及破膜后缩宫素使用 18 小时以上,以避免引产失败所致的剖宫产(1B 级)

胎位不正(Fetal Malpresentation)

- 从 36 0/7 周开始,应该评估胎先露部位,以便安排外倒转术(1C 级)

怀疑巨大胎儿(Suspected Fetal Macrosomia)

- 无糖尿病孕妇估计胎儿体重至少大于 5000 克,糖尿病孕妇估计胎儿体重至少大于 4500 克时,可以考虑剖宫产以防止可能发生的产伤。胎儿体重 ≥5000g 很少见,应该告知病人估计胎儿体重,尤其在妊娠晚期,是不准确的(2C 级)
- 应该提供产妇孕期增重指南(Institute of Medicine,IOM),以避免体重过度增多(1B 级)

双胎妊娠(Twin Gestation)

- 如果第一胎是头先露,剖宫产并不改善围产儿结局。头先露/头先露或头先露/非头先露的双胎应该尝试阴道分娩(1B 级)

其他(Other)

- 个人、机构和政府应该共同努力,开展相关科研,提供更多知识,帮助孕妇决定是否需要剖宫产,并鼓励安全地降低剖宫产率(1C 级)

剖宫产指征

　　剖宫产指征可为母胎共同因素、胎儿因素或母体因素。按照排序,常见的剖宫产指征为:(1)产程停滞,又名头盆不称或难产,约占 30%;(2)既往剖宫产史占30%;(3)可疑胎心监护占 10%;(4)胎位不正占 10%。剖宫产指征详见框 19-3。首次剖宫产常见指征的比例见图 19-1。

母胎共同指征

　　多数剖宫产是由于母胎共同指征所致,阴道试产对孕妇和胎儿均有危险。最好的例子就是完全性前置胎盘或者胎盘早剥。难产导致胎儿和孕妇受到直接创伤的风

框 19-3　剖宫产指征分类

母胎共同因素

- 头盆不称
- 胎盘早剥
- 胎盘前置
- 重复剖宫产
- 孕妇要求剖宫产

母体因素

- 特殊心脏疾病,比如马方综合征伴主动脉根部扩张

胎儿因素

- 可疑胎监
- 臀先露或者横位
- 母体疱疹

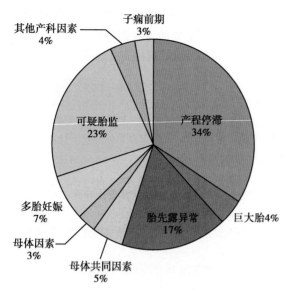

图19-1　首次剖宫产指征（摘自 Barber EL, Lundsberg LS, Belanger K, Pettker CM, Funai EF, Illuzzi JL. Indications contributing to the increasing cesarean delivery rate. *Obstet Gynecol.* 2011;118;29-38. ）

险增加，且可能影响胎儿供氧和代谢。**第一产程和第二产程停滞以及引产失败的定义详见框 19-2，母胎状态允许情况下，应该根据框中的建议管理产程。**

胎儿指征

胎儿指征主要是可疑胎心监护图形（**nonreassuring fetal heart rate**），其潜在危险是代谢性酸中毒带来的远期后果。持续胎心监护与新生儿抽搐发生率降低有关，仍然是产程中胎儿监护的最常用方法。头皮刺激可减少持续胎心监护的假阳性率（框 19-2）。胎儿脉冲血氧度测定（fetal pulse oximetry）、ST 段监护及其他监护模式对于新生儿结局和剖宫产率并无影响（见第 15 章）。

其他胎儿指征包括胎位不正，如臀先露，90%的臀先露经剖宫产分娩。生殖器疱疹急性发作也是剖宫产的指征，剖宫产可以减少胎儿疱疹感染。怀疑巨大胎或胎儿产伤风险仅在少数情况下作为剖宫产指征（框 19-2）。先天性胎儿畸形（比如巨头畸形或神经管缺陷）传统地经剖宫产分娩，但是并无足够证据证明这些是绝对剖宫产指征。腹壁缺陷胎儿比如脐膨出（omphalocele）和腹裂（gastroschisis）没有其他剖宫产指征时，可以经阴道安全分娩。

母体指征

母体剖宫产指征较少，可以分为母体疾病或者产道梗阻两方面（框 19-3）。多数指征没有经过随机对照检验。某些母体心脏疾病是剖宫产指征，如马方综合征伴主动脉根部扩张。某些中枢神经系统疾病需要避免颅内压增高，第二产程中因产妇用力可升高颅内压也推荐行剖宫产。

母体盆腔占位性病变也可作为剖宫产的指征。盆腔肿块如子宫下段肌瘤造成的阴道机械性梗阻就是例子。此外，巨大生殖器疣也可能需要剖宫产，但这种情况罕见。

孕妇要求的剖宫产

现在剖宫产比以前安全，孕妇有时会在没有医疗指征的情况下要求剖宫产。这种情况称为"孕妇要求的剖宫产（cesarean delivery on maternal request）"。**由于"选择性（elective）剖宫产"一词缺乏特异性，最理性和谨慎的做法是避免使用这个词，但记录剖宫产指征时，指明具体原因，不管是医源性还是非医源性指征（比如孕妇要求剖宫产）**[10]。在没有前面提到那些剖宫产指征的情况下，有时医生也会提倡剖宫产作为首选的分娩模式，这种情况称为"医生要求的剖宫产"。

决定剖宫产还是阴道试产应该基于已有的最佳文献，对二者进行比较。前述已公认的剖宫产或阴道试产指征应免于比较。美国国立卫生研究院（NIH）及 ACOG 都仔细回顾过这方面的文献，均指出对于大多数足月、单胎、头先露的孕妇，目前没有随机研究提供高质量的证据，以比较计划性剖宫产（planned cesarean）和计划性阴道产（planned vaginal delivery）的优劣。中等质量证据（moderate quality evidence）显示计划性剖宫产术后出血少，轻度新生儿呼吸系统并发症增多，产妇住院时间延长，以及再次妊娠并发症风险增加（框 19-4）[11,12]。**有多次生育要求的妇女应该避免无医疗指征的剖宫产，随着剖宫产次数增加，严重并发症如前置胎盘、胎盘植入及剖宫产子宫切除术的风险明显增加**[12]。有些孕妇要求剖宫产是害怕疼痛以及担心阴道分娩损伤阴道和会阴，为此而行剖宫产是不幸的。大约有 3%～8% 的产妇害怕分娩，应该告知这些孕妇临产后有良好的产科镇痛方法以及剖宫产后阴道试产的信息。阴道分娩的相关风险还包括尿失禁、粪失禁、盆腔器官脱垂以及性功能障碍。这些并发症与妊娠本身、产程或阴道分娩的确切关系，目前还很难评估。有些流行病学研究针对孕周、孕妇年龄、产次及胎儿体重等变量进行了分层分析。

接下来对剖宫产和阴道产的比较均基于较弱的证据，不应左右临床决定。**有报道计划性剖宫产的围产期死亡率比阴道分娩低好几倍。**另外，新生儿缺血缺氧性脑病（hypoxic-ischemic encephalopathy, HIE）的发生率约为 1/3000～1/5000，与此相关的产程中发生的情况包括胎盘早剥、脐带脱垂和进行性缺氧窒息。这种情况也许可以通过计划性剖宫产来预防，如预防 39 周后死胎一样。计划性剖宫产也可减少某些产科损伤，例如颅内出血、骨折和臂丛神经损伤。

亡率并无差别。

框 19-4	无医疗指征剖宫产的风险与益处

可能益处

- 减少围产期并发症和死亡率
- 减少分娩期间胎儿窒息
- 减少创伤性产伤
- 减少 39 周以上的死胎
- 可能保护盆底功能
- 减少产后出血

潜在风险

- 增加短期产妇并发症
- 增加子宫内膜炎、输血和静脉血栓的风险
- 延长住院时间和恢复时间
- 增加短期新生儿并发症
- 增加轻度新生儿呼吸系统并发症
- 增加长期母胎并发症
- 再次妊娠后,胎盘植入和剖宫产子宫切除风险增加

总体来说,人们认为 CD 的母体风险不比阴道分娩高很多。除去有医疗指征的剖宫产,计划性剖宫产的母体并发症与阴道分娩近似。Sachs 等[13]报道 CD 相关的死亡率为 22.3/100 000,阴道分娩的相关死亡率为 10.9/100 100,但除去与疾病相关的死亡,CD 和阴道分娩的死亡率并无差别。

CD 增加母体并发症发生率。CD 的子宫内膜炎发生率为 3.0%,而阴道分娩为 0.4%。产后出血、输血和深静脉血栓发生率二者相同。其他报道 CD 的所有这些并发症都增高,主要并发症可以高达 4.5%。**CD 给未来妊娠带来风险,包括胎盘前置和胎盘植入。随着剖宫产次数增多,风险亦随之升高,三次剖宫产后的风险升高相当显著。因此,根据孕妇意愿行剖宫产时,一定要认真考虑此孕妇未来的生育计划。**

如果根据孕妇或医生的意愿行剖宫产,而没有可以接受的医疗指征,剖宫产应在 39 周进行[11,12,14]。适当咨询之后,若孕妇仍然坚持剖宫产,尊重其要求行剖宫产在医学伦理方面是允许的,这样的女性不超过 10%。

剖宫产的手术方法

每年美国的剖宫产数多于 130 万[15],全世界范围约 2000 万。采用最安全有效的手术方法对最大限度地降低母儿并发症极为重要。如果将剖宫产技术的很多细节放在一起研究,则无法评估某一方面的效果,因此最好通过 RCT 单独研究每个步骤。术前需常规进行出血及感染的预防。表 19-1 列举了剖宫产的一些常用技术操作。

表 19-1	基于循证医学的剖宫产手术步骤		
手术步骤	**循证医学支持**	**循证医学不支持**	**可以考虑的项目**
第一代头孢类抗生素(如头孢唑林)或氨比西林预防感染	切皮前 30~60 分钟静脉给药	脐带结扎时给药	
预防血栓	术中和术后使用逐段加压弹力袜或气动加压装置		
侧卧位	考虑侧卧位		
留置导尿			术中留置导尿并非必需,术后可以立即拔除
术前聚维酮碘消毒阴道			可以考虑
去除术野毛发	无需去除毛发;或手术日早晨用推子剪短毛发	术前剃毛	
手术部位准备	洗必泰酒精消毒液		
手术巾	非粘性的手术巾	粘附于皮肤的手术巾	
预防缝针刺伤	考虑钝性缝针	锐性缝针	
皮肤切口	横切口		
下推膀胱	无需下推膀胱反折		
子宫切口	子宫下段横切口,除非有必要行纵切口(框 19-5)	纵切口	
扩大子宫切口	钝性向头-尾方向扩大子宫切口	锐性或横形扩大切口	

表 19-1　基于循证医学的剖宫产手术步骤（续）

手术步骤	循证医学支持	循证医学不支持	可以考虑的项目
脐带结扎	37 周前早产儿延迟 30 秒至 2 分钟结扎脐带		
预防产后出血	缩宫素 10～80IU 加入 1L 晶体液中静滴	米索前列醇替代缩宫素	氨甲环酸和卡贝缩宫素
胎盘娩出	轻度牵拉脐带自然娩出胎盘	人工娩出胎盘	
腹腔灌洗		生理盐水腹腔灌洗	
外置子宫			建议用于暴露术野
宫颈扩张	无需特意扩张宫颈	扩张宫颈	
子宫缝合	无生育要求时行单层缝合（如剖宫产时行双侧输卵管结扎者），不然双层缝合子宫		
皮下组织	皮下组织厚度 ≥2cm 时予以缝合	常规皮下引流	
皮肤缝合	横切口用手术线缝合	横切口使用缝合钉	

术前抗生素的使用

无论是临产后行剖宫产还是临产前剖宫产，术前抗生素的使用效益明确，降低了剖宫产后子宫内膜炎与伤口感染的发生率[5]。预防性抗生素使用的时机、种类及剂量已经进行了广泛的研究[16,17]。为保证组织达到适当的药物浓度，应该在切皮前 30～60min 给予预防性抗生素。药代动力学研究表明，头孢唑林（cefazolin）输入后 30 分钟，母体组织及羊水达到足够的浓度[17-19]。预防性抗生素首选第一代头孢类抗生素（如头孢唑林）或氨苄西林[20-23]。如果对青霉素过敏，可使用甲硝唑（metronidazole）或克林霉素（clindamycin）和庆大霉素（gentamicin）。除了未使用抗生素以外，相对广谱抗生素并无明显优势，例如阿奇霉素（azithromycin）或甲硝唑[20-25]。单次与多次给予抗生素效果相当[26]，因此单次用药为首选。

如果孕妇因绒毛膜羊膜炎（chorioamnionitis）已接受联合抗生素治疗，如氨苄西林/舒巴坦，且切皮时间在抗生素有效范围之内，这种情况无必要再额外用预防性抗生素。绒毛膜羊膜炎一旦诊断，需立即给予抗生素治疗，直到临床症状好转。

术前血栓的预防

在发达国家，静脉血栓栓塞性疾病（venous thromboembolism，VTE）是孕产妇死亡的主要原因，剖宫产增加了静脉血栓的风险，所有剖宫产均要考虑预防血栓形成。有临床症状的血栓仅为 0.9%[27]，比较血栓预防措施的 RCT 往往未能纳入足够的孕妇，以显示机械性预防、

肝素、低分子肝素以及无抗凝治疗组在安全性和有效性方面的差异[16,28-31]。推荐剖宫产期间和术后使用逐段加压弹力袜（graduated compression stocking）或气动加压装置（pneumatic compression device）[32,33]，直到恢复行走[34]。有额外风险的孕产妇，如过度肥胖、既往 VTE 病史或不能活动，术后抗凝药物（例如预防性肝素）也许能够获益。

术前其他预防措施

孕妇左侧倾斜位，右侧提高约 15 度，可以避免下腔静脉受压及仰卧位低血压综合征。然而，左侧倾斜位、头高位或头低位、楔形靠背和软垫及手术台屈曲和位置调整等都缺乏有力的循证医学证据[35]。

Cochrane Review 显示术前使用聚维酮碘液（povidone-iodine）消毒阴道后即行剖宫产，可显著降低术后子宫内膜炎的发生率（对照组 8.3% vs 阴道消毒组 4.3%），尤其是胎膜已破的孕妇从 17.9% 下降至 4.3% 和临产的孕妇从 13% 下降到 7.4%[36]。但这些临床试验中，至少一项试验在脐带结扎时才给予预防性抗生素，有两项试验没有明确抗生素使用时间。因此，对术前给予预防性抗生素的孕妇，阴道消毒能否降低剖宫产并发症尚不清楚。

在大多数国家，计划性及急诊剖宫产的孕妇常规留置导尿管，如 Foley 尿管。麻醉后插入尿管，并保留 12～24h，直到产妇可以活动。尿管与尿袋相连，闭合引流尿液，排空膀胱。术中可以更好地暴露子宫下段，避免膀胱损伤。但一项 RCT 研究表明，未留置导尿组的尿道感染、术后制动时间、术后首次排尿时间、口服补液需求、肠

蠕动及住院时间明显降低,且不增加术中并发症或尿潴留的发生率[37]。值得注意的是,该研究不足以评估两组间膀胱或输尿管损伤的差异[37]。计划性剖宫产术后即刻拔除导尿管也许可以降低尿道感染,但无显著性差异[38]。**目前仍建议剖宫产手术中留置导尿管,除非有证据表明不留置导尿管并不增加膀胱或输尿管的损伤**。如果术中不留置导尿管,病人术前即刻需排空膀胱[39]。对于血流动力学不稳定的孕产妇,建议留置导尿管以监测尿量,评估体液平衡情况。

手术部位准备

术前皮肤准备可以减少手术切口处皮肤菌群与污染物,降低伤口感染的风险。**手术部位的毛发不一定需要去除**。使用剃须刀可能会破坏皮肤,细菌更易入侵,增加感染风险[40]。有人主张手术当日早晨剪断毛发[40]。剪除切口边缘的毛发即可,这样皮肤切口可以更好地对合。

手术切口部位进行外科消毒。剖宫产手术切口为清洁污染伤口(clean contaminated)。与聚维酮碘消毒液相比,洗必泰酒精(chlorhexidine alcohol)消毒液能降低伤口感染率[41]。此外,**手术巾(drapes)不应有粘胶**,粘附于皮肤的手术巾与较高的伤口感染率相关[42-44]。

腹部皮肤切口和进腹

避免失血过多及组织损伤是公认的良好手术技巧。为预防缝针伤及医务人员,建议使用针尖较钝的缝针(blunt needles)。与针尖锋利的缝针(sharp needles)相比,使用钝针时手套穿孔率较低,但手术医生的满意度也会降低[45]。

术者可以选择腹部横行或纵向切口,美国 Pfannenstiel 横切口最常用(图 19-2)。手术切口的选择受多方面因素的影响,包括剖宫产的急缓程度、胎盘异常(例如前壁的完全性前置胎盘和胎盘植入)、前次手术切口类型及上腹部探查的可能性。紧急情况下,纵切口仍然是一些医生的首选方式,但 Pfannenstiel 横切口在首次剖宫产时仅额外增加时间 1min,重复剖宫产时增加 2min,两者在改善新生儿结局上无差异[46]。自 20 世纪 80 年代以来,常规剖宫产术在欧美极少行纵切口。英国的一项调查显示,80% 以上的医生选择 Pfannenstiel 横切口[47],其他 20% 采用 Joel-Cohen 横切口方式[48]。77% 的美国产科住院医生在紧急或即刻剖宫产时选择皮肤横切口[49]。Pfannenstiel 横切口仍然是当今世界应用最多的剖宫产切口,美国 90% 的剖宫产采用此方式。Joel-Cohen 切口曾用于妇科手术,如经腹子宫切除术;剖宫产时也可使用 Joel-Cohen 切口,如纵切口一样暴露下腹部或盆腔,但较美观,术后疼痛轻。20 世纪 90 年代早期,Stark 等[50,51]将 Joel-Cohen 切口整合为简约式剖宫产术(minimalist cesarean),称之

为 Misgav Ladach 法。至今,有关 Joel-Cohen 术式的研究不仅限于皮肤切口方面,还包括剖宫产的其他技术操作[16],这样不能够评价剖宫产的某一具体步骤[52]。**鉴于这个原因,我们仍然首选 Pfannenstiel 手术切口**。对重复剖宫产患者,最好沿用既往切口方式。皮肤横切口优于纵切口(表 19-1)。

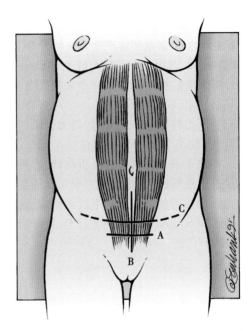

图 19-2 剖宫产最常用的切口是 Pfannenstiel 切口(**A**)。腹正中线(**B**)及 Maylard(**C**)切口少用。虚线表示可能需要扩大切口的范围

Pfannenstiel 切口方法:在耻骨联合上两横指宽(约 2.5cm)处,呈轻微弧形切开皮肤。切口的长度基于胎儿的大小,足月妊娠一般约 15cm,或一把 Allis 钳的长度。肥胖孕妇的切口是在腹部脂肪赘(pannus)以上还是以下,横切口还是纵切口,尚无充分的循证医学研究。

某些情况下,有必要横行切开腹直肌及肌鞘,以扩大术野娩出胎儿(如巨大胎儿脑积水)。为了避免损伤腹壁深动静脉,仅需切断肌肉的内 1/2。完全横断腹直肌的术式即 Cherney 切口,需要识别双侧腹壁动静脉后结扎。

切开皮肤后,钝性撕开皮下组织,暴露筋膜层。重复剖宫产时,皮下组织可能需要锐性分离。切开筋膜并分离,或向两侧弧形钝性撕开。提起筋膜,与肌肉层分离,确认穿入筋膜的血管,必要时结扎或电凝。延长筋膜切口时要弧形向上,直接横向延长切口有可能意外地切开肌层,导致出血。

切开筋膜后,在中线两侧提起筋膜,与腹直肌上下钝性分离,与腹白线锐性分离。在中线处钝性分开腹直肌,暴露腹直肌后鞘及腹膜,为了避免损伤肠管,可以用手指钝性分离进入腹腔。进入腹腔点应尽可能靠上,以避免膀胱损伤。尤其在重复剖宫产时,膀胱与腹膜粘连的位

置可能靠上。

膀胱腹膜反折的处理

切开膀胱腹膜反折下推膀胱(creation of bladder flap)的方法与直接切开子宫进行了比较。四项 RCT 共纳入了 **581** 名产妇[53]。结果显示下推膀胱的术式从切开腹膜反折到胎儿娩出的时间要多 **1.27min**,而膀胱损伤、整体手术时间、出血量及住院时间与直接切开子宫无差别[53]。需要注意的是,紧急剖宫产孕妇未纳入 RCT,且绝大多数孕周在 **32** 周以上,研究人群也不均一。四个 RCT 里面,两个存在方法学缺陷,一个未发表[53]。鉴于下推膀胱无明显优点,我们故不采用。

如果选择下推膀胱,在正中线处用无齿镊提起子宫膀胱腹膜反折,使用 Metzenbaum 剪作一小切口,向两侧弧形延长。用镊子或止血钳提起反折腹膜,直视下用食指和中指钝性下推膀胱。重复剖宫产时可能需要锐性分离。钝性向两侧分开膀胱与子宫下段的间隙,正中放置膀胱拉钩,用 Richardson 拉钩向一侧拉开,持续吸引装置完备,准备切开子宫。

子宫切口

进入腹腔后,手术医生需触摸子宫明确胎先露及胎产式,放置膀胱拉钩,暴露子宫下段。子宫往往呈右旋位,弄清子宫位置后便于选择子宫切口。特殊拉钩的安全性和价值,特别是用于肥胖孕妇,目前研究还不充分。

子宫下段横切口是剖宫产的首选术式。其优点为出血少、容易操作与修复,该术式已在 20 世纪初期替代了纵切口。此外,剖宫产后阴道试产时,子宫下段横切口发生破裂的概率较低[54]。

行子宫下段横行切开时,子宫切口一般在膀胱游离缘上至少 2cm(如图 19-3),同时使用吸引器。如果切开时出血明显,可用纱布在手术切口上下加压,便于保持术野清晰,避免损伤胎儿。看到羊膜或者胎儿后,可以确认进入宫腔,然后利用两个食指钝性向外上扩大切口。RCT 研究表明,锐性扩大子宫切口出血量多,输血概率高[55]。向外横形扩大切口可能导致切口过大,出血过多。钝性扩大切口时,向头尾方向上下用力更优[56]。皮肤与筋膜的切口应充分,便于胎儿娩出。足月妊娠时,皮肤切口一般在 15cm 以上。

目前很少采用子宫纵切口(框 19-5),如果行纵切

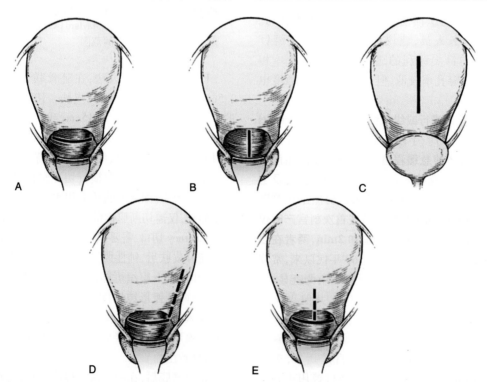

图 19-3 剖宫产时子宫切口的选择。**A.** 子宫下段横切口:用于>90% 的剖宫产,切开子宫时弧形向上(弧凸轻微向下)。若子宫下段形成欠佳,为避免损伤子宫动脉上行支,切口两端可向上更弯曲些。**B.** 子宫下段竖切口:需避免向下延伸损伤膀胱,必要时可向上延伸切口至子宫上段。**C.** 古典式切口:子宫体部或者底部纵行切开。**D.** "J"形切口:子宫横切口时如果空间不够,可在切口末端向子宫上段延伸,平行于子宫动脉上行支。**E.** "T"形切口:子宫横切口时如果空间不够,可在切口正中向上纵行扩大切口至宫体部

口,必须有明确的指征。纵切口分两种,子宫下段纵切口大部分位于子宫下段,古典式剖宫产切口位于子宫体部。**以下情况可能需要子宫纵向切开:子宫下段形成较差,例如孕23至25周时;胎背向下的横产式;前壁的前置胎盘或胎盘植入,常需要行子宫切除(见第21章);或子宫肌瘤阻碍子宫下段**。其他更不常见的纵切口指征包括某些胎儿畸形,例如巨大脑积水、巨大骶尾部畸胎瘤或联体双胎。古典式剖宫产的缺点是术后容易发生粘连和未来妊娠子宫破裂的风险。行子宫下段纵切口时,需要下压膀胱,保持整个切口位于子宫下段(图19-4)。从子宫下段最低处开始切开,切口向上钝性或锐性扩大。如果子宫上段的子宫肌层受累,此时应该描述为古典式切口,并在手术记录上记载。

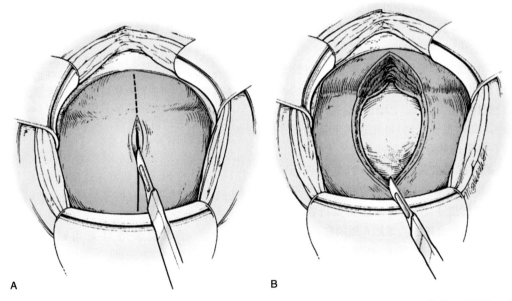

图19-4 子宫下段纵切口。**A.** 理想的子宫下段纵切口应全部位于子宫下段。**B.** 无意或有意地向上延伸延伸切口至子宫上段,这种现象常见

胎儿娩出

准备娩出胎儿前,确保子宫切口足够大。术者将手放置胎头前下方,作为支点,向上抬起胎头并保持俯屈,同时助手按压宫底,娩出胎头。适当按压宫底是胎儿娩出的重要步骤。如果胎头娩出困难,考虑扩大切口,包括皮肤、肌肉、筋膜或子宫切口。少数情况下,例如胎背向下的横位无法旋转时,则需使用"T"形切口。有时需要用产钳或胎头吸引器辅助娩出胎头,但应尽量避免。

第二产程停滞时,胎头往往嵌入盆腔较深,有临床研究建议采用逆行臀牵引的方法娩出胎儿。与经阴道上推胎头相比,逆行臀牵引可能缩短手术时间,避免子宫切口延伸,并减少产后子宫内膜炎的发生[57],但这方面证据尚不充分。如前所述,按照上述步骤操作,一般都可以避免使用产钳或胎头吸引器。

胎儿娩出后行脐带结扎,新生儿转给儿科团队处理。**延迟脐带结扎(delayed cord clamping,DCC)30至120s或脐带血回拨(umbilical cord milking)可以增加胎盘输血给新生儿,新生儿出生时血容量增加30%**。对于早产儿,DCC可以显著降低输血率、NEC、IVH及迟发型败血症的发生率[58,59],因此推荐所有小于37周的剖宫产常规行DCC。对于足月儿,该方面临床证据不强,DCC可以增加新生儿血红蛋白含量及铁的储备,但黄疸发生率及光疗的可能性增加[60]。

产后出血的预防

胎儿娩出后,开始缩宫素静脉点滴。**研究显示,缩宫素10~80IU加入1L的晶体液中,静脉点滴4~8h,可以显著改善宫缩,减少产后出血量**[16]。一项纳入1798名产妇的随机研究表明,剖宫产后分别静滴80IU、40IU及10IU的缩宫素治疗产后出血及宫缩乏力,三组间的综合预后差异;但与10IU静滴相比,80IU组可以降低额外使用缩宫素的需求[61]。另外一个纳入110名产妇的研究,比较5IU缩宫素冲击治疗与5IU冲击加30IU缩宫素维持治疗,结果显示两组间在平均失血量或需要额外使用宫缩剂方面无差异[61,62]。米索前列醇不能替代缩宫素的作用[16]。

切皮前静脉注射氨甲环酸(tranexamic acid)10mg/kg可以减少失血量及宫缩剂的使用[16,63]。胎儿娩出后使用卡贝缩宫素(carbetocin)100ug可以减少其他宫缩剂的使用及子宫按摩[64]。

娩出胎盘

多项RCT结果表明,与人工剥离胎盘相比,轻微牵

拉脐带辅助胎盘自然娩出可减少失血量及子宫内膜炎的发生[65-67]。因此,娩出胎盘时应选择轻微牵拉脐带及子宫按摩。术中更换手套并不减少术后子宫内膜炎的发生[66]。

缝合子宫

将子宫外置于腹腔有助于子宫切口的缝合修补。取出子宫后可以清晰地探视和缝合切口,检查附件,且不增加失血量、感染率、低血压及恶心呕吐的发生。一项 Meta 分析收集了 11 个临床试验,证实了这点[68]。然而,是否外置子宫可由手术医生决定。

子宫切口边缘出血用卵圆钳临时钳夹,这种方法创伤较小。然后用湿润的纱布轻抹宫腔,清除胎盘碎块及胎膜组织。胎盘娩出后扩张宫颈口无任何益处[16,69]。

缝合子宫前认真检查子宫切口,注意向下延伸的子宫切口裂伤,这些撕裂伤常需要单独修复。

子宫切口的第一层缝合采用连续缝合,连续缝合可缩短手术时间,减少出血量[70]。首层锁边缝合有助于止血,如果切口缝合前出血不明显,没必要常规行锁边缝合。缝线采用 1-0 或 0-0 合成线。术后 6 周的超声显示,子宫切口全层(包括内膜层)缝合更能促进伤口的愈合[55,71]。

子宫下段切口的缝合可采用单层或双层缝合(图 19-5)。单层缝合可以缩短手术时间,减少平均失血量及术后疼痛,出血量的减少虽有统计学意义,但临床上差别较小[72]。然而,关于单层缝合与下次妊娠子宫破裂和胎盘植入的相关风险争议不断(见第 20 章)。如果孕妇要求剖宫产时行输卵管结扎,而且子宫切口止血良好,我们则采用单层缝合。不然,我们均采用双层缝合。关于单层

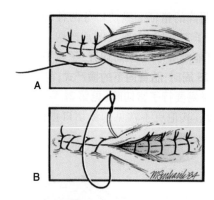

图 19-5 子宫下段横切口的缝合。**A.** 第一层可以连续缝合(推荐使用)或间断缝合。连续锁边缝合也许止血效果较好,但可能影响切口的血供,导致伤口愈合不良及疤痕形成。**B.** 第二层采用伦勃特(Lembert)或库欣(Cushing)连续内翻缝合。内翻组织过多可形成大的包块,可能影响伤口愈合

或双层缝合的 RCT 多是关注近期效果,但针对两者的远期结局,特别对 TOLAC 时子宫破裂的影响证据不足[16]。

子宫纵切口一般要求缝合至少两层,大多时候需要缝合三层,子宫浆膜层可采用棒球缝合法(baseball stitch),见图 19-6。

子宫缝合完毕后,认真检查切口出血情况,再将子宫放回腹腔。个别的出血点可以电凝或较细的丝线结扎止血。探视附件。如果患者要求绝育,可行输卵管结扎。最后还纳子宫。关闭腹腔前,仔细清点纱布及缝针的数量。腹腔内灌洗并不能减少产时或产后母体的并发症[73]。

关闭腹腔

脏层和壁腹膜于术后几天内自行愈合,无需缝合。

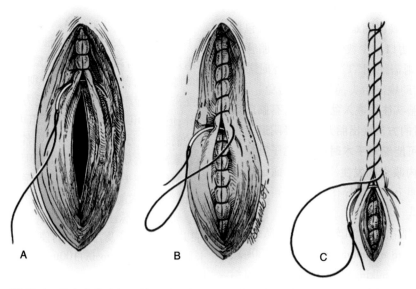

图 19-6 子宫古典式切口的三层缝合法:包括浆膜层内翻缝合,减少术后粘连。第二层缝合时,先从一端内侧进针,外侧出针,然后从另一边外侧进针,内侧出针,打结后可将线结末端包埋于切口内

多项 RCT 证明, 不缝合腹膜可以缩短手术时间、减少发热、缩短住院时间和减少止痛剂的使用[74]。但也有非 I 级的有限数据提示, 缝合腹膜可以减少术后粘连[75], 目前尚无更好的数据支持。

关于筋膜层的缝合方法尚无临床试验。腹直肌筋膜通常连续非锁边缝合, 也有人选择间断缝合。因为筋膜血液供应较差, 锁边缝合可能会导致筋膜组织梗死 (strangulation), 进而筋膜裂开 (fascial dehiscence)。缝合筋膜时, 应该选用强度适宜及延迟吸收的缝线, 合成的多股线 (braided) 或单股线 (monofilament) 最好。进针点距离切口边缘至少 1cm, 间距也大约为 1cm。大多数伤口裂开不是因为缝线断裂, 而是因为进针太靠近切口边缘导致缝线离断筋膜。伤口裂开风险较高时, 可采用 Smead-Jones 缝合法或 8 字间断缝合法, 使用延迟吸收线如单股聚乙交酯 (polyglycolid acid) 缝线。高风险的纵切口首选 Smead-Jones 缝合法 (图 19-7)。Smead-Jones 方法是从腹直肌前筋膜外侧进针, 经临近皮下脂肪组织穿透筋膜, 过切口正中线, 在对侧筋膜的内侧缘进针穿透筋膜, 然后再从另一侧筋膜的内侧缘进针穿透筋膜, 最后在对侧筋膜外侧出针, 打结。

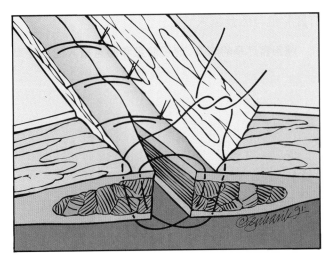

图 19-7 Smead-Jones 改良缝合法: 远-近和近-远 (far-near and near-far) 缝合。从腹直肌前筋膜外侧进针, 经临近皮下脂肪组织穿透筋膜, 过切口正中线, 在对侧筋膜的内侧缘进针穿透筋膜, 然后再从另一侧筋膜的内侧缘进针穿透筋膜, 最后在对侧筋膜外侧出针, 打结 (修改自 American College of Obstetricians and Gynecologists. Prologue. In: *Gynecologic Oncology and Surgery.* Washington, DC: American College of Obstetricians and Gynecologists; 1991, p 187.)

如果有助于皮肤的缝合或脂肪组织厚 ≥2cm 时, 应缝合皮下脂肪组织。当脂肪组织厚 ≥2cm 时, 缝合皮下组织可以减少伤口并发症, 如血肿、皮下积液、伤口感染或伤口裂开的发生[76]。预防性伤口引流并无益处, 不能常规使用[77-79]。少数情况下, 因腹腔内或皮下止血不充

分, 可以酌情考虑使用引流, 但无 I 级的研究数据证明其有效性。

横切口的皮肤缝合应采用皮内 (subcuticular) 缝合, 而非缝合钉。与缝合钉相比, 缝合可以降低 57% 的伤口并发症, 从 10.6% 降至 4.9%, 尤其是伤口裂开从 7.4% 降至 1.6%[80,81]。缝合钉节省手术时间约 7min[82]。皮肤纵切口的缝合方法, 临床研究数据尚不充分[80,81]。

剖宫产并发症

术中并发症

剖宫产术中可出现并发症, 包括出血和邻近器官损伤。虽然肠管、膀胱、输尿管损伤不多见, 但是产科医生必须了解这些器官损伤的处理方案, 关键是判断损伤程度并及时的修复。根据损伤程度和产科医生的技能, 必要时咨询泌尿外科、普外科或者妇科肿瘤医生, 予以处理。

子宫撕裂伤

子宫下段切口撕裂伤常见于第二产程停滞或者巨大儿的剖宫产手术。**大多数裂伤都属切口肌层延伸, 修补时可与子宫切口一起进行, 也可单独修补子宫切口裂伤, 缝合方法可用连续锁边缝合。处理高侧方延伸时, 可能需要结扎单侧子宫动脉上行支。对向下及两侧延伸的情况, 缝合时要注意避免输尿管损伤。肌层裂伤出血延及阔韧带时, 可能需要切开阔韧带, 先识别输尿管, 避免缝扎时损伤输尿管。如识别输尿管困难, 可逆行置入输尿管支架。术中置放输尿管支架的首选方法是打开膀胱底部。**

膀胱损伤

轻度膀胱挫伤较常见, 多是由于拉钩所致, 血尿是常见表现。严重的膀胱底部裂伤并不常见, 但在进腹时可能发生, 尤其是多次手术的情况。子宫下段与膀胱粘连时, 分离粘连及下推膀胱也可能造成膀胱损伤。这也是我们不常规下推膀胱腹膜反折的一个原因。若膀胱严重粘连且位置较高, 可行子宫纵切口避免损伤膀胱。

膀胱底部裂伤通常用 2-0 或 3-0 可吸收合成线修补, 缝合两层加固。缝合时避免穿透黏膜层, 但这点不必强求。如果有膀胱三角区或者输尿管损伤的可能, 修补前静脉注射靛蓝胭脂红 (indigo carmine) 造影, 输尿管通畅时可见染料经输尿管口溢出。可经导尿管逆行注入无菌牛奶, 充盈膀胱, 确保膀胱缝合的完整性。膀胱修复后数日应持续尿管引流。

输尿管损伤

据报道,剖宫产术中输尿管损伤发生率约为1/1000。剖宫产中行子宫切除术时输尿管损伤增加。**子宫裂伤向外侧延伸,可导致阔韧带内出血,控制出血时常发生输尿管损伤。**如前所述,这种情况应打开阔韧带,认清输尿管,然后缝合止血。如果怀疑输尿管损伤,静脉注射靛蓝胭脂红造影,用膀胱镜观察输尿管口造影剂溢出情况(通常由泌尿外科操作)。输尿管口有造影剂溢出则表明输尿管通畅。如果术后才发现输尿管损伤,此时可通过膀胱镜放置输尿管支架,或者经肾盂引流,并借助影像学确定输尿管损伤程度,设计妥善的处理方案。

肠道损伤

剖宫产中肠损伤罕见。大多数肠损伤在重复剖腹手术时发生,进入腹腔时误将肠管切开,特别是使用剪刀或手术刀锐性分离时。这也是我们用手指钝性分离进入腹腔的原因之一。肠浆膜层的裂伤可用无创针和细丝线进行间断缝合。如果小肠全层撕裂至肠腔,则需分两层缝合。肠黏膜层用3-0可吸收线缝合,肠浆膜层可用丝线间断缝合。

较大的小肠或结肠损伤需咨询普外科或妇科肿瘤医生。小伤口一般都能术中修补,但较大伤口伴粪便污染时可能需要临时结肠造口术。这种情况建议使用广谱抗生素,例如联用使用氨基糖苷类抗生素加甲硝唑或克林霉素。

宫缩乏力

宫缩乏力的处理详见第18章。多数情况下通过按摩子宫联合宫缩剂,可以改善宫缩乏力。初始可快速静滴缩宫素,剂量可高达80IU/L。如果效果不佳,可给予甲麦角新碱(methergonovine)0.2mg肌注或卡前列素(15-methylprostaglandin F2-alpha)0.25mg肌注或直接子宫肌注射。必要时,每10~15min给予一次卡前列素,总剂量至1mg。大多数患者注射一次或两次后即好转。亦可经直肠给予米索前列醇(misoprostol),最大剂量可达1000μg。如果药物治疗效果不佳,可采用宫腔填塞或球囊压迫。大多数宫缩乏力及时处理后都能改善。

极少数情况非手术治疗不能控制出血,此时应手术处理。首选方法是结扎双侧子宫动脉上行支,对需要保留生育能力的产妇尤其可行。如果这种方法失败,可结扎髂内动脉或行子宫切除术(图19-8)。髂内动脉结扎能有效地控制出血的病例不到50%。

前置胎盘与胎盘植入

随剖宫产率的增高,前置胎盘和胎盘植入的发生率

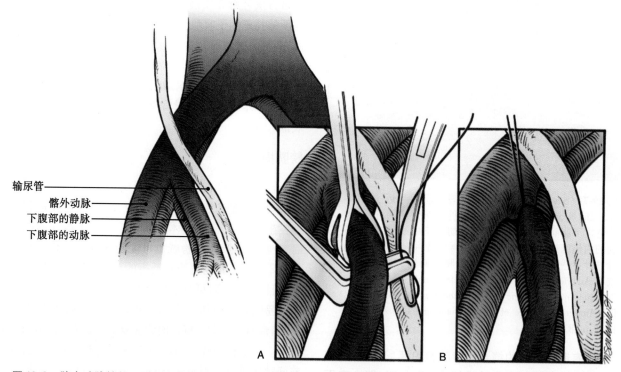

输尿管
髂外动脉
下腹部的静脉
下腹部的动脉

图 19-8　髂内动脉结扎。平行卵巢血管外侧,打开腹膜,暴露阔韧带后叶的内面,寻找髂内动脉。输尿管附着于阔韧带内叶。钝性分离疏松的蜂窝组织可暴露髂总动脉的分叉,分为髂外动脉和髂内动脉,确认这些结构极其重要。**A** 和 **B**.为避免损伤髂内动脉下面的髂内静脉,先用Babcock钳提起髂内动脉,再从动脉后方通过直角钳,钳夹结扎线(修改自 Breen J, Cregori CA, Kindierski JA. *Hemorrhage in Gynecologic Surgery*. Hagerstown, MD:Harper & Row;1981;438.)

也随之增高。有些病例组研究显示,胎盘植入是剖宫产子宫切除术的最常见指征。胎盘植入的风险随剖宫产次数的增加而增高,存在前置胎盘时胎盘植入的风险更高。胎盘植入的处理详见第 12 章。关于前置胎盘(无胎盘植入)的具体手术步骤和特殊处理也已讲述。针对前置胎盘附着于子宫前壁的情况,最近一项研究对比了穿透胎盘的方法和绕过胎盘的术式。切开子宫时绕过胎盘,用手保护胎盘边缘,可以减少术中和术后输血[83]。另外一种方法是经子宫下段切口在胎盘剥离部位行环形间断缝合[84]。也可从子宫浆膜面缝合止血,在出血部位环状缝合,进出针宽度 2 ~ 3cm,间隔 1cm。缝合要尽可能深达子宫内膜层,可显著减少术中出血。子宫下段行前后压迫缝合也可有效地控制前置胎盘剖宫产的术中出血[85,86]。在胎盘附着部位注射血管加压素[87]或采用 Bakri 球囊[88]也可起到减少失血的效果。

孕产妇死亡

剖宫产导致的孕产妇死亡率为 6/100 000 ~ 22/100 000。在一项 25 万例分娩的研究中,Lilford 等报道,排除内外科疾病引起的死亡,剖宫产的死亡相对危险度(RR)大约是阴道分娩的 7 倍[89]。Lydon-Rochelle 团队[90]报道了与此相反的结果,调整两组间孕妇年龄与重度子痫前期的因素后,剖宫产与阴道分娩的孕产妇死亡率相似。

随着区域麻醉的广泛应用以及气道插管困难者清醒插管(需要全身麻醉时),麻醉相关的并发症和死亡率大大下降。

剖宫产术后并发症

子宫肌内膜炎

子宫肌内膜炎(endomyometritis)是剖宫产术后最常见的并发症。如前所述,预防性使用抗生素显著降低子宫肌内膜炎的发生率,现通常低于 5%[25,91]。产程延长、胎膜破裂和社会经济地位低下可能是影响子宫肌内膜炎的因素。

大多数子宫肌内膜炎由宫颈阴道菌群上行感染所致。感染通过子宫切口可蔓延至子宫肌层。如果处理不当,可能会发生腹膜炎、脓肿和脓毒性静脉炎。预防性使用抗生素后,盆腔脓肿极少发生。如果分娩过程中无发热,盆腔脓肿发生率仅为 0.1%;若出现绒毛膜羊膜炎,其发生率则上升至 0.47%。

产后子宫肌内膜炎的诊断依据是发热(≥38℃),伴宫底压痛或阴道恶臭性分泌物(排除其他原因)。如果病人有绒毛膜羊膜炎、产程延长和胎膜破裂等情况,应警惕子宫肌内膜炎,及时早期处理。子宫内膜细菌培养意义不大,阴道菌群经常污染细菌培养,治疗也不依据培养

结果。治疗主要依据临床表现。

治疗首选静脉用抗生素,针对可能发生的厌氧菌感染。**克林霉素(clindamycin)和氨基糖苷类如庆大霉素(gentamicin)较其他方案更安全有效**。另一种抗生素方案基于广谱青霉素,β-内酰胺酶抑制剂可针对厌氧菌,例如氨苄西林(ampicillin)和舒巴坦(sulbactam)。退热后,继续使用抗生素至少 24h。不复杂的子宫肌内膜炎经静脉抗生素治疗好转后,不再需要口服抗生素治疗。

抗生素治疗 2 ~ 3 天后症状仍无好转者,应考虑其他可能引起发热的原因,包括伤口感染、深部脓肿、血肿(图 19-9)或盆腔感染性血栓性静脉炎(septic pelvic thrombophlebitis),乳腺炎等引起的发热。

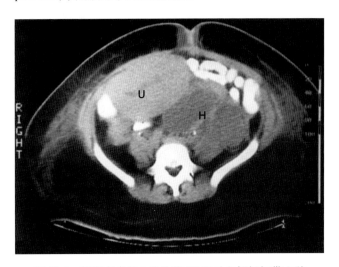

图 19-9 剖宫产术后 6 天盆腔 CT 显示左侧阔韧带血肿(H),血肿将子宫(U)推向右侧

伤口感染

约 1% ~ 5% 的剖宫产术后并发切口感染[92]。鉴于子宫与下生殖道相通,剖宫产切口属于 Ⅱ 类清洁污染切口。即刻剖宫产(emergency cesarean)以及伴有绒毛膜羊膜炎的剖宫产切口是 Ⅲ 类污染切口,切口感染率较高。病理性肥胖(morbidly obese)产妇的切口感染率增加 2 ~ 4 倍[93]。

切口感染的诊断通常不难,临床表现为切口疼痛、发红或分泌物。早期切口感染(术后前两天)往往由链球菌引起,而后期切口感染通常是由葡萄球菌过度繁殖或有氧菌-厌氧菌混合感染引起。

治疗前可行切口分泌物培养。切口感染部分应敞开、检查、冲洗和清创,这样处理对多数伤口感染已足够。切口脓肿则需引流(图 19-10)。对于单纯的切口感染,不需要使用抗生素,而严重切口感染则应及时给予抗生素。一旦感染解除,可手术缝合切口或等待切口二次愈合。对超过 80% 的病人来说,手术缝合腹部切口安全有效,术后伤口愈合时间比二次愈合明显缩短。

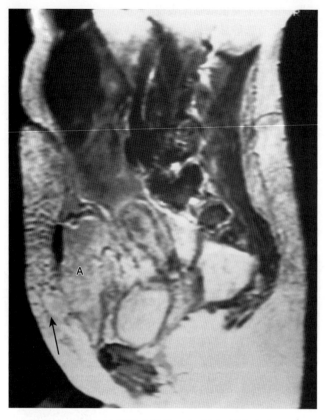

图 19-10 MRI 显示腹壁脓肿。患者因"剖宫产术后一周发热伴腹部包块"就诊。鉴别诊断包括腹腔感染扩散或切口脓肿。该图显示筋膜前的切口脓肿(A),向腹壁延伸(箭头)。脓肿经引流及抗生素治愈

如果切口出现明显变色、感染广泛、坏疽、水泡或周围组织感觉丧失,应立即考虑坏死性筋膜炎(necrotizing fasciitis),这是一种危及生命的外科急症。据报道,首次剖宫产中其发生率为 1/2500。这种伤口应在全麻下进行清创,组织学标本检查可能有助于诊断,所有坏死组织都应清除。建议请有经验的外科医生会诊。及时应用抗生素。

静脉血栓栓塞性疾病

妊娠期间,孕妇体内凝血因子增加、静脉瘀滞,易发生静脉血栓栓塞性疾病(venous, thromboembolism, VTE)(详见第 45 章)。VTE 是发达国家孕产妇死亡的主要原因。危险因素包括产褥期、剖宫产、制动、肥胖、高龄和经产妇等。据报道,剖宫产的深静脉血栓(deep venous thromboembolism, DVT)发生率为 0.17%,肺栓塞(pulmonary embolism, PE)发生率为 0.12%。

单侧下肢出现疼痛和肿胀提示 DVT 可能。小腿或大腿的直径可显著增加,但单纯测量下肢粗细可能存在误差。当血栓涉及小腿时,会出现霍曼斯征(Homans sign),即为足背屈痛。部分 DVT 病例初始表现为肺栓塞,尤其是术后发生。呼吸急促、呼吸困难、心动过速和胸膜痛为 PE 的典型症状,咳嗽和特异的肺部听诊并不常见。

如果怀疑 DVT,可行多普勒检查(Doppler)。多普勒适用于诊断肢体近端深静脉血栓,对小腿深静脉血栓不敏感。阻抗体积描记法(impedance plethesmography)也有助于诊断肢体近端血栓,对盆腔血栓的诊断价值有限。如果高度怀疑 DVT,前述各项检查结果不明确,则应考虑静脉造影(venogram)。

怀疑肺栓塞时,应立即进行动脉血气分析(arterial blood gas, ABG)和胸片检查,接着行肺通气/灌注显像(ventilation/perfusion)或螺旋 CT 肺动脉造影。如果肺栓塞可能极大,应给氧和肝素治疗。不确定的肺灌注扫描需要肺动脉造影(pulmonary angiography)明确或排除 PE。

盆腔感染性血栓性静脉炎

少于 1% 的子宫肌内膜炎会出现盆腔感染性血栓性静脉炎(septic pelvic thrombophlebitis, SPT),但目前尚无准确的数据。

SPT 的诊断主要是排除其他疾病,治疗顽固性子宫肌内膜炎时,应考虑 SPT。盆腔 CT 可能有助于诊断,但其敏感性和特异性尚不明确。实际工作中,如果剖宫产术后发热怀疑宫内感染,经过适当的广谱抗生素治疗 5~7 天仍无好转,可以尝试给予足量肝素治疗,但这种处理方法的循证依据非常有限。SPT 不需要长期抗凝治疗。有些患者可能出现夜间发热和寒战,当然也可无这些症状。有些患者的所有表现就是持续发热。抗凝治疗无效时,进行影像学检查如盆腔 CT,排除脓肿或血肿。

输卵管结扎

输卵管结扎绝育可以在产后(postpartum)或其他时间(interval)进行,产后结扎的优点是产程、分娩和结扎在一次住院期间用一次麻醉完成。阴道分娩后输卵管结扎可以通过腹部小切口(mini-laparotomy)完成,切口位于脐下方和宫底持平。产后结扎也可在剖宫产时进行。

改良的 Pomeroy 结扎法

Pomeroy 输卵管结扎报道于 1930 年,由于操作简单,它成为最常用的产后结扎法。**最初 Pomeroy 方法的描述是先提起输卵管中部,产生小双折,再用肠线双重结扎打折的输卵管。**手术关键是确认输卵管,跟踪观察到输卵管伞端,识别圆韧带与输卵管的不同之处。结扎输卵管应使用可吸收线,有利于术后输卵管断端迅速分开,产生空隙。操作时应使输卵管充分折叠以确保输卵管被完全切断。结扎双折的输卵管后,在中间系膜打洞,然后剪掉打折的输卵管(图 19-11)。剪断输卵管时一定注意,不要靠近打结处,以防输卵管滑出,导致术后出血。

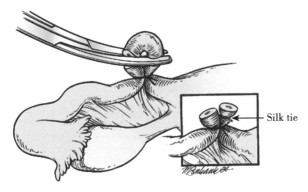

图 **19-11**　Pomeroy 绝育术（输卵管折叠结扎、切断法）。输卵管折叠后，用可吸收线结扎，切除折叠段。图示部位的结扎便于将来进行输卵管吻合。为了避免复通，可以在近端残端处予丝线打结加固

Parkland 结扎法

Pomeroy 结扎时输卵管断端离得很近，因此担心输卵管复通。Parkland 结扎法是在输卵管系膜中部找一个无血管区，用电凝或止血钳开一小口，结扎游离的输卵管近端和远端，再剪掉中间部分，剪掉的输卵管部分进行病理检查。输卵管近端可以不做任何处理也可以把近端或包埋在系膜中（图 19-12）。

Irving 结扎法

Irving 在 1924 年第一次报道了他的结扎法，并于 1950 年进行了改良。改良的方法是在系膜处开一小口，将输卵管双重结扎，这点与 Parkland 法一样。在距离输卵管子宫交界 4 厘米处，剪断输卵管。近端输卵管断端的缝线两头要留足够长，将近端输卵管从系膜中游离，然后埋入靠近子宫输卵管连接处的子宫后壁肌层中。操作顺序是先用蚊式钳在子宫后壁建一个 2 厘米的通道，再将近端输卵管的两个缝线穿过通道，牵拉缝线以使输卵管断端埋入子宫肌层，打结固定输卵管。远端输卵管无需处理，但也可以包埋在系膜中（图 19-13）。**Irving 结扎法失败率最低，但手术操作比其他技术略复杂。**

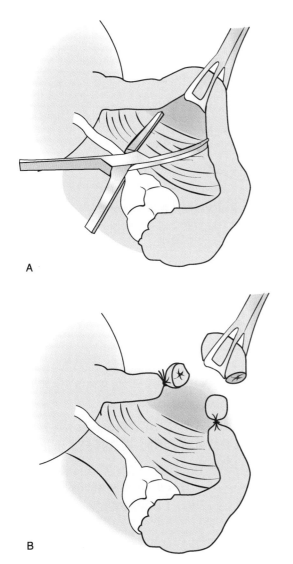

图 **19-12**　Parkland 结扎法。钝性分离输卵管系膜无血管区，游离输卵管约 2cm，用 0-0 铬制线结扎近端与远端，切断中间游离段。（修改自 Cunningham FG, Leveno KJ, Bloom SL, et al［eds］. Williams Obstetrics, 22nd ed. New York：McGraw-Hill；2005.）

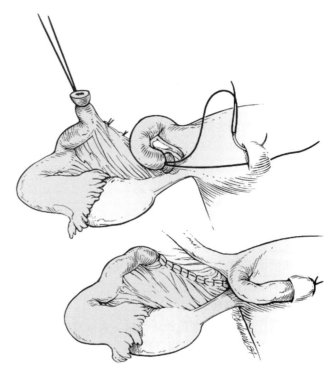

图 **19-13**　Irving 绝育术（抽芯包埋法）。距输卵管子宫部约 3~4cm 处离断输卵管，用蚊氏钳在子宫前壁或后壁做一隧道，输卵管近端残端包埋于子宫壁内，必要时在隧道口间断缝合加固。远端残端缝合包埋于输卵管系膜内

Uchida 结扎法

Uchida 结扎是先将输卵管肌肉部分与浆膜分开。在距离子宫与输卵管连接 6~7cm 处提起输卵管，在浆膜下注射生理盐水，然后切开浆膜，游离输卵管，将近端输卵管与浆膜分开，暴露约 5 厘米近端输卵管，用铬肠线结扎近端，并切掉大约 5cm 近端输卵管，近端输卵管会缩回到输卵管系膜中，接着用可吸收细线将切开的浆膜层缝合（图 19-14）。**有些医生选择切除 1cm 输卵管，并非 5cm，便于将来进行输卵管吻合术。**

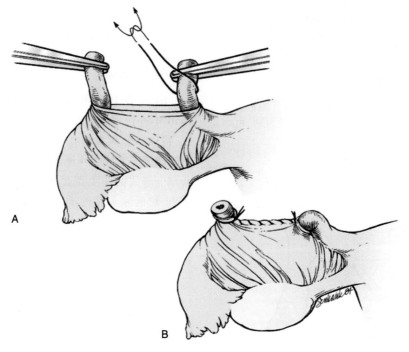

图 19-14　Uchida 绝育术（袖套结扎法）。在阔韧带和输卵管周围的腹膜内注射生理盐水，将输卵管从周围组织分离出来（**A**），然后结扎（**B**）。缝合切开的输卵管系膜和阔韧带，近端残端回缩包埋于系膜内，远端残端固定于浆膜外

关键点

- 1970 年美国的剖宫产率大约是 5%。2008 年升到历史最高的 32.8%。原因之一是剖宫产后阴道分娩率从 1996 年的 28.3% 的高峰急剧降到 2008 年的 8.5% 的谷底。最近，美国剖宫产率稳定在 31%~32%。
- 过去几十年中，剖宫产率上升的原因包括：（1）首次剖宫产率持续增加，主要原因是难产、引产失败和胎位不正；（2）肥胖、糖尿病及多胎妊娠增加；（3）计划性剖宫产数量的增加；（4）考虑到安全和医疗诉讼，剖宫产后阴道分娩减少。
- 剖宫产前给予单剂量预防性抗生素效益明显，可以降低子宫内膜炎和伤口感染。
- 应考虑在剖宫产手术中和术后使用逐段加压弹力袜或气动压缩装置进行机械性血栓预防。
- 皮肤横切口为剖宫产术的首选切口，纵切口与远期术后并发症相关，如伤口裂开和腹部切口疝。此外，纵切口缺乏美观。
- 剖宫产应首选子宫下段横切口。
- 首选钝性扩大子宫切口，可减少失血。
- 小于 37 周的早产儿应在分娩后 30~120s 延迟结扎脐带。
- 所有剖宫产分娩后，应静脉给予缩宫素预防产后出血，用药方法为缩宫素 10 至 80IU 加到 1 升晶体液中静滴。
- RCT 证明剖宫产时人工剥离胎盘会增加失血及子宫内膜炎的风险。因此，应选择轻柔牵拉脐带使胎盘自然剥离。
- 若患者无再生育要求，剖宫产时可进行双侧输卵管结扎，子宫切口予以单层缝合，否则应考虑双层缝合。
- 关闭腹部切口时，对厚度超过 2cm 皮下组织的予以缝合可显著降低伤口裂开的风险。
- 皮肤应缝合，不应用缝合钉。
- 子宫内膜炎是剖宫产术后最常见的并发症，适当预防性使用抗生素可使感染发生率低于 5%。

参考文献

1. American College of Obstetricians and Gynecologists (ACOG). *reVITALize Obstetric Data Definitions*. Available at: <www.acog.org/about-ACOG/ACOG-departments/patient-safety-and-quality-improvement/reVITALize-obstetric-data-definitions>.
2. West M, Irvine L, Jauniaux E. *A Modern Textbook of Cesarean Section*. Oxford, UK: Oxford University Press; 2015.
3. Martin J, Hamilton B, Osterman M. Births in the United States, 2013. *NCHS Data Brief*. 2014;175.
4. Matthews TG, Crowley P, Chong A, McKenna P, McGarvey C, O'Regan M. Rising caesarean section rates: a cause for concern? *BJOG*. 2003;110(4):346-349.
5. Robson M. Can we reduce the caesarean section rate? *Best Pract Res Clin Obstet Gynaecol*. 2001;15:179-194.
6. American College of Obstetricians and Gynecologists. ACOG executive summary: evaluation of cesarean delivery. *ACOG*. 2000;Updated.
7. American College of Obstetricians and Gynecologists (College); Society for Maternal-Fetal Medicine, Caughey AB, Cahill AG, Guise JM, Rouse DJ. Safe prevention of the primary cesarean delivery. *Am J Obstet Gynecol*. 2014;210(3):179-193.
8. Myers SA, Gleicher N. A successful program to lower cesarean-section rates. *N Engl J Med*. 1988;319(23):1511-1516.
9. Hannah ME, Hannah WJ, Hewson SA, Hodnett ED, Saigal S, Willan AR. Planned caesarean section versus planned vaginal birth for breech presentation at term: a randomised multicentre trial. term breech trial collaborative group. *Lancet*. 2000;356(9239):1375-1383.
10. Berghella V, Blackwell SC, Ramin SM, Sibai BM, Saade GR. Use and misuse of the term "elective" in obstetrics. *Obstet Gynecol*. 2011; 117(2 Pt 1):372-376.
11. National Institutes of Health state-of-the-science conference statement. Cesarean delivery on maternal request. March 27-29, 2006. *Obstet Gynecol*. 2006;107(6):1386-1397.
12. American College of Obstetricians and Gynecologists. ACOG committee opinion no. 386 November 2007: Cesarean delivery on maternal request. *Obstet Gynecol*. 2007;110(5):1209-1212.
13. Sachs BP, Yeh J, Acker D, Driscoll S, Brown DA, Jewett JF. Cesarean section-related maternal mortality in Massachusetts, 1954-1985. *Obstet Gynecol*. 1988;71(3 Pt 1):385-388.
14. Tita AT, Landon MB, Spong CY, et al. Timing of elective repeat cesarean delivery at term and neonatal outcomes. *N Engl J Med*. 2009;360(2):111-120.
15. Martin JA, Hamilton BE, Ventura SJ, Osterman MJ, Wilson EC, Mathews TJ. Births: final data for 2010. *Natl Vital Stat Rep*. 2012;61(1):1-72.
16. Dahlke JD, Mendez-Figueroa H, Rouse DJ, Berghella V, Baxter JK, Chauhan SP. Evidence-based surgery for cesarean delivery: an updated systematic review. *Am J Obstet Gynecol*. 2013;209(4):294-306.
17. Mackeen AD, Packard RE, Ota E, Berghella V, Baxter JK. Timing of intravenous prophylactic antibiotics for preventing postpartum infectious morbidity in women undergoing cesarean delivery. *Cochrane Database Syst Rev*. 2014;(12):CD009516.
18. Fiore MT, Pearlman MD, Chapman RL, Bhatt-Mehta V, Faiz RG. Maternal and transplacental pharmacokinetics of cefazolin. *Obstet Gynecol*. 2001;98(6):1075-1079.
19. Elkomy MH, Sultan P, Drover DR, Epshtein E, Galinkin JL, Carvalho B. Pharmacokinetics of prophylactic cefazolin in parturients undergoing cesarean delivery. *Antimicrob Agents Chemother*. 2014;58(6):3504-3513.
20. Ziogos E, Tsiodras S, Matalliotakis I, Giamarellou H, Kanellakopoulou K. Ampicillin/sulbactam versus cefuroxime as antimicrobial prophylaxis for cesarean delivery: A randomized study. *BMC Infect Dis*. 2010;10:341.
21. Alekwe LO, Kuti O, Orji EO, Ogunniyi SO. Comparison of ceftriaxone versus triple drug regimen in the prevention of cesarean section infectious morbidities. *J Matern Fetal Neonatal Med*. 2008;21(9):638-642.
22. Rudge MV, Atallah AN, Peracoli JC, Tristão Ada R, Mendonça Neto M. Randomized controlled trial on prevention of postcesarean infection using penicillin and cephalothin in Brazil. *Acta Obstet Gynecol Scand*. 2006;85(8):945-948.
23. Mackeen AD, Packard RE, Ota E, Speer L. Antibiotic regimens for postpartum endometritis. *Cochrane Database Syst Rev*. 2015;(2):CD001067.
24. Costantine MM, Rahman M, Ghulmiyah L, et al. Timing of perioperative antibiotics for cesarean delivery: a metaanalysis. *Am J Obstet Gynecol*. 2008;199(3):301.e1-301.e6.
25. Tita AT, Rouse DJ, Blackwell S, Saade GR, Spong CY, Andrews WW. Emerging concepts in antibiotic prophylaxis for cesarean delivery: a systematic review. *Obstet Gynecol*. 2009;113(3):675-682.
26. Faro S, Martens MG, Hammill HA, Riddle G, Tortolero G. Antibiotic prophylaxis: is there a difference? *Am J Obstet Gynecol*. 1990;162(4):900-907, discussion 907-909.
27. Lindqvist P, Dahlbäck B, Marsál K. Thrombotic risk during pregnancy: A population study. *Obstet Gynecol*. 1999;94(4):595-599.
28. Tooher R, Gates S, Dowswell T, Davis LJ. Prophylaxis for venous thromboembolic disease in pregnancy and the early postnatal period. *Cochrane Database Syst Rev*. 2010;(5):CD001689.
29. Burrows RF, Gan ET, Gallus AS, Wallace EM, Burrows EA. A randomised double-blind placebo controlled trial of low molecular weight heparin as prophylaxis in preventing venous thrombolic events after caesarean section: A pilot study. *BJOG*. 2001;108(8):835-839.
30. Hill NC, Hill JG, Sargent JM, Taylor CG, Bush PV. Effect of low dose heparin on blood loss at caesarean section. *Br Med J (Clin Res Ed)*. 1988;296(6635):1505-1506.
31. Gates S, Brocklehurst P, Ayers S, Bowler U, Thromboprophylaxis in Pregnancy Advisory Group. Thromboprophylaxis and pregnancy: two randomized controlled pilot trials that used low-molecular-weight heparin. *Am J Obstet Gynecol*. 2004;191(4):1296-1303.
32. Casele H, Grobman WA. Cost-effectiveness of thromboprophylaxis with intermittent pneumatic compression at cesarean delivery. *Obstet Gynecol*. 2006;108(3 Pt 1):535-540.
33. Davis SM, Branch DW. Thromboprophylaxis in pregnancy: who and how? *Obstet Gynecol Clin North Am*. 2010;37(2):333-343.
34. Publications Committee, Society for Maternal-fetal Medicine, MW Varner. Thromboprophylaxis for cesarean delivery. *Contemporary Ob/Gyn*. 2011.
35. Cluver C, Novikova N, Hofmeyr GJ, Hall DR. Maternal position during caesarean section for preventing maternal and neonatal complications. *Cochrane Database Syst Rev*. 2010;(6):CD007623.
36. Haas DM, Morgan S, Contreras K. Vaginal preparation with antiseptic solution before cesarean section for preventing postoperative infections. *Cochrane Database Syst Rev*. 2014;(12):CD007892.
37. Nasr AM, ElBigawy AF, Abdelamid AE, Al-Khulaidi S, Al-Inany HG, Sayed EH. Evaluation of the use vs nonuse of urinary catheterization during cesarean delivery: a prospective, multicenter, randomized controlled trial. *J Perinatol*. 2009;29(6):416-421.
38. Onile TG, Kuti O, Orji EO, Ogunniyi SO. A prospective randomized clinical trial of urethral catheter removal following elective cesarean delivery. *Int J Gynaecol Obstet*. 2008;102(3):267-270.
39. Li L, Wen J, Wang L, Li YP, Li Y. Is routine indwelling catheterisation of the bladder for caesarean section necessary? A systematic review. *BJOG*. 2011;118(4):400-409.
40. Alexander JW, Fischer JE, Boyajian M, Palmquist J, Morris MJ. The influence of hair-removal methods on wound infections. *Arch Surg*. 1983;118(3):347-352.
41. Darouiche RO, Wall MJ Jr, Itani KM, et al. Chlorhexidine-alcohol versus povidone-iodine for surgical-site antisepsis. *N Engl J Med*. 2010;362(1):18-26.
42. Ward HR, Jennings OG, Potgieter P, Lombard CJ. Do plastic adhesive drapes prevent post caesarean wound infection? *J Hosp Infect*. 2001;47(3):230-234.
43. Cordtz T, Schouenborg L, Laursen K, et al. The effect of incisional plastic drapes and redisinfection of operation site on wound infection following caesarean section. *J Hosp Infect*. 1989;13(3):267-272.
44. Berghella V, Baxter JK, Chauhan SP. Evidence-based surgery for cesarean delivery. *Am J Obstet Gynecol*. 2005;193:1607-1617.
45. Sullivan S, Williamson B, Wilson LK, Korte JE, Soper D. Blunt needles for the reduction of needlestick injuries during cesarean delivery: a randomized controlled trial. *Obstet Gynecol*. 2009;114(2 Pt 1):211-216.
46. Wylie BJ, Gilbert S, Landon MB, et al. Comparison of transverse and vertical skin incision for emergency cesarean delivery. *Obstet Gynecol*. 2010;115(6):1134-1140.
47. Tully L, Gates S, Brocklehurst P, McKenzie-McHarg K, Ayers S. Surgical techniques used during caesarean section operations: results of a national survey of practice in the UK. *Eur J Obstet Gynecol Reprod Biol*. 2002;102(2):120-126.
48. Joel-Cohen S. Abdominal and vaginal hysterectomy: New techniques based on time and motion studies. Philadelphia: Lippincott; 1977:18-23.
49. Dandolu V, Raj J, Harmanli O, Lorico A, Chatwani AJ. Resident education regarding technical aspects of cesarean section. *J Reprod Med*. 2006;51(1):49-54.
50. Stark M, Finkel AR. Comparison between the Joel-Cohen and Pfannen-

stiel incisions in cesarean section. *Eur J Obstet Gynecol Reprod Biol.* 1994; 53(2):121-122.

51. Stark M, Chavkin Y, Kupfersztain C, Guedj P, Finkel AR. Evaluation of combinations of procedures in cesarean section. *Int J Gynaecol Obstet.* 1995;48(3):273-276.

52. Hofmeyr GJ, Mathai M, Shah A, Novikova N. Techniques for caesarean section. *Cochrane Database Syst Rev.* 2008;(1):CD004662.

53. O'Neill HA, Egan G, Walsh CA, Cotter AM, Walsh SR. Omission of the bladder flap at caesarean section reduces delivery time without increased morbidity: a meta-analysis of randomised controlled trials. *Eur J Obstet Gynecol Reprod Biol.* 2014;174:20-26.

54. American College of Obstetricians and Gynecologists. ACOG practice bulletin no. 115: Vaginal birth after previous cesarean delivery. *Obstet Gynecol.* 2010;116(2 Pt 1):450-463.

55. Dodd JM, Anderson ER, Gates S, Grivell RM. Surgical techniques for uterine incision and uterine closure at the time of caesarean section. *Cochrane Database Syst Rev.* 2014;(7):CD004732.

56. Cromi A, Ghezzi F, Di Naro E, Siesto G, Loverro G, Bolis P. Blunt expansion of the low transverse uterine incision at cesarean delivery: a randomized comparison of 2 techniques. *Am J Obstet Gynecol.* 2008;199(3): 292.e1-292.e6.

57. Fasubaa OB, Ezechi OC, Orji EO, et al. Delivery of the impacted head of the fetus at caesarean section after prolonged obstructed labour: a randomised comparative study of two methods. *J Obstet Gynaecol.* 2002; 22(4):375-378.

58. Rabe H, Diaz-Rossello JL, Duley L, Dowswell T. Effect of timing of umbilical cord clamping and other strategies to influence placental transfusion at preterm birth on maternal and infant outcomes. *Cochrane Database Syst Rev.* 2012;(8):CD003248.

59. Backes CH, Rivera BK, Haque U, et al. Placental transfusion strategies in very preterm neonates: a systematic review and meta-analysis. *Obstet Gynecol.* 2014;124(1):47-56.

60. McDonald SJ, Middleton P, Dowswell T, Morris PS. Effect of timing of umbilical cord clamping of term infants on maternal and neonatal outcomes. *Cochrane Database Syst Rev.* 2013;(7):CD004074.

61. Roach MK, Abramovici A, Tita AT. Dose and duration of oxytocin to prevent postpartum hemorrhage: a review. *Am J Perinatol.* 2013;30(7): 523-528.

62. Murphy DJ, MacGregor H, Munishankar B, McLeod G. A randomised controlled trial of oxytocin 5IU and placebo infusion versus oxytocin 5IU and 30IU infusion for the control of blood loss at elective caesarean section–pilot study. ISRCTN 40302163. *Eur J Obstet Gynecol Reprod Biol.* 2009;142(1):30-33.

63. Simonazzi G, Bisulli M, Saccone G, Moro E, Marshall A, Berghella V. Tranexamic acid for preventing postpartum blood loss after cesarean delivery: A pooled meta-analysis of randomized controlled trials. *Obstet Gynecol.* 2015;(In press).

64. Su LL, Chong YS, Samuel M. Carbetocin for preventing postpartum haemorrhage. *Cochrane Database Syst Rev.* 2012;(4):CD005457.

65. Magann EF, Dodson MK, Allbert JR, McCurdy CM Jr, Martin RW, Morrison JC. Blood loss at time of cesarean section by method of placental removal and exteriorization versus in situ repair of the uterine incision. *Surg Gynecol Obstet.* 1993;177(4):389-392.

66. Atkinson MW, Owen J, Wren A, Hauth JC. The effect of manual removal of the placenta on post-cesarean endometritis. *Obstet Gynecol.* 1996; 87(1):99-102.

67. Anorlu RI, Maholwana B, Hofmeyr GJ. Methods of delivering the placenta at caesarean section. *Cochrane Database Syst Rev.* 2008;(3):CD004737.

68. Walsh CA, Walsh SR. Extraabdominal vs intraabdominal uterine repair at cesarean delivery: a metaanalysis. *Am J Obstet Gynecol.* 2009;200(6):625.e1-625.e8.

69. Ahmed B, Abu Nahia F, Abushama M. Routine cervical dilatation during elective cesarean section and its influence on maternal morbidity: a randomized controlled study. *J Perinat Med.* 2005;33(6):510-513.

70. Hohlagschwandtner M, Chalubinski K, Nather A, Husslein P, Joura EA. Continuous vs interrupted sutures for single-layer closure of uterine incision at cesarean section. *Arch Gynecol Obstet.* 2003;268(1):26-28.

71. Yazicioglu F, Gökdogan A, Kelekci S, Aygün M, Savan K. Incomplete healing of the uterine incision after caesarean section: Is it preventable? *Eur J Obstet Gynecol Reprod Biol.* 2006;124(1):32-36.

72. Dodd JM, Anderson ER, Gates S. Surgical techniques for uterine incision and uterine closure at the time of caesarean section. *Cochrane Database Syst Rev.* 2008;(3):CD004732.

73. Harrigill KM, Miller HS, Haynes DE. The effect of intraabdominal irrigation at cesarean delivery on maternal morbidity: a randomized trial. *Obstet Gynecol.* 2003;101(1):80-85.

74. Bamigboye AA, Hofmeyr GJ. Closure versus non-closure of the peritoneum at caesarean section. *Cochrane Database Syst Rev.* 2003;(4):CD000163.

75. Shi Z, Ma L, Yang Y, et al. Adhesion formation after previous caesarean section-a meta-analysis and systematic review. *BJOG.* 2011;118(4): 410-422.

76. Anderson ER, Gates S. Techniques and materials for closure of the abdominal wall in caesarean section. *Cochrane Database Syst Rev.* 2004;(4): CD004663.

77. Gates S, Anderson ER. Wound drainage for caesarean section. *Cochrane Database Syst Rev.* 2005;(1):CD004549.

78. Hellums EK, Lin MG, Ramsey PS. Prophylactic subcutaneous drainage for prevention of wound complications after cesarean delivery–a meta-analysis. *Am J Obstet Gynecol.* 2007;197(3):229-235.

79. CAESAR study collaborative group. Caesarean section surgical techniques: a randomised factorial trial (CAESAR). *BJOG.* 2010;117(11): 1366-1376.

80. Mackeen AD, Khalifeh K, Fleisher J, et al. Suture compared with staple skin closure after cesarean delivery: a randomized controlled trial. *Obstet Gynecol.* 2014;123(6):1169-1175.

81. Mackeen AD, Berghella V, Larsen ML. Techniques and materials for skin closure in caesarean section. *Cochrane Database Syst Rev.* 2012;(11): CD003577.

82. Mackeen AD, Schuster M, Berghella V. Suture versus staples for skin closure after cesarean: a metaanalysis. *Am J Obstet Gynecol.* 2015;212(5): 621.e1-621.e10.

83. Verspyck E, Douysset X, Roman H, Marret S, Marpeau L. Transecting versus avoiding incision of the anterior placenta previa during cesarean delivery. *Int J Gynaecol Obstet.* 2015;128(1):44-47.

84. Cho JY, Kim SJ, Cha KY, Kay CW, Kim MI, Cha KS. Interrupted circular suture: bleeding control during cesarean delivery in placenta previa accreta. *Obstet Gynecol.* 1991;78(5 Pt 1):876-879.

85. Penotti M, Vercellini P, Bolis G, Fedele L. Compressive suture of the lower uterine segment for the treatment of postpartum hemorrhage due to complete placenta previa: a preliminary study. *Gynecol Obstet Invest.* 2012;73(4):314-320.

86. Matsubara S, Kuwata T, Baba Y, et al. A novel 'uterine sandwich' for haemorrhage at caesarean section for placenta praevia. *Aust N Z J Obstet Gynaecol.* 2014;54(3):283-286.

87. Kato S, Tanabe A, Kanki K, et al. Local injection of vasopressin reduces the blood loss during cesarean section in placenta previa. *J Obstet Gynaecol Res.* 2014;40(5):1249-1256.

88. Beckmann MM, Chaplin J. Bakri balloon during cesarean delivery for placenta previa. *Int J Gynaecol Obstet.* 2014;124(2):118-122.

89. Lilford RJ, van Coeverden de Groot HA, Moore PJ, Bingham P. The relative risks of caesarean section (intrapartum and elective) and vaginal delivery: a detailed analysis to exclude the effects of medical disorders and other acute pre-existing physiological disturbances. *Br J Obstet Gynaecol.* 1990;97(10):883-892.

90. Lydon-Rochelle M, Holt VL, Easterling TR, Martin DP. Cesarean delivery and postpartum mortality among primiparas in Washington state, 1987-1996(1). *Obstet Gynecol.* 2001;97(2):169-174.

91. Tita AT, Hauth JC, Grimes A, Owen J, Stamm AM, Andrews WW. Decreasing incidence of postcesarean endometritis with extended-spectrum antibiotic prophylaxis. *Obstet Gynecol.* 2008;111(1):51-56.

92. Gibbs RS, Sweet RL, Duff WP. Maternal and fetal infectious disorders. In: Creasy RK, Resnik R, eds. *Maternal-Fetal Medicine: Principles and Practice.* 5th ed. Philadelphia: Saunders; 2004:752.

93. Stamilio DM, Scifres CM. Extreme obesity and postcesarean maternal complications. *Obstet Gynecol.* 2014;124(2 Pt 1):227-232.

最后审阅　方大俊

第 20 章

剖宫产后阴道分娩

原著　MARK B. LANDON and WILLIAM A. GROBMAN

翻译与审校　陈卓，马润玫，郑勤田

剖宫产后阴道分娩

趋势

近期 Zhang 等[1]对美国剖宫产现状进行了回顾性分析，美国剖宫产率上升的重要原因之一是剖宫产后阴道分娩（vaginal birth after cesarean delivery，VBAC）的下降。自 20 世纪 60 年代早期开始，美国总剖宫产率持续上升，继而剖宫产率出现小幅度下降，1996 年总剖宫产率最低达到 21%，其主要原因是美国剖宫产后阴道试产（trial of labor after cesarean delivery，TOLAC）率升高，估计超过 50%（图 20-1）。然而，到 2006 年，TOLAC 率骤然下降至 15% 左右，TOLAC 成功率也随之下降。其实大约三分之二的剖宫产后瘢痕子宫妇女适合 TOLAC，多数计划性重复剖宫产是因医生判断和患者选择所致。对美国与几个欧洲国家TOLAC 率（50% ~ 70%）进行比较，结果提示 TOLAC 并未在美国充分利用。鉴于美国约 10% 的产科人群有既往剖宫产史，进一步推广 TOLAC 有望降低总剖宫产率。

从美国妇产科医师学会（American College of Obstetricians and Gynecologists，ACOG）在过去 25 年间发表的一些指南里面，可以看出对既往有剖宫产史妇女处理的演变。1988 年 ACOG 发表了"既往有剖宫产史妇女的阴道分娩处理指南"，推荐 TOLAC 和 VBAC，因为 VBAC 的安全性已经明确。与重复剖宫产相比，VBAC 并未明显增加围产儿不良结局。ACOG 建议每所医院应该建立各

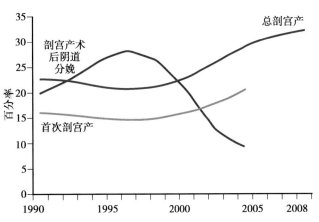

图 20-1　美国 1990 至 2008 年间总剖宫产率、1990 至 2004 年间首次剖宫产率和 VBAC 率变化趋势（修改自 MacDor-man M，DeClercq E，Menacker F. Recent trends and patterns in cesarean and vaginal birth after cesarean deliveries in the United States. *Clin Perinatol.* 2011；38；179-192.）

自的 VBAC 处理方案，如果没有禁忌证，例如既往古典式子宫切口，对有一次子宫下段横切口剖宫史的孕妇都应给予咨询并鼓励阴道试产。这一建议基于几项大型病例研究的支持，这些研究均证明 TOLAC 的安全性和有效性。根据这些信息，许多医疗机构的 TOLAC 率均超过 50%。一些第三方支付机构和保健管理组织开始规定既往有剖宫产史的孕妇需进行 TOLAC。医疗机构需要降低剖宫产率，鉴于这方面的压力，医生开始放手地开展 TOLAC，一些可能不甚理想的孕妇也给予 TOLAC。随着 VBAC 的大量开展，一些文献报道 TOLAC 可能增加子宫

破裂的风险及母胎不良结局。文献报道了子宫破裂后子宫切除和不良围产儿结局，包括胎儿死亡和新生儿脑损伤，这些并发症导致 VBAC 率在过去 20 年里急剧下降[2,3]。

1999 年，ACOG 新的实践公告指出，尽管 TOLAC 的危险很小，但子宫破裂导致母儿不良结局的风险确实存在。TOLAC 一旦发生不良事件，可能引发医疗事故诉讼[4]。因此 ACOG 建议，实施 TOLAC 的机构应有医生团队能够进行"即刻"剖宫产，并须具备处理子宫破裂等危急事件的能力。1999 年的指南还建议，对既往有子宫下段剖宫产史者应"提供"而非"鼓励"TOLAC[5]。随着对 VBAC 指南的重新评估，TOLAC 也变得更为保守。

受 1999 年 ACOG 指南的影响，很多医院不再提供计划性 TOLAC。Korst 等[6]回顾了导致 TOLAC 下降的非临床因素，指出以下五个因素似乎影响了 VBAC 率：(1)权威专家的建议和专业指南；(2)医院条件和剖宫产的能力；(3)医疗报销机制；(4)医疗纠纷，和(5)患者层面的因素。患者不愿承担风险，更容易选择重复剖宫产。究竟是患者不太信服 VBAC 是一个合理的选择，还是源于医疗系统的阻碍，目前尚不清楚。不过，2010 年 ACOG 实践公告仍然沿袭之前的观点，认为大多数既往一次子宫下段剖宫产史的妇女可以进行 TOLAC，应该对其进行咨询并提供 TOLAC[7]。

尽管近期的两项大型多中心研究证明 VBAC 相对安全[8,9]，但大量证据表明孕妇并不能容易地获得 TOLAC-VBAC。为了应对这个问题，美国国立卫生研究院（National Institutes of Health，NIH）于 2010 年举行了有关 VBAC 的共识会议。与会专家一致认为 TOLAC 对于许多既往一次剖宫产史的妇女是合理的选择。该专家组还指出，现有的实践指南和医疗纠纷氛围限制了 TOLAC-VBAC 的实施，这些问题亟待解决[10]。尤其是现有的指南中要求"即刻"手术和麻醉人员的可及性循证级别较低，需要重新评估在医生和护士资源有限情形下实施 TOLAC 的风险，评估需要参照有可比性的其他产科并发症。

ACOG 于 2010 年推出新的实践公告[7]，指出了孕妇进行 TOLAC-VBAC 受限的背景，并支持 NIH 专家组提出的有关 TOLAC 的建议。尽管公告再次建议 TOLAC-VBAC 应该在具备实施即刻剖宫产的医疗机构开展，ACOG 也认识到小型医疗机构可能不具备即刻剖宫产的条件。在这种情况下，患者和医务人员应共同考虑，决定是否实施 TOLAC。最好的选择是建议患者转诊到具备相应救治条件的医疗机构分娩。

如何选择适于 TOLAC 的患者

最适于计划性 TOLAC 的患者是那些风险很小而成功机会很大的孕妇，医患双方应共同权衡利弊，取得共识。大部分既往有一次子宫下段横切口剖宫产史的妇女，如果没有阴道分娩的禁忌证，可考虑 TOLAC。**ACOG**

建议的 TOLAC 标准如下[7]：

- 既往 1 次或 2 次子宫下段横切口剖宫产史
- 临床检查骨盆大小合适
- 没有其他子宫瘢痕或既往子宫破裂史
- 整个产程活跃期医疗团队人员齐备，能够监护产程和实施紧急剖宫产

应当注意，按这些标准多能识别出适合 TOLAC 的孕妇，但并不排除其他孕妇考虑 TOLAC。例如，几项研究表明，对于巨大儿、胎龄超过 40 周、既往子宫下段垂直切口、未知的子宫瘢痕类型以及双胎妊娠，提供 TOLAC 也可能是合理的选择[8,11-14]。

然而，**有子宫破裂高危因素的孕妇则不应进行 TOLAC，TOLAC 禁忌证通常包括：**

- 既往古典式或 T 形切口剖宫产或大范围子宫底部手术史
- 既往子宫破裂病史
- 有不适于阴道分娩的内科或产科并发症

TOLAC 成功率

剖宫产后 TOLAC 的总体成功率一般在 60% ~ 80% 之间[7]，有些数据提示目前临床实践中成功率可能较低。一项利用全美医院出院信息进行横断面的研究指出，TOLAC 成功率已经从 2000 年的近 70% 下降至 2009 年的40% ~ 50%[15]。

有关 TOLAC 成功因素的研究很多[24]。预测 TOLAC 能否成功非常重要，TOLAC 成功者母体并发症最低，而失败者并发症最高，而且需要行重复剖宫产术。既往剖宫产指征对本次 TOLAC 的成功率有很大影响，因为试产时产妇可能再次遭遇相同情形（如产程停滞），从而降低 VBAC 率。同样，如果患者有过阴道分娩史，TOLAC 成功的可能性很高（表 20-1），几个研究者已经就此研发了预测模型。

表 20-1 TOLAC 成功率

	VBAC 率（%）
既往剖宫产指征	
头盆不称/产程停滞	63.5
胎儿宫内状况不良	72.6
先露异常	83.8
既往阴道分娩史	
是	86.6
否	60.9
临产类型	
引产	67.4
催产	73.9
自然临产	80.6

修改自 Landon MB，Leindecker S，Spong CY，et al. Factors affecting the success of trial of labor following prior cesarean delivery. *Am J Obstet Gynecol.* 2005;193:1016.

Grobman 等[25] 基于 VBAC 的影响因素研发了一个预测模型(图 20-2),可以在首次产前检查时评估 VBAC 率。这些因素包括孕妇年龄、体重指数(BMI)、种族和民族、既往阴道分娩史、既往 VBAC 史以及先前的剖宫产指征是否仍旧存在。

预测模型先经过研发和内部验证,已经证实它能够准确地预测 TOLAC 成功与否,随后其有效性在其他人群中也得到验证[26-29]。VBAC 预测模型的计算方式可从 mfmu. bsc. gwu. edu 网站上查询。鉴于入院待产时的情形可能影响 TOLAC 的成功机会,故又研发了第二个计算模型,把入院因素考虑进去。这一计算方法也可以在母胎医学中心(Maternal-fetal medicine units, MFMU)网站上查询。这些因素包括分娩前体重指数(Body mass index, BMI)、宫颈成熟度、是否需要引产以及是否合并子痫前期[30]。Metz 等设计了一个简单的预测 TOLAC 成功性的入院评分系统,评分指标包括宫颈成熟度、阴道分娩史、产妇年龄、既往剖宫产指征以及 BMI[31]。

与 TOLAC-VBAC 相关的影响因素总结如下。

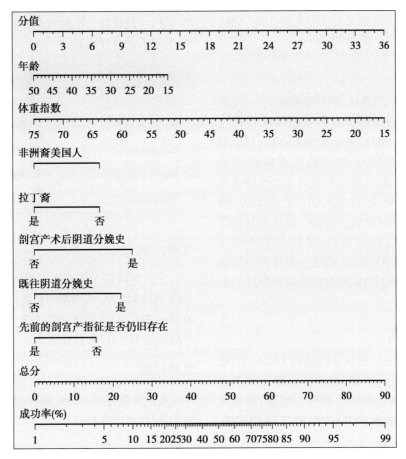

图 20-2　平面图(graphic nomogram)用于预测 VBAC 成功可能性。根据病人特征,找出对应的分数上限。把各个分数加在一起,算出总分,用下面的比例尺预测 VBAC 成功率(修改自 Grobman WA, Lai Y, Landon MB, et al, for the National Institute of Child Health and Human Development〔NICHD〕Maternal Fetal Medicine Units Network〔MFMU〕. Development of a nomogram for prediction of vaginal birth after cesarean delivery. *Obstet Gynecol.* 2007;109;806-812.)

母体人口学特征

已经证实种族、年龄、BMI 和医疗保险状况都与 TOLAC 的成功相关[16]。一项纳入 14 529 例足月妊娠的多中心研究发现,白人妇女 TOLAC 的成功率为 78%,而非白人成功率则为 70%[16]。肥胖产妇和年龄超过 40 岁者 TOLAC 失败的可能性较高[16]。医疗保险状况与 VBAC 率的研究数据则存在矛盾[32]。

既往剖宫产指征

既往剖宫产指征对此次 TOLAC 成功率存在影响,既往剖宫产指征如果为臀位或胎儿安危可疑时,此次 VBAC 率接近于初产妇的阴道分娩。有报道既往因臀先露剖宫产的孕妇阴道试产成功率为 89%[16],而因头盆不称(cephalopelvic disproportion, CPD)或产程停滞(failure to progress, FTP)行剖宫产者的 VBAC 率降至

50%~67%。

既往阴道分娩史

既往阴道分娩史,包括先前的 VBAC 史,是 TOLAC 成功最强的预测因子之一。在一项小样本病例研究中[16],先前有阴道分娩史的妇女 TOLAC 成功率为 87%,而无阴道分娩史者 TOLAC 成功率仅有 61%。Caughey 等报道[17],既往有 VBAC 史者再次阴道分娩的成功率为 93%;而剖宫产前已有阴道分娩史、但剖宫产后尚无 TO-LAC 成功史者,再次阴道分娩的成功率为 85%。Mercer 等报道[8],既往有一次阴道分娩史的 VBAC 率为 87.6%,有两次阴道分娩史的 VBAC 率为 90.0%。

胎儿出生体重

胎儿出生体重增加与 VBAC 率下降相关[11,19]。尤其是出生体重大于 4000g 时,TOLAC 失败的风险增高[33]。虽然有些报道巨大儿的 VBAC 率低于 50%,也有其他研究证实高达 60%~70% 的巨大儿也可成功地进行 VBAC。Peaceman 等[20]报道,再次妊娠时胎儿出生体重超出前次胎儿出生体重 500 克、且前次剖宫产指征为"难产"时,VBAC 率仅为 34%;而前次剖宫产指征为其他原因者,VBAC 率为 64%。应当注意,尽管出生体重与 VBAC 率有关,但在实施 TOLAC 之前这一因素并不能准确预测,究竟胎儿估重与 VBAC 相关性到何种程度尚不清楚。

临产状态和宫颈检查

入院时临产状态及宫颈成熟度均影响 TOLAC 的成功率。Flamm 和 Geiger 报道[21],产妇临产入院时如果宫颈扩张大于 4 厘米,VBAC 率可达 86%。相反,如果入院时宫颈扩张不到 4 厘米,VBAC 率则下降到 67% 左右。

需要引产的患者重复剖宫产率高于自然临产者,这不足为奇[16,22]。来自国家儿童健康和人类发展研究所(National Institute of Child Health and Human Development,NICHD)母胎医学中心的剖宫产登记数据表明,引产的妇女其 VBAC 率为 67.4%,而自然临产者 VBAC 率可达 80.5%[22]。Grinstead 和 Grobman[23]对 429 例接受引产的瘢痕子宫孕妇进行分析,总体 VBAC 率为 78%。这些作者提出几个决定引产 TOLAC 成功的决定性因素,包括引产指征和是否需要促宫颈成熟。Grobman 等也报道了 1208 例既往有剖宫产史和阴道分娩史的孕妇引产结果,其 VBAC 率为 83%[22]。

先前或未知的剖宫产切口类型

有些患者不能确定既往剖宫产切口类型,但未知切口类型的产妇 VBAC 率与明确记录为下段横切口者相似[16]。同样,子宫下段垂直切口的瘢痕子宫患者 VBAC 率似乎也并不低[24]。

既往多次剖宫产手术

既往有 2 次或以上剖宫产史的妇女 TOLAC 成功的可能性较低(表 20-2)。Caughey 等报道[17]有一次剖宫产史者 VBAC 率为 75%,而有 2 次剖宫产史者 VBAC 率为 62%。相反,一项更大的纳入 13 617 例妇女的多中心研究[34]显示,既往有 2 次剖宫产史的妇女 TOLAC 成功率为 75.5%,与既往有一次剖宫产史的 TOLAC 成功率 75% 相比,并没有统计学差异。

表 20-2 既往两次剖宫产后阴道试产成功率

研究	例数(N)	成功率(%)
Miller et al[42]	2936	75.3
Caughey et al[43]	134	62
Macones et al[34]	1082	74.6
Landon et al[45]	876	67

过期妊娠

妊娠≥40 周与妊娠尚未达到 40 周的孕妇相比,妊娠≥40 周的 TOLAC 成功率可能会降低。尽管如此,妊娠≥40 周的 TOLAC 成功率也约为 70%[12]。因此,孕周超过预产期不是 TOLAC 的禁忌证。

双胎妊娠

近期两项大型 VBAC 研究提示[9,16],双胎妊娠与单胎的 TOLAC 成功率相似。

剖宫产后阴道试产的相关风险

子宫破裂

子宫破裂(uterine rupture)是与 TOLAC 相关的主要风险。有症状的子宫破裂在计划重复剖宫产中罕见[8,35-39],故这种并发症的发生直接归因于 TOLAC。子宫破裂与子宫瘢痕裂开(uterine scar dehiscence)并不相同,区分两者具有重大的临床意义。瘢痕裂开通常为隐匿性的瘢痕分离,常在有剖宫产史的妇女再次开腹时发现。子宫瘢痕裂开时子宫浆膜层完整,可伴有出血,但对胎儿和产妇并没有潜在不良后果。相比之下,子宫破裂指子宫全层贯穿破裂,可导致母胎不良后果,例如胎儿状况异常和围产儿死亡,同时伴发严重的孕产妇并发症,包括出血和死亡。现有 VBAC 文献中有关子宫破裂的术语、定义和诊断标准各异[37]。一篇综述[38]就四项观察性研究总结了有症状的子宫破裂的风险：TOLAC 组为 0.47%（95% CI,0.28% ~ 0.77%），选择性重复剖宫产组 0.026%（95% CI,0.009% ~ 0.082%）。大型多中心母胎医学网络研究[8]报道 17 898 例 TOLAC 的产妇中,有症状的子宫破裂 124 例,子宫破裂的发生率为 0.69%。

子宫破裂发生率取决于前次剖宫产子宫切口的类型和位置（表 20-3）。先前古典式或 T 形切口子宫破裂率最高,在 4% ~9% 之间。前次为子宫下段垂直切口者子宫破裂的风险难于估计,因为术前不好确诊,加之极少使用这种切口。Naif 等报道 40 174 例既往采用子宫下段垂直切口的孕妇 TOLAC 子宫破裂率为 1.1%,而 Shipp 等报道前次子宫下段垂直切口者子宫破裂率为 0.8%（3/377）[41]。基于这两项研究,作者认为先前采用子宫下段垂直切口与下段横切口者相比,子宫破裂的风险并未显著增加。

表 20-3　既往子宫切口类型与子宫破裂风险

既往子宫切口类型	子宫破裂风险（%）
子宫下段横切口	0.5 ~1.0
子宫下段垂直切口	0.8 ~1.1
古典式或 T 形切口	4 ~9

未知子宫切口类型的妇女进行 TOLAC 时,子宫破裂的风险似乎并不增加。在 MFMU 的剖宫产登记网络中,3206 名未知子宫切口类型的妇女施行 TOLAC 后子宫破裂发生率为 0.5%[13]。这个发生率反映了目前情况,即大多数未知子宫切口类型的妇女先前剖宫产时实际上是采用子宫下段横切口。咨询未知子宫切口类型的孕妇时,医生应该了解既往剖宫产在何种情况下实施,不同情况可能采用哪种类型切口。例如,对早产的剖宫产应特别谨慎,尤其是合并先露异常,因为子宫切口可能延及发育不良的肌层部分,或者可能采用古典式子宫切口。鉴于这些原因,如果医生怀疑先前子宫切口延伸到子宫肌层部分,一般建议重复剖宫产。

子宫破裂最严重的后果包括围产儿死亡、缺氧缺血性脑病（hypoxic-ischemic encephalopathy,HIE）以及子宫切除。Guise 等[38]引用 11 项研究中 74 例子宫破裂以及 6 例围产儿死亡的数据,计算出与 TOLAC 相关的围产儿死亡率为 0.14/1000。该数据与 Landon 等[8]的 NICHD MFMU 网络研究数据非常接近,MFMU 网络研究的 124 例子宫破裂中有 2 个新生儿死亡,TOLAC 子宫破裂相关围产儿死亡率为 0.11‰。一个非常全面的综述总结了 20 年间不同质量的 TOLAC 相关研究,共有 880 例产妇子宫破裂,子宫破裂相关围产儿死亡率为 0.4‰（表 20-4）[39]。

表 20-4　子宫破裂相关的围产儿死亡率

研究	子宫破裂	围产儿死亡率
Guise 等[38]（汇总数据）	74	0.14/1000
Landon 等[8]	123	0.11/1000
Chauhaun 等[39]（汇总数据）	880	0.40/1000

围产儿缺氧性脑损伤是另一个公认的与子宫破裂相关的不良结局。然而,估计围产期的"窒息率"在不同文献中差异甚大,因为它在 TOLAC 研究中定义不完全一致,而且某些评价变量如脐带血气水平和阿普加评分只在小部分病例中报道。Landon 等[8]发现在足月 TOLAC 并发子宫破裂的患者中,其子代罹患 HIE 的概率与计划重复剖宫产妇女的子代相比显著增加（分别为 0.46/1000 和 0 例）。这项研究纳入 114 例足月子宫破裂,7 名新生儿诊断为 HIE（6.1%）,其中 2 名新生儿期死亡（表 20-5）。

表 20-5　足月妊娠子宫破裂的围产儿结局

结局	足月妊娠子宫破裂（n=114）
死产	0
缺氧缺血性脑病	7(6.1%)
新生儿死亡	2(1.8%)
新生儿转 NICU	46(40.4%)
5 分钟 Apgar 评分≤5 分	16(14.0%)
脐动脉血气 PH≤7.0	23(20.2%)

修改自 Landon MB, Hauth JC, Leveno KJ, et al, for the National Institute of Child Health and Human Development Maternal-Fetal Medicine Units Network: Maternal and perinatal outcomes associated with a trial of labor after prior cesarean section. N Engl J Med 2004;351:2581.

如果 TOLAC 时发生子宫破裂而无法修补或出血不可控制,则需要切除子宫。有 5 项研究[37]报道了与子宫破裂相关的子宫切除,60 例有症状的子宫破裂患者中 7 例行子宫切除（13%;范围 4% ~27%）。研究提示,如果孕妇选择 TOLAC,因子宫破裂需要行子宫切除的比率大约为 3.4/10 000。还有来自 NICHD MFMU 网络的数据表明,124 例子宫破裂的妇女中,5 例最终行子宫切除（4%）[8]。然而,计划性重复剖宫产术中也可能行子宫切除。一些证据表明,TOLAC 子宫切除的可能性并不比计划重复剖宫产高。Guise 等[38]报道,尝试 TOLAC 的孕妇子宫切除的风险与计划重复剖宫产并没有显著不同。

子宫破裂的危险因素

子宫破裂发生率因危险因素不同而显著不同。除了子宫瘢痕的类型之外,既往产科病史的特点（包括先前剖宫产和阴道分娩次数、分娩间隔时间和子宫缝合技术）也与子宫破裂的风险相关。其他相关因素还有产程处理方式,包括引产和应用缩宫素催产。

既往剖宫产次数

Miller 等[42]的大型单中心研究分析了 1000 多名既往有多次剖宫产史的孕妇进行 TOLAC 的结果,既往有两次或两次以上剖宫产者子宫破裂率为 1.7%,而仅一次剖宫产者其子宫破裂率仅为 0.6%(优势比[OR],3.06;95% 可信区间 1.95~4.79)。经历 3 次以上剖宫产者子宫破裂的风险并没有进一步增加。Caughey 等[43]对 134 名既往有两次剖宫产史的孕妇进行了研究,这个研究样本量稍小,在控制产程特点及产科病史的差异后,TOLAC 子宫破裂率为 3.7%;而 3757 名仅一次剖宫产史者子宫破裂率仅为 0.8%(OR4.5;95% 可信区间,4.5~11.5)。Macones 等[34]报道 2 次剖宫产史者 TOLAC 的子宫破裂率为 1.8%(20/1082),而 1 次剖宫产史者子宫破裂率仅为 0.9%(113/12 535)(校正 OR 2.3;95% 可信区间 2.3~3.85)。一项荟萃分析[44]显示,既往两次剖宫产史者子宫破裂的风险增加近两倍(1.59% 与 0.72%)。相反,Landon 等[45]分析了 MFMU 剖宫产登记网络的数据,并未发现多次剖宫产史(9/975[0.9%])与 1 次剖宫产史者(115/16 916,[0.7%])子宫破裂率有显著差异。因此,即使一次以上剖宫产史者子宫破裂风险增加,但额外增加的风险程度相当小(表 20-6)。ACOG 认为,给予既往有一次或一次以上剖宫产史的孕妇提供 TOLAC 是合理的选择。应结合所有影响 VBAC 的相关因素,提供恰当的咨询。

表 20-6　既往剖宫产次数与子宫破裂的风险

研究	n	子宫破裂率		RR(CI)
		一次剖宫产	多次剖宫产	
Miller 等[42]	3728	0.6	1.7	3.1(1.9~4.8)
Caughey 等[43]	134	0.8	3.7	4.5(1.2~11.5)
Macones 等[34]	1082	0.9	1.8	2.3(1.4~3.9)
Landon 等[45]	975	0.7	0.9	1.4(0.7~2.7)

CI,可信区间;n,既往多次剖宫产后阴道试产的患者例数;RR,相对风险

既往阴道分娩史

如果病人有过阴道分娩史,无论是在剖宫产之前还是在剖宫产之后,TOLAC 中发生子宫破裂的概率降低,阴道分娩史是很强的子宫破裂的保护性因素。在一项纳入 3783 名 TOLAC 孕妇的研究中[46],Zelop 等发现有阴道分娩史的产妇子宫破裂率为 0.2%(2/1021);而没有阴道分娩史的产妇子宫破裂率为 1.1%(30/2762)。控制人口学和产程特点的差异后比较,有一次或多次阴道分娩史的 TOLAC 子宫破裂率是没有阴道分娩史孕妇的五分之一(校正 OR 0.2;95% 可信区间 0.04~0.8)。其他两项大型多中心研究同样报道既往阴道分娩史对 TOLAC 的保护作用[8,9]。

子宫缝合技术

过去 20 年来,子宫单层缝合技术已经广为应用,与传统的子宫两层缝合相比,单层缝合手术时间较短,术后近期并发症二者近似。Chapman 等比较了子宫单层或双层缝合之后 TOLAC 子宫破裂率,参加这一研究的 145 例孕妇初次剖宫产时分为子宫单层缝合或双层缝合[47],结果发现子宫双层缝合组 TOLAC 均未出现子宫破裂。然而,该研究未能达到检验出差异的统计学效能。一项较大的观察性研究[48]发现单层子宫缝合者子宫破裂的概率较双层缝合者约增加四倍(3.1% vs. 0.5%)。该研究团队在 2010 年病例对照研究[49]中报道,单层子宫缝合较双层缝合其远期子宫破裂的概率增加(OR 2.69;95% CI 1.57~5.28),并且单层缝合是唯一与新生儿不良结局相关的因素,但研究者推测有可能子宫下段菲薄不适宜双层缝合而只宜单层缝合,或者涉及其他缝合因素如不同缝线或锁边缝合,这些因素都可能成为缝合方法与子宫破裂之间的相关混淆因素。事实上,Durnwald 和 Mercer 的另一项研究[50]没有发现缝合层数与子宫破裂之间有关联。因此,目前尚不清楚单层缝合是否增加子宫破裂的风险。

生育间隔

较短的生育间隔是否与 TOLAC 子宫破裂的风险增加有关,这方面有几项研究。Shipp 等报道[51]分娩间隔不足 18 个月的妇女子宫破裂的发生率为 2.3%(7/311);而分娩间隔 18 个月以上者子宫破裂发生率为 1.1%(22/2098)。在控制了人口学特征和应用缩宫素的影响后,分娩间隔较短者子宫破裂的风险大约增加了三倍。Bujold 等[52]应用多变量统计方法,发现分娩间隔短于 24 个月者子宫破裂的风险增加近三倍。在该研究中,分娩间隔较短的患者子宫破裂率为 2.8%,而再次分娩距前次剖宫产超过 2 年者子宫破裂率为 0.9%。然而,Huang 等[53]对 1185 例选择 TOLAC 的妇女进行研究,却发现分娩间隔不足 18 个月者子宫破裂的风险并未增加。

引产

与自然临产相比,引产可能与子宫破裂风险增加相关[54,55]。在一项群体队列分析(population-based cohort analysis)中,Lydon-Rochelle 等报道[54]引产的孕妇子宫破

裂率为 1.0%（24/2326），而自然临产者为 0.5%（56/10 789）。Landon 等[8]指出，引产相关的子宫破裂风险相对较小（1.0% 比 0.4%），但仍增加了近三倍（OR 2.86；95% 可信区间，1.75 ~ 4.67）。对参加试验的孕妇（n = 11 778）进行另一分析发现[22]，有一次子宫下段横切口剖宫产而没有阴道分娩史者引产后子宫破裂的风险增加；如果患者有阴道分娩史，引产则不增加子宫破裂的风险。这项研究发现，促宫颈成熟似乎没有影响子宫破裂的概率。另一研究表明[56]，宫颈成熟的孕妇接受引产后子宫破裂的风险与自然临产者相似；但是，宫颈不成熟者接受引产后子宫破裂的风险增加了四倍。尽管有这些分析数据，目前仍不清楚引产是否增加子宫破裂的风险，期待自

然临产也是愿意 TOLAC 孕妇的另一选择。基于上述累积的数据，ACOG 认为 TOLAC 孕妇可以根据母胎指征进行引产。

引产的各种方法是否增加子宫破裂的风险，研究数据也存在矛盾（表 20-7）。Lydon-Rochelle 等研究提示[54]，使用前列腺素引产增加子宫破裂的风险。在 1960 例未使用前列腺素引产妇女中 15 例发生子宫破裂（0.8%），而 366 名使用前列腺素引产者发生 9 例子宫破裂（2.5%）。遗憾的是，作者无法确定具体使用了哪种前列腺素制剂。Dekker 等报道[55]，单独使用缩宫素子宫破裂的风险是 0.54%，单独使用前列腺素为 0.68%，若两者联合使用，子宫破裂的风险则为 0.88%。

表 20-7 引产后子宫破裂的风险

	研究		
	Lydon-Rochelle 等[54]	Landon 等[8]	Dekker 等[55]
总的引产例数	24/2326（1.0）	48/4708（1.0）	16/1867（0.9）
自然临产	56/10 789（0.5）	24/6685（0.4）	16/8221（0.2）
前列腺素	9/366（2.5）	0/227（0.0）	4/586（0.7）
前列腺素联合缩宫素	—	13/926（1.4）	4/226（1.8）

无论 Landon[8]或 Macones[9]的研究都未能证实 Lydon-Rochelle[54]的研究结果，即应用前列腺素引产与子宫破裂风险的增加相关。Macones 等[9]报道了引产孕妇子宫破裂风险增加，但仅限于前列腺素联合使用缩宫素患者，该研究的方法学可以让作者把引产的不同方式区分开来。而 Landon 的 MFMU 网络研究[8]并未发现单独使用前列腺素引产导致子宫破裂，其中有 52 例使用米索前列醇。前列腺素是用于促宫颈成熟和引产的常用药物（参见第 13 章），尽管研究数据尚不肯定，前列腺素在 VBAC 人群中应用的安全性仍受到质疑。Plaut 等[32]报道，使用米索前列醇引产的子宫破裂率为 5.6%（5/89）。Plaut 的研究和其他研究都有同样的问题，就是尚不清楚这些产妇是否也使用了缩宫素。子宫破裂的发生时间（延迟效应）与米索前列醇给药之间的因果关系也有疑问。根据几个使用米索前列醇后子宫破裂的案例报告，Wing 等[33]对 VBAC 孕妇进行了一项随机研究，17 例孕妇阴道内放置米索前列醇，21 例使用缩宫素。米索前列醇组发生了 2 例子宫瘢痕裂开而行紧急剖宫产，因此该研究提前终止。

遗憾的是，许多 VBAC 研究未能说明使用哪种前列腺素引产。Smith 等[57]报告了最大样本量的前列腺素用于 VBAC 的研究，接受前列腺素的孕妇有 4475 例，其子宫破裂风险为 0.87%，但前列腺素的类型不明；4429 例患者没有使用前列腺素类药物，其子宫破裂的风险为 0.29%。尽管使用前列腺素的相对风险升高，但发生破

裂的绝对风险仍然很低。基于目前有限的数据，ACOG 建议有剖宫产史的孕晚期妇女需要促宫颈成熟或引产时，不要使用米索前列醇（前列腺素 E1）；TOLAC 妇女也应避免序贯使用前列腺素 E2 及缩宫素。因此，这个建议限制了 TOLAC 妇女引产方式的选择。目前对需要促宫颈成熟者，首选方案是缩宫素或机械方法，或者机械方法联合缩宫素。一些小型的 VBAC 研究显示[58]，经宫颈放置 Foley 尿管引产的子宫破裂率与自然临产者近似。

催产

缩宫素用于 TOLAC 催产是否增加子宫破裂的风险，研究数据存在矛盾。Leung 等的病例对照研究发现[59]，使用缩宫素催产者子宫破裂的风险上升 2.7 倍。然而，产程异常也可能是引起子宫破裂的危险因素。与 Leung 的研究相反，Zelop 和其他学者[60]发现使用缩宫素催产并未显著增加子宫破裂的风险。Cahill 等[61]报道，最大缩宫素剂量与 TOLAC 子宫破裂存在量效关系，该研究的局限性在于研究对象既有引产也有缩宫素催产的妇女。作者的研究发现，最大剂量缩宫素>20mU/min 时子宫破裂的风险为 2.07%。从这些数据分析，缩宫素似乎仍可用于 TOLAC，但使用高浓度缩宫素应谨慎。

超声评价子宫瘢痕厚度

为了更好地识别 TOLAC 中子宫破裂风险较高的患

者,很多研究对子宫下段厚度测量进行了评估。临产前,通过超声测量子宫下段残余肌层的厚度以及原剖宫产切口交接部位低回声区的宽度、深度和长度[62]。然而,这些测量指标随着孕龄增加可能改变。目前,似乎没有发现这些测量对临床实践存在指导价值,测量指标很难有效地预测试产中子宫瘢痕的完整性。一个系统综述[63]纳入21项有关方面的研究,这些研究均应用超声测量子宫下段厚度来预测 TOLAC 中子宫瘢痕破裂的风险,但没有发现理想的适于指导临床的超声指标界值。

与 TOLAC 相关的其他风险

在缺乏随机对照研究的情况下,只能以现有的观察性研究数据为患者和医务人员提供 TOLAC 的各种相关不良结局,并与计划重复剖宫产的不良结局进行比较,但目前不能明确这些不良结局是否与 TOLAC 真正相关,因为进行 TOLAC 的孕妇与计划重复剖宫产的孕妇之间可能缺乏可比性[36-38]。

基于这些数据,目前普遍认为阴道分娩的并发症和死亡率均低于剖宫产。Landon 等[8]发现,TOLAC 的妇女与未经试产计划重复剖宫产者相比,产后子宫内膜炎和输血风险增加(表 20-8)。然而,该研究排除了早期临产后、随后又施行了原本拟定的重复剖宫产组患者,这可能降低了计划重复剖宫产组的并发症。Gilbert 等[64]试图完成一项偏倚度较低的队列研究,应用倾向分析(propensity analysis)方法确定自然临产组与计划剖宫产组具有可比性的风险因素。他们发现,计划重复剖宫产组子宫内膜炎和手术损伤的发生率较低,而子宫切除术和伤口并发症的发生率较高。

应该注意,这些比较是基于整个人群的比较,并没有针对某一孕妇。普遍认为,TOLAC 出现过多不良事件的是那些产程中需要重复剖宫产的产妇[65](表 20-9)。因此,当权衡 TOLAC 与计划重复剖宫产的风险时,分析 TOLAC 的成功率很重要。一项分析表明,如果 TOLAC 成功率大于 60% ~ 70% ,产妇发生严重或轻度并发症的比率不会超过计划重复剖宫产[66]。

表 20-8 TOLAC 和计划重复剖宫产母体并发症的比较

并发症	TOLAC 组 (n=17 898)(%)	计划重复剖宫产组 (n=15 801)(%)	OR 值 (98% CI)
子宫破裂	124(0.7%)	0	—
子宫切除	41(0.2%)	47(0.3%)	0.77(0.51 ~ 1.17)
血栓性疾病	7(0.04%)	10(0.1%)	0.62(0.24 ~ 1.62)
输血	304(1.7%)	158(1.0%)	1.71(1.41 ~ 2.08)
子宫内膜炎	517(2.9%)	285(1.8%)	1.62(1.40 ~ 1.87)
产妇死亡	3(0.02%)	7(0.04%)	0.38(1.10 ~ 1.46)
含上述一项或多项	978(5.5%)	563(3.6%)	1.56(1.41 ~ 1.74)

修改自 Landon MB,Hauth JC,Leveno KJ,et al,for the National Institute of Child Health and Human Development Maternal-Fetal Medicine Units Network. Maternal and perinatal outcomes associated with a trial of labor after prior cesarean section. *N Engl J Med.* 2004;351:2581.

CI,可信区间。

表 20-9 产妇并发症与 TOLAC 分娩结局的关系

并发症	阴道分娩失败 (n=4759)(%)	阴道分娩成功 (n=13 139)(%)	OR 值(95% CI)	P 值
子宫破裂	110(2.3)	14(0.1)	22.18(12.70 ~ 38.72)	<.001
子宫裂开	100(2.1)	19(0.1)	14.82(9.06 ~ 24.23)	<.001
子宫切除	22(0.5)	19(0.1)	3.21(1.73 ~ 5.93)	<.001
血栓性疾病*	4(0.1)	3(0.02)	3.69(0.83 ~ 16.51)	<.09
输血	152(3.2)	152(1.2)	2.82(2.25 ~ 3.54)	<.001
子宫内膜炎	365(7.7)	152(1.2)	7.10(5.86 ~ 8.60)	<.001
产妇死亡	2(0.04)	1(0.01)	5.52(0.50 ~ 60.92)	<.17
其他不良事件†	63(1.3)	1(0.01)	176.24(24.44 ~ 127.05)	<.001
含上述一项或多项	669(14.1)	309(2.4)	6.81(5.93 ~ 7.83)	<.001

修改自 Landon MB,Hauth JC,Leveno KJ,et al,for the National Institute of Child Health and Human Development Maternal-Fetal Medicine Units Network. Maternal and perinatal outcomes associated with a trial of labor after prior cesarean section. *N Engl J Med.* 2004;351:2581.

* 血栓栓塞性疾病包括深静脉血栓形成或肺栓塞。

† 其他不良事件包括阔韧带血肿、膀胱、肠道损伤和输尿管损伤。

CI,可信区间。

在分析计划重复剖宫产与 TOLAC 的孕产妇死亡风险时,一般参考普通剖宫产的数据,但其相关性并无很多支持数据。Guise 等[38]评估了 24 例孕产妇死亡资料,数据来自 402 833 例既往有过一次剖宫产史的人群,他们发现与 TOLAC 相关的孕产妇死亡总体风险显著低于重复剖宫产(RR 0.33;95% 可信区间 0.13~0.88)。然而,孕产妇死亡毕竟罕见而且混淆因素很多,包括孕产妇本身疾病、计划或非计划手术分类等,使孕产妇死亡率的评估和比较变得十分复杂。子宫破裂直接导致孕产妇死亡极为罕见,在

MFMU 剖宫产登记网络中,计划重复剖宫产导致的孕产妇死亡未明显增加[8]。然而,这项研究没有达到检测出重复剖宫产组与 TOLAC 组间显著性差异的效能。

TOLAC 的处理

对 TOLAC 产程的处理并不是基于随机研究的结果,而主要基于专家的观点。尝试 TOLAC 的孕妇一旦临产或胎膜破裂时,应立即联系有关医务人员。建议产程中持续胎心监测,但没有必要常规使用胎儿头皮电极或宫内压力

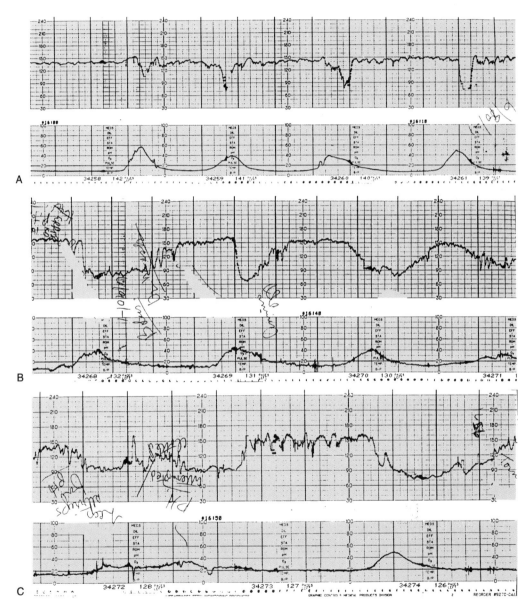

图 20-3　图 A,患者 37 岁(G7P3,流产 3),孕 41 周引产。既往有两次阴道分娩史,但她最后一次分娩系胎儿心脏畸形导致非免疫性水肿,于孕 33 周行子宫下段剖宫产终止妊娠。患者开始使用前列腺素凝胶引产,起初宫颈扩张为 1 指尖(fingertip),宫颈管消退 50%,应用前列腺素凝胶后宫口开至 1 厘米,宫颈管消退 70% 及先露 S-2;然后开始给予催产素 1mU/min;产程进展顺利,在宫口扩张至 4~5 厘米给予硬膜外麻醉镇痛,宫颈管消退 90% 时先露平棘。患者宫口扩张至 6 厘米时胎监显示正常的胎心基线变异伴变异减速。图 B,以上胎心波形持续 30 分钟后,胎监变为重度变异减速。图 C,接着胎监出现延长减速,胎心率减慢至 90 次/分。患者立即送入手术室进行紧急剖宫产,发现原子宫切口部位发生了破裂。手术娩出一活女婴,重 3200g,1 分钟 Apgar 评分 7 分,5 分钟评分 8 分,脐动脉 pH 为 7.17,脐静脉 pH 为 7.22。子宫切口没有延伸,缝合无困难,新生儿预后佳

导管。研究发现,子宫破裂前常常出现胎心率图形异常,延长减速或胎心过缓在子宫破裂时尤为常见[67,68]。

子宫破裂可以突然发生,不可预测,并可带来灾难性后果[69]。负责 TOLAC 产妇的医护人员应该熟悉与子宫破裂有关的胎监图形,并能胜任紧急终止妊娠的需求。即使有足够人员施行紧急剖宫产,但及时和适当的干预并不一定能防止胎儿神经损伤或死亡[70](图 20-3)。Leung 等研究发现[67],当胎心减速至分娩的时间间隔达 18 分钟或更长时,可发生新生儿严重并发症。Bujold 和 Gauthier 报道[70]23 例子宫破裂的病例,与 Leung 的研究结果相比,他们发现即使从胎心延长减速至分娩间隔不到 18 分钟,仍有三分之二的新生儿诊断为 HIE。

硬膜外镇痛不是 TOLAC 的禁忌,似乎不影响 TOLAC 的成功率[16]。硬膜外镇痛不会掩盖子宫破裂的症状和体征。事实上,发生子宫破裂时,患者可能因腹痛加剧而频繁地增加硬膜外镇痛剂量[71]。如前所述,缩宫素不是 TOLAC 引产和催产的禁忌,有指征时可以使用缩宫素,用药剂量应适当控制。

既往剖宫产史本身并不影响如何实施阴道分娩。分娩后产妇无症状时,大多数产科医生并不常规探查宫腔检查子宫疤痕裂开,阴道流血过多或产妇出现低血压时应该及时评估,包括评估子宫破裂。在 17 898 例 TOLAC 中发生 124 例子宫破裂,其中 14 例(11%)在阴道分娩后才发现[8]。

TOLAC 的咨询

子宫破裂可能成为灾难性事件。因此 ACOG 仍然推荐,实施 TOLAC 的单位应有紧急救护的设备与医生团队,能够处理突发事件。如果单位不具备足够的 TOLAC 救护资源,转诊较为恰当[7]。ACOG 进一步建议,当不具备紧急剖宫产的医疗资源时,医务人员应该就医院的资源和医务人员能否立即到位与有 TOLAC 意向的患者进行沟通。在这种有限的条件下,患者和医方应该慎重考虑,决定是否施行 TOLAC。

无论分娩方式如何,既往有剖宫产史的孕妇都是发生母儿并发症的高危人群。两种分娩方式的并发症都应进行讨论,试产前对患者进行个体化风险评估,包括评估TOLAC 成功的可能性(框 20-1),并比较每种分娩方式的孕产妇和围产儿并发症。这种事先预测 TOLAC 成功率的方法已经开发出来,例如 Grobman 等建立的模型[25,30]。然而,没有一个模型可以准确可靠地预测个人子宫破裂的风险。应该考虑与子宫破裂相关的个体化因素。最后,未来生育计划和多次剖宫产手术的风险,包括前置胎盘和胎盘植入风险,也应该考虑(框 20-2)[72]。

应该尽力获取既往剖宫产记录,明确子宫切口类型。明确先前切口类型对有些情况尤其重要,例如那些可能采用非子宫下段横切口的病例。如果先前的子宫切口类型未知,应该与患者讨论这些缺失信息的意义所在。

框 20-1　TOLAC 相关风险

子宫破裂和相关并发症
子宫破裂(0.5/100 ～ 1.0/100)
围产期死亡和/或脑病(0.5/1000)
子宫切除术(0.3/1000)
TOLAC 失败增加的母体并发症
输血
子宫内膜炎
住院天数延长
与 TOLAC 相关的其他风险
分娩相关的围产儿窒息风险(脐带脱垂和胎盘早剥)
胎龄 39 周后潜在的死胎风险

框 20-2　计划重复剖宫产的相关风险

- 与成功的 TOLAC 相比,母体并发症增加
- 住院和康复时间延长
- 连续剖宫产增加后续妊娠胎盘异常和出血风险

对分娩方式做出知情同意时,首先让患者详细了解与自身最相关的风险和益处,然后医患共同制定分娩计划。应该清楚地认识到,这个分娩计划可能会根据发生的临床情况而改变,包括产程中发生的事件。强制TOLAC 显然不妥,因为许多妇女在全面咨询后会选择计划重复剖宫产。同样,病人有权要求医方签署 TOLAC 知情同意书,使有 TOLAC 意愿的患者能够达到目的。Korst 等发现[6]有关 TOLAC-VBAC 的知情同意书经常缺失,因而质疑患者究竟在多大程度上能够主动选择 TOLAC,而不是在医疗机构的劝导下作出选择。鉴于医疗机构的设施、资源和政策差别很大,建议医疗机构和医生考虑公布他们的 TOLAC 政策和 VBAC 比率以及对产科紧急情况的应急预案[10]。这种数据的透明化无疑会为既往有剖宫产史的妇女在选择分娩方式和分娩机构方面提供帮助。

据于现有证据,TOLAC 的绝对风险较低,应继续作为多数既往有剖宫产史妇女的一个选择。TOLAC 导致的足月围产儿严重不良结局(围产儿死亡或 HIE)的风险约为 1/2000。如果将子宫破裂行子宫切除的独立风险与新生儿 HIE 的风险结合一起考虑,不良事件发生的概率约为 1/1250。

决定选择 TOLAC 也可能增加围产儿死亡和 HIE 的风险,这种风险与子宫破裂无关。孕 39 周以后,孕妇在等待自然临产时,有可能发生不明原因的死胎,这种可能性当然不高。如果在孕 39 周施行计划重复剖宫产,或许可以避免这种死胎。阴道试产中可能发生胎儿缺氧及其

后遗症,这些风险与子宫瘢痕的完整性无关。MFMU 网络研究[8]发现,TOLAC 组的足月新生儿中有 5 例发生与子宫破裂无关的 HIE,而在计划重复剖宫产组无一例发生。

TOLAC 的成本效益分析

有些研究对 TOLAC 的成本效益进行了评估,分析了在何种条件下 TOLAC 的成本效益比最好。Grobman 等研究[74]表明,如果再次妊娠时选择计划重复剖宫产而非 TOLAC,为防止一例严重的不良新生儿结局,需要额外做 1591 例剖宫产,每 100 000 名妇女需要额外花费 240 万美元。Chung 等[75]利用质量调整寿命年(quality-adjusted life-years)作为衡量 TOLAC 有效性的参数,结果显示 VBAC 成功率超过约 74% 时,TOLAC 的成本效益较好。

然而,Chung 的分析没有考虑将来妊娠的后果。Grobman 和 Chung 的两组分析应用观察性研究的节点估计(summary point estimates),由于选择 TOLAC 或计划重复剖宫产具有非随机的性质,这种分析方法容易发生结果偏倚。在最近的一项研究中,Gilbert 等[76]试图纠正这两个研究的局限性,将最初选择 TOLAC 在一个女性整个生殖阶段可能发生的妊娠结局纳入分析之中,并通过对来自 MFMU 剖宫产登记中心的数据进行倾向值分析来获取概率估计。该研究发现 TOLAC 的成本效益在各种情况下都比较合理,即便 VBAC 率低至 43% 也同样获益。

关键点

◆ 美国 VBAC 率在 1996 年达到高峰,约为 30%,于 2010 年下降到 5%。

◆ 大多数既往一次子宫下段横切口剖宫产的妇女适合 TOLAC,应该给她们提供 TOLAC 的咨询和选择。

◆ 影响 TOLAC 成功率的因素包括既往剖宫产指征、阴道分娩史、人口学特征(孕妇年龄和体重指数)、是否自然临产以及入院时的宫颈成熟度。

◆ 对于 TOLAC 患者,缩宫素可以用于引产及加速产程。

◆ TOLAC 妇女禁用米索前列醇促宫颈成熟。

◆ 子宫破裂时最常出现的征象是胎心率异常,包括延长变异减速和心动过缓。

参考文献

1. Zhang J, Troendle J, Reddy UM, et al., for the Consortium on Safe Labor. Contemporary cesarean delivery practice in the United States. *Am J Obstet Gynecol.* 2010;303:326e1-326e10.
2. Scott J. Mandatory trial of labor after cesarean delivery: an alternative viewpoint. *Obstet Gynecol.* 1991;77:811.
3. Pitkin RM. Once a cesarean? *Obstet Gynecol.* 1991;77:939.
4. Sachs BP, Kobelin C, Castro MA, Frigoletto F. The risks of lowering the cesarean-delivery rate. *N Engl J Med.* 1990;340:54.
5. *Vaginal birth after previous cesarean delivery: clinical management guidelines for obstetricians-gynecologists.* ACOG practice bulletin no. 5. Washington, DC: American College of Obstetricians and Gynecologists; 1999.
6. Korst LM, Gregory KD, Fridman M, Phelan JP. Nonclinical factors affecting women's access to trial of labor after cesarean delivery. *Clin Perinatol.* 2011;38:193.
7. *ACOG Practice Bulletin No. 115: Vaginal birth after previous cesarean delivery.* Washington, DC: American College of Obstetricians and Gynecologists; 2010.
8. Landon MB, Hauth JC, Leveno KJ, et al. Maternal and perinatal outcomes associated with a trial of labor after prior cesarean delivery. *N Engl J Med.* 2004;351:2581.
9. Macones G, Peipert J, Nelson D, et al. Maternal complications with vaginal birth after cesarean delivery: a multicenter study. *Am J Obstet Gynecol.* 2005;193:1656.
10. National Institutes of Health Consensus Development Conference Panel. National Institutes of Health Consensus Development Conference Statement. Vaginal Birth after Cesarean: New Insights, March 8-10, 2010. *Obstet Gynecol.* 2010;115:1279.
11. Jastrow N, Roberge S, Gauthier RJ, et al. Effect of birth weight on adverse obstetric outcomes in vaginal birth after cesarean delivery. *Obstet Gynecol.* 2010;115:338-343.
12. Coassolo KM, Stamilio DM, Paré E, et al. Safety and efficacy of vaginal birth after cesarean attempts at or beyond 40 weeks of gestation. *Obstet Gynecol.* 2005;106:700-706.
13. Hickman MA for the Eunice Kennedy Shriver National Institute of Child Health and Human Development, MFMU Network, Bethesda, Maryland. The MFMU Cesarean Registry: Risk of uterine rupture in women attempting VBAC with an unknown uterine scar. *Am J Obstet Gynecol.* 2008;199:S36(#81).
14. Varner MW, Leindecker S, Spong CY, et al. The Maternal-Fetal Medicine Unit cesarean registry: trial of labor with a twin gestation. *Am J Obstet Gynecol.* 2005;193:135-140.
15. Uddin SF, Simon AE. Rates and success rates of trial of labor after cesarean delivery in the United States, 1990-2009. *Matern Child Health J.* 2013;17:1309-1314.
16. Landon MB, Leindecker S, Spong CY, et al. The MFMU Cesarean Registry: factors affecting the success and trial of labor following prior cesarean delivery. *Am J Obstet Gynecol.* 2005;193:1016.
17. Caughey AB, Shipp TD, Repke JT, et al. Trial of labor after cesarean delivery: the effects of previous vaginal delivery. *Am J Obstet Gynecol.* 1998;179:938.
18. Mercer BM, Gilbert S, Landon MB, et al. Labor outcomes with increasing number of prior vaginal births after cesarean delivery. *Obstet Gynecol.* 2008;111:285.
19. Elkousy MA, Samuel M, Stevens E, et al. The effect of birthweight on vaginal birth after cesarean delivery success rates. *Am J Obstet Gynecol.* 2003;188:824.
20. Peaceman AM, Genoviez R, Landon MB, et al. *Am J Obstet Gynecol.* 2005;195:1127.
21. Flamm BL, Geiger AM. Vaginal birth after cesarean delivery: an admission scoring system. *Obstet Gynecol.* 1997;90:907.
22. Grobman WA, Gilbert S, Landon MB, et al. Outcome of induction of labor after one prior cesarean. *Obstet Gynecol.* 2007;109:262-269.
23. Grinstead J, Grobman WA. Induction of labor after one prior cesarean: predictors of vaginal delivery. *Obstet Gynecol.* 2004;103:534.
24. Rosen MG, Dickinson JC. Vaginal birth after cesarean: a meta-analysis of indicators for success. *Obstet Gynecol.* 1990;76:865.
25. Grobman WA, Lai Y, Landon MB, et al. Development of a normogram for prediction of vaginal birth after cesarean delivery. *Obstet Gynecol.* 2007;109:806.
26. Costantine MM, Fox K, Byers BD, et al. Validation of the prediction model to predict success of vaginal birth after cesarean. *Obstet Gynecol.* 2009;114:1029-1033.
27. Chaillet N, Bujold E, Dube E, Grobman WA. Validation of a Prediction Model for Vaginal Birth after Cesarean. *J Obstet Gynaecol Can.* 2013;35:119-124.
28. Yokoi A, Ishikawa K, Miyazaki K, et al. Validation of the prediction model for success of vaginal birth after cesarean delivery in Japanese women. *Int J Med Sci.* 2012;9:488-491.
29. Schoorel E, Melman S, van Kuijk S, et al. Predicting successful intended vaginal delivery after previous caesarean section: external validation of two predictive models in a Dutch nationwide registration-based cohort with a high intended vaginal delivery rate. *BJOG.* 2014;121:840-847.

30. Grobman WA, Lai Y, Landon MB, et al. Does information available at admission for delivery improve prediction of vaginal birth after cesarean? *Am J Perinatol.* 2009;26:693-701.

31. Metz TD, Stoddard GJ, Henry E, et al. Simple, validated vaginal birth after cesarean delivery prediction model for use at the time of admission. *Obstet Gynecol.* 2013;122:571.

32. Plaut MM, Schwartz ML, Lubarsky SL. Uterine rupture associated with the use of misoprostol in the gravid patient with a previous cesarean section. *Am J Obstet Gynecol.* 1999;180:1535.

33. Wing DA, Lovett K, Paul RH. Disruption of prior uterine incision following misoprostol for labor induction in women with previous cesarean delivery. *Obstet Gynecol.* 1998;91:828.

34. Macones GA, Cahill A, Para E, et al. Obstetric outcomes in women with two prior cesarean deliveries: is vaginal birth after cesarean delivery a viable option? *Am J Obstet Gynecol.* 2005;192:1223.

35. Kieser KE, Baskett TF. A 10-year population-based study of uterine rupture. *Obstet Gynecol.* 2002;100:749.

36. Mozurkewich EL, Hutton EK. Elective repeat cesarean delivery versus trial of labor: a meta-analysis of the literature from 1989 to 1999. *Am J Obstet Gynecol.* 2000;183:1187.

37. *Vaginal Birth after Cesarean (VBAC). Rockville, MD: Agency for Health Care Research and Quality.* 2003 (AHRQ publication no. 03-E018).

38. Guise JM, Berlin M, McDonagh M, Osterweil P, Chan B, Helfand M. Safety of vaginal birth after cesarean: a systematic review. *Obstet Gynecol.* 2004;103:420-429.

39. Chauhan SP, Martin JN, Henrichs CE, et al. Maternal and perinatal complications with uterine rupture in 142,075 patients who attempted vaginal birth after cesarean delivery: a review of the literature. *Am J Obstet Gynecol.* 2003;189:408.

40. Naif RW, Ray MA, Chauhan SP, et al. Trial of labor after cesarean delivery with a lower-segment, vertical uterine incision: is it safe? *Am J Obstet Gynecol.* 1995;172:1666.

41. Shipp TD, Zelop CM, Repke TJ, et al. Intrapartum uterine rupture and dehiscence in patients with prior lower uterine segment vertical and transverse incisions. *Obstet Gynecol.* 1999;94:735.

42. Miller DA, Diaz FG, Paul RH. Vaginal birth after cesarean: a 10 year experience. *Obstet Gynecol.* 1994;84:255.

43. Caughey AB, Shipp TD, Repke JT, et al. Rate of uterine rupture during a trial of labor in women with one or two prior cesarean deliveries. *Am J Obstet Gynecol.* 1999;181:872.

44. Tahseen S, Griffiths M. Vaginal birth after two caesarean sections (VBAC-2): a systematic review with meta-analysis of success rate and adverse outcomes of VBAC-2 versus VBAC-1 and repeat (third) caesarean section. *BJOG.* 2010;117:5.

45. Landon MB, Spong CY, Thom E, et al. Risk of uterine rupture with a trial of labor in women with multiple and single prior cesarean delivery. *Obstet Gynecol.* 2006;108:12.

46. Zelop CM, Shipp TD, Repke JT, et al. Uterine rupture during induced or augmented labor in gravid women with one prior cesarean delivery. *Am J Obstet Gynecol.* 1999;181:882.

47. Chapman SJ, Owen J, Hauth JC. One-versus two-layer closure of a low transverse cesarean: the next pregnancy. *Obstet Gynecol.* 1997;89:16.

48. Bujold E, Bujold C, Hamilton EF, et al. The impact of a single-layer or double-layer closure on uterine rupture. *Am J Obstet Gynecol.* 2002;186:1326.

49. Bujold E, Goyet M, Marxouz S, et al. The role of uterine closure in the risk of uterine rupture. *Obstet Gynecol.* 2010;116:143.

50. Durnwald C, Mercer B. Uterine rupture, perioperative and perinatal morbidity after single-layer and double-layer closure at cesarean delivery. *Am J Obstet Gynecol.* 2003;189:925-929.

51. Shipp TD, Zelop CM, Repke JT, et al. Interdelivery interval and risk of symptomatic uterine rupture. *Obstet Gynecol.* 2001;97:175.

52. Bujold E, Mehta SH, Bujold C, Gauthier RJ. Interdelivery interval and uterine rupture. *Am J Obstet Gynecol.* 2002;187:199.

53. Huang WH, Nakashima DK, Rumney PJ, et al. Interdelivery interval and the success of vaginal birth after cesarean delivery. *Obstet Gynecol.* 2002;99:41.

54. Lydon-Rochelle M, Holt V, Easterling TR, Martin DP. Risk of uterine rupture during labor among women with a prior cesarean delivery. *N Engl J Med.* 2001;345:36.

55. Dekker GA, Chan A, Luke CG, et al. Risk of uterine rupture in Australian women attempting vaginal birth after one prior cesarean section: a retrospective population-based cohort study. *BJOG.* 2010;117:1358.

56. Harper LM, Cahill AG, Boslaugh S, et al. Association of induction of labor and uterine rupture in women attempting vaginal birth after cesarean: a survival analysis. *Am J Obstet Gynecol.* 2012;206:51.e1.

57. Smith GC, Peil JP, Pasupathy D, et al. Factors predisposing to perinatal death related to uterine rupture during attempted vaginal birth after cesarean section: retrospective cohort study. *BMJ.* 2004;329:359.

58. Bujold E, Blackwell SC, Gauthier RJ. Cervical ripening with transcervical Foley catheter and the risk of uterine rupture. *Obstet Gynecol.* 2004;103:18-23.

59. Leung AS, Famer RM, Leung EK, et al. Risk factors associated with uterine rupture during trial of labor after cesarean delivery: a case-control study. *Am J Obstet Gynecol.* 1993;168:1358-1363.

60. Zelop CM, Shipp TD, Repke JT, Cohen A, Caughey AB, Lieberman E. Uterine rupture during induced or augmented labor in gravid women with one prior cesarean delivery. *Am J Obstet Gynecol.* 1999;181:882.

61. Cahill AG, Waterman BM, Stamilio DM, et al. Higher maximum doses of oxytocin are associated with an unacceptably high risk of uterine patients attempting vaginal birth after cesarean delivery. *Am J Obstet Gynecol.* 2008;199:41.

62. Bujold E, Jastrow N, Simoneau J, et al. Prediction of complete uterine rupture of sonographic evaluation of the lower uterine segment. *Am J Obstet Gynecol.* 2009;201:320.e1-320.e6.

63. Kok N, Wiersma IC, Opmeer BC, et al. Sonographic measurement of lower uterine segment thickness to predict uterine rupture during a trial of labor in women with previous Cesarean section: a meta-analysis. *Ultrasound Obstet Gynecol.* 2013;42:132.

64. Gilbert SA, Grobman WA, Landon MB, et al. Elective repeat cesarean delivery compared with spontaneous trial of labor after a prior cesarean delivery: a propensity score analysis. *Am J Obstet Gynecol.* 2012;206:311.e1-311.e9.

65. McMahon MJ, Luther ER, Bowes WA, Olshan AF. Comparison of a trial of labor with an elective second cesarean section. *N Engl J Med.* 1996;335:689.

66. Grobman WA, Lai Y, Landon MB, et al. Can a predictive model for vaginal birth after cesarean also predict the probability of morbidity related to a trial of labor? *Am J Obstet Gynecol.* 2009;200:56.e1-56.e6.

67. Leung AS, Leung EK, Paul RH. Uterine rupture after previous cesarean delivery: maternal and fetal consequences. *Am J Obstet Gynecol.* 1993;169(4):945-950.

68. Ouzounian JG, Quist-Nelson J, Miller DA, Korst LM. Maternal and fetal signs and symptoms associated with uterine rupture in women with prior cesarean delivery. *J Matern Fetal Neonatal Med.* 2014;1-8.

69. Grobman WA, Lai Y, Landon MB, et al. Prediction of uterine rupture associated with attempted vaginal birth after cesarean. *Am J Obstet Gynecol.* 2008;199:30.e1-30.e5.

70. Bujold E, Gauthier RJ. Neonatal morbidity associated with uterine rupture: what are the risk factors. *Am J Obstet Gynecol.* 2002;186(2):311-314.

71. Cahill AG, Odibo AO, Allsworth JE, Macones GA. Frequent epidural dosing as marker for impending uterine rupture in patients who attempt vaginal birth after cesarean section. *Am J Obstet Gynecol.* 2010;202:335.e1-335.e5.

72. Silver RM, Landon MB, Rouse DJ, et al. Maternal morbidity associated with multiple repeat cesarean deliveries. *Obstet Gynecol.* 2006;107:1226.

73. Grobman WA, Lai Y, Landon MB, et al. Pregnancy outcomes for women with placenta previa in relation to the number of prior cesareans. *Obstet Gynecol.* 2007;110:1249-1255.

74. Grobman WA, Peaceman AM, Socol ML. Elective cesarean delivery after one prior low transverse cesarean birth: A cost-effectiveness analysis. *Obstet Gynecol.* 2000;95:745-751.

75. Chung A, Macario A, El-Sayed YY, Riley ET, Duncan B, Druzin ML. Cost effectiveness of a trial of labor after previous cesarean. *Obstet Gynecol.* 2001;97:932-941.

76. Gilbert SA, Grobman WA, Landon MB, et al. Cost-Effectiveness of Trial of Labor After Previous Cesarean in a Minimally Biased Cohort. *Am J Perinatol.* 2013;30:11-20.

最后审阅　郑勤田

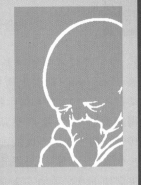

第21章

胎盘植入

原著　ERIC R. M. JAUNIAUX, AMAR BHIDE, and JASON D. WRIGHT

翻译与审校　陈敦金, 贺芳, 乔静

胎盘植入（placenta accreta, PA）是指不同程度的病理性胎盘附着于子宫壁，由滋养层细胞跨越子宫胎盘界面侵入子宫肌层所致。植入性胎盘（placenta increta）用来描述滋养层绒毛细胞浸润到达子宫深肌层，穿透性胎盘（placenta percreta）则指绒毛穿透整个子宫肌层和子宫浆膜层，甚至可能侵犯邻近器官[1-3]。粘连性胎盘、植入性胎盘和穿透性胎盘之间的差异与胎盘植入的程度相关，侵入性胎盘疾病（disorders of invasive placentation）的诊断囊括了这三种胎盘异常（图21-1）。

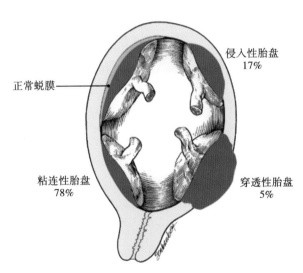

图21-1　胎盘植入中胎盘和子宫壁的关系

根据所涉及的胎盘组织范围，PA 也被分类为完全性、部分性或局灶性胎盘植入。此分类方法已经较少使用，因为子宫切除标本的显微镜检查并不全面，而且徒手胎盘剥离会破坏胎盘的解剖结构[2]。然而，随着越来越多的 PA 能够在产前诊断和保守治疗经验的提高，这种分类方法今后可能有用。

欧文（Irving）和赫尔蒂格（Hertig）在1937年初次对 PA 进行了详细描述。在此之前的20年，剖宫产术（cesarean delivery, CD）被广泛使用，手术技巧也有了重大改变。十八世纪和十九世纪的著名病理学家没有报道过 PA 病例，这说明日渐增加的 CD 和病理性胎盘植入（morbid placental adherence）有直接关系。虽然 PA 不是常见的产科并发症，二十年前一个产科医师的职业生涯中可能遇到一两例，但目前一个平均工作量的医师可能会更常遇到 PA。PA 也已成为世界范围内危及产妇生命的主要并发症。

当 PA 存在时，整个胎盘在胎儿分娩后无法从子宫壁正常剥离，通常会导致严重的产后出血（PPH, 参见第18章）。尝试去除植入的胎盘可引起进一步出血及一系列大出血反应、休克和凝血功能障碍，这种情况需要综合临床处理（框21-1）。本章回顾胎盘植入的发病机制、流行病学、产前诊断和处理。

> **框21-1　胎盘植入的临床诊断标准**
>
> 1. 胎盘不分离，在胎儿娩出后需要迫使胎盘自发地、完全地或部分地排出
> 2. 尝试剥离胎盘导致急速出血
> 3. 如有子宫部分或完全切除，病理学检查证实在疑似侵入性胎盘的部位有肌纤维细胞并混有滋养层细胞

胎盘植入的发病机制

PA 与其他胎盘疾病不同，例如葡萄胎，几个世纪前都已有认识，而 PA 是1937年才被提出。在十九世纪之前，成功的剖宫产手术很少[5]。CD 作为一种最后的分娩手段，目的是为了挽救胎儿生命。只有在胎儿娩出后缝合子宫，产妇剖宫产死亡率才开始得以下降。到1920年

代,剖宫产技术得到一系列改进,包括 Kehrer 子宫缝合法,Pfannenstiel 耻骨上横切口和 Munro Kerr 的子宫下段切口。同时,麻醉和微生物学也有了很大发展,这样才使得剖宫产孕妇死亡率从 1850 年的 70% 下降到小于10%。第二次世界大战前后引入的宫缩剂、输血技术和抗生素的使用进一步降低了 CD 并发症的发生率[5]。这些进展使剖宫产更加安全,产妇不仅能够存活,而且有再次或多次妊娠的可能(见第 19 章)。

蜕膜的完全或部分缺失是 PA 的特征性组织学表现,如果胎盘植入在子宫瘢痕处,这种特征就更为明显[2]。这导致在蜕膜上方不存在正常的基质,因此妨碍了胎盘在分娩后的剥离。事实上,子宫肌层的愈合不是通过肌纤维再生,而是在肌层断裂处形成"外来"物质,比如胶原组织。如此愈合的纤维组织比原有肌肉组织弱,弹性小,易于受损。术后子宫伤口愈合中经常观察到如下病理变化:肌纤维排列混乱、组织水肿、炎症和弹性纤维的变化[6]。小鼠实验表明,由于再生能力的差异,CD 后子宫瘢痕的组织学、增生能力和生物学功能方面都不相同[7]。

有几种理论解释了 PA 的胎盘异常,包括,(1)滋养层细胞功能的原发性缺陷;(2)正常蜕膜化不良,导致继发性蜕膜基底层缺陷;(3)瘢痕区域的异常血管形成和组织氧合异常。前置胎盘最高的危险因素是先前的剖宫产分娩,这也表明子宫瘢痕处蜕膜化不良对胚胎着床和胎盘形成产生影响。这些研究提示,子宫瘢痕引起的蜕膜缺损可能不利于早期胚胎着床,囊胚会附着于疤痕组织,促使绒膜外滋养层细胞的异常深层侵袭。

比较子宫剖宫产瘢痕的超声特征与组织学特征后发现,范围又大又深的子宫肌层缺陷与瘢痕处上皮再生不良相关[8]。这支持 PA 存在原发缺陷的假说,即蜕膜层下的深部肌层血管暴露于迁移性滋养细胞。这种正常解剖层次的消失和放射和弓形动脉的过度重塑可以解释 PA 的产前发现和临床后果。最近一项对子宫循环的研究表明,与有阴道分娩史的妇女相比,有 CD 史的子宫动脉阻力增加及子宫血流量减少。这些数据提示,血管化不良的子宫瘢痕区域和子宫血流阻力增加有一定关系,可能对瘢痕区域的上皮再生和随后的蜕膜化产生影响。总体来说,这些研究支持子宫肌层瘢痕是引起 PA 异常蜕膜化和滋养层细胞侵入造成胎盘深部着床的原因。

流产后刮宫的组织中,大约三分之一病例会发现子宫肌层组织成分。但后续妊娠与 PA 并没有明显的相关性,这一事实提示,与 CD 或其他子宫手术相比,刮宫术对子宫肌层和子宫内膜损伤有限。相比之下,伴有大面积子宫肌层完全缺失的严重子宫瘢痕缺陷可引起穿透性胎盘形成,导致妊娠前半期子宫破裂,这种情况极其罕见[11-15]。穿透性胎盘导致子宫破裂的机理可能与输卵管

妊娠破裂相似。这些研究结果强调了子宫浅肌层在调节正常胎盘形成中的关键作用。

流行病学

任何原发性或继发性子宫内膜及肌层完整性的改变都与 PA 的发生相关。随着剖宫产率在过去几十年的迅速上升,大部分 PA 的发生与 CD 有关,而其他因素只占PA 病因的小部分(框 21-2)。CD 目前是世界上最常见的主要手术,仅在美国每年实施的 CD 手术就超过 100 万台(参见第 19 章)。毫不奇怪,随着剖宫产率在西方国家持续增加,PA 的发生率在过去 50 年几乎增加了 10 倍。美国研究表明,PA 的总发生率近似 1/533 分娩[16,17]。最近一项 meta 分析显示[18],一次 CD 之后发生 PA 的相对危险度为 1.96。一个病例对照研究显示,与初次产时剖宫产相比,初次产前剖宫产增加下次妊娠发生 PA 的风险,有前置胎盘时 PA 风险更高[19]。总之,流行病学研究一致表明,剖宫产是随后妊娠发生 PA 的重要因素,并且 PA 的风险会随着剖宫产次数的增加而增加。

框 21-2　与胎盘植入有关的原发和继发的子宫病理表现
原发性子宫病理改变
子宫发育异常
腺肌病
黏膜下子宫肌瘤
强直性肌营养不良
继发性子宫病理改变
剖宫产
刮宫
徒手清除胎盘
进入宫腔的子宫肌瘤剔除术
宫腔镜手术(子宫内膜切除术)
体外受精
子宫动脉栓塞
化疗和放疗

前置胎盘伴随胎盘植入

流行病学研究也表明,剖宫产增加下次妊娠前置胎盘的风险(详见第 10 章)[17,18,20,21]。对 1990—2011 发表的5 个队列研究和 11 个病例对照研究进行 meta 分析显示,一次剖宫产后下次妊娠发生前置胎盘的相关危险度为1.47[18]。前置胎盘的风险随着剖宫产次数的增加而增加[16]。一次剖宫产后,单胎妊娠发生前置胎盘的风险增加 50%。两次剖宫产后,与两次阴道分娩的妇女相比,前置胎盘发生的风险增加两倍[17]。

大约 5% 的前置胎盘合并 PA。在前置胎盘存在的情况下，PA 的风险随着剖宫产的次数增加而增加，有两次和三次剖宫产史的孕妇发生 PA 的风险分别为 40% 和 61%[23]。这种风险不受其他因素影响，如产次、体重指数（BMI）、吸烟、合并高血压或糖尿病等。据近期统计，如果剖宫产率如近几年那样持续上升，到 2020 年，每年将会增加 6236 例前置胎盘、4504 例胎盘植入以及 130 例孕产妇死亡[22]。

剖宫产瘢痕缺陷

随着阴道超声的广泛应用，子宫剖宫产瘢痕缺陷（cesarean delivery scar defect，CDSD）或"壁龛（niche）"是近年来引用的新名词。大家的注意力多在寻求妊娠期间 CDSD 的超声诊断标准，以期预测阴道试产（TOLAC）时发生剖宫产伤口裂开抑或子宫破裂的风险[24]。超声影像包括三维（3-D）成像和超声宫腔造影也越来越多地用于检查非妊娠子宫切口瘢痕（图 21-2）。阴道超声发现，20%～65% 的有剖宫产史的妇女存在 CDSDs[24-28]。文献中描述，CDSD 像绳子一样把子宫内膜系住，血液和液体可蓄积在那里，CDSS 可能与一些妇科症状如月经间期和月经后滴血以及痛经有关。CDSD 可以表现为不同程度的异常，可以是小的浅肌层缺陷，也可以是大的直接连通宫腔与浆膜层的缺陷（图 21-3）。有研究显示，多次剖宫史和子宫后屈与较大的 CDSD 相关，较大的 CDSD 可能与月经间期滴血和盆腔疼痛有关[25-27]。

最近的一项回顾性队列研究表明，前次妊娠证实的瘢痕裂开（uterine scar dehiscence）是再次妊娠发生早产、低出生体重儿和围产期子宫切除的潜在危险因素[28]。这项研究中引人注意的是，前次妊娠瘢痕裂开并不增加子宫破裂（uterine rupture）、PA 或不良围产结局的风险，比

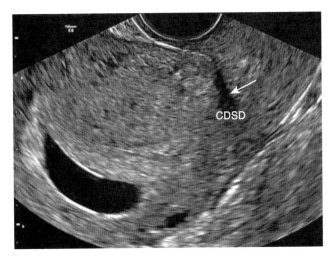

图 21-3　经阴道超声检查有一次紧急剖宫产史的妊娠 6 周子宫。注意子宫体部和下段交界处的一个较大的剖宫产瘢痕缺陷（CDSD）（箭头）

如 5 分钟 Apgar 评分及围产儿死亡率。最近一项研究包括有子宫破裂史的 14 个女性（20 次妊娠）和子宫瘢痕裂开史的 30 例女性（40 次妊娠），结果显示，这些女性随后的妊娠可以有良好结局，但妊娠管理要规范，包括在分娩发动前行剖宫产或在自发性早产发生时立即剖宫产[29]。

理论上讲，子宫疤痕修复手术可以预防瘢痕处妊娠，也可以防止 PA 发生（图 21-4）。最近一个综述指出，宫腔镜和腹腔镜下 CDSD 切除术可以改善大多数患者（87%～100%）的子宫异常出血症状[30]。然而，该综述的方法学质量被认为是中度到不良（moderate to poor），因此，该数据不能得出确切结论。目前还没有前瞻性临床研究能够评估手术修补 CDSD 的方法，手术修补的益处和疗效尚属未知。最近一项小型回顾性研究发现，在剖

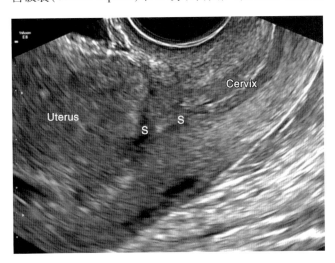

图 21-2　经阴道超声检查有两次择期剖宫产史的妊娠 5 周子宫。注意子宫体部和下段交界处的两个小缺陷，缺陷位于原子宫切口瘢痕处

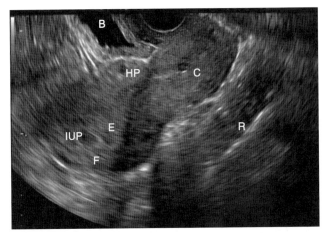

图 21-4　28 岁孕妇，孕 4 产 1，有子宫下段剖宫产史，妊娠 5～6 周的常规超声检查。无主诉不适。经阴道超声显示子宫瘢痕处异位妊娠（heterotopic pregnancy，HP）和正常宫内妊娠（IUP）同时存在。膀胱（B）、子宫内膜（E）、宫颈（C）、子宫底（F）和直肠（R）均被显示。瘢痕处妊娠经开腹切除，宫内妊娠继续

宫产手术时用单股线关闭子宫切口可以减少以后妊娠发生前置胎盘的风险。然而,这些数据没有被重复证实,需要有设计合理、高质量和大样本的随机对照研究来评估不同缝线对子宫瘢痕缺陷和 TOLAC 时子宫破裂的风险以及对未来发生胎盘前置/植入的影响。

胎盘植入的产前诊断

在更新的成像技术出现之前,产前不能评估胎盘侵入的深度,许多情况下,产前甚至不能诊断 PA。许多有关 PA 的报道把胎盘粘连、胎盘植入和胎盘穿透以及产前怀疑的 PA 和病理诊断的 PA 混合在一起,因此很难评估每种病理类型和临床情况的治疗效果。然而,目前的产前诊断有助于更好地理解异常粘连胎盘的病理生理和正确处理 PA。

超声影像

超声已成为有 PA 风险孕妇的主要筛查工具。提示 PA 的灰阶超声特征包括肌层界面(myometrial interface)和胎盘后空隙(retraplacental clear space)消失,肌层厚度变薄,胎盘血流杂乱不清和胎盘内血窦/血管湖(intra-placental lacunae)(图 21-5 到图 21-8)。膀胱和子宫肌层的边界可用来检查是否有胎盘植入,正常情况下超声显示此边界回声清晰和光滑[4]。有穿透性胎盘存在时,超声常显示胎盘突入膀胱。罕见情况下,明显侵入膀胱的胎盘超声下表现为外生性包块。

"胎盘内血窦"引起众多关注,被认为是 PA 的标志[15]。在灰阶超声下,这些透声性间隙内是缓慢流动的母体血流,被描述为胎盘间的"湖"[21]。但是,仅有胎盘内血窦并不意味 PA 的存在。当它们仅涉及胎盘的一小部分

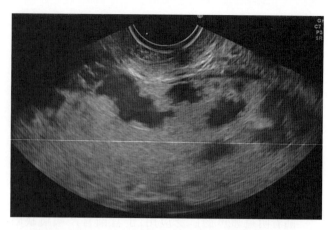

图 21-6 经阴道超声子宫下段纵切图,患者妊娠 22 周,前置胎盘覆盖宫颈,蜕膜基层缺失,胎盘组织结构被大的绒毛腔隙或血窦扭曲,胎盘呈"虫蛀"外观

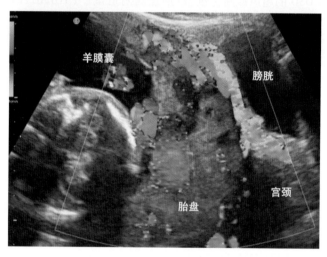

图 21-7 经腹部彩色超声显示子宫下段纵切图,患者妊娠 20 周,有剖宫产史,孕前发现瘢痕缺陷,孕期超声显示前壁前置胎盘覆盖宫颈内口,胎盘内血流嘈杂,胎盘后区域血流改变,胎盘表面有异常血管穿行

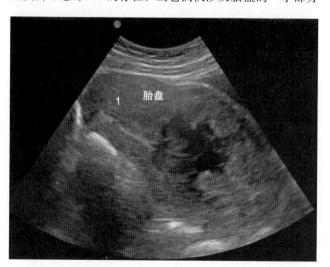

图 21-5 经腹部超声子宫下段纵切图,患者妊娠 10 周,前置胎盘覆盖宫颈,有直径 3cm 的区域蜕膜基层缺失,上方胎盘组织被大的绒毛腔隙扭曲

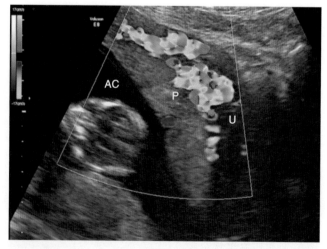

图 21-8 经腹部彩色超声显示子宫下段纵切图,患者妊娠 38 周,有剖宫产史,前壁前置胎盘覆盖宫颈内口,胎盘后区域血流改变,胎盘表面有异常血管穿行。AC,羊膜腔;P,胎盘;U,子宫

或在绒毛组织低密度区出现时,比如在胎盘子叶的中心或绒毛膜板下,这些湖样的改变可能是正常的变异,没有临床意义。相比之下,当 PA 存在时,胎盘内血窦广泛,显示出"虫蛀样(moth-eaten)"的胎盘外观(图 21-5 和图 21-6)。

与 PA 相关的最常见超声特征为肌层界面的消失及界面下血管床的扩张[32-34]。联合使用彩色多普勒提高了超声筛查 PA 的作用。与 PA 有关的多普勒特征包括胎盘内血流混乱,胎盘后间隙血流量增加和异行血管穿过胎盘表面(图 21-7 和图 21-8)。对于 PA 高危孕妇,灰阶超声具有中等敏感性(70% ~ 90%),如加用彩色血流成像,敏感性会更高。

最近一项 meta 分析[41]纳入 22 项研究包括 3641 例有侵入胎盘风险的孕妇,结果表明,产前超声诊断 PA 的总体敏感性约为 90%。纳入的研究质量较高。最近的超声研究表明,阴性预测值(NPV)在 95% 和 100% 之间(框 21-3)。然而,并不是所有研究都有这样高的特异性和敏感性。例如,最近一项前瞻性研究表明[40],超声诊断 PA 的敏感性、特异性、阳性预测值(PPV)和阴性预测值(NPV)分别为53.5%、88%、82.1% 和 64.8%。并且应该注意,大多数研究数据来自高风险孕妇,如果用于低风险孕妇(比如那些没有前置胎盘者)这些预测值会更低。

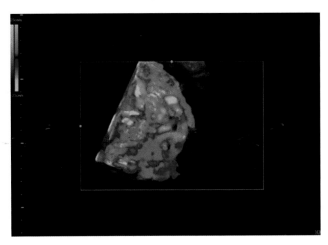

图 21-9　经腹部彩色超声显示子宫下段纵切图,患者妊娠 12 周,有剖宫产史,前壁低置胎盘,子宫胎盘间血管扩张,但蜕膜基层没有中断

框 21-3　有异常胎盘侵入风险的 3641 例患者产前超声筛查胎盘植入的影像学表现

胎盘内血窦(lacunae)存在
敏感性:77.8%(95% CI,70.7 ~ 83.6)
特异性:96.5%(95% CI,95.6 ~ 97.1)
子宫肌层和胎盘之间低回声区域消失
敏感性:63.9%(95% CI,55.1 ~ 71.9)
特异性:97.3%(95% CI,96.6 ~ 97.9)
彩色多普勒成像
敏感性:91.2%(95% CI,87.2 ~ 96.7)
特异性:91.9%(95% CI,88.8 ~ 94.2)
总体超声
敏感性:90.8%(95% CI,87.0 ~ 93.5)
特异性:96.9%(95% CI,96.2 ~ 97.4)
阳性预测值:74.8%(95% CI,70.2 ~ 78.8)
阴性预测值:99%(95% CI,98.6 ~ 99.3)

修改自 D'Antonio F,Iacovella C,Bhide A. Prenatal identification of invasive placentation using ultrasound:systematic review and meta-analysis. *Ultrasound Obstet Gynecol*. 2013;42:509-517.

PA 的另一个超声影像特点是正常连续彩色血流的中断,肌层血流出现空隙。这个空隙代表胎盘侵犯子宫肌层的位点,在孕早期就可以看到[42-46]。如果妊娠 11 至14 周超声检查时注意观察这些表现[47],也许可以帮助进一步诊断 PA(图 21-5)或排除 PA 的存在(图 21-9)。

当胎盘位于子宫下段时,阴道超声可用于检查接近宫颈内口的子宫胎盘界面,从而评估胎盘侵袭程度[48,49]。比如,超声所见子宫下段过度血管化的程度可能与疾病的严重程度相关[50]。最近一项采用 Logistic 回归模型的研究表明,应用量化数学模型预测 PA 比单纯超声质化评估有更高的阳性预测值[51]。**因此,对此次妊娠有前壁低置胎盘并有剖宫产史的孕妇,在妊娠 11 ~ 14 周和/或妊娠中期进行 PA 超声筛检,对 PA 处理会很有帮助。**

磁共振成像

磁共振成像(MRI)最近被用于评估 PA,但其价值仍有争议。有些学者认为 MRI 比超声能更好地确定胎盘异常范围,评估肌层浸润深度,特别是后壁胎盘(图 21-10)[52-54]。最近一个 meta 分析纳入 18 项研究涉及 1010 例有胎盘植入风险的孕妇,结果表明,MRI 产前诊断 PA 的敏感性和特异性分别为 94.4% 和 84%[55]。MRI 可用于评估胎盘侵犯的深度和分布范围(图 21-1)。敏感性最高(92%)的 MRI 表现为子宫肌层的局部中断和 T2 加权序列存在胎盘暗带,而特异性最高(98.6%)的表现为膀胱隆起和子宫膨出。在这项回顾性队列研究中,PA 的发病率接近 75%,说明研究人群是高风险和经过选择的病例。因此,MRI 在一般人群中的诊断准确率还难以确定,目前没有证据显示超声联合 MRI 筛查能够改善临床结局。

MRI 和超声相比,对产前评估 PA 的敏感性和特异性方面没有太大差异。然而,这些研究中 MRI 仅用于部分做过超声的孕妇,而且评估 MRI 结果的放射科医生已经知道超声检查结果[55]。因此,单独使用 MRI 而不行超声检查对 PA 的诊断价值还不能确定。这个问题在临床上可能不很重要,分析 MRI 图像时通常会结合超声结果。

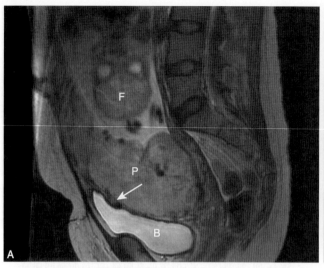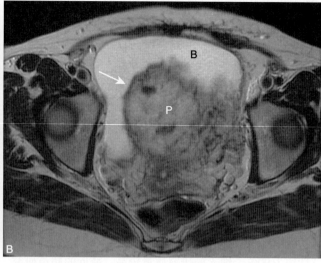

图 21-10　**A.** 妊娠 25 周枕先露胎儿（F）的磁共振成像（MRI）矢状面图。前壁低置胎盘（P），正常子宫肌层暗信号消失。子宫和膀胱（B）之间凸起的血管（箭头）提示穿透性胎盘累及膀胱壁。**B.** 轴向 MRI 显示临近膀胱左后壁的胎盘组织（P）没有子宫肌层暗信号存在，右侧胎盘处有信号保留（箭头），提示胎盘侵犯到膀胱，病理检查证实了胎盘异常

　　MRI 结合超声预测胎盘侵犯深度和范围的应用价值有待于大样本研究。即使在某些情况下 MRI 能为 PA 的诊断提供信息，但与超声相比，MRI 成本高且资源有限，在日常工作中常规使用 MRI 筛查 PA 并不可行。

胎盘植入的临床处理

　　大多数 PA 的孕妇同时存在前置胎盘，出血和早产的风险很高。每次产前阴道出血都增加急诊分娩的风险[56]。因此应根据母体症状和分娩需求及时给予产前糖皮质激素完成促胎肺成熟。一项决策分析提示，**即使没有胎儿肺成熟的证据，有前置胎盘和疑似 PA 的孕妇应在大约 34 周分娩，以保证最佳母体和围产儿结局**[57]。

　　最糟糕的临床结果通常发生于分娩时没有怀疑 PA，术者试图剥离粘连的绒毛组织[58]。**有胎盘粘连、植入或穿透时，不要试图剥离任何胎盘部分，这样可以减少出血和输血**[59,60]。如果怀疑 PA，详尽的术前准备可以减少母体并发症。因此，产前明确绒毛组织异常侵犯是 PA 处理的关键。同时也应当认识到，超声和 MRI 仅是筛查手段，目前还没有任何影像技术能够准确无误地诊断胎盘植入。

　　明确的临床证据表明，**多学科团队处理 PA 孕产妇的效果优于单纯产科团队，大量输血或在分娩 7 天内因出血并发症再手术的可能性明显降低**。此外，还可以缩短 ICU 入住时间，减少凝血功能障碍发生率和泌尿道损伤率[60-63]。因此，许多学会包括美国妇产科学院（ACOG）、美国麻醉医师协会（ASA）、英国皇家麻醉师学院（RCA）和皇家妇产科学院（RCOG）都推荐产前诊断为 PA 的孕妇应转诊到具有处理 PA 经验的三级医疗中心，由多学科团队管理。

　　过去十年，对 PA 也尝试了保守治疗，即在新生儿娩出后，在子宫原位保留胎盘。**保守治疗的主要目的是减少手术损伤和出血，避免子宫切除**。常用的辅助治疗手段包括介入放射进行子宫动脉栓塞治疗[64,65]。然而，保守治疗存在严重延迟出血和感染的风险，因此辅助治疗在 PA 处理中的作用仍不确定。目前还缺乏随机临床试验和大型队列研究来比较手术治疗和保守治疗胎盘植入的效果。治疗决策应综合考虑，包括病人的血流动力学状态、保留生育能力的愿望、可用资源以及处理经验等（表 21-1、表 21-2）。

胎盘植入的手术治疗

　　子宫切除术仍然是治疗胎盘植入导致产后出血的最常用方法（见第 20 章）。当预计大出血时，手术室应提前备好妇科大手术所需器械，包括自动拉钩。在大多数三级医疗中心，手术应在大手术室进行，不要在产房剖宫产手术室操作，确保手术设备齐全。需要受过腹部手术培训的护士参与手术。多学科团队包括手术医生、产科麻醉师、介入放射科医生和血库人员[66]。

　　在皮肤切开之前，应备有血制品包括红细胞和新鲜冷冻血浆（fresh frozen plasma，FFP），如有可能也备好血小板（见第 18 章）。早期输入血制品主要是扩充血容量、增加血氧携带能力以及补充凝血因子，这些措施可以减少围术期并发症。剖宫产子宫切除时，失血回收后自体输入技术可以减少使用库存血[67]。需要输血时，应给予足够的血小板和 FFP，其与红细胞的比例通常为 1：1，这种输血方式已证实改善创伤病人的预后，但这种策略还没有在 PA 患者中进行评估[68,69]。区域性麻醉可能影响开腹手术的暴露，对于子宫切除高风险者和穿透性胎盘

涉及膀胱或肠管的患者应考虑使用全身麻醉。在手术开始之前,确保足够的血管通路,通常进行中心静脉置管以及动脉置管。如果发生大量失血,快速输液装置可确保快速输注血液制品(表 21-2)。

表 21-1　MRI 对胎盘侵入的存在、程度和形态筛查的敏感性、特异性和诊断优势比,以及 MRI 与超声检测胎盘侵入的比较

参数	研究项目	总样本(N)	敏感性(%)	特异性(%)	诊断优势比
MRI					
胎盘侵入的检测	18	1010	94.4(86.0~97.9)	84.0(76.0~89.8)	89.0(22.8~348.1)
胎盘侵入的深度	3	62	92.99(72.8~99.5)	97.6(87.1~99.9)	44.2(1.95~1001)
胎盘侵入的形态	2	428	99.6(98.4~100)	95.0(83.1~99.4)	803(9.0~71.411)
MRI 与超声的直接比较					
所有研究	8	255			
MRI			90.2(81.3~95.1)	88.2(76.7~94.4)	68.8(19.7~239.8)
超声			85.7(77.2~91.4)	88.6(73.0~95.7)	46.5(13.4~161.0)
盲法试验	4	164			
MRI			92.9(82.4~97.3)	93.5(82.2~97.8)	186.0(40.0~864.5)
US			87.8(75.8~94.3)	96.3(74.4~99.6)	189.2(15.8~2269)

盲法试验指放射科医生不知道超声结果和最后的诊断

修改自 Al-Khan A,Gupta V,Illsley NP,et al. Maternal and fetal outcomes in placenta accreta after institution of team-managed care. *Reprod Sci.* 2014;21(6):761-771.

表 21-2　胎盘植入的术前准备

干预	说明
转诊至三级医疗中心	多学科团队随时到位,包括盆腔手术医生、麻醉医师、血管/创伤外科医生、介入放射科医生和新生儿科医生
术前影像	超声评估胎盘位置
分娩时机	约34周(伴有前置胎盘)
分娩地点	考虑使用主手术室或拥有所需设备的产房手术室。所有手术室人员必须接受过相关的盆腔手术培训
麻醉	考虑全身麻醉
血管通道	中心静脉置管和动脉置管
输尿管支架	考虑开腹前逆行放置输尿管支架
自体血回收	需要细胞回收设备
快速输液	准备快速输液装置
介入放射科	考虑放置子宫动脉栓塞导管和/或动脉球囊导管
血库	压缩红细胞(10~20U)、新鲜冰冻血浆(10~20U)和血小板(12U)
子宫切口	必要时行子宫底部或后部切口,避免破坏胎盘完整性

　　介入放射在首次剖宫产和子宫切除术时的作用尚不明确。可以在术前放置子宫动脉栓塞导管,也可以考虑在髂内血管中置放气囊导管。虽然这些技术可以帮助部分患者控制失血,但并非没有风险。

　　打开腹腔后,应仔细检查整个盆腔部分。子宫前壁是胎盘植入最常见的部位,但子宫侧壁也可累及,甚至侵犯宫旁组织。胎盘侵入侧壁可能会影响识别输尿管并使子宫血管分离困难[66,70]。异常植入的绒毛组织下面和周围的子宫肌层通常菲薄脆弱,并且被扩张的血管包围(图21-11)。超声可以帮助探查胎盘的位置,子宫切口尽量远离胎盘,这种手术方式可能需要切开宫底甚至子宫后壁,技术难度大,并且可能导致胎儿娩出延迟。产前精确诊断 PA 极为重要,以避免没有 PA 的孕妇和新生儿遭受不必要的手术风险和围产期并发症[71]。

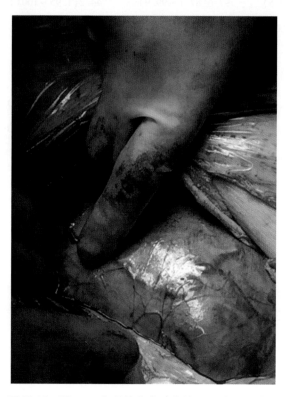

图 21-11 图 21-6 患者的术中胎盘植入图片显示胎盘植入部位。子宫壁接近透明,异常绒毛组织植入的部位菲薄脆弱,被异常增粗的血管环绕

如果需要行子宫切除术,应在关闭子宫切口后进行。在子宫切口缝合后,将圆韧带切断,打开后腹膜。此时可以看到输尿管,断开子宫卵巢韧带,把卵巢推离子宫。然后谨慎打开子宫膀胱反折腹膜,将膀胱从子宫分离但避免触及胎盘。然后结扎子宫动脉和并行的侧支血管,同样避免伤及薄脆的子宫壁[70]。

沿子宫侧壁钳夹有可能引起胎盘组织损伤,从而导致严重出血。为了减少出血,术者可以尝试结扎供应子宫的血管[66,67]。由于侧支循环广泛,一些辅助手段比如预防性结扎髂内动脉,对减少出血几乎没有益处。切断主要血管后,应继续分离子宫,直到胎盘组织下方水平。通常需要充分分离膀胱和子宫/胎盘之间的界面。有些情况甚至需要切开膀胱,才能把膀胱和子宫完全分开。

鉴于 PA 通常合并前置胎盘,为获取止血,常需切除整个宫颈。有术者描述把卵圆钳置于宫颈上以便识别宫

颈并减少阴道失血[72]。子宫和胎盘完全切除后,再次仔细检查整个盆腔。通常可见多个小血管沿着膀胱后壁延伸,这些血管可以电凝或结扎,以减少术后出血。

术中泌尿生殖道损伤风险很高,膀胱和输尿管损伤相对常见。如果胎盘绒毛侵犯子宫旁组织,识别输尿管会很困难。**膀胱镜下逆行放置输尿管支架可以帮助识别输尿管。**输尿管支架可以在麻醉诱导后开腹前放置。目前关于输尿管支架降低输尿管损伤风险的研究有限,需要进一步评估之后才能推荐常规使用。

术后并发症如发热和肠功能障碍相对常见。高达1/3 的围产期子宫切除需要再次手术[66]。再次开腹探查的病例中,3/4 的病例需要进一步止血。其他开腹原因多是修复手术损伤,主要是生殖泌尿道的损伤。

胎盘植入的保守处理

手术治疗 PA 可导致严重母体并发症,即使经验丰富的多学科团队在三级医疗中心手术,手术并发症也不可避免[73]。在这种情况下,有人提出保守治疗,即保留子宫的处理方法。**保守治疗通常使用宫底切口或经典的子宫切口,娩出胎儿不干扰胎盘。然后缝合子宫切口,胎盘留在原位。**术后通常要结合其他治疗手段,诸如子宫动脉栓塞、甲氨蝶呤、止血缝合、盆腔去血管化(pelvic devascularization)和球囊填塞等,保守治疗的成功率报道不等(表21-3;参见第 18 章)。

表 21-3　胎盘植入保守治疗的准备工作

干预措施	具体环节
在三级医疗中心治疗	需多学科团队参与,包括盆腔手术医生、麻醉医生、血管/创伤外科医生、介入放射科医生和新生儿医生
术前准备	与手术治疗的术前准备相同,主要应对术中可能发生的出血
分娩地点	主手术室或备有所有必须手术器械的产房手术室,手术室人员必须经过相关的盆腔手术培训
介入放射科	术前放置子宫动脉导管以用于子宫动脉栓塞
血管通道	中心静脉置管和动脉置管
子宫切口	必要时行子宫底部或后部切口,以避免破坏胎盘完整性
血库准备	压缩红细胞(10~20U)、新鲜冰冻血浆(10~20U)和血小板(12U)

目前还没有足够的数据帮助选择哪些病人适合保守治疗或者哪种保守疗法较为合适。现已不再提倡常规使

用甲氨蝶呤治疗 PA，甲氨蝶呤对增加胎盘吸收并无明显益处，而且还会带来威胁生命的并发症[60,66,74]。相比之下，病例组报道结合盆腔动脉栓塞的保守治疗可取得85%～95%的成功率[75]。也有报道其他更有争议的保留子宫的方法。有一报道方法为：预防性放置腹主动脉球囊、剖宫产、使用 Affronti 方块缝合止血、宫内放置 Bakri 球囊并结合 B-lynch 缝合，该方案已经成功治疗 9 例前置胎盘合并 PA 的产妇[76]。最近，一个叫作"3P"的治疗方案用于治疗 4 例穿透性胎盘，该方案使用动脉球囊阻断子宫动脉血供，切除胎盘植入部位的子宫肌层，缝合子宫缺口重建子宫。一项回顾 119 例穿透性胎盘的研究指出，局部切除病灶与子宫切除术和原位保留胎盘相比，减少了术后 24 小时内的并发症[78]。然而，关于保守治疗的数据都源于病例报道和病例组分析，采取不同保守治疗方式的病例数量不大。此外，有证据表明，保守治疗与严重的远期并发症如出血和感染有关，延迟子宫切除的风险高达 58%。因此，如果选择保守治疗，应用超声评估自发性或诱发性胎盘萎缩，严密监控病人的生命体征（例如体温）和症状。目前没有证据显示 HCG 水平与胎盘吸收的速率相关。

使用微创介入放射实施盆腔动脉栓塞（pelvic artery embolization）可以有效地减少术中失血、输血和子宫切除，但报道结果并不一致[66,79,80]。在胎儿分娩之后，可以在手术室或介入放射科实施动脉栓塞[66,75]。盆腔动脉栓塞还可用于子宫切除后持续出血的患者。栓塞治疗的并发症包括血栓形成和栓塞组织坏死。

第二个用于治疗 PA 的介入放射技术是在放置动脉内球囊阻塞导管（intra-arterial balloon occlusion catheter）[66,81,82]。阻塞导管内包含小球囊，通过充盈球囊来阻塞血管腔。球囊阻塞导管可以在术前荧光透视下放置，髂内动脉是最常用的导管放置部位。子宫切除时，可预防性充盈球囊，也可在出现严重出血时再充盈球囊，以减少失血。

栓塞术和球囊阻塞术均有血栓形成、组织坏死和血管夹层形成（vascular dissection）的风险。**因此，栓塞术和球囊阻塞术的使用还存有争议，常规使用这些干预措施的利弊尚无定论。**

胎盘植入之后的再次生育

虽然数据有限，**PA 治疗后保留子宫的患者也许可以再次妊娠**[83]，但下次妊娠发生母体不良结局的风险会增加，包括再次 PA、子宫破裂、产后出血和围产期子宫切除[84-87]。有报道预计再次 PA 的风险为 22%[87]～29%[84]，早期 PPH 的风险为 8.6%[83,87]，子宫破裂的风险为 3.3%，围产期子宫切除的风险为 3.3%，输血风险为 16.7%[84]。远期并发症包括宫腔粘连和继发性闭经[83]。

参考文献

1. Irving C, Hertig AT. A study of placenta accreta. Surgery. *Gynecol Obstet.* 1937;64:178-200.
2. Fox H. Abnormalities of placentation. In: *Pathology of the Placenta.* 2nd ed. London: Saunders; 1997:54-76.
3. Benirschke K, Burton GJ, Baergen RN, eds. *Pathology of the Human*

Placenta. Pathology of Trophoblast Invasion. 6th ed. New York: Springer; 2013:205-211.

4. Jauniaux E, Jurkovic D. Placenta accreta: pathogenesis of a 20th century iatrogenic uterine disease. *Placenta.* 2012;33(4):244-251.

5. West MJ, Irvine LM, Jauniaux E. Caesarean section: from antiquity to the 21st century. In: Jauniaux E, Grobman W, eds. *A Modern Textbook of Cesarean Section.* Oxford UK: Oxford University Press; 2015.

6. Roeder HA, Cramer SF, Leppert PC. A look at uterine wound healing through a histopathological study of uterine scars. *Reprod Sci.* 2012;19(5):463-473.

7. Buhimschi CS, Zhao G, Sora N, Madri JA, Buhimschi IA. Myometrial wound healing post-Cesarean delivery in the MRL/MpJ mouse model of uterine scarring. *Am J Pathol.* 2010;177(1):197-207.

8. Ben-Nagi J, Walker A, Jurkovic D, Yazbek J, Aplin JD. Effect of cesarean delivery on the endometrium. *Int J Gynaecol Obstet.* 2009;106(1):30-34.

9. Flo K, Widnes C, Vårtun Å, Acharya G. Blood flow to the scarred gravid uterus at 22-24 weeks of gestation. *BJOG.* 2014;121(2):210-215.

10. Beuker JM, Erwich JJ, Khong TY. Is endomyometrial injury during termination of pregnancy or curettage following miscarriage the precursor to placenta accreta? *J Clin Pathol.* 2005;58(3):273-275.

11. Liang HS, Jeng CJ, Sheen TC, Lee FK, Yang YC, Tzeng CR. First-trimester uterine rupture from a placenta percreta. A case report. *J Reprod Med.* 2003;489(6):474-478.

12. Fleisch MC, Lux J, Schoppe M, Grieshaber K, Hampl M. Placenta percreta leading to spontaneous complete uterine rupture in the second trimester. Example of a fatal complication of abnormal placentation following uterine scarring. *Gynecol Obstet Invest.* 2008;65(2):81-83.

13. Patsouras K, Panagopoulos P, Sioulas V, Salamalekis G, Kassanos D. Uterine rupture at 17 weeks of a twin pregnancy complicated with placenta percreta. *J Obstet Gynaecol.* 2010;30(1):60-61.

14. Jang DG, Lee GS, Yoon JH, Lee SJ. Placenta percreta-induced uterine rupture diagnosed by laparoscopy in the first trimester. *Int J Med Sci.* 2011;8(7):424-427.

15. Hornemann A, Bohlmann MK, Diedrich K, et al. Spontaneous uterine rupture at the 21st week of gestation caused by placenta percreta. *Arch Gynecol Obstet.* 2011;284(4):875-878.

16. Wu S, Kocherginsky M, Hibbard JU. Abnormal placentation: twenty-year analysis. *Am J Obstet Gynecol.* 2005;192(5):1458-1461.

17. Getahun D, Oyelese Y, Salihu HM, Ananth CV. Previous cesarean delivery and risks of placenta previa and placental abruption. *Obstet Gynecol.* 2006;107(4):771-778.

18. Klar M, Michels KB. Cesarean section and placental disorders in subsequent pregnancies—a meta-analysis. *J Perinat Med.* 2014;42(5):571-583.

19. Kamara M, Henderson JJ, Doherty DA, Dickinson JE, Pennell CE. The risk of placenta accreta following primary elective cesarean delivery: a case-control study. *BJOG.* 2013;120(7):879-886.

20. Yang Q, Wen SW, Oppenheimer L, et al. Association of caesarean delivery for first birth with placenta praevia and placental abruption in second pregnancy. *BJOG.* 2007;114(5):609-613.

21. Gurol-Urganci I, Cromwell DA, Edozien LC, et al. Risk of placenta previa in second birth after first birth cesarean section: a population-based study and meta-analysis. *BMC Pregnancy Childbirth.* 2011;11:95.

22. Solheim KN, Esakoff TF, Little SE, Cheng YW, Sparks TN, Caughey AB. The effect of cesarean delivery rates on the future incidence of placenta previa, placenta accreta, and maternal mortality. *J Matern Fetal Neonatal Med.* 2011;24(11):1341-1346.

23. Bowman ZS, Eller AG, Bardsley TR, Greene T, Varner MW, Silver RM. Risk factors for placenta accreta: a large prospective cohort. *Am J Perinatol.* 2014;31(9):799-804.

24. Jastrow N, Chaillet N, Roberge S, Morency AM, Lacasse Y, Bujold E. Sonographic lower uterine segment thickness and risk of uterine scar defect: a systematic review. *J Obstet Gynaecol Can.* 2010;32(4):321-327.

25. Ofili-Yebovi D, Ben-Nagi J, Sawyer E, et al. Deficient lower-segment cesarean section scars: prevalence and risk factors. *Ultrasound Obstet Gynecol.* 2008;31(1):72-77.

26. Wang CB, Chiu WW, Lee CY, Sun YL, Lin YH, Tseng CJ. Cesarean scar defect: correlation between cesarean section number, defect size, clinical symptoms and uterine position. *Ultrasound Obstet Gynecol.* 2009;34(1):85-89.

27. Vikhareva Osser OV, Valentin L. Clinical importance of appearance of cesarean hysterotomy scar at transvaginal ultrasonography in nonpregnant women. *Obstet Gynecol.* 2011;117(3):525-532.

28. Baron J, Weintraub AY, Eshkoli T, Hershkovitz R, Sheiner E. The consequences of previous uterine scar dehiscence and cesarean delivery on subsequent births. *Int J Gynaecol Obstet.* 2014;126(2):120-122.

29. Fox NS, Gerber RS, Mourad M, et al. Pregnancy outcomes in patients with prior uterine rupture or dehiscence. *Obstet Gynecol.* 2014;123(4):785-789.

30. van der Voet LF, Vervoort AJ, Veersema S, et al. Minimally invasive therapy for gynaecological symptoms related to a niche in the caesarean scar: a systematic review. *BJOG.* 2014;121(2):145-156.

31. Chiu TL, Sadler L, Wise MR. Placenta praevia after prior caesarean section: an exploratory case-control study. *Aust N Z J Obstet Gynaecol.* 2013;53(5):455-458.

32. Jauniaux E, Toplis PJ, Nicolaides KH. Sonographic diagnosis of a non-previa placenta accreta. *Ultrasound Obstet Gynecol.* 1996;7(1):58-60.

33. Twickler DM, Lucas MJ, Balis AB, et al. Color flow mapping for myometrial invasion in women with a prior cesarean delivery. *J Matern Fetal Med.* 2000;9(6):330-335.

34. Chou MM, Ho ES, Lee YH. Prenatal diagnosis of placenta previa accreta by transabdominal color Doppler ultrasound. *Ultrasound Obstet Gynecol.* 2000;15(1):28-35.

35. Warshak CR, Eskander R, Hull AD, et al. Accuracy of ultrasonography and magnetic resonance imaging in the diagnosis of placenta accreta. *Obstet Gynecol.* 2006;108(3):573-581.

36. Wong HS, Cheung YK, Strand L, et al. Specific sonographic features of placenta accreta: tissue interface disruption on gray-scale imaging and evidence of vessels crossing interface- disruption sites on Doppler imaging. *Ultrasound Obstet Gynecol.* 2007;29(2):239-240.

37. Woodring TC, Klauser CK, Bofill JA, Martin RW, Morrison JC. Prediction of placenta accreta by ultrasonography and color Doppler imaging. *J Matern Fetal Neonatal Med.* 2011;24(1):118-121.

38. Esakoff TF, Sparks TN, Kaimal AJ, et al. Diagnosis and morbidity of placenta accreta. *Ultrasound Obstet Gynecol.* 2011;37(3):324-327.

39. Chalubinski KM, Pils S, Klein K, et al. Prenatal sonography can predict degree of placental invasion. *Ultrasound Obstet Gynecol.* 2013;42(5):518-524.

40. Bowman ZS, Eller AG, Kennedy AM, et al. Accuracy of ultrasound for the prediction of placenta accreta. *Am J Obstet Gynecol.* 2014;211(2):177, e1-7.

41. D'Antonio F, Iacovella C, Bhide A. Prenatal identification of invasive placentation using ultrasound: systematic review and meta-analysis. *Ultrasound Obstet Gynecol.* 2013;42(5):509-517.

42. Chen YJ, Wang PH, Liu WM, Lai CR, Shu LP, Hung JH. Placenta accreta diagnosed at 9 weeks' gestation. *Ultrasound Obstet Gynecol.* 2002;19(6):620-622.

43. Shih JC, Cheng WF, Shyu MK, Lee CN, Hsieh FJ. Power Doppler evidence of placenta accreta appearing in the first trimester. *Ultrasound Obstet Gynecol.* 2002;19(6):623-625.

44. Comstock CH, Lee W, Vettraino IM, Bronsteen RA. The early sonographic appearance of placenta accreta. *J Ultrasound Med.* 2003;22(1):19-23.

45. Ben Nagi J, Ofili-Yebovi D, Marsh M, Jurkovic D. First-trimester cesarean scar pregnancy evolving into placenta previa/accreta at term. *J Ultrasound Med.* 2005;24(11):1569-1573.

46. Yang JI, Kim HY, Kim HS, Ryu HS. Diagnosis in the first trimester of placenta accreta with previous Cesarean section. *Ultrasound Obstet Gynecol.* 2009;34(1):116-118.

47. Stirnemann JJ, Mousty E, Chalouhi G, Salomon LJ, Bernard JP, Ville Y. Screening for placenta accreta at 11-14 weeks of gestation. *Am J Obstet Gynecol.* 2011;205(6):547, e1-6.

48. Wong HS, Cheung YK, Williams E. Antenatal ultrasound assessment of placental/myometrial involvement in morbidly adherent placenta. *Aust N Z J Obstet Gynaecol.* 2012;52(1):67-72.

49. Chalubinski KM, Pils S, Klein K, et al. Prenatal sonography can predict degree of placental invasion. *Ultrasound Obstet Gynecol.* 2013;42(5):518-524.

50. Al-Khan A, Gupta V, Illsley NP, et al. Maternal and fetal outcomes in placenta accreta after institution of team-managed care. *Reprod Sci.* 2014;21(6):761-771.

51. Weiniger CF, Einav S, Deutsch L, Ginosar Y, Ezra Y, Eid L. Outcomes of prospectively-collected consecutive cases of antenatal-suspected placenta accreta. *Int J Obstet Anesth.* 2013;22(4):273-279.

52. McLean LA, Heilbrun ME, Eller AG, Kennedy AM, Woodward PJ. Assessing the role of magnetic resonance imaging in the management of gravid patients at risk for placenta accreta. *Acad Radiol.* 2011;18(9):1175-1180.

53. Elhaway TM, Dabees NL, Youssef MA. Diagnostic value of ultrasonography and magnetic resonance imaging in pregnant women at risk for placenta accreta. *J Matern Fetal Neonatal Med.* 2013;26(14):1443-1449.

54. Allen BC, Leyendecker JR. Placental evaluation with magnetic resonance.

Radiol Clin North Am. 2013;51(6):955-966.

55. D'Antonio F, Iacovella C, Palacios-Jaraquemada J, Bruno CH, Manzoli L, Bhide A. Prenatal identification of invasive placentation using Magnetic Resonance Imaging (MRI): systematic review and meta-analysis. *Ultrasound Obstet Gynecol.* 2014;44(1):8-16.

56. Bowman ZS, Manuck TA, Eller AG, Simons M, Silver RM. Risk factors for unscheduled delivery in patients with placenta accreta. *Am J Obstet Gynecol.* 2014;210(3):e1-e6.

57. Robinson BK, Grobman WA. Effectiveness of timing strategies for delivery of individuals with placenta previa and accreta. *Obstet Gynecol.* 2010; 116(4):835-842.

58. Warshak CR, Ramos GA, Eskander R, et al. Effect of predelivery diagnosis in 99 consecutive cases of placenta accreta. *Obstet Gynecol.* 2010;115(1): 65-69.

59. Fitzpatrick K, Sellers S, Spark P, Kurinczuk J, Brocklehurst P, Knight M. The management and outcomes of placenta accreta, increta, and percreta in the UK: a population-based descriptive study. *BJOG.* 2014;121(1): 62-71.

60. Sentilhes L, Goffinet F, Kayem G. Management of placenta accreta. *Acta Obstet Gynecol Scand.* 2013;92(10):1125-1134.

61. Eller AG, Bennett MA, Sharshiner M, et al. Maternal morbidity in cases of placenta accreta managed by a multidisciplinary care team compared with standard obstetric care. *Obstet Gynecol.* 2011;117(2):331-337.

62. Beilin Y, Halpern SH. Placenta accreta: successful outcome is all in the planning. *Int J Obstet Anesth.* 2013;22(4):269-271.

63. Shamshirsaz AA, Fox KA, Salmanian B, et al. Maternal morbidity in patients with morbidly adherent placenta treated with and without a standardized multidisciplinary approach. *Am J Obstet Gynecol.* 2015; 212(2):218, e1-9.

64. Esakoff TF, Handler SJ, Granados JM, Caughey AB. PAMUS: placenta accreta management across the United States. *J Matern Fetal Neonatal Med.* 2012;25(6):761-765.

65. Guleria K, Gupta S, Agarwal S, Suneja A, Vaid N, Jain S. Abnormally invasive placenta changing trends in diagnosis and management. *Acta Obstet Gynecol Scand.* 2013;92(4):461-464.

66. Perez-Delboy A, Wright J. Surgical management of placenta accreta: to leave or remove the placenta? *BJOG.* 2014;121(2):163-170.

67. Elagamy A, Abdelaziz A, Ellaithy M. The use of cell salvage in women undergoing cesarean hysterectomy for abnormal placentation. *Int J Obstet Anesth.* 2013;22(4):289-293.

68. Brown LM, Aro SO, Cohen MJ, et al. A high fresh frozen plasma: packed red blood cell transfusion ratio decreases mortality in all massively transfused trauma patients regardless of admission international normalized ratio. *J Trauma.* 2011;71(2 suppl 3):S358-S363.

69. Rowell SE, Barbosa RR, Diggs BS, et al. Effect of high product ratio massive transfusion on mortality in blunt and penetrating trauma patients. *J Trauma.* 2011;71(2 suppl 3):S353-S357.

70. Wright JD, Bonanno C, Shah M, Gaddipati S, Devine P. Peripartum hysterectomy. *Obstet Gynecol.* 2010;116(6):429-434.

71. Jauniaux E, Jurkovic D. Transverse uterine fundal incision for anterior placenta praevia accreta: more harm than good? *BJOG.* 2014;121(6):771.

72. Matsubara S, Kuwata T, Usui R, et al. Important surgical measures and techniques at cesarean hysterectomy for placenta previa accreta. *Acta Obstet Gynecol Scand.* 2013;92(4):372-377.

73. Grace Tan SE, Jobling TW, Wallace EM, McNeilage LJ, Manolitsas T, Hodges RJ. Surgical management of placenta accreta: a 10-year experience. *Acta Obstet Gynecol Scand.* 2013;92(4):445-450.

74. Steins Bisschop CN, Schaap TP, Vogelvang TE, Scholten PC. Invasive placentation and uterus preserving treatment modalities: a systematic review. *Arch Gynecol Obstet.* 2011;284(2):491-502.

75. Timmermans S, van Hof AC, Duvekot JJ. Conservative management of abnormally invasive placentation. *Obstet Gynecol Surv.* 2007;62(8): 529-539.

76. Arduini M, Epicoco G, Clerici G, Bottaccioli E, Arena S, Affronti G. B-Lynch suture, intrauterine balloon, and endouterine hemostatic suture for the management of postpartum hemorrhage due to placenta previa accreta. *Int J Gynaecol Obstet.* 2010;108(3):191-193.

77. Chandraharan E, Rao S, Belli AM, Arulkumaran S. The triple-P procedure as a conservative surgical alternative to peripartum hysterectomy for placenta percreta. *Int J Gynaecol Obstet.* 2012;117(2):191-194.

78. Clausen C, Lönn L, Langhoff-Roos J. Management of placenta percreta: a review of published cases. *Acta Obstet Gynecol Scand.* 2014;93(2): 138-143.

79. Bouvier A, Sentilhes L, Thouveny F, et al. Planned caesarean in the interventional radiology cath lab to enable immediate uterine artery embolization for the conservative treatment of placenta accreta. *Clin Radiol.* 2012;67(11):1089-1094.

80. Chung MY, Cheng YK, Yu SC, Sahota DS, Leung TY. Nonremoval of an abnormally invasive placenta at cesarean section with postoperative uterine artery embolization. *Acta Obstet Gynecol Scand.* 2013;92(11):1250-1255.

81. Tan CH, Tay KH, Sheah K, et al. Perioperative endovascular internal iliac artery occlusion balloon placement in management of placenta accreta. *AJR Am J Roentgenol.* 2007;189(5):1158-1163.

82. Clausen C, Stensballe J, Albrechtsen CK, Hansen MA, Lönn L, Langhoff-Roos J. Balloon occlusion of the internal iliac arteries in the multidisciplinary management of placenta percreta. *Acta Obstet Gynecol Scand.* 2013;92(4):386-391.

83. Sentilhes L, Kayem G, Ambroselli C, et al. Fertility and pregnancy outcomes following conservative treatment for placenta accreta. *Hum Reprod.* 2010;25(11):2803-2810.

84. Sentilhes L, Ambroselli C, Kayem G, et al. Maternal outcome after conservative treatment of placenta accreta. *Obstet Gynecol.* 2010;115(3): 526-534.

85. Kabiri D, Hants Y, Shanwetter N, et al. Outcomes of subsequent pregnancies after conservative treatment for placenta accreta. *Int J Gynaecol Obstet.* 2014;127(2):206-210.

86. Eshkoli T, Weintraub AY, Sergienko R, Sheiner E. Placenta accreta: risk factors, perinatal outcomes, and consequences for subsequent births. *Am J Obstet Gynecol.* 2013;208(3):219, e1-7.

87. Kabiri D, Hants Y, Shanwetter N, et al. Outcomes of subsequent pregnancies after conservative treatment for placenta accreta. *Int J Gynaecol Obstet.* 2014;127(2):206-210.

最后审阅　郑勤田

第四篇

产后保健

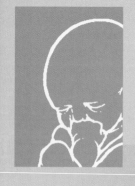

第22章

新生儿

原著　PAUL J. ROZANCE, ADAM A. ROSENBERG

翻译及审校　张炼,赵小朋,卢伟能,荣箫,荣琦

婴儿期的前 4 周(即新生儿期)是儿童时期死亡率最高的阶段,出生后前几天风险最大。这一时期婴儿能否适应宫外生活是生存的关键。在出生后几小时内,新生儿必须完成从胎儿到新生儿的转变,能够自我调节体温,保持代谢平衡,进行呼吸气体交换,并从胎儿循环过渡到婴儿循环。本章节将对这种过渡期的各种生理,病理情况进行综述。新生儿期既反映了既往遗传和环境因素相互作用的总和,也同时包括妊娠和分娩期间胎儿经受的大小伤害。因此,新生儿期可视为是胎儿期的延续。

呼吸循环过渡

肺发育

肺发育及成熟,需要解剖、生理和生化过程之间的精细调控,使肺发育至足够的表面积和血管网络,以维持新生儿期氧合和通气的能力。胎儿肺形态发育分为五个阶段[1]:(1)胚胎期,受孕后 0~6 周;(2)假腺管期,6~16 周;(3)小管期,16~24 周;(4)囊泡期,24~38 周;(5)肺泡期,36 周~2 岁。

妊娠的前四周即胚胎期,肺发育自前肠的腹侧憩室。接下来的几周时间,假腺管期,憩室发生分枝形成由厚的柱状上皮细胞窄管树。分子生物机制主要包括前肠内胚层特有转录因子的表达、对模式形成有重要意义的内源性多肽的分泌,以及对细胞发育至关重要的生长和分化因子的产生。胎儿发育至 16 周,气管支气管树和终末细支气管的传导性气道系统已经建立。源自肺循环的血系统也同时发育,腺泡血管在 16 周胎龄已经形成。小管期的特征在于气道的分化、气道的扩张和上皮层的薄化。出现原始呼吸细支气管,标志着肺部气体交换功能的开始。由于血管继续增殖并伴随着组织间质生成相对减少,血管更加靠近气道上皮细胞。囊泡期的特征是气管支气管树(腺泡)中有气体交换功能结构的发育。这些结构包括了呼吸细支气管、肺泡管、末端囊和肺泡。肺血管围绕着气囊与气道继续增殖。肺泡期,是胎儿肺部发育的最后阶段,二级薄肺泡间隔的形成和毛细血管床的重塑是其发育的标志。

在此期间,组织间质和上皮细胞互相作用引导着肺泡形成和血管形成[2]。几百万肺泡在出生前形成,因此妊娠最后几周对胎肺发育至关重要。出生后肺泡生成是肺生长的主要特征,超过85%的肺泡在出生后形成[1]。

　　薄的气-血屏障和肺表面活性物质的产生是新生儿能否宫外生存的关键。出生时,气体交换表面的上皮细胞层是薄且连续的,有两种肺泡细胞:Ⅰ型肺细胞,薄且含有少量的亚细胞器官,而Ⅱ型肺细胞含有帮助表面活性剂生产的亚细胞器官(图22-1)。表面活性剂脂质、表面活性物质蛋白B(SP-B)和C(SP-C)通过胞吐作用及层状体分泌,被分解后进入管髓体。其他表面活性物质蛋白(SPs),表面活性物质蛋白A(SP-A)和表面活性物质蛋白D(SP-D)则单独由层状体分泌。管髓体是由磷脂和表面活性剂特异性蛋白质组成的松散晶格。表面活性物质中具有表面活性的组分吸附在空气和水之间的肺泡界面处,组成分子单层。随着这一分子单层的重复膨胀和压缩,被挤出的表面活性物质或被肺泡巨噬细胞通过胞吞途径清除,或被Ⅱ型细胞吸收通过再循环回到

层状体[3]。

　　随着新生儿呼吸建立,呼吸道上皮细胞产生高表面张力,终末端呼吸道中是否存在肺表面活性物质是出生后肺功能的关键。正如表面张力可以减小水中气泡的大小,它也会减少肺泡膨胀导致肺不张。根据LaPlace定理,在一个球体内,压力(P)与表面张力(T)成正比,与曲率半径(r)成反比(图22-2)。肺表面活性物质具有根据表面压缩程度的不同而改变表面张力的物理特性。也就是说,随着肺泡半径减小,肺表面活性物质降低表面张力,防止肺泡塌陷。据此推断,在肺脏整体水平,较小的肺泡将比较大的肺泡更稳定,因为小肺泡的表面张力较低。图22-3中,详细列出了动物实验中早产兔的压力-容积曲线,表面活性剂缺乏组和表面活性剂治疗组进行比较。肺表面活性物质缺乏的特征是肺开放压力增高,最大肺容积值减少,在低压下肺泡稳定性降低。

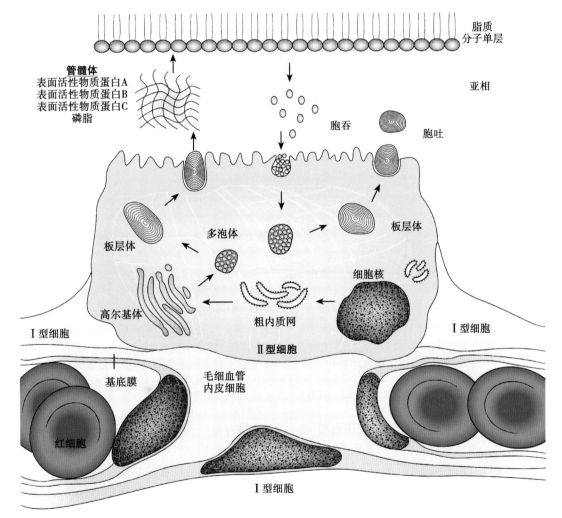

图22-1　肺表面活性物质代谢。表面活性物质磷脂在内质网中合成,通过高尔基体运输到多泡体,最终在板层体进行包装修饰。磷脂经过板层体胞吐作用,在管髓体中重新排列组合,随后在肺泡的空气-液面界面处形成分子单层。表面活性剂磷脂和蛋白由Ⅱ型肺细胞摄取,或被分解代谢,或被重复使用。表面活性物质蛋白合成于多核糖体,修饰于内质网、高尔基体和多泡体(修改自Whitsett JA,Pryhuber GS,Rice WR,et al. Acute respiratory disorders. In Avery GB,Fletcher MA,MacDonald MG[eds]:*Neonatology:Pathophysiology and Management of the Newborn*,5th ed. Philadelphia:Lippincott,Williams & Wilkins;1999:485.)

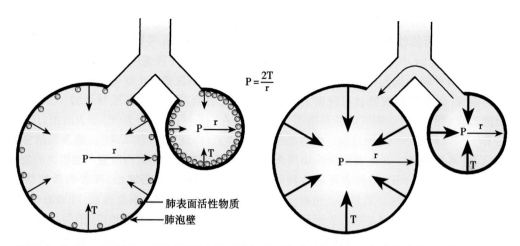

$$P = \frac{2T}{r}$$

肺表面活性物质
肺泡壁

图 22-2 LaPlace's 定律。球体内压力(P)直接与表面张力(T)成正比,与曲率半径(r)成反比。正常肺中,随着肺泡直径减小,表面张力(细箭头)增加,由于表面活性物质的存在,表面张力被降低。表面张力会导致肺塌陷,必须被抵消,互相连接的大肺泡和小肺泡始终维持同等压力(修改自 Netter FH. *The Ciba Collection of Medical Illustrations. The Respiratory System*, Vol 7. Summit, NJ: Ciba-Geigy; 1979.)

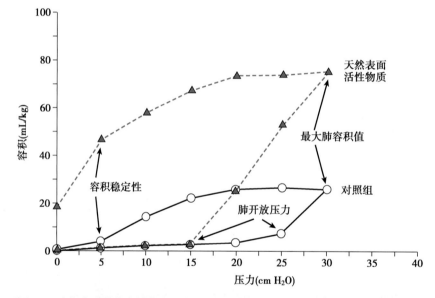

图 22-3 动物实验早产兔充气和放气肺压力-容积关系,表面活性物质缺乏组和表面活性物质治疗(红线)组表面活性物质缺乏组(黑线)需要更高的肺开放压力,在 30cm 水压膨胀张力下最大肺容积值减少,和低气压下肺泡稳定性降低(修改自 Jobe AH. Lung development and maturation. In Fanaroff AA, Martin RJ [eds]: *Neonatal-Perinatal Medicine: Diseases of the Fetus and Infant*, 7th ed. St. Louis: Mosby; 2002: 973.)

天然表面活性物质主要包含脂质,磷脂和蛋白质(图 22-4)[3]。大约有一半的蛋白质只存在于肺表面活性物质中。磷脂的主要类别如下:

- 饱和磷脂酰胆碱化合物,是表面活性物质中降低表面张力的成分,45%,其中二棕榈酰磷脂酰胆碱(DPPC)占 80% 的饱和磷脂酰胆碱以上
- 不饱和磷脂酰胆碱化合物,25%
- 磷脂酰甘油,磷脂酰肌醇和磷脂酰乙醇胺,10%

与其他物种相比,饱和磷脂酰胆碱可在人类胎儿肺组织更早期的胎龄中被发现。在妊娠晚期,表面活性物质从储存池中以基础速率释放到胎肺组织液体中。产程和新生儿初始空气呼吸会刺激这一释放过程。已发现四种独特的表面活性物质相关蛋白,全部由 Ⅱ 型肺细胞合成和分泌。**表面活性物质蛋白 A(SP-A)** 与其他表面活性蛋白和脂质协同作用以增强表面活性剂的生物物理活性,但其最重要的作用是肺的先天宿主免疫防御。**表面活性物质蛋白 B(SP-B)和表面活性物质蛋白 C(SP-C)** 是亲脂性蛋白质,促进脂质的吸附和扩散以形成表面活性物质单层。SP-B 的缺乏与新生儿肺并发症的发生和死亡相关,而 SP-C 的缺乏则与表现于不同年龄的间质性

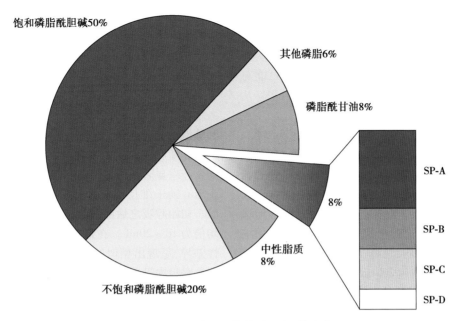

饱和磷脂酰胆碱50%

其他磷脂6%

磷脂酰甘油8%

8%

SP-A

SP-B

SP-C

SP-D

中性脂质 8%

不饱和磷脂酰胆碱20%

图 22-4　肺表面活性物质组成。SP,表面活性物质蛋白(修改自 Jobe AH. Lung development and maturation. In Fanaroff AA,Martin RJ [eds]:*Neonatal-Perinatal Medicine*;*Diseases of the Fetus and Infant*,7th ed. St Louis:Mosby;2002:973.)

肺病有关。**表面活性物质蛋白 D(SP-D)作用于表面活性物质脂质稳态、炎症反应和宿主防御机制**[3]。

　　调节肺磷脂代谢和肺成熟的激素和生长因子包括:糖皮质激素,甲状腺激素,促甲状腺激素释放激素(TRH),视黄酸,表皮生长因子等。**其中最重要的是糖皮质激素,已经在临床上广泛应用,可以增加表面活性物质合成和促肺形态发育**[4]。自 1972 年以来,对有早产可能性的孕妇开始给予糖皮质激素的治疗,此后进行了大量的对照试验。根据一项 Meta 分析发现[5],**在产前母亲接受糖皮质激素治疗的婴儿中,呼吸窘迫综合征(RDS)的发生率显著降低了 50%**。进一步分析,接受糖皮质激素治疗后 24 小时和 7 天之间出生的婴儿中,RDS 发生率降低了 70%。此外,有证据表明,即使在分娩前不到 24 小时内开始治疗,死亡率和 RDS 也会降低。虽然大多数试验组的婴儿出生在胎龄 30 周和 34 周之间,但在胎龄小于 31 周的婴儿中,且考虑到孕周对新生儿发病率和死亡率的影响,**RDS 也是明显减少,推荐产前糖皮质激素治疗可提前至妊娠 23 周**[6]。性别和种族不影响疗效。产前糖皮质激素也可降低 PPROM 出生的早产儿 RDS 发生率。

　　糖皮质激素同时加速发育中的胎儿其他器官的成熟,包括心血管,胃肠道(GI)和中枢神经系统。糖皮质激素可减少脑室周围出血(PVH)、脑室内出血(IVH)和坏死性小肠结肠炎(NEC)[5]。新生儿严重并发症的显著降低主要体现在早期新生儿死亡风险的降低。产前接受糖皮质激素治疗的儿童与未接受治疗的儿童相比,在智力或运动发育中没有滞后,没有学习障碍或行为障碍的

增加,生长也没有受到影响[7,8]。长期随访未见不良影响,进一步肯定了产前糖皮质激素的短期效益。

　　预防 RDS 的产前糖皮质激素疗法之后,临床上引入了其他降低死亡率和并发症的疗法。**肺表面活性物质替代疗法,特别是对于因肺表面活性物质不足引起的 RDS,可降低 RDS 严重程度和由其引起的死亡率**[9]。二者联合运用疗效叠加[10]。

初始呼吸

　　从宫内到宫外生存的一个关键步骤是肺从一个充满液体的器官转化为能够进行气体交换的器官。这需要肺通气,建立良好的肺循环,肺间质充气部分的有效通气,以及氧气和二氧化碳通过肺泡毛细血管膜的扩散。这些过程始于胎儿的宫内呼吸。

胎儿呼吸

　　早在妊娠 11 周就可检测到胎儿呼吸活动。最常见的呼吸模式(约 60%~80%)是快速,小振幅(60~90 次/分)。不常见的呼吸模式是不规则的低振幅与较慢的较大振幅的交错运动[11]。起初认为胎儿呼吸主要受行为影响。随后发现化学刺激和药物可影响胎儿呼吸,急性高钙血症刺激呼吸;低氧抑制胎儿呼吸;高于 200mmHg 氧张力能诱导持续胎儿呼吸样运动。虽然在胎儿中已发现存在外周和中枢化学反射以及迷走神经反射,但它们对胎儿自发呼吸运动影响甚微。从胎儿到新生儿转变过程中,仍对胎儿呼吸运动的意义了解不多。胎儿呼吸活动**对于胸壁肌肉(包括膈肌)发育、肺液体调节和肺生长可**

能是必需的。

从间歇性胎儿呼吸转变为连续性新生儿呼吸的过渡机制不详。这可能和前列腺素作用有关,也包括一些其他因素,如出生时血气变化和各种感官刺激。也可能与脐带结扎后停止胎盘抑制因子的"释放"有关。

初始呼吸的力学机制

新生儿的第一次呼吸肺膨胀的阻力主要包括:(1)胎儿肺液黏度,(2)肺组织本身的阻力,(3)气-液界面处的表面张力[12-14]。胎儿肺液黏度是新生儿能否用空气置换大气道中液体一个主要因素。随着空气向小气道和肺泡移动,肺组织本身阻力没有这么显著,表面张力变得更加重要。新生儿初始呼吸从婴儿通过产道时就开始了,阴道挤压可引起胸腔内压力高达 $200cmH_2O$。胎头娩出后,大约 5～28mL 的气管液体被排出。随后胸部被娩出,胸部弹性反弹,引起小幅度的被动吸气(不超过2mL),并伴随着少量空气从舌咽部被迫进入近端气道(蛙式呼吸)以及

肺毛细血管充血。充血产生的肺血管压力帮助在小气道中产生连续表面,让肺表面活性物质起作用。

初始呼吸的特征是短暂的吸气和长时间的呼气[13]。初始呼吸一开始没有空气流动和经肺压力梯度。吸气时膈肌收缩和胸壁扩张提供了大量的胸内负压。在空气进入之前,通常需要约 $25cmH_2O$ 的开启压力以克服小气道和肺泡中的表面张力。初始呼吸的气容积在 30～67mL 之间并随胸腔内压而变化。婴儿呼气时,咽喉部间歇性闭合产生显著胸内正压,呼气受阻,呼气相延长。该胸内正压有助于维持功能余气量(FRC)和气囊内液体的清除。初始呼吸之后的残余体积范围在 4～30mL 之间,平均值为 16～20mL。在最初的三次呼吸中没有明显系统性差异,呈现出相似的压力下降幅度模式。FRC 在最初几次呼吸中迅速增加,然后缓慢增加,到出生30分钟,大多数婴儿可以达到均匀分布的 FRC 正常值。有活性的肺表面活性物质对于 FRC 的积累有重要作用。

在子宫内,胎儿肺泡是开放的,具有稳定的接近新生

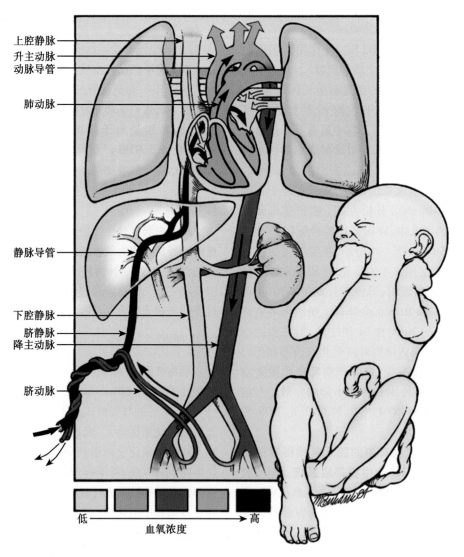

图 22-5   胎儿循环

儿的肺容积。肺泡内充满了液体,这些液体可能由肺毛细血管血液通过超滤和肺泡细胞分泌产生。胎肺中经上皮氯离子分泌是产生腔内液体的一个主要因素。**正常的新生儿肺扩张和充气依赖于胎儿肺液的清除。肺液可通过机械性引流和肺上皮细胞吸收被清除**[15]。这个过程在正常足月分娩之前就开始了:液体分泌减少,液体吸收增加。一旦分娩发动,经肺上皮细胞的液体开始逆向流动。跨细胞钠离子主动吸收驱动液体从腔内到细胞间隙,通过肺循环和淋巴管引流[16]。正常情况下,这个过程出生后2 小时内完成。但是由于剖宫产婴儿缺乏阴道分娩过程,早产儿肺液清除有延迟,没有在产前就出现肺液体量减少。此外,早产新生儿由于肺泡表面张力增加,左心室压力增加和低蛋白血症也会导致肺液清除下降。

循环过渡

多项技术应用在不同物种的胎儿循环(图 22-5)研究中(参见第 2 章)[17,18]。从胎盘返回的脐静脉血 PO_2 约为 30 ~ 35mmHg。由于胎儿血红蛋白-氧合血红蛋白分离曲线左移,其对应于 80% ~ 90% 的氧饱和度。约 60% 的脐静脉血液灌注肝脏中叶和左叶,最终通过肝静脉进入下腔静脉(IVC)。剩余的(40% 在妊娠中期,20% 足月期)通过静脉导管绕过肝循环直接进入下腔静脉。下腔静脉中含有不同氧饱和的血液流,含氧更高的来自静脉导管和左肝静脉的血液通过下腔静脉,进入心脏,经卵圆孔瓣膜分流到左心房。左心房的其余部分血液为少量的肺循环回流。来自下肢、肾脏、肠系膜和右肝静脉的含氧量低的下腔静脉血液通过三尖瓣分流到右心室。几乎所有来自上腔静脉(SVC)和冠状窦返回的血液通过三尖瓣分流到达右心室,只有 2% ~ 3% 穿过卵圆孔。在近足月胎儿中,左右心室总输出量约为 450mL/kg/min;三分之二来自右心室,三分之一来自左心室。左心室中的血液 PO_2 为 25 ~ 28mmHg(氧饱和度 60%)支配冠状循环、脑、头和上肢,剩余部分(总输出的 10%)进入降主动脉。右心室输出的主要部分(总输出量的 60%)经动脉导管到降主动脉,仅有总输出量的 7% 到达肺。因此,70% 的总输出量(PO_2 为 20 ~ 23mmHg,饱和度为 55%)的血液,通过降主动脉供应腹部内脏和下肢。45% 的总输出量血液通过脐动脉进入胎盘。**因此,较高 PO_2 的血液供应重要的冠状动脉和脑循环,脐静脉血被分流到更需要氧气的重要器官。**

在胎儿中,高肺血管阻力(PVR)导致右心室输出血液流入动脉导管。这种高肺血管阻力由多重机制维持。随着胎龄的增长,肺小血管数目增多,肺血管横截面积增大,肺血管阻力于孕晚期逐渐降低(图 22-6)。**分娩时,多种因素相互作用使肺血管阻力急剧降低,这些机制有:机械通气、氧张力增高、内皮依赖性血管舒张因子或一氧**

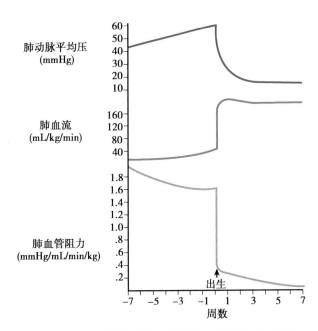

图 22-6 近足月胎儿到新生儿循环过渡期间肺血流动力学的典型变化(修改自 Rudolph AM. Fetal circulation and cardiovascular adjustments after birth. In Rudolph CD, Rudolph AM, Hostetter MK, et al [eds]: *Rudolph's Pediatrics*, 21st ed. New York: McGraw-Hill; 2003: 1749.)

化氮(NO)的产生[19]。

随着肺血流的增加,左心房回流量增加,左房压力增加(表 22-1)。胎盘被移走导致下腔静脉回流至右心房血量减少。卵圆孔是一个瓣阀,当左房压力增加超过右房时,卵圆孔功能性关闭。在新生儿生后 12 小时,仍然可以观测到右向左的细微分流。生后 7 ~ 12 天,这种分流基本消失。完全的解剖学关闭需要很长一段时间。

表 22-1 围产期循环血压

	胎儿(mmHg)	新生儿(mmHg)
右心房	4	5
右心室	65/10	40/5
肺动脉	65/40	40/25
左心房	3	7
左心室	60/7	70/10
主动脉	60/40	70/45

(修改自 Nelson NM. Respiration and circulation after birth. In Smith CA, Nelson NM (eds): *The Physiology of the Newborn Infant*, 4th ed. Springfield, IL: Charles C. Thomas; 1976: 117.)

脐带结扎,低阻力的胎盘循环中断,体循环血压升高。肺血管阻力下降,动脉导管血流方向逆转,变为左向右分流。生后 15 小时,双方向分流在生理上的重要性不大。动脉导管在生后四天内功能性关闭,生后 1 个月内解剖学关闭。高氧环境和前列腺素代谢在动脉导管闭合中的作用已经明确。动脉导管关闭分两个阶段:收缩和解剖学关闭。最初肌壁收缩,随后内皮细胞破坏、内膜下扩散,结缔组织形成达到永久关闭[20]。脐带循环中断后静脉导管在短时间内实现功能性关闭。

新生儿异常呼吸循环过渡

分娩窒息

即使正常婴儿在出生过程中也会有氧合限制(窒息)。以下情况可以加重并导致新生儿呼吸抑制:(1)脐带受压时脐血流急性中断;(2)胎盘早剥;(3)产妇低血压或缺氧;(4)上述任何问题的基础上伴有慢性胎盘功能不全;(5)不恰当的新生儿复苏。其他促成因素包括:母亲麻醉剂和镇痛药的使用;分娩方式和分娩难易度;孕产妇健康状况和早产。

新生儿对窒息的反应模式有动物模型。Dawes[21]研究了新生猕猴的反应(图22-7)。分娩后脐带结扎,实验猴头部被浸入到充满生理盐水的塑料袋中,30秒内动物开始短系列的呼吸尝试。随后动物开始抽搐,或者伴随着心率突然下降,发生持续阵挛,呼吸尝试中断。然后动物软瘫,肌张力消失,皮肤颜色逐渐变紫,为了维持体循环血压血管收缩而产生皮肤花斑。呼吸暂停的初始阶段大约持续30~60秒。然后喘气以每分钟3~6次的速率开始。喘气阶段持续约8分钟,最终变弱。从窒息发作到最后喘气的时间与产后日龄和出生时的成熟度有关;动物越不成熟,时间越长。如果复苏没有马上开展,会引发

继发性或终末呼吸暂停甚至死亡。当动物经历从喘气到终末呼吸暂停阶段时,心率和血压继续下降,表明心肌缺氧功能抑制。当心脏出现衰竭,重要器官血流减少而导致脏器损伤。

许多物种(包括人类)对复苏的反应相似。刚出现呼吸暂停,几乎任何物理或化学刺激都会引起动物呼吸。如果呼吸已经停止,正压通气复苏的第一个恢复迹象就是心率增加。终末喘气过后,血压会迅速上升。但如果窒息持续时间较长,则血压上升缓慢。然后皮肤变得粉红,出现喘气。节律性自主呼吸要经过一段时间后才能建立。终末喘气后的发生每一分钟,都需要2分钟的正压通气来建立喘气,4分钟来达到节律呼吸。然后脊髓和角膜反射重新建立,肌张力在几个小时内逐渐改善。

新生儿产房管理

妊娠期,临产,分娩过程中可能发生新生儿窒息的临床状况有:(1)母体疾病:妊娠晚期出血,胎膜早破,妊娠糖尿病和高血压;(2)胎儿因素:早产,多胎妊娠,生长受限,胎儿畸形和 Rh 溶血病;(3)与临产和分娩相关的情况:胎儿窘迫,羊水污染,臀先露,麻醉和镇痛。

如果预计新生儿可能发生窒息,产房内应有复苏团队待命。团队至少由2人组成,一人负责气道管理,另外一人协助并监护心率。复苏必需的设备列于表22-2。复苏设备应定期检查,确保随时待用[22]。**复苏的流程图见图22-8**。流程图的要点如下:

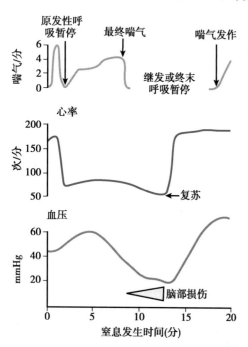

图 22-7　猕猴在窒息期间和正压通气复苏时的原理示意图(修改自 Dawes GS. *Foetal and Neonatal Physiology*. Chicago:Year Book;1968.)

表 22-2　新生儿复苏设备	
临床需求	设备
体温调节	辐射平台,盖有预热无菌毯的床垫,热源控制装置,体温探头
气道管理	吸引:吸引球,胎粪吸引器,与入墙真空吸引装置相配置的无菌导管 通气:与气压计相连可以提供100%纯氧的手动复苏囊;适用于足月儿及早产儿的面罩;口咽通气道,听诊器,手套,带有空氧混合器的压缩气源,脉搏血氧饱和度监测仪 气管插管:配有0号和1号喉镜片的新生儿喉镜,和喉镜匹配的备用灯泡及电池;不同内径2.5、3.0、3.5及4.0的气管导管,并配有导管丝;剪刀和胶布;以及末端二氧化碳监测仪
胃肠减压	8Fr胃管,20毫升注射器
药物/扩容剂	无菌手套,无菌脐静脉导管手术盘(配有手术刀或剪刀),消毒液,脐带束带,三通管,脐导管(3.5和5Fr),扩容剂(生理盐水),药箱内药物为新生儿剂量和稀释液(见表22-5),无菌注射器及针头
转运	带有氧源的转运温箱

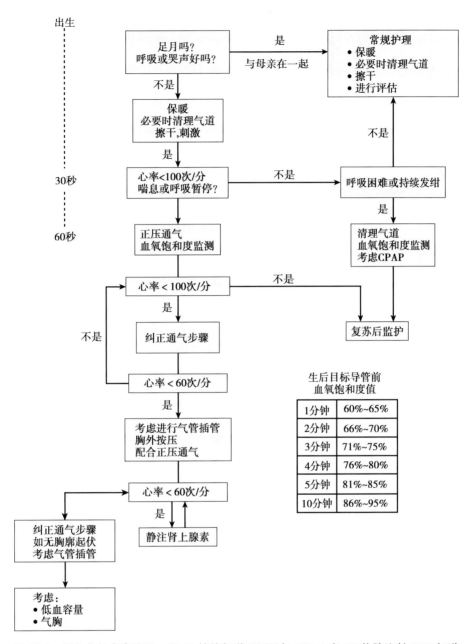

图 22-8 新生儿的产房处理。CPAP 持续气道正压通气；HR 心率；IV 静脉注射；PPV 气道正压通气；SpO₂ 末梢毛细血管血氧饱和度（摘自 the American Heart Association and American Academy of Pediatrics. *Neonatal Resuscitation Textbook*, Elk Grove, IL; 2011.）

1. 勿使新生儿在辐射台上体温过高。

2. 评估新生儿临床情况的最佳指标是呼吸动力（呼吸暂停，喘息性呼吸，或规则呼吸）；心率评估（心率>100 次/分，或心率<100 次/分；表 22-3）。

3. 大多数新生儿通过气囊面罩就可以有效复苏。复苏所用气囊见图 22-9。另外，亦可使用 T-组合复苏器进行复苏。新生儿初始呼吸可能需要 30 ~ 40cmH₂O 的压力来克服肺表面张力。通过观察新生儿胸廓的扩张，肤色、循环灌注以及心率改善以判断通气有效与否。气囊加压的频率为 40 ~ 60 次/分。如患儿开始时对面罩气囊通气无反应，可以摆正体位，使头部轻度仰伸呈鼻吸气

表 22-3 新生儿 Apgar 评分标准

体征	0	1	2
心率	无	<100 次/分	>100 次/分
呼吸	呼吸暂停	弱，不规则喘息性呼吸	呼吸规则
反应*	无反应	稍有反应	皱眉，喷嚏，咳嗽
肌张力	松弛	四肢稍弯曲	四肢活动好
肤色	青紫或苍白	身体红，手足青紫	全身红

（修改自 Apgar V. A proposal for a new method of evaluation of the newborn infant. *Anesth Analg.* 1953; 32; 260.）

* 由口咽部或经鼻吸引所引起

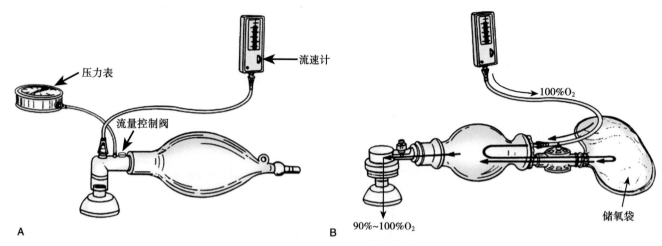

图 22-9 新生儿复苏气囊。**A.** 带压力表及流量控制阀的气流充气式气囊。**B.** 带储氧袋供氧 90%～100% 的自动充气式气囊（摘自 the American Heart Association and American Academy of Pediatrics. *Neonatal Resuscitation Textbook*, Elk Grove, IL; 2000.）

位；调整面罩位置确保封闭紧密；吸引口腔和咽部排除堵塞物；尽量在患儿嘴巴张开的情况下进行通气。有时可能需要增加通气的压力。如果 30～40 秒后仍未见改善，则需气管插管（图 22-10）。

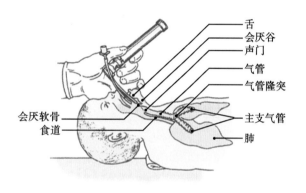

图 22-10 气管插管喉镜下解剖图（摘自 the American Heart Association and American Academy of Pediatrics. *Neonatal Resuscitation Textbook*, Elk Grove, IL 2000.）

4. 新生儿复苏过程中，对于气管插管和有效通气无效的可能原因是：机械故障或重度窒息。表 22-4 所列的机械因素应马上排除。

表 22-4　新生儿复苏失败的机械因素

分类	实例
设备故障	复苏囊故障，未连接氧源或氧源失效
气管插管位置错误	食道，右主支气管
气管导管堵塞	
扩张肺的气压不足	
胸腔占位性病变	气胸，胸腔积液，先天性膈疝
肺发育不良	极早早产儿，羊水过少

5. 新生儿复苏极少需要胸外按压或者药物，供氧通气几乎对所有患儿有效。如果需要胸外按压，胸外按压频率与气囊加压按 3∶1 的比例配合（即每分钟 90 次胸外按压配合 30 次通气）。而药物在新生儿复苏中应用更少见（表 22-5），最佳药物通路为脐静脉置管。

表 22-5　新生儿用药剂量

药物	剂量	用药途径	配置
肾上腺素	0.1～0.3mL/kg	静脉，气管	1∶10 000 稀释
碳酸氢钠*	1～2mEq/kg	静脉	0.5mEq/mL（4.2%溶液）
生理盐水，全血**	10mL/kg	静脉	
纳洛酮***	0.1mg/kg	静脉，气管	1mg/mL，肌注，皮下****

（修正自 the American Heart Association and American Academy of Pediatrics. *Neonatal Resuscitation Textbook*. American Heart Association and American Academy of Pediatrics；2006.）

* 只有在合适通气后用于纠正酸中毒
** 5～10 分钟内缓慢注入
*** 在气道管理和其他复苏方式运用之后
**** 无足够证据支持皮下给药的安全性和有效性

6. 如果新生儿对以上所有的复苏措施仍无反应，应不断重新评估复苏步骤的实施是否恰当。目前，即使是"濒死儿"，即 1 分钟 Apgar 评分 0-1 分的新生儿仍需进行复苏。但如果已进行了一段合理时间（如 10～15 分钟）的恰当复苏，患儿仍未见好转的，应终止抢救[22]。

鉴于 100% 的纯氧有潜在危害，尤其是氧自由基的产生，足月儿复苏从空气（21%氧气）开始[23,24]。氧浓度的使用根据新生儿生后五分钟内的正常氧饱和度（图 22-8）进行调整[22]。如使用空气复苏未有改善，可供氧。正常足月儿的氧饱和度上升至 **90％以上大概需要 10～15 分钟**[25]。

尽管有效支持证据不足，在这里还是要讨论一些特殊情况。第一种特殊情况，疑因麻醉镇痛药物引起呼吸抑制的患儿可以考虑在气道建立并按常规复苏后给药基础上给予纳洛酮治疗。母亲有吸毒史的新生儿禁用纳洛酮，以免新生儿撤药反应。

第二种特殊情况是早产儿人群。最大限度地减少热量丢失可以提高早产儿的生存率，因此应准备预热好的毛巾，提高产房的环境温度。早产儿应置于塑料薄膜中以减少蒸发性热量丢失[26]。超低出生体重（<1000 克）应尽快应用**持续气道正压通气（CPAP）**，考虑早期进行气管插管和肺表面活性物质（PS）的使用。扩容应缓慢进行避免血压大幅波动。早产儿复苏从 21％～30％的氧气开始[24,27]。

第三种特殊情况是羊水粪染。**胎粪吸入综合征（MAS）**是吸入性肺炎的一种，常见于宫内已排胎粪的足月儿或过期儿（占分娩的 7％～20％）[28]。就总体而言，**2％～9％羊水粪染的新生儿诊断有 MAS**[28]。过去产房内羊水粪染处理是基于吸入发生于宫外呼吸这一观点，并认为病理状态与吸入的内容物有关。因此主张胎头娩出后在会阴处进行口咽吸引，全部分娩后在气道直视下进行气道吸引。但这些观点并不准确。宫内吸入可以在动物模型中诱导，并在死婴尸体解剖得到证实。并且两种吸引方式联合使用并没有减少 MAS 的发生。一项大型多中心前瞻性随机对照研究（RCT）证实了以上观点[29]。对明显有活力合并羊水粪染的新生儿，选择性气管插管和常规产房复苏相比较：气管插管、气道吸引并不能减少 MAS 或其他呼吸疾病的发生。在会阴处进行口咽吸引也不能预防 MAS[30]。**对羊水粪染处理目前的推荐如下：**

1. 胎儿娩出后，产科医生小心地用吸球进行口咽及鼻咽吸引。

2. 如新生儿有活力，可以自主呼吸，常规复苏，则不需喉镜观察气道，以免引起迷走神经兴奋导致的心动过缓。

3. 任何需要复苏的新生儿在开始正压通气前并不需检查气道或吸引。

4. 在气道管理完成后，生命体征平稳，可作胃肠减压。

脐带结扎

目前，在 2010 新生儿复苏项目（NRP）中未作要求必须延迟脐带结扎，但推荐使用。既往脐带结扎及断脐会在分娩后数秒内完成；现在发现延迟新生儿循环与胎盘循环的断离过程 30～60 秒有如下益处：（1）生后更平缓的过渡（2）增加胎盘供血给新生儿，（3）不同程度的改善

新生儿预后，尤其是早产儿[31-33]。美国妇产科协会（ACOG）认同延迟脐带结扎[33]。但一些特殊人群和情况仍有待深入研究。

新生儿窒息后遗症

新生儿窒息的发生率在足月儿大概是 0.1％，早产儿的发生率更高[34]。新生儿急性期需要处理的问题见表22-6。伴随窒息会出现广泛的器官损伤。处理的重点是支持治疗和具体器官功能障碍的治疗；包括严格的体液管理，维持血压，输注葡萄糖，控制惊厥。作为神经保护治疗，窒息发生后 1～6 小时给予苯巴比妥（phenobarbital，40 毫克/公斤）可以改善神经系统预后。**特别是如果能在生后的最初 6 小时内进行亚低温治疗（全身性或选择性的头部亚低温治疗），可以改善患儿在 6～7 岁时的预后**[35-37]。氧自由基清除剂，兴奋性氨基酸拮抗剂以及钙通道阻滞剂在减少窒息后脑损伤的作用尚在研究中。

表 22-6　窒息的急性期表现

系统	临床表现
中枢神经系统	脑水肿，惊厥，出血，缺氧缺血性脑病
心脏	乳头肌坏死，暂时性三尖瓣功能不全，心源性休克
肺	吸入综合征（胎粪，羊水），继发性肺表面活性物质缺乏，持续肺动脉高压，肺出血
肾	急性肾小管坏死，伴无尿或少尿
肾上腺	肾上腺出血伴功能不全
肝脏	肝酶增高，肝衰竭
胃肠道	坏死性小肠结肠炎，喂养不耐受
代谢	低血糖，低钙血症
血液	凝血功能障碍，血小板减少症

如患儿能存活，主要的担忧是长期永久性的中枢神经系统（CNS）损伤。对每一个患儿预后风险进行评估，提供准确的可靠的评估标准具有挑战性。当下有许多研究在探寻检测识别新生儿窒息以及提示神经预后不良的标志物。胎儿心动过缓提示与窒息风险增高相关，近几十年来通过电子胎儿监测和剖宫产并没有改变脑性瘫痪的发生率。**1 分钟和 5 分钟 Apgar 评分不能预测远期预后，但生后 15～20 分钟持续低 Apgar 评分的新生儿如能存活，有 50％的可能发展为脑瘫。脐带血 pH<7 有预测不良结局的临床价值。判断预后的最佳指标是新生儿神经系统受损的严重程度**[38]。轻度脑病的新生儿可以存活，长期随访体检正常。中度脑病存在严重脑损伤或死亡约 25％～50％。有重度脑病症状的新生儿死亡率或致残率

>75%。尽管生后 6 小时内亚低温治疗可以改善预后,这部分患儿仍存在不良神经预后的高风险[35-37]。辅助诊断技术包括脑电图、磁共振成像(MRI)扫描可以帮助预后评估。由于缺氧后循环系统的反应是血流重新分布:减少其他非重要器官血灌注的基础上尽量保障重要器官(如脑、心等)的氧供。所以如果有严重脑损伤的同时也会伴随有其他器官的功能障碍。

围产期窒息的远期神经系统预后是脑瘫,伴有或不伴有认知功能障碍和癫痫。虽然脑瘫和围产期事件相联系,但大部分病例原因不明。而且认知功能障碍和癫痫的出现与窒息或围产期事件并无紧密关联。**如果要把脑瘫归咎于围产窒息,必须要先排除其他可证实的病因,同时有明确的延长产时窒息(胎心异常,胎儿酸中毒),和出生后患儿神经功能障碍的临床证据**(框 22-1)[39]。

框 22-1　分娩时临床情况与脑性瘫痪的关系

围产期或分娩期紧急情况相关的新生儿征象
- 代谢性酸中毒的证据:分娩时胎儿脐动脉采血的血气报告(pH<7.00,和碱不足≥12 毫摩尔/升)
- 5 分钟及 10 分钟 Apgar 评分低于 5
- 头颅核磁共振成像有急性脑损伤或核磁共振光谱有脑缺氧缺血的神经影像学表现
- 与缺氧缺血性脑病相符的多系统器官功能衰竭表现

围产期或分娩期紧急情况的类型及时间
- 发生于产前、临产或产时出现的缺氧或缺血情况,如严重的胎盘早剥
- 与围产期或分娩期紧急情况相符的胎心监测图样
- 基于影像学检查诊断出的脑损伤的时间及类型,与围产期或分娩期紧急情况相符
- 无其他近期或远期因素导致

远期发育结局是痉挛性瘫痪或运动障碍性脑瘫

产伤

产伤是在分娩过程中出现的损伤。巨大儿、头盆不称、肩难产、产程延长、难产、急产、胎位异常(包括臀位)以及阴道手术助产易发生产伤[40]。产伤程度不一,轻者无需治疗,重者危及生命(见表 22-7)。

软组织损伤最常见,多与难产和阴道手术助产相关。剖宫产术中,手术刀可能会意外划伤头皮、臀部和大腿。通常这种损伤轻微易愈合。高胆红素血症是新生儿期(特别是对早产儿)软组织损伤主要的并发症。

在活产儿中头颅血肿发生率为 0.2%~2.5%。从颅骨穿行到骨膜骨膜下血管破裂出血引起血肿。因受骨缝限制,出血局限于颅骨之间,最常见于顶骨。产程延长,难产,以及阴道手术助产时易发生损伤。5.4% 的头颅血

表 22-7　产伤

分类	实例
软组织损伤*	撕裂伤,擦伤,脂肪坏死
颅外出血	头颅血肿*,帽状腱膜下出血
颅内出血	蛛网膜下,硬膜下,硬膜外,大脑,小脑
神经损伤	面神经*,颈神经根(臂丛神经麻痹*,膈神经,Horner 综合征),喉返神经(声带麻痹)
骨折	锁骨*,面骨,肱骨,股骨,颅骨,鼻骨
脱位	四肢,鼻中隔
眼部损伤	结膜下*及视网膜出血,眼眶骨折,角膜裂伤,伴角膜浑浊的角膜后弹力层破裂
斜颈†	
脊髓损伤	
内脏破裂	肝脏,脾脏
头皮裂伤*	胎儿头皮电极,手术刀
头皮脓肿	胎儿头皮电极

* 比较常见;† 继发于胸锁乳突肌内出血

肿下存在线性颅骨骨折,预后良好,少数发展为罕见的软脑膜囊肿。大多数头颅血肿在 2 周~3 个月内自动吸收。负压吸引分娩可导致**帽状腱膜下出血**,血肿大小不受骨缝限制。多次负压吸引,吸引时间过长,联合应用产钳,或钳产困难,都可导致致命性的贫血,低血压或消耗性凝血功能障碍。凹陷性颅骨骨折可见于个别新生儿,但大多不需要外科处理。

产伤相关的颅内出血包括硬膜外、硬膜下、蛛网膜下腔以及脑实质出血[41]。随着助产技术的发展,硬膜下出血已经非常罕见。硬膜下出血主要见于:(1)颅后窝血肿,由小脑幕撕裂所致,伴有直窦、大脑大静脉或横窦破裂;或由枕骨分离(枕骨外侧与颞骨鳞部之间的分离)所致;(2)大脑镰撕裂,伴下矢状窦破裂;(3)大脑浅静脉破裂。临床症状与出血部位有关:如果是小脑幕撕裂,会出现幕下出血,引起脑干症状,病情进展迅速可致患儿死亡;大脑镰撕裂会出现双侧大脑症状(如惊厥和局部肢体无力),直至出血从幕下扩散至脑干;脑沟脑回上的硬膜下出血会出现一些严重程度不等的临床表现,从无症状到惊厥和局灶性神经症状。小脑幕和大脑镰撕裂的预后最差。而大脑浅静脉破裂的预后要好得多,大多数患者预后良好。**原发性的蛛网膜下腔出血是新生儿颅内出血最常见的类型**[41]。临床上大多患儿无症状,个别患儿会在生后第 2 天出现特征性的惊厥发作,但在惊厥发作间期无症状。蛛网膜下腔出血通常预后良好。

周围神经损伤为另一大类产伤。**臂丛神经损伤是由于分娩过程中臂丛神经过度牵拉所致,通常在肩难产时发生。上臂瘫痪(Erb-Duchenne 瘫痪)是最常见的臂丛**

神经损伤,第 5、6 颈神经或其根部受损;而前臂瘫痪(Klumpke 瘫痪)是由于第 8 颈神经和第 1 胸神经损伤所致。如果四条神经根均受损,则会导致全臂瘫痪。臂丛神经损伤的预后不一,个别患儿会出现明显的滞后损伤。因为 T1 神经根交感传导损伤,Klumpke 瘫痪有时会伴有 Horner 综合征。5% 的 Erb 瘫痪患儿会出现膈神经麻痹。面神经瘫痪是另一种常见的周围神经损伤,胎儿经产道分娩时面神经受到骶骨角或胎儿肩部压迫,阴道手术助产也可导致面神经损伤。面神经瘫痪大多数自行缓解,少数为长期瘫痪。

产伤引起的骨折主要是肩难产或臀牵引术等大幅度操作所致的锁骨骨折。临床上这种骨折大多无症状,或症状轻微。锁骨及四肢骨折的预后均良好。肱骨骨折是最常见的长骨干骨折。

脊髓损伤是产伤中的少见而严重的类型。脊髓损伤的症状与其他新生儿疾病类似,尸解一般不涉及脊髓的详细检查,因而其发生率难以准确评估。新生儿出现肌张力受限,生理反射减弱及呼吸衰竭时要想到该诊断。拉产钳过程中过度的纵向牵引和胎头旋转易造成脊髓损伤,足先露助产时胎头过度仰伸更是危险。结局包括高位脊髓或脑干损伤导致死胎或死产,存活者生后长期瘫痪,以及轻微的神经系统症状或痉挛。

新生儿体温调节

生理学

新生儿可以存活的环境温度范围比成人要小得多。婴儿在高温环境中不能有效散热,在寒冷环境中难以维持体温。环境温度范围随着婴儿胎龄的减少而减小。

尽管会出现一些活动增加及寒战的表现,非寒战性产热是寒冷应激下新生儿产热最重要的形式[42]。非寒战性产热定义为(眼或电生理)测量不到的肌肉活动下的总产热增加。产热部位是位于肩胛骨间、颈部肌肉和血管周围,腋下、纵隔食管和气管之间以及双肾和肾上腺周围的棕色脂肪。与白色脂肪细胞比较,棕色脂肪细胞包含有更多的线粒体和脂肪空泡,有着更为丰富的血管及交感神经。

在环境中热量的丢失取决于内部温度阶梯和外部温度阶梯。**内部温度阶梯**指的是体内到体表的差异,而**外部温度阶梯**则是体表到环境中的差异。新生儿可以通过改变血管收缩紧张度,或是体位变化减少体表暴露面积

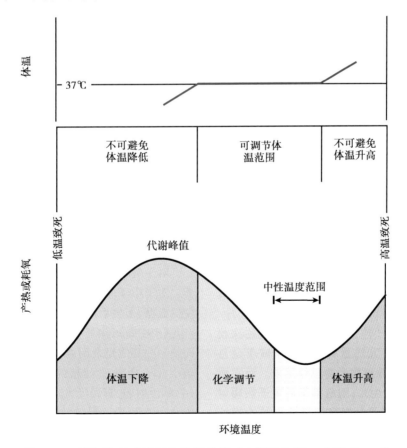

图 22-11　环境温度对耗氧及体温的影响(修正自 Klaus MH, Fanaroff AA. The physical environment. In Klaus MH, Fanaroff AA〔eds〕: *Care of the High-Risk Neonate*, 5th ed. Philadelphia: WB Saunders; 2001: 130.)

(少见)来改变**内部温度阶梯**。而**外部温度阶梯**则完全取决于物理条件变化。从人体到环境的散热有四种途径:**辐射,对流,传导和蒸发**。辐射散热,热量从温度高的物体传到温度低的物体,物体之间不存在接触,依赖于物体间的温度阶梯差。对流散热取决于周围环境对流气体速度和温度。传导散热取决于相接触物体的温度,在大多数情况下这种形式的散热是可忽略的。蒸发散热是继发于水分蒸发,以 0.6 卡/克的速度丢失热量,受湿度、气流速度、体表暴露面积,以及皮肤渗透性影响。如果新生儿被置于过热的环境下(如辐射台过热),或者皮肤菲薄,通透性高的极未成熟儿,蒸发散热会大大增加。表22-8 总结了新生儿在寒冷或过热环境下维持体温恒定的适应调节机制。保持新生儿体温在中性温度下是有利的(图 22-11)。新生儿的中性温度取决于体重、胎龄及日龄[43]。一般而言,维持腹部皮肤温度在 **36.5℃** 可以减少热量的消耗。

表 22-8 新生儿对温度刺激的反应

刺激	反应	足月	早产
寒冷	血管收缩	++	++
	↓体表暴露面积(体位改变)	±	±
	↑氧耗量	++	+
	↑活动度,寒战	+	-
过热	血管舒张	++	++
	出汗	+	-

++最大反应;+适度反应;±可能;-无反应

临床应用

产房

胎儿宫内的体温调节功能由胎盘承担,取决于母体中心体温;胎儿体温比母体温度高 0.5℃。出生后新生儿的中心体温从 37.8℃ 迅速下降,因为水分从胎儿温暖潮湿的体表迅速蒸发,进一步通过辐射和对流的方式热量丢失于周围环境的冷空气和墙壁中。假设新生儿的最大耗氧量为 15 毫升/公斤/分钟,可产生 0.075 卡/公斤/分钟的热量也会在出生后迅速丢失。根据不同的临床状况采取不同措施减少新生儿热量丢失。对于健康足月儿,用预热毛巾擦干皮肤并包裹全身已经足够。而需要严密观察病情或复苏的新生儿,则应擦干后置于热辐射台上。低出生体重儿可能需要提高环境温度等的额外帮助。

婴儿室

在婴儿室里,可以用毛毯包裹新生儿,放在摇篮(婴

儿床)中、保温箱内或辐射台上。健康足月儿(>2.5kg)仅需要穿上衣服,盖上毛毯后放置于婴儿床中。体重在 2 ~ 2.5kg 的新生儿,可能因为轻微早产或生长受限,需要在保温箱内经过 12 ~ 24 小时过渡后再转至婴儿床中。低出生体重儿(<2kg)则需要持续在温箱或辐射台上观察。**保暖对于低出生体重儿(LBW)非常重要,特别是极低出生体重儿(VLBW,体重<1.5kg)**,这些新生儿的体温调节不成熟。环境温度的轻微变化即可导致其体温变化,缺乏通过氧耗变化来维持体温的能力。此外,温暖的环境可以加速早产儿的生长。

保温箱通过对流产热,是低出生体重裸婴最常用的保暖设备。在中性恒温环境下,热源损失主要是辐射散热于保温箱的箱壁。如果环境温度已知,可以预测这种热源损失的幅度。采用双壁保温箱,使内层箱壁温度尽量接近箱内温度,可以把热量损失降至最小。新生儿一旦病情稳定,可以穿上衣服,进一步帮助体温恒定。

辐射台可以用来最有效维持低出生体重儿和正常体重儿初始复苏、稳定及手术操作等短期保暖。方便医护人员在足够的恒温支持下迅速处理新生儿。在辐射台上,新生儿热量丢失主要由于气体对流和水分蒸发。房间内不同气流速度下气体对流造成的热量丢失非常明显。**水分蒸发散热导致的体液丢失,是辐射台上极低出生体重儿的一个重要问题。**在新生儿上方放置一层保护性薄膜,或在皮肤上贴一层半透膜可以减少体液丢失。

低出生体重儿保暖最经济的方式是与父母的皮肤-皮肤接触(袋鼠式护理)[44]。

新生儿营养和胃肠病学

新生儿出生后须完成并延续胎儿时期胎盘的各种功能。我们先前讨论了心肺系统的转变以及体温调节。接下来要讨论新生儿对热量、水和电解质的同化吸收作用。

新生儿喂养

对于健康儿或晚期早产儿,生后 2 ~ 4 小时内开始喂养。对于小于胎龄儿(SGA)或大于胎龄儿(LGA),为避免低血糖,出生后尽早喂奶。对于还不能自己吃奶的早产儿(<34 周),除了不能有效地吸吮和吞咽,这些新生儿面临一些其他复杂问题:(1)热卡需求较高;(2)胃容量较小;(3)食道-贲门括约肌功能不全导致胃食道反流;(4)咽反射弱,有误吸风险;(5)消化功能低下,特别是对脂肪的消化;(6)胃排空延迟,肠动力低下。开始时,这些新生儿可以给予肠外营养,待心肺情况稳定后改为管饲喂养。

尽管目前不同种类的婴儿配方奶可以满足大部分新生儿的营养需求,母乳仍然是婴儿最完美的食物,也是配

方奶的参照标准(见第 24 章)。母乳热量来源于 7% 的蛋白质,55% 的脂肪以及 38% 的碳水化合物。乳清/酪蛋白的比率为 70/30,可以增强蛋白质的消化以及胃排空。母乳中脂肪酶可促进脂肪消化。虽然某些维生素和矿物质的含量较低,但其生物利用度较高。**除了营养特点外,母乳中的免疫化学和细胞成分可提高婴儿抵抗疾病的能力**[45]。

对于低出生体重儿,母乳不能满足蛋白质、钙、磷酸、钠、锌、铜及其他营养素的生长需求。需添加母乳强化剂[46]。早产儿母乳喂养的好处包括母乳的抗感染作用、降低 NEC 以及促进早产儿神经发育改善预后[47]。母乳是早产儿最好的天然食物,在早产儿母亲没有足够量的母乳之前[48,49],可以通过公共母乳库提供母乳来过渡。

母乳喂养禁忌证非常少。半乳糖血症的新生儿不应喂食含有乳糖的母乳。先天性代谢障碍的新生儿如苯丙酮尿症可以在密切监测摄入量的情况下母乳喂养。现已证实母乳中有环境污染物的存在,但尚未见严重副作用的报道。除少数情况外(见第 8 章,包括一些可以通过母乳喂养传播的病毒感染),大多数药物不影响母乳喂养。如果有安全有效的代乳品,人类免疫缺陷病毒(HIV)阳性的母亲不应进行母乳喂养。护理人员应掌握母乳喂养相关情况。如果有新生儿吸吮不力,乳头疼痛,泌乳不足以及高胆红素血症等问题,应得到相关哺乳咨询师的帮助。产科和儿科医生是哺乳知识的来源,更重要的是支持。表 22-9 列出了母亲在哺乳时所遇到的问题。

表 22-9　成功母乳喂养指南

	生后 8 小时	生后 8～24 小时	第二天	第三天	第四天	第五天	第六天
泌乳量	母乳可以挤出少许点滴	第二至第四天出现泌乳	已有母乳,乳房涨奶,双侧发硬并出现溢乳情况	经护理后乳房变软	乳房在喂养后变软		
新生儿活动量	生后 1 小时多处于清醒状态,在 30 分钟内让婴儿接触到母亲的乳房	如果婴儿不会自己醒来吃奶,叫醒婴儿	婴儿嗜睡情况减轻,吃奶更合作	观察新生儿觅食动作,如吸吮反射,嘴唇吸吮动作,手置于脸庞	新生儿在奶后应有满足的表现	婴儿在喂食后有满足的表现	
喂养程序	出生后新生儿会深睡眠 2～4 小时	用表格记录喂养时间,每隔 1～4 小时或新生儿需要喂养时喂养,每天至少 8～12 次的喂养	新生儿可以在 24 小时内有一次较长的间歇期(最多间隔 5 小时)				
哺乳	经历第一次睡眠后,新生儿会在生后数小时内处于更清醒状态,对外界有反应	只要母亲感到舒适,新生儿有活跃吸吮动作,双侧乳房轮流喂养	尽量在每次哺乳时进行双侧乳房轮流喂养,每侧至少 10 分钟,乳头变软	如果乳房过于坚硬,影响新生儿吸吮,可以考虑用手挤奶或泵奶以乳头变软	产后几周内每次哺乳后每侧乳房应进行至少 10～30 分钟,一旦泌乳量足够,应先吸空一侧乳房后再喂另一侧	母亲乳头的柔软度提高或是恶化	
新生儿排尿		最初的 24 小时内新生儿须至少有一次排尿	新生儿每隔 8～11 小时应有一次排尿	排尿增加,每 24 小时 4～6 次排尿	新生儿的尿液呈淡黄色	新生儿每天应有 6～8 次排尿,尿液无色或呈淡黄色	
新生儿大便		黑/墨绿色大便(胎粪)	可有第二次黑/墨绿色大便(胎粪)	大便从墨绿色转为黄色	每天应有 3～4 次黄色,含有颗粒状物的软便	大便次数在 4～6 周后逐渐减少	4～6 周后大便次数减少

新生儿低血糖

葡萄糖经易化扩散通过胎盘运输到胎儿,是胎儿主要能量来源。出生后在获得适当的外源性热量之前,新生儿必须依靠内源性储备来维持血糖水平。健康足月新生儿出生后如果无其他葡萄糖来源,其肝糖原储备在生后12小时内就消耗殆尽,早产儿或应激状态下新生儿肝糖原储备则消耗得更快。随后脂肪和蛋白质储备被动用,血糖水平维持依赖肝糖异生作用。

健康非应激状态下新生儿,血葡萄糖水平在生后1～2小时内迅速下降,稳定在最低值约2.2mmol/L,生后3小时内逐渐上升至2.8～4.4mmol/L[50]。血糖<2.5mmol/L定义为低血糖。存在低血糖风险并应密切监测血糖水平的新生儿包括:早产儿、小于胎龄儿、高胰岛素血症的婴儿(糖尿病母亲的婴儿[IDM])、大于胎龄儿及围产期应激或窒息新生儿。与足月新生儿一样,早产儿生后血糖也会下降,且其反应性调节能力差。另外早产儿生后往往存在新生儿呼吸窘迫综合征,低体温等因素都会增加糖需求并加剧低血糖的发生。小于胎龄儿因糖原储备不足利用过快、糖异生受损,和生酮作用受损更容易发生低血糖。小于胎龄儿和早产儿低血糖通常发生在生后2～6小时。高胰岛素血症发生于糖尿病母亲所生婴儿和某些罕见情况,如Beckwith-Weidemann综合征及先天性高胰岛素血症。多在生后30～60分钟出现低血糖。围产期窒息低血糖的发生主要是由于葡萄糖需求明显增加或暂时性高胰岛素血症[51,52]。反复低血糖超过3～4天的婴儿应该评估有无内分泌疾患(高胰岛素血症,反调节激素水平下降-皮质醇,生长激素,胰高血糖素)和先天性代谢障碍(框22-2)。

框22-2　新生儿低血糖病因

Ⅰ.暂时性新生儿低血糖症
  A. 早产儿和宫内生长受限(IUGR)新生儿
  B. 暂时性高胰岛素血症(糖尿病母亲的婴儿)
  C. 围产期应激(缺氧,RDS)
Ⅱ.持续新生儿低血糖症
  A. 高胰岛素血症
    1. K^+ATP通道缺陷
    2. 葡萄糖激酶高胰岛素血症
    3. 谷氨酸脱氢酶高胰岛素血症
    4. Beckwith-Wiedemann综合征(BWS)
  B. 反调节激素缺乏(垂体机能减退症)
  C. 先天性代谢异常
    1. 糖原分解障碍
    2. 糖异生障碍
    3. 脂肪酸氧化障碍

ATP:三磷酸腺苷;IDM:糖尿病母亲的婴儿;IUGR:宫内生长受限;RDS:呼吸窘迫综合征

低血糖症状包括抖动,惊厥,发绀,呼吸窘迫,无反应,肌张力减低和眼球不正常转动[50]。但许多新生儿尤其是早产儿没有明显症状。**应积极治疗低血糖以降低由此导致的后续脑损伤风险。最佳治疗就是识别并早期预防可能发生低血糖的高风险婴儿,包括早产儿,小于胎龄儿,糖尿病母亲的婴儿,巨大儿和处于应激状态下的婴儿。**这些高危儿需采用床旁血糖仪监测血糖,凡血糖≤2.5mmol/L者,立即抽血实验室检测确认。初始治疗为尽早喂养或10%葡萄糖静脉输液,可先静脉注入2mL/kg,然后以6mg/(kg·min)静脉滴注[53]。

先天性胃肠道外科疾病

先天性胃肠道外科疾病会影响胎儿到新生儿的正常过渡。产前超声可诊断出大部分疾病,如食管气管瘘和食道闭锁,十二指肠闭锁,腹壁缺如(腹裂和脐膨出),及先天性膈疝。这些高危母亲可被转运至有条件的母胎医学中心分娩。先天性膈疝的婴儿在具备先进治疗如体外膜肺(ECMO)的中心出生为最佳。

坏死性小肠结肠炎

坏死性小肠结肠炎(Necrotizing enterocolitis,NEC)**是新生儿重症监护病房中最常见的继发性胃肠道急症。**主要见于早产儿,且胎龄越小,发病率越高。NEC也见于合并红细胞增多症、先天性心脏病,和出生窒息的足月儿。发病机制为多因素,肠道缺血,感染,肠道喂养和肠道发育成熟度在不同患者中起不同程度的作用[54]。最近的研究表明新生儿肠道微生态在早产儿NEC发病机制中起着关键作用。益生菌有望成为一种预防性治疗,但作为常规推荐应用证据不足[55]。**产前使用吲哚美辛安胎会增加NEC发病率,而产前使用倍他米松可以降低NEC发病率,推测与胎儿肠道血循环改变有关。**

新生儿可表现为轻微的胃肠道功能紊乱,也可以是以小肠坏疽、肠穿孔、败血症和休克为特征的急性爆发过程。特征性临床表现是腹胀,肠蠕动缺失,胃排空延迟和血便。影像学显示肠壁水肿、肠壁囊样积气、胆道游离气体和腹腔内游离气体。其他相关症状包括呼吸暂停、心动过缓、低血压和体温不稳定。当必须手术切除肠管时,可导致短肠综合征。此外,严重NEC对神经发育结局也有不良影响[56]。

新生儿黄疸

黄疸是足月儿常见问题。正常的胆红素代谢和排泄发生改变导致新生儿高胆红素血症。图22-12显示胆红

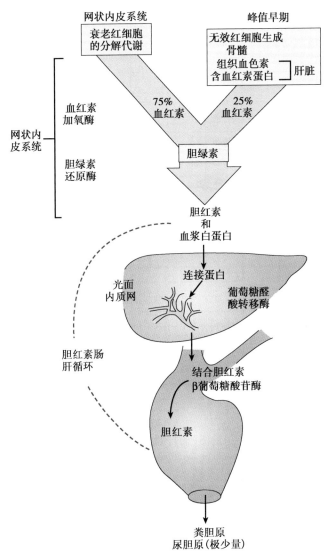

图 22-12 新生儿胆红素的代谢（修正自 Maisels MJ. Jaundice. In Avery GB, Fletcher MA, MacDonald MG, eds. *Neonatology*:*Pathophysiology and Management of the Newborn*, 5th ed. Philadelphia:Lippincott, Williams & Wilkins;1999:765.）

素代谢途径。血循环中红细胞正常破坏产生的胆红素约占新生儿每日总胆红素量的75%。其余胆红素来源于无效红细胞生成和组织血色素蛋白。血红素在网状内皮系统中转化为胆红素,副产物为一氧化碳（CO）。未结合胆红素是脂溶性,与血清白蛋白可逆性结合在血液中运输。胆红素在肝窦状隙与白蛋白分解后进入肝细胞。一旦进入到肝细胞,在尿苷二磷酸葡糖醛酸转移酶（UDPGT）催化下与葡萄糖醛酸结合生成结合胆红素。结合胆红素为水溶性,迅速排泄到胆小管进入小肠。小肠中β-葡萄糖醛酸苷酶能水解部分结合胆红素。这些未结合胆红素又被重吸收入血,增加了未结合胆红素负载（肠肝循环）。**引起新生儿黄疸发生的主要原因有:（1）胆红素生成增多**:红细胞数量过多、红细胞寿命短,无效红细胞

生成增加,肠肝循环;（2）肝细胞摄取、结合及排泄胆红素能力不足。这些生理性因素造成约2/3的新生儿生后一周内出现临床可见的黄疸,但大多数为生理性黄疸[57]。胆红素水平在第95百分位以上的新生儿以及存在发生高胆红素血症高风险的新生儿都应密切追踪胆红素变化（图22-13和框22-3）[58,59]。

框 22-3　显著高胆红素血症的危险因素

生后24小时内出现的黄疸

直接抗人球蛋白试验阳性的血型不合

其他的溶血性疾病（G6PD缺陷）

胎龄<35~36周

哥哥姐姐需要光疗

颅内血肿,帽状腱膜下出血,擦伤

纯母乳喂养,尤其是喂养不充分时

东亚人种

G6PD:葡萄糖-6-磷酸脱氢酶。

　　新生儿早期出现的病理性黄疸主要是以间接胆红素增高为主的高胆红素血症,通常是由于胆红素生成过多所致。首要原因是溶血性疾病,以母婴血型不合-ABO,Rh血型及其他抗体血型不合引起的溶血性疾病最常见（详见34章）。其他原因还包括遗传性疾病:遗传性球形红细胞增多症和非球形红细胞溶血性贫血,如葡萄糖-6-磷酸脱氢酶（G6PD）缺陷。胆红素生成过多的原因还有血管外溶血（淤血和出血）,红细胞增多症,及由于机械性胃肠道梗阻或喂养摄入不足所致肠蠕动减少,最终引起的胆红素肠肝循环显著增加。如果高胆红素患者没有证据表明是因为胆红素生成过多造成的,则应考虑是否存在胆红素清除减少的可能。这类高未结合胆红素血症的原因包括家族性尿苷二磷酸葡萄糖醛酰转移酶（UDPGT）缺陷（Crigler-Najjar综合征）,Gilbert综合征,母乳性黄疸和甲状腺功能低下。混合性及直接胆红素增高为主的高胆红素血症在出生后一周较为少见。

　　母乳喂养和新生儿高胆红素血症关系密切。母乳性黄疸见于足月新生儿,黄疸持续至生后第2周和第3周,最高胆红素水平为10~30mg/dL。如果继续母乳喂养,黄疸水平会持续4~10天,3~12周内逐渐下降至正常。停止母乳喂养后48小时内胆红素水平会有显著下降。**除了母乳性黄疸,总体来说,母乳喂养的新生儿生后3~5天其胆红素水平高于配方奶喂养的新生儿**（图22-14）。出现这种早期黄疸时,不应该停止母乳喂养,而是需要增加母乳喂养的频率。与母乳喂养相关的黄疸其可能机制为早期能量摄取不足,母乳中存在抑制胆红素结合的物

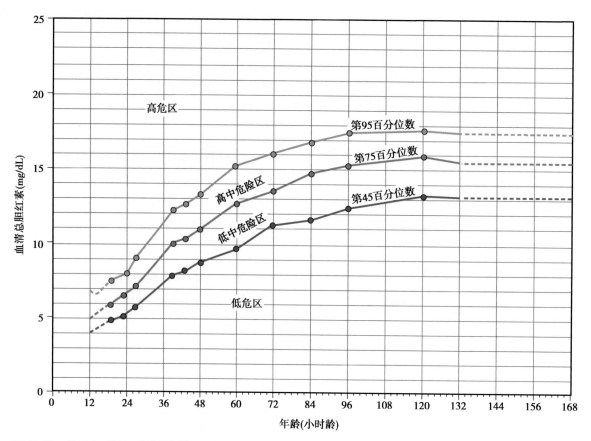

图22-13 基于小时胆红素曲线评估足月及近足月儿发生严重高胆红素血症风险图（摘自 Bhutani VK, Johnson L, Sivieri EM. Predictive ability of a predischarge hour-specific serum bilirubin for subsequent significant hyperbilirubinemia in healthy term and near-term newborns. *Pediatrics.* 1999；103：6.）

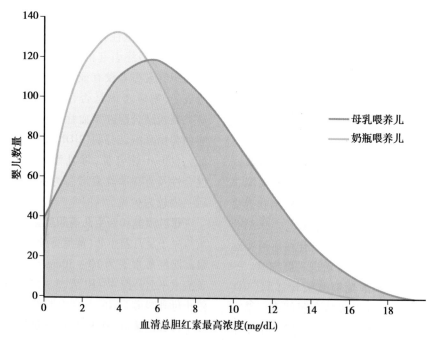

图22-14 血清总胆红素最高值浓度分布（>2500 克的白种人婴儿）（摘自 Maisels MJ, Gifford KL. Normal serum bilirubin levels in the newborn and the effect of breast-feeding. *Pediatrics.* 1986；78：837.）

质,肠肝循环增加。某些黄疸可能有多个发病机制同时存在。

新生儿高胆红素血症最重要的关注点在于胆红素的神经毒性导致核黄疸脑病,病理表现为中枢神经系统某些区域黄染-脑基底节,海马,膝状体,脑干核和小脑。生后 7～10 天内主要组织病理学特征为神经元坏死。胆红素脑病的早期症状包括嗜睡,肌张力减低,吸吮力弱,逐渐发展至高调哭声,肌张力增高及角弓反张。幸存者往往有后遗症:痉挛性脑瘫、高频听力丧失、眼球向上凝视受限和牙釉质发育异常[60,61]。虽然胆红素脑病的风险没有明确定义,但 Rh 同族免疫性溶血引起的胆红素脑病有明确的风险定义:当胆红素水平达到 20mg/dL,核黄疸风险明显增加。尽管没有相关的确切证据,这一观察结果也已延伸到指导其他新生儿溶血性疾病管理。没有溶血性疾病的足月新生儿,即使胆红素≥20mg/dL,发生胆红素脑病的危险性也很小。最近胆红素脑病的研究提示对所有母乳喂养的婴儿,特别是没有充分母乳喂养造成脱水和高胆红素血症的晚期早产儿,必须密切随访[60]。鉴于现今普遍使用光疗避免了胆红素水平上升过高,无法评估非溶血性高胆红素血症对早产儿脑损伤的真正风险。基于已有的数据,这种非溶血性高胆红素血症引起的脑损伤风险很低。

新生儿血液学

新生儿贫血

早期造血干细胞起源于卵黄囊。在胚胎第 8 周肝脏成为胚胎早期红细胞生成的主要器官。至胚胎第 6 个月时骨髓成为主要的造血器官。足月儿正常血红蛋白水平为 137～201g/L,极早产儿血红蛋白水平可低至 120g/L。出生时或生后最初几周内的贫血往往是因为失血、溶血或红细胞生成不足[62]而引起。失血性贫血可以发生在产前、产时或产后。宫内胎儿失血可能是由于胎母输血、双胎输血综合征,或创伤引起的失血(孕妇创伤,羊膜穿刺术,胎头外倒转术)。严重胎母输血导致的贫血可以通过流式细胞仪或 Kleihauer-Betke(KB)实验来诊断,KB 实验通过酸洗脱技术能够在母亲血液中识别出胎儿血细胞。脐带破裂,剖宫产时切口损伤到胎盘,前置胎盘或胎盘早剥可造成生产时失血。分娩困难导致的新生儿内出血包括:颅内出血,头颅血肿,帽状腱膜下出血,腹膜后出血,肝包膜下出血及脾破裂。慢性失血时(胎母输血),由于血流动力学代偿,除出生时皮肤苍白,新生儿可以没

有低血容量症状,但红细胞比容低。急性失血时出现低血容量症状(心动过速,灌注不良,低血压),最初红细胞比容可以正常或降低。经过数小时的平衡之后,红细胞比容会下降。在新生儿期,同族免疫性溶血引起的溶血性贫血最常见。较少见的溶血性贫血有:红细胞膜异常,红细胞酶缺陷,血红蛋白合成障碍。红细胞生成受损引起的新生儿贫血非常罕见。

红细胞增多症

1.5%～4% 新生儿有红细胞比容增高。新生儿红细胞增多症 50% 为适于胎龄儿,小于胎龄儿及大于胎龄儿的发病率更高。红细胞增多症的原因包括双胎输血综合征,母胎输血,生产时胎儿窘迫引起的胎盘输血,宫内慢性缺氧(小于胎龄儿,糖尿病母亲所生大于胎龄儿),延迟脐带结扎和染色体异常。红细胞增多症导致高血黏滞度,毛细血管床灌注减少,故临床症状可与任何受累的器官系统有关(表 22-10)。降低静脉血红细胞比容至 60% 以下可以改善急性期症状,但没有证据显示可改善长期神经系统结局[63]。

表 22-10　高黏滞血症的相关系统症状

系统	症状
中枢神经系统	激惹,抖动,癫痫,嗜睡
心肺	充血性心衰或持续肺动脉高压引起的呼吸窘迫
胃肠道	呕吐,粪便潜血阳性,腹胀,坏死性小肠结肠炎
肾脏	尿量减少,肾静脉血栓
代谢	低血糖
血液	高胆红素血症,血小板减少症

新生儿血小板减少症

新生儿血小板减少症可以单独存在,也可以合并凝血因子缺乏。鉴别诊断见表 22-11。免疫性血小板减少症受围产期因素影响。特发性血小板减少性紫癜(ITP),母亲抗血小板抗体通过胎盘破坏胎儿血小板(见 44 章)。然而 ITP 母亲所生的婴儿中仅仅10%～15% 的婴儿血小板计数小于 100×10⁹/L。即使有严重的血小板减少,严重出血也非常少见。抗原仅存在于胎儿血小板上,为同族免疫性血小板减少症。当胎儿血小板被暴露于母亲循环中,母亲体内产生抗胎儿血小板抗体,通过胎盘进入胎儿血液循环,导致胎儿血小板破坏。对同种免疫性血小板减少症(alloimmune thrombocytopenia)最大规模的疑似病例研究显示,绝大

多数是由人类血小板抗原 1a（HPA-1a）同种抗体所引起。由于母亲血小板计数正常，该诊断建立在既往有相关妊娠史。同族免疫性血小板减少症的新生儿在产前或产时发生颅内出血很常见（10%～20%）[64]。产前治疗主要根据胎儿血小板减少的严重程度和既往胎儿是否存在颅内出血。治疗方案包括给母亲使用静脉免疫球蛋白和糖皮质激素[64]。

表 22-11　新生儿血小板减少症的鉴别诊断

诊断	详细说明
免疫性	被动性获得抗体（如特发性血小板减少性紫癜，系统性红斑狼疮，药物引起）
	同族免疫性：人类血小板抗原 1a
感染性	细菌和先天性病毒感染（如巨细胞病毒，风疹病毒）
综合征	桡骨缺如症，Fanconi 贫血症
巨大血管瘤	
血栓症	
高危儿：呼吸窘迫综合征，肺动脉高压，等等	弥散性血管内凝血 单纯血小板减少症

HPA-1a：人类血小板抗原 1a；*RDS*：呼吸窘迫综合征

新生儿维生素 K 缺乏性出血症

新生儿出生后应立即肌内注射维生素 K_1（1mg），以预防维生素 K 依赖因子（Ⅱ，Ⅶ，Ⅸ，Ⅹ）缺乏引起的新生儿出血性疾病[65]。服用抗惊厥药物的母亲所生婴儿发生维生素 K 缺乏的风险尤其高。未接受维生素 K 预防的新生儿中，出血发生率约 0.25%～1.4%，通常在生后 5 天到 2 周内，也可延迟至 12 周。口服维生素 K 可以有效提高维生素 K 水平，但对于预防新生儿晚发型出血性疾病无效，这种晚发型出血最常见于母乳喂养并伴有腹泻的婴儿。

新生儿感染

早发型细菌感染

新生儿对细菌感染所特有的易感性与其先天性及获得性免疫应答缺陷有关[66]。出生 5 天内的新生儿细菌感染的发生率为 1‰～2‰。**孕妇 B 族溶血性链球菌（GBS）定植，胎膜早破大于 12～18 小时，及绒毛膜羊膜炎均增加感染风险**[67,68]。其他病因引起的母亲发热（硬膜外麻醉）不增加新生儿感染风险，但应密切观察这些新生儿。早产儿细菌感染率明显增高，与胎膜早破时间无关。**大多数早发型细菌感染出现在生后第 1 天，以呼吸窘迫症状最常见。**常见病原体为 GBS 和革兰阴性肠道病原菌。预防新生儿早发型 GBS 感染流程见图 22-15，新生儿管理流程见图 22-16。新生儿感染的其他病因在 52、53 和 54 章中均有阐述。

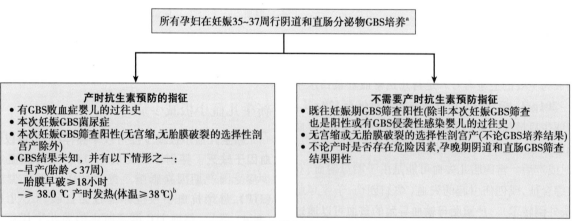

图 22-15 在 35～37 孕周对所有孕妇进行筛查，预防新生儿早发型 GBS 感染的产时抗生素使用指征（摘自 Verani JR，McGee L，Schrag SJ；Division of Bacterial Diseases，National Center for Immunization and Respiratory Diseases，Centers for Disease Control and Prevention. Prevention of perinatal group B streptococcal disease—revised guidelines from CDC，2010. *MMWR Recomm Rep.* 2010；59［RR-10］：1-36.）

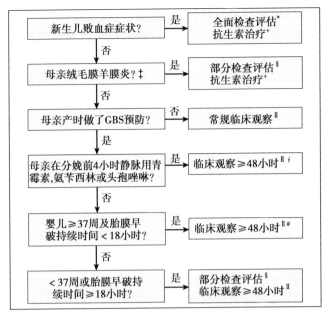

* : 全面检查评估：血培养,全血细胞计数包括白细胞分类及血小板计数,胸片(如果存在呼吸异常),和腰椎穿刺术(如果怀疑败血症且患儿能耐受此操作)
† : 抗生素选择应针对新生儿败血症常见病原菌,并且要考虑到当地抗生素耐药情况。如考虑GBS感染应静脉注射氨苄西林,考虑大肠杆菌和其他革兰阴性病原菌应选择相应的抗生素
‡ : 和产科医师沟通对于判断临床怀疑的绒毛膜羊膜炎程度非常重要。绒毛膜羊膜炎诊断为临床诊断并且某些症状为非特异性
§ : 部分检查评估：血培养(产时),全血细胞计数包括白细胞分类及血小板计数(产时和/或生后6~12小时内)
Ⅱ : 如果败血症症状有进展,应进行全面的检查评估并第一时间使用抗生素治疗
ƒ : 胎龄≥37周的新生儿,生后24小时如果满足其他出院条件,可以回到家中继续观察。如果达不到上述条件,必须在医院观察至少48小时
: 一些专家建议,含有白细胞分类及血小板计数在内的血常规检查应该在生后6~12小时进行

图 22-16　新生儿早发型 GBS 感染的二级预防策略(摘自 Verani JR,McGee L,Schrag SJ;Division of Bacterial Diseases,National Center for Immunization and Respiratory Diseases, Centers for Disease Control and Prevention. Prevention of perinatal group B streptococcal disease—revised guidelines from CDC,2010. *MMWR Recomm Rep.* 2010;59[RR-10]:1-36.)

新生儿呼吸窘迫

出生时呼吸功能的建立有赖于肺泡扩张和维持肺泡开放,肺液及时清除和良好肺循环建立。主要是早产及其他高危新生儿发育缺陷或一些不利的围产期事件阻碍了从胎儿至新生儿的平稳呼吸过渡。**呼吸窘迫是新生儿最常见的症状,可继发于心肺或心肺外病因**(表 22-12)。具体包括:呼吸频率(>60 次/分)增快,伴有或不伴有发绀、鼻翼扇动、肋间和胸骨下凹陷及呼气性呻吟。胸壁凹陷是由于新生儿努力肺扩张,肺脏顺应性低而使得高顺应性的胸廓凹陷。呼气时声门闭合,呼吸末压力增高,来维持有效的功能残气量引起呼气性呻吟。需要依据病史,体格检查和实验室结果明确诊断。需与常见的心肺病因,及心肺系统以外的原因作鉴别诊断。

表 22-12 新生儿呼吸窘迫

非心血管	心血管	肺
体温过高或过低	左心流出道梗阻	上气道不通
低血糖	左心发育不良	后鼻孔闭锁
代谢性酸中毒	主动脉瓣狭窄	声带麻痹
药物中毒、戒断	主动脉缩窄	胎粪吸入
红细胞增多症	发绀型先天性心脏病	羊水(清)吸入
中枢神经系统损害	大血管错位	暂时性呼吸增快
窒息	完全性肺静脉异位引流	肺炎
出血	三尖瓣闭锁	肺发育不全
神经肌肉疾病	右心流出道梗阻	原发性
Werdnig-Hoffman 病		继发性
肌肉病变		新生儿肺透明膜病
膈神经损伤		气胸
骨骼畸形		胸腔积液
窒息性胸廓发育不良		占位性病变
		大叶性肺气肿
		囊性腺瘤样畸形

心血管疾病

引起新生儿呼吸窘迫的心血管因素可以分为两大类:结构性心脏病和心脏结构正常但有持续胎儿路径的右向左分流。**严重结构性心脏病在生后 1 周内主要表现为发绀和充血性心力衰竭**[69]。青紫型先天性心脏病包括大血管转位、三尖瓣闭锁、动脉干某些亚型、完全性肺静脉回流异常和右心流出道梗阻(法洛四联症、肺动脉狭窄或闭锁)。充血性心力衰竭的婴儿通常存在左心流出道梗阻(如左心发育不良综合征和主动脉缩窄)。**推荐对所有新生儿在生后 24 小时行脉搏血氧仪监测以筛选严重的心脏疾患**[70]。

肺部疾病

呼吸道及肺实变引起的呼吸窘迫原因见**表 22-12**,**足月儿的鉴别诊断包括暂时性呼吸增快,吸入综合征,先天性肺炎,自发性气胸**[71]。暂时性呼吸增快综合征在非窒息足月新生儿或稍早产的婴儿中,出生后几小时内表现为呼吸窘迫。临床症状为不同程度的青紫、呻吟、鼻翼扇动、胸壁凹陷和气促。胸片是诊断的关键,显示肺门周围肺纹理增粗和肺叶间隙积液。临床症状可持续更长时间,但胸部 X 线表现在 12~24 小时内消退。可能是胎儿肺液吸收清除延迟,好发于选择性剖宫产儿和晚期早产儿(见"初始呼吸的机械力学"章节)。

分娩时,新生儿可能吸入清、血性或胎粪污染的羊水。胎粪吸入综合征(MAS)多发生在足月或过期儿。围产期往往存在慢性宫内缺氧,胎儿窘迫及 Apgar 评分低。生后表现为呼吸急促、胸壁凹陷、发绀、胸廓过度隆起如桶状胸和呼吸音粗糙。胸部 X 线提示肺密度不规则,同时伴有肺透亮度减低区域和肺实质病变区域。气漏的发生率很高,且大多数患儿存在持续肺动脉高压。

肺部是新生儿最常见的感染部位。细菌和病毒感染可以发生在生前、产时和生后。分娩前或分娩过程中来自母亲产道的上行感染是最常见的感染途径,尤其是细菌感染。先天性肺炎生后早期就有呼吸窘迫的临床症状。胸部 X 片很难与其他引起呼吸窘迫的病因相鉴别,尤其是新生儿肺透明膜病(HMD)。

自发性气胸发生率为 1%,有临床症状者比例更低。临床操作如正压通气可增加气胸风险。通常出生后不久出现呼吸窘迫,患侧呼吸音减低大部分不需要特殊治疗而自愈。

HMD 是新生儿期呼吸窘迫最常见的病因。最初由 Avery 和 Mead 报告提出[72],新生儿 RDS 死亡病例其肺泡

表面张力高,可更好理解肺表面活性物质在 HMD 病理机制中的作用。早产儿肺表面活性物质缺乏,肺泡表面张力增加,根据 LaPlace 定律(图 22-2),需要更高压力来维持肺泡开放,最终导致肺顺应性变差,进行性的肺泡塌陷,功能残气量丢失,通气灌注比变化及通气不均匀分布。由于早产儿呼吸肌肉群微弱和高胸壁顺应性,HMD 在早产儿中更加严重。低氧血症、呼吸性及代谢性酸中毒加剧肺血管阻力增加,右向左分流,通气-灌流失衡,进一步加剧低氧血症。低氧血症和肺灌注不足导致肺泡上皮细胞受损,毛细血管通透性增加,血浆渗漏至肺泡腔。漏出的蛋白抑制肺表面活性物质的活性,加剧疾病的恶化。**血浆物质和细胞碎片一起形成透明膜,是其典型病理特征。**Ⅱ型细胞的肺泡细胞再生和肺表面活性物质活性增加是其恢复期特点。

HMD 临床表现为气促,鼻翼扇动,肋间及肋下凹陷,发绀及呼气性呻吟。肺部影像学图像与广泛的肺塌陷图像相似(图 22-17),有弥漫性渗出呈毛玻璃样改变,大气道充气与肺泡萎陷相对照形成支气管充气征,肺扩张下降而膈肌上抬。HMD 急性并发症包括感染,气漏和持续动脉导管开放。

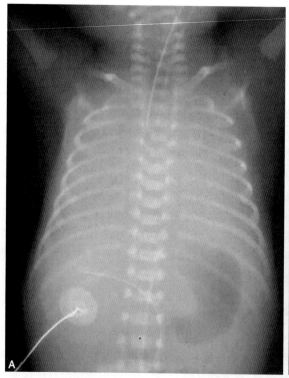
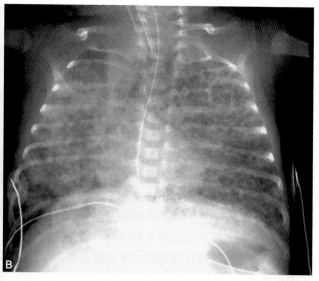

图 22-17　**A.** 新生儿肺透明膜病(新生儿呼吸窘迫综合征)的胸部 X 线表现:整个肺野充气不良、肺不张、呈毛玻璃样改变,可见支气管充气征。横膈上抬。**B.** 支气管肺发育不良的胸部 X 线表现:不均匀分布的肺不张和充气过度

相比 HMD 的急性并发症,更应关注其远期结局。最常见的远期并发症为慢性肺疾病(CLD):需要长时间的呼吸机支持和氧疗,支气管肺发育不良和显著的神经发育障碍。出生体重小于 800 克的新生儿,CLD 发病率

尤其高。CLD 严重程度不一,轻者仅为轻微的肺功能障碍,重者表现为需要持久的机械通气支持,出院后由于呼吸系统恶化频繁再入院,以及神经发育不良结局发生率明显增高。随着时间的推移,肺功能有所改善,大多数儿

童临床表现良好,但长期的肺部后遗症凸显。与 CLD 病因相关的因素有胎龄,高吸氧浓度,呼吸机造成的容量肺损伤,潜在疾病的严重性,炎症和感染。

新生儿神经病学

脑室内出血和脑室周围白质软化

脑室周围/脑室内出血（Periventricular/intraventricular hemorrhage, PVH/IVH）和脑室周围白质软化（periventricular leukomalacia, PVL）是早产儿最常见的神经系统并发症。PVH/IVH 在出生体重<1500g 或出生胎龄<31 周的婴儿的总体发病率约为 20% ~ 30%。严重颅内出血（3 级或 4 级颅内出血）的发病率为 10%,以最低出生胎龄和最低出生体重的婴儿（尤其是出生体重<700g 的婴儿）发病率最高,可分别达到 50% 和 25%[73]。颅内出血根据严重程度分级（表 22-13）,依靠超声确诊。PVL 发病率在胎龄<32 周的婴儿中大约为 2% ~ 4%[73];由于大多数诊断是囊性 PVL,因此 PVL,包括其他非囊性 PVL 的发病率可能被低估。

表 22-13　脑室内出血的分级

分级	定义
I 级	室管膜下出血
II 级	脑室内出血不伴脑室扩张
III 级	脑室内出血伴脑室扩张
IV 级	脑室内出血伴脑实质出血

（摘自 Papile LA, Burstein J, Burstein R, Koffler H. Incidence and evolution of subependymal and intraventricular hemorrhage: a study of infants with birth weights less than 1500g. *J Pediatr*. 1978;92:529. ）

囊性 PVL 由多灶性坏死区域在深部脑室周围形成囊性组织,易于超声诊断。随着 MRI 技术在早产儿中的应用,特别是在那些胎龄很小的早产儿中,弥漫性脑白质损伤并伴随脑室扩张更多见。这种病变在早产儿当中比囊性 PVL 常见,是 PVL 疾病的一部分。**其他与 PVL 发生相关的临床危险因素包括母亲绒毛膜羊膜炎和新生儿感染。**

IVH 患儿的神经系统发育的预后与原发性出血严重度、出血后脑积水及出血相关脑实质损伤程度相关。尽管颅脑超声是诊断 IVH 和 PVL 的主要手段,但判断预后的敏感度不高。在超低出生体重儿中,颅脑超声未见异常者,有接近三分之一的婴儿有不同程度的神经发育障碍（脑瘫或认知延迟）[74]。I 到 II 级 IVH 的患儿神经发育障碍的风险比超声正常患儿稍稍增高[75]。在学龄期可表现出一系列神经和认知异常,包括运动不协调、多动症、注意力和学习缺陷以及视觉运动协调困难[76]。有继发脑室扩张（III 级）或脑室周围出血性梗死（IV 级）的患儿,重度神经发育障碍和轻度神经认知障碍的风险都增高[77,78]。严重囊性 PVL 患者存在脑瘫和相关认知障碍的高风险,预后不佳。

随着产科和新生儿监护技术的日益进步,颅内出血的发生率及严重程度逐渐下降,治疗策略的重点在于防治早产的神经发育并发症,包括产前和出生后的各项干预措施。多数情况下,出生后药物治疗对于降低 IVH 的发病率、严重程度和神经系统预后没有显著效果。因为 **IVH 和 PVL 很可能是围产期事件,产前预防是最有希望的防治措施。产前糖皮质激素的应用降低了 IVH 和 PVL 的发生率,是预防颅内出血最重要的手段。**此外产前硫酸镁使用也对早产前新生儿产生神经保护作用,尽管远期效益未明[79,80]。

新生儿生长发育和胎龄分类

出生体重及胎龄对评估新生儿的死亡率或发病率风险极为重要。从大样本人群的角度,母亲的末次月经日期是确定胎龄的最佳单一指标。妊娠早期的超声检查是非常有效的辅助方法（详见第 9 章）。当具体评估每一位新生儿时,特别是母亲的末次月经不清楚时,则需要采用可靠的生后胎龄评估方法。Dubowitz 和他的同事们建立了一个基于体格检查和神经发育评估的胎龄评分方法,随后被 Ballard 和他的同事们简化并更新（图 22-18）[81]。Ballard 方法对于<28 周的新生儿准确性较低,但可通过附加检查指标来增加胎龄评估的准确性。晶状体前血管囊被血管完全覆盖提示胎龄在 27 ~ 28 周。足长（从足跟至大脚趾的尖端）在 25 周时为 4.5 厘米,此后每周增加 0.25 厘米。结合生长参数和胎龄,可以根据 Lubchenco 等绘制的宫内发育曲线对新生儿分类,（图 22-19）[82]。**出生胎龄满 37 周和小于 42 周的为足月儿;出生胎龄小于 37 周的为早产儿;出生胎龄大于 42 周的为过期产儿**（参见 36 章）。每一组分别根据生长情况分类:出生体重在同胎龄平均体重的第 10 ~ 90 百分位的为适于胎龄儿（AGA）,出生体重在同胎龄平均体重的第 10 百分位以下的为小于胎龄儿（SGA）,出生体重在同胎龄平均体重的第 90 百分位以上的为大于胎龄儿（LGA）。了解新生儿出生体重和胎龄的关系有助于预测新生儿可能发生的病理问题。

多种因素可导致胎儿生长受限（详见第 33 章）。孕早期染色体畸变、先天性病毒感染和某些药物暴露等诸多因素可导致匀称性生长发育受限,即体重、身长和头围均落后。孕晚期受不良因素的影响大多引起选择性的生长发育受限,即只有出生体重受影响。这些因素包括妊

神经肌肉的成熟度

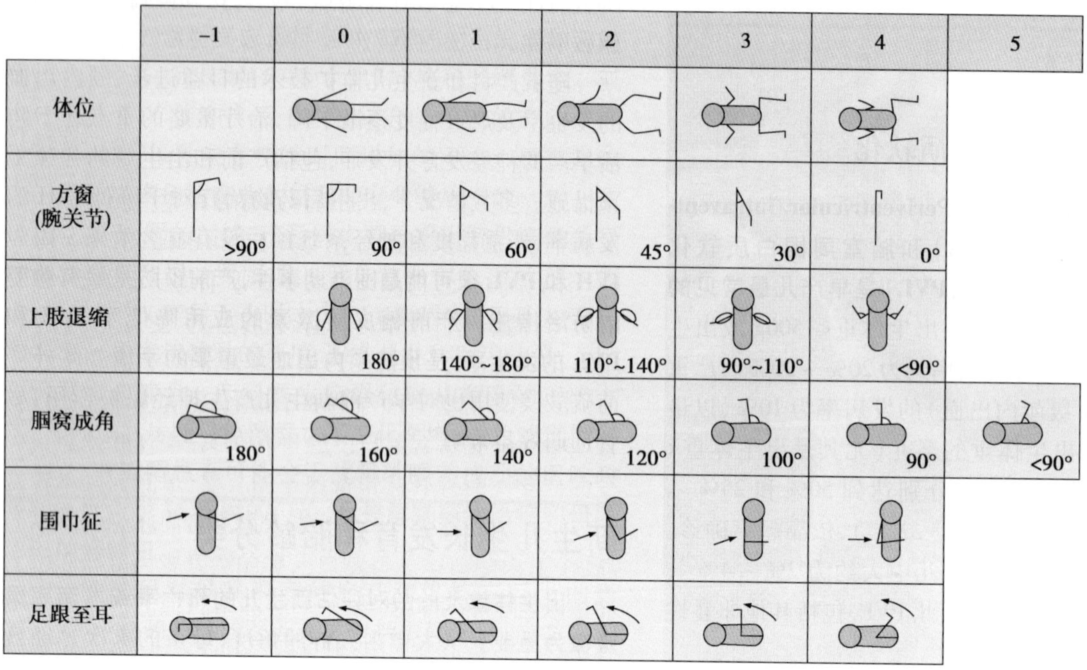

	−1	0	1	2	3	4	5
体位							
方窗 (腕关节)	>90°	90°	60°	45°	30°	0°	
上肢退缩		180°	140°~180°	110°~140°	90°~110°	<90°	
腘窝成角	180°	160°	140°	120°	100°	90°	<90°
围巾征							
足跟至耳							

身体成熟度

皮肤	黏腻,脆弱,透明	胶冻样,泛红,透明样	光滑,粉红色,可见静脉血管	浅表层脱皮,和/或,皮疹,少量静脉	表皮皱裂,苍白区域,静脉基本无	羊皮纸样,皱裂深,无静脉	皮革样,皱裂,布满皱纹
胎毛	无	稀少	浓密	细疏	出现无胎毛区域	无胎毛区域扩大	
足底纹理	足长40~50毫米:−1 <40毫米:−2	>50毫米,无皮肤皱褶	平坦红色印记	足掌前半部可见皱褶	足掌前2/3可见皱褶	全足掌可见皱褶	
乳房	不可触及	隐约触及	乳晕平坦,无乳腺小结	可见乳晕小点,乳腺小结1~2毫米	乳晕高起,乳腺小结3~4毫米	乳晕完整,乳腺小结5~10毫米	
眼睛/耳朵	眼睑融合疏松:−1 眼睑紧闭:−2	眼睑可开,耳壳平坦呈折叠状	耳壳微卷,柔软,可缓慢回位	耳壳卷曲良好,柔软,易回位	耳壳成形并硬挺,回位快速	耳壳厚,有软骨并坚固	
男性生殖器	阴囊平坦,光滑	阴囊空虚,皱褶平	睾丸可在腹股沟上端触及,皱褶稀少	睾丸下降中,少量皱褶	睾丸已下降至阴囊,皱褶清晰	睾丸下垂,皱褶深	
女性生殖器	阴蒂突出,大小阴唇均平坦	阴蒂突出,小阴唇小	阴蒂突出,小阴唇变大	大阴唇和小阴唇同样大小	大阴唇增大,小阴唇变小	大阴唇覆盖阴蒂和小阴唇	

成熟度评分

评分	胎龄
−10	20
−5	22
0	24
5	26
10	28
15	30
20	32
25	34
30	36
35	38
40	40
45	42
50	44

图 22-18 胎龄评估(摘自 Ballard JL,Khoury JC,Wedig K,et al. New Ballard Score,expanded to include extremely premature infants. *J Pediatr.* 1991;119;417.)

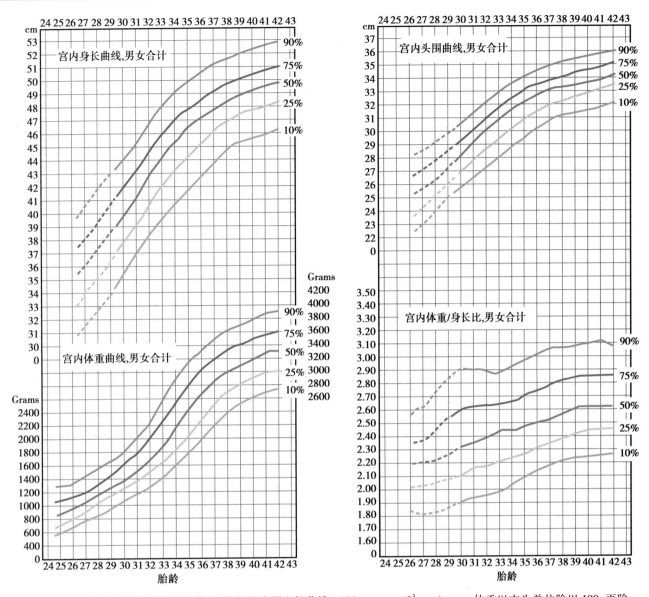

图 22-19 （科罗拉多州）单胎宫内体重、身长和头围生长曲线。100 w grams/L³ centimeters：体重以克为单位除以100，再除以长度的立方（摘自 Lubchenco LO，Hansman C，Boyd E. Intrauterine growth in length and head circumference as estimated from live births at gestational ages from 26 to 42 weeks. *Pediatrics*. 1966；37：403.）

妊高血压，母亲血管性疾病和多胎妊娠。小于胎龄儿在新生儿期存在的问题除了染色体异常和先天性病毒感染外，还包括出生窒息、低血糖、红细胞增多症和低体温。此外先天性发育异常也更常见于发育不良的婴儿。

　　导致新生儿出生体重超标的常见原因有母亲糖尿病和肥胖。其他与巨大儿相关的原因有胎儿骨髓成红细胞增多症、各种原因导致的胎儿水肿和 Beckwith-Wiedemann 综合征。大于胎龄儿容易发生低血糖、红细胞增多症、先天性发育异常、心肌病、高胆红素血症和产伤[83]。

新生儿监护

　　新生儿病房根据监护级别进行分级（见框 22-4）。

Ⅰ 级主要接收健康的新生儿，重点是筛查和监护。Ⅱ 级收治胎龄大于 32 周并出生体重大于 1500 克，需要新生儿特殊护理、但无需亚专科处理的新生儿[84]。Ⅲ 级则为所有危重新生儿提供级别不同的新生儿监护处理。围产医学中心具备高危妊娠监护和 Ⅲ 级新生儿监护。大型医学中心拥有高 VLBW 出生率（>100 例/年）和高级别的新生儿监护室[85]。VLBW 和中度早产儿能在大型医学中心出生可提高其生存率[86]。

框 22-4　新生儿监护室分级

1 级： 具有新生儿复苏、评估和新生儿护理的相应人员和设备。可对健康婴儿和生命体征平稳胎龄 35-37 周的早产儿提供日常新生儿护理。具有对重症患儿和胎龄<35 周的早产儿在转运至更高级别监护室前保持生命体征平稳的能力。

框 22-4　新生儿监护室分级（续）

2 级：可以护理胎龄大于 32 周、出生体重大于 1500 克生理功能仍未发育成熟的早产儿，这些患儿病情不太严重，预期可以很快康复，无需其他亚专科紧急处理。也可为重症监护室后期处于康复期的患儿提供监护治疗。

2A：不能进行机械通气或经鼻 CPAP。

2B：可以进行短时间（<24 小时）的机械通气。

3 级：为病情最危重和最复杂的婴儿提供监护治疗。

3A：可以为胎龄大于 28 周、体重>1000 克的早产儿提供常规机械通气和监护治疗。

3B：可以为胎龄小于 28 周、体重<1000 克的新生儿提供包括高频机械通气、吸入性一氧化氮、院内多项小儿专科服务、高级影像学检查、院内或就近小儿外科医师及麻醉医师服务。

3C：能提供 ECMO 并可手术修复复杂型先天性心脏病。

CPAP：持续气道正压通气；*ECMO*：体外膜肺。

正常新生儿护理包括观察新生儿从宫内到宫外环境的过渡，建立母乳或奶瓶喂养，记录正常的排便、排尿以及监测有无新生儿疾病。提示新生儿存在疾病的症状包括：体温不稳定、活力改变、拒奶、苍白、发绀、黄疸、气促和呼吸窘迫、排尿或胎粪排出延迟（>24 小时）以及胆汁性呕吐。以下实验室常规检查：（1）O 型血或 Rh 阴性母亲，其新生儿需检测血型和直接、间接 Coombs 试验；（2）对有低血糖风险的婴儿进行血糖筛查；（3）有贫血或红细胞增多症症状和体征的婴儿监测红细胞压积；（4）每个婴儿必须接受遗传代谢病筛查，例如苯丙酮尿症（PKU）、半乳糖血症、镰状细胞病、甲状腺功能低下、囊性纤维化和先天性皮质增生症。许多州现在提供或强制性广谱新生儿筛查，利用串联质谱法检测其他多种遗传代谢病。**所有新生儿在出院前常规行首次听力筛查。**维生素 K 1mg 肌注预防维生素 K 缺乏所致新生儿出血症，应用红霉素眼膏预防新生儿淋球菌性眼炎；接种乙型肝炎疫苗，母亲乙肝表面抗原阳性的新生儿还需注射乙肝免疫球蛋白（详见第 52 章）。婴儿睡觉时应仰卧位减少发生婴儿猝死综合征（SIDS）的风险[87]。

新生儿出院标准见框 22-5。出院后 48～72 小时以内应进行首次随访[88]。

框 22-5　婴儿早期出院的标准

1. 足月新生儿，出生胎龄 37～41 周
2. 没有需要留院观察的先天畸形
3. 出院前 12 小时内生命体征维持在正常范围，或随着生理状态改变在正常范围内波动，生命体征有文件记录
4. 婴儿开始正常排尿并自主排便
5. 婴儿成功完成至少连续两次的喂养
6. 在包皮环切伤口处无明显的出血
7. 出院后高胆红素血症的临床风险已经评估，并且制定了合适的处理和/或随访计划
8. 按照防治围产期无乳链球菌（GBS）感染的最新指南，基于母亲高危因素，对有新生儿败血症风险的婴儿进行了充分的评估和监控
9. 根据各个州的政策，获得并回顾了母亲实验室报告，这些母亲血液检测和筛查结果包括梅毒、乙肝表面抗原，和 HIV
10. 获得并回顾了婴儿的血液检测结果，例如脐带血型或婴儿血型；如果临床有指征，需要直接 Coombs 试验结果
11. 根据各医院和州的规定，完成新生儿代谢病筛查和听力筛查
12. 评估母亲的婴儿护理知识、能力和自信心：
    - 母乳喂养或奶瓶喂养：如母乳喂养，需由有经验的医护人员评估母乳喂养的姿势、婴儿衔乳和吞咽是否恰当
    - 有虐待儿童或忽视儿童的既往史
    - 家中父亲或母亲患有精神疾病
    - 理解母乳喂养对母亲和婴儿双方的重要性和益处
    - 婴儿有适当的排尿和排便频率
    - 掌握脐带、皮肤和外生殖器包括包皮环切伤口处的护理
    - 具有能力识别疾病的体征，和常见的新生儿问题如黄疸
    - 具有常规婴儿安全常识（例如，如何安全使用合适的婴儿汽车座椅、睡眠时保持仰卧位、维持无烟环境，和与婴儿共享房间的时机）
13. 已评估家庭、环境和社会危险因素，婴儿母亲和其他家庭成员接受了家庭环境安全教育。危险因素并不仅仅限于以下列出的情况：
    - 未经治疗的父母物质滥用，或者母亲/新生儿尿液毒物检测阳性
    - 缺乏社会支持，尤其是单亲家庭或第一次为人母
    - 母亲居住在避难所、劳教所或无家可归
    - 有既往家暴史，特别是发生在这次怀孕期间
    - 父母或其他家庭成员患有传染性疾病
    - 母亲为青少年，并同时存在以上所列情况
14. 确认了为婴儿提供后续医疗服务的家庭医疗团队，已沟通相关临床信息和医疗计划。对于生后 48 小时内出院的新生儿，在出院后需要由有专业临床执照的医疗人员对婴儿进行检查。根据每一位婴儿的相关危险因素，预约检查时间最好在出院后 48 小时内，最晚不超过 72 小时
15. 导致新生儿随访延迟或缺失的因素有：无适当交通工具、电话联系困难，英语非母语的父母。只要力所能及，应适当安排给予援助来解决上述问题。

包皮环切术是选择性手术可以在健康、稳定的婴儿身上进行。医学益处包括：预防包茎、包茎嵌顿和包皮龟头炎；降低阴茎癌和性伴侣宫颈癌的发病率；降低性传播疾病的风险（包括 HIV）；降低男童泌尿道感染的风险。但大多数父母为非医学原因决定给婴儿行包皮环切术。包皮环切术的风险包括：局部伤口感染、出血、皮肤切除过多和尿道损伤，以上并发症总发病率小于 1%。**手术时应使用麻醉（阴茎背神经阻滞或阴茎环形阻滞），1%不含肾上腺素的利多卡因局麻是安全而有效的。**让阴茎头暴露在整个操作中可视的术式（Plastibell 夹和 Gomco夹）优于"盲操作"术式（Mogen 夹），因为后者偶有阴茎头切断发生。包皮环切术禁用于有生殖器畸形的婴儿。对于有出血性疾病家族史的新生儿，术前必须有适当的实验室检查来评估。

父母的护理

Klaus 和 Kennell[89] 曾经这样描述母婴关系的时间演变过程：(1) 计划怀孕；(2) 确认怀孕；(3) 接受怀孕事实；(4) 感受胎动；(5) 意识到胎儿是一个个体；(6) 经历分娩；(7) 婴儿出生；(8) 听并见到婴儿；(9) 触摸、闻和怀抱婴儿；(10) 护理婴儿；(11) 意识到婴儿是一个单独的个体。父母自身的基因遗传和家庭内部关系、文化背景、以往和本次怀孕的经历影响他们的育儿行为，他们的父母是如何养育他们和婴儿出生前后医院内的经历——医生和护士的行为、与婴儿的暂时分离和医院常规最为重要。

产后的 60~90 分钟是非常重要的时间段。这时婴儿是清醒的、有活力的，能够跟随着他或她的眼睛，使得婴儿和父母之间产生有意义的相互作用。婴儿的感觉和运动能力可以激发母亲的反应，帮助建立婴儿对母亲的依赖，和诱导互惠行为。是否存在关键时期仍不清楚，但增加产后前 3 日的母婴接触似乎可改良母性行为。**这些信息的实际意义是在产程中尽可能减轻母亲的焦虑情绪，如果婴儿情况允许，分娩后应立刻让婴儿和父母早接触。**

高危妊娠母亲随后可能会出现育儿问题。因此在产前就应由产科和儿科医生共同参与母亲保健，给予家庭成员足够时间去准备出生后婴儿可能出现的情况，让父母知晓概率上绝大多数婴儿都能存活并健康成长。如已知先天畸形，顽固性早产，生前估计孩子出生后需要收入新生儿重症监护病房，则应将母亲转运至可提供新生儿监护的医疗中心。分娩前如果父母可以参观婴儿即将入住的新生儿监护室会有所帮助。

和患病婴儿父母交流的基本原则是清晰而准确地提供基本信息，尽可能父母双方同时在场的情况下交流。随着存活率的提高，尤其是早产儿存活率的提高，虽然早期存在一些问题，大多数患儿随后表现良好。因此在大多数情况下应对预后保持乐观。没有理由向父母强调将来可能发生的问题，或因为医生本人的担忧而悲观。不问不提，问则如实回答，不主动增加家长的担忧和焦虑。

在父母初次去新生儿监护室前，医生或护士应大致介绍婴儿和监护设备情况。进入监护室，可以再详细介绍一次。如果患儿需要转运至其他医院，转运前让母亲有时间见到和触摸她的孩子。应当鼓励父亲去转运医院探望患儿，以便熟悉新生儿重症监护室。通过交流信息和照片，父亲可以成为婴儿和母亲联系的纽带。

先天畸形婴儿的诞生则是另一种情况，医护人员的支持是至关重要的。可以预测父母对畸形婴儿诞生的反应。大多数情况下，从最初的震惊和否认，一段时间的悲伤和愤怒，到逐渐适应。随着父母照顾病患婴儿的能力增加，父母的满意度会提高。一定要允许父母经历这些阶段，让他们哀悼原来期望正常孩子的失去。

死婴或死胎是高度紧张的家庭事件。Cullberg 发现[90]在 56 名发生新生儿死亡的母亲中，有 19 位母亲在新生儿死亡后 1~2 年发生精神疾病。主要易感因素是父母之间的沟通交流明显减少。医护人员需要鼓励父母双方之间互相交流、谈论感受、表达情感。工作人员不仅在患儿去世时应与父母交谈，数月后也应与父母再次交谈，讨论尸解结果，回答他们的问题，并看看这个家庭过得怎么样。

袋鼠式护理

随着新生儿住院时间的增加，护士可以帮助父母熟悉婴儿并对婴儿护理渐渐得心应手。包括参与婴儿看护和鼓励与婴儿肌肤相亲（袋鼠式护理，KMC）。**KMC 不仅仅有利于体温调节，在低出生体重儿（<2500 克），KMC 改善死亡率、减少院内感染/败血症，和降低住院时间。**还有利于婴儿生长和提高母乳喂养率[44]。着重发育的个体化基础护理对高危患儿有益[91]。医护人员应相互讨论每一对父母可能存在的问题，记录父母的医院来访和电话交谈。及时发现问题早期干预，解决潜在的问题。

新生儿重症监护临床结局和新生儿生存极限

新生儿监护越来越高端，极低出生体重儿（<1500

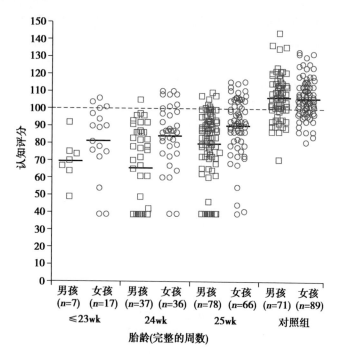

图22-20　（根据性别和出生胎龄）241名超早产儿和对照组160名足月儿的认知分数。分数是采用Kaufman儿童评估测试对心理整合过程进行评分，或根据Griffith's精神发展量表和NEPSY量表（一种发育神经心理评估方法）对孩子的发育心理进行评分。黑色粗线代表平均分，虚线代表标准化人口的均数（摘自Marlow N，Wolke D，Bracewell MA，et al：Neurologic and developmental disability at six years of age after extremely preterm birth. *N Engl J Med*. 2005;352:9. ）

克）的生存率提高了，特别是出生体重低于1000克的婴儿（详见图22-20）。目前出生体重大于1000克且胎龄大于28周的婴儿的生存率≥90%；出生体重在800克到1000克，胎龄26~27周的婴儿的生存率为85%；出生体重在700克到800克，胎龄25周的婴儿的生存率接近70%~75%；出生体重小于700克，胎龄小于25周的婴儿的生存率则明显下降[92,93]。**出生体重和胎龄，结合临床数据可以显著提高预测生存率的准确性。**这些临床数据包括产前激素疗程、婴儿性别和是否为单胎妊娠。尤为重要的是，依据产科资料评估出的极低胎龄婴儿的生存率，比出生后体检评估出的极低胎龄婴儿生存率要高。**产前咨询时应告知该患儿即将出生的医院机构自身生存率数据，也可以参考国家儿童健康和人类发展研究所（NICHD）的数据。**当对生存极限的早产儿做决定时，新生儿科医生、产科医生和家长应共同讨论，最重要的是让家长明白，提高生存率需要付出代价。这类早产儿可能出现各种各样的合并症。**在出生体重1000克到1500克的极低出生体重儿，严重神经系统残疾的发生率基本稳定在10%。**超低出生体重儿（出生体重<1000克），尤其是胎龄小于25周的早产儿约25%。在这些胎龄小于25

周的婴儿中，大约一半的幸存者有中至重度的神经感觉发育障碍（详见图22-21）[92]。**除了重度残疾的发生率升高，轻度残疾如学习障碍，行为和注意力问题，接受特殊教育的发生率也增加**（详见图22-20）[94-96]。**最后，近期的研究结果显示在早产幸存者中自闭症的发病率增加**[97]。发生神经系统并发症的危险因素包括惊厥、严重的颅内出血或PVL、严重的宫内生长受限（IUGR）、NEC、母亲绒毛膜羊膜炎、新生儿感染、机械通气、慢性肺部疾病（CLD）、早期头部发育迟缓、早产儿视网膜病变和父母社会经济水平低下。

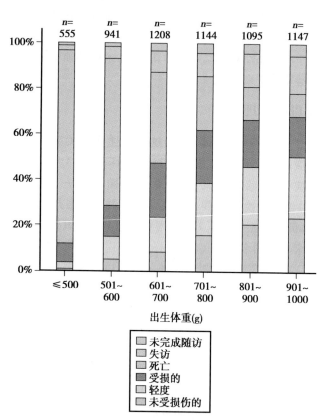

图22-21　极低出生体重儿（根据出生体重）在18至22个月龄时的临床结局。FU：随访（摘自Gargus RA，Vohr BR，Tyson JE，et al. Unimpaired outcomes for extremely low birth weight infants at 18 to 22 months. *Pediatrics*. 2009;124:112. ）

此外，其他疾病的发病率也需要考虑。随着出生体重小于1000克的早产儿幸存者的增加，**早产儿视网膜病变发病率再度增加。**该疾病是由于视网膜血管增殖导致视网膜出血、瘢痕形成、视网膜剥离和失明。出生后早期的低浓度胰岛素样生长因子1（IGF-1）和相对高血氧触发疾病发生，视网膜血管生长延迟。之后IGF-1升高促进血管内皮生长因子（VEGF）水平升高，进一步诱导血管再生，最终导致视网膜血管异常增殖[98]。出生体重大于1250克的婴儿急性增殖性视网膜病变的发生率小于10%，出生体重1000~1250克的婴儿中为20%，在出生体重 750 ~ 1000 克的婴儿中为 50% 至 60%,在出生体重小于 750 克的婴儿中为 70%[73]。严重视网膜病变的发生率在出生体重 1000 ~ 1250 克的婴儿中为 5%,在出生体重 750 ~ 1000 克的婴儿中为 10%,在出生体重小于 750 克的婴儿中为 2% ~ 40%。严重视网膜病变(占所有早产儿的 4%)会出现严重视力问题的患儿约 10%。另一个神经合并症为听力丧失,发生于 2% 的 NICU 存活者。其他新生儿重症监护的后遗症包括 CLD、生长受限、短肠综合征和新生儿出院后再入院。

在讨论早产儿生存极限而进行产科和新生儿干预措施时,上述内容息息相关。**如果最终目的是早产儿存活且没有严重残疾,胎龄 22 周概率为 0%,胎龄 23 周概率<10%,胎龄 24 周大约 20% ~ 25%,胎龄 25 周大约 45% ~ 50%**[92,93]。根据这些信息,大多数新生儿科医生相信常规新生儿处理对超过 25 周的早产儿显然有益;对于胎龄 24 ~ 24+6 周的早产儿,少于一半的新生儿科医生认为有益;对于胎龄小于 24 周的早产儿,极少数新生儿科医生认为有益。即便如此,仍然超过半数的医护人员会对超过 23 周的婴儿进行干预。但个体化差异明显,例如,存在显著感染或严重 IUGR 的患儿比相同胎龄的发病率和死亡率显著增高。**比较合理的处理方式是鼓励对胎龄超过 25 周的胎儿或早产儿进行干预,不鼓励胎龄小于 23 周进行干预,胎龄介于 23 ~ 25 周个体化处理。**

晚期早产儿

早产儿的出生率在美国逐渐增高,特别是胎龄在 34 周至 36+6 周的晚期早产儿约占 70%。在这些早产儿中,有多达 23% 的孩子的出生证明上没有记录提前分娩的指征[99]。**与足月儿相比,晚期早产儿的死亡率更高,急性新生儿疾病的发病率也更高,如呼吸窘迫、体温不稳定、低血糖、呼吸暂停、黄疸和喂养困难**[97]。呼吸问题是由于肺液清除延迟,肺表面活性物质缺乏所致,有时可发展为呼吸衰竭。喂养问题是由于吸吮和吞咽功能不协调,可导致奶瓶喂养障碍以及母乳喂养困难。这些问题均可能导致婴儿脱水和过度黄疸。晚期早产儿出现血清胆红素水平显著升高的风险是足月儿的两倍以上。由于黄疸、怀疑或证实的感染、喂养困难和发育停滞而再次入院的情况比足月儿更常见。远期的神经发育预后有研究显示存在认知和情绪调节困难,学业问题和轻度的智商低下[100]。由于出生时呼吸系统的不成熟导致肺功能的缺陷可以持续至成人[101]。

晚期早产儿尽管在大小上与同龄的足月儿相似,仍应视为早产儿,而不是近足月儿,需要留院严密监控可能发生的潜在并发症。这些婴儿应当延迟出院,在可靠的经口喂养建立和所有急性新生儿问题均已解决后,方可出院。出院后首次门诊随访应当在出院后 48 ~ 72 小时进行。

关键点

- 肺表面活性物质在肺泡气液界面通过降低表面张力来维持呼气相肺的扩张。
- 早产儿呼吸窘迫综合征部分原因是肺表面活性物质缺乏,可以给予肺表面活性物质替代治疗。
- 产前糖皮质激素加速胎儿肺成熟,降低新生儿死亡率,降低早产儿呼吸窘迫综合征。此外糖皮质激素还与新生儿颅内出血减少及新生儿坏死性小肠结肠炎减少相关。
- 新生儿从宫内到宫外的过渡需要:肺液的排出、从胎儿循环到新生儿循环的转换,和正常新生儿肺容积的建立。
- 新生儿复苏的最重要的步骤是获得足够的肺扩张。
- 胎粪吸入综合征很可能是宫内窒息的结果,死亡率与持续肺动脉高压相关。
- 预测出生窒息的神经系统后遗症的最佳指标是有无发生新生儿期缺氧缺血性脑病。出生窒息的后遗症是脑瘫,但是绝大多数脑瘫是由于不明原因或其他非围产期窒息原因导致。
- 早产儿主要的神经系统并发症是脑室周围/脑室内出血,和脑室周围白质软化。
- 低血糖是可预测和可预防的新生儿期并发症。
- 随着新生儿监护技术的进步,新生儿特别是出生体重小于 1000 克的超低出生体重儿的存活率增高,但是付出的代价是医疗和神经发育后遗症增加。

参考文献

1. Smith LJ, McKay KO, van Asperen PP, et al. Normal development of the lung and premature birth. *Pediatr Respir Rev.* 2010;11:135.
2. Stenmark KR, Abman SH. Lung vascular development: implications for the pathogenesis of bronchopulmonary dysplasia. *Annu Rev Physiol.* 2005;67:623.
3. Whitsett JA, Wert SE, Weaver TE. Alveolar surfactant homeostasis and the pathogenesis of pulmonary disease. *Annu Rev Med.* 2010;61:105.
4. Gross I, Ballard PL. Hormonal therapy for prevention of respiratory distress syndrome. In: Polin RA, Fox WW, Abman SH, eds. *Fetal and Neonatal Physiology.* 3rd ed. Philadelphia: WB Saunders; 2004:1069.
5. Crowley PA. Antenatal corticosteroid therapy: a meta-analysis of the randomized trials, 1972-1994. *Am J Obstet Gynecol.* 1995;173:322.
6. Tyson JE, Parikh NA, Langer J, et al. Intensive care for extreme prematurity—moving beyond gestational age. *N Engl J Med.* 2008;358:1672.
7. Schmand B, Neuvel J, Smolders-de-Haas H, et al. Psychological development of children who were treated antenatally with corticosteroids to

prevent respiratory distress syndrome. *Pediatrics*. 1990;86:58.

8. Smolders-de-Haas H, Neuvel J, Schmand B, et al. Physical development and medical history of children who were treated antenatally with corticosteroids to prevent respiratory distress syndrome: a 10- to 12-year follow-up. *Pediatrics*. 1990;86:65.

9. Engle WA, the AAP Committee on Fetus and Newborn. Surfactant-replacement therapy for respiratory distress in the preterm and term neonate. *Pediatrics*. 2008;121:419.

10. Jobe AH, Mitchell BR, Gunkel JH. Beneficial effects of the combined use of prenatal corticosteroids and postnatal surfactant on preterm infants. *Am J Obstet Gynecol*. 1993;168:508.

11. Kaplan M. Fetal breathing movements, an update for the pediatrician. *Am J Dis Child*. 1983;137:177.

12. Agostoni E, Taglietti A, Agostoni AF. Setnikar I: Mechanical aspects of the first breath. *J Appl Physiol*. 1958;13:344.

13. Milner AD, Vyas H. Lung expansion at birth. *J Pediatr*. 1982;101:879.

14. Arjan B, Pas TE, Davis PG, et al. From liquid to air: breathing after birth. *J Pediatr*. 2008;152:607.

15. Barker PM, Southern KW. Regulation of liquid secretion and absorption by the fetal and neonatal lung. In: Polin RA, Fox WW, Abman SH, eds. *Fetal and Neonatal Physiology*. 3rd ed. Philadelphia: WB Saunders; 2004:822.

16. Helve O, Pitkanen O, Janer C, Andersson S. Pulmonary fluid balance in the human newborn infant. *Neonatology*. 2009;95:347.

17. Rudolph AM. Fetal circulation and cardiovascular adjustments after birth. In: Rudolph CD, Rudolph AM, Hostetter MK, et al., eds. *Rudolph's Pediatrics*. 21st ed. New York: McGraw-Hill; 2003:1749.

18. Adamson SL, Myatt L, Byrne BMP. Regulation of umbilical flow. In: Polin RA, Fox WW, Abman SH, eds. *Fetal and Neonatal Physiology*. 3rd ed. Philadelphia: WB Saunders; 2004:748.

19. Steinhorn RH. Neonatal pulmonary hypertension. *Pediatr Crit Care Med*. 2010;11:S79.

20. Hamrick SEG, Hansmann G. Patent ductus arteriosus of the preterm infant. *Pediatrics*. 2010;125:1020.

21. Dawes GS. *Foetal and Neonatal Physiology*. Chicago: Year Book; 1968.

22. American Heart Association and American Academy of Pediatrics. *Neonatal Resuscitation Textbook*. American Academy of Pediatrics and American Heart Association, Elk Grove, IL; 2011.

23. Saugstad OD, Ramji S, Soll RF, Vento M. Resuscitation of newborn infants with 21% or 100% oxygen: an updated systematic review and meta-analysis. *Neonatology*. 2008;94:176.

24. Vento M, Saugstad OD. Resuscitation of the term and preterm infant. *Semin Fetal Neonatal Med*. 2010;15:216.

25. Mariani G, Brener P, Ezquer A. Pre-ductal and post-ductal O2 saturation in healthy term neonates after birth. *J Pediatr*. 2007;150:418.

26. Trevisanuto D, Doglioni N, Cavallin F, et al. Heat loss prevention in very preterm infants in delivery rooms: a prospective, randomized trial of polyethylene caps. *J Pediatr*. 2010;156:914.

27. Nuntnarumit P, Rojnueangnit K, Tangnoo A. Oxygen saturation trends in preterm infants during the first 15 minutes after birth. *J Perinatol*. 2010;30:399.

28. Velaphi S, Vidyasagar D. Intrapartum and postdelivery management of infants born to mothers with meconium-stained amniotic fluid: evidence-based recommendations. *Clin Perinatol*. 2006;33:29.

29. Wiswell TE, Gannon CM, Jacob J, et al. Delivery room management of the apparently vigorous meconium-stained neonate: results of the multi-center international collaborative trial. *Pediatrics*. 2000;105:1.

30. Vain NE, Szyld EG, Wiswell TE, et al. Oropharyngeal and nasopharyngeal suctioning of meconium-stained neonates before delivery of their shoulders: multicentre, randomized controlled trial. *Lancet*. 2004;364:597.

31. Rabe H, Diaz-Rossello JL, Duley L, Doswell T. Effect of timing of umbilical cord clamping and other strategies to influence placental transfusion at preterm birth on maternal and infant outcomes. *Cochrane Database of Syst Rev*. 2013;(7):CD004074.

32. McDonald SJ, Middleton P, Dowswell T, Morris PS. Effect of timing of umbilical cord clamping of term infants on maternal and neonatal outcomes. *Cochrane Database Syst Rev*. 2013;(7):CD004074.

33. Committee on Obstetric Practice, American College of Obstetricians and Gynecologists. Committee Opinion No. 543: Timing of umbilical cord clamping after birth. *Obstet Gynecol*. 2012;120:1522.

34. Bailit JL, Gregory KD, Reddy UM, et al. Maternal and neonatal outcomes by labor onset type and gestational age. *Am J Obstet Gynecol*. 2010; 202:245e1.

35. Azzopardi D, Strohm B, Marlow N, et al. Effects of Hypothermia for Perinatal Asphyxia on Childhood Outcomes. *N Engl J Med*. 2014;371:140.

36. Shankaran S, Pappas A, McDonald SA, et al. Childhood Outcomes after Hypothermia for Neonatal Encephalopathy. *N Engl J Med*. 2012;366:2085.

37. Jacobs SE, Berg M, Hunt R, et al. Cooling newborns with hypoxic isch-aemic encephalopathy. *Cochrane Database Syst Rev*. 2013;(1):CD003311.

38. Flidel-Rimon O, Shinwell ES. Neonatal aspects of the relationship between intrapartum events and cerebral palsy. *Clin Perinatol*. 2007;34:439.

39. American College of Obstetricians and Gynecologists. *American Academy of Pediatrics: Neonatal encephalopathy and neurologic outcome*. Washington, DC: ACOG; 2014.

40. Rosenberg AA. Traumatic birth injury. *Neoreviews*. 2003;4:e273.

41. Volpe JJ, ed. Intracranial hemorrhage: subdural, primary subarachnoid, intracerebellar, intraventricular (term infant) and miscellaneous. In: *Neurology of the Newborn*. 4th ed. Philadelphia: WB Saunders; 2001:397.

42. Sahni R, Schulze K. Temperature control in newborn infants. In: Polin RA, Fox WW, Abman SH, eds. *Fetal and Neonatal Physiology*. 3rd ed. Philadelphia: WB Saunders; 2004:548.

43. Scopes JW. Metabolic rate and temperature control in the human body. *Br Med Bull*. 1966;22:88.

44. Conde-Agudelo A, Diaz-Rossello JL. Kangaroo mother care to reduce morbidity and mortality in low birthweight infants. *Cochrane Database Syst Rev*. 2014;(4):CD002771.

45. Heinig MJ. Host defense benefits of breast feeding for the infant: effect of breast-feeding duration and exclusivity. *Pediatr Clin North Am*. 2001; 48:105.

46. Heiman H, Schanler RJ. Enteral nutrition for premature infants: the role of human milk. *Semin Fetal Neonatal Med*. 2007;12:26.

47. Patel AL, Meier PP, Engstrom JL. The evidence for use of human milk in very low-birthweight preterm infants. *Neoreviews*. 2007;8:e459.

48. Sullivan S, Schanler RJ, Kim JH, et al. An exclusively human milk-based diet is associated with a lower rate of necrotizing enterocolitis than a diet of human milk and bovine milk-based products. *J Pediatr*. 2010;156: 562.

49. Cristofalo EA, Schanler RJ, Blanco CL, et al. Randomized trial of exclusive human milk versus preterm formula diets in extremely premature infants. *J Pediatr*. 2013;163:1592.

50. McGowan J. Neonatal hypoglycemia. *NeoReviews*. 1999;20:e6.

51. Collins JE, Leonard JV. Hyperinsulinism in asphyxiated and small-for-dates infants with hypoglycemia. *Lancet*. 1984;8398:311.

52. Hoe FM, Thornton PS, Wanner LA, et al. Clinical features and insulin regulation in infants with a syndrome of prolonged neonatal hyperinsulinism. *J Pediatr*. 2006;148:207.

53. Rozance P, Hay WW. Hypoglycemia in newborn infants: features associated with adverse outcomes. *Biol Neonate*. 2006;90:74.

54. Neu J, Walker WA. Necrotizing enterocolitis. *N Engl J Med*. 2011;364:255.

55. Abrahamsson TR, Rautava S, Moore AM, et al. The time for a confirmative necrotizing enterocolitis probiotics prevention trial in the extremely low birthweight infant in North America is now! *J Pediatr*. 2014;165:389.

56. Murthy K, Yanowitz TD, DiGeronimo R, et al. Short-term outcomes for preterm infants with surgical necrotizing enterocolitis. *J Perinatol*. 2014; 34:736.

57. Cashore WJ. Bilirubin metabolism and toxicity in the newborn. In: Polin RA, Fox WW, Abman SH, eds. *Fetal and Neonatal Physiology*. 3rd ed. Philadelphia: WB Saunders; 2004:1199.

58. American Academy of Pediatrics Subcommittee on Hyperbilirubinemia. Management of hyperbilirubinemia in the newborn infant 35 or more weeks of gestation. *Pediatrics*. 2004;114:297.

59. Maisals MJ, Bhutani VK, Bogen D. Hyperbilirubinemia in the newborn infant ≥ 35 weeks gestation: an update with clarifications. *Pediatrics*. 2009;124:1193.

60. Watchko JF. Hyperbilirubinemia and bilirubin toxicity in the late preterm infant. *Clin Perinatol*. 2006;33:839.

61. Watchko JF, Tiribelli C. Bilirubin-induced neurologic damage—mechanisms and management approaches. *N Engl J Med*. 2013;369: 2012.

62. Widness JA. Pathophysiology, diagnosis, and prevention of neonatal anemia. *Neoreviews*. 2000;1:e61.

63. Schimmel MS, Bromiker R, Soll RF. Neonatal polycythemia: is partial exchange transfusion justified? *Clin Perinatol*. 2004;31:545.

64. Bussel JB, Sola-Visner M. Current approaches to the evaluation and management of the fetus and neonate with immune thrombocytopenia. *Semin Perinatol*. 2009;33:35.

65. American Academy of Pediatrics Committee on the Fetus and Newborn. Controversies concerning vitamin K and the newborn. *Pediatrics*. 2003; 112:191.

66. Wynn JL, Levy O. Role of innate host defenses in susceptibility to early-onset neonatal sepsis. *Clin Perinatol*. 2010;37:307.

67. Verani JR, Schrag SJ. Group B streptococcal disease in infants: progress in prevention and continued challenges. *Clin Perinatol*. 2010;37:375.

68. vanDyke MK, Phares CR, Lynfield R, et al. Evaluation of universal antenatal screening for group B Streptococcus. *N Engl J Med*. 2009;360:25.

69. Silberbach M, Hannan D. Presentation of congenital heart disease in the

neonate and young infant. *Pediatr Rev.* 2007;28:123.

70. Mahle WT, Martin GR, Beekman RH, et al. Endorsement of Health and Human Services Recommendation for Pulse Oximetry Screening for Critical Congenital Heart Disease. *Pediatrics.* 2012;129:190.

71. Reuter S, Moser C, Baack M. Respiratory distress in the newborn. *Pediatr Rev.* 2014;35:417.

72. Avery ME, Mead J. Surface properties in relation to atelectasis and hyaline membrane disease. *Am J Dis Child.* 1959;97:517.

73. Vermont Oxford Neonatal Network. *Vermont Oxford Network Annual VLBW Database Summary 2003.* Burlington: Vermont Oxford Network; 2004.

74. Laptook AR, et al. Adverse neurodevelopmental outcome among extremely low birth weight infants with normal head ultrasound: prevalence and antecedents. *Pediatrics.* 2005;115:673.

75. Patra K, Wilson-Costello D, Taylor HG, et al. Grades I-II intraventricular hemorrhage in extremely low birth weight infants: effects on neurodevelopment. *J Pediatr.* 2006;149:169.

76. Lowe J, Papille LA. Neurodevelopmental performance of very-low-birth-weight infants with mild periventricular, intraventricular hemorrhage. Outcome at 5 to 6 years of age. *Am J Dis Child.* 1990;144:1242.

77. Brouwer A, et al. Neurodevelopmental outcome of preterm infants with severe intraventricular hemorrhage and therapy for post-hemorrhagic ventricular dilation. *Pediatrics.* 2008;152:648.

78. Bolisetty S, Dhawan A, Abdel-Latif M, et al. Intraventricular hemorrhage and neurodevelopmental outcomes in extreme preterm infants. *Pediatrics.* 2014;133:55.

79. Doyle LW, Crowther CA, Middleton P, et al. Magnesium sulphate for women at risk of preterm birth for neuroprotection of the fetus. *Cochrane Database Syst Rev.* 2009;(1):Art. No.: CD004661.

80. Doyle LW, Anderson PJ, Haslam R, et al. School-age Outcomes of Very Preterm Infants After Antenatal Treatment With Magnesium Sulfate vs Placebo. *JAMA.* 2014;312:1105.

81. Ballard JL, Khoury JC, Wedig K, et al. New Ballard Score, expanded to include extremely premature infants. *J Pediatr.* 1991;119:417.

82. Lubchenco LO, Hansman C, Boyd E. Intrauterine growth in length and head circumference as estimated from live births at gestational ages from 26 to 42 weeks. *Pediatrics.* 1966;37:403.

83. Rosenberg A. The IUGR newborn. *Semin Perinatol.* 2008;32:219.

84. Stark AR. American Academy of Pediatrics Committee on Fetus and Newborn: Levels of neonatal care. *Pediatrics.* 2004;114:1341.

85. Phibbs CS, Baker LC, Caughey AB, et al. Level and Volume of Neonatal Intensive Care and Mortality in Very-Low-Birth-Weight Infants. *N Engl J Med.* 2007;356:2165.

86. Lorch SA, Baiocchi M, Ahlberg CE, Small DS. The Differential Impact of Delivery Hospital on the Outcomes of Premature Infants. *Pediatrics.* 2012;130:270.

87. American Academy of Pediatrics Task Force on Sudden Infant Death Syndrome. The changing concept of sudden infant death syndrome: diagnostic coding shifts, controversies regarding the sleeping environment, and new variables to consider in reducing risk. *Pediatrics.* 2005;116:1245.

88. American Academy of Pediatrics Committee on Fetus and Newborn. Policy statement—hospital stay for healthy term newborns. *Pediatrics.* 2010;125:405.

89. Klaus MH, Kennel JH. Care of the parents. In: Klaus MH, Fanaroff AA, eds. *Care of the High-Risk Neonate.* 5th ed. Philadelphia: WB Saunders; 2001:195.

90. Cullberg J. Mental reactions of women to perinatal death. In: Morris N, ed. *Psychosomatic Medicines in Obstetrics and Gynecology.* New York: S Karger; 1972:326.

91. Peters KL, Rosychuk RJ, Hendson L, et al. Improvement of short- and long-term outcomes for very low birth weight infants: Edmonton NIDCAP trial. *Pediatrics.* 2009;124:1009.

92. Gargus RA, Vohr BR, Tyson JE, et al. Unimpaired outcomes for extremely low birth weight infants at 18-22 months. *Pediatrics.* 2009;124:112.

93. Stoll BJ, Hansen NI, Bell EF, et al. Neonatal outcomes of extremely preterm infants from the NICHD neonatal research network. *Pediatrics.* 2010;126:443.

94. Aarnoudse-Moens CS, Weisglas-Kuperus N, van Goudoever JB, Oosterlaan J. Meta-analysis of neurobehavioral outcomes in very preterm and/or very low birth weight children. *Pediatrics.* 2009;124:717.

95. Hutchinson EA, DeLuca CR, Doyle LW. School-age outcomes of extremely preterm or extremely low birth weight children. *Pediatrics.* 2013;131:e1053.

96. Lampi PM, Lehtonen L, Tran PL, et al. Risk of autism spectrum disorders in low birth weight and small for gestational age infants. *J Pediatr.* 2012;161:830.

97. Ananth CV, Friedman AM, Gyamfi-Bannerman C. Epidemiology of moderate preterm, late preterm and early term delivery. *Clin Perinatol.* 2013;40:601.

98. Fleck BW, McIntosh N. Retinopathy of prematurity: recent developments. *Neoreviews.* 2009;10:e20.

99. Reddy UM, Ko CW, Raju TN, Willinger M. Delivery indications at late-preterm gestations and infant mortality rate in the United States. *Pediatrics.* 2009;124:234.

100. vanBaar AL, Vermaas J, Knots E, et al. Functioning at school age of moderately preterm children born at 32 to 36 weeks gestational age. *Pediatrics.* 2009;124:251.

101. Colin AA, McEvoy C, Castile RG. Respiratory morbidity and lung function in preterm infants of 32 to 36 weeks gestational age. *Pediatrics.* 2010;126:115.

Additional references for this chapter are available at ExpertConsult.com.

最后审阅　张巍

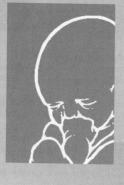

第23章

产后保健

原著　MICHELLE M. ISLEY and VERN L. KATZ

翻译与审校　陈娟,崔世红,黄世军

产后(postpartum)又称产褥期(puerperium),指从胎盘娩出后6~12周的时间段。妊娠期发生的生理变化大多在产后6周内恢复到妊娠前状态。**但有一些心血管系统和心理上的变化可能持续数月,其中盆底肌结构和心脏结构的变化甚至会持续数年。**

由于新生儿的健康对一个家庭或家族的繁衍至关重要,因此人们将产褥期视为人生的重要阶段之一,从而形成了很多关于产褥期的传统和迷信思想。为了使产妇复原,并让婴儿健康度过新生儿期,不同的文化背景下孕育了不同的习俗、禁忌和仪式。事实上,目前很多关于产褥期的临床建议是在社会传统习俗的基础上发展而来,没有科学依据。例如,产后6周要进行检查就是因为社会习俗中人们认为分娩后40天内需要休息且需禁止性生活。

不同的文化背景有不同的产后习俗:包括禁止和允许从事的活动,产妇的饮食和产后的护理(框23-1,图e23-1),例如一些习俗中禁止产妇在产后沐浴。由于这些习俗在产妇的思想里根深蒂固,即使产妇在异乡分娩,医师、助产士和护士也应当尊重产妇的文化习俗。

本章主要探讨正常产褥期的生理变化以及恢复至妊娠前状态的生理过程,并在此基础上分析产后护理的各种理论及实践的合理性与可行性,阐释医护人员在帮助产妇安全度过这一时期所承担的责任。我们还将讨论主要的产褥期疾病、产后健康管理以及避孕方式的选择。

框 23-1　产后习俗示例

世界各地产后文化习俗:

- 在菲律宾农村,女性在生育前可以劳作,但生育后就不可以再劳作,并且会取一个新名字。在产后8周内,产妇的祖母每天到产妇家中做饭、打扫卫生,还要给产妇洗澡。当婴儿的脐带脱落后,家里会举办一个宴会。产后6个月内产妇的丈夫不能砌石墙,也不能钉钉子。产后2个月内由亲戚来打理家里的农活。

世界各地关于产后吃热食还是冷食的禁忌:

- 在亚洲、非洲和拉丁美洲的一些文化中,人们认为维持人体冷热平衡才能促进健康和预防疾病。在这些文化中,血液代表"热",分娩时大量失血,所以产妇必须注意保暖并饮用热饮来弥补丢失的"热"。
- 在中东地区的传统文化中,人们认为受寒后易患病。故禁止女性洗澡,但可以用海绵擦浴代替。
- 在印度的一些农村地区,新晋妈妈会在娘家待16周,每天洗热水浴。禁止洗冷水浴是因为冷水会导致人体生病。

一些关于胎盘和脐带处理的文化习俗:

- 胎盘可烘干、研磨成粉以入药。
- 一些东部的印第安部落会把脐带挂在家附近的树上。
- 东欧传统会把脐带埋在房间某个角落以求家族兴旺。

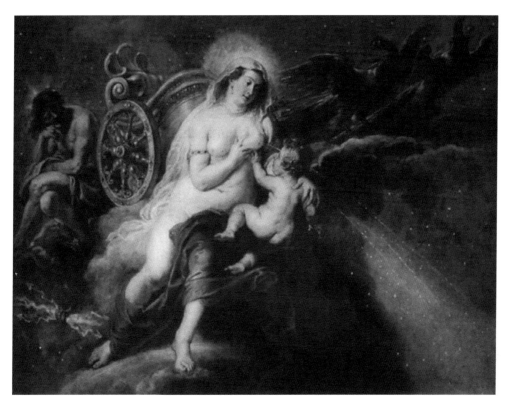

图 e23-1　哺乳图。哺乳一直都被视为一件神圣的事。"银河(galaxy)"一词来源于希腊语"母乳(galaxos)",在希腊神话中指代银河(Milky Way)。希腊神宙斯让他的凡人儿子,赫拉克勒斯,在女神赫拉熟睡时,吸吮了女神的母乳,因为神的母乳可以让凡人永生。赫拉醒来后将这个陌生的孩子推开。她的母乳飞溅到天空中,形成了"*Galaxia Kuklos*",拉丁语译为 Via Lactea,或母乳之路,也就是英语中的"银河(Milky Way)"(出自:Peter Rubens.《银河的起源》-感谢西班牙马德里 Prado 博物馆)

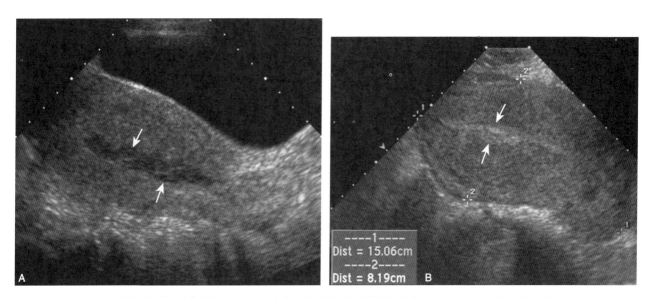

图 23-1　**A,**正常的产褥期子宫声像图。**B,**宫腔内组织残留的声像图(来自于 Poder L. 子宫超声诊断. In Callen PW:《妇产科超声》,5th ed. Philadelphia:Saunders;2000:939,940.)

产后复旧

子宫

排除胎儿、胎盘、胎膜、羊膜后，足月妊娠的子宫大约重 1000g，是非妊娠期的 10～20 倍[1]。**子宫复旧的具体过程尚不明确，但产后 2 周会回缩至骨盆里，产后 6 周恢复到妊娠前大小。** 子宫复旧的解剖和组织学特征，是基于尸体解剖、子宫切除和子宫内膜活检标本的研究结果而得出[2]。磁共振成像（MRI）证实了产褥期子宫和子宫颈的复旧过程[3]。超声和计算机断层扫描（CT）也同样证实了这一过程。

胎儿娩出后，子宫内膜表面积迅速缩小，使胎盘蜕膜层与宫壁分离、脱落。分娩前胎盘的平均直径是 18 厘米，产后子宫迅速收缩，胎盘附着部位的子宫内膜平均直径减少到 9 厘米。产后前 3 天，胎盘附着部位出现大量粒细胞和单核细胞浸润，深至子宫内膜和子宫浅肌层。产后第 7 天，子宫内膜腺体再生明显，但腺体细胞多不典型，染色质形态不规则，细胞核形状不规则，细胞核型增大，细胞多形性明显，细胞质增加。此时子宫内膜间质细胞也再生明显，腺上皮的有丝分裂象明显。产后 16 天，子宫内膜完全修复。

产后第一天蜕膜开始坏死脱落，到第七天，坏死蜕膜层与存活组织间出现清晰的界线。坏死的蜕膜层与接近肌层的子宫内膜基底层之间还有一层未坏死的蜕膜。Sharman[2] 描述了这层存活蜕膜细胞在子宫内膜重建过程中的作用，他认为这层细胞可能原本就是子宫内膜的结缔组织细胞。产后第六周，蜕膜细胞逐渐消失，接着出现大量多形核白细胞和淋巴细胞等炎性细胞的浸润，大约持续 10 天，起到抗菌屏障作用。10 天后白细胞炎性反应迅速降低，接着出现大量浆细胞。浆细胞和淋巴细胞的作用可能持续数月。事实上，浆细胞和淋巴细胞在子宫内膜间质中的浸润，可能是唯一一个提示近期有过妊娠的标志。

产后子宫壁间动脉血管平滑肌立即收缩，子宫肌肉收缩挤压血管，实现产后止血。 产后前 8 天，胎盘附着部位的静脉改变以血栓形成、透明样变、静脉炎为特征，动脉改变则以透明样变和闭塞性动脉纤维素样动脉内膜炎为特征。子宫动脉壁透明样变的机制尚不清楚，可能与孕早期滋养细胞浸润子宫螺旋动脉血管壁有关。大多数形成血栓和透明样变的静脉会随同胎盘附着处的坏死组织一起脱落，但发生透明样变的动脉则还会持续存在很久，这些动脉就是鉴定胎盘附着部的标志。胎盘附着部

位以外的子宫内膜修复较快，产后 16 天内即可完成。这些部位的腺上皮不发生活化，也不像胎盘附着部位的腺体那样出现假瘤样改变。

产后子宫的分泌物，即恶露，在产后数小时内表现为出血，紧接着出血减少，到产后三至四天内变为棕红色分泌物，然后逐渐转变成一种脓性黏液样有臭味的分泌物，叫作浆液性恶露。浆液性恶露平均持续 22～27 天[4,5]，约有 10%～15% 的产妇会持续至产后 6 周，这段时期内产妇需每天更换数片卫生巾。浆液性恶露最终会变成黄白色分泌物，即白色恶露。母乳喂养或口服避孕药一般不会影响恶露的持续时间。**产后 7～14 天，由于胎盘附着部位的焦痂脱落，经常出现一过性的子宫出血增多。** 子宫肌层在产后 2 周内仍有直径大于 5 毫米的血管，这些血管就是产后 7～14 天子宫出血突然增多的原因。**虽然这种一过性出血可能量比较大，但一般是自限性的，只需让患者放心即可。** 如果这种出血持续 1～2 小时未减少，则需进一步检查是否存在胎盘组织残留。

超声检查有助于诊断异常产后出血。如无异常产褥期子宫应在超声图像中呈现清晰的中线回声，很容易与宫腔内存在凝血块（低回声）或组织残留（高回声）鉴别（图 23-1）[6]。对产妇进行的超声检查提示，有 20%～30% 的产妇在产后 24 小时内有一定程度的宫腔内积血或组织残留。到了产后第四天，仅有 8% 的患者仍呈现子宫内膜分离的图像特征，这其中只有小部分患者会由于妊娠组织残留而发生异常产后出血[7]。**一旦发生异常产后出血，超声检查有助于判断患者宫腔内是否存在妊娠组织残留或血块。有妊娠组织或血块残留的患者需要进行清宫，否则使用催产素或麦角新碱等宫缩药物即可**[8]。

宫颈

妊娠期间，宫颈上皮厚度增加，宫颈腺体增生肥大，基质出现明显的蜕膜反应，宫颈血管显著增多。分娩后通过阴道镜检查可发现宫颈溃疡、裂伤和糜烂。宫颈上皮从产后第四天开始复旧，一周后，宫颈水肿和出血情况基本恢复。产后第一周内宫颈血管仍在增生。产后 6 周时，除了圆形细胞浸润、宫颈水肿可能持续数月外，其他生理变化已恢复到妊娠前水平。

输卵管

由于妊娠期雌孕激素水平很高，输卵管上皮细胞主要以无纤毛细胞为主。产后雌孕激素水平下降，纤毛和无纤毛细胞变短，无纤毛细胞的细胞核从细胞表面向外凸出。产褥期补充雌激素可使纤毛细胞变长且数量增

加。

对产后 5~15 天内切除的输卵管进行病理检查,发现 38% 表现为急性输卵管炎,但没有细菌感染。炎症变化的具体原因尚不清楚。研究还发现输卵管的组织学炎症表现与产褥热或其他输卵管炎临床症状无关。

产后卵巢功能

大多数产妇在哺乳期会闭经,直至婴儿断奶。大量研究通过不同方法监测排卵后发现,产妇最早在**产后 27 天**即可出现排卵,非哺乳期女性排卵的平均时间大约为**产后 70~75 天**[9],而哺乳期女性的平均排卵时间约为产后 6 个月。

70% 的非哺乳期女性于产后 12 周恢复月经来潮。第一次月经来潮时间平均为产后 7~9 周。由于人种、社会环境及营养因素的不同,哺乳期女性最晚可在产后 36 个月才出现规律月经。无排卵时间的长短取决于母乳喂养的频率、每次喂养持续的时间以及混合喂养的比例[10]。**纯母乳喂养的女性在产后 6 个月内发生排卵的概率是 1%~5%。**

哺乳抑制排卵的内分泌基础是体内持续高水平的催乳素。非哺乳期女性的催乳素水平可于产后第三周降至正常范围。但哺乳期女性的催乳素水平在产后六周时仍很高。无论是否哺乳,女性的雌激素水平会在产后迅速下降。哺乳期女性的雌激素分泌会一直受到抑制,而非哺乳期女性的雌激素水平从产后 2 周起升高,到了产后 17 天后者的雌激素水平已明显高于前者。卵泡刺激素(FSH)水平在两个群体间无显著差异,这说明在高水平泌乳素水平下,卵巢对 FSH 的刺激没有反应。

产后减重

对于大多数产妇来说最令人欢欣的变化之一就是体重的减轻。分娩时娩出婴儿、胎盘、羊水和血液后,产妇体重可立刻降低 10~13 磅(4.5~5.85kg)。但因为产后体内体液潴留,大多数产妇的体重到了产后 1~2 周才明显减轻。造成体液潴留的原因有很多。一方面,分娩时生理性应激诱发激素的波动,抗利尿激素分泌增多,导致短期的水钠潴留。另一方面,硬膜外麻醉及剖宫产时输入大量液体,产妇全身水量急剧增加。血管内多余的液体渗出到组织间隙,造成轻微的下肢水肿。出现这种情况时,首先要安慰产妇,告诉她们这种水肿是由体液潴留所致,不必担心。分娩后,由于体液潴留会在短期内导致体重增加,这段时期称为潴留期。产后 4~7 天尿量增加,这一时期称为利尿期。因此,常有刚分娩的产妇抱怨产后"体重增加"。

大多数女性并不会在分娩后立刻恢复到孕前体重。即使是到了产后 6 周,也只有 28% 的女性能恢复到孕前体重。产后 6 周~6 个月产妇体重会持续减轻,而体重的大幅降低往往集中在前 3 个月。**孕期增重过多(> 15.75kg)的女性,产后体重会净增加 11 磅(4.95kg)。**母乳喂养对产褥期减重的影响较小。进行母乳喂养的超重产妇,可通过规律节食和锻炼,在产后 4~14 周内每周减重 0.5kg。这种程度的减肥不会影响婴儿的生长[11]。同样,有氧运动不会影响哺乳效果[12]。一项关于孕期增重的前瞻性研究,对 540 名产妇进行了为期 5~10 年(平均 8.5 年)的随访,发现产后 6 个月能恢复到孕前体重的产妇与不能恢复到孕前体重的产妇相比,在产后 5~10 年内的增重更少。该研究还发现母乳喂养和有氧运动可显著降低增重程度[13]。一项涉及 1656 名产妇的回顾性队列研究发现,孕期增重超过指南推荐量的女性产后 1 年的增重也更多[14]。产后规律锻炼可降低远期慢性病的风险[15,16]。Phelan 强调孕期和产褥期是最佳的减肥"宣教期"[17]。由于西方社会的肥胖发病率很高,因此饮食咨询与锻炼十分关键。通过积极干预产后减重可以有效控制女性群体的体重[18]。一篇 Cochrane 综述发现**节食以及节食加运动是最有效的产后减肥方法**[19]。

产后甲状腺功能

妊娠期和产褥期的甲状腺大小和功能(见 42 章)可以通过超声检查和甲状腺激素水平检测来衡量[20]。甲状腺的体积在孕期增加约 30%,产后经过 12 周逐渐恢复到正常大小。甲状腺素和三碘甲状腺氨酸(T_3)在孕期均升高,产后 4 周内恢复正常。服用甲状腺药物的女性,最好在产后 6 周检查甲状腺激素水平,据此调整服药剂量。目前公认产褥期与短暂性自身免疫性甲状腺炎的发病风险增加有关,某些患者甚至会发展成为永久性甲状腺功能减退。然而亚临床甲状腺功能障碍与产后抑郁症(PPD)是否相关尚存争议[21-23]。

2%~17% 的产妇会发生产后甲状腺炎(PPT),它是一种自身免疫性疾病,可能出现甲状腺功能亢进或甲状腺功能减退的症状,平均发病率约为 10%。1 型糖尿病产妇的 PPT 发生率可高达 25%。妊娠期糖尿病和 2 型糖尿病患者的 PPT 发病风险也有所增加。只有出现症状的患者才需要治疗。产后甲状腺功能减退常表现为轻度烦躁不安等症状。所以,产后 2~3 个月的 PPT 疑似患者应检查甲状腺功能。治疗甲亢症状的最佳药物是 β 受体阻滞剂,甲状腺功能减退则需要补充甲状腺素。

服用这两种药物的患者都可进行母乳喂养。哺乳期间服用甲巯咪唑和丙硫氧嘧啶也是安全的。5%~30%

的 PPT 患者最终可能发展为甲状腺功能减退。因产后出现症状而接受治疗的患者可在 1 年后考虑停药。如患者计划再次妊娠,则需重新检测甲状腺功能[21-23]。

产后心血管系统、免疫系统和凝血系统

妊娠期间血容量在不断增加。妊娠晚期血容量可比妊娠前多 35%。血浆容量的增加是血容量增加的最大原因。血浆容量从妊娠早期就开始增加,到妊娠晚期总计增加 1200mL,相当于增加了 50%。红细胞容积增加约 250mL。

由于分娩后大量失血,血浆容量会减少约 1000mL。到了产后第三天,细胞外液会进入血管以补充丢失的血浆容量。此时与分娩前相比,血容量下降了 16%,说明了机体处于相对暂时性的贫血状态。到产后第 8 周,大部分产妇的红细胞得到回升,红细胞压积恢复正常。当总血容量恢复正常时,静脉张力也随之回到基线水平。一项纳入 42 名产妇的前瞻性研究发现,在产后第 4 天和第 42 天,下肢深静脉显著变细,同时静脉内血流加速[24]。

妊娠期机体的脉率、心搏量、心输出量都会增加。分娩后 30~60 分钟内,这些值依然居高不下,甚至升得更高。产后第 4 天的舒张期和收缩期血压与产后相比升高了 5%。但是鲜有数据能证实产后心脏血流动力学参数于何时恢复到孕前水平。早期的研究发现心输出量于产后 8~10 周已恢复正常。Clapp 及 Capeless[25] 对 30 名健康女性进行了一项前瞻性研究,观察孕前、孕期及产后 12 周、产后 24 周、产后 52 周的心脏功能,他们每隔两个月通过 M 型超声波来评估心脏功能。研究发现,心输出量和左心室体积于孕 24 周时达到峰值,然后缓慢恢复到孕前水平。**即使是产后 1 年,初产妇和经产妇的心输出量仍均明显高于孕前水平。**作者认为,在健康女性体内由妊娠所诱发的"心脏重塑"很可能会持续很长时间。据说一些体育明星就利用了这一生理变化,她们在重大体育赛事前一年内妊娠以提高比赛成绩。

众所周知,孕期至产后机体始终处于高凝状态(见 45 章)[26]。分娩后 48 小时内机体的高凝状态达到顶峰。产后的前两周内纤维蛋白原浓度逐渐减少。部分产妇的血小板水平较分娩前迅速降低,也有部分产妇的血小板水平在分娩前后无变化,甚至在分娩后增加。产后 2 周内产妇的血小板水平总体呈上升趋势,这是骨髓增生活跃、红细胞增多的一个标志。有研究通过监测纤溶酶原激活物抑制剂 1 的水平,发现纤溶活性水平在产后 1 至 4 天内有所增加,并在产后 1 周内恢复正常。妊娠期 D-二聚体水平也有所升高,但这并不是预测血栓形成的敏感指标。在产后 6 周至更长一段时间内人体蛋白 s 水平和

活化蛋白 c 水平会下降。一般来说,对血栓形成和凝血指标的检查应该推迟到产后 10~12 周以后。体内凝血系统的变化,以及血管损伤或活性降低,会增加产褥期发生血栓栓塞的风险,剖宫产的患者尤甚。**一项在加州进行的大型多中心研究**[27]**历时四年半,纳入 1 688 000 名初产孕妇,发现产后前 6 周血栓栓塞的发生率较产后 1 年高(OR 值 10.8;95% 置信区间[CI]7.8~15.1),产后 7~12 周内的风险也比产后 1 年高(OR,2.2;95% CI,1.5~3.1)。从分娩到产后 6 周血栓栓塞的发生率增加到 22.1/100 000,而从产后 7 周到产后 12 周这一风险增加为 3.0/100 000。**

妊娠期间免疫系统受到了轻微抑制,尤其是细胞免疫,产后免疫系统的活性有所回升。产后免疫系统活性的恢复会激活炎症反应,导致自身免疫性疾病及潜伏感染的复发。炎症反应会引起相应的临床症状。例如,在**产后的最初几个月内,自身免疫性甲状腺炎、多发性硬化症和红斑狼疮的活动性会显著增加**[28]。大样本量的横断面研究发现,产妇的产后再入院率明显高于相同年龄的未分娩女性,且多与感染有关,如肺炎,胆囊炎和阑尾炎。**阴道分娩的再入院率为 0.8%~1.5%,而剖宫产为 1.8%~2.7%**[29-31]。

产后泌尿系统变化

妊娠期邻近血管和增大的子宫对输尿管造成压迫,导致泌尿道扩张,骨盆上缘以上的肾盂和输尿管扩张尤为严重。早在 70 年前人们就发现右肾集合系统比左肾集合系统更易受影响。孕激素也会导致泌尿道扩张。超声检查可以发现妊娠期间出现的肾集合系统扩张。一项研究对 20 名妇女在妊娠期和产后第 6 周进行了泌尿系统的超声检查,发现妊娠期肾集合系统出现扩张,且扩张程度可以通过肾盂肾盏回声分离来评估。孕早期,右肾盂肾盏的回声分离平均为 5 毫米,到孕晚期平均为 10 毫米。而左肾则从 3 毫米扩张至 4 毫米。除 2 名患者外,其余患者均于产后 6 周恢复至孕前状态。

有研究纳入 24 名孕妇,在妊娠期和产后[32]对她们进行系列超声检查,发现超过一半的患者在产后 12 周仍有持续性的尿潴留,超声表现为肾盂的轻微分离现象(即肾盂轻微增大)。这也说明了肾盂在妊娠期会扩张,而且这种上泌尿道的扩张可能是不可逆的。静脉尿路造影发现输尿管在妊娠期会发生细微的解剖结构变化,且这种变化会在产后持续很长时间,即妊娠女性骨盆上缘以上的输尿管扩张度高于非妊娠女性,但剖宫产后可立即恢复到妊娠前水平。

在分娩后 48 小时内以及产后 4 周进行膀胱内压和

尿流率测定,发现膀胱容量(从 395.5 到 331 毫升)和残余尿体积(从 277 到 274 毫升)减少,变化虽小,但确实存在。两个时间点的尿动力学参数都在正常范围内。新生儿体重或外阴切开术并未影响尿动力学参数;但产程过长和硬膜外麻醉会短时期降低产后膀胱功能。

Sims 和 Krantz[33] 对孕期肾功能的变化进行了详细研究。他们跟踪检测了 12 名妇女从妊娠期到产后 1 年的肾功能情况。其中肾小球滤过率在孕早期增加了 50%,且在分娩前持续升高,于产后 8 周恢复正常水平。内生肌酐清除率在妊娠期间同样升高,也在产后 8 周恢复了正常。肾血浆流量在孕早期增加了 25%,到了妊娠晚期逐渐下降(即使在侧卧位测量),并且持续降低,到了产后 24 周降至正常值以下,最终于产后 50~60 周恢复正常值。肾血浆流量长期变化的病理生理机制尚不清楚。

由于孕期肾脏清除率发生变化,孕妇所服用的药物剂量做出了相应调整,那么分娩后也应再次调整药物剂量,通常认为应在产后 4~6 周调整药物剂量。

头发生长与骨质流失

头发的生长情况在孕期和产后均有所改变。产后 3 个月,头发快速生长。大量头发生长的同时,会有更多头发在梳头时脱落。这种脱落呈分散式,而不是秃顶。**这种短期的脱发现象称为静止期脱发。出现这种情况时不用担心,往往几个月后就会恢复正常,梳头时脱落的头发还会再生。**

有研究报道哺乳期可出现骨质变化,骨矿物质的流失甚至会导致闭经。分娩后,短期内骨盐沉积会减少,但大多数女性在产后 12~18 个月时可恢复正常[34]。其中股骨颈比其他部位的骨骼更易出现骨质流失[35,36]。由于这种骨质流失并非由缺钙引起,因此补钙或增强锻炼并不能改善这种现象[37]。几乎所有女性的骨质流失都有自限性和可逆性。最近有研究发现,产后哺乳期进行有氧运动可以减少骨质流失[38]。

产褥期管理

大多数产妇会在医院或分娩中心度过产褥期的最初几天。关于单纯阴道分娩的最佳住院时长并无定论,通常视各地习俗而定。第二次世界大战期间,为应对"战地新娘"大量分娩造成的婴儿潮,医护人员会让产妇尽早出院,并由护士随诊[39]。19 世纪 50 年代,阴道分娩后的住院时长是 8~14 天[40]。时至今日,阴道分娩后通常住院 24~48 小时。不伴并发症的剖宫产患者一般在术后住院 2~4 天。最佳出院时间取决于患者的需求,以及回家后是否有人照顾。约 3% 的阴道分娩患者及 9% 的剖宫

产患者至少伴有一个分娩相关的并发症,分娩后需延长住院时间或再次入院[41]。有研究证实,分娩后 48 小时内就出院并由护士或助产士随访的安全性结局与延长住院时长者无显著差异,何况大部分保险都不会支付产后 48 小时后的住院费用。

有一项研究随机选取了 1249 名患者,在产后 8 周时调查她们在产褥期出现的健康问题[42]。85% 的患者在住院期间至少出现一个健康问题,76% 的患者至少有一个健康问题持续了 8 周。患者在产褥期会出现各种健康问题,包括会阴疼痛、母乳喂养困难、尿路感染、大小便失禁及头痛。3% 的患者需再次入院治疗,最常见的病因是子宫异常出血及感染。这一研究引起了人们对产褥期健康问题的关注。长时间住院不会改善会阴疼痛或大小便失禁的情况,但如果在出院直至产后 6 周返院检查期间,医务人员与患者保持沟通交流,可以积极引导患者的自我护理,促进医患关系。新西兰进行了一项为期 8 年的研究[43],总计纳入 597 000 名产妇,研究发现缩短产后住院时长不会提高再次入院率。**研究同时发现,哺乳/乳房问题、晚期产后出血及剖宫产术后伤口感染是再次入院的主要原因。**

但也有例外,由于哺乳咨询有助于进行有效的母乳喂养,故初产妇可考虑延迟出院时间,直至完成哺乳咨询。家访和积极干预可以明显改善哺乳效果、哺乳时间、产后减重效率以及死胎产妇的心理健康。

如果患者有足够的家庭支持(帮助做家务或做饭),又充分了解了婴儿护理和喂养、能够识别婴儿及自己体内出现的健康问题,那就不必延长住院时间。

除了可能会增加新生儿因高胆红素血症再次入院治疗的风险外,产后住院少于 48 小时对多数患者来说并无弊端[44-47]。对于那些没有足够家庭支持或对婴儿护理和喂养尚不熟练的新妈妈来说,延长住院时间可以使她们接受相关教育以建立喂养的信心。印刷文稿和视频演示也能有效指导患者进行喂养。为达到最好的教育效果,这些宣教材料应在分娩之前就给孕妇,比如妊娠晚期。产后出院时再次宣教。**出院后对产妇进行家访可以提供特定的支持、教育和建议。**由于产后缺乏睡眠会在短期内影响产妇的记忆力,故而书面材料或宣传册尤为重要。

出院之前,产妇应根据情况接种疫苗,以提高免疫力。对风疹无免疫的产妇应接种麻疹、腮腺炎和风疹(MMR)疫苗。乙型肝炎、破伤风/白喉/百日咳(百白破混合疫苗 Tdap)、麻疹疫苗以及流感疫苗是四种最常接种的疫苗。这些疫苗在母乳喂养期间也都是安全的[48]。**2012 年美国疾病控制和预防中心(CDC)推荐,无论与上次接种 Tdap 间隔多久,孕妇都应在孕期接种 Tdap**[49]。

如果孕期未接种 **Tdap**,那么产后应立即接种。对水痘无免疫的患者,产后应接种水痘疫苗[48]。

从分娩到完全恢复到孕前生理和心理状态的这段时间称为"第四阶段"[50]。应该向患者解释清楚,恶露会持续 3~8 周,产后 7~14 天因胎盘附着处焦痂脱落常会出现阴道大量出血。如能适应卫生棉条,又能经常更换,且没有会阴、阴道或宫颈裂伤,就可以使用卫生棉条。否则应待上述各类损伤痊愈后方可使用。**如果产妇没有并发症,可以立刻恢复各类体力活动,如上下楼梯、适当托举重物、坐车或驾车以及肌张力训练。**Minig 及其同事[51]在分析了许多产褥期医学建议的科学性后发现,这些建议极少有科学依据。医务人员不应过度限制提举重物、性生活、驾驶和锻炼等体力活动,对剖宫产患者也是一样。产后的锻炼方式因人而异。研究发现,产后锻炼不会影响母乳喂养,却可以降低产妇焦虑程度,缓解产后抑郁症的症状[52-54]。所以,锻炼的好处不止让产妇"恢复到原来体型"那么简单。产褥期最让产妇感到不适的是产后嗜睡和疲劳,因此在产后最初几天的活动应从短从简。如果产妇的嗜睡症状持续超过数周,必须检查是否患有甲状腺功能减低和产后抑郁症。

会阴疼痛减轻、阴道出血减少后就可以进行性生活。产褥期每个人对恢复性生活的欲望和意愿差别很大,取决于会阴或阴道切口或裂伤的位置及修复程度、母乳喂养导致的阴道萎缩程度以及性欲的恢复程度。产妇的性欲受睡眠习惯的改变影响极大。分娩后恢复性交的平均时间为产后 6 周,90% 的女性会在产后 3 个月恢复性交[56]。然而,多达 80% 的女性在产后 8~12 周内出现性交困难,包括性交疼痛[56,57],这其中有相当一部分人有持续一年以上的性交困难[58,59]。Signorello 及其同事[60]发现与其他产妇相比,器械助产阴道分娩的产妇在产后 6 个月出现性交困难的风险增至 2.5 倍,而母乳喂养的产妇在产后 6 个月发生性交困难的风险较总人群增至 4 倍以上。另一项针对产后性交问题的研究汇总也得出了类似结论,即器械助产分娩与性功能障碍相关[61]。与阴道分娩相比,剖宫产患者的性交困难发生率仅在产后前 6 个月较低,在此之后两者的性交困难发生率大致相同。但是 25% 的女性在产后 6 个月会出现性快感明显提高的现象。

产后性交困难并不只与会阴裂伤有关,部分剖宫产患者也会出现性交困难。使用口服避孕药以及未行母乳喂养的女性也会出现性交困难。这说明阴道缺乏雌激素作用也不是产后性交困难的主要原因。Ryding[62]通过一项纳入 50 名产妇的研究发现 20% 的产妇在产后 3 个月内没有性冲动,另有 21% 的产妇则已经完全丧失性欲甚

至反感性生活。当有患者咨询有关恢复性生活的问题时,必须让患者知道在这一问题上允许存在不同的态度、欲望和意愿。进行母乳喂养的女性比一般女性恢复得晚,而剖宫产的女性恢复得早[63]。由于产后雌激素水平降低,阴道的润滑能力也降低,医务人员通常建议产妇在产后最初几个月借助阴道润滑剂进行性交。医务人员可将这些内容列入产妇出院回家时发放的小册子中。Astroglide 胶和 Comfort 胶是两种比较普遍使用的润滑剂。KY 胶通常太干燥。如果患者打算使用避孕套,则不建议使用石蜡油润滑油,如凡士林。如果在试过以上办法后依然存在性交困难,可尝试每日于阴道内涂抹少量雌激素软膏,可能会改善哺乳女性的阴道萎缩症状。如果男性伴侣深插会引起不适,临床医生也可以建议使用不同的性交体位[51]。

许多女性在分娩后会继续工作。这时医生必须为产妇填好保险材料和各类证明材料,以帮助患者获批产假。正如前文提到的,在美国,习惯于阴道分娩后 6 周开始工作,剖宫产分娩后 8 周开始上班。但女性的不适、疲劳和乳房疼痛等情况的持续时间远超六周。**就像锻炼和性生活的恢复情况因人而异一样,恢复工作的时间也应视具体情况而定。**各个地区和文化对产假都有不同的标准。中国一般是 30 天,而西欧和加拿大可能持续几个月到一年。

产后保健

医务人员在患者出院时就应安排好产后随访的时间,一般是产后第 4~6 周内。有抑郁症风险、分娩过程有并发症以及剖宫产的患者应尽早随访。产后随访主要应讨论母乳喂养的问题,检查切口或伤口,并对患者的心理状态做出评估。但是研究表明,产后 1~2 周常规返院复诊,或者由助产士进行家访并不能降低产妇及婴儿的发病率[64,65]。然而,对于产前或产时有并发症的患者来说,将产后复诊或助产士家访的时间提前可以及早发现问题,解决问题。因此,医生应根据患者的具体情况来判断是否需要提前随访[66]。晚期产褥感染、产后抑郁症以及婴儿护理及喂养等问题通常在产后随访前就已经暴露出来了。为了更好地发现问题,在询问患者时应采取开放式提问。

常规的产后随访应着重考量产后抑郁、精力不足、性生活、避孕和再次妊娠等问题。一些女性未能在产后六周接受随访,也就错过了咨询避孕相关事宜的时机。爱丁堡产后抑郁量表(EPDS)详见框 23-2。该量表提供了一种快速、可靠、方便的抑郁症筛查方法,有助于发现女

框 23-2 爱丁堡产后抑郁量表

请您评估过去七天内自己的情况：

1. 我能看到事物有趣的一面,并开怀大笑。
   __和以前一样
   __没有以前那么多
   __肯定比以前少
   __完全不能

2. 我欣然期待未来的一切。
   __和以前一样
   __没有以前那么多
   __肯定比以前少
   __完全不能

3. 当事情出错时,我会过分自责。
   __大部分时候都这样
   __有时候这样
   __不经常这样
   __没有这样

4. 我会无缘无故感到焦虑和担心。
   __一点也没有
   __极少有
   __有时候这样
   __经常这样

5. 我会无缘无故感到害怕和惊慌。
   __经常这样
   __有时候这样
   __不经常这样
   __一点也没有

6. 我感觉很多事情扑面而来,压得我透不过气。
   __大多数时候您都不能应对自如
   __有时候您不能像平时那样应对自如
   __大部分时候您都能像平时那样应对自如
   __您一直都能应对自如

7. 我很不开心,以致失眠。
   __大部分时候这样
   __有时候这样
   __不经常这样
   __一点也没有

8. 我感到难过和悲伤。
   __大部分时候这样
   __经常这样
   __不经常这样
   __一点也没有

9. 我很不开心,总是哭。
   __大部分时候这样
   __有时候这样
   __只是偶尔这样
   __没有这样

10. 我想要伤害自己。
    __经常这样
    __有时候这样
    __很少这样
    __没有这样

选项根据症状的严重程度增加,得分相应增加,依次为0、1、2、3分。第3题及5到10题的计分法相反(3、2、1、0)。10题得分相加计算总分

（摘自 Cox JL, Holden JM, Sagovsky R. Detection of postnatal depression:development of the 10-item Edinburgh Postnatal Depression Scale. Br J Psy-chi-atry. 1987;150;782. ）

性产后的心理变化,避免了女性对性生活和尿失禁等问题难以启齿的尴尬。随访时还能完成对患者既往病史的病情评估,如血糖或甲状腺水平。

对患有慢性疾病的女性,如胶原血管病、自身免疫性疾病、神经系统疾病等,应提前进行随访。因为这些疾病在分娩后容易复发。在对这些患者进行产后随访前应提前预约好患者的家庭医生或专科医生。不建议对患有系统性红斑狼疮和多发性硬化症的女性进行预防性治疗,但应提醒她们注意疾病复发的症状和体征,以便尽早干预。对于有癫痫病史的患者来说,要特别注意根据肾小球清除率及时调整药物剂量,还要注意产后睡眠减少可能诱发癫痫发作。

会阴和骨盆护理

很多产妇在分娩时会发生会阴或阴道裂伤。在美国,会阴切开时一般选择正中切口,而不是侧切。如果切口或裂伤处没有血肿或大面积瘀斑,切口或裂伤范围不超过会阴横肌,且缝合佳,则只需日常洗澡冲洗即可,不需要专门的会阴护理。大多数患者服用非甾体类抗炎药(NSAIDs)后即可止痛,如布洛芬、萘普生钠。这些药物治疗会阴切口疼痛和子宫收缩疼痛的效果优于对乙酰氨基酚和丙氧芬。而且布洛芬在乳汁及母体血浆内的药物浓度比较低,半衰期较短,又可转化为葡糖苷酸代谢物,因此哺乳期也可以安全使用。

伴有会阴切开、会阴Ⅲ度或Ⅳ度裂伤、尿道周围撕裂伤或会阴部广泛瘀伤的患者会出现比较严重的会阴疼痛[67]。会阴疼痛和尿道周围肿胀有时会影响患者排尿,以致需要导尿。当会阴过度疼痛时,首先要重新检查会阴、阴道和直肠,观察是否有血肿需要引流或是否有会阴感染。**会阴疼痛可能是一些致死性并发症的首发症状,如**

血管性水肿、坏死性筋膜炎或会阴蜂窝组织炎。

中度会阴疼痛可通过坐浴缓解。虽然热水坐浴一直是会阴疼痛的传统疗法，**但也可以进行"冷水"或"冰水"坐浴**。低温疗法疗效显著，原理与运动伤治疗类似。低温能降低游离神经末梢的兴奋性，减少神经传导，从而迅速缓解疼痛。低温还可以促进局部血管收缩，减少水肿，抑制血肿形成，减少肌肉兴奋性和痉挛，从而进一步缓解疼痛。试过冷热两种坐浴的患者会发现冷水坐浴更有效。冷水坐浴的方法如下：首先采用室温水，然后逐渐加入冰块，避免突然接触冰水的强烈刺激，冰水坐浴的时限为 20～30 分钟。有会阴切开或裂伤的患者应该等到会阴不适感完全缓解后再恢复性生活。会阴的冰敷时间可超过 6～8 小时。恶露期如无不适，患者可以使用卫生棉条，但为了避免感染性休克的发生，卫生棉条仅限于白天使用，以免其在阴道内停留时间过长。

痔核脱出也会引起严重的会阴疼痛。外敷金缕梅（witch hazel）压缩剂、肛塞含有皮质类固醇的栓剂、喷涂局麻类喷雾剂或润肤剂等可以有效缓解这种疼痛。当脱出的痔核内有血栓形成时，可由受过培训的产科医生或普外科医生在局麻下进行血栓清除术，术中切口很小，术后疼痛一般会显著减轻。有痔疮的患者可以使用大便软化剂或泻药。一些女性会发生慢性骨盆疼痛，高危因素包括：腰背部疼痛病史、孕期骨盆疼痛史及工作要求长期维持不适体态等[68]。

产后大小便失禁是一个很严重的问题[69]。Weidner 及其同事[70]对 58 名初产妇进行研究后发现，产后 6 周时，有 14 名初产妇出现肛提肌神经病变（发生率为 24.1%），其中 9 名初产妇在产后 6 个月后恢复正常；另有 17 名出现肛提肌神经病变的初产妇在产后 6 个月时尚未恢复正常，其中包括 12 名新发患者。择期剖宫产可以避免发生肛提肌神经病变，然而阴道试产失败转剖宫产者的肛提肌神经病变发生率与阴道分娩者相似。产后第 8 周和第 12 周，分别约有 1/3 和 15% 的女性发生尿失禁。尿失禁确实严重影响了患者的生活质量[71]。有尿失禁病史或妊娠期诊断为尿失禁是预测产后尿失禁的敏感指标。除了尿失禁，3%～10% 的女性在阴道分娩后 3 个月还会出现肛门失禁，通常表现为排气失禁，而不是大便失禁[69,72,73]。产钳助产阴道分娩可使初产妇发生大便失禁的风险增加两倍[74]。胎头吸引器则不会增加该风险。如果初产妇发生肛门括约肌断裂，则其在分娩后 5 年发生肛门失禁的风险会增加 2.3 倍[75]。因此，在后续的随访中，对有肛门括约肌断裂史或者器械辅助阴道分娩史的初产妇，应进行肛门失禁的筛查。

会阴锻炼是由 Kegel 在 1948 年提出的，主要包括产妇主动收缩盆底肌肉。这些肌肉训练经过不断的演变和改进，形成"盆底肌肉训练"（pelvic floor muscle training，

PFMT）。盆底肌肉训练需要接受专业教练的指导，并在舒适的环境下进行。分娩前或分娩后都可进行 PFMT，一天多次。有研究对 10 000 多名女性的数据进行了分析，评估 PFMT 在预防和治疗产后尿失禁的价值[69,76-79]，未得出明确结论。简言之，从产前开始训练并在分娩后强化能有效预防产后 6 个月内发生尿失禁。咨询和宣教的效果明显不如在教练指导下进行反馈式训练的效果；且训练强度越大越有效。在产后才开始进行 PFMT 的女性中，无论有无尿失禁症状，都收效甚微。然而，如果仅在有产后**尿失禁症状的女性中分析，则产后 PFMT 的锻炼效果显著**。虽然进行 PFMT 的女性长期尿失禁和盆腔脏器脱垂的发生率有所降低，但收益很小。

既有研究都强调了主动干预和随访的价值，也指出了研究伴有不同程度产后阴道损伤人群的困难[69-75]。**如果尿失禁或排气失禁的症状持续超过 6 个月，就应该评估是否存在神经肌肉或解剖异常，以便尽早治疗**。在产后随访中，应告知产妇，如果症状持续存在，则需进行进一步的评估和治疗。应尽量鼓励初产妇进行产前 PFMT。

迟发性产后出血和产后贫血

在第 18 章中我们讨论了急性产后出血的原因及其处理方法。**需要处理的重度迟发性产后子宫出血的发生率为 1%～2%**。在产后 2～5 天内引起产后出血的最常见原因之一是血管性血友病。正常情况下，血管性血友病因子在妊娠期间有所增加，因此这些患者在产后 48 小时内通常不会发生大出血，但在产后 48 小时后会发生产后出血。

迟发性产后出血最常发生在产后 8～14 天[80]。出血量大时可能需要给予促宫缩药物治疗或行刮宫术治疗。吸宫或刮宫时会发现约 40% 的产妇有少量妊娠组织物残留[81,82]。残留胎盘是否与晚期出血有关还不得而知。**对于重度迟发性产后出血的患者，可以利用超声来检查子宫内是否有妊娠组织物残留。但有时很难区分宫腔残留物是血凝块还是胎盘残余碎片**（图 23-1）。无论事后病理是否证实宫内有妊娠组织物残留，清宫术基本都能止血成功。如果需行刮宫术，特别是需使用锐器刮宫时，手术前应预防性使用能覆盖厌氧菌的广谱抗生素，从而减少子宫粘连的形成和 Asherman 综合征的发生。刮宫时需动作轻柔，因为产后子宫壁柔软易穿透。少数情况下，促宫缩药物和刮宫术对产后出血无效，可考虑行选择性子宫动脉栓塞以止血。

产后出血患者常并发产后贫血，从而使产妇在产褥期感到过度疲劳。一些研究者建议对有贫血症状的患者使用重组促红细胞生成素和肠外铁剂，以替代输血。严重的产后出血会使产妇在产后几周内因过度疲劳和再次入院而中断母婴交流和母乳喂养。产后出血应尽早发

现、及早治疗、持续随访。一项研究纳入了 206 例产后出血量≥1500mL 的产妇,结果发现这些产妇因感染和反复出血导致的再次入院率更高,但产后抑郁症和其他并发症的发生率并无明显增加[83]。

产褥感染

产后发热的定义是在产后 24 小时后至产后 10 天内,任意两天产妇体温≥38℃(100.4℉)。但临床医生并不会等患者发热两天以后才开始进行评估和治疗。**产后发热最常见的原因是子宫内膜炎。阴道分娩后子宫内膜炎的发生率约为 2%,而剖宫产分娩后约为 10%~15%。**子宫内膜炎的鉴别诊断包括血栓性静脉炎、乳腺炎、尿路感染、下生殖道感染、伤口和肺部感染等。

产后感染的诊断和处理在第 53 和第 54 章中进行了详细讨论。几乎所有的抗生素在哺乳期都可以安全使用,详见第八章。

母婴的情感依赖

Klaus 及其同事[84]是最早开始研究母婴情感依赖的研究人员之一,他们阐述产后最初数小时内母婴接触的重要性。所有相关的研究成果使医院在产时及产后对患者的处理方式上发生了巨大变革。**如今,各医疗机构对母婴同室已达成共识,尤其是婴儿刚娩出的一段时间。产后应立即进行母婴接触。**出生后的第一个小时内母婴分离会导致母亲这一角色形成的减弱或延迟[85]。如果产妇或新生儿因内科、产科或新生儿并发症需进 ICU 观察,母婴分离的情况会更严重。

Robson 及 Powel[86]总结了涉及早期母婴情感交流的文献,发现因干扰因素的太多,很难对这一问题进行科学有效的研究。虽然目前公认母婴早接触大有裨益,且这种早接触不应受到不必要的干扰,但早接触的缺失对母婴的远期影响尚不清楚。Klaus 及 Kennel[87]在他们的论著中总结了他们有关母婴接触的研究,并指出他们的研究结论并不适用于远期结局。虽然他们支持出生后不久存在"敏感期"的理论,在这期间发生的父母和婴儿的接触交流有助于形成良好的亲子关系以及父母角色的行为模式;但他们也指出,人类有很强的适应性,"在实际生活中父母和婴儿已有很多接触机会",足以保证母婴情感依赖的形成。许多医院和生育中心已经认识到并十分重视产后母婴早接触的重要性,为此推迟了新生儿洗澡,取消了婴儿护理中心,把婴儿放在母亲的胸部进行肌肤接触(即使是剖宫产后),在母婴同室的情况下进行新生儿的首次生长发育评估等等,这些措施都有助于增强母婴的情感交流。

现代产房应通过以下措施帮助加强父母和婴儿的情感依赖:给父亲自由探视时间;尽可能鼓励父亲和母婴同居一室;鼓励母婴同室;大力支持母乳喂养等。这些措施也有利于护理人员观察育儿行为,及时发现错误或不恰当的育儿方式并予以纠正。在某些情况下还需要加强随访以保证母婴交流,包括护士、家庭健康探访人员或社会资源协调人员等在出院康复期间对患者提供家庭支持。产后家访对增强育儿行为的作用是有争议的,Gray 及其同事[88]的研究认为这种方法有益。相反,Siegel 及其同事[89]在比较院内母婴早接触和持续接触及产后家访对良好亲子关系和父母角色形成的影响后发现,前者有利于加强后续的育儿行为,但后者并无此影响。

良好的父母角色行为模式的形成取决于很多因素,绝不仅限于出生后的数小时。研究表明妊娠晚期胎儿在子宫内就能识别母亲的声音。此外,父母的童年经历以及他们对孩子的认知、情感、心态,在他们自己的父母角色行为模式中扮演着重要角色。Areskog 及其同事[90]发现害怕分娩的孕妇在分娩时有更多并发症和分娩痛感,产后也较难与婴儿形成情感依赖。总之,围产期为增强育儿行为提供了可能,也为那些需要产后随访来保证儿童发展的家庭提供了机会。青少年就是极高危人群,尤其是初次分娩的青少年,因为少女妈妈们遭遇家庭暴力的比例特别高。

总之,产后病房应该为父母充分提供与婴儿接触的机会。所有护理产妇和婴儿的医务人员,包括护士、助理护士和医生,都应关注异常的育儿异常(比如:母亲拒绝照顾婴儿,使用消极或辱骂性质的名字指代婴儿,迟迟不为婴儿取名,为婴儿的健康产生强迫性或妄想性的担忧等)。所有提示母婴情感依赖形成延迟或阻碍情感依赖形成的表现,都值得严肃对待,并在产后进行充分随访。

哺乳和母乳喂养详见第 24 章。几乎所有的文化和社会习俗都强调了母乳喂养的重要性。产后应采取各种方式促进母乳喂养。视听教具的使用、电话热线和在职培训人员都有助于提高母乳喂养的成功率。此外,家访和电话随访的作用也不可低估(见第 24 章)。

产后避孕

产后避孕可以减少意外妊娠,也可使女性掌握妊娠时间。**最近有一项 meta 研究发现,两次妊娠间隔时间短于 18 个月与小于胎龄儿、早产、新生儿第一年死亡率显著相关[91]。**但关于提供计划生育和避孕相关咨询的最佳时机,业界尚无定论。

虽然在产前提供避孕咨询十分重要,孕妇也十分重视这样的机会,但有数项研究发现,产前教育对产后避孕及降低再次妊娠率的影响很小[92,93]。**避孕咨询已成为产后护理的标准化组成部分。**Lopez 及其同事[94]对评估产后避孕咨询有效性的随机试验进行了荟萃分析,研究共纳入 10 项随机试验,发现其中近一半的产后干预措施降低了再次妊娠率,提高了避孕措施的使用率。其中一项研究发现,住院时向孕妇提供一份书面材料并进行相关沟通,能有效提高产妇的避孕率。**尽管无法确定产后避孕咨询的最佳方法和时机,但其重要性毋庸置疑。**

如今选择母乳喂养的女性比例正在增加。2010 年,美国的产后母乳喂养比例为 77%,而产后 6 个月仍母乳喂养的比例为 49%,高于 2000 年的 35%;产后 12 个月仍母乳喂养的比例为 27%,高于 2000 年的 16%[96]。母乳喂养使泌乳素水平升高,可在垂体和卵巢水平引起闭经和无排卵[96]。哺乳期的避孕效果取决于母亲的营养状况、婴儿的吸吮强度和婴儿的辅食添加量[97]。**如果全天 24 小时只要婴儿饿了就哺乳,产妇会闭经。如果婴儿小于 6 个月,则哺乳期闭经的避孕效果可达 98%**[98,99]。进行纯母乳喂养的女性在产后 6~8 周会有阴道流血或点滴出血,并非排卵所致。如果婴儿的吸吮强度降低,伴或不伴频率降低,则哺乳期闭经的避孕效果就会降低。6 个月后,婴儿开始摄入母乳以外的其他营养物质,这时,即使是进行纯母乳喂养的母亲也要注意避孕。用吸奶器吸奶的产妇不能像直接母乳喂养的产妇那样频繁吸吮乳房,也得不到相同的吸吮力度。因此,用吸奶器吸奶的产妇的避孕效率低于 98%。

非哺乳产妇的催乳素水平于产后 3~5 周回到基线水平。有两个系列研究发现,产妇在产后 25 天内并不排卵[98,100]。因此,非哺乳产妇应在产后 3 周开始避孕。根据这一研究,产后随访时间应提前至 6 周前。一般医务人员会嘱其产后 6 周内禁性生活。然而,研究表明,许多夫妻在产后 6 周内就已经开始性生活了。医务人员应用患者及其伴侣能理解的语言或方言向他们解释各种避孕方法,可以通过护士、医生、助产士指导或通过观看示教电影及视频来完成。避孕方法的选择取决于患者的目的、孩子的个数、健康状况、是否母乳喂养以及夫妇的宗教背景。不能想当然地认为,在此次妊娠前已使用有效避孕方法的女性就不再需要这方面的咨询了。超过半数的患者在妊娠间期会改变换避孕方法。表 23-1 列出了不同的避孕方法、失败率及持续使用率。

长效可逆避孕法

长效可逆避孕(long-acting reversible contraception,LARC)法,包括宫内节育器(intrauterine devices,IUDs)和皮下埋植剂,这些是女性可用的最有效的可逆性避孕方法,失败率小于 1%。而且方便,尤其是对于产妇来说,只需来门诊放置即可。除此之外,LARC 花费也少,取出后即可恢复生育能力,所以适用于生育年龄的女性。LARC 还很安全,研究充分,鲜有禁忌证(表 23-2)。哺乳期女性也能安全使用。激素类 IUD 含有左炔诺孕酮

(LNG),最初以 20μg/天的速率释放 LNG,效用持续 5 年[101]。LNG IUD 的避孕原理是使宫颈黏液变得稠厚,精子不能达到上生殖道,同时使子宫内膜变薄,但它抑制排卵的作用并不可靠。主要副作用是月经的改变。放置这种 IUD 后数月内会有阴道不规则出血或滴血,一般会随着时间而改善,一年后约 30%~40% 的女性会闭经。也有部分女性的月经量会比正常月经减少 90%[102-104]。

非激素类 IUD 含有铜,可用 10~12 年。铜离子释放入宫腔,有杀精作用。带铜 IUD 的主要副作用是月经的改变,可能会增加经量、加重痛经、使经期延长 1.5 天。因此,带铜 IUD 不可作为月经过多或痛经史女性的首选。

最后一种 LARC 方法是单棒埋植剂,通常植于非惯用手的前臂内侧皮下。埋植剂包含依托孕烯,主要原理是抑制排卵,还可导致月经的改变,如不规则滴血、出血或闭经。这个避孕装置所引起的月经改变不可预测。埋植剂可在体内留置 3 年。上述三种 LARC 方法的持续使用率都很高(表 23-1)。

表 23-1　避孕效果:各种避孕手段在经典用法和最佳用法第一年的意外妊娠率,及用满 1 年的比例*

方法	经典用法	最佳用法	用满 1 年
含 LNG 节育器	0.2	0.2	80
带铜节育器	0.8	0.6	78
ETG 皮下埋植剂	0.05	0.05	84
DMPA	6	0.3	56
节育环	9	0.3	68
避孕贴剂	9	0.3	68
COC 或 POP	9	0.3	68
阴茎套	15	2	49

* 包括未能用满一年或未能正确使用的女性
COC:口服联合激素避孕药;DMPA:长效醋酸甲羟孕酮;
ETG:依托孕烯(黄体素);IUD:宫内节育器;
LNG:左炔诺孕酮;POP:仅含孕激素的避孕药

LARC 装置可在分娩后立即放置,也可在其他任意时间放置。若拟产后放置 IUD,最佳时机是胎盘分娩后的 10 分钟内。如有宫内感染则不建议放置 IUD。分娩后立即放置 IUD 有高达 20% 的脱落风险,剖宫产后放置 IUD 的脱落风险比阴道分娩低[105]。**产妇使用单棒埋植剂避孕,不会造成母乳量、母乳成分及婴儿体重增速的改变。**虽然生产商建议产后 6 周再放置皮下埋植剂,但临床数据和有限的随机试验数据显示产后立即植入皮下埋植剂是安全可行的,且可以更好地预防产妇再次妊娠。Gurtcheff 等[106]随机选取产后 1~2 天植入皮下埋植剂的女性作为试验组,产后 4~8 周植入皮下埋植剂的女性作为对照组,发现两组的哺乳失败率、达到泌乳阶段 Ⅱ 所需

的时间、婴儿辅食补充、产后 6 周母乳成分等方面无显著差异。

长效避孕针

长效醋酸甲羟孕酮(DMPA)是一种单孕激素注射剂,每 3 个月注射一次,可肌肉注射或皮下注射,经典用法的失败率为 6%。DMPA 的作用机制是阻断黄体生成素(LH)分泌的正反馈,从而抑制排卵。DMPA 可在哺乳期使用,并且可在分娩后立即使用。尚无证据表明 DMPA 在产后立即使用或在产后 6 周使用会减少哺乳的持续时间或影响婴儿增重[107]。DMPA 的副作用主要是阴道不规则出血或闭经、乳房胀痛、体重增加及抑郁。停药的副作用包括不规则出血和闭经[108]。随着时间推移,不规则出血会逐渐减少。使用 1 年时,不规则出血的发生率是 70%,其后则为 10%。闭经率会随着使用时间的增加而增加。使用 1 年时,50% 的患者发生闭经;5 年后,闭经率达到 80%。使用 DMPA 前应对患者解释药物可能引起的不规律阴道出血,否则很多女性会由于第一次注射后出现的不规律出血而抗拒使用,不再返院注射第二针。还要告知女性,停用 DMPA 后生育能力并不能马上恢复。停药后恢复生育能力的平均时间是 9 个月。但使用 DMPA 的时间长短并不影响生育能力的恢复时间[109]。有少量证据表明,对有妊娠期糖尿病史的拉丁裔女性应慎用 DMPA,因为 DMPA 会增加这部分女性罹患 2 型糖尿病的风险。原因很可能是这些女性在接受 DMPA 之前就存在 2 型糖尿病的高危因素[110]。世界卫生组织(WHO)和美国疾病控制和预防中心(CDC)都推荐对有妊娠期糖尿病史的女性使用单孕激素避孕方法(Ⅰ类用药),也就是说这一避孕方法的使用没有限制。

表 23-2　宫内节育器的绝对禁忌证

种类	禁忌证
含 LNG 节育器	乳腺癌患者
含铜节育器	铜过敏(Wilson 病)
含铜节育器及含 LNG 节育器	妊娠,产褥期脓毒症,淋病或衣原体感染,化脓性宫颈炎,感染所致流产后,盆腔炎,子宫畸形,子宫内膜癌或宫颈癌,不明原因阴道出血,β-hCG 持续升高或恶性妊娠滋养细胞疾病,盆腔结核

GTD:妊娠滋养细胞疾病;hCG:人体绒毛膜促性腺激素;
LNG:左炔诺孕酮;PID:盆腔感染性疾病

DMPA 引起的情绪变化和抑郁症恶化,也引起了人们的关注。但到目前为止,临床试验的数据却很让人放心。即使抑郁评分很高的女性使用 DMPA[111,112],也没有导致抑郁症恶化。**分娩后立即使用 DMPA 并不会增加**产后抑郁症的发生率[113]。

DMPA 会抑制卵巢功能,降低雌二醇水平,从而导致一过性的骨质流失。在注射 DMPA 后的前 2 年内骨质流失最为严重,之后逐渐减轻。但停用 DMPA 后,骨矿物质密度(BMD)会自行恢复到基线水平[114,115]。横断面研究提示注射过 DMPA 的女性和从未注射过 DMPA 的女性相比,两者的 BMD 水平相同[116,117]。这一结果表明 DMPA 所致的骨质流失是可逆的。人们还关心 DMPA 是否会增加骨折的风险,但尚无有效的数据提供参考。美国妇产科医师学会(ACOG)、美国儿科学会(AAP)和 WHO 均认为,DMPA 是一种有效方便的避孕方法,使用时应告知患者有骨质流失的风险,但不应因此而限制 DMPA 的使用。使用 DMPA 的女性也不需要做骨密度检查。

雌孕激素联合避孕

雌孕激素联合避孕(CHC)的用药途径口服、经皮及经阴道。经典用法的避孕失败率为 9%。避孕原理:孕激素通过抑制 LH 分泌激增来抑制排卵,而雌激素则抑制 FSH 分泌及优势卵泡的形成。雌激素还能同时维持规律月经,这也是其受欢迎的原因之一。CHC 并不适用所有人,因为雌激素会增加健康育龄女性静脉血栓栓塞(VTE)形成的风险。框 23-3 中列出了雌激素的禁忌证。与非妊娠、非产后的育龄妇女相比,产后女性发生静脉血

框 23-3　雌激素使用的绝对禁忌证

- 年龄 ≥35 岁,每天吸烟 ≥15 支
- 存在多个心血管疾病的高危因素(老年、吸烟、糖尿病、高血压)
- 收缩压 ≥160mmHg 或舒张压 ≥100mmHg
- 高血压伴有血管病变
- 急性 DVT/PE
- 有 DVT/PE 复发的风险,或有复发性 DVT/PE 病史
- 长期制动
- 有已知的致血栓形成的基因突变
- 有缺血性心脏病或有缺血性心脏病病史
- 中风
- 复杂的心脏瓣膜病变
- 6 个月内发生围产期心肌病
- 中重度心功能受损
- 抗磷脂抗体阳性(或未知)
- 先兆偏头痛
- 伴有乳腺癌
- 糖尿病伴终末器官血管病变,或糖尿病病史 ≥20 年
- 重度急性病毒性肝炎
- 严重肝硬化
- 肝细胞腺瘤
- 肝细胞癌
- 复杂的实体器官移植术后

DVT:深静脉血栓栓塞;PE:肺动脉栓塞

栓栓塞的风险增加了 22 ~ 84 倍[118]，且风险在产后第 1 周时最高，随后逐渐降低，产后 42 天静脉血栓栓塞风险就会降至基线水平（参见第 45 章）。如产后使用雌激素进行避孕会进一步增加静脉血栓形成的风险，因此产妇应慎用 CHC。非母乳喂养的产妇产后 21 天内禁用 CHC[119]。如无静脉血栓形成的其他高危因素，则可在产后 21 天后使用 CHC；如有，包括年龄大于 35 岁、吸烟或近期剖宫产史，则需在产后 42 天后、静脉血栓栓塞风险回到基线时方可使用 CHC。进行母乳喂养的产妇，应在产后 30 天后再使用 CHC，因为有证据表明 CHC 会影响母乳喂养，导致母乳喂养持续时间减少、母乳量下降、新生儿奶粉补充量增加[120]。如果进行母乳喂养的产妇有静脉血栓形成的其他高危因素，也应在产后 42 天后再开始使用 CHC。

单孕激素口服避孕药

单孕激素口服避孕药（progestin-only pill，POP）通常被称为迷你药丸，含有小剂量孕激素，应每日服用。作用机制是使宫颈黏液变稠厚，阻止精子进入上生殖道。由于 POP 的孕激素含量低，对宫颈黏液的影响会只持续 22 小时，所以一旦延迟服用，避孕效果就会明显降低。经典用法的避孕失败率达 9%。这种避孕药可以在哺乳期服用，对母乳量和婴儿的生长发育都没有影响[120]。产后即时服用 POPs 对母乳喂养无不良影响，所以可在产后即时服用[121]。和 DMPA 一样，有证据提示有妊娠期糖尿病病史且超重或肥胖的拉丁裔女性在哺乳期服用 POP 后 2 型糖尿病的患病风险增至 3 倍[122]。

紧急避孕法

紧急避孕法（emergency contraception，EC）是在无保护措施性行为后或避孕失败后使用的避孕方法，包括只含孕激素的左炔诺孕酮法；Yuzpe 法，即雌孕激素联合口服避孕药；和宫内带铜节育器。在发生无保护措施性行为后的 5 天内使用紧急避孕法可，越早使用越有效。

醋酸乌利司他是一种新型紧急避孕药，它是孕激素受体激动剂/拮抗剂，也可在无保护措施性生活后的五天内使用，且第五天使用和第一天使用同样有效[123]。哺乳期产妇禁用。

绝育术

在美国，男性或女性绝育术是最常用的避孕方法，占所有避孕方法的 37%。产褥期很适合产妇行输卵管结扎术，可在剖宫产同时进行，或在阴道分娩后 24 ~ 48 小时内进行。有些医院会在分娩后立即对无并发症的产妇行输卵管结扎术，尤其是那些接受了硬膜外麻醉分娩镇痛的产妇。手术时只需在脐旁开一个小切口，一般不会延长患者的住院时长。

产后部分输卵管切除术的 10 年失败率是 0.75%[124]。手术已几经改良，包括 Pomeroy 术式、Parkland 术式、Uchida 术式、Irving 术式。产后松弛的腹壁和尚未复旧的子宫使输卵管位置暴露完整，易于操作。这种小切口开腹手术，操作简单、手术时间短，也不需要腹腔镜套管针，没有损伤内脏的风险。

也可以在产后择期行绝育术。有一种方法是行腹腔镜下输卵管结扎术，可以用钛夹、硅橡胶条捆绑或烧灼输卵管。最近发现输卵管可能与卵巢癌的形成有关，腹腔镜下绝育术也可采用双侧输卵管切除的方法[125]。另一种方法是经宫颈的宫腔镜下绝育术，在宫腔镜下识别输卵管开口，然后放置空心钛和镍线圈。3 个月后输卵管组织逐渐长入线圈内，堵塞输卵管。宫腔镜下绝育术的优点是可以在麻醉或没有麻醉的情况下在门诊进行，但缺点是，手术后未能即刻绝育，须在术后使用其他可靠的避孕方法，直到 3 个月后行子宫输卵管造影确定输卵管已经阻塞。所有输卵管绝育术均可在门诊完成，风险很小。

无论是产褥期手术还是择期手术，输卵管结扎术的风险包括麻醉风险，可能损伤肠道、膀胱和血管等器官以及感染。宫腔镜下绝育术也有子宫穿孔和输卵管口插管失败的风险。总体并发症风险为 1.6%。手术并发症的独立危险因素包括全麻、糖尿病病史、腹部及盆腔手术史、肥胖等。每 100 000 手术人群中有 1 ~ 2 人死亡，通常是由于麻醉意外所致。

产科医生应注意，对于考虑绝育的夫妇来说，输精管结扎术是更明智、更理想的选择[126]。可以在局麻下在门诊完成，也不占用过多的工作和家庭时间。如果手术失败，可通过术后精液分析检测出来，不会遗漏，输精管结扎术的失败率大约为 3/1000 ~ 4/1000。能及时发现手术失败是输精管结扎术的决定性优势，而输卵管结扎术只有在妊娠后才能知道手术失败。3 个月内无精率是 60%，6 个月则达到 98% ~ 99%。在确定男性再无精子射出前，仍需采用其他方法避孕。和女性的输卵管结扎术相比，输精管结扎术更便宜，并发症更少，不影响性生活，针对长期健康影响的研究也没有发现该方法会增加动脉粥样硬化性心脏病或其他慢性疾病的风险[126]。

大多数女性并不后悔行绝育术。美国学者进行了一项关于绝育术的回顾性研究[127]，发现 14 年后对绝育感到后悔的累积风险为 12.7%。年龄是后悔绝育的一个危险因素。30 岁以上绝育的女性，感到后悔的风险是 5.9%。而 30 岁及以下者后悔的风险为 20.3%。后悔选择绝育术的其他原因包括术前未充分了解手术相关情况；不了解绝育术以外的其他避孕方法或者外界不支持其使用其他避孕方法；行绝育术的决定来自配偶的压力或自身疾病等。因此，医务人员应为有意进行绝育的夫妇提供全面的咨询。输卵管结扎术后可能复通，且手术费用昂贵,医疗保险一般不支付这项费用;因此,将来可能需要复通输卵管的女性就不应行输卵管结扎术。

屏障避孕法

屏障避孕法及杀精剂的使用在欧洲和英国有悠久的历史,但 20 世纪 20 年代才在美国大规模生产。在美国,阴道隔膜是第一个可由女性主动选择的避孕方法。这种阴道隔膜典型用法的避孕失败率为 16%,介于 2% ~ 23% 之间。该避孕法的成功使用需要很强的毅力、细致的指导及丰富的经验,因此年长且熟悉阴道隔膜用法的女性在使用时更有效,而年轻女性在咨询后也能成功使用。阴道隔膜通常置于耻骨后,完全盖住子宫颈,需由妇科医生检查试配才能找到合适的型号。**由于妊娠和分娩时子宫结构会发生变化,因此不应在产后 6 周内试配阴道隔膜。**即使曾经使用过阴道隔膜,产后也需要重新试配。哺乳期女性的卵巢无排卵,阴道干涩紧缩,试配阴道隔膜时更困难。阴道隔膜应与含杀精剂的润滑油一起使用,两者都含有壬苯醇醚-9。避孕套是一种有效的避孕工具,还能预防性传播疾病(sexual transmitted infection, STI)。避孕套分乳胶和非乳胶两种,后者又包括聚氨酯、硅橡胶和天然膜避孕套。虽然天然膜避孕套可阻止精子穿透,但并不能防止性传播疾病感染。由于长期大剂量使用杀精剂可引起生殖道黏膜损伤,增加感染风险,特别是 HIV 感染的风险,因此临床上不再推荐杀精剂和避孕套一起使用。避孕套经典用法的失败率为 17%,最低可至 2%,取决于研究人群的年龄和自身的毅力。

女性避孕套较男性避孕套更贵,而且使用时比较尴尬,但优势是可由女性主导。经典用法的避孕失败率为 27%。

自然避孕法

自然避孕(natural family planning, NFP)法,也称周期性禁欲或生育周期避孕法。这一方法需要女性非常了解自己的月经周期,知道易受孕期的症状和表现,并在易受孕期禁欲。该方法要求女方必须有规律的月经周期,而且男方要配合在易受孕期禁欲。产妇在月经周期恢复正常之前不宜使用 NFP 避孕。

自然避孕法有很多种,包括安全期避孕,也称日历表法,即一个月中的易受孕期可以从前次月经推知。宫颈黏液法需要监测宫颈黏液随雌激素变化而发生的改变。宫颈黏液结合基础体温法就是综合观察宫颈黏液与测量基础体温变化以判断易受孕期。在所有自然避孕法中,安全期避孕法的失败率最低,这是因为该法要求的禁欲天数最长。如拟采用这种方法避孕,女性的月经周期必须为 26 至 32 天,并在第 8 ~ 19 天内禁性生活。经典用法的第 1 年失败率为 3.1%[128]。**自然避孕法的经典用法**的总失败率为 12% ~ 25%。如未按上面所述的时间禁欲,则极易妊娠。

产后心理反应

产后心理反应包括较常见且相对轻微的生理性变化、短暂的"产后忧郁"(发生率 50% ~ 70%)、产后抑郁(发生率 8% ~ 20%)及产褥期精神病(发生率为 0.14% ~ 0.26%)。

总的来说,焦虑是产后最常见的情绪反应,详见 55 章。一般在产后 6 周对患者进行复查,而对患有抑郁症或有产后抑郁症病史且产后立即出现抑郁症状的患者,产后复查的时间一定要早于产后 6 周。产后抑郁的其他高危因素包括抑郁症家族史、母亲有产后抑郁症、生活环境差以及与婴儿长期分离。

中度抑郁的母亲经常对自己所扮演的母亲角色产生失败感,引起内疚和尴尬,从而不愿就医或者不愿承认自己的抑郁症状。因此,医务人员更应细致观察,以求尽早发现细微的抑郁症状状和体征。家庭随访在发现抑郁症状和体征方面有重要作用。**当患者主动打电话咨询一个看似无关紧要的问题时,医务人员应随之问 2 ~ 3 个开放式问题。**抑郁症患者常因内疚或害怕等情绪而拒绝主动表达,但开放式问题可使她们敞开心扉。

以下是几个开放问题的例子:

1. 你感觉如何?
2. 宝宝好吗?
3. 你现在的感受是否和你设想的一样?

通常患者的来电先由护士替医生和助产士接听,因此护士要有能力对患者在通话时所流露出的情绪上的蛛丝马迹迅速做出反应。此外,我们建议在出院前告知夫妇双方,如果产妇的抑郁症状持续 2 周以上或病情太严重难以自控,夫妇中任一方都应给医生打电话。EPDS 是一个简单易行的抑郁症筛查量表,详见框 23-2。产后甲状腺功能障碍也会出现轻度烦躁等症状;因此对产后2 ~ 3 个月内疑似出现产后抑郁症状的患者,建议进行甲状腺功能检测。

围产期悲伤情绪的管理

一般围产期新生儿的诞生给家庭带来的是幸福和快乐。**但当不幸降临时,医务人员需特别关注患者及其家庭的悲伤情绪。**

最严重的围产期不良事件就是死胎或新生儿死亡。程度较轻的不良事件包括新生儿重病、胎儿畸形以及因难治性产后出血而行子宫切除,程度更轻的不良事件包括产后择期绝育术。任何不良事件都可能对患者及其家庭造成痛苦,无论是子代死亡、流产、新生儿疾病或畸形。

近年来,人们越发关注妊娠期不良事件对患者及家属造成的情绪及心理上的打击。Lindemann通过观察二战中死亡士兵的家属,发现了悲伤的五种临床表现:包括失眠、疲劳、消化不良和叹息式呼吸等躯体症状;全神贯注于逝者的生前片段;内疚感;对他人的敌意和愤怒;日常生活的紊乱。他还描述了现代医学定义的病理性悲伤所具有的特征,即当急性哀痛情绪被抑制或中断时就会出现病理性悲伤。这种所谓的重度悲伤反应具体表现为:行为过激;身心疾病的出现或复发;与朋友或家人的关系出现问题;对某些特定的人充满敌意;持续的社交障碍;出现有损个人、社会、经济的行为;易激惹性抑郁等。

Kennel及其同事[129]研究了20个失去孩子的母亲的情绪反应,所有研究对象都出现了悲伤的特征性体征和症状,即使婴儿死于不治之症。又有研究纳入转至新生儿重症监护室后存活的101名危重症婴儿,他们的父母大多数也出现了类似的悲伤反应,这说明与重病新生儿的分离足以使父母产生典型的悲伤反应。**值得关注的是,过去15年的研究并未证实,看不到死胎能使死产母亲的抑郁发病率降低。因此,最好由母亲自己决定是否在产后看甚至抱死去的婴儿,且医务人员不需要鼓励她们这么做。**

对医务人员来说,最重要的是能识别悲伤情绪的特征并对患者表示理解,否则会发生误诊和错误治疗。例如,护士或医生感受到患者或家属的恶语和敌意时,如果没能及时联想到悲伤情绪的表现,那么会错失安慰和帮助患者的时机。由于医务人员本身也会对死亡产生负面情绪,所以产后病房的医生、护士等可能会在护理丧子的产妇时很难克服自身的心理障碍。在这种情况下,医务人员可能不愿与母亲讨论子代死亡的病情,且过于依赖镇定剂或镇静剂来缓解产妇的悲伤。**但这时医务人员必须扮演倾听者的角色,充分表达同情,才能让患者有机会充分表达自责、愤怒、绝望等感受,加以思考,并宣泄哀伤情绪。**

毫无疑问,产后抑郁症在发生围产期婴儿死亡的家庭中更为常见且严重。一项研究表明,在婴儿死后5个月内再次妊娠的女性更容易产生持续性悲伤情绪。这一发现表明,为失子产妇提供咨询时,不可像传统那样建议夫妇尽快再生一个孩子以替代死去的婴儿。

悲伤反应一般持续多久还不得而知。但可以肯定的是不同家庭的悲伤反应持续时间不同。Lockwood及Lewis[130]研究了26例有过死胎病史的患者,并对其中部分患者进行了长达2年的随访,数据表明,死胎造成的悲伤反应通常在18个月内消失,但在死胎后12个月内全部出现了复发。

现已公认悲伤会引起躯体症状,如厌食、虚弱和疲劳。丧子后再次妊娠者的自然流产率和不孕率增加。伤情绪造成的躯体变化可能是导致妊娠成功率下降的原因。虽然悲伤情绪对生育力的抑制在丧子后的第1个月内最强,但未来14个月内都持续有不同程度的生育力受损。

围产期保健的区域化管理导致大部分围产期婴儿死亡发生在三级医疗中心。在一些三级医疗中心,医生、护士、社会资源协调员和牧师已经针对这种家庭形成了一条龙服务系统。这一系列的服务保证了悲伤情绪管理的合理性、有效性和一贯性,同时也说明悲伤情绪的管理是一项高度复杂的工作,必须由受过专门培训的产后护理人员协作完成。任意有专业资质的医务人员都可对处在丧子之痛中的父母提供科学咨询,咨询准则详见**框23-4**。对悲伤情绪的管理并不仅限于产后,当产前诊断胎儿死亡或发育异常时就应开始管理悲伤情绪。在产前、分娩、产后直至回家的整个过程中,应持续给予患者关怀与帮助。医院在一些日常规范上应适当放宽对这些家庭的限制,尽可能为他们提供所需的支持,帮助消除悲伤情绪。例如:延长亲属探望时间,提供父母与死婴共处的私人空间,允许她们提前出院,保证高频的通话以及随访。

框23-4　围产儿死亡的管理指南

告知父母;诚实坦率
识别并调节可能出现的悲伤情绪
将悲伤情绪的发展过程告知父母
鼓励家属在整个分娩过程中陪伴在产妇身边
鼓励孕妇多多选择合适的护理服务
支持父母探视、抚摸或拥抱死婴
向父母描述死婴的外观特征,特别是决定不看婴儿的父母
向父母提供医院的相关文书,如尸检申请
讨论葬礼或追思仪式
帮忙通知其兄弟姐妹及亲朋好友
讨论下次妊娠的事宜
可多安排家访或诊室随访

医务人员还应意识到,父母面对死胎或新生儿死亡有不同的悲伤反应。有一项研究纳入28个经历死胎的父亲,发现父亲悲伤情绪的特点是自责、自我价值感降低、需靠工作占据时间、寻求帮助的能力有限。麻木是男性特有的悲伤反应,可能会阻碍悲伤情绪的消失。

产后创伤后应激障碍

任何身体或心理创伤后都可能出现创伤后应激障碍(posttraumatic stress disorder,PTSD)。对于产妇来说,这一情绪障碍通常发生在分娩过程中出现自身防御能力下降或体能不足无法耐受疼痛、损失或创伤后。因此,有些患者会因一个其他产妇很容易应付的或临床医生看来

不值一提的事件而发生创伤后应激障碍。

创伤后应激障碍可能导致行为后遗症,包括闪回症状(flashbacks)、回避及无法正常生活等。已有报道显示紧急阴道分娩操作、紧急剖宫产手术及突如其来的重度疼痛都会造成创伤后应激。创伤后应激会导致对下次分娩的恐惧,甚至导致失能及其他 PTSD 的症状。**在进行任何紧急手术或操作后(早期及数周后),应向患者详细说明当时的情况,有助于减少 PTDS 的发生。**发生过不良妊娠结局的女性会在下次妊娠接近分娩时出现上次经历的闪回。当产妇在产后就诊的主诉是焦虑时,医务人员应警惕 PTSD。**PTSD 症候群并没有那么严重,早期干预可使之完全消失。**因此当产妇表现出与其分娩经历不相符的心理症状时,应请专科医生进一步评估。

关键点

◆ 产后 6 周,只有 28% 的产妇恢复到了孕前体重。

◆ 约 50% 的产妇在分娩后 3 个月内性欲减弱。

◆ 产后子宫出血量达到处理标准的发生率为 1% ～ 2%。需要刮宫的患者中,40% 证实有胎盘残留。

◆ LARC 方法是最有效的避孕方法。产妇及哺乳期女性均可安全使用。

◆ 由于静脉血栓栓塞的风险,非母乳喂养的产妇在产后 21 天之前不应使用雌孕激素联合避孕法(丸剂,贴剂,环);伴有其他高危因素的产妇在产后 42 天内不应使用雌孕激素联合避孕法。

◆ 如哺乳期女性全天 24 小时只要婴儿需要就进行哺乳,则产后 6 个月内的闭经期间,母乳喂养造成的有效避孕率为 98%。

◆ 单纯孕激素避孕药不会降低泌乳功能。

◆ 产后抑郁症的发病率为 8% ～20% ;应尽量通过高危因素筛选出易患人群,并对其加强筛查和监测。

◆ 产后甲状腺功能减退常伴有轻度烦躁的症状;因此,产后 2～3 个月出现的疑似 PPD 患者建议行甲状腺功能测定。

参考文献

1. Hytten FE, Cheyne GA. The size and composition of the human pregnant uterus. *J Obstet Gynaecol Br Commonw*. 1969;76:400.
2. Sharman A. Postpartum regeneration of the human endometrium. *J Anat*. 1953;87:1.
3. Willms AB, Brown ED, Kettritz UI, et al. Anatomic changes in the pelvis after uncomplicated vaginal delivery: evaluation with serial MR imaging. *Radiology*. 1995;195:91.
4. Oppenheimer LS, Sheriff EA, Goodman JDS, et al. The duration of lochia. *Br J Obstet Gynaecol*. 1986;93:754.
5. Visness CM, Kennedy KI, Ramos R. The duration and character of postpartum bleeding among breast-feeding women. *Obstet Gynecol*. 1997;89:159.
6. Poder L. Ultrasound evaluation of the uterus. In: Callen PW, ed. *Ultrasonography in Obstetrics and Gynecology*. 5th ed. Philadelphia: Saunders; 2000:939-940.
7. Lipinski JK, Adam AH. Ultrasonic prediction of complications following normal vaginal delivery. *J Clin Ultrasound*. 1981;9:17.
8. Chang YL, Madrozo B, Drukker BH. Ultrasonic evaluation of the postpartum uterus in management of postpartum bleeding. *Obstet Gynecol*. 1981;58:227.
9. Perex A, Uela P, Masnick GS, et al. First ovulation after childbirth: the effect of breast feeding. *Am J Obstet Gynecol*. 1972;114:1041.
10. Gray RH, Campbell ON, Apelo R, et al. Risk of ovulation during lactation. *Lancet*. 1990;335:25.
11. Lovelady CA, Garner KE, Thoreno KL, et al. The effect of weight loss in overweight, lactating women on the growth of their infants. *N Engl J Med*. 2000;342:449.
12. Dewey KG, Lovelady CA, Nommsen-Rivers LA, et al. A randomized study of the effects of aerobic exercise by lactating women on breast-milk volume and composition. *N Engl J Med*. 1994;330:449.
13. Rooney BL, Schauberger CW. Excess pregnancy weight gain and long-term obesity: one decade later. *Obstet Gynecol*. 2002;100:245.
14. Vesco KK, Dietz PM, Rizzo J, et al. Excessive gestational weight gain and postpartum weight retention among obese women. *Obstet Gynecol*. 2009; 114:1069.
15. Davenport MH, Giroux I, Sopper MM, Mottola A. Postpartum exercise regardless of intensity improves chronic disease risk factors. *Med Sci Sports Exerc*. 2011;43:951-958.
16. Vega SR, Kleinart J, Sulprizio M, Hollmann W, Bloch W. Strüder HK. Responses of serum neurotrophic factors to exercise in pregnant and postpartum women. *Psychoneuroendocrinology*. 2011;36:220-227.
17. Phelan S. Pregnancy: A "teachable moment" for weight control and obesity prevention. *Am J Obstet Gynecol*. 2010;135:e1.
18. Phelan S, Phipps MG, Abrams B, et al. Does behavioral prevention in pregnancy reduce postpartum weight retention? Twelve-month outcomes of the Fit for Delivery randomized trial. *Am J Clin Nutr*. 2014;99: 302-311.
19. Adegboye AR, Linne YM. Diet or exercise, or both for weight reduction in women after childbirth. *Cochrane Database Syst Rev*. 2013;7:CD005627.
20. Rasmusen NG, Hornnes PJ, Hegedus L. Ultrasonographically determined thyroid size in pregnancy and postpartum: the goitrogenic effect of pregnancy. *Am J Obstet Gynecol*. 1989;160:1216.
21. Kent GN, Stuckey BG, Allen JR, Lambert T, Gee V. Postpartum thyroid dysfunction: clinical assessment and relationship to psychiatric affective morbidity. *Clin Endocrinol (Oxf)*. 1999;51:429.
22. Pedersen CA, Stern RA, Pate J, et al. Thyroid and adrenal measures during late pregnancy and the puerperium in women who have been major depressed or who become dysmorphic postpartum. *J Affect Disord*. 1993; 29:201.
23. Stagnaro-Green A. Postpartum thyroiditis. *Best Pract Res Clin Endocrinol Metab*. 2004;18:303.
24. Macklon NS, Greer IA. The deep venous system in the puerperium: an ultrasound study. *Br J Obstet Gynaecol*. 1997;104:198.
25. Clapp JF 3rd, Capeless E. Cardiovascular function before, during, and after the first and subsequent pregnancies. *Am J Cardiol*. 1997;80:1469.
26. Hellgren M. Hemostasis during normal pregnancy and puerperium. *Semin Thromb Hemost*. 2003;29:125.
27. Kamel H, Navi BB, Sriram N, Hovsepian DA, Deveraux RB, Elkind MS. Risk of a thrombotic event after the 6-week postpartum period. *N Engl J Med*. 2014;370:1307-1315.
28. Singh N, Perfect JR. Immune reconstitution syndrome and exacerbation of infections after pregnancy. *Clin Infect Dis*. 2007;45:1192.
29. Belfort MA, Clark SL, Saade GR, et al. Hospital readmission after delivery: evidence for an increased incidence of nonurogenital infection in the immediate postpartum period. *Am J Obstet Gynecol*. 2010;202:35.e1.
30. Liu S, Heaman M, Joseph KS, et al. Risk of maternal postpartum readmission associated with mode of delivery. *Obstet Gynecol*. 2005;105:836.
31. Thung SF, Norwitz ER. Postpartum care: we can and should do better. *Am J Obstet Gynecol*. 2010;202:1.
32. Cietak KA, Newton JR. Serial qualitative maternal nephrosonography in pregnancy. *Br J Radiol*. 1985;58:399.
33. Sims EA, Krantz KE. Serial studies of renal function during pregnancy and the puerperium in normal women. *J Clin Invest*. 1958;37:1764.
34. Polatti F, Capuzzo E, Viazzo F, et al. Bone mineral changes during and after lactation. *Obstet Gynecol*. 1999;94:52.
35. Holmberg-Marttila D, Sievanen H. Prevalence of bone mineral changes during postpartum amenorrhea and after resumption of menstruation. *Am J Obstet Gynecol*. 1999;180:537.
36. Lasky MA, Prentice A. Bone mineral changes during and after lactation. *Obstet Gynecol*. 1999;94:608.
37. Little KD, Clapp JF 3rd. Self-selected recreational exercise has no impact

on early postpartum lactation-induced bone loss. *Med Sci Sports Exerc*. 1998;30:831.

38. Lovelady CA, Bopp MJ, Collerar HL, Mackick K, Wideman L. Effect of exercise training on loss of bone mineral density during lactation. *Med Sci Sports Exerc*. 2009;41:1902-1907.

39. Temkin E. Driving through: postpartum care during World War II. *Am J Public Health*. 1999;89:587.

40. Brown S, Small R, Faber B, et al. Early postnatal discharge from hospital for healthy mothers and term infants. *Cochrane Database Syst Rev*. 2002;3:CD002958.

41. Hebert PR, Reed G, Entman SS, et al. Serious maternal morbidity after childbirth: prolonged hospital stays and readmissions. *Obstet Gynecol*. 1999;94:942.

42. Glazener CM, Abdalla M, Stroud P, Naji S, Templeton A, Russell IT. Postnatal maternal morbidity: extent, causes, prevention and treatment. *Br J Obstet Gynaecol*. 1995;102:282.

43. Ford JB, Algert CS, Morris JM, Roberts CL. Decreasing length of maternal hospital stay is not associated with increased readmission rates. *Aust N Z J Public Health*. 2012;36:430-434.

44. Liu LL, Clemens CJ, Shay DK, et al. The safety of early newborn discharge: the Washington state experience. *JAMA*. 1997;278:293.

45. Mandl KD, Brennan TA, Wise PH, et al. Maternal and infant health: effects of moderate reductions in postpartum length of stay. *Arch Pediatr Adolesc Med*. 1997;151:915.

46. Britton JR, Britton HL, Gronwaldt V. Early perinatal hospital discharge and parenting during infancy. *Pediatrics*. 1999;104:1070.

47. Brumfield CG. Early postpartum discharge. *Clin Obstet Gynecol*. 1998; 41:611.

48. Bohlke K, Galil K, Jackson L, et al. Postpartum varicella vaccination: Is the vaccine virus excreted in breast milk? *Obstet Gynecol*. 2003;102:970.

49. Center for Disease Control and Prevention (CDC). Updated recommendations for use of tetanus toxoid, reduced diphtheria toxoid, and acellular pertussis vaccine (Tdap) in pregnant women. Advisory Committee on Immunization Practices 2012. *MMWR Morb Mortal Wkly Rep*. 2013;62: 131-135.

50. Jennings B, Edmundson M. The postpartum periods. After confinement: the fourth trimester. *Clin Obstet Gynecol*. 1980;23:1093.

51. Minig L, Trimble EL, Sarsotti C, et al. Building the evidence base for postoperative and postpartum advice. *Obstet Gynecol*. 2009;114:892.

52. Koltyn KF, Schultes SS. Psychological effects of an aerobic exercise session and a rest session following pregnancy. *J Sports Med Phys Fitness*. 1997;37:287.

53. Sampselle CM, Seng J, Yeo S, et al. Physical activity and postpartum well-being. *J Obstet Gynecol Neonatal Nurs*. 1999;28:41.

54. Norman E, Sherburn M, Osborne RH, et al. An exercise and education program improves well-being of new mothers: a randomized controlled trial. *Phys Ther*. 2010;90:348.

55. Reamy K, White SE. Sexuality in pregnancy and the puerperium: a review. *Obstet Gynecol Surv*. 1985;40:1.

56. Leeman LM, Rogers RG. Sex after childbirth. *Obstet Gynecol*. 2012; 118:647-655.

57. McDonald EA, Brown SJ. Does method of birth make a difference to when women resume sex after childbirth? *BJOG*. 2013;120:823-830.

58. Glazener CM. Sexual function after childbirth: women's experiences, persistent morbidity and lack of professional recognition. *Br J Obstet Gynaecol*. 1997;104:330.

59. Goetsch MF. Postpartum dyspareunia: an unexplored problem. *J Reprod Med*. 1999;44:963.

60. Signorello L, Harlow B, Chekos A, et al. Postpartum sexual functioning and its relationship to perineal trauma: a retrospective cohort study of primiparous women. *Am J Obstet Gynecol*. 2001;184:881.

61. Hicks TL, Forester-Goodall S, Quattrone EM, et al. Postpartum sexual functioning and method of delivery: summary of the evidence. *Am Coll Nurse Midwives*. 2004;49:430.

62. Ryding E-L. Sexuality during and after pregnancy. *Acta Obstet Gynecol Scand*. 1984;63:679.

63. Byrd JE, Shibley-Hyde J, DeLamater J, et al. Sexuality during pregnancy and the year postpartum. *J Fam Pract*. 1998;47:305.

64. Gagnon AJ, Edgar L, Kramer MS, et al. A randomized trial of a program of early postpartum discharge with nurse visitation. *Am J Obstet Gynecol*. 1997;176:205.

65. Gunn J, Lumley S, Chondros P, Young D. Does an early postnatal check-up improve maternal health: results from a randomized trial in Australian general practice. *Br J Obstet Gynaecol*. 1998;105:991.

66. Lu MC, Kotelchuck M, Culhane JF, et al. Preconception care between pregnancies: the content of internatal care. *Matern Child Health J*. 2006;10:S107.

67. Connolly AM, Thorp JM Jr. Childbirth-related perineal trauma: clinical significance and prevention. *Clin Obstet Gynecol*. 1999;42:820.

68. Stomp-van den Berg SG, Hendriksen IJ, Bruinvels DJ, Twisk JW, van Mechelen W, van Poppel MN. Predictors for postpartum pelvic girdle pain in working women: the Mom@Work cohort study. *Pain*. 2012; 153:2370-2379.

69. Boyle R, Hay-Smith EJ, Cody JD, Mørkved S. Pelvic floor muscle training for prevention and treatment of urinary and faecal incontinence in antenatal and postnatal women. *Cochrane Database Syst Rev*. 2012;10:CD007471.

70. Weidner AC, Jamison MG, Branham V, et al. Neuropathic injury to the levator ani occurs in 1 in 4 primiparous women. *Am J Obstet Gynecol*. 2006;195:1851.

71. Handa VL, Zyczynski HM, Burgio KL, et al. The impact of fecal and urinary incontinence on quality of life 6 months after childbirth. *Am J Obstet Gynecol*. 2007;197:636, e1.

72. Chaliha C, Kalia V, Stanton S, et al. Antenatal prediction of postpartum fecal incontinence. *Obstet Gynecol*. 1999;94:689.

73. Harvey MA. Pelvic floor exercises during and after pregnancy: a systematic review of their role in preventing pelvic floor dysfunction. *J Obstet Gynaecol Can*. 2003;25:487.

74. MacArthur C, Glazener C, Lancashire R, et al. Faecal incontinence and mode of first and subsequent delivery: a six-year longitudinal study. *Br J Obstet Gynaecol*. 2005;112:1075.

75. Pollack J, Nordenstam J, Brismar S, et al. Anal incontinence after vaginal delivery: a five-year prospective cohort study. *Obstet Gynecol*. 2004;104: 1397.

76. Kocaoz S, Eroglu K, Sivaslioglu AA. Role of pelvic floor muscle exercises in the prevention of stress urinary incontinence during pregnancy and the postpartum period. *Gynecol Obstet Invest*. 2013;75:34-40.

77. Hilde G, Stær-Jensen J, Siafarikas F, Ellström Engh M, Bø K. Postpartum pelvic floor muscle training and urinary incontinence: a randomiozed controlled trial. *Obstet Gynecol*. 2013;122:1231-1238.

78. Peirce C, Murphy C, Fitzpatrick M, et al. Randomized controlled trial comparing early home biofeedback physiotherapy with pelvic floor exercises for the treatment of third degree tears (EBAPT Trial). *BJOG*. 2013; 120:1240-1247.

79. Glazener CM, MacArthur C, Hagen S, et al. Twelve year follow-up of conservative management of postnatal urinary and faecal incontinence and prolapse outcomes: randomised controlled trial. *BJOG*. 2014;121: 112-120.

80. King PA, Duthie SJ, Dip V, et al. Secondary postpartum hemorrhage. *Aust N Z J Obstet Gynaecol*. 1989;29:394.

81. Boyd BK, Katz VL, Hansen WF. Delayed postpartum hemorrhage: a retrospective analysis. *J Matern Fetal Med*. 1995;4:19.

82. Hoveyda F, MacKenzie IZ. Secondary postpartum haemorrhage: Incidence, morbidity and current management. *Br J Obstet Gynaecol*. 2001; 108:927.

83. Thompson JF, Roberts CL, Ellwood DA. Emotional and physical health outcomes after significant primary post-partum hemorrhage: A multi-center cohort study. *Aust N Z J Obstet Gynaecol*. 2011;51:365-371.

84. Klaus MH, Jerauld R, Kreger NC, et al. Maternal attachment: importance of the first postpartum days. *N Engl J Med*. 1972;286:460.

85. McClellan MS, Cabianca WC. Effects of early mother-infant contact following cesarean birth. *Obstet Gynecol*. 1980;56:52.

86. Robson KM, Powell E. Early maternal attachment. In: Brickington IF, Kumar R, eds. *Motherhood and Mental Illness*. San Diego: Academic Press; 1982:155.

87. Klaus M, Kennel J. *Parent-Infant Bonding*. St. Louis: CV Mosby; 1982.

88. Gray J, Butler C, Dean J, et al. Prediction and prevention of child abuse and neglect. *Child Abuse Neglect*. 1977;1:45.

89. Siegel E, Cauman KE, Schaefer ES, et al. Hospital and home support during infancy: impact on maternal attachment, child abuse and neglect and health care utilization. *Pediatrics*. 1980;66:183.

90. Areskog B, Uddenberg N, Kjessler B. Experience of delivery in women with and without antenatal fear of childbirth. *Gynecol Obstet Invest*. 1983;16:1.

91. Kozuki N, Lee AC, Silveira MF, et al. The association of birth intervals with small-for-gestational-age, preterm, and neonatal and infant mortality: a meta-analysis. *BMC Public Health*. 2013;13(suppl 3):S3.

92. Miller VL, Laken MA, Ager J, Essenmacher L. Contraceptive decision making among Medicaid-eligible women. *J Community Health*. 2000;25: 473-480.

93. Smith KB, van der Spuy ZM, Cheng L, et al. Is postpartum contraceptive advice given antenatally of value? *Contraception*. 2002;65:237-243.

94. Lopez LM, Hiller JE, Grimes DA, Chen M. Education for contraceptive use by women after childbirth. *Cochrane Database Syst Rev*. 2012;8: CD001863.

95. *Breastfeeding Report Card, United States/2013. National Center for Chronic Disease Prevention and Health Promotion, Division of Nutrition, Physicial*

*Activity, and Obesity. CDC national Immunization Surveys 2011 and 2012, Provisional Data, 2010 births. <http://www.cdc.gov/breastfeeding/data/NIS_data/index.htm>.

96. Tyson JE, Carter JN, Andreassen B, Huth J, Smith B. Nursing mediated prolactin and luteinizing hormone secretion during puerperal lactation. *Fertil Steril.* 1978;30:154-162.

97. Wasalathanthri S, Tennekoon KH. Lactational amenorrhea/anovulation and some of their determinants: a comparison of well-nourished and undernourished women. *Fertil Steril.* 2001;76:317-325.

98. Campbell OM, Gray RH. Characteristics and determinants of postpartum ovarian function in women in the United States. *Am J Obstet Gynecol.* 1993;169:55-60.

99. Labbok MH, Hight-Laukaran V, Peterson AE, Fletcher V, von Hertzen H, Van Look PF. Multicenter study of the lactational amenorrhea method (LAM): I. Efficacy, duration, and implications for clinical application. *Contraception.* 1997;55:327-336.

100. Gray RH, Campbell OM, Zacur HA, Labbok MH, MacRae SL. Postpartum return of ovarian activity in nonbreastfeeding women monitored by urinary assays. *J Clin Endocrinol Metab.* 1987;64:645-650.

101. Luukkainen T, Allonen H, Haukkamaa M, Lahteenmake P, Nilsson CG, Toivonen J. Five years' experience with levonorgestrel-releasing IUDs. *Contraception.* 1986;33:139-148.

102. Andersson J, Rybo G. Levonorgestrel-releasing intrauterine device in the treatment of menorrhagia. *Br J Obstet Gynaecol.* 1990;97:690-694.

103. Baldszti E, Wimmer-Puchinger B, Loschke K. Acceptability of the long-term contraceptive levonorgestrel-releasing intrauterine system (Mirena): a 3-year follow up study. *Contraception.* 2003;76:87-91.

104. Hidalgo M, Bahamondes L, Perrotti M, Diaz J, Dantas-Monteiro C, Petta C. Bleeding patterns and clinical performance of the levonorgestrel-releasing intrauterine system (Mirena) up to two years. *Contraception.* 2002;65:129-132.

105. Kapp N, Curtis KM. Intrauterine device insertion during the postpartum period: a systematic review. *Contraception.* 2009;80:327-336.

106. Gurtcheff SE, Turok DK, Stoddard G, Murphy PA, Gibson M, Jones KP. Lactogenesis after early postpartum use of the contraceptive implant: a randomized controlled trial. *Obstet Gynecol.* 2011;117:1114-1121.

107. Singhal S, Sarda N, Gupta S, Goel S. Impact of injectable progestogen contraception in early puerperium on lactation and infant health. *J Clin Diagn Res.* 2014;8:69-72.

108. Cromer BA, Smith RD, Blair JM, Dwyer J, Brown RT. A prospective study of adolescents who choose among levonorgestrel implant (Norplant), medroxyprogesterone acetate (Depo-Provera), or the combined oral contraceptive pill as contraception. *Pediatrics.* 1994;94:687-694.

109. Schwallie P, Assenza J. The effect of depo medroxyprogesterone acetate on pituitary and ovarian function, and the return of fertility following its discontinuation: a review. *Contraception.* 1974;10:181-202.

110. Xiang AH, Kawakubo M, Kjos SL, Buchanan TA. Long-acting injectable progestin contraception and risk of type 2 diabetes in Latino women with prior gestational diabetes mellitus. *Diabetes Care.* 2006;29:613-617.

111. Westhoff C, Truman C, Kalmuss D, et al. Depressive symptoms and Depo-Provera. *Contraception.* 1998;57:237-240.

112. Gupta N, O'Brien R, Jacobsen LJ, et al. Mood changes in adolescents using depot-medroxyprogesterone acetate for contraception: a prospective study. *J Pediatr Adolesc Gynecol.* 2001;14:71-76.

113. Tsai R, Schaffir J. Effect of depot medroxyprogesterone acetate on postpartum depression. *Contraception.* 2010;82:174-177.

114. Clark MK, Sowers M, Levy B, Nichols S. Bone mineral density loss and recovery during 48 months in first-time users of depot medroxyprogesterone acetate. *Fertil Steril.* 2006;86:1466-1476.

115. Berenson AB, Breitkopt CR, Grady JJ, Rickert VI, Thomas A. Effects of hormonal contraception on bone mineral density after 24 months of use. *Obstet Gynecol.* 2004;103:899-906.

116. Petitti DB, Piaggio G, Mehta S, Cravioto MC, Meirik O. Steroid hormone contraception and bone mineral density: a cross-sectional study in an international population. The WHO Study of Hormonal Contraception and Bone Health. *Obstet Gynecol.* 2000;95:736-744.

117. Orr-Walker JM, Cundy T, Reid IR. The effect of past use of the injectable contraceptive depot medroxyprogesterone acetate in normal postmenopausal women. *Clin Endocrinol (Oxf).* 1998;49:615-618.

118. Jackson E, Curtis K, Gaffield M. Risk of venous thromboembolism during the postpartum period: a systematic review. *Obstet Gynecol.* 2011;117: 691-703.

119. MMWR. Update to CDC's *U.S. Medical Eligibility Criteria for Contraceptive Use, 2010*: revised recommendations for the use of contraceptive methods during the postpartum period. *MMWR.* 2011;60:878-883.

120. Tankeyoon M, Dusitsin N, Chalapati S, et al. Effects of hormonal contraceptives on milk volume and infant growth. WHO Special Programme of Research, Development, and Research Training in Human Reproduction, Task Force on Oral Contraceptives. *Contraception.* 1984;30: 505-522.

121. Halderman LD, Nelson AL. Impact of early postpartum administration of progestin-only hormonal contraceptives compared with nonhormonal contraceptives on short-term breast-feeding patterns. *Am J Obstet Gynecol.* 2002;186:1250-1256.

122. Kjos SL, Peters RK, Xiang A, Thomas D, Schaefer U, Buchanan TA. Contraception and the risk of type 2 diabetes in Latino women with prior gestational diabetes. *JAMA.* 1998;280:533-538.

123. Glasier AF, Cameron ST, Fine PM, et al. Ulipristal acetate versus levonorgestrel for emergency contraception: a randomized non-inferiority trial and meta-anlaysis. *Lancet.* 2010;375:555-562.

124. Peterson HB, Xia Z, Hughes JM, Wilcox LS, Tylor LR, Trussell J. The risk of pregnancy after tubal sterilization: findings from the U.S. Collaborative Review of Sterilization. *Am J Obstet Gynecol.* 1996;174:1161-1168.

125. Erickson BK, Conner MG, Landen CN. The role of the fallopian tube in the origin of ovarian cancer. *Am J Obstet Gynecol.* 2013;209:409-414.

126. Peterson HB, Huber DH, Belker AM. Vasectomy: an appraisal for the obstetrician-gynecologist. *Obstet Gynecol.* 1990;76:568.

127. Hillis SD, Marchbanks PA, Tylor LR, Peterson HB. Poststerilization regret: findings from the United States Collaborative Review of Sterilization. *Obstet Gynecol.* 1999;93:889-895.

128. World Health Organization (WHO). A prospective multicentre trial of the ovulation method of family planning. II. The effectiveness phase. *Fertil Steril.* 1981;36:591-598.

129. Kennel JH, Slyter H, Klaus MH. The mourning response of parents to the death of a newborn infant. *N Engl J Med.* 1970;83:344.

130. Lockwood S, Lewis IC. Management of grieving after stillbirth. *Med J Aust.* 1980;2:308.

Additional references for this chapter are available at ExpertConsult.com.

最后审阅　仇希雯

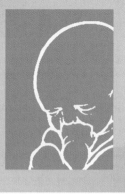

第24章

泌乳与母乳喂养

原著　EDWARD R. NEWTON

翻译与审校　刘灵,崔世红,朱向东,素玲

　　无论是在发达国家或者发展中国家,母乳喂养和母乳是全球婴儿喂养的金标准。二十多年来,这项建议受到许多组织的赞同,包括世界卫生组织(WHO)、美国公共卫生总监(US Surgeon General)、美国儿科学会(AAP)[1]、美国妇产科医师学会(ACOG)[2]、美国全科医师学会(American Academy of Family Practice)和母乳喂养医学协会(Academy of Breastfeeding Medicine)。**建议包括:6个月以内的婴儿应该纯母乳喂养(exclusive breastfeeding),母乳喂养(breastfeeding)至少要持续12个月,之后由母婴共同决定断奶(weaning)时间。**史料数据显示,除**20世纪外,人类的平均哺乳期为3~4年。**

　　然而,美国没有达到这些组织推荐的纯母乳喂养时间和母乳喂养持续时间。图24-1显示了美国母乳喂养的历史趋势。最新的估计(2011):79.2%的妇女在医院内开始母乳喂养,但只有49.4%人坚持到6个月(http://www.healthypeople.gov/2020)。大约26.7%的美国婴儿达到了母乳喂养一年或一年以上的标准。纯母乳喂养的婴儿3个月时仅有40.7%,而6个月时只有18.8%。超过19.4%的婴儿在出生后48小时内用了配方奶。

　　在某些特定人群,母乳喂养既难开始,也难坚持。社会地位低、受教育水平低及青少年产妇的母乳喂养率较低,仅为高中以上学历中高收入人群的1/2~2/3。黑人女性与其他种族的妇女相比,母乳喂养率和持续时间均较低[3]。自1989年以来,人工喂养高风险人群中越来越多的女性在住院期间开始母乳喂养。

　　最近的一项前瞻性研究[4]阐明了出生一年后的母乳

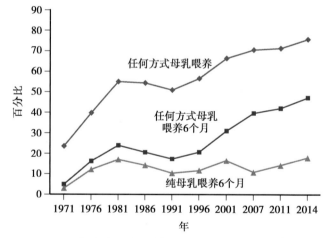

图24-1　住院时母乳喂养率、6个月时任何形式母乳喂养率以及6个月时纯母乳喂养率

喂养情况。这项婴幼儿喂养研究Ⅱ是由疾病预防控制中心(CDC)和食品药品监督管理局(FDA)资助。在研究期间(2005~2007年),纳入的1147名晚期妇女开始并停止了母乳喂养。约60%妇女没有达到自己的母乳喂养目标。达到预期目标的妇女,平均母乳喂养时间为7.8个月,而未达到预期目标的妇女,平均喂养时间为3.8个月。多变量分析发现,未达到母乳喂养目标的原因:初次衔乳(latch-on)困难和乳头疼痛、损伤;产妇觉得婴儿得到的营养不够;产妇因病需要服用药物。

　　文化态度决定喂养时间,影响1年内母乳喂养的失败率。为了提高母乳喂养率,美国公共卫生总监提出

2020 年母亲、婴儿和儿童健康目标:(1)任何母乳喂养率达到 81.9%;(2)6 个月母乳喂养率达到 60.6%;(3)12 个月母乳喂养率达到 34.1%;(4)3 个月时纯母乳喂养率达 46.2%;(5)6 个月时纯母乳喂养率达 25.5%;(6)出生后 48 小时内配方奶喂养率降至 14.2%。第 22 项目标是 38% 的用人单位需给上班的员工提供专门的母乳喂养场所,第 24 项目标是 81% 的活产必须是在可以提供母乳喂养服务的医院。

虽然文化和家庭观念不受医学控制,但主治医师可以直接影响这些观念。三个文化观念掩盖了乳房的正常功能—生产乳汁(milk)。第一,将乳房与性吸引相连,媒体把形状完美的乳房宣扬为性感。这个观念加以引申就是母乳喂养导致乳房松弛和下垂,失去性感。第二,母乳喂养限制了女性的自我完善,母亲在家喂养婴儿象征着依附和不独立,这与当代独立的职业女性形象不符。第三,人们普遍以为人乳替代品(artificial breast milk)、配方奶(formula)和奶瓶喂养(bottle-feeding)可以给婴儿提供和母乳喂养相当的营养成分,尽管大量研究已经证实这个观点是错误的。

由于大众和医疗卫生人员缺乏对母乳(breast milk)和母乳喂养的知识,加剧了上述的错误观念。因为将乳房与性相连,在中小学课程中不讲述乳房的基本功能。接受完教育的妇女,很少人见过任何母乳喂养成功的例子,即母乳喂养超过一年。当她们在 1970 到 1990 年间出生时,她们的母亲、如今的祖母,仅有 30%～50% 的人开始了母乳喂养,而不到 1/4 的妇女,母乳喂养的时间超过数周。**现今的妇女,由于没见过母乳喂养成功、有经验的正面教材,严重降低了她们尝试母乳喂养的成功率。**

医生和他们的病人有相同的文化背景。不幸的是,很多医生跟病人一样对母乳喂养存在偏见,他们的中小学教育同样缺乏母乳喂养的生理知识。虽然在过去的 5 年里,医学院教育和住院医师培训课程获得了长足的改进,但在母乳喂养方面仍缺乏健康宣教和临床指导。多数医生反映,他们既没有学过系统化的课程,也没有实际接触过成功的母乳喂养。轮转产科时,医学生和产科住院医师见到的母乳喂养很少超过产后 1～3 天。轮转儿科时,医学生们仅在婴儿室见到婴儿,很少在病房或在门诊随访时看到母乳喂养。虽然儿科住院医师观察到并帮助母亲泵出母乳来喂养早产儿,但通常是负面的经验。最终导致医生严重缺乏母乳喂养方面的专业知识,以致无法正确指导每年 300 万以上的新生儿和其母亲进行母乳喂养。事实上,医生的经验大多来源于非医务人员或者来源于其正在哺乳的爱人。

本章旨在通过教育,让产科医生也把哺乳期的母亲作为自己的病人。**为了支持母乳喂养,产科医生必须坚信母乳喂养有生物优越性、母乳优于配方奶。**本章将从母乳喂养的角度,讲述乳房解剖和泌乳生理学。将阐明母乳和配方奶粉之间的显著差异,以及这个差异如何直接影响母亲和婴儿的独特需求、近期和远期健康。本章也涉及产科医生和其他医务人员的具体问题,包括产科医师在孕前咨询、产前、产时及产后等不同阶段,如何为母乳喂养发挥作用。

乳房解剖和发育

乳房的大小和形状因发育阶段、生理状态和表型的不同而差别显著。通常情况下乳房会向两侧腋窝延伸生长并形成"斯宾塞腋尾(tail of Spence)"。成熟的未孕妇女乳房重约 200g,孕期增加至 500g 左右,哺乳期重 600～800g。只要乳房有腺体和乳头存在,乳房的大小和形状与泌乳功能无关。**乳腺在孕期增大则足以母乳喂养。如果孕期乳房没有按预期增长,特别是在检查时发现乳房组织很少,临床医生应该警惕原发性泌乳失败。**

乳晕(areola)是乳头周围色素沉着的环状区域,皮肤的颜色在孕期加深。乳头是乳晕中间的圆锥状突起。乳晕与周围浅色皮肤的对比,让衔乳的婴儿吸吮时容易看到。乳晕上有很多小的突起称为"蒙氏结节(Montgomery tubercles)",在怀孕和哺乳期明显增大。这些结节里有很多汗腺和皮脂腺的开口,分泌油脂和 IgA,在哺乳时起到润滑和保护的作用。用肥皂或含酒精的化合物洗涤乳房和乳头时,也将洗去这些物质,使得乳头容易皲裂和感染。

乳房皮肤的真皮层富含脂肪,与之不同的是乳头和乳晕是由平滑肌和胶原弹性组织构成,轻触或抚摸能使平滑肌收缩,导致乳头勃起,进而将输乳窦拉进乳头乳晕复合体,便于婴儿顺利地吸吮到乳汁。

乳头的尖端包含 15～20 个输乳管(直径 2～4mm)的开口(直径 0.4～0.7mm)。每个输乳管对应一个管状腺泡,埋在乳房脂肪体内。输乳管开口的括约肌可以调节乳汁的排出,但这种调节能力差异较大。当刺激排乳时,大约 80% 的女性会出现对侧乳房乳汁排出。如果哺乳时对侧乳房有乳汁排出,则表明乳汁释放反射(let-down reflex)完整,婴儿已吃到乳汁。

输乳管在距离开口 5～10mm 处膨大(5～8mm)为输乳管窦(图 24-2),在婴儿吸吮时,乳汁将通过此窦进入婴儿口咽部。15～20 个管状腺泡组成一个乳腺叶,以乳头为中心呈放射性排列。乳腺叶和输乳管均延伸至"斯宾塞腋尾"中。10～40 个输乳管连接到每个输乳管窦,形成腺小叶。每个腺小叶又由 10～100 个腺泡组合成囊管状分泌单位。**腺泡是乳汁产生和分泌的基本单位,腺泡囊由一组肌上皮细胞覆盖,腺泡细胞受催乳素(prolactin)刺激而产生乳汁。**肌上皮细胞受缩宫素(oxytocin)刺

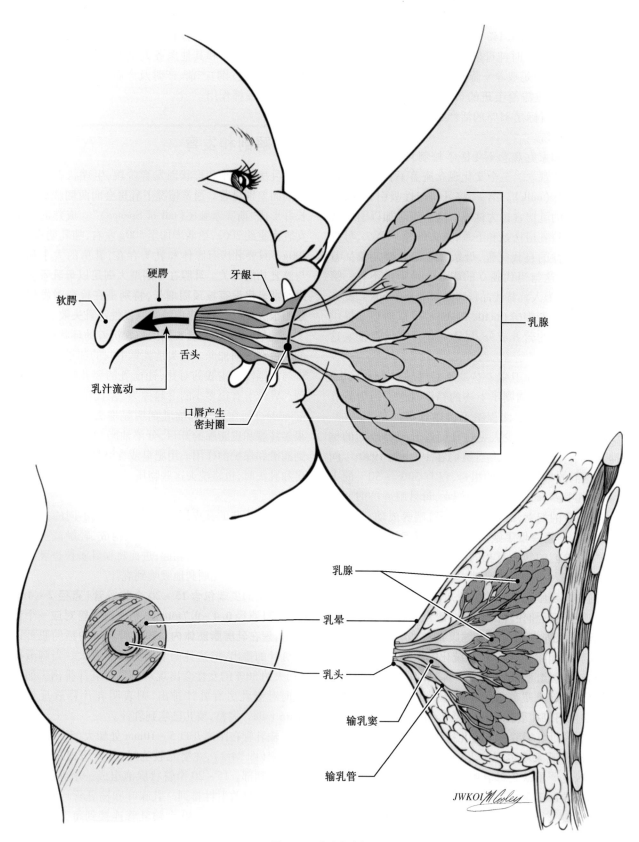

软腭

硬腭

牙龈

舌头

乳汁流动

口唇产生
密封圈

乳腺

乳腺

乳晕

乳头

输乳窦

输乳管

JWKOI/M Cooley

图 24-2　乳房解剖

激,使分泌的乳汁进入输乳管,再汇聚到输乳管窦,经乳头排出。

正在哺乳或将来有哺乳需求的妇女,如需手术时,必须考虑到输乳管是呈放射状排列。外科手术因美容需求,常选择平行于乳晕环线(circumareolar line)的弧形切口,更喜欢沿乳晕环线(circumareolar line)环切。但是如果切口较深,到达乳房实质,环形切口可能损伤输乳管。因此,最好表浅皮肤环切,而深层用放射状切口。对于计划哺乳的妇女应避免沿乳晕线环切,因为它会从三个方面损害哺乳:(1)使输乳管闭锁;(2)影响乳头勃起;(3)损伤第四肋间神经外侧皮支。

第四肋间神经外侧皮支的手术损伤会对哺乳产生巨大影响。此神经不仅与乳汁的生产和排出相关,还可以局部组织血流量,显著增加哺乳期间乳腺的供血量。破坏这种自主调节会严重影响哺乳。环乳晕切口时,哺乳失败率增加 2~3 倍。因此,当孕妇有母乳喂养的欲望或者育龄妇女需要乳房活检时,产科医生必须考虑到旧的手术切口对哺乳的影响。

作为哺乳类动物,人类在"乳线(galactic band)"的任何位置上都可能有乳腺组织发育。"乳线"从上臂内侧和腋窝开始,沿着锁骨中线向下,经腹部到阴阜的上外侧,延伸至大腿内侧。额外的腺体发育被称为多乳症(hypermastia),有副乳或副乳头,或者两者均有。多乳症的发生率为 2%~6%,孕期和哺乳期的反应因人而异。副乳最常见于腋窝,表现为产后 2~5 天开始泌乳时,腋窝肿大和疼痛,冷敷和对症治疗 24~48 小时后可见效。有 11% 的多乳头症(polythelia)与肾脏异常有关。

泌乳的生理机制

泌乳生理机制里,研究最好和最广泛的是乳汁产生,源自数十亿美元乳制品行业的研究。如果能够控制奶牛乳汁的成分(如脂肪浓度),将在市场上更有竞争力。将乳制品研究转化为人类研究,加上儿科医生对婴儿营养的兴趣,产生出大量的研究数据,包括乳汁分泌、乳汁转运以及母乳对新生儿和儿童期发育的影响。母乳喂养引起下丘脑性的性腺功能减退、可以推迟月经和下次生育的时间,而除此之外,我们对哺乳期的生理学变化知之甚少。比如乳房在短暂的 10~30 分钟内就能产生 100~200mL 营养成分丰富的乳汁,血管如何适应? 母亲和婴儿从母乳喂养中获得的益处呈剂量效应关系:时间越长(>12 月)、强度越大(纯母乳),益处也越大,比如母亲绝经前患乳腺癌和心血管疾病的风险越小。我们应该开始询问:"为什么"、"怎么回事"。母乳喂养对母亲健康的益处是否与哺乳后激素水平的变化有关? 与缩宫素的"抗应激反应"作用有关? 还是因为胃肠道吸收改变了?

母乳喂养时母婴双方建立的亲密情感和纽带,有助于缓解未来生活的各种应急和压力? 研究这些问题将会大大增加我们对母乳喂养的了解。

泌乳的生理学研究主要包括三个部分:(1)泌乳分期;(2)泌乳的内分泌学;(3)哺乳行为/乳汁传递。下面我们将对已知的泌乳相关生理学进行总结[5],还将介绍成熟人乳的组成,重点放在母乳和配方奶之间的差异上。

泌乳分期

乳房的腺泡完全发育和成熟依赖于妊娠期激素,如孕酮(progesterone)、催乳素和人胎盘生乳素(human placental lactogen),在分娩时完成。这个阶段是乳汁生成第一阶段。中孕期乳腺即具有泌乳能力(初乳),但妊娠期高水平孕酮抑制乳腺分泌。

胎盘娩出后孕酮水平下降,进入乳汁生成第二阶段,持续到产后 7 天。在产后 2~4 天,初乳(colostrum)开始分泌(50~400mL/天)。直到乳汁生成第二阶段完成之前,乳房一直分泌初乳。初乳的量和成分均与成熟乳汁(mature milk)有很大的不同。初乳与成熟乳相比,蛋白质(尤其是分泌型免疫球蛋白)含量高,乳糖含量高,而脂肪含量低。催乳素和糖皮质激素在此阶段的发育中起重要作用。

产后 2~5 天,乳房血流量、氧气和糖摄取量均急剧增加。乳汁分泌量可达 500~700mL/天。如果没有有效、及时地哺乳来排空乳房,就会胀奶(engorgement)。

乳汁生成第二阶段(产后 3~7 天)之后,进入无限期的泌乳期,以前称为乳汁生成期,现称为乳汁生成第三阶段。此阶段的长短取决于乳汁分泌持续的时间和乳汁转运到婴儿的效率。催乳素是唯一重要的生乳激素,溴隐亭(bromocriptine)抑制催乳素分泌,可以阻断乳汁生成。缩宫素是乳汁排放的主要激素。刺激乳头及乳晕,或者婴儿的行为表现,都会激发腺泡周围的肌上皮细胞反射性地收缩,引起乳汁释放。

最后一个阶段,即乳汁生成第四阶段,是逐渐断奶、停止母乳喂养。随着 24 小时的喂养次数减少到 6 次以下,24 小时的泌乳量也小于 400mL。随着乳头刺激次数减少,泌乳素水平也相应降低,最终导致泌乳停止。母乳喂养停止 24~48 小时后,乳管内压力逐渐增加和腺泡上皮产生的泌乳抑制因子(lactation inhibitory factor)增加,导致分泌型上皮细胞凋亡、基底膜蛋白质降解。泌乳抑制因子是一种分泌到乳汁中的蛋白质,在乳汁没有排空时浓度增加,抑制腺泡细胞,减少乳汁的产生。泌乳抑制因子与奶量供应增加(即哺乳次数增加)之间互相平衡,根据婴儿每日需求来调整。

泌乳的内分泌学

催乳素是促进乳汁分泌的主要激素,甲状腺激素可选择性地促进乳清蛋白(lactalbumin)分泌。皮质醇、胰岛素、甲状旁腺素和生长激素促进母乳中碳水化合物和脂质的含量。维持乳汁的生产不需要卵巢激素,而高水平的催乳素抑制卵巢激素的分泌。

腺泡是乳汁生产的基本单位。Neville[5]阐述了乳汁合成和分泌的5条通路,包括4条主要的跨细胞通路和1条细胞旁路通路:(1)胞吐(exocytosis),乳蛋白和乳糖通过高尔基体衍生的分泌囊泡排出细胞;(2)通过乳脂球分泌乳脂(顶浆分泌 apocrine secretion);(3)通过顶端膜分泌离子和水;(4)胞饮和胞吐(pinocytosis-exocytosis)免疫球蛋白;(5)通过细胞旁路(paracellular pathway)释放血浆成分和白细胞。哺乳期与妊娠期不同,只有很少量的乳汁成分是从母体血液直接转运而来。细胞间的连接,即紧密连接(tight junctions)关闭。断奶时紧密连接开放,钠和其他的矿物质很容易进入乳汁,改变了乳汁的口感,降低婴儿对母乳的兴趣。

乳汁的主要成分是在乳房原地生产,而不是从母体消化道吸收,也不是在其他脏器合成(如肝、肾等)。然而,乳汁的基本原料主要是从母体消化道吸收,或者在母体肝脏合成。葡萄糖是乳汁的主要底物,是其他化学反应的主要能源,也是碳的重要来源。由碳水化合物合成的脂肪在乳脂的生产中起着重要的作用,而合成蛋白质所需要的游离氨基酸则来自血浆。

大部分的乳汁是在哺乳时生产的。为了保证充足的乳汁供应,乳腺(增加20%~40%)、胃肠道和肝脏的血流量均增加。在哺乳时,心输出量增加10%~20%。区域血管床的血管舒张受自主神经系统的控制,缩宫素可能通过自主的、副交感神经调节产妇心输出量的区域分布。

鉴于乳汁主要是在哺乳时产生,每次哺乳时乳汁成分可能会有差别。每次哺乳期间,乳汁的脂质成分会增加2~3倍(1%~5%),而乳糖(lactose)浓度将会相应的下降5%,蛋白质成分保持相对稳定。在最极端情况下,每个乳房生产的乳汁量可以相差达30%~40%。同样,乳汁中脂质和乳糖的含量在个体之间也有差异。

每次哺乳时脂质含量增加对母乳喂养有实际的指导意义。如果哺乳次数多但每次哺乳时间少于4分钟,则乳汁的卡路里较低,婴儿仍会饥饿。婴儿希望早点喂养,使得哺乳频率加快,刺激了更多的乳汁生产。结果是奶量和哺乳量都很大,但婴儿仍然饥饿。延长哺乳时间或每次哺乳时只用一侧乳房,通常可以解决这个问题。

乳汁量和乳汁成分在一天的不同时间也有差别。每次哺乳的乳汁量在傍晚和晚上时增加10%~15%。乳汁中氮含量在傍晚时最高,在凌晨5点降至最低;脂肪浓度在清晨最高,晚上9点降至最低;乳糖的含量在一天中保持相对稳定。对于只能下班时间哺乳的职业女性,其乳汁量和成分的日间变动目前尚无研究。如果职业女性在白天时每2~3小时泵一次奶,乳汁量和乳汁成分的改变与常规哺乳相同。

饮食是否影响乳汁的量和成分?从青少年到有健康意识的成年女性,她们的饮食不影响乳汁。没有证据显示,乳汁中的主要营养成分(蛋白质、脂肪和碳水化合物)的含量会随着美国人的常规饮食而有所变化,但乳汁量会有极端变化。在饥饿普遍的发展中国家,一些妇女于妊娠前和妊娠期的热量摄入小于1600千卡/天,体重低于标准,但她们的泌乳量和乳汁中的热卡浓度也仅轻微降低(5%~10%)[6]。在一项对照实验中[7],营养良好的欧洲妇女将热量摄入减少33%并持续一周。只要热量摄入大于1500千卡/天,乳汁的产量未见明显减少。但是一旦每日热量小于1500千卡,乳汁量会减少15%。产后中度节食、减重(2kg/月)或进行有氧运动,对乳汁产量没有任何不良影响[8,9]。

在出生后第一年,婴幼儿生长很快,在180天时体重会增长一倍。出生后的第一周有生理性体重下,人工喂养的婴儿体重会下降5%,母乳喂养的婴儿会下降7%。母乳喂养的婴儿,第一周体重最多可以减轻10%。一旦超过10%,则需要医务人员立即干预。尽管可能需要捐赠的母乳或人工奶粉,但干预的关键是保证乳汁生产充足、哺乳方式正确、衔乳方式恰当和喂养频率足够,以确保婴儿摄入足够的乳汁。一旦乳汁生成第三阶段来临,就会有充足的乳汁供应,足月婴儿的体重将会增加21~28克/天。产后14天,母乳喂养的婴儿体重恢复到出生时的体重。

婴儿对食物的摄入和能量的需求并不恒定。因为生长陡增(growth spurts)、活动量增加、免疫激活(如对抗疾病时)、体液丢失(如高温天气)等情况,每天、每周都在变化。哺乳动物拥有一种非常有效的机制,可以根据需求,通过缩宫素、乳汁释放反射(图24-3)和催乳素来调整24至48小时内的乳汁供应量。催乳素和缩宫素作用于各自的靶细胞:催乳素作用于腺泡上皮细胞,缩宫素作用于覆盖在腺泡上皮细胞外面的肌上皮细胞。对于哺乳的妇女,催乳素在分娩时的基线水平是200ng/mL,产后10~90天大约为75ng/mL,产后90~180天为50ng/mL,产后180天后为35ng/mL。刺激乳头数秒后,血清催乳素从基线水平增高80%~150%。只要哺乳频率维持在每天8次、每次10~20分钟,血清的催乳素水平就足以抑制黄体生成素急增(LH surges)和卵巢功能。刺激乳头也升高血清缩宫素水平。缩宫素的反应先于催乳素水平的升高,并在很大程度上受到操作性条件反射(operant conditioning)的影响。与哺乳相关的情形和刺激乳头都会影响母体大脑。大脑通过刺激或抑制下丘脑来增加或减少催乳素抑制因子(多巴胺)的分泌,进而调节垂体后

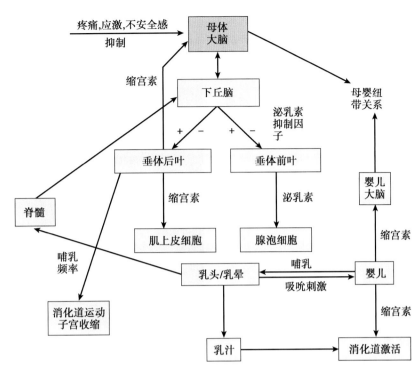

图 24-3　缩宫素和乳汁释放反射。反馈性刺激反射主要包括:从乳头/乳晕到下丘脑,增加/减少垂体后叶释放的缩宫素和催乳素抑制因子(PIF,多巴胺)。催乳素抑制因子影响催乳素释放,催乳素增加乳汁产量;缩宫素促使乳汁释放,二者的分泌受高级中枢神经系统的正、负反馈调节。缩宫素有三个靶点:胃肠道(运动)、子宫(收缩)和高级中枢神经系统(母婴纽带关系)。因此婴儿吸吮乳头,通过促进缩宫素的分泌,增加母亲胃肠道功能,建立良好的母婴纽带关系

叶释放缩宫素。大脑对催乳素的释放影响很小。与哺乳相关的视觉、声音或气味都可以刺激缩宫素的分泌,进而引起肌上皮细胞收缩,使得乳汁从乳房中流出。临床上观察这种情形时,则表明乳汁释放反射(let-down reflex)没有受到抑制。

1958 年 Newton 和 Egli[10] 通过一系列经典的实验证明,一些不良因素能抑制缩宫素的释放和乳汁的分泌。作为对照的每次哺乳量的基线值为 160g。在接下来哺乳时给予不良刺激(如注射盐水),导致乳汁产量减半,大约为 80~100g。随后,不良因素刺激的同时经鼻腔给予缩宫素,乳汁量恢复到基线水平的 90%,大约是 130~140g。其他的可以减少乳汁分泌的不良因素还包括:将母亲的脚置于冰水中、电刺激脚趾、要求母亲只能对着镜子描绘形体,或者要求她在指定的时间内校对好一个文件等等。这些现象对母乳喂养有很好的指导作用。**隐匿的原因如疼痛、焦虑和不安全感,可以抑制乳汁释放反射,导致母乳喂养失败。**

与之相反,给正在给早产儿泵乳的妇女播放安慰、鼓励和教育性质的录音带,可增加乳汁产量。测量心理压力对缩宫素释放的抑制实验也证实了这些观察结果。大脑的积极和消极作用在下面的研究中得到进一步证明:孕期持积极态度的妇女,母乳喂养成功率为 75%;而持

消极态度的妇女,母乳喂养失败率是 75%。母亲心态良好加上家属配合,6 个月时纯母乳喂养率是 20%;若母亲心态一般,6 个月时纯母乳喂养率则降至 5%。

缩宫素在母体还有其他的靶细胞(图 24-3),**子宫收缩的作用早已明确。哺乳能够促进子宫复原。**动物和人的研究表明,缩宫素是一种神经激素,可以对抗自主神经系统的"战/逃反应"(fight/flight response),能提高母体的应激耐受力,增强母婴纽带关系(maternal-infant bonding)[11]。

除了抗应激作用之外,缩宫素激增(surges)增加胃肠道激素的释放,刺激胃肠道运动,也增加了产乳所需营养物质的吸收。越来越多的证据表明,缩宫素激增对婴儿有同样的作用。母婴皮肤对皮肤接触和婴儿的吸吮,刺激婴儿副交感神经,可以抵御战/逃反应。袋鼠式早产儿护理(kangaroo care of premature newborns)时,皮肤对皮肤接触可以维持生理状态稳定、提高应激反应和促进体重的增长[12]。上述反应可能由缩宫素介导。与奶瓶喂养相比,母乳喂养时皮肤对皮肤接触和母儿沟通更多。

虽然中枢神经系统的印记(imprinting)位点尚不明确,出生后的瞬时印记是决定母乳喂养成功的重要因素。羔羊的存活取决于出生后一小时内的哺乳,如果羔羊在生后这个关键时期内没有哺乳,那么母羊与羊羔之间的

感情纽带就会削弱,羊羔将不能正常成长。人类的后果没有如此严重。几项随机研究比较了早期哺乳(产房内)和晚期哺乳(出生 2 小时后),产房内开始哺乳组在 2 ~ 4 个月时的母乳喂养率,高出 50% ~ 100%。因此,关键之一是让产妇在产后 30 ~ 60 分钟内,在产房就开始哺乳。

乳汁传递

哺乳的主要目的是将乳汁传递到婴儿[13]。哺乳的第一步是衔乳(latch-on)正确。轻微触碰婴儿脸颊和嘴角外侧,婴儿会反射性地转头并张开嘴巴如打呵欠(图 24-4)。手呈"C 型"托住乳房,让乳头略微向下倾斜,手指在下方支撑乳房,拇指轻握乳晕线上方 1 ~ 2cm 处。另一手臂将婴儿托向乳房,注意不要从后面按婴儿的头(图 24-5)。乳头和乳晕、甚至乳晕线均可被含进婴儿口中。常常看不到后乳晕,婴儿的下唇常常向外卷曲。婴儿的下牙龈则轻轻地固定在输乳窦上。

颊部超声观察到的婴儿口咽运动与口腔内压力,显示了正常哺乳的机械原理[14,15]。婴儿口咽和嘴巴施加的轻微负压,将乳头和乳房固定住,也让输乳窦排空后更容易充盈。**通过舌尖到舌根的蠕动,而不是负压,吸取乳汁。**动作过程更像是波动,没有冲击和摩擦,很少见到明显的乳头进出。婴儿的口腔颊黏膜和舌头贴紧乳头,不留任何空隙。

哺乳的前三分钟,婴儿舌头的蠕动最频繁;从开始衔乳到乳汁释放的平均时间为 2.2 分钟。乳汁流动建立之后,吸吮的频率便会下降。节奏为"吸-吸-吞-呼吸",吞

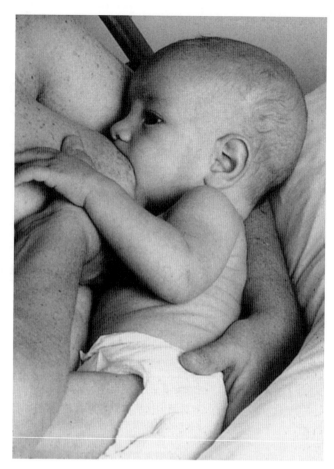

图 24-5　正确的 C 型托乳和衔乳姿势

咽声是乳汁传递到婴儿的良好标志。开始哺乳时,婴儿每次吸吮可获得 0.1 ~ 0.2mL 母乳,而吸吮学会后,能在短时间内获得更多的乳汁。**每个乳房哺乳的前 5 分钟,婴儿获得 80% ~ 90% 的乳汁**,而接下来的后奶,脂肪和热量更丰富。每侧乳房总的哺乳时间通常不到 20 分钟。奶瓶喂养时,婴儿以线性方式稳速吸吮,前 10 分钟获得约 80% 的人工奶。

吸吮奶瓶与吸吮乳头的机械原理明显不同(图 24-6 和图 24-7)[16]。人造奶嘴较硬,会阻碍婴儿舌头和嘴的运动。吸吮过程中,橡胶乳头的直径扩大,然而人的乳头会随着乳汁的流出而塌陷。在吸吮过程中,奶瓶喂养的婴儿学会在口内产生强烈的负压(>100mmHg)以便从瓶里吸出奶水。奶的流量过大会阻塞婴儿的呼吸道,婴儿很快学会用舌头来调节流量。当适应了奶瓶的婴儿转为母乳喂养时,舌头的阻挡功能抵住乳头的顶端时,有可能迫使乳头滑出婴儿的口腔。因此哺乳的效率急剧下降,饥饿的婴儿变得沮丧和愤怒。类似情景也可能发生在产后 4 ~ 8 周,母亲回去上班时不得不给纯母乳喂养的婴儿换成奶瓶喂养。

高效的母乳喂养需要恰当的姿势,让婴儿和母亲的胸部贴紧,婴儿的耳朵、肩膀和臀部保持在一条线上。最

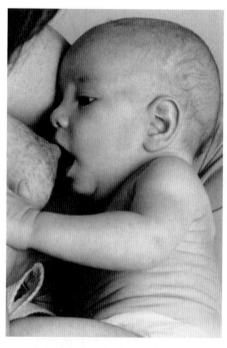

图 24-4　乳汁释放反射

常见的姿势是摇篮式（cradle hold），半躺（交叉）式，侧卧式，或者橄榄球式（football hold）（图 24-8 和图 24-9）。每一个姿势都有它的优点。变换哺乳的姿势能促使不同部位的乳小叶泌乳，在乳腺管"堵塞"或乳腺炎时更重要。**更换哺乳姿势，主要是为了产妇的舒适和方便。橄榄球式和侧卧位式更适合有腹部切口的产妇。**

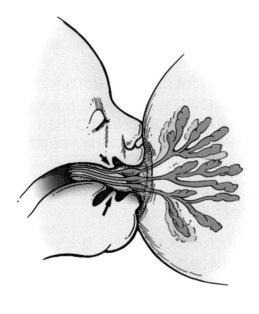

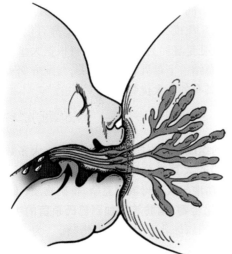

图 24-6　哺乳的机械原理

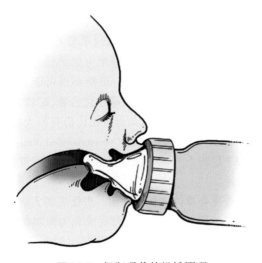

图 24-7　奶瓶喂养的机械原理

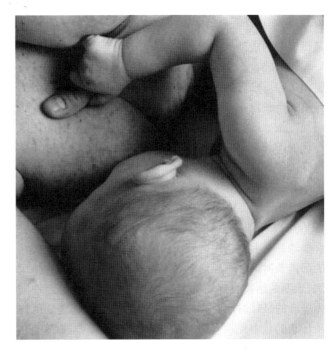

图 24-8　侧卧哺乳

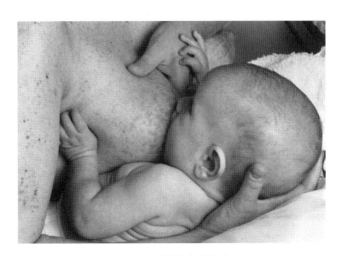

图 24-9　橄榄球式抱法

新生儿应当每 2 ~ 3 小时哺乳一次，或根据需要 8 ~ 12 次/天。关键是要教会母亲在婴儿哭泣、愤怒或沮丧前，发现饥饿的迹象，包括咂嘴、吃手、烦躁不安和发出声响。

哺乳期母体的激素状态（高催乳素、低雌激素和低孕酮状态），主要取决于催乳素的基线水平。**当 24 小时内哺乳频率少于 8 次，催乳素浓度降低到排卵抑制水平**

（35～50ng/mL）以下时,黄体生成素随之升高,月经周期恢复[5]。以下是影响月经周期重新开始的各种因素（调整后的比值比,OR 值）:哺乳时间小于 7 分钟（OR 2.4）,晚上哺乳少于 4 次/24 小时（OR 2.3）,母亲年龄 15～24 岁（OR 2.1）,母亲年龄 25～34 岁（OR 1.7）,以及白天哺乳少于七次（OR 1.6）等[17]。纯配方奶喂养的母亲,血清泌乳素水平在数天之内下降到孕前水平（8～14ng/mL）。总之,**每天足够的哺乳次数（至少 8 次以上）和夜间哺乳是母乳喂养成功的关键。**

影响哺乳频率的主要因素是加入替代营养,即人工奶或奶粉。母乳的营养成分至少在产后 6 个月内可以满足婴儿生长发育的需要。婴儿出生 6 个月内,添加人工奶从三个方面影响母乳喂养的成功:（1）按比例降低了母乳的需求量;（2）增加了胃排空时间（消化慢于母乳）,也降低了母乳喂养的次数;（3）降低了哺乳效率,因为人工喂养和母乳喂养的吸吮方式截然不同。

开始给婴儿添加固体食物（如鸡蛋、麦片、糊状婴儿食品）对哺乳期妇女体内激素也有同样的影响。**西方社会婴幼儿喂养的错误之一就是过早添加固体食物。婴儿的肠道长时间被不易消化且营养价值低于母乳的食物填满,远期的结果可能是儿童和青少年肥胖。**开始添加固体辅食的最佳时间是,婴儿的神经系统发育成熟到能够从母亲的盘中抓取食物,并放到自己嘴里。这通常是在出生后 6 个月左右。随着婴儿的生长发育和进食能力的提高,可逐渐增加固体辅食的比例。

乳汁传递失败是哺乳失败和乳房疼痛的主要原因,

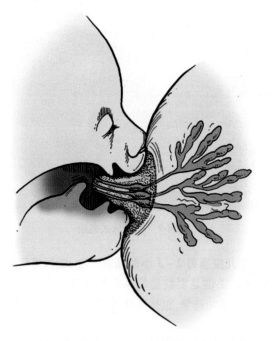

图 24-10　哺乳和胀奶　坚硬、肿胀的乳房组织使得婴儿的脸不能紧贴乳房,婴儿的口腔不能衔住乳头,婴儿的舌头抵住乳头

尤其是在新生儿期。乳汁释放反射受抑制和未能彻底排空乳房均可导致乳管扩张和乳房实质肿胀,称为胀奶,将损害哺乳的机械机制（图 24-10）。腺泡扩张也减少腺泡细胞的乳汁分泌。如果没有足够的母乳传递给婴儿,哺乳注定要失败。因乳汁残留而引起的腺泡扩张会迅速（6～12 小时）降低腺泡上皮细胞的乳汁分泌和酶的活性。乳汁产量减少的原因是压力抑制以及母乳中分泌的抑制剂。腺泡扩张直接抑制乳汁分泌,而不是营养或激素减少间接引起。

母乳:金标准

医生和大众最常见的误区之一,是认为现代的“配方奶”等同于母乳,这是配方奶公司推销的概念。古老的现实仍然是:**母乳是唯一能够满足婴儿生理需求的最佳营养来源。**母乳的成分和使用牛乳或大豆植物制成的人工乳有很大的不同[17]。母乳、母乳喂养和配方奶、人工喂养相比,在营养、免疫、激素和心理生理上都有很大差异,母乳喂养的益处是显而易见的。本节将根据大量的基础和临床研究,总结一下母乳和母乳喂养,与配方奶和奶瓶喂养相比,所具有的巨大优势。

概述

母乳的组成与配方奶有很大的不同。大多数的配方奶使用牛奶或大豆成分作为原料。根据营养和营销需求,为了成功地与人类母乳相竞争,将矿物质、维生素、蛋白质、碳水化合物、脂肪等添加到巴氏杀菌的牛奶中,做成配方奶。例如母乳看上去比牛奶“稀”,为了更容易地销售给美国公众,**奶粉制造商会添加棕榈或椰子油等营养成分,使人工奶看上去营养更丰富。**

大量的研究显示母乳的成分独特。配方奶生产商为了复制母乳成分,收集了大量的数据。由于新的配方奶没有添加关键性的维生素和矿物质,导致了严重的健康问题,美国国会因此在 1980 年通过了婴儿配方奶法（修订于 1985）。这项法律要求所有配方奶必须包含最低量的营养成分、维生素和矿物质。虽然不再可能有危及生命的遗漏,但配方奶**在蛋白质、碳水化合物、矿物质、维生素和脂肪的总量和质量上,与母乳相比仍有很大的差异。**需要提醒的是,每日推荐量（recommended daily allowance,RDA）是防止营养缺乏症的量,而不是保证健康的最佳需要量。

母乳最适合身体生长和代谢。进化后的人乳可以确保婴儿最好消化,而以牛奶和大豆成分为原料的配方奶则做不到[18]。母乳喂养的新生儿胃排空时间为 1～2 小时,而配方奶需 3～4 小时。母乳容易消化的原因包括:酪蛋白/乳清蛋白比例、脂肪酸含量、脂肪酸在甘油骨架上的附着点都不一样,并且含有胃肠酶和胃肠激素,可以促进消化、蠕动和胃肠功能。以牛奶为原料的配方奶中只含少量、已降解的、适合小牛的激素和酶,而以豆类为原料的配方奶中没有这些重要的成分。此外,母乳中维生素和矿物质的生物利用度(bioavailability)比配方奶中的添加物高 20% ~50%。

纯母乳喂养和纯人工喂养的婴儿前 4 ~6 个月的生长模式,也反映出配方奶和母乳的营养差异。**一般来说,母乳喂养的新生儿,身体线性生长和头部生长都更**快,而人工喂养的新生儿体重和脂肪增长较快。这种脂肪沉积的部分原因可能是人工喂养时,过早地引入固体食物。

无论什么原因,配方奶对孩子、青少年以及未来的成年人的人体代谢都有很大的负面影响(见表 24-1)。2007 年以来,由医疗研究和质量机构(AHRQ)发布的循证综述[19-26],以及 2009 年 Ip 等人的跟踪分析,均证实了母乳喂养的剂量-效应关系(dose-response relationship),阐明了长期母乳喂养受益的生理和内分泌原因[22-26]。

表 24-1　发达国家婴儿喂养对生长发育和心血管病理生理学的影响

	母乳喂养调整后的益处及 95% 区间	配方奶调整后的风险及 95% 区间
儿童期肥胖	0.81(0.77 ~ 0.84)	1.23(1.14 ~ 1.3)
儿童期Ⅱ型糖尿病	0.61(0.44 ~ 0.85)	1.64(1.18 ~ 2.27)
母亲心血管疾病	0.72(0.53 ~ 0.97)	1.39(1.03 ~ 1.89)
母亲高血压	0.87(0.82 ~ 0.92)	1.15(1.09 ~ 1.22)
母亲血管钙化	0.19(0.05 ~ 0.68)	5.26(1.47 ~ 20.0)
母亲心肌梗死	0.77(0.62 ~ 0.94)	1.3(1.06 ~ 1.61)
母亲Ⅱ型糖尿病	0.84(0.78 ~ 0.91)	1.19(1.10 ~ 1.28)

根据年龄,收入,种族和社会经济状况调整后的优势比和置信区间

母乳喂养可以提高认知(cognitive)发育。在提高婴儿大脑发育和综合认知能力方面,母乳比配方奶更优越,造成差异的原因,有些已知,有些仍然未知。目前确认的可以增强人体综合认知能力的母乳成分有生长激素、低聚糖、核苷酸、糖蛋白、长链不饱和脂肪酸(LCPUFAs)。**在控制了母亲智力、家庭教育和社会经济地位之后,管饲(gavage)母乳的高危早产新生儿,后来的智商(IQ)和心理测验分数均有提高,且呈剂量-效应关系**[27]。最近的大型队列研究发现,给早产的低体重儿[14]每次增加 10mL/kg/天的母乳喂养量,神经发育结局都会改善[28]。

母乳喂养对高危婴儿作用更加显著,而对足月新生儿智商的影响(调整后的 95% 区间,3.16 点[2.35 ~ 3.98])低于低出生体重儿(5.18[3.59 ~ 6.77])[29]。1982 年在巴西佩洛塔斯开展的一个前瞻性人口学队列研究,纳入了 5914 个新生儿[30],对母乳喂养启动时间、纯母乳喂养和持续时间,记录了 19 个月到 42 个月。这些参与研究的婴儿中,有 3701 名(68% 随访率)在 30 岁时接受了智商、教育程度和家庭收入方面的调查。调整干扰变量后的分析显示,与母乳喂养小于 1 个月的人员相比,那些母乳喂养达到或超过 12 个月的人有更高的智商(+3.76;95% CI,2.20 ~ 5.33),更多年的教育(+0.91 年;95% CI,0.41 ~ 1.40),和更高的月收入[30]。

母乳喂养以及长链不饱和脂肪酸(LCPUFAs)和智力改善相关,这个信息促使奶粉公司将更多的 LCPUFA 添加到配方奶粉中。然而,只是添加 LCPUFA 不会改变配方奶粉中其他成分的缺陷。最近的另一个研究发现母乳喂养可增强视敏度(visual acuity),再次证实了母乳喂养的促神经发育效果。而用添加 LCPUFA 配方奶喂养的婴儿与用标准配方奶喂养的婴儿一样,高级中心凹立体视力(foveal stereoacuity)(调整 OR 值,2.5;95% CI,1.4 ~ 4.5)有缺陷[31]。

母乳喂养可以增强婴儿的抗感染力,并减少过敏性疾病。婴儿一出生便进入有菌环境,身体免疫系统尚未成熟。新生儿免疫系统的发育成熟可能需要 6 年时间。**母乳富含抗感染成分,支持婴儿免疫系统的发育。母乳抗感染机制主要包括活化的白细胞、抗体、抗菌物质、竞争性抑制、增加非致病性共生微生物,以及抑制促炎免疫反应**[32-34]。

宿主抗病的一个关键环节是识别环境中的致病因子和产生抗原特异性的获得性(adaptive)免疫应答。母乳喂养给婴儿提供一个独特的获得性免疫反应系统来对抗感染。母体可以识别病原体,而新生儿可以通过母乳利用这一优势(图 24-11)。这一重要机制由 Slade 和 Schwartz 提出[35]。抗原或者感染原,如病毒、细菌、真菌或原虫,刺激并活化了母体胃肠道或者呼吸道的白细胞。具有抗原编码的淋巴细胞进入邻近的淋巴结,刺激淋巴母细胞分化为细胞毒性 T 细胞,辅助性 T 细胞和浆细胞,通过吞噬或者通过 B 细胞的补体/免疫球蛋白来摧毁致病的抗原。这种反应还可以进一步放大:辅助性淋巴细胞迁移到脾脏、骨髓和其他白细胞生成处,刺激生产出更多

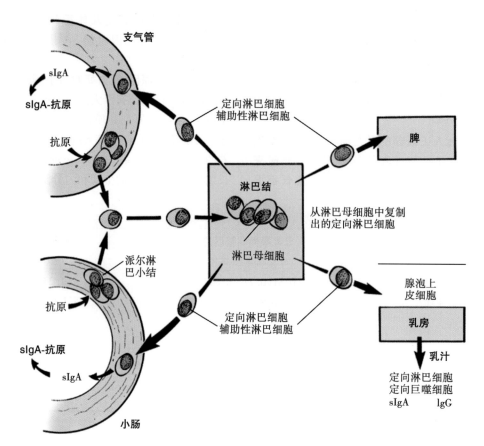

图 24-11 乳房的获得性免疫。IgG, 免疫球蛋白 G; sIgA, 分泌性免疫球蛋白 A

的抗原特异性白细胞。一些抗原特异性的辅助性淋巴细胞被运送到乳房的黏膜层。生产分泌性免疫球蛋白(sIgA)的浆细胞,分布在乳房的黏膜下层,占白细胞总数的 50% ~80% 。白细胞会迁移到母乳(巨噬细胞),或生产免疫球蛋白(sIgA、Ig-淋巴细胞或浆细胞),两者均可帮助对抗感染母体的病原体。巴氏消毒(配方奶)或者冷藏(储藏泵出的母乳)后,活化的白细胞已被彻底清除。

免疫球蛋白是母乳的独特成分,而人工奶没有。与血清中单体 IgA 相比,母乳中分泌型 IgA 是二聚体或多聚体,多聚体更容易从腺泡细胞转到乳汁中。母乳中的免疫球蛋白功能完整。sIgA 是由局部的浆细胞产生,不激活补体也不促进补体片段的调理作用。因此,sIgA 不是杀菌剂,但能阻挡致病体与黏膜受体黏附结合。病原体需要与肠道上皮细胞表面上受体黏附后,才有毒力。当抗原特异性 sIgA 与受体结合后,病原体就被有效地中和。

在过去的 5 至 10 年间,越来越多的研究集中在新生儿肠道菌群和未来免疫反应之间的关键印记[33-38]。新生儿的免疫系统还不成熟,没有接触过抗原,免疫应答迟缓。此外,对 TOLL 样受体(TLR)产生的细胞因子反应被放大了,特别是在早产儿,损伤部分是由细胞因子介导的(例如脑室周围白质软化、坏死性结肠炎和支气管肺发育不良症)。获得性免疫系统需要大约 4 到 8 天才能形成

有效的防御。**新生儿在分娩过程中遭遇到新抗原/微生物的轰击,在母乳喂养关键的头 7 天,必须依赖先天(innate)免疫提供快速且可控的免疫反应。**

母乳可以抑制病原微生物的生长(如大肠杆菌),并促进不致病的、可共生的微生物生长(如双歧杆菌及其他物种)。**先天免疫系统中最重要的一个成分是母乳里的人特异性寡糖(oligosaccharides)。**寡糖是难以消化的复杂碳水化合物,与微生物在细胞表面的受体有特异的结合能力。寡糖与微生物表面受体结合阻止了病原微生物与婴儿黏膜受体的结合,从而限制了微生物的毒力。另一方面,母乳含有与婴儿黏膜受体类似的寡糖,寡糖-黏膜受体复合物允许双歧杆菌特异性附着于肠黏膜,进一步竞争性抑制病原微生物的黏附。

肠道上皮细胞上有树突细胞(dendritic cells)交错分布,双歧杆菌对树突细胞的类似黏附可以调节新生儿免疫系统的发育。这个交互作用上调了抗炎细胞因子系统,如白介素-10,可溶性白介素-1 受体拮抗剂等,并协调将幼稚的辅助性 T 细胞转化,产生成熟、平衡的抗炎反应。这些早期印记可能会对成人炎性疾病的发病率产生深远影响,如内源性肠道疾病、哮喘、类风湿性关节炎,或许还有心血管疾病。除了肠道共生菌群和新生儿免疫系统之间的交互作用外,人类初乳中含有大量可溶性的细菌识别受体,分化簇 CD14(sCD14)。CD14 是宿主对细

菌脂多糖(lipopolysaccharides,LPS)的反应调节剂。尤其是,CD14通过与TLR-4受体结合,限制了TLR-4与革兰阴性杆菌上脂多糖(LPS)的结合。不能激活TLR-4受体将减少新生儿体内被放大的不成熟的细胞因子反应。新近的治疗措施使用了共生菌-宿主相互作用的免疫调节特性,成功地治疗了几种重要的人类疾病:包括坏死性结肠炎、炎性肠病、难治性梭状芽孢杆菌相关的结肠炎、急性胃肠炎和特应性皮炎。

人乳中已知的和未知的成分可以抑制致病菌的生长或消灭致病菌,配方奶中没有这些成分。某些维生素和矿物质对致病菌的生长至关重要,母乳保护婴儿的一个主要机制是和致病菌竞争"必需"的营养素。**铁和维生素 B_{12} 是病原菌的两种必需营养素**,它们在母乳中的作用

也有研究。母乳中含有大量的乳铁蛋白(lactoferrin)——可以和铁结合的一种糖蛋白(初乳中含有 5.5mg/mL,成熟乳中含有 1.5mg/mL)。配方奶中不含此成分。未结合铁的乳铁蛋白与嗜铁细菌竞争三价铁离子,从而扰乱这些细菌的生长。乳铁蛋白与铁的结合也增加了铁的吸收,因此母乳需要较少量的铁就能满足婴儿的铁需要。乳铁蛋白的抗菌作用比较复杂,不是简单的竞争三价铁[39]。乳铁蛋白引起细菌细胞壁释放脂多糖,使细菌细胞壁对溶菌酶的攻击更加敏感。乳铁蛋白和溶菌酶一起合作共同杀死致病菌。

表 24-2 描述了母乳喂养对宿主先天性和获得性防御能力的影响。婴儿猝死综合征(SIDS)的原因还不清楚,但目前有一种理论包括免疫反应异常。

表 24-2　母乳喂养减少感染及过敏反应

结果	母乳喂养益处的 OR 值及 95% CI	配方奶喂养风险的 OR 值及 95% CI
急性中耳炎	0.77(0.64~0.94)	1.30(1.06~1.56)
胃肠道感染	0.36(0.32~0.41)	2.78(2.44~3.12)
	0.54(0.36~0.80)	1.85(1.25~2.78)
下呼吸道感染	0.28(0.14~0.54)	3.57(1.85~7.14)
哮喘	0.73(0.59~0.92)	1.37(1.09~1.69)
特应性皮炎	0.58(0.41~0.92)	1.72(1.09~2.44)
1 型糖尿病	0.70(0.56~0.87)	1.43(1.15~1.77)
儿童白血病	0.81(0.71~0.91)	1.23(1.10~1.41)
儿童猝死综合征	0.64(0.51~0.81)	1.56(1.23~1.96)

根据年龄、收入、种族和社会经济地位调整后的优势比(OR)

哺乳期的激素变化——低雌激素、低孕激素和高催乳素血症闭经(hyperprolactinemic amenorrhea)——有助于减少母亲生殖系统癌症。但是,这一关系,以及母亲免疫系统与母乳喂养之间的关系均未阐明。母乳喂养以剂量效应方式降低乳腺癌,每累计母乳喂养一年可降低 4.3%(95% 置信区间,2.9%~5.8%)。同样,母亲一生中如果母乳喂养超过 12 个月,能降低卵巢癌(比值比,0.72;95% 置信区间,0.54-0.97);而纯人工喂养增加卵巢癌的风险(比值比,1.39;95% 置信区间,1.03~1.85)[19-21]。

母乳喂养可以加强母婴纽带(mother-infant bonding),减少社会适应不良。刚出生的婴儿在交通、食物、保暖及社会适应等方面,都完全依赖母亲。母婴之间的独特纽带,可以增进母亲的保护行为,提高生存率。**像其他所有哺乳类动物一样,人在建立母婴纽带时,也有关键的印记期(0.5~1 小时)**。新纽带最明显的表现是母乳喂养的持续时间。许多研究将母婴随机分入开始哺乳的早期组(1 小时内)与晚期组(2 小时后),结果发现,在 2 到 4 个月时,任何母乳喂养率或纯母乳喂养率,早期组都

显著高于晚期组。

2007 年,Moore 等的 Cochrane 综述[12]总结了 1925 对母婴参与的 30 项研究,结果显示与母亲皮肤对皮肤接触越早,婴儿与母亲的交往越多、越热情及哭泣越少。**婴儿越早与母亲皮肤对皮肤接触,母亲越有可能母乳喂养,且喂养时间越久**。最近一项研究随机将母婴分入二组:出生后立即或不立即开始皮肤和皮肤接触。同时让母亲决定第一次哺乳的时间,并分开记录。**和第一次哺乳的时间相比,早期皮肤与皮肤接触比首次吸吮时间能更好地预测纯母乳喂养的持续时间**[40]。该研究结果也支持了另外一个观察:新生儿重症监护病房(NICU)内,采用袋鼠式护理的高危新生儿表现更成功。

在大量动物数据基础上进行的人类研究表明[41],持续的母婴皮肤对皮肤接触和母乳喂养对母婴双方的应激反应有极大的影响。纯人工喂养和母乳喂养的产妇,在生理和心理压力下产生的变化可以在研究中检测,包括促肾上腺皮质激素、皮质醇的变化以及自主反应方面等。与大量的动物研究结果一致,**母乳喂养的母亲在面对研究中的压力因素时,下丘脑-垂体-肾上腺轴(HPA)的反**

应("或战/逃反应")减弱[41,42]。在母乳喂养的婴儿,这个互惠关系也非常明显。和配方奶喂养的婴儿相比,母乳喂养的婴儿副交感神经张力增高和 HPA 轴反应减弱。用配方奶喂养的婴儿与母亲皮肤接触减少了,可以部分解释这些结果。袋鼠式护理对母乳喂养发生率、对婴儿体重增加、对应激反应减弱等积极影响,均与皮肤与皮肤的接触量独立相关[12,42,43]。

母乳喂养和良好的社会心理状态之间的关系是过去几十年来流行病学研究的主题。批评者一再指出,这些研究存在着固有的选择偏倚(selection bias)。然而,设计改进后的流行病学研究已经证实,在应激状况下母儿双方都可从母乳喂养中终身受益。两项重大的研究证明了不进行母乳喂养的风险。在第一项研究中,**Stratheam 等[44]**探讨了母乳喂养是否能防止母亲虐待儿童的行为。该前瞻性研究纳入了 7223 对澳大利亚母婴(首次产前检查时确定),并随访到出生后 15 年。主要结局来自政府儿童保护机构的虐待报告。有 313 名(4.3% 的研究人群)母亲犯有实质性的虐待或疏忽。该研究对 18 个混合变量进行了调整,包括 5 个社会人口学变量,4 个产前行为/态度(比如滥用毒品、焦虑、对怀孕的态度);4 个婴儿因素,包括新生儿住入重症监护病房(NICU);7 个产后行为/态度(母婴分离,母亲刺激/教育婴儿,母体抑郁)。**纯人工喂养的母亲犯虐待罪的风险高于用过任何母乳喂养的母亲,调整后的比值比为 2.2(95% CI,1.5 ~ 3.2);更高于纯母乳喂养 4 个月或更长时间的母体,比值比是 3.8(95% CI,2.1 ~ 7.0)。**

第二项研究检测了孩子的反应。Montgomery 等[45]使用了 1970 年英国队列研究中收集的数据,受试者被随访了 10 年。其中 8958 名(71%)有完整的数据,用于分析。该研究分析了与父母离婚或分居相关的儿童焦虑,他们的老师把每个问题模拟化为 0 到 50 评级范围,比如"该受施对象是否对很多事情担心和焦虑?"。**对许多变量调整后,单纯人工喂养大大增加了儿童焦虑感(调整后的比值比,8.8;95% CI,5.3 ~ 12.2),而母乳喂养没有显著影响与离婚相关的儿童焦虑(比值比,1.3;95% CI,-3.6 到 6.1)。**

母乳喂养节约了家庭和社会成本。人工喂养与母乳喂养相比,大大增加了非医疗成本[46]。人工喂养的成本包括配方奶(900mL/day),奶瓶和其他用品。在北卡罗莱纳州东部(2015 年 4 月),900 毫升的名牌配方奶,每天平均花费为 8 美元(每年 2920 美元);名牌浓缩奶,每天约 5.5 美元(每年 2008 美元);名牌奶粉每天约花费 4.65 美元(每年 1697 美元)。商店品牌奶粉的价格是通用名牌奶粉价格的三分之二。特殊的配方奶粉,包括以大豆为主的奶粉、添加了长链不饱和脂肪酸的配方奶和低过敏的配方奶,花费更高出 50% ~ 200%。人工喂养的间接

成本是为了提供牛奶而养殖大量奶牛对环境造成的影响,以及丢弃的堆积如山的包装材料也要填埋或焚烧。

母乳是优质产品,且适时、适温、适量。母乳喂养的非医疗成本包括饮食中热量和蛋白质的需求增加(每天 2 ~ 3 美元)、哺乳胸罩、胸垫以及出生后 2 到 3 个月增加的尿布。如果女性回去上班,要租用电动吸奶器(electric breast pump),母乳喂养的成本将会增加 2 ~ 4 美元/天。

对于那些选择给婴儿喂养人工奶或配方奶的家庭来说,急性病的增加将会增加医疗费用[45-49]。在科罗拉多州、加利福尼亚州的联邦补助保险计划(Medicaid)和亚利桑那州的健康维护保险公司(health maintenance organization,HMO)的人群中,人工母乳喂养的医疗费用是每个婴儿 350 ~ 600 美元/年。亚利桑那州图森市的大型 HMO 病患中,**与 1000 名纯母乳喂养至少 3 个月的婴儿相比,1000 名纯人工喂养婴儿的医疗费用多出 331 041 美元/年**(表 24-3)[49]。

表 24-3　与纯母乳喂养(>3 个月)相比,每 1000 名纯人工喂养婴儿的超额医疗费

	每年每 1000 名纯人工喂养婴儿的超额花费	总超额费用
就诊	1693	$111 315
后续随访	340	$22 355
药物花费*	609	$7669
胸片花费	51	$1836
住院天数+	212	$187 866
每年总的花费		$331 041

修改自 Ball TM,Wright AL. Health care costs of formula-feeding in the first year of life. *Pediatrics*. 1999;103;870.

* 下呼吸道感染,中耳炎

+ 下呼吸道感染,胃肠炎

另外一个健康效益是,上班的母亲更少请假照顾病童。**数据显示,上班时继续哺乳的妇女与配方奶喂养的妇女相比,请病假的天数更少。**

Bartick 和 Reinhold[47]的成本分析计算了 2005 年美国母乳喂养开始率(74%)和 6 个月纯母乳喂养率(12.3%)的超额儿科成本,与 AHRQ 发布的 6 个月时纯母乳喂养 80% 相比较[19-20]。总的超额费用近 105 亿美元,每年也多出 714 例死亡(表 24-4)。估计的花费还没包括母亲和儿童的慢性病、肥胖、2 型糖尿病和心血管疾病所造成的负担,因此真正的负担是儿科花费的数倍。基于英国 2009 年和 2010 年的数据,最近的一项研究显示,纯母乳喂养从 1 周持续到 4 个月将降低胃肠炎、下呼吸道感染、中耳炎的发病率,至少节约 1100 万英镑。同样,将目前母乳喂养的比例翻上一番,并持续喂养 7 ~ 18 个

月,可能会降低母亲乳腺癌发病率,根据 2009/2010 年度的价值计算,总共至少可节省 3100 万英镑[48]。

表 24-4 纯母乳喂养六个月未达到 80% 所引起的儿科超额费用及死亡

	超额成本(死亡)与达到 80% 相比[*]
总数	$10 491 841 489(714)
婴儿猝死综合征	$3 722 074 013(352)
坏死性结肠炎死亡	$2 218 109 495(210)
肺炎死亡	$1 557 915 767(146)
中耳炎	$765 766 295
特应性皮炎	$497 497 274
儿童肥胖	$404 195 504
肺炎住院	$381 578 291
儿童哮喘	$229 194 255
坏死性小肠结肠炎住院	$219 843 084
儿童哮喘死亡	$148 022 294(14)
儿童白血病死亡	$162 076 307
胃肠炎	$133 422 239(13)
儿童 1 型糖尿病死亡	$64 999 258(6)
1 型糖尿病	$5 717 067
儿童白血病	$1 430 416

修改自 Bartick M, Reinhold A. The burden of suboptimal breastfeeding in the United States: a pediatric cost analysis. *Pediatrics*. 2010; 125: 1048.

[*] 根据 2007 年的美元

在过去,人工奶未能正确复制人乳成分,导致了许多婴幼儿疾病。由于配方奶没有添加关键性的维生素和矿物质,有严重健康隐患,美国国会因此在 1980 年通过了婴儿配方奶法(又在 1985 年修订)。这项法律要求所有配方奶必须包含最低量的营养成分,维生素和矿物质。虽然不再可能有危及生命的遗漏,但目前的配方奶在蛋白质、碳水化合物、矿物质、维生素和脂肪的总量和质量上,与母乳相比仍有很大的差异。需要提醒的是每日推荐量是防止营养缺乏症的量,而不是保证健康的最佳需要量。

妇产科医师的作用

妇科医生在鼓励母乳喂养方面起主要作用[21,50,51]。有 50% ~70% 的女性在怀孕前就已决定如何喂养自己的婴儿。妇科医生应该在她们第一次怀孕前,开始推荐母乳喂养。当育龄妇女初次寻求计划生育和避孕方法时,未来 2 至 5 年内怀孕的可能性很高。**乳腺检查是计划生育体检的一部分,也广泛应用于乳腺癌的筛查,尽管乳腺癌在育龄妇女(<35 岁)很罕见。妇科医生应该利用这种就诊的良机,宣教母乳喂养,让妇女了解乳腺的正常解剖,树立成功哺乳的自信心。**

妇产科医生可以通过社区宣传、诊所环境和个人选择来扩大对母乳喂养的支持。诊所环境应该有利于母乳喂养。**可看见的、积极的母乳喂养支持措施包括:现场有母乳喂养的母亲,有关于母乳喂养的教育计划,一个专给哺乳母亲提供的安静区域,没有配方奶公司提供的推销材料,以及病人可以看见医生大力支持选择母乳喂养的诊所员工。**一项随机对照研究,比较了配方奶公司的产前教育包(education packet)和支持母乳喂养的儿科医生撰写的教育包,配方奶公司的教育包让开始母乳喂养的人减少,并且喂养持续时间也缩短[52]。医生尤其是女性妇产科医师应成为母乳喂养的榜样。孕妇会问女妇产科医师是否母乳喂养以及喂养多久,医师的回答影响巨大。

产科医师的重要作用是,在怀孕早期识别不能母乳喂养或母乳喂养有风险的妇女(表 24-5)。自由使用催乳剂、管饲装置及聘请哺乳顾问等措施可以解决与母乳生产或传递有关的困难。母乳喂养有禁忌证时,遵循世界卫生组织(WHO)使用配方奶的指南[54]。

表 24-5 识别妇女不能成功母乳喂养的高风险因素

状况	风险评估	处理
免疫缺陷性病毒感染	禁忌	配方奶喂养
未经治疗的活动性肺结核	禁忌	新生儿抗生素治疗,母亲治疗两周后如无症状可以恢复母乳喂养
乳头疱疹	患侧禁忌	隔离病变,母子全身治疗
母体抗肿瘤药物	禁忌证	配方奶喂养
新生儿半乳糖血症	母乳和配方奶禁忌	无乳糖营养剂
缩乳手术	高风险	产前咨询儿科医生和哺乳专家
隆胸术	中度风险	产前咨询儿科医生和哺乳专家
孕期乳房没有增大,管状乳房	中度到高度风险	产前咨询儿科医生和哺乳专家
上次生育时没有成功哺乳	中度风险	找出原因,产前教育和咨询哺乳专家

在中、晚孕期，产科医生在指导和鼓励产前患者进行母乳喂养方面起主要作用。对病人进行母乳喂养的宣教能够增加母乳喂养率和持续时间。美国预防服务工作组的综述[55]总结了38个随机研究，结果发现：与"常规产前检查"相比，初级医务人员推行母乳喂养的措施增加了短期(1~3个月)和长期(6~8个月)的纯母乳喂养率。亚组分析发现，产前和产后干预相结合与单独的产前或产后干预相比，母乳喂养持续时间增加的更多。最有影响力的干预措施包括专业人员和非专业辅导员的一对一支持。在孕36周的门诊，产科医生要再次讲解母亲的选择和母乳喂养知识。要强调一下母乳喂养生理的基本概念：尽早哺乳(产后1小时之内)、多次哺乳(每日大于10次)、有一个支持哺乳的环境、除非是儿科医生建议，否则不随意添加辅食。产科医生应强化婴儿衔乳的正确方式，并确保乳房随母体激素水平变化而增大、为哺乳做好了准备，并提醒患者可能会干扰母乳喂养成功的医院政策和态度。孕36周时的门诊，也是解释药物治疗和母乳喂养的好时机。

分娩过程对母乳喂养的启动和维持有巨大的影响[51,52]。产科和儿科的医务人员包括护理团队，应掌握妇女、胎儿和新生儿的健康知识，以促进母乳喂养的成功率。20世纪80年代，国际专业组织认识到，要在医院采取几项重要措施加强母乳喂养的启动和维持。1989年，WHO和联合国儿童基金会联合发表了关于保护、促进和支持母乳喂养的10个基本步骤(框24-1)。

框24-1 母乳喂养成功的10个步骤

1. 有支持母乳喂养的书面政策。
2. 训练所有医务人员，遵守爱婴医院(Baby-Friendly Hospital)倡议的细则。
3. 告知所有孕妇母乳喂养的好处。
4. 出生后1小时内开始哺乳。
5. 向母亲展示如何挤奶，即使与婴儿分开也要保持泌乳。
6. 除母乳外，不给新生儿任何食物或饮料，除非有医学指征。
7. 允许母亲和婴儿每天24小时在一起(即母婴同房)。
8. 鼓励按需喂养母乳。
9. 不给人造奶头或奶嘴。
10. 建立母乳喂养支援小组，并在出院时将母亲介绍给他们。

改编自 WHO/UNICEF. Protecting, promoting, and supporting breastfeeding: the special role of maternity services, a joint WHO/UNICEF statement. Geneva, World Health Organization, 1989.

世界卫生组织的十大步骤已纳入"爱婴医院倡议"(Baby-Friendly Hospital Initiative, BFHI)，并成为认证制度的组成部分。根据循证医学制定的这些步骤，已经证明能提高母乳喂养的成功率[51,55-57]。

新设计的人口学研究显示，母乳喂养率的提高可以改善人口健康状况。这些研究纠正了过去有关母乳喂养的流行病学研究中的自我选择偏差。至少有两个促进母乳喂养的人口学集群随机研究使用了世卫组织/儿童基金会爱婴医院的倡议(框24-1)。在这些研究中，产科诊所和医院被随机分组，推行提高母乳喂养率的强化教育项目。研究的结局是母乳喂养率和短期新生儿发病率(感染，过敏性皮炎等)。在两项研究中，3个月的纯母乳喂养率均显著提高(P<0.001)，在白俄罗斯，干预组为43.4%，对照组为6.4%；在印度，干预组为79%，对照组为48%。这项干预措施也使胃肠道感染和过敏性皮炎的发病率降低了30%~50%，并促进了婴儿生长。

不幸的是，美国在认定"爱婴"医院方面远远落后于世界其他国家。2014年，只有7.79%的活产是在认定的爱婴医院。疾病预防控制中心从2008年开始报告与母乳喂养相关的产妇措施和结果(参见 http://cdc.gov/breastfeeding/data)[58]。这些数据用于评估和比较医院及其医护人员在支持母乳喂养方面的医疗质量。产科医生是改善母乳喂养和采用爱婴医院10个步骤(即BFHI)的关键因素。

认定为爱婴医院并不能免除产科医护人员倡导和推行母乳喂养的责任。支持产科质量的举措，比如不在39周之前分娩和减少初次剖宫产(cesarean delivery)率，将降低母乳喂养有困难的新生儿数量。早期足月产的新生儿高胆红素血症(hyperbilirubinemia)更多，而剖宫产的新生儿短暂性呼吸急促(tachypnea)也更多，这些都会为新生儿开始学习母乳喂养带来挑战。

作为产房里的"船长"，产科医生起着很大作用，可以让母婴皮肤对皮肤接触，并在出生后30分钟内开始母乳喂养[55,59]。在一家被认证为爱婴医院的三级医院，对连续300例足月产妇分析发现，出院前24小时能够预测纯母乳喂养的四个因素，至少一部分掌握在产科医生手中。这四个因素包括产前母乳喂养的欲望(阳性预测因子)、剖宫产(阴性预测因子)、新生儿出生后1小时内开始母乳喂养(阳性预测因子)以及48小时内补充配方奶(阴性预测因子)[60]。

医务人员往往想给新生儿补充1~2瓶配方奶，本意是为了"让母亲恢复"。在一个前瞻性队列研究中，产前希望纯母乳喂养的妇女，在产后住院时给婴儿喂养了一瓶或多瓶配方奶[61]。早期补充配方奶对母乳喂养和纯母乳喂养的持续时间有显著的影响。60天内非纯母乳喂养率：没有补充配方奶的产妇为37%，而早期补充配方奶的产妇为68%。60天内停止母乳喂养率：没有补充配方奶时为11%，而早期补充配方奶时为33%。此外，使用一瓶或两瓶以牛奶为基础的配方奶时，新生儿对牛奶蛋白初步致敏，有特应性过敏的风险。

产后出院时，产科医生需要关注的有关母乳喂养的主要问题:饮食、乳腺症状和体征、产后激素功能、避孕、母体药物,以及如果产妇需要转诊,务必推荐给母乳喂养的倡导者(见第 23 章)。另外一个重要的问题是婴儿的成长和发育。传统上,产后 4~6 周产妇到门诊随访,但在这之前,产科医生和产妇通常会有联系。产科医生可以通过询问婴儿的生长和喂养情况,既加强母亲对母乳喂养的决心,又给儿科医生提供关于婴儿生长和喂养的筛查,两者都很重要。产科医生可以帮助儿科医生发现有关婴儿生长和喂养的关键问题,或者正在出现的问题,因此产科医生必须了解婴儿生长的指标,以及乳汁产生和哺乳的临床指标。当产科医生在产后 4~6 周仍持续鼓励母乳喂养时,16 周时母乳持续喂养的可能性几乎增高一倍。

在怀孕间隔期时,对上次哺乳期没有达到母乳喂养目标的妇女,妇产科医生可以询问并纠正原因、困难及错误观点,可以帮助以后的哺乳。在此间隔期间,医护人员应帮助妇女延迟怀孕(>18 个月),对有妊娠期糖尿病的妇女进行葡萄糖筛查以确诊 2 型糖尿病或糖耐量受损,以及控制和减少孕期增加的体重。这些措施可以减少不良妊娠结局,提高下次母乳喂养的成功率。这个时期的关键是采用可靠又可逆的长期避孕措施,有计划性怀孕。

成功母乳喂养的关键问题

母乳喂养的成功需要产妇自己、周围有一组人支持以及产科医生及儿科医生的积极合作。美国目前的文化习惯,哺乳顾问(lactation consultant)常常积极参与,照顾母乳喂养中的母婴。有许多可靠的资源可以查取到更多的母乳喂养信息(表 24-6)。

属于产科医生的问题包括:乳腺解剖异常、乳腺手术的影响、产房管理、挤奶、乳房和乳头疼痛、哺乳期母亲的营养和锻炼、乳腺炎、乳腺脓肿和肿块、乳汁传递和婴幼儿的生长、催乳剂、母体疾病、回去上班的相关问题、避孕和断奶等。

表 24-6　有关母乳喂养的资源

资　　源	评　　价
印刷资料	
Schanler RJ, Krebs NF, Mass SB, eds. *Breastfeeding Handbook for Physicians*, AAP and ACOG;2014.	很好的母乳喂养参考书
ACOG Clinical Review. Breastfeeding:Maternal and Infant Aspects. *Obstet Gynecol*. 2007;12(1 Suppl):1S-16S.	ACOG 为产科医生支持母乳喂养而做的简短总结
ACOG Committee Opinion. Breastfeeding in underserved women:Increasing initiation and continuation of breastfeeding. Number 570, *Obstet Gynecol*. 2013;122:421.	ACOG 委员会的建议,主要针对缺医少药的妇女
ACOG Committee Opinion. Breastfeeding:Maternal and Infant Aspects, Number 361. *Obstet Gynecol*. 2007;109:479.	ACOG 对母乳喂养的观点
AAP:Policy Statement—Breastfeeding and the use of human milk. *Pediatrics*. 2012;129:e827.	AAP 对母乳喂养的观点
Lawrence RA, Lawrence RM, eds. *Breastfeeding:A Guide for the Medical Profession*, 8th ed. St. Louis:Elsevier;2015.	母乳喂养的标准教科书,适用于医务人员阅读
Infant and young child feeding:Model chapter for textbooks for medical students and allied health professionals	www. who. int/maternal _ child _ adolescent/en/ WHO 出版
AAP. The transfer of drugs and therapeutics into human breastmilk:An update on selected topics. *Pediatrics*. 2013;132:1.	乳汁内药物的临床报告
Hale TW, Rowe HE, eds. *Medications and Mothers' Milk*, 16th ed. Plano, TX:Hale Publishing;2014.	泌乳药理学手册
Cadwell K, Turner-Maffei C, eds. *Continuity of Care in Breastfeeding:Best Practice in Maternity Settings*. Sudberry, MA:Jones and Bartlett;2009.	WHO 母乳喂养的 10 个步骤的应用手册

表 24-6　有关母乳喂养的资源(续)

资　　源	评　　价
团体	
Academy of Breastfeeding Medicine Official journal:*Breastfeeding Medicine*(www. liebertpub. com/bfm)	由医学专家组成的国际专业组织,由产科医生、儿科医师和家庭医师创立,致力于医生教育和母乳喂养的临床研究。网站 bfmed. org 可查阅很好的母乳喂养细则
International Lactation Consultant Association Official journal:*Journal of Human Lactation*	www. ilca. org 哺乳顾问的认证考试
网上培训	
American Academy of Pediatrics,Breastfeeding Residency Curriculum	www. aap. org/breastfeeding/curriculum 多学科参与,优秀资源
Well Start International	www. wellstart. org 最早和最有经验的母乳喂养教育机构
University of Virginia	www. breastfeedingtraining. org
其他网上资源	
Academy of Breastfeeding Medicine	www. bfmed. org
American Academy of Family Physicians	www. aafp. org www. familydoctor. org
American College of Obstetricians and Gynecologists	www. acog. org
Business Case for Breastfeeding (Office on Women's Health)	www. womenshealth. gov/breastfeeding/government-in-action/business-case. html
Centers for Disease Control and Prevention	www. cdc. gov
Human Lactation Center,University of Rochester Medical Center	www. urmc. rochester. edu/childrens-hospital/neonatology/lactation. aspx
International Lactation Consultant Association	www. ilca. org
La Leche League International	www. lalecheleague. org
LactMed-Drugs and Lactation Database	www. toxnet. nlm. nih. gov/newtoxnet/lactmed. htm
U. S. Breastfeeding Committee	www. usbreastfeeding. org

乳房解剖异常

妇女体检或因计划生育而就诊时,如果患者有意愿怀孕,应该讨论乳房解剖与泌乳的关系。在怀孕期间,婴儿喂养成为焦点,更要解决这方面的问题,妇女经常对乳喂养心存疑虑。在第一次产前检查进行乳房检查时,是破解乳房解剖上的错误观点和解开婴儿喂养疑虑的绝佳机会。解答患者有关乳房大小或形状的疑惑,让病人知道只有不到 5% 的哺乳障碍是由乳房解剖异常引起。

除了乳头内翻(inverted nipples),乳房的先天性畸形罕见,发生率小于 1:1000。最常见的缺陷是腺体发育不良(glandular hypoplasia),即一个或两个乳房在性成熟期间发育异常或没有发育。乳房没有发育的妇女通常具有正常形状和大小的乳头和乳晕,可能已经咨询过整形外科医生。乳房发育异常的一种表现形式为管状乳房

(tubular breast)。形状、大小和外观都正常的乳头和乳晕,附着在纤维管上。无论非孕期妇女乳房的形状或大小如何,最终在孕期才能评估腺体组织能否有预期的增长。孕期乳房平均增长 200 到 600 克,大多数妇女很容易地意识到这种增长。**在 36 周常规产检时,应该询问患者"你的乳房在孕期增长了吗?"。如果妇女的回答是否定的,并且她的乳房特别小或形状异常,就很有可能哺乳失败,应建议她去咨询哺乳方面的专家。** 除了不对称逐渐加大之外,单侧乳房异常通常不是一个问题,因为正常一侧的乳房通常能为婴儿提供足够的乳汁。还要评估乳房的纹理和乳头凹陷。非弹性乳房给人的印象是皮肤被固定在密集的底层组织上,而弹性乳房则可以将皮肤和皮下组织从乳实质上提起。缺乏弹性会导致哺乳困难,因为胀奶时乳房更硬。建议一天四次按摩乳晕周围组织10 分钟。分娩后应当尽早、频繁的哺乳以避免胀奶。

先天性的乳头向皮下筋膜凹陷,可以通过挤压乳晕

外缘来诊断(图 24-12);正常情况下,乳头会突出。**严重的凹陷表现为乳头内翻。只有不到 1% 的女性有最严重形式的凹陷。**尽管这些情况时仍有成功母乳喂养的可能,但是产前咨询和密切随访对于识别和治疗乳汁传递缺陷非常重要。扁平或凹陷的乳头很少会妨碍母乳喂养。在产前有三个方法治疗乳头凹陷:(1)牵拉乳头;(2)霍夫曼练习;(3)乳头杯或壳。**一个对照实验**[62]证明乳头壳或霍夫曼练习没有治疗效果,因此不建议使用。

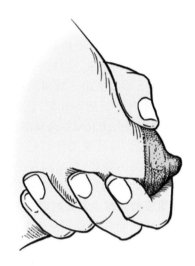

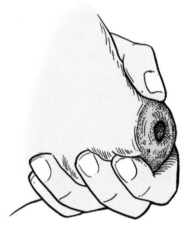

图 24-12　检查乳头凹陷

在新生儿期,吸奶器(**breast pump**)有利于纠正乳头平坦或凹陷。用吸奶器的低档轻轻地吸奶,直到乳头被拉出,这时立即让婴儿吸吮。另一侧乳房也采用相同的程序;通常只需要几天。目前还没有随机对照实验证明吸奶器的疗效。

现代服装,特别是保护性胸罩,能够预防摩擦引起的乳房皮肤变硬,保护乳头在哺乳早期不致乳头郓裂。然而,**使用刺激性的肥皂清洗乳头;用毛巾擦拭乳头;使用酒精、安息香(benzoin)或其他干燥剂不但没有任何帮**助,还可能增加郓裂的发生率。通常情况下,用干净的水清洗乳房,之后自然空气风干。也可谨慎地用太阳灯或吹风机烘干乳房。与未经治疗的乳头相比,应用乳霜或初乳不能减少乳头的创伤或敏感度[63]。

既往乳房手术与哺乳

既往的乳房手术可能对母乳的成功喂养造成非常不利的影响。主要问题是神经损伤引起的乳头或乳晕的感觉丧失或者输乳管的损害。既往做过乳房活检或手术的妇女,包括隆胸,母乳喂养失败率增加了三倍[64,65]。出于美容考虑,乳房活检、隆胸和乳房缩小成行术时,通常使用环乳晕皮肤切口,可能会损伤神经和乳导管。

隆胸(Breast augmentation)极有可能破坏母乳喂养[64,65]。一个前瞻性研究揭示,怀孕前隆胸的妇女在纯母乳喂养时,**64%(27/42)**的人母乳不足,婴儿每天生长速度小于20g。环乳晕切口是泌乳不足的主要原因。乳房下或腋窝切口的妇女有一半泌乳不足,而 **11 例环乳晕切口的隆胸妇女均泌乳失败。**乳导管的损伤和乳头感觉丧失是导致泌乳不足的原因。三分之一到一半的患者在环乳晕切口后乳头感觉丧失。有硅胶植入物的妇女,可以放心哺乳,目前没有证据表明对婴儿有风险。配方奶中硅胶的浓度比有硅胶植入物女性母乳中硅胶的浓度高 **5~10 倍。大型流行病学研究表明,有硅胶植入物乳房用于哺乳时,婴儿不良事件并没有增加**[66]。

如果婴儿的营养主要靠母乳喂养,那么乳房缩小成形术(Reduction mammoplasty)都与哺乳功能不全相关。如果每个乳房切除大于500g,或使用自由乳头移植技术,那么几乎不能生产乳汁。如果把乳头和乳晕重新安植在血管或者乳导管的根部,部分母乳喂养的可能也很小。**任何方式的乳房重建术,母乳喂养失败的风险率都很高。**这一观察结果已通过对照研究得到证实[67]。一个月时母乳喂养的比率,对照组和乳房缩小成形术组分别为94%和58%;同样,1 个月纯母乳喂养率分别为70% 和21%。对于曾经做过乳房重建术的患者,产前应当转诊给哺乳专家。

产房管理

那些足月临产前希望母乳喂养的妇女中,大约有15% 在出院后时,纯人工奶喂养(配方奶),或者人工奶占绝大部分。原因是综合的,包括产科管理、医院政策和儿科管理等。产科干预对母亲或婴儿的健康至关重要,可能会影响到母乳喂养的成功[55-56]。极少数的措施可以直接抑制哺乳的生理功能。干扰哺乳的产科措施大多数都是间接的。引产和哺乳失败没有关系,但是长时间、疲劳的引产会降低产后 24 小时内母亲和婴儿在产房里的相互接触。剖宫产使产后第一周母乳喂养率降低10%～20%。剖宫产和阴道难产后，大多数母亲没办法马上开始母乳喂养，也不可能在头24小时内母乳喂养8次以上。好心的护士会担心婴儿的营养，在母亲康复时，给予婴儿配方奶。2011年，1/5的美国婴儿在出生后24小时内喂过配方奶。计划母乳喂养的妇女中，有15%出院时纯配方奶喂养，部分反映了住院时分娩前后期，缺乏母乳喂养的支持措施和/或管理不善。

长期以来，分娩镇痛（哌替啶和异丙嗪）都与母乳喂养的失败相关。产时止痛药对婴儿哺乳的效率会产生不良影响。**硬膜外（Epidural）麻醉比其他肠外止痛药（parenteral narcotics）更有利于母乳喂养。硬膜外麻醉对哺乳影响不大。**但是，硬膜外加鞘内麻醉（intrathecal narcotics）会干扰婴儿正确吮吸，降低哺乳成功率。有导乐（Doula）或除家人以外的其他陪产人员，可以有效地减少硬膜外麻醉和手术助产。额外的好处是，母乳喂养开始得更早，也持续更久[68]。

术后止痛最好使用吗啡（morphine）而不是哌替啶，哌替啶对新生儿行为有不利影响。产科和儿科的很多细则都将母亲和婴儿隔开。几个突出的例子包括硫酸镁治疗子痫前期，母亲B族链球菌感染培养阳性时静脉注射抗生素，寻找母体发热的病因，以及糖尿病/低血糖的处理细则。所有这些措施都成为母乳喂养的障碍，影响在产房就开始哺乳以及在最初的24～48小时内有足够的哺乳次数。

分娩前后期（peripartum period）是实现成功哺乳的关键。在此期间，产科医生必须遵循五个基本哺乳原则：**（1）早期印记；（2）频繁哺乳；（3）正确衔乳；（4）让母亲自信和舒适；（5）除非有医学指征，否则不额外添加配方奶。应该在出生后30分钟内哺乳，最好在产房开始。**禁忌证包括母亲重度药物治疗，婴儿5分钟Apgar评分小于7，或小于34至36周的早产儿。

辅导员或者产科医护人员应该特别注意母亲在第一次喂奶时的姿势，应该放松、舒适。皮肤与皮肤接触时，婴儿腹侧面对母亲腹侧面，贴近乳房，让新生儿的耳朵、肩膀和髋部处在一条线上。保持新生儿的皮肤干燥、母婴皮肤与皮肤接触以及补充热辐射可以预防新生儿对冷的应急反应。**推迟使用常规预防的眼药膏，因为它可能会干扰母子亲密纽带的建立。**

在产后恢复室及产后病房，新生儿最好和母亲在一起。这会加强母婴纽带，满足每1至2小时按需哺乳。母婴同室（Rooming in）让母亲参与照顾新生儿，并让她有机会提问。**当新生儿睡觉时，鼓励母亲也睡觉。**因为医院不可能有一个安静的环境来符合母亲正常的昼夜节律，在安全的情况下，尽早出院以便在家里更好地休息。

早期喂奶的频率与奶量和新生儿体重增加成正比[69]，

因此应禁止补充葡萄糖或配方奶。配方奶难以消化以及新生儿饱感降低了哺乳频率，都会减少母乳产量。补配方奶也削弱了母亲对哺乳的信心。乳头和乳房疼痛可能导致母亲达不到她母乳喂养的预期目标。哺乳姿势和衔奶不正确是乳头创伤、乳房疼痛和乳汁排空不全的主要原因。**在产后早期，应在三个方面对哺乳技术进行评估：（1）衔乳，（2）母婴体位，（3）中断吸吮。**哺乳时婴儿没有必要转头。婴儿腹侧与母亲腹侧相对（图24-4）。衔奶时，婴儿应尽量将更多的乳晕放入嘴中。通过轻轻刺激婴儿的脸颊来引起婴儿口部像打呵欠样开口，并尽快将乳房放入婴儿口中。一只手帮助托起乳房，四个手指成C型托起，支撑乳房的重量，这对于虚弱或早产的新生儿中尤其重要，其下颌可能由于乳房的重量而被压低。拇指放在乳晕边缘上方1至2cm处，让乳头指向下方（图24-5）。拇指回缩将会把乳晕拉离嘴唇造成位置不正确。只要能恰当地衔乳，应该鼓励任何舒适方便的姿势。坐位是哺乳时最常见的姿势，但是剖宫产患者由于腹部压力会不舒服。因此，侧躺式或橄榄球式可能更好。**建议经常变换哺乳姿势以减小乳头的焦点压力并确保乳汁完全排空。**移开正在哺乳的婴儿也会出问题，因为如果在分开前没有中断吸吮，新生儿可能损伤乳头。将手指插入婴儿的嘴唇和乳房之间可中断吸吮。

一个最困难的管理问题是如何控制不利于哺乳的医院例行程序和态度，世卫组织/联合国儿童基金会发起的十项策略中的第一项就是，支持医院有母乳喂养的标准书面政策。对泌乳有害的行为包括：在没有医学指征时发放和补充配方奶，对母亲母乳喂养持续质疑，抑制乳汁分泌药已经在事先打印好的医嘱里，要求在第一次哺乳之前需要儿科医生批准，限制母亲和婴儿接触，或缺乏针对母亲和工作人员的教育材料。

当医务工作者知识不够或对哺乳态度冷漠时，则不可能成功哺乳。这进一步强调了产科医生的领导角色，包括对患者、护理和其他辅助人员讲解哺乳的生理和益处（世卫组织/儿童基金会的第2步是培训所有保健人员）。

挤奶（Breast Milk Expression）

当母亲和婴儿意外分离超过4至6小时，挤奶对于防止过早进入泌乳第四阶段（泌乳停止）至关重要，也避免减少乳汁产量。尽管可以使用机械吸奶器，但在紧急情况下，哺乳的母亲可能无法在12至24小时内得到一个吸奶器。掌握手工挤奶（Manual expression）的知识将减少她的焦虑和急性胀奶导致的疼痛。

产科医疗团队应该教会初产母亲手工挤奶，这项技术相对容易。在手工或者机械操作之前，先用柔和的肥皂和温水洗手。母亲在安静、放松和舒适的环境中可以提高乳汁的产量。以螺旋方式按摩乳房,从顶部开始向乳晕移动;手指以打圈方式从一个点移动到另一个点,就像乳房检查一样。按摩后,当产妇向前倾斜时,从乳房顶部向乳头轻压并摇晃。一旦奶水流动,便可开始手工挤奶。

手工挤奶时,将拇指和前两个手指分别放在乳晕的外侧、保持在半圆形来进行手动按摩,但要避免将乳房握成杯状。手将乳房直接推向胸壁,同时拇指和手指向前滚动。大而下垂的乳房可能需要在此之前托举着。在乳晕的所有四个象限中重复该操作以排出尽可能多的储存乳汁。该过程重复时要轻柔有节奏;挤压、滑动或拉动可能会损伤乳房。有节奏地按摩、震动、摇晃和排放可立即为有活力的婴儿提供乳汁,可以减少乳晕周围肿胀而易于衔奶,并降低吮吸压力、减少乳头受伤。手工挤奶可能需要 20 到 30 分钟来排空两个乳房。将挤出的乳汁放置于干净和干燥的杯中,然后在可能时喂养新生儿。

当直接母乳喂养困难或不可能时,最好用电动吸奶器挤奶,这点至关重要。吸奶器可以帮助妇女和婴儿度过这一艰难适应期,延长母乳喂养。这些妇女也可以获得母乳喂养的很多好处,远好过配方奶喂养。对于早产或产妇病重等情况,工作人员可以使用医院的电动吸奶器。在胎盘剥离后随着孕酮抑制的消失,乳汁生成的第二阶段开始。不管乳汁是靠婴儿吮吸还是使用电动吸奶器挤奶,早期排奶对正常进展到全乳生产期至关重要。

当出生体重极低的新生儿收入新生儿重症监护室(NICU)时,早期挤奶通常会被延迟。最近的一项研究[70]将母亲与出生极低体重儿随机分入两组:出生后 1 小时内开始泵奶或在 1 至 6 小时之间开始泵奶。尽管每组的样本量小,只有 10 名女性,但结果有显著差异。1 小时内开始泵奶的妇女,在 7 天时生产的乳汁接近另一组的两倍,而在第 3 周和第 6 周时,每天生产的乳汁多于两倍。研究发现产后 1 小时泵奶的妇女较产后 1 至 6 小时泵奶的妇女更早进入乳汁生成第二阶段。在这种高风险情况下让产妇在 1 小时内泵奶,产科医生显然起着关键作用。

挤出和储存乳汁时(框 24-2 和框 24-3),一个重要的安全问题是合适的环境和卫生措施。越来越多的人,尤其是那些上班的女性,使用便携式或者医院级别的固定式吸奶器泵奶,不是为了应急,而是为了方便,给孩子用奶瓶喂母奶。最近发表的一系列文章,结果来自 FDA 和 CDC 从 2005 年 5 月到 2007 年 6 月进行的"婴幼儿喂养实践研究 Ⅱ"(IFPS Ⅱ)。这个研究在全国范围内广泛纳入孕晚期妇女,年龄至少 18 岁,分娩时是 35 周或 35 周以上的健康婴儿,重量超过 2.25 公斤。母亲每月进行调查,共 10 次,直到 12 个月。重点调查一周前的喂养方法,包括[71]:纯母乳直接喂养,母乳直接喂养和瓶装人奶喂养,母乳喂养和瓶装非人奶混合喂养,瓶装人奶和瓶装非人奶混合喂养,瓶装人奶喂养,或者瓶装非人奶喂养。对三个年龄组的婴儿进行比较分析:1.5～4.5 个月(n = 1564);4.6 至 6.5 个月(n = 1128);6.6 至 9.5 个月(n = 914)。在最小的婴儿年龄组中,85% 的母亲在孩子出生后挤奶顺利,超过一半的母亲在产后一周顺利挤奶,25% 母亲定期挤奶。在每个婴儿年龄组中,上班的母亲定期挤奶时调整后的优势比是 3.99～5.94,都有显著差异。

框 24-2　使用电动吸奶器的关键点

1. 让母亲和主要帮忙的人向专家学习怎样组装和拆卸吸奶器。
2. 和手工挤奶一样,环境舒缓、安静和舒适,最有助于泵奶。
3. 在每次使用吸奶器之前母亲要洗手。
4. 双泵系统能提高催乳素反应并增加奶产量。
5. 吸盘应足够宽,让乳头容易进出而不痛,但又不能太大而不好密封。吸盘不合适是乳头创伤和不适的主要原因。
6. 每个母亲只使用自己的收集工具以及有自己标签的储奶容器。
7. 每次使用后,应冲洗吸奶器套件以清除母乳残渣;用热的肥皂水清洗并风干。洗碗机清洗也行;但是,请务必按照制造商的说明进行清洁。
8. 一般来说,每侧泵奶应持续约 10 分钟,至少每 3 小时一次。

框 24-3　人乳储存的关键点

1. 每次使用前后,储奶容器用温肥皂水洗涤。
2. 建议使用聚碳酸酯或聚丙烯的硬塑料容器长期储存挤出的人乳。在储奶容器上标记乳汁挤出的日期和时间,先用最早挤出的乳汁。
3. 人乳可以储存的最长时间:室温(<25℃),4 小时;冰箱(<4℃),96 小时;预先解冻的人乳,24 小时;冰箱冷冻/深冷冻(−20℃),6 个月。
4. 冷冻母奶应在无水加热器中或在盛温水(不是热水)的容器中解冻。不要用微波炉解冻。解冻的母乳应储存在冰箱中,并在 24 小时内使用。

在观察性研究中,很多妇女把部分直接母乳喂养和部分通过吸奶器获得的母乳喂养统称为纯母乳喂养,泵出的乳汁通常冷冻以后用奶瓶来喂养。泵奶和奶瓶喂养不仅破坏了母婴之间的精细供需关系,同时减少了母婴皮肤与皮肤的接触。冷冻可能会影响母乳中的营养和抗感染物质的质量,奶瓶的使用会增加急性中耳炎并抵消母乳直接喂养时的积极效果。奶瓶喂养是很强的急性中耳炎的预测因子。**目前对以下方面的研究有限:储存奶的质量,母乳直接喂养相对于瓶装母乳喂养对健康结果的影响,以及瓶装母乳喂养对婴儿行为的影响**[72]。婴儿喂

养实践研究（IFPS）Ⅱ的数据表明，瓶装的母乳喂养与纯乳房喂养相比，婴儿1岁内体重增加较快。数据显示，瓶装喂养母乳相对于纯乳房喂养的婴儿每月多增加约89g。瓶装母奶喂养的比例超过66%的婴儿与比例超过33%的婴儿相比，更有可能喝空他们的瓶子，每天要多喝10%的奶[73]。这个结果表明奶瓶喂养的婴儿与乳房喂养的婴儿相比，食物摄入的自我调节能力较弱。显然，这一领域为将来的研究提供了很多机会。

哺乳期的营养和锻炼

母体食物转化为乳汁的效率大约为80% ~ 90%。如果每天的平均乳汁量为900mL，乳汁的平均能量为75kcal/dL，母亲必须额外消耗794kcal/天，否则就会动用储存的能量。大多数妇女在怀孕期间，为哺乳做好了生理准备，额外储存了2kg至5kg（19 000至48 000kcal）组织，主要是脂肪组织。这些热量和营养可以补充哺乳期母体饮食。因此，健康母婴所需的膳食增加不难达到。

在哺乳期，大多数维生素和矿物质应该比非妊娠期增加20% ~ 30%。叶酸应该加倍。钙、磷和镁应增加40% ~ 50%，特别是哺乳期青少年。实际上，这些需求可以通过以下食物来提供：2杯牛奶，57克的肉或花生酱，一片精面或全麦面包，一个柑橘类水果，一份沙拉和额外一份的（1/2 ~ 3/4 杯）深绿色或黄色蔬菜。在哺乳期可以继续补充含有1mg叶酸的围产期维生素片，保障摄入的维生素足够。母亲每天应该至少额外喝1升的液体，以弥补母乳喂养丢失的液体。

钙和维生素D对于纯母乳喂养的妇女特别重要。日常饮食和日光照射不足造成了许多美国妇女的钙和维生素D的基线水平不足。孕妇和胎儿中几乎所有的钙都位于骨骼和牙齿。哺乳期和怀孕时一样，都是通过增加骨钙的转换以满足这些需求。母乳中分泌的钙来自骨小梁中钙的丢失以及减少尿中钙的排泄。多补充钙剂并不能防止骨中钙的丢失。在断奶或月经恢复后，钙吸收恢复正常。对钙摄入量处于临界值或更低的女性来说，情况不一定也是如此。因此，在哺乳期之前、之中和之后，女性都应获得足够的钙，对她的健康很重要。

维生素D在骨骼健康中的作用已有广泛的共识，而在其他方面的作用也令人感兴趣。新生儿和儿童维生素D缺乏与许多疾病相关：包括佝偻病，生长迟缓，1型糖尿病，过敏性疾病，下呼吸道感染，喘鸣和哮喘以及其他免疫性疾病。如果母乳中的25-羟维生素D水平不足以维持婴儿营养，母乳喂养的婴儿就有发生维生素D缺陷的风险。研究证明，当日晒不足或受限时，母亲和婴儿应补充强化的维生素D以提高体内维生素D水平。2008年，美国儿科学会建议所有婴儿补充400IU的维生素D；然

而，这一建议的遵守率一直很低，妇女不愿意在她们的母乳中添加其他东西。除了那些强化过的食物以外，很少有食物富含维生素D。因此母乳喂养倡导者建议额外补充维生素D来预防妇女和婴儿的维生素D缺乏症。哺乳期维生素D的每日推荐摄入量（DRI）为15μg/天（600IU）一直没变，但最近的两项随机对照试验（RCTs）对这一剂量提出质疑。因为越来越多的证据表明维生素D在免疫方面的潜在作用，影响着母亲和儿童的健康。为了达到医学研究认可的正常水平，即外周血维生素D浓度大于20ng/mL，需求量至少为2000IU/天，生理功能完善且没有副作用的剂量为4000IU/天。有必要进一步研究来确定需要量、安全性和补充有效性，尤其是在哺乳期是否需要更大剂量。光照不足和皮肤颜色较深的妇女和婴儿，维生素D缺乏的风险更大。

素食主义（Vegetarianism）已经变得越来越普遍，如果哺乳期母亲是素食主义者，饮食不足包括B族维生素（特别是B_{12}），总蛋白和必需氨基酸。对于这些患者，临床医生应该充分了解患者的饮食历史，重点关注蛋白质，铁，钙，D和B族维生素。营养应包括补充大豆粉、糖蜜或坚果，使用互补的植物蛋白组合，避免过量的植酸盐和麸皮。

许多妇女会担心产后的减肥。研究者[6-8]将富裕的、积极性高的纯母乳喂养妇女随机分到干预组和对照组，研究饮食和运动对母亲体重、母乳产量和组成以及婴儿生长的影响。运动组每次训练45分钟，达到最高心率（heart rate reserve）的60% ~ 70%，每周四至六次，持续12周。饮食目标依据个体调整，确保热量减少但蛋白质摄入维持不变。在这些人群中，**妇女体重每周减少1.0 ~ 1.5公斤，但母乳量或成分没有显著变化。**婴儿在干预组和对照组中均增加约2000g。实际上，假如喂养婴儿每天需消耗700至1200千卡，母亲只要不增加她摄取的热量就能减肥，但是需要慎重选择食物并消除无营养价值的"空热量（empty calories）"。减少总热量（<25kcal/kg）和总蛋白（<0.6g/kg）可能会减少20% ~ 30%的奶产量，但不影响奶的质量，除非母亲体重低于10%的标准体重。**节食可能消耗含有环境毒素的脂肪储备，因此高度暴露于环境毒素的妇女，在哺乳期不能减肥**（见第5章和第8章）。

乳房疼痛和乳头疼痛

乳房和乳头疼痛是哺乳期母亲最常见的主诉之一，也是妇女不能达到母乳喂养期限的主要原因。参与IFPSⅡ研究的1177名妇女中，有60%未能达到预期的母乳喂养持续时间。**乳房疼痛、乳头损伤或乳腺感染是大多数妇女提早停止母乳喂养的原因。**乳房和乳头疼痛的发生

率与哺乳期初始管理失败有关,包括第一次哺乳开始晚,哺乳频率低,衔乳不正确,或姿势不正确。乳房疼痛的鉴别诊断包括衔乳困难、胀奶、乳头创伤和乳腺炎,偶尔是因为乳汁释放反射。

患者症状和婴儿的个性有助于鉴别诊断。在某些情况下,乳头和乳房疼痛在衔乳时开始,乳汁释放后消失。妇女描述的乳汁释放反射时的疼痛,发生在吸吮后的第一分钟,通常仅持续一到两分钟,在哺乳减轻了乳导管的肿胀后疼痛也消失。通常这种疼痛与性急的、有劲的婴儿强烈吸住中空的乳腺导管相关,直到乳汁开始释放。接触性疼痛表明乳头创伤,并且只要乳头被吸吮,疼痛就一直存在。婴儿错误地啃咬乳头,以及用舌头磨损乳头尖端引起的疼痛与此相关。

胀奶会使整个乳房麻木不适,在哺乳前更严重,哺乳后缓解。乳腺局部单侧持续性疼痛可能是由乳腺炎引起。体检和观察哺乳技术可以证实在问病史时所做出的初步判断。通过观察哺乳过程,可以评估婴儿的个性和哺乳技巧。整个乳头和大部分乳晕都应该含在婴儿的口中。乳头检查可发现裂缝或血疱。双侧乳房坚硬和有压痛表明是胀奶,在乳腺外周、乳晕周围或者两处都有。乳腺炎的特征是全身发热和不适,以及局部的红、肿(硬结)、热、痛(见下文)。

感染是乳头疼痛和损伤的协同因素。将 61 个有乳头疼痛的哺乳期妇女的乳头和乳汁的微生物学,与 64 个没有乳头疼痛的哺乳期妇女和 31 个非哺乳期妇女的乳头微生物学进行了比较。结果发现,**乳头疼痛组白色念珠菌(19%)和金黄色葡萄球菌(30%)感染率比对照组(3%~5%)高**[74]。但目前的数据表明,抗生素对乳头疼痛和创伤无疗效[63]。

处理乳房疼痛有一般步骤和特殊步骤,预防是重要的组成部分。恰当的哺乳技巧和姿势可以预防或明显减少乳头创伤、胀奶和乳腺炎的发生率。变换哺乳位置可以减少婴儿对同一部位乳头的吸吮压力,并有助于排空所有的乳房小叶,增加哺乳次数可以减少乳汁淤滞和乳房胀奶。**肥皂水、酒精和其他的干燥剂会加重乳头创伤和疼痛。每次哺乳后乳头应该在空气中暴露几分钟使之自然风干,如果需要,清水清洁足够。**有专家建议哺乳后用新鲜的乳汁涂抹乳头然后风干。

手工挤奶刺激乳汁释放反射对许多乳腺问题的处理有帮助。尽管手工挤奶引起的乳汁释放反射不能像自然的乳汁释放反射那样完全排空乳房,但是从没有乳头创伤和乳腺炎的一侧乳房哺乳可以有效地诱导出乳汁释放反射,在很大程度上减少乳房疼痛。

产后头 5 天,大约 35% 哺乳的产妇有不同程度的乳头损伤,69% 有乳头疼痛[75]。处理疼痛、压痛或受伤的乳头包括:预先手工挤奶,改正衔乳方式,变换哺乳位置,先在不太疼痛的一侧哺乳,让疼痛较重的一侧暴露于空气中。可以用吹风机的低档吹干乳头,每天 4 次,每次 20 分钟。情况较严重时,可在哺乳前半小时给予阿司匹林或可待因(15~30mg)。一般可以避免胀奶,如果胀奶,则必须保持哺乳次数或增加吸奶器的泵奶次数。**目前有很多防治乳头损伤的药物,如羊毛脂、A&D 药膏、白色凡士林、抗生素、维生素 E 或用过的茶叶袋,但是这些药物极少被科学证明过有用,系统回顾也未能显示任何益处**[63]。肥皂水和酒精已证明对乳头有损伤。乳头罩是最后的选择,因为它会减少 20%~60% 的乳汁产量。薄乳胶护罩可能比传统的红色橡胶护罩更好,但是仍会使乳汁产量减少 22%[75]。

乳房不完全排空会导致胀奶[76]。肿胀、坚硬和有压痛的乳房是由于腺管扩张,血管外液体渗出增加造成的。除引起不适之外,胀奶还会影响哺乳功能和损伤乳头(图 24-10)。坚硬的乳房组织将婴儿的脸部从乳头推开,加宽的乳头基底部干扰了婴儿口腔的贴附,婴儿移动的舌头磨损了乳头。这进一步加剧胀奶、乳汁产量减少,有时导致哺乳提前终止。

最好的治疗是预防。如果未能预防,处理以减轻症状为主,缓解乳管膨胀。抬高乳房很重要。母亲应该带稍硬的大小适宜的哺乳胸罩,既不用薄皮带也不用塑料衬里。哺乳前温水淋浴或手工挤奶很有效。增加哺乳频率,如每 1~2 小时哺乳一次,是预防胀奶最有效的方法,哺乳后用吸奶器吸出剩余乳汁也有用。在某些特殊情况下,如果乳汁释放反射受到抑制,可在每次哺乳前可以在鼻内给缩宫素。

乳腺炎和乳房脓肿

乳腺炎(Mastitis)是哺乳期妇女的常见病。前瞻性研究发现此病的发生率为 3%~20% 不等,取决于检查方法、疾病定义和随访时间。较为实用的乳腺炎定义为:有乳腺感染症状伴随高热(体温 >38.5℃),局部有红、肿(硬结)、热(皮温增高)、痛(压痛)[77]。系统性细胞因子释放的体征和症状包括寒战、精神萎靡、流感症状、白细胞计数低于 4000 或高于 12 000/mL、恶心和呕吐等,这些全身反应可以鉴别乳腺炎和其他乳腺炎症过程(如腺管阻塞或严重胀奶)。有上述表现的病人应立即给予抗生素治疗,若延误治疗可能会带来严重后果:感染性休克、中毒性休克或脓肿形成等。若患者体温高于 38.5℃,但没有全身表现时,可以积极地挤奶,尤其是针对感染的腺叶挤奶,并纠正衔奶。乳腺炎最常发生于产后 2~4 周,其危险因素包括母亲疲惫、错误的哺乳技术、乳头损伤、喂养频率急剧减少、衣物过紧和流行性金黄色葡萄球菌感染。乳腺炎最常见的病原体是金黄色葡萄球菌,也包括耐甲氧西林的金黄色葡萄球菌、表皮葡萄球菌、链球菌和革兰阴性杆菌。

直到最近,都是用回顾性的临床研究来指导乳腺炎的治疗。对于大多数病例,治疗方法包括卧床休息、持续哺乳和抗生素治疗,治愈率为80%~90%,10%进展为乳腺脓肿,10%复发和50%中止哺乳。但是从20世纪80年代开始,有几篇关于乳腺炎的病理生理、诊断和治疗的重要文章发表。乳腺炎症的诊断和预后可以根据乳汁内的白细胞计数和细菌数来确定。用温肥皂水仔细清洗母亲的双手和乳头后,手工挤出乳汁,把前3mL丢弃不用。对未离心的样本用显微镜下检查。**如果白细胞计数高于10^6个/mL,细菌数少于10^3/mL就可以诊断为乳腺的非感染性炎症。**如果没有治疗,炎症症状可持续7天;50%发展为乳腺炎,只有21%恢复至正常哺乳。若通过持续哺乳来频繁排空乳房,症状仅持续3天,96%恢复正常哺乳。

如果白细胞计数大于10^6个/mL,细菌数多于10^3/mL,则诊断为乳腺炎。延误治疗时,有11%的进展为乳腺脓肿,仅有15%恢复正常哺乳。通过继续哺乳来频繁排空感染侧的乳房,可以避免脓肿形成,但只有51%恢复正常哺乳。若排空乳房的同时结合抗生素治疗,97%恢复正常哺乳,症状消失的平均时间为2.1天。

总之,乳腺炎的处理包括(1)乳房保养,(2)摄入足够的液体,(3)评估哺乳技术,(4)先从未受感染的一侧哺乳,诱导出乳汁释放反射,(5)感染侧每次喂养时尽量排空(偶尔可用吸奶器,确保完全排空),和(6)双氯西林250毫克,每6小时一次,共14天。红霉素可用于对青霉素过敏的患者。持续使用14天抗生素至关重要,因为脓肿形成往往与短期治疗相关。在医院和家中,产妇在哺乳前洗手可以降低感染率。在医院,医务人员洗手和使用抗菌凝胶降低了院内感染率,更重要的是,减少了与耐甲氧西林金黄色葡萄球菌相关的乳腺炎。在要求医院员工每次进出病房都必须洗手之前的时代,母婴同室并没有减少医院获得性金黄色葡萄球菌,也没有降低感染率。在如今大家都有意识地预防感染的时代,隔离(母婴同室)和尽早出院,进一步增加了洗手的益处:降低了与MRSA相关的乳腺炎和脓肿的发生率[78]。

接受治疗的细菌性乳腺炎妇女中,约10%出现乳房脓肿(Breast abscess)。症状包括发热(>39℃)和局部红斑,压痛和硬结。在硬结中心可能存在波动区,但难以触诊。病人感到不舒服,像患"流感"一样。脓肿通常发生在乳房的外上象限,脓肿腔中常常培养出金黄色葡萄球菌。

乳房脓肿的治疗和乳腺炎类似,但脓肿需要引流。治疗初期,只能用未感染的乳房哺乳。感染侧乳房必须每2小时用吸奶器排空,并且每次乳汁释放反射时都要

排空。超声引导下的多次经皮针吸是排除脓肿的标准和最佳方法,偶尔需要手术引流。皮肤切口应在波动区上,平行于乳晕边缘、并尽量远离乳晕。皮肤切口沿着皮肤纹理,但深处延伸应为放射状(轴向)钝性切口。垂直于泌乳管的锐性切开会增加失血量、瘘和导管闭塞的风险。进入脓腔之后,钝性分开脓腔内所有纤维间隔,然后用盐水冲洗脓腔。美国外科医生通常填充伤口引流,二期缝合,而英国外科医生则主张切除脓肿壁,一期缝合。不管采用哪种方式,都应避免缝口过宽,以免损伤乳腺导管。恢复期可长达18~32天,9%~15%的患者有复发性脓肿。通常在术后4~7天,皮肤红斑和皮下蜂窝织炎消失后,可以恢复患侧哺乳。

白色念珠菌感染是乳腺疼痛的常见原因,乳腺的念珠菌感染通常可通过临床表现来诊断:产妇将哺乳时乳房的剧烈疼痛描述为"像一个红热的火钳捅过我的胸部"。病人通常用过抗生素并有糖尿病,或者婴儿患有鹅口疮或尿布疹(白色念珠菌)。乳晕和乳头呈红斑状并有鳞状光泽。然而,乳房念珠菌感染的临床表现不够特异或准确。鉴别诊断包括乳汁释放疼痛、衔乳不当、乳头创伤、过敏反应、乳头的雷诺现象和早期细菌性乳腺炎。

常规抗真菌药物不能改善症状时,通常会给患者更强效的抗真菌药。Hale等的研究发现[79],21名患有"经典"的念珠菌性乳腺炎的患者中,只有1例乳汁标本为真菌阳性。**鉴于临床诊断不够特异性,应谨慎进行针对性的体格检查和用生物学实验证实有念珠菌。显微镜检查母乳中段样本和培养,可以确诊。**首先,用温水轻轻地清洗乳头和乳晕。接下来诱导乳汁分泌,弃去前3mL的乳汁后留取样本。氢氧化钾(KOH)涂片可以确诊。将一滴中段乳汁与一滴10% KOH混合,在高倍光学显微镜下检查,将会看到典型的菌丝和孢子。将剩余样品送去培养,分离细菌和真菌。在使用多种抗生素和抗真菌剂时,真菌的药敏试验对临床很有帮助。要7~10天才能分离和鉴定真菌培养,比细菌药敏试验需要的时间更长。**鉴于产妇症状的严重性和停止哺乳的风险,在获得培养结果之前需进行经验性治疗。**

初步治疗是在每次哺乳后将制霉菌素霜剂或咪康唑口腔凝胶涂抹到两个乳头和婴儿口腔,一天三次,持续2周。对复发性或持续性念珠菌性乳头炎可以用甲紫液体(0.5%)擦拭婴儿的口腔,并让婴儿立即衔住乳房,每天2次,为期3天。这种治疗的主要缺点是甲紫染色很久。病情严重时的替代方案是口服氟康唑,负荷剂量200mg,然后100mg/天,不超过14天。

乳汁传递和婴儿生长

什么时候纯母乳喂养不能满足生长中婴儿的营养需

求？前8周放弃哺乳的妇女,最常见的理由是母乳不足。好心的家庭成员常常会问:"你准备什么时候开始给宝宝喂真正的食物?"

对此还没有正确的答案。婴儿的生长受许多非饮食因素影响。婴儿生长不良相关因素包括:儿女多(存活的儿童超过四个)、低龄孕妇、母亲体重低、母亲孕期营养不良、生育间隔短、婴儿出生体重不足2.4公斤、多胎妊娠、感染、婴儿双亲之一死亡、父母离婚或分居等。

此外,旧的生长标准参考图表和营养需求并不一致。大多数老版的生长图表是基于配方奶喂养的婴儿,与母乳喂养的婴儿相比,通常补充固体食物的时间更早、比例更大。世界卫生组织和疾病预防控制中心认识到了这一弱点,并为此制定了恰当的婴儿生长图表(http://www.cdc.gov/growth chart)[80]。乳汁量是营养的定量单位,但是由于个体差异和收集方式不同而引起的奶量和营养成分的浓度差异,会干扰结果。

尽管有上述担心,如果母亲健康且母乳喂养成功,单纯母乳提供的营养在婴儿前6个月已经足够。乳汁传递足够时,婴儿表现为警觉、健康的外观,有良好的肌张力和皮肤弹性,每天尿湿6片尿布,每天哺乳八次或更多。婴儿每日大便三或四次,有乳汁释放的条件反射,并且体重持续增加(乳汁生成第三阶段开始后,即胀奶或"下奶"后,增重21~28克/天)。

术语"生长失败(failure to thrive)"已被滥用于所有不同程度发育受限的婴儿。对于母乳喂养的母亲,可能仅是将自己婴儿的生长与使用配方奶喂养制订出来的婴儿生长图表进行了比较。这个滥用的术语可能会严重损伤产妇的自信心,而盲目地给婴儿添加辅食,进一步影响乳汁产量,并有可能掩盖其他影响婴儿发育的潜在原因。有以下情况时必须检查是否有婴儿发育不良或生长迟缓:(1)在出生7天后,婴儿体重继续下降,(2)2周时仍不能恢复至出生体重,或(3)出生一个月后,体重增加速度低于第10个百分位。如果在产后7~10天发现婴儿黄疸,需要检测血清胆红素,必须尽快(<12小时)到儿科就诊。如果婴儿是早产、患病或是小于胎龄儿,应用其他指标(体格指数、身高和皮褶厚度等)来判断生长是否正常。生长失败的原因很复杂,超出了本章范围。

新生儿黄疸

黄疸是新生儿最常见的一个问题,一旦发现,应立即处理。首选要关注母乳传递中的问题。母乳喂养的新生儿中10%~15%会出现黄疸,定义为足月婴儿的血清胆红素峰值大于12mg/dL[81]。儿科原因包括溶血、肝脏疾病或感染,最终可能导致核黄疸(kernicterus)。健康足月新生儿的非结合胆红素大于20mg/dL或高危新生儿大于15mg/dL,是发生核黄疸的关键值,超过时会显著增加婴儿永久性脑损伤的风险。若婴儿出生后24小时内血清胆红素大于5mg/dL,可能存在严重疾病比如溶血,必须进行适当的干预治疗。

与哺乳相关的新生儿黄疸有两个综合征:一个是以上所述的母乳喂养黄疸综合征(breastfeeding jaundice syndrome),再者就是母乳性黄疸综合征(breast milk jaundice syndrome)。在20世纪60年代,5%至10%哺乳期妇女的乳汁引起黄疸,其中含有孕激素的类固醇代谢产物:5β-孕烷-3(α),20(β)-二醇。但婴儿正常的母亲乳汁(母乳性黄疸综合征)中没有发现该化合物。该代谢物相关作用包括:抑制肝脏中葡萄糖基转移酶,改变长链不饱和脂肪酸的代谢,或增加黄疸婴儿的胆汁酸吸收。

母乳性黄疸综合征的新生儿健康活跃。高胆红素血症发生在出生四天后,可能会持续几个月,此后胆红素水平逐渐下降。当母乳喂养停止24~48小时,胆红素水平降低30%~50%。随着哺乳恢复,血清胆红素水平将略有上升(1~2mg/dL),达到平台后开始缓慢下降。排除了其他导致黄疸的原因后,只要密切监测血清胆红素,可以继续母乳喂养。

然而,过分关注罕见的母乳性黄疸病例、对发生核黄疸的忧虑以及许多母乳喂养的新生儿在产后2至7天出现胆红素增高,这些因素导致给婴儿常规补充水、葡萄糖和配方奶,即便是胆红素浓度是在8~12mg/dL的中等水平。高胆红素血症的原因,如哺乳次数减少或乳汁传递低效,通常被忽略。研究已清楚证明,胆红素水平低与每24小时哺乳次数大于8次密切相关。对照研究同样表明,补充水不会降低血清胆红素峰值。治疗应包括通过提高哺乳的质量和频率进行预防。应鼓励母婴同室和在夜间哺乳。如果母亲、家人或产科医生发现出生7天以上的婴儿有黄疸,是儿科急症,应立即转诊给儿科医生,并测试血清胆红素水平。

催乳剂:提高乳汁生产的药物

母乳产量和传递有问题时,产妇常会看产科医生。她们有时会请求产科医生开催乳药物(galactogogue)[82]。

许多药物可以增加非孕期妇女催乳素的水平,妇女在使用吩噻嗪或甲氧氯普胺后,溢乳(galactorrhea)在临床上很常见。如果母乳分泌不足,使用这些药物催乳可能是合理的治疗手段。适于药物治疗的临床情况包括腺体发育不全、乳房缩小术后、早产以及再哺乳(给收养的婴儿母乳喂养)。最常见的临床情况是患者自认为母乳供应不足或者乳汁释放反射被抑制(缩宫素抑制)。随机对照试验证明,甲氧氯普胺、舒必利和多潘立酮对催乳有效。当乳汁释放反射受阻时,鼻腔内给缩宫素可以增加乳汁释放[82]。

甲氧氯普胺(metoclopramide)常用于促进胃肠道张力,次要作用是增加催乳素水平。大多数研究表明,它可以让基线催乳素水平增加数倍,让乳汁产量增加 **60%～100%**。甲氧氯普胺的作用有很强的剂量效应关系。通常剂量为 10～15mg 口服,每日 3 次,但副作用有胃痉挛,腹泻和抑郁,这些副作用常常限制其使用。抑郁症的发生率随着长期使用而增加,因此该药应逐渐减量并将使用时间限制 4 周内。该药对婴儿没有影响。不论产后什么时间用药,婴儿获得的药量远小于治疗胃食管反流的剂量。美国食品和药物管理局发布了一个黑框警告:甲氧氯普胺使用超过 3 个月与迟发性运动障碍相关。

多潘立酮(domperidone)和甲氧氯普胺类似,能阻断肠道和脑干中的多巴胺受体,但精神神经副作用更少。多潘立酮在加拿大被用作止吐药,但美国 FDA 还没有批准。在乳汁产量减少的母亲中进行的安慰剂对照实验表明,多潘立酮使催乳素水平和乳汁产量增加了 **2～3 倍**。提高乳汁供应的常用剂量为 10～20mg,每天三至四次。建议逐渐减少药量(每周减少 10mg),因为快速减量会使乳汁产量大幅减少。该药与母体血清中蛋白质的亲合率相对较高,限制了它向新生儿的传递。婴儿剂量仅为母亲剂量的 0.04%。FDA 最近发出警告,多潘立酮有致心律失常的风险。这些威胁生命的潜在反应,多发生于癌症化疗的老年低血钾患者、需静脉注射大剂量多潘立酮止吐时。

舒必利(sulpiride)是选择性多巴胺拮抗剂,在欧洲被用作抗抑郁和抗精神病药。母亲小剂量(每日两次,每次 50mg)使用不会产生精神安定效应,但是催乳素和乳汁产量显著增加。临床研究表明,乳汁产量会增加(**20%～50%**),但低于甲氧氯普胺。纳入 130 名受试者的随机对照研究发现,产后前 7 天服用舒必利 50mg,每日 2 次,奶产量从对照组的 916mL(±66)增加到 1211mL(±65)。转入母乳的舒必利很少,婴儿没有任何不良反应。该药在美国没有上市。

用鼻内缩宫素(oxyticin)代替内源性缩宫素,使肌上皮细胞收缩,引起乳汁释放。理论上,用它可以治疗受抑制的乳汁释放反射。缩宫素会被胃肠道消化酶破坏,因此不能口服给药。一直有缩宫素的鼻内喷雾剂,但最近却被撤出了市场。药剂师可以制备浓度为每滴 2IU 的鼻内喷雾剂。乳汁释放剂量是对每个鼻孔喷雾一次(3 滴);总乳汁释放剂量大约 12IU,在每次哺乳前的 2 或 3 分钟使用。治疗的持续时间仍未确定。应该找出乳汁释放反射受抑制的根本原因,并加以控制。

单独使用缩宫素增加乳汁产量的研究不多。在一项双盲连续试验中,早产的产妇在分娩后的前 5 天,单独使用鼻内缩宫素增加母乳生成量。鼻内缩宫素治疗的初产妇,第二天到第五天之间的累积奶量是安慰剂组的 3.5 倍。这是因为在每次哺乳后,乳房被彻底排空。由于缩宫素和刺激催乳素的药物在作用上互补,通常会联合使用。

尽管甲氧氯普胺,多潘立酮,舒必利和缩宫素对母亲和婴儿都有效和安全,但只能作为次要的干预措施。主要的干预措施还是应该通过自然机制来增加催乳素和缩宫素的产生,即适当地和频繁地刺激乳头和乳晕。催乳剂只能短期使用(2～4 周),应该与有时间、有精力和有知识的辅导员的亲手指导相结合,促进母乳的"自然"生产。

哺乳与母体疾病

哺乳期妇女的绝大多数间发病,都没有停止母乳喂养的医学指证。为保持哺乳的供求关系,恰当的治疗必须因人而异。例如,母亲住院时,必须将婴儿带到医院,才能按需哺乳。这将增加医院管理和护理人员的负担,但可以通过教育来克服。

第一个原则是维持哺乳。急性住院手术是常见的并发症。如果母乳是新生儿的唯一营养来源,母乳喂养的急剧减少可能导致胀奶、发烧(使术后发烧更难鉴别)和乳腺炎。产妇应该在术前用药之前给婴儿哺乳,并在恢复室排空乳房。排空乳房最有效的方法是母亲哺乳。虽然乳汁中可能会有一些麻醉剂,但对哺乳影响不大。如果有合理的原因,或者不能与母亲沟通(因为在呼吸机上),应在恢复室用吸奶器泵奶,然后每隔 2～3 个小时哺乳或用吸奶器排空。

第二个原则是调整哺乳母亲的营养需求。在术后禁食和饮食需要调整时,这个原则尤其重要。在术后,外科医生必须考虑哺乳所需的热量和液体量。在可以经口服摄入之前,哺乳期母亲每天需要 800 毫升的额外液体。早期恢复均衡饮食对于补充泌乳和伤口愈合所需的额外能量和蛋白质至关重要。

第三个原则是确保母体疾病不会伤害婴儿。这点主要是与传染病相关,但母亲的判断力也同等重要,比如严重的精神疾病、滥用药物或有虐待史。对于后者,必须根据患者、家人和社工提供的情况,仔细评估母乳喂养的益处,确保婴儿安全。

最常见的问题是感染时能否母乳喂养。一般来说,日常照看时母亲必须接触婴儿,母乳喂养并不会进一步增加感染的风险。这项建议假定母子双方都已得到适当的治疗。对感染区域还是要隔离,比如在呼吸道感染使用面罩或将疱疹病变隔离。四种急性感染时禁忌母乳喂养:(1)乳腺单纯疱疹病毒感染;(2)婴儿出生后的前 3 天,母亲患急性水痘(一直到新生儿接受水痘带状疱疹免疫球蛋白[VZIG]后);(3)未经治疗的活动性肺结核(胸部 X 光片阳性伴分枝杆菌阳性,而不仅仅是结核菌素试验[PPD]阳性);(4)发达国家的人类免疫缺陷性病毒(HIV)感染。

第四个原则是充分评估药物治疗的必要性和类型(见第 8 章)。慢性高血压的药物治疗体现了这一原则。首先,审查药物是否必须。轻度慢性高血压(舒张压 90 ~ 100mm Hg)是否必须治疗,在文献中一直有相当大的争议。轻度高血压母亲有哺乳意愿时,风险/效益比可能会改变,因此抗高血压药物的治疗可以延迟到哺乳期以后。第二,应该评估药物对母乳产量的影响,**在治疗的前 3 ~ 4 个月,利尿剂会减少血容量,进而减少乳汁量。**另一方面,如果患者服用低剂量的噻嗪类利尿剂已经超过 6 个月,只要维持足够的口服补液量,对乳汁量的影响很小。第三,应评估药物在母乳中的分泌以及对婴儿可能造成的影响。噻嗪类利尿剂,依他尼酸和呋塞米可少量进入乳汁。这些药物在婴儿体内有置换胆红素的作用,当婴儿年龄小于 1 个月或患有黄疸时,应慎重使用这些药物。一般来说,大多数抗高血压药物不影响哺乳。虽然常有新药上市,但明智的选择是临床上长期使用过的药物。

第五个也是不断受到挑战的原则:放射科医师和技术人员对母乳的全面禁止,即**在使用造影剂后 24 ~ 48 小时内将母乳泵出、扔掉。大多数造影剂的口服生物利用度差,婴儿的有效药物剂量小于 0.1%。**美国放射学会 2004 更新了在哺乳期母亲使用造影剂的指南。一个切实可行的方法是,让母亲在注射造影剂之前哺乳,下一次哺乳延迟至 2 到 3 小时后,给母亲时间去清除体内的造影剂,减少婴儿可能的暴露。许多试剂的半衰期小于 2 ~ 3 小时。如果母亲可以自如地挤奶或泵奶,替代方法是用储存的母乳喂养,等过了造影剂两到三个半衰期后,恢复哺乳。

乳汁中的药物

母亲服用的大多数药物会出现在母乳中,但是计算出来的哺乳婴儿体内剂量为标准治疗剂量的 0.001% ~ 5%,婴儿可以耐受,对婴儿没有毒性(参见表 24-6 和第 8 章)。

以下指南很有用:

1. 评价药物的治疗益处。这些药物真的有必要吗,有更安全的替代方法吗?利尿剂用于治疗踝部水肿与用于治疗充血性心力衰竭相比,效益相差很大。要选择广泛试验过、乳汁/母体血浆浓度比值最低的那些药物。

2. 选择口服生物利用度最低的药物。

3. 选择半衰期最短、毒性最小的药物。

4. 避免使用长效药物。这些药物通常在肝脏解毒或与蛋白质相结合。

5. 计划好给药的时间,使进入母乳的剂量最小。母体吸收率和血清峰值浓度有助于安排给药时间。一般来说,母亲哺乳后立即服药最好。

6. 在治疗过程中监测婴儿。许多用于治疗母体的药物也可应用于婴儿。这意味着有关药物的治疗剂量、中毒症状和体征等相关知识也适用于婴儿。

哺乳期乳房包块

乳腺癌(Breast cancer)是最常见的女性生殖器官癌症。**乳腺癌的风险在 40 岁之后显著增加,有 1% ~ 3% 的乳腺癌发生在妊娠和哺乳期**(见第 50 章)。在哺乳期诊断的乳腺癌可能起源于孕前或怀孕期间。基于这个假定以及孕期和哺乳期妇女患此病的数量很少,大多数研究将这些人群集中在一起。日本的研究人员分析了年龄相匹配的乳腺癌对照组(n = 192),孕期诊断的乳腺癌(n = 72)和哺乳期诊断的乳腺癌(n = 120)。结果发现,**在孕期或哺乳期诊断的乳腺癌,预后比在其他时间诊断的乳腺癌要差**。年龄匹配的对照组如无淋巴结转移,10 年生存率为 93%;而孕期或哺乳期诊断的乳癌存活率为 85%。如有淋巴结转移,对照组的 10 年生存率为 62%,而孕期或哺乳期诊断的妇女存活率为 37%。以下原因可以部分解释存活率的差异:哺乳组相对于对照组,诊断前出现症状的时间更长(6.3 个月 vs. 5.4 个月)、触诊时肿瘤更大(4.6cm vs. 3.0cm)和切面上的肿瘤也更大(4.3cm vs. 2.6cm)。**诊断延迟和诊断时肿块较大是由于产科医务人员或哺乳期妇女没能积极地对肿块做进一步的检查**。

哺乳期妇女每天触摸她的乳房,最有可能注意到乳房肿块(breast mass)。以她的经验,通常会认为这个肿块是"堵塞的乳腺管"。引流后超过 2 周乳腺管仍然堵塞时,应该鼓励患者向医生报告。鉴别诊断很多,最常见的是乳管扩张(dilated milk duct),完全是良性。纤维瘤和纤维腺瘤在年轻妇女中更常见。这些实性瘤富有弹性(似橡胶样),呈结节状,可移动,可以随着孕期激素的刺激而快速生长。诊断的主要方法是细针穿刺。**经皮细针穿刺的操作方法与非妊娠妇女相同。**可选用局部麻醉,小病灶周围的局部浸润麻醉可能增加非诊断性抽吸的可能性。肿块上方的皮肤用碘或酒精消毒,在无菌技术下,将病变固定在非优势手的拇指和手指之间。用连接在 20mL 注射器上 22 号针头穿刺到肿块的中心。初次抽吸通常揭示病变的性质。如果发现乳汁或绿色液体(纤维囊性疾病)并且病灶消失,则不需要进行下一步的诊断。如果肿瘤是固体或在抽吸后未完全消失,则在强负压下将针穿过肿块几次。抽吸的组织液在载玻片上干燥并送细胞学检验。病理咨询单上应写上病人的年龄和哺乳期状况。**细针穿刺活检在孕期和哺乳期与非妊娠、非哺乳妇女有同样的准确性。**孕期和哺乳期的 214 个细针穿刺中,8 个(13.7%)是癌症,灵敏度、特异性和阳性预测值分别为 100%、81% 和 61%。

超声可以准确地确认哺乳期妇女乳房的囊性肿块。乳房造影在哺乳期难以解读。年轻的乳房通常更致密,并且功能性腺体的大量增加可能会掩盖小癌灶。然而,如果由经验丰富的放射科医生读片,准确性仍然很高。通常来说,乳房造影是第二位的诊断方法。

为避免外科手术,超声或放射线引导的组织活检是合理的选择。如果必须活检,外科医生需要有关哺乳方面的指导。大多数乳腺活检可以在局部麻醉下进行。在手术之前哺乳,会排空乳房,使手术操作更容易,也为下次哺乳留出 3~4 小时。局麻剂不会通过口服吸收,因此对婴儿没有风险,故应鼓励母亲按需哺乳。用于全身麻醉的大多数麻醉剂,仅有少量(1%~3%)的母体量可以进入母乳,对婴儿的行为影响很小。在大多数情况下,母亲可在麻醉后 4 小时内哺乳。不管用什么麻醉,最后一次哺乳后的 3 到 4 小时必须泵奶,否则母亲会因胀奶而感到不适,胀奶引起的发热可能会与术后 8 小时或 10 小时内出现的发热相混淆。在 6~8 小时内未能排空乳房,将会对乳汁生产造成不利影响。

外科活检对母乳喂养几乎没有影响,除非手术是在乳晕周围或是损伤了支配乳头的神经。如果可能的话,应避免使用环乳晕切口。乳瘘是中央区活检的罕见风险(5%),乳瘘通常在几周内自发愈合。禁止母乳喂养不能改变最终愈合的可能性。

妇女工作后哺乳

2009 年 CDC 的数据显示,约 50% 的职业妇女家中有一个未满 12 个月的孩子。三分之一妇女在分娩后 3 个月回去上班,三分之二在 6 个月内上班。婴幼儿喂养实践研究(IFPS)Ⅱ前瞻性地调查了分娩后哺乳 12 个月的妇女($n=810$),研究上班后哺乳的方法[83]。**结果显示,母亲上班,婴儿的平均年龄为 11.4 周,妇女每周工作时间的中位数为 24.8 小时,回到有薪工作后母乳喂养的平均时间为 25.6 周。**母亲上班后第一个月继续母乳喂养的方式包括:(1)乳房喂养(31.3%),(2)泵奶加乳房喂养(9.4%),(3)泵奶加奶瓶喂养母乳(43.4%)(4)在白天既不泵奶,也不乳房喂养。上班后乳房喂养、泵奶加乳房喂养的哺乳持续时间最久,分别为 31.4 周($n=250$)和 32.4 周($n=75$)。泵奶加奶瓶喂养时,母乳的持续时间为 26.3 周($n=346$)。白天既不泵奶也不乳房喂养时,母

乳喂养持续时间平均为 14.3 周($n=128$),比其他三组显著缩短。产科医生应鼓励母乳喂养,如果白天不能进行母乳喂养,应建议母亲泵奶,在她工作时让育婴员用奶瓶母乳喂养婴儿。

安全和干净地储存泵出的母乳对哺乳期就业的妇女至关重要(参见前面的部分,"挤奶",以及框 24-2 和框 24-3)。母乳喂养医学学会有具体的细则,可以帮助母亲安全地保存乳汁[84]。

鉴于这些结果,CDC 和其他全国性组织及州立法机构已经加强或发起了支持哺乳的大型活动。CDC 发布了妇女工作场所挤奶的安全指南(http://www.cdc.gov/breastfeeding/promotion/employment.htm)。**2011 年 3 月,联邦法修正了"公平劳动标准法"第 7 条,要求雇主"在妇女产后一年每次要为婴儿挤奶时,提供合理的休息时间。"**

母婴分离时,由于胀奶、哺乳次数减少和婴儿不满意,从心理和生理上对哺乳带来不利影响。既上班又哺乳带来的焦虑和疲劳抑制了乳汁释放反射,削弱了母体的防御能力,打破了家庭的生活节奏。婴儿必须适应不同的看护人员和新的吸吮方法,幼儿园里也存在新的感染因素。因此一点都不奇怪,有人认为配方奶喂养改善母亲的生活,尽管它让一些妇女感到不足和内疚。幸运的是,可选择的吸奶器越来越多,且技术也在迅速改进,使许多上班的母亲(70%)在白天工作时,也能为她们的婴儿提供瓶装的母乳。

上班时母乳喂养可能也可行。快速适应上班的重点是就业前的准备、乳汁的储存和托儿所的选择。上班前的准备包括改变上班前的生活方式以适应增加的压力。**上班前哺乳应当频繁(每天 10~14 次),不予补充辅食。**在婴儿 4 个月之前恢复全职工作,与 4 个月后返回工作相比,对哺乳的负面影响更大。兼职对哺乳的影响更小。在上班之前约 2 周,母亲要开始改变她的哺乳习惯。在工作时,每天她要挤奶或泵奶两到三次,在上班前和下班后采取短暂而频繁的哺乳。为了让婴儿尽快适应,让别人在不同的房间用奶瓶喂养母乳。

在就业前 2 周,应仔细选择和观察日托的具体安排。除他人的推荐之外,还有几个与选择托儿所相关的问题。比如,保姆以前做过母亲吗?保姆有哺乳婴儿的经验吗?是否欢迎母亲使用托儿所的场地进行午间哺乳?日托中心是把婴儿抱在手臂里喂养,还是将婴儿放在高脚椅上,将奶瓶支在婴儿嘴里喂养?托儿所的时间和活动是否过于死板、教条,是否可灵活地满足母亲和婴儿的需求和要求?工作人员是否尊重父母和孩子?长时间观察(1~2 小时)托儿所及其儿童,可以回答其中的许多问题。

疲劳是就业母亲的头号敌人,在情感和身体上给哺

乳期母亲支持至关重要。有用的建议包括:将婴儿床放在父母的房间,或临时加宽父母的床;使用省力的设备,分担家务,消除不太重要的家务以减轻工作量;打盹、多休息以节省体力。

上班时持续刺激乳房很重要。泵奶可以提高乳汁产量,也为婴儿提供母乳。产后头 6 个月内,要频繁地手工挤奶或机械泵奶(每个工作日 2 ~ 3 次)。6 个月后婴儿在白天开始添加流质或固体食物时,可减少或者停止上班时挤奶。

避孕与哺乳

医学和社会学上的一个关键原则是,要做好计划生育,即在适当间隔(>18 个月)之后有计划地再怀孕。妊娠间隔短(<18 个月)和意外怀孕时,妊娠结局不良显著增加。同时有两个带尿布的孩子给家庭带来巨大的社会和财政压力。产科医生更有责任与哺乳期妇女讨论避孕措施。对计划母乳喂养的女性,在产前就讨论避孕方法非常重要,初产妇可能特别担心激素避孕对婴儿的影响。

避孕教育的关键目的是至少延迟怀孕 18 个月,有计划地再怀孕。大多数妇女在产后 4 ~ 8 周内恢复性生活。如果在产后 56 天后,阴道出血("月经")连续两天以上,就有意外怀孕的风险。避孕教育的两个关键问题是:避孕措施不能干扰母乳喂养;让患者知道母乳喂养可能会影响避孕效果。没有帮助、疲惫而压力大的母亲,很难记得每天服用口服激素避孕药或使用临时避孕措施(避孕套等)。

永久性避孕(即产后输卵管结扎)是最有效的避孕方法,怀孕率为每年 3/1000 ~ 7/1000。为了尽早第一次哺乳、母婴皮肤-皮肤接触以及建立母婴纽带,可以将产后绝育术推迟到产后 4 小时,仍可以用分娩时的硬膜外麻醉,在短时间内完成,对哺乳影响很小。分娩前在门诊做男性绝育术,同样有效,只要术后精液分析时没有精子就行,这通常需要 15 次射精。

如果希望拥有更多的孩子,哺乳性闭经可以有效地增长生育间隔。自 20 世纪 70 年代初以来,对这种避孕效果进行了量化研究[85]。哺乳闭经避孕(lactational amenorrhea method,LAM)利用了哺乳期的正常生理学——低雌激素/孕激素、高催乳素状态。如果母亲是纯母乳喂养、产后 6 个月内、并且没有月经(即在产后 56 天没有察觉到月经样出血或任何连续 2 天的出血),意外怀孕率为每年 0.5/100 ~ 2/100。如果没有满足这些条件,则需要另外避孕。在产后的前 6 个月,LAM 与迷你避孕丸(mini pill,也叫单纯孕激素避孕药)效果相同。

如果觉得 LAM 不可靠或未达到上述的严格条件时,则需要采取其他避孕措施,以防哺乳期意外怀孕。铜宫内节育器(IUD)非常有效,怀孕率为每年 3/1000 ~ 8/1000,不存在激素影响哺乳期乳腺和新生儿的相关问题。月经量过多和铜过敏是罕见的副作用。值得注意的是,紧急避孕时,最佳选择是副作用较少的左炔诺孕酮,而不是复合的口服避孕药。此外,用左炔诺孕酮时,不必担心高剂量雌激素引起的乳汁产量减少。一般来说,左炔诺孕酮对泌乳几乎没有影响。

在产后 5 ~ 7 天乳汁生成第三阶段开始后、哺乳期妇女需要比 LAM 更有效的避孕方法时,首选为单纯孕激素避孕药、孕激素释放型 IUDs、注射剂(醋酸甲羟孕酮[DMPA])或皮下埋植避孕。胎盘娩出后孕酮降低,启动乳汁生成第二阶段,那么药理剂量的孕酮(例如 DMPA)会不会破坏乳汁生成? 这种理论上的担心并未得到证实。

2010 年避孕选择研究项目[86]的结果,对哺乳期妇女避孕的建议产生了影响。长效可逆转的避孕法(LARC)解决了与哺乳期避孕相关的关键问题。该研究中的 LARC 包括左炔诺孕酮 IUD(LNG-IUD),铜 IUD(Cu-IUD)和依托孕烯(ETG)皮下埋植。非 LARC 方法包括其他所有的避孕方法,如每日口服激素避孕药、激素贴片和阴道环,以及 DMPA。LARC 方法和非 LARC 方法的 2 年持续使用率分别为 71% 和 41%。**用非 LARC 的妇女,意外怀孕的可能性比用 LARC 者高 22 倍。**在产前门诊,产科医生应该非常清楚地告知计划母乳喂养患者,这项人口研究结果的确切意义:**在保证妊娠之间间隔 2 年和减少意外怀孕上,LARC 远远好过其他非 LARC 方法,包括口服避孕药、贴剂、注射剂和阴道环。**

断奶

美国儿科学会(AAP)建议在孩子出生后的前 6 个月纯母乳喂养,并将母乳喂养持续到 12 个月以上。母乳喂养为生物行为,但被文化左右。哺乳超过一年时,当前的美国文化会让母亲感到越来越不合时宜。从更广泛的生物学和历史的角度来看,美国的情形反映的是文化偏见,而不是生物现实。在一篇著名的综述中,**Dettwyler**[87]提出了一个非常有力的论证:人类断奶的"自然"年龄为 3 ~ 4 岁。她的论据有以下几个。首先,传统和史前社会总是在第三和第四年之间断奶。其次,如果和其他灵长类动物一样,断奶时婴儿的体重是出生体重的四倍,人类断奶应在 2 和 3 岁之间。如果断奶时要达到成年体重的三分之一,断奶应在 3 ~ 4 岁之间。如果人类和黑猩猩或大猩猩一样,哺乳期是妊娠期的 6 倍,人类应在 4.5 岁时断奶。牙齿,神经系统和免疫系统的发育持续到 6 岁,母乳喂养和母乳可以为这些系统提供 4 至 6 年的特别支持。在发育上,婴儿 6 个月时可以将固体食物放进嘴里;但如果仅靠婴儿自己,在 18 ~ 24 个月之前,这种摄入量占营养需求的比例都很小。快到 2 岁时,婴儿才有从杯子里喝饮料的能力。随着婴儿补充固体或液体食物的比例越来越大,母亲将开始排卵,怀孕的可能性也逐渐增加。**通过抑制性腺功能,母乳喂养可以保持 3 ~ 4 年的生育间隔。母乳喂养进入第三年在美国少见,但是长时间的母乳喂养不是异常或偏离常规的行为,不像许多所谓的现代美国人认为的那样。**随着我们对长期哺乳的益处深入了解,我们可能会接受更长时间的哺乳。

关键点

- ◆ 世界卫生组织、美国公开卫生总监、美国儿科学会、美国全科医师学会、美国妇产科学会和母乳喂养医学协会均赞同将母乳喂养作为婴儿喂养的金标准。

- ◆ 母乳喂养对婴儿有许多健康益处,可以防止感染,减少过敏,利于健康生长和神经发育,以及减少慢性疾病(例如 1 型糖尿病和儿童期癌症)。

- ◆ 母乳喂养也更有利于母亲的健康:产后恢复更快,有利于产后体重减轻,减少绝经前乳腺癌,降低心血管疾病,减少 2 型糖尿病,母婴纽带也更紧密。母乳喂养也降低了经济负担。

- ◆ 配方奶缺乏母乳的关键组成成分。母乳成分可以防御感染,母乳内激素和酶可以帮助消化,长链不饱和脂肪酸有利于大脑最佳生长发育,母乳成分也更容易消化吸收。

- ◆ 促进乳汁合成的主要激素为催乳素,启动排乳的主要激素是缩宫素。刺激乳晕和乳头感觉神经,可以导致催乳素和缩宫素的释放。

- ◆ 垂体后叶释放缩宫素可以形成操作性条件反射。疼痛、应激或自尊丧失均减少缩宫素分泌。

- ◆ 在出生后 30 分钟内让婴儿接触乳房,可以增加母乳喂养的持续时间。哺乳的正确姿势和正确衔乳促进乳汁的有效传递,并减少乳房疼痛和乳头损伤。维持足够的催乳素水平和乳汁供应的必要条件包括:每 24 小时应哺乳 8 次以上,保持夜间哺乳,以及每次哺乳应长于 15 分钟。

- ◆ 人的乳头与人工奶嘴的哺乳方式非常不同。哺乳不当是造成乳头损伤和乳汁传递不够的主要原因。产妇常因真正的或误认的乳汁传递不够而停止哺乳。

- ◆ 腺泡细胞通过自分泌产生的抑制性蛋白质,以及腺管扩张和压力增加都会降低乳汁产量。

参考文献

1. AAP. Policy Statement-Breastfeeding and the use of human milk. *Pediatrics.* 2012;129:e827-e841.
2. ACOG Committee Opinion-Breastfeeding. Maternal and Infant Aspects, Number 361. *Obstet Gynecol.* 2007;109:479-480.
3. Scanlon KS, Grummer-Strawn L, Chen J, et al. Racial and ethnic differences in breastfeeding initiation and duration, by state. *Am J Clin Nutr.* 1999;69:959.
4. Odom EC, Li R, Scanlon KS, Perrine CG, Grummer-Strawn L. Reasons for earlier than desired cessation of breastfeeding. *Pediatrics.* 2012;131:e726-e732.
5. Neville MC. Physiology of lactation. *Clin Perinatol.* 1999;26:251.
6. Rasmussen KM. Maternal nutritional status and lactational performance. *Clin Nutr.* 1988;7:147.
7. Strode MA, Dewey KG, Lonnerdal B. Effects of short-term caloric restriction on lactational performance of well-nourished women. *Acta Paediatr Scand.* 1986;75:222.
8. McCrory MA, Nommsen-Rivers LA, Mole PA, et al. Randomized trial of the short-term effects of dieting compared with dieting plus aerobic exercise on lactation performance. *Am J Clin Nutr.* 1999;69:959.
9. Lovelady CA. The impact of energy restriction and exercise in lactating women. *Adv Exp Med Biol.* 2004;554:115.
10. Newton M, Egli GE. The effect of intranasal administration of oxytocin on the let-down of milk in lactating women. *Am J Obstet Gynecol.* 1958;76:103.
11. Uvnas-Moberg K. Oxytocin linked antistress effects—the relaxation and growth response. *Acta Physiol Scand Suppl.* 1997;640:38.
12. Moore ER, Anderson GC, Bergman N. Early skin-to-skin contact for mothers and their healthy newborn infants. *Cochrane Database Sys Rev.* 2007;(3):CD003519.
13. Neifert M. Breastmilk Transfer: Positioning, latch-on, and screening for problems in milk transfer. *Clin Obstet Gynecol.* 2004;47:656.
14. Weber F, Woolridge MW, Baum JD. An ultrasonographic study of the organization of sucking and swallowing by newborn infants. *Dev Med Child Neurol.* 1986;28:19.
15. Geddes DT, Sakakalidis VS, Hepworth AR. Tongue movement and intra-oral vacuum of term infants during breastfeeding and feeding from an experimental teat that released milk under vacuum only. *Early Hum Dev.* 2012;88:443-449.
16. Lucas A, Lucas PI, Baum JD. Differences in the pattern of milk intake between breast and bottle fed infants. *Early Hum Dev.* 1981;5:195.
17. Jones RE. A hazards model analysis of breastfeeding variables and maternal age on return to menses postpartum in rural Indonesian women. *Hum Biol.* 1988;60:853.
18. Newton ER. Breastmilk: The Gold Standard. *Clin Obstet Gynecol.* 2004;47:632.
19. Agency for Healthcare Research and Quality. *Breastfeeding and Maternal and Infant Health Outcomes in Developed Countries—Evidence Report/Technological Assessment.* AHRQ Publication No. 07-E007, 2007.
20. Ip S, Chung M, Raman G, Trikkalinos TA, Lau J. A summary of the Agency for Healthcare Research and Quality's evidence report on breastfeeding in developing countries. *Breastfeed Med.* 2009;4:S17.
21. American Academy of Pediatrics, American College of Obstetricians and Gynecologists. *Breastfeeding Handbook for Physicians.* 2nd ed. 2014.
22. Schwarz EB. Infant feeding in America: Enough to break a mother's heart? *Breastfeed Med.* 2013;8:454.
23. Aune D, Norat T, Romundstad P, Vatten LJ. Breastfeeding and the maternal risk of Type II diabetes: A systematic review and dose-response meta-analysis of cohort studies. *Nutr Metab Cardiovasc Dis.* 2014;24:107.
24. Gunderson EP. Impact of breastfeeding on maternal metabolism: Implications for women with gestational diabetes. *Curr Diab Rep.* 2014;14:460.
25. Savino F, Benetti S, Liguori SA, Sorrenti M, Di Montezemolo LC. Advances on human milk hormones and protection against obesity. *Cell Mol Biol.* 2013;59:89.
26. Ramos-Romain MA. Prolactin and lactation as modifiers of diabetes risk in gestational diabetes. *Horm Metab Res.* 2011;43:593.
27. Lucas A, Morely R, Cole TJ. Randomized trial of early diet in preterm babies and later intelligence quotient. *BMJ.* 1999;31:1481.
28. Vohr BR, Poindexter BB, Dusick AM, et al. Persistent beneficial effects of breast milk ingested in the neonatal intensive care unit on outcomes of extremely low birth weight infants at 30 months of age. *Pediatrics.* 2007;120:e953.
29. Anderson JW, Johnstone BM, Remley DT. Breast-feeding and cognitive development: a meta-analysis. *Am J Clin Nutr.* 1999;70:525.

30. Victora CG, Horta BL, de Mola CL, et al. Association between breastfeeding and intelligence, educational attainment, and income at 30 years of age: a prospective birth cohort study from Brazil. *Lancet Glob Health*. 2014;3: e199-e205.

31. Singhal A, Morley R, Cole T, et al. Infant nutrition and stereoacuity at age 4-6 y. *Am J Clin Nutr*. 2007;85:152.

32. Hanson LA. Human milk and host defense: immediate and long-term effects. *Acta Paediatr Suppl*. 1999;88:42.

33. Kaplan JL, Shi HN, Walker WA. The role of microbes in the developmental immunologic programming. *Pediatr Res*. 2011;69:465.

34. Iyengar SR, Walker WA. Immune factors in breastmilk and the development of atopic disease. *JPGN*. 2012;55:641.

35. Slade HB, Schwartz SA. Mucosal immunity: the immunology of breast milk. *J Allergy Clin Immunol*. 1987;80:346.

36. Schultz C, Temming P, Bucsky P, et al. Immature anti-inflammatory response in neonates. *Clin Exp Immunol*. 2004;135:130.

37. Walker WA. Mechanisms of action of probiotics. *Clin Infect Dis*. 2008; 46:S87.

38. Broekaert IJ, Walker WA. Probiotics and chronic disease. *J Clin Gastroenterol*. 2006;40:270.

39. Legrand D, Pierce A, Elass E, et al. Lactoferrin structure and functions. *Adv Exp Med Biol*. 2008;606:163.

40. Vaidya K, Sharma A, Dhungel S. Effect of early mother-baby close contact over the duration of exclusive breastfeeding. *Nepal Med Coll J*. 2005; 7:138.

41. Walker CD, Deschamps S, Proulx K, et al. Mother to infant or infant to mother? Reciprocal regulation of responsiveness to stress in rodents and the implications for humans. *J Psychiatry Neurosci*. 2004;29:364.

42. Uvnas-Moberg K. Oxytocin linked antistress effects—the relaxation and growth response. *Acta Physiol Scand Suppl*. 1997;640:38.

43. Mikiel-Kostyra K, Mazur J, Boltruszko I. Effect of early skin-to-skin contact after delivery on duration of breastfeeding: a prospective cohort study. *Acta Paediatr*. 2002;91:1301.

44. Strathearn L, Abdullah A, Mamun J, et al. Does breastfeeding protect against substantiated child abuse and neglect? A 15-year cohort study. *Pediatrics*. 2009;123:483.

45. Montgomery SM, Ehlin A, Sacker A. Breast-feeding and resilience against psychosocial stress. *Arch Dis Child*. 2006;91:990.

46. Ball TM, Bennett DM. The economic impact of breastfeeding. *Pediatr Clin North Am*. 2001;48:253.

47. Bartick M, Reinhold R. The burden of suboptimal breastfeeding in the United States: A pediatric cost analysis. *Pediatrics*. 2010;125:e1048.

48. Pokhrel S, Quigley MA, Fox-Rushby J, et al. Potential economic impacts from improving breastfeeding rates in the UK. *Arch Dis Child*. 2015;100: 334-340.

49. Ball TM, Wright AL. Health care costs of formula-feeding in the first year of life. *Pediatrics*. 1999;103:870.

50. Wood J, Hineman E, Meyers D. Academy of Breastfeeding Protocol Committee. Clinical Protocol Number 19: Breastfeeding promotion in the prenatal setting. *Breastfeed Med*. 2009;4:43.

51. Holmes AV, McLeod AY, Bunik M. Academy of Breastfeeding Medicine Protocol Committee. ABM Clinical Protocol #5: Peripartum breastfeeding Management for the healthy mother and infant at term. *Breastfeed Med*. 2013;8:469.

52. Howard C, Howard F, Lawrence R, et al. Office prenatal formula advertising and its effect on breast-feeding patterns. *Obstet Gynecol*. 2000; 95:296.

53. WHO/UNICEF. *Protesting, promoting, and supporting breastfeeding: The special role of maternity services, a joint WHO/UNICEF statement*. Geneva: World Health Organization; 1989.

54. Chung M, Rowan G, Trikalinos T, et al. Interventions in primary care to promote breastfeeding: evidence for the U.S. Preventive Task Force. *Ann Intern Med*. 2008;149:565.

55. Cadwell K, Turner-Maffei C. *Continuity of Care in Breastfeeding: Best Practices in Maternity, Settings*. Sudbury, MA: Jones & Bartlett; 2009.

56. DiGirolano AM, Grummer-Strawn LM, Fein SB. Effect of maternity care practices on breastfeeding. *Pediatrics*. 2008;122:s43.

57. Cramton R, Zain-Ul-Abideen M, Whalen B. Optimizing successful breastfeeding in the newborn. *Curr Opin Pediatr*. 2009;21:386.

58. CDC. Breastfeeding-related maternity practices at hospitals and birth centers—United States, 2007. *MMWR*. 2008;57:621.

59. Dewey KG, Nommsen-Rivers LA, Heinig MJ, et al. Risk factors for suboptimal infant breastfeeding behavior, delayed onset of lactation, and excess neonatal weight loss. *Pediatrics*. 2003;112:607.

60. Molina H, Reynolds B, Hodson C, Newton ER, Jackson S. Predictors of exclusive breastfeeding at postpartum discharge in term infants. *Breastfeed Med*. 2014;9:s11.

61. Chantry CJ, Dewey KG, Peerson JM, Wagner EA, Nommensen-Rivers LA. In-hospital formula use increases early breastfeeding cessation among first-time mothers intending to exclusively breastfeed. *J Pediatr*. 2014;164: 1339.

62. Alexander JM, Grant AM, Campbell MJ. Randomized controlled trial of breast shells and Hoffman's exercises for inverted and non-protractile nipples. *BMJ*. 1990;304:1030.

63. Dennis CL, Jackson K, Watson J. Interventions for treating painful nipples among breastfeeding women. [Review]. *Cochrane Database Syst Rev*. 2014; 12:CD007366.

64. Hurst NM. Lactation after augmentation mammoplasty. *Obstet Gynecol*. 1996;87:30.

65. Kjoller K, McLaughlin JK, Friis S, et al. Health outcomes in offspring of mothers with breast implants. *Pediatrics*. 1998;102:1112.

66. Semple JL, Lugowski SJ, Baines CJ, et al. Breast milk contamination and silicone implants: preliminary results using silicon as a proxy measurement for silicone. *Plast Reconstr Surg*. 1998;102:528.

67. Souto GC, Giugliani ER, Giugliani C, Schneider MA. The impact of breast reduction surgery on breastfeeding performance. *J Hum Lact*. 2003;19:43.

68. Zhang J, Bernasko JW, Leybovich E, et al. Continuous labor support from labor attendant for primiparous women: a meta-analysis. *Obstet Gynecol*. 1996;88:739.

69. Egli GE, Egli NS, Newton M. The influence of the number of breastfeedings on milk production. *Pediatrics*. 1961;27:314.

70. Parker LA, Sullivan S, Krueger C, Kelechi T, Mueller M. Effect of early breastmilk expression on milk volume and timing of lactogenesis Stage II among mothers of very low birth weight infants. *J Perinatol*. 2012;32:205.

71. Labiner-Wolfe J, Fein SB, Shealy KR, Wang C. Prevalence of breast milk expression and associated factors. *Pediatrics*. 2008;122(2):S63-S68.

72. Johns HM, Forster DA, Amir LH, McLachlan HL. Prevalence and outcomes of breast milk expressing in women with healthy term infants: a systematic review. *BMC Pregnancy Childbirth*. 2013;13:212.

73. Li R, Fein SB, Grummer-Strawn LM. Do infants fed from bottles lack self-regulation of milk intake compared with directly breastfed infants? *Pediatrics*. 2010;125:e1386-e1393.

74. Livingston V, Stringer LJ. The treatment of *Staphylococcus* infected sore nipples: A randomized comparative study. *J Hum Lact*. 1999;15:241.

75. McKechnie AC, Eglash A. Nipple shields: A review of the literature. *Breastfeeding Med*. 2010;5:309-314.

76. Berens P, Academy of Breastfeeding Medicine Protocol Committee. ABM Clinical Protocol #20: Engorgement. *Breastfeed Med*. 2009;4(2):111-113.

77. Academy of Breastfeeding Medicine Protocol Committee. ABM Clinical Protocol #4: Mastitis. *Breastfeed Med*. 2014;9(5):239-243.

78. Berens P, Swaim L, Peterson B. Incidence of methicillin-resistant *Staphylococcus aureus* in postpartum breast abscesses. *Breastfeed Med*. 2010;5:113.

79. Hale TW, Bateman TL, Finkelman MA, Berens PD. The absence of *Candida albicans* in milk samples of women with clinical symptoms of ductal candidiasis. *Breastfeed Med*. 2009;4:57.

80. Grummer-Strawn LM, Reinold C, Krebs NF, Centers for Disease Control and Prevention. Use of WHO/CDC growth charts for children 0-59 months. *MMWR*. 2010;59(RR09):1-15.

81. Gartner L, Maisel J, Newman T. Academy of Breastfeeding Medicine Protocol Committee. Guidelines for jaundice in the breastfeeding infant born equal to or greater than 35 weeks. *Breastfeed Med*. 2010;5:87-93.

82. Eglash A, Academy of Breastfeeding Medicine Protocol Committee. ABM clinical protocol #9: Use of galactogogues in initiating or augmenting the rate of maternal milk secretion. *Breastfeed Med*. 2011;6:41.

83. Fein SB, Mandal B, Roe BE. Success of strategies for combining employment and breastfeeding. *Pediatrics*. 2008;122:S56-S62.

84. Powers NG, Montgomery AM, Academy of Breastfeeding Medicine Protocol Committee. ABM Clinical Protocol #8: Human milk storage information for home use for full-term infants. *Breastfeed Med*. 2010;5(3): 127-130.

85. Berens P, Labbok M, Academy of Breastfeeding Medicine Protocol Committee. ABM Clinical Protocol #13: Contraception during breastfeeding. *Breastfeed Med*. 2015;10(1):1-10.

86. McNicholas C, Madden T, Segura G, Peipert JF. The Contraceptive CHOICE Project round up: What we did and what we learned. *Clin Obstet Gynecol*. 2014;57:635-643.

87. Dettwyler KA. A time to wean: the hominid blueprint for the natural age of weaning in modern human populations. In: Stuart-MacAdam P, Dettwyler KA, eds. *Breastfeeding: Biocultural Perspectives*. New York: Aldine de Gruyter; 1995.

最后审阅　施文良

第五篇

妊娠并发症

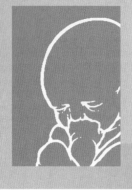

第25章

妊娠期手术

原著 NADAV SCHWARTZ and JACK LUDMIR

翻译与审校 贺芳,陈敦金,姜学智

　　大约每 500 位孕妇中就有 1 位会在妊娠期间进行非产科手术治疗[1]。对这类孕妇的治疗需要多学科团队的紧密合作,团队成员包括产科医生、外科医生、麻醉医生及儿科医生。当孕妇出现症状可能需要外科手术时,医务人员面临多方面的挑战。妊娠期的生理改变以及各项操作对胎儿和继续妊娠的潜在危害都会给临床诊疗带来困难。新型影像学的确改善了疾病诊断,然而,妊娠期新型影像学检查的安全性仍有待考察。在此章节中,讨论的内容涉及:

　　1)临床医生评估孕妇时需要注意的妊娠期独特的生理、解剖改变;

　　2)评估孕妇时的诊断困难,特别涉及影像诊断上的挑战;

　　3)妊娠期间进行手术麻醉时的特殊问题;

　　4)因非产科指征进行手术对妊娠的潜在风险。

　　最后一点,有关外伤、阑尾炎和胆囊炎等妊娠期常见外科疾病的手术指征将在其他章节(见第 26 章、第 47 章和第 48 章)详细介绍,此章节重点介绍妊娠期日益多见的外科手术,包括腹腔镜的使用、附件包块的诊治、肥胖及减肥手术的相关问题,以及与妊娠期心外科及神经外科相关的一些挑战。

母体生理

　　当评估出现腹部症状的孕妇时,妊娠引起的母体生理及结构改变会影响临床医生对症状的判断。正常妊娠期常见的症状有腹部不适、恶心、呕吐、腹泻及便秘。此外,在非孕期属于异常的实验室指标在妊娠阶段可能是正常的。因此,当评估出现腹部不适及胃肠道症状的孕妇时,临床医生必须非常熟悉这些实验室检查参考值的改变(详见 3 章)。

　　妊娠期间孕妇的心血管系统、血液系统、呼吸系统的生理状态会发生显著改变。妊娠期间心血管发生的适应性变化包括心输出量、心率及血容量的明显增加[2,3]。与非孕期相比,心率增加 15～20bpm,影响生理性或病理性心动过速的鉴别诊断。

　　妊娠期呼吸生理也发生相应变化。孕期子宫可导致功能残气量(FRC)及肺总量(TLC)的降低。此外,在呼吸动力方面,孕激素的累积效应可导致潮气量(TV)及每分钟通气量(MV)的增加。值得注意的是,呼吸频率仍然没有改变。结果就是,孕妇会出现相对的过度通气及轻微的呼吸性碱中毒。

　　妊娠期腹部检查并不容易。妊娠 12 周后,增大的孕期子宫上升进入腹腔,推挤或压迫其他腹腔器官,使疼痛定位变得困难。例如,阑尾渐渐发生向上位移,直到产后 1～2 周才恢复到孕前的位置。**然而,尽管阑尾位置发生改变,妊娠合并阑尾炎最可靠的体征依然是右下腹痛**[5,6]。阑尾炎的其他典型症状及体征,如恶心、呕吐、白细胞增多,在孕期可能是正常的表现。类似的,体格检查发现反跳痛或腹肌紧张可能并不是孕期腹腔炎症的可靠依据[7,8]。另外,腹部压痛可能是孕期并发症如绒毛膜羊膜炎或胎盘早剥的体征。因此,孕期腹痛的鉴别诊断极具挑战。

　　孕期子宫还限制了对腹腔器官的影像学诊断。**早孕期后,母体附件向头侧发生位移,难以用超声探测到。**与孕期增大的子宫相关的解剖改变可能会给影像学诊断造

成一定的困难。例如,由于子宫对输尿管远端的压迫以及孕激素介导的输尿管平滑肌舒张,孕妇常常继发轻度到中度的输尿管积水。由于孕期肾盂肾炎及肾结石的发生率增加,所以了解在孕期尿道上段轻度积水通常是正常的现象,有助于鉴别诊断。

正常妊娠时实验室检查参考值也有改变(详见 58 章)。母体血容量上升与红细胞量增加并不成比例。这会导致血液稀释,尤其是在妊娠后期。当怀疑病人可能患外科急腹症时,这种生理性贫血可能被误判为隐匿性出血。妊娠期还会出现渐进性外周血白细胞数量增加,孕中期其平均值可达 14×10^9/L。这种孕期生理性白细胞升高、心动过速及贫血,不易与病理性临床表现相鉴别,以致误诊。其他的实验室检查项目如 D-二聚体、血清肌酐值、碱性磷酸酶,在孕期也发生显著变化,以致限制了其在孕妇中的诊断价值。

正常妊娠时的母体生理及诊断评估的显著变化使得对出现相关症状的孕妇的诊断变得更为复杂。因此,临床医生必须万分警惕以鉴别真正的病理改变,及时地做出正确无误的诊断,并进行合适的治疗。

影像学诊断

在接诊孕妇的过程中,进行影像放射性检查的安全性受到广泛关注。当考虑采用影像学手段辅助诊断时,在危害母胎的潜在风险及与误诊和延迟诊断的明确风险之间做好权衡非常重要。临床医生一定要意识到,不能对一个严重病症做出及时精准的诊断将对母胎造成巨大的伤害。

电离辐射

关于影像学诊断,医生们最关心的问题在于发育中胎儿暴露在电离辐射面前的安全性。胎儿安全的决定因素是辐射剂量及暴露孕周(表 25-1;第 8 章)。一般认为,在早早孕期间,即在受孕后 2 周内,由辐射引起的任何明显的细胞损伤能导致流产。人们认为这是一种"全或无"现象,也就是说,如果早早孕时胚胎经受电离辐射暴露后仍然存活,估计电离辐射并未对胚胎造成不良**影响**。造成胚胎死亡的辐射量可能需大于 50 ~ 100mGy(5 ~ 10rad[1mGy = 0.1rad])。受孕后 2 ~ 8 周胚胎对具有致畸性物质仍然部分敏感,因为此时期为器官形成期。但是,在此阶段,胚胎对辐射介导的死亡抵抗力更强,辐射量要升高到 250 ~ 500mGy(25 ~ 50rad)才能导致胚胎死亡[9,10]。

表 25-1　不同孕周射线辐射对胎儿的影响

孕龄(从末次月经算起)	不良影响	估计最小的辐射剂量
3 ~ 4 周(受孕后前二周)	胚胎死亡(全或无)	5 ~ 20cGy
5 ~ 8 周	死亡,先天性畸形,宫内生长受限	20 ~ 50cGy
9 ~ 15 周	宫内生长受限、小头畸形,严重智力低下	6 ~ 50cGy
9 ~ 15 周	智力低下	25 ~ 150cGy

摘自 Brent RL. Saving lives and changing family histories: appropriate counseling of pregnant women and men and women of reproductive age, concerning the risk of diagnostic radiation exposures during and before pregnancy. *Am J Obstet Gynecol.* 2009;200:4-24; and Patel SJ, Reede DL, Katz DS, et al. Imaging the pregnant patient for nonobstetric conditions: algorithms and radiation dose considerations. *Radiographics.* 2007;27:1705-17

在妊娠 8 ~ 25 周时胎儿中枢神经系统对辐射损伤很敏感,尤其是在 8 ~ 15 周时,因为在此期间神经系统快速发育。然而,辐射值需要更高才能造成显著损伤。妊娠 25 周后,辐射几乎不会引起胎儿畸形[9,10]。

除了致畸风险,电离辐射对胎儿的潜在的致癌效应也广受关注。有学者预测,每增加 1cGy 暴露量,儿童白血病及其他肿瘤的发生率仅在增加 0.06%[11]。鉴于这些低的背景风险,诊断剂量的辐射量似乎并不明显增加胎儿的绝对风险[9,12]。另外,胎儿辐射暴露及儿童白血病之间的因果联系也受到质疑[9]。

表 25-2 显示了各种常见的诊断性影像检查中胎儿可能接受的辐射暴露剂量[12-14]。值得注意的是,这些诊断手段中的辐射暴露量都远远低于致畸风险的警戒值。因此,当诊治伴随明显症状的孕妇时,应向孕妇保证,在诊断性影像学检查中辐射暴露对胎儿并没有明显的损伤风险[15,16]。临床医生应熟悉常用的影像学检查的相对辐射剂量,这样有助于选择合适的检查手段。如果孕妇情况允许,宜更多地考虑其他诊断方式,如超声或核磁共振(MRI),这两者没有电离辐射。孕妇和胎儿都适用最优化原则(**ALARA**,as low as reasonably achievable),或者说按实际可达到的尽可能低的辐射暴露剂量。优化计算机断层扫描(CT)流程、适当地进行辐射防护以及审慎地使用有放射性的成像技术依然是非常重要的原则。

尽管大多数人的关注集中于胎儿辐射暴露的潜在风险,也有人认为与其他成年人相比,妊娠妇女对辐射的敏感度升高。例如,在诊治过程中,一名孕妇疑似肺栓塞,如果胸片结果正常,专家建议采用肺通气灌注扫描,而不是 CT 扫描。尽管与其他影像检查方法相似,CT 检查时胎儿辐射暴露量很低,但对母体乳房及肺脏的辐射量却比其他方法有显著增加[17]。**因此,在谈话过程中,我们既要告诉患者没有任何一项诊断性检查技术会影响胎儿健康**,我们还要从母体健康角度出发向他们解释选择影像学检查的理由。

表25-2 估计常见的诊断放射学研究中胎儿的辐射暴露	
放射学研究	估计胎儿暴露量*(单位:cGy)
胸片(正位、侧位)	0.0002
腹部 X 线片	0.1~0.3
头部 CT	0.0005
胸部 CT	0.002~0.02
腹部 CT	0.4~0.8
腹盆部 CT 扫描	2.5~3.5
腹盆腔 CT(草案)	1
通气扫描	0.007~0.05
灌注扫描	0.04
静脉肾盂造影	0.6~1.0
骨扫描	0.3~0.5
正电子发射扫描	1.0~1.5
甲状腺扫描	0.01~0.02
乳腺 X 线摄影	0.007~0.02
小肠系列	0.7
钡剂灌肠	0.7

*根据不同的患者和影像参数,胎儿暴露剂量可显著变化。如果有必要,可以通过与辐射安全专家或辐射物理学家咨询获得更精确的估计。

许多疾病的诊治过程越来越多地使用到实时放射成像的荧光透视技术。举例,妊娠合并心血管疾病越来越常见,诊治所需的心导管检查术、心内电生理检查、射频消融、心脏瓣膜介入治疗均使用荧光透视来引导手术操作。不同的术式对胎儿辐射暴露的影响截然不同,但大部分在妊娠期的使用是安全的[18]。以上术式的很多参数都是可调的,以限定母胎的辐射暴露量及遵循孕期最优化(ALARA)原则[19]。

总之,在孕妇身上实行放射性诊断检查时,需权衡准确和及时的诊断需求与随之而来的微小潜在风险,耐心解释以缓解孕妇对胎儿安全的担忧。美国妇产科医师协会(ACOG)认为,我们应该告知孕妇,来自单一诊断检查的 X 线暴露并不危害胎儿。**更具体地说,少于 50mGy(5 rads)与胎儿缺陷及胚胎或胎儿丢失率增加无关**[12]。

超声

诊治急腹症最先用到的检查方式仍然是超声。超声检查利用的是声波,不存在电离辐射。尽管超声有将能量转移至所聚焦的组织上的可能性[20],目前并无文献报道诊断性超声检查会对胎儿不利。不过,超声在孕妇身

上的使用的热能及机械指数应受到更多的关注。**总的来说,当处理身边的临床问题时,具备安全性及灵活性的超声往往是孕期一线的诊断工具。**

核磁共振

孕期使用 MRI 进行检查有很多优点。跟超声一样,**MRI 不使用电离辐射,对母儿的不利影响也未见报道。**近年来,随着其质量及可行性的增加,MRI 在妊娠人群的使用越来越广泛。例如,在诊断以下疾病如肾上腺肿瘤、子宫卵巢肿块、胃肠道病变及腹膜后间隙疾病时,MRI 能提供有用的诊断价值,同时又避免了与 CT 扫描相关的辐射暴露[21]。

孕期造影剂的使用

众所周知,常用的放射性造影剂,如常见的低渗碘造影剂,能通过胎盘屏障,从胎儿尿中排出。总的来说,少量并一过性的造影剂暴露对胎儿并无致畸影响。理论上造影剂对胎儿甲状腺功能的影响,并未在使用临床剂量时观察到,产后也不需对孕期暴露于造影剂的新生儿进行特殊监测[22]。

尽管数据有限,目前并未发现孕期使用钆基造影剂有任何不良影响。因此,当其对母儿的潜在益处远大于理论上的危害时,可考虑使用钆。然而,鉴于钆能在羊水中浓缩,并且有比较长的半衰期,目前的专家意见并不支持孕期常规使用钆[2]。

非产科手术麻醉

当妊娠期间出现需要麻醉的情况,人们往往仅关注麻醉带来的潜在的不良影响,但需认识到妊娠期的生理改变也会对麻醉的安全性和有效性造成重要影响。

麻醉与致畸

麻醉与致畸关系的研究与其他相关研究一样,数据多局限于病例组报道及病例登记中心的回顾性资料。然而,因为针对医源性致畸的前瞻性研究不符合伦理且实际操作上不可行,医生在提供临床咨询时,必须根据现有的数据,并告知孕妇们现有数据的局限性。

几个较早的研究认为,孕早期进行麻醉与中枢神经系统缺陷的风险增加有关[24,25]。然而,得出这些结论的研究方法遭到质疑,并且随后的研究并不支持此论点。

到目前为止,大多数的研究都得出相似的结论,孕早期接受非产科手术治疗不太可能导致先天性出生缺陷[25,26]。Mazze 和 Kallen[26]总结归纳了从瑞典出生登记中心调出的 5405 例孕产妇资料的数据,这些产妇都在孕期进行了手术治疗,其中 40% 的手术时间在孕早期。他们

发现,与那些孕期没有接受手术治疗的孕妇相比,这些孕妇的子代出生缺陷并没有显著的差异。与此同时,近期的一篇文献系统回顾报道,超过 12 000 名孕妇曾在孕期接受非产科手术治疗,其先天性出生缺陷的总体发生率为 2%,其中孕早期手术干预组的发生率为 3.9%[27]。尽管这个综述研究没有对照组,其报道的出生缺陷发生率与整个人群的发生率相符。虽然目前所知数据显示,孕期非产科手术及麻醉暴露并不显著增加出生缺陷的发生风险,但因孕中期手术致畸的理论风险以及已经被观察到的自发性流产的风险进一步下降,我们认为将大多数手术干预推迟到孕中期会更合适。

麻醉与孕期生理

如前所述(见第 16 章),孕期发生了许多显著的生理改变,这些改变会影响孕期安全有效地实施麻醉。例如,有些生理改变可导致孕妇全身麻醉时误吸风险增加。孕期尤其在晚孕期及肥胖孕妇的胃排空时间延长[28]。此外,孕激素抑制胃食管交界处蠕动。**因此采取措施降低误吸风险非常必要,如术前空腹、预防性使用抑酸剂(例如 30mL 柠檬酸钠)以及气道保护。**在某些情况下,使用组胺-2(H$_2$)阻断剂或胃动力剂如甲氧氯普胺(metoclopramide)或二联用药,也是很好的选择。

孕期常见的咽喉部水肿及声门缩窄,会影响到对妊娠期妇女尤其是在紧急状况下安全地施行气管插管。**Mallampati** 气道检查常用于评估气道,预测气管插管的难度,分级由低风险气道(Ⅰ级)到高风险气道(Ⅴ级;图 25-1)[29]。与孕早期妇女相比,足月妊娠妇女出现Ⅳ级 **Mallampati** 气道的比率增加至 34%[30]。这些改变在妊娠晚期、肥胖孕妇及子痫前期患者中更明显。

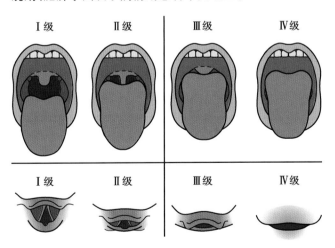

图 25-1　马兰帕蒂(Maliampati)气道分类与相应的喉头声带的镜下观(资料来源:Hughes SC,Levinson,G,Rosen MA[eds]. *Shnider & Levinson's Anesthesia for Obstetrics*, 4th ed. Philadelphia, Lippincott Williams & Wilkins, 2002.)

妊娠期最重要的生理现象之一与妊娠子宫对主动脉及下腔静脉的压迫有关,尤其当孕妇处于仰卧位的时候。在妊娠后半期,这导致心脏前负荷和心输出量减少,从而导致子宫和胎盘低灌注。此外,下肢静脉淤血可增加下肢静脉血栓形成的风险。因此,经历了外科手术的孕妇术后应采取适当的体位,使子宫向一侧倾斜非常重要,常会在孕妇的右臀下放一个楔形垫子。

非产科手术及妊娠结局

对非产科手术及妊娠结局的最大型的研究,其数据基于瑞典出生注册表。Mazze 和 Kallen[26] 发现,1973～1981 年 720 000 例出生登记中,5405 例孕妇接受了非产科手术治疗,其发生率为 0.75%。这些非产科手术包括 1331 例腹部手术,1008 例泌尿生殖或妇科手术,868 例腹腔镜。在采取全身麻醉的 2929 例手术(所有病例中 54%)中,麻醉方式记录在案的仅占所有病例的 68%。作者并未发现,先天性畸形或死胎风险较对照人群有显著增加。然而,手术组的低出生体重儿(<2500g)及超低出生低重儿(<1500g)的发生率明显上升,两者的比值比(OR)分别是 2.0 及 2.2。作者指出,出生体重的降低是由于胎儿生长受限及早产所致,与对照组相比,早产的发生率在手术组确有显著增加(7.5% vs. 5.1%;P<0.001)。另一个重要发现是手术组新生儿出生后 7 天内死亡率增加(发病率,1%;比值比[OR],2.1;95% 置信区间[CI],1.6 至 2.7)。然而,想要区分术式、麻醉方式、手术指征等多重混杂因素中,哪个才是导致上述不良妊娠结局发生的决定性因素非常困难。因为论文作者**没有发现**任何特殊的术式或麻醉方式会显著增加不良妊娠结局的发生率,他们得出结论,导致孕妇需要接受手术治疗的潜在病因可能是决定妊娠结局的关键因素。

CohenKerem 等[27] 回顾了 1966～2002 年的文献,发现有 12 452 名孕妇接受了非产科手术。主要出生缺陷的发生率是 2%,早产发生率是 8.2%。总的来说,他们发现外科干预导致 3.5% 的胎儿分娩,但他们并不能分辨到底是手术本身还是手术指征导致了分娩发动。虽然对照组的缺失限制了他们对研究数据的解读,但其研究结果的确支持此结论:大多数孕妇接受非外科手术后将有良好的妊娠结局。

从以上研究结果看来,我们有理由告诉需要接受外科治疗的孕妇不良妊娠结局的发生率相对较低。此外,尽管低出生体重儿、早产、新生儿死亡等风险可能增加,但这些风险可能与手术指征相关的并发症有关。即使在限期手术的病例中，如增大的附件包块或顽固性胆绞痛，将手术时机延迟至孕早期以后可能更为慎重，这样既可降低自然流产的可能性，也避免了对理论上的致畸性的担忧。相类似的，孕中后期及孕晚期手术影响术野，并可增加早产风险。因此，**对于不能推迟到产后进行的择期手术而言，孕中前半期是最佳时机。**

非产科手术的胎儿监护

当孕妇需要接受非产科手术干预时，是否进行术中持续胎儿胎儿监护是争论的热点[31,32]。支持者认为，胎儿宫内安危可作为反映母体状况的指标，因术中持续胎儿监护可显示术中胎心率及宫缩的动态变化，从而提供在持续性胎儿窘迫时及时进行干预的可能性。另一方面，对极度早产儿的胎心监护结果的解读并不可靠。此外，偶发的胎心监护改变（如基线变异性减低及胎心率基线下调）大多很短暂，不一定是胎儿窘迫的指标。因此，外科手术中持续的胎心监护可能导致不必要的紧急剖宫产，增加孕妇及新生儿的并发症风险。另外紧急剖宫产会使得原本的非产科手术变得更复杂，显著增加母体并发症。妇产科教授协会近期发布的一项调查显示，大部分调查对象常规不进行术中胎心监护，只是在术前、术后简单地监护胎儿[33]。ACOG 建议，在胎儿存活的前提下，至少要在术前、术后监测胎儿宫内情况。然而在某些特定病例中，若产科医生能恰当地为面临外科手术治疗的孕妇提供建议，并能根据孕妇年龄、术式、医院设施条件做出个体化决定，与其商议后，外科医生可采取术中宫内监护[34,35]。

妊娠期腹腔镜手术

尽管人们已广泛接受孕期腹腔镜手术的安全性，其对妊娠的潜在影响仍需慎重考虑。气腹进一步降低功能残气量，可引起通气-血流比值失调和高碳酸血症。若孕妇采取头低足高体位（Trendelenburg），这些情况会更严重。Bhavani Shankar 等[36]前瞻性研究显示，呼气末二氧化碳压力与动脉血二氧化碳分压相关，保持约32mmHg 的呼气末二氧化碳分压及控制收缩压于血压基线的 20% 以内，可在腹腔镜手术时有效预防呼吸性酸中毒。另外，母体左侧卧位可纠正子宫右旋状态，有助于缓解妊娠子宫对腹主动脉及下腔静脉的压迫并增加心输出量。

腹腔镜手术过程中，为了获得充分的术野，需要增

大腹压，而这种改变对母胎有重大的影响。早期的动物研究显示，心输出量随腹内压增加而降低。Reedy 和他的同事[37]在狒狒身上实施腹腔镜手术，研究 10mmHg 及 20mmHg 的腹内压，腹腔压力越高，肺毛细血管楔压、中心静脉压、肺动脉压力和气道峰值压力都显著升高。此外，需要显著增加通气率以维持氧合及安全范围内的呼气末二氧化碳分压。20mmHg 的腹内压与呼吸性酸中毒风险增加相关。**类似的研究表明，当腹内压>15mmHg 时，孕妇和胎儿的生理状况均会发生显著的改变**[36]。因此，虽然较低的腹内压可能限制手术视野，但是将腹腔灌注压保持低于 15mmHg 非常重要。如果完成手术需要更高的压力，采取间歇性气腹减压以恢复生理状态也是可行之法。这对肥胖孕妇尤其重要，因为她们往往需要更高的腹内压力来抵抗腹前壁的重量。虽然有建议应用其他技术如无气腹腹腔镜[38,39]、机械牵拉器[40]，来避免腹腔镜手术高腹内压的影响，但是这些技术的使用并不广泛。

妊娠期腹腔镜入腹技术

虽然传统的腹腔镜入腹方法是使用气腹针（Veress needle），其他各种封闭式和开放式技术也逐渐被使用，以减少孕期腹腔镜手术中与入腹相关的并发症。然而，文献回顾并未发现不同入腹方法所导致的并发症间有显著差异[41,42]。不过有个案报道气腹针被意外扎进一个 21 周的子宫内，气体进入羊膜腔不幸导致妊娠流失[43]。因此，在怀孕后半期应采用开放性入腹的方法。美国胃肠内镜医师学会（SAGES）指南认为，只要注意到根据妊娠子宫大小调整腹腔镜置入位置，任何一项腹腔镜入腹技术都可在孕期使用（框 25-1）[44]。在怀孕后期进行手术时，需在腹部左上象限插入第一针。孕期安全实行腹腔镜手术的最大孕周目前尚无定论。随着妊娠子宫的增大，腹腔的可操作空间越来越小，有建议避免在孕晚期施行腹腔镜手术[45]。然而，目前的实践指南并没有这样的限制，因此，应视孕妇个体情况选择最佳手术方式[44]。

腹腔镜手术与妊娠结局

腹腔镜手术已经成为妊娠期普遍开展的术式。由于其手术创口小的特点，腹腔镜术后恢复快，疼痛程度小，住院时间短，且肠道功能恢复快。术后尽早下床活动有助于减少静脉瘀血和深静脉血栓形成，这对孕妇极其重要，因为妊娠本身是深静脉血栓的高危因素。

瑞典出生登记中心的数据分析结果肯定了妊娠期行

腹腔镜手术的安全性。Reedy[46]等人对比了妊娠4～20周进行腹腔镜手术的2181例与行开腹手术的1522例患者的妊娠结局，发现两者并无差异。此外，有其他一系列的研究进一步肯定了妊娠期腹腔镜手术的安全性[47-52]。然而也有个别的报道和案例认为，妊娠期腹腔镜手术对妊娠的潜在风险也不容忽视[53]。

Walsh 等[54]进行了系统性的文献回顾，认为阑尾炎行开腹切除术的安全性比腹腔镜更高。这个结论是基于腹腔镜阑尾切除术后有5.8%的流产率，明显高于开腹的3.1%（P=0.001）。然而，多重潜在的混杂因素可能很大程度上影响了这些分析结果，如阑尾炎的严重程度，手术时的孕周，流产的背景风险，此外，还有报道的偏倚。进一步说，开腹手术与早产率增高存在显著的相关性（8.1% vs.2.1%；P<0.0001）。**总之，没有明确的数据支持妊娠期间行腹腔镜阑尾切除术会增加不良妊娠结局的结论。**

McGory 等[55]对加利福尼亚超过3000例妊娠期阑尾炎的住院病人进行了研究，发现在控制一些混杂因素后，相比开腹阑尾切除术，腹腔镜手术与胎儿丢失的风险性增加有关（OR，2.31；95% CI，1.51 to 3.55）。然而，对于手术时的孕周并没有进行统计分析，此外，他们对胎儿丢失的妊娠结局判断是基于病历记录中的临床诊断代码，如自然流产和胎死宫内，或者手术代码，如在因阑尾炎入院手术期间同时接受了刮宫术。因此必须考虑此种收集数据方法的局限性和潜在的误差。

目前最大的一项综述及META分析对腹腔镜和开腹手术进行了对比，这篇涉及到11项研究，总数为3145例患者的综述认为，行腹腔镜手术导致的胎儿丢失率是开腹的近两倍。但是两组的早产率、Apgar评分、术后伤口感染率并没有明显的差异（图25-2）。由于这项META分析中的大部分研究都是观察性的，对其分析结果的解释也需更加严谨。然而，腹腔镜手术可能与显著增高的胎儿丢失率相关这一观察，值得引起重视，并需要进一步的研究证实[56]。**总而言之，在基于新的数据制定出更进一步的指南之前，如果妊娠期考虑行腹腔镜手术，应参考美国胃肠和内镜外科医师协会（SAGES）实践指南**（详见**框25-1**）[44]。

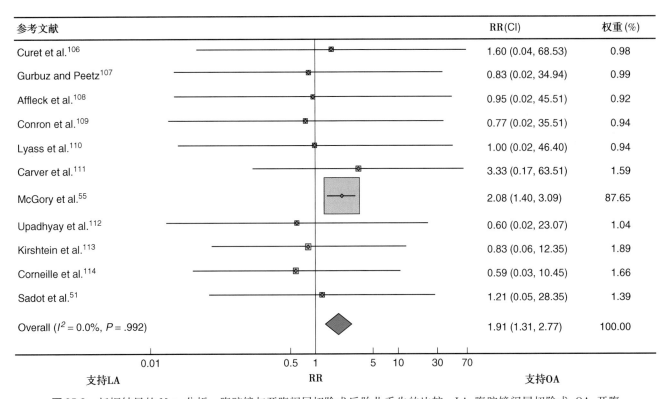

参考文献		RR(CI)	权重(%)
Curet et al.[106]		1.60 (0.04, 68.53)	0.98
Gurbuz and Peetz[107]		0.83 (0.02, 34.94)	0.99
Affleck et al.[108]		0.95 (0.02, 45.51)	0.92
Conron et al.[109]		0.77 (0.02, 35.51)	0.94
Lyass et al.[110]		1.00 (0.02, 46.40)	0.94
Carver et al.[111]		3.33 (0.17, 63.51)	1.59
McGory et al.[55]		2.08 (1.40, 3.09)	87.65
Upadhyay et al.[112]		0.60 (0.02, 23.07)	1.04
Kirshtein et al.[113]		0.83 (0.06, 12.35)	1.89
Corneille et al.[114]		0.59 (0.03, 10.45)	1.66
Sadot et al.[51]		1.21 (0.05, 28.35)	1.39
Overall ($I^2 = 0.0\%$, $P = .992$)		1.91 (1.31, 2.77)	100.00

支持LA　　　RR　　　支持OA

图25-2　妊娠结局的Meta分析。腹腔镜与开腹阑尾切除术后胎儿丢失的比较。LA：腹腔镜阑尾切除术；OA：开腹阑尾切除术；RR：相对危险度；CI：可信区间。（摘自 Wilasrusmee C, Sukrat B, McEvoy M, Attia J, Thakkinstian A. Systematic review and meta-analysis of safety of laparoscopic versus open appendicectomy for suspected appendicitis in pregnancy. *Br J Surg*. 2012;99:1470-1478. ）

框 25-1　美国胃肠和内镜外科医师协会有关妊娠期腹腔镜手术指南

- 诊断性腹腔镜手术安全有效,可以选择性地用于孕妇急腹症的检查和治疗。
- 腹腔镜治疗急腹症的适应证对妊娠和非妊娠患者相同。
- 在妊娠任何时期都可以进行腹腔镜手术。
- 为减少下腔静脉和腹主动脉受压,孕妇最好采用左侧卧位。
- 根据宫底高度、前次手术切口以及外科医生的经验选择进入腹腔的位置,可以使用开放式(Hassan)、气腹针或者直视套管针技术完成腹腔镜入腹。
- 在妊娠期行腹腔镜手术,CO_2 安全气腹压是 10 至 15 毫米汞柱。在保障安全的前提下,需要足够的腹腔内压力以提供充分的手术视野。
- 在妊娠期行腹腔镜手术时,应该使用 CO_2 检测仪检测孕妇术中的 CO_2 水平。
- 为预防深静脉血栓,建议孕产妇术前和术中使用下肢气动加压装置并鼓励早日下床活动。
- 腹腔镜胆囊切除术是治疗妊娠期胆囊疾病的首选方法。
- 妊娠期阑尾炎可以采用腹腔镜阑尾切除术。
- 如有临床指征,在妊娠期可安全实施腹腔镜肾上腺切除术、肾切除术和脾切除术。
- 对附件囊肿伴随症状的孕妇来说,腹腔镜手术是安全有效的治疗方法。对无症状的附件囊肿,如果超声未提示恶性肿瘤,且肿瘤标志物无异常,可以对囊肿进行观察随访。对大多数小于 6 厘米的附件囊性病变,应进行初步观察。
- 除非附件蒂扭转严重,必须进行剖腹探查,其他附件蒂扭转情况推荐使用腹腔镜诊断和治疗。
- 在妊娠期行急诊腹部手术前与后,应进行胎心监护。
- 根据患者疾病的严重程度、孕周和是否能联系到产科医生,可以在手术前后进行产科咨询。
- 不建议预防性使用宫缩抑制剂安胎,而是在围术期出现早产迹象时,咨询产科后才考虑安胎。

摘自 Yumi H;Guidelines Committee of the Society of American Gastrointestinal and Endoscopic Surgeons. Guidelines for diagnosis, treatment, and use of laparoscopy for surgical problems during pregnancy. SurgEndosc. 2008;22:849-861.

妊娠期附件包块

由于产前超声的广泛使用,与排卵相关的生理性囊肿的高发及促排卵治疗不孕的增加,妊娠期检查评估附件包块在产科临床中非常常见。据报道称,妊娠期附件包块的发生率从小于 1% 至 25% 不等,这与许多因素相关,例如孕妇年龄和用来区分附件包块而非卵泡的标准。

幸运的是,大部分妊娠期附件包块是良性的,而且能在孕期自发性的消退。文献报道的包块自发性消退的概率高达 72%～96%[57]。大部分的囊肿都是薄壁、单房、含

无回声液体的单纯卵巢囊肿,除此之外就是黄体囊肿衍变而来含出血量不等的厚壁、单房囊肿,(图 25-3)。这些都是一过性的良性包块,通常在妊娠中期会逐渐消退,很少需要进一步的观察。对于那些因治疗不孕而促排卵治疗的女性,囊肿常常多发、壁薄、含无回声液并且无内部的分隔或乳头状突起。虽然当这些囊肿特别大时会引起女性不适感,但是通常会在妊娠期自行消退(图 25-3)。卵巢黄素化囊肿是与 β-hCG 异常升高相关的多囊性卵巢包块,如妊娠滋养细胞疾病、多胎妊娠,囊肿表现为厚壁多囊,无乳头状突起。虽然通常含无回声液,但不排除血性液出现的可能,尤其在较大的包块当中(图 25-3,E)。这些包块通常持续整个孕期,在产后自行消退。

孕期的大部分良性包块都是与妊娠相关的生理性包块,但是卵巢的其他良性肿瘤也并不少见,例如成熟囊性畸胎瘤(也称皮样囊肿),囊腺瘤或者子宫内膜异位囊肿。皮样囊肿可包含各种组织类型,在超声成像上也各式各样。通常被称作 Rokitansky 结节的强回声区有助于确定肿块的性质,一般是良性并且可持续整个孕期。肿块的恶性变极其少见,尤其在育龄期女性当中,因此很少有必要对无症状孕妇进行严密监测及手术治疗。对于较大的包块,需告知患者存在卵巢扭转的风险及有关的典型症状。囊腺瘤通常内含较薄的隔膜,可能会有一个小的壁结节(图 25-4,B)这些包块通常血供不丰富,并且可能含有无回声液(浆液囊腺瘤)或者低回声液(黏液性囊腺瘤图 25-4,C)。子宫内膜异位囊肿,是一种含有异位的子宫内膜组织的良性卵巢包块,超声图像特点多表现为弥漫性,均质性,低水平回声(图 25-4,A)。这些患者大多数都是有子宫内膜异位症或者痛经的病史。这些包块通常持续整个孕期并且大小无明显改变。偶然情况下,子宫内膜异位囊肿在妊娠期间会发生蜕膜化,这是子宫内膜组织对于激素改变的一种反应。包块可能出现异常的血管增生和乳头状突起等表现,这种情况下,就会表现出恶性肿瘤的超声图像特点(图 25-5)。因此了解孕前子宫内膜异位囊肿病史会有助于鉴别这些包块的良恶性,但是严密的随访和详尽的咨询也是十分必要的。

虽然妊娠期的大部分附件包块是良性,但也不能忽视极少数恶性的可能性。实际上在妊娠期切除的包块中 1%～3% 为恶性[58-59]。然而由于未将手术指征考虑在内,这些数据有可能仅仅代表了高危人群。关于妊娠期附件包块规模最大的一个研究是 Leiserowitz 等人[58]进行的,与妊娠相关的 9375 例附件包块中,仅 87 例(0.93%)被发现是恶性的。在他们研究的人群中,卵巢癌的发病率是 1/56 000。此外,115 例(1.25%)为交界性肿瘤。总的说来,具有临床重要性的卵巢肿瘤发病率是 1/23 800。卵巢癌在妊娠期极为罕见,且大多是低分期以及高比例的生殖细胞肿瘤(参见 50 章)[58,59]。这可能是由于肿瘤多是偶然发现于年轻且无症状的孕妇所致。

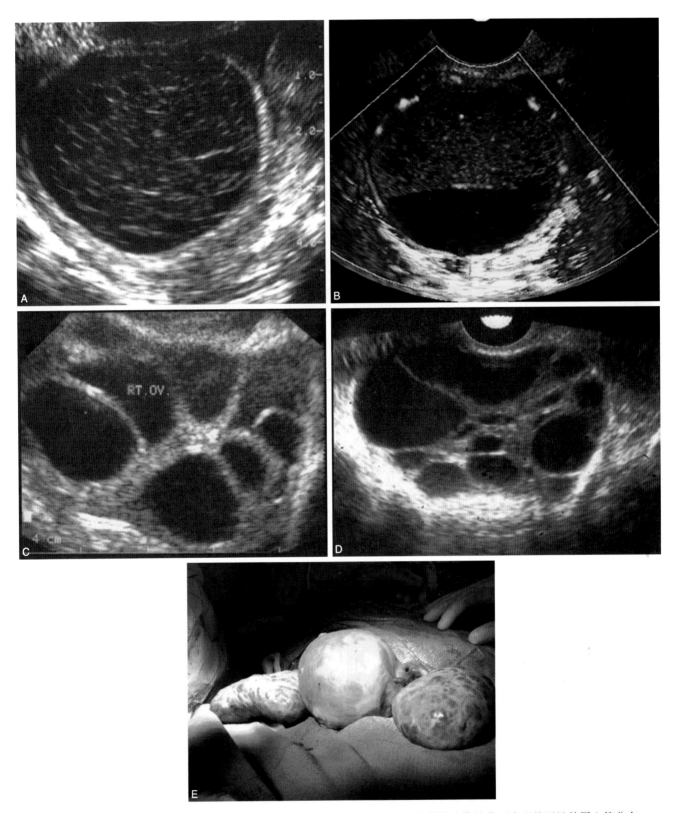

图 25-3　**A** 和 **B** 为卵巢黄体的不同超声表现　层状回声代表囊肿内出血。多普勒成像的典型表现是可见外周血管分布。**C.** 卵泡膜黄素化囊肿表现为厚壁和无回声液的多房囊肿。**D.** 不孕症治疗时卵巢受刺激后多个卵泡囊肿的典型表现。**E.** 剖宫产时双侧卵泡膜黄素化囊肿（图资料来源：Schwartz N，Timor-Tritsch IE，Wang E. Adnexal masses in pregnancy. Clin Obstet Gynecol. 2009；52：570-585.）

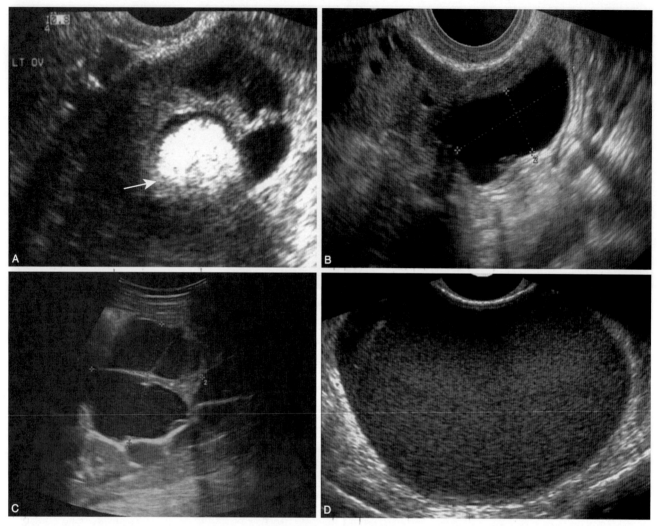

图 25-4　**A**，皮样囊肿：箭头所指的是异质内容物和典型的 Rokitansky 结节。**B**，良性浆液性囊腺瘤表现为有壁结节，囊性暗区。**C**，这个囊性肿块内部有薄层分隔的为黏液性囊腺瘤。**D**，子宫内膜异位症常表现为内含均质低回声囊性肿块（资料来源：Schwartz N，Timor-Tritsch IE，Wang E. Adnexal masses in pregnancy. Clin Obstet Gynecol. 2009；52：570-585. ）

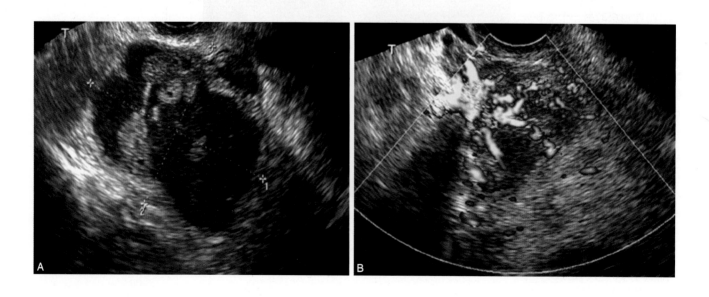

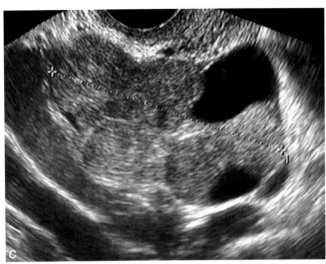
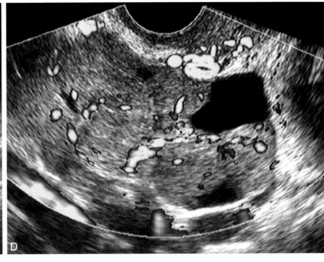

图 25-5　A 和 B 患有子宫内膜异位症的病人可见复杂不均质回声的肿块,内见厚分隔和血管增生。超声影像怀疑是恶性肿瘤的患者在孕中期采取手术切除治疗。病理证实为蜕膜化的子宫内膜异位症。C 和 D:相似的不均质回声肿块伴血管增生,术后病理诊断囊腺癌 I 期(资料来源:Schwartz N,Timor-Tritsch IE,Wang E. Adnexal masses in pregnancy. Clin Obstet Gynecol. 2009;52:570-585.)

超声依然是妊娠期诊断附件包块首选的检查手段,但是当由于妊娠子宫的影响而对包块性质的判断存在困难时,其他的成像设备如 MRI 就比较有帮助。**一些超声影像特征与卵巢癌风险增加有关,例如包块超过 7cm,不均质的实性和囊性内容物、含乳头状突起的赘生物或者壁结节、厚分隔、边界不规则、血供丰富和血管阻抗较低。**然而,这些表现的特异性有限,没有任何一个可被单独视为恶性肿瘤的特殊病理特征。一项回顾性研究分析了 126 例在妊娠期间持续存在并大于 5cm 附件包块的案例,其中 69 例在妊娠期或者分娩后行手术切除,但是术后并没有恶性病变的报道[60]。当然,总体而言有经验的超声科医生对大部分包块性质的诊断都是基本正确的[61-63]。当高度怀疑包块性质是恶性的时候,必须行手术切除。

附件包块的另一个潜在并发症是卵巢蒂扭转,妊娠期间发生率估计可高达 7%,其中 60% 发生在妊娠早期[64,65]。医生经常因顾忌这种并发症的出现而建议在妊娠期进行择期剔除。Lee 等人[64]观察了 36 例在妊娠期因卵巢蒂扭转行急诊手术并保留附件的患者,与另外 53 例在妊娠期择期剔除包块的患者相比较,发现两组妊娠期结局无明显差异,这表明,对大部分妊娠期附件包块采用保守疗法,仅在急性蒂扭转时进行手术干预并不一定增加并发症的风险。妊娠期间非产科性手术都存在相应风险,因此预防性的手术干预并不适用于大部分病人。**当然,如果是妊娠期持续存在的包块,应当提醒病人注意蒂扭转的先兆症状,当出现症状或怀疑恶性变时,应进行手术切除。**

手术当中一旦确诊为卵巢蒂扭转,如肿块没有明显广泛性坏死的情况下是否可通过卵巢复位来保留卵巢,是一个值得关注的问题(图 25-6)。在非妊娠期有一些证据支持该种做法[66-68]。**虽然妊娠期的资料有限,依然有**少数妊娠期卵巢蒂扭转时成功保留卵巢的案例[69-71]。但也有个案报道妊娠期卵巢蒂扭转复位 2 天后发生坏死而再次手术的情况[72]。另外,当决定保留卵巢时应该要考虑到卵巢复位后有复发蒂扭转的可能性。一些学者认为,卵巢固定术不能作为常规方法,却有希望降低卵巢蒂扭转复发的风险。如果卵巢囊肿或者包块易于剥离,尤其是肿块可能存在潜在恶性变的情况下,切除包块能够减少卵巢蒂扭转复发的机会。**最后,卵巢蒂扭转在决定复位保留卵巢时应该根据术中情况和复发的危险因素进行个体化的评估。**

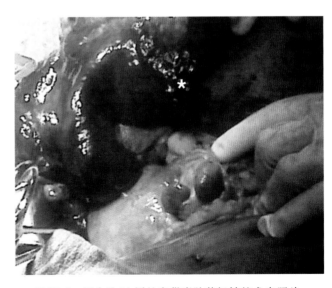

图 25-6　图为孕 11 周的卵巢囊肿蒂扭转的术中照片。一个 9cm 附件包块(左上)在水肿的血管蒂处发生扭转。星号所示:因输卵管伞端坏死进行的剖腹手术切除肿块。剩下的右侧卵巢和输卵管是正常的;妊娠子宫位于中心。病理证实皮样囊肿存在区域性坏死(资料来源:Courtesy Stephanie Jean,MD)

总的来说，当妊娠期附件包块需要进行手术切除时，需要决定的是行腹腔镜还是经腹手术，所需考虑的先决条件与非妊娠期并无不同。腹腔镜已被认为是妊娠期比较安全和有效切除附件包块的方式[73-75]，但在特殊情况下，如患者有腹部手术史、包块较大、妊娠晚期手术视野受限时，仍需行经腹手术。虽然有报道称，对于妊娠期较大的单纯性囊肿进行穿刺抽吸较为安全，但是可能导致囊肿内容物漏入腹腔，尤其是恶性肿瘤的腹腔播散对患者非常不利。此外，囊肿内容物的细胞学检测并不能很确切的判断包块的病理性质。因此，囊肿穿刺吸引术并不是妊娠期包块处理的标准方式。如在孕 8~10 周之前进行附件切除，无论哪种手术方式，重要的是应给予病人额外的黄体酮支持，因为妊娠 8 周之前黄体是孕期孕酮的主要来源。

减肥手术与妊娠

孕妇肥胖是妊娠一个越来越普遍的情况，会在第 41 章中更详细地讨论。2010 年在美国超过三分之一的成年人被认为是患有肥胖症[77]。肥胖与很多严重并发症的风险增加有关，包括糖尿病、高血压、心脏病和呼吸系统疾病。此外，孕妇肥胖是发生妊娠相关并发症包括妊娠期糖尿病、子痫前期、剖宫产、感染性疾病和血栓栓塞等一个独立的危险因素。同时胎儿的并发症也增加了，如先天性畸形、巨大儿和死胎[78-80]。**减肥手术是一种越来越常见的有效治疗肥胖的方法，能够显著改善孕妇整体健康状况和减少不良妊娠结局的发生**[81,82]。本章讨论，重点回顾了有关肥胖孕妇接受手术治疗的一些注意事项以及孕前减肥手术对妊娠的影响。

肥胖对围术期的管理提出了特殊的要求，是发生多种全麻和手术并发症的危险因素[80-86]。对肥胖患者行气管插管往往难度更大，术前使用马兰帕蒂（Mallampati）分级评估气道也是必不可少[87-89]。此外，妊娠期呼吸生理的变化，如功能残气量减少和呼吸做功增加，可影响肺通气以及麻醉时呼吸系统发症的增加。孕妇的肥胖体质可能加重孕期子宫主动脉及下腔静脉的压迫。由于这些原因，在护理肥胖患者时，许多作者提出了多种方案，如调整体位和术前高流量吸氧。

对肥胖孕妇施行麻醉时，另一个需要特殊考虑的问题是麻醉药物的药代动力学改变、药物分布容积以及脂溶性药物在脂肪组织中的浓度。对麻醉剂的剂量选择必须谨慎并注意麻醉后复苏的监测[90,91]。**在手术方式及麻醉可行性允许的情况下，应尽量采用区域麻醉以避免与全身麻醉相关的并发症。**

肥胖也是在术后发生静脉血栓栓塞的一个独立危险因素；因此，应鼓励患者早日下床活动。在完全恢复到正常活动之前，应采用气动加压装置以预防下肢静脉血栓形成。也可考虑皮下使用肝素。此外，鉴于肥胖患者切口感染裂开的风险增加，推荐术前预防使用足量抗生素[86]。

显著减轻孕前体重是减少与肥胖有关的医疗风险最有效的方法，包括与妊娠有关的风险[81,82]。治疗肥胖最有效的方法之一是减肥手术，这在美国已越来越普遍。如果孕妇在孕前接受了减肥手术，产科人员应熟悉她们在孕期的一些特别需要及安全考量。此外，有关减肥手术病人的围术期的营养、代谢和非手术支持治疗的临床指南最近共更新了 74 条[83]。

一般来说，减肥手术包括限制性手术（如胃束带手术）和减少吸收的手术（如胃旁路手术）。限制性手术的损伤较小，经常通过腹腔镜进行手术。这种术式虽然不会像吸收不良手术那样导致体重明显减轻，但其引起营养缺乏以及与营养吸收不良相关的并发症的风险较低。这是因为胃带可以调节，以减少胃限制的程度，并允许在怀孕期间有足够的食物摄入量。

最常用的减少吸收手术是 Roux-en-Y 胃旁路手术，创建一个近端胃囊，绕过胃大部、近端小肠。这种术式往往可快速、显著使体重减轻，尤其是在头 1 至 2 年。事实上，做过 Roux-en-Y 胃旁路手术的患者建议推迟怀孕 1~2 年，以避免孕期体重快速下降[92,93]。因此，避孕咨询非常必要。在减肥术后不久，怀孕率明显提高[93,94]，这可能与口服避孕药的吸收差、规律月经周期的恢复以及避孕咨询不足等有关。**胃和近端小肠吸收能力降低常导致一些必需营养元素的缺乏，包括铁、维生素 B_{12}、维生素 D、叶酸和钙。然而，很多接受减肥手术的患者无法长期地坚持补充维生素**[95,96]。建议在孕前或孕早期对这些营养元素的基线水平进行检测。此外，也应当考虑咨询营养师[97]。

虽然没有证据显示减肥手术术后并发症的风险会在妊娠期显著增加，但是这些并发症仍可在孕期发生[98,99]。因此，对产科人员来说熟悉这些术后并发症是至关重要的，这样当并发症发生时可及时通知外科医生。一些熟悉的并发症包括吻合口漏、肠梗阻、腹内疝，和胃带侵蚀或迁移。**许多并发症最初的表现症状在正常妊娠中也是很常见的，如恶心、呕吐、腹部不适，所以这些并发症在妊娠期的诊断有可能被延迟，甚至可能导致孕产妇的死亡**[100,101]。因此当这些患者伴随有严重腹部症状时临床医生应该高度警惕是否出现了减肥术后的并发症[97]。另外一种在有减少吸收减肥手术史的孕产妇可能发生的并发症是倾倒综合征（dumping syndrome），其中单糖的摄入会导致大量的体液转移至小肠,引起腹部绞痛、恶心、呕吐、腹泻。严重者可出现心动过速、出汗和心悸等症状。因为在孕期会出现相对的高胰岛素血症,继而可能导致低血糖的发生,所以在孕期应考虑监测孕妇血糖水平。对糖摄取敏感的患者可能无法耐受用于筛选妊娠糖尿病的糖耐量试验。可以考虑让孕妇监测 1 ~ 2 周的空腹和餐后血糖水平,这也许会是一个合理的筛选方法[102]。

总的来说,减肥手术以及成功的减肥可以通过减少与病态肥胖相关的并发症而改善妊娠结局。然而,在瑞典做的一次人口基数最大的配对队列研究[103]中表明,减肥手术者发生早产的风险更大,包括自发性早产和医源性早产两个方面,(比值比:1.7;95% 置信区间:1.4 ~ 2.0);与对照组孕初期 BMI 小于 35 的孕妇相比,减肥手术者发生小于胎龄儿的风险更大(比值比:2.0;95% 置信区间:1.5 ~ 2.5)。这一大规模的人口研究并没有解释这些差异的原因,但可以推测微量营养素缺乏是一个促成因素。最近一项研究分析了来自瑞典出生登记中心的数据,在 670 位减肥手术后妊娠的孕妇当中,妊娠期糖尿病及大于胎龄儿的发生风险有显著降低[104]。鉴于越来越多的年轻肥胖妇女接受减肥手术,临床人员应更加了解这些妇女在孕期所面临的独特挑战和需求,并对患者进行全面恰当的咨询,警惕早产及宫内发育受限(IUGR)的发生。

妊娠期心脏手术

如上所述,妊娠合并心脏病越来越常见。很多心脏病诊疗手段都使用微创技术,在有临床指征的情况下,都可在孕期安全施行,但在行 X 线透视检查时,要注意将胎儿辐射剂量尽量减少到最低。在妊娠期行体外循环心脏手术难度极大,因为母体血液循环灌注的显著改变,诸如非脉动血流、低灌注压、低泵流量、低体温和酸碱紊乱等都会影响到胎儿的氧供和预后。优化这些影响因素有助于在手术的过程中降低胎儿面临的风险。此外,术中持续的胎儿监测可以帮助改善血液灌注,对母胎都有利[105]。

妊娠期神经外科手术

神经外科麻醉通常使用旨在调节脑血流量的几种技术,这些技术也可能影响到子宫胎盘灌注。例如,术中控制性低血压可导致胎盘灌注减少和瞬时胎心率异常。同样,虽然孕妇通常可耐受低温、过度换气、利尿等,但是这些变化对胎儿的潜在影响是不能忽视的[104]。在大多数情况下,孕妇而非胎儿的健康应是第一位的。妇产科医生对这些影响的认知有助于指导神经外科和麻醉团队更安全有效的护理病人。

关键点

◆ 对接受外科手术治疗的孕妇进行安全有效的护理,需要多专科合作,并了解妊娠期生理改变可能对手术及护理造成的影响。

◆ 妊娠期间母体血容量的增加可能掩盖出血的临床表现,在血流动力学或生命体征发生明显变化前,可能已经发生严重失血。

◆ 延迟手术干预可能会增加早产和胎儿丢失的风险,导致孕产妇和胎儿的发病率和死亡率增加。

◆ X 射线和 CT 扫描的放射诊断剂量(<5cGy)对胎儿发育不会造成严重危害。

◆ 适当的使用磁共振成像和超声检查,可以进一步减少辐射暴露。

◆ 在妊娠期间采用非手术治疗的孕妇发生先天性畸形的风险并没有明显增加。虽然早产、低出生体重儿和新生儿死亡的风险可能会增加,但这可能是潜在疾病的原因所致,而非受外科手术本身的影响。

◆ 对要进行腹部手术的孕妇来说,腹腔镜作为首选方法似乎是合理的,但是它的安全性仍有待进一步研究。尽可能地遵循《内镜外科学(SAGES)指南》,使腹腔内压力低于 15mmHg。在妊娠后期,腹腔镜的使用应根据病人的适应征和外科医生的经验来决定个体化的治疗方案。

◆ 附件包块在妊娠期较为常见,大多数卵巢肿瘤都是良性的。应告知患有附件肿块的孕妇卵巢囊肿蒂扭转的症状和体征。对有症状的孕妇或者怀疑是恶性肿瘤的孕妇应采用手术切除治疗。

◆ 目前缺乏数据支持对手术过程中的孕妇进行常规连续胎心监测。在大多数情况下,术前和术后胎心监护是需要的。

◆ 术前应根据孕周和手术的性质及风险来决定是否使用皮质类固醇激素促进胎儿肺成熟。

◆ 妊娠期接受手术的患者都应该使用气动加压装置预防下肢静脉血栓形成。

◆ 肥胖的病人在围术期需要特殊的护理,其中要特别关注的是——麻醉风险、手术风险、预防性使用抗生素以及预防血栓形成。鼓励早日下床活动。如果不允许早日下床活动,应考虑使用肝素预防血栓形成。

◆ 减肥手术带来的体重减轻可降低妊娠并发症的风险。然而,它可能会增加早产和胎儿宫内生长受限的风险。接受过减肥手术的孕妇应该对其进行营养评估。

◆ 对有减肥手术史的孕妇,如果其表现出腹部症状,应谨慎评估,因为延迟诊断腹内疝、肠梗阻或吻合口漏往往会发生严重后果。

参考文献

1. Kilpatrick CC, Monga M. Approach to the acute abdomen in pregnancy. *Obstet Gynecol Clin North Am*. 2007;34:389.

2. Capeless EL, Clapp JF. Cardiovascular changes in early phase of pregnancy. *Am J Obstet Gynecol*. 1989;161:1449.

3. Clapp JF 3rd, Seaward BL, Sleamaker RH, Hiser J. Maternal physiologic adaptations to early human pregnancy. *Am J Obstet Gynecol*. 1988;159:1456.

4. Baer JL, Reis RA, Arens RA. Appendicitis in pregnancy with changes in position and axis of the normal appendix in pregnancy. *JAMA*. 1932;52:1359.

5. Mourad J, Elliott JP, Erickson L, Lisboa L. Appendicitis in pregnancy: new information that contradicts long-held clinical beliefs. *Am J Obstet Gynecol*. 2000;182:1027.

6. Yilmaz HG, Akgun Y, Bac B, Celik Y. Acute appendicitis in pregnancy. Risk factors associated with principal outcomes: a case control study. *Int J Surg*. 2007;5:192.

7. Sharp HT. The acute abdomen during pregnancy. *Clin Obstet Gynecol*. 2002;45:405.

8. Wagner JM, McKinney WP, Carpenter JL. Does this patient have appendicitis? *JAMA*. 1996;276:1589.

9. Brent RL. Saving lives and changing family histories: appropriate counseling of pregnant women and men and women of reproductive age, concerning the risk of diagnostic radiation exposures during and before pregnancy. *Am J Obstet Gynecol*. 2009;200:4.

10. Patel SJ, Reede DL, Katz DS, et al. Imaging the pregnant patient for nonobstetric conditions: algorithms and radiation dose considerations. *Radiographics*. 2007;27:1705.

11. Lee CI, Haims AH, Monico EP, et al. Diagnostic CT scans: assessment of patient, physician, and radiologist awareness of radiation dose and possible risks. *Radiology*. 2004;231:393.

12. ACOG Committee Opinion. No. 299, September 2004 (replaces No. 158, September 1995). Guidelines for diagnostic imaging during pregnancy. *Obstet Gynecol*. 2004;104:647.

13. Goldstone K, Yates SJ. Radiation issues governing radiation protection and patient doses in diagnostic imaging. In: Adam A, ed. *Grainger & Allison's Diagnostic Radiology*. 5th ed. New York: Churchill Livingstone; 2008.

14. McCollough CH, Schueler BA, Atwell TD, et al. Radiation exposure and pregnancy: when should we be concerned? *Radiographics*. 2007;27:909.

15. Nijkeuter M, Geleijns J, De Roos A, et al. Diagnosing pulmonary embolism in pregnancy: rationalizing fetal radiation exposure in radiological procedures. *J Thromb Haemost*. 2004;2:1857.

16. Winer-Muram HT, Boone JM, Brown HL, et al. Pulmonary embolism in pregnant patients: fetal radiation dose with helical CT. *Radiology*. 2002;224:487.

17. Leung AN, Bull TM, Jaeschke R, et al.; ATS/STR Committee on Pulmonary Embolism in Pregnancy. An official American Thoracic Society/Society of Thoracic Radiology clinical practice guideline: evaluation of suspected pulmonary embolism in pregnancy. *Am J Respir Crit Care Med*. 2011;184(10):1200-1208.

18. Picano E, Vañó E, Rehani MM, et al. The appropriate and justified use of medical radiation in cardiovascular imaging: a position document of the ESC Associations of Cardiovascular Imaging, Percutaneous Cardiovascular Interventions and Electrophysiology. *Eur Heart J*. 2014;35(10):665-672.

19. Dauer LT, Thornton RH, Miller DL, et al. Radiation management for interventions using fluoroscopic or computed tomographic guidance during pregnancy: a joint guideline of the Society of Interventional Radiology and the Cardiovascular and Interventional Radiological Society of Europe with Endorsement by the Canadian Interventional Radiology Association. *J Vasc Interv Radiol*. 2012;23(1):19-32.

20. Nelson TR, Fowlkes JB, Abramowicz JS, Church CC. Ultrasound biosafety considerations for the practicing sonographer and sonologist. *J Ultrasound Med*. 2009;28:139.

21. De Wilde JP, Rivers AW, Price DL. A review of the current use of magnetic resonance imaging in pregnancy and safety implications for the fetus. *Prog Biophys Mol Biol*. 2005;87:335.

22. American College of Radiology. *Manual on Contrast Media, Version 10.1*, 2015. Available at: <http://www.acr.org/Quality-Safety/Resources/Contrast-Manual>.

23. Kallen B, Mazze RI. Neural tube defects and first trimester operations. *Teratology*. 1990;41:717.

24. Sylvester GC, Khoury MJ, Lu X, Erickson JD. First-trimester anesthesia exposure and the risk of central nervous system defects: a population-based case-control study. *Am J Public Health*. 1994;84:1757.

25. Czeizel AE, Pataki T, Rockenbauer M. Reproductive outcome after exposure to surgery under anesthesia during pregnancy. *Arch Gynecol Obstet*. 1998;261:193.

26. Mazze RI, Kallen B. Reproductive outcome after anesthesia and operation during pregnancy: a registry study of 5405 cases. *Am J Obstet Gynecol*. 1989;161:1178.

27. Cohen-Kerem R, Railton C, Oren D, et al. Pregnancy outcome following non-obstetric surgical intervention. *Am J Surg*. 2005;190:467.

28. Chiloiro M, Darconza G, Piccioli E, et al. Gastric emptying and orocecal transit time in pregnancy. *J Gastroenterol*. 2001;36:538.

29. Mallampati SR, Gatt SP, Gugino LD, et al. A clinical sign to predict difficult tracheal intubation: a prospective study. *Can Anaesth Soc J*. 1985;32:429.

30. Pilkington S, Carli F, Dakin MJ, et al. Increase in Mallampati score during pregnancy. *Br J Anaesth*. 1995;74:638.

31. Horrigan TJ, Villarreal R, Weinstein L. Are obstetrical personnel required for intraoperative fetal monitoring during nonobstetric surgery? *J Perinatol*. 1999;19:124.

32. Kendrick JM, Neiger R. Intraoperative fetal monitoring during nonobstetric surgery. *J Perinatol*. 2000;20:276.

33. Kilpatrick CC, Puig C, Chohan L, et al. Intraoperative fetal heart rate monitoring during nonobstetric surgery in pregnancy: a practice survey. *South Med J*. 2010;103:212.

34. ACOG Committee Opinion. Nonobstetric surgery in pregnancy. Committee Opinion No. 474. American College of Obstetricians and Gynecologists. *Obstet Gynecol*. 2011;117:420-421. Reaffirmed 2013.

35. ACOG. Practice bulletin no. 100: critical care in pregnancy. *Obstet Gynecol*. 2009;113:443.

36. Bhavani-Shankar K, Steinbrook RA, Brooks DC, Datta S. Arterial to end-tidal carbon dioxide pressure difference during laparoscopic surgery in pregnancy. *Anesthesiology*. 2000;93:370.

37. Reedy MB, Galan HL, Bean-Lijewski JD, et al. Maternal and fetal effects of laparoscopic insufflation in the gravid baboon. *J Am Assoc Gynecol Laparosc*. 1995;2:399.

38. Akira S, Yamanaka A, Ishihara T, et al. Gasless laparoscopic ovarian cystectomy during pregnancy: comparison with laparotomy. *Am J Obstet Gynecol*. 1999;180:554.

39. Schmidt T, Nawroth F, Foth D, et al. Gasless laparoscopy as an option for conservative therapy of adnexal pedicle torsion with twin pregnancy. *J Am Assoc Gynecol Laparosc*. 2001;8:621.

40. Stany MP, Winter WE 3rd, Dainty L, et al. Laparoscopic exposure in obese high-risk patients with mechanical displacement of the abdominal wall. *Obstet Gynecol*. 2004;103:383.

41. Ahmad G, Duffy JM, Phillips K, Watson A. Laparoscopic entry techniques. *Cochrane Database Syst Rev*. 2008;(2):CD006583.

42. Vilos GA, Ternamian A, Dempster J, Laberge PY, for the Society of Obstetricians and Gynaecologists of Canada. Laparoscopic entry: a review of techniques, technologies, and complications. *J Obstet Gynaecol Can*. 2007;29:433.

43. Friedman JD, Ramsey PS, Ramin KD, Berry C. Pneumoamnion and pregnancy loss after second-trimester laparoscopic surgery. *Obstet Gynecol*. 2003;99:512.

44. Yumi H, Guidelines Committee of the Society of American Gastrointestinal and Endoscopic Surgeons. Guidelines for diagnosis, treatment, and use of laparoscopy for surgical problems during pregnancy: this statement was reviewed and approved by the Board of Governors of the Society of American Gastrointestinal and Endoscopic Surgeons (SAGES), September 2007. It was prepared by the SAGES Guidelines Committee. *Surg Endosc*. 2008;22:849.

45. Fatum M, Rojansky N. Laparoscopic surgery during pregnancy. *Obstet Gynecol Surv*. 2001;56:50.

46. Reedy MB, Kallen B, Kuehl TJ. Laparoscopy during pregnancy: a study

of five fetal outcome parameters with use of the Swedish Health Registry. *Am J Obstet Gynecol.* 1997;177:673.

47. Abuabara SF, Gross GW, Sirinek KR. Laparoscopic cholecystectomy during pregnancy is safe for both mother and fetus. *J Gastrointest Surg.* 1997;1:48, discussion, 52.

48. Barone JE, Bears S, Chen S, et al. Outcome study of cholecystectomy during pregnancy. *Am J Surg.* 1999;177:232.

49. Cosenza CA, Saffari B, Jabbour N, et al. Surgical management of biliary gallstone disease during pregnancy. *Am J Surg.* 1999;178:545.

50. Daradkeh S, Sumrein I, Daoud F, et al. Management of gallbladder stones during pregnancy: conservative treatment or laparoscopic cholecystectomy? *Hepatogastroenterology.* 1999;46:3074.

51. Sadot E, Telem DA, Arora M, et al. Laparoscopy: a safe approach to appendicitis during pregnancy. *Surg Endosc.* 2010;24:383.

52. Shalev E, Peleg D. Laparoscopic treatment of adnexal torsion. *Surg Gynecol Obstet.* 1993;176:448.

53. Amos JD, Schorr SJ, Norman PF, et al. Laparoscopic surgery during pregnancy. *Am J Surg.* 1996;171:435.

54. Walsh CA, Tang T, Walsh SR. Laparoscopic versus open appendicectomy in pregnancy: a systematic review. *Int J Surg.* 2008;6:339.

55. McGory ML, Zingmond DS, Tillou A, et al. Negative appendectomy in pregnant women is associated with a substantial risk of fetal loss. *J Am Coll Surg.* 2007;205:534.

56. Wilasrusmee C, Sukrat B, McEvoy M, Attia J, Thakkinstian A. Systematic review and meta-analysis of safety of laparoscopic *versus* open appendicectomy for suspected appendicitis in pregnancy. *Br J Surg.* 2012;99(11):1470-1478.

57. Schwartz N, Timor-Tritsch IE, Wang E. Adnexal masses in pregnancy. *Clin Obstet Gynecol.* 2009;52:570.

58. Leiserowitz GS, Xing G, Cress R, et al. Adnexal masses in pregnancy: how often are they malignant? *Gynecol Oncol.* 2006;101:315.

59. Whitecar MP, Turner S, Higby MK. Adnexal masses in pregnancy: a review of 130 cases undergoing surgical management. *Am J Obstet Gynecol.* 1999;181:19.

60. Goh WA, Rincon M, Bohrer J, et al. Persistent ovarian masses and pregnancy outcomes. *J Matern Fetal Neonatal Med.* 2013;26(11):1090-1093.

61. Ameye L, Valentin L, Testa AC, et al. A scoring system to differentiate malignant from benign masses in specific ultrasound-based subgroups of adnexal tumors. *Ultrasound Obstet Gynecol.* 2009;33:92.

62. Bromley B, Benacerraf B. Adnexal masses during pregnancy: accuracy of sonographic diagnosis and outcome. *J Ultrasound Med.* 1997;16:447.

63. Chiang G, Levine D. Imaging of adnexal masses in pregnancy. *J Ultrasound Med.* 2004;23:805.

64. Lee GS, Hur SY, Shin JC, et al. Elective vs. conservative management of ovarian tumors in pregnancy. *Int J Gynaecol Obstet.* 2004;85:250.

65. Schmeler KM, Mayo-Smith WW, Peipert JF, et al. Adnexal masses in pregnancy: surgery compared with observation. *Obstet Gynecol.* 2005;105:1098.

66. Cohen SB, Oelsner G, Seidman DS, et al. Laparoscopic detorsion allows sparing of the twisted ischemic adnexa. *J Am Assoc Gynecol Laparosc.* 1999;6:139.

67. Pansky M, Abargil A, Dreazen E, et al. Conservative management of adnexal torsion in premenarchal girls. *J Am Assoc Gynecol Laparosc.* 2000;7:121.

68. Wang JH, Wu DH, Jin H, Wu YZ. Predominant etiology of adnexal torsion and ovarian outcome after detorsion in premenarchal girls. *Eur J Pediatr Surg.* 2010;20:298.

69. Djavadian D, Braendle W, Jaenicke F. Laparoscopic oophoropexy for the treatment of recurrent torsion of the adnexa in pregnancy: case report and review. *Fertil Steril.* 2004;82:933.

70. Gorkemli H, Camus M, Clasen K. Adnexal torsion after gonadotrophin ovulation induction for IVF or ICSI and its conservative treatment. *Arch Gynecol Obstet.* 2002;267:4.

71. Rackow BW, Patrizio P. Successful pregnancy complicated by early and late adnexal torsion after in vitro fertilization. *Fertil Steril.* 2007;87:697.

72. Pryor RA, Wiczyk HP, O'Shea DL. Adnexal infarction after conservative surgical management of torsion of a hyperstimulated ovary. *Fertil Steril.* 1995;63:1344.

73. Andreoli M, Servakov M, Meyers P, Mann WJ Jr. Laparoscopic surgery during pregnancy. *J Am Assoc Gynecol Laparosc.* 1999;6:229.

74. Moore RD, Smith WG. Laparoscopic management of adnexal masses in pregnant women. *J Reprod Med.* 1999;44:97.

75. Soriano D, Yefet Y, Seidman DS, et al. Laparoscopy versus laparotomy in the management of adnexal masses during pregnancy. *Fertil Steril.* 1999;71:955.

76. Higgins RV, Matkins JF, Marroum MC. Comparison of fine-needle aspiration cytologic findings of ovarian cysts with ovarian histologic findings.

77. Ogden CL, Carroll MD, Kit BK, et al. Prevalence of obesity in the United States, 2009. *NCHS Data Brief.* 2012;82:1-8.

78. Baeten JM, Bukusi EA, Lambe M. Pregnancy complications and outcomes among overweight and obese nulliparous women. *Am J Public Health.* 2001;91:436.

79. Cedergren MI. Maternal morbid obesity and the risk of adverse pregnancy outcome. *Obstet Gynecol.* 2004;103:219.

80. Weiss JL, Malone FD, Emig D, et al. Obesity, obstetric complications and cesarean delivery rate: a population-based screening study. *Am J Obstet Gynecol.* 2004;190:1091.

81. Karmon A, Sheiner E. Pregnancy after bariatric surgery: a comprehensive review. *Arch Gynecol Obstet.* 2008;277:381.

82. Maggard MA, Yermilov I, Li Z, et al. Pregnancy and fertility following bariatric surgery: a systematic review. *JAMA.* 2008;300:2286.

83. Mechanick JI, Youdim A, Jones DB, et al. Clinical practice guidelines for the perioperative nutritional, metabolic, and nonsurgical support of the bariatric surgery patient—2013 update: cosponsored by American Association of Clinical Endocrinologists, the Obesity Society, and American Society for Metabolic &; Bariatric Surgery. *Obesity (Silver Spring).* 2013;21(suppl 1):S1-S27.

84. Abir F, Bell R. Assessment and management of the obese patient. *Crit Care Med.* 2004;32:S87.

85. Bryson GL, Chung F, Cox RG, et al. Patient selection in ambulatory anesthesia: an evidence-based review. II. *Can J Anaesth.* 2004;51:782.

86. King DR, Velmahos GC. Difficulties in managing the surgical patient who is morbidly obese. *Crit Care Med.* 2010;38:S478.

87. Juvin P, Lavaut E, Dupont H, et al. Difficult tracheal intubation is more common in obese than in lean patients. *Anesth Analg.* 2003;97:595.

88. Lavi R, Segal D, Ziser A. Predicting difficult airways using the intubation difficulty scale: a study comparing obese and non-obese patients. *J Clin Anesth.* 2009;21:264.

89. Lundstrøm LH, Møller AM, Rosenstock C, et al. High body mass index is a weak predictor for difficult and failed tracheal intubation: a cohort study of 91,332 consecutive patients scheduled for direct laryngoscopy registered in the Danish Anesthesia Database. *Anesthesiology.* 2009;110:266.

90. Cheymol G. Effects of obesity on pharmacokinetics implications for drug therapy. *Clin Pharmacokinet.* 2000;39:215.

91. Servin F. Ambulatory anesthesia for the obese patient. *Curr Opin Anaesthesiol.* 2006;19:597.

92. Apovian CM, Baker C, Ludwig DS, et al. Best practice guidelines in pediatric/adolescent weight loss surgery. *Obes Res.* 2005;13:274.

93. Martin LF, Finigan KM, Nolan TE. Pregnancy after adjustable gastric banding. *Obstet Gynecol.* 2000;95:927.

94. Roehrig HR, Xanthakos SA, Sweeney J, et al. Pregnancy after gastric bypass surgery in adolescents. *Obes Surg.* 2007;17:873.

95. Dixon JB, Dixon ME, O'Brien PE. Elevated homocysteine levels with weight loss after Lap-Band surgery: higher folate and vitamin B12 levels required to maintain homocysteine level. *Int J Obes Relat Metab Disord.* 2001;25:219.

96. Rand CS, Macgregor AM. Adolescents having obesity surgery: a 6-year follow-up. *South Med J.* 1994;87:1208.

97. ACOG. Practice bulletin no. 105: bariatric surgery and pregnancy. *Obstet Gynecol.* 2009;113:1405.

98. Patel JA, Patel NA, Thomas RL, et al. Pregnancy outcomes after laparoscopic Roux-en-Y gastric bypass. *Surg Obes Relat Dis.* 2008;4:39.

99. Wax JR, Cartin A, Wolff R, et al. Pregnancy following gastric bypass surgery for morbid obesity: maternal and neonatal outcomes. *Obes Surg.* 2008;18:540.

100. Loar PV 3rd, Sanchez-Ramos L, Kaunitz AM, et al. Maternal death caused by midgut volvulus after bariatric surgery. *Am J Obstet Gynecol.* 2005;193:1748.

101. Moore KA, Ouyang DW, Whang EE. Maternal and fetal deaths after gastric bypass surgery for morbid obesity. *N Engl J Med.* 2004;351:721.

102. American Diabetes Association. Gestational diabetes mellitus. *Diabetes Care.* 2004;27:S88.

103. Roos N, Neovius M, Cnattingius S, et al. Perinatal outcomes after bariatric surgery: nationwide population based matched cohort study. *BMJ.* 2013;347:f6460.

104. Johnsson K, Cnyattingius S, Nashlund I, et al. Outcomes of Pregnancy after Bariatric Surgery. *N Engl J Med.* 2015;372:814.

105. Reitman E, Flood P. Anaesthetic considerations for non-obstetric surgery during pregnancy. *Br J Anaesth.* 2011;107(suppl 1):i72-i78.

106. Curet MJ, Allen D, Josloff RK, et al. Laparoscopy during pregnancy. *Arch Surg.* 1996;131:546-550.

107. Gurbuz AT, Peetz ME. The acute abdomen in the pregnant patient. Is there a role for laparoscopy? *Surg Endosc.* 1997;11:98-102.

108. Affleck DG, Handrahan DL, Egger MJ, Price RR. The laparoscopic management of appendicitis and cholelithiasis during pregnancy. *Am J Surg*. 1999;178:523-529.

109. Conron RW Jr, Abbruzzi K, Cochrane SO, Sarno AJ, Cochrane PJ. Laparoscopic procedures in pregnancy. *Am Surg*. 1999;65:259-263.

110. Lyass S, Pikarsky A, Eisenberg VH, Elchalal U, Schenker JG, Reissman P. Is laparoscopic appendectomy safe in pregnant women? *Surg Endosc*. 2001;15:377-379.

111. Carver TW, Antevil J, Egan JC, Brown CVR. Appendectomy during early pregnancy: what is the preferred surgical approach? *Am Surg*. 2005;71:809-812.

112. Upadhyay A, Stanten S, Kazantsev G, Horoupian R, Stanten A. Laparoscopic management of a nonobstetric emergency in the third trimester of pregnancy. *Surg Endosc*. 2007;21:1344-1348.

113. Kirshtein B, Perry ZH, Avinoach E, Mizrahi S, Lantsberg L. Safety of laparoscopic appendectomy during pregnancy. *World J Surg*. 2009;33:475-480.

114. Corneille MG, Gallup TM, Bening T, et al. The use of laparoscopic surgery in pregnancy: evaluation of safety and efficacy. *Am J Surg*. 2010;200:363-367.

最后审阅　温弘

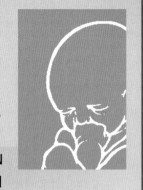

第26章

妊娠期创伤

原著　HAYWOOD L. BROWN

翻译与审校　张玉洁,张龑,郑勤田

妊娠期创伤的发生率

妊娠期创伤的报道较少,其实际发生率并不明确。据报道,在所有妊娠并发症中,创伤占 6%~8%,是母体非产科因素死亡的主要原因[1-3]。美国每年约有 30 000 例孕妇因创伤接受治疗。

世界范围内,每年至少 100 万人死于创伤。在美国,40 岁以下死亡的主要原因为创伤[4]。

孕产妇死亡的风险与创伤程度密切相关。加利福尼亚州的大型数据研究发现,1991 年至 1997 年因创伤住院的妇女中,腹腔脏器损伤是造成母体死亡的首要原因,其次是颅脑损伤[5]。

除了孕妇自身的风险,母体创伤可严重影响胎儿,造成胎儿死亡及其他不良结局[4]。创伤增加了所有产科并发症的发生率,包括流产、早产、未足月胎膜早破、子宫破裂、剖宫产、胎盘早剥和死胎等。

一项历时 3 年,覆盖美国 16 个州的胎儿死亡证(fetal death certificate)核查发现,孕妇创伤导致的胎儿死亡率为 2.3/10 万活产,胎盘早剥是胎儿死亡的主要因素[6,7]。宾夕法尼亚州根据胎儿死亡证的核查,估计美国每年机动车事故导致 90~367 例胎儿死亡。

母体创伤导致胎儿死亡或损伤的报告缺乏统一标准,一般认为低估了创伤对胎儿损害的规模[4]。妊娠期创伤的危险因素包括孕妇年龄过小、黑人或西班牙裔、家庭暴力、不使用安全带、滥用药物或酗酒[1,8]。

2002 年,美国每 1000 例分娩的孕妇中,有 4.1 例因创伤住院治疗,约有 1/3 孕妇在住院期间分娩[9]。涉及孕妇的机动车事故中,45% 的事故与喝酒有关,违禁品使用也常常引发妊娠期创伤[8]。

创伤可分为钝性损伤(blunt trauma)、穿透伤(penetrating trauma)、骨折(fractures)和烧伤(burns)等类型。最新的系统性评价报告了不同创伤类型的发生率[10]。每 10 万活产中约有 207 例机动车事故[10,11]和 8307 例家庭暴力(domestic violence,DV)或亲密伴侣暴力(intimate partner violence,IPV),非妊娠妇女 DV 和 IPV 的发生率则为 5239 例/10 万[10,12]。跌伤(falls)、烧伤、凶杀(homicide)、自杀(suicide)和中毒(poisoning)也是创伤的重要因素[10]。枪伤(gunshot wounds)和烧伤分别占母体创伤的 4% 和 1%[13]。母体创伤导致的产科并发症多与钝性伤有关,例如胎盘早剥、早产和死胎[14]。

妊娠期解剖及生理变化

了解妊娠期母体和胎儿生理变化,特别是受伤后对低血压和低血容量的反应,对救治妊娠期创伤至关重要。

妊娠期的生理变化与非孕期存在很大的差别,这些知识有助于处理妊娠期创伤。

胎儿生理

决定妊娠结局的几个重要因素包括孕周、创伤类型和严重程度以及母胎生理变化程度[15,16]。

在受孕后的第一周,尚未着床的胚胎耐受有害刺激的能力较强。妊娠早期,子宫在盆腔尚且安全,妊娠13~14周时,宫底达到耻骨联合上方,子宫在抵御直接创伤方面仍受很好的保护。胚胎着床后,母体低血容量可能对发育中的胚胎/胎儿具有显著影响。早期妊娠流产多与直接子宫损伤无关,母体低血容量引起低血压,导致子宫灌注不足,且危及胎儿发育。妊娠期子宫血管处于最大限度的舒张状态且缺乏自主调节功能。母体低血容量状态可导致循环系统血管收缩,包括子宫血管收缩。母羊低血容量休克模型显示,母羊子宫血流量的减少比母体血压下降更明显。即使在没有子宫动脉血管收缩的情况下,母体低血容量性低血压也可导致子宫血流量减少。因此,充足的母体血容量是胎儿复苏的初始步骤,也是成功复苏的基础。妊娠晚期,胎儿可以将血流重新分配到心脏、脑和肾上腺,以代偿母体子宫血流量及氧输送的减少。此外,由于胎儿血红蛋白具有更强的携氧能力,当氧输送量减少50%时,胎儿耗氧量才会减少[17]。

妊娠期腹部钝性伤的主要原因是机动车事故。穿透伤通常是枪伤和刀伤所致。钝性伤和穿透伤均可导致胎膜早破。在妊娠中期,胎膜早破所致羊水过少会导致胎肺发育不良或胎儿骨骼畸形。胎盘损伤会导致胎盘早剥、胎儿贫血、低氧血症或血容量减少。由于妊娠子宫阻挡了穿透性损伤,保护了其他脏器,穿透伤导致产妇死亡的风险低于钝性创伤[18,19]。

母体解剖和生理变化

妊娠期间,母体几乎所有器官系统都会发生解剖或生理变化。下面着重强调这些变化对创伤处理的影响。

腹腔内出血和低血容量是创伤的主要危险,首先表现为低血压和心动过速等生命体征异常。但要考虑到孕期生理性的全身血管阻力减低,尤其是妊娠中期平均血压降低10~15mmHg,脉搏增加5~15bpm。如果创伤患者处于仰卧位(例如固定颈椎时绑在硬板上),血压和脉搏的变化会更加明显。仰卧位时下肢静脉血回流减少,中心静脉血容量降低,导致心输出量减少,严重者减少30%。如果将子宫推向左侧,或在硬板下放置卷起的毛巾,同时确保脊柱安全,会显著减轻子宫对下腔静脉的压迫。

单胎妊娠时,母体血容量平均增加50%,通常在妊娠28~30周达到高峰。由于血浆的增加多于红细胞的增加,故出现生理性血液稀释,血红蛋白(hemoglobin)和红细胞比容(hematocrit)下降。缺铁性贫血在妊娠期很常见,随着血液稀释,血红蛋白含量常低至90~110g/L(9~11g/dL)。这种血液系统的变化有两种潜在意义:贫血可能与活动性出血和低血容量相混淆;在进行液体复苏时,应当校正失血量,调高对出血量的估计。

妊娠期消化系统的几项主要变化对创伤处理也很重要。增大的子宫把下腹部肠管挤向上腹部,妊娠后期下腹部创伤不易伤及肠管,但上腹部穿透伤可导致复杂的脏器损伤。上腹部小肠损伤时,可能有多个伤口。由于胃蠕动减慢,胃排空时间延长,创伤病人全身麻醉时误吸风险增加。进入妊娠晚期,腹壁肌肉和腹膜拉伸松弛,腹膜刺激征和肌卫减弱。

妊娠期子宫血流量急剧增加,可高达600mL/min,一旦子宫动脉损伤或破裂,或者子宫破裂,会导致急性大量失血。由于盆腔静脉丛丰富,腹膜后血肿是骨盆骨折后常见的并发症。

钝性伤

妊娠中晚期子宫增大明显,腹部容易受到创伤,发生子宫破裂或撕裂,引起胎盘早剥和胎儿创伤。子宫临近脏器创伤也可发生,例如膀胱破裂。

上述并发症中,有些与直接的严重创伤有关,例如直接胎儿损伤或子宫破裂。另一些并发症(例如胎盘早剥)轻伤后也会产生。

腹部钝性创伤是胎盘早剥的重要原因。因为钝性创伤使妊娠子宫受到加速-减速力量的冲击,可以造成子宫与附着的胎盘分离。子宫肌组织可以伸展,改变形状,来缓冲加减速力,但是胎盘相对无弹性。因子宫肌层和胎盘拉伸能力的不匹配,加速力与减速力可使两者之间相接处产生剪切力,如果剪切力较强,就会导致胎盘与子宫肌层附着处分离(即胎盘早剥)[4,14,18]。胎盘早剥可能会导致胎儿缺氧,甚至胎死宫内。羊水不可压缩,冲击子宫壁导致羊水位移(amniotic fluid displacement)和子宫扩张。**因此,轻微创伤也可能导致胎盘早剥的风险,这种情况在创伤后可能立即出现,也可能延迟数小时。**母体创伤也会导致子宫肌肉内出血,通过激活凝血酶、溶酶体酶、细胞因子和前列腺素的作用,刺激子宫收缩[14]。严重钝性伤可损伤脾脏、肝脏和腹膜后组织,导致出血和血流动力学不稳定[14]。

机动车事故

许多人为因素与交通事故导致的伤害和死亡有关。司机驾驶中时常分心。美国国家高速公路安全管理局(National Highway Transportation Safety Administration,NHTSA)2012年报告称,平均每14s就有一起机动车事故(motor vehicle crashes,MVCs),每14s有一次创伤,每16min有一人死亡[19]。**在美国,MVCs是创伤引发胎儿死**

亡的最常见原因[4]。**MVCs 发生时,撞击的严重程度及母体受伤程度与胎儿死亡直接相关**[4,16]。病例组研究表明,**大约 1% 的轻度 MVCs 会引起胎盘早剥,而严重钝性创伤可导致高达 40% ~ 50% 的胎盘早剥**[14]。此外,研究发现孕妇不系安全带与胎儿死亡相关,尤其是孕妇从汽车中弹出和头部受伤时,胎儿死亡的风险更高[16,20]。即使轻微的 MVCs,母体没有实质性损伤,受加速-减速剪切力影响,仍会发生胎盘早剥和胎儿死亡[2,4,16]。

跌伤

妊娠期重心改变导致体姿不稳,孕妇容易失去平衡,因此跌伤的可能性增加[21-23]。一项回顾性研究发现,**多达四分之一的孕妇在怀孕期间跌倒过**[21]。像 MVCs 一样,孕妇跌坠后,胎盘受到剪切力的影响。但是,跌坠所引起的胎盘早剥和胎儿死亡率较低,大约占所有创伤引发胎儿死亡的 3%[6]。2008 年报道了一项妊娠期轻度创伤的前瞻性队列研究,其中 153 例孕妇有跌伤,但均无胎盘早剥发生[24]。然而,与没有发生跌伤的住院孕妇相比,因跌伤住院的孕妇发生不良妊娠结局的风险增高。一项回顾性研究调查了 693 例孕期因跌坠而住院的妇女,其中大多数发生在妊娠晚期。研究发现,她们出现早产、胎盘早剥、剖宫产、胎儿窘迫以及胎儿死亡的风险增加[23]。

家庭暴力和亲密伴侣暴力

同未孕妇女相比,孕妇遭受暴力的风险增加[25]。妊娠期间亲密伴侣暴力(IPV)的发生率约 6% ~ 22%,高达 45% 的孕妇曾经遭受过家庭暴力[25]。据报告,妊娠期间的自杀率和凶杀率分别为 2/100 000 和 2.9/100 000 活产[26]。妊娠相关的凶杀案例中约 44.6% 为黑人女性,而黑人女性仅占活产的 17.7%。45.3% 的凶杀案例涉及 IPV。自杀者多为年龄大的白人,54.3% 的妊娠期自杀者涉及 IPV[26]。多数自杀的方法是服用过量的药物(drug overdose)和腐蚀性物质(corrosive substance)[27]。研究发现[28],谋杀(murder)是妊娠期和产后一年中最常见的死因,大多数罪犯是现任或前任伴侣。**妊娠相关的凶杀案多发生在孕早期。美国被杀害的女性中,5% 的受害者是孕妇**[29]。所有种族和社会群体均会发生家庭暴力,但是在黑人、印第安人和低收入白人妇女中的发生率更高[25]。怀孕期间被伤害的孕妇早产风险增加 2.7 倍(95% 可信区间[CI]:1.3 ~ 5.7),低出生体重儿的风险增加 5.3 倍(95% CI,3.99 ~ 7.3)[30]。1991 ~ 1999 年加利福尼亚州产妇出院记录数据库研究表明,即使受害遭受暴力后初次住院期间没有分娩,但也会显著增加子宫破裂、胎盘早剥和低出生体重儿的发生[31]。

创伤类型

骨折

骨折是需要住院治疗的最常见的妊娠期创伤,最常见的骨折部位是下肢[3]。骨盆骨折发生率相对较低,但导致不良妊娠结局的风险最大,包括胎盘早剥及围产儿死亡(图 26-1)[3]。对 101 例妊娠期骨盆或髋关节骨折的研究发现,骨折的三个最常见原因为机动车事故(73%)、

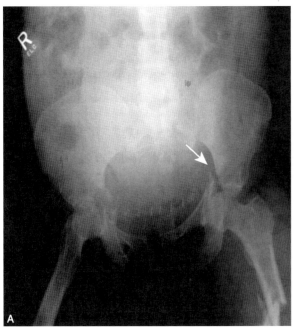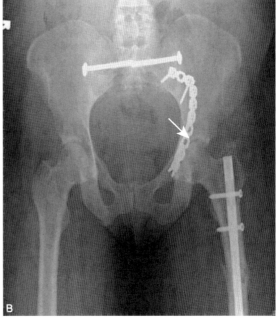

图 26-1　孕晚期创伤导致胎儿死亡　箭头指骨盆骨折固定术前(**A**)及骨折固定术后(**B**)(引自 Brown, Haywood L. Trauma in pregnancy. Obstet Gynecol. 2009;114[1]:147-160.)

高处坠落伤(14%)和汽车碾撞伤(13%)[32]。盆腔和髋关节骨折的总体胎儿死亡率为35%,孕妇死亡率为9%。因此,骨盆骨折是胎儿不良结局的独立危险因素[32]。骨盆骨折时,锋利的碎骨片可引起盆腔腹膜后静脉丛血管破裂,导致严重出血和失血性休克[33]。**骨盆骨折也常导致膀胱和尿道损伤**[1]。骨盆骨折不是阴道分娩的禁忌,除非骨折为不稳定性或导致产道梗阻。**80%以上的骨盆骨折患者可以阴道分娩**[33]。

穿透伤

枪伤和刀伤是孕期穿透性创伤最常见的两种类型[4,20]。与非孕妇女相比,妊娠妇女因穿透伤死亡的可能性较小,上腹部遭受穿透伤时,妊娠子宫起到了保护母体的作用。但是子宫增大使肠管上移,穿透伤可造成复杂的母体肠管损伤[20]。腹部枪伤需要手术探查,以确定腹部内脏损伤程度及对损伤组织进行清创。孕期刀刺伤与非孕期的处理一样。肠损伤时,溢出的肠内容物增加了腹膜炎和感染所致死胎的风险。子宫穿透性创伤与胎儿不良结局密切相关[4,14]。胎儿死亡与否取决于胎盘或脐带损伤的程度。据报道,枪伤后胎儿死亡的风险高达71%,刀刺伤后高达42%[20]。

热损伤(烧伤)

孕妇和胎儿的预后取决于热损伤体表面积[33,34]。轻度烧伤指体表面积≤10%,发生母胎并发症的可能较小,也不一定需要住院治疗[14]。**体表烧伤面积≥50%的严重烧伤与母胎高死亡率相关**[34]。过去曾推荐终止妊娠,试图改善孕妇预后[33]。但最近的研究提出,遭受严重热损伤后孕妇和非孕妇的预后没有差异[33]。由于母体生理变化,**严重烧伤的孕妇更需要积极的液体复苏**。除脓毒症、呼吸窘迫、肾衰竭和肝衰竭之外,大面积烧伤还可导致母体血容量不足和血流动力学不稳定[14]。因为孕期胶体渗透压降低和体表面积增加,妊娠期烧伤的孕妇较非孕期体液丢失增加[34]。母体低血容量能引起早产,也能导致子宫胎盘灌注减少。积极的液体复苏对预防这种并发症至关重要[14,34]。

严重烧伤者可能遭受吸入性损伤,吸入性损伤明显增加母胎死亡的风险[14,35]。一氧化碳可自由穿过胎盘与胎儿血红蛋白高度结合,从而增加胎儿心衰的风险[14]。建议孕妇吸氧,以缩短碳氧血红蛋白的半衰期。

直接胎儿损伤

因为有子宫和羊水的保护,直接胎儿损伤并不常见。胎儿损伤源于母体钝性损伤较少,不到1%[36],但常见于直接损伤或严重的盆腹腔损伤,即使在孕晚期胎头入盆

后也可能发生[4,14]。胎儿的直接损伤可导致胎儿脾脏破裂、颅骨骨折、颅内出血和脑水肿[4]。胎头入盆后,母体骨盆骨折会增加胎儿颅骨骨折和脑损伤发生的风险。暴力造成的钝性创伤可以直接导致胎儿损伤[37]。这些损伤引发胎儿血管梗死、脑损伤和脑室周围脑白质软化,从而导致远期发育障碍[4]。

母体创伤造成胎儿死亡的机制

创伤引发的孕妇低血压和血容量不足是胎儿结局不良的重要因素[6,16,20]。失血性休克引起的胎盘灌注不足可导致胎死宫内[13]。母体创伤后严重失血可引起子宫动脉收缩,使子宫内血液向宫外重新分布,以维持母体心脏和脑的血液供应。失血性休克所致胎儿死亡率估计为80%[38]。

胎儿死亡预测

创伤后胎盘早剥是迄今为止临床报道中导致胎儿死亡的主要原因,占所有创伤所致胎儿死亡总数的**50%~70%**[33]。大约1%~2%的轻度创伤发生胎盘早剥,严重腹部创伤引起的胎盘早剥可高达40%[20]。如果发生胎盘早剥,胎儿死亡的风险高达**50%~80%**[4]。胎儿死亡的第二大原因是孕妇死亡,约占总数的10%[14]。孕周是决定胎儿、新生儿或婴儿能否存活的主要因素[5]。**MVCs导致的胎儿死亡最常见,约占82%;其次是枪伤(6%)和跌坠(3%)**[4]。需特别指出的是,不系安全带是胎儿不良预后和死亡的重要危险因素[20,39,40]。

Schiff等用损伤评分对母体创伤的严重程度进行了分类[41,42]。同未受伤的对照组比较,评分越高,母体、胎儿及新生儿预后不良的风险越大,而轻度受伤的妇女的风险也有所增加。但他们发现,创伤严重程度评分对胎盘早剥和胎儿死亡的预测准确性有限,即使相对轻微的创伤也可能导致胎儿预后不良[41,42]。**重度创伤导致死胎的可能性虽然比轻度创伤大很多,由于轻度创伤比重度创伤常见得多,轻度创伤占创伤相关死胎总数的60%~70%**[4]。

妊娠期创伤的处理

初始处理

充分评估和稳定伤情是处理妊娠期创伤的最重要的初始步骤,以备转运患者到创伤治疗中心。初始评估通常由现场救护的人员(emergency medical technicians, EMTs)进行。大多数EMT熟悉社区附近处理严重创伤的定点医疗中心。这对于受伤孕妇尤其重要,因为孕妇

和胎儿的存活都必须考虑。美国疾病控制和预防中心（Centers for Disease Control and Prevention, CDC）发行了处理妊娠期创伤的指南，供现场救护人员参照[43]。现场抢救时应该将孕妇置于左侧卧位，解除子宫对下腔静脉的压迫[38]。也可以把毛巾卷至 6 英寸（15cm）高，垫在脊柱固定板下面，使固定板向左倾斜 15 度，以获得相同的保护效果[38]。CDC 专家组建议，尽可能将妊娠 20 周以上的孕妇运送到有条件进行产科处理的创伤中心。如果不能及时转送孕妇到定点的创伤中心，为了抢救孕妇，必须将她送到附近的医疗机构。该机构的急救团队必须准备好，作出紧急处理，稳定伤情，然后把伤者转送到上级医疗中心。

急诊科医生、创伤外科医生和产科医生之间的多学科合作能够改善母胎结局。无论孕周大小，所有受到严重创伤的孕妇或怀疑遭受重伤的孕妇应首先在急诊室（emergency department, ED）评估，原则是优先考虑孕妇，其次是胎儿。母胎存活取决于上述多学科合作。一旦急诊科接到受伤孕妇转运的通知，应立即启动这种多学科团队。首先稳定和评估受伤孕妇，根据需要可以在急诊科进行胎儿评估和干预。不能因妊娠而推迟必要的气管插管，特别是有可能需要外科手术时。胎儿容易出现缺氧、神经损伤或死亡。即使不需要插管，也应该给予充足的氧气，避免发生低血压。

处理受伤孕妇的推荐流程见图 26-2。

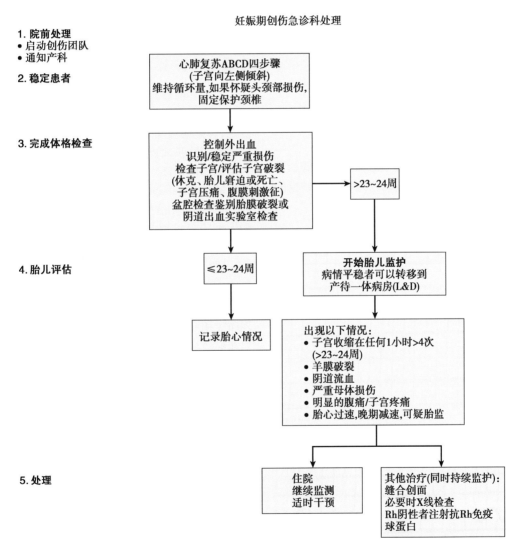

图 26-2 受伤孕妇处理流程

入院后产房评估

急诊室创伤团队对重伤患者评估完毕后，产科团队应该对孕妇进行更全面的体格检查和产科评估。当伤情提示家庭暴力时，全面体检时应该全身查找新的和旧的瘀斑和擦伤。阴道检查可以发现出血、胎膜破裂或阴道裂伤，骨盆骨折时可发生阴道撕裂。尽早进行超声检查，评估并记录胎心、胎儿存活情况和胎龄。每个医院收住产房（labor and delivery）的标准稍有不同，≥23 周（胎儿存活的阈值）病情稳定的患者应收入产房进一步观察，监测胎盘早剥和早产的征象。如果妊娠不到 20 周或尚在胎儿存活期之前，孕妇在急诊室接受胎儿评估后，不一定需要入住产房。入住产房后，基于临床表现和子宫收缩频率，患者应观察 4~24h 后方可出院。

创伤后胎儿监护

CTG 是发现创伤后胎盘早剥最敏感的方法。如果妊娠超过 23~24 周，创伤后发生胎盘早剥者几乎都伴有频繁的子宫收缩[44,45]。此外，可疑胎心监护（nonreassuring fetal heart rate）可能提示母体失血性休克或低血压[18]。毫无疑问，监测子宫收缩比超声诊断胎盘早剥更敏感，超声仅能发现创伤引起的 40% 的胎盘早剥[18,20,46]。虽然有人建议将腹部创伤重点超声评估法（focused abdominal sonography for trauma，FAST）纳入胎儿宫内状况的评估，但超声不能替代胎儿监护[14,47]。标准的 FAST 检查很容易发现腹腔内液体，敏感性高达 80%~83%，可以评估腹腔内出血，已替代了诊断性腹腔灌洗[47]。胎儿生物物理评分和大脑中动脉多普勒检查可在 FAST 检查时进行，以获取更多关于胎儿安危的情况。不过，这些检查预测创伤后胎儿结局的价值尚未经过充分评估[14,47]。

胎心率被称为"第五生命体征"，低血容量或低血压最早表现于胎心波形的变化（图 26-3）[14]。同样，频繁的子宫收缩是胎盘早剥或早产最可靠的预警征象[15,46,48]。

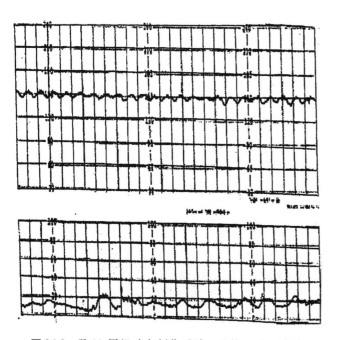

图 26-3　孕 30 周机动车创伤后胎心监护显示正弦波形，新生儿出生后重度贫血（引自 Brown，Haywood L. Trauma in pregnancy. Obstet Gynecol. 2009；114［1］：147-160）

孕妇受伤后胎儿监护需要多长时间不定。之所以延长胎儿监护的时间，是担心胎盘早剥延迟的可能。曾有

个案报道，在创伤后 6 天才出现胎盘早剥[49]。如果监测 4h 以上，子宫收缩不频繁，平均每 15min 不到一次（<4 次/小时），胎盘早剥的可能很小[15,45,46]。事实上，如果监测 4~6h，子宫收缩频率平均每 10min 不到一次（<6 次/小时），且胎心正常，极少发生延迟胎盘早剥。临床研究表明，如果胎儿监护正常，没有阴道出血、腹痛等早期警示症状，那么与创伤直接相关的预后不良的阴性预测值为 100%[50]。因此如果妊娠已满 24 周，建议从发生创伤后开始至少监测 4h。如果出现下列情况应继续监护：子宫压痛、子宫收缩或子宫激惹（uterine irritability）增加、胎心异常或阴道出血。如果胎儿状况恶化，但胎儿已为可生机儿，即使临床未诊断胎盘早剥，也应立即终止妊娠。如果宫缩频繁，每 15min 一次或更多，即使没有其他胎盘早剥征象，也建议持续监护 24h，因为创伤后 48h 或更长时间仍有可能发生胎盘早剥[14,18,46]。

实验室检查

实验室检查有助于创伤评估，项目包括全血细胞计数（complete blood count，CBC）、ABO 血型和 Rh 血型测定，怀疑胎盘早剥时检测凝血功能，Rh 阴性孕妇进行红细胞酸洗脱试验（Kleihauer-Betke，KB）[14]。KB 试验是为量化母体循环中胎儿血红蛋白而做的酸洗脱试验[51]。胎母输血（fetal-maternal hemorrhage）是母体创伤的并发症，可导致胎儿贫血、失血、缺氧及胎死宫内。Rh 阴性孕妇发生胎母输血后会导致同种免疫现象（isoimmunization）。

KB 试验有助于保护 Rh 阴性孕妇不受同种免疫的影响。KB 试验可确定是否需要额外给予 Rh 免疫球蛋白以防止 Rh 阴性孕妇致敏[13,46]。创伤后大约 90% 的孕妇胎母输血量小于 30mL，一瓶标准剂量的 Rh 免疫球蛋白足以防止同种免疫发生[18]。Rh 阳性孕妇是否进行 KB 试验始终存有争议。Muench 等[52]通过 71 名病例研究，建议将其用来预测创伤后发生早产的风险。他们发现 KB 试验对于早产的预测敏感性可达 100%[52]。但是其他临床研究不支持常规使用该试验预测胎儿不良结局[48,53]。这些研究发现，KB 试验可用于确定那些少数 Rh 阴性妇女需要增加注射 Rh 免疫球蛋白预防同种免疫，但对于胎盘早剥、早产或者胎儿缺氧等不良结局的预测价值很小。胎儿监护比 KB 试验更能及时地发现这些妊娠并发症。

胎龄小于 20 周时，因为胎儿血容量不大，一瓶 300μg 的 Rh 免疫球蛋白足以预防同种免疫。对所有腹部创伤后尚未致敏的 Rh 阴性孕妇，无论 KB 试验结果如何，都应在 72h 内注射 Rh 免疫球蛋白。凝血功能检查包括凝血酶原时间（prothrombin time，PT），部分凝血酶原激酶时间（partial thrombo-plastin time，PTT），血小板计数和纤维蛋白原含量。在确诊或者怀疑胎盘早剥时，或者大量失血导致稀释性凝血障碍时，均应检查凝血功能。尿常规也有必要，盆腔骨折或肾脏损伤时可检出血尿[20]。

鉴于药物和酒精滥用(drug and alcohol use)与创伤密切相关,受伤孕妇可能需要尿液毒理学筛查。需要手术时,尿液毒理学筛查尤为重要[20]。

影像学诊断

超声

超声即可评估胎儿健康状况,又让胎儿免受电离辐射(ionizing radiation)。此外,腹部超声可以探测受伤孕妇是否存在腹腔游离液体,其敏感性为61%～83%,特异性94%～100%[54]。超声诊断胎盘早剥敏感性不高,大约40%。如果超声检查未见异常,血流动力学稳定的患者是否需要进一步影像学检查尚未明确。美国FDA确定超声波能量安全上限为94mW/cm²[55]。

电离辐射

当孕妇受伤时,常因顾虑电离辐射对胎儿的影响,对诊断性影像学检查犹豫不决。如果孕妇需要全面评估,尤其胎儿尚未达到可以存活的孕周,不应因胎儿而延误放射线检查、磁共振成像(magnetic resonance imaging,MRI)和计算机断层扫描(computed tomography,CT)。孕妇接受影像学检查后,最担心胎儿畸形和远期患癌的风险[56]。当胎儿辐射剂量达到100～200cGy,小头畸形和智力发育迟缓的风险明显升高。胎儿接受电离辐射后,儿童期白血病的风险从1/3000升高至1/2000[55,57]。同样,胎儿电离辐射增加恶性肿瘤的风险,当放射剂量达50mGy(5rads)时,一生中可能有2%的恶性肿瘤与宫内照射相关[58]。胎儿电离辐射的致畸或致癌风险与剂量有关[58]。根据美国放射学会(American College of Radiology,ACR)研究,任何单一诊断方法的辐射剂量都不足以影响胚胎或胎儿的发育,在妊娠中晚期对胎儿影响更小[59]。ACR和ACOG均发布了妊娠期影像学诊断技术应用指南[55,58]。从妊娠期创伤的角度考虑,如果对受伤孕妇处理不及时,胎儿并发症或死亡风险远远大于出生后理论上的远期患癌风险。不同孕周宫内电离辐射对胎儿的影响见表26-1;常见影像学诊断方法的辐射剂量见表26-2。

表26-1　宫内胎儿电离辐射的生物学效应

停经时间或孕周 (Gestational Age)	受孕孕周 (Conception Age)	<50mGy (<5rad)	50～100mGy (5～10rad)	>100mGy (>10rad)
0～2周(0～14天)	受孕之前	无	无	无
3～4周(15～28天)	1～2周(1～14天)	无	几乎没有	流产可能
5～10周(29～70天)	3～8周(15～56天)	无	潜在影响难以确定,微小异常临床可能检测不到	随放射剂量增加,畸形风险增加
11～17周(71～119天)	9～15周(57～105天)	无	潜在影响难以确定,微小异常临床可能检测不到	随放射剂量和照射频率增加,智商和智力障碍的风险增加
18～27周(120～189天)	16～25周(106～175天)	无	无	诊断放射剂量不影响智商
>27周(>189天)	>25周(>175天)	无	无	不适用于医学诊断

表26-2　常见影像检查的辐射剂量

检查项目	胎儿辐射剂量
腹部、骨盆、腰椎单相CT	3.5rad
髋关节(单个X线照片)	200mrad
胸片	0.02～0.07mrad
头部、胸部CT	<1rad
腹部和骨盆的X线诊断(fluoroscopy)	<10rad

修改自 ACOG Committee on Obstetric Practice:ACOG Committee Opinion 299:Guidelines for Diagnostic Imaging During Pregnancy and American College of Radiology(ACR)Practice Guidelines for Imaging Pregnant or Potentially Pregnant Adolescents and Women with Ionizing Radiation.

磁共振成像

与其他很完善的影像学检查相比,尽管妊娠期MRI的有效性和安全性尚无太多的证据,但因MRI不涉及电离辐射而受到青睐。美国FDA指出MRI对于胎儿的安全性目前尚未确定[57]。现有的研究没有发现在宫内接受MRI检查的儿童存在任何致畸风险或远期发育的不良后果[39,42]。ACR发布了安全使用MRI的临床指南,如需明确诊断,整个妊娠期均可进行MRI检查[54,60]。**MRI在妊娠期创伤处理中的确切作用尚未明确,可能有利于评估孕妇软组织损伤和骨盆间结构。**

造影剂

碘化造影剂(iodinated contrast agents)经简单扩散通过胎盘,可被胎儿甲状腺摄取,理论上有可能造成胎儿甲状腺功能减退的风险,妊娠期除非有明确的需要,应尽量避免碘化造影成像[55,61]。事实上,使用碘化造影剂后,在临床上尚未发现胎儿或新生儿甲状腺功能异常[61]。如果宫内接受碘化造影剂,新生儿需常规行甲状腺功能筛查[57]。妊娠期应用CT和MRI的最新指南提出,CT检查时使用含碘造影剂为首选,不用造影剂 CT 影像欠佳。如果重复 CT,放射性伤害更大[57]。

钆离子(gadolinium)可以通过胎盘并蓄积在羊水中[61],虽然尚未发现临床常规使用剂量可以致畸或致癌,但是妊娠期使用造影剂钆进行 MRI 检查具有争议[20,61]。少数情况下,肾功能不全的儿童和成人使用钆会导致**肾源性系统性纤维化**(nephrogenic systemic fibrosis),理论上,钆造影剂的毒性问题值得关注。急性或慢性肾功能不全的患者应当避免使用钆造影剂。

创伤影像学检查指南

基于循证医学证据,2007 和 2008 年美国发表了妊娠期创伤影像检查指南,建议超声作为初始检查方法。如果怀疑内脏损伤或胸部、主动脉、纵隔、脊柱、骨、肠或膀胱损伤时,推荐优先使用 CT 进行评估(图 26-4)[54,57]。

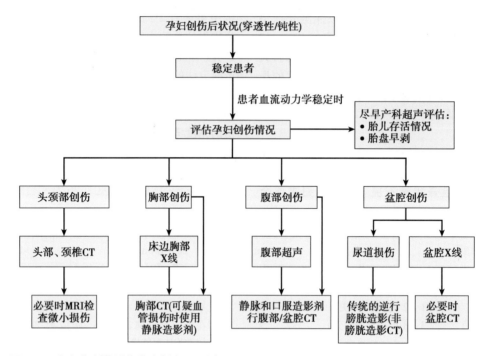

图 26-4 妊娠期创伤影像学诊断流程(引自 Patel SJ,Reede DL,Katz DS,et al. Imaging the pregnant patient for nonobstetric conditions:algorithms and radiation dose considerations. Radiographics. 2007;27:1719)

妊娠期创伤手术探查

孕妇需要非产科手术时,应保证充足的母体血氧饱和度、血容量和子宫血液灌注,预防胎儿缺氧。穿透性创伤是妊娠期最常见的创伤手术指征[14]。过去常规推荐手术探查,以评估和修复腹部损伤。但鉴于妊娠期穿透性创伤引起的腹部损伤有不同类型,孕期处理或手术应个体化[14]。根据伤口的不同位置,Muench 和 Canterino[14]推荐了穿透性创伤的个体化方案。如果穿透性创伤位于上腹部,肠损伤的风险显著增加,此类创伤应进行开腹探查。妊娠子宫在一定程度上可以保护其他器官,下腹部穿透伤患者如果血流动力学稳定,可以采取保守治疗。穿透伤可伤及子宫和胎儿,如果伤口没有穿透子宫肌层,也可以保守治疗[14]。保守治疗包括诊断性腹腔冲洗,整个孕期均可进行,超声引导下经脐上切口可行诊断性腹腔冲洗[14,20]。**手术探查适应证包括上腹部穿刺伤、腹部枪伤、有活动性腹腔出血症状或怀疑肠损伤。**

手术时要充分暴露,不要让妊娠子宫影响术野。应尽量减少牵拉妊娠子宫,仔细探查和评估创伤的性质和程度[14]。剖腹探查术不是终止妊娠的指征[20]。如果术前胎儿死亡,可行引产阴道试产。如果有胎盘早剥和凝血障碍的危险,有人建议趁病人尚在麻醉状态下时行清宫术[20]。凝血障碍可进一步加重出血,并导致更多围术期并发症,包括急性呼吸窘迫。某些情况下,比如需要充分探查腹腔和修复内脏损伤,可能需要先娩出胎儿。

如果妊娠≥24 周,手术过程中应进行间断的胎心监护。如果术中发现可疑胎心波形,多数情况下可以通过改善母体低血容量或低氧血症来纠正。如果这些支持治疗无效,应行剖宫产终止妊娠[20]。

子宫破裂

钝挫伤和穿透伤都可能导致子宫破裂,子宫破裂约占母体创伤的 0.6%~1%[20,46]。子宫破裂最常见于直接腹部撞击,可发生于任何孕周。随着妊娠子宫增大成为腹腔脏器后,子宫破裂的风险增加[1,63]。曾受过攻击(assault)的孕妇,子宫破裂的风险显著增加[31]。大多数子宫破裂是由于宫底部受伤所致[46]。子宫破裂也可能引起子宫动脉完全撕裂和大量出血[1]。子宫破裂的症状表现不一,血流动力学稳定的患者可表现为胎心波形异常,严重者血流动力学不稳定和失血性休克[46]。子宫破裂往往导致胎儿结局不良,因此需要立即开腹手术。是否需要子宫切除取决于子宫肌层和血管的损伤程度以及子宫是否可以迅速修补。由于妊娠期子宫血供增加,子宫破裂可导致母体大量失血,应积极输注红细胞和凝血因子[20]。据报道,外伤性子宫破裂后孕妇死亡率高达10%[4]。

心搏骤停和围死亡期剖宫产术

由于妊娠期母体生理改变,遭受严重创伤和心脏骤停的情况下,心肺复苏不易成功。妊娠子宫压迫下腔静脉导致静脉回流受阻,从而影响全身血液灌注。左侧倾斜体位可减少子宫压迫腹主动脉和下腔静脉,保证胎盘血流灌注,而这种体位却不利于心肺复苏(cardiopulmonary resuscitation,CPR),因为影响胸部按压的质量。胎儿娩出后有助于更有效的产妇复苏。

孕妇心脏骤停后即使积极抢救复苏,生存机会依然比非孕期明显降低。如果胎儿在孕妇心跳停止后5min内娩出,这个胎儿的远期预后可能较好[38]。在进行心肺复苏的过程中,应尽早考虑围死亡期剖宫产术(perimortem cesarean)。如果胎儿为可生机儿,应当机立断,即刻行剖宫产取出胎儿。美国有生机儿定为孕周满23~24周,心脏骤停后如果不能恢复血液循环,应在4min内行围死亡期剖宫产术[14]。

切口应该取腹正中纵切口,从剑突到耻骨联合切开腹壁各层,然后行子宫正中纵切口分娩胎儿。胎儿娩出后,继续对产妇进行心肺复苏,如果复苏成功,可以将患者转移到手术室缝合子宫和腹部伤口,并充分止血。

其他注意事项

妊娠期创伤的医疗和法律问题

处理妊娠期创伤时,一定要准确详细地记录所有病史、体格检查、临床处理以及对孕妇和胎儿的随访。病历记录是法律证据,如果妊娠结局不良导致诉讼,极有可能再次审阅这些记录。负责首诊和复诊的医生可能需要对因果关系提供相关的医学解释。

事故或创伤发生后,根据病史和临床观察进行产科评估和监测必须达到4h以上,这是评估孕妇和胎儿状况的关键时刻。病历记录应反映整个观察期间的母胎状况。例如,事故发生后行紧急剖宫产的时间、发生胎盘早剥或早产的时间,有助于分析某些并发症是否与创伤有关。当所有观察记录都正常时,创伤发生几周后临产或

者分娩不可能与创伤事故直接相关。

所有妊娠期创伤的病例记录都很重要,从急诊室、产房、手术室到出院及随访,参与治疗的医护人员一定要详细记录。

创伤的远期影响

有人报道妊娠期遭受创伤后,高达38%的孕妇在住院治疗期间分娩[20],但大多数文献报道与此不同,绝大部分遭受创伤的孕妇住院期间未分娩而出院[4,44]。尽管创伤引起的胎盘早剥大多数发生于创伤后24h内,但报道显示创伤后妊娠并发症的风险可能增高,包括胎儿生长受限、胎死宫内、胎儿窘迫、胎盘早剥和高剖宫产率[3,4,64]。相比之下,一项前瞻性对照研究显示,受伤孕妇超过48h后,其妊娠结局与未受伤孕妇相似[44]。遭受创伤孕妇的出院指导见框26-1。

框26-1　创伤后住院孕妇的出院指导

- 观察24h后方可出院。
- 出院时没有任何临床征象提示临产、胎盘早剥、胎膜破裂、胎儿或母体危害。
- 健康教育
  - 出院后,如出现以下症状应及时就诊:胎动减少、阴道出血、胎膜破裂、腹部疼痛或子宫收缩>3次/小时。
  - 建议每日两次胎动计数。
  - 在一周内随访。
  - 正确使用安全带:肩带在两乳房中间到达子宫底部,腰带在子宫下方,绕过骨盆部分的脊柱。
  - 如果怀疑有家庭暴力,应报告给有关组织以提供支持。

创伤预防

加拿大一项研究表明,妊娠期尤其是中孕期严重的MVC比非妊娠期增加42%。妊娠期撞车率相当于4.55例/千人,是每年人均2例/千人的两倍[65]。关于孕中期事故增加的因素是非常主观的。**产前保健和宣教时,应常规进行安全教育,强调使用汽车安全带。**用灵长类动物模型研究机动车冲击伤对胎儿的影响表明,较使用两点式约束带,孕妇使用三点式约束带能显著降低胎儿死亡率[2]。Klinich等[6]在密歇根州进行了关于MVCs的研究,纳入了1996~1999年期间43名孕妇,研究证明正确使用安全带与良好的胎儿结局显著相关。作者推测,安全带的正确使用可以预防多达84%的不良胎儿结局。产科医务人员的宣教已经显著改善了孕期安全带的正确使用[66]。

合理的证据表明使用安全带降低母胎并发症和死亡率,ACOG和NHTSA均建议孕期使用安全带[67]。**肩带部分通过锁骨中间从乳房中间穿过,腰带部分从腹部下方穿过,位置尽量低至臀部和大腿上,而不能放在腹部或腹部以上。**如果将腰带放在腹部上方及子宫底部,会增加

对子宫的挤压,严重撞击时有子宫损伤的风险。据报道,孕期使用安全带并不规范,不使用安全带的围产期死亡的相对危险度高达 5.2∶1[68]。

安全气囊在汽车事故中可以挽救生命。值得注意的是,气囊的弹出速度超过 368km/h(230 英里/小时),压力超过 540kg(1200 磅)。妊娠晚期安全气囊弹出并不增加胎儿损伤的风险,但有报道称安全气囊弹出可造成轻微的孕妇损伤。**NHTSA 推荐,当孕妇坐在气囊前面时,**

安全气囊应至少离开仪表板或方向盘 **25cm(10 英寸)**以上。随着妊娠子宫增大,座椅应适当后移。虽然有人担心安全气囊弹出可能带来不良影响,但 NHTSA 和 ACOG 建议孕期使用安全气囊[46,69]。华盛顿州对 2002～2005 年间发生 MVC 的孕妇做了一个回顾性研究,的确发现安全气囊不会增加妊娠不良结局的风险[70]。图 26-5 描述了 MVC 发生后导致胎盘早剥的各种力量的关系,图 26-6 描述了正确使用安全带的方法。

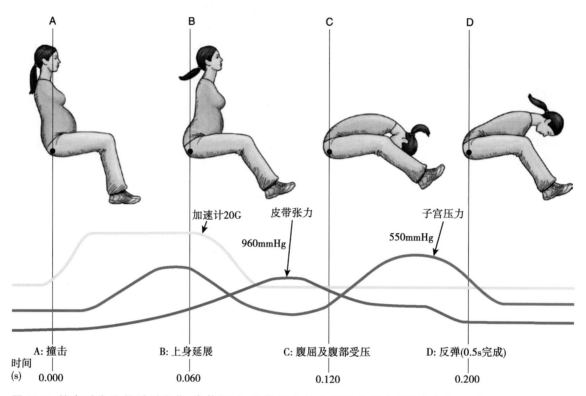

图 26-5　撞车后发生的系列变化:身体运动、子宫压力与皮带张力的关系(修改自 Hankins CVD. Operative Obstetrics. Stamford,CT:Appleton & Lange,1995,Fig. 35-3,p 655.)

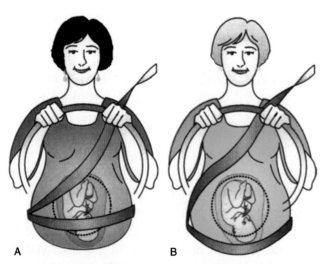

图 26-6　A. 错误使用安全腰带:安全腰带不应该环绕整个隆起的腹部。B. 正确使用安全腰带:应该把安全腰带放置在隆起的腹部以下

筛查和确认有家庭暴力风险的妇女

孕期及早筛查和确认 IPV,可以预防孕期创伤。ACOG 建议在第一次产前检时对所有孕妇进行 IPV 筛查,并且至少每三个月(每个孕期)一次。

ACOG 推荐一个简短的三问题筛查工具,可用来识别孕期有家庭暴力风险的妇女(框 26-2)[71]。

框 26-2　家庭暴力筛查问卷

家庭暴力在许多妇女的生活中普遍存在,我们可以帮助被虐待的妇女。所以,我现在询问每个患者关于家庭暴力的问题:

1. 在过去一年内,或者从怀孕开始,你有没有被打、被扇巴掌、被踢或者遭受其他身体伤害?
2. 威胁你或者伤害你的人与你有关系吗?
3. 有没有人在你不愿的情况下强行与你发生性行为?

关键点

◆ 妊娠期创伤是产妇非产科死亡的最常见原因。

◆ 如果发生严重创伤,如机动车事故,首先在急诊科对孕妇进行评估,稳定后再转运到产房。

◆ 在评估孕妇时,应尽快进行胎儿监护。

◆ 约 1% ~2% 的轻微钝性腹部创伤和高达 40% 的严重腹部创伤引起胎盘早剥。

◆ 钝性创伤后,建议进行 4 ~24h 的胎儿监护,具体时间长短根据监测结果而定。

◆ 胎盘早剥是创伤后胎儿死亡的最常见原因。

◆ 大多数胎盘早剥发生在事故后 24h 内,但也有可能在 24h 后。

◆ 受伤的 Rh 阴性孕妇应给予 Rh 免疫球蛋白。

◆ 如果妊娠 20 周以上,受伤的 Rh 阴性孕妇推荐做 KB 试验。

◆ 不应担心电离辐射对胎儿的影响,而延误必要的影像学检查。

◆ 正确使用安全带可以减少 84% 的创伤造成的不良胎儿结局。

◆ 所有孕妇每三个月(每个孕期)都应接受家庭暴力的筛查。

参考文献

1. Mirza FG, Devine PC, Gaddipati S. Trauma in pregnancy: a systematic approach. *Am J Perinatol.* 2010;27:579.
2. Pearlman MD. Motor vehicle crashes, pregnancy loss and preterm labor. *Int J Gynaecol Obstet.* 1997;57:127.
3. El Kady D, Gilbert WM, Xing G, et al. Association of maternal fractures with adverse perinatal outcomes. *Am J Obstet Gynecol.* 2006;195:711.
4. El Kady D. Perinatal outcomes of traumatic injuries during pregnancy. *Clin Obstet Gynecol.* 2007;50:582.
5. El Kady D, Gilbert WM, Anderson J, et al. Trauma during pregnancy: an analysis of maternal and fetal outcomes in a large population. *Am J Obstet Gynecol.* 2004;190:1661.
6. Weiss HB, Songer TJ, Fabio A. Fetal deaths related to maternal injury. *JAMA.* 2001;286:1863.
7. Shah KH, Simons RK, Holbrook T, Fortlage D, Winchell RJ, Hoyt DB. Trauma in pregnancy: maternal and fetal outcomes. *J Trauma.* 1998;45:83-86.
8. Oxford CM, Ludmir J. Trauma in pregnancy. *Clin Obstet Gynecol.* 2009;52:611.
9. Kuo C, Jamieson DJ, McPheeters ML. Injury hospitalizations of pregnant women in the United States, 2002. *Am J Obstet Gynecol.* 2007;196.
10. Mendez-Figueroa H, Dahlke HD, Vrees RA, Rouse DJ. Trauma during pregnancy: an updated systematic review. *Am J Obstet Gynecol.* 2013; 209:1-10.
11. Kvarnstrand L, Milsom I, Lekander T, Druid H, Jacobsson B. Maternal fatalities, fetal and neonatal deaths related to motor vehicle crashes during pregnancy: a national population based study. *Acta Obstet Gynecol Scand.* 2008;87:946-952.
12. Silverman JG, Decker MR, Reed E, Raj A. Intimate partner violence victimization prior to and during pregnancy among women residing in 26 US States: associations with maternal and neonatal health. *Am J Obstet Gynecol.* 2006;195:140-148.
13. Chames MC, Pearlman MD. Trauma during pregnancy: outcomes and clinical management. *Clin Obstet Gynecol.* 2008;51:398.
14. Muench MV, Canterino JC. Trauma in pregnancy. *Obstet Gynecol Clin North Am.* 2007;34:555.
15. Pearlman MD, Tintinalli JE, Lorenz RP. Blunt trauma during pregnancy. *N Engl J Med.* 1990;323:609.
16. Klinich KD, Flannagan CA, Rupp JD, et al. Fetal outcome in motor-vehicle crashes: effects of crash characteristics and maternal restraint. *Am J Obstet Gynecol.* 2008;198:450.e1.
17. Iwamoto HS, Kaufman T, Keil LC, Rudolph AM. Responses to acute hypoxemia in fetal sheep at 0.6-0.7 gestation. *Am J Physiol.* 1989;256:H613.
18. Williams J, Mozurkewich E, Chilimigras J, et al. Critical care in obstetrics: pregnancy-specific conditions. *Best Pract Res Clin Obstet Gynaecol.* 2008; 22:825.
19. US Department of Transportation, National Highway Traffic Safety Administration. *2012 Motor Vehicle Crashes: An overview,* DOT HS 811 856, Washington, DC.
20. Brown HL. Trauma in pregnancy. *Obstet Gynecol.* 2009;114:147.
21. Dunning K, LeMasters G, Levin L, et al. Falls in workers during pregnancy: risk factors, job hazards, and high risk occupations. *Am J Ind Med.* 2003;44:664.
22. Butler EE, Colon I, Druzin ML, et al. Postural equilibrium during pregnancy: decreased stability with an increased reliance on visual cues. *Am J Obstet Gynecol.* 2006;195:1104.
23. Schiff MA. Pregnancy outcomes following hospitalization for a fall in Washington State from 1987 to 2004. *BJOG.* 2008;115:1648.
24. Cahill AG, Bastek JA, Stamilio DM, et al. Minor trauma in pregnancy—is the evaluation unwarranted? *Am J Obstet Gynecol.* 2008;198:208.e1.
25. Gunter J. Intimate partner violence. *Obstet Gynecol Clin North Am.* 2007; 34:367, ix.
26. Palladino CL, Singh V, Campbell J, Flynn H, Gold KJ. Homicide and suicide during the perinatal period: findings from the national violent death reporting system. *Obstet Gynecol.* 2011;118:1056-1063.
27. Ghandi SG, Gilbert WM, McElvy SS, et al. Maternal and neonatal outcomes after attempted suicide. *Obstet Gynecol.* 2006;107:984-990.
28. Cheng D, Horon IL. Intimate-partner homicide among pregnant and postpartum women. *Obstet Gynecol.* 2010;115:1181.
29. McFarlane J, Campbell JC, Sharps P, Watson K. Abuse during pregnancy and femicide: urgent implications for women's health. *Obstet Gynecol.* 2002;100:27.
30. Wiencrot A, Nannini A, Manning SE, Kennelly J. Neonatal outcomes and mental illness, substance abuse, and intentional injury during pregnancy. *Matern Child Health J.* 2012;16:979-988.
31. El Kady D, Gilbert WM, Xing G, et al. Maternal and neonatal outcomes of assaults during pregnancy. *Obstet Gynecol.* 2005;105:357.
32. Leggon RE, Wood GC, Indeck MC. Pelvic fractures in pregnancy: factors influencing maternal and fetal outcomes. *J Trauma.* 2002;53:796-804.
33. Gunter J, Pearlman MD. Emergencies during pregnancy: trauma and non-obstetric surgical conditions. In: Ling F, Duff P, eds. *Obstetrics and Gynecology: Principles for Practice.* New York: McGraw-Hill; 2001:253.
34. Pacheco LD, Gei AF, VanHook JW, et al. Burns in pregnancy. *Obstet Gynecol.* 2005;106:1210.
35. Maghsoudi H, Samnia R, Garadaghi A, et al. Burns in pregnancy. *Burns.* 2006;32:246.
36. van Hook JW. Trauma in pregnancy. *Clin Obstet Gynecol.* 2002;45:414-424.
37. Ellestad SC, Shelton S, James AH. Prenatal diagnosis of trauma-related fetal epidural hematoma. *Obstet Gynecol.* 2004;104:1298-1300.
38. Tsuei BJ. Assessment of the pregnant trauma patient. *Injury.* 2006;37:367.
39. Curet MJ, Schermer CR, Demarest GB, et al. Predictors of outcome in trauma during pregnancy: identification of patients who can be monitored for less than 6 hours. *J Trauma.* 2000;49:18.
40. Pak LL, Reece EA, Chan L. Is adverse pregnancy outcome predictable after blunt abdominal trauma? *Am J Obstet Gynecol.* 1998;179:1140.
41. Schiff MA, Holt VL. The injury severity score in pregnant trauma patients: predicting placental abruption and fetal death. *J Trauma.* 2002;53:946.
42. Schiff MA, Holt VL, Daling JR. Maternal and infant outcomes after injury during pregnancy in Washington State from 1989 to 1997. *J Trauma.* 2002;53:939.
43. Sasser SM, Hunt RC, Faul F, et al. Guidelines for field triage of injured patients: recommendations of the National Expert Panel on Field Triage, 2011. *MMWR Recomm Rep.* 2012;61:1.
44. Pearlman MD, Tintinalli JE, Lorenz RP. A prospective controlled study of outcome after trauma during pregnancy. *Am J Obstet Gynecol.* 1990;162:1502.
45. Williams JK, McClain L, Rosemurgy AS, et al. Evaluation of blunt abdominal trauma in the third trimester of pregnancy: maternal and fetal considerations. *Obstet Gynecol.* 1990;75:33.
46. ACOG Educational Bulletin. Obstetric Aspects of Trauma Management. *Int J Gynaecol Obstet.* 1999;64:87.
47. Cusick SS, Tibbles CD. Trauma in pregnancy. *Emerg Med Clin North Am.* 2007;25:861.

48. Dahmus MA, Sibai BM. Blunt abdominal trauma: are there any predictive factors for abruptio placentae or maternal-fetal distress? *Am J Obstet Gynecol*. 1993;169:1054.

49. Higgins SD, Garite TJ. Late abruption placenta in trauma patients: implications for monitoring. *Obstet Gynecol*. 1984;63:10S.

50. Connolly AM, Katz VL, Bash KL, et al. Trauma in pregnancy. *Am J Perinatol*. 1997;14:331.

51. Grossman NB. Blunt trauma in pregnancy. *Am Fam Physician*. 2004;70:1303.

52. Muench MV, Baschat AA, Reddy UM, et al. Kleihauer-Betke testing is important in all cases of maternal trauma. *J Trauma*. 2004;57:1094.

53. Goodwin TM, Breen MT. Pregnancy outcome and fetomaternal hemorrhage after noncatastrophic trauma. *Am J Obstet Gynecol*. 1990;162:665.

54. Patel SJ, Reede DL, Katz DS, et al. Imaging the pregnant patient for non-obstetric conditions: algorithms and radiation dose considerations. *Radiographics*. 2007;27:1705.

55. ACOG Committee on Obstetric Practice. ACOG Committee Opinion #299: Guidelines for Diagnostic Imaging During Pregnancy. *Obstet Gynecol*. 2004;104:647.

56. Gjelsteen AC, Ching BH, Meyermann MW, et al. CT, MRI, PET, PET/CT, and ultrasound in the evaluation of obstetric and gynecologic patients. *Surg Clin North Am*. 2008;88:361.

57. Chen MM, Coakley FV, Kaimal A, et al. Guidelines for computed tomography and magnetic resonance imaging use during pregnancy and lactation. *Obstet Gynecol*. 2008;112:333.

58. *ACR practice guidelines for imaging pregnant or potentially pregnant adolescents and women with ionizing radiation.* American College of Radiology Practice Parameter, amended 2014 (Resolution 39). Available at: <www.acr.org/guidelines>.

59. Hall EJ. Scientific view of low level radiation risks. *Radiographics*. 1991;11:509-518.

60. Kanal E, Barkovich AJ, Bell C, et al. ACR Guidance Document for Safe MR Practices: 2007. *AJR Am J Roentgenol*. 2007;188:1447.

61. Lee SI, Chew FS. Use of IV iodinated and gadolinium contrast media in the pregnant or lactating patient: self-assessment module. *AJR Am J Roentgenol*. 2009;193:S70.

62. Marckmann P, Skov L. Nephrogenic systemic fibrosis: clinical picture and treatment. *Radiol Clin North Am*. 2009;47:833.

63. Augustin G, Majerovic M. Non-obstetrical acute abdomen during pregnancy. *Eur J Obstet Gynecol Reprod Biol*. 2007;13:4.

64. Weiss HB, Sauber-Schatz EK, Cook LJ. The epidemiology of pregnancy-associated emergency department injury visits and their impact on birth outcomes. *Accid Anal Prev*. 2008;40:1088.

65. Redelmeier DA, May SC, Thiruchelvam D, Barrett J. Pregnancy and risk of a traffic crash. *Can Med Assoc J*. 2014;186:1169.

66. Pearlman MD, Phillips ME. Safety belt use during pregnancy. *Obstet Gynecol*. 1996;88:1026.

67. National Highway Transportation Safety Administration. *Should Pregnant Women Wear Seat Belts? Answers to an expectant mother's common questions about traffic safety.* DOT HS 809-506, September 2002. Available at: <www.nhta.dot.gov>.

68. American College of Obstetricians and Gynecologists. *Aspects of Trauma Management. ACOG Educational Bulletin 251.* Washington (DC: ACOG; 1998.

69. Luley T, Brown HL, Fitzpatrick FB, Hocker M. Trauma during pregnancy: restraint use and perinatal outcome after motor vehicle accidents. *Obstet Gynecol*. 2008;111:1S.

70. Schiff M, Mack CD, Kaufman RP, et al. The effect of air bags on pregnancy outcomes in Washington State: 2002-2005. *Obstet Gynecol*. 2010;115:85.

71. The American Congress of Obstetricians and Gynecologists (AGOG). *Screening tools—domestic violence.* Available at: <http://www.acog.org/About-ACOG/ACOG-Departments/Violence-Against-Women/Screening-Tools–Domestic-Violence>.

最后审阅　方大俊

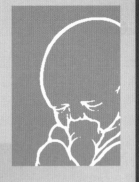

第27章

早期流产与死胎

原著　JOE LEIGH SIMPSON and ERIC R. M. JAUNIAUX

翻译与审校　王谢桐,周倩,卢媛,孟新璐,刘霄,葛汝秀,王羲尧,刘菁,孟芳茵

并不是所有妊娠都能获得活产儿,人类繁衍效率比其他哺乳动物低得多[1]。在妊娠前三个月,50%~70%的自然受孕会发生丢失,多发生在植入前或末次月经后第一个月。这些妊娠丢失通常无法识别。临床可识别妊娠的流产率为10%~15%。虽然流行病学数据仅限于生活在野外的动物如猴子,实验室啮齿动物的种植后妊娠丢失率小于10%[1]。4%的美国已婚妇女发生过两次流产,3%发生过三次或更多[2]。一部分妇女表现为反复自然流产,而不是随机的重复。本章总结了流产的频率、时间、原因以及对复发性流产夫妇的管理。

流产的频率和时间

虽然母体妊娠反应在末次月经后5至6周才出现,但受孕后6天胚胎就已植入。由于植入前能持续存活的胚胎在半数以下,辅助生育技术已证明这一现象,因此通过辅助生育技术(Assisted reproductive technology,ART)每个启动周期的妊娠成功率很少超过30%~40%,即使将β-人绒毛膜促性腺激素

(β-hCG)阳性作为临床妊娠前的判断标准,植入后仍有约30%的妊娠丢失。临床可识别妊娠依然有10%~12%的流产率。大多数临床妊娠流产发生在8周前。在超声广泛应用之前,胚胎死亡通常到9~12周才能发现,此时已有阴道流血和组织(妊娠物)排出。超声的广泛应用表明,胚胎死亡确实是在明显的临床症状出现的前几周,这是依据群体研究得出的结论,妊娠8周以后只有3%可存活的胚胎发生流产[3],对产科登记孕妇的研究也得出了相似结论。在母体流产症状之前胚胎就已停育数周。临床症状出现前几乎所有的流产物都会在子宫内存留一段时间,也就是说实际上所有的流产都是"稽留流产",如此看来,这个广泛使用的术语已经过时。

早期妊娠以后,流产的发生率逐渐下降。16周超声确定正常的胎儿流产率仅为1%。影响流产率的两个混杂因素在临床上是相关的:母亲年龄与流产率呈正相关,40岁是20岁妇女的两倍。这可以发生在整倍体或非整倍体胎儿,随后讨论。流产史也会增加妊娠丢失率,但远少于我们通常的认识。未经历过流产的初孕妇发生流产的可能性仅为5%~10%(表27-1)。一次流产后,再发

流产的概率增加,但即使发生过三次或以上流产的妇女也不超过30%至40%[4]。这些发生率不仅适用于9~12周妊娠流产的妇女,也适用于那些在第5周确定妊娠的妇女[5]。与临床相关是:没有证据证明有过3次流产史的流产病因不同于2次甚或1次者。在发生过四次或以上流产的不常见的亚组中,情况有所不同,可能存在不同的病因学因素。

表 27-1 复发性流产女性再次妊娠的大致流产风险		
	流产次数	再发风险(%)
有过活产儿妇女	0	5~10
	1	20~25
	2	25
	3	30
	4	30
无活产儿妇女	3	30~40

摘自 Regan L. A prospective study on spontaneous abortion. In: Beard RW, Sharp F(eds). Early Pregnancy Loss: Mechanisms and Treatment. London: Springer-Verlag; 1988, p 22; Warburton D, Fraser FC. Spontaneous abortion risks in man: data from reproductive histories collected in a medical genetic unit. Am J Hum Genet. 1964; 16:1; 和 Poland BJ, Miller JR, Jones DC, et al. Reproductive counseling in patients who have had a spontaneous abortion. Am J Obstet Gynecol. 1977; 127:685.

上述信息说明,治疗方案的妊娠成功率应大于 **70%** 才能判断该治疗方案有效,但基本上没有哪种治疗方案能够达到这一要求。

成功妊娠和不良妊娠的胎盘解剖学特征

按照成人组织标准判断,**胎儿是在低氧环境中生长发育的**。人类的胎盘发育主要由子宫内环境调节[6-9]。妊娠早期在低氧环境中的生长发育由子宫内膜腺体提供组织营养支持。因此,妊娠囊的生长速率在这个时期几乎不变,并且在不同个体中非常均匀。**在妊娠早期结束时,子宫内环境发生了根本转化,启动了母体动脉循环并由母体血液提供营养**(见1章)。随后胎盘内氧浓度的升高对胎盘组织是重要的挑战,并且在此时发生广泛的绒毛重塑。

人类妊娠囊可使母体血液输送到胎儿循环中的氧气(O_2)量最小[1,6]。特别是迁移到子宫组织内固定妊娠囊的绒毛外滋养层,形成一个细胞壳插入子宫胎盘动脉的顶端[2,9]。这种额外的屏障使大部分母体循环保持在胎盘以外,从而在孕早期降低胎盘内游离氧

自由基的化学活性[6,7]。正常妊娠母体循环的启动是一种渐进的过程,约9周时自胎盘周围开始,并逐渐向中心延伸[2,7,9]。该过程与滋养层侵袭胎盘床的模式密切相关(图27-1)。

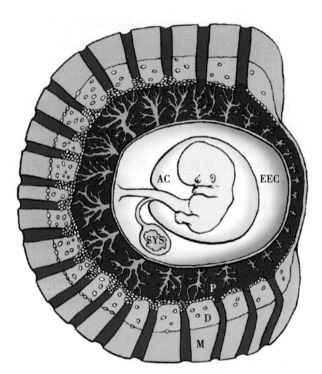

图 27-1 第二月末(8~9周)的妊娠囊显示出子宫肌层(M),蜕膜(D),胎盘(P),胚外体腔(EEC),羊膜腔(AC)和次级卵黄囊(SYS)(摘自 Jauniaux E, Cindrova-Davies T, Johns T, et al. Distribution and transfer pathways of antioxidant molecules inside the first trimester human gestational sac. J Clin Endocrinol Metab. 2004; 89:1452.)

大约2/3的早期流产有明显的胎盘形成缺陷的解剖学证据,主要表现为滋养细胞壳更薄和碎片化,以及细胞滋养细胞对螺旋动脉顶端腔内侵袭的减少[2,10-12]。大多数流产都与胎盘母体循环的过早发生有关[2,9,10-12]。这些缺陷在整倍体和大多数非整倍体流产中是相似的,但在葡萄胎中更明显(图27-2)。人体超声和组织病理学数据表明,在大多数早期流产中,由于子宫内环境转化不完全和子宫胎盘动脉的堵塞,使得绒毛间循环过早开始且非常广泛[7,10,11]。**在80%的稽留流产中母体胎盘循环启动过早且广泛累及整个胎盘,导致孕早期氧浓度过高、滋养层广泛性氧化损伤和胎盘变性,这与胚胎染色体核型无关**[11]。虽然体外研究已经证明损伤的合体滋养细胞具有从底部的细胞滋养层再生的能力,但广泛的损害使这种能力消失,导致妊娠完全失败。

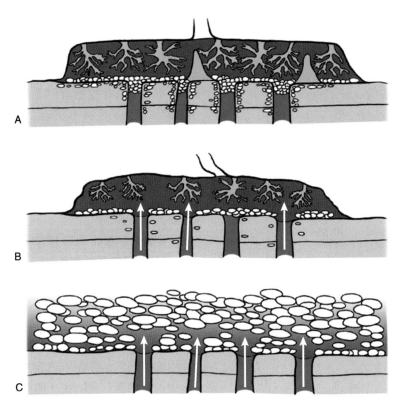

图 27-2　正常妊娠(**A**),早期流产(**B**)和完全性葡萄胎(**C**)的胎盘形成。**A**:连续的滋养层壳插入螺旋动脉管腔内,绒毛外滋养层向下透过蜕膜到达子宫肌的表层进行间质迁移。**B**:非连续的滋养层壳,无管腔插入和绒毛外滋养层细胞迁移减少。**C** 无滋养细胞插入血管,无间质迁移(摘自 Jauniaux E,Burton GJ. Pathophysiology of histological changes in early pregnancy loss. Placenta. 2005;26:114.)

染色体数目异常:早期流产最常见的原因

　　染色体异常在着床前流产及临床流产中都是主要原因。在所有形态正常的胚胎中,25% ~50% 存在染色体异常(非整倍体或多倍体)[13]。45 岁以上的妇女中发生率最高,通常认为 30 岁以前发生率为 25% ,而到近 40 岁时发生率升高至 50% 。在形态学异常的胎儿中,染色体异常的发生频率更高。形态正常胚胎中非整倍体高发生率源自表观正常男性的精子存在 5% ~10% 的非整倍体,而辅助生殖技术获取的卵细胞可见 20% 的非整倍体(通过极体的染色体核型推测)。

　　意料之中的是,临床发现的流产至少 50% 源于染色体异常[14]。若超声诊断胚胎停育后立即进行绒毛膜取样(CVS),获得的绒毛立刻分析,而不是通过流产物培养,染色体异常检出率可高达 75% ~90%[15]。然而,这项群体研究中的年龄高于普通人群。

　　在中晚期妊娠流产中,染色体异常的类型与活产新生儿相似:13、18、21 三体;X 单体;性染色体数目增多。这一规律同样适用于妊娠 20 周以后的流产(死胎)中,染色体异常核型发生率通常认为是 5% 。如果胎儿有解剖学异常并用全染色体比较基因组杂交(CGH)进行检测,由于无需通过细胞培养获取信息,染色体异常检出率大于 20%[16]。对此,美国妇产科学会(ACOG)目前建议使用比较基因组杂交(array CGH)进行检测[17]。对死胎行比较基因组杂交,8. 3% 的胎儿存在细胞基因组异常如非整倍体、微缺失或微重复和拷贝数变异(CNV),而核型分析染色体异常率为 5. 8%[17]。总体说来,妊娠中晚期死胎的染色体异常率远低于早期流产,但远高于活产婴儿(0. 6%)。对于有过死胎夫妇的建议措施将在本章后面讲解。

染色体数目异常的类型

常染色体三体

　　在细胞遗传学异常的自然流产中,**常染色体三体是最常见的类型(约 50%)。**也就是说,假定所有流产的半数存在染色体异常,那么在所有的流产中非整倍体就占 25% 。不同三体的发生率见表 27-2。每条染色体都可能出现三体,最常见的是 16 三体,通常是致死性的,不会在活产儿中出现。大多数三体受母体年龄影响,但在不同染色体之间有明显差别。随着母体年龄增加,双染色体三体的风险增加。

表 27-2　妊娠早期临床自然流产的染色体情况

染色体类型	频率	百分比
正常 46,XX 或 46,XY		54.1
三倍体		7.7
69,XXX	2.7	
69,XYX	0.2	
69,XXY	4.0	
其他	0.8	
四倍体		2.6
92,XXX	1.5	
92,XXYY	0.55	
未阐明	0.55	
X 单体		18.6
结构异常		1.5
性染色体多体		0.2
47,XXX	0.05	
47,XXY	0.15	
常染色体单体(G)		0.1
常染色体三体		22.3
1	0	
2	1.11	
3	0.25	
4	0.64	
5	0.04	
6	0.14	
7	0.89	
8	0.79	
9	0.72	
10	0.36	
11	0.04	
12	0.18	
13	1.07	
14	0.82	
15	1.68	
16	7.27	
17	0.18	
18	1.15	
19	0.01	
20	0.61	
21	2.11	
22	2.26	
双三体		0.7
嵌合三体		1.3
其他异常或未阐明的异常		0.9
		100.0

摘自 Simpson JL,Bombard AT. Chromosomal abnormalities in spontaneous abortion:frequency,pathology and genetic counseling. In:Edmonds K (ed). Spontaneous Abortion. London:Blackwell;1987.

致死性三体比非致死性三体(如 13、18、21 三体)胎儿生长缓慢;然而除此之外,这两组的特征通常并无其他区别。前者发生的异常可与足月活产三体胎儿一致,胎儿畸形程度比经产前诊断后引产的胎儿更严重。

有人试图寻找胎盘形态异常与特定三体之间的关系,但二者的关系并不明确。比较超声检查与胎盘组织学结果发现,死胎后绒毛的改变可以解释为什么用胎盘组织学鉴别非整倍体比鉴别其他非染色体病因的预测值低。相反,完全性和部分性葡萄胎的组织学特征非常明显,以致大部分葡萄胎流产可以只根据组织学检测正确诊断。

非整倍体异常通常来自母体减数分裂 Ⅰ 期中的错误,并且与母体高龄有关[18,19]。过去认为多数是整个染色体的分裂错误,现已明确,母体染色单体减数分裂错误同样普遍[20]。其细胞机制涉及到减数分裂重组的减少或缺失。并不是所有染色体分裂异常的细胞学来源都相同。在发生 13 三体和 21 三体病例中,90% ～95% 均是由于母体减数分裂 Ⅰ 期错误;几乎所有 16 三体都是母体减数分裂 Ⅰ 期错误[18]。在 18 三体病例中,90% 是母体减数分裂错误,其中 2/3 发生在减数分裂 Ⅱ 期[18]。

通过分析极体来推断卵母细胞中染色体的状态是可能的。在植入前遗传诊断中,现在最常用的方法是囊胚活检(5 天胚胎)。检测第一极体(见 10 章)在某些特定文化和背景下是唯一选择。**父方减数分裂错误导致的染色体异常在近端着丝粒染色体(13,14,15,21 和 22 号染色体)三体中占 10%**[18]。在非近端着丝粒染色体中,父系染色体来源的错误不常见。

多倍体

多倍体就是出现两个以上的染色体组。非嵌合三倍体(3n=69)和四倍体(4n=92)在流产的胚胎中常见。三倍体流产儿的染色体核型通常为 69,XXY 或 69,XXX,是双精受精的结果。雄异配性(父系来源)三倍体与葡萄胎之间存有关联。如果水泡样组织与胎儿同时存在,则称为部分性葡萄胎。较常见的"完全性"(典型的)葡萄胎是 46,XX,父系来源,绒毛组织全部受累。雄异配性三倍体和四倍体的胎盘病理中,有不成比例的大妊娠囊、胎盘绒毛局灶性(部分)水肿退化及滋养细胞增生。胎盘水肿呈进行性改变,妊娠早期难以识别。与之相反,胎盘绒毛水肿退化发生于胎儿死亡以后。这可以发生在所有类型的流产中,因此,在区分真性葡萄胎和假性葡萄胎时,组织学结合细胞遗传学检查是必要的,因为只有真性葡萄胎与持续性滋养细胞疾病有关。与三倍体流产相关的胎儿畸形包括神经管缺陷和脐膨出,以及存活至足月的三倍体儿所见到的异常。面部畸形及肢体畸形也有报道。四倍体胎儿不常见,罕有发育至胚胎期 2 ~ 3 周。这种染色体异常也可能与持续性滋养细胞疾病有关,因此需要持续监测绒毛膜促性腺激素(hCG)。

性染色体多体(X 或 Y)

47,XXY 及 47,XYY 在出生的存活男性中约占 1/800;47,XXX 在出生女性中也约占 1/800。X 和 Y 的三体在流产胎儿与活产儿中数量相当。一项基于胎儿游离 DNA 检测特定常染色体三体和性染色体多体的研究表明,后者的发生率可能比过去认为的要低[21]。**性染色体多体**不是自然流产的主要原因。

X 单体

X 单体是自然流产中最常见的单一染色体异常,占异常样本的 **15% ~ 20%**(见表 27-2)。X 单体胚胎通常只有一条脐带残端。妊娠晚期可以看到 Turner 综合征的异常特征,如水囊瘤和全身水肿(图 27-3)。与成人 45,X 个体不同,在 45,X 流产胚胎中可见生殖细胞,但流产胚胎中的大部分生殖细胞不能发展超越原始生殖细胞阶段。与 46,XX 胚胎相比,45,X 个体缺乏生殖细胞的病理机制并不主要是生殖细胞生成失败,而是其快速耗竭所致[24,25]。发生 X 单体的原因通常(80%)是父系染色体丢失,与母体年龄无关。

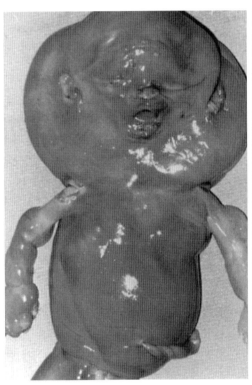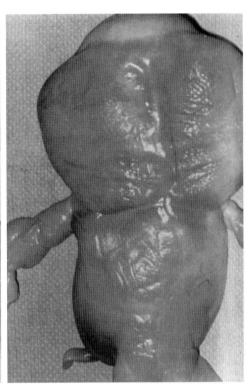

图 27-3 45,X 胎儿图片(源自 Simpson JL, Bombard AT. Chromosomal abnormalities in spontaneous abortion:frequency, pathol-ogy and genetic counseling. In Edmonds K, Bennett MJ[eds]:Spontaneous Abortion. London:Blackwell;1987:51.)

复发性流产与染色体数目异常的关系

在胚胎植入前及早期流产中,复发性非整倍体通常是多于随机预期的。至少要流产 4 次及以上时,复发性非整倍体是经常的解释。**在某一连续流产的家庭中,其胚胎可能总是染色体正常或是反复的染色体异常**。表 27-3 显示如果第一次流产胚胎染色体异常[26,27],第二次也常为非整倍体,但两次不一定是同条染色体。在 ART 周期中发现有连续的植入前三体胚胎存在,这一真实现象是对复发性非整倍体的进一步支持[28,29]。

复发性非整倍体的概念隐含着一定的推论,其中一个问题常有争议,那就是在复发性流产中,夫妇应该是经历过反复的染色体异常流产或者反复的正常整倍体流产。鉴于 50% 的流产胚胎存在细胞遗传学异常,复发性流产检测到非整倍体核型的可能性,与随机的偶发流产相似。在反复流产妇女的 420 个流产胚胎与偶发流产胚胎的病例对照研究中,Stephenson 及其同事[31]发现,46% 有染色体异常,原始样本的 31% 为三体;对照组,48% 流产胚胎是染色体异常,原始样本的 27% 是三体。

表 27-3　复发性非整倍体与连续流产胚胎染色体核型之间的关系

第一次流产	第二次流产胚胎核型					
胚胎核型	正常	三体	单 X	三倍体	四倍体	染色体重排
正常	142	18	5	7	3	2
三体	31	30	1	4	3	1
单 X	7	5	3	3	0	0
三倍体	7	4	1	4	0	0
四倍体	3	1	0	2	0	0
染色体重排	1	3	0	0	0	0

摘自 Warburton D, Kline J, Stein Z, et al. Does the karyotype of a spontaneous abortion predict the karyotype of a subsequent abortion? Evidence from 273 women with two karyotyped spontaneous abortions. Am J Hum Genet. 1987;41:465.

与这些数据相比,早期妊娠以后的流产,无论是否为复发性,其细胞遗传学检查更多是正常的(85%)。Carp 等[32]发现三次或以上流产的妇女中,流产胚胎核型异常率仅为29%。然而,这些病例的纳入范围扩大到了妊娠20周,在此孕周,复发性非整倍体因素低于其他导致复发的因素。

非整倍体复发性流产的遗传咨询与管理

具有复发性非整倍体倾向的夫妇不仅发生非整倍体流产的风险较高,非整倍体活产儿的概率也较高。其分娩的常染色体三体患儿可能能够存活(如21三体)。事实上,非整倍体流产后再次妊娠活产21三体的风险大概为1%(参考第10章)。1%的复发风险与其他常染色体非整倍体相似。Bianco 等[34]提供了一项有意义的咨询推断,适用于前次流产核型未知的情况。如果是复发性流产但未知染色体信息,可以用优势比(odds ratio)来推断患者的特异性风险。例如唐氏综合征的发生风险为1/300,优势比为1.5,该妇女三次流产后的累计风险为1/300×1.5,也就是1/200。

由于比较基因组杂交仅需 DNA 而不需要细胞培养来检测核型,如果无法获得上次流产胎儿的染色体信息,可使用流产物蜡块进行比较基因组杂交检测非整倍体。蜡块或者其他方法获取的 DNA 表明上次为三体的,在随后的妊娠中出生三体活婴的风险就会增加。若未能获得相关信息,是否进行产前基因检测是有争议的。不过,应用 Bianco 及其同事[34]所述方法,可以计算出后代非整倍体的绝对风险。尽管羊水穿刺及绒毛取样(CVS)的风险很小,但反复流产的夫妇仍会心存顾虑。目前,无创游离 DNA 检测(见10章)是常用的方法,但无创检测非整倍体的准确性不能像 CVS 或者羊水一样能够接近100%。植入前诊断(PGD,见10章)是另一选择,而且是可以避免人工流产的唯一选择。如果可以肯定反复流产是由于胚胎染色体异常造成的,选择性移植整倍体胚胎可以降低复发性流产夫妇的临床流产率,当避免流产更加是最重要的问题时,应该采用 PGD。

染色体重排

易位

染色体结构异常是复发性流产的明确原因。最常见的结构重排是易位,占复发性流产夫妇的5%。平衡易位个体表型正常,但通过正常的减数分裂,其后代(流产儿或者异常存活儿)可能出现染色体重复或缺失。复发性流产的夫妇中,约60%是相互易位,40%是罗伯特易位。在反复流产的夫妇中,女性平衡易位的发生率是男性的两倍[37]。

> **译者注:**因为男性精子数量远多于卵子,在受精过程中正常精子受精的可能性大。

平衡易位的临床结局根据易位染色体及其类型发生变化。如果一个唐氏综合征患儿是因为着丝粒融合(罗伯特易位),50%~75%源自新发突变,也就是说任何双亲并不存在平衡易位。在以后的子代中再发唐氏综合征可能性是极小的。当唐氏综合征源自父母一方的易位,应注意再发风险,再次生育唐氏综合征患儿的理论风险为33%,但在实际经验中低于这一理论值,如果父亲易位携带,风险为2%,如果母亲易位携带,风险为10%[38,39]。如果罗伯特易位(着丝粒融合)发生在21号之外的染色体,因为胚胎期死亡,分娩活婴的经验风险更低。在 t(13q;14q)易位中,13三体活产的风险是1%或更低。

相互易位是发生在两个或者更多染色体间的互换,而不涉及着丝粒融合。通常无法获得特定易位的经验数据,但可以从各种不同易位的混合数据中获取大概的信息[40]。异常后代(非平衡相互易位)的理论风险远高于活婴中的经验风险,甚至比产前基因诊断的还高。整体来看,女性或男性杂合体的后代风险为12%[38,39]。因此,染色体重排的检出对再次妊娠的管理影响很大,应进行产前细胞遗传学检测。因复发性流产发现的夫妇平衡异位,其胎儿非平衡异位的发生率为 3%;低于因异常活婴而发现的夫妇平衡异位,后者胎儿非平衡异位发生率 20%[38]。推测这是因为更严重的非平衡异位是致死的。

平衡易位夫妇 PGD 检查结果表明多数胚胎是非平衡的:在罗伯特易位中约为 58%,相互易位中为 76%,这意味着几乎所有的这些胚胎都将流产。携带与不携带平衡易位的复发性流产的夫妇比较,他们的预后-累计活产率相差甚微[42]。然而,前者成功妊娠正常活产儿的时间显著延长(平均 4~6 年)。因此,更实际的策略是植入前诊断,然后仅移植平衡胚胎,以增加活产的可能性[43]。对于 30 岁到 40 多岁的备孕妇女来说,该策略更具吸引力。用比较基因组杂交,非平衡的胚胎很容易被排除,但与荧光原位杂交(FISH)不同的是,比较基因组杂交无法识别正常胚胎中的平衡易位(易位杂合体)。

导致无法正常活产的易位是罕见的,这种情况发生于同源近端着丝粒染色体易位(如 t[13q13q]或 t[21q21q])。如果父亲携带同源近端着丝粒染色体易位,可以用供精人工授精。如果母亲携带,可以考虑赠卵或赠胚行 ART。

倒位

倒位是少见的双亲染色体重排,在复发性流产中的作用与易位类似。**在倒位中的基因顺序是反向的。**如果仅是基因重排,倒位个体是正常的,但在正常减数分裂后,倒位的个体会出现不良生育结局[44]。倒位片段的交叉互换产生非平衡配子。反复自然流产的男性或女性中臂间倒位发生率为 0.1%,臂内倒位更少。

臂间倒位的妇女分娩异常活婴的风险为 7%,男性为 5%[40]。如果臂间倒位的先证者表型正常,携带该臂间倒位的活婴不太可能异常。染色体小部分的倒位在临床上意义不大,因为交叉互换后出现的大片段重复或缺失是致死性异常。相比之下,占染色体长度 30%~60% 的倒位,更可能分娩染色体重复或缺失的活婴,应该进行细胞遗传学产前诊断。

臂内倒位造成染色体不平衡所带来的风险比臂间倒位更低,因为理论上几乎所有的臂内重组都可以致死。然而,在同一家系中,也罕见的观察到同时存在流产和异常活产儿。生育染色体不平衡能存活后代的风险 tabulated 函数统计为 4%[45],仍需要提供细胞遗传产前诊断。

单基因和多基因/多因素病因学

30%~50% 的早期流产没有发现染色体的异常,但并不能排除遗传因素。胎儿死亡可能是其他的遗传原因。无论是单基因还是多基因/多因素疾病,其染色体分析是正常的,这些因素比染色体病导致的先天性异常更多。认为单基因和多基因/多因素病因在胚胎死亡中没有发挥关键作用是很幼稚的看法。但是鉴定仅在胚胎发育过程中表达的基因是很困难的。孤立性结构异常的流产儿大部分病因可能是单基因或者多基因遗传。解剖标本缺乏细胞遗传学数据,导致不可能明确胚胎早期发育异常中细胞遗传学、单基因或者多基因机制的相对作用。Philipp 和 Kalousek[46]用胚胎镜发现流产儿的形态异常与细胞遗传学状态有相关性。染色体异常的胚经常有一个或多个体表畸形,尽管一些整倍体胚胎也有解剖学异常。

除了传统单基因干扰的影响外(孟德尔因素),相对异常活婴,非孟德尔遗传异常更容易导致胎儿丢失。**嵌合体可能局限于胎盘,而胚胎本身是正常的,这种现象被称为限制性胎盘嵌合。**

黄体功能不全

子宫内膜不适合受精卵着床,似乎可以合理解释流产的发生,当孕激素缺乏时,雌激素作用下的子宫内膜不足以维持胚胎着床。我们一直认为的黄体功能不全主要是黄体分泌孕酮不足所致。

我们过去普遍认为黄体功能不全是流产的常见原因,而现在并不这样认为。黄体功能不全与生育力正常者的子宫内膜组织学表现一致,也从没有随机研究证实补充孕激素的疗效,而荟萃分析确实证明了孕激素治疗没有益处[47]。**最近的共识认为孕激素或促孕激素治疗黄体功能不全有争议或无法证明有效。**

在促排卵和应用辅助生育时出现的黄体异常是一种不同的现象。在这种情况下,吸出卵母细胞时会将其周围的细胞带走,而这些细胞是黄体的重要组成部分,因此妊娠 9 周前应用孕酮属于常规治疗。

甲状腺功能异常

临床显著的甲状腺功能亢进症或减退症导致受孕率下降和流产率升高是合乎逻辑的(见 42 章)。亚临床甲状腺功能障碍的作用不甚清楚,而且也不能解释复发性流产。然而,Negro 及其同事[48]报道,甲状腺过氧化物酶阴性的妇女,TSH 水平 2.5~4.0mIU/L 与 TSH 水平低于 2.5mIU/L 相比流产率更高(分别为 3.6% 和 6.1%)。几项系列研究发现甲状腺抗体阳性率增加,因此认为自身免疫性甲状腺疾病是流产的一个重要原因[49],但尚未证实其治疗价值。

母体甲状腺激素升高是有害的,在亚速尔群岛一个家系中分离出的甲状腺激素抵抗基因。从这一家系中可以看到其影响[50]。家系中甲状腺受体 beta（TR-β）基因 *Arg243Gln* 发生突变（常染色体显性遗传），该突变导致大量分泌 TSH 以对抗终末器官抵抗。因为 TSH 与甲状腺激素很容易通过胎盘，胎儿也就无法避免母体高水平 TSH 暴露。*Arg243Gln* 突变的妇女流产率为 22.8%，丈夫有此基因突变而孕妇无突变者流产率为 2%，均无此突变夫妇的流产率为 4.4%。

糖尿病

血糖控制不佳的糖尿病妇女流产风险增加，Mills 及其同事的一项 NICHD 合作研究中[51]，糖化血红蛋白高于平均 4 个标准差（SDs）的比糖化血红蛋白相对较低的妇女流产率高，这与许多回顾性研究结果相一致[52]。血糖控制不佳的糖尿病应是导致早期流产的原因。血糖控制好的糖尿病、亚临床糖尿病不是早期流产的原因。RCOG 与 ACOG 都不推荐检测隐性糖尿病。

宫腔粘连

宫腔粘连会干扰着床或早期胚胎发育。粘连发生于宫腔手术、子宫内膜炎和过度刮宫。刮宫是常见的原因，粘连发生于刮宫后 3～4 周。宫腔粘连一般表现为月经过少或闭经，但约 15%～30% 会发生复发性自然流产。如果复发性流产史妇女有宫腔粘连，应在宫腔镜下分解粘连，术后宫内放置的节育器或充盈的 Foley 尿管以防止子宫内膜修复过程中再度发生粘连。术后应当使用雌激素，大约 50% 的患者术后妊娠，但流产率仍高。

副中肾管融合异常

副中肾管融合异常是引起中期流产及妊娠并发症的原因之一。与子宫输卵管造影证实为正常子宫的孕产妇相比，与副中肾管融合异常最相关的是低出生体重、臀先露和子宫出血[53]。然而，报告通常缺乏对照。

与双角子宫相比，流产与纵隔子宫的相关性更高[54]。在 509 名复发性流产妇女的三维超声检查中，Salim 及其同事[55]发现再次流产妇女的子宫畸形更严重。然而，影响中期妊娠并发症和子宫畸形因果关系的主要问题是子宫畸形在一般人群中也时常发生，因此，不良妊娠结局可能仅仅是种巧合。例如，在 Salim 的研究中，23.8% 的复发性流产妇女，三维超声有子宫异常[55]。在另一项 167 名腹腔镜输卵管绝育术妇女的研究中，1.2% 为双角子宫、3.6% 为重度纵隔子宫、15.3% 有宫底异常[56]。在另一包含 679 名育龄妇女的系列研究中，发现有 22 例副中肾管异常，其中 20 位子宫有隔膜[57]。

治疗方法一般是通过子宫成形术进行纠正。Ludmir 想了解非手术治疗的有效性[58]，他们纵向随访了 101 名未经矫正的子宫畸形妇女。对没有手术和没有明确非手术治疗的妇女进行第一次随访，然后这些妇女进行积极内科治疗，包括减少活动和抑制宫缩。双角子宫和纵隔子宫组经积极内科治疗后胎儿存活率并无显著性差异（52% 和 53% vs. 58% 和 65%）。

早期流产可以由副中肾管融合异常所致，但即使有此异常，但仍更有可能其他原因造成流产。纵隔子宫是胚胎着床在血供缺乏且不宜生长的内膜时造成流产最合理的病因。在妊娠 8 或 9 周超声确认胚胎存活以后发生的流产，更可能是子宫融合异常。对于中期流产史，子宫重建术是有益的，但如果只是早期流产，子宫重建手术并不明智。

子宫肌瘤与流产

虽然子宫肌瘤很常见，但需要药物或手术治疗的并不多。子宫肌瘤会引起早期或中期流产。而对于引起早产，虽然看似合理，却并不多见。与子宫畸形相似，子宫肌瘤与生育障碍不一定有因果关系。Hartmann 和 Herring[59]对北卡莱罗纳州 1313 例早期妊娠妇女进行研究，比较子宫肌瘤与妊娠结局的关系，其中超声诊断为子宫肌瘤的 131 例妇女自发流产率更高（比值比［OR］，2.17）。但缺陷之处是超声下可能会把宫缩当成肌瘤。

肌瘤位置比大小重要得多。黏膜下肌瘤比浆膜下肌瘤更可能引起流产。推测引发流产的机制有：（1）黏膜下肌瘤表面子宫内膜较薄，胚胎在不适宜生长发育的蜕膜区着床；（2）由于孕期激素变化，肌瘤过快生长，影响了肌瘤的血液供应，造成坏死（红色变性）而导致子宫收缩，最终引起流产；（3）肌瘤占据胎儿生长发育所需空间，其导致早产的机制与副中肾管融合不全相类似。如果没有流产，生长空间狭小可能导致胎儿变形（基因正常胎儿出现位置性畸形）。

如果有复发性妊娠中期流产史，有些患者可能需行肌瘤剥除术。然而，更多情况下子宫肌瘤不是流产的原因。只有在以下情况才考虑肌瘤剥除术：既往流产胎儿表型及核型正常，且胚胎确定存活超过妊娠 9～10 周。

宫颈机能不全

功能完好的宫颈和子宫下段是成功妊娠重要的先决条件。宫颈无力症（cervical incompetence）的特点就是宫颈无痛性扩张和展平，现称之为宫颈机能不全（cervical insufficiency），通常发生于中孕中期到晚孕早期，常继发于宫颈创伤,如宫颈切除、撕裂或锥切、强力扩张宫颈。也可以是遗传性,比如结缔组织(胶原组织和纤维蛋白组织)基因异常。治疗宫颈机能不全的手术及适应证在第28 章讨论。

感染与流产

感染可导致晚期流产,理论上也是早期流产的原因之一。从牛痘开始,与自然流产相关的微生物包括天花、伤寒沙门菌、胎儿弯曲菌(胎儿弧菌菌苗)、疟疾、巨细胞病毒、布鲁菌、刚地弓形虫、人型支原体、沙眼衣原体和解脲支原体。这些都能经过胎盘感染,理论上可导致散发的流产。然而,**感染不太可能是复发性流产的病因。**

许多微生物都会牵涉到重复流产,解脲支原体和人型支原体似乎更有可能与复发性自然流产相关,因为它们满足两个重要的先决条件:首先,它们是公认的无症状感染微生物;其次,其致病力不总是严重到造成输卵管梗阻引起不孕,因此不会断绝受孕的机会。研究还提示细菌性阴道病(假定为阴道加德纳菌)与自然流产之间存在相关性。然而,细菌性阴道病与在妊娠中晚期并发症(早产)更具相关性。最近的一项关于不育病人 BV 相关风险的系统性回顾和荟萃分析[60]表明,BV 与临床前妊娠丢失风险明显增加有关,但与早期流产风险增加无关。

由于复发性流产与感染的相关性缺乏证据,所以上述感染是导致流产的原因还是胎儿死亡后出现的结果尚存在疑问。在早期流产中研究感染的作用的最好办法是人群监测。在 386 名糖尿病患者与 432 名对照组中,自妊娠早期开始每周或每隔一周进行监测,对临床感染率进行前瞻性评估[61]。112 名发生流产的妇女并不比 706 名妊娠成功妇女的感染发生率高。选择两周的间隔期在临床上是合理的,因为这样可以及时确认流产,使感染更可能是流产的原因而非结果。当对单纯生殖道上行感染与单纯系统性感染的数据进行分层分析后,也证实了对照组和糖尿病组均有相似的结果。

总之,感染确实可以解释某些早期流产和许多晚期流产。然而,即使在偶发性早期流产中,感染导致的可能性也较低,在复发性流产中可能性更小。

获得性易栓症

中期流产与某些自身免疫疾病之间的关系已为大家所接受[16](见 46 章),而与早期流产的关系尚未达成共识。流产患者的抗体谱包括非特异性抗核抗体以及其他细胞成分的抗体,如磷脂、组蛋白、单链及双链 DNA。β2-糖蛋白作为主要抗原决定簇对带负电的磷脂具有亲和力[62]。抗磷脂综合征患者的狼疮抗凝物、抗心磷脂抗体(aCL)或抗 β2-糖蛋白抗体阳性。后两种抗体应在中-高滴度,或大于第 99 百分位数,至少两次阳性,且相隔 12周以上。80 年代的描述性研究似乎表明在早期流产的患者中 aCLs 升高。然而,研究只对自然流产患者进行随访,具有选择性偏倚。而且没有排除流产后抗体才升高的患者。Simpson 等[63]为证明这一结果进行了前瞻性研究,检测受孕 21 天内的孕妇血清,实验组是 93 名发生流产的妇女,按 1:2 匹配,即 190 名分娩正常活胎的妇女为对照组。结果是 aPL 或 aCL 与妊娠失败无关。

最近 ACOG 指出[62],三次及以上的 10 周内流产,排除解剖学异常、激素水平及夫妇染色体异常,抗体阳性才能符合抗磷脂综合征使用肝素预防性治疗的临床指征。然而,ACOG 提醒注意的是:诊断标准中增加流产次数既不是为了解释多次流产的原因,也不是为了确定下次妊娠的流产风险。有鉴于此,治疗方案应当谨慎。如果治疗,可以考虑使用阿司匹林和肝素。治疗后与生育力正常的对照组流产发生率相同。

遗传性易栓症

毫无疑问,母体遗传性高凝状态会增加中期流产,但对早期流产的影响存有质疑。因子 V Leiden 突变(Q1691G→A)、凝血酶原基因突变(2021G→A)和亚甲基四氢叶酸还原酶(MTHFR)基因纯合突变(677C→T)可能与流产相关。2003 年包括 31 项研究的荟萃分析[64]表明,小于 13 周复发性流产(两次及以上)与 V 因子 Leiden(Q1691A)突变、活化蛋白 C 抵抗、凝血酶原基因(20210A0)突变以及蛋白 S 缺乏相关。而与 MTHFR 基因、蛋白 C、抗凝血酶无关。Kovalesky 及其合作者[65]包括了 16 项研究的荟萃分析显示妊娠早期和中期的复发性流产与因子 V Leiden 或凝血酶原基因 20210G7→A 杂合突变有相关性。

易栓症与 10 周内复发性早期流产的关系证据不强。多数作者建议检测因子 V Leiden 突变、活化蛋白 C 抵抗、空腹血同型半胱氨酸,抗磷脂抗体(aPLs)以及凝血酶原基因。由于在随机对照研究(RCTs)中,治疗的益处尚不明确,应谨慎使用肝素或其他抗血栓抗凝药物治疗早期复发性流产。

外源性因素

虽未根据偶发或复发性流产对外源性因素进行分层研究,但已证实许多外源性因素与流产有关(见 8 章)。当然,每一个孕妇都暴露在各种低剂量因素中,难以用准确数据阐明这些外源性因素在早期流产的作用。

外源性因素暴露后的结果通常仅来自病例对照研

究。在这些研究中,不良妊娠史(如自然流产)的妇女在回答暴露因素时,往往比正常对照组回溯的更多,但这是病例对照研究固有的偏倚。主要偏倚是回忆的准确性,因为与经历过不良结局的研究组相比,正常对照组对于回顾先前事件的积极性更低。工作人员也很自然地将暴露经历局限于妇女的生育年龄,潜在危险化学因素的暴露通常并不知情,如此就难以准确记录。孕妇也经常同时暴露于很多外源性因素中,因此几乎不可能确定是哪种因素对妊娠造成的不良影响。基于这些因素,医生们应谨慎对待外源性因素对流产的作用。另一方面,尽量避免有害因素暴露也是基本常识。

射线和化疗药物

高剂量射线以及抗肿瘤药有致畸作用。当然,只有在孕妇疾病严重且必须终止妊娠时,放射治疗或者化疗才会在孕期使用。最常见的是盆腔 X 线照射,即使暴露剂量达到 10cGy 也并不增加风险。而实际暴露量远低于此(1~2cGy)。在医院工作的孕妇,应避免触碰化疗药物,在影像诊断时尽量减少射线暴露。

酒精

即使不考虑流产,妊娠期也不应饮酒(见第 6、8 章),虽然酒精仅轻度增加流产风险。有些作者发现孕早期饮酒会略微增加自然流产风险,而其他作者[66]发现每周饮酒 3~4 杯的流率 13%,未饮酒者流率 11%,比例基本持平。另外的研究也是相似的结果。Armstrong 及其合作者[67]发现每周饮酒 20 杯以上,流产比值比为 1.82。

戒酒并不能预防流产,仍需评估其他因素。不能将一次流产归因于孕早期的社交性酒精暴露。

咖啡因

Mills 及其合作者[68]的群体数据表明,流产与咖啡因(咖啡以及其他食物来源)关系的比值比仅为 1.15(95% 置信区间为 0.89~1.49)。摄入量较高时可能会有更大风险。Klebanoff 等[69]报道日咖啡因摄入量达 300mg,流产风险增加 1.9 倍。若考虑到孕期呕吐,很难研究咖啡因影响的混杂因素。一般认为,中等量咖啡因暴露不造成流产。

避孕药

带器妊娠增加流产风险,导致妊娠中期败血症,可出现流感样症状。这种情况很罕见。如果孕前取出节育器,就不会增加自然流产的风险。孕前或孕期口服避孕药和流产风险无关,注射式或者植入式避孕药结果相同。孕前或孕期应用杀精剂也不会增加流产风险。

化学品

孕妇在工作场所中应尽量避免潜在的毒物暴露。确定造成影响的剂量,及所造成的影响都很困难。对潜在毒物进行错误警示的情况时有发生。据称很多化学制剂与流产相关,但被认可的潜在致病性制剂仅是少数[70]。其中包括麻醉气体、砷类、苯胺染料、苯、溶剂类、环氧乙烷、甲醛、杀虫剂和某些二价阳离子(铅、汞、镉)。在橡胶厂、电池厂和化工厂的工人存在这些风险。

吸烟

母体在整个孕期的主被动吸烟都是有害的。烟草中含有几十种对胎儿胎盘细胞增殖分化存在影响的物质,从而可以解释流产、胎儿生长受限、死胎、早产和胎盘早剥在吸烟者中增加的流行病学现象[71]。孕期吸烟常被认为会引起流产,但在现有的研究中,基本都没有排除混杂变量。但是研究的确显示,吸烟者流产率增加的确不受孕妇年龄及饮酒的影响[72];对 400 名自然流产妇女和 570 名正在妊娠妇女进行尿液可替宁浓度检测,尿液可替宁浓度增加了流产风险,但比值比仅为 1.8(95% 的置信区间为 1.3~2.6)。一项最近的系统回顾以及荟萃分析[73]表明主动吸烟增加流产率(相对风险比为 1.23;95% 的置信区间为 1.16~1.30),并且和吸烟量呈正相关(每天多吸一支烟风险提高 1%)。**孕期被动吸烟使流产风险增加 11%。**

从妊娠早期开始,吸烟与胎盘滋养细胞基底膜增厚、绒毛间充质胶原含量增加以及血管化减少有关。这些解剖学改变与胎盘酶活性及其合成功能相关。尤其是尼古丁能抑制胎盘绒毛主动摄取氨基酸和滋养细胞的侵袭作用,镉能降低 11β-羟基类固醇脱氢酶-2 的表达和活性,与胎儿生长受限相关。在这种情况下,对胎盘组织的直接损害可以解释重度吸烟者流产率更高。

外伤

孕妇常将流产归因于创伤如跌倒或者腹部撞击(见第 26 章)。实际上母体固有结构和羊水都能保护胎儿免受外界创伤的影响。不应将流产归因于微小创伤。在一项巢式病例对照研究中,实验组 392 例,对照组 807 例,显示流产和身体暴力无关[74]。

心理因素

心理健康受损可能导致早期流产,但从未得到证实。尚不能确定患有精神疾病的孕妇流产率是否增加,因为未将不同的混杂变量考虑在内,混杂的遗传因素也没有考虑。妊娠期精神疾病问题将在第55章讨论。

在 Stray-Pedersen 的文章中,强调最多的是健康心理状态的益处[75]。研究中,有过重复流产史的妇女接受更多关爱(悉心照料)而没有特殊药物治疗,她们($n = 16$)更可能妊娠成功(85%),而未经悉心照料的妇女($n = 42$)能完成妊娠者占 36%。该研究缺陷之一是进入悉心照料组的仅是在大学附近居住的孕妇,而离大学远的孕妇只能进入对照组。在其他方面两组孕妇也有差异。其他研究也报告了良好的心理状态的积极影响[75,76]。仍须说明,实验设计有缺陷,这种有益作用的生物学解释依然不清楚。

常见药物

非甾体类抗炎药(NSAIDs)在孕期广泛应用。最近一项 65 457 名妇女的队列研究发现,除吲哚美辛能显著增加风险外,特定的 NSAIDs 并不增加早期流产风险[77]。

一项包括 22 061 名服用抗抑郁药的丹麦孕妇的大规模流行病学研究,表明在诊断为抑郁症的孕妇中流产率仅有略微升高[78]。不管是接受常用的抗抑郁药还是选择性 5-羟色胺再摄取抑制剂(SSRIs)都和流产率无关。在一项丹麦的类似研究中,抗癫痫药并不增加早期流产率[79]。

复发性早期流产的管理

尽管已知一些流行病学、临床和生物化学的危险因素与复发性早期流产明确相关,但在多数病例中的特定病因仍不清楚。**在近 20 年里,关于这一问题有两种主要理论:(1)复发性早期流产的发生主要与非整倍体和其他的遗传学错误相关,复发率可以用概率结合增加的风险进行解释。(2)母体易栓症、内分泌或免疫系统异常是造成整倍体流产的主要原因。**

面对发生过流产的夫妇,产科医生有以下义务:

1. 提供胚胎总的丢失率方面的信息(临床可识别妊娠丢失率为 10% ~ 12%[80],临床未识别妊娠丢失率更高)以及可能造成流产的病因(遗传学尤其是细胞遗传学病因);

2. 告知患者自身存在的再发危险因素(见表 27-2);

3. 确定全面临床评估的必要性。包括超声筛查子宫畸形、实验室检查夫妇双方染色体、筛查抗磷脂综合征。将本章提及的疾病特点进行总结,用于咨询患者很有帮助,要强调流产的常见原因。流产率与母体年龄、既往流产次数呈正相关,这些确有价值的信息要告知病人。母体年龄不只是增加多倍体妊娠风险,也对子宫内膜血管、内分泌以及免疫因素有影响。

何时需行全面检查

即使仅发生过一次流产的夫妇,也应进行咨询并告知再发风险,但并不是所有的夫妇均需全面检查及全套实验室检查。不孕症夫妇中女方年龄接近 40 岁或以上者,在发生 2 次流产后就应行全面检查,如果需行 IVF 助孕则可采用 PGD 非整倍体检查。流产超过 3 次者习惯上直接进行全面检查。**尽管等到流产 3 次才开始评估并没有确切的科学依据,但这是 RCOG 和欧洲人类生殖及胚胎学会(ESHRE)的标准[80]。2001 年 ACOG[81] 定义的复发性流产为 2 或 3 次连续流产,该指南的定义更加科学,但是否需要"连续"一词仍存在争议。**

在夫妇的检查评估过程中,应由同一位医生全面负责。2 次或 3 次流产都应进行同样的全面检查。**任何有死胎或异常活产儿的夫妇需要进行细胞遗传学检查,除非已知死胎的染色体正常。需排除父母染色体重排(易位和倒位)。如果死胎染色体检查失败,可以用储存的蜡块组织行 FISH 检查,以排除常见的非整倍体。**

推荐的评估方法

有过一次早期流产的夫妇,可进行相关咨询,但不需要全面检查。应告诉患者在正常人群流产率也相当高(10% ~ 15%),流产消除了异常胚胎,并非全无益处。临床医生也可告知相关的复发风险;在有活产史的夫妇中,一次流产后的再发风险为 20% ~ 25%,在没有活产史的夫妇中该统计数字只是轻度增加(见表 27-1),但年龄越大风险越高。孕妇应治疗现有疾病,松解宫腔粘连。如果只是子宫畸形及子宫肌瘤则无需进一步检查。

对于两次自然流产的夫妇,可根据双方年龄及意愿选择是否进行检查;当发生三次自然流产后,通常需进行全面检查。若前期没有进行检查,临床医生应收集以下数据:(1)获得详细的家族信息;(2)进行全面的体格检查;(3)存在的相关风险;(4)选择本章列举的检查项目。偶发死胎或异常活产儿者应行基因检测,无需考虑发生次数。对于复发性流产的夫妇应行双方染色体检查。若夫妇双方存在染色体平衡易位或曾有流产胚胎为常染色体三体者,需进行产前染色体诊断。

尽管对所有流产胚胎行染色体核型分析不太现实,但对流产胚胎行细胞遗传学检查是有价值的。发现三体胚胎提示复发性非整倍体的可能,下次妊娠需行产前细胞遗传学检查。单纯因反复流产而行侵入性产前细胞遗传学检查仍存在争议,但对 30 岁以上孕妇并非没有依据。

复发性流产的内分泌异常包括控制不良的糖尿病,明显的甲状腺功能障碍,以及母体 TSH 水平升高。亚临床糖尿病或亚临床甲减(TSH>2.5mIU/L)不是明确的原因[82]。尽管 IVF 后妊娠仍需黄体支持治疗(孕酮),但黄体功能不全也不再作为流产的原因。补充孕酮对母体及胎儿无害,但尚无充足数据支持对复发性早期流产妇女常规补充孕酮,大样本研究尚在进行中。

对于感染性因素,仅有沙眼衣原体和解脲支原体与复发性流产相关,因其为慢性感染有造成复发性流产的潜在可能,而其他感染仅可能造成偶发流产。沙眼衣原体可在子宫内膜生长。经验性使用强力霉素治疗夫妇双方可作为一种选择。在 REPL 患者中,7% 为慢性子宫内膜炎,经抗生素治疗后活产率提高,说明部分 REPL 患者可从中受益[83]。

若自然流产发生在妊娠 8 ~ 10 周时,应考虑子宫畸形的潜在可能,需行宫腔镜或子宫输卵管造影检查。若为宫腔粘连则需松解术。若为副中肾管融合异常(纵隔子宫或双角子宫),且发生过一次或以上的自发性中期妊娠流产者,则可考虑手术矫正畸形。

患有获得性或遗传性易栓症妇女,早期流产风险轻度增加。易栓症仅能很好地解释一小部分早期流产,更可能是中期妊娠流产的原因。对于抗磷脂综合征的复发性流产患者,已经证明抗凝药如阿司匹林和肝素可以增加再次妊娠的活产率[84]。对于遗传性易栓症,抗凝治疗是否能够增加活产尚不明确。随机对照研究表明抗凝治疗对于原因不明的复发性流产妇女并无益处[85,84]。

临床医生应劝告病人戒烟酒,但在具体病例中不必将烟酒归于流产原因。其他的毒物暴露也应进行相似的咨询。孕前应了解药物滥用和环境暴露史,以减少早期流产,同时帮助妇女减少主要的健康危险因素(见第 6 章和第 8 章)。

原因不明的继发性复发性流产可能与母体对再次妊娠的免疫应答异常有关,一些文献作者建议,对于此类复发性流产女性检查是否存在自身免疫和细胞免疫异常。有假设提出,机体自然杀伤细胞(NK 细胞)水平升高可能影响生育能力,并且近年来血 NK 细胞水平也作为诊断性检查用于指导不孕症[86]和复发性流产患者的治疗。近期一项荟萃分析表明,复发性流产妇女外周血中 NK 细胞的百分比显著高于对照组[86]。几种免疫疗法已经用于原因不明的流产。然而到目前为止没有一个免疫治疗被证明是有效的,包括父方细胞免疫、第三方供体白细胞、滋养细胞以及静脉免疫球蛋白治疗,与安慰剂相比不增加活产率[87,88]。

晚期妊娠丢失(死胎)

死胎是指 20w 或之后妊娠丢失。体重定义为 350g,是 20w 胎儿体重的第 50 百分位数。美国的死胎发病率为 1/160,或每年 25 000 例。在本书其他章节讨论的众多情况中(详见第 11 章),都会增加死胎的发生。这些情况包括肥胖、有无早产的多胎妊娠、感染(微小病毒-B19)、高龄妇女和许多全身性疾病,包括但不限于糖尿病、慢性或妊娠期高血压、自身免疫性疾病、肾脏和甲状腺疾病。对于主动被动吸烟、吸毒或兼而有之的孕妇,死胎风险更高(OR 1.94)[89]。表 27-4 显示 2005 年 Fretts[90]编制的和 2009 年 ACOG[16]重新编制的患病率和优势比。

表 27-4 母体风险因素和死胎风险评估

疾病名称	死胎中的患病率	优势比(OR)
正常人群	–	1.0
胎儿生长受限(<10%)史	7%	2 ~ 4.6
死胎史	1%	1.4 ~ 3.2
多胎妊娠		
双胎	3%	1.0 ~ 2.8
三胎	0.1%	2.8 ~ 3.7
低危妊娠	80%	0.86
高血压疾病		
慢性高血压	6% ~ 10%	1.5 ~ 2.7
妊娠高血压		
轻度	6% ~ 8%	1.2 ~ 4.0
重度	1% ~ 3%	1.8 ~ 4.4
糖尿病		
饮食控制	3% ~ 5%	1.2 ~ 2.2
胰岛素治疗	2.4%	1.7 ~ 7.0
系统性红斑狼疮	<1%	6 ~ 20
肾脏疾病	<1%	2.2 ~ 30
甲状腺疾病	0.2% ~ 2%	2.2 ~ 3.0
易栓症	1% ~ 5%	2.8 ~ 5.0
妊娠期胆汁淤积	<0.1%	1.8 ~ 4.4
吸烟>10 支/天	10% ~ 20%	1.7 ~ 3.0
肥胖(孕前)		
BMI = 25 ~ 29.9	21%	1.9 ~ 2.7
BMI>30	20%	2.1 ~ 2.8
母体高龄(参照<35 岁)		
35 ~ 39 岁	15% ~ 18%	1.8 ~ 2.2
≥40 岁	2%	1.8 ~ 3.3
黑人较白人妇女	15%	2.0 ~ 2.2
低教育人群(<12 年 VS ≥12 年)	30%	1.6 ~ 2.0

根据美国妇产科协会(ACOG)修正
Practice Bulletin: Management of Stillbirth. No. 102: 1. Washington, DC: ACOG; 2009.

　　黑人 20w 后流产率（11/1000）高于其他种族（6/1000），其中包括西班牙裔和印第安人[16]。

复发性死胎

　　复发反映了疾病的严重程度和可治疗程度；因此没有任何一项单一风险适用于预测死胎复发。有少数几个广泛适用的风险因素：母亲年龄与死胎发生率呈正相关。这表明母体年龄不仅可预测胎儿病因（如染色体异常），也可预测与母体年龄相关的并发症。

　　相同年龄的初产妇较经产妇更易发生死胎。这可能与受孕困难有关，与需要辅助生殖技术（ART）的女性有更强的相关性。生育能力低（受孕时间延长）但未行 ART 的夫妇，比 1 年内正常受孕夫妇的出生缺陷发生率高。**经 ART 和未经 ART 但生育能力低的夫妇，与未避孕 12 个月内正常受孕者相比，出生缺陷分别高 20% 和 30%（OR 分别为 1.2 和 1.3）**[91]。

　　孕 32 周前出现胎儿生长受限的孕妇死胎风险最高（2 倍）[92,93]。此风险独立于分娩方式（阴道分娩或剖宫产）。根据苏格兰发病率数据（1981 至 2000），死胎再发的 OR 值为 1.94[94]。近期一项系统回顾和荟萃分析表明，与前次阴道分娩相比，前次剖宫产妇女不明原因死胎发生率更高[95]。剖宫产后再次妊娠死胎发生率高的原因仍不清楚，但剖宫产后胎盘早剥发生率较高提示胎盘形成受损。

遗传因素

　　ACOG 越来越认可死胎的遗传因素，并提出具体的管理建议。**8% ~ 13% 的死胎可检测到染色体异常或显著拷贝数变异（微缺失和微重复）**[17,96,97]。**因此，应尽量明确死胎的染色体状态。**现在逐渐认识到检测娩出后的死胎组织的传统方法不是最佳选择，细胞培养常常失败，大约 50% ~ 75% 的病例得不到结果。**羊水穿刺细胞培养行染色体分析的成功率为 80%。**许多病人，由于胎死宫内承受巨大压力而不愿意接受侵入性手术，但对于病人的远期利益来讲应该极力推荐死胎的遗传学分析。如前所述，array CGH 不需要细胞培养，并可检测到核型分析所不能发现的微缺失和微重复，可以作为备选。

　　由于死胎数天后就已浸软，通过死胎的临床检查即使是染色体三体也非常难以发现。因此，除了明显的结构异常（如唇裂，脊髓脊膜突出），医疗记录中未见畸形的表述值得怀疑。胎儿存活时的超声结果可能更为可靠。如果不能进行羊水穿刺或羊水培养失败，应尝试行 FISH 检查以排除常见的三体。FISH 可用胎盘、脐带或没有污染的体内组织如结缔组织。

　　死胎尸检的主要目的是发现孟德尔遗传定律无法解释的异常。这将明显改变随后的妊娠管理，因此应尽量尸检。进行全身照相和 X 光摄片，并由专业医生检查胎盘。目前在诊断骨骼发育不良中已经取得进展，可能再发的常染色体隐性遗传病是常见病因。其他可能是新生突变造成的常染色体显性遗传病。二者的区分是重要的，因为如果是常染色体显性遗传病，复发风险几乎为零。如果家长拒绝尸体解剖，医务人员应尽可能多的获取信息：照片、X 线照片或磁共振图像、超声和遗传学家的检查。不包括头部的解剖可能更为父母所接受。

多基因/多因素异常

　　死胎的任何孤立性出生缺陷的检出率都高于新生儿，这是宫内逆向选择的反映，是多年来在超声监测所认可的现象。如果发生孤立性器官特异性缺陷（如心脏），病因通常是多基因/多因素的，复发风险为 2% ~ 5%。另一方面，这可能只是唯一明显的缺陷，但实际上是复杂畸形的一部分。尸检的主要原因是能够鉴别这些可能性。**多发性畸形综合征可能为孟德尔遗传性原因。**

母体评估

　　ACOG 推荐对母体进行某些实验室检查（框 27-1）。合并内科并发症的孕妇已行多项检测，死胎原因似乎是显而易见（例如糖尿病）。但是这些病人仍需要全面实验室检查，因为貌似正确的诊断可能是错误的。值得注意的是，ACOG 不推荐检查抗核抗体和某些血清学指标（弓形体、风疹病毒、巨细胞病毒，单纯疱疹病毒），也不推荐核型以外的遗传学检查。然而，在不久的将来，array CGH（见第 10 章）、器官特异性突变（例如骨骼发育异常）或其他遗传学检查将成为现实。由实验室阳性结果（如易栓症）确定死胎原因时需谨慎，必要时仍需胎儿尸检和遗传学检查。

再次妊娠管理

　　普遍推荐高质量的超声检查和严密胎儿监护。推荐妊娠 38 周引产。如考虑更早引产，需确认胎肺成熟。其他则集中于母体特定因素（如糖尿病）的管理。在多数病例中，临床管理与普通产科病人区别不大。有些情况下，产前遗传诊断是必要的。

框 27-1　　ACOG 推荐:死胎后母体实验室检查
发生死胎的所有产妇
• 全血细胞计数
• Kleihauer-Betke 或其他母体循环中胎儿细胞检测
• 人微小病毒-B19 IgG 和 IgM
• 梅毒
• 狼疮抗凝物
• 抗心磷脂抗体
• 促甲状腺激素
发生死胎的部分产妇
• 易栓症:
因子 V Leiden 突变
凝血酶原基因突变
抗凝血酶Ⅲ
同型半胱氨酸(空腹)
• 蛋白-S 和蛋白-C 活性
• 父母染色体核型
• 间接 Coombs 试验
• 葡萄糖筛查(口服葡萄糖耐量试验,糖化血红蛋白)
• 毒理学筛查
数据来自 American College of Obstetricians and Gynecologists(ACOG). Practice Bulletin: Management of Stillbirth. No. 102; 1. Washington, DC; ACOG;2009.

早期妊娠并发症的产科结局

大多数早期妊娠并发症发生在妊娠 12 周之前,涉及胎盘形成和早期胎盘发育。越来越多的证据表明,许多胎盘形成不良与自由基失衡有关,并将进一步影响胎盘发育和功能,随后影响母体和胎儿,但常被临床医生所忽略[2]。

早期妊娠并发症包括流产、有或无宫腔血肿的先兆流产和双胎之一胎儿消失等,这些在世界范围内极为常见。这些并发症对继续妊娠,尤其是下次妊娠近远期结局的影响知之甚少。多数数据来自多种不同并发症和病理结果的小型回顾性研究,或是来自某一病理结果的大样本研究,但病理生理学定义差别很大。

近来的 Meta 分析和系统回顾表明,发生早期妊娠并发症后,继续妊娠的不良结局风险增加。前次妊娠有并发症,再次妊娠临床密切相关不良结局的优势比大于 2 的妊娠结局包括:一次流产再次妊娠后围产儿死亡,两次以上流产再次妊娠后极早产(VPTD),复发性流产后前置胎盘、未足月胎膜早破(PPROM)、极早产和低出生体重儿(LBW)[98]。本次妊娠有并发症,继续妊娠临床密切相关不良结局的优势比大于 2 的妊娠结局包括:早产(PTD),极早产,胎盘早剥,小于孕龄儿(SGA),低出生体重儿,先兆流产后的极低出生体重儿。有过宫内血肿者:妊娠期高血压,子痫前期,胎盘早剥,早产,小于孕龄儿和低 5 分钟

Apgar 评分风险增加。双胎一胎消失后:极早产,极小于胎龄儿风险增加[99]。这些数据表明胎盘相关的早期妊娠并发症和随后的围产期不良妊娠结局之间存在关联。

大多数研究都存在异质性,很多早期对照研究没有对不良妊娠结局的相关混杂因素进行调整,如年龄、辅助生殖技术、经济状况、教育水平、种族、身高、婚姻状况、产次、既往妊娠史、长期不孕、吸烟以及母体体重,或者没有对其他早期妊娠并发症进行分层[98,99]。然而,总体而言,最近的大型荟萃分析和基于受控人群的前瞻性研究证实了先前的数据:某些早期妊娠并发症与继续妊娠或再次妊娠的晚期产科并发症强相关[99]。**尤其是多数早期妊娠并发症增加了早产和极早产风险。**因此,早期发现这些风险因素可以促进筛选本次或再次妊娠的产科高危孕妇。此外,妊娠前半期识别这些指标应该能够优化治疗方案,推出新疗法指南,改善高危孕妇的围产期结局。

关键点

◆ 约 50% ~ 70% 的妊娠会流产,多发生在妊娠早期。植入前胚胎丢失特别高,包括 25% ~ 50% 形态正常胚胎以及 50% ~ 70% 的形态异常胚胎。

◆ 流产与年龄相关,40 岁妇女流产率是 20 岁妇女的两倍,且多在 8 周前发生。

◆ 至少 50% 的临床可识别流产是染色体异常所致,流产胎儿与活产儿染色体异常有所不同。常染色体三体占染色体异常的 50%。妊娠早期复发性流产中,平衡易位占 5%。

◆ 许多认为可能是早期复发性流产的非遗传原因缺乏证据。治疗的效果常不确定。

◆ 子宫畸形是公认的中期流产原因,但是否与早期流产相关仍不明确。子宫成形术或宫腔镜切除子宫纵隔可能有益于有中期流产史的夫妇。

◆ 药物、毒素和物理因素是早期流产的罕见原因,特别是复发性流产。毒性物质暴露不能解释复发性流产。主被动吸烟和药物滥用与早期流产和死胎率较高有关。

◆ 抗磷脂综合征(LAC,aPL 和抗 β2-糖蛋白抗体)是中期流产的公认原因;其在早期流产中的作用有争议。ACOG 在早期复发性流产妇女中诊断抗磷脂综合征有严格的标准。

◆ 即使不治疗,早期复发性流产的预后也很好。甚至有多至四次流产且无活产史者,活产率为 60% ~ 70%。有效治疗方案的成功率应大于预期背景活产率,或者应在随机对照研究中评估。四次及以上的流产不太可能用细胞遗传学解释,并可能有不同预后。

◆ 死胎(妊娠 20 周后或大于 350g 的流产)中的染色体异常发生率以及非染色体性遗传因素(例如各种综合征)常被低估。应通过羊水穿刺或绒毛取样获取组织用于细胞遗传学检查,使用产后组织进行细胞培养常会失败。

◆ 应尽力对所有的死胎进行全面尸检并照相,尸检结果可能会改变后续妊娠管理。如果夫妇拒绝尸检,应对胎儿进行全身 X 线摄片、磁共振和其他非侵入性成像。

◆ 本次或前次妊娠早期不良事件或并发症可能干扰此次妊娠正常胎盘形成,并增加某些晚期产科并发症的风险。

参考文献

1. Jauniaux E, Poston L. Placental-related diseases of pregnancy: involvement of oxidative stress and implications in human evolution. *Hum Reprod Update*. 2006;12:747.
2. U.S. Department of Health and Human Services. *Reproductive Impairments among Married Couples*. U.S. Vital and Health Statistics Series 23, No. 11, Hyattsville, MD, 1982, p 5.
3. Simpson JL, Mills JL, Holmes LB, et al. Low fetal loss rates after ultrasound-proved viability in early pregnancy. *JAMA*. 1987;258:2555.
4. Regan L. A prospective study on spontaneous abortion. In: Beard RW, Sharp F, eds. *Early Pregnancy Loss: Mechanisms and Treatment*. London: Springer-Verlag; 1988.
5. Simpson JL, Gray RH, Queenan JT, et al. Risk of recurrent spontaneous abortion for pregnancies discovered in the fifth week of gestation. *Lancet*. 1994;344:964.
6. Jauniaux E, Gulbis B. The human first trimester gestational sac limits rather than facilitates oxygen transfer to the foetus: a review. *Placenta*. 2003; 24:S86.
7. Jauniaux E, Hempstock J, Greenwold N, et al. Trophoblastic oxidative stress in relation to temporal and regional differences in maternal placental blood flow in normal and abnormal early pregnancies. *Am J Pathol*. 2003; 162:115.
8. Burton GJ, Jauniaux E. The influence of the intrauterine environment on human placental development. *Int J Dev Biol*. 2010;54:303.
9. Burton GJ, Woods AW. Rheological and physiological consequences of conversion of the maternal spiral arteries for uteroplacental blood flow during human pregnancy. *Placenta*. 2009;30:473.
10. Hustin J, Jauniaux E. Histological study of the materno-embryonic interface in spontaneous abortion. *Placenta*. 1990;11:477.
11. Jauniaux E, Greenwold N, Hempstock J, et al. Comparison of ultrasonographic and Doppler mapping of the intervillous circulation in normal and abnormal early pregnancies. *Fertil Steril*. 2003;79:100.
12. Hempstock J, Jauniaux E, Greenwold N, et al. The contribution of placental oxidative stress to early pregnancy failure. *Hum Pathol*. 2003;34:1265.
13. Munne S, Alikani M, Tomkin G, et al. Embryo morphology, development rates, and maternal age are correlated with chromosome abnormalities. *Fertil Steril*. 1995;64:382.
14. Simpson JL, Bombard AT. Chromosomal abnormalities in spontaneous abortion: frequency, pathology and genetic counseling. In: Edmonds K, ed. *Spontaneous Abortion*. London: Blackwell; 1987:51.
15. Sorokin Y, Johnson MP, Uhlmann WR, et al. Postmortem chorionic villus sampling: correlation of cytogenetic and ultrasound findings. *Am J Med Genet*. 1991;39:314.
16. ACOG Practice Bulletin. Management of stillbirth. *Obstet Gynecol*. 2009; 102:1.
17. ACOG Committee Opinion No. 581. *Obstet Gynecol*. 2013;122:6.
18. Hassold T, Hunt P. Maternal age and chromosomally abnormal pregnancies: what we know and what we wish we knew. *Curr Opin Pediatr*. 2009;21:703.
19. Fragouli E, Wells D. Chromosome abnormalities in the human oocyte. *Cytogenet Genome Res*. 2011;133:107.
20. Kuliev A, Zlatopolsky Z, Kirillova I, et al. Meiosis errors in over 20,000 oocytes studied in the practice of preimplantation aneuploidy testing. *Reprod Biomed Online*. 2011;22:2.
21. Tempest HG. Meiotic recombination errors, the origin of sperm aneuploidy and clinical recommendations. *Syst Biol Reprod Med*. 2011;57:93.
22. Deleted in review.
23. Deleted in review.
24. Singh RP, Carr DH. The anatomy and histology of XO human embryos and fetuses. *Anat Rec*. 1966;155:369.
25. Jirasek JE. Principles of reproductive embryology. In: Simpson JL, ed. *Disorders of Sex Differentiation: Etiology and Clinical Delineation*. San Diego: Academic Press; 1976:51.
26. Warburton D, Kline J, Stein Z, et al. Does the karyotype of a spontaneous abortion predict the karyotype of a subsequent abortion? Evidence from 273 women with two karyotyped spontaneous abortions. *Am J Hum Genet*. 1987;41:465.
27. Warburton D, Dallaire L, Thangavelu M, et al. Trisomy recurrence: a reconsideration based on North American data. *Am J Hum Genet*. 2004;75:376.
28. Rubio C, Simon C, Vidal F, et al. Chromosomal abnormalities and embryo development in recurrent miscarriage couples. *Hum Reprod*. 2003;18:182.
29. Munné S, Sandalinas M, Magli C, et al. Increased rate of aneuploid embryos in young women with previous aneuploid conceptions. *Prenat Diagn*. 2004;24:638.
30. Deleted in review.
31. Stephenson MD, Awartani KA, Robinson WP. Cytogenetic analysis of miscarriages from couples with recurrent miscarriage: a case-control study. *Hum Reprod*. 2002;17:446.
32. Carp H, Toder V, Aviram A, et al. Karyotype of the abortus in recurrent miscarriage. *Fertil Steril*. 2001;75:678.
33. Deleted in review.
34. Bianco K, Caughey AB, Shaffer BL, et al. History of miscarriage and increased incidence of fetal aneuploidy in subsequent pregnancy. *Obstet Gynecol*. 2006;107:1098.
35. Munne S, Fischer J, Warner A, et al. Preimplantation genetic diagnosis significantly reduces pregnancy loss in infertile couples: a multi-center study. *Fertil Steril*. 2006;85:326.
36. Munne S, Escudero T, Colls P, et al. Predictability of preimplantation genetic diagnosis of aneuploidy and translocations on prospective attempts. *Reprod Biomed Online*. 2004;9:645.
37. Simpson JL, Meyers CM, Martin AO, et al. Translocations are infrequent among couples having repeated spontaneous abortions but no other abnormal pregnancies. *Fertil Steril*. 1989;51:811.
38. Boué A, Gallano P. A collaborative study of the segregation of inherited chromosome structural rearrangements in 1,356 prenatal diagnoses. *Prenat Diagn*. 1984;4:45.
39. Daniel A, Hook EB, Wulf G. Risks of unbalanced progeny at amniocentesis to carriers of chromosome rearrangements: data from United States and Canadian laboratories. *Am J Med Genet*. 1989;33:14.
40. Gardner RJM, Sutherland GR, Shaffer LG. *Chromosome abnormalities and genetic counseling*. 4th ed. New York: Oxford; 2012.
41. Deleted in review.
42. Stephenson MD, Sierra S. Reproductive outcomes in recurrent pregnancy loss associated with a parental carrier of a structural chromosome rearrangement. *Hum Reprod*. 2006;21:1076.
43. Verlinsky Y, Tur-Kaspa I, Cieslak J, et al. Preimplantation testing for chromosomal disorders improves reproductive outcome of poor-prognosis patients. *Reprod Biomed Online*. 2005;11:219.
44. Simpson JL, Elias S. *Genetics in Obstetrics and Gynecology*. 3rd ed. Philadelphia: WB Saunders; 2003.
45. Pettenati MJ, Rao PN, Phelan MC, et al. Paracentric inversions in humans: a review of 446 paracentric inversions with presentation of 120 new cases. *Am J Med Genet*. 1995;55:171.
46. Philipp T, Kalousek DK. Generalized abnormal embryonic development in missed abortion: embryoscopic and cytogenetic findings. *Am J Med Genet*. 2002;111:43.
47. Karamardian LM, Grimes DA. Luteal phase deficiency: effect of treatment on pregnancy rates. *Am J Obstet Gynecol*. 1992;167:1391.
48. Negro R, Schwartz A, Gismondi R, et al. Increased pregnancy loss rate in thyroid antibody negative women with TSH levels between 2.5 and 5.0 in the first trimester of pregnancy. *J Clin Endocrinol Metab*. 2010;95:E44.
49. Stagnaro-Green A. Thyroid autoimmunity and the risk of miscarriage. *Best Pract Res Clin Endocrinol Metab*. 2004;18:167.
50. Anselmo J, Cao D, Karrison T, et al. Fetal loss associated with excess thyroid hormone exposure. *JAMA*. 2004;292:691.
51. Mills JL, Simpson JL, Driscoll SG, et al. Incidence of spontaneous abortion among normal women and insulin-dependent diabetic women whose pregnancies were identified within 21 days of conception. *N Engl J Med*. 1988;319:1617.
52. Miodovnik M, Mimouni F, Tsang RC, et al. Glycemic control and sponta-

neous abortion in insulin-dependent diabetic women. *Obstet Gynecol.* 1986;68:366.

53. Ben Rafael Z, Seidman DS, Recabi K, et al. Uterine anomalies: a retrospective, matched-control study. *J Reprod Med.* 1991;36:723.

54. Proctor JA, Haney AF. Recurrent first trimester pregnancy loss is associated with uterine septum but not with bicornuate uterus. *Fertil Steril.* 2003; 80:1212.

55. Salim R, Regan L, Woelfer B, et al. A comparative study of the morphology of congenital uterine anomalies in women with and without a history of recurrent first trimester miscarriage. *Hum Reprod.* 2003;18:162.

56. Stampe Sørenson S. Estimated prevalence of müllerian anomalies. *Acta Obstet Gynecol Scand.* 1988;67:441.

57. Simon C, Martinez L, Pardo F, et al. Müllerian defects in women with normal reproductive outcome. *Fertil Steril.* 1991;56:1192.

58. Ludmir J, Samuels P, Brooks S, et al. Pregnancy outcome of patients with uncorrected uterine anomalies managed in a high-risk obstetric setting. *Obstet Gynecol.* 1990;75:906.

59. Hartmann KE, Herring AH. Predictors of the presence of uterine fibroids in the first trimester of pregnancy: a prospective cohort study. *J Soc Gynecol Invest.* 2004;11:340A.

60. van Oostrum N, De Sutter P, Meys J, Verstraelen H. Risks associated with bacterial vaginosis in infertility patients: a systematic review and meta-analysis. *Hum Reprod.* 2013;28:1809-1815.

61. Simpson JL, Mills JL, Kim H, et al. Infectious processes: an infrequent cause of first trimester spontaneous abortions. *Hum Reprod.* 1996;11: 668.

62. ACOG Practice Bulletin. Antiphospholipid syndrome. *Obstet Gynecol.* 2011;117:192.

63. Simpson JL, Carson SA, Chesney C, et al. Lack of association between antiphospholipid antibodies and first-trimester spontaneous abortion: prospective study of pregnancies detected within 21 days of conception. *Fertil Steril.* 1998;69:814.

64. Rey E, Kahn SR, David M, et al. Thrombophilic disorders and fetal loss: a meta-analysis. *Lancet.* 2003;361:901.

65. Kovalesky G, Gracia CR, Berlin JA, et al. Evaluation of the association between hereditary thrombophilias and recurrent pregnancy loss. *Arch Intern Med.* 2004;164:558.

66. Halmesmaki E, Valimaki M, Roine R, et al. Maternal and paternal alcohol consumption and miscarriage. *Br J Obstet Gynaecol.* 1989;96:188.

67. Armstrong BG, McDonald AD, Sloan M. Cigarette, alcohol, and coffee consumption and spontaneous abortion. *Am J Public Health.* 1992; 82:85.

68. Mills JL, Holmes LB, Aarons JH, et al. Moderate caffeine use and the risk of spontaneous abortion and intrauterine growth retardation. *JAMA.* 1993;269:593.

69. Klebanoff MA, Levine RJ, DerSimonian R, et al. Maternal serum paraxanthine, a caffeine metabolite, and the risk of spontaneous abortion. *N Engl J Med.* 1999;341:1639.

70. Savitz DA, Sonnenfeld NL, Olshan AF. Review of epidemiologic studies of paternal occupational exposure and spontaneous abortion. *Am J Ind Med.* 1994;25:361.

71. Jauniaux E, Burton GJ. Morphological and biological effects of maternal exposure to tobacco smoke on the feto-placental unit. *Early Hum Dev.* 2007;83:699.

72. Ness RB, Grisso JA, Hirschinger N, et al. Cocaine and tobacco use and the risk of spontaneous abortion. *N Engl J Med.* 1999;340:333.

73. Pineles BL, Park E, Samet JM. Systematic review and meta-analysis of miscarriage and maternal exposure to tobacco smoke during pregnancy. *Am J Epidemiol.* 2014;179(7):807-823.

74. Nelson DB, Grisso JA, Joffe MM, et al. Violence does not influence early pregnancy loss. *Fertil Steril.* 2003;80:1205.

75. Stray-Pedersen B, Stray-Pedersen S. Recurrent abortion: the role of psychotherapy. In: Beard RW, Sharp F, eds. *Early Pregnancy Loss: Mechanism and Treatment.* London: Royal College of Obstetricians and Gynecologists; 1988:433.

76. Liddell HS, Pattison NS, Zanderigo A. Recurrent miscarriage—outcome after supportive care in early pregnancy. *Aust N Z J Obstet Gynaecol.* 1991;31:320.

77. Daniel S, Koren G, Lunenfeld E, Bilenko N, Ratzon R, Levy A. Fetal exposure to nonsteroidal anti-inflammatory drugs and spontaneous abortions. *CMAJ.* 2014;186(5):E177-E182.

78. Kjaersgaard MI, Parner ET, Vestergaard M, et al. Prenatal antidepressant exposure and risk of spontaneous abortion - a population-based study. *PLoS ONE.* 2013;8(8):e72095.

79. Bech BH, Kjaersgaard MI, Pedersen HS, et al. Use of antiepileptic drugs during pregnancy and risk of spontaneous abortion and stillbirth: population based cohort study. *BMJ.* 2014;349:g5159.

80. Jauniaux E, Farquharson RG, Christiansen OB, Exalto N. Evidence-based guidelines for the investigation and medical treatment of recurrent miscarriage. *Hum Reprod.* 2006;21:2216.

81. ACOG. Practice bulletin: management of recurrent pregnancy loss. Number 24. *Int J Gynaecol Obstet.* 2002;78:179.

82. Bernardi LA, Cohen RN, Stephenson MD. Impact of subclinical hypothyroidism in women with recurrent early pregnancy loss. *Fertil Steril.* 2013;100(5):1326-1331.

83. McQueen DB, Bernardi LA, Stephenson MD. Chronic endometritis in women with recurrent early pregnancy loss and/or fetal demise. *Fertil Steril.* 2014;101(4):1026-1030.

84. de Jong PG, Kaandorp S, Di Nisio M, Goddijn M, Middeldorp S. Aspirin and/or heparin for women with unexplained recurrent miscarriage with or without inherited thrombophilia. *Cochrane Database Syst Rev.* 2014;(7): CD004734.

85. De Jong PG, Goddijn M, Middeldorp S. Antithrombotic therapy for pregnancy loss. *Hum Reprod Update.* 2013;19(6):656-673.

86. Seshadri S, Sunkara SK. Natural killer cells in female infertility and recurrent miscarriage: a systematic review and meta-analysis. *Hum Reprod Update.* 2014;20(3):429-438.

87. Wong LF, Porter TF, Scott JR. Immunotherapy for recurrent miscarriage. *Cochrane Database Syst Rev.* 2014;(10):CD000112.

88. Christiansen OB, Larsen EC, Egerup P, Lunoee L, Egestad L, Nielsen HS. Intravenous immunoglobulin treatment for secondary recurrent miscarriage: a randomised, double-blind, placebo-controlled trial. *BJOG.* 2015; 122(4):500-508.

89. Varner MW, Silver RM, Rowland Hogue CJ, et al. Association between stillbirth and illicit drug use and smoking during pregnancy. *Obstet Gynecol.* 2014;123(1):113-125.

90. Fretts R. Etiology and prevention of stillbirth. *Am J Obstet Gynecol.* 2005;193:1923.

91. Hansen M, Boower C, Milne E, et al. Assisted reproductive technologies and the risk of birth defects: a systematic review. *Hum Reprod.* 2005;29: 328.

92. Surkan PJ, Stephansson O, Dickman PW, Cnattingius S. Previous preterm and small-for-gestational-age births and the subsequent risk of still birth. *N Engl J Med.* 2004;350:777.

93. Getahum D, Ananth CV, Kinzler WL. Risk factors for antepartum and intrapartum stillbirth: a population-based study. *Am J Obstet Gynecol.* 2007; 196:499.

94. Bhattacharya S, Prescott GJ, Black M, Shetty A. Recurrence risk of stillbirth in a second pregnancy. *BJOG.* 2010;117:1243.

95. O'Neill SM, Kearney PM, Kenny LC, et al. Caesarean delivery and subsequent stillbirth or miscarriage: systematic review and meta-analysis. *PLoS ONE.* 2013;8(1):e54588.

96. Laury A, Sanchez-Lara PA, Pepkowitz S, Graham JM Jr. A study of 534 fetal pathology cases from prenatal diagnosis referrals analyzed from 1989 through 2000. *Am J Med Genet.* 2007;143A:3107.

97. Korteweg FJ, Bouman K, Erwich JJ, et al. Cytogenetic analysis after evaluation of 750 fetal deaths: proposal for diagnostic workup. *Obstet Gynecol.* 2008;111:865.

98. van Oppenraaij RH, Jauniaux E, Christiansen OB, et al., for the ESHRE Special Interest Group for Early Pregnancy (SIGEP). Predicting adverse obstetric outcome after early pregnancy events and complications: a review. *Hum Reprod Update.* 2009;15:409.

99. Jauniaux E, Van Oppenraaij RH, Burton GJ. Obstetric outcome after early placental complications. *Curr Opin Obstet Gynecol.* 2010;22:452.

最后审阅　刘颖

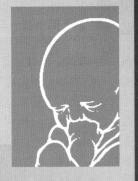

第28章

宫颈机能不全

原著 JACK LUDMIR, JOHN OWEN, and VINCENZO BERGHELLA

翻译与审校 古航,张丽文,袁佳妮,谢然

概述

自从 1658 年 Cole 和 Culpepper 首次描述子宫颈"太松弛以至于流产"之后[1],cervical incompetence(宫颈无能)一词在产科学界激起极大的争论。目前,宫颈机能不全(cervical insufficiency,CI)较为常用,也比较准确。健全的人类子宫颈是一个复杂器官,在妊娠和分娩过程中发生巨大的变化。它能够保持胎儿和胎膜在子宫腔内直到足月分娩,而且在自然分娩或引产中,宫颈发生一系列显著变化,保证胎儿顺利娩出。

宫颈主要由纤维结缔组织构成,包含细胞外间质和细胞部分。细胞外间质由胶原蛋白Ⅰ型和Ⅱ型、弹性蛋白和蛋白多糖组成,细胞部分包含平滑肌及血管。在妊娠期间,子宫颈发生一系列生物化学级联反应,细胞内外环境相互作用,宫颈间质炎性细胞浸润,从而引起复杂的宫颈重塑过程[2]。子宫颈内任何一个环节出现障碍都可能导致过早的宫颈成熟、宫颈机能不全以及早产(preterm birth,PTB)或流产。

宫颈机能不全(CI)的发病率大约在 1/100 到 1/2000 之间[3]。如果单胎孕妇有自发性早产(spontaneous preterm birth,sPTB)史而且阴道超声(transvaginal ultrasound,TVU)测量宫颈长度小于 25mm,若把这种情况定义为 CI,那么 CI 的发病率约在 3% 到 4%[4]。文献报告的发病率相差悬殊,这可能与研究人群的生物学差异、诊断标准不同以及普通产科和转诊中心之间的报告偏差有关。过去认为 CI 是一个独立的疾病,指那些有中期妊娠流产史伴有无痛性宫颈扩张的患者。但近几年,CI 被看作为自发性早产综合征的一部分(见第 29 章)。为降低早产率,妊娠期间有必要制定相关措施,及时发现宫颈过短,酌情给予适当治疗。

宫颈机能不全:是独特疾病还是早产表现?

在 1962 年,Danforth and Buckingham[5]提出,宫颈机能不全不是全或无(all-or-none)的现象,而是各种因素引起不同程度的障碍,导致子宫颈功能丧失。研究显示,正常宫颈主要由结缔组织构成,与子宫体组织学不同。宫颈的带状纤维组织(fibrous band)作为主要机械屏障,可以防止逐渐增大的妊娠产物流失。子宫颈和黏液分泌腺体起着重要的免疫防御作用,阻止阴道菌群上行进入无菌的子宫腔。

随后的研究对比了产后宫颈活检和非妊娠子宫切除标本[6],结果发现妊娠期宫颈含水量增加,胶原蛋白和糖蛋白显著下降,而黏多糖增加。细胞和生物化学改变提示妊娠期宫颈扩张是一个动态过程。这也许可以解释,有宫颈机能不全史的孕妇即使不经任何治疗,也可以有足月分娩。可以推理,引起宫颈病理变化的因素因妊娠不同而有差异。宫颈平滑肌含量较高的妇女对引起宫颈变化而发生早产的因素更敏感。

Leppert 等进一步证实了早期观察研究结果[7],他们发现 CI 患者的子宫颈缺乏弹性纤维,CI 的诊断是基于典型的生育史特征。相比之下,正常妊娠妇女的宫颈活检显示弹性纤维的含量及排列均正常。目前尚不清楚什么因素引起宫颈显微结构和生化现象的变化,原因可能包括先天性因素、既往宫颈损伤或者与妊娠相关的病理因素。总之,从这些生化和超微结构研究可以看出,有 CI 病史孕妇的临床过程各不相同,通常难以预测[8]。

传统观念认为宫颈要么有功能,要么无功能。但是,临床资料[9,10]及回顾分析[11,12]却有不同结论。**宫颈的"功能"与大多数生物过程一样,并不是"全或无"的现象。**以往认为宫颈机能不全是子宫颈自身缺陷,这种缺陷导致无法继续妊娠。早期治疗主要是加强宫颈结构完整性和修复宫颈基质缺陷,以此来预防流产,这些早期治疗将在后面讨论。然而,随着对各种宫颈手术、机械手段及生化疗法的认识进一步深入,研究者已经质疑宫颈异常解剖是否为主要病因,在某些情况下,其他因素是否也发挥了重要作用。

宫颈机能不全(CI)的经典定义是复发性无痛性宫颈扩张,导致三次或三次以上的中期妊娠流产[13]。然而,宫缩疼痛不是早期宫颈变化的显著特征,在阵痛发动前宫缩疼痛程度与宫颈成熟度成反比[14]。与宫颈组织缺陷机制相悖,虽然有些患者确有宫颈组织缺陷,但大多数被诊断为 CI 的患者宫颈组织结构正常。为确定最佳治疗方案,需要弄清 CI 是否因机械性缺陷所致,还是由其他局部或全身性因素造成。**宫颈机能是一个连续体(cervical competence as a continuum)。**过去有些产科不良结局归因于宫颈机能不全,其真正原因可能是宫颈过早成熟,引起宫颈过早成熟的因素包括感染、炎症、局部或全身激素影响甚至遗传易感性。如果宫颈的完整性破坏,其他过程可能被激发(例如胎膜早破和早产),表现为自发性早产分娩综合征,出现累及子宫和绒毛膜羊膜的症状[15]。因此,目前认为宫颈机能不全仅是一个便于使用的代名词,用于描述宫颈过早成熟和中期妊娠流产的过程,而这个过程极其复杂且难以理解。鉴于此,宫颈机能不全的新处理方法已纳入早产预防的范畴。

宫颈缩短

宫颈机能不全(CI)的传统诊断标准全部基于产科病史,即无其他原因可解释的无痛性宫颈扩张导致反复妊娠中期流产。现代 CI 诊断可用于没有反复流产的初产妇或经产妇。**新的诊断标准包括具备以下两点(1)TVU宫颈长度小于 25mm 或在妊娠 24 周之前体检显示宫颈改变,(2)以前有过小于 37 周的自发性早产(sPTB)。**关于第二个标准,有人将 sPTB 限定到 34 周之

前[4]。通过 TVU 筛查宫颈长度(CL)是预测 sPTB 的金标准。也可通过经腹部超声(transabdominal ultrasound,TAU)或经大阴唇超声(translabial ultrasound,TLU)测量 CL,但 TAU 和 TLU 不能用于临床预测 PTB,二者均没有 TVU 优点突出。TAU 筛查宫颈变短不敏感,容易过高估计宫颈长度,而漏诊宫颈缩短[16]。TAV 的其他影响因素还有:(1)需要膀胱充盈[17],(2)宫颈可能被胎儿遮挡,(3)由于腹部探头到宫颈的距离长,图像质量较差。TVU 筛查 CL 的性价比优于 TAU,能更好地预测 PTB[18]。所有筛查 CL 的专业指南都明确推荐 TVU,包括母胎医学会(SMFM)[19]、美国妇产科学会(ACOG)[20]以及英国皇家妇产科学会(RCOG)[21]。TLU 的敏感性和预测值也低于 TVU[17,21]。根据以上所述,TAU 或 TLU 不应用于 CL 筛查。此外,已经证实 TVU 比手指测量宫颈更能预测 sPTB[22]。

使用 TVU 筛查 CL 应采用规范标准,CLEAR(Cervical Length Education and Review)项目[23]和 SMFM 的围产质量基金会(Perinatal Quality Foundation)都制定了 CL 测量方法。CLEAR 项目是 TVU 筛查 CL 的官方教育机构,通过考试和反复影像学习,保证围产专科医师、产科医师、正在接受培训的住院医师/专科医师以及超声科医师均达到统一标准。只有完成该项目培训后,才能在临床实际操作。

TVU 测量 CL 是安全可靠的筛查方法,现已广泛用于预测 PTB 发生的风险[24]。TVU 测量 CL 需排空膀胱,然后将无菌探头置入阴道前穹隆。为了减轻探头对宫颈的压力,开始检查时逐渐回撤探头直到图像模糊,然后再推进探头,用适当的压力获取清晰图像。宫颈的 TVU 图像应占据屏幕的 75%,同时显示膀胱的下端。宫颈管前唇的厚度应与后唇等同,不应过度施压而产生增强回声。在测量之前,应该识别宫颈内口、宫颈外口及宫颈管。卡尺应放置在正确的位置以测量宫颈内外口间距离(图 28-1)。通常要测量三次 CL,然后轻微压迫宫底约 15 秒,观察宫颈内口是否出现漏斗形状或宫颈缩短。在按压宫底或耻骨联合上方时要减轻探头压力。TVU 测量 CL 总时间大约不少于 5 分钟。如果技术正确,观察者自己和观察者之间的差异均小于 10%。筛查的人群不同可以影响 CL 的筛查结果。这些变量包括单胎与多胎妊娠、孕妇有无症状、胎膜是否完整、有无早产史以及其他因素[24-30]。因为 TVU CL 筛查对不同人群的预测值不同,应该分开人群进行评估。目前,最适于 TVU CL 筛查的人群如下[24]:

- 无 PTB 史且无症状的单胎妊娠
- 有 PTB 史但无症状的单胎妊娠
- 无症状的多胎妊娠
- 有症状的单胎妊娠

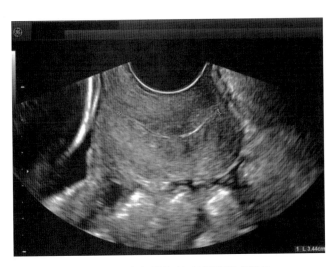

图 28-1 正常宫颈长度：经阴道超声测量

CL 筛查的敏感性和阳性预测值（PPV）因人群而异，有无 PTB 史就是一个例子。在无 sPTB 史的单胎妊娠中，宫颈过短预测 PTB 的敏感性约 35%～45%[10,25]，阳性预测值约 20%～30%，这意味着大多数宫颈过短的孕妇会在孕 35 周或以后分娩[10]。双胎妊娠的 TVU CL 的敏感性约 35%[27]。然而，**对有 sPTB 史的单胎妊娠患者，宫颈过短预测 PTB 的敏感性明显增高，约 70%**[26]。

宫颈机能不全的危险因素

根据流行病学分析 CI 临床诊断和既往因素的相关性，发现许多有关 CI 的危险因素。**这些危险因素包括宫颈损伤性手术史，例如宫颈切除术、宫颈环形电切术（LEEP）、移行带大面积环切术（LLETZ）、激光锥切术或冷刀锥切术，还有宫内己烯雌酚（DES）暴露、人工或自发孕早期或中期流产、子宫畸形、多胎妊娠以及不符合 CI 诊断标准的 sPTB 病史**。己烯雌酚在 20 世纪 70 年代已停用，此危险因素仅有历史意义。

既往研究显示，中期妊娠自然流产与中期妊娠人工流产中实施宫颈扩张有关。Atrash 等[31]回顾分析了 1987 年以前发表的文献，发现其相对危险度为 3。作者认识到既往研究的局限性，过去的研究无对照组，也没有考虑重要的混杂因素。尤其没有清楚地记录自然流产的临床特征，难以明确是否符合 CI 的诊断。初次人工流产一般使用负压吸引术，似乎并不增加 CI 的风险，但 PTB 的风险却有增加[31,32]。近期一系列研究评估了妊娠中期人工流产与 CI 的相关性，没有证实孕 24 周前使用渗透性宫颈扩张棒（osmotic dilators）增加 CI 的风险[33]；但研究者推测，与机械性扩张宫颈相比，渗透性扩张宫颈可能降低宫颈损伤风险。

现在育龄期女性很少进行宫颈切除术，这种手术的相关风险目前临床很难确定，但过去研究显示早期早产的风险增加[34]。LEEP、LLETZ 和宫颈锥切（冷刀或激光）是否与 CI 相关仍有争议，相关妊娠结局的数据并不一致，大多数研究主要关注 PTB 的风险而不是 CI。除了手术方式，其他混杂因素也影响相关性的分析，例如宫颈上皮内瘤变（cervical intraepithelial neoplasia，CIN）的危险因素、宫颈组织切除量尤其是反复手术之后及剩余宫颈长度。另外，几乎所有研究都是回顾性分析，存在很大的偏倚，解读研究结果时需谨慎。LEEP/LLETZ 应用广泛，已成为明显的公众健康问题，确定其相关风险很有必要[35-37]。

大多数研究支持 LEEP 或宫颈锥切术后孕 37 周前的早产风险增加[39,40]。一项 meta 分析纳入 27 项研究，结果提示冷刀宫颈锥切后孕 37 周前早产风险增加 2.6 倍（95% 的可信区间［CI］1.80～3.72），LEEP 增加 1.7 倍的早产风险（95% CI，1.24～2.35）和接近 3 倍的早产胎膜早破风险（PROM，95% CI，1.62～4.46），但未发现激光治疗的风险。控制年龄、胎次和吸烟混杂因素之后，同样显示 LEEP 和宫颈锥切术后早产风险增加（相对风险［RR］，2.10；95% CI，1.34～2.69）[38]。芬兰的两项大型注册资料研究报道，LEEP 和宫颈锥切术后早产风险增加[39,40]。芬兰的第一项研究显示反复 LEEP 术后早产风险增加将近 3 倍，与其他报道一致[39]。**第二项研究纳入 25 000 多名因 CIN 行宫颈锥切术的妇女，结果提示早期早产（孕 28～31 周）的相对风险是 2.9（95% CI，2.2～3.7），极早早产（＜孕 28 周）的相对风险是 2.1（95% CI，1.47～2.99）**[40]。最近的一项 meta 分析回顾了手术治疗 CIN 和妊娠中期流产的相关性，提供了令人信服的证据[41]。研究者纳入 14 项有关早期妊娠结局的研究，其中 8 项包括中期妊娠流产患者。其中 7 项研究没有发现相关性，但是，加入挪威[42]的大规模人群研究证实了显著相关性，总危险比为 2.6（95% CI，1.5～4.7）。作者认为，宫颈过度切除后可引起宫颈机能不全，导致早产风险增加，但不能排除引起 sPTB 综合征的其他因素。

Sadler 等[43]和其他学者研究了 LEEP 或宫颈锥切的标本大小是否可以更好地预测早产。Leiman[44]认为，仅当锥切高度大于 2cm 或体积大于 4mL 时，才会增加早产风险。Raio 等[45]对 64 例有激光宫颈锥切史的女性进行了配对队列研究，发现 PTB 发病率与对照组相比无差异（9.4% 比 4.7%）。他们进一步报道，新生儿出生体重和分娩孕周无明显差异。但二次分析显示，高度大于 10mm 的激光锥切是早产的独立危险因素。最近一项纳入 321 例 LEEP 手术的回顾性研究发现[46]，如果宫颈锥切体积超过 6mL（95% CI，1.45～5.92）或切除组织的厚度大于 12mm（95% CI，1.27～7.01），孕 37 周前早产风险增加三倍。

有些研究者发现,宫颈存在癌前病变时早产风险才会增加,因此认为手术指征是重要危险因素,而不是手术切除宫颈本身。最近的 Meta 分析纳入 6589 名有 LEEP 史的患者,与一百多万无手术切除史者进行对照研究,Conner 等[47]报道有 LEEP 史者孕 37 周前 PTB 风险轻度增加(RR,1.61;95% CI,1.35～1.92)。但进一步分析发现,既往有 LEEP 史者的早产风险与那些有宫颈病变但无手术史的患者相似。最近的注册资料研究[39]分析了大约 450 000 例芬兰患者,发现既往有 LEEP 史者孕 37 周前早产风险增加 1.61 倍,但早产风险与 CIN 的严重程度无关。该研究反而发现病理为非 CIN 病变(例如尖锐湿疣)的患者早产风险性增加两倍(95% CI,1.5～2.9)。这些研究支持宫颈手术是一个独立危险因素。

Poon 等[48]对早产预防试验的数据进行了二次分析,提示妊娠中期的 CL 可以更好地评估 LEEP 术后的早产风险。该研究纳入 26 867 名孕妇,在妊娠 20～24$^{6/7}$ 周之间常规行 TVU CL 筛查。473 名孕妇有 LEEP 史,这些孕妇 34 周前早产率增加(3.4% 比 1.3%,P = 0.0002)。正常对照组 CL 中位数为 34mm(IQR,30 至 39mm;P < 0.0001),LEEP 组 CL 中位数为 32mm(四分位距[IQR],27～38mm),二者之间有显著统计学差异。去除宫颈长度的影响后,既往 LEEP 史不能预测早产风险。

根据宫颈手术引起 CI 这一推理,"预防性"措施常用于治疗基于病史诊断的 CI。Kuoppala 和 Saarikoski[49]回顾分析了 62 例有宫颈锥切史的患者,并与相同数量的对照者进行比较。22 名宫颈环扎患者的妊娠结局与无宫颈手术者相似,胎儿存活率分别为 97% 和 100%。根据他们的研究结果和一篇纳入 7 个研究的综述,作者不建议有宫颈锥切史的孕妇进行预防性宫颈环扎。值得注意的是,一个基于病史实施宫颈环扎的大型随机试验显示,有一次或多次宫颈锥切或子宫颈部分切除的孕妇 33 周前的总体早产率为 35%,但这一研究没有报道预防性环扎术有任何益处。

总之,目前的研究证实了 CIN 的手术治疗与自发性 PTB 之间的相关性。但应当注意,中期妊娠流产的发病率与临床诊断的 CI 不成比例,目前数据不能证实二者之间的关系。宫颈大范围锥切包括宫颈部分切除、多次 LEEP 或锥切手术患者的 sPTB 风险增加。以病史为指征的宫颈环扎术是否能有效地预防早产尚待研究。目前的临床试验不支持以病史为指征的环扎术,这些孕妇最好继续随访,观察是否出现宫颈机能不全的早期征象。**有宫颈手术和反复中期妊娠流产史的妇女可能存在宫颈机能不全,这些妇女将来怀孕后可以考虑进行宫颈环扎。**

对那些有 LEEP 或宫颈锥切史而无自发性中期妊娠流产史的孕妇,应考虑临床监测。

宫颈机能不全的特殊检查

广义上讲,宫颈机能不全可能(CI)是早产综合征的一部分,除了少数显而易见的宫颈缺陷之外,多数患者不能根据客观标准证实 CI。随着对早产预防的深入,有关研究已致力于建立既客观又能重复的 CI 诊断标准。

早期报道的用于 CI 的特殊检查均基于非妊娠状态下的宫颈内口生理,仅具有历史意义。宫颈机能的评估方法包括使用 8 号 Hegar 宫颈扩张器,如果置入非妊娠子宫颈管未遇阻力,可考虑 CI[50]。另外一种方法是将 Foley 尿管植入宫颈内口上方,球囊内注入 1mL 生理盐水,如果轻微用力即可将球囊导管从宫颈管拔出,即提示 CI[51]。其他还有评估宫颈弹性的方法[52]。

以上检测方法试图客观地评估 CI,但都没有成功,因为这些检测方法都没有与诊断参照标准进行对比(例如敏感性和特异性)。这些检测都不能预测引起宫颈过早成熟和扩张的妊娠相关情况(例如功能性 CI)。**总之,目前没有诊断宫颈机能不全的通用标准,上述检测方法没有经过适当的评估,与行之有效的治疗也无关联,最多只是理论而已。检测非妊娠状态 CI 的方法都没有经过临床检验,至今没有一个检测方法在临床普遍应用。**

虽然大部分筛查 CI 的文献着重于宫颈长度测量,但对妊娠期子宫颈的评估还有其他更重要的因素[53],已经提出多种方法来评估宫颈微观结构,包括评价组织水化、胶原结构和组织弹性的技术。Feltovich 等在最近的综述中指出[53],有些技术在评估宫颈方面具有良好的前景,包括 Raman 光谱技术、背散射功率损耗(backscattered power loss)和横波速度(shear wave speed)。目前,这些新技术仍处于开发早期,但可能会帮助我们进一步了解子宫颈生理学,并在临床预测宫颈过早成熟方面发挥作用。

宫颈机能不全的临床诊断

患者病史

宫颈机能不全主要是临床诊断,其特征是反复无痛性宫颈扩张和自发中期(16 至 24 周)流产或早产,胎儿为解剖正常的活胎。新生儿通常死亡或因极早早产导致严重的长期后遗症。CI 通常经过回顾病史诊断,诊断 CI 在不良产科结局发生之后。偶尔会发现患者临产前出现无痛性宫颈扩张,在这种情况下,仔细记录病史至关重要。详细分析病史和生育史对诊断 CI 非常关键。但许多情况下，病历记录不完整或找不到病历，许多患者也不能提供可靠的病史。即使有良好的记录和准确的病史，临床医生也可能结论不同，除非是非常典型的病例。医生常根据自己的看法，利用病史、记录或体格检查中的混杂因素建立或排除 CI 的诊断。

如上所述，自发性中期流产患者初诊时病情评估极为重要，这是确定是否符合 CI 诊断标准的最佳时机，例如，无子宫收缩疼痛而出现漏斗状羊膜囊的表现。同时需要排除其他原因引起的中期流产（例如胎盘早剥、死胎或胎儿异常）。然而，早产分娩综合征包括其他解剖因素，一些 CI 患者可能先已出现胎膜早破或宫缩。虽然宫内感染可以明确排除 CI 诊断，但宫颈成熟和隐匿性扩张可引起宫颈管黏液栓丢失，阴道菌群和胎膜之间的正常屏障破坏，感染可能成为 CI 早期临床表现[54]。诊断 CI 通常需要排除其他早产原因，但如何准确地排除其他原因文献中从未明确。

CI 通常根据不良产科病史而诊断，临床医生一直在寻找客观的 CI 诊断标准，以便能够提前做出诊断。如果孕妇有 CI 的危险因素，例如可疑病史、过去因传统指征行宫颈环扎术或有已被认定的 CI 危险因素，那就需要进行系列地宫颈检查，这样可以早期发现进行性宫颈缩短和扩张。初步诊断 CI 之后，可以考虑治疗干预（框 28-1）。如上所述，如果孕妇只有 CI 的危险因素，不建议实施宫颈环扎术。

框 28-1　宫颈机能不全临床诊断标准
• 反复无痛性宫颈扩张和中期流产或早产病史
• 系列阴道指检发现妊娠中期无痛性宫颈缩短和扩张

宫颈机能不全的超声诊断

过去几十年，许多学者建议妊娠中期超声可用于评估子宫颈并诊断 CI。推荐用于诊断 CI 的超声指标包括宫颈长度（图 28-2）、漏斗状宫颈管以及宫颈压力测试（例如按压宫底）。但这些早期报道的超声评估未使用盲法，导致不统一的干预，这些干预的价值也难以确定。过去报道的 CI 诊断标准各不相同，不能比较，有些文献没有以定量或可重复的方式描述诊断标准。

后来发表了可重复检测的大型盲法观察性研究[10,22,26]。这些研究报告了中期妊娠宫颈超声特征和早产之间的关系，并试图找出哪些宫颈变化是导致早产的宫颈因素，同时探索治疗的可能性。美国国家儿童健康和人类发展研究所（NICHD）母胎医学中心（MFMU）网络研究[10]非选择性地纳入 2915 名单胎孕妇，在孕 22 至 24

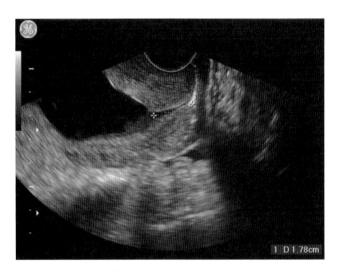

图 28-2　孕 $20^{5/7}$ 周经阴道超声显示缩短的宫颈。注意生物膜（biofilm）或泥雪征（sludge），提示亚临床感染（摘自 Romero R, Kusamovic JP, Espinoza J, et al. What is amniotic fluid "sludge"? *Ultrasound Obstet Gynecol*. 2007; 30:793-798.）

周进行盲法宫颈超声检查。结果发现，随着宫颈长度缩短，早产风险逐步增加。尽管 CL 与早产高度相关，但使用 CL 预测孕 35 周前自发性早产却有不同结果。如果用 CL 小于 26mm（第 10 百分位数）作为阈值来预测早产，其敏感度仅为 37%，阳性预测值低至 18%。该研究没有特别报道 CI 导致的中期妊娠流产率，但生存曲线表明，孕 22 至 24 周 CL≤25mm 的孕妇在 28 周前分娩者不到 5%。该研究没有报告这些早产的具体情况，故不能评估 CI 的临床诊断标准。在不经选择的人群中，在孕 22 至 24 周测量宫颈长度似乎不是筛查 CI 的有效方法。

在随后的研究中，NICHD MFMU 网络对早产高危孕妇进行宫颈超声测量，以预测孕 35 周前发生 sPTB 的风险[26]，这些高危孕妇至少有一次小于 32 周的 sPTB。根据临床标准诊断为 CI 的妇女没有被纳入这一研究。从妊娠 16 周至 18 周开始直到妊娠 23 周，183 名孕妇每两周进行一次超声检查。这一研究可以观察宫颈最短时的动态变化，包括宫底部施压诱发宫颈缩短或检测自发性的宫颈缩短。研究结果与先前报道的结果一致[10]，CL 与自发性 PTB 呈明显的负相关。但在早产高危人群中，CL 小于 25mm 的敏感性高达 69%，阳性预测值增至 55%。研究数据的二次分析表明，这些宫颈缩短的高危孕妇可能存在具有临床意义的宫颈机能下降，因为这组人群的早产多发生在 27 周之前[55]。

研究支持采用宫颈缩短来间接评估子宫颈功能[10,26]，但需要干预的宫颈缩短阈值尚未确定，另外与宫颈缩短相关的超声表现（例如，漏斗状宫颈内口）仍有争议。显然，在低风险人群（例如无 sPTB 史的单胎妊娠）进行宫颈超声筛查[10]的敏感性较低（约 30% 至 40%），但针对有早期 sPTB 史的妇女,宫颈超声检查似乎很有价值,有助于发现具有临床意义的宫颈病变[26,56]。

有些研究纳入具有各种危险因素的妇女,其中最主要是有 sPRB 史的妇女,但因样本量太小,不能进行分类分析[56]。最近的一项研究纳入 64 名有各种子宫异常的患者,孕 35 周前的总早产率为 11%,宫颈长度小于 25mm 和 PTB 之间有显著相关性[30],预测值与其他高危人群相似[26]。

宫颈超声在双胎妊娠中的使用也有报道[57],但宫颈超声筛查的敏感性和阳性预测值(<40%)通常低于有早期 sPTB 史的孕妇。一项系统分析[58]总结了 46 篇使用阴道超声预测早产的价值,研究人群包括有早产症状和无症状的单胎和双胎妊娠,其中 11 个研究包括无症状的双胎妊娠。单胎妊娠的宫颈缩短和 PTB 之间有高度相关性,但二者在双胎妊娠中的相关性较低,ROC 曲线(receiver operator curve)和似然比荟萃分析(meta-analytic assessment of likelihood ratios)结果一致。基于宫颈管缩短处理双胎妊娠存在很大问题,在临床试验之外,如何对双胎妊娠进行 CL 测量目前尚不清楚(框 28-2)。

框 28-2   宫颈机能不全超声诊断标准

- 单胎中期妊娠宫颈缩短<25mm 和妊娠 34~37 周前的自发早产史。

经体检诊断宫颈机能不全

有时患者在妊娠中期会出现一些不特异的盆腔症状,例如压迫感和阴道分泌物增多,有时出现尿频但无其他尿路感染症状。窥阴器检查未见宫颈管消失,但宫颈可扩张至 1 至 2cm,通常小于 5cm,羊膜可处于或超过宫颈外口。**羊膜囊内可见胎儿肢体或脐带,脐带甚至进入脱垂的羊膜囊中。**患者没有明显的宫缩和宫内感染,例如发热和子宫压痛。通常需要一段时间的观察和监测,排除明显感染和临产后方能确立诊断,**这种情况称为急性宫颈机能不全(acute cervical insufficiency)。**一般认为,几乎所有中期妊娠早产都有以上临床表现,根据病史这种情况以后会被诊断为 CI。当 CI 患者初诊时,其特征性临产表现有助于了解 CI 的自然病程,便于寻找可能存在的病因,并分析不同干预可能带来的效果(框 28-3)。

框 28-3   基于体检的宫颈机能不全诊断标准

- 在妊娠中期出现宫颈扩张,宫颈外口可见胎膜或者胎膜脱出宫颈外口,临床上没有明确的临产先兆或宫内感染。
- 在妊娠中期,系列阴道指检发现无症状的显著宫颈扩张。

治疗:宫颈环扎术

宫颈环扎术仍是目前治疗宫颈机能不全(CI)的主要方法,药物和物理支持性治疗也曾有尝试。

宫颈环扎术

宫颈环扎术是在宫颈基质和其周围适当位置缝合,以治疗 CI 或预防早产。有关术式争论已久,主要原因是缺乏适当的随机研究来评估不同的围术期处理[59]。手术适应证如下。

病史为指征的宫颈环扎术

在没有明显临产或胎盘早剥的情况下,如果患者反复出现无痛性宫颈扩张和中期妊娠流产,可以考虑宫颈环扎术,这是基于病史的传统适应证。这也适用于既往因无痛性宫颈扩张行宫颈环扎术的女性,也就是说患者以前的宫颈环扎指征是基于过去的病史[60]。基于病史的环扎术通常在妊娠 12 至 15 周进行,因染色体异常引起的早期自发性流产多数发生在孕 12~15 周之前[61]。

1950 年,Lash 等[62]描述了在非妊娠状态下进行子宫颈的修复,子宫颈部被认为薄弱的区域予以切除。不幸的是,这种手术后不孕症的发病率升高。1955 年,Shirodkar[63]报道使用黏膜下环形缝合成功治疗 CI。最初,Shirodka 使用肠线在宫颈内口水平缝扎,后来改用聚酯缝线(Mersilene,Ethicon)。手术操作时需要上推膀胱,尽量将缝线高置于颈部内口水平。这种手术后很多患者需要剖宫产分娩,因为埋在宫颈表面下的缝合线很难去除,产后也常需要保留宫颈环扎线。几年后,McDonald[64]提出一种不需要分离宫颈的荷包式宫颈环扎术,这种术式在妊娠期间容易操作。操作方法是在子宫颈尽可能高的部位取四或五个进针点,避免损伤膀胱或直肠,线结置于宫颈前方,便于拆除(图 28-3)。大多数随机试验使用 McDonald 手术方法。欧洲的一项 RCT 采用了 Shirodkar 术式,但未显示任何优势[65]。McDonald 术式简单有效,目前推荐作为一线手术方法。

临床比较常用的缝线有几种,但没有随机试验比较各种类型的环扎线或缝针[66]。我们使用 Mersilene 带,效果良好。然而,有人主张使用更细的缝线,例如 Prolene(Ethicon)或其他不可吸收的合成缝线如 Ethibond(Ethicon),这些学者认为 Mersilene 带较宽,患者感染风险可能增高[67-68]。**目前,没有证据表明两条缝线缝扎优于一条缝线。**最近的一项大型回顾性研究显示,两条与一条缝合线的早产率并无差异[69]。此外最近的 RCT 发现,在宫颈外口水平进行第二次缝扎以保持黏液栓没有任何益处[70]。

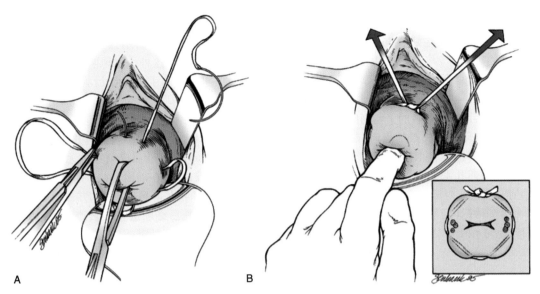

图 28-3 McDonald 宫颈环扎术缝合位置 **A,**双针 Mersilene 带在宫颈的四个位置进针和出针,避开血管。**B,**缝合位置在宫颈上段,接近宫颈阴道交接处,大约在宫颈内口水平

术前使用预防性抗生素或宫缩抑制剂尚未证明有益,目前没有证据推荐使用这两种方法。环扎术之前进行细菌培养的价值没有经过充分研究,细菌培养和围术期抗生素一样,应该因人而异。环扎术之前羊膜穿刺尚未进行随机对照试验。**基于病史的环扎术发生亚临床羊膜腔内感染(intraamniotic infection, IAI) 的风险很低,羊膜穿刺似乎没有必要。**然而,基于超声指征进行环扎术后,亚临床 IAI 的发生率可高达 1% 至 2%[71],这种情况下实施羊膜穿刺的价值需要 RCT 评估[59]。

环扎术麻醉的选择不同[72]。在手术效果方面,Chen 等[73]没有发现全麻与区域麻醉存在差异。根据我们的经验,短效的区域麻醉足以实施宫颈环扎术。通常首选腰麻。

术后卧床休息已经受到质疑,甚至遭到批驳[74]。宫颈环扎后卧床休息的价值还没有临床研究。术后运动和性生活的问题应该因人而异,根据门诊随访时阴道指检和超声检查结果综合考虑(图 28-4)。

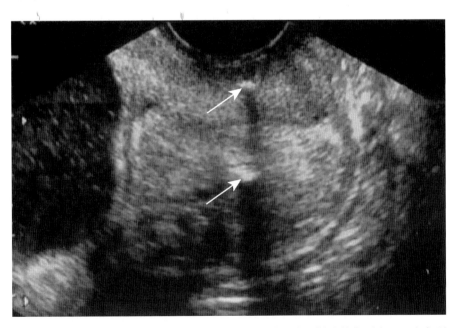

图 28-4 宫颈环扎术后经阴道超声图 宫颈内口关闭,未见漏斗状宫颈内口。在宫颈环扎处可见回声点(箭头)

宫颈环扎术后早产宫缩的处理尚未得到充分评估。多数学者仅在缝合线存在张力的情况下去除环扎线,以避免缝合线撕裂宫颈。**通常在妊娠 36 至 37 周时择期拆除环扎线。**文献回顾显示,与临产时去除缝线相比,在 36 至 37 周分娩发动前去除环扎线的宫颈撕裂发生率下降 28%(6.4% vs. 11.4%;RR,0.72;95% CI,0.35 ～ 1.49)。去除环扎线后,自然分娩的平均间隔为 14 天[75]。

对于既往经阴道环扎术失败的患者,建议经腹环扎术[76]。基于病史进行阴道环扎术后,患者仍然在 33 周之前发生早产分娩(即环扎术失败),这种情况是经腹宫颈环扎术的唯一指征,已有对照研究显示,经腹宫颈环扎术对此类患者效果较好。经腹宫颈环扎术可以在妊娠 11～12 周进行,也可在受孕之前实施[77]。可以开腹手术,也可使用腹腔镜或机器人操作。可以上推膀胱,也可以不上推膀胱子宫反折。需要将 Mersilene 带放置在子宫下段和子宫颈交接处,结扎带位于子宫外侧和子宫血管内侧(图 28-5)。这种手术风险很大,可以造成子宫血管损伤,要求丰富的手术操作经验。我们的经验是让助手牵拉宫底部,主刀医生钳夹子宫血管并向旁边牵拉,以便暴露子宫动脉和宫颈之间的无血管区。用直角钳从前向后穿过这个无血管区,然后顶起并切开子宫阔韧带后叶,抓住 Mersilene 带,从后向前穿过无血管区。在对侧重复相同的步骤,并且在前面打结(图 28-6 至图 28-9)。有些研究者报道了大量病例,手术并发症低,效果良好[77,78]。**经腹宫颈环扎后必须进行剖宫产分娩,如果有再生育要求,应保留宫颈环扎带。**

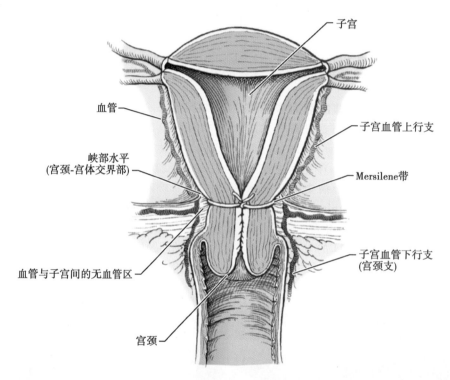

图 28-5 经腹宫颈环扎术。在宫颈峡部水平,子宫血管内侧环形放置 Mersilene 带,前面打结

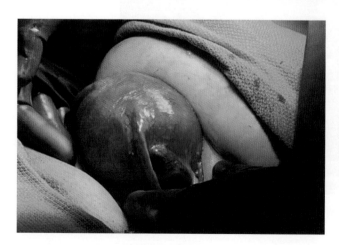

图 28-6 妊娠 12 周经腹宫颈环扎术。子宫置于腹腔外

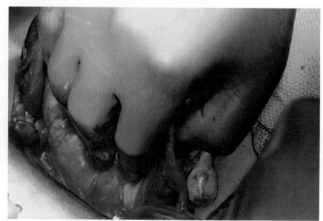

图 28-7 经腹宫颈环扎术。切开子宫膀胱反折处腹膜,识别和触摸子宫血管

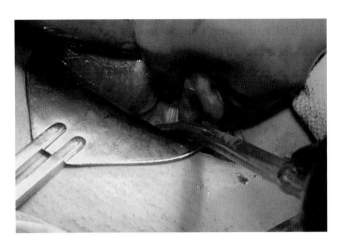

图 28-8　经腹宫颈环扎术。术者旁推子宫血管，暴露子宫和血管之间的无血管区域，然后用直角钳将 Mersilene 带引过无血管区

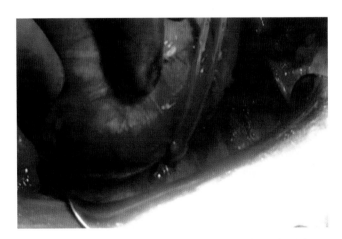

图 28-9　经腹宫颈环扎术。Mersilene 带环绕子宫颈峡部，在宫颈前面打结。结扎后，结扎线之上的子宫下段会显示膨胀

万一出现妊娠并发症，需要妊娠中期分娩，可以切开后穹隆，然后切断宫颈环扎线，患者可以阴道分娩。也可以经腹手术行子宫切开，保留宫颈环扎带。大多数经腹宫颈环扎术，包括我们在内，都是在妊娠期进行[78]。然而，Groom 等[77]报道非孕期的宫颈环扎术也具有良好效果。非孕期环扎术的优点是避免孕期经腹手术且出血量少。缺点包括不孕，处理早孕流产也非常棘手。目前还没有临床试验比较受孕前和妊娠期间经腹宫颈环扎术的结局，因此不能对手术时机的选择提出具体建议。

在过去几年，在腹腔镜下进行宫颈环扎报道很多，手术原则与开腹环扎术相同[79]。腹腔镜手术主要在非孕状态下实施，据报道术后妊娠结局良好。Cho 等[80]报道 20 例妊娠期腹腔镜下宫颈环扎术，并发症很低，其中 19 例

妊娠结局成功。一个文献综述分析了 31 个临床研究[81]，其中纳入 6 项腹腔镜手术报道和 26 项开腹环扎术，结果发现两种式式无论在孕期还是非孕期实施，结局均良好。78.5% 的腹腔镜下环扎术患者和 84.8% 的经腹环扎术患者在孕 34 周后剖宫产分娩活婴。腹腔镜手术患者中 8.1% 发生中期妊娠流产，经腹手术为 7.8%。最近，Wolfe 等[82]报道了孕期机器人辅助腹腔镜宫颈环扎术。我们也已开始选择病例，即将开展机器人手术。由于缺乏对新技术的适当评估，目前没有证据推荐。**这些新技术在妊娠和非妊娠状态下的应用需要随机试验评估，腹腔镜技术也应与阴道环扎术进行比较。对于既往阴道环扎失败或因宫颈极短无法经阴道环扎者，应该探索最佳处理方案。**

有些患者不愿经腹进行宫颈环扎，对这些患者，我们采用经阴道环扎术处理宫颈发育不全或宫颈极短的情况[83]。即在超声引导下，分离阴道部子宫颈与膀胱间隙，将缝合线以荷包方式缝合，也可以在 12 至 6 点和 3 至 9 点处交叉缝合（图 28-10）。我们有 32 名患者进行了该手术，避免了开腹，妊娠结局良好。剖宫产分娩占 50%，其他患者经阴道后穹隆切开拆除缝线后阴道分娩。

体格检查为指征的宫颈环扎术

如果超声或阴道指检发现子宫颈变化，宫颈环扎术可能对这些患者有益[84]。然而，**环扎术的孕龄限制尚不明确。有些医生在高达 28 周都进行宫颈环扎，但我们不建议在 24 周后行此手术，因为一旦手术造成早产，胎儿存活值得考虑[85]。**对这些患者的围术期管理尚缺乏高质量研究，因此没有循证推荐[59]。急性宫颈机能不全的患者中大约有 13%～50% 存在 IAI。如下所述[85]，一项 RCT 正在评估羊膜腔穿刺鉴别 IAI 的价值。

当宫颈扩张可见胎膜或者胎膜已经脱垂到阴道时，宫颈环扎可能困难，但仍然值得考虑[86]。一项欧洲研究[87]发现，羊膜腔穿刺减少羊水量有助于实施宫颈环扎术，继而可能延长孕龄。有几种方法可以帮助回复脱垂的胎膜，包括头低脚高位（Trendelenburg position），用小儿 Foley 尿管球囊将胎膜推回宫颈管内，还可以在膀胱内缓慢注入 1 升的生理盐水使子宫下段上移（图 28-11）[88]。这种情况下是否使用抗生素和宫缩抑制剂，尚没有进行研究。**尽管医生对胎膜脱出宫颈的患者不愿进行宫颈环扎术，但有些报道发现，即使宫颈已经显著扩张，宫颈环扎术仍可能挽救 70% 的病例，仅有 40% 的患者在妊娠 35 周前分娩[89]。**环扎术对宫颈扩张 4 厘米以下可能有效，宫颈显著扩张和胎膜脱出时，确切评估宫颈较为困难。即便如此，也可以考虑宫颈环扎。

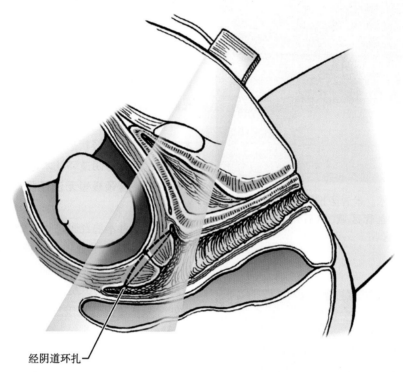

经阴道环扎

图 28-10 超声引导下经阴道行宫颈环扎术（修改自 Ludmir J，Jackson GM，Samuels P. Transvaginal cerclage under ultrasound guidance in cases of severe cervical hypoplasia. *Obstet Gynecol.* 1991；75：1067.）

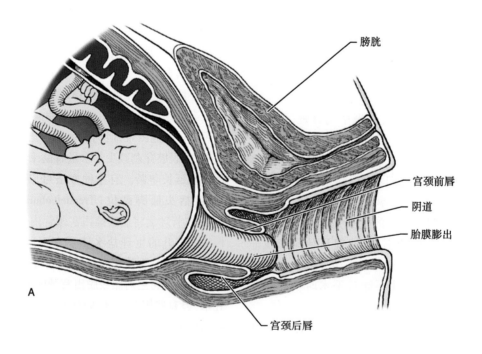

膀胱

宫颈前唇

阴道

胎膜膨出

A

宫颈后唇

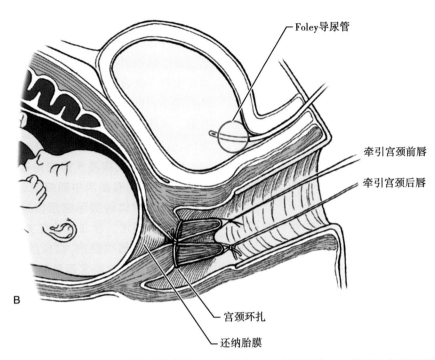

图 28-11　妊娠 23 周胎膜膨出的紧急宫颈环扎术。**A**，宫颈扩张 3cm，胎膜经宫颈管膨出至阴道。**B**，患者置于头低脚高位，膀胱充满生理盐水。在宫颈前唇和后唇分别缝入丝线，用以牵引宫颈，同时还纳膨出的胎膜。实施 McDonald 宫颈环扎时，缝线应置于膨出胎膜的外方

宫颈环扎术的风险

分娩时宫颈撕裂是环扎术的常见并发症，发生率为 1%～3%[90]。宫颈疤痕可能导致宫颈无法扩张和难产，有 3% 的患者因此需要剖宫产[90]。基于病史而实施的宫颈环扎术发生感染的风险很小，但宫颈严重扩张时，胎膜在阴道暴露，感染风险明显增加[91]。然而，这种感染的并发症可能是亚临床绒毛膜羊膜炎的结果。宫颈环扎位置不当的情况极少发生。我们还没有对同一妊娠进行过宫颈二次环扎术，但有少数报道对宫颈环扎术失败者再次手术成功。目前，没有足够的证据推荐对宫颈环扎予以加固[92]。

宫颈环扎术患者胎膜早破或早产

宫颈环扎后患者出现未足月胎膜早破（PPROM）时，是否拆除缝线仍有争议。我们的数据显示，保留缝线延长潜伏期，但却增加新生儿败血症和死亡风险[93]。Jenkins 等对我们的数据表示质疑[94]，他们的数据显示，保留缝线可延长潜伏期延长（244 vs. 119 小时）且不增加新生儿并发症。McElrath 等[95]也没有发现胎膜破裂后保留缝线的潜伏期和新生儿结局有什么不同。最近一项随机研究[96]因为招募患者困难而没有完成，资料提示拆除和保留缝线在潜伏期、感染或新生儿结局方面没有差异。然而，缝线拆除的患者感染率较低。**在没有更多证据之前，胎膜破裂时是否拆除缝线需要个体化处理。**在出现早期宫缩时，是否拆除缝线也需要个体化分析，可以依据缝线张力或宫颈撕裂情况而定，这方面缺乏适当的研究。宫颈环扎术常被看作是低风险手术，但有一例因保留缝线出现败血症，导致孕妇死亡[97]。宫颈环扎术存在一定风险，环扎效果并不确切，因此不应轻易实施宫颈环扎术。一定要权衡风险，谨慎决定，对手术指征不明确者尤其慎重。

宫颈环扎术的有效性证据

基于病史指征的宫颈环扎术

迄今共进行了四项随机试验，纳入试验的孕妇具有 sPTB 的各种风险因素，孕妇也可能有 CI，但主管医师不认为有典型 CI 病史的孕妇需要预防性宫颈环扎[34,98-100]。其中三项试验规模较小，根据评分系统[98]、双胎妊娠[99]和复发性 sPTB[100]等情况进行评估。这三项试验均没有显示宫颈环扎术的优点，反而显示环扎术后患者住院率较高，药物治疗较多。1981～1988 年，ROCG 进行了最大规模的宫颈环扎术随机试验[34]，12 个国家的 1292 名孕妇参加了这项试验，当时主管医师并不明确是否需要根据 CI 病史实施宫颈环扎术。正如所料，参与试验的患者病史

和体检各异,至少可以分为6个不同风险因素的亚组。结果显示,环扎术组孕妇33周前的PTB率降低(13% vs. 17%,$P=0.03$)。但研究者估计,大约需要进行25个宫颈环扎术来预防1例早产。此外,环扎术组孕妇大多需要宫缩抑制剂治疗,住院时间长,产褥热多见。有趣的是,在二级分析中仅发现多次经产妇受益,这一亚组孕妇至少有3次sPTBs史,其中包括中期妊娠流产,环扎术明显降低这一亚组的PTB发生率(15% vs. 32%;$P=0.02$)。这项二级分析强调,病史评估对CI的诊断和治疗极为重要。

基于病史实施经阴道环扎术是否有效,研究数据明显不一致。如上所述,RCOG RCT的亚组分析发现,如果患者有三次或三次以上PTBs病史,宫颈环扎术可以小幅度地降低33周前的早产(RR,0.75;95% CI,0.58~0.98)。最近一项Meta分析不支持这一结论,认为基于病史指征的环扎术不能降低流产率或早产率[101]。多项研究显示,与基于超声指征的环扎术相比,基于病史的环扎术不能改变围产结局,而且环扎手术数目大约增加两倍[60,102]。一项Meta分析纳入四项RCTs,对以下两种策略进行了对比分析:(1)基于病史实施宫颈环扎术;(2)对有早产史的单胎孕妇进行TVU CL筛查,24周前显示宫颈缩短者进行宫颈环扎术。研究结果发现,这两种策略的母体结局、围产结局和早产几乎相同,但TVU CL组中仅有42%的孕妇进行环扎术[102]。尽管基于病史进行宫颈环扎术的证据有限,很多专家仍然推荐有无痛性中期妊娠流产史者进行宫颈环扎。Fox等[103]在母胎医学专家里面进行了调查,答复问卷的专家中有75%的人推荐基于病史的宫颈环扎术。

Branch和Cousins将1959~1981年发表的25个环扎术病例组研究收集制表。Branch[104]比较了环扎术前后的围产期生存率,环扎术前为10%~32%,实施Shirodkar环扎术后围产期生存率高达75%~83%。同样,McDonald环扎术病例组报道,环扎术前围产期生存率为7%~50%,环扎术后为63%~89%。Cousins[105]估计Shirodkar环扎术前的平均围产期生存率为22%,术后的平均生存率为82%;McDonald环扎术前后的平均生存率分别为27%和74%。这一历史队列比较总共有2000多名患者。正如Cousins指出,分析这些历史性的病例组研究意义有限,因为(1)诊断标准不一致或缺少记录;(2)治疗成功的定义不一致,通常只是记录围产期生存,而不是按照孕龄记录围产结局;(3)治疗方法不详细,可能涉及手术、药物、卧床休息和其他无法控制的治疗方法;(4)没有根据病因进行分类,例如解剖结构缺陷或者功能性原因。这些数据有说服力,但效果存在偏倚。基于

这些数据,对根据病史诊断的CI患者进行手术已经成为标准治疗,这种观念对普通母胎专科医生影响很大。根据过去的病例组研究,分析治疗效果问题很大。但这些报告也都一致表明,即使具有典型CI病史,不进行宫颈环扎的孕妇也可有成功妊娠结局,宫颈环扎术不是普遍有效。这些观察性研究均说明自发性早产综合征的病因多样,病因之间也相互作用。

RCT没有证实基于病史的宫颈环扎有效,手术本身且有风险,对有多次中期妊娠流产或早产的患者,只有详细病史和体检提示宫颈因素为主要原因时,才可进行宫颈环扎术。除非体检证实宫颈组织存在明显解剖缺陷和环状结构缺损,临床医生均应评估早产综合征的其他因素。诊断宫颈机能不全时需要排除其他诊断的可能。

基于超声指征的宫颈环扎术

假设有sPTB史的单胎孕妇出现宫颈缩短,无论宫颈内口是否出现漏斗状改变,此时均诊断为宫颈机能不全。基于这一假设,有些学者研究了基于超声指征的宫颈环扎术对妊娠结局的影响。过去在各种早产风险人群中,对宫颈环扎术进行无对照的回顾性分析得出相互矛盾的结论,有些报道环扎术有效[106],有些报道无效[56,107]。

随后发表了五项基于超声的宫颈环扎术的随机试验(表28-1)。在荷兰,Althuisius等对高危患者随机分组,诊断CI依据症状或产科病史以及妊娠中期CL小于25mm,参加试验的绝大多数患者被认为有CI。宫颈环扎组和未环扎组患者均建议在家休息。19例患者分入环扎组,没有一例发生34周前早产;未环扎组早产发生率为44%(P=0.002)。Rust等[109]纳入138名具有各种早产风险因素的孕妇,12%的患者为多胎妊娠,在宫颈长度小于25mm或者至少25%的宫颈管呈现漏斗状后,将患者随机分到McDonald环扎组或未环扎组。结果显示,环扎组在34周前的早产率为35%,而对照组为36%。

在一项多国家联合临床试验中,To等[65]通过阴道超声筛查了47 123名妊娠22~24周的孕妇,这些孕妇在筛查前没有挑选。其中470名孕妇显示宫颈缩短≤15mm,这470名孕妇中有253名同意参与随机试验,研究的主要结果是各组间孕33周前分娩率。分配到环扎组(n=127)的孕妇接受Shirodkar环扎术。环扎组的早产率与对照组(n=126)相似,22%比26%(P=0.44)。对照组中有些孕妇出现符合CI的临床表现,然后发生妊娠中期分娩,但作者对此没有评论。对照组中,4例死胎发生于孕23~24周,5例孕23~26周的新生儿死亡。在环扎组中,死胎为3例,新生儿死亡4例。

表 28-1　超声检查可疑宫颈机能不全（CI）时，进行宫颈环扎术的随机试验

研究者	人群	例数	选择标准	超声检查宫颈孕周	主要结果（分娩孕周）	环扎术组（%）	未环扎术组（%）	宫颈环扎有利？
Althuisius et al[101]（2001）	病史或症状提示 CI	35	CL<25mm	<27	PTB<34	0	44	是
Rust et al[102]（2001）	许多患者有危险因素	115	CL<25mm or >25%漏斗状内口	16～24	PTB<34	35	36	否
To et al[65]（2004）	未经选择的患者通常是低风险	253	CL≤15mm	22～24	PTB<33	22	26	否
Berghella et al[103]（2004）	大多数有风险因素	61	CL<25mm 或>25%漏斗状内口	14～23	PTB<35	45	47	否
Owen et al[4]（2009）	有 17～33 周自发早产史	301	CL<25mm	16～21	PTB<35	32	42	是

CI, cervical insufficiency; CL, cervical length; PTB, preterm birth

Berghella 等[110]筛查了有各种 sPTB 危险因素的孕妇，危险因素包括 PTB 史、刮宫史、宫颈锥切史和 DES 暴露史，自孕 14～23 周开始，每 2 周进行阴道超声检查，有 61 例患者 CL 小于 25mm 或宫颈管至少出现 25% 的漏斗状变化。这些患者被随机分到 McDonald 环扎术组或无环扎对照组。结果发现，环扎组 35 周前的早产率为 45%，对照组的早产率为 47%。

在美国，Althuisius 等[108]集中研究临床确诊为 CI 的患者，这些患者是基于病史进行宫颈环扎的人选。他们的研究提示，当宫颈长度≥25mm 时，如果希望避免宫颈环扎术，宫颈超声对临床诊断为 CI 的患者有益。

对上述四项随机试验进行 Meta 分析[111]并分析每个患者数据，评估宫颈环扎术是否对妊娠中期宫颈缩短的患者受益，评价标准为妊娠 35 周之前早产的相对风险降低。他们发现环扎术对于单胎妊娠有非常轻微的改善，特别对有 sPTB 史的孕妇有统计学意义（RR，0.6；95% CI，0.4～0.9）。相比之下，宫颈环扎术对多胎妊娠有害（RR，2.15；95% CI，1.15～4.01）。这种有害影响还未在随机试验中得到证实，队列研究也未发现这种关系[112-113]。

根据阴道超声对诊断 CI 的早期评估[114]，美国[4]15 个医学中心联合进行了第五次随机试验，入组孕妇至少有过一次妊娠 17～34 周的 sPTB。从孕 16 周开始，进行一系列阴道超声检测宫颈。宫颈长度大于 30mm 时，继续阴道超声每两周一次。如果宫颈长度为 25～29mm，每周超声检测宫颈一次。在孕 16～22$^{6/7}$周之间出现宫颈缩短（<25mm）的孕妇随机分到 Mcdonald 宫颈环扎组或不环扎组。结果发现，孕 24 周前无生机儿的分娩率（6% vs. 14%）、围产期死亡率（9% vs. 16%）和孕 37 周前分娩

率（45% vs. 60%）均显著降低，但 35 周之前的早产率没有显著降低（32% vs. 42%）。每防止一例无生机儿出生，需要对 13 例宫颈缩短的患者实施宫颈环扎术。宫颈环扎的益处与宫颈状态极为相关。宫颈长度小于 15mm 的孕妇比宫颈长度 15～24mm 者获益更大。结果提示，宫颈长度明显缩短时可能意味着宫颈因素是早产的重要原因，更适合进行机械性宫颈支持。目前尚不能确定需要进行宫颈环扎的"最佳"宫颈长度（例如小于 25mm 还是小于 15mm 等）。同样，U 形（不是 V 形）漏斗状宫颈管也是早产的重要危险因素，应考虑测量宫颈长度。对 U 形漏斗状宫颈管的孕妇，环扎术具有延长孕周的效果[115]。

根据上述多中心试验的结果[4]，Berghella 等进行了另一项 Meta 分析，包括该试验和以前四项试验的结果[116]。**对患者资料进行分析证实，如果有 sPTB 史而且 24 周前超声显示 CL 小于 25mm，宫颈环扎术对这些患者有益。环扎术减少妊娠 37 周、35 周、32 周、28 周和 24 周之前的早产，综合新生儿死亡率和并发症也显著降低（RR，0.64；95% CI，0.45～0.91）。**

临床时常发现，有妊娠中期 sPTB 的患者不符合 CI 诊断标准。在这种情况下，患者甚至接受以病史为指征的环扎术。对这些妇女是否需要实施宫颈环扎或者重复环扎术仍有争议，临床判断很重要。然而，累计证据表明，这些孕妇可以进行超声监测宫颈长度，超声随访安全，并可能避免实施宫颈环扎术。最近，Berghella 等[102]对四项随机试验进行 Meta 分析显示，使用超声测量宫颈长度及选择性进行宫颈环扎这一策略，大多数（58%）患者可避免宫颈环扎术。与基于病史的环扎术相比，基于超声进行选择性宫颈环扎的早产风险并不增高（RR，0.97；

95% CI,0.73~1.29)。

总之,有 sPTB 史的患者应该进行超声 CL 筛查,在 CL 小于 25mm 时实施宫颈环扎,这一策略的临床效果已经证实(框 28-4)。

基于体检指征的宫颈环扎术

通常认为发生急性宫颈机能不全的孕妇可以进行宫颈环扎,这是基于体检指征的宫颈环扎术。这种情况较为罕见,很难评估环扎术治疗的效果。有些报道胎儿存活率超过 70%[117]。Aarts 等[118]回顾了 1980~1992 年发表的 8 个病例组报道,其中 249 名患者进行了基于体检指征的环扎术,结果发现术后新生儿平均存活率为 64% (范围 22%~100%)。Novy 等[106]发表了 35 例 CI 患者的自然进展情况(宫颈扩张 2~5cm)。35 例患者分为两组,19 例依据体检指征进行宫颈环扎,另外 16 例进行卧床休息。宫颈环扎组中的新生儿存活率为 80%,卧床休息组为 75%。最近两项回顾性研究支持基于体检指征的环扎术,报道新生儿平均存活率(take-home-baby)分别为 50.7% 和 64%,平均延长妊娠时间分别为 7.4 和 8.2 周[119,120]。Guducu 等[119]进一步报道胎膜膨出到阴道的成功率降低(31%)这与以前报道相同[118]。

在一项前瞻性研究中,负责医师根据病人情况决定是否实施环扎术,然后将患者分为环扎组和卧床休息组,Olatunbosun 等[121]对宫颈扩张大于 4cm 的孕妇进行了分析。环扎术组有 22 名孕妇,卧床休息组 15 名。新生儿存活率没有显著差异(17/22 环扎术组 vs.9/15 卧床休息组,P=0.3),但环扎组的孕龄平均延长 4 周(33 vs.29 周,P=0.001)。两组间绒毛膜羊膜炎的发生率相似。全球围产和生殖健康网(Global Health Network for Perinatal and Reproductive Health)进行了一项队列研究,研究了妊娠 14~25[6/7] 周发生宫颈扩张的妊娠结局[122]。在 225 名孕妇中,152 名接受了基于体检为指征的环扎术,73 名接受保守治疗。与期待治疗相比,宫颈环扎延长潜伏期(从就诊到分娩的时间)、改善新生儿结局以及减少妊娠 28 周前的早产。但是两组情况有所不同,宫颈扩张 4cm 以上的孕妇更多选择期待治疗。

Althuisius 等[123]的随机试验纳入 23 名孕妇,患者在妊娠 27 周前发生宫颈扩张,有些胎膜脱垂甚至超出宫颈外口,基于体检结果,患者被分入宫颈环扎加卧床休息组和仅卧床休息组。这一研究包括单胎和双胎妊娠,但试验没有报告宫颈扩张数据,两组的可比性不明。结果发现,环扎组的潜伏期延长(54 天 vs.20 天;P=0.046)。环扎组新生儿存活率为 56% (9/16),卧床休息组为 29% (4/14)。虽然新生儿存活率无统计学差异,但环扎组的综合新生儿并发症包括胎儿死亡明显降低(63% [10/16] vs.100% [14/14],P=0.02)。

有些研究显示,50% 的急性 CI 患者羊水中发现细菌或者亚临床绒毛膜羊膜炎标记物阳性[124],炎症或出血的蛋白标记物也会出现阳性[125]。出现异常羊水标记物的孕妇不论是否进行宫颈环扎或卧床休息,其潜伏期均较短。Mays 等[124]对 18 名这种综合征患者进行羊水穿刺,羊水葡萄糖、乳酸脱氢酶、革兰染色和细菌培养结果异常者提示亚临床感染。11 名无亚临床感染者接受宫颈环扎,新生儿存活率为 100%,平均潜伏期为 93 天。7 名生化指标异常者未行宫颈环扎,结果无新生儿存活,平均潜伏期为 4 天。此外,7 名孕妇拒绝羊水穿刺术,但接受了宫颈紧急环扎术,可以理解该组中有些患者存在亚临床感染,此组的平均潜伏期为 17 天。研究者认为,羊水穿刺有助于选择适合紧急宫颈环扎的患者。Diago-Almela 等[126]的前瞻性研究支持这个结果,这一近期研究纳入 31 例胎膜脱出的患者。20 例羊水样本显示羊膜腔内感染或亚临床绒毛膜羊膜炎,诊断 IAI 需要至少符合以下项目中的两点:白介素 6(IL-6)水平大于 2.5ng/mL,葡萄糖水平低于 15mg/dL,白细胞水平大于 50/mm³ 或白细胞酯酶阳性。其余的 11 例羊水指标正常,9 名患者接受了紧急环扎术。这 9 名患者中有 4 名足月分娩,1 名拒绝环扎的患者足月分娩。那些有羊膜腔内感染/亚临床绒毛膜羊膜炎的患者尽管使用抗生素和卧床休息,也都出现早产,12 例围产儿死亡。值得注意的是,起初显示羊水炎症的患者仅有 7 例在 5 天后出现细菌培养阳性,起初羊水正常组中没有出现细菌培养阳性。ROC 分析(receiver operating characteristic curve analysis)显示,在所有羊水标记物中,IL-6 临界值 2.90ng/mL 对胎儿生存的预测准确度最高,IL-6 高于 2.90ng/mL 者均发生围产儿死亡。他们的回归分析进一步证明,进行基于体检指征的环扎术时,低 IL-6 水平和 CL 小于 30mm 的患者效果最佳。有趣的是,有人报道子宫内亚临床感染的超声影像"泥雪征(sludge)"与不良结果相关(图 28-22)[127],但其临床价值目前尚不确定。**评估羊水感染或炎症标记物虽然不是临床处理常规,但这些检查似乎具有重要的预测价值。目前仍不清楚是否使用这些检查结果指导治疗。**

总之,急性宫颈机能不全患者的最佳治疗方案仍不明确。基于体检指征的环扎术可能对某些患者有益,但患者选择多数是凭借经验。鉴于研究数据有限,目前尚不能给予确切的诊疗建议。但研究充分显示下列征象预示新生儿不良结局:出现症状的胎龄早、宫颈扩张程度严重、胎膜脱垂和羊膜腔内感染。

多胎妊娠的宫颈环扎术

双胎妊娠 TVU 显示宫颈缩短时宫颈环扎术是否有效,这方面的一级证据非常有限。一项 Meta 分析仅纳入49 例双胎妊娠,24 周前 CL 小于 25mm 者随机分入环扎组或无环扎组,结果显示宫颈环扎术无益,甚至可能有害,因为环扎组 34 周前的 sPTB 增加 215%[111]。确定双胎妊娠宫颈环扎的利弊需要大型 RCTs。基于体检指征对双胎妊娠进行宫颈环扎还没有 RCT 研究,现有数据争议很大。在没有新的研究出现之前,目前对双胎妊娠不建议进行宫颈环扎。

宫颈环扎术的替代疗法

临床怀疑孕妇存在宫颈机能不全(CI)时,也可考虑非手术干预措施。

限制活动

单独卧床休息或者宫颈环扎结合卧床休息治疗 CI 的理论根据是减轻宫颈管压力。卧床休息的有效性尚未证实,有些数据表明卧床休息的患者预后更差[74]。

子宫托

自从 Vitsky 在 1961 报道阴道子宫托治疗 CI 后,几项欧洲研究表明这种非创伤治疗与手术效果相同。对超声显示宫颈缩短的患者,Arabin 等[129]研究了使用子宫托的效果(图 28-12)。使用子宫托后妊娠持续 99 天,而卧床休息者为 67 天(P<0.02)。最近两年,对超声显示孕中期宫颈缩短但无症状的孕妇进行了几项 RCTs,比较了 Arabin 型子宫托与期待治疗的效果,试验结果相互矛盾。西班牙的 PECEP(cervical pessary to prevent prematurity)研究把 CL 小于 25mm 的单胎中期妊娠患者随机分到子宫托组和无干预组。子宫托组孕 34 周和 28 周前的早产率显著降低:27% 比 6%(P<0.0001)和 8% 对 2%(P<0.00058)。

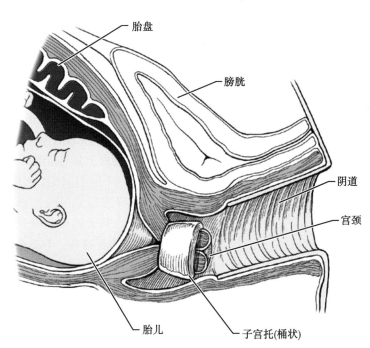

图 28-12　阴道子宫托(Arabin 型)

除了阴道分泌物增加外,子宫托组没有出现母体并发症[130]。中国的一项类似研究却得出不同结论,宫颈缩短患者使用子宫托后,妊娠 37、34 和 28 周前的早产率与对照组无差异。这项研究被指责存在不足之处,包括患者数量少不能保证统计学功效,宫颈短缩患者在 34 周前的早产率较低(5.5%),而且试验缺乏干预措施[131]。双胎妊娠使用子宫托预防早产仅有一项随机研究(Pro TWIN study),子宫托组和对照组的早产率相同。然而,有研究显示子宫托可能对宫颈长度小于 38mm(小于第十个百分位数)的患者有益[132]。

欧洲和美国正在进行几项随机研究(www. clinicaltrials. gov),比较子宫托用于单胎或多胎妊娠伴有宫颈缩短的效果。**我们必须等待这些 RCT 结果,才能决定是否还需要前瞻性 RCT,进一步比较子宫托、宫颈环扎术以及孕酮的干预功效。**

孕酮

RCTs[133,134] 已经显示,17-α-羟基孕酮(17-α-hydroxyprogesterone,17-OHP)与降低复发性早产相关,约下降 30%。17-OHP 给药方法为 250mg 每周一次肌肉注射(IM),从妊娠 16 周开始,约到 36 周停药。根据这些数据,ACOG 和 SMFM 都建议有 sPTB 史的单胎孕妇接受这种预防性治疗[19,20]。我们赞成有 sPTB 史的孕妇在 $16^{0/7}$ ~ $36^{6/7}$ 周之间开始进行 17-OHP 注射。ACOG 和 SMFM 建议的治疗流程见图 28-13。

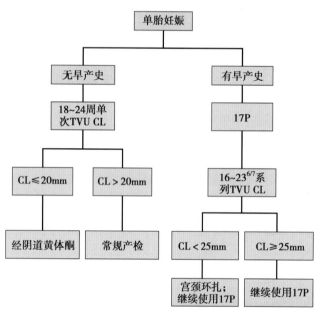

图 28-13 黄体酮预防早产的应用(修改自 Society for Maternal-Fetal Medicine Publications Committee. Progesterone and preterm birth prevention:translating clinical trials data into clinical practice. *Am J Obstet Gynecol.* 2012;206[5]:376-386.)

至少两个 RCTs[136,137] 提示经阴道黄体酮治疗同样有效,也许比 17-OHP[137] 效果更好。有 sPTB 史的单胎孕妇需要进行 TVU CL 检查,即使已经开始给予 17-OHP 肌注或阴道内黄体酮治疗。有 sPTB 史的孕妇在 24 周前 TVU CL 小于 25mm 时,即使已经使用黄体酮治疗,也可进行宫颈环扎,这样可以进一步降低早产[138,139]。但因为病人数目较少,孕酮加宫颈环扎治疗在统计学方面并无显著差异。为了确认联合使用 17-OHP 和宫颈环扎或其他措施对于宫颈缩短患者的累加效应,有必要在这个方面进行深入研究。研究不仅包括宫颈环扎术和孕酮,也应包括非甾体抗炎药物、宫缩抑制剂和其他药物。

宫颈机能不全临床试验的比较

我们回顾了治疗宫颈机能不全的各种方法及其功效。干预和无干预对照的 RCT 不多,对比各种干预方法的 RCT 更不多见。至今,Cochrane 数据库发表了 9 项预防或治疗 CI 或 PTB 的系统性分析,只有一项综述分析对比治疗方法之间的差异。Keeler 等[140] 对无早产症状的孕妇在 16 ~ 24 周进行阴道 CL 筛查,将 79 名宫颈缩短(≤25mm)者随机分入 17-OHP 每周 1 次肌注组(n=37)或者 McDonald 宫颈环扎组(n=42)。结果显示妊娠 35 周前的 sPTB 没有差异(RR,1.14;95% CI,0.67 ~ 1.93)。此后又分析了有 sPTB 史的孕妇结局,也未显示统计学差异。

然而,对患者 CL≤15mm 进行的二级分析显示,宫颈环扎者在孕 35 周前发生 sPTB 的风险降低 52%(RR,0.48;95% CI,0.24 至 0.97)[141]。Mackeen 等对基于病史实施宫颈环扎的孕妇进行了回顾性队列研究,14 名患者环扎术后接受 17-OHP 治疗,80 名未接受治疗。作者分析了所有孕龄的早产结果,发现环扎术至分娩时间、分娩孕周和婴儿出生体重两组之间均无差异[142]。Szychowski 等对阴道超声共同体试验(Vaginal Ultrasound Consortium Trial)进行了二级分析,发现结果相似。该试验将 CL 小于 25mm 的孕妇随机分入宫颈环扎组和未环扎组,99 名患者同时接受了 17-OHP 治疗,宫颈环扎组 47 例,未接受环扎组 52 例。虽然环扎组 35 周前早产的比值比(odds)降低了 36%,但无统计学差异(aOR 0.64,95% CI 0.27 ~ 1.52),可能由于 Ⅱ 类错误所致[139]。

对有 34 周前 sPTB 史且伴 CL 缩短的单胎孕妇,Alfirevic 等进行了回顾性研究,间接比较以下三种策略的效果:基于超声指证进行宫颈环扎、阴道黄体酮治疗和宫颈子宫托。142 名美国患者实施环扎术,59 名英国患者接受阴道黄体酮治疗,42 名西班牙患者使用宫颈子宫托[143]。结果发现三组间的围产期死亡、新生儿并发症或者早产都没有差异,作者认为环扎术、阴道黄体酮和子宫托对中期妊娠伴有宫颈缩短的高风险患者疗效相似。鉴于研究设计不同,患者群体各异,这方面尚不能定论。Conde-Agudelo 等对 RCT 进行了校正的间接性 Meta 分析,比较对有早产史且伴孕中期 CL 缩短的不同治疗策略。该 meta 分析包括 4 项阴道黄体酮与安慰剂组的对照研究(158 例患者)和 5 项环扎术与无环扎术组对照的研究(504 例患者)。他们发现,与安慰剂/期待治疗相比,每种干预措施都能降低 32 周前的 PTB、综合围产期并发症和死亡率。此外,校正的间接性 Meta 分析显示,阴道孕酮和宫颈环扎疗效相似[144]。我们需要注意,对这些间接性 Meta 分析结果应持慎重态度,因为研究人群特征不同,很难进行真正地比较。

上述数据表明,我们需要高质量 RCT 比较各种干预措施的疗效,尤其是联合治疗的效果,例如黄体酮加宫颈环扎术。为了防止不良围产期结局,可能需要联合使用两种甚至三种治疗方法。假设这些方法有协同作用,有 PTB 史者可用 17-OHP,超声显示 CL 缩短者可使用宫颈环扎术,子宫托可用于环扎术后出现宫颈变化的患者。Griffin 最近的评论反对联合使用这些方法,因为效果未被证实[145]。

总 结

宫颈机能不全(cervical insufficiency, CI)很少独立存在,很难定义和确诊。从广义上讲,CI 只是复杂的自发早产综合征的一个组成部分。起初认为,妇产科创伤是导致 CI 的常见原因,但这种宫颈解剖缺损学说已渐被机能缺陷学说所取代。宫颈机能是一个整体,受内源和外源性因素影响,这些因素通过各种途径与早产综合征的其他因素相互作用,最终出现宫缩和蜕膜/胎膜激活。"宫颈机能不全"这一术语虽然临床使用方便,但过于简化,不能全面反映一个尚不清楚的病理生理过程。临床试验没有证实 CI 传统治疗方法的效果,因此,对这些传统疗法我们应持怀疑态度。只有进一步理解早产综合征之后,才能根据循证医学证据,制订有效的诊疗方案,这些方案需要经过设计良好的临床试验进一步证实。

CI 仍然依靠临床诊断。已经证明,对于有早期自发性 PTB 史的高危人群,宫颈超声筛查宫颈缩短有助于临床诊疗。如果有早产史的孕妇在妊娠中期出现宫颈缩短,这种情况可能存在宫颈机能不全的成分,对这种 CI 可以考虑治疗。选择手术治疗病人时,可以根据早产病史、宫颈超声或者体检结果为指征进行宫颈环扎术。大多数有 sPTB 史的孕妇可以进行 TVU CL 系列检查,如果在孕 24 周之前发现 CL 小于 25mm,可根据这一超声指证实施宫颈环扎术。环扎术的围术期处理仍在不断完善。开腹、腹腔镜或机器人环扎术可以合理使用,但仅适用于极少数仔细选择的病例。附加或替代性治疗,例如黄体酮和阴道子宫托,有一定的临床前景,但仍然需要进一步评估。这些方法是否适用于具有 CI 病史或妊娠中期 CL 缩短的患者,目前尚无定论。

关键点

◆ 宫颈机能不全主要依靠临床诊断,以反复无痛性宫颈扩张和中期妊娠自然流产为特征。

◆ 宫颈机能不全很少独立存在,很难定义和确诊。从广义上讲,CI 只是复杂的自发早产综合征的一个组成部分。

◆ 宫颈机能是一个整体,受内源和外源性因素影响,这些因素通过各种途径与早产综合征的其他因素相互作用,最终出现宫缩和蜕膜/胎膜激活。

◆ 宫颈环扎术的传统分类为预防性宫颈环扎、治疗性宫颈环扎和紧急宫颈环扎,目前建议使用基于病史(history-indicated)的宫颈环扎、基于超声(ul-trasound-indicated)的宫颈环扎和基于体检(physical examination-indicated)的宫颈环扎。

◆ 妊娠前不能客观地诊断宫颈机能不全。

◆ 如果有宫颈机能不全病史,仍然可以实施基于病史的宫颈环扎术。

◆ 对于早产低风险孕妇进行宫颈超声筛查效果不佳。但对高风险人群中,宫颈超声已被证明是筛查和诊断 CI 的有效方法,其中有些 CI 患者可以治疗。

◆ 对绝大多数有自发性早产史的孕妇,甚至包括不典型 CI 病史的孕妇,系列宫颈超声检查可以替代基于病史而实施的宫颈环扎术。

◆ 如果患者没有宫腔感染征象,基于体检指征的环扎术对减少早产可能有益。

◆ 经腹宫颈环扎仅适于极少数经阴道环扎失败的患者。

◆ 不应该基于超声检查对双胎妊娠进行宫颈环扎术,这种干预增加早产风险。

◆ 有必要进行随机研究评估 CI 的其他疗法,例如,药物治疗和阴道子宫托。

参考文献

1. Culpepper N, Cole A, Rowland W, eds. *The Practice of Physick*. London: George Strawbridge; 1678:502.
2. Ludmir J, Sehdev HM. Anatomy and physiology of the cervix. *Clin Obstet Gynecol*. 2000;43:433.
3. Kuhn R, Pepperell R. Cervical ligation: a review of 242 pregnancies. *Aust N Z J Obstet Gynaecol*. 1977;17:79-83.
4. Owen J, Hankins G, Iams JD, et al. Multicenter randomized trial of cerclage for preterm birth prevention in high-risk women with shortened midtrimester cervical length. *Am J Obstet Gynecol*. 2009;201:375.e1-375.e8.
5. Danforth DN, Buckingham JC. Cervical incompetence: a reevaluation. *Postgrad Med*. 1962;32:345.
6. Danforth DN, Veis A, Breen M, et al. The effect of pregnancy and labor on the human cervix: changes in collagen, glycoproteins and gycosamino-glycans. *Am J Obstet Gynecol*. 1974;120:641.
7. Leppert PC, Yu SY, Keller S, et al. Decreased elastic fibers and desmosine

content in incompetent cervix. *Am J Obstet Gynecol.* 1987;157:1134.

8. Dunn LJ, Dans P. Subsequent obstetrical performance of patients meeting the historical criteria for cervical incompetence. *Bull Sloan Hosp Women.* 1962;7:43.

9. Iams JD, Johnson FF, Sonek J, et al. Cervical competence as a continuum: a study of ultrasonography cervical length and obstetric performance. *Am J Obstet Gynecol.* 1995;172:1097.

10. Iams JD, Goldenberg RL, Meis PJ, et al. The length of the cervix and the risk of spontaneous premature delivery. *N Engl J Med.* 1996;334:567.

11. Craigo SD. Cervical incompetence and preterm delivery [editorial]. *N Engl J Med.* 1996;334:595.

12. Romero R, Gomez R, Sepulveda W. The uterine cervix, ultrasound and prematurity [editor comments]. *Ultrasound Obstet Gynecol.* 1992;2:385.

13. Larma JD, Iams JD. Is sonographic assessment of the cervix necessary and helpful? *Clin Obstet Gynecol.* 2012;55(1):324-335.

14. Iams JD. Identification of candidates for progesterone: why, who, how, and when? *Am J Obstet Gynecol.* 2014;123(6):1317-1326.

15. Romero R, Espinoza J, Erez O, Hassam S. The role of cervical cerclage in obstetric practice: can the patient who could benefit from this procedure be identified? *Am J Obstet Gynecol.* 2006;194:1.

16. Hernandez-Andrade E1, Romero R, Ahn H, et al. Transabdominal evaluation of uterine cervical length during pregnancy fails to identify a substantial number of women with a short cervix. *J Matern Fetal Neonatal Med.* 2012;25(9):1682-1689.

17. Berghella V, Bega G. Ultrasound evaluation of the cervix. In: Callen PW, ed. *Ultrasonography in Obstetrics and Gynecology.* 5th ed. Philadelphia, PA: Saunders Elsevier; 2008:698-720.

18. Cahill AG, Odibo AO, Caughey AB, et al. Universal cervical length screening and treatment with vaginal progesterone to prevent preterm birth: a decision and economic analysis. *Am J Obstet Gynecol.* 2010; 202(6):548.e1-548.e8.

19. Society for Maternal-Fetal Medicine Publications Committee, with assistance of Vincenzo Berghella. Progesterone and preterm birth prevention: translating clinical trials data into clinical practice. *Am J Obstet Gynecol.* 2012;206(5):376-386.

20. Committee on Practice Bulletins—Obstetrics, The American College of Obstetricians and Gynecologists. Practice bulletin no. 130: prediction and prevention of preterm birth. *Obstet Gynecol.* 2012;120(4):964-973.

21. Royal College of Obstetricians and Gynaecologists (RCOG). *Cervical cerclage.* London (UK): Royal College of Obstetricians and Gynaecologists (RCOG); 2011:21 (Green-top guideline; no. 60).

22. Berghella V, Tolosa JE, Kuhlman K, et al. Cervical ultrasonography compared with manual examination as a predictor of preterm delivery. *Am J Obstet Gynecol.* 1997;177:723-730.

23. *CLEAR guidelines.* Available at <https://clear.perinatalquality.org/>.

24. Berghella V. *Transvaginal ultrasound assessment of the cervix and prediction of spontaneous preterm birth.* <www.uptodate.com>.

25. Hassan SS, Romero R, Vidyadhari D, et al. PREGNANT Trial. Vaginal progesterone reduces the rate of preterm birth in women with a sonographic short cervix: a multicenter, randomized, double-blind, placebo-controlled trial. *Ultrasound Obstet Gynecol.* 2011;38(1):18-31.

26. Owen J, Yost N, Berghella V, et al. Mid-trimester endovaginal sonography in women at high risk for spontaneous preterm birth. *JAMA.* 2001;286:1340-1348.

27. Goldenberg RL, Iams JD, Miodovnik M, et al. The preterm prediction study: risk factors in twin gestations. National Institute of Child Health and Human Development Maternal-Fetal Medicine Units Network. *Am J Obstet Gynecol.* 1996;175:1047-1053.

28. Vendittelli F, Mamelle N. Transvaginal ultrasonography of the uterine cervix in hospitalized women with preterm labor. *Int J Gynaecol Obstet.* 2001;72:117-125.

29. Visintine J, Berghella V. Cervical length for prediction of preterm birth in women with multiple prior induced abortions. *Ultrasound Obstet Gynecol.* 2008;31:198-200.

30. Airoldi J, Berghella V. Transvaginal ultrasonography of the cervix to predict preterm birth in women with uterine anomalies. *Obstet Gynecol.* 2005;106:553-556.

31. Atrash HK, Hogue CJR. The effect of pregnancy termination on future reproduction. *Bailliere's Clin Obstet Gynaecol.* 1990;4:391-405.

32. Shah PS, Zao J, Knowledge Synthesis Group of Determinants of preterm/LBW births. Induced termination of pregnancy and low birthweight and preterm birth: a systematic review and meta-analyses. *Br J Obstet Gynaecol.* 2009;116:1425.

33. Kalish RB, Chasen ST. Impact of midtrimester dilation and evacuation on subsequent pregnancy outcome. *Am J Obstet Gynecol.* 2002;187:882-885.

34. Anonymous. Final report of of the Medical Research Council/Royal College of Obstetrics and Gynaecology multicenter randomized trial of cervical cerclage. *Br J Obstet Gynaecol.* 1993;100:516.

35. Bevis KS, Biggio JR. Cervical conization and the risk of preterm delivery. *Am J Obstet Gynecol.* 2011;205(1):19-27.

36. Ferenczy A, Choukroun D. The effect of cervical loop electrosurgical excision on subsequent pregnancy outcome: North American experience. *Am J Obstet Gynecol.* 1995;172:1246.

37. Althuisius SM, Shornagel GA. Loop electrosurgical excision procedure of the cervix and time of delivery in subsequent pregnancy. *Int J Gynecol Obstet.* 2001;72:31.

38. Kyrgiou M, Koliopoulos G. Obstetric outcomes after conservative treatment for intraepithelial or early invasive cervical lesions: systematic review and meta-analysis. *Lancet.* 2006;367(9509):489-498.

39. Heinonen A, Gissler M. Loop electrosurgical excision procedure and the risk for preterm delivery. *Obstet Gynecol.* 2013;121(5):1063-1068.

40. Jakobsson M, Gissler M. Preterm delivery after surgical treatment for cervical intraepithelial neoplasia. *Obstet Gynecol.* 2007;109(2 Pt 1): 309-313.

41. Kyrgiou M, Mitra A, Arbyn M, et al. Fertility and early pregnancy outcomes after treatment for cervical intraepithelial neoplasia: systematic review and meta-analysis. *BMJ.* 2014;349:g6192.

42. Albrechtsen S, Rasmussen S. Pregnancy outcome before and after cervical conization: population based cohort study. *BMJ.* 2008;337:a1343.

43. Sadler L, Saftkas A, Wang W, et al. Treatment for cervical intraepithelial neoplasis and risk of preterm delivery. *JAMA.* 2004;29:2100.

44. Leiman G, Harrison NA. Pregnancy following conization of the cervix: complications related to cone size. *Am J Obstet Gynecol.* 1980; 136:14.

45. Raio L, Ghezzi F, Di Naro E, et al. Duration of pregnancy after carbon dioxide laser conization of the cervix: influence of cone height. *Obstet Gynecol.* 1997;90:978.

46. Khalid S, Dimitriou E, Conroy R, et al. The thickness and volume of LLETZ specimens can predict the relative risk of pregnancy-related morbidity. *Br J Obstet Gynaecol.* 2012;119(6):685-691.

47. Conner SN, Frey HA, Cahill AG, Macones GA, Colditz GA, Tuuli MG. Loop electrosurgical excision procedure and risk of preterm birth: a systematic review and meta-analysis. *Obstet Gynecol.* 2014;123(4):752-761.

48. Poon LC, Savvas M, Zamblera D, Skyfta E, Nicolaides KH. Large loop excision of transformation zone and cervical length in the prediction of spontaneous preterm delivery. *BJOG.* 2012;119(6):692-698.

49. Kuoppala T, Saarikoski S. Pregnancy and delivery after cone biopsy of the cervix. *Arch Gynecol.* 1986;237:149.

50. Toaff R, Toaff ME. Diagnosis of impending late abortion. *Obstet Gynecol.* 1974;43:756.

51. Bergman P, Svenerud A. Traction test for demonstrating incompetence of internal os of the cervix. *Int J Fertil.* 1957;2:163.

52. Kiwi R, Neuman MR, Merkatz IR, et al. Determination of the elastic properties of the cervix. *Obstet Gynecol.* 1988;71:568.

53. Feltovich H, Hall TJ, Berghella V. Beyond cervical length: emerging technologies for assessing the pregnant cervix. *Am J Obstet Gynecol.* 2012; 207(5):345-354.

54. Jones G. The weak cervix: failing to keep the baby in or infection out? *Br J Obstet Gynaecol.* 1998;105:1214-1215.

55. Owen J, Yost N, Berghella V, et al. Can shortened mid-trimester cervical length predict very early spontaneous preterm birth? *Am J Obstet Gynecol.* 2004;191:298.

56. Berghella V, Daly SF, Tolosa JE, et al. Prediction of preterm delivery with transvaginal ultrasonography of the cervix in patients with high-risk pregnancies: Does cerclage prevent prematurity? *Am J Obstet Gynecol.* 1999; 181:809.

57. McMahon KS, Neerhof MC, Haney EI, et al. Prematurity in multiple gestations: identification of patients who are at low risk. *Am J Obstet Gynecol.* 2002;186:1137.

58. Honest H, Bachman LM, Coomarasamy A, et al. Accuracy of cervical transvaginal sonography in predicting preterm birth; a systematic review. *Ultrasound Obstet Gynecol.* 2003;22:305. 59.

59. Berghella V, Ludmir J, Simonazzi G, Owen J. Transvaginal cervical cerclage: evidence for perioperative management strategies. *Am J Obstet Gynecol.* 2013;209(3):181-192.

60. ACOG Practice Bulletin No.142: Cerclage for the management of cervical insufficiency. *Obstet Gynecol.* 2014;123(2 Pt 1):372-379.

61. Suhag A, Seligman NS, Bianchi I, Berghella V. What is the optimal gestational age for history-indicated cerclage placement? *Am J Perinatol.* 2010;27(6):469-474.

62. Lash AF, Lash SR. Habitual abortion: the incompetent internal os of the cervix. *Am J Obstet Gynecol.* 1950;59:68.

63. Shirodkar VN. A new method of operative treatment for habitual abortions in the second trimester of pregnancy. *Antiseptic.* 1955;52:299.

64. McDonald IA. Suture of the cervix for inevitable miscarriage. *J Obstet*

Gynecol Br Empire. 1957;64:346.

65. To MS, Alfirevic Z, Heath VCF, et al. on behalf of the Fetal Medicine Foundation Second Trimester Screening Group: Cervical cerclage for prevention of preterm delivery in women with short cervix: randomized controlled trial. *Lancet.* 2004;363:1849.

66. Abdelhak YE, Sheen JJ, Kuczynski E, et al. Comparison of delayed absorbable suture v. non-absorbable suture for the treatment of incompetent cervix. *J Perinatal Med.* 1999;27:250.

67. Aarnoudse JG, Huisjes HJ. Complications of cerclage. *Acta Obstet Gynecol Scand.* 1979;58:225.

68. McDonald IA. Incompetence of the cervix. *Aust N Z J Obstet Gynaecol.* 1978;18:34.

69. Giraldo-Isaza MA, Fried GP, Hegarty SE, Suescum-Diaz MA, Cohen AW, Berghella V. Comparison of 2 stitches vs 1 stitch for transvaginal cervical cerclage for preterm birth prevention. *Am J Obstet Gynecol.* 2013;208(3): 209.e1-209.e9.

70. Brix N, Secher NJ, McCormack CD, et al. Randomised trial of cervical cerclage, with and without occlusion, for the prevention of preterm birth in women suspected for cervical insufficiency. *Br J Obstet Gynaecol.* 2013;120(5):613-620.

71. Rust OA, Atlas RO, Jones KJ, Benham BN, Balducci J. A randomized trial of cerclage versus no cerclage among patients with ultrasonographically detected second-trimester preterm dilatation of the internal os. *Am J Obstet Gynecol.* 2000;183(4):830-835.

72. Steinberg ES, Santos AC. Surgical anesthesia during pregnancy. *Int Anesthesiol Clin.* 1980;28:58.

73. Chen L, Ludmir J, Miller FL, et al. Is regional better than general anesthesia for cervical cerclage? Nine years experience. *Anesth Analg.* 1990; 70:Sl.

74. Grobman WA, Gilbert SA, Iams JD, et al. Activity restriction among women with a short cervix. *Obstet Gynecol.* 2013;121(6):1181-1186.

75. Bisulli M, Suhag A, Arvon R, Seibel-Seamon J, Visintine J, Berghella V. Interval to spontaneous delivery after elective removal of cerclage. *Am J Obstet Gynecol.* 2009;201(2):163.e1-163.e4.

76. Novy MJ. Transabdominal cervicoisthmic cerclage: a reappraisal 25 years after its introduction. *Am J Obstet Gynecol.* 1991;164:163.

77. Groom KN, Jones BA, Edmonds DK, Bennett PR. Preconception transabdominal cervicoisthmic cerclage. *Am J Obstet Gynecol.* 2004;191:230.

78. Debbs RH, DeLa Vega GA, Pearson S, Sehdev H, Marchiano D, Ludmir J. Transabdominal cerclage after comprehensive evaluation of women with previous unsuccessful transvaginal cerclage. *Am J Obstet Gynecol.* 2007;197(3):317.e1-317.e4.

79. Gallot D, Savary D, Laurichesse H, et al. Experience with three cases of laparoscopic transabdominal cervical cerclage and two subsequent pregnancies. *Br J Obstet Gynaecol.* 2003;110:696.

80. Cho CH, Kim TH, Kwon SH, et al. Laparoscopic transabdominal cervicoisthmid cerclage during pregnancy. *J Am Gynecol Laparosc.* 2003;10:363.

81. Burger NB, Brölmann HA, Einarsson JI, Langebrekke A, Huirne JA. Effectiveness of abdominal cerclage placed via laparotomy or laparoscopy: systematic review. *J Minim Invasive Gynecol.* 2011;18(6):696-704.

82. Wolfe L, DePasquale S, Adair D, Torres C, Stallings S, Briery C, et al. Robotic-assisted laparoscopic placement of transabdominal cerclage during pregnancy. *Am J Perinatol.* 2008;25:653-655.

83. Ludmir J, Jackson GM, Samuels P. Transvaginal cerclage under ultrasound guidance in cases of severe cervical hypoplasia. *Obstet Gynecol.* 1991;78: 1067.

84. Guzman ER, Forster JK, Vintzileos AM, et al. Pregnancy outcomes in women treated with elective versus ultrasound-indicated cervical cerclage. *Ultrasound Obstet Gynecol.* 1998;12:323.

85. Berghella V, Daly SF, Tolosa JE, et al. Prediction of preterm delivery with transvaginal ultrasonography of the cervix in patients with high-risk pregnancies: does cerclage prevent prematurity? *Am J Obstet Gynecol.* 1999; 181:809.

86. Aarts JM, Brons JT, Bruinse HW, et al. Emergency cerclage: a review. *Obstet Gynecol Surv.* 1995;50:459.

87. Locatelli A, Vergani P, Bellini P, Strobelt N, Arreghini A, Ghidini A. Amnioreduction in emergency cerclage with prolapsed membranes: comparison of two methods for reducing the membranes. *Am J Perinatol.* 1999;16(2):73-77.

88. Scheerer LJ, Lam F, Bartololucci L, et al. A new technique for reduction of prolapsed fetal membranes for emergency cervical cerclage. *Obstet Gynecol.* 1989;74:408.

89. Kurup M, Goldkrand JW. Cervical incompetence: elective, emergent, or urgent cerclage. *Am J Obstet Gynecol.* 1999;181:240.

90. Harger JH. Comparison of success and morbidity in cervical cerclage procedures. *Obstet Gynecol.* 1980;53:534.

91. Charles D, Edwards WR. Infectious complications of cerclage. *Am J Obstet Gynecol.* 1981;141:1065.

92. Baxter JK, Airoldi J, Berghella V. Short cervical length after history-indicated cerclage: is a reinforcing cerclage beneficial? *Am J Obstet Gynecol.* 2005;193(3 Pt 2):1204-1207.

93. Ludmir J, Bader T, Chen L, et al. Poor perinatal outcome associated with retained cerclage in patients with premature rupture of membranes. *Obstet Gynecol.* 1994;84:823.

94. Jenkins TM, Berghella V, Shlossman PA, et al. Timing of cerclage removal after preterm premature rupture of membranes: maternal and neonatal outcomes. *Am J Obstet Gynecol.* 2000;183:847.

95. McElrath TF, Norwitz ER, Lieberman ES, Heffner LJ. Management of cervical cerclage and preterm premature rupture of the membranes: should the stitch be removed? *Am J Obstet Gynecol.* 2000;183:840.

96. Galyean A, Garite TJ, Maurel K, Abril D, Adair CD, Browne P, et al. Removal versus retention of cerclage in preterm premature rupture of membranes: a randomized controlled trial. *Am J Obstet Gynecol.* 2014; 211(4):399.e1-399.e7.

97. Dunn LE, Robinson JC, Steer CM. Maternal death following suture of incompetent cervix during pregnancy. *Am J Obstet Gynecol.* 1959;78:335.

98. Lazar P, Gueguen S, Dreyfus J, et al. Multicentred controlled trial of cervical cerclage in women at moderate risk of preterm delivery. *Br J Obstet Gynaecol.* 1984;91:731.

99. Dor J, Shalev J, Mashiach S, et al. Elective cervical suture of twin pregnancies diagnosed ultrasonically in the first trimester following induced ovulation. *Gynecol Obstet Invest.* 1982;13:55.

100. Rush RW, Isaacs S, McPherson K, et al. A randomized controlled trial of cervical cerclage in women at high risk for preterm delivery. *Br J Obstet Gynaecol.* 1984;91:724.

101. Althuisius SM, Dekker GA, Hummel P, et al. Final results of the cervical incompetence prevention randomized cerclage trial (CIPRACT): therapeutic cerclage with bed rest versus bed rest alone. *Am J Obstet Gynecol.* 2001;185:1106.

102. Rust OA, Atlas RO, Reed J, et al. Revisiting the short cervix detected by transvaginal ultrasound in the second trimester: why cerclage may not help. *Am J Obstet Gynecol.* 2001;185:1098.

103. Berghella V, Odibo AO, Tolosa JE. Cerclage for prevention of preterm birth in women with a short cervix found on transvaginal ultrasound: a randomized trial. *Am J Obstet Gynecol.* 2004;191:1311.

Additional references for this chapter are available at ExpertConsult.com.

最后审阅　郑勤田

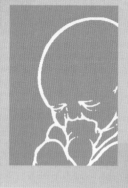

第29章

早产

原著 HYAGRIV N. SIMHAN,JAY D. IAMS,and ROBERTO ROMERO
翻译与审校 张惠欣,刘影诺,刘艳华,李超

人类正常妊娠时限平均为受孕后267天,如果从末次月经开始计算为280天,即40周。在39周和40周出生的婴儿不良结局发生率最低。**早产(preterm birth,PTB)**是引起新生儿并发症和婴儿死亡的主要原因[1]。尽管早产儿监护技术的提高增加了存活率,减少了早产儿近期及远期并发症,但是存活的早产儿和足月儿相比仍然有较高的患病风险,包括病毒感染、听力障碍、慢性肺病、脑瘫和发育迟缓等。引起自发性早产的原因很多,包括宫颈成熟、蜕膜激活及子宫平滑肌收缩等,都有可能导致分娩。如果某种因素导致分娩机制的启动,那么这种因素就是自发性早产的诱因。非自发性早产往往是医源性早产,是由孕妇或胎儿疾患所致,例如严重出血、高血压或者胎儿生长受限等。

定义

不论出生体重大小,孕 **20~37 周之间发生的分娩**,定义为早产。不论孕龄,出生体重小于2500g定义为低出生体重(low birthweight,LBW);出生体重小于1500g定义为极低出生体重(very low birthweight,VLBW);出生体重小于1000g 定为**超低出生体重**(extremely low birthweight,ELBW)。孕龄(gestational age,GA)和出生体重相关术语:小于胎龄儿(small for gestational age,SGA)即出生体重低于同胎龄体重第 10 百分位数;适于胎龄儿(average for gestational age,AGA)即出生体重在同胎龄体重第 10百分位数和第 90 百分位数之间;大于胎龄儿(large for gestational age,LGA)即出生体重大于同胎龄体重第 90百分位数。在孕 37 周之前出生的婴儿,即自孕妇最后一次正常月经的第一天起到 259 天前或者受孕后 245 天前出生的新生儿定为**早产儿**。定义早产界限的 20 周和 37 周是历史沿用下来的,没有科学依据[2]。在 36 周、37 周甚至38 周出生的婴儿,仍可能出现与器官发育不成熟有关的新生儿并发症或终生疾病。从危险因素、病因和复发风险来看,发生在 16~19 周的自然流产与 20~25 周的自然早产没有区别[3,4]。美国妇产科学会(ACOG)和母胎医学会(SMFM)采用了晚期早产(即孕 $34^{0/7}$ 到 $36^{6/7}$ 周)和早期足月产(即孕 $37^{0/7}$ 到 $38^{6/7}$ 周)的定义,来认知这些新生儿的发病风险[5]。此外,37 周后出生的新生儿并不都完全成熟,很多 20 周前的流产和早产的病因相同,基于这两点,已开始重新评估早产的定义和界限[6]。

早产和低出生体重儿的发生率

据世界卫生组织(WHO)报道,**2005 年世界上大约有1300 万早产儿,占所有新生儿的 9.6%**。非洲和亚洲共有约 1100 万[7]。欧洲发生率最低(6.2%),非洲(11.9%)和北美洲(10.6%)发生率最高。在美国,早产率由 1990 年的 10.6% 上升到了 2006 年的 12.8%。早产率升高的原因与以下 3 个方面有关:超声用于确定孕龄的改进,减少了假足月;辅助生殖技术(assisted reproductive technology,ART)使用增加;有特殊合并症或产科并发症时,34 周后需终止妊娠,这是最主要的原因。早产率在 2013 年下降到最低点 11.4%(图 29-1),原因包括:改进不孕治疗观念,降低了高风险的多胎妊娠;使用质量监控制度,严格控制孕晚期和近足月择期分娩的指征;广泛采取措施,预防复发性 PTB。

美国各地的 PTB 比率差异很大(图 29-2)。地区差异原因也很复杂,但很大程度上受黑人比例的影响。**黑人早产率是其他人种早产率的两倍**(图 29-3)。

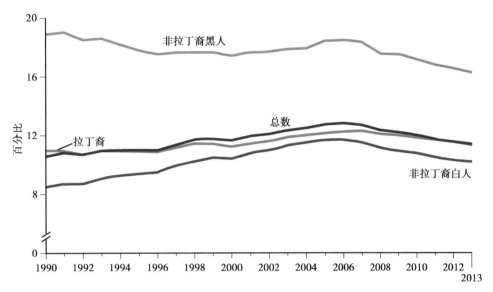

图 29-1 早产和低出生体重儿发生率:美国,1981 年末至 2009 年初(修改自 Hamilton BE,Martin JA,Ventura SJ. Births:preliminary data for 2009. *Natl Vital Stat Rep.* 2010;59[3].)

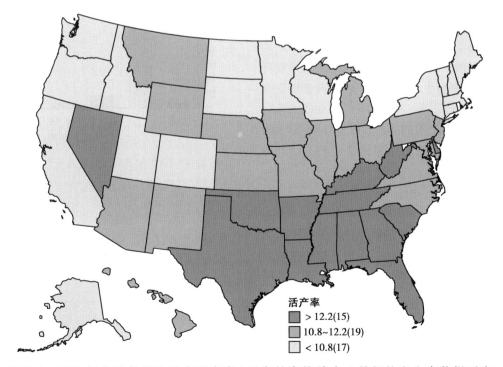

活产率
- > 12.2(15)
- 10.8~12.2(19)
- < 10.8(17)

图 29-2 2013 年美国各州的早产活产率(国家健康统计中心最新的出生率数据可在 www. marchofdimes. org/peristats 查询)

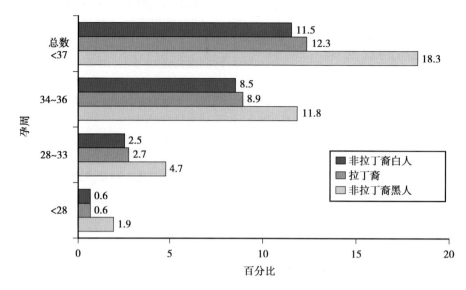

图 29-3　不同族裔的早产活产率（Data from Martin JA, Hamilton BE, Sutton PD, et al. Births：final data for 2008. *Natl Vital Stat Rep.* 2010；59［1］：1,3-71. ）

早产儿的结局

早产儿的不良结局与分娩时的孕周有很强的相关性，包括死胎（胎儿在孕 20 周后的死亡）、新生儿（出生后 28 天内）或婴儿（出生后 12 个月内）死亡及长期的身体和智能疾患。

围产期死亡率

围产期死亡率指每 1000 例（包括活产和死产）20 周后的死胎和分娩后 28 天内新生儿死亡的总数。围产期死亡率随着孕周和出生体重的降低明显增加。围产期死亡率包括产前、产时和新生儿阶段的情况，因此能够反映产科和新生儿科的治疗水平。死产和早产有相同的流行病学特点，特别是 32 周之前的早产。1990 年到 2003 年期间围产期死亡有所降低，主要原因是 27 周以后死胎发生率降低[8]。

婴儿死亡率

婴儿死亡率是指在出生的 1000 个活产儿中一年内死亡的人数。根据死亡原因排序时，先天性缺陷常被列为婴儿死亡的最常见原因，这种排序常把与早产有关的各种病因分开排列。2008 年美国所有按照孕龄分布的婴儿死亡比率见图 29-4。

存活的早产儿进入婴儿和儿童期后的死亡率及各种并发症，随其出生时孕龄的减小而增加，新生儿期接受的治疗水平对死亡率和并发症也有影响。 在 2008 年，整体

婴儿死亡率是 6.6/1000；然而婴儿死亡率随着出生孕周的不同有很大变化。小于 32 周的早产婴儿死亡率是 175.5/1000。相比之下，在孕 39～41 周的婴儿死亡率最低，为 2.1/1000。总体上，婴儿死亡率是随着孕周的增加而降低，37～38 周出生的婴儿死亡率比 39～41 周出生婴儿高出了 50%。

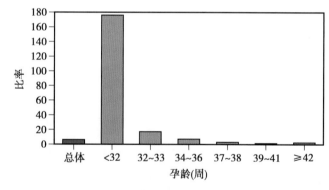

图 29-4　2008 年美国所有婴儿死亡病例中不同孕龄婴儿所占比例（修改自 Centers for Disease Control and Prevention. Mathews TJ, MacDorman MF. Infant mortality statistics from the 2008 period linked birth/death data set. *Natl Vital Stat Rep.* 2012；60［5］：1-27. Available at www. cdc. gov/nchs/vitalstats. htm. ）

有些措施可以改善早期早产儿的结局，例如区域化集中（指转诊到本区域上级医院）治疗高危孕妇和低出生体重早产儿、产前应用皮质类固醇激素、新生儿使用肺表面活性物质以及呼吸机技术的进步。在三级新生儿重症监护室（ICUs），早产儿存活率随着孕周增加而升高，

从 22 周的 6% 升高至 28 周的 90%[9]。如果将孕周、单双胎、性别、产前是否应用糖皮质激素及出生体重一并分析，预测结果会更精确[9]。根据产前各种因素，可以使用在线计算器估算婴儿结局，计算方法来自美国 NICHD Neonatal Research Network[10]。挪威出生的 903 402 名婴儿长期存活率见图 29-5[11]，其长期存活率根据出生胎龄统计。

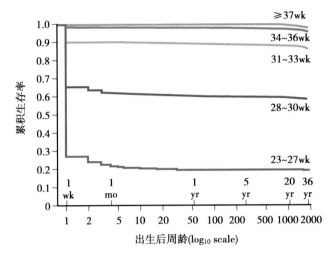

图 29-5　挪威出生的 903 402 名婴儿中按出生孕龄统计的长期存活率（修改自 Moster D，Lie RT，Markestad T. Long-term medical and social consequences of preterm birth. *N Engl J Med.* 2008；359[3]：262-273. ）

围产期新生儿并发症

早产儿是某些特殊疾病的高发人群，这与早产儿器官系统不成熟及各种早产原因有关。早产儿常见的并发症包括呼吸窘迫综合征（respiratory distress syndrome，RDS）、脑室内出血（intraventricular hemorrhage，IVH）、支气管肺发育不良（bronchopulmonary dysplasia，BPD）、动脉导管未闭（patent ductus arteriosus，PDA）、坏死性小肠结肠炎（necrotizing enterocolitis，NEC）、败血症（sepsis）、呼吸暂停（apnea）和早产儿视网膜病变（retinopathy of prematurity，ROP）。发病率的高低主要与孕周有关，但也受出生体重、胎儿数目（单胎或多胎）、地理位置、分娩地点与新生儿重症监护室（NICU）的距离以及导致早产的母胎等因素影响。新生儿并发症随其孕周的减小而增加，特别是在 30 周前。早产儿并发症发生率根据不同的地理位置变化很大，尤其是极低体重儿（VLBW）。报道的早产儿存活率及发病率的差异也与所用的分母有关。产科数据分母包括所有进入产科病房的活胎，而新生儿科数据排除了产程中和分娩时的死亡胎儿病例，其报告数据是基于收住新生儿区的病例。因此，对于同样孕龄和体重的胎儿，新生儿科数据报道的婴儿存活率和并发症发生率较高。

远期影响

与早产有关的主要并发症包括慢性肺疾病、3 度和 4 度脑室内出血（与脑瘫有关）、NEC 以及视力和听力障碍等，这会对患儿造成终身影响。早产儿和低出生体重儿的跟踪研究显示，脑瘫、感觉神经损伤、认知力和动手能力低下、学习困难和注意力障碍的发生率都有所增高。

26 周前出生的早产儿远期并发症发病率尤其高。英国一项调查包括了 25 周前出生的 308 例早产儿。在随访的 78% 早产儿中，几乎所有的早产儿在六岁时都有一些功能障碍：22% 有严重神经系统和认知障碍（脑瘫、IQ 比平均低三个标准差、失明或听觉障碍），24% 有中等功能障碍，34% 有轻度功能障碍，只有 20% 没有神经系统和认知能力障碍。

早产的流行病学

早产分娩可以根据是否为自发性分类。**自发性早产可能首先表现为宫颈软化和成熟、蜕膜激活和/或子宫收缩。宫颈软化是最常见的分娩启动征象。**28 周到 36 周发生的自发性早产与足月分娩相比，其宫颈长度在 22 周到 24 周有明显缩短，这说明宫颈软化在 24 周前已经开始[12]。早期宫颈缩短的孕妇中，一半以上分娩发生在 35 周后，说明早期自发性分娩发动并不都会导致早产。有自发性早产症状和体征的孕妇常常有一个或多个人口学特征，见框 29-1。但是**大约有一半的早产孕妇没有明显危险因素**。一项 10 所大学合作研究发现，在 2521 例孕妇中有 323 例（12.8%）在 37 周前分娩。其中，234 例孕妇（占总数 9.3%，占早产人数 72%）是自发性早产，89 例（占总数 3.5%，占早产人数的 27%）是合并症或产科并发症导致的医源性早产[12]。

上文已经提到，非自发性早产是由内科合并症和/或产科疾病导致的分娩发动，或者是为了母儿安全选择的医源性早产，见框 29-2。为了延长孕周，需要优化管理妊娠合并症或并发症。这一策略对某些疾病比较有效，例如妊娠合并糖尿病，血糖控制正常者可以维持到足月分娩。而另一些疾病，例如慢性高血压，有效控制血压仍不能防止子痫前期发生。

- 泌尿生殖道菌群失调、感染或泌尿道器械操作史
  - 泌尿道感染和菌尿
  - 性传播性疾病,例如衣原体、淋病、人乳头瘤病毒和阴道毛滴虫
  - 细菌性阴道病
  - 宫颈细胞不典型性增生和相应治疗
  - 自发或人工流产史
- 黑色人种
- 妊娠期不明原因的出血
- 自发性早产史
- 子宫畸形
- 辅助生育技术的使用
- 多胎妊娠
- 吸烟和物质滥用
- 妊娠期体重过低(体重指数<19.6kg/m²)和肥胖(体重指数>30kg/m²)
- 牙周病
- 受教育程度低、低收入和低社会地位
- 产前检查开始过晚
- 生活压力大

- 孕前糖尿病和妊娠期糖尿病
- 慢性高血压或急性高血压(子痫前期)
- 既往或此次妊娠存在产科疾病或危险因素
  - 子痫前期
  - 子宫手术史(子宫有垂直切口或T形切口的剖宫产史)
  - 胆汁淤积症
  - 胎盘异常
    - 前置胎盘
    - 胎盘早剥

内科疾病
- 癫痫
- 血栓栓塞疾病
- 结缔组织疾病
- 哮喘和慢性气管炎
- 母体 HIV 或单纯疱疹病毒感染
- 肥胖
- 吸烟

高龄

胎儿异常
- 胎儿宫内受损
  - 慢性(胎儿生长不良)
  - 急性(胎儿窘迫,例如,NST 或胎儿生物物理评分异常)
  - 羊水过多或过少
  - 胎儿水肿、腹水和母胎血型不合引起的同种免疫性疾病
  - 出生缺陷
  - 多胎妊娠的胎儿并发症,例如,生长受限和双胎输血综合征

自发性早产的危险因素

自发性早产(spontaneous preterm birty,sPTB)的危险因素包括母体因素、既往早产史及本次妊娠的危险因素。

母体因素

母亲的许多因素影响早产。内科或口腔科因素,例如感染或疾病;行为因素,与母亲的社会环境因素或压力相关;遗传和解剖因素,包括泌尿生殖道畸形。

内科因素

感染

全身和生殖道感染与早产有关。在胎膜完整的自发性早产的孕妇中,下生殖道菌群常常出现在羊水、胎盘和胎膜内。这些菌群包括解脲支原体、人型支原体、索状杆菌属、阴道加德纳菌、消化链球菌属和脆弱类杆菌等。临床和组织学研究证实,分娩孕周越小,羊膜腔内炎症和感染越常见,尤其是在 30~32 周之前。**在 34 周前的早产中,有 20%~60% 的病例可以用细菌培养或分子学方法在羊膜腔内检测到细菌。孕龄越小,细菌培养阳性率越高。**30 周后的细菌阳性率在 20%~30% 之间,23~24 周阳性率高达 60%。34 周后早产的病例中感染较少见。

细菌性阴道病(bacterial vaginosis,BV)是阴道内的生态系统发生了变化,以至于革兰阴性菌(例如,阴道加德纳菌属、脆弱类杆菌属、普氏菌属、动弯杆菌属和支原体属)大量地代替正常的优势菌即乳酸杆菌。**BV 使自发早产的风险增加两倍。早孕期检测到 BV 与自发性早产具有较高的相关性。**虽然存在相关性,但抗生素治疗 BV 并不一定能够降低早产的风险。生殖道以外感染也与早产有关,多数是泌尿道和腹腔内感染,例如,肾盂肾炎和阑尾炎。据推测,早产的发病机制是腹腔内感染引起邻近的生殖器官出现炎症。但远处部位的感染,尤其是慢性感染,也和自发性早产风险增高有关。

牙周病

有牙周病的孕妇早产风险增高,但治疗牙周病并不会降低早产风险,说明机体对他们(早产和牙周病)具有相似的易感性,二者之间并不存在因果关系。泌尿生殖道和消化道都是细菌定植的主要部位,这两个系统都有宿主免疫系统保护,存在相同的危险因素并不奇怪。

泌尿生殖道因素

宫颈长度(Cervical Length,CL)

宫颈长度(经阴道超声测量)与早产风险呈负相关,单胎和双胎妊娠均如此。妊娠 22~24 周的孕妇宫颈长度低于第 10 百分位(25 毫米)与大于第 75 百分位相比较,35 周前早产风险增加 6.5 倍(95% CI,4.5~9.3),32 周前早产

风险增加 7.7 倍（95% CI,4.5 ~ 13.4）[13]。人们曾经认为,宫颈长度之所以与早产相关是由于宫颈长度反映了宫颈机能,即对宫缩的耐受能力。然而,大量证据表明宫缩不是早产发动的先兆[14],24 周前开始补充孕酮可以延缓宫颈进行性缩短,降低孕妇（无论有无早产史）的早产风险[15-19]。这些研究表明,过早的宫颈缩短（软化和成熟）不是宫颈无力的被动结果。相反,无论早产原因如何,宫颈缩短是主动进展的过程,表明病理性早产分娩发动的起始[12]。

宫颈手术史

宫颈手术史,包括锥形切除和利普刀宫颈环形电切（LEEP）,一直被认为是早产的危险因素。最近一个 Meta 分析表明,有 LEEP 手术史的孕妇和没有 LEEP 手术史但有宫颈不典型增生的孕妇相比较,早产风险相似。这个结果提示,与早产和宫颈不典型性增生共同相关的一些因素干扰了以前关于 LEEP 和早产关系的研究。

子宫先天发育异常

先天性子宫结构发育异常,即苗勒管融合缺陷（müllerian fusion defects）,可以影响宫颈、宫体或两者皆受影响。**根据子宫畸形的类型和产科病史,PTB 风险为 25% ~ 50%**。如果胎盘着床于子宫纵隔上,可能会发生胎盘剥离和出血导致早产。T-型子宫可见于宫内暴露己烯雌酚（diethylstilbestrol,DES）的孕妇,早产风险也会增加。

行为因素

总体上,除吸烟外尚未发现其他母体行为因素和早产有确切的关系。

吸烟和滥用药物

吸烟和早产风险增加有关。吸烟与其他早产危险因素不同,妊娠期间可以戒烟,消除吸烟带来的不利影响。

体力活动

妊娠期过度体力活动是否与早产有关存在争议。

营养因素

孕期低体重,即体重指数（BMI）<19.8kg/m²,增加早产风险[20,21]。妊娠前超重或肥胖也与早产风险增加有关,尤其与极早产相关[22]。每个月吃一次或多次鱼类食物的孕妇与不吃或偶尔吃鱼者相比,早产风险较低[23]。许多研究表明,各种营养成分不足与早产风险有关,但是几乎没有研究能够证明补充营养成分能够降低早产风险。

人口学、压力和社会因素

一致认为,社会弱势人群的早产风险高。贫穷、受教育程度低、居住在贫困社区或地区以及缺乏产前保健都和早产风险增高有关[24]。这种相关因素曾被认为是社会问题而非医学问题,超越了医疗保健的范畴。压力[25]和抑郁[26]也与早产有中等程度的相关性,但其机制仍不明确。

现在,社会环境因素对生殖的影响已有详细研究,结果证明其中存在因果关系。受教育程度和不同种族与早产的不同程度的风险见表 29-1 和图 29-6。

所有种族人群,受教育水平最高的孕妇早产风险比受教育水平最低的孕妇低两倍。无论黑人妇女的受教育程度和产前保健如何,她们的早产风险都比较高,请参阅表 29-2 和图 29-7。

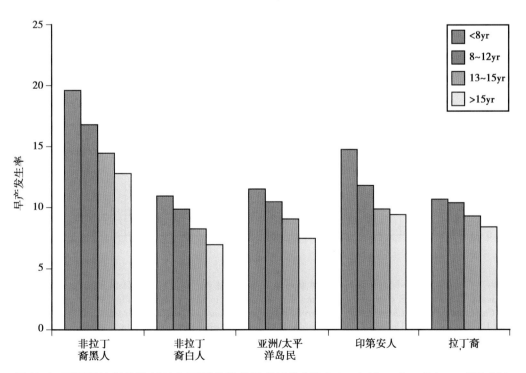

图 29-6　不同受教育程度（年）和不同种族的早产风险（见表 29-1）（Data from Behrman RE, Stith Butler A. *Committee on understanding premature birth and assuring healthy outcomes: causes, consequences, and prevention.* Washington, DC: National Academies Press; 2007.）

表 29-1   教育水平和种族与早产风险的程度

受教育年限	非拉丁裔黑人	非拉丁裔白人	亚裔/太平洋岛民	印第安裔	拉丁裔
<8	19.6	11.0	11.5	14.8	10.7
8~12	16.8	9.9	10.5	11.8	10.4
13~15	14.5	8.3	9.1	9.9	9.3
≥16	12.8	7.0	7.5	9.4	8.4

摘自 Behrman RE, Stith Butler A. Committee on understanding premature birth and assuring healthy outcomes: causes, onsequences, and prevention. Washington, DC: National Academies Press; 2007.

表 29-2   1998 年至 2000 年期间,不同种族及开始产前保健不同孕期的早产发生率

妊娠期	非拉丁裔黑人	非拉丁裔白人	亚裔/太平洋岛民	印第安裔	拉丁裔
孕早期	14.7	8.3	8.6	10.4	9.7
孕中期	17.5	10.2	10.8	12.7	11.0
孕晚期	16.0	10.0	9.5	12.3	10.0
无产前保健	33.4	21.7	19.4	24.0	19.8

摘自 National Committee on Health Statistics for U. S. birth cohorts from 1998 to 2000 and from Berhman RE, Butler AS. iodemographic and Community Factors Contributing to Preterm Birth: Causes, Consequences, and Prevention. Institute of Medicine(US) Committee on Understanding Premature Birth and Assuring Healthy Outcomes. Washington, DC: National Academies Press; 2007.

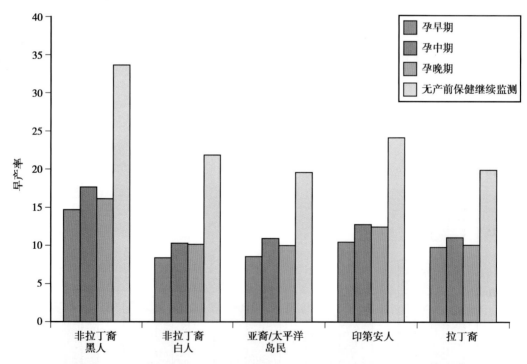

图 29-7   不同种族与不同开始产前保健孕期对早产风险的影响(见表 29-2) (Data from National Center for Health Statistics: U. S. Birth Cohorts From 1998 to 2000. From Berhman RE, Butler AS. *Sociodemographic and Community Factors Contributing to Preterm Birth: Causes, Consequences, and Prevention.* Institute of Medicine(US) Committee on Understanding Premature Birth and Assuring Healthy Outcomes. Washington, DC: National Academies Press; 2007.)

黑色人种

与其他人种相比,黑色人种早产风险较高[27]。2005 年到 2007 年黑色人种平均早产率是 18.4%,亚裔早产率为 10.8%,白色人种为 11.6%,拉丁裔美国人为 12.6%,印第安人为 14.2%[24,27,28]。即使去除社会和医疗因素差异,美国黑人妇女的早产率仍然增高,但非洲妇女的早产

率并不升高。美国黑人妇女和其他人种的差异原因仍不明确。不论原因如何,即使没有其他风险因素,美国黑人妇女本身也被视为早产危险因素。

遗传因素对早产的影响

遗传因素与早产的关系基于以下几个研究。第一,早产家族史会影响孕妇早产风险。**Porter** 等研究发现,如果孕妇本人是早产儿,其妊娠的早产风险增加,风险高低与本人出生时的孕周呈负相关。孕妇自己出生的孕周为 36 周,早产风险 OR 值为 1.18(95% CI,1.02～1.37),如果出生孕周为 30 周,早产风险 OR 值为 2.38(95% CI,1.37～4.16)。第二,对双胎姐妹妊娠的观察研究发现,早产与遗传因素有关。Treloar 等[29]研究了 905 对澳大利亚双胎姐妹,对比提前 2 周以上的早产是否不同。这项研究分析了早产的各种原因[29,30],同卵双胎比异卵双胎与早产的相关性更高(r = 0.3±0.08 vs. 0.03±0.11[SE])。第一胎早产遗传率为 17%,第二胎及以后胎次的遗传率为 27%。一项关于 Scandinavia 双胎人群的研究,对 1973 年～1993 年期间的 868 对单卵双胎和 1141 对异卵姐妹的单胎分娩孕周进行了分析[29,30],结果发现单卵双胎

姐妹与早产孕周的相关性比异卵双胎姐妹更高。模型拟合估计,孕周的遗传率大约为 30%、早产遗传率为 36%。研究结果提示属于母系遗传,而非父系遗传。从家谱分析,PTBs 的遗传像是多基因作用的结果,不遵循孟德尔遗传定律。大量研究试图寻找与早产相关的基因变化,但到目前为止,许多相关基因未能在不同人群中得到证实。然而,在基因组研究中发现 4 个基因与早产显著相关:促卵泡生成素受体(follicle-stimulating hormone receptor,FSHR)、胰岛素样生长因子 1 受体(insulin-like growth factor 1 receptor,IGF1R)、蛋白质 col-52 和丝氨酸蛋白酶抑制剂,clade B,member 2(SERPINB2)。对复杂的遗传学研究有助于深入了解早产的病理生理过程,进而可能识别早产风险。但到目前为止,这些研究结果尚不能用于临床。

孕产史

既往 16～36 周之间的早产史是本次妊娠最重要的早产危险因素。据报道,早产史可使早产风险增加 1.5 到 2 倍,但早产风险受早产次数、早产胎次序列及早产孕周影响很大(见图 29-8)。

既往分娩孕周及胎次序列对早产风险的影响

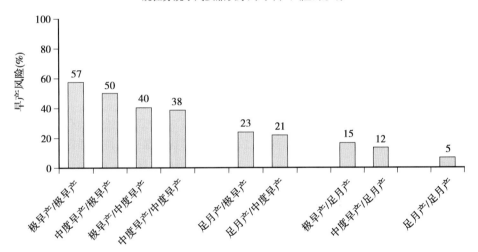

图 29-8　19 025 例孕妇既往两次分娩的孕周和胎次序列与再次妊娠的早产风险　极早产,孕 21 周到 31 周;中度早产,孕 32 周到 36 周(修改自 McManemy J,Cooke E,Amon E,Leet T. Recurrence risk for preterm delivery. *Am J Obstet Gynecol*. 2007;196[6]:576. e1-e7.)

如果有孕龄<34 周的双胎妊娠早产史,再次单胎妊娠的早产风险增加。如果有孕龄>34 周的双胎早产史,单胎妊娠时早产的风险几乎没有增加。如果有孕龄<30 周的双胎早产史,再次单胎妊娠早产风险可高达 40%。

死胎史[31]以及 16 周～20 周之间的妊娠流产史[3]会增加再次妊娠的早产风险。

早期和中期人工**终止妊娠**史,尤其是有机械性扩张宫颈、钳刮以及反复手术史者,再次妊娠早产风险增加[32]。自然流产或人工引产流产史也会增加早产风险[33]。

本次妊娠危险因素

不同的受孕方式对早产风险影响不同。无论是多胎还是单胎,辅助生殖妊娠的早产率均有增加。观察研究表明,包括促排卵技术在内的所有助孕方法可使单胎妊娠早产风险增加近两倍[34]。一项综合了 15 项研究的 Meta 分析比较了 12 283 例体外受精(IVF)及 190 万例自然受孕的单胎妊娠,发现 IVF 围产儿的死亡率、PTB、LBW、VLBW 和 SGA 发病率增加近两倍。由于助孕和自

然受孕多胎妊娠早产率没有差异,单胎早产率增加的原因尚无法解释。可能原因包括上生殖道微生物定植、不育夫妇自身压力、超排卵副作用和胎儿缺陷率增高。

出血和双胎消失

孕早期之后不明原因的阴道出血会增加早产风险,出血的次数越多早产风险越高。可能是基于相同机制,双胎之一消失(见第 32 章)或孕妇血清甲胎蛋白不明原因升高也会增加早产风险。

多胎妊娠和子宫过度膨胀

多胎妊娠是早产的最高危险因素之一。第 32 章详述了基于胎儿数目的早产率、极早产率、LBW 和 VLBW 率等内容。双胎妊娠 37 周前分娩率略高于 50%。早产风险随胎儿数量的增加而升高,可能是子宫过度膨胀和胎儿信号激发了早产。除自发性早产外,多胎妊娠因内科合并症和产科并发症导致的医源性早产更加常见。多胎妊娠常伴有胎儿生长受限、胎儿畸形、妊娠高血压、胎盘早剥和胎儿受损,这些并发症随着胎儿数目的增加而进一步增高。双胎妊娠绒毛膜性也是不良妊娠结局的重要危险因素,**单绒毛膜双胎比双绒毛膜双胎更容易发生死胎和胎儿生长受限。**单绒毛膜双胎新生儿易发生 NEC 和神经系统的并发症。医源性早产和自发性早产在单绒毛膜双胎中的比例尚不清楚。

风险评分系统

基于病史、流行病学数据及本次妊娠危险因素建立的早产评分系统敏感性较低,难以准确识别哪些孕妇会真正早产,但这些评分系统没有包括上述所有的高危病史。

自发性早产的病理生理学

足月产和早产的分娩发动有类似的解剖、生理和生化特点,这些特点都是分娩发动共同途径(common pathway)的一部分。分娩发动途径包括:(1)宫颈变化(变软和成熟),(2)蜕膜激活,(3)子宫收缩增强。足月自然分娩发动是共同途径的生理性激活,而早产则是**病理性激活**的结果。诱发激活的病因可能导致这些途径不同步激活,**其临床表现为:(1)当病理过程主要影响宫颈时表现为宫颈机能不全;(2)当病理过程主要影响子宫肌时表现为早产宫缩;(3)如果损伤因素作用于绒毛膜羊膜,则会造成未足月胎膜早破(PPROM)。**早产分娩发动途径的同步激活一般表现为胎膜完整的早产。无论是足月否,分娩发动都是通过宫颈扩张、持续性规律宫缩、蜕膜和胎膜激活的共同途径。足月产与早产的根本

区别在于,足月产是正常生理性激活分娩发动的共同途径,而早产则是部分或全部病理性激活一个或多个分娩发动的共同途径。

尽管临产后产程持续时间不长(几个小时或最多几天),但分娩发动则是一个较长的过程,包括了分娩发动共同途径中关键组织的准备期。宫颈变化在数周前就已经开始,产程发动前子宫平滑肌收缩性已经增强。宫颈阴道黏液内出现胎儿纤维粘连蛋白(fetal fibronectin, FFN),反映了细胞外基质降解,提示蜕膜和胎膜已经激活。

胎儿成熟发动产程的信号由胎儿下丘脑发出,引起促肾上腺皮质激素释放激素(CRH)分泌增加,刺激胎儿促肾上腺皮质激素(ACTH)和肾上腺皮质醇分泌,最终导致分娩发动共同途径激活。当发生胎儿炎症反应综合征(fetal inflammatory response syndrome)时,胎儿本身可能也参与了早产的引发(见下文)。

自发性早产最好理解为一种综合征,是多种病因单独或联合作用的结果。临床表现为早产临产、未足月胎膜早破和无产兆的宫颈管消失及宫颈口扩张等。一些病因如急性创伤导致的胎盘早剥可致急性早产,但大多数情况下表现为可持续数周的亚急性或慢性无症状过程。应当记住,分娩发动过程在出现临产症状前数周已经开始。早产,特别是 32 周后的早产,其分娩发动可能是病理性刺激和生理性变化联合作用的结果。而在 30 ~ 32 周之前的早产中,病理性刺激所占的比重更大。

宫颈变化:软化和成熟

宫颈对妊娠和分娩发动有着重要作用。妊娠期宫颈需维持结构完整并保持物理性屏障,然后,在分娩时转化形态,允许胎儿娩出。宫颈的变化不是一蹴而就,生理性分娩发动贯穿整个妊娠过程,循序渐进的生物化学和生物机械变化表现为宫颈成熟[35,36]。生理性分娩发动和病理性分娩发动均经历宫颈成熟的过程,但二者宫颈成熟的分子学机制不同。不同原因引起的病理性分娩发动也可能有不同的分子学机制。

胶原蛋白是决定宫颈拉伸强度的主要成分,葡糖氨基葡聚糖(GAGs)起决定宫颈组织黏弹性的作用。GAGs 为长而无支链多醣体,是细胞外基质的关键成分。GAGs 帮助组织水化,维持黏性组织性能,稳定细胞外基质的完整性。另外,小分子的富有亮氨酸的蛋白聚糖(GAGs 连接到核心蛋白),例如核心蛋白聚糖,能够与可溶性生长因子和炎症介质相互作用。宫颈上皮细胞的紧密连接提供结构支持,调节液体出入。

宫颈上皮有多种功能,包括增殖、分化、维持液体平衡及保护子宫不被危害因素侵入,通过紧密连接调节细胞间液体运输。在妊娠和分娩发动过程中,上皮组织的

功能都在不断地精密调节。在动物模型和足月妊娠妇女中都表明，维持宫颈上皮完整和功能的重要分子同时也是调节宫颈变化的关键成分。宫颈组织中细胞外基质（ECM）的更新代谢很快，因此宫颈的机械性能可以快速变化。**ECM 在宫颈成熟过程中的变化还包括基质中有大量炎症细胞（包括巨噬细胞、中性粒细胞、肥大细胞和嗜酸性粒细胞）涌入，此过程与炎症反应相似。这些细胞产生细胞因子和前列腺素，影响 ECM 代谢。**前列腺素能够促进生理性宫颈成熟，临床引产时常用前列腺素促宫颈成熟。宫颈成熟也受雌激素的影响，雌激素通过刺激胶原蛋白降解引起宫颈成熟，而黄体酮可拮抗雌激素的作用。黄体酮受体拮抗剂也可促进宫颈成熟。有报道显示使用黄体酮可以延缓或逆转宫颈成熟的过程。另一个可能与宫颈成熟有关的介质是一氧化氮（NO），NO 有炎症介质的作用。

宫颈的变化通常早于产程启动，是一个渐进性过程，常常持续数周。早产分娩前，在妊娠中期和晚期常有数周的宫颈成熟过程，表现在临床上是可以检查到宫颈变软和变薄，在超声检查上可见漏斗状宫颈改变和宫颈管缩短。

子宫收缩性增加

产程的进展以子宫收缩性的变化为特点，起初是阵发且不协调的肌膜挛缩，持续几分钟，宫腔压力只略微增加。然后，子宫收缩协调性增强，间隔时间短，宫腔内压力显著升高，最终导致分娩。**从子宫挛缩（contracture）转变为子宫收缩（contraction）的模式通常在夜晚发生，提示这一过程可能受神经控制。**从子宫挛缩转变到子宫收缩，可能预示正常产程将要开始。有炎症反应时，子宫收缩也可发生，但这种宫缩不是一个协调渐进的过程（例如，在母体感染或腹部手术时出现的宫缩）。禁食也可能诱发宫缩。缩宫素由蜕膜和下丘脑的室旁核产生，提示内分泌和旁分泌系统对宫缩发挥作用。**子宫收缩与缩宫素的血浆浓度相应，提示缩宫素可能参与介导子宫收缩的生理节律。**

细胞间交流是产程发动的另一特点，表现为子宫平滑肌细胞之间的缝隙连接在产程开始前形成，分娩后消失。子宫平滑肌缝隙连接的形成和缝隙连接蛋白-43 的表达在足月产和早产中类似。这些发现表明，**缝隙连接出现和缝隙连接蛋白表达增加，是主导分娩前子宫挛缩转变为宫缩的分子和细胞活动的一部分。**雌激素、孕酮和前列腺素都参与了调节缝隙连接形成，且影响连接蛋白-43 的表达。Lye 等提出，分娩过程这个阶段的特征是一组称为子宫收缩相关蛋白的特殊蛋白发生改变。

蜕膜激活

在妊娠最后几个星期，蜕膜和临近胎膜发生解剖和生物化学改变，最终导致胎膜自发性破裂。**这一机制在未足月时激活就会导致未足月胎膜早破（PPROM），可能多达 40% 的早产发生之前会发生未足月胎膜早破。**正常分娩时，胎膜破裂一般发生在第一产程。胎膜早破的组织学研究发现胶原蛋白 Ⅰ、Ⅲ 和 Ⅴ 大量减少，细胞黏合素（在组织重塑和损伤愈合时表达）过度表达以及正常波浪状态胶原蛋白被破坏，提示未足月胎膜破裂的过程是在产程发动之前发生。

结构性 ECM（细胞外基质）蛋白如胶原蛋白与胎膜拉伸强度密切相关，而弹力蛋白与胎膜黏弹性有关。细胞外黏合剂（如纤维黏连蛋白）与胎儿娩出后胎膜从蜕膜剥离的过程有关。ECM 降解是分娩发动共同途径的一部分，可通过检测 FFN 来评估。若妊娠 22～37 周之间宫颈阴道分泌物中 FFN 或病原体相关分子模式（pathogen-associated molecular patterns，PAMPs）阳性，说明存在蜕膜和绒毛膜界面破坏，早产风险增加。

胎膜/蜕膜激活的确切机制尚不清楚，但有研究认为与基质降解酶及细胞凋亡（细胞程序性死亡）有关。已有结果表明，在 PPROM 孕妇羊水中基质金属蛋白酶（metalloproteinases，MMPs）及其调节因子（金属蛋白酶组织抑制剂（tissue inhibitors of metalloproteinases，TIMPs）水平增高。

细胞凋亡在胎膜破裂中也起到了一定的作用，机制可能是通过凋亡基因表达增加和抗凋亡基因表达降低，MMP-9 可能诱导了羊膜中细胞凋亡。

胎儿参与产程发动

无论动物还是人类，胎儿信号都参与了产程发动。破坏胎羊下丘脑室旁核可导致孕期延长。与动物实验结果相应的是人类无脑胎儿，其特点也是孕期延长，合并羊水过多除外。目前认为，胎儿一旦成熟，其大脑尤其是下丘脑促肾上腺皮质激素释放激素（CRH）分泌增加，CRH 刺激胎儿促肾上腺皮质激素（ACTH）和肾上腺皮质醇分泌。羊的皮质醇升高和灵长类动物的硫酸脱氢表雄酮（DHEAS）升高，最终导致分娩发动的共同途径激活。

早产分娩综合征

产科疾病主要是基于疾病的临床表现而不是发病机制进行分类。**感染、血管损伤、子宫过度膨胀、同种异体识别异常、精神紧张或其他病理过程都可能导致早产这一临床表现。同一个病人常常存在多种致病因素。因此早产是一种综合征，不存在单一有效的诊断和治疗手段。**产科综合征具有以下特征：

- 多种病因
- 胎儿慢性受累
- 临床表现是机体应变的反映

• 基因环境相互作用导致多变的易感性

早产具备以上每一个特征。如前所述,早产显然有多种病因。早产发动是慢性过程,从妊娠中期发现宫颈缩短或阴道分泌物中 FFN 浓度升高到早产临产或分娩的时间间隔证明了这个论断。胎儿受累可在孕妇羊膜腔感染的病例中证实,PPROM 患者伴有羊水微生物培养阳性时,30% 的胎儿出现菌血症并产生炎症因子。自发性早产或 PPROM 早产儿常常小于胎龄,这表明胎儿营养供给长期受到影响。早产可能是宿主对感染的自我防御应变机制,母体通过早产清除感染组织,并使胎儿脱离不良的宫内环境。如果临床表现是机体应变的反应,针对分娩发动共同途径终末阶段的治疗措施,例如宫缩抑制剂或宫颈环扎,很可能无效。这些治疗没有针对激活分娩发动途径(子宫肌膜收缩性、宫颈扩张和宫颈管消失)的基础机制。越来越多的证据表明,基因-环境相互作用参与了早产综合征的发生和发展,母体和胎儿基因间的冲突也可能是这种相互作用的一部分。孕妇生殖道细菌定植与早产关系的研究为此观点提供了证据。是否还存在其他机制尚不明确。

与早产分娩发动综合征有关的各种病理过程包括宫腔内炎症/感染、血管性疾病、子宫过度膨胀、母胎相容性破坏、过敏、宫颈机能不全和内分泌疾病。

宫腔内感染

早产发动经常与母体的全身感染,如肾盂肾炎和肺炎有关。宫内感染是导致早产的常见重要原因。动物实验发现,宫内感染和全身感染均可导致早产发动和分娩,且大量的证据表明,亚临床宫内感染也与早产有关。另外,胎儿感染和炎症可造成胎儿和新生儿损伤,并可能导致脑瘫及慢性肺部疾病。**微生物学和组织病理学的研究表明,与感染有关的炎症可能导致 25%~40% 的早产。**

宫内感染在自发性早产中的发生率

在胎膜完整的早产中,羊水微生物培养阳性率约为 13%。还有部分感染只能由聚合酶链式反应(PCR)检出,而微生物培养为阴性。早产的孕周越小,羊膜腔感染的可能性越大。**在 PPROM 病例中羊水微生物培养阳性率约为 32%。**在孕中期宫颈口扩张的孕妇中,羊水培养阳性率为 51%。在双胎早产发动并分娩的孕妇中,羊膜腔微生物检出率为 12%。羊膜腔内最常发现的微生物是支原体和 U 解脲脲原体。

宫腔感染是一个慢性过程

羊水中微生物和炎症介质浓度的研究支持宫腔感染/炎症为一慢性过程,羊水标本来自产前诊断的羊膜腔穿刺。在中孕期行羊水穿刺进行遗传诊断,如果这些孕妇后期发生早产并出现绒毛膜羊膜炎,其中孕期羊水穿刺标本中可以找到生殖道支原体(包括 M-人型支原体和 U 解脲脲原体),特别是 U 解脲脲原体。**中孕期羊水标本出现炎症标记物增加的孕妇随后会发生早产。**这些结果表明,中孕期羊膜腔感染和炎症能够导致数周后早产发生。最严重的宫内感染是胎儿感染。通过脐带穿刺证实,在羊水培养阳性的孕妇中,33% 存在胎儿菌血症;培养结果阴性的孕妇中,4% 存在胎儿菌血症。

触发分娩发动的分子介质(细胞因子和其他炎症介质)与宿主抵抗感染的介质相似。**因此,早产发动作为对宫内感染的反应很可能是母体的一种防御机制,以保证母体和胎儿(如果胎儿达到可存活孕周)存活。**

感染、早产和新生儿的结局

从上述证据中可以得出以下推论:**寄生在蜕膜或逆行到蜕膜的微生物可能刺激局部炎症反应,并产生促炎细胞因子、趋化因子和炎症介质。**此炎症过程最初在羊膜外,可引起宫颈展平,炎症进一步发展可涉及绒毛和蜕膜界面并引起子宫收缩,进而可能扩散到羊水,最终累及胎儿。现在已知微生物可以透过完整的胎膜进入羊膜腔,羊膜腔中的巨噬细胞和其他宿主细胞产生炎症介质。最后,微生物进入胎儿体内可能引起全身性炎症反应,即胎儿炎症反应综合征(fetal inflammatory response syndrome,FIRS),其特点为白细胞介素-6(IL-6)和其他细胞因子浓度增加以及中性粒细胞和单核细胞激活。

FIRS 是一种亚临床状态,最初发现于早产胎儿(包括胎膜完整早产和 PPROM)。患有 FIRS 的胎儿常来自于有微生物侵入羊膜腔的孕妇,其新生儿阶段并发症发病率更高。FIRS 累及多个系统,证据包括胎儿血浆中 MMP-9 浓度增加、中性粒细胞增多、血液中有核红细胞数量增加以及粒细胞集落刺激因子(G-CSF)血浆浓度增高。FIRS 的组织学标志是脐带炎和绒毛血管炎。胎儿全身性炎症反应可导致多器官功能衰竭及感染性休克,如果不及时终止妊娠,还可导致胎儿宫内死亡。发生脐带炎的新生儿罹患败血症和远期致残疾病风险增加,包括 BPD 和脑瘫。

当炎症过程不累及绒毛膜羊膜和蜕膜时,胎儿全身性炎症和损伤可在没有早产的情况下发生,并可以达到足月分娩。例如胎儿同种异体免疫(见第 34 章),其中胎儿血浆中 IL-6 浓度升高,但并不发生早产。

基因和环境的交互作用

基因-环境的交互作用是许多复杂疾病的发病基础,例如动脉粥样硬化和癌症。**如果一个疾病的风险(包括发生和严重程度),在个体同时暴露于某个基因型和环境因素时,高于或低于暴露于单一因素(基因型或环境因素)时的风险,即存在基因-环境交互作用。**细菌性阴道病(BV)、肿瘤坏死因子 α(TNF-α)等位基因和早产的关系可以作为基因-环境交互作用的例证。BV 一直被报道为自发性早产的危险因素,但治疗 BV 并不能有效防止早产发生。一个可能的解释来自于一项关于 BV 和 TNF-α 等位基因 2(已知与 sPTB 相关)对早产率影响的研究。BV(比值比[OR],3.3;95% CI,1.8~5.9)和 TNF-α 等位基因 2(OR,2.7;95% CI,1.7~4.5)都与早产风险增加有关,但同时携带 BV 和 TNF-α 等位基因 2 女性的 sPTB 风险显著增加(OR,6;95% CI,1.9~21.0)。有理由认为其他的基因和环境交互作用也可能与早产有关。

子宫胎盘缺血和蜕膜出血

在炎症引起的自发性早产中,胎盘标本中最常见病理异常是母体和胎儿循环中的血管病变。母体血管病变表现为螺旋动脉重塑障碍、动脉粥样硬化和血栓形成。胎儿血管异常表现为绒毛小动脉数量减少和胎儿动脉血栓形成。

把母胎血管病变和早产联系起来的可能机制是**子宫胎盘缺血**,证据来自于灵长类动物模型和人类研究,其中发现在胎膜完整和 PPROM 早产中都存在着螺旋动脉肌层重塑障碍。螺旋动脉肌层重塑障碍也是子痫前期和宫内生长受限(IUGR)的典型病理特征。有报道在原因不明的自发性早产孕妇中可发现子宫动脉血流多普勒异常,提示子宫循环血流阻抗增加。

缺血导致早产分娩发动的机理尚不确定。但目前认为,子宫缺血可导致胎膜生成肾素增多,肾素-血管紧张素 Ⅱ 可直接诱导子宫肌层收缩或通过释放前列腺素间接诱导。

蜕膜坏死和出血能够通过产生凝血酶激活分娩过程,凝血酶可以刺激子宫肌层收缩并具有剂量依赖的特点。凝血酶能刺激体外培养子宫内膜间质细胞产生 MMP-1、尿激酶型纤溶酶原激活物(uPA)和组织型纤溶酶原激活物(tPA)。这些产物能够直接或间接地降解绒毛羊膜细胞外基质中的重要成分。凝血酶/抗凝血酶复合物是体内凝血酶生成的一个标志,早产和 PPROM 孕妇血浆和羊水中凝血酶/抗凝血酶复合物增多。蜕膜富含诱发凝血和凝血酶活化的组织因子。这些发现支持临床上阴道出血和胎盘后血肿与早产的关联。

子宫缺血并不等同于胎儿血氧不足。有关胎儿脐血的研究并不支持胎儿缺氧与早产分娩存在因果关系。

子宫过度膨胀

多胎妊娠及其他引起子宫过度膨胀的病变导致早产率增加的机制尚不清楚。关键问题是子宫如何感知被拉伸,这些机械力如何诱导生化改变进而导致分娩发动。研究一致表明,近足月妊娠老鼠子宫肌层中缩宫素受体、

连接蛋白 43 和 c-fos 信使 RNA(mRNA)表达增加。孕激素可以阻断拉伸诱导的基因在子宫肌层的表达。有学者提出,丝裂原活化蛋白激酶能介导拉伸诱导的 c-fos mRNA 在子宫肌层细胞中的表达。拉伸还可以影响胎膜。例如,体外研究已经证明子宫拉伸可以使胎膜胶原酶、白细胞介素 8(IL-8)、前列腺素 E2(PGE2)以及细胞因子前 B 细胞集落刺激因子生成增加。这些观察结果表明,导致子宫过度膨胀的机械力和胎膜破裂之间可能存在着某种关联。

母胎免疫耐受性破坏

胎儿和胎盘是最成功的移植器官,这种移植稳定性是通过免疫耐受状态的形成得以实现。在正常妊娠中免疫耐受状态形成需要母体和胎儿免疫系统参与以及母胎界面的主动免疫抑制。近来有证据提示,母体抗胎儿排斥反应是导致早产发生的一个常见机制。慢性绒毛膜羊膜炎病变中有母体淋巴细胞浸润绒毛膜,这是自发性早产最常见的病理学发现。母体淋巴细胞可以导致绒毛膜滋养层细胞破坏,由此诱发早产。这种病变及慢性绒毛炎被认为是母体抗胎儿排斥反应的证据[37,38]。

过敏诱发早产

有病例报道,暴露于导致 Ⅰ 型变态反应的过敏原后可发生早产,还有一些早产孕妇羊水中嗜酸性粒细胞增多,提示子宫处于过敏状态。子宫中的肥大细胞可产生组胺和前列腺素,这两者都可以诱导子宫肌层收缩。动物实验发现,致敏动物暴露于过敏原能诱发早产,组胺 H1 受体拮抗剂可以预防早产发生。

宫颈机能不全

随着对宫颈缩短(超声检查)与早产关系的认知不断增加,对宫颈功能的认识已从简单地归纳为"宫颈机能完全"或"宫颈机能不全"进化为"宫颈机能是一个连续体"[13]。然而,进一步研究这些数据发现[12],早产时宫颈缩短(软化和成熟)不是宫颈组织薄弱的被动结果,而是一个主动过程,一些孕妇可以通过补充孕酮减缓或预防这一过程[15-19]。由此得出结论:妊娠中期宫颈缩短是分娩发动开始的证据,分娩发动的诱因可能是微生物感染和/或蜕膜下出血导致的蜕膜活化,而宫颈因素和/或亚临床子宫肌层活动起了辅助作用。图 29-9 显示了 28 周以后早产或 PPROM 孕妇在 22~24 周时的宫颈长度及其后宫颈缩短的速率,并与足月产或医源性早产孕妇的宫颈进行比较。宫颈长度的不同在 22~24 周(临床表现出现之前 1 个多月)已经很明显,临床症状出现前数周宫颈变化加速。

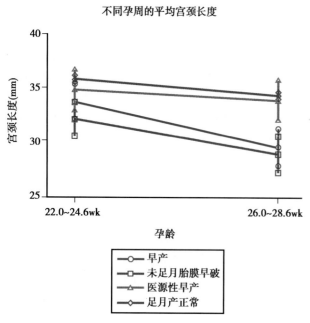

不同孕周的平均宫颈长度

图 29-9 28 周以后分娩的早产或 PPROM 孕妇在 22 ~ 24 周时的宫颈长度及其后宫颈缩短的速率,与足月产或医源性早产孕妇的比较

内分泌因素

雌激素和孕酮在维持妊娠期内分泌稳定中起到关键作用。**孕酮可使子宫肌层保持平静状态并抑制宫颈成熟;雌激素在增加子宫肌层收缩性和兴奋性以及产程发动前促宫颈成熟中起重要作用。**在许多物种中,自然分娩发动前血清孕酮浓度下降,但这种孕酮撤退的机制主要取决于其来源是胎盘还是黄体。

人类分娩前血浆中孕酮浓度并不下降,但孕酮功能受到抑制也能导致分娩。关于孕酮功能抑制如何发生的假设包括:孕酮与高亲和力蛋白质结合,使活性孕酮水平降低;皮质醇浓度增加,与孕酮竞争结合糖皮质激素受体,导致孕酮功能下降;孕酮在靶细胞内与受体结合前转化为无活性形式。这些假设均没有被证实。近来的研究集中于雌激素-孕激素受体数量和功能变化以及孕激素与受体的结合。

人类孕酮受体(PR)有两种亚型,即 PR-A 和 PR-B。最近又报道了另外一种同源异构体——PR-C,但其功能尚未明确。人类雌激素受体也有两种主要亚型,即 ERa 和 ERb。一个可能的孕酮撤退机制是:子宫肌层 PR-A 的表达可以抑制孕酮功能,而功能性孕激素撤退是由于 PR-A 表达相对高于 PR-B 所致。另一种可能的功能性孕酮撤退机制是羊膜内核因子 NF kappa B 激活进而抑制孕酮功能。无论哪种机制,现在的共识是人类分娩时会出现局限于子宫肌层内的功能性孕酮撤退。

早产分娩综合征总结

早产分娩是具有多病因和多种临床表现的综合征。

临床表现包括子宫收缩(早产临产)、无明显宫缩的宫颈成熟(宫颈机能不全或进一步宫颈扩张展平)或胎膜破裂(PPROM)。早产的临床表现多样,因为不同损伤或刺激在不同时间激活分娩发动共同途径的不同部分,环境因素以及母体和胎儿宿主反应的个体差异对早产的临床表现也有影响。这个概念框架对理解早产分娩发动机制,以及早产的诊断、治疗和预防非常重要。

早产的临床监测

临床评估早产应寻找潜在的早产原因,首先寻找威胁母胎健康的因素。母体出现急性疾病或者发生产科并发症时,可能需要立即分娩。母胎疾病包括肾盂肾炎、肺炎、哮喘、腹膜炎、创伤及高血压,产科并发症包括子痫前期、胎盘早剥、前置胎盘和绒毛膜羊膜炎等。急性胎儿损伤表现为胎心率波形异常,慢性损伤表现为胎儿生长受限(FGR)或羊水过少。是否立即分娩取决于临床表现的严重程度,并权衡宫内和宫外治疗的利弊。即使没有其他并发症,早产或 PPROM 也常合并胎儿生长受限。对需要治疗的情况,如未足月胎膜早破或子宫颈机能不全,应当明确诊断并进行针对性治疗。

接下来需要考虑早产诊断的准确性,权衡治疗的利弊,决定是抑制宫缩还是允许分娩(见框 29-3)。

框 29-3 早产的诊断与初步评估

- 孕龄多大? 孕龄判断准确程度如何?
- 产程进展的证据是宫颈管消失 >80% 伴有宫颈口扩张 >2cm。在没有产程进展和早产原因不明的情况下,早产诊断准确度如何?
- 宫颈超声检测、胎儿纤维连接蛋白(FFN)测定和羊膜腔穿刺诊断感染等方法常用于诊断早产。这些检测手段是否必要?
- 在现有临床条件下,在此孕周出生的新生儿预期并发症和死亡率如何?
- 应该阻断早产产程吗?
- 需要将产妇转运到合适的医院吗?
- 应该检测胎肺成熟度吗?
- 什么样的干预措施可以降低围产期并发症和死亡率?
- 是否需要使用宫缩抑制剂、糖皮质激素或抗生素?

早产的诊断

根据以上对早产分娩发动机制的阐述,临床上要识别早产需要注意早产发动的生物化学和生物物理学特征。病理性宫缩很少单独存在;宫颈成熟和蜕膜活化几乎总是同时进行,而且多数发生在临床可见的宫缩之前。**因此,**

在妊娠的后半期,若孕妇反复出现腹部或盆腔症状且持续几个小时,应该考虑早产可能。早产的一些症状在正常孕妇中也常会出现,如盆腔压迫感、阴道分泌物增多、腰痛或似痛经样症状。这些症状的持续时间比其强度对早产诊断意义更大。**根据宫颈阻力大小,子宫收缩可能伴有疼痛或无痛。**当宫口未开和宫颈管未缩短时,宫缩很可能会伴有疼痛感。如果在宫缩发动前宫颈管已经开始展平,早产症状可能仅表现为反复出现的压迫感或紧缩感。

　　几十年来,早产的诊断依赖于临床出现规律有痛宫缩,伴有宫口扩张和/或宫颈管缩短。这些标准的建立是假设早产分娩发动和产程发动之间有一个明确的界限,而现在认识到这是一个渐进过程。如果把早产分娩作为最终结果来评价早产筛查方法,临床症状和体征的敏感性和特异性都很低。根据未足月宫缩很难准确判断孕妇会不会最终早产分娩。同样,对具有早产风险的孕妇,很难鉴别出哪些孕妇会在短时间内分娩。一项系统回顾分析研究显示,约30%有早产征象的孕妇,其症状会自然消失。随后的研究发现,因早产征象住院的孕妇,有50%足月分娩。

　　由于不能准确鉴别哪些孕妇会真正早产分娩,哪些仅是有一过性早产征象,并且多达**50%未治疗(或安慰剂治疗)的患者实际上并不发生早产**,使得对早产干预措施的评估受到很大影响。目前,对于早产治疗的时机尚无统一的标准。宫缩频率≥6次/小时,宫口扩张3cm,宫颈管消失80%,胎膜破裂和阴道出血等早产征象出现时,发生早产分娩的可能性很大。如果降低宫缩频率及宫颈变化标准,诊断早产的假阳性率达到近40%,同时敏感性并没有增加。RCTs中假性早产的定义为:诊断早产的孕妇,仅接受安慰剂治疗,最终却足月分娩。准确诊断早产非常困难,因为早产早期的症状和体征在正常妊娠中普遍存在,早产发动是一个渐进性过程,宫颈扩张<3cm和宫颈管消失<80%时阴道指检并不准确。**仅有宫缩而不伴有其他早产诊断指标时使用宫缩抑制剂会导致过多的不必要治疗,很多孕妇并没有近期分娩的风险**[39]。

早产的诊断方法

　　如果孕妇有临床症状,但宫口扩张<2cm并且宫颈管消失<80%,这种情况对早产诊断很具挑战。**通过检测分娩发动的其他特征,例如宫颈成熟度、宫颈长度(经阴道超声测量)、蜕膜活化(检测宫颈阴道液FFN)也许可以提高早产诊断准确性。宫颈长度和FFN的检测有助于减少假阳性诊断**[40,41]。经腹部超声测量宫颈长度重复性很差,其结果如未经阴道超声(transabdominal ultrasound,TVU)确认不应用于临床诊断。如果检查方法正确,并且阴道超声宫颈长度≥30mm,即使孕妇有类似早产的症状,发生早产的可能也很小。

　　同样,如果小于34周的孕妇出现症状,但宫口扩张<3cm,FFN阴性结果回报及时,临床医生可以根据FFN阴性结果不给予早产治疗,这样FFN也可降低早产诊断的假阳性率。一项包括206名疑似早产孕妇的研究同时进行FFN和宫颈长度测量,结果发现只有宫颈长度<30mm时,FFN才有助于超声进行早产诊断(见框29-4)。

框29-4　可能早产孕妇的临床评估

1. 患者出现早产症状/体征
   - 持续宫缩,疼痛或无痛
   - 间歇性腹部坠痛、盆腔坠胀感或背痛
   - 阴道分泌物增加或改变
   - 阴道点滴出血(vaginal spotting)或出血
2. 全身体格检查
   - 静坐时脉搏和血压
   - 体温
   - 胎心率和宫缩监测
3. 无菌窥器检查
   - pH
   - 羊齿叶样结晶
   - 羊水池
   - 纤连蛋白拭子取材(后穹窿或宫颈口外口取材,避免出血区域)
   - 宫颈口取材行衣原体和淋病奈瑟球菌培养,B组链球菌培养(阴道下1/3和会阴部取材)
4. 经腹超声检查
   - 胎盘位置
   - 羊水量
   - 估计胎儿体重和先露
   - 胎儿健康状况
5. 宫颈检查(胎膜早破除外)
   a. 宫颈内口扩张>3cm,宫颈管缩短≥80%
      - 早产诊断明确。评估是否使用宫缩抑制剂
   b. 宫颈内口扩张2至3cm,宫颈管缩短<80%
      - 有早产可能但不确定
      监测宫缩频率,30至60分钟后重复宫颈指检。如果子宫颈有变化即可诊断早产;如果没有变化,即送检纤连蛋白或经阴道超声测量宫颈。如果宫颈变化、宫颈长度<20mm或纤连蛋白阳性,则应评估是否要使用宫缩抑制剂
   c. 宫颈内口扩张<2cm和宫颈管缩短<80%
      - 早产诊断不确定。监测宫缩频率,送检纤连蛋白和/或宫颈超声检查,并在1至2小时后重复指检。如果宫颈扩张的变化为1cm、宫颈管消失>80%、宫颈长度<20mm或纤连蛋白阳性,则评估是否需要使用宫缩抑制剂
6. 宫颈超声检查
   - 宫颈管长度<20mm并有子宫收缩,则符合诊断早产的标准
   - 宫颈长度20至30mm并有子宫收缩满足可能早产(probable preterm labor)的标准
   - 宫颈长度>30mm,不论宫缩频率,早产可能性很小

羊膜腔穿刺术在早产中的应用

早产的治疗目的是降低围产期早产儿并发症和死亡率,早产儿并发症和死亡主要是由于呼吸系统、胃肠道、凝血功能及中枢神经系统等发育不成熟所造成。胎肺不成熟是引起早产儿严重并发症的最常见原因。胎肺是唯一可以在分娩前检测是否成熟的器官。如果孕龄准确,胎儿未发生宫内受损,可以通过孕龄估算新生儿呼吸窘迫症(RDS)的可能性。

在疑似早产的孕妇中,羊水检验对以下情况可能有一定价值:

1. 检测胎肺成熟度。出生时孕龄是预测早产儿并发症发生率和严重程度的最好指标。如果预计分娩会在24～34周发生,应抑制宫缩并给予产前糖皮质激素治疗。如果孕龄无法确定,例如孕检开始较晚或估计胎儿体重超过估算孕龄(真实孕龄可能较大),在某些情况下可以考虑行羊水胎儿肺成熟度检测,用以帮助制定治疗方案。

2. 感染检测。对于胎膜完整的早产孕妇应考虑羊水隐匿性感染的风险,危险因素包括孕周较小、宫颈缩短以及宫缩抑制剂治疗下产程仍继续进展等情况。这些情况下进行羊水感染检测,可以指导产妇咨询,帮助决定是否应用抗生素及宫缩抑制剂以及是否需要分娩。羊水中葡萄糖含量低于1.11mmol/L(20mg/dL)提示宫内感染;其他羊水检测项目包括Gram染色、细胞计数和细菌培养等。

3. 胎儿染色体核型分析。羊水过多或胎儿畸形提示早产可能是由子宫过度膨胀或胎儿染色体异常引起的胎盘功能不良所致。用荧光原位杂交(fluorescence in situ hybridization,FISH)分析,能检测最常见的胎儿染色体非整倍体畸形,不需要细胞培养,结果可在48小时内报告;用染色体微阵列(chromosomal microarrays)方法检测也不必做细胞培养(参见第10章)。如果没有染色体异常的胎儿特征,早产本身并不是一定进行胎儿核型分析的指征。

早产的治疗

对早产有宫缩和宫颈变化的孕妇,宫缩抑制剂可以有效地抑制产程进展。破膜之后,宫缩抑制剂虽不能充分延长孕周以至胎儿生长和成熟,但能够争取时间进行以下**四种干预措施以降低早产儿的并发症和死亡率:**

1. 宫内转运到能提供最佳母儿救治的医院。

2. 产程中使用抗生素,预防新生儿B组链球菌(GBS)的感染。

3. 产前使用糖皮质激素,降低RDS、脑室内出血

(IVH)及其他原因引起的早产儿并发症和死亡。

4. 32周前的早产,产前使用硫酸镁降低早产儿脑瘫发病率。

宫内转运

鉴于集中管理对治疗早产儿的优势,尤其对于**32周的早产儿,**美国很多州都采用区域化围产分级保健系统。一级管理中心是指负责正常母婴保健的普通医院以及分娩中心。**二级管理中心**是指规模较大的医院,有能力处理多数有并发症的母婴;这些医院配有NICUs专业团队和设备,能对出生体重>1500g的早产儿进行治疗。**三级管理中心**主要为极危重、极低体重早产儿以及需要重症监护的孕妇提供治疗。这种三级诊疗措施明显改善了早产儿的结局。

抗生素

早产孕妇应该使用抗生素预防**GBS感染**(见第53和54章)。早产儿产时感染GBS的风险比足月儿大,产时要应用青霉素预防GBS感染[42]。这项措施把早产儿GBS感染率降至很低的程度,以致现在大多数GBS发生于足月儿。有证据显示,产前预防性使用抗生素3～7天,可以减少PPROM早产儿围产期并发症。

但对于胎膜完整的早产,应用抗生素不能延长孕周或防止早产分娩。可能是因为有些早产并非感染所致或错过了感染治疗时机。感染引起早产的病理过程通常隐匿,与阴道微生物逆行到宫腔引起的急性感染不同。当出现早产症状时再应用抗生素往往已不能阻止早产。因此,抗生素在早产中的应用仅限于**GBS预防和PPROM**或治疗特定的病原感染,例如泌尿道感染。

产前糖皮质激素的应用

糖皮质激素可加速胎儿整体成熟。在肺脏,皮质醇激素可促进肺表面活性物质的合成、增加肺的顺应性,降低血管渗透性,并能增强出生后表面活性药物的治疗效果。糖皮质激素同样对其他器官如脑、肾、胃肠都有促进成熟的作用。

Liggins在研究羊分娩机制时发现了产前应用糖皮质激素对早产儿肺成熟和肺功能的益处。随后的研究证实,产前孕妇应用糖皮质激素倍他米松或地塞米松能降低早产儿死亡率及发生RDS、IVH、NEC和PDA的风险。产前使用糖皮质激素的指导原则经历了很多变化,最初态度怀疑,应用谨慎,1994年NICHD专家委员会首次推荐使用糖皮质激素,之后出现广泛和反复使用糖皮质激素,2000年NICHD专家委员会统一结论,如果24～34周的孕妇在7天内有早产分娩风险,均应给予单疗程糖皮质激素治疗。新近临床试验表明孕33周前早产使用单

疗程补救性糖皮质激素可以改善新生儿结局,例如减少 RDS、呼吸机支持和肺表面活性剂的使用,并且没有明显增加近期风险[43]。如果第一个疗程的糖皮质激素治疗已超过 2 周,目前孕周小于 $32^{6/7}$ 周,且一周内有分娩危险,可考虑给予第二个疗程的补救性治疗。但不推荐定期重复或者多疗程使用(例如超过两个疗程)[44]。倍他米松(betamethasone)和地塞米松(dexamethasone)是目前为止仅有的促胎儿成熟的糖皮质激素,这两种激素效果强大而且几乎没有盐皮质激素作用。单疗程治疗:倍他米松 12mg/次(含 6mg 醋酸倍他米松和 6mg 磷酸倍他米松),肌肉注射,每 24 小时 1 次,共 2 次;或者地塞米松,6mg/次,肌肉注射,每 12 小时一次,共 4 次。其他的皮质类固醇激素(泼尼松龙和泼尼松)或其他给药途径(如口服)因为胎盘转移率低,缺乏明确的疗效,无法替代以上药物。地塞米松口服给药比肌肉注射副作用大。

对胎儿的影响

随机对照试验和 Meta 分析肯定了产前使用皮质类固醇激素的益处。用药后早产儿 RDS(OR,0.53)、IVH(OR,0.38)发病率及新生儿死亡率(OR,0.60)明显下降。对 IVH 的影响是独立的,与呼吸功能改善无关。产前应用皮质类固醇也降低了早产引起的其他并发症,包括 NEC、PDA 和 BPD。虽然倍他米松和地塞米松均可降低早产儿并发症和死亡率,倍他米松可能优于地塞米松。

糖皮质激素对胎儿的其他影响

倍他米松和地塞米松都会暂时减少胎儿呼吸运动及胎动,从而影响胎儿生物物理评分(BPP),倍他米松更常见,通常在第二次给药后持续 48 到 72 小时。曾有报道新生儿皮质醇水平暂时受到抑制,但新生儿对 ACTH 刺激的反应并没有受到影响。

对母体的影响

产前使用糖皮质激素会导致孕妇的血小板和白细胞计数暂时升高,持续 72 小时,但激素导致的白细胞计数增高极少超过 20 000。孕妇的糖耐量会受到影响,即使血糖控制良好的妊娠期糖尿病和孕前糖尿病患者,应用糖皮质激素后经常需要使用胰岛素控制血糖。倍他米松和地塞米松都无显著的盐皮质激素作用,对孕妇血压无影响。如果接受多疗程激素治疗,妊娠后期和产褥期对 ACTH 刺激反应减弱。

糖皮质激素的有效时间

单一疗程糖皮质激素对胎儿有效作用的持续时间尚不清楚。这方面研究很难进行,因为不同临床研究中从用药到分娩的时间不等,另外,某些药物效果短暂,而另

一些药物效果持久。第一次给药到分娩间隔超过 48 小时后,对胎儿的益处最明显。即使用药没有完成一个疗程,新生儿也会受益。一项大型多中心试验发现,用药有效作用时间可以长达首次疗程后 18 天。

产前糖皮质激素治疗的风险

1994 年 NICHD 会议共识推荐增加糖皮质激素用药,由于无法确定单疗程糖皮质激素对早产儿保护作用的持续时间,以及很难预测早产的确切分娩时间,于是有早产风险的孕妇接受了多疗程激素治疗。7 天内没有分娩但仍有早产风险的孕妇,随后每周接受一个疗程用药,直到分娩或到 34 周。毫无疑问,单疗程糖皮质激素治疗安全有益。对参与最初队列研究的新生儿长期随访发现,产前单疗程激素组的婴儿与对照组同孕龄出生婴儿相比,在身体状况和精神心理方面没有差异。但在反复给药的动物和人类研究中,长期应用皮质醇激素对胎儿生长及神经功能的影响引起了关注。几个不同种群的动物实验证实,多疗程糖皮质激素可以引起胎儿生长受限和大脑及神经发育不良。

对人类的研究也发现,产前多疗程糖皮质激素会抑制胎儿生长发育。澳大利亚的一项研究表明,如果产前应用糖皮质激素超过 3 个疗程,新生儿出生体重低于第十百分位及头围明显减小的病例增加了 2 倍。其他研究也发现胎儿头围减小的现象。随访发现,产前反复暴露于糖皮质激素的胎儿,在出生后 3 至 5 周有生长加速现象[45]。

其他减少胎儿/新生儿并发症的产前治疗方法

呼吸窘迫

产前接受过糖皮质激素的早产儿仍有可能发生 RDS,这促使人们不断寻找促肺成熟的其他方法。早产儿出生后应用肺表面活性剂可以减少 RDS 发生,既可辅助产前糖皮质激素治疗,也可单独用药,都可进一步减少 RDS 的并发症。在对产前使用促甲状腺激素释放激素(TRH)减少新生儿肺病的研究中,4600 余名妇女参加了 13 项临床试验。与单独使用糖皮质激素相比,使用 TRH 对新生儿没有任何益处。在一些试验中,产前 TRH 治疗甚至增加新生儿不良结局的风险。

神经系统并发症

在产前应用苯巴比妥、维生素 K 和硫酸镁以降低或预防新生儿神经系统并发症的研究中,苯巴比妥无论单独给药还是联合维生素 K 均不能减少 IVH 的发生。

产前应用镁治疗可以降低早产儿 IVH、脑瘫发生率和围产儿死亡率,但不是所有的研究都得出一致的结论。

有一项随机安慰剂-对照试验研究包括了 1062 例孕 30 周前分娩的孕妇。产前接受镁治疗组中存活下来的婴儿到两岁时，其粗大运动功能障碍发生率显著降低，而死亡率及脑瘫发病率无明显差异。产前应用镁治疗对婴儿没有明显副作用。20 世纪 90 年代，一些研究发现产前应用硫酸镁与婴儿出生后神经系统并发症降低相关。随后几项大型临床研究评估了硫酸镁在早产中的神经保护作用[46-49]。如果有使用宫缩抑制剂的指征，应使用最有效而且副作用最小的药物。没有证据显示硫酸镁在用于神经保护时，可以延长孕周。**现有证据表明产前使用硫酸镁可降低存活早产儿脑瘫发病率**[50]。

一项包含 5 个相关临床实验的 Meta 分析，总结了孕周对硫酸镁胎儿神经保护作用的影响[51]。把这些随机试验中的孕妇按孕龄分组，小于 32 周到 34 周（5235 名胎儿）或者是小于 30 周（3107 名胎儿），结果显示这两组婴儿结局相似[51]：

- 校正月龄 18 到 24 月的死亡率和脑瘫率，或围产期/婴幼儿死亡率，均无显著差异。
- 中重度脑瘫发生风险降低幅度最大。
- 在小于 32 ~ 34 周孕龄组中相对危险度（RR）是 0.60（95% CI，0.43 ~ 0.84）。
- 小于 30 周的 RR 是 0.54（95% CI，0.36 ~ 0.80）。
- 脑瘫发生风险显著降低（<32 ~ 34 周和<30 周的 RR 分别为 0.7 和 0.69），死亡或中重度脑瘫风险显著降低（<32 ~ 34 周和<30 周的 RR 分别为 0.85 和 0.84）。
- 为避免一例脑瘫儿的发生，不足 32 ~ 34 孕周组和不足 30 孕周组需要治疗的患者分别为 56 例和 46 例。

硫酸镁负荷剂量 4g，随后以 1g/h 的速度静脉点滴维持，此方案比大剂量方案副作用小且更安全。硫酸镁的神经保护机制及剂量反应尚不清楚。其神经保护作用似乎与新生儿血药浓度有关，但关于产妇最适宜的用药剂量目前尚无定论。

短时间内可能分娩的 PPROM 和早产（例如 24 小时内分娩）以及医源性早产都是使用硫酸镁的指征。如果因孕妇或胎儿原因需要立即终止妊娠，不要为了考虑硫酸镁治疗而延误分娩。硫酸镁适用于有可能在很短时间内分娩的孕妇，而不是所有的早产或 PPROM。如果未分娩，持续静点时间不宜超过 24 小时。

用药方案

鉴于有关硫酸镁用于脑神经保护作用的两项大样本研究的孕周范围是 24 ~ 32 周，因此我们建议治疗孕周在这个范围之内[49,52]。

硫酸镁要经肠道外给药才能使血药浓度高于人体正常镁离子浓度。给药方案与预防子痫抽搐相同。4g 负荷量 30 分钟静点完，继之以 1g/h 剂量维持。

如果肾功能正常，镁很快通过尿液排出体外。如果有肾功能损害，例如少尿或血清肌酐 > 79.56μmol/L（0.9mg/dL），用镁要谨慎。需要密切观察病人生命体征和深肌腱反射，监测血清镁离子浓度，随时调整镁的剂量。合并有重症肌无力者禁用镁离子，因其与钙离子有竞争作用。

给药方案：

1. 负荷量 4g 硫酸镁溶成 10% ~ 20% 的液体，30 分钟注入。

2. 维持剂量 1g/h。

3. 限制静脉输液速度不超过 125mL/h，密切观察输液情况，建议留置尿管。

4. 应用硫酸镁期间，需做好以下监测：

a. 每小时记一次深肌腱反射和生命体征，尤其注意呼吸频率。

b. 每 2 ~ 4 小时记一次液体出入量。

c. 如出现副作用，立即监测镁离子浓度。

5. 备好葡萄糖酸钙，用以治疗可能由镁引起的呼吸抑制。

宫缩抑制剂在早产中的应用

由于子宫收缩是最常见的早产先兆，抑制宫缩一直作为治疗重点。这种治疗策略建立于一个单纯假设（naïve assumption）之上，即临床可见的宫缩相当于分娩程序启动。以此逻辑推理，成功地抑制宫缩应该可以阻止早产。抑制子宫肌肉收缩的药物称为宫缩抑制剂。**虽然美国食品和药物管理局（FDA）没有批准任何药物作为宫缩抑制剂，但有几类药物在临床上被用于抑制宫缩。**

有效性

关于宫缩抑制剂有效性的研究中，多数是比较不同宫缩抑制剂，少数是研究比较宫缩抑制剂和安慰剂，以期发现宫缩抑制剂可否延长妊娠 48 小时或者 1 周，48 小时可赢得糖皮质激素促肺成熟的时间，1 周则使胎儿在子宫内得以更成熟的时间。**没有任何研究显示宫缩抑制剂降低早产率。**由于大部分研究是小样本研究，不足以得出肯定的结论，目前综述或 Meta 分析是判断疗效的最佳手段。Cochrane 协作网（www.cochrane.org）定期发布有关产科干预措施的 Meta 分析，包括宫缩抑制剂。**最近的 Cochrane meta 分析显示，钙通道阻滞剂和缩宫素拮抗剂可以延迟分娩 2 至 7 天，效果最好，副作用最少；β 受体激动剂延迟分娩 48 小时，但副作用较大；环氧化酶（cyclooxygenase，COX）抑制剂效果的证据不足；硫酸镁对延长孕周无效。**

Meta 分析结果显示，宫缩抑制剂延长孕周的作用有限，并不降低早产率，且缺乏孕周延长后新生儿结局是否

改善的数据。因此,使用宫缩抑制剂的主要目的是延迟分娩48小时,赢得宫内转运及完成糖皮质激素治疗的足够时间,降低新生儿并发症和死亡率。

宫缩抑制剂的选择

药理学

图29-10描述了常用的宫缩抑制剂在子宫平滑肌细胞上的作用位点。肌动蛋白与肌球蛋白相互作用引起子宫平滑肌收缩,其关键是肌球蛋白轻链磷酸化,这一反应受肌球蛋白轻链激酶(MLCK)调控。宫缩抑制剂通过影响平滑肌细胞内钙和环腺苷酸(cAMP)来调节MLCK酶活性,达到抑制子宫平滑肌收缩效果。为保证子宫肌纤维协调有效地收缩(无论是足月还是早产分娩过程),平滑肌细胞间必须功能上紧密连接并且能够互相交流。目前所用宫缩抑制剂对细胞缝隙紧密连接的表达和功能没有影响。

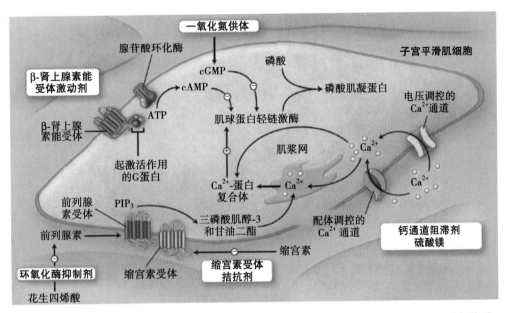

图29-10 常用宫缩抑制剂的作用位点 ATP,三磷酸腺苷;cAMP,环腺苷酸;cGMP,环鸟苷酸;PIP₃,三磷酸磷脂酰肌醇

宫缩抑制剂的禁忌证

常见母体禁忌证包括严重的子痫前期或妊娠期高血压、出血和严重心脏病。早产常因子宫颈管展平或扩张,出现少许阴道流血,但很少出现较多出血。如果阴道出血多,要考虑到前置胎盘和胎盘早剥的可能,两者也会伴有子宫收缩。如果是前置胎盘或胎盘早剥,盲目使用宫缩抑制剂,会导致血流动力学不稳定。但在极少数情况下,如果认为阴道出血是宫缩所致,孕周极小的前置胎盘及胎盘早剥患者可以使用宫缩抑制剂,以争取时间完成糖皮质激素治疗。这种情况使用宫缩抑制剂相当困难,有些药物即使剂量很小,对出血病人也很危险。β-受体激动剂和钙通道阻滞剂可能掩盖母体心血管对低血压的反应,而环氧化酶抑制剂可能会损害血小板功能。**心脏病是使用宫缩抑制剂的禁忌证。胎儿禁忌证包括孕龄大于37周、死胎、致死性畸形、绒毛膜羊膜炎和急慢性胎儿窘迫征象。**

只有遵循标准给药方案,方能安全使用宫缩抑制剂。选择宫缩抑制剂要根据疗效、风险和副作用而定,因人而异。表29-3详细描述了常用宫缩抑制剂的副作用。

钙通道阻断剂

钙通道阻滞剂通常用于治疗高血压、心绞痛和心律失常,现在越来越多用于抑制宫缩。**硝苯地平是一种钙通道阻滞剂**,也是研究最多的宫缩抑制剂,比其他钙拮抗剂,如维拉帕米(verapamil),对抑制宫缩的选择性更强。钙通道阻滞剂直接阻断钙离子通过细胞膜流入细胞内并抑制钙离子由肌浆网释放,同时增加钙从细胞内流出,降低细胞内游离钙浓度,抑制钙依赖性MLCK介导的磷酸化过程,引起子宫松弛。口服钙通道阻滞剂可迅速吸收。目前没有关于钙离子通道阻滞剂——安慰剂的对照试验可供参考。**Cochrane协作网对12项已完成的试验研究进行Meta分析**,认为钙通道阻滞剂作为短效宫缩抑制剂比其他药物抑制宫缩作用更强,副作用更小。钙通道阻滞剂与其他宫缩抑制剂相比,显著减少7天内出生率(相对危险度[RR],0.76;95% CI,0.60~0.97),<34周出生率(RR,0.83;95% CI,0.69~0.99),以及新生儿并发症发病率,包括RDS(RR,0.63;95% CI,0.46~0.88)、NEC(RR,0.21;95% CI,0.05~0.96)、IVH(RR,0.59;95% CI,0.36~0.98)及黄疸(RR,0.73;95% CI,0.57~0.93)。早产孕妇使用钙通道阻断剂时,因药物不良反应而停药的较少(RR,0.14;95% CI,0.05~0.36)。Vis等[53]最近完成的一项RCT研究表明,如果有早产症状的孕妇宫颈长度10mm~30mm及FFN阴性,硝苯地平与

安慰剂治疗效果没有区别。用药 7 天内分娩人数为:硝苯地平组 3 人(8.1%),安慰剂组 1 人(2.8%)(7 天内分娩率的差异为 5.3%;单侧 95% 可信区间是 4.5%)。分娩孕周中位数硝苯地平组为 $37^{0/7}$ 周(四分位间距[IQR],$34^{6/7}$ 至 $38^{5/7}$ 周),安慰剂组为 $38^{2/7}$ 周(IQR,$37^{0/7}$ 至 $39^{6/7}$ 周)($P=0.008$)。

表 29-3　宫缩抑制剂的副作用

药物或分类	副作用		禁忌证
	母体	胎儿或新生儿	
β-肾上腺素能受体激动剂	心动过速、低血压、震颤(39% VS. 安慰剂组 4%)、气短(15% VS. 安慰剂组 1%)、胸部不适(10% VS. 安慰剂组 1%)、肺水肿(0.3%)、低血钾(30% VS. 安慰剂组 10%)	心动过速	孕妇心动过速型心脏病、血糖控制不佳的糖尿病
硫酸镁	面部潮红、大汗、恶心、深肌腱反射消失(血清浓度为 4~5mmol/L 或 6~12mg/dL)、呼吸抑制(血清浓度为 5~7.5mmol/L 或 12~18mg/dL)、心搏骤停(血清浓度为 10~12.5mmol/L 或 24~30mg/dL);与钙通道阻滞剂联合应用时,可降低心率、抑制心肌收缩、降低左室收缩压,也可产生神经肌肉阻滞作用	对围产期死亡率的影响数据不一致	重症肌无力
钙通道阻滞剂	与硫酸镁联合应用引起头晕、面部潮红、低血压;降低心率、抑制心肌收缩、降低左室收缩压;肝转氨酶升高		低血压、前负荷依赖性心脏疾病(如主动脉瓣关闭不全)
COX 抑制剂	恶心、食管反流、胃炎、呕吐;血小板功能障碍(如果没有潜在出血性疾病,一般不会引起严重后果)	宫内动脉导管关闭(此风险与用药时间>48 小时有关)、新生儿期 PDA(数据不一致)	血小板功能障碍或出血性疾病、肝脏或肾脏功能障碍、胃肠道或溃疡性疾病、哮喘(对阿司匹林过敏者)
缩宫素受体拮抗剂	注射部位过敏反应	阿托西班增加胎儿或婴儿的死亡率(可能归因于阿托西班组婴儿的胎龄较低)	无
一氧化氮供体	头晕、面部潮红、低血压		低血压、前负荷依赖性心脏疾病(如主动脉瓣关闭不全)

COX,环氧化酶;PDA,动脉导管未闭。

母体副作用

硝苯地平与 β-受体激动剂和硫酸镁相比副作用较少,多表现为低血压。尼卡地平与硫酸镁的随机对照研究也证实类似的优点。用药前给予静脉补液预处理,可以降低与低血压相关副作用发生率,例如头痛(20%)、面部潮红(8%)以及头晕和恶心(6%)。大多数副作用比较轻微,但也有严重并发症的报道,包括一例心肌梗死。这位年轻健康孕妇服用第二剂硝苯地平后 45 分钟发生心肌梗死。**不建议钙通道阻滞剂与 β 受体激动剂同时或相继使用。因为有报道硝苯地平与镁联用出现骨骼肌抑制,故不推荐硝苯地平与硫酸镁同时使用。**

胎儿副作用

最初动物研究提示可能出现胎儿低血压,但关于早产治疗的研究显示,胎儿大脑中动脉、肾动脉、动脉导管、脐动脉及母体血管均没有变化。

治疗方案

硝苯地平最佳给药方案尚未确定。常用方案是给予初始负荷剂量 20mg 口服,90 分钟后再追加 20mg。另一种方案是每 20 分钟口服 10mg,最多可连服 4 次。如果宫缩持续存在,每 3 至 8 小时口服 20mg,直至 72 小时,最大剂量为 180mg/天。硝苯地平半衰期约为 2 到 3 小时,单次口服给药,药效持续时间可长达 6 小时。血浆药物浓度峰值出现在用药后 30 到 60 分钟。硝苯地平几乎完全在肝脏代谢,由肾脏排出体外。

钙通道阻断剂治疗总结

硝苯地平的母胎副作用较低,且易于给药,已经越来越多地用于抑制宫缩。硝苯地平不应与硫酸镁或 β 受体激动剂联合应用。如果存在宫内感染、母体低血压或心脏病时,应避免使用。使用时应遵循前述的用药方法和剂量,警惕药物副作用。

硫酸镁

硫酸镁用于抑制宫缩是来源于 20 世纪 60 年代的观察研究,体内和体外试验均观察到硫酸镁可抑制人子宫平滑肌收缩。当血清硫酸镁浓度达到 5mmol/L 时,可以抑制子宫平滑肌收缩以及降低子宫平滑肌细胞内钙浓度。尽管体外观察实验显示硫酸镁有效,但最大的一项大型随机对照研究显示,在延长孕周方面硫酸镁与安慰剂无明显差异。**一项包含了 11 项临床试验 881 名孕妇的 Meta 分析发现,应用硫酸镁治疗 48 小时,与对照组相比早产风险没有差别**(RR,0.85;95% CI,0.58 ~ 1.25)。**硫酸镁在该试验中对降低早产(<37 孕周)或早期早产(<34 孕周)的风险没有帮助**。另一项包括 7 个临床试验 727 个婴儿的 Meta 分析发现,母亲孕期应用硫酸镁,出生婴儿死亡风险(胎儿和新生儿)更高(RR,2.82;95% CI,1.20 ~ 6.62)。现有文献不支持硫酸镁作为宫缩抑制剂使用。因此,我们推荐 24 ~ 32 周早产病人用硫酸镁进行胎儿神经保护,同时加用其他宫缩抑制剂。**由于硫酸镁与硝苯地平同时使用可增加母体并发症,同时使用吲哚美辛(indomethacin)与硫酸镁同时使用可能更加合理。**

母体副作用

镁的严重副反应发生率不高,但诸如面部潮红、恶心、呕吐、头痛、全身肌肉无力、复视和呼吸急促比较常见。胸痛和肺水肿的发生率与 β 受体激动剂类似。

新生儿副作用

镁离子可通过胎盘,胎儿和母体血药浓度相当。新生儿短期严重并发症罕见。**可能发生嗜睡、肌张力减退和呼吸抑制。**如果用药超过 7 天,可能导致新生儿骨骼异常。一项小型对照试验表明,硫酸镁可能增加新生儿和婴儿的并发症和死亡率,但这个小型临床试验结果没有被其他大样本(10 倍以上人群)研究证实。

硫酸镁治疗总结

硫酸镁虽然使用已久,但目前没有数据支持其抑制宫缩的作用。镁可能降低早产儿脑瘫风险。

环氧化酶抑制剂

前列腺素是子宫平滑肌收缩终末途径的介质,可增加子宫平滑肌细胞内游离钙水平,激活 MLCK,导致子宫收缩。子宫平滑肌细胞缝隙连接形成是子宫平滑肌协调收缩的重要步骤,前列腺素能加强这一步骤。根据给药

的途径和剂量,前列腺素制剂可以促宫颈成熟或诱导分娩。前列腺素合酶,也称环氧化酶(COX),将花生四烯酸转化为前列腺素 G2。**当 COX-2(COX 的一种)被细胞因子、细菌产物(例如磷脂酶和内毒素)和皮质类固醇诱导产生时,前列腺素合成增加;非甾体抗炎药(NSAIDs)可通过抑制 COX 而减少前列腺素合成。**这些药物有不同的活性、效力和副作用。吲哚美辛是非甾体类抗炎药中最常用的宫缩抑制剂,它可以通过胎盘。**吲哚美辛与 COX 结合属可逆性,这与阿司匹林不同,因此药物清除后其抑制作用即消失。**口服药 6 小时后,脐动脉血药浓度与母体相同。母体内药物半衰期为 4 到 5 小时,在足月新生儿体内半衰期是 15 小时,在早产儿体内半衰期更长。Cochrane 分析得出结论,吲哚美辛能够明显减少 37 周前早产,出生胎龄和体重可增加。

母体副作用

人体有多种前列腺素介导的生理功能,因此前列腺素抑制剂可能导致多种副作用。作为宫缩抑制剂短期使用时,严重母体副作用比较少见。所有 NSAID 副作用类似,恶心、胃烧灼感和呕吐等胃肠道副反应最常见,但通常不严重。少见但严重的并发症包括胃肠出血、出血时间延长、血小板减少以及在对阿司匹林敏感病人中可能引发哮喘。长期使用 NSAID 治疗会导致肾损伤,与其他肾毒性药物同时使用时尤应注意。高血压孕妇使用吲哚美辛后,偶尔会出现急性高血压。NSAID 的解热效应可能会掩盖高热。吲哚美辛作为宫缩抑制剂的禁忌证包括肾脏或肝脏疾病、活动性消化性溃疡病、控制不良的高血压、哮喘和血小板功能异常。

胎儿和新生儿的副作用

孕期应用吲哚美辛引起胎儿/新生儿的严重并发症罕见。但如果不遵循用药原则,则可能对胎儿造成伤害。**主要副作用包括(1)宫内动脉导管缩窄;(2)羊水过少;(3)新生儿肺动脉高压。**因为吲哚美辛抑制前列环素和 PGE$_2$ 产生,而前列环素和 PGE$_2$ 维持着胎儿动脉导管稳定,所以引哚美辛可能会引起动脉导管缩窄。14 名妊娠 27 ~ 31 周的孕妇使用吲哚美辛后,多普勒超声发现 7 例胎儿出现动脉导管缩窄,但在停药后 24 小时内恢复正常。用药 48 小时后,孕周<32 周的孕妇发生动脉导管缩窄的可能性为 5% ~ 10%,32 ~ 35 周增加至 50%。动脉导管缩窄通常为暂时性,停药后可恢复正常,但也有发生持续性导管缩窄和不可逆右心衰的病例报道。一篇关于胎儿心脏超声的综述报道,在 61 名接受吲哚美辛治疗的早产孕妇中,50% 的胎儿出现动脉导管缩窄。一项包括 124 名孕妇的研究显示,使用吲哚美辛超过 48 小时,6.5% 胎儿发生动脉导管缩窄。**在以上研究中,停药后所有胎儿动脉导管缩窄都恢复正常。**

另一副作用是羊水过少。**吲哚美辛抑制前列腺素生**

成,而前列腺素可抑制抗利尿激素产生,同时吲哚美辛可直接减少胎儿肾血流量,从而使胎儿尿量减少。当延长应用吲哚美辛时,**可逆性羊水过少的发生率为7%**。曾经有用药长达几周并且未行监测而发生新生儿肾功能不全和死亡的病例报道。

原发性肺动脉高压是新生儿致死性疾病,与长期(＞48小时)应用吲哚美辛有关。**如果用药时间在24到48小时之内,则无此并发症的报道**。尽管最近一些配对研究结果没有发现长期用药增加肺动脉高压发病率,但现在仍认为长期用药后发病率可能高达5%至10%。

如果不遵照标准用药方案,例如不限制治疗时间或超过32周后用药,可能会导致其他并发症,包括NEC、小肠穿孔、PDA、黄疸和IVH。如果遵照标准用药方案,IVH的发生则与用药无关。临床回顾性研究发现,宫内暴露于吲哚美辛的1621名婴儿与未暴露的4387名婴儿相比没有显著差异。

舒林酸是一种NSAID,与吲哚美辛相比,其胎盘通过性差,目前尚无作为宫缩抑制剂的大样本研究。吲哚美辛可以减少胎儿尿液产生和羊水量,**适用于羊水过多引起的早产**。吲哚美辛既可用于羊水过多引起的早产,也可用于单纯羊水过多。妊娠期子宫肌瘤变性引起疼痛和宫缩时,应用吲哚美辛效果良好。

吲哚美辛的给药方案

吲哚美辛口服吸收良好。常用方案是负荷剂量50mg口服,接着每6小时给药25mg至50mg。考虑前述副作用,**总疗程2至3天**。用药方案如下:

1. 孕妇羊水量和肾功能正常,用于32周前早产。
2. 负荷剂量50mg口服。
3. 每6小时口服25mg,共48小时。
4. 用药时间超过48到72小时者,超声监测羊水量,多普勒监测胎儿动脉导管血流。如果出现羊水量明显减少或动脉导管缩窄,应立即停药。
5. 分娩不可避免时,应立即停药。
6. 使用吲哚美辛的胎儿禁忌证包括肾脏异常、绒毛膜羊膜炎、羊水过少、依赖动脉导管的先天性心脏病和双胎输血综合征。

吲哚美辛用药总结

吲哚美辛是有效的宫缩抑制剂,孕妇一般耐受良好。但由于对胎儿影响,仅限于在32周前短疗程使用。

β-受体激动剂

β-交感受体激动剂包括特布他林(terbutaline)和利托君(ritodrine)等药物,曾被作为宫缩抑制剂广泛应用多年。这些药物结构与肾上腺素和去甲肾上腺素相关,通过β受体松弛平滑肌,例如支气管、血管和子宫平滑肌等。β受体分为β1和β2两个亚型。β1受体主要作用于心脏,而β2受体介导平滑肌松弛、肝糖原生成和胰岛细胞释放胰岛素。这类药物激活心血管系统和肝脏β-受体,可产生药物副作用。

特布他林是美国最常用于早产的β受体激动剂,过去此药用来治疗哮喘。其他国家还常用以下药物:沙丁胺醇、非诺特罗、己丙肾上腺素、异丙肾上腺素、尼洛替林、奥西那林和柳丁胺醇等。1980年FDA批准利托君作为注射用子宫收缩抑制剂,但因母体副作用问题,没有得到广泛应用,现在已经不在美国使用。特布他林皮下给药,起效迅速(3～5分钟)。发表的用药方案多为0.25mg(250μg)皮下注射,每4小时一次。对早产初始评估时,单剂量皮下注射后宫缩消失有助于早产的诊断。有研究显示,单次给药后,若宫缩持续或复发,早产真正发生的可能性较大。**Cochrane总结了11项由1332名孕妇参加的随机对照试验,发现β-受体激动剂治疗的孕妇48小时内分娩率有所降低(RR,0.63;95% CI,0.53～0.75),但7天内分娩率无变化**。β-受体激动剂虽然可以延迟分娩48小时,为宫内转运和糖皮质激素促肺成熟赢得足够时间,但围产儿死亡率和并发症发生率并没有降低。由于β-受体激动剂副作用的原因,常需要停止用药或改用他药。

β-受体激动剂抑制宫缩的副作用和并发症

由于体内β受体普遍存在,β受体激动剂的母体副作用常见且多样化,包括心动过速、胸部不适、心悸、震颤、头痛、鼻充血、恶心和呕吐、低钾血症和高血糖症。大多数症状较轻,持续时间短,但也有严重心肺和代谢并发症的报道。

β-受体激动剂的心肺并发症。β受体激动剂可引起全身外周血管扩张,使舒张压下降5～10mmHg,导致机体对低血容量的应对能力下降。**β受体激动剂会掩盖失血过多的症状**,例如母体和胎儿心动过速,因此产前出血时应慎用β-受体激动剂。预防心脏并发症的最重要步骤是(1)不要用于有心脏疾病的孕妇,(2)限制给药速度,使脉搏不超过130次/分。β受体激动剂治疗期间可发生心律失常和心肌缺血。当患者出现胸痛时,应停药并吸氧。与β受体激动剂治疗相关的心律失常,通常会在停药和吸氧后好转。若无好转,应做心电图(ECGs),但不需要在β-受体激动剂治疗前或治疗期间常规做心电图。在治疗过程中有发生肺水肿的报道。为降低肺水肿的风险,应将治疗持续时间限制在24小时内,严密监测容量负荷,及时识别并发症如宫腔感染。

代谢并发症。β受体激动剂治疗期间,可发生暂时性高血糖和低钾血症。可以在治疗前和治疗开始24小时内监测血糖和血钾浓度,依此判断是否出现高血糖(＞

10mmol/L 或 180mg/dL）或低钾血症（<2.5mmol/L 或 2.5mEq/L）。这些代谢变化轻微而短暂。但治疗超过 24 小时，会显著影响母体血糖和胰岛素水平及能量消耗。**如果与糖皮质激素同时使用，会增加糖代谢异常的风险。**因此对于糖尿病合并妊娠和妊娠期糖尿病孕妇应考虑选用其他种类宫缩抑制剂。这些孕妇使用 β 受体激动剂治疗时，需要频繁监测血糖和输注胰岛素以维持正常血糖水平。

对新生儿的影响。母体接受 **β 受体激动剂**治疗后，新生儿可发生低血糖、低钙血症和肠麻痹。如果孕妇在分娩前 2 小时或更短没有停药，上述临床症状可能会很显著。目前尚缺乏对神经系统远期影响的资料。

据报道，特布他林持续皮下注射比口服给药副作用少，但随机对照试验发现，持续皮下注射没有降低早产率或围产期并发症。**FDA 警告："鉴于特布他林可能导致母体严重心脏疾病和死亡的潜在风险，特布他林注射或经注射泵给药不应用于预防早产或长期使用（超过 48 至 72 小时）治疗早产。此外，口服特布他林片不应用于预防或治疗早产。"**[54] 上述警告公布以来，尚没有关于特布他林有效性的安慰剂对照试验报道。

鉴于 β 受体激动剂存在明显的副作用，另外有替代药物可以使用，**β-受体激动剂不应用于已知或疑似心脏病、子痫前期或子痫、需要胰岛素治疗的糖尿病或甲状腺功能亢进的孕妇。早产合并发热、白细胞增多、胎儿心动过速或其他绒毛膜羊膜炎症状时，禁用 β 受体激动剂类药物。**

β-受体激动剂的治疗总结

β 受体激动剂曾经是最常用的宫缩抑制剂之一，现已被更安全且副作用更少的药物替代。由于特布他林单次皮下注射 0.25mg 副作用较少，可以用于宫内转运或与起效慢的宫缩抑制剂同时应用以达到快速抑制宫缩的效果。临床对照试验证实，长期口服或皮下注射 β 受体激动剂不能降低早产发生率或新生儿并发症。

阿托西班和其他宫缩抑制剂

阿托西班（atosiban）是选择性缩宫素-垂体加压素受体拮抗剂，在欧洲广泛应用，但在美国未获得许可。正常分娩中，缩宫素通过诱导磷脂酸肌醇转化为三磷酸肌醇，结合肌浆网中的蛋白质使钙释放到细胞质中，引起子宫平滑肌收缩。Cochrane 分析（包含 6 个试验及 1695 例患者）表明，与安慰剂组相比使用阿托西班可能增加 48 小时内的早产风险（RR，2.50；95% CI，0.51~12.35）、增加小于 28 周的早产风险（RR，2.25；95% CI，0.80~6.35）以及增加小于 37 周的早产风险（RR，1.17；95% CI，0.99~1.37），但这种增加没有达到统计学意义。两组新

生儿并发症和死亡率相似。由于研究设计上存在分组不均衡，阿托西班组内小于 26 周的早产孕妇明显多于安慰剂组。此外，安慰剂组中更多的孕妇接受了补救治疗，这些都可能干扰对阿托西班确切效果的评价。由于补救性治疗的标准未严格限定，因此影响了对这些试验结果的分析。最后，由于未制定糖皮质激素统一用药方案，上述研究中激素用法各异。**FDA 考虑到阿托西班对小于 28 孕周胎儿的安全性问题，没有批准该药作为宫缩抑制剂使用**[55]。

一氧化氮（NO）供体也可使子宫平滑肌松弛。但 Meta 分析提示 NO 供体与安慰剂、期待疗法或其他子宫收缩抑制剂（如利托君、沙汀胺醇和硫酸镁）相比，不能延迟分娩或改善新生儿结局。但与其他宫缩素抑制剂相比，NO 供体降低了小于 37 周的早产率，对小于 32 周或小于 34 周的早产率没有影响。NO 供体除引起头痛外，其他副作用较其他宫缩抑制剂少见。头痛这一副作用显著多于其他宫缩抑制剂。

宫缩抑制剂的临床应用

一些临床情况需要使用宫缩抑制剂。如果病人处于早产活跃期，宫颈管已经缩短，诊断明确，此时应该立即治疗，争取时间将产妇转运到有 NICU 的医院，使用皮质类固醇激素和预防 GBS 感染。这种情况下，最好的初始治疗可能是立即口服吲哚美辛或硝苯地平以抑制宫缩。宫缩抑制剂治疗可以持续到无宫缩或宫缩频率<4 次/小时，宫颈不再继续变化或直到完成 48 小时的糖皮质激素治疗。

持续宫缩的处理

治疗后如果宫缩持续存在，应该重新评估是否应继续使用宫缩抑制剂。应再次行宫颈检查，若宫颈口扩张>4cm，一般认为分娩不可避免，大多数患者应停用宫缩抑制剂。如果在使用宫缩抑制剂后早产仍持续进展，胎盘早剥和/或亚临床绒毛膜羊膜炎的可能性很大。临床上要通过病史、体格检查和实验室检查，来评估这些风险的可能性。

有一些孕妇会表现为宫缩持续存在，但重复宫颈检查没有变化。这种情况下，如果在诊疗之前已收集胎儿纤维黏连蛋白标本，可以送检。阳性结果没有诊断意义，但阴性结果说明短时间内分娩风险较低。也可以做阴道超声检查，如果宫颈长度≥3cm，短时间内分娩可能性很小。

宫缩抑制剂血药浓度对临床剂量调整没有帮助。更换药物或联合用药可能减缓宫缩，但也会增加风险。应避免 β 受体激动剂或硫酸镁与钙通道阻断剂联合使用（见框 29-5）。

框 29-5　应用宫缩抑制剂 12～24 小时后持续宫缩的处理

1. 存在亚临床羊膜炎吗？反复临床检查、白细胞计数和胎儿评估，考虑羊膜腔穿刺检测羊水内葡萄糖、革兰染色、白细胞酯酶及细菌培养。

2. 有胎儿损伤吗？观察胎心率波形，必要时行胎儿生物物理评分。

3. 有胎盘早剥的证据吗？有无子宫畸形，胎盘种植在纵隔上吗？评估生命体征，是否存在失血后血流动力学变化和机体反应，复查血红蛋白、血细胞比容和纤维蛋白原，腹部超声检查胎盘附着部位。

4. 早产的诊断是否正确？宫颈是否改变？超声测量宫颈长度，送检纤连蛋白拭子。

5. 如果可以排除感染、胎儿损害和胎盘早剥，停用胃肠外宫缩抑制剂 24 小时并观察。大多数患者的宫缩会自行停止。

早产紧急治疗后的处理

宫缩抑制剂的维持治疗

持续使用宫缩抑制剂并不能降低早产率。Meta 分析显示继续用药并不能延长孕周或降低早产率。

三项随机试验和它们的 Meta 分析显示，门诊监测宫缩不能降低 37 周前的早产率、延长分娩孕周或增加出生体重。在一项多中心随机研究中，将试验组宫缩情况对医护人员进行单盲处理，发现即使监测宫缩也不能降低早产率。

一次早产治疗住院时间的长短由以下因素决定：宫颈检查结果、宫缩抑制的效果、孕龄、产科病史、距医院的距离及家庭支持。有些危险因素，例如衣原体、淋病、泌尿道感染和贫血，可能增加早产复发的风险，出院前应给予处理。社会问题（如无家可归、是否有人帮助照顾家里的儿童或能否防止家庭暴力）是患者能否遵守医嘱的重要因素，出院前必须予以考虑。

产程中早产儿的处理

早产经常合并造成胎儿危害的并发症，如胎位异常、高血压、羊膜炎、胎膜早破、羊水过少或胎儿生长受限，故早产分娩的处理较为复杂。如果是医源性早产引产，子宫下段和宫颈可能不成熟，导致产程潜伏期延长。

早产胎儿的产时评估

产时胎儿监测可明显降低早产胎儿死产和新生儿抽搐的发病率。**早产胎儿心率异常和足月胎儿一样与酸中毒有关。**随着孕周增加，胎儿副交感神经逐渐发育成熟，胎儿平均心率逐渐下降，由 22 周时 160bpm，下降到足月时 140bpm。早产胎儿胎心率波形与足月儿一样，可以反映胎儿状况。

产程与分娩

早产产程可能比足月产程短，尤其是第一产程的活跃期和第二产程较短。要注意避免没有胎头保护情况下的急产。预防性使用产钳"保护"胎头对胎儿没有益处。新生儿团队应在分娩前了解早产情况，做好充分准备。

剖宫产分娩

不建议早产儿或 VLBW 胎儿常规行剖宫产（CD）分娩。充分考虑混淆因素后，剖宫产并没有优势。一项综述通过对比妊娠 24～36 周的分娩方式，发现剖宫产增加产妇并发症，且对新生儿没有明显益处。早产儿颅内出血的发生率与阴道分娩无关。

臀先露的早产儿行剖宫产的原因属于一种直觉（intuitive），主要是想避免后出头困难或其他操作导致胎儿损伤和缺氧（见第 17 章）。旧的回顾性研究认为剖宫产具有这些优势，现在已习惯于对臀位早产选择剖宫产分娩，但是支持这种做法的数据很弱。臀位剖宫产是为了避免阴道分娩对胎儿的损伤，如果腹部或子宫切口过小则会导致胎儿娩出困难，小切口显然不合逻辑，故应采取必要大的切口避免分娩创伤。一项关于分娩方式的研究比较了高危妊娠（如先兆子痫、阴道出血及异常胎心率）与低危妊娠（如早产及宫颈机能不全）娩出的极低出生体重儿的结局，发现剖宫产对低危组无益，但可显著改善高危组新生儿生存率。鉴于此，对 VLBW 妊娠在一些情况下直接行剖宫产可能是最佳分娩方式。一般情况下，早产分娩方式选择标准应遵照与足月分娩相似的产科指征。

延迟断脐

2012 年 12 月，ACOG 推荐早产儿延迟断脐[56]。这一建议受到美国儿科学会（AAP）支持。**早断脐和延迟断脐的定义在文献中不一致。一般认为，早断脐是在胎儿娩出 30 秒内，延迟断脐是在胎儿娩出 30 秒到 5 分钟内。在 60 秒到 120 秒断脐益处最大**[57]。延迟断脐（delayed cord clamping，DCC）对早产儿血液系统益处很大。延迟断脐的早产儿起始红细胞比容、循环血量和舒张压均较高，易于复苏[58]。此外，DCC 可降低早产儿输血率[59]。尽管红细胞增多症和高胆红素水平与 DCC 有关，但需要光疗的早产儿在统计学上并无明显增加。关于挤压脐带能否替代延迟断脐的研究很少。迄今发表的唯一直接对照研究[60]包括 58 名早产儿，发现脐带挤压四次和延迟断脐 30 秒没有差异。已发表的挤压脐带随机对照研究样本数很小，总共 173 名早产儿随机分为挤压脐带组、即刻断脐组和延迟断脐组。因此,目前还不能把挤压脐带作为早产儿处理的标准操作。早产儿延迟断脐是否延误复苏进而造成不良后果,这是新生儿科医生和产科医生共同忧虑的问题。现有的一些研究证明,这些忧虑毫无根据。DCC 延长到 60 秒,对产房新生儿复苏没有不良影响。1 分钟和 5 分钟 Apgar 评分、胸外按压及肾上腺素使用都没有变化。**对于极低出生体重儿,DCC 减少了产房复苏、给氧和面罩通气的需求**[61]。此外,接受 DCC 的早产儿未见低体温率增加。

早产的预防

早产管理按照公共健康保健模式分为三级,第三级管理指早产发生后进行治疗,目的是降低围产儿并发症和死亡率,第二级管理是识别和治疗有较高早产风险的个体,第一级管理是预防早产和减少人群的早产风险。上述三级保健模式改善了围产期结局,但没有降低早产分娩率。虽然一直在努力,但目前尚未找到可以辨别早产高危人群的高敏感性指标。直到现在,尚无有效干预措施可以降低早产风险。

针对早产危险因素的预防措施曾被寄予厚望,希望对危险因素的处理能够相应地降低早产分娩率。这种思路最终无效使人们认识到早产分娩是一种综合征,早产分娩发动是由诸多已知或未知因素导致。早产分娩不应看作是可以通过某些特殊检查确诊的疾病,而应看作是由多种病理因素影响分娩发动的时间和进展导致的结果。母体危险因素、症状和一些检查可以帮助我们了解病人是否处在分娩发动过程中的某一阶段,病人可能会也可能不会进展为早产分娩,因此不要单纯地"诊断是否早产",理解这些概念可以帮助我们理清有关早产文献带来的一些困惑。

早产的二级预防

在孕前和/或孕后识别、消除或降低早产的风险。

孕前

40% 早产存在孕前危险因素,但孕前干预并没有降低早产率。通过询问病史可以了解既往中晚期妊娠早产情况[3,62],前次早产孕周越小、次数越多,本次妊娠早产的风险越高。孕前干预措施包括手术矫正苗勒管异常和孕前经腹行宫颈环扎。一项随机对照研究,将 1579 名妇女前后两次怀孕进行对比,显示孕前家访或咨询不能降低 LBW 和早产率。另一项随机双盲对照试验对有早期早产史的妇女行孕前抗生素治疗。受试者在两次怀孕间隔的 3 个月中被随机分配接受甲硝唑和阿奇霉素或安慰剂治疗,结果发现早产复发风险没有降低。

孕期

孕期预防策略的研究主要是针对有高危因素的孕妇,包括早产史、多胎妊娠、出血、有早产症状、体征或筛选检查阳性。本书前几版一直强调未发现预防早产的有效干预措施,但最近研究表明对一些特定人群,例如有早产史和宫颈缩短的孕妇,干预可以降低早产复发风险。

限制孕妇运动

尽管没有证据支持,临床上经常推荐有医源性或自发性早产危险的孕妇卧床休息、减少工作量和减少性行为以期降低早产风险。**Grobman 等**[63]**发现,对孕 24 周之前 CL<30mm 的初产妇,减少活动和早产发生率之间无相关性**。

营养物质的补充

ω-3 多不饱和脂肪酸(PUFAs)高膳食含量人群早产率低,可能是由于 ω-3 PUFAs 降低促炎细胞因子水平,因此推荐 ω-3 PUFAs 用于孕期营养物质补充。欧洲临床试验发现,补充 ω-3 营养制剂和鱼油可显著降低早产率。但美国安慰剂对照试验显示,既往有早产史的孕妇,给予 17-α-羟孕酮治疗的同时补充 ω-3 PUFAs,对降低早产无益[64]。有趣的是,在该研究的两组病人中每月食用鱼肉一次以上的孕妇,比每月食用一次或不食用者,其早产发生率明显降低。**其他试验发现,补充维生素 C、维生素 E 和钙都不能降低早产风险**[65]。

加强产前保健

提供社会支持、家访及加强教育等产前保健方式虽然可能对青少年孕妇有帮助,但并没有减少早产发生。随机对照试验显示,对既往有早产史的孕妇加强访视,并没有减少早产复发。

然而,有报道一些新的产前保健方式降低了早产发生率。南卡莱罗纳州的小组式产前保健(group prenatal care)[66]、得克萨斯州对贫困人群进行的区域性规范医疗项目[67]和犹他州和俄亥俄州[68]专门为有早产史妇女建立的早产诊所,均报道了早产率降低。但这些都是回顾性研究,结果尚需证实。

牙周病

鉴于牙周病和早产风险增加有关,人们对牙周病与早产分娩发生率的关系进行了深入研究。研究结果为阴性,表明有些孕妇对牙周病和早产有相似的易感性,但牙周炎本身与 PTB 无因果关系。

抗生素的治疗

筛查并治疗生殖道菌群异常对预防 PTB 基本无效。

二次分析研究发现,对有 PTB 史且细菌性阴道病筛查阳性的孕妇给予抗生素治疗,与降低复发性 PTB 风险相关。文献综述和 meta 分析则持否定态度。美国预防服务工作小组(U. S. Preventive Services Task Force)[69]告诫,妊娠期细菌性阴道病的筛查和治疗可能有"预期外的潜在危害"。对 FFN 阳性孕妇给予预防性抗生素的研究显示,抗生素治疗后 PTB 率却有所增加。抗生素治疗滴虫感染的一项研究也报告了类似的结果。

孕激素

有早产风险的孕妇补充孕激素的研究很多,孕激素的有益作用包括减少子宫平滑肌细胞间的缝隙连接,拮抗缩宫素作用使子宫平滑肌松弛,维持宫颈完整性及抗炎。Keirse 对 1990 年之前关于复发性流产和 PTB 的研究进行总结[70],发现这些研究均不支持 17-α-羟己酸孕酮能够减少流产,但确实能够减少 PTB 发生。**随后的随机试验显示,有 PTB 史和/或宫颈管缩短(24 周前＜15mm ~ 20mm)的孕妇,在妊娠 16 到 36 周肌肉注射 17-α-羟己酸孕酮(17-α-hydroxyprogesterone caproate)250mg,每周一次,或阴道孕酮栓剂或乳膏,每日一次,PTB 率约降低了 40％**(见表 29-4)[15-17,19,71,72]。

表 29-4　孕激素降低早产的研究			
研究	年份	研究对象	对早产率的影响
Keirse[70]*	1990	Meta 分析	↓40%
da Fonseca[71]†	2003	PTB 史	↓40%
Meis[72]*	2003	PTB 史	↓35%
Fonseca[16]†	2007	宫颈缩短<15mm	↓44%
O' Brien[17]†	2007	不伴宫颈缩短的 PTB 史‡	无下降
DeFranco[15]†	2007	伴宫颈缩短的 PTB 史§	↓
Hassan[19]†	2011	宫颈缩短 10mm ~ 20mm	↓45%

* 17-α-羟己酸孕酮;
† 不同剂型的阴道用孕酮;
‡ 很有可能进行宫颈环扎术的女性未收入组。入组的平均宫颈长度为 37mm
§ 对 O' Brien 研究中随后宫颈缩短(<28mm)的研究对象进行二次分析
PTB,每个研究对早产定义的孕周范围不同

几项随机安慰剂对照试验显示,孕激素补充不影响多胎妊娠 PTB 率,表明孕激素降低单胎 PTB 风险的作用机制与子宫拉伸无关[73-76]。

重要的是,给有 PTB 史的孕妇补充孕激素并不是对每个人都有效。这表明引起复发性 PTB 的机制不仅与孕激素相关,另外许多有 PTB 史的孕妇,即使不予任何治疗也能足月分娩。自发性早产复发风险与 22 ~ 24 周 CL 相关,当 CL 为＜25mm 时早产率是 35％,CL 为 25 ~ 35mm 时早产率是 15％,当 CL＞35mm 时早产率低于 10％。仅有一项研究显示,阴道孕酮没有降低有早产史孕妇的 PTB 复发风险[16],但这项研究中孕妇在妊娠 18 ~ 22 周时,CL 平均是 37mm。这表明仅有早产史而宫颈没有缩短,补充孕酮无益[15]。**二次分析同一个研究显示,孕酮降低了后来出现宫颈缩短患者的早产率。总之,这些研究提示宫颈缩短而不是有早产史是阴道孕酮的最适宜用药指征。但在目前,早产史仍然是 17-α-羟己酸孕酮应用的指征,除**非有更多研究证明孕酮对有早产史和 24 周后 CL 正常的孕妇无效。

目前尚无针对 FFN 阳性或阴道出血等早产危险因素的孕激素临床试验。孕激素预防早产的作用机制还不清楚。孕激素对多胎妊娠早产的预防无效,但可以减少宫颈缩短孕妇 PTB 的发生。这表明其作用途径可能主要与宫颈软化调节相关,这点在基础研究中也被证实。

寻找最适合孕酮治疗人群的策略目前尚未确定。基于两个成本效益研究[77,78]和专家意见[79],有人提出在孕 18 ~ 24 周常规筛查 CL,但产前保健中任何筛查项目都会带来预期之外的成本和后果。在 CL 筛查时,可能出现宫颈超声结果不一致以及治疗标准不统一。

框 29-6 列出了选择性进行宫颈长度筛查的指征。如果在 16 至 24 周之间的 CL≤20mm,则考虑补充孕酮。对于处于临界值的 CL,重复测量的价值和测量间隔目前还不确定。随着阴道超声筛查经验的积累,目前建议的方案会逐渐改进。

宫颈环扎术

宫颈缩短和 PTB 风险之间的关系最初被认为是宫颈机能减退的证据,但随后的临床经验和干预研究并不支持这一结论。如果孕妇有 PTB 史合并宫颈缩短,宫颈环扎术是一项有效的治疗措施(见第 28 章)。虽然对于 CL 短(<15 至 25mm)并有早产史的孕妇有益[80,81],但是宫颈环扎术并不能降低仅有宫颈缩短(<15mm)而没有早产史孕妇的 PTB 风险[82]。宫颈环扎实际上增加了双胎妊娠合并宫颈缩短孕妇的 PTB 风险[82,83]。有研究显示,对有早产史的孕妇,环扎术对宫颈最短(CL<15mm)的病人效果最好,结果看似很反常[80,81],但这表明环扎术的作用可能是与保护已经暴露的胎膜有关,而不是加强宫颈强度。

孕酮和宫颈环扎术在预防早产中的应用

现有证据显示,无论有无早产史,孕酮能有效降低宫颈缩短孕妇的早产风险。这个发现改变了对有早产史孕妇的治疗策略,过去认为早产史是预防性宫颈环扎术的指征。同样,NICHD 对关于阴道超声和环扎术的研究[80]显示,在有 17 至 34 周早产史的 1000 多名女性中,24 周前只有 30% 的孕妇阴道超声测量 CL≤25mm。根据这个结果而制定的治疗原则见图 29-11。宫颈环扎术适合于:宫颈损伤、子宫异常或者使用孕酮治疗后宫颈长度仍进行性缩短至<25mm。如果 CL<25mm,可以和孕妇讨论宫颈环扎;如果 CL≤15mm 或胎膜可见,则应强烈推荐宫颈环扎术。

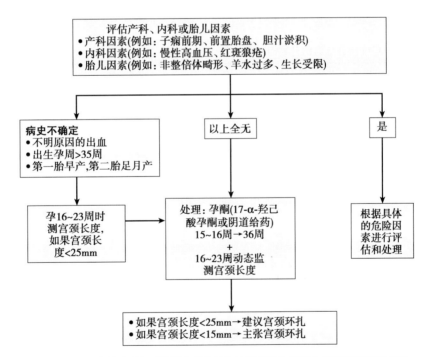

- 所有女性初次就诊时都要给予营养指导和社区保健人员帮助,以后根据情况而定。
- 提供戒烟教育并制定保健计划。
- 每次产检时进行健康教育,并告知孕妇在产检期间如有问题需电话咨询。

图 29-11 既往有孕 16～36 周早产病史孕妇的诊治流程图(来自俄亥俄州立大学)

晚期早产

2008 年,美国早产儿出生率是 12.3%,其中晚期早产(孕周在 $34^{0/7}$ 和 $36^{6/7}$ 周之间)率是 8.8%,占早产人数的 71%(图 29-12)。虽然这些早产儿的结局比<34 周早产儿好,但与 37 周后出生的新生儿相比并发症和死亡率

还是显著增加。大多数 NICU 患儿是晚期早产儿。大约 70% 的 PTBs 属于自发性早产,近年来由于医源性 PTBs 增加,自发性 PTBs 的相对比例有所下降。**自 2006 年以来,自发性晚期早产比例下降还有其他原因,例如辅助生殖导致的多胎妊娠减少以及孕激素和宫颈环扎术的临床应用。1990 年至 2006 年间,单胎早产有所增加,主要与 34 ~ 36 周医源性早产有关。有并发症的孕妇出于安全考虑,更倾向于择期引产而不愿继续妊娠。**

在任何孕周因为医学指征而终止妊娠,都可能增加但也可能防止或减少围产期并发症和死亡率。不幸的是,**权衡终止与继续妊娠的利弊很难,特别是在晚期早产这段时间。**34 周前,胎儿成熟度会逐天增加,延长孕周的益处较为明显。达到 34 周时,以往认为早产儿风险可以接受。但事实上,34 ~ 37 周之间出生的新生儿并发症和死亡率比以前认知要高。Reddy 等[85] 研究了 292 627 例单胎晚期早产记录,发现自发性早产占 49%,值得注意的是,23% 的晚期早产没有记录任何原因。在另一项研究中[86],7.8% 的新生儿和 65.7% 的早产儿是晚期早产儿。其中自发性早产占 29.8%,PPROM 占 32.3%,产科并发症或母胎异常情况占 31.8%,原因不明的占 6.1%。对有并发症的妊娠是否选择晚期 PTB,目前尚无有针对

性的指南。近来对晚期早产指征、风险及益处的研究,有望对今后制定指南有所帮助(表 29-5)[87]。

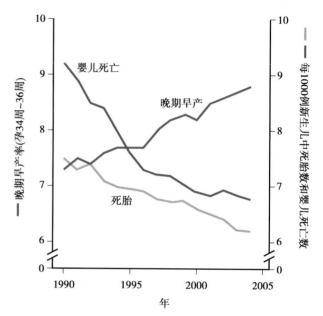

图 29-12　1990 年到 2004 年期间,美国晚期早产、死胎和婴儿死亡率的变化趋势(摘自 Ananth CV, Gyam C, Jain L. Char-acterizing risk proles of infants who are delivered at late preterm gestations:does it matter? Am J Obstet Gynecol. 2008;199[4]:329-331.)

表 29-5　妊娠≥34 周出现并发症或合并症时的分娩时机指南

妊娠情况	建议分娩孕周*	推荐等级†
胎盘和子宫因素		
前置胎盘‡	36 ~ 37 周	B
前置胎盘伴可疑胎盘粘连、植入或穿透‡	34 ~ 35 周	B
古典式剖宫产史(子宫体切口)‡	36 ~ 37 周	B
子宫肌瘤剥除术史需剖宫产分娩‡	37 ~ 38 周(多发或复杂的子宫肌瘤剥除术可能需要更早分娩,类似于古典式剖宫产术)	B
胎儿因素		
胎儿生长受限,单胎	38 ~ 39 周:无其他合并症及异常发现	B
	34 ~ 37 周:有异常情况(羊水过少、多普勒血流异常、母体危险因素或合并其他疾病)	B
	持续胎儿监测异常提示胎儿情况危急:不论孕周大小即刻分娩	
胎儿生长受限,双胎	36 ~ 37 周:双绒毛膜双羊膜囊双胎,单纯生长受限	B
	32 ~ 34 周:单绒毛膜双羊膜囊双胎,单纯生长受限	B
	持续胎儿监测异常提示胎儿情况危急:不论孕周大小即刻分娩	B
胎儿先天畸形‡	34 ~ 39 周:怀疑胎儿器官受损有加重趋势	B
	有胎儿颅内出血倾向(例如:Galen 静脉瘤、新生儿同种免疫性血小板减少症)	
	需在产程发动前分娩(例如需行 EXIT 建立新生儿呼吸道)	

表 29-5　妊娠≥34 周出现并发症或合并症时的分娩时机指南(续)

妊娠情况	建议分娩孕周*	推荐等级†
	曾有胎儿宫内治疗史	
	母体疾病(如子痫前期、慢性高血压)	
	胎儿异常可能导致母体不良结局	
	不论孕周大小即刻分娩:	B
	分娩利大于弊	
	胎儿情况恶化(胎儿监护异常、新发胎儿水肿、进行性或新发器官损伤)	
	母体情况恶化(与胎儿水肿相关的镜像综合征)	
多胎妊娠:双绒毛膜双羊膜囊‡	38 周	B
多胎妊娠:(见 32 章)单绒毛膜双羊膜囊‡	34~37 周	B
多胎妊娠:双绒毛膜双羊膜囊或单绒毛膜双羊膜囊双胎之一胎儿死亡‡	孕周≥34 周,考虑分娩(该推荐仅限于孕周≥34 周;若孕周<34 周,则根据母胎情况个体化处理)	B
多胎妊娠:单绒毛膜单羊膜囊‡	32~34 周	B
多胎妊娠:单绒毛膜单羊膜囊双胎之一胎儿死亡‡	考虑分娩;根据孕龄和并发症情况个体化处理	B
羊水过少,单纯持续性羊水过少‡	36~37 周	B
母体因素		
慢性高血压疾病,不需药物治疗‡	38~39 周	B
慢性高血压疾病,药物控制良好‡	37~39 周	B
慢性高血压疾病,血压难以控制(需频繁调整药物种类及剂量)‡	36~37 周	B
妊娠期高血压§	37~38 周	B
重度子痫前期‡	一旦诊断,立即终止(推荐限于孕周≥34 周)	C
轻度子痫前期‡	37 周	B
孕前糖尿病,血糖控制良好‡	不推荐 LPTB 或 ETB	B
孕前糖尿病,伴血管病变‡	37~39 周	B
孕前糖尿病,药物控制血糖欠佳‡	34~39 周(根据病情个体化治疗)	B
妊娠期糖尿病,饮食控制血糖良好‡	LPTB 或 ETB 均不推荐	B
妊娠期糖尿病,药物控制血糖良好‡	LPTB 或 ETB 均不推荐	B
妊娠期糖尿病,药物控制血糖欠佳‡	34~39 周(根据病情进行个体化治疗)	B
产科因素		
不明原因死胎史‡	LPTB 或 ETB 均不推荐	B
	如果计划在 39 周之前分娩,考虑行羊膜腔穿刺术确定胎儿肺成熟度	C
自发性早产:未足月胎膜早破‡	34 周(推荐限于孕周≥34 周)	B
自发性早产:产程发动‡	产程进展或有母胎指征应考虑分娩	B

摘自 Spong CY,Mercer BM,D'Alton M,et al. Timing of indicated late-preterm and early-term birth. Obstet Gynecol. 2011;118(2 Pt 1):323.
　* 孕周是指完整的一周,因此 34 周包括 $34^{0/7}$ 到 $34^{6/7}$ 周
　† 推荐等级:推荐或结论,或两者皆基于良好且一致的科学证据(A);基于有限或不一致的科学证据(B);主要基于共识和专家意见(C)。关于胎儿存在危险的即刻分娩,没有给出推荐等级。关于重度子痫前期的推荐,很大程度上基于专家意见,但将来不太可能有更高级别的证据出现,因为重度子痫前期 34 周后的期待治疗会增加孕妇风险,而胎儿受益有限
　‡ 无并发症,即无胎儿生长受限或子痫前期等。如有并发症,则应优先考虑并发症,可能需提前分娩。
　§ 妊娠期高血压不应进行降压维持治疗
　ETB,早期足月产,$37^{0/7}$ 到 $38^{6/7}$ 周;EXIT,胎儿产时宫外处理;LPTB,晚期早产,$34^{0/7}$ 到 $36^{6/7}$ 周

早产的初级预防

为完善早产初级预防需要不断努力改进教育和公共政策,目前公众和政府低估了早产的社会负担。应该强调孕前干预,因为高达50%的早产孕妇没有已知危险因素。

公共教育干预

与辅助生育技术(ART)相关的单胎早产风险日益受到关注,这可能会影响人们对生殖治疗的态度和选择。减少吸烟、使用避孕套预防性传播疾病积极促进对抑郁症的认识和早期治疗等措施,都可能降低PTB率。早产高风险人群,特别是早产后的妇女,使用长效可逆避孕措施有助于减少复发性PTB。

公共政策和专业学会指南

生殖医学专家提出的降低多胎妊娠风险的原则已在欧洲、澳大利亚和美国取得成功。在1998年前,美国三胎或以上多胎妊娠率一直上升。这种势头在限制移植受精卵数量后得到控制。在1996年至2003年期间,三胎以上妊娠率下降了50%。大多数欧洲国家采用了改善妊娠结局的社会政策,包括最低带薪休假、提供产前检查时间、免除夜班以及防止工作场所遭受危害等。欧洲职业风险和妊娠结果研究(EUROPOP)显示,每周工作超过**42小时**(OR,1.33;CI,1.1~1.6)或每天站立超过**6小时**(OR,1.26;CI,1.1~1.5)会增加早产的风险。

改善社会健康环境

健康状况的种族差异不仅限于围产医学,而是反映在整个生命周期。很多疾病在黑人和其他弱势群体发病率较高。公共卫生部门正通过**改善社会健康因素**来解决这个问题:(1)促进入学和完成学业;(2)促进食品安全;(3)实施社区营养项目;(4)增加就业机会;(5)提高医院和医疗服务工作者在社区的领导作用[88]。

总　结

早产分娩是一个综合征,常是多个分娩发动途径激活后的最终结果。产科干预措施,例如产前使用抗生素预防B族链球菌感染及糖皮质激素,均是有效的三级治疗,但并不降低早产分娩率。现在预防早产的措施包括分析既往早产史、超声筛查子宫颈长度、明确孕酮治疗的适合人群以及选择性实施宫颈环扎术,这些措施对降低早产率取得了可喜的进展。为了进一步降低死胎率同时减少晚期早产相关的新生儿并发症,应该严格遵守择期分娩孕周的选择,并记录医源性早产的指征。

关键点

◆ 70%以上的胎儿、新生儿和婴儿并发症和死亡率与早产有关。

◆ 美国早产分娩率在2006年达到高峰,原因是辅助生育技术的应用、超声检查核实孕周和医源性早产。此后,辅助生育技术所致的多胎妊娠减少,早产率开始降低。

◆ 早产的主要危险因素包括早产史、多胎妊娠、早孕期后的阴道出血。然而,大部分早产孕妇并没有明显危险因素,因此每个孕妇都有潜在早产风险。

◆ 自发性早产是一个综合征,一个或多个途径引发分娩过程,最终导致宫颈成熟、蜕膜活化、子宫收缩和胎膜破裂。

◆ 以下四项干预措施,可以降低早产儿并发症和死亡率:(1)及时转运孕妇到有条件的医院分娩;(2)分娩前使用抗生素预防新生儿GBS感染;(3)产前应用糖皮质激素降低新生儿RDS、IVH和新生儿死亡率;(4)在32周前的早产分娩中使用硫酸镁降低早产儿脑瘫发病率。

◆ 为降低早产风险,有早产史的孕妇中可使用17-α-羟己酸孕酮,宫颈长度<20mm的孕妇可预防性补充孕酮。宫颈环扎术仅适用于有早产史合并宫颈缩短的孕妇。

参考文献

1. Callaghan WM, MacDorman MF, et al. The contribution of preterm birth to infant mortality rates in the United States. *Pediatrics*. 2006;118:1566.
2. Fleischman AR, Oinuma M, et al. Rethinking the definition of term pregnancy. *Obstet Gynecol*. 2010;116:136.
3. Edlow AG, Srinivas SK, et al. Second-trimester loss and subsequent pregnancy outcomes: what is the real risk? *Am J Obstet Gynecol*. 2007;197:581e1.
4. McManemy J, Cooke E, et al. Recurrence risk for preterm delivery. *Am J Obstet Gynecol*. 2007;196:576e1, discussion 576e6.
5. ACOG committee opinion no. 560: Medically indicated late-preterm and early-term deliveries. *Obstet Gynecol*. 2013;121(4):908-910.
6. Silver RM, Branch DW, Goldenberg RL, et al. Nomenclature for pregnancy outcomes: time for a change. *Obstet Gynecol*. 2011;118:1402.
7. Beck S, Wojdyla D, et al. The worldwide incidence of preterm birth: a systematic review of maternal mortality and morbidity. *Bull World Health Organ*. 2010;88:31.
8. MacDorman MF, Kirmeyer S. Fetal and perinatal mortality, United States, 2005. *Natl Vital Stat Rep*. 2009;57:1.
9. Stoll BJ, Hansen NI, et al. Neonatal outcomes of extremely preterm infants from the NICHD Neonatal Research Network. *Pediatrics*. 2010;126:443.
10. *Eunice Kennedy Shriver National Institute of Child Health and Human Development Neonatal Research Network. NICHD Neonatal Research Network (NRN): Extremely Preterm Birth Outcome Data.* <http://www.nichd.nih.gov/about/org/der/branches/ppb/programs/epbo/pages/epbo_case.aspx>.
11. Moster D, Lie RT, et al. Long-term medical and social consequences of preterm birth. *N Engl J Med*. 2008;359:262.
12. Iams JD, Cebrik D, Lynch C, et al. The rate of cervical change and the phenotype of spontaneous preterm birth. *Am J Obstet Gynecol*. 2011;205:130.e1.
13. Iams JD, Goldenberg RL, et al. The length of the cervix and the risk of

spontaneous premature delivery. National Institute of Child Health and Human Development Maternal Fetal Medicine Unit Network. *N Engl J Med.* 1996;334:567.

14. Iams JD, Newman RB, et al. Frequency of uterine contractions and the risk of spontaneous preterm delivery. *N Engl J Med.* 2002;346:250.

15. DeFranco EA, O'Brien JM, et al. Vaginal progesterone is associated with a decrease in risk for early preterm birth and improved neonatal outcome in women with a short cervix: a secondary analysis from a randomized, double-blind, placebo-controlled trial. *Ultrasound Obstet Gynecol.* 2007;30:697.

16. Fonseca EB, Celik E, et al. Progesterone and the risk of preterm birth among women with a short cervix. *N Engl J Med.* 2007;357:462.

17. O'Brien JM, Adair CD, et al. Progesterone vaginal gel for the reduction of recurrent preterm birth: primary results from a randomized, double-blind, placebo-controlled trial. *Ultrasound Obstet Gynecol.* 2007;30:687.

18. O'Brien JM, Defranco EA, et al. Effect of progesterone on cervical shortening in women at risk for preterm birth: secondary analysis from a multinational, randomized, double-blind, placebo-controlled trial. *Ultrasound Obstet Gynecol.* 2009;34:653.

19. Hassan SS, Romero R, et al. Vaginal progesterone reduces the rate of preterm birth in women with a sonographic short cervix: a multicenter, randomized, double-blind, placebo-controlled trial. *Ultrasound Obstet Gynecol.* 2011;38:18.

19b. Conner SN, Frey HA, Cahill AG, Macones GA, Colditz GA, Tuuli MG. Loop electrosurgical excision procedure and risk of preterm birth: a systematic review and meta-analysis. *Obstet Gynecol.* 2014;123(4):752-761.

20. Simhan HN, Bodnar LM. Prepregnancy body mass index, vaginal inflammation, and the racial disparity in preterm birth. *Am J Epidemiol.* 2006; 163:459.

21. Zhong Y, Cahill AG, et al. The association between prepregnancy maternal body mass index and preterm delivery. *Am J Perinatol.* 2010;27:293.

22. Cnattingius S, Villamor E, Johansson S, et al. Maternal overweight and obesity in early pregnancy and risk of infant mortality: a population based cohort study in Sweden. *JAMA.* 2013;309(22):2362-2370.

23. Klebanoff MA, Harper M, et al. Fish consumption, erythrocyte fatty acids, and preterm birth. *Obstet Gynecol.* 2011;117:1071.

24. Behrman R, Stith Butler A. *Preterm Birth: Causes, Consequences, and Prevention.* Report of the Committee on Understanding Premature Birth and Assuring Healthy Outcomes. Institute of Medicine. Washington, DC: National Academies Press; 2007.

25. Hobel CJ, Goldstein A, et al. Psychosocial stress and pregnancy outcome. *Clin Obstet Gynecol.* 2008;51:333.

26. Grote NK, Bridge JA, et al. A meta-analysis of depression during pregnancy and the risk of preterm birth, low birth weight, and intrauterine growth restriction. *Arch Gen Psychiatry.* 2010;67:1012.

27. Lu MC, Chen B. Racial and ethnic disparities in preterm birth: the role of stressful life events. *Am J Obstet Gynecol.* 2004;191:691.

28. Healy AJ, Malone FD, et al. Early access to prenatal care: implications for racial disparity in perinatal mortality. *Obstet Gynecol.* 2006;107:625.

29. Treloar SA, Macones GA, et al. Genetic influences on premature parturition in an Australian twin sample. *Twin Res.* 2000;3:80.

30. Clausson B, Lichtenstein P, et al. Genetic influence on birthweight and gestational length determined by studies in offspring of twins. *Br J Obstet Gynaecol.* 2000;107:375.

31. Getahun D, Lawrence JM, et al. The association between stillbirth in the first pregnancy and subsequent adverse perinatal outcomes. *Am J Obstet Gynecol.* 2009;201:378e1.

32. Watson LF, Rayner JA, et al. Modelling prior reproductive history to improve prediction of risk for very preterm birth. *Paediatr Perinat Epidemiol.* 2010;24:402.

33. Makhlouf M. Adverse pregnancy outcomes among women with prior spontaneous or induced abortions. *Am J Obstet Gynecol.* 2011;205: S204.

34. Reddy UM, Wapner RJ, et al. Infertility, assisted reproductive technology, and adverse pregnancy outcomes: executive summary of a National Institute of Child Health and Human Development workshop. *Obstet Gynecol.* 2007;109:967.

35. Word RA, Li XH, et al. Dynamics of cervical remodeling during pregnancy and parturition: mechanisms and current concepts. *Semin Reprod Med.* 2007;25:69.

36. Timmons B, Akins M, et al. Cervical remodeling during pregnancy and parturition. *Trends Endocrinol Metab.* 2010;21:353.

37. Kim CJ, Romero R, Kusanovic JP, et al. The frequency, clinical significance, and pathological features of chronic chorioamnionitis: a lesion associated with spontaneous preterm birth. *Mod Pathol.* 2010;23(7):1000-1011.

38. Lee J, Romero R, Xu Y, et al. A signature of maternal anti-fetal rejection in spontaneous preterm birth: chronic chorioamnionitis, anti-human leukocyte antigen antibodies, and C4d. *PLoS ONE.* 2011;6(2):e16806.

39. Swamy GK, Simhan HN, et al. Clinical utility of fetal fibronectin for predicting preterm birth. *J Reprod Med.* 2005;50:851.

40. Berghella V, Hayes E, et al. Fetal fibronectin testing for reducing the risk of preterm birth. *Cochrane Database Syst Rev.* 2008;CD006843.

41. Berghella V, Baxter JK, et al. Cervical assessment by ultrasound for preventing preterm delivery. *Cochrane Database Syst Rev.* 2009;CD007235.

42. Verani JR, McGee L, et al. Prevention of perinatal group B streptococcal disease—revised guidelines from CDC, 2010. *MMWR Recomm Rep.* 2010;59:1.

43. Garite TJ, Kurtzman J, et al. Impact of a "rescue course" of antenatal corticosteroids: a multicenter randomized placebo-controlled trial. *Am J Obstet Gynecol.* 2009;200:248e1.

44. ACOG Committee Opinion No. 475: Antenatal corticosteroid therapy for fetal maturation. *Obstet Gynecol.* 2011;117:422.

45. Battin M, Bevan C, Harding J. Growth in the neonatal period after repeat courses of antenatal corticosteroids: data from the ACTORDS randomised trial. *Arch Dis Child Fetal Neonatal Ed.* 2012;97(2):F99-F105.

46. Crowther CA, Hiller JE, et al. Effect of magnesium sulfate given for neuroprotection before preterm birth: a randomized controlled trial. *JAMA.* 2003;290:2669.

47. Marret S, Marpeau L, et al. Benefit of magnesium sulfate given before very preterm birth to protect infant brain. *Pediatrics.* 2008;121:225.

48. Marret S, Marpeau L, et al. Magnesium sulphate given before very-preterm birth to protect infant brain: the randomised controlled PREMAG trial. *Br J Obstet Gynaecol.* 2007;114:310.

49. Rouse DJ, Hirtz DG, et al. A randomized, controlled trial of magnesium sulfate for the prevention of cerebral palsy. *N Engl J Med.* 2008;359:895.

50. American College of Obstetricians and Gynecologists Committee on Obstetric Practice, Society for Maternal-Fetal Medicine. Committee Opinion No. 455: Magnesium sulfate before anticipated preterm birth for neuroprotection. *Obstet Gynecol.* 2010;115:669.

51. Costantine MM, Weiner SJ. Effects of antenatal exposure to magnesium sulfate on neuroprotection and mortality in preterm infants: a meta-analysis. *Obstet Gynecol.* 2009;114:354.

52. Crowther CA, Hiller JE, et al. Magnesium sulphate for preventing preterm birth in threatened preterm labour. *Cochrane Database Syst Rev.* 2002; CD001060.

53. Vis JY, et al. Randomized comparison of nifedipine and placebo in fibronectin-negative women with symptoms of preterm labor and a short cervix. *Am J Perinatol.* 2014 Dec 8.

54. *FDA Drug Safety Communication: New warnings against use of terbutaline to treat preterm labor.* <www.fda.gov/Drugs/DrugSafety/ucm243539.htm>.

55. *Food and Drug Administration, Center for Drug Evaluation and Research, Advisory Committee for Reproductive Health Drugs.* Available at <www.fda .gov/ohrms/dockets/ac/98/transcpt/3407t1.rtf>.

56. American College of Obstetricians and Gynecologists. Timing of umbilical cord clamping after birth. Committee Opinion No. 543. *Obstet Gynecol.* 2012;201:1522-1526.

57. Raju TN. Optimal timing for clamping the umbilical cord after birth. *Clin Perinatol.* 2012;39:889-900.

58. Rabe H, Reynolds G, Diaz-Rossello J. Early versus delayed umbilical cord clamping in preterm infants. *Cochrane Database Syst Rev.* 2004;(4):CD003248.

59. Oh W, Fanaroff AA, Carlo WA, et al. Effects of delayed cord clamping in very low birth weight infants. *J Perinatol.* 2011;31:S68-S71.

60. Rabe H, Jewison A, Alvarez RF, et al. Milking compared with delayed cord clamping to increase placental transfusion in preterm neonates. *Obstet Gynecol.* 2011;117:205-211.

61. Kaempf JW, Tomlinson MW, Kaempf AJ, et al. Delayed umbilical cord clamping in premature neonates. *Obstet Gynecol.* 2012;120:325-330.

62. Mazaki-Tovi S, Romero R, et al. Recurrent preterm birth. *Semin Perinatol.* 2007;31:142.

63. Grobman WA, Gilbert SA, Iams JD, et al. Activity restriction among women with a short cervix. *Obstet Gynecol.* 2013;121(6):1181-1186.

64. Harper M, Thom E, et al. Omega-3 fatty acid supplementation to prevent recurrent preterm birth: a randomized controlled trial. *Obstet Gynecol.* 2010;115:234.

65. Hauth JC, Clifton RG, et al. Vitamin C and E supplementation to prevent spontaneous preterm birth: a randomized controlled trial. *Obstet Gynecol.* 2010;116:653.

66. Picklesimer AH, Billings D, Hale N, et al. The effect of Centering Pregnancy: Group prenatal care on preterm birth in a low-income population. *Am J Obstet Gynecol.* 2012;206(5):415.e1-415.e7.

67. Leveno KJ, McIntire DD, Bloom SL, et al. Decreased preterm births in an inner-city public hospital. *Obstet Gynecol.* 2009;113:578.

68. Markham KB, Walker H, Lynch CD, et al. Preterm birth rates in a prematurity prevention clinic after adoption of progestin prophylaxis. *Obstet Gynecol.* 2014;123(1):34-39.

69. Nygren P, Fu R, Freeman M, et al. Evidence on the benefits and harms of screening and treating pregnant women who are asymptomatic for bacterial

vaginosis: an update review for the U.S. Preventive Services Task Force. *Ann Intern Med*. 2008;148:220.

70. Keirse MJ. Progestogen administration in pregnancy may prevent preterm delivery. *Br J Obstet Gynaecol*. 1990;97:149.

71. da Fonseca EB, Bittar RE, Carvalho MH, et al. Prophylactic administration of progesterone by vaginal suppository to reduce the incidence of spontaneous preterm birth in women at increased risk: a randomized placebo-controlled double-blind study. *Am J Obstet Gynecol*. 2003;188:419.

72. Meis PJ, Klebanoff M, Thom E, et al. Prevention of recurrent preterm delivery by 17-alpha-hydroxyprogesterone caproate. *N Engl J Med*. 2003;348:2379.

73. Rouse DJ, Caritis SN, Peaceman AM, et al. A trial of 17 alpha-hydroxyprogesterone caproate to prevent prematurity in twins. *N Engl J Med*. 2007;357:454.

74. Combs CA, Garite T, Maurel K, et al. 17-hydroxyprogesterone caproate for twin pregnancy: a double-blind, randomized clinical trial. *Am J Obstet Gynecol*. 2011;204:e221.

75. Caritis SN, Rouse DJ, Peaceman AM, et al. Prevention of preterm birth in triplets using 17 alpha-hydroxyprogesterone caproate: a randomized controlled trial. *Obstet Gynecol*. 2009;113:285.

76. Combs CA, Garite T, Maurel K, et al. Failure of 17-hydroxyprogesterone to reduce neonatal morbidity or prolong triplet pregnancy: a double-blind, randomized clinical trial. *Am J Obstet Gynecol*. 2010;203:248.e1. Erratum in Am J Obstet Gynecol 204:166, 2011.

77. Cahill AG, Odibo AO, Caughey AB, et al. Universal cervical length screening and treatment with vaginal progesterone to prevent preterm birth: a decision and economic analysis. *Am J Obstet Gynecol*. 2010;202:548.e1.

78. Werner EF, Han CS, Pettker CM, et al. Universal cervical-length screening to prevent preterm birth: a cost-effectiveness analysis. *Ultrasound Obstet Gynecol*. 2011;38:32.

79. Campbell S. Universal cervical-length screening and vaginal progesterone prevents early preterm births, reduces neonatal morbidity and is cost saving: doing nothing is no longer an option. *Ultrasound Obstet Gynecol*. 2011;38:1.

80. Owen J, Hankins G, Iams JD, et al. Multicenter randomized trial of cerclage for preterm birth prevention in high-risk women with shortened midtrimester cervical length. *Am J Obstet Gynecol*. 2009;201:375.e1.

81. Berghella V, Rafael TJ, Szychowski JM, et al. Cerclage for short cervix on ultrasonography in women with singleton gestations and previous preterm birth: a meta-analysis. *Obstet Gynecol*. 2011;117:663.

82. Berghella V, Odibo AO, To MS, et al. Cerclage for short cervix on ultrasonography: meta-analysis of trials using individual patient-level data. *Obstet Gynecol*. 2005;106:181.

83. Jorgensen AL, Alfirevic Z, Tudur Smith C, et al. Cervical stitch (cerclage) for preventing pregnancy loss: individual patient data meta-analysis. *Br J Obstet Gynaecol*. 2007;114:1460.

84. Iams JD, Berghella V. Care for women with prior preterm birth. *Am J Obstet Gynecol*. 2010;203:89.

85. Reddy UM, Ko CW, Raju TN, Willinger M. Delivery indications at late-preterm gestations and infant mortality rates in the United States. *Pediatrics*. 2009;124:234.

86. Laughon SK, Reddy UM, Sun L, et al. Precursors for late preterm birth in singleton gestations. *Obstet Gynecol*. 2010;116:1047.

87. Spong CY, Mercer BM, D'Alton M, et al. Timing of indicated late-preterm and early-term birth. *Obstet Gynecol*. 2011;118:323.

88. Bryant AS, Worjoloh A, Caughey AB, Washington AE. Racial/ethnic disparities in obstetric outcomes and care: prevalence and determinants. *Am J Obstet Gynecol*. 2010;202:335.

Additional references for this chapter are available at ExpertConsult.com.

最后审阅　郑勤田

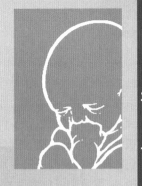

第30章

胎膜早破

原著　BRIAN M. MERCER

翻译审稿　古航、张丽文、杨宇琦、施文良

胎膜早破（premature rupture of the membranes，PROM）是指胎膜在临产前自发破裂，占所有妊娠的8%～10%。未足月胎膜早破（preterm premature rupture of membranes，PPROM）占所有分娩的1%，而出生登记资料显示黑人更常见，发生率超过普通人群的两倍[1]。同未足月临产和宫颈机能不全一样，PROM是自发性早产的原因之一。PROM导致的早产率在不同人群相差很大，美国全国总体发生率为10%，高危人群则超过20%。近十年PROM的发生率呈下降趋势[2-5]。

译者注：自本书出版后，NICHD发表了倍他米松用于晚期早产的大型临床试验，其中20%的患者为PPROM。如果34[0/7]～36[6/7]周的孕妇可能在7天内发生早产，激素治疗降低新生儿呼吸系统并发症（N Eng[1] J Med 2016；374：1311）。ACOG继之更新了早产（PB 171,2016）和未足月胎膜早破的指南（PB188,2018），推荐在妊娠34[0/7]～36[6/7]周常规使用糖皮质激素，应根据患者具体情况而定。

无论在任何孕龄，从PROM发生到临产都有一个短暂的潜伏期，PROM增加围产期感染风险，羊水过少导致脐带受压的风险也升高。足月和未足月PROM都会增加围产期并发症和死亡率。足月PROM发生新生儿感染和窒息等严重并发症的可能性小，应尽快分娩。尽管孕32～36周发生的PROM会导致并发症，但多数新生儿结局良好，有证据显示胎肺成熟时结局更佳。鉴于继续妊娠存在风险以及潜伏期短暂，胎肺成熟的胎儿应该分娩，尤其在≥34周时更应分娩。对于胎肺尚未成熟的32～33周胎儿，促胎肺成熟和延长孕周可改善新生儿结局。孕23～31周的未足月PROM如果即刻分娩，新生儿并发症会明显增加。适当延长孕周可以减少这些并发症。在没有禁忌证的情况下，可以考虑继续妊娠，但要注意脐带受压、宫内感染和胎盘早剥等并发症。如果在无生机的早期孕周发生PROM，即刻分娩必然导致新生儿死亡。尽管保守治疗仍可能出现新生儿死亡，但有些孕妇可以长时间延长潜伏期，新生儿有可能存活。**无论在任何孕周发生PROM，都应该为患者提供详尽的咨询，告知胎膜早破和早产可能引起的母体、胎儿及新生儿并发症。**本章将详细讨论这些问题。

胎膜的解剖及生理功能

羊膜囊类似于由胎膜形成的气球，胎儿在其内生长发育。胎膜有两层。内层为较薄的羊膜，构成羊膜腔；外层为较厚的绒毛膜，紧贴子宫底蜕膜。在早孕末期羊膜与绒毛膜融合，然后附着于胶原蛋白丰富的结缔组织带。之后，单层立方羊膜上皮和其下方的致密海绵状结缔组织以及较厚的绒毛膜一起构成胎膜，绒毛膜由网状层和滋养细胞层组成。羊膜与绒毛膜结合在一起使胎膜更坚韧，而羊膜要比绒毛膜更具弹性。

随着孕周增加，胶原蛋白含量及种类、细胞间基质的变化以及细胞凋亡可弱化胎膜。靠近宫颈内口的胎膜重构更明显，刺激因素包括凝血酶介导的基质金属蛋白酶（MMP-1、MMP-2、MMP-9等）增加、基质金属蛋白酶组织抑制因子（TIMP-1、TIMP-3 等）降低以及多聚（ADP-核糖）聚合酶裂解增加[6-8]。子宫收缩会进一步挤压羊膜绒毛膜而导致胎膜破裂。如果胎膜在临产前没有破裂，宫颈不断扩张可降低宫颈内口处胎膜破裂所需的力量。有很多因素可引起胎膜变弱，导致发生 PPROM，这些因素包括局部细胞因子的增加、**MMPs 和 TIMPs 相互作用失衡、胶原酶和蛋白酶活性增加**或其他原因引起宫内压力增加（例如羊水过多）[5-9]。

胎膜早破的病因

　　PPROM 的危险因素很多，包括社会经济地位低下、宫腔压力过高、中晚孕期阴道出血、低体重指数（BMI）、铜和抗坏血酸缺乏、吸烟、宫颈锥切或环扎术、妊娠合并肺部疾病、结缔组织疾病（如：Ehlers-Danlos 综合征）以及早产或痛性宫缩。单个因素或多个因素通过上述机制，最终导致 PROM。但在临床上，胎膜早破的病因并不是显而易见，很多高危孕妇可以足月分娩而不发生 PROM。

　　PPROM 与泌尿生殖道感染相关。淋病奈瑟菌、沙眼衣原体和阴道毛滴虫感染都与 PPROM 相关[10]。虽然阴道 B 族溶血性链球菌（GBS）感染与 PPROM 无关，但宫颈 GBS 感染可能与其相关。**GBS 菌尿症与 PPROM 及低出生体重儿相关**[11,12]。细菌性阴道病与自发性早产和 PPROM 相关，但目前尚不清楚细菌性阴道病是诱发或促进其他菌群上行感染的原因，还是母体容易出现生殖道感染的一个标志[13]。细菌入侵引起 PROM 的机制可以通过蛋白酶直接释放，也可以刺激宿主炎性反应而释放局部细胞因子、MMPs 及前列腺素。PPROM 的组织学研究发现，绒毛膜-蜕膜交界处有明显的细菌污染，而羊膜很少累及[14]。PPROM 孕妇即使没有明显的宫内感染征象，但羊水培养阳性率很高（25%～35%），这是 PPROM 和生殖道感染相关的证据[15,16]。虽然有些阳性培养结果只是反映胎膜破裂后的上行性感染，**但在很多情况下，菌群上行侵入和感染可能是 PPROM 发病机制中不可缺少的因素。**

　　尽管破水是急性事件，但导致胎膜破裂的因素有时为亚急性甚至是慢性过程。如果有早产史（preterm birth，PTB），尤其因为 PROM 而早产者，再发风险增加。研究也表明母体的炎性蛋白和基因型与未足月临产和 PROM 引起的自发性早产相关[17,18]。此外，中孕期宫颈缩短的孕妇即使无症状，几周后发生 PPROM 的风险增加[19]。

未足月胎膜早破的预测及预防

　　PPROM 一旦发生，分娩通常不可避免或者必须分

娩。**预防 PROM 是避免并发症的最佳措施。如果既往有 PTB，尤其是 PPROM，再次妊娠发生 PPROM 的风险升高**[20]。早产时孕龄越小，再次发生早产的风险越高。对于既往在孕 23～27 周早产的孕妇，再发早产风险为 27.1%。既往因 PROM 早产的孕妇，再发风险增加 3.3 倍（13.5% 比 4.1%，$P<0.01$），而既往未满 28 周 PPROM 的孕妇，再发风险增加 13.5 倍（1.8% 比 0.13%，$P<0.01$）。一项预测早产的前瞻性研究将初产妇和经产妇分别进行分析，因为初产妇缺乏既往足月分娩或早产的重要信息[19]。这项研究多变量分析发现，在孕 22～24 周时初产妇如有下列危险因素例如妊娠期肺部疾病、妊娠期工作、近期痛性子宫收缩或细菌性阴道病，早产风险升高（表 30-1）。**在控制其他因素之后发现，如果孕妇既往因未足月临产或 PROM 而早产，宫颈阴道胎儿纤连蛋白（fFN）筛查阳性的经产妇发生 PPROM 的风险增加。**无论经产妇还是初产妇，超声显示宫颈缩短（<25mm）和母体低 BMI（<19.8kg/m²）与 PROM 风险增高相关。如果初产妇出现宫颈阴道 fFN 阳性和宫颈缩短，因 PPROM 而早产的风险为 16.7%。**对于经产妇，如果既往因 PROM 而早产、超声显示宫颈缩短以及 fFN 阳性，35 周前发生 PROM 并早产的风险增加 31 倍**（25% 比 2.3%，表 30-2）。

表 30-1　未足月胎膜早破的危险因素 *

	初产妇（$n=1618$）	经产妇（$n=1711$）
内科并发症	3.7（1.5～9.0）	—
妊娠期工作	3.0（1.5～6.1）	—
两周内有痛性子宫收缩	2.2（1.2～7.5）	—
细菌性阴道病	2.1（1.1～4.1）	—
低体重指数（<19.8kg/m²）	2.0（1.0～4.0）	1.8（1.1～3.0）
既往因胎膜早破而早产	—	3.1（1.8～5.4）
既往因未足月临产而早产	—	1.8（1.1～3.1）
宫颈长度<25mm	3.7（1.8～7.7）	2.5（1.4～4.5）
胎儿纤连蛋白阳性	—	2.1（1.1～4.0）

　　修改自 Mercer BM，Goldenberg RL，Meis PJ，et al，for the NICHD-MF-MU Network. The preterm prediction study：prediction of preterm premature rupture of the membranes using clinical findings and ancillary testing. Am J Obstet Gynecol. 2000；183：738.

　　* Results of multivariable analyses for nulliparas and multiparas (presented as odds ratios with 95% confidence intervals).

　　BMI，body mass index；PROM，premature rupture of the membranes.

表 30-2 经产妇因胎膜早破而早产的风险			
	N	<37 周(%)	<35 周(%)
所有经产妇	1711	5.0	2.3
无风险因素存在	1351	3.2	0.8
仅有既往因胎膜早破而早产	124	10.5	4.8
既往因胎膜早破而早产和 fFN 阳性*	13	15.4	15.4
既往因胎膜早破而早产和宫颈缩短†	26	23.1	15.4
三个风险均存在	8	25.0	25.0

修改自 Mercer BM, Goldenberg RL, Meis PJ, et al, for the NICHD-MF-MU Network. The preterm prediction study: prediction of preterm premature rupture of the membranes using clinical findings and ancillary testing. Am J Obstet Gynecol. 2000;183;738.

* fFN 阳性:22 ~ 24 周时,宫颈阴道胎儿纤连蛋白筛查阳性(>50ng/mL)

† 宫颈缩短:22 ~ 24 周时阴道超声的宫颈长度<25mm

fFN,胎儿纤连蛋白;PROM,胎膜早破

临床风险评估只能识别一小部分最终早产的孕妇。尽管临床和辅助检查有助于识别一些可以改变的危险因素,如吸烟、营养不良、泌尿道感染、性传播疾病、肺部疾病以及严重的羊水过多等,但改变这些危险因素是否降低某一病人的 PROM 风险并不清楚。无论如何,当临床检查提示孕妇有 PROM 早产风险时,应告诉她们胎膜破裂和宫缩的症状,一旦出现症状需及时就医。无早产症状的孕妇如果出现宫颈缩短,推荐使用黄体酮预防早产,测量宫颈长度(cervical length,CL)可能有助于早产预测和治疗[21]。此外,fFN 筛查和 CL 测量一样有助于预测,但不能根据 fFN 结果提供有效的治疗。因此,既往有 PROM 而早产的孕妇,不建议常规筛查 fFN。目前的研究支持使用 17α-己酸羟孕酮(17-α-hydroxyprogesterone,17-P)治疗有既往早产史的孕妇,早产可因 PROM 或早产临产所致,无症状的孕妇如出现宫颈缩短可用阴道黄体酮治疗[21-23]。有关维生素 C 预防 PROM 的研究结果相悖,一般认为无效。一项研究提示补充维生素 C 能降低风险(7.7% 比 24.5%;P = 0.02)[24]。另一项研究经二次分析后表明,维生素 C 及维生素 E 并不能降低自发早产或 PROM 引起的晚期早产,但可能降低 32 周前 PROM 引起的早产[25]。一项综述表明,单独补充维生素 C 或与其他药物合用对胎膜强度有不利影响,可能增加早产风险[26,27]。基于这些研究,目前不推荐使用维生素 C 预防 PPROM。

胎膜早破的病程

母体风险

PROM 的特点是从胎膜破裂到分娩有一短暂的潜伏期。一般来说,胎膜破裂时孕龄越小,潜伏期越长。足月胎膜破裂进行期待治疗时,一半孕妇在 5 小时内分娩,95% 的孕妇在 28 小时内分娩[28]。在所有 34 周前胎膜早破的孕妇中,93% 的孕妇在一周内分娩。去除入院后需要立即分娩的孕妇后,其他孕妇予以保守处理和抗生素治疗,50% ~ 60% 的孕妇在胎膜破裂一周内分娩[29]。只有一小部分(≤5%)的 PROM 孕妇阴道流液会停止。如果羊膜腔穿刺术引起羊水渗漏,约 86% 的羊膜会重新封闭[30,31]。

未足月胎膜早破的风险

母体风险

绒毛膜羊膜炎是 PPROM 最常见的母体并发症,其风险随着胎膜破裂时间的延长而上升。孕龄越高,PROM 后发生感染的风险越低[32]。孕龄越小,绒毛膜羊膜炎和子宫内膜炎的风险越高,不同群体的病人风险也不同(绒毛膜羊膜炎 13% ~ 60%,子宫内膜炎 2% ~ 13%)[33,34]。胎盘早剥可能导致 PROM,PROM 也可引起胎盘早剥,4% ~ 12% 的胎膜早破可并发胎盘早剥[35]。在接近可存活的早期孕周对 PPROM 患者进行保守治疗时,有可能出现一些少见的严重并发症,包括胎盘滞留、大出血需行刮宫术(12%)、母体败血症(0.8%)以及母体死亡(0.14%)[36]。

胎儿及新生儿风险

胎儿并发症包括感染和由于脐带受压或胎盘早剥引起的胎儿窘迫。PROM 后因羊水过少导致脐带受压并不少见。显性或隐性脐带脱垂也可能发生,胎先露异常时尤为常见。由于这些因素,PROM 的孕妇因胎心率(FHR)异常而行剖宫产的风险高于单纯早产(7.9% 比 1.5%)。PROM 保守治疗时,胎儿死亡率为 1% ~ 2%[29]。

新生儿并发症及严重程度与 PROM 发生和分娩的孕周成反比。无论在任何孕周发生 PPROM,呼吸窘迫综合征(respiratory distress syndrom,RDS)都是最常见的严重新生儿并发症。坏死性小肠结肠炎(necrotizing enterocolitis,NEC)、脑室出血(intraventricular hemorrhage,IVH)和败血症多见于孕龄较小的早产儿,接近足月的 PPROM 患者分娩后较少发生这些并发症。远离足月的早产儿可

出现严重疾病并导致远期后遗症,如慢性肺病、视力和听力障碍、智力障碍、发育和运动延迟、脑瘫和死亡。尽管PPROM分娩后胎儿结局的数据不详,但社区调查结果提示32周以后分娩的新生儿不常发生远期并发症和死亡[37]。PPROM早产儿的死亡率是否比相同孕龄的单纯早产儿增高,这点尚有争议[38,39]。

PPROM后早产儿败血症的风险是胎膜完整早产儿的两倍[40]。新生儿感染的病原体可能来源于羊水,也可能来源于其他部位。可以表现为先天性急性肺炎、败血症或脑膜炎。迟发型细菌或真菌感染也会发生。越来越多的证据表明胎儿及新生儿感染和炎症增加远期神经系统并发症的风险。极早早产儿可出现脑瘫(cerebral palsy,CP)、囊性脑室周围白质软化(periventricular leukomalacia,PVL)、认知障碍、神经发育障碍和死亡,这些并发症均与绒毛膜羊膜炎相关。绒毛膜羊膜炎多见于PPROM的孕妇,胎膜破裂后保守治疗时更易发生[41,42]。羊水中细胞因子升高和胎儿全身炎症也与PPROM、PVL和CP相关[43]。尽管没有数据表明胎膜早破后立即分娩可避免这些后遗症,但这些研究结果强调了限制保守治疗的重要性。保守治疗仅限于某些情况,主要是通过给予糖皮质激素降低新生儿并发症或延长孕周以促进胎儿成熟。

中孕期羊水过少可导致肺发育不全这一严重并发症,原因是肺微血管发育期缺乏终末细支气管和肺泡的发育[44]。肺发育不全可通过放射状肺泡计数和肺称重得以准确的病理诊断[45]。临床表现为新生儿胸围小并伴有严重的呼吸窘迫和持续性肺动脉高压,影像学征象包括肺小但充气多、钟状胸和横膈抬高。肺发育不全通常在PROM发生后数周出现,是因为胎膜破裂后液体流出和气管支气管塌陷,还是因为气管支气管液中内在因子的丢失,目前尚不清楚。研究发现约6%的中孕期PROM并发肺发育不全,其死亡率为70%[46]。肺发育不全的发病率与胎膜破裂的孕周呈负相关。如果19周之前胎膜破裂,潜伏期延长后其发病率将近50%[44,47]。如果PROM发生于孕15~16周,随着持续羊水过少和潜伏期延长,肺发育不全发生率在潜伏期28天时可高达74%~82%[48]。妊娠26周后的PROM极少发生致命的肺发育不全(0%~1.4%)[49]。但由于肺顺应性差和通气阻力高,可能会有其他轻一些的肺部并发症,如气胸和纵隔气肿。中孕期PROM保守治疗后,大约1.5%的新生儿有压迫性畸形,持续性羊水过少时该并发症高达27%[36,50]。

胎膜早破的诊断

PROM的诊断包括病史和体格检查,某些病例需要实验室检查。

确诊胎膜破裂的依据:

- 见到羊水从宫颈管流出,或
- 阴道侧壁或后穹隆的pH值超过6.0~6.5,并且
- 显微镜下可见羊齿状结晶(ferning):用无菌棉签在阴道后穹隆取阴道内液体,由于羊水中蛋白和盐类的相互作用,分泌物干燥后形成镜下可见的羊齿状结晶。

pH值检测可出现假阳性,原因包括血液或精液污染、碱性防腐剂或细菌性阴道病。宫颈黏液也可导致羊齿状结晶假阳性,宫颈黏液结晶更像花一样。被血严重污染的样本内羊齿状结晶不典型,有更多的"镂空"。如果残余羊水持续少量流出,进行视诊、pH值及羊齿状结晶检查时可能出现假阴性。初次检查后如果诊断不明确,可以将病人置于头低脚高位,几小时后重新检查。超声引导下羊膜腔内灌注染料(1mL靛蓝+9mL无菌生理盐水),随后在会阴垫上观察到染料流出,则可确诊为胎膜破裂。如果胎儿无尿路畸形或生长受限,超声显示羊水过少时可能提示胎膜破裂,但不能凭超声确诊。

用无创性宫颈阴道标记物证实或排除胎膜破裂已有很多研究,这些标记物包括fFN、甲胎蛋白、催乳素、人绒毛膜促性腺激素(hCG)、胎盘α-微球蛋白1(PAMG-1)及胰岛素样生长因子结合蛋白-1(IGFBP-1),但大多数标记物还不能用于临床。临床可以确诊时,不需要进行这些标记物检查。有研究证实宫颈阴道分泌物PAMG-1阳性可以确诊胎膜破裂,测试精确度相对不受血液影响[51]。但是,近1/3临产和1/20未临产的孕妇没有胎膜破裂时,阴道分泌物中也有PAMG-1[52]。

胎膜早破的处理

处理原则

胎膜早破后,必须个体化评估胎儿和新生儿并发症的风险,然后决定保守治疗还是尽快分娩。同时也应考虑母体并发症,特别是PROM发生在胎儿还不能存活之前(目前为孕23周)。保守治疗的潜在风险和获益也受地区因素的影响。有些地区的人群宫内感染风险高,延长潜伏期可能出现并发症,处理时应重点加速胎儿成熟和预防宫内感染。如果延长潜伏期胎儿不能获益,就应立即分娩。另外一些人群宫内感染风险低,潜伏期延长的可能性大,即使孕周相对较高,也可以保守治疗。

确诊胎膜破裂以及发生的时间有助于儿科医生随后的治疗。临床评估时应包括胎先露、宫缩、宫内感染征象以及胎儿状况。查明是否携带GBS,弄清患者近5周内

是否做过肛门阴道取样进行 GBS 培养。

　　一般来说，除非确定分娩已经不可避免，否则不要做宫颈指诊，因为指检与潜伏期缩短相关[53]。用无菌窥器视诊子宫颈可以了解宫颈管消退和扩张情况。Brown 等发现[54]，视诊与指诊相比，检查宫颈扩张时 64% 的误差在 1cm 内，84% 的误差在 2cm 内；检查宫颈管消退时，83% 的误差在 1cm 内。除了诊断 PROM，无菌窥器检查还可以查看宫颈炎以及从宫颈和阴道取样培养。

　　已经证明，产时使用窄谱抗生素可以有效预防 GBS 垂直传播以及预防早发型新生儿 GBS 败血症。常用抗生素用法为静脉注射（IV）青霉素 G（首次 500 万单位，之后每 4 小时 250 万到 300 万单位）或氨苄西林（首次 2g IV，之后每 4 小时 1g IV）。2010 年 11 月美国 CDC 发表了预防围产期新生儿 GBS 感染的修订指南[55,56]。产时预防新生儿 GBS 感染的指征和青霉素过敏者的抗生素替代方案在第 54 章详细讨论。不管之前是否用过抗生素，对于 GBS 阳性的 PROM 和 GBS 结果未知的 PPROM，产时均需要使用抗生素。对于 GBS 阳性的 PROM 合并绒毛膜羊膜炎的患者，产时应给予广谱抗生素治疗，其中包括对 GBS 有效的抗生素。如果临床不怀疑绒毛膜羊膜炎，且近期的肛门阴道培养 GBS 阴性，产时不建议使用抗生素。因为一旦发生新生儿败血症，有产生耐药菌株的潜在危险[57]。

　　尽管 PPROM 的处理方式各不相同，但某些问题已经达成共识。孕龄应依据病史和最早的超声来确定（图 30-1）。进行超声检查，明确胎儿生长情况、胎位、残余羊水量以及可能导致羊水过多和 PROM 的明显胎儿畸形。如果已处于产程活跃期或者出现宫内感染、大量阴道流血和胎儿状况可疑，最好立即分娩。**如果对 PPROM 进行保守处理，应确定患者是否需要转院。医院必须具备紧急剖宫产的能力，一旦发生胎盘早剥、产程中胎先露异常、脐带受压致胎儿窘迫或宫内感染时，必须紧急分娩。收治患者的医院也必须具有 24 小时实施新生儿复苏和重症监护的能力，一般只有在新生儿并发症和死亡率较高的情况下才进行保守治疗。如果需要转诊至三级医院，应尽早进行，避免在分娩即将发生前或已有并发症时紧急转诊。**

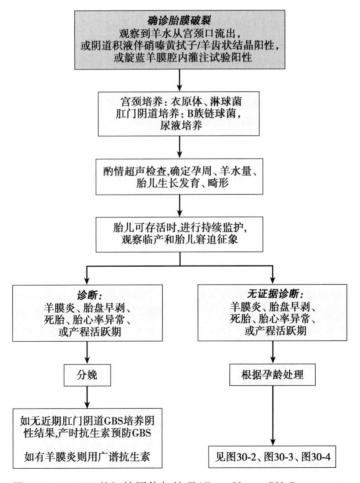

图 30-1　PPROM 的初始评估与处理（From Mercer BM. Preterm premature rupture of the membranes：diagnosis and management. *Clin Perinatol.* 2004；31：765. ）

足月胎膜早破的处理

尽管过去有争议,但研究发现胎膜早破后给予缩宫素引产并不会增加围产期感染或剖宫产的风险[28,58-61]。迄今为止最大规模的前瞻性研究发现,足月 PROM 时缩宫素引产将会缩短产程(中位数,17.2 比 33.3 小时),减少绒毛膜羊膜炎(4% 比 8.6%,P ≤ 0.008)和产褥热(1.9% 比 3.6%,P ≤ 0.008),而不增加剖宫产(13.7% 比 14.1%)或新生儿感染率(2% 比 2.8%)[28]。这项研究还发现,尽早使用缩宫素引产的另一个益处是降低新生儿抗生素的使用(7.5% 比 13.7%,P < 0.001)。一个 Meta 分析纳入 12 项研究,包括 6814 名孕妇,与期待治疗相比,足月 PROM 后尽早分娩降低绒毛膜羊膜炎和子宫内膜炎发生率,而不增加剖宫产及新生儿感染率[62]。尽早分娩组婴儿入住 NICU 或需要特级护理的比率较低。另一个 meta 分析对比了缩宫素和前列腺素引产的效果,足月或近足月 PROM 后用前列腺素引产增加绒毛膜羊膜炎(优势比[OR],1.51;95% 可信区间[CI],1.07 ~ 2.12)和新生儿感染的发生率(OR,1.63;95% CI,1 ~ 2.66),入住 NICU 的时间延长(OR,1.43;95% CI,1.07 ~ 1.91),而并未降低剖宫产率(OR,0.92;95% CI,0.73 ~ 1.16)[63]。这个 Meta 分析受“足月胎膜早破临床试验(Term PROM trial)[28]”的影响很大,足月胎膜早破临床试验发现缩宫素优于前列腺素,缩短了胎膜破裂至分娩的潜伏期(中位数,17.2 比 23 小时;P < 0.001)。综上所述,**足月 PROM 的孕妇应尽早分娩,以减少母体和新生儿并发症,一般使用持续静脉滴注缩宫素。在产程的潜伏期,应该给予充足的时间试产。产程中如果怀疑有明显的脐带受压,羊膜腔灌注温生理盐水可能有效,而不必立即分娩**[64,65]。

近足月(孕 32 ~ 36 周)胎膜早破的处理

早产发生在妊娠 34 ~ 36 周时,严重的急性新生儿并发症并不常见。在这个孕周期间,不必使用糖皮质激素促胎肺成熟和硫酸镁保护胎儿/新生儿神经系统[37]。期待治疗仅短暂延长孕周,但却增加绒毛膜羊膜炎风险(16% 比 2%;P = 0.001),而不能预防新生儿并发症[66,67]。最近一项多中心研究显示,在孕 34 ~ 37 周之间,GBS 阴性的 PROM 孕妇更适合保守治疗,因为尽快分娩不能减少新生儿并发症[68,69]。虽然保守治疗时绒毛膜羊膜炎增加了两倍(5.6% 比 2.3%,P = 0.045),但新生儿低血糖和高胆红素血症的发病率降低。**因此,如果宫内感染的风险很低,对 34 ~ 37 周的 PROM 孕妇,也可以选择保守治疗。**

对孕 32 ~ 33 周 PROM 的处理争议很大,此时可能发生胎肺及其他早产并发症,但胎儿存活的可能性很高而且远期并发症少见。Neerhoff 等发现[67],孕 32 ~ 33 周 PROM 保守治疗可以部分降低高胆红素血症的发病率及

缩短新生儿住院天数。两项有关近足月 PROM 的前瞻性研究对比了尽快分娩和保守治疗,为临床处理提供了有用的信息。Cox 等发现,对孕 30 ~ 33[6/7] 周 PROM 保守治疗仅短暂延长潜伏期(48 小时内分娩,59% 比 100%,P < 0.001)[70]。Mercer 等[71]观察到,在孕 30 ~ 36[6/7] 周之间对 PROM 保守治疗仅延长潜伏期 24 小时(36 比 14 小时;P < 0.001)。这两个研究都发现保守治疗会增加绒毛膜羊膜炎的风险(分别为 15% 比 2%,P = 0.009 和 27.7% 比 10.9%,P = 0.06),也没有明显减少新生儿并发症。对第二项研究中 30 ~ 36[6/7] 周的 PROM 孕妇进行二级分析,发现潜伏期、感染及婴儿并发症等结果类似[72]。这些研究也发现,保守治疗 PROM 时有脐带受压的潜在风险,有一例发生死胎,可疑胎心监护的发生率也增高[70,71]。

孕 32 ~ 33 周时检查胎肺成熟有助于临床处理,对胎肺尚未成熟者可给予糖皮质激素。阴道羊水池或羊膜腔穿刺标本均可以用于检测。羊水量减少时进行羊膜腔穿刺可增加胎儿和脐带创伤的风险,**从阴道羊水池获取足量样本为最佳途径**。如果必须行羊膜腔穿刺术,彩色多普勒超声可以分别脐带与少量剩余羊水区。当胎膜完整时,阴道冲洗液中不能检测到肺磷脂[73]。经阴道和羊膜腔穿刺获得的两种样本中,肺磷脂结果符合率(89% ~ 100%)很高[74]。这些肺磷脂包括卵磷脂(lecithin)、磷脂酰甘油(phosphatidylglycerol,PG)、磷脂酰肌醇(phosphatidylinositol)、磷脂酰乙醇胺(phosphatidylethanolamine)和磷脂酰丝氨酸(phosphatidylserine)。Lewis 等[75]发现,阴道羊水池内含有 PG 提示胎肺成熟,分娩的婴儿中没有一例 RDS。Russell 等[76]也发现,阴道样本检测卵磷脂/鞘磷脂比值(L/S)或 PG 提示肺成熟后,婴儿无 RDS。会阴垫收集的液体中出现 PG 可以预测胎肺成熟(97.8%),如果没有 PG 则预示胎肺未成熟(33.7%)[77]。也可以用阴道收集的羊水样本检测板层小体计数(LBC ≥ 50 000 为胎肺成熟),LBC 对胎肺成熟度同样具有很高的预测价值[78]。污染物如血和胎粪可能会干扰羊水胎肺成熟度检测(见第 11 章)。如果 PROM 患者阴道羊水池或羊膜腔穿刺标本中有明显的血液或胎粪,应考虑分娩。

根据现有研究,孕 34 ~ 36 周发生 PROM 时应尽早分娩(图 30-2)。如果孕 30 ~ 33 周发生 PROM,新生儿分娩后可能出现感染和早产并发症,但孕 32 ~ 33[6/7] 周确定胎肺成熟时应即刻分娩,此时并发症风险较低。由于保守治疗会增加感染和隐性脐带压迫的风险,**孕 32 ~ 33 周的 PROM 在胎肺成熟后,应在并发症出现之前开始分娩**。如果胎肺未成熟或不能获取羊水,则可以保守治疗,产前给予糖皮质激素促胎肺成熟和抗生素降低感染的风险(见下文)。激素治疗后继续保守治疗还是分娩,意见不一。实际上,如果计划在一周内分娩,延长孕周不太可能使胎肺进一步成熟,应在使用激素治疗后考虑分娩。如果拟进行几周的保守治疗,继续妊娠可能有益。

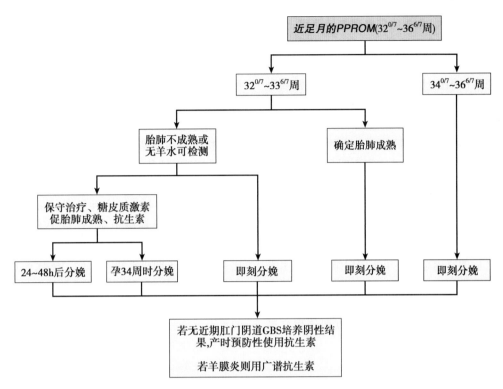

图 30-2　近足月（$32^{0/7} \sim 36^{6/7}$ 周）的未足月胎膜早破处理流程（摘自 Mercer BM：Preterm premature rupture of the membranes：diagnosis and management. *Clin Perinatol*. 2004；31：765. ）

远离足月（23 ~ 31 周）的胎膜早破的处理

妊娠 23 ~ 31 周出生的婴儿死亡风险很大，即便幸存下来通常也有近期和远期并发症。延长孕周可能降低这些风险，患者通常住院尝试保守治疗，除非病人出现宫内感染、大量阴道出血、胎盘早剥、进入产程活跃期或胎心监护可疑。伴有胎位不正、脐带先露、HIV 或原发性单纯疱疹病毒（HSV）感染时也可能需要立即分娩，因为胎膜破裂时间过长会增加胎儿死亡或感染的风险。

保守治疗时，初始必须持续监测 FHR 和宫缩，排除脐带受压和隐性宫缩，确保胎儿状况良好。如果初始监测良好，病人可以转到住院病房，行改良的卧床休息（图 30-3）。由于远离足月的 PPROM 有脐带受压引起胎心率异常的风险，每天必须至少一次监护 FHR。如有间歇性胎心率减速但无其他异常，则要增加监护频率或持续 FHR 监护。无应激试验（nonstress test，NST）和胎儿生物物理评分（biophysical profile，BPP）都可以帮助确认胎儿状况，NST 可以发现周期性胎心率变化，同时也能监测宫缩。BPP 会受到羊水过少的影响，但在 NST 结果模棱两可时，BPP 可能会有帮助（见第 11 章）。虽然初始羊水指数低与潜伏期缩短以及绒毛膜羊膜炎风险增加相关，但并不能准确预测是否发生并发症，因此不能单凭这项检查来确定治疗方案。妊娠期长期卧床休息可能会增加深静脉血栓（deep venous thrombosis，DVT）形成的风险[79]。

PROM 保守治疗期间，应该采取一些预防措施，如腿部锻炼、抗血栓袜和/或预防性皮下肝素（见第 45 章）。

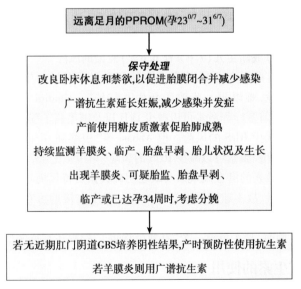

图 30-3　远离足月的未足月胎膜早破的治疗原则（孕 23 ~ 31 周）（From Mercer BM. Preterm premature rupture of the membranes：diagnosis and management. Clin Perinatol. 2004；31：765. ）

与无感染的同孕龄对照组相比，母体罹患绒毛膜羊膜炎后出生的婴儿死亡率、IVH 或败血症增加 2 ~ 4 倍[33]。在没有明显的其他感染源时，临床诊断绒毛膜羊膜炎可以依据母体发热（体温≥38℃［100.4℉］）伴有子宫压痛、母体和胎儿心率加快。如果临床表现模棱两可，母体血白细胞（WBC）计数有助于诊断。如果白细胞计数高于入院时的基础水平提示可能感染，5 到 7 天内使用过糖皮质激素的患者白细胞计数可能会升高。如果需要进一步确认宫内感染，**羊膜腔穿刺术可能有帮助**[15,80]。临床诊断可疑时，羊水培养阳性支持绒毛膜羊膜炎（敏感性 65%～85%，特异性 85%），但需要 48 小时才能获得培养结果，等待结果期间临床表现可能变得更明显，足以进行临床诊断。如果**羊水葡萄糖浓度低于 16～20mg/dL**（与细菌培养阳性相比，敏感性和特异性为 80%～90%）或**有革兰染色阳性细菌**，支持诊断临床可疑的绒毛膜羊膜炎，而且可以很快获得结果。但是，羊水中仅有白细胞不能诊断 PROM 之后的宫内感染。羊水中白细胞介素水平的升高与提早分娩和围产期感染的风险增加相关，但大多数临床实验室还不能提供细胞因子分析[80]，因此临床应用有限。**一旦确诊为绒毛膜羊膜炎，应立即使用广谱抗生素并尽早分娩。**

糖皮质激素的使用

预计早产时，分娩前给予一个疗程的激素治疗可以减少 RDS、IVH、NEC、围产期死亡以及远期神经系统并发症。**激素给药方法**：倍他米松 12mg 肌注（IM），每 24 小时一次，共 2 次；或者地塞米松 6mg IM，每 12 小时一次，共 4 次。**Meta 分析证实，PPROM 后使用激素可以显著降低 RDS（20% 比 35.4%）、IVH（7.5% 比 15.9%）以及 NEC（0.8% 比 4.6%）的风险，且不会增加母体（9.2% 比 5.1%）或新生儿（7.0% 比 6.6%）感染的风险**[81]。

有些研究发现，产前重复使用激素会增加新生儿感染风险，难以进一步改善新生儿结局[82]。Ghidini 等[83]发现，产前多疗程激素可以减少 IVH 以及绒毛膜羊膜炎，但不会减少 RDS 的风险。但 Abbasi 等[82]观察到，产前使用多个疗程激素可以减少 RDS 的风险（34.9% 比 45.2%）。鉴于激素的潜在风险以及缺乏明确数据支持每周重复使用激素，故不建议采取这种方案。对于在接近可存活孕周发生 PROM 的患者，起初激素治疗后孕周延长到 30～33 周时，是否再给一个"补救（rescue）"疗程还有待明确。

抗生素的使用

远离足月的胎膜早破接受保守治疗时，使用抗生素的目的是治疗或预防上行性感染以延长孕周，减少围产期感染及早产并发症。Meta 分析总结了大量的 RCT[84,85]，结果表明抗生素可以延长胎膜破裂后的潜伏期并减少绒毛膜羊膜炎、新生儿感染、IVH、吸氧以及表面活性剂治疗的需求。国家儿童健康与人类发展研究所母胎医学中心（NICHD-MFMU）协作网对远离足月的胎膜早破

（$24^{0/7}$～$32^{0/7}$ 周）进行了研究[86,87]。治疗组患者首先给予 48 小时静脉注射广谱抗生素（每 6 小时 2g 氨苄西林和每 6 小时 250mg 红霉素），随后 5 天口服抗生素治疗（每 8 小时 250mg 阿莫西林和每 8 小时 333mg 肠溶红霉素），对照组接受匹配的安慰剂治疗。两个研究组的 GBS 阳性者都接受氨苄西林治疗 1 周，临产时再用氨苄西林。抗生素治疗组 7 天后仍未分娩的患者增加一倍，这种益处在随机分组后可持续 3 周，表明抗生素成功地治疗亚临床感染，而不只是抑制亚临床感染。抗生素治疗可以改善新生儿的健康状况，患一种或多种严重并发症的新生儿从 53% 降到 44%，综合并发症（composite morbidity）包括死亡、RDS、早期败血症、严重 IVH 和严重 NEC（P＜0.05）。新生儿的单个并发症也下降，包括 RDS（40.5% 比 48/7%）、3 期或 4 期 NEC（2.3% 比 5.8%）、动脉导管未闭（11.7% 比 20.2%）以及支气管肺发育不良（20.5% 比 13.0%；P＜0.05）。抗生素的使用降低了 GBS 阴性者的单个感染并发症（P≤0.04）：绒毛膜羊膜炎（32.5% 比 23%）、新生儿败血症（8.4% 比 15.6%）和肺炎（2.9% 比 7%）。在第二个多中心安慰剂对照试验中，Kenyon 等[88]研究了 37 周前发生 PPROM 的患者，口服红霉素、阿莫西林-克拉维酸或同时口服两种药物直到破膜后 10 天。该研究发现，红霉素只能短暂延长潜伏期（在 7 天时无显著差异），但能减少吸氧（31.1% 比 35.6%；P＝0.02）和血培养阳性率（5.7% 比 8.2%；P＝0.02）。阿莫西林-克拉维酸可以延长孕周（7 天时仍未分娩 43.3% 比 36.7%；P＝0.05）和减少吸氧（30.1% 比 35.6%；P＝0.05），但会增加 NEC 的风险（1.9% 比 0.5%；P＝0.05）。长期随访显示，抗生素组和对照组的婴儿结局之间无明显差异[89]。接下来的研究试图缩短抗生素治疗时间，但样本太小不足以评估新生儿结局。

总之，**保守治疗远离足月的 PROM 时，静脉和口服 7 天疗程的红霉素及阿莫西林-氨苄西林可以延长潜伏期，减少感染及早产儿并发症。因为可能发生严重新生儿并发症，现不推荐使用广谱氨苄西林-克拉维酸治疗。**

硫酸镁的神经保护作用

对早期早产孕妇，分娩前使用硫酸镁可以改善新生儿远期结局。如果 PPROM 患者预期在 32 周前分娩，无论是否保守治疗，均建议使用硫酸镁[90,91]。一项大型多中心研究中 92% 的孕妇在 32 周前出现 PROM。婴儿 2 岁时的随访结果表明，硫酸镁治疗可以预防中/重度脑瘫（1.9% 比 3.9%，P＝0.03）和总的脑瘫发生率（4.2% 比 7.3%，P＝0.004）[91]。硫酸镁的用法：首次给予 6g 冲击剂量，之后维持量为 2g/小时，共给药 12 小时或直至分娩（分娩在即时继续给药）。对于初始给予硫酸镁治疗但未分娩的孕妇，在孕 34 周前分娩时可再次使用硫酸镁。

抑制子宫收缩

PPROM 发生后,在宫缩开始前预防性抑制宫缩能短暂地延长孕周,但这方面证据有限[92]。如果出现宫缩后才开始抑制宫缩治疗,已不能延长 PPROM 的潜伏期。美国 NIH 的一项分娩前使用激素的协作研究提示,PPROM 后抑制宫缩与新生儿发生 RDS 相关,但此后的小规模前瞻性研究并未发现抑制宫缩增加或减少新生儿并发症[93]。起初抑制宫缩使子宫保持静息状态,为抗生素和激素治疗赢得时间,理论上似乎合理。但目前还没有这方面的研究,即在 PPROM 后给予激素和抗生素,同时使用传统的宫缩抑制剂。近期一项小规模 RCT 显示,每周一次黄体酮治疗未能延长 PROM 潜伏期[94]。在进一步研究之前,**PPROM 保守治疗期间不推荐使用宫缩抑制剂和黄体酮治疗**。

宫颈环扎术

PPROM 是宫颈环扎术后常见并发症,大约占选择性环扎术的四分之一和紧急环扎术的一半[95]。回顾性研究显示,如果在入院时拆除环扎缝线,围产期并发症与无环扎术的 PROM 类似[96]。一项关于胎膜早破后环扎缝线拆除的 RCT 在中途停止,因为统计学计算发现研究功效不够。但此项研究发现,保留环扎缝线未能延长潜伏期(1 周内分娩率 56.3% 比 45.8%,$P = 0.59$),也未改善新生儿结局。保留环扎缝线时绒毛膜羊膜炎较多见,是对照组的 1.7 倍,但在统计学上没有显著差异(41.7% 比 25%,$P = 0.25$)[97]。小样本的回顾性研究比较了 PPROM 后拆除和保留环扎缝线,结果全部类似[98,99]。每项研究都发现,保留环扎缝线可能增加母体感染率,仅能短暂延长孕周,可能因败血症导致婴儿并发症和死亡率增加[98]。**没有对照研究显示保留环扎缝线会改善新生儿结局,因此建议 PROM 后尽早拆除宫颈环扎线**。在激素治疗期间,短期保留环扎缝线的风险和益处尚不明了。

单纯疱疹病毒

新生儿 HSV 感染最常见的原因是分娩时母胎间的垂直传播。孕妇患原发 HSV 感染时,新生儿感染率为 34%～80%;继发感染时为 1%～5%[100]。新生儿感染 HSV 后死亡率为 50%～60%,幸存者中 50% 以上有严重的后遗症[101]。1971 年,Gibbs 等[102]($n = 9$)和 Nahmias 等($n = 26$)的小样本系列研究得出共识:母体生殖道有 HSV 活动性感染时,胎膜破裂后潜伏期延长(>4～6 小时)会增加新生儿感染的风险。Major 等[103]报道 29 例 32 周前 PROM 伴 HSV 复发(active recurrent HSV)的期待治疗结果,胎膜破裂后潜伏期为 1～35 天。如果分娩时仍有活动性感染,则行剖宫产。采取这种方案后出生的新生儿没有感染 HSV。**这些数据表明,如果立即分娩后新生儿死亡率和远期并发症很高,PROM 伴有母体复发性 HSV 者可以采取保守治疗**。这种情况可以给予预防性抗病毒药物,例如阿昔洛韦(acyclovir),以减少病毒散发和 HSV 感染复发。

无生机儿胎膜早破的处理

了解无生机儿胎膜早破的原因有助于预测妊娠结局及患者咨询和治疗。如果 PROM 在中孕期羊膜腔穿刺后发生,羊水可能从小的胎膜缺损处持续漏出而无感染。这种情况的胎膜破裂很可能重新闭合,妊娠预计会继续很长时间。如果 PROM 在**中孕期出血**、羊水过少或者母体血清 AFP 升高后发生,这可能反映胎盘形成异常,预后较差。对于在胎儿可存活前发生 PROM 而无立即分娩指征的患者,必须切实告知保守治疗的潜在风险和益处,包括胎儿和新生儿的可能结局和孕妇并发症的风险。

在接近胎儿可生存孕周的 PPROM 研究中,大多数资料属于回顾性研究。**Waters 和 Mercer**[36] 在关于妊娠 ≤ **24 周 PPROM 的综述里指出,潜伏期的中位数为 6～13 天**。最近另一项研究认为,在胎儿可存活前发生 PPROM 的患者中,38% 的孕妇在一周内分娩,69% 在 5 周内分娩[104]。**对 ≤24 周的 PROM 行保守治疗时,可能发生的母体并发症包括绒毛膜羊膜炎(35%)、胎盘早剥(19%)、胎盘滞留(11%)和子宫内膜炎(14%)**[37]。**母体败血症(0.8%)和死亡(1/619 妊娠)罕见但极其严重**。长期卧床休息的保守治疗也可能导致母体肌肉萎缩、骨质脱钙和 DVT。保守治疗后新生儿的总体生存率为 44%,但生存率因胎膜破裂的孕周不同而有很大差异,22 周前为 14.4%,22～24 周间为 57.7%。死产很常见,占 23%～53%。新生儿并发症包括肺发育不全(19%)、RDS(66%)、三级或四级脑室出血(5%)、败血症(19%)、NEC(4%)以及远期并发症如支气管肺发育异常(29%)、三级早产儿视网膜病变(5%)和挛缩(3%)。因为无法预测最终分娩孕周,故很难对每个孕妇进行个体化结局评估。

无生机儿 PROM 的治疗方案见图 30-4。对于选择保守治疗的患者,住院观察还是门诊随访尚未达成共识。初始阶段住院观察的益处可能包括:卧床休息和禁欲可能促进胎膜闭合,早期发现感染、死胎和胎盘早剥。目前对一些新的治疗方法进行了初步研究,包括羊膜腔灌注以及使用纤维蛋白-血小板-冷沉淀物或明胶海绵封闭胎膜[105-108]。这些方法有侵入性,尚无充分的研究评估其风险和益处,因而不能纳入临床常规治疗。**在胎儿可存活前发生 PROM 时,患者可以选择在家保胎,一旦达到胎**儿可存活的孕周,通常会入院治疗。在胎儿接近可存活的孕周时,给予糖皮质激素促胎肺成熟较为妥当,因为早产预计会发生。

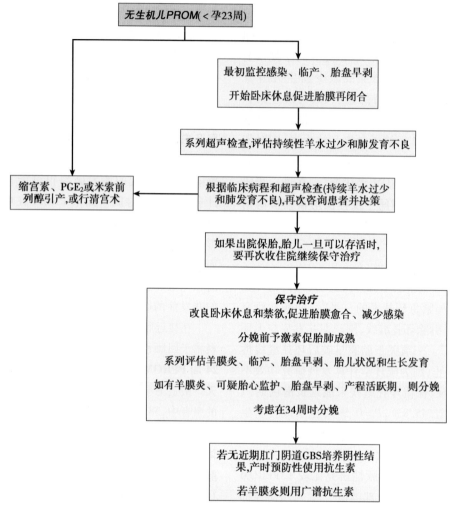

图 30-4   无生机儿(目前为 23 周)胎膜早破(PROM)的治疗原则。PGE₂,前列腺素 E2(摘自 Mercer BM. Preterm premature rupture of the membranes:diagnosis and management. Clin Perinatol. 2004;31:765.)

保守治疗时,每 1~2 周进行超声检查可以评估羊水重新积聚和胎肺发育的情况。持续严重的羊水过少是致命性肺发育不全的重要标志,系列的胎儿测量指标(如肺长度、三维肺容积和胸围)以及根据胎儿大小调整的比率(胸围-腹围比和胸围-股骨长比),可以显示胎肺是否随时间而生长。如果胎肺未见生长,致命性肺发育不全的可能性很高[44,47,109,110]。在胎儿呼吸运动时测量肺动脉和动脉导管的波形变化,在科研方面有希望,但技术上难以实施。

如果在胎儿可存活前发生 PROM,有些孕妇可能不愿承担母体并发症的风险,选择终止妊娠。有些孕妇在初步咨询后即决定,有些会在出现胎肺发育不全的征象后决定。终止妊娠时,可经阴道给予 PGE₂、PGE₁(米索前列醇)或大剂量静脉缩宫素引产,也可实施扩清术。制定方案时要考虑患者特征,例如孕周、绒毛膜羊膜炎和既往剖宫产史,也要考虑现有设施和医生的经验。

总　结

　　足月或未足月 PROM 可导致严重围产期并发症。尽早分娩可减少围产期感染,而不会增加手术分娩。对远离足月的 PROM 谨慎保守治疗,可能会减少感染和早产并发症。如果本地医院没有足够的人员设备,应尽早将孕妇转至具备产科急救和新生儿 ICU 的医院,这点非常重要。无论如何治疗,如果在胎儿可存活前发生 PROM,围产期并发症很高,现有技术和治疗都不能避免这些并发症。

关键点

◆ PROM 的发生率约为 8% ~ 10%，显著增加围产期感染、早产并发症和死亡率。

◆ 从胎膜破裂到分娩之间的潜伏期一般很短，胎膜破裂时孕龄越大，潜伏期也越短。

◆ 绒毛膜羊膜炎是 PPROM 常见的并发症，胎膜破裂时孕龄越小，发病率越高。

◆ 如果既往因胎膜早破而早产，再次发生类似并发症的风险增加 3.3 倍；如果既往在 28 周前发生 PPROM，再发风险增加 13.5 倍。

◆ 有些与 PPROM 相关的病因可以预防，包括泌尿生殖道感染、孕妇营养不良伴低体重指数（<19.8kg/m²）和吸烟。

◆ PPROM 发生后，经阴道收集羊水可以准确地检测胎肺成熟度。

◆ 接近足月（32 ~ 36 周）的 PPROM 在胎肺成熟时，保守治疗仅能短暂延长潜伏期，但会增加围产期感染而不能改善新生儿结局。

◆ 对于远离足月的 PROM，产前给予糖皮质激素及短期使用广谱抗生素，可以减少新生儿并发症。

◆ PPROM 后保留宫颈环扎缝线不能改善新生儿结局。

◆ 如果 20 周之前发生 PROM，致命性肺发育不全很常见，系列超声检查可以预测胎肺和胸部发育。

参考文献

1. Shen TT, DeFranco EA, Stamilio DM, Chang JJ, Muglia LJ. A population-based study of race-specific risk for preterm premature rupture of membranes. *Am J Obstet Gynecol*. 2008;199:373.

2. Ananth CV, Joseph KS, Oyelese Y, Demissie K, Vintzileos AM. Trends in preterm birth and perinatal mortality among singletons: United States, 1989 through 2000. *Obstet Gynecol*. 2005;105:1084.

3. Ananth CV, Joseph KS, Demissie K, Vintzileos AM. Trends in twin preterm birth subtypes in the United States, 1989 through 2000: impact on perinatal mortality. *Am J Obstet Gynecol*. 2005;193:1076.

4. Pakrashi T, Defranco EA. The relative proportion of preterm births complicated by premature rupture of membranes in multifetal gestations: a population-based study. *Am J Perinatol*. 2013;30:69.

5. Tucker JM, Goldenberg RL, Davis RO, et al. Etiologies of preterm birth in an indigent population: is prevention a logical expectation? *Obstet Gynecol*. 1991;77:343.

6. McParland PC, Taylor DJ, Bell SC. Mapping of zones of altered morphology and choriodeciduaic connective tissue cellular phenotype in human fetal membranes (amnion and deciduas) overlying the lower uterine pole and cervix before labor at term. *Am J Obstet Gynecol*. 2003;189:1481.

7. McLaren J, Taylor DJ, Bell SC. Increased concentration of pro-matrix metalloproteinase 9 in term fetal membranes overlying the cervix before labor: implications for membrane remodeling and rupture. *Am J Obstet Gynecol*. 2000;182:409.

8. Kumar D, Schatz F, Moore RM, et al. The effects of thrombin and cytokines upon the biomechanics and remodeling of isolated amnion membrane, in vitro. *Placenta*. 2011;32:206.

9. Parry S, Strauss JF. Premature rupture of the fetal membranes. *N Engl J Med*. 1998;338:663.

10. McGregor JA, French JI, Parker R, et al. Prevention of premature birth by screening and treatment for common genital tract infections: results of a prospective controlled evaluation. *Am J Obstet Gynecol*. 1995;173:157.

11. Romero R, Mazor M, Oyarzun E, et al. Is there an association between colonization with group B Streptococcus and prematurity? *J Reprod Med*. 1989;34:797.

12. Regan JA, Klebanoff MA, Nugent RP, et al. Colonization with group B streptococci in pregnancy and adverse outcome. VIP Study Group. *Am J Obstet Gynecol*. 1996;174:1354.

13. Romero R, Chaiworapongsa T, Kuivaniemi H, Tromp G. Bacterial vaginosis, the inflammatory response and the risk of preterm birth: a role for genetic epidemiology in the prevention of preterm birth. *Am J Obstet Gynecol*. 2004;190:1509.

14. Romero R, Mazor M, Wu YK, et al. Infection in the pathogenesis of preterm labor. *Semin Perinatol*. 1988;12:262.

15. Gauthier DW, Meyer WJ. Comparison of Gram stain, leukocyte esterase activity, and amniotic fluid glucose concentration in predicting amniotic fluid culture results in preterm premature rupture of membranes. *Am J Obstet Gynecol*. 1992;167:1092.

16. Mercer BM, Moretti ML, Prevost RR, Sibai BM. Erythromycin therapy in preterm premature rupture of the membranes: a prospective, randomized trial of 220 patients. *Am J Obstet Gynecol*. 1992;166:794.

17. Macones GA, Parry S, Elkousy M, et al. A polymorphism in the promoter region of TNF and bacterial vaginosis: preliminary evidence of gene-environment interaction in the etiology of spontaneous preterm birth. *Am J Obstet Gynecol*. 2004;190:1504.

18. Romero R, Friel LA, Velez Edwards DR, et al. A genetic association study of maternal and fetal candidate genes that predispose to preterm prelabor rupture of membranes (PROM). *Am J Obstet Gynecol*. 2010;203:361.

19. Mercer BM, Goldenberg RL, Meis PJ, et al. for the NICHD-MFMU Network. The preterm prediction study: prediction of preterm premature rupture of the membranes using clinical findings and ancillary testing. *Am J Obstet Gynecol*. 2000;183:738.

20. Mercer BM, Goldenberg RL, Moawad AH, et al. for the NICHD-MFMU Network. The preterm prediction study: effect of gestational age and cause of preterm birth on subsequent obstetric outcome. *Am J Obstet Gynecol*. 1999;181:1216.

21. Hassan SS, Romero R, Vidyadhari D, et al. PREGNANT Trial. Vaginal progesterone reduces the rate of preterm birth in women with a sonographic short cervix: a multicenter, randomized, double-blind, placebo-controlled trial. *Ultrasound Obstet Gynecol*. 2011;38:18.

22. Meis PJ, Klebanoff M, Thom E, et al. for the NICHD-MFMU Network. Prevention of recurrent preterm delivery by 17 alpha-hydroxyprogesterone caproate. *N Engl J Med*. 2003;348:2379.

23. da Fonseca EB, Bittar RE, Carvalho MH, Zugaib M. Prophylactic administration of progesterone by vaginal suppository to reduce the incidence of spontaneous preterm birth in women at increased risk: a randomized placebo-controlled double-blind study. *Am J Obstet Gynecol*. 2003;188:419.

24. Casanueva E, Ripoll C, Tolentino M, et al. Vitamin C supplementation to prevent premature rupture of the chorioamniotic membranes: a randomized trial. *Am J Clin Nutr*. 2005;81:859.

25. Hauth JC, Clifton RG, Roberts JM, et al; Eunice Kennedy Shriver National Institute of Child Health and Human Development (NICHD) Maternal-Fetal Medicine Units Network (MFMU). Vitamin C and E supplementation to prevent spontaneous preterm birth: a randomized controlled trial. *Obstet Gynecol*. 2010;116:653.

26. Mercer BM, Abdelrahim A, Moore RM, et al. The impact of vitamin C supplementation in pregnancy and in vitro upon fetal membrane strength and remodeling. *Reprod Sci*. 2010;17:685.

27. Rumbold A, Crowther CA. Vitamin C supplementation in pregnancy. *Cochrane Database Syst Rev*. 2005;(2):CD004072.

28. Hannah ME, Ohlsson A, Farine D, et al. Induction of labor compared with expectant management for prelabor rupture of the membranes at term. *N Engl J Med*. 1996;334:1005.

29. Mercer B, Arheart K. Antimicrobial therapy in expectant management of preterm premature rupture of the membranes. *Lancet*. 1995;346:1271.

30. Gold RB, Goyer GL, Schwartz DB, et al. Conservative management of second trimester post-amniocentesis fluid leakage. *Obstet Gynecol*. 1989;74:745.

31. Johnson JW, Egerman RS, Moorhead J. Cases with ruptured membranes that "reseal.". *Am J Obstet Gynecol*. 1990;163:1024.

32. Hillier SL, Martius J, Krohn M, et al. A case-control study of chorioamnionic infection and histologic chorioamnionitis in prematurity. *N Engl J Med*. 1988;319:972.

33. Garite TJ, Freeman RK. Chorioamnionitis in the preterm gestation. *Obstet Gynecol*. 1982;59:539.

34. Simpson GF, Harbert GM Jr. Use of betamethasone in management of preterm gestation with premature rupture of membranes. *Obstet Gynecol*. 1985;66:168.

35. Gonen R, Hannah ME, Milligan JE. Does prolonged preterm premature rupture of the membranes predispose to abruptio placentae? *Obstet Gynecol.* 1989;74:347.

36. Waters TP, Mercer BM. The management of preterm premature rupture of the membranes near the limit of fetal viability. *Am J Obstet Gynecol.* 2009;201:230.

37. Mercer BM. Preterm premature rupture of the membranes. *Obstet Gynecol.* 2003;101:178.

38. Blumenfeld YJ, Lee HC, Gould JB, et al. The effect of preterm premature rupture of membranes on neonatal mortality rates. *Obstet Gynecol.* 2010;116:1381.

39. Chen A, Feresu SA, Barsoom MJ. Heterogeneity of preterm birth subtypes in relation to neonatal death. *Obstet Gynecol.* 2009;114:516.

40. Seo K, McGregor JA, French JI. Preterm birth is associated with increased risk of maternal and neonatal infection. *Obstet Gynecol.* 1992;79:75.

41. Wu YW, Colford JM Jr. Chorioamnionitis as a risk factor for cerebral palsy: a meta-analysis. *JAMA.* 2000;284:1417.

42. Pappas A, Kendrick DE, Shankaran S, et al; Eunice Kennedy Shriver National Institute of Child Health and Human Development Neonatal Research Network. Chorioamnionitis and early childhood outcomes among extremely low-gestational-age neonates. *JAMA Pediatr.* 2014; 168:137.

43. Yoon BH, Romero R, Kim CJ, et al. High expression of tumor necrosis factor-alpha and interleukin-6 in periventricular leukomalacia. *Am J Obstet Gynecol.* 1997;177:406.

44. Lauria MR, Gonik B, Romero R. Pulmonary hypoplasia: pathogenesis, diagnosis, and antenatal prediction. *Obstet Gynecol.* 1995;86:466.

45. Wigglesworth JS, Desai R. Use of DNA estimation for growth assessment in normal and hypoplastic fetal lungs. *Arch Dis Child.* 1981;56:601.

46. Moretti M, Sibai B. Maternal and perinatal outcome of expectant management of premature rupture of the membranes in midtrimester. *Am J Obstet Gynecol.* 1988;159:390.

47. Rizzo G, Capponi A, Angelini E, et al. Blood flow velocity waveforms from fetal peripheral pulmonary arteries in pregnancies with preterm premature rupture of the membranes: relationship with pulmonary hypoplasia. *Ultrasound Obstet Gynecol.* 2000;15:98.

48. Winn HN, Chen M, Amon E, et al. Neonatal pulmonary hypoplasia and perinatal mortality in patients with midtrimester rupture of amniotic membranes: a critical analysis. *Am J Obstet Gynecol.* 2000;182:1638.

49. Nimrod C, Varela-Gittings F, Machin G, et al. The effect of very prolonged membrane rupture on fetal development. *Am J Obstet Gynecol.* 1984; 148:540.

50. Blott M, Greenough A. Neonatal outcome after prolonged rupture of the membranes starting in the second trimester. *Arch Dis Child.* 1988;63:1146.

51. Ramsauer B, Duwe W, Schlehe B, et al. Effect of blood on ROM diagnosis accuracy of PAMG-1 and IGFBP-1 detecting rapid tests. *J Perinat Med.* 2015;43(4):417-422.

52. Lee SE, Park JS, Norwitz ER, et al. Measurement of placental alpha-microglobulin-1 in cervicovaginal discharge to diagnose rupture of membranes. *Obstet Gynecol.* 2007;109:634.

53. Alexander JM, Mercer BM, Miodovnik M, et al. The impact of digital cervical examination on expectantly managed preterm rupture of membranes. *Am J Obstet Gynecol.* 2000;183:1003.

54. Brown CL, Ludwiczak MH, Blanco JD, Hirsch CE. Cervical dilation: accuracy of visual and digital examinations. *Obstet Gynecol.* 1993;81:215.

55. Verani JR, McGee L, Schrag SJ, for the Division of Bacterial Diseases, National Center for Immunization and Respiratory Diseases, Centers for Disease Control and Prevention (CDC). Prevention of perinatal group B streptococcal disease: revised guidelines from CDC, 2010. *MMWR Recomm Rep.* 2010;59:1.

56. Committee on Obstetric Practice. ACOG Committee Opinion No. 485: Prevention of early-onset group B streptococcal disease in newborns. *Obstet Gynecol.* 2011;117:1019.

57. Towers CV, Carr MH, Padilla G, Asrat T. Potential consequences of widespread antepartal use of ampicillin. *Am J Obstet Gynecol.* 1998;179:879.

58. Van der Walt D, Venter PF. Management of term pregnancy with premature rupture of the membranes and unfavourable cervix. *S Afr Med J.* 1989;75:54.

59. Grant JM, Serle E, Mahmood T, et al. Management of prelabour rupture of the membranes in term primigravidae: report of a randomized prospective trial. *Br J Obstet Gynaecol.* 1992;99:557.

60. Ladfors L, Mattsson LA, Eriksson M, Fall O. A randomised trial of two expectant managements of prelabour rupture of the membranes at 34 to 42 weeks. *Br J Obstet Gynaecol.* 1996;103:755.

61. Shalev E, Peleg D, Eliyahu S, Nahum Z. Comparison of 12- and 72-hour expectant management of premature rupture of membranes in term pregnancies. *Obstet Gynecol.* 1995;85:1.

62. Dare MR, Middleton P, Crowther CA, et al. Planned early birth versus expectant management (waiting) for prelabour rupture of membranes at term (37 weeks or more). *Cochrane Database Syst Rev.* 2006;(1):CD005302.

63. Tan BP, Hannah ME. Prostaglandins versus oxytocin for prelabour rupture of membranes at term. *Cochrane Database Syst Rev.* 2000;(2): CD000159.

64. Strong TH Jr, Hetzler G, Sarno AP, Paul RH. Prophylactic intrapartum amnioinfusion: a randomized clinical trial. *Am J Obstet Gynecol.* 1990; 162:1370.

65. Schrimmer DB, Macri CJ, Paul RH. Prophylactic amnioinfusion as a treatment for oligohydramnios in laboring patients: a prospective randomized trial. *Am J Obstet Gynecol.* 1991;165:972.

66. Naef RW 3rd, Allbert JR, Ross EL, et al. Premature rupture of membranes at 34 to 37 weeks' gestation: aggressive vs. conservative management. *Am J Obstet Gynecol.* 1998;178:126.

67. Neerhof MG, Cravello C, Haney EI, Silver RK. Timing of labor induction after premature rupture of membranes between 32 and 36 weeks gestation. *Am J Obstet Gynecol.* 1999;180:349.

68. Van der Ham DP, Vijgen SM, Nijhuis JG, et al; PPROMEXIL trial group. Induction of labor versus expectant management in women with preterm prelabor rupture of membranes between 34 and 37 weeks: a randomized controlled trial. *PLoS Med.* 2012;9:e1001208.

69. Tajik P, van der Ham DP, Zafarmand MH, et al. Using vaginal Group B Streptococcus colonisation in women with preterm premature rupture of membranes to guide the decision for immediate delivery: a secondary analysis of the PPROMEXIL trials. *BJOG.* 2014;121(10):1263-1272.

70. Cox SM, Leveno KJ. Intentional delivery vs. expectant management with preterm ruptured membranes at 30-34 weeks' gestation. *Obstet Gynecol.* 1995;86:875.

71. Mercer BM, Crocker L, Boe N, Sibai B. Induction vs. expectant management in PROM with mature amniotic fluid at 32-36 weeks: a randomized trial. *Am J Obstet Gynecol.* 1993;82:775.

72. Mercer BM in response to Repke JT, Berck DJ. Preterm premature rupture of membranes: a continuing dilemma. *Am J Obstet Gynecol.* 1994;170:1835.

73. Sbarra AJ, Blake G, Cetrulo CL, et al. The effect of cervical/vaginal secretions on measurements of lecithin/sphingomyelin ratio and optical density at 650 nm. *Am J Obstet Gynecol.* 1981;139:214.

74. Shaver DC, Spinnato JA, Whybrew D, et al. Comparison of phospholipids in vaginal and amniocentesis specimens of patients with premature rupture of membranes. *Am J Obstet Gynecol.* 1987;156:454.

75. Lewis DF, Towers CV, Major CA, et al. Use of Amniostat-FLM in detecting the presence of phosphatidylglycerol in vaginal pool samples in preterm premature rupture of membranes. *Am J Obstet Gynecol.* 1993;169:573.

76. Russell JC, Cooper CM, Ketchum CH, et al. Multicenter evaluation of TDx test for assessing fetal lung maturity. *Clin Chem.* 1989;35:1005.

77. Estol PC, Poseiro JJ, Schwarcz R. Phosphatidylglycerol determination in the amniotic fluid from a PAD placed over the vulva: a method for diagnosis of fetal lung maturity in cases of premature ruptured membranes. *J Perinat Med.* 1992;20:65.

78. Salim R, Zafran N, Nachum Z, et al. Predicting lung maturity in preterm rupture of membranes via lamellar bodies count from a vaginal pool: a cohort study. *Reprod Biol Endocrinol.* 2009;7:1.

79. Kovacevich GJ, Gaich SA, Lavin JP, et al. The prevalence of thromboembolic events among women with extended bed rest prescribed as part of the treatment for premature labor or preterm premature rupture of membranes. *Am J Obstet Gynecol.* 2000;182:1089.

80. Romero R, Yoon BH, Mazor M, et al. A comparative study of the diagnostic performance of amniotic fluid glucose, white blood cell count, interleukin-6, and Gram stain in the detection of microbial invasion in patients with preterm premature rupture of membranes. *Am J Obstet Gynecol.* 1993;169:839.

81. Harding JE, Pang J, Knight DB, Liggins GC. Do antenatal corticosteroids help in the setting of preterm rupture of membranes? *Am J Obstet Gynecol.* 2001;184:131.

82. Abbasi S, Hirsch D, Davis J, et al. Effect of single vs. multiple courses of antenatal corticosteroids on maternal and neonatal outcome. *Am J Obstet Gynecol.* 2000;182:1243.

83. Ghidini A, Salafia CM, Minior VK. Repeated courses of steroids in preterm membrane rupture do not increase the risk of histologic chorioamnionitis. *Am J Perinatol.* 1997;14:309.

84. Egarter C, Leitich H, Karas H, et al. Antibiotic treatment in premature rupture of membranes and neonatal morbidity: a meta-analysis. *Am J Obstet Gynecol.* 1996;174:589.

85. Kenyon S, Boulvain M, Neilson JP. Antibiotics for preterm rupture of membranes. *Cochrane Database Syst Rev.* 2013;(12):CD001058.

86. Mercer B, Miodovnik M, Thurnau G, et al. for the NICHD-MFMU Network. Antibiotic therapy for reduction of infant morbidity after preterm premature rupture of the membranes: a randomized controlled trial. *JAMA.* 1997;278:989.

87. Mercer BM, Goldenberg RL, Das AF, et al. for the NICHD-MFMU Network. What we have learned regarding antibiotic therapy for the reduction of infant morbidity. *Semin Perinatol*. 2003;27:217.

88. Kenyon SL, Taylor DJ, Tarnow-Mordi W; Oracle Collaborative Group. Broad spectrum antibiotics for preterm, prelabor rupture of fetal membranes: the ORACLE I Randomized trial. *Lancet*. 2001;357:979.

89. Kenyon S, Pike K, Jones DR, et al. Childhood outcomes after prescription of antibiotics to pregnant women with preterm rupture of the membranes: 7-year follow-up of the ORACLE I trial. *Lancet*. 2008;372:1310.

90. Doyle LW, Crowther CA, Middleton P, Marret S, Rouse D. Magnesium sulphate for women at risk of preterm birth for neuroprotection of the fetus. *Cochrane Database Syst Rev*. 2009;(1):CD004661.

91. Rouse DJ, Hirtz DG, Thom E, et al; Eunice Kennedy Shriver NICHD Maternal-Fetal Medicine Units Network. A randomized, controlled trial of magnesium sulfate for the prevention of cerebral palsy. *N Engl J Med*. 2008;359:895-905.

92. Weiner CP, Renk K, Klugman M. The therapeutic efficacy and cost-effectiveness of aggressive tocolysis for premature labor associated with premature rupture of the membranes. *Am J Obstet Gynecol*. 1988;159:216.

93. Curet LB, Rao AV, Zachman RD, et al. Association between ruptured membranes, tocolytic therapy, and respiratory distress syndrome. *Am J Obstet Gynecol*. 1984;148:263.

94. Briery CM, Veillon EW, Klauser CK, et al. Women with preterm premature rupture of the membranes do not benefit from weekly progesterone. *Am J Obstet Gynecol*. 2011;204:54.

95. Treadwell MC, Bronsteen RA, Bottoms SF. Prognostic factors and complication rates for cervical cerclage: a review of 482 cases. *Am J Obstet Gynecol*. 1991;165:555.

96. Yeast JD, Garite TR. The role of cervical cerclage in the management of preterm premature rupture of the membranes. *Am J Obstet Gynecol*. 1988;158:106.

97. Galyean A, Garite TJ, Maurel K, et al; Obstetrix Perinatal Collaborative Research Network. Removal versus retention of cerclage in preterm premature rupture of membranes: a randomized controlled trial. *Am J Obstet Gynecol*. 2014;211:399.

98. Ludmir J, Bader T, Chen L, et al. Poor perinatal outcome associated with retained cerclage in patients with premature rupture of membranes. *Obstet Gynecol*. 1994;84:823.

99. McElrath TF, Norwitz ER, Lieberman ES, Heffner LJ. Perinatal outcome after preterm premature rupture of membranes with in situ cervical cerclage. *Am J Obstet Gynecol*. 2002;187:1147.

100. Brown ZA, Vontver LA, Benedetti J, et al. Effects on infants of a first episode of genital herpes during pregnancy. *N Engl J Med*. 1987;317:1246.

101. Stagno S, Whitley RJ. Herpes virus infections of pregnancy. II. Herpes simplex virus and varicella zoster infections. *N Engl J Med*. 1985;313:1327.

102. Gibbs RS, Amstey MS, Lezotte DC. Role of cesarean delivery in preventing neonatal herpes virus infection. *JAMA*. 1993;270:94.

103. Major CA, Towers CV, Lewis DF, Garite TJ. Expectant management of preterm premature rupture of membranes complicated by active recurrent genital herpes. *Am J Obstet Gynecol*. 2003;188:1551.

104. Muris C, Girard B, Creveuil C, et al. Management of premature rupture of membranes before 25 weeks. *Eur J Obstet Gynecol Reprod Biol*. 2007;131:163.

105. Sciscione AC, Manley JS, Pollock M, et al. Intracervical fibrin sealants: a potential treatment for early preterm premature rupture of the membranes. *Am J Obstet Gynecol*. 2001;184:368.

106. Quintero RA, Morales WJ, Bornick PW, et al. Surgical treatment of spontaneous rupture of membranes: the amniograft-first experience. *Am J Obstet Gynecol*. 2002;186:155.

107. O'Brien JM, Barton JR, Milligan DA. An aggressive interventional protocol for early midtrimester premature rupture of the membranes using gelatin sponge for cervical plugging. *Am J Obstet Gynecol*. 2002;187:1143.

108. Roberts D, Vause S, Martin W, et al. Amnioinfusion in preterm premature rupture of membranes (AMIPROM): a randomised controlled trial of amnioinfusion versus expectant management in very early preterm premature rupture of membranes–a pilot study. *Health Technol Assess*. 2014;18:1.

109. Laudy JA, Tibboel D, Robben SG, et al. Prenatal prediction of pulmonary hypoplasia: clinical, biometric, and Doppler velocity correlates. *Pediatrics*. 2002;109:250.

110. Yoshimura S, Masuzaki H, Gotoh H, et al. Ultrasonographic prediction of lethal pulmonary hypoplasia: comparison of eight different ultrasonographic parameters. *Am J Obstet Gynecol*. 1996;175:477.

最后审阅　常颖

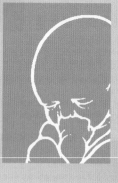

第31章

子痫前期和妊娠期高血压疾病

原著　BAHA M. SIBAI

翻译与审校　毛路一,胡蓉,陈凯,汪爽,李笑天

　　妊娠期高血压疾病是妊娠期最常见的并发症。虽然发病率因医院、区域及国家不同而有差异,总发病率在5% ~ 10%之间[1,2]。此病是导致全球围产期死亡和并发症的主要原因[3]。妊娠期高血压疾病这一术语通常用来描述一系列不同临床表现的患者,从仅有轻度妊娠期血压升高,到严重高血压并伴有多器官系统损伤。这些病人的临床表现可能相似(比如高血压及蛋白尿),但潜在病因却不尽相同,比如慢性高血压、肾脏疾病或者单纯的子痫前期(preeclampsia,PE)。最常见的妊娠期高血压疾病包括三个形式:(1)妊娠期高血压,(2)子痫前期,和(3)慢性高血压。

定义

妊娠期高血压

　　高血压可以在妊娠前发病,也可在妊娠期间首次发现。有些患者仅在产时和产后出现高血压。从临床角度出发,高血压可以分为上述三种类型之一,详见表31-1[1,2]。最近,美国妇产科学会妊娠高血压疾病小组(ACOG Task Foce on Hypertension in Pregnancy)对子痫前期的诊断和各种亚型进行了修改和扩展[1]。妊娠期高血压的定义如下:收缩压(systolic BP)≥140mmHg或舒张压(distolic BP)≥90mmHg,且至少有两次血压升高,两次血压的测量间隔大于4小时但小于7天[4]。轻度高血压指收缩压在140mmHg ~ 160mmHg之间或者舒张压在90mmHg ~ 110mmHg之间。

重度高血压

　　重度高血压是指收缩压≥160mmHg或者舒张压≥110mmHg,至少持续4小时。如果孕妇服用降压药或者接受静脉降压药,一次血压达到上述标准也可以诊断重度高血压,不要求高血压持续4小时。

性取决于诊断时的孕周,发生在 35 周前的妊娠期高血压更易发展为子痫前期(图 31-1)[5-8]。

表 31-1　妊娠期高血压疾病			
临床表现	慢性高血压	妊娠期高血压	子痫前期
出现血压升高的孕周	小于 20 周	大于 20 周	通常出现在孕晚期
高血压程度	轻度或者重度	轻度	轻度或者重度
蛋白尿*	无	无	通常出现
脑部症状	可能出现	无	30% 患者中出现
血液浓缩	无	无	严重疾病
血小板减少	无	无	严重疾病
肝功能损伤	无	无	严重疾病

　　* 定义为两次试纸测试蛋白超过 1+(或者尿蛋白/肌酐比值大于 0.3)或者 24 小时尿蛋白定量大于 300mg

蛋白尿

　　蛋白尿可以在孕前出现,也可以在妊娠期间首次发现。无论何时出现蛋白尿,其定义完全一样:

- 24 小时尿蛋白定量大于 0.3g 或者尿蛋白/肌酐(protein/creatinine ratio,P/C)比值大于 0.3。如果没有条件使用这两种方法,两次尿蛋白试纸实验(dipstick)至少大于 1+也可以诊断蛋白尿。
- 正常妊娠尿蛋白含量从早孕和中孕期的 5mg/dL 增长到晚孕期的 15mg/dL。临床上用尿试纸难以测出这种低水平的尿蛋白。尿蛋白的浓度受阴道分泌物、血液、细菌或羊水污染的影响,也随尿比重和 pH、运动和姿势而变化。
- 在疾病发展过程中,蛋白尿通常在血压升高后出现,但部分患者在血压升高之前出现蛋白尿。

水肿

　　水肿指在妊娠中期和晚期体重增长过快,每周增长超过 1.8kg(4 磅),水肿可能是发生子痫前期的最早征兆。但 39% 的子痫患者没有水肿。

子痫前期及子痫

　　子痫前期指妊娠期高血压加上蛋白尿。妊娠期轻度高血压的诊断标准详见框 31-1。ACOG 妊娠期高血压疾病小组根据是否出现严重临床表现对子痫前期进行分类,轻度子痫前期已从 ACOG 的分类系统中去除,不建议临床使用"轻度子痫前期"这一名词。

　　诊断为妊娠期高血压的患者中,一部分病人可能是慢性高血压,但孕前没有诊断出来,一部分妊娠期高血压会进展为子痫前期[5]。总的来说,进展为子痫前期的可能

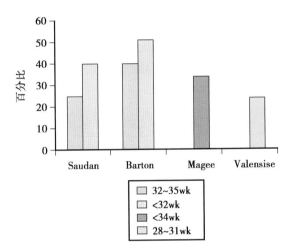

图 31-1　不同孕周诊断的妊娠期高血压发展成为子痫前期的比例(参考文献 5 ~ 8)

重度子痫前期的诊断标准

　　合并以下任何一项异常就可以诊断为子痫前期或者妊娠期高血压合并严重临床表现:

- 在卧床休息的情况下出现以下情况之一:(1)间隔 4 小时以上出现两次收缩压超过 160mmHg 或者舒张压超过 110mmHg;(2)如果孕妇使用过降压药,一次血压测量达到上述标准。如果严重高血压持续 30 分钟以上,需要立即治疗
- 新出现的持续性的脑部症状(头痛)或者视物模糊
- 肝功能损伤,转氨酶高于正常值上限的 2 倍以上;右上腹或上腹部持续性剧痛,药物不能缓解疼痛,且无其他原因可以解释
- 肺水肿
- 血小板减少(血小板计数小于 $100×10^9$/L)
- 进行性肾功能不全(血清肌酐>97.24μmol/L 或 1.1mg/dL)

　　需要特别指出,尿蛋白含量、少尿和超声所示的胎儿生长受限已经不再作为重度临床表现的诊断标准。**子痫**

指妊娠后半期（20周之后）发生抽搐，其他原因不能解释[9]。

慢性高血压

慢性高血压指孕前或妊娠前20周内发现高血压。如果高血压在产后持续超过3个月，也要诊断为慢性高血压[2,3]。

慢性高血压并发子痫前期

慢性高血压孕妇可以并发子痫前期（superimposed preeclampsia），导致母婴并发症增加。具有以下临床表现之一就可以做出诊断：（1）孕20周前无蛋白尿的慢性高血压患者出现蛋白尿（24小时尿蛋白定量大于0.3g或尿蛋白/肌酐大于0.3）；（2）对于孕20周前已有高血压和蛋白尿的孕妇，高血压严重恶化以及出现临床症状或者血小板减少及转氨酶异常（表31-2）[1,10,11]。

表31-2　慢性高血压患者的子痫前期诊断标准	
病情	子痫前期诊断标准
患者仅有高血压	24小时尿蛋白定量≥300mg或者血小板减少
高血压加上蛋白尿（肾脏疾病或者糖尿病并发肾脏损害）	重度高血压进一步加重加上蛋白尿以及（1）新出现的症状、（2）血小板减少或者（3）肝酶升高

为了更好地指导治疗，ACOG建议将慢性高血压并发子痫前期分成两组：（1）并发子痫前期：定义为原本控制良好的血压突然明显升高或者需要加大降压药剂量来控制血压；（2）新出现的蛋白尿（24小时尿蛋白定量大于0.3g或尿蛋白/肌酐大于0.3），或者在孕前或孕早期有蛋白尿的孕妇突然出现持续性尿蛋白升高。

只要有以下临床表现之一，就可以诊断慢性高血压并发重度子痫前期：（1）增加降压药剂量仍然无法控制重度高血压（收缩压>160mmHg或者舒张压>110mmHg）；（2）持续性脑部神经症状，如头痛或者视物模糊；（3）转氨酶指标明显升高，高于实验室正常值上限的2倍以上；（4）血小板减少（<100×10⁹/L）；（5）新发肾功能不全或者肾功能不全加重。

妊娠期高血压

妊娠期高血压（gestational hypertension，GH）是引起妊娠期血压升高的最常见原因。初产妇的发病率为6%～29%[2,4,12]，经产妇的发病率为2%～4%[2]。多胎妊娠孕妇的高血压发病率明显上升[13-15]。一般来说，大多数GH发生在妊娠37周之后，因此，GH的妊娠结局通常与正常孕妇相似（表31-3）[4,5,12]。轻度GH孕妇的引产率增高[4]。

重度妊娠期高血压的围产期并发症明显升高[2,4]，甚至高于轻度子痫前期。这些产妇的胎盘早剥、35到37周间的早产及小于胎龄儿（SGA）的发病率与重度子痫前期患者相似[2,16]。早产是由于医生选择早期分娩，还是由于疾病进展所致，目前还不明确。

表31-3　轻度妊娠期高血压患者的妊娠结局				
	KNUIST等[12]（n=396）	HAUTH等[4]（n=715）	BARTON等[5]（n=405）	SIBAI等[2]（n=186）
分娩时的孕周	没有报道	39.7	37.4[†]	39.1
小于37周（%）	5.3	7	17.3	5.9
小于34周（%）	1.3	1	4.9	1.6
出生体重（g）[*]	没有报道	3303	3038	3217
小于胎龄儿（%）	1.5[‡]	6.9	13.8	7.1
小于2500g（%）	7.1	7.7	23.5	没有报道
胎盘早剥（%）	0.5	0.3	0.5	0.5
围产期死亡（%）	0.8	0.5	0	0

修改自 Sibai BM. Diagnosis and management of gestational hypertension and preeclampsia. *Obstet Gynecol.* 2003;102:181.
[*] 平均值
[†] 在24～35周间发展成为高血压的患者
[‡] 小于第三百分位数

子痫前期

子痫前期（preeclampsia，PE）是人类妊娠特有的高血压类型。子痫前期在临床上可以表现为一种母体综合征（图 31-2）或者一种胎儿综合征（图 31-3）[17-19]。临床上 PE 母体综合征的表现极不相同，近足月的 PE 可以对胎儿没有明显影响，也有很多 PE 导致低出生体重和早产[17,20]。子痫前期显然是一种复杂疾病，孕妇的危险因素不同，子痫前期的发病机理也不相同[17,20,21]。初产妇子痫前期的发病机制可能不同于有血管疾病、多胎妊娠、糖尿病或子痫前期病史的孕妇。而且早发型子痫前期的发病机制与足月、产时及产后发生的子痫前期也有差别[17,20,21]。

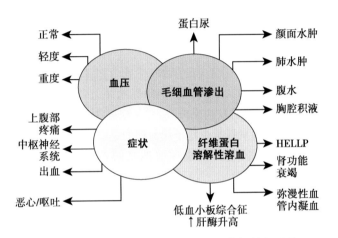

图 31-2　子痫前期的母体表现　CNS，中枢神经系统；DIC，弥散性血管内凝血；HELLP，溶血、肝酶升高及血小板减少综合征

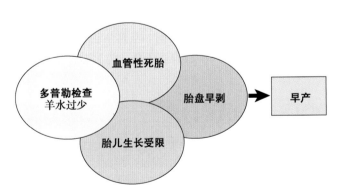

图 31-3　子痫前期胎儿表现。FGR，胎儿生长受限

健康初产妇子痫前期的发病率为 2%～7%[2,4,12]。在这一人群中，大部分子痫前期属于轻度，多在近足月及分娩（75%）时发生，胎儿的不良结局增加甚微[2,4,12]。相比之下，在多胎妊娠[10,13,15,22]、慢性高血压[10,11]、子痫前期史[23-28]、妊娠前糖尿病[10,29,30]及易栓症[31]的孕妇中，子痫前期的发病率和严重程度都明显升高。

非典型子痫前期

非典型子痫前期（atypical preeclampsia）诊断标准包括妊娠期高血压或者胎儿生长受限加上一项或多项子痫前期的症状：溶血、血小板减少、转氨酶升高、在 20 周前出现子痫前期-子痫的症状体征以及产后 48 小时之后出现的子痫前期-子痫。

毛细血管渗漏综合征：颜面部水肿、腹水、肺水肿及妊娠期蛋白尿

血压升高是子痫前期的标志。然而，有些子痫前期的患者可能表现为毛细血管渗漏（蛋白尿、面部和外阴水肿、腹水及肺水肿）；妊娠中晚期体重增加过多；以及各种凝血功能异常伴多脏器功能障碍。这些患者通常有非典型子痫前期的临床表现，例如，蛋白尿伴或不伴有颜面或者外阴水肿（图 31-4）、体重增加过多（>1.8kg/周）、腹水或肺水肿，可出现实验室检查异常和相应的子痫前期症状，但这些孕妇没有高血压[32]。所以我们建议，无论有没有血压升高，如果有毛细血管渗漏的表现，都应该检查肝酶、肾功能和血小板。孕妇如果有新发生的持续性剧烈头痛、严重视觉异常和血液检查异常，也应该诊断为子痫前期[32]。

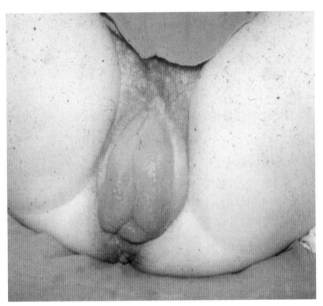

图 31-4　重度子痫前期会阴水肿

妊娠期蛋白尿

普遍认为孕 20 周后每次产检需进行尿蛋白测定。**妊娠期蛋白尿**定义为 24 小时尿蛋白定量大于 0.3g、尿蛋白/肌酐（P/C）比值大于 0.3 或者持续性蛋白尿（至少两次尿蛋白试纸检测≥1+，且至少间隔 4 小时以上）[1,3]。如果一次新发的蛋白尿试纸检测大于 2+，24 小时尿蛋白定

量大于 0.3g 的可能性很高。妊娠期蛋白尿发展为子痫前期的概率尚不清楚。两个多中心临床研究发现,孕妇单纯性蛋白尿的发生率约为 4%[33,34]。这两项研究报道,有 4.3%～7% 的患者同时出现妊娠期高血压及蛋白尿,似乎至少有 1/3 的妊娠期蛋白尿患者会发展成为子痫前期[33,34]。有些学者认为,单纯性妊娠期蛋白尿可以是子痫前期的先驱表现[33,35]。**在没有其他病理状况下,蛋白尿患者应视为具有潜在的子痫前期风险,需要评估相应的症状、进行实验室检查和血压监测(每周至少两次门诊测量血压或者在家里监测血压),应该教育患者关于 PE 的体征和症状。**此外,如果妊娠前半期发生抽搐并有高血压和蛋白尿,此时应诊断为子痫,除非可以证明抽搐为其他因素所致。这些患者需要超声检查确定是否存在葡萄胎或者胎盘水肿/囊性变。作者推荐子宫动脉多普勒血流检测,子痫前期出现时胎盘阻力增加,显示经典的"切迹"特征[32]。

子痫前期的高危因素

框 31-2 列出了子痫前期的高危因素。**总的来说,子痫前期是初产妇容易发生的疾病。**如果孕前对配偶的精液暴露有限,初产妇发生子痫前期的风险增加[17,20,36],而长期对同一配偶的精液暴露则具有保护效应。这也许可以解释,小于 20 岁的女性中子痫前期的发病率较高。如果有过流产史(自然流产或者人工流产)或者正常妊娠史,与同一配偶再次受孕的孕妇发生子痫前期的风险较低。一旦更换配偶或者妊娠间隔较长,这一保护效应又会消失[37]。

框 31-2 子痫前期高危因素
• 初产
• 年龄大于 40 岁
• 通过辅助生育技术受孕
• 怀孕间隔时间超过 7 年
• 子痫前期家族史
• 母亲为小于胎龄儿
• 肥胖/妊娠期糖尿病
• 多胎妊娠
• 前次妊娠为子痫前期
• 前次妊娠有不良妊娠结局
• 胎儿生长受限,胎盘早剥,死胎
• 已经存在的遗传性疾病
• 慢性高血压
• 肾脏疾病
• 1 型糖尿病(胰岛素依赖性)
• 抗磷脂综合征
• V 因子莱顿变异

斯堪的那维亚地区和美国的研究都表明,父源性因素及妊娠间隔超过七年对发生子痫前期有重要作用[38,39]。Lie 等通过整个人群的数据研究表明[39],如果一个男性的配偶有过一次子痫前期,这个男性使其他女性受孕后,子痫前期的发生率增加一倍(OR 1.8,95% CI,1.2～1.6 产次调整后),而与新伴侣是否有过子痫前期病史无关。如果男性的前次配偶有过子痫前期,与这类男性结合的其他女性怀孕后子痫前期的发病率会提高到 2.9%,这与初产妇子痫前期的发病率相似[39]。

辅助生育技术(assisted reproductive technology,ART)的进展与子痫前期发病率升高相关[14,15,40]。最常见的相关因素包括年龄超过 40 岁、不孕妇女的首次妊娠、多胎妊娠、有多囊卵巢综合征(polycystic ovary syndrome,PCOS)的肥胖女性以及接受捐赠配子或胚胎怀孕的女性[40]。捐赠配子的使用会影响母胎间的免疫应答[40]。另外,有研究显示,有复发流产史的不孕患者发生子痫前期的风险增高[41]。

肥胖增加子痫前期的风险,肥胖常用体重指数(body mass index,BMI)来定义[42]。全球性肥胖患者的增加很可能导致子痫前期发病率升高[43,44]。肥胖与胰岛素抵抗紧密相关,胰岛素抵抗也是子痫前期的危险因素,但是肥胖和胰岛素抵抗与发生子痫前期之间的确切机制尚不清楚。

前期研究发现,子痫前期孕妇的易栓症发生率较高[31]。但最近的研究未能重复前期研究的结果[45,46]。研究结果的差异可能与研究人群不同相关。一个最大样本的研究发现,易栓症合并子痫前期时,孕妇发病早且病情严重,常在 28 周前分娩[31]。

病理生理学

子痫前期的病因尚不明确。虽然学说众多,但大部分学说未能经过时间的检验。还有一些学说尚在研究之中(见框 31-3[17,47-50])。

框 31-3 子痫前期病因学说
• 滋养细胞侵袭异常或植入不良
• 血管生发不平衡
• 凝血功能异常
• 血管内皮细胞损伤
• 心血管系统适应性变化不良
• 免疫失调
• 遗传因素
• 过度炎症反应

正常妊娠时,子宫-胎盘血管系统及心血管系统发生显著的变化。这些变化大多是由于胎儿(来自父母双

方)和母体间的同种异体反应而造成。妊娠早期的母胎免疫耐受可能是引起母体体循环及子宫胎盘循环形态和生化改变的原因。

子宫血管改变

人类胎盘接受丰富的子宫胎盘动脉血供,这类动脉是由间质和血管内滋养层细胞(endovascular trophoblasts)向螺旋小动脉(spiral arterioles)壁侵袭发展而来。子宫胎盘血管床阻力低、压力低及流量高。从非妊娠状态的子宫螺旋动脉到孕期胎盘血管的转变是一种生理性变化[50,51]。在正常妊娠中,这种滋养细胞诱导的血管改变从绒毛间隙延展到螺旋动脉的起点,也就是子宫肌层内三分之一的放射状动脉(radial arteries)。**这些血管变化分为两个阶段(two stages),"在孕早期,血管内滋养细胞侵袭螺旋动脉蜕膜段;在孕中期滋养细胞侵袭螺旋动脉肌层段"**[52,53]。这个过程引起血管壁内纤维蛋白类物质的广泛形成,动脉壁肌层组织退化。这些血管变化导致100~150根螺旋动脉扩张、扭曲并形成漏斗形血管,通过多个开口与绒毛间隙交通。

相反,妊娠并发子痫前期或胎儿生长受限时,母体血管对胎盘植入反应不良。在此类孕妇中,子宫胎盘的血管变化仅发生于子宫蜕膜段,而子宫肌层的螺旋动脉依然存在肌肉弹力纤维结构特征,继续受到相关激素的影响[51,52]。另外与正常妊娠相比,发育良好的小动脉数量较少。

据推测,这种胎盘植入过程中的血管反应缺陷主要是第二阶段血管内滋养细胞侵袭能力受到抑制,第二阶段的血管重铸正常情况下从孕16周开始。这些病理变化不能满足胎儿-胎盘在妊娠后期所需的血液供应增加,可能与大多数子痫前期发生的子宫胎盘血流减少相关[50]。Frusca 等[52]研究了正常妊娠(n=14)、子痫前期(n=24)和慢性高血压(n=5)孕妇的胎盘附着部位组织,这些标本均在剖宫产时取材。活检标本显示,子痫前期组的所有胎盘组织中都存在异常的血管变化,18 例标本发现急性动脉粥样硬化性改变。相比之下,14 例正常妊娠胎盘中有 13 例显示正常的血管生理性变化。另外还发现,如果存在动脉粥样硬化,胎儿平均出生体重要明显低于无血管病变组。需要注意的是,血压正常的孕妇发生胎儿生长受限时,也有很多患者出现同样的胎盘血管改变。Meekin 等[53]发现,正常妊娠和子痫前期的血管内滋养细胞侵袭不是一种"全或无"现象,一个螺旋动脉的形态学改变不能反映整个胎盘床的所有血管。

血管内皮激活与炎症

胎盘缺血导致子痫前期综合征的机制可能与胎盘因子进入母体循环从而引起内皮细胞功能障碍有关[47,48,49,54]。

可溶性 **fms** 样酪氨酸激酶 1(soluble fms-like tyrosine kinase 1,**sFlt-1**)是胎盘产生的一种蛋白,可以与血管内皮生长因子(vascular endothelial growth factor,VEGF)受体以及胎盘生长因子(placental-like growth factor,PLGF)受体结合。母体循环中 sFlt-1 的水平升高会降低游离的 VEGF 和 PLGF 水平,从而导致血管内皮细胞功能障碍[54]。

子痫前期患者血清和胎盘中 sFlt-1 的水平升高。**Maynard** 等[55]发现,可溶性胎盘 VEGF 受体(**sFlt-1**)是一种 VEGF 和 PLGF 的抑制剂,这种受体在子痫前期患者不受调节,导致血循环中 sFlt-1 升高,但分娩后下降。sFlt-1 上升水平和子痫前期的严重程度相关[56],支持 VEGF-sFlt 是最终调节子痫前期共同病理生理途径的因素之一。

和正常孕妇相比,后期发生子痫前期和胎儿生长受限的患者在孕早期即出现 PLGF 水平下降,但 sFlt-1 水平在孕早期没有变化[57]。这些数据与蜕膜中血管生成生长因子一致,特别是与 PLGF 相符,PLGF 是早期胎盘发育的重要因子,FGR 和子痫前期患者的 PLGF 减低。PLGF 和后期涉入的 sFlt 一起作为挽救胎儿的信号,引导相应的母体反应,也就是不同程度的母体血压升高。Levine 等的研究也支持这一假说,他们发现正常妊娠最后 2 个月中 sFlt-1 水平升高,而 PLGF 水平下降[56]。

Levine 等[58]研究了孕妇尿 PLGF 水平,发现正常孕妇的尿 PLGF 水平在妊娠早期和中期升高,在 29~32 周达到峰值,其后降低。最终发展为子痫前期的女性中,尿 PLGF 的变化模式和正常孕妇相似,但 PLGF 的水平从 25 周到 28 周就开始降低。发生早发型子痫前期及小于胎龄儿的孕妇这种差别更大[58]。一项类似的研究提示,检测泌尿血管生长因子有助于鉴别重度子痫前期[59]。

在过去十年中,我们对子痫前期病理生理的分子生物学研究达到了前所未有的高度。进一步明确了子痫前期微血管功能障碍的发病机制和细胞黏附分子(cell adhesion molecules,CAMs)、血管生成蛋白以及炎性系统激活的作用[47,48,56]。有证据提示,子痫前期发生时出现过度的炎症反应,包括异常的白细胞生成及中性粒细胞激活[9]。然而,在子痫前期发生之前,这种炎性反应并不存在[60]。

最近的研究表明,子痫前期孕妇在 23~25 周时出现二甲基精氨酸(dimethylarginine)水平失衡,强调一氧化氮-环鸟苷酸(cGMP)途径的重要作用[61,62]。内皮细胞功能障碍和异常激活与子痫前期中一氧化氮水平变化相关,这可以解释子痫前期的大部分典型临床表现,包括内皮细胞通透性增加和血小板聚集[63]。

遗传学与遗传印迹

根据遗传冲突理论,胎儿基因选择是为了增加胎儿营养输送,而母亲基因选择则是为了限制过多的营养输送,使营养输送保持最佳状态[17,20]。基因印迹(genomic imprinting)现象意味着在胎儿细胞中存在母体基因和父体基因的冲突。基因冲突假说提示,在胎盘因素(胎儿基因)的作用下母体血压升高,而母体因素的作用则是降低血压[20]。当子宫胎盘血供不足时,内皮细胞功能异常可能成为胎儿救援措施,增加非胎盘部位的其他血管阻力。

Nilsson 等[64]估算,子痫前期的遗传率为31%,妊娠高血压的遗传率为20%。不可能发现一个主要的子痫前期基因,因为这样的基因不利于人类进化,除非它同时具有重大的生殖优势。但可能会发现越来越多的易感基因(susceptibility genes),这些基因作用于母体心血管凝血系统或者调节母体炎症反应[65]。基因位点因人群而异,同时应该注意,这些基因位点仅能解释一小部分子痫前期病例。虽然这些研究提示了母体易感性,但不排除胎儿基因的进一步影响[66]。**子痫前期遗传学的另一重要概念是成人疾病源于胎儿的假说,这个假说指出,不良的子宫内环境可使女性胎儿将来发生胰岛素抵抗综合征和内皮功能障碍,这可能导致子痫前期的风险增加(见第5章)**[20]。

子痫前期的发病机制还包括了表观遗传特征及印迹[66,67]。最近,Oudejan、van Dijk 和 Nafee 等提出更多支持遗传印迹涉入发病原因的证据[67]。

前列腺素类物质的变化

一些学者描述了各种前列腺素类物质及其代谢产物在整个孕期的水平。他们测量了血浆、血清、羊水、胎盘组织、尿液和脐带血中这类物质的含量。数据结果不一致,可能与方法学不同有关[68,69]。在妊娠期,母体和胎儿胎盘组织中前列腺素产物含量升高。前列腺环素由血管内皮细胞和肾皮质产生,能有效地扩张血管和抑制血小板聚集。血栓烷 A_2(Thromboxane A2,TXA_2)由血小板和滋养细胞产生,能有效地收缩血管和促进血小板聚集。由此可见,**这两类花生酸具有相反的作用,在调节血管张力和血流量方面发挥重要作用。前列腺类物质或者代谢产物间的不平衡可能会引起子痫前期的病理生理变化**。但是,前列腺素类物质在子痫前期病因中的确切作用还不明确[20]。

脂质过氧化物、自由基与抗氧化剂

越来越多的证据表明脂质过氧化物和自由基在子痫前期的发病中可能起着重要作用[40,50,70]。超氧化物离子可能改变细胞膜特征,使细胞膜脂质过氧化,从而产生细胞毒性作用。在发展成子痫前期之前,母体血浆内自由基氧化产物含量升高。此外,一些研究指出,子痫前期患者的血清抗氧化物活性低于正常孕妇[17,20]。

关于氧化应激(oxidative stress)的许多争议与标记物的非特异性有关。在最近的一项研究中,Moretti 等[71]"在线"测量呼气中的氧化应激(这样不易受到体外干扰因素的影响),与非妊娠妇女和正常孕妇相比,子痫前期患者的氧化应激水平更高。

子痫前期的诊断

子痫前期是一种临床综合征,包括广泛的临床症状和体征,这些症状和体征可以单独出现或者同时出现。高血压是诊断子痫前期的传统标准。子痫前期的诊断和疾病严重程度通常以母体血压为基准。许多因素可能影响血压的测量,包括血压测量仪器的准确性、血压计袖带大小、测量前休息时间、患者姿势和使用的 Korotkoff 分期(测量舒张压应在IV或者V期)。**建议门诊患者取坐位测量血压,住院病人可以采用半卧位(semireclining position)**[2,3,18,19]。应该使用右上肢测量血压,手臂应和心脏大致处于同一水平。测量舒张压时,消声和最终声音消失这两个阶段都需要记录。这一点非常重要,因为在IV期记录的血压比V期的血压高 5~10mmHg。有些作者把血压升高幅度作为妊娠期高血压的诊断标准,这种定义通常不可靠,因为从孕中期到孕晚期大多数正常孕妇的血压会逐渐升高。Villar 和 Sibai 的前瞻性研究纳入了700 例年轻初产妇,有 137 人(19.6%)发生子痫前期。用两次舒张压阈值升高 ≥15mmHg 来预测子痫前期,其敏感性和阳性预测值分别为 39% 和 32%。如果用收缩压的差别来预测,其敏感性及阳性预测值分别为 22% 和 33%。

新西兰[73]、美国[74]和土耳其[75]的三项研究调查了舒张期血压升高超过 15mmHg 但舒张压绝对值低于 90mmHg 的妇女与血压持续正常妇女的妊娠结局。新西兰[73]和土耳其[75]的研究包括血压升高但没有蛋白尿的患者,而美国的研究[74]包括舒张压升高 ≥15mmHg 加蛋白尿(24 小时尿蛋白定量大于 300mg/d)的妇女。正常孕妇和舒张压升高 ≥15mmHg 但未达到 90mmHg 的孕妇妊娠结局相似。使用血压升高超过基准线作为诊断标准主要受以下两个因素影响:(1)第一次测量血压的孕周和(2)测量血压的频率。用舒张压升高 15mmHg 诊断子痫前期不可靠。

子痫前期的预测

回顾分析全球性文献显示,有 100 多种临床、生物物理和生物化学检测已被推荐用于预测或识别子痫前期[76-84]。**但这些报道结果并不一致,汇总的试验数据表明这些临床检测方法都不能够可靠地用于筛查子痫前期**[28]。

许多生物化学标记物用来预测子痫前期。子痫前期出现特殊的病理生理异常,标记物来自于这些异常发现。

这些标志物反映胎盘功能障碍、内皮和凝血激活,血管发生和全身炎症反应。然而,在预测子痫前期的可靠性研究中,结果并不一致。临床应用时,这类标志物的特异性很差,预测值很低[80-88]。

在过去的十年中,几项前瞻性和巢式病例对照研究发现,妊娠早期的一些母体高危因素、生物物理因素和血清生化标记物和妊娠后期发生的高血压疾病(妊娠期高血压和子痫前期)相关[79-83,89,90]。一些研究评估了这些因素或标记物单独使用或联合使用的效果,提供了对各种类型高血压和子痫前期的检测率,假阳性率定为5%或10%。总的来说,无论母体因素还是血清生化标记物,也无论单独还是联合检测,对于≥37周后发生的所有妊娠期高血压疾病(妊娠期高血压和子痫前期)都缺乏足够的检出率。在同样的研究中,孕早期使用母体因素和平均动脉压(MAP)对34周前子痫前期的检出率为73%,37周前子痫前期的检出率为60%,假阳性率(FPR)为10%。使用母胎医学基金会的数据,母体因素、生物物理和生物化学标记物组合可以检测出95%的需在34周之前分娩的子痫前期,检测出77%的需在37周前分娩的子痫前期,假阳性率(FPR)为10%[90]。然而,这种筛查的阳性预测值(PPV)仍然低于10%。此外,研究人群具有不同的妊娠高血压和子痫前期风险。Giguère等[91]最近的研究评估了母体因素和妊娠早期血清标记物预测妊娠期高血压及子痫前期的效果,研究包括7929名低风险孕妇,GH风险为2.7%,PE风险为1.8%。子痫前期在34周前发病的概率为0.2%,在37周前发病的概率为1.2%。研究发现,运用母体因素、BMI和MAP的临床模型对37周前子痫前期的检出率为54%,PPV为3%,假阳性率为10%;另外一个包括血清生化因子的完全模型对37周前子痫前期的检出率为39%,PPV为2%。

根据这项研究结果和近年来的其他报告,利用孕早期母体临床因素、生物物理特征和生物标志物预测子痫前期,显然是针对那些需要在34周之前分娩的孕妇。但是,所有方法对34周前子痫前期的阳性预测值均较低,对所有妊娠高血压和子痫前期检出率也低,在妊娠早期进行子痫前期筛查的适应证仍不明确。目前,还没有前瞻性或随机研究评估妊娠早期预测子痫前期的益处和风险。在此之前,对子痫前期筛查预测应视为实验范畴[92]。

多普勒超声是评估妊娠中期子宫动脉血流速度的有效方法。高阻力指数及早期舒张期的切迹(单向或者双向)是异常子宫动脉流速波形的特征性表现[77,78,79]。在孕中期,如果多普勒显示子宫动脉血流异常,孕妇子痫前期发生率升高6倍[77]。但通过多普勒预测发生子痫前期的敏感性仅为20%~60%,PPV为6%~40%[77,81]。现有证据不支持多普勒常规筛查子痫前期,但如果存在有效的预防性治疗措施,子宫动脉多普勒筛查可用于子痫前期风险极高的孕妇。

ACOG妊娠期高血压小组建议仅使用危险因素来识别子痫前期风险增加的妇女[1,3]。

子痫前期的预防

很多临床试验描述了各种方法用来预防子痫前期或降低子痫前期发病率[28,92]。因为子痫前期的病因尚不明确,这些干预手段试图从理论上纠正病理生理异常。对这些研究的详细介绍超出了本章的范围,但研究结果已在最近的几篇系统性综述报道[92]。总的来说,对具有各种子痫前期危险因素的人群已经进行不少随机试验,下列项目已得到评估:限制蛋白质或盐的摄入;补充锌、镁、鱼油和维生素C或E;使用利尿剂和其他抗高血压药物;以及预防性使用肝素。但这些临床试验的样本量较小,结果显示预防子痫前期的作用非常有限或无效。子痫前期的各种预防措施详见框31-4。

框31-4　子痫前期的预防措施

- 高蛋白低盐饮食
- 营养支持(蛋白)
- 钙
- 镁
- 锌
- 鱼和月见草油(evening primrose oil)
- 降压药包括利尿剂
- 抗血栓药
- 小剂量阿司匹林
- 双嘧达莫(Dipyridamole)
- 肝素
- 维生素E和C
- 西地那非(Sildenafil)

补充钙剂

钙摄入与高血压之间的关系已经有多个临床试验和观察性研究。流行病学研究显示,补钙与降低母体血压以及减少子痫和子痫前期之间有一定关联。钙的降血压作用可能是通过调节血浆肾素活性和甲状旁腺激素功能。

十三项临床试验总共纳入15 730名孕妇,这些研究比较了孕期服用钙剂、不服用钙剂或者服用安慰剂的结局,但研究人群(妊娠期高血压低危或者高危)、试验设计(随机对照、双盲或者使用安慰剂)、入组时孕龄(20~32周)、样本量大小(样本量从22~588)、补钙剂量(每天156mg~200mg)以及妊娠期高血压定义都有所不同。

Cochrane 综述发现,补钙和血压降低(相对危险度[RR]0.65;95% CI,0.53~0.81)及子痫前期发病率下降(RR 0.45;95% CI,0.31~0.65)相关,尤其对存在危险因素且钙摄入较少者效果明显。如果钙摄入足够,结果并无统计学差异。这些研究没有发现与补钙相关的副作用。与此相反,美国 FDA 基于循证医学证据却得出不同结论。**FDA 指出"钙和妊娠期高血压之间的关系尚不一致和确定(inconsistent and inconclusive),钙和妊娠期高血压和子痫前期风险之间不可能存在关联"。目前对于钙摄入量低的女性,补钙是否可以预防子痫前期尚不明确**[28]。需要强调的是,目前发表的随机试验都不包括高风险女性,例如子痫前期病史、慢性高血压、双胎妊娠或孕前糖尿病等。根据现有证据,作者不建议使用钙剂预防子痫前期。

抗血小板药物(包括小剂量阿司匹林)

子痫前期和血管痉挛和凝血系统激活相关。血小板活化增强在血管痉挛和凝血系统激活的过程中起核心作用,表现为血栓烷-前列环素失衡。因此,许多学者试图用药物改变 TXA_2/前列环素的比例,从而预防和改善子痫前期。

阿司匹林通过不可逆地乙酰化和灭活环氧化酶(cyclooxygenase,COX)来抑制前列腺素合成。在体外实验中,小剂量阿司匹林(小于 80mg)有效地抑制血小板 COX,但对血管内皮 COX 不敏感。小剂量阿司匹林这种生物化学选择性似乎与它特殊的动力学效应相关,门脉循环中高浓度阿司匹林可使血小板发生乙酰化首过效应。

预防子痫前期的大多数随机对照试验都选用小剂量阿司匹林(low-dose aspirin,LDA;50mg/dL~150mg/dL)。**TXA_2/前列环素比例失衡是子痫前期血管痉挛和凝血异常的部分原因**[20,28],**这是 LDA 预防子痫前期的理论基础**。

最近,国际围产期抗血小板研究(the Perinatal Antiplatelet Review of International Studies,PARIS)协作组对抗血小板药物(主要是阿司匹林)预防子痫前期的有效性及安全性进行了 meta 分析,这项分析包括了 31 项临床试验,其中有 32 217 名孕妇。研究发现抗血小板药物可降低 10% 的子痫前期风险(RR,0.90;95% CI,0.84~0.96)。对于有高血压史及子痫前期史的孕妇(n=6107),抗血小板药物治疗后发生子痫前期的相对危险度为 0.86(95% CI,0.77~0.97)。治疗组和对照组的其他指标均无明显差异。结果表明,抗血小板药物,主要是小剂量阿司匹林,对于预防子痫前期有轻度或中度效果。研究证实小剂量阿司匹林的安全性。但是,有些方面仍需要进一步研究,例如,哪些孕妇适合 LDA、哪个孕周开始治疗以及具体药物剂量[28]。

有几项研究通过多普勒超声及其他危险因素确定子痫前期的高危人群,然后在孕早期给予高危孕妇阿司匹林。一项 Meta 分析指出,在妊娠 16 周前使用 LDA 可以改善这些孕妇的妊娠结局,但这一分析存在许多设计和数据上的缺陷。美国国家儿童健康和人类发展机构(National Institute of Child Health and Human Development,NICHD)进行了多中心研究,共 2539 名孕妇,包括胰岛素治疗的孕前糖尿病、慢性高血压、多胎妊娠以及子痫前期病史的患者,这一研究没有发现 LDA 对此类高危人群有任何益处(表 31-4)。

表 31-4　高危人群小剂量阿司匹林预防子痫前期:美国儿童健康和人类发育研究所(NICHD)临床研究

入选标准	n	子痫前期(%)	
		阿司匹林*	安慰剂*
无高血压及蛋白尿	1613	14.5	17.7
蛋白尿和高血压	119	31.7	22
只有蛋白尿	48	25	33.3
只有高血压	723	24.8	25
胰岛素依赖性糖尿病	462	18.3	21.6
慢性高血压	763	26	24.6
多胎妊娠	678	11.5	15.9
前次子痫前期	600	16.7	19

数据来自 Caritis SN,Sibai BM,Hauth J,et al,for the National Institute of Child Health and Human Development. Low-dose aspirin therapy to prevent preeclampsia in women at high risk. *N Engl J Med*. 1998;338:701.

* 子痫前期的发病率在各组间没有差异

过去三十年间,几项随机对照试验(RCTs)和系统性综述评估了妊娠期使用 LDA 预防子痫前期及并发症的效果及风险,参与试验的孕妇存在一项或多项子痫前期的危险因素。RCTs 的试验结果相互矛盾,系统综述的结论也不确定[93]。这种情况不足为奇,因为研究人群均不相同,试验包括了子痫前期较低风险到极高风险的孕妇、早产、FGR 以及围产期死亡病例。其他影响因素包括入组时的孕周不同(12~32 周)、阿司匹林剂量不同(每天 50~150mg)、样本量及研究中心数目不同以及子痫前期和不良围产期结局定义不同。另外,系统综述不知是否包括计划外的亚组分析[93]。

美国疾病预防服务工作组(U.S Preventive Services Task Force,USPSTF)最近发表了关于 LDA 预防子痫前期死亡和并发症的报道[94]。这篇报道囊括了所有发表的 LDA 预防子痫前期和不良围产期结局的临床试验,详细分析了 LDA 对子痫前期高危人群的有效性和安全性。USPSTF 报道认为,15 项随机对照试验评估了 LDA 是否改善母体及围产儿结局,其中 8 个临床试验为高质量;13 项临床试验评估了 LDA 对子痫前期发病率的影响,其中 8 个临床试验为高质量。在子痫前期高风险的人群中,子痫前期的发病率介于 8% ~30% 之间。还有两项大型观察性研究用于评估妊娠期使用 LDA 的安全性。

在子痫前期高风险的孕妇中,妊娠 **12 周后使用 LDA 可将发生子痫前期的风险平均降低 24%**(混合相对危险度 pooled relative risk [PRR]0. 76;95% CI,0. 62 ~ 0. 95),**早产的风险平均降低 14%**(PRR0. 80;95% CI, 0. 65 ~ 0. 99),**FGR 的风险降低 20%**(PRR 0. 80;95% CI,0. 65 ~ 0. 99)。LDA 降低上述并发症的程度取决于研究人群发生子痫前期的基础风险。USPSTF 的分析结果与其他系统性综述不同,他们发现在妊娠 12 到 28 周间使用 LDA 有效,LDA 的有效性与药物剂量无关。此外,他们发现 LDA 不增加出血性并发症(胎盘早剥、产后出血和新生儿颅内出血)以及围产期死亡的风险。**基于这一分析结果,USPSTF 建议有子痫前期高风险的孕妇,包括有子痫前期史、孕前慢性高血压或肾脏疾病、孕前糖尿病、自身免疫性疾病以及多胎妊娠的孕妇,应该从 12 到 28 周开始服用 81mg 的阿司匹林,每日 1 次,直到分娩。这样可以降低发生子痫前期、早产及 FGR 的风险。**

肝素及低分子肝素

几项观察性试验及随机对照试验评估了使用低分子肝素(low-molecular-weight heparin,LMWH)预防子痫前期及其他不良妊娠结局的效果。最近的几项综述包括了这些研究结果。在意大利[95]和加拿大[96]近期完成的两个大型随机临床试验表明,低分子肝素不能降低高危人群中子痫前期的发生率。另外,一项 Meta 分析也未发现 LMWH 具有预防子痫前期的作用[97]。所以,作者同意 LMWH 不应用于预防子痫前期。

维生素 C 和维生素 E

母体循环和胎盘抗氧化能力下降或氧化应激增加可能在子痫前期的发病机理中起主要作用。所以,有些试验使用维生素 C 和 E 来预防子痫前期。第一项临床研究通过子宫多普勒血流异常识别子痫前期高风险孕妇,然后给予药物剂量的维生素 C 和 E 进行干预,研究结果似乎有益。然而,该研究的样本数量有限,结果必须在其他人群中进一步证实。相反,在子痫前期低风险和极高风险的人群中进行的几个大样本随机试验发现,补充维生素 C 和 E 并不降低子痫前期的发生率(表 31-5)[29,98,103]。

表 31-5 维生素 C 和 E 预防子痫前期多中心临床研究

研究分组	孕妇	入组时孕周(周)	子痫前期	
			维生素 C 和 E(%)	安慰剂(%)
ACTS[98]	初产妇	14 ~ 22	56/935(6)	47/942(5)
VIP[99]	高危	14 ~ 22	181/1196(15)	187/1199(16)
Global Network[100]	高危	12 ~ 20	49/355(14)	55/352(16)
WHO[101]	高危	14 ~ 22	164/681(24)	157/674(23)
NICHD[102]	初产妇	9 ~ 16	358/4993(7. 2)	332/4976(6. 7)
INTAPP[103]	高危	12 ~ 18	69/1167(6)	68/1196(5. 7)
DAPIT[29]	妊娠前糖尿病	8 ~ 22	57/375(15)	70/3784(19)

DAPIT,糖尿病和子痫前期干预试验;*INTAPP*,国际抗氧化剂预防子痫前期试验;*NICHD*,美国儿童健康和人类发育研究所;*VIP*,妊娠期维生素;*WHO*,世界卫生组织

子痫前期实验室检查的异常

子痫前期的临床表现复杂多样,可表现为轻微的血压升高或多脏器功能异常。肾脏、血液系统和肝脏是最易受累的器官和系统。

肾功能

正常妊娠的肾血流量和肾小球滤过率(glomerular filtration rate,GFR)升高,引起血清肌酐、尿素和尿酸浓度下降[98]。子痫前期发生时,血管痉挛及肾小球毛细血管内皮细胞肿胀(肾小球内皮细胞增生),导致 GFR 比正常妊娠降低 25%。血清肌酐很少升高,但尿酸水平可以升高。Sibai 等对 95 例严重子痫前期患者进行分析发现,平均血肌酐为 80. 44μmol/L(0. 91mg/dL),平均血清尿酸浓度为 392. 57μmol/L(6. 6mg/dL),平均肌酐清除率为 100mL/min。

子痫前期和子痫患者的尿酸升高,但其临床意义目前并不明确。高尿酸血症与肾功能不全相关,特别与肾

小管分泌功能下降及肾小球内皮细胞增生相关。此外，也可能与子痫前期的氧化应激增加有关。尽管子痫前期患者的尿酸升高，但尿酸升高对于诊断子痫前期和预测不良围产结局既不敏感也不特异。

血压正常的多胎妊娠孕妇常会出现尿酸升高，可超过 356.88μmol/L（6mg/dL）。有人提出，为保证尿酸用于诊断子痫前期的准确性，应该对多胎妊娠孕妇的尿酸正常上限做一调整。急性脂肪肝和潜在肾脏疾病患者也发现尿酸升高。目前不建议使用尿酸诊断子痫前期或作为子痫前期分娩的指征。

肝功能

肝脏不是子痫前期累及的主要器官，只有 10% 的重度子痫前期出现肝脏受累。子痫前期患者还没有出现肝脏的实验室或组织学变化时，肝窦内壁就先发生纤维蛋白沉积。最常见的肝功能异常表现是轻度血清转氨酶升高。胆红素很少升高，胆红素升高者以间接胆红素为主。肝酶升高是 HELLP 综合征的特点，HELLP（hemolysis，elevated liver enzymes and low platelets）综合征指溶血、肝酶升高和血小板减少，是重度子痫前期的一种变异。

血液系统变化

很多研究评估了子痫前期血液系统的异常发现。和正常妊娠相比，**子痫前期的血浆纤维蛋白肽 A、D 二聚体和凝血酶-抗凝血酶复合物升高，而抗凝血酶Ⅲ的活性下降。**这些变化提示凝血酶生成增强。

正常妊娠的血浆纤维蛋白原明显升高。如果没有胎盘早剥，子痫前期孕妇很少出现血浆纤维蛋白原下降。

血小板减少是重度子痫前期最常见的血液系统异常，与疾病严重程度和胎盘早剥相关。Burrows 和 Kelton 对 1414 名妊娠期高血压孕妇研究发现，15% 的病例出现血小板计数小于 $150×10^9$/L。

Leduc 等连续研究了 100 例严重子痫前期的凝血特征，包括血小板计数、纤维蛋白原、凝血酶原时间（prothrombin time，PT）和部分凝血酶原时间（partial thromboplastin time，PTT）。他们发现 50% 的孕妇血小板计数低于 $150×10^9$/L，36% 的孕妇血小板计数低于 $100×10^9$/L。13 名孕妇的纤维蛋白原水平低于 300mg/dL，2 名入院时出现 PT/PTT 时间延长以及血小板减少。入院时血小板计数可以预测随后可能发生的血小板减少症。该研究认为，在血小板计数低于 $100×10^9$/L 时才需要检测纤维蛋白原水平、PT 和 PTT。Barron 最近对 800 多名妊娠期高血压孕妇进行研究，其中也证实了这一观点。

溶血、肝酶升高和血小板减少综合征（HELLP）

HELLP 综合征的定义、诊断、发病率、病因及处理都存在很多争议[104]。许多学者对这类患者进行过描述。Weinstein 认为它是一种重度子痫前期的变异形式，并命名为 HELLP 综合征。Barton 等对子痫前期和 HELLP 综合征的患者进行了肝脏活检，门静脉周围坏死和出血是最常见的病理现象。HELLP 综合征实验室检验的异常程度（包括血小板计数和肝酶）与肝组织的病理学改变无关。

实验室诊断标准

HELLP 有很多不同的诊断标准。溶血定义为微血管溶血性贫血（microangiopathic hemolytic anemia），是 HELLP 综合征三联征的标志[104]。典型的微血管内溶血包括外周血涂片异常（破裂红细胞、钝锯齿状红细胞和棘红细胞）、血清胆红素升高（间接胆红素）、血浆结合珠蛋白水平降低、乳酸脱氢酶水平（lactate dehydrogenase，LDH）升高以及血红蛋白水平明显下降。很多文献报道的病例没有溶血证据，并不符合 HELLP 综合征的诊断标准[104]。有些研究对溶血进行了描述，但溶血的诊断仍值得怀疑，它只是基于一种异常外周血涂片，并没有描述异常类型或程度以及 LDH 水平（阈值从 180U/L 至 600U/L 不等）。

关于肝脏功能指标及肝酶升高程度目前尚无定论。Weinstein 在最初的报告中提出血清天冬氨酸转移酶（aspartate transaminase，AST）、丙氨酸转移酶（alanine transaminase，ALT）及胆红素水平异常作为诊断标准，但没有指出具体水平。随后的许多研究描述了肝酶升高，AST 或 ALT 升高的标准从 17U/L 到 72U/L 不等。临床上，这样数值常被看为正常或者轻度升高。

血小板减少是诊断 HELLP 综合征的第三项标准。血小板减少症的诊断标准也未达成共识，报道的异常阈值从 $75×10^9$/L 到 $279×10^9$/L 不等，血小板计数小于 $100×10^9$/L 是最常用的标准[104]。

很多作者把总 LDH 升高（通常>600U/L）作为溶血的诊断标准。LDH 分五种亚型，只有 LDH1 和 LDH2 是从破裂的红细胞中释放出来。在大多数重度子痫前期-子痫患者中，总 LDH 升高可能是肝脏缺血所致。因此，很多人建议胆红素水平升高（间接胆红素）、外周血涂片异常或者血浆结合珠蛋白降低应作为溶血诊断标准的一部分。

Martin 等对 302 例 HELLP 综合征进行了回顾性研究，根据血小板计数将 HELLP 综合征分为 3 级。**1 级**定义为血小板计数小于 $50×10^9$/L；**2 级**为血小板在 $50×10^9$/L 到 $100×10^9$/L 之间；**3 级**为血小板在 $100×10^9$/L 到 $150×10^9$/L 之间。这种分级可用来预测产后恢复的快慢、母婴结局以及是否需要血浆置换。

溶血定义为微血管性溶血性贫血，是 HELLP 综合征的标志。DIC 在子痫前期中的作用具有争议。多数作者不认为 HELLP 综合征是 DIC 的一种变异,因为凝血功能指标包括 PT、PTT 及纤维蛋白原均正常[85]。临床诊断 DIC 可能比较困难,当采用较为敏感的指标时,例如抗凝血酶 Ⅲ、纤维蛋白肽 A、纤维蛋白单体、D 二聚体、α2-抗纤溶酶、纤溶酶原、前激肽释放酶和纤连蛋白,很多患者的实验室指标和 DIC 相同。但这些检查比较费时,难以用于常规检测。临床常用的检测方法敏感性相对较低。Sibai 等将 DIC 定义为血小板减少、低纤维蛋白原(血浆纤维蛋白原<300mg/dL)以及纤维蛋白降解产物超过 40mg/mL。在 442 名 HELLP 患者中,有 21% 出现凝血功能异常。他们发现凝血功能异常多发生于胎盘早剥及分娩前后出血的患者,所有四例肝包膜下血肿均出现凝血功能异常。在没有这些并发症的情况下,DIC 的发生率只有 5%。

鉴于上述有关诊断的问题,我们建议使用统一和标准化的实验室指标诊断 **HELLP 综合征**[104]。诊断溶血时应包括血浆结合珠蛋白和胆红素。此外,肝酶的异常程度应该使用肝酶正常值的标准差(SD)来定义。每个医院都有自己的正常值,我们医院的实验室诊断标准见框 31-5。

临床表现

子痫前期患者的 HELLP 综合征发生率文献报道不同,这反映诊断标准存在差异。**HELLP 综合征似乎多发于白人女性和保守治疗的子痫前期患者**[104]。

早期发现 HELLP 综合征可能很难,许多患者症状不具特异性或者子痫前期表现轻微。文献报道的各种症状和体征并不能诊断 HELLP 综合征,重度子痫前期-子痫有同样的临床表现[104]。据报道,右上腹或上腹部疼痛以及恶心呕吐的发生率为 30% 到 90%(表 31-6)。很多孕妇在就诊前几天会出现类似非特异性病毒感染的症状,比如全身乏力。有学者建议,如果孕晚期出现这些症状或疑似子痫前期时,都应进行全血细胞计数(CBC)和肝酶检测[104]。30% 到 60% 的患者出现头痛,约有 17% 的患者出现视力模糊。小部分 HELLP 综合征患者会出现与血小板减少相关的临床表现,例如黏膜表面出血、血尿、皮下出血或者瘀斑。

表 31-6　HELLP 综合征的临床表现

	WEINSTEIN 等[108] (n=57)(%)	SIBAI 等[107] (n=509)(%)	MARTIN 等[106] (n=501)(%)	RATH 等[109] (n=50)(%)
右上腹疼痛	86	63	40	90
恶心呕吐	84	36	29	52
头痛	未报道	33	61	未报道
高血压	未报道	85	82	88
蛋白尿	96	87	86	100

HELLP,溶血、肝酶升高及血小板减少

虽然 82%～88% 的患者有高血压(见表 31-6),但 15%～50% 的患者可能只有轻度高血压,另外 12%～18% 的患者没有高血压。大多数患者(86%～100%)尿试纸检测出现蛋白尿,但也有 13% 的患者无蛋白尿。

HELLP 综合征的鉴别诊断

HELLP 综合征的症状、临床表现以及实验室检查和许多内科综合征、外科疾病及产科并发症相似,其鉴别诊断应该包括表中的各种疾病(详见框 31-6)。有些病人没有高血压或蛋白尿,仅表现为胃肠、呼吸或血液系统症状以及肝酶升高或血小板降低,起初可能误诊为其他疾病,如上呼吸道感染、肝炎、胆囊炎、胰腺炎、妊娠期急性脂肪肝(acute fatty liver of pregnancy,AFLP)以及免疫性血小板减少性紫癜(immune thrombocytopenic purpura,ITP)[104]。同样一些其他病症,如血栓性血小板减少性紫癜(thrombotic thrombocytopenic purpura,TTP)、溶血性尿毒症综合征(hemolytic uremic syndrome,HUS)、系统性红斑狼疮(systemic lupus erythematosus,SLE)、脓毒血症和严重的抗磷脂综合征,可能被误诊为 HELLP 综合征。此外,上述疾病也会并发子痫前期,使诊断更加困难。这些疾病都有非常相似的临床表现和实验室检测结果,即使很有经验的医生对疾病诊断也感棘手。因为这些疾病的处理方式可能不同,一定尽力做出准确诊断。需要强调

的是,患者可能出现各种独特的症状和体征,这些都不能确诊重度子痫前期。如果孕妇临床表现不典型,但有子痫前期可能,不论母体血压如何,都应进行全血细胞计数、血小板计数和肝酶测定。

框 31-6   易与 HELLP 综合征混淆的内外科疾病

- 妊娠期急性脂肪肝
- 阑尾炎
- 胆囊疾病
- 肾小球肾炎
- 溶血性尿毒症综合征(HUS)
- 肝性脑病
- 妊娠剧吐
- 原发性血小板减少
- 肾盂肾炎
- 系统性红斑狼疮(SLE)
- 抗磷脂综合征(APS)
- 血栓性血小板减少紫癜(TTP)
- 病毒性肝炎

HELLP,溶血、肝酶升高血小板减少

框 31-7   HELLP 综合征的治疗方法

扩充血容量
- 卧床休息
- 输入晶体
- 白蛋白 5% 到 25%

抗血栓药物
- 小剂量阿司匹林
- 双嘧达莫
- 肝素
- 抗凝血酶 III

免疫抑制剂
- 甾类激素

其他种类
- 新鲜冰冻血浆
- 血浆置换
- 透析

Sibai BM. The HELLP syndrome (hemolysis, elevated liver enzymes, and low platelets); much ado about nothing? *Am J Obstet Gynecol.* 1990; 162;311.

HELLP,溶血、肝酶升高及血小板减少

HELLP 综合征偶尔引起低血糖以致昏迷、严重低钠血症和皮质失明。一过性肾性尿崩症(nephrogenic diabetes insipidus)是一种罕见的并发症,这与中枢性尿崩症不同,中枢性尿崩症由下丘脑分泌精氨酸加压素减少或缺失所致。肾性尿崩症的特征是胱氨酸肽酶产生过多,造成对精氨酸加压素的抵抗。胱氨酸肽酶过多可能是肝脏对酶类代谢受损所致。

HELLP 的处理

HELLP 综合征的处理争议很大[104]。文献中描述了几种治疗模式,这些模式与处理小孕周重度子痫前期的方法类似(框 31-7)。

HELLP 综合征病情通常进行性恶化,有时病情突然恶化[104]。孕妇的并发症及死亡率升高,很多学者认为,一旦诊断 HELLP,就需要立刻终止妊娠。目前共识认为,下列指征出现时应尽快终止妊娠:HELLP 综合征发生在妊娠 34 周之后;妊娠 34 周前发病伴有明显的多器官功能障碍、DIC、肝脏梗死或出血、肾功能衰竭、疑似胎盘早剥及胎儿状况不良(nonreassuring fetal status)。如果在妊娠 23 周之前发生 HELLP 综合征,也需要终止妊娠[1,104]。

另一方面,妊娠 34 周前的 HELLP 综合征的处理也有很大争议。例如,除了血液检查显示轻中度异常之外,孕妇及胎儿状态都稳定,对这类孕妇如何处理存在相当大的分歧。有些学者建议,首先使用糖皮质激素促胎肺成熟,24 小时后分娩[104];另一些学者则建议延长孕周,直

至出现有终止妊娠的母胎指征或者等到胎肺成熟。后者治疗方案包括卧床休息、使用降压药,给予抗血栓形成药物(LDA 或双嘧达莫)、扩容(晶体、白蛋白和新鲜冰冻血浆[fresh frozen plasma,FFP])以及使用糖皮质激素(泼尼松、泼尼松龙、地塞米松或倍他米松)[104]。

HELLP 综合征的期待治疗

一些大样本病例组研究对确诊有 HELLP 综合征、不完全 HELLP 综合征和重度子痫前期伴有孤立肝酶升高患者进行期待治疗。对挑选的 HELLP 综合征患者进行期待治疗中,有些患者的实验室指标可以短暂改善,妊娠可以延长几天到几周。需要指出的是,大部分期待治疗的患者在一周之内分娩。

荷兰的一项研究报道了对妊娠 34 周前 HELLP 综合征进行期待治疗的经验。Visser 和 Wallenburg 对 128 名孕妇在侵入性血流动力学监测下进行血浆扩容并使用血管扩张剂,但未使用硫酸镁和糖皮质激素。22 名患者在 48 小时内分娩,102 名患者孕周延长的中位数为 15 天(从 3 天到 62 天不等)。这 102 名患者中,55 名患者的 HELLP 综合征在产前出现缓解,妊娠延长平均为 21 天(从 7 天到 62 天不等)。没有发生孕妇死亡及其他严重母体并发症。但在 128 名孕妇中,有 11 例胎儿(8.6%)在孕 25 到 34.4 周间死于宫内,7 例(5.5%)在 27 周到 32 周间出生的新生儿死亡。

Van Pampus 等对 41 名 HELLP 综合征患者在 35 周前进行期待治疗,采取卧床休息、使用降压药物及限盐饮

食,14 名患者在 24 小时内分娩(34%);剩下的 27 名患者孕期延长平均为 3 天(从 0 到 59 天不等)。在这 27 名患者中,15 名孕妇的实验室指标完全正常。虽然没有发生严重母体并发症,但在 27 周到 35.7 周间出现 10 例胎儿死亡。

Ganzevoort 等的研究纳入 54 名诊断为 HELLP 综合征的患者。随后,作者对比了 HELLP 综合征和非 HELLP 综合征的妊娠结局,他们发现两组之间孕期延长的中位数以及母胎围产期并发症方面无显著差别。

一项随机双盲试验比较了泼尼松龙(n=15)和安慰剂(n=16)治疗 30 周前 HELLP 综合征的疗效。每日静脉注射泼尼松龙两次。主要结局指标是从入组到分娩的时间和"复发性 HELLP"病情恶化的次数。两组间入组到分娩的时间没有明显差异,泼尼松龙组 6.9 天,安慰剂组 8 天。安慰剂组有 3 例肝血肿或肝脏破裂及 1 例孕妇死亡。两组的围产期胎儿死亡率相似,泼尼松龙组 20%,安慰剂组 25%。

这些研究结果表明,在妊娠 34 周之前可以采用期待疗法,但必须对 HELLP 综合征患者谨慎选择。尽管期待疗法可以延长部分患者的妊娠,但与诊断 HELLP 综合征后 48 小时内分娩的同龄胎儿相比,期待疗法并没有改善总体围产期结局。

因为混杂因素众多,很难有效地评估各种治疗 HELLP 综合征的方法。有时也会看到,有些没有真正 HELLP 综合征的患者在卧床休息、使用糖皮质激素或血浆扩容治疗后好转,血液检查异常转复。然而,大多数 HELLP 患者保守治疗时,1 至 10 天内都会出现母体或胎儿状况恶化。因此在母胎风险很高的情况下,有限地延长孕周以改善围产期结局值得怀疑[104]。

总之,这些研究结果提示,在 34 周前有些经过严格筛选的 HELLP 综合征患者可以考虑期待治疗。但因样本量不足,无法评估期待治疗对母体安全的影响,期待治疗应属于试验性治疗。大部分专家(包括 ACOG 高血压小组成员)建议,对孕龄大于 24 周的患者应在完成糖皮质激素促胎肺成熟后终止妊娠,孕龄小于 24 周时则建议直接终止妊娠[1,3]。

糖皮质激素改善 HELLP 综合征结局

众所周知,在妊娠 34 周前分娩的重度子痫前期患者中,产前使用糖皮质激素可以有效降低新生儿并发症及死亡率(见第 29 章)。产前皮质类固醇可以增快胎儿的成熟度,目前的推荐方案是:倍他米松 12mg 肌肉注射,每 24 小时一次,总共两次;或地塞米松 6mg 肌肉注射,每 12 小时一次,总共 4 次。上述两个方案是已知的最佳方案,这两种激素容易穿过胎盘,盐皮质激素活性很低。但上述激素方案或其他方案是否对 HELLP 综合征有益,目前尚不清楚。

目前认为,皮质类固醇改善 HELLP 综合征或不完全 HELLP 综合征的母胎结局,是安全有效的药物。但文献综述显示,皮质类固醇治疗 HELLP 综合征的给药方法、给药时间和药物选择都有很大差异。有人建议产后使用不同的皮质类固醇方案,用于预防呼吸窘迫综合征(RDS)及加速产妇恢复[104]。这些方案包括肌肉注射倍他米松 12mg,每 12 小时或 24 小时一次,共两次;或者静脉注射地塞米松(不同剂量以及不同时间间隔);或两者联合使用。有些研究只在产前使用皮质类固醇,用药方案不一(产前用药 24 小时、产前用药 48 小时、重复使用激素或者长期给药直到分娩)。另有报道,在分娩前 48 小时开始给予皮质类固醇,产后继续使用 24 至 48 小时。还有一些研究仅在产后使用皮质类固醇[104]。

在可能患有 HELLP 综合征的患者中,一些随机试验比较了高剂量地塞米松、不使用激素治疗或使用倍他米松的临床结局。Sibai 的一篇综述对这些研究结果进行了总结[104]。**这些研究结果表明,地塞米松可以改善患者的实验室指标及尿量,但没有明显改善严重母体并发症。**另外,这些研究样本量较小,都未使用安慰剂作为对照。

最近发表了三项随机双盲试验评估地塞米松的治疗效果,产前及产后诊断为 HELLP 综合征的患者使用地塞米松或安慰剂,其中两项试验是多中心试验,一项是单中心试验。两项大型多中心研究的结果见表 31-7 和表 31-8。总之,这些试验没有显示地塞米松治疗 HELLP 综合征的益处[105]。**作者认为,在孕 24~34 周间,糖皮质激素只能在分娩前 48 小时用于促胎肺成熟。此外,对于超过 34 周或产后 HELLP 综合征患者,不建议使用地塞米松治疗母体症状[1,3]。**

表 31-7 HELLP 综合征使用地塞米松和安慰剂对于母体并发症的影响

	安慰剂 病例数(%)	地塞米松 病例数(%)	相对危险度 (95% CI)
急性肾功能衰竭*	8(13)	6(10)	0.8(0.3~2.1)
少尿	4(6)	5(7.6)	1.3(0.4~4.5)
肺水肿*	1(2)	3(4.6)	3.1(0.3~28)
子痫	10(15)	8(14)	0.8(0.3~1.9)
感染*	10(15)	5(8)	0.5(0.2~1.4)
死亡	1(2)	3(5)	3.0(0.3~2.8)
血小板输注	10(15)	12(18)	1.2(0.6~2.6)
血浆输注	6(9)	5(8)	0.8(0.3~2.6)

摘自 Fonseca JE, Mendez F, Catano C, Arias F. Dexamethasone treatment does not improve the outcome of women with HELLP syndrome: a double-blind, placebo-controlled, randomized clinical trial. Am J Obstet Gynecol. 2005;193:1591-1598.

* 仅包括随机分组前没有出现这种情况的患者

CI,可信区间

表 31-8　地塞米松和安慰剂组产后 HELLP 患者并发症比较

并发症[*]	地塞米松($n=56$)		安慰剂($n=49$)	
	N	%	n	%
肺水肿	2	3.6	5	10.2
出血	20	35.7	16	32.7
急性肾功能衰竭	9	16.1	12	24.5
少尿	27	48.2	22	44.9
输血	16	28.6	19	38.6
其他并发症	37	66.1	25	51
死亡	2	3.6	2	4.1

摘自 Katz L, de Amorim MM, Figueiroa JN, Pinto e Silva JL. Postpartum dexamethasone for women with hemolysis, elevated liver enzymes, and low platelets (HELLP) syndrome: a double-blind, placebo-controlled, randomized clinical trial. Am J Obstet Gynecol. 2008;198:283.

[*] 每个患者可能不止有一种并发症

母体及围产期结局

HELLP 综合征增加孕产妇死亡风险(**1%**)和并发症,如肺水肿(**8%**)、急性肾功能衰竭(**3%**)、**DIC**(**15%**)、胎盘早剥(**9%**)、肝出血或衰竭(**1%**)、**ARDS**、败血症和中风(**<1%**)[104]。HELLP 综合征增加手术创面血肿及输血的风险[104]。并发症发生率取决于研究人群、确定诊断的实验室标准、合并的慢性疾病(慢性高血压和红斑狼疮)以及产科并发症(胎盘早剥、分娩前后出血、死胎和子痫)[104]。产后发生的 HELLP 综合征增加肾功能衰竭和肺水肿的风险。胎盘早剥增加 DIC、肺水肿、肾功能衰竭和输血的风险。出现大量腹水的患者发生心肺并发症的可能性增高。如果临床表现符合 HELLP 综合征的所有诊断标准,母体并发症发生率要高于不完全性 HELLP 综合征或单纯肝酶升高的患者(表 31-9)。

普遍认为,HELLP 综合征的围产期死亡率和并发症都显著增加。近期报道围产儿死亡率为 **7.4%** 到 **34%**,极早早产(**<28 周**)合并严重 FGR 或胎盘早剥的围产儿死亡率最高[104]。需要强调指出,新生儿并发症取决于终止妊娠的孕周。在校正孕周之后,HELLP 综合征的新生儿并发症与子痫前期患者相似。早产发生率约为 **70%**,其中 **15%** 发生于 28 周之前。因此,这些婴儿容易发生急性新生儿并发症。

HELLP 综合征在产前或产后都可以发生。Sibai 等的 442 例病例分析显示,309 例(**70%**)在产前出现 HELLP 综合征,133 例(**30%**)HELLP 综合征在产后发生。四名产妇死亡,并发症的发生率也很高(表 31-10)。

产后 HELLP 的发病时间从产后几小时到 7 天不等,大部分在产后 48 小时之内发生。如果产后 48 小时内出现严重高血压或严重子痫前期,应考虑 HELLP 综合征的可能,并进行相应的实验室检查。产后 HELLP

综合征患者有 **80%** 在分娩前即有子痫前期,但 **20%** 的病人在产前或产时没有子痫前期的证据。根据个人经验,产后 HELLP 更容易发生肺水肿和急性肾功能衰竭(表 31-11)。鉴别诊断应该考虑 SLE 恶化、TTP 和 HUS。

表 31-9　316 名 HELLP 综合征、部分 HELLP 综合征或者实验室检查结果正常的重度子痫前期患者并发症

	HELLP	不完全性 HELLP	重度子痫前期
输血(%)	25[*]	4	3
弥散性血管内凝血(%)	15[*]	0	0
伤口血肿,感染(%)[†]	14[‡]	11[§]	2[§]
胸腔积液(%)	6[‡]	0	1
急性肾功能衰竭(%)	3[‡]	0	0
子痫(%)	9	7	9
胎盘早剥(%)	9	4	5
肺水肿(%)	8	4	3
肝包膜下血肿(%)	1.5	0	0
颅内出血(%)	1.5	0	0
死亡(%)	1.5	0	0

摘自 Audibert F, Friedman SA, Frangieh AY, Sibai BM. Clinical utility of strict diagnostic criteria for the HELLP (hemolysis, elevated liver enzymes, and low platelets) syndrome. Am J Obstet Gynecol. 1996;175:460.

[*] P <.001, HELLP vs. 不完全性 HELLP 和重度子痫前期
[†] 剖宫产分娩孕妇所占百分比
[‡] P <.05, HELLP vs. 重度子痫前期
[§] P <.05, 不完全性 vs. 重度子痫前期
HELLP, 溶血、肝酶升高及血小板减少

表 31-10　442 名 HELLP 综合征患者的严重并发症

并发症	n(%)
弥散性血管内凝血	92(21)
胎盘早剥	69(16)
急性肾功能衰竭	33(8)
严重腹水	32(8)
肺水肿	26(6)
胸腔积液	26(6)
脑水肿	4(1)
视网膜剥离	4(1)
喉头水肿	4(1)
肝包膜下血肿	4(1)
成人呼吸窘迫综合征(ARDS)	3(1)
孕妇死亡	4(1)

摘自 Sibai BM, Ramadan MK, Usta I, et al. Maternal morbidity and mortality in 442 pregnancies with hemolysis, elevated liver enzymes, and low platelets (HELLP syndrome). Am J Obstet Gynecol. 1993;169:1000.

HELLP, 溶血、肝酶升高和血小板减少

表 31-11　不同时期发生的 HELLP 综合征的妊娠结局和并发症

	产前发病 (n = 309) (%)	产后发病 (n = 133) (%)	相对 危险度	95% CI
小于 27 周分娩*	15	3	4.84	2.0 ~ 11.6
在 37 周到 42 周间分娩†	15	25	0.61	0.41 ~ 0.91
肺水肿	5	9	0.5	0.24 ~ 1.05
急性肾功能衰竭†	5	12	0.46	0.24 ~ 0.87
子痫	7	10	0.73	0.38 ~ 1.40
胎盘早剥	16	15	1.05	0.65 ~ 1.70
弥散性血管内凝血(DIC)	21	20	1.09	0.73 ~ 1.64

Sibai BM, Ramadan MK, Usta I, et al. Maternal morbidity and mortality in 442 pregnancies with hemolysis, elevated liver enzymes, and low platelets (HELLP syndrome). Am J Obstet Gynecol. 1993;169:1000.

* P <. 0007.

† P <. 002.

CI, 可信区间; DIC, 弥散性血管内凝血; HELLP, 溶血、肝酶升高和血小板减少

临床处理

在 HELLP 综合征的临床发展过程中,母体和胎儿状况通常进行性或突然恶化。怀疑为 HELLP 综合征的患者应立刻住院,并且在产房密切观察(图 31-5)。处理应该与严重子痫前期一样,首先给予静脉硫酸镁预防惊厥,同时使用抗高血压药物,将收缩压控制在 160mmHg 以下和舒张压在 105mmHg 以下[104]。可以静脉注射肼屈嗪(hydralazine)5mg,如血压控制不佳,可以每 20 分钟重复给药,最大剂量不超过每小时 25mg。治疗期间每隔 20 分钟记录一次血压,血压控制后可改为每小时记录一次血压。如果肼屈嗪的降压效果不佳,或者出现心动过速及头痛等不良反应,可使用其他药物,如拉贝洛尔或硝苯地平。

拉贝洛尔的推荐剂量为每 10 分钟 20 ~ 40mg,静脉给药,最大剂量为 300mg。硝苯地平为口服,每 20 分钟 10 ~ 20mg,1 小时的最大剂量为 50mg。用药期间需要密切观察母胎情况变化。

推荐的硫酸镁使用方案:20 分钟内静脉给予 6g 的负荷剂量,随后给予静脉维持剂量 2g/h。硫酸镁在入院观察时就开始使用,分娩期间持续给药,产后至少使用 24 小时。如患者肾功能异常,例如少尿或者血清肌酐 ≥ 106.08μmol/L (1.2mg/dL),硫酸镁应减量甚至停用。

一旦确诊 HELLP 综合征,就需要考虑终止妊娠的问题(图 31-5)。如果病情稳定,不满 35 周的 HELLP 综合征患者应转到三级医疗机构。首先评估和稳定母体状况,特别是血压和凝血功能异常。接着进行胎心监护(FHR)、生物物理评分(BPP)或胎儿血流多普勒评估胎儿状况。最后,必须决定立刻终止妊娠还是延迟 48 小

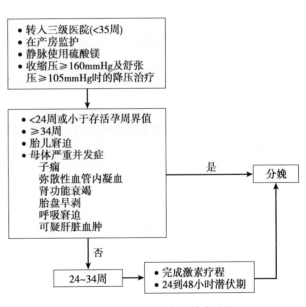

图 31-5　HELLP 综合征治疗流程

时,完成糖皮质激素促胎儿成熟。在临床实践中,除了 24 至 34 周间母胎情况稳定的患者,其他所有患者一经诊断 HELLP 综合征就需要立刻终止妊娠。未立刻终止妊娠的患者给予倍他米松,通常在给予最后一次倍他米松后的 24 小时内分娩。在此期间,必须密切观察母胎状况。有些患者的实验室检查可能会短暂改善。尽管如此,也建议及时终止妊娠[104]。

产时处理

HELLP 综合征不是立即剖宫产的指征,立即剖宫产还有可能对母体和胎儿造成伤害。是否需要剖宫产应基于孕周、胎儿状况、是否临产和宫颈 Bishop 评分。如果小于 30 周、尚未临产而且 Bishop 评分小于 5 分,这些患

者应行剖宫产分娩。如果合并 FGR 或羊水过少,尤其在 32 周之前且宫颈 Bishop 评分不良时,也应选择剖宫产(框 31-8)。

如果没有产科并发症,已经进入产程和破膜的产妇可以阴道分娩。妊娠超过 30 周需要引产时,无论宫颈扩张及展平的程度如何,都可以使用缩宫素或前列腺素引产。子宫颈 Bishop 评分≥5 者即使小于 30 周,也可采用类似方法引产。

分娩疼痛的处理可以间断使用小剂量阿片类镇痛药物。阴道分娩时如果需要外阴切开或修复裂伤,可用局部浸润麻醉。不要使用阴部神经阻滞麻醉,因为注射部位可能出血并形成血肿。硬膜外麻醉也视为禁忌,特别是血小板计数小于 75×10^9/L 的患者不要使用硬膜外麻醉。因此,大多数血小板减少的患者剖宫产时需要全身性麻醉。O'Brien 等评估了糖皮质激素对 37 例部分性 HELLP 综合征患者使用硬膜外麻醉的影响,给予激素前血小板计数小于 90×10^9/L。使用糖皮质激素后,硬膜外麻醉的使用增加,特别对分娩前有 24 小时潜伏期的患者有效,糖皮质激素组的 14 例患者中有 8 例使用了硬膜外麻醉,而对照组 10 例中无一例使用($P=0.006$)。

无论产前或产后,所有 HELLP 综合征患者如果出现严重出血都需要输血小板,这种情况包括肝包膜下血肿、皮肤瘀斑、牙龈出血、穿刺点或者损伤处渗血、腹腔内出血及血小板小于 20×10^9/L。手术前纠正血小板减少也很重要。如果需要剖宫产,血小板计数小于 40×10^9/L 至 50×10^9/L 的患者在气管插管前应输注 6 个单位血小板。有些患者血小板计数持续下降,术中及产后的切口

部位会广泛渗血。切口部位形成血肿的风险约为 20%,有些医生倾向于采用皮肤纵切口进行剖宫产,有些医生放置筋膜下引流并且保持皮肤切口敞开至少 48 小时(图 31-6)[104]。

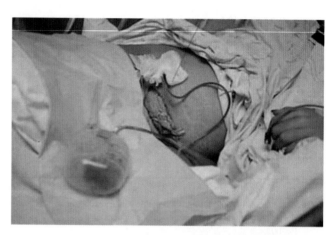

图 31-6　在剖宫产时留置筋膜下引流管

产后处理

在产后 48 小时,应严密监测 HELLP 综合征患者的生命体征、出入量、实验室指标和血氧饱和度。继续静脉使用硫酸镁以预防子痫,产后通常持续 48 小时。同时使用抗高血压药物,使收缩压低于 155mmHg 和舒张压低于 105mmHg。**一般来说,大部分患者在产后 48 小时内病情得到缓解。但有些患者,特别是伴有 DIC 的胎盘早剥、严重血小板减少(血小板<20×10^9/L)、严重腹水或严重肾功能不全的患者,可能出现恢复延迟,甚至出现情况恶化。因为输注血制品、产后体液转移和肾功能受损,这些患者更容易发生肺水肿**。另外,这些患者也有发生急性肾小管坏死的风险,可能需要数日透析及重症监护。一些作者认为血浆置换或输注血浆可能对这些患者有益。临床上大多数患者仅通过支持治疗就可以康复。如果分娩后病情继续恶化超过 72 小时,或者实验室指标好转后又再次出现血小板减少及肝酶异常,此时应考虑 TTP/HUS 的诊断。这些情况需要血浆置换。

HELLP 综合征的临床表现及实验室指标变化有可能在产后首次出现。大多数发生在产后 48 小时内,但发病范围可以是产后几小时直至产后 7 天[104]。因此,所有产妇和医护人员都应了解 HELLP 综合征的症状和体征。产后 HELLP 综合征患者的处理方法与产前相似,包括使用硫酸镁。

HELLP 综合征的肝脏并发症

转氨酶极度升高(高于 1000 至 2000IU/L)不是 HELLP 综合征的典型表现。出现这种情况时,必须考虑肝脏梗死和肝包膜下血肿的可能。鉴别诊断还应包括妊娠期急性脂肪肝(AFLP)、胎盘早剥合并 DIC、胆囊炎并

发败血症、病毒性肝炎和 TTP。除了子痫前期的症状和体征外,体格检查可能发现腹膜刺激症状和肝脏肿大。

肝脏梗死

肝脏梗死的临床表现包括右上腹痛、发热及肝酶显著升高,血清转氨酶通常 1000 到 2000IU/L 或更高,LDH 通常在 10 000 到 20 000IU/L。肝脏影像学检查可以确立诊断(图 31-7)。产后影像学随访可以见到梗死病灶的好转。这些患者可能有潜在的抗磷脂抗体综合征[104]。

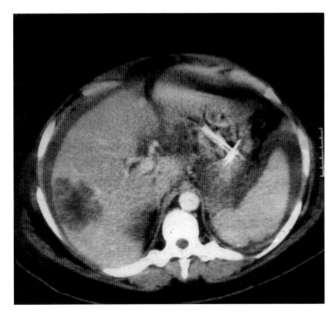

图 31-7　肝脏梗死的 CT 扫描

肝脏血肿及破裂

随着 Glisson 包膜下血肿的发展,HELLP 综合征患者可能发生肝脏破裂(图 31-8)。破裂处附近的肝脏组织学检查显示门静脉周围出血、纤维素沉积及中性粒细胞浸润,这提示肝性子痫前期。血肿可能持续存在或者发生破裂,一旦破裂可导致腹腔内出血。发生肝血肿的患者通常有腹痛、重度血小板减少、肩部疼痛、恶心和呕吐。转氨酶通常中度升高,有时也可以高达 4000IU/L 到 5000IU/L。当肝破裂时,因大量腹腔积血会迅速出现腹部肿胀和休克。

未破裂肝血肿的处理是补充容量,必要时输血,进行支持治疗,可以考虑经皮肝动脉栓塞术。如果血肿大小稳定,实验室指标逐渐好转,患者可以出院,在门诊随访。血肿完全消失可能需要数月时间。

手术修补一直被推荐用于治疗未发生肝脏破裂的肝脏出血。如果患者血流动力学稳定,这种并发症也可以保守治疗,但需要密切监测患者的血流动力学及凝血功能状态。用超声或 CT 对肝包膜下血肿进行系列监测,如果发生破裂或者母体状况恶化,需要及时处理。保守治疗过程中,要避免外源性因素导致肝脏损伤,例如腹部触诊、抽搐或呕吐。在患者转运过程中,应非常谨慎。任何腹内压力的突然增加都可能导致肝包膜下血肿破裂(图 31-9)。

肝包膜下血肿破裂是 HELLP 综合征的一个致命性并发症。先前表现为高血压的患者突然发生严重低血容量休克是血肿破裂的标志。在大多数情况下,破裂之处多数累及肝脏右叶,多由肝脏实质内的血肿发展而来。患者通常表现为肩部疼痛、休克、大量腹水、呼吸困难和胸腔积液,死胎也常发生。应当使用肝脏 B 超或 CT 以排除肝包膜下血肿,同时评估是否存在腹腔内出血。腹腔穿刺可以确定是否存在腹腔内出血。

肝包膜下血肿破裂迅速导致休克,需要多学科协作治疗(框 31-9)。抢救复苏应包括大量输血、使用血小板及 FFP 纠正凝血功能以及立即剖腹探查。

必须请经验丰富的肝脏外伤手术团队到场。如果怀疑肝脏破裂,必须使用上腹部切口以取得足够的手术显露。下腹部正中切口可以向上延长。如果剖宫产采取了 Pfannenstiel 切口(下腹部弧形切口),则需另取上腹部中线切口以便最大程度地暴露上腹部和肝脏。手术方式包括填塞和引流、出血肝段结扎、受累肝段肝动脉栓塞以及将大网膜或外科网片与肝脏进行疏松缝合以改善其完整

40周患者肝血肿
胸腔积液,插管

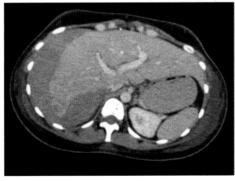
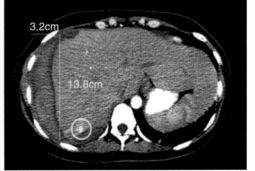

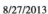

8/27/2013　　　　　　　　　　9/10/2013

图 31-8　肝包膜下血肿及产后 2 周后的 CT 扫描

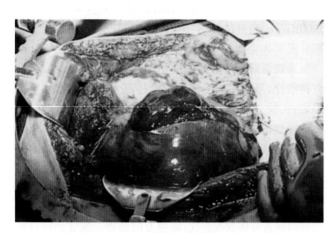

图 31-9 HELLP 综合征患者肝包膜下血肿

框 31-9 肝包膜下血肿的处理

一般处理

1. 通知血库可能需要大量红细胞、冰冻血浆和血小板
2. 和普外科及血管外科协作
3. 避免直接和间接地触动肝脏
4. 密切监测血流动力学状态
5. 静脉使用硫酸镁预防抽搐

未破裂的血肿

- 保守治疗
- 纠正凝血功能
- CT 和 B 超系列检查

血肿扩大或者破裂

- 大量输血
- 立刻行剖腹探查术

少量出血

- 观察
- 用闭合吸引器引流

严重出血

- 用大纱布垫压迫止血
- 对受累肝叶进行动脉栓塞
- 结扎出血的肝脏部位
- 将大网膜或网片与肝脏疏松地缝合在一起,以恢复肝脏的完整性
- 氩电凝刀对肝脏表面止血
- 肝叶切除术
- 肝脏切除和暂时的门静脉分流,然后进行肝移植

性。Shrivastava 等报道了一例使用氩束凝结器成功治疗 HELLP 综合征肝血肿破裂,但以前使用同样方法都没有成功。**即使进行适当及时的治疗,母胎死亡率仍接近 50%。最常见的死亡原因是大量失血伴凝血功能异常和脓毒血症。**初期抢救成功者术后可能发生 ARDS、肺水肿、肝衰竭和急性肾功能衰竭。

Reck 等回顾了与 HELLP 综合征相关的肝破裂病例

（4 名来自他们德国的医疗中心,49 例来源于 1990 年至 1999 年 Medline 文献检索）。即使手术干预,HELLP 综合征肝破裂的死亡率仍达 39%（49 例中有 19 例死亡）。死亡的主要原因是失血性休克（n = 11）和多脏器功能衰竭（n = 7）。这篇综述建议对肝破裂或肝衰竭采用多学科协作处理,包括使用临时填塞的方法控制出血。对于肝功能衰竭或者肝脏出血无法控制的患者,最后的措施是肝移植。

肝脏移植治疗顽固性出血

如果使用各种干预措施仍不能控制出血或者肝脏坏死导致肝功能衰竭,这些情况下可考虑肝移植,文献中已有成功报道。Shames 等查询了器官采集和移植网络数据库（the Organ Procurement and Transplantation Network database）,报道了因 HELLP 综合征进行肝移植的相关数据。从 1987 年 10 月到 2003 年 11 月,美国有死亡供体肝移植手术 8 例用于治疗 HELLP 并发症。作者撰写综述时,8 例中的 6 名患者依然存活,有 2 名患者在移植后一月内死亡。另外,有 2 名患者进行了再次移植。根据综述,作者提出了 HELLP 综合征肝移植的流程管理路径,主要用于持续性无法控制的出血或者肝脏坏死和衰竭。Sibai 等根据自身经验和文献回顾,制定了 HELLP 综合征所致肝脏血肿的管理计划。强调使用大量血制品,血肿破裂时需要积极干预（见框 31-9）。如果怀疑肝包膜下血肿破裂,建议准备 30 单位的红细胞悬液（PRBC）,20 单位的新鲜冰冻血浆,30～50 单位的血小板以及 20～30 单位的冷沉淀。

对于病情稳定的未破裂的肝脏包膜下血肿应该进行保守治疗。保守处理过程中必须密切监测,如果血肿破裂,患者状况会急剧恶化。患者的生存显然与快速诊断和及时处理有关,这些患者应当在 ICU 内进行管理,密切监测血流动力学变化和补液情况以避免肺水肿或肺功能受损。

肝包膜下血肿患者的产后处理包括系列 CT、MRI 或超声检查,直到损伤部位完全恢复。关于肝包膜下血肿患者的再次妊娠结局的资料有限,但我们已经处理了 3 例这样的患者,母胎结局均正常。Wust 等报告了 3 例子痫前期或 HELLP 综合征合并肝破裂的女性,她们随后的 4 次妊娠也都成功。

子痫前期的血流动力学监测

很多学者用不同方法研究子痫前期的血流动力学变化,包括血压、心输出量、肺毛细血管楔压（pulmonary capillary wedge pressure,PCWP）以及中心静脉压（central venous pressure,CVP）。

子痫前期的血流动力学研究结果多样。一篇对英文文献的综述列出了一种或多种血流动力学参数的不一致观点。结果不一致可能与很多因素相关,包括诊断标准、病情严重程度及长短、潜在的心肾疾病、血压和心输出量测量方法以及在获取参数前的治疗等。另外,血流动力学参数的动态变化使测量难以标准化,单一测量价值有限。

许多侵入性方法用于研究重度子痫前期治疗前的血流动力学。心脏指数(cardiac index)从每分钟 2.8L/m^2 到每分钟 4.8L/m^2 不等;PCWP 从 3.3 到 12mmHg 不等。这些结果提示,重度子痫前期的心脏指数和 PCWP 降低或者正常。CVP 值在 2mmHg 到 6mmHg 之间。**子痫前期治疗后,心脏指数、全身血管阻力指数和 PCWP 正常或者增高。**

总之,子痫前期的血流动力学研究结果多样。侵入性测量手段的临床价值具有争议。大多数侵入性测量显示,重度子痫前期患者的心输出量及全身血管阻力增加。子痫前期面临的问题是全身血管阻力过高,与心输出量不符。PCWP 和 CVP 似乎降低或正常,但两者并不相关。

妊娠期高血压-子痫前期的产前处理

妊娠期高血压

妊娠期高血压-子痫前期(GH-PE)有可能进展成为重度高血压、重度子痫前期、HELLP 综合征及子痫[1-8]。发病的孕周越早,疾病进展的风险越高[5-8],孕妇和胎儿均需要严密监测。母体评估包括每周产检、子痫前期症状并且进行实验室检查,包括 CBC、血小板计数、肝酶和血清肌酐[1-3]。诊断 GH-PE 时应评估胎儿状况,包括超声测量羊水和胎儿体重,之后每周 1 次或 2 次的无应激试验(NSTs)和羊水测量[1-3]。限盐饮食和限制运动对患者并无益处[1-3]。此外,随机对照试验显示降压药物并不能改善妊娠结局。

如果没有进展成为重度疾病,GH-PE 患者可以继续妊娠,直到 37 周分娩。分娩期间和产后不需要预防抽搐,因为这些患者的子痫发生率低于 1/500[1,2]。

"足月高血压及子痫前期干预试验"(The Hypertension and Preeclapmsia Intervention Trial At Term, HYPITAT)是多中心开放随机试验,包括荷兰的 6 个学术性医院及 32 个非学术性医院。试验纳入 756 例在 36 ~ 41 周之间分娩的单胎孕妇,其中轻度妊娠期高血压 496 例和非重度子痫前期 246 例。引产组有 377 例,期待治疗组有 379 例。主要研究结果(primary outcome)为综合母体不良结局(composite of adverse maternal outcome),包括进展为重度疾病或者 HELLP 综合征、子痫、肺水肿、胎盘早剥、产后出血、血栓栓塞性疾病或者死亡。第二研究结果(secondary outcome)是综合胎儿不良结局和剖宫产率。两组都没有出现孕妇、胎儿和新生儿死亡以及子

痫和胎盘早剥。但是引产组的母体不良结局发生率较低(31% vs. 44%;RR, 0.71;95% CI, 0.59 ~ 0.86),这主要与重度高血压减少有关。第二研究结果两组没有差别;但亚组分析提示,轻度子痫前期患者的母体不良结局上有明显差异(发病率 33% vs. 54%;RR, 0.61;95% CI, 0.45 到 ~ 0.8),而轻度妊娠期高血压组没有明显差别(发病率 31% vs. 38%;RR, 0.81;95% CI, 0.63 ~ 1.03),这主要因为样本不够。在引产组,初产妇和 Bishop 评分低于 2 分的剖宫产率较低,这反驳了引产导致剖宫产率升高的观念。研究结果的总结见表 31-12 和表 31-13。

表 31-12　随机试验比较引产和期待治疗对轻度妊娠期高血压-子痫前期母体结局的影响

	引产 (n=377) (%)	期待治疗 (n=379) (%)	相对危险度 (95%,CI)
综合不良妊娠结局	117(31)	166(44)	0.71 (0.59 ~ 0.86)
HELLP 综合征	4(1)	11(3)	0
肺水肿	0	2(1)	0
胎盘早剥	0	0	0
子痫	0	0	0
孕妇入住 ICU	6(2)	14(4)	0
剖宫产分娩	54(14)	72(19)	0.75 (0.55 ~ 1.04)

摘自 Koopmans CM, Bijlenga D, Groen H, et al. Induction of labour versus expectant monitoring for gestational hypertension or mild pre-eclampsia after 36 weeks' gestation (HYPITAT): a multicentre, open-label randomize controlled trial. Lancet. 2009;374:979-988.

CI, 可信区间;HELLP, 溶血、肝酶升高和血小板减少;ICU, 重症监护室

表 31-13　子痫前期患者引产和期待治疗的新生儿结局比较

新生儿结局	引产组数量 (%)	期待治疗组数量(%)
综合不良结局	24(6)	32(8)
围产期死亡	0	0
Apgar 评分 5 分钟小于 7 分	7(2)	9(2)
脐血 pH 值小于 7.05	9(3)	19(6)
入住新生儿重症监护室	10(3)	8(2)
呼吸窘迫综合征	1(0.25)	1(0.25)

修改自 Koopmans CM, Bijlenga D, Groen H, et al. Induction of labour versus expectant monitoring for gestational hypertension or mild pre-eclampsia after 36 weeks' gestation (HYPITAT): a multicentre, open-label randomized controlled trial. Lancet. 2009;374:979-988.

住院治疗

过去这类患者被收住入院,卧床治疗,一直到分娩。过去认为这样做可以降低疾病进展,一旦疾病突然恶化,如出现胎盘早剥、子痫或者高血压危象,能立即采取干预措施。然而,轻度 GH-PE 患者如果没有症状而且依从治疗,发生严重并发症的可能很小。两项随机对照试验表明,大部分轻度 GH-PE 患者可以在家观察,也可以去日间医疗中心进行母胎监测,二者都为安全[1-3]。

卧床休息

医生经常建议非重度 **GH-PE** 患者完全或者部分卧床休息。但至今没有证据支持卧床休息可以改善妊娠结局。也没有随机对照试验,研究完全卧床休息和限制活动对子痫前期的治疗作用。相反,孕期长期卧床增加血栓栓塞的风险。ACOG 高血压小组不建议 GH-PE 患者卧床治疗[1]。

降压药物

几项随机对照试验对比了降压药和安慰剂治疗离足月尚远的轻度 **GH-PE** 的效果。结果提示,降压药物可以降低轻度 GH-PE 发展为重度疾病的风险,但不能改善围产期结局[1-3]。因样本量不足,试验不能评估 FGR、胎盘早剥、围产期死亡或者母体并发症的差异。对轻度高血压孕妇,不推荐常规使用降压药物。

母胎监测

一致认为,在 GH-PE 的期待治疗中应该进行胎儿监测[1-3]。美国大多数学者建议,从确诊到分娩,需要每日计数胎动,每周 **1 次或 2 次 NST 或者 BPP**[1-3]。有些患者子宫胎盘血流下降,诊断 GH-PE 后,应使用超声监测胎儿体重和羊水量,根据检查结果决定检查间隔时间。如果怀疑 IUGR,建议使用多普勒监测血流流速[1-3]。监测频率通常根据孕周、疾病严重程度及胎儿生长状况决定。大多数临床试验建议 GH-PE 患者每周监测一次,如果怀疑胎儿生长受限则每周两次。在妊娠 32 周前,如果对非重度子痫前期进行期待治疗,建议每天监测。目前还没有大样本前瞻性研究评估这些监测手段的效果。

所有 GH-PE 孕妇都需要监测。GH 监测的目的是早期发现重度高血压和子痫前期[1-3]。对于子痫前期患者,监测目的是早期发现伴严重表现的子痫前期(重度)。如果患者已有严重表现,应严密监测器官功能紊乱。临床征象包括严重头痛、视觉模糊、精神状态改变、右上腹或剑突下疼痛、恶心或呕吐以及呼吸急促[1-3]。实验室检查包括血清肌酐、血小板计数和肝酶。**如果血小板和肝功能正常,不需要检查凝血功能。**实验室检查频度取决于初始检查结果、病情严重程度及疾病进展情况。

治疗方法

治疗妊娠期高血压-子痫前期的目标是保证孕妇安全,争取胎儿成熟分娩,减少 NICU 护理。为达到目标,应根据疾病严重程度、孕龄、母胎状况、是否临产以及孕妇的要求,制定相应的诊疗计划。

轻度高血压或者子痫前期

一旦诊断为 GH-PE,就要根据母胎评估的情况进行治疗(图 31-10)。一般来说,妊娠 37 周之后的 GH-PE 孕妇应该引产。

对于尚未分娩的孕妇,需要密切观察母胎情况。孕妇可以正常饮食,无需限制盐的摄入,减少活动但不提倡卧床休息。不需要使用降压药物及利尿剂,这些药物可能掩盖病情的发展[1]。在病人初诊和复诊时,应加强对重度子痫前期症状的宣教。门诊期待治疗的患者如果出现腹痛、严重头痛、子宫收缩、阴道流血或者胎动减少,需要立刻去医院或门诊就诊。

对于轻度妊娠期高血压患者,胎儿评估包括 NST、超声检查胎儿估重(estimated fetal weight,EFW)及羊水指数(amniotic fluid index,AFI)。如检查结果正常,则保持每周复检一次。

母体评估包括每周检查血细胞比容、血小板、血清肌酐和肝功能。每周两次门诊测量血压、尿试纸蛋白检查或者蛋白/肌酐比值测定(尿蛋白检查仅限于妊娠期高血压患者)以及监测可能发生子痫的症状。这些评估对及时发现疾病进展极为重要。如果孕妇出现症状或者血压突然升高至重度高血压范围,就需要立即住院观察。

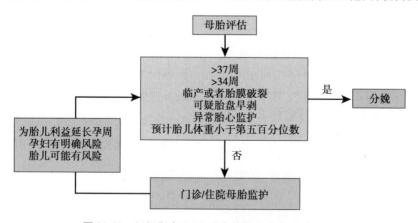

图 31-10　妊娠期高血压-子痫前期患者的诊疗计划

对于妊娠 32 周到 37 周的子痫前期患者,如果血压低于 155/105mmHg、无症状且依从性好,患者可以在门诊随访。不满足以上条件的患者,特别是小于 32 周者,需要住院治疗。门诊治疗时,患者不需卧床但要限制活动,如有病情恶化症状应立即告诉医务人员,每周产检两次。胎儿评估包括每日数胎动,每周两次 NST,超声评估胎儿体重和 AFI。如果病情恶化,病人需要入院治疗,直至分娩,入院指征为:血压显著升高达到重度高血压范围、新发症状、血液检查异常以及胎儿发育异常。住院治疗的患者进行同样的母胎评估。产科的处理方案详见表 31-11。

重度子痫前期

重度子痫前期的发病率为 0.6% 到 1%[105]。重度子痫前期患者常伴有不良妊娠结局,特别是早产、FGR、胎盘早剥和围产儿死亡(表 31-14)。因此需要事先告知孕妇有关母胎风险和治疗方法。

表 31-14 轻度子痫前期和重度子痫前期妊娠结局的比较

结局	HAUTH 等[4]		BUCHBINDER 等[*16]		HNAT 等[23]	
	轻度 (n=217)(%)	重度 (n=109)(%)	轻度 (n=62)(%)	重度 (n=45)(%)	轻度 (n=86)(%)	重度 (n=70)(%)
在 37 周前分娩	没有报道	没有报道	25.8	66.7	14	33
在 35 周前分娩	1.9[†]	18.5[†]	9.7	35.6	2.3	18.6
小于胎龄儿(SGA)[*]	10.2	18.5	4.8	11.4	没有报道	没有报道
胎盘早剥	0.5	3.7	3.2	6.7	0	1.4
围产期死亡	1	1.8	0	8.9	0	1.4

[*] 包括前次妊娠子痫前期史的患者,其他研究只包括初产妇
[†] 在 34 周之前分娩的比例

期待治疗

重度子痫前期的临床特征是母胎情况进行性恶化,并发症和死亡率都明显升高,胎儿风险包括生长受限、缺氧和死亡。妊娠 34 周后的重度子痫前期需要终止妊娠,这已成共识。下列情况出现时应立即终止妊娠:子痫将要发生;症状持久、严重而且治疗无效;出现多脏器衰竭征象;重度 IUGR(小于第 5 百分位数)伴脐血流异常,例如舒张末期血流反流(reversed end-diastolic flow,REDF);羊水过少(最大羊水池深度<2cm);疑似胎盘早剥;胎儿监测显示状况不良;孕龄<24 周;胎儿死亡[1-3,105]。

虽然分娩有利于孕妇,但可能造成早产及各种早产并发症。过去认为,重度子痫前期的早产儿与相同孕周的其他早产儿相比,新生儿死亡率和并发症都低。这一概念仅是基于临床推理,子痫前期造成胎儿应激状态,加速胎儿肺部及神经系统的成熟。然而,病例对照研究没有发现子痫前期早产儿的相关并发症降低。相反,最近的几项病例对照研究发现,重度子痫前期的早产儿和相同孕周的其他早产儿的并发症和死亡率相似,入住 NICU 率更高。研究没有证实子痫前期早产儿的肺和神经系统成熟加快[104]。

病人需要理解,期待治疗过程中需要每日评估病情,决定是否继续期待治疗,接受期待治疗的患者平均延长妊娠 7 天,范围从 2 天到 35 天不等。只有三项随机对照试验比较了使用糖皮质激素后尽快分娩和延迟分娩的差别[105]。一项在南非,包括孕 26 周到 34 周的病例;另一项在美国,包括孕 28 周到 32 周的孕妇;还有最近一项试验在拉丁美洲,包括孕 28 周到 34 周的病例。前两项研究共有 133 名患者,试验发现延迟分娩可以改善新生儿结局;但是拉丁美洲多中心试验发现,延迟分娩不能改善新生儿结局,反而增加母体并发症。然而,对 2000 例患者的回顾观察性研究发现,**在妊娠 24 周到 32 周间,期待治疗可以降低一些患者的短期新生儿并发症**[1,3,104]。

过去,对 34 周前重度子痫前期使用糖皮质激素的有效性和安全性很不确定。一项前瞻性双盲试验纳入 128 例妊娠 26 周到 34 周的子痫前期孕妇,一组给予倍他米松(n=110),另一组给予安慰剂(n=108),结果表明激素治疗组 RDS 发生率(RR,0.53;95% CI,0.35~0.82)、新生儿脑室内出血发生率(RR,0.35;95% CI,0.15~0.86)和新生儿死亡率(RR,0.5;95% CI,0.28~0.89)均显著降低。两组间母体并发症没有明显差别。**这些数据证实,重度子痫前期患者在≤34 周时使用糖皮质激素,可以降低新生儿并发症。**

重度子痫前期的治疗

重度子痫前期孕妇均需立即入住产房(labor and delivery)。静脉注射硫酸镁可以预防抽搐发生,血压超过 160/110mmHg 时应使用降压药物。降压的目标是把

收缩压控制在 140mmHg ~ 155mmHg 之间,舒张压在 90mmHg ~ 105mmHg 之间。密切监测母胎情况,适时终止妊娠(见表 31-11)。24 周到 34 周的孕妇应给予糖皮质激素促胎肺成熟。孕妇评估包括血压、出入量、脑部清醒状态、是否存在持续性上腹部剧痛或压痛、是否临产和阴道流血等。实验室检查包括血小板计数和肝肾功能。对胎儿评估应包括持续胎心监护、BPP 及 B 超监测胎儿生长和羊水量(AFV)。如果最大剂量的降压药物(1 小时内静脉拉贝洛尔 300mg)加上肼屈嗪 25mg 或者口服速效硝苯地平 50mg 仍不能控制血压,或者硫酸镁不能控制脑部症状,不论孕周如何都应终止妊娠。

初步评估后,需要决定是否立刻终止妊娠,还是可以进行期待治疗,期待治疗对胎儿可能有益,但母胎也有风险[33]。终止妊娠的指征包括子痫、肺水肿、胎盘早剥或者可疑胎盘早剥、DIC、中重度肾功能不全(血清肌酐 ≥ 132.6μmol/L 或 1.5mg/dL)以及小于 23 周的孕妇,首先稳定母体状况,继之终止妊娠。此外,胎心监护异常(频发胎心率减速)和生物物理评分(BPP)持续 ≤ 4 分者也需要立刻终止妊娠[33]。如果小于 24 周的患者出现严重子痫前期,应咨询患者期待治疗给母体带来的风险极大,胎儿存活可能小,治疗方案应个体化。

妊娠 24 周后的重度子痫前期患者如果没有终止妊娠的指征,应给予糖皮质激素促进胎肺成熟[33]。妊娠 33 周(33[0]到 33[+6])的患者如发生以下情况,应在最后一次糖皮质激素后的 24 小时内分娩:严重 FGR 伴脐动脉舒张末期血流消失及反流、最大羊水池深度 <2cm、早产或者胎膜早破(premature rupture of the membrane,PROM)、完全性和部分性 HELLP 综合征或者有持续症状(头痛、视觉变化、剑突下或右上腹疼痛、恶心或呕吐)。这些患者应给予硫酸镁,分娩前持续监测胎心率及宫缩。

24 周到 32 周的患者经过 24 小时观察后,母胎情况稳定者可以考虑期待治疗(图 31-11)。这些患者使用硫酸镁 24 小时后可停止用药,并转入高危产前病房进行密切观察。在期待治疗过程中,母胎情况可能会突然恶化,因此患者需要在三级医疗中心住院治疗,这些中心具有 ICU 和 NICU。母胎医学专家可以处理母胎情况,新生儿专家也应咨询病人[33]。

使用口服降压药将收缩压控制在 140 ~ 155mmHg 之间,舒张压控制在 90 ~ 105mmHg 之间[33]。口服拉贝洛尔及钙离子拮抗剂(硝苯地平及尼卡地平)较为常用。我们建议拉贝洛尔起始剂量为每 8 小时 200mg,根据需要逐渐加量至每 8 小时 800mg(每日 600 ~ 2400mg)。如

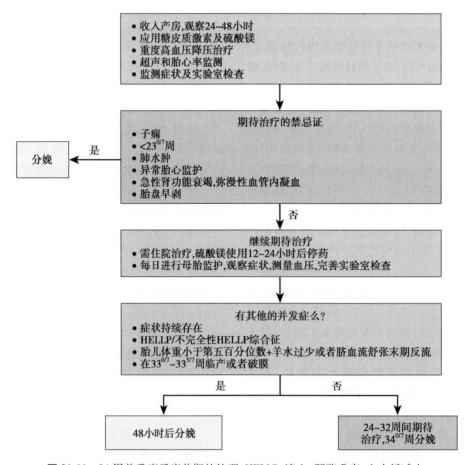

图 31-11 34 周前重度子痫前期的处理,HELLP,溶血、肝酶升高、血小板减少

果最大剂量仍不能控制血压,可以加用短效口服硝苯地平,硝苯地平起始剂量每 6 小时 10mg,根据需要逐渐加量至每 6 小时 20mg(每日 40 ~ 120mg)。还可选用长效(XL)硝苯地平,每 8 小时 30 ~ 60mg。在使用口服降压药时,如果血压仍然高于 160/105mmHg,需要每 15 分钟监测一次血压。如用药后 1 小时血压仍未得到控制,则需要转入产房进行严密监测,并静脉给予肼屈嗪或者拉贝洛尔降压。如果患者接受最大剂量的静脉降压药物(25mg 肼屈嗪或者 300mg 拉贝洛尔)后血压仍未控制,需使用硫酸镁治疗并终止妊娠。患者接受最大剂量口服拉贝洛尔(每日 2400mg)联合短效硝苯地平(每日 120mg)或者长效硝苯地平(每日 180mg),血压仍持续升高者也应该考虑终止妊娠。

应该频繁评估孕妇症状,例如,镇痛药不能缓解的新发剧烈头痛、复视、视物模糊或者视力丧失、意识模糊、持续恶心呕吐、剑突下或右上腹痛、呼吸急促、子宫收缩和阴道流血。此外,出入量也需要严密监测[33]。

实验室检查包括每日血象检查、血小板计数、转氨酶、乳酸脱氢酶和血清肌酐[32]。血小板减少或者怀疑胎盘早剥时,应检查凝血功能。

胎儿评估包括每日胎动计数、每日至少一次 NST 及宫缩监测。如果 NST 无反应进行 BPP 检查。每周 2 次羊水测量(见第 11 章)[33]。每两周一次超声测量胎儿体重[33]。妊娠 30 周后如果出现严重羊水过少(最大羊水池深度 <2cm),无论其他胎儿监测结果如何,应该考虑终止妊娠。如果孕周 <30 周,NST、BPP 和脐动脉血流多普勒检查无异常,可以考虑继续妊娠。应每周进行脐动脉血流监测,如果怀疑胎儿生长受限(FGR)、舒张期血流异常或者严重羊水过少时,应增加检查频率。出现脐动脉舒张末期血流缺失时,每日需行多普勒监测。

总之,无严重表现子痫前期患者进行期待治疗时,大多数需要在 2 周内分娩,有些患者可以延长数周。需要强调的是,期待治疗仅适用于有些患者,而且需要在具有 ICU 和 NICU 的医疗中心监测。一旦决定终止妊娠,在分娩过程中及产后 24 小时需要使用硫酸镁[33]。

产时处理

产时处理妊娠期高血压和子痫前期(GH-PE)时,要争取及早发现胎心率异常及疾病恶化迹象,预防母体并发症。重度子痫前期或者子痫前合并 FGR 时,胎儿储备能力下降,胎盘早剥风险增加[2]。子痫前期患者需要持续监护胎心率和宫缩情况。子宫收缩过频或者频发胎心减速可能是胎盘早剥的最初征兆。

有些 **GH-PE** 的病情进展与产时心输出量及应激激素增加有关。产时需每小时测量血压及评估病情是否恶化。出现严重高血压及严重 PE 症状的患者需要按照重度 PE 处理。

分娩镇痛可以使用阿片类药物或者硬膜外镇痛。对轻度 **GH-PE**,推荐使用硬膜外镇痛。对重度 PE 虽无共识,但有证据显示硬膜外镇痛对重度 PE 同样安全。一项随机对照试验纳入 116 例重度 PE 患者,一组使用硬膜外镇痛,另一组使用自控镇痛(patient-controlled analgesia,PCA),结果显示两组剖宫产率无明显差别,硬膜外镇痛组的镇痛效果更好。

大部分产科麻醉专家建议在剖宫产时选用硬膜外麻醉、腰麻或者区域联合麻醉。因为气道水肿,重度 **PE** 患者使用全身麻醉时有误吸和插管失败的风险。气管插管和拔管时,血压及颅内压增高[1]。患者有气道水肿或喉头水肿时,可能需要用纤支镜观察在清醒状态下插管,并做好紧急气管切开的准备。全麻前给予拉贝洛尔及硝酸甘油进行预处理,可以减少插管时血压及颅内压增高。在凝血功能异常或重度血小板减少(小于 50×10^9/L)时,禁止使用椎管内麻醉。

子痫抽搐的预防

硫酸镁是预防子痫前期患者发生抽搐的首选药物。最近的随机对照试验显示,与安慰剂或无治疗组相比,硫酸镁预防重度子痫前期发生抽搐的疗效显著。四项临床试验表明,相比安慰剂(两项试验共 10 795 人)、尼莫地平(一项试验 1750 人)及无治疗(一项试验 228 人),硫酸镁显著降低子痫抽搐发生率(RR,0.39;95% CI,0.28 ~ 0.55)。最近一项最大样本量的随机对照试验包括 33 个国家的 10 141 例患者,主要来自第三世界国家。按照美国的诊断标准,几乎所有患者都为重度子痫前期,50% 的患者在分组前进行了降压治疗,75% 在分组后进行了降压治疗,其余的都是重度子痫前期或者即将发生的子痫。试验结果显示,使用硫酸镁的患者子痫发生率明显较低(0.8% vs. 1.9%;RR,0.42;95%,0.29 ~ 0.6)。但在西方国家的 1560 例患者中,硫酸镁组子痫率是 0.5%,安慰剂组为 0.8%,两组间没有明显差异(RR,0.67;95% CI,1.19 ~ 2.37)。

两项使用安慰剂的随机对照试验评估了硫酸镁对轻度子痫前期的效果和安全性。一项试验包括 135 例患者,另一项包括 222 例患者。所有患者都未出现子痫发作。**这两项试验都表明硫酸镁对于产程和剖宫产率没有影响。**因两项试验的样本量较小,无法证明硫酸镁预防抽搐发作的效果。目前硫酸镁对于轻度子痫前期是否有益尚不明确。

控制重度高血压

急性持续升高的重度高血压需要立即控制,重度高血压超过 1 小时后可能导致脑血管和心血管并发症,例如高血压脑病、脑出血、充血性心力衰竭(congestive heart failure,CHF)以及视网膜损伤(图31-12)[1,2]。因为伦理原因,无法进行随机对照研究确定何种血压水平需要降压治疗。通常建议血压持续高于 160/110mmHg 时,需要给予降压治疗。有些学者建议舒张压高于 105mmHg 时,即应进行降压治疗,也有学者使用平均动脉血压≥130mmHg 这一标准[1,2]。持续性高血压(sustained hypertension)的定义尚未统一,从 30 分钟到 2 小时不等。

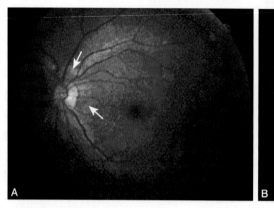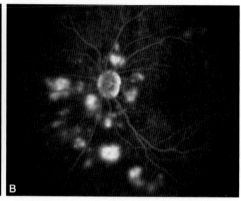

图 31-12   重度子痫前期的视网膜缺血和损伤 A,散在的黄色不透明的视网膜色素上皮病变。B,荧光血管造影显示脉络膜毛细血管斑块状充盈迟缓

作者建议,收缩压≥160mmHg 或舒张压≥105mmHg 持续超过 60 分钟时,应给予降压治疗[33]。如果给予最大剂量的静脉降压药物后,血压仍未达到目标值,建议动脉置管持续测压,开始静脉持续给药,如尼卡地平、硝普钠、拉贝洛尔或者硝酸甘油。患者可能需要转运至重症监护病房。重度高血压的常用降压方法包括静脉冲击量的肼屈嗪和拉贝洛尔以及口服硝苯地平(短效片剂或者长效胶囊)。其他药物包括静脉尼卡地平及小冲击量二氮嗪(diazoxide)。

有关急性重度高血压的治疗已有大量文献,但是哪种药物最理想仍无定论。Meta 分析发现胃肠外肼屈嗪比其他降压药副作用多,但这个结果在最近的大样本随机对照试验中未得到证实。基于现有证据,肼屈嗪、拉贝洛尔或者硝苯地平均可用于治疗子痫前期的重度高血压[2,3,33]。医务人员需要熟悉这些药物用法、药物反应及副作用。肼屈嗪和硝苯地平有可能出现心动过速和头痛,心率超过 100 次/分的患者不要首选这两个药物。心率过速时应首选拉贝洛尔。如果患者有中重度哮喘、心动过缓(心率<60 次/分)或者 CHF,应避免使用拉贝洛尔。相比其他药物,硝苯地平能增加肾血流量和尿量,因此尿量减少时首选硝苯地平。产后重度高血压也适合使用硝苯地平[33]。过去认为,重度子痫前期联合使用硫酸镁和钙离子拮抗剂可导致血压过低以及神经肌肉阻滞。最近的一项综述表明,联合使用硫酸镁和钙离子拮抗剂并不增加上述并发症的风险。但如果发生神经肌肉的阻滞,静脉给予 1 克葡萄糖酸钙即可缓解。

妊娠期重度高血压的推荐给药方法[33]:(1)肼屈嗪5mg~10mg 静脉注射,每 20 分钟一次,最大剂量为 1 小时内 25mg;(2)拉贝洛尔 20mg~80mg 静脉注射,每 10 分钟一次,最大剂量 300mg;(3)硝苯地平 10mg~20mg 口服,每 20 分钟一次,最大剂量为 1 小时内 50mg。如果产时收缩压≥160mmHg 或者舒张压≥105~110mmHg 持续超过 1 小时,就需要降压治疗。需要强调的是,电子血压计产时测量血压可能不可靠,袖带位置有时放置不当,分娩疼痛也影响血压测量。在静脉使用降压药物前,需要准确测量血压并用人工血压计确认。重度血小板减少的患者血压持续高于 150/100mmHg 时,就建议降压治疗[33]。**作者认为,静脉拉贝洛尔为首选用药,如果最大剂量仍效果不佳,可以加用肼屈嗪。口服硝苯地平是产后高血压的首选用药。**

分娩方式

妊娠期高血压和子痫前期患者如何分娩最好,目前没有随机对照研究。如果没有其他剖宫产指征,所有孕妇都可尝试阴道分娩,大多数重度 GH-PE 患者可以考虑阴道试产,特别是妊娠>30 周的孕妇[1,2,17]。应根据孕龄、胎儿情况、分娩时胎位及宫颈 Bishop 评分来决定是否剖宫产。重度子痫前期不是剖宫产指征。

如前所述,目前没有随机试验证实重度 GH 及重度 PE 的最佳分娩方式。分娩方式取决于孕龄、宫颈 Bishop 评分和胎儿状况。文献报道[33],小于<34 周患者的剖宫产率从 66%~96% 不等,28 周之前的剖宫产率更高。这样高的剖宫产率可以理解,期待治疗中母胎情况恶化是剖宫产指征,这些患者常出现严重 FGR、羊水过少、胎儿窘迫、胎位异常和母体并发症[33],所以仅有很少患者符合阴道引产指征。

几项回顾性研究评估了妊娠 34 周前引产(induction of labor)的情况,患者均无引产禁忌证。但这些研究中大部分患者都超过 32 周，只有两项研究包括妊娠 28 周前引产的数据[33]。这两个研究的剖宫产率超过 95%，故建议剖宫产终止妊娠。

总之，决定剖宫产还是阴道试产需要个体化，决定因素包括胎龄、胎先露、是否存在严重的 FGR、羊水过少、脐动脉血流、BPP、胎心率监测、是否临产和宫颈 Bishop 评分。有以下情况时，我们建议剖宫产：小于 28 周、重度 FGR、重度羊水过少、BPP≤4 分或者在 32 周前出现脐动脉反流。

产后处理

分娩刚结束时，需要严密监测血压和重度子痫前期的有关症状，准确记录出入量。这些患者在产程中或产后通常大量补液，例如，硬膜外麻醉前补液、使用缩宫素时输液以及给予硫酸镁时输液。产后细胞外液会重新分布，过多的细胞外液进入体循环。重度 PE 患者尤其是伴有肾功能异常、毛细血管渗漏增多或者早期发病者，易于发生肺水肿和产后血压恶化。需要仔细记录静脉液体量、摄入量、输血量及尿量，监测血氧饱和度，并进行胸部听诊[2,33]。

一般来说，大部分妊娠期高血压患者在产后一周血压恢复正常[1,2]，而子痫前期患者需要更长时间。有些子痫前期患者分娩后会出现血压下降，但在产后 3 到 6 天又出现血压反弹。最近一项研究发现，产后高血压和蛋白尿的恢复最多需要一年时间。如果产后血压高于 150/100mmHg，建议口服降压药物。可以选择的降压药物很多。常用方法是口服硝苯地平，每 6 小时 10mg，或者给予长效硝苯地平制剂[33]。如果产后血压控制良好，母体症状消失，患者可以出院。出院时嘱咐患者在产后一周内每日监测血压，根据血压情况可延长监测时间，血压可由家访护士测量。血压恢复正常至少 24 小时后，可以停用降压药。最近的临床研究发现，产后口服呋塞米（furosemide）20mg/d 进行利尿治疗，疗程 5 天，可以加速重度子痫前期恢复，减少使用其他降压药物。

重度 GH-PE 可以在产后开始发病。产后宣教时，应该告诉患者有关子痫前期的临床症状。产后子痫前期患者发生子痫、肺水肿、中风和血栓栓塞的风险均增加。进行产后电话咨询的医务人员也必须了解重度 GH-PE 的临床表现。如果患者出现下列表现，需要就诊评估甚至入院治疗：新发的持续性头痛，大剂量止痛药物无效；持续性严重视力改变；新发的上腹部疼痛伴恶心呕吐；顽固性严重高血压。有些患者需要硫酸镁及降压药物治疗，硫酸镁至少使用 24 小时。如果使用硫酸镁和降压处理后，症状无变化或神经系统症状持续，需要进行脑部影像学检查，排除脑部病变。

子痫前期的围产期结局

重度妊娠期高血压的母胎并发症明显增加，重度高血压的并发症发生率比轻度子痫前期要高[19]。胎盘早剥、早产（小于 37 周及 35 周）及小于胎龄儿的发生率与重度子痫前期相似。早产增加是因为医生选择及早分娩还是疾病本身所致，目前尚不清楚。重度妊娠期高血压的处理与重度子痫前期相同[33]。

子痫前期的母胎结局通常取决于以下四个因素：（1）PE 发病和分娩时的孕周；（2）疾病的进展程度；（3）是否多胎妊娠；（4）是否合并其他内科疾病，例如糖尿病、肾脏疾病或易栓症。

重度子痫前期的孕产妇死亡率（0.2%）和并发症（5%）均增加，包括抽搐、肺水肿、视网膜缺血和损伤（图 31-12）、急性肾功能或肝功能衰竭、肝血肿、DIC 和中风。这些并发症多见于在 32 周前发病的患者以及合并内科疾病的患者。

子痫前期病史患者的产前咨询

我们对比了在第一次妊娠时发生重度子痫前期（287 例）及子痫（119 例）的孕妇（从 11 岁到 25 岁）和在第一次妊娠时血压正常的孕妇（409 例，从 12 岁到 25 岁），这些妇女都至少有一次再次妊娠史（从 1 次到 11 次），对这些妇女至少随访 2 年时间（从 2 年到 24 年）。我们分析了随后妊娠子痫前期、高血压和妊娠期糖尿病的发病率及妊娠结局。两组间妊娠期糖尿病发生率没有差异（1.3% vs.1.5%），但慢性高血压的发病率在子痫前期组有明显升高（14.8% vs.5.6%；$P<0.01$）。在随访超过 10 年的妇女中，慢性高血压的发病率升高更明显（51% vs.14%；$P<0.01$）。在第二次（25.9% vs.4.6%；$P<0.01$）和接下来的妊娠（12.2% vs.5%）中，重度子痫前期的发病率也明显升高。

近期一项研究对孕中期发病的重度 PE 的再次妊娠结局及远期预后进行了分析。此研究纳入 108 例患者，妊娠间隔时间大于 2 年（从 2 年到 12 年），总的再次妊娠次数为 169 次。59 次再次妊娠（35%）血压正常，110 次（65%）发生了子痫前期。21% 的再次妊娠患者在妊娠中期出现重度子痫前期。这些患者发展为慢性高血压的风险显著增高。如果妊娠中期再次发生重度子痫前期，此类患者慢性高血压的发病率高达 55%。

Hnat 等[23]报道了重度子痫前期患者再次妊娠的结局，这些患者曾参与一个多中心研究。子痫前期的再次发病率是 17%。这类患者中重度子痫前期发病率较高，围产结局较差。即使再次妊娠时血压正常，围产期并发症也增加（早产、小于孕龄儿和围产儿死亡）。

远离足月的子痫前期孕妇有可能发生胎盘早剥。34

周前起病的子痫前期发生胎盘早剥的风险增高,妊娠中期发病的子痫前期风险最高。**如果子痫前期患者发生胎盘早剥,下次妊娠时胎盘早剥的复发率为 5% 到 20%。**

一项研究分析了 37 例子痫前期并发肺水肿的妊娠结局及长期预后,18 例患者再次妊娠。这 18 例患者中有 10 例血压正常,4 例并发慢性高血压,4 例发生子痫期。这 4 例子痫前期患者中,有 1 例再次发生肺水肿。

重度子痫前期并发急性肾功能衰竭的妊娠结局和长期预后也有研究。这一研究有 18 例患者出现急性肾小管坏死,9 例需要透析,2 例患者在产后 8 周内死亡。所有患者都有连续随访,监测肾功能、尿常规及血电解质。16 例存活的患者肾功能都恢复正常,恢复时间平均需要 4 年。其中 4 例患者共有 7 次再次妊娠:1 次为自然流产,1 次在 35 周时发生子痫前期,5 次足月妊娠无并发症。

有 HELLP 综合征病史的患者再次妊娠时,所有类型的子痫前期发病率都增高(表 31-15)。再次子痫前期的总发病率为 20%。如果 HELLP 综合征发生在孕中期,子痫前期发病率更高。再次妊娠 HELLP 综合征的复发率为 2% 到 19%,最可靠的资料提示 HELLP 综合征复发率小于 5%。一篇系统综述再次证实了 5% 的 HELLP 综合征复发率。需要告知患者再次妊娠的不良妊娠结局风险增高,包括早产、FGR、胎盘早剥甚至胎儿死亡。再次妊娠时,需要严密监测。目前,没有方法有效地预防 HELLP 综合征复发。病例研究报道了有肝脏血肿破裂史的再次妊娠结局,我们随访了 3 例患者,4 次再次妊娠时都没有发生并发症。其他文献也报道了几例这类患者,在严密监护下,再次妊娠都未发生并发症。

表 31-15　HELLP 综合征之后的妊娠结局

	患者数目	妊娠数目	HELLP 综合征(%)	子痫前期(%)
Sibai 等[116]	139	192	3	19
Sullivan 等[111]	122	161	19	23
Van Pampus 等[112]	77	92	2	16
Chames 等[113]*	40	42	6	52

Sibai BM. Diagnosis, controversies, and management of HELLP syndrome. Obstet Gynecol. 2004;103:981

* 前次妊娠在 28 周前出现 HELLP 综合征(溶血、肝酶升高和血小板减少)

一项研究分析了 54 例 HELLP 综合征患者的肝功能变化,对这些患者随访了 3~101 个月,中位数为 31 个月。血清 AST、LDH 和结合胆红素都恢复正常,但 11 例患者总胆红素的水平升高(20%)。这篇文章的作者推理,胆红素结合机制异常可能是 HELLP 综合征的风险因素。

两项研究对 HELLP 综合征患者的肾功能进行了长期随访。其中一项研究包括 23 例 HELLP 合并急性肾功能衰竭的患者:8 例患者有 11 次再次妊娠,9 次为足月妊娠。在平均 4.6 年(从 0.5~11 年)的随访过程中,23 例患者的血压和肾功能都正常。另一项研究对比了 10 例 HELLP 综合征患者和 22 例血压正常孕妇产后 5 年的肾功能,两组之间没有差别。这些结果说明,无论有无肾功能异常,HELLP 综合征对肾功能的长期预后无影响。

远期预后

需要告诉子痫前期患者,她们未来发生心血管疾病和肾脏疾病的风险增加。**研究证明,子痫前期发生的孕周越早,未来发生慢性高血压的风险越高。** 另外,子痫前期患者特别是复发性子痫前期可能有潜在的肾脏疾病。最近一项来自日本的研究包括 86 例重度高血压或者重度蛋白尿的孕妇,这些患者产后进行了肾脏活检。作者发现,在 30 周前发生子痫前期或者蛋白尿的患者很可能存在潜在的肾脏疾病。

几项最近的研究发现,子痫前期患者发生冠状动脉疾病的风险增高。在危险因素和病理生理方面,子痫前期与冠状动脉疾病的确相似。Ramsey 等用体内激光多普勒影像检查,对子痫前期产后 15 到 25 年的妇女进行微血管功能检测,首次报道这些患者的微血管功能受损。这种微血管损伤和胰岛素抵抗有关,可能是引起子痫前期和冠状动脉疾病的血管机制。另外,子痫前期患者晚年发生中风的风险增高。**总之,子痫前期患者未来发生血管疾病的风险增加。应该趁机改变生活方式,降低危险因素,以减少远期并发症发生。**

子痫

子痫是指子痫前期患者出现抽搐或者昏迷,需要排除引起抽搐的其他脑部疾病。 埃及和中国的早期著作都曾警示妊娠期有发生抽搐的风险。希波格拉底注意到头痛、抽搐和昏睡是和妊娠相关的不祥之兆。Varadaeus 在 1619 年妇科论述中首次提到"子痫(eclampsia)"这个名词。Pew 在 1694 年把子痫描述为和妊娠相关的阵发性痉挛。在 1772 年,De la Motte 发现抽搐的孕妇快速分娩后有利于病情恢复。

有子痫前期症状和体征的孕妇发生抽搐或者不明原因的昏迷,即为子痫。妊娠期间和产后均可发生。 西方国家报道的子痫发病率为 1/2000~1/3448。子痫发病率在三级医疗中心、多胎妊娠以及没有产前检查孕妇中比例更高[12]。

病理生理学

子痫的病理生理仍需要广泛深入的研究和探索。现有的一些理论和病理机制可能涉及子痫的病因,但没有任何一个理论最后得到证实。目前尚不清楚子痫的病理特征是抽搐发生的原因还是结果[86]。

子痫的诊断

如果孕妇出现全身水肿、高血压、蛋白尿及抽搐,子痫的诊断很容易确立。但子痫患者的临床表现范围较广,可以有重度高血压、重度蛋白尿和全身水肿,也可以没有或仅有轻微血压升高,无蛋白尿和水肿[86]。血压升高是诊断子痫的标志(hallmark)。20%~54%的患者可能表现为重度高血压(收缩压≥160mmHg或者舒张压≥110mmHg[16,86],30%~60%的患者可为轻度高血压(收缩压在140mmHg~160mmHg之间或者舒张压在90mmHg~110mmHg之间)[12,86]。然而,16%的患者也许不出现高血压[16]。另外,如果产前发生子痫,58%的患者伴有重度高血压;孕≥32周后出现子痫者,71%伴有重度高血压[16]。在≤32周前发生子痫的孕妇中,只有10%的患者血压正常[16]。

子痫的诊断和蛋白尿有关(试纸测试蛋白尿至少1+)[16,18]。在339名子痫患者的临床研究中,仅有48%的患者出现蛋白尿大于3+,14%的患者无蛋白尿[16]。孕晚期体重过度增加需要警惕,每周增重超过0.9kg(2磅),伴或不伴水肿,可能是子痫的最先征兆。一项纳入399例子痫患者的研究中,26%的患者未出现水肿[16]。

有些临床表现对于诊断子痫可能有帮助。这些症状包括持续性枕部或额部头痛、视力模糊、畏光、中上腹或右上腹疼痛和意识状态的改变。59%~75%的患者至少出现一项上述症状(表31-16)。50%~75%的患者出现头痛,19%~32%的患者出现视力改变[86]。这些症状可以在抽搐前或抽搐后发生[86]。

表 31-16　子痫患者的症状

	DOUGLAS 和 REDMAN[114] (n=325)(%)	KATZ[115] (n=35)(%)	CHAME[116] (n=89)(%)
头痛	50	64	70
视力变化	19	32	30
右上腹或上腹部疼痛	19	没有报道	12
至少有一项	59	没有报道	75

摘自 Sibai BM. Diagnosis, diferential diagnosis and management of eclampsia. *Obstet Gynecol.* 2005;105:402.

子痫发作时机

产前、产时和产后都可能发生子痫。产前子痫发生率为38%~53%(表31-17),产后子痫发生率为11%~44%[16]。虽然产后子痫通常在48小时内发生,但也有报道在产后23天发生子痫[16]。对于这些发病较晚的病例,需要神经科检查排除其他脑部疾病[86]。

表 31-17　子痫发作与分娩时间的关系

	DOUGLAS 和 REDMAN 等[114] (n=383)(%)	KNIGHT[118] (n=214)(%)	KATZ[115] (n=53)(%)	TUFFNELL[117] (n=82)(%)	MATTAR 和 SIBAI[15] (n=399)(%)	CHAMES 等[116] (n=89)(%)
产前	38	96	53	45	53	67*
产时	18	41	36	12	19	–
产后	44	75	11	26	28	33
产后<48小时	39		5	24	11	7
产后>48小时	5		6	2	17	26

* 包括产前和产时的病例。

几乎所有(91%)子痫在孕晚期(≥28周)发病[16]。其他病例(7.5%)在21~27周之间发病,剩余者在20周前发病(1.5%)。在20周前发生子痫的患者常常有葡萄胎或胎盘水肿变性,胎盘水肿变性可与胎儿共存,也可无胎儿[32,86]。无胎盘葡萄胎变化时,妊娠的前半周期也可能发生子痫,但极为罕见[32,86]。患者有可能被误诊为高血压脑病、癫痫发作或者TTP。孕妇在妊娠前半期发生抽搐且伴有高血压及尿蛋白时,应该首先考虑子痫,同时排除抽搐的其他原因[32]。这类患者需要用超声排除葡萄胎或者胎盘水肿变性,并进行系统的神经学及内科检查排除其他疾病。

晚期产后子痫(late postpartum ecalmpsia)指产后48小时到产后4周内发生子痫。过去认为子痫不会在分娩48后小时发作,但最近的研究证实产后晚期有发生子痫的可能[86]。这些患者有类似子痫前期的症状和体征,伴有抽搐发作[32,86]。有些患者在产时和产后出现子痫前期的临床表现(56%),但是其他患者在产后48小时后才首次出现子痫前期症状(44%)。对诊断为子痫前期的患者,即使产时或者产后24小时使用硫酸镁,晚期产后子痫也可以发生[86]。因此,患者在产后48小时后发生抽搐且伴有高血压、蛋白尿、头痛或者视力模糊,都应诊断为子痫并按照子痫处理[32]。

脑部病理

在血压波动时,大脑循环的自主调节是维持脑部血流稳定的主要机制,而子痫患者的自主调节机制可能发生改变。当大脑灌注压在60mmHg~120mmHg时,大脑通过小动脉调节脑血管阻力,保持脑血流正常稳定。在60mmHg~120mmHg这个正常范围内,血压升高时脑血管收缩,血压降低时脑血管舒张。一旦脑灌注压超过130mmHg~150mmHg,自主调节就会失效。在血压极度升高时,正常的血管代偿性收缩也可能失效,脑血流迅速增加。因此,脑血管扩张、局部缺血及渗透性增加。血浆渗出会引起局部脑水肿和血管受压,这样又导致脑血流减少[86]。子痫可能属于一种高血压脑病,由血压骤然升高和继发的颅内压增加所致。因为这是一种突发的脑部血流动力学紊乱,在病理解剖上尚未见形态学改变。尸检中常常发现脑部肿胀和血管壁纤维蛋白样坏死。

子痫的病因不明,脑部症状和体征的病理机制也不清楚。在子痫死亡者的尸检中,大脑皮质和皮质下脑白质的病理变化最为常见,包括水肿、梗死和出血(微出血和脑实质出血)。尽管尸检中发现中枢神经系统异常,但存活的患者并不一定有这样的病理变化[86]。子痫的诊断不能单独依靠某一个临床或检查结果。在发达国家的病例报告中,子痫患者极少出现局部神经系统症状如偏瘫或意识丧失[86]。**虽然子痫患者最初会出现各种神经系统异常,包括皮质盲(cortical blindness)、局部运动障碍以及昏迷,但很幸运大部分患者没有永久性的神经功能缺损**[16,86]。这些神经系统异常可能由于一过性创伤所致,例如缺氧、缺血及水肿。

很多神经系统检查,例如脑电图(electroencephalography,EEG)、CT、多普勒流速、MRI、常规脑血管造影和MRI脑血管造影等,都曾用于子痫患者的评估。子痫患者的EEG多数不正常,为急性异常表现。但是,EEG异常并不是子痫的特征,也不受硫酸镁的影响。另外,腰穿对子痫的诊断和治疗没有帮助。CT和MRI常会发现脑白质和邻近灰质出现水肿和梗死,病变主要位于顶枕部(框31-10)。脑血管造影和多普勒血流测定可以发现脑血管痉挛。

框31-10　严重子痫的CT及MRI表现

弥漫性脑白质低密度影
斑块状低密度影
枕部脑白质水肿
正常脑沟消失
脑室容积减少
急性脑积水
脑出血
- 脑室内出血
- 脑实质出血(高密度影)
脑梗死
- 低密度区
- 基底神经节梗死

基于脑部影像学检查,现在已把子痫作为高血压脑病进行研究。子痫和高血压脑病在临床表现、影像学和病理特征方面都有相似之处。大脑血流自身调节功能失效是高血压脑病和部分子痫患者的共同特点[86]。有两个理论用来解释大脑功能异常,即血管被动性扩张及血管痉挛,血管扩张理论提示子痫引起的脑部损伤是脑血管自身调节机制失效所致。

最近,两项小样本子痫病例研究利用MRI和实时弥散系数成像,分析血管源性和细胞毒性水肿的相对频率,93%~100%的子痫患者存在脑水肿(大部分是血管源性),局灶性梗死也有发生。Zeeman等在27例子痫前期-子痫患者中发现6例脑组织弥散指数减少(被阻扩散),证实脑部梗死;Loureiro在17例子痫患者中发现3例类似表现。另外,Zeeman等发现的6例脑部梗死患者在6~8周复查MRI时,5例仍见异常,提示脑组织存在不可逆损伤。Loureiro等在8周(中位数)后复查MRI发现,17名患者中有4例有脑组织异常持续存在。

总之,子痫的脑部影像学表现和高血压脑病相似。这种典型征象被称为可逆性后部脑病综合征(posterior reversible encephalopathy syndrome,PRES),图31-13显示这种病灶。这种表现也见于可逆性脑血管收缩综合征(reversible cerebral vasoconstriction syndrome),产后出现子痫样症状的患者应考虑这一综合征,血管造影可以确诊(图31-14)。大多数子痫患者并不需要影像学检查进行诊断和处理,当出现局部神经功能缺损或长期昏迷时,应进行颅脑影像学检查,以排除**出血和其他严重异常,这些情况可能需要特异性药物治疗或手术。脑部影像学检查有助于诊断非典型子痫,例如在20周前或产后48小时后发病以及硫酸镁治疗无效的病例。**MRI、核磁共振造影(magnetic resonance angiography,MRA)和脑血流多普勒测速有助于进一步了解子痫的病理生理,并改善这些患者的预后[86]。

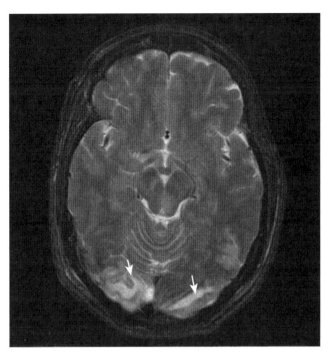

图 31-13　脑部 MRI 显示可逆性后部脑病综合征,箭头所指是可逆性血管源性水肿

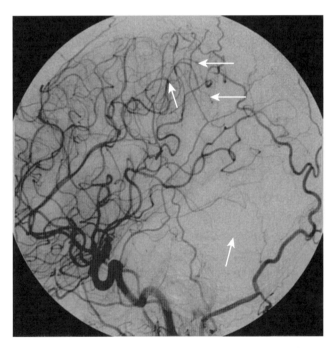

图 31-14　脑动脉造影显示大脑血管收缩 箭头显示广泛小血管收缩

鉴别诊断

　　患者的症状、体征和实验室检查可能会与很多内外科疾病相似[32]。妊娠期间及产后抽搐且伴有高血压或者蛋白尿的最常见原因是子痫,引起类似子痫抽搐的其他原因罕见。

　　病人出现局部神经功能缺损、持续昏迷或者非典型

子痫时,排除其他病因非常重要。妊娠期 GH-PE 患者可能会伴有结缔组织疾病、易栓症(thrombophilias)、癫痫或者高血压脑病,这会增加诊断的难度。这些疾病的处理可能不同,因此力求诊断准确(框 31-11)。

框 31-11　子痫的鉴别诊断

- 高血压脑病
- 癫痫发作
- 低血糖、低血钠
- 可逆性后部脑病综合征(PRES,图 31-13)
- 血栓性血小板减少性紫癜(TTP)
- 硬膜后穿刺综合征
- 血管炎性血管病
- 羊水栓塞
- 脑血管意外
- 出血
- 血管畸形或动脉瘤破裂
- 动脉栓塞、血栓形成
- 脑静脉血栓形成
- 缺血缺氧性脑病
- 血管瘤

母胎结局

　　发达国家的子痫死亡率升高不大(0% ~ 1.8%)[86]**,但发展中国家子痫的死亡率高达 14%**。在发展中国家,子痫死亡原因主要是在院外发生多次抽搐和缺乏产前保健,资源短缺和危重症抢救设施缺乏也导致死亡率升高。从 1979 ~ 1992 年报道的 4024 例妊娠相关死亡中,790 例患者(19.6%)可能死于子痫前期,其中与子痫相关的死亡占 49%。这个病例组研究发现,死亡风险较高的孕妇包括年龄大于 30 岁、缺乏产检及黑人孕妇。妊娠 28 周前死亡风险最高。

　　子痫患者的母体并发症增多,例如胎盘早剥(7% ~ 10%)[86]**、DIC(7% ~ 11%)**[86]**、肺水肿(3% ~ 5%)、急性肾功能衰竭(5% ~ 9%)、吸入性肺炎(2% ~ 3%)和心肺骤停(2% ~ 5%)**[86]。发达国家的子痫患者较少发生呼吸窘迫综合征(ARDS)和颅内出血。需要注意,产前子痫特别是距足月较远的孕妇并发症最高。

　　子痫患者的围产期死亡率和并发症仍然很高。最近的报道显示围产期死亡率为 5.6% ~ 11.8%[86],高死亡率与早产、胎盘早剥和重度 FGR 相关[86]。早产的发生率为 50%,而且 25% 的早产发生在 32 周之前。

子痫可以预防吗?

　　预防子痫需要了解其病因和病理生理,还要能够识别哪些产妇易于发生子痫。但如前所述,子痫的病理生

理尚不明了。子痫的预防措施可分为一级预防、二级预防和三级预防。一级预防是阻止子痫前期的发生和发展,二级是药物预防子痫前期发生抽搐,三级是预防子痫患者再次发生抽搐。

目前的策略是早期诊断妊娠期高血压或子痫前期,然后采取子痫预防措施。**预防的方法包括密切监测(住院或者门诊检测),使用降压药物将血压控制在一定范围(低于重度或者到正常水平),及时终止妊娠,在分娩期间及产后预防性使用硫酸镁**。通常认为子痫前期的进展是循序渐进,子痫的预防措施均基于这一前提。起病时表现为体重增加,接着血压升高(轻度发展到重度)和蛋白尿,然后出现子痫的先兆症状,最终表现为全身抽搐或昏迷[86]。在发达国家,有些患者会出现这样的临床过程。但是,最近的大型病例研究显示,**20%～40%的美国和欧洲患者在子痫发作之前并不出现任何先兆症状**[16]。很多患者表现为子痫突然发作,并不遵循从轻到重的渐进过程[86]。

采取适当的预防措施以防止所有 GH-PE 发生子痫,这仍然是一种假设[86]。目前并没有随机对照研究证实 GH-PE 患者入院治疗的效果。一项发达国家的回顾性研究甚至显示,50% 的首次子痫发作是在住院期间密切监护下发生[86]。因此,早期和长期住院并不一定能防止轻度高血压和子痫前期患者发生子痫。

几项随机对照研究把轻度 GH-PE 患者分为降压治疗组或无治疗组或者安慰剂组,这些试验显示降压药物减少重度疾病的发生率,但实验设计和样本量都不能说明降压治疗有助于预防子痫发作。

预防性硫酸镁仅用于住院的子痫前期患者[1-3],只建议在分娩期间和产后 12～24 小时内使用[1-3]。这段时间发生子痫的病例仅占所有子痫患者的 40%。

几项随机对照研究对比了硫酸镁和其他抗惊厥药物预防子痫再次发生的效果。**这些试验对比了硫酸镁与地西泮、苯妥英钠和冬眠合剂的效果。结果显示,硫酸镁治疗组再次发生子痫的概率较低(9.4% vs. 23.1%;RR, 0.41;95% CI,0.32～0.51),孕妇死亡率也较低(3% vs. 4.8%;RR,0.62;95% CI,0.39～0.99)**。

发达国家的子痫发病率较低,可能因为那些从轻度发展到重度子痫前期的典型病例得到预防和治疗[86]。所以,美国和欧洲的子痫病例多是非典型表现,子痫常常突然发作,接受硫酸镁治疗时发生抽搐,或者在产后 48 小时后发生抽搐[86]。欧美病例报道,子痫抽搐多见于住院患者,子痫发作前没有任何先兆[86]。总之,不可预防的子痫抽搐大约在 31%～87% 之间[86]。

子痫患者的转运

过去 20 年的子痫发生率显著降低,因此多数产科医生没有处理子痫的经验。最近一项对美国 50 个州的产科医生随机抽样调查发现,50% 的私人开业医生过去一年内没有见过子痫患者。

子痫的处理需要新生儿和产科 ICU 以及相关专家团队共同协作,建议足月子痫患者在 II 级或者 III 级医院治疗,这些医院设施齐全且具有各个专业团队。如果距足月较远,应将患者转至三级医院。病情严重的患者转运之前需要进行以下处理:

1. 负责的医护人员需要咨询围产中心的医生,讲明转院的原因和相关治疗。所有孕妇病历,包括产前资料和目前情况的详细总结,都要转至上级医院。

2. 应该保持血压稳定并且控制子痫抽搐。

3. 使用适量的预防性抗惊厥药物,通常给予 4g～6g 的硫酸镁负荷剂量,用 20 分钟时间静脉输注。

4. 进行实验室检查(CBC、血小板计数及肝酶)和胎儿监护。

需要有医护人员的救护车进行转运,以防抽搐再次发作。

子痫抽搐的治疗

子痫抽搐是威胁生命的紧急情况,需要适当治疗才能降低死亡率和并发症。子痫发作常会令人恐惧。首先,患者表现面部扭曲和眼球突出,接下来面部充血,常常口吐白沫和咬舌。抽搐期间呼吸消失。抽搐可以分为两个阶段,典型的抽搐持续 60～75 秒。第一阶段持续 15～20 秒,从面部抽搐发展为全身肌肉强直收缩。第二阶段持续 60 秒,全身肌肉快速交替收缩及放松,这个阶段从下颌部开始,很快涉及眼部及其他面部肌肉,迅速扩展到全身所有肌肉。在抽搐后出现昏迷,患者对于最近发生的事情失去记忆。如果患者反复抽搐,抽搐间期可能有部分意识恢复。患者可能进入烦躁和易激状态而难以控制。抽搐结束后通常出现深快呼吸。单次抽搐后通气和氧供通常没有问题,处理良好的患者很少发生误吸。

因为子痫发作令人恐惧,医护人员的自然倾向是终止抽搐。但是,**地西泮(diazepam)这类药物不能用于终止或缩短抽搐,尤其在没有静脉通路和无人实施气管插管的情况下,不要使用此类药物**。如果使用地西泮,剂量不超过 5mg,给药时间持续 60 秒。快速地西泮给药可能导致呼吸暂停、心跳暂停或两者同时发生。

预防子痫发作中母体损伤

子痫的首要处理是预防母体损伤及维护心血管功能。在子痫发作期间及抽搐之后,需要支持治疗以预防母体损伤及误吸,评估气道并保证气道通畅,确保氧合。此时,需要拉好床旁的栏杆并放置软垫,在牙齿间放置压舌板(避免诱发呕吐反射),必要时采取制动措施。为避免误吸,患者要处于侧卧位,及时清理呕吐物及口腔分泌物[86]。如果过度用力把压舌板放置于咽部后面,有可能诱发呕吐反射从而引起呕吐和误吸。

> **译者注:** 处理子痫和其他抽搐患者时,目前已不建议口腔内放置任何保护物品或制动。

抽搐期间要保证供氧,此时可能发生肺换气不足和呼吸性酸中毒。虽然初次抽搐仅持续几分钟,但仍应通过氧气面罩辅助供氧,氧流量 8L～10L/min[86]。抽搐停止后患者能够自主呼吸,氧合就不再成为问题。如果患者反复抽搐、并发吸入性肺炎或肺水肿,可能导致低氧血症和酸中毒。**我们建议所有子痫患者均使用经皮血氧饱和度测定**(transcutaneous pulse oximetry)。如果血氧饱和度≤92%,建议进行动脉血气分析。仅在 pH 值<7.10时,才建议使用碳酸氢钠。

预防子痫再次发生

子痫的下一步处理是预防抽搐再次发生。硫酸镁是预防子痫患者再次抽搐的首选药[86]。**用 15～20 分钟静脉给予 6g 负荷剂量,接下来每小时 2g 的维持剂量。10%的患者使用硫酸镁后再次发生抽搐**[86]。如果再次出现抽搐,静脉追加 2g 硫酸镁,静注时间 3～5 分钟。有时即使给予足量的硫酸镁,病人仍反复抽搐。此类患者可以静脉给予 2mg 劳拉西泮(lorazepam),静注时间 3～5 分钟[86]。

只有极少子痫患者会发展到昏迷甚至死亡。如果患者意识不能恢复,也应考虑硫酸镁的毒性作用。一个病例报道列出了硫酸镁严重毒性反应的细节。患者本应给予 4g 硫酸镁加入 250mL 生理盐水进行负荷剂量治疗,在硫酸镁治疗开始后几分钟,患者发生了心肺骤停。立即进行心肺复苏,包括气管插管,此时大约给予了硫酸镁负荷剂量的一半。患者紧接着发生昏迷,当时考虑可能是颅内病变或者子痫造成昏迷,所以继续给予硫酸镁的负荷剂量,然后给予维持剂量。起初血气分析正常,心肺骤停后 15 分钟心电图(electrocardiogram,ECG)恢复正常。患者的生命体征平稳,但仍需要机械通气,而且患者瞳孔没有反应。血电解质、血糖、血尿素氮和肌酐正常。颅脑CT 和脑动脉造影均正常。在心脏骤停时采集的股动脉血镁报告在 3.5 小时后才得到结果,血镁为 35mg/dL,此时立刻停用硫酸镁。在骤停发生后 5 小时,共有 1344mg镁从尿液中排出。12 小时后,因为臀先露进行了低纵切口剖宫产,手术顺利。分娩 3160g 男婴,1 分钟及 5 分钟Apgar 评分分别为 8 分及 9 分。分娩时母体和脐带血镁浓度为 5.8mg/dL。母亲和婴儿均康复出院。值得注意的是,患者诉说她可以听见和看见当时周围发生的事情,但因气管插管,她不能移动。患者的血镁水平变化见图 31-15。

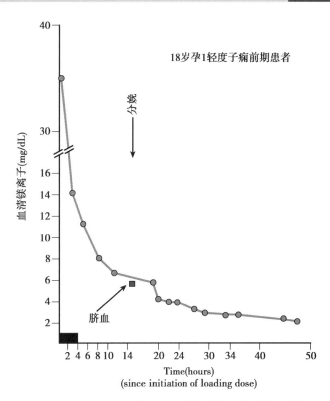

图 31-15 一个硫酸镁中毒患者的镁离子浓度变化(摘自 McCubbin JH, Sibai BM, Abdella TN, et al. Cardiopulmonary arrest due to acute maternal hypermagnesemia [letter]. *Lancet.* 1981;1;1058.)

高血压的控制

子痫患者的血压要降至安全范围。重度高血压的治疗目的是让大脑保持自主调节功能和预防心衰,同时不减少脑灌注和子宫胎盘血供,子痫患者的子宫胎盘灌注已经下降[86]。目标是将收缩压维持在 160mmHg～140mmHg 之间,舒张压维持在 90mmHg～105mmHg 之间。通常静脉给予肼屈嗪 5mg～10mg,重复给药间隔 20分钟;或者静脉给予拉贝洛尔 20mg～40mg,重复给药间隔 20 分钟[86]。其他强效降压药,例如硝普钠或者硝酸甘油,在处理子痫时很少需要使用。除非出现肺水肿,一般不使用利尿剂。

子痫的产时处理

子痫发作期间和结束之后短时间内,孕妇会出现低氧血症和高碳酸血症,这会造成胎心率变化和子宫收缩。胎心监护常会发现心率过缓、短暂的晚期减速、胎心变异减少及代偿性胎心加速。宫缩频率增加和子宫张力增高[86]。这些表现一般在抽搐结束及低氧血症改善后 3～10 分钟内自然消失。不要因为这些征象而即刻行剖宫产,特别是孕妇情况不稳定时,应避免剖宫产。

对 10 名子痫患者进行电子胎心监护发现,6 名出现胎心过缓,FHR 小于 120 次/分,持续 20 秒到 9 分钟。从抽搐开始到胎心率下降的间隔为 5 分钟。延长减速后出现短期的胎心过速。恢复期胎心变异减少伴随短暂的晚期减速。抽搐发作时宫缩频率和子宫张力均增加。子宫活跃的时间持续约 2～14 分钟。

抽搐发作后胎儿结局一般良好。子宫血管痉挛和子宫收缩引起子宫血流减少,从而导致短期的胎心过缓。抽搐时孕妇呼吸暂停,也会引起胎儿缺氧及胎心率变化。抽搐后胎心率波形一般恢复正常,如果胎心率异常持续存在,则需考虑其他情况。如果胎儿不足月且伴有胎儿生长受限,胎心率波形恢复正常的时间延长。抽搐之后有可能发生胎盘早剥,如果宫缩过度活跃或者胎心过缓持续存在,要考虑胎盘早剥的可能[86]。

子痫不是剖宫产指征。是否需要剖宫产取决于孕龄、胎儿状况、是否临产及宫颈 Bishop 评分[86]。30 周前子痫发作且未临产伴宫颈条件差(Bishop 评分<5 分)的患者建议行剖宫产终止妊娠。如果患者已经临产或者胎膜已破,在没有其他产科并发症时可以阴道试产。如果引产,≥30 周的患者无论 Bishop 评分如何都可以使用缩宫素或前列腺素。小于 30 周时,如果 Bishop 评分>5 分,也可以采用同样方法引产。

重度子痫患者的分娩镇痛建议选用阿片类药物或者硬膜外麻醉[2]。硬膜外、椎管内或者联合区域麻醉都可以用于剖宫产。凝血功能异常及血小板重度减少(血小板计数小于 $50×10^9/L$)的患者禁用椎管内麻醉。因为气道水肿,子痫患者全身麻醉时气管插管失败和误吸的风险增高,气管插管和拔管时血压和颅内压均升高[86]。有气道和喉头水肿的患者可能需要在清醒状态下进行气管插管,并做好紧急气管切开的准备。气管插管前可能需要给予拉贝洛尔或者硝酸甘油,以防血压及颅内压突然升高。

子痫的产后处理

产后至少 48 小时内需要密切监测子痫患者的生命体征、出入量和相关症状。这些患者在临产、分娩和产后经常接受大量静脉补液,另外产后大量细胞外液回流造成血容量增加。因此,产后应注意肺水肿的发生,肾功能异常、胎盘早剥和慢性高血压患者的肺水肿风险更高[86],需要特别注意容量平衡。

产后或者抽搐发生后需要继续静脉给予硫酸镁,至少持续 24 小时。如果出现少尿(4 小时<100mL),液体及硫酸镁均需要减量。分娩之后,可以口服降压药物,如拉贝洛尔或者硝苯地平,将血压控制在 155/105mmHg 以下。硝苯地平有产后利尿的益处。

未来妊娠结局和远期疾病

有子痫病史的患者未来发生各种类型子痫前期的风险都明显增高(表 31-18)。再次妊娠子痫前期的发病率大致为 25%。如果子痫发生在妊娠中期,再次子痫前期的发病率则明显升高。子痫的再发率为 2%。因为再次发生不良妊娠结局的风险增高,需要告知患者这些情况。目前尚无预防子痫再发的治疗措施。

表 31-18　子痫患者再次发生子痫前期-子痫的情况

	CHESLEY[119]	LOPEZ-LLERA 和 HORTA[120]	ADELUSI 和 OJENGBEDE[121]	SIBAI 等[122]
患者数目	171	110	64	182
妊娠次数	398	110	64	366
子痫(%)	1	/	15.6	1.9
子痫前期(%)	23	35	27	22

Sibai BM. Diagnosis, differential diagnosis and management of eclampsia. Obstet Gynecol. 2005;105;402.

子痫对血压和神经系统的长期影响已有几项研究,结果显示子痫不会造成孕前血压正常的孕妇在产后出现高血压。两项产后随访发现,如果在距足月较远的孕周发生子痫,这些患者要比在≥37 周以后发生子痫的慢性高血压发病率增高。其中一项研究还发现,经产妇子痫患者死于心血管和肾脏疾病的风险增高,但这些随访研究并没有发现神经系统的缺陷。

慢性高血压

妊娠期慢性高血压发病率为 1%～5%,在肥胖、高龄和黑人妇女中更常见。由于高龄分娩和肥胖,慢性高血压的发病率还将持续升高。在新世纪,估计妊娠期的高血压发病率在 3%,美国最少 120 000 名孕妇会有慢性高血压(400 万孕妇的 3%)。

定义和诊断

妊娠期慢性高血压是指受孕前出现血压升高。在孕前血压未知的情况下,慢性高血压的诊断是指在 20 周前出现高血压,高血压的定义为收缩压高于 140mmHg 或者舒张压高于 90mmHg,两次血压升高的测量间隔至少 4 小时。

如果在孕前没有诊断高血压,且在 16 周后才开始产前检查,孕期诊断慢性高血压将比较困难,因为此时血压出现生理性下降。对 211 名轻度高血压的妊娠结局进行分析发现，降压药物不能改善妊娠结局（表 31-19）。孕期平均 MAP 的变化见图 31-16。妊娠中期血压降低，在妊娠晚期血压再次升高。因此，这类慢性高血压患者易被误诊为妊娠期高血压。

表 31-19　观察性研究报道的妊娠期慢性高血压的不良结局

	子痫前期（%）	胎盘早剥（%）	小于 37 周分娩（%）	小于胎龄儿（%）
Rey 和 Couturier[124]（n=337）	21	0.7	34.4	15.5
McCowan 等[123]（n=142）	14	未报道	16	11
Sibai 等[14]（n=763）	25	1.5	33.3	11.1
Giannubilo 等[126]（n=233）	28	0.5	未报道	16.5
Chappell 等[125]（n=822）	22	未报道	22.7	27.2
Sibai 等[127]（n=369）	17	2.4	29.3	15

慢性高血压患者易并发子痫前期，并发子痫前期会增加不良母胎结局[14]。慢性高血压并发子痫前期的诊断前面已详细叙述，诊断主要基于血压变化、新发蛋白尿、新发症状及实验室检查。

病因和分类

弄清病因和疾病的严重程度对于治疗很重要。慢性高血压分为原发性和继发性两种。原发性高血压是

妊娠期最常见的慢性高血压，占 90%。其他 10% 的妊娠期高血压为继发性高血压，可能有一种或多种潜在疾病所致，例如肾脏疾病（肾小球肾炎、间质性肾炎、多囊肾和肾血管狭窄）、胶原血管疾病（狼疮和硬皮病）、内分泌系统疾病（糖尿病累及血管系统、嗜铬细胞瘤、甲状腺功能亢进、库欣病和醛固醇增多症）或者主动脉缩窄。

妊娠期慢性高血压根据血压的水平分成轻度和重度两个亚型。收缩压 ≥160mmHg 或者舒张压（Korotkoff V 期）≥110mmHg 时，就可诊断重度高血压。

为了便于治疗和病人咨询，妊娠期慢性高血压分为低危或者高危两类，分类详见图 31-17。原发性高血压不累及终末器官者为低危。初诊时测量的血压为标准，无论是否使用降压治疗。例如，患者服用降压药物后测量的血压是 140/80mmHg，她仍被归入低危组。需要注意，初诊时被视为低危的患者随着妊娠进展，可能发生重度高血压或者子痫前期，而变为高危高血压患者。

母胎风险

慢性高血压孕妇并发子痫前期、胎盘早剥和胎儿生长受限的风险增加。文献报道，轻度高血压并发子痫前期的概率为 **14% ~ 28%**（见表 31-19）[14]，重度高血压并发子痫前期的概率可高达 50% ~79%。Sibai 等[14] 在美国几所三级医学中心对 763 名慢性高血压患者进行了前瞻性研究，发现慢性高血压**并发子痫前期的总发生率为 25%**。该比例不受母体年龄、种族以及早期是否出现蛋白尿的影响；但有些情况下，子痫前期的发生率明显增高，这些情况包括高血压病程超过 4 年（31% vs. 22%）、前次妊娠有过子痫前期（32% vs. 23%）及舒张压 ≥100mmHg（42% vs. 24%）[14]。

轻度慢性高血压并发胎盘早剥的概率是 0.7% ~

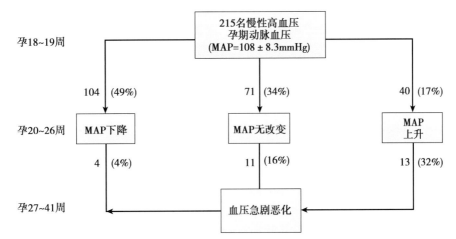

图 31-16　妊娠期平均动脉压（MAP）（修改自 Sibai BM, Abdella TN, Anderson GD. Pregnancy outcome in 211 patients with mild chronic hypertension. *Obstet Gynecol*. 1983;61;571.）

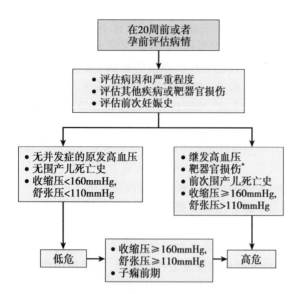

图 31-17　慢性高血压患者初步评估。* 左心室功能不全、视网膜病变、血脂异常、孕妇年龄超过 40 岁、微血管病变、中风。（摘自 Sibai BM. Chronic hypertension in pregnancy. *Obstet Gynecol.* 2002;100;369.）

2.7%（见表 31-19），重度高血压并发胎盘早剥的概率为 **5%～10%**。最近一个多中心研究纳入 763 名慢性高血压患者，研究发现总的胎盘早剥发生率为 1.5%，并发重度子痫前期的患者胎盘早剥发生率显著升高（3% vs. 1%，*P*=0.04）[14]。胎盘早剥发生率不受母体年龄、种族或高血压病程长短的影响[14]。另外一项包括 9 个观察性研究的系统性综述提示，慢性高血压孕妇的胎盘早剥发生率是血压正常孕妇的两倍（OR, 2.1;95% CI, 1.1～3.9）。

除了胎盘早剥，高危慢性高血压患者也容易发生其他危及生命的并发症，例如肺水肿、高血压脑病、视网膜病变、脑出血及急性肾衰竭。有下列情况的孕妇风险更高：重度高血压未控制、孕早期严重肾脏疾病及孕前左心室功能不全。

慢性高血压患者的母胎并发症增多。围产期死亡率是产科人群的 3 到 4 倍（OR, 3.4;95% CI, 3.0～3.7）。 早产和胎儿生长受限的可能性也增加。孕早期重度慢性高血压患者的早产率为 62%～70%，小于胎龄儿的发病率为 31%～40%。最近，Sibai 等[15]对一项多中心研究进行了次级分析（secondary analysis），报道了不良围产结局的高危因素，这项研究纳入了 763 名轻度慢性高血压患者，主要目的是比较小剂量阿司匹林和安慰剂来预防子痫前期。Sibai 等发现并发子痫前期的患者早产率升高（OR, 3.9;95% CI, 2.7～5.4），新生儿脑室内出血率升高（OR, 4.5;95% CI, 1.5～14.5）及新生儿死亡率升高（OR, 2.3;95% CI, 1.4～4.8）。另外，孕早期蛋白尿是下列并发症的独立危险因素：早产（OR, 3.1;95% CI, 1.8～

5.3）、小于胎龄儿（OR, 2.8;95% CI, 1.6～5.0）和新生儿脑室内出血（OR, 3.9;95% CI, 1.3～11.6）。

妊娠期降压治疗的目的

对于非妊娠患者，长期控制血压的目的是降低中风及心血管疾病的并发症和死亡率。妊娠期高血压情况不同，短期治疗妊娠期高血压母体获益可能并不明显，而且母体和胎儿都受药物影响。所以，医生用药时必须平衡短期的母体获益和短期及长期的胎儿和婴儿的风险。

大多数慢性高血压孕妇患有轻度原发性高血压，妊娠期发生心血管并发症的概率很低。为了明确降压治疗能否改善母胎结局，过去进行了几项这方面的回顾性及前瞻性研究。总之，无论是否使用降压药物，孕妇心血管和肾脏并发症的发生率都很低或缺如。对于低危患者，短期使用降压药物有益于预防血压急剧升高，但没有证据显示母胎获益。过去仅有三项临床试验具有足够的样本量，能够评估并发子痫前期和胎盘早剥的风险。

最近完成的妊娠期血压控制研究（Control of Hypertension in Pregnancy Study, CHIPS）是一项大样本多中心研究，对严格控制血压和非严格控制血压这两种方法进行了对比。这项研究包括 736 名慢性高血压孕妇，361 名分入严格控制组，另外 371 名分在非严格控制组。主要结果（primary outcome）是妊娠丢失和新生儿特护，该研究没有发现以上两组在主要结果和严重母体并发症方面存在显著差异。非严格控制组患者进一步发展为重度高血压的概率增加，但严格控制组出现小于胎龄儿的比例增加（19.7% vs. 13.9%）。

对于妊娠期重度高血压，没有进行过安慰剂对照的随机试验来证明降压治疗的有效性，这类研究也不可能开展。**重度高血压必须实施降压治疗，以降低中风、CHF 和肾衰竭的风险。另外，控制重度高血压可以延长孕周和改善围产期结局。但没有证据显示控制重度高血压可以降低并发子痫前期或者胎盘早剥的发生率。**

对于慢性高血压妇女合并其他高危因素者，例如肾脏疾病、糖尿病或者心脏疾病，目前没有关于治疗的临床试验。但回顾性及观察性研究提示，对于伴有肾脏疾病、糖尿病合并血管疾病或者左心室功能不全的患者，如果孕期不控制轻度及中度高血压，有可能加重靶器官损伤。所以，有些学者建议对这类病人应积极处理轻度高血压，希望降低近期和远期心血管并发症。

妊娠期降压药物的安全性

目前尚不清楚妊娠期使用最常用的降压药物是否存在不良作用，与降压药物相关的危害性仅限于个案报道。如何理解这些报道却十分困难，因为难以明确多少孕妇暴露于降压药物，而且报道的病例数量可能远远低于实际发生的例数。前次妊娠期间药物暴露情况常常缺失，也增加了这种报道的局限性。另外，高血压疾病本身也可能导致部分胎儿和新生儿不良结局，可能与降压药物无关。

总之，除了来自动物实验的数据，有关降压药物致畸性的资料非常有限。所有资料都来自有关的登记机构，例如州立 Medicaid 登记数据。目前缺乏慢性高血压的多中心随机研究，从未有过安慰剂对照试验，对受孕期间及整个孕期的药物安全性进行评估。现在只有很少资料，能够帮助评估孕期降压药物的风险及益处。**然而，文献中有限的资料提示胎儿可能出现有些副作用，例如，在孕中期或孕晚期使用血管紧张素转换酶抑制剂（angiotensin-converting enzyme inhibitors，ACE inhibitors）可能造成羊水过少和新生儿肾功能衰竭。同理，血管紧张素 Ⅱ 受体阻滞剂也可能存在相似的副作用。所以妊娠期应避免使用这些药物**（见第 8 章）。

在孕中期使用阿替洛尔（atenolol）和胎儿生长受限、胎盘生长受限和胎盘重量减少相关。但是，其他 β 受体阻滞剂，例如美托洛尔（metoprolol）、吲哚洛尔（pindolol）和氧烯洛尔（oxprenolol），并没有报道类似情况，不过孕早期使用这些药物的数据目前尚不充分。

对轻度慢性高血压孕妇进行的前瞻性研究表明，甲基多巴（methyldopa）和拉贝洛尔（labetalol）不会导致不良母胎结局。一个大型的设计独特的临床试验在妊娠 6 周和 13 周之间开始给予甲基多巴和拉贝洛尔，药物暴露后新生儿并未出现严重的先天性畸形。

妊娠期应用噻嗪类利尿剂的经验很多。现有数据提示，在孕早期乃至整个孕期使用利尿剂与严重胎儿畸形或不良胎儿及新生儿结局无关。钙离子拮抗剂用于孕期慢性高血压的资料很有限；**但现有证据表明，孕早期使用钙离子拮抗剂尤其硝苯地平与严重出生缺陷无关。**一项前瞻性研究评估了硝苯地平对胎儿和新生儿结局的影响，这项研究纳入 283 名轻度到中度高血压孕妇，其中 47% 的患者为慢性高血压，有 66 名患者在 12～20 周间入组。这项研究发现，使用缓释型硝苯地平和不良胎儿和新生儿结局无关。

除了甲基多巴和硝苯地平的少量资料，孕期使用降压药物对于儿童的长期影响缺乏数据。一项随访时间达 7.5 年的研究提示，胎儿期暴露于甲基多巴并没有远期不良后果。一项类似研究进行了 1.5 年的随访，没有发现缓释型硝苯地平对儿童发育存在不良影响。

妊娠期慢性高血压的处理

妊娠期治疗慢性高血压的目的是降低母体风险并提高胎儿生存率。这个目标可以通过一系列措施来实现，包括孕前评估病情和咨询、早期产前保健、定期产检、适时终止妊娠、加强产时监护和适当的产后处理。

评估和分级

慢性高血压患者在孕前需要全面的评估和检查。评估高血压的病因和严重程度以及并存的其他疾病，排除长期高血压引起的靶器官损伤。详细记录病史特别是高血压持续时间、降压药物使用情况、药物种类以及用药反应，同时也应该关注心肾疾病、糖尿病、甲状腺疾病、脑血管意外和 CHF。详细记录孕产史包括既往母胎结局，重点记录胎盘早剥、并发子痫前期、早产、FGR，胎死宫内以及新生儿并发症和死亡。

实验室检查评估易受高血压影响的各个系统，检查结果可以作为以后评估的基准。**所有患者都应该进行尿液分析、尿培养及药敏试验、24 小时尿蛋白测定、电解质、血常规（CBC）和糖尿病筛查。**

患病多年的高血压患者，特别是对治疗依从性差及血压控制不良的患者，应该进行靶器官损伤的评估，评估项目包括左心室肥大、视网膜病变以及肾脏损伤。此类患者通常需要心电图检查，心电图异常者需行超声心动图检查，另外进行眼科检查和肌酐清除率测定。

有些情况需要特殊检查，确定是否有继发性高血压。继发性高血压的原因包括嗜铬细胞瘤、原发性醛固酮增多症或者肾动脉狭窄。这些疾病需要生化检测，必要时进行 CT 和 MRI 检查。如果患者出现阵发性严重高血压、高血糖和多汗，要怀疑嗜铬细胞瘤（见第 43 章）。原发性醛固酮增生症在妊娠期较少见，严重高血压及低钾的患者需要考虑该疾病（见第 43 章）。根据评估情况，将患者分为低危或高危慢性高血压孕妇（图 31-18）。

低危高血压

低危高血压患者未并发子痫前期时和正常孕妇的妊娠结局相似。另外，在孕早期停用降压药物，不影响子痫前期、胎盘早剥或者早产的发病率。因此初次产检时，许多医生建议患者停用降压药物，不用降压药物的妊娠结局多数良好。即使不用降压药物，孕期仍然需要细致的管理（见图 31-16）。在初次产检和复诊时，需要提供营养咨询。告知孕期增重的要求及钠盐摄取的限制（每天最多 2.4g）。同时告诫孕妇，喝酒和吸烟会加重高血压，还会对胎儿有不利影响，例如胎儿生长受限和胎盘早剥。每次产检时都应密切观察子痫前期和胎儿生长受限的早期征兆。

胎儿评估包括在妊娠 16～20 周及妊娠 30～32 周进行 B 超检查，之后每月一次 B 超检查，直到足月。如在足月前发展成为重度高血压，需要给予拉贝洛尔及硝苯地平降压治疗。如果出现重度高血压、子痫前期及胎儿发育异常，需要立即进行 NST 或 BPP 检查。重度高血压

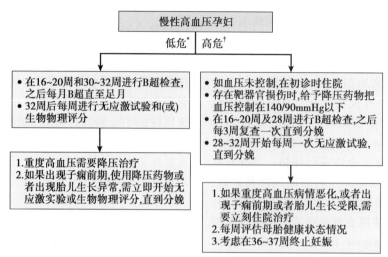

图 31-18　产前慢性高血压处理。低危(＊)包括药物控制良好或者不需要药物控制的患者;高危(†)包括血压未控制的患者,左心功能不全,和(或)存在内科疾病(肾脏、糖尿病、系统性红斑狼疮)

孕妇需要住院治疗。超声检查证实胎儿生长受限者需要严密监测,通常需要终止妊娠。如果孕 37 周后并发子痫前期,需要终止妊娠。如果没有上述并发症,可以持续妊娠至 40 周。

高危高血压

　　高危高血压患者的母胎并发症均升高。出现并发症的可能性取决于高血压的原因以及靶器官的受累程度。如果有下列情况,需要在妊娠前告诫患者妊娠期间可能出现严重并发症,这些情况包括严重肾功能不全(血肌酐>123.76μmol/L 或 1.4mg/dL)、糖尿病并发血管病变(累及眼底和肾脏)、严重的胶原血管疾病、心肌病或者主动脉缩窄。妊娠期间,病情可能加重,有可能出现 CHF、急性肾功能衰竭需要透析甚至死亡。另外,围产儿死亡及新生儿并发症也显著增加。此类患者通常需要母胎专家负责管理,必要时咨询其他学科专家。另外,患者需要在三级医疗中心观察和分娩,医疗机构必须具有处理母婴并发症的资源。

　　如果血压控制不佳,高危高血压患者需要在初诊时收治入院。这宜于评估心血管及肾脏情况,调整降压药物及其他必要的治疗,例如胰岛素、心脏病药物、甲状腺药物等。使用 ACE 抑制剂及血管紧张素Ⅱ受体拮抗剂的患者需要在密切观察下停药。所有孕妇一旦收缩压 ≥160mmHg 或舒张压≥110mmHg 时,应该立即给予降压药物,详见表 31-20。如果高血压患者无靶器官损伤,降压治疗的目标是维持收缩压在 140 ~ 150mmHg 之间,舒张压在 90 ~ 100mmHg 之间。轻度高血压伴有靶器官损伤的患者需要降压治疗,因为降压治疗对这些孕妇有近期效益。此类患者的降压目标是收缩压<140mmHg 及舒张压<90mmHg。有些患者开始

血压难以控制,需要静脉使用肼屈嗪、拉贝洛尔或口服短效硝苯地平(剂量见表 31-20)。

表 31-20　治疗慢性高血压的药物

药物	起始剂量	最大剂量	注意项目
重度高血压的即刻处理方法			
肼屈嗪	5 ~ 10mg 静脉注射,每 20 分钟一次	20mg＊	心动过速和患者持续头痛时避免使用
拉贝洛尔	20 ~ 40mg 静脉注射,每 10 ~ 15 分钟一次	220mg＊	哮喘和充血性心力衰竭患者避免使用
硝苯地平	10 ~ 20mg 口服,每 30 分钟一次	50mg＊	心动过速及心悸的患者避免使用
高血压的长期治疗			
甲基多巴	250mg 每日两次	每天 4g	
拉贝洛尔	100mg 每日两次	每天 2400mg	
硝苯地平	10mg 每日两次	每天 120mg	
噻嗪类利尿剂	12.5mg 每日两次	每天 50mg	

＊如果血压未控制在理想水平,则更换药物种类。

　　血压维持治疗常用甲基多巴、拉贝洛尔、缓释型硝苯地平或利尿剂。甲基多巴仍是妊娠期治疗高血压的最常

用药物,非妊娠期极少使用。**妊娠期推荐使用的降压药物为拉贝洛尔,起始剂量 100mg,每日 2 次,最大剂量为每日 2400mg。如果最大剂量的拉贝洛尔仍不能控制血压,可以加用噻嗪类利尿剂或者硝苯地平。**如果患者有糖尿病和血管疾病,建议使用硝苯地平。年轻黑人孕妇建议首选硝苯地平或噻嗪类利尿剂,因为她们常有低肾素型或者盐敏感型高血压。如果这些药物能够良好地控制血压,产后可以用同样药物治疗。

妊娠之前高血压女性通常服用利尿剂,但妊娠期间使用利尿剂存在争议。妊娠早期使用利尿剂的患者血容量增加不如正常妊娠预期水平,这是使用利尿剂的担心所在,但这种血容量的减少和不良胎儿结局并不相关。因此,妊娠期可以单用或者联合使用利尿剂,对盐过度潴留的女性尤为适用。但如果并发子痫前期或者怀疑胎儿生长受限时,需要立刻停用利尿剂,因为血容量减少会进一步降低子宫胎盘血供。

高危高血压患者妊娠成功的关键是尽早开始产检并且频繁就诊。整个妊娠期间,这些患者都需要密切观察,至少每三个月进行一次系列检查,包括 24 小时尿蛋白定量、CBC 和生化检查。其他实验室检查取决于妊娠的进展。在每次产检时,需要告知患者吸烟和酗酒的危害以及营养及盐摄入的相关信息。

胎儿的评估包括在 16 ~ 20 周及 28 周进行 B 超检查,然后每 3 周一次 B 超,直到分娩。通常在 28 ~ 32 周开始进行 NST 或 BPP 检查,每周一次。如果发展成为重度高血压或者并发子痫前期,病人需要住院治疗,对**母胎状况进行更密切的评估。如果出现 FGR,也需要密切监测,在 ≥34 周后出现 FGR 时,应该考虑终止妊娠。**其他患者应该在孕 36 ~ 37 周或胎肺成熟后终止妊娠。

产后处理

高危慢性高血压患者产后也容易发生并发症,例如肺水肿、高血压脑病及肾功能衰竭。如果高血压并发靶器官损伤、子痫前期或者胎盘早剥,患者的前述风险更高。此类患者产后 24 小时需要严密控制血压。必要时静脉给予拉贝洛尔或肼屈嗪,容量过多及肺水肿者可以使用利尿剂。产后一周内出现持续性严重高血压的患者通常需要这样治疗。

产后可能需要口服降压药物控制血压。有些产妇需要换用新的降压药物,例如 ACE 抑制剂,特别是孕前糖尿病和心肌病患者。有些患者希望产后哺乳,所有降压药物都能进入乳汁,但每种药物的乳汁血浆比率不同。另外,降压药物及母乳喂养对婴儿的远期影响目前没有相关研究。甲基多巴在乳汁中的浓度较低,所以是较为安全的药物。β-受体阻滞剂(阿替洛尔及美托洛尔)在乳汁中浓度较高,而拉贝洛尔和普萘洛尔的浓度较低。

利尿剂在乳汁中的浓度也较低,但利尿剂有可能减少乳汁分泌。

关于钙离子拮抗剂进入乳汁的报道较少,但目前尚未发现副作用。虽然 ACE 抑制剂和血管经张素 II 受体拮抗剂在乳汁中的浓度较低,但应避免使用此类药物,因为会影响新生儿肾功能(见第 24 章)。

总之,哺乳妇女的一线用药为甲基多巴,如有禁忌,可以使用拉贝洛尔。

高血压急症

极少情况下,高血压可能危及孕妇生命,需要立刻控制血压,这些情况包括高血压脑病、急性左心衰、急性主动脉夹层形成或者循环儿茶酚胺升高(嗜铬细胞瘤、可乐定停药或可卡因滥用)。高血压急症风险最高的人群如下:服用多种降压药物、有潜在的心脏病或慢性肾小球肾病、孕中期并发子痫前期、伴有 DIC 的胎盘早剥。舒张压 ≥115mmHg 通常认为是高血压急症,但这是人为标准,其实血压变化的速率比绝对值更加重要。如果血压升高伴有进行性终末器官损伤,意味着临床情况严重。

高血压脑病

未经治疗的原发性高血压可能发生高血压危象,发生率 1% ~ 2%,原因不明。高血压脑病通常见于收缩压高于 220mmHg 或者舒张压高于 130mmHg 的患者。慢性高血压患者虽然可以耐受较高的血压,但血压突然升高会引起脑部疾病。脑部正常血流大约是每 100g 组织 50mL/min。血压下降时脑部小血管舒张,血压升高时脑部血管收缩来维持脑部血流稳定。这种调节机制通常在舒张压 60mmHg ~ 120mmHg 时发挥作用。目前认为,高血压脑病是血压超过上限时脑血管自我调节机制的紊乱。当重度高血压(脑部灌注压 130mmHg ~ 150mmHg)出现时,脑部血管尽可能收缩,之后发生反射性舒张。结果导致过度灌注,脑部小血管损伤,脑水肿以及颅内压升高(临界点理论)。其他学者认为高血压脑病是由于脑部血管过度收缩,结果引起脑部缺血(过度调节理论)。如果患者脑部小血管出现自我调节机制异常,就有可能发生坏死性小动脉炎、微梗死、点状出血,多发小血栓形成或者脑水肿。高血压脑病通常呈亚急性起病,起病过程大约 24 ~ 72 小时。

发生高血压危象时,因为器官灌注不足和血管自我调节机制丧失会造成终末器官损伤,临床表现为心脏、肾脏或者视网膜功能障碍。眼底检查可见视网膜缺血伴火焰状出血、视网膜坏死或视乳头水肿,患者视力下降。冠状动脉血流调节障碍及心室壁压力升高会造成心绞痛、心肌梗死(myocardial infarction,MI)、CHF、恶性室性心律失常、肺水肿或者主动脉瘤破裂。肾小球入球小动脉坏死造成肾皮质和髓质出血、纤维蛋白样坏死和增生性血管内膜炎,导致血清肌酐升高(大于 256.2μmol/L 或 3mg/dL)、尿蛋白增加、少尿、血尿、透明或红细胞管型以及氮质血症。重度高血压可能引起胎盘早剥,继之出现 DIC。另外可能出现进行性血管损伤,血管紧张素 Ⅱ、去甲肾上腺素和垂体后叶素水平都会升高。血循环中的激素使出球小动脉张力相对升高,从而造成钠盐丢失和血容量不足。因为肾素和血管紧张素 Ⅱ 水平升高,醛固酮水平也相应升高。这些内分泌变化可能导致高血压危象持续存在。

高血压脑病的治疗

治疗高血压的目的是预防高血压意外。有高血压危象风险的患者需在产时及产后 48 小时内密切监护。诊断高血压脑病可能因妊娠变得复杂,但一旦发生危及生命的情况,不能因为妊娠而延误治疗。**确诊高血压脑病唯一可靠的临床指标是患者对于降压治疗的迅速反应。头痛及中枢神经系统症状有时在治疗后 1~2 小时内立刻消失。**如果有尿毒症或者症状出现后很久才得到治疗,患者的整体恢复可能较慢。脑血管损伤症状持续存在者则要考虑其他诊断。

高血压脑病及高血压危象患者需住院卧床治疗。建立静脉通路以便用药和补液。处理高血压急症时常倾向于减少钠盐摄入,但应注意钠性利尿有可能造成血容量减少。从卧位到直立位时,舒张压显著下降伴心率升高提示低血容量。起初的 24~48 小时,可以输入生理盐水以扩充血容量。输注生理盐水可以降低肾素血管紧张素的活性,从而更好地控制血压。必须及时补钾,持续监测血压、血容量、尿量、心电图和精神状态。动脉置管可以精确测量血压。实验室检查包括血常规、分类血细胞计数、网状红细胞计数、血小板和血生化。尿液检查包括尿蛋白、尿糖、尿血细胞、管型和细菌。密切观察终末器官损伤的征象,包括中枢神经系统、视网膜、肾脏和心血管系统等。尚未分娩的患者应该持续胎心监护。

高血压脑病降压治疗

过快和过度的降压存在一定的风险。降压治疗的目标是使平均血压下降不超过 15%~25%。第一小时降压应缓慢,将舒张压降至 100~110mmHg。虽然大脑血流在宽泛的血压范围内都能维持稳定,但是自我调节机制有一个低限和高限。慢性高血压患者的大脑血管中层增厚,造成大脑血流自我调节曲线的右移,降压过快会造成脑部缺血、中风或者昏迷。冠脉系统、肾脏血流和子宫胎盘血供也会减少,从而导致急性肾功能衰竭、MI、胎儿窘迫或者死亡。如果血压越来越难以控

制,应当终止妊娠。如果患者有生命危险,应考虑围死亡期剖宫产(perimortem cesarean)。

高血压危象的首选药物是硝普钠。也可使用其他药物,包括硝酸甘油、硝苯地平、曲美芬(trimetaphan)、拉贝洛尔和肼屈嗪。

硝普钠

硝普钠作用机制是干扰钙流入和细胞内钙激活,使动脉和静脉同时扩张。静脉给药剂量为 0.25~3μg/(kg·min)。起效迅速,并在停药后 3~5 分钟作用消失。因为硝普钠的半衰期很短,药物引起的低血压在停止输注后就应该很快消失,如果停药后低血压没有很快恢复,应该考虑其他原因。

硝普钠对于子宫血供的影响存在争议。硝普钠的代谢产物为硫氰酸盐,从尿液中排除。如果剂量超过 10μg/(kg·min)、用药时间超过 48 小时,肾功能不全或者肝脏代谢功能下降,就会造成氰化物在体内过度积聚。氰化物中毒的表现包括厌食、迷惑、头痛、疲倦、躁动、耳鸣、谵妄、幻觉、反胃呕吐和代谢性酸中毒。输注速度小于 2μg/(kg·min)时不易发生中毒。以最大速度 10μg/(kg·min)治疗时,用药时间绝不能超过 10 分钟。动物实验及妊娠期应用硝普钠的几例报道表明,如果正确使用硝普钠,极少发生硫氰酸盐中毒。在硫氰酸盐中毒之前,通常已经出现硝普钠的快速耐药反应。如怀疑中毒,需要给予 3% 的亚硝酸钠(sodium nitrite)解毒,给药速度不超过 5mL/min,总剂量不超过 15mL。然后,将 12.5g 的硫代硫酸钠(sodium thiosulfate)溶于 50mL 的 5% 葡萄糖中,用 10 分钟时间输入。

硝酸甘油

硝酸甘油是动、静脉扩张剂,主要作用是扩张静脉。给药方法为 5μg/min 静脉灌注,根据血压情况每 3~5 分钟增加剂量,最大剂量 10μg/min。有以下两种情况时,考虑使用硝酸甘油降压:(1)子痫前期伴有肺水肿;(2)气管内操作引起高血压。副作用包括头痛、心动过速和高铁血红蛋白血症。高血压脑病患者禁用,因为硝酸甘油会增加脑血流和颅内压。

关键点

- 高血压是妊娠期最常见的并发症。
- 子痫前期是世界范围内造成围产期并发症和死亡的最主要原因。
- 子痫前期病因不明,有多种多样的病理生理异常。
- 至今没有发现预防子痫前期的确切方法。小剂量阿司匹林对有些人群有一定作用。
- 在没有出现高血压和蛋白尿的情况下,也可能发生 HELLP 综合征。

- ◆ 期待治疗对 32 周前的重度子痫前期可能会改善围产期结局。
- ◆ 硫酸镁是预防和治疗子痫抽搐的首选药物。
- ◆ 20 周之前及产后 48 小时有可能发生子痫抽搐,但病例罕见。
- ◆ 对轻度慢性高血压患者,降压治疗并不能改善妊娠结局。
- ◆ 拉贝洛尔是治疗妊娠期慢性高血压的首选药物,不要使用血管紧张素转换酶抑制剂。

参考文献

1. American College of Obstetricians and Gynecologists. Task Force on Hypertension in Pregnancy. Hypertension in Pregnancy: Report of the American College of Obstetricians and Gynecologists' Task Force on Hypertension in Pregnancy. *Obstet Gynecol.* 2013;122:1122-1131.
2. Sibai BM. Diagnosis and management of gestational hypertension and preeclampsia. *Obstet Gynecol.* 2003;102:181.
3. Kuklina EV, Ayala C, Callaghan WM. Hypertensive disorders in pregnancy and severe obstetric morbidity in the United States. *Obstet Gynecol.* 2009;113:1299.
4. Hauth JC, Ewell MG, Levine RJ, et al. Pregnancy outcomes in healthy nulliparas who developed hypertension. Calcium for Preeclampsia Prevention Study Group. *Obstet Gynecol.* 2000;95:24.
5. Barton JR, O'Brien JM, Bergauer NK, et al. Mild gestational hypertension remote from term: progression and outcome. *Am J Obstet Gynecol.* 2001;184:979.
6. Saudan P, Brown MA, Buddle ML, Jones M. Does gestational hypertension become pre-eclampsia? *BJOG.* 1998;105:1177.
7. Magee LA, Von Dadelseen P, Bohun CM, et al. Serious perinatal complication of non-proteinuria hypertension: an international, multicenter, retrospective cohort study. *J Obstet Gynecol Can.* 2003;25:372.
8. Valensise H, Vasapelle B, Gagliardi G, Novelli GP. Early and late preeclampsia: two different maternal hemodynamic states in the latent phase of the disease. *Hypertension.* 2008;52:873.
9. Mattar F, Sibai BM. Eclampsia. VIII. Risk factors for maternal morbidity. *Am J Obstet Gynecol.* 2000;182:307.
10. Caritis S, Sibai B, Hauth J, et al. Low-dose aspirin to prevent preeclampsia in women at high risk. *N Engl J Med.* 1998;338:701.
11. Sibai BM, Lindheimer M, Hauth J, et al. Risk factors for preeclampsia, abruptio placentae, and adverse neonatal outcomes in women with chronic hypertension. National Institute of Child Health and Human Development Network of Maternal-Fetal Medicine Units. *N Engl J Med.* 1998;339:667.
12. Sibai BM, Hauth J, Caritis S, et al. Hypertensive disorders in twin versus singleton gestations. National Institute of Child Health and Human Development Network of Maternal-Fetal Medicine Units. *Am J Obstet Gynecol.* 2000;182:938.
13. Hernández-Díaz S, Werler MM, Mitchell AA. Gestational hypertension in pregnancies supported by infertility treatments: role of infertility, treatments, and multiple gestations. *Fertil Steril.* 2007;88:438.
14. Erez O, Vardi IS, Hallak M, et al. Preeclampsia in twin gestations: association with IVF treatments, parity and maternal age. *J Matern Fetal Neonatal Med.* 2006;19:141.
15. Sibai BM. Chronic hypertension in pregnancy. *Obstet Gynecol.* 2002;100:369.
16. Buchbinder A, Sibai BM, Caritis S, et al. Adverse perinatal outcomes are significantly higher in severe gestational hypertension than in mild preeclampsia. *Am J Obstet Gynecol.* 2002;186:66.
17. Steegers EA, von Dadelszen P, Duvekot JJ, Pijnenborg R. Pre-eclampsia. *Lancet.* 2010;376:631.
18. Canadian Hypertensive Disorders of Pregnancy (HDP) Working Group. Diagnosis, evaluation, and management of the hypertensive disorders of Pregnancy. *Pregnancy Hypertens.* 2014;4:105-145.
19. Tranquilli AL, Dekker G, Magee L, et al. The classification, diagnosis and management of the hypertensive disorders of pregnancy: A revised statement from the ISSHP. *Pregnancy Hypertens.* 2014;4(2):97-104.
20. Sibai B, Dekker G, Kuperminc M. Pre-eclampsia. *Lancet.* 2005;365:785.
21. Huppertz B. Placental origins of preeclampsia: challenging the current hypothesis. *Hypertension.* 2008;51:970.
22. Wen SW, Demissie K, Yang Q, Walker MC. Maternal morbidity and obstetric complications in triplet pregnancies and quadruplet and higher-order multiple pregnancies. *Am J Obstet Gynecol.* 2004;191:254.
23. Hnat MD, Sibai BM, Caritis S, et al. Perinatal outcome in women with recurrent preeclampsia compared with women who develop preeclampsia as nulliparas. *Am J Obstet Gynecol.* 2002;186:422.
24. Hernandez-Diaz S, Toh S, Cnattingius S. Risk of pre-eclampsia in first and subsequent pregnancies: prospective cohort study. *BMJ.* 2009;338:b2255.
25. Hjartardottir S, Leifsson B, Geirsson R, Steinthorsdottir V. Recurrence of hypertensive disorder in second pregnancy. *Am J Obstet Gynecol.* 2006;194:916.
26. Brown MA, Mackenzie C, Dunsmuir W, et al. Can we predict recurrence of pre-eclampsia or gestational hypertension? *BJOG.* 2007;114:984.
27. Van Rijn BB, Hoeks LB, Bots ML, et al. Outcomes of subsequent pregnancy after first pregnancy with early-onset preeclampsia. *Am J Obstet Gynecol.* 2006;194:723.
28. Barton JR, Sibai BM. Prediction and prevention of recurrent preeclampsia. *Obstet Gynecol.* 2008;112:359.
29. Diabetes and Pre-eclampsia Intervention Trial (DAPIT) Study Group. Vitamins C and E for prevention of pre-eclampsia in women with type 1 diabetes (DAPIT): a randomized placebo-controlled trial. *Lancet.* 2010;376:259.
30. Sibai BM. Vitamin C and E to prevent pre-eclampsia in diabetic women. *Lancet.* 2010;376:214.
31. Mello G, Parretti E, Marozio L. Thrombophilia is significantly associated with severe preeclampsia: results of a large scale case-controlled study. *Hypertension.* 2005;46:1270.
32. Sibai BM, Stella CL. Diagnosis and management of atypical preeclampsia-eclampsia. *Am J Obstet Gynecol.* 2009;200:481.
33. Holston A, Qian C, Karumanchi A, et al. Circulating angiogenic factors in gestational proteinuria without hypertension. *Am J Obstet Gynecol.* 2009;200:392.e1.
34. Villar A, Abdel-Aleem H, Merialdi M, et al. World Health Organization trial of calcium supplementation among low calcium intake pregnant women. *Am J Obstet Gynecol.* 2006;194:639.
35. Morikawa M, Yamada T, Cho K, et al. Pregnancy outcome of women who developed proteinuria in the absence of hypertension after mid-gestation. *J Perinat Med.* 2008;36:419.
36. Einarsson JI, Sangi-Haghpeykar H, Gardner NO. Sperm exposure and development of preeclampsia. *Am J Obstet Gynecol.* 2004;191:254.
37. Saftlas AF, Levine RJ, Klebanoff MA, et al. Abortion, changed paternity, and the risk of preeclampsia in nulliparous women. *Am J Epidemiol.* 2003;157:1108.
38. Esplin MS, Fausett MB, Fraser A, et al. Paternal and maternal components of the predisposition to preeclampsia. *N Engl J Med.* 2001;344:867.
39. Lie RT, Rasmussen S, Brunborg H, et al. Fetal and maternal contributions to risk of pre-eclampsia: a population based study. *Br Med J.* 1998;316:1343.
40. Wang JX, Knottnerus AM, Schuit G, et al. Surgically obtained sperm and risk of gestational hypertension and pre-eclampsia. *Lancet.* 2002;359:673.
41. Trogstad L, Magnus P, Moffett A, Stoltenberg C. The effect of recurrent miscarriage and infertility on the risk of pre-eclampsia. *BJOG.* 2009;116:108.
42. Catalano PM. Management of obesity in pregnancy. *Obstet Gynecol.* 2007;109:419.
43. Cedergren MI. Maternal morbid obesity and the risk of adverse pregnancy outcome. *Obstet Gynecol.* 2004;103:219.
44. Mbah AK, Kornosky JL, Kristensen S, et al. Super-obesity and risk of early and late pre-eclampsia. *BJOG.* 2010;117:997.
45. Said JM, Higgins JR, Moses EK, et al. Inherited thrombophilia polymorphisms and pregnancy outcomes in nulliparous women. *Obstet Gynecol.* 2010;115:5.
46. Silver RM, Zhao Y, Spong CY, Sibai B, et al. Prothrombin gene G20210A mutation and obstetric complications. *Obstet Gynecol.* 2010;115:14.
47. Myatt L, Webster RP. Vascular biology of preeclampsia. *J Thromb Haemost.* 2009;7:375.
48. Redman CW, Sargent IL. Immunology of pre-eclampsia. *Am J Reprod Immunol.* 2010;63:534.
49. Redman CS, Sargent IL. Placental stress and pre-eclampsia: a revised view. *Placenta.* 2009;30:38.
50. Pijnenborg R, Brosens I. Deep trophoblast invasion and spiral artery remodeling. In: Pijnenborg R, Brosens I, Romero R, eds. *Placental Bed Disorders: Basic Science and Its Translation to Obstetrics.* Cambridge, UK: Cambridge University Press; 2010:97.
51. Kong TY, DeWolf F, Robertson WB, Brosens I. Inadequate maternal

vascular response to placentation in pregnancies complicated by pre-eclampsia and by small-for-gestational age infants. *BJOG*. 1986;93:1049.

52. Frusca T, Morassi L, Pecorell S, et al. Histological features of uteroplacental vessels in normal and hypertensive patients in relation to birthweight. *BJOG*. 1989;96:835.

53. Meekins JW, Pijnenborg R, Hanssens M, et al. A study of placental bed spiral arteries and trophoblast invasion in normal and severe preeclamptic pregnancies. *BJOG*. 1994;101:669.

54. Sibai BM. Discussion. Evidence supporting a role for blockade of the vascular endothelial growth factor system in the pathophysiology of pre-eclampsia. *Am J Obstet Gynecol*. 2004;190:1547.

55. Maynard SE, Min JY, Merchan J, et al. Excess placental soluble fms-like tyrosine kinase 1 (sFlt1) may contribute to endothelial dysfunction, hypertension, and proteinuria in preeclampsia. *Clin Invest*. 2003;111:649.

56. Levine RJ, Maynard SE, Qian C, et al. Circulating angiogenic factors and the risk of preeclampsia. *N Engl J Med*. 2004;350:672.

57. Thadhani R, Ecker JL, Mutter WP, et al. Insulin resistance and alterations in angiogenesis: additive insults that may lead to preeclampsia. *Hypertension*. 2004;43:988.

58. Levine RJ, Thadhani R, Qian C, et al. Urinary placental growth factor and risk of preeclampsia. *JAMA*. 2005;293:77.

59. Buhimschi CS, Norwitz ER, Funai E, et al. Urinary angiogenic factors cluster hypertensive disorders identify women with severe preeclampsia. *Am J Obstet Gynecol*. 2005;192:734.

60. Sibai BM. Preeclampsia: an inflammatory syndrome? *Am J Obstet Gynecol*. 2004;191:1061.

61. Savvidou MD, Hingorani AD, Tsikas D, et al. Endothelial dysfunction and raised plasma concentrations of asymmetric dimethylarginine in pregnant women who subsequently develop pre-eclampsia. *Lancet*. 2003; 361:1151.

62. Speer PD, Powers RW, Frank MP, et al. Elevated asymmetric dimethylarginine concentrations precede clinical preeclampsia, but not pregnancies with small-for-gestational-age infants. *Am J Obstet Gynecol*. 2008;198:112.e1.

63. Wang Y, Gu Y, Zhang Y, Lewis DF. Evidence of endothelial dysfunction in preeclampsia: decreased endothelial nitric oxide synthase expression is associated with increased cell permeability in endothelial cells from pre-eclampsia. *Am J Obstet Gynecol*. 2004;190:817.

64. Nilsson E, Salonen RH, Cnattingius S, Lichtenstein P. The importance of genetic and environmental effects for pre-eclampsia and gestational hypertension: a family study. *BJOG*. 2004;111:200.

65. Mutze S, Rudnik-Schoneborn S, Zerres K, Rath W. Genes and the pre-eclampsia syndrome. *J Perinat Med*. 2008;36:38.

66. Oudejans CB, van Dijk M. Placental gene expression and preeclampsia. *Placenta*. 2008;29:78.

67. Nafee TM, Farrell WE, Carroll WD, et al. Epigenetic control of fetal gene expression. *BJOG*. 2008;115:158.

68. Paarlberg KM, deJong CL, Van Geijn HP, et al. Vasoactive mediators in pregnancy-induced hypertensive disorders: a longitudinal study. *Am J Obstet Gynecol*. 1998;179:1559.

69. Mills JL, DerSimonian R, Raymond E, et al. Prostacyclin and thromboxane changes predating clinical onset of preeclampsia: a multicenter prospective study. *JAMA*. 1999;282:356.

70. Khankin EV, Royle C, Karumanchi A. Placental vasculature in health and disease. *Semin Thromb Hemost*. 2010;36:309.

71. Moretti M, Phillips M, Abouzeid A, et al. Increased breath markers of oxidative stress in normal pregnancy and in preeclampsia. *Am J Obstet Gynecol*. 2004;190:1184.

72. Villar MA, Sibai BM. Clinical significance of elevated mean arterial blood in second trimester and threshold increase in systolic or diastolic pressure during third trimester. *Am J Obstet Gynecol*. 1989;60:419.

73. North RA, Taylor RS, Schellenberg JC. Evaluation of a definition of pre-eclampsia. *BJOG*. 1999;106:767.

74. Levine RJ, Ewell MG, Hauth JC, et al. Should the definition of pre-eclampsia include a rise in diastolic blood pressure of ≥15 mmHg to a level <90 mmHg in association with proteinuria? *Am J Obstet Gynecol*. 2000;183:787.

75. Ohkuchi A, Iwasaki R, Ojima T, et al. Increase in systolic blood pressure of > or =30 mm Hg and/or diastolic blood pressure of > or =15 mm Hg during pregnancy: is it pathologic? *Hypertens Pregnancy*. 2003;22:275.

76. Wikstrom A-K, Wikstrom J, Larsson A, Olovsson M. Random albumin/creatinine ratio for quantitation of proteinuria in manifest pre-eclampsia. *BJOG*. 2006;113:930.

77. Gangaram R, Naicker M, Moodley J. Accuracy of the spot urinary microalbumin:creatinine ratio and visual dipsticks in hypertensive pregnant women. *Eur J Obstet Gynecol Reprod Biol*. 2009;144:146.

78. Lindheimer MD, Kanter D. Interpreting abnormal proteinuria in pregnancy: the need for a more pathophysiological approach. *Obstet Gynecol*. 2010;115:365.

79. Morris RK, Riley RD, Doug M, Deeks JJ, Kilby MD. Diagnostic accuracy of spot urinary protein and albumin to creatinine ratios for detection of significant proteinuria or adverse pregnancy outcome in suspected pre-eclampsia: systemic review and meta-analysis. *BMJ*. 2012;345:e4342.

80. De Paco C, Kametas N, Renceret G, Strobl I, Nicolaides KH. Maternal cardiac output between 11 and 13 weeks of gestation in the prediction of preeclampsia and small for gestational age. *Obstet Gynecol*. 2008; 111:292.

81. Cnossen JS, Vollebregt KC, de Vrieze N, et al. Accuracy of mean arterial pressure and blood pressure measurements in predicting preeclampsia: systematic review. *BMJ*. 2008;336:1117.

82. Cnossen JS, Morris RK, ter Riet G, et al. Use of uterine artery Doppler ultrasonography to predict pre-eclampsia and intrauterine growth restriction: a systemic review and bivariable meta-analysis. *CMAJ*. 2008;178:701.

83. Chaiworapongsa T, Romero R, Kusanovic JP, et al. Plasma soluble endoglin concentration in pre-eclampsia associated with an increased impedance to flow in the maternal and fetal circulations. *Ultrasound Obstet Gynecol*. 2010;35:155.

84. Espinoza J, Romero R, Nien JK, et al. Identification of patients at risk for early onset and/or severe preeclampsia with the use of uterine artery Doppler velocimetry and placental growth factor (published erratum appears in Am J Obstet Gynecol 2007;196:614). *Am J Obstet Gynecol*. 2007;196:326.e1.

85. Lapaire O, Shennan A, Stepan H. The preeclampsia biomarker soluble fms-like tyrosine kinase-1 and placental growth factor: current knowledge, clinical implications and future application. *Eur J Obstet Gynaecol Reprod Biol*. 2010;151:122.

86. Rana S, Karumanchi A, Levine FJ, et al. Sequential changes in antiangiogenic factors in early pregnancy and risk of developing preeclampsia. *Hypertension*. 2007;50:137.

87. Conde-Agudelo A, Romero R, Lindheimer MD. Tests to predict pre-eclampsia. In: Lindheimer MD, Roberts JM, Cunningham FG, eds. *Chesley's Hypertensive Disorders in Pregnancy*. Amsterdam: Academic Press, Elsevier; 2009:189.

88. Papageorghiou AT, Leslie K. Uterine artery Doppler in the prediction of adverse pregnancy outcome. *Curr Opin Obstet Gynecol*. 2007;19:103.

89. Kane SC, Da Silva Costa F, Brennecke SP. New directions in the prediction of pre-eclampsia. *Aust N Z J Obstet Gynaecol*. 2014;54:101.

90. Poon LC, Nicolaides KH. First-trimester maternal factors and biomarker screening for preeclampsia. *Prenat Diagn*. 2014;34:618.

91. Giguère Y1, Massé J, Thériault S, et al. Screening for pre-eclampsia early in pregnancy: performance of a multivariable model combining clinical characteristics and biochemical markers. *BJOG*. 2015;122:402.

92. Sibai BM. First trimester screening with combined maternal clinical factors, biophysical and biomarkers to predict preterm preeclampsia and hypertensive disorders: are they ready for clinical use? *BJOG*. 2015;122: 282-283.

93. Sibai BM. Therapy: Low-dose aspirin to reduce the risk of pre-eclampsia? *Nat Rev Endocrinol*. 2015;11(1):6-8.

94. Henderson JT, O'Connor E, Whitlock EP. Low-dose aspirin for prevention of morbidity and mortality from preeclampsia. *Ann Intern Med*. 2014;161:613-614.

95. Martinelli I, Ruggenenti P, Cetin I. Heparin in pregnant women with previous placenta-mediated pregnancy complications: a prospective, randomized, multicenter, controlled clinical trial. *Blood*. 2012;119: 3269-3275.

96. Rodger MA, Langlois NJ, de Vries JI, et al. Low-molecular-weight heparin for prevention of placenta-mediated pregnancy complications: protocol for a systematic review and individual patient data meta-analysis (AFFIRM). *Syst Rev*. 2014;3:69.

97. Rodger MA, Carrier M, Le Gal G, et al. Meta-analysis of low-molecular-weight heparin to prevent recurrent placenta-mediated pregnancy complications. *Blood*. 2014;123:822-828.

98. Rumbold AR, Cowther CA, Haslam RR, et al. Vitamins C and E and the risks of pre-eclampsia and perinatal complications. *N Engl J Med*. 2006; 354:1796.

99. Poston L, Briley AL, Seed PT, et al. Vitamin C and E in pregnant women at risk for pre-eclampsia (VIP trial): randomised placebo-controlled trial. *Lancet*. 2006;367:1145.

100. Spinnato JA, Freire S, Pinto E, Silva JL, et al. Antioxidant therapy to prevent pre-eclampsia: a randomised controlled trial. *Obstet Gynecol*. 2007;110:1311.

101. Villar J, Purwar M, Meraldi M, et al. World Health Organization multicenter randomised trial of supplementation with vitamins C and E among pregnant women at high-risk for pre-eclampsia in populations of low nutritional status from developing countries. *BJOG*. 2009;116:780.

102. Roberts JM, Myatt L, Spong CS, et al. Vitamins C and E to prevent

complications of pregnancy-associated hypertension. *N Engl J Med.* 2010;362:1282.

103. Xu H, Perez-Cuevas R, Xiong X, et al. An international trial of antioxidants in the prevention of pre-eclampsia (INTAPP). *Am J Obstet Gynecol.* 2010;202:239.e1.

104. Sibai BM. Diagnosis, controversies, and management of the syndrome of hemolysis, elevated liver enzymes, and low platelets. *Obstet Gynecol.* 2004;103:981.

105. Woudstra DM, Chandra S, Hofmeyr GJ, Doswell T. Corticosteroids for HELLP (hemolysis, elevated liver enzymes, low platelets) syndrome in pregnancy. *Cochrane Database Syst Rev.* 2010;(9):CD008148.

106. Martin JN, Reinhart B, May WL, et al. The spectrum of severe preeclampsia: comparative analysis by HELLP syndrome classification. *Am J Obstet Gynecol.* 1999;108:1373.

107. Sibai BM, Ramadan MK, Usta I, et al. Maternal morbidity and mortality in 442 pregnancies with hemolysis, elevated liver enzymes, and low platelets (HELLP syndrome). *Am J Obstet Gynecol.* 1993;169:1000.

108. Weinstein L. Preeclampsia/eclampsia with hemolysis, elevated liver enzymes and thrombocytopenia. *Obstet Gynecol.* 1985;66:657.

109. Rath W, Loos W, Kuhn W, Graeff H. The importance of early laboratory screening methods for maternal and fetal outcome in cases of HELLP syndrome. *Eur J Obstet Gynecol Reprod Biol.* 1990;36:43.

110. Sibai BM, Ramadan MK. Acute renal failure in pregnancies complicated by hemolysis, elevated liver enzymes, and low platelets. *Am J Obstet Gynecol.* 1993;168:1682.

111. Sullivan CA, Magann EF, Perry KG, et al. The recurrence risk of the syndrome of hemolysis, elevated liver enzymes, and low platelets (HELLP) in subsequent gestations. *Am J Obstet Gynecol.* 1994;171:940.

112. Van Pampus MG, Wolf H, Mayruhu G, et al. Long-term follow up in patients with a history of (H)ELLP syndrome. *Hypertens Pregnancy.* 2001;20:15.

113. Chames MC, Haddad B, Barton JR, et al. Subsequent pregnancy outcome in women with a history of HELLP syndrome at < or =28 weeks of gestation. *Am J Obstet Gynecol.* 2003;188:1504.

114. Douglas KA, Redman CW. Eclampsia in the United Kingdom. *BMJ.* 1994;309:1395.

115. Katz VL, Farmer R, Kuller J. Preeclampsia into eclampsia: toward a new paradigm. *Am J Obstet Gynecol.* 2000;182:1389.

116. Chames MC, Livingston JC, Ivester TS, et al. Late postpartum eclampsia: a preventable disease? *Am J Obstet Gynecol.* 2002;186:1174.

117. Tuffnell DJ, Jankowicz D, Lindow SW, et al. Outcomes of severe pre-eclampsia/eclampsia in Yorkshire 1999/2003. *BJOG.* 2005;112:875.

118. Knight M. UKOSS. Eclampsia in the United Kingdom 2005. *BJOG.* 2007;114:1072.

119. Chesley LC. History. In: Chesley LC, ed. *Hypertensive Disorders in Pregnancy.* 2nd ed. New York: Appleton-Century-Crofts; 1978:17.

120. López-Llera M, Horta JLH. Pregnancy after eclampsia. *Am J Obstet Gynecol.* 1974;119:193.

121. Adelusi B, Ojengbede OA. Reproductive performance after eclampsia. *Int J Gynecol Obstet.* 1986;24:183.

122. Sibai BM, Sarinoglu C, Mercer BM. Eclampsia VII: pregnancy outcome after eclampsia and long-term prognosis. *Am J Obstet Gynecol.* 1992;166:1757.

123. McCowan LM, Buist RG, North RA, Gamble G. Perinatal morbidity in chronic hypertension. *BJOG.* 1996;103:123.

124. Rey E, Couturier A. The prognosis of pregnancy in women with chronic hypertension. *Am J Obstet Gynecol.* 1994;171:410.

125. Chappell LC, Enye S, Seed P, Driley AL, et al. Adverse perinatal outcomes and risk factors for preeclampsia in women with chronic hypertension: a prospective study. *Hypertension.* 2008;51:1002.

126. Giannubilo SR, Dell Uomo B, Tranquilli AL. Perinatal outcomes, blood pressure patterns and risk assessment of superimposed preeclampsia in mild chronic hypertensive pregnancy. *Eur J Obstet Gynecol Reprod Biol.* 2006;126:63.

127. Sibai BM, Koch M, Freire S, et al. The impact of a history of previous preeclampsia on the risk of superimposed preeclampsia and adverse pregnancy outcome in patients with chronic hypertension. *Am J Obstet Gynecol.* 2009;201:752.

Additional references for this chapter are available at ExpertConsult.com.

最后审阅　郑勤田

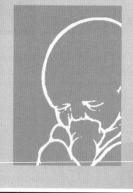

第32章

多胎妊娠

原著　ROGER B. NEWMAN and ELIZABETH RAMSEY UNAL

翻译与审校　刘彩霞,于文倩,刘浩,李秋玲,尹少尉,唐湘娜

　　在过去 30 年中,多胎妊娠逐渐增加,现已成为最常见的高危妊娠之一。辅助生殖技术(assisted reproductive technology,ART)以及孕妇年龄增高是多胎妊娠的主要原因。孕妇高龄是自发性异卵双胎的危险因素。从 1980 年至 2009 年的三十年间,双胎出生率上升了 76%,从 18.9/1000 增加到 33.2/1000。至 2004 年,双胎出生率每年增长约 2%。但 **2004 年之后,双胎出生率保持相对稳定,2012 年的出生率为 33.1/1000**[1]。同样,在 20 世纪 80 年代和 90 年代,三胎和多于三胎的出生率增加了 400% 以上,并于 1998 年达到高峰,为 193.5/100 000。此后,这一比率逐渐降低,至 2012 年降至 124.4/100 000,是 1994 年以来最低的一年[1]。

卵型和绒毛膜性

　　双胎可以分为同卵双胎(monozygotic,MZ)或异卵双胎(dizytotic,DZ)。卵型是指双胎妊娠的遗传构成,而绒毛膜性指的是妊娠的胎盘构成(图 32-1)。绒毛膜性取决于双胎形成机制,**MZ** 双胎的绒毛膜性由胚胎分裂的时机决定。由于绒毛膜性是确定妊娠风险、孕期管理和预后的主要因素,妊娠早期判断至关重要。DZ 双胎由两

个不同的卵子分别和不同的精子受精后形成,每个受精卵分别形成各自的绒毛膜和羊膜囊,因此异卵双胎多是

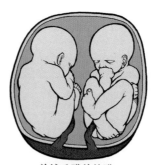
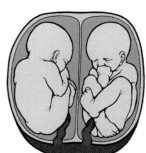
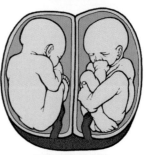
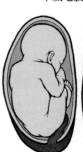

单绒毛膜单羊膜　　　　　　单绒毛膜双羊膜

双绒毛膜双羊膜　　　　　　双绒毛膜双羊膜
(融合胎盘)　　　　　　　　(两个独立胎盘)

图 32-1　双胎妊娠的胎盘性质

双绒毛膜双羊膜囊双胎。MZ 双胎由一个精子和一个卵子受精后产生，随后受精卵分裂，受精卵分裂时间决定胎盘的类型（表 32-1）。

表 32-1　单卵双胎胎盘的确定

受精卵的 分裂时间	胎盘性质	单卵双胎的 百分率（%）
<72 小时	双绒双羊	25～30
4～7 天	单绒双羊	70～75
8～12 天	单绒单羊	1～2
≥13 天	联体双胎	罕见

和异卵双胎相比，单卵双胎发生不良结局的风险更大，并且单卵双胎畸形率更高，分娩孕周更早，新生儿出生体重更低，胎儿和新生儿死亡率更高。几项研究（包括一项应用 DNA 分析确定卵型的研究）表明，单绒毛膜性是不良结局的决定因素，并不是单卵卵型本身。

单卵双胎和异卵双胎的分布和原因

自然受孕的异卵双胎发生率约为所有妊娠的 1%～1.5%，而同卵双胎为 0.4%。自发性异卵双胎发生率主要受母体年龄、家族史和种族的影响。发生异卵双胎的风险随着母亲年龄增加而增加，在孕妇年龄为 37 岁时风险达到峰值。母亲的双胎家族史，尤其一级亲属双胎史，增加自发性异卵双胎的发生率。父系家族史对自发性异卵双胎的发生影响很小，甚至没有影响。非洲裔妇女的异卵双胎发生率高于白种女性，白种女性发生率高于亚裔妇女。例如，日本 250 个新生儿中只有 1 例双胎，而在尼日利亚 11 个新生儿中就有 1 例双胎。

DZ 双胎发生的原因比 MZ 双胎更易理解。**DZ 双胎由多个卵子排卵引起，与孕产妇较高的促卵泡激素（FSH）水平有关**。FSH 水平与 DZ 双胎发生率的关系随季节、地理、母亲年龄和身体状态而变化。据报道，在夏季妊娠、日照时间较长的地区、个子较高、体重较重以及年龄较大的孕妇中，DZ 双胎的发生率增加。另有报道，停用避孕药后 DZ 双胎的发生率更高，符合激素抑制停止可导致 FSH 水平反弹的假说。

MZ 双胎的发生原因尚不十分清楚。除了能够孕育单卵四胎或单卵八胎的犰狳（armadillos）外，没有自然存在的 MZ 双胎动物模型。曾经有人提出，人类中 MZ 双胎的发生是致畸事件。人类 MZ 双胎发生的理论包括：被受精的是透明带脆弱或细胞质不足的"老化"卵细胞，以及受精卵的内部细胞结构损伤导致两个独立的再生点和受精卵分裂。除辅助生殖这一因素外，并未发现其他因素对 MZ 双胎发生率产生影响。体外受精（IVF）和促排卵使 MZ 双胎的发生率升高。有研究报道，一般人群的 MZ 双胎自然发生率为 0.4%，与之相比，接受辅助生殖技术的妊娠人群中，MZ 双胎的发生率升高 10 倍以上。解释这一现象的理论为透明带的损伤可能导致了医源性受精卵分裂的趋势增加。

多胎妊娠的诊断

产前超声对多胎妊娠的早期诊断至关重要。在常规实施产前超声之前，许多双胎妊娠直到妊娠晚期或分娩时才能诊断。从末次月经第一天（LMP）算起，**妊娠 5 周经阴道超声就能识别单独的孕囊及单独的卵黄囊，第 6 周能看见胚胎的心脏搏动**。绒毛膜下积血、积液或者形态显著的卵黄囊不可与双胎妊娠混淆。另一个可能与多胎混淆的单胎妊娠是在双角子宫或双子宫里单独出现假孕囊。超声医生必须检查整个子宫腔，以避免漏诊或者过度诊断多胎妊娠。

绒毛膜性的判断

在孕早期准确确定绒毛膜性和羊膜性对孕期管理至关重要。2010 年的编辑社论提出，"单纯诊断双胎妊娠相当于没有诊断"。更确切地说，任何双胎妊娠必须在诊断时进一步区分绒毛膜性[2]。在对双胎妊娠孕妇进行咨询时，绒毛膜性的知晓对产科和新生儿的风险预测非常必要，因为绒毛膜性是影响妊娠结局的主要决定因素。绒毛膜性也是制定孕期监测和管理计划的关键，单绒毛膜双胎妊娠需要更密切的孕期监测，才能早期发现其特殊并发症，如双胎输血综合征（twin-twin transfusion syndrome，TTTS）。

在孕早期确定绒毛膜性最为简单可靠。在妊娠 6～10 周，计数妊娠囊的数量和评估分隔羊膜的厚度是确定绒毛膜性最可靠的方法（表 32-2）。双绒毛膜双羊膜囊双胎的超声特征为两个独立的妊娠囊，囊内各有一胎儿，羊膜囊间隔较厚。单绒毛膜双羊膜囊双胎的超声特征为一个妊娠囊，羊膜囊间隔较薄（图 32-2）。在孕早期，单绒毛膜双胎的羊膜囊间隔未必清晰可见。然而，除了罕见的病例外，羊膜囊数应等同于卵黄囊数，在孕早期计数卵黄囊相对简单易行。

表 32-2　孕早期绒毛膜性和羊膜性的确定

胎盘	孕囊	卵黄囊	羊膜腔
双绒双羊	2	2	2（厚羊膜囊间隔）
单绒双羊	1	2	2（薄羊膜囊间隔）
单绒单羊	1	1*	1

*尽管这近乎完全准确，但也有孕早期为两个卵黄囊而后确认为单羊膜囊的病例报道。

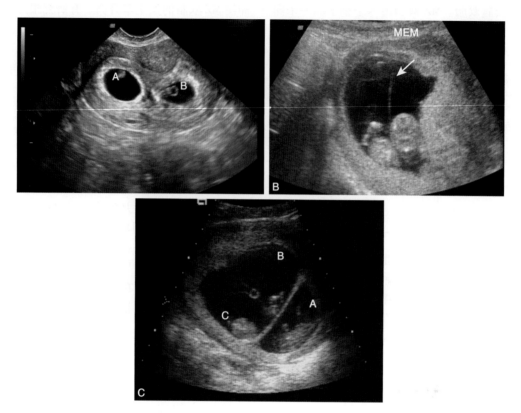

图 32-2 **A.** 孕早期双绒毛膜双胎。两个孕囊明显被隔开,有强回声环围绕。**B.** 孕早期单绒毛膜双羊膜双胎,超声下可见细如发丝的薄膜。**C.** 孕早期双绒毛膜三羊膜三胎妊娠。其中胎儿 B 和 C 由很薄的隔膜分隔开,为单绒毛膜双胎,而胎儿 A 有独立的胎盘,较厚的隔膜将其与胎儿 B 和 C 分隔

孕 9 周后,分隔的羊膜逐渐变薄,但在双绒毛膜双胎中,该隔膜一直较厚且容易辨别。**在孕 11 至 14 周,超声扫描双胎之间羊膜的底蜕膜处,检查是否存在 λ 峰或双胎峰,这些征象是判断绒毛膜性的可靠依据。**双胎峰征象是胎盘组织融合处延伸超过绒毛膜面,形成三角形突起(图 32-3)。尖端向羊膜腔方向突起,这些组织在双胎的胎膜间浸润,在绒毛膜平面较宽,向内延伸的过程中逐渐变窄。在两个胎儿的孕囊接触之处,胎盘绒毛延伸入双胎隔膜间隙,进而形成双胎峰征象;这个空间只存在于双绒毛膜妊娠。双峰征象不可能发生在单绒毛膜胎盘中,因为单层连续的绒毛膜不会延伸到单绒毛膜双胎羊膜囊间的潜在间隙中。

在妊娠中期之后,确定绒毛膜性和羊膜性的准确度降低,并且需要使用多种方法来评估胎盘性质(图 32-4)。超声检查先通过确定胎盘的数量和每个胎儿的性别,然后通过评估分隔羊膜来系统地评估绒毛膜性和羊膜性。根据我们的经验,使用这些标准在妊娠 22.6±6.9 周首次超声检查,确定双绒毛膜双胎的敏感性为 **97.3%**,特异性为 **91.7%**,单绒毛膜双胎的敏感性为 **91.7%**,特异性为 **97.3%**[3]。在一些单绒毛膜双羊膜囊妊娠中,由于分隔羊膜较薄,超声显像不佳,有时甚至因为

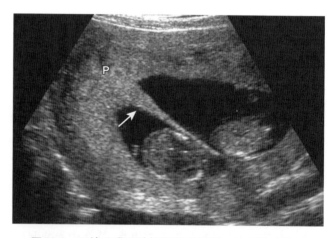

图 32-3 双绒毛膜双胎妊娠的双峰征。P:双绒毛膜双胎融合的胎盘

严重的羊水过少导致分隔羊膜紧贴胎囊中的胎儿而不能显示。因此就产生了"贴附儿"现象,即不管母亲的位置如何变化,该胎儿都紧贴子宫壁不动。在大多数情况下,分隔羊膜的一小部分可以从胎儿边缘延伸到子宫壁(图 32-5)。这种现象可用于诊断单绒毛膜双羊膜囊双胎,但需要与单羊膜囊双胎相鉴别。单羊膜囊双胎可见两胎儿的自由活动及其脐带的缠绕。

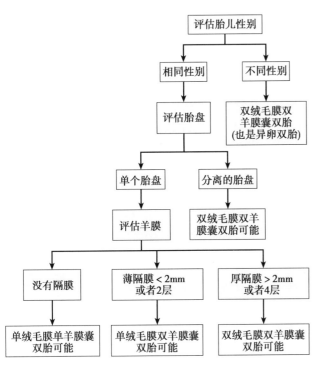

图 32-4 孕中期和孕晚期判断绒毛膜性和羊膜性的流程

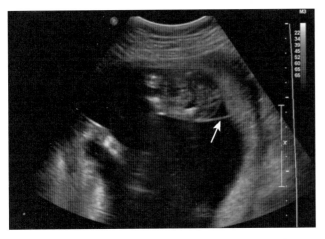

图 32-5 图为双胎输血综合征,可见供血胎儿"贴附"于子宫前壁。注意小部分隔膜从胎儿身体边缘延伸至子宫壁

卵型的判断

如果一对双胎是单绒毛膜双胎,则可以推断是单卵双胎。如果双胎性别不同,除外非常罕见病例,可以考虑是异卵双胎。据统计,基于上述理论,55% 的双胎可以通过超声检查胎儿性别及胎盘确定卵型。其他 45% 的同性别双绒双胎则需要进一步的遗传检测来确定卵型。

多胎妊娠的母婴风险

多胎妊娠母体的适应性变化

在多胎妊娠中,母体妊娠期的生理变化(见第 3 章)更加明显。多胎妊娠母体孕酮、雌三醇和人绒毛膜生长催乳激素(胎盘催乳素)的水平高于单胎妊娠。人胎盘催乳素(hPL)影响母体代谢,是多胎妊娠引起**妊娠期糖尿病风险增加**的原因。胎盘相关蛋白的增加也可引起临床症状,例如人绒毛膜促性腺激素(hCG)可能会引起**妊娠剧吐**,使解读孕早期和孕中期的母体血清筛查结果变的复杂化。心血管系统的变化也很大,与单胎妊娠相比,多胎妊娠的孕妇心率和每搏输出量增加,从而增加心输出量。除了这些心脏变化,多胎妊娠孕妇的血容量和液体总量也显著增加。全身总液体量的增加,可致胶体渗透压降低,临床上容易出现水肿和肺水肿。

使用染料排泄法的研究表明,单胎妊娠孕妇的肝脏清除能力降低,而多胎妊娠的孕妇降低更甚。如前所述,在妊娠期间孕妇血清蛋白浓度降低。其部分原因是体内液体量增加,但也与肝脏合成血清蛋白减少有关,与单胎妊娠相比,这种现象在多胎妊娠中更明显。孕妇最显著的改变发生在子宫。**妊娠 25 周时,双胎妊娠子宫的平均大小相当于足月单胎妊娠。**足月双胎的子宫总体积通常为 10 000mL,子宫及其内容物的重量可超过 8kg。在三胎及以上妊娠中,这些变化更明显。

母体并发症和死亡率

除了巨大儿和过期妊娠,几乎每种产科并发症在多胎妊娠中都更常见。一般来说,风险增加与妊娠胎儿数目增加成正比。表 32-3 对比了单胎妊娠与双胎妊娠中的各种产科并发症的发生风险。除了表中列出的并发症之外,多胎妊娠更易患妊娠糖尿病和危及母儿生命的罕见并发症,例如急性脂肪肝和围产期心肌病[4]。此外,**多胎妊娠的孕妇不仅容易发生这些并发症,而且临床表现更严重。**例如,Sibai 等研究显示[5],与单胎妊娠孕妇相比,双胎妊娠孕妇不但更易发生子痫前期(相对危险[RR],2.62;95% CI:2.03~3.38),且这些孕妇妊娠 37 周之前和妊娠 35 周之前分娩的概率、胎盘早剥和 SGA 婴儿的发生率均比合并子痫前期的单胎妊娠高。一项对 24 781 例单胎、6859 例双胎、2545 例三胎和 189 例四胎妊娠孕妇的大型回顾分析发现[6],妊娠期高血压疾病在单胎孕妇中发生率为 6.5%,双胎孕妇中发生率为 12.7%,三胎和四胎孕妇发生率为 20%[6]。**子痫前期的非典型临床表现在多胎妊娠中更常见,特别是在三胎和三胎以上的多胎妊娠中。**一项对 21 例三胎妊娠和 8 例四胎妊娠孕妇的回顾性研究发现,仅有一半的子痫前期病人在分娩前血压升高。此外,在分娩前 16 例孕妇中只有 3 例有蛋白尿。子痫前期的主要表现是实验室检查异常(主要是肝酶升高)和孕妇症状[7]。在三胎及以上的孕妇中,子痫前期非典型临床表现的发生率更高,这是因为血流动力学的显著变化会掩盖"典型"的子痫前期临床症状。

这些母体并发症严重时可危及生命。现已认为多胎妊娠是需要重症监护(ICU)的独立危险因素[8]。**尽管孕产妇死亡非常罕见,但多胎妊娠的孕妇死亡率呈增加趋势。**已有报道提示,多胎妊娠的孕产妇死亡相对风险为 2.9(95%CI:1.4~6.1)[9]。

表 32-3	多胎妊娠的母体并发症			
	单胎 (n=71 581) (%)	双胎 (n=1694) (%)	RR	95%CI
妊娠剧吐	1.7	5.1	3.0	2.1~4.1
自发性先兆流产	18.6	26.5	1.4	1.3~1.6
贫血	16.2	27.5	1.7	1.5~1.9
胎盘早剥	0.5	0.9	2.0	1.2~3.3
妊娠期高血压	17.8	23.8	1.3	1.2~1.5
子痫前期	3.4	12.5	3.7	3.3~4.3
子痫	0.1	0.2	3.4	1.2~9.4
产前血栓栓塞	0.1	0.5	3.3	1.3~8.1
手取胎盘	2.5	6.7	2.7	2.2~3.2
胎盘残留的清除	0.6	2.0	3.1	2.0~4.8
原发性产后出血 (>1000mL)	0.9	3.1	3.4	2.9~4.1
继发性产后出血	0.6	1.7	2.6	1.8~4.6
产后血栓栓塞	0.2	0.6	2.6	1.1~5.9

摘自 Campbell DM, Templeton A. Maternal complications of twin pregnancy. Int J Gynecol Obstet. 2004;84:71-73.

CI:可信区间;PPH:产后出血;RR:相对风险度

围产儿并发症和死亡率

多胎妊娠的围产儿风险明显增高。低出生体重(LBW)和极低出生体重(VLBW)的概率高,分娩胎龄小,以及新生儿和婴儿死亡率和脑瘫发生率增高(表 32-4)[10]。8 例双胎妊娠中会有 1 例在妊娠 32 周前分娩,而 3 例三胎妊娠中就有一例。相比之下,100 例单胎妊娠中仅有 2 例在 32 周以前分娩。此外,与单胎妊娠相比,多胎妊娠的婴儿死亡风险显著增高:双胎妊娠的婴儿死亡率是单胎妊娠的 4 倍,三胎妊娠是 10 倍,四胎妊娠在 20 倍以上[1]。双胎妊娠婴儿脑瘫的发病率估计为单胎妊娠的 4~

8 倍,三胎妊娠高达 47 倍。这些风险增加多归因于较高的早产率和 VLBW 发病率。值得注意的是,虽然双胎妊娠婴儿的总体脑瘫比率高于单胎妊娠,但双胎早产 LBW 的比率并不高于相同体重和孕龄的单胎妊娠。有趣的是,大多数研究发现,出生体重超过 2500 克的双胎胎儿的脑瘫比率高于对比的单胎胎儿。这种差异主要反映出单绒毛性对双胎生长和发育的影响。

表 32-4	多胎妊娠胎儿出生结局				
	平均出生体重 (g)	分娩平均孕周 (wk)	<32 周分娩 (%)	低体重儿 (%) (<2500g)	极低体重儿 (%) (<1500g)
单胎	3296	38.7	1.6	6.4	1.1
双胎	2336	35.3	11.4	56.6	9.9
三胎	1660	31.9	36.8	95.1	35
四胎	1291	29.5	64.5	98.6	68.1
五胎以上	1002	26.6	95	94.6	86.5

LBW:低出生体重;VLBW:极低出生体重

出自 Martin JA, Hamilton BE, Ventura SJ, et al. Births: Final data for 2009. National vital statistics reports; vol 60 no 1. Hyattsville, MD: National Center for Health Statistics,2011

胎儿异常

已经明确多胎妊娠的胎儿发生畸形的风险增加,但是风险的确切程度仍有争议。一项包括 26 万多例双胎妊娠的国际研究发现[11]:双胎妊娠严重畸形的相对危险度(relative risk,RR)为 1.25(95%CI:1.21~1.28);畸形可发生于所有器官系统。然而,这项研究没有涉及卵型或绒毛膜性。大多数专家认为,**多胎妊娠中结构异常的风险增加与单卵双胎有关。**

2009 年,英国一项基于人群的研究[12]发现,双胎妊娠先天异常的发生率为单胎妊娠的 1.7 倍(95%CI:1.5~2.0),单绒毛膜双胎的相对风险几乎是双绒毛膜双胎的两倍(RR:1.8;95%CI:1.3~2.5)。中国台湾一项 844 例双胎组与 4573 单胎对照组比较发现[13]双胎妊娠严重畸形的 RR 加倍。单胎的异常率为 0.6%,异卵双胎的异常率为 1%,单卵双胎的异常率为 2.7%。如果按卵型分类,异卵双胎的 RR 为 1.7,单卵双胎为 4.6。胎儿畸形种类在 18% 的单卵双胎中一致(concordant),在异卵双胎中完全不一致。较前的研究表明,单胎和双胎妊娠的总体畸形率稍高,但分布相似。因此,**总体证据显示,双胎与单胎妊娠相比,先天畸形的风险增加约两倍,大部分畸形发生于单卵双胎。**

研究发现 MZ 双胎与中线结构缺陷密切相关。Nance[14]研究发现,一组涉及中线结构的畸形包括并腿畸形、前脑无裂畸形、泄殖腔外翻和神经管缺陷,可能与 MZ 双胎发育过程有关。Nance 提示 MZ 双胎发生过程中的不对称性、细胞质缺陷和子宫内竞争可能与中线缺陷的不一致表达相关。

多胎妊娠的特有并发症

双胎之一消失

双胎之一消失(vanishing twin)是一个众所周知的产科现象,是指**妊娠早期多胎妊娠的一个胎儿消失**,通常无症状或有斑点状出血及轻度出血。Landy 等报道 1000 例三维超声系列研究[15],显示双胎妊娠的发生率略高于 3%。在确认双胎妊娠(两个有胎心搏动的胚胎)后,最终 21.2% 为单胎分娩。如果孕早期超声已经确认有两个妊娠囊,30 岁以下的孕妇分娩双胎的概率通常为 63%,而≥30 岁的孕妇分娩双胎的概率是 52%。如果妊娠早期观察到的两个胚胎有心脏搏动,30 岁以下的孕妇双胎分娩的概率上升到 90%,30 岁及以上的孕妇则为 84%[16]。有研究者提出,孕早期初次超声检测越早,双胎中胎儿消失的现象越多。此外,单绒毛膜双胎妊娠的双胎之一胎儿丢失或完全丢失的风险要高于双绒毛膜双胎。胎儿消失的现象在三胎及以上的多胎妊娠中更常见。Dickey 等[17]在孕妇排卵后第 3.5 至 4.5 周开始超声检查,每 2 周重复检查直到孕 12 周,以此评估多胎妊娠的早期自然进程。在 132 例三胎妊娠和 23 例四胎妊娠中,分别有 53% 和 65% 的孕妇发生一个或多个妊娠囊的自然丢失,大多数丢失发生在妊娠 9 周之前。

孕早期减胎术

促排卵药物和辅助生殖技术的应用导致三胎及以上的多胎妊娠增多。**多胎妊娠的流产和早产增加,且儿童远期的身体和神经发育异常与胎儿数量成正比,所以现在提倡孕早期多胎妊娠减胎术(mutifetal pregnancy reduction,MPR)**来减少这些与早产相关的风险。目前,最常见的方法是在实时超声引导下,经腹部将氯化钾注射到一个或多个胎儿的胸腔内。**单绒毛膜妊娠的胎盘内有相通的血管,除非计划减去所有单绒妊娠的胎儿,否则单绒妊娠禁用这项技术。**

MPR 通常在妊娠 11~13 周之间在门诊进行,必要时减胎前可对部分或全部胎儿进行绒毛取样(CVS)以确定核型。超声确定每个胎儿的位置,测量颈项透明层厚度,常给予预防性抗生素。减胎对象包括小于正常胎龄儿、解剖结构异常胎儿、颈部透明层测量异常或已知核型异常的胎儿。如果在多胎妊娠中包含单绒毛膜双胎,通常需对其行减胎术。如果没有检测到异常,应选技术上相对容易操作的胎儿进行减胎。为了尽可能减少未足月胎膜早破的风险,不应选择胎囊覆于宫颈内口的胎儿。术后应进行超声随访,以确定手术是否成功并监测存活胎儿的生长情况。

在决定 MPR 之前,不仅要考虑多胎妊娠减胎术对妊娠结局的改善,还必须考虑减胎术可能导致所有胎儿的丧失。Evans 等在 5 个国家 11 个中心对 3513 例孕早期 MPR 手术进行研究[18],MPR 的总体流产率为 9.6%,随着术者经验的积累,流产率也明显改善。此外,流产率与起始胎儿的数量相关,三胎的流产率为 4.5%,而六胎的流产率增加到 15.4%。

Stone 等[19]研究显示,随着经验增加,多胎妊娠减胎术的并发症会随之减少。他们在 2008 年对近期 1000 例多胎妊娠减胎术进行了分析(当时他们已经做了 2000 多例减胎术)。研究发现,最初的 200 例减胎术的胎儿丢失率为 9.5%,目前总的意外丢失率下降为 4.7%。丢失率 4.7% 已很低,难以进一步下降,因为已经接近一般双胎妊娠丢失的基线风险。对于双胎、三胎、四胎和五胎及以上的多胎,完全流产率分别为 2.1%、5.1%、5.5% 和 11%。除了两例多胎妊娠流产后成为双胎或单胎,其他所有病人中减胎为单胎和双胎后的完全流产率分别为 3.8% 和 5.3%。

虽然四胎及以上的多胎妊娠减胎后,围产期并发症和死亡率明显改善,但是三胎妊娠减为双胎的围产优势仍有争议。一项 2006 年的 Meta 分析[20]试图解释这个问题。作者收集 893 例三胎妊娠,其中 411 例进行期待管理,482 例减为双胎。在 MPR 组中,24 周前的妊娠丢失率较高(8.1% 与 4.4%;P=0.036)。然而,MPR 组 24 和 32 周之间的早产风险降低(10.4% 与 26.7%;P<0.0001)。作者统计,进行 7 例减胎术可能预防 1 例孕 32 周前的早产,26 例减胎术可能导致 1 例孕 24 周前的流产。因此,三胎妊娠行减胎术可能总体会改善多胎妊娠的预后。之后,其他几项关于三胎减胎为双胎的预后研究也相继发表[21]。来自荷兰的 2014 年的回顾性队列研究比较了 86 例三绒毛膜三胎减为双胎组和 44 例三绒毛膜三胎组以及 824 例双绒毛膜双胎组的预后。研究发现,减胎为双胎组分娩孕周的中位数比未减胎三胎组长 3 周,比本来的双胎组短 1 周(分别为 36.1 周,33.3 周,37.1 周;P<0.001)。出生体重也有显著差异,减胎为双胎组、三胎组和本来双胎组的胎儿出生体重分别为 2217g、1700g 和 2422g(P<0.001)。但是,婴儿生存率没有差异。此外,与三胎妊娠组相比,减胎双胎组 24 周前或 32 周前的早产率在统计学上没有显著降低。另一 2014 年来自伊朗的研究报道了 115 例 ART 辅助受孕的三胎妊娠病例,其中 57 例减胎为双胎,58 例没有减胎。结果显示减胎后早产风险较低,出生体重和分娩胎龄

(35.1 与 32.4 周；P = 0.002)增高，NICU 入住率降低。此外，他们报告了减胎术后孕妇的围产期死亡率较低(6%与 17.6%；P = 0.007)[22]。但必须认识到，从三胎减至双胎的减胎术已经导致了三分之一的胎儿死亡。为三胎妊娠孕妇提供减胎术从医学角度是合理的选择，但病人是否愿意选择减胎由诸多因素影响，包括家庭的社会地位、经济、伦理和宗教方面的考虑。

双胎不一致畸形

双胎妊娠即使是单卵双胎，一胎出现畸形时，另一胎儿通常正常。胎儿诊断为严重不一致畸形(discordant anomalies)会使父母陷入两难境地。可选择的处理方法包括(1)随访观察两个胎儿，(2)终止妊娠，或(3)选择性终止异常胎儿。

当孕妇咨询多胎妊娠不一致畸形的处理时，应考虑以下几个问题，包括(1)畸形的严重程度和诊断的准确性；(2)畸形双胎存活或健康存活的可能性；(3)绒毛膜性；(4)畸形胎儿对其他胎儿的影响；(5)父母的伦理观念。如果随访观察可能对健康胎儿有不利影响，一定要告知父母。双绒毛膜双胎的主要问题是畸形胎儿的存活是否会明显增加早产风险(PTB)(如畸形胎儿伴有羊水过多)。单绒毛膜双胎的问题更复杂。除了畸形胎儿的存在可能与早产(PTB)相关外，畸形胎儿宫内死亡(IUFD)对正常胎儿也有直接影响。在单绒毛膜双胎中，一胎死亡与另一胎儿的死亡率或神经损伤率增加有关(将在本章其他部分详细讨论)。

关于早产风险，数据不统一。文献显示，与无严重畸形的双胎相比，不一致畸形双胎早产的风险增加[23-25]。美国 2009 年的一项研究涵盖了 1995 年至 1997 年的多胎妊娠数据，比较了 3000 多例的合并非染色体结构异常的双胎和 12 000 多例的未伴发畸形的双胎，发现不一致畸形双胎的正常胎儿的早产率(<37 和<32 周)、低出生体重率和围产期死亡率较高。然而，分娩孕周和出生体重的平均值差异虽有统计学意义，但差别很小(35.0 周与 35.8 周，P<0.0001；2265 克与 2417 克，P<0.0001)[26]。最近的一项研究并未发现不一致畸形双胎的早产风险增加。Harper 等[27]比较了 66 例不一致畸形双胎与 1911 例结构正常的双胎，发现两组分娩孕周中位数没有差异(正常双胎与不一致畸形双胎分别为 36.0 周和 35.7 周；P=0.43)。

一些文献显示，在不一致畸形双胎中正常胎儿的围产期死亡率增加很小[24-26]。但应当指出，其中一篇文献没有关于绒毛膜性的资料，而另一篇文献中的一些围产儿死亡只发生在单绒毛膜双胎。**因此，不协调畸形的双绒毛膜双胎的围产儿死亡率是否增加，证据尚不确定。**其他研究甚至包括一个论证早产风险增高的研究，除发现住院时间差异外，没有发现围产儿死亡率或新生儿预后

的任何差异。

选择性减胎

多胎妊娠的选择性减胎(selective termination，ST)虽然已有多种技术，但双绒毛膜双胎妊娠中最常用的方法是心内注射氯化钾。

Evans 等[28]报道了 4 个国家 8 个中心的 402 例超声引导下心内注射氯化钾减胎术的预后。所有实施 ST 病例的成功率为 100%，90% 以上的孕妇分娩一个或多个存活婴儿。妊娠 24 周前的完全流产率为 7.1%，没有发生DIC 或其他严重产科并发症。

对单绒毛膜双胎实施 ST 更具挑战性。需要消融阻断异常胎儿的脐带血流，以避免通过交通支血管的反向输血，导致正常胎儿突然死亡或神经损伤。下列几种情况可以考虑通过脐带血流阻断进行选择性减胎(包括单绒毛膜多胎妊娠)：

1. 严重的不一致畸形

2. 在胎儿不能存活的孕周出现严重生长不一致，且胎死宫内的风险较高

3. 双胎反向动脉灌注序列征(twin reversed arterial perfusion sequence，TRAP)

4. 合并不一致畸形的严重双胎输血综合征或者由于胎儿或胎盘位置无法行激光凝固(laser ablation)的病例在本章的相应章节中将详细讨论上述每个指征。

虽然射频消融(radiofrenquency ablation，RFA)、激光凝结和脐带结扎技术已能成功开展，但脐带的双极电凝(bipolar coagulation)可能仍是最常用的技术。根据胎盘和目标胎儿羊膜囊位置及其脐带的位置选择插入点，要避免进入另一个胎囊。有时需行羊水灌注以扩张目标胎囊。

在脐带选择性阻断后，存活胎儿的妊娠结局会有改善。Rossi 和 D'Addario 对复杂性单绒毛膜双胎脐带阻断进行了文献回顾[29]。他们评估了 12 项研究，其中包括 345 例在孕 18 周和 24 周之间行脐带阻断的病例，剩余胎儿的总体存活率为 79%。无论行减胎术的指征如何，18 周后行减胎术的胎儿总体存活率(89%)高于 18 周前手术的总体存活率(69%)。RFA 后的存活率为 86%，双极电凝脐带后的存活率为 82%，激光凝结后为 72%，脐带结扎后为 70%。大多数研究未进行长期随访，只有一个研究对 67 例减胎术后的新生儿进行随访，儿科医生对 1 岁以上的儿童进行评估，发育迟缓发生率是 8%[30]。

双胎之一胎死宫内

双胎之一胎死宫内(intrauterine fetal demise of one twin)在双胎妊娠的孕早期最常见。这种现象被称为"胎儿消失"，本章前面已经讨论过。虽然它可能伴随阴道少

量出血,但大多数孕早期胚胎丢失临床上通常无法察觉,并且存活胎儿预后很好。孕中、晚期的多胎妊娠一胎死亡较为少见,在双胎妊娠中的发生率为 **2.4% ~ 6.8%**,但对存活胎儿可能有严重影响。有研究提出,在三胎妊娠中一胎死亡发生率为 4.3% ~ 17%。

多胎妊娠中胎死宫内的病因可能与单胎相似,也可能是双胎发育中的独有现象。胎死宫内可能源于仅影响胎儿的特殊病因,例如染色体异常或畸形,其他原因例如母体疾病也可引起胎儿死亡。在单绒毛膜双羊膜囊双胎中,IUFD 可能由 TTTS 或 TAPS 并发症所致;在单绒毛膜单羊膜囊双胎中,脐带缠绕是导致胎死宫内的主要原因。与单胎妊娠的 IUFD 一样,多胎妊娠中胎儿死亡的许多病因尚不完全清楚。

双胎妊娠中一胎死亡给幸存胎儿带来危险。在一胎死亡发生后,单绒毛膜双胎另一胎发生胎死宫内的概率为 12% 至 15%,双绒毛膜双胎另一胎发生胎死宫内的概率为 3% 至 4%[31-32]。Ong 等在 2006 年的 Meta 分析[31]中发现,在双胎妊娠一胎死亡的病例中,68% 的单绒毛膜双胎发生早产,57% 的双绒毛膜双胎发生早产,其中包括自发和医源性早产。2011 年 Hillman 等的一项 Meta 分析[32]发现,单绒和双绒毛膜双胎的早产率在统计学上相似:单绒毛膜双胎为 68%,双绒毛膜双胎为 54%。但在妊娠 28 到 33 周发生 IUFD 的亚组间存在差异。在这个亚组中,单绒毛膜双胎早产率是双绒毛膜双胎的近 5 倍(OR:4.96;95% CI:1.6 ~ 15.8)。作者推测这种差异可能与医源性分娩有关,因为单绒毛膜双胎一胎死亡后担心另一胎儿死亡。这些 Meta 分析都没有双胎均存活的双胎对照组。根据美国国家生命统计数据,所有双胎妊娠的早产率为 58.8%。上述研究报道的双胎中一胎死亡的早产率与此并没有显著差异[10]。即便如此,也有一些研究指出双胎妊娠一胎死亡后早产风险增加[33]。

双胎之一胎死宫内后,存活胎儿也有脑损伤的风险。Pharoah 和 Adi 报道了 1993 年至 1995 年间英格兰和威尔士所有双胎分娩的大型队列研究,发现 20% 的存活胎儿 20% 有脑损伤风险[34]。研究提供了性别,但没有关于绒毛膜性或卵型的资料。Hillman 等[32]的 Meta 分析报告了一胎儿死亡后另一个胎儿产后(<分娩后的 4 周)颅脑影像异常和神经发育障碍的发生率。34% 的单绒毛膜双胎出现颅脑影像异常,相比之下,16% 的双绒毛膜双胎发现异常(无明显统计学意义,OR:3.25;95% CI:0.66 ~ 16.10)。在单绒毛膜双胎和双绒毛膜双胎发生一胎儿死亡后,另一个胎儿神经发育障碍发生率分别为 26% 和 2%(OR:4.81;95% CI:1.4 ~ 16.6)。

在许多情况下,多囊性脑软化(multicystic encephalomalacia)被认为是婴儿和儿童期脑损伤的前期表现。它会导致**大脑前、中动脉供应区域中大脑白质内的囊性病变,与严重的神经障碍相关**(图 32-6)。因此需告知单绒毛膜双胎病人,存活的胎儿有出现这种病症的风险,并导致脑瘫或其他严重神经发育障碍。胎儿头部超声检查可能提示多囊性脑软化,但不能完全确诊。产前胎儿脑部磁共振成像(MRI)可用于其检测。我们目前对所有单绒毛膜双胎一胎死宫内的病人,分别在胎儿死亡后约 2 ~ 3 周对存活胎儿进行 MRI 检查。虽然正常的 MRI 不能完全排除脑部异常,但提示结局良好。

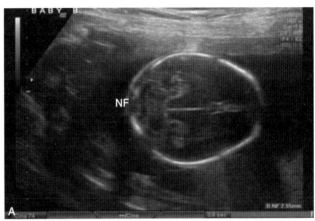

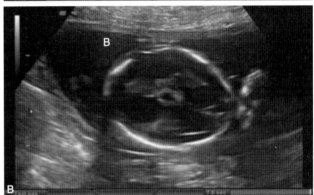

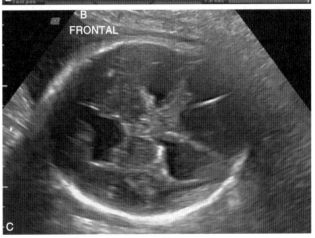

图 32-6 单绒双胎在妊娠 20 周发生胎死宫内之前(**A**)及之后(**B,C**)的胎儿大脑超声影像。在**图 A** 中大脑解剖正常,一胎胎死宫内的短期内可见大脑扩张及囊性改变,如**图 B**;12 周后可见残存脑组织不规则脑水肿和脑实质缺失,如**图 C**。B:双胎中胎儿 B;NF:颈褶

有关单绒毛膜双胎中存活胎儿神经损伤原因的假说很多,广为接受的理论是一胎儿死亡时发生显著的低血压。第一个胎儿死亡后,死亡胎儿循环系统出现低血压,幸存胎儿的血液通过胎盘吻合迅速反流进入已死亡的胎儿。如果低血压非常严重,存活胎儿可能发生死亡和重要器官缺血性损伤。由于脑部的高氧需求,脑损伤风险尤其突出。需要强调的是,由于损伤与胎死宫内同时发生,另一胎儿的快速分娩并不会改善结局。

直至最近,人们都曾认为至少在妊娠中期之前,单绒毛膜妊娠中一胎死亡不会导致另一胎神经损伤。但在2003年,Weiss等[35]报道1例约孕13周双胎发生一胎儿死亡,另一胎儿伴有脑损伤。在妊娠20周时,存活胎儿经超声及MRI诊断为多囊性脑软化。因此考虑存活胎儿预后不良的可能性很大,患者选择了终止妊娠。虽然脑损伤的确切时间未能确定,但病理检查证实了多囊性脑软化。

多胎妊娠单一胎儿死亡还会给母体带来风险。因为存活胎儿常出现宫内不良状态,这些孕产妇的剖宫产率有所增加。其他母体不良并发症如出血、感染和凝血功能障碍并未增加[33]。据最初估计,多胎妊娠死亡胎儿存留在母体内时,母体DIC的发生率为25%。然而,仅有少数病例报告与亚临床凝血功能障碍一致的实验室检查变化,25%的发病率显然估计过高。在选择性减胎和多胎妊娠减胎的文献中,没有报道显著凝血功能障碍的病例,这令人欣慰。

多胎妊娠一胎死亡的最佳处理方式尚未完全确定,处理方法目前主要基于专家意见。**临床处理取决于胎龄、母体状态或存活胎儿的宫内状况**。目的是改善存活胎儿的预后,同时避免不必要的早产。建议对存活胎儿的生长发育进行动态超声评估。产前检查开始的时间及频率应根据临床状况而定,例如胎死宫内的孕周。

2011年国家儿童健康和人类发展研究所(NICHD)和母胎医学学会(SMFM)均讨论了双胎妊娠一胎死亡的晚期早产和早期足月产的时机问题。如果IUFD发生在孕34周或以后,应考虑分娩[36]。2014年美国妇产科学会(ACOG)发布的多胎妊娠实践公告也给出类似建议,在没有其他指征时,孕34周前的双胎中一胎死亡不应该立即分娩[37]。在作者的实践中,**妊娠34周或之后的单绒毛膜双羊膜囊双胎如果发生一胎死亡,应该考虑立即分娩**。双绒毛膜双胎则依据胎死宫内的可能原因、存活胎儿的生长情况及监测结果,个体化选择分娩时机。

一胎死亡不是阴道分娩的禁忌证,剖宫产应依据常规产科指征。终止妊娠后,应对死亡胎儿进行尸体解剖。如果胎儿在几周前死亡,尸检可能意义不大。另外推荐进行胎盘病理检查,并将妊娠病史告知接诊新生儿的儿科医生。

双胎输血综合征

病因

双胎输血综合征是单绒毛膜多胎妊娠的特有并发症。在单绒双胎中,TTTS的发生率为10%~15%,是单绒双胎中最常见的威胁胎儿生命的并发症。其特征是通过胎盘血管交通支的胎儿血流不平衡,导致供血胎儿的灌注不足和受血胎儿的过度灌注(图32-7)。**供血儿发展为羊水过少,病程过长时可出现宫内生长受限(IUGR)**,受血儿体液超负荷,导致羊水过多,从而引起子宫过度膨胀和子宫内压力增加,这两者都会增加早产和未足月胎膜早破(PPROM)的风险。胎儿超声心动图显示受血儿心功能下降、三尖瓣反流和心脏肥大。随着时间的推移,受血儿可以发展为功能性右心室流出道梗阻和肺动脉狭窄。这些胎儿心脏异常在孕期通常进展,并持续到新生儿期。

TTTS可以在任何胎龄发生,出现越早,预后越差。如果不进行治疗,报道的死亡率为80%~100%。此外,如果一胎死于宫内,血液可迅速反流进入死亡胎儿体内,存活胎儿面临死亡或多器官缺血的风险。

所有单绒毛膜双胎都有血管吻合支,因此两胎儿处于持续的相互输血状态。如前所述,只有少数病人发展为临床TTTS。解释这一现象的病理生理学理论如下。在单绒毛膜胎盘中可能存在三种血管交通支:(1)动脉静脉(AV),(2)动脉动脉(AA)和(3)静脉静脉(VV)。AA和VV吻合支通常是位于绒毛膜表面的双向吻合支,**而AV吻合(称为深吻合)涉及共享的胎盘小叶,接收来自一胎儿的动脉血供并通过静脉流向另一胎儿**。所有这些吻合在绒毛膜表面可以识别。表浅的吻合支,尤其是AA吻合,对于保持血液的双向流动至关重要。根据这个假说,表浅的AA和VV吻合支不足,无法平衡深部AV吻合支血流,可以造成双胎间血液分布不均,进而表现为TTTS。

诊断和分期

TTTS在产前经超声诊断。两个经典标准是(1)单绒毛膜双胎妊娠;和(2)一胎羊水过少,最大垂直羊水池(deepest vertical pocket,DVP)<2cm,另一胎羊水过多

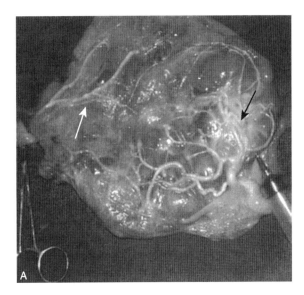

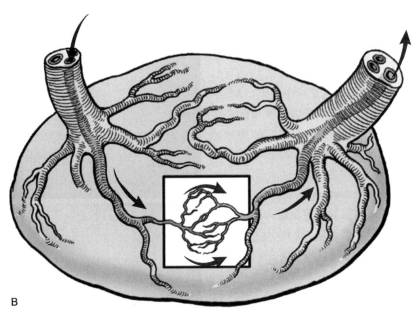

图 32-7　图 A 为罹患双胎输血综合征的胎盘。灌注液(牛奶)经供血儿动脉注入胎盘(黑色箭头),观察到灌注液经静脉循环返回该侧胎盘,但同时也进入受血儿静脉循环(白色箭头)。图 B 为图 A 胎盘的动静脉吻合支

(DVP>8cm)。1999 年,Quintero 等[38] 提出了 TTTS 分期系统(表 32-5),对该疾病严重程度进行分类,并对不同治疗方法的比较进行标准化。**虽然 Quintero 分期广为使用,有助于对理解 TTTS 很有帮助,许多专家也注意到它的不足**。TTTS 的分期不一定进展,当病情恶化时,疾病不一定按分期顺序进展。例如,孕妇可以不通过 Ⅳ 期(胎儿水肿)而直接进展为 V 期(胎儿死亡);多普勒发现非典型 TTTS Ⅲ 期异常,但在超声下仍然可见供血儿膀胱。目前已经提出 Quintero 分期的修改意见,纳入供血儿和受血儿之间的心血管病理生理学差异。然而,这些对 Quintero 分期的修改提议都没有在前瞻性研究中得到验证。

表 32-5　TTTS 的 Quintero 分期	
Ⅰ 期	羊水过少,羊水过多,供体胎儿膀胱可见
Ⅱ 期	羊水过少,羊水过多,供体胎儿膀胱不可见,多普勒超声扫描正常
Ⅲ 期	羊水过少,羊水过多,供体胎儿膀胱不可见,多普勒超声扫描异常(脐动脉舒张末期血流消失或反向,静脉导管血流反向,脐静脉搏动血流)
Ⅳ 期	一胎或双胎胎儿水肿
V 期	一胎或双胎胎儿死亡

TTTS 最常见于妊娠 15～26 周,在此期间应加强超声监测,以便及时诊断。超声检查间隔超过 14 天与 TTTS 分期进一步升高相关[39]。对于单绒毛膜双胎,ACOG 和 SMFM 一致认为应从妊娠 16 周左右开始每 2 周进行超声监测[37,40]。

处理

TTTS 一旦诊断,可采用以下处理方案:(1)期待治疗,(2)羊膜造口术,(3)序列羊膜腔穿刺,(4)选择性减胎/脐带阻断和(5)胎儿镜下激光凝结术。选择性减胎仅用于个别高分期的 TTTS 病例。对 Ⅱ 期或更高分期,通常不推荐期待治疗,如不处理,不良围产结局风险增加。**处理方案的选择要根据孕周和临床表现的严重程度,Quintero 分期虽有不足,但有助于评估疾病严重程度。**

羊膜造口术(Septostomy)

羊膜造口术是人为地在羊膜间打孔,通常在超声引导下用 **20 或 22 号针进行操作**。理论上,羊膜造口术可以平衡羊膜囊之间的羊水量(AFV)。这方面只有一个 RCT 与羊水减量术进行比较。该研究纳入 73 名病人后被提前终止,因为两组间至少一个胎儿存活率相似(78% 与 80%;P=0.82)。分配到羊膜造口术患者的主要优势是仅需要一个治疗疗程(64% 与 46%;P=0.04)[41]。但羊膜造口术可能导致医源性的单羊膜囊双胎,该技术受到质疑,这一方法很少推荐用于 TTTS 的治疗。

序列羊膜腔穿刺(Serial Amnioreduction)

序列羊膜腔穿刺术是在超声引导下穿刺进入羊水过多的胎囊中,抽出羊水,直到羊水量正常(即 DVP<8cm)。由于要去除大量液体,将穿刺针连接到真空泵封闭系统进行抽吸比手动操作更实用。为了保持正常或接近正常的 AFV,通常需要多次重复抽吸。这种方法恢复羊水平衡的机制尚不明确。从羊水过多的胎囊中去除过量液体可能降低羊膜内压力,从而改善羊水过少的胎儿胎盘的灌注,特别是通过胎盘表面静脉吻合灌注的改善,胎儿 AFV 得以增加。此外,AFV 正常后可减轻子宫张力和宫颈压力,有助于延长孕周。

虽然没有前瞻性研究比较序列羊水穿刺与期待治疗的效果,**根据观察性数据,与不干预的患者相比,序列羊水穿刺似乎提高总体生存率两至三倍。** 对于迟发性(孕晚期)TTTS Ⅰ 期经 1～2 周观察稳定者,不需要进行羊水穿刺,这属于例外。根据国际羊水减量注册(International Amnioreduction Registry)的资料,一项大型回顾性队列研究分析了 223 例妊娠 28 周前诊断为 TTTS 的双胎,经过序列羊水减量治疗后的活产率为 78%,出生后 4 周存活率为 60%。31% 的病例发生至少一胎胎死宫内。14% 的病例发生两个胎儿死亡。在出生后 4 周存活的新生儿中,24% 的受血儿和 25% 的供血儿的头部影像发现异常。诊断孕周

较早、脐动脉舒张期血流消失、胎儿水肿、低出生体重和分娩孕周较早是预后较差的影响因素。15% 的病人在羊水穿刺 48 小时内出现并发症(自发性胎膜早破、自然分娩、胎儿宫内窘迫、胎死宫内和胎盘早剥)[42]。

激光治疗

胎盘吻合支的激光凝结是早发型 TTTS 的有效治疗方法(图 32-8)。在美国,使用激光凝结治疗 TTTS 仅限于妊娠小于 26 周的病人。激光凝结术是纠正 TTTS 潜在病理生理异常的唯一方法,序列羊水减量术和羊膜造口术属于姑息治疗。由于激光凝结中断胎儿间的血管吻

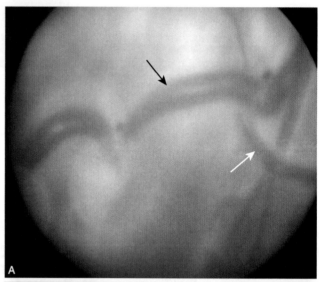

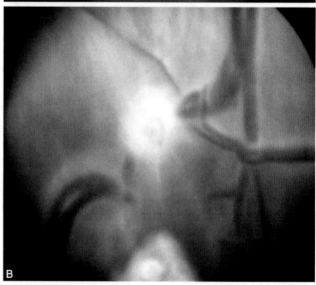

图 32-8　图 A, 一条动脉由双胎之一发出,进入一个胎盘小叶,血流进入由另一胎儿发出的静脉,并返回这个胎儿体内(黑色箭头)。这个胎盘小叶同时也被另一胎儿的小动脉灌注(白色箭头),并且经过一条大的静脉流入这个胎儿。为了保留另一胎盘小叶功能,使用激光对上述胎儿血管交通支进行凝结阻断　**图 B,** 激光凝结术的效果(出自 Courtesy Timothy M Crombleholme, MD, University of Cincinnati College of Medicine)

合,如果术后一胎死亡,存活胎儿不受死胎的影响。

该手术由 De Lia 首次描述,策略是尽可能凝结胎儿间的所有吻合血管。手术在局部或区域麻醉下经皮进行。在超声引导下,将胎儿镜导管以与假定的血管平面垂直的角度插入受血儿的羊膜腔中。扫描胎儿位置、脐带插入点和胎盘的位置。观察整个血管平面并凝结所有可见的吻合血管。动脉可与静脉区分开来,动脉颜色较暗并在较大的静脉旁通过。通常同时进行羊水减量术。当胎盘在前壁时,手术难度更大。目前已经开发了特殊器械,包括弯曲护套、柔性内窥镜和双插入技术。在大多数医学中心,病人术后多住院 1~2 天,多数专家在围术期使用宫缩抑制剂和抗生素。

激光治疗的预后

2004 年 Senat 等[43]发表了 Eurofetus 试验结果,该试验是多中心 RCT,比较了胎儿镜下激光凝结术(半选择性技术)与序列羊水减量术治疗妊娠 15 至 26 周的严重 TTTS 的效果。试验在中期分析后终止,有 142 名病人接受了治疗。**与羊水减量术组比较,激光治疗组的至少一胎存活 28 天的比率**(76% 与 56%;$P=0.009$)**和 6 个月龄存活率**(76% 与 51%;$P=0.002$)显著增高。激光治疗组(33.3 周与 29.0 周;$P=0.004$)分娩孕周的中位数更晚。激光治疗组新生儿脑室周围白质软化症(PVL)的发生率较低,出生后 6 月内无神经系统缺陷的可能性更大(52% 与 31%;$P=0.003$)。作者得出结论,**与序列羊水减量术相比,胎儿镜下激光凝结术是治疗妊娠 26 周前严重 TTTS 的有效一线治疗方案**。这项研究包括所有 Quintero 分期的患者,但大多数病人(激光治疗组的 90% 和羊水减量组的 91%)属于 Ⅱ 期或 Ⅲ 期。

NICHD 赞助的多中心前瞻性试验是另外一个比较羊水减量术与胎儿镜激光凝结术的 RCT[44]。该试验的所有病人均为 Quintero Ⅱ~Ⅳ 期,入组 40 名病人后研究终止,主要原因是病人入组困难,同时担心激光治疗组有不利于受血儿预后的趋势。对 40 例病人的分析显示,不论供血儿还是受血儿,新生儿 30 天存活率无差异。供血儿两组均为 55%,受血儿的羊水减量组与激光治疗组分别为 45% 与 30%($P>0.5$)。在 Quintero Ⅲ 期和 Ⅳ 期中,激光治疗组受血儿死亡率升高更明显。研究者得出结论,尽管结果受到样本量小的严重限制,但最终并未证明哪一种治疗方式更有优势。

随后,**Cochrane 分析和另一项 Meta 分析比较了激光治疗与序列羊水减量治疗严重 TTTS 的效果,两者都推荐使用激光治疗方法**。Cochrane 分析显示,与羊水减量治疗组比较,激光治疗组更多儿童在 6 岁时没有神经系统异常(RR:1.57;95% CI:1.05~2.34)。但羊水减量组和激光治疗组之间的总体死亡率没有显著性差异(RR:0.87;95% CI:0.55~1.38)[45]。Troi 和 D'Addario 的

meta 分析[46]发现,激光治疗比羊水减量治疗更能改善总体生存率(OR:2.04;95% CI:1.52~2.76),降低新生儿死亡率(OR:0.24;95% CI:0.15~0.4)和神经系统异常发病率(OR:0.2;95% CI:0.12~0.33)。

激光凝结治疗的近期并发症包括胎盘早剥、未足月胎膜早破、胎死宫内和早产。Eurofetus 试验报道,激光治疗和序列羊水减量术均可发生这些并发症,每种并发症的风险为 1% 至 12%。激光治疗后 7 天内,胎死宫内、妊娠丢失和 PPROM 的发生率增高 1.5 至 5 倍,但无统计学差异[43]。在 NICHD 试验中[44],激光治疗组 28 周前 PPROM 的发生率为 4.8%,在羊水减量组为 0%。文献中没有报道母体并发症;所有 TTTS 激光治疗文献中也并未报道过孕产妇死亡和严重并发症,例如肺水肿,母胎输血似乎也非常罕见。

一些学者研究了宫内激光治疗后婴儿的远期神经系统预后。Rossi 等对 15 篇论文进行了 Meta 分析[47],描述了对 TTTS 进行激光凝结治疗的儿童神经系统预后情况。7 篇文献($n=895$ 例婴儿)报道了出生时发生神经系统异常,发生率为 6.1%。9 项对 6~48 个月婴儿($n=1255$ 个婴儿)进行随访的研究显示,神经系统异常的发生率为 11.1%,脑瘫是最常见的神经系统异常(39.7%)。供血儿和受血儿的神经系统损伤率相同,一胎存活和两胎均存活的神经系统损伤率也相同。这项 Meta 分析发表以后,Eurofetus[48]发表了长期随访试验结果。与 47 名接受过羊水减量治疗的儿童比较,73 名接受过激光治疗的儿童在 6 岁时的神经系统预后有所改善。82% 的激光治疗组幸存者神经系统检查正常,而在羊水减量组为 72%($P=0.12$)。供血儿和受血儿之间的神经系统预后没有差异。

目前认为,在妊娠 26 周前应用激光凝结血管吻合支是治疗 Quintero Ⅱ 期至 Ⅳ 期病人的最佳方案。关于 Ⅰ 期 TTTS 的最佳治疗方案存在争议。争议来自以下几个观察研究。首先,无需激光手术,Ⅰ 期病人的预后可以相当好。在 Taylor 等的病例组研究[49]中,70% 的 Ⅰ 期 TTTS 接受保守治疗、羊水减量治疗或羊膜造口治疗后,病情保持稳定或好转。O'Donoghue 等[50]查阅了其所在机构 2000 年至 2006 年间的所有 TTTS 病例,发现 46 例 Ⅰ 期 TTTS 病例,所有这些病例均行保守治疗或羊水减量治疗,70% 病人病情保持稳定或者好转。Rossi 和 D'Addario[51]发表了一篇仅包括 Ⅰ 期 TTTS 病例的文献综述,羊水减量治疗后的总生存率为 77%,激光治疗后为 85%,保守治疗后为 86%。15% 保守治疗的病人进一步发展到更高的分期。

另一方面,最近的研究表明,即使在 Ⅰ 期和 Ⅱ 期的 TTTS 病例中受血儿可患有心脏功能障碍,这是常用的 Quintero 分期系统没有考虑的情况。Michelfelder 等[52]检

查了 42 例 TTTS 胎儿的超声心动图参数,其中 14 例为 I 期。在 I 期的病例中,57% 存在心室肥大,14% 存在房室瓣功能障碍。研究表明,与羊水减量术相比,激光治疗后受血儿的心脏功能障碍会得到改善,因此激光治疗可能是 Quintero I 期 TTTS 更好的选择。2009 年发表的一项回顾性队列研究比较了激光治疗与期待治疗的 I 期 TTTS 的母儿预后。在这 50 名孕妇中,40% 接受激光治疗,60% 接受期待治疗,如果孕妇出现临床症状,则进行羊水减量术。尽管两组的近期结局(分娩胎龄和围产期存活率)无统计学差异,但在长期随访中发现激光治疗组儿童神经发育障碍的发生率较低(0/21 与 7/30;P = 0.03),神经发育障碍通过神经系统检查和 2 岁以上儿童的神经心理发育试验得以判定。这项研究提出问题:即使疾病没有进展,轻度 TTTS 是否仍然存在进行性神经损伤? 神经损失是否可通过激光凝结阻断 TTTS 潜在的病理生理学改变来预防?

总之,**激光凝结术被认为是在妊娠 26 周之前 II 期及以上分期 TTTS 的最佳治疗方案**。对于 I 期病人,有待进一步研究,期待治疗是合理的选择;有些医疗中心对这些病人也行激光治疗,特别是对于孕中期早期诊断的 TTTS 或伴有心脏功能障碍的 TTTS。对于在妊娠 26 周后诊断为 TTTS 的病人,推荐进行期待治疗或动态羊水减量治疗,并且应根据疾病的严重程度决定治疗方案。重要的是,**即使对 TTTS 行最佳的激光治疗,它仍然是一种严重疾病,总体围产儿死亡率达 20% 至 50%**[40]。

单绒毛膜双胎选择性生长受限

选择性宫内生长受限(selective IUGR,sIUGR)是胎儿生长受限的一种情况,**最常见的是一胎生长正常,而另一胎估计体重低于同孕期胎儿体重的第 10 百分位数,但不满足 TTTS 的诊断标准**。sIUGR 也可能发生于双绒毛膜双胎妊娠,但在单绒毛膜双羊膜囊中的发生率高达 10% ~ 15%,且常在较早孕周出现。然而,早发型 sIUGR 在单绒毛膜双胎的病程进展与单胎或双绒毛膜双胎不同。脐动脉(UA)多普勒结果不能像单胎或异卵双胎妊娠那样分析,因为波形不仅受到胎盘灌注不足的影响,还受到胎儿间血流交通的影响。对于单绒毛膜双胎,从超声发现 UA 多普勒异常到分娩的潜伏期通常较长。另外,初始脐动脉多普勒超声测量结果(sIUGR 分期,见下文)通常保持不变;即如果最初多普勒超声正常,结果很少恶化,预后多数良好。与双绒毛膜双胎比较,单绒毛膜双胎 sIUGR 伴发其他异常的概率很大,如单脐动脉和脐带边缘插入或帆状胎盘。

Gratacós 等[54]基于 UA 多普勒结果提出了 **sIUGR 分类系统**。 I 型特征是生长受限的胎儿舒张期血流正常,

II 型为舒张末期血流持续消失或者反向,III 型为舒张末期血流间断性消失或者反向。由于存在大的 AA 吻合血管,较大胎儿向较小胎儿的血流传输波动引起间歇性血流模式异常。III 型 sIUGR 的 AA 吻合血管比无并发症的单绒毛膜双胎或 I 型、II 型 sIUGR 更多,而且血管直径更大[54]。基于 I 型至 III 型分类系统,Gratacós 等报道了在妊娠 26 周之前诊断的 134 例(39 例 I 型,30 例 II 型,65 例 III 型)患有 sIUGR 的单绒毛膜双羊膜囊双胎。 I 型、II 型和 III 型 sIUGR 病例中的 2.6%、0% 和 15.4% 的较小胎儿发生意外死亡。正常生长胎儿的 IUFD 发生率为 2.6%、0% 和 6.2%。 I 型、II 型和 III 型 sIUGR 双胎的平均分娩孕周为 35.4 周、30.7 周和 31.6 周。值得注意的是,9 例 II 型和 4 例 III 型 sIUGR 双胎因为生长受限胎儿的状况恶化,进行了脐带阻断术,这对正常胎儿有益。因此,上述数字不一定代表单绒毛膜双胎中早发型 II 型和 III 型 sIUGR 的自然病史。日本的一项研究提供了关于 sIUGR 自然进程的资料,这一研究对单绒毛膜双羊膜囊双胎病人进行期待治疗[55]。Ishii 等[55]报道了 23 例 I 型、27 例 II 型和 13 例 III 型 sIUGR 病例。 I、II、III 型 sIUGR 的平均分娩孕周分别为 36 周、28 周和 31 周。较小胎儿发生 IUFD 的概率分别为 4.3%、22.2% 和 15.4%,较大的胎儿发生 IUFD 的概率分布为 4.3%、22.2% 和 0%。 I 型至 III 型病人中,较大胎儿的神经系统发病率分别为 0%、11.1% 和 38.5%,较小胎儿的相应发病率为 4.3%、14.8% 和 23.1%。

根据上述数据, I 型 sIUGR 期待治疗的预后通常良好,因此应该密切观察。 II 型和 III 型 sIUGR 的预后难以预料,需谨慎考虑。**在处理单绒毛膜双胎的 II 型和 III 型早发 sIUGR 时**,可考虑以下 3 项方案:

1. 严密的期待治疗,尽最大努力保护两个胎儿;

2. 对生长受限胎儿行脐带阻断,牺牲 IUGR 胎儿以保护较大胎儿,使大胎儿免受小胎儿死亡导致的胎儿间急性输血损伤;

3. 激光凝结阻断共享的胎盘循环,以帮助较大胎儿免受死亡胎儿的损伤。

对各个方案详细描述超出了本章的范围,建议读者参考 Valsky 等撰写的一篇很好的综述[56]。

双胎贫血-红细胞增多序列征

双胎贫血-红细胞增多序列(twin anemia-polycythemia sequence,TAPS)是指在没有 TTTS 的其他表现的情况下,单绒毛膜双羊膜囊双胎中出现慢性严重血红蛋白不一致。TAPS 产前诊断的标准:一胎大脑中动脉(MCA)多普勒大于 1.5MoM,另一胎小于 0.8MoM,不符合 TTTS 诊断标准的羊水量改变。一些专家提出了胎儿贫血的其他诊断

标准,特别是 MCA 多普勒≤1.0MoM。出生后贫血和红细胞增多的标准是供血儿血红蛋白≤110g/L 并伴有网状红细胞增多,受血儿血红蛋白≥200g/L。已经提出类似于 TTTS 的 Quintero 分期的 TAPS 分期标准(表 32-6)[57]。孤立的 TAPS 可发生于自然受孕的单绒双胎,发生率为 3%~5%。但有报道显示 TTTS 激光电凝术后 TAPS 更常见,发生率高达 13%。

表 32-6　双胎贫血-红细胞增多序列征的分期

分期	征象
1	供血儿 MCA-PSV>1.5MoM,受血儿 MCA-PSV<1.0MoM;
2	供血儿 MCA-PSV>1.7MoM,受血儿 MCA-PSV<0.8MoM;且无其他的胎儿血流的不良变化
3	除 1、2 期表现外,伴随胎儿严重的超声异常血流变化*
4	供血儿水肿
5	一胎或双胎胎死宫内

脐动脉舒张期血流消失或反向,脐静脉搏动,静脉导管搏动指数增加或反流;

IUFD:胎死宫内;MCA:胎儿大脑中动脉;MoM:中位数倍数;PSV:收缩期峰值血流速率

　　TAPS 的发生原因是胎盘上存在少量细小的动-静脉吻合支,导致供血儿向受血儿缓慢输血。动脉-动脉吻合被认为是平衡双胎之间血流的重要因素,见于 80% 的非复杂性单绒双胎。相比之下,动脉-动脉吻合仅见于约 25% 的 TTTS 双胎,并发 TAPS 的双胎中更为少见(11%)。因为有可能出现 TAPS,应考虑检测所有单绒双胎的 MCA 收缩期血流速度峰值。

　　TAPS 的理想治疗方法尚不清楚,但宫内输血(包括腹腔内输血和静脉内输血)和激光治疗都有良好的治疗效果,定期随访也是合理的选择。无论采取哪种治疗方式,并发 TAPS 的复杂双胎存活率为 75%~100%。尚未证实宫内干预与胎儿存活和远期预后相关。读者可以参考 Slaghekke 等[57]及 Baschat 和 Oepkes[58]的关于 TAPS 的两篇综述。

单羊膜囊双胎

　　单羊膜囊双胎是单绒毛膜(MZ)双胎的一种罕见形式,两胎儿在同一羊膜囊内仅占 MZ 双胎妊娠的 1%。正如连体双胎一样,单羊膜囊双胎中女性胎儿较多,占 55%~74%,这种差异的原因尚不清楚[59-63]。**既往研究显示,单绒单羊双胎的围产期死亡率近 50%,原因有早产、生长受限和先天畸形(见于 25% 的单绒单羊双胎),但最主要原因为脐带缠绕和脐带意外**(图 32-9)。几乎所有

的单羊膜囊双胎都存在一定程度的脐带缠绕。最近的病例组研究发现,在排除胎儿畸形后,产前诊断为单羊双胎的胎儿围产期死亡率由 7%~20%[60-64]降低至 2.4%~2.8%[65,66]。**预后改善的主要原因是产前应用皮质类固醇、增加胎儿监测频率和及早择期分娩。**由于脐带意外是胎儿死亡的主要原因,大多数指南强调加强胎儿监测,以便在胎儿死亡前及早发现脐带压缩。

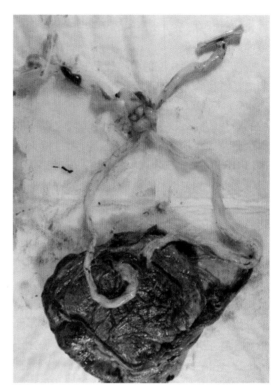

图 32-9　单绒毛膜单羊膜囊双胎于妊娠 32 周行紧急剖宫产,术中发现脐带缠绕,两胎儿均存活

　　Rodis 等人[64]回顾分析了 10 年间同一医疗中心的 13 例单羊膜囊双胎。所有病人在妊娠 24 和 26 周之间每周进行 2~7 次的超声检查和胎儿监测,62% 的双胎因胎儿监测异常而终止妊娠。若未在妊娠 35 周前分娩,则在妊娠 35 周经剖宫产终止妊娠。该研究没有报告胎儿死亡,分娩时平均孕周为 32.9 周。与文献中未能产前诊断的 77 例单羊膜囊双胎相比,这组患者围产儿死亡的相对风险降低了 71%。

　　最近的多中心回顾性队列研究评估了常规住院治疗进行胎儿监测对围产儿生存率和新生儿并发症的影响[61]。这项研究纳入 96 例单羊膜囊双胎妊娠,有 87 例两胎儿在妊娠 24 周时存活,43 名孕妇在孕龄中位数 26.5 周时择期住院治疗,住院后每天进行 2~3 次胎儿监测。其余的 44 例双胎门诊随访,每周行 1~3 次胎儿监测。住院治疗组双胎未发生胎死宫内,但 14.8%(13/88)的门诊随访组病人发生胎死宫内。住院组双胎在出生体重、分娩胎龄和新生儿发病率等方面有显著统计学改善。

另外两项小型研究[67,68]也比较了住院病人和门诊病人的预后,显示类似结果。这些研究提示,**在单羊膜囊双胎达到可存活孕周时,住院后每日胎儿监测可提高新生儿存活率,减少围产儿并发症。因此,我们推荐对所有单羊膜囊双胎提供住院监测。**

入院时间应根据孕妇的意愿决定,一般为妊娠24至28周,胎儿出现状况不良时可以立即分娩。入院前与新生儿科医师预约咨询,讨论不同孕龄的早产儿并发症。入院后,我们预防性给予皮质类固醇激素,为可能发生的早产急诊做准备。

一些机构对择期住院的单羊膜囊双胎孕妇进行连续胎儿监测。但在临床实践中,真正连续胎儿监测不可能实现。Quinn等[69]回顾分析了10 000多个小时的单羊膜囊双胎的胎儿监测,仅在51.6%的时间内可以同时成功监测两个胎儿。**我们不进行连续监测,而是每天监测胎儿心率(FHR)两次或三次,持续1至2小时。**虽然不能预测脐带意外,但FHR监测可能显示变异减速的频率增加。如果出现变异减速增加,则建议进行连续监测,当情况恶化或胎儿安危无法保证时紧急终止妊娠。在没有发生不良胎监时,何时择期终止妊娠尚无前瞻性研究数据。过去10年的多个研究表明,整个孕期都有突发IUFD的风险。由于胎死宫内的风险持续存在且不可预测,**大多数专家建议在妊娠32~34周间给予皮质类固醇治疗,然后择期分娩。在32~34周终止妊娠的新生儿并发症风险较低,抵消了不可预测的持续性IUFD风险。**Van Mieghem等[62]评估了2003年至2012年间在8所欧洲大学医院的193例单羊膜囊双胎的胎儿及新生儿预后。这项研究中胎儿死亡的总体风险是18.1%,但在144例妊娠26周分娩两个活胎的病例中,仅有8例胎儿死亡。他们计算了IUFD的风险与新生儿并发症/死亡的风险,在妊娠32周加4天时IUFD的风险超过新生儿非呼吸系统并发症的风险。该研究的结论是在妊娠26~28周期间密切监测,在33周终止妊娠,这种处理方法的死胎风险及新生儿死亡或严重并发症的风险最小。

2011年NICHD和SMFM对基于医学指征的晚期早产和早期足月产的时间进行了探讨,建议单羊膜囊双胎在妊娠32至34周内分娩[36]。2014年ACOG关于多胎妊娠的实践公报指出,虽然现有关于妊娠期管理和分娩时机的循证依据有限,但单羊膜囊双胎在妊娠32~34周终止妊娠较为合理[37]。

目前推荐剖宫产以避免脐带意外的风险。但若密切监测胎儿宫内安危,阴道分娩并不是完全禁忌。有病例报道阴道分娩时第一胎脐带绕颈,为促进分娩而将脐带切断,结果发现切断的脐带属于第二胎。鉴于这个问题和产程中胎监不良的高发率,**大多数专家建议单羊膜囊双胎选择剖宫产分娩。**

双胎反向动脉灌注序列征(TRAP)

TRAP序列也称为双胎中一胎无心畸形,是一种仅发生在单绒毛膜双胎的畸形,每30 000例分娩中仅有1例,每100例单绒毛双胎有1例。无心畸胎是无心脏或只有残存心脏组织的极度畸形胎儿,常伴有其他多种发育异常(图32-10)。大约三分之一的无心畸胎存在核型异常。三分之二的无心畸胎出现单脐动脉(two-vessel cord),并且约70%的病例并发羊水过多。共生胎儿即泵血胎儿一般正常,但非整倍体风险可达9%[70]。

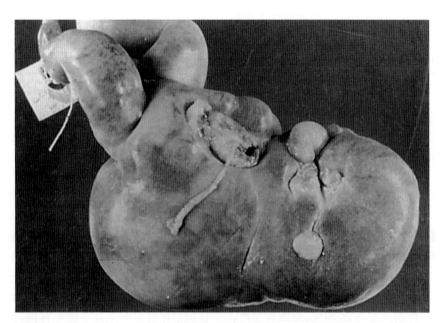

图32-10 双胎一胎为无心畸胎(James Wheeler博士提供,来自费城宾夕法尼亚大学医院的外科病理科)

TRAP 序列的双胎具有单绒毛膜胎盘,这种胎盘通过血管吻合支维持无心畸胎的血供,胎盘通过表面的直接 UA-UA 吻合向无心畸胎灌注血液,血液从正常泵血胎儿的 UA 返回胎盘。通过这种 UA 吻合支,低氧含量的血液直接流入无心畸胎中,而不通过胎盘毛细血管床。在无心畸胎的脐动脉中血流逆行,进而产生 TRAP 序列。这种氧合不足的血液首先灌注无心畸胎的下半身,导致胎儿出现奇异形态。

通过超声产前诊断无心畸胎和共存的正常胎儿并不困难,但**必须做彩色多普勒超声**。唯一的鉴别诊断是双胎中一胎死亡。无心畸胎的超声特点是胎儿继续生长,彩色多普勒显示脐血流,另外 UAs 显示血流反向。

无心畸胎显然没有生存能力,但它的存在对正常泵血胎儿有害。泵血胎儿发生心衰和早产的风险增加。根据文献报道,在没有干预的情况下,泵血胎儿的死亡率达 50% 或更高[71]。无心畸胎体重估算方法为[2]:体重(克)= $1.2 \sim 1.7L$,其中 L 为最大长径。**无心畸胎与正常胎儿的预测体重关系是评估预后的重要因素**。Moore 等[71] 报道 49 例 TRAP 双胎,除了 4 例进行治疗性羊膜腔穿刺术,其他所有病例均未接受侵入性治疗。当无心畸胎与正常泵血胎儿体重比超过 70% 时,早产率为 90%,羊水过多发生率为 40%,泵血胎儿的心衰发生率为 30%。当无心畸胎与正常泵血胎儿体重比小于 70% 时,早产率为 75%,羊水过多发生率为 30%,泵血胎儿的心衰发生率为 10%。在同一研究中,当体重比小于 50% 时,无泵血胎儿发生心衰。49 例 TRAP 双胎的平均分娩孕龄为 29 周,泵血胎儿的平均出生体重为 1378 克。

当单绒双胎并发 TRAP 时,有以下三种处理方式:(1)期待治疗;(2)终止妊娠;(3)切断双胎之间血管交通支。许多专家使用无心畸胎与正常胎儿体重比 0.5 (50%)作为侵入性干预的标准。其他宫内干预的指征是胎儿水肿、羊水过多和无心畸胎的腹围大于或等于泵血胎儿腹围。

如果没有不良预后的相关因素,可选择随访观察。有报道显示,当无心畸胎与泵血胎儿体重比为 50% 或更小时存活率良好(一项研究提示为 88%)。如果随访观察,建议每周监测胎儿宫内安危,包括胎儿超声心动图。如果在可存活胎龄时出现心脏失代偿的迹象,则应终止妊娠。如同时合并其他远期预后不良因素,应考虑阻断双胎之间的血管交通支,最好在妊娠 16 ~ 26 周之间进行。目前的治疗方式包括双极电凝、激光凝结或射频消融阻断无心畸胎脐带的血流供应,但最佳治疗方法尚不明确。

近期对 TRAP 序列激光治疗的 Meta 分析发现,泵血胎儿存活率为 82%,分娩时的孕周中位数是 37^{+1} 周[73]。北美胎儿治疗网络(North American Fetal Therapy Network,NAFTNet)[74] 对 1998 年至 2008 年期间在 NAFTNet 接受射频消融的所有 TRAP 病人(n = 98)进行预后研究显示,泵血胎儿出生后 30 天内存活率达 80%,分娩胎龄的中位数为 37 周。

联体双胎

联体双胎是单卵双胎的另一个罕见并发症。单个胚胎在受精后 13 ~ 15 天之间不完全分裂,进而导致单绒毛膜单羊膜囊联体双胎的形成。每 50 000 个孕妇中约发生 1 例联体双胎。大多数联体双胎为女性胎儿,女胎与男胎的比例为 2∶1 或 3∶1。

联体双胎根据其结合部位分类。最常见的位置是胸部(胸联双胎),然后是前腹壁(腹联双胎)、臀部(臀联双胎)、坐骨(坐骨联胎)和头部(头联双胎,见图 32-11)。组织脏器在不同程度上被共享。一个或两个胎儿常常伴有严重畸形,一半以上的联体双胎伴有羊水过多。

费城儿童医院的回顾性病例研究[75] 证实联体双胎**病死率很高**。1996 年至 2002 年期间就诊于该机构的连体双胎共 14 例,其中胎死宫内率 28%,早期新生儿死亡率 54%,总生存率 18%。另一项巴西的研究分析了 1998 年至 2010 年期间同一中心的 36 例联体双胎,得出类似结果,排除近 40% 的提前终止妊娠的病人后,联体双胎存活率为 13.6%[77]。

联体双胎可根据早孕期的单羊膜囊和一个胎儿分裂极的超声征象建立诊断。可用三维超声、彩色多普勒、胎儿超声心动图和 MRI 进一步确诊,明确器官共享的程度及确定联体双胎类型。如果在可存活胎龄之前确诊,应建议终止妊娠。**如果孕妇希望随访观察,应告知胎儿生存与否和成功分离后的预后均取决于两胎儿的器官及血管共享程度,特别是心脏的情况**,如前所述,应对胎儿的形态结构进行多方面的综合评估。**为了优化产后管理,产前应由一个多学科团队对联体双胎进行监测及评估,包括母胎医学专家、新生儿专家、儿科麻醉师、儿外科医师和对应的儿科亚专科医师**。

如果不计划进行姑息性评估和治疗,联体双胎孕妇应在三级医疗中心分娩,新生儿和儿科医师需具备丰富的联体双胎处理经验。为减少母体和胎儿损伤,应择期剖宫产。据报道联体双胎的平均分娩孕周为 34 ~ 35 周[75,76]。如果联体双胎不能存活且胎儿较小,可通过产道而不会造成母体损伤,也可考虑自然分娩。在前文提到的巴西的研究中,小于 27 周的连体双胎均为阴道分娩。

对于存活的并适合择期分离术的连体双胎,存活率接近 80%。但如果联体双胎需要进行紧急分离术,存活率则低很多,约为 25% ~ 30%[77]。虽然对成功分离的连

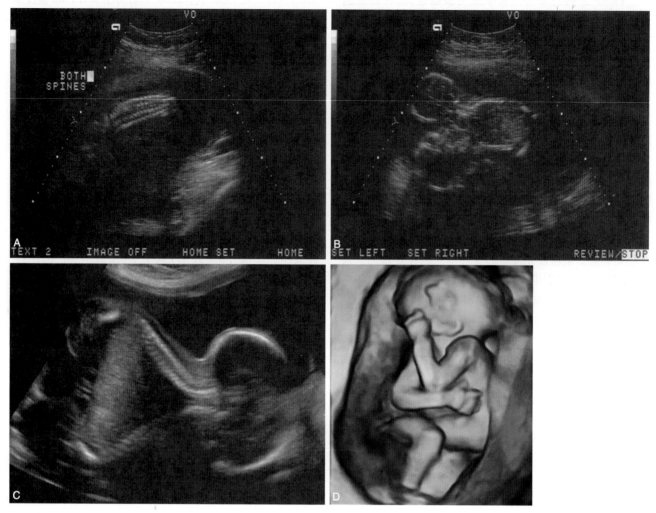

图 32-11　A 和 **B** 是胸腹连体双胎在早孕后期的超声下显像　两胎儿共用一个躯干,有两个平行的脊柱(**A**)、两个独立的颈部和头部(**B**)。**C** 和 **D**,为头部联胎的超声显像,具有一个颅骨,但有两个单独的脊柱,盆腔以上部分相连

体双胎的长期随访数据有限,但数据似乎乐观。新生儿经历初期分离术后,还经常需要其他手术,多数联体双胎的受教育水平与单胎同龄人相似。

多胎妊娠的产前管理

母体营养及体重控制

　　影响妊娠结局的最重要因素是分娩孕周及胎儿生长发育状况,母体孕期营养状况与这两者均紧密相关。由于生理需求增高,多胎妊娠需要的能量比母体静息状态高出 **10%**。为了满足较高的能量代谢要求,多胎妊娠孕妇需要根据单胎妊娠的热卡推荐,调整能量摄入和体重增加。鉴于多胎妊娠可出现低出生体重儿、早产及其他新生儿并发症的风险,孕期需加强营养管理,进而改善预后。

　　母体总体重的增加及增重的时间对优化双胎出生体重及围产期预后十分关键。Luck 等[78]研究显示,在整个孕期体重增加中,**妊娠 28 周前增加的体重对胎儿出生体重的影响占 80%**。需要强调的是,即使妊娠 24 周后体重增加适宜,妊娠 24 周前体重增加不良仍然与早产及 FGR 有关。体重指数(BMI)是与双胎妊娠理想的妊娠结局相关的评估参数。双胎妊娠在孕 36 周或以后的胎儿体重为 2850 ~ 2950g 与理想妊娠结局相关,基于 BMI 的增重标准见表 32-7。虽然妊娠期 BMI 分类与目前的 BMI 定义稍有不同,但是根据 BMI 分类推荐体重增加容易理解和接受。与单胎妊娠相比,**双胎妊娠在 20 周前体重增加应为单胎的 2 倍,妊娠 20 ~ 28 周比单胎增加 50%,妊娠 28 ~ 38 周比单胎增加 25%**[79]。

　　孕早期体重增加对双胎预后起关键作用,**体重适当增加对低体重孕妇的益处更大,这说明孕早期的体重增加改善母体营养储备,为妊娠后期胎儿需求量升高做好准备。另外,适宜的母体营养状态和足够的孕早期体重增加可能促进胎盘的生长发育**,更好地为胎儿提供营养。

表 32-7　双胎妊娠孕期体重增加的推荐参考范围

妊娠时期	低体重 （BMI<19.8）	体重正常 （BMI 19.8～26）	超重 （BMI 26.1～29）	肥胖 （BMI>29）
妊娠早期（<20 周）	0.57～0.79kg/周	0.45～0.68kg/周	0.45～0.57kg/周	0.34～0.45kg/周
妊娠中期（21～28 周）	0.68～0.79kg/周	0.57～0.79kg/周	0.45～0.68kg/周	0.34～0.57kg/周
妊娠晚期（≥29 周）	0.57kg/周	0.45kg/周	0.45kg/周	0.34kg/周

摘自 Luke B, Hediger ML, Nugent C, et al. Body mass index-specific weight gains associated with optimal birth weights in twin pregnancies. *J Reprod Med.* 2003;48:217-224.

BMI:体重指数

这两种机制可以解释为什么孕早期体重增加不足但晚孕期体重增加并不能改善胎儿生长发育状态和妊娠结局。美国密歇根大学的前瞻性队列研究显示,根据这些营养原理加强双胎孕期营养管理与改善母儿结局相关[80]。

2009 年,美国医学研究院(IOM)根据 Luke 等发表的数据,对 BMI 类别稍作调整,推出了双胎妊娠孕期体重增加的指南(表 32-8)。此后,有些研究根据 IOM 体重增加指南对围产期预后进行分析,发现达到 IOM 推荐体重增加标准的孕妇妊娠结局得到改善。例如,Fox 等[81]对 297 例就诊于私立母胎医学中心的双胎妊娠进行回顾性队列研究,根据 2009 年 IOM 指南分为达标组和未达标组,发现达标组中孕前 BMI 正常或超重者妊娠结局更好。达到 IOM 孕期体重增加标准的**正常体重孕妇的新生儿体重更高,超过 2500 克的可能性很大**。达到 IOM 推荐标准且超重的孕妇分娩时孕周较晚,双胎中较大新生儿的体重更高。正常或超重的双胎孕妇达到 IOM 增重标准后,自发性早产和总体早产发生率均降低。值得注意的是,IOM 指南未列出孕前体重过低的双胎妊娠孕妇的体重增加标准。关于单胎的文献明确表明,体重过低的女性如果在孕期增重理想,妊娠结局受益最大,所以应特别注意此类孕妇的营养咨询和体重管理。

表 32-8　IOM 推荐的孕期体重增加参考范围

孕前 BMI	BMI （kg/m²） WHO 标准	单胎妊娠孕期 体重增加 （lb）	双胎 妊娠孕期 体重增加 （lb）
低体重	<18.5	28～40	未制定指南
体重正常	18.5～24.9	25～35	37～54
超重	25～29.9	15～25	31～50
肥胖	≥30	11～20	25～42

摘自 Rasmussen KM, Yaktine AL, editors. Institute of Medicine (Committee to Reexamine IOM Pregnancy Weight Guidelines, Food and Nutrition Board and Board on Children, Youth, and Families). Weight Gain During Pregnancy:Reexamining the Guidelines. Washington, DC:National Academies Press;2009.

BMI:体重指数;WHO:世界卫生组织

虽然孕期母体体重增加与改善妊娠结局相关,但母体保持过重对长期健康影响也值得关注。因此,对多胎妊娠进行产前保健时,应强调适当的体重增加,同时避免超过 IOM 的标准。

自发性早产

多胎妊娠的早产风险很大。应对每一病人进行个体化的早产风险评估,对高风险孕妇增加孕期监测和干预,对低风险孕妇减少不必要的干预。

经阴道超声测量宫颈长度(TVCL)和胎儿纤维连结蛋白(fFN)的检测有助于分级评估多胎妊娠的早产风险。2010 年的一项 meta 分析纳入 21 项研究的 3523 名双胎妊娠病例,在无早产症状的孕妇中,**妊娠 20～24 周宫颈长度≤20mm 是预测 32 周前和 34 周前早产的最佳预测指标**。如果 TVCL≤20mm,妊娠 32 周前的早产率从 6.8% 增加到 42.4%,妊娠 34 周前早产从 15.3% 增加到 61.9%。如果 20～24 周的 TVCL≤25mm,妊娠 32 周前早产风险从 3.5% 增加至 25.8%,妊娠 37 周前早产风险从 41.2% 增加至 75.5%。若 TVCL 为≥25mm,妊娠 28 周前早产风险降至 1.4%,妊娠 37 周前早产风险降至 36.8%[82]。

除了宫颈长度(CL)绝对值,**宫颈长度随时间的变化程度也可能是双胎妊娠早产的重要预测因素**。Fox[83]等对 121 名无症状双胎妊娠孕妇进行队列研究,在妊娠 18～24 周期间,每 2～6 周进行两次 TVCL 测量。他们发现,在此期间 CL 缩短 20% 或更多的病例组与 CL 保持稳定组相比,妊娠 28、30、32 和 34 周前的早产风险增高(<28 周:15.8% 与 1%,<30 周:15.8% 与 2%,<32 周:31.6% 与 5%,<34 周:36.8% 与 12.9%;所有 P 值≤0.03)。值得注意的是,即使把 CL 小于 25mm 的病例排除在外,宫颈变化与早产也显著相关。

将 fFN 作为多胎妊娠自发性早产的预测指标也进行了研究。2010 年的 meta 分析纳入 15 项研究共 1221 例孕妇[84],**fFN 对有早产症状的双胎妊娠具有良好的早产预测价值**。fFN 阳性者 7 天内的早产风险从 7.7% 增加至 24.5%;fFN 阴性者 7 天内的早产风险降低至 1.6%。

宫颈长度测量和 fFN 检测有助于处理和决策,例如是否需要限制工作或运动程度等。一方面通过 CL、fFN 或两者结合可以识别早产风险较高的孕妇,从而对这些孕妇加强监测并进行及时干预,例如给予宫缩抑制剂或皮质类固醇激素。另一方面如果妊娠中期 CL 高于平均水平(>35mm)或无进行性改变,双胎妊娠孕妇可继续正常活动,避免实施不必要的限制或干预。

尽管上述方法能帮助确定哪些多胎妊娠孕妇有自发性早产风险,但预防早产的措施非常有限。值得注意的是,目前几乎没有对这些早产高风险人群(阴道超声显示 CL 缩短或 fFN 阳性)进行早产预防的研究。下面部分将讨论多胎妊娠自发性早产的各种干预及其优缺点。

住院及卧床休息

一项 Cochrane[85] 分析纳入 7 项随机试验,包括 713 例妇女和 1426 例婴儿,结论为常规住院卧床休息与多胎妊娠早产率降低无关,但有减少低出生体重儿的趋势(RR,0.92;95% CI,0.85～1.00),这种趋势未涉及 VLBW 婴儿。由于目前尚无证据表明常规住院对多胎妊娠有益,我们建议仅在出现与单胎妊娠相同的产科指征时才住院治疗。对于无症状的双胎孕妇,如果宫颈长度正常且无既往早产史,我们不建议停止工作或在家休息。

宫缩抑制剂

预防性应用宫缩抑制剂已经在多胎妊娠中进行了评估,其效果未能证实。相比之下,在发生早产临产时短期使用快速起效的宫缩抑制剂,可为应用类固醇激素促胎肺成熟和孕妇转运至三级医院赢得时间。多胎妊娠孕妇使用宫缩抑制剂时必须严密监测母体状况。母体心血管系统为适应多胎妊娠产生极为显著的变化,容易发生心肺并发症,尤以肺水肿最为明显。β-肾上腺素类药物、皮质类固醇和静脉补液联合使用时心肺并发症的风险进一步增加。2011 年,美国食品和药物管理局(FDA)发布了一项关于特布他林(terbutaline)的黑框警告,指出应用特布他林注射治疗早产不应超过 48 至 72 小时,绝对不能口服特布他林,因为可能导致严重的母体心血管并发症和死亡。由于 FDA 警告和多胎妊娠应用宫缩抑制剂的已知风险,不推荐在多胎妊娠中使用特布他林。在我们机构,静脉应用硫酸镁为一线速效宫缩抑制剂。如果在妊娠 32 周前需要宫缩抑制治疗时,可另加用吲哚美辛口服 48 小时。在妊娠 32 周后,如果母体血压正常,还可使用短效硝苯地平抑制宫缩。

孕激素制剂

肌肉注射 17-羟基孕酮己酸酯(17-OH-P)

研究证实 17-OH-P 可有效降低单胎妊娠复发性早产

之后,人们对 17-OH-P 能否用于其他早产高危人群,例如多胎妊娠,产生了很大的兴趣。许多 RCT 表明,17-OH-P4 用于单胎妊娠的有效剂量为 250mg 每周一次,而多胎妊娠需增加至 500mg 每周两次。大多数研究没有对双胎妊娠孕妇进行筛选,只有一项研究[86]筛选出经阴道测量宫颈长度 ≤25mm 的双胎妊娠病例。这些研究没有显示 17-OH-P 对多胎妊娠有任何益处[86-90]。既往有单胎自发性早产病史的双胎妊娠孕妇是否应用 17-OH-P 是目前面临的问题。很遗憾,对这种情况是否每周给予 17-OH-P 尚无研究数据。

阴道应用孕激素

多项研究显示,经阴道应用孕酮有利于延长宫颈缩短的单胎妊娠。对于 24 周前 CL≤20mm 的无症状单胎孕妇,ACOG 推荐阴道孕酮作为一种处理方法。在 2007 年,Fonseca 等[91]报道了夜间阴道孕酮对孕中期 CL 的影响,其中双胎妊娠孕妇占安慰剂组的 10.4%(n=13)和治疗组的 8.8%(n=11)。研究人群的孕周中位数为 22 周,经阴道测量 CL≤15mm 的孕妇随机分为阴道应用孕酮 200mg 组或安慰剂组。结果显示,夜间阴道孕酮给药组的妊娠 34 周前自发性早产率从 34.3% 降至 19.2%(P<0.05)。在双胎妊娠亚组中,孕酮阴道给药同样与早产减少相关,但由于样本量小,差异没有达到统计学意义。该论文发表以来,多项 RCT 报道了阴道孕酮凝胶每日 90mg 或阴道微粒化孕酮栓剂每日 100～400mg 在多胎妊娠孕妇中的应用效果[92-97]。在仅包含多胎妊娠的研究中,无一项研究显示阴道孕酮可以改善预后。Cetingoz 等[93]研究了有早产高危因素的孕妇,双胎妊娠占安慰剂组病例的 40% 及微粒化阴道孕酮每日 100mg 组的 48.7%。该研究提示安慰剂组的双胎妊娠孕妇在 37 周(3.48;95% CI,1.16～10.46)前发生早产的风险增加,但 34 周前的早产风险并未增加[93]。这些研究没有根据 TVCL 和其他早产相关因素(如既往自发性早产史)纳入高风险多胎妊娠。

已经发表的两个 Meta 分析有助于澄析多胎妊娠肌注和阴道应用孕酮的研究结果。2012 年 Romero 等[98]发表了第一个 Meta 分析,包括五个试验,研究对象均为孕中期无症状宫颈缩短且孕酮阴道给药的孕妇,共包括 775 名孕妇和 827 名婴儿。在双胎妊娠亚组中与安慰剂相比,接受孕酮治疗的孕妇 33 周前早产率可降低 30%,差异没有统计学意义(RR,0.70;95% CI,0.34～1.44);但新生儿综合不良结局明显降低,差异存在统计学意义(RR,0.52;95% CI,0.29～0.93)。

最近的 Meta 分析评估了孕酮改善双胎妊娠结局的有效性,包括 13 项试验,3768 例孕妇和 7536 例新生儿[99]。主要结局评估是综合性围产儿死亡率和新生儿严重并发症发生率。分析结果显示,17-OH-P 或阴道孕酮给药均未减少不良结局。但在妊娠 24 周前测量 TVCL 的亚组中,TVCL≤25mm 的双胎孕妇阴道应用孕酮可减少不良围产期结局(RR,0.56;95% CI:0.42~0.75)。

这些学者认为,现有文献不支持肌肉注射 17-OH-P 以预防多胎妊娠的早产,也未证实多胎妊娠应经其他途径给予孕激素。有证据显示 TVCL≤25mm 的双胎妊娠使用阴道孕酮,新生儿可能受益,应当给这些孕妇提供阴道孕酮治疗,但这一观点仍需要临床试验进一步证实。现有研究尚未明确特定的孕酮剂量,阴道凝胶和微粒化孕酮栓剂的优劣也无定论。

宫颈环扎术

宫颈环扎术用于延长多胎妊娠孕周的效果令人失望。研究显示,预防性宫颈环扎术在双胎和三胎妊娠中均无效。即使双胎妊娠出现宫颈缩短,宫颈环扎术也没有显示任何益处。Newman 等[100]前瞻性跟踪 147 例双胎妊娠孕妇,在 18~26 周经阴道测量宫颈长度,对 TVCL≤25mm 的所有 33 例双胎孕妇均提供宫颈环扎术,其中 21 例孕妇接受了宫颈环扎术。在妊娠孕周、新生儿出生体重、妊娠 34 周前分娩、PPROM 或 VLBW 等方面比较,环扎组与未环扎组无明显差异。2005 年的一项 Meta 分析报道了基于超声诊断作为宫颈环扎术指征的双胎妊娠结局,宫颈环扎术与妊娠 35 周前早产有显著相关性(75% 与 36%)[101]。由于宫颈环扎术属外科手术操作,可能与母儿不良结局相关。因此建议,多胎妊娠的宫颈环扎术仅限于具有明确的宫颈机能不全病史或临床检查提示宫颈机能不全的孕妇。预防性宫颈环扎和基于超声诊断的宫颈环扎对多胎妊娠无益。

子宫颈托

近几年,子宫颈托用于预防自发性早产的有效性再次得到人们关注。一项对宫颈短缩的孕妇放置宫颈托的 RCT(PECEP study)显示,在平均孕龄 22 周和 TVCL 小于 25mm 的单胎妊娠中,子宫颈托放置可减少妊娠 34 周前的早产率,并改善新生儿结局[102]。在 2013 年,荷兰的 40 个中心对子宫颈托在多胎妊娠的应用进行了前瞻性 RCT 研究(ProWNIN)。ProWNIN 试验[103]共纳入 813 例多胎妊娠孕妇,其中 98% 为双胎,分为期待治疗或子宫颈托放置两组。两组中 55% 为初产妇,子宫颈托组中的 7% 与对照组中的 6% 孕妇既往有自发性早产病史。妊娠 16~22 周进行 TVCL 测量,两组中只有 1% 的孕妇宫颈呈漏斗形,子宫颈托组和对照组的 TVCL 的中位数值分别为 43.6mm 和 44.2mm。综合分析显示,两组在新生儿结局、分娩孕周、妊娠 28 周前早产、妊娠 32 周前早产或妊娠 37 周前早产方面无明显差异。该研究的最初计划拟分析所有 TVCL 小于 25mm 的女性,但由于符合标准的孕妇很

少,故将标准改为 TVCL 低于第 25 百分位数。在 TVCL 低于第 25 百分位数(相当于 38mm)的亚组分析中显示,子宫颈托组的分娩孕周中位数比对照组延长(36.4 周与 35.0 周,P<0.05),子宫颈托使用可降低妊娠 28 周前(OR:0.23;95% CI:0.06~0.87)和妊娠 32 周前(OR:0.49;95% CI:0.24~0.97)的早产风险,但并不减少妊娠 37 周前(OR:0.82;95% CI:0.54~1.24)的早产风险。此外,在入组时宫颈较短的女性中,子宫颈托组(OR:0.40;95% CI:0.19~0.83)新生儿综合不良结局的风险降低。这项研究的结果表明,双胎妊娠常规应用子宫颈托并不能有效延长妊娠或改善预后,但对于 TVCL<第 25 百分位(即<38mm)的双胎孕妇,子宫颈托有可能预防早产。2014 年多胎妊娠的实践公告中,ACOG 引用了 Pro-TWIN 研究并得出结论,"根据现有证据,不推荐在多胎妊娠中预防性使用宫颈托。"[37]需要进一步研究以确定子宫颈托的使用是否对宫颈短缩的多胎妊娠存有价值,对这个人群的干预缺乏循证医学基础。

多胎妊娠的产前监测

多胎妊娠的胎盘功能不全、IUGR 和死胎的发生风险增加,因此,需定期进行产前监测,方法包括无应激试验(NSTs)或胎儿生物物理监测(BPPs)。回顾性研究数据表明,NST 和 BPP 均可有效地监测双胎妊娠的胎儿宫内状态,且判定方法与单胎相同。然而,所有的监测方案均基于专家意见,并无前瞻性数据支持任何监测方案。ACOG 不推荐对无并发症的双绒毛膜双胎进行产前监测,2014 年 ACOG 的实践公告将单绒毛膜双胎列为产前监测的适应证,但没有提出具体的监测方案[104]。在美国,大多数机构在 32~34 周对单绒毛膜双胎孕妇进行每周一次或两次的产前监测。虽然 ACOG 没有将双绒毛膜双胎作为常规产前检查的适应证,**本章作者认为,对双绒毛膜双胎孕妇每周一次常规进行 NST 或 BPP 是合理的监测方案**,因为识别 IUGR 有一定的局限性。2009 年 NICHD 对产前检查的重新评估没有根据绒毛膜特异性予以区分,但对于胎儿生长正常的双胎妊娠在 32 周后每周一次进行产前监测被列为合理方案[105]。在作者单位,**单绒毛膜双羊膜囊双胎和双绒毛膜双胎分别在妊娠 32 周和孕 34 周开始每周一次进行 NST 或 BPP**。对于有其他并发症的复杂性双胎,如 IUGR、生长不一致或具有母体合并症或并发症者(例如糖尿病或高血压),产前监测应更早开始且更频繁。

有关三胎及三胎以上妊娠的研究数据很少。鉴于死胎风险随着妊娠胎儿数量增多而增加,三胎妊娠的产前检查应比双胎更早。**2009 年 NICHD 文件指出**[105],**三胎及三胎以上妊娠应在妊娠 28 周开始进行产前监测(antenatal testing)**,我们优先使用 BPP 而不是 NST 来评价

胎儿宫内状态,对双胎以上的孕妇很难持续有效地监测和解读 NST。

胎儿生长监测

虽然超声并不是估测胎儿体重的理想手段,但它是唯一评估多胎妊娠的每个胎儿生长的方法。数据表明,**双胎在妊娠 30~32 周前与单胎的生长速度相同,此后他们的生长速度慢于单胎**[106-108]。1991 年至 1995 年国家卫生统计中心(National Center for Health Statistics)的数据表明,在妊娠 28 周前单胎、双胎和三胎的出生体重相似。从妊娠 30 周开始,胎儿出生体重出现差异。在妊娠 32 周与单胎相比,双胎和三胎的出生体重中位数分别减少了 300g 和 450g[106]。苏格兰的一项研究回顾性分析了 1994 年至 1996 年期间在单个医疗中心就诊的 131 例双胎妊娠孕妇,在 24 周后每 2~3 周进行超声检查,以评估胎儿生长情况并计算生长速度。结果显示,双顶径(BPD)和腹围生长速度在妊娠 30 周后显著减缓。无论之后是否发生早产,均存在生长速度的减慢[107]。另一项前瞻性纵向研究纳入 162 例双胎妊娠孕妇,从妊娠 16 周开始每 2 周进行胎儿生长的超声评估,数据显示自妊娠 32 周后双顶径(BPD)、股骨长(FL)和腹围(AC)三者的生长速度减慢。

适用于双胎胎儿体重的专用超声计算公式已有报道,但尚未证实这些公式优于目前常用的标准单胎公式。**建议使用单胎体重计算公式估计双胎胎儿体重,同时参考多个生物测量参数。**由于胎儿生长是一个动态过程,多胎妊娠孕妇在整个孕期需定期随访。建议所有双胎孕妇在 20 周后,至少每 4 周进行一次胎儿生长的超声评估,如果怀疑 IUGR 或生长不一致,则需更频繁地进行超声检查。此外,单绒毛膜双胎应在 16 周后每隔 2 周进行超声检查,以筛查 TTTS。

双胎生长不一致

双胎体重的显著不一致通常定义为实际或估计的双胎体重差异大于 20%(体重之间的差除以双胎中较大胎儿的体重)。一项 293 例双胎妊娠的队列研究显示,48.8% 的双胎出现 10% 的出生体重差异,以此类推,34.5%、23.5% 和 18.8% 的双胎分别出现 15%、20% 和 25% 的出生体重差异[109]。由于 DZ 双胎的遗传信息不同,易出现明显的体重差异。以下几种病理情况均可导致单绒毛膜或双绒毛膜双胎出现显著的体重差异,包括 TTTS、sIUGR、双胎一胎畸形以及影响单个胎儿的脐带异常。有人认为如果双胎体重与胎龄相符,体重不一致并不可怕,但当差异严重时,应考虑宫内生长受限的可能。

目前普遍认为应当计算双胎体重的差异,但是差异达到何种程度会引起不良结局仍有争论。ESPRiT 试验

对 977 例双胎孕妇进行了前瞻性随访,每 2 周进行一次超声评估胎儿生长。数据分析显示,在排除 TTTS 病例后,双胎体重差异超过 18% 时围产儿发病率和死亡率有所增加,此结论与绒毛膜性无关[110]。在体重差异达 18% 或更高的双胎中,即使两胎体重均与胎龄相符,不良围产儿结局的风险比大约高出一倍(风险比[HR]:2.1;95% CI:1.6~2.8)。如果不一致双胎中一胎宫内生长受限,即出生体重在第 5 百分位数以下,不良围产儿结局的风险比升高超过三倍(HR:4.5;95% CI:1.8~10.8)。

另一项近期的回顾性队列研究纳入 895 例双绒毛膜双胎和 250 例单绒毛膜双胎,对患者的妊娠结局进行了分析。所有孕妇在 1990 年至 2008 年间均就诊于同一三级医疗中心。此项研究不包括单羊膜囊双胎、TTTS、结构畸形以及胎儿生长受限(即出生体重低于第 10 百分位数)。研究显示,体重差异达 20% 以上并不影响生长发育符合胎龄的双绒毛膜双胎的妊娠结局。在单绒毛膜双胎中,出生体重不一致达 20% 以上时与妊娠 34 周前及妊娠 28 周前早产风险增加相关,且新生儿入住 NICU 的风险更高。该文总结,当双胎胎儿均无生长受限时,只有单绒毛膜双胎的体重不一致才是围产儿结局不良的危险因素[111]。

大多数有关双胎体重不一致及其预后的文献应用出生体重,而不是估计胎儿体重(EFW)的不一致性。当然,超声的 EFW 是唯一可用于指导产前处理的信息。Khalil 等[109]将距分娩 48 小时内的超声估计的双胎胎儿出生体重、两胎儿体重差异与实际出生体重进行了对比研究,超声可识别 69%~86% 的生长不一致(≥10%、≥15%、≥20% 和≥25%),在生长极度不一致的情况下超声更准确。由于胎儿生长不一致和 IUGR 的超声诊断尚不够准确,我们建议使用 20% 以上的 EFW 差异作为加强孕期监护的参考指标,即使两个胎儿都不符合 IUGR 的诊断标准。这个建议对单绒双胎和双绒双胎同样适用,但对同样体重差异的单绒双胎更要加谨慎。根据 ESPRiT 研究数据,将≥18% 的体重差异作为生长不一致的阈值也为合理。

双胎妊娠专科门诊

双胎专科门诊的价值已有描述。在这些专科门诊,**双胎孕妇由同一个产科团队定期随访,这种门诊有几个明显的优点。门诊医护人员专门跟踪随访双胎妊娠孕妇,经验逐渐积累,能为双胎患者提供更好的服务。**两项研究已经证实这些门诊的效果,并显示妊娠结局得到改善。一项研究显示极低出生体重儿、新生儿 NICU 入住率和围产儿死亡率降低[112];另一项研究显示,这种特殊门诊提高胎龄和出生体重,降低 PPROM、早产、子痫前期、

LBW 和 VLBW 的发生率,降低 NICU 入住率和个体并发症,如呼吸窘迫综合征(RDS)、坏死性小肠结肠炎(NEC)和早产儿视网膜病变(ROP)[113]。尽管这些研究不是前瞻性随机设计,但提示加强宣教、多学科治疗、母胎监测以及密切关注母体营养和体重的确可以改善双胎妊娠结局。图 32-12 概述了双胎妊娠的产前管理流程。

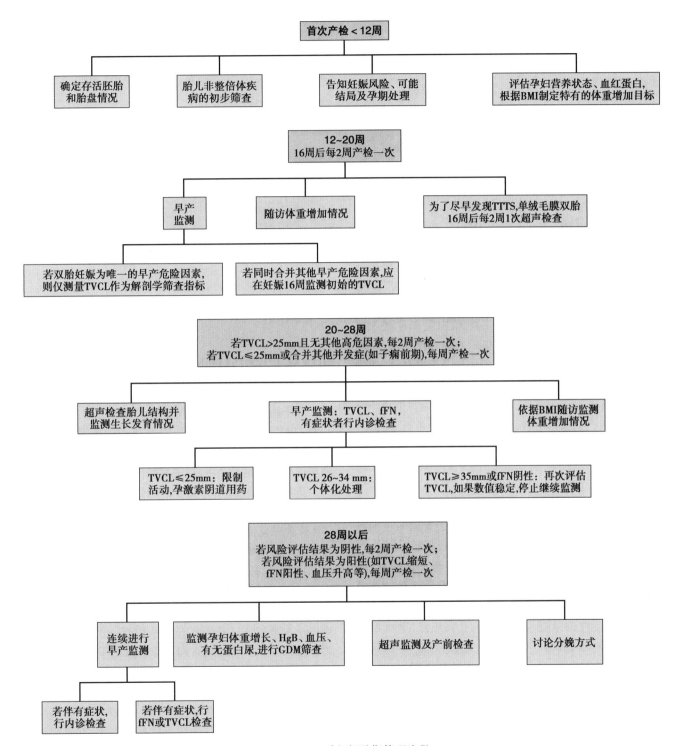

图 32-12　双胎妊娠孕期管理流程

多胎双胎妊娠的分娩时机

对双胎妊娠早产的过度关注有时会影响分娩时机的选择,尤其对足月或接近足月的孕妇影响较大。诸多基于人群的研究表明,多胎妊娠围产期并发症最低的时期早于单胎妊娠。

双胎妊娠择期提早分娩能改善结局之假说尚未得到

严谨的前瞻性研究证实。直至最近,日本进行了唯一的双盲研究,旨在阐明双胎择期提早分娩对预后的影响,但样本量很少,引产的试验组仅有 17 例,期待治疗的对照组有 19 例。入组患者为无并发症的单绒或双绒双胎,先露胎儿为头位。在妊娠 37 周时,将患者随机分配至引产的试验组或期待治疗的对照组。结果显示两组在出生体重、Apgar 评分或剖宫产率方面没有差异,均没有发生胎儿死亡[114]。最近,Dodd 等[115]对无并发症的双胎妊娠的分娩时机进行了 RCT 研究,试验纳入 235 例非复杂双胎妊娠,包括单绒或双绒双胎。患者随机分入妊娠 37 周(n = 116)分娩组和妊娠 38 周后(n = 119)分娩组。该试验的原定目标需纳入 460 例孕妇,由于资金不足,实际纳入患者远少于目标样本量。结果显示,妊娠 37 周分娩组不良新生儿结局的发生率有所降低(4.7% 与 12.2%;RR:0.39,95% CI:0.20 ~ 0.75;P = 0.005)。然而,这种整体结局指标的改善仅是因为出生体重低于第 3 百分位数的新生儿减少(3.0% 与 10.1%;P = 0.004)。其他个体新生儿结局未见差异,母体预后和分娩方式也未见差异。两组间平均出生体重的差异具有统计学意义(37 周组与 38 周组分别为 2.74kg 和 2.83kg,P = 0.01),但临床上可能没有太大影响。鉴于研究结果不明确且样本量不足,非复杂双胎的最佳分娩时机仍未能确定。况且,能明确回答这个问题的临床试验可能难以实施。

如前所述,大量基于人群的研究提示双胎择期提早分娩有助于围产期预后的改善。Kahn 等[116]分析近 30 万双胎,提示妊娠 39 周是胎儿和新生儿死亡率最低的时间点。他们发现,妊娠 36 ~ 37 周双胎死胎死产的预期风险与单胎过期妊娠的死胎死产风险相同。Sairam 等[117]另一项研究分析了 4000 多例的多胎妊娠,其中双胎占 99% 以上,提示双胎妊娠在妊娠 39 周的胎儿死亡率超过了单胎的过期妊娠。妊娠 37 ~ 38 周双胎的死产率与单胎过期妊娠相同。

已经有足够的证据提示双胎妊娠在 38 ~ 39 周后(类似于单胎的过期妊娠)风险增加。对于孕周准确的非复杂性双绒双胎,在妊娠 38 周择期分娩为合理方案(图 32-13)。如果各种迹象提示胎儿生长发育正常、羊水量正常、胎儿监护无异常且孕妇有延长孕周的意愿,双绒双胎可以超过 38 周终止妊娠。**不建议双胎妊娠超过 39 周,因为毫无益处且有明确风险。**遗憾的是,目前基于人群的研究很少区分单绒及双绒双胎,需要进一步的研究来确定单绒双胎的最佳分娩时机。

母体或胎儿有并发症时,分娩时机应根据疾病严重程度作出临床判断,不能完全按照图 32-13 列出的指南。如双胎胎儿其他检查正常,但存在 IUGR 或显著体重不一致,可能需要提早终止妊娠。同样,即使胎儿生长符合胎龄,但母体合并症及并发症控制不良,如糖尿病、子痫前期、红斑狼疮或镰状细胞病,也可能需提早终止妊娠。

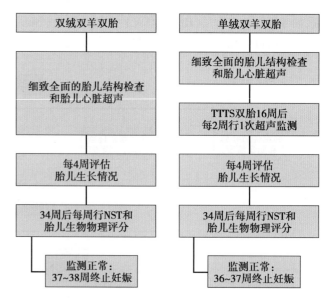

图 32-13　非复杂双胎的产前监测及分娩时机的选择
此图仅适用于非复杂的双胎,若存在任何胎儿或母亲并发症,需更频繁的超声和产前检查,提早终止妊娠。BPP:生物物理评分;NST:非应激性实验;TTTS:双胎输血综合征

单绒双羊双胎分娩时机的选择

单绒双胎与双绒双胎相比,相关风险均有所增加,如早产和子痫前期。单绒毛膜双胎还有特有的并发症,如 TTTS、TAPS 和选择性 IUGR,因此死胎的风险增加。最近,许多学者对无明显并发症的单绒双胎表示关注,在晚期早产和早期足月产中,这种双胎的死胎风险也有增高。

英国学者在 2005 年做了一项回顾性研究[118],首次正式提出无明显并发症的单绒双胎的死胎风险。他们分析了 151 例非复杂性单绒双胎妊娠。纳入的病例每 2 周进行胎儿生长发育、羊水和脐动脉多普勒超声评估。结果显示妊娠 32 周后死胎的预期风险为 4.3%(23 例中 1 例死亡)。之后,十余项单绒双羊双胎的死胎风险和最佳分娩时机的文献发表。大多数文献报道的死胎风险低于 Barigye 的研究。这些研究的结果并不一致,由于产前监测方案以及并发症的纳入和排除标准的差异,使综合分析变得困难。2013 年的一项 Meta 分析共纳入了 9 项研究[119],显示单绒双羊双胎在妊娠 32 周、34 周和 36 周的死胎率分别为 1.6%、1.3% 和 0.9%。其中 4 个研究有双绒双胎对照组。与非复杂性双绒双胎相比,单绒双羊双胎妊娠 32 周、34 周和 36 周的死胎比值比(odds ratio)分别为 4.2(95% CI:1.4 ~ 12.6)、3.7(95% CI:1.1 ~ 12.0)和 8.5(95% CI:1.6 ~ 44.7)。重要的是,这项 Meta 分析没有包括最近几个非复杂性单绒双羊双胎死胎率较低的研究资料。作者自己在 2014 年发表了一项回顾性队列研究,纳入 1987 ~ 2010 年期间在同一三级医疗中心 34

周后(包括 34 周)分娩的所有双胎(双绒双胎 601 例和单绒双胎 167 例)。每个孕妇至少每 4 周进行一次超声测量胎儿生长情况和羊水量,单绒双胎在妊娠 32 周后、双绒双胎在妊娠 34 周后每周行 NST。对于无并发症的单绒双胎和双绒双胎,建议在妊娠 37 ~ 38 周终止妊娠。妊娠 34 周后的单绒双胎、双绒双胎 IUFD 的预期风险分别为 0.17%(1 例一胎胎死宫内)和 0.0%。新生儿发病率随孕周的增加而降低(P<0.0001)。在妊娠 36 ~ 36^{+6} 周时,单绒双胎的新生儿综合并发症发生率最低;而双绒双胎在妊娠 37 ~ 37^{+6} 周时新生儿综合并发症发生率最低[120]。

2011 年 NICHD 和 SMFM 联合首次提出,应根据绒毛膜性选择不同分娩时机,建议无并发症双绒双胎在妊娠 38 周终止妊娠,无并发症单绒双胎在妊娠 34 ~ 37 周间终止妊娠[36]。2014 年,ACOG 发布的最新"多胎妊娠临床指南",旨在解决双胎分娩时机选择的问题,提出了类似的建议,无并发症双绒双胎 38 周分娩,无并发症单绒双胎应于 34 ~ 37^{+6} 周分娩[37]。

根据我们的经验,孕晚期加强胎儿监护可最大限度地减少单绒双胎胎死宫内的发生,有助于无并发症的单绒双胎延长孕周至 36 ~ 37 周,进而降低新生儿发病率。考虑到死胎和新生儿并发症的风险,图 32-13 概述了合理的孕期监测流程和无并发症单绒双胎分娩时机及分娩方式的选择。

三胎妊娠的分娩时机

三胎妊娠 PTB 的风险很高。但一项 15 000 多例三胎妊娠的研究显示,高达 15% 的三胎妊娠在妊娠 36 周分娩,且新生儿死亡率下降与胎儿死亡率上升的交叉点发生在妊娠 36 周。大多数专家认为,在妊娠 35 ~ 36 周之间分娩无并发症的三胎妊娠较为合理。

多胎妊娠的分娩方式

由于多胎妊娠分娩过程的高风险性,其分娩方式的选择需要考虑多方面因素,包括孕周、胎儿估算体重、胎儿胎位、产房能否实时超声监测以及产程中能否分别监测每个胎儿。有关双胎分娩方式的最新研究数据如下所述。

双胎先露的组合可根据胎儿的胎位分为三类:(1)头位/头位;(2)非头位/头位或非头位;(3)头位/非头位。Chervenak 等[121]对 362 例双胎分娩前胎位的研究显示,以上三类胎位的发生率分别为 42.5%、19.1% 和 38.4%。图 32-14 总结了不同胎位分娩方式的选择。

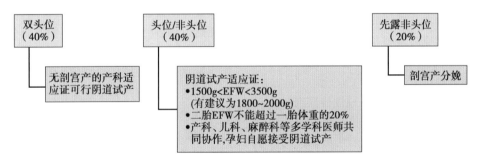

图 32-14　双羊膜囊双胎的推荐分娩方式(单羊膜囊双胎必须剖宫产)。EFW:估计胎儿体重

头位-头位双胎

无论孕周或胎儿估重大小,所有双头位双胎均适宜阴道分娩。既往文献报道并未发现常规剖宫产对双头位双胎有明显益处,包括 VLBW 分娩。然而,在双胎第一胎娩出后,5% ~ 10% 的双胎第二胎可能出现胎位改变。产科医师需在分娩前告知孕妇,团队应针对第二胎不可预测的胎位变化做好明确的应对处理计划。

非头先露双胎

非头先露的双胎几乎都选择择期剖宫产。从以往的观点看,臀位/头位的双胎在分娩过程中易发生胎头交锁。然而,胎头交锁极其罕见。值得注意的是臀位胎儿出现胎头仰伸,导致臀位胎儿牵引术困难及颈椎损伤。

目前,单胎臀位胎儿大多经剖宫产分娩(见第 17 章),对于先露胎儿非头位的双胎,剖宫产是最佳的分娩方式。

头位-非头位双胎

虽然前两种情况的分娩方式没有争议,但是对于头位/臀位或横位的双胎,分娩方式仍有很大争议。当双胎第一胎娩出后,第二胎为非头位时,继续阴道分娩有两个选择,一是臀位分娩,二是外倒转术(ECV)。虽然 ECV 是可接受的方式,但与臀位分娩相比,ECV 与分娩并发症和剖宫产率增高相关[122]。因此,只有产科医生熟练掌握臀位分娩的临床技能,且胎儿大小适宜,臀位分娩才是第二胎为非头位的双胎阴道分娩的首选(见第 17 章)。

一些产科医生对臀位分娩的安全性表示担忧,并质疑预后是否与剖宫产相似。Chervenak 等[112]引用了几篇较早的研究,发现 Apgar 评分降低和围产儿死亡率增加与第二胎臀位的阴道分娩有关。然而,在同一研究中,作者分析了他们自己的临床经验及已发表的文献,他们的结论是如果胎儿体重估计超过 2000 克,双胎第二胎臀位阴道分娩是安全适当的选择。虽然数据支持体重超过1500 克胎儿臀位分娩的安全性,但研究人员选择 2000克,而不是 1500 克,主要考虑超声估计胎儿体重存在误差。

最近有关剖宫产和臀位分娩的唯一的随机试验证实了第二胎臀位分娩的安全性。Rabinovici 等[123]对 66 名妊娠35 周以上、头位-非头位、经臀位阴道分娩或剖宫产的双胎孕妇进行随机对照研究,显示新生儿结局没有差异,无分娩产伤或新生儿死亡病例。剖宫产组的母体发热率稍高。

几个其他大样本病例组和队列研究也支持双胎第二胎臀位分娩的安全性。Gocke 等[122]回顾性分析 136 对出生体重超过 1500 克的头位/非头位双胎,根据第二胎经剖宫产、ECV 或臀位分娩进行分组。虽然 ECV 与臀位分娩相比,失败率及胎心异常、脐带脱垂和胎儿复合先露的发生率更高,但三种分娩方式的新生儿死亡率或发病率无明显差异。研究结论是第二胎非头位胎儿超过 1500克时,除了进行剖宫产或 ECV 外,臀位牵引阴道分娩为合理选择。Fishman 等[124]和 Greig 等[125]查阅 1200 多份双胎妊娠的病例记录,结论是没有证据支持超过 1500 克的非头位第二胎应行剖宫产分娩。事实上,Greig 的数据显示,胎儿体重小于 1500 克时经臀位分娩的预后并不差。尽管如此,**大多数专家建议 EFWs 小于 1500 克的第二胎避免进行臀位阴道分娩。**

最近两项关于双胎分娩方式的回顾性研究进一步支持双胎第二胎臀位分娩的安全性,臀位阴道分娩需要情况适当,操作者具备丰富的临床经验。两项研究均在单一机构进行,诊治流程规范,第二产程处理积极(active second-stage management),立刻进行第二胎臀位分娩。Schmitz 等[126]对 758 例双胎孕妇进行回顾性队列研究,妊娠均超过 35 周,双胎第一胎为头先露。结果显示第二胎的新生儿综合发病率在计划剖宫产和计划阴道分娩组之间没有差异。此外,近期由 Fox 等[127]对同一三级医疗中心的 287 例双胎妊娠进行回顾性队列研究。严格按照第二产程处理规范,双胎中非头位的第二胎均立即行臀位阴道分娩,未衔接的第二胎为头位的胎儿均立即行内倒转并臀位阴道分娩。结果显示计划阴道分娩(n=130)和计划剖宫产分娩组(n=157)的 5 分钟 Apgar 评分低于 7分或脐动脉血 pH 低于 7.2 者的比率没有差别。这两项研究均为回顾性,资料来自同一中心,产科医生经验丰富,第二产程管理严格规范。

另一项近期的多中心前瞻性研究显示同样结果。Breathnach 等[128]对 ESPRiT 研究进行了二次分析,分析了爱尔兰八个医疗中心分娩的 971 例双羊膜囊双胎的分娩方式及围产期结局。分娩时机及分娩方式由患者的主管医生决定,没有按照研究方案预先设定。在 971 例双胎孕妇中,441 例(45%)适合阴道试产,其中 338 例(77%)成功阴道分娩。阴道试产期间转剖宫产的最常见指征是第一产程停滞。338 例成功阴道分娩的双胎中有 29% 根据分娩计划完成了第二胎的臀位分娩,围产期预后显示没有差异。他们分析了双胎成功阴道分娩的预测因素,经产妇和自然受孕者与阴道分娩的成功有独立相关性。阴道试产的孕妇在第一胎经阴道分娩后,4% 的患者需经剖宫产分娩第二胎。

2013 年发表了一项关于双胎妊娠分娩方式的大型RCT 结果。这项多中心、多民族的 RCT 纳入 2804 例双绒双胎孕妇,在孕 $32 \sim 38^{+6}$ 周先露胎儿为头位,患者随机分入计划剖宫产或阴道分娩组。**主要结局是胎儿或新生儿死亡或严重并发症的综合评价。**在计划剖宫产分娩组,89.9% 的孕妇经剖宫产分娩两胎儿;在计划阴道分娩组,56.2% 的孕妇经阴道成功分娩两胎儿;4.2% 的孕妇先阴道分娩第一胎后经剖宫产分娩第二胎。该文没有说明有多少孕妇臀位阴道分娩第二胎,但计划阴道分娩组中有 36.4% 的孕妇在分娩时双胎呈头位-非头位。**结果显示,计划剖宫产分娩和计划阴道分娩的两组之间,主要结局没有明显差异,母体并发症也没有差异。**在根据第二胎胎位分组(头位与非头位)的亚组分析中,两组的主要围产期结局无明显差异。当按出生顺序分析数据时,第二胎的主要结局风险较高(OR:1.9;95% CI:1.34 ~ 2.69);然而,剖宫产并不是保护性措施[129]。

上述的回顾性和前瞻性数据(包括两个随机试验)显示,对于先露胎儿为头位的双绒双胎孕妇,**如果母胎情况适宜、产科医生和其他人员经验丰富,常规行剖宫产分娩无明显益处。**然而,操作者技能娴熟程度和临床经验对保证双胎阴道分娩安全有不可估量的作用,特别是当第二胎为非头位时。在过去十年中,因担心单胎臀位分娩的不良预后导致放弃单胎臀位经阴道分娩。结果能够掌握或维持安全臀位阴道分娩技能的产科医师越来越少。

三胎妊娠

虽然三胎妊娠孕妇可以选择阴道分娩,但没有大型前瞻性研究证实阴道分娩的安全性。在整个分娩过程中,充分监测三个胎儿的宫内安危难度极大。**因此,大多数情况下,达到存活胎龄的三胎或三胎以上多胎妊娠,最好进行择期剖宫产。**如果进行阴道分娩,三胎妊娠的估计胎儿体重最好大于 1800 克,至少前两个胎儿为头位,且产科医生对这种分娩有经验。

双胎阴道分娩的产时处理

多胎妊娠的安全阴道分娩需要完善的产前准备,产科、麻醉、新生儿/儿科及护理团队等多学科需密切合作。在分娩前,需超声确定各胎儿胎位。如果近期(1～2 周内)未做超声,需行超声检查估计胎儿体重。正如前文所述,分娩方式的选择应根据孕周、胎儿胎位及估计体重而定。另外,妇产科医师与病人之间就分娩方式选择的讨论需在病历中详细记录。

如果选择阴道试产,产程中需连续监护两个胎儿的胎心变化。孕妇可以在标准的产房里观察产程,但分娩最好在手术室中进行。如果发生意外时,可以尽快行麻醉及剖宫产手术。**我们通常将孕妇转移至手术室分娩。ACOG 推荐应用硬膜外麻醉进行分娩镇痛**[37]。硬膜外麻醉可有效地控制疼痛,使孕妇更加配合,同时便于进行各种产科处理,也为紧急剖宫产术提供有效的麻醉。多胎妊娠计划行阴道分娩时,所需人员和器械详见框 32-1。

框 32-1　双胎妊娠阴道分娩的产程管理

人员及地点

- 设备齐全的手术室、能迅速行急诊剖宫产手术的医疗团队
- 熟练掌握临床技能的产科医师
- 麻醉医师
- 足够的新生儿医师,保证两新生儿的生命复苏

设备及药品准备

- 产程中连续监测两个胎儿的监护仪器
- 产时使用的便携式超声
- 预混合的缩宫素
- 甲基麦角新碱,PGF2α,米索前列醇,用于预防及治疗产后出血
- 硝酸甘油和特布他林用于子宫松弛
- 产钳及负压吸引器(包括后出头使用的 Piper 产钳)
- 血液制品

双胎分娩时间间隔

以往很多研究者认为,第一胎与第二胎娩出的时间间隔是影响双胎妊娠预后的重要产时因素。第一胎娩出后,可能会出现子宫乏力、第二胎脐带脱垂及胎盘早剥,这些均会给未娩出的第二胎带来风险。另外宫颈会收缩,第二胎宫内状况不佳时胎儿快速娩出极为困难。**大量研究提示,理想情况下两胎儿娩出间隔应控制在 15 分钟以内,最好不宜超过 30 分钟**。然而,支持这一观点的并非近期数据。目前我们可以同时连续监测两个胎儿,支持快速分娩第二胎的研究多来自连续产时监护两胎儿

之前的年代。

Rayburn 等[130]报道了 115 例≥34 周经阴道分娩的双胎第二胎结局的研究。所有病例均经连续的胎心监测,第一胎娩出后的 10 分钟内如出现子宫收缩乏力则应用缩宫素。其中 70 例分娩间隔在 15 分钟以内,28 例分娩间隔为 16～30 分钟,17 例超过 30 分钟,最长者达 134 分钟。所有新生儿均存活,无产伤。17 例分娩间隔超过 30 分钟的新生儿 Apgar 评分为 8～10 分。Chervenak 等[131]的病例组研究对双胎第二胎进行连续超声下胎心监护,发现分娩间隔时间与 Apgar 评分小于 5 分无相关性。

虽然有些双胎第二胎需尽快分娩,但大多数胎儿产时可以安全地进行连续胎心监测,在相当长的时间内可保持未分娩状态。如果第二胎状况正常,不要急促处理。不要为达到人为的时间指标而进行高难度的产科操作,这样可能导致母儿损伤。

总　结

双胎及多胎妊娠对产科医生无疑是一项挑战。由于多种因素,多胎妊娠的母体风险和围产期死亡率和并发症均较单胎妊娠高,这些因素多数在近期内不可能改变。但在过去的 25 年里,产科技术的非凡进步为多胎妊娠特有并发症研究提供了新视角,同时为监测及治疗提供了新的手段。多胎妊娠的早期诊断、绒毛膜性的确定、超声动态监测以及产前监护,使我们能够对某些多胎妊娠进行特殊处理,进而改善妊娠结局及母儿预后。

关键点

- ◆ 双胎妊娠是最常见的高危妊娠之一,孕妇并发症、胎儿并发症及病死率均高于单胎妊娠。
- ◆ 绒毛膜性是妊娠结局及孕期管理的重要决定因素,需在孕早期经超声确定。
- ◆ 单绒双胎的风险高于双绒双胎,如自发性流产、先天畸形、IUGR、IUFD 等并发症。另外,单绒双胎特有并发症 TTTS 的发生风险为 10%～15%。
- ◆ 多胎妊娠孕期需特别注意孕期营养和体重增加,进行超声检查动态评估胎儿宫内生长,严密监测早产迹象。
- ◆ 很多干预并未证实能有效地延长多胎妊娠,这些干预包括常规卧床休息、预防性使用宫缩抑制剂、预防性宫颈环扎、预防性应用孕激素以及预防性放置子宫颈托。对于既往有不良孕产病史或近期宫颈缩短的高危患者,这些干预措施并没有得到足够的研究。

◆ 双胎妊娠的围产儿并发症及死胎出现时间均早于单胎。无并发症的双绒双胎最好于孕 37～38 周终止妊娠，无并发症的单绒双羊双胎适于孕 36～37 周终止妊娠。我们推荐终止妊娠的时机在上述时间范围偏后的节点。

◆ 为获取最佳妊娠结局，单绒单羊双胎最好预防性使用类固醇激素，住院每日监测胎儿状况，并于孕 32～34 周择期剖宫产。

◆ 双胎妊娠分娩方式的选择需结合孕周、胎位、估计胎儿体重、产科医师技能及经验等方面综合考虑。若两胎儿均为头位，可行阴道试产。

◆ 对第一胎头位/第二胎非头位的孕妇，其分娩方式需个体化选择。若两胎儿均非头位，剖宫产为最佳分娩方式。

参考文献

1. Martin JA, Hamilton BE, Osterman JK, et al. *Births: Final data for 2012. National vital statistics reports; vol 62 no 9*. Hyattsville, MD: National Center for Health Statistics.; 2013.
2. Moise K, Johnson A. There is NO diagnosis of twins. *Am J Obstet Gynecol.* 2010;203:1-2.
3. Scardo JA, Ellings JM, Newman RB. Prospective determination of chorionicity, amnionicity and zygosity in twin gestations. *Am J Obstet Gynecol.* 1995;173:1376-1380.
4. Campbell DM, Templeton A. Maternal complications of twin pregnancy. *Int J Gynecol Obstet.* 2004;84:71-73.
5. Sibai BM, Hauth J, Caritis S, et al. Hypertensive disorders in twin versus singleton gestations. *Am J Obstet Gynecol.* 2000;182:938-942.
6. Day MC, Barton JR, O'Brien JM, et al. The effect of fetal number on the development of hypertensive conditions of pregnancy. *Obstet Gynecol.* 2005;106:927-931.
7. Hardardottir H, Kelly K, Bork MD, et al. Atypical presentation of preeclampsia in high-order multifetal gestations. *Obstet Gynecol.* 1996;87:370-374.
8. Bouvier-Colle MH, Varnoux N, Salanave B, et al. Case control study of risk factors for obstetric patients' admission to intensive care units. *Eur J Obstet Gynec and Reprod Biol.* 1997;79:173-177.
9. Senat MV, Ancel PY, Bouvier-Colle MH, et al. How does multiple pregnancy affect maternal mortality and morbidity? *Clin Obstet Gynecol.* 1998;41:79-83.
10. Martin JA, Hamilton BE, Ventura SJ, et al. *Births: Final data for 2009. National vital statistics reports; vol 60 no 1*. Hyattsville, MD: National Center for Health Statistics.; 2011.
11. Mastroiacovo P, Castilla EE, Arpino C, et al. Congenital malformations in twins: an international study. *Am J Med Genet.* 1999;83:117-124.
12. Glinianaia SV, Rankin J, Wright C. Congenital anomalies in twins: a register-based study. *Hum Reprod.* 2008;23:1306-1311.
13. Chen CJ, Wang CJ, Yu MW, et al. Perinatal mortality and prevalence of major congenital malformations of twins in taipei city. *Acta Genet Med Gemellol.* 1992;41(2–3):197-203.
14. Nance WE. Malformations unique to the twinning process. *Prog Clin Biol Res.* 1981;69A:123-133.
15. Landy HJ, Weiner S, Corson SL, et al. The "vanishing twin:" ultrasonographic assessment of fetal disappearance in the first trimester. *Am J Obstet Gynecol.* 1986;155(1):14-19.
16. Dickey RP, Olar TT, Curole SN, et al. The probability of multiple births when multiple gestational sacs or viable embryos are diagnosed at first trimester ultrasound. *Hum Reprod.* 1990;5(7):880-882.
17. Dickey RP, Taylor SN, Lu PY, et al. Spontaneous reduction of multiple pregnancy: incidence and effect on outcome. *Am J Obstet Gynecol.* 2002;186(1):77-83.
18. Evans MI, Berkowitz RL, Wapner RJ, et al. Improvement in outcomes of multifetal pregnancy reduction with increased experience. *Am J Obstet Gynecol.* 2001;184(2):97-103.
19. Stone J, Ferrara L, Kamrath J, et al. Contemporary outcomes with the latest 1000 cases of multifetal pregnancy reduction. *Am J Obstet Gynecol.* 2008;199:406.e1-406.e4.
20. Papageorghiou AT, Avgidou K, Bakoulas V, et al. Risks of miscarriage and early preterm birth in trichorionic triplet pregnancies with embryo reduction versus expectant management: new data and systematic review. *Hum Reprod.* 2006;21(7):1912-1917.
21. van de Mheen L, Everwijn SM, Knapen MF, et al. The effectiveness of multifetal pregnancy reduction in trichorionic triplet gestation. *Am J Obstet Gynecol.* 2014;210:e1-e6.
22. Shiva M, Mohammadi Yeganeh L, Mirzaagha E. Comparison of the outcomes between reduced and nonreduced triplet pregnancies achieved by assisted reproductive technology. *Aust N Z J Obstet Gynaecol.* 2014;54:424-427.
23. Alexander JM, Ramus R, Cox SM, et al. Outcome of twin gestations with a single anomalous fetus. *Am J Obstet Gynecol.* 1997;177(4):849-852.
24. Gul A, Cebeci A, Aslan H, et al. Perinatal outcomes of twin pregnancies discordant for major fetal anomalies. *Fetal Diagn Ther.* 2005;20(4):244-248.
25. Nassar AH, Adra AM, Gómez-Marín O, et al. Perinatal outcome of twin pregnancies with one structurally affected fetus: a case-control study. *J Perinatol.* 2000;20(2):82-86.
26. Sun LM, Chen XK, Wen SW, et al. Perinatal outcomes of normal cotwins in twin pregnancies with one structurally anomalous fetus: a population-based retrospective study. *Am J Perinatol.* 2009;26:51-56.
27. Harper LM, Odibo AO, Rehl KA, et al. Risk of preterm delivery and growth restriction in twins discordant for structural anomalies. *Am J Obstet Gynecol.* 2012;206(1):70.e1-e5.
28. Evans MI, Goldberg JD, Horenstein J, et al. Selective termination for structural, chromosomal, and mendelian anomalies: international experience. *Am J Obstet Gynecol.* 1999;181:893-897.
29. Rossi AC, D'Addario V. Umbilical cord occlusion for selective feticide in complicated monochorionic twins: a systematic review of the literature. *Am J Obstet Gynecol.* 2009;200:123-129.
30. Lewi L, Gratacós E, Ortibus E, et al. Pregnancy and infant outcome of 80 consecutive cord coagulations in complicated monochorionic multiple pregnancies. *Am J Obstet Gynecol.* 2006;194(3):782-789.
31. Ong S, Zamora J, Khan K, et al. Prognosis for the co-twin following single-twin death: a systematic review. *BJOG.* 2006;113:992-998.
32. Hillman SC, Morris RK, Kilby MD. Co-Twin prognosis after single fetal death: a systematic review and meta-analysis. *Obstet Gynecol.* 2011;118:928-940.
33. Kaufman HK, Hume RF, Calhoun BC, et al. Natural history of twin gestation complicated by in utero fetal demise: associations of chorionicity, prematurity, and maternal morbidity. *Fetal Diagn Ther.* 2003;18:442-446.
34. Pharoah PO, Adi Y. Consequences of in-utero death in a twin pregnancy. *Lancet.* 2000;355:1597-1602.
35. Weiss JL, Cleary-Goldman J, Budorick N, et al. Multicystic encephalomalacia after first trimester intrauterine fetal demise in monochorionic twins. *Am J Obstet Gynecol.* 2004;190(2):563-565.
36. Spong CY, Mercer BM, D'Alton M, et al. Timing of indicated late-preterm and early-term birth. *Obstet Gynecol.* 2011;118:323-333.
37. Multifetal gestations: twin, triplet, and higher-order multifetal pregnancies. Practice Bulletin No. 144. American College of Obstetricians and Gynecologists. *Obstet Gynecol.* 2014;123:1118-1132.
38. Quintero RA, Morales WJ, Allen MH, et al. Staging of Twin-Twin Transfusion Syndrome. *J Perinatology.* 1999;19(8):550-555.
39. Thorson HL, Ramaeker DM, Emery SP. Optimal interval for ultrasound surveillance in monochorionic twin gestations. *Obstet Gynecol.* 2011;117:131-135.
40. Society for Maternal-Fetal Medicine, Simpson LL. Twin-twin transfusion syndrome. *Am J Obstet Gynecol.* 2013;208(1):3-18.
41. Moise KJ, Dorman K, Lamvu G, et al. A randomized trial of amnioreduction versus septostomy in the treatment of twin-twin transfusion syndrome. *Am J Obstet Gynecol.* 2005;193(2 Pt 1):701-707.
42. Mari G, Roberts A, Detti L. Perinatal morbidity and mortality rates in severe twin-twin transfusion syndrome: results of the international amnioreduction registry. *Am J Obstet Gynecol.* 2001;185(3):708-715.
43. Senat MV, Deprest J, Boulvain M, et al. Endoscopic laser surgery versus serial amnioreduction for severe twin-to-twin transfusion syndrome. *NEJM.* 2004;351:136-144.
44. Crombleholme TM, Shera D, Lee H, et al. A prospective randomized multicenter trial of amnioreduction vs. selective fetoscopic laser photocoagulation for the treatment of severe twin-twin transfusion syndrome. *Am J Obstet Gynecol.* 2007;197(4):396.e1-e9.
45. Roberts D, Neilson JP, Kilby MD, et al. Interventions for the treatment

of twin-twin transfusion syndrome. *Cochrane Database Syst Rev*. 2014; (1):Art. No.: CD002073.

46. Rossi AC, D'Addario V. Laser therapy and serial amnioreduction as treatment for twin-twin transfusion syndrome: a meta-analysis and review of the literature. *Am J Obstet Gynecol*. 2008;198(2):147-152.

47. Rossi AC, Vanderbilt D, Chmait RH. Neurodevelopmental outcomes after laser therapy for twin-twin transfusion syndrome: a systematic review and meta-analysis. *Obstet Gynecol*. 2011;118:1145-1150.

48. Salomon LJ, Örtqvist L, Aegerter P, et al. Long-term developmental follow-up of infants who participated in a randomized clinical trial of amniocentesis vs laser photocoagulation for the treatment of twin-to-twin transfusion syndrome. *Am J Obstet Gynecol*. 2010;203:444.e1-e7.

49. Taylor MJ, Govender L, Jolly M, Wee L, Fisk NM. Validation of the Quintero staging system for twin-twin transfusion syndrome. *Obstet Gynecol*. 2002;100(6):1257-1265.

50. O'Donoghue K, Cartwright E, Galea P, et al. Stage 1 twin-to-twin transfusion syndrome: rates of progression and regression in relation to outcome. *Ultrasound Obstet Gynecol*. 2007;30(7):958-964.

51. Rossi AC, D'Addario V. Survival outcomes of twin-twin transfusion syndrome stage I: a systematic review of literature. *Am J Perinatol*. 2013; 30(1):5-10.

52. Michelfelder E, Gottliebson W, Border W. Early manifestations and spectrum of recipient twin cardiomyopathy in twin-twin transfusion syndrome: relation to Quintero stage. *Ultrasound Obstet Gynecol*. 2007; 30(7):965-971.

53. Wagner MM, Lopriore E, Klumper FJ. Short and long-term outcomes in stage 1 twin-to-twin transfusion syndrome treated with laser surgery compared with conservative management. *Am J Obstet Gynecol*. 2009; 201(3):286.e1-e6.

54. Gratacós E, Lewi L, Muñoz B, et al. A classification system for selective intrauterine growth restriction in monochorionic pregnancies according to umbilical artery Doppler flow in the smaller twin. *Ultrasound Obstet Gynecol*. 2007;30:28-34.

55. Ishii K, Murakoshi T, Takahashi Y, et al. Perinatal outcome of monochorionic twins with selective intrauterine growth restriction and different types of umbilical artery Doppler under expectant management. *Fetal Diagn Ther*. 2009;26:157-161.

56. Valsky DV, Eixarvh E, Martinez JM, et al. Selective intrauterine growth restriction in monochorionic twins: pathophysiology, diagnostic approach and management dilemmas. *Sem Fetal Neonatal Med*. 2010;15:342-348.

57. Slaghekke F, Kist WJ, Oepkes D, et al. Twin anemia-polycythemia sequence: diagnostic criteria, classification, perinatal management and outcome. *Fetal Diagn Ther*. 2010;27:181-190.

58. Baschat AA, Oepkes D. Twin anemia-polycythemia sequence in monochorionic twins: implications for diagnosis and treatment. *Am J Perinatol*. 2014;31:525-530.

59. Hack KE, Derks JB, Schaap AH, et al. Perinatal outcomes of monoamniotic twin pregnancies. *Obstet Gynecol*. 2009;113:353-360.

60. Roque H, Gillen-Goldstein J, Funai E, et al. Perinatal outcomes in monoamniotic gestations. *J Matern Fetal Neonatal Med*. 2003;13:414-421.

61. Heyborne KD, Porreco RP, Garite TJ, et al. Improved perinatal survival of monamniotic twins with intensive inpatient monitoring. *Am J Obstet Gynecol*. 2005;192(1):96-101.

62. Van Mieghem T, De Heus R, Lewi L, et al. Prenatal management of monoamniotic twin pregnancies. *Obstet Gynecol*. 2014;124:498-506.

63. Morikawa M, Yamada T, Yamada T, et al. Prospective risk of intrauterine fetal death in monoamniotic twin pregnancies. *Twin Res Hum Genet*. 2012;15(4):522-526.

64. Rodis JF, McIlveen PF, Egan JF, et al. Monoamniotic twins: improved perinatal survival with accurate prenatal diagnosis and antenatal fetal surveillance. *Am J Obstet Gynecol*. 1997;177:1046-1049.

65. Allen VM, Windrim R, Barrett J, et al. Management of monoamniotic twin pregnancies: a case series and systematic review of the literature. *BJOG*. 2001;108:931-936.

66. Baxi LV, Walsh C. Monoamniotic twins in contemporary practice: a single-center study of perinatal outcomes. *J Mat Fet Neonatal Med*. 2010;23(6):506-510.

67. Ezra Y, Shveiky D, Ophir E, et al. Intensive management and early delivery reduce antenatal mortality in monoamniotic twin pregnancies. *Acta Obstet Gynecol Scand*. 2005;84:432-435.

68. DeFalco LM, Sciscione AC, Megerian G, et al. Inpatient versus outpatient management of monoamniotic twins and outcomes. *Am J Perinatol*. 2006;23:205-212.

69. Quinn KH, Cao CT, Lacoursiere DY, et al. Monoamniotic twin pregnancy: continuous electronic fetal monitoring – an impossible goal? *Am J Obstet Gynecol*. 2011;204:161.e1-e6.

70. Healey MG. Acardia: Predictive Risk Factors for the Cotwin's Survival. *Teratology*. 1994;50:205-213.

71. Moore TR, Gale S, Benirschke K. Perinatal outcome of forty-nine pregnancies complicated by acardiac twinning. *Am J Obstet Gynecol*. 1990; 163:907-912.

72. Jelin E, Hirose S, Rand L, et al. Perinatal outcome of conservative management versus fetal intervention for twin reversed arterial perfusion sequence with a small acardiac twin. *Fetal Diagn Ther*. 2010;27: 138-141.

73. Pagani G, D'Antonio F, Khalil A, et al. Intrafetal laser treatment for twin reversed arterial perfusion sequence: cohort study and meta-analysis. *Ultrasound Obstet Gynecol*. 2013;42:6-14.

74. Lee H, Bebbington M, Crombleholme T. The North American Fetal Therapy Network Registry Data on Outcomes of Radiofrequency Ablation for Twin-Reversed Arterial Perfusion Sequence. *Fetal Diagn Ther*. 2013;33: 224-229.

75. MacKenzie TC, Crombleholme TM, Johnson MP, et al. The natural history of prenatally diagnosed conjoined twins. *J Pediatr Surg*. 2002;37: 303-309.

76. Brizot ML, Liao AW, Lopes LM, et al. Conjoined twins pregnancies: experience with 36 cases from a single center. *Prenat Diagn*. 2011;31: 1120-1125.

77. Spitz L. Conjoined Twins. *Prenat Diagn*. 2005;25:814-819.

78. Luke B, Min SJ, Gillespie B, et al. The importance of early weight gain in the intrauterine growth and birth weight of twins. *Am J Obstet Gynecol*. 1998;179:1155-1161.

79. Luke B, Hediger ML, Nugent C, et al. Body mass index-specific weight gains associated with optimal birth weights in twin pregnancies. *J Reprod Med*. 2003;48:217-224.

80. Luke B, Brown MB, Misiunas R, et al. Specialized prenatal care and maternal and infant outcomes in twin pregnancy. *Am J Obstet Gynecol*. 2003;189(4):934-938.

81. Fox NS, Rebarber A, Roman AS, et al. Weight gain in twin pregnancies and adverse outcomes: examining the 2009 Institute of Medicine Guidelines. *Obstet Gynecol*. 2010;116:100-106.

82. Conde-Agudelo A, Romero R, Hassan SS, et al. Transvaginal sonographic cervical length for the prediction of spontaneous preterm birth in twin pregnancies: a systematic review and meta-analysis. *Am J Obstet Gynecol*. 2010;203:128.e1-e12.

83. Fox NS, Rebarber A, Klauser CK, et al. Prediction of spontaneous preterm birth in asymptomatic twin pregnancies using the change in cervical length over time. *Am J Obstet Gynecol*. 2010;202:155.e1-e4.

84. Conde-Agudelo A, Romero R. Cervicovaginal fetal fibronectin for the prediction of spontaneous preterm birth in multiple pregnancies: a systematic review and meta-analysis. *J Mat Fet Neonatal Med*. 2010;23(12): 1365-1376.

85. Crowther CA, Han S. Hospitalisation and bed rest for multiple pregnancy. *Cochrane Database Syst Rev*. 2010;(7):CD000110.

86. Senat MV, Porcher R, Winer N, et al. Prevention of preterm delivery by 17 alpha-hydroxyprogesterone caproate in asymptomatic twin pregnancies with a short cervix: a randomized controlled trial. *Am J Obstet Gynecol*. 2013;208:194.e1-e8.

87. Lim AC, Schuit E, Bloemenkamp K, et al. 17-Hydroxyprogesterone Caproate for the Prevention of Adverse Neonatal Outcome in Multiple Pregnancies: A Randomized Controlled Trial. *Obstet Gynecol*. 2011;118: 513-520.

88. Combs CA, Garite T, Maurel K, et al. 17-hydroxyprogesterone caproate for twin pregnancy: a double-blind, randomized clinical trial. *Am J Obstet Gynecol*. 2011;204:221.e1-e8.

89. Caritis SN, Rouse DJ, Peaceman AM, et al. Prevention of preterm birth in triplets using 17 alpha-hydroxyprogesterone caproate: a randomized controlled trial. *Obstet Gynecol*. 2009;113:285-292.

90. Rouse DJ, Caritis SN, Peaceman AM, et al. A trial of 17 alpha-hydroxyprogesterone caproate to prevent prematurity in twins. *N Engl J Med*. 2007;357:454-461.

91. Fonseca EB, Celik E, Parra M, et al. Progesterone and the risk of preterm birth among women with a short cervix. *N Engl J Med*. 2007;357: 462-469.

92. Norman JE, Owen P, Mactier H, et al. Progesterone for the Prevention of Preterm Birth in Twin Pregnancy (STOPPIT): a randomized, double-blind, placebo-controlled study and meta-analysis. *Lancet*. 2009;373: 2034-2040.

93. Cetingoz E, Cam C, Sakallı M, et al. Progesterone effects on preterm birth in high-risk pregnancies: a randomized placebo-controlled trial. *Arch Gynecol Obstet*. 2011;283:423-429.

94. Serra V, Perales A, Meseguer J, et al. Increased doses of vaginal progesterone for the prevention of preterm birth in twin pregnancies: a randomised controlled double-blind multicentre trial. *BJOG*. 2013;120: 50-57.

95. Wood S, Ross S, Tang S, et al. Vaginal progesterone to prevent preterm

birth in multiple pregnancy: a randomized controlled trial. *J Perinat Med.* 2012;40:593-599.

96. Aboulghar MM, Aboulghar MA, Amin YM, et al. The use of vaginal natural progesterone for prevention of preterm birth in IVF/ICSI pregnancies. *Reprod Biomed Online.* 2012;25:133-138.

97. Rode L, Klein K, Nicolaides KH, et al. Prevention of preterm delivery in twin gestations (PREDICT): a multicenter, randomized, placebo-controlled trial on the effect of vaginal micronized progesterone. *Ultrasound Obstet Gynecol.* 2011;38:272-280.

98. Romero R, Nicolaides K, Conde-Agudelo A, et al. Vaginal progesterone in women with an asymptomatic sonographic short cervix in the midtrimester decreases preterm delivery and neonatal morbidity: a systematic review and meta-analysis of individual patient data. *Am J Obstet Gynecol.* 2012;206:124.e1-e19.

99. Schuit E, Stock S, Rode L, et al. Effectiveness of progestogens to improve perinatal outcome in twin pregnancies: an individual participant data meta-analysis. *BJOG.* 2015;122(1):27-37.

100. Newman RB, Krombach S, Myers MC, et al. Effect of cerclage on obstetrical outcome in twin gestations with a shortened cervical length. *Am J Obstet Gynecol.* 2002;186(4):634-640.

101. Berghella V, Odibo AO, To MS, et al. Cerclage for short cervix on ultrasonography. *Obstet Gynecol.* 2005;106(1):181-189.

102. Goya M, Pratcorona L, Merced C, et al. Cervical pessary in pregnant women with a short cervix (PECEP): an open-label randomised controlled trial. *Lancet.* 2012;379(9828):1800-1806.

103. Liem S, Schuit E, Hegeman M, et al. Cervical pessaries for prevention of preterm birth in women with a multiple pregnancy (ProTWIN): a multicentre, open-label randomised controlled trial. *Lancet.* 2013;382(9901):1341-1349.

104. Antepartum fetal surveillance. Practice Bulletin No. 145. American College of Obstetricians and Gynecologists. *Obstet Gynecol.* 2014;124:182-192.

105. Signore C, Freeman RK, Spong CY. Antenatal testing—a reevaluation. *Obstet Gynecol.* 2009;113:687-701.

106. Alexander GR, Kogan M, Martin J, et al. What are the fetal growth patterns of singletons, twins, and triplets in the United States? *Clin Obstet Gynecol.* 1998;41(1):114-125.

107. Taylor GM, Owen P, Mires GJ. Foetal growth velocities in twin pregnancies. *Twin Res.* 1998;1:9-14.

108. Smith AP, Ong S, Smith NC, Campbell D. A Prospective longitudinal study of growth velocity in twin pregnancy. *Ultrasound Obstet Gynecol.* 2001;18:485-487.

109. Khalil A, D'Antonio F, Dias T, et al. Ultrasound estimation of birth weight in twin pregnancy: comparison of biometry algorithms in the STORK multiple pregnancy cohort. *Ultrasound Obstet Gynecol.* 2014;44(2):210-220.

110. Breathnach FM, McAuliffe FM, Geary M, et al. Definition of intertwin birth weight discordance. *Obstet Gynecol.* 2011;118(1):94-103.

111. Harper LM, Weis MA, Odibo AO, et al. Significance of growth discordance in appropriately grown twins. *Am J Obstet Gynecol.* 2013;208(5):393.e1-e5.

112. Ellings JM, Newman RB, Hulsey TC, et al. Reduction in very low birth weight deliveries and perinatal mortality in a specialized, multidisciplinary twin clinic. *Obstet Gynecol.* 1993;81(3):387-391.

113. Luke B, Brown MB, Misiunas R, et al. Specialized prenatal care and maternal and infant outcomes in twin pregnancy. *Am J Obstet Gynecol.* 2003;189(4):934-938.

114. Suzuki S, Otsubo Y, Sawa R, et al. Clinical trial of induction of labor versus expectant management in twin pregnancy. *Gynecol Obstet Invest.* 2000;49:24-27.

115. Dodd JM, Crowther CA, Haslam RR, et al. Elective birth at 37 weeks of gestation versus standard care for women with an uncomplicated twin pregnancy at term: the Twins Timing of Birth Randomised Trial. *BJOG.* 2012;119(8):964-973.

116. Kahn B, Lumey LH, Zybert PA, et al. Prospective risk of fetal death in singleton, twin, and triplet gestations: implications for practice. *Obstet Gynecol.* 2003;102:685-692.

117. Sairam S, Costeloe K, Thilaganathan B. Prospective risk of stillbirth in multiple gestation pregnancies: a population-based analysis. *Obstet Gynecol.* 2002;100:638-641.

118. Barigye O, Pasquini L, Galea P, et al. High risk of unexpected late fetal death in monochorionic twins despite intensive ultrasound surveillance: a cohort study. *PLoS Med.* 2005;2:e172.

119. Danon D, Sekar R, Hack KE, Fisk NM. Increased stillbirth in uncomplicated monochorionic twin pregnancies: a systematic review and meta-analysis. *Obstet Gynecol.* 2013;121:1318-1326.

120. Burgess JL, Unal ER, Nietert PJ, et al. Risk of late-preterm stillbirth and neonatal morbidity for monochorionic and dichorionic twins. *Am J Obstet Gynecol.* 2014;210:578e1-578e9.

121. Chervenak FA, Johnson RE, Youcha S, et al. Intrapartum management of twin gestation. *Obstet Gynecol.* 1985;65:119-124.

122. Gocke SE, Nageotte MP, Garite T, et al. Management of the nonvertex second twin: primary cesarean section, external version or primary breech extraction. *Am J Obstet Gynecol.* 1989;161(1):111-114.

123. Rabinovici J, Barkai G, Reichman B, et al. Randomized management of the second nonvertex twin: vaginal delivery or cesarean section. *Am J Obstet Gynecol.* 1987;156:52-56.

124. Fishman A, Grubb DK, Kovacs BW, et al. Vaginal delivery of the nonvertex second twin. *Am J Obstet Gynecol.* 1993;168:861-864.

125. Greig PC, Veille JC, Morgan T, Henderson L. The effect of presentation and mode of delivery on neonatal outcome in the second twin. *Am J Obstet Gynecol.* 1992;167:901-906.

126. Schmitz T, Carnavalet Cde C, Azria E, et al. Neonatal outcomes of twin pregnancy according to the planned mode of delivery. *Obstet Gynecol.* 2008;111:695-703.

127. Fox NS, Silverstein M, Bender S, et al. Active second-stage management in twin pregnancies undergoing planned vaginal delivery in a U.S. population. *Obstet Gynecol.* 2010;115:229-233.

128. Breathnach FM, McAuliffe FM, Geary M, et al. Prediction of safe and successful vaginal twin birth. *Am J Obstet Gynecol.* 2011;205:237.e1-e7.

129. Barrett JF, Hannah ME, Hutton EK, et al. A randomized trial of planned cesarean or vaginal delivery for twin pregnancy. *N Engl J Med.* 2013;369:1295-1305.

130. Rayburn WF, Lavin JP, Miodovnik M, et al. Multiple gestation: Time interval between delivery of the first and second twins. *Obstet Gynecol.* 1984;63:502-506.

131. Chervenak FA, Johnson RE, Berkowitz RL, et al. Intrapartum external version of the second twin. *Obstet Gynecol.* 1983;62:160-165.

最后审阅　蒋小青

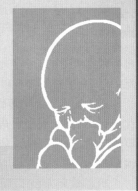

第33章

胎儿生长受限

原著　AHMET ALEXANDER BASCHAT and HENRY L. GALAN

翻译与审校　丁依玲,胡芸,罗国阳

　　识别高危妊娠和预防围产儿缺陷是产科工作的首要目标。孕期宫内环境不良可导致胎儿生长达不到其应有的生长潜力,从而发展为高危妊娠。胎儿生长受限(fetal growth restriction,FGR)是导致围产儿死亡的第二大原因,仅次于早产儿。生长受限的新生儿围产期死亡率是正常新生儿的6~10倍。据报道,FGR胎儿的围产期死亡率高达120/1000,即便排除其他疾病,单纯FGR胎儿的围产期死亡率也高达80/1000。多达53%的早产死产儿及26%的足月死产儿均伴有生长受限。幸存者中,产时窒息的发生率也可高达50%[1]。适当的产前诊断和产科管理能够预防生长受限胎儿的围产期并发症及不良结局。本章节回顾了正常及异常的胎儿生长发育、异常胎儿生长的定义及胎儿生长受限的预后,并将这些知识与高危妊娠的筛查、诊断及管理相结合。

> 译者注:需要说明的是,原著在描述胎儿较小时,交替使用宫内生长受限(intrauterine growth restriction,IUGR)、胎儿生长受限(fetal growth restriction,FGR)和小于胎龄儿(small for gestational age,SGA)等术语。为便于国内读者的阅读和理解,译文中不再使用IUGR,而统一使用FGR。

胎儿生长的调控

　　胎儿生长受多方面的调控,且需要良好的胎盘发育。在妊娠早期,来源于细胞滋养层的固着绒毛与底蜕膜接触发育成胎盘,从而建立母体循环与绒毛间隙之间的血液交流,这样可促进胎盘分泌产物进入母体循环(详见第一章)。

　　绒毛滋养细胞层成为最初用于母胎交换的胎盘部位。孕16周时,微绒毛与胎儿血管基底层仅间隔4μm,被动扩散阻力小。三大主要营养物质(糖类、氨基酸、脂肪酸),通过主动运输机制的调控以及增加绒毛表面积来提高其运输的能力及效率。胎盘中的血管变化,同样也能增加母胎间的循环。绒毛外滋养细胞侵入子宫螺旋动脉导致螺旋动脉血管平滑肌弹性丧失,同时,胎儿面逐步形成绒毛血管分支。这导致子宫与脐血管间的血流阻力明显降低,使胎盘与子宫循环变成了一个高容低阻的血管床。因此,孕足月时子宫血流量约600mL/min,这使得胎盘交换面积达到12m²。对胎儿循环而言,整个妊娠期血流量相当于200~300mL/(kg·min)。如此大的血流量对于维持胎盘功能是必不可少的,因为胎盘功能的维持需要消耗大量的能量,并且需要高达40%的氧气和70%的糖类供应。所以,胎儿最佳的生长发育有赖于从母体输送大量的营养和氧气到子宫,这样即使供胎盘消耗后,仍有足够的营养和氧气提供给胎儿。

在主动运输的主要营养物质中,葡萄糖是主要的氧化燃料,而氨基酸是合成蛋白质及肌肉最主要的原料。以葡萄糖为主,氨基酸为辅,二者共同驱动胰岛素样生长因子通路,进而促进胎儿的纵向生长。

胎儿循环系统是胎儿营养物质和废物运送的通道,与胎儿同时发育与成熟。原始绒毛循环中富含营养及氧分的血液通过脐静脉进入胎儿体内。静脉导管是最先分区分流的血管。通过调节静脉导管分流,脐静脉血流分布到肝脏和心脏的比例随着孕周的增加而变化。**临近足月时,18%~25%的脐静脉血流通过静脉导管高速分流到右心房,55%流向肝左叶,20%流向肝右叶**(图33-1)。血流进入右心房后,其不同的流向与流速保证了营养丰富的血液被分配到左心室、心肌和大脑,而营养含量低的静脉血回到胎盘进行再氧合及废物交换。**这种血液分布的过程又称为"优先流"**[2]。除了这种左、右心血流的再分布以外,很多器官都能够通过自我调节改变局部血流,以满足对氧分及营养的需求。

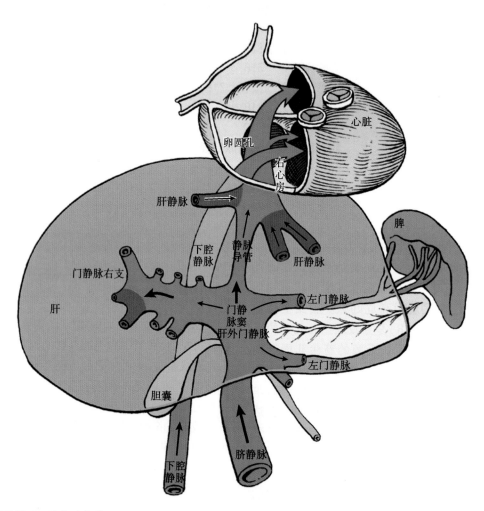

图33-1 胎儿脐静脉和肝静脉循环。箭头指示血流方向,颜色显示氧含量(红=高,紫=中,蓝=低)(Mavrides E,Moscoso G,Carvalho JS,et al. The anatomy of the umbilical,portal and hepatic venous systems in the human fetus at 14-19 weeks of gestation. Ultrasound Obstet Gynecol. 2001;18:598.)

当母体、胎盘及胎儿三者的各项指标都正常时,胎盘和胎儿才可以正常发育。母体在代谢和血管系统上的改变促使营养物质稳定的输送至子宫,而胎盘运输机制使得营养和废物能够有效的双向交换。**胎盘和胎儿生长要经历从细胞增殖、细胞增殖和增生肥大、到最后的细胞增生肥大三个阶段**。胎盘的生长符合"S"型曲线,即在妊娠晚期,胎儿指数生长期之前有一个中孕平台期。在胎儿的指数生长期,胎儿体重每天增长1.5%,这主要是胎儿的纵向生长和肌肉增加,这个时期正好与胎盘葡萄糖和氨基酸转运相关。80%胎儿脂肪的积累发生在28周以后,以便为出生后做必要的身体储备。从32周开始,脂肪储存从胎儿体重的3.2%增加到16%,而胎儿体内水分含量明显减少[3]。

一些潜在的病因可能超过了母体-胎盘-胎儿单位的

代偿能力,最终导致胎儿无法达到应有的生长潜能。

胎儿生长受限的定义与分型

正常胎儿生长包括细胞水平上的增殖与增生肥大。胎儿生长动力学的紊乱可导致细胞数量和/或体积的减少,最终导致胎儿出生后体重、体质或比例的异常。异常胎儿生长的分类在上个世纪演变尤为显著,其概念起源于 1919 年,Yippo 第一次将出生体重低于 2500g 的新生儿定义为"不成熟(premature)",逐渐发展到描述胎儿个体生长潜能,这使我们对小于胎龄儿的认识取得了显著进展。随着超声的出现,对于胎儿生长异常的认识与研究也进入到了产前阶段。值得注意的是,很多描述胎儿生长异常的定义在产科和儿科的文章中交互使用,但是,这些定义并非描述的是同一类人群。

在过去的四十年中,描述胎儿生长异常的术语明显增加,导致多种术语使用的混乱。从六十年代起,胎儿生长情况完全用出生体重来评估,如低出生体重儿(LBW ;<2500g),极低出生体重儿(VLBW ;<1500g),超低出生体重儿(ELBW ;<1000g),巨大儿(>4000g)。随后,Lubchenco、Usher 和 Battaglia 等学者认为,只有将实际体重与相同孕周人群的预期体重相比较,才能识别生长受限新生儿的不良结局。在 19 世纪 70 年代,将"轻"和"重"的概念与孕周相结合作为胎儿出生体重的参考范围,并且,使用出生体重百分位数来进行分类。由此得出目前公认的出生体重分类,即极小胎龄儿(VSGA ;<正常的第 3 百分位数),小于胎龄儿(SGA ;<正常的第 10 百分位数),适于胎龄儿(AGA ;10 ~ 90 百分位数),大于胎龄儿(LGA ;大于第 90 百分位数)。

虽然出生体重百分位数对发现较小的新生儿更有优势,但是不能区分生长的匀称性和个体的生长潜能。因此,出生体重百分位数正常而生长不均称型的新生儿可能被漏诊。出生体重百分位数也不能区分由遗传基因个体差异导致的体重偏低的正常新生儿和由疾病导致的生长受限的新生儿。

检测新生儿异常体重或者比例是基于新生儿测量尺寸和比值,这些数据和比值与性别和人种无关,一定程度上,与孕周以及传统的出生体重百分比也不相关。出生体重指数(ponderal index)([出生体重(g)/身长]³ × 100)可准确的识别小于胎龄儿和巨大儿。相较于传统的出生体重百分位数来说,出生体重指数与胎儿围产期的发病率和死亡率关联更为密切,但是,可能会导致均称型生长受限新生儿的漏诊。学者们正在研究最适当的统计学方法来计算不同种族的个体增长潜力,这将有利于更准确的识别小于胎龄儿。

对胎儿生长异常实施分类具有标志性的意义,因为

它使得胎儿生长异常的产前诊断及由此引出的预防和治疗性的管理成为可能。百分位数的概念现在已经应用于胎儿超声体重的测量。因此,胎儿头部、腹部以及骨骼长度的测量都是基于人群的百分位数的参考范围。基于超声测量的 FGR 产前诊断将会在下文详细阐述。

除了检测单一个体偏小的测量值和低体重之外,胎儿生长异常可分为两种主要类型:均称型和非均称型。非均称型生长异常是指躯干(如腹围和下肢)增长明显延迟,而头部增长受影响相对较轻或无影响。均称型生长异常是指躯干和头部均受到影响。非均称型生长模式源于两个过程:首先有限的营养供应使得糖原储备减少,因此肝脏体积缩小,从而导致胎儿腹围减小。其次,由于胎儿循环并行排列的特点及中央分流的存在,胎盘血流阻力的增高使胎儿右心后负荷加重,从而促使心脏输出的血流向左心室转移,血液和营养优先供应于上半身的重要器官,这样可增加脑部血供,也就导致所谓的"脑保护"。均称型胎儿生长受限则是在胎儿生长发育过程中,由于受到某些因素的干扰,使得细胞大小和数量均减少所导致的,常发生于妊娠的前三个月。因此,胎儿身体的所有部位均同样受到影响,从而导致了均称型生长受限。

胎儿生长受限的类型取决于导致生长受限的潜在病因,及该病因发生和持续的时间。正如前文所述的发病机理,子宫胎盘营养供应不足主要是导致非均称型生长受限。非整倍体、其他染色体综合征(nonaneuploid syndrome),病毒感染或破坏细胞生长的调节,或干扰细胞增生的过程,往往导致均称型生长受限。某些特殊情况,如骨骼发育不良,由于它对中轴骨骼和四肢骨骼的影响不同,所以还可以导致其他特殊类型的生长模式。因为胎儿生长是一个动态的过程,生长受限的模式在整个孕期也有可能发生变化。胎盘疾病早期可能表现为"脑保护"效应,当病情恶化时,最终可进展为均称型生长受限。另外,胎儿急性病毒性感染可能会暂时阻碍胎儿生长,但痊愈后即可恢复正常的生长模式。

尽管 FGR 的定义和分类在不断的演变,但是研究仍在继续。小胎儿和新生儿大小应当被视为一种体征而不是一种特定的疾病,因此,需要去寻找其潜在的病因。小于胎龄儿(SGA)这个术语是指胎儿体重低于某个体重阈值而没有指明其潜在的病因。在本章节中,SGA 的表述将用于无明显潜在病因存在的情况下的小于胎龄儿。而胎儿生长受限(FGR)则暗指某些病理过程阻碍了胎儿的生长,使其达不到应有的生长潜力,这一术语在本章节中着重用于讨论因胎盘的病理改变而导致的生长受限。从产科医生角度来说,产前 FGR 的识别是最重要的,因为这样可以前瞻性地对胎儿进行管理。而对于天生偏小的胎儿,产前诊断亦可以消除患者的顾虑。制定统一的产前检查和围产期管理方法,了解胎盘功能不全对妊娠的

影响是至关重要的。

胎儿生长受限的病因

无论是流产还是 FGR,影响胎盘形成和发育的各种确切机制都至关重要。**导致 FGR 的原因众多,包括母体、子宫、胎盘和胎儿的各种疾病。**母体因素影响营养物质和氧气传送至胎盘,胎盘因素影响营养物质和氧气的穿透,胎儿因素影响营养物质的吸收或胎儿生长。在临床上常见多个因素共同作用,从而决定疾病的临床表现、进展和结局。

引起 FGR 的母体原因包括血管性疾病(如妊娠期高血压疾病、糖尿病血管病变及胶原血管病)、易栓症与慢性肾脏病。胎儿或胎盘异常也可导致 FGR。染色体异常、先天性畸形和遗传性疾病导致的 FGR 所占比例不到 10%[4]。宫内感染也可能引起生长受限,同样不到 10%。**然而,遗传和感染引起的 FGR 意义特殊,这两种病因决定了不良围产期和远期结局,围产期干预很难改变预后。**

53% 的 13 三体综合征患儿和 64% 的 18 三体综合征患儿均可发生生长受限,最早可在孕早期就有表现。其他导致 FGR 的原因有骨骼发育不良和 de Lange 综合征。人类基因组数据库列出了 100 多个基因遗传综合征可能会伴有 FGR。感染因素导致均称型 FGR 的有:疱疹病毒、巨细胞病毒、风疹病毒和弓形虫病毒感染。

框 33-1 列出了 FGR 的常见病因。识别这些病因对疾病的诊断相当重要。

框 33-1　胎儿生长受限的病因和危险因素

母体因素
- 高血压疾病
- 孕前糖尿病
- 发绀型心脏病
- 自身免疫性疾病
- 限制性肺疾病
- 高海拔(>10 000 英尺)
- 烟草/药物滥用
- 吸收不良性疾病/营养不良
- 多胎妊娠

胎儿因素
- 致畸原暴露
- 胎儿感染
- 遗传性疾病
- 结构异常

胎盘因素
- 原发性胎盘疾病
- 胎盘早剥和梗死
- 前置胎盘
- 胎盘嵌合体

虽然已超出了本章的讨论范围,但我们应当知道,双胎 FGR 的诊断与预后与绒毛膜性息息相关(见 32 章)。选择性胎儿宫内生长受限(selective intrauterine growth restriction, sIUGR)是发生于单绒毛膜双胎妊娠的特有疾病,其预后和风险可以通过脐动脉血流进行评估[5]。

胎儿生长受限的母胎表现

胎盘功能不全的影响和临床表现取决于**发病的孕周、疾病的严重程度和胎盘疾病的类型。**如果发生在胎盘形成的早期阶段,则会影响到胎盘和胎儿各阶段的发育,最严重者可导致早期流产或死胎。如果胎盘能够建立足够的血供,则胎盘可能继续发育,但母体对妊娠的调节不良及营养供应不足会限制胎盘发育。如果母体适应机制允许胎儿继续存活,早发型胎儿生长受限以及它的一系列临床表现则会继续发展。如果胎盘疾病较轻微或能成功自我代偿,营养缺乏所造成的影响则很大程度上只处于亚临床状态,这种影响直到孕中晚期才会表现出来。而这类患者则可能会发生晚发型生长受限,表现为脂肪组织的减少或出生时身体比例异常。

母体的影响

胎盘功能不全可以从多方面影响孕产妇对妊娠的适应性。有研究曾报道,胎盘形成不良与孕产妇血容量增加不足、血管反应性增加及葡萄糖耐量试验曲线呈平直型有关。胎盘血管发育异常是有特殊意义的,由于可以通过多普勒超声检测子宫血流,这些超声下的异常征象往往出现在疾病发生前(图 33-2)。当滋养层细胞的侵袭局限于子宫蜕膜层时,母体螺旋小动脉则无法在预期的 22 ~ 24 周时完成其生理重塑,形成低阻力的血管。**母体胎盘绒毛组织梗死、闭塞和纤维化,可使胎盘血流阻力增加,胎盘灌注不足,降低母胎间的有效交换面积。**随着血管进一步闭塞,整个胎盘的血管床血流阻力增加,最终导致具有代谢活性的胎盘组织减少。通过超声对这种病理改变的诊断和筛查将在下文进行讨论。

胎儿的影响

胎盘功能不全影响到母胎之间的营养交换,并触发了胎儿肝糖原储存动员时,生长缓慢则会有明显的临床表现。除了 FGR 的主要体征,代谢、内分泌、血液、心血管和胎盘功能不全均有相应的临床表现,而且这些临床表现与胎盘功能不全的严重程度和持续时间有关。其中,心血管系统和中枢神经系统(central nervous system, CNS)的反应是研究最为透彻的,因为它们都可以通过多血管多普勒、灰阶超声、胎心率(fetal heart rate, FHR)等无创检查进行分析,并且可以用来进行胎

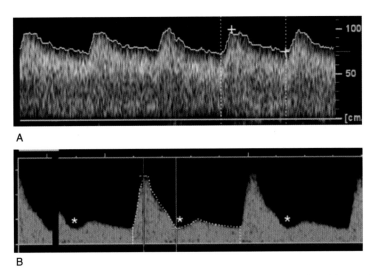

图 33-2　**A.** 子宫动脉血流速度波形。正常的滋养细胞侵袭是导致高排低阻的胎盘血管循环,可通过子宫多普勒测速仪记录。**A** 图记录的是 24 周的血流速度波形,表现为较高速度的舒张期血流速度,这种波形提示滋养细胞成功侵袭。**B.** 第二张图形显示较低的舒张期流速和早期舒张期血流的切迹(*)。这种波形反映了螺旋小动脉及其下游的胎盘血管床血流阻力增加。持续性舒张期血流切迹超 24 周与胎儿生长受限和/或妊娠期高血压疾病发生密切相关

儿监测。观察胎儿不同的临床表现有助于发现产前监测的潜在局限性,还可以为胎盘功能不全的近期及远期影响提供依据。

　　生长受限胎儿代谢的改变发生得较早。 这是因为轻到中度的母体营养供给下降时,对胎儿的影响首当其冲,而胎盘的营养供应是优先被保障的。随着胎盘功能不全的进一步发展,营养缺乏变得更加明显,则导致胎儿和胎盘的营养供应均下降。因此,在氧分和葡萄糖轻度降低的情况下,胎儿可以通过增加摄取次数来满足身体需求。**当子宫氧分输送低于临界值 0.6mmol/(min·kg 羊胎体重),胎儿氧合开始下降,并最终导致胎儿低血糖。** 最初,轻度低血糖导致胎儿胰腺的胰岛素反应,从而使肝糖原储备分解,加速糖异生。由于葡萄糖和乳酸被优先转移到胎盘,胎儿储存的少量肝糖原很快被耗尽。营养不足的加剧导致胎儿低血糖进一步恶化,使胎儿氧化代谢的维持受到影响,同时,也引起胎盘营养供应的减少。随着胎盘转运机制的下调,以及胎儿低血糖的不断加重,与之相关的氧化代谢显著受限,使其不得不利用其他的能源来满足自身需求,因此,更多的代谢后果接踵而至。由于氨基酸转运受限以及内生肌蛋白分解为生糖氨基酸进行糖异生,胎儿体内的支链氨基酸和其他必需氨基酸被逐渐耗尽[6]。同时,由于氧化代谢能力有限,乳酸堆积。胎盘对脂肪酸的转运失去选择性,尤其是必需脂肪酸。因降低利用率导致胎儿游离脂肪酸和甘油三酯水平增加,脂肪储存减少。在这种营养不良条件下,脑和心肌的乳酸和酮代谢上调,以清除这些积累的无氧代谢产物。只

要胎儿血红蛋白的缓冲能力足以对抗酸的产生,并且在不同的器官中,酸的产生有着均匀的分布,体内的酸碱平衡尚能维持。**这种代谢进程从简单的低血糖、低氧血症、必需氨基酸水平的下降,到明显的低氨基酸血症、高碳酸血症、高甘油三酯血症和高乳酸血症**[7]**。** 乳酸的产生与这种代谢状态下逐渐发展而来的酸血症的程度呈指数相关,代谢变化的特征总结如表 33-1:

表 33-1　胎盘功能不全时的代谢变化

底物	改变
葡萄糖	与胎儿缺氧程度成比例的下降
氨基酸	支链氨基酸(缬氨酸、亮氨酸、异亮氨酸)以及赖氨酸和丝氨酸明显减少,与此相反,羟脯氨酸含量升高,必需氨基酸的减少与低氧血症的程度成正比 羊水中甘氨酸与缬氨酸比例增高 羊水中氨的升高与胎儿体重指数相关
脂肪酸和甘油三酯	长链多不饱和脂肪酸(DHA 和花生四烯酸)减少,只有在胎盘实质明显减少的情况下,所有的脂肪酸转移才下降 由于利用减少导致高甘油三酯胆固醇酯降低
氧气和二氧化碳	低氧的程度与绒毛损伤成比例,与高碳酸血症和低血糖和高乳酸血症显著相关

　　胎盘功能不全时,**胎儿内分泌系统**的表现是相互关联的,因为他们掌控胎儿生长和发育进程的负向调控。

胎儿体内葡萄糖和氨基酸水平的降低可间接下调主要的纵向生长调节因子——胰岛素和胰岛素样生长因子（insulin-like growth factors，IGFs）Ⅰ和Ⅱ。瘦素协调的脂肪沉积也同样受到影响。此外，胰岛素/葡萄糖比值的降低和胎儿葡萄糖耐量受损，使得胰腺细胞功能障碍变得更加明显。促肾上腺皮质激素释放激素（corticotropin-releasing hormone，CRH）显著升高，促肾上腺皮质激素（adreeno-corticotropic hormone，ACTH）、皮质醇下降，活性维生素D和骨钙素下降，这些都与胎盘功能不全的严重程度有关。**这些激素失衡可能对胎儿的线性增长、骨矿化以及出生后追赶生长的潜力产生额外的负面影响。**

生长受限的胎儿，其甲状腺轴各级功能下降都与低氧血症的程度相关。尽管促甲状腺激素（thyroid-stimulating hormone，TSH）水平升高，低水平的T3和T4提示仍有可能发生甲状腺功能障碍。在其他情况下，中枢性的TSH可能导致胎儿甲状腺功能减退。最后，甲状腺素受体的下调可能会限制特定靶组织中（如发育中的大脑）循环甲状腺激素的生物活性[8]。

胰高血糖素、肾上腺素和去甲肾上腺素的升高以及对胎儿糖皮质激素轴的刺激，可直接促进肝糖原储备和外周糖异生。这些激素的持续改变可能导致成年期罹患糖尿病和血管性疾病。

胎儿血液系统对胎盘功能不全的反应很重要，原因是其本可以代偿初始的低氧血症和酸血症，而最后却加剧了胎盘血管功能的恶化。胎儿缺氧能通过髓内和髓外两个部位诱发促红细胞生成素的释放，刺激红细胞（red blood cell，RBC）的产生，最终导致红细胞增多症[9]。这样，通过血红蛋白数量的增多，其携氧能力和缓冲能力也随之增强。若长时间处于低氧血症和/或酸中毒状态，髓外造血组织将释放有核红细胞（nucleated red blood cell，NRBC），导致血液中有核红细胞数量的增加。**有核红细胞数量的增加与代谢及心血管状况相关，是围产儿预后不良的独立指标。**随着胎盘功能不全进一步恶化，血液系统的异常也变得更为复杂，其原因可能与红细胞生成障碍、血小板消耗、维生素和铁元素的缺乏有关。随后，可出现胎儿贫血和血小板减少症，特别是在胎盘血流阻力显著增加以及有胎盘血栓形成的胎儿，这也表明了他们之间存在因果关系。全血黏度升高、红细胞膜流动性降低以及血小板聚集都可能加速促进胎盘血管的闭塞和功能障碍[10]。

生长受限的胎儿也存在细胞免疫和体液免疫功能紊乱。免疫球蛋白、B细胞绝对数量、白细胞总数、中性粒细胞、单核细胞和淋巴细胞亚群的减少以及辅助性T细胞和细胞毒性T细胞的选择性抑制，都与酸血症的程度有关。这些免疫缺陷解释了生长受限胎儿出生后为什么易于感染。

按照胎儿心血管状况恶化的程度和酸碱平衡紊乱的程度，可以将胎盘功能不全的胎儿心血管系统的反应分为早期和晚期两个阶段[11]（如下）。**早期反应通常是适应性的，主要是使营养优先供应重要的器官。**胎盘血流阻力升高和胎盘气体交换障碍均可影响胎儿循环。正常情况下，营养丰富的氧合血经脐静脉进入胎儿，到达最主要的脏器——肝脏。胎盘功能不全时，心血管最早的改变是脐静脉血流量减少。为了适应脐静脉营养含量和血流量的改变，通过静脉导管分流到胎儿心脏的脐静脉血流比例相应增加[12]。这种静脉分流在静脉导管的改变，使得营养丰富的脐静脉血绕过肝脏，通过卵圆孔到达左心的比例增加[13]。由于存在卵圆孔和动脉导管水平的中央性分流，下游血流阻力的改变可以影响心室每搏心输出量的比例（图33-3）。肺血管床和膈下循环（下半身和胎盘）血流阻力增高，从而增加了右心室后负荷。脑血流阻力下降使左心室后负荷减小。因此，**营养丰富的血液从静脉导管通过卵圆孔向左心室分流增加，而左心输出量也因右心输出量的改变而相应增加[14]。**在主动脉峡部，从右心室流出的血液经过动脉导管流向主动脉弓，从而导致心输出量从右到左的中心移位。这种心输出量向左室的相对移位导致了心肌和头臂循环血流量增加，被称为"再分配"，这也是胎盘功能不全的一种代偿机制。

晚期循环反应与心血管状况的进一步恶化有关，主要发生于早发型生长受限的胎儿，往往需要在孕**34**周前终止妊娠[15]。再分配效应只有在维持足够的前心功能的情况下才是有效的。胎盘血流阻力显著增高和胎盘功能不全会导致心脏功能受损。当这种情况发生时，心血管系统维持动态平衡的很多方面将会受到影响。**心前负荷量的不足和中心静脉压的升高导致血液再分配无效，可以通过心输出量的下降和心前向功能的下降来测量。**心血管状况恶化的标志是脐循环舒张期正向血流的缺失和静脉系统正向血流量的显著下降[16]。最后，**心肌功能障碍与心脏扩张可能导致全收缩期三尖瓣瓣膜功能不全和自发的胎心率减速，随后便是胎儿的死亡[17]。**

胎儿器官同样具有自我调控血流的能力，这种自动调节机制在心肌、肾上腺、脾、肝、腹腔动脉、肠系膜上动脉、肾脏中已被发现。只要心血管系统内稳态得以维持，这些自身调节机制可以被不同程度的刺激所激活，它们的效应是通过增加重要器官的灌注来补充中央血流量的再分配。表33-2总结了胎盘功能不全的超声影像及其生理意义。

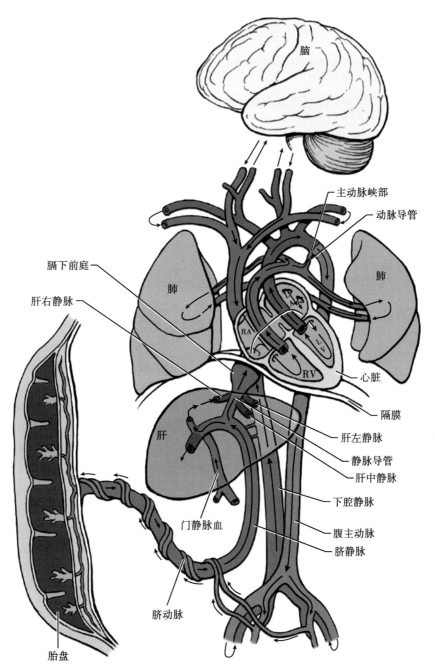

图 33-3　胎儿循环示意图。这张图说明了富含营养和氧分的血液通过脐静脉到达胎儿的几个分支。第一个分支是在静脉导管水平将脐静脉的大部分血液分流到肝脏。脐静脉血通过心脏时在卵圆孔分流到左心室,这部分血流通过头臂干供应头部和上肢,通过冠状动脉供应心肌。小部分从右心室来的血液则用来供应肺部,余下的血液继续通过动脉导管进入主动脉。在主动脉峡部,从主动脉而来的血流根据头臂循环阻力和膈下循环阻力进行分流。在生理状况下维持净正向血流,而在头臂循环阻力下降和/或膈下(胎盘)循环阻力上升时发生舒张期血流反向。最后,降主动脉血流的主要部分通过脐动脉流入到胎盘以进行气体和营养物质的交换。LA,左心房;RA,右心房;LV,左心室;RV,右心室(来自 Baschat AA. The fetal circulation and essential organs—a new twist to an old tale. Ultrasound Obstet Gynecol. 2006; 27:349.)

表 33-2　动脉和静脉多普勒指数

指数	评估
动脉多普勒指数	
收缩/舒张比(S/D)	$\dfrac{收缩期血流峰速}{舒张期血流峰速}$
阻力指数(RI)	$\dfrac{收缩期-舒张末期血流峰速}{收缩期血流峰速}$
搏动指数(PI)	$\dfrac{收缩期-舒张末期血流峰速}{平均血流速度}$
静脉多普勒指数	
下腔静脉前负荷指数	$\dfrac{心房收缩期血流峰速}{收缩期血流峰速}$
静脉导管前负荷指数	$\dfrac{收缩期-舒张期血流峰速}{收缩期血流峰速}$
下腔静脉及静脉导管静脉搏动指数(PIV)	$\dfrac{收缩期-舒张期血流峰速}{平均血流速度}$
下腔静脉及静脉导管静脉峰值速度指标(PVIV)	$\dfrac{收缩期-心房收缩期血流峰速}{舒张期血流峰速}$
反向流动百分比	$\dfrac{收缩期平均流速}{舒张期平均流速}\times100$

胎儿对胎盘功能不全所表现出的行为反应以及胎心率的特点,反映了胎儿生长状况随孕周增长而发生的显著变化。胎儿行为的逐步成熟和胎心率变异的增加反映出中枢调节中心的分化和中枢处理能力的增强。通常情况下,胎儿行为进展的标志性进程包括妊娠早期胎儿粗略身体运动和呼吸的出现,以及孕 28～32 周时胎儿行为的出现(例如:心率反应性)及胎儿休息-活动周期与稳定行为状态的整合(状态 1 到 4F)(见 11 章)。胎心基线率伴随着这些进展平稳下降,反映出迷走神经张力的增加。此外,胎心的短变异和长变异,以及加速的振幅随着孕周的增加而增加,这反映了中枢调节能力的增强。随着这些标志性进程的完成,以传统的标准来说,80% 的胎儿到孕 32 周时可出现心率的反应性。成熟状态和行为状态的差异、神经通路的破坏、氧含量的降低都可能引起胎儿行为或胎心率改变,甚至消失。

由于胎儿行为和胎心率受多因素的影响,因此,在足够长的时间内,有必要通过多变量的观察来区分胎儿生理和病理改变。BPP 评分系统是通过胎儿肌张力、胎儿运动、胎儿呼吸运动以及至少 30 分钟的胎心监护来评估胎儿状况。羊水量(amniotic fluid volume,AFV)也是 BPP 评分的一个元素。从孕中期开始,AFV 主要是来源于胎儿排尿,它反映了肾灌注情况(见 35 章)。因此,AFV 提供了一种间接评估胎儿肾脏/血管状态的方法,而且是 BPP 评分的重要纵向组成部分(见下文)。凭肉眼的胎

心监护分析存在主观性误差。这些误差可以通过计算机胎心宫缩图(computerized cardiotocography,cCTG)来避免。与传统胎心监护相比,cCTG 在分析短变异、长变异、平均每分钟变异以及高变异段时,除了传统的 FHR 参数外,还可纵向观察。

伴有慢性低氧血症和轻度胎盘功能不全的生长受限胎儿,其中枢神经系统(CNS)最初的反应是 CNS 发育和成熟的全面延迟[18]。这种行为发育迟缓的情况可以通过计算机来进行记录。控制胎心率的中枢整合延迟、胎动减少和慢性低氧血症三者共同导致了胎心基线率升高伴短变异和长变异的减少(计算机统计分析下),以及胎心率反应性的发育延迟[19]。在孕 28～32 周之间,这些胎心率参数成熟程度的差异显得尤为明显。

尽管 CNS 部分功能成熟延迟,但其对酸碱平衡状态的反应依然存在。因此,生长受限的胎儿仍然保持了对酸碱状态失衡的独立行为反应,而不受心血管状态的影响。相反,羊水量的下降通常伴随着生物物理变量的序贯消失,这似乎与肾血流和血流量再分配的程度有关[20]。

随着胎儿低氧血症的日益加重,胎儿总体活动的减少,由此引发了胎盘功能不全所导致的一系列晚期行为反应[21]。随着低氧血症进一步加重,胎儿呼吸运动将停止。

胎儿的整体运动和肌张力都进一步减少与降低,直到在传统的检测方法中观察不到[22,23]。传统的胎心率变异在这个时期通常是异常的。当胎儿的血 pH 平均在 7.10～7.20 之间时,典型者表现为胎儿全身反应降低,及胎儿心率无反应与胎儿呼吸运动消失。当 pH 值进一步下降时,则表现为肌张力和胎儿运动的消失。由于氧分压的相对下降超过 8mmHg,可能会发生胎心率的晚期减速(见 15 章)。胎儿心脏收缩力的降低可导致自发性减速(或解释为"心脏"的晚期减速),往往预示着胎儿的死亡。

胎儿生长受限的诊断

FGR 是一种综合征,它的特点是胎儿生长达不到其应有的生长潜力,FGR 的结局与潜在的病因及胎儿疾病的严重程度相关。很多潜在的病因都可能导致 FGR,其鉴别诊断包括母体疾病、胎盘功能不全、非整倍体染色体异常、其他染色体综合征以及病毒感染。为了便于提供充分的患者咨询和恰当的处理,产前综合评估不应仅局限于胎儿大小的评估,主要的目的应是明确其潜在的病因。在确认胎儿偏小后,将患者分为三类来进行分层管理很重要。第一类,是指先天偏小而无其他发育异常的正常胎儿,这一类型的患者通常不需任何干预,因此也不需要产前监测。第二类,是指有非整倍体染色体异常、其他染色体综合征和病毒感染的胎儿,这一类患者的预后

主要取决于潜在的疾病,围产期的干预措施对其影响不大。这类患者,关于预后的充分告知尤为重要。**第三类,是指胎盘疾病导致的胎儿生长过小,胎儿的情况可能逐渐恶化。**这一类患者最有可能通过胎儿监测和后续的干预来改善。灰阶超声可为 FGR 的诊断提供重要的依据,但是如果其诊断完全依靠胎儿生长径线的测量,会导致一大批医源性的早产与并发症。虽然孕产妇的疾病可以通过病史和体格检查来发现,但是准确评价胎儿可能存在的异常和风险,需要综合评估胎儿、胎盘以及羊水性状等[24-26]。

胎儿生长径线的测量

FGR 的诊断基于超声的测量标准。为此,超声测量胎儿骨骼和软组织需与妊娠期的参考值范围相对应。评估胎儿生长情况的主要指标有胎头径线、腹围和长骨长度。胎儿生长评估最重要的超声变量是超声估计胎儿体重(sonographically estimated fetal weight,SEFW),众多学者尝试用不同的指标来计算 SEFW[27]。而不管采用什么方法,都利用了腹围估算胎儿体重。人群性公式用以生成参考范围,一般有 **95% 置信区间,约 15% 偏离实际情况**。

胎儿生长的准确评估有赖于孕龄的确定。如果超声估算在预计的误差范围内(早孕期在 7 天内,中孕期为 14 天,晚孕期为 21 天),**预产期(estimated date of confinement,EDC)应该根据末次月经(last menstrual period,LMP)来估算。为了准确的诊断 FGR,一旦通过末次月经或早孕期超声确定了预产期,则不予更改。**

仅利用双顶径的测量来诊断 FGR 并不可靠。因为大部分生长受限的胎儿(主要表现为不均称型生长受限以及颅骨生长曲线持续低平者),被发现的时间相对较晚。随着孕周的增加,双顶径大小的生理变异也逐渐增大。影响双顶径测量的因素包括外部因素(羊水过少,臀先露)造成颅骨形状的改变,以及胎儿枕部所处的前后位置。

头围(head circumference,HC)的测量不同于双顶径,它一般不因外在因素的影响而发生改变。头围的测量方法很重要,因为头围的计算测量要比直接测量所产生的系统误差小,因此,所选择的生长曲线应该由相同的方法测量而来。作为 FGR 的筛查工具,头围的测量与双顶径测量存在同样的问题,用头围进行筛查,将会有 2/3 的不均称型 FGR 要到较晚的时候才得以诊断。

小脑横径(transcerebellar diameter,TCD)是为数不多的与胎龄密切相关的**软组织测量参数**,相对而言,轻至中度子宫胎盘功能不全对其影响不大[28]。但是,在评估生长受到影响的胎儿大小方面,它的测量结果是否优于骨性测量,仍存在争议。

腹围(abdominal circumference,AC)是诊断 FGR 最好的单项指标[29]。腹围测量的标准方法是:在胎儿呼吸运动的间隔期,取上腹部肝静脉水平的横切面,直接测量其最小周长。在 FGR 的超声诊断中,无论是根据出生体重百分位数,还是出生体重指数(ponderal index)来进行定义,AC 百分位数的敏感性和阴性预测值都是最高的。**使用第 10 百分位数作为截断值,与 SEWF 比较,AC 有更高的敏感性(98% vs. 85%),但是其阳性预测值(PPV)较低(36% vs. 51%)。**通过间隔至少 14 天以上的连续测量,可使其敏感性进一步提高[30]。由于其敏感性高,腹部测量应该作为超声评估胎儿大小的必要部分。然而,由于腹围也反映了胎儿的营养状况,因此,在孕中期之后不能用于核算孕龄。

头围和腹围比值(HC/AC 比)可用于不均称型 FGR 的诊断(图 33-4、图 33-5)。正常生长的胎儿,32 周以前的 HC/AC 大于 1.0;孕 32~34 周,大约为 1.0;孕 34 周后,小于 1.0。不均称型 FGR 的胎儿,头围的增长大于身体的生长,HC/AC 比值升高[31]。而均称型 FGR 的胎儿,由于其头围和腹围同时受到影响,HC/AC 比值往往正常(图 33-4、图 33-5)。HC/AC 可诊断出 70%~85% 的 FGR,假阴性率降低。因此孕晚期的单次测量也有助于胎儿生长状态的评估。然而,**HC/AC 的敏感性和阳性预测值在诊断 FGR 方面并不等同于 AC 百分位数或 SEFW[32]。**

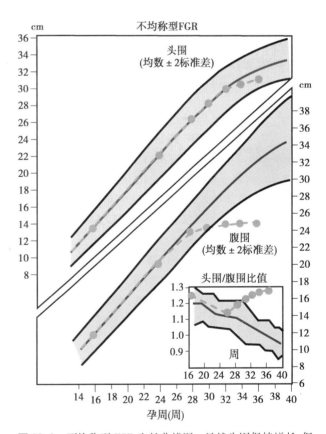

图 33-4 不均称型 FGR 生长曲线图。虽然头围保持增长,但是腹围的增长速度在妊娠晚期较早的时候即发生减慢。因此,头围/腹围(H/A)的比值增大(图右下角显示)。(来自 Chudleigh P,Pearce JM. Obstetric Ultrasound. Edinburgh:Churchill Livingstone;1986)

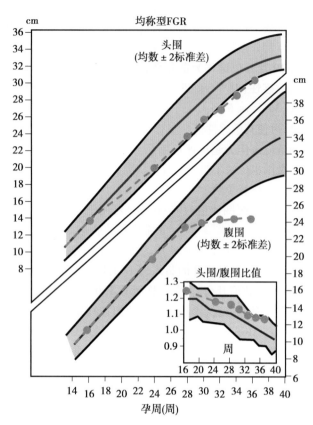

图33-5 均称型 FGR 的生长曲线图。注意头围和腹围的生长受限均发生较早。因此，头围/腹围比值是正常的（图右下角所示）。（来自 Chudleigh P，Pearce JM. Obstetric Ultrasound. Edinburgh：Churchill Livingstone；1986. ）

当因胎方位造成 HC 测量困难时，可测量股骨长度（femur length，FL）计算 FL/AC 比值。在不均称型 FGR 胎儿中，FL 相较于腹围而言，变化不大。正常情况下，从**孕 21 周至足月，FL/AC 比（FL/AC×100）固定为 22**。因此，即使孕龄不详也可以利用。**当 FL/AC 比大于 23.5 即提示 FGR**。

目前，已有许多计算 SEFW 的公式，使用多因素方程式和腹围测量就可以估算胎儿体重，这个与孕周相关。将 FL 值联合公式进行计算，可以更准确的预测 FGR。SEFW 不是直接测量得来，而是通过直接测量的参数综合计算而来，这也将增加预测的误差。**大多数公式的准确性（±2 个标准差［SDs］）10% 左右，其中以 Warsof 首创、Sheppard 报道的公式最为准确**。如前所述，和 AC 相比，SEFW 敏感性较低，阳性预测值较高，但并不增加 AC 在诊断 FGR 的效能。然而，当 SEFW 低于第 10 百分位数时，这就便于病人和医生有更直观的印象。因此，估计胎儿体重（estimated fetal weight，EFW）已成为评估胎儿大小及其生长发育异常最常用的方法。

胎儿生长的参考范围

定义 FGR 所用的绝对阈值适用于所有胎儿的生物测量参数。这些标准是由统计分析得出，而不是由结局而来，可以使用百分比排序，或低于平均值若干个标准差作为截断值。**SGA 是指出生体重低于同孕龄体重的第十百分位数**，这个截断值也广泛用于诊断胎儿生长受限。应用 SEFW 筛查 IUGR 时，同样也采用此标准。因为该方法完全基于体重的阈值，它仅能用于筛查有不良结局风险的过小胎儿。**有 70%SGA 的婴儿发育正常，他们是新生儿正常体重范围中体重偏小的一部分，并不具有不良结局的风险[33]。其余 30% 才是真正生长受限的婴儿，这部分婴儿围产期发病率和死亡率的风险都会增加**。当出生体重异常的截断值调整到第 3 百分位数时，真正生长受限的婴儿比例将会增加，而一些轻度生长受限的胎儿则可能漏诊。然而，这样的优势就是筛查出了那些真正需要产前监护的胎儿。需要强调的是，新生儿出生体重在第 15 百分位数以下时死亡率增加，出生体重从在第 10 至第 15 百分位数之间的新生儿死亡率的比值比为 1.9。用百分位数截断值来定义生长发育异常至今仍存在争议，出生的实际体重与 SEFW 之间的差异进一步证实了仅靠体重来进行风险评估是不够的。用实际出生体重的标准来描述 SEFWs 是不恰当的，**而且早产和 FGR 之间的相关性也是显而易见的[34]**。早产儿的体重不像足月儿那样呈正态分布，因此，出生体重的增长曲线和 SEFW 的增长曲线在早产儿中会存在显著的差异[35]。SEFW 增长曲线的绘制是基于整个产科人群，包括不同孕周的胎儿。相比之下，早产儿的数据则仅仅来源于在异常情况下出生的个体。因此，使用 SEFW 增长曲线计算未足月胎儿体重往往比按照出生体重生长曲线算出来的体重要高。使用第 10 百分位数作为 SEFW 截断值来定义胎儿生长发育异常更为合适，这使得我们识别胎儿围产期风险的能力大大提高[36]。AC 的截断值定义在第 2.5 百分位数较合适，因为这个参考区间的制定是基于偏小的、正常生长的早产儿和足月儿的横截面测量值。然而，参考值范围是根据健康孕妇在足月时分娩的正常胎儿建立的，因此，体重低于第 10 百分位数作为阈值定义 FGR 较合理。

鉴于基于人群制定的参考值范围在评估胎儿生长时有一定的局限性，**一些研究者提出了制定个体化的增长模型[1,37]**。它的明显优势是不依赖于以人群为基础的常规数据，这样可发现一些真实、罕见的生长受限胎儿，比如，即使是胎儿估计体重位于第 10 百分位数以上也可能是生长受限。这些模型的建立需要三个连续的超声像图。第一个图像是孕中期的基线测量，第二个是建立个体化生长潜力形态参数，第三个图像是识别胎儿生长发育的异常。由于该方法临床使用繁琐，现已开发出新的模型,用以计算影响大部分新生儿大小差异的变量。这些变量包括妊娠早期母体体重、身高、民族、产次及胎儿性别[1]。使用这些变量和胎儿生长模型,我们就可以估算某个特定孕妇所分娩胎儿出生时的体重,也可以估算胎儿在任何一个孕周应有的大小。当胎儿的生长偏离这种模式就可以被识别出来。但是,其优势还是不如个体化排序的连续比较以及以人群为基础的增长曲线。

胎儿生长与胎儿大小不同,它是一个动态的过程,因此,不能只依靠一种单一的方式进行评估。观察胎儿生长的时间间隔应考虑到胎儿生长是连续的,而不是间断的,同时还应该考虑到超声等设备的评估能力。**间隔时间太短,会增加假阳性诊断,因此,推荐超声评价胎儿生长的时间间隔为 3 周。**

总之,不能仅仅依靠重量来准确评估生长受限胎儿的不良结局。个体化或连续增长评估优于单一的胎儿大小测量。妊娠风险分层的优化还需要联合其他诊断方法。

胎儿结构筛查

胎儿解剖结构的超声筛查是筛查 FGR 潜在病因的方法之一。胎儿解剖测量的重点在于发现和辨别非整倍体、其他染色体综合征、胎儿感染及结构畸形的标志性改变。非整倍体和胎儿异常的关系,如脐膨出、膈疝、先天性心脏病、肠管回声增强、颈部增厚,胎儿手畸形等在第 9 章中已讨论。异常的颅骨形状、胸部形态或长骨不成比例的缩短可能提示骨骼发育不良。病毒感染标志物可能是非特异性的,但也可表现为器官的异常回声和钙化,如大脑和肝脏等器官[38]。识别这些异常的超声声像有助于鉴别诊断,并且这些也可以影响预后。

羊水评估

从孕中期开始,羊水量的调节主要依赖于胎儿排尿,肺液的生成以及胎儿吞咽(见第 35 章)。**胎盘功能不全和胎儿血氧不足都可能导致胎儿肾脏灌注减少,继而引起少尿以及羊水量减少[39]。**尽管超声评估实际羊水量精确度不高,但是通过以下两种方法能够提供重要的诊断和预后信息[40]。过去认为,羊水池的垂直深度≥1cm 提示羊水量尚可。而后羊水量评估的标准被拓展了。羊水池深度为 2cm 被认为是正常的,1~2cm 为临界值,<1cm 为羊水量减少。另外,可以通过子宫四个象限的羊水池深度来评估羊水量。这四个象限的羊水指数(amniotic fluid index,AFI)(图 33-3)可作为妊娠期的参考范围。**尽管这些评估羊水量的方法是可取的,但是结合临床症状来评估羊水量减少才是最重要的。**主观上羊水量减少的超声标准包括:羊水池最大深度<3cm,胎儿在狭小的空间里

因活动受限而呈蜷缩状态,缩小或排空的膀胱和胃,子宫紧裹胎儿身体。此外,传感器的频繁运动常常诱发子宫收缩,这可能与变异减速有关。

总的来说,AFV 评估胎儿生长受限或胎儿酸血症的价值不高。但是,在临床实践中,它是诊断和判断预后的一个重要指标。羊水过少可能是 FGR 在超声下的最初表现。**如果已知胎龄,超声评估胎儿生长发育应结合 HC,AC,FL,SEFW。如果胎龄是未知的,应测量的 FL/AC 比和单个羊水池深度,因为这两者与胎龄的关系相对较小。当羊水池深度≤1cm 时,多达 96% 的胎儿合并有 FGR[41]**。可疑胎儿生长受限时,AFV 的测定将有助于鉴别诊断。胎儿偏小但羊水量较多时,可能是非整倍性畸形或胎儿感染所引起,而羊水量正常或减少时常常与胎盘功能不全有关。羊水量对能否顺利分娩也是有意义的。Groom[42]及其团队发现,由胎儿少尿所致的羊水过少可能与分娩期并发症增加有关,这些并发症应归因于胎盘功能不全。

多普勒检查

和羊水量的评估一样,多普勒血流检查同时用于诊断与监测 FGR,其作用至关重要。多普勒血流波形可以从胎儿的动脉和静脉血管床获取。**动脉多普勒波形可以预测下游血管阻力,随着血管的结构或血管张力的变化,它也会发生相应的变化。收缩期/舒张期比(systolic/diastolic,S/D ratio)、阻力指数(the resistance index,RI)和搏动指数(pulsatility index,PI)是分析动脉血流阻力时应用最广泛的三个多普勒指数(见表 33-2)。**血流阻力的增加表现在舒张末期血流速度相对降低,可导致三个多普勒指数增加。其中,搏动指数测量误差最小,参考值范围最窄。当血流阻力急剧增加时,舒张末期血流可能缺失或者反向,称为舒张末期血流缺失(absent end-diastolic velocity,AEDV)或舒张末期血流反向(reversed end-diastolic velocity,REDV;图 33-6)。

静脉的多普勒血流参数可以提供心脏前负荷数据以补充评估胎儿的心血管状态。静脉系统的前向血流是由心脏的顺应性、收缩性和后负荷所决定,并且由一个三相流模式来反映心房在整个心动周期中的压力变化[43]。房室环流速下降在心室收缩期和心室舒张被动充盈期分别形成收缩期和舒张期峰值(S-波和 D-波)。在心室舒张晚期,心房收缩导致右心房压力突然增加,形成一个反向血流,使得在舒张期峰值后形成第二个低谷(a-波;图 33-7)。因为不同静脉血管中的前向血流在心房收缩期是不同的,血流反向在下腔静脉与肝静脉中出现可以是正常的,但出现在静脉导管中则是异常的。**多个静脉多普勒指数被用来描述这种复杂波形的特点,但并不比单个指数的优势确切**(见表 33-2)。

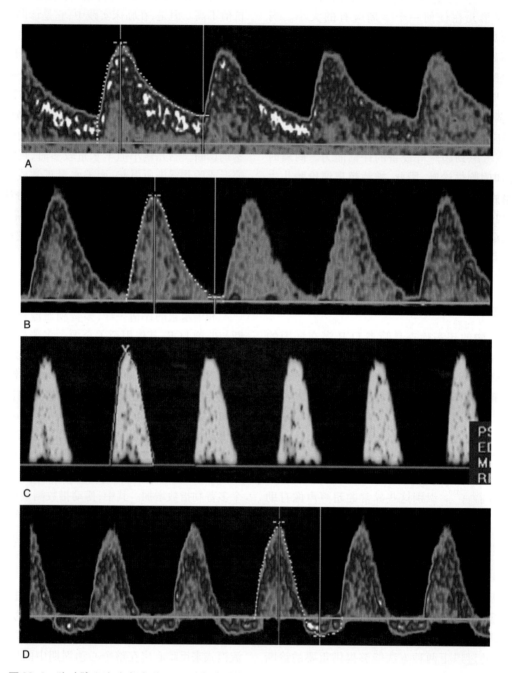

图 33-6　脐动脉血流速度波形。**A.** 正常脐动脉血流速度波形的正向舒张末期速度增加，反映绒毛血管丛血流阻力下降。**B.** 中度异常的绒毛血管结构使得血流阻力增加，这种变化与舒张末期血流速度下降有关。当绒毛血管丛存在明显比例异常时，舒张末期速度可能是缺失（**C**），甚至反向（**D**）

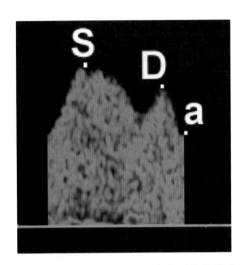

图 33-7 静脉血流速度波形。一个典型的静脉血流速度波形。三相波形（心脏收缩[S]，舒张[D]，心房收缩[a]）反映心动周期中的体积流量变化。在心室收缩期间随着房室瓣下降，心室内压力下降，并且观察到在 S 波期间增加的正向血流。在心室收缩末，房室瓣环增大，可发生正向血流的暂时性下降，产生流速波形中的第一个波谷。当心房压力超过心室内压力时，房室瓣打开，导致血液快速流入心室。相关的静脉血流增加导致 D 波。随着下一个心动周期的开始，心房收缩导致心房内压力急剧上升和静脉前向血流的下降。这第二个波谷称为 a 波，它是由心房收缩产生的

在胎盘功能不全的鉴别诊断中，最有意义的指标是脐动脉（umbilical artery，UA）和大脑中动脉（the middle cerebral artery，MCA）。随机试验和 Meta 分析证实，胎儿体重测量和脐动脉血流多普勒测量联合使用可以大大降低胎儿围产期死亡率和医源性干预。这是因为通过以上方法，可以区别由于胎盘功能不全导致的生长受限胎儿和天生体重低的胎儿，以便对伴有胎盘血管功能不全的胎儿进行监测或者干预，而对仅天生体重偏轻的胎儿不做处理[44,45]。

用连续脉冲式多普勒超声进行检查时，可以在远离胎儿和胎盘附着的位置检查游离脐带环。目前大多数超声波设备允许同时使用彩色及脉冲多普勒测量，这样可以提高检测的可重复性。**如果血管损伤导致 30% 的胎盘受到影响，多普勒指数将会升高。**更为严重者可导致脐动脉 AEDV 或 REDV 改变。接近足月时，轻度的胎盘血管功能紊乱，不足以使脐动脉血流阻力增高，因此，传统的多普勒方法无法检测到[46]。如果胎盘血气交换严重受损，会导致胎儿血氧不足，大脑中动脉多普勒阻力可能会降低（图 33-8）。临床上常用的反映胎盘功能不全的另一个多普勒参数是：脑胎盘血流比（cerebroplacental Doppler ratio，CPR = MCA(PI)/UA(PI)），即大脑中动脉

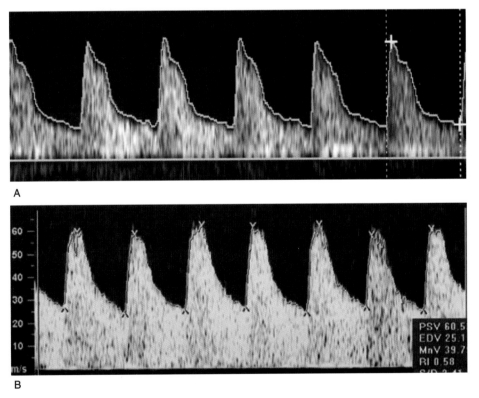

图 33-8 大脑中动脉血流速度波形。**A.** 大脑中动脉血流正常，舒张期血流相对较小。随着进行性胎盘功能不全，舒张期血流速度的增加导致多普勒指数（脑保护）减少。**B.** 有了脑保护，收缩期波形的下降斜率变得更平滑，使得波形几乎类似于脐动脉的波形。相关的平均速度增加导致多普勒指数的显著下降

搏动指数(反映大脑血管舒张)与脐动脉搏动指数(反映胎盘血管收缩)的比值。轻度的胎盘疾病脐动脉血流阻力轻微增加,CPR 可能会降低。Grammellini 等证实,当CPR 低于 1.08 时,生长受限胎儿不良结局的风险增加。**随后,Bahado-Singh 等[47]发现,孕 34 周以后 CPR 预测的准确性下降,这大概是因为许多生长受限的胎儿在足月时脐动脉血流阻力正常,而胎盘氧气交换功能不足的唯一表现是孤立的"脑保护"效应。这一部分胎儿有预后不良的风险。**

在整个孕期 FGR 可有不同的表现,因此,多普勒对胎盘功能的综合评估应该包括脐动脉和大脑中动脉的测量。脐动脉异常测试结果是指多普勒指数大于同胎龄平均值的 2 个标准差以上和/或舒张末期血流的缺失。与生长曲线一样,其参考值最好使用来源于同一地方或类似人群的列线图。对CPR 及 MCA 来说,指数下降大于 2 个标准差即为异常。

在确定胎儿偏小以后,这些多普勒超声检查的异常结果都表明胎儿发生不良后果的风险增大(图 33-9 至图 33-12)。

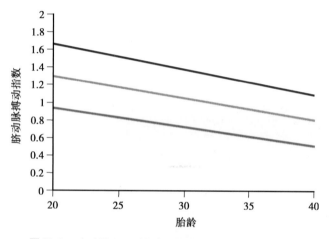

图 33-9 脐动脉(UA)搏动指数随胎龄增加的变化趋势图。该图显示的是参考范围(平均值和 95% 置信区间)

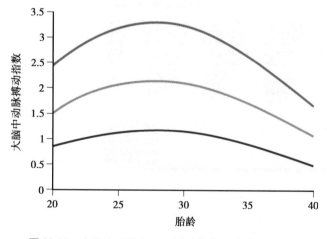

图 33-10 大脑中动脉(MCA)搏动指数随胎龄增加的变化趋势图。该图显示的是 MCA 的均值和 95% 置信区间

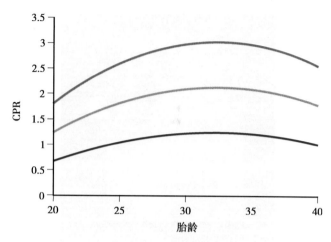

图 33-11 CPR 随胎龄增加的变化趋势图。该图显示了基于中脑和脐动脉搏动指数的配对测量的 CPR 的妊娠参考范围(均值和 95% 置信区间)

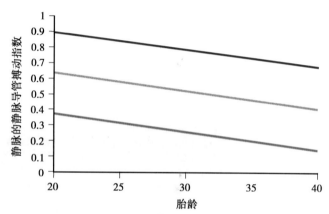

图 33-12 静脉导管搏动指数随胎龄增加的变化趋势图。该图显示了静脉导管搏动指数的妊娠期参考值范围(平均值和 95% 置信区间),该数据是从 232 例正常单胎的横截面数据计算而来

侵入性检测

前文已经描述了几种评估可疑生长受限胎儿的侵入性方法。从临床的角度来看,只有少数研究比较重要。这些方法包括血清学检测母体弓形体病、其他感染、风疹、巨细胞病毒和疱疹感染(TORCH),以及用侵入性检测手段获得胎儿羊水和/或胎儿血液进行核型分析或微阵列分析。该检测目的是排除染色体异常,如 13、18 或21 三体,或是发现染色体亚显微缺失或重复(表 33-3)。18 三体可能同时存在生长受限和羊水过多(见 10 章)。如果可以明确诊断致死性异常,就可以避免因胎儿窘迫而行剖宫产。如果从超声检查或母亲病史高度怀疑病毒感染,则可以进行病毒聚合酶链反应(polymerase chain reaction,PCR)检查。

表 33-3　染色体异常与 FGR

超声发现			异常核型
FGR	异常	羊水过多	
X	–		12/180（7%）
X	X	–	18/57（32%）
X	–	X	6/22（27%）
X	X	X	7/15（47%）

摘自 Eydoux P，Choiset，A，LePorrier，N，et al. Chromosomal prenatal diagnosis：study of 936 cases of intrauterine abnormalities after ultrasound assessment. *Prenat Diagn.* 1989；9：255.

总之，超声检查是评估胎儿生长的主要诊断工具。在存在 FGR 相关的危险因素和临床病症的情况下，需要对胎儿解剖结构、体重测定及羊水评估进行全面的灰阶超声检查。在没有常见临床指征的情况下，超声筛查这些高危妊娠（即 FGR）应包括早孕期或者早中孕期的测量，并在 32～34 周复查。一旦确定胎儿偏小，进行脐动脉和大脑中动脉的多普勒超声检查，以及必要时的侵入性检查，这对那些最可能从产前监测和干预中获益的胎儿来说至关重要。联合运用这些测试参数的诊断运算法[48]如图 33-13 所示。

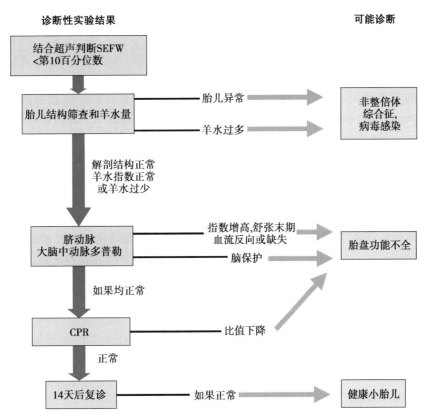

图 33-13　生长受限胎儿的综合诊断方法。该图列出了如何选择胎儿解剖，羊水量，脐血管和大脑中动脉多普勒等方法来评估胎儿生长受限。右侧蓝色方框列出了与之相应的最可能的临床诊断。对于高度怀疑非整倍体、病毒感染和其他染色体综合征的患者应时刻保持警惕。SEFW，超声估计胎儿体重（Data from Unterscheider J，Daly S，Geary MP，et al. Optimizing the definition of intrauterine growth restriction：the multicenter prospective PORTO Study. *Am J Obstet Gynecol.* 2013；208：290. e1-e6.）

胎儿生长受限的筛查与预防

　　FGR 作为一种疾病，满足常规合理筛查的标准。FGR 往往伴有疾病前兆的表现，此时我们有足够的时间采取可能的干预措施。虽然 FGR 宫内治疗的选择是有限的（见下文），但某些干预措施可改善其妊娠结局。已有的各种筛查方法除了血清学和超声检查外，还包括危险因素的识别。

母体病史

　　有不良妊娠结局病史的孕妇，可能再次出现 FGR。既往 FGR 病史可能成为本次妊娠 FGR 的产科因素。这些研究人群就包括有潜在健康问题的妇女。一项对 83 名分娩生长受限婴儿的经产妇的回顾性研究表明，在这些患者本次妊娠前的 200 次妊娠中，围产期妊娠失败率为 41%。这个惊人的数字包括了自发性流产、新生儿死亡和胎儿宫内死亡,这也指出了不良孕产史是 FGR 的危险因素。**如果第一次怀孕有分娩生长受限新生儿的病史,再次妊娠时,新生儿体重低于第 10 百分位数的风险约为 25%。如果有两次 FGR 病史,再次妊娠 FGR 的风险将增加 4 倍。**当所有风险指数都综合考虑时,具有分娩生长受限婴儿高风险的 1/3 患者,其分娩的婴儿中,实际上患有生长受限的比例超过 60%。而不具有高风险的另外 2/3 患者分娩的婴儿中体重在第 10 百分位数以下的,占全部体重低于第 10 百分位数婴儿的 1/3。不过,这些婴儿大多被认为是天生偏小。

母体血清学检查

在妊娠早期和中期,母体血清中至少有四种激素/蛋白标志物与随后发生的 FGR 相关,包括血清雌三醇,人胎盘催乳素(human placental lactogen,hPL),人绒毛膜促性腺激素(human chorionic gonadotrophin,hCG)和甲胎蛋白(alpha-fetoprotein,AFP)。孕中期,母体血清甲胎蛋白(maternal serum alpha-fetoprotein,MSAFP)和 hCG 水平升高被认为是胎盘异常的标志,而且与 FGR 的风险增加相关[49]。**大多数研究认为,单一的中位数(MoM)升高 2 ~ 2.5 倍,且不能用其他原因解释者,发生胎儿生长受限的风险将升高 5 ~ 10 倍。**

目前,已发现几种孕早期血清标志物与胎盘血管生成和发育的早期异常有关。这表明在妊娠 34 周之前,这些标志物分布的显著差异与早发型子痫前期或 FGR 发生的风险有关。**在这些标志物中,妊娠相关血浆蛋白 A(placental growth factor,PAPP-A)或胎盘生长因子(placental growth factor,PlGF)同时减少对胎儿生长受限的预测最好。**PAPP-A 的一个优点是它是目前早孕期非整倍体筛查的指标。而对于胎盘功能来说,PAPP-A 低于 0.8 MoM 与后期胎盘功能不全的风险增加相关。

临床检查

从妊娠中期开始,每次产前检查包括测量宫高(母体子宫底和耻骨联合之间的距离)。在妊娠 20 周后,正常的孕妇宫高(厘米)接近孕周,但孕妇身高较高或者胎头位置比较低者除外。

在妊娠 20 周后,宫高滞后 ≥4cm 提示生长受限。有报道称,用宫高筛查 FGR 的敏感性为 27% ~ 85%,阳性预测值为 18% ~ 50%。尽管宫高的测量对于筛查 FGR 的优势不明显,但如果临床上能通过宫高测量来发现可疑 FGR,将有助于随后超声检查对于 FGR 诊断的准确性。

母体多普勒检查

异常子宫动脉血流速度波形是滋养层侵袭不足的表现,与妊娠期高血压疾病、FGR 和胎儿死亡高度相关[50]。因此,由于子宫动脉的多普勒测速的实用性,现在已经被用来预测胎儿是否会发生生长受限。在患有高血压病的孕妇中,存在子宫动脉 S/D 比值升高(>2.6)和/或舒张期切迹者,其发生 FGR 和死胎的风险则会增加(参见图 33-17)。子宫动脉血流模式的变化要早于在脐动脉血流中的变化,也早于 FGR 的发生。随后的研究中使用了一系列的截断值来定义异常测试结果。这些包括在 18 周时,S/D 比值高于 2.18;在 18 ~ 24 周时,RI 高于 0.58;在 22 ~ 24 周时,PI 高于第 95 百分位数(1.45)或出现切迹。根据胎龄和异常结果的定义标准,其筛查阳性率为 5% ~ 13%。在低风险人群中,子宫动脉多普勒血流阻力高,并呈持续高峰,在妊娠 22 ~ 23 周时预测子痫前期和 FGR 的敏感性为 72%,阳性预测值为 35%。子宫动脉多普勒检查预测危重疾病要比预测轻微疾病更加优越。FGR 患者异常子宫动脉血流阻力的似然比是 3.7,对于严重早发型患者的敏感性较高。Meta 分析显示子宫动脉多普勒检查在预测胎儿宫内死亡时,检查结果异常的患者与结果正常的患者相比,发生胎儿宫内死亡的似然比为 2.4。子宫动脉多普勒测速技术与其他检查联合使用可以提高筛查的敏感性。妊娠中期联合应用孕妇子宫动脉多普勒血流测速和糖耐量试验(显示为"平坦"的曲线),对 FGR 的阳性预测值为 94%,敏感性为 54%。正常子宫动脉流速波形具有较高的阴性预测值,预测发生子痫前期和 FGR 的似然比分别为 0.5 和 0.8。

综合筛查

孕早期有几个反映胎盘生长异常的指标。其中一个指标是妊娠期妇女心血管系统对妊娠的适应异常,表现为平均动脉压的生理性下降延迟。另外的指标包括滋养细胞侵袭不足导致子宫螺旋动脉血流阻力下降速度低于预期,与正常发育相关的胎盘标记物的表达发生改变。如果将这些指标单独进行分析,其预测随后发生胎盘功能不全的准确性则并不高。因此,通过使用多个独立危险因素衍生出了一种综合分析方法。这些危险因素包括既往子痫前期病史、母体妊娠早期体重指数(body mass index,BMI)、血压(blood pressure,BP)、子宫动脉搏动指数、PAPP-A MOM 值等。这个综合方法能预测早发型子痫前期、FGR,其敏感性为 80% ~ 90%,假阳性率为 5% ~ 10%。尽管这个演算方法精确度需要在不同人群中验证,但是它具有重要优势,可以为一些潜在风险者提供早期分层干预。

预防措施

过去对 FGR 的预防一直不尽如人意。低剂量的阿司匹林对血小板聚集有抑制作用，普遍认为它可以通过促进胎盘血管形成来起到预防 FGR 的作用。尽管人们发现孕中期使用阿司匹林是安全的，但在孕中期使用阿司匹林既不能改善胎盘功能，也不能改善母儿的远期预后。由于阿司匹林对既往有不良孕史的患者有疗效，学者们对孕早期子宫动脉筛查与随后阿司匹林治疗的效果也进行了研究。然而，目标人群的选择对这种治疗方法的疗效产生了较大的影响。结果显示，尽管阿司匹林的治疗对于低风险患者效果欠佳，但是当高风险患者（如血栓形成倾向、高血压、既往有子痫前期或 FGR 等病史）在孕 12 ~ 14 周出现双侧子宫动脉切迹时，与安慰剂对照组相比，给予低剂量的阿司匹林治疗，能减少 80% 胎盘疾病的发生。不过，患者只有在孕 16 周前接受阿司匹林治疗才能减少 50% ~ 60% 的发生子痫前期或者 FGR 的风险[51]。

很显然，不良产科病史、妊娠中期母体甲胎蛋白（MSAFP）不明原因的升高、糖耐量曲线平坦、妊娠中期子宫动脉多普勒血流异常等，都是 FGR 的重要危险因素。当临床可疑发生 FGR 和/或子痫前期时，提示我们应该进一步完善检查。如果明确存在这些危险因素，则需要行超声检查，评估胎儿大小并进行全面的诊断。

胎儿生长受限的临床处理

在制定诊疗计划之前，要经过上述综合诊断及检查以明确主要病因。值得强调的是，大多数被认为生长受限的胎儿是天生偏小，并不需要干预。约 15% 的生长受限是均称型生长受限，这种生长受限是胎儿在早期受到损害所致，所以无有效的治疗方法。由此可见，一个准确的诊断是至关重要的。约 15% 的生长受限胎儿是由于胎盘疾病或者子宫胎盘血流减少所致。一旦胎盘功能不全的诊断成立，就可以使用适当的方法进行治疗。因此，对胎儿生长和胎儿健康状况进行持续评估是临床管理的一个重要组成部分，它可以用来权衡胎儿及新生儿出生风险，从而定义临床干预阈值。

治疗方案

应提倡孕妇消除紧张，停止吸烟、酗酒、吸毒。因为，烟草中含有大量的血管活性物质，可以引起血管收缩。据报道，脐动脉舒张末期血流缺失的 FGR 患者在停止吸烟后，舒张期血流可以恢复正常。非特异性治疗还包括卧床休息时左侧卧位以增加胎盘血流量。在美国，尽管没有明确认为不均衡饮食是 FGR 的原因，但是膳食补充剂可能对体重增长欠佳和孕前体重偏低的患者有帮助。据报道，对慢性营养不良的患者来说，全静脉营养可以改善胎儿生长。必要时应当考虑住院卧床休息，其优势在于能够保障休息并且具备可每日进行胎儿监测的设施。住院或者门诊管理取决于母儿疾病的严重程度和当地的医疗准则。

众多研究都已证实母体高氧对生长受限的胎儿有潜在疗效。也有许多研究团队证明母体高氧可提高脐血氧分压[52]。具体方法可采用 55% 氧浓度的面罩给氧或者 2.5L/min 的鼻导管给氧。从首次发现胎儿状况不佳开始，使用该治疗方法可使妊娠延长 9 天 ~ 5 周不等。然而，氧疗并没有改善胎儿的生长速度。此外，与对照组相比，接受了氧疗的胎儿发生低血糖、血小板减少、DIC 等并发症的风险增加。母体高氧的主要作用在于营造一个短暂的妊娠安全期，争取时间使糖皮质激素充分发挥作用，以降低早产儿发生新生儿呼吸窘迫综合征（respiratory distress syndrome，RDS）和脑室内出血（intraventricular hemorrhage，IVH）风险，也为改善胎儿成熟度和存活率赢得了额外的时间。

作为 FGR 的宫内治疗手段之一，母体静脉营养输入是另一个有吸引力的治疗概念。提高母体血液氨基酸浓度可以使胎儿通过脐带吸收一些氨基酸，但是以下三种必需氨基酸是不发生改变的：赖氨酸、组氨酸、苏氨酸。这些数据进一步支持全静脉营养可以逆转由于孕妇营养不足导致的生长受限。然而，它并不能治疗胎盘疾病，既不能改善动物模型的妊娠结局，在人体试验中也没有理想的结果。因此，母体静脉营养输入治疗仅用于已经明确是因为孕妇营养不良而导致 FGR 者。

基于不良妊娠结局与母体血容量不足有关的结论[53]，也可选择扩容治疗。一项小样本研究表明，以一些有胎盘异常多普勒的孕妇作为研究对象进行监测，发现扩充母体血容量与舒张末期脐血流复现及新生儿存活率显著提高相关。

1987 年，Wallenburg and Rotmans 首次报道了，从妊娠 16 周开始，使用低剂量的阿司匹林结合潘生丁可以显著降低有反复 FGR 病史的妇女再次妊娠时发生 FGR 的概率。研究发现，接受这种疗法的孕妇其 FGR 发生率为 13%，未接受治疗组 FGR 发生率为 61%。27% 未治疗组孕妇存在严重的 FGR（出生体重<2.3 百分位数），治疗组则无一例。1997 年的一个低剂量阿司匹林疗效的 Meta 分析显示，使用低剂量阿司匹林（50 ~ 100mg/d）可以显著降低 FGR 的发生率。这种疗效呈剂量依赖性：高剂量阿司匹林（100 ~ 150mg/d）预防

FGR 的效果比低剂量(50~80mg/d)明显。

最近的两项 RCT 阐述了关于阿司匹林预防子痫前期和 FGR 时需要重点考虑的因素。在其中一项研究中,研究者根据患者妊娠 24 周时的子宫动脉流速波形,将患者随机分组,发现使用低剂量的阿司匹林组胎盘功能或围产期结局并没有得到改善。相反,如果在妊娠 12~14周时根据子宫动脉流速波形随机分组,有不良孕史的患者(易栓症,高血压,既往子痫前期或 FGR 病史)接受阿司匹林治疗,与安慰剂对照组相比,使用阿司匹林治疗可降低 80% 的胎盘疾病。因此,这说明阿司匹林最适合 FGR 高风险的患者使用,阿司匹林治疗的最佳窗口期是妊娠 12~16 周,因为这个时期胎盘的分支血管正在形成。

尽管阿司匹林的安全性已经被大量患者所证实,但在妊娠早期使用阿司匹林可能增加胎儿腹壁缺陷发生的风险。因此,**我们建议到妊娠 12 周各器官形成后再使用阿司匹林治疗**。部分孕中期的患者接受阿司匹林治疗,仍然可以受益,但应告知患者需要个体化用药。由于分娩和局部麻醉出血的风险大于延长孕周所带来的好处,所以在妊娠 34 周后的任何时候,都应停止使用阿司匹林。

糖皮质激素是一种应用广泛的产前治疗方法,它可以通过促进胎肺成熟和预防 IVH 来改善围产儿结局。Bernstein 团队近期做了一项研究[35],探讨应用糖皮质激素对改善生长受限新生儿预后的作用,该研究对 19759 名体重在 500~1500g 之间的新生儿进行了分析,在控制混杂变量之后,**发现产前使用糖皮质激素能显著减少新生儿 RDS,IVH 以及死亡的风险**。然而,对于正常大小的新生儿,使用糖皮质激素并不能降低以上风险。其他研究也反驳了宫内生长环境"压力"能促使胎儿成熟的假设。相反,一个小样本研究显示,产前使用糖皮质激素对改善妊娠结局并没有任何好处。尽管这些研究显示缺乏随机对照比较,但他们也明确表示产前不使用糖皮质激素并无益处。**我们建议,预计在孕 34 周前需要终止妊娠的生长受限胎儿,在安全的情况下,都应该在产前接受完整的 48 小时的激素治疗**。

使用糖皮质激素时,一定要考虑到糖皮质激素对产前胎儿监护带来的影响。例如,倍他米松在首次注射后第 2 天和第 3 天,胎心率变异出现短暂的降低,胎儿肢体运动减少 50%、胎儿呼吸运动几乎停止。对于一些 BPP 评分异常的胎儿,使用糖皮质激素 48 小时后,BPP 评分显著增高,并在 72 小时后恢复至激素使用前的状态[54]。相比之下,母体及胎儿多普勒检查此时并不受此影响。据报道,使用倍他米松 48 小时后,胎儿大脑中动脉(MCA)血流阻力会短暂性降低。

胎儿宫内安危的评估

我们一旦诊断 FGR,并考虑了相应的鉴别诊断,则应制定相应的胎儿评估计划(见 11 章)。**每 3~4 周应进行连续胎儿超声评估,包括双顶径(BPD),头围/腹围比值(HC/AC ratio),胎儿体重,羊水量(AFV)等**。胎儿产前监测是生长受限胎儿管理的重要组成部分,其目的是避免死胎和选择最佳的分娩时机,这需要考虑选择适当的干预阈值和监测时间间隔。胎儿监护参数和随之的妊娠结局之间的关系,决定了如何去平衡胎儿和新生儿之间的风险,及如何去定义干预阈值。当不适宜终止妊娠时,病情进展的速度决定了监测时间间隔。FGR 存在胎盘功能恶化的风险,胎儿进而可出现酸碱平衡紊乱、失代偿、死胎,以及远期不良结局直至成年期。虽然预防远期并发症值得期待,但可用于改善远期结局的产前监测指标尚不明确。与胎儿短期结局相关的胎儿宫内状态中,仅少数与目前的临床有相关性。胎儿酸血症和新生儿严重并发症对随后的神经发育有重大影响,而整体的围产儿死亡率取决于胎儿与新生儿的死亡[55]。**发生胎儿酸血症和死胎的可能性是最有力的胎儿干预标准。然而,为减少胎龄相关的新生儿并发症,提高生存率,迫使我们采取保守治疗**。然而,新生儿并发症通常是多因素导致的,产前无法准确预测,故胎儿风险的评估仍然是主要目标。因此,产前监测需要预测胎儿酸碱状态,预期进展的速度,及可能导致恶化和死胎的风险。监测方法包括:无应激试验(nonstress test,NST),宫缩应激试验(contraction stress test,CST),BPP 评分,超声多普勒检查。

监测胎动

在英国、斯堪的纳维亚半岛、以色列等地区,孕妇监测胎动已经广泛应用于妊娠合并 FGR 的评估。FGR 孕妇的胎动计数表可预测分娩中是否会发生胎儿窘迫[56]。一个简单的胎动计数的方法是:2 小时内胎动计数≥10 次。如果达不到这个标准,就必须行其他检查。门诊孕妇的胎动计数(kick counts)或胎儿活动计数(fetal activity counts,FAC)对胎儿监护做了补充。对于能很好感受胎动、依从性良好的孕妇,胎动计数有助于发现胎儿状态恶化,及时就诊。

胎心率分析

传统的 NST 是一个对胎心率基线、变异和周期性变化(加速或减速)的直观性分析。正常胎心率的特征取决于胎龄、成熟度、中枢神经系统的发育状况以及氧含量。有反应型 NST 表现为 30 分钟内有两次或两次以上的胎心加速,每次≥15 次/分,持续时间≥15 秒。当 NST 作为 BPP 五项评分中的一项进行分析时,反应性的标准应考虑胎龄(见下文)。无论什么情况,反应型的 **NST** 表明胎儿酸血症不存在。许多 NST 正常的生长受限胎儿其氧分压可能会低于正常,但反应型的 NST 几乎可以排除酸血症。反应型 NST 也提示胎儿不会立即发生胎死宫内。另一方面,无反应型的 NST 经常出现假阳性结果,需要进一步的评估。反复出现的减速可能提示胎儿低氧血症或者由于羊水过少导致的脐带受压,这也和围产儿死亡率较高有关[57]。

宫缩应激试验(CST)是另外一种反映胎盘储备能力的试验[58]。据报道,CST 阳性结果中,30% 的患者存在 FGR。在一项研究中,**30% 的生长受限胎儿有无反应型的 NST 结果时,其中 40% 出现 CST 阳性**[59]。**92% 的 FGR 患者如伴有无反应型 NST 会表现为围产期发病**。然而,一些研究者发现,**CST 的假阳性率可达 25% ~ 50%**。CST 的另外一个作用是,对于尝试阴道分娩的 FGR 患者,在引产前用其评估胎盘的储备能力。

观察者内和观察者间对胎心监护分析的差异是影响胎儿状态预测的一个潜在因素。目前,传统胎心率参数,胎心率的长短变异在毫秒间,振幅的高低变化,信号缺失的频率都可以通过计算机进行评估分析。计算机分析的目的是克服观察者的差异性,胎心变异和脐静脉氧分压的相关性已在临产前的脐血穿刺中得以证实。据报道,通过计算机评估平均每分钟变异低于 3.5 毫秒,可用以预测脐动脉血 pH 值小于 7.20,其敏感性超过 90%。此外,在晚期减速和胎儿低氧血症出现前的几个星期,胎心率的基线变异往往逐渐减少,因此,计算机胎心基线变异是最有用的 FGR 纵向评估方法。与传统的 NST 一样,计算机分析也应该考虑胎龄、每天的时间点、胎儿的睡眠-活动周期。胎心率特征及其变异的正常范围较宽,但个别胎儿在整个妊娠期,都表现为胎儿自我的一致性。为了动态监测这种趋势,每个胎儿应和自己进行对照,使用标准化的监测时间和适当的参考值范围。

总之,NST 反应型证明胎儿在监测时的状态良好。传统的 NST 是预测胎儿血氧正常与否最敏感的方法,而计算机分析似乎在预测低氧血症和酸血症方面更具优越性。一旦 NST 呈无反应型,计算机分析胎心基线变异即可用于后续的纵向评估。计算机胎心率分析在欧洲应用更广泛。胎心率分析本身并不评估疾病的严重程度,最重要的是无法预测疾病恶化的速度,因此监测的频率不能基于胎心率监测的结果。为了解决这些问题,可采用其他的胎儿监测方法。

羊水量

从胎儿监测的上下文中可知,AFV 的测量是间接评估血管状况的一种方法。有关羊水过少与动静脉多普勒结果进行性恶化之间关系的研究,在生长受限的胎儿和延期妊娠中已有说明。

AFV 下降提示无效的下游心输出量,即使没有多普勒检查,也可采取其他的纵向监测方法。AFV 的测量是改良生物物理评分(modified biophysical profile,MBPP)的一部分,如果 NST 是反应型的,AFV 也是正常的,两者联合能确保胎儿是健康的。每周两次 MBPP 评估与每周一次 CST 试验的围产期结局是相同的,因此,MBPP 在很大程度上取代了后者。当 NST 为无反应型时,只依赖于一个正常的 AFV 评估是远远不够的,而完整的 BPP 包含多个胎儿健康参数,在识别高危胎儿时更具有优越性。

生物物理评分

胎儿 BPP 评分的五个部分是由 Manning 等提出,目前已经广泛应用于生长受限胎儿的监测。分级系统被应用于对胎儿肌张力、胎动、呼吸运动、胎心率反应型和羊水最大暗区深度的分类,正常(2 分)或异常(0 分)。如果要将其应用于 BPP 评估,NST 反应型标准应基于患者的胎龄。妊娠 32 周之前,反应型被定义为加速≥10 次/分钟,每次加速持续时间≥10 秒;妊娠 32 ~ 36 周,反应型被定义为加速≥15 次/分,每次加速持续时间≥15 秒;妊娠 36 周之后,反应型被定义为加速≥20 次/分,每次加速持续时间≥20 秒。解剖结构正常的胎儿,动态变量的存在与生理变化的成熟、行为状态及酸碱平衡状态有关。Vintzileos 等已经证明,BPP 的四个项目都不同程度地受到低氧血症和酸血症的影响。最早的胎儿生物物理学表现异常包括胎心率呈无反应型及胎儿呼吸样运动的消失。随着酸血症、低氧血症、高碳酸血症的日益加重,随后会出现胎儿肌张力减弱和胎动减少。由于羊水量和血管状态之间的关系,羊水评估成为唯一用于发现慢性低氧血症的指标,并且是 BPP 的唯一纵向监测的内容。

尽管生长受限胎儿存在成熟延迟和羊水过少的风险,它们仍保持着中枢对酸碱平衡状态的急性反应。**BPP 评分的五个组成部分能够最好的反映胎儿生理和个体的变异,也是 20 周以后与 FGR 胎儿的动脉血 pH 值最为相关的评价指标**[60]。**BPP 评分≤4 分提示动脉血 pH 值小于 7.20,BPP 评分 ≤2 分预测酸血症的敏感性为 100%**。如果 BPP 评分和羊水量均正常,表明在检查时不存在酸血症。纵向研究表明,生长受限的胎儿 BPP 评分下降出现得晚,但变化迅速[20]。异常的 BPP 评分与死胎和围产儿死亡相关,正常的 BPP 评分则提示不会发生病情恶化和死胎。

总之,胎儿 BPP 评分为胎儿检查时的状态提供了一个准确的评估方法。当 NST 为无反应型时,必须进行全

面的 **BPP 评分**。作为 NST 无反应型的补充检查,在不影响围产期结局的情况下,应用 BPP 评估的干预率比应用 CST 低。当羊水量正常,BPP 评分在 8～10 分,表明胎儿是健康的(胎心监护无反应型减 2 分)。然而,在对胎盘血管状态缺乏了解时,因疾病的进展无法预测,严重的 FGR 甚至需要每日进行 BPP 评分。对于羊水过少病情变化的评估,则需要频繁的调整管理方案,甚至考虑终止妊娠。胎儿多普勒是对 BPP 评分的补充,因为它提高了对胎儿病情恶化的预测能力,并且提供了另一种评估胎儿状态的方法[61]。

超声多普勒

多普勒参数受到多个变量的影响,包括血管组织学、张力和胎儿血压。胎盘呼吸功能与绒毛血管的完整性相关。动脉氧分压的下降可以启动血管平滑肌张力的自动调整机制。作为诊断工具,脐动脉血流阻力升高和/或大脑中动脉脑保护效应,提示胎盘功能不全。使用超声多普勒对胎儿健康进行评估是基于多普勒参数与代谢状态、疾病进展速度和死胎风险之间的关系。相较于在 34 周后分娩的晚发型生长受限胎儿,该检查对多普勒指数明显异常的早发型生长受限胎儿更有益,尤其是早发型的胎盘功能不全者[18,62]。区分早发型和晚发型胎盘功能不全的胎儿血管反应,可以为评估以上风险提供一种有用的模式。

在轻度的胎盘血管病变中,脐动脉舒张末期血流仍然存在,即可观察到胎儿对胎盘功能不全的早期反应。CPR 降低是反映心输出量重新分配的早期、敏感指标,通常在生长滞后发生的 2 周或 2 周以前即可监测到。胎儿生长速度减慢反映了脐动脉血流阻力的上升,随后出现大脑中动脉血流阻力下降(脑保护)。大脑血流阻力下降至最低点平均在 2 周后出现,随后出现主动脉血流阻力增加[63]。早期心血管反应是一种代偿性的反应,因为它们发生在心脏功能正常的时候,往往伴有重要脏器及胎盘的优先灌注。虽然胎儿可能存在低氧血症,但是酸血症的风险较低。

当胎盘病变恶化加速时,导致脐动脉舒张末期血流缺失或者反向,即出现对胎盘功能不全的晚期反应。与此同时,胎盘血流阻力和静脉多普勒指数平行升高,胎儿状态明显恶化。虽然此时可以发现很多静脉血流的异常,但仅有心前静脉(包括静脉导管,下腔静脉和脐静脉)用于临床的监测(图 33-14 和图 33-15)。当胎儿病情加重时,脐动脉血流阻力进一步稳定上升,静脉多普勒指标广泛增高,并出现心输出量不足为特征的羊水过少和代谢性酸血症[64]。疾病终末期会出现心脏扩大伴全收缩期三尖瓣关闭不全、胎动完全消失、胎心短期变异低于 3.5 毫秒,在胎儿死亡前通过胎心率监测可以观察到自发性晚期减速(图 33-16)。

在过去,多普勒检查评估胎儿健康主要关注的是脐血循环。多项研究显示,脐动脉多普勒血流指数升高,胎盘灌注阻力增加以及胎儿酸碱状态恶化与多普勒异常程度成正比。在胎儿方面,当接近 30% 的绒毛血管异常时可观察到 UA 多普勒指数的增高。当 60%～70% 的绒毛血管支受损时,可以观察到脐动脉舒张末期血流缺失或反向[66]。据报道,舒张末期血流缺失时,胎儿宫内缺氧的发生率为 50%～80%。RCT 及 Meta 分析已证实多普勒监测 UA 用于疾病处理的益处。在这些研究中,将脐动脉多普勒与常规的产前评估手段相结合来管理有危险因素的妊娠妇女,发现脐动脉多普勒检查可以减少高达 38% 的围产期死亡率、过早入院、引产以及产时因胎儿窘迫行剖宫产的比率。另外,一些针对胎儿大脑,特别是静脉循环进行的研究中,对多普勒血流异常和新生儿结局之间的关系,进行了更深入的探讨。既往研究报道显示,当脐动脉舒张末期血流缺失的胎儿出现脐静脉异常搏动时,预示胎儿死亡率将增加 5 倍。Arduini 等研究证明[67],发病孕周、母体高血压、胎儿脐静脉搏动的出现,均与间隔时间显著相关(这个间隔时间是指从诊断到因胎心晚期减速而分娩的间隔时间)。随后的一些研究也证实,胎儿动脉血流速度异常合并心前静脉血流速度的异常者,比仅有动脉血流速度异常者有更高的并发症及死亡率[68]。这些研究和随后的一些分析证实,仅依据脐动脉多普勒来评估胎儿是不合适的,尤其是在评估 34 周之前的早发型 FGR。结合大脑中动脉和静脉多普勒可提供有关胎儿酸碱状态、死胎的风险和预期进展速度的最佳预测。

伴有脐动脉多普勒指数升高的生长受限胎儿中,静脉多普勒参数正常的脑保护作用与 pH 值正常的低氧血症有关。静脉多普勒参数升高,无论是否伴随胎儿脐静脉搏动,都可增加胎儿酸血症的风险。随着接下来静脉导管多普勒指数的上升,这种关联会更加明显。根据截断点(2 个或 3 个标准差),并结合静脉检查,预测酸血症的敏感性可达 70%～90%,特异性达 70%～80%。异常静脉多普勒参数是预测死胎最准确的指标。即使在动脉多普勒明显异常的胎儿(如舒张末期血流缺失或反向),发生死胎的风险在大多数情况下也只限于那些静脉多普勒异常的胎儿。死胎的风险随着静脉多普勒异常程度的升高而增加,尤其出现静脉导管血流缺失或反向 α 波,以及脐静脉双相或三相血流时。在未足月严重的 FGR 中,25% 的死胎的多普勒监测的敏感性为 65%,特异性为 95%[69]。

尽管新生儿发病率主要由分娩时的孕周所决定,但新生儿死亡是多因素的结果,两者都和多普勒异常有关。动脉血流的再分配以及脑保护并不增加新生儿严重并发症。相比之下,静脉导管多普勒指数增高 2 个标准差提示新生儿并发症将增加 3 倍,进一步升高则会导致新生儿并发症相关风险增加 11 倍。

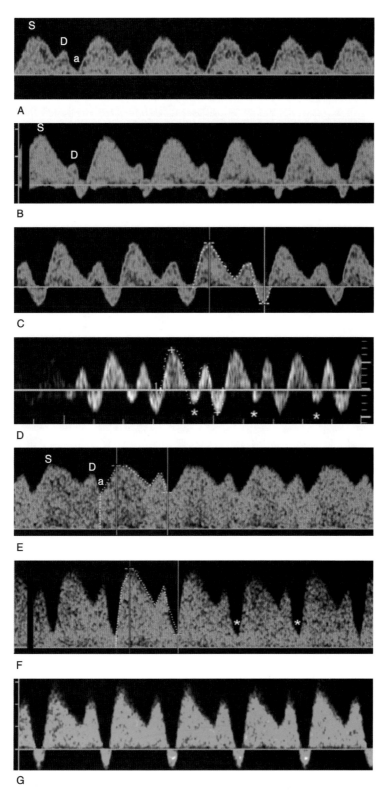

图 33-14 正常与异常的心前静脉流速波形。下腔静脉和静脉导管是最常用来评估心前静脉的指标,而脐静脉血流速度波形主要是定性评估。**A.** 下腔静脉显示了典型的三相模式,即收缩期和舒张期峰值(分别为 S,D)。**B.** 在生理条件下,这个 a 波可能倒置。**C.** 下腔静脉流速波形异常,即在第一个波谷的前向血流相对减少,D 波及 a 波。**D.** 在极端情况下,血流可能在第一个波谷发生反向(＊)。**E.** 与下腔静脉相比,在 S 波,D 波及 A 波时,静脉导管在心动周期保持高速顺行性灌注。**F.** 心房收缩期血流速度减少(＊)是首要异常信号,并导致多普勒指数增加。**G.** 中央静脉压力显著增高时,血液流动在心房收缩时可能反向

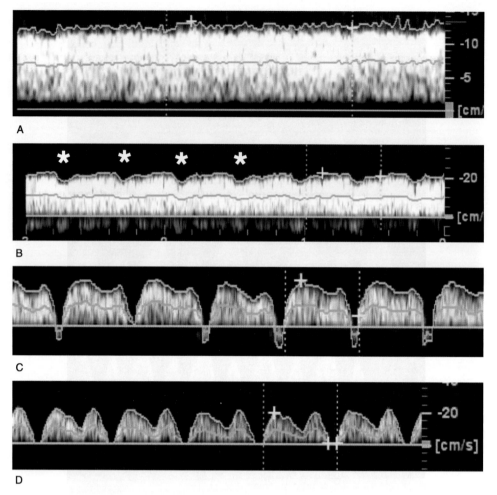

图 33-15　正常和异常脐静脉血液流速图。脐静脉血流通常是连续的(**A**)，在胎盘血流阻力中度增高和/或羊水过少时可观察到单相的脐静脉血流(★号处)(**B**)增加的中心静脉压造成的血液反向可导致双相和三相的脉动。

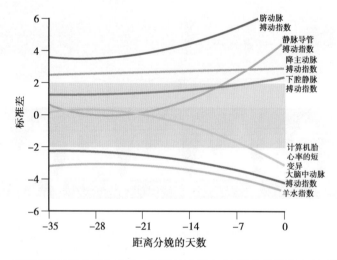

图 33-16　产前检测变量的纵向进展。该图显示了在 32 周前分娩的生长受限胎儿相应的动静脉多普勒参数、羊水指数、计算机胎儿心率的短变异(STV)的变化趋势。从图中可以看出，动脉多普勒参数在分娩前 5 周即可出现异常；而静脉多普勒和短变异在分娩前 1 周才开始恶化。(From Hecher K,Bilardo CM,Stigter RH,et al. Monitoring of fetuses with intrauterine growth restriction:a longitudinal study. Ultrasound Obstet Gynecol. 2001;18;564.)

胎儿脐动脉舒张末期血流的缺失或反向，但静脉多普勒指数正常者，其新生儿死亡率为 5%~18%。静脉导管多普勒指数高于 2 个标准差者，新生儿死亡率是该水平的两倍，尽管其预测的敏感性仅为 38%，但特异性可达 98%。

总之，胎儿脐带、大脑及心脏血管的多普勒评估为生长受限胎儿的诊断和预后提供了重要依据。随着静脉多普勒指数的增高，胎儿酸血症和死胎的风险增高。多普勒指数进一步的异常预示疾病恶化的加速，胎儿监测的频率需要加大。对于生长受限的胎儿，多普勒评估是对其他监测手段很好的补充。

胎儿侵入性检查

过去，常常通过脐血穿刺来直接检测胎儿的酸碱状况和分析染色体核型。Nicolini 等通过脐血穿刺检测了 58 例生长受限胎儿的样本，除染色体核型分析之外还分析了其酸碱状态。他们发现，较无血流异常的胎儿，脐动脉多普勒舒张末期血流缺失时，胎儿血液中的 pH 值、二氧化碳分压（pCO_2）、pO_2 和碱当量都将有显著差异。然而，他们观察到酸碱状态和围产期结局之间并没有关系。Pardi 等[70]检测了 56 例生长受限胎儿的脐血酸碱状态，证实了酸碱状态与胎心监测及 UA 多普勒波形分析结果之间的关联。如果胎心监护和多普勒结果均正常，则低氧血症和酸血症都不会发生。当二者均异常时，64% 的生长受限胎儿出现酸碱失衡。这些异常结果对预后的意义还不清楚。由于脐血穿刺的好处并不多，并发症的发生率也高，而且有比较准确的非侵入手段来评估胎儿的酸碱状态，加上羊水细胞快速核型分析技术的应用，因此，**目前不是很主张进行脐血穿刺检查**。

预测胎儿损害的进展

对疾病进展的预测是 FGR 处理的关键组成部分，因为它决定了胎儿监测的间隔时间以及进行干预的时机。虽然胎儿状态的恶化在所有监测手段中都会有所体现，但是羊水量和胎儿动静脉的多普勒参数是病情进展的最佳预测指标（图 33-17）。**然而，发病时的孕周对临床表现、FGR 的诊断和处理都具有重要影响。早发型生长受限的患者（孕 34 周前），由于胎儿存活率显著降低以及分娩后死亡率较高，所以在这种情况下，特别强调延长孕周对于妊娠安全的重要性**[71,72]。**晚发型 FGR（孕 34 周后）通常不会影响分娩时机的决定，因为新生儿发生相关并发症的风险较低。然而，晚发型 FGR 是一个重要的临床问题，50% 以上不可预期的足月死胎与之相关**[73]。因此，对于足月妊娠来说，更为紧迫的问题是识别生长受限的胎儿，而不是终止妊娠的时机（参见前面关于诊断工具及临床检查的章节）。一旦确诊了 FGR 的胎儿，要认识到管理中的重要差异有助于临床决策，这种决策应该建立在监督检查结果的基础上。在每次胎儿监测时，需要做出的主要选择是，是否需要进行干预以及下一次监测的间隔时间。干预的阈值点要权衡胎儿及新生儿的风险，在孕周较早时，由于新生儿的发病率高，其干预阈值也较高，随着孕周的增长，干预阈值也逐渐降低。胎儿监测的间隔时间一般是凭经验而定，但如果出现胎儿情况恶化的征象，提示病情进展，监测间隔周期应缩短。这就需要对典型的早发和迟发型 FGR 病情进展模式进行分析[11,74]。

正如 Farine 等人的一项研究所示，单凭脐动脉多普勒无法提供准确的预测，因为当出现多普勒异常时，FHR 从正常进展到异常所需的时间是不定的，从 0~49 天不等。一般而言，28 周之前的早发型 FGR 与严重的胎盘血管病变有关，往往引起多普勒的明显改变。相反，近足月的 FGR 通常只伴有轻微的胎盘病变，因此只有轻微的多普勒改变。无论多普勒的结果如何，在整个孕期都可以观察到羊水量和胎儿行为反应的减少。因此，纵向进展和临床表现也因胎龄的不同而不同，并且受控于母体疾病[75]。34 周以后，如果脐动脉波形正常或接近正常，大脑中动脉血流速度波形和/或 CPR 的评估，对胎盘相关疾病的判断以及决定监测的频率是有必要的[47]。胎儿的胎盘血流阻力升高、大脑中动脉的脑保护效应启动或羊水指数下降则表明病情加重。一旦脑保护效应建立，若观察到脐动脉舒张末期血流缺失、胎盘血流阻力和心前静脉多普勒指数平行增高则提示病情进展到了下一个阶段。尽管这些改变可能需要数周，我们对病情进展的评估频率也应该是每周两次而不是每周一次。当胎儿损害加重，脐血管血流阻力会进一步升高（最终导致舒张末期血流倒置），而静脉多普勒指数的上升则波动在一个较大的范围（见图 33-15）。**Baschat，Ferrazzi，Hecher 及 Bilardo 的研究表明，有 40% 的未足月生长受限胎儿病情加重时，在分娩前一周会出现静脉多普勒指数增高（图 33-18、图 33-19 及图 33-16）**。在分娩当天，另外的 20% 病情进一步恶化。在脐动脉血流阻力增高的胎儿中，心前静脉多普勒指数增高的发生时间平均要比生物物理评分降低早一周。这些结果对于决定胎儿监测的频率有重要的影响。例如，一个静脉多普勒指数升高的未足月生长受限胎儿，即使 BPP 评分为 10 分，也并不能确保在接下来的一周胎儿状态能够持续稳定。事实上，很大一部分这样的胎儿大约在 1 天左右会出现 BPP<6 分[20]。因此，对这样的胎儿来说，每周三次甚至每天一次的监测都是必要的。Divon 等进行的一项研究对这个进行了很好的阐述。在这项研究中，对脐动脉血流缺失的胎儿每天一次进行 BPP 评分。终止妊娠的指征包括母体因素、BPP<6、羊水过少、胎肺已成熟以及胎龄>36 周。通过如此密集的监测，未发生死胎及脐动脉血 pH<7.2 的情况。

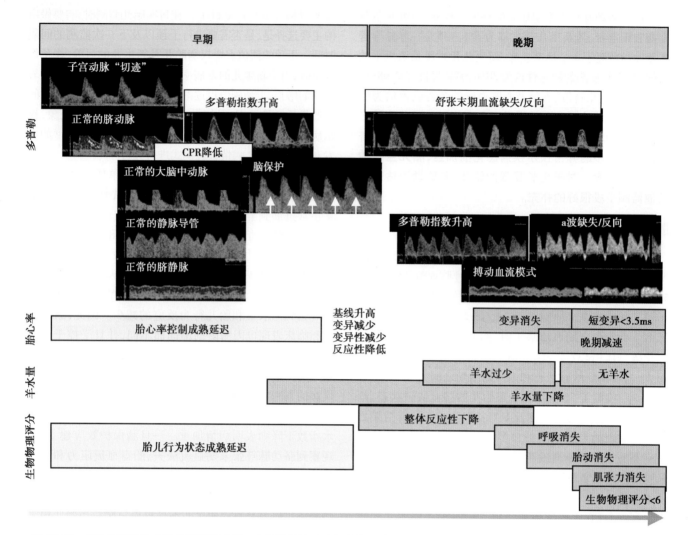

图 33-17　各种检测系统中胎儿损害的进展。这张图总结了胎盘功能不全的早期和晚期反应。胎盘循环中的多普勒变量异常要比脑循环异常出现的早。胎心率（FHR），羊水量（AFV），和生物物理评分（BPS）在这个时候仍然是正常的，计算机分析胎儿的行为模式可记录发育迟缓，因此计算机分析是有必要的。随着进展到晚期反应，静脉多普勒异常在胎儿循环的特点往往是胎儿动态变量的连续丢失，常伴羊水量的下降。生物物理变量的下降显示了与酸碱状态的可重复关系。因为 BPS 是五项评分之和，BPS<6分常常出现较晚，或者是突然发生。静脉导管 a 波的缺失或反向、计算机胎心率分析短变异的减少、自发性晚期减速，和异常 BPS 是最严重的异常测试结果。如果适应机制失效且胎儿尚未娩出，则可能发生死胎

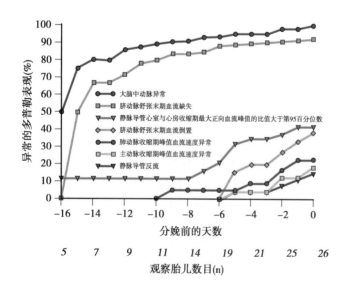

图 33-18　生长受限胎儿发病早期及晚期的多普勒结果。这幅图表显示了所检查的每个胎儿血管出现多普勒异常的累积时间曲线。大脑中动脉脑保护效应和舒张末期脐动脉血流缺失最早在分娩前 16 天被观察到（修改自 Ferrazzi E，Bozzo M，Rigano S，et al. Temporal sequence of abnormal Doppler changes in the peripheral and central circulatory systems of the severely growth-restricted fetus. *Ultrasound Obstet Gynecol.* 2002；19：140. ）

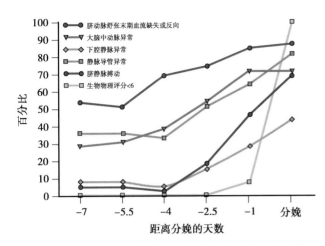

图 33-19 多普勒及生物物理参数的相继恶化。这幅图显示,在分娩前 1 周,相应血管出现多普勒异常的百分率及生物物理评分小于 6 分的发生率。多普勒异常改变在胎儿生物物理评分降低之前即已出现

最近的一项名为前瞻性试验来优化 FGR 胎儿健康(Prospective Observational Trial to Optimize Pediatric Health in IUGR,PORTO)的研究发现,对 34 周之前严重生长受限的胎儿进行多普勒监护时,仍具有挑战性[48]。**异常的 UA 多普勒声像,尤其是胎儿估重低于第 3 百分位数的妊娠(不管是否合并羊水过少),其不良结局的风险会增加。**然而,大约在 31 周后,生长受限的胎儿并不像 31 周前那样,遵循一定的模式或顺序而出现多普勒异常。而且无法预测胎儿在出现异常的生物物理评分之前会表现出怎样的多普勒异常。因此,一旦检测到严重的静脉多

普勒改变,基本上可以确定胎儿已出现酸血症了[76]。值得注意的是,孕 30 周以后,很大一部分脐动脉血流缺失的胎儿因被收住院而已不在 PORTO 的试验范围之内了。

当多普勒及生物物理评分结果异常时,在 70% ~ 80% 的 FGR 的患者中,34 周之前即可观察到疾病的进展[11,20]。通过脐动脉舒张末期流速(end-diastolic velocity,EDV)可以预测两种类型的病情进展速度。在诊断的最初 2 周内,如果出现脐动脉血流缺失,往往会在诊断后的 4 周内出现静脉多普勒及生物物理评分结果进一步的恶化(图 33-20)。如果脐动脉舒张末期血流可以维持更长时间,诊断后的 6 周内可能不会恶化。在 >34 周的晚发型生长受限的胎儿中,可能还有其他的一些表现。脐动脉血流阻力可能是正常的,脑保护效应也可能是唯一感知缺氧的多普勒指标,其监测频率应该增加到每周 2 次[15]。另外,多普勒指标可能是正常的,那么羊水过少和/或胎儿生物物理评分变量异常就成为了仅有的能够提示胎盘功能不全的指标。同样的,疾病进展速度可能因临床案例不同而有很大区别,在观察到新发的脑保护效应之前,脐动脉多普勒参数可持续正常达 9 周之久。**基于这些可变的时间标度和疾病进展模式,多种监测手段相结合更能提供疾病进展的证据。如果应用了 BPP 评分,必须密切关注羊水情况,因为这是反映纵向发展的唯一指标。评估 FGR 胎儿各个孕周心血管及行为反应最全面的方法叫做"整合胎儿监测"。**

FGR 的整合胎儿监测要求熟练地联合应用 BPP 以

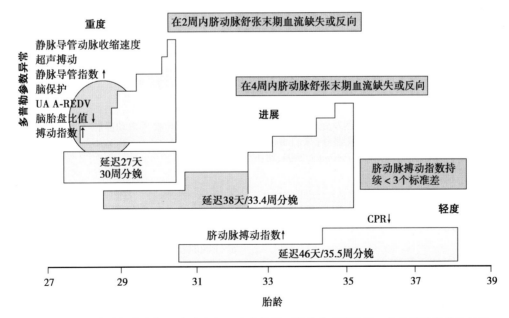

图 33-20 基于脐动脉舒张末期血流速度(EDV)变化的两类临床病情进展。在诊断为胎儿生长受限的最初 2 周内,如果出现脐动脉血流缺失,则常常会在诊断后的 4 周内出现静脉多普勒及生物物理异常改变(上图中间部分)。然而,如果脐动脉舒张末期血流可以维持更长时间,则诊断后的 6 周内可能都不会出现这些异常(上图底部部分)。UAA-REDV,脐动脉舒张末期血流缺失/反向

及动静脉多普勒检查[77]。多普勒检查包括了对脐动脉、大脑中动脉、静脉导管及脐静脉游离段的血流检测。与此同时，孕妇自数胎动（kick counts）也是对监护的一个补充。监测至少应该从 24 周之后开始。对那些有脐动脉搏动指数升高、正向舒张末期血流及不存在其他异常的胎儿来说，需行每周一次的 BPP 及每两周一次的多血管多普勒监测。一旦出现脑保护效应，多普勒监测的间隔时间应该缩短至每周一次。如果羊水指数<5cm，或有

脐动脉舒张末期血流缺失，监测的间隔时间应缩短至每 3～4 天一次。当静脉导管的多普勒指数升高小于 2 个 SD 值，则监测的频率应该增加至每 2～3 天一次。如果静脉导管的多普勒指数进一步增加，就需要每天监测，根据当地医院的情况，或者谨慎一点收住院观察。不管最后一次检查结果如何，一旦母体出现身体状况的改变，尤其是子痫前期进展，就必须重新评估胎儿情况（图 33-21）。

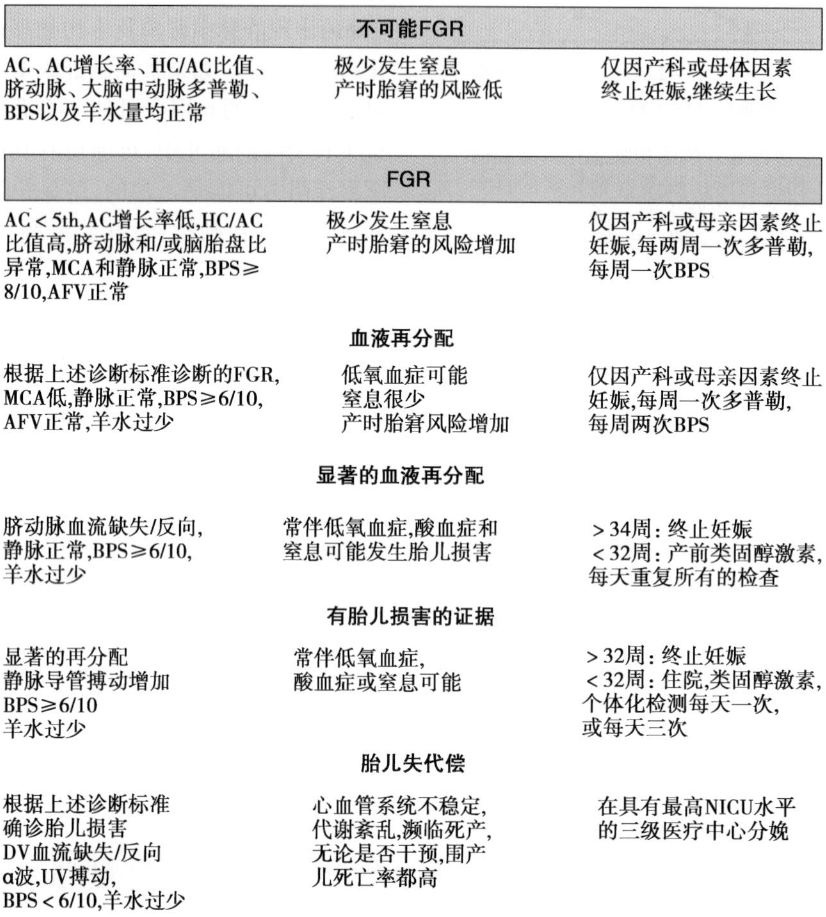

不可能FGR		
AC、AC增长率、HC/AC比值、脐动脉、大脑中动脉多普勒、BPS以及羊水量均正常	极少发生窒息产时胎窘的风险低	仅因产科或母体因素终止妊娠，继续生长

FGR		
AC < 5th,AC增长率低,HC/AC比值高,脐动脉和/或脑胎盘比异常,MCA和静脉正常,BPS≥8/10,AFV正常	极少发生窒息产时胎窘的风险增加	仅因产科或母亲因素终止妊娠,每两周一次多普勒,每周一次BPS
血液再分配		
根据上述诊断标准诊断的FGR,MCA低,静脉正常,BPS≥6/10,AFV正常,羊水过少	低氧血症可能窒息很少产时胎窘风险增加	仅因产科或母亲因素终止妊娠,每周一次多普勒,每周两次BPS
显著的血液再分配		
脐动脉血流缺失/反向,静脉正常,BPS≥6/10,羊水过少	常伴低氧血症,酸血症和窒息可能发生胎儿损害	>34周:终止妊娠<32周:产前类固醇激素,每天重复所有的检查
有胎儿损害的证据		
显著的再分配静脉导管搏动增加BPS≥6/10羊水过少	常伴低氧血症,酸血症或窒息可能	>32周:终止妊娠<32周:住院,类固醇激素,个体化检测每天一次,或每天三次
胎儿失代偿		
根据上述诊断标准确诊胎儿损害DV血流缺失/反向α波,UV搏动BPS < 6/10,羊水过少	心血管系统不稳定,代谢紊乱,濒临死产,无论是否干预,围产儿死亡率都高	在具有最高NICU水平的三级医疗中心分娩

图 33-21 整合胎儿监测及处理流程。妊娠并发 FGR 的管理要考虑动静脉多普勒及生物物理评分的五个组成部分（来自 Baschat AA, Hecher K. Fetal growth restriction due to placental disease. *Semin Perinatol.* 2004;28:67. ）

终止妊娠的时机

处理 FGR 时，由于缺乏确切的治疗方案，选择合适的分娩时机至关重要。**原则上，终止妊娠时机的选择需权衡胎儿的风险及可预期的分娩风险。**胎儿发育不成熟是主要考虑因素，这也使得未足月 FGR 的处理充满挑战。一般来说，24～28 周的新生儿死亡率显著下降，而新生儿围产期并发症从那以后至 32 周之间下降最为明显。尽管几乎没有 RCT 着重研究 FGR 的分娩时机，生长

受限干预试验（Growth Restriction Intervention Trial, GRIT）阐明了几个重要的观点[78]。这个前瞻性多中心试验把超过 500 名合并 FGR 的妇女，在主管医生也无法确定分娩时机的情况下，随机分为两组：即时分娩组和延迟分娩组。在延迟分娩组，分娩被推迟，直到产科医生确定有分娩必要或胎儿监测明显异常为止。平均分娩延迟为 4.5 天（中位数），但是，两组的短期结局并无显著差异（表 33-4）。**早期分娩增加了与新生儿的死亡率增高有关的围产儿死亡率，而延迟分娩增加了死胎的风险。**分娩时机对新生儿 2 岁时的神经发育没有影响。但是在 32 周之前分娩的胎儿里，神经系统发育不良很大程度归因

于早产所导致的新生儿并发症。2010 年,Walker 等人[79]发表的 6 至 13 岁的 GRIT 研究结果显示,两组研究对象在认知、语言、行为及掌控力均较为相似(占最初研究对象的一半)。这说明 FGR 胎儿神经系统的损害可能在决定分娩时机之前就已经发生了。其他一些观察性的研究也提出了孕周对围产期并发症的影响。产前就确诊为生长受限的胎儿,孕周的影响远远超过其他的围产期变量。正常情况下,**27 周后的生存率及整体生存率超过 50%,但若出生体重低于 550g 者发生新生儿死亡的风险高**[80,81]。**28 周以后,胎儿静脉多普勒指标的日趋严重对新生儿生存率有独立的影响**,而随着孕周进展,产后并发症也逐渐下降[72]。在那些尚未分娩的患者中,孕周也是影响围产期死亡率的一项重要因素。来自欧洲脐带及胎儿血流随机试验(**Trial of Randomized Umbilical and Fetal Flow in Europe,TRUFFLE**)的最近研究数据证实孕周越大,胎儿结局越好。这是一项以严重生长受限胎儿为研究对象的 **RCT**,分娩取决于胎心监测、早期静脉导管血流或晚期动脉导管血流的改变(缺失或反向 a 波,见图 33-14)。与之前的研究相比,新生儿结局有显著的改善,这归因于标准化的管理方案及过去十年来新生儿医疗水平的提高。最近发表的一项为期 2 年随访的研究表明,晚期静脉导管改变(缺失或反向 a 波)者,神经系统损害会减少[84]。

表 33-4 生长受限干预试验的结局

	即时分娩 (n=296)	延迟分娩 (n=291)
入院孕周	32(30~34)	32(29~34)
给予类固醇治疗	191(70%)	189(69%)
宫内治疗的天数	0.9(0.4~1.2)	4.9(2~10.8)
5 分钟 Apgar<7	25(9%)	17(6%)
脐带 pH<7.0	2(1%)	4(2%)
出院前死亡	29(10%)	27(9%)
死产	2	9
2 年后存活者	256	251
发育延迟 分娩后 2 年 (24~31 周)	14(13%)	5(5%)

摘自 GRIT 研究组。一项研究宫内受损早产儿分娩时机的随机试验:近期预后和 Bayesian 注释。BJOG. 2003;110;27; and Thornton JG, Hornbuckle J, Vail A, et al; The GRIT study group; Infant well-being at 2 years of age in the Growth Restriction Intervention Trial (GRIT): multicentred randomized trial. Lancet. 2004;364;513.

Frigoletto 早前曾强调过,大部分 FGR 胎儿的死亡都发生在 36 周之后,临产之前。足月不均称型宫内生长

干预(**Disproportionate Intrauterine Growth Intervention Trial at Term,DIGITAT**)的随机试验[85]表明,直至 38 周之前,新生儿并发症仍然是个值得关注的问题。因此,38 周前,我们需要明确终止妊娠的适应证,而非是否存在生长发育延迟。而 DIGITAT 试验的一个局限之处在于,缺少胎儿脐动脉和大脑中动脉的多普勒评估,也未将其整合在研究中。

以上这些研究指出了当今 FGR 的管理中几个至关重要的问题。患者需意识到与正常同胎龄的胎儿相比,生长受限胎儿的生存能力阈值和新生儿风险统计数据是不同的。尚未分娩的生长受限胎儿的主要风险来自于低氧血症到酸血症的进展以及死胎。当这些并发症的风险很高,且延长孕周也并无更多好处的情况下,应当终止妊娠。未足月 FGR,以下情况发生酸血症及死胎的风险是最高的:频发性晚期减速、羊水过少和/或无羊水、BPP<6 分、静脉导管多普勒指数增高超过 3 个标准差或伴随脐静脉搏动的静脉导管反向 a 波。FGR 孕周>37 周时,当出现脑保护效应、胎心率反应性消失或羊水量减少时,不可预计的死胎风险将会增加[15]。华盛顿大学一项近期的研究显示[86],尽管 37 周后胎儿总体的死产率较低,但如果继续妊娠,孕周每增加一周,死胎风险也会增加。因此他们推荐 FGR 胎儿终止妊娠的时间为 37~38 周。但因为这项研究不足之处是一个回顾性研究,而且那些胎死宫内的生长受限胎儿可能并没有被多普勒或其他产前测试所识别和随访。因此,说明的问题也可能是不全面的。

总体原则

未足月妊娠的监测与管理是非常具有挑战性的,这对 34 周前胎儿检查的准确度要求极高。一旦怀疑或者预计可能发生 FGR,就应该对胎儿进行相应的评估,并且每天评估母体自数胎动情况。每 2~4 周对胎儿生长进行一次 B 超评估。如果检查结果提示胎头持续生长,监测结果是正常的,则无需进行干预。了解本文中每一项胎儿监测的优势和局限性非常重要。NST 及胎儿动态指标(胎儿呼吸、胎动及肌张力)证明胎儿在检查时是健康的。因为传统的 NST 是在未足月胎儿中经常呈无反应型,所以,单独用它来作为评估胎儿健康的评估往往是不合适的。在未足月 FGR 中,可选择将脐动脉多普勒和生物物理评分相结合进行监测,这样能避免 NST 单独应用的局限性。在脐动脉舒张末期血流存在、羊水量正常、生物物理评分正常的情况下,一周一次的监测就已足够。监测频率应按照胎儿状况进行调整,并且严格按照上述标准终止妊娠。对于未足月 FGR,终止妊娠的时机尤为重要。将包括动静脉多普勒在内的多种监测形式联合起来,可对胎儿健康状况提供最全面的评估[61,87]。这种整合胎儿监测方法应该在具有做这些监测经验的中心进行。

对于 34 周之前即表现出生长受限的胎儿,应该考虑必要时使用糖皮质激素,并且持续进行胎心监测和补充氧。34 周之后,可以考虑通过羊膜腔穿刺检测胎肺成熟度,来决定终止妊娠的时机。所有的小于胎龄儿在 38 周时均需要考虑终止妊娠,因为,在此孕周难以准确的判断胎儿的病情变化。即使有最佳的管理,胎儿仍有可能存在一种目前尚不明确的,事先存在的致病因素,这种致病因素是无法改变的。

以下关于 SGA 胎儿分娩时机的建议主要是根据回顾性研究、记录及专家观点制定的一些指南,而不是根据临床随机试验,因为缺乏相对准确的随时临床试验,或者随机临床试验结果并不明确。这些指南与美国妇产科医师协会(American College of Obstetricians and Gynecologists,ACOG)的指南是一致的。

24～29 周之间

孕 24～27 周之间,生长受限的胎儿出生后存活的可能性低,因此,这一阶段干预的措施通常是针对母体的疾病,如重度子痫前期。根据胎儿指征来决定终止妊娠应该十分严格,必须存在有胎儿危害和死胎风险的强烈证据。往往需要个体化管理,多学科联合治疗是有帮助的,必须强调即使在 NICU 给予最大支持的情况下,新生儿结局也可能并不乐观。家长必须意识到即使尽了最大的尝试和努力,围产期死亡率也超过 50%[80,81]。基于回顾性研究资料,认为 29 周可能是一个重要的转折点。直到 29 周前,孕周可能是预测完整生存最强的一项指标,而且94% 的围产儿死亡率都发生在 29 周之前[80,88]。决定分娩可基于以下任何一个或多个联合起来的指标:胎心监护提示减速、BPP≤4 分、静脉导管反向 a 波(胎儿酸血症标的指标)。

29～34 周

终止妊娠的胎儿指征需考虑存在胎儿危害的确切证据,同时,如果可能的话,尽量完成一个周期的糖皮质激素治疗。终止妊娠的指征包括以下任何一个或多个联合指标:胎心监护提示减速、BPP≤4 分、静脉导管 a 波的缺失或反向。

34～37 周

在孕 34～37 周,终止妊娠的指征可以适当放宽,包括胎儿生长停滞(尤其是头围停止生长),羊水过少,羊膜腔穿刺证实胎肺已成熟、疾病加速进展的多普勒证据以及母体合并症。

>37 周

如果小于胎龄儿存在适当的持续性生长,并有正常的多普勒数据,正常的羊水量、正常的产前测试结果,母体无合并症,这可能代表一个正常的健康偏小的胎儿。因此,可选择于 38～39 周终止妊娠。

分娩

未足月的生长受限的胎儿出生后,要求最高水平的 NICU 护理,故提倡所有早发型 FGR 产前转运至合适的医疗机构。**由于很多生长受限的胎儿产时可能会发生窒息的情况,因此,分娩期管理需要进行持续的胎心监护。原则上,分娩方式应该由胎儿和母亲状况的严重性以及其他相关产科因素一同来决定。**当阴道分娩对母体和胎儿的风险过高时,可不经阴道试产而直接采取剖宫产终止妊娠。这些情况包括临产前出现胎儿酸血症,自发晚期减速或轻微的宫缩时即出现晚期减速。另外,脐动脉舒张末期血流缺失或反向时,胎儿不能耐受产程的概率高。因此对于严重生长受限胎儿来说,往往需要考虑剖宫产终止妊娠。当胎儿评估结果较少异常时,通常在孕周更大的情况下,根据宫颈 Bishop 评分,羊水量和催产的预期难度来决定分娩方式。有些作者认为 FGR 是运用前列腺素做宫颈准备的相对禁忌证。如果考虑促宫颈成熟,引产前行缩宫素应激试验对评估阴道分娩的可能性和安全性是有帮助的。药物或机械性的促宫颈成熟,伴随产程中的左侧卧位和吸氧,可能提高阴道分娩成功率。对于 FGR,产程中没有出现晚期减速预示结局良好。然而,**若出现了晚期减速,生长受限的婴儿窒息的发生率将远高于生长正常的婴儿。**

预后

FGR 对新生儿健康的损害可以是暂时性也可以是永久性。FGR 对出生时和新生儿期发生并发症的潜在影响已被广泛研究。此外,关于它对患儿中长期健康附加影响的研究也正在开展。然而,这种围产期对今后中长期健康的额外影响开始出现。最近,一个关于母体疾病胎儿起源的新研究领域指出,处于不良宫内环境是成年罹患心血管疾病和内分泌疾病的诱因(见第 5 章)。理解这些结局是很重要的,这可以使我们的管理策略从预防胎儿及新生儿的并发症转移到如何去改善中远期的结局。FGR 和产后转归之间关系的研究,最好是分成两个组,一个重点观察短期预后,另一个重点观察长期预后。

短期预后

最初研究 FGR 和新生儿发病率之间关系的研究认为,由于 FGR 的保护效应,使 FGR 胎儿的 RDS 和 IVH 发病率降低。后来的学说却并不支持这一观点。与胎龄相匹配的 SGA 和 AGA 胎儿比较，出生后其肺部成熟度指标以及需要呼吸机支持的频率并无差别。直到最近，几个大的试验认为 RDS、坏死性小肠结肠炎（necrotizing enterocolitis，NEC）、IVH、凝血障碍以及多器官功能障碍在生长受限的新生儿中更容易发生[89,90]。而且 FGR 新生儿的死亡率均较高。这些数据直接证明，FGR 不会减少任何新生儿疾病的发生。另外，还有些新生儿疾病的发病率是可以预计到的，包括胎粪吸入、新生儿低血糖、电解质异常。

FGR 胎粪吸入的发生率较正常胎儿高，而且主要发生在 34 周以后。这是因为窒息使胎儿在宫内发生喘息所导致的。过去，在分娩时常用 DeLee 导管对鼻咽和口咽进行仔细的抽吸，以此来减少胎粪吸入的发生。然而，现在更多数据表明这样处理的效果并不如预期。**为了迅速有效的解决新生儿问题，当一个可疑生长受限的胎儿即将分娩时，必须要在产房里准备新生儿相关的支持治疗的物品。**

生长受限的新生儿常常可发生**低血糖症**，这是因为他们糖原储备不足，并且其糖异生途径对低血糖的敏感性要比正常新生儿低[89]。为了预测低血糖症的风险，每个生长受限的新生儿都应该实施血糖监测。FGR 另一个普遍存在的问题是**低钙血症**，这可能是由于宫内酸中毒引起的相对性甲状旁腺功能减退所导致的。

继发于组织溶解的高磷血症也可能发生。由于症状的非特异性以及和低血糖症状的相关性，频繁的钙监测也是必要的。

肾损害导致的低钠血症也常发生于生长受限的新生儿。和 FGR 相关的肾脏并发症可能是由窒息引起，窒息可导致中枢神经系统损害而引起抗利尿激素（antidiuretic hormone，ADH）的异常分泌[89]。

生长受限的新生儿有患红细胞增多症，贫血，血小板减少症，以及复杂性血液紊乱疾病的风险，这些往往是分娩之后的长期问题。在生长受限的新生儿中红细胞增多症的发生率比正常重量的新生儿高出 3~4 倍。红细胞增多症的发生是由于组织缺氧刺激 RBC 生成，以及胎儿宫内窒息时胎盘向胎儿循环转移的血容量。如果分娩时缺氧，这些胎儿就会生成更多的红细胞。红细胞增多症可造成 RBC 破裂，是导致这些婴儿中**高胆红素血症**发病率高的原因之一。红细胞增多症是高黏血症的一个诊断标准，但其不一定会引起高黏血症，高黏血症可以导致毛细血管床血流淤滞和血栓形成。多器官系统都会受到影响，可引起肺动脉高压、肺梗死、NEC。在生长受限伴明显胎盘血流异常的早产儿中，可观察到贫血，并且往往是贫血和血小板减少症同时存在。如果 UA 舒张末期血流缺失，血小板减少症的风险将增加 10 倍以上。其原因可能是不正常的红细胞产生，再加上胎盘消耗的血小板和

红细胞。这种复杂的血液学异常的新生儿往往不能维持他们的血细胞计数，即使反复更换血液制品也于事无补。

低体温是生长受限婴儿另一种常见的问题，这是由于宫内营养不良使身体脂肪储备减少所导致的。如果未能及时发现和治疗，低体温可以使处于不稳定状态的生长受限婴儿的代谢机能恶化。

最后，鉴于生长受限可能引起多种胎儿期和新生儿期的并发症，其新生儿围产期死亡的风险也增高。现有报道的围产期死亡率不同，但显然都取决于新生儿所接受的围产期管理水平：接受了最优质的分娩期和新生儿管理的婴儿比那些未能接受这样密集护理的同龄对照组有着更低的围产期死亡率。

长期预后

分娩后，生长受限婴儿的最终生长潜能似乎很好。在几个纵向研究中观察到的追赶生长程度表明，这些婴儿有望有一个正常的生长曲线和一个正常的体格，尽管成人后较正常婴儿组的体格小。在一个对出生体重低于 1500 克婴儿的 8 年随访研究中[91]，75% 的生长受限婴儿实现身高体重达到第 10 百分位数以上。在出生体重在第 3 百分位数以下的婴儿中，60% 在 8 岁时体重到达第 25 百分位数。然而，尽管在身高和体重方面的增长较满意，头围偏小的婴儿中，有 50% 在 8 年随访中头围仍然低于第 10 百分位数[91]。还有人注意到，生长受限儿在婴儿早期经历了一个追赶生长期，但到 47 月龄时，仍维持在第 25 百分位数左右。出生体重低于 1250 克的婴儿在 1 岁时身高和体重仍然低于第 3 百分位数的人数，分别占所观察案例的 38% 和 46%[92]。总的来说，那些在接近分娩才出现生长受限的婴儿趋向于追赶生长，而那些更早发病并长时间存在有宫内生长受限的新生儿，在生长上将会继续落后。

生长受限婴儿远期的神经系统后遗症问题仍然没有解决。1972 年，Fitzhardinge 与 Steven[93] 对 96 名生长受限的婴儿进行了评估，他们注意到有 50% 男孩和 36% 女孩在学校表现不佳，其中 25% 有轻微脑部功能障碍。严重神经功能缺陷的发生率要低得多。另外，有研究表明，低出生体重和胎龄小是脑瘫的危险因素。**然而，大多数脑瘫的孩子并没有生长受限。**

Low 等的研究数据[94]反映了分娩期对生长受限胎儿进行监测的积极影响。据报道，在一个对 88 名生长受限婴儿的研究中，没有发现一例有严重的神经系统后遗症。他们确实发现，当与正常生长的对照组相比较时，生长受限的婴儿在心智发育方面显著落后，尤其是出生体重低于 2300g 组落后更加明显。这个研究与其他相关低出生体重婴儿研究数据有很好的相关性，**表明头围低于第 10 百分位数的生长受限婴儿具有严重神经系统后遗症的数**

量是有正常头围婴儿的 2~3 倍。有研究发现,头围在低于平均值 2 个标准差以下的足月 FGR 婴儿,在 7 岁时检测其智力和视觉运动,测试结果明显低于同龄对照组[95]。在一项以 7 岁儿童为对象的研究中(这些研究对象除 FGR 外没有其他围产期并发症),Walther 指出,与社会地位相匹配的同龄对照组相比,教师均反映 FGR 儿童更容易出现多动、集中注意力差和笨拙。在一个对 8 岁儿童学校表现的研究中,Robertson 等证实,与社会经济地位相匹配的对照组相比,生长受限的早产儿有发生多动症的趋势。Low 等[96]指出,在 9~11 岁的儿童中,仅 FGR 和社会经济地位对学习障碍有独立的影响。在这组儿童中,用脐动脉碱缺失评估的产时胎儿窒息与学习障碍无关。

几乎没有研究把神经系统发育与产前监护的补充内容联系起来。一个主要针对生长受限早产儿在 2 岁时发育结局的研究发现,**分娩时的孕周、出生体重和是否存在脐动脉舒张末期血流反向是运动和感觉神经发育健全与否的主要决定因素**。有趣的是,静脉多普勒异常和生物物理评分异常对神经发育的影响没有统计学意义[97]。

这些数据分析一致认为,**神经系统预后取决于生长受限的程度,特别是头部发育的影响、发病时间、婴儿出生时胎龄和出生后环境**。在孕 10~17 周之间,早期宫内损伤会限制神经细胞增殖,从而对神经功能产生显著的影响。

妊娠晚期,大脑发育以胶质细胞增殖、树突分支形成、突触间联系建立和髓鞘化为特征,这些发育一直持续到 2 岁。所以在晚孕期受到的损伤,更可能会恢复。**因此,适于胎龄早产儿较生长受限的早产儿神经发育更正常,严重神经缺陷发生情况更少**。足月 FGR 和正常体重出生儿的神经发育和生长发育曲线是相似的。据此可以反映出医生应该提高对生长受限婴幼儿的管理意识,其中包括状态监测,合适的出生前管理,孕期治疗和早期儿科干预等。除了发生 FGR 婴幼儿,早产的生长受限儿更容易发生宫内窒息和新生儿并发症。**如果生长受限伴有 26 周前胎儿滞后的头部发育,即使这些孩子足月出生,也会在 4 岁时发生严重的发育迟缓**。

6~13 岁之间的远期影响已经在生长受限干预实验(GRIT)中报道了。在没有任何特定的分娩发动机制下,两组患者(生长受限干预组和未干预组)的认知发育情况是相同的。概而言之,这些发现应引起人们的关注,它们都强调这样一个事实,宫内环境对于神经系统的发育有着显著的影响,这种影响发生在决定分娩时间之前。因此,分娩前干预试验来决定分娩时间并不证明分娩时间会对神经系统发育有明显的影响[97]。

生长受限胎儿的妊娠期管理问题在过去 10~15 年里已经越来越受到重视。生长受限婴儿成年后罹患代谢综合征、肥胖、高血压、糖尿病、冠脉综合征后中风的风险增加。更多有关胎儿管理和 FGR 成人远期结局的内容,可参阅本书第 5 章的内容。

关键点

- 虽然 FGR 和 SGA 这两个术语可交替使用,但 FGR 是指病理性的小胎儿,而 SGA 是指低于特定截断值但无特定病理变化的胎儿。
- FGR 是围产儿患病和死亡的主要原因,并可造成短期或终身疾病。
- 目前,FGR 仅根据胎儿大小来定义,但以下四种潜在因素导致的 FGR 会有不同的结局,即非整倍体异常、病毒感染、其他染色体综合征和胎盘功能不全。
- 识别胎盘功能不全导致的胎儿生长受限需要进行全面检查,包括胎儿腹围与脐动脉多普勒,排除胎儿畸形。也可进行有创性检查,明确有无非整倍体异常和病毒感染等因素。
- 胎儿表现为腹围偏小、解剖结构正常、羊水量偏少或正常、脐动脉多普勒异常时,则提示胎盘功能不全可能性较大。
- 适当的产前监测可以减少因生长受限造成的胎儿死亡,所有存在 FGR 风险的孕妇应进行严格的产前监测。
- 胎儿生物物理变量和心血管参数的恶化通常循序渐进,从疾病早期到晚期的参数变化可用于预测胎儿酸碱失衡和死胎的风险。
- 未足月 FGR 的产前监测需要结合多种检测手段,以便提供精确的胎儿评估,并指导干预治疗。
- 处理未足月 FGR 时,胎龄对终止妊娠的时机有重要影响。

参考文献

1. Savchev Wolfe HM, Gross TL, Sokol RJ. Recurrent small for gestational age birth: perinatal risks and outcomes. *Am J Obstet Gynecol.* 1987;157:288.
2. Mavrides E, Moscoso G, Carvalho JS, et al. The anatomy of the umbilical, portal and hepatic venous systems in the human fetus at 14-19 weeks of gestation. *Ultrasound Obstet Gynecol.* 2001;18:598.
3. Sparks JW, Girard JR, Battaglia FC. An estimate of the caloric requirements of the human fetus. *Biol Neonate.* 1980;38:113.
4. Khoury MJ, Erickson D, Cordero JE, et al. Congenital malformations and intrauterine growth retardation: a population study. *Pediatrics.* 1988;82:83.
5. Cowles T, Tatlor S, Zneimer S, et al. Association of confined placental mosaicism with intrauterine growth restriction [abstract]. *Am J Obstet Gynecol.* 1994;170:273.
6. Paolini CL, Marconi AM, Ronzoni S, et al. Placental transport of leucine, phenylalanine, glycine, and proline in intrauterine growth-restricted pregnancies. *J Clin Endocrinol Metab.* 2001;86:5427.
7. Soothill PW, Nicolaides KH, Campbell S. Prenatal asphyxia, hyperlacticaemia, hypoglycaemia, and erythroblastosis in growth retarded fetuses.

Br Med J. 1987;294:1051.

8. Kilby MD, Gittoes N, McCabe C, et al. Expression of thyroid receptor isoforms in the human fetal central nervous system and the effects of intrauterine growth restriction. *Clin Endocrinol (Oxf).* 2000;53:469.

9. Thilaganathan B, Athanasiou S, Ozmen S, et al. Umbilical cord blood erythroblast count as an index of intrauterine hypoxia. *Arch Dis Child Fetal Neonatal Ed.* 1994;70:F192.

10. Baschat AA, Kush M, Berg C, et al. The hematologic profile of neonates with growth restriction is associated with the rate and degree of prenatal Doppler deterioration. *Ultrasound Obstet Gynecol.* 2013;41:66-72.

11. Ferrazzi E, Bozzo M, Rigano S, et al. Temporal sequence of abnormal Doppler changes in the peripheral and central circulatory systems of the severely growth-restricted fetus. *Ultrasound Obstet Gynecol.* 2002;19:140.

12. Bellotti M, Pennati G, De Gasperi C, et al. Simultaneous measurements of umbilical venous, fetal hepatic, and ductus venosus blood flow in growth-restricted human fetuses. *Am J Obstet Gynecol.* 2004;190:1347.

13. Kiserud T. The ductus venosus. *Semin Perinatol.* 2001;25:11.

14. Reed KL, Anderson CF, Shenker L. Changes in intracardiac Doppler flow velocities in fetuses with absent umbilical artery diastolic flow. *Am J Obstet Gynecol.* 1987;157:774.

15. Crimmins S, Desai A, Block-Abraham D, Berg C, Gembruch U, Baschat AA. A comparison of Doppler and biophysical findings between liveborn and stillborn growth-restricted fetuses. *Am J Obstet Gynecol.* 2014;211(6):669.e1-669.e10.

16. Hecher K, Campbell S, Doyle P, et al. Assessment of fetal compromise by Doppler ultrasound investigation of the fetal circulation. Arterial, intracardiac, and venous blood flow velocity studies. *Circulation.* 1995;91:129.

17. Rizzo G, Capponi A, Pietropolli A, et al. Fetal cardiac and extracardiac flows preceding intrauterine death. *Ultrasound Obstet Gynecol.* 1994;4:139.

18. Arduini D, Rizzo G, Caforio L, et al. Behavioural state transitions in healthy and growth retarded fetuses. *Early Hum Dev.* 1989;19:155.

19. Henson G, Dawes GS, Redman CW. Characterization of the reduced heart rate variation in growth-retarded fetuses. *Br J Obstet Gynaecol.* 1984;91:751.

20. Baschat AA, Gembruch U, Harman CR. The sequence of changes in Doppler and biophysical parameters as severe fetal growth restriction worsens. *Ultrasound Obstet Gynecol.* 2001;18:571.

21. Ribbert LS, Nicolaides KH, Visser GH. Prediction of fetal acidaemia in intrauterine growth retardation: comparison of quantified fetal activity with biophysical profile score. *Br J Obstet Gynaecol.* 1993;100:653.

22. Vintzileos AM, Fleming AD, Scorza WE, et al. Relationship between fetal biophysical activities and umbilical cord blood gas values. *Am J Obstet Gynecol.* 1991;165:707.

23. Manning FA, Snijders R, Harman CR, et al. Fetal biophysical profile score. VI. Correlation with antepartum umbilical venous fetal pH. *Am J Obstet Gynecol.* 1993;169:755.

24. Ott WJ. Intrauterine growth restriction and Doppler ultrasonography. *J Ultrasound Med.* 2000;19:661.

25. Hecher K, Spernol R, Stettner H, et al. Potential for diagnosing imminent risk for appropriate- and small for gestational fetuses by Doppler examination of umbilical and cerebral arterial blood flow. *Ultrasound Obstet Gynecol.* 1995;5:247.

26. Baschat AA. Pathophysiology of fetal growth restriction: implications for diagnosis and surveillance. *Obstet Gynecol Surv.* 2004;59:617.

27. Hadlock FP, Harrist RB, Sharman RS, et al. Estimation of fetal weight with the use of head, body, and femur measurements—a prospective study. *Am J Obstet Gynecol.* 1985;151:333.

28. Smith PA, Johansson D, Tzannatos C, et al. Prenatal measurement of the fetal cerebellum and cisterna cerebellomedullaris by ultrasound. *Prenat Diagn.* 1986;6:133.

29. Baschat AA, Weiner CP. Umbilical artery Doppler screening for detection of the small fetus in need of antepartum surveillance. *Am J Obstet Gynecol.* 2000;182:154.

30. Divon MY, Chamberlain PF, Sipos L, et al. Identification of the small for gestational age fetus with the use of gestational age-independent indices of fetal growth. *Am J Obstet Gynecol.* 1986;155:1197.

31. Campbell S, Thoms A. Ultrasound measurement of the fetal head to abdomen circumference ratio in the assessment of growth retardation. *Br J Obstet Gynaecol.* 1977;84:165.

32. Warsof SL, Cooper DJ, Little D, et al. Routine ultrasound screening for antenatal detection of intrauterine growth retardation. *Obstet Gynecol.* 1986;67:33.

33. Ott WJ. The diagnosis of altered fetal growth. *Obstet Gynecol Clin North Am.* 1988;15:237.

34. Weiner CP, Sabbagha RE, Vaisrub N, et al. A hypothetical model suggesting suboptimal intra-uterine growth in infants delivered preterm. *Obstet Gynecol.* 1985;65:323.

35. Bernstein IM, Meyer MC, Capeless EL. "Fetal growth charts": comparison of cross-sectional ultrasound examinations with birthweight. *Maternal Fetal Med.* 1994;3:182.

36. Lackman F, Capewell V, Richardson B, et al. Fetal or neonatal growth curve: which is more appropriate in predicting the impact of fetal growth on the risk of perinatal mortality? *Am J Obstet Gynecol.* 1999;180:S145.

37. Rossavik IK, Deter RL. Mathematical modeling of fetal growth. I. Basic principles. *J Clin Ultrasound.* 1984;12:529.

38. Baschat AA, Towbin J, Bowles NE, et al. Is adenovirus a fetal pathogen? *Am J Obstet Gynecol.* 2003;189:758.

39. Veille JC, Kanaan C. Duplex Doppler ultrasonographic evaluation of the fetal renal artery in normal and abnormal fetuses. *Am J Obstet Gynecol.* 1989;161:1502.

40. Magann EF, Chauhan SP, Barrilleaux PS, et al. Amniotic fluid index and single deepest pocket: weak indicators of abnormal amniotic volumes. *Obstet Gynecol.* 2000;96:737.

41. Manning FA, Hill LM, Platt LD. Qualitative amniotic fluid volume determination by ultrasound: antepartum detection of intrauterine growth retardation. *Am J Obstet Gynecol.* 1981;193:254.

42. Groome LJ, Owen J, Neely CL, et al. Oligohydramios: antepartum fetal urine production and intrapartum fetal distress. *Am J Obstet Gynecol.* 1991;165:1077.

43. Hecher K, Campbell S. Characteristics of fetal venous blood flow under normal circumstances and during fetal disease. *Ultrasound Obstet Gynecol.* 1996;7:68.

44. Neilson JP, Alfirevic Z. Doppler ultrasound for fetal assessment in high risk pregnancies. *Cochrane Database Sys Rev.* 2000;(2):CD000073.

45. Westergaard HB, Langhoff-Roos J, Lingman G, et al. A critical appraisal of the use of umbilical artery Doppler ultrasound in high-risk pregnancies: use of meta-analyses in evidence-based obstetrics. *Ultrasound Obstet Gynecol.* 2001;17:466.

46. Yagel S, Anteby EY, Shen O, et al. Simultaneous multigate spectral Doppler imaging of the umbilical artery and placental vessels: novel ultrasound technology. *Ultrasound Obstet Gynecol.* 1999;14:256.

47. Bahado-Singh RO, Kovanci E, Jeffres A, et al. The Doppler cerebroplacental ratio and perinatal outcome in intrauterine growth restriction. *Am J Obstet Gynecol.* 1999;180:750.

48. Unterscheider J, Daly S, Geary MP, et al. Optimizing the definition of intrauterine growth restriction: the multicenter prospective PORTO Study. *Am J Obstet Gynecol.* 2013;208(4):290.e1-e6.

49. Yaron Y, Cherry M, Kramer RL, et al. Second-trimester maternal serum marker screening: maternal serum alpha-fetoprotein, beta-human chorionic gonadotropin, estriol, and their various combinations as predictors for pregnancy outcome. *Am J Obstet Gynecol.* 1999;181:968.

50. Bower S, Kingdom J, Campbell S. Objective and subjective assessment of abnormal uterine artery Doppler flow velocity waveforms. *Ultrasound Obstet Gynecol.* 1998;12:260.

51. Bujold E, Roberge S, Lacasse Y, et al. Prevention of preeclampsia and intrauterine growth restriction with aspirin therapy started early in pregnancy—a meta analysis. *Obstet Gynecol.* 2010;116:402.

52. Battaglia C, Artini PG, D'Ambrogio G, et al. Maternal hyperoxygenation in the treatment of intrauterine growth retardation. *Am J Obstet Gynecol.* 1992;167:430.

53. Karsdorp VH, van Vugt JM, Dekker GA, et al. Reappearance of end-diastolic velocities in the umbilical artery following maternal volume expansion: a preliminary study. *Obstet Gynecol.* 1992;80:679.

54. Deren O, Karaer C, Onderoglu L, et al. The effect of steroids on the biophysical profile and Doppler indices of umbilical and middle cerebral arteries in healthy preterm fetuses. *Eur J Obstet Gynecol Reprod Biol.* 2001;99:72.

55. Soothill PW, Ajayi RA, Campbell S, et al. Relationship between fetal acidemia at cordocentesis and subsequent neurodevelopment. *Ultrasound Obstet Gynecol.* 1992;2:80.

56. Matthews DD. Maternal assessment of fetal activity in small-for-dates infants. *Obstet Gynecol.* 1975;45:488.

57. Pazos R, Vuolo K, Aladjem S, et al. Association of spontaneous fetal heart rate decelerations during antepartum nonstress testing and intrauterine growth retardation. *Am J Obstet Gynecol.* 1982;144:574.

58. Gabbe SG, Freeman RD, Goebelsmann U. Evaluation of the contraction stress test before 33 weeks ' gestation. *Obstet Gynecol.* 1978;52:649.

59. Lin CC, Devoe LD, River P, et al. Oxytocin challenge test and intrauterine growth retardation. *Am J Obstet Gynecol.* 1981;140:282.

60. Ribbert LS, Snijders RJ, Nicolaides KH, et al. Relationship of fetal biophysical profile and blood gas values at cordocentesis in severely growth-retarded fetuses. *Am J Obstet Gynecol.* 1990;163:569.

61. Baschat AA, Galan HL, Bhide A, et al. Doppler and biophysical assessment in growth restricted fetuses: distribution of test results. *Ultrasound Obstet Gynecol.* 2006;27:41.

62. Savchev S, Figueras F, Sanz-Cortes M, et al. Evaluation of an optimal ges-

tational age cut-off for the definition of early- and late-onset fetal growth restriction. *Fetal Diagn Ther.* 2014;36(2):99-105.

63. Harrington K, Thompson MO, Carpenter RG, et al. Doppler fetal circulation in pregnancies complicated by pre-eclampsia or delivery of a small for gestational age baby: 2. Longitudinal analysis. *Br J Obstet Gynaecol.* 1999;106:453.

64. Bilardo CM, Wolf H, Stigter RH, et al. Relationship between monitoring parameters and perinatal outcome in severe, early intrauterine growth restriction. *Ultrasound Obstet Gynecol.* 2004;23:119.

65. Guzman ER, Vintzileos AM, Martins M, et al. The efficacy of individual computer heart rate indices in detecting acidemia at birth in growth-restricted fetuses. *Obstet Gynecol.* 1996;87:969.

66. Morrow RJ, Adamson SL, Bull SB, et al. Effect of placental embolization on the umbilical artery velocity waveform in fetal sheep. *Am J Obstet Gynecol.* 1989;161:1055.

67. Arduini D, Rizzo G, Romanini C. The development of abnormal heart rate patterns after absent end-diastolic velocity in umbilical artery: analysis of risk factors. *Am J Obstet Gynecol.* 1993;168:50.

68. Baschat AA. Doppler application in the delivery timing of the preterm growth-restricted fetus: another step in the right direction. *Ultrasound Obstet Gynecol.* 2004;23:111.

69. Baschat AA, Gembruch U, Weiner CP, et al. Qualitative venous Doppler waveform analysis improves prediction of critical perinatal outcomes in premature growth-restricted fetuses. *Ultrasound Obstet Gynecol.* 2003; 22:240.

70. Pardi G, Cetin I, Marconi AM, et al. Diagnostic value of blood sampling in fetuses with growth retardation. *N Engl J Med.* 1993;328:692.

71. The GRIT study group. A randomised trial of timed delivery for the compromised preterm fetus: short term outcomes and Bayesian interpretation. *BJOG.* 2003;110:27.

72. Baschat AA, Cosmi E, Bilardo CM, et al. Predictors of neonatal outcome in early-onset placental dysfunction. *Obstet Gynecol.* 2007;109:253.

73. Froen JF, Gardosi JO, Thurmann A, et al. Restricted fetal growth in sudden intrauterine unexplained death. *Acta Obstet Gynecol Scand.* 2004; 83:801.

74. Hecher K, Bilardo CM, Stigter RH, et al. Monitoring of fetuses with intrauterine growth restriction: a longitudinal study. *Ultrasound Obstet Gynecol.* 2001;18:564.

75. Hershkovitz R, Kingdom JC, Geary M, et al. Fetal cerebral blood flow redistribution in late gestation: identification of compromise in small fetuses with normal umbilical artery Doppler. *Ultrasound Obstet Gynecol.* 2000; 15:209.

76. Unterscheider J, Daly S, Geary MP, et al. Predictable progressive Doppler deterioration in IUGR: does it really exist? *AJOG.* 2014;209:539e1-e7.

77. Baschat AA. Integrated fetal testing in growth restriction: combining multivessel Doppler and biophysical parameters. *Ultrasound Obstet Gynecol.* 2003;21:1.

78. Thornton JG, Hornbuckle J, Vail A, et al., The GRIT study group. Infant well-being at 2 years of age in the Growth Restriction Intervention Trial (GRIT): multicentred randomized trial. *Lancet.* 2004;364:513.

79. Walker DM, Marlow N, Upstone L, et al. Long term outcomes in a randomized trial of timing of delivery in fetal growth restriction. *Am J Obstet Gynecol.* 2011;204:34.e1.

80. Baschat AA, Bilardo CM, Germer U, et al. Thresholds for intervention in severe early onset growth restriction. *Am J Obstet Gynecol.* 2004;191: S143.

81. Garite TJ, Clark R, Thorp JA. Intrauterine growth restriction increases morbidity and mortality among premature neonates. *Am J Obstet Gynecol.* 2004;191:481.

82. Lees C, Marlow N, Arabin B, et al. Perinatal morbidity and mortality in early-onset fetal growth restriction: cohort outcomes of the trial of randomized umbilical and fetal flow in Europe (TRUFFLE). *Ultrasound Obstet Gynecol.* 2013;42:400-408.

83. Lees CC, Marlow N, van Wassenaer-Leemhuis A, et al. 2 year neurodevelopmental and intermediate perinatal outcomes in infants with very preterm fetal growth restriction (TRUFFLE): a randomized trial. *Lancet.* 2015 (E pub ahead of print).

84. Boers KE, van Wyk L, van der Post JA, et al. DIGITAT Study Group. Neonatal morbidity after induction vs expectant monitoring in intrauterine growth restriction at term: a subanalysis of the DIGITAT RCT. *Am J Obstet Gynecol.* 2012;206(4).

85. Trudell AS, Cahill AG, Tuuli MG, et al. Risk of stillbirth after 37 weeks in pregnancies complicated by small-for-gestational-age fetuses. *Am J Obstet Gynecol.* 2013;208:376.e1-e7.

86. Baschat AA, Gembruch U, Weiner CP, et al. Combining Doppler and biophysical assessment improves prediction of critical perinatal outcomes. *Am J Obstet Gynecol.* 2002;187:S147.

87. Mariari G, Hanif F, Treadwell MC, Kruger M. Gestational age at delivery and Doppler waveforms in very preterm intrauterine growth-restricted fetuses as predictors of perinatal mortality. *J Ultrasound Med.* 2007;26: 555-559.

88. McIntire DD, Bloom SL, Casey BM, et al. Birth weight in relation to morbidity and mortality among newborn infants. *N Engl J Med.* 1999; 340:1234.

89. Ley D, Wide-Swensson D, Lindroth M, et al. Respiratory distress syndrome in infants with impaired intrauterine growth. *Acta Paediatr.* 1997;10:1090.

90. Kitchen WH, Richards A, Ryan MM, et al. A longitudinal study of very low-birthweight infants. II: Results of controlled trial of intensive care and incidence of handicaps. *Dev Med Child Neurol.* 1979;21:582.

91. Kitchen WH, McDougall AB, Naylor FD. A longitudinal study of very low-birthweight infants. III: Distance growth at eight years of age. *Dev Med Child Neurol.* 1980;22:1633.

92. Kumar SP, Anday EK, Sacks LM, et al. Follow-up studies of very low birthweight infants (1,250 grams or less) born and treated within a perinatal center. *Pediatrics.* 1980;66:438.

93. Fitzhardinge PM, Steven EM. The small-for-dates infant. II: Neurological and intellectual sequelae. *Pediatrics.* 1972;50:50.

94. Low JA, Galbraith RS, Muir D, et al. Intrauterine growth retardation: a preliminary report of long-term morbidity. *Am J Obstet Gynecol.* 1978; 130:534.

95. Strauss R, Dietz WH. Growth and development of term children born with low birth weight: effects of genetic and environmental factors. *J Pediatr.* 1998;133:67.

96. Low JA, Handley-Derry MH, Burke SO, et al. Association of intrauterine fetal growth retardation and learning deficits at age 9 to 11 years. *Am J Obstet Gynecol.* 1992;167:1499.

97. Baschat AA, Viscardi RM, Hussey-Gardner B, Hashmi N, Harman C. Infant neurodevelopment following fetal growth restriction: relationship with antepartum surveillance parameters. *Ultrasound Obstet Gynecol.* 2009; 33:44-50.

Additional references for this chapter are available at ExpertConsult.com.

最后审阅　方大俊

第34章

红细胞同种异体免疫

原著　KENNETH J. MOISE JR

翻译与审校　应豪,唐湘娜

命名

红细胞同种异体免疫(red cell alloimmunization)是暴露于外源红细胞抗原导致机体产生抗红细胞抗体,旧称同种免疫(isoimmunization)。致敏(sensitization)一词可以和 Rh 同种异体免疫(Rhesus alloimmunization)互换。这些抗体在怀孕时可通过胎盘,导致胎儿贫血、高胆红素血症,严重时发展为胎儿水肿。在产科使用超声之前,只有通过新生儿的异常才能发现母体红细胞同种异体免疫对围产结局的影响。因此,母体红细胞同种异体免疫引起的胎儿疾病过去称为新生儿溶血病(Hemolytic Disease of the Newborn, HDN)。这些患儿的外周血涂片中可检测到大量未成熟红细胞-成红血细胞(erythroblasts),新生儿科诊断为胎儿成红细胞增多症(erythroblastosis fetalis)。如今,超声检查和胎儿血采样可以检测严重的胎儿贫血。胎儿和新生儿溶血病(Hemolytic Disease of the Fetus and Newborn, HDFN)似乎更准确地描述了这一疾病。

疾病历史

第一例胎儿和新生儿溶血病(HDFN)在 1609 年的法国文献中已有记载,一名助产士描述了这一疾病。那是一例双胎,双胎中第一胎为死胎,第二胎出现黄疸,生后不久便夭折[1]。1932 年, Diamond[2] 提出一种疾病,表现为胎儿有核红细胞增多(erythroblastosis fetalis)、重度新生儿黄疸和胎儿水肿(hydrops fetalis)。七年之后, Levine 和 Stetson[3] 在一个娩出死胎的产妇体内发现一种抗体。这个产妇输注了丈夫的血液,输血后发生严重的溶血反应。1940 年, Landsteiner 和 Weiner[4] 将恒河猴(rhesus monkeys)的红细胞注射到兔子体内,利用兔子体内的抗体检测一些白人的血液样本,结果显示 85% 的样本发生凝集反应。次年, Levine 等[5] 证实了 Rhesus D(RhD)抗体与 HDFD 的因果关系, RhD 阴性的孕妇体内如果出现 RhD 抗体,其胎儿可能发生 HDFN。

HDFN 的治疗始于 1945 年, Wallerstein[6] 描述了新生儿换血技术。后来, Liley[7] 提出羊水胆红素测定用来间接评估胎儿溶血的程度。William Liley 爵士对这一疾病的主要贡献在于引入胎儿腹腔内输血(intraperitoneal transfusion, IPT)[8]。他从非洲回来的一位访问学者那里了解到,将红细胞输注到镰型细胞贫血患儿的腹腔内,可以在患儿周围循环血涂片中找到正常形态的红细胞。Liley 意识到,在羊膜腔穿刺时他曾经误入胎儿腹腔,因为胎儿腹水的颜色与羊水颜色明显不同,腹水的黄色更深。所以,他推测目标性穿刺胎儿腹腔可行。他的前三例尝试全部失败,结果导致胎儿死亡。第四例胎儿腹腔内输血宣告成功,胎儿接受两次成功的 IPT 后于孕 $34^{1/7}$ 周出生。

早期的 IPT 使用荧光透视法引导穿刺。20 世纪 80 年代早期,荧光透视法被实时超声取代,IPT 也变得更为安全。根据记载,Charles Rodeck[9]是进行胎儿静脉输血(intravascular fetal transfusion,IVT)的第一人,他在胎儿镜引导下穿刺胎盘静脉血管。仅在一年之后,丹麦学者在超声引导下首次成功进行 IVT,穿刺部位是脐静脉的肝内段[10]。

20 世纪 90 年代引入羊水穿刺检测胎儿红细胞血型的基因技术[11]。在世纪交替之时,出现了检测胎儿贫血的非侵入性方法,即胎儿大脑中动脉(middle cerebral artery,MCA)多普勒超声。接着,又推出了通过母体血浆中的游离 DNA 检测胎儿血型的技术[12,13]。

同种异体免疫发生率

产前和产后常规使用 Rh 免疫球蛋白(rhesus immune globulin,RhIG)可以显著降低 RhD 抗原继发的红细胞同种异体免疫反应。2002 年[14],美国疾病预防控制中心(CDC)要求在出生证明上将 Rh 同种异体免疫反应作为妊娠并发症上报。当年有据可循的流行病学资料显示,其发病率为 6.7‰。

显然,在 RhD 相关的同种异体免疫反应发生率降低之后,HDFN 发生率向其他红细胞抗体相关的病因偏移。2007 ~ 2011 年间,超过 8000 例孕妇的筛查结果显示,HDFN 相关抗体的阳性检出率为 1.2%[15]。其中,抗 E 抗体(Anti-E)为最常见的抗体,RhD 抗体仅占主要抗体的 19%(图 34-1)。

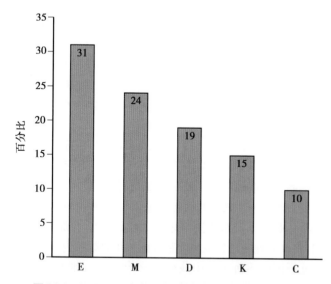

图 34-1　2007-2011 年间三级医院母体抗红细胞抗体(包括 E、M、D、K 和 C 抗体)相关的胎儿、新生儿溶血病(HDFN)的发生率(摘自 Smith HM, Shirey RS, Thoman SK, Jackson JB. Prevalence of clinically significant red blood cell alloantibodies in pregnant women at a large tertiary care facility. Immunohematology. 2013;29:127-130.)

病理生理学

尽管胎盘曾被认为是母胎之间细胞交通的绝对屏障,我们现在发现,胎盘的内表面允许完整细胞和游离 DNA 的双向移动。"祖母理论(grandmother theory)"假说在 Rh 红细胞同种异体免疫中的发生比预想的更多。这一理论认为,母体 RhD 阳性红细胞在分娩时进入 RhD 阴性胎儿的血液循环。高达四分之一的 RhD 阴性婴儿在出生后早期产生免疫[16,17]。RhD 阴性个体对 RhD 阳性红细胞的免疫反应可以分为三种:(1)反应型(2)低反应型(3)无反应型。约 60% ~ 70% 的个体是反应型,少量的红细胞即可产生抗体,并且红细胞量越大发生免疫的可能性越大。反应型中有一小部分为高反应型,极少量的红细胞即可发生免疫。低反应型的个体(10% ~ 20%)只有暴露在大量红细胞下才会发生免疫。最后,剩余 10% ~ 20% 的个体为无反应型。

在多数的红细胞同种异体免疫病例中,胎母出血事件(fetomaternal hemorrhage,FMH)发生在产前,更常见于分娩时。如果存在母儿 ABO 血型不合,抗 A 或抗 B 抗体会溶解母体循环中的胎儿细胞,破坏 RhD 抗原[18,19]。即使上述保护作用不存在,未接受 RhIG 的 RhD 阴性孕妇在 RhD 阳性胎儿娩出后,也仅有 13% 会发生 RhD 相关同种异体免疫反应。绝大多数发生 RhD 同种异体免疫反应的女性最初产生的是 IgG 抗体。反应型可能代表这样一组个体,在她们自己还是胎儿的时候由于 FMH 导致出生时最初暴露于 RhD 抗原[17]。致敏事件后,抗 D 抗体球蛋白滴度通常在 5 ~ 16 周后才可以检测到。然而,约半数发生同种异体免疫反应的患者已致敏了。在这种情况下,抗体筛查的结果会是阴性,但已存在可以产生抗 D 抗体的记忆 B 淋巴细胞。如果随后妊娠且胎儿是 RhD 阳性,抗 D 抗体滴度则可被检测到。

抗 D 免疫反应是 HDFN 相关抗红细胞抗体最显著的特点。在三分之一的病例中,只产生 IgG1 亚型;其余病例中,产生的是 IgG1 和 IgG3 亚型的结合体[20]。抗 D-IgG 抗体是非凝集抗体,不结合补体,所以不导致血管内溶血。胎儿贫血是由于胎儿肝脏和脾脏隔离及破坏抗体包裹的红细胞所致。大多数研究未检测到母体某一特定人类白细胞抗原(Human Leukocyte Antigen,HLA)和 RhD 相关同种异体免疫易感性之间有相关性[21]。然而,在抗 D 抗体滴度高的致敏女性中,携带 DQB1 * 0201 和 DR17 等位基因的可能性更大[22]。胎儿性别也可能与胎儿对母体抗体所产生的反应关系密切。RhD 阳性的男性胎儿发生胎儿水肿的概率是女性胎儿的 13 倍,死亡的概率是 3 倍[23]。

贫血会引起胎儿体内许多重要的生理学变化。当血红蛋白较同孕周水平降低超过 20g/L 时，通过胎儿血标本（Fetal Blood Sampling，FBS）可以检测出骨髓中的网织红细胞增多；当血红蛋白降低 70g/L 或更多时，肝脏会释放有核红细胞[24]。为了增加外周组织的氧供，胎儿心输出量和 2,3-双磷脂酰甘油（diphosphatidylglycerol，DPG，心磷脂）均会增加[25,26]。贫血发生时，尽管有这些病理生理学变化，组织也会发生缺氧。当胎儿血红蛋白低于 80g/L 时，脐动脉中乳酸水平显著增高；血红蛋白低于 40g/L 时，脐静脉的乳酸水平明显增加[27]。**胎儿水肿，即至少两个浆膜腔存在积液，是胎儿贫血的晚期表现，其确切的病理生理学机制尚不清楚**。肝脏红细胞生成能力的增强继发合成血清蛋白的减少被认为是血清白蛋白水平降低的原因[28]，同时伴有胶体渗透压低下降[29]。然而，在实验动物模型中将胎儿血浆蛋白替换为盐溶液时，并未导致胎儿水肿[30]。另一种假说是，贫血导致的组织缺氧增加了毛细血管通透性。此外，进行性溶血导致的铁离子负荷过重可能会导致自由基形成及内皮细胞功能障碍[31]。HDFN 胎儿的中心静脉压升高，在胸导管汇入左侧头臂静脉处，可能会引起胸导管水平的淋巴系统功能性堵塞。支持这一理论的依据是，在发生水肿的胎儿中，通过腹腔内注射的供体红细胞吸收差[32]。

Rh 相关同种异体免疫与胎儿/新生儿溶血

遗传学

Rh 抗原遗传学的最初概念提出有三个不同基因的存在[33]。新型 DNA 技术发现，Rh 基因位于 1 号染色体短臂[34]。**仅确定了 RHD 和 RHCE 两个基因**。每个基因有十个外显子，具有 96% 的同源性。这些基因可能由同一基因复制而来。RHCE 产生两种不同蛋白，可能是 mRNA 的选择性剪接的结果[35]。RHCE 基因的第 2 个外显子上一个核苷酸的差别，即胞嘧啶替换为胸腺嘧啶，会导致单个氨基酸的变化，即丝氨酸变成脯氨酸，这使得 C 抗原变成相对应的 c 抗原[36]。RHCE 基因第 5 外显子上的一个胞嘧啶变为鸟嘌呤，可使其中一个氨基酸从脯氨酸变为丙氨酸，导致 e 抗原变为 E 抗原。

不同种族的基因频率不同，这可追溯至十五和十六世纪的西班牙殖民扩张时期。大陆上的原始人口—爱斯基摩人、美国本土居民、中国人和日本人，只有不到 1% 的人为 RhD 阴性。西班牙的巴斯克（Basque）部落的 RhD 阴性率竟高达 30%，这很可能是 RHD 基因缺失的起源，而这种基因缺失正是白人 RhD 阴性最常见的遗传基础（图 34-2）。欧洲血统的白人有 15% 的 RhD 阴性率，

而墨西哥和中美洲的黑人和西班牙人的发生率为 8%，这一变化可能反映了西班牙人在新大陆殖民扩张带来的种族多样性。

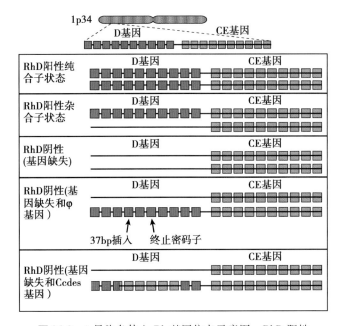

图 34-2　1 号染色体上 Rh 基因位点示意图。RhD 阳性纯合子状态、RhD 阳性杂合子状态、RhD 阴性杂合子假基因、RhD 阴性杂合子和 RhCcdes 基因（摘自 Moise KJ. Hemolytic disease of the fetus and newborn. In Creasy RK，Resnik R，Iams J，eds. Maternal-Fetal Medicine；Principles and Practice，ed 5. Philadelphia；Elsevier；2004.）

对 RHD 基因的进一步研究显示明显的异质性。其中几种基因的改变导致 RhD 表型的缺失。虽然这些人可能有变异型 RHD 基因，但血清学方法不能在红细胞表面检测到 RhD 抗原。例如，69% 的南非黑人和 24% 的美洲黑人有 RHD 假基因[37]（图 34-2），在这种情况下，RHD 的十个外显子均存在，但基因不能转译为 mRNA 产物，因为在第 3 和第 4 外显子之间的内含子上有一个终止密码子，导致不能合成 RhD 蛋白，患者就是 RhD 阴性。同样，RHCcdes 基因可在 22% 的美洲黑人中检出。它有第 1、2、9、10 外显子以及原始 RHD 基因第 3 外显子的一部分，其他外显子与 RHCE 基因相同。在中国台湾 RhD 阴性的人群中，研究了 5 个不同的 RHD 基因的外显子[38]。其中 17% 的人可检测到所有的五个外显子，另有 135 人可检测到至少其中一个外显子。

胎儿和新生儿 RhD 相关溶血性疾病的预防

历史

Rh 相关疾病的预防可以追溯至三位做出特别贡献

的人（Vincent Freda、John Gorman 和 William Pollack）。Vincent Freda 是一名产科住院医师，对 HDFN 很感兴趣[39]。他当时在哥伦比亚长老会医学中心（Columbia Presbyterian Medical Center）做第四年的住院医师培训，曾去 Alexander Weiner 的实验室工作过一段时间。Alexander Weiner 是最早发现 Rh 因子的学者之一。Freda 回到哥伦比亚之后建立了血清学实验室，并在 1960 年开设了 Rh 产前门诊。当时医院输血委员会有一个职位空缺，因为他对 Rh 相关疾病很感兴趣，妇产科主任 Howard C. Taylor，Jr 破例指派他担任这一职位，他还没有完成住院医师培训。无独有偶，病理科主任也派了一位住院医师 John Gorman 进入委员会，因为 Gorman 对血库很感兴趣。自此 Freda 和 Gorman 两人相识，共同合作将 Rh 免疫球蛋白（RhIG）引入临床治疗。1906 年，Theobald Smith[40] 发现若给豚鼠过量的被动抗体，豚鼠将不能对白喉毒素产生免疫反应。Freda 和 Gorman 提出采用类似的方法，使用抗 D 免疫球蛋白预防产后的同种异体免疫。他们得到了 William Pollack 的帮助，Pollack 是奥森多诊断公司（Ortho Diagnostics）的一名高级化学家，从事蛋白质研究，他研发了从高滴度供体血浆中分离 IgG 球蛋白的方法。但是，他第一次向 NIH 申请资助时被拒绝，第二次申请时他得到了纽约市健康研究委员会的资助。经过律师在州政府进行一年的谈判，研究者获许在纽约 Sing Sing 监狱开展临床试验。这项试验始于 1961 年，招募了 9 名 RhD 阴性的男性囚犯志愿者，每月注射 RhD 阳性红细胞，连续五个月[41]。其中四人在注射红细胞前 24 小时给予肌肉注射 RhIG。对照组的 5 名囚犯中有四人对 RhD 产生同种异体免疫，而治疗组的四名男性均未产生 RhD 抗体。在 Sing Sing 监狱的第二次试验共纳入 27 名男性囚犯，其中对照组 13 人，治疗组 14 人。然而，狱长不允许研究人员按照固定的时间来监狱查看，他担心一旦囚犯掌握探视时间和日期的规律，囚犯有可能计划越狱。研究人员欣然接受了这个条件。尤其他们考虑到当时周末血库不上班，周末分娩的女性只能在周一注射 RhIG，也就是说在分娩后不能立即注射 RhIG，最多需等待 72 小时才能注射 RhIG。注射 RhIG 的所有男性均未发生免疫反应，而对照组 13 人中有 8 人产生了 RhD 抗体。在这个监狱对第二组囚犯又进行了两次试验。然后，Freda 和 Gorman 于 1964 年 3 月在哥伦比亚长老会医学中心对产后女性开始了临床试验。对照组产妇的致敏率为 12%，而 100 名注射 RhIG 的产妇对 RhD 均未致敏。在随后的研究发现，再次妊娠时治疗组的孕妇均未产生抗体，而 10 名对照组的孕妇中有 5 人发生了免疫反应，且出现胎儿和新生儿溶血性疾病（HDFN）。

同种异体免疫同种异体免疫与此同时，利物浦的一群英国研究者也在进行一项研究。他们认为，母儿 ABO 血型不合预防抗 RhD 抗体形成的天然保护机制可作为一种预防性策略，于是研制了含有抗 RhD-IgM 的血浆制品并将其静脉注射到男性志愿者体内[42]，尽管最初抗体研究的结果短期鼓舞人心，实验组 13 人最终还是有 8 人发生免疫，对照组 11 人中有 1 人发生免疫。在 Freda 和他的同事最初的研究[43]，即使用从血浆中分离的 γ 球蛋白这一结果发表之后，英国研究人员去了纽约并获得了一份制备好的 γ 球蛋白样本。利物浦研究团队[44] 于 1964 年 4 月起在产后通过 KB 染色（Kleihauer-Betke）证实有 FMH 的产妇中开展临床研究，他们也被铭记为首次在女性中成功开展临床试验者。

加拿大的一项观察性研究显示，产前 RhD 致敏率的基线为 1.8%[45]。1968～1974 年间，一项产前预防试验尝试对孕 28～34 周的孕妇注射 300μg RhIG，与之前的观察性研究结果相同，没有人产生抗 D 抗体。之后的一项研究仅在孕 28 周时注射 RhIG，结果显示只有 0.18% 的女性致敏。

1968 年，Ortho Clinical Diagnostics 公司生产的 RhoGAM 通过美国国家卫生研究院生物制品标准审核并使用于临床。**1970 年美国妇产科医师协会推荐在产后立即使用**[46]。**1981 年美国食品药品管理总局批准产前使用 RhIG**。同年，美国妇产科医师协会提出在孕 28 至 29 周常规预防性使用 RhIG[47]。

预防

在美国，有四种分离自人血浆的多克隆产品用于预防 **RhD** 同种异体免疫。其中 Kedrion Biopharma 公司的 RhoGAM 和 Grifols USA 公司的 HyperRho S/D 只能够肌肉注射，因为他们通过冷乙醇分离的技术制取，产品会混有 IgA 和其他血浆蛋白。Cangene Corporation 公司的 WinRho-SDF 和 CSL Behring 公司的 Rhophlac 分别通过琼脂凝胶和离子交换层析技术制取。现有的产品都是使用溶剂灭活包膜病毒，许多制造商也使用额外的微孔过滤步骤进一步降低病毒污染的风险。此外，使用硫柳汞这种含汞防腐剂来避免细菌真菌的污染的方法在美国已经废弃。

随着捐献血浆来源的减少，制造商不得不寻找人工合成 RhIG 的方法。几种单克隆抗 D 抗体和一种含有 25 个重组抗 D 抗体的多克隆免疫球蛋白已被研发出，但目前尚在临床试验阶段。未来，这些产品将取代从血浆分离的多克隆产品。

适应证

所有的孕妇在首次产检时应进行血型鉴定和抗体筛查。过去，所有 Rh 阴性的病人都要接受额外检测，确认是否为 Du 阳性,这一说法后来被 Rh 弱阳性替代。一项纳入 500 名孕妇的调查显示,1% 的白人孕妇为 Rh 弱阳性,黑人 2.6%,西班牙裔 2.7%[48]。过去推荐按照 Rh 阳性管理此类患者,不使用 RhIG[48]。随后的研究发现,RhD 弱阳性的病人可分为两种,一种是有完整 D 抗原的,只是在细胞表面的数量较少(图 34-3)。这类患者没有发生 Rh 相关同种异体免疫反应的风险。**另一种弱阳性的病人由于遗传了一种基因,使得 D 抗原表达发生变异。这时,D 抗原的一种或多种抗原表位缺失,病人会对缺失的抗原表位发生免疫反应。有报道说,母体对缺失的抗原表位发生免疫反应时,胎儿会发生严重的 HDFN**[49]。尽管临床试验尚未开展,目前仍然推荐对这一类病人使用 **RhIG**。

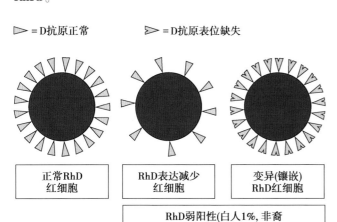

图 34-3　正常 RhD 阳性红细胞和 RhD 弱阳性变异红细胞的区别

病人不同时候和不同地方接受红细胞分型,其结果可能会造成困惑。美国血库协会(American Association of Blood Bank, AABB)推荐,不应在产前分型时使用 D 抗原弱阳性的检测试剂[50]。这一指南让所有 D 抗原弱阳性的病人全被视作阴性,继而全部产前使用 RhIG。在献血中心,使用更新的单克隆试剂通过间接抗球蛋白实验检测献血者的 D 抗原弱阳性。这种试剂确保 D 抗原弱阳性的血不会被输给 Rh 阴性血患者,避免潜在的免疫反应。但这个弱阳性的献血者会被当做 RhD 阳性个体,给医生和病人本身带来困扰。

近来,AABB 和美国病理医师协会建议 1 型、2 型和 3 型的 D 抗原弱阳性的病人均按 D 抗原阳性来管理,无需使用 RhIG[51]。且提议所有孕妇均需进行 RHD 基因检测,以识别是否为 D 抗原弱阳性,但这一提议尚未被 ACOG 采用。

若无证据表明已发生了同种异体免疫反应,RhD 阴性女性均应在孕 28 周时使用 300μg 的 RhIG[48]。产前 RhD 同种异体免疫反应的发生率可从 2% 降到 0.1%。在英国,对 28 ~ 34 周的初孕妇常规使用 100μg(500IU)

的 RhIG[52],由于资源有限,这一提议不能在所有孕妇中进行。关于在孕 28 周使用 RhIG 之前是否需重复抗体筛查尚有争议。尽管美国妇产科医师协会将是否重复抗体筛查的决定权交给了产科医生,美国血库协会和美国联邦预防医学工作组仍建议在产前使用 RhIG 之前重复抗体筛查[50,54]。如果重复抗体筛查,应该在注射 RhIG 的同时留取母体血标本。虽然外源性抗 D 会导致弱阳性滴度,但由于肌肉注射吸收缓慢,注射后几小时内不会发生。

产前预防的新规范正在逐步建立。早期研究显示,孕有男性胎儿的孕妇体内,孕早期循环中约 3% 的游离细胞 DNA(circulating cell-free fetal DNA, ccffDNA)是来源于胎儿,孕晚期增加到 6%[55]。这些 DNA 可能来源于凋亡的胎盘绒毛。剖宫产后,胎儿 DNA 在母体内以平均半衰期 16 分钟的速度被清除;顺产时,胎儿游离 DNA 的清除时间长达 100 小时[56,57]。Lo 和他的同事首次报道了母亲循环中的胎儿 RHD-DNA 片段[13]。随后关于胎儿 Rh 血型检测的临床试验不断开展。约 40% 的 Rh 阴性孕妇胎儿为 Rh 阴性,若检测结果准确,此类孕妇产前可不使用 RhIG。

在丹麦和挪威,以及瑞典、法国和英国的部分地区,已经常规开展关于 RhD 阴性孕妇是否应该使用 RhIG 的筛查[58]。由于 RhIG 有限,在有些地区,ccffDNA 筛查作为新的产前预防计划的一部分开展。在美国,致敏的男性志愿者捐献的血浆可用来生产 RhIG,因此 RhIG 的来源不受限制。有人提出,由于朊病毒等病毒具有感染风险,从伦理学角度而言,RhIG 应限制仅用于需要注射的病人[59]。成本折中策略似乎是 ccffDNA 检测实施的有效办法。一些研究结果显示,ccffDNA 检测的盈亏平衡成本范围应在 29 ~ 119 美元,这样可以将减少 RhIG 使用节省的钱抵消对所有 Rh 阴性孕妇进行检测增加的成本[60,61]。此外,尽管准确率有 99%,在美国仍有多达 3000 名患者 RhD 阳性的胎儿被误诊为 RhD 阴性。这使得他们错失了接受产前免疫防护的机会,每年估计有 21 例新发 Rh 相关同种异体免疫反应。出生时脐血采集可以纠正之前错误的诊断,并可以在产后给予 RhIG。尽管在不久的将来可能会有改变,目前,美国各大主要组织均未将检测 ccffDNA 以指导产前 RhIG 的使用作为指南。

尽管尚未经过周密地研究,ACOG 仍对产前使用 RhIG 的指征(如下表)给出了 A 级证据支持[48]。这包括自然流产、人工流产、异位妊娠、羊膜腔穿刺、绒毛膜绒毛活检和胎儿血采样等(表 34-1)。孕 13 周前 50μg 的 RhIG 剂量是足够的,因为胎儿胎盘循环的红细胞体积较小。然而多数的医院和诊所并没有这种剂型的库存备用抗体,因为它和标准剂量 300μg 的费用是一样的。

表 34-1 RhIG 的使用指征

使用指征	证据等级
自然流产	A
选择性流产	A
先兆流产	C
异位妊娠	A
葡萄胎	B
遗传学羊膜穿刺术	A
绒毛膜绒毛活检	A
胎血采样	A
前置胎盘出血	C
可疑胎盘早剥	C
胎儿宫内死亡	C
腹部钝挫伤	C
配偶非 RhD 阴性,孕 28 周	A
羊水穿刺测胎肺成熟度	A
外倒转术	C
RhD 阳性新生儿分娩 72 小时内	A
RhD 阳性血制品使用后	C

摘自 Prevention of RhD alloimmunization. American College of Obstetricians and Gynecologists Practice Bulletin 1999;4.

A=高,B=中,C=低

在其他可能发生 FMH 的情况下使用 RhIG 虽然缺乏证据。但是多数专家认为诸如葡萄胎、先兆流产、孕中晚期死胎、腹部直接创伤、外倒转术等也应考虑使用 RhIG[48]。

在发生产前可能致敏事件后,不主张持续监测母体抗 D 滴度,并不以此为基础,额外给予 RhIG。尽管 RhIG 保护作用的确切机制尚不明确,但针对母体循环中 RhD 阳性红细胞量过量的外源性抗体,对于有效预防来说至关重要。动物和人体实验均证实了低水平 RhIG 会导致同种异体免疫反应发生的概率增加[18]。Vincent Freda 认为"当心存疑虑时应该接受使用 RhIG,而不是拒绝"。

因为 RhIG 的半衰期大约是 16 天,15% 到 20% 在孕 28 周接受 RhIG 的病人待产入院时的抗 D 抗体滴度非常低(通常是 2 到 4)[62]。北美目前推荐,分娩 72 小时内,新生儿脐血分型为 RhD 阳性的产妇应注射 300μg 的 RhIG[50]。这个量对胎儿全血 30mL 的 FMH 是足够避免致敏的。英国采取分娩时给 100μg 的量。大约 1000 例分娩中有 1 例存在过量 FMH,仅有 50% 的病例有危险因素[63]。**ACOG 和美国血库协会(AABB)推荐分娩时常规筛查是否有过量胎母出血(FMH)**。玫瑰花结试验是一项定性但是很敏感的最早开展检测 FMH 的试验。其结

果以阳性或阴性判定,阴性结果应使用 300μg 的 RhIG。如果试验结果阳性,那么可以通过 KB 染色、流式细胞法检测胎儿细胞染色来进行 FMH 定量。美国血库协会指出,胎母出血(FMH)量的计算为胎儿血细胞的百分数乘以 50(估计母体血液量为 5000mL)。这一数值除以 30 即为使用 RhIG 的瓶数,对于不满整瓶的,以 0.5 为界四舍五入。因为公式中对母体血液量的估计不精确,计算时应额外多加一瓶。例如,3% KB 染色提示有 150mL 的胎母输血,将数值除以 30 等于 5 小瓶,再额外加 1 瓶,因此血库会给病人开出总共 6 瓶即 1800μg 的 RhIG。然而,美国病理医生协会及其血库成员最近的研究发现,按照这个指南操作,有 9% 的病例使用的 RhIG 是不够的,有 12% 的病例使用过量。

每 24 小时肌肉注射 RhIG 的量不应超过 5mL。如果需要大剂量的 RhIG,一种替代方法是静脉使用 RhIG,每 8 小时最多可给到 600μg(3000IU),直到给足计算量。**如果分娩时忘记使用 RhIG,有证据表明 13 天内使用也有一定的保护作用。指南建议 RhIG 的使用最迟不超过产后 28 天**[63]。对于为促胎肺成熟行羊穿术后 48 小时内的计划分娩,RhIG 使用可以推迟到分娩后。**如果产前因行外倒转术等指征使用了 RhIG,患者若在 3 周内分娩,除非分娩时检测到 FMH,否则无需重复给药**。

合适剂量的 RhIG 使用之后预防失败的案例很罕见。然而,一旦产后给了 RhIG,抗 D 抗体阳性最长可持续达 6 个月,这之后抗 D 仍阳性则可能是致敏的结果。

产后输卵管结扎之后是否应使用 RhIG 存在争议。在有可能再行试管婴儿的情况下,应谨慎考虑 RhIG 的使用。在一些情况下,如果患者发生需要大量输血的创伤如车祸等,RhD 阴性的红细胞可能供应不足。对于这些病人,如果之前分娩时已经发生 Rh 相关同种异体免疫反应,不能使用 RhD 阳性红细胞救急。一旦 RhD 抗原发生同种异体免疫反应,RhIG 不再有效。目前,预防其他类型同种异体免疫反应如抗 K1 等的免疫球蛋白制剂还不存在。

诊断方法

母体抗体鉴定

一旦孕妇抗体筛查结果显示有抗 D 抗体存在,第一步需要评估的是受前次妊娠影响致敏后的抗体滴度。之前的测定抗体滴度的方法,例如白蛋白或盐溶液,不应再使用,因为它们检测的是 IgM 抗体水平的变化,这种抗体的五聚体结构使其不能通过胎盘,IgM 滴度没有临床意义。人抗球蛋白抗体滴度测定(间接 Coombs 试验)可反映同种异体免疫反应的程度,它测定的是母体的 IgG 抗体。多数产科文献报道的滴度值都是以稀释比例表示的(如 1:32)。但血库的习惯是,用最后一管发生凝集反应

稀释液的浓度的倒数来表示。例如,最后发生反应的是1∶16 的稀释液,那么抗体滴度是 16。

不同实验室的结果不同是很正常的,因为许多商业化实验室为防止低滴度样本检测失败,会用酶处理红细胞。与不用酶处理的红细胞相比,这一操作的滴度明显升高。因为在试验标准中,红细胞发生凝集反应被作为试验的终点,而通过试验方法人为干预则是不同滴度结果的原因。此外,作为指示剂的红细胞制剂本身固有的差异也很重要,因为他们的保质期只有 1 个月,而一些连续的抗体滴度测定则可能需要使用不同批次的试剂。因此,连续抗体滴度测定应该将血清储存,并最后一起测定。

同一实验室中,两样本同时测定,结果应相差不超过一个稀释倍数。因此,原本滴度是 8 测定后结果为 16时,并不代表母体循环中抗体增加。而且,医生们需要注意,新的凝胶微柱法比传统的试管测定法结果滴度会更高。一项研究发现,使用新型凝胶微柱法测定结果增高3.4 倍[65]。**临界滴度的定义是,与发生胎儿水肿风险密切相关的抗体滴度水平。当滴度达到这一数值时,需密切加强胎儿监护。这一数值在不同实验室使用不同方法测定时是不同的,而多数认为抗 D 抗体的临界滴度是 8到 32。**

在英国,自动分析仪被用于自动化地定量检测抗 D抗体。在红细胞样本中加入试剂以增强抗 D 抗体的凝集反应。凝集的红细胞和未凝集的红细胞分离并裂解,释放的血红蛋白的量参照国际标准,结果以 IU/mL 表示。4IU/mL 以下很少发生 HDFN,小于 15IU/mL 的母体抗 D水平仅与轻度胎儿贫血相关。

胎儿血型鉴定

当患者伴侣是红细胞抗原杂合子时,我们可采用一些方法来鉴定胎儿血型。**50% 的胎儿证实为 RhD 阴性,不需要进一步行母儿检查。**早期这些病例通过超声引导下的脐带穿刺获取胎儿血清来进行检测,遗憾的是,这种方法使半数抗原阴性的胎儿有 1% 到 2% 发生医源性死亡的可能。研究人员继而采用绒毛膜绒毛样本检测RHD 基因。这种方法的主要缺点在于,操作时绒毛被破坏,会导致 FMH、母体抗体滴度增加,进而加重胎儿疾病[67]。因此除非患者想要对检测到所有抗原均阳性的胎儿引产,这种方法都应该被禁止使用。1990 年,通过羊膜腔穿刺行 DNA 检测来评估胎儿血型的方法被认为是可靠的[11]。现在,**这种方法在包括美国在内的大多数国家被 ccffDNA 检测所取代,且这种方法最早于孕 10 周即可获得可靠的结果[68]。**

鉴定胎儿血型的第一步是鉴定父亲的配型。一旦进行血清学检测和人口统计,分子技术可以准确的检测父亲 RHD 基因的基因型[69]。然而有些学者认为,通过ccffDNA 对胎儿 RHD 检测可以省略鉴定父亲配型。

近期一项对 1000 余例患者的调查研究发现,ccffDNA 检测在 99% 的患者中是准确的[70]。ccffDNA 阳性结果是可靠的,因为 RHD 阳性的 DNA 不可能来自于母亲。ccffDNA 的阴性结果可能会有问题,如果在母亲庞大数量 DNA 的对比下胎儿 RHD 阳性的 DNA 没有被检测到,就会被误认为是阴性。一个可用的内对照是在男性胎儿体内发现的 SRY 基因,若 ccffDNA 中发现这个基因,表示胎儿 DNA 的存在,那么 RHD 阴性的结果就是可靠的[62]。对于女性胎儿,在母亲白细胞中未见的单核苷酸多态性(single nucleotide polymorphisms,SNPs)可以作为内对照[71]。如果血浆样本中 SNPs 比母体的要多,那么说明是来自双亲的,也就是说胎儿 DNA 存在于血浆样本,这时 RHD 阴性的结果是可靠的。**如果结果不可靠,可以通过重复采集母血或者羊膜腔穿刺进一步诊断。**

羊膜腔穿刺监测胎儿溶血

历史上,对发生同种异体免疫反应的孕妇,常规行羊穿测定胆红素值(ΔOD_{450})评估胎儿溶血病严重程度。William Liley 引入了一条特定的曲线标记结果,后来 JohnQueenan 完善了这种方法[72]。目前,**利用多普勒超声监测胎儿大脑中动脉(middle cerebral artery,MCA)的方法由于其非侵入性,取代了连续羊穿测定 ΔOD_{450}。**

胎儿血采样

超声引导下的胎儿血采样,也称经皮脐血采样、脐静脉穿刺等,可以直接获得胎儿血来进行检测,例如血型鉴定、血细胞比容、直接 Coombs 试验、网织红细胞计数、总胆红素等。母亲抗体滴度达到临界值时,连续胎儿血采样(Fetal Blood Sampling,FBS)曾被用于对胎儿状况的监测,但由于这个方法有 1% 到 2% 的致死率以及高达 50%的发生 FMH 且加重免疫反应的风险[73],因此,**FBS 仅用在多普勒提示 MCA 收缩期峰值血流速度(peak systolic velocity,PSV)增高的患者中。**

超声

超声的引入实现了孕期同种异体免疫临床管理中的巨大飞跃。我们可以准确的评估随胎龄变化的胎儿参数,如 MCA 收缩期峰速。胎儿水肿的定义是至少胎儿两个体腔内存在细胞外液。腹水为水肿的最早表现,随后头皮水肿、胸腔积液出现,并伴发进行性加重的贫血。发生水肿时,与同孕周正常水平相比,胎儿血红蛋白下降约**70 ~ 100g/L**[74],然而,这已是胎儿贫血的终末期表现,此类患者宫内输血(intrauterine transfusion,IUT)的生存率也显著降低。此外,**孕中期初的胎儿可以发生不伴水肿**

表现的严重贫血[75]，因此研究人员在寻找可以作为贫血早期发现的超声指标。一个大样本系列研究显示，胎儿腹围(abdominal circumference，AC)、头腹围比(head/abdomen circumference ratio，HC/AC)、腹腔容积、脐静脉肝内肝外段直径以及胎盘厚度都不能在胎儿血红蛋白较平均值下降大于50g/L时预测到[76]。胎儿的肝脾是髓外造血以及严重HDFN时破坏和封存致敏红细胞的场所，因此肝脾肿大曾经被评估过，脾脏周长和肝脏长度都和贫血程度相关，但是这两种监测胎儿同种异型反应的无创方法均未得到广泛的认同。

严重贫血使胎儿心输出量增加，以保证外周组织得到充分的氧供[26]。另外，胎儿贫血时血液黏滞度降低，血管中切力降低，血流速度加快。利用这个原理，多普勒超声探测胎儿MCA-PSV可以预测胎儿贫血。大于同孕周中位数(MoM)1.5倍的值对中重度的胎儿贫血的预测敏感度达88%，阴性预测率达89%[12]。

连续MCA多普勒超声是目前监测红细胞同种异体免疫反应相关胎儿贫血的主要方法。操作时应当非常仔细，胎头的前后轴通常是横向的，因此可以检测胎儿任何一侧的MCA。首先，定位在颅底蝶骨前翼水平，用彩色或能量多普勒寻找MCA(图34-4)，超声换能器放置角度应和孕妇腹部保持平行(图34-5，图34-6)。通常测量靠近孕妇腹部一侧的胎儿MCA，另一侧结果接近[77]。尽管有研究表明，使用角度矫正软件可以提高准确率，但是通常我们是不用的[78]。将探头放在MCA近端，即临近颈内动脉分出大脑中动脉的位置。远端的结果不是很准确，因为峰流速会降低。胎儿最好是静止状态，因为胎心率增加会导致峰流速降低，尤其在孕晚期更明显[79]。有人认为，促胎肺成熟使用的激素会导致PSV一过性下降，通常持续到末次给药后的24到48小时。

MCA测量结果在18周之后都是可靠的，根据变化趋势可以每1~2周监测一次(图34-7)。结果应该借助电脑换算成MoM(例如www.perinatology.com)。

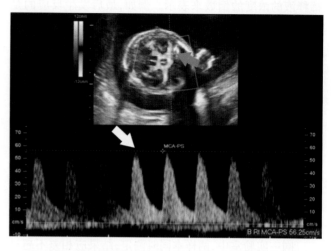

图34-5　脉冲多普勒峰速　蓝色箭头表示脉冲多普勒探头位置，白色箭头表示使用板载软件测量的峰速为56.25厘米/秒

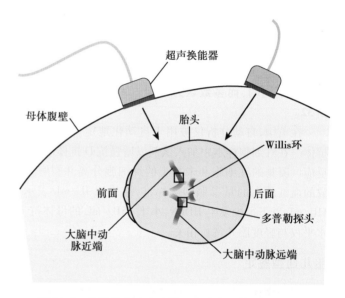

图34-6　首胎儿大脑中动脉血流速度峰值的正确测量

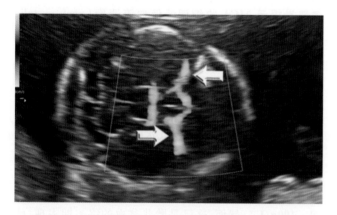

图34-4　胎儿Willis环的能量多普勒图像　箭头指向的是为获取胎儿大脑中动脉多普勒速度峰值，脉冲多普勒探头应放置的位置

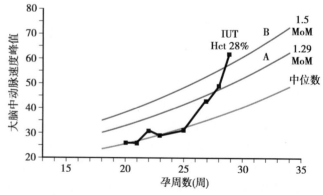

图34-7　一例需宫内输血(IUT)患者的连续大脑中动脉多普勒研究。Hct，红细胞压积；MoM，中位数的倍数

临床处理

策略是根据孕妇病史以及胎儿/新生儿 HDFN 的临床表现采用适当诊断手段。**总的原则是,妊娠期首次发生 RhD 致敏其胎儿/新生儿的疾病相对较轻,再次发生** RhD 致敏时贫血程度会更严重。

妊娠首次致敏

一旦发现 RhD 致敏,孕 24 周前每月测一次孕妇的抗体滴度,之后每两周测一次(图 34-8)。如果胎儿父亲身份确定,可以抽血确定他的 RHD 血型及基因型(DNA

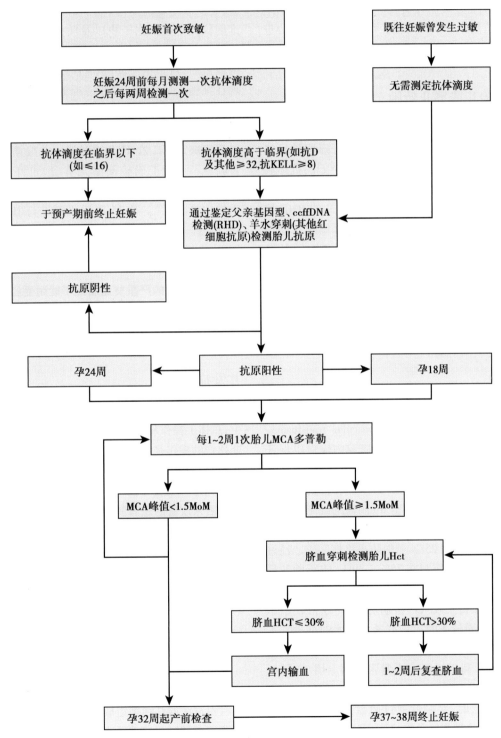

图 34-8 红细胞同种异体免疫患者临床管理流程 EGA,估计孕周;Hct,红细胞压积;MCA,大脑中动脉;MOM,中位数倍数

检测)。一旦母亲的抗体滴度达到临界值(一般是32),患者需从24周开始进行连续的MCA多普勒超声监测,根据情况,每1周或2周测一次。若父亲是杂合子或表型不确定,可以行ccffDNA检测确定胎儿的RhD情况。只要父亲的基因型明确,如果父亲是RhD阴性或者胎儿RHD基因型阴性,那么便无需行进一步的母儿检测。

如果胎儿被证实是RHD阳性(父亲是纯合子或经DNA检测),应当行连续胎儿监测。若MCA多普勒结果高于1.5倍中位数(1.5MoM),应在有经验的医疗中心进行脐带穿刺,同时应备好血,以便在HCT低于30%是施行宫内输血。

既往发生过胎儿或婴儿致敏

如果孕妇曾有过HDFN相关的死胎史、需要宫内输血或新生儿换血,那么她应当至具备严重妊娠同种异体免疫反应管理经验的三级医院就诊。此类孕妇的抗体滴度不能预测胎儿的贫血程度。在父亲为杂合子或胎儿父亲不确定时,应该进行ccffDNA检测了解胎儿的RHD情况。孕15周后可以行羊水穿刺了解胎儿红细胞抗原情况,排除其他类型如抗K等抗体。孕18周开始行MCA多普勒检查,每1~2周重复一次。

宫内输血

技术

现今的宫内输血(intrauterine transfusion,IUT)是在超声引导下直接将红细胞输注到胎儿脐血管或脐静脉肝内段中[80]。在血管内输血(intravascular transfusion,IVT)的基础上,一些医疗中心还联合腹腔内输血以保证两次输血的间期内有充足的红细胞贮备[81]。

通常情况下,我们是用母亲的血样本和新捐献的没有巨细胞病毒(CMV)感染的O型Rh阴性的红细胞交叉配型,延长交叉配型时间会降低新抗体形成的概率。每单位血均去白细胞,并用25Gy照射防止移植反应。经过洗涤之后的红细胞压积控制在75%~80%,防止胎儿循环负荷过重。

病人作为门诊病人收入产科病房,操作通常在手术室进行,尤其在孕周较大时应做好紧急手术的准备。术前皮肤用六氯酚消毒,铺无菌消毒巾。术中给予长效局部麻醉,镇静剂有利于缓解病人紧张情绪。用20号针(小于孕20周的用22号)在超声引导下穿刺羊膜腔进入脐静脉。胎盘前壁时,穿刺针通过胎盘到达脐带根部。胎盘后壁时,选择脐带和胎盘连接处,因为这个位置的脐带相对于其他漂浮的位置而言是稳定不动的。先取胎儿血检测初始红细胞压积,最好是离心法或者手术室内的

自动红细胞计数仪测得。术中脐静脉注射短效肌松剂例如维库溴铵(预估胎儿重量[EFW]0.01mg/kg)保持胎儿静止,可配合使用短效镇定剂如芬太尼(2~3μg/kg EFW)[82],肌松立即生效并可维持2~3h。输血量是根据超声估计的胎儿体重决定的,使用HCT为78%的红细胞,EFW(以g计)乘以0.02的剂量可以提高胎儿10%的红细胞压积[83]。通过注射器及灭菌输液管输注红细胞,达到预定输血量时,取少量血样,用KB染色或流式细胞仪测定红细胞压积以及胎儿成人血红蛋白中红细胞的百分比,目标胎儿红细胞压积为40%。第一次宫内输血后,可根据经验间隔14天安排后续治疗直至出现红细胞生成抑制,这种情况通常发生于第三次宫内输血后。此后,重复操作的间隔可根据每个胎儿红细胞下降情况来决定,一般是3~4周。MCA的PSV可以用来决定第二次IUT的时间。一般第二次IUT后多普勒就不再能准确检测胎儿贫血,也许是因为在连续IUT之后,胎儿血液中输注的红细胞成为主导血液流变学的主要因素[84]。孕35周后不再进行IUT,3周后计划终止妊娠。一项回顾性研究发现,产前口服苯巴比妥(30mg,tid)10天可将新生儿因高胆红素血症换血的风险降低75%[85]。

孕中期初的严重贫血胎儿不能耐受红细胞压积急速恢复到正常[86]。首次操作时红细胞压积不应超过初始值的4倍,可以48小时内重复IVT将红细胞压积纠正到正常。

并发症和预后

IUT的并发症很少见。在超过300例手术序列报道中,总体上操作相关的围生期死亡率为3.8%,涉及围生期死亡的操作是1.2%[88]。IUT后的生存率因医疗机构及其经验、胎儿水肿是否存在而有差异。在超过1400例操作[90]中,总体生存率为91%。出现胎儿水肿,尤其是数次IUT后未改善的患者胎儿生存率低[90]。未足月胎膜早破(Preterm premature rupture of the membranes,PPROM)和绒毛膜羊膜炎很少见。胎儿心动过缓是一过性的,多为误穿脐动脉或拔出穿刺针时的反应。进行性胎儿窘迫并需要紧急终止妊娠的概率随着孕周增大而增加,孕32周后发生的概率是5%[91]。

新生儿输血

治疗HDFN胎儿延长孕周至接近预产期可以避免新生儿换血。通常这些胎儿出生时几乎没有网织红细胞,仅有由输注的红细胞组成的红细胞群。分娩时取得脐带血鉴定血型时可能会干扰正确的判断,胎儿表现为IUT时输注的血型即Rh阴性O型血。新生儿循环中升高的母体抗体伴随胎儿骨髓造血抑制常导致出院后新生儿需

要输注红细胞,约 50% 的 1 月龄的婴儿发生[92]。**因此这些婴儿应该每周检查红细胞压积和网织红细胞计数,直至造血功能恢复。**通常只需要一次新生儿输血,报道中最多的需三次。这些婴儿不需要补铁,因为宫内溶血和输注的红细胞溶解后释放的铁已经足量。可以补充叶酸(0.5mg/d)。

神经系统结局

展望未来,由于 IVTs 的开展,严重贫血、水肿的胎儿得以幸存,因此应收集更多的数据以评估新生儿的远期结局。**近 300 名因 HDFN 行 IUT 治疗的儿童中有约 4.8% 的发生了神经系统损害[93]。**严重的水肿使神经系统疾病的发生率增加 11 倍。

高胆红素与听力丧失有关。因此,HDFN 的婴儿有必要做听力筛查,也应在 1 岁、2 岁时随访。

其他治疗方法

在 IUT 发明之前,母体血浆置换是严重 HDFN 患者的少数治疗方法之一,文献中仅有个案报道或仅包括少数病例。尽管有局限性,一篇综述[94]显示,该操作的围产儿存活率是 69%。静脉注射免疫球蛋白(Intravenous immune globulin,IVIG)也曾经是治疗 HDFN 唯一有效的方法。胎儿水肿不易发生,而且 IVIG 治疗后贫血发生的时间也较晚。**一些专家提议,针对既往孕中期流产史的患者,当因技术局限不能成功实施 IUT 时,可进行联合治疗[95]。**血浆置换从孕 12 周开始,并在当周重复 2 至 3 次,母体抗体滴度应下降 50%,之后行 IVIG 补充因血浆置换丢失的球蛋白,三次血浆置换后给予 2g/kg 的负荷量,之后以 1g/kg/周的剂量直至孕 20 周。

未来的发展

有高滴度抗红细胞和孕中期复发性流产史的患者,可以选择的方法局限于利用红细胞抗原阴性的精子人工授精、代孕或胚胎植入前诊断(如果父亲是杂合子)。**抗 RhD 抗体和单克隆抗 D 封闭抗体生成过程中的辅助 T 细胞增殖相关肽正在被研究,以改善抗 D 抗体反应,进而预防再次怀孕时发生严重的 HDFN[96,97]。**用于抑制移植排斥和多发性骨髓瘤抗体的蛋白酶体抑制剂可用于抑制妊娠前的 RhD 同种异体免疫[98]。

非 RhD 抗体相关的胎儿和新生儿溶血性疾病

产前检查时常见的红细胞抗原是 Lewis、I、M 和 P。因为这些抗原的抗体通常是 IgM,所以不发生 HDFN[99]。

然而有报道显示,有其他超过 50 多种红细胞抗原的抗体和 HDFN 相关(表 34-2)。**更重要的是,仅抗 RhD、抗 Rhc 和抗 Kelly(K1)三种抗体可导致有症状的胎儿溶血,应考虑进行 IUT 治疗。**荷兰一家开展 IUT 的三级医院的一系列研究显示,85% 的病例是抗 D 抗体相关,10% 抗 K1,3.5% 抗 c。此外,还报道了抗 E、抗 e 和抗 Fy^a 各一例[100]。

表 34-2　RhD 抗体与胎儿和新生儿溶血性疾病

抗原系统	特异性抗体	抗原系统	特异性抗体	抗原系统	特异性抗体
Frequently Associated With Severe Disease					
Kell	-K(K1)				
Rhesus	-c				
Infrequently Associated With Severe Disease					
Colton	−Coa	MNS	−Mur	Scianna	−Sc2
	−Co3		−M^V		−Rd
Diego	−ELO		−s	Other Ags	−Bi
	− Di^a		−s^D		−Good
	− Di^b		−S		−
Heibel					
	−Wr^a		−U		−HJK
	− Wr^b		−Vw		−Ht^a
Duffy	−Fy^a	Rhesus	−Be^a		−Jones

表 34-2　RhD 抗体与胎儿和新生儿溶血性疾病（续）

抗原系统	特异性抗体	抗原系统	特异性抗体	抗原系统	特异性抗体
Kell	$-Js^b$		$-C$		$-Joslin$
	$-k$（K2）		$-Ce$		$-Kg$
	$-Kp^a$		$-C^w$		$-Kuhn$
	$-Kp^b$		$-ce$		$-Li^a$
	$-K11$		$-E$		$-MAM$
	$-K22$		$-Ew$		$-$
Niemetz					
	$-Ku$		$-Evans$		$-REIT$
	$-Ul^a$		$-G$		$-Reiter$
Kidd	$-Jk^a$		$-Go^a$		$-Rd$
MNS	$-Ena$		$-Hr$		$-Sharp$
	$-Far$		$-Hro$		$-Vel$
	$-Hil$		$-JAL$		$-Zd$
	$-Hut$		$-Rh32$		
	$-M$		$-Rh42$		
	$-Mi^a$		$-Rh46$		
	$-Mt^a$		$-STEM$		
	$-MUT$		$-Tar$		

Associated With Mild Disease

抗原系统	特异性抗体	抗原系统	特异性抗体	抗原系统	特异性抗体
Duffy	$-Fyb$		$-Jk^b$	Rhesus	$-Riv$
Kidd			$-Jk^3$		$-RH29$
	$-Fy3$		$-Mit$	Other	$-Ata$
Gerbich	$-Ge^2$		$-C^X$		$-JFV$
MNS			$-D^w$		$-Jr^a$
	$-Ge^3$		$-e$		$-Lan$
Rhesus			$-HOFM$		
	$-Ge^4$		$-LOCR$		
	$-Ls^a$				
Kell	$-Js^a$				

摘自 Moise KJ. Hemolytic disease of the fetus and newborn. In Creasy RK，Resnik R，Iams J，eds. Maternal-Fetal Medicine，Principles and Practice，ed 5. Philadelphia：Elsevier；2004. Ag，antigen；HDFN，hemolytic disease of the fetus and newborn.

Rhc

就潜在的导致 HDFN 风险而言,抗 c 抗体与抗 D 抗体相当。一篇报道中,25% 的抗原阳性的胎儿发生了严重的 HDFN,7% 的发生了水肿,17% 的需要 IUT 治疗[101]。

RhC、RhE 和 Rhe

RhC、RhE 和 Rhe 抗体常在抗 RhD 相关同种异体免疫反应的病人中检测出低滴度,它们的出现可能和抗 D 抗体溶血效应相关[102]。当他们单独出现时,通常发生中度的 HDFN。仅少数报道显示单独抗体引起疾病时需要 IUT 治疗[100,103]。

Duffy

Duffy 抗原系列有两个抗原,Fy^a 和 Fy^b。只有 Fy^a 和轻度的 HDFN 相关[104]。

Kidd

Kidd 抗原系列有两个抗原,Jk^a 和 Jk^b。很少有轻度的 HDFN 疾病报道。

表 34-3 胎儿及新生儿溶血病的其他红细胞相关基因频率 (%)和杂合性(%)

	白种人 抗原+	杂合性	黑种人 抗原+	杂合性	西班牙人 抗原+	杂合性
C	70	50	30	32	81	51
c	80	50	96	32	76	51
E	32	29	23	21	41	36
e	97	29	98	21	95	36
K(K1)	9	97.8	2	100		
K(K2)	99.8	8.8	100	2		
M	78	64	70	63		
N	77	65	74	60		
S	55	80	31	90		
s	89	50	97	29		
U	100	–	99	–		
Fy^a	66	26	10	90		
Fy^b	83	41	23	96		
Jk^a	77	36	91	63		
Jk^B	70	50	43	21		

修改自 Moise KJ. Hemolytic disease of the fetus and newborn. In Creasy RK, Resnik R, Iams J, eds. Maternal-Fetal Medicine: Principles and Practice, ed 5. Philadelphia: Elsevier; 2004.

Kell

Kell 抗原系列有 23 种不同的抗原,至少 9 种抗原的抗体和 HDFN 相关。最常见的就是 Kell(K、K1)和 cellano(k、K2)。其他被报道为 HDFN 病因的抗体包括:-Penny(*Kpa*,K3)、-Rautenberg(*Kpb*,K4)、-Peltz(*Ku*,K5)、-Sutter(*Jsa*,K6)、-Matthews(*Jsb*,K7)、-Karhula(*Ula*,K10)和-K22[95]。和其他溶血性抗体不同,由 Kell(抗 K1)致敏导致的胎儿贫血被认为不仅是继发于溶血也继发于成红细胞抑制[105]。

多数的 K1 致敏病例继发于既往输血史,通常由前次妊娠产后出血输血所致。因为 92% 为 Kell 阴性,妊娠期 K1 致敏的首要处理为鉴定父亲血型及行基因检测。如果父亲确认为 K1 阴性(kk),母亲不必检测。多数的 Kell 阳性个体是杂合子(表 34-3)。ccffDNA 检测 Kell 基因型只在欧洲开展,因此可以利用羊水穿刺检测胎儿基因型。**较低的母亲抗体的临界滴度被设定为 8,也是开始胎儿监测的标准**[106]。连续 MCA 多普勒检查被证实对检查胎儿贫血是有效的[107]。

关键点

◆ RhD、Kell(K1)和 Rhc 抗原相关的同种异体免疫反应是引起严重 HDFN 的主要原因。

◆ RhIG 已在美国广泛使用,但 RhD 相关的同种异体免疫反应仍然发生,每年的发病率约为 6/1000 个活产儿。

◆ 胎儿水肿是指胎儿两个或以上的体腔内存在细胞外液,这是 HDFN 胎儿贫血的终末期表现。

◆ RhD、C、c、E、e 抗原由两个位于 1 号染色体短臂的基因编码。

◆ 如果有疑问,应考虑使用 RhIG,而不要拒绝,此为经验之举。

◆ 首次妊娠致敏时,可通过母体抗体的临界滴度,决定何时开始胎儿监测。

◆ 胎儿大脑中动脉血流速度峰值可以用来检测胎儿贫血的发生。

◆ 父亲是某一特定红细胞抗原的杂合子时,可通过母体血浆中的 ccffDNA 检测胎儿的 RHD 基因,其他类型抗原的胎儿 DNA 基因可通过羊水穿刺检测。

◆ 宫内输血是主要的治疗方法,其围生期生存率超过 90%。

◆ 除了 Kell 抗原相关的同种异体免疫反应,妊娠期不规则红细胞抗体的孕期管理方法与 RHD 类似。

参考文献

1. Bowman JM. RhD hemolytic disease of the newborn. *N Engl J Med*. 1998;339(24):1775-1777.
2. Diamond LE, Baty JM. Erythroblastosis fetalis and its association with universal edema of the fetus, icterus gravis neonatorium and anemia of the newborn. *J Pediatr*. 1932;1:269.
3. Levine P, Stetson R. An usual case of intragroup agglutination. *JAMA*. 1939;113:126-127.
4. Landsteiner K, Weiner AS. An agglutinable factor in human blood recognized by immune sera for rhesus blood. *Proc Soc Exper Biol Med*. 1940;43:223.
5. Levine P, Katzin EM, Burham L. Isoimmunization in pregnancy: its possible bearing on etiology of erythroblastosis foetalis. *JAMA*. 1941;116:825-827.
6. Wallerstein H. Treatment of severe erythroblastosis by simultaneous removal and replacement of blood of the newborn infant. *Science*. 1946;103:583-584.
7. Liley AW. Liquor amnii analysis in the management of pregnancy complicated by rhesus sensitization. *Am J Obstet Gynecol*. 1961;82:1359-1370.
8. Liley AW. Intrauterine transfusion of foetus in haemolytic disease. *BMJ*. 1963;2:1107-1109.
9. Rodeck CH, Kemp JR, Holman CA, Whitmore DN, Karnicki J, Austin MA. Direct intravascular fetal blood transfusion by fetoscopy in severe Rhesus isoimmunisation. *Lancet*. 1981;1(8221):625-627.
10. Bang J, Bock JE, Trolle D. Ultrasound-guided fetal intravenous transfusion for severe rhesus haemolytic disease. *Br Med J (Clin Res Ed)*. 1982;284(6313):373-374.
11. Bennett PR, Le Van Kim C, Colin Y, et al. Prenatal determination of fetal RhD type by DNA amplification. *N Engl J Med*. 1993;329(9):607-610.
12. Mari G. for the Collaborative Group for Doppler Assessment of the Blood Velocity in Anemic Fetuses. Noninvasive diagnosis by Doppler ultrasonography of fetal anemia due to maternal red-cell alloimmunization. *N Engl J Med*. 2000;342:9-14.
13. Lo YM, Bowell PJ, Selinger M, et al. Prenatal determination of fetal RhD status by analysis of peripheral blood of rhesus negative mothers. *Lancet*. 1993;341(8853):1147-1148.
14. Martin JA, Hamilton BE, Sutton PD, Ventura SJ, Menacker F, Munson ML. Births: final data for 2003. *National Vital Statistics Reports*. 2003;54(2):1-116.
15. Smith HM, Shirey RS, Thoman SK, Jackson JB. Prevalence of clinically significant red blood cell alloantibodies in pregnant women at a large tertiary-care facility. *Immunohematol*. 2013;29(4):127-130.
16. Carapella-de Luca E, Casadei AM, Pascone R, Tardi C, Pacioni C. Maternofetal transfusion during delivery and sensitization of the newborn against the rhesus D-antigen. *Vox Sang*. 1978;34(4):241-243.
17. Pollack W. Rh hemolytic disease of the newborn: its cause and prevention. *Prog Clin Biol Res*. 1981;70:185-302.
18. Pollack W, Gorman JG, Hager HJ, Freda VJ, Tripodi D. Antibody-mediated immune suppression to the Rh factor: animal models suggesting mechanism of action. *Transfusion*. 1968;8(3):134-145.
19. Pollack W, Gorman JG, Freda VJ, Ascari WQ, Allen AE, Baker WJ. Results of clinical trials of RhoGAM in women. *Transfusion*. 1968;8(3):151-153.
20. Pollock JM, Bowman JM. Anti-Rh(D) IgG subclasses and severity of Rh hemolytic disease of the newborn. *Vox Sang*. 1990;59(3):176-179.
21. Kumpel BM. Monoclonal anti-D development programme. *Transpl Immunol*. 2002;10(2–3):199-204.
22. Hilden JO, Gottvall T, Lindblom B. HLA phenotypes and severe Rh(D) immunization. *Tissue Antigens*. 1995;46(4):313-315.
23. Ulm B, Svolba G, Ulm MR, Bernaschek G, Panzer S. Male fetuses are particularly affected by maternal alloimmunization to D antigen. *Transfusion*. 1999;39(2):169-173.
24. Nicolaides KH, Thilaganathan B, Rodeck CH, Mibashan RS. Erythroblastosis and reticulocytosis in anemic fetuses. *Am J Obstet Gynecol*. 1988;159(5):1063-1065.
25. Lestas AN, Bellingham AJ, Nicolaides KH. Red cell glycolytic intermediates in normal, anaemic and transfused human fetuses. *Br J Haematol*. 1989;73(3):387-391.
26. Copel JA, Grannum PA, Green JJ, et al. Fetal cardiac output in the isoimmunized pregnancy: a pulsed Doppler-echocardiographic study of patients undergoing intravascular intrauterine transfusion. *Am J Obstet Gynecol*. 1989;161(2):361-365.
27. Soothill PW, Nicolaides KH, Rodeck CH, Clewell WH, Lindridge J. Relationship of fetal hemoglobin and oxygen content to lactate concentration in Rh isoimmunized pregnancies. *Obstet Gynecol*. 1987;69(2):268-271.
28. Nicolaides KH, Warenski JC, Rodeck CH. The relationship of fetal plasma protein concentration and hemoglobin level to the development of hydrops in rhesus isoimmunization. *Am J Obstet Gynecol*. 1985;152(3):341-344.
29. Moise KJ Jr, Carpenter RJ Jr, Hesketh DE. Do abnormal Starling forces cause fetal hydrops in red blood cell alloimmunization? *Am J Obstet Gynecol*. 1992;167(4 Pt 1):907-912.
30. Moise AA, Gest AL, Weickmann PH, McMicken HW. Reduction in plasma protein does not affect body water content in fetal sheep. *Pediatr Res*. 1991;29(6):623-626.
31. Berger HM, Lindeman JH, van Zoeren-Grobben D, Houdkamp E, Schrijver J, Kanhai HH. Iron overload, free radical damage, and rhesus haemolytic disease. *Lancet*. 1990;335(8695):933-936.
32. Lewis M, Bowman JM, Pollock J, Lowen B. Absorption of red cells from the peritoneal cavity of an hydropic twin. *Transfusion*. 1973;13(1):37-40.
33. Fischer RA, Race RR. Rh gene frequencies in Britain. *Nature*. 1946;157:48-49.
34. Cherif-Zahar B, Mattei MG, Le Van Kim C, Bailly P, Cartron JP, Colin Y. Localization of the human Rh blood group gene structure to chromosome region 1p34.3-1p36.1 by in situ hybridization. *Hum Genet*. 1991;86(4):398-400.
35. Le Van Kim C, Cherif-Zahar B, Raynal V, et al. Multiple Rh messenger RNA isoforms are produced by alternative splicing. *Blood*. 1992;80(4):1074-1078.
36. Carritt B, Kemp TJ, Poulter M. Evolution of the human RH (rhesus) blood group genes: a 50 year old prediction (partially) fulfilled. *Hum Mol Genet*. 1997;6(6):843-850.
37. Singleton BK, Green CA, Avent ND, et al. The presence of an RHD pseudogene containing a 37 base pair duplication and a nonsense mutation in Africans with the Rh D-negative blood group phenotype. *Blood*. 2000;95(1):12-18.
38. Lee YL, Chiou HL, Hu SN, Wang L. Analysis of RHD genes in Taiwanese RhD-negative donors by the multiplex PCR method. *J Clin Lab Anal*. 2003;17(3):80-84.
39. Dunn LJ. Prevention of isoimmunization in pregnancy developed by Freda and Gorman. *Obstet Gynecol Surv*. 1999;54(suppl 12):S1-S6.
40. Smith T. Active immunity produced by so-called balanced or neutral mixtures of diptheria toxin and anti-toxin. *J Exp Med*. 1909;11:241.
41. Freda VJ, Gorman JG, Pollack W, Robertson JG, Jennings ER, Sullivan JF. Prevention of Rh isoimmunization. Progress report of the clinical trial in mothers. *JAMA*. 1967;199(6):390-394.
42. Finn R, Clarke CA, Donohoe WT, et al. Experimental studies on the prevention of Rh haemolytic disease. *Br Med J*. 1961;5238:1486-1490.
43. Freda VJ, Gorman JG, Pollack W. Successful prevention of experimental Rh sensitization in man with anti-Rh gamma2-globulin antibody: A preliminary report. *Transfusion*. 1964;4:26-32.
44. Clarke CA, Sheppard PM. Prevention of rhesus haemolytic disease. *Lancet*. 1965;19:343.
45. Bowman JM, Chown B, Lewis M, Pollock JM. Rh isoimmunization during pregnancy: antenatal prophylaxis. *Can Med Assoc J*. 1978;118(6):623-627.
46. *Prenatal antibody screening and use of Rho (D) immune globulin (human)*. American College of Obstetricians and Gynecologists Technical Bulletin 1970;13.
47. *The selective use of Rho(D) immune globulin (RhIG)*. American College of Obstetricians and Gynecologists Technical Bulletin Update 1981;61.
48. *Prevention of RhD alloimmunization*. American College of Obstetricians and Gynecologists Practice Bulletin 1999;4.
49. Cannon M, Pierce R, Taber EB, Schucker J. Fatal hydrops fetalis caused by anti-D in a mother with partial D. *Obstet Gynecol*. 2003;102(5 Pt 2):1143-1145.
50. Levitt J. *Standards for Blood Banks and Transfusion Services*. 29th ed. Bethesda, MD: American Association of Blood Banks; 2014.
51. Sandler SG, Roseff SD, Domen RE, Shaz B, Gottschall JL. Policies and procedures related to testing for weak D phenotypes and administration of Rh immune globulin: results and recommendations related to supplemental questions in the Comprehensive Transfusion Medicine survey of the College of American Pathologists. *Arch Pathol Lab Med*. 2014;138(5):620-625.
52. Urbaniak SJ. Consensus conference on anti-D prophylaxis, April 7 & 8, 1997: final consensus statement. Royal College of Physicians of Edinburgh/Royal College of Obstetricians and Gynaecologists. *Transfusion*. 1998;

38(1):97-99.

53. Abbey R, Dunsmoor-Su R. Cost-benefit analysis of indirect antiglobulin screening in rh(d)-negative women at 28 weeks of gestation. *Obstet Gynecol.* 2014;123(5):938-945.

54. U.S. Preventive Service Task Force. Recommendation statement: Screening for Rh(D) incompatibility. Rockville. *MD.* 2004.

55. Lo YM, Tein MS, Lau TK, et al. Quantitative analysis of fetal DNA in maternal plasma and serum: implications for noninvasive prenatal diagnosis. *Am J Hum Genet.* 1998;62(4):768-775.

56. Lo YM, Zhang J, Leung TN, Lau TK, Chang AM, Hjelm NM. Rapid clearance of fetal DNA from maternal plasma. *Am J Hum Genet.* 1999;64(1):218-224.

57. Nelson M, Eagle C, Langshaw M, Popp H, Kronenberg H. Genotyping fetal DNA by non-invasive means: extraction from maternal plasma. *Vox Sang.* 2001;80(2):112-116.

58. Moise KJ. Selected use of antenatal Rhesus-immune globulin based on free fetal DNA. *BJOG.* 2015;122(12):1687.

59. Kent J, Farrell AM, Soothill P. Routine administration of Anti-D: the ethical case for offering pregnant women fetal RHD genotyping and a review of policy and practice. *BMC Pregnancy Childbirth.* 2014;14:87.

60. Teitelbaum L, Metcalfe A, Clarke G, Parboosingh JS, Wilson R, Johnson JM. Costs and benefits of non-invasive fetal RhD determination. *Ultrasound Obstet Gynecol.* 2015;45(1):84-88.

61. Hawk AF, Chang EY, Shields SM, Simpson KN. Costs and Clinical Outcomes of Noninvasive Fetal RhD Typing for Targeted Prophylaxis. *Obstet Gynecol.* 2013;122(3):579-585.

62. Goodrick J, Kumpel B, Pamphilon D, et al. Plasma half-lives and bioavailability of human monoclonal Rh D antibodies BRAD-3 and BRAD-5 following intramuscular injection into Rh D-negative volunteers. *Clin Exp Immunol.* 1994;98(1):17-20.

63. Bowman JM. Controversies in Rh prophylaxis. Who needs Rh immune globulin and when should it be given? *Am J Obstet Gynecol.* 1985; 151(3):289-294.

64. Ramsey G. Inaccurate doses of R immune globulin after Rh-incompatible fetomaternal hemorrhage: survey of laboratory practice. *Arch Pathol Lab Med.* 2009;133(3):465-469.

65. Novaretti MC, Jens E, Pagliarini T, Bonifacio SL, Dorlhiac-Llacer PE, Chamone DA. Comparison of conventional tube test with diamed gel microcolumn assay for anti-D titration. *Clin Lab Haematol.* 2003;25(5): 311-315.

66. Nicolaides KH, Rodeck CH. Maternal serum anti-D antibody concentration and assessment of rhesus isoimmunisation. *BMJ.* 1992;304(6835): 1155-1156.

67. Moise KJ Jr, Carpenter RJ Jr. Chorionic villus sampling for Rh typing: clinical implications [letter; comment]. *Am J Obstet Gynecol.* 1993; 168(3 Pt 1):1002-1003.

68. Moise KJ Jr, Boring NH, O'Shaughnessy R, et al. Circulating cell-free fetal DNA for the detection of RHD status and sex using reflex fetal identifiers. *Prenat Diagn.* 2013;33(1):95-101.

69. Pirelli KJ, Pietz BC, Johnson ST, Pinder HL, Bellissimo DB. Molecular determination of RHD zygosity: predicting risk of hemolytic disease of the fetus and newborn related to anti-D. *Prenat Diagn.* 2010;30(12–13): 1207-1212.

70. Chitty LS, Finning K, Wade A, et al. Diagnostic accuracy of routine antenatal determination of fetal RHD status across gestation: population based cohort study. *BMJ.* 2014;349:g5243.

71. Tynan JA, Angkachatchai V, Ehrich M, Paladino T, van den Boom D, Oeth P. Multiplexed analysis of circulating cell-free fetal nucleic acids for noninvasive prenatal diagnostic RHD testing. *Am J Obstet Gynecol.* 2010; 204:251.e1-e6.

72. Queenan JT, Tomai TP, Ural SH, King JC. Deviation in amniotic fluid optical density at a wavelength of 450 nm in Rh-immunized pregnancies from 14 to 40 weeks' gestation: a proposal for clinical management. *Am J Obstet Gynecol.* 1993;168(5):1370-1376.

73. Weiner CP, Williamson RA, Wenstrom KD, et al. Management of fetal hemolytic disease by cordocentesis. II. Outcome of treatment. *Am J Obstet Gynecol.* 1991;165(5 Pt 1):1302-1307.

74. Nicolaides KH, Soothill PW, Clewell WH, Rodeck CH, Mibashan RS, Campbell S. Fetal haemoglobin measurement in the assessment of red cell isoimmunisation. *Lancet.* 1988;1(8594):1073-1075.

75. Yinon Y, Visser J, Kelly EN, et al. Early intrauterine transfusion in severe red blood cell alloimmunization. *Ultrasound Obstet Gynecol.* 2010;36(5): 601-606.

76. Nicolaides KH, Fontanarosa M, Gabbe SG, Rodeck CH. Failure of ultrasonographic parameters to predict the severity of fetal anemia in rhesus isoimmunization. *Am J Obstet Gynecol.* 1988;158(4):920-926.

77. Abel DE, Grambow SC, Brancazio LR, Hertzberg BS. Ultrasound assessment of the fetal middle cerebral artery peak systolic velocity: A comparison of the near-field versus far-field vessel. *Am J Obstet Gynecol.* 2003;189(4):986-989.

78. Ruma MS, Swartz AE, Kim E, Herring AH, Menard MK, Moise KJ Jr. Angle correction can be used to measure peak systolic velocity in the fetal middle cerebral artery. *Am J Obstet Gynecol.* 2009;200(4):397 e1-e3.

79. Swartz AE, Ruma MS, Kim E, Herring AH, Menard MK, Moise KJ Jr. The effect of fetal heart rate on the peak systolic velocity of the fetal middle cerebral artery. *Obstet Gynecol.* 2009;113(6):1225-1229.

80. Nicolini U, Santolaya J, Ojo OE, et al. The fetal intrahepatic umbilical vein as an alternative to cord needling for prenatal diagnosis and therapy. *Prenat Diagn.* 1988;8(9):665-671.

81. Moise KJ Jr, Carpenter RJ Jr, Kirshon B, Deter RL, Sala JD, Cano LE. Comparison of four types of intrauterine transfusion: effect on fetal hematocrit. *Fetal Ther.* 1989;4(2–3):126-137.

82. Moise KJ Jr, Deter RL, Kirshon B, Adam K, Patton DE, Carpenter RJ Jr. Intravenous pancuronium bromide for fetal neuromuscular blockade during intrauterine transfusion for red-cell alloimmunization. *Obstet Gynecol.* 1989;74(6):905-908.

83. Giannina G, Moise KJ Jr, Dorman K. A simple method to estimate the volume for fetal intravascular transfusion. *Fetal Diagn Ther.* 1998;13: 94-97.

84. Scheier M, Hernandez-Andrade E, Fonseca EB, Nicolaides KH. Prediction of severe fetal anemia in red blood cell alloimmunization after previous intrauterine transfusions. *Am J Obstet Gynecol.* 2006;195(6): 1550-1556.

85. Trevett TN Jr, Dorman K, Lamvu G, Moise KJ Jr. Antenatal maternal administration of phenobarbital for the prevention of exchange transfusion in neonates with hemolytic disease of the fetus and newborn. *Am J Obstet Gynecol.* 2005;192(2):478-482.

86. Moise KJ Jr, Mari G, Fisher DJ, Huhta JC, Cano LE, Carpenter RJ Jr. Acute fetal hemodynamic alterations after intrauterine transfusion for treatment of severe red blood cell alloimmunization. *Am J Obstet Gynecol.* 1990;163(3):776-784.

87. Radunovic N, Lockwood CJ, Alvarez M, Plecas D, Chitkara U, Berkowitz RL. The severely anemic and hydropic isoimmune fetus: changes in fetal hematocrit associated with intrauterine death. *Obstet Gynecol.* 1992;79(3): 390-393.

88. Sainio S, Nupponen I, Kuosmanen M, et al. Diagnosis and treatment of severe hemolytic disease of the fetus and newborn: a 10-year nationwide retrospective study. *Acta Obstet Gynecol Scand.* 2015;94(4):383-390.

89. Lindenburg IT, van Kamp IL, van Zwet EW, Middeldorp JM, Klumper FJ, Oepkes D. Increased perinatal loss after intrauterine transfusion for alloimmune anaemia before 20 weeks of gestation. *BJOG.* 2013;120(7): 847-852.

90. van Kamp IL, Klumper FJ, Bakkum RS, et al. The severity of immune fetal hydrops is predictive of fetal outcome after intrauterine treatment. *Am J Obstet Gynecol.* 2001;185(3):668-673.

91. Klumper FJ, van Kamp IL, Vandenbussche FP, et al. Benefits and risks of fetal red-cell transfusion after 32 weeks gestation. *Eur J Obstet Gynecol Reprod Biol.* 2000;92(1):91-96.

92. Saade GR, Moise KJ, Belfort MA, Hesketh DE, Carpenter RJ. Fetal and neonatal hematologic parameters in red cell alloimmunization: predicting the need for late neonatal transfusions. *Fetal Diagn Ther.* 1993;8(3): 161-164.

93. Lindenburg IT, Smits-Wintjens VE, van Klink JM, et al. Long-term neurodevelopmental outcome after intrauterine transfusion for hemolytic disease of the fetus/newborn: the LOTUS study. *Am J Obstet Gynecol.* 2012;206(2):141 e1-e8.

94. Moise KJ, Whitecar PW. Antenatal therapy for haemolytic disease of the fetus and newborn. In: Hadley A, Soothill P, eds. *Alloimmune disorders in pregnancy. Anaemia, thrombocytopenia and neutropenia in the fetus and newborn,* Vol. 1. 1st ed. Cambridge, U.K.: Cambridge University Press; 2002:173-202.

95. Ruma MS, Moise KJ Jr, Kim E, et al. Combined plasmapheresis and intravenous immune globulin for the treatment of severe maternal red cell alloimmunization. *Am J Obstet Gynecol.* 2007;196(2):138 e1-e6.

96. Hall AM, Cairns LS, Altmann DM, Barker RN, Urbaniak SJ. Immune responses and tolerance to the RhD blood group protein in HLA-transgenic mice. *Blood.* 2005;105(5):2175-2179.

97. Nielsen LK, Green TH, Sandlie I, Michaelsen TE, Dziegiel MH. In vitro assessment of recombinant, mutant immunoglobulin G anti-D devoid of hemolytic activity for treatment of ongoing hemolytic disease of the fetus and newborn. *Transfusion.* 2008;48(1):12-19.

98. Kubiczkova L, Pour L, Sedlarikova L, Hajek R, Sevcikova S. Proteasome inhibitors - molecular basis and current perspectives in multiple myeloma.

J Cell Mol Med. 2014;18(6):947-961.

99. Brecher ME. *Technical Manual of the American Association of Blood Banks*. 15th ed. Bethesda, MD: American Association of Blood Banks; 2005.

100. van Kamp IL, Klumper FJ, Oepkes D, et al. Complications of intrauterine intravascular transfusion for fetal anemia due to maternal red-cell alloimmunization. *Am J Obstet Gynecol*. 2005;192(1):171-177.

101. Hackney DN, Knudtson EJ, Rossi KQ, Krugh D, O'Shaughnessy RW. Management of pregnancies complicated by anti-c isoimmunization. *Obstet Gynecol*. 2004;103(1):24-30.

102. Spong CY, Porter AE, Queenan JT. Management of isoimmunization in the presence of multiple maternal antibodies. *Am J Obstet Gynecol*. 2001;185(2):481-484.

103. Joy SD, Rossi KQ, Krugh D, O'Shaughnessy RW. Management of pregnancies complicated by anti-E alloimmunization. *Obstet Gynecol*. 2005;105(1):24-28.

104. Hughes L, Rossi K, Krugh D, O'Shaughnessy R. Management of pregnancies complicated by anti-Fya alloimmunization. *Am J Obstet Gynecol*. 2004;191:S164.

105. Vaughan JI, Manning M, Warwick RM, Letsky EA, Murray NA, Roberts IA. Inhibition of erythroid progenitor cells by anti-Kell antibodies in fetal alloimmune anemia. *N Engl J Med*. 1998;338(12):798-803.

106. Bowman JM, Pollock JM, Manning FA, Harman CR, Menticoglou S. Maternal Kell blood group alloimmunization. *Obstet Gynecol*. 1992;79(2):239-244.

107. van Dongen H, Klumper FJ, Sikkel E, Vandenbussche FP, Oepkes D. Non-invasive tests to predict fetal anemia in Kell-alloimmunized pregnancies. *Ultrasound Obstet Gynecol*. 2005;25(4):341-345.

最后审阅 赵茵

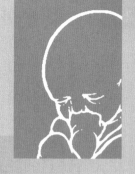

第 35 章

羊水异常

原著　William M. Gilbert

翻译与审校　梅珊珊，方大俊，姜学智

概述

羊水量（amniotic fluid volume，AFV）异常不仅可预示潜在的母胎并发症，也可直接危害围产儿的安全。孕中期重度羊水过少的围产儿死亡率（perinatal mortality rate，PMR）近 90% ~ 100%，而孕中期重度羊水过多的围产儿死亡率可超过 50%[1-5]。虽然这两种极端情形很少见，更常见的是非显著性的羊水量异常，但仍可对妊娠结局造成不良影响。尽管已经在不同的人和动物模型中的进行了 30 多年的研究，但羊水（amniotic fluid，AF）异常的研究仍然是一项复杂的工作，至今，对机体如何保持正常羊水量的调控机制仍知之甚少。相比而言，人们对与羊水量重度异常相关的疾病状态有更多的了解。

这一章节探讨了影响羊水的产生和吸收的正常机制，包括胎儿排尿，吞咽，胎儿肺泡液体的渗出和羊水的胎膜内吸收。并阐述了妊娠期羊水的量及成分的正常变化，以及羊水过少和羊水过多可能的病因及治疗措施。

羊水量

由于条件所限，要精确地测量羊水量有一定的难度。在测量过程中，必须通过羊膜腔穿刺将一种惰性的染料注入羊膜腔，同时抽取羊水标本，以绘出其稀释曲线。相比于其他羊水量的测量方法，例如超声测量，羊膜腔穿刺注射染料技术被视为羊水量测量的金标准，但在临床实践中，这种具有创伤性的操作是不切实际的。

尽管其局限性，Brace 和 Wolf[6] 对已报道的 12 个研究 705 个受检者的羊水量测量结果进行了汇总，发现每个孕周羊水量均存在较大的变异（图 35-1）。其中 32 ~ 33 周之间羊水量变异最大，正常值范围波动于 400 ~ 2100mL（第 5 ~ 95 百分位点），由此可见羊水量正常值波动范围较大。在研究中，Brace 和 Wolf 发现了一个有趣的现象：从孕 22 周到 39 周，尽管胎儿体重从 500g 到 3500g 的 7 倍增长，羊水量的平均值依然保持不变（图 35-1 中的黑点）[6]。其他研究者采用染料稀释测量技术发现：羊水量的正常变化范围较小，峰值出现在孕 40 周，而非孕 30 ~ 38 周[7]。这些研究表明羊水量在整个孕期都在机体的紧密调控之下。

羊水量的超声测量

超声已经在很大程度上取代了以四步触诊法或宫高测量值为基础的羊水量临床评估方法。然而，当宫高测量值太大或太小不符合孕周时，就应该考虑羊水是否异常了。如果宫高相对于孕周来说过大（large for gestational age，LGA）或者胎儿触诊困难或有胎儿飘浮感时则要考虑羊水过多可能性。当宫高小于孕周（small for gestational age，SGA）或者胎儿触诊很容易则要考虑羊水过少的可能性。

早期超声对羊水量的评估是基于对最大羊水池垂直深度（maximum vertical pocket，MVP）的测量[8]。Chamberlain 等[9] 以及 Mercer 等[10] 研究人员先后发现在 MVP 小于 1cm 或 0.5cm 时，围产期发病率和死亡率均会上升。尽管这些 MVP 低值能鉴别出处在危险中的胎儿，但在鉴别大多数与羊水过少相关的妊娠期并发症时敏感性较低，这就促使其他研究者去寻求 MVP 更高截断值以增加其鉴别敏感性的研究。

后来，Phelan 等研究者[11-13] 提出了用测量四个象限的方法评估羊水量，即羊水指数（amniotic fluid index，AFI）。孕 20 周后，子宫被分为四象限，如（图 35-2）。测

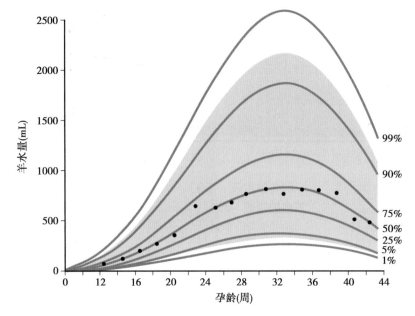

图 35-1 列线图显示羊水量与孕周之间的函数关系　黑点是每间隔 2 周的均值。通过多元回归方程和剩余标准差来计算百分位数(选自 Brace RA, Wolf EJ. Normal amniotic fluid volume throughout pregnancy. Am J Obstet Gynecol. 1989;161;382.)

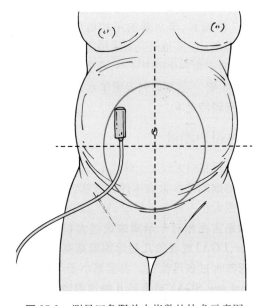

图 35-2　测量四象限羊水指数的技术示意图

量每个象限的最大羊水池深度,注意确保超声探头与地面垂直,同时避开胎儿身体和脐带以免对测量造成干扰(图 35-3)。**各象限的 MVP 之和即是 AFI**[13]。Moore 和 Cayle[13]对 791 名孕妇进行了一个横断面研究,发现 AFI 的第 5 和第 95 百分位数随孕周而变化。孕 35 到 36 周时,AFI 的第 95 百分位数是 24.9cm,孕 41 周是 19.4cm。AFI 的第 5 百分位数的变异相对较小,但相差仍可达到 2.5cm。最后,研究者报道了测量者间和测量者自身的变异分别是 3.1% 和 6.7%,对于这种常规操作来说是可接受的。把通过 AFI 评估的羊水量(图 35-

4)和实际羊水量(图 35-1)进行比较发现二者的变化曲线非常相似。

已有实验将超声测量的羊水量(MVP 和 AFI)和染料稀释测量技术测量的实际羊水量进行比较,发现 MVP 和 AFI 是较差的预测实际羊水量的指标。Dildy 等研究者[14]发现 AFI 高估了 88% 的羊水量较少的病例,并低估了 54% 的羊水量较多的病例。然而,这些差异并不影响临床处理。Mcgann 及其同事[15]报道了 AFI 小于 5cm(羊水过少)的测量敏感性为 10%(特异性 96%),而 MVP 小于 2cm 的测量敏感性为 5%(特异性 98%)。对于可疑羊水过多的案例,AFI 超过 20cm 的测量敏感性为 29%(特异性为 97%),MVP 超过 8cm 的测量敏感性与之相同(特异性 94%)。MVP 方法相比于 AFI 的假阳性率更低[15]。基

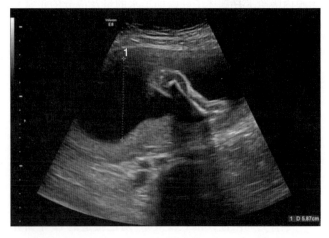

图 35-3　测量最大羊水深度(MVP)的超声图像示范:测量时超声探头应垂直于地面,单位为厘米

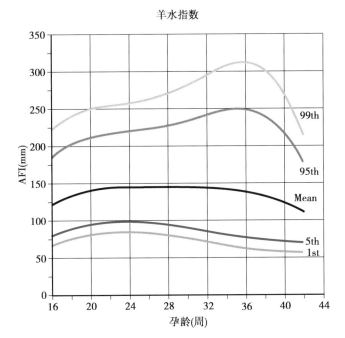

图 35-4   根据孕周绘制的羊水指数图。黑色线表示第
50 百分位数,红色和绿色线分别表示第 5 和第 95 百分
位数,橙色和黄色线分别表示第 1 和第 99 百分位数(选
自 Moore TR,Cayle JE. The amniotic fluid index in normal
human pregnancy. Am J Obstet Gynecol. 1990;162:1168.)

于以上发现,作者认为 MVP 优于 AFI[16]。相反,Moore[17] 却
认为在评估羊水过少方面 AFI 优于 MVP,然而在预测羊
水过多时两者相似。在近期的一篇综述中,Moise[18] 发现
将 MVP 小于 2cm 作为羊水过少诊断标准优于 AFI。尽
管在近足月时,**MVP 可能是诊断羊水过少的理想方法,**
但大部分临床研究选择超声测量 AFI 评价羊水量。

超声技术上的差异,尤其是超声探头在母体腹部上
压力的不同,都会影响到超声测量羊水的准确性。相比
于适度的压力,压力过小可以导致 AFI 过高,而压力过大
往往会导致 AFI 偏小。尽管已有明确的证据表明超声测
量预测羊水量异常的价值有限,但是临床实践中仍继续
使用每周一次或者两次的超声来测量羊水量,以此评估
胎儿情况。

多年来,研究人员尝试使用各种方法来证明超声评
估羊水量与围产期结局之间联系的实用性和适用性。
Chamberlain 及其同事[9] 的早期研究发现,当 **MVP 小于
1cm** 时,围产期发病率和死亡率显著增加,甚至在排除出
生缺陷因素的影响后仍然存在。

羊水的形成

胎儿尿液

羊水的主要来源是胎儿尿液。人类胎儿肾脏在孕早

期末就开始产生尿液,并且持续增加直到足月。很多不
同的动物模型都被用于研究胎儿尿液的产生。绵羊胎儿
是一个较好的研究模型,这是由于其在足月时具有与人
类相似的胎儿重量,身体的大小足以允许导管放置,同时
在导管放置之后具有较低的早产风险。据报道,在妊娠
晚期,胎羊尿量约为 200 ~ 1200mL/d[19-21]。而人类胎儿的
尿量则是通过不同时间超声测量胎儿膀胱体积而获得。
Wladimiroff 和 Campbell[22] 开始以每 15 分钟测量一次胎儿
膀胱的三个径线,并报道人类胎儿在孕 36 周时尿量为
230mL/d,足月时增加到 655mL/d。其他研究人员也通过
相同的方法得出了类似的结果。有趣的是,Rabinowitz 及
其同事[23] 发现,当采用相同的测量方法,但以每 2 ~ 5 分钟
一次的频率测量时,胎儿尿量相比之前报道的明显增多
(1224mL/d)。这一结论已通过三维(3-D)超声和计算机
建模予以证实[24]。图 35-5 显示了来源于几项研究的孕期胎
儿尿量的正常变化[22,23,25-28]。**人类足月胎儿尿量约为 1000
~ 1200mL/d,可见羊水不到 24 小时就可被完全更换一次。**

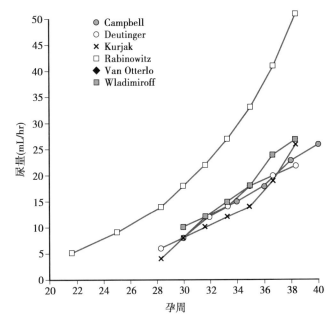

图 35-5   妊娠期胎儿尿量流速的正常变化。线图表示
文献报道的六个研究的均值,35 ~ 40 第一作者均列出。
最高的线的数据来自 Rabinowitz 及其同事报道,每 5 分
钟测量一次膀胱体积。其他 5 个研究为每 15 分钟测量
一次(选自 Gilbert WM,Brace RA:Amniotic fluid volume
and normal flows to and from the amniotic cavity. Semin
Perinatol. 1993;7:150.)

胎儿肺泡液

胎儿肺泡液在羊水形成中也起着重要作用。多年
来,人们推测羊水参与了胎儿的肺内液体循环;然而,最
近的数据并不支持这种观点[29,30]。实际上,整个妊娠期
间,胎儿肺脏产生液体离开气管后要么被吞咽,要么离开

口腔进入羊膜腔。在绵羊胎儿实验中发现,肺可产生大约400mL/d的液体,其中50%被吞咽,50%通过口腔排出[31-35]。尽管在人类中我们没有直接进行测量,但近足月时羊水中肺表面活性剂的出现为肺泡液向外流动提供了证据。在正常胎儿期,胎儿呼吸运动促使羊水在气管、肺脏上部以及口腔内不断进行"进-出"运动,同时伴随着胎儿肺泡液向外运动进入羊水中[36]。

羊水的吸收

胎儿吞咽

人类胎儿在孕早期时就开始出现吞咽运动,这有助于羊水的循环。胎羊的吞咽运动大多在怀孕的后半期可以观察到,并且随着孕周增加而增加。Sherman及其同事[37]报道胎羊一次吞咽运动可持续2分钟,以100~300mL/(kg·d)的速率吞咽羊水。对于一个3.5kg的足月胎羊,羊水的吞咽率可达到350~1000mL/d。这大大超过了成年羊的每日饮水量40~60mL/kg。

包括注射染料后重复取样和实际流量探头测量在内的很多技术,都被应用在动物模型中来计算羊水吞咽率[19,37]。这些方法不适用于人类胎儿,故测量其实际吞咽率更加困难。很久之前,有人通过将放射性铬标记的红细胞和泛影葡胺(Amersham Health,Princeton,NJ)注射到羊膜腔中来研究人类胎儿的吞咽率,20世纪60年代就有研究计算出胎儿吞咽率为72~262mL/kg/d[29,38]。Abramovich[39]将胶体金注入人类羊膜腔内,发现胎儿吞咽能力随着孕周增加而增加。他所计算的胎儿吞咽率与以前的报道相似[38]。显然,很多类似的实验目前已经无法重现,但是其留下的信息对于我们去了解胎儿吞咽功能很有帮助。胎儿吞咽运动并不能清除所有羊膜腔内由胎儿尿液和肺液组成的羊水;因此,还应存在其他的羊水清除机制比如胎膜内吸收。

胎膜吸收

了解羊水调节过程的最大障碍是羊水产生(胎儿尿液和胎儿肺泡液)的量与吸收(吞咽)的量不相符。如果羊水产生和吸收的测量和估算是准确的,那么每天至少有500~750mL多余液体进入羊膜腔,最终会导致急性羊水过多。然而在正常情况下这是不会发生的(图35-1);因此,这就提示存在第二种羊水清除的途径,即胎膜吸收[24,40-43]。这一过程描述了水和溶质在羊膜腔和胎儿血液之间的运动,此循环通过胎盘的胎儿面完成。羊水和胎儿血液之间较大的渗透梯度(图35-6)为羊水进入胎儿血液提供了巨大的推动力。胎膜吸收作用已在胎羊及恒河猴胎儿研究中得到证实[43]。也有研究提示人类也存在胎膜吸收。Heller[44]和Renaud及其同事[45]将标记过的氨

基酸注入即将行剖宫产孕妇羊膜腔内,他们发现注射45分钟后,标记的氨基酸在胎盘内聚集。为了能解释氨基酸快速进入胎盘内胎儿循环的现象,他们推断氨基酸应该是通过吞咽以外的其他途径吸收的。胎膜吸收作用可以很轻易解释这一现象。这种吸收途径成为了现在的研究热点。研究者指出在正常生理条件下约有**200~500mL/d**的羊水离开羊膜腔[40,41,46]。此外,有报道称在实验的条件下绵羊的胎膜途径可以提高将羊水吸收量10倍[47]。图35-7总结了目前已知所有的液体进出羊膜腔的

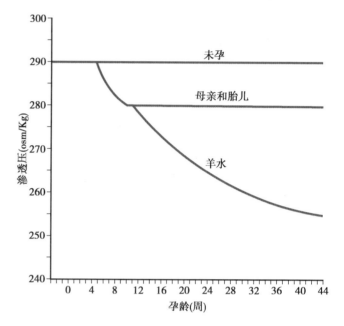

图35-6　产妇和胎儿血浆和羊水渗透压在妊娠期的变化(选自 Gilbert WM,Moore TR,Brace RA. Amniotic fluid volume dynamics. Fetal Med Review. 1991;3:89.)

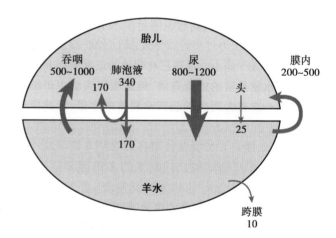

图35-7　近足月胎儿的液体和溶质进出羊水的所有已知的通路。箭头大小和流速相关,实心红箭头代表直接测量的流速,而蓝色箭头代表估计的流速。数字代表每天的流量,单位是 mL/d。双箭头的弯曲部分表示在离开气管后直接吞咽的肺泡液,而直线部分表示经口腔和鼻腔进入羊膜腔的肺液(选自 Gilbert WM,Moore TR,Brace RA. Amniotic fluid volume dynamics. Fetal Med Review. 1991;3:89.)

主要途径,以及测量或估测的进出量。羊膜腔内液体的进出几乎处于一个平衡状态。最近胎膜吸收相关机制研究提示有 4 种膜内转运机制共同作用,包括:(1)羊水和溶质从羊膜腔通过单向批量转运进入胎儿循环;(2)溶质的被动双向扩散作用;(3)水的被动双向运动;(4)乳酸盐单向转运进入羊水[46]。尽管已经有了这些新的发现,有关羊水量的调节机制仍需要更进一步的研究阐明。

羊水过少

羊水过少的发生率根据使用定义不同而有变化,据报道其发生率介于 1% ~ 3% 之间[48]。在因母胎指征需要接受产前检测的孕妇中,羊水过少的发生率较高(19% ~ 20%)[16]。有三项研究认为羊水过少的实际羊水量小于 200 ~ 500mL[6,49,50]。随着超声测量羊水量的出现,不同的羊水过少的阈值也被提出[3,8]。**临床上一般以 MVP 小于 1 ~ 2cm 或 AFI 小于 5cm 作为羊水过少的诊断标准。**

Chamberlain 及其同事[9]发现当 MVP 小于 1cm 时,PMR(围产期死亡率)会增加五十倍。这一报道有助于提高人们对羊水过少时出现死胎和新生儿死亡风险的关注。此外,该研究报道 40% 的羊水过少的病例也会合并其他一些复杂的情况,如胎儿宫内生长受限(intrauterine growth restriction,IUGR),妊娠期高血压疾病和先天性畸形。也有研究认为过期妊娠中羊水过少引起羊水粪染、分娩时胎儿窘迫和 1 分钟 Apgar 评分降低的风险增高[48]。

妊娠早中期羊水骤减时,PMR 可接近 100%,特别是在孕中期[1-3]。羊水减少或缺失的原因很大程度上决定了围产期结局(框 35-1)。例如肾缺如病例新生儿死亡率达 100%,原因为胎儿肺发育不良。**孕早期和中期羊水对于胎儿肺发育是必需的。**如果是胎膜早破(premature rupture of the membranes,PROM)导致的羊水减少,新生儿存活率依赖于胎膜破裂时的孕周以及是否发生羊膜腔

框 35-1 羊水过少胎儿和母体的病因

胎儿方面
- 肾缺如
- 尿道梗阻性病变
- 胎膜自发破裂
- 胎膜早破
- 胎盘异常
- 过期妊娠
- 严重宫内生长受限

母体方面
- 脱水-低血容量
- 高血压疾病
- 子宫胎盘功能低下
- 抗磷脂综合征

感染[51]。母体并发症及合并症如妊娠期高血压疾病或抗磷脂综合征(antiphospholipid syndrome,APS)也可以导致羊水过少。在这些情况下,如果胎儿足够大能够在宫外存活,则除了早产外,羊水过少对围产期结局影响很小[51]。

单纯 AFI 较低而其他情况都正常的妊娠在临床上也较常见。因为羊水过少的诊断与不良围产期结局有关,所以许多足月或接近足月的孕妇由于 AFI 较低而被送至产房引产。通常情况下,她们的宫颈条件并不利于引产,然而仍去尝试引产,常常出现引产失败而转为剖宫产。**虽然有足够证据支持对过期妊娠进行引产(见 36 章),但单纯羊水过少的足月或者未足月孕妇并不一定需要立即终止妊娠。**尽管如此,羊水偏少已被认为是小于孕龄儿的一个预测指标,且其增加了新生儿重症监护室(neonatal intensive care unit,NICU)的入院率,但没有增加其他严重疾病的发病率[52]。Lagrew 等[53]报道称 41% 通过 AFI 而诊断羊水过少的病人,3 ~ 4 天后 AFI 往往恢复正常。他们还发现 AFI 正常的测量结果在 1 周内有效,除非存在某些高危因素,否则不需要重复过多的测量。Magann 等对 1001 名高危孕妇进行了产前检测,发现 AFI 低于 5cm(总数的 19%)和那些 AFI 在正常范围内的孕妇具有类似的妊娠结局,因此,他们认为 AFI 低于 5cm 并非终止妊娠的指征[16]。Rainford 等[54]对 232 名孕周大于 37 周而 AFI 小于 5cm 的孕妇(19%)进行研究,发现其妊娠结局并没有比羊水正常的孕妇差。实际上,正常妊娠的孕妇羊水粪染的风险增高了(35% vs. 16%)[54]。此外,Casey 等[48]对 6423 名孕周大于 34 周而 AFI 低于 5cm 的孕妇进行分析,发现胎儿宫内死亡(intrauterine fetal death,IUFD)、NICU 入住率,新生儿死亡率,低出生体重(low birthweight,LBW),以及胎粪吸入综合征(meconium aspiration syndrome,MAS)的发生率高于 AFI 大于 5cm 的孕妇。如果排除出生缺陷和 IUGR 的影响,则在入住 NICU、新生儿死亡或呼吸窘迫综合征(respiratory distress syndrome,RDS)等方面无显著差异[48]。这说明是 IUGR 和出生缺陷增加了围产儿的患病率和死亡率,而非羊水过少所致。**所有的羊水过少病例都应该排除 IUGR,并定期复查。**

羊水过少的诊断和治疗

当在孕中期诊断为羊水过少时,对孕妇进行全面的病史回顾及身体检查和有针对性的超声检查以帮助寻找病因是至关重要的(框 35-1)。病史询问应寻找符合胎膜破裂的线索,如阴道漏出清亮或者血性流液或者孕妇内裤湿透等。如果怀疑是胎膜破裂(rupture of the membranes,ROM),需行无菌阴道窥器检查以收集羊水来获得诊断胎膜破裂的证据。其他的一些特殊检查包括显微镜下羊齿状结晶检查、中性 pH 试纸测试及阴道后穹隆

羊水池等。一些商业检查也可以用于判断 ROM,包括:Amnisure(Qiagen, Hilden, Germany) 和 ROM Plus(Clinical Innovations, Murray, Utah) 等,可以检测阴道内羊水中的特殊蛋白。这些检测方法较羊齿状结晶检测或 pH 试纸检测具有更高的敏感性和特异性。接下来,需进行针对性超声检查了解羊水量;评估胎儿解剖结构,包括肾脏和膀胱;以及确定胎儿生长径线是否在正常范围。如果胎儿发育正常,肾脏和膀胱可见,往往有可能是出现了胎膜早破。如果胎儿的肾脏和膀胱未能显示,则有可能是肾缺如。肾缺如是致死性的,而胎膜早破,如果胎儿已具有生存能力,且不存在感染,则可能有较理想的预后。

尽管在孕晚期发生的严重羊水过少可导致围产儿死亡率增高,但相比孕早中期时严重的羊水过少所致的围产儿死亡率较低[3,48,55]。其他研究也有相似的报道,但大多数研究均没有排除那些导致羊水过少的潜在疾病对围产儿死亡率的影响[8]。由于过期妊娠羊水过少可导致围产儿患病率和死亡率升高,因此推荐积极引产(见 36 章)。正如前面所讨论的,如果孕晚期孕妇只是单纯羊水过少,可以考虑期待治疗[16,48,54]。

一些研究者希望通过让有羊水过少的孕妇多喝水来使胎儿获得更多水分。动物研究表明,母亲和胎儿的水化状态之间存在着密切的关系[56,57]。尝试让母亲脱水可导致胎儿脱水,在某些情况下反之亦然。Goodlin 及其同事[58]发现人类妊娠病例中,合并特发性羊水过少的孕妇往往具有低血容量,增加其血容量后,羊水过少的问题就会解决。一项随机对照研究发现,羊水过少的孕妇多喝水可以提高羊水指数[59]。治疗组在 4 小时内喝 2L 水后,复测羊水指数,羊水指数(6.3cm)相比对照组(5.1cm)有显著性增高[59]。对羊水指数正常的孕妇进行随访研究,结果证实了水的摄入量可以影响其羊水指数[60]。如表 35-1 所示口服水化治疗组羊水指数相比于对照组有显著性增加。对照组给予所谓的"正常"饮水量,结果羊水指数降低且尿渗透压增高。这说明了对照组的孕妇实际上是缺水的。**两组结果都说明了通过增加或减少饮水量可以影响羊水指数。**

很多其他研究也证实了通过口服或静脉补充水和/或晶体液,确实可以使羊水量得到改善[61-63]。在一个前瞻性随机试验中,抽取羊水指数介于 6~24cm 之间的孕妇,随机分为 1 小时饮水 1L 且左侧卧位以及单纯左侧卧位两组。每 15 分钟测量一次羊水指数共 90 分钟。在第 15 分钟和 30 分钟时,两组羊水指数上升程度相似,但在 45 分钟时,饮水组孕妇羊水指数进一步上升,这说明了饮水可以改善羊水指数,而单纯的卧床休息只是在较小程度上的改善[63]。一些研究者已经报道了通过羊膜腔穿刺注入晶体溶液以提高羊水指数的成功病例[64]。然而大部分这些研究都是病例报道;由于缺乏大样本的前瞻性研究,

所以尚不能证实该方法可被常规用于治疗妊娠中期严重的羊水过少。

表 35-1　饮水治疗 4~6 小时后的羊水指数变化

	对照组 (n=20)	水化组 (n=20)
治疗前		
AFI(cm)	17.7±5.0	18.4±4.7
USG	1.013+0.007	1.015±0.008
治疗后		
AFI(cm)	16.2±4.5 *	21.4±4.5 #
USG	1.019±0.009 #	1.006±0.006 #
Delta AFI	-1.5±2.7	3.0±2.4
Intake(mL)	1576+607	1596+465

摘自 Kilpatrick SJ, Safford KL. Maternal hydration increases amniotic fluid index in women with normal amniotic fluid. Obstet Gynecol. 1993; 81:50.
* P<.02,治疗前后的配对 t 检验
P <.0001,治疗前后的配对 t 检验
AFI,羊水指数;摄入量,在过去 24 小时内除 2L 以外的液体摄入量;USG,尿比重;ΔAFI,治疗前后的羊水指数变化情况

分娩时羊水过少

大约 30 年前,Gabbe 等[65]研究猴类胎儿时发现,当羊膜腔内的羊水被吸走,可出现变异性胎心减速。当羊水恢复时,胎心减速即可恢复,这说明脐带受压是胎心减速的原因。从那以后,很多研究者开始采用羊膜腔灌注治疗分娩时变异性胎心减速。**虽然大多数研究证实其可降低变异性胎心减速的发生频率,但几乎没有降低围产儿的发病率,死亡率或剖宫产率[66-69]。**

曾有研究将羊膜腔灌注术用于治疗严重羊水粪染病例。几个小样本的前瞻性研究发现其可改善新生儿结局,包括降低声带下可见胎粪及胎粪吸入综合征的发生率等[70-73]。Sadovsky 及其同事[74]将严重羊水粪染的孕妇随机分配到对照组或者羊膜腔灌注治疗组结果发现,29% 的对照组胎儿在声带下可见胎粪,而治疗组无一例出现。一项关于将羊膜腔灌注术用于治疗严重羊水粪染的 meta 分析证实该操作可降低分娩时声带下胎粪吸入的发生率(比值比[OR]0.3;95% 置信区间[CI],0.19~0.46)[75]。最近,一项多中心随机对照研究分析了 1998 例在妊娠 36 周或之后分娩并合并严重羊水粪染的临床结果,发现羊膜腔灌注术并未降低中度至重度胎粪吸入综合征发生率和围产儿死亡率[76]。**基于这项大型多中心研究,美国妇产科医师学会(ACOG)不推荐常规预防性使用羊膜腔灌注稀释羊水粪染[77]。**

羊水过多

羊水过多的发生率是 1%~2%。羊水过多发生的

越早、羊水量越大,围产儿发病率和死亡率就越高[4]。超声测量 MVP 或者 AFI 被用于确诊羊水过多。

很多作者用 **MVP 大于 8cm** 来定义羊水过多,而有些则用 **AFI 大于等于 25cm**。Hill 及其同事[78] 将羊水过多的患者分为 3 组:轻度(MVP 8~11cm,占 79%),中度(MVP 13~15cm,占 16.5%),重度(MVP≥16cm,占 5%)。总体而言,围产儿死亡率可达 127.5/1000,排除了致死性畸形后死亡率纠正为 58.8/1000。该死亡率显著高于背景死亡率。只有 16% 的轻度羊水过多妊娠可找到致病原因,而中度的有 90%,重度的则可达 100%。与羊水过多相关的胎儿和母体疾病如框 35-2。Many 等[79] 对 275 名羊水过多的孕妇进行了随访研究,探寻羊水过多的严重程度是否会影响早产率。虽然羊水过多并不影响早产率,但是若合并畸形或糖尿病则会增加早产的风险[80]。**孕中期重度羊水过多合并早产或染色体非整倍体可以导致围产儿死亡率显著上升**[81,82]。据报道,与羊水过多相关的妊娠期并发症,子宫过度膨胀或快速缩小,可增加胎盘早剥和产后出血的风险,这种可能性在临床诊治中不容忽视。

框 35-2　羊水过多的胎儿和母体因素

胎儿方面
先天畸形
- 胃肠道梗阻
- 中枢神经系统异常
- 水囊状淋巴管瘤
- 非免疫性水肿
- 骶尾部畸胎瘤
- 肺囊性腺瘤样畸形

染色体非整倍体
遗传性疾病
- 软骨发育不全 1-B 型
- 肌营养不良
- Bartter 综合征

双胎输血综合征
感染
- 细小病毒 B-19 感染

胎盘异常
- 绒毛膜血管瘤

母体方面
特发性
控制不佳的糖尿病
母胎出血

羊水过多的诊断和治疗

不论是否早产,中期妊娠孕妇子宫增大速度过快时,都需进行超声检查测量羊水量及评估胎儿解剖结构。由于食管闭锁伴或不伴气管食管瘘可导致吞咽障碍,重度羊水过多会在妊娠较早时期出现。其他胃肠道梗阻如十二指肠闭锁也可导致羊水过多[78]。当羊水过多合并胎儿畸形时,需考虑通过羊水穿刺取样进行微阵列分析(见第 10 章)。

另一个孕中期急性重度羊水过多的常见病因是双胎输血综合征(twin-to-twin transfusion syndrome,TTTS;见第 32 章)。与 TTTS 相关的超声表现包括受血胎儿严重的羊水过多,供血胎儿无羊水或严重的羊水过少。**当孕晚期出现羊水过多时,往往是轻度的且不伴有结构畸形**[78]。尽管孕晚期羊水过多大部分都是特发性的,但必须排除其他病因(框 35-2)。

很多病例中,羊水过多都是暂时性的。轻度或暂时的羊水过多往往是特发性的,且预后良好[83]。然而,当羊水量显著升高并且呈持续性时,其妊娠并发症也随之增加,包括早产(增加 2.7 倍),子痫前期(增加 2.7 倍),IUFD(增加 7.7 倍),和新生儿死亡(增加 7.7 倍)。对于这些病例,产前母儿监测是十分必要的。

对 43 项研究的数据进行 meta 分析后发现羊水过多(AFI>24cm 或 MVP>8cm)是巨大儿的预兆,比值比(OR)为 11.5(95% 置信区间,4.1~32.9),表明当选择分娩方式时,羊水过多也应纳入考虑[84]。羊水过多的治疗往往是根据病因来决定的。对于轻度特发性羊水过多,当其他检查阴性,且超声随访提示持续性的羊水过多时,应考虑产前监测如胎动计数或无应激试验。对于羊水过多合并血糖控制不佳的糖尿病孕妇建议进行定期产前监护。

对于重度羊水过多合并先兆早产的孕妇,药物治疗可选择服用前列腺素抑制剂如吲哚美辛,可减少胎儿尿液产生[85-87]。服药后 5 小时内起效,24 小时内减少羊水量[85,86,88]。尽管短期内如 72 小时内服用吲哚美辛是相对安全的,但长期服用需警惕胎儿动脉导管提前闭合、狭窄以及新生儿肾发育异常[86,87]。吲哚美辛的并发症随着孕周增大而加重,31~32 周之后应避免使用该药物治疗[88]。采取重复羊水减量法治疗,即进行羊膜腔穿刺将大量羊水(1~5L)通过塑料管导入真空瓶内,在许多情况下可以延长妊娠孕周,但是可能需要定期重复操作[5,88]。

关键点

◆ 羊水呈动态变化状态,羊膜腔内都有大量羊水生成和吸收。

◆ 临床上基于超声测量 AFI 或 MVP 对实际羊水量的评估并不精确。

◆ 当合并 IUGR 或过期妊娠时,羊水过少会使围产儿患病率和死亡率明显增加。

◆ 未足月或者足月时出现单纯羊水过少但胎儿正常，则围产儿发病率和死亡率并不增高。

◆ 早发或重度羊水过多与胎儿染色体非整倍体、先天性发育异常、早产以及围产儿死亡率增高有关。

◆ 轻度羊水过多特别是在孕晚期末期，往往是特发性或与糖尿病有关，几乎不影响围产儿生存率。

◆ 通过 AFI 评估羊水量时，羊水量可能会因母体饮水量增加或左侧卧位而增加。

◆ 短期使用吲哚美辛可减少胎儿尿液的产生，服药24 小时内即可减少羊水量；避免长期使用该药，因其可能导致胎儿动脉导管早闭和新生儿肾脏发育异常。

参考文献

1. Hackett GA, Nicolaides KH, Campbell S. The value of Doppler ultrasound assessment of fetal and uteroplacental circulations when severe oligohydramnios complicates the second trimester of pregnancy. *Br J Obstet Gynaecol.* 1987;94:1074.

2. Barss VA, Benacerraf BR, Frigoletto FD. Second trimester oligohydramnios, a predictor of poor fetal outcome. *Obstet Gynecol.* 1984;64:608.

3. Mercer LJ, Brown LG. Fetal outcome with oligohydramnios in the second trimester. *Obstet Gynecol.* 1986;67:840.

4. Wier PE, Raten G, Beisher N. Acute polyhydramnios—a complication of monozygous twin pregnancy. *Br J Obstet Gynaecol.* 1979;86:849.

5. Reisner DP, Mahony BS, Petty CN, et al. Stuck twin syndrome: outcome in thirty-seven consecutive cases. *Am J Obstet Gynecol.* 1993;169:991.

6. Brace RA, Wolf EJ. Characterization of normal gestational changes amniotic fluid volume. *Am J Obstet Gynecol.* 1989;161:382.

7. Magann EF, Sandlin AT, Ounpraseuth ST. Amniotic fluid and the clinical relevance of the sonographically estimated amniotic fluid volume: oligohydramnios. *J Ultrasound Med.* 2011;30(11):1573.

8. Manning FA, Hill LM, Platt LD. Qualitative amniotic fluid volume determination by ultrasound: antepartum detection of intrauterine growth retardation. *Am J Obstet Gynecol.* 1981;139:254.

9. Chamberlain PF, Manning FA, Morrison I, et al. Ultrasound evaluation of amniotic fluid volume. I: The relationship of marginal and decreased amniotic fluid volumes to perinatal outcome. *Am J Obstet Gynecol.* 1984;150:245.

10. Mercer LJ, Brown LG, Petres RE, et al. A survey of pregnancies complicated by decreased amniotic fluid. *Am J Obstet Gynecol.* 1984;149:355.

11. Phelan JP, Ohn MO, Smith CV, et al. Amniotic fluid index measurements during pregnancy. *J Reprod Med.* 1987;32:603.

12. Rutherford SE, Phelan JP, Smith CV, et al. The four quadrant assessment of amniotic fluid volume: an adjunct to antepartum fetal heart rate testing. *Obstet Gynecol.* 1987;70:353.

13. Moore TR, Cayle JE. The amniotic fluid index in normal human pregnancy. *Am J Obstet Gynecol.* 1990;162:1168.

14. Dildy GA 3rd, Lira N, Moise KJ, et al. Amniotic fluid volume assessment: comparison of ultrasonographic estimates versus direct measurements with a dye-dilution technique in human pregnancies. *Am J Obstet Gynecol.* 1992;167:986.

15. Magann EF, Chauhan SP, Barrilleaux PS, et al. Amniotic fluid index and single deepest pocket: Weak indicators of abnormal amniotic volumes. *Obstet Gynecol.* 2000;96:737.

16. Magann EF, Chauhan SP, Doherty DA, et al. The evidence for abandoning the amniotic fluid index in favor of the single deepest pocket. *Am J Perinatol.* 2007;24(9):549-555.

17. Moore TR. Superiority of the four-quadrant sum over the single-deepest-pocket technique in ultrasonographic identification of abnormal amniotic fluid volumes. *Am J Obstet Gynecol.* 1990;163:762.

18. Moise KJ Jr. Toward consistent terminology: assessment and reporting of amniotic fluid volume. *Semin Perinatol.* 2013;37:370.

19. Tomoda S, Brace RA, Longo L. Amniotic fluid volume and fetal swallowing rate in sheep. *Am J Physiol.* 1985;249:R133.

20. Gresham EL, Rankin JH, Makowski EL, Meschia G, Battaglia FC. An evaluation of fetal renal function in a chronic sheep preparation. *J Clin Invest.* 1972;51:149.

21. Wintour EM, Barnes A, Brown EH, et al. Regulation of amniotic fluid volume and composition on the ovine fetus. *Obstet Gynecol.* 1978;52:689.

22. Wladimiroff JW, Campbell S. Fetal urine-production rates in normal and complicated pregnancy. *Lancet.* 1974;1:151.

23. Rabinowitz R, Peters MT, Vyas S, et al. Measurement of fetal urine production in normal pregnancy by real-time ultrasonography. *Am J Obstet Gynecol.* 1989;161:1264.

24. Gilbert WM, Cheung CY, Brace RA. Rapid intramembranous absorption into the fetal circulation of arginine vasopressin injected intraamniotically. *Am J Obstet Gynecol.* 1991;164:1013.

25. Lee SM, Park SK, Shim SS, et al. Measurement of fetal urine production by three-dimensional ultrasonography in normal pregnancy. *Ultrasound Obstet Gynecol.* 2007;30(3):281.

26. van Otterlo LC, Wladimiroff JW, Wallenburg HC. Relationship between fetal urine production and amniotic fluid volume in normal pregnancy and pregnancy complicated by diabetes. *Br J Obstet Gynaecol.* 1977;84:205.

27. Kurjak A, Kirkinsen P, Latin V, et al. Ultrasonic assessment of fetal kidney function in normal and complicated pregnancies. *Am J Obstet Gynecol.* 1981;141:266.

28. Deutinger J, Bartl W, Pfersmann C, et al. Fetal kidney volume and urine production in cases of fetal growth retardation. *J Perinat Med.* 1987;15:307.

29. Duenhoelter JH, Pritchard JA. Fetal respiration: quantitative measurements of amniotic fluid inspired near term by human and rhesus fetuses. *Am J Obstet Gynecol.* 1976;125:306.

30. Seeds AE. Current concepts of amniotic fluid dynamics. *Am J Obstet Gynecol.* 1980;138:575.

31. Adamson TM, Brodecky V, Lambert TF, et al. The production and composition of lung liquids in the in-utero foetal lamb. In: Comline RS, Cross KW, Dawes GS, Nathaniel PW, eds. *Foetal and Neonatal Physiology.* Cambridge, UK: Cambridge University Press; 1973:208.

32. Mescher EJ, Platzker A, Ballard PL, et al. Ontogeny of tracheal fluid, pulmonary surfactant, and plasma corticoids in the fetal lamb. *J Appl Physiol.* 1975;39:1017.

33. Olver RE, Strang LB. Ion fluxes across the pulmonary epithelium and the secretion of lung liquid in the foetal lamb. *J Physiol.* 1974;241:327.

34. Lawson EE, Brown ER, Torday JS, et al. The effect of epinephrine on tracheal fluid flow and surfactant efflux in fetal sheep. *Am Rev Respir Dis.* 1978;118:1023.

35. Brace RA, Wlodek ME, Cook ML, et al. Swallowing of lung liquid and amniotic fluid by the ovine fetus under normoxic and hypoxic conditions. *Am J Obstet Gynecol.* 1994;171:764.

36. Patrick J, Campbell K, Carmichael L, et al. Patterns of human fetal breathing at 30–31 and 38–39 weeks' gestational age. *Obstet Gynecol.* 1980;56:24.

37. Sherman DJ, Ross MG, Day L, et al. Fetal swallowing: correlation of electromyography and esophageal fluid flow. *Am J Physiol.* 1990;258:R1386.

38. Prichard JA. Deglutition by normal and anencephalic fetuses. *Obstet Gynecol.* 1965;25:289.

39. Abramovich DR. Fetal factors influencing the volume and composition of liquor amnii. *J Obstet Gynaecol Br Commonw.* 1970;77:865.

40. Gilbert WM, Brace RA. The missing link in amniotic fluid volume regulation: Intramembranous absorption. *Obstet Gynecol.* 1989;74:748.

41. Gilbert WM, Brace RA. Novel determination of filtration coefficient of ovine placenta and intramembranous pathway. *Am J Physiol.* 1990;259:R1281.

42. Gilbert WM, Moore TR, Brace RA. Amniotic fluid volume dynamics. *Fet Med Rev.* 1991;3:89.

43. Gilbert WM, Eby-Wilkens EM, Tarantal AF. The missing-link in Rhesus monkey amniotic fluid volume regulation: Intramembranous absorption. *Obstet Gynecol.* 1997;892:462.

44. Heller L. Intrauterine amino acid feeding of the fetus. In: Bode H, Warshaw J, eds. *Parenteral Nutrition in Infancy and Childhood.* New York, NY: Plenum Press; 1974:206.

45. Renaud R, Kirschtetter L, Koehl D, et al. Amino-acid intraamniotic injections. In: Persianinov LS, Chervakova TV, Presl J, eds. *Recent Progress in Obstetrics and Gynaecology.* Amsterdam: Excerpta Medica; 1974:234.

46. Brace RA, Anderson DF, Cheung CY. Regulation of amniotic fluid volume: Mathematical model based on intramembranous transport mechanisms. *Am J Physiol Regul Integr Comp Physiol.* 2014;307(10):R1260-R1273.

47. Faber JJ, Anderson DF. Absorption of amniotic fluid by amniochorion in sheep. *Am J Physiol.* 2002;282:H850.

48. Casey BM, McIntire DD, Bloom SL, et al. Pregnancy outcomes after antepartum diagnosis of oligohydramnios at or beyond 34 weeks' gestation. *Am J Obstet Gynecol.* 2000;182:909.

49. Magann EF, Nolan TE, Hess LW, et al. Measurement of amniotic fluid volume: accuracy of ultrasonography techniques. *Am J Obstet Gynecol.* 1992;167:1533.

50. Horsager R, Nathan L, Leveno KJ. Correlation of measured amniotic fluid

volume and sonographic predictions of oligohydramnios. *Obstet Gynecol.* 1994;83:955.

51. Hill MH. Oligohydramnios: Sonographic diagnosis and clinical implications. *Clin Obstet Gynecol.* 1997;40:314.

52. Hashimoto K, Kasdaglis T, Jain S, et al. Isolated low-normal amniotic fluid volume in the early third trimester: association with adverse perinatal outcomes. *J Perinat Med.* 2013;41(4):349.

53. Lagrew DC, Pircon RA, Nageotte M, et al. How frequently should the amniotic fluid index be repeated? *Am J Obstet Gynecol.* 1992;167:1129.

54. Rainford M, Adair R, Scialli AR, et al. Amniotic fluid index in the uncomplicated term pregnancy. Prediction of outcome. *J Reprod Med.* 2001;46:589.

55. Jeng CJ, Lee JF, Wang KG, et al. Decreased amniotic fluid index in term pregnancy. Clinical significance. *J Reprod Med.* 1992;37:789.

56. Ross MG, Ervin MG, Leake RD, et al. Bulk flow of amniotic fluid water in response to maternal osmotic challenge. *Am J Obstet Gynecol.* 1983;147:697.

57. Woods LL. Fetal renal contribution to amniotic fluid osmolality during maternal hypertonicity. *Am J Physiol.* 1986;250:R235.

58. Goodlin RC, Anderson JC, Gallagher TF. Relationship between amniotic fluid volume and maternal plasma volume expansion. *Am J Obstet Gynecol.* 1983;146:505.

59. Kilpatrick SJ, Safford K, Pomeroy T, et al. Maternal hydration affects amniotic fluid index (AFI). *Am J Obstet Gynecol.* 1991;164:361.

60. Kilpatrick SJ, Safford KL. Maternal hydration increases amniotic fluid index in women with normal amniotic fluid volumes. *Obstet Gynecol.* 1993;81:49.

61. Flack NJ, Sepulveda W, Bower S, Fisk NM. Acute maternal hydration in third-trimester oligohydramnios: effects on amniotic fluid volume, uteroplacental perfusion, and fetal blood flow and urine output. *Am J Obstet Gynecol.* 1995;173:1186-1191.

62. Doi S, Osada H, Seki K, et al. Effect of maternal hydration on oligohydramnios: a comparison of three volume expansion methods. *Obstet Gynecol.* 1998;92:525.

63. Ulker K, Melek C. Effect of maternal hydration on the amniotic fluid volume during maternal rest in the left lateral decubitus position. *J Ultrasound Med.* 2013;32:955.

64. Sepulveda W, Flack NJ, Fisk NM. Direct volume measurement at midtrimester amnioinfusion in relation to ultrasonographic indexes of amniotic fluid volume. *Am J Obstet Gynecol.* 1994;170:1160.

65. Gabbe SG, Ettinger BB, Freeman RK, et al. Umbilical cord compression associated with amniotomy: laboratory observations. *Am J Obstet Gynecol.* 1976;126:353.

66. Nageotte MP, Bertucci L, Towers CV, et al. Prophylactic amnioinfusion in pregnancies complicated by oligohydramnios: a prospective study. *Obstet Gynecol.* 1991;77:677.

67. Ogundipe OA, Spong CY, Ross MG. Prophylactic amnioinfusion for oligohydramnios: A reevaluation. *Obstet Gynecol.* 1994;84:544.

68. Schrimmer DB, Macri CJ, Paul RH. Prophylactic amnioinfusion as a treatment for oligohydramnios I laboring patients: a prospective randomized trial. *Am J Obstet Gynecol.* 1991;165:972.

69. Miyazaki FS, Taylor NA. Saline amnioinfusion for relief of variable or prolonged decelerations. *Am J Obstet Gynecol.* 1983;146:670.

70. Chanhan SP, Rutherford SE, Hess LW, et al. Prophylactic intrapartum amnioinfusion for patients with oligohydramnios. *J Reprod Med.* 1992;37:817.

71. Wenstrom KD, Parsons MT. The prevention of meconium aspiration in labor using amnioinfusion. *Obstet Gynecol.* 1989;73:647.

72. Eriksen NL, Hostetter M, Parisi VM. Prophylactic amnioinfusion in pregnancies complicated by thick meconium. *Am J Obstet Gynecol.* 1994;171:1026.

73. Macri CJ, Schrimmer DB, Leung A, et al. Prophylactic amnioinfusion improves outcome of pregnancy complicated by thick meconium and oligohydramnios. *Am J Obstet Gynecol.* 1992;167:117.

74. Sadovsky Y, Amon E, Bade ME, et al. Prophylactic amnioinfusion during labor complicated by meconium: a preliminary report. *Am J Obstet Gynecol.* 1989;161:613.

75. Pierce J, Gaudier FL, Sanchez-Ramos L. Intrapartum amnioinfusion for meconium-stained fluid: meta-analysis of prospective trials. *Obstet Gynecol.* 2000;95:1051.

76. Fraser WD, Hofmeyr J, Lede R, et al. Amnioinfusion for the prevention of the meconium aspiration syndrome. *N Engl J Med.* 2005;353:909.

77. ACOG Committee on Obstetric Practice. *Committee Opinion No. 346: Amnioinfusion does not prevent meconium aspiration syndrome,* 2014.

78. Hill LM, Breckle R, Thomas ML, et al. Polyhydramnios: ultrasonically detected prevalence and neonatal outcome. *Obstet Gynecol.* 1987;69:21.

79. Many A, Hill LM, Lazebnik N, et al. The association between polyhydramnios and preterm delivery. *Obstet Gynecol.* 1995;86:389.

80. Chamberlain PF, Manning FA, Morrison I, et al. Ultrasound evaluation of amniotic fluid volume II: the relationship of increased amniotic fluid volume to perinatal outcome. *Am J Obstet Gynecol.* 1984;150:250.

81. Pauer HU, Viereck V, Krauss V, et al. Incidence of fetal malformations in pregnancies complicated by oligo- and polyhydramnios. *Arch Gynecol Obstet.* 2003;268:52.

82. Desmedt EJ, Henry OA, Beischer NA. Polyhydramnios and associated maternal and fetal complications in singleton pregnancies. *Br J Obstet Gynaecol.* 1990;97:1115.

83. Golan A, Wolman I, Sagi J, et al. Persistence of polyhydramnios during pregnancy-its significance and correlation with maternal and fetal complications. *Gynecol Obstet Invest.* 1994;37:18.

84. Morris RK, Meller CH, Tamblyn J, et al. Association and prediction of amniotic fluid measurements for adverse pregnancy outcome: systematic review and meta-analysis. *BJOG.* 2014;121(6):686.

85. Stevenson KM, Lumbers ER. Effects of indomethacin on fetal renal function, renal and umbilicoplacental blood flow and lung liquid production. *J Dev Physiol.* 1992;17:257.

86. Kirshon B, Moise KJ, Wasserstrum N, et al. Influence of short-term indomethacin therapy on fetal urine output. *Obstet Gynecol.* 1988;72:51.

87. Mamopoulos M, Assimakopoulos E, Reece EA, et al. Maternal indomethacin therapy in the treatment of polyhydramnios. *Am J Obstet Gynecol.* 1990;162:1225.

88. Moise KJ. Polyhydramnios. *Clin Obstet Gynecol.* 1997;40:266.

Additional references for this chapter are available at ExpertConsult.com.

最后审阅　赵茵

第六篇

妊娠合并症

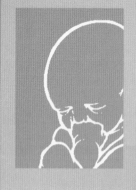

第36章

过期妊娠

原著　ROXANE RAMPERSAD and GEORGE A. MACONES

翻译与审校　胡小靖,漆洪波,姜学智

概述

产科医师一直意识到早产的危害,自上个世纪开始,大家才逐渐开始关注过期妊娠。早期对过期妊娠的危害描述为:巨大儿容易导致难产,而且增加死产的风险[1]。后来认为过期妊娠的胎儿不仅是大于胎龄儿,也可以小于胎龄儿[2]。基于对过期妊娠风险的关注,有人希望通过引产来避免并发症的发生。由于还未确定妊娠的上限时间,并且对过期妊娠风险的报道也不一致,因此临床的处理多样,甚至有些还存在争议。**最新研究发现,过期妊娠时围产儿发病率及死亡率较过去有显著升高。因此,在美国,引产最常见的原因之一就是过期妊娠。**

过期妊娠的定义

美国妇产科医师学会(ACOG)、国际妇产科联盟(FIGO)、世界卫生组织(WHO)将**过期妊娠定义为妊娠孕周达到或超过42周或自末次月经(LMP)第一天算起的第294天**[3-5]。这个孕周的截点已经应用了很多年,首次提出这个概念的是一个较早的研究,该研究发现:妊娠超过42周以上,胎儿死亡的风险会增加[6]。然而,鉴于最近围产儿的死亡数据(准确计算孕周),**临床最需要关注的孕周截点可能为41周**。文献中使用了很多种术语,其中包括 post-mature、postdates、prolonged 以及 postterm。这些术语定义不尽相同,很容易令人对"过期妊娠"定义产生混淆。最近足月妊娠定义工作小组重新对足月妊娠进行了定义,旨在减少医生、患者及研究者的困惑,同时指定了高风险孕周[7-8],对此美国妇产科医师学会(ACOG)及国际母胎医学会(SMFM)均表示认可。目前,妊娠的定义为,早期足月:$37^{0/7}$ 到 $38^{6/7}$ 周;足月:$39^{0/7}$ 到 $40^{6/7}$ 周;晚期足月:$41^{0/7}$ 到 $41^{6/7}$ 周;过期妊娠:孕周达到或超过 $42^{0/7}$ 周。

发病率

根据美国疾病控制和预防中心(CDC)报告的人口统计资料,2012年过期妊娠发生率为 **5.6%,与既往相比没有明显变化**[9]。其他已发表的研究显示,基于不同的研究人群,过期妊娠的发生率不尽相同。过期妊娠在欧洲国家的发生率差异很大,奥地利低至0.4%,而在丹麦和瑞典高达7%[10]。导致这些差异最可能的原因是:对妊娠超过预产期的临床处理方法不同,以及对如何确定孕龄的标准也不一致。

病因学

大部分晚期足月及过期妊娠的发病原因并不清楚,但一部分妊娠被定义为晚期足月或过期妊娠的原因是孕龄计算错误。临床上常根据末次月经来计算预产期。多项研究已经证实这种方法并不可靠,可导致晚期足月或过期妊娠的误诊[11]。理解人类分娩动因有助于对过期妊娠的病理生理学的了解。**分娩是母亲、胎儿和胎盘之间相互作用的结果**[12]。人类妊娠的确切机制尚不明确,可能与其他哺乳动物类似。下丘脑-垂体-肾上腺轴(HPA)对绵羊的出生时间起着重要作用。胎儿大脑释放的促肾上腺皮质激素释放激素(CRH)促进垂体分泌促肾上腺皮质激素（ACTH）和肾上腺分泌皮质醇[13]。皮质醇增加同时，前列腺素和雌激素的分泌增加，而孕酮的分泌减少。孕酮减少和前列腺素增加触发子宫平滑肌收缩。对切除垂体绵羊的研究中，进一步证明了 HPA 轴在分娩启动中的作用。HPA 轴的破坏可导致过期妊娠的发生[14]。最近的研究提出 HPA 轴在人类妊娠中有相似作用，HPA 轴的功能障碍可能是过期妊娠的原因之一。

早期研究将无脑儿与切除垂体的绵羊模型类似，如果无脑儿的脑组织缺失，可导致与绵羊模型一样的 HPA 轴的功能障碍，最终可能引起过期妊娠。对无脑儿流行病学的研究发现其过期妊娠的发生率显著升高[15]。这些发现印证了上文所述的观点，即胎儿大脑与胎盘之间的相互作用对分娩启动具有重要意义。

妊娠合并胎盘硫酸酯酶缺乏症，是一种 X 连锁隐性遗传疾病，以类固醇硫酸酯酶缺乏和雌三醇水平异常低下为主要特征，通常不能自发临产[16]。这个遗传因素导致过期妊娠发生的实例，进一步证实胎盘在分娩启动中的重要作用。

许多观察性研究已经明确了过期妊娠的风险因素，其中包括初次妊娠、过期妊娠病史、男胎、肥胖和遗传易感性[17-23]。挪威的一项长达 10 年的队列研究并没有发现过期妊娠与以上风险因素有太大关联，但这不排除是由于实验设计本身存在偏差所致的可能性[17]。跨代研究显示过期妊娠有遗传易感性。母亲自己是过期儿者会增加过期妊娠的发生风险。双胎研究发现，与男性双胞胎相比，女性双胞胎将来一致发生过期妊娠的风险性更高，这意味着母体因素也会对过期妊娠的发生率产生影响[22]。

诊断

晚期足月妊娠与过期妊娠的诊断基于准确的孕龄估算，估算预产期最常见的三种方法有：(1) LMP；(2) 同房时间；(3) 早期 B 超评估。其他方法也有描述，但在现代临床实践中很少应用，其中包括子宫大小的测量、胎动、多普勒胎心听诊以及测量宫高。大多数情况下，受孕的确切时间不明，因此很少通过受孕时间来估算孕龄。预产期最常见的估算方法是基于末次月经的第一天，但此方法是假定受孕发生在月经周期的第十四天。这种方法非常不准确，因为排卵时间会因不同人、不同月经周期出现差异[24,25]。仅仅根据 LMP 来计算孕周，往往会导致孕龄被估计过大，可能由于被误诊为"过期妊娠"而导致引产率增加。

依据 LMP 的同时通过超声进一步核实孕周，其结果比单独使用 LMP 更精准。通过在妊娠前三个月超声测量顶臀长径所得的与预产期最为精准，误差在 5 至 7 天内。Boyd 等[26]发现，如根据末次月经计算孕龄，7.5% 的孕妇妊娠超过 293 天，而通过早期超声计算孕龄修正后仅 2.6%。Gardosi 等得到了相似的结论[27]，他们通过评估 24 675 例正常单胎自然分娩病例，发现利用超声估算孕龄可将过期妊娠（>294 天）的发生率从 9.5% 降至 1.5%（与 LMP 估算孕周比较）。他们同时报道，妊娠 42 周进行引产的患者中，72% 都没有指征，因为如果用超声来估算孕龄，他们都还没达到 42 周。Nguyen 等[28]评估了 14 805 例末次月经准确的自然分娩病例，同样发现超声估算孕龄可使过期妊娠（>294 天）的比例减少 39%（从 7.9% 降至 5.2%）。Bennett 等[29]在一项纳入 218 名孕妇的前瞻性随机研究中证实了这些发现，同时还发现与中孕期超声估算孕龄相比，通过早孕期超声估算孕龄的妇女，其因过期妊娠而进行的引产率更低。

围产儿并发症和死亡率

许多研究已经评估了晚期足月妊娠及过期妊娠的胎儿风险。早期描述性研究发现，妊娠超过预产期后，胎儿死亡风险会增加。1963 年，McClure[6]发现妊娠 42 周时，"胎儿窘迫"的发生风险增加两倍，同时还增加了手术产率，因此推测妊娠 42 周时的胎儿风险很大，建议通过引产或剖宫产干预来避免胎儿死亡的风险。必须指出的是，早期研究中的孕周并不准确，且对过期妊娠的定义也不一致。此外，这些研究的人群中还囊括了妊娠合并胎儿畸形、胎儿宫内生长迟缓及母体合并症在内的很多病症，这些因素都会增加胎儿死亡的风险。

最近的观察性研究评估了不同孕周的围产儿的死亡风险，发现随着孕周超过预产期，围产儿的死亡风险会增加[30-32]。Divon 等[33]分析了由 181 524 例孕龄准确的足月妊娠、晚期足月妊娠及过期妊娠构成的人群数据，发现从妊娠 41 周开始胎儿死亡率会显著增加（41、42 和 43 周的 OR 值分别为 1.5、1.8 和 2.9）。Campbell 等[17]对 65 796 例单胎过期妊娠产儿（≥294 天）的围产儿死亡因素进行了多变量回顾分析，发现三个确定为围产儿死亡的独立预测因子：(1) 出生体重低于相应孕龄的第 10 百分位数，RR 5.7，95% CI 4.4～7.4；(2) 35 岁或以上的孕妇，RR 1.88，95% CI 1.2～2.9；(3) 出生体重在相应孕龄的第 90 百分位或以上者，对围产期死亡有一定保护作用（RR，0.51；95% CI，0.26～1.0）。

许多研究都使用围产儿死亡率（PMR）评估胎儿风

险,但 Smith[34] 等人认为此举并不恰当。计算 PMR 的公式中,分母是分娩总数[34-37]。正如 Smith 所讲[34],"估计事件的发生概率需要事件数量(分子)除以该风险事件受试者的数量(分母)"。因此,应该用每 1000 个孕妇数量,而非每 1000 个分娩数量来计算胎儿死亡率更合乎逻辑;在一项纳入 171 527 例妊娠分娩的大型回顾性研究中,Hilder 等[35] 运用的是孕妇的数量,发现死胎率更高。妊娠 41 周时,观察到的死胎率最低,但报道发现,与妊娠 37 周相比,43 周时死胎数增加了 8 倍(图 36-1)。Smith[37a] 利用苏格兰出生登记资料,还发现从 37 周(0.4/1000)到 43 周(11.5/1000),死胎风险会显著增加。

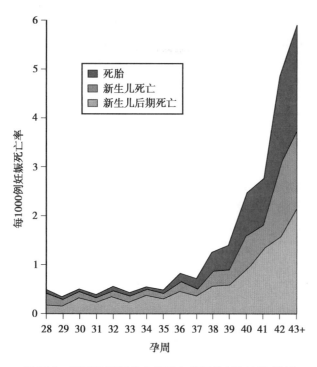

图 36-1 不同孕周所对应的死亡率汇总(每 1000 例妊娠),包括死胎发生率(红色)、新生儿死亡率(蓝色)以及新生儿后期死亡率(绿色)(修改自 Hilder L, Costeloe K, Thilaganathan B. Prolonged pregnancy: evaluating gestation specific risks of fetal and infant mortality. BJOG. 1998;105:169.)

一些研究也探讨了围产儿并发症与过期妊娠之间的关联。**通过对瑞典的一个足月与过期(≥294 天)单胎妊娠新生儿的大型数据库进行分析,Clausson 等[38] 发现过期妊娠与新生儿惊厥、胎粪吸入综合征和 5 分钟 Apgar 评分小于 4 分的发生率增加相关**(表 36-1)。Tunon 等[39] 对 10 048 个足月妊娠和 246 个过期妊娠(根据 B 超和 LMP 推算孕龄≥296 天)的新生儿重症监护病房(NICU)入住率进行比较,发现过期妊娠与 NICU 入住率的显著增加有关(OR,2.05;95% CI,1.35~3.12)。

表 36-1 过期妊娠适于胎龄儿与小于胎龄儿的并发症

并发症	足月 AGA*
抽搐	
足月 SGA	2.3(1.6~3.4)
过期 AGA	1.5(1.2~2.0)
过期 SGA	3.4(1.5~7.6)
胎粪吸入综合征	
足月 SGA	2.4(1.6~3.4)
过期 AGA	3.0(2.6~3.7)
过期 SGA	1.6(0.5~5.0)
5 分钟 Apgar 评分<4 分	
足月 SGA	2.2(1.4~3.4)
过期 AGA	2.0(1.5~2.5)
过期 SGA	3.6(1.5~8.7)

* 比值比(置信区间);AGA,适于胎龄儿;SGA,小于胎龄儿。修改自 Clausson B, Cnattinguis S, Axelsson O. Outcomes of post-term births: the role of fetal growth restriction and malformations. Obstet Gynecol. 1999; 94:758.

Guidetti 等[40] 报道,妊娠 41 周及以后围产儿并发症发病率会增加。Caughey 和 Musci 在一项大型(n=45,673)回顾性队列研究中对母儿并发症进行了评估[41],发现 41 周以后胎儿宫内死亡率会显著增加,其结论为,妊娠 40 周后,母胎风险均会增加。

羊水过少

羊水过少在过期妊娠中很常见,发生原因可能是胎儿低氧血症导致胎儿肾脏灌注改变,并减少尿液的产生。目前,对通过多普勒超声检测肾血流量的准确性仍有争议[43,44]。因此,过期妊娠中发生羊水过少的病因尚不明确。

无论过期妊娠中羊水过少的病理生理机制是什么,围产儿并发症和死亡率的风险都会增加[45]。Leveno 等[46] 强调了羊水过少的重要性,以此来解释为什么产前和产时胎心率异常的发生率在过期妊娠中会明显增加。他们 75% 的因胎儿窘迫所行的剖宫产中,其胎心延长减速是由脐带受压所致。羊水指数的减少与胎心变异减速之间的关联已被证实,与脐带受压高度相关[47,48]。羊水粪染也和羊水过少相关,其可能原因是胎儿低氧血症导致直肠括约肌松弛。一些研究显示过期妊娠中,高达 29% 的羊水粪染伴羊水过少[49]。针对羊水过少的进一步阐述,详见第 35 章。

在一项纳入 1584 例妊娠的前瞻观察性研究中，Morris 等[50]评估了超声测量羊水量对预测过期妊娠不良预后的有效性：，AFI<5cm（而不是 AFV<2cm）与新生儿窒息或胎粪吸入综合征显著相关。此外，AFI<5cm 与分娩时胎儿窘迫、脐动脉 pH<7.0 和低 Apgar 评分均显著相关。

在通常情况，羊水过少是足月妊娠后终止妊娠的指征。但目前还没有大型的、前瞻性随机对照研究来证明这种情况下分娩的益处。然而鉴于羊水过少与足月妊娠不良结局之间的相关性，对羊水过少患者而言，适时分娩是合理的选择。

胎儿生长

尽管大多数过期妊娠胎儿体重在正常范围，但随着孕龄的增加，巨大儿的风险也会增加。在 7000 例 39 周至 42 周的妊娠样本中，McLean 等[51]发现胎儿体重和头围均随孕龄有所增加。Eden 等[52]观察到，与足月妊娠相比，过期妊娠发生巨大儿的风险增加了两倍；而且巨大儿与手术产和肩难产的比率，以及胎儿损伤的风险增高均呈正相关。

Chervenak 等[54]用超声评估胎儿体重（EFW），发现妊娠超过 41 周后，胎儿体重超过 4000g 的概率增加。同时发现，与非巨大儿（10%）相比，因产程延迟及停滞而导致剖宫产的比率也会增加（22%）（P<0.01）。阳性和阴性预测值分别为 70% 和 87%。但在一个对妊娠≥41 周的类似研究中发现，分娩前一周利用超声估计胎儿体重时，其对巨大儿的阳性预测值仅为 64%，绝对误差约 8%[54]。因此 ACOG 告诫通过超声诊断巨大儿的准确性差[53]，目前也没有数据证实仅因为巨大儿行早期引产或剖宫产，可以降低围产期发病率。

胎儿过度成熟

过度成熟是过期妊娠的另一个并发症，其发生率约为 10%~20%[55-57]。过度成熟的胎儿表现为皮下脂肪减少、胎毛和皮脂缺乏。其临床特征与胎儿宫内生长受限（IUGR）类似，因此，一些作者认为过度成熟是 IUGR 的另一种临床表现。另外过度成熟也与羊水粪染发生率增加相关。

羊水粪染

虽然有多个研究证明过期妊娠会显著增加羊水粪染风险，但羊水粪染可以发生在任何孕周。胎粪吸入是一种严重的新生儿并发症，可导致肺顺应性降低，表面活性物质产生异常，引起化学性肺炎（见第 22 章）。

母体并发症

过期妊娠同时也可能会给母体带来显著的风险。当孕周超过预产期时，母体的焦虑感及产时并发症均会显著增加。Caughey 等[58]研究了 119 254 名 37 周及以后分娩的妇女，发现会阴裂伤（OR，1.19；95% CI，1.09 ~ 1.22）、绒毛膜羊膜炎（OR，1.32；95% CI，1.21 ~ 1.44）、子宫肌内膜炎（OR，1.46；95% CI，1.14 ~ 1.87）、产后出血（OR，1.21；95% CI，1.10 ~ 1.32）和剖宫产（OR，1.28；95% CI，1.20 ~ 1.36）的发生风险均显著增加。在本研究中剖宫产的指征为胎心率异常和头盆不称。

临床处理

准确评估孕龄对晚期足月妊娠和过期妊娠的临床处理至关重要。在使用超声来核实孕龄后，晚期足月和过期妊娠的发生率以及不必要的干预措施均有所降低[59]。由于晚期足月和过期妊娠会增加胎儿死亡的风险，因此目前的临床处理主要为产前胎儿监护和及时干预。

产前监测

鉴于过期妊娠会增加死胎风险，建议应对其进行产前监护。胎儿监护包括监测胎动、非应激试验（NST）、宫缩应激试验（CST）、生物物理评分（BPP）和改良的生物物理评分（NST 和 AFI）。目前，尚无足够数据来评价过期妊娠胎儿监护开始的时机或频率。但根据前面所述的围产期并发症和死亡率的研究结果，建议胎儿监护开始时间不要晚于 41 周。许多小样本过期妊娠的研究表明，每周两次的胎儿监护优于每周一次。在 293 例孕龄超过 42 周的小样本研究中，Johnson 等[60]利用 BPP 每周进行两次胎儿监护，未发生胎儿宫内死亡。

目前，没有大型随机对照试验来比较不同的过期妊娠胎儿监测方式。一项纳入 145 例妊娠超过 42 周的 RCT 研究中，对 BPP 和改良 BPP（mBPP）进行了对比[61]。这项研究发现 mBPP 组（42% 比 20.5%，OR，3.5；99% CI，1.3 ~ 9.1）的异常监测结果显著增加，但两组间的脐动脉血气分析和新生儿结局并没有显著差异。目前对用 BPP 或 mBPP 哪种方法来进行产前监护效果更好尚无定论[61]。

由于羊水过少与胎心异常、脐带受压以及羊水粪染有关，ACOG 建议，在晚期足月妊娠开始产前监护的同时对羊水量（AFV）进行评估。Chamberlain 等研究了 7582 例高危妊娠[62]，发现胎儿死亡的风险随羊水减少而增加。

虽然目前还缺乏数据证明，对过期妊娠进行产前监护可以改善新生儿结局。但考虑到过期妊娠会增加死胎风险，**ACOG 目前建议妊娠 41 周应启动胎儿监护，同时评估羊水量**[3]。

怀疑胎盘功能不全时，有时会采用脐动脉多普勒超声检测，因此，人们认为这种模式也可用于过期妊娠。然而研究表明，脐动脉多普勒超声检测用于监护过期妊娠的**效果并不明显**[63]。

期待治疗与引产

根据近期的 ACOG 指南，当宫颈条件不成熟时，可选择期待治疗。**新的证据支持在 42 周至 42^{+6} 周开始引产以降低围产期并发症和死亡率**，此外，在 41 周至 41^{+6} 周也可以考虑引产。

一些临床试验对预产期后进行引产或继续期待治疗进行了对比。Hannah 等[64]进行了一项大样本的临床试验：3407 名孕妇在 41 周被随机分配到引产组和胎儿监护下的期待治疗组。期待治疗组为妊娠达到 44 周或胎儿宫内不安全，才终止妊娠。结果显示，虽然期待治疗组剖宫产率会增加，但两组间的围产儿死亡率和新生儿并发症并没有显著差异。引产组的胎儿宫内死亡数为 0，期待治疗组则有 2 例。

国家儿童健康与人类发展研究所（NICHD）的母胎医学研究**网络**进行了另一项 RCT 研究，此研究纳入了 440 例低风险妊娠孕妇，并对妊娠至 42 周进行引产与期待治疗进行比较（期待治疗直到宫颈管消退、扩张或有确切的胎儿危害）[65]。主要结局是围产儿死亡、产妇死亡或围产期并发症的综合变量。次要结局包括剖宫产分娩、母体感染、输血、严重的胎心变异或晚期减速以及 5 分钟 Apgar 评分<4 分。研究显示两组间主要结局及剖宫产率均无差异。此研究得出结论：妊娠至 42 周时，无论引产或期待治疗都是可接受的。

最近，Sanchez-Ramos 等[66]发表了一项 Meta 分析，其中包括 16 项 RCT 和 6588 例患者。研究发现，低风险妊娠至 41 周时，引产组的剖宫产率为 20%，而期待治疗组为 22%。报道显示，引产组（0.09% vs. 0.33%，OR，0.41；95% CI，0.14 ~ 1.18）的围产儿死亡率数量虽有减少，但并无显著差异。他们还发现两组间 NICU 入住率和胎粪吸入综合征的发生率也无显著差异。

最新的 Cochrane 综述[67]更新于 2012 年，是一个包含 22 项 RCT 的 Meta 分析。该综述纳入了 9383 例患者，比较了妊娠≥40 周时，引产与期待治疗的潜在益处和危害。主要结局包括围产儿死亡率（包含宫内胎儿死亡和新生儿出生后第一周死亡）。引产显著降低了围产儿死亡率（RR，0.31；95% CI，0.12 ~ 0.88），且较小程度地降低了剖宫产率（RR，0.89；95% CI，0.81 ~ 0.97）。**该 Co-**

chrane Meta 分析表明，与期待疗法相比，**40 周后选择引产可显著改善围产结局。**

> **译者注**：经与原始文献核查后，译者在此修改了原著作者对 Meta 分析数据的解释，并请产科医师注意，此研究报道的是两种不同临床处理下围产儿死亡率的相对风险，而绝对风险值仍然较低，建议在医患决定是否引产时给予全面考虑。

引产

已有多项研究观察了是否剥膜可用于引产，从而降低过期妊娠的发病率（见第 13 章）。人工剥膜术是指在宫颈检查时利用手指将胎膜与子宫下段剥离。认为人工剥膜可增加内源性前列腺素的水平，继而引起子宫收缩。Miranda 等[68]进行了一项 RCT 研究，将妊娠 41 周的 742 名孕妇随机分配到人工剥膜组（每 48 小时剥膜一次直到 42 周，或直到分娩启动）以及不干预组。他们发现人工剥膜组的过期妊娠的发生率（23%）较不干预组（41%）有显著降低（RR，0.57；95% CI，0.46 ~ 0.71）。该试验中 6 例人工剥膜可避免 1 例过期妊娠的发生（NNT = 6）。既往发表的一些数据并未显示人工剥膜有效，但这些研究的剥膜次数都只有一次[69,70]。最新的 Cochrane 综述对一些临床试验进行了分析，这些研究对妊娠 38 至 41 周的孕妇进人工剥膜，发现妊娠超过 41 周的发生率显著降低，其中 8 例剥膜可避免 1 例过期妊娠的发生（NNT = 8）[71]。虽然人工剥膜可能对一些孕妇有效，但由于该操作可能会引起孕妇不适和出血，且对于有 GBS 的孕妇是否可进行剥膜尚不明确，**因此，需谨慎选择孕妇进行这项操作，并在操作前进行知情告知。**

一些学者尝试通过胎儿纤维连接蛋白及经阴道超声测量宫颈长度来预测引产成功的可能性。Pandis 等[72]对 Bishop 评分和经超声宫颈评估进行了对比，发现超声测量宫颈长度比 Bishop 评分能更准确地预测引产成功率（前者敏感性和特异性分别为 87% 和 71%，后者分别为 58% 和 27%）。虽然这项研究的结果令人鼓舞，但临床上经阴道超声评估宫颈来预测引产的成功率并不是常规使用方法。通过宫颈分泌物中的胎儿纤维连接蛋白检测，以预测自发性临产是否可行的结论也还不明确。**Rozenberg 等认为 Bishop 评分≥6 和宫颈管长度≤26mm 均可预测 7 天内自发性临产的发生**[73]，**但并没有发现胎儿纤维连接蛋白（fFN）阳性结果具有相似预测性。**前列腺素进行引产通常用于宫颈不成熟或 Bishop 评分<6 分的孕妇。研究显示米索前列醇（前列腺素 E1［PGE 1］）和地诺前列酮（前列腺素 E2［PGE 2］）均对过期妊娠引产有效，两者在临床上都是可选择的引产药物[64,65,74]。

译者注:经与原始文献核查后,译者在此更正了原著对文献 73 中 Bishop 评分及宫颈管长度的引用值。

新生儿远期预后

关于 42 周及以后出生的新生儿的随访研究数据很少。Ting 等[75]对参与费城多中心围产期研究的人群进行了评估,他们发现,在身体及心智发育方面,42 周后出生并存活的儿童与对照组相比并无显著区别。Shime 等[76]在 1 岁和 2 岁的儿童中也有类似的发现。他们利用格里菲斯心理发展量表(Griffiths Mental Development Scale)评估智力,发现这些 42 周后出生的孩子与足月分娩的孩子没有差别。基于这些较早期的小样本研究,42 周后出生的新生儿并无显著不良的长期结局。

多胎妊娠

目前,尚未确定用来定义双胎、三胎或以上过期妊娠的孕龄界限。双胞胎、三胞胎和四胞胎的平均妊娠长度分别为 36、33 和 29 周。多胎妊娠的死胎发生率,双胎妊娠在 38 周后增加,三胎妊娠在 35 周后上升,四胞胎及以上情况不明[77]。由于我们根据围产儿死亡率来定义单胎妊娠的最长孕周界限,因此,对多胎妊娠也应同样处理。尽管通过产前检查,并在死胎风险最低的孕周实现分娩比较合理,但目前尚无确切的临床指南,指导如何处理接近上述孕龄的多胎妊娠(见第 32 章)。

关键点

◆ 早孕期超声是确定预产期最准确的方法。

◆ 多胎妊娠中没有明确的孕周界限来定义过期妊娠。双胎妊娠 38 周以后死胎风险会增加,而三胎妊娠 35 周以后死胎风险会增加。

◆ 晚期足月和过期妊娠时,围产儿并发症发病率和死亡率,以及羊水过少、巨大儿、过度成熟与母体并发症的发生风险均有增加。

◆ 正常低危妊娠(无 IUGR),应在 41 周开始进行胎儿监测。

◆ 妊娠 41 周进行产前胎儿监测时,应包括至少一周一次的改良生物物理评分(mBPP)。

◆ 如果妊娠 41 周宫颈条件成熟,可以考虑引产。

◆ 由于过期妊娠后继续妊娠的围产儿发病率和死亡率均会增加,尽管绝对风险较小,仍推荐妊娠 42 周至 42+6 周分娩。

◆ 前列腺素制剂 PGE_1 和 PGE_2 均可用于过期妊娠引产。

参考文献

1. Ballantyne JW. The problem of the postmature infant. *J Obstet Gynaecol Br Emp*. 1902;2:521.
2. Clifford SH. Postmaturity with placental dysfunction, clinical syndrome and pathologic findings. *J Pediatr*. 1954;44:1.
3. American College of Obstetricians and Gynecologists. Practice bulletin no. 146: Management of late-term and posterm pregnancies. *Obstet Gynecol*. 2014;124(2 Pt 1):390-396.
4. World Health Organization (WHO). Recommended definition terminology and format for statistical tables related to the perinatal period and rise of a new certification for cause of perinatal deaths. Modifications recommended by FIGO as amended, October 14, 1976. *Acta Obstet Gynecol Scand*. 1977;56:347.
5. Federation of Gynecology and Obstetrics (FIGO). *Report of the FIGO Subcommittee on Perinatal Epidemiology and Health Statistics Following a Workshop in Cairo, November 11-18, 1984*. London: International Federation of Gynecology and Obstetrics; 1986:54.
6. McClure-Brown JC. Postmaturity. *JAMA*. 1963;186(12):81.
7. ACOG Committee Opinion No 579. Definition of term pregnancy. *Obstet Gynecol*. 2013;122:1139-1140.
8. Spong CY. Defining "Term" Pregnancy Recommendations From the Defining Term Pregnancy Workgroup. *JAMA*. 2013;309(23):2445.
9. Martin JA, Hamilton BE, Osterman MJ, et al. *Births: Final data for 2012. National vital statistics reports*. Vol. 62 no 9. Hyattsville, MD: National Center for Health Statistics; 2013.
10. Zeitlin J, Blondel B, Alexander S, Bréart G, PERISTAT Group. Variation in rates of posterm birth in Europe: reality or artefact? *BJOG*. 2007;114(9):1097.
11. Gardosi J. Dating of pregnancy: time to forget the last menstrual period. *Ultrasound Obstet Gynecol*. 1997;9:367.
12. Norwitz ER, Robinson JN, Challis JR. The control of labor. *N Engl J Med*. 1999;341:660.
13. Challis JR, Sloboda D, Matthews SG, et al. The fetal placental hypothalamic-pituitary-adrenal (HPA) axis, parturition and postnatal health. *Mol Cell Endocrinol*. 2001;185(1–2):135.
14. Nathanielsz PW. Endocrine mechanisms of parturition. *Annu Rev Physiol*. 1978;40:411.
15. Naeye RL, Blanc WA. Organ and body growth in anencephaly: A quantitative, morphological study. *Arch Pathol*. 1971;91(2):140.
16. Rabe T, Hösch R, Runnebaum B. Sulfatase deficiency in the human placenta: clinical findings. *Biol Res Pregnancy Perinatol*. 1983;4(3):95.
17. Campbell MK, Ostbye T, Irgens LM. Post-term birth: risk factors and outcomes in a 10-year cohort of Norwegian births. *Obstet Gynecol*. 1997;89:543.
18. Mogren I, Stenlund H, Högberg U. Recurrence of prolonged pregnancy. *Int J Epidemiol*. 1999;28:253.
19. Olesen AW, Basso O, Olsen J. Risk of recurrence of prolonged pregnancy. *BMJ*. 2003;326:476.
20. Kistka ZA, Palomar L, Boslaugh SE, et al. Risk for posterm delivery after previous posterm delivery. *Am J Obstet Gynecol*. 2007;196:241.
21. Divon MY, Ferber A, Nisell H, Westgren M. Male gender predisposes to prolongation of pregnancy. *Am J Obstet Gynecol*. 2002;187:1081.
22. Laursen M, Billie C, Olesen AW, et al. Genetic influence on prolonged gestation: a population-based Danish twin study. *Am J Obstet Gynecol*. 2004;190:489.
23. Stotland NE, Washington AE, Caughey AB. Prepregnancy body mass index and the length of gestation at term. *Am J Obstet Gynecol*. 2007;197:378.
24. Munster K, Schmidt L, Helm P. Length and variation in the menstrual cycle: a cross-sectional study from a Danish county. *Br J Obstet Gynaecol*. 1992;99(5):422.
25. Creinin MD, Keverline S, Meyn LA. How regular is regular? An analysis of menstrual cycle regularity. *Contraception*. 2004;70(4):289.
26. Boyd ME, Usher RH, McLean FH, Kramer MS. Obstetric consequences of postmaturity. *Am J Obstet Gynecol*. 1988;158:334.
27. Gardosi J, Vanner T, Francis A. Gestational age and induction of labor for prolonged pregnancy. *Br J Obstet Gynaecol*. 1997;104:792.
28. Nguyen TH, Larsen T, Engholm G, Møller H. Evaluation of ultrasound-estimated date of delivery in 17,450 spontaneous singleton births: do we need to modify Naegele's rule? *Ultrasound Obstet Gynecol*. 1999;14:23.
29. Bennett KA, Crane JM, O'Shea P, et al. First trimester ultrasound screening is effective in reducing posterm labor induction rates: a randomized controlled trial. *Am J Obstet Gynecol*. 2004;190:1077.
30. Ingemarsson I, Kallen K. Stillbirths and rate of neonatal deaths in 76,761

posttterm pregnancies in Sweden, 1982-1991: a register study. *Acta Obstet Gynecol Scand.* 1997;76:658.

31. Yudkin PL, Wood L, Redman CW. Risk of unexplained stillbirth at different gestational ages. *Lancet.* 1987;1:1192.

32. Feldman GB. Prospective risk of stillbirth. *Obstet Gynecol.* 1992;79:547.

33. Divon MY, Haglund B, Nisell H, et al. Fetal and neonatal mortality in the post-term pregnancy: the impact of gestational age and fetal growth restriction. *Am J Obstet Gynecol.* 1998;178:726.

34. Smith GC. Estimating risks of perinatal death. *Am J Obstet Gynecol.* 2005;192:17.

35. Hilder L, Costeloe K, Thilaganathan B. Prolonged pregnancy: evaluating gestation-specific risks of fetal and infant mortality. *Br J Obstet Gynaecol.* 1998;105:169.

36. Cotzias CS, Paterson-Brown S, Fisk NM. Prospective risk of unexplained stillbirth in singleton pregnancies at term: population based analysis. *BMJ.* 1999;319:287.

37. Huang DY, Usher RH, Kramer MS, et al. Determinants of unexplained antepartum fetal deaths. *Obstet Gynecol.* 2000;95:215.

37a. Smith GC. Life-table analysis of the risk of perinatal death at term and post term in singleton pregnancies. *Am J Obstet Gynecol.* 2001;184:489-496.

38. Clausson B, Cnattingius S, Axelsson O. Outcomes of post-term births: the role of fetal growth restriction and malformations. *Obstet Gynecol.* 1999;94:758.

39. Tunon K, Eik-Nes SH, Grottum P. Fetal outcome in pregnancies defined as post-term according to the last menstrual period estimate, but not according to the ultrasound estimate. *Ultrasound Obstet Gynecol.* 1999;14:12.

40. Guidetti DA, Divon MY, Langer O. Postdate fetal surveillance: is 41 weeks too early? *Am J Obstet Gynecol.* 1989;161:91.

41. Caughey AB, Musci TJ. Complications of term pregnancies beyond 37 weeks of gestation. *Obstet Gynecol.* 2004;103:57.

42. Nicolaides KH, Peters MT, Vyas S, et al. Relation of rate of urine production to oxygen tension in small for gestational age fetuses. *Am J Obstet Gynecol.* 1990;162:387.

43. Gresham EL, Rankin JH, Makowski EL, Meschia G, Battaglia FC. An evaluation of fetal renal function in chronic sheep preparation. *J Clin Invest.* 1972;51:149.

44. Bar-Hava I, Divon MY, Sardo M, Barnhard Y. Is oligohydramnios in post-term pregnancy associated with redistribution of fetal blood flow? *Am J Obstet Gynecol.* 1995;173:519.

45. Phelan JP, Ahn MO, Smith CV, et al. Amniotic fluid index measurements during pregnancy. *J Reprod Med.* 1987;32:601.

46. Leveno KJ, Quirk JG Jr, Cunningham FG, et al. Prolonged pregnancy. I. Observations concerning the causes of fetal distress. *Am J Obstet Gynecol.* 1984;150:465.

47. Gabbe SG, Ettinger BB, Freeman RK, Martin CB. Umbilical cord compression associated with amniotomy: laboratory observations. *Am J Obstet Gynecol.* 1976;126:353.

48. Miyazaki FS, Taylor NA. Saline amnioinfusion for relief of variable or prolonged decelerations. A preliminary report. *Am J Obstet Gynecol.* 1983;146:670.

49. Crowley P, O'Herlihy C, Boylan P. The value of ultrasound measurement of amniotic fluid volume in management of prolonged pregnancies. *Br J Obstet Gynaecol.* 1984;91:444.

50. Morris JM, Thompson K, Smithey J, et al. The usefulness of ultrasound assessment of amniotic fluid in predicting adverse outcome in prolonged pregnancy: a prospective blinded observational study. *Br J Obstet Gynecol.* 2003;110:989.

51. McLean FH, Boyd ME, Usher RH, Kramer MS. Post-term infants: too big or too small? *Am J Obstet Gynecol.* 1991;164:619.

52. Eden RD, Seifert LS, Winegar A, Spellacy WN. Perinatal characteristics of uncomplicated postdate pregnancies. *Obstet Gynecol.* 1987;69(3 Pt 1):296.

53. ACOG Practice Bulletin. *Fetal macrosomia, No. 22,* 2000.

54. Chervenak LJ, Divon MY, Hirsch J, et al. Macrosomia in the post-date pregnancy: is routine sonography screening indicated? *Am J Obstet Gynecol.* 1989;161:753.

55. Shime J, Librach CL, Gare DJ, Cook CJ. The influence of prolonged pregnancy on infant development at one and two years of age: a prospective controlled study. *Am J Obstet Gynecol.* 1986;154:341.

56. Vorherr H. Placental insufficiency in relation to postterm pregnancy and fetal postmaturity. Evaluation of fetoplacental function; management of posttterm gravida. *Am J Obstet Gynecol.* 1975;123:67.

57. Mannino F. Neonatal complications of posttterm gestation. *J Reprod Med.* 1988;33:271.

58. Caughey AB, Stotland NE, Washington AE, Escobar GJ. Maternal and obstetric complications of pregnancy are associated with increasing gestational age at term. *Am J Obstet Gynecol.* 2007;196:155.

59. Whitworth M, Bricker L, Neilson JP, Dowswell T. Ultrasound for fetal assessment in early pregnancy. *Cochrane Database Syst Rev.* 2010;(4):CD007058.

60. Johnson JM, Harman CR, Lange IR, Manning FA. Biophysical profile scoring in the management of the post term pregnancy: an analysis of 307 patients. *Am J Obstet Gynecol.* 1986;154:269.

61. Alfirevic Z, Walkinshaw SA. A randomized controlled trial of simple compared with complex antenatal fetal monitoring after 42 weeks gestation. *Br J Obstet Gynaecol.* 1995;102(8):638.

62. Chamberlain PF, Manning FA, Morrison I, et al. Ultrasound evaluation of amniotic fluid volume. I. The relationship of marginal and decreased amniotic fluid volumes to perinatal outcome. *Am J Obstet Gynecol.* 1984;150:245.

63. Zimmermann P, Alback T, Koskinen J, et al. Doppler flow velocimetry of the umbilical artery, uteroplacental arteries and fetal middle cerebral artery in prolonged pregnancy. *Ultrasound Obstet Gynecol.* 1995;5:189.

64. Hannah ME, Hannah WJ, Hellman J, et al. Induction of labor as compared with serial antenatal monitoring in post-term pregnancies. A randomized controlled trial. The Canadian Multicenter Post-term Pregnancy Trial Group. *N Engl J Med.* 1992;327:1587.

65. The National Institute of Child Health and Human Development Network of Maternal Fetal Medicine Units. A clinical trial of induction of labor versus expectant management in post term pregnancy. *Am J Obstet Gynecol.* 1994;170:716.

66. Sanchez-Ramos L, Olivier F, Delke I, Kaunitz AM. Labor induction versus expectant management for posttterm pregnancies: a systematic review with meta-analysis. *Obstet Gynecol.* 2003;101:1312.

67. Gülmezoglu AM, Crowther CA, Middleton P. Induction of labour for improving birth outcomes for women at or beyond term. *Cochrane Database Syst Rev.* 2012;(4):CD004945.

68. de Miranda E, van der Bom JG, Bonsel GJ, et al. Membrane sweeping and prevention of post-term pregnancy in low-risk pregnancies: a randomised controlled trial. *BJOG.* 2006;113(4):402.

69. Crane J, Bennett K, Young D, et al. The effectiveness of sweeping membranes at term: a randomized trial. *Obstet Gynecol.* 1997;89(4):586.

70. Wong SF, Hui SK, Choi H, Ho LC. Does sweeping of membranes beyond 40 weeks reduce the need for formal induction of labour? *BJOG.* 2002;109(6):632.

71. Boulvain M, Stan CM, Irion O. Membrane sweeping for induction of labour. *Cochrane Database Syst Rev.* 2005;(1):CD000451.

72. Pandis GK, Papageorghiou AT, Ramanathan VG, et al. Preinduction sonographic measurement of cervical length in the prediction of successful induction. *Ultrasound Obstet Gynecol.* 2001;18:623.

73. Rozenberg P, Goffinet F, Hessabi M. Comparison of the Bishop score ultrasonographically measured cervical length, and fetal fibronectin assay in predicating time until delivery and type of delivery at term. *Am J Obstet Gynecol.* 2000;182:108.

74. Meydanli MM, Caliskan E, Burak F, et al. Labor induction post-term with 25 micrograms vs. 50 micrograms of intravaginal misoprostol. *Int J Gynaecol Obstet.* 2003;81(3):249.

75. Ting RV, Wang MH, Scott TF. The dysmature infant: associated factors and outcome at 7 years of age. *J Pediatr.* 1977;90:943.

76. Shime J, Librach CL, Gare DJ, Cook CJ. The influence of prolonged pregnancy on infant development at one and two years of age: a prospective controlled study. *Am J Obstet Gynecol.* 1986;154:341.

77. Luke B. Reducing fetal deaths in multiple births: optimal birthweights and gestational ages for infants of twin and triplet births. *Acta Genet Med Gemellol (Roma).* 1996;45:333.

最后审阅　温弘

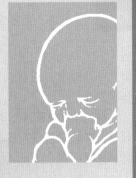

第37章

妊娠合并心血管疾病

原著 JASON DEEN,SUCHITRA CHANDRASEKARAN,KAREN STOUT,and THOMAS EASTERLING

翻译与审校 王冬昱,刘斌,王子莲,眭子健,施文良,刘颖

　　健康的年轻女性大多能够耐受妊娠期心血管系统的生理变化。但对于已存在心脏功能异常或疾患的女性患者难以适应其变化,而发生严重危害。如果没有精确的诊断和恰当的治疗,妊娠合并心脏病是孕产妇的发病率和死亡率显著升高的重要原因。在较好的身体状况下,妊娠合并心脏病的孕妇可平稳度过妊娠期,并获得了良好的妊娠结局,而不需劝阻妊娠。本章主要阐述心血管系统的生理学变化,为妊娠合并心脏病的诊疗提供理论基础。常见病多发病的治疗原则有大量临床经验支持,但一些罕见病的诊疗证据仅限于病例报告,由于这些病例报告大多为结局较差的复杂病例,故数据可能存在偏倚。掌握母体心血管系统的生理学变化、结合现有的文献和多学科临床医生的丰富经验才能给妊娠合并心脏病孕妇提供最佳的围产期管理。

母体血流动力学

　　血流动力学是指血压、心输出量和血管阻力之间的关系。可以通过普通血压计、自动血压计或动脉内导管测量血压。心输出量可以通过经中心静脉导管的热稀释法、多普勒或二维(2-D)超声心动图技术及电阻抗来测量。通过欧姆定律计算外周血管阻力:

$$TPR = (MAP \times 80) / CO$$

其中 TPR 是总外周阻力(dyne·sec·cm^{-5}),MAP 是平均动脉压(MAP)(毫米汞柱[mmHg]),CO 是心输出量(升/分钟)。

　　妊娠期及围分娩期的临产和分娩,会引起这些参数的显著改变,这类改变通常可以预测。健康孕妇对妊娠期血流动力学变化有良好的耐受能力,但有严重心脏病的妇女可能无法耐受。因此,对特殊心脏疾病患者的治疗中强调这些变化极为重要。

　　对妊娠期间血压正常的 89 名初产妇的血流动力学变化分析如图 37-1[1]。平均动脉压在妊娠早期急剧下降,并在妊娠中期达到最低点。此后,血压逐渐升高,在足月时接近非妊娠期水平。心输出量在妊娠早、中期均上升,并在晚孕中期达到最大值。**仰卧位时,妊娠晚期孕妇可能由于子宫压迫腔静脉而出现显著的低血压**。正常妊娠时,下腔静脉受压会引起出汗、心动过速、恶心等症状,但很少导致严重并发症,胎心率(fetal heart rate,FHR)减速有时也会出现,但常随着母体自发转变舒适的体位而恢复正常。右心室或左心室流出道明显梗阻例的患者如主动脉瓣狭窄在仰卧位时可能由于心室充盈不良而出现严重失代偿。心输出量(CO)是心率(HR)和每搏输出量(SV)的乘积:

$$CO = HR \times SV$$

　　心率和每搏输出量随着妊娠进展而增加直到孕晚期。32 周后,每搏输出量下降,心输出量的维持越发依赖于心率的加快。血管阻力在早孕和中孕早期有所下降。下降幅度足以抵消心输出量升高的幅度,这导致血压的降低。

临产、分娩及产后时血流动力学出现急剧变化是引起孕产妇心功能失代偿的高危时期。产程中出现的阵痛和焦虑本身就会引起心动过速。儿茶酚胺大量释放增加

了后负荷。每次子宫收缩时有 400~500 毫升血液从子宫重新进入体循环。在图 37-2 中,Robson 等[2]描述了自然分娩的血流动力学变化。**心率、血压和心输出量都随子宫收缩而增加,并且上升幅度随产程进展而加大。**梗阻性心脏病变阻碍心脏射血,心输出量的增加受到限制,肺动脉压升高,肺淤血加剧。图 37-3 示一例主动脉瓣狭窄且主动脉压差最高达 160mmHg 患者产时血流动力学改变[3]。该患者的肺动脉压随子宫收缩而上升。

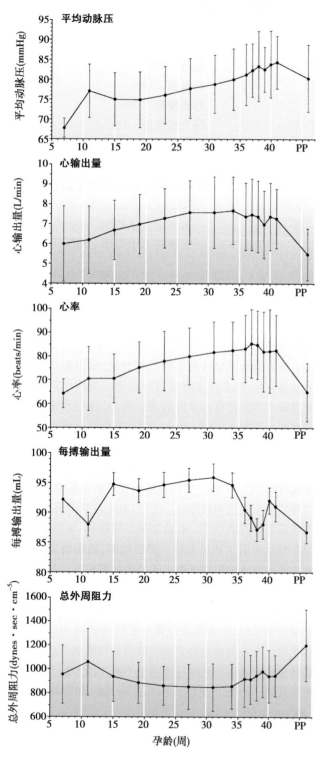

图 37-1　妊娠期间血流动力学参数的变化(均数±标准差)PP,产后

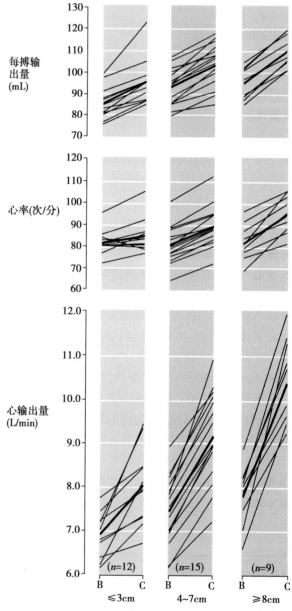

图 37-2　产程中三个不同时间段(≤3cm,4~7cm 和≥8cm)的血流动力学参数变化。每条线代表一个个体的变化。B,宫缩前;C,宫缩期间(摘自 Robson S,Dunlop W,Boys R,Hunter S. Cardiac output during labour. BMJ. 1987;295:1169.)

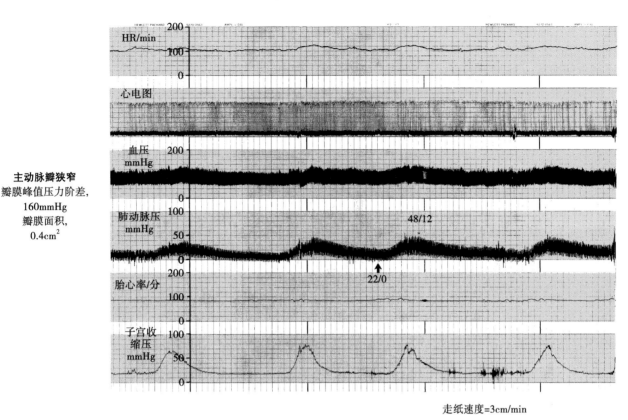

主动脉瓣狭窄
瓣膜峰值压力阶差，
160mmHg
瓣膜面积，
0.4cm²

走纸速度＝3cm/min

图37-3　主动脉瓣重度狭窄患者在产程中的血流动力学监测（摘自 Easterling T，Chadwick H，Otto C，Benedetti T. Aortic stenosis in pregnancy. Obstet Gynecol. 1988；72：113. ）

产后，子宫的血液立刻汇入体循环。正常妊娠状态下，这种补偿机制对可能出现的产后出血起保护作用。**但在妊娠合并心脏病的患者中，这种血液的急速回流可能增加肺动脉压并加剧肺充血**[4]。在产后的两周内，血管外液体动员入血，自体利尿起动及血管阻力增加，逐渐恢复到非妊娠状态。而二尖瓣狭窄的患者在产后体液调整过程中常出现心功能失代偿。产褥期容量负荷增加及血管收缩会暴露母体的心肌病变。有些产妇在产后数天因呼吸困难及氧饱和度下降而返回急诊室就诊时才诊断心脏病。心输出量通常在产后2周恢复正常。

妊娠合并心脏病临床管理中密切相关的三个血流动力学变化的关键特征是：（1）心输出量增加，（2）心率加快（3）血管阻力下降。若心输出量相对固定的心脏病，如二尖瓣狭窄，提高心输出量则可能会导致肺充血。如果患者有房间隔缺损（ASD），妊娠相关的循环血量增加使得肺循环血流量增加，甚至超过体循环的血流量。例如，如果在妊娠期间维持3：1的分流比，肺血流量可高达20L/min，可能加重呼吸困难并降低氧饱和度。

许多心脏情况是由心率决定的。通过狭窄二尖瓣的血流量取决于舒张期持续时间的比例。心动过速减少左心室（LV）充盈和心输出量。冠状动脉血流也取决于舒张期长短。主动脉瓣狭窄的患者心室壁张力加大，心肌需氧量也加大。心动过速减少舒张期的冠状动脉灌注时间，同时进一步增加心肌需求，由此引起的氧需求与供应失衡可能导致心肌缺血。复杂的先天性心脏病（CHD）患者可出现严重的快速型心律失常。妊娠期心率加快可能与快速型心律失常的恶化有关。

血管阻力降低可能对部分患者有益，后负荷的降低减少了心脏做功量。后负荷降低对心肌病、主动脉瓣关闭不全和二尖瓣关闭不全都有益处。有心内分流的患者，如果未妊娠时右心室和左心室压力几乎相等，妊娠后分流可能逆转，右向左分流可引起氧饱和度降低。

血容量

在妊娠初期，孕妇肾血流量和肾小球滤过率（GFR）增加。滤过的钠离子增加约50%。尽管这些生理变化会促进水钠排泄和血液浓缩，**但是妊娠期血容量依然会增加40%～50%。**体液潴留也有可能是因为血管阻力下降和血压降低而导致。其中肾素-血管紧张素系统被激活，血浆醛固酮浓度升高。虽然这种解释简单明了，但实际机制可能更为复杂。

血容量增加导致红细胞压积下降，从而刺激造血。

红细胞量从 18% 增加至 25%，这取决于个体铁储存的状态。母体出现的生理性贫血，即红细胞压积在 30% 和 35% 之间，通常不会加重妊娠合并心脏病的病情。但更严重的贫血可能增加心脏做功量并诱发心动过速。由于铁缺乏引起的小细胞性贫血可能会对发绀型心脏病伴红细胞增多症的微循环灌注产生影响；这是因为小细胞性红细胞变形性差，可予适宜补充铁剂和叶酸。

同理，尽管血管内白蛋白量增加了 20%，但血清白蛋白浓度下降 22%。**这导致血浆胶体渗透压下降 20%，达约 19mmHg**[5]。正常妊娠时，组织间胶体渗透压同步降低以维持血管内液体平衡。然而，左室充盈压力升高或肺血管完整性被破坏的患者妊娠期会比非妊娠期更早出现肺水肿。

心脏病的诊断与评估

许多患有心脏病的女性在妊娠前已经被诊断和治疗。例如既往有先天性心脏病手术史的孕妇可提供详细的病史信息，但某些病例可能只报告有心脏杂音或"缺损"。还有一些患者因妊娠期心脏负荷增加、出现症状才首次诊断心脏病。

心脏病的典型症状是心悸、呼吸困难和胸痛。由于这些症状在正常妊娠时也可能会出现，因此需要仔细询问病史来判断症状严重程度是否与妊娠阶段相符合。 对有其他原因怀疑潜在心脏疾患的，例如在风湿性心脏病高发区的原住居民，要特别关注相关症状。

收缩期杂音可在 80% 的孕妇中闻及，很可能是由于主动脉和肺动脉血流量增加导致。这种杂音通常是 1 或 2 级，收缩中期出现，心脏底部最响，且不伴随其他异常体格检查结果。有杂音的患者可闻及生理性第二心音分裂。**任何舒张期杂音和大于 3/6 级的收缩期杂音或放射到颈动脉的杂音应视为病理性。** 在疑似心脏病的妇女中需要仔细评估有无颈静脉搏动、周围性发绀或杵状指、肺部啰音。

对孕妇行进一步心脏诊断性检查的指征包括：已知心脏病病史、超过正常妊娠期预期的症状、病理性杂音、体格检查时有心力衰竭的证据或在没有已知肺部疾病时动脉氧饱和度下降。 怀疑有心脏病的孕妇首选诊断方法是经胸超声心动图检查。胸部 X 光片仅在怀疑充血性心力衰竭（CHF）时应用。心电图（ECG）是非特异性的，但可以显示潜在心脏疾病引起的改变，如在二尖瓣重度狭窄患者中观察到的右心室（RV）肥大和双心房扩大。如果症状来源于心律失常，则可以应用事件记录仪或 24 小时动态心电图监测。极少数情况下，需要行心导管术明确诊断瓣膜疾病或先天性心脏病。如妊娠期间发生急性

冠状动脉综合征，心导管术造成的射线暴露风险远低于早期诊断和早期血运重建以防止心肌梗死（MI）的获益。

超声心动图可提供关于心脏解剖和生理学的详细信息，以便更好地管理心脏病患者。超声心动图获得的基本数据包括左心室射血分数、肺动脉收缩压、右心室收缩功能的定性评价以及瓣膜解剖结构和功能的评估。存在瓣膜狭窄时，瓣膜两端的压力阶差（ΔP）可通过**多普勒测量穿过瓣膜的血流速度（v）（$\Delta P = 4v^2$）** 计算得出。同理，肺动脉收缩压可通过多普勒测量三尖瓣最大反流速度计算得出。

主动脉瓣面积可通过连续方程计算得出。每搏输出量（SV）为多普勒测量左室流出道（LVOT）横截面积与流出道时间-速度积分的乘积。主动脉瓣的时间-速度积分也可测得。因为左室流出道和主动脉瓣的血流是连续的，因此通过两者的每搏输出量相等。因而瓣膜面积可以通过每搏输出量除以主动脉瓣时间-速度积分得出。二尖瓣面积可通过二维超声切面直接测量或多普勒压力半衰期法获得。先天性心脏病患者心脏解剖结构和既往手术修补情况可以细致的评估。当患者存在复杂的先天性心脏病或心脏图像质量欠佳时，经食管超声心动图可显示更清晰的心脏图像。心脏 MRI 用于诊断超声心动图难以评估的复杂心脏结构，但要注意磁共振对比剂的使用，比如钆。

血清脑钠肽（BNP）及前脑钠肽（NT-proBNP）水平反映容量负荷水平，其测量值升高在非妊娠期是心脏病患者不良预后的预测因子。在有心脏疾病的孕妇中，血清 BNP ≤ 100pg/mL 或 NT-proBNP ≤ 125pg/mL 对心脏不良预后有很强的阴性预测价值[6,7]。在临床实践中，可以通过 BNP 水平识别容量负荷增加导致的潜在不良结果并指导治疗。图 37-4 描述了一名肥厚型心肌病患者两次妊娠及妊娠间期血清 BNP 变化过程。显而易见，每次妊娠期血清 BNP 均显著升高。在开始使用呋塞米利尿和调整剂量时，血清 BNP 显著下降。

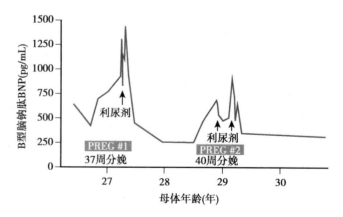

图 37-4　一名患者两次妊娠过程血清 B 型脑钠肽 BNP 水平变化

一般治疗

妊娠期心脏病的管理常因特殊的社会心理因素变得复杂。先天性心脏病女性患者可能从儿童期起经历多次住院治疗而对医院环境产生恐惧。部分患者甚至被告知不能怀孕,因此从未考虑妊娠。有风湿性心脏病的女性患者常因经济因素、移民及文化差异而未被纳入传统医疗服务体系。医护人员应帮助这部分患者得到相应的诊治,提高她们对治疗环境的适应度。负责诊治这部分患者的医生应更加耐心并提供与传统医疗标准有所不同的医疗保健。

妊娠期心脏状况恶化通常隐匿。由同一医师进行连续的定期检查有助于早期干预,避免进展到失代偿情况。常规随诊应特别注意心率、体重增长及血氧饱和度。异常的体重增长可能提示需要更积极主动的门诊治疗。血氧饱和度下降通常早于异常的胸部检查或 X 线检查结果出现。常规使用心脏疾病症状访问表(框 37-1)有助于警醒医生注意患者身体状况的改变。定期回顾症状也有助于教育患者并强化患者作为"诊治伙伴"的合作意识。

框 37-1　心脏疾病相关症状的结构性评估

你每次能爬多少层楼梯? 一层? 两层? 还是零?

你能在平地步行一个街区吗?

你睡觉时能平躺吗? 你睡觉时用多少个枕头?

你会感觉到心跳过速吗?

你会感觉到胸痛吗?

- 这种感觉是运动时发生的吗?
- 感觉心跳加速时会有疼痛吗?

妊娠期生理改变通常是连续性的,因此尽管有心脏病,母体亦有足够时间代偿。**妊娠期合并心脏病患者如果出现合并症,常常引起急性失代偿。**产前最常见的并发症是发热。筛查菌尿和接种流行性感冒和肺炎球菌(肺炎链球菌)疫苗是合理的措施。医生应指导患者及时报告上呼吸道感染症状,尤其是发热。许多心脏病患者常合并缺铁的风险,尤其是青少年、新近移民和生活贫困的人群。预防缺铁性贫血和补充叶酸有助于减少心脏负担。

在框 37-2 中具体描述的诊疗策略,其总原则在大多数心脏病是相似的。**从生理上考虑,短时、无痛的分娩模式对心脏病患者最为理想。**尽管引产有助于组织监护及早期控制疼痛,但利用 2~3 天的时间引产使得妊娠期缩短 1~2 周并不值得。因此宫颈成熟度良好的情况下引产更为理想。对于部分有严重心脏病的患者来说侵入性的主动脉导管和肺动脉导管对血流动力学监测有益。这些方式将在下文详细讨论。剖宫产术常在有产科指征时采用。美国心脏协会(AHA)不推荐常规使用抗生素预防心内膜炎,但经阴道分娩的高风险患者可以考虑使用。菌血症通常在阴道分娩或剖宫产分娩时发生[8],因此许多医生会对所有存在风险的患者预防性使用抗生素。与 AHA 的推荐不同,有相当部分的争论认为应推广预防性使用抗生素,并且引用了有限的支持这一观点的大规模研究,主要与心内膜炎发生的高风险及治疗的高支出费用相关。

框 37-2　心脏疾病孕产妇产时的规范管理

1. 准确诊断
2. 根据产科适应证确定分娩方式
3. 产程早期启动医疗管理
   - 防止产程延长
   - 在宫颈成熟条件下引产
4. 维持血流动力学稳定
   - 必要时侵入性血流动力学监测
   - 初始代偿性血流动力学参考点
   - 重点关注心脏状况特殊患者
5. 预防疼痛及血流动力学反应发生
   - 硬膜外麻醉镇痛/小剂量局部麻醉
6. 存在心内膜炎发生风险时考虑预防性使用抗生素
7. 防产妇过度用力
   - 骶管阻滞麻醉会阴部
   - 低位产钳或吸引产助产
8. 预防产妇失血
   - 积极处理第三产程
   - 早期适当补液
9. 产后早期行液体管理
   - 积极但谨慎利尿

存在严重心脏病的女性患者应在妊娠前进行咨询,医生应告知其妊娠的相关风险、可能需要的干预措施及胎儿可能发生的风险。然而,常有并发严重的、未纠正的心脏病患者妊娠后才就诊的情况。这种情况下,我们需要权衡终止妊娠及继续妊娠的利弊。存在母体疾病时决定妊娠需要在两方面进行平衡:一是客观的医疗风险,包括不确定性的评估;二是新生儿对孕妇本人及其配偶的重要性。咨询告知的第一个目的是教育病人。只有少数症状提示产妇死亡风险极高:艾森曼格综合征、肺动脉高压伴右室功能障碍、马方综合征伴有主动脉扩张和严重左室功能障碍。其余患者需要积极管理,改变生活方式。分娩前如肺炎及产科出血等合并症将威胁生命。严密的监护能减少但不能消除这些事件的风险。先天性心脏病孕妇的胎儿发生先天性心脏病的风险从 1% 增至 4%~6%[9,10]。马方综合征及部分肥厚型心肌病为常染色体显

性遗传,这些女性的后代将有 50% 的机会遗传相应疾病。咨询告知的第二个目的是为了帮助每位女性将医疗信息整合入其个人价值观及成为母亲的心愿。许多症状明显但可管理的心脏病的女性会选择妊娠。医疗决策应是个体化的。

妊娠期心脏病风险评分策略

妊娠增加了心脏病女性原有病情恶化及不良妊娠结局的风险。这些风险包括孕期心律失常、心力衰竭、早产、胎儿生长受限和少见但严重的母胎死亡。病情咨询及监护指导时应进行母胎风险的精确量化。下文将介绍三种风险模式。

妊娠合并心脏病(CARPREG)评分源于一项对 562 名怀孕女性进行的前瞻性描述性研究,其中包含先天性及获得性心脏病变和心律失常[11]。该评分系统用于评估发生主要心脏事件的风险。其预测因素包括:(1)既往心脏事件:妊娠前发生的心力衰竭、短暂性脑缺血发作或中风;(2)基础状态下,根据纽约心脏协会(NYHA)标准分级大于 II 级或出现发绀;(3)二尖瓣面积<2cm^2,主动脉瓣面积<1.5cm^3,或超声心动图测量 LVOT 峰值压力梯度>30mmHg;(4)心室收缩功能减退,射血分数(EF)<40%。

ZAHARA(Zwangerschap bij Aangeboren Hartafwijkingen[荷兰语*,妊娠合并先天性心脏病])评分源于一项对全国 1302 名妊娠合并先天性心脏病孕妇的研究。[12]妊娠期心脏出现并发症的相关预测因素包括:(1)既往心律失常,(2)NYHA 分级 III 级或 IV 级,(3)LVOT 压力梯度>50mmHg 或主动脉瓣膜面积<1.0cm^2,(4)机械瓣膜,(5)体循环房室(AV)瓣反流(中度/重度),(6)肺循环房室瓣反流(中度至重度),(7)妊娠前心脏病需药物治疗,(8)发绀型心脏病,无论是否已被纠正的。这一研究表面上验证了先前的 CARPREG 研究,但也说明 CARPREG 评分高估了风险。

改良的世界卫生组织(WHO)分级将诊断分为四级:I 级包括非复杂性的、轻度肺动脉瓣狭窄;II 级包括未行手术的房间隔缺损 ASD、室间隔缺损(VSD)和已修复的法洛四联症;III 级包括机械瓣膜、右心室体循环化、Fontan 循环、未修复的发绀型心脏病、其他复杂先天性心脏病、马方综合征合并主动脉宽 40 至 45mm,或二叶主动脉瓣并主动脉宽 45～50mm;IV 级包括肺动脉高压/艾森曼格综合征、体循环 EF<30%、NYHA III 级或 IV 级,严重二尖瓣狭窄,症状严重的主动脉狭窄,马方综合征并主动脉宽>45mm;或二叶主动脉瓣并主动脉宽>50mm 或主动脉严重缩窄。[13]

ZAHARA II 研究验证并对比了妊娠合并先天性心脏病 CARPREG、ZAHARA I 以及改良的 WHO 风险模型。[14]

ZAHARA II 包含了 213 名存在先天性结构性心脏病的女性。总体来说,22 名妊娠妇女出现了主要心血管事件(10.3%)。其中最常见的包括各种有临床意义的心律失常,接下来是心力衰竭和血栓事件。值得注意的是 ZAHARA I 和 CARPREG 评分都高估了风险。改良的 WHO 分级是预测心血管风险的最佳风险评估模型。

评分系统确认了单个或整合后能预测不良结局的指标。对存在多个严重风险因素的患者来说,以下这些特征对结局的影响可能比互相累加更严重,正如评分系统所提出:(1)先前存在的心血管事件;(2)NYHA III 级或 IV 级;(3)LVOT 梗阻;(4)体循环 EF 减少;(5)人工机械瓣;(6)中度至重度房室瓣反流;(7)孕前心脏药物使用;(8)发绀型心脏病。WHO 系统涵盖了肺动脉高压、右心室功能障碍、重度二尖瓣狭窄、主动脉增宽等,并将纳入了 CARPREG 或 ZAHARA 未涉及的单纯心室修复。

尽管如果能够在孕妇咨询时直接给出风险评分是最佳的选择,但上述研究表明要建立理想的评分系统是很困难的。根据妊娠期血流动力学和心血管功能的调查结果,每种 CHD 都存在各自的风险。因此理解不同的评分系统很重要;最重要的是我们要了解每位患者的心血管功能参数和整体血流动力学稳定性,从而为每位患者提供个体化医疗服务。

心脏瓣膜疾病

美国心脏病学会(ACC)和 AHA 颁布了心脏瓣膜疾病的管理指南,其中包含了部分孕期管理指南。[15]这些指南提供了孕前和孕期管理的整体框架,并且提出特殊人群的处理必须个体化。

二尖瓣狭窄

二尖瓣狭窄常由风湿性心脏病引起,也是妊娠期女性最常见的获得性瓣膜病变。瓣膜功能障碍随着年龄增长持续进展。风湿热的复发,即对 A 组 β 溶血性链球菌(GBS)感染后免疫变态反应可能会加速病变恶化。人群中风湿热发病主要受经济、居住地拥挤潮湿等因素影响。这些人群难以享受到卫生保健资源,从而导致未及时诊断及治疗。

无症状的二尖瓣狭窄患者的 10 年生存率达 80% 以上。一旦患者出现典型症状而未治疗,10 年生存率将降至 15% 以下。合并有肺动脉高压的患者平均生存时间下降至 3 年以下。其中的死因有进行性肺水肿、右心衰、体循环栓塞或肺循环栓塞[15]。

狭窄的瓣膜阻碍了舒张期血流从左心房流入左心室。正常的二尖瓣面积为 4～5cm^2。活动时有症状者瓣膜面积约≤2.5cm²。静息时有症状者瓣膜面积约≤1.5cm²。左心室对静脉回流增加的反应是通过 Starling 机制提高心输出量实现的。左心房扩张反应能力有限，**因此心输出量受舒张期通过瓣膜的血流量限制；增加的静脉回心血量加重肺淤血情况，心输出量并不增加。**因此试图增加妊娠期心输出量治疗（在二尖瓣狭窄患者）行不通，可导致肺淤血。妊娠期相对的心动过速又会缩短舒张期时间，减少左室充盈血量，从而进一步减少心输出量，加重肺淤血。

乏力和呼吸困难是二尖瓣狭窄的典型症状。但这些情况在妊娠期也很常见，所以在出现失代偿表现前诊断二尖瓣狭窄较少。虽然舒张期的隆隆样杂音提示二尖瓣狭窄，但容易忽视和漏诊。偶尔，某些并发症如发热会导致肺水肿或氧饱和度下降。在这些情况下，尤其是高风险人群，应该采用超声心动图来排查瓣膜病。二尖瓣狭窄的超声心动图的特征表现为瓣膜狭窄，并常伴瓣膜钙化。多普勒压力降半时间法或二维平面法可作为计算瓣口狭窄程度的客观手段。瓣口面积如小于等于1cm²，妊娠过程中常需要药物治疗，分娩过程中需进行侵入性血流动力学监测，如果瓣口面积小于1.4cm²期待过程需要严密监护。左房增大增加了房颤可能，可继发心房附壁血栓，以及多器官栓塞风险。有报道妊娠妇女左房增大，虽无心房附壁血栓，但发生了动脉栓塞。肺动脉高压是二尖瓣疾病恶化的并发症，可以通过超声多普勒诊断及量化分级。肺动脉高压可能是由于左心房内压增高导致静水压升高，或者肺血管阻力（PVR）病理性升高造成。肺动脉静水压升高可能是针对降低左房压力治疗的反应。由于 PVR 升高导致的妊娠期肺动脉高压是危及生命的，可引起产后右心衰竭。

妊娠并不影响二尖瓣疾病发展的进程。Chesley[16]综述了 134 名 1931～1934 年间有严重二尖瓣狭窄的妇女成功分娩。这些病例是在现代二尖瓣狭窄治疗手段前收集，代表了疾病的自然过程。到 1974 年，仅 9 例存活。这组人群的死亡率为指数级，在每年的随访中，其死亡率为 6.3%。随后再次怀孕的妇女与那些没有再次怀孕者有相当的生存率，故作者认为妊娠并未对远期造成不良结果。

对二尖瓣狭窄孕妇的产前保健目标是实现心输出量的增加和通过狭窄瓣膜口血流受限的平衡。有严重情况的孕妇常需要药物治疗，如利尿剂。另外，β受体阻断剂可以降低心率，增加舒张期血流，减轻肺充血。Al Kasab 及其同事[17]评价了 25 名有严重二尖瓣狭窄疾病的孕妇。图 37-5 描述了这些女性妊娠前，妊娠期，以及妊娠期使用 β受体阻断剂前后的功能状态。很明显，妊娠后病情恶化，使用相应治疗后有所好转。应尽早采取严格的产前保健配合药物治疗以保证安全。

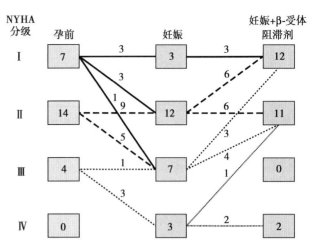

图 37-5　β-受体阻滞剂对二尖瓣狭窄女性的心功能状况的影响（摘自 Al Kasab S, Sabag T, Al Zaibag M, et al. Beta-adrenergic receptor blockade in the management of pregnant women with mitral stenosis. Am J Obstet Gynecol. 1990;163:37. ）

有风湿性心脏病病史的女性如与链球菌感染高风险人群接触，应当每日预防性口服青霉素 G 或每月注射苄星青霉素。大多数孕妇与儿童密切接触，通常认为处于高风险。

心房颤动（AF）是二尖瓣狭窄的常见并发症，常由左房增大引起。房颤伴发快速心室反应可能会引起心功能急性失代偿。地高辛、β-受体阻滞剂或钙通道阻滞剂可以用于控制心室反应。血流动力学失代偿时则需要电复律治疗。在电复律前后必须使用肝素抗凝预防体循环栓塞。慢性 AF 及曾经发生过栓塞的患者同样需要抗凝治疗。左房径≥55mm 的女性可以考虑抗凝治疗。

临产和分娩常常加速严重二尖瓣狭窄患者的心功能失代偿。疼痛会诱发心动过速，宫缩会增加静脉回心血量因而加重肺充血。二尖瓣严重狭窄患者不能耐受第二产程用腹压。Clark 等[4]描述了产后子宫血液回流入体循环导致的肺动脉压突然升高（图 37-6）的情况。**积极、早期利尿将减少肺充血和血氧饱和度下降的发生。**

有症状的瓣膜狭窄或瓣膜面积小于等于1cm² 女性的血流动力学状况可能会因放置肺动脉导管而得到改善。理想情况下，在产程早期、患者处于代偿状态下，应该评估血流动力学参数。这些参数将作为随后治疗的参考。硬膜外麻醉是控制疼痛的最佳方法，而心率的控制依靠镇痛和使用 β-受体阻滞剂维持。为了防止孕妇过度用力，可使用低位产钳或胎头吸引产缩短第二产程；有产科指征时可行剖宫产术。产后应立即积极利尿治疗。对 80 名不同严重程度的孕妇的调查发现，最常见的并发症为肺水肿（31%）和心律失常（11%）。当瓣膜面积≤1cm² 时，肺水肿和心律失常发生率均升高（分别为 56%、33%）。[18]这些数据取决于医疗管理的效果及就诊和诊断的时机。

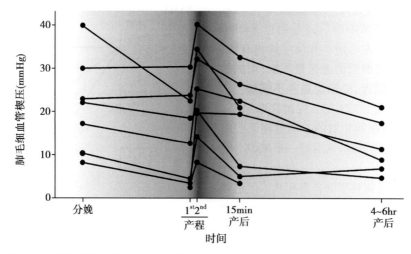

图37-6   分娩及使用利尿剂对二尖瓣狭窄女性肺毛细血管楔压(PCWP)的改变(摘自 Clark S,Phelan J,Greenspoon J,et al. Labor and delivery in the presence of mitral stenosis;central hemody-namic observations. Am J Obstet Gynecol. 1985;152:384.)

对于大部分二尖瓣狭窄的女性来说,积极的内科处理足以满足妊娠需求,特殊情况可能需要住院卧床休息。罕见的严重患者可能需要手术介入治疗。尽管曾有报道孕期女性成功行瓣膜置换术和开放式二尖瓣分离术,但目前较少实施。有两篇报道分别详细描述了 40 名和 71 名成功行球囊瓣膜扩张术,手术并发症非常轻微的妇女[19,20]。非孕期球囊瓣膜形成术的并发症发生率如下:死亡率(0.5%)、脑血管意外(1%)以及需手术治疗的二尖瓣反流(2%)。研究发现孕期进行二尖瓣成形术的成功率达 95% 或更高。大样本长期随访研究中得出结论:需要手术治疗的严重二尖瓣关闭不全的发病率为 4.6%;尚无孕妇因急性二尖瓣关闭不全需在孕期手术治疗。胎儿丢失率在 1% 到 2% 之间。在妊娠期间应尽量采取保守治疗,妊娠增加手术的复杂性其中包括胎儿风险,只有在内科治疗完全失败后才考虑进行紧急手术(如瓣膜置换术)。

风湿性疾病也可影响主动脉瓣。在主动脉瓣狭窄严重的情况下左心室充盈尤其关键,致心室充盈受限的严重二尖瓣狭窄的处理就变得非常复杂。

二尖瓣反流

二尖瓣反流的主要病因是一些慢性渐进性疾病,例如风湿性瓣膜病、二尖瓣黏液样变性(通常与二尖瓣脱垂有关)。二尖瓣反流随着时间进展,左心室逐渐扩张以维持足够的每搏输出量,最终导致左心室收缩功能受损。左心房的扩张可能与房颤相关,应控制心室率和抗凝治疗。慢性二尖瓣关闭不全患者无症状持续时间较长,甚至在运动后仍无症状。孕前咨询包括与心脏专科医生讨论瓣膜置换等问题。通常在以下情况中会推荐瓣膜置换术:(1)症状明显;(2)房颤;(3)射血分数小于 60%;(4)左室舒张末期径大于 40mm;(5)肺动脉收缩压大于

50mmHg。除此之外还需要权衡怀孕前施行瓣膜置换术的获益和妊娠期人工瓣膜相关风险及妊娠期间人工瓣膜功能退化等问题。确实需要手术时,为避免抗凝治疗,尽可能选择瓣膜修复术,而非瓣膜置换术。

年轻患者中急性二尖瓣反流不常见,通常与心内膜炎或二尖瓣黏液样变性导致的腱索断裂有关。由于急性二尖瓣关闭不全没有左室代偿的时间,因此每搏输出量大量减少,通常需要紧急手术治疗。可通过增加左心室收缩力和减少左室后负荷以稳定患者病情。

妊娠相关的血流动力学改变会产生相互影响。体循环血管阻力的降低会增加每搏输出量。心输出量的增加加重左心室的容量负荷,同时使左心房扩张可能会触发房颤。因为适度的每搏输出量依赖于充分的前负荷使得左心室充盈,所以对于肺淤血要谨慎使用利尿剂。房颤的治疗和非孕期相同。继发于子痫前期的高血压导致体循环血管阻力增高可影响每搏输出量,需要治疗。产程全程和分娩需要有持续的心脏功能监护。疼痛或应激导致的儿茶酚胺释放会减少每搏输出量,所以需要特别注意左心室充盈情况。前负荷过高会导致肺淤血;而前负荷不足则左心室充盈减少,最终导致每搏输出量减少。在分娩早期或引产前可使用肺动脉导管以确定合适的左心室充盈压。

虽然大的 v 波可能会使肺动脉楔压的解释变得很复杂,但是肺动脉舒张期的压力可作为参考点。在产后早期可能需要使用利尿剂。

二尖瓣黏液样变性和二尖瓣脱垂是常见的疾病,多达 12% 年轻女性受此影响。对于二尖瓣脱垂的患者,如果没有 Marfan 综合征或 Ehlers-Danlos 综合征等结缔组织异常的疾病,或没有明显临床症状的二尖瓣关闭不全,通常不会对妊娠造成不良影响;但快速性心律失常的发生

率可能会增高,可应用 β 受体阻滞剂控制,分娩时可考虑使用抗生素预防感染。

主动脉瓣狭窄

大多数患有钙化性三叶型主动脉瓣狭窄的患者,发病通常是在 70～80 岁,而不是在生育年龄。二叶型主动脉瓣畸形患者在 50～60 岁以后会发展为严重狭窄。风湿性疾病也可影响主动脉瓣,但通常继发于重度的二尖瓣病变。大部分重度主动脉瓣狭窄的孕妇患有先天性狭窄瓣膜:先天性融合小叶的二叶瓣、单叶瓣或融合性的三叶瓣。

主动脉瓣狭窄的自然进展过程中有很长一段时间没有症状。随着流出道阻力的不断增加,主动脉瓣狭窄患者逐渐出现心绞痛、晕厥和左心衰等症状。在没有进行人工瓣膜置换术的患者中,50% 可在心绞痛出现后生存 5 年,晕厥后生存 3 年,左心衰竭后生存 2 年。尽管瓣膜置换术是钙化性主动脉瓣唯一有确定效果的治疗方式,但是瓣膜成形术在某些非钙化性主动脉瓣的年轻患者中已证明也是有效的。对有症状的患者仅药物治疗果不佳。机械性瓣膜置换术后需要抗凝治疗,这会增加妊娠过程管理的复杂性。

患主动脉瓣狭窄的年轻女性通常是无症状的。尽管她们妊娠后对运动的不耐受会加剧,但这种隐伏的病情进展与正常妊娠的影响不易区分。主动脉瓣狭窄的诊断经常在听到粗糙而响亮的收缩期杂音后作出。这种杂音粗糙而响亮,并向颈总动脉放射,与妊娠状态下的生理性杂音容易区分。超声心动图可助确诊;多普勒技术可测量跨瓣压力,通过连续性公式可计算出瓣口面积。许多重度主动脉瓣狭窄的女性,怀孕后心排出量增加。随着流经此狭窄、固定的主动脉瓣血流的增加,跨瓣压也随之成比例的增加。虽然妊娠期的跨瓣压高于产后,但该差异并不明显。

有 4 组患有主动脉瓣狭窄孕妇的相关报道[3,21-23]。这些报道总结了从 1960 年代、1970 年代到现在,该疾病的各种严重程度和管理经验。Arias 和 Pineda[21] 分析了 1978 年前的 23 个病例,其中孕产妇死亡率为 17%。但是在后续的几个报道中,不会有如此高的母体风险[3,22-23]。但 Arias 报道的这些潜在的严重不良结局可作为重症监护的指征。不能仅凭死亡率作为终止妊娠或选择手术干预的指征。主动脉瓣跨瓣压大于 160mmHg 的孕妇也可通过保守治疗控制良好[3]。通常情况下,若患者跨瓣压的峰值在 60mmHg 及以下时,不会影响妊娠,只有跨瓣压更高的患者需要更密切监护。

妊娠期间行主动脉瓣置换术或球囊扩张术已有报道。球囊扩张术对主动脉瓣狭窄不伴钙化的年轻患者有长期显著疗效。如果在妊娠前施行瓣膜扩张术,则可有

一段血流动力学稳定的时期,这段时间对一次完整妊娠是足够的,因此可避免机械性瓣膜置换术后相关并发症的发生。**住院治疗仍有明显临床症状的患者才考虑在妊娠期施行瓣膜置换术或球囊扩张术。**一般情况下,不能仅以跨瓣压或瓣口面积作为是否需要手术干预的指征。

主动脉瓣狭窄使左心室处于后负荷过高的状态。心室肥大增加心脏需氧量,同时左心室舒张期压力增大减少了冠脉灌注。**两者均增加了心肌缺血风险。**左心室需要有足够的血流灌注,以通过狭窄的主动脉瓣。**由于心室肥大和一定程度的心脏舒张功能障碍,容积-压力关系曲线会很陡峭。左心室灌注少量减少即可导致左室腔压力大幅度下降,心排出量也随之大量减少。**重度主动脉瓣狭窄的孕妇对出血或硬膜麻醉相关性低血压等引起的左心室前负荷减少非常敏感。左心室合适充盈压的范围很窄。过高的血流灌注可导致肺水肿;灌注不足则可能导致低血压或冠脉缺血。通常,前负荷增加相关的肺水肿比由血容量减少导致的低血压容易控制。

早前已有该病适当的产前处理的相关报道。由于大部分年轻女性的主动脉瓣狭窄是先天性的,有指征对胎儿进行超声心动图检测以排查胎儿先天性心脏病。尽管仍存在争议,但剖宫产一般在有产科指征时进行。通过使用区域镇痛(低剂量丁哌卡因)和麻醉药物使用可以安全控制分娩疼痛。第二产程的麻醉可选择骶管阻滞,以尽可能减少血流动力学相关并发症。对跨瓣压在 60～80mmHg 以上的患者,在分娩期间使用肺动脉导管是有益的。首选在宫颈成熟、计划引产的前一天或入院,并避免引产时间延长。需行肺动脉、桡动脉、硬膜外及骶管置管。患者在引产前晚需稍微水化使肺动脉楔压达到 12～15mmHg;但是在病情较轻的患者中,容量负荷增高后会自发性利尿,导致肺动脉楔压不能达到该水平。肺动脉楔压增高可缓冲前负荷的下降。如果肺动脉楔压在出血或开始麻醉后下降,容量在每搏输出量减少前可以补足。应使产力控制在最小,而阴道助产可缩短第二产程的时间。可使用抗生素预防感染性心内膜炎。

产后需连续监测患者血流动力学 24～48 小时。患者通常会出现自发性利尿,以达到产前的代偿状态。若必须使用利尿剂治疗肺水肿时,需要小心、谨慎的使用;达到产前的血流动力学指标可以是治疗重点。研究发现由于病情严重而推迟进行瓣膜置换术的女性,其妊娠期间并发症发生率增高。在一项队列研究中,对病情较轻妇女随访 6 年,与未妊娠的对照队列相比,妊娠孕妇无病生存期更短[24]。这可能是因为妊娠可加速瓣膜功能的退化。因此,推荐在产后几周内进行瓣膜置换术。

主动脉瓣反流

主动脉瓣反流的主要病因是先天性瓣膜畸形。其他

病因包括 Marfan 综合征、感染性心内膜炎、风湿性疾病等。与二尖瓣关闭不全类似，左心室为代偿性每搏输出量的减少，最终导致左室舒张末期容积增大。降低左室后负荷可防止左心室腔的不断扩张，因此推荐对左心室功能失调或左室扩张的患者使用。通常以下情况会推荐瓣膜置换术:(1)心功能在 NYHA 分级中达Ⅲ级或Ⅳ级;(2)射血分数小于 50% ;(3)左室收缩末期径大于 50mm[12]。急性主动脉瓣关闭不全可能是由主动脉根部断裂或心内膜炎导致，通常需要紧急行瓣膜置换术。

与妊娠相关的血流阻力减少可改善心脏功能。如果在妊娠前使用血管紧张素转化酶抑制剂(ACEI)或血管紧张素受体阻滞剂(ARB)即可降低后负荷，则妊娠期需用肼屈嗪或钙离子通道阻滞剂如硝苯地平代替。轻度的心率增高是可接受的;心动过缓则可能与心室舒张期延长导致的反流增加有关。分娩过程中需要持续心脏监护，一般不需要肺动脉导管术。妊娠终止后，应考虑到血流动力学改变导致的血管阻力增加，需要减少后负荷。

人工心脏瓣膜

重度瓣膜疾病的根治性治疗即手术修复，或更常用的瓣膜置换术。机械性人工瓣膜使用时间长，但需要抗凝治疗。如果年轻女性选择生物瓣膜，通常需要再次更换瓣膜。Elkayam 和 Bitar[25] 详细的总结了人工瓣膜患者妊娠相关的报道，提出其临床结局的多样性，并在 2014AHA/ACC 心脏瓣膜病指南[15] 中收录。解释该报告结果时，需要考虑到该队列研究中病人状况和临床监护等背景。

育龄期妇女是否选择做及何时做瓣膜置换术是很复杂的决策。妊娠合并人工瓣膜的管理比妊娠合并轻度瓣膜病的管理要复杂。机械瓣膜的耐用性对年轻患者是很有益的，但在妊娠期却会导致更多的不良结局。如果预计妊娠期心脏病病情可以控制，延迟到分娩后再进行瓣膜置换术更合适。

生物瓣膜在妊娠期的并发症比机械瓣膜低。部分女性，尤其是患有先天性心脏病的女性，瓣膜置换术依然无法解决的血流动力学异常。专家就妊娠对生物瓣膜使用寿命的影响进行了研究[26]。两次妊娠后生物瓣膜的十年有效期为 16.7% ，而单次妊娠后为 54.8% 。由此提示妊娠会降低生物瓣膜使用寿命。**多个研究的结论确认了妊娠会加速生物瓣膜功能的退化**[25,28-30]。

选择机械瓣膜需要抗凝治疗。机械瓣膜置换孕妇的抗凝治疗至今仍有很大争议，因为妊娠期间的抗凝治疗可能会对孕产妇及胎儿产生严重的不良反应，并且没有一种抗凝剂是在妊娠期间各个阶段均是安全的。对这类患者的管理，需要充分考虑人工瓣膜位置、瓣膜血栓形成倾向、抗凝治疗的方案、监测效果以及社会背景(包括病

人的依从性)。二尖瓣位置的机械瓣膜相对主动脉瓣区形成血栓的风险更大。像 Björk-Shiley 或 Starr-Edwards 之类的老一代人工瓣膜可用于孕妇，但其血栓形成的可能性更大。**如果妊娠期间的抗凝治疗方案中不进行剂量调整，尤其是使用肝素的病例，则其血栓相关并发症的发病率会增高。如果临床治疗团队在管理病人和抗凝药剂量调整中经验丰富，并提高患者依从性，则患者预后较好。**

ACC/AHA[15]、美国胸科医师协会[31] 以及 Elkayam 和 Bitar[25] 发表了关于机械瓣膜置换孕妇的抗凝药的使用推荐。虽然这些推荐来自同一资料，但使用华法林还是肝素的观点仍存差异。治疗机械瓣膜孕妇的医生需要熟悉每一个指南，并且利用它们进行咨询和制定治疗计划。

理想情况下，病人应该在孕前即进行病情评估和咨询。在计划怀孕前使用有效的节育计划;因此可考虑使用长效可逆避孕药。选择孕激素系列避孕药可减少使用华法林抗凝患者的月经期出血量。计划怀孕后，需要制定好妊娠早期的抗凝计划，一旦确定怀孕则开始执行。早期监测妊娠非常重要。

妊娠早期

在妊娠期间使用华法林的研究中，发现其在妊娠早期有明确的致畸效应[32]。华法林致畸作用的时间窗口在妊娠 6~9 周，在此期间导致的华法林相关胚胎异常的发病率约为 6% 。若华法林的使用量低于 5mg/天则发病率可减少到 3% 。如果每天低于 5mg 的华法林即可达到足够的抗凝效果，则在适当的咨询后可考虑口服抗凝药。但是由于妊娠后需要增加抗凝药的剂量，限制了口服抗凝药的使用。大部分女性在妊娠期选择低分子肝素(LMWH)。一旦确定妊娠就应该更换为该药物。

妊娠中晚期

中晚期(分娩前)妊娠的抗凝方案仍具有争议。与肝素相比，使用华法林的抗凝效果更好。使用肝素抗凝的孕产妇风险决定于瓣膜的类型和位置，以及抗凝效果。基于体重的药物剂量、不能积极监测凝血功能以及患者依从性低等因素，与血栓栓塞发生率高有关。三项研究[33-35]报道了总共 35 例未发生血栓并发症的孕妇使用凝血因子Xa;有3例在未达到治疗剂量即发生了血栓相关并发症。

妊娠中晚期使用华法林对胎儿的影响也不清楚。早期妊娠后使用华法林具有剂量依赖性的轻度神经功能异常，如增加智商(IQ 值)低于 80 的风险(OR:3.1;95% CI:0.8~11.6)[32]。使用华法林抗凝孕妇发生早产，与胎儿出血和急诊剖宫产相关，也将增加产后出血的风险。

AHA/ACC 指南推荐妊娠中晚期使用华法林抗凝，但是选择非口服抗凝药的孕妇推荐使用可调整剂量的低分

子肝素[15]。美国胸外科医生学会（ACCS）支持在妊娠中晚期使用可调整剂量的低分子肝素、可调整剂量的普通肝素或华法林[31]。综述认为"孕产妇的抗凝治疗方案的选择非常重要，需要全面比较发生血栓与胎儿异常的风险，具体的选择是完全个体化的"。

围分娩期

分娩前一致推荐转换为以肝素为基础的抗凝治疗。建议持续性静脉注射普通肝素或使用低分子肝素。但是静脉注射需要维持长时间的血管通道，使感染和心内膜炎的发生率增加。分娩时可停药，分娩在无抗凝状态下完成。

产后期

分娩后推荐静脉注射肝素。不用负荷剂量的静脉注射普通肝素可减少出血并发症的风险，一旦出血风险降低则建议改用华法林。换药期间避免使用低分子肝素也可减少出血的发生率。口服抗凝药并不是哺乳的禁忌证。

推荐选用华法林的患者 INR 维持在 2.5 ~ 3.5[25]。选用低分子肝素则需要严密监测及调整剂量，通常妊娠期间总剂量会增加。给药间期凝血因子 X a 水平会有显著变化，可能在亚治疗范围的低水平[36]。建议峰值在 1.5IU/mL 或以下，中等水平约 1.0IU/mL 以及低谷值为 0.6IU/mL[25]。因此每天至少需要给药 2 次，或为保持合适的低谷并且高峰值不会过高可以每天给药 3 次。静注普通肝素联合低剂量阿司匹林[15]，推荐部分活化凝血活酶时间（APTT）达到 2.0 及以上[25]。

若妊娠期瓣膜血栓形成，推荐考虑溶栓治疗；目前已有妊娠期对瓣膜血栓成功溶栓的相关报道。尽管溶栓治疗对多数患者是安全有效的，但仍有妊娠期溶栓后发生栓塞、出血或死亡等并发症的报道。剖宫产等手术操作不能在溶栓治疗近期施行。

处理置心脏机械瓣膜的孕妇非常复杂。在咨询过程中平衡各种治疗方案的风险时，不仅要依据最佳临床资料，还要考虑患者自身对利弊的选择。不论是华法林还是低分子肝素，抗凝治疗的管理需要很谨慎，并且很大程度上需依靠临床监测和剂量的调整。

先天性心脏病

先天性心脏病患儿占活产婴儿的 0.7% ~ 1%，占出生异常婴儿的 30%。在心脏矫正手术开展以前，大多患儿出生后不久或在童年时期死亡。1939 年实施了第一例动脉导管结扎术（PDA）。1945 年第一次使用 Blalock-Thomas-Taussing 分流器治疗发绀型心脏病。1953 年引入体外循环技术。20 世纪 60 年代后期，低温手术技术实现了更加复杂且耗时长的修复手术。1955 ~ 1960 年间，法

洛四联症患儿经手术矫正后，23 年生存率为 86%，接近正常儿童的预期存活率 96%。20 世纪 60 年代以前，妊娠合并风湿性心脏病比合并先天性心脏病常见，其比例接近 4:1；到 80 年代该比例为 1:1；而当前先天性心脏病发病率超过风湿性心脏病的比例达到 4:1。大部分女性妊娠前已知道自己患有心脏病，但仍有部分患者直到妊娠期发生血流动力学改变出现症状后才首诊。

随着先天性心脏病患儿生存率的增高，大量进入到育龄期的女性面临更复杂的医学和社会心理问题。婴儿期确诊的先天性心脏病患者通常在成长过程中经历过多次心胸外科手术及长时间的住院治疗。他们一直生活在父母及医护人员对他们后续健康问题的担忧中。他们的童年时期可称为"与心病一起成长"[37]。且部分患者缺乏关于生育和避孕的信息。她们"似乎相信自己是否能怀孕可以由他人决定。"Kovacs 等[38]让先天性心脏病的女性患者回忆从医护人员处得知的关于避孕和妊娠的建议，很多女性没有接受过任何生殖相关信息或受到不正确信息。**医护人员应该努力做到：（1）客观分享关于生殖健康的信息；（2）直接对病人自身做决策分析，而不是对其父母或医疗保健专业人员；（3）提高自身价值和形象**。同时，临床医生在处理妊娠合并先天性心脏病时，需要充分了解和回答疾病对患者的影响。

表 37-1 总结了先天性心脏病在儿童时期和妊娠期间的疾病分布[23,39]。室间隔缺损（VSD）的自动闭合、动脉导管的矫正，妊娠期间此类病例报道减少。妊娠合并主动脉瓣狭窄的报道较多，因为随年龄增加病情会加重，且在妊娠期更易识别。由于先天性心脏病的复杂性和多样性，为疾病预测和治疗增加了困难。**先天性心脏病患者在妊娠期的主要风险包括：（1）发绀；（2）左心室（或体循环）功能衰竭或功能障碍；（3）肺动脉高压或艾森曼格综合征，尤其是右心室功能障碍者；（4）严重左心室流出道梗阻**。

表 37-1　先天性心脏病在儿童期及妊娠期的发病率

疾病	儿童期（%）	妊娠（%）
室间隔缺损	35	13
房间隔缺损	9	9
动脉导管未闭	8	2.7
肺动脉瓣狭窄	8	8
主动脉瓣狭窄	6	20
主动脉缩窄	6	8
法洛四联症	5	12
大血管转位	4	5.4

摘自 Shime J，Mocarski E，Hastings D，et al. Congenital heart disease in pregnancy：short-and long-term implications. Am J Obstet Gynecol. 1987；156：313；以及 Findlow D，Doyle E. Congenital heart disease in adults. Br J Anaesth. 1997；78：416.

孕妇若患有心脏病,其新生儿并发症的发病率也随之增高,尤其伴随上述一个或多个主要危险因素时[9,11,23,39]。新生儿预后主要依据母亲是否伴发紫绀。表37-2 摘自 233 名先天性心脏病女性在 1968 ~ 1982 年的 482 次妊娠报告。发绀型心脏病的女性妊娠终止率较高,特别是在未纠正病变的病例(可达 42%)。研究表明新生儿和孕产妇的不良预后与未纠正的发绀型心脏病有关。但是在终止妊娠组内严重疾病的患者可能较另一组多,导致继续妊娠组产生倾向于有较好的妊娠结局的偏倚:无发绀史女性的最终活产率为 86% ~ 90%,病变未纠正孕妇成功分娩率也达 71%。考虑到自然流产率,这个结局较好。经矫正的发绀型心脏病与非发绀型心脏病的结局无差异。其他不良的新生儿结局,包括低出生体重儿,主要发生在未矫正的发绀型心脏病的孕产妇。有研究报道,在包含 44 名患有发绀型先天性心脏病患者的 96 次妊娠中,活产率 43%、自然流产率 51%,死产率 6%[40]。在活产儿中,早产儿占 37%。足月儿的平均出生体重为 2575g(2100 ~ 3600g)[23]。1976 ~ 1986 年间分娩的 144 名先天性心脏病孕妇中早产儿比例(35%),与前类似,其中出生时小于胎龄儿(SGA,平均出生体重为 2400g ±800g)占 53%。

表 37-2　先天性心脏病孕妇的新生儿结局:活产 vs. 终止妊娠		
孕妇	活产婴儿(%)	终止妊娠(%)
无发绀	86	5
发绀	85	26
纠正病变	95	17
病情缓解	87	17
未纠正病变	71	42

摘自 Whittemore R, Hobbins J, Engle M. Pregnancy and its outcome in women with and without surgical treatment of congenital heart disease. *Am J Cardiol*.

常见的孕产妇并发症包括充血性心力衰竭和肺水肿(4%)、心律失常(4%)、高血压(6%)。充血性心力衰竭和高血压通常与未矫正的左室流出道梗阻有关[9,23]。心律失常见于房间隔或室间隔术后。孕产妇死亡并不常见,第一组 482 例孕妇中有 0 例[9],第二组 144 例孕妇中有 1 例[23]。孕产妇死亡的报道更多与艾森曼格综合征有关,该方面内容将在后文会更全面地讨论。

先天性心脏病患者的子代患先天性心脏病的风险增加。在一项与儿科评估相关的前瞻性研究中,Whittemore 等[9]评估子代发病率高达 14.2%。在另一项回顾性研究中,Rose 等[41]发现风险为 8.8%。结果提示,受母亲影响的先天性心脏病的发病率为受父亲影响的 2 ~ 3.5 倍。**亲代心脏缺陷与子代相同缺陷并无相关性,心脏发育不**良的风险与遗传相关,而非特定病变。必须与孕妇探讨胎儿先天性心脏病的风险及其特征。在 Whittemore 的研究中[9],60 例存在心脏发育异常的婴儿中有 58 例被诊断为相对良性的可矫正病变(ASD、VSD、肺动脉狭窄、主动脉瓣狭窄、PDA 或二尖瓣脱垂)。372 名孕妇中只有两名(0.5%)婴儿被诊断为复杂型先天性心脏病。Gill 等[10]研究了 6640 例因有先天性心脏病家族史而进行胎儿心脏彩超的孕妇的再发情况。患有先天性心脏病母亲的再发率为 2.9%(95% CI 为 2% ~ 4%),该再发率低于他人研究报道。然而,该研究局限于由胎儿超声心动图诊断,因此可能低估了异常的真实发生率。除了少数特例外,在母亲中看到的心脏缺陷的类型和严重性并不能预测后代心脏缺陷的类型或严重性。房室管缺损,特别是那些与位置异常相关的房室缺陷,具有高度一致的再发率[10]。先天性心脏病相关的 22q11.2 缺失(DiGeorge 综合征,腭心面综合征)呈常染色体显性遗传。许多有先天性心脏病的父母以前没有进行遗传综合征筛查;因此应考虑遗传咨询并完善相关筛查,特别是在有圆锥动脉干异常和其他相关异常的情况下。所有有先天性心脏病的孕妇应该在大约妊娠 18 ~ 22 周时进行胎儿超声心动图检查。

应向所有 CHD 妇女提供避孕咨询。考虑到心脏病患者随年龄增长,不断面临各种问题,避孕教育应该在有指征进行计划妊娠之前的基础健康宣教中开展。CHD 孕妇发生的与妊娠相关的并发症远远重要于节育相关的并发症。发绀、肺动脉高压、低心输出量、心腔扩大、静脉导管反流(例如 Fontan)和心房颤动使患者有很高的血栓形成风险,对这类患者应该避免使用复合型雌-孕激素口服避孕药。孕激素类避孕药与血栓形成无关,但需要定期给药以达到最佳功效。非口服孕激素对于患有心脏病的女性是安全的,并且非常有效。避孕药可能导致不规则出血,对进行抗凝治疗的女性患者来说,这种出血可能是严重的。先天性心脏病变患者也可以考虑使用宫内节育环(IUD)。

单纯房室间隔缺损

VSD 和 ASD 患者占儿童期 CHD 的 40% 以上。到了成年期,50% 的重度 VSD(>1.5cm)将发展成为艾森曼格综合征,并且 10% 的未矫正的 ASD 的患者发展成为肺动脉高血压。后面降详细描述妊娠期间艾森曼格综合征的管理。

室间隔缺损杂音特点为:辐射到胸骨左缘而非颈动脉部位、与第一心音重叠的收缩期粗糙杂音。该诊断可以通过超声心动图的彩色流多普勒来证实,超声可见跨越室间隔的分流。穿过室间隔的血流峰值速度可以用于评估心室之间的压力差。心室之间的高速血流说明左右心室之间存在大的压力差,且不存在肺动脉高压。在没有相关心脏病变和肺动脉高压的情况下,VSD 的病情不会在妊娠期复杂化。小的缺损产生响亮的杂音,尽管小型病变的高速射流会造成心内膜炎风险,但常无显著的血流动力学改变。

ASD 更难通过听诊来诊断。典型的表现是,呼吸时固定的第二心音分裂,较微弱、稍不注意便不易闻及。跨越缺损产生的分流增加了右侧心脏血流,导致肺血流杂音,在妊娠期可闻及。在没有其他异常情况下,ASD 大小与临床预后有关。血流动力学异常导致从体循环到肺循环的左到右分流,导致右心房和右心室扩大。房性心律失常通常与心房增大相关。增加的肺血流可能导致活动时呼吸困难和活动受限。与 VSD 一样,ASD 也可能发展成为艾森曼格综合征,通常发生在年龄较大的时候。

Piesiewicz 等[42]研究 54 例患有继发性 ASD 的孕妇,**心脏功能受损(NHYA Ⅲ 或 Ⅳ 级)的发生率从妊娠中期的 5.5% 增加到妊娠晚期的 11.1%,**虽然左到右分流存在于所有妊娠中期的患者中,三例患者(5.5%)在妊娠晚期发展成为双向分流。另外一例患者出现分流倒转。RV 直径和收缩期肺动脉压从妊娠中期到妊娠晚期逐渐增加(34.1±8.4mmHg 增加至 39.1±12.2mmHg)。同时肺血流量(Qp)/循环血量(Qs)比值降低。妊娠相关的血流增加对 RV 功能和肺动脉压有不利的影响。Qp/Qs 的下降表明肺动脉压力升高是由于肺血管阻力增加所致。作者还报道 50% 孕妇在妊娠晚期出现室上性心律失常。

出现明显分流的 VSD 或 ASD 患者会在妊娠期出现心输出量增大。然而,维持正常的体循环心输出量的代价是肺血流量增大。妊娠前在活动后才出现的症状在妊娠后静息状态也能出现。快速性心律失常的次数也增加。使用控制心率的 β-受体阻断剂可以缓解症状,产后早期利尿对患者有益。妊娠期升高的肺血流量可加剧肺血管疾病。如无心律失常和肺动脉高压等相关异常,ASD 的病情在孕期一般不复杂。

动脉导管未闭

胸骨左上缘闻及的特征性连续杂音可提示 PDA 诊断。大多数病例在儿童期即可确诊,并可通过手术或导管治疗。未治愈的 PDA 患者有 50% 会发生艾森曼格综合征,常发生在儿童期。细微动脉导管未闭的成人主要并发症是心内膜炎。**若无艾森曼格综合征,妊娠时病情一般不复杂。**与 ASD 类似,妊娠期心输出量增加导致的肺血流量增加可能使活动后和静息时呼吸困难的风险增加。早期利尿有益于患者产后恢复。

法洛四联症

法洛四联症是由于房室隔膜错位引起的异常综合征。其特征在于(1)右心室流出道(RVOT)狭窄,(2)室间隔缺损,(3)主动脉骑跨,(4)右心室肥大。法洛四联症是最常见的发绀型先心病。在 1945 年 Blalock,Thomas 和 Taussig 第一次成功进行了手术治疗,修复生理结构,术后症状减轻。如今很多法洛四联症的成年患者已经得到了手术纠正。婴儿期临床表现的严重程度取决于 RVOT 梗阻的程度。梗阻越严重,右向左分流引起的发绀越明显。外科修复通常包括室间隔缺损封堵术和右心室流出道梗阻解除术。某些已修补的法洛四联症患者具有接近正常人的心脏生理结构,但是许多患者可能仍有残留病变,这些病变在妊娠期会进展。

某些患者在婴儿期进行了缓解症状的经典 Blalock-Thomas-Taussig 分流术,通过锁骨下动脉将体循环与肺循环连接,从而增加肺血流量,减少发绀。因此,动脉离断后测量的血压不能反映主动脉压力。应当询问患者是否有一只手臂血压测量值不可靠的情况,或者应该检查开胸手术疤痕的位置以证明同侧手臂不应用于血压测量。

右心室流出道梗阻的解除可能不够完全,术后仍有肺动脉狭窄。更常见的情况是,扩大流出道和瓣膜环的跨环补片方法导致显著的肺功能不全。几项研究表明,伴有严重肺功能不全和右心室功能障碍的女性更可能出现妊娠并发症。Balci 等[43]报道了 74 名患有法洛四联症孕妇的 157 例妊娠。8% 患有心脏并发症,包括室上性心动过速(n=8)、心力衰竭(n=2)和血栓栓塞(n=1)的。孕前使用心脏药物被确定为心血管事件的重要预测因子。

法洛四联症患者通常能耐受妊娠。妊娠前评估应包括左右心室大小和功能以及随着肺功能不全或肺动脉狭窄的严重性,并考虑假如在妊娠前对严重的肺功能不全的病例进行修补是否合适。

大动脉转位

大动脉转位(TGA)在妊娠合并先天性心脏病中仅占 5%,但在发表的病例报告中占很大比例。在完全性大动脉转位中,体循环静脉血返回右心房,并通过三尖瓣,进入右心室,并直接进入转位主动脉。虽然对胎儿而言该循环足够生存,但是新生儿出生时由于无效的体循环会出现失代偿情况。如新生儿同时有足够大的房间隔缺损,则可以保证循环血液流动和氧合,否则需要立即行姑息手术治疗打开房间隔(球囊心房隔造口术)。

1957 年 Senning 术式被首次采用矫正 TGA,1964 年 Mustard 术式将其操作标准化。这两种术式通过在左心房和右心房构建挡板,使得体循环静脉回流经二尖瓣引导到左心室中,同时肺静脉回流经三尖瓣引导到右心室(心房转换手术)。通过简单的外科手术,体循环静脉回流引流入肺循环,将左右两泵串联起来。**作为体循环心室,右心室(RV)必须对抗体循环阻力,因而三尖瓣暴露**

于体循环的压力下。远期并发症与右心室衰竭和心律失常有关。在修复后活过前 30 天的患者中,10 年生存率为 90%,20 年生存率为 87%。13 年后,只有 5% 患者出现显著心功能异常(NYHA Ⅱ级至Ⅳ级)[44]。TGA 伴 VSD 患者需要更高级别生理学修复:重建心室间隔,使得主动脉流出道位于左心室内,并构造导管将 RV 连接到肺动脉(Rastelli 修复)。随着移植瓣膜的恶化,肺动脉管道易出现狭窄。最新的技术已能实现肺动脉和主动脉之间的直接转换(动脉转换手术)。等到该术式广泛开展,妊娠患者中需行心房修复者会更少,但行动脉修复手术者会增多。

妊娠期血流动力学变化会对行心房修复患者产生复杂的影响。增加的心输出量会增加右心的前负荷,降低的血管阻力会减少右心的后负荷。表 37-3 总结 9 份报告,报道了 36 名女性患者共计 49 次妊娠[23,44-51]。无孕产妇死亡,新生儿结局总体良好。2 名妇女在心功能不全(NYHA 分级Ⅲ和Ⅳ)时进入妊娠,一名孕妇在 26 周时早产;另一个临产时发展成为严重的 CHF,并且在产后 19 个月死亡。CHF 常与不受控制的快速性心律失常相关。

表 37-3　大动脉转位的妊娠结局

	例数(%)
妇女	36
孕妇	49
活产	41(84%)
流产	5
终止妊娠	2
死胎	1
早产(<35 周)	5(12%)
先天性心脏病	0(0%)
充血性心力衰竭	6(15%)
心律失常	8(20%)

数据来源于参考文献 23、45~52

Zentner 等[52]比较心房修复术后 19 例患者共计 42 次妊娠与 15 例未怀孕患者的远期结局。未妊娠组中复杂性 TGA 的比例更高,即合并 VSD 伴或不伴肺动脉狭窄:74% 为足月婴儿(孕龄中位数,39[37.2~40]周;出生体重中位数,3.0[2.4~3.5]kg),26% 的婴儿是早产(中位孕龄 35[31~40]周,出生体重中位数,2.3[1.3~2.4]kg)。在妊娠 12 个月内,3 名患者因心力衰竭入院,2 名患者出现明显的心律失常,1 名出现心源性猝死。随访中位数 5(2~15)年后,更多的妊娠组患者的 RV 收缩功能下降,需要药物治疗(13 比 3),两例需要植入式心律转

复除颤器(ICD)放置。Canobbio 等[53]报道了注册的系列病例,该报道基于不同的临床实践,而非单纯来源于 CHD 治疗中心。40 名妇女共计 54 次妊娠,均为活产:36 例妊娠进行 Mustard 修复,4 例妊娠进行 Senning 修复。有 6 例在妊娠中晚期出现心力衰竭。有 5 例心力衰竭发生在产后。一例需要产后心脏移植,一例在产后 1 个月死于心脏衰竭,另一例在产后 4 年死亡。该报告清楚地记录了不良后果的风险。

Tobler 等[54]报道了 9 例动脉修复术后患者的 17 次妊娠。其中一例发展成为非持续性室性心动过速,另有一例发生瓣膜血栓。

先天性 TGA(心室转位)矫正术的在于将体循环静脉血引入右心房,直接进入形态上的左心室,并通过转位肺动脉出来。肺静脉回流直接从左心房进入形态上的右心室并通过主动脉出口。右心室再次充当体循环心室。矫正先天性 TGA 可以是孤立的异常,但也可能与致发绀的其他异常相关。有关先天性 TGA 矫正后合并妊娠的三个系列报道见表 37-4[55-57]。所有母亲和新生儿的结局良好,与其他非发绀型先天性心脏病的结果一致。流产和早产都集中在发绀型病变患者中。

表 37-4　先天性大动脉转位矫正后的妊娠结局

	例数(%)
妇女	54
发绀	4(10%)
孕妇	125
发绀	13(12%)
活产	96(77%)
流产*	23
终止妊娠	6
死胎	1
早产(<35 周*)	9(9%)
先天性心脏病	1(1%)
充血性心力衰竭	6(6%)
心律失常	2(2%)
脑血管意外	1(1%)

数据来源于 Therrien J, Barnes I, Somerville J. Outcome of pregnancy in patients with congenitally corrected transposition of the great arteries. Am J Cardiol. 1999;84:820; Connolly H, Grogan M, Warnes C. Pregnancy among women with congenitally corrected transposition of great arteries. J Am Coll Cardiol. 1999;33:1692; Kowalik E, Klisiewicz A, Biernacka E, et al. Pregnancy and long-term cardiovascular outcomes in women with congenitally corrected transposition of the great arteries. Int J Gynaecol Obstet. 2014;125:154-157.

* 流产和早产集中在发绀型患者中

TGA 手术治疗或矫正后的年轻女性成功耐受妊娠。但需要一个有经验的团队进行管理。心功能受损或妊娠前发绀的孕妇是发生不良结局的预测指标,且其病情可能在产后进一步恶化。妊娠前的评估应包括功能状态的评估,右位体循环心室功能的评价和氧合状态的检测。当右侧心是体循环心室时,应予药物治疗减少后负荷,直到确定妊娠。ACEI 应在妊娠早期停药。产后,参与体循环的右心室"有心衰风险",应控制心率(β 受体阻滞剂),减少后负荷(ACEI),合理管理前负荷(利尿,见表37-3 和表 37-4)。

报道显示,TGA 极有可能合并有其他复杂缺陷,此情况也可能存在其他少见的体循环性右心室患者。**心功能情况和发绀是妊娠期病情复杂性最可靠的预测因子。**心律失常很常见,往往是心功能失代偿的原因。

Fontan 手术

Fontan 手术最初是通过将右心房直接连接到肺动脉来治疗三尖瓣闭锁,改善生理功能。**目前,Fontan 手术及其后续改良术式,采用单一功能性心室用于治疗多种复杂先天性心脏病。**该操作能使体循环静脉回流经过肺循环到功能性体循环性心室,纠正发绀。没有肺泵导致心脏付出的代价是不能耐受增加的胸内压和升高的中心静脉压(CVP)。

表 37-5 Fontan 姑息术后的妊娠结局

	例数(%)
妇女	27
孕妇	43
活婴	19(44%)
流产	19
终止妊娠	6
死胎	0
早产(<35 周)	3(15%)
先天性心脏病	1(5%)
充血性心力衰竭	3(15%)
心律失常	3(16%)

数据来源于 Canobbio M,Mair D,Van der Velde M,et al. Pregnancy outcomes after the Fontan repair. J Am Coll Cardiol. 1996;28;763;and Drenthen W,Pieper PG,Roos-Hesselink JW,et al,on behalf of the ZAHARA investigators. Pregnancy and delivery in women after Fontan palliation. Heart. 2006;92;1290.

Fontan 姑息术后的病例非常有限。在对 76 名育龄妇女的调查中,Canobbio 等[58]报告,66% 的患者尽管手术结果稳定且有强烈的生育意愿但在孕前咨询中不建议怀孕。其余 34% 没有咨询怀孕事宜。尽管医疗意见不建议怀孕,但避孕药的使用观点不一致。虽然这类患者流产率高于一般人群,但早产率较低。产妇并发症仅限于心律失常,通常为房性心律失常,产后常见并发症为CHF。尽管没有报道,但是通过肺循环的缓慢血流可能增加血栓形成的风险。Fontan 循环的非妊娠患者中肺栓塞的发生率可高达 17%。另一个研究报告了 6 例女性患者共计 10 次妊娠[59],其中 5 次在 12 周之前流产,1 次是异位妊娠的。在 4 次完成的妊娠中,1 例患者在两次妊娠都出现 NYHA 分级下降的情况,且第二次妊娠出现了心房扑动。另两例患者没有产后并发症。这些报道病例数很小,因此结论很难适用于人群,但是 Fontan 术后生理学的独特性使之在成人 CHD 专业治疗机构中受到关注。表 37-5 总结了 Fontan 术后 27 例患者 43 次妊娠的结局[58,59]。

艾森曼格综合征

艾森曼格综合征描述了与发绀和继发于肺血管疾病的肺动脉高压有关的肺循环-体循环分流。**任何心内分流导致来自较高血压的体循环血液进入肺循环,最终可发展为艾森曼格综合征。**体循环压力和流量过高导致微血管损伤,肺动脉和毛细血管闭塞,最终增加肺血管阻力。分流逆转的时间是不确定的,但是大多数伴有大的室间隔缺损或动脉导管未闭的患者在婴儿期即可出现分流逆转。伴有 ASD 者最迟可在成年早期出现分流逆转。诊断艾森曼格综合征后 10 年生存率为 80%,25 年生存率为 42%[60]。

艾森曼格综合征患者可能出现 CHF,肺淤血引起的咯血,心律失常、脑血管意外(CVA)和高黏滞综合征引起的猝死。所有发绀型患者均应考虑该疾病,并通过超声心动图证实肺动脉压增加和心内分流。如果分流是由于房间隔缺损或动脉导管未闭导致,则需要心脏 MRI 来确诊。治疗是非特异性的,包括支持治疗、避免诱发性事件:如手术和不必要的药物。由于血细胞比容升高引起的症状性高黏滞综合征可以行水化治疗,必要时可行放血疗法。预先存在或继发于放血后的铁缺乏可加剧血液高黏度,小红细胞不易变形,更易阻塞微循环。仅有心肺或肺移植可实现根治。然而,肺移植的 4 年存活率小于50%,与不需移植者相比,预后较差。

据报道,妊娠期艾森曼格综合征患者有 89% 是由于VSD、ASD 和 PDA 引起的[61]。病变最初与从体循环到肺循环的分流有关。随着肺血管阻力和肺动脉压随时间增加并接近体循环压力,VSD 或 PDA 的特征性杂音可能减少。**从肺循环到体循环的血流逆转和伴随血细胞比容增加的低氧血症的发生预示着艾森曼格综合征的发展。与妊娠相关的体循环血管阻力的下降可能引发先前无发绀的患者出现从右到左的分流。**

1979 年,Gleicher 等[62]分析了妊娠期间发生的艾森曼格综合征病例。研究纳入 44 例患者 70 次妊娠,52% 的患者在妊娠期死亡,30% 的妊娠导致孕产妇死亡。第一、第二和第三次妊娠的死亡风险分别为 36%、27% 和 33%。第一次成功妊娠无法确认后续妊娠的安全性。大多数死亡(70%)发生在分娩时或产后 1 周内。35% 的死亡与失血过多有关,血栓栓塞性疾病占 44%。与剖宫产相关的孕产妇死亡率(80%)超过与阴道分娩的死亡率(34%)。早孕期终止妊娠的孕妇死亡未见报道。只有 26% 的妊娠能足月分娩。55% 的新生儿为早产儿,32% 为小于胎龄儿。

最近报道[63]表明,英国 1991~1995 年期间的病例研究证实即使在妊娠期心脏病管理相当先进的情况下,艾森曼格综合征患者的预后仍然不良。死亡率极高:40% 的孕产妇发生死亡,大多数死亡(96%)发生在产后 35 天内。晚期诊断(相对危险度[RR],5.4)和延误住院治疗显著增加产妇死亡率。

虽然妊娠合并艾森曼格综合征的风险十分明确,但是管理上仍存在有争议。患者可以减少活动、住院治疗和吸氧。吸氧可降低肺动脉压,血氧饱和度得到改善的病例,表明肺血管阻力是可逆的,提示预后较好。患者对一些围产期可能出现的情况耐受不良,如肺炎、尿路感染等。通过补铁来预防小细胞性贫血能降低微血管血流瘀滞的风险。

剖宫产仅在有产科指征时进行,如有可能应尽量避免。产程及产后应注意维持血流动力学的稳定性。当肺血管阻力(PVR)不固定时,吸氧可以降低肺血管压力。出血或硬膜外麻醉造成的交感阻滞会导致体循环低血压,增加右向左分流,恶化低氧血症,增加 PVR,分流情况恶化。容量超负荷及体循环阻力过高,尤其是产后,将进一步加重濒临衰竭的右心功能。这种情况下,常用肺动脉导管及外周动脉导管来检测血流动力。区域阻滞镇痛既能减轻疼痛又不会加大血流不稳定性。关于是否使用抗凝治疗仍有争议。如果患者正在接受抗凝治疗,则需警惕过度治疗以及出血倾向。

尽管使用选择性的肺血管扩张剂吸入 NO 可以降低肺动脉压力、增加心输出量、改善体循环供氧,但是并不能避免母体死亡。有一例使用西地那非及左旋精氨酸改善血流动力学并使患者存活的报道。其他病例报道称使用了肺血管扩张剂后可以改善妊娠结局,但是母体风险依然很高。**与妊娠期的其他心脏异常不同,艾森曼格综合征的患者即使接受更谨慎的护理也无法避免母体死亡。**

主动脉狭窄

主动脉狭窄是指主动脉在动脉导管或左锁骨下动脉水平缩窄。患者右上肢及下肢血压有差异。并发症包括狭窄处夹层、颅内动脉瘤破裂、心力衰竭以及缺血性心肌病伴发颅内高压。

关于孕期并发主动脉狭窄(未经治疗)的病例报道较少。据记载,主动脉狭窄合并妊娠的孕产妇死亡率为 9%,死因主要包括主动脉撕裂、淤血性心衰、脑血管意外及心内膜炎。β-受体阻滞剂可以有效预防主动脉夹层,还可以增大主动脉狭窄处的舒张期血流。

新生儿筛查可以发现具有显著表现的主动脉狭窄,为修复手术提供可能。修复后可能仍存在体循环高血压,需要药物治疗。有 2 篇文章报道了 104 名孕妇 216 次妊娠,其中 41 例合并高血压,有 1 例在孕 36 周时致命性的主动脉夹层[64,65]。

总结

越来越多先天性心脏病(CHD)年轻女性患者得到治疗可以受孕,并且能够良好耐受妊娠分娩。我们根据 CHD 治疗经验总结出以下要点。**第一,艾森曼格综合征合并妊娠仍是孕期严重的致死性合并症,且至今尚无有效的诊疗措施。第二,不伴有肺动脉高压的发绀型心脏病会增加流产及早产率。第三,心功能受损(NYHA Ⅲ 或 Ⅳ 级)或有右心扩大征象的孕妇孕期的病情变化更复杂。第四,孕期心律失常会加重,从而造成心功能失代偿。**积极的药物治疗是必须的。最后要指出,大部分没有心功能障碍或发绀的年轻女性是可以成功耐受妊娠过程。

心肌病

扩张型心肌病的特征是左心室功能受损和扩张基础上肺水肿的发生。患者通常表现出肺水肿的症状和体征:呼吸困难、咳嗽、端坐呼吸、心动过速,偶有咯血。尽管这些症状与心衰有关,它们也可能源于既往未诊断的先天性或风湿性心脏病、子痫前期、血栓性疾病、原发性肺部病变、脓毒血症或保胎药物的使用。心肌病的诊断主要依靠特征性症状及体征,以及超声心动图检查提示的左心室功能受损和扩张。BNP 升高者需要进一步检查(如超声心电图)进行明确诊断。但是 BNP 升高也见于舒张功能异常或血容量负荷增加、心肌伸展增大的孕妇。心室功能异常可能继发于甲状腺毒症、高血压,也可能是原发性的心肌功能异常。明确诊断有助于指导后续治疗及评估长期预后。

围产期心肌病是一种发生在孕晚期或产后的罕见的心力衰竭综合征。在排除肺水肿及心衰的其他病因后可考虑诊断围产期心肌病。由于无法给出明确定义,该病的病因及预后仍不明确。目前常用的诊断标准是基于医源性扩张型心肌病的诊断而改编(框 37-3)[66]。发病率估计在 1/1300 至 1/15 000 间[67]。尽管不同地域和民族间发病率有所差异,但更多的差异还是由于定义模糊造成。围产期心肌病的病因尚不明确,可能与营养和免疫机制有关。埃可病毒及柯萨奇病毒的抗体阳性率在发病组及对照组间没有差别。

框 37-3　围产期心肌病的诊断标准

1. 孕期最后 1 个月至产后 5 个月间发生的心力衰竭
2. 既往无心脏病史
3. 无明确病因
4. 超声心动图指示左心室功能受损:
   - EF<45% 或缩短分数<30%
   - 左心室舒张末期内径>2.7cm/m^2

据报道,围产期心肌病(PPCM)死亡率高达 25% ~ 50%。死因通常是进行性的充血性心力衰竭、心律失常或血栓栓塞。有一半的患者在 6 个月内左心室的舒张功能改善,预后也很好。而左心室舒张功能未得到改善的患者在接下来的 4 ~ 5 年内死亡率高达 85%[68]。PPCM 后妊娠的风险尚不清楚。最近一项研究显示,在 63 个孕妇 67 次孕次中,左心室功能无改善者死亡率为 8%,而左心室功能正常者为 2%[69]。

患有扩张型心肌病的孕妇在明确病因的状态下孕期不良结局会减少。左心室功能中至重度受损、心功能 NYHA Ⅲ ~ Ⅳ 级者不良妊娠结局更严重。在一项涉及 32 名孕妇 36 次妊娠的研究中并没有发生死亡病例,3 名孕妇出现肺水肿,6 名孕妇出现心律失常。与非孕期女性相比,孕妇较少使用利尿剂及 β 受体阻滞剂[70]。

前次妊娠诊断 PPCM 的女性在下次妊娠中有心衰的风险。如果左室射血分数(LVEF)未恢复正常,死亡率可高达 19%[71]。即便 LVEF 恢复正常,预期出现心功能的恶化和心衰风险也会有所增加。需要积极、适当的药物治疗。

心肌病的紧急处理主要包括改善心功能及避免诱发因素。利尿剂可减少前负荷,改善肺循环淤血。地高辛可增强心肌收缩力,并在房颤时调控心律。分娩前使用肼屈嗪或产后使用 ACEI 可降低后负荷。已经证实,β 受体阻滞剂在血容量正常且病情稳定者中,可明确改善的心功能和非孕期生存率,不应在妊娠期停药。心室明显扩张和室壁功能减退增加了血栓和栓塞风险。应考虑产前使用肝素抗凝、产后使用华法林抗凝。对无严重并发症的患者可在妊娠期植入除颤仪。心律失常是非孕期死亡的常见病因。产时血流动力学调节常依赖于肺动脉导管。产时镇痛可减少心脏工作负荷,并减少心动过速。可以考虑硬膜外麻醉,剂量需谨慎。当有产科指征时使用剖宫产终止妊娠。

产后是风险更高的时期。产程中接受的静脉补液、子宫收缩导致回心血量增加、血管外体液回流、持续心动过速以及体循环血管阻力升高,这些生理改变都会导致左心室失代偿,因此应进行预防性的心率控制、利尿及减少后负荷。

心肌梗死

心肌梗死(MI)在育龄女性中极为罕见。近期有研究指出发病率为 2.8 ~ 6.2 每 100 000 次分娩[71,72]。**孕妇年龄>40 岁、慢性高血压、糖尿病、吸烟、偏头痛史、输血史及产后感染是妊娠期心肌梗死的高危因素**[72]。

表 37-6　妊娠期心肌梗死

	N(%)
妊娠例数	150
平均年龄±SD	34± 6yr
年龄范围	17 to 52yr
前壁梗死	69%
经产妇	47%
高血压	15%
糖尿病	9%
吸烟	25%
MI 家族史	9%
高脂血症	20%
子痫前期	7%
MI 后 CHF	38%
冠状动脉解剖	
狭窄	27%
栓塞	17%
夹层	43%
痉挛	2%
正常	9%
死亡	
母体	7%
胎儿	5%

数据来源:Elkayam U,Jalnapurkar S,Barakkat MN,et al. Pregnancy-associated acute myocardial infarction:a review o contemporary experience in 150 cases between 2006 and 2011. Circulation. 2014;129;1695-1702. CHF:淤血性心衰;MI:心肌梗死;SD:标准差

由于发病率极低,有关 MI 的信息主要来源于病例报道,偏差较大。Elkayam 等[73]总结了 2006 ~ 2011 年间的

150 个病例（表 37-6）发现，**冠状动脉夹层与正常者几乎各占五成**。梗死后 2 周内分娩的孕妇死亡率高达 50%。有报道称 MI 与吸烟、高脂血症、高血压、糖尿病及有冠心病家族史、嗜铬细胞瘤、Ehlers-Danlos Ⅳ 型、抗磷脂综合征、多胎妊娠、镰状细胞性贫血有关。还与药物有关，包括用于止血的麦角生物碱、抑制泌乳的溴隐亭、抑制宫缩的利托君及硝苯地平，以及在高血压时应用前列腺素 E_2 均与心梗有关（表 37-6）。

由于发生率极低且症状无特异性，妊娠期 MI 常常延误诊断。正常妊娠状态下，大多数孕妇会经历运动耐受变差及呼吸困难。由于反流造成的胸痛也很常见。**但这种情况通常不伴有 ST 段的抬高，若持续胸痛伴有 ST 段抬高，应高度怀疑急性 MI。**同理，剖宫产能导致 CK-MB 升高，但肌钙蛋白-I 不会在产程及分娩时升高。当有证据提示 MI，但诊断尚不明确时，可以进行超声心动图检查以明确可疑缺血部位的室壁运动是否正常。

急性期的治疗主要是迅速恢复冠状动脉的再灌注。有妊娠期行冠脉成形术及支架植入的先例。必要时不可排除此方法。妊娠期也有使用溶栓治疗的先例[73]。尽管溶栓治疗有效，但有可能造成孕产妇出血、早产或胎儿丢失。此外，冠脉夹层患者禁忌使用溶栓药物[74]。鉴于急性 MI 的孕妇极有可能出现冠脉夹层，避免使用溶栓药物更为妥当。溶栓后若行手术治疗，出血风险极高。

MI 治疗中的常用药物，如吗啡、硝酸甘油、利多卡因、β 受体阻滞剂、阿司匹林、硫酸镁、钙离子通道阻滞剂等，在妊娠期使用时应注意剂量。氯吡格雷只能在冠脉支架植入术后使用，其他糖蛋白 Ⅱb/Ⅲa 抑制剂（比伐卢定、普拉格雷、替格瑞洛）应禁用。剖宫产手术或其他手术操作时使用氯吡格雷会导致严重的出血。术中禁用仰卧位，警惕母体低血压，并注意监测胎儿状态。

择期剖宫产术不应在梗死后 2 周内进行，因为与母体死亡率增高相关。在有产科指征时可以行剖宫产终止妊娠。产程及分娩时需按心脏病常规护理，通常采用区域阻滞镇痛；镇痛还可预防心动过速，必要时可予 β-受体阻滞剂控制。血流动力学参数主要通过肺动脉导管及外周动脉导管获得。第二产程应禁止产妇用力，而选择产钳或胎吸助产。产后应予利尿剂利尿。

MI 后远期妊娠的病例很少。在报道的 33 个病例中，未出现复发性心梗或严重并发症[75]。

马方综合征

马方综合征是一种常染色体显性遗传疾病，由 15 号染色体上编码纤维蛋白原的基因异常引起。发病率约为 4/10 000～6/10 000。散发病例占确诊者的 15%。异常结缔组织的合成导致特异性病变：主动脉根部扩张、晶状体异位、前胸壁畸形、脊柱侧弯、四肢细长、关节松弛、蜘蛛指。常通过家族史及眼部、心血管、骨骼的特异性体征来诊断。

马方综合征患者如不治疗，预计寿命将减少 1/3，死因主要为主动脉夹层或破裂。择期的主动脉修补术可降低死亡率（1.5%），但是紧急修补术死亡率高（11.7%）。因此当主动脉根部直径超过 5.0cm 时建议行择期修补术[76]。在使用主动脉直径（AD）作为手术指征时会忽略患者本身状态带来的影响。而这些影响在年轻女性身上尤为重要。可以计算主动脉比率，即 AD 测量值/AD 预测值。比率小于 1.3 且年扩张率小于 5% 的患者心血管并发症的风险较低。青年人 AD 预测值可用以下公式计算：

$$AD_{预测} = 1.02 + (0.98 \times 体表面积)$$

主动脉夹层风险与主动脉收缩期血压变化比例有关。虽然单纯降压不能减少夹层风险，但是 β 受体阻滞剂可将 10 年后的心脏终末事件的风险从 20% 降至 10%。

研究显示[77]**马方综合征造成的母体死亡率超过 50%**。但病例报道很可能存在偏移，毕竟较严重的妊娠结局更易得到关注。表 37-7 总结了三项前瞻性研究[78-80]。2% 的患者（n=6）出现了主动脉病变，包括夹层、急速扩张或主动脉瓣异常。3 位出现主动脉夹层的患者中有 2 位既往发生过夹层，另一位孕前 AD 达到 4.2cm。有 2 位患者出现急进性主动脉扩张，即扩张幅度超过基线 5mm。剩下一位 AD 达 4.9cm 的患者到孕 38 周时，主动脉功能已从轻度异常进展至重度功能不全。

表 37-7 妊娠期马方综合征

	N（%）
孕妇	113
妊娠例数	291
活产	234（80%）
流产	15（5%）
终止妊娠	10（3%）
死胎	1（0.3%）
主动脉病变	6（2%）
夹层	3（1%）
急进性扩张	2（0.7%）
瓣膜异常	1（0.3%）
死亡	0

数据来源：Meijboom LJ, Vos FE, Timmermans J, Boers GH, Zwinderman AH, Mulder BJ. Pregnancy and aortic root growth in the Marfan syndrome：a prospective study. Eur Heart J. 2005；26：914-920；Donnelly RT, Pinto NM, Kocolas I, Yetman AT. The immediate and long-term impact of pregnancy on aortic growth rate and mortality in women with Marfan syndrome. J Am Coll Cardiol. 2012；60：224-229；and Rossiter J, Repke J, Morales A, et al. A prospective longitudinal evaluation of pregnancy in the Marfan syndrome. Am J Obstet Gynecol. 1995；173：1599.

这些研究提示有轻度病变(AD<4cm)的孕妇妊娠风险很小。病变越严重,风险越大。**尽管既往有过夹层史或 AD>4.5cm 的患者风险更高,但通过该数据不能计算出精确的主动脉夹层或破裂的死亡风险。对于 AD>4cm 的女性建议孕前即行主动脉人工血管植入或瓣膜置换术**[76],然后要评估人工瓣膜及剩余主动脉发生病变的风险。相关风险可能会很高,但目前没有足够的数据来量化风险。马方综合征合并妊娠中预计 50% 的新生儿也有这种疾病。

针对马方综合征合并妊娠的孕妇,管理的首要步骤就是准确评估主动脉根部直径。主动脉直径可以用于评估特殊风险,而主动脉比率更佳。β 受体阻滞剂可以改善血流动力对主动脉根部的压迫。静息状态下心率应控制在 70 次/分。尽管 β 受体阻滞剂可能造成胎儿生长受限,但不治疗带来的母体风险更大。

产程及分娩中应按心脏病常规护理,尤其应警惕心动过速。AD<4cm 的患者可经阴道分娩,除非有其他剖宫产指征。有部分专家推荐 AD 较大的孕妇应行剖宫产终止妊娠,主要因为产程中主动脉受压增大,但目前没有数据证实此推荐。

肺动脉高压

虽然肺动脉高压基础病变在肺部,但主要的病理变化却发生在右心。原发性肺动脉高压发病率在每百万人中有 1~2 例,其中女性发病率高于男性。继发性肺动脉高压常继发于心脏病变,如二尖瓣狭窄,或继发于原发性肺部病变。一些药物也可能引起肺动脉高压,如可卡因或食欲抑制药。不经治疗的肺动脉高压患者在诊断后的中位生存数为 2.5 年[81]。最新研究显示 1 年生存率为 68%~77%,3 年生存率为 40%~56%,5 年生存率为 22%~38%[82]。右心衰及心功能 NYHA Ⅲ~Ⅳ级的患者结局更差。一般治疗包括限制活动量、吸氧、利尿,必要时行抗凝治疗。

肺血管扩张治疗可改善症状,而改变生活方式可提高生存率。高剂量的钙离子通道阻滞剂对 10% 的患者有效。硝苯地平治疗有效的患者 5 年生存率为 95%。Ⅳ型前列环素的有效率更高,但可能造成头痛、下颌痛、腹泻、面部潮红、腿痛等不良反应。进行Ⅳ型前列环素的长期治疗时应有规律地上调剂量。需要接受前列环素治疗的患者 5 年生存率为 54%。前列环素可皮下注射、口服或吸入,但由于分娩方式及时机的不确定性,每种给药途径各有利弊。

西地那非是一种环状鸟苷酸(cGMP)磷酸二酯酶抑制剂,可以增加内源性 NO 的生成,起到扩张血管的作用。西地那非可以改善血管功能及血流动力学情况,并且给药方便。

严重肺动脉高压的母体死亡率高达 50%[83]。尽管有病例汇总显示死亡率在 1978~1996 年间的 30% 下降到了 1997~2007 年间的 17%,但风险仍然很高。死亡率下降可能与血管扩张治疗的出现有关,而血管扩张治疗的实施离不开经验丰富的团队。**产后常出现突发的不可逆的病情恶化,75% 的母体死亡发生在产后**[84]。

肺动脉高压的症状并不具有特异性。逐步加重的劳累感与呼吸短促与进行性右心衰有关,但妊娠期这种表现较为常见。可能一次上呼吸道感染就能加重病情。扩张的肺动脉压迫喉返神经会造成声嘶。患者还会表现出与疾病不符的双下肢水肿或血氧饱和度低。超声心动图可以确诊肺动脉高压。通过三尖瓣的反流流速可以估算肺动脉收缩压。右室壁扩张、低动力,伴室间隔向左心室移位可提示右心衰。

伴有右心室功能异常的肺动脉高压患者很难耐受妊娠。死亡率可能在 17%~30%。产前需要住院治疗,吸氧可以降低外周血管阻力,改善右心室功能。包括肺血管扩张治疗在内的药物治疗也可能有效[82,85]。必要时可予肝素抗凝。心输出量降低比右心室内压升高更能反映病情恶化的程度。产程及产时应按心脏病常规护理,应特别注意监测 CVP,通过 CVP 评估右心室充盈程度。**虽然右心室需充分充盈才能抵抗升高的肺血管阻力,生成血流,但 CVP 的升高可加速右心室功能衰竭。**产后体内液体重分布且分娩过程中有液体丢失需补液治疗,这种情况下很难把握合适的充盈量,积极利尿是需要的。即使是轻度的低负荷或超负荷都可能导致右心室的功能迅速失代偿,甚至死亡。

应强烈建议患有肺动脉高压且伴右心室功能受损的女性避孕。由于右心衰时肺动脉压力会下降,所有右心室的功能状态是比肺动脉收缩压更重要的参考指标。部分患者在肺血管扩张治疗起效后可以考虑受孕。在一个小型的研究中,2 名女性患者在肺动脉压力及右心室功能正常后成功度过 3 次妊娠,妊娠期行硝苯地平及前列环素治疗。产后第一年也均未出现病情恶化。

其他情况

年轻女性可能因为医源性室颤、心肌病、QT 间期延长综合征、先天性心脏病或肥厚型心肌病等发生恶性室性心律失常。植入除颤仪可以有效预防这类患者的猝死。在一份纳入 44 例妊娠的报道中,没有孕妇因为妊娠进展而发生起搏器腐蚀或导联断裂的情况。25% 的孕妇妊娠期出现没电的情况,但未出现并发症[86]。

肥厚型心肌病是一种多基因遗传病,通常以常染色体显性遗传模式发病,外显率变异大。尽管临床上会进一步区分亚类,但是各类型的病理生理基础类似。患者有发生恶性心律失常、舒张功能受损、流出道梗阻的风险。猝死的高危因素包括猝死的家族史、心脏极度肥厚(左室壁≥30mm)、晕厥史、非持续性室性心动过速病史及运动后低血压病史。植入起搏器及β受体阻滞剂可有效预防心律失常。在舒张功能受损的情况下妊娠期血容量负荷过大,可能导致肺水肿。血清BNP水平可指导利尿剂用量,以调控血容量。左心室流出道梗阻在年轻女性中并不常见。失血、脱水或心动过速导致的心室充盈减少会加重功能性梗阻。近期有综述回顾了肥厚型心肌病的治疗[87]。

　　该研究显示母体死亡率为1%～2%[88-90]。考虑到病例报道资料产生的数据偏差,这个结果可能是预期死亡率的上限。Thaman等[90]报道了127名患有肥厚型心肌病孕妇共计271次妊娠,仅有2例发生产后肺水肿,且得到了妥善治疗。妊娠期循环血量增加及左心室扩张可使患者受益。但心率增加对病人并无益处,因此常使用β受体阻滞剂治疗心动过速和心律失常,必要时也可植入除颤仪。产程中及分娩时需按心脏病常规护理,特别注意保证足够的左心室充盈量。**过度的容量负荷可反映心室弹性下降和舒张期功能下降。有些患者即使出现轻度的血容量增加,也会导致肺动脉压大幅增加,造成肺淤血,使血氧饱和度下降。**虽然通过超声心动图诊断舒张期功能障碍存在一定困难,但产程中及产后可通过仔细监测血氧饱和度来提示何时需要增强利尿。需要小心避免妊娠期仰卧位低血压,对产后出血也应尽早进行积极的治疗,补充血容量。

重症监护:血流动力学监控和管理

　　妊娠期特有疾病、妊娠期生理改变和围产期特殊状态,决定了妊娠期女性比非妊娠期年轻女性更常需要重症监护。重症监护专家未必熟悉妊娠生理以及妊娠相关特殊疾病,如子痫前期、羊水栓塞等。他们可能也不熟悉母胎生理学改变,很难制定兼顾母胎结局的治疗方案。**因此产科医生必须熟悉危重症医学的基本原则和技术,以便对重症孕妇提供基本治疗,并为重症监护医生提供有价值的意见。**

　　紧急有创性血流动力学监测的适应证可以概括为框37-4的5个生理学问题。需要血流动力学监测最常见的情况包括:重度子痫前期、败血症、急性呼吸窘迫综合征、肺炎、之前未被诊断的心脏疾病,产后出血抢救复苏后的液体平衡管理。在某些特殊情况下,尤其是前文提及的患有心脏疾病的孕妇,应有计划地提前进行有创监测。在这些情况下,血流动力学管理的治疗窗很窄,掌握病人的血流动力学状态的代偿基线后,可以以此作为产程管理的治疗目标。

框37-4　血流动力学监护的适应证

1. 患者为何低氧?
   - 肺毛细血管压力增高是否由于血容量相对超负荷(如产后二尖瓣狭窄)?
   - 肺毛细血管压力增高是否由于心功能下降(如心肌病)?
2. 患者为何持续高血压?
   - 血管阻力增加?
   - 心输出量增加?
3. 患者为何低血压?
   - 左心室充盈压低(如出血后)?
   - 血管阻力减少(如伴有感染性休克)?
4. 患者为何尿量减少?
   - 是否左心室充盈压减少,导致心输出量减少?
5. 患者分娩时能否能保持病情稳定?
   - 左心室充盈时间是否减少(如主动脉瓣狭窄)?
   - 对分娩相关生理改变的耐受能力是否减弱(如产后血容量负荷增加,二尖瓣狭窄,肺动脉高压)?

　　许多情况下,医生可以并应该在自身临床经验的基础上根据病人的病理生理改变进行基础治疗。如果病情进展要求对病人进行进一步的干预治疗,就需要血流动力学监测提供数据支持。经验越丰富的内科医生治疗某种疾病时对有创监测的依赖程度越低,因为他们对疾病的理解更为透彻,对疾病的临床进展更容易预测。反之,缺乏经验的内科医生更容易使用有创性血流动力学监测。因此,对于不太可能接触到极危重症患者的产科医生来说,充分理解产科管理原则是至关重要的。

血流动力学监测

　　血流动力学监测的目标是对体循环和心内压进行持续的评估,以计算平均值来推测心输出量,进而估算全身血管阻力和肺血管阻力。测量体循环血压时通常桡动脉置入动脉导管,这样测得的舒张压与无创测量一致。但由于心脏收缩早期有一个短暂的压力波峰,所以动脉导管测得的收缩压明显高于无创测量。该血压峰值对平均动脉压影响较小。此外,临床上无创血压监测与患者的身体状况存在较强的相关性。最后,放置动脉导管可以更便于抽取动脉血样,避免反复抽血对患者带来的不适。

　　静脉导管经过中心静脉,到达右心,以测量心内压和心输出量。建立静脉通道最常见的方法是通过右侧颈内静脉;也可通过锁骨下静脉建立。通常利用胸锁乳突肌和锁骨作为体表标记指示导管插入位置。也可以利用阴道超声探头上的高频超声转换器在直视下引导导管插入。一旦成功建立中心静脉通道,肺动脉导管会在血流的带动下漂浮至右侧心脏和肺动脉。图37-7 显示的是导管穿过心脏时的波形和正常血压值。初步确认导管导入成功的标志是右心室(RV)、肺动脉及楔形位置的特异波形,最终确认需依赖影像学检查。有经验的医生进行肺动脉导管插管时发生的并发症较少,主要包括气胸(<0.1%)、肺梗死(0~1.3%)、肺动脉破裂(<0.1%)和败血症(0.5%~2.0%)。导管穿过右心室(RV)时会引起短暂的心律失常。如果病人存在严重的肺动脉高压,则难以维持导管在肺动脉中的合适位置。

导管放置成功后即可持续监测中心静脉压和肺动脉压。向位于导管顶部的球囊内充气后,导管可以被挤入肺动脉内,从而测得肺动脉楔压(PAWP),而肺动脉楔压可以反映左心室的充盈压(即前负荷)。右心房内测得的中心静脉压反映的是右心室充盈压。而孕妇的中心静脉压并不能真实反映左室充盈情况。使用超声心动图可以无创测量右心房内压和肺动脉收缩压。

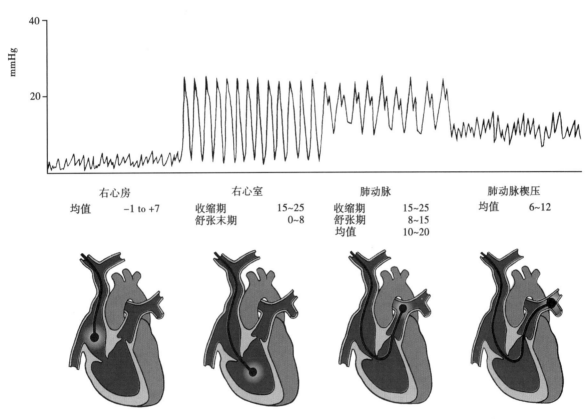

图 37-7　肺动脉导管置管过程中途经不同位置时的血流动力学波形及正常压力值

右心房	**右心室**	**肺动脉**	**肺动脉楔压**
均值　　−1 to +7	收缩期　15~25	收缩期　15~25	均值　　6~12
	舒张末期　0~8	舒张期　8~15	
		均值　10~20	

心输出量的测量使用热稀释法。将一定剂量的低温液体注入右心房,当液体流过肺动脉时,记录下随时间改变的温度曲线。根据曲线的形状可以计算出心输出量。当心输出量大时,稀释曲线持续时间短,最大温差大。最新技术可在右心房部分的心导管上加装一个加热元件,从而持续监测心输出量。使用多普勒和阻抗技术也可以无创监测心输出量。多普勒技术被广泛运用于临床实践中[91-94]。虽然妊娠期阻抗技术测量的心输出量较实际低,但在大多数情况下已经可以准确反映血流动力学的改变。当心输出量病理性增高时,阻抗技术也会明显低估心输出量的实际值[95-97]。心脏指数(Cardiac index)是心输出量对母亲体重校正后的值。心脏指数的计算方法是用心输出量除以体表面积(body surface are,BSA)。但是,妊娠期 BSA 与心输出量之间无明确相关性,所以一般首选心输出量[94]。当无法测得中心静脉压,且心输出量是通过无创方法测量时,计算出的血管阻力是总外周阻力,而不是体循环阻力。但在大部分临床实践中,二者之间的差别并不重要。

表 37-8 总结了无法直接测量的血流动力学参数的计算公式。心输出量(CO)、平均动脉压(MAP)、心率(HR)、每搏输出量(SV)和总外周阻力(TPR)的正常值总结在图 37-1 中。Clark 等[98]在一项针对 10 个足月分娩的正常孕妇的研究中发现,产后 3 个月时测量的中心静脉压、肺动脉压、肺动脉楔压、左心室做功指数与非妊娠女性并无差别。肺动脉楔压和左心室做功指数有所下降,但仍在非妊娠人群的正常范围内反映了心脏收缩能力正常。研究还发现肺血管阻力下降 34%,血浆胶体渗透压下降 14%。

表 37-8　血流动力学参数公式

	公式	单位
平均动脉压（MAP）	$\dfrac{sBP+2(dBP)}{3}$	mmHg
每搏输出量（SV）	$\dfrac{CO \cdot 1000}{HR}$	mL
体循环血管阻力（SVR）	$\dfrac{(MAP-CVO) \cdot 80}{CO}$	dyne · sec · cm^{-5}
总外周阻力（TPR）	$\dfrac{MAP \cdot 80}{CO}$	dyne · sec · cm^{-5}
肺血管阻力（PVR）	$\dfrac{80(mPAP-PAWP)}{CO}$	dyne · sec · cm^{-5}

CO,心输出量;CVO,中心静脉血氧;dBP,舒张压;mPAP,平均肺动脉压;PAWP,肺动脉楔压;sBP,收缩压

血流动力学管理

　　本节内容将会讨论各种临床实际情况中的血流动力学治疗策略。如前文概述,血流动力学监测是为了探索母体病理改变的具体原因。为了达到某个特定目标,临床上会采取一系列的干预措施,而每一项干预措施都可能引起机体的继发性或者代偿性反应。严重的继发性反应会对患者造成不利影响。干预措施的选择常常取决于这些不良反应出现的可能性和严重性。**血流动力学监测使医生可以根据患者具体情况选择一种干预措施,并评估对病人的正面影响和负面影响。**

　　肺泡毛细血管流体力学的紊乱主要由于肺泡液增多、血氧饱和度急性下降造成。肺水肿通常是由于毛细血管静水压过度增加（如心肌病,二尖瓣狭窄）或由于肺泡毛细血管壁完整性遭受破坏（如肺炎,急性呼吸窘迫综合征）。尽管血浆胶体渗透压下降很少导致肺水肿,但正常妊娠状态下血清白蛋白下降会与其他因素产生协同效应,导致肺水肿发生得更早或更严重。

　　使用脉搏血氧仪可以及早发现母体血氧饱和度下降。吸氧虽然可以增加母体的血氧饱和度,但是不治本。如果血氧饱和度下降逐渐加剧,需要采取进一步的干预措施。心功能正常时,对于肺动脉楔压升高且伴有毛细血管漏出的患者,利尿降低前负荷有助于减少肺泡积液。将毛细血管压从正常高值降到正常低值即可有效减少从受损的毛细血管壁中漏出的液体量。在许多情况下,这些干预措施属于经验性治疗,基于对母体病情的诊断和对母体病理生理变化的理解。例如,用 β-受体激动剂抑制子宫收缩时会诱发肺水肿。这种情况下,诊断及时、停用刺激性药物、供氧治疗并使用单剂量利尿剂即可有效治疗。当初步治疗无效时,应行有创性血流动力学监测以指导后续治疗。利尿有助于提高母体血氧饱和度,但过度利尿可能会导致心输出量减少。**通常在母体灌注明显减少或血压明显下降之前胎儿血流就会发生失代偿。**

母体肺动脉楔压和心输出量可以用于指导母体利尿治疗。如果对孕妇进行血流动力学管理后血氧饱和度仍持续下降,那么可能需要进行气管插管。呼气末正压通气（PEEP）可以增加肺泡内压从而拮抗肺泡毛细血管静水压,减少漏出液进入肺泡。PEEP 还可以通过增加胸腔内心脏外压力来减少静脉回流,降低心输出量。但为了保证足够的心室充盈量应使 PEEP 低于肺动脉楔压。只有病情最严重的孕妇行 PEEP 治疗时会对 CO 产生明显的影响。

　　掌握母体血流动力学变化后,可以有效治理母体血压异常和血流灌注异常。图 37-8 描述了平均动脉压,心输出量和血管阻力之间的关系。X 轴和 Y 周分别表示 CO 和 MAP。对角等距线表示血管阻力。对血管阻力起作用的血管扩张药或血管加压药可引起血管阻力线在垂直方向上的改变。减少心输出量（β 受体阻滞剂,利尿）或增加心输出量（多巴胺,血容量）的干预措施可引起与血管阻力线在水平方向上的改变。标有"正常"字样的区域为患者的治疗目标。根据患者信息在表上制点可便于临床医生直观确定治疗药物。

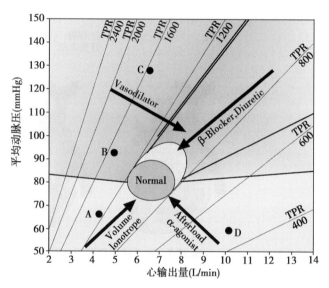

图 37-8　心脏血流动力图。X 轴和 Y 轴分别表示心输出量和平均动脉压。对角线是血管阻力的等距线。箭头所指示的方向可以预测患者对干预的反应变化趋势

　　患者 A 表示一个低心输出量、低血压患者,常见于出血后或心衰患者。如果是出血导致了 PAWP 下降,补充血容量可以产生指向正常血流动力学状态的矢量改变。而当心衰患者出现 PAWP 正常或者上升的情况时,则需要正性肌力药如多巴胺的治疗。患者 B 表示正常血压、高血管阻力、低输出量,常见于心肌病患者。降低后负荷的药物如肼屈嗪等可促进血管舒张,使血流动力学状态回归正常。患者 C 表示高血压、伴混合性血流动力学异常。这类患者需要多种药物联合治疗,使血流动力学状态回归正常（如肼屈嗪联用 β 受体阻滞剂）。患者 D

表示低血压、血流过量、血管阻力下降,常见于败血症早期患者。补充血容量可以提高血压,但同时可能增加充盈压,还可能诱发 ARDS。选择性使用小剂量 α 肾上腺素受体激动剂如去氧肾上腺素,可以产生作用于血管阻力线的向量改变,从而使血流动力学状态恢复正常。

要点

◆ 妊娠期血流动力学改变可能对母体心脏功能产生负面影响。

◆ 妊娠期偶发事件如感染等即可引起心脏功能失代偿。

◆ 妊娠期伴有心脏疾病的孕妇常常需要特别的社会心理支持。

◆ 产程、分娩及产后容易出现血流动力学紊乱。

◆ 分娩后的一段时期可以被形容为"完美风暴":容量负荷增加、心动过速、后负荷增加;上述任一因素就可能导致心脏病患者出现血流动力学紊乱。

◆ 有创性血流动力学监测可用于处理各种临床问题。

◆ 妊娠期很多母体心脏病可以得到有效控制。

◆ 对使用机械瓣膜的孕妇使用抗凝药物治疗时需要有经验的团队在详细了解病情后,仔细斟酌母体和胎儿之间的用药风险。有时需要非常积极的治疗与监测。

◆ 发绀型心脏病孕妇的胎儿和新生儿出现不良妊娠结局的风险更高。

◆ 艾森曼格综合征和马方综合征患者如果合并主动脉扩张或合并伴右心功能不全的肺动脉高压,孕产妇死亡率非常高。

◆ 许多先天性心脏病的患者可以顺利完成妊娠。

◆ 孕前咨询的目标是使医疗信息与患者观点之间达到平衡。

参考文献

1. Easterling T, Benedetti T, Schmucker B, et al. Maternal hemodynamics in normal and preeclamptic pregnancies: a longitudinal study. *Obstet Gynecol*. 1990;76:1061.

2. Robson S, Dunlop W, Boys R, et al. Cardiac output during labour. *BMJ*. 1987;295:1169.

3. Easterling T, Chadwick H, Otto C, et al. Aortic stenosis in pregnancy. *Obstet Gynecol*. 1988;72:113.

4. Clark S, Phelan J, Greenspoon J, et al. Labor and delivery in the presence of mitral stenosis: central hemodynamic observations. *Am J Obstet Gynecol*. 1985;152:384.

5. Whittaker P, Lind T. The intravascular mass of albumin during pregnancy: a serial study in normal and diabetic women. *BJOG*. 1993;100:587.

6. Tanous D, Siu S, Jennifer Mason J, et al. B-type natriuretic peptide in pregnant women with heart disease. *J Am Coll Cardiol*. 2010;56:1247-1253.

7. Kampman M, Balci1 A, van Veldhuisen D, et al. N-terminal pro-B-type natriuretic peptide predicts cardiovascular complications in pregnant women with congenital heart disease. *Eur Heart J*. 2014;35:708-715.

8. Boggess K, Watts D, Hillier S, et al. Bacteremia shortly after placental separation during cesarean section. *Obstet Gynecol*. 1996;87:779.

9. Whittemore R, Hobbins J, Engle M. Pregnancy and its outcome in women with and without surgical treatment of congenital heart disease. *Am J Cardiol*. 1982;50:641.

10. Gill H, Splitt M, Sharland G, et al. Patterns of recurrence of congenital heart disease: an analysis of 6,640 consecutive pregnancies evaluated by detailed fetal echocardiography. *J Am Coll Cardiol*. 2003;42:923.

11. Siu S, Sermer M, Colman J, et al. Prospective multicenter study of pregnancy outcomes in women with heart disease. *Circulation*. 2001;104:515-521.

12. Drenthen W, Boersma E, Balci A, et al. Predictors of pregnancy complications in women with congenital heart disease. *Eur Heart J*. 2010;31:2124-2132.

13. Regitz-Zagrosek V, Blomstrom LC, Borghi C, et al. ESC Guidelines on the management of cardiovascular diseases during pregnancy: the Task Force on the Management of Cardiovascular Diseases during Pregnancy of the European Society of Cardiology (ESC). *Eur Heart J*. 2011;32:3147-3197.

14. Balci A, Sollie-Szarynska K, van der Bijl A, et al. Prospective validation and assessment of cardiovascular and offspring risk models for pregnant women with congenital heart disease. *Heart*. 2014;100:1373-1381.

15. Nishimura R, Otto C, Bonow R, et al. 2014 AHA/ACC Guideline for the Management of Patients With Valvular Heart Disease: A Report of the American College of Cardiology/American Heart Association Task Force on Practice Guidelines. *J Am Coll Cardiol*. 2014;63:e57-e185.

16. Chesley L. Severe rheumatic cardiac disease and pregnancy: the ultimate prognosis. *Am J Obstet Gynecol*. 1980;136:552.

17. Al Kasab S, Sabag T, Al Zaibag M, et al. Beta-adrenergic receptor blockade in the management of pregnant women with mitral stenosis. *Am J Obstet Gynecol*. 1990;163:37.

18. Silversides CK, Colman JM, Sermer M, et al. Cardiac risk in pregnant women with rheumatic mitral stenosis. *Am J Cardiol*. 2003;91:1382.

19. Routray SN, Mishra TK, Swain S, et al. Balloon mitral valvuloplasty during pregnancy. *Int J Gynaecol Obstet*. 2004;85:18-23.

20. Esteves CA, Munoz JS, Braga S, et al. Immediate and long-term follow-up of percutaneous balloon mitral valvuloplasty in pregnant patients with rheumatic mitral stenosis. *Am J Cardiol*. 2006;98:812-816.

21. Arias F, Pineda J. Aortic stenosis and pregnancy. *J Reprod Med*. 1978;20:229.

22. Lao T, Sermer M, MaGee L, et al. Congenital aortic stenosis and pregnancy: a reappraisal. *Am J Obstet Gynecol*. 1993;169:540.

23. Shime J, Mocarski E, Hastings D, et al. Congenital heart disease in pregnancy: short- and long-term implications. *Am J Obstet Gynecol*. 1987;156:313.

24. Tzemos N, Silversides CK, Colman JM, et al. Late cardiac outcomes after pregnancy in women with congenital aortic stenosis. *Am Heart J*. 2009;157:474.

25. Elkayam U, Bitar F. Valvular heart disease and pregnancy part II: prosthetic valves. *J Am Coll Cardio*. 2005;46:403-410.

26. Lee C, Wu C, Lin P, et al. Pregnancy following cardiac prosthetic valve replacement. *Obstet Gynecol*. 1994;83:353.

27. Deleted in review.

28. Jamieson W, Miller D, Atkins C, et al. Pregnancy and bioprostheses: influence on structural valve deterioration. *Ann Thorac Surg*. 1995;60:S282-S287.

29. Crawford M. Cardiovascular disease in pregnancy. Foreword. *Cardiol Clin*. 2012;30:ix.

30. Regitz-Zagrosek V, Blomstrom Lundqvist C, Borghi C, et al. ESC Guidelines on the management of cardiovascular diseases during pregnancy: the task force on the management of cardiovascular diseases during pregnancy of the European Society of Cardiology (ESC). *Eur Heart J*. 2011;32:3147-3197.

31. Bates S, Greer I, Middeldorp S, et al. American College of Chest Physicians. VTE, thrombophilia, antithrombotic therapy, and pregnancy: antithrombotic therapy and prevention of thrombosis, 9th ed.: American College of Chest Physicians Evidence-Based Clinical Practice Guidelines. *Chest*. 2012;141(2 suppl):e691S-736S.

32. Van Driel D, Wesseling J, Sauer P, et al. Teratogen update: fetal effects after in utero exposure to coumarins overview of cases, follow-up findings, and pathogenesis. *Teratology*. 2002;66:127-140.

33. Quinn J, Klemperer K, Ruth Brooks R, et al. Use of high intensity adjusted dose low molecular weight heparin in women with mechanical heart valves during pregnancy: a single-center experience. *Haematologica*. 2009;94:1608-1612.

34. Abildgaard U, Sandset P, Hammerstrøm J, et al. Management of pregnant women with mechanical heart valve prosthesis: Thromboprophylaxis with low molecular weight heparin. *Thromb Res*. 2009;124:262-267.

35. Saeed C, Frank J, Pravin M, et al. A Prospective Trial Showing the Safety of Adjusted-Dose Enoxaparin for Thromboprophylaxis of Pregnant Women With Mechanical Prosthetic Heart Valves. *Clin Appl Thromb Hemost.* 2011;7:313-319.

36. Barbour LA, Oja JL, Schultz LK. A prospective trial that demonstrates that dalteparin requirements increase in pregnancy to maintain therapeutic levels of anticoagulation. *Am J Obstet Gynecol.* 2004;191:1024.

37. Gantt L. Growing up heartsick: the experiences of young women with congenital heart disease. *Health Care Women Int.* 1992;13:241.

38. Kovacs AH, Harrison JL, Colman JM, et al. Pregnancy and contraception in congenital heart disease: what women are not told. *J Am Coll Cardiol.* 2008;12:577.

39. Findlow D, Doyle E. Congenital heart disease in adults. *Br J Anaesth.* 1997;78:416.

40. Presbitero P, Somerville J, Stone S, et al. Pregnancy in cyanotic congenital heart disease: outcome of mother and fetus. *Circulation.* 1994;89:2673-2676.

41. Rose V, Gold R, Lindsay G, et al. A possible increase in the incidence of congenital heart defects among the offspring of affected patients. *J Am Coll Cardiol.* 1985;6:376.

42. Piesiewicz W, Goch A, Binokowski Z, et al. Changes in the cardiovascular system during pregnancy in females with secundum atrial septal defect. *Polish Heart J.* 2004;60:218.

43. Balci A, Drenthen W, Mulder BJ, et al. Pregnancy in women with corrected tetralogy of Fallot: occurrence and predictors of adverse events. *Am Heart J.* 2011;161:307-313.

44. Genoni M, Jenni R, Hoerstrup S, et al. Pregnancy after atrial repair for transposition of the great arteries. *Heart.* 1999;81:276.

45. Nwosu U. Pregnancy following Mustard operation for transposition of great arteries. *J Tenn Med Assoc.* 1992;85:509.

46. Neukermans K, Sullivan T, Pitlick D. Successful pregnancy after the Mustard operation for transposition of the great arteries. *Am J Cardiol.* 1988;57:838.

47. Megerian G, Bell E, Huhta J, et al. Pregnancy outcome following Mustard procedure for transposition of the great arteries: a report of five cases and review of the literature. *Obstet Gynecol.* 1994;83:512.

48. Lynch-Salamond D, Maze S, Combs C. Pregnancy after Mustard repair for transposition of the great arteries. *Obstet Gynecol.* 1993;82:676.

49. Lao T, Sermer M, Colman J. Pregnancy following surgical correction for transposition of the great arteries. *Obstet Gynecol.* 1994;83:665.

50. Dellinger E, Hadi H. Maternal transposition of the great arteries in pregnancy: a case report. *J Reprod Med.* 1994;39:324.

51. Clarkson P, Wilson N, Neutze J, et al. Outcome of pregnancy after the Mustard operation for transposition of the great arteries with intact ventricular septum. *Am Coll Cardiol.* 1994;24:190.

52. Zentner D, Wheeker M, Grigg L. Does pregnancy contribute to systemic right ventricular dysfunction in adults with an atrial switch operation? *Heart Lung Circ.* 2012;21:433.

53. Canobbio MM, Morris CD, Graham TP, Landzberg MJ. Pregnancy outcomes after atrial repair for transposition of the great arteries. *Am J Cardiol.* 2006;98:668.

54. Tobler D, Fernandes SM, Wald RM, et al. Pregnancy outcomes in women with transposition of the great arteries and arterial switch operation. *Am J Cardiol.* 2010;106:417.

55. Therrien J, Barnes I, Somerville J. Outcome of pregnancy in patients with congenitally corrected transposition of the great arteries. *Am J Cardiol.* 1999;84:820.

56. Connolly H, Grogan M, Warnes C. Pregnancy among women with congenitally corrected transposition of great arteries. *J Am Coll Cardiol.* 1999;33:1692.

57. Kowalik E, Klisiewicz A, Biernacka E, et al. Pregnancy and long-term cardiovascular outcomes in women with congenitally corrected transposition of the great arteries. *Int J Gynaecol Obstet.* 2014;125:154-157.

58. Canobbio M, Mair D, Van der Velde M, et al. Pregnancy outcomes after the Fontan repair. *J Am Coll Cardiol.* 1996;28:763.

59. Drenthen W, Pieper PG, Roos-Hesselink JW, on behalf of the ZAHARA investigators, et al. Pregnancy and delivery in women after Fontan palliation. *Heart.* 2006;92:1290.

60. Vongpatanasin W, Brickner E, Hillis L, et al. The Eisenmenger syndrome in adults. *Ann Intern Med.* 1998;128:745.

61. Weiss B, Zemp L, Burkhardt S, et al. Outcome of pulmonary vascular disease in pregnancy: a systematic overview from 1978 through 1996. *J Am Coll Cardiol.* 1998;31:1650.

62. Gleicher N, Midwall J, Hochberger D, et al. Eisenmenger's syndrome and pregnancy. *Obstet Gynecol Surv.* 1979;34:721.

63. Yentis S, Steer P, Plaat F. Eisenmenger's syndrome in pregnancy: maternal and fetal mortality in the 1990's. *BJOG.* 1998;105:921.

64. Vriend JW, Drenthen W, Pieper PG, et al. Outcome of pregnancy in

patients after repair of aortic coarctation. *Eur Heart J.* 2005;26:2173.

65. Beauchesne LM, Connolly HM, Ammash NM, et al. Coarctation of the aorta: outcome of pregnancy. *J Am Coll Cardiol.* 2001;38:1728.

66. Hibbard J, Lindheimer M, Lang R. A modified definition for peripartum cardiomyopathy and prognosis based on echocardiography. *Obstet Gynecol.* 1999;94:311.

67. Lampert M, Lang R. Peripartum cardiomyopathy. *Am Heart J.* 1995;130:860.

68. Ostrzega E, Elkayam U. Risk of subsequent pregnancy in women with a history of peripartum cardiomyopathy: results of a survey. *Circulation.* 1995;92:1.

69. Elkayam U, Tummala PP, Rao K, et al. Maternal and fetal outcomes of subsequent pregnancies in women with peripartum cardiomyopathy. *N Engl J Med.* 2001;344:1567.

70. Sliwa K, Hilfiker-Kleiner D, Petrie MC, et al. Current state of knowledge on aetiology, diagnosis, management, and therapy of peripartum cardiomyopathy: a position statement from the Heart Failure Association of the European Society of Cardiology Working Group on peripartum cardiomyopathy. *Eur J Heart Fail.* 2010;12:767.

71. Ladner HE, Danielsen B, Gilbert WM. Acute myocardial infarction in pregnancy and the puerperium: a population-based study. *Obstet Gynecol.* 2005;105:480.

72. James AH, Jamison MG, Biswas MS, et al. Acute myocardial infarction in pregnancy: a United States population-based study. *Circulation.* 2006;113:1564.

73. Elkayam U, Jalnapurkar S, Barakkat MN, et al. Pregnancy-associated acute myocardial infarction: a review of contemporary experience in 150 cases between 2006 and 2011. *Circulation.* 2014;129:1695-1702.

74. Alfonso F. Spontaneous coronary artery dissection: new insights from the tip of the iceberg? *Circulation.* 2012;126:667-670.

75. Dufour P, Occelli B, Puech F. Brief communication: pregnancy after myocardial infarction. *Int J Obstet Gynecol.* 1997;59:251.

76. Hiratzka L, Bakris G, Beckman J, et al. ACCF/AHA/AATS/ ACR/ASA/SCA/SCAI/SIR/STS/SVM guidelines for the diagnosis and management of patients with thoracic aortic disease. *J Am Coll Cardiol.* 2010;55:e27-e129.

77. Elkayam U, Ostrzega E, Shotan A, et al. Cardiovascular problems in pregnant women with the Marfan syndrome. *Ann Intern Med.* 1995;123:117.

78. Meijboom LJ, Vos FE, Timmermans J, Boers GH, Zwinderman AH, Mulder BJ. Pregnancy and aortic root growth in the Marfan syndrome: a prospective study. *Eur Heart J.* 2005;26:914-920.

79. Donnelly RT, Pinto NM, Kocolas I, Yetman AT. The immediate and long-term impact of pregnancy on aortic growth rate and mortality in women with Marfan syndrome. *J Am Coll Cardiol.* 2012;60:224-229.

80. Rossiter J, Repke J, Morales A, et al. A prospective longitudinal evaluation of pregnancy in the Marfan syndrome. *Am J Obstet Gynecol.* 1995;173:1599.

81. D'Alonzo GE, Barst R, Ayres S, et al. Survival in patients with primary pulmonary hypertension. *Ann Intern Med.* 1991;115:343.

82. Humbert M, Sitbon O, Simonneau G. Treatment of pulmonary arterial hypertension. *N Engl J Med.* 2004;351:1425.

83. Martinez J, Comas C, Sala X, et al. Maternal primary pulmonary hypertension associated with pregnancy. *Eur J Obstet Gynaecol Reprod Biol.* 1994;54:143.

84. Branko M, Weiss MD, Lea Z, et al. Outcome of pulmonary vascular disease in pregnancy: a systematic overview from 1978 through 1996. *JACC.* 1998;31:1650.

85. Easterling T, Ralph D, Schmucker B. Pulmonary hypertension in pregnancy: treatment with pulmonary vasodilators. *Obstet Gynecol.* 1999;93:494.

86. Natale A, Davidson T, Geiger M, et al. Implantable cardioverter-defibrillators and pregnancy. *Circulation.* 1997;96:2808.

87. Maron BJ. Hypertrophic cardiomyopathy: a systematic review. *JAMA.* 2002;287:1308.

88. Shah D, Sunderji S. Hypertrophic cardiomyopathy and pregnancy: report of a maternal mortality and review of the literature. *Obstet Gynecol Surv.* 1985;40:444.

89. Piacenza J, Kirkorian G, Audra P, et al. Hypertrophic cardiomyopathy and pregnancy. *Eur J Obstet Gynaecol Reprod Biol.* 1998;80:17.

90. Thaman R, Varnava A, Hamid MS, et al. Pregnancy related complications in women with hypertrophic cardiomyopathy. *Heart.* 2003;89:752.

91. Robson S, Dunlop W, Moore M, et al. Combined Doppler and echocardiographic measurement of cardiac output: theory and application in pregnancy. *BJOG.* 1987;94:1014.

92. Lee W, Rokey R, Cotton D. Noninvasive maternal stroke volume and cardiac output determinations by pulsed Doppler echocardiography. *Am J Obstet Gynecol.* 1988;158:505.

93. Easterling T, Carlson K, Schmucker B, et al. Measurement of cardiac output in pregnancy by Doppler technique. *Am J Perinatol.* 1990;7:220.

94. Easterling T, Watts D, Schmucker B, et al. Measurement of cardiac output during pregnancy: validation of Doppler technique and clinical observations

in preeclampsia. *Obstet Gynecol.* 1987;69:845.

95. de Swiet M, Talbert D. The measurement of cardiac output by electrical impedance plethysmography in pregnancy: are the assumptions valid? *BJOG.* 1986;93:721.

96. Easterling T, Benedetti T, Carlson K, et al. Measurement of cardiac output in pregnancy: impedance versus thermodilution techniques. *BJOG.* 1989;96:67.

97. Masaki D, Greenspoon J, Ouzounian J. Measurement of cardiac output in pregnancy by thoracic electrical bioimpedance and thermodilution. *Am J Obstet Gynecol.* 1989;161:680.

98. Clark S, Cotton D, Lee W, et al. Central hemodynamic assessment of normal pregnancy. *Am J Obstet Gynecol.* 1989;161:1439.

Additional references for this chapter are available at ExpertConsult.com.

最后审阅　赵茵　方大俊

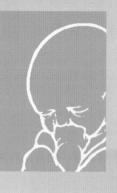

第38章

妊娠期呼吸系统疾病

原著　JANICE E. WHITTY and MITCHELL P. DOMBROWSKI

翻译与审校　贺芳,陈敦金,李京红

　　肺部疾病是妊娠期最常见的并发症之一。妊娠期出现肺部疾病可能会导致母亲和胎儿的发病率或死亡率增加。妊娠对孕妇肺功能的影响因肺部疾病而异。妊娠期心肺功能的改变在第三章阐述,产科医生和有关科室的医生应该全面了解妊娠对呼吸系统疾病的影响。值得一提的是,大多数评估肺功能的检查对胎儿都是无害的。如果需要,可以做这些检查。本章我们将讨论在妊娠期间可能会遇到的一些呼吸系统并发症,及妊娠与疾病的相互影响。

妊娠期肺炎

　　肺炎是一种不常见的妊娠并发症,发病率约为0.78/1000～2.7/1000个分娩[1,2]。肺炎导致相当高的孕产妇死亡率,是在妊娠期间导致孕产妇死亡最常见的非产科感染[3]。在有抗生素治疗之前,孕产妇死亡率高达24%[2]。随着现代医学的进展和抗生素的使用,孕产妇死亡率下降至0%到4%[1,3,4]。肺炎最重要的并发症是早产,尽管已有抗生素的广泛使用,孕妇患有肺炎时,仍有4%～43%会出现早产[1,3,4]。

　　妊娠期肺炎的发病率增加,主要是因为有一部分育龄妇女的健康状况不佳。此外,人类免疫缺陷病毒(HIV)感染的流行增加了孕妇患机会性肺炎的风险。HIV感染的孕妇则更易出现获得性免疫缺陷综合征(AIDS)的感染并

发症[5]。在HIV感染的患者中,97/1000～290/1000孕妇会有感染的并发症,**患肺炎的概率是非HIV感染的患者的7.8倍**[6]。另外,很多肺囊性纤维化的妇女现在可以存活到生育年龄,也导致妊娠期肺炎的发病率上升。

　　肺炎可以发生在妊娠期的任何阶段,可能与早产、胎儿生长受限,和围产期胎儿死亡有关联。Benedetti等[3]描述了39例妊娠合并肺炎,其中16例发生在妊娠24周之前,15例发生在妊娠25到36周,8例发生在妊娠36周至分娩阶段。本研究中有27例随访到妊娠结束,只有两例需要在急性肺炎期分娩。在这27例中,3例胎儿死亡,24例活产,1例新生儿由于早产死亡[1]。Madinger等[4]报道32 179例分娩中发生了25例肺炎,发现胎儿和产妇并发症比以往研究得出的结果高。**在21人的完整随访数据中,有11例发生了早产,这11例患者均在产时患有肺炎**。早产在那些患有菌血症,或需要机械通气,或有严重孕期疾病的孕妇中多发。除了早产的并发症,还有3例围产儿死亡。在Berkowitz和La Sala's[1]报道的25例妊娠期合并肺炎的患者中,14例为正常足月分娩,1例为早产,3例为自愿终止妊娠,3例为足月分娩但胎儿生长受限,4例失访。肺炎组胎儿体重明显小于正常对照组(2770±224g VS 3173±99g;P<0.01)。在本研究中,367例分娩中有1例合并肺炎,作者认为这一人群肺炎发病率的上升归因于其一般健康状况下降,包括贫血和可卡因滥用(52%肺炎组 VS. 10%正常对照组),以及HIV感

染（24%肺炎组 VS. 2%正常对照组）。**Madinger** 等[4]报道在产前患有肺炎的产妇中，**44%有早产的症状，最终早产率为36%**。孕产妇肺炎的并发症包括约**10%至20%**的患者呼吸衰竭，需要机械通气，**16%患有菌血症，8%患有脓胸**[1,4]。妊娠期肺炎导致的呼吸衰竭占妊娠期间气管插管的12%[7]。最近，Chen 等[8]报道在怀孕期间患有肺炎的孕妇，其发生低出生体重婴儿、早产儿、小于胎龄儿、较低的 Apgar 评分、剖宫产，先兆子痫和子痫的风险明显比健康孕妇高。

细菌学

大多数关于妊娠合并肺炎的研究主要依靠血液培养和痰培养结果。大多数情况下，没有找到明确的病原体。**肺炎链球菌和流感嗜血杆菌是最常见的导致妊娠期肺炎的病原菌**[1,3]。因为很少做血清学检查，孕期的病毒性肺炎，军团菌和支原体肺炎的发病率是很难估计。在 Berkowitz 和 LaSala's 的研究中[1]，有 1 例患者是由于军团菌感染。既往报道的引起妊娠期肺炎的还有一些少见的病原体，包括流行性腮腺炎、传染性单核细胞增多症、猪流感、甲型流感、水痘、球孢子菌病及其他等真菌。非孕人群发生水痘型肺炎风险为 **0.3%~1.8%**，而在孕妇高达 **9%**[10]。妊娠期甲型流感死亡率比非孕人群更高。由于孕妇免疫状态的改变，包括淋巴细胞增殖反应减少，细胞介导细胞毒性降低，**Th 淋巴细胞的数量下降**，导致病毒感染的毒性增加（见 4 章）[11,12]。病毒性肺炎也可以继发多重细菌感染，尤其是肺炎链球菌感染。**最近，有报道社区获得性耐甲氧西林金黄色葡萄球菌（CA-MRSA）可以导致妊娠期和产后坏死性肺炎**[11-13]。

胃内容物的误吸可以导致化学性肺炎，它可以是口咽和胃液中病原菌的双重感染，主要包括厌氧菌和革兰阴性细菌[9]。

异性之间 HIV 病毒的性传播已成为一个日益重要的传播方式。许多感染 HIV 病毒的妇女是育龄期妇女，这些妇女在怀孕期间感染肺孢子菌肺炎（PJP）的风险很高。患肺孢子菌肺炎的孕产妇死亡率高达 50%[14]。在美国，大多数感染 HIV 病毒的孕妇都会得到肺孢子菌肺炎的预防性治疗，从而降低了孕产妇的发病率和死亡率。

细菌性肺炎

肺炎链球菌是引起妊娠期肺炎最常见的细菌性病原体，之后是流感嗜血杆菌。这些肺炎的典型表现为急性起病，伴有发烧、发冷、咳脓痰，以及大叶性肺炎的胸片表现（图 38-1）。肺炎链球菌会产生"铁锈色"痰，革兰染色剂下革兰阳性双球菌，胸片表现为一侧肺野实变和支气管征。流感嗜血杆菌是革兰阴性球杆菌，病变部位常位于肺上叶。较少见的细菌病原体包括肺炎克雷伯菌，它是一种革兰阴性杆菌，经常导致广泛的组织损伤，其胸片可见支气管征，胸腔积液和空洞影。金黄色葡萄球菌肺炎患者会出现胸膜炎、胸痛、脓性痰的症状，胸片显示有肺实变但常没有支气管征[11]。**CA-MRSA** 可以表现为病毒感染类似的前驱症状，然后出现持续高烧、低血压、咯血的严重肺炎症状，最后发展到感染性休克，依靠呼吸机支持治疗。在流感季节或流感患者中，重症 **CA-MRSA 33%至71%有流感前驱症状**。白细胞减少标志预后不良。胸片为多肺叶的浸润和空洞改变。美国和欧洲社区获得性耐甲氧西林金黄色葡萄球菌肺炎的死亡率超过 **50%**。

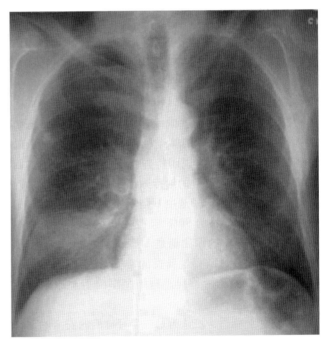

图 38-1　右下叶肺炎

非典型病原体肺炎患者，如**支原体肺炎，军团菌肺炎，衣原体肺炎（台湾急性呼吸衰竭[TWAR]）**，表现为缓慢进展的低热，不是很严重的病态，咳黏液痰以及胸片浸润性改变。胸片显示出的疾病严重程度通常与轻微的临床症状不相符。**肺炎支原体是最常见非典型性肺炎的病原体，在70%的病例中都可以检测到冷凝集素**。

怀孕引起的通气量下降，是呼吸系统的正常生理变化。再加上妊娠的相关免疫抑制问题，导致母亲和胎儿冒着极大的呼吸道感染风险。**因此任何疑似肺炎的孕妇都应积极处理**。一般建议住院治疗，明确真正的病因。在一项 133 例诊断为妊娠合并肺炎的研究中，治疗常规是基于英国和美国胸科学会推荐的非孕人群管理指南[15]。根据美国胸科学会的指南，25% 的妊娠合并肺炎患者可以不用住院。这些患者都预后良好[15,16]。根据英国胸科学会的指南，66% 的妊娠合并肺炎患者可以不用住院[17]。但是，这些患者中，14% 因为并发症需要再次入院治疗并发症。在这项研究中，住院的 133 例妊娠合并肺炎孕妇中，大部分人没有做胸片检查以明确肺炎的诊断，因此此项研究的价值有限。直到将来有更多更好的证据，目前孕妇合并肺炎应尽量住院治疗。

检查应包括体检、动脉血气分析、胸片、痰液的革兰染色和细菌培养以及血培养。最近发表的几个研究质疑使用微生物培养去识别社区获得性肺炎的办法。微生物培养发现细菌病原体的成功率为 2.1% ~ 50%[18,19]。回顾所有可获得的临床数据发现，依据临床判断和病人对治疗的反应来指导治疗是可靠的。另一些测试也可以确定肺炎的病因，不需要微生物培养且敏感性和专一性更高。一项经美国食品和药物管理局（FDA）批准的尿液中肺炎链球菌抗原分析已经在几项实验中进行了评估[20]。据报道其鉴别成人肺炎链球菌病的敏感性高达 60% ~ 90%，特异性接近 100%[20]。在一项研究发现，在培养阴性的患者中，26% 的患者尿液检测出了肺炎链球菌抗原[21]。但在其他病原体的肺炎患者样本中，也有 10% 肺炎链球菌抗原阳性，这说明特异性还是一个问题[21]。因此如果针对肺炎链球菌的治疗效果不显著，应该增加对其他病原体的覆盖。尿液中 1 型军团菌抗原的检测，敏感性为 70%，特异性为 90%[22]。这在美国和欧洲特别有用，因为大约 85% 的军团菌是 1 型军团菌[22]。军团菌肺炎是引起重症社区获得性肺炎的常见原因，因此对任何收入 ICU 的肺炎患者都应进行 1 型军团菌抗原的尿液检测[22]。

经皮肺穿刺活检被认为是一个有价值的安全的确诊肺炎病原体的方法[23]。穿刺活检只用于免疫抑制的患者，例如怀疑肺结核（TB）但无法获得痰标本，慢性肺炎，肺炎合并肿瘤或异物，肺孢子菌肺炎，以及其他需要肺活检的情况[17]。

有证据表明，当肺炎需要住院治疗时，在 8 小时内开始使用抗生素可以使住院病人数和 30 天死亡率下降。因此现在的要求是在到达医院的 4 个小时内开始抗生素治疗[24]。病情轻的用大环内酯类药物，病情严重的加用 β-内酰胺类药物。Yost 和他的同事[25]证明了红霉素的单一疗法对 119 例妊娠合并肺炎患者中的 118 例有效。大环内酯类联合 β-内酰胺类药物是安全的，并且可以对大部分社区获得性肺炎的细菌，包括军团菌都有良好的效果。联合使用抗生素已被证实能提高治疗的效果[17]。大

环内酯类药物有额外的抗炎效果[19]。阿奇霉素的使用可以减少轻度至中度社区获得性肺炎的住院时间[17]。近年来，有人认为治疗社区获得性肺炎时应该尽量减少使用大环内酯类药物，因为它与肺炎链球菌对青霉素的耐药性增加有关[25]。

一旦抗原、痰培养、血培养、革兰染色和血清检测的结果出来，病原菌明确，抗生素治疗应针对确定的病原体。孕妇应该避免使用喹诺酮类药物，因为他们可能会损害胎儿软骨的发育。但是随着高度耐药的细菌的出现，为了挽救生命有时也不得不使用。喹诺酮类药物不仅对青霉素耐药的肺炎链球菌有效，也不会增加耐药性[25-27]。用于呼吸系统的喹诺酮类药物包括左氧氟沙星、诺氟沙星、莫西沙星。这些都是治疗社区获得性肺炎的理想药物，因为他们能高效的对抗肺炎链球菌的青霉素耐药菌株。他们对抗军团菌和其他非典型肺病原体的治疗也非常有效[28]。它的另一个优点在于良好的药代动力学模式，无论是口服还是静脉给药，效果相同。也有持反对意见的人认为，由于耐药性增加、军团菌变异发生以及费用问题，呼吸系统疾病中喹诺酮类药物使用越来越泛滥。另外一个要注意的是，喹诺酮类药物对肺结核治疗只是部分有效。如果怀疑肺结核，则不要用此药。治疗社区获得性耐甲氧西林金黄色葡萄球菌肺炎时，要用万古霉素和利奈唑胺[11]。难治性病例可以考虑额外使用克林霉素治疗，因为它已被证明会降低葡萄球菌外毒素的产生[26]。社区获得性耐甲氧西林金黄色葡萄球菌对氟喹诺酮类药物和复方新诺明很敏感，只对 β-内酰胺类药物耐药[11]。

除了抗生素治疗外，还应给予吸氧治疗和动脉血气监测。脉搏血氧仪监测的动脉血氧饱和度数值应保持氧分压 70 毫米汞柱的水平上，以保证胎儿的氧气供应。当孕妇 48 小时无发热且有临床症状改善迹象，可以停止静脉抗生素，改用口服头孢菌素或大环内酯药物，或两者同时口服，总疗程 10 ~ 14 天。

在健康人群中接种肺炎球菌多糖疫苗来预防肺炎球菌肺炎的有效率为 65% 到 84%[17]。高危孕妇也应该接种，妊娠期接种疫苗是安全的。高危孕妇包括：因镰状红细胞贫血自身脾切除的患者，做过脾切除手术的患者以及服用免疫抑制剂的患者。接种肺炎球菌疫苗对于母体免疫的另一个好处是，有多项研究证明疫苗的特异性抗体可以很好的经胎盘输送到胎儿[27]。宫内暴露疫苗后，婴儿在出生时和 2 个月大时其体内存在高浓度的肺炎球菌抗体。此外，接种过肺炎球菌疫苗的女性其初乳和母乳中抗体含量显著增加[28]。

患妊娠期肺炎的孕妇可能并发呼吸衰竭需要机械通气。在这种情况下，需要一个包括产科医生，母胎医学专家和危重症医学专家的团队。除了精心管理孕妇的呼吸

状况,保持左侧卧位也可以改善子胎盘血流灌注。对有生机儿应该行连续胎儿监测和系列的超声检查羊水指数(AFI)和生长情况,以帮助指导临床处理。如果呼气末正压(PEEP)需要超过 10 厘米水柱的压力才能保持氧合作用,需要放置中心静脉监测来充分了解容量情况以及维持孕妇和其胎盘的血流灌注。没有证据表明终止妊娠可以总体改善肺通气功能[29],因此选择终止妊娠要慎重。但是,如果胎儿情况恶化,或母亲面临危险,甚至有死亡可能,应该立即终止妊娠。

病毒性肺炎

流感病毒

在美国,每年估计有四百万流感并发肺炎的病例。这也是第六大死因[30]。尽管 A、B 和 C 三种类型的流感病毒可以引起人类的疾病,大多数流感是因为 A 型流感病毒引起[9]。通常表现为 1 到 4 天的潜伏期后急性发病,首先表现为高烧、鼻炎、头痛、乏力、咳嗽。在一般的病例中,胸部检查和胸片没有明显改变。在怀孕期间,如果症状持续超过 5 天,应考虑肺炎的可能性。流感合并肺炎可能是肺实质的继发性细菌感染或病毒感染的结果。在 1957 年的流行中,尸体解剖结果表明,孕妇最常见的死因是重型病毒性肺炎,而非孕患者最常见的死因是继发性细菌感染[31]。在一份评估流感相关并发症发生率的病例对照研究中,研究人员收集了登记在田纳西州的 17 个流感季节的患病女性病例[32]。这个研究证明低危孕妇孕期最后三个月由于流感相关原因住院的风险很高。作者还预测 25/10 000 的孕妇将在孕期最后三个月由于流感相关并发症而住院[32]。最近的一个匹配队列研究分析了登记在田纳西州全部人口资料数据库的孕妇数据,研究目的是了解从 1985 年到 1993 年的流感季节期间由于呼吸系统疾病而住院的情况。孕妇年龄范围为 25 岁到 44 岁[33]。在流感期间,因为呼吸道症状住院治疗的孕妇约一半患有哮喘。患有哮喘的孕妇中,约 6% 的人因为呼吸道症状需要住院治疗(机会比 10.63;95% 可信区间(CI),8.61～13.83)。这项研究发现,流感季节住院治疗而导致的不良围产期结局并没有显著增加[33]。

2009 年甲型流感(H1N1)大流行的早期数据提示孕妇住院治疗和死亡的风险增加。Siston 和同伴[34]确诊了美国 788 名甲型 H1N1 流感的孕妇。30 人死亡(占同一时期报道的所有 H1N1 死亡人数的 5%)。住院治疗的 509 例中,115 例(22.5%)进入 ICU。发病 4 天才开始治疗的孕妇比发病 2 天治疗的孕妇更可能更需要 ICU 监护治疗(56.9% vs.9.4%;相对危险度(RR),6.0;95% 可信区间,3.5～10.6)[34]。

流感性肺炎的主要特征在于单侧浸润可以迅速发展为双侧扩散。孕妇可能发展为需要机械通气和呼气末正压通气的暴发性呼吸衰竭。妊娠期肺炎合并流感时,应该开始针对可能会导致继发感染的病原体使用抗生素,如:金黄色葡萄球菌,肺炎链球菌(肺炎球菌)、流感嗜血杆菌和某些肠道革兰阴性细菌。某些抗病毒药物,如金刚烷胺和利巴韦林,可以考虑使用。因此无论是预防孕期流感的发生还是预防继发性肺炎的发展,孕妇都建议在每年(10 月到 3 月)流感季节常规接种流感疫苗。除了保护母亲,前瞻性研究证明怀孕期间接种过流感疫苗的母亲所生婴儿脐带血中的免疫抗体水平更高。婴儿的抗体水平越高,流感发作时间会延迟且程度较轻[35]。

水痘病毒

水痘带状疱疹是一种 DNA 病毒,通常导致儿童的良性自限性疾病,但可能感染多达 2% 的成年人[36]。每 1000 名孕妇中约有 0.7 例会感染水痘病毒[37]。怀孕会增加水痘性肺炎的可能性[37,38]。水痘性肺炎最常发生在妊娠晚期且感染可能比较严重[37,38]。据报道,与非孕人群 11% 到 17% 的死亡率相比,水痘性肺炎的孕产妇死亡率高达 35% 至 40%。随着现代管理的进步,水痘性肺炎死亡率大幅下降。一篇评述报道了 28 名水痘性肺炎女性,3 例死亡[37]。另一篇报道了 347 名妊娠合并水痘带状疱疹感染的病例,这其中,18 例患者(5.2%)患肺炎,使用阿昔洛韦治疗,没有死亡。作者发现,吸烟患者更容易发展为水痘性肺炎(机会比,5.1;95% 置信区间,1.6-16),100 处以上皮肤损伤的更大机会发展为肺炎[39]。张和同事们[38]最近的一项研究报道了美国 935 例妊娠合并水痘性肺炎的病例中没有发生孕产妇死亡。

水痘性肺炎通常在 2 至 5 天后出现发烧,皮疹,乏力、咳嗽、呼吸困难、胸部瘙痒疼痛及咯血等肺脏症状。疾病的严重程度可能会从无影像学改变到重型肺炎再到呼吸衰竭(图 38-2)。所有的水痘性肺炎孕妇应该积极接受抗病毒治疗和进入重症监护病房密切观察。阿昔洛韦是一种应该尽早使用的 DNA 聚合酶抑制剂。治疗五天后开始显效(降低平均体温,降低呼吸速率,改善氧合和提高生存率),与尽早使用阿昔洛韦相关[40]。阿昔洛韦治疗孕妇是安全的。在 312 例孕期暴露病例中,阿昔洛韦没有增加出生缺陷的数量,没有发现单一类别畸形的出现[41]。推荐的静脉注射剂量为每 8 小时 7.5 毫克/公斤。美国不再应用水痘免疫球蛋白防止感染,因为已经不再生产。

水痘疫苗是一种减毒活疫苗,它是第一个针对疱疹

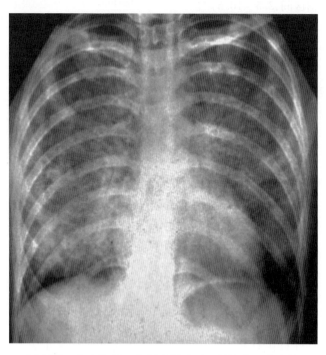

图 38-2 这个胸部 X 光照片展示了双侧结节和水痘性肺炎的间质性肺炎特点　这个病人:27 岁,怀孕 6 次分娩 2 次流产 3 次,她的 2 个孩子都暴露于水痘感染。水痘的皮肤特征性囊泡改变比肺部出现症状提前几天。经过持续 6 天的气管插管和机械通气,以及静脉注射阿昔洛韦和头孢他啶预防多重感染的治疗,最终病人痊愈且足月分娩了一个健康的婴儿

病毒的疫苗。大量的研究证明用**疫苗预防水痘是安全和有效的**。因此美国在 1995 年就把水痘疫苗归为儿童普遍免疫接种计划内。接种水痘疫苗的计划在美国儿童中推广使得水痘死亡率急剧下降[42]。该疫苗不推荐孕期使用。接种疫苗所致的水痘总体发病率的下降也可能会降低妊娠期水痘感染和水痘性肺炎的发病率。

最近的一项研究评估了在怀孕期间或受孕之前三个月中无意接种了水痘疫苗的妇女后代出现先天性水痘综合征及其他出生缺陷的风险[43]。58 名女性在怀孕早中期接种第一剂量的水痘疫苗,最终在 56 例新生儿中没有一例出现先天性水痘综合征(比例,0%;95% 可信区间,0 到 15.6)。在前瞻性研究中,有 5 例先天畸形的报道。无论是在易感人群还是样本人群中都没有发现畸形出现的特殊规律。虽然此研究样本量很小,但这个结果可以使怀孕之前或孕期无意接触过水痘疫苗的妇女安心[43]。

肺孢子菌肺炎

肺孢子菌肺炎(PJP),以前叫做卡氏肺孢子虫肺炎(PCP),仍是人体免疫缺陷病毒感染患者最常见的机会性感染疾病。它是一种由艾滋病诱发的疾病,且在辅助 T 细胞计数(CD4+) 小于 200 细胞/毫升时发生率更高[44]。

艾滋病合并伊氏肺孢子菌肺炎时,患者初次感染的死亡率是 10% 到 20%,当患者需要机械通气时其死亡率大幅度增加。尽管一些证据表明人际传播是最主要的途径,但肺孢子菌的传播并没有完全了解;然而,来自自然环境的可能性也是存在的。

肺孢子菌肺炎的症状是非特异性的,所以它可能很难诊断。其典型的影像学特征是双侧肺门的间质性浸润,且浸润随着疾病的进展变得越来越均匀和分散(图 38-3)。诊断伊氏肺孢子菌肺炎,需要通过显微镜检查来鉴别临床标本如痰、肺液或肺组织中是否存在肺孢子虫(图 38-4)。肺孢子菌不能通过细胞培养繁殖,但可以通过改进的巴氏染色、瑞氏-姬姆萨染色或魏-革二氏染色发现[44]。也可用单克隆抗体检测肺孢子菌。应用聚合酶链反应(PCR) 检测肺孢子菌一直是一个活跃的研究领域,可能对痰及支气管肺泡灌洗液的检测十分有价值[43]。复方新诺明是肺孢子菌肺炎的首选治疗方法。迄今为止,这个药物的耐药性还没发现[44]。

大量的新发艾滋病病毒感染发生在育龄妇女。截至 1995 年,超过 80% 的女性艾滋病患者为育龄女性。肺孢子菌肺炎是美国最常见的艾滋病相关死亡原因。妊娠合并肺孢子菌肺炎的文献报道很稀缺,但有一份报告描述了五例妊娠合并肺孢子菌肺炎的病例并做了相关文献回顾[45]。在一项研究中有 22 例妊娠合并肺孢子菌肺炎的病例,其中 11 例(50%) 死于肺炎。呼吸衰竭的发生率为 59%。需要机械通气的患者的存活率为 31%。妊娠周期范围从 6 周到超过预产期一周,平均孕龄为 25 周。22 名患者中有 15 例检查了 CD4+ 平均值为 93/mm^3。本实验中患者有各种治疗方案,包括单独使用复方新诺明,复方

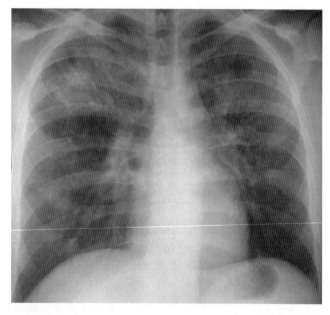

图 38-3 肺孢子菌肺炎(原名卡氏肺囊虫)表现为:混合间质和肺泡混浊,毛玻璃影

发病率。可是目前世界上有许多国家都没有 HARRT。

妊娠期肺结核

　　在美国,肺结核的发病率从 1953 年开始用异烟肼治疗后显著降低,从 1953 年的 84 000 例降到 1984 年的 22 255 例[47]。但是,从 1985 到 1991 年,报道的肺结核病例增加了 18%,约有 39 000 例。病例的增加由许多因素造成,包括 HIV 的流行,卫生医疗基础设施建设的恶化以及移民中肺结核病例的增加。耐药肺结核的出现也已经成为一个严重问题[47]。1991 年,纽约市 33% 的肺结核病例对至少一种药物产生耐药,19% 的病例同时对异烟肼(INH)和利福平(RIF)耐药[48]。1985 年到 1992 年之间,妊娠期妇女患肺结核的病例增加了 40%[49]。有报道在 1991 到 1992 年之间,每 100 000 例妊娠中有 94.8 例妊娠合并肺结核[49,50]。

诊断

　　大部分在妊娠时诊断肺结核的孕妇是无症状的。美国胸科学会(ATS)和疾病防控中心(CDC)提出用结核菌素试验诊断潜在的结核感染。这在肺结核病控制中非常重要。如果发现潜在的结核感染,应该开始抗结核治疗。有患病风险的人包括近期有肺结核感染的人以及有潜在肺结核发展为活动期肺结核风险的人(框 38-1 及框 38-2)。

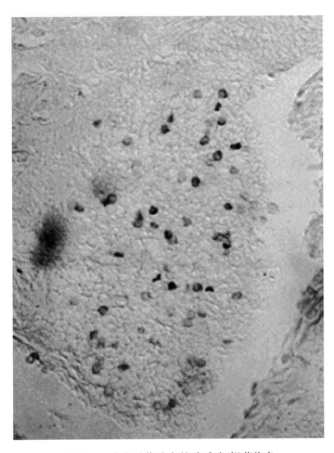

图 38-4　肺孢子菌肺炎的瑞氏-姬姆萨染色

新诺明联合类固醇,喷他脒羟乙基磺酸盐类药物。6 名患者单独使用复方新诺明(甲氧苄啶-磺胺甲基异噁唑)治疗,另 6 名患者给予复方新诺明与类固醇联合治疗;每组中均有 4 人存活(66%)。只有 12 例胎儿存活,5 例死胎,新生儿产后立即死亡的有 4 例。**在这 22 例病例中,妊娠合并肺孢菌肺炎发生在晚期妊娠比发生在早期妊娠或是中期妊娠预后好一些。有证据表明复方新诺明的治疗(不论与激素合用或不合用)与提高生存率有关**[45]。

　　这 22 例病例中的高死亡率可能由于这是个回顾性研究,严重的病例比病情轻的病例更容易被纳入报道。此外,在此研究中所有妇女对感染 HIV 的情况不知情,直到肺孢菌肺炎的诊断确立,因此没有一个人在此之前接受过肺孢子菌肺炎的预防性治疗[45]。

　　总的来说,卡氏肺孢子菌肺炎依然是 HIV 感染的严重的并发症,也是一种能够诊断 AIDS 的疾病。当妊娠合并肺孢子菌肺炎时,母胎死亡率非常高。**HIV 感染的成年人,包括孕妇和接受 HARRT(Highly Active Antiretroviral Therapy ）的病人,当 CD4[+] 数量少于 200 个/Mm[3],或有口咽念珠菌病病史,应该开始服用复方新诺明作为抗 PJP 主要预防措施**(详见第 53 章)[46]。三个月内若 CD4[+] 细胞数增加大于 200 个/Mm[3] 则预防应终止[44]。在发达国家,高度活跃抗逆转录病毒治疗(HARRT)的使用,像使用复方新诺明作为预防一样,可能降低肺孢子菌肺炎的

框 38-1　导致肺结核的高危因素

- 肺结核或是疑似肺结核患者密切接触
- 已知的增加感染后致病机会的健康风险因素
- 出生于肺结核流行的国家
- 医疗服务水平低下
- 低收入
- 酗酒
- 静脉注射毒品
- 长期居住于看护机构(例如:监狱,精神病院,养老院)
- 工作于高危卫生保健机构的专业卫生人员

框 38-2　发展为活动期肺结核的临床风险因素

- 人类免疫缺陷病毒感染
- 近期肺结核感染
- 静脉药物滥用
- 硅肺病
- 器官移植
- 慢性肾衰竭
- 空肠回肠旁路术(空肠回肠改道术)
- 糖尿病
- 头颈部癌症(恶性肿瘤)
- 体重不足>15%

所有具有高风险患肺结核的孕妇均应该用结核菌素皮肤试验(TST)进行筛查。TST 通常为皮下注射中强度的精制蛋白衍化物(PPD)[51]。如果试验阴性但临床可疑，则应该做阳性对照，如假丝酵母菌、腮腺炎病毒或破伤风毒素。PPD 对接触过肺结核的患者敏感度达到 90%~99%。

PPD 试验是最常用的筛查肺结核的方法，鉴定阳性结核菌素反应推荐使用三点级别：大于 5mm，大于 10mm，和 15mm 以上硬结(见图 38-5)。转变为活跃性肺结核风险最高的人群中，硬结大于 5mm 为阳性反应(见表 38-2)。γ-干扰素释放试验(IGRAs)诊断潜伏肺结核感染的特异性超过 95%[53]。T-SPOT. TB(英国 Oxford Immunotec 公司)的敏感性比 QFT-GIT(澳大利亚 墨尔本 Cellestis 公司)或是 TST 高，敏感度分别为 90%，80%，80%。疾病防控中心(CDC)2012 指南说明在所有情况下包括怀孕，γ-干扰素释放试验可以用以代替 TST。γ-菌素释放试验(IGRA)可以在 24~48 小时拿到结果，且诊断不需要随访。因为 IGRAs 不会在接种卡介苗的状况下影响，它们主要是用于已经接种过 BCG 的个体的潜伏结核感染的评估。

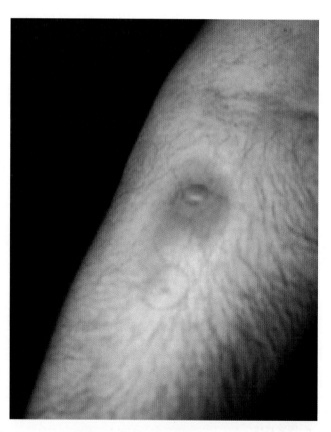

图 38-5　阳性 PPD：硬结大于 10mm.

来自肺结核流行地区的移民可能已经接种了 BCG 疫苗，这些人很有可能对 PPD 有阳性反应[54]。这些反应会随着时间而减弱。因此 PPD 可以用于既往皮肤试验阴性移民的肺结核筛查。如果 10 年或之前接种了 BCG 疫苗，PPD 阳性，皮肤试验反应大于 10mm 的人应该考虑肺结核感染，应该治疗[54]。

PPD 皮肤试验阳性的妇女必须积极检查排除肺外疾病，早孕期过后要进行胸部 X 线检查，评估有无活跃性肺结核。活跃性肺结核的症状有咳嗽(74%)，体重减轻(41%)，发热(30%)，身体不适及疲惫(30%)，和咯血(19%)[55]。有活跃性肺结核的病人胸片上有淋巴结肿大，多小结浸润，空洞，肺上叶的体积减少，中上部的肺门纹理的回缩(图 38-6)。在早晨痰培养标本中发现抗酸杆菌确诊活跃性肺结核。两项直接扩增试验检查(Direct amplification test, DATs)已经获得 FDA 的批准，分别是分枝杆菌属肺结核直接试验(MTD; Gen-Probe, San Diego, CA)和沙眼衣原体-分枝杆菌肺结核试验(Amplicor MTB, Roche Diagnostic Systems, Branchburg, NJ)[56,57]。这两个试验均扩充检测分枝杆菌属肺结核 16S 核糖体的 DNA[56,57]。当呼吸系统收集的标本涂片抗酸染色呈阴性时，此检测的特异性仍保持 95% 以上，敏感度则从 40% 到 77%[56,57]。但到目前为止，FDA 批准 DATs 用于呼吸系统标本涂片抗酸染色阳性，未经治疗或抗结核治疗不足 7 天者。

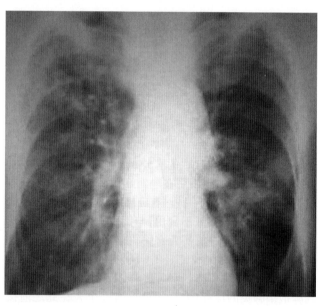

图 38-6　肺结核

在美国，肺外结核在所有病例中出现的比例高达 16%。在 AIDS 病人中，肺外结核的发生高达 60%~70%[58]。肺外位置包括淋巴结、骨、肾脏以及乳房。肺外结核在妊娠期较少出现。局限在淋巴结的肺外结核对产科结局没有影响，但是其他部位的肺外结核对妊娠结局有不利的影响[59]。分枝杆菌很少入侵子宫胎盘循环，很少出现先天性肺结核[49]。先天性肺结核的诊断需符合以下这些因素的其中一项：(1)原发性肝脏综合征或经皮肝穿提示肝肉芽肿空洞形成。(2)母体生殖道或胎盘的感染

(3)出生第一周出现病变或(4)排除产后传播的可能[49]。

预防

　　大部分 PPD 阳性的孕妇没有症状,也没有活动性结核的证据,是潜在的结核感染。从潜在的结核感染发展为活动性结核的风险在转阳后前两年是最高的。因此,阻断发展成活动性结核和减少母体及胎儿的风险是很重要的。PPD 阳性的治疗见图 38-7。在近期(2 年)转变为阳性且没有活动性肺结核病的证据的孕妇,推荐预防性治疗方案为异烟肼,300mg/天,在早期妊娠后即开始,持续 6~9 个月。使用异烟肼的同时需使用吡哆醇(维生素 B6)作为补充,50mg/天来预防异烟肼治疗产生的外周神经疾病。对于长期(>2 年)PPD 阳性的孕妇,在产后应该

接受异烟肼治疗,300mg/天,持续 6~9 个月。异烟肼的预防性治疗不适于年龄大于 35 岁,长期 PPD 阳性而无活动性疾病的孕妇。异烟肼的使用会增加肝毒性的风险。异烟肼的副作用是肝炎,妊娠和非妊娠都可发生。妊娠期使用异烟肼出现肝炎的概率很少。因此,当有潜在的结核转变为活跃性肺结核的风险时,应该应用预防性治疗[54]。同时每月定期监测肝功能。在所有接受异烟肼治疗的病人中,10%~20%出现轻度肝功能指标升高,停止使用药物后,肝功能指标恢复正常。

治疗

　　有活动性肺结核的孕妇应该用二联治疗,异烟肼,300mg/天,利福平,600mg/天(表 38-1)[60]。耐药的病例

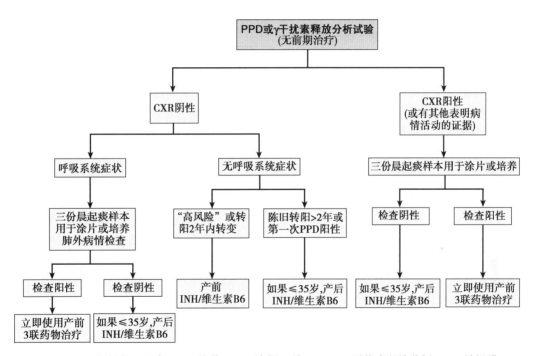

图 38-7　PPD 阳性处理程序　CX,培养;CXR,胸部 X 线;IGRA,γ-干扰素释放分析;INH,异烟肼

表 38-1　抗结核药物

药物	形式	每日用量	每周用量	主要不良反应
一线药物(用于初步治疗)				
异烟肼	口服或肌注	10mg/kg 最多 300mg	15mg/kg 最多 900mg	肝酶升高,外周神经炎,过敏症(过度敏感)
利福平	口服	10mg/kg 最多 600mg	10mg/kg 最多 600mg	尿液及分泌物橘色变,恶心,呕吐,肝炎,发热反应,紫癜(少见)
吡嗪酰胺	口服	15~30mg/kg 最多 2g	50~70mg/kg	肝毒性,高尿酸血,关节痛,皮肤瘙痒,胃部不适
乙胺丁醇	口服	15mg/kg 最多 2.5g	50mg/kg	视神经炎(减低红-绿分辨力,减弱视觉灵敏度),皮肤瘙痒

表 38-1　抗结核药物（续）

药物	形式	每日用量	每周用量	主要不良反应
链霉素	肌注	15mg/kg 最多 1g	25～30mg/kg 最多 1g	耳毒性,肾毒性
二线药物（每日治疗）				
卷曲霉素	肌注	15～30mg/kg 最多 1g		听觉的、前庭的、肾脏毒性
卡那霉素	肌注	15～30mg/kg 最多 1g		听觉的、肾脏的毒性,罕见前庭毒性
乙硫异烟胺	口服	15～30mg/kg 最多 1g		胃肠道障碍、肝毒性、过度敏感
对氧基水杨酸	口服	150mg/kg 最多 1g		胃肠道障碍、过度敏感、肝毒性、钠潴留
环丝氨酸	口服	5～20mg/kg 最多 1g		精神病、抽搐,瘙痒

包括原发耐药菌株（33%）或在治疗过程中出现耐药。如果预计会对异烟肼耐药,则应该加用乙胺丁醇,2.5g/天,治疗时间要延长到 18 个月[60]。乙胺丁醇在动物实验时有致畸作用,在人类中尚未有报道。使用乙胺丁醇治疗最常见的副作用为视神经炎[61]。妊娠期间应该避免使用链霉素,链霉素与新生儿耳神经损害有关。在妊娠期间不推荐使用抗结核药包括:乙硫异烟胺、链霉素、卷曲霉素、卡那霉素、环丝氨酸、吡嗪酰胺。近期报道在孕期使用上述抗结核药并没有出现胎儿的不良影响。治疗用抗结核药没有致畸的报道,妊娠结局良好[60,61]。如果不治疗,则与孕妇的高发病率和高死亡率相关联。多重耐药肺结核的孕妇治疗应该个体化。病人应该被告知可能有很小的胎儿致畸风险,以及治疗延迟导致疾病进展时母亲及胎儿的发病率和死亡率风险。耐药性肺结核母亲产后传染给新生儿的风险增加[62,63]。因此,患有活动性结核的孕妇在分娩后,应该将母亲与新生儿分隔开。

抗结核治疗的妇女可以母乳喂养。仅仅有 0.75%～2.3% 的异烟肼以及 0.05% 的利福平排到乳汁中。乙胺丁醇在乳汁中排泄是最小的。如果新生儿同时口服抗结核剂治疗,新生儿药物水平则会过量,因此应避免母乳喂养。母乳喂养婴儿的母亲在接受异烟肼治疗同时应该补充包含有吡哆醇的多种维生素补充剂[52]。新生儿出生时进行一次 PPD 皮肤试验,3 个月大的时候应再次进行 PPD 试验。活动性肺结核的孕妇新生儿在分娩时应该使用异烟肼预防(10mg/kg/天)直到母亲痰培养为阴性 3 个月后。新生儿活动性肺结核确诊后应该立即用异烟肼和利福平的二联治疗,或在耐药机制明确的时候进行多重耐药治疗。有与未治疗的或未完全治疗的结核病人亲密或长期接触风险的婴儿和儿童,应该接受 BCG 卡介苗疫苗。

总结

总的来说,具有肺结核高风险的孕妇应该做肺结核的筛查。有潜在的结核感染病人应该接受异烟肼预防治疗,有活动性肺结核的病人应该接受双重抗结核剂治疗,

同时新生儿也应该筛查肺结核。在大多数病例中,及时的筛查和治疗将保证母婴良好预后。

妊娠期哮喘

高达 8% 的妊娠合并有哮喘,这是妊娠中最常见,会有潜在严重合并症的疾病[64]。哮喘的流行以及发病率持续增长,近年来,哮喘的死亡率在下降。哮喘以慢性呼吸道炎症为特点,表现为在多种刺激下增加的气道高反应性以及部分或完全的,可逆的气道阻塞。因为气道炎症几乎出现在所有病例当中,因此也被公认为哮喘的发病机制。现在的哮喘医疗管理强调治疗气道炎症进而减少气道反应和预防哮喘症状。国家哮喘研究预防项目（NAEPP）研究小组发现"对于有哮喘的孕妇来说,使用哮喘药物治疗是安全的[64]。"

诊断

在正常妊娠过程中,增大的子宫抬高了横膈约 4cm,同时也减少了功能残气量（FRC）。然而用力肺活量（FVC）、最大呼气流速（REFR）、1 秒用力呼气量（FEV1）却没有明显的改变。

妊娠期哮喘的诊断与非妊娠期哮喘的诊断相同。哮喘通常有典型的症状（喘息、咳嗽、气促、胸闷）,时间关系（波动强烈,在夜晚加重）,以及诱因（例如过敏原、运动、感染）。听诊听到喘息声支持诊断,但是无喘息声并不能排除哮喘诊断。理想状态下,哮喘的诊断应该需要用呼吸计量器测出气道阻力。吸入沙丁胺醇后,气道阻力至少部分可逆以及 1 秒用力呼气量（FEV1）增加超过 12%[65,66]。然而,可逆的气道阻塞在一些哮喘病人中不一定表现出来。对于有哮喘临床症状却不能确定有无气道可逆性阻塞的病人,可以考虑进行哮喘治疗。试验治疗有效可以做出诊断。如果认为醋甲胆碱试验对于确诊哮

喘是必要的,试验应该推迟到产后进行。

病人在妊娠过程中出现的新的呼吸系统症状,最常见的鉴别诊断是妊娠期呼吸困难,这与哮喘的差别之处在于没有咳嗽、喘息、胸闷或是气道阻塞。其他鉴别诊断考虑包括:胃食管反流,后鼻滴注引起的慢性咳嗽以及气管炎。

NAEPP 根据白天及夜晚的症状(喘息,咳嗽或是呼吸困难)以及肺功能的客观测试定义了轻度间断性、轻度持续性、中度持续性以及严重持续性哮喘[63]。最常用的肺功能参数为最大呼气流速 PEFR 和 1 秒用力呼气量

FEV1。最近的 NAEPP 指南表明将哮喘严重程度分级不是根据控制药物,而是根据药物控制后的哮喘严重程度来决定[65,66](表 38-2)。在另一项研究中发现,伴有症状及肺功能障碍的轻度哮喘且需要定期药物控制哮喘的孕妇与中度哮喘孕妇症状加重相似。需要全身使用皮质类固醇来控制哮喘的病人与重度哮喘病人恶化相似。使用生活质量调查问卷发现,与哮喘相关的早期妊娠生活质量与随后的哮喘的发病率相关而与围产期结局无关。

表 38-2　哮喘严重程度分级以及哮喘在孕妇中的控制

哮喘的控制*	控制好		控制不太好	控制很差
哮喘程度+	轻度间断性	轻度持续性	中度持续性	重度持续性
症状频率,沙丁胺醇用量	≤2 天/星期	>2 天/星期,但不是每天	每天都有症状	整天
夜间醒来次数	≤2 次/月	>2 次/月	大于 1 次/星期	≥4 次/星期
日常生活障碍	无	轻微受限	中度受限	严重受限
FEV1 或最大峰值流速(% 期望值/个人最佳值)	>80%	>80%	60% ~ 80%	<60%

根据快速参考 NAEPP 专家 PANEL 报告修订:妊娠期哮喘的管理:药物治疗的推荐—2004 年更新. J AllergyClinImmunol. 2005;115:34-36.
* 评价长期药物控制的病人是否需要加强治疗,减少治疗或者不需要改变
+ 评估没有使用长期控制药物的病人哮喘严重程度;查表 38-5 根据严重程度来决定是否启用控制药物治疗
FEV1:一秒用力呼气容积

妊娠对哮喘的影响

妊娠期间的哮喘与孕妇总体发病率有关联。在一项大型回顾性研究中,妊娠期对哮喘的影响不同:妊娠期间 23% 的哮喘有所改善,30% 的哮喘加重。轻度哮喘的孕妇有 12.6% 概率恶化,2.3% 的需要住院治疗;中度哮喘的孕妇有 25.7% 概率恶化,6.8% 的需要住院治疗;重度哮喘的孕妇有 51.9% 概率恶化,26.9% 需要住院治疗[67]。

哮喘对妊娠的影响

有报道表明,有哮喘的妇女比没有哮喘病史的妇女妊娠期合并症的发生率更高[69]。

2013 年一项基于 2002 年到 2008 年美国 12 个医疗中心临床数据的回顾性队列研究中,Mendola 与同事发现有 17 404 名有哮喘的孕妇在几乎所有的结局研究中具有增加的风险。哮喘孕妇的先兆子痫(1.14;95% CI,1.06 ~ 1.22),子痫前期(1.34;CI,1.15 ~ 1.56),妊娠期糖尿病(1.11;CI,1.03 ~ 1.19),胎盘早剥(1.22,CI,1.09 ~ 1.36),前置胎盘(1.30;CI,1.08 ~ 1.56),抽搐(1.79;CI,1.21 ~ 2.63)的发生率均显著增高. 哮喘孕妇的早产(1.17;CI,1.12 ~ 1.23),胎膜早破(PPROM,OR,1.18;CI,1.07 ~ 1.30),早期引产(1.14;CI,1.0 ~ 1.29),臀先露(1.13;CI,1.05 ~ 1.22),出血(1.09;CI,1.03 ~

1.16),肺栓塞(1.71;CI,1.05 ~ 2.79),产妇进入 ICU(1.34;CI,1.04 ~ 1.72)的发生率均增高。患有哮喘的孕妇较少自然进入产程(0.87;CI,0.84 ~ 0.90)或阴道分娩(0.84;CI,0.80 ~ 0.87)。

妊娠早期哮喘加重与先天性畸形显著相关(较正优势比 Adjusted OR,1.48;CI,1.04 ~ 2.09)。这可能与致病菌导致哮喘加重有关。大量观察数据显示,哮喘控制不良(依据症状,肺功能,或者恶化)和增加的风险之间存在显著的关系,因此妊娠期积极治疗哮喘意义重大[69,72,73]。**前瞻性研究显示在怀孕期间积极治疗哮喘,一般都预后良好[73-79]。**在严重哮喘或需要口服类固醇的孕妇中,不良结局包括小于 37 周的早产。每天有哮喘症状的孕妇,子痫以及胎儿宫内生长迟缓的风险增加;在中、重度哮喘的孕妇中,剖宫产率增加[73,78]。尽管这些研究表明,轻、中度哮喘孕妇可能拥有良好妊娠结局,但在解释病情时仍需告知风险。前瞻性研究较少发现明显的不利的联系,这可能是因为对哮喘有更好的监测和治疗。此外,被纳入研究的孕妇相对一般群体更遵医嘱、更积极治疗。另外严重持续性哮喘孕妇不良结局发现较少可能是因为样本量相对较小。尽管如此,这些前瞻性研究认为这一人群妊娠结局良好,同时认为哮喘控制不良会增加母婴风险[65,78]。已经有报道表明低 FEV1 与低出生体重以及早产儿的风险增加密切相关。

哮喘的处理

妊娠期哮喘的治疗是为了预防母体缺氧,保持胎儿足够的氧供。另外,治疗也是为了更好地控制白天或夜晚的症状,减少病情急性发作,维持正常或近正常的肺功能,减少沙丁胺醇的使用,减少药物的不良反应。哮喘孕妇应该咨询哮喘专科医生,评估过敏原、做肺功能测试,严重哮喘的病人在治疗过程中要随时重新评估和调整药物。**妊娠期哮喘病人的管理分以下4个必需的部分:(1)客观评价与监测(2)病人教育(3)避免或控制哮喘的诱因(4)药物治疗。**

评估与监测的客观指标

病人或是医生都可能对气道高反应性、气道阻力以及哮喘的严重程度估计不准确。客观上来讲,**一秒用力呼气量FEV1是一个肺功能最佳测量指标**。平均一秒用力呼气量FEV1低于80%提示32周以及37周前早产的风险以及胎儿出生体重低于2500g的风险增加。测量FEV1需要肺功能仪。**PEFR与FEV1相关性好,用一次性的峰值流量计即可测得**。病人自我监测PEFR可以提供哮喘控制的状态,能帮助早期发现病情恶化的征兆,从而能及时治疗。因为许多孕妇怀孕期间哮喘会加重,那些平时轻度哮喘或是病情控制较好的孕妇也需要监测PEFR和FEV1,以及时了解她们的状态。孕期的PEFR值为380~550L/min。病人应该建立自己的个人最佳PEFR值,然后计算个体化的PEFR区:绿色>80%的个人最佳PEFR,黄色50%~80%,红色区<50%。

患者教育

病人应该被告知妊娠期间对哮喘的控制对胎儿的健康非常重要,孕妇应该对孕期哮喘的管理有基本的认识,包括:PEFR的自我监测,吸入药物的正确使用方法。正确使用峰值流量计的方法:在站立时深吸气,在峰值流量计上读数,就是PEFR。吸烟的孕妇应该戒烟。有证据表明主动吸烟会加重哮喘症状以及胎儿生长异常的风险。哮喘孕妇还应该避免其他诱发因素。

所有孕妇应该接受哮喘与妊娠关系的教育:自我治疗指导应该包括吸入药物的正确使用方法,坚持使用药物的重要性,潜在环境诱因的控制。病人也应该知道不论是哪种类型的哮喘,妊娠期间停药与哮喘加重相关。医疗人员也应该了解孕妇哮喘的治疗状况,并能及时处理治疗中的问题(例如:治疗的费用,可行性,副作用)。**必须强调坚持治疗的重要性**。根据过敏原测试结果,可以给孕妇提供建议,减少环境中过敏原的接触。

应该给孕妇提供一张计划表格,解释维持药物治疗以及症状加重时的支气管扩张剂吸入药物的治疗。解释什么时候及如何增加控制类药物,什么时候、如何使用泼尼松,如何认识病情恶化,以及什么时候、如何寻求紧急

帮助。一份写好的哮喘行动计划是最理想的,以下可获取一个样例:

http://www.nhlbi.nih.gov/files/docs/public/lung/asthma_actplan.pdf.

避免或控制哮喘的诱因

妊娠期间减少接触不良环境对于控制哮喘非常重要。刺激物以及过敏原引起急性症状同时也增加气道炎症反应以及气道高反应性。避免或是控制这些诱因可以减少哮喘的症状、气道高反应性以及药物治疗的需要[66]。哮喘与过敏症的关联很常见;75%~85%的哮喘病人对常见的过敏原包括动物皮屑、房尘螨、蟑螂抗原、花粉、真菌等皮肤测试阳性。其他常见的非免疫源性的诱因包括吸烟、强烈气味、空气污染、食品添加剂如亚硫酸盐以及一些药物,包括阿司匹林以及β受体阻断剂。强体力活动也可能是诱因。运动前10~30分钟吸入沙丁胺醇可避免一些运动诱发的哮喘。

避免哮喘诱因的措施有使用过敏原不能透过的床垫以及枕头套,移除地毯,每周用热水清洗床品,避免吸烟,通过降低湿度来抑制螨虫以及真菌的生长,用吸尘器打扫屋子时离开屋子。毛绒动物玩具放于床上也是诱因。理想的动物皮屑控制是将宠物搬出家中;过敏的妇女应该至少保持将毛绒宠物置于卧室外。蟑螂的控制可用有毒的诱饵或圈套同时清除食物和垃圾。

脱敏治疗在改善过敏病人的哮喘症状方面有效[66]。脱敏治疗刚开始,当剂量逐渐增加时,有引发过敏性休克的风险。妊娠期间如果发生过敏性休克可导致母胎死亡。当孕妇接受维持剂量或接近维持剂量的治疗时,没有出现不良反应,并改善症状,可继续脱敏治疗,推荐适当减少剂量,以期减少过敏反应发生的概率。在孕期,不建议开始新的脱敏治疗。

哮喘的药物治疗

治疗哮喘的药物分为长期控制药物(吸入性皮质类固醇激素,长效β-受体激动剂,白三烯调节剂以及茶碱)预防哮喘出现,和短期急救药物例如沙丁胺醇来缓解急性症状。

既往经过哮喘药物治疗的孕妇应该询问她们的用法,根据治疗步骤进度表来确定她们现治疗水平属于哪个级别(表38-3)。同时评估潜在的依从性问题。**有报道表明,哮喘药物用量在妊娠早期明显减少。吸入性类固醇激素减少了23%,β-受体激动剂减少了13%,紧急类固醇激素(全身用的)减少了54%**。此外,妊娠期大部分哮喘病例恶化都与不坚持使用吸入性类固醇有关。除了评估依从性,询问病人既往使用的药物、功效以及副作用都能帮助指导之后来的管理决策。

表 38-3　妊娠期哮喘的药物治疗步骤

步骤	哮喘严重程度
1. 不用每日给药；必要时用沙丁胺醇	轻度间断性哮喘
2. 低剂量吸入性皮质类固醇激素（另外的选择：LTRA 或茶碱）	轻度持续性哮喘
3. 中等剂量吸入性皮质类固醇激素（另外的选择：低剂量吸入性皮质类固醇激素和 LTRA，LABA 或茶碱）	中度持续性哮喘
4. 中等剂量吸入性皮质类固醇激素和 LABA（另外的选择：中等剂量吸入性皮质类固醇激素加 LTRA 或茶碱）	中度持续性哮喘
5. 高剂量吸入性皮质类固醇激素和 LABA	重度持续性哮喘
6. 高剂量吸入性皮质类固醇激素和 LABA 和口服泼尼松	重度持续性哮喘

根据 NAEPP 专家建议快速参考修订：妊娠期哮喘的管理：药物治疗的推荐—2004 年更新. J Allergy ClinImmunol. 2005；115：34-36.

＊茶碱（血浆水平，5～12μg/mL）.

我们修正了第三步。倾向于选择中等剂量吸入性皮质类固醇激素，而不是选择低剂量皮质类固醇激素加 LABA，因为缺乏在妊娠期间使用 LABA 安全性的数据。

LTRA：白三烯受体拮抗剂
LABA：长效 β 受体激动剂

对于哮喘孕妇，使用药物治疗哮喘比因缺乏治疗而哮喘发作安全得多[64]。典型的常用的哮喘药物列于表 38-4。

吸入性类固醇激素的低、中、高剂量列于表 38-5。阶梯性的药物疗法使用最小的药物剂量来控制病人哮喘的严重程度。

表 38-4　哮喘药物治疗的典型用量/服法

沙丁胺醇 MDI	根据需要每 4～6 小时 2～4 喷
沙美特罗 DPI	1 泡罩，2 次/天
福莫特罗	1 粒胶囊，2 次/天
氟替卡松/沙美特罗（氟替卡松和沙美特罗吸入剂）DPI	1 吸入剂，2 次/天；强度（100，250，500）根据哮喘严重程度
孟鲁司特	晚上 10mg 药片
扎鲁司特	20mg 药片，2 次/天
泼尼松	急性症状或重度持续性哮喘维持治疗：每天 7.5～60mg
茶碱	起始量 200mg，2 次/天，口服；目标血清浓度 5～12μg/mL（如果治疗同时使用红霉素或西咪替丁时剂量减半）
异丙托铵 MDI	2～3 喷/6 小时

根据 NAEPP 专家建议快速参考修订：妊娠期哮喘的管理：药物治疗建议—2004 年更新. J Allergy Clin Immunol. 2005；115：34-36.

DPI：干粉式吸入器；MDI：计量吸入器

表 38-5　比较每日吸入糖皮质激素剂量

	每日剂量＊	低剂量	中剂量	高剂量
氟替卡松定量喷雾器	44，110 或 220μg/喷	88 to 264μg	264 to 440μg	>440μg
氟尼缩松定量喷雾器	80μg/喷	320μg	320 to 640μg	>640μg
倍氯米松定量喷雾剂	40 to 80μg/喷	80 to 240 μg	240 to 480μg	>480μg
布地奈德干粉吸入器	90 or 180μg/吸入	180 to 540μg	540 to 1080μg	>1080μg
氟替卡松干粉吸入器	50，100 或 250μg/喷	100 to 300μg	300 to 500μg	>500μg
莫美他松干粉吸入器	110 或 220μg/吸入	110 to 220μg	220 to 440μg	>440μg
环索奈德定量喷雾器	80 或 160μg/喷	160 to 320μg	320 to 640μg	>640μg

2012 年哮喘治疗快速参考修订。美国国立卫生研究院出版物编号 12-5075。查阅 http://www.nhlbi.nih.gov/files/docs/guidelines/asthma_qrg.pdf.

＊每日喷雾总量通常分两次给药

分级治疗

分级治疗方案根据哮喘的严重程度增加而增加了药物的种类及使用频率。根据临床实验研究中疾病的严重程度不同，每一步的治疗方案中，药物被分为"首选"或者"可选择"的药物。治疗效果不理想的病人将会被提高到更强的药物治疗方案中。哮喘控制不好的病人一般将提高一个治疗等级，控制非常差的病人则需要提高两个治疗等级[69]。一旦病情控制且能持续稳定几个月，则可以考虑将治疗等级下调一级，但是下调必须谨慎渐进以避免破坏哮喘控制的稳定性。某些病人产后才考虑减少药物治疗以保证孕期良好控制[64]。如病人在孕前对"可选择"药物反应良好，应继续原方案治疗。而如果妊娠期开始治疗哮喘，应该考虑使用"首选"药物而不是其他治疗选择。

吸入性类固醇激素

吸入性类固醇激素是妊娠期所有等级持续性哮喘的首选治疗[64]。几乎所有病例都存在气道炎症反应,因此吸入性类固醇激素甚至可以作为轻度持续性哮喘病人的一线治疗。在一项纳入了504名孕妇的回顾性研究中,一开始没有用布地奈德或倍氯米松的孕妇急性加重率达17%,而妊娠一开始即使用这些药物治疗的孕妇急性加重率仅有4%[44]。随机控制实验表明,吸入性倍氯米松在提高肺功能方面比茶碱有效,与单独使用口服类固醇激素以及吸入性β-受体拮抗剂相比,合并使用吸入性倍氯米松能减少再次入院率[84]。

没有证据表明吸入性类固醇激素的使用与先天性畸形的增加或不良妊娠结局有关[64,85]。因为妊娠期使用布地奈德数据更多,布地奈德是吸入性类固醇激素的首选用药,同时也是唯一FDA妊娠期吸入性类固醇激素B级药物。但是,如果用另外一种吸入性类固醇激素能够良好控制哮喘,妊娠期应继续使用这种药物。目前尚未获得在孕期使用糖皮质激素环索奈德的人类妊娠数据。

吸入性 β_2 受体激动剂

各个分级的妊娠期哮喘都推荐需要时使用吸入性 β_2 受体激动剂[64]。沙丁胺醇通过松弛平滑肌快速缓解急性支气管痉挛,同时也是一个运动前预处理保护支气管良好药物。但是,β_2 受体激动剂容易引起颤抖、心动过速,心悸等。沙丁胺醇不阻止气道高反应性的形成。支气管扩张剂使用频率的增加可能意味着抗感染治疗的需要。妊娠期合理使用 β_2 激动剂是安全的[64,87]。

沙美特罗和福莫特罗是长效的β受体激动剂。尽管人类相关数据有限,但是由于是吸入途径,短效β激动剂安全性可靠,加上动物试验数据,认为孕期使用长效β激动剂是安全的[64,85]。在妊娠期,LABAs只能够与吸入性类固醇激素联合应用,比白三烯受体兴奋剂(LTRAs)和茶碱联合吸入性类固醇激素的治疗更有效[66]。妊娠期这些药物的有效性主要是从非妊娠病人的研究中推测而来。

奥马珠单抗(Omalizumab)

奥马珠单抗是免疫球蛋白(Ig)E的人源化单克隆抗体,FDA的B类药物。EXPECT这项临床观察试验2011年7月报告了接受奥马珠单抗治疗的128例妊娠结局,其中有8例流产,1例胎儿死亡,19例早产和5例重大出生缺陷,这些结果与中度到重度哮喘孕妇的妊娠结局不相吻合。由于安全性数据可疑和过敏性休克的风险,奥马珠单抗不应该在孕期开始使用。唯一可能的例外是表38-3的药物治疗无法控制病情,可考虑奥马珠单抗治疗。已经使用奥马珠单抗治疗的严重哮喘的病人怀孕后,可继续治疗。

茶碱

茶碱是怀孕期间治疗轻度和中度持续性哮喘的药物(见表38-3)。茶碱副作用的自觉症状包括失眠、胃灼热、心悸、恶心;大剂量会导致烦躁不安,心动过速和新生儿呕吐。孕期推荐计量是保持血清茶碱浓度5到12μg/毫升。联合西咪替丁、红霉素或阿奇霉素治疗会降低茶碱的清除率导致毒性;茶碱用量应减半。茶碱仅对孕期的慢性哮喘治疗有效而对急性发作无效。

没有证据表明茶碱与先天性畸形有关。在一个随机对照试验中,茶碱治疗人群与吸入倍氯米松治疗人群相比,哮喘急性发作率或妊娠结局没有差异。茶碱组副作用更显著,停药后,一秒钟用力呼气容积低于预测值80%的比例高于倍氯米松组。

白三烯调节因子

白三烯是花生四烯酸代谢物,可引发支气管痉挛、黏液分泌和增加血管通透性。白三烯受体拮抗剂对阿司匹林导致的支气管平滑肌痉挛有效。孟鲁司特和扎鲁司特都是妊娠B类药物。尽管白三烯受体拮抗剂在妊娠妇女中的使用数据有限,它的使用尚未证实会增加妊娠期畸形率。单用白三烯调节因子比单用吸入皮质类固醇激素疗效差。作为辅助治疗比LABAs效果差。

口服糖皮质激素

泼尼松用来维持治疗严重的持续性哮喘(见表38-3和表38-4)。门诊治疗哮喘急性发作,可给予泼尼松每天40~60mg,一天一次或分两次给药,持续3~10天。一项回顾性研究发现,与非孕妇相比,孕妇急诊得到的系统性皮质类固醇治疗不充分;她们在两周内因哮喘症状返回急诊的比率也高四倍。

怀孕前三个月口服皮质类固醇,婴儿唇裂的风险增加三倍(背景发生率约为0.1%),可伴随或不伴随腭裂。口服皮质类固醇使用也与增加子痫前期、早产和低出生体重儿的发生率。但是很难分清是由于口服糖皮质激素或是哮喘未得到良好控制的结果。因为这些数据的不确定性和哮喘严重失控对母亲和胎儿的明确风险,NAEPP建议孕期严重的持续性哮喘或哮喘急性发作仍需长期使用口服皮质类固醇。

过敏性鼻炎和胃食管反流

鼻炎、鼻窦炎和胃食管反流可能使哮喘症状恶化,这些疾病的管理也是哮喘治疗的一个不可或缺的方面。鼻内滴注糖皮质激素是控制过敏性鼻炎最有效的药物。第二代抗组胺药推荐氯雷他定、西替利嗪。在妊娠前三个月口服减轻黏膜充血剂与胎儿腹裂有关;因此使用之前先考虑短期(≤3 天)使用减轻黏膜充血剂鼻腔给药或鼻腔内部滴注糖皮质激素。用抑酸制剂控制胃食管反流可以改善哮喘的控制。

产前哮喘管理

目前缺乏足够的数据指导哮喘孕妇产前处理,治疗指南是根据其他临床情况和专家意见制定。患有哮喘的孕妇应该接种流感疫苗。持续哮喘发作患者应该考虑妊娠并发症的风险。低估哮喘严重程度和哮喘处理不当会增加不良结局。第一次产前检查应该包括详细的病史,关注可能会使哮喘加重的诱因,包括鼻炎、鼻窦炎、食管胃管反流或抑郁症。应了解病人吸烟史、哮喘的症状及严重性,夜间哮喘发作次数,因哮喘不能工作的天数,与哮喘有关的急诊次数。应定量评估,确定哮喘严重程度或控制程度(见表 38-2)。应该注意哮喘药物的类型和数量,包括每周使用沙丁胺醇的喷数。

中度或者严重哮喘的妊娠妇女,应该根据临床判断来安排产检。除了常规产检,还应该建议每月一次甚至更频繁地评估哮喘(急诊,住院,症状发生频率,睡眠或活动期症状变化,药物,剂量以及依从性)以及肺功能(如第一秒用力呼出量,或者最大呼气流速)。医生应该指导给药剂量及途径。

中度或重度哮喘的病人应该每日监测最大呼气流速,特别是自己无法察觉到哮喘恶化信号的病人。哮喘日记有助于哮喘治疗,应包括日常哮喘状态,最大呼气流速,症状,活动受限程度,就医情况,以及常规药物及按需药物的服用记录。明确并避免哮喘的诱因,特别是吸烟,有助于减少哮喘药物的用量。根据患者的哮喘发作的诱因,以及血液或者皮肤对 IgE 介导的哮喘过敏原的测试结果,可以推荐具体的环境控制方案。

哮喘控制不佳或者哮喘急性发作的孕妇可能需要额外的超声检查和胎儿监护。因为哮喘与宫内生长迟缓及早产相关,有必要通过早孕期超声确定精确孕周。产前监测的力度由哮喘严重程度和是否合并其他高危因素来决定。

哮喘急性加重期的家庭管理

哮喘加重可能轻微影响孕妇却对胎儿造成严重后果。孕妇应该学会使用 $β_2$ 受体激动剂吸入剂,并且认识到哮喘发作早期的症状和信号如咳嗽、胸闷、呼吸困难、喘息或是最大呼气流速降低 20%。指导很重要,孕妇应该立刻开始药物治疗,以避免母胎缺氧的发生。患者可以使用吸入沙丁胺醇,每 20 分钟到 1 小时可以使用 2 到 4 喷(见框 38-3)。**如果症状消失或者自觉缓解,可以重新进行正常日常活动,或者最大呼气流量大于个人最**

佳水平的 80%,那么可以认为该患者对药物的反应有效。对于不需住院治疗的哮喘发作患者,推荐使用一个疗程的口服泼尼松,每天一次,一次 40 到 60mg,或者每天两次,每次 20 到 30mg,连续服用 3 到 10 天。如果药物无效或者胎动减少,患者应该接受进一步治疗。

框 38-3　　急性哮喘发作期的家庭管理

使用沙丁胺醇喷雾吸入剂 2 至 4 喷并且测量最大呼气流速

反应不良:

- 如果最大呼气流速<预测值的 50%,并且发生严重喘息和气短,或者胎动减少明显,重复使用沙丁胺醇喷雾吸入剂 2 至 4 喷并且寻求急救救助。

反应不全:

- 如果最大呼气流速≥预测值的 50%,≤预测值的 80%,或者发生持续的喘息和气短,间隔 20 分钟重复使用沙丁胺醇喷雾吸入剂 2 至 4 喷,最多达两次或两次以上。如果最大呼气流速仍介于 50% 到 80% 之间或者胎动减少明显,需就医或者寻求紧急救助。

反应良好:

- 如果最大呼气流速>预测值的 80%,不伴有喘息和气短,并且胎动正常,患者可以继续吸入沙丁胺醇喷雾吸入剂,按照需求,每三至四小时 2 至 4 喷。

根据 NAEPP 专家建议快速参考修订:怀孕期间哮喘管理:药物治疗的建议-2004 年更新

MDI:定量雾化吸入器。PEFR:最大呼气流速

哮喘恶化的医院及急诊处理

首要目标是避免缺氧。利用血氧饱和仪测量机体氧合情况很重要,当指尖血氧饱和度低于 95% 时,便需要监测动脉血气。胸片并非常规检查。**如果胎龄已达有生机儿,需要开始进行持续电子胎监。沙丁胺醇应该通过氧气喷雾器吸入**,一开始可以每 20 分钟使用 2.5 ~ 10mg,给药三次;然后是按需要每 1 ~ 4 小时使用 2.5 ~ 10mg,或者持续每小时使用 10 ~ 15mg。有时候患者呼吸困难,导致喷雾治疗无效;可以通过皮下注射特布他林,每 20 分钟 0.25mg,给药三次。哮喘发作期管理的指南见框 38-4。

如果口服泼尼松首剂一小时后无效,或者已经在口服泼尼松,可以使用静脉糖皮质激素。甲基泼尼松龙,泼尼松龙或者泼尼松应该每天给药 40 ~ 80mg,单次或者分两次给药,直到最大呼气流量达到预计或者个人最佳的 70%。随着患者好转,剂量可以逐渐减少。哮喘严重急性发作病人,每日剂量应达 120 ~ 180mg,至少分为三至四次给药,持续 48 小时,然后逐渐减量。如果严重哮喘发作患者对前述的治疗方案不敏感,可以考虑使用硫酸镁(支气管扩张剂)。

框 38-4　哮喘发作期的紧急处理及医院管理

初步评估及治疗

病史及检查（触诊、呼吸辅助肌的使用、心律、呼吸频率），最大呼气流速或者第一秒用力呼气容积，氧饱和指数或者以下其他评估：

- 如果处于严重哮喘发作期（最大呼气流速或第一秒用力呼气容积小于50%，同时在休息时伴有严重症状），建议每20分钟或连续1小时吸入高剂量雾化的沙丁胺醇，吸入异丙托溴铵和全身糖皮质激素。
- 初步评估胎儿（如果胎儿有潜在活力，考虑胎监和/或胎儿生理活动评估）
- 用喷雾器或者定量雾化吸入器吸入沙丁胺醇，最初的四小时最多可使用至四个剂量。
- 如果没有立竿见影的效果或者患者最近使用了全身糖皮质激素，可以口服皮质激素。
- 吸氧，维持血氧饱和度>95%。
- 重复评估：症状，物理检查，最大呼气流速，血氧饱和度。
- 如果效果明显，每60分钟持续吸入沙丁胺醇，维持1到3小时。

重复评估

- 症状，物理检查，最大呼吸流速，血氧饱和度以及其他需要的测试。
- 持续的胎监。

反应良好：

- 最大呼气流速或者第一秒用力呼气容积>70%
- 在最后一次治疗后效果维持60分钟
- 没有呼吸窘迫
- 物理检查：正常
- 胎儿情况良好
- 出院回家

反应不全：

- 最大呼气流速或者第一秒用力呼气容积≥50%但是<70%
- 轻度或者中度症状

- 在患者稳定前进行持续胎监
- 监测最大呼气流速或者第一秒用力呼气容积，血氧饱和度，脉搏
- 持续吸入沙丁胺醇和氧气
- 吸入异丙托溴铵
- 口服或者静脉注射全身糖皮质激素
- 个体化评估是否入院治疗。

反应不良：

- 最大呼气流速或者第一秒用力呼气容积<50%
- 二氧化碳分压>42mmHg
- 体格检查：症状重，嗜睡，狂躁
- 持续胎儿评估
- 收入重症监护室

可能发生或已发生的呼吸骤停

- 收入重症监护室
- 气管插管及机器辅助通气，纯氧
- 雾化吸入沙丁胺醇及异丙托溴铵
- 静脉注射糖皮质激素

重症监护室

- 每小时吸入沙丁胺醇或持续吸入异丙托溴铵
- 静脉注射糖皮质激素
- 吸氧
- 必要时气管插管及机器辅助通气
- 持续胎儿评估直到患者病情平稳

出院回家

- 持续沙丁胺醇治疗
- 根据病情口服糖皮质激素
- 开始或者继续吸入糖皮质激素直到下一次复诊
- 患者教育：
  - 回顾药物使用
  - 回顾或者启动行动计划
  - 建议密切随访

根据 NAEPP 专家建议快速参考修订：怀孕期间哮喘管理：建议药物治疗-2004 更新》。J Allergy Clin Immunol，2005；115；34-36。

BBP 生物物理评分　FEV1 第一秒用力呼气容积　ICU 重症监护室　MDI 定量吸入气雾剂　　Pco2 二氧化碳分压　PEFR 最大呼气流速

哮喘的分娩期处理

分娩期间不应该停止哮喘药物的使用。尽管分娩期一般处于哮喘静息期，仍应评估患者的最大呼气流速。应该防止脱水并给予合适的镇痛，以减少支气管痉挛的发生。对于在孕期正在使用全身糖皮质激素或者已经使用过几组短疗程全身糖皮质激素的患者，产时以及分娩后24小时应给予静脉皮质激素治疗，每八小时100mg 氢化可的松，以预防肾上腺危象[69]。如果患者哮喘急性发作，择期分娩应该延迟。极少因为急性哮喘发作而需施行剖宫产，应积极药物治疗，大多能得到控制。

哮喘孕妇可应用前列腺素 E_2（PGE_2）或者 PGE_1 来促宫颈成熟，治疗自发流产或人工流产，处理产后大出血，但需监测哮喘的状态[65]。**但甲基麦角新碱特别是卡前列腺素（15 羟基 $PGF_{2\alpha}$）则会导致支气管痉挛。**如果需要保胎，优选硫酸镁和特布他林，因为这两种药物都是支气管扩张剂。相反，对阿司匹林敏感的患者中，吲哚美辛会诱发支气管痉挛。在临床使用中，还未观察钙离子通道阻滞剂与支气管痉挛的联系。哮喘的孕妇使用钙离子通道阻滞剂来安胎也未见相关报导。非选择性β受体阻滞剂可能会触发支气管痉挛。

分娩期间硬膜外麻醉有利于减少氧耗量和通气量。

芬太尼与布托啡诺可能比吗啡与哌替啶更安全,后者会促进组胺释放,但是尚无在分娩期触发支气管痉挛的证据。产科,麻醉科和儿科工作人员之间的交流对病人的良好处理很重要。

母乳喂养

一般来说,只有少量哮喘药物会进入母乳。泼尼松、茶碱、抗组胺药、吸入糖皮质激素、白三烯受体拮抗剂和 β_2 受体激动剂并不是母乳喂养的禁忌证。然而,在敏感的新生儿中,茶碱也许会引起新生儿呕吐,喂养困难,烦躁不安和心律失常。

总结

妊娠期合并哮喘越来越常见。轻度和中度哮喘可以有良好的母婴结局,尤其是按照目前 NAEPP 建议治疗的病人。重度及控制不佳的哮喘患者可能增加早产、子痫前期、胎儿生长受限及剖宫产率。重度哮喘发作会增加母亲的发病率及死亡率,会有不良的妊娠转归。应根据客观评估、避免哮喘诱因、患者教育和分步治疗来指导妊娠期哮喘的治疗。妊娠及哺乳期应该继续使用哮喘药物。

限制性肺疾病

肺实质改变或者胸膜、胸壁或者神经肌肉组织的异常导致肺部扩张受限,从而引起限制性通气障碍。疾病的特征为肺容量减少,第一秒用力呼气容积和最大肺活量的比率增加(FEV$_1$/FVC 增加)[91]。间质性肺疾病包括特发性肺纤维化、结节病、过敏性肺炎、肺尘埃沉着病、药物引起的肺部疾病和结缔组织组织病。**其余引起限制性通气障碍的原因包括胸膜、胸壁疾病和非胸部疾病如肥胖、腹膜炎和腹水**[91]。妊娠期限制性肺疾病研究有限。因此,限制性肺疾病与妊娠结局的相互影响尚不清楚。在一项前瞻性研究中,Boggers 等[92]对九名有间质性肺疾病及限制性肺疾病的妊娠妇女进行了研究。该研究人群包括患有特发性肺纤维化,过敏性肺炎、结节病、脊柱后侧凸和多发肺栓塞的孕妇。其中三名孕妇患有严重的疾病,她们的肺活量只有 1.5 升甚至更少(小于预计值的50%),或者弥散功能少于或等于 50% 预计值。其中五个患者活动后有低氧血症,四个患者需要吸氧治疗。其中一个患者有不良妊娠结局,在 31 周分娩,而且分娩后需要七十二小时的机械通气。其余的八个患者都在 36 周时或者 36 周以后分娩,没有产时或者产后并发症。所有婴儿出生时宫内生长都大于或等于第 30 百分位数。作者总结认为限制性肺疾病在妊娠期间有良好的耐受性。然而,运动不耐受的现象很普遍,应考虑早期吸氧治疗。

肺结节病

结节病是一种原因不明的好发于年轻人的系统性肉芽肿疾病,大部分患结节病的妇女妊娠期结局良好[93,94]。在一项对 18 名患有结节病妇女 35 次妊娠的研究中,9 名孕妇的结节病处于静止期。在妊娠期间,6 名患者的结节病有所改善,3 名患者的结节病有所恶化[95]。在产后,15 名患者病情平稳,3 名患者病情有所进展。另外一项回顾性分析研究了有十年以上结节病病史的 15 位孕妇[94]。**11 名患者病情平稳,2 名患者病情有所进展,2 名患者因为严重的结节病引起的并发症而死亡**。在这组研究中,预示不良预后的因素包括:胸部 X 片肺实质病变,较高的影像学分期,高龄孕产妇,低炎症反应,需要类固醇以外的治疗药物,肺外的结节病[94]。这 2 名在妊娠期死亡的患者在妊娠前就患有严重疾病。剖宫产率为 40%;另外,27% 的胎儿(15 个中的 4 个)体重少于 2500 克。没有患者并发子痫前期。妊娠期间观察到的结节病好转现象,可能和妊娠期皮质醇水平增高有关。结节病在许多非妊娠的患者中也经常有自发性好转,所以妊娠期的好转也许只是巧合。

一项包括了 10 名患有结节病孕妇的 17 次怀孕的研究发现,妊娠对疾病进程并没有一致影响[95]。Scadding[96]根据胸片特征将患者分成三组。在妊娠前胸片正常,整个孕期胸片也正常。在妊娠前胸片有好转,孕期胸片继续好转。在妊娠前胸片显示稳定的纤维化的改变,孕期保持稳定,和胸片显示活跃期的改变,孕期显示部分或完全缓解。最后一组大部分在分娩后 3 到 6 个月经历了疾病的恶化[96]。

患有限制性肺疾病合并肺动脉高压的患者在妊娠期死亡率高达 50% 的。这些患者在孕期、分娩期及产后均需要密切的监测。有时需要放置肺动脉导管监测,以指导治疗。当限制性肺通气疾病(包括结节病)孕妇肺功能恶化时,尽早开始类固醇治疗可能有帮助。患有严重疾病的孕妇需要密切监测,妊娠期间需要氧疗。

在分娩期间,如果没有禁忌证,应该考虑尽早使用硬膜外麻醉。尽量避免疼痛,降低交感反应,减少在分娩过程中的耗氧量。**如果条件允许,这类患者应该避免全身麻醉**,因她们有可能在全麻后出现肺部并发症,包括肺部感染和脱机困难。另外,在妊娠期间需要密切监测的胎儿,因为氧供不足会使胎儿生长受限。

另外,对于有限制性肺通气疾病的女性,应告知疾病可能会恶化,尤其是受孕时疾病已经恶化的病人。限制性肺疾病合并肺动脉高压的患者,应该告知她们妊娠期间肺功能有可能恶化而导致母亲死亡。

总之,尽管关于妊娠期限制性肺疾病的文献报导资源有限,大部分限制性肺疾病(包括肺结节病)的患者妊

娠结局良好。但是,也有一部分限制性肺通气疾病的患者在妊娠期间病情会恶化。

肺囊性纤维化

囊性纤维化(CF)常涉及外分泌腺体,胰腺的上皮组织,汗腺以及呼吸、消化、生殖管道的黏液腺。**大多数囊性纤维化的患者存在慢性阻塞性肺疾病(COPD),胰腺外分泌不足,和经汗液排泄电解质增多的症状。**这种疾病常常是通过常染色体隐性遗传。囊性纤维化基因在1989年被发现,它位于7号染色体,目前已发现了绝大多数CF患者的分子表达缺陷。**在美国,大约有4%的白人是囊性纤维化基因的杂合体携带者,每三千名新生白人婴儿中,有一名是囊性纤维化的患者。**囊性纤维化的发病率及致死率一般取决于肺部疾病的进展。囊性纤维化的女性,妊娠及其生理改变会增加肺部、心血管及营养状态的负荷。这章的目的是让产科医生熟悉这种复杂疾病与妊娠的相互影响。另外,母亲怀孕前应做遗传学咨询(见第10章),了解母亲的疾病对新生儿的影响,包括母亲病故后孩子的抚养问题。

自1940年以来,囊性纤维化患者的生存率大大增加。2008年的平均年龄已增至39.6年。与男性相比,女性的中位年龄略低,男性为29.6年,女性为27.3年。性别差异的原因不清楚。目前,**美国45%以上的囊性纤维化患者年龄大于18岁。**囊性纤维化患者的生存年限的增加得益于早期诊断,早期干预以及抗生素治疗和营养支持的改进。**越来越多的囊性纤维化女性正在步入生育年龄。在大多数情况下,患囊性纤维化的男性不育。**与男性不同,囊性纤维化的女性往往能够生育。囊性纤维化的女性如果不孕,可能是由于疾病进展营养不良导致的无排卵周期和继发性闭经,或者由于宫颈黏液的改变。

1960年报道了第一例囊性纤维化患者怀孕病例。从1986年到1990年,根据囊性纤维化基金会病人注册中心的统计,囊性纤维化患者怀孕数量增加一倍,1986年报道了52例,1990年报告了111例。最近这个注册中心报道了1985年和1997年间8136例囊性纤维化女性患者中,有680名患者怀孕。这些数据都表明了妊娠合并囊性纤维化的人数大幅增加。因为囊性纤维化女性妊娠数量增加,产科医生有必要熟悉此病。应及时向囊性纤维化专家咨询与交流,团队合作有助于改善这类患者的妊娠结局。

囊性纤维化患者的妊娠结局

健康孕妇可以良好地耐受与怀孕相关的生理变化(见第3章),囊性纤维化的孕妇却可能适应不佳。怀孕期间由于增加的氧耗量及二氧化碳负担,孕妇静息每分通气量可能接近未怀孕时的150%。另外,怀孕时增高的孕激素水平可导致过度呼吸。增大的腹部和向上移动的隔膜导致功能残气量和残气量降低。妊娠期间气体交换也发生变化,肺泡-肺动脉氧梯度增大,这种变化在仰卧位时最明显。对于正常的孕妇,这些变化的影响很小。但是,对于囊性纤维化的孕妇,这些变化则可能造成呼吸衰竭,导致母胎发病率和死亡率增加。

怀孕期间血容量平均增加50%,心输出量也增加,在孕中期达到高峰。分娩期间,血容量急剧增加,是因为子宫收缩,大量血液回流。分娩后,胎儿造成的压迫缓解,下腔静脉回流增加,血容量继续增加。

囊性纤维化和其他严重肺部疾病的女性可能继发肺动脉高压。无论何种病因导致的肺动脉高压,怀孕风险都很高,是妊娠的禁忌证。肺动脉高压的女性在分娩时可能会发生心搏骤停,孕产妇死亡率超过25%。**此外,肺动脉高压患者在怀孕期间可能无法有效地增加心输出量;胎盘机能不全导致胎儿宫内生长受限和死胎的风险增高。**

在怀孕期间,营养需求增加,大约每天需要300千卡的额外热量来满足母亲和胎儿的需求。**大多数囊性纤维化患者胰腺外分泌功能不全,消化酶和碳酸氢盐离子缺失,导致消化不良、吸收不良和营养不良。**

轻度囊性纤维化的病人如果孕前营养状况良好,肺功能良好,可以耐受妊娠。而临床状态较差、营养不良、肝功能障碍以及患有肺部疾病严重的患者妊娠风险增加[97,98]。Kent and Farquharson[98]回顾了相关文献,总结了217例妊娠。早产率24.3%,围产期死亡率7.9%。不良妊娠结局与产妇的体重增加少于4.5公斤,用力肺活量少于50%的预测值相关。**Edenborough和其同事报道了18名活产儿(81.8%)**[99]。其中三分之一是早产儿,**18.2%的患者流产。四个产妇在分娩后3.2年死亡。**对分娩前,分娩时以及分娩后三个阶段的肺功能研究显示,尽管患者在怀孕期间第一秒最大呼气量下降13%,用力呼气量下降11%,大多数患者在产后都回归到怀孕前的肺功能水平。尽管大多数的患者可以耐受怀孕,中度到重度肺部疾病(第一秒最大呼气量低于预测值的60%)患者常会分娩早产儿[99]。与轻度肺部疾病的患者相比,她们产后可能不能回归到怀孕前的肺功能水平。两个研究系列发现,预测囊性纤维化孕妇结局最有用的指标是孕前第一秒最大呼气量[99,100]。此外,研究发现孕前第一秒最大呼气量与孕产妇的生存率之间有正相关关系。

另一份报告调查了8136名囊性纤维化女性的生存率,这些数据来自1985年到1997年期间的美国囊性纤维化基金会国家病人注册表,其中680名患者怀孕[101]。作者将这680名女性与3327名囊性纤维化的女性作对比。妊娠的女性第一秒最大呼气量更高(分别为预测值的67.5%与预测值的67.1%;P>0.001),体重更重(分别为 52.9 和 46.4 公斤；P>0.001）。妊娠的女性 10 年生存率高于没有怀孕的女性（77%；95% 的可信区间，71% 到 82%）。将第一秒最大呼气量预测值的百分比，年龄，假单胞菌绿脓杆菌群，胰腺功能等因素配对后再次分析，结果相同。妊娠对各组病人无不良影响，包括第一秒最大呼气量仅达预测值 40% 组，和糖尿病组[101]。作者得出结论，患囊性纤维化能够怀孕的女性与不能怀孕的女性相比，她们的相对健康状况更好，**10 年生存率也更高。**

Patel 等[102]在 2014 年报道了美国 1119 名囊性纤维化女性的分娩，与 12 627 627 名没有疾病的女性相比，前者死亡、需要机械通气、并发肺炎、急性肾功能衰竭、早产、糖尿病、哮喘以及囊性纤维化结局不良的风险增加；但绝对风险仍很低。

囊性纤维化肺病包括慢性肺部感染和支气管扩张。肺部金黄色葡萄球菌、流感嗜血杆菌、铜绿假单胞菌、洋葱伯克霍尔德菌感染增加，其中，铜绿假单胞菌是最常见的病原体。静脉抗生素是急性感染的主要治疗。妊娠和囊性纤维化相关药代动力学的改变可能对结局造成严重影响。孕妇与未怀孕者相比，血清抗生素水平偏低，尿抗生素水平偏高。血清抗生素水平偏低是由于怀孕后血容量增加，肾小球滤过率的增加以及肾脏药物清除率的增加。因此当抗生素治疗效果欠佳时，应该监测药物水平。

囊性纤维化的患者孕期咨询

囊性纤维化的患者咨询是否可以怀孕时，必须考虑几个因素，包括胎儿患囊性纤维化的可能性（见第 10 章）。当母亲患囊性纤维化，而父亲是未知基因型的白人，胎儿患囊性纤维化的风险是五十分之一，普通人群白人夫妻出生囊性纤维化的患儿的概率是三千分之一。如果父亲是一个囊性纤维化基因突变的携带者，那么胎儿的风险增加到二分之一。即使父亲的 DNA 测试未显示父亲是囊性纤维化基因突变的携带者，父亲仍有可能携带了未知的囊性纤维化基因突变，后代的风险为四百九十二分之一。

对于患有囊性纤维化的女性，告知怀孕对健康可能的不利影响十分重要。导致不良结局的因素包括怀孕前营养状况不良，重度肺部疾病及低氧血症，肺动脉高血压。肝病和糖尿病也是预后不良的因素。**孕妇营养状况较差，肺动脉高压（肺心病）和妊娠早期肺功能恶化会引起很高的产妇死亡率，因此建议做治疗性流产。**

备孕的囊性纤维化女性还应该考虑分娩后需要的社会心理支持和物质支持。抚养孩子的艰辛可能会增加产妇在分娩后病情恶化的风险。家庭成员也应提供支持，同时应该意识到母亲的健康恶化和死亡的可能性。**此外，应该告知他们有可能需要照顾生长受限的早产儿，这些早产儿可能有各种合并症。**从长远来看，患有囊性纤

维化的女性的寿命因疾病而受限。超过 20% 患囊性纤维化的母亲在孩子十岁之前已经死于此病，如果第一秒最大呼气量小于预测值的 40%，这个比例会增加到 40%[104]。所以对于母亲死亡后如何抚养孩子，应有相应的计划。

妊娠合并囊性纤维化的处理

管理囊性纤维化孕妇需要团队配合，包括治疗囊性纤维化及其并发症的医生，母胎医学专家以及新生儿的专家。在备孕前需要评估孕妇的潜在风险因素，包括重度肺部疾病，肺动脉高压，营养状况差，胰腺功能不全和肝脏疾病。建议孕妇在怀孕前控制体重为理想体重的 **90%。建议孕期体重增加 11 ~ 12kg**[105]。建议密切监测体重、血糖、血红蛋白、血清总蛋白、血清白蛋白、凝血酶原时间和脂溶性维生素 A 和 E[105]。每次随访，应该记录卡路里的摄入，消化不良和吸收不良的症状，必要时调整胰酶。体重增长不足的病人，可以通过鼻饲管喂养补充肠内营养。鼻饲管喂养时应该考虑误吸的风险，尤其是囊性纤维化很常见的胃食管反流的患者。如果严重营养不良，则需要静脉营养。在怀孕前评估基础肺功能。评估应该包括用力肺活量（FVC）、第一秒最大呼气量（FEV 1）、肺容积、血氧含量和动脉血气。这些指标应该在妊娠期连续监控，一旦提示肺功能恶化，应该立即处理。超声心动图评估病人肺动脉高压和肺心病，一旦诊断明确，应该告知孕妇具有的高风险。

肺部感染的早期识别和及时治疗很重要。治疗包括合适剂量的静脉抗生素，注意由于怀孕和囊性纤维化，药物的清除率增加。监测氨基糖苷类药物的血浆水平并调整剂量。胸部物理治疗和支气管引流也是囊性纤维化孕妇肺部感染处理的重要组成部分。铜绿假单胞菌是最常见的细菌感染，与慢性支气管炎及支气管扩张有关，抗生素治疗应该覆盖这种病菌。

如果囊性纤维化患者的胰腺功能不全并且有糖尿病，应严格监测血糖水平和调节胰岛素治疗。正如前文提及患者需要补充胰腺酶来改善营养状况。因为脂肪吸收不良和频繁使用抗生素，囊性纤维化患者很容易患维**生素 K 缺乏症**；因此需要定期检查凝血酶原时间，如果**凝血酶原时间延长，需要注射维生素 K。**

处理囊性纤维化的孕妇时，需要认识到有发生胎盘功能不全及胎儿生长受限的风险。产妇的营养状况和怀孕期间的体重增长对胎儿很重要，因此应经常测量宫高，定期使用超声评估胎儿生长和羊水体积。从 28 周开始，胎动计数有助于监测胎儿情况。如果胎儿发育不良，应该在 32 周或更早开始 NST；如果问题严重，例如胎儿停止生长，胎儿心率减慢，或者低生物物理评分，都应该终止妊娠。同样的，如果发现产妇恶化的指征，如明显的肺功能下降、右心衰竭、难治性低氧血症，高二氧化碳血症

和呼吸性酸中毒,都应该终止妊娠。如果胎儿有可能成活,使用倍他米松可能有益。如果可能尽量阴道分娩。

囊性纤维化孕妇分娩期及产后都十分危险。心输出量增大,心血管系统负荷增大可能使肺动脉高压和肺心病患者发展成呼吸衰竭和心脏衰竭。这些病人右心衰竭机会增加。**心脏衰竭的治疗包括积极的利尿和吸氧,可以通过置入肺动脉导管监测右心和左心充盈压来指导心衰药物的治疗。控制疼痛减少分娩时交感神经的兴奋和心动过速,对肺功能或心功能不全的病人有益。**凝血酶原时间正常的病人,置入硬膜外导管进行持续硬膜外镇痛是会有帮助。如需剖宫产,则可避免全麻和全麻对肺功能的影响。**如果需要全身麻醉,应避免术前的抗胆碱能药物,因为药物会使气道分泌物难以吸出。**密切的胎儿监测极为重要,胎儿在孕期就有胎盘功能不全的可能,在分娩过程中更加容易发展成胎儿窘迫。**剖宫产指征应该和一般产科处理一致。**

越来越多囊性纤维化的妇女步入生育年龄,并且有能力怀孕。**临床经验证明患有轻度囊性纤维化的女性可以很好耐受妊娠,患有重度囊性纤维化的女性,孕产妇和胎儿的发病率和死亡率增加。**对于每一个有意愿怀孕的囊性纤维化患者,都应该评估潜在的风险,并且与患者及家属详细说明。

关键点

◆ 肺炎是导致孕产妇死亡的最常见的非产科感染因素,早产是妊娠期肺炎的常见并发症,高达 43%。肺炎链球菌是导致肺炎的最常见的细菌。

◆ 治疗肺炎的起始用药应该包括第三代头孢菌素和大环内酯物,例如阿奇霉素,以覆盖非典型病原体。如果怀疑耐药性金葡菌,则添加万古霉素或利奈唑酮。

◆ 如果 HIV 孕妇的 CD4+计数少于 $200/mm^3$,在高效抗逆转录病毒治疗的同时,应该预防性使用复方新诺明,以预防肺孢子菌肺炎。

◆ 高风险的孕妇应该进行结核病筛检,没有明显症状的潜在结核感染可以用异烟肼预防性治疗,有活动性症状者用双抗结核疗法治疗。如果有耐药结核菌感染,应该添加乙胺丁醇,2.5 克/天,疗程应延长至 18 个月。

◆ 干扰素释放试验可用于筛查结核病,对注射过卡介苗的病例有帮助。

◆ 妊娠期持续哮喘的治疗首选吸入糖皮质激素。

◆ 患有哮喘的孕妇应该使用药物治疗哮喘,缺乏治疗导致哮喘发作更为有害。

◆ 吸入沙丁胺醇是孕期哮喘发作急性治疗的推荐药物。

◆ 哮喘的分级治疗是基于哮喘严重程度的个体化治疗。

◆ 间质性肺疾病包括特发性肺纤维化、结节病、过敏性肺炎、药物引起的肺部疾病和结缔组织疾病。限制性肺疾病在妊娠期间耐受良好。然而,患者运动耐受性较差,可能需要吸氧治疗。

◆ 患有限制性肺疾病合并肺动脉高压的患者妊娠期死亡率高。

◆ 越来越多的囊性纤维化女性步入生育年龄,她们通常有生育能力。孕期需要严密监测肺功能,包括肺部物理治疗、积极排痰和使用抗生素治疗肺部感染。密切关注营养状态,治疗消化不良、吸收不良和营养不良。如果肺功能良好、营养状况良好、胸片基本正常及囊性纤维化较轻,这些患者可以很好地耐受妊娠。孕期需要密切监测胎儿生长情况。

参考文献

1. Berkowitz K, LaSala A. Risk factors associated with the increasing prevalence of pneumonia during pregnancy. *Am J Obstet Gynecol*. 1990;163:981.
2. Munn MB, Groome LJ, Atterbury JL, et al. Pneumonia as a complication of pregnancy. *J Matern Fetal Med*. 1999;8:151.
3. Benedetti TJ, Valle R, Ledger W. Antepartum pneumonia in pregnancy. *Am J Obstet Gynecol*. 1982;144:413.
4. Madinger NE, Greenspoon JS, Ellrodt AG. Pneumonia during pregnancy: has modern technology improved maternal and fetal outcome? *Am J Obstet Gynecol*. 1989;161:657.
5. Koonin LM, Ellerbrock TV, Atrash HK, et al. Pregnancy-associated deaths due to AIDS in the United States. *JAMA*. 1989;261:1306.
6. Dinsmoor MJ. HIV infection and pregnancy. *Med Clin North Am*. 1989;73:701.
7. Jenkins TM, Troiano NH, Graves CR, et al. Mechanical ventilation in an obstetric population: characteristics and delivery rates. *Am J Obstet Gynecol*. 2003;188:549.
8. Chen YH, Keller J, Wang IT, Lin CC, Lin HC. Pneumonia and pregnancy outcomes: a nationwide population-based study. *Am J Obstet Gynecol*. 2012;e1-e7.
9. Rodrigues J, Niederman MS. Pneumonia complicating pregnancy. *Clin Chest Med*. 1992;13:679.
10. Haake DA, Zakowski PC, Haake DL, et al. Early treatment with acyclovir for varicella pneumonia in otherwise healthy adults: retrospective controlled study and review. *Rev Infect Dis*. 1990;12:788.
11. Mercieri M, Di Rosa R, Pantosti A, et al. Critical pneumonia complicating early-stage pregnancy. *Anesth Analg*. 2010;110:852.
12. Rotas M, McCalla S, Liu C, Minkoff H. Methicillin-resistant Staphylococcus aureus necrotizing pneumonia arising from an infected episiotomy site. *Obstet Gynecol*. 2007;109:108.
13. Asnis D, Haralambou G, Tawiah P. Methicillin-resistant Staphylococcus aureus necrotizing pneumonia arising from an infected episiotomy site [letter to the editor]. *Obstet Gynecol*. 2007;110:188.
14. Ahmad H, Mehta NJ, Manikal VM, et al. Pneumocystis carinii pneumonia in pregnancy: division of infectious disease. *Chest*. 2001;120:666.
15. Yost P, Bloom S, Richey S, et al. Appraisal of treatment guidelines of antepartum community acquired pneumonia. *Am J Obstet Gynecol*. 2000;183:131.
16. American Thoracic Society. Guidelines for the initial management of adults with community-acquired pneumonia: diagnosis assessment of severity, and initial antimicrobial therapy. *Am Rev Respir Dis*. 1993;

148:1418.

17. Harrison BD, Farr BM, Connolly CK, et al. The hospital management of community-acquired pneumonia: recommendation of the British Thoracic Society. *J R Coll Physicians Lond*. 1987;21:267.

18. Campbell SG, Marrie TJ, Anstey R, et al. Utility of blood cultures in management of adults with community acquired pneumonia discharged from the emergency department. *Emerg Med J*. 2003;20:521.

19. Pimentel LP, McPherson SJ. Community-acquired pneumonia in the emergency department: a practical approach to diagnosis and management. *Emerg Med Clin North Am*. 2003;21:395.

20. Murdoch DR, Laing RT, Mills GD, et al. Evaluation of a rapid immunochromatographic test for detection of Streptococcus pneumoniae antigen in urine samples from adults with community-acquired pneumonia. *J Clin Microbiol*. 2001;39:3495.

21. Gutierrez F, Rodriequez JC, Ayelo A, et al. Evaluation of the immunochromatographic Binax NOW assay for detection of Streptococcus pneumoniae urinary antigen in a prospective study of community-acquired pneumonia in Spain. *Clin Infect Dis*. 1996;36:286.

22. Waterer GW, Baselski VS, Wunderink RG. Legionella and community-acquired pneumonia: a review of current diagnostic test from a clinician's viewpoint. *Am J Med*. 2001;110:41.

23. Niederman MS, Ahmed OA. Community-acquired pneumonia in elderly patients. *Clin Geriatr Med*. 2003;19:101.

24. Golden WE, Brown P, Godsey N. CMS release new standards for community acquired pneumonia. *J Ark Med Soc*. 2003;99:288.

25. Cunha BA. Empiric therapy of community-acquired pneumonia. *Chest*. 2004;125:1913.

26. Hidron A, Low C, Hoing E, Blumberg H. Emergence of community-acquired methicillin-resistant Staphylococcus aureus strain USA300 as a cause of necrotizing community-onset pneumonia. *Lancet Infect Dis*. 2009;9:384.

27. Muñoz FM, Englund JA, Cheesman CC, et al. Maternal immunization with pneumococcal polysaccharide vaccine in the third trimester of gestation. *Vaccine*. 2001;20:826.

28. Shahid NS, Steinhoff MC, Hoque SS, et al. Serum, breast milk, and infant antibody after maternal immunization with pneumococcal vaccine. *Lancet*. 1995;346:1252.

29. Tomlinson MW, Caruthers TJ, Whitty JE, Gonik B. Does delivery improve maternal condition in the respiratory-compromised gravida? *Obstet Gynecol*. 1998;91:108.

30. National Center for Health Statistics. National hospital discharge survey: annual summary 1990. *Vital Health Stat*. 1992;13:1.

31. Hollingsworth HM, Pratter MR, Irwin RS. Acute respiratory failure in pregnancy. *J Intensive Care Med*. 1989;4:11.

32. Neuzil KM, Reed GW, Mitchel EF, et al. Impact of influenza on acute cardiopulmonary hospitalizations in pregnant women. *Am J Epidemiol*. 1998;148:1094.

33. Hartert TV, Neuzil KM, Shintani AK, et al. Maternal morbidity and perinatal outcome among pregnant women with respiratory hospitalizations during influenza season. *Am J Obstet Gynecol*. 2003;189:1705.

34. Siston AM, Rasussen SA, Honein MA, et al. Pandemic 2009 Influenza A (H1N1) virus illness among pregnant women in the United States. *JAMA*. 2010;303:1517.

35. Harper SA, Fukuda K, Uyeka TM, et al. Prevention and control of influenza: recommendations of the Advisory Committee on Immunization Practice (ACIP). *MMWR Recomm Rep*. 2003;52:1.

36. Cox SM, Cunningham FG, Luby J. Management of varicella pneumonia complicating pregnancy. *Am J Perinatol*. 1990;7:300.

37. Esmonde TG, Herdman G, Anderson G. Chickenpox pneumonia: an association with pregnancy. *Thorax*. 1989;44:812.

38. Zhang HJ, Patenaude V, Abenhaim H. Maternal outcomes in pregnancies affected by varicella zoster virus infections. *Obstet Gynecol Suppl*. 2014;1: 86S-87S.

39. Smego RA, Asperilla MO. Use of acyclovir for varicella pneumonia during pregnancy. *Obstet Gynecol*. 1991;78:1112.

40. Jones AM, Thomas N, Wilkins EG. Outcome of varicella pneumonitis in immunocompetent adults requiring treatment in a high dependency unit. *J Infect*. 2001;43:135.

41. Andrews EB, Yankaskas BC, Cordero JF, et al. Acyclovir in pregnancy registry: six years' experience. *Obstet Gynecol*. 1992;79:7.

42. Nguyen HQ, Jumaan AO, Seward JF. Decline in mortality due to varicella after implementation of varicella vaccination in the United States. *N Engl J Med*. 2005;352:450.

43. Shields KE, Galil K, Seward J, et al. Varicella vaccine exposure during pregnancy: data from the first 5 years of the pregnancy registry. *Obstet Gynecol*. 2001;98:14.

44. Thomas CF Jr, Limper AH. Pneumocystis pneumonia. *N Engl J Med*. 2004;350:2487.

45. Ahmad H, Mehta NJ, Manikal VM, et al. Pneumocystis carinii pneumonia in pregnancy. *Chest*. 2001;120:666.

46. Masur H, Kaplan JE, Holmes KK. Guidelines for preventing opportunistic infections among HIV-infected persons-2002: recommendations of the U.S. Public Health Service and the Infectious Disease Society of America. *Ann Intern Med*. 2002;137:435.

47. Centers for Disease Control and Prevention. Initial therapy for tuberculosis in the era of multidrug resistance–recommendations of the advisory council for the elimination of tuberculosis. *MMWR Recomm Rep*. 1993;42:1.

48. Frieden TR, Sterling T, Pablos-Mendez A, et al. The emergence of drug-resistant tuberculosis in New York City. *N Engl J Med*. 1993;328:521.

49. Cantwell MF, Shehab AM, Costello AM. Brief report: congenital tuberculosis. *N Engl J Med*. 1994;330:1051.

50. Margono F, Mroveh J, Garely A, et al. Resurgence of active tuberculosis among pregnant women. *Obstet Gynecol*. 1994;83:911.

51. Centers for Disease Control and Prevention. The use of preventive therapy for tuberculosis infection in the United States. *MMWR Recomm Rep*. 1990;39:9.

52. Griffith DE. Mycobacteria as pathogens of respiratory infection. *Infect Dis Clin North Am*. 1998;12:593.

53. Pai M, Denkinger CM, Kik SV, et al. Gamma interferon release assays for detection of Mycobacterium tuberculosis infection. *Clin Microbiol Rev*. 2014;27:3.

54. Centers for Disease Control and Prevention. The role of BCG vaccine in the prevention and control of tuberculosis in the United States: a joint statement by the Advisory Council for the Elimination of Tuberculosis and the Advisory Committee on Immunization Practices. *MMWR Recomm Rep*. 1996;45:1.

55. Good JT, Iseman MD, Davidson PT, et al. Tuberculosis in association with pregnancy. *Am J Obstet Gynecol*. 1981;140:492.

56. American Thoracic Society Workshop. Rapid diagnostic tests for tuberculosis–what is the appropriate use? *Am J Respir Crit Care Med*. 1997;155:1804.

57. Barnes PF. Rapid diagnostic tests for tuberculosis, progress but no gold standard. *Am J Respir Crit Care Med*. 1997;155:1497.

58. American Thoracic Society. Mycobacteriosis and the acquired immunodeficiency syndrome. *Am Rev Respir Dis*. 1987;136:492.

59. Jana N, Vasishta K, Saha SC, Ghosh K. Obstetrical outcomes among women with extrapulmonary tuberculosis. *N Engl J Med*. 1999;341:645.

60. Fox CW, George RB. Current concepts in the management and prevention of tuberculosis in adults. *J la State Med Soc*. 1992;144:363.

61. Robinson GC, Cambion K. Hearing loss in infants of tuberculosis mothers treated with streptomycin during pregnancy. *N Engl J Med*. 1964;271:949.

62. Lessnau KL, Qarah S. Multidrug-resistant tuberculosis in pregnancy: case report and review of the literature. *Chest*. 2003;123:953.

63. Shin S, Guerra D, Rich M, et al. Treatment of multidrug-resistant tuberculosis during pregnancy: a report of 7 cases. *Clin Infect Dis*. 2003;36:996.

64. Quick Reference NAEPP Expert Panel Report: Managing asthma during pregnancy: Recommendations for pharmacologic treatment—2004 update. *J Allergy Clin Immunol*. 2005;115:34-36.

65. ACOG Practice Bulletin number 90. Asthma in pregnancy. *Obstet Gynecol*. 2008;111:457-464.

66. *National Asthma Education and Prevention Program Expert Panel Report 3*. Guidelines for the diagnosis and management of asthma–Full Report 2007. <http://www.nhlbi.nih.gov/guidelines/asthma/asthgdln.pdf>.

67. Schatz M, Dombrowski M, Wise R, et al., for The NICHD Maternal-Fetal Medicine Units Network, and NHLBI. Asthma morbidity during pregnancy can be predicted by severity classification. *J Allergy Clin Immunol*. 2003;112:283-288.

68. Schatz M, Dombrowski M, Wise R, et al. The relationship of asthma-specific quality of life during pregnancy to subsequent asthma and perinatal morbidity. *J Asthma*. 2010;47:46-50.

69. Schatz M, Dombrowski M. Asthma in pregnancy. *N Engl J Med*. 2009; 360(18):62-68.

70. Mendola P, Laughon K, Männistö T, et al. Obstetric complications among US women with asthma. *Am J Obstet Gynecol*. 2013;208:127, e1-e8.

71. Blais L, Forget A. Asthma exacerbations during the first trimester of pregnancy and the risk of congenital malformations among asthmatic women. *J Allergy Clin Immunol*. 2008;121:1379-1384.

72. Murphy V, Namazy J, Powell H, et al. A meta-analysis of adverse perinatal outcomes in women with asthma. *BJOG*. 2011;118:1314-1323.

73. Bracken M, Triche E, Belanger K, et al. Asthma symptoms, severity, and drug therapy: A prospective study of effects on 2205 pregnancies. *Obstet Gynecol*. 2003;1024:739-752.

74. Mihrshani S, Belousov E, Marks G, Peat J. Pregnancy and birth outcomes in families with asthma. *J Asthma*. 2003;40:181-187.

75. Schatz M, Zeiger R, Hoffman C, et al. Perinatal outcomes in the pregnan-

cies of asthmatic women: a prospective controlled analysis. *Am J Respir Crit Care Med.* 1995;151:1170-1174.

76. Minerbi-Codish I, Fraser D, Avnun L, et al. Influence of asthma in pregnancy on labor and the newborn. *Respiration.* 1998;65:130-135.

77. Stenius-Aarniala B, Hedman J, Teramo K. Acute asthma during pregnancy. *Thorax.* 1996;51:411-414.

78. Dombrowski M, Schatz M, Wise R, et al. for the NICHD Maternal-Fetal Medicine Units Network, and the NHLBI: Asthma during pregnancy. *Obstet Gynecol.* 2004;103:5-12.

79. Dombrowski M, Schatz M, Wise R, et al., for the NICHD Maternal-Fetal Medicine Units Network, and the NHLBI. Randomized trial of inhaled beclomethasone dipropionate versus theophylline for moderate asthma during pregnancy. *Am J Obstet Gynecol.* 2004;190:737-744.

80. Schatz M, Dombrowski M, Wise R, et al., for the NICHD Maternal-Fetal Medicine Units Network, and the NHLBI. Spirometry is related to perinatal outcomes in pregnant women with asthma. *Am J Obstet Gynecol.* 2006;194:120-126.

81. Newman RB, Momirova V, Dombrowski M, et al., for the Eunice Kennedy Shriver National Institute of Child Health and Human Development Maternal-Fetal Medicine Units (MFMU) Network. The effect of active and passive household cigarette smoke exposure on pregnant women with asthma. *Chest.* 2010;137:601-608.

82. Belanger K, Hellenbrand M, Holford T, Bracken M. Effect of pregnancy on maternal asthma symptoms and medication use. *Obstet Gynecol.* 2010;3:559-567.

83. Enriquez R, Wu P, Griffin M, et al. Cessation of asthma medication in early pregnancy. *Am J Obstet Gynecol.* 2006;195:149-153.

84. Wendel P, Ramin S, Barnett-Hamm C, et al. Asthma treatment in pregnancy: A randomized controlled trial. *Am J Obstet Gynecol.* 1996;175:150-154.

85. Briggs G, Freeman R, eds. *Drugs in Pregnancy and Lactation.* 10th ed. Philadelphia: Wolters Kluwer; 2015.

86. Kallen B, Rydhstroem H, Aberg A. Congenital malformations after use of inhaled budesonide in early pregnancy. *Obstet Gynecol.* 1999;93:392-395.

87. Schatz M, Dombrowski M, Wise R, et al., for the NICHD Maternal-Fetal Medicine Units Network, and the NHLBI. The relationship of asthma medication use to perinatal outcomes. *J Allergy Clin Immunol.* 2004;113:1040-1045.

88. Namazy J, Cabana M, Scheuerle A, et al. The Xolair pregnancy registry (expect): An observational study of the safety of omalizumab during pregnancy in women with asthma. *Am J Respir Crit Care Med.* 2012;185:A4221.

89. Sarkar M, Koren G, Kalra S, et al. Montelukast use during pregnancy: a multicentre, prospective, comparative study of infant outcomes. *Eur J Clin Pharmacol.* 2009;65:1259-1264.

90. McCallister J, Benninger C, Frey H, et al. Pregnancy related treatment disparities of acute asthma exacerbations in the emergency department. *Respir Med.* 2011;105:1434-1440.

91. King TE Jr. Restrictive lung disease in pregnancy. *Clin Chest Med.* 1992;13:607.

92. Boggess KA, Easterling TR, Raghu G. Management and outcome of pregnant women with interstitial and restrictive lung disease. *Am J Obstet Gynecol.* 1995;173:1007.

93. Agha FP, Vade A, Amendola MA, Cooper RF. Effects of pregnancy on sarcoidosis. *Surg Gynecol Obstet.* 1982;155:817.

94. Haynes de Regt R. Sarcoidosis and pregnancy. *Obstet Gynecol.* 1987;70:369.

95. Reisfield DR. Boeck's sarcoid and pregnancy. *Am J Obstet Gynecol.* 1958;75:795.

96. Scadding JG. *Sarcoidosis.* London: Eyre & Spottiswoode; 1967:519.

97. Canny GJ, Corey M, Livingstone RA, et al. Pregnancy and cystic fibrosis. *Obstet Gynecol.* 1991;77:850.

98. Kent NE, Farquharson DF. Cystic fibrosis in pregnancy. *Can Med Assoc J.* 1993;149:809.

99. Edenborough FP, Stableforth DE, Webb AK, et al. Outcome of pregnancy in women with cystic fibrosis. *Thorax.* 1995;50:170.

100. Olson GL. Cystic fibrosis in pregnancy. *Semin Perinatol.* 1997;21:307.

101. Goss CH, Rubenfel GD, Otto K, Aitken ML. The effect of pregnancy on survival in women with cystic fibrosis. *Chest.* 2003;124:1460.

102. Patel EM, Swamy GK, Heine RP, Kuller JA, James AH, Grotegut CA. Medical and obstetric complications among pregnant women with cystic fibrosis. *Am J Obstet Gynecol.* 2014;212:98, e1-9.

103. Lemna WK, Feldman GL, Kerem B, et al. Mutation analysis for heterozygote detection and the prenatal diagnosis of cystic fibrosis. *N Engl J Med.* 1990;322:291.

104. Edonborough FP, Mackenzie WE, Stableforth DE. The outcome of 72 pregnancies in 55 women with cystic fibrosis in the United Kingdom 1977-1996. *BJOG.* 2000;107:254.

105. Cole BN, Seltzer MH, Kassabian J, et al. Parenteral nutrition in a pregnant cystic fibrosis patient. *JPEN J Parenter Enteral Nutr.* 1987;11:205.

最后审阅　刘颖

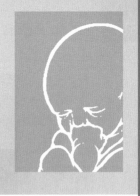

第39章

妊娠期泌尿系统疾病

原著　DAVID F. COLOMBO

翻译与审校　刘海燕,胡蓉,李笑天,蔡晖

概述

仅在几十年前,肾脏疾病患者围产结局很差,而且肾脏疾病在妊娠期可能恶化,因此强烈建议罹患肾脏疾病的妇女不要怀孕。如今,随着对妊娠期肾脏疾病的预后和治疗深入理解,大部分有肾脏疾病的妇女、甚至肾移植后的妇女,也可以考虑妊娠。

这一章节将首先回顾妊娠期肾脏和集合系统的正常生理改变,然后介绍母体肾脏功能、妊娠期急性和慢性肾脏疾病的基本评估,最后讨论肾移植患者的治疗。

妊娠期肾脏的生理改变

妊娠期肾脏和集合系统都发生了明显的结构改变(见第3章节)。这些改变在受孕后不久即开始,一直持续至产后几个月[1,2]。妊娠期肾脏的体积增大。其中临床上更重要的是集合系统明显扩张,包括肾盂和输尿管,尤其右侧最为显著。这些变化很有可能是由于妊娠期间激素水平的变化(如孕激素,内皮素和松弛素)以及妊娠子宫的机械阻塞所造成(图39-1)[3-5]。

妊娠期肾脏血流量明显增加[6]。肾脏血流量在早孕期结束时达到顶峰,近足月时血流量下降,但仍高于非妊娠妇女。这些改变部分是由于心输出量的增加和肾脏血管阻力的下降。**正常孕妇肾小球滤过率(glomerular filtration rate,GFR) 增加50%**[7]。怀孕早期 GFR 即升高,并在整个孕期维持升高状态。GFR 上升的百分比要大于肾脏血流量增加的程度,导致肾小球滤过分数增加,进而造成孕妇血清尿素氮(blood urea nitrogen,BUN) 和肌酐水平下降。

由于 GFR 的增加幅度如此之大,大量的电解质、葡萄糖和其他滤过的物质进入到肾小管。肾脏能有效地处理钠离子,近曲小管重吸收绝大部分滤过的钠离子。然而,妊娠期肾脏对葡萄糖的重吸收并没有按比例相应增加。肾脏对葡萄糖重吸收的平均阈值由非孕期的 194mg/dL 下降至 155mg/dL[8]。因此,**正常妊娠可以出现糖尿**。

尿酸在肾脏有滤过和分泌途径。妊娠早期肾脏对尿酸的清除率增加,因此血清尿酸水平降低。妊娠晚期尿酸清除率和血清尿酸水平恢复至孕前水平。**子痫前期患者血清尿酸水平升高**,是否与肾脏血流量降低、血液浓缩、肾小管功能障碍或其他肾脏循环改变有关,目前仍不清楚。正常妊娠期的肾脏改变总结在表39-1。

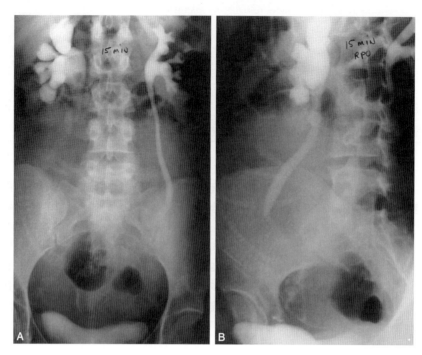

图 39-1　A. 中孕期晚期孕妇,有腰部疼痛时的静脉肾盂造影。静脉注射造影剂 15 分钟后的正位片。图片显示双侧肾盂均扩张,右侧比左侧扩张明显。胎儿为头先露。**B.** 同一位患者的右侧位片

表 39-1　正常妊娠期的肾脏改变		
变化指标	表现	临床相关性
肾脏体积增大	影像学上肾脏的长度增加 1cm	产后肾脏体积的缩小不能误认为是肾实质的减少
肾盂、肾盏和输尿管扩张	类似于在超声和 IVP 上所显示的肾盂积水的扩张表现,右侧较为明显	不应该误认为是尿路梗阻;若发生上尿路感染,症状更为严重
酸碱平衡代谢的改变	肾脏对碳酸氢盐的重吸收阈值降低	妊娠期血清碳酸氢盐浓度降低 4~5mM/L；妊娠期 PCO_2 降低 10mmHg；妊娠期 PCO_2 40mmHg 表示 CO_2 滞留
肾脏水渗透压调节	刺激抗利尿激素释放的渗透压阈值降低	血清渗透压下降 10mOsm/L 左右

修改自 Lindheimer M, Grünfeld JP, Davison JM. Renal disorders. In Barron WM, Lindheimer M, editors. *Medical Disorders During Pregnancy*, 3rd ed. St. Louis; Mosby; 2000; 39-70.

AVP, vasopressin, 抗利尿素; *IVP*, intravenous pyelography, 静脉肾盂造影; PCO_2, carbon dioxide tension. 二氧化碳分压

无症状菌尿

有性生活的妇女,无症状菌尿(asymptomatic bacteriuria, ASB)的发病率高达 5%~6%[9,10]。ASB 的诊断基于清洁收集的尿液标本。**尿液培养显示单一细菌多于 100 000 个菌群/毫升即可确诊 ASB**[11]。有些学者建议连续两次取样的尿液标本培养出同一种细菌才可以确诊为菌尿[12,13]。

孕妇,尤其是经产妇,菌尿的发病率为 2%~7%,与非妊娠妇女菌尿的发病率类似。致病菌的种类和易感因素也与非妊娠妇女类同(见第 53 章);因此,致病菌进入尿道的基本机制在两组人群也相同。菌尿经常发生于妊娠的第一个月,常常与尿液浓缩能力的下降相关,提示与肾脏有关[7]。**妊娠期伴随的平滑肌松弛和输尿管扩张,更易于细菌由膀胱上行至肾脏。因此,孕期未治疗的菌尿比非妊娠妇女更容易进展为肾盂肾炎(高达 40%)**[14]。初次产检尿培养阴性的孕妇,急性膀胱炎的发生率低于 1%[10,15]。

诊断和治疗妊娠期 ASB 非常重要。若未治疗,高达 40% 的孕妇会发展为有症状的尿路感染(urinary tract infection, UTIs)[6,10,16]。**发现并治疗妊娠期 ASB 可减少 70% 的急性 UTIs**。妊娠早期尿培养阴性时,2% 的孕妇会罹患有症状的膀胱炎或肾盂肾炎,占妊娠期所有急性 UTIs 的 30%。ACOG 建议初次产检时所有孕妇均需进行

ASB 的常规筛查[17]。对是否应该收集第一次晨尿标本还是仅仅清洁收集尿液(clean-catch)标本做培养仍有争议。孕妇在收集中段尿液标本时的污染率与收集晨尿和清洁收集尿液标本相当[18]。除非进展为严重的感染,否则 ASB 很少会影响妊娠结局[9,19]。

大肠杆菌是妊娠期绝大多数 ASB 和 UTI 的致病菌。孕妇可以安全使用呋喃妥因、氨苄西林、头孢菌素和短效磺胺类等药物进行治疗(框 39-1)。近足月孕妇应避免服用磺胺类化合物,因为该药竞争性结合胎儿和新生儿白蛋白上的胆红素结合位点,有引起核黄疸的风险。有葡萄糖 6-磷酸脱氢酶(glucose-6-phosphate dehydrogenase,G6PD)缺陷的孕妇禁止服用呋喃妥因,因为会导致溶血危机;若新生儿患有 G6PD 缺陷,亦会发生溶血。**建议 ASB 患者用药治疗 7 天,停药后 1~2 周再次送检尿培养随访。**大约 15% 的患者会再次感染或初次抗菌治疗的疗效不佳。这些患者需要根据药敏结果重新选择抗生素治疗。对那些反复发生 UTI 或有既往肾盂肾炎病史的孕妇,最终还是需要做上尿路影像学检查。产后 3 个月、妊娠期肾脏解剖结构和生理改变已经恢复之后,再进行这项检查。

**框 39-1　孕妇菌尿的抗菌药物治疗方案*

- 羟氨苄西林 500mg,一天三次
- 氨苄西林 500mg,一天四次
- 头孢氨苄 500mg,一天四次
- 呋喃妥因 100mg,一天四次
- 呋喃妥因缓释片 100mg,一天两次
- 甲氧苄啶 160mg 和磺胺甲恶唑 800mg,一天两次

*一个疗程用药 7 天。建议疗程结束 2 周后复查尿培养

虽然发热提示上尿路感染,但有时严重的膀胱炎和肾盂肾炎很难鉴别。治疗两者的抗生素类似,但孕妇肾盂肾炎,一般需要静脉给药。Sandberg 等[20]研究了 174 例有症状的 UTI 后发现,91% 急性肾盂肾炎的孕妇有 C 反应蛋白升高,而仅有 5% 急性膀胱炎的孕妇伴随 C 反应蛋白升高。患急性肾盂肾炎的孕妇,尿液浓缩能力降低。正常妊娠期间红细胞沉降率升高,因此该指标对区分妊娠期间肾盂肾炎和膀胱炎不太有用。

肾盂肾炎

1%~2% 的妊娠并发肾盂肾炎,可以导致严重的母体并发症,是孕妇因非产科因素住院的最常见原因[21]。近期一个历时 18 年的回顾性研究发现,孕期急性肾盂肾炎的发病率是 0.5%(2894/543 430)。患有肾盂肾炎的孕妇通常是黑人或拉丁裔的年轻人、受教育程度低、初产

妇;她们通常在妊娠晚期才开始产前检查,并在妊娠期间吸烟。与无肾盂肾炎的孕妇比较,患有肾盂肾炎的孕妇更容易并发贫血(26.3% vs. 11.4%,OR 值 2.6;95% 可信区间 CI:2.4~2.9);败血症(1.9% vs. 0.03%,OR 56.5,95% CI 41.3~77.4);急性肺功能不全(0.5% vs. 0.04%,OR 12.5,95% CI 7.2~21.6);急性肾衰(0.4% vs. 0.03%,OR 16.5,95% CI 8.8~30.7);自发性早产(10.3% vs. 7.9%,OR 1.3,95% CI 1.2~1.5)。大部分早产时间为孕 33~36 周[22]。**复发性肾盂肾炎**是造成死胎和胎儿宫内生长受限(intrauterine growth restriction,IUGR)的原因之一。如上所述,急性肾盂肾炎和早产的相关性是显而易见的[23,24]。然而,Fan 等[25]发现,如果肾盂肾炎得到积极治疗,早产和低出生体重儿的发生率并未增加。Hill 等[26]研究了 2 年内的 440 例急性肾盂肾炎孕妇,发现该病在年轻的初产妇中更为常见,且与种族无关。肾盂肾炎大部分的病例(53%)发生在妊娠中期。最常见的致病菌是大肠杆菌,占 83%,革兰阳性菌占 11.6%[26]。

妊娠期急性肾盂肾炎患者常需住院、静脉抗生素治疗。一旦临床诊断明确,需尽早开始经验性治疗。其后可根据抗生素药敏报告更换药物。由于肾盂肾炎偶尔可并发败血症,若患者对初始抗菌药物治疗无效,需要做血培养。**通常,第一代广谱头孢类抗生素是初始治疗的首选。**Fan 等[25]回顾了 107 例肾盂肾炎病例,发现 33% 的患者对氨苄西林耐药,13% 的患者对一代头孢菌素耐药;如今氨苄西林和一代头孢菌素耐药的比率可能更高。对常用抗生素耐药的患者,可安全地选择高代的头孢类抗生素或氨基糖苷类抗生素治疗。如果应用氨基糖苷类抗生素,需要监测其血药浓度的波峰和波谷值,同时随访监测血清肌酐和尿素氮水平。发热期间,建议用乙酰氨基酚将孕妇体温维持在 38℃ 以下。

静脉抗生素应持续至体温正常和脊肋区叩痛消失后 24~48 小时。静脉抗生素治疗结束后,需继续口服抗生素 10~14 天。治疗结束后,妊娠期需每三个月复查尿培养,直至分娩。**一旦孕妇有急性肾盂肾炎,抗生素抑制性治疗需持续至妊娠结束。**呋喃妥因 100mg 每天一次或两次是可接受的抑制性治疗方案。Van Dorsten 等[27]的研究认为呋喃妥因抑制性治疗可将后续尿培养阳性率由 38% 降至 8%。然而,呋喃妥因并不能降低如下患者的后续尿培养阳性率:住院期间没有选对抗生素或出院时尿培养阳性者。

孕妇患肾盂肾炎后最常见的并发症是贫血、败血症、一过性肾衰、肺功能不全[26]。**妊娠期急性肾盂肾炎可并发肺损伤,类似于成人呼吸窘迫综合征(Adult respiratory distress syndrome,ARDS)[26]。**该并发症通常在病人患肾盂肾炎入院治疗 24~48 小时后出现[28,29]。部分患者需要气管插管、呼吸机通气[6]和呼吸末正压通气

（positive end expiratory pressure，PEEP）治疗。ARDS是由于内毒素诱导的肺泡毛细血管膜损伤而造成。Tower 等[30]发现，130 例患有肾盂肾炎的孕妇当中，11 例患者有肺损伤。孕妇体温≥39.4℃，心率≥110 次/分，妊娠≥20 周都是发生肺损伤的高危因素，而液体过剩和宫缩抑制治疗最能预测肺损伤。

既往有泌尿道手术史的孕妇更易并发肾盂肾炎。Austenfeld 和 Snow[31]报道了 30 位既往因膀胱输尿管反流而行输尿管再植术的妇女，在她们 64 次怀孕期间，57%的患者有 1 次或多次 UTIs，17%的孕妇患有一次以上的UTIs 或一次肾盂肾炎。妊娠期，这些高危患者需要更频繁的尿液培养和积极治疗。

妊娠期急性肾脏疾病

尿石症

孕妇尿石症的发病率是 **0.03%**，与普通人群类似[32]。腹部绞痛、复发性 UTI 和血尿提示尿石症[33]。疑似病例可考虑用静脉肾盂造影（intravenous pyelogram，IVP）确诊，但应尽量少用、减少孕妇受到辐射的次数。没有辐射风险的超声检查也可以用于诊断。然而，单独用超声检查确诊尿石症时作用有限。最近的一项多中心、纵向研究发现，单纯超声检查后行手术治疗的尿石症患者中，有 23%的患者没有发现结石，说明这种检查形式的阳性预测值很低。选择替代的成像技术，特别是用低剂量计算机断层扫描，可以提高诊断率、优化治疗、避免不必要的操作[34]。新一代的超声流量检查可以观察到尿液从输尿管流到膀胱，检查出梗阻部位而无辐射风险。如果腹部超声检查受限，可用阴道超声显示远端输尿管[35]。尿液镜检可以发现结晶，在结石排出前帮助区分结石的种类。患有肾脏结石的妇女需检测血清钙、磷、尿酸盐水平，以协助评估是否合并甲状旁腺功能亢进和痛风。

由于妊娠期有生理性输尿管积水，**75%~85%引起症状的尿结石会自动排出**[33]。因此应该采用保守治疗，包括补液和使用鸦片类镇痛剂[36]。尽管不知道硬膜外麻醉是否会促进结石的排出，但是有人倡导用硬膜外阻滞T11 到 L2 止痛。**输尿管支架可以缓解孕妇肾结石的阻塞症状。对于难治性病例，也可以使用肾盂引流管。必须注意，妊娠会增加支架结壳的风险，需要频繁地更换支架（每 4~6 周一次）直至分娩**[37]。**妊娠期禁忌使用碎石术**[38]。

含脲酶致病菌引起的复发性 UTI，容易诱发磷酸钙沉积于肾脏，可导致鹿角状结石。妊娠期有这种结石时，极少需要手术治疗，但需要频繁地做尿液培养、积极治疗菌尿。复发性尿路感染会增加慢性肾盂肾炎的风险，最终导致肾功能的丧失。

肾小球疾病

急性肾小球肾炎是妊娠期不常见的并发症，发病率为 1/40 000[39]。成人很少发生链球菌感染后肾小球肾炎。肾功能通常在该病的急性期恶化，但会及时恢复[40]。急性肾小球肾炎与子痫前期往往很难鉴别。眶周水肿是急性肾小球肾炎的一个显著临床特征，但子痫前期患者也经常出现。然而，血尿、尿液沉积物中的红细胞（red blood cell，RBC）和血清补体水平的降低支持肾小球肾炎的诊断。抗链球菌素 O 浓度上升可帮助诊断链球菌感染后肾小球肾炎。

妊娠期急性肾小球肾炎的治疗与非妊娠期类似。血压控制至关重要，并需注意液体平衡。疾病的急性期需限制钠的摄入，每天≤500 毫克，同时严密监测血钾水平。

Packham 等[41]总结了 238 名原发性肾小球肾炎的妇女、395 次妊娠。结果发现，仅有 51%的婴儿在 36 周后出生。除治疗性流产之外，胎儿丢失率达 20%，其中15%在妊娠 20 周后丧失。15%的病例有 IUGR，15%的孕妇肾功能在妊娠期恶化，其中 5%的孕妇，降低的肾功能在分娩后未能恢复。52%的孕妇有高血压，其中 26%在 32 周前罹患高血压。大多数情况下，这种血压的升高并不是慢性高血压的恶化。18%的孕妇在妊娠期出现新发的高血压，且产后高血压仍持续存在。59%的孕妇在妊娠期蛋白尿增加，其中 15%的孕妇有不可逆的蛋白尿。**母儿并发症的发生率：局灶节段透明变性及硬化型肾小球疾病最高，而非免疫球蛋白 A（non-immunoglobulin A，IgA）弥漫性系膜增生性肾小球肾炎最低**[41]。肾活检显示有严重血管病变时，妊娠 20 周后胎儿丢失明显增加。Packhan 等[42]研究了肾活检证实为膜性肾小球肾病的 24位孕妇共 33 次妊娠：24%失去胎儿，43%早产，仅有 33%足月分娩。46%的孕妇有高血压，30%早孕期出现肾病蛋白尿。早孕期的严重蛋白尿与母儿预后不良相关。

Junger 等[43]研究了 34 位 IgA 肾病的孕妇、共 69 次妊娠，胎儿丢失率达 15%。孕前有高血压与胎儿不良预后有统计学相关性。受孕时有高血压也与妊娠期母体肾功能恶化相关。初次妊娠有高血压时，随后的妊娠中复发的可能性很高。Kincaid-Smith 和 Fairley[44]分析了 65 位IgA 肾病的孕妇、102 次妊娠，63%有高血压，而严重高血压占 18%。严重高血压的患者中，22%出现肾功能下降。Abe[45]研究了 166 位既往有肾小球疾病病史的孕妇、240次妊娠，自然流产率 8%，死胎率 6%，活产率达 86%。大部分的胎儿死亡发生在 GFR≤70mL/min 和原先有高血压的孕妇。尽管严重肾功能不全的孕妇，绝大多数妊娠结局良好，但 GFR≤50mL/min 或者血肌酐≥1.5mg/dL

时,远期预后较差[45]。经组织病理学确诊的膜性增生性肾小球肾炎,孕妇预后最差:29% 有高血压,33% 长期肾功能下降。

Imbasciati 和 Ponticelli[46] 总结了 **6 项研究,包括 558位慢性肾小球肾炎的孕妇、共 906 次妊娠,围产期胎儿总体死亡率达 13%**。研究发现高血压、氮质血症和肾病蛋白尿是预测不良妊娠结局的最佳指标。这项研究发现,肾小球肾炎的组织学类型与妊娠结局没有相关性。3%~12% 的孕妇在妊娠期初次出现高血压,且产后高血压将持续存在。25% 的孕妇高血压在妊娠期恶化,但产后血压恢复正常[46]。部分孕妇可能并发子痫前期。然而,原先患有高血压和蛋白尿的孕妇,子痫前期的诊断比较困难。值得注意的是,仅有 3%(166 位)的孕妇肾小球病变在妊娠期加重。

急性肾功能肾衰

急性肾功能衰竭(acute renal failure,ARF)的定义是 24 小时尿量少于 400 毫升。 在确诊 ARF 之前必须排除输尿管和尿道梗阻。妊娠期 ARF 发病率大约为1/10 000。ARF 常继发于败血症或急性大出血导致的血容量突然下降[47]。ARF 也可见于重度子痫前期伴发血容量明显减少[48,49]、妊娠剧吐造成的脱水和妊娠期急性脂肪肝的孕妇[48,51]。

妊娠期 ARF 的发病率近年来有所下降。Stratta 等[52]报道了 1958 至 1987 年间与妊娠相关的 81 例 ARF 病例,占那段时间所有需要透析的 ARF 病例的 9%。在三个连续的 10 年时间内(1958—1967,1968—1977 和 1978—1987 年),与妊娠相关的 ARF 由占 ARF 总病例数的 43%降至 2.8%。在研究期间,该病的发病率由 1/3000 降至1/15 000[52]。81 例 ARF 中,有 11.6% 的孕妇有不可逆的肾损害,其中大部分患者并发了重度子痫前期或子痫[52]。

ARF 时肾缺血很常见。轻度的肾缺血引起可逆的肾前性肾衰;较长时间的肾缺血会造成急性肾小管坏死。这个过程也是可逆的,因为肾小球未受影响。然而,严重的肾缺血,可造成急性肾皮质坏死。这种病理改变是不可逆转的,但是偶尔,少量的肾功能得以保全[53]。Stratta 等[54]报道了 15 年内发生的 17 例妊娠期 ARF,所有的病例均并发于子痫前期或子痫,其中 29.5% 有肾皮质坏死。ARF 是否进展到肾皮质坏死,似乎与孕妇年龄、产次、孕龄、分娩前子痫前期的时长和子痫均不相关。**唯一与肾皮质坏死相关的高危因素是胎盘早剥**。另一项研究中,Turney 等[16]证实有 12.7% 的 ARF 孕妇有急性肾皮质坏死,这些患者 6 年内的死亡率是 100%。

Sibai 等[55]研究了 31 例妊娠期高血压疾病患者并发ARF 的远期预后。其中 18 例为"单纯"的子痫前期,而另外 13 例患有其他的高血压疾病或肾脏疾病。在 18 例单纯的子痫前期中,5% 的患者住院期间需要透析治疗,所有 18 例患者均有急性肾小管坏死。另外的 13 例,46% 的患者需要透析治疗,其中 3 位病人有双侧肾皮质坏死。两组患者的大部分,都并发了胎盘早剥和出血[55]。单纯子痫前期组有 16 名存活者,在长期随访时所有患者的肾功能都恢复正常;相反,非子痫前期组的 11 名幸存者中,有 9 名需要长期透析治疗,其中 4 名最终死于终末期肾病[55]。在一项后续的研究中,Turney 等[16]发现随着年龄的增长,母体的存活率下降。母体 1 年的存活率是78.6%,幸存者的肾功能在随访至 ARF 后 31 年仍保持正常。

可逆性 ARF 患者往往经历一段时间长短不定的少尿期后,出现多尿期或者高尿量阶段。重要的是要认识到多尿期的早期,血清尿素氮和肌酐水平仍可能继续上升。 在恢复期,尿量才趋于正常。对于这些患者,频繁监测电解质和谨慎处理任何出现的电解质紊乱都很重要。疾病早期需检测尿液与血浆的渗透压比值。如果该比值≥1.5,肾前性肾衰非常可能,其病程往往比较短、也不严重。如果比值接近 1.0,提示有急性肾小管坏死。

治疗的主要目标是消除 ARF 的致病因素。需要频繁评估血容量和电解质是否平衡。为确定输液量,可利用介入性血流动力学监测,尤其是在多尿期。如果肾功能衰竭持续很长时间,可能还需要静脉高营养液。

ARF 患者经常发生酸中毒。因此,应该定期检测动脉血气。**酸中毒必须及时治疗,否则它可以加重可能致命的高钾血症。** 如果发生高钾血症,需要立即限制钾的摄入。用于治疗酸中毒的碳酸氢钠可能会造成水钠潴留。在这种情况下,可能必须做腹膜透析或血液透析。**妊娠期 ARF 需要透析的主要指征是:高钠血症、高钾血症、严重的酸中毒、容量过度和尿毒症恶化。**

溶血性尿毒综合征

溶血性尿毒综合征(hemolytic uremic syndrome,HUS)是一种罕见的特发性疾病。当患者表现出溶血和肾功能下降,尤其是在晚孕期和产后,一定要考虑该病。 最早在早孕期或者晚至产后 2 个月,都可能发生该综合征。它可能是一类疾病的一部分,包括血栓性血小板减少性紫癜(thrombotic thrombocytopenic purpura,TTP,见 44章)[16,56-59]。大多数患者没有诱因。前驱症状包括呕吐、腹泻和流感样症状。有一篇文献报告了 49 例患者,死亡率为 61%,但是随着重症监护室的监测和治疗的改进,现在预后已大为改善。

HUS 经常并发弥散性血管内凝血(disseminated intravascular coagulation,DIC)和溶血。然而 DIC 并不是HUS 的病因。 显微镜下,肾脏显示有血栓性微血管病变,肾小球毛细血管壁增厚,疾病后期的肾活检显示有明

显的肾硬化和补体 **C3** 的沉积。

有些学者认为肾脏环前列腺素生成减少导致 HUS[60,61]。输注环前列腺素已被用于治疗 HUS,但仍为实验性的。一位研究者发现 1 例产后溶血尿毒综合征患者的抗凝血酶Ⅲ水平降低,输注抗凝血酶Ⅲ浓缩剂后成功治愈了这个病人[62]。

Coratelli 等[56]报道了一位孕 13 周、肾活检证实为 HUS 的病例,血液检测有内毒素存在,在疾病的第三到第九天,通过每天血液透析,内毒素水平进行性降低,至疾病的第 34 天,肾功能完全恢复正常。这些学者建议在疾病的早期开始血液透析,对患者的病程有重要作用。他们也提出内毒素是该综合征的关键致病因素[56]。与此相反,Li 等[63]报道了一例简单剖宫产术后并发 HUS 的患者,未能检测出血清内毒素,该患者最后接受了透析治疗并康复。**血浆置换对治疗产后 HUS 所致的 ARF 至关重要**[61]。

多囊肾

成人多囊性肾病是一种常染色体显性遗传疾病,通常在 50 岁以后开始发病。育龄妇女可能偶尔出现症状,高血压是该疾病的主要表现。患有多囊肾的妇女怀孕时,高血压往往会急剧恶化,产后高血压也不可能改善[46]。但是,多囊肾的总预后并不随着妊娠次数的增加而恶化。

膀胱输尿管反流

虽然妊娠期膀胱输尿管反流可能加剧,但通常不会导致并发症,除非反流症状严重。如果反流已达到手术指征,最好在妊娠前手术。即使经过手术矫正,膀胱输尿管反流患者仍是肾盂肾炎的高危人群,建议频繁地尿培养监测[46]。如果妊娠前就有指征应用抗生素预防肾盂肾炎的发生,那么怀孕后应继续使用。

Brandes 和 Fritsche[64]报道了一例妊娠子宫引发输尿管梗阻导致 ARF 的病例。该病例发生于妊娠 34 周的双胎合并羊水过多的孕妇。其血清肌酐水平峰值达到 12.2mg/dL 羊膜腔穿刺放羊水后血清肌酐水平很快恢复正常[64]。远离足月的患者,如果梗阻和/或反流症状明显,必要时可用输尿管支架或透析。

肾动脉狭窄

妊娠期很少发生肾动脉狭窄[65]。该疾病可能表现为慢性高血压并发子痫前期或者仅仅是复发性的子痫前期。虽然多普勒超声血流学检查可以提示,但是肾血管造影术是最特异和敏感的诊断方法。肾血管造影术的同时可行经皮经管腔血管成形术[65]。

肾病综合征

肾病综合征最初是指 24 小时尿蛋白定量 ≥3.5g,低白蛋白血症,水肿和高血脂[66]。目前,该综合征仅定义为蛋白尿,通常是肾小球损害的结果[66]。妊娠期尤其是妊娠晚期,子痫前期是造成肾病综合征的最常见的病因。其他造成肾病综合征的病因包括膜性和膜增生性肾小球肾炎、微小病变性肾病、狼疮性肾病、遗传性肾炎、糖尿病肾病、肾静脉血栓形成和肾脏淀粉样变性[67]。

新诊断或者持续性的肾病综合征,妊娠期需要密切监测。只要有可能,应该确定蛋白尿的病因。有些情况下,可用类固醇治疗;然而,由于病因不同,激素的应用实际上有可能加重潜在的疾病[67]。妊娠期肾病综合征的一个常见并发症是继发于蛋白尿的严重水肿,妊娠期生理性血清白蛋白的下降进一步加剧了水肿[67]。另一个并发症是高凝状态,尿液中抗凝血酶Ⅲ的丢失、蛋白 C 和 S 水平的降低、高纤维蛋白原血症和血小板聚集增加都可加重这种高凝状态[68]。因此,肾病综合征的孕妇可以考虑预防性抗凝治疗。

妊娠期慢性肾脏疾病

慢性肾脏疾病可能直至疾病的晚期都没有明显的临床表现。由于孕期常规检测尿液中的蛋白、葡萄糖和酮体,产科医生可能会最早发现慢性肾脏疾病。

任何孕妇出现微量蛋白尿时,均需留取 24 小时尿液标本检测肌酐清除率和尿蛋白定量。孕前 24 小时尿蛋白定量不应超过 0.2g。妊娠期一天尿液蛋白达到 0.3g 是正常(见第 3 章)。中度蛋白尿(<2g/d)通常见于肾小球疾病。

尿液的显微镜检查可以揭示很多肾脏病情。如果怀疑肾脏疾病,应导尿取得尿样标本。**每高倍镜视野下超过 1~2 个红细胞或者出现红细胞管型往往提示有肾小球疾病**。少数情况下也可能是外伤或者恶性高血压疾病所致。白细胞数目增加,即每高倍镜视野下超过 1~2 个白细胞或者出现白细胞管型通常提示急性或慢性感染。细胞管型出现提示有肾小管功能障碍,透明管型则与大量蛋白尿有关。

仅依赖血清尿素氮和肌酐来评估肾脏功能的话,产科医生很容易被误导。在血清尿素氮和肌酐显著上升之前,肌酐清除率(GFR 的间接检测指标)就可能已下降 70%。在肌酐清除率降到低于 50mL/min 以前,血清尿素氮和肌酐往往没有明显变化。低于这一水平后,肌酐清除率的小量减少就可导致严重的氮质血症,表现为血清尿素氮和肌酐的显著升高。**一次测定肌酐清除率 ≤100mL/min 不能诊断肾脏疾病**。出现这种结果的最常见原因是 24 小时尿液标本留取不完整。如果肌酐清除率不正常，需要及时重复检测。

血清尿酸水平经常被忽视，但对检测肾功能障碍很有帮助。尿酸的排泄不仅从肾小球滤过，而且还有肾小管的分泌。因此，如果血清尿素氮和肌酐水平正常，而尿酸升高可能意味着肾小管病变，而单一的尿酸升高也可能提示即将发生或早期子痫前期。

妊娠对肾功能的影响

基础肌酐清除率，在慢性肾功能不全的妇女会下降，但在妊娠期常有生理性的上升。在妊娠晚期，肾脏疾病患者的肌酐清除率有中等程度的下降。患弥漫性肾小球疾病的孕妇，其肌酐清除率的下降通常更为严重，但产后通常可恢复。

妊娠对肾脏疾病的长期影响尚有争议。如果血清肌酐<1.5mg/dL，妊娠似乎对长期预后影响不大。然而，慢性肾脏病患者妊娠期肾盂肾炎发病率增加。对患有严重氮质血症的妇女，妊娠对肾脏疾病的长期影响目前没有相关数据可查。偶尔，有些基础血清肌酐水平超过1.5mg/dL 的妇女，妊娠期肾功能会显著下降，而且产后肾功能也没有改善[46,49]。患弥漫性肾小球肾炎的患者更常发生上述恶化；但是，无法预测哪些肾功能不全的妇女会发生永久性的肾功能下降。此外，如果妊娠期肾功能已明显恶化，终止妊娠可能不会逆转肾功能的恶化。因此，对基础血清肌酐水平超过 1.5mg/dL 的孕妇，不会为了保护母体肾功能而常规建议终止妊娠。理想情况下，患慢性肾脏病的妇女在受孕前就应该咨询妊娠期造成肾功能下降的可能性。

严重高血压仍然是慢性肾脏疾病患者妊娠期最大的威胁。血压控制不好，高血压会导致脑出血和肾功能恶化。大多数慢性肾功能不全的孕妇，妊娠前就有高血压[11,70]。随着妊娠的进展，大约 50% 孕妇的高血压会恶化，20% 的患者舒张压≥110mmHg[71]。弥漫增生性肾小球肾炎和肾硬化患者发生严重高血压的风险最大。

慢性肾脏疾病患者妊娠期蛋白尿通常加重，常常达到肾病范围[71]。总的来说，大量蛋白尿并不增加母儿风险[72]。然而，低白蛋白血症与低出生体重相关[73]。大量蛋白尿并不一定是子痫前期的预兆，但是蛋白尿的确会增加该并发症的风险。在妊娠晚期，区分子痫前期和慢性肾病恶化尤其困难。因此，妊娠早期评估基础的肌酐清除率和尿蛋白总量至关重要。

慢性肾脏疾病对妊娠的影响

有慢性肾脏疾病的孕妇，如果肾功能保存完好，超过85%的婴儿可以存活。早期的报道比较悲观：死胎率6%，新生儿死亡率5%，中孕期胎儿丢失率风险增加[71]。

如果血压控制不佳，或者肾功能恶化，胎儿丢失率仍然很高。产前胎儿监护和新生儿治疗的进展改善了这些患者的围产期结局。有一项研究报道，胎儿丢失率为 14%，包括流产、死胎和新生儿死亡[70]。

有严重肾功能不全、基础血清肌酐水平>1.5mg/dL 的孕妇，妊娠的预后不好确定。部分原因是相关报道的妊娠例数有限。一项研究报道，当母体血清尿素氮>60mg/dL 时婴儿都没有存活[72]。而其他研究发现，80% 的妊娠最终婴儿存活[70,74]。早产和 IUGR 仍然是主要的并发症，报道的早产发生率为 20% ~ 50%[71,75]。

Imbasciati 和 Ponticelli[46] 总结了三项研究，78 位血清肌酐浓度大于 1.4mg/dL 的患者、共 81 次妊娠，围产期胎儿丢失率仅 9%。然而，33% 的婴儿生长受限，50% 因母体或胎儿的指征而早产。值得注意的是，33% 的患者肾脏疾病在产后恶化。部分学者认为生长受限是由于血容量没有随妊娠的进展而正常增加。Cunningham 等[76] 证实，妊娠期肌酐清除率和血浆容量，在中度肾功能不全的患者会增加，而重度肾功能不全者一般不会增加[76]。

妊娠期慢性肾脏疾病的治疗

患有肾脏疾病的妇女一旦证实怀孕，需收集 24 小时尿液检测肌酐清除率和尿蛋白定量。这些指标应定期监测。总的原则是孕 32 周前每 2 周一次产检，之后每周一次产检。

控制高血压对治疗慢性肾脏病非常重要。患有高血压的妇女应在家自行监测血压。只要药物剂量应用适当，β-受体阻滞剂、钙离子通道阻滞剂、肼苯达嗪都可以有效地治疗高血压。可乐定偶尔也用来治疗难治性高血压。多沙唑嗪和哌唑嗪在必要时也可以使用。禁忌使用血管紧张素转换酶抑制剂（Angiotension-converting enzyme inhibitors，ACEI），会导致胎儿和新生儿少尿/无尿[77,78] 及先天畸形[79]。有一项研究报道，19 例 ACEI 暴露的婴儿中，一例发生无尿，需要透析治疗[76,77]。与 ACEI 相关的先天畸形[75]，包括小脑畸形和脑膨出[77]（见第 8 章）。

妊娠期用利尿剂有争议[80,81]。对于造成患者衰弱的严重水肿，可短期使用利尿剂，但必须严密监测电解质。限制盐的摄入对已有的水肿没有帮助；然而，对确实有肾功能不全的孕妇应毫不犹豫地限制盐的摄入。

患慢性肾脏疾病的孕妇，胎儿生长受限很常见，因此需要系列超声监测胎儿生长，并在孕 28 ~ 32 周开始产前胎心监护[11]。

患慢性肾脏疾病的孕妇如有贫血，可考虑使用促红细胞生成素（erythropoietin，EPO）。重组 EPO 分子量大，不能通过胎盘。有一篇综述回顾了 2002 至 2012 年的文献报道[82]，没有发现 1 例胎儿并发症和死亡。对于拒绝接受血液制品的孕妇，EPO 的使用尤其重要[82]。这些患者应用 EPO 时,有一个担心是有可能使高血压恶化[83,84]。

分娩的时间应因人而异。在胎儿达到能够存活的孕周后,分娩的母体指征包括无法控制的高血压、并发子痫前期和肾功能下降。胎儿的指征应根据胎儿生长测量和生物物理评分的结果而确定。

妊娠期罕有指征需要肾活检,孕 34 周后不适宜做肾活检。分娩后再行肾活检更安全。有一些(并不是所有的)学者报道,妊娠期肾血流量大大增加可导致肾活检后大出血[80,85]。如果凝血指标正常、血压控制好,妊娠期肾活检的并发症不应该高于非妊娠个体[86]。Packham 和 Fairley[87]报告了一个系列研究,20 年内 104 名孕妇、共 111 次肾活检,并发症率为 4.5%。孕妇最可能需要进行肾活检的临床难题包括:并发肾病综合征和孕 22～32 周时血压持续升高。上述情况下,肾活检可用来区分慢性肾脏疾病和子痫前期,也将决定如何治疗。

妊娠期血液透析

慢性血液透析的妇女可以成功妊娠[88-94]。许多慢性肾功能衰竭的妇女月经过少,生育能力常常受损[95]。这些妇女通常不使用避孕措施;如果疑是怀孕,进行妊娠试验非常重要。

和所有肾功能受损的患者一样,最重要的治疗就是严密控制血压。透析过程中,血压可能出现大幅度的波动[96]。应该避免突然的血容量变化,否则会影响胎儿的健康[91,92]。在晚孕期,透析时需要进行持续的胎心监护[97]。如果可能,孕妇最好左侧卧位,使子宫远离下腔静脉。透析过程中,密切关注电解质平衡。因为孕妇处于慢性呼吸性碱中毒的代偿期,需避免血清碳酸氢盐的显著下降。含有葡萄糖和碳酸氢盐的透析液是首选,避免使用含有柠檬酸的透析液[94]。

应该告知透析患者,妊娠的成功常常需要更长时间和更频繁的透析[89,94,9,98],透析与妊娠结局的剂量效应很明确。最近的一项研究比较了终末期肾病(end-stage renal disease,ESRD)患者的妊娠结局,发现透析的强度与妊娠结局有剂量效应关系:每周透析时间≤20 小时的孕妇,胎儿活产率为 48%,而每周透析时间>36 小时的孕妇,胎儿的活产率为 85%(P=0.02);透析强度大的孕妇,胎儿的孕周会更长,新生儿出生体重也增加。妊娠并发症也少而且可以治疗。结论是,接受更频繁血液透析的 ESRD 患者,妊娠为安全和可行[99]。建议孕妇每日摄入至少 70g 蛋白质和 1.5g 钙。透析期间的体重增长应限制在 0.5 公斤。血液透析患者经常有慢性贫血。应将红细胞比积保持在 25% 以上,为此可能需要输血或用 EPO 治疗[89]。

妊娠期需要开始血液透析的标准是有争议的[100]。一些研究人员认为对中度肾功能不全的孕妇就应该开始常

规血液透析来改善妊娠结局[91]。Redrow 等[92]研究了 13 名妇女、共 14 次妊娠、接受了血液透析,10 次妊娠成功。8 次妊娠接受了慢性非卧床腹膜透析或用自动化循环机器辅助进行短时、慢性循环腹膜透析,5 次妊娠成功。研究者假设了腹膜透析的几个好处,包括提供胎儿更恒定的化学和细胞外液微环境,更高的红细胞比积水平,低血压发生率低,且不需要肝素。他们也提出腹腔内用胰岛素可促进糖尿病患者的血糖控制,腹腔透析液中的镁有可能降低早产。

透析的孕妇更易早产[101]。由于孕酮在透析时被移除,至少有一组研究人员建议给透析的孕妇肠外补孕激素[102]。Yasin 和 Bey Doun 的综述里[94],早产率为 40.7%。

肾移植

肾移植后妊娠已经变得越来越普遍[103]。许多之前不排卵的患者,肾移植后开始排卵,随着肾功能的恢复,正常生育功能亦恢复[104]。与接受血液透析的妇女一样,许多肾移植者直到妊娠中期才发现自己已经怀孕。最近的一项研究报道了英国所有肾移植后的妊娠,共 101 位移植者、105 次妊娠。孕前肌酐中位数是 1.3mg/dL。肾移植组子痫前期的发生率是 24%,而对照组为 4%。移植组孕妇分娩孕周中位数为 36 周,52% 的孕妇在 37 周前分娩。24 个婴儿(24%)是小于胎龄儿(SGA,小于第十百分位数)。有 2 例急性排斥反应(2%)。可预测妊娠结局不良的潜在风险因素包括:肾移植超过一次(P=0.03),早孕期血清肌酐超过 1.4mg/dL(P=0.01),舒张压在中孕期(P=0.002)和晚孕期(P=0.05)大于 90mmHg[105]。类似的研究结果一致,与进行透析的 ESRD 患者相比,肾移植患者的妊娠并发症和妊娠结局不良的发生率总体上更低[106]。即使是在童年时期就接受肾移植的妇女,上述结论也一样正确。Wyld 等[107]的研究发现,在儿童时期接受肾移植的妇女与近期进行肾移植的患者相比,妊娠结局类似,胎儿的活产率、小于胎龄儿、分娩孕周都没有差别。

许多肾移植者在发现怀孕后会停用所有的药物。怀孕后继续免疫抑制剂治疗对于肾移植者极其重要,无论如何强调都不为过。糖皮质激素,尤其是泼尼松,在胎盘经 11β-羟类固醇脱氢酶 1 型(11β-HSD1)代谢降解,到达胎儿的药量非常有限[108]。硫唑嘌呤因为胎儿缺乏肌苷焦磷酸化酶而无法在胎儿体内被激活[109]。硫唑嘌呤已证实可降低新生儿 IgG 和 IgM 水平以及胸片显示胸腺较小[110]。在宫内暴露于硫唑嘌呤的婴儿,淋巴细胞上有染色体畸变,但在 20～32 个月龄时已被清除[111]。硫唑嘌呤治疗的长期影响目前仍不清楚。有报道发现硫唑嘌呤治疗的母亲可导致婴儿 IUGR[112]。这些风险明显少于用药的益处,包括降低同种异体移植的排斥风险,而停药就可

能有排斥反应。值得注意的是,有一例早孕期接受肾移植的成功案例。这位患者在孕 13 周左右接受了来自父亲肾脏的移植后,妊娠成功至分娩[113]。

妊娠期使用环孢素 A 相对安全,但仍有一定的风险。**环孢素 A 可干扰血流动力学在孕期的正常适应性改变,引发高血压[114]**。妊娠期环孢素代谢增加,因此可能需要增加剂量以维持有效治疗的血药浓度[115]。环孢素能穿过胎盘,尽管没有致畸的证据,但该药在妊娠期的安全性尚未确定[116,117]。即使母体没有高血压,应用环孢素 A 可并发 IUGR[118]。然而,大多数服用环孢素 A 的孕妇没有并发症,而排斥同种异体移植的危险肯定超过药物对胎儿造成的潜在风险。

已证实,霉酚酸酯(mycophenolate mofetil,MMF)可造成胎儿发育不良,并与早孕期胎儿丢失和先天畸形相关。畸形包括唇腭裂、肢体异常、心脏缺陷、肾脏异常[119]。**妊娠期禁用此药。**

西罗莫司也属于妊娠期禁忌,有胚胎毒性,与胎儿死亡率增加相关[119]。建议想怀孕的妇女在孕前更换药物[119]。

妊娠期应用他克莫司的研究很少。妊娠期服用他克莫司的孕妇,100 次妊娠中有 68 例活产,60% 是早产。四个婴儿并发畸形,但报道的畸形类型并不一致[120]。服用他克莫司的患者需要频繁地监测肾功能和血药浓度。

Davison[121] 总结了 1009 位妇女、1569 次肾移植后发现,22% 的妇女选择人工流产,16% 自然流产,另有 8% 围产儿死亡。幸存的妊娠中,45% 早产,22% 并发 IUGR。此外,还有 3% 的婴儿有明显的先天畸形,畸形率与普通人群没有差别。30% 的妊娠并发子痫前期,但如前所述,对已患有高血压和蛋白尿的患者诊断子痫前期将会非常困难。孕期肾移植排斥反应率为 9%,与非妊娠妇女类似[121]。远期移植排斥率与非妊娠妇女的排斥率亦无差异。

妊娠期必须严密监测排斥迹象。如前所述,妊娠期有多达 9% 的肾移植者有明显的排斥反应。不幸的是,**排斥反应的临床特征包括如发热、少尿、压痛和肾功能下降,并不总在孕妇身上出现。大约 1/3 的患者,排斥反应的表现可类似于肾盂肾炎或子痫前期。**这种情况下,需做肾活检来区分排斥反应和子痫前期。排斥反应可发生在产褥期,此时母体免疫能力已恢复到孕前水平[122]。因此建议产后立即增加免疫抑制剂的剂量。

感染是肾移植的灾难,因此孕期必须每月做尿液培养监测,必须积极治疗任何菌尿。至关重要的是要认识到,移植物是去神经的,肾盂肾炎可能没有疼痛,仅有发热和恶心。

必须每月监测 24 小时肌酐清除率和尿蛋白定量来评估肾功能。大约 15% 的肾移植者,晚孕期会出现明显的肾功能下降[67],通常(但不总是)在产后能恢复。约 40% 的患者近足月时会出现蛋白尿,但通常在产后不久就消失,除非合并严重的高血压。

与慢性肾脏疾病的孕妇类似,**肾移植孕妇需定期超声评估胎儿生长,孕 28 ~ 32 周开始产前胎心监护。大约 50% 的肾移植孕妇会早产。**早产、未足月胎膜早破和 IUGR 都常见。只在有产科指征时做剖宫产。由于长期肾脏疾病合并高钙血症,或长期应用激素产生骨盆骨质营养不良,肾移植者头盆不称的发生率增加[123]。尽管移植肾处于盆腔位置,但极少梗阻产道。

虽然已经有很多肾移植后成功妊娠的案例,但移植后多久开始尝试怀孕是安全的,尚无共识。Lindheimer 和 Katz[124] 提出了一些建议,现总结在框 39-2。

框 39-2　肾移植者准备妊娠的指南

- 尸体肾移植者需等待 2 年,活体肾肾移植者需等待 1 年后妊娠。
- 免疫抑制剂治疗应保持在维持剂量水平。
- 血肌酐应该 <1.5mg/dL。
- 没有并发高血压或血压容易控制。
- 没有蛋白尿或只有少量蛋白尿。
- 没有明显的急性排斥反应。
- 近期的超声检查或静脉肾盂造影没有提示肾盂肾盏扩张。
- 泼尼松剂量应该在 15mg/天。
- 硫唑嘌呤剂量应该在 2mg/kg/天。
- 环孢素 A 剂量应该在 2 ~ 4mg/kg(妊娠期使用该药物的临床数据来源,<150 名患者)

参考 Lindheimer M, Katz A. Pregnancy in the renal transplant patient. Am J Kidney Dis. 2000;19:173.

关键点

- ◆ 孕妇无症状菌尿的发生率为 5% ~ 7%,如果不及时治疗,40% 的患者将发展成有症状的尿路感染。
- ◆ 孕妇肾盂肾炎的发生率为 1% ~ 2%,通常需要住院治疗。
- ◆ 患有肾小球疾病的妇女能够成功妊娠,但如果孕前就已经有高血压,胎儿丢失率显著增加。
- ◆ 在血清尿素氮和肌酐水平显著升高之前,肌酐清除率可能已经下降 70%。所以患有肾脏疾病的孕妇应留置 24 小时尿液标本检测肌酐清除率。
- ◆ 如果肌酐清除率 <50mL/min 或血清肌酐水平 >1.5mg/dL,妊娠结局的成功率将降低。
- ◆ 严重高血压对有慢性肾脏疾病的孕妇威胁最大。
- ◆ 慢性肾脏疾病孕妇常见的并发症是胎儿宫内生长受限和子痫前期。建议这些患者做系列超声检查,并在孕 28 周开始产前胎心监护。

◆ 患慢性肾脏疾病的妇女通常没有排卵。移植后排卵恢复，可导致意外怀孕。

◆ 如果利用尸体肾行肾移植，妇女需要等待2年后才可尝试受孕，活体肾移植者需要等待1年后尝试受孕。此外，患者必须没有明显的肾移植排斥反应。

◆ 肾移植患者妊娠期可以继续使用环孢素或硫唑嘌呤，用药剂量可能需要调整。其他免疫抑制剂如霉酚酸和西罗莫司则禁忌使用。

◆ 肾脏疾病患者妊娠期可能发生肾功能下降。血清肌酐水平升高（>1.5mg/dL）和合并高血压时，肾功能下降的风险增加。

参考文献

1. Cietak KA, Newton JR. Serial quantitative maternal nephrosonography in pregnancy. *Br J Radiol.* 1985;58:405-413.
2. Cietak KA, Newton JR. Serial qualitative maternal nephrosonography in pregnancy. *Br J Radiol.* 1985;58:399-404.
3. Rassmussen PE, Nielson FR. Hydronephrosis during pregnancy: a literature survey. *Eur J Obstet Gynecol Reprod Biol.* 1988;27:249-259.
4. Danielson LA, Sherwood OD, Conrad KP. Relaxin is a potent vasodilator in conscious rats. *J Clin Invest.* 1999;103(4):525-533.
5. Conrad KP, Gandley RE, Ogawa T, Nakanishi S, Danielson LA. Endothelin mediates renal vasodilitation and hyperfiltration during pregnancy in chronically instrumented conscious rats. *Am J Physiol.* 1999;276(5):767-776.
6. Davison JM, Sprott MS, Selkon JB. The effect of covert bacteriuria in schoolgirls on renal function at 18 years and during pregnancy. *Lancet.* 1984;2(8404):651-655.
7. Davidson J. Changes in renal function and other aspects of homeostasis in early pregnancy. *J Obstet Gynaecol Br Commonw.* 1974;81:1003.
8. Christensen P. Tubular reabsorbtion of glucose during pregnancy. *Scand J Clin Lab Invest.* 1958;10:364.
9. Sheffield JS, Cunningham FG. Urinary tract infection in women. *Obstet Gynecol.* 2005;106(5 Pt 1):1085-1092.
10. Hooton TM, Scholes D, Stapleton AE, et al. A prospective study of asymptomatic bacteriuria in sexually active young women. *N Engl J Med.* 2000;343(14):992-997.
11. Bear R. Pregnancy in patients with renal disease: a study of 44 cases. *Obstet Gynecol.* 1976;48:13.
12. Norden C, Kass E. Bacteriuria of pregnancy–a critical reappraisal. *Annu Rev Med.* 1968;19:431.
13. McFadyen I, Eykryn S, Gardner N. Bacteriuria of pregnancy. *J Obstet Gynaecol Br Commonw.* 1973;80:385.
14. Smaill F, Vazquez JC. Antibiotics for asymptomatic bacteriuria in pregnancy. *Cochrane Database Syst Rev.* 2015;(8):CD000490.
15. Whalley P. Bacteriuria of pregnancy. *Am J Obstet Gynecol.* 1967;97:723-738.
16. Turney JH, Ellis CM, Parsons FM. Obstetric acute renal failure 1956-1987. *Br J Obstet Gynaecol.* 1989;96:679.
17. American Acadamy of Pediatrics and American College of Obstetricans and Gynecologists. *Guidlines for Prenatal Care.* 5th ed. Elk Grove Village, IL: American Acadamy of Pediatrics and American College of Obstetricans and Gynecologists; 2002.
18. Schneeberger C, van den Heuvel ER, Erwich JJ, Stolk RP, Visser CE, Geerlings SE. Contamination rates of three urine-sampling methods to assess bacteriuria in pregnant women. *Obstet Gynecol.* 2013;121(2 Pt 1):299-305.
19. Smaill F. Antibiotics for asymptomatic bacteriuria in pregnancy. *Cochrane Database Syst Rev.* 2001;(2):CD000490.
20. Sandberg T, Likin-Janson G, Eden CS. Host response in women with symptomatic urinary tract infection. *Scand J Infect Dis.* 1989;21:67.
21. Plattner MS. Pylonephritis in pregnancy. *J Perinatol Neonat Nurs.* 1994;8:20.
22. Wing DA, Fassett MJ, Getahun D. Acute pyelonephritis in pregnancy: an 18-year retrospective analysis. *Am J Obstet Gynecol.* 2014;210(3):216-219.
23. Brumfitt W. The significance of symptomatic and asymptomatic infection in pregnancy. *Contrib Nephrol.* 1981;25:23.
24. Gilstrap L, Leveno K, Cunningham F, et al. Renal infections and pregnancy outcome. *Am J Obstet Gynecol.* 1981;141:709.
25. Fan YD, Pastorek JG 2nd, Miller JM, Mulvey J. Acute pyelonephritis in pregnancy. *Am J Perinatol.* 1987;4:324.
26. Hill JB, Sheffield JS, McIntire DD, Wendel GD Jr. Acute Pyelonephritis in Pregnancy. *Obstet Gynecol.* 2005;105(1):18-23.
27. Van Dorstan JP, Lenke RR, Schifrin BS. Pylonephritis in pregnancy: the role of in-hospital management and nitrofurantoin suppression. *J Reprod Med.* 1987;32:895.
28. Cunningham FG, Lucas MJ, Hankins GD. Pulmonary injury complicating antepartum pyelonephritis. *Am J Obstet Gynecol.* 1987;156:797.
29. Pruett K, Faro S. Pylonephritis associated with respiratory distress. *Obstet Gynecol.* 1987;69:444.
30. Towers CV, Kaminskas CM, Garite CM, et al. Pulmonary injury associated with antepartum pyelonephritis: Can at risk patients be identified? *Am J Obstet Gynecol.* 1991;164:974.
31. Austenfeld MS, Snow BW. Complications of pregnancy in women after reimplantation for vesicoureteral reflux. *J Urol.* 1988;140:1103.
32. Harris R, Dunnihoo D. The incidence and significance of urinary calculi in pregnancy. *Am J Obstet Gynecol.* 1967;99:237.
33. Butler EL, Cox SM, Eberts EG, Cunningham FG. Symptomatic nephrolithiasis complicating pregnancy. *Obstet Gynecol.* 2000;96(5 Pt 1):753-756.
34. White WM, Johnson EB, Zite NB, et al. Predictive value of current imaging modalities for the detection of urolithiasis during pregnancy: a multicenter, longitudinal study. *J Urol.* 2013;189(3):931-934.
35. Laing FC, Benson CB, DiSalvo DN. Distal uretral calculi: detection with vaginal ultrasound. *Radiology.* 1994;192:545.
36. Strong D, Murchison R, Lynch D. The management of ureteral calculi during pregnancy. *Obstet Gynecol Surv.* 1978;146:604.
37. Parulkar BG, Hopkins TB, Wollin MR. Renal colic during pregnancy. *J Urol.* 1998;159:365.
38. Deliveliotis CH, Argyropoulos B, Chrisofos M, Dimopoulos CA. Shockwave lithotripsy in unrecognised pregnancy: interruption or continuation? *J Endourol.* 2001;15:787.
39. Nadler N, Salinas-Madrigal L, Charles A, Pollack V. Acute glomerulonephritis during late pregnancy. *Obstet Gynecol.* 1969;34:277.
40. Wilson C. Changes in renal function. In: Morris N, Browne J, eds. *Nontoxemic Hypertension in Pregnancy.* Boston: Little Brown; 1958:177.
41. Packham DK, North RA, Fairly KF, et al. Primary glomerulonephritis and pregnancy. *Q J Med.* 1989;71:537.
42. Packham DK, North RA, Fairly KF, et al. Membranous glomerulonephritis and pregnancy. *Clin Nephrol.* 1988;30:487.
43. Jungers P, Forget D, Houillier P, et al. Pregnancy in IgA nephropathy, reflux nephropathy, and focal glomerular sclerosis. *Am J Kidney Dis.* 1987;9:334.
44. Kincaid-Smith P, Fairley KF. Renal disease in pregnancy. Three controversial areas: mesangial IgA nephropathy, focal glomerular sclerosis (focal and segmental hyalinosis and sclerosis), and reflux nephropathy. *Am J Kidney Dis.* 1987;9:328.
45. Abe S. An overview of pregnancy in women with underlying renal disease. *Am J Kidney Dis.* 1991;17:112.
46. Imbasciati E, Ponticelli C. Pregnancy and renal disease: predictors for fetal and maternal outcome. *Am J Nephrol.* 1991;11:353.
47. Davison J. Renal Disease. In: deSwiet M, ed. *Medical Disorders in Obstetric Practice.* Oxford: Blackwell; 1984:236.
48. Pertuiset N, Grunfeld JP. Acute renal failure in pregnancy. *Baillieres Clin Obstet Gynaecol.* 1987;1:873.
49. McDonald SD, Han Z, Walsh MW. Kidney disease after preeclampsia: a systematic review and meta-analysis. *Am J Kidney Dis.* 2010;55:1026.
50. Krane NK. Acute renal failure in pregnancy. *Arch Intern Med.* 1988;148:2347.
51. Grunfeld JP, Pertuiset N. Acute renal failure in pregnancy. *Am J Kidney Dis.* 1987;9:359.
52. Stratta P, Canavese C, Dogliani M, et al. Pregnancy related acute renal failure. *Clin Nephrol.* 1989;32:14.
53. Grunfeld JP, Ganeval D, Bournerias F. Acute renal failure in pregnancy. *Kidney Int.* 1980;18:179.
54. Stratta P, Canavese C, Colla L, et al. Acute renal failure in preeclampsia-eclampsia. *Gynecol Obstet Invest.* 1987;27:225.
55. Sibai B, Villar MA, Mabie BC. Acute renal failure in hypertensive disorders of pregnancy: pregnancy outcome and remote prognosis in thirty-one consecutive cases. *Am J Obstet Gynecol.* 1990;162:777.

56. Coratelli P, Buongiorno E, Passavanti G. Endotoxemia in hemolytic uremic syndrome. *Nephron.* 1988;50:365.
57. Robson J, Martin A, Burkley V. Irreversible postpartum renal failure: a new syndrome. *Q J Med.* 1968;37:423.
58. Seconds A, Louradour N, Suc J, Orfila C. Postpartum hemolytic uremic syndrome: a study of three cases with a review of the literature. *Clin Nephrol.* 1979;12:229.
59. Creasey GW, Morgan J. Hemolytic uremic syndrome after ectopic pregnancy: postectopic nephrosclerosis. *Obstet Gynecol.* 1987;69:448.
60. Remuzzi G, Misiani R, Marchesi D, et al. Treatment of hemolytic uremic syndrome with plasma. *Clin Nephrol.* 1979;12:279.
61. Webster J, Rees A, Lewis P, Hensby C. Prostacyclin deficiency in haemolytic uraemic syndrome. *BMJ.* 1980;281:271.
62. Brandt P, Jesperson J, Gregerson G. Post-partum haemolyitc-uremic syndrome successfully treated with antithrombin III. *BMJ.* 1980;281:449.
63. Li PK, Lai FM, Tam JS, Lai KN. Acute renal failure due to postpartum haemoltic uremic syndrome. *Aust N Z J Obstet Gynaecol.* 1988;28:228.
64. Brandes JC, Fritsche C. Obstuctive acute renal failure by a gravid uterus: a case report and review. *Am J Kidney Dis.* 1991;18:398.
65. Hayborn KD, Schultz MF, Goodlin RC, Durham JD. Renal artery stenosis during pregnancy: a review. *Obstet Gynecol Surv.* 1991;46:509.
66. Coe FL, Brenner BM. Approach to the patient with diseases of the kidney and urinary tract. In: Fauci AS, Braunwald E, Isselbacher KJ, et al., eds. *Principles of Internal Medicine.* 14th ed. New York: McGraw-Hill; 1998: 1495-1498.
67. Davison J, Lindheimer M. Pregnancy in women with renal allografts. *Semin Nephrol.* 1984;4:240.
68. Denker BM, Brenner BM. Cardinal manifestations of renal disease. In: Fauci AS, Braunwald E, Isselbacher KJ, et al., eds. *Principles of Internal Medicine.* 14th ed. New York: McGraw-Hill; 1998:258-262.
69. Hou S. Pregnancy in women with chronic renal disease. *N Engl J Med.* 1985;312:839.
70. Hou S, Grossman S, Madias N. Pregnancy in women with renal disease and moderate renal insufficiency. *Am J Med.* 1985;78:185.
71. Katz A, Davison J, Hayslett J, et al. Pregnancy in women with kidney disease. *Kidney Int.* 1980;18:192.
72. Mackay E. Pregnancy and renal disease: a ten-year study. *Aust N Z J Obstet Gynaecol.* 1963;3:21.
73. Studd J, Blainey J. Pregnancy and the nephrotic syndrome. *BMJ.* 1969;1:276.
74. Kincaid-Smith P, Fairley K, Bullen M. Kidney disease and pregnancy. *Med J Aust.* 1967;11:1155.
75. Surian M, Imbasciati E, Banfi G, et al. Glomerular disease and pregnancy. *Nephron.* 1984;36:101.
76. Cunningham FG, Cox SG, Harstad TW, et al. Chronic renal disease and pregnancy outcome. *Am J Obstet Gynecol.* 1990;163:453.
77. Piper JM, Ray WA, Rosa FW. Pregnancy outcome following exposure to angiotensin-converting enzyme inhibitors. *Obstet Gynecol.* 1992;80:429.
78. Hulton SA, Thompson PD, Cooper PA, Rothberg AD. Angiotensin-converting enzyme inhibitors in pregnancy may result in neonatal renal failure. *S Afr Med J.* 1990;78:673.
79. Cooper WO, Hernandez-Diaz S, Arbogast PG, et al. Major congenital malformations after first-trimester exposure to ACE inhibitors. *N Engl J Med.* 2006;354(23):2443-2451.
80. Sibai B, Grossman R, Grossman H. Effects of diuretics on plasma volume in pregnancy with long term hypertension. *Am J Obstet Gynecol.* 1984; 150:831.
81. Rodriquez S, Leikin S, Hillar M. Neonatal thrombocytopenia associated with antepartum administration of thiazide drugs. *N Engl J Med.* 1964; 270:881.
82. Sienas L, Wong T, Collins R, Smith J. Contemporary uses of erythropoietin in pregnancy: a literature review. *Obstet Gynecol Surv.* 2013;68(8): 594-602.
83. Lundby C, Olsen NV. Effects of recombinant human erythropoietin in normal humans. *J Physiol.* 2011;589(Pt 6):1265-1271.
84. Berglund B, Ekblom B. Effect of recombinant human erythropoietin treatment on blood pressure and some haematological parameters in healthy men. *J Intern Med.* 1991;229(2):125-130.
85. Lindheimer M, Spargo B, Katz A. Renal biopsy in pregnancy-induced hypertension. *J Reprod Med.* 1975;15:189.
86. Lindheimer M, Fisher K, Spargo B, Katz A. Hypertension in pregnancy: a biopsy with long term follow-up. *Contrib Nephrol.* 1981;25:71.
87. Packham DK, Fairley K. Renal biopsy: indications and complications in pregnancy. *Br J Obstet Gynaecol.* 1987;94:935.
88. Ackrill P, Goodwin F, Marsh F, et al. Successful pregnancy in patient on regular dialysis. *BMJ.* 1975;2:172.
89. Kobayashi H, Matsumoto Y, Otsubo O, et al. Successful pregnancy in a patient undergoing chronic hemodialysis. *Obstet Gynecol.* 1981;57:382.
90. Savdie E, Caterson R, Mahony J, Clifton-Bligh P. Successful pregnancies treated by haemodialysis. *Med J Aust.* 1982;2:9.
91. Cohen D, Frenkel Y, Maschiach S, Eliahou HE. Dialysis during pregnancy in advanced chronic renal failure patients: outcome and progression. *Clin Nephrol.* 1988;29:144.
92. Redrow M, Cherem L, Elliott J, et al. Dialysis in the management of pregnant patients with renal insufficiency. *Medicine.* 1988;67:199.
93. Hou S. Pregnancy in women requiring dialysis for renal failure. *Am J Kidney Dis.* 1987;9:368.
94. Yasin SY, Bey Doun SW. Hemodialysis in pregnancy. *Obstet Gynecol Surv.* 1988;43:655.
95. Lim V, Henriquez C, Sievertsen G, Prohman L. Ovarian function in chronic renal failure: evidence suggesting hypothalamic anovulation. *Ann Intern Med.* 1980;57:7.
96. Nageotte MP, Grundy HO. Pregnancy outcome in women requiring chronic hemodialysis. *Obstet Gynecol.* 1988;72:456.
97. Luders C, Castro MC, Titan SM. Obstetric outcomes in pregnant women on long-term dialysis: a case series. *Am J Kidney Dis.* 2010;56:77.
98. EDTA Registration Committee. Successful pregnancies in women treated by dialysis and kidney transplantation. *Br J Obstet Gynaecol.* 1980;87: 839.
99. Hladunewich MA, Hou S, Odutayo A, et al. Intensive hemodialysis associates with improved pregnancy outcomes: a Canadian and United States cohort comparison. *J Am Soc Nephrol.* 2014;25(5):1103-1109.
100. Asamiya Y, Otsubo S, Matsuda Y. The importance of low blood urea nitrogen levels in pregnant patients undergoing hemodialysis to optimize birth weight and gestational age. *Kidney Int.* 2009;75:1217.
101. Fine L, Barnett E, Danovitch G, et al. Systemic lupus erythematosus in pregnancy. *Ann Intern Med.* 1981;94:667.
102. Johnson T, Lorenz R, Menon K, Nolan G. Successful outcome of a pregnancy requiring dialysis: effects on serum progesterone and estrogens. *J Reprod Med.* 1979;22:217.
103. Gill JS, Zalunardo N, Rose C, Tonelli M. The pregnancy rate and live birth rate in kidney transplant recipients. *Am J Transplant.* 2009;9: 1541.
104. Merkatz I, Schwartz G, David D, et al. Resumption of female reproductive function following renal transplantation. *JAMA.* 1971;216:1749.
105. Bramham K, Nelson-Piercy C, Gao H, et al. Pregnancy in renal transplant recipients: a UK national cohort study. *Clin J Am Soc Nephrol.* 2013;8(2): 290-298.
106. Saliem S, Patenaude V, Abenhaim HA. Pregnancy outcomes among renal transplant recipients and patients with end-stage renal disease on dialysis. *J Perinat Med.* 2015. Epub ahead of print.
107. Wyld ML, Clayton PA, Kennedy SE, Alexander SI, Chadban SJ. Pregnancy outcomes for kidney transplant recipients with transplantation as a child. *IAMA Pediatr.* 2015;169(2):e143626.
108. Penn I, Markowski E, Harris P. Parenthood following renal transplantation. *Kidney Int.* 1980;18:221.
109. Saarikoski S, Sappala M. Immunosuppression during pregnancy: transmission of azathioprine and its metabolites from mother to fetus. *Am J Gynecol.* 1973;115:1100.
110. Cote C, Meuwissen H, Pickering R. Effects on the neonate of prednisone and azathioprine administered to the mother during pregnancy. *J Pediatr.* 1974;85:324.
111. Price H, Salaman J, Laurence K, Langmaid H. Immunosuppressive drugs and the fetus. *Transplantation.* 1976;21:294.
112. Scott J. Fetal growth retardation associated with maternal administration of immunosuppressive drugs. *Am J Obstet Gynecol.* 1977;128:668.
113. Hold P, Wong C, Dhanda R, Walkinshaw S, Bakran A. Successful renal transplantation during pregnancy. *Am J Transplant.* 2005;5(9): 2315-2317.
114. Ponticelli C, Montangino G. Causes of arterial hypertension in kidney transplantation. *Contrib Nephrol.* 1987;54:226.
115. McKay DB, Josephson MA. Pregnancy in reciepients of solid organs–effects on the mother and child. *N Engl J Med.* 2006;354:1281.
116. Derfler K, Schuller A, Herold C, et al. Successful outcome of a complicated pregnancy in a renal transplant recipient taking cyclosporine A. *Clin Nephrol.* 1988;29:96.
117. Salamalekis EE, Mortakis AE, Phocas I, et al. Successful pregnancy in a renal transplant recipient taking cyclosporin A: hormonal and immunological studies. *Int J Gynaecol Obstet.* 1989;30:267.
118. Pickerell MD, Sawers R, Michael J. Pregnancy after renal transplantation: severe intrauterine growth retardation during treatment with cyclosporin A. *BMJ.* 1988;1:825.

119. Sifontis MN, Coscia LA, Constantinescu S. Pregnancy outcomes in solid organ transplant recipients with exposure to mycophenolate mofetil or sirolimus. *Transplantation*. 2006;82:1698.

120. Kainz A, Harabacz I, Cowlrick IS. Review of the course and outcome of 100 pregnancies in 84 women treated with tacrolimus. *Transplantation*. 2000;70:1718.

121. Davison J. Renal transplantation and pregnancy. *Am J Kidney Dis*. 1987;9:374.

122. Parsons V, Bewick M, Elias J, et al. Pregnancy following renal transplantation. *J R Soc Med*. 1979;72:815.

123. Huffer W, Kuzela D, Popovtzer M. Metabolic bone disease in chronic renal failure in renal transplant patients. *Am J Pathol*. 1975;78:385.

124. Lindheimer M, Katz A. Pregnancy in the renal transplant patient. *Am J Kidney Dis*. 2000;19:173.

最后审阅　施文良

第40章

妊娠期糖尿病

原著　MARK B. LANDON, PATRICK M. CATALANO, and STEVEN G. GABBE

翻译与审校　雷琼, 牛建民, 张美娟, 刘颖

胰岛素治疗糖尿病始于近100年前,至今仍是治疗妊娠期糖尿病的最重要的方法。在发现胰岛素之前,由于糖尿病不仅会造成胎儿死亡,而且孕妇死亡风险也很大,所以患糖尿病的妇女不适合妊娠。但在过去的30年里,糖尿病相关诊疗技术得到了长足发展,许多与糖尿病相关的妊娠并发症可以很好地被预防。随着对糖尿病妊娠的病理生理学研究和治疗的进展,糖尿病妇女妊娠后不仅病情能够得到理想控制,而且还可以降低围产儿并发症的发生。在血糖控制良好的情况下,围产儿死亡率可接近正常人群。围产儿结局的显著改善主要得益于临床上不断改进的母体妊娠前及妊娠期的血糖控制(图40-1)。围产儿死亡率逐渐下降,然而妊娠前有显性糖尿病的(1、2型糖尿病)妇女,胎儿严重先天性畸形仍是严重问题。

尽管仔细调控血糖的好处众所周知,但是血糖控制失败,加上其他因素影响,仍可造成严重的围产期并发症。临床经验的积累还使我们认识到血管并发症和妊娠之间的相互影响。随着治疗技巧的提高和团队合作的加强,即使有严重并发症的糖尿病患者也可以成功渡过妊娠期。

妊娠期糖尿病(GDM),是妊娠期间最常见的一种糖尿病。目前的发病率在全球呈上升趋势,一直是临床医生以及科研人员面临的严峻挑战。妊娠期糖尿病的概念提出已经60年了,直到最近大样本临床观察和临床试验

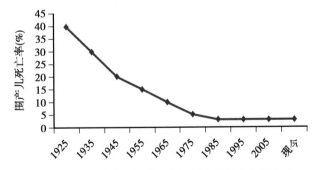

图40-1　胰岛素依赖性糖尿病妊娠中的围产儿死亡率

的结果才使大家接受了这个疾病的重要性。然而在疾病的筛查技术、诊断标准、胰岛素治疗的时机和口服降糖药物是否安全等方面,还未达到完全统一的认识。

在探讨以上临床问题之前,我们先来复习一下妊娠期的代谢变化与糖尿病的病理生理学关系。

病理生理学

正常糖耐量

母体在妊娠期间的代谢会发生显著改变。这些变化使得母体在孕早期充分储备营养,得以为孕晚期和哺乳

期提供增加的代谢需求。糖尿病往往容易被理解为仅仅是一种糖代谢异常的疾病,**事实上糖尿病会影响到营养代谢的各个方面**。在这个章节中我们将要论述母体葡萄糖代谢,及其与其他代谢的关系,包括:胰腺 β-细胞胰岛素的产生,胰岛素的清除,内源性(主要是肝脏)葡萄糖的产生,胰岛素抑制和外周葡萄糖胰岛素敏感性的抑制。此外,我们也会述及母体蛋白质和脂代谢。最后还会分析上述母体的代谢变化与母体能量消耗和胎儿生长的关系。

葡萄糖代谢

　　正常妊娠往往被看作是"易感糖尿病"的状态,这是

因为妊娠期的餐后血糖水平是逐渐上升的。到了妊娠晚期随着血糖升高,胰岛素分泌也会增加。**然而,在妊娠早期机体却呈现出一种合成状态,特别是体重正常和肥胖的母亲**。孕早期孕妇体内的游离脂肪酸(**Free fatty acids,FFAs**)是下降的,脂肪是逐渐囤积的。Garcia-Patterson 等发现患 1 型糖尿病的妇女在妊娠早期的胰岛素需求显著下降[1](图 40-2),其可能的原因包括:胰岛素敏感性增强,早孕反应例如恶心导致食欲下降,胎儿消耗了一部分葡萄糖,和母体胰岛素分泌增多。但其确切的机制仍然不明。在糖耐量正常女性的纵向研究中发现,所有与糖代谢相关的指标在孕早期已经发生了显著改变[2]。

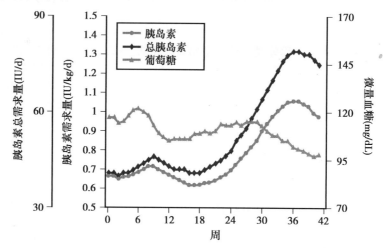

图 40-2　1 型糖尿病妇女的平均胰岛素需求和血糖自我监测(修改自 Garcia-Patterson A,GichI,Amini SB,et al. Insulin requirements throughout pregnancy in women with type 1 diabetes mellitus:three changes of direction. *Diabetologia*. 2010;53:446.)

　　在妊娠期用静脉注射葡萄糖来激发胰岛素分泌的试验发现:随着孕周的增长,胰岛素的分泌也逐渐增加(图 40-3),在消瘦孕妇中这种胰岛素浓度的上升比肥胖孕妇更明显,主要是因为消瘦孕妇的胰岛素敏感性下降更明显,这一点下文会进一步阐述。妊娠期有关胰岛素清除的研究非常有限,有些研究者发现妊娠晚期孕妇静脉输入胰岛素后其清除率与非孕期没有差别(Bellman,Lind,and colleagues and Burt and Davidson)。但也有相反的报道。应用大鼠模型,在使用了放射标记胰岛素后,Goodner 和 Freinkel 发现,与非孕大鼠比较,孕鼠胰岛素清除增加了 25%。应用葡萄糖钳夹试验,Catolano 等发现孕晚期消瘦孕妇胰岛素清除率增加了 20%,肥胖孕妇增加了 30%(图 40-4)。尽管胎盘因素(富含胰岛素酶)不可忽略,但是妊娠期间胰岛素清除率增加的确切机制仍然不明。

　　妊娠早期血容量的增加和妊娠晚期胎儿胎盘消耗血糖,会导致妊娠空腹血糖随着孕周增加而逐步下降。Kalhan 和 Cowett 在横断面研究中使用了多种稳定同位素

的方法,第一次发现了妊娠晚期空腹肝葡萄糖生成增加。另外,在一个前瞻性纵向研究中,运用葡萄糖的稳定同位素,Catalano 等报道**随着孕周的增加,空腹肝葡萄糖的生成增加 30%**(图 40-5),在校正了母体体重增长因素后,这种增加仍然显著[4]。肝脏和外周组织(主要是骨骼肌)都是对胰岛素敏感的组织。糖耐量正常的孕妇在妊娠晚期胰岛素分泌增加的同时,空腹肝葡萄糖的生成也增加,这说明她们的肝脏葡萄糖敏感度下降了,在肥胖孕妇中,上述作用更加明显。

　　妊娠期间外周胰岛素敏感性的评估包括:口服或静脉给予一定量葡萄糖刺激,然后测量胰岛素分泌反应,或者在各种实验条件下计算胰岛素与葡萄糖的比率。许多方法例如小模型和葡萄糖钳夹技术可以帮助我们进行外周胰岛素敏感性的定量监测。在消瘦孕妇的妊娠早期,Catalano 运用葡萄糖钳夹技术评估了母体外周胰岛素敏感性。即使校正了在一些亚低血糖情况下的胰岛素浓度的变化后(这种变化往往由于外源性胰岛素变化引起),胰岛素敏感性下降仍然可达 40%[5]。然而,当校正钳夹期

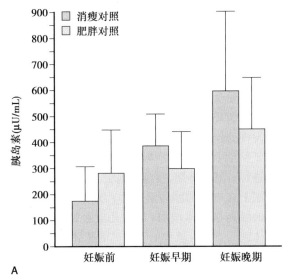

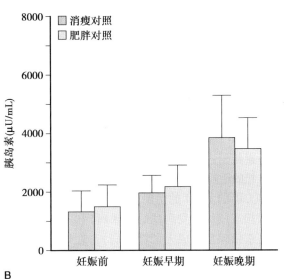

图 40-3　妊娠前,妊娠早期,和妊娠晚期,糖耐量正常的消瘦和肥胖妇女,对静脉注射葡萄糖刺激后的胰岛素反应出现纵向增长。**A**,第一相:曲线下面积从 0 ~ 5 分钟。**B**,第二相:曲线下面积从 5 ~ 60 分钟

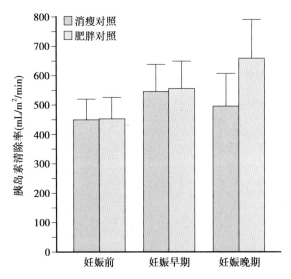

图 40-4　妊娠前,妊娠早期,妊娠晚期,糖耐量正常的消瘦和肥胖妇女的胰岛素代谢清除率($mL/m^2/min$))出现纵向增长

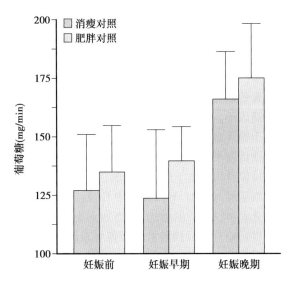

图 40-5　妊娠前,妊娠早期,妊娠晚期,糖耐量正常的消瘦和肥胖妇女的基础内源性(主要是肝脏)葡萄糖产生(mg/min)的纵向增加

间胰岛素浓度变化和肝脏残余葡萄糖生成(即胰岛素敏感性指数)时,胰岛素敏感性仅下降 10%(图 40-6)。相反,肥胖妇女早孕期的胰岛素敏感指数与非孕状态相比上升了 15%[6]。由此可看出:我们观察到的妊娠早期胰岛素需求下降可能是胰岛素敏感性增加的结果,特别是受孕前胰岛素敏感性降低的妇女。与妊娠早期不同代谢变化相比,一般妊娠晚期外周胰岛素敏感性都降低。Spellacy 和 Goetz 率先研究并发现母体在妊娠晚期糖代谢的胰岛素反应增加。此外,Burt 还发现,与非妊娠受试者相比,怀孕妇女对外源性胰岛素的耐受更好,较少发生低血糖反应。随后,**Fisher** 等的研究(采用了大剂量的葡萄糖输注试验),**Buchanan** 等的研究(采用了 **Bergman** 微小模型),以及 **Ryan** 等[7]和 **Catalano**[2](采用葡萄糖钳夹试验)的研究都证明了在妊娠晚期胰岛素敏感性下降,范围可达 **33% ~ 78%**。事实上,由于存在非胰岛素介导的胎儿胎盘的葡萄糖利用,所有现有胰岛素敏感性的测量值都是超过实际值的。Hay 报道了在妊娠母羊的模型中,约 1/3 的母体葡萄糖是被子宫、胎盘和胎儿组织所利用。此外 Marconi 还从人胎儿血样中发现,除了母体葡萄糖浓度,胎儿大小和胎龄也与胎儿葡萄糖浓度呈函数关系。

妊娠期母体和胎盘激素分泌的增加都会导致母体胰岛素敏感性下降,例如人胎盘催乳素(hPL),孕酮,雌激素,皮质激素,泌乳素。随着研究的深入,一些新的介导胰岛素抵抗的因子得到了研究者的关注,例如瘦素(Leptin),肿瘤坏死因子-α(TNF-α)和抵抗素(Resistin)。

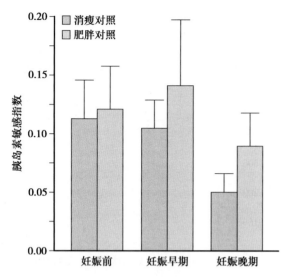

图 40-6 妊娠前,妊娠早期,妊娠晚期,糖耐量正常的消瘦和肥胖妇女的胰岛素敏感性指数(针对在葡萄糖钳夹试验期间产生的残余内源性葡萄糖和胰岛素浓度而调整的葡萄糖输注速率)的纵向变化

Kirwan 报道了从妊娠前到妊娠晚期 TNF-α 都与胰岛素敏感性的变化呈负相关。多变量回归分析发现在与其他胎盘激素的协同作用下,**TNF-α 可以影响妊娠中近一半的胰岛素敏感性的变化,是妊娠期胰岛素敏感性最强的独立预测因子。**

由于循环血液中白细胞活性的增加,妊娠也曾被描述为慢性低度炎性状态[9],孕前肥胖将进一步使这种孕期的炎性反应升级。由于肥胖孕妇的白色脂肪组织和胎盘中巨噬细胞浸润增加,导致循环中 C-反应蛋白(CRP)和白细胞介素-6(IL-6)的增加,从而加重炎症反应。上述因素可以影响受体后胰岛素信号传导系统,从而加剧妊娠前糖耐量正常肥胖女性在孕期的胰岛素抵抗。炎症细胞因子还能促进发育中的胎儿过多地摄取和利用营养物,从而导致巨大儿的发生。

胎盘的葡萄糖转运是易化扩散的过程,依赖于葡萄糖转运蛋白家族 GLUT。**GLUT1 是胎盘中主要的葡萄糖转运蛋白,位于合体滋养层的微绒毛和基底膜上**[10]。胎盘葡萄糖转运中的限速步骤是 GLUT1 在基底膜的表达。妊娠后合体滋养层葡萄糖转运蛋白的表达可上升 2 ~ 3 倍。尽管在胎盘内皮细胞和间质非滋养层细胞中已经分别发现了 GLUT3 和 GLUT4 的表达,但它们在胎盘葡萄糖转运中发挥的作用仍然不明。

关于胎盘中胰岛素受体的位置和/或功能的探讨还在继续进行。妊娠早期,胎盘细胞层与母体血液接触,合体滋养层上有丰富的胰岛素受体。妊娠晚期,胎盘血管内皮上的胰岛素受体增加(与胎儿血液接触)。妊娠早期的母体胰岛素反应就类似于常见的肥胖或患有糖尿病的妇女的胰岛素抵抗。这种反应与胎儿出生时胎盘重量密切相关[11]。而胎儿的出生体重与其出生时胎盘重量最相关。这些证据在临床上的意义是:孕早期代谢变化和胰岛素抵抗会影响胎盘生长和基因表达,从而在妊娠晚期显示为胎儿过度生长。

糖尿病

糖尿病(DM)是一种慢性代谢性疾病,其特征就是体内胰岛素绝对或相对缺乏,引起葡萄糖浓度增加。DM最常引起的结局就是葡萄糖不耐受,但其病理生理学机制是多方面的。DM 的主要分型包括 1 型(以前称为胰岛素依赖型或幼年发病型的糖尿病)和 2 型(以前称为非胰岛素依赖型或成人型糖尿病)。在妊娠期间,通常依据 White 分类来对糖尿病妇女进行分级[12],这个分类首先是在 20 世纪 40 年代提出的。它是依据一些影响糖尿病的因素诸如发病年龄、病程、终末器官是否受累及受累程度(主要是视网膜和肾脏的功能)来评估的(如表 40-1)。

表 40-1 妊娠合并糖尿病女性的改良 White 分类

分类	糖尿病起病年龄(岁)	病程(年)	血管疾病	是否需要胰岛素或口服降糖药治疗
妊娠期糖尿病				
A1	任何	任何	–	–
A2	任何	任何	–	+
妊娠前糖尿病				
B	>20	<10	–	+
C	10 ~ 19	或 10 ~ 19	–	+
D	<10	或 >20	+	+
F	任何	任何	+	+
R	任何	任何	+	+
T	任何	任何	+	+
H	任何	任何	+	+

修改自 White P. Pregnancy complicating diabetes. *Am J Med.* 1949;7:609.

妊娠期间所有类型的糖尿病都可能发生。事实上，除了 1 型和 2 型糖尿病之外，还有遗传性糖尿病，最常见的就是青年人中的成年发病型糖尿病（maturity-onset diabetes of youth，MODY），表现为 β 细胞功能障碍，常染色体显性遗传模式，通常刚到成年时发病。与此疾病相关的各种突变类型都有报道，不同突变与疾病的严重程度有关。因为患有 MODY 的妇女的发病年龄和生育年龄重叠，所以往往难以区分 1 型 DM 和 MODY。发生在欧洲人种的 MODY2 是这些突变中最常见的类型，涉及葡萄糖激酶基因突变。而其作为 β 细胞中的传感器，突变导致胰岛素分泌缺陷。**Ellard 等报道，在英国有 2.5% 的 GDM 患者具有葡萄糖激酶突变，** Stoffel 在美国的小样本报道中发现 5% 的患者具有葡萄糖激酶突变。而在另一个美国人群中，Sewell 等分析了 72 例 GDM 或最近诊断为妊娠前糖尿病的妊娠妇女，其中没有一例是 MODY[13]。如果母亲有 MODY 基因突变，意味着所怀胎儿发生巨大儿的风险增加；但如果是父方遗传突变，对胎儿的影响则是胰岛素缺乏引起的宫内生长受限。

1 型糖尿病

1 型糖尿病通常是在青少年时突发起病，特征是胰岛素绝对减少，患者将终生依赖胰岛素替代治疗，但也有个别 1 型糖尿病的患者可在其 30~40 岁时发病。虽然 1 型糖尿病患者的体型常常偏瘦，但在一项 18 年的随访研究中发现，超重的患病率上升了 47%，肥胖的患病率增加了 7 倍。1 型糖尿病患者可能对攻击胰岛细胞的抗体有遗传易感性。单卵双胎中 1 型糖尿病发展的一致性程度为 33%，这表明自身抗体形成后出现的葡萄糖不耐受也与环境因素相关。由于完全依赖于外源性胰岛素，1 型糖尿病的孕妇发生糖尿病酮症酸中毒（DKA）的风险升高。此外，为了降低自然流产和妊娠早期的胎儿先天畸形的风险，人们往往会针对 1 型糖尿病患者进行强化胰岛素治疗，所以她们发生低血糖风险也高。Diamond 和 Rosenn 的研究表明，患有 1 型糖尿病的孕妇更容易发生低血糖反应。这与她们体内肾上腺素和胰高血糖素对低血糖反应下降有关。而这种下降可能部分是怀孕本身造成的。

我们目前还不完全清楚 1 型糖尿病妇女在孕期的代谢变化。她们的特征是绝对缺乏胰岛素，所以我们常用的方法就是比较和估算怀孕前后胰岛素需求的改变。而其妊娠前血糖控制的理想程度和可能存在的胰岛素抗体使得这种估算变得复杂，所以要搞清楚她们在孕期的糖代谢变化并非易事。Garcia-Patterson 报道了妊娠以后胰岛素需求的变化[1]。在受孕前患有 1 型糖尿病并严格血糖控制的妇女在早期妊娠时，胰岛素需求和体内循环胰岛素在妊娠 9 周时均达到高峰，随后逐渐下降并在妊娠 16 周达到最低点，这与孕前的基线水平相当。妊娠 16 周后一直到妊娠 37 周胰岛素需求逐渐增加，即胰岛素的需求每周增加 5.19%，和孕前需求相比增加约两倍。McManus 和 Ryan 还注意到在妊娠 36 周后胰岛素需求降低 5%。胰岛素需求的减少与 DM 持续时间更长相关，但与不良围产结局无关。如前所述，胰岛素敏感性增加使得 1 型糖尿病妇女妊娠早期胰岛素需求下降。

Schmitz 等比较了 1 型糖尿病妇女在孕前、早孕、晚孕以及产后的胰岛素敏感性。他们发现：**在妊娠晚期，1 型糖尿病孕妇比未孕妇女的胰岛素敏感性低 50%；而在妊娠早期或分娩后 1 周内，两者对比胰岛素敏感性没有显著差异。** 同样地，1 型糖尿病的女性和糖耐量正常女性怀孕后胰岛素敏感性降低的程度是相似的。Jansson 和 Powell 的报告描述了在糖尿病 White 分型为 D 级的妊娠妇女中，来自胎盘组织的基础 GLUT1 表达和葡萄糖转运活性都有增加。

2 型糖尿病和妊娠期糖尿病

2 型糖尿病的病理生理学机制就是：体内胰岛素对一定水平的血糖刺激反应不足，主要涉及胰岛素敏感性组织的异常（即骨骼肌和肝脏对胰岛素的敏感性降低）和 β 细胞反应不足。2 型糖尿病起病之初，机体胰岛素对葡萄糖刺激的反应是上升的，但仍然不足以维持正常血糖。疾病的发展到底是始于胰岛素敏感性降低还是 β 细胞功能障碍，目前仍然有争议。由于这两种假说都有实验数据支持和论证，最后定论还需要进一步观察。

尽管目前所有的诊断分类标准还有各自的局限性，我们还是可以概括出 2 型糖尿病或 GDM 的孕妇的基本特征：与糖耐量正常的孕妇比较，这些妇女通常年龄更大，体重更重，起病隐匿，几乎没有多饮、多食和多尿的经典三联症。在治疗上，通常最初会推荐患者减肥，包括增加其活动量（即运动）和建议低饱和脂肪酸和高复合碳水化合物的饮食。口服降糖药物通常用于增加胰岛素的分泌，增强胰岛素敏感性或增加葡萄糖的肾排泄。这些患者最终可能需要胰岛素治疗，但是 DKA 的风险不高。**来自单卵双胎研究的数据显示：双胞胎个体均发展为 2 型糖尿病的终生风险范围在 58% 和近 100% 之间，这表明该病具有高度的遗传易感性。**

根据糖尿病 White 分类系统，妊娠前发生的 2 型糖尿病为 B 级。GDM，即孕期首次发现的葡萄糖不耐受，与 2 型糖尿病的孕妇有许多共同的代谢特征。早期通过免疫荧光技术来检测胰岛素抗体，发现 GDM 孕妇中抗胰岛细胞抗体检出率为 10%~35%。后来使用特异性单克隆抗体测定，发现事实上抗胰岛细胞抗体检出率并不高，只有 1%~2%[14]。这说明 GDM 孕妇中合并 1 型糖尿病的可能性很小。GDM 孕妇产后的胰岛素敏感性下降和分泌反应降低，说明 GDM 的孕妇存在典型的 2 型糖尿病的糖代谢异常机制。在体重配对的病例对照研究中，有 GDM 病史妇女的胰岛素分泌反应和胰岛素抵抗的改变与其胖瘦相关[15]。综上所述,GDM 孕妇妊娠期间激素的改变可能也揭示了她们对 2 型糖尿病的易感性。

GDM 孕妇跟糖耐量正常女性相比有明显的糖代谢改变。Yen、Fisher、Buchanan 等证明了 GDM 孕妇在妊娠晚期对葡萄糖刺激会出现胰岛素分泌降低。Catalano 等在一项消瘦的和肥胖 GDM 孕妇的前瞻纵向研究中发现,与体重配对的对照组相比,消瘦的 GDM 孕妇妊娠后期第一相胰岛素反应逐渐减少[5](图 40-7)。相比之下,在肥胖 GDM 的孕妇中,没有发现上述第一相胰岛素反应的差异,观察到的却是静脉注射葡萄糖刺激后第二相胰岛素分泌显著增加(图 40-7)。上述差异可能与不同研究组的种族有关。虽然胰岛素的代谢清除率随着妊娠的进展而增加,但没有证据显示正常糖耐量和 GDM 的孕妇之间存在显著差异[6]。

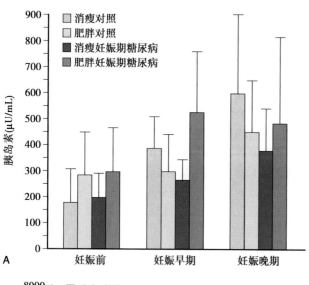

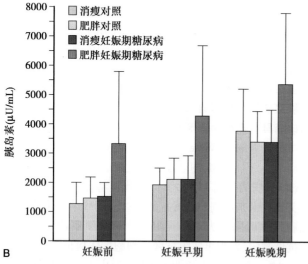

图 40-7　妊娠前,妊娠早期,妊娠晚期,在糖耐量正常的和妊娠期糖尿病(GDM)的消瘦和肥胖女性中,对静脉输注葡萄糖刺激的胰岛素反应纵向增加。**A**,第一相:曲线下面积从 0 到 5 分钟。**B**,第二相:曲线下面积从 5 至 60 分钟

轻度 GDM 孕妇的空腹葡萄糖浓度会随着孕周增长而下降。然而在妊娠晚期,GDM 孕妇肝脏内葡萄糖异生比正常对照增加[5,6]。GDM 孕妇空腹胰岛素浓度增高(图 40-8),胰岛素对肝糖异生抑制减弱。这表明 GDM 女性的肝脏葡萄糖代谢对胰岛素敏感性降低[5,6,16]。Xiang 等的研究发现空腹 FFA 与肝脏糖异生相关[16],这表明 FFA 浓度增加可能加剧了肝脏的胰岛素抵抗。

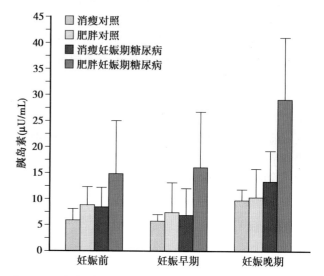

图 40-8　妊娠前,妊娠早期,妊娠晚期,在糖耐量正常和妊娠期糖尿病(GDM)的消瘦和肥胖女性中,基础或空腹胰岛素(μg/mL)的纵向增加

与体重配对的对照组相比,GDM 孕妇胰岛素敏感性下降。Ryan 等首次报道,通过葡萄糖钳夹试验显示:GDM 孕妇妊娠晚期胰岛素敏感性可比对照组降低40%[7]。Xiang 等通过这一技术计算葡萄糖清除率发现[16],GDM 妇女产后六个月内即使糖耐量恢复正常,其胰岛素敏感性仍比正常妇女显著降低。使用类似的技术,Catalano 等描述了消瘦和肥胖 GDM 孕妇中胰岛素敏感性的纵向变化,发现 GDM 孕妇的胰岛素敏感性比对照组低[5,6](图 40-9)。胰岛素敏感性的差异在妊娠前和妊娠早期最大。到了妊娠晚期,各组之间差异范围缩小,但仍具有统计学意义。有趣的是,从妊娠前到妊娠早期(12～14 周),孕妇的胰岛素敏感性是增加的,尤其是在妊娠前胰岛素敏感性下降最明显的那部分人群。**妊娠前到妊娠早期胰岛素敏感性的变化与母体体重增加和能量消耗的变化显著相关。**了解胰岛素敏感性变化与孕妇增重,能量消耗及胰岛素需求的关系,可以帮助我们理解为什么妊娠早期糖尿病孕妇增重减少,胰岛素需求减少[1]。总之,在妊娠晚期,不同程度的胰岛素敏感性下降是不同个体妊娠前胰岛素敏感性的一种反映。除非在妊娠期间发生不可预见的严重代谢异常,随着孕周的增长,所有孕妇的胰岛素敏感性都明显降低。

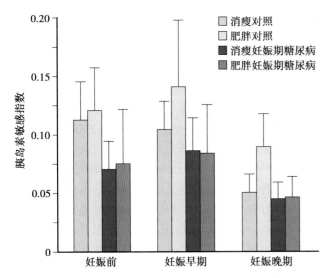

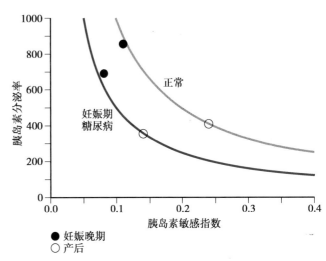

图 40-9　妊娠前,妊娠早期,妊娠晚期,在糖耐量正常的和妊娠期糖尿病(GDM)的消瘦和肥胖女性胰岛素敏感性指数(针对在葡萄糖钳夹试验期间产生的残余内源性葡萄糖和胰岛素浓度而调整的葡萄糖输注速率)的纵向变化

β-细胞反应和胰岛素敏感性的相互作用,是妊娠期代谢变化的标志。在非妊娠状态,胰岛素反应和胰岛素抵抗之间的关系是固定的,并且遵循双曲线变化(即,处置指数[DI];图 40-10)。Bergman 认为在妊娠期间也存在这种类似关系。数据证实,在妊娠期间或妊娠结束后,比较正常糖耐量女性和 GDM 女性之间的 DI 时,β 细胞功能不能代偿 GDM 妇女的胰岛素抵抗,就类似于对照组中的双曲线改变(图 40-10)。然而在妊娠早期,胰岛素敏感性和胰岛素反应都明显增加时是不存在这种关系的。

对人类骨骼肌和脂肪组织的研究表明:胰岛素信号级联中的受体后缺陷与妊娠胰岛素敏感性降低有关。Garvey 等首次证明,骨骼肌中对胰岛素反应的葡萄糖转运蛋白(GLUT4)在妊娠妇女与非妊娠妇女间没有显著

图 40-10　胰岛素敏感性指数。GDM,妊娠期糖尿病

差异。基于 Friedman 等的研究[17],与体重配对的非妊娠对照受试者相比,糖耐量正常孕妇和 GDM 孕妇的胰岛素信号传导级联都有明显不足,GDM 孕妇更加明显。**所有孕妇都存在胰岛素受体底物 1(IRS1)的表达下降**,这与随后的胰岛素诱导胰岛素信号传导级联反应能力下降是平行,最后一起导致 GLUT4 移动到细胞膜表面以促进葡萄糖转运到细胞中。IRS1 蛋白的下调与胰岛素在体外刺激 2-脱氧葡萄糖摄取的能力高度相关。除了之前阐述的机制,**GDM 孕妇还表现了胰岛素受体的 β 亚基酪氨酸磷酸化能力下降。β 亚基不存在细胞表面。**

译者注:胰岛素受体属于受体酪氨酸激酶,是由 α 和 β 两种组成四聚体型受体,其中 β 亚基具有激酶活性,可将胰岛素受体底物(insulin receptor substrates,IRSs)磷酸化。胰岛素信号传导级联反应不足导致葡萄糖转运活性降低25%(图 40-11)。

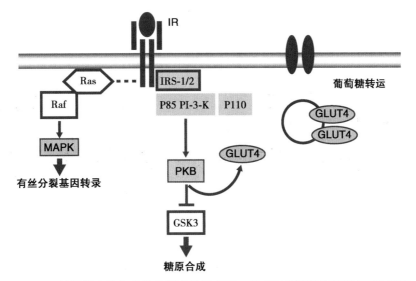

图 40-11　骨骼肌中胰岛素信号级联的示意图。GLUT,葡萄糖转运蛋白;IR,胰岛素受体;IRS,胰岛素受体底物

氨基酸代谢

虽然葡萄糖是胎儿和胎盘的主要能量来源,但胎儿或胎盘几乎没有糖原储备。因为蛋白质的积累对于胎儿胎盘组织的生长是必需的,所以蛋白质得以在母体和胎儿组织中积蓄。在妊娠期蛋白质代谢处于正氮平衡,一般在妊娠 27 周前母体会达到约 0.9kg 的非脂肪累积[18]。在妊娠早期母体和胎儿增重之前,母体的基础氨基酸浓度是显著降低的。Freinkel 等发现与非妊娠妇女相比,妊娠期氨基酸代谢的这些变化会在禁食更短的时间之内发生,也就解释了为什么妊娠妇女更容易饥饿[19]。另外,氨基酸的浓度也与胎儿发育有关,例如丝氨酸与妊娠早期和妊娠晚期的胎儿生长显著相关[20],小于胎龄儿母亲的氨基酸浓度显著低于适于胎龄儿的母体氨基酸浓度。

基于对各种研究的综述,Duggleby 和 Jackson 指出:**在妊娠最初的三个月蛋白质合成与非妊娠妇女相似,妊娠中期蛋白质合成会增加 15%,到妊娠晚期蛋白质合成会进一步增加约 25%**。此外,每个时间段的个体差异是显著的。这些差异与胎儿生长有密切的关系:在校正重要协变量之后,妊娠中期如果孕妇的蛋白质代谢增加,新生儿的去脂体重就更高。

氨基酸可以用于合成蛋白质,也可以被氧化用来供能。使用稳定同位素计算尿素合成的研究发现:一般在妊娠早期会出现氨基酸代谢趋向氧化消耗,在妊娠晚期趋向于蛋白质的合成。Kalhan 等报道了妊娠早期在胎儿蛋白积累增加之前,母体蛋白质代谢就为妊娠做出了适应性改变。Catalano 等还报道了妊娠晚期氨基酸胰岛素敏感性的降低。他们在妊娠晚期输注胰岛素的实验表明,胰岛素对亮氨酸代谢的抑制降低了。也有证据表明,GDM 妇女的基础亮氨酸代谢率比对照组上升。这些氨基酸的胰岛素敏感性降低的原因是全身和肝脏蛋白质合成减少,还是分解增加,目前还不清楚。

Cetin 等报道在 GDM 孕妇的胎盘中,氨基酸交换已经发生改变。与对照相比,GDM 孕妇的鸟氨酸浓度显著上升,GDM 孕妇分娩的婴儿脐带血中多种氨基酸(包括苯丙氨酸和亮氨酸)也是显著上升,同时还发现了谷氨酸下降。GDM 孕妇的宫内环境改变影响了各种营养成分的分布,从而也影响了胎儿生长。

氨基酸通过氨基酸转运蛋白从母体透过胎盘主动运输转运到胎儿。这些转运蛋白分布在微绒毛和基底膜的不同位置,具有高度定向特异性,但对底物选择特异性低。有报道指出,小于胎龄儿的氨基酸浓度比适于胎龄儿低,可能还存在氨基酸转运蛋白活性的降低。目前还不清楚氨基酸转运蛋白是否会对 GDM 孕妇巨大儿的发生有潜在影响。

脂代谢

相比于大量文献研究报道妊娠期间葡萄糖代谢的变化,关于妊娠期脂代谢变化的研究却并不多。Darmady 和 Postle 分别检测了 34 名正常妇女在妊娠前、妊娠期和产后的血清胆固醇和甘油三酯水平,发现在妊娠早期(7 周)的胆固醇和甘油三酯均出现下降,随着孕周的增长,两个血脂指标水平均逐渐上升直至足月,最后甘油三酯水平在产后下降[21]。与人工喂养的妇女相比,母乳喂养妇女的这种下降更加迅速[21]。此外,Knopp 等也报道[22],在妊娠中总甘油三酯的浓度上升了 2~4 倍,总胆固醇浓度上升了 25%~50%。在妊娠中期还发现低密度脂蛋白(LDL)胆固醇浓度上升 50%,高密度脂蛋白(HDL)胆固醇浓度上升 30%,这些指标在妊娠晚期略有下降。妊娠晚期的母体甘油三酯和极低密度脂蛋白(VLDL)甘油三酯水平与雌三醇和胰岛素浓度呈正相关。

Vahratian 等分析了妊娠 6~10 周到 32~36 周,正常体重、超重和肥胖的妇女血脂水平变化。研究发现:整个孕期总胆固醇(TC),甘油三酯(TG),低密度脂蛋白(LDL)和高密度脂蛋白胆固醇(HDL)的水平都在上升。尽管妊娠早期超重和肥胖妇女一般比正常体重妇女的血脂浓度要高,但在妊娠晚期 LDL 和 TC 的改变却更小些。FFAs 与胎儿过度生长有关,尤其是和胎儿脂肪组织的积聚密切相关。胎儿出生时可以发现动静脉 FFA 浓度的显著差异,这与动静脉葡萄糖浓度的情形大致相同。多个临床研究表明母体脂代谢对胎儿生长有影响,特别是对肥胖形成。Knopp 等报道[22],新生儿出生体重与妊娠晚期的甘油三酯和 FFA 浓度呈正相关。Ogburn 等出了类似的结论,他们证明胰岛素浓度升高可使 FFA 浓度降低,从而抑制脂肪分解,并导致脂肪堆积增加。Kleigman 发现与消瘦孕妇分娩的婴儿相比,肥胖孕妇分娩的婴儿不仅具有更重的出生体重和皮下脂肪厚度,还有更高的 FFA 水平。DiCianni 等[23]发现在葡萄糖筛查试验阳性但糖耐量正常的女性中,其血清甘油三酯和妊娠期前体重指数(BMI)与婴儿的出生体重显著相关。澳大利亚的 Nolan 发现,在妊娠 9~12 周时测量的母体非空腹甘油三酯水平与足月新生儿出生体重显著相关。最后,在一个控制和设计良好的德国 GDM 孕妇群体中,Schaeffer-Graf 等报道[24],**母体 FFA 浓度与超声估计的新生儿腹围,出生后径线测量得出的新生儿脂肪含量都相关**。母体 FFA 浓度与脐带 FFA 呈正相关,大于胎龄儿(LGA)的脐血中 FFA 浓度高于适于胎龄儿的或小于胎龄儿(SGA)。但是脐血 TG 的浓度和新生儿体重则是负相关的,这可能是因为 SGA 新生儿的脂蛋白脂肪酶活性较低,不能水解 TG,相比之下,LGA 新生儿因为脂肪细胞数量增加,导致脂蛋白脂肪酶活性增加,从而 TG 浓度降低。Merzouk 等在生长受限的婴儿中也注意到类似的情况。与 BMI 配对的对照组相比,在 GDM 孕妇的胎盘中,与炎症和脂质代谢相关的基因表达增加了。

总之,在胰岛素敏感性降低的(肥胖和/或 GDM)女性里,脂代谢是除葡萄糖代谢之外影响胎儿生长发育最为重要的方面,特别是对胎儿的脂肪堆积尤为重要。以上研究都作为证据支持了 **Freinkel 提出的观点**[25],他认为胎儿生长或者过度生长是包括葡萄糖在内的多种营养成分代谢的相互作用的结果。

1 型和 2 型糖尿病患者的脂代谢是不同的。所以这些妇女妊娠后脂代谢也会发生不一样的变化。Knopp 等报道了在 2 型糖尿病和妊娠期糖尿病(GDM)的孕妇中,TG 水平上升而 HDL 浓度下降[22]。Montelongo 等发现 GDM 孕妇在禁食 12 小时后检测 FFA 浓度几乎与正常人没有差别。Koukkou 等指出,GDM 孕妇的总 TG 增加,但 LDL 降低。有研究指出,妊娠前糖耐量正常的妇女,妊娠期间增加的 TG 浓度与 GDM 和子痫前期的发病相关,后两者都是与胰岛素抵抗相关的妊娠并发症。在 1 型糖尿病妇女中,尽管没有观察到 TG 水平变化,但发现 HDL 的降低会导致 TC 浓度下降。值得一提的是,HDL 是一种血浆抗氧化剂,而氧化应激是 1 型糖尿病妇女胎儿先天畸形发生的潜在因素,因此 1 型糖尿病妇女较低的 HDL 水平可能与妊娠胎儿先天畸形增加有关。

葡萄糖钳夹试验研究发现随着孕周的增长,正常糖耐量和 GDM 孕妇胰岛素抑制 FFAs 的能力均在下降,而且 GDM 孕妇下降更明显。总之,上述研究表明随着妊娠的进展,所有孕妇的营养素对胰岛素敏感性都在下降,并且一旦和孕前已经存在的母体胰岛素敏感性下降相互叠加,就容易发展为 GDM,此时发育中的胎盘胎儿单位会摄取更多的营养,而引起胰岛素分泌增加,胰岛素作用增强,而最终导致胎儿过度生长。

母体孕期体重增长与能量消耗

在妊娠期间的总能量变化可从消耗 80 000kcal 到净储存 10 000kcal[26],跨度如此之大,因此对妊娠期营养摄入的建议在不同人群间差别很大。就是在同一人群里,个体之间的差异也是很大的。这就使得要给出孕期营养摄取的一般标准很有难度。

最初,理论上的妊娠期能量消耗是由 Hytten 和 Leitch 使用阶乘法计算得出的[18]。妊娠期的能量额外消耗包括(1)由于妊娠需要而增加的母亲和胎儿组织,和(2)妊娠的额外“运行成本”(例如,由于增加的心输出量而消耗的能量)。在 Hytten 模型中,孕妇的能量消耗最大增长发生在妊娠 10~30 周之间,主要用于母体脂肪组织蓄积。然而,不同种族妊娠期母体脂肪组织的平均蓄积差异很大。Forsum 等报道,瑞典妇女平均蓄积超过 5kg,而

Lawrence 等却发现冈比亚妇女在妊娠期没有脂肪蓄积。

人的基础代谢率一般占个体总能量消耗的 60%~70%,而且它与总能量消耗相关,竞技体育运动者除外。就像母体孕期脂肪积蓄差别很大一样,孕期基础代谢率的变化在不同种族和不同个体间差别也极大。孕期消耗总能量在瑞典妇女里可高达 52 000kcal,而到没有营养补充的冈比亚妇女就只有 10 700kcal。**相对于非妊娠非哺乳的对照组妇女,西方妇女妊娠的基础代谢率的平均增加约为 20%~25%**。基础代谢率增加的变异系数从英国女性的 93% 到瑞典妇女的 200% 以上[27]。然而,当评估能量摄入和能量消耗的关系时,估计的能量摄入仍然低于总能量消耗。这些数据的不统一性可能是以下原因造成的:妊娠期间代谢效率增加,母体活动减少和对食物摄取的评估不准确[26]。

非妊娠受试者中的数据可以帮助解释人类妊娠期间代谢参数的广泛变化。Swinburn 等通过对印第安人群 4 年的观察发现,胰岛素敏感度下降的个体比胰岛素敏感的个体体重增加较少(3.1kg vs.7.6kg)。此外,利用葡萄糖钳夹试验还发现每年的体重变化百分比与葡萄糖利用密切相关。Catalano 等评估了消瘦和肥胖 GDM 孕妇的基础代谢率和母体脂肪蓄积的变化[28]。在妊娠早期 GDM 孕妇胰岛素敏感性比配对对照组低,而且与正常糖耐量的妇女相比,GDM 孕妇的脂肪积蓄更少。脂肪堆积和胰岛素敏感性是呈负相关的(在妊娠期,妊娠前胰岛素敏感性降低的女性比胰岛素敏感性增加的女性脂肪堆积更少)。

在基础状态时,消瘦的妇女更容易利用碳水化合物作为代谢燃料,肥胖妇女会增加脂肪消耗用于氧化供能。然而,随着妊娠晚期胰岛素敏感性的下降,所有妇女的脂肪氧化增加,非氧化性葡萄糖代谢(储存)减少。脂质氧化的增加与母体瘦素浓度的增加呈正相关,这一点说明瘦素在人类妊娠中的重要作用。这些研究结果强调了母体胰岛素敏感性变化与妊娠早期脂肪组织的增生成逆相关。妊娠前葡萄糖对胰岛素敏感性就下降的妇女(肥胖妇女和 GDM 的妇女)一旦妊娠后,身体脂肪蓄积不明显,这样有利于维持体内各种营养物浓度,保证有足够的营养物可用于孕育胎儿。以上表现都支持了一个假说,即胰岛素敏感性降低是帮助母亲在食物匮乏的情形下保持生殖优势(即节俭基因假说)。然而,如果在食物丰富,体力活动减少的环境里,妊娠前胰岛素敏感性就下降的妇女更普遍地发展为了 GDM,并且母亲和子代患发糖尿病和肥胖症的远期风险升高[28]。

围产期并发症及死亡率

死胎

在过去,妊娠合并 1 型糖尿病,也称为胰岛素依赖性糖尿病(insulin-dependent diabetes mellitus,IDDM))的突然

不明原因死胎率是 10% ~ 30%。现在,尽管上述不良妊娠结局已经不多见了,但在血糖控制不佳的妇女中仍然会时有发生。Mathiesen 等统计了 1361 例 1 型糖尿病孕妇单胎妊娠的分娩结局,其中有 25 例死胎[29]。这项调查还发现:1 型或 2 型糖尿病孕妇的后代死亡风险是非糖尿病孕妇的 5 倍。如果血糖控制不佳,羊水过多,巨大儿,合并血管疾病或合并子痫前期,死胎多发生于 36 周之后。孕前就具有血管并发症的女性可以早在妊娠中期就出现胎儿生长受限(FGR)和胎死宫内(IUFD)。

妊娠合并糖尿病的高死胎率与慢性宫内缺氧有关[30]。在对糖尿病患者分娩的死胎婴儿(infants of diabetic mothers,IDMs)的研究中,经常可以观察到髓外造血的现象,也支持了慢性宫内缺氧可能是造成胎死宫内的原因。对 1 型糖尿病孕妇婴儿的脐血研究也证实:胎儿存在一定程度的红细胞增多和乳酸血症。糖尿病还可以使红细胞(RBC)的氧释放和胎盘血流量都发生改变。在合并糖尿病血管病变的妊娠中,子宫血流灌注显著减少,将导致胎儿宫内生长受限(IUGR)的发生率增加。酮症酸中毒和子痫前期可能是通过子宫血流量的进一步减少,从而增加胎死宫内的概率。

胎儿碳水化合物代谢的改变可能是造成宫内缺氧的原因之一。相当多的证据都显示了高胰岛素血症和胎儿缺氧的关系。动物实验也发现:外源性胰岛素输注可诱导胎羊体内的高胰岛素血症,导致其耗氧量上升和动脉血氧含量降低[30]。持续存在的母-胎高血糖状态中,母体子宫血流灌注即使增加也往往难以满足胎儿高代谢对氧的需求。糖尿病孕妇的胎儿会发生高胰岛素血症,增加了胎儿的代谢率和氧需求率。其他因素如高血糖,酮症酸中毒,子痫前期和孕妇血管病变也会减少胎盘血流量和胎儿供氧。

先天畸形

先天畸形是 1 型和 2 型糖尿病合并妊娠中围产儿死亡的最重要原因。在过去,先天畸形仅占所有围产儿死亡的 10%,但如今比例可达 30% ~ 50%。在妊娠前患糖尿病的孕产妇中,致死性的先天畸形导致的新生儿死亡已经超过了胎死宫内的数量。

绝大多数的文献报道,1 型和 2 型 IDMs 严重畸形比正常对照高 2 ~ 6 倍。加拿大一项基于人群的大样本队列研究显示,从 1996 年到 2010 年,糖尿病合并妊娠胎儿的先天畸形率下降了 23%,然而,在妊娠前就患有糖尿病的妇女中,先天畸形发生的相对危险度(RR)仍然是升高的(RR,2.33;95% 可信区间[CI],1.59 ~ 3.43)。Simpson 等在一项前瞻性研究中发现:IDMs 严重先天畸形的发生率是 8.5%,而对照组只有 2.4%。"美国早期妊娠糖尿病研究"显示:在 279 名 IDMs 中,严重先天性畸形发生率高达 9%,而在 389 名对照受试者中,严重先天

性畸形发生率为 2.1%。最近一项对 13 030 例先天畸形患儿和 4895 例正常婴儿的病例对照研究显示,1 型 IDMs 的患病率为 2.2%,对照组为 0.5%,2 型 IDMs 的患病率为 5.1%,而对照组为 3.7%。总体而言,世界范围内 IDMs 的严重先天畸形发生率在 7.5% ~ 10% 之间(表 40-2)。

表 40-2　IDMs 先天畸形的比率

研究(年)	数量	%
Mills 等[97](1988)	25/279	9.0
Greene[98](1993)	35/451	7.7
Steel[99](1982)	12/239	7.8
Fuhrmann 等[100](1983)	22/292	7.5
Simpson 等[101](1983)	9/106	8.5
Albert 等[102](1996)	29/289	10.0

IDMs 的先天畸形发生在妊娠 7 周前,可以累及大部分重要系统。例如:中枢神经系统畸形增加 10 倍,特别是无脑畸形,开放性脊柱裂和前脑无裂畸形;先天性心脏畸形,这是 IDMs 最常见畸形,增加了 5 倍,常伴有心脏室间隔缺损和复杂病变,例如大血管的转位;骶骨发育不全或尾部发育异常是糖尿病胚胎病理的最典型特征,发生率可比正常对照高 200 ~ 400 倍(图 40-12)。然而,这些缺陷并非 IDMs 独有的病理表现,也可以发生在非糖尿病的妊娠中。

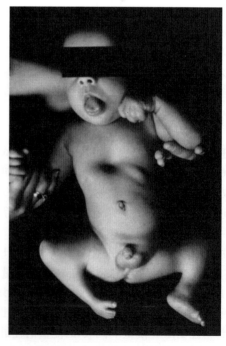

图 40-12 糖尿病母亲的婴儿患有骶骨发育不全和下肢发育不全

血糖控制不佳和随之而来的母体代谢紊乱都参与了异常胚胎发生过程。除了公认的孕妇高血糖是主要的致畸因素,酮症,低血糖,促生长因子抑制剂过量和过多的氧自由基都是相关因素(框40-1)。最容易发生胎儿异常的孕妇包括:血糖控制差,糖尿病病程长和并发血管疾病患者。最后,对糖尿病致畸的遗传易感性也是不可忽视的因素。

框40-1　妊娠合并糖尿病致畸因素
• 高血糖 • 酮体过多 • 促生长因子抑制 • 花生四烯酸缺乏症 • 氧自由基过多

上述致畸因子是通过不同机制来发生作用的。"燃料介导"致畸机制就是其中之一。糖酵解是胚胎发生过程中关键的能量步骤,正常胚胎发生对这些关键能量代谢途径的改变是非常敏感的。Freinkel等首次提出胚胎的异常可能就源于糖酵解被抑制。他们向大鼠胚胎的培养基中加入了D-甘露糖后发现:它不仅抑制了糖酵解过程,而且也抑制了胚胎的生长和神经管闭合。另外,Goldman和Baker认为花生四烯酸的功能缺陷与神经管缺陷(NTD)发生率增加有关。他们在高糖培养基中进行胚胎培养实验,发现如果补充花生四烯酸或肌醇会降低NTD的发生率。最终Pinter,Reece与Pinter等的研究也都证实了这些推断,并且还发现:高血糖诱导的神经管闭合的改变包括了细胞无序排列,有丝分裂减少和过早成熟的变化。Pinter等还进一步证明,高血糖对器官发生期间的卵黄囊功能有关键损害,可最终导致胚胎发育异常。

糖尿病孕妇的氧化代谢紊乱会导致氧自由基生成增加,从而诱发发育中的胚胎畸形。动物实验中将氧自由基清除酶(例如超氧化物歧化酶)补充到大鼠胚胎的培养基中后,发现可以避免生长迟缓和畸形产生。过多的氧自由基既可以直接作用于胚胎前列腺素生物合成,又可以增强脂质的过氧化,在过氧化过程中产生的氢过氧化物还能刺激血栓素生物合成,并且可能抑制前列环素的生成。这一系列的代谢紊乱对胚胎发育具有深远的影响。最终,糖尿病大鼠中的氧化应激导致糖化产物堆积,同时改变了心血管发育区域的血管内皮生长因子(VEGF)的表达。这些改变与心内膜垫发生缺陷有关。

巨大儿

巨大儿的定义是新生儿的出生体重超过4kg或4.5kg。大于胎龄儿(LGA)是指新生儿的出生体重大于当地人口和性别的个体化生长曲线的第90百分位数。GDM孕妇的巨大儿发生率可高达50%,1型和2型糖尿

病妇女妊娠分娩巨大儿的概率为40%。即使孕期严格控制血糖的糖尿病孕妇也可能分娩巨大儿(图40-13)。糖尿病妇女分娩体重大于4.5kg婴儿的风险比糖耐量正常的妇女高10倍。

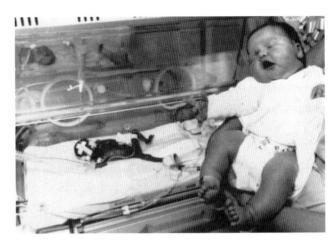

图40-13　妊娠合并糖尿病胎儿发育异常的两个极端表现:左侧是严重生长受限的婴儿,右侧是一个巨大儿

根据Pedersen假说,孕妇高血糖会引起胎儿高血糖和高胰岛素血症,从而导致胎儿过度生长。胎儿β细胞量早在妊娠中期就会增加。研究发现,糖尿病孕妇即使接受了胰岛素治疗,在妊娠足月后,无论是羊水还是脐血的胰岛素和C肽浓度都是上升的,这与新生儿脂肪累积相对应。以上证据很好地支持了Pedersen假说。GDM孕妇升高的脂类和氨基酸浓度也会引起胎儿过度生长,这主要是由于刺激了胎儿胰腺β-细胞及胎盘释放胰岛素和其他生长因子,或者为胎儿生长提供了过多的营养物。**与糖耐量正常孕妇分娩的婴儿相比,GDM孕妇分娩的婴儿脂肪组织占体重比例更高。这些婴儿的生长比例失调,他们的胸-头比和肩-头比都大于正常对照。这些可能是分娩时容易出现肩难产和其他产伤的原因。**

几个临床系列研究也证实了Pedersen假说,如严格控制母体血糖可减少巨大儿的发生率,特别是降低了胎儿体脂含量。Landon等对接受胰岛素治疗的妊娠中期和妊娠晚期的孕妇进行研究,每天监测其末梢血糖值。当平均值低于6.1mmol/L时,巨大儿的发生率是9%;而血糖控制不佳时巨大儿的发生率则上升为34%。Jovovic提出餐后1小时血糖值与巨大儿发生率最相关。在控制其他因素后,对婴儿出生体重预测作用最强的就是妊娠晚期非空腹时的血糖值。

在一系列的代谢研究中,Catalano等[31]使用人体测量估计方法测定了186个新生儿的身体构成,发现去脂体重(Fat-free Mass)占平均出生体重的86%,但是造成体重变异的83%;体脂量占出生体重的14%,导致出生体重变异的46%。此外,男婴比女婴有更高的去脂体重比

例。孕妇的身高,孕前的体重,妊娠期间体重的增长,胎次,父亲的身高和体重,新生儿性别和孕龄这些独立变量的影响导致新生儿出生体重变异的29%,去脂体重变异的30%,体脂变异的17%。通过对16名孕妇的研究,认为胰岛素敏感性可以影响出生体重变异的48%,去脂体重变异的53%和体脂变异的46%。Caruso等的研究证实:发生不明原因FGR的妇女比分娩了适于胎龄儿的对照组妇女胰岛素敏感性更高。这可能是由于母体胰岛素敏感性的相对增加,使得能够通过胎盘转运到胎儿的母体循环营养物如葡萄糖,游离脂肪酸(FFA)和氨基酸减少了。糖耐量正常的孕妇妊娠期体重增加与新生儿出生体重是呈正相关的,这种相关性在孕前消瘦的妇女中最明显。随着身高体重分布的增加,其相关性变得越来越弱。GDM孕妇妊娠期体重增加和新生儿出生体重之间没有显著相关性,也与身高体重分布无关。虽然这些研究强调了母体代谢环境对胎儿生长的作用,Kim等报道在产科人群中[32],因GDM导致的LGA所占比例并不高,占人群的2%~8%。而孕期体重增加过多才是造成LGA的主要原因,占人群的33.3%~37.7%。

然而,即使GDM产妇分娩了出生体重在正常范围的新生儿也并不代表其生长发育就是理想的。Catalano等[31]对约400名糖耐量正常的妇女和GDM妇女的研究显示,即使校正了可能的混杂因素后,GDM产妇分娩的婴儿比对照组婴儿体脂含量更高,而去脂体重或总重量并不增加(表40-3)。同样,当仅检查适于胎龄儿(出生体重在第10和第90百分位数之间)时,与对照组相比,尽管其出生体重无显著差异,但GDM产妇分娩的婴儿具有更高的体脂量和体脂百分比,较低的去脂体重。值得注意的是,在GDM产妇分娩的婴儿中,与其体脂含量最相关的是母亲的空腹血糖和孕龄,影响婴儿体脂变异的17%。

表40-3 新生儿身体成分构成

	妊娠期糖尿病 (n=195)	糖耐量正常 (n=220)	P值
体重(克)	3398±550	3337±549	0.26
去脂体重	2962±405	2975±408	0.74
脂肪量	436±206	362±198	0.0002
体脂	12.4±4.6	10.4±4.6	0.0001

低血糖

新生儿低血糖是指出生12小时内,结扎脐带后血糖浓度迅速下降,新生儿血糖水平低至1.9~2.2mmol/L。低血糖是高胰岛素血症造成的,特别常见于巨大儿,发生率可超过50%。在笔者所在医院分娩的IDMs中,低血糖发生率为27%。低血糖的严重程度至少受两个方面的影响:首先是妊娠后期(包括临产期间)的母体血糖控制情况,之前控制较差的母体血糖可导致胎儿β细胞增生,增加分娩后的胎儿胰岛素释放;第二,低血糖的IDMs,出生时脐血中的C肽和游离胰岛素水平较高,对葡萄糖负荷显示出放大的胰腺反应。高胰岛素血症和由此引起的低血糖通常在出生后可持续数天。低血糖的严重程度可能受两个因素影响:孕晚期母体血糖控制和产程中的血糖控制。

呼吸窘迫综合征

动物研究已证实,高血糖和高胰岛素血症可以影响肺表面活性物质合成。体外研究也发现,胰岛素可以干扰肺表面活性物质合成的底物来源。因此,过量的胰岛素可能干扰糖皮质激素诱导肺成熟的时机。皮质醇作用于肺成纤维细胞来诱导成纤维细胞-肺细胞因子的合成,该因子作用于肺泡Ⅱ型细胞以刺激磷脂合成。Carlson等证明,胰岛素在成纤维细胞水平上减少成纤维细胞-肺细胞因子的产生,从而阻断皮质醇的作用。

很多临床研究探讨了孕妇糖尿病对胎肺成熟的影响。得出的结论不尽相同。羊膜腔穿刺术评估胎肺成熟度在分娩时机和分娩途径的选择上所起的作用也经历了很多讨论。**尽管孕妇糖尿病会影响胎肺成熟,但几项临床研究表明,控制良好的糖尿病孕妇在38至39周分娩,新生儿呼吸窘迫综合征(RDS)的风险并不会高于一般人群。**Kjos和Walther研究了526例糖尿病妊娠[33],孕妇在完成羊水胎肺成熟测试后5天之内分娩,有五例新生儿(0.95%)发生了肺透明膜病(hyaline membrane disease,HMD),这5例都是在34周前分娩的。Mimouni等将127例IDMs与匹配的对照组进行比较,得出的结论是:控制良好的糖尿病不是RDS发生的直接危险因素。然而,妊娠合并糖尿病的孕妇未经试产的剖宫产率和早产率是增加的。这两者确实能造成新生儿呼吸道疾病的明显增加。对于剖宫产分娩的新生儿,很多病例是由于残留的肺积液或暂时性呼吸急促造成的。这些一般在出生头几天内就会得到缓解。

钙和镁代谢

新生儿低钙血症(血清钙水平低于1.75mmol/L)或游离钙水平低于(0.5mmol/L)在IDMs中发生率较高。即使在控制了早产和出生窒息这些诱发干扰因素后,发生率依旧明显升高,这主要是与IDMs出生后甲状旁腺激素合成不能及时增加有关。在目前的医疗处理下,IDMs发生新生儿低钙血症的概率小于5%。妊娠合并糖尿病妇女以及他们的婴儿也会发生血清镁水平的降低。Mimouni等描述了1型糖尿病妇女的羊水中镁浓度降低,这可能是因为胎儿相对缺镁以致尿镁排泄下降而引起的。

此外镁缺乏可能会抑制胎儿甲状旁腺激素分泌。

高胆红素血症和红细胞增多症

高胆红素血症在 IDMs 中很常见。孕前诊断为糖尿病的妇女,其新生儿中黄疸发生率高达 25% ~ 53%,GDM 新生儿黄疸发生率为 38%。尽管早产是 IDMs 发生黄疸的主要原因,但巨大儿也是一个不可忽视的因素。

尽管 IDMs 严重的高胆红素血症并不都是源于自新生儿的红细胞增多症,但最常见的机制还是促红细胞生成素(EPO)增高导致红细胞过度生成。推测可能是子宫内相对缺氧的状态刺激了红细胞生成。妊娠期间母体血糖控制良好的 IDMs,脐血 EPO 水平通常也是正常的;而高胆红素血症婴儿的孕妇在妊娠后期的糖化血红蛋白 A1c(HbA1c)值是显著升高的。

心肌病

IDMs 有可能发生一过性的心肌病。虽然大多数患儿是无症状的,但在有症状者中,室间隔肥大会引起左心室流出道阻塞,可能会导致呼吸窘迫和心力衰竭。胎儿高胰岛素血症可引起心肌中脂肪和糖原的沉积,从而导致心脏肥大。心肌病常见于母体血糖控制不佳的巨大儿。另外,在 IDMs 的脐血中还发现 B 型利尿钠肽(BNP)升高(多见于心脏应激期间),并且还与母体血糖控制相关。在大多数情况下,经过几个星期的支持治疗,心肌病的症状往往可以得到缓解,早期的超声心动图改变也能得到改善。

母体糖尿病分型和风险评估

Priscilla White 首先提出,糖尿病患者的发病年龄、病程和是否并发了血管病变会显著影响其围产结局。她的分类系统已广泛应用于糖尿病孕妇,修订方案如表 40-1 所示。围产保健人员需要评估母亲和胎儿的风险后才能向患者提供咨询意见和制定管理计划。White 分类可以帮助评估风险,另外,妊娠早期的血糖控制情况对于风险评估也是至关重要的。

A1 类糖尿病包括那些在口服葡萄糖耐量试验(OGTT)中表现为不耐受的孕妇。但是通过单纯的饮食控制,她们的空腹和餐后血糖就可以维持在正常范围。**A2 类**包括需要药物治疗的 GDM 妇女。她们在饮食干预后仍然有反复升高的空腹或餐后血糖水平而需要用胰岛素或口服降糖药治疗。

美国糖尿病学会(ADA)与美国妇产科医师协会(ACOG)针对妊娠期糖尿病曾经联合举办了两次国际研讨会,建议使用“妊娠期糖尿病”来命名在怀孕期间首次发现的妇女葡萄糖不耐受,而不使用“A 类糖尿病”的提法。无论疾病严重程度,治疗方法(饮食控制还是胰用岛

素),产后是否持续,都用这一统称。这个定义不能排除妊娠前未能诊断的糖尿病或伴随妊娠同时发生的葡萄糖不耐受。**随着 2 型糖尿病发病率的上升,妊娠早期首次发现的糖尿病事实上就是“显性糖尿病”。**有一点值得提出,即妊娠期糖尿病的定义不能鉴别患者是单独需要饮食调整还是需要联合胰岛素治疗。研究发现,空腹血糖正常的孕妇围产儿死亡率更低,此外,需要药物治疗的 GDM 孕妇比仅仅需要饮食控制的糖尿病孕妇发生不良围产结局的风险要大得多。

需要胰岛素治疗的孕妇分为 B、C、D、R、F 和 T 级。B 级是在 20 岁之后发病,患病时间不到 10 年,没有血管并发症,这一部分也包括妊娠前已经用口服降糖药治疗的患者。

C 级包括疾病发病年龄在 10 ~ 19 岁之间,患病时间在 10 ~ 19 年,没有并发血管疾病的患者。

D 级指的是病程达到或超过 20 年,或 10 岁之前发病,或具有良性视网膜病变的妇女,这些病变包括微动脉瘤,眼底渗出物和静脉扩张。

肾病

IDDM 女性有 25% ~ 30% 会进展到肾脏损伤,发病高峰在诊断糖尿病 16 年后。**在排除感染或其他尿路疾病的情况下,1 型或 2 型 DM 妇女出现持续性蛋白尿就可诊断为显性糖尿病肾病。非妊娠状态下诊断的标准包括:24 小时总尿蛋白排泄(TPE)大于 500mg 或尿白蛋白排泄(UAE)大于 300mg。Damm** 等报道在妊娠期间,1 型和 2 型 DM 妇女糖尿病肾病的患病率分别为 **2.5% (11/445) 和 2.3% (5/220)**[34]。

在发展为显性糖尿病肾病之前,初期糖尿病肾病主要表现为 UAE 的反复增加,也称之为微量蛋白尿,诊断标准是:收集 24 小时尿液,UAE 浓度为 20 ~ 199 $\mu g/min$ 或总量为 30 ~ 299mg。值得注意的是,在妊娠早期就出现微量蛋白尿的孕妇 35% ~ 60% 会并发子痫前期[35]。如果没有相应干预,约 80% 的 1 型 DM 会逐渐发展为持续微量蛋白尿,UAE 以每年 10% ~ 20% 的速度递增,最终发展为显性肾病。如果非妊娠患者的血糖和血压得到改善,就可降低糖尿病肾病的发病风险,延缓糖尿病肾病的进展。血管紧张素转化酶抑制剂(ACEI)或血管紧张素 II 受体阻断剂(ARB)降血压的同时还可以起到保护肾脏的作用,可用于非妊娠糖尿病妇女的降压治疗,尤其适用于并发微量蛋白尿或显性肾病的患者。**因为这类药物可能导致胎儿近端肾小管发育不全和羊水过少,所以在妊娠期禁用。Cooper** 等进行的一项基于人群的研究发现,在妊娠早期使用 ACEI 也会有胎儿致畸作用[36],因此质疑准备妊娠的妇女是否应该接受此类药物的治疗。这些研究人员在田纳西州对 1985 ~ 2000 年间出生于的 29 507 名非糖尿病妊娠婴儿进行队列分析,其中,妊娠早期暴露于 ACEI 的共有 209 名

婴儿,暴露于其他抗高血压药的有202名婴儿,没有暴露于任何抗高血压药物共29 096名婴儿。通过分析病例记录和出生后第一年的住院信息,结果发现仅在孕早期暴露于ACEI的婴儿与孕早期没有暴露于任何抗高血压药物的婴儿相比,显著的先天性畸形的风险显著上升(相对危险度,2.71;95%可信区间,1.72~4.27)。主要表现为心血管和中枢神经系统的异常。综上所述,在给准备妊娠的糖尿病妇女使用ACEI前必须权衡利弊,慎重考虑。

患糖尿病肾病妇女的预期寿命显著缩短。疾病恶化的表现有:高血压,肾小球滤过率(GFR)下降和终末期肾病(ESRD)。ESRD最终需要血液透析或肾移植。在所有显性肾病的妇女中,50%在10年内出现ESRD,超过75%的患者在20年内发展为ESRD。

F级是指合并肾病的糖尿病孕妇。这包括妊娠前20周内肌酐清除率下降或24小时蛋白尿达到或超过500mg的患者。24小时蛋白尿大于3g和血清肌酐大于135μmol/L是两项高危因素。孕20周前合并以上两项高危因素可以预测不良妊娠结局(例如:早产,低出生体重或子痫前期)。通过对45名F级糖尿病妇女的系列研究,发现12名妇女有上述的两项高危因素[37],她们的子痫前期发生率为92%,平均分娩孕龄为34周;无高危因素的33例妇女子痫前期的发病率为36%,平均分娩孕龄为36周。值得一提的是,该系列研究的围产儿生存率为100%,并且没有妊娠30周前的早产。表40-4中详细比较了在F级DM患者中的围产结局。

表40-4　F级糖尿病结局的比较研究

	KITZMILLER 等[103]	GRENFEL 等[104]	REECE 等[105]	ULLMO 等[106]	ROSENN 等[107]
研究例数	26	20	31	45	61
慢性高血压	31%	27%	22%	26%	47%
初始肌酐>171μmol/L	38%	10%	22%	11%	—
24小时初始尿蛋白>3g	8.3%	—	22%	13%	—
子痫前期	15%	55%	35%	53%	51%
剖宫产分娩	—	72%	70%	80%	82%
围产儿存活率(%)	88.9	100	93.5	100	94
明显畸形发生率	3(11.1%)	1(4.3%)	3(9.7%)	2(4%)	4(6%)
胎儿宫内发育受限(%)	20.8	—	19.4	11.0	11
分娩孕周					
<34周(%)	30.8	27	22.5	15.5	25
34~36周(%)	40.7	23	32.3	35.5	28
>36周(%)	28.5	50	45.2	49	47

并发肾病的糖尿病妇女需要非常专业细致的管理。限制膳食蛋白,可能会减少非妊娠患者的蛋白质排泄,但在妊娠期间的作用并没有得到充分论证。尽管还有争议,一些肾病学家建议适当限制肾病孕妇的蛋白质摄入。**在合并糖尿病肾病的孕妇中,控制血压对于防止肾功能恶化和改善妊娠结局是至关重要的。血压控制不佳会显著增加早产风险。**尽管至今还没有针对糖尿病肾病妊娠妇女降压目标的前瞻性研究,学界普遍认为,肾病高血压的孕妇应将血压维持低于**135/85mmHg**[38],而在非糖尿病孕妇中,则可以允许血压更高些。钙通道阻断剂具有类似于ACEI的肾脏保护作用,并且无致畸作用,所以是目前用于治疗糖尿病性肾病孕妇高血压的首选药物。这种药物是否有益于有血压正常但是有微量蛋白尿或肾病的孕妇尚不清楚。治疗的其他选择包括拉贝洛尔(labetalol)或肼屈嗪(hydralazine),但相关研究仍然有限。对于妊娠是否会加速轻至中度肾功能不全的妇女病情的永久性恶化,还有争议。几项小型研究表明,血清肌酐大于135μmol/L(1.5mg/dL)的妇女,妊娠可能与产后肾功能迅速下降有关。研究发现有子痫前期病史的非糖尿病孕妇ESRD的风险是上升的,所以有学者提出了关于子痫前期是否对糖尿病肾病的发生和进展具有独立影响的问题。**总之,如果血清肌酐水平在正常范围,并且在早期妊娠中没有显著的蛋白尿,妊娠对糖尿病肾病的进展没有明显的不良影响**[39]。在一项综述中,对糖尿病肾病合并妊娠的35名孕妇研究发现:孕期蛋白尿增加了69%,高血压发生率是73%;产后,65%的病例蛋白尿减少。仅有两名患者妊娠后蛋白尿排泄增加。在Gordon的系列研究中,26名妇女(58%)的蛋白尿增加超过1克,到妊娠晚期,25人(56%)24小时蛋白尿超过3克。在大多数情况下,产后蛋白质排泄会恢复到的妊娠前的基础水平。

正常妊娠的 GFR 增加约 50%，伴随着肌酐清除率上升，血清肌酐水平会相应下降。然而，大多数患有糖尿病肾病的妇女在妊娠期间肌酐清除率（CrCl）没有上升。在对 46 个 F 级妊娠妇女的研究中，Gordon 等发现她们的肌酐清除率平均降低 7.9%。当根据妊娠早期肾功能来对孕妇分层研究时，肌酐清除率的降低没有改变。在这项研究中，几乎没有孕妇出现孕期肌酐清除率的增加。有其他小样本研究发现约三分之一的妇女的肌酐清除率增加。考虑到控制血压在降低非妊娠状态下的心血管和肾脏并发症中的重要性，Carr 等[40]研究了 43 名 1 型糖尿病肾病孕妇，显示了妊娠早期血压控制不佳对肾功能的影响，发现平均动脉压超过 100mmHg 的孕妇比血压控制良好的孕妇血清肌酐水平更高（110μmol/L vs. 80μmol/L）。

在显性糖尿病肾病中，白蛋白和总蛋白的排泄会在妊娠期间显著上升。妊娠早期有或没有微量蛋白尿，到了妊娠晚期其 24 小时尿总蛋白质排泄量都可能超过 300mg。这一点很重要。Biesenbach 和 Zazgornik 报道在 7 例妊娠早期有微量蛋白尿的孕妇中，孕晚期 24 小时总蛋白排泄量平均可达到 478mg。这一结果强调了在所有糖尿病妇女中检测 24 小时尿蛋白基线水平的重要性，否则当在妊娠晚期检测到微量白蛋白尿或蛋白尿时，无法明确是糖尿病肾损伤导致的还是妊娠其他并发症（如子痫前期）所引发的。尽管如此，要明确区分蛋白尿是子痫前期病变还是糖尿病肾病恶化还是有难度，因为糖尿病肾病通常在妊娠期间表现为进行性蛋白尿。

Gordon 等[37]详细分析了妊娠期间蛋白尿进行性升高的 46 个 F 级病例，从妊娠早期到晚期，24 小时尿蛋白平均增加了 3.08g（±4g），其中 26 例（58%）的尿蛋白增加超过 1 克。到妊娠晚期，25 例（56%）的 24 小时尿蛋白超过 3 克（包括 3 例超过 10 克）。妊娠期间尿蛋白的升高与肌酐清除率变化不相关，与孕早期的尿蛋白水平也不相关。

概括来说，糖尿病肾病妇女妊娠期间肌酐清除率的变化并不确定。大多数患糖尿病肾病的孕妇的肌酐清除率没有正常妊娠的升高，而其尿蛋白经常会升高至肾病范围的水平。

随着肾移植后糖尿病患者的生存率提高，越来越多的肾移植受体可成功受孕（T 级），但在移植后 2 年内不建议尝试怀孕。虽然妊娠期是禁止使用霉酚酸酯（Mycophenolate）的，但是否需要在受孕前中止用药应该视情况而定。大多数糖尿病肾移植患者一般都有隐匿性高血压。但在一个 28 例对象的系列研究中，仅有 17% 的病例患发子痫前期，1 例发生了同种异体移植排斥反应。总之，尽管糖尿病肾移植孕妇容易发生在 37 周之前的早产分娩，但围产儿存活率较高，可达 100%。良好的结局得益于围产期管理和免疫抑制方案的改进。

许多移植中心努力对 ESRD 的糖尿病患者进行联合肾-胰腺移植，Gilbert-Hayn 和 McGrory 分析了 43 名胰腺-肾移植受体的妊娠结局，其中 66% 发生高血压，77% 发生早产，还有 6% 的妇女在妊娠期间发生了排斥反应。

视网膜病变

糖尿病伴有增殖性视网膜病变属于 R 级糖尿病，其特点是视网膜出现新生毛细血管生长，这些新生血管可引起玻璃体出血，由于出血而形成的瘢痕会引起牵拉性视网膜剥离，最终导致视力丧失。 和肾病一样，视网膜疾病的发病程度与糖尿病的病程密切相关，病程达 20 年的糖尿病患者中，近 80% 的患者可出现糖尿病性视网膜病变。虽然背景性视网膜病变在糖尿病孕妇中比较常见，但仅有 3% 的糖尿病孕妇并发增殖性糖尿病视网膜病变。良好的血糖控制可以预防视网膜病变，并可能延缓其进展。产次与继发视网膜病变的风险无关。但是对于已经存在的增值性视网膜病变，妊娠使其继续进展的风险增加两倍。

妊娠期糖尿病视网膜病变的进展与以下因素相关：（1）受孕时的视网膜情况，（2）糖尿病是否在早年就发病和病程，（3）妊娠早期即升高的 HbA1c 和持续血糖控制不佳或纠正血糖速度过快，（4）高血压[41]。尽管目前在诊断和治疗视网膜病变已取得了显著效果，但在妊娠期间仍可能出现显著恶化。准备怀孕的糖尿病妇女最好在受孕前接受全面的眼科检查和治疗。对于那些在妊娠期间发现视网膜有增殖性改变的患者，可采用激光光凝疗法治疗及密切随访，这样可以尽量延长孕周而使许多患病孕妇的胎儿发育至可存活的胎龄。

在妊娠期间，患有背景性视网膜病变以及没有任何眼部病变的妇女，发展为增殖性视网膜病变的概率很小。在一个大型研究中纳入了 172 例患者，其中包括 40 例背景性视网膜病变和 11 例有增殖性病变的患者，只有 1 例患者在妊娠期间新发展为增殖性视网膜病变。Kitzmiller 等对文献的综述也认为背景性视网膜病变和没有眼部病变的孕妇很少发展为增殖性病变。在 561 名上述病例中，只有 17 名（3%）在妊娠期出现新生血管形成。而在 26 例未经治疗的增殖性病变患者中有 23 例（88.5%）妊娠期间出现视网膜病变的恶化。

即使经过严格的代谢控制，妊娠还是会增加背景性视网膜改变。这些病变包括伴有特征性的条纹斑块出血和软性渗出物。至少有两项研究证明视网膜疾病的恶化与第一次产前检查的血糖，以及妊娠早期血糖改善的程度有关。"早期妊娠中糖尿病研究"这一项目发现，在 140 名无基础增生性视网膜病变研究受试者中，妊娠期视网膜病变发生进展在完全无视网膜病变妇女中占 10.3%、相应的在只有微血管瘤改变的孕妇中占 21.1%、轻度非增殖性视网膜病变中占 18.8%、中至重度非增殖性视网膜病变中占 54.8%。

基础糖化血红蛋白升高和妊娠前 14 周内血糖的巨大变化,会增加视网膜病变进展的风险。基础糖化血红蛋白高于对照组平均值 6 个标准差(SD)以上的妇女,其视网膜病变恶化的概率是那些在平均值的 2 个标准差范围内妇女的 3 倍。是改善血糖控制本身还是简单的未达最佳血糖控制导致了孕期背景视网膜病变的恶化呢? 这仍然不确定。另外,高血压可能也是妊娠期间视网膜病变进展的重要危险因素。

出现视网膜增殖性变化是实施视网膜激光血管凝固术的指征,大多数情况下这种治疗是有效的。然而,当视盘新生血管形成显著,而且孕早期接受激光治疗无效的情况下,孕妇就会面临视力恶化的巨大风险。可能需要考虑终止妊娠。产程中通常建议伴有增殖性视网膜病变的孕妇避免使用过多的屏气用力动作,以降低视网膜出血的风险。曾有建议缩短第二产程或行剖宫产,但关于此方面的研究资料尚缺乏。

除了背景性和增殖性眼病之外,妊娠期间眼底病还包括血管闭塞性病变和与其相关的黄斑水肿形成。囊样黄斑水肿最常见于合并蛋白尿性肾病和高血压疾病的患者,可导致视网膜水肿。这种病变以黄斑毛细血管通透性改变为特征。并且黄斑水肿的程度与这些妇女中血浆渗透压下降直接相关。

在一个病例研究中,报道了 7 例在怀孕前有非常轻微或无视网膜病变,但在妊娠期间发展为严重的黄斑水肿伴增殖前期或增殖性视网膜病变的孕妇。在这些病例中,尽管在激光治疗术后增殖性病变得到控制,黄斑水肿却逐渐恶化,一直到分娩后。虽然黄斑水肿和视网膜病变在一些患者分娩后有所缓解,但在另外一部分患者中,这些病变可持续存在并导致视力显著下降。

冠心病

H 级糖尿病是指糖尿病合并了缺血性心肌病。糖尿病病程与诊断无关。35 岁以下的 1 型糖尿病妇女中有症状的冠状动脉疾病很少见。目前尚不清楚她们在娠期发生心肌梗死风险是否增加。1980 年以前报道的此类人群死亡率超过 50%。1980 ~ 2005 年报道的 23 个病例中仅有 1 例死亡。对患病时间较长的糖尿病妇女应警惕缺血性心脏病的发病可能。女性的心绞痛症状往往不明显,有时心肌梗死直接就表现为心力衰竭症状。虽然有糖尿病妇女心肌梗死(MI)后妊娠成功的若干报道,但还是建议在妊娠早期或更好在孕前仔细评估其心脏功能。对心电图(ECG)异常的妇女还需要进行超声心动检查或改良(运动)负荷试验来评估心室功能。1 型或 2 型糖尿病合并冠状动脉疾病的妇女是否合适妊娠,以及何时妊娠都必须经过慎重评估和考虑。必须充分告知患者及家属妊娠的巨大风险甚至死亡的可能。妊娠期间 MI 的管理在第 37 章已讨论。

显性糖尿病和妊娠期糖尿病的早期筛查

妊娠期合并糖尿病的发生率为 6% ~ 7%,其中 90% 是 GDM。DeSisto 等通过用妊娠风险评估监测系统发现[43],在 2007 ~ 2010 年期间,美国 GDM 的发病率已上升至高达 9.2%。GDM 高发的原因有:随着全球肥胖症发病率的上升,GDM 的发病率也随之上升。此外,GDM 的筛查诊断标准降低也是一个原因。2 型糖尿病高发种族例如西班牙裔,非洲裔,美洲原住民,亚裔和太平洋岛屿的妇女,其 GDM 的发病率也较高。事实上,GDM 女性就是以后容易发生葡萄糖不耐受的高风险人群。O'Sullivan 指出,随访 22 ~ 28 年后,50% 的 GDM 女性会发病。Kjos 等研究认为,60% 的拉丁裔 GDM 妇女将发展为 2 型糖尿病,可以早在 GDM 发病后 5 年就出现。当在妊娠早期就被诊断为 GDM 且空腹血糖水平升高时,随后糖尿病发病可能性会增加。这部分人可能已经有了部分 β 细胞功能受损,但是在孕前未能诊断 2 型糖尿病。如前所述,GDM 仅指在妊娠期间发现的糖耐量减低(IGT),因为在大多数情况下,GDM 患者往往空腹血糖正常,所以必须进行糖耐量试验。通常产科医生是依赖病史和高危因素来筛选最有可能发展为 GDM 的那些妇女。其中包括糖尿病家族史,既往不明原因的死胎或先天性畸形史,巨大儿分娩史。筛查 GDM 的其他指征还有肥胖,高血压,尿糖阳性和母亲年龄超过 25 岁。尽管合并多种危险因素会增加 GDM 的发病可能,但临床上一半以上糖耐量异常(GTT)的妇女并没有上述危险因素。

ACOG 建议应对所有孕妇筛查 GDM。应根据其病史、存在的临床风险因素或实验筛查结果来综合评估(框 40-2)。建议在妊娠 24 ~ 28 周,即到达"易患糖尿病状态"时进行 GDM 筛查。有 GDM 病史,有葡萄糖代谢异常病史或肥胖妇女应该在妊娠早期就实施筛查,以尽早发现在妊娠前未确诊的 2 型糖尿病。在妊娠早期可以用多种方法来筛查 2 型糖尿病和 GDM,但尚无有效证据比较各种方法的筛查效果。针对高危人群,检测 HbA1c 水平是一个简单的方法。如果 HbA1c 水平大于或等于 6.5%,就可诊断为显性糖尿病;如果 HbA1c 水平在 5.7% 和 6.4% 之间,则表明糖耐量减低,需进行诊断性口服葡萄糖耐量试验;HbA1c 水平低于 5.7% 的妇女,则需在孕 24 ~ 28 周进行 GDM 筛查。最近,Hughes 等建议[44],在妊娠 20 周内 HbA1c 水平大于或等于 5.9%,是诊断孕妇显性糖尿病的理想指标,并且 HbA1c 水平上升还与不良妊娠结局的风险增加相关。

GDM 风险评估应在第一次产前检查时完成

- 低风险：如果具备以下所有条件，则不需要常规进行血糖测试：
  - GDM 患病率低的种族
  - 一级亲属中无糖尿病史
  - 年龄<25 岁
  - 妊娠前体重正常
  - 无糖代谢异常病史
  - 无不良孕产史
- 一般风险：在妊娠 24 周至 28 周，通过以下任一方法进行血糖测试：
  - 两步法：使用 50g GCT，对超过筛查阈值的受试者进行诊断性 OGTT
  - 一步法：对所有受试者进行诊断性 OGTT
- 高风险：如果存在以下一种或多种情况，无论孕周，尽快进行血糖测试：
  - 严重肥胖
  - 2 型糖尿病的明显家族史
  - 有 GDM 的病史，葡萄糖代谢异常或持续尿糖阳性

如果未能诊断 GDM，则应在妊娠 24 周至 28 周，或出现高血糖症状体征时随时重复血糖测试。

From Metzger BE, Buchanan TA, Coustan DR, et al. Summary and recommendations of the Fifth International Workshop Conference on Gestational Diabetes Mellitus. *Diabetes Care*. 2010;30;3154.

GCT, glucose challenge test; GDM, gestational diabetes mellitus; GTT, glucose tolerance test.

尽管在美国已经广泛接受了对 GDM 的筛查和治疗，但是最近专家才就其益处达成共识[45,46]。最初诊断 GDM 的标准是为了定位将来的 2 型糖尿病人群来制定的。O'Sullivan GDM 诊断标准不能评估葡萄糖不耐受与围产结局之间的关系。他的诊断标准因此受到争议。

"高血糖和不良妊娠结局研究"（HAPO）旨在研究高血糖对妊娠结局的预测价值，并期待以此为依据来制定国际化的 GDM 诊断标准[47]。这项具有里程碑意义的多中心国际研究采取盲法分析，超过 25 000 名没有孕前糖尿病的孕妇接受了 75g，2 小时 OGTT 检测，然后根据不同围产儿和产妇结局来评价不同血糖水平的意义。**研究结果显示 75g，2 小时 OGTT 三个检测值中任意一个指标的增加都与不良妊娠结局的增加相关，包括 LGA，剖宫产分娩，胎儿 C 肽水平和新生儿肥胖**（图 40-14）。HAPO 研究者并没有给出 GDM 诊断的具体标准。这是因为孕妇的血糖值和围产结局之间的关系是一个连续的变化，需要学界协商后达成新的诊断标准。为此国际糖尿病和妊娠研究组（IADPSG）于 2008 年召开了一次研讨会[48]。决定选择比平均值大 1.75 倍的新生儿体脂的累积、LGA，和新生儿脐血血清 C-肽值大于第 90 百分位数作为判定不良妊娠结局的界值，并依据其与血糖水平的关系来生成 GDM 的推荐诊断标准（表 40-5）。

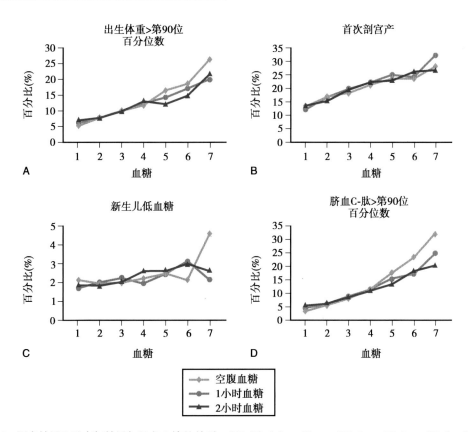

图 40-14　围产结局和孕产妇结局与母亲血糖的关系。（Modified from Metzger BE, Lowe LP, Dyer AR, for the HAPO Study Cooperative Research Group: Hyperglycemia and adverse pregnancy outcomes. *N Engl J Med*. 2008;358;1991.）

表 40-5 国际糖尿病与妊娠研究组对 GDM 的定义 *

	血糖		GDM 的发病率（%）
空腹血糖	5.1mmol/L	单独	8.3
1 小时血糖	10.0mmol/L	增加（见注释）	5.7 = 14
2 小时血糖	8.5mmol/L	增加（见注释）	2.1 = 16.1[†]

From Metzger BE, Gabbe SG, Persson B, for the International Association of Diabetes and Pregnancy Study Groups Consensus Panel. Recommendations on the diagnosis and classification of hyperglycemia in pregnancy. *Diabetes Care.* 2010;33:676.

* 基于通用的 75g、2 小时口服葡萄糖耐量试验，一项结果达到或超过阈值即诊断 GDM。

[†] 1. 大约 1.7% HAPO 研究人群未能继续盲法试验，因为患者空腹血糖≥5.8mmol/L 和/或 2 小时血糖≥11.1mmol/L，因此 GDM 的发病率应是 17.8%。

2. 译者注：8.3+5.7 = 14；14+2.1 = 16.1

需要强调的是，IADPSG 工作组建议对所有孕妇普查 75g、2 小时 OGTT，并且当 OGTT 的任一检测值达到或超过诊断界限时，就诊断为 GDM[48]。用这一诊断标准，HAPO 研究中 17.8% 的研究对象可被诊断为 GDM。最近的一项回顾性队列研究证实，与对照人群相比，符合 IADPSG（不是 ACOG 接受的 Carpenter 和 Coustan 标准）诊断标准，未治疗的 GDM 孕妇发生 LGA 的风险上升 2 倍[46]。然而，采用 IADPSG 标准增加诊断的这部分 GDM 的妇女，对其治疗性干预的临床试验数据尚缺。2013 年 Eunice Kennedy Shriver 与国家儿童健康与人类发展研究所（NICHD）共识发展会议关于 GDM 诊断的结论就指出[49]：使用 IADPSG 标准来诊断 GDM 既没有显著改善临床母婴结局，又大大增加医疗支出，建议继续使用两步法来进行 GDM 的筛查和诊断。IADPSG 筛查方法的另一个主要问题是诊断 GDM 过于依赖单一 OGTT 检验[49]，尽管理论上成本效益分析表明使用 IADPSG 标准获益更大，然而一项研究发现其益处主要取决于产后对这些病人的随访和对 2 型糖尿病的预防。

支持 IADPSG 诊断方法的学者认为：（1）两步法中即使 50g 筛查正常，仍有可能漏诊 25% 的 GDM 孕妇（经过 OGTT 确认）；（2）约有 26% 的美国妇女属于糖尿病前期。这与使用 IADPSG 标准所诊断的 GDM 相差不多。最近的文献综述表明，诊断妊娠糖尿病的标准设在相对风险比（OR）2.0（HAPO 试验）还是 1.75（IADPSG 标准）还是有待商议的。还需要更深入的数据分析和进行大规模随机对照试验（RCT）[50,51]。HAPO 中采用 OR 是 2.0 时，数据中推导出 GDM 的发生率约为 10%，而采用 IADPSG 建议阈值时 GDM 的发生率约为 18%[52]。迄今为止，两项观察性研究和一项横断面研究发现采用 IADPSG 诊断标准后，LGA 婴儿的发生率并无下降[53,54]。ADA 最近总结了关于两种策略的选择比较，即使用 2 小时、75g OGTT 的 IADPSG 一步法，与使用传统的 3 小时 OGTT 的两步法，

尚无定论，但以下几点需要考虑：

1. 尚无强有力的证据支持一种策略更优于另一种策略。

2. 最终采用哪种策略必须考虑到尚未评估到的因素的相对价值（例如成本效益分析；医生是否愿意基于相关性研究结果而改变医疗措施，而非基于临床干预试验结果；相关的成本因素；以及可用的基础设施）。

3. 需要进行进一步研究来解决这些问题。

目前大多数美国医生仍沿用 100g OGTT（两步法）来进行糖耐量筛查及糖尿病诊断：首先在空腹或进食状态下进行口服 50g 葡萄糖 1 小时筛查，空腹下进行筛查则特异度更高。通常把 7.2～7.8mmol/L 作为需要再进行 3 小时 OGTT 检查的标准（表 40-6）。Coustan 等已证实，10% 的 GDM 孕妇其糖筛查检测值在 7.2～7.8mmol/L 之间。该研究表明，如果采用 7.2mmol/L 作为 OGTT 的筛选阈值，敏感度将从 90% 增加至接近 100%，同时筛选试验阳性率也会从 14%（7.8mmol/L）增加到 23%（7.2mmol/L），需要进一步行 OGTT 诊断测试，将使得每诊断一例 GDM 的成本增加约 12%。

表 40-6 GDM 的检测

糖筛查试验 (50g，1 小时)	血浆葡萄糖（mmol/L，7.2～7.8）	
OGTT *	NDDG	Carpenter & Coustan
空腹血糖	5.8	5.3
1 小时血糖	10.6	10.0
2 小时血糖	9.2	8.6
3 小时血糖	8.1	6.1

* 在 100g 葡萄糖口服试验 3 小时血糖检测中，当任意 2 点血糖值达到或超过界值时即诊断妊娠期糖尿病

GDM，妊娠期糖尿病；GTT，葡萄糖耐量试验；NDDG 美国国家糖尿病数据组

如果采用 7.5～7.8mmol/L 作为筛选界值，约有 15%～20% 的患者 OGTT 试验异常。如果采用 > 10.5mmol/L 作为筛选界值，将有 90% 患者 OGTT 异常。糖筛查值在 10.5～12.0mmol/L 之间的孕妇，建议在行 OGTT 前先检查其空腹血糖水平。如果空腹血糖 > 5.3mmol/L，则直接诊断 GDM，并需要对患者进行治疗。

ACOG 同时认可两组 GDM 诊断标准（基于 100g 葡萄糖，3 小时 OGTT），见表 40-6。美国国家糖尿病数据组（NDDG）标准代表了 O'Sullivan 的全血检测标准。而 Carpenter 和 Coustan 通过 Somogyi-Nelson 方法和目前血浆葡萄糖氧化酶测定的比较论证对上述标准进行了修改。若干研究证实，Carpenter-Coustan 标准诊断和 NDDG

标准诊断有相同的围产结局(巨大儿和剖宫产)。在另一项研究中,通过对 26 000 名妇女使用横断面数据比较,使用 Carpenter-Coustan 标准,GDM 的诊断率增加了约 50%。最近一项 RCT 对 NICHD 母胎医疗单位(Maternal-Fetal Medicine Unit,MFMU)网络中轻度 GDM 的二次分析表明,在接受 100g 葡萄糖,3 小时 OGTT 测试后,受试者必须有至少两个葡萄糖测试值异常才可以被诊断为 GDM,而且无论采取的是 NDDG 还是 Carpenter-Coustan 标准诊断,通过治疗都可以改善结局。

1 型或 2 型糖尿病患者的治疗

良好的母体血糖控制可大大降低 DM 合并妊娠的围产儿死亡率,这在过去几十年的临床实践中已不断被证实。孕期糖尿病妇女应使用葡萄糖氧化酶试纸和血糖仪,每天监测 6~8 次血糖。血糖的自我监测结合强化胰岛素治疗,使得许多妊娠糖尿病妇女的血糖得到改善。妊娠期间血糖控制的目标主要还是基于专家意见(表 40-7)。然而,一个正常妊娠妇女血糖模式的综述概括了 12 项研究,表明正常孕妇的血糖明显低于专家所建议的治疗目标(图 40-16)[55]。在妊娠糖尿病妇女中进行动态葡萄糖监测(CGM),每天可测量 288 次血糖值。与每日监测 6~8 次血糖测量相比,CGM 可以提供更完整的血糖谱,并且可以发现间断血糖监测未能识别的餐后高血糖以及有症状的低血糖。一项对 71 名孕前糖尿病妇女的随机试验证实,接受 CGM 监测的女性不仅妊娠晚期 HbA1c 水平较低,而且新生儿出生体重减轻和巨大儿发生率少。

表 40-7 妊娠期的血糖控制目标

时间段	血糖水平(mmol/L)
早餐前	3.3~5.0
餐前	3.3~5.8
餐后 1 小时	≤7.8
餐后 2 小时	≤6.7
凌晨 2 点至 6 点	>3.3

为了实现最佳血糖控制,ADA 推荐在临床上孕妇首选用胰岛素治疗 1 型和 2 型糖尿病。有些 2 型糖尿病妇女可能受孕时已经在口服降糖药物。二甲双胍控制良好的 2 型糖尿病妇女可以继续使用二甲双胍治疗,而接受其他药物治疗的妇女则需要转换为胰岛素治疗。孕前用二甲双胍控制良好的 2 型糖尿病妇女妊娠后,随着孕周增长,往往还是需要加入胰岛素治疗。为了尽可能实现对每个患者的最佳血糖控制,不推荐常规胰岛素治疗而建议改用强化治疗,治疗原则包括:根据血糖的自我监测值,餐前注射胰岛素(包括早餐,午餐,晚餐,睡前),根据

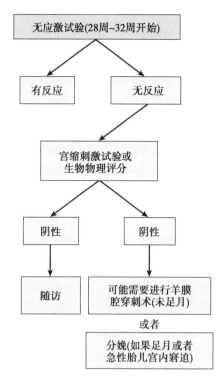

图 40-15 产前监测流程

血糖水平调整胰岛素剂量。同时指导患者控制饮食,认识胰岛素作用,识别和及时纠正低血糖,调整运动和身体不适时的胰岛素用量,以及监测高血糖和潜在的酮症。以上这些原则是强化胰岛素治疗的基础。**强化胰岛素治疗不仅模拟生理性胰岛素需求(基础代谢和膳食需要),并且对于血糖变化有快速反应调节。具体治疗方案有:每日三至四次注射胰岛素,或使用连续皮下胰岛素输注(CSII)装置。**无论何种方法,都必须密切监测血糖,这是达到良好血糖控制的基础。血糖测定一般在空腹、午餐、晚餐和晚间睡前进行,此外还建议加测餐后值和夜间值。一般是在每次进餐前和睡前(必要时)注射胰岛素。食物成分、餐前血糖值和预计餐后孕妇活动量决定了进餐时胰岛素需要量。我们一般根据 2:00 AM 至 4:00 AM 或晚餐前的血糖值来确定基础或中效胰岛素需要量,后者反映了早晨中效胰岛素的作用。

糖尿病控制不佳的患者可能需要短暂的住院控制,我们建议患者应可以随时联系自己的医生。在妊娠期间,孕妇应该至少每周通过电话,传真或电子邮件报告她们的血糖情况。

胰岛素治疗必须根据患者的饮食和运动情况来制定个体化剂量。怀孕期间的胰岛素需求在妊娠前三个月平均为 0.7U/kg,足月时增加到 1.1U/kg。但是个体间的变异是显著的。Garcia-Patterson 等注意到,胰岛素需求从妊娠 16 周到 37 周是稳定持续上升的,而在妊娠 16 周之前的需求量并不稳定。半合成人胰岛素制剂和新型胰岛素(表 40-8)更适用于妊娠。赖脯胰岛素(insulinlispro)

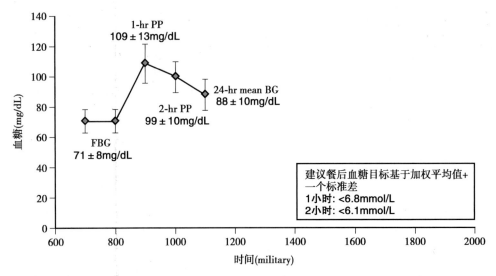

图 40-16　正常妊娠的血糖模式。BG, 血糖；FBG, 空腹血糖；PP, 产后；SD, 标准差（摘自 Hernandez TL, Friedman JE, Van Pelt RE, Barbour LA. Patterns of glycemia in normal pregnancy：should the current therapeutic targets be challenged? *Diabetes Care*. 2011；34；1660. ）

和门冬胰岛素（insulin aspart）已替代普通胰岛素（regularinsulin）成为常用的速效胰岛素类似物制剂。赖脯胰岛素在其分子结构的 B28 和 B29 位置处发生了脯氨酸和赖氨酸的倒转，并且因为其保持单体形式，所以易于吸收，加上其作用持续时间短于常规胰岛素，因此避免了在用药数小时后发生的意外低血糖事件，在怀孕期间使用也更安全，是 B 类药物。在妊娠期间，比较 1 型糖尿病妇女使用门冬胰岛素和人胰岛素的胎儿结局，发现两组结果无差异。下表是关于糖尿病妇女妊娠的胰岛素治疗的相关信息（见表 40-8）。

表 40-8　人胰岛素和胰岛素类似物的类型

	来源	起效时间（小时）	峰值（小时）	维持时间（小时）
短效				
常规优泌林（Humulin R）（礼来）	人	0.5	2 ~ 4	5 ~ 7
胰岛素注射剂 H（Velosulin H）（诺和诺德）	人	0.5	1 ~ 3	8
诺和灵 R（Novolin R）（诺和诺德）	人	0.5	2.5 ~ 5	6 ~ 8
速效				
赖脯人胰岛素（优泌乐 Humalog，礼来）	类似物	0.25	0.5 ~ 1.5	4 ~ 5
门冬胰岛素（诺和锐 Novolog，诺和诺德）	类似物	0.25	1 ~ 3	3 ~ 5
中效				
优泌林缓释剂（Humulin Lente，礼来）	人	1 ~ 3	6 ~ 12	18 ~ 24
中效优泌林（Humulin NPH，礼来）	人	1 ~ 2	6 ~ 12	18 ~ 24
诺和灵 1（Novolin 1，诺和诺德）	人	2.5	7 ~ 15	22
诺和灵 N（Novolin N，诺和诺德）	人	1.5	4 ~ 20	24
长效				
甘精胰岛素（Glarine，来得时，赛诺菲）	类似物	1	~	24
地特胰岛素（Levemir，诺和平，诺和诺德）	类似物	1 ~ 2	~	24

长效胰岛素类似物甘精胰岛素（Insulinglargine）和地特胰岛素（Insulindetemir）能更精确地模拟基础胰岛素分泌。研究数据表明，怀孕期间使用甘精胰岛素是安全的，它与中效低精蛋白胰岛素（NPH）相比药物作用比较平缓。

当与速效胰岛素一起给药时，很少出现不可预测的胰岛素峰值和随之产生的低血糖。但是甘精胰岛素的无峰值作用特点在妊娠期间可能使它无法应对妊娠期基础胰岛素需求的变化。因此，我们经常建议接受甘精胰岛素治疗的妇女在妊娠后调整治疗方案,改为每日两次 NPH 胰岛素注射治疗。在包括了 310 例 1 型糖尿病孕妇的多中心研究中发现,地特胰岛素与 NPH 胰岛素相比,在低血糖的发生和控制 HbA1c 水平方面的作用相当[56]。美国食品和药品管理局(FDA)现在已将地特胰岛素定为 B 类药物。如孕前使用地特胰岛素,血糖控制良好,孕期可继续使用。

胰岛素通常每天分 3～5 次给药。尽管很多病人初诊前是早餐和晚餐时中效与短效胰岛素混合给药,我们还是比较倾向于每天四次给药方案。一般来说,中效胰岛素和短效胰岛素的比例是 2∶1。早餐前注射胰岛素每日总剂量的 2/3。剩余 1/3 作为晚餐前用量。我们是在晚餐时使用短效或速效胰岛素,睡前使用中效胰岛素,这样可以降低夜间低血糖的风险。这是因为夜间孕妇处于相对空腹状态,胎盘和胎儿仍然继续消耗葡萄糖,而会导致母体低血糖。最后,一些孕妇在午餐前可能需要少量短效胰岛素。这就是每天四次胰岛素的构成。

开放循环 CSII 泵是妊娠期间许多 1 型糖尿病妇女的首选治疗方案。泵由电池供电,不影响绝大多数的日常活动,携带方便。开放循环 CSII 泵系统通过皮下输注提供连续的速效胰岛素治疗。基础胰岛素输注速率和餐前的推注剂量需要通过频繁的血糖自我监测来确定。在开始泵治疗之前,孕妇一般需要住院接受关于连续胰岛素输注的健康宣教,并保证血糖在治疗开始几天内达到平稳状态(包括进行多次血糖测定以预防高血糖和低血糖)。最近,泵治疗已与持续血糖监测(CGM)系统相联以提供更详细的信息,这样,大多数病人的血糖会控制良好而且上下波动不大。

用泵治疗后,低血糖的发生将明显减少。如果发生低血糖,通常是由于选择了错误的胰岛素剂量或不恰当饮食。妊娠后由于夜间低血糖风险明显上升,选择 CSII 治疗时要非常谨慎。使用泵的患者如没有低血糖症状,应建议在凌晨 2∶00 至 3∶00 监测其血糖值以排除夜间发生的低血糖。

CSII 系统的机制比较简单。泵和一个很小的输注针头由一根细管连接,针头埋置于皮下,通常放置于腹壁。患者需要每 2～3 天在不同部位重新植入针头。速效胰岛素(通常是赖脯胰岛素)储存在泵注射器中,以基础速率输注。这个速率可以由计算机程序设定,不同时间速率可以改变。例如:晚上可以编程一个低剂量的基础速率。餐前胰岛素剂量则可以根据饮食手动输入。每天总胰岛素的一半通常作为基础速率输出,其余输出则分配在每餐之前,早餐最多(30%～35%),其次是晚餐前 25%,最后加餐前 15～20%。

一旦泵发生故障或如果并发了感染导致阻塞,没有任何胰岛功能储备的患者血糖水平会迅速上升。在泵治疗中,随着新型缓冲胰岛素的出现,由于胰岛素聚集而导致的硅胶输注针管闭塞已很少发生了。泵的故障常会引起非妊娠患者体内酮体的持续升高。

目前并不清楚 CSII 是否优于多次注射方案。Coustan 等将 22 名患者随机分入胰岛素强化治疗多次注射组和泵治疗组,两个治疗组在门诊平均血糖水平,糖化血红蛋白水平或血糖波动方面没有发现显著差异。Gabbe 等也报道了一个大型回顾性队列研究,比较了泵治疗组与多次注射治疗组,结果发现:泵治疗组的妊娠妇女低血糖反应较少,两组的血糖控制和妊娠结局都相近。值得一提的是,**一篇系统综述汇总了几组随机临床实验结果,发现 CSII 组与多次注射组在血糖控制和妊娠结局上没有差别[57]。**

饮食控制是治疗母体糖尿病的关键,一般建议一日三餐合并若干次加餐。膳食营养构成应为:40%～60% 复合高纤维碳水化合物,20% 蛋白质,30%～40% 脂肪,其中饱和脂肪应低于 10%,多不饱和脂肪酸可达到 10%,其余则可源自单饱和脂肪酸。热量摄入应基于孕前体重和预期孕期增重来制定范围,不建议在孕期减重。BMI 为 22～27 的患者每日应按理想体重摄取约 35kcal/kg 的热量,肥胖妇女(BMI>30)可能需按实际体重摄入低至 15kcal/kg 的热量。一旦出现尿酮就应暂时不再限制热量摄入,而应增加热量摄入。一般来说,热量的餐间分布如下:早餐 10%～20%,午餐 20%～30%,晚餐 30%～40%,加餐总共 30%。加餐往往也是必要的,它可以减少低血糖发作,尤其是在睡前(框 40-3)。

框 40-3　膳食建议

- 三餐,三份加餐
- 饮食:30kcal/kg～35kcal/kg 正常体重,2000kcal/d～2400kcal/d
- 成分:碳水化合物 40%～50% 复合,高纤维;蛋白质 20%;脂肪 30%～40%(<10% 饱和脂肪酸)
- 体重增加:根据美国国立卫生研究院(Institute of Medicine)指南

发生了血管病变的孕妇应尽早在怀孕早期接受评估。最好由熟悉糖尿病性视网膜病变的眼科医生来完成。眼科检查在早、中、晚孕期每个阶段都要进行,如果检测到视网膜病变,则应更密切随访。还需要了解肾功能的基础状况,一般通过测定 24 小时尿肌酐清除率和尿蛋白来评估。此外,还应检测患者的 ECG 和尿培养。一般 1 型和 2 型糖尿病妇女妊娠后,应以每 1～2 周的频率进行门诊随访,每次访视都要评估血糖控制情况并进行胰岛素剂量的调整。另外,一旦发生血糖<3.3mmol/L 或血糖>11.1mmol/L,患者应及时报告医护人员。血糖水平持续在 11.1mmol/L 以上建议测试血酮。**孕妇低血糖的风险增加可能与葡萄糖对抗激素机制缺陷有关,表现为在低血糖发生时,体内的肾上腺素和胰高糖素分泌反而被抑制。**由于上述原因,此类患者需要经常测试血糖水平,并

且应指导家属学会使用胰高糖素注射来治疗严重的低血糖反应。框40-4是我们多年来处理病人的教训。

框40-4　总结教训

- 治疗患者而不是治疗血糖
- 重视患者见解,调整治疗方案要参考患者意见
- 保持胰岛素治疗计划简单易行,根据血糖变化趋势调整方案
- 争取患者家属的支持
- 避免低血糖反应
- 与卫生保健团队密切合作,包括宣教护士,营养师和社工
- 血糖控制不佳时,要注意在饮食上寻找原因
- 注意周末,特别是3~4天的长周末。患者的生活常规容易被打乱,血糖控制可能恶化
- 改变胰岛素治疗方案时,一次只更换一种胰岛素和一个剂量。新型速效胰岛素非常有用
- 积极处理患者的恶心,呕吐和发热症状

From Gabbe SG, Carpenter LB, Garrison EA. New strategies for glucose control in patients with type 1 and type 2 diabetes mellitus in pregnancy. *Clin Obstet Gynecol.* 2007;50;1014.

酮症酸中毒

自从产前检查反复强调对需要胰岛素治疗的妇女必须严格控制血糖水平后,糖尿病酮症酸中毒(DKA)已经不多见了。据报道,**0.5%~3.0%的糖尿病合并妊娠会发生DKA**[58]。Kilvert等报道了20年内,在635例接受胰岛素治疗的妊娠妇女中有11例发生了酮症酸中毒,其中有1例胎儿死亡和1例自然流产。妊娠后激素环境改变更易于诱发DKA,所以妊娠妇女首发糖尿病就可表现为DKA。妊娠这种生理性的胰岛素抵抗的状态,其代谢特点就是脂质分解增强和容易发生酮症,所以即使孕妇的血糖水平低于11.1mmol/L,仍然可以发展为DKA,这种现象被称为正常血糖的酮症酸中毒。在胰岛素作用受损的体内环境中,又伴随着调节激素如胰高糖素,皮质醇和儿茶酚胺的增加,就容易发生DKA。因此,妊娠期间发生的DKA往往具有以下特点:脂解作用增强,胰岛素抵抗,血浆碳酸氢盐降低(阴离子间隙酸中毒),血糖可能并不很高,pH值小于7.30,血酮升高。

如能尽早识别DKA的症状体征并及时处理就能改善母婴结局。与非孕时一样,DKA的临床表现先是多饮多尿的高血糖症状,继以脱水状态。乏力,头痛,恶心和呕吐是常见症状。**妊娠糖尿病妇女液体摄入不足和持续性呕吐超过8小时至12小时,应警惕有潜在的DKA的可能**。如果血清碳酸氢盐水平降低,要做动脉血气分析来进一步排除DKA。DKA偶尔可见于未诊断的糖尿病孕妇早产接受β-受体激动剂(Turbutaline)治疗时。

DKA一旦确诊,稳定病情后,应尽快转运到同时具有三级围产中心和三级新生儿中心的医疗机构。治疗关键是纠正代谢性酸中毒,补充血容量,同时积极治疗导致DKA的诱因,例如感染。妊娠期间DKA的一般管理在框40-5中概述。**即使血糖正常,也应予静脉补液和滴注胰岛**

框40-5　妊娠合并糖尿病酮症酸中毒的处理

静脉补液

使用等渗氯化钠,在最初的12小时内总补液量达4~6升。

- 留置静脉导管:记录每小时补液量,电解质,钾及胰岛素入量。同时记录实验室检查结果。
- 在第一小时按1~2L/h的速度输注0.9%氯化钠。
- 根据孕妇循环容量,在8小时以内,以250~500mL/h的速度输注生理盐水。如果血清钠升高,改用0.45%氯化钠。
- 当血浆或血清葡萄糖降至11.1mmol/L(200mg/dL)时,将0.45%氯化钠替换为5%葡萄糖,并以150~250mL/h速度输注。
- 8小时后,使用0.45%氯化钠,输注速度为125mL/h。

钾

维持肾功能(尿量应达~50mL/h)。

- 如果血清钾<3.3mmol/L(3.3mEq/L),暂停给予胰岛素并给予20~30mmol(20~30mEq)K^+/h,直到K^+>3.3mmol/L(3.3mEq/L)或浓度得到改善。
- 如果血清K^+>3.3mmol/L(3.3mEq/L)但<5.3mmol/L(5.3mEq/L),在每1L补液中给予20~30mmol K^+以保持血清K^+在4~5mmol/L(4~5mEq/L)之间。
- 如果血清K^+>5.3mmol/L(5.3mEq/L),不用给K^+,而是每2小时检查血清K^+。

胰岛素

静脉用普通胰岛素。

- 根据血清葡萄糖值,考虑按0.1~0.2U/kg静脉注射给予负荷剂量。
- 以0.1U/kg/h开始连续输注胰岛素。
- 如果血浆或血清葡萄糖在第一小时内下降达不到2.8~3.9mmol/L(50~70mg/dL),则每小时注射胰岛素剂量应加倍,直至血糖持续下降。
- 当血浆或血清葡萄糖降至11.1mmol/L时,将胰岛素输注减少至0.05~0.1U/kg/h。
- 维持血浆或血清葡萄糖在5.6~8.3mmol/L之间,直到糖尿病酮症酸中毒被纠正。

碳酸氢盐

基于pH,按需给予。

- pH>7.0:不需要HCO_3。
- pH为6.9~7.0:将$NaHCO_3$(50mmol)稀释于200mLH_2O中,加入10mmol(10mEq)KCl,一小时缓慢滴注。可每2小时重复$NaHCO_3$使用,直到pH为7.0。监测血清K^+浓度。
- pH<6.9~7.0:将$NaHCO_3$(100mmol)稀释于400mL H_2O中,加入20mmol(20mEq)KCl,输注时间2小时。可每2小时重复$NaHCO_3$使用,直到pH为7.0。监测血清K^+浓度。

素,直到碳酸氢盐水平恢复正常,表明酸中毒已纠正。DKA 可以导致胎儿宫内窘迫。加上母体酸中毒,高血糖诱导的高胰岛素血症,脱水和电解质异常,可能会出现胎死宫内。发生 DKA 时胎心监测会显示晚期减速(图 40-

17)。但是随着母亲酸中毒的纠正,宫内窘迫可以缓解。这一过程可能需要几个小时。因此,如果 DKA 决定需早产,分娩前应尽一切努力纠正母体酸中毒,保持母体的生命体征平稳。

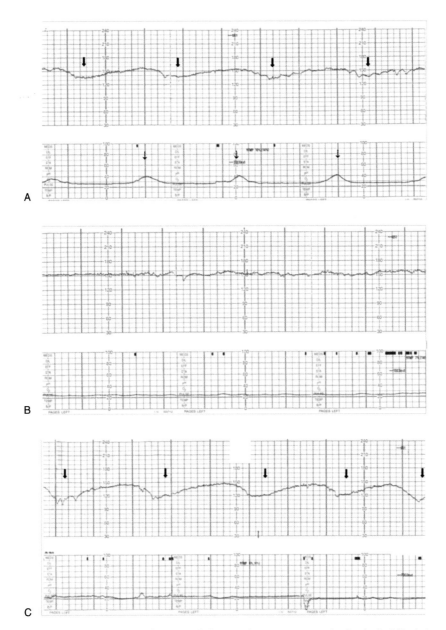

图 40-17　糖尿病酮症酸中毒急性发作期间的胎心监测。**A**,观察到反复的晚期减速。**B**,纠正酸中毒后,胎心监护得到改善。**C**,母体妊娠 34 周发生的急性糖尿病酮症酸中毒的胎心监测显示重复的晚期减速(实线箭头)和变异减少。最终进行了紧急剖宫产分娩,胎儿脐动脉 pH 为 6.85(摘自 Sibai B. Diabetic ketoacidosis in pregnancy. *Obstet Gynecol*. 2014;123:167.)

产前胎儿评估

　　母亲糖尿病可导致胎儿高血糖和高胰岛素血症,这会增加胎儿缺氧的风险。因此,在糖尿病孕妇的门诊监测管理计划中,应纳入了对胎儿的产前评估。胎儿的产

前宫内评估与监护通常在妊娠晚期开始,因为在这个时期,发生突然胎死宫内的风险增加(表 40-9 和表 40-10)。到目前为止,尚无在糖尿病合并妊娠中进行胎儿监测的随机临床试验,因此胎儿监护开始的时机以及频率通常遵循各地的诊疗常规。**因为良好的血糖控制大大减少了糖尿病围产儿死亡,所以产前监测的主要目的是让产科**

医生肯定胎儿的良好状态,避免不必要干预。目前的产前监测技术很少出现假阴性结果。在血糖控制良好,而且没有血管病变或显著高血压的糖尿病妇女中,阴性产前监测结果可以延长孕龄,改善妊娠结局。在一部分妊娠前就患有糖尿病的妇女中,胰岛素的需求将在妊娠晚期下降。有限的队列研究数据显示:这种改变并不会导致不良结局。然而,在最近的一项回顾性研究中,对139例孕前诊断糖尿病的孕妇分析表明:25%的妇女胰岛素需求量下降超过15%,这与子痫前期和SGA婴儿的发生有关[59]。目前需要前瞻性研究来证实上述观察结果以指导临床处理。

表40-9　低风险胰岛素依赖糖尿病孕妇的产前胎儿监护[*]

监护项目	必要性
每隔4~6周进行胎儿超声检查	是
母亲从妊娠28周开始每日监测胎儿胎动	是
NST从妊娠32周开始,当NST无反应时应行BPP或CST	是
羊水穿刺检查了解胎肺成熟情况	是,如果计划在39周前终止妊娠

　[*] 良好控制,无血管并发症(B级、C级糖尿病),无死胎。BPP,生物物理评分;CST,缩宫素激惹试验;NST,无应激试验

表40-10　高风险胰岛素依赖糖尿病孕妇的产前胎儿监护[*]

监护项目	必要性
每隔4~6周进行胎儿超声检查	是
母亲从妊娠28周开始每日监测胎儿胎动	是
当NST无反应时应行BPP或CST	在孕28~30周开始
在妊娠38周前羊水穿刺检查了解胎肺成熟情况	

　[*] 控制不良导致并发症(巨大儿,羊水过多),血管并发症(D级,F级,R级),死胎史。BPP,生物物理评分;CST,缩宫素激惹试验;NST,无应激试验

　　孕妇对胎动的监测是一项简单易行的筛查手段。孕妇在妊娠晚期应每日进行胎动计数。高危妊娠(包括糖尿病)出现胎动异常的机会增高。胎动监测的假阴性率低(约1%),但假阳性率可高达60%。实际上母亲低血糖会刺激胎动增加,并非通常所认为的会引起胎动减少。

　　无应激试验(NST)是糖尿病孕妇宫内监测首选方法。通常在妊娠32周开始胎心监测。如果NST是无反应型的,则需要进行生物物理评分(BPP)或缩宫素激惹试验(CST)(图40-15)。有两项研究表明,与其他高危妊娠相比,即使NST是反应型,IDDM在监测1周内发生胎

儿死亡的风险也会升高。所以我们推荐糖尿病孕妇在妊娠达到32周后,每周至少进行两次NST,以作为监测胎儿心率的主要方法。在一些母胎医学中心,每周两次的监测包括一次NST,和几天后的一次BPP。对于并发血管疾病,血糖控制不佳,或怀疑FGR的病例,由于这类患者监护异常和胎儿宫内死亡的发生率更高,通常在妊娠28~32周之间就开始监测。

　　脐动脉血流多普勒产前监测可用于有胎盘血管病变的高危妊娠(见第33章)。因为脐动脉血流多普勒可用于预测糖尿病合并血管疾病的围产结局,通常我们把这项技术用于合并肾病或高血压的糖尿病妊娠。在这些高危妊娠中,胎盘阻力升高,表现为脐动脉S/D比值增高,这一变化与并发FGR和子痫前期高度相关。而血糖控制良好,无血管疾病的患者很少出现异常的胎儿脐动脉多普勒波形。

　　如果怀疑胎儿宫内窘迫,在决定是否需要临床干预,特别在决定是否提前终止妊娠的情况下,我们不仅需要考虑胎儿监护结果,还需要综合权衡母胎的各方面情况(表40-9和表40-10)。我们对993例糖尿病孕妇进行了回顾分析,发现5%的病例因为异常产前监护导致分娩。需要胰岛素治疗的糖尿病孕妇也可以在门诊进行胎儿监测,且效果良好;在血糖控制不佳、妊娠高血压或并发血管病变(通常伴发FGR)的孕妇中,产前胎儿监护异常率更高,因此产前胎儿监护对这部分孕妇尤为重要。

　　超声检查在评估胎儿生长、估计胎儿体重、检测羊水量和胎儿畸形方面非常有价值。妊娠中期胎儿全面超声检查联合妊娠16周血清甲胎蛋白(MSAFP)可以筛查NTDs和其他异常(见第10章)。糖尿病孕妇的MSAFP、游离雌三醇(uE3)和抑制素A均低于非糖尿病人群水平,因此MSAFP的正常上限(ULN)下降。ULN用中位数(MoM)的1.5倍来计算。这些变化有助于临床识别脊柱裂和其他明显畸形。在糖尿病合并妊娠中,这些畸形的发生率增加。为了检测胎儿畸形,我们推荐在妊娠18~20周进行全面胎儿超声检查;在妊娠20~22周进行胎儿超声心动图检查。随着母体HbA1c水平的升高,包括胎儿心脏在内的胎儿畸形也显著升高。即使血糖得到了一定程度的控制,胎儿畸形发生率仍然比非糖尿病妊娠妇女高。因此,所有1型和2型糖尿病妊娠妇女应通过胎儿超声心动图检查,排除胎儿心脏畸形。Greene和Benacerraf对432例糖尿病妊娠在孕中期进行全面胎儿超声检查,在所有32例畸形中检出18例。特异度超过99%,阴性预测值为97%。他们检出了所有脊柱裂,但是漏诊了室间隔缺损、肢体异常和面裂。俄亥俄州州立大学妊娠糖尿病项目中,在对289名IDDM孕妇的产前诊断中发现:291例胎儿畸形,其中有12例是心脏异常,有14例是非心脏畸形,3例是复合畸形。心脏畸形产前诊断率

是80%（12/15），非心脏畸形是59%（10/17）。当单独讨论心脏缺陷时，未能得出一个与此相关的糖化血红蛋白阈值。Starikov等[60]在一个系列研究中纳入了535名糖尿病妊娠，其中30例胎儿有心脏畸形。发现HbA1c大于8.5%时心脏畸形率是8.3%，低于8.5%时心脏畸形率是3.9%。

妊娠晚期要进行超声检查以评估胎儿的生长情况。因为巨大儿是分娩期发生肩难产的主要危险因素，所以产前诊断巨大儿，选择剖宫产分娩是很重要的。**巨大儿阴道分娩时发生头盆不称和肩难产的风险升高，而产伤和新生儿窒息风险也随之显著上升。当新生儿的出生体重超过4000g时，这些并发症的上升更加明显。与非糖尿病孕妇相比，即使分娩相似体重的胎儿，IDDM发生产伤和新生儿出生窒息的风险会更高**[61]（图40-18）。胎儿皮下脂肪沉积增加导致腹围增大，所以超声测量胎儿腹围被认为对预测巨大儿最有帮助。然而，临床医生必须意识到，单次超声检查预测糖尿病巨大儿是有局限性的，所以应该推荐连续超声监测。这样在糖尿病孕妇妊娠28~32周时，就能及时发现胎儿腹围迅速增长的情况[62]。

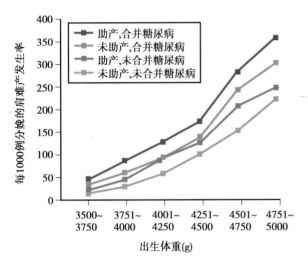

图40-18 因为胎儿出生体重增加而导致的肩难产发生率，按母体糖尿病状态和阴道分娩方式，阴道分娩或阴道助产

分娩时机与方式

糖尿病孕妇如果血糖控制良好并且胎儿产前监测也正常，应等到胎儿成熟后才考虑分娩。ACOG建议血糖控制良好且无血管疾病的糖尿病妊娠在39周后分娩。在临床实践中，这些病人我们安排39~40周引产。而对于并发血管疾病的糖尿病孕妇，建议在37周至39周分娩。只有在高血压病情恶化、胎儿出现明显FGR，或者是生物物理评分提示胎儿宫内窘迫时，才考虑在37周前分娩。根据临床情况，可以考虑给予糖皮质激素促胎肺成熟。但由于给予激素后母体血糖会显著升高，所以要谨

慎决定是否使用激素治疗。当血糖控制不佳时，分娩时机的选择要个体化考虑。可以考虑在临近足月或足月后立即分娩或分娩前行羊膜腔穿刺评估胎肺是否成熟。**胎儿肺成熟度的测试在糖尿病孕妇中的预测价值和正常人群相同。**

胎儿肺成熟的最终标志是酸性磷脂酰甘油（PG）的出现，一些学者认为PG的延迟出现和RDS的发病率增加都与胎儿高胰岛素血症有关。Landon等认为羊水中PG的出现与孕期母体血糖控制有关。由于IDMs患者缺乏PG，即使羊水卵磷脂与神经鞘磷脂（L/S）比率或胎肺发育指数提示胎肺成熟，仍有可能发生RDS。Moore研究了295名糖尿病孕妇和590名匹配对照[63]，比较了她们羊水中的PG生成情况，发现正常孕妇在35.9周±1.1周羊水中开始出现PG，而在GDM中则推迟到37.3周±1周，在孕前糖尿病妊娠中会延迟至38.7周±0.9周，在这项研究中，PG的延迟出现与血糖控制水平无关。此外，羊水中板状小体计数也可以用于评估胎儿成熟度，在糖尿病患者与非糖尿病患者的诊断界值接近（见第11章）。

当产前评估提示胎儿窘迫时，应考虑分娩。如果羊水检查提示胎肺成熟，应立即分娩。如果胎肺尚未成熟，此时决定终止妊娠一定要慎重，一定要基于多项检测结果确认胎儿宫内情况确实在进一步恶化。例如，如果NST和BPP都提示胎儿窘迫，则可考虑分娩。母体并发症如子痫前期，肾功能恶化和继发于增殖性视网膜病变的视力恶化都是终止妊娠的指征。

对于如何选择糖尿病孕妇的分娩方式仍有争议。系列研究发现，孕前诊断糖尿病妇女的剖宫产率高达50%。这个数字可以代表美国大多数产科医生和围产专家的临床处理观念。合适的前次剖宫产病人可以试产，成功率可达64%。

糖尿病孕妇分娩时发生肩难产和臂丛神经损伤的风险上升。根据超声对胎儿大小的估计，临床上会考虑尽早引产，或者选择剖宫产。这种处理的局限性在于超声预测新生儿出生体重并不是很精确。即使如此，Kjos等认为GDM孕妇在38周时引产，其发生LGA婴儿和肩难产的概率下降，并且并不增加剖宫产率。这一结论与其他对非糖尿病孕妇的研究结果相反。非糖尿病孕妇怀疑巨大儿引产与剖宫产率上升密切相关。在对成本效益的决策树分析中，Rouse等发现，每489例剖宫产分娩才可以避免出生一例可能发生的新生儿永久性臂丛神经损伤。选择性剖宫产预防非糖尿病孕妇分娩巨大儿可能发生的产伤，代价非常昂贵，因为几乎要花费数百万美元才能真正预防一个永久性臂丛神经损伤（每例病例的护理花费为880 000美元）。但如果糖尿病孕妇胎儿体重估计在4kg以上，选择性剖宫产似乎还是可以选择的。

IDMs巨大儿肩难产的总体风险大于正常孕妇。糖

尿病妊娠大于4kg的胎儿发生肩难产的风险约30%。Nesbitt等报道的数据没有这么高,但是与非IDMs相比,IDMs的巨大儿肩难产发生率仍然显著上升[61](图40-18)。目前,ACOG建议:糖尿病孕妇胎儿体重估计超过4500g时应选择剖宫产分娩。在临床实践中,结合产科病史和骨盆径线,如果胎儿体重估计在4000~4500g,我们也可能考虑剖宫产。除了选择明显的巨大儿行剖宫产分娩,在自然临产的孕妇中,如果宫缩正常但是宫口扩张缓慢、胎先露下降停滞时应警惕头盆不称的可能。巨大儿(>4000g)分娩如果出现第二产程延长,约25%会并发肩难产。因此,糖尿病产妇如果出现产程延长或胎先露下降停滞应考虑剖宫产分娩。

临产及分娩期的血糖控制

将母体血糖维持在生理正常范围内非常重要,如果分娩期间母体血糖水平异常波动会导致新生儿低血糖。糖尿病孕妇在引产或择期剖宫产前晚通常给予当日胰岛素的睡前剂量,接受泵治疗的孕妇可以继续输注过夜,午夜过后不再进食。在开始引产的早上,可以用床旁血糖仪测量微量血糖。用胰岛素泵治疗的可以继续使用至潜伏期或引产的早期,但一般需要调低基础输注速率,然后根据碳水化合物消耗情况,随时酌情给予胰岛素校正高血糖。一旦产程进入活跃期,就依据母体血糖水平开始静脉滴注葡萄糖和胰岛素(框40-6)。还可将10U短效胰岛素加入到1000mL 5%葡萄糖的溶液中,输注速率为100~125mL/h(1U/h),血糖通常可以达到理想控制。胰岛素也可以0.25~2U/h的剂量从注射泵输注并且调节以维持正常的血糖值。产程进入活跃期开始应每小时记录血糖,并随时调整输注速率。进入活跃期,能量的需求相当于剧烈运动,如孕期血糖控制良好,此时血糖一般处于正常范围,因此只需用2.5mg/kg/min的速率滴注葡萄糖。而到了第二产程,增加的儿茶酚胺分泌会引起高血糖,这时可能需要增加胰岛素输注量。

框40-6　临产和分娩期的胰岛素管理

- 睡前给予中效胰岛素的常规剂量。
- 停止晨间胰岛素。
- 开始静脉输注生理盐水。
- 一旦产程进入活跃期或血糖水平降至<3.9mmol/L,补液从生理盐水改为5%葡萄糖,并以2.5mg/kg/min的速率输注。
- 使用便携式血糖仪每小时监测血糖水平,以便调整输液速率。
- 如果血糖水平超过7.8mmol/L,应静脉输注普通(短效)胰岛素

From Jovanovic L, Peterson CM. Management of the pregnant, insulindependent diabetic woman. *Diabetes Care.* 1980;3;63.

糖尿病孕妇的择期剖宫产应该安排在早晨,这有利于产时(围术期)的血糖控制,并有助于为新生儿出生后的处理做准备。产妇应该禁食,暂停胰岛素。如果手术不能一早施行,可以考虑给予常规中效胰岛素剂量的1/3~1/2。麻醉方式为区域麻醉,以便及时发现可能出现的低血糖。术后应每2小时监测血糖水平,补液用5%葡萄糖的静脉注射溶液。

产后胰岛素的用量远低于妊娠期间。产前严格控制的血糖目标在分娩后的最初24~48小时可适当降低要求。阴道分娩产妇,如果能够正常进食的,第一天早晨给予其妊娠末期1/3~1/2用量的NPH胰岛素和速效胰岛素。许多2型糖尿病患者在产后24~48小时内无需使用胰岛素,之后根据血糖水平来决定用胰岛素或口服降糖药治疗。通过上述方法,大部分产妇在分娩后几天,血糖可达稳定。

无论糖尿病产妇是用胰岛素或口服药物治疗,都应鼓励进行母乳喂养。每天所需的额外500千卡热量应以100g碳水化合物和20g蛋白质的形式摄入。母乳喂养的糖尿病妇女的胰岛素使用剂量可能稍低。产后第一周和哺乳后发生低血糖很常见。

妊娠期糖尿病孕妇的管理

治疗妊娠期糖尿病是否有益?

全球GDM的发病率呈上升趋势,高达14%[64]。由于发病率增加和诊断阈值的降低,GDM的医疗保健成本会相应升高。因此,对GDM的治疗有多大益处呢?这个问题比以往都更加重要。

美国预防服务工作组(USPSTF)在2013年颁布指南首次指出[45]:治疗GDM是有益的,并经过系统综述和荟萃分析得出结论:对GDM的治疗降低了子痫前期、肩难产和巨大儿的发生率。

针对妊娠期糖尿病治疗的RCT

在过去十年中有两项重要的RCT研究,提供了高水平的证据表明对GDM的治疗改善了母体和围产儿的结局。首先,是澳大利亚对孕妇的碳水化合物不耐受研究(ACHOIS),这个研究在澳大利亚14个中心,10年纳入了1000名妇女,进行了随机治疗试验[65]。在主要结局的分析中,治疗GDM可降低严重的围产儿并发症(围产儿死亡,肩难产以及包括骨折或神经损伤在内的产伤;校正后相对危险度为0.33;95%可信区间,0.14~0.75)。治疗组总共有7例婴儿发生严重并发症(都是肩难产);而未治疗组共有23例婴儿发生严重并发症,其中有5例围产儿死亡,4例产伤,16例肩难产。对次要的新生儿结局

的分析发现两组没有显著区别。其中包括了需要静脉输液治疗的新生儿低血糖,需要光疗的黄疸或需要吸氧的呼吸系统疾病。两组的新生儿重症监护病房(NICU)入住率都高:治疗组为71%,未治疗组为61%(P=0.01)。值得一提的是,治疗组 LGA 婴儿的发生率从22%降至13%,出生重量大于4kg 的婴儿发生率从21%降至10%;孕妇结局方面:随着治疗的开展,子痫前期发病显著下降(12% vs.18%)。

　　NICHD MFMU network RCT 是继 ACHOIS 之后又一个重要的研究。此研究纳入 958 例轻度 GDM 病例[66]。轻度 GDM 的定义是:OGTT 空腹血糖小于 5.3mmol/L,服糖后三个血糖值中的两个超过阈值。研究发现:尽管常规监护组与 GDM 治疗组的主要不良围产结局比较(包括围产儿死亡,新生儿低血糖,脐血 C 肽水平升高或产伤)没有显著差异(37% vs.32.4% P=0.14),但在治疗组中一些次要的围产结局有所改善,包括出生体重超过4kg 的 LGA 婴儿发生率下降和新生儿体脂含量减少。在母体结局中,各组之间的引产率相似,但剖宫产分娩在治疗组的发生率较低(26.9% vs.33.8%)。即使排除胎位异常,前次剖宫产,前置胎盘和羊水过少的情况下,剖宫产率仍然较低(13% vs.19.7%;P=0.011)。在治疗组中肩难产(1.5% vs.4%),子痫前期和妊娠高血压的发病率(8.6% vs.13.6%)也较低。**总之,NICHD MFMU 试验表明,尽管轻度 GDM 的治疗没有减少糖尿病妊娠一些典型新生儿并发症的发生率,但确实降低了胎儿过度生长、新生儿脂肪堆积、肩难产和剖宫产的风险,同时也降低了母体妊娠高血压疾病的发生率**[66]。综上所述,两个研究的发现都表明即使是轻度碳水化合物不耐受,治疗也会改善妊娠结局(表 40-11)。

表 40-11　妊娠期糖尿病治疗的随机对照试验结果

	LANDON 等 (2009)[66]	CROWTHER 等 (2005)[65]
子痫前期	↓	↓
体重增长	↓	↓
LGA 婴儿	↓	↓
新生儿体脂	↓	—
肩难产	↓	研究未涉及

LGA,大于胎龄儿

妊娠期糖尿病的治疗

　　营养咨询和膳食干预仍然是 GDM 主要的治疗手段。最理想的膳食是既能提供维持妊娠所需的热量和满足营养要求,又不引起餐后血糖明显升高。膳食调理一般是不需要住院的。一经确诊 GDM,孕前体重正常的妇

女需要根据目前妊娠体重摄入 35kcal/kg 热量,每天大概需要 2000~2500kcal 热量;对于孕前超重和肥胖的女性,则建议将热量摄入量分别降低至 25 kcal/kg/d 和 15kcal/kg/d(目前妊娠体重)。Jovanovic-Peterson 和 Peterson 已经注意到,通常开出的膳食处方中,碳水化合物占50%~60%,这会导致体重过度增加和餐后高血糖,导致50%的患者需要胰岛素治疗。因此,他们建议将碳水化合物的比率限制在33%~40%。Barbour 注意到,由于限制碳水化合物的摄入,许多患者会摄入更多脂肪,从而转移过量 FFA 到胎儿[67]。这与胎儿脂肪累积相关。

　　复合碳水化合物优于简单的碳水化合物,因为它们不会明显升高餐后血糖。一项随机交叉研究取消对 GDM 妇女复合碳水化合物的限制,结果发现她们的血糖控制比目前的推荐目标值更低,而且餐后 FFA 浓度也降低了[68]。Hernandez 等认为[69]提高复合碳水化合物,降低单糖及饱和脂肪酸饮食可以有效地减少餐后高血糖,从而减轻胰岛素抵抗和抑制过多的胎儿生长。虽然 GDM 发病率极高,但目前只有 6 个 RCT 研究共 250 名妇女的数据,支持上述结论。因此显然需要更多的临床试验,来帮助确定 GDM 妇女的更合理的膳食建议。2009 年美国医学研究所(IOM)关于孕期体重增长的建议并没有对 GDM 的妇女做出具体指导。对肥胖的糖尿病妇女,应该考虑限制孕期体重过度增长。IOM 建议肥胖女性(BMI ≥30)在孕期的体重增加 5~9kg。在 GDM 的肥胖女性中,限制碳水化合物饮食也能改善血糖并减少体重增加。另外,母体肥胖、孕期体重增加过多和糖尿病也能显著影响新生儿出生体重。

　　GDM 患者开始膳食治疗后要监测血糖水平,以确定是否控制平稳。在膳食指导的第一周,建议每天用血糖仪进行血糖自我监测,一般监测空腹和三餐后血糖水平,必要时对膳食干预做出调整。对于单独饮食控制就达到血糖良好控制的孕妇可酌情减少监测频率。尽管有报道使用 CGM 可以改善血糖控制及妊娠结局[70],但不推荐 GDM 孕妇常规使用 CGM。

　　第五届 GDM 国际研讨会会议提出 GDM 血糖控制目标如下:空腹血糖低于 5.3mmol/L,1 小时餐后血糖低于 7.8mmol/L,2 小时餐后血糖低于 6.7mmol/L。如果患者反复超过既定阈值,或者在特定时间点的多数值都升高,均建议进行药物治疗。约 25%~50% 的 GDM 孕妇需要胰岛素或口服降糖药。针对单纯的清晨空腹血糖升高,可以考虑睡前单次 NPH 胰岛素治疗。而针对餐后高血糖就采用赖脯胰岛素或门冬胰岛素治疗,每天最多可能需要四次注射胰岛素实现血糖的充分控制。通常在早晨和睡前(如果空腹血糖升高)给予 15~20U 的 NPH 胰岛素,同时可用 5U~10U 的速效胰岛素来应对每次进餐后的血糖升高,也有人建议基于体重计算起始胰岛素剂量。

常规监测血糖水平有助于不断调整胰岛素方案。目前所用的开始胰岛素治疗的标准,是基于妊娠前诊断糖尿病的孕妇血糖水平与围产并发症的关系。若想要得到用于预防与 GDM 相关的胎儿并发症的理想血糖目标,还需要从更多的对照试验中收集可靠数据。

Langer 等进行的一项观察性研究发现:空腹血糖在 5.3~5.8mmol/L 之间的患者,仅使用饮食控制血糖组和饮食控制联合胰岛素治疗组相比,LGA 婴儿(28.6%)的发生率更高。初始空腹血糖在 5.3~5.8mmol/L 之间的妇女,有 70% 需要胰岛素治疗以实现最佳血糖控制。

在过去 15 年中,口服降糖药成为 GDM 患者除了胰岛素之外的另一选择。目前在美国,格列本脲(Glyburide)是用于治疗 GDM 最常用的口服降糖药[71]。Nicholson 等[72]对来自随机试验和观察性研究的证据进行了系统评价后得出结论:接受口服降糖药治疗与接受胰岛素治疗的妇女血糖水平一致,并且没有证据表明使用口服降血糖药增加了不良的新生儿结局。ACOG 认为:和胰岛素一样,口服降糖药也适合作为 GDM 的一线治疗方法。目前的证据只推荐格列本脲或二甲双胍。在一项具有里程碑意义的随机试验研究中,Langer 等[73]纳入 404 名接受胰岛素和格列本脲治疗的妇女,结果发现两种方案对血糖的改善作用相似,两组巨大儿和新生儿低血糖的发生率也相似,只有 4% 的妇女用格列本脲治疗无效,需要改用胰岛素治疗。用格列本脲治疗的妇女的胎儿脐血分析并未检出此药。但随后 Hebert 等的研究却显示:格列本脲可以显著透过胎盘,这已经引起了对该药物安全性的关注。还有研究发现新生儿低血糖的发生率上升与 GDM 孕妇使用格列本脲有关。另外,格列本脲是否影响患者以后进展为 2 型糖尿病尚不清楚,它是否影响其后代的葡萄糖代谢也尚不明确。

继 Langer 的随机试验之后,一些规模较小的研究也报道用格列本脲能够实现良好的血糖控制,但是治疗的无效率略高(15%~20%)。Jacobson 等最近在大型治疗管理机构进行格列本脲替代胰岛素的治疗。其中 268 例接受胰岛素治疗,236 例接受格列本脲治疗。两组 LGA 婴儿和巨大儿的发生率相似,而在这项非随机研究中,与胰岛素治疗组比较,格列本脲组的平均空腹和餐后血糖水平都较低。但这一组中子痫前期,新生儿黄疸(需要光疗)和产伤的发生率也上升,提示格列本脲的使用的安全性需要进一步探讨。

Lain 等随机试验是在 99 名 GDM 患者中比较格列本脲和胰岛素的治疗结局。在格列本脲治疗组观察到婴儿出生体重高于 4kg 的比例(22% vs.2.4%)明显高于胰岛素组,而新生儿脂肪量、BMI、新生儿体重指数或人体测量指标没有增加。与胰岛素治疗一样,格列本脲治疗也必须配合细致合理的膳食,以预防母亲高血糖。观察数据还表明,在肥胖妇女和妊娠早期就出现明显高血糖的妇女,使用格列本脲可能治疗效果并不理想。我们的经验认为,空腹血糖为 6.4mmol/L 或更高的女性仅用格列本脲无法达到满意的血糖控制效果,这些病人需要胰岛素治疗(框 40-7)。格列本脲的常用剂量为每日 2.5~20mg,通常在早餐和晚餐之前分次服用。但在怀孕期间的药代动力学研究表明:为达到满意控制效果可能需要调整每日剂量至 30mg。Caritis 和 Hebert 建议格列本脲的最佳给药时间是在餐前 30~60 分钟。

框 40-7　格列本脲与胰岛素治疗妊娠期糖尿病的对比总结

- 格列本脲治疗后,母体空腹血糖和餐后血糖与胰岛素治疗水平相当
- 格列本脲治疗失败率为 15%~20%
- 格列本脲治疗失败主要与妊娠期糖尿病发病时间早和空腹血糖水平>6.1~6.4mmol/L 相关
- 新生儿结局与胰岛素治疗相当
- 大大节省了医疗开支

二甲双胍已经用于 GDM 的治疗,虽然它可通过胎盘,但并无致畸作用。Rowan 等将 761 名妊娠 20~33 周的 GDM 患者随机分为两组[74],一组使用二甲双胍治疗,必要时联合使用胰岛素,另一组是仅用胰岛素治疗。结果发现两组的围产儿结局没有差异,围产儿并发症都在三分之一,包括新生儿低血糖,呼吸窘迫,产伤,早产,以及需要光疗的新生儿黄疸。二甲双胍治疗组孕妇的耐受性良好,治疗期间体重增长小于胰岛素治疗组,但 46% 的病人需要补充胰岛素来实现最佳血糖控制。新生儿随访 2 年发现:两组婴儿之间在总体脂肪或中心性肥胖上没有显著差异,但二甲双胍组的婴儿皮下脂肪增加。Carlsen 等发现多囊卵巢综合征妇女妊娠后继续二甲双胍治疗,其后代出生体重或身高与安慰剂组比较没有差异[75]。然而在出生 1 岁时,二甲双胍组的婴儿体重比安慰剂组(10.2kg±1.2 vs.9.7kg±1.1kg,P=0.003)大,说明有必要对这些儿童开展进一步随访。另一个较小的随访研究对宫内曾经暴露于二甲双胍的子代[76],在其 18 个月龄的时候随访,发现这些儿童比暴露于胰岛素的儿童更高和更重,而身体脂肪构成没有差异。

一项纳入了 149 例孕妇随机试验发现,35% 的二甲双胍组病人需加用胰岛素[77],以达到良好血糖控制。在格列本脲组中联合用药率为 16%。所以在控制 GDM 孕妇血糖方面,格列本脲可能优于二甲双胍。

运动可以作为 GDM 妇女有益的辅助治疗。运动可以增加胰岛素敏感性,改善血糖水平,又可以强化心血管调节。一项随机研究对 41 名空腹血糖水平升高的 GDM

患者采用监测自行车测力训练计划,这些 GDM 妇女在以往是需要胰岛素治疗的。结果显示:研究组与对照组之间的每周血糖水平没有统计学差异。而另一项研究在运动组中每周三次进行臂力测试训练,结果发现不仅受试者的平均空腹血糖显著下降,而且一小时 50g 血糖筛查试验也降低。GDM 的随机研究人数有限,运动是否应作为 GDM 的主要治疗手段仍然是未知的。尽管如此,ADA仍然提倡中等强度的运动作为 GDM 治疗的一部分。

对于只需要饮食控制的 GDM 孕妇,IUFD 风险并不增加,我们不推荐常规产前胎心监测。对患有妊娠高血压疾病、有过死胎史或疑似巨大儿的孕妇,则必须进行常规胎心监测[78]。需要胰岛素或口服药物治疗的 GDM 患者在妊娠 32 周时应每周进行两次胎心监测。美国俄亥俄州立大学医院糖尿病妊娠中心应用上述监测方案,在过去 25 年的 3500 例轻度 GDM 孕妇中仅观察到 6 个胎儿宫内死亡。说明这一人群的妊娠孕晚期死胎发生率并不高于一般产科人群。另外一项研究发现 389 例 GDM妇女的死胎发生率为 7.7/1000,这与非糖尿病低危孕妇人群中观察到的 4.8/1000 没有显著差异,在这项研究中,因为只有 7% 的胎儿是基于低 BPP 得分而分娩的,所以对所有 GDM 展开筛查是否有意义仍然还是有疑问的。目前,针对没有其他高危因素的 GDM 孕妇,还没有前瞻性研究来比较进行产前监测与否的妊娠结局,所以目前无法明确这一人群是否应该进行产前监测。

许多产科医生因为 1 型和 2 型糖尿病的高死胎率而推测 GDM 的死胎率也升高,所以对很多 GDM 妊娠施行计划足月引产。目前,ACOG 建议,饮食或药物控制良好的 GDM 孕妇不应在妊娠 39 周前计划分娩;如果血糖控制不理想,临近足月或早期足月引产的决定必须个体化。与产前胎儿监护一样,目前的观察研究和回顾研究,对无并发症的 GDM 妊娠是否应该实施择期引产无法提供建议。Rosenstein 等基于大型回顾性队列研究发现[78]:在 39周时对 GDM A2 级孕妇进行引产,其婴儿死亡率为 8.7/1000,低于继续期待超过一周死胎加婴儿死亡率(15.2/1000)。MFMU 治疗轻度 GDM 的二次分析显示[79],在妊娠40 周之前引产不会增加剖宫产率。

Kjos 等进行了一项前瞻性随机试验。这项试验包括187 名需要胰岛素治疗的 GDM 患者,分为妊娠 38 周引产组与期待治疗组,结果发现期待治疗组(31%)与引产组(25%)的剖宫产率没有显著差异,但期待治疗组中的LGA 婴儿发生率增加(23% vs. 10%)。此外,该组的肩难产的发生率为 3%,而在引产组没有肩难产发生。基于以上证据,研究者认为:需要胰岛素治疗的 GDM 孕妇应该考虑引产,因为它不增加剖宫产的风险,还可以降低肩难产的发生率。如果考虑期待治疗,则应进行胎儿生长的监测,因为随着孕周增长巨大儿的风险将明显增加。与孕前糖尿病妇女一样,针对怀疑巨大儿或有肩难产史的 GDM 孕妇,选择性剖宫产分娩可以预防产伤;在由胎儿体重估计来决定分娩模式方面,GDM 孕妇和孕前糖尿病孕妇的处理是一样的。据统计,按照目前胎儿体重标准,每预防 1 例永久性臂丛损伤,需要施行 58~588 次预防性剖宫产。如果将估计胎儿体重降为 4kg 及以上,则需要施行 148~962 次剖宫产。

妊娠期糖尿病孕妇的产后随访

与妊娠期间没有发生糖尿病的妇女相比,GDM 妇女发生 2 型糖尿病的风险增加了 7 倍[81]。O'Sullivan 对GDM 妇女进行了长达 28 年的随访研究,发现其糖尿病患病率为 50%~60%。另一项研究对 11 270 名 GDM 女性进行了 10 年的随访研究,与没有 GDM 的 174 146 名妇女相比,有 GDM 病史女性糖尿病发病率为 15.7%,而非

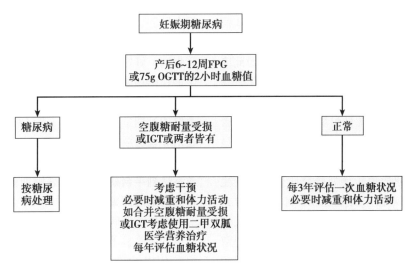

图 40-19　产后血糖筛查及管理策略。FPG,空腹血浆葡萄糖;IGT,糖耐量降低;OGTT,口服葡萄糖耐量试验

GDM 妇女的糖尿病发生率仅为 1%[82]。碳水化合物不耐受可以在产后早期显现,这取决于研究人群及其风险因素。对 GDM 女性产后 6~12 周检测发现:多达三分之一的 GDM 女性有显性糖尿病,空腹血糖受损或糖耐量受损(表 40-12)。因此,ADA 和 ACOG(图 40-19)推荐 GDM 女性产后要进行血糖测试,尽管如此,在 7 项报告研究中发现产后空腹血糖或 OGTT2 小时的葡萄糖筛查率仅为 23%~58%[82]。2016 年英国 GDM 妇女的回顾性队列研究发现:只有 18.5% 的患者在产后 6 个月进行随访筛查,年度筛查率维持在约 20%。一项来自医疗保健组织的报告表明:11 825 名 GDM 妇女仅有 50%(n=5939)完成了应做的产后筛查。在这个研究系列里,5857 名有随访结果的妇女中 16.3%(n=956)发生空腹血糖受损或 IGT,有 1.1%(n=66)发生显性糖尿病。在校正人口学和临床因素后,产后筛查异常与妊娠期间需要胰岛素或口服降糖药治疗相关,此外与产后检测距离分娩时间较长也有关。

表 40-12 糖尿病,空腹血糖受损及糖耐量受损的诊断标准

检测	糖尿病	空腹血糖受损	糖耐量受损
空腹血浆葡萄糖	空腹血浆葡萄糖≥7.0mmol/L	空腹血浆葡萄糖在 5.6~6.9mmol/L 之间	不适用
75g 2 小时口服葡萄糖耐量测试	空腹血浆葡萄糖≥7.0mmol/L 或 2 小时血浆葡萄糖≥11.1mmol/L	空腹血浆葡萄糖在 5.6~6.9mmol/L 之间	2 小时血浆葡萄糖在 7.8~11.0mmol/L 之间

对有 GDM 病史的女性产后应该用空腹血糖还是 75 克 2 小时 OGTT 检测,这个问题学界一直有争论。曾经有报道认为空腹血糖(诊断值为 6.0mmol/L)对诊断糖尿病有足够高的灵敏度。但最近的研究显示:要获得令人满意的灵敏度最好做 75g-2 小时 OGTT。McClean 等随访了 GDM 产后妇女,发现 272 例(27.6%)产后 OGTT 异常[83],其中 109 例诊断为显性糖尿病。这些病人中有 11 例(10%)空腹血糖小于或等于 6.0mmol/L。诊断 IGT 的病人中则有 62% 空腹血糖小于等于 6.0mmol/L。因此,研究者认为在高风险人群中,仅检测产后空腹血糖是不够的,它不足以准确地来划分葡萄糖耐量状态。109 例糖尿病的妇女中只有 5 例在妊娠期间不需要胰岛素治疗,其中又有 3 例患者的产后空腹血糖小于或等于 6.0mmol/L。**目前 ACOG 建议在产后 6~12 周使用空腹糖或 75g 2 小时 OGTT 来检测血糖状况(图 40-19),尽管最佳随访频率尚未完全确定,但 ADA 建议对有 GDM 病史但产后筛查正常的女性,至少每 3 年随访一次。**

GDM 是日后女性罹患糖尿病的高风险因素,因此应该对这群女性实施早期干预,以延缓和降低碳水化合物耐受性恶化的风险[84-86]。已有充分的证据表明母乳喂养可以立即改善 GDM 产后的葡萄糖耐量状况,但哺乳是否能预防今后向 2 型糖尿病进展尚未明确。有大量数据显示改变生活方式和药物治疗,都可以延缓从 IGT 向 2 型糖尿病的进展[84,85]。糖尿病预防计划研究比较了改变生活方式或二甲双胍治疗对糖尿病发生的影响。生活方式干预组(饮食运动组)的妇女平均体重减轻了 6.8kg,而且绝大部分受试者在研究过程中体重没有反弹。二甲双胍组(22%)、安慰剂组(29%)和生活方式干预组三组相比,后者个体发生糖尿病最少(14%)。当专门研究这个人群中有 GDM 病史的女性时,Ratner 等发现生活方式干预和二甲双胍在降低糖尿病发病率时同样有效[86];在有 GDM 和 IGT 病史的妇女中,与安慰剂相比,接受二甲双胍和生活方式干预的受试者随后糖尿病的发生率分别降低了 50% 和 53%。因此,GDM 产后发生 IGT 的妇女应该被纳入预防性治疗。

GDM 妇女再次妊娠时复发的风险也高,Getahum 等报道这样的妇女第二次妊娠 GDM 发生率为 41.3%。 研究者还注意到:如果首次妊娠患发 GDM,再次妊娠时又受累比未受累的女性第三次妊娠再发 GDM 的风险更高。**由于 GDM 的复发风险高,我们建议妊娠早期就展开筛查或测试,结果阴性的孕妇在妊娠 24~28 周再次进行筛查。**

糖耐量不耐受对母儿的远期影响

代谢综合征包括一系列的代谢紊乱,其核心代谢问题有肥胖、胰岛素抵抗和高胰岛素血症等。相关代谢功能障碍包括高脂血症、高血压、炎症和动脉粥样硬化性血管疾病。妊娠期间的代谢改变是母亲和胎儿远期可能发生的代谢功能障碍风险的一次预演。

基于 O'Sullivan 等的最早发现:GDM 是 2 型糖尿病重要的远期危险因素,这一点已被之后的研究反复证实。**在对 2 型糖尿病发病率的研究中,Kim 等发现在分娩后的前 5 年,2 型糖尿病的累积发病率就已经显著增加,10 年后达到平台期约 50%,妊娠期间空腹血糖升高就是最常见的危险因素**[87]。

在妊娠期间,GDM 妇女发生妊娠高血压疾病如子痫前期的风险显著上升。Carr 等发现:有 2 型糖尿病家族史和 GDM 史的妇女患代谢综合征的风险高出正常人的 3 倍;此外,这些妇女发生心血管功能障碍(例如冠状动脉疾病和中风)的风险也上升。因此,在妊娠期间诊断为

GDM 的不仅是慢性代谢性疾病的预兆,同时它还为在危险人群中开始尽早努力预防心血管疾病的发生发展,提供一个机会。

随着儿童和成人肥胖人群的持续上升,健康和疾病的胎儿起源(DOHAD)或围产期规划概念已越来越被广泛接受。事实上,几十年前就已经发现母体高血糖环境对胎儿远期发育有不良影响。Pettitt 等对印第安人研究发现[88]:患糖尿病的印第安妇女的孩子将来患糖尿病和肥胖的风险也上升。这些孩子与他们的母亲在健康时分娩的后代比较,风险仍较高。此后 Dabelea 等也在印第安人群中证实这些发现,并开展进一步研究[89]。事实上,印第安儿童患发糖尿病的最重要的危险因素就是母体的宫内高血糖暴露,该因素和母亲的肥胖和新生儿出生体重无关。在白种人中,Boney 报道了 GDM 妇女的 LGA 儿童不仅患糖尿病和肥胖的风险增加,而且 50% 会患代谢综合征,然而这种风险在校正母亲的肥胖因素后不再显著。在最近的一项多种族研究中,Hillier 等观察到,逐渐上升的血糖水平,特别是低于 GDM 诊断水平的空腹高血糖,与儿童肥胖的风险增加相关。最近,Clausen 等报道 GDM 或 1 型糖尿病的母亲的子代中,年轻成人超重的风险增加了 2 倍,与相同背景的匹配群体相比,代谢综合征的风险也增加了 4 倍[90]。然而,有两个系统综述和荟萃分析却得出了相反的结论:GDM 与子代儿童肥胖的相关性在排除母亲肥胖或高 BMI 因素后减弱。总之,GDM 妇女后代是否有肥胖风险的证据并不统一。有两个大型随机治疗试验及随访研究试图去证实 GDM 的治疗对儿童远期结局是否有潜在改善作用[91,92]。Gillman 等在对 ACHOIS 儿童的 4～5 年随访中发现,治疗不会导致后代 BMI 的变化[91];Landon 等进行了类似的 MFMU 研究,随访了 500 名 5～10 岁的儿童,他们的母亲都曾患有轻度 GDM,结果并没有发现接受治疗的妇女后代中儿童肥胖或代谢功能障碍发生率有整体降低[92]。上述研究还发现新生儿和儿童肥胖之间的关系,以及在具有高新生儿脂肪量的女性后代中的治疗效果。重要的是,ACHOIS 和 MFMU 的研究都包括了轻度 GDM 的女性。GDM 中的代谢功能的变化对胎儿的影响是否会遗传给后代呢? 能否通过治疗而改变这种影响? 这些问题都需要继续研究。

糖尿病女性孕前咨询

胎儿的心脏,肾脏和中枢神经系统的异常一般在妊娠的前 7 周内形成,而孕妇很少在此时开始孕前检查。因此,处在生育年龄的糖尿病妇女,应该在孕前就接受临床处理和咨询,这可以大大减少不良结局的发生。一项成本效益分析发现,美国每年估计有 2.2% 的婴儿分娩自糖尿病妇女,普及孕前保健就可能避免 8397 例早产,

3725 例出生缺陷和 1872 例围产期死亡,折算成生命周期成本可节省主要用于受累儿童的 43 亿美元[93]。在英国,约 50% 的糖尿病妇女接受了孕前咨询,而在美国只有 20%。孕前咨询包括血管状态和血糖控制的评估,医生必须重视糖尿病年轻女性的孕前咨询和指导。非妊娠女性可以学习自我监测血糖的技术以及适当的饮食管理。虽然对糖尿病人群中叶酸补充没有专门研究,仍建议计划妊娠妇女每日摄入至少 0.4mg 剂量的叶酸补充剂以减少神经管畸形(NTD)的发生。在咨询时,医生要对并发症的风险因素和妊娠糖尿病的管理方案等相关问题详细介绍。如计划在几个月之内怀孕的话,可通过测定糖化血红蛋白来协助确定受孕的合适时间(框 40-8)。

框 40-8　糖尿病妇女孕前管理

- 多学科管理团队:产科医生,内分泌医生,糖尿病教育者,营养治疗师
- 评估血管并发症
  - 视网膜检查
  - 评估肾功能:血清肌酐和评估尿蛋白
- 评估心血管状态
  - 高血压
  - 缺血性心脏病:对病程长的糖尿病,高血压或有相关症状者,常规心电图检查
- 检查用药情况
  - 如果计划妊娠,最好避免使用血管紧张素转换酶抑制剂,血管紧张素 II 受体阻断剂和他汀类药物。
  - 建议补充叶酸。
- 血糖控制的评估
  - 每 2 个月检测一次 HbA1c。
  - 目标 HbA1c 应 ≤7.0%。
  - 在血糖控制满意前避孕。
- 提倡健康的生活方式
  - 定期运动
  - 对肥胖妇女开展营养咨询和减重
  - 戒烟

通过专门的糖尿病门诊来管理糖尿病孕妇,并对糖尿病妇女受孕前进行优化管理,显著降低了胎儿畸形的发生率。Mills 等指出:孕前就登记的糖尿病妇女与晚期才登记者相比,胎儿异常发生率(4.9% vs. 9%)更低。早期登记者其血糖可能尚未达标,所以 4.9% 的胎儿异常发病率仍然高于正常对照人群(2%)。Kitzmiller 等 7 年间研究了 84 名孕前 DM 的女性,她们被招募进行受孕前的教育和管理,110 名没有接受过孕前咨询,孕早期开始随访的糖尿病妇女作为对照组。两组分别有 1 例(1.2%)和 12 例(10.9%)发生胎儿畸形。

妊娠早期的糖化血红蛋白水平可预测糖尿病妇女发

生婴儿异常的风险。Miller 等首次发现,妊娠早期升高的HbA1c 浓度与胎儿畸形发生率增加有关。在一个系列研究中,58 例糖化血红蛋白水平升高的孕妇有 13 例发生婴儿畸形(22%),而 58 例糖化血红蛋白水平在正常范围内的女性,明显畸形发生率仅为 3.4%。总体而言,当糖化血红蛋白水平比正常值高,胎儿明显畸形的风险可高达25%。Greene 报道,35 例糖化血红蛋白超出 12.8% 的妊娠中 14 例合并了胎儿畸形。来自 Joslin 糖尿病诊所的系列研究报道中,糖化血红蛋白水平在平均值 6 个标准差之内时,胎儿畸形发生率的增加并不明显。自发流产的风险也随着糖化血红蛋白的显著升高而增加,而血糖控制良好的糖尿病妇女流产率并不增加。总而言之,建议1 型或 2 型糖尿病妇女在受孕前将 HbA1c 水平控制达到或接近正常范围上限,以降低胎儿畸形或流产的风险。

避孕

没有证据表明糖尿病会损害生育力,所以计划生育是糖尿病女性要考虑的重要问题。在选择避孕方法之前,医生需要仔细询问病史和完善妇科检查,然后再对其展开咨询建议。屏障避孕的方法仍然是安全和廉价的,当与杀精剂正确结合使用时,阴道隔膜的避孕失败率<10%。**因为隔膜和其他屏障方法不具有风险,而且不影响碳水化合物代谢,所以它们已经成为 DM 女性的首选的临时避孕方法**。感染风险不高的糖尿病妇女也可以采用宫内节育器(IUD)。

口服复合避孕药(OCs)是最有效的可逆避孕方法,失败率通常<1%。有 GDM 病史的妇女口服低剂量剂型OCs 并不增加其发展成糖尿病的风险;但 OCs 是否能在显性糖尿病的妇女中应用仍然存在争议。**在糖尿病妇女中,使用复合 OCs 的严重副作用包括增加血栓栓塞性疾病和心肌梗死风险**[95]。一项对 136 名糖尿病妇女的回顾性研究发现:使用低剂量口服避孕药的患者有 5 例心血管并发症,其中 3 名患者发生脑血管意外,1 例出现心肌梗死,1 例发生腋静脉血栓。在一项回顾性病例对照研究中发现,糖尿病使脑血栓栓塞的风险增加了 5 倍,使用OCs 并没有增加此类风险。

有一篇文章报道了几例糖尿病妇女使用 OCs 后表现出视网膜病变的快速进展。Klein 等对 384 名胰岛素依赖性妇女的横断面研究中发现 OCs 与血管并发症的进展之间没有关联[95]。低剂量 OCs 只适用于没有血管并发症,没有明显心脏病家族史等高危因素,不吸烟的糖尿病人。在有并发症或高危因素的妇女中,可以考虑仅含孕激素的制剂。对口服 OCs 的糖尿病妇女应用最低剂量的雌激素和孕酮,患者应在用药的第一次月经周期后和每季度监测血压,同时监测血脂水平。

使用 OCs 的妇女会表现出更明显的胰岛素抵抗,这是由于胰岛素受体浓度降低而导致的。虽然碳水化合物代谢可能会受到避孕药中孕激素组分的影响,但实际上在糖尿病女性中引起血糖控制紊乱并不常见。在无危险因素的 GDM 病史妇女中也可以安全使用三相 OCs。Kjos等最近对 230 名 GDM 妇女进行了前瞻性随机研究[96],口服避孕药的妇女被随机分为低剂量炔诺酮组和左炔诺孕酮制剂联合炔雌醇组,1 年后随访发现:OCs 使用者糖尿病的发生率为 15% ~20%,与非 OCs 妇女的糖尿病发生率相比(17%)没有显著差异。重要的是,在使用 OCs 时,没有发现其对总胆固醇,低密度脂蛋白(LDL),高密度脂蛋白(HDL)或甘油三酯有不利影响。在另一项研究中,Kjos 等发现,仅孕激素制剂与哺乳期间糖尿病风险增加相关。

目前,关于糖尿病或有 GDM 病史的妇女使用长效孕激素的研究报告很少。有研究发现甲羟孕酮(DMPA)使用者在碳水化合物耐受性方面的改变仅具有统计学差异,但临床意义非常有限。与其他孕激素类似,DMPA 可以降低血清甘油三酯和 HDL 胆固醇水平,但不降低 LDL或总胆固醇。因此,不推荐 DMPA 作为对糖尿病妇女避孕的一线方法。仅含有孕激素的 OC 将是糖尿病妇女的首选,因为其不产生显著的代谢作用。

关键点

- ◆ 妊娠晚期的餐后血糖水平上升,妊娠是诱发糖尿病的因素。
- ◆ 正常妊娠期肝和外周(组织)胰岛素敏感性降低,因此胰岛素分泌也逐渐增加。
- ◆ 在 GDM 的妇女中,妊娠的激素环境暴露了这些病人对 2 型 DM 的易感性。
- ◆ 根据 Pedersen 假说,母亲高血糖导致胎儿高血糖和高胰岛素血症,这导致胎儿的生长过度和围产期疾病。严格的母体血糖控制可以降低巨大儿的发生率。
- ◆ 与正常人群相比,孕前糖尿病妇女后代的先天性畸形发生率增加 2 ~6 倍。血糖控制不佳和相关的母亲代谢紊乱可导致胚胎异常。
- ◆ F 级(肾病)糖尿病妇女患子痫前期和早产的风险增加,并与其肾损伤程度相关。
- ◆ 糖尿病视网膜病变可能在妊娠期间恶化。如果在妊娠前妥善进行激光凝固治疗,妊娠期发生显著的视力恶化不常见。
- ◆ GDM 的筛查通常在妊娠 24 ~28 周之间进行。美国通常采用两步法,即先进行 50g 口服葡萄糖筛查,筛选阳性者再进行诊断性的 100g 口服葡萄糖耐量试验。

◆ 妊娠期间 1 型和 2 型 DM 的妇女往往需要强化治疗，包括每天多次自我血糖监测、多次胰岛素注射或连续皮下胰岛素输注（胰岛素泵）给药。

◆ 饮食疗法是 GDM 治疗的基础，但对于明显空腹高血糖或餐后血糖升高（膳食干预后）的孕妇，应使用胰岛素注射和口服降糖药。

◆ 针对孕前糖尿病或 GDM 患者，要根据每个患者的风险情况进行产前胎儿评估。需要考虑的风险包括血糖控制情况、既往生育史以及是否并发血管疾病或高血压。

◆ 对于血糖控制良好的糖尿病孕妇，应该考虑在 39 周分娩。可疑大胎儿的分娩方式仍有争议。如果怀疑巨大儿，建议剖宫产以防止产伤。

◆ 1 型和 2 型 DM 妇女应寻求孕前咨询。在受孕之前严格控制血糖可以显著降低后代的先天畸形发生率。

参考文献

1. Garcia-Patterson A, Gich I, Amini SB, et al. Insulin requirements throughout pregnancy in women with type 1 diabetes mellitus: three changes of direction. *Diabetologia*. 2010;53:446.
2. Catalano PM, Tyzbir ED, Roman NM, et al. Longitudinal changes in insulin release and insulin resistance in non-obese pregnant women. *Am J Obstet Gynecol*. 1991;165:1667.
3. Catalano PM, Drago NM, Amini SB. Longitudinal changes in pancreatic B cell function and metabolic clearance rate of insulin in pregnant women with normal and abnormal glucose tolerance. *Diabetes Care*. 1998; 21:403.
4. Catalano PM, Tyzbir ED, Wolfe RR, et al. Longitudinal changes in basal hepatic glucose production and suppression during insulin infusion in normal pregnant women. *Am J Obstet Gynecol*. 1992;167:913.
5. Catalano PM, Tyzbir ED, Wolfe RR, et al. Carbohydrate metabolism during pregnancy in control subjects and women with gestational diabetes. *Am J Physiol*. 1993;264:E60.
6. Catalano PM, Huston L, Amini SB, Kalhan SC. Longitudinal changes in glucose metabolism during pregnancy in obese women with normal glucose tolerance and gestational diabetes. *Am J Obstet Gynecol*. 1999; 180:903.
7. Ryan EA, O'Sullivan MJ, Skyler JS. Insulin action during pregnancy: studies with the euglycemic clamp technique. *Diabetes*. 1985;34:380.
8. Kirwan JP, Hauguel-de Mouzon S, Lepercq J, et al. TNFα is a predictor of insulin resistance in human pregnancy. *Diabetes*. 2002;51:2207.
9. Sacks GP, Studena K, Sargent K, et al. Normal pregnancy and preeclampsia both produce inflammatory changes in peripheral blood leukocytes akin to those of sepsis. *Am J Obstet Gynecol*. 1999;180:1310.
10. Barros LF, Yudilevich DL, Jarvis SM, et al. Quantitation and immunolocalization of glucose transporters in the human placenta. *Placenta*. 1995; 16:623.
11. O'Tierney-Ginn P, Presley L, Minium J, Hauguel deMouzon S, Catalano PM. Sex-specific effects of maternal anthropometrics on body composition at birth. *Am J Obstet Gynecol*. 2014;211:292, e1-e9.
12. White P. Pregnancy complicating diabetes. *Am J Med*. 1949;7:609.
13. Sewell MF, Presley LH, Holland SH, Catalano PM. Genetic causes of maturity onset diabetes of the young may be less prevalent in American pregnant women recently diagnosed with diabetes mellitus than in previously studied European populations. *J Matern Fetal Neonatal Med*. 2015;28:1113-1115. [Epub 2014 Jul 30].
14. Catalano PM, Tyzbir ED, Sims EA. Incidence and significance of islet cell antibodies in women with previous gestational diabetes mellitus. *Diabetes Care*. 1990;13:478.
15. Ryan EA, Imes S, Liu D, et al. Defects in insulin secretion and action in women with a history of gestational diabetes. *Diabetes*. 1995;44:506.
16. Xiang AH, Peters RH, Trigo E, et al. Multiple metabolic defects during late pregnancy in women at high risk for type 2 diabetes. *Diabetes*. 1999;48:848.
17. Friedman JE, Ishizuka T, Shao J, et al. Impaired glucose transport and insulin receptor tyrosine phosphorylation in skeletal muscle from obese women with gestational diabetes. *Diabetes*. 1999;48:1807.
18. Hytten FE, Leitch I. The gross composition of the components of weight gain. In: *The Physiology of Human Pregnancy*. 2nd ed. London: Blackwell Scientific; 1971:371.
19. Freinkel N, Metzger BE, Nitzan M, et al. "Accelerated starvation" and mechanisms for the conservation of maternal nitrogen during pregnancy. *Isr J Med Sci*. 1972;8:426.
20. Kalkhoff RK, Kandaraki E, Morrow PG, et al. Relationship between neonatal birth weight and maternal plasma amino acids profiles in lean and obese nondiabetic women with type 1 diabetic pregnant women. *Metabolism*. 1988;37:234.
21. Darmady JM, Postle AD. Lipid metabolism in pregnancy. *BJOG*. 1982;82:211.
22. Knopp RH, Chapman M, Bergeline RO, et al. Relationship of lipoprotein lipids to mild fasting hyperglycemia and diabetes in pregnancy. *Diabetes Care*. 1980;3:416.
23. DiCianni G, Miccoli R, Volpe L, et al. Maternal triglyceride levels and newborn weight in pregnant women with normal glucose tolerance. *Diabet Med*. 2005;22:21.
24. Schaefer-Graf UM, Graf K, Kulbacka I, et al. Maternal lipids as strong determinants of fetal environment and growth in pregnancies with gestational diabetes mellitus. *Diabetes Care*. 2008;31:1858.
25. Freinkel N. Banting Lecture of 1980: of pregnancy and progeny. *Diabetes*. 1980;29:1023.
26. Prentice AM, Poppitt SD, Goldberg CR, et al. Energy balance in pregnancy and lactation. In: Allen L, King J, Lonnerdal B, eds. *Nutrient Regulation During Pregnancy, Lactation and Infant Growth*. New York: Plenum; 1994:11.
27. Forsum E, Kabir N, Sadurskis A, Westerp K. Total energy expenditure of healthy Swedish women during pregnancy and lactation. *Am J Clin Nutr*. 1992;56:334.
28. Catalano PM, Thomas A, Huston-Presley L, Amini SB. Increased fetal adiposity: a very sensitive marker of abnormal in utero development. *Am J Obstet Gynecol*. 2003;189:1698.
29. Mathieson ER, Ringholm I, Damm P. Stillbirth in diabetic pregnancies. *Best Pract Res Clin Obstet Gynaecol*. 2011;25:105.
30. Philips AF, Dubin JW, Matty PJ, Raye JR. Arterial hypoxemia and hyperinsulinemia in the chronically hyperglycemic fetal lamb. *Pediatr Res*. 1982;16:653.
31. Catalano PM, Tyzbir ED, Allen SR, et al. Evaluation of fetal growth by estimation of body composition. *Obstet Gynecol*. 1992;79:46.
32. Kim SY, Sharma AJ, Sappenfield W, Wilson HG, Salihu HM. Association of maternal body mass index, excessive weight gain, and gestational diabetes mellitus with large-for-gestational-age births. *Obstet Gynecol*. 2014;123:737.
33. Kjos SL, Walther F. Prevalence and etiology of respiratory distress in infants of diabetic mothers: predictive value of lung maturation tests. *Am J Obstet Gynecol*. 1990;163:898.
34. Damm JA, Asbjörnsdóttir B, Callesen NF, et al. Diabetic nephropathy and microalbuminuria in pregnant women with type 1 and type 2 diabetes: prevalence, antihypertensive strategy, and pregnancy outcome. *Diabetes Care*. 2013;36:3489.
35. Ekbom P, Damm P, Feldt-Rasmussen B, Feldt-Rasmussen U, Mølvig J, Mathiesen ER. Pregnancy outcome in type 1 diabetic women with microalbuminuria. *Diabetes Care*. 2001;24:1739.
36. Cooper WO, Hernandez-Diaz S, Arbogast PG, et al. Major congenital malformations after first-trimester exposure to ACE inhibitors. *N Engl J Med*. 2006;354:2443.
37. Gordon M, Landon MB, Samuels P, et al. Perinatal outcome and long-term follow-up associated with modern management of diabetic nephropathy (class F). *Obstet Gynecol*. 1996;87:401.
38. Nielsen LR, Müller C, Damm P, Mathiesen ER. Reduced prevalence of early preterm delivery in women with type 1 diabetes and microalbuminuria–possible effect of early antihypertensive treatment during pregnancy. *Diabet Med*. 2006;23:426.
39. Powe CE, Thadhani R. Diabetes and the kidney in pregnancy. *Semin Nephrol*. 2011;31:59.
40. Carr DB, Koontz GL, Gardell A, et al. Diabetic nephropathy I pregnancy: suboptimal hypertensive control associated with preterm delivery. *Am J Hypertens*. 2006;19:513.
41. Kitzmiller JL, Brown ER, Phillippe M, et al. Diabetic nephropathy and perinatal outcome. *Am J Obstet Gynecol*. 1981;141:741.

42. Kitzmiller JL, Jovanovic L, Brown F, et al., eds. *Managing preexisting diabetes and pregnancy. Technical reviews and consensus. Recommendations for Care.* American Diabetes Association; 2008.

43. DeSisto CL, Kim SY, Sharma AJ. Prevalence estimates of gestational diabetes mellitus in the United States, Pregnancy Risk Assessment Monitoring System (PRAMS), 2007-2010. *Prev Chronic Dis.* 2014;11:E104.

44. Hughes RC, Moore MP, Gullam JE, Mohamed K, Rowan J. An early pregnancy HbA1c ≥5.9% (41 mmol/mol) is optimal for detecting diabetes and identifies women at increased risk of adverse pregnancy outcomes. *Diab Care.* 2014;37:2953-2959.

45. Hartling L, Dryden DM, Guthrie A, et al. Benefits and harms of treating gestational diabetes mellitus: a systematic review and meta-analysis for the U.S. Preventive Services Task Force and the National Institutes of Health Office of Medical Applications of Research. *Ann Intern Med.* 2013;159(2): 123-129.

46. U.S. Preventive Services Task Force Recommendation Statement. Screening for gestational diabetes mellitus. *Ann Intern Med.* 2008;148:759.

47. The HAPO Study Cooperative Research Group. Hyperglycemia and adverse pregnancy outcome (HAPO) study: associations with neonatal anthropometrics. *Diabetes.* 2009;58:453.

48. Ethridge JK Jr, Catalano PM, Waters TP. Perinatal outcomes associated with the diagnosis of gestational diabetes made by the international association of the diabetes and pregnancy study groups criteria. *Obstet Gynecol.* 2014;124:571.

49. National Institutes of Health consensus development conference statement: diagnosing gestational diabetes mellitus, March 4-6, 2013. *Obstet Gynecol.* 2013;122:358.

50. Cundy T, Ackermann E, Ryan EA. Gestational diabetes: new criteria may triple the prevalence but effect on outcomes is unclear. *BMJ.* 2014;348: 1567.

51. McIntyre HD. Diagnosing gestational diabetes mellitus: rationed or rationally related to risk? *Diabetes Care.* 2013;36:2879.

52. Hartling L, Dryden DM, Guthrie A, et al. Diagnostic thresholds for gestational diabetes and their impact on pregnancy outcomes: a systematic review. *Diabet Med.* 2014;31:319.

53. Ryan EA. Clinical diagnosis of gestational diabetes. *Clin Obstet Gynecol.* 2013;56:774.

54. Oriot P, Selvais P, Radikov J, et al. Assessing the incidence of gestational diabetes and neonatal outcomes using the IADPSG guidelines in comparison with the Carpenter and Coustan criteria in a Belgian general hospital. *Acta Clin Belg.* 2014;69:8.

55. Hernandez TL, Friedman JE, Van Pelt RE, Barbour LA. Patterns of glycemia in normal pregnancy: should the current therapeutic targets be challenged? *Diabetes Care.* 2011;34:1660.

56. Mathiesen ER, Hod M, Ivanisevic M, et al. Maternal efficacy and safety outcomes in a randomized, controlled trial comparing insulin detemir with NPH insulin in 310 pregnant women with type 1 diabetes. *Diabetes Care.* 2012;35:2012.

57. Mukhopadhyay A, Farrell T, Fraser RB, Ola B. Continuous subcutaneous insulin infusion vs. intensive conventional insulin therapy in pregnant diabetic women: a systematic review of metaanalysis of randomized, controlled trials. *Am J Obstet Gynecol.* 2007;197:447.

58. Sibai BM, Viteri OA. Diabetic ketoacidosis in pregnancy. *Obstet Gynecol.* 2014;123:167.

59. Padmanabhan S, McLean M, Cheung NW. Falling insulin requirements are associated with adverse obstetric outcomes in women with preexisting diabetes. *Diabetes Care.* 2014;37:2685-2692.

60. Starikov R, Bohrer J, Goh W, et al. Hemoglobin A1c in pregestational diabetic gravidas and the risk of congenital heart disease in the fetus. *Pediatr Cardiol.* 2013;34:1716.

61. Nesbitt TS, Gilbert WM, Herrchen B. Shoulder dystocia and associated risk factors with macrosomic infants born in California. *Am J Obstet Gynecol.* 1998;179:476.

62. Landon MB, Mintz MG, Gabbe SG. Sonographic evaluation of fetal abdominal growth: predictor of the large-for-gestational age infant in pregnancies. *Am J Obstet Gynecol.* 1989;160:115.

63. Moore TR. A comparison of amniotic fluid pulmonary phospholipids in normal and diabetic pregnancy. *Am J Obstet Gynecol.* 2002;186:641.

64. Metzger BE, Buchanan TA, Coustan DR, et al. Summary and recommendations of the Fifth International Workshop-Conference on Gestational Diabetes Mellitus. *Diabetes Care.* 2010;30:3154.

65. Crowther CA, Hiller JE, Moss JR, et al. Effect of treatment of gestational diabetes mellitus on pregnancy outcomes. *N Engl J Med.* 2005;352:2477.

66. Landon MB, Spong CY, Thom E, et al. A multicenter, randomized trial of treatment for mild gestational diabetes. *N Engl J Med.* 2009;361:1339.

67. Barbour LA. Unresolved controversies in gestational diabetes: implications on maternal and infant health. *Curr Opin Endocrinol Diabetes Obes.* 2014;21:264.

68. Hernandez TL, Van Pelt RE, Anderson MA, et al. A higher-complex carbohydrate diet in gestational diabetes mellitus achieves glucose targets and lowers postprandial lipids: a randomized crossover study. *Diabetes Care.* 2014;37:1254.

69. Hernandez TL, Anderson MA, Chartier-Logan C, Friedman JE, Barbour LA. Strategies in the nutritional management of gestational diabetes. *Clin Obstet Gynecol.* 2013;56:803.

70. Yu F, Lv L, Liang Z, et al. Continuous glucose monitoring effects on maternal glycemic control and pregnancy outcomes in patients with gestational diabetes mellitus: a prospective cohort study. *J Clin Endocrinol Metab.* 2014;99:4674-4682.

71. Camelo Castilo W, Boggess K, Stürmer T, et al. Trends in glyburide compared with insulin use for gestational diabetes treatment in the United States, 2000-2011. *Obstet Gynecol.* 2014;123:1177.

72. Nicholson W, Bolen S, Witkop CT, et al. Benefits and risk of oral agents compared with insulin in women with gestational diabetes: a systematic review. *Obstet Gynecol.* 2009;113:193.

73. Langer O, Conway DL, Berkus MD, et al. A comparison of glyburide and insulin in women with gestational diabetes mellitus. *N Engl J Med.* 2000;343:1134.

74. Rowan JA, Hague WM, Wanzhen G, et al. Metformin versus insulin for treatment of gestational diabetes. *N Engl J Med.* 2008;358:208.

75. Carlsen SM, Martinussen MP, Vanky E. Metformin's effect on first-year weight gain: a follow-up study. *Pediatrics.* 2012;13:1222.

76. Ijäs H, Vääräsmäki M, Saarela T, Keravuo R, Raudaskoski T. A follow-up of a randomized study of metformin and insulin in gestational diabetes mellitus: growth and development of the children at the age of 18 months. *BJOG.* 2015;122:994.

77. Moore LE, Clokey D, Rappaport VJ, Curet LB. Metformin compared with glyburide in gestational diabetes: a randomized trial. *Obstet Gynecol.* 2010;115:55.

78. Rosenstein MG, Cheng YW, Snowden JM, et al. The risk of stillbirth and infant death stratified by gestational age in women with gestational diabetes. *Am J Obstet Gynecol.* 2012;206:1.

79. Sutton AL, Mele L, Landon MB, et al., Eunice Kennedy Shriver National Institute of Child Health and Human Development Maternal-Fetal Medicine Units Network. Delivery timing and cesarean delivery risk in women with mild gestational diabetes mellitus. *Am J Obstet Gynecol.* 2014;211:244.

80. Garabedian C, Deruelle P. Delivery (timing, mode, glycemic control) in women with gestational diabetes. *J Gynecol Obstet Bio Reprod.* 2010;39:S274.

81. Bellamy L, Casas JP, Hingorani AD, Williams D. Type 2 diabetes mellitus after gestational diabetes: a systemic review and meta-analysis. *Lancet.* 2009;373:1773.

82. Chodick G, Elchalal U, Sella T, et al. Epidemiology. The risk of overt diabetes mellitus among women with gestational diabetes: a population-based study. *Diabet Med.* 2010;27:852.

83. Hunt KJ, Logan SL, Conway DL, Korte JE. Postpartum screening following GDM: how well are we doing? *Curr Diab Rep.* 2010;10:235.

84. McGovern A, Butler L, Jones S, et al. Diabetes screening after gestational diabetes in England: a quantitative retrospective cohort study. *Br J Gen Pract.* 2014;64(618):e17-e23.

85. Knowler WC, Barrett-Conner E, Fowler SE, et al. Reduction in the incidence of type 2 diabetes with lifestyle intervention or metformin. *N Engl J Med.* 2002;346:393.

86. Ratner RE, Christophi CA, Metzer BE, et al. Prevention of diabetes in women with a history of gestational diabetes: effects of metformin and lifestyle interventions. *J Clin Endocrinol Metab.* 2008;93:4774.

87. Kim C, Newton KM, Knopp RH. Gestational diabetes and the incidence of type 2 diabetes: a systematic review. *Diabetes Care.* 2002;25:1862.

88. Pettitt DJ, Knowler WC, Baird HR, et al. Gestational diabetes: Infant and maternal complications of pregnancy in relation to third-trimester glucose tolerance in the Pima Indians. *Diabetes Care.* 1980;3:458.

89. Dabelea D, Pettitt DJ. Intrauterine diabetic environment confers risks for type 2 diabetes mellitus and obesity in the offspring, in addition to genetic susceptibility. *J Pediatr Endocrinol Metab.* 2001;14:1085.

90. Clausen TD, Mathiesen ER, Hansen T, et al. High prevalence of type 2 diabetes and pre-diabetes in adult offspring of women with gestational diabetes mellitus or type 1 diabetes: the role of intrauterine hyperglycemia. *Diabetes Care.* 2008;31:340.

91. Gillman MW, Oakey H, Baghurst PA, et al. Effect of treatment of gestational diabetes mellitus on obesity in the next generation. *Diabetes Care.* 2010;33:964.

92. Landon MB, Rice MM, Varner MW, et al., the Eunice Kennedy Shriver National Institute of Child Health and Human Development Maternal-Fetal Medicine Units (MFMU) Network. Mild gestational diabetes and long-term child health. *Diabetes Care.* 2015;38:445.

93. Peterson C, Grosse SD, Li R, et al. Preventable health and cost burden of

adverse birth outcomes associated with pregestational diabetes in the United States. *Am J Obstet Gynecol*. 2015;212:74, e1-e9.

94. Lidegard O. Oral contraceptives, pregnancy, and the risk of cerebral thromboembolism: the influence of diabetes, hypertension, migraine, and previous thrombotic disease. *Br J Obstet Gynecol*. 1995;102:153.

95. Klein BE, Moss SE, Klein R. Oral contraceptives in women with diabetes. *Diabetes Care*. 1990;13:895.

96. Kjos SL, Shoupe D, Douyan S, et al. Effect of low-dose oral contraceptives on carbohydrate and lipid metabolism in women with recent gestational diabetes: results of a controlled, randomized, prospective study. *Am J Obstet Gynecol*. 1990;163:182.

97. Mills JL, Knopp RH, Simpson JP, et al. Lack of relation of increased malformation rates in infants of diabetic mothers to glycemic control during organogenesis. *N Engl J Med*. 1988;318:671.

98. Greene MF. Prevention and diagnosis of congenital anomalies in diabetic pregnancies. *Clin Perinatol*. 1993;20:533.

99. Steel JM, Johnstone FD, Smith AF, et al. Five years' experience of a pre-pregnancy clinic for insulin-dependent diabetics. *Br Med J*. 1982;285:353.

100. Fuhrmann K, Reiher H, Semmler K, et al. Prevention of congenital malformations in infants of insulin-dependent diabetic mothers. *Diabetes Care*. 1983;6:219.

101. Simpson JL, Elias S, Martin O, et al. Diabetes in pregnancy, Northwestern University Series (1977-1981). I. Prospective study of anomalies in offspring of mothers with diabetes mellitus. *Am J Obstet Gynecol*. 1983;146:263.

102. Albert TJ, Landon MB, Wheller JJ, et al. Prenatal detection of fetal anomalies in pregnancies complicated by insulin-dependent diabetes mellitus. *Am J Obstet Gynecol*. 1996;174:1424.

103. Kitzmiller JL. Diabetic nephropathy. In: Reece EA, Coustan DR, Gabbe SG, eds. *Diabetes in pregnancy*. Philadelphia: Lippincott Williams & Wilkins; 2004:383.

104. Grenfel A, Brudnell JM, Doddridge MC, Watkins PJ. Pregnancy in diabetic women who have proteinuria. *Q J Med*. 1986;59:379.

105. Reece EA, Coustan DR, Hayslett JP, et al. Diabetic nephropathy: pregnancy performance and fetomaternal outcome. *Am J Obstet Gynecol*. 1988;159:56.

106. Ullmo S, Vial Y, Di Bernardo S, et al. Pathologic ventricular hypertrophy in the offspring of diabetic mothers: a retrospective study. *Eur Heart J*. 2007;28:1319.

107. Rosenn BM, Miodovnik M, Khoury JC, et al. Outcome of pregnancy in women with diabetic nephropathy. *Am J Obstet Gynecol*. 1997;176:S631.

Additional references for this chapter are available at ExpertConsult.com.

最后审阅　温弘

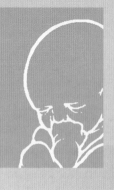

第41章

妊娠期肥胖

原著　PATRICK M. CATALANO

翻译与审校　段冬梅,牛建民,陈凯

概述

　　肥胖很常见,但其对妊娠的影响往往被轻视,甚至忽视,原因可能是缺乏特殊的治疗手段。例如,高血压或糖尿病的药物治疗不仅起效快,并且可以对疗效进行量化评估。相比之下,肥胖的管理除了内外科治疗之外,还同时需要长期干预,涉及公共卫生、经济、营养及行为等多方面。因此,妊娠期肥胖的管理需要从孕前开始,并且持续到产后。也就是说,肥胖的管理需要贯穿整个人生。虽然肥胖孕妇主要由妇产科医生管理,其他专业人员也可以根据自己的能力提供相关的处理意见。

肥胖在育龄女性中的流行概况

　　通常依据体重指数(BMI)对肥胖进行分类。根据世界卫生组织(WHO)标准,BMI 的计算公式为体重/身高的平方(kg/m²)。BMI 小于 18.5 为低体重;18.5 ~ 24.9 为正常体重;25 ~ 29.9 为超重;30.0 ~ 34.9 为 I 度肥胖;35 ~ 39.9 为 II 度肥胖,BMI 达到或超过 40 则为 III 度肥胖[1]。根据 2011 ~ 2012 年的美国国家营养和健康调查研究(NHANES),美国育龄女性(20 ~ 39 岁)肥胖发病率为 31.8%(95% 置信区间[CI],28.5 ~ 35.5),而超重和肥胖的总发病率高达 58.5%(95% CI,51.4 ~ 65.2)[2]。非西班牙裔黑人及墨西哥裔女性超重和肥胖的发病率更高(表 41-1)。BMI 常用来估算脂肪量。BMI 能解释非妊娠育龄女性大约 50% ~ 70% 的脂肪量变化。然而,由于体内水分总量随着孕周不断增加,BMI 与脂肪量的相关性也逐渐减弱[3]。由于不同种族人体组成的差异,WHO 讨论对亚洲人群采用不同的肥胖分类标准值[4]。

表 41-1　育龄女性肥胖及超重的流行情况

种族/民族	非西班牙裔白人	非西班牙裔黑人	西班牙裔	墨西哥裔
31.9(28.6 ~ 35.5)	26.9(23.0 ~ 31.3)	56.2(44.3 ~ 67.5)	34.4(30.9 ~ 38.2)	37.8(33.2 ~ 42.7)
55.8(49.6 ~ 61.9)	50.7(43.1 ~ 58.2)	74.2(65.9 ~ 81.1)	65.4(59.9 ~ 70.5)	68.8(62.1 ~ 74.8)

资料来源于 2009 年 ~ 2010 年度美国国家营养和健康调查研究。数值用均数±标准差表示

　　根据疾病预防和控制中心(CDC)的数据,育龄女性肥胖的发病率在 2003 ~ 2004 年度到 2011 ~ 2012 年度间无明显变化[2]。然而,从 1999 年到 2010 年,20 ~ 39 岁的女性肥胖(BMI≥30)发病率有所增加,从 28.4%(95% CI,24.4 ~ 32.4)上升到 34%(95% CI,29 ~ 39.1),其中非西班牙裔黑人及墨西哥裔女性发病率更高[5]。更让人担忧的是,从 2009 年到 2010 年,20 ~ 39 岁女性 II 度(17.2%;95% CI,14.2 ~ 20.7)及 III 度(7.5%;95% CI,5.8 ~ 9.7)肥胖发病率的增加[6]。

　　各种社会、环境、行为及生物学因素可以导致肥胖的发生。5% 早发型重度肥胖与主要单基因缺陷(隐性等位基因纯合子)有关[7,8]。在全基因组水平,大

约有60种单核苷酸多态性（SNPs）与肥胖相关[7,9]。尽管孤立地看，单个因素对肥胖的影响可能很小，但当这些因素叠加在一起，它们的综合及相互作用会对肥胖产生很大的影响[7]。

许多常见的因素不仅和肥胖的发生相关，其中很多还和成功减重相关[10]。简而言之，体重的增减与热量的摄入及消耗间的平衡相关。它们的关系是非线性相关的。这主要是降低体重所需要的能量消耗比设想的由线性关系推导的要低[12]。例如，如果一个人通过每天散步增加一英里来增加热量消耗，同时保持每天热量摄入不变，那么，最后减重只能达到预期的20%左右[11]。那是因为身体对于能量消耗或需要的改变作出了生理性的补偿，从而保持减少的体重低于线性相关估算出的减少体重[12]。

作为妇产科医生，要鼓励母乳喂养。尽管母乳喂养对母亲和新生儿有许多好处，但是，一项包括13 000多名儿童参与的历时6年多的随机对照试验（RCT）发现，母乳喂养的婴儿长大后发生肥胖的概率较小这一概念可能并不正确[13]。之前的报道可能受到混杂偏倚或选择偏倚的影响。

肥胖孕妇的代谢特点

大型的流行病学研究报道，与正常女性相比，肥胖女性妊娠期的体重增长较少[14]。一项小样本的纵向研究发现，健康瘦女性和肥胖女性在孕前、早期妊娠及晚期妊娠的代谢在组间和妊娠时间上均存在显著差异。**无论是瘦还是肥胖，孕期女性的体重和脂肪量均显著增加，但是瘦者的脂肪量增加更为显著**（图41-1）。这些研究发现，随着孕周增加：1）静息能量消耗显著增加23%，两组间无明显差异（图41-2，A）；2）基础碳水化合物的氧化增加68%，且肥胖女性更高（见图41-2，B）；3）瘦女性和肥胖女性胰岛素敏感性均降低40%，且肥胖女性降低的趋势更为明显（$P=0.07$），胰岛素敏感性以高胰岛素-正葡萄糖钳夹试验时的葡萄糖输注率除以胰岛素平均浓度（即胰岛素敏感指数[ISI]）来进行估算（图41-3）；4）因为机体对胰岛素的敏感性显著下降，胰岛素抑制脂解作用也相应减弱，瘦女性和肥胖女性的脂肪氧化均增加220%（$P=0.003$）；5）基础游离脂肪酸下降16%（$P=0.02$），但是，静滴胰岛素可使游离脂肪酸增加62%（$P=0.0004$），而且组间比较无显著差异（图41-4）；6）空腹胆固醇增加61%、甘油三酯增加260%（$P=0.0001$），但是瘦女性和肥胖女性两组间无显著差异（图41-5）。其他的一些研究报道，和瘦女性相比，妊娠晚期肥胖女性的循环甘油三酯和极低密度脂蛋白（VLDL）胆固醇增加，而高密度脂蛋白（HDL）降低[15-18]。

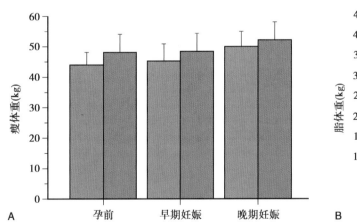 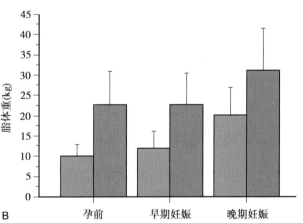

图41-1 **A**，瘦女性（蓝柱，$n=5$）和肥胖女性（红柱，$n=6$）在孕前（pre）、早期妊娠（12～14周）及晚期妊娠（34～36周）时瘦体重的变化（均数±标准差[SD]）。瘦体重在妊娠时间上存在显著差异（$P=0.0001$），而在组间无差异（$P=0.34$）。**B**，瘦女性（蓝柱，$n=5$）和肥胖女性（红柱，$n=6$）在孕前（pre）、早期妊娠（12～14周）及晚期妊娠（34～36周）时脂体重的变化（均数±标准差）。脂体重在妊娠时间（$P=0.0001$）上及组间（$P=0.02$）均存在显著差异（资料来源于 Catalano P, Resi V, Presley L, Hauguel-deMouzon. Changes in maternal lipid metabolism in lean and obese pregnancy are related to fetal adiposity. Reproductive Sciences 22, number 1［supplement］, March 25-28, 2015, 62nd Annual Meeting, San Francisco CA. Abstract F-137.）

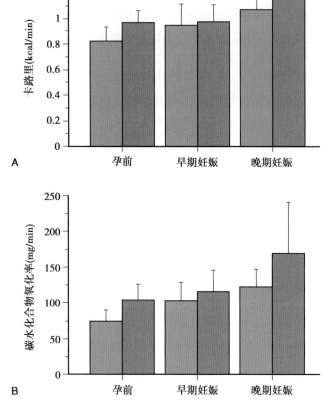

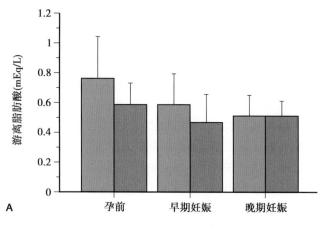

图 41-2 **A,**瘦女性(蓝柱,$n=5$)和肥胖女性(红柱,$n=6$)在孕前、早期妊娠(12 ~ 14 周)及晚期妊娠(34 ~ 36 周)时的静息代谢的变化(均数±标准差[SD])。静息代谢在妊娠时间上存在显著差异($P=0.0002$)但在组间无差异($P=0.22$)。**B,**瘦女性(蓝柱,$n=5$)和肥胖女性(红柱,$n=6$)在孕前、早期妊娠(12 ~ 14 周)及晚期妊娠(34 ~ 36 周)碳水化合物氧化率的变化(均数±标准差)。碳水化合物氧化率在妊娠时间($P=0.008$)上及组间($P=0.04$)均存在显著差异(资料来源于 Catalano P, Resi V, Presley L, Hauguel-deMouzon. Changes in maternal lipid metabolism in lean and obese pregnancy are related to fetal adiposity. Reproductive Sciences 22, number 1 [supplement], March 25-28, 2015, 62nd Annual Meeting, San Francisco CA. Abstract F-137.)

图 41-4 **A,**瘦女性(蓝柱,$n=5$)和肥胖女性(红柱,$n=6$)在孕前、早期妊娠(12 ~ 14 周)及晚期妊娠(34 ~ 36 周)基础游离脂肪酸浓度的变化(均数±标准差)。基础游离脂肪酸浓度在妊娠时间上存在显著差异($P=0.02$),但在组间无差异($P=0.30$)。**B,**瘦女性(蓝柱,$n=5$)和肥胖女性(红柱,$n=6$),在孕前、早期妊娠(12 ~ 14 周)及晚期妊娠(34 ~ 36 周)行高胰岛素-正葡萄糖钳夹试验的游离脂肪酸浓度的变化。游离脂肪酸浓度在妊娠时间上存在显著差异($P=0.0004$),但是在组间无差异($P=0.82$)(资料来源于 Catalano P, Resi V, Presley L, Hauguel-deMouzon. Changes in maternal lipid metabolism in lean and obese pregnancy are related to fetal adiposity. Reproductive Sciences 22, number 1 [supplement], March 25-28, 2015, 62nd Annual Meeting, San Francisco CA. Abstract F-137.)

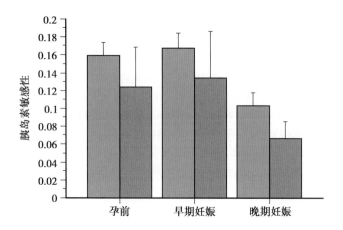

图 41-3 以高胰岛素-正葡萄糖钳夹试验(mg/kg/min)来评估瘦女性(蓝柱,$n=5$)和肥胖女性(红柱,$n=6$)在孕前、早期妊娠(12 ~ 14 周)及晚期妊娠(34 ~ 36 周)胰岛素敏感指数的变化(均数±标准差)。胰岛素敏感指数在妊娠时间上存在显著差异($P=0.0001$),但在组间无差异($P=0.07$)。(资料来源于 Catalano P, Resi V, Presley L, Hauguel-deMouzon. Changes in maternal lipid metabolism in lean and obese pregnancy are related to fetal adiposity. Reproductive Sciences 22, number 1 [supplement], March 25-28, 2015, 62nd Annual Meeting, San Francisco CA. Abstract F-137.)

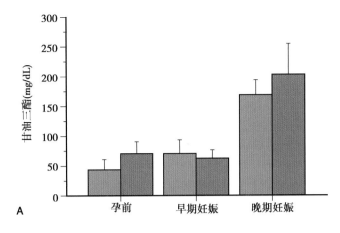

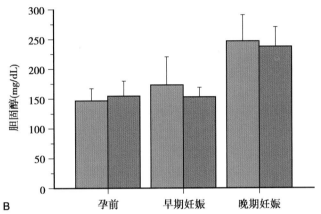

图 41-5 **A**，在孕前、早期妊娠（12~14 周）及晚期妊娠（34~36 周）时，瘦女性（蓝柱，$n=5$）和肥胖女性（红柱，$n=6$）的基础甘油三酯浓度的变化。基础甘油三酯浓度在妊娠时间上存在显著差异（$P=0.0001$），但在组间无差异（$P=0.22$）。**B**，在孕前、早期妊娠（12~14 周）及晚期妊娠（34~36 周）时，瘦女性（蓝柱，$n=5$）和肥胖女性（红柱，$n=6$）的基础胆固醇浓度的变化。基础胆固醇浓度在妊娠时间上存在显著差异（$P=0.0001$），但在组间无差异（$P=0.67$）（资料来源于 Catalano P, Resi V, Presley L, Hauguel-deMouzon. Changes in maternal lipid metabolism in lean and obese pregnancy are related to fetal adiposity. Reproductive Sciences 22, number 1〔supplement〕, March 25-28, 2015, 62nd Annual Meeting, San Francisco CA. Abstract F-137.）

总之，妊娠期血脂很多组分显著增加，和瘦女性相比，有些组分在肥胖女性增加尤为显著。

肥胖女性孕期体重增长建议

1990 年美国医学研究所（IOM）首次发布孕期体重增长建议[19]。由于当时肥胖发病率较低，其目的是提供有益于母亲及胎儿健康的孕期体重增长建议，以降低低出生体重儿和改善孕期营养状况。该建议推荐肥胖女性（孕前 BMI 大于 $29kg/m^2$）的孕期体重至少要增长 6.8 千克。但此后，超重或肥胖的育龄女性数量显著增加。同时女性怀孕年龄推迟，也越来越多合并高血压及糖尿病等慢性病。因此，结合新的文献，以及超重及肥胖的育龄女性比例增加（表 41-2），IOM 于 2009 年修订了妊娠期体重管理指南[20]。

尽管 2009 年 IOM 对于孕期体重增长建议（除肥胖女性之外）与 1990 年相比没有明显变化，但在其他方面却有着很大改变。这些方面包括：（1）采用 WHO 标准来定义孕前 BMI[1]；（2）取消对特定人群的特殊建议，包括身材矮小女性、妊娠青少年及不同的种族[20]。根据这些新的定义，孕期体重增长过多可见于 **38%** 正常体重女性、**63%** 超重女性以及 **46%** 肥胖女性。孕期体重增长过多是产后体重滞留的重要因素，因此，也是导致肥胖流行的重要原因[21]。

一些作者建议采用小于目前 IOM 推荐的肥胖女性孕期体重增长值，可能会改善一些围产结局[22]。然而，却可能存在肥胖女性孕期体重增长不足所导致的潜在的胎儿风险[23]。孕期体重增长的问题不但在美国存在很大争议，在其他各国也不尽统一。加拿大妇产科医师学会采纳了 2009 年 IOM 的建议[24]，而瑞典[25]、中国[26]则根据其本国人群特征，制定了各自相应的指南。英国孕产妇死亡调查中心（Confidential Enquiry into Maternal Deaths，前名 Centre for Maternal and Child Enquiries，CMACE）和英国皇家妇产科学院（RCOG）则没有发表有关孕期体重增长临床建议或指南[27]。

表 41-2 基于孕前体重指数的妊娠期体重增长和增长速度的建议

孕前 BMI	BMI（kg/m²）	总的体重增长值 （范围）（kg）	妊娠中期和晚期每周体重增长值* （均数和范围）（kg/周）
低体重	<18.5	12.5~18	0.51（0.44~0.58）
正常体重	18.5~24.9	11.5~16	0.42（0.35~0.50）
超重	25~29.9	7~11.5	0.28（0.23~0.33）
肥胖（包括所有级别）	≥30	5~9	0.22（0.17~0.27）

资料来源于 Rasmussin KM, Abrams B, Bodnar LM, et al. Weight gain during pregnancy: Reexamining the guidelines. Institute of Medicine, 2009.
* 假定早期妊娠体重增长 0.5~2kg（1.1~4.4lb）得出的结果
BMI，体重指数

考虑到安全性及药物副作用,不建议在妊娠期用药物控制体重[28]。经典的食欲抑制剂如芬特明,能改变影响食欲的神经递质的释放及重吸收。其他药物如奥利司他则通过抑制胰腺的脂肪酶,减少肠道对脂肪的吸收。一些研究发现,二甲双胍用于治疗轻型妊娠期糖尿病(GDM)时,能降低肝糖产生,并且与减少孕期体重增长相关[29]。二甲双胍目前尚未单纯用于控制孕期体重增长,因为它非常容易通过胎盘屏障[29]。

妊娠期主要通过饮食控制、运动及行为矫正来管理体重。可单独[30,31]或综合[32,33]使用这些方法来避免妊娠期体重增长过多。这些方法尚不统一。例如饮食控制,有些研究探讨低血糖指数(low glycemic index)的食物对体重的影响[30],而另外一些研究则关注用益生菌食品进行干预的影响[34]。遗憾的是,最近一篇 Cochrane 综述的作者认为,由于受到方法学、样本量过少、统计效力不足等的限制,目前的证据无法有效的证明用某个特定的干预措施能防止妊娠期体重增长过多[35]。一般认为,**预防妊娠期体重增长过多,营养策略可能比运动更有效**[36]。

肥胖女性的妊娠期并发症

早期妊娠

肥胖与许多妊娠期并发症相关。与同龄正常体重孕妇相比,肥胖女性的自然流产(优势比[OR],1.2;95% CI,1.01~1.46)和反复流产(OR,3.5;95% CI,1.03~12.01)的风险均增高[37]。肥胖女性妊娠期并发胎儿先天畸形的风险也明显增加,包括神经管畸形、心血管畸形、口面部以及短肢畸形[38]。

根据"北方先天畸形调查",在染色体核型正常的胎儿中,常规超声对胎儿结构畸形的检出率为 **46.2%(1146 of 2483)**[39]。随着孕妇 BMI 增加,胎儿畸形检出率明显降低(P = 0.0007)。和 BMI 正常孕妇相比,无论何种胎儿畸形,在肥胖孕妇中检出的可能性均会显著降低(**校正 OR[aOR],0.77;95%CI,0.60~0.99**)[39]。在肥胖孕妇中导致先天畸形检出率降低的相关因素包括:孕妇皮肤表面到胎儿的距离、超声设备的分辨率/穿透性能、检查时间延长以及超声医师的经验[40]。可通过下列方法改善肥胖孕妇的超声图像质量:早期妊娠使用经阴道超声、利用孕妇的肚脐作为透声窗、组织谐波成像[40]。虽然胎儿磁共振(MRI)不存在这些技术问题,但它的应用受到成本及资源的限制,所以不建议作为胎儿畸形常规筛查方法[41]。

在一项早期和中期妊娠风险评估联合调查研究中发现,和肥胖孕妇相比,胎儿心脏畸形在 BMI 小于 25 孕妇中不仅检出率高(21.6% vs. 8.3%)而且假阳性率低

[(FPR,78.4%;95% CI,77.3~79.5)vs.(FPR,91.7%;95% CI,90.1~92.2)][42]。在 logistic 回归模型中,孕妇肥胖会显著降低超声检出常见畸形的可能性(aOR,0.7;95% CI,0.6~0.9)[42]。

肥胖孕妇血浆容量增加也会影响血清学检验的准确性。尽管经过校正体重能提高神经管缺陷(NTDs)和 18 三体的检出率,但不能提高 21 三体的检出率[41]。使用游离 DNA(cfDNA)产前诊断 21 三体和 18 三体的假阳性率要显著低于目前血清学的标准筛查方法(血清生化指标加或不加胎儿颈项透明层厚度检查)(P = 0.03)。而且使用 cfDNA 检测 21 三体(45.5% vs. 4.2%)和 18 三体(40.0% vs. 8.3%)的阳性预测值也更高。此研究中 BMI 中位数是 27.4(范围 15.5~59)[43]。然而,应该注意到这些检验特征只考虑 cfDNA 检测的"阳性"结果,并没有考虑到有些孕妇的检验无法得出结果,这种情况随着孕妇 BMI 增加而更加常见。此外,孕妇肥胖可以增加血清中 cfDNA 总量,但是胎儿 cfDNA 并没有改变。一项小样本研究发现,孕妇每单位 BMI 增加,其血清 cfDNA 总量增加 1.7%。经过校正血容量后,每 BMI 单位体重增加,cfDNA 总量增加 3.2%。因此,cfDNA 的值将来可能需要根据孕妇 BMI 来进行校正,以期更好地解释临床数据[44]。

中期至晚期妊娠

和体重正常的孕妇相比,肥胖孕妇不仅患代谢性疾病的风险增加,其中包括 GDM[45],子痫前期[46],同时患心功能不全、蛋白尿、睡眠呼吸暂停,以及非酒精性脂肪肝(NAFLD)风险也增加[47,48]。由于肥胖女性在孕前就存在增高的胰岛素抵抗,先前存在的亚临床代谢功能紊乱在妊娠期不仅可能演变为产科疾病,如子痫前期、妊娠糖尿病,及阻塞性呼吸暂停(OSA)[49],而且与不良妊娠结局相关[50-52]。这些疾病发病率可能存在种族/民族差异,非洲黑人和南亚人发病率更高[53]。在早期妊娠首次产检时,应该通过详细的病史采集、系统的体格检查,和必要的实验室及临床检查,对高血压、糖耐量异常或 OSA 患者尽早进行筛查。对疑似 OSA 女性(可表现为打鼾、白天嗜睡、呼吸暂停,或无法解释的低氧血症),要安排睡眠医学专科医生对其进行检测并进行相应的治疗[54]。妊娠期糖尿病的筛查一般在妊娠 24~28 周进行。但对有高危因素的孕妇,要考虑进行早期的糖尿病筛查(区分妊娠期糖尿病或显性糖尿病)。这些高危因素包括:肥胖、患者有已知的 75g 糖耐量异常(空腹或 2 小时血糖异常),或者有前次妊娠期糖尿病史(见第 40 章)[55]。然而,在妊娠早期对显性糖尿病进行筛查的临床意义或者是否具有合理的成本效益尚不确定[56]。此外,NAFLD 作为发达国家最常见的肝病,常表现为肝酶升高[57]。在妊娠期,NAFLD 不

仅增加孕妇的胰岛素抵抗，而且常和其他肝功能异常情况相混淆，如 HELLP 综合征（溶血、肝酶升高、血小板减少）。

肥胖女性一旦怀孕，我们有什么方法可以预防诸如妊娠期糖尿病等代谢性疾病的发生吗？在一些小样本的研究中看到，目前还无法通过生活方式的改变来预防 GDM[58,59]。一篇 Cochrane 综述报道，没有足够的证据显示妊娠期运动可以预防 GDM[60]。两个来自欧洲的研究报道显示补充益生菌和肌醇能降低妊娠期糖尿病的发生率[61,62]。但要注意的是，这两个研究结果是来源于非肥胖孕妇。尽管使用补充钙，维生素 C 或 E 来预防子痫前期无效[63,64]，但对于 GDM 孕妇，良好的血糖控制却可能降低子痫前期的发生率[65]。对于有早发型子痫前期史并且在 34[0/7] 周前分娩或者有两次或以上子痫前期病史的孕妇，建议在早期妊娠后期阶段开始服用小剂量阿司匹林（60 ~ 80mg/天）以预防或降低子痫前期的复发[66]。

对于超重和肥胖孕妇，因产前合并症导致早产的风险增高[67]，自发性早产风险同样增高[68]。死产的风险也随着孕妇肥胖程度的增加而增加（趋势检验，P<.01）：BMI Ⅰ度（校正风险比［aHR］，1.3；95% CI，1.2 ~ 1.4），BMI Ⅱ度（aHR，1.4；95% CI，1.3 ~ 1.6），极度肥胖（aHR，1.9；95% CI，1.6 ~ 2.1）。和肥胖白人孕妇相比，肥胖黑人孕妇死产的风险更高[69]。肥胖孕妇发生胎死宫内的病因不明，因此除了做好产科检查并在孕期处理好相关的产科和非产科疾病，并没有特别的关于预防胎死宫内的建议。尽管肥胖孕妇发生不良围产结局风险增高，但在没有其他临床指征的情况下，现有的资料不足以建议对这部分人群进行产前监测[70]。建议使用无创的胎动计数，例如记录脚踢的次数（见第 11 章）。

产时并发症

肥胖孕妇不仅发生剖宫产、子宫内膜炎、子宫破裂/不完全子宫破裂（wound rupture/dehiscence）及静脉血栓的风险增高，而且母体并发症的发病率增加近 2 倍，新生儿损伤的风险增加 5 倍[71]。和正常体重孕妇相比，超重孕妇、肥胖孕妇、严重肥胖孕妇的未校正剖宫产 ORs 分别为 1.46（95% CI，1.34 ~ 1.60），2.05（95% CI，1.86 ~ 2.27），以及 2.89（95% CI，2.28 ~ 3.79）[72]。孕妇肥胖本身不是引产的指征[73]。不过，肥胖可以增加延期妊娠的风险以及增加引产的机会[74]。尽管和自然临产相比，肥胖与引产及剖宫产风险的增加相关[75]，但目前没有特别的建议以减少这类人群的初次剖宫产的风险[76]。

初产妇的产程时间与其 BMI 成正比[77]。一项研究发现，经过校正孕妇身高、引产、胎膜早破、使用缩宫素、硬膜外麻醉、孕妇净增重以及胎儿大小等相关影响因素后，

超重和肥胖孕妇宫口扩张从 0 ~ 10 厘米的产程时间的中位数显著增加。在超重孕妇，产程的延长多发生在宫口扩张从 4 ~ 6 厘米之间，而肥胖孕妇在宫口扩张至 7 厘米之前的产程进展缓慢[78]。一项包含初产妇及经产妇的队列研究发现，正常体重、超重及肥胖孕妇的第二产程无显著差异。标准化的 Valsalva 动作所产生的宫腔内压力在各体重组间也无显著差异[79]。

从 20 世纪 90 年代中期开始，剖宫产后阴道试产（TOLAC）率持续下降，到目前已低于 10%（见第 20 章）[76]。TOLAC 成功率与 BMI 呈负相关：当 BMI 小于 19.8kg/m²，TOLAC 成功率为 83.1%；当 BMI 19.8 ~ 26kg/m²，TOLAC 成功率为 79.9%；当 BMI 26.1 ~ 29kg/m²，TOLAC 成功率为 69.3%；当 BMI 大于 29kg/m²，TOLAC 成功率为 68.2%（P<.001）。同样，孕期体重增加 40lb 以上与 TOLAC 成功率（66.8% vs. 79.1%，P<.001）降低相关[80]。虽然 TOLAC 相关并发症的绝对数不大[71]，但是与择期剖宫产相比，Ⅲ度肥胖孕妇 TOLAC 出现并发症的风险显著增加（包括住院时间长、子宫内膜炎、子宫破裂/不完全子宫破裂（wound rupture/dehiscence）以及新生儿损伤（骨折、臂丛神经损伤以及撕裂伤））[71]。相比于正常体重孕妇 4.4% 的发生率，Ⅲ度肥胖孕妇阴道分娩（5.2%）及阴道助产（13.6%）后发生子宫收缩乏力性产后出血（>1000mL）风险显著增高，而剖宫产后出血的风险并未明显增加[81]。

孕妇肥胖显著增加麻醉并发症的风险。英国孕产妇死亡机密调查中心和英国皇家妇产科学院（CMACE/RCOG）建议孕前 BMI 大于 40 的孕妇产前应该咨询产科麻醉医师，讨论及记录产时麻醉管理计划（见第 16 章）[27]。对于其他肥胖孕妇，在入院后，应该考虑尽早咨询产科麻醉医师，以便有合适的检测血压的设备、建立静脉通道、评估相关并发病[82]。与正常体重及超重孕妇相比，肥胖孕妇硬膜外麻醉失败风险更高[83]；因此，应考虑早期硬膜外置管。这样可能减少肥胖孕妇从决定紧急剖宫产到分娩的时间。在去除硬膜外麻醉单次剂量和高血压疾病的因素后，硬膜外麻醉在足月严重肥胖孕妇中发生低血压、胎心延长减速的风险比体重正常孕妇显著增高[84]。肥胖孕妇在脊髓麻醉后，呼吸功能损害可以长达 2 小时之久[85]。由于肥胖孕妇气管插管困难，全身麻醉也有风险（见第 16 章）[86]。肥胖本身不是全身麻醉的禁忌证，但是麻醉前要考虑预吸氧、病人正确的体位，以及有可用的纤维插管设备[87]。

对所有剖宫产术前都建议使用广谱抗生素预防感染，除非产妇已经由于其他原因正在使用抗生素，如绒毛膜羊膜炎等[88]。一项对正常体重、超重以及肥胖孕妇的研究发现，在切皮前 30 ~ 60 分钟使用头孢唑啉 2 克，孕妇脂肪组织中头孢唑啉的浓度与 BMI 值呈反比。在

20%的肥胖孕妇及33%的严重肥胖孕妇中,切皮时脂肪组织中的头孢唑啉浓度均低于抑制革兰阴性菌的最小有效浓度(<4μg/g组织)[89]。然而,我们尚不明确这一差异是否会导致临床结局的不同,而且目前也没有基于BMI而推荐的合适剂量。

对于Ⅱ度及Ⅲ度肥胖的产妇,初次剖宫产时采用何种皮肤切口能降低其并发症目前尚无定论。来自一个围产期数据库的资料显示,皮肤竖切口的切口并发症比横切口高[90]。近期一项研究对母胎医学中心网(MFMU)剖宫产登记资料进行二次分析,使用单因素分析方法比较综合切口并发症(包括感染、皮下积液、血肿、切口疝和筋膜裂开等),结果显示竖切口容易发生切口并发症。然而,在校正混杂因素后发现,竖切口发生切口并发症的风险较低[91]。这种矛盾结果,可能是由于选择偏倚所致。其他的研究资料报道,肥胖孕妇皮下脂肪厚,取脐下切口伤口愈合更好[92]。

当皮下组织厚度超过2厘米时,缝线缝合关闭切口能显著降低伤口裂开的发生率[93]。对皮下脂肪层厚度超过4厘米的肥胖孕妇,附加使用带有吸球的皮下引流管不但无法预防却反而可能导致伤口并发症的发生[94]。与正常体重孕妇相比,超重及肥胖孕妇剖宫产分娩手术创面感染(SSIs)的风险增加:超重孕妇(OR,1.6;95% CI,1.2~2.2)、Ⅰ度肥胖孕妇(OR,2.4;95% CI,1.7~3.4)、Ⅱ度肥胖孕妇及Ⅲ度肥胖孕妇(OR,3.7;95% CI,2.6~5.2;图41-6)[95]。在校正产妇BMI后,皮下组织厚度大于3厘米是剖宫产后伤口感染的重要危险因素(OR,2.8;95% CI,1.3~5.9)[96]。尚未证实不同方式的皮肤准备、皮肤缝合,以及供氧能降低剖宫产术后的感染率[97-99]。

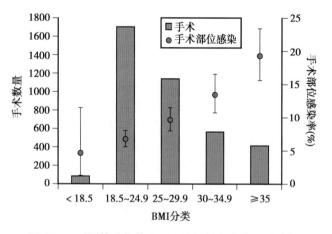

图41-6 不同体重指数(BMI)孕妇剖宫产术后手术部位感染(SSI)的频率(资料来源于 Wloch C,Wilson J,Lamagni T,et al. Risk factors for surgical site infection following cesarean section in England:results from a multicenter cohort study. BJOG. 2012;119:1324-1333.)

产后注意事项

母体

在普通人群中,肥胖是静脉血栓栓塞(VTE)风险因素(见45章)[100]。丹麦的一项超过71 000名女性参加的病例对照研究报道[101],在校正年龄、产次、氯米芬刺激及糖尿病等因素后,肥胖女性发生静脉血栓栓塞的相对风险为:孕期9.7(95% CI,3.1~30.8),产后2.8(95% CI,0.8~9.8)。肥胖还与肺栓塞的高风险相关(aOR,14.9;95% CI,3.0~74.8)。然而,这些数据的置信区间很宽,降低了评估精度的可信度。美国妊娠与血栓工作组[100]注意到目前的数据还不足以推荐剖宫产产妇常规使用药物预防血栓形成,而仅考虑在具有高风险因素的患者中使用[101]。**鉴于剖宫产本身会增加 VTE 的风险,美国妇产科医师学会(ACOG)建议所有剖宫产患者在术前及术后使用充气加压装置**[102]。然而,英国 RCOG 建议,有两个或两个以上的附加危险因素,如吸烟,肥胖孕妇,在孕期应考虑尽早预防性使用低分子肝素(LMWH)并直至产后6周。此外,RCOG 建议有一个或多个 VTE 附加危险因素的肥胖女性,应该考虑在产后使用 LMWH 7 天[27]。

研究剖宫产术后伤口并发症管理的随机试验很少[103]。除肥胖外,伤口并发症的危险因素还包括糖尿病、绒毛膜羊膜炎、糖皮质激素、压力以及营养不良[104]。在一项2492例剖宫产的回顾性研究中,校正糖尿病、急诊/择期剖宫产后,术后感染的风险为18.4%,肥胖产妇风险最高(OR,1.43;95% CI,1.09~1.88)。在糖尿病产妇中,肥胖进一步增加剖宫产术后感染的风险(OR,2.06;95% CI,1.13~3.75)[105]。剖宫产术后伤口感染的治疗包括使用抗生素和清除血肿/皮下积液。**开放性伤口的治疗可选用以下三种方法中的任意一种:二期缝合术、伤口换药让其自然愈合、伤口负压创面治疗让其自然愈合**。在非妊娠患者中,二期缝合术和伤口负压创面治疗术相比伤口换药可以缩短愈合时间[104]。

妊娠期体重增加过多与产后近期及远期体重滞留相关[106]。在一项丹麦的出生队列研究中(n=60 892),低体重女性产后6个月体重平均滞留2.3千克,而肥胖女性则减少1.7千克。然而,超重及肥胖女性体重减少值变异非常大,而且产后体重滞留的风险仅与妊娠前 BMI 中度相关。妊娠期体重过度增加是产后6个月体重滞留超过5千克的最主要原因。例如,女性妊娠期体重增加超过20千克的女性产后体重滞留的风险是妊娠期体重增加10~15千克女性的6倍以上[107]。基于亚洲人群的研究也有相似报道[108]。

在一项名为 Fit for Delivery 的研究中发现,尽管行为干预并不能减少超重/肥胖女性妊娠期体重的增加,但却可以有助于她们在产后 6 个月的体重恢复到或低于妊娠前体重（30.7% vs.18.7%）[109]。传统的减少产后体重滞留的行为干预包括有饮食控制及体育锻炼[110]。一项小型研究发现,应用美国农业部（USDA）基于互联网的程序：MyPyramid Menu Planner for Moms（母亲膳食金字塔菜单规划）来指导降低体重,能显著增加体重减轻的数量【该程序基于个体特征、人体测量和哺乳状态来计算个体的能量需要】[111]。在一项更大的采用母乳喂养的女性的研究中,在怀孕期和哺乳期采用地中海式饮食组与采用膳食金字塔菜单饮食组相比,4 个月后两组获得相似的中等程度体重减少（-2.3kg±3.4kg vs. -3.1kg±3.4kg）[112]。一项随访女性超过 10 个月的 RCT 研究发现,与对照组相比,以家庭为基础的行为干预不会显著增加产后减重值。一项多因素分析研究提示,仅摄入基本能量、工作状态、哺乳是体重变化的重要预测因子[113]。最后,在一项 Cochrane 分析中发现,单纯饮食控制或饮食控制+运动有助于女性产后减重,而单纯运动不能。妊娠前肥胖,而不是孕期增重,与产后提前断奶[114]及贫血[115]相关。对于采用母乳喂养的女性,需要更多的证据来说明饮食控制或运动或两者结合是否对母亲或婴儿有害[116]。

治疗妊娠期肥胖的理想方法是在妊娠前防止肥胖发生。如前所述,无论是否和其他卫生保健工作者一起,妇产科医生都可以考虑使用妊娠前行为矫正,如激励性的访谈,以获得女性在体重控制方面的行为改变[117]。虽然 BMI 达到正常是最理想的,但从展望未来试验（Look A-head trial）的结果来看,即使只是减重 5% 至 7%,都能显著改善代谢健康[118]。

已经证实肥胖女性在两次妊娠间期减重,可以降低大于胎龄儿（LGA）的风险（aOR,0.61;95% CI,0.52 ~ 0.73）,而两次妊娠间期体重增加则与分娩 LGA 婴儿风险增加相关（aOR,1.37;95% CI,1.21 ~ 1.54）。只有在减重大于 8kg/m² 时才会增加小于胎龄儿（SGA）的风险[119]。在此研究中,体重减轻女性的妊娠间隔比那些在两次妊娠间期体重增加的女性长,由此说明了对这类人群进行避孕咨询的重要性[120]。

新生儿/儿童

与体重正常女性的婴儿相比,肥胖女性的婴儿发生巨大儿的风险增加,更确切地说是婴儿脂体重的增加[121,122]。肥胖女性后代的远期风险包括增加发生代谢综合征[123]以及儿童期肥胖[124]的风险。即使在校正妊娠期糖尿病等并发症后,肥胖女性后代仍有发生儿童期肥胖的风险[125]。一项大型斯堪的纳维雅人（Scandinavia）的研究发现,母体 BMI 的增高与哮喘发生风险的增加相关[126]。母体肥胖与其后代行为性改变也有关联,其中包括孤独

症类疾病、儿童期发育延缓以及注意力缺陷/多动症[127]。尽管这些资料看起来很有说服力,然而却无法从这些观察研究中区分出其他肥胖的产前和产后因素对后代影响。在对肥胖女性后代代谢结局的分析中,常常没有校正社会经济状态、行为、活动,以及家庭饮食等因素,因此,可能存在混杂偏倚[128]。

其他注意事项

设施

医院的门诊及住院设施要针对肥胖患者做出相应的调整。门诊设施一般包括能承重 226.8 ~ 340.2kg 的大号椅子和检查床、能包绕上臂围的 80% 左右的大号血压计袖带以及大号轮椅[129]。设施的尺寸增加了,存储空间也要相应增加,也需更多的员工来安全地帮助患者。

在产房,必须有合适的产床和相应的监护设备来支持阴道分娩。因为肥胖孕妇紧急剖宫产的可能性增加,门口和走廊都需要足够的空间来通过大床和更多的工作人员来安全的移动患者。手术室需要有电动升降机把肥胖患者搬到手术台上[130],并且要有足够的空间让员工能够安全、高效地移动患者[27]。手术床需要足够结实,以便能安全地支撑 226.8 ~ 340.2kg 的患者,还应有相应的附属装置能增加床的宽度。尽管关于肥胖孕妇剖宫产时的最佳体位目前尚无共识[131],但手术床应能提供不同的体位,来满足麻醉及产科工作人员的需要。还需有长的手术器械,以帮助外科医师达到合适的组织平面。最后,工作人员应该考虑相应的实践演练,为肥胖患者（尤其是 BMI 大于 40kg/m² 的患者）急诊剖宫产做好安全准备。

关键点

◆ 饮食行为改变或者饮食改变加运动可以减少肥胖孕妇增重过多。

◆ 妊娠期增重应当基于孕前 BMI 并且遵循医学研究所（IOM）的建议。

◆ 应当告知肥胖女性超声检查识别胎儿结构异常的局限性。

◆ 肥胖孕妇在首次产前检查时,应当进行糖耐量筛查。

◆ 在没有其他母体或胎儿指征时,无需对肥胖孕妇常规进行产前胎儿监护。

◆ 应当告知肥胖孕妇,与正常体重孕妇相比,肥胖本身增加剖宫产的风险。

◆ 如果皮下组织厚度大于 2cm 要进行缝合,但是不要放置引流管,以减少剖宫产伤口并发症。

◆ 妊娠期体重增加过多是产后体重滞留的危险因素。

◆ 采用饮食改变或饮食加运动（但不是单一运动），能促进产后减重。

◆ 因为肥胖女性血浆容积增加，要考虑增加硬膜外麻醉前静脉输液量，以及增加剖宫产前预防性抗生素剂量。

参考文献

1. World Health Organization. *Obesity: Preventing and managing the global epidemic*. Geneva: World Health Organization; 2000.
2. Ogden CL, Carroll MD, Kit BK, et al. Prevalence of childhood and adult obesity in the United States, 2011-2012. *JAMA*. 2014;311:806-814.
3. Lindsay CA, Huston L, Amini SB, et al. Longitudinal changes in the relationship between body mass index and percent body fat in pregnancy. *Obstet Gynecol*. 1997;39:337-382.
4. Nishida C, WHO Expert Consultation. Appropriate body-mass index for Asian populations and its implications for policy and intervention strategies. *Lancet*. 2004;363:157-163.
5. Flegal KM, Carroll MD, Ogden CL, et al. Prevalence and trends in obesity among US adults, 1999-2008. *JAMA*. 2010;303:235-241.
6. Flegal KM, Carroll MD, Kit BK, et al. Prevalence of obesity and trends in the distribution of body mass index among US adults, 1999-2010. *JAMA*. 2012;307:491-497.
7. Katzmarzyk PT, Barlow S, Bouchard C, et al. An evolving scientific basis for the prevention and treatment of pediatric obesity. *Int J Obes*. 2014;38(7):887-905.
8. Ramachandrappa S, Farooqi IS. Genetic approaches to understanding human obesity. *J Clin Invest*. 2011;121:2080-2086.
9. Speliotes EK, Willer CJ, Berndt S, et al. Association analyses of 249,796 individuals reveal eighteen new loci associated with body mass index. *Nat Genet*. 2010;42:937-948.
10. Casazza K, Fontaine KR, Astrup A, et al. Myths, Presumptions, and facts about obesity. *N Engl J Med*. 2013;368:446-454.
11. Thomas DM, Schoeller DA, Redman LA, et al. A computational model to determine energy intake during weight loss. *Am J Clin Nutr*. 2010; 92:1326-1331.
12. Hall KD, Heymsfield SB, Kemnitz JW, Klein S, Schoeller DA, Speakman JR. Energy balance and its components: implications for body weight regulation. *Am J Clin Nutr*. 2012;95:989-994.
13. Kramer MS, Matush L, Vanilovich I, et al. A randomized breast-feeding promotion intervention did not reduce child obesity in Belarus. *J Nutr*. 2009;139:417S-421S.
14. Chu SY, Callaghan WM, Bish CL, et al. Gestational weight gain by body mass index among US women delivering live births, 2004-2005: fueling future obesity. *Am J Obstet Gynecol*. 2009;200:271, e1-e7.
15. Fahraeus L, Larsson-Cohn U, Wallentin L. Plasma lipoproteins including high density lipoprotein subfractions during normal pregnancy. *Obstet Gynecol*. 1985;66:468-472.
16. Alvarez JJ, Montelongo A, Iglesias A, et al. Longitudinal study on lipoprotein profile, high density lipoprotein subclass, and postheparin lipases during gestation in women. *J Lipid Res*. 1996;37:299-308.
17. Sattar N, Tan CE, Han TS, et al. Association of indices of adiposity with atherogenic lipoprotein subfractions. *Int J Obes*. 1998;22:432-439.
18. Ramsay JE, Ferrell WR, Crawford L, et al. Maternal obesity is associated with dysregulation of metabolic, vascular, and inflammatory pathways. *J Clin Endocrinol Metab*. 2002;87:4231-4237.
19. Committee on Nutritional Status During Pregnancy and Lactation, Institute of Medicine. *Nutrition During Pregnancy: Part I: Weight Gain, Part II: Nutrient Supplements*. The National Academies Press; 1990:1-480.
20. Rasmussen KM, Abrams B, Bodnar LM, et al. *Weight gain during pregnancy: reexamining the guidelines*. Institute of Medicine; 2009.
21. Rasmussen KM, Abrams B, Bodnar LM, et al. Recommendations for weight gain during pregnancy in the context of the obesity epidemic. *Obstet Gynecol*. 2010;116:1191-1195.
22. Artal R, Lockwood CJ, Brown HL. Weight gain recommendations in pregnancy and the obesity epidemic. *Obstet Gynecol*. 2010;115:152-155.
23. Catalano PM, Mele L, Landon MB, et al., for the Eunice Kennedy Shriver National Institute of Child Health and Human Development Maternal-Fetal Medicine Units Network. Inadequate weight gain in overweight and obese pregnant women: what is the effect on fetal growth? *Am J Obstet Gynecol*. 2014;211:137, e1-7.
24. Society of Obstetricians and Gynecologists of Canada. Obesity in Pregnancy: SOGC Clinical Practice Guideline. *JOGC*. 2010;239:165-173.
25. Cedergren MI. Optimal gestational weight gain for body mass index categories. *Obstet Gynecol*. 2007;110:759-764.
26. Wong W, Tang NLS, Lau TK, Wong W. A new recommendation for maternal weight gain in Chinese women. *J Am Diet Assoc*. 2000;100: 791-796.
27. CMACE/RCOG Guidelines Committee. *Management of women with obesity in pregnancy*. Royal College of Obstetricians and Gynaecologists; 2010:1-29.
28. WIN Weight-Control Information Network. Prescription medications for the treatment of obesity. *NIDDK*. 2013;1-8.
29. Rowan JA, Hague WM, Gao W, et al. for the MiG Trial Investigators. Metformin versus insulin for the treatment of gestational diabetes. *N Engl J Med*. 2008;358:2003-2015.
30. Moses RG, Casey SA, Quinn EG, et al. Pregnancy and glycemic index outcomes study: effects of low glycemic index compared with conventional dietary advice on selected pregnancy outcomes. *Am J Clin Nutr*. 2014; 99:517-523.
31. Santos IA, Stein R, Fuchs SC, et al. Aerobic exercise and submaximal functional capacity in overweight pregnant women: a randomized trial. *Obstet Gynecol*. 2005;106:243-249.
32. Vinter CA, Jensen DM, Ovesen P, Beck-Nielsen H, Jørgensen JS. The LiP (Lifestyle in Pregnancy) study: a randomized controlled trial of lifestyle intervention in 360 obese pregnant women. *Diabetes Care*. 2011;34: 2502-2507.
33. Dodd JM, Turnbull D, McPhee A, et al., for the LIMIT Randomised Trial group. Antenatal lifestyle advice for women who are overweight or obese: LIMIT randomised trial. *BMJ*. 2014;348:g1285.
34. Ilmonen J, Isolauri E, Poussa T, Laitinen K. Impact of dietary counselling and probiotic intervention on maternal anthropometric measurements during and after pregnancy: a randomized placebo-controlled trial. *Clin Nutr*. 2011;30:156-164.
35. Muktabhant B, Lumbiganon P, Ngamjarus C, Dowswell T. Interventions for preventing excessive weight gain during pregnancy. *Cochrane Database Syst Rev*. 2012;(4):CD007145.
36. Thangaratinam S, Rogozinska E, Jolly K, et al. Effects of interventions in pregnancy on maternal weight and obstetric outcomes: meta-analysis of randomised evidence. *BMJ*. 2012;344:e2088.
37. Lashen H, Fear K, Sturdee DW. Obesity is associated with increased risk of first trimester and recurrent miscarriage: matched case-control study. *Hum Reprod*. 2004;19:1644-1646.
38. Stothard KJ, Tennant PW, Bell R, Rankin J. Maternal overweight and obesity and the risk of congenital anomalies: a systemic review and meta-analysis. *JAMA*. 2009;301:636-650.
39. Best KE, Tennant PW, Bell R, Rankin J. Impact of maternal body mass index on the antenatal detection of congenital anomalies. *BJOG*. 2012; 119:1503-1511.
40. Weichert J, Hartge DR. Obstetrical sonography in obese women: a review. *J Clin Ultrasound*. 2011;39:209-216.
41. Racusin D, Stevens B, Campbell G, et al. Obesity and the risk and detection of fetal malformations. *Semin Perinatol*. 2012;36:213-221.
42. Aagaard-Tillery KM, Flint Porter T, Maline FD, et al. Influence of maternal BMI on genetic sonography in the FaSTER trial. *Prenat Diagn*. 2010;30:14-22.
43. Bianchi DW, Parker RL, Wentworth J, et al., for the CARE Study Group. DNA sequencing versus standard prenatal aneuploidy screening. *N Engl J Med*. 2014;370:799-808.
44. Vora NL, Johnson KL, Basu S, et al. A multi-factorial relationship exists between total circulating cell-free DNA levels and maternal BMI. *Prenat Diagn*. 2012;32:912-914.
45. Weiss JL, Malone FD, Emig D, et al., for the FASTER Research Consortium. Obesity, obstetric complications and cesarean delivery rate: a population-based screening study. *Am J Obstet Gynecol*. 2004;190: 1091-1097.
46. Anderson NH, McCowan LM, Fyfe EM, et al., on behalf of the SCOPE Consortium. The impact of maternal body mass index on the phenotype of pre-eclampsia: a prospective cohort study. *BJOG*. 2012;119:589-595.
47. Catalano PM. Management of obesity in pregnancy. *Obstet Gynecol*. 2007;109:419-433.
48. Facco FL. Sleep-disordered breathing and pregnancy. *Semin Perinatol*. 2011;35:335-339.
49. Pien GW, Pack AI, Jackson N, et al. Risk factors for sleep-disordered

breathing in pregnancy. *Thorax.* 2014;69:371-377.

50. Sohlberg S, Stephansson O, Cnattingius S, Wikström AK. Maternal body mass index, height, and risks of preeclampsia. *Am J Hypertens.* 2012;25:120-125.

51. Chu SY, Callaghan WM, Kim SY, et al. Maternal obesity and risk of gestational diabetes mellitus. *Diabetes Care.* 2007;30:2070-2076.

52. Chen YH, Kang JH, Lin CC, et al. Obstructive sleep apnea and the risk of adverse pregnancy outcomes. *Am J Obstet Gynecol.* 2012;206:136, e1-e5.

53. Makgoba M, Savvidou MD, Steer PJ. An analysis of the interrelationship between maternal age, body mass index and racial origin in the development of gestational diabetes mellitus. *BJOG.* 2012;119:276-282.

54. Louis J, Auckley D, Bolden N. Management of obstructive sleep apnea in pregnant women. *Obstet Gynecol.* 2012;119:864-868.

55. ACOG Practice Bulletin. Clinical management guidelines for obstetrician-gynecologists. Gestational diabetes mellitus. *Obstet Gynecol.* 2013;122(Pt 1):406-416.

56. International Association of Diabetes and Pregnancy Study Groups Consensus Panel. International Association of Diabetes and Pregnancy Study Groups recommendations on the diagnosis and classification of hyperglycemia in pregnancy. *Diabetes Care.* 2010;33:676-682.

57. Page LM, Girling JC. A novel cause for abnormal liver function tests in pregnancy and the puerperium: non-alcoholic fatty liver disease. *BJOG.* 2011;118:1532-1535.

58. Callaway LK, Colditz PB, Byrne NM, et al., Bambino Group. Prevention of gestational diabetes. Feasibility issues for an exercise intervention in obese pregnant women. *Diabetes Care.* 2010;33:1457-1459.

59. Oostdam N, van Poppel MN, Wouters MG, et al. No effect of the FitFor2 exercise programme on blood glucose, insulin sensitivity, and birthweight in pregnant women who were overweight and at risk for gestational diabetes: results of a randomised controlled trial. *BJOG.* 2012;119:1098-1107.

60. Han S, Middleton P, Crowther CA. Exercise for pregnant women for preventing gestational diabetes mellitus. *Cochrane Database Syst Rev.* 2012;(7):CD009021.

61. Luoto R, Laitinen K, Nermes M, et al. Impact of maternal probiotic-supplemented dietary counselling on pregnancy outcome and prenatal and postnatal growth: a double-blind, placebo-controlled study. *Br J Nutr.* 2010;103:1792-1799.

62. D'Anna R, Scilipoti A, Giordano D, et al. Myo-Inositol supplementation and onset of gestational diabetes mellitus in pregnancy women with a family history of type 2 diabetes. A prospective, randomized, placebo-controlled study. *Diabetes Care.* 2013;36:854-857.

63. Levine RJ, Hauth JC, Curet LB, et al. Trail of calcium to prevent pre-eclampsia. *N Engl J Med.* 1997;337:69-76.

64. Roberts JM, Myatt L, Spong CY, et al. Vitamins C and E to prevent complications of pregnancy-associated hypertension. *N Engl J Med.* 2010;362:1282-1291.

65. Yogev Y, Xenakis EM, Langer O. The association between preeclampsia and the severity of gestational diabetes: the impact of glycemic control. *Am J Obstet Gynecol.* 2004;191:1655-1660.

66. Executive Summary: Hypertension in pregnancy. American College of Obstetricians and Gynecologists. *Obstet Gynecol.* 2013;122:1122-1131.

67. McDonald SD, Han Z, Mulla S, Beyene J, Knowledge Synthesis Group. Overweight and obesity in mothers and risk of preterm birth and low birth weight infants: systematic review and meta-analyses. *BMJ.* 2010;341:c3428.

68. Cnattiangius S, Villamor E, Johansson S, et al. Maternal obesity and risk of preterm delivery. *JAMA.* 2013;309:2362-2370.

69. Salihu HM, Dunlop AL, Hedayatzadeh M, et al. Extreme obesity and risk of stillbirth among black and white gravidas. *Obstet Gynecol.* 2007;110:552-557.

70. Signore C, Freeman RK, Spong CY. Antenatal testing – a reevaluation: Executive summary of a Eunice Kennedy Shriver NICHD workshop. *Obstet Gynecol.* 2009;113:687-701.

71. Hibbard JU, Gilbert S, Landon MB, et al., for the NICHD Maternal-Fetal medicine Units Network. Trial of labor or repeat cesarean delivery in women with morbid obesity and previous cesarean delivery. *Obstet Gynecol.* 2006;108:125-133.

72. Chu SY, Kim SY, Schmid CH, et al. Diagnostic in Obesity Comorbidities. Maternal obesity and risk of cesarean delivery: a meta-analysis. *Obes Rev.* 2007;8:385-394.

73. ACOG Practice Bulletin. Clinical management guidelines for obstetrician-gynecologists. Induction of Labor. *Obstet Gynecol.* 2009;114(Pt 1):386-397.

74. Arrowsmith S, Wray S, Quenby S. Maternal obesity and labor complications following induction of labour in prolonged pregnancy. *BJOG.* 2011;118:578-588.

75. Wolfe KB, Rossi RA, Warshak CR. The effect of maternal obesity on the rate of failed induction of labor. *Am J Obstet Gynecol.* 2011;205:128, e1-123.e7.

76. Safe prevention of the primary cesarean delivery. Obstetric Care Consensus No. 1. American College of Obstetricians and Gynecologists. *Obstet Gynecol.* 2014;123:693-711.

77. Nuthalapaty FS, Rouse DJ, Owen J. The association of maternal weight with cesarean risk, labor duration, and cervical dilation rate during labor induction. *Obstet Gynecol.* 2004;103:452-456.

78. Vahratian A, Zhang J, Troendle JF, et al. Maternal prepregnancy overweight and obesity and the pattern of labor progression in term nulliparous women. *Obstet Gynecol.* 2004;104:943-951.

79. Buhimschi CA, Buhimschi IA, Malinow AM, et al. Intrauterine pressure during the second stage of labor in obese women. *Obstet Gynecol.* 2004;103:225-230.

80. Juhasz G, Gyamfi C, Gyamfi P, et al. Effect of body mass index and excessive weight gain on success of vaginal birth after cesarean delivery. *Obstet Gynecol.* 2005;106:741-746.

81. Bloomberg M. Maternal obesity and risk of postpartum hemorrhage. *Obstet Gynecol.* 2011;118:561-568.

82. Tan T, Sia AT. Anesthesia considerations in the obese gravida. *Semin Perinatol.* 2011;35:350-355.

83. Dresner M, Brocklesby J, Bamber J. Audit of the influence of body mass index on the performance of epidural analgesia in labour and the subsequent mode of delivery. *BJOG.* 2006;113:1178-1181.

84. Vricella LK, Louis JM, Mercer BM, et al. Impact of morbid obesity on epidural anesthesia complications in labor. *Am J Obstet Gynecol.* 2011;205:370, e1-e6.

85. Von Ungern-Sternberg BS, Regli A, Bucher E, et al. Impact of spinal anesthesia and obesity on maternal respiratory function during elective caesarean section. *Anesthesia.* 2004;59:743-749.

86. Mhyre JM. Anesthetic management for the morbidly obese pregnant woman. *Int Anesthesiol Clin.* 2007;45:51-70.

87. Dresner M. The 30 min decision to delivery time is unrealistic in morbidly obese women. *Int J Obstet Anesth.* 2010;19:435-437.

88. Use of prophylactic antibiotics in labor and delivery. Practice Bulletin No. 120. American College of Obstetricians and Gynecologists. *Obstet Gynecol.* 2011;117:1473-1483.

89. Pevzner L, Swank M, Krepel C, et al. Effects of maternal obesity on tissue concentrations of prophylactic cefazolin during cesarean delivery. *Obstet Gynecol.* 2011;117:877-882.

90. Wall PD, Deucy EE, Glantz JC, et al. Vertical skin incisions and wound complications in the obese parturient. *Obstet Gynecol.* 2003;102:952-956.

91. Marrs CC, Houssa HN, Sibai BM, et al. The relationship between primary cesarean delivery skin incision type and wound complications is women with morbid obesity. *Am J Obstet Gynecol.* 2014;201:319, e1-4.

92. Tixier H, Thouvenot S, Coulange L, et al. Cesarean section in morbidly obese women: supra or subumbilical transverse incision? *Acta Obstet Gynecol Scand.* 2009;88:1049-1052.

93. Naumann RW, Hauth JC, Woen J, et al. Subcutaneous tissue approximation in relation to wound disruption after cesarean delivery in obese women. *Obstet Gynecol.* 1995;85:412-416.

94. Ramsey PS, White AM, Guinn DA, et al. Subcutaneous tissue reapproximation, along in combination with drain, in obese women undergoing cesarean delivery. *Obstet Gynecol.* 2005;105:967-973.

95. Wloch C, Wilson J, Lamagni T, Harrington P, Charlett A, Sheridan E. Risk factors for surgical site infection following caesarean section in England: results from a multicentre cohort study. *BJOG.* 2012;119:1324-1333.

96. Vermillion ST, Lamoutte C, Soper DE. Wound infection after cesarean: effect of subcutaneous tissue thickness. *Obstet Gynecol.* 2000;95:923-926.

97. Hadiati DR, Hakimi M, Nurdiati DS. Skin preparation for preventing infection following caesarean section. *Cochrane Database Syst Rev.* 2012;(9):CD007462.

98. Mackeen AD, Berghella V, Larsen ML. Techniques and materials for skin closure in caesarean section. *Cochrane Database Syst Rev.* 2012;(11):CD003577.

99. Scifres CM, Leighton BL, Fogertey PJ, et al. Supplemental oxygen for the prevention of postcesarean infectious morbidity: a randomized controlled trial. *Am J Obstet Gynecol.* 2011;205:267, e1-9.

100. Duhl AJ, Paidas MJ, Ural SH, et al., for the Pregnancy and Thrombosis Working Group. Antithrombotic therapy and pregnancy: consensus report and recommendations for prevention and treatment of venous thromboembolism and adverse pregnancy outcomes. *Am J Obstet Gynecol.* 2007;197:457, e1-21.

101. Larsen TB, Sørensen HT, Gislum M, et al. Maternal smoking, obesity, and

risk of venous thromboembolism during pregnancy and the puerperium: A population-based nested case-control study. *Thromb Res.* 2007;120: 505-509.

102. Obesity in pregnancy. Committee Opinion No. 549. American College of Obstetrics and Gynecologists. *Obstet Gynecol.* 2013;121:213-217.

103. Thromboembolism in pregnancy. Practice Bulletin No. 123. American College of Obstetricians and Gynecologists. *Obstet Gynecol.* 2011;118: 718-729.

104. Tipton AM, Cohen SA, Chelmow D. Wound infection in the obese pregnant woman. *Semin Perinatol.* 2011;35:345-349.

105. Sarsam SE, Elliott JP, Lam GK. Management of wound complications from cesarean delivery. *Obstet Gynecol Surv.* 2005;60:462-473.

106. Leth RA, Uldbjerg N, Nørgaard M, et al. Obesity, diabetes, and the risk of infections diagnosed in hospital and post-discharge infections after cesarean section: a prospective cohort study. *Acta Obstet Gynecol Scand.* 2011;90:510-519.

107. Nehring I, Schmoll S, Beyerlein A, et al. Gestational weight gain and long-term postpartum weight retention: a meta-analysis. *Am J Clin Nutr.* 2011;94:1225-1231.

108. Nohr EA, Vaeth M, Baker JL, et al. Combined associations of prepregnancy body mass index and gestational weight gain with the outcome of pregnancy. *Am J Clin Nutr.* 2008;87:1750-1759.

109. Cheng HR, Walker LO, Tseng YF, Lin PC. Post-partum weight retention in women in Asia: a systematic review. *Obes Rev.* 2011;12:770-780.

110. Phelan S, Phipps MG, Abrams B, et al. Randomized trial of a behavioral intervention to prevent excessive gestational weight gain: the Fit for delivery study. *Am J Clin Nutr.* 2011;93:772-779.

111. Choi J, Fukuoka Y, Lee JH. The effects of physical activity and physical activity plus diet interventions on body weight in overweight or obese women who are pregnant or in postpartum: A systematic review and meta-analysis of randomized controlled trials. *Prev Med.* 2013;56:351-364.

112. Colleran HL, Lovelady CA. Use of MyPyramid menu planner for moms in a weight-loss intervention during lactation. *J Acad Nutr Diet.* 2012;112:553-558.

113. Stendell-Hollis NR, Thompson PA, West JL, et al. A comparison of Mediterranean-style and MyPyramid diets on weight loss and inflammatory biomarkers in postpartum breastfeeding women. *J Womens Health.* 2013;22:48-57.

114. Wiltheiss GA, Lovelady CA, West DG, Brouwer RJ, Krause KM, Østbye T. Diet quality and weight change among overweight and obese postpartum women enrolled in a behavioral intervention program. *J Acad Nutr Diet.* 2013;113:54-62.

115. Baker JL, Michaelsen KF, Sørensen TI, Rasmussen KM. High prepregnant body mass index is associated with early termination of full and any breastfeeding in Danish women. *Am J Clin Nutr.* 2007;86:404-411.

116. Bodnar LM, Siega-Riz AM, Cogswell ME. High prepregnancy BMI increases the risk of postpartum anemia. *Obes Res.* 2004;12:941-948.

117. Amorim Adegboye AR, Linne YM. Diet or exercise, or both, for weight reduction in women after childbirth. *Cochrane Database Syst Rev.* 2013; (7):CD005627.

118. ACOG Committee Opinion No 423. Motivational interviewing: A tool for behavior change. *Obstet Gynecol.* 2009;113:243-246.

119. The Look AHEAD Research Group. Long-term effects of a lifestyle intervention on weight and cardiovascular risk factors in individuals with type 2 diabetes: four-year results of the Look AHEAD trial. *Arch Intern Med.* 2010;170:1566-1575.

120. Jain AP, Gavard JA, Rice JJ, et al. The impact of interpregnancy weight change on birthweight in obese women. *Am J Obstet Gynecol.* 2013;208:205, e1-7.

121. de Bocanegra HT, Chang R, Howell M, et al. Interpregnancy intervals: impact of postpartum contraceptive effectiveness and coverage. *Am J Obstet Gynecol.* 2014;201:311, e1-8.

122. Sewell MF, Huston-Presley L, Super DM, Catalano P. Increased neonatal fat mass, not lean body mass, is associated with maternal obesity. *Am J Obstet Gynecol.* 2006;195:1100-1103.

123. Hull HR, Kinger MK, Knehans AW, et al. Impact of maternal body mass index on neonate birthweight and body composition. *Am J Obstet Gynecol.* 2008;198:416, e1-6.

124. Boney CM, Verma A, Tucker R, et al. Metabolic syndrome in childhood: association with birth weight, maternal obesity, and gestational diabetes mellitus. *Pediatrics.* 2005;115:e290-e296.

125. Catalano PM, Farrell K, Thomas A, et al. Perinatal risk factors for childhood obesity and metabolic dysregulation. *Am J Clin Nutr.* 2009;90: 1303-1313.

126. Philipps LH, Santhakumaran S, Gale C, et al. The diabetic pregnancy and offspring BMI in childhood: a systematic review and meta-analysis. *Diabetologia.* 2011;54:1957-1966.

127. Patel SP, Rodriguez A, Little MP, et al. Associations between pre-pregnancy obesity and asthma symptoms in adolescents. *J Epidemiol Community Health.* 2012;66:809-814.

128. Krakowiak P, Walker CK, Bremer AA, et al. Maternal metabolic conditions and risk for autism and other neurodevelopmental disorders. *Pediatrics.* 2012;129:e1121-e1128.

129. O'Reilly JR, Reynolds RM. The risk of maternal obesity to the long-term health of the offspring. *Clin Endocrinol.* 2013;78:9-16.

130. Kriebs JM. Obesity as a complication of pregnancy and labor. *J Perinat Neonatal Nurs.* 2009;23:15-22.

131. James DC, Mahner MA. Caring for the extremely obese. *MCN.* 2009; 34:24-30.

132. Cluver C, Novikova N, Hofmeyr GJ, Hall DR. Maternal position during caesarean section for preventing maternal and neonatal complications. *Cochrane Database Syst Rev.* 2010;(6):CD00723.

最后审阅　张雪芳

第42章

妊娠期甲状腺和甲状旁腺疾病

原著 JORGE H. MESTMAN

翻译与审校 宋硕宁、沙晓燕、李乃适、刘慧姝、张美娟

甲状腺疾病是妊娠中除糖尿病外最常见的内分泌疾病;而甲状旁腺疾病是很少见的,但它可能会使产科医生的诊治更有挑战性。产科医生需要对这些疾病有一定的了解,包括各个疾病的症状与体征、妊娠对内分泌试验结果的影响,以及激素及药物通过胎盘转运后可能会出现的胎儿或新生儿并发症。**产科、内分泌科、新生儿科、儿科内分泌以及麻醉科医生在产前就要多科紧密合作以保证母婴均获得最佳结果。**

甲状旁腺疾病

尽管甲状旁腺疾病在妊娠时并不常见,但如果未能正确诊断和妥善处理将会显著增加围产期母婴的发病率及死亡率。

妊娠期钙稳态

甲状旁腺激素(PTH)和 1,25-二羟基维生素 D3 $(1,25[OH]_2D_3)$ 负责维持钙的体内平衡。约 50% 的血清钙是与蛋白质,主要是白蛋白结合;10% 与阴离子络合;40% 以离子钙形式自由存在于循环内。妊娠期间,母体钙活跃转移至胎儿体内。足月婴儿在母亲妊娠期间需要 25 ~ 30 克的钙用于新骨矿化,这个过程大部分发生在妊娠后期。

妊娠期间血清总钙水平比产褥期低 8%[1]。但是在整个妊娠期中,游离钙水平不变,血清磷酸盐及肾小管对磷的重吸收水平也保持不变。母体血清 PTH 水平在妊娠前半程轻度降低(降幅约为非妊娠平均水平的 20%),但在妊娠中期恢复至正常[2]。

血液中维生素 D 活性代谢物 $1,25(OH)_2D_3$(骨化三醇)的水平在妊娠早期开始升高,至妊娠后期增加到非妊娠水平的两倍。这是由雌激素,胎盘催乳素和 PTH 刺激母体肾脏 1α-羟化酶活性升高加上胎盘合成的骨化三醇导致的。此外,24 小时尿钙排泄量会随早、中、晚孕期逐渐增多,在产褥期会则减少[2],表明孕期较高的血清 1,25-羟基维生素 D 水平诱导了肠钙吸收增多。

甲状旁腺激素相关蛋白(PTHrP),是在多种恶性肿瘤中促发高血钙的一种多肽,在妊娠早期会增加。母体血清 PTHrP 有多重来源,且已有部分研究对其在胎儿和母体作用位点(胎盘,子宫肌层,羊膜,蜕膜,胎儿甲状旁腺,乳腺,脐带)进行了推测。PTHrP 可增强 1α-羟化酶活性从而增加 $1,25(OH)_2D_3$;此外,PTHrP 在胎盘钙转运过程中也发挥了作用,并且可能在妊娠期间协助保护了母体骨骼。

相较于非妊娠期,妊娠期和产褥期的血清降钙素水平有所升高。

骨钙素是由成骨细胞释放到外周循环的一种骨特异性蛋白,其与新骨形成的速率成比例。妊娠期间骨重吸收标志物增加,并且在妊娠后期达到正常水平的两倍。这些变化与母体钙最大化转移到胎儿时骨转换的增加是

一致。

分娩后,尿钙排泄减少;游离钙保持在正常范围内;总钙、1,25-羟基维生素 D 和血清 PTH 恢复到孕前水平。由于 1,25(OH)$_2$D$_3$ 恢复至正常水平,从而钙的肠吸收速率降低至孕前水平[1]。此前对哺乳期母体钙流失伴骨量减少的担忧尚未得到证实,**并且在母乳喂养期间额外补钙似乎是不必要的**,因为高剂量补钙并不能减少妊娠期骨量的丢失[5]。钙与哺乳期骨代谢的关系是一种生理反应,与钙的摄入无关。

甲状旁腺功能亢进

原发性甲状旁腺功能亢进(原发性甲旁亢,PHPT)的发病率是 0.5%。妊娠期间该病发病率不详,但确实极其少见,大多数报道为单个病例的补充及文献回顾。近年来由于临床中常规自动化分析的运用和该病的早期诊断,大部分原发性甲旁亢患者无明显症状而且血钙水平仅轻微上升。在非妊娠 PHPT 患者中,手术指征包括:(1)血清钙超出正常值上限 0.01g/L(>0.25mmol/L)以上;(2)骨密度示腰椎、全髋、股骨颈或桡骨远端 1/3 处 T 值≥−2.5;(3)椎体骨折;(4)肌酐清除率小于 60mg/min;或(5)骨骼系统出现临床症状及体征或影像学可见骨骼变化。据估计约 10% 的 PHPT 患者在 11 种基因中会有 1 个基因的突变。它们可以作为复杂性疾病的一部分出现,比如多发性内分泌腺瘤病(MEN)1~4 型;家族性孤立性原发甲旁亢(FIHPT);家族性低尿钙性高钙血症(FHH);新生儿重度原发性甲旁亢(NSPHPT)。对某些原发性甲旁亢病例我们可考虑基因检测,指征为:(1)有多发腺体疾病的表现;(2)发病早(妊娠前);(3)伴有甲状旁腺癌或不典型腺瘤;(4)一级亲属中有高钙血症家族史。基因检测费用较高,因此病人需要咨询遗传咨询师,并选择在有资质的中心完成。

第 1 例报道的妊娠期 PHPT 案例是在 1931 年。随后 Friderichsen 报道了第 1 例新生儿低钙血症致手足搐搦,其母有甲旁亢所致高钙血症,当时未能得到确诊。**妊娠期 PHPT 最常见的原因是单发性甲状旁腺腺瘤,占全部病例的 80%**。四个甲状旁腺原发性增生占全部病例的 15%,多发腺瘤占 3%,只有极少量的英文文献报道了甲状旁腺癌所致 PHPT。1962 年 Ludwig 对该课题做了文献回顾,囊括了 21 名女性的 40 次妊娠:流产的比例为 27.5%;低钙血症导致新生儿手足搐搦(最能提示母亲患有甲旁亢)占这些病例的 19%。与之前的新生儿高发病率与死亡率相反,Kelly[3] 回顾了从 1976 年至 1990 年的文献,发现 37 例母亲患甲旁亢的婴儿中只有 2 例出现围产期死亡(5%)。另外有案例报道母体高血钙危象导致了两例婴儿围产期死亡。

在非妊娠状态下,约 70% 的患者为无症状性甲旁亢,常通过常规生化筛查得到诊断。在妊娠期间,由于血钙测定不是常规项目,所以高达 70% 的病人确诊时会有临床症状。在一篇综述中报道了 70 位妊娠患者,36% 有胃肠道表现如恶心、呕吐及腹泻,34% 出现乏力及麻木,26% 出现精神症状包括头痛、嗜睡、焦虑、情绪不稳、意识模糊及不恰当行为等。另外检测出肾结石占 36%,骨骼病变占 19%,急性胰腺炎占 13%,高血压占 10%。无症状患者仅占 24%。

甲状旁腺癌是导致甲旁亢的罕见原因,妊娠期甲状旁腺癌仅有少数病例报道。相较于其他原因所致的甲旁亢,甲状旁腺癌所致的甲旁亢患者血钙水平显著增高,围产期发病率及死亡率也显著升高。如患者有可触及的颈部包块伴随血钙浓度高达 0.13g/L 以上,应高度怀疑甲状旁腺癌。相反,如果血钙轻度升高且伴颈部包块,则该颈部包块最常见的原因是甲状腺结节。甲状旁腺癌的另一个临床特点是对一般治疗方法如强化水化作用及袢利尿剂反应不好。手术是唯一有效的治疗方法。

妊娠期间急性胰腺炎的鉴别诊断中应考虑到甲旁亢,既往报道中有 13% 女性为原发性甲旁亢所致。非妊娠期甲旁亢女性中急性胰腺炎的发病率约为 1.5%,在正常妊娠中发病率小于 1%。该病最可能发生于妊娠后期及产褥期,但也有报道发生于孕早期,表现类似妊娠剧吐(HG)。**对于有持续剧烈恶心、呕吐及腹痛的妊娠妇女都应该查血钙水平。**

甲旁亢危象是原发性甲旁亢的严重并发症,已有妊娠期及产褥期出现甲旁亢危象的报道,其特点是剧烈恶心及呕吐,全身乏力,精神状态改变及严重脱水。也可能出现高血压,此时应与先兆子痫鉴别。血钙水平经常高于 0.14g/L;常有低血钾及血清肌酐水平上升的状况出现。如果甲旁亢危象未能及时诊断及治疗,可进展为尿毒症,出现昏迷甚至死亡。在文献报道的 12 例甲旁亢危象中,有 4 例发生于产褥期。病人由于脱水而出现严重的恶心,呕吐以及肌酐升高。其中 3 例血钙水平高于 0.20g/L,并且这 3 例患者均死亡。此外,有 6 个案例与急性胰腺炎有关,且有 4 名婴儿死亡。

目前骨骼病变在甲旁亢病人中不再常见,但以前它是常见的并发症。骨骼影像学可见弥漫性骨质矿化减少及趾骨骨膜下骨吸收,在严重病例中可见骨骼单发或多发囊性病变及广泛骨质疏松。

Shani[4] 等人报道了 5 例羊水增多的甲旁亢孕妇,其血钙水平在 0.113~0.14g/L 之间。作者认为与成人多尿相似,在甲旁亢病人中其胎儿会有多尿。

新生儿死亡的两个最主要原因是早产和新生儿低钙血症,后者与母体高钙血症水平有关。在早期报道中,这常是提示母体高钙血症的唯一线索。新生儿低钙血症发生于出生后第 2 至 14 天并持续数天。

妊娠期 PHPT 可并发先兆子痫。Hultin 及其同事研究了孕前甲状旁腺腺瘤(最常见的甲旁亢的原因)的诊断与治疗是否与先兆子痫有关。他们回顾了 52 位在 1973 年到 1977 年之间手术确诊甲状旁腺腺瘤的孕妇病例,把她们与 519 名未患该病的女性作对比,这些女性后来均为单胎妊娠。这项研究的结论是:单个腺瘤致甲旁亢的产前诊断与治疗与先兆子痫有显著相关性(校正比值比[aOR],6.89;95% 可信区间[CI],2.30~20.58;$P<$ 0.0001)。因此即使治疗过的甲旁亢也应被认为是今后妊娠先兆子痫的一种危险因素。

甲旁亢的临床表现及妊娠期母体胎儿及新生儿的并发症与血钙水平密切相关。Dochez 和 Ducarme 回顾了 34 篇已发表的关于甲旁亢的特点,临床表现,妊娠期并发症,妊娠结局及治疗的英语和法语文献。他们强调一定要排除 FHH 和遗传性综合:例如多发性内分泌腺瘤病(MEN-1 或 MEN-2)及家族性甲状旁腺增生。妊娠期有症状的患者中最常见的发现是肾结石;其他产妇并发症包括抑郁,骨折,母体心律失常,胰腺炎,甲旁亢危象。在这些产妇中,25% 有妊娠期高血压及先兆子痫。

甲旁亢的诊断基于以下特征:在持续高血钙的基础上有 **PTH** 升高或 **PTH** 水平与血钙水平不符[5]。在妊娠期,由于存在低蛋白血症,因此总血清钙高于 0.095g/L 就应怀疑高钙血症。24h 尿钙测定有助于诊断甲旁亢,因为大部分甲旁亢患者尿钙排泄增多,高于正常孕妇中的尿钙水平。但在家族性低尿钙性高血钙综合征(FHH)中尿钙水平会降低或处于正常低限,因此需要与其鉴别诊断。甲旁亢患者中血清碱性磷酸酶水平可能增加,当然它在正常妊娠时也会增加。颈部超声是目前妊娠期甲状旁腺疾病定位诊断的一线检查方法,对于经验丰富的操作者该方法敏感性为 **64%**,特异性 **94%**。需要增强剂的甲状旁腺影像学检查在妊娠期禁忌使用。

高钙血症

鉴别诊断

虽然大多数具有高钙血症的年轻女性患有 PHPT,但仍需除外其他原因,如其他内分泌疾病,维生素 D 或 A 过量摄入,噻嗪类利尿剂的使用或肉芽肿性疾病(框 42-1)。下面简述三种少见的妊娠期高钙血症相关综合征。

框 42-1　妊娠期及产褥期高钙血症的原因

甲状旁腺功能亢进症(最常见)
与妊娠有关的少见原因
　家族性低尿钙性高钙血症[*]
　甲状旁腺功能减退症致产后高钙血症
　甲状旁腺激素相关蛋白诱导的高钙血症
其他与妊娠无关的原因
　恶性肿瘤
　内分泌
　　● 甲状腺毒症
　　● 肾上腺功能不全
　维生素过量
　　● 维生素 D
　　● 维生素 A
　药物
　　● 噻嗪类利尿剂
　　● 锂
　肉芽肿疾病
　　● 结节病
　　● 结核病
　　● 组织胞浆菌病
　　● 球孢子菌病
乳碱综合征
急性和慢性肾衰竭
全胃肠外营养

引自 Mestman JH. 妊娠期内分泌疾病. Sciarra JJ. 编. 妇产科. 费城:Lippincott-Raven;1997:11

[*] 不同表达水平新生儿表现差异有显著不同

FHH 是常染色体显性遗传病,具有高度高钙血症外显率。该疾病与某个钙敏感受体基因中的失活突变相关。典型表现为轻度高钙血症和高镁血症,尿钙排泄减少,血清 PTH 轻度升高。FHH 女性产下的婴儿可能有不同的临床表现:(1)如果母亲是 FHH 的携带者,罹患该病的子女中可表现为无症状性高钙血症,(2)严重的新生儿低钙血症:可以在分娩后几周恢复至正常水平,或(3)对于 FHH 基因纯合缺陷的婴儿可能出现严重的新生儿高钙血症。

产褥期高钙血症可见于已经接受治疗的甲旁亢患者,但其机制尚不明确。分娩后产妇会出现数天的恶心和呕吐;因此已接受治疗的病人产褥期也应检测血钙,若出现高钙血症则应停用维生素 D。如症状严重,还应需要静脉输液和糖皮质激素治疗(图 42-1)。

由 PTHrP 介导的妊娠期和产褥期高钙血症的病例已有几例报道。在第 1 个病例中,连续两次妊娠均出现高钙血症。在第 2 次妊娠时,血清 PTHrP 升至正常水平的三倍,娩出的婴儿有轻度高钙血症,但在 24 小时内即恢

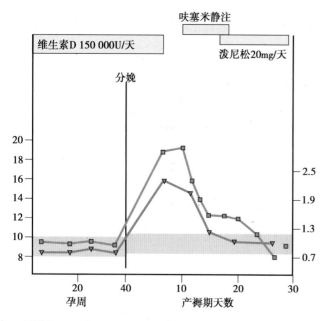

图 42-1　一名服用维生素 D 和钙剂的甲旁减女性妊娠期间和产后一个月血清钙（三角形）及血肌酐水平（正方形）。绿色阴影表示正常范围

复至正常水平。第 2 个案例是一位 25 岁的女性，在孕 24 周时两侧乳房急剧增大，伴高钙血症：血清钙水平为 0.143g/L，但血清 PTH 水平未检出。她在妊娠期间进行了双侧乳房切除术。免疫组织化学结果显示乳腺组织中有 PTHrP 抗原活性。

治疗

手术是治疗 PHPT 的唯一有效方法，对于经验丰富的颈外科医生来说该手术比较安全[6]。手术治愈率高且并发症少，特别是对于单发病灶治疗效果更好。改善手术预后及避免术中和术后并发症的方法包括（1）术前甲状旁腺腺瘤定位超声检查；（2）采用微创甲状旁腺切除技术；（3）术中 PHPT 监测以确认手术成功；（4）尽早发现及治疗产后低血钙。

尽管有非妊娠期 PHPT 的治疗指南，但是对妊娠期 PHPT 的药物治疗尚未达成一致。对于血清钙不超过正常范围 1mg 以上的无症状妊娠期女性，可密切监测，保证适当的水化并避免使用可能升高血钙的药物，如噻嗪类利尿剂。因为大多数新生儿并发症都是在有症状的患者中报道，所以这些患者及具有其他并发症如肾结石、骨病和持续性高钙血症（高于正常范围 1mg 以上）的患者有手术指征。**妊娠期间最佳手术时机为孕中期。**

在 Carella 和 Gossain 的一个系列报道中，有 38 名女性在妊娠期间进行甲状旁腺切除术，其中 7 名是在孕早期，18 名是在孕中期。在这 25 名孕妇中，仅有 1 例出现

流产。在孕后期接受手术的 12 名孕妇中，围产期并发症的发生率为 58%。对于孕 28 周后初次确诊 PHP 的患者，最佳的治疗策略尚不明确，最终的方案应根据病人的一般情况、高钙血症的严重程度和其他复杂的情况共同决定。另一项包括 16 个病例的案例综述发现，在孕 27 周以后做手术，母婴并发症较少。

显著高钙血症但无手术指征的患者可采用药物治疗。口服磷酸盐 1.5 ~ 2.5g/天可有效控制高钙血症。良好的水化，及早治疗泌尿系感染，以及避免摄入引起血钙升高的食物药物——如维生素 D，维生素 A，氨茶碱，及噻嗪类利尿剂——都是重要的治疗方法。同时应定期监测血清钙。盐酸西那卡塞是一种可直接作用于钙离子传感器的新型药物，已被用于个别病例中，它可以通过与降钙素结合降低血钙水平[7]。

在接受手术治疗的病人中，某些病人术后可能会出现短暂的低钙血症。因此术后应每六个小时监测血钙，如果病人出现低血钙症状，可采用葡萄糖酸钙（1 ~ 2g 的葡萄糖酸钙，相当于 90 ~ 180mg 钙元素，溶于 50mL 5% 葡萄糖水中）在不少于 10 到 20 分钟的时间内静脉输入。当病人可以经口进食时，应开始口服骨化三醇 0.5mg q8 ~ 12h 和口服钙剂。患有骨骼疾病的患者术后低钙血症可能更严重，因此需要更积极的治疗。这些病人可以通过术前几天提前口服骨化三醇 0.25 ~ 0.5μg/天补充维生素 D 获益。

甲状旁腺功能减退

甲状旁腺功能减退（甲旁减）最常见的病因是在甲状腺手术中损伤或切除了甲状旁腺。甲状腺术后永久性甲旁减的发生率为 0.2% ~ 3.5%。在很多病例中，甲状腺术后立即出现的低钙血症都是一过性的。特发性甲旁减不常见，且多与其他自身免疫性内分泌疾病相关，可作为 1 型多内分泌腺自身免疫综合征的一部分出现。

某些患有甲旁减的女性在妊娠后半期和哺乳期对补钙和维生素 D 的需求减少。在一些案例中，低血钙症状会随孕周增加而减轻。这种现象的机制尚不明确，但可能与孕周增加时肠钙吸收增加及/或胎盘自身产生维生素 D 有关。

临床诊断甲旁减的依据包括甲状腺手术史，临床表现，影像学及实验室检查。**低钙血症的典型症状包括手指、足趾及唇周麻木和刺痛感**。病人主诉可能有手足搐搦，喉喘鸣和呼吸困难。惊厥则可能提示严重低血钙。查体时，特发性甲旁减的病人可能有牙齿、皮肤、指甲和毛发的改变以及视神经乳头水肿和白内障。面神经叩击征，是当面神经突然受到敲击时面部肌肉发生抽搐——特别是上唇部，可见于很多低钙血症患者。但是面神经叩击征也可见于 10% 的正常成年人。陶瑟征是低钙血

症的另一个表现。它是通过血压袖带降低上臂循环从而诱导手和前臂发生痉挛。袖带束缚上臂且压力维持在收缩压以上保持 2 分钟未出现痉挛才可认为陶瑟征阴性。

甲旁减可通过持续低血钙高血磷的存在而确诊。原发性甲旁减中血清 PTH 水平下降。低钙血症的鉴别诊断包括佝偻病和骨软化。

由于胎儿子宫内甲旁亢，新生儿骨骼影像学改变特点可能出现广泛骨矿成分丢失，骨膜下骨吸收，长骨弯曲，纤维囊性骨炎及肋骨和四肢长骨畸形。Louhead 及其同事[8]记录了甲旁减患者的 16 名婴儿，婴儿的继发性甲旁亢到 1 月龄时会自行消失。

妊娠期甲减的治疗与非妊娠时无异，包括正常高钙饮食和补充维生素 D。妊娠期正常的钙补充约为 1.2g/天。大多数甲旁减患者常规使用 1～3μg/天骨化三醇。骨化三醇必须分次给药，因为其半衰期远短于维生素 D。如果补充维生素 D，其剂量应控制在 50 000～150 000IU/周。妊娠后半期对维生素 D 的需求量可能减少。必须着重强调患者的药物依从性，特别是由于骨化三醇的半衰期较短。甲旁减治疗中的主要问题是高钙血症与低钙血症的反复发作，因此应定期监测血钙水平。

哺乳期女性可能属于服用维生素 D 的禁忌人群，因为当其每天摄入 50 000IU 维生素 D 时即可在其乳汁中检测到高浓度的维生素 D 代谢物 25-羟化维生素 D。无论是否服用维生素 D，产褥期均应检测血钙水平，特别是母乳喂养的母亲。

假性甲状腺旁功能减退

假性甲旁减包括几种不同的疾病，它们的共同特点是其靶器官对 PTH 有不同程度的抵抗。在某些综合征中，其躯体变化的表现包括身材矮小，肥胖，满月脸，短指，智力低下伴大脑钙化。这些变化称为 1a 型 Albright 综合征。大部分病人是由于肾脏 1α-羟化酶的变异和骨化三醇的产生不足而出现低钙血症，其中有一些发生于妊娠期的病例报道。婴儿可能因为母体相对低钙血症而有发生宫内胎儿甲旁亢的风险。

维生素 D 缺乏

通常认为维生素 D 与佝偻病的发展有关，继而会对产科护理产生影响。承重骨包括骨盆发生畸形，会使孕妇不能经阴道顺产。近年来的报道对维生素 D 缺乏是否会诱发自身免疫异常及癌症等各种潜在的有害影响并不统一[9]。有一些关于产科，胎儿及新生儿结局的综述已被报道。血清维生素 D(25[OH]D)是维生素 D 的活性代谢物，其正常值参考范围尚有争议，范围在 20～40ng/mL 之间，相当于 50～100nmol/L。

在过去几年中很多研究都将母体低 25(OH)D 与母体、胎儿及新生儿并发症相关联。在阿姆斯特丹的 1 篇报道中，与血清 25(OH)D 高于 50nmol/L(20ng/mL)的孕妇相比，单胎妊娠且血清 25(OH)D 低于 29.9nmol/L(12ng/mL)的母亲其婴儿出生体重更低而且宫内生长受限的概率增加。Hart 及其同事研究了西澳大利亚州珀斯的 901 名在孕 18 周诊断为维生素 D 缺乏的母亲与其后代的长期健康结局。孕妇中血清 25(OH)D 缺乏(<50nmol/L[<20ng/mL])的发生率为 36%。校正相关协变量后维生素 D 缺乏者的后代在 6 岁时出现肺部发育受损的风险增加，10 岁时出现神经认知缺陷的风险增加，青少年时期进食障碍的风险增加，并且 20 岁时的骨峰值降低风险也增加。

然而，最近对观察性研究和随机对照试验(RCTs)的系统综述及 Meta 分析未能证实早期的观察结果。Theodoratou 及其同事[10]表明，尽管就这一主题已发表几百篇系统评价和 Meta 分析，但并未发现任何有力证据可以证明维生素 D 的确切作用，但它可能与某些结局有联系。DeRegil 及其同事[11]综述了共计 1023 名女性在内的 6 项小规模研究，并比较了 5 项补充维生素 D 与未治疗或仅使用安慰剂的研究。作者得出结论：妊娠期间使用维生素 D 补充剂可以提高足月时的血清 25(OH)D 浓度。然而，该发现的临床意义尚不明确，妊娠期间补充维生素的临床获益并无充足可靠证据。显然这需要通过优化 RCT 等进行更深入的研究来获悉血清维生素 D 与其他因素如年龄，种族，季节变化，BMI，内科疾病，孕龄等的相互关系。血清 PTH 及其与血清维生素 D 的关系也需要进一步的研究。同时，产科医生必须为每位患者进行个别指导：血清 25(OH)D 水平提示什么，怀孕时的正常值是多少，是否属于妊娠特异性，需要进行哪些治疗，以及妊娠期需多久复测这些指标；同时也必须考虑到这些检测的成本及对胎儿和新生儿的可能影响。

2010 年美国国家科学院(the Institute of Medicine, IOM)[12]回顾了近 1000 项已发表的研究，包括补充维生素 D 与预防癌症、自身免疫性疾病、心脏病及糖尿病的报告。简而言之，他们建议血清 25(OH)D 的正常下限大约应在 20ng/mL 或 50nmol/L。**对于未妊娠女性，该报告的作者建议每日膳食维生素 D 摄入量为 600IU，上限摄入量为 4000IU；每日膳食钙摄入量为 1000mg，上限摄入量为 2500mg 每天。对存在维生素 D 不足/缺乏者，应尽早使血清水平达到正常，在妊娠期最好及早开始补充。在缺乏任何随机对照试验结果的时候，一个合理的做法是用相关病史来发现维生素 D 缺乏的高危女性。**最近有证据表明妊娠期间维生素 D 缺乏较为普遍，特别是在高风险群体中，包括素食者，阳光照射不足者(例如，生活在寒冷气候，居住在北纬地区，或穿防晒衣和防寒服者)，和少数民族，特别是那些皮肤偏黑者。对于维生素 D 缺乏风险较高的孕妇,可考虑测定母体血清25(OH)D水平,并结合临床具体考虑。

美国妇产科医师协会(The American College of Obstetricians and Gynecologists, ACOG)表示,"目前没有足够的证据支持对所有孕妇维生素D缺乏进行筛查的建议。对于存在维生素D缺乏风险增加的孕妇,可考虑测定母亲血清25(OH)D水平,并应结合临床进行解读。若妊娠期间出现维生素D缺乏,多数专家认为可以补充1000~2000IU/天的维生素D较为安全。

骨质疏松症

妊娠哺乳相关骨质疏松症(pregnancy and lactation-associated osteoporosis, PLO)在20世纪50年代开始被公认为是一种与妊娠相关的特发性骨质疏松症。在过去几年中,有关妊娠期和哺乳期骨质疏松症临床方面的研究兴趣较前增加[13]。尽管该病的患病率不详,但已有约120例报告。另一种妊娠相关骨质疏松症称为妊娠期一过性骨质疏松。它通常出现于孕晚期——有时伴行走或站立时的剧烈疼痛,通常位于髋部——并且有时导致髋部骨折,产后几个月可完全恢复。此时应首先考虑预先存在导致骨质疏松症的继发原因,例如维生素D缺乏,乳糜泻,神经性厌食,肥大细胞增多症,甲旁亢或甲亢。当重度PLO存在以下三个特征之一时,可以考虑筛查潜在的单基因骨病:(1)骨密度重度降低;(2)有骨质疏松或多发性骨折,关节过度松弛,蓝色巩膜,先天性失明或视力严重降低的家族史;(3)妊娠前有骨折史。

虽然患者是在妊娠期间诊断出骨质疏松症,但这是由于妊娠暴露了其低骨量,而妊娠本身并不会引起骨质疏松。妊娠期间躯体姿态的变化,包括脊柱前凸增加,使力量叠加在基础骨量小且孕期暂时减少的地方时可能导致疼痛甚至骨折。在一项针对24名有骨痛症状女性进行的多年研究中,18人诉有背部疼痛,5人诉髋部疼痛,1人诉妊娠晚期和分娩后8个月时有踝关节疼痛。脊柱影像学检查显示17例椎体畸形;21例测量骨密度的患者中,7例有骨质疏松,13例为骨质减少。作者总结说这些女性的骨量在妊娠前可能较低,妊娠期间骨量的短暂和轻微减少可进一步加重骨骼的脆弱程度。

最近一项研究发现了78例在妊娠前或妊娠期间接触双膦酸盐的病例。尽管并未证实双膦酸盐会导致严重的不良反应,但已有其增加自发流产,胎龄缩短,新生儿低出生体重和新生儿短暂性低钙血症的病例报道。对于疾病严重者可以使用依替膦酸盐治疗,但是在准备妊娠前几个月应停止使用。

哺乳对骨质疏松症进展的影响尚有争议。哺乳本身看来并非骨密度的决定因素。虽然一项调查显示超过8个月的哺乳期与股骨颈和股骨干的骨密度增加相关,但

另一项研究发现,哺乳期越长,骨密度丢失越大(哺乳时间超过9个月的妇女与哺乳6到9个月的相比)。鉴于哺乳对骨质疏松的影响尚有争议,有骨质疏松症的母亲是否应停止哺乳需听从医生建议。Bolzetta及其同事研究了752名女性(平均年龄,64.5±9.3岁),其中23%有椎体骨质疏松性骨折。有椎体骨折的女性母乳喂养婴儿的时间更长(11.8±12.9 vs. 9.3±11.2个月,P=0.03),并且妊娠次数更多(2.6±2.2 vs. 2.2±1.3,P=0.002)。母乳喂养超过18个月与发生椎体骨折的风险呈两倍相关(OR,2.12;95% CI,1.14至5.38;P=0.04),特别是对于不曾使用药物治疗的骨质疏松患者。作者得出结论,长期母乳喂养和椎体骨折之间存在关联,这项证据支持长期哺乳是绝经后骨质疏松性骨折的一个危险因素。

孕期出现肝素相关性骨质疏松症已有报道,它可能与肝素的总剂量有关[14]。作者的结论是,在使用肝素的患者中,约有三分之一患者会出现肝素对骨密度的副作用。

甲状腺疾病

妊娠期甲状腺疾病的临床管理应采用"团体治疗"的模式,就像针对妊娠期糖尿病管理一样。由于妊娠早期甲状腺功能就会发生改变,因此,患有慢性甲状腺疾病的女性必须计划性怀孕,并且在孕前或确诊怀孕后应尽快就诊。女性发生自身免疫性甲状腺疾病的概率是男性的5~8倍,且其病程会受孕期或产后免疫状态改变而受影响[15,16]。

妊娠早期,母体甲状腺面临甲状腺激素分泌增加的需求,主要与以下因素有关:(1)雌激素对肝脏的影响,使母体甲状腺结合球蛋白(thyroxine-binding globulin, TBG)增加;(2)人绒毛膜促性腺激素(human chorionic gonadotropin, hCG)对促甲状腺激素(thyroid-stimulating hormone, TSH)受体的刺激作用;(3)高浓度的三型碘化甲腺氨酸脱碘酶(type 3 iodothyronine deiodinase, D3),降低了甲状腺激素和三碘甲状腺原氨酸的活性;(4)提供给甲状腺的可利用碘增加。尽管在过去几十年中美国减少了饮食中的碘含量,但仅有约10%的孕妇碘摄入不足。美国推荐孕期碘摄入量为229μg/天,哺乳期为289μg/天;产前维生素中的碘化钾应含碘150μg[17]。

正常的甲状腺可以代偿性的增加甲状腺激素的分泌以维持其在整个孕期处于正常值范围。然而,甲状腺出现轻度病理异常时,如慢性免疫性甲状腺炎或者使用甲状腺激素替代治疗的患者,甲状腺激素分泌就未能像正常甲状腺那样出现代偿性增加,因此,这些妊娠期妇女可表现为生化指标性甲状腺机能减退(例如,血清中TSH水平升高)。

胎儿的甲状腺在妊娠10~14周开始摄取碘,妊娠18

周才开始活跃分泌甲状腺激素[18]。妊娠早期母体将甲状腺素(thyroxine,T_4)转运给胎儿,来源于母体的 T_4 在妊娠 6 周即出现在胚胎体腔液,妊娠 9 周出现在胚胎脑部。尽管母体可持续供给胎儿 T_4 直至分娩,但仅在胎儿甲减时才主要依靠母体的供给。甲状腺激素受体基因在妊娠 8 周即表达于人类胚胎脑部,支持了妊娠早期母体甲状腺激素对胎儿脑部发育的重要作用。

妊娠早期,由于 TBG 升高和外围 TBG 降解速率减缓,母体甲状腺激素中总 T_4(total thyroxine,TT_4)和总 T_3(total triiodothyronine,TT_3)均升高。TBG 水平在妊娠 20 周达到平台期并维持至分娩。尽管总的激素水平发生这样急剧的变化,**但血清游离 T_4 和游离 T_3 始终维持在正常范围内,除非母体可利用碘减少或者甲状腺腺体出现异常。**

hCG 水平在妊娠 9~12 周达到高峰,其对母体甲状腺的 TSH 受体有轻微刺激作用。某些情况如多胎妊娠、葡萄胎、妊娠剧吐等 hCG 表现异常增高时,血清游离 T4(free T4,FT4)水平可升高至甲状腺毒症水平而暂时抑制血清 TSH 水平。

妊娠期甲状腺肿大常见于缺碘地区。在美国及其他碘摄入丰富地区,妊娠期甲状腺并没有代偿性增大。**因此,妊娠期发现的甲状腺肿大是异常表现,需仔细评估。**最常引起弥漫性甲状腺肿的原因是慢性免疫性甲状腺炎或桥本甲状腺炎。大部分病人甲状腺机能正常,诊断依靠甲状腺抗体,主要是甲状腺过氧化物酶(thyroid peroxidase,TPO)。妊娠期甲状腺抗体浓度会降低,产后升高。妊娠早期高水平 TPO 是产后甲状腺机能障碍综合征的预测指标。

甲状腺功能检测

血清 TSH 测定是临床上最常用、简便、经济的筛查甲状腺功能异常的指标[19]。与血清 FT_4、TT_4 一样,TSH 浓度在妊娠早期具有特异性,并且与人群碘摄入量、种族及检测方法有关。与孕前及妊娠中晚期相比,妊娠早期血清 TSH 的浓度较低。妊娠早期,正常情况下继发于 hCG 对甲状腺 TSH 受体的刺激性作用,孕妇血清 TSH 水平降低,若血清 TSH 升高则考虑原发性甲减(图 42-2)。临床数据[19]显示,妊娠早期血清 TSH 正常水平低于 2.5mIU/L,妊娠中晚期不超过 3.0mIU/L[20]。然而,中国、英国及印度的研究均显示,妊娠早期正常血清 TSH 水平上限可达 4.5mIU/L[21-23]。美国甲状腺协会(American Thyroid Association,ATA)及内分泌学会(Endocrine Society,ES)指南推荐,在特定人群中应用特异性 TSH 及 FT_4 参考范围,如果无特定人群参考范围,则建议妊娠早期血清 TSH 正常上限为 2.5mIU/L,妊娠中晚期血清 TSH 正常上限为 3.0mIU/L。**由于首次产检常在孕 6 周后,因此将血清 TSH 正常上限设为 2.5mIU/L 以筛查甲减是合理的。**

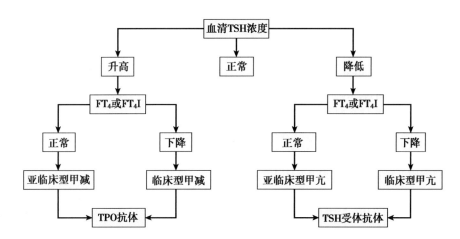

图 42-2　孕期甲状腺功能情况说明。孕早期血清 TSH 正常值上限为 2.5mIU/L,孕中晚期正常值上限为 3mIU/L。孕早期血清 TSH 正常值下限可低至 0.1mIU/L 甚至无法检出。TSH 受体抗体阴性的亚临床甲亢可以是孕早期正常的生理改变。血清 TPO 抗体阳性见于慢性甲状腺炎患者。TSH 受体抗体阳性见于 Graves 病患者。FT_4:游离甲状腺素。$FT_4 I$:游离甲状腺素指数

如何测定各个孕期的 FT_4 水平需要谨慎对待。众多实验室研究显示,由于检测方法不同,以及不同人群摄碘量不同,妊娠中晚期检测的 FT_4 值各不相同。临床中,尤其是妊娠晚期,FT_4 水平处于正常下限、甚至处于轻度甲减水平的情况并不少见。为对应孕期生理性 TSH 改变,

Lee 等[24]采用 2 种不同的免疫学方法检测孕期 FT_4 水平(总 T_4 和 FT_4 指数[$FT_4 I$]),并与传统测定方法进行比较。整个妊娠期甲状腺功能正常且 TPO 抗体阴性者为实验组,同种族绝经前期非孕女性为对照组。妊娠晚期血清 TT_4 水平升高;妊娠早期血清 $FT_4 I$ 水平升高,两组比较有

统计学差异（P<0.05），妊娠中晚期血清 FT_4I 水平降至非孕期水平。2 种不同的免疫学检测方法显示实验组 FT_4 水平较对照组明显降低，妊娠中晚期 FT_4 水平约为对照组的 65%。研究指出整个孕期 TT_4 和 FT_4I 水平与血清 TSH 水平呈负相关，用它们来估计 FT_4 较直接检测 FT_4 水平更为可靠。FT_4 检测的金标准是透析法，但它或串联质谱法都不是常规方法。因此，有人建议孕妇测定 TT_4 的值需用系数 1.5 校正[24]。因此，临床医生熟悉实验室甲状腺检测的方法和意义是十分必要的。

血清 TSH 降低、FT_4 或 FT_4I 升高可诊断甲亢。某些特殊情况下，血清 TSH 降低、血清 FT_4 正常也诊断为甲亢，如自主高分泌的甲状腺结节。此类疾病需同时检测 TT_3 或游离三碘甲状腺氨酸指数（free triiodothyronine index，FT_3I）。

促甲状腺激素受体抗体

Graves 病是由于 TSH 受体抗体（TSH receptor-stimulating antibodies，TSHRAbs or TRAbs）直接作用于甲状腺上皮细胞导致。目前，TRAbs 检测试剂已在临床广泛应用，该方法敏感性和特异性均较高，在评估罹患 Graves 病及自愈或治愈的 Graves 甲亢病史的孕妇的胎儿或新生儿风险方面有较高价值。TRAbs 也可作为甲亢病因不明确时的鉴别诊断。目前有两种方法检测 TRAbs，**竞争剂测定法**（甲状腺结合抑制剂[thyroid-binding inhibitor，TBI]-甲状腺结合抑制剂免疫球蛋白[thyroid-binding inhibitor immunoglobulin，TBII]测定）或**生物鉴定法**检测环腺苷酸单磷酸盐（cyclic adenosine monophos phate，cAMP）的产生（刺激甲状腺免疫球蛋白[thyroid-stimulating immunoglobulin，TSI]测定）。TBI-TBII 方法的特异性较低，因为慢性自身免疫性（桥本）甲状腺炎患者具有抑制 TSHR 活性的 TRAbs 而产生假阳性。与所有 IgG 分子一样，TRAb 可通过胎盘进入胎儿体内。如果胎儿体内 TRAb 浓度超过正常值 3 倍以上，它会刺激胎儿甲状腺引起甲亢（TRAbs 的刺激作用），极少数引起甲减（TRAbs 的阻断作用）。近期，有研究报道应用第二代 TBI-TBII 方法预测胎儿或新生儿罹患甲亢。这部分内容将在胎儿和新生儿甲亢部分进行探讨。

孕前咨询

临床上指导女性甲状腺疾病患者备孕时需考虑以下问题：

1. **初次诊断甲亢或正在应用抗甲状腺药物（anti-thyroid drug，ATD）治疗。** 可考虑以下三种经典治疗方案：（1）长期 ATD 治疗；（2）I^{131} 放射治疗；（3）甲状腺次全切除术。要告知患者及家属 ATD 对胎儿的潜在风险。TRAb 阳性的女性患者备孕时应避免使用 I^{131} 放射治疗，

这是由于 I^{131} 放射治疗使 TRAb 水平升高，且这种影响可以持续数年；妊娠中晚期 TRAb 滴度超过正常水平 3 倍以上，胎儿或新生儿罹患甲亢的风险明显增加。鉴于 ATD 及放射治疗可能存在的副作用，外科手术治疗是医生和患者的另一个选择。**不管选择何种治疗方法，受孕时保证正常的甲状腺功能至关重要。** 未经治疗的甲亢患者，妊娠早期胎儿先天畸形发生率是甲状腺功能正常孕妇的两倍。

2. **既往使用 I^{131} 治疗甲状腺癌。** 建议治疗结束后 6 个月至 1 年以上再受孕。Garsi 等对 2673 名接受 I^{131} 治疗的甲状腺癌孕妇进行研究，治疗过程中避免卵巢接触辐射，研究结果未能证明 I^{131} 治疗影响下次妊娠和子代结局。

3. **甲减的治疗。** 甲减患者妊娠期需增加左旋甲状腺素剂量[25,26]。自末次月经后 6~8 周起甲状腺素需求量开始增加，所以确诊妊娠后应马上检测甲状腺功能并相应调整甲状腺素用量。推荐妊娠确诊后起初每周增加 2 日左旋甲状腺素的药量，直到得到甲状腺功能检测结果[26]。近来研究表明，使用左旋甲状腺素进行替代治疗的甲减患者中（不包括因甲状腺癌行甲状腺切除术的患者），若孕前血清 TSH 低于 1.3mIU/L，仅有 17% 的患者需在妊娠早期增加左旋甲状腺素用量；TSH 高于 1.3mIU/L 的患者中则有 58% 需增加药量[81]。分娩后，大多数患者需减至孕前药量。多种药物可影响左旋甲状腺素的吸收，如硫酸亚铁和钙剂等。服用左旋甲状腺素应与其他药物间隔至少 2 个小时，而且要在餐前、餐后至少 1 小时服用，晨起后、早餐前至少 1 小时服用效果最佳。然而，妊娠期恶心、呕吐者可睡前空腹服用。

4. **甲状腺机能正常的慢性甲状腺炎。** 桥本甲状腺炎患者妊娠后发生孕早期甲减、自然流产、早产和产后甲状腺炎的风险增高[27]。

母体-胎盘-胎儿间相互作用

数十年的研究表明，母体甲状腺素对胚胎发育至关重要[18,28]。妊娠早期胎儿甲状腺尚无功能，母体 T_4 可通过胎盘，母体 TSH 不能通过胎盘。促甲状腺激素释放激素（Thyrotropin-releasing hormone，TRH）可通过胎盘屏障，但其生理意义仍不清楚。甲巯咪唑（methimazole，MMI）、丙硫氧嘧啶（propylthiouracil，PTU）和可代谢为甲巯咪唑的卡比马唑（carbimazole，CMZ）均可通过胎盘，因此妊娠早期可能引起先天畸形，或者不恰当的大剂量药物可引起胎儿甲状腺肿和甲减。妊娠期严禁过量或过长时间服用含碘药物，这是因为胎儿甲状腺中过量的碘积聚会引起甲状腺肿和甲减。

如上所述，TRAb 可通过胎盘，其血清浓度随妊娠进展降低。然而，经 I^{131} 治疗的 Graves 病患者，TRAb 浓度明

显增加。

甲状腺功能亢进

妊娠期自身免疫性甲亢的发病率约为 0.1% ~ 0.4%[29]。Graves 病是引起妊娠期高甲状腺素血症的最常见原因；其他病因较少见（框 42-2）。随后将讨论主要因 hCG 分泌及活性异常而导致的甲亢，已被证实为妊娠期一过性甲亢的最常见原因[30]。我们的经验发现，在妊娠期高甲状腺素血症中，毒性甲状腺腺瘤和毒性多结节性甲状腺肿发生率低于 10%，妊娠期极少发生亚急性甲状腺炎。

框 42-2　妊娠期甲状腺功能亢进的病因

免疫性甲状腺疾病

Graves 病

慢性甲状腺炎

散发的无症状性甲状腺炎

非自身免疫性甲状腺疾病

多结节性甲状腺肿

毒性甲状腺腺瘤

亚急性甲状腺炎

妊娠期甲状腺毒症

多胎妊娠

恶心和呕吐

妊娠剧吐

- 滋养细胞肿瘤
- 葡萄胎
- 绒毛膜癌

医源性

左旋甲状腺素替代治疗

- 过量治疗
- 人为因素

碘诱发

参考文献摘自 Patil-Sisodia K，Mestman JH. Graves hyperthyroidism and pregnancy：a clinical update. *EndocrPract*. 2010；16；118-129.

妊娠期甲状腺功能亢进

妊娠期甲亢也称**妊娠期甲状腺毒症**，妊娠剧吐可引起短暂性甲亢，妊娠早期可出现一过性非自身免疫性的甲亢，也被称为妊娠早期一过性甲亢，与高滴度 hCG 分泌进而刺激 TSH 受体有关。妊娠期甲亢最常见原因为妊娠剧吐、多胎妊娠和葡萄胎，极少个例报道中包括胎盘亢进症。

妊娠剧吐—过性甲状腺功能亢进

妊娠剧吐（Hyperemesis gravidarum，HG）表现为妊娠 4 ~ 8 周开始的剧烈恶心和呕吐；常需急诊就医或反复住

院进行静脉补液治疗[31]。严重呕吐和脱水表现为体重下降超过 5kg、尿酮阳性、肝功能异常和低钾血症。FT_4 和 TT_4 水平可高达正常水平的 4 ~ 6 倍，然而 TT_3 和 FT_3 水平仅高于正常值 40%，表现为 FT_3 与 FT_4 不等比升高[30]。妊娠剧吐一过性甲亢 TT_3/TT_4 比值小于 20，Graves 甲亢 TT_3/TT_4 比值大于 20。使用敏感性较高的血清 TSH 检测方法仍无法检测出 TSH 或检测数值极低。**尽管生化指标表现为明显的甲亢，但其高代谢的症状和体征不明显或基本无症状。**患者仅有轻微心悸或怕热，较少出现多汗、近端肌无力及大便频繁。体格检查无明显眼征和甲状腺肿，偶尔出现手震颤，以及因脱水引起的心动过速。孕前无甲亢症状的病史尤为重要，因为大多数孕期首次诊断 Graves 病患者在孕前均有高代谢症状。随着呕吐缓解和体重增加，高甲状腺素血症自然缓解，多数患者妊娠 14 ~ 20 周恢复正常，仅 15% ~ 25% 患者甲亢症状会持续至孕 20 周后。受抑制的 TSH 水平常滞后于游离甲状腺素水平正常后几周才恢复（图 42-3）。**无需抗甲状腺药物治疗。**研究表明是否使用抗甲状腺药物治疗对妊娠结果无影响。剧烈呕吐和甲亢有时需给予胃肠外营养支持。

甲状腺功能异常程度与呕吐严重程度和体重减轻程度直接相关。Goodwin 等[30]对 67 名症状严重患者（剧烈呕吐且体重下降超过 5kg，明显脱水）进行常规检查发现肝功能和电解质异常，同时发现明显的 FT_4 水平升高和血清 TSH 水平下降；事实上，30% 患者血清 TSH 无法被检测到（<0.04mIU/L）。妊娠剧吐程度较轻者，其甲状腺功能紊乱程度也相对轻微。

妊娠期妇女在受孕的最初几周内忽然出现严重的恶心和呕吐，且甲状腺功能检测提示甲亢，要考虑到妊娠剧吐一过性甲亢。这些病人受孕前没有新陈代谢亢进的主诉，触诊也未发现甲状腺肿，症状及实验室检查均不明显。除此之外，抗 TPO 抗体、TRAbs 及自身免疫性甲状腺疾病指标检测均是阴性。由于呕吐也可能是甲亢的症状，所以鉴别诊断也比较困难（表 42-1）。

表 42-1　Graves 病与妊娠期甲状腺毒症的鉴别要点

	Graves 病	妊娠期甲状腺毒症
妊娠前症状	++	−
妊娠期症状	+/++	−/+
恶心和呕吐	−/+	+++
甲状腺肿和眼征	+	−
甲状腺素受体抗体	+	−
甲状腺超声检查	富含血管	正常

参考文献：摘自 Patil-Sisodia K，Mestman JH. Graves hyperthyroidism and pregnancy：a clinical update. *EndocrPract*. 2010；16；118-129.

−表示无，+表示轻微，++表示明显

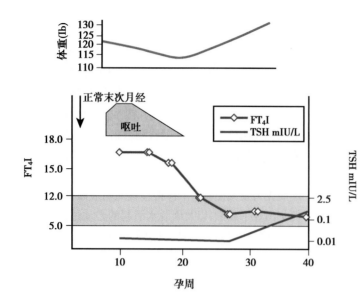

图 42-3　妊娠剧吐引起一过性甲状腺功能亢进典型病例示意图。孕 6 周开始呕吐,孕 10 周加重。血清 FT_4I 升高,抑制促甲状腺素分泌。妊娠 16 ~ 18 周,呕吐减轻,FT_4I 下降。此阶段体重减轻 3.6kg。妊娠 18 周,血清 FT_4I 恢复正常,但血清促甲状腺素仍处于抑制状态至 ~ 26 周。患者症状好转且体重开始增加,直至足月分娩一健康婴儿。橙色区域代表参考值范围。LNMP:正常末次月经。TSH:促甲状腺激素

妊娠剧吐患者甲状腺激素水平升高与 hCG 的内分泌作用有关[32]。已证实 hCG 可以刺激甲状腺激素受体,而且它在双胎妊娠中的生物活性更持久。在正常妊娠和妊娠剧吐患者中发现,甲状腺刺激程度和 hCG 水平之间存在微小却重要的联系[32]。hCG 滴度超过 200 000mIU/mL 可导致血清中 TSH 水平几乎测不到。曾有病例报道反复妊娠剧吐的母女患者其妊娠中 hCG 水平并未异常升高。但她们的促甲状腺素受体基因被证实是在胞外控制区有错义突变的杂合子。突变受体较野生型受体对 hCG 的敏感性更高,即使正常范围内的 hCG 也能导致甲亢发生。

正如前文提到的,诊断妊娠剧吐一过性甲亢应该包括严重的呕吐、无甲状腺疾病临床表现、妊娠早期甲亢生物学指标、血清 TSH 降低和 FT_4 升高。妊娠早期正常血清 TSH 水平可能低至 0.01mIU/L,因此血清 FT_4 水平升高是诊断的必要条件。多数妊娠妇女有轻微晨吐,甲状腺功能检测也在正常范围。妊娠剧吐一过性甲亢表现为持续的严重呕吐伴体重减轻,并且这些症状会重复出现于下次妊娠。

Graves 甲亢患者也可能发生妊娠剧吐,妊娠早期 hCG 的作用可使 Graves 甲亢病情缓解的患者出现妊娠剧吐。**Graves 甲亢与妊娠剧吐一过性甲亢鉴别诊断比较困难,但 TRAb 阳性支持诊断 Graves 甲亢**[33]。

妊娠期甲亢对产科结局并无太大影响,与正常妊娠相比,胎儿出生体重可能轻微下降,但并无显著性差异,主要仍与母亲的体重下降有关。

妊娠期滋养细胞疾病,包括部分性葡萄胎,完全性葡萄胎和绒毛膜癌是妊娠早期甲亢的另一个原因。

Graves 病

Graves 病患者妊娠后大多出现甲亢表现,妊娠早期

及产后症状加重,妊娠中晚期症状相对改善。妊娠早期 hCG 刺激甲状腺激素分泌,TRAb 水平升高,引起临床症状加重。淋巴细胞亚群的改变刺激免疫应答使症状在妊娠中晚期得到改善,在产后复发。Kung 和 Jones 等在一项比较妊娠妇女和未妊娠妇女 Grave 病的研究中提出疾病症状随妊娠进展得到改善是由于刺激性的 TRAbs 活性降低,而抑制性的 TRAbs 活性升高;但产后情况逆转,Graves 甲亢病情恶化。另一项研究认为,Graves 病在妊娠中晚期得到改善是因为甲状腺受体抗体(TRAbs,TSIs)水平降低,而不是由于甲状腺刺激阻滞性抗体(thyroid stimulation-blocking antibodies,TSBAs)的出现。

如果甲亢在妊娠期得到较好控制,则母儿结局良好;然而,如妊娠期甲亢未经治疗或控制不好,母儿的并发症明显增加(框 42-3)[34]。

框 42-3	Graves 病可能引起的母体和胎儿的并发症
母体	**胎儿**
流产	低出生体重
妊娠期高血压	• 早产
早产	• 小于胎龄儿
心力衰竭	• 宫内生长受限
甲亢危象	死产
胎盘早剥	甲状腺功能异常
感染	• 胎儿甲状腺功能亢进
	• 胎儿甲状腺功能减退
	• 新生儿甲状腺功能亢进
	• 新生儿甲状腺肿
	• 新生儿中枢性甲状腺功能减退

参考文献摘自 Patil-Sisodia K,Mestman JH. Graves hyperthyroidism and pregnancy:a clinical update. EndocrPract. 2010;16:118-129.

妊娠期初次诊断甲亢的患者中,多数通常在孕前已出现甲亢症状。临床诊断孕期甲状腺毒症较为困难,因为许多症状和体征属于正常妊娠的常见表现,如轻微的心悸、心率 90~100bpm、轻微的怕热、活动后气促以及皮肤温湿。然而,有些临床表现能够提示甲亢的诊断,如甲状腺肿、眼征、近端肌无力、心率>100bpm、体重下降或者饮食合理但无体重增加。少数病人会以充血性心力衰竭的症状首诊,这种情况下的病因诊断较为困难,因多项体格检查会提示心脏瓣膜病,以二尖瓣关闭不全或狭窄常见。甲亢控制不良常并发子痫前期、胎儿生长受限和早产。当患者出现收缩压升高,而舒张压降低或脉压增大时,除考虑主动脉关闭不全外还应考虑甲亢的可能。

甲亢的典型临床表现包括烦躁、多汗、食欲亢进、怕热、失眠、近端肌无力、易激动、性情改变、大便次数增加、运动耐力下降(有时表现为气短)、眼刺激症、多泪、瘙痒以及消瘦等。患者并不一定会表现所有症状,因此临床医生应认真对待患者的细微主诉,特别是消瘦或体重不增加等症状。如前所述,对妊娠早期的甲亢,鉴别诊断是 Graves 病还是妊娠一过性甲亢确实是不容易的。

妊娠期 Graves 病患者体格检查时,几乎均可发现甲状腺增大。实际上,甲状腺肿是年轻患者诊断 Graves 病的必要条件。甲状腺呈弥漫性肿大,是正常大小的 2~6 倍,质地不等;有时形状不规则,可触及隆起性结节。触诊心脏震颤或听诊心脏杂音表明高动力循环。眼部检查可表现明显的眼征,但大多数病例中无突眼或突眼较轻。一侧眼由于上眼睑后缩可使其较对侧眼更大。仔细检查可能发现眼球活动受限。结膜充血或水肿和凝视状态很常见。严重的眼征在妊娠期较少见;为了恢复视敏度可予糖皮质激素治疗或行外科眶壁减压术。仅不足 10% 的女性患者出现胫前黏液性水肿。而心脏收缩期杂音常见,近端肌无力、手震颤、及高代谢症状多见,皮肤湿热,手掌红斑加重。

如前所述(见"甲状腺功能检测"章节),几乎所有的 Graves 病患者均有血清 FT_4 的升高。无法检测到**或极低 TSH 水平伴高 FT_4 或妊娠期系数校正后的高 $FT_4 I$ 或 TT_4 水平,支持妊娠期甲亢诊断**[29]。极少罕见病例中血清 FT_4 值可能在正常上限或轻微升高,此时需要 TT_3 或经过妊娠系数校正的 TT_3 水平来确诊甲亢。作为自身免疫性甲状腺疾病的标志物,甲状腺过氧化物酶抗体(TPOAbs)或甲状腺抗微粒体抗体在大多数 Graves 病患者均升高,但它们对诊断 Graves 病无临床意义。如果 TRAb(包括 TBII 和 TSI)升高,则可确诊 Graves 病,且对于预测胎儿或新生儿的甲亢有重要意义(后面会进一步探讨)。

早期有关妊娠合并甲亢的研究报道显示,其显著增加母体及围产儿的患病率和死亡率。过去 25 年,由于妊娠期母体甲亢的控制得到明显的改善,从而显著降低了母胎并发症(见框 42-3)[34-36]。如果孕期甲亢控制不佳,常见的并发症为妊娠期高血压疾病(pregnancy-induced hypertension,PIH)。甲亢控制欠佳的患者并发严重子痫前期的风险比甲亢控制良好的患者高 5 倍[34]。其他的并发症包括早产、胎盘早剥、低体重儿(low-birthweight,LBW)、死产和流产。充血性心力衰竭可发生于妊娠期高血压未经规范治疗的患者或虽经治疗但疗程过短者以及手术分娩者。如果患者出现心血管症状,可通过超声心动图检查来判定有无左心室功能障碍。尽管这些改变是可逆的,但在甲状腺功能恢复正常后仍可持续数周至数月。曾有研究发现,尽管血清 T_4 水平已经恢复正常,但外周血管阻力下降和心脏高输出状态仍然存在。这个重要发现临床意义重大。**妊娠期甲亢合并子痫前期患者,分娩时或伴贫血、感染等并发症时可出现左心功能衰竭。**甲亢病程较长的女性患者在妊娠早期可发生充血性心力衰竭,很可能是妊娠早期甲亢病情恶化促发了这一并发症,此类情况下应严格监控液体摄入量。甲亢未很好控制的妇女可在妊娠期出现甲状腺危象。有文献报道一例女性患者孕期甲亢控制欠佳,在产后 2 周出现甲状腺危象并多器官功能衰竭。

胎儿或新生儿并发症也与母体甲亢控制情况密切相关。胎儿生长受限、早产、死产和新生儿畸形是最常见的并发症。Millar 等[34]研究表明,妊娠期甲亢病情控制不良者,低体重儿发生率较正常人群高 9 倍。治疗后甲状腺素正常的妊娠期甲亢患者低体重儿发生率是正常人群的 2.5 倍。妊娠前或妊娠早期甲状腺功能恢复正常者,低体重儿发生率与正常人群无明显差异。妊娠期甲状腺毒症超过 30 周、Graves 病病程超过 10 年和 Graves 病发病年龄小于 20 岁是分娩小于胎龄儿的相关因素。据研究,妊娠期甲亢患者流产发生率(25.7%)、早产(14.9%)发生率均高于甲状腺功能正常人群(流产 12.8%、早产 9.5%)。研究报道母体患有甲亢且孕期持续异常者,其新生儿可出现中枢性甲减。但这些新生儿的甲状腺功能多在数周后恢复正常,未能恢复正常者则可能发展为永久性的垂体功能障碍[37]。

法国学者 Luton 等应用超声检查监测胎儿的甲状腺大小作为评估甲状腺功能异常及评估可能需要治疗的指征[38]。他们对一组需要进行抗甲状腺药物治疗的高危甲亢孕妇(TRAbs 阳性)进行观察,发现 41 例患者中有 11 例出现胎儿甲状腺肿。其中 4 例胎儿为甲亢,7 例胎儿因母亲抗甲状腺药物剂量过大而出现继发甲减,随后通过调整药物剂量这些胎儿均得到了很好的治疗。研究者认为通过有经验的超声医生监测胎儿甲状腺大小是一个极好的诊断工具,密切合作的团队工作可以保障胎儿正常的甲状腺功能。

治疗甲亢对预防母体、胎儿及新生儿的并发症至关重要(图 42-4)。**治疗的目标是尽早使甲状腺功能的检测结果正常且使用尽可能小的抗甲状腺药物剂量以维持正常的甲状腺功能。**过量的抗甲状腺药物会通过胎盘,影响胎儿甲状腺功能,出现伴或不伴甲状腺肿的胎儿甲减。患者应定期复查,调整药物剂量使血清 FT_4、FT_4I 或 TT_4 值维持在孕妇参考范围的正常上限或略高于上限。Momotani 等研究发现,即使母亲的血清 FT_4 值在正常范围内,胎儿的血清 TSH 值仍可升高,而且母亲血清 TT_3 值在正常范围是胎儿出现甲减的危险因素,这与指南中不推荐使用 TT_3 作为孕妇甲状腺功能的监测指标相符。

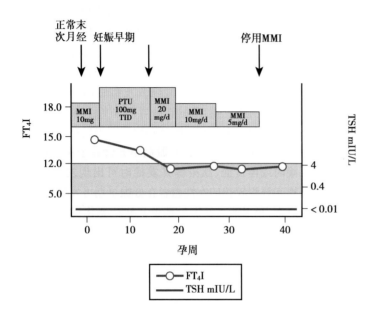

图 42-4 妊娠期甲状腺功能亢进患者治疗例图。患者妊娠前确诊为甲状腺功能亢进后即予以 MMI 10mg/d 治疗。确诊怀孕后立即改用 PTU 150mg tid 到妊娠早期末,此时再换成 MMI 20mg/d。至孕 20 周,FT_4I 值基本恢复正常,MMI 剂量减至 10mg/d。至孕 26 周,FT_4I 处于正常参考范围上限,并且促甲状腺素持续被抑制,MMI 的剂量减为 5mg/d。FT_4I 维持在正常参考范围上限。孕 34 周,停用 MMI,患者的甲状腺功能可保持正常直至分娩。橙色条带区为正常参考值范围。TSH:促甲状腺激素

为获得正常的甲状腺功能状态,及维持 FT4 值在正常人群参考范围上限或稍高,应在治疗初期每 2 周、达标后每 2~4 周检测甲状腺功能。随着妊娠进展免疫系统发生改变,妊娠后半期需减少抗甲状腺药物用量。以下情况的患者可考虑在妊娠 34 周后停药:甲状腺肿大不明显、甲亢症状持续时间短、血清 TRAb 浓度低、抗甲状腺药物剂量较小等。据统计,约 30%~40% 的患者妊娠最后几周停药后甲状腺功能依然正常[34,36]。

有学者对 44 名妇女的 46 次妊娠进行 TRAb 活性、抗甲状腺药物剂量与新生儿患病的关系研究[36]。其中 30 次妊娠中患者于分娩前 3~18 周停药。4 名新生儿患有甲状腺毒症,他们的母亲 TBII 水平超过 70%(正常 <15%)。有趣的是,新生儿血清 TSH 水平升高的多数孕妇 TBII 水平小于 30%。以上提示,Graves 病所致的甲亢,孕妇 TBII 水平较低时应尽量使用小剂量抗甲状腺药物治疗以免引起伴或不伴甲状腺肿胎儿甲减。

美国的抗甲状腺药物有甲巯咪唑(methimazole,MMI)和丙硫氧嘧啶(propylthiouracil,PTU),两种药物均能有效控制症状。近来,PTU 的肝毒性再次引起人们的重视,PTU 的肝毒性引起肝衰竭死亡或需肝移植的病例时有报道(框 42-4)。MMI 也有一定的肝毒性,但是这些副作用相对来说较小,仅引起胆汁淤积,不引起肝衰竭,副作用常见于年龄超过 61 岁患者。据估计,美国每年大约有 4000 名孕妇需要应用抗甲状腺药物,大多数人均按原先的指南服用 PTU。Taylor 等[40]报道过 6 例 PTU 引起肝衰竭的病例;据估计每年有 4 名孕妇出现严重的 PTU 相关肝损害[39]。**尽管美国 FDA 宣称 PTU 的肝损害和 MMI 的胚胎致畸发生率均较低,但 ATA 建议妊娠初期使用 PTU,妊娠中期改为 MMI**(图 42-4)[41]。如果患者对 MMI 过敏或治疗甲状腺危象,则优选 PTU,因为它可抑制外周 T_4 转化为 T_3。

目前没有研究表明 PTU 在治疗妊娠期甲亢方面优于 MMI,两种药物具有相似的胎盘转运动力。而且,药效方面,同等药量下甲状腺功能达到正常范围所需时间基本相同,新生儿并发症发生率也无明显差异。

服用 MMI 治疗的妊娠妇女中,少数患者子代出现先天性表皮发育不良,主要表现为头顶部皮肤的局部缺如和溃疡性损害;而服用 PTU 治疗患者中仅出现 1 例。而它在普通新生儿人群中发生率也有 0.03%。

众多研究显示妊娠早期使用 MMI 可导致新生儿特殊的胚胎病理性疾病。这些疾病统称为甲巯咪唑性胚胎病,主要包括后鼻孔闭锁(鼻道发育不良),气管食管瘘,食道闭锁,脐膨出,少乳头或无乳头(乳头发育不良),微小生理缺陷和发育迟缓。然而,这些病例报道还是极少的,且没有关于 PTU 的此类报道。正常人群出现食道闭锁的概率约为 1/2500,出现后鼻孔闭锁约为 1/1000。甲巯咪唑的剂量在一项研究中是 5~50mg/d,另一项中的剂量超过了 20mg/d。Barbero 等[42]进行流行病学研究显示妊娠早期应用 MMI 新生儿发生后鼻孔闭锁较正常人群相对危险度(OR)为 18(95% CI,3~121)。然而他们

没有设立甲亢患者未用药组,所以甲亢本身是否引起相关疾病无法排除。近来,有报道称妊娠早期服用卡比马唑(MMI-CMZ)引起胎儿先天性心脏病。有学者进行了相关研究,对 68 名母亲患有 Graves 病的新生儿进行研究,通过超声心动图检查发现 4 例先天性心脏病(2 例为房间隔缺损,1 例为室间隔缺损,1 例为法洛四联症)[43]。丹麦学者利用政府登记系统对相关病例进行大样本研究[44-46],对妊娠早期 1097 名暴露于 MMI-CMZ 和 564 名暴露于 PTU 的新生儿进行追踪随访约 8.3 年,并与 881 730 名正常新生儿对比,结果显示妊娠早期暴露于 PTU 的新生儿发生一系列先天畸形,主要涉及颜面部、颈部及泌尿系统,畸形程度较暴露于 MMI 患者轻微。部分畸形在出生后 2 年发现并需进一步手术治疗。发生面部和颈部畸形(耳前和副鼻窦瘘或囊肿)的风险为正常人群的 4.92 倍,泌尿系统畸形(单纯性肾囊肿和肾积水)的风险为 2.73 倍。此前并未见关于 PTU 导致先天性畸形的统计学研究报告。Yoshihara 等对日本 6744 名孕妇进行研究,5967 名孕妇顺利分娩,其中 1426 名孕妇接受 MMI 治疗,1578 名孕妇接受 PTU 治疗。MMI 组不良反应发生率为 4.1%(大多为 MMI 胚胎综合征),远高于正常对照组 2.1%。PTU 先天畸形的发生率与对照组无明显差别。如上所述,关于 PTU 导致先天畸形发生的这两个研究给出了不同的结果,这可能是由于丹麦对新生儿的随访时间超过生后 2 年的缘故。

关于 PTU 导致胎儿先天畸形的研究,使临床医生面对计划妊娠的甲亢女性患者和处于生育年龄患者的治疗陷入新的困境,因为超过 50% 是意外怀孕。ATA 和 ES 均建议,计划妊娠的甲亢患者应用 PTU 治疗;使用 MMI 治疗的患者一旦确诊妊娠应立刻改用 PTU 治疗。Laurberg 等对妊娠早期暴露的时间和新生儿缺陷的发生进行了综述分析。统计发现最危险的时期为孕 6 ~ 10 周,此阶段是器官生成的主要时期。如果孕 5 周后仍口服 PTU,则可能导致新生儿畸形。所以如果能在孕 6 周前停用 ATD,新生儿先天性畸形发生风险将最小化。指南中对育龄期女性患者的处理建议:(1)超过正常月经周期几天即行早孕检测;(2)如果妊娠试验阳性需立刻就医;(3)如果可以停药,则妊娠早期每周进行甲状腺功能检测;(4)如果药物治疗必须,则选用胎儿致畸作用小的 PTU。

PTU 的初始剂量推荐为 100 ~ 450mg/d,每 8 小时 1 次;MMI 的初始剂量推荐为 10 ~ 20mg/d,每天 1 次;一般无需更大的初始剂量。MMI 可以每天一次或两次给药,可改善患者医从性。由于 PTU 半衰期较短,需要每 8 小时给药。**根据临床经验,对于大部分患者实行 MMI 20mg/d 或 PTU 100 ~ 150mg TID 的初始剂量,均能取得良好的疗效。**ATD 不良反应与药量密切相关。对于较大

的甲状腺肿或病程较长患者,需要更大的初始剂量。症状轻微患者,给予 MMI 10mg/d 或 PTU 50mg BID/TID 的初始剂量已足够。大部分患者应用药物治疗 2 ~ 6 周后症状改善,治疗 2 周内甲状腺功能检测指标改善,治疗 3 ~ 7 周后恢复正常。药物耐受不常见,多数为患者依从性差。**临床症状一经改善,主要包括体重增加和心率降低,抗甲状腺药物剂量可减为初始剂量的一半。**每隔几周,依据临床表现、甲状腺功能检测结果调整药物剂量。即使甲状腺素水平正常血清 TSH 水平仍会受抑制,血清 TSH 水平恢复正常是减药指标。如果临床表现加重或甲状腺功能检测结果较前变差,则需将药量加倍。

妊娠期母体药物治疗的主要顾虑是药物对胎儿的副作用,包括胎儿甲状腺肿、甲减及先天畸形。因此,应使用最小剂量药物保持 FT_4 在参考范围上限或稍高于非孕正常值,对避免先天畸形非常重要。然而,低剂量的抗甲状腺药物仍会引起新生儿血清 TSH 轻度升高。此外,有研究表明,足月胎儿脐血中 FT_4 水平与抗甲状腺药物剂量并不相关。如前所述[36],与 TBII 滴度升高的患者相比,甲亢孕妇 TBII 值低于 30% 时可减少治疗所需的 MMI 剂量以避免胎儿发生甲减。**妊娠期 Graves 病应用 ATD 治疗时不建议添加 T4,即不建议阻断-替代治疗。阻断-替代治疗中很难解释血清 T_4 值,会导致不必要的增加抗甲状腺药物使用。**

除 PTU 导致肝损害外,3% ~ 5% 的患者使用 ATDs 治疗还有其他副作用发生(见框 42-4)。**两种药物最常见的副作用为皮肤瘙痒和皮疹。**如对一种药有此反应,更换成另一种药后通常会好转。然而,曾有个案报道一

框 42-4 MMI 与 PTU 副作用对比

甲巯咪唑	丙硫氧嘧啶
皮疹	皮疹
瘙痒	瘙痒
游走性多关节炎	游走性多关节炎
狼疮样综合征	狼疮样综合征
胆汁淤积性黄疸	PTU 性肝损害
粒细胞缺乏	• 肝炎
MMI 所致的胎儿病	• 急性肝衰竭
• 鼻后孔闭锁±食管闭锁	PTU 所致的胎儿病
• 皮肤发育不全	• 颈部
• 听力损害	• 泌尿道
• 面貌畸形	
• 发育迟缓	
• 先天性心脏畸形	

参考文献摘自 Patil-Sisodia K,Mestman JH. Graves hyperthyroidism and pregnancy:a clinical update. EndocrPract. 2010;16:118-129.

例合并 1 型糖尿病的孕妇对这两种抗甲状腺药物均出现过敏反应。皮疹通常于治疗 2~6 周时出现。由于甲亢患者可能会有皮肤瘙痒的症状，因此，对于初诊患者常规询问有无此类病史。游走性多关节炎、狼疮样综合征和胆汁淤积性黄疸等副作用少见。另一种严重但罕见的副作用为粒细胞缺乏症，曾有报道 300 名接受 PTU 或 MMI 治疗的患者中出现 1 例。粒细胞缺乏症的主要临床表现为发热、乏力、牙龈炎和咽喉疼痛，多发生于治疗的最初 12 周内，且与药物剂量有关。应用药物治疗时需告知患者药物可能出现的副作用，嘱其一旦出现不良反应需立刻停药。这类患者应立即检测白细胞数量。尽管有人建议 ATD 治疗患者应常规检测白细胞，但由于粒细胞减少或粒细胞缺乏症可无症状突然发病，故仍无法预测此类不良反应。

β-受体阻滞剂(普萘洛尔 20~40mg q6h 或阿替洛尔 25~50mg/d) 对于控制高动力性循环症状效果较好，一般用于症状明显者最初几周的治疗。此外，严重甲亢患者在分娩期应用 β-受体阻滞剂效果也较好。在一个甲亢孕妇的案例报道中，拉贝洛尔以 2mg/min 速度静脉泵注，母体和胎儿的心动过速均在 45 分钟内得到了控制。

妊娠期甲状腺次全切除术是治疗严重甲亢的有效方法。但是，手术适应证较少，主要为：抗甲状腺药物过敏、药物用量过大、病人要求和药物治疗无效。术前咨询应重视两点：(1)应用 β-受体阻滞剂维持心率稳定；服用复方碘溶液至少 10 天，以降低甲状腺血流(可以短时间使用碘化钾)；(2)测定 TRAb 滴度十分重要，滴度高于正常 3 倍则存在胎儿发生甲亢的风险[47]。

妊娠期间禁止应用 I^{131} 治疗，孕 12 周后进行 I^{131} 治疗会引起胎儿甲减[48]。对育龄期患者使用 I^{131} 诊治前，应常规行早孕检测。

碘可以通过胎盘，如果长期摄入大量碘会引起胎儿甲状腺肿和甲减。因此，不推荐妊娠期使用碘治疗。日本进行了相关研究，对一组轻症妊娠期甲亢患者进行小剂量碘(6~40mg/d) 治疗，35 名新生儿中有 2 人血清 TSH 升高，产妇分娩时甲亢病症轻微。但不管研究结果如何，碘治疗都不是妊娠期甲亢的常规治疗方法。

如果 PTU 和 MMI 的剂量分别不超过 300mg/d 和 20mg/d，可以进行母乳喂养。谨慎起见，可以将每日的需要量均分，分别在哺乳后服用。建议间断检测婴儿甲状腺功能[49]。一项颇具争议的研究发现，甲亢患者的新生儿出生时血清 TSH 已升高，而母乳喂养时仍继续 PTU 治疗，一段时间后婴儿血清 TSH 却恢复正常。另一项研究显示，母乳喂养期间母亲服用 MMI 20mg/d，定期检测婴幼儿并未出现甲减，对这些婴幼儿进行为期 74 个月的追踪随访，其身体和智力发育与对照组 176 名婴幼儿无明显统计学差异。

当孕期甲亢控制欠佳、胎儿心动过速或胎儿发育迟缓、母亲合并有子痫前期或其他产科并发症合并症等时，建议胎儿监测包括系列超声检测、胎儿心率监护无负荷试验(nonstress tests，NSTs) 和生物物理评分(biophysical profiles，BPPs)。

甲亢危象的治疗

甲亢危象的诊断需要依靠严重的甲状腺毒血症的临床表现综合判断，主要有高热(>39.4℃) 和神经精神系统方面的改变。心率超过 140bpm 的心动过速并不少见，充血性心衰也为常见并发症。消化系统症状如恶心、呕吐伴有肝功能损害也有报道。Burch 和 Wartofsky 创立了以临床症状为基础的评分系统，用来预测甲亢危象。实验室检测显示典型的甲亢改变，但 FT_4 数值升高的状况与甲亢危象的诊断无相关性。

甲亢危象的治疗：

1. 转入重症监护室进行基本生命支持治疗，保持水电解质平衡，必要时吸氧和退热。由于阿司匹林能够增加游离甲状腺激素，可选用对乙酰氨基酚退热。

2. 积极治疗充血性心力衰竭，可能需要使用大剂量的地高辛。

3. 如有感染发生，正确使用抗生素治疗。

4. 对于高肾上腺素能症状，可以选用 β-受体阻滞剂，如普萘洛尔 60~80mg q4h 或 1mg/min 静脉泵注。艾司洛尔是一种起效快作用时间短的选择性 β1 肾上腺素受体阻滞剂，先予静脉注射负荷量 250~500μg/kg，随后静脉维持量 50~100μg/kg/min。

5. MMI 或 PTU 的用量分别为 30mg q6h 或 300mg q6h。如果病人无法口服，可留置胃管鼻饲给药。硫代酰胺类可以在数小时内阻断甲状腺激素的合成。

6. 口服硫代酰胺类药物 1 小时后，予以复方碘溶液 10 滴 tid，或静脉给予碘化钠 1g q12h。

7. 糖皮质激素可以减少外周血 T_4 转化为 T_3，减缓症状。可给予氢化可的松 q8h 或等量其他糖皮质激素。

总之，甲亢危象是一种危及生命的临床危急症，病死率可达 20%~30%[50]，需早期识别并转入 ICU 积极治疗。

胎儿甲状腺功能亢进

母亲患有 Graves 病，不论甲状腺功能如何，高浓度的 TRAb 可以通过胎盘屏障刺激胎儿甲状腺素产生，从而导致胎儿甲亢。然而，如果母亲甲亢正使用药物治疗，则胎儿亢进的甲状腺同时被抑制，胎儿期甲状腺功能可正常。但出生几天后，来自于母亲的抗甲状腺药物药效过后新生儿可表现出甲亢(见"新生儿甲状腺功能亢进"部分)。**既往患有 Graves 病,且经过甲状腺消融治疗,包括外科手术和 I^{131}治疗的患者,即使母体孕期甲状腺机能正常,但升高的 TRAb 仍可能导致胎儿甲亢。**甲亢患者在妊娠中期进行甲状腺切除术,如果母体 TRAb 浓度较高,胎儿仍有发生甲亢的风险[47]。胎儿的甲状腺 TSH 受体在妊娠中期开始受 TSI 刺激,且妊娠中期末通过胎盘转运给胎儿的 IgG 增加,导致胎儿体内血清 TSI 水平与母体妊娠 30 周左右的 TSI 水平相当。

胎儿甲亢的诊断依据:持续的胎儿心动过速(> 160bpm)、胎儿生长受限、羊水过少、胎儿水肿、超声下胎儿甲状腺肿、有时可见胎儿颈部过度仰伸[51]。脐血穿刺检测胎儿甲状腺素水平可明确诊断。有人提出定期脐血穿刺来监测药物治疗效果,但实际应用价值受到质疑[52,53]。两名甲亢孕妇的胎儿胎心监测结果显示,胎心基线维持在 170 ~ 180bpm,中等变异,可见加速,未见减速。研究人员认为,"这种胎心监测是胎儿甲状腺毒症的特异表现"。Heckel 等回顾性研究了 9 例母亲使用 ATD 治疗胎儿甲亢的病例。胎心过速是最常见的症状,而羊水过少和胎儿生长受限仅有 2 例,经超声发现 3 例胎儿甲状腺肿。胎儿甲亢的治疗是给母体服用 MMI 10 ~ 20mg/d[54],然后根据胎儿心动过速的缓解、胎儿甲状腺肿缩小以及胎儿正常生长维持等反应良好的临床指标调整药量。

Luton 等对 72 名既往或目前患有 Graves 病的孕妇及其胎儿进行研究。主要指标包括母体 TRAb 水平和胎儿超声检查,很少进行脐血穿刺。其中 31 名孕妇 TRAb 滴度阴性,而且在孕期未使用抗甲状腺药物。她们的新生儿甲状腺机能正常;有 30 例 TRAb 滴度阳性患者使用了抗甲状腺药物治疗,其新生儿甲状腺机能也正常。有 11 名胎儿超声检查发现甲状腺肿,其中 7 名出生后发展为甲减,其母亲 TRAb 滴度低但接受 ATD 治疗,估计可能 ATD 使用过量所致;有 4 名新生儿出现甲亢,追溯其母体 TRAb 滴度过高,考虑 ATD 用量可能不足。因此研究者建议,孕早期及孕 24 ~ 28 周应监测母亲血 TRAb 浓度,孕 20 周以后每月进行一次胎儿超声检查。

总之,在母亲甲亢控制欠佳或 Graves 病行甲状腺部分切除术后血清 TRAb 滴度较高时,若出现以下临床表现需考虑胎儿甲亢:胎儿心动过速、胎儿生长受限、羊水过少或羊水过多、骨发育过早(孕 31 周前出现胎儿股骨远端骨化中心)伴或不伴胎儿甲状腺肿等。进行 TRAbs 滴度测定的适应证见框 42-5,建议高危孕妇应在孕 22 ~ 28 周检测,也有学者建议孕早期和孕中后期检测[51]。有经验的专家进行脐血穿刺检测胎儿甲状腺素水平可以明确胎儿甲亢的诊断。

框 42-5　孕妇检测 TRAbs 的适应证

既往妊娠胎儿或新生儿甲亢病史

疾病活动期或正在使用抗甲状腺药物

妊娠期甲状腺切除术

经外科手术或 I^{131}治疗后甲状腺功能正常

存在以下情况:

- 胎儿心动过速
- 胎儿宫内生长受限
- 超声发现胎儿甲状腺肿
- 胎儿骨骼发育过快

　　参考文献摘自 Mestman JH. Endocrine diseases in pregnancy. In Sciarra JJ, editor. Gynecology and Obstetrics. Philadelphia:Lippincott-Raven;1997;27.

新生儿甲状腺功能亢进

新生儿甲亢不常见,母体患有 Graves 病的人群中新生儿甲亢的发生率约为 1% ~ 5%,因此,在普通人群中发生率约为 1/50 000。**该病的发生机制为母体的免疫球蛋白抗体通过胎盘屏障刺激胎儿甲状腺所致。**当母体血清中高滴度 TSH 受体刺激抗体(TRAbs)通过胎盘屏障,作用于胎儿甲状腺 TSH 受体导致胎儿或新生儿甲亢。孕中期胎儿甲状腺刺激性受体(thyriod-stimulating receptor,TSHR)对 TSH 的反应产生作用。当母体接受抗甲状腺药物治疗尽管血清 TRAbs 抗体浓度高,胎儿可维持正常的甲状腺机能。出生后母亲抗甲状腺药物的保护作用消失,新生儿甲亢可在出生数天后出现。妊娠晚期 TRAb 浓度高于参考值上限 3 倍是新生儿甲亢的预测指标。新生儿甲亢若未及早识别及恰当治疗,其死亡率可高达 30%。因为抗体的半衰期仅有数周,所以新生儿甲亢一般都能迅速缓解。

目前已有母体或新生儿循环中无 TSI 却发生新生儿甲亢的散发病例报道。此乃因为 TSH 受体分子存在基因突变。与 Graves 病新生儿的甲亢不同,该病是一种常染色体显性遗传性疾病。患儿一般需要抗甲状腺药物治疗后进一步行甲状腺消融治疗。

如前所述,测定 TRAb 浓度目前有两种方法:受体测定法为测定甲状腺抑制免疫球蛋白(TBII);生物测定法是测定 TRAb 刺激产生 cAMP 的能力(TSI)。Abeillon-du Payrat 等对 42 名 Graves 病孕妇分娩的 47 名新生儿进行第二代 TBII 测定,超过 1.5IU/L 为阳性。如果孕中期结果超过 5IU/L,则提示新生儿可能患有甲亢(敏感性 100%,特异性 43%)。9 名婴儿出生时为甲亢,症状不典型的 4 名在出生后 3 ~ 45 天自愈,另外 5 名婴儿需抗甲状腺药物治疗,其中 2 名进入新生儿重症监护房治疗。TBII 值一般在生后 3 个月降至正常。9 名甲亢婴儿母亲中,4 例为甲状腺消融术后使用甲状腺替代治疗者、3 例为手术治疗者、1 例为 I^{131} 治疗者。如果母亲 TSI 值(生物测定法)低于 400%,其新生儿不会出现甲亢。Besancon 等评估了 Graves 病孕妇的新生儿在出生第一个月内甲状腺功能的变化情况及其临床结局。所有 68 名婴儿中,33 名母亲妊娠期服用抗甲状腺药物,新生儿的 TRAb 检测为阳性。由于阳性结果意味着新生儿患甲亢风险较大,Besancon 等建议行脐血穿刺检测 TRAb。因出生第一周 FT_4 快速上升是新生儿甲亢的预测指标,我们建议应在新生儿出生 3~5 天后重复检测 FT_4。Levy-Shraga 等对患 Graves 病孕妇的 96 名新生儿进行回顾性研究发现,4 名新生儿确诊为临床甲亢;77 名新生儿亚临床甲亢,血清 FT_4 在出生第 5 天达到峰值,14 天时降至正常。FT_4 升高使新生儿出生 2 周内体重增长不良。血清 TSH 在出生 3 个月内维持较低水平。研究者建议新生儿出生后 3~5 天应进行甲状腺功能检测,以尽早发现新生儿甲亢。

新生儿中枢性甲状腺功能减退

母亲患有甲亢未经治疗,其新生儿可能会出现垂体或下丘脑起源的一过性中枢性甲减。高浓度 T_4 通过胎盘屏障,对胎儿垂体负反馈调节其垂体 TSH 分泌。根据脐血中低 FT_4 水平和正常或偏低 TSH 水平可以确诊。规范治疗母体甲亢可避免以上并发症的发生[37]。长期抑制垂体 TSH 分泌可能会导致婴儿慢性下丘脑-垂体-甲状腺轴功能紊乱。

甲状腺激素抵抗综合征

甲状腺激素抵抗综合征(resistance to thyriod hormone syndrome,RTH)由 Weiss 和 Refetoff 团队提出,可能由于甲状腺激素受体 β-基因发生突变,使甲状腺激素作用的靶器官对甲状腺激素的反应降低而发生。它的特点为升高的游离甲状腺素及非抑制性 TSH,某些组织表现为甲亢征象而其他组织则表现为甲减。体征包括甲状腺肿和心动过速,新生儿中发生率约为 1/40 000。母亲患有甲状腺激素抵抗综合征而胎儿未受影响者和母体正常而胎儿患病者,均存在产科结局不良风险。Anselmo 等对 36 对夫妻进行了研究,其中 9 个母亲患病,9 个父亲患病,18 对未患病夫妻。母亲患病组、父亲患病组及未患病第一代亲属组的流产率分别为 23.7%、6.7% 和 8.8%,而普通人群为 8.1%。患病母亲分娩的未患病新生儿其体重较患病的新生儿体重轻,出生时血清 TSH 也较低。这一发现提示,母体甲状腺素水平升高引起胎儿甲状腺毒症,对胎儿产生直接毒性影响。患有 RTH 综合征的孕妇治疗方式取决于胎儿的基因型。通过羊水穿刺、绒毛膜绒毛取样的方法得到胎儿 DNA 从而可以获得胎儿基因型。此外,既往妊娠过程及结局,以及患 RTH 综合征家庭其

他成员的情况等也应予考虑。

甲状腺功能减退

过去认为患有甲减的女性不能妊娠,直到 1980 年才有文献报道几例患有黏液腺肿的女性成功妊娠。不久以后,测定血清 TSH 成为医疗行业最初用来确诊原发性甲减的方法,妊娠期甲减病例也被陆续报道[55,56]。与此同时,文献报道甲减的诊断标准为血清 TSH 高于 5mIU/L,其发病率为 2%~4%[57,58]。

甲状腺功能减退的病因学和分类

在食用碘充足的国家中,原发性甲减最常见的原因是自身免疫性甲状腺炎和甲状腺消融治疗,包括手术切除和 I^{131} 治疗。其他原因包括先天性甲减(美国新生儿发病率为 1:3000)、药物引起的甲减(锂,胺碘酮,碘摄入过量,抗甲状腺药物)、头部及颈部的非甲状腺恶性肿瘤放疗后。一项早期研究表明,患有低甲状腺素血症(诊断标准为低血清蛋白结合碘,因为当时血清 TSH 还无法测定)的妇女,其胎儿先天畸形、围产儿发病率、后代智力和身体发育缺陷的概率均显著升高。但近期有研究报道先天畸形的发生率并没有增加。继发性甲减包括垂体或下丘脑病变。自身免疫性垂体炎作为继发性甲减的病因,其与希汉综合征的关系已经引起产科医生的关注[59]。

不管病因如何,原发性甲减分为亚临床甲减(血清 FT_4 正常,TSH 升高)和临床甲减(血清 T_4 降低,TSH 升高;或者 FT_4 正常,TSH 水平>10mIU/L)。诊断为甲减的妊娠期妇女包括有以下几种情况:(1)妊娠早期诊断为亚临床或临床甲减;(2)已知甲减患者孕前或受孕后未获得规范的医学建议或担心甲状腺药物会影响胎儿而未持续用药或者中止治疗者;(3)应用甲状腺素替代治疗者在孕期需增加药物剂量(增加左旋甲状腺素 30%~40%)者;(4)甲亢患者使用抗甲状腺药物过量者;(5)美国较少见的严重碘摄入不足者;(6)应用锂或胺碘酮治疗者。

亚临床甲状腺功能减退

部分研究认为妊娠早期诊断的亚临床甲减会导致母体、胎儿以及新生儿的并发症。最常见的并发症包括流产、早产和子痫前期[57-62]。其他并发症包括妊娠期糖尿病、妊娠期高血压、胎盘早剥和低出生体重儿。以往的研究描述了这类婴幼儿可能出现智力低下(intelligence quotients,IQs)和认知障碍[63-64],但至今仍未完全明确。

大部分亚临床甲减患者无明显临床症状。如果患者出现非特异性的类似甲减症状、有甲状腺疾病既往史或家族史、体格检查发现甲状腺结节等,医生可能会要求甲状腺功能检查。正如后续甲状腺筛查章节中所描述的,在进行孕前咨询及首次产检的妇女中应该评估其潜在的

甲减危险因素,如果可疑,进一步做甲状腺功能检测。诊断亚临床甲减的实验室指标是血清 TSH 升高,FT$_4$处于妊娠特异性正常水平。TPOAbs 阳性有助于甲减的病因诊断,因为 70% ~80% 的生育年龄甲减患者中可检测到TPOAbs。"甲状腺功能检测"章节提到过,如果无妊娠期特异性参考范围,妊娠早期血清 TSH 正常上限值为2.5mIU/L,妊娠中晚期可提高到 3mIU/L[65-66]。多数服用激素替代治疗的亚临床甲减患者在首次妊娠早期产检时成为甲减患者,因为早期妊娠对甲状腺激素的需求增加[25-26]。Taylor 团队报道英国 18 ~45 岁使用左旋甲状腺素治疗的患者中,46% 患者的血清 TSH 水平高于2.5mIU/L;62.8% 的妊娠早期妇女 TSH 水平检测高于2.5mU/L,7.4% 患者的 TSH 水平甚至高于 10mU/L。

Casey 等[61]进行了一项前瞻性甲状腺筛查研究,用来评估妊娠 20 周前诊断为亚临床甲减的妊娠结局。妊娠期亚临床甲减患者发生胎盘早剥、极早产(34 周之前)和新生儿入住 NICU 的概率是甲状腺机能正常孕妇的 3 倍;新生儿发生呼吸窘迫综合征的概率是甲状腺机能正常者的近 2 倍。而 Cleary-Goldman 等[62]对 247 例妊娠期亚临床甲减患者进行研究,认为并无明显不良妊娠结局,其亚临床甲减诊断标准为血清 TSH 高于 97.5 百分位(TSH>4.29mIU/L),FT4 在 2.5 和 97.5 百分位之间(0.3 和0.71ng/dL)。

Negro 等[67]在意大利南部进行一个随机研究,4657 例妊娠妇女在孕 11 周筛查血清 TSH 和 TPOAbs,642 人血清 TSH 介于 2.5 和 5mIU/L 之间,且 TPOAbs 阴性,其最终流产率为 6.1%,而血清 TSH 低于 2.5mIU/L 者流产率为 3.6%(P=0.006)。Liu 等对中国碘摄入充足地区的3315 例甲状腺机能障碍低风险的妇女在妊娠 4~8 周进行甲状腺功能检测,妊娠期人群 TSH 特异参考范围是0.29~5.22mIU/L。他们也检测了甲状腺素抗体 TPOAb和甲状腺球蛋白抗体(TgAb)。结果显示孕妇血清 TSH介于 2.5~5.22mIU/L 之间,其流产率较 TSH 低于2.5mIU/L(3.5%;2.2%)孕妇并无明显增高,但甲状腺素抗体阳性者流产率明显增高(10.0%:3.5%)。Schneuer 等[68]对澳大利亚 152 例妊娠早期妇女进行前瞻性研究发现,孕妇 TSH 水平高于 2.9mIU/L,其流产率明显增高。一篇囊括 5 个有关亚临床甲减和流产的研究中,仅有 2 项研究提示亚临床甲减与流产有关。Taylor等[69]研究认为妊娠早期应用左旋甲状腺素替代治疗,且TSH 水平维持在 2.5~4.5mIU/L 孕妇,其流产率较 TSH低于 2.51mIU/L 孕妇并未增加。需要警惕的是,血清TSH 高于 10mIU/L 患者流产率是血清 TSH 在 0.2~2.5mIU/L 患者的 3.95 倍。以上研究强调了关注不同人群的特异性 TSH 参考范围的重要性,可能与种族、地域及碘摄入有关。

神经发育与亚临床甲状腺功能减退

1999 年,一项回顾性研究对妊娠早期诊断甲减患者其子代儿童期神经心理发展障碍进行了调查,其中一部分受试者仅有血清 TSH 轻度升高。近期,Lazarus 等对英国平均妊娠 12.3 周妇女进行一项随机调查,血清 TSH 高于第 97.5 百分位和/或 FT4 低于第 2.5 百分位,诊断为甲状腺机能减退。筛查组 390 例和对照组 404 例病人纳入研究,筛查组在孕 13.3 周给予左旋甲状腺素 150μg,调整剂量以维持 TSH 水平在 0.1~1.0mIU/L,观察幼儿出生 3 年后 IQ 情况。研究者认为妊娠 12~13 周进行常规甲减筛查对预防幼儿认知障碍并无益处。相反,另外两项研究建议甲减患者妊娠中期控制甲状腺功能正常可避免儿童出现神经发育缺陷[70,71]。国家儿童健康和人类发展研究所(National Institute of Child Health and Human Development,NICHD)组织的一项大规模研究[71a,71b],涉及美国 14 个医疗机构的 97 226 例妊娠妇女,包括亚临床甲减患者或低甲状腺素血症患者,分组给予左旋甲状腺素和安慰剂,结果显示产科结局和子代出生 5 年后的神经认知功能无明显差异。

临床甲状腺功能减退

诊断妊娠期临床型甲减标准为妊娠期特异参考范围外的血清 TSH 升高和 FT4 降低,或不论甲状腺素水平,只要血清 TSH 高于 10mIU/L 均可诊断。明显的甲减症状表现为乏力,畏寒,易疲倦,肌肉疼挛,便秘,月经异常,不孕,声音嘶哑。体格检查表现为皮肤干冷,深部腱反射迟钝,心动过缓,眼睑浮肿。80% 慢性甲状腺炎患者可出现甲状腺肿大。另外 20% 无肿大的慢性甲状腺炎称为萎缩性甲状腺炎,也可认为是原发性黏液性肿或无肿大慢性甲状腺炎。当然,颈部的疤痕也提示这个病人做过甲状腺切除手术。尽管临床症状与化学指标之间并不总呈良好相关性,但一般来说,临床症状的严重程度与甲状腺素水平异常程度相关。值得注意的是,很多甲状腺功能实验室指标明显异常的病人却无任何临床主诉,自然受孕后初次产检血清 TSH 高达 150mIU/L 才被诊断为甲减[56]。诊断临床型甲减时 TSH 的平均水平为 89.7±86.2mIU/mL(正常 0.4~5.0),FT4 平均水平为 2.1±1.5(正常 4.5~12)[57]。血清中的甲状腺素抗体-TPOAbs,也称为抗甲状腺微粒体抗体,在 95% 自身免疫性甲减患者中升高。

如甲亢一样,未经治疗的临床甲减与新生儿不良结局相关,比如早产、小于胎龄儿、甚至一项研究显示死胎的发生率也增高。最常见的产科并发症之一是子痫前期,一项包含 60 例临床甲减患者的联合研究显示子痫前期发生率高达 21%[56,57]。尽管很多属于回顾性分析,子痫前期的发病状况并没有在所有系列研究中报道。低出生体重儿占出生婴儿的 16.6%,大部分与早产相关。Hirsh

等对 2009~2010 年以色列健康维护组织电脑数据中血清 TSH 高于 20mIU/L 的 101 例甲减孕妇及 205 例正常孕妇妊娠结局进行回顾性研究。妊娠期临床甲减的平均持续时间为 21.2 周±13.2 周,36 例(34.9%)患者妊娠期 TSH 水平持续升高。严重甲减(TSH>20mIU/L)的发生率占全部甲减患者的 1.1%,但流产、早产和其他妊娠并发症的发生却并无差异。作者推测低发病率可能是由于血清 TSH 测量最高的时候 FT₄ 水平处于正常的中位数,并且在以色列除了提供严密的产科管理外还加强了左旋甲状腺素治疗。

单纯低甲状腺素血症

单纯低甲状腺素血症这一术语是用于那些饮食中碘摄入充足地区的患者,正常 TSH 水平下 FT₄ 水平低于妊娠特异性参考范围。尽管其病理生理机理不明,母体低甲状腺素血症的发生率在缺碘地区极高,并与围产期发病率和死亡率有关,且新生儿甲减发生率增高[72]。近期,中国的一项研究发现单纯低甲状腺素血症与缺铁有关,包括孕前或孕早期。

两项来自碘摄入充足地区的研究证实了之前关于母体低甲状腺素血症对子代神经心理发育不利的报道。Li 等收集了孕 16~20 周 1268 例孕妇的血清进行分析,这些孕妇均来自碘摄入充足的沈阳母儿健康中心,幼儿在 25~30 月龄的时候应用 Bayley 婴儿发展量表进行智力发育和运动发育评分。18 例患者诊断为亚临床甲减(1.8%),19 例诊断为低甲状腺素血症(1.5%),34 例(2.6%)患者甲状腺机能正常但 TPOAbs 升高。作者认为母体亚临床甲减,低甲状腺素血症,甲状腺机能正常合并 TPOAbs 滴度升高,这三者均是 25~30 月龄幼儿运动和智力发育缓慢的有统计意义的重要预测指标。Henrichs 等[64]在一个基于荷兰人群的队列研究中发现轻度和重度甲状腺素血症与任何年龄段儿童语言发育障碍的发生均相关,轻度 OR 为 1.44(95% CI,1.09~1.91;$P=0.010$),重度 OR 为 1.8(95% CI,1.24~2.61;$P=0.002$)。

Casey 等[73]对 17 289 例孕 20 周前的妊娠妇女进行了研究,低甲状腺素血症的发病率为 1%,亚临床甲减的发病率为 3%,并无不良产科结局发生。Lazarus 等[74]研究认为低甲状腺素血症孕妇及使用左旋甲状腺素治疗的甲减孕妇,他们子代的 IQs 并无差异,且与母体是否用药无关。

重要的是,我们必须意识到 FT₄ 检测技术很困难,尤其是在妊娠后半期[24]。

甲状腺疾病的普遍筛查和选择性筛查

尽管在过去 50 年中,已知母体甲状腺机能障碍可导致潜在的产科和儿科并发症;关于亚临床甲减和临床甲

减在妊娠早期发病率的各种报道也统一一致;而且大家公认依靠病史和查体诊断甲减比较困难,但是何时通过何种检查来筛查孕期及非孕期的甲状腺疾病仍然是目前争议的话题。一些医疗组织阐述了不同的立场。美国临床内分泌医师协会(American Association of Clinical Endocrinologists,AACE)、美国甲状腺学会(ATA)和内分泌学会(ES)关于亚临床甲状腺疾病召开会议并达成共识,他们依据当时已发表的大量文献推荐:甲状腺功能检测仅限于有罹患甲状腺疾病的高危妇女[75]。2007 年,美国妇产科医师协会产科实践委员会声明,"没有证据表明对亚临床甲减孕妇进行诊断和治疗可以改善母儿结局,所以不推荐常规进行亚临床甲状腺功能减退筛查"。对可能发生甲状腺功能异常的高危妇女在初次产检时进行 TSH 检测是合理的(框 42-6)。第二版内分泌学会指南和美国甲状腺学会临床指南中甲状腺与妊娠章节提到[76],不推荐普遍筛查,但强调卫生保健人员在孕前咨询和首次产检的问诊中需确认有无甲状腺疾病危险因素。进行普遍筛查的主要障碍是缺乏随机对照试验证明对母体进行左旋甲状腺素替代治疗来纠正甲状腺素不足可以改善产科结局和后代智力缺陷。

框 42-6   妊娠期甲状腺功能检测的适应证

甲状腺功能不全病史或甲状腺手术史

孕妇年龄大于 30 岁

存在甲状腺功能异常症状或甲状腺肿体征

甲状腺过氧化物酶抗体阳性

Ⅰ型糖尿病或其他自身免疫性疾病病史

头颈部放疗病史

甲状腺功能异常家族史

肥胖症(BMI≥40kg/m²)

应用胺碘酮或锂或近期有碘化剂造影史

病因不明的不孕

中重度碘摄入量不足的人群

参考文献摘自 Stagnaro-Green A et al. Guidelines of the American Thyroid Association for the Diagnosis and Management of Thyroid Disease During Pregnancy and Postpartum. Thyroid. 2011;21:1081.

一些研究证实使用个案发现方法无法筛选出甲状腺功能异常高危人群,必须基于甲状腺功能异常的症状,甲状腺既往史或家族史以及产科病史。

Vaidya 等[77]对 1560 位妊娠早期妇女进行甲状腺功能检测来评估普遍筛查与个案发现的效果。他们发现有针对性的筛查仍会有 1/3 血清 TSH 升高的妊娠期妇女被漏诊。他们把妊娠早期妇女分为两组,75% 的属于低风险组,25% 的属于高风险组。高风险组包括有甲状腺疾病个人史和家族史,其他自身免疫性疾病,目前或过去接受抗甲状腺药物,左旋甲状腺素,放射碘或甲状腺手术治

疗。40 名妇女（全部参与者的 2.6%）血清 TSH 升高，其中 70% 属于高危组。

其他研究也有相似的结论报道。Wang 等对 2899 位妊娠早期妇女进行甲状腺功能检测，根据内分泌学会指南推荐，有 367 位（12.7%）妇女被列为高风险人群[20]。2899 位妊娠期妇女中，294 人出现甲状腺功能异常，甲减占 7.5%，大部分为亚临床甲减；甲亢占 1%；0.9% 为低甲状腺素血症。抗体阳性者为 279 人（9.6%），其中 196 人甲状腺功能正常。高危人群组甲状腺功能异常的患病率高于低危人群组（15%：9.4%；P = 0.001）。然而，217 人出现血清 TSH 升高，其中 171 人（78.8%）属于低危组。作者认为使用个案发现方法在高危人群中筛查甲状腺功能可能会遗漏 81.6% 血清 TSH 升高者，和 80.4% 甲亢患者。一项来自捷克共和国的研究中，Horacek 等认为如果仅对高危者进行筛查，55% 妊娠妇女有被漏诊的风险。作者认为应提倡关于甲状腺自身免疫和功能异常的大范围筛查。

Ong 等对西澳大利亚 2411 位妊娠妇女进行孕 9～14 周的甲状腺功能检测，其中大部分为白种人，评估 β-hCG 水平与妊娠相关血浆蛋白 A（PAPP-A）的关系。他们旨在探讨妊娠早期进行甲状腺功能检测是否能预测不良的妊娠结局。133 人（5.5%）血清 TSH 高于 2.15mIU/L（超过妊娠早期参考值的第 97.5 百分位），5 人（0.2%）血清 TSH 高于 10mIU/L。通过多变量分析，无论母体血清 TSH 高于 2.15mIU/L 还是 TSH 持续变化，都不能预测结局。**他们认为 TSH 检测作为妊娠早期筛查之一并不能预测不良的妊娠结局。**所以研究者质疑是否值得用普查的方法去诊断这些病例。

Negro 等[78]公布了一项意大利南部 4562 位女性甲状腺功能检测的前瞻性随机研究，受试者都在妊娠初期进行了甲状腺功能检测。他们得出的结论是：普遍筛查与高危患者筛查相比，不良事件发生率没有影响，也就是说，实验结果是阴性的。Negro 另一篇文章中关于亚临床甲减的讨论内容中，一组低危病人被检测出甲状腺机能减退并接受左旋甲状腺素治疗，与未治疗组相比，妊娠相关不良事件发生率降低约 60%。

有两项研究比较了普遍筛查和个案发现的成本效益，均认为普遍筛查较个案发现更经济[79]。然而，Thung 等在他们的讨论中提到采用普遍筛查前要考虑的细节较多。Stagnaro-Green 和 Schwartz 也曾提出同样的问题。

在实行孕期甲状腺功能普遍筛查之前要考虑到很多障碍[80]，包括选择甲状腺检测指标（TSH，FT$_4$，TPOAb），界定正常参考值，筛查的孕周，适当的干预和随诊。**第二个争议的问题是孕前发现甲状腺机能减退后的管理方案。**目前被认可的方案是受孕后大部分患者需要增加左旋甲状腺素用量[25,26]。既然如此，那么孕前 TSH 的目标值设定于 0.3～2.5mIU/L 就值得商讨。Abalovich 等[81]发现孕前血清 TSH 低 1.3mIU/L 的患者中只有 17% 需要在早孕期增加左旋甲状腺素用量。对于正在使用左旋甲状腺素治疗的妇女，可以建议在确认受孕后马上经验性每周增加 2 次甲状腺素剂量，然后等甲状腺功能检测结果出来后再作相应调整[26]。

在产前控制甲状腺筛查试验[74]中，患有甲减或低甲状腺素血症的母体应用了左旋甲状腺素治疗，但它对幼儿认知能力没有任何益处。这一研究中值得争论的内容是母体在孕 13.4 周才开始接受甲状腺素治疗。有文献曾报道一部分甲减孕妇妊娠早期未服用左旋甲状腺素，其子代在出生 5 年后并无神经认知缺陷[70,71]。前文也曾提到国家儿童健康和人类发展研究所母胎医学网络单位对妊娠期诊断亚临床甲减或甲状腺机能正常的慢性甲状腺炎患者进行甲状腺功能普遍筛查，并给予左旋甲状腺素治疗，结果发现产科结局及 5 年后子代的神经认知发育并无差异。**执医者在决定对病人做普遍筛查还是个案发现，以及哪些患者需要甲状腺素治疗时应参考一下最新资讯。**

甲状腺机能正常的慢性甲状腺炎或桥本甲状腺炎

慢性甲状腺炎或桥本甲状腺炎[83]是良性的甲状腺炎性疾病，育龄期妇女发病率为 5%～20%。**慢性自身免疫性甲状腺疾病在患有自身免疫疾病尤其是 I 型糖尿病的妇女中更为普遍。**

在美国，白种人的发病率远高于黑种人。慢性自身免疫性甲状腺疾病典型的临床特征是出现随吞咽动作而移动的质地坚硬、均匀的甲状腺肿。20%～30% 的病人可能无甲状腺肿表现（萎缩性甲状腺炎）。

患者可无甲状腺功能异常的临床症状。甲状腺肿通过常规体格检查、颈部超声检查或被自己和家人发现。甲状腺超声检查显示高回声区，**确诊依靠甲状腺自身抗体（TPOAb 或 TgAb）阳性。**实际的抗体滴度与甲状腺肿大小、症状及病情严重程度无关。实际上，TPOAbs 阳性就没必要检测 TgAb。据估计，5% 患有慢性甲状腺炎的女性仅有 TgAb 检测阳性，并且血清 TSH 较无自身免疫性甲状腺炎女性明显升高。甲状腺机能正常的慢性甲状腺炎患者随着时间进展可能发展成为甲状腺机能减退。血清 TSH 正常但抗体阳性的女性在 20 年后发生甲减的 OR 值为 8[27]。

育龄期女性诊断慢性甲状腺炎的重要性与孕期及产后的潜在结局有关。患有慢性甲状腺炎但甲状腺机能正常的女性应在妊娠期尽早评估病情，因为它可能在孕期发展为甲减，其相应的流产、早产（根据部分研究）和臀先露的风险也增加[84]。

极少数情况下，与 Graves 甲亢患者的血清刺激抗体相比，患有慢性甲状腺炎的女性尤其是无甲状腺肿的萎缩性甲状腺炎,其血清 TRAb 抑制性抗体滴度更高。这些抗体可以高效的通过胎盘,并阻滞胎儿 TSH 受体引起一过性先天性甲减[85]。新生儿病症在出生 3~6 个月后自然痊愈,但这些婴幼儿需接受左旋甲状腺素治疗并密切随访几年。**因此,婴儿患有先天性甲减其母亲必须检测 TRAb。**

1990 年,Stagnaro-Green 等[84]报道甲状腺机能正常但甲状腺自身抗体阳性的女性自然流产率升高 2~3 倍,研究结果被随后研究证实。认为早产与甲状腺抗体阳性相关的研究有四分之三来自于比利时、意大利、日本和巴基斯坦。有报道称甲状腺机能正常但 TPOAb 阳性的母体发生胎膜早破早产的概率明显升高。

目前仅有一篇文献报道甲状腺机能正常的慢性甲状腺炎女性(血清 TSH 正常,TPOAb 阳性)左旋甲状腺素的治疗用法[86]。作者对 984 例妊娠早期妇女检测包括 TPO-Ab 在内的甲状腺功能指标,113 人(11.7%)TPOAb 阳性且血清 TSH 正常(参考范围 0.27~4.2mIU/L)。她们初次产检的时间是妊娠 10.3±3.1 周。57 名孕妇 TPOAb 阳性并应用左旋甲状腺素治疗,根据 TSH 水平及 TPOAb 滴度调整剂量在 0.5~1μg/kg/d。她们与 58 名 TPOAb 阳性却未治疗组及对照组 TPOAb 阴性者比较,观察流产率和早产率两个指标。**左旋甲状腺素治疗组并发症发生率与对照组接近,慢性甲状腺炎未治疗组流产率和早产率增加了 3 倍且妊娠后半期出现甲状腺功能受损。**

合并多囊卵巢综合征和原发性不孕的女性发生自身免疫性甲状腺疾病的概率升高。来自比利时一个生殖中心的 992 名女性中,16% 诊断为自身免疫性甲状腺疾病,74 人两种抗体均为阳性,41 人仅 TPOAb 阳性,48 人仅 TgAb 阳性[87]。荷兰的一项研究选取 25~30 年龄段的女性进行筛查,TgAb 和 TPOAb 阳性率分别为 14% 和 12%。基于此类研究,**不孕不育检查中,即使 TPOAb 阴性,仍有必要检测血清 TgAb。**

不孕女性实施治疗前应检测血清 TSH 水平,开始治疗后每 2 周检测血清 TSH 值以避免发展为甲减。而且,早期诊断甲减并应用左旋甲状腺素治疗可改善妊娠结局。

妊娠早期 TPOAb 阳性是发生产后甲状腺炎的危险因素,对此观点,目前所有文献都是一致的(详见后续"产后甲状腺功能障碍"章节)。

甲状腺功能减退的治疗

左旋甲状腺素是治疗甲减的首选药物,**考虑到前面提到的并发症,受孕前或确诊妊娠后尽早将甲状腺功能调整到正常范围内尤为重要。**应用左旋甲状腺素替代治疗的女性,孕期剂量的增加幅度取决于不同的甲减病因[88]。Loh 等报道原发性甲减患者妊娠中期左旋甲状腺素剂量增加 16%,通过手术或 I^{131} 治疗的 Graves 病孕期

药量增加 51%。如果患者有甲状腺癌病史,依据推荐给癌症患者的 TSH 抑制水平,妊娠中期开始增加 21% 的药量。在妊娠期新诊断的甲减妇女,左旋甲状腺素的用量需要可根据体重来计算(2~2.4μg/kg/day),它较未孕患者推荐剂量(1.7~2μg/kg/day)高。严重甲减患者血清 TSH 要达到标准水平需要较长时间,但是血清 FT_4 和 FT_4I 可以在足量左旋甲状腺素治疗 2 周内达到正常水平。Abalovich 等回顾性研究 77 例妊娠期确诊甲减的患者,治疗目标为控制血清 TSH 值在标准范围内:妊娠早期低于 2.5mIU/L,妊娠中晚期低于 3.0mIU/L。作者建议如果血清 TSH 水平低于 4.2mIU/L,左旋甲状腺素的起始剂量为 1.2μg/kg/day;如果 TSH 水平介于 4.2~10mIU/L 之间,左旋甲状腺素的用量为 1.42μg/kg/day;如果患者甲减症状明显,则左旋甲状腺素的使用剂量为 2.33μg/kg/day。根据这个方法,只有 11% 的亚临床甲减和 23% 慢性甲减需要调整剂量,亚临床甲减和临床甲减分别在用药 6.06±3.3 天和 5.3±1.8 天后可达到正常甲状腺机能水平。

计划妊娠的女性应控制 TSH 水平低于 2.5mIU/L,考虑到孕早期对 TSH 需求量更大,比较理想的是接近 **1mIU/L。**在妊娠前 20 周,应每 2~6 周检测血清 TSH,然后妊娠 24~28 周以及妊娠 32~34 周再检测。目标是控制血清 TSH、血清 FT_4 或 FT_4I 在妊娠期特异性参考范围内。T_4 剂量也应被调整。20%~30% 病人在妊娠后半期对甲状腺素的需求量增加,分娩后应立即调整用药至产前剂量,前面已经讨论了关于干预 T_4 吸收的问题[20]。

正在用药且要接受体外受精的甲减患者在开始促排卵治疗之前需检测甲状腺功能。一项研究中有 72 名使用 T_4 替代治疗的甲减患者,她们起始血清 TSH 低于 2.5mIU/L。试验中监测了 3 个时间点的血清 TSH 值:(1)治疗前,(2)应用 hCG 时,(3)应用 hCG 16 天后。血清 TSH 基线水平 1.7±0.7mIU/L,应用 hCG 时 2.9±1.3mIU/L,16 天以后达到 3.2±1.7mIU/L。有 46 名(63.8%)患者血清 TSH 水平超过 2.5mIU/L,应用 hCG 16 天后 49 名(68%)患者血清 TSH 水平超过 2.5mIU/L。作者建议甲减治疗者在 IVF 的过程中应严密检测血清 TSH 值,适时调整药量。Karmon 等[89]评估了甲状腺机能正常情况下 TSH 值正常组(0.4~2.4mIU/L)和正常高值组(2.5~4.9mIU/L)对人工授精结局的影响。此试验没有检测自身免疫性。研究收集了 1477 名患者经历了 4064 次人工授精,结果显示两组的不良结果并无差别。上述研究[89,90]提醒我们作为照顾计划怀孕女性的保健人员,由于缺乏一致的计划用药指征以及不同研究的差异,很难给病人提供准确的建议。

单一甲状腺结节

部分研究通过超声波检查报道了妊娠期结节性甲状

腺疾病的患病率。比利时,德国和中国进行的 3 项研究显示轻度碘缺乏的地区甲状腺结节患病率升高。研究调查了妊娠期结节出现的频率、妊娠进展对结节大小以及新结节形成的影响。最后报道的发病率为 3% ~ 23% ,且发病率随着产次的增加而增加。

据估计,10% 妊娠期妇女可通过临床检测发现结节性甲状腺疾病,临床能检测出的甲状腺结节大小一般为 1.0 ~ 1.5cm。大多数病例都是通过首次常规临床检查或患者自己发现。单一或孤立甲状腺结节恶性比例是 5% ~ 10% ,危险因素包括头部、颈部或胸部接受过放射治疗;结节生长迅速且无痛感;患者年龄;甲状腺癌家族史。甲状腺乳头状癌占恶性肿瘤的 75% ~ 80% ,滤泡性腺瘤占 15% ~ 20% ;极少一部分为甲状腺髓样癌。50 岁以下病人中甲状腺未分化癌较少见。

也许因为近几十年增加了小乳头状癌的检出率,普通人群中甲状腺癌的发病率显著上升,从 1973 年的 3.6/100 000 升高到 2002 年的 8.7/100 000,增加了 2.4 倍(95% CI,2.2 ~ 2.6;P<0.001)。一定程度上,增加的原因可能与常规进行甲状腺超声检查有关。

据估计,美国每 100 000 孕妇中有高达 14 个新诊断为甲状腺癌。一项来自加利福尼亚癌症登记处 1991 ~ 1999 年的回顾性研究显示,129 例患者在妊娠期诊断甲状腺癌;3.3/100 000 在孕前诊断甲状腺癌;0.3/100 000 在分娩时诊断甲状腺癌;还有 10.8/100 000 在产后一年内诊断。

对这些甲状腺结节发现后的医疗管理及何时检查极少有文献报道。美国甲状腺学会(ATA)在对甲状腺结节及分化型甲状腺癌的管理指南中阐明[91]:孕期甲状腺结节评估管理与非孕期类似,但是放射性核素扫描除外。面临甲状腺结节,要强调详细询问病史的重要性,包括甲状腺恶性肿瘤家族史。如果家族史中有甲状腺髓样癌或 2 型多发性内分泌瘤,对结节的评估和管理就需要更积极的态度。

仔细检查颈部使内科医生能初步判定及描述甲状腺疾病(图 42-5)。除了结节的大小,其质地、压痛、活动度及是否转移也应记录。一个质地坚硬、无痛、直径超过 2cm 的甲状腺结节应怀疑恶性。血清 TSH 和 FT_4 值需要检测。单一或孤立的甲状腺结节伴随极低的 TSH 值应考虑自主性或热结节,不需要进行细针抽吸活检(fine-needle aspiration biopsy,FNAB),此类结节极少是恶性的。但是很多妊娠早期女性血清 TSH 可能下降或者很低,所以对 TSH 值的解读需要谨慎。血清降钙素测定用于有甲状腺髓样癌家族史的患者[91]。在专家看来,高分辨率的实时超声检查对确定病变的大小、描述多个结节中的优势结节以及判别可疑恶性病变的结节特征如微小钙化、低回声、边界不规则以及病变是实性、囊性或混合性等方面非常有用。如果有指征,妊娠期任何时期都可以进行细针抽吸活检。请专业的细胞病理学家对样本进行审阅及诊断非常重要。

对于体格检查中发现的单个结节或多个小结节中的

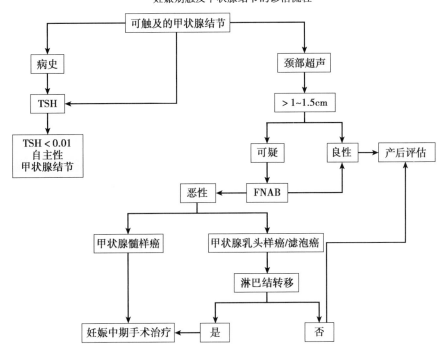

妊娠期触及甲状腺结节的诊治流程

图 42-5　美国甲状腺协会关于甲状腺与妊娠的临床指南。FNAB:细针抽吸活检,TSH:促甲状腺激素

优势结节,美国甲状腺学会临床指南对甲状腺与妊娠的推荐如下(见图42-5):

1. 实质性病变小于 1.0 ~ 1.5cm,推荐产后随访。

2. 结节大小超过 1.0 ~ 1.5cm 且超声提示可疑,推荐行 FNAB。

3. 如果结节压迫气管,推荐立即手术治疗。

4. 如果 FNAB 诊断恶性或可疑病变,可以待分娩后手术治疗,除非有淋巴结转移;或属于巨大原发性病变;或是甲状腺髓样癌并发广泛淋巴结转移。

5. 妊娠最后几周诊断者,手术可以推迟到分娩之后;FNAB 也可以安全推迟到分娩后。

6. 如恶性病变或肿瘤生长迅速则需在妊娠中期行手术治疗。

7. 滤泡样病变或早期髓样癌病程进展不迅速,可以将手术治疗推迟到分娩后。

临床医生在对妊娠期妇女评估甲状腺结节给出建议时要考虑到甲状腺恶性肿瘤的发病率在 5% ~ 10%,大部分病例中,肿瘤生长缓慢。

普遍观点认为选择性手术治疗应避免在妊娠早期及妊娠 24 周后实施,以避免流产及早产。基于临床经验,在妊娠中期行全甲状腺切除术时推荐避免胎儿非必要的暴露于麻醉药物从而避免引起早产。然而,没有良好的对照研究能用于支持以上推荐[92]。一项研究报道妊娠期进行甲状腺及甲状旁腺手术的并发症较高,恶性肿瘤行甲状腺切除术的并发症发生率为 21%,对照组 8%;良性肿瘤术后并发症为 27%,而对照组 14%。这是一个医院出院数据的回顾性横断面分析,并发症包括可疑胎儿窘迫、流产、剖宫产和子宫切除。熟练的经验丰富的甲状腺外科医生才能承担这种手术。

一项回顾性研究中,对于单发的甲状腺结节推荐保守处理[93]。这项研究中,61 名妇女妊娠时诊断为分化型甲状腺癌,14 人在妊娠期行手术治疗,其他 47 人在产后 1 ~ 84 月采取手术治疗。作者认为大部分病人的明确诊断和最初治疗均可推迟到产后。Yasmeen 等统计了肿瘤登记数据,比较 6505 名妊娠期或产后 1 年内诊断为甲状腺癌患者的疾病相关生存率,与同龄非孕女性相比,随访 11 年后结局并无明显差异。

最近,一项研究对 15 名孕期或产后 1 年内诊断甲状腺癌患者和 61 名同年龄段孕前甲状腺癌经过治疗的患者进行对比研究,结果显示孕期或产后 1 年内诊断甲状腺癌的患者病情更容易恶化及复发,提示较差结局可能与雌激素有关[94]。Messuti 等回顾性研究 340 名年龄小于 45 岁的分化型甲状腺癌女性患者,分为 3 组评估甲状腺肿瘤恶化及复发情况:(1)至少产后 2 年以后诊断,(2)孕期或产后 2 年内诊断,(3)未生育前诊断。以上研究与 Moosa 等[94]研究结论一致,认为孕期或产后 2 年内诊

断甲状腺癌者,其恶化程度及复发率明显高于对照组(P=0.023)。由此可见,如何为孕期或产后诊断的甲状腺癌患者提供确定的建议仍需进一步研究。

孕前确诊甲状腺癌患者

妊娠并不增加甲状腺癌复发的风险,不论是经过治疗的甲状腺癌还是无症状的残存疾病。 Leboeuf 等[95]发表了一项研究结果,36 名分化型甲状腺癌女性患者,在初次治疗后平均 4.3 年怀孕,平均产后 4 个月(0.1 ~ 1.7年)再次评估,妊娠前后均有监测血清甲状腺球蛋白值。在这项研究中,共有 3 名患者出现了疾病进展。在这 3人中,有 2 名患者接受了甲状腺切除术和放射碘治疗,1名仅接受了甲状腺切除术。她们在孕前就存在血清甲状腺球蛋白升高,研究过程中她们的血清甲状腺球蛋白水平进一步升高及超声检查可见颈部淋巴结转移等疾病进展的新证据。因此,作者根据一些孕前已知结构病变的甲状腺癌患者孕期出现轻度进展认为妊娠"可能会轻度刺激肿瘤生长"。

Hirsch 等[96]连续评估了 90 次分娩的 63 名甲状腺癌患者,1992 ~ 2009 年间均在同一机构随访,这些患者实施全甲状腺切除术后至少分娩过一次;其中包括 58 名患有乳头状甲状腺癌并接受 I^{131} 治疗者。研究比较了她们妊娠前后血清甲状腺球蛋白水平以及颈部超声情况。结果显示,妊娠期间血清 TSH 水平与孕前疾病程度及孕期病情进展有关。研究者认为如受孕时无结构及化学指标说明疾病未愈,妊娠不会引起已愈甲状腺癌复发。两个研究均指出受孕前疾病治愈的患者受孕后不会出现疾病进展。然而,如受孕时有证据显示仍有残存肿瘤,妊娠有可能会促进病情进展。

孕前通过抑制 T_4 治疗的甲状腺癌患者受孕后要继续治疗,调整左旋甲状腺素用量以维持血清 TSH 在孕前水平,并且血清 FT_4 在正常参考范围内[97,98]。甲状腺癌行甲状腺切除术后应用 I^{131} 治疗的女性,可能会顾虑未来的生育能力及出现胎儿缺陷等并发症的风险。Sawka 等发表的系统综述中并没有报道流产、早产、死产及先天畸形的发生[99]。接受放射碘治疗后第一年出现月经失调的概率为 27%,一些女性出现早期绝经。Garsi 等[100]报道了 I^{131} 治疗的 483 名甲状腺癌患者,**没有证据显示因接触放射碘而影响了之后的妊娠结局及子代结局。**

产后甲状腺功能紊乱

产后甲状腺炎(PPT)定义为产后一年内一过性甲状腺功能紊乱,孕前甲状腺机能正常且未使用甲状腺素治疗[101,102]。PPT 也可在自然流产或人工流产之后发病[103]。大部分患者发病原因是自身免疫性(桥本)甲状腺炎,少部分病例是下丘脑或垂体病变导致(框 42-7)[104]。

　　PPT 是产后甲状腺功能紊乱最常见的原因，是桥本甲状腺炎或慢性甲状腺炎的另一种表现。患有 I 型糖尿病及其他自身免疫性疾病女性发生 PPT 风险更高[105]。PPT 不容易被临床诊断，医生应该更关注分娩或流产后的一些非特异性症状，如乏力、疲劳、抑郁、心悸及易怒等。疲劳是最常见的主诉[106]。以下方面可预测 PPT 的发生：妊娠早期较高 TPOAb 滴度、甲状腺疾病既往史或家族史、甲状腺肿和吸烟。高危病人应在产后 3 月，6 月，12 月进行评估。

　　甲状腺抗体阴性者也可出现产后甲状腺炎。荷兰的一项研究提出两种形式的 PPT，一种是自身免疫型，最常见，并且最终将发展为慢性甲状腺炎；另一种是非自身免疫型，抗体阴性，仅出现一过性甲状腺功能紊乱。此研究近期已被证实[102]。TPOAb 阴性患者 PPT 发病率为 1.7%。

　　PPT 患者的临床病程并非始终如一（图 42-6）。三分之一患者在产后 1～4 月出现轻微的甲亢症状，大部分人在体格检查时可发现甲状腺肿，质硬且无压痛，也可发现心动过速。甲状腺功能检测属于甲亢范围，绝大多数患者甲状腺过氧化物酶抗体（thyroid antibodies，TPOAbs）升高，而 Graves 病的标志物 TRAb 滴度阴性。另外三分之一患者中，甲亢之后是甲减阶段（3 至 7 个月），并在分娩后 7～12 个月恢复到正常甲状腺机能。在这个阶段，抗体滴度出现轻微升高趋势，甲状腺肿的大小有所改变。还有三分之一患者，PPT 病程与其他不同，他们没有出现最初的甲亢阶段，仅表现为产后 3～7 个月的甲减阶段。产后 12 个月永久性甲减的发病率为 2%～21%。大部分研究报道诊断 PPT 5 年后，永久性甲减的发病率为 50%。总之，产后甲状腺炎表现为：（1）产后 1～3 月甲亢阶段，随后 3～7 月出现甲减，7 月后恢复正常甲功；（2）产后

1～4 月甲亢阶段随后恢复正常甲功；（3）产后 3～7 月甲减阶段随后恢复正常甲功；（4）甲减阶段后变为永久性甲减（图 42-6）。**建议 PPT 的诊断要考虑分娩后或流产后 1 年内可能出现的所有甲状腺异常情况。**

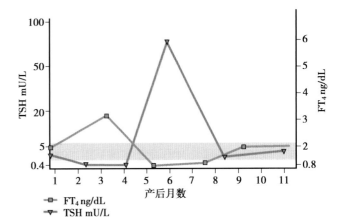

图 42-6　产后甲状腺炎临床过程示意图。绿色条带区为正常参考范围。FT₄：游离甲状腺激素；TSH：促甲状腺激素

　　Graves 甲亢可能在产后复发，并且在产后最初 3 个月或 6～12 月内病情恶化。其甲亢症状比 PPT 更严重，需要抗甲状腺药物治疗。体格检查可发现，Graves 甲亢患者可表现为突眼、明显的甲状腺肿以及听诊时出现甲状腺血管杂音。TRAb 通常阳性。如果患者没有禁忌症，比如母乳喂养，4 小时和 24 小时甲状腺放射性碘摄取扫描检查有助于病因诊断。PPT 患者碘摄取水平较低，Graves 病引起的复发性甲亢碘摄取水平正常或升高。Ide 等研究的 42 位产后确诊甲亢的患者中，18 例患有 Graves 病，24 例患有甲状腺炎。14 人在产后最初 3 个月出现甲状腺毒症，其中 12 人最后发展为产后甲状腺炎。所有在产后 6.5 个月后发病的 14 个患者均患有 Graves 病。所有 Graves 甲亢患者 TRAbs 都阳性，产后甲状腺炎患者 TRAbs 阴性。**晚期产后（8～12 月）与 Graves 病风险相关。**无论 Graves 甲亢是疾病复发还是初次诊断，均使用 ATD 治疗或者按医师建议行甲状腺消融治疗。

　　尽管大部分 PPT 患者可以自愈，对于有症状的患者仍需进行相应治疗。出现甲亢症状者，应用 β 肾上腺素受体阻滞剂（普萘洛尔 10～40mg/6h 或阿替洛尔 25～50mg/24h）能有效控制症状。由于高甲状腺素血症继发于腺体急性损伤后的甲状腺素释放（破坏性甲亢），应用抗甲状腺药物治疗是无效的。对于甲减，小剂量左旋甲状腺素（50μg/d）可以控制症状，也有利于中止药物后甲状腺功能的自愈。然而，有再次妊娠意愿的患者由于下次妊娠中发生甲减的风险增高，应推荐持续使用左旋甲状腺素治疗[107]。

　　Negro 等对照研究了 2 组慢性甲状腺炎患者妊娠期

服用硒来预防产后甲状腺炎。77 人在妊娠及产后期间摄入硒 200μg/d，74 人服用安慰剂作为对照。妊娠期服用硒的妇女 PPT 发病率明显降低：发病率为 28.6%，而对照组为 48.6%（P<0.01）。未来还需要更多研究来进一步证实这些发现。

关键点

◆ 妊娠早期，Graves 病引起的甲亢需要与妊娠期一过性甲亢相鉴别。

◆ 近期研究显示应用 PTU 增加肝衰竭风险，推荐妊娠早期应用丙基硫嘧啶（PTU），妊娠 13 周后应用甲硫基咪唑（MMI）。由于存在潜在的 MMI 胚胎综合征，因此不推荐 MMI 用于妊娠早期。PTU 也可能存在致畸作用，但风险远小于 MMI。

◆ Graves 病女性患者计划妊娠时应被告知抗甲状腺药物的致畸作用。

◆ 应定期调整抗甲状腺药物剂量，以达到最少药量即可维持 FT4 在正常上限值。

◆ 母乳喂养不是抗甲状腺药物治疗的禁忌证，但最高剂量不超过 PTU 300mg/d 和 MMI 20mg/d。

◆ 甲状腺素替代治疗的甲减患者计划妊娠前应检测甲状腺激素水平，并调整血清 TSH 水平接近 1mIU/L。

◆ 甲状腺癌患者如妊娠前进行了抑制性 T4 治疗，怀孕后应调整左旋甲状腺素剂量以继续保持同样的血清 TSH 水平，但是，FT4 要保持在正常参考范围。

◆ 甲减患者确诊妊娠时应检测甲状腺功能，并在妊娠早期每 2~4 周复查一次甲状腺功能。超过 50% 的甲状腺素替代治疗患者孕期需要增加左旋甲状腺素剂量。

◆ 甲状腺疾病高危患者，如甲状腺疾病家族史、甲状腺肿或产后甲状腺炎病史，应在妊娠前或妊娠早期进行检查。推荐此类人群测定血清 TSH 及 TPOAb。

◆ 产后甲状腺炎影响高达 16.7% 的产后妇女。慢性甲状腺炎患者发展为 PPT 的风险更高，50% 的此类患者在产后 5~10 年可能发展为永久性甲减，因此，她们需要产后长期随访。

参考文献

1. Kovacs CS, Kronenberg HM. Maternal fetal calcium and bone metabolism during pregnancy, puerperium and lactation. *Endocr Rev.* 1997;18:832.

2. Dahlman T, Sjoberg HE, Bucht E. Calcium homeostasis in normal pregnancy and puerperium: a longitudinal study. *Acta Obstet Gynecol Scant.* 1994;73:393.

3. Kelly T. Primary hyperparathyroidism during pregnancy. *Surgery.* 1991; 110:1028.

4. Shani H, Sivan E, Cassif E, et al. Maternal hypercalcemia as a possible cause of unexplained fetal polyhydramnios: a case series. *Am J Obstet Gynecol.* 2008;199:410.e1.

5. Ficinski ML, Mestman JH. Primary hyperparathyroidism during pregnancy. *Endocr Pract.* 1996;2:362.

6. Pothiwala P, Levine SN. Parathyroid surgery in pregnancy: review of the literature and localization by aspiration for parathyroid hormone levels. *J Perinatol.* 2009;29:779.

7. Horjus C, Groot I, Telting D, et al. Cinacalcet for hyperparathyroidism in pregnancy and puerperium. *J Pediatr Endocrinol Metab.* 2009;22:741.

8. Loughead JL, Mughal F, Mimouni F, et al. Spectrum and natural history of congenital hyperparathyroidism secondary to maternal hypocalcemia. *Am J Perinatol.* 1990;7:350.

9. Barrett H, McEleduff A. Vitamin D and pregnancy: an old problem revisited. *Best Pract Res Clin Endocrinol Metab.* 2010;24:527.

10. Theodoratou E, Tzoulaki I, Zgaga L, Ioaannidis JPA. Vitamin D and multiple health outcomes: umbrella review of systematic reviews and meta-analysis of observational studies and randomized trials. *BMJ.* 2014;348: 2035.

11. De-Regil LM, Palacios C, Ansary A, Kulier R, Peña-Rosas JP. Vitamin D supplementation for women during pregnancy. *Cochrane Database Syst Rev.* 2012;(2):CD008873.

12. Ross CA, Abrams SA, Aloia JF, et al: Dietary reference intake for calcium and vitamin D: report at a glance. Institute of Medicine of the National Academies, released date: 11/20/2010.

13. Wiser J, Florio I, Neff M, et al. Changes in bone density and metabolism in pregnancy. *Acta Obstet Gynecol Scand.* 2005;94:349.

14. Barbour LA, Kick SD, Steiner JF, et al. A prospective study of heparin induced osteoporosis in pregnancy using bone densitometry. *Am J Obstet Gynecol.* 1994;170:862.

15. Glinoer D. The regulation of thyroid function in pregnancy: pathways of endocrine adaptation from physiology to pathology. *Endocr Rev.* 1997; 18:404.

16. Krassas GE, Poppe K, Glinoer D. Thyroid function and human reproductive health. *Endocr Rev.* 2010;31:702.

17. Pearce EN. Iodine in pregnancy: is salt iodization enough? *J Clin Endocrinol Metab.* 2008;93:2466.

18. Kratzsch J, Pulzer F. Thyroid gland development and defects. *Best Pract Res Clin Endocrinol Metab.* 2008;22:57.

19. Glinoer D, Spencer CA. Serum TSH determinations in pregnancy: how, when and why? *Nat Rev Endocrinol.* 2010;6:526.

20. Abalovich M, Amino N, Barbour LA, et al. Management of thyroid dysfunction during pregnancy and postpartum: an Endocrine Society clinical practice guideline. *J Clin Endocrinol Metab.* 2007;92:S1.

21. Li C, Shan A, Mao J, et al. Assessment of thyroid function during first trimester pregnancy: what is the rational upper limit of serum TSH during the first trimester in Chinese pregnant women? *J Clin Endocr Metab.* 2014;99:73-79.

22. Tyler PN, Minassian C, Rehman A, et al. TSH levels and risk of miscarriage in women on long-term levothyroxine: a community-based study. *J Clin Endocrinol Metab.* 2014;9:3895-3902.

23. Marwaha RK, Chopra S, Gopalakrishnan S, et al. Establishment of reference range for thyroid hormones in normal pregnant Indian women. *Br J Obstet Gynaecol.* 2008;115:602-660.

24. Lee RH, Spencer CA, Mestman JH, et al. Free T4 immunoassays are flawed during pregnancy. *Am J Obstet Gynecol.* 2009;200:260.e1.

25. Mandel SL, Larsen PR, Seely EW, et al. Increased need for thyroxine during pregnancy in women with primary hypothyroidism. *N Engl J Med.* 1990;323:91.

26. Yassa L, Marqusee E, Fawcett R, et al. Thyroid hormone early adjustment in pregnancy: the THERAPY trial. *J Clin Endocrinol Metab.* 2010;95: 3234.

27. Lazarus JH, Hall R, Othman S, et al. The clinical spectrum of postpartum thyroid disease. *QJM.* 1996;89:429.

28. de Escobar GM, Obregon MJ, del Rey FE. Is neuropsychological development related to maternal hypothyroidism or to maternal hypothyroxinemia? *J Clin Endocrinol Metab.* 2000;85:3975.

29. Patil-Sisodia K, Mestman JH. Graves hyperthyroidism and pregnancy: a clinical update. *Endocr Pract.* 2010;16:118.

30. Goodwin TM, Montoro MN, Mestman JH. Transient hyperthyroidism and hyperemesis gravidarum: clinical aspects. *Am J Obstet Gynecol.* 1992; 167:648.

31. Niebyl JR. Nausea and vomiting in pregnancy. *N Engl J Med.* 2010; 363:1544.

32. Goodwin TM, Hershman JM. Hyperthyroidism due to inappropriate production of human chorionic gonadotropin. *Clin Obstet Gynecol.* 1997;

33. Tagami T, Hagiwara H, Kimura T, et al. The incidence of gestational hyperthyroidism and postpartum thyroiditis in treated patients with Graves' disease. *Thyroid.* 2007;17:767.

34. Millar LK, Wing DA, Leung AS, et al. Low birth weight and preeclampsia in pregnancies complicated by hyperthyroidism. *Obstet Gynecol.* 1994; 84:946.

35. Momotani N, Noh J, Oyangi H, et al. Antithyroid drug therapy for Graves' disease during pregnancy: optimal regimen for fetal thyroid status. *N Engl J Med.* 1986;315:24.

36. Mortimer RH, Tyack SA, Galligan JP, et al. Graves' disease in pregnancy: TSH receptor binding inhibiting immunoglobulins and maternal and neonatal thyroid function. *Clin Endocrinol (Oxf).* 1990;32:141.

37. Kempers MJE, van Trotsenburg ASP, van Tijn DA. Disturbance of the fetal thyroid hormone state has long-term consequences for treatment of thyroidal and central congenital hypothyroidism. *J Clin Endocriol Metab.* 2005;90:4094.

38. Luton D, LeGac I, Vuillard E. Management of Graves' disease during pregnancy: the key role of fetal thyroid gland monitoring. *J Clin Endocrinol Metab.* 2005;90:6093.

39. Copoper DS, Rivkees SA. Putting propylthiouracil in perspective. *J Clin Endocriol Metab.* 2009;94:1881.

40. Taylor PN, Vaidya B. Side effects of anti-thyroid drugs and their impact on the choice of treatment for thyrotoxicosis in pregnancy. *Eur Thyroid J.* 2012;1(3):176-185.

41. Bahn RS, Burch HS, Cooper DS, et al. The role of propylthiouracil in the management of Graves' disease in adults: report of a meeting jointly sponsored by the American Thyroid Association and the Food and Drug Administration. *Thyroid.* 2009;19:673-674.

42. Barbero P, Valdez R, Rodriguez H, et al. Choanal atresia associated with maternal hyperthyroidism treated with methimazole: a case control study. *Am J Med Genet.* 2008;146A:2390.

43. Besancon A, Beltrand J, Le Gac I, et al. Management of neonates born to women with Graves' disease: a cohort study. *Eur J Endocrinol.* 2014;170: 855f-862f.

44. Andersen SL, Olsen J, Wu CS, Laurberg P. Birth defects after early pregnancy use of antithyroid drugs: A Danish nationwide study. *J Clin Endocrinol Metab.* 2013;98:4373-4381.

45. Andersen SL, Olsen J, Wu CS, Laurberg P. Severity of birth defects after propylthiouracil exposure in early pregnancy. *Thyroid.* 2014;24: 1530-1540.

46. Laurberg P, Andersen SL. Antithyroid drug use in early pregnancy and birth defects: time windows of relative safety and high risk? *Eur J Endocrinol.* 2014;171:R13-R20.

47. Laurberg P, Bournaud C, Karmisholt J, et al. Management of Graves' hyperthyroidism in pregnancy: focus on both maternal and foetal thyroid function, and caution against surgical thyroidectomy in pregnancy. *Eur J Endocrinol.* 2009;160:1.

48. Stoffer SS, Hamburger JI. Inadvertent 131I therapy for hyperthyroidism in the first trimester of pregnancy. *J Nucl Med.* 1976;17:146.

49. Azizi F, Khoshmiat M, Bahrainian M, et al. Thyroid function and intellectual development of infants nursed by mothers taking methimazole. *J Clin Endocrinol Metab.* 2000;85:3233.

50. Nayakk B, Burman K. Thyrotoxicosis and thyroid storm. *Endocrinol Metab Clin North Am.* 2006;35:663.

51. Polak M, Luton D. Fetal thyroidology. Best practice and research. *Clin Endocrinol Metab.* 2014;28:161-173.

52. Polak M, Leger J, Oury JF, et al. Fetal cord blood sampling in the diagnosis and the treatment of fetal hyperthyroidism in the offspring of a euthyroid mother producing thyroid stimulating immunoglobulins. *Ann Endocrinol (Paris).* 1997;58:338.

53. Kilpatrick S. Umbilical blood sampling in women with thyroid disease in pregnancy: is it necessary? *Obstet Gynecol.* 2003;189:1.

54. Van Vliet G, Polak M, Ritzen EM. Treating fetal thyroid and adrenal disorders through the mother. *Nat Clin Pract.* 2008;4:675.

55. Davis LE, Leveno KJ, Cunningham FG. Hypothyroidism complicating pregnancy. *Obstet Gynecol.* 1988;72:108.

56. Leung AS, Millar LK, Koonings PP, et al. Perinatal outcome in hypothyroid pregnancies. *Obstet Gynecol.* 1993;81:349.

57. Klein RZ, Haddow JE, Faix JD, et al. Prevalence of thyroid deficiency in pregnant women. *Clin Endocrinol (Oxf).* 1991;35:41.

58. McClain M, Lambert-Messerlian G, Haddow JE. Sequential first- and second-trimester TSH, free thyroxine, and thyroid antibody measurements in women with known hypothyroidism: FaSTER trial study. *Am J Obstet Gynecol.* 2008;199:129.e1.

59. Gutenberg A, Hans V, Puchner M, et al. Primary hypophysitis: clinical-pathological correlations. *Eur J Endocrinol.* 2006;155:101.

60. Burman KD. Controversies surrounding pregnancy, maternal thyroid status and fetal outcome. *Thyroid.* 2009;19:323.

61. Casey BM, Dashe JS, Wells CE, et al. Subclinical hypothyroidism and pregnancy outcome. *Obstet Gynecol.* 2005;105:239.

62. Cleary-Goldman J, Malone FD, Lambert-Messerlian G, et al. Maternal thyroid hypofunction and pregnancy outcome. *Obstet Gynecol.* 2008; 112:85.

63. Haddow JE, Palomaki GE, Allan WC, et al. Maternal thyroid deficiency during pregnancy and subsequent neuropsychological development of the child. *N Engl J Med.* 1999;341:549.

64. Henrichs J, Bongers-Schokking JJ, Schenk JJ, et al. Maternal thyroid function during early pregnancy and cognitive functioning in early childhood: the generation R study. *J Clin Endocrinol Meetab.* 2010;95:4227.

65. De Groot L, Abalovich M, Alexander EK, et al. Management of thyroid dysfunction during pregnancy and postpartum: an Endocrine Society clinical practice guideline. *J Clin Endocrinol Metab.* 2012;97:2543-2565.

66. Stagnaro-Green A, Abalovich M, Alexander E, et al. American Thyroid Association Taskforce on Thyroid Disease During Pregnancy and Postpartum. Guidelines of the American Thyroid Association for the diagnosis and management of thyroid disease in pregnancy and postpartum. *Thyroid.* 2011;21:1081-1125.

67. Negro R, Schwartz A, Gismondi R, et al. Increased pregnancy loss rate in thyroid antibody negative women with TSH levels between 2.5 and 5.0 in the first trimester of pregnancy. *J Clin Endocrinol Metab.* 2010;95:E44.

68. Schneuer FJ, Nassar N, Tasevski V, et al. Association and predictive accuracy of high TSH serum levels in first trimester and adverse pregnancy outcomes. *J Clin Endoc Metab.* 2012;97:3115-3122.

69. Tyler PN, Minassian C, Rehman A, et al. TSH levels and risk of miscarriage in women on long-term levothyroxine: a community-based study. *J Clin Endocrinol Metab.* 2014;9:3895-3902.

70. Downing S, Halpern L, Carswell J, Brown RS. Severe maternal hypothyroidism corrected prior to the third trimester associated with normal cognitive outcome in the offspring. *Thyroid.* 2012;22:625-630.

71. Momotani N, Iwana S, Momotani K. Neurodevelopment in children born to hypothyroid mothers restored to normal thyroxine (T4) concentration by late pregnancy in Japan: no apparent influence of maternal T4 deficiency. *J Clin Endocrinol Metab.* 2012;97:1104-1108.

71a. Casey B. Effect of treatment of maternal subclinical hypothyroidism or hypothyroxinemia on IQ in offspring. *Am J Obstet Gynecol.* 2016;214:S2.

71b. Peaceman A. Effect of treatment of maternal subclinical hypothyroidism and hypothyroxinemia on pregnancy outcomes. *Am J Obstet Gynecol.* 2016;214:S200.

72. Glinoer D. Maternal and fetal impact of chronic iodine deficiency. *Clin Obstet Gynecol.* 1997;40:102.

73. Casey BM, Dashe JS, Spong CY, et al. Perinatal significance of isolated maternal hypothyroxinemia identified in the first half of pregnancy. *Obstet Gynecol.* 2007;109:1129.

74. Lazarus JH, Bestwick JP, Channon S, et al. Antenatal thyroid screening and childhood cognitive function. *N Engl J Med.* 2013;36:493-501.

75. American Thyroid Association. Statement on early maternal thyroid insufficiency: recognition, clinical management and research direction. *Thyroid.* 2005;15:77.

76. Stagnaro-Green A, et al. Guidelines of the American Throid Association for the Diagnosis and Management of Thyroid Disease During Pregnancy and Postpartum. *Thyroid.* 2011;21:1081.

77. Vaidya B, Anthony S, Biklous M, et al. Detection of thyroid dysfunction in early pregnancy: universal screening or targeted high-risk case finding? *J Clin Endocrinol Metab.* 2007;92:203.

78. Negro R, Schwartz A, Gismondi R, et al. Universal screening versus case finding for detection and treatment of thyroid hormone dysfunction during pregnancy. *J Clin Endocrinol Metab.* 2010;95:1699.

79. Thung S, Funai EF, Grobman WA. The cost-effectiveness of universal screening in pregnancy for subclinical hypothyroidism. *Am J Obstet Gynecol.* 2009;200:267.

80. Brent GA. Diagnosing thyroid dysfunction in pregnant women: is case finding enough? [Editorial] *J Clin Endocrinol Metab.* 2007;92:39.

81. Abalovich M, Alcaraz G, Kleiman-Rubinsztein J, et al. The relationship of preconception thyrotropin levels to requirements for increasing the levothyroxine dose during pregnancy in women with primary hypothyroidism. *Thyroid.* 2010;20:1175.

82. Deleted in review.

83. Pearce EN, Farwell AP, Braverman LE. Thyroiditis. *N Engl J Med.* 2003; 348:2646.

84. Stagnaro-Green A, Roman SH, Cobin RH, et al. Detection of at-risk pregnancy by means of highly sensitive assays for thyroid autoantibodies. *JAMA.* 1990;264:1422.

85. Matsuura N, Yamada Y, Nohara Y, et al. Familial neonatal transient hypothyroidism due to maternal TSH binding inhibitor immunoglobulins. *N Engl J Med.* 1980;303:738.

86. Negro R, Formoso G, Mangieri T, et al. Levothyroxine treatment in euthyroid pregnant women with autoimmune thyroid disease: effects on obstetrical complications. *J Clin Endocrinol Metab*. 2006;91:2587.

87. Unuane D, Velkeniers B, Anckaert E, et al. Thyroglobulin autoantibodies: is there any added value in the detection of thyroid autoimmunity in women consulting for fertility treatment? *Thyroid*. 2013;23:1022-1028.

88. Loh JA, Wartofsky L, Jonklaas J, et al. The magnitude of increased levothyroxine requirements in hypothyroid pregnant women depends upon the etiology of the hypothyroidism. *Thyroid*. 2009;19:269.

89. Busnelli A, Somigliana E, Benaglia L, et al. Thyroid axis dysregulation during *in vitro* fertilization in hypothyroid-treated patients. *Thyroid*. 2014;24(11):1650-1655.

90. Karmon AE, Batsis M, Chavarro JE, Souter I. Preconceptional thyroid-stimulating hormone levels and outcomes of intrauterine insemination among euthyroid infertile women. *Fertil Steril*. 2015;103(1):258-263.

91. Cooper DS, Doherty GM, Haugen BR, et al. Revised American Thyroid Association Management Guidelines for patients with thyroid nodules and differentiated thyroid cancer. *Thyroid*. 2009;19:1167.

92. Sam S, Molitch ME. Timing and special concerns regarding endocrine surgery during pregnancy. *Endocrinol Metab Clin North Am*. 2003;32:337.

93. Moosa M, Mazzaferri EL. Outcome of differentiated thyroid cancer diagnosed in pregnant women. *J Clin Endocrinol Metab*. 1997;82:2862.

94. Vannucchi G, Perrino M, Rossi S, et al. Clinical and molecular features of differentiated thyroid cancer diagnosed during pregnancy. *Euro J Endocrinol*. 2010;162:145.

95. Mannisto T, Vaarasmaki M, Pouta A, et al. Antithyroperoxidase antibody and antithyroglobulin antibody positivity during the first trimester of pregnancy is a major risk for perinatal death. *J Clin Endocrinol Metab*. 2009;94:772.

96. Hrisch D, Levy S, Tsvetov G, et al. Impact of pregnancy on outcome and prognosis of survivors of papillary thyroid cancer. *Thyroid*. 2010;20:1179.

97. Mazzaferri E. Approach to the pregnant patient with thyroid cancer. *J Clin Endoc Metab*. 2011;96:265-272.

98. Imran SA, Rajaraman M. Managemet of differentiated thyroid cancer in pregnancy. *J Thyroid Res*. 2011;2011:549609.

99. Sawka AM, Lakra DC, Lea J, et al. A systematic review examining the effects of therapeutic radioactive iodine on ovarian function and future pregnancy in female thyroid cancer survivors. *Clin Endocrinol (Oxf)*. 2008;69:479.

100. Garsi JP, Schlumberger M, Rubino C, et al. Therapeutic administration of I131 for differentiated thyroid cancer: Radiation dose to ovaries and outcome of pregnancy. *J Nucl Med*. 2008;49:845.

101. Nicholson WK, Robinson KA, Smallridge RC, et al. Prevalence of postpartum thyroid dysfunction: a quantitative review. *Thyroid*. 2006;16:573.

102. Stagnaro-Green A, Schwartz A, Gismondi R, et al. High rate of persistent hypothyroidism in a large scale prospective study in postpartum thyroiditis in Southern Italy. *J Clin Endocrinol Metab*. 2011;96:652-657.

103. Marquesee E, Hill JA, Mandel SJ. Thyroiditis after pregnancy loss. *J Clin Endocrinol Metab*. 1997;82:2455.

104. Landek-Salgado MA, Gutenberg A, Lupi I, et al. Pregnancy, postpartum autoimmune thyroiditis and autoimmune hypophysitis: intimate relationships. *Autoimmun Rev*. 2010;9:153.

105. Alvarez-Marfany M, Roman SH, Drexler AJ, et al. Long term prospective study of postpartum thyroid dysfunction in women with insulin dependent diabetes mellitus. *J Clin Endocrinol Metab*. 1994;79:10.

106. Amino N, Mori H, Iwatani O, et al. High prevalence of transient postpartum thyrotoxicosis and hypothyroidism. *N Engl J Med*. 1982;306:849.

107. Stagnaro-Green A. Postpartum thyroiditis. *Best Pract Res Clin Endocrinol Metab*. 2004;18:303.

Additional references for this chapter are available at ExpertConsult.com.

最后审阅   张雪芳   沙晓燕

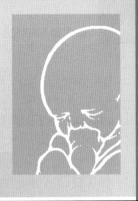

第43章

妊娠期垂体及肾上腺疾病

原著　MARK E. MOLITCH

翻译与审校　宋硕宁,李乃适,延芸

垂体前叶

妊娠期垂体前叶激素的变化

妊娠期间,正常脑垂体由于雌激素刺激泌乳素细胞增生而显著增大[1,2]。泌乳素(PRL)水平在妊娠期间逐渐上升,刺激乳腺为哺乳做准备[3]。从妊娠的后半程开始,胎盘合胞体滋养层细胞生产的生长激素变体开始增加,而垂体分泌的生长激素(GH)则由于胰岛素样生长因子Ⅰ(IGF-1)的负反馈作用而减少[4,5]。患有肢端肥大症的妊娠女性由于存在自主GH分泌;生长激素及生长激素变体都持续存在于血液中[6]。

孕期由于雌激素诱导的皮质类固醇结合球蛋白(CBG)水平的增加和皮质醇合成的增加,皮质醇水平在正常妊娠期间会持续升高,在足月时可达到正常的二到三倍。因此具有生物活性的"游离"部分及尿游离皮质醇水平和唾液皮质醇水平也增加[7,8]。

垂体肿瘤

垂体腺瘤可以导致激素分泌过多或垂体功能减退,而妊娠时体内激素分泌的改变使得对垂体瘤患者的评估更加复杂。同时,孕期治疗垂体瘤也要顾及到对胎儿发育的潜在危害。

泌乳素瘤

高泌乳素血症通常引起溢乳、闭经和不孕[9]。高泌乳素血症的鉴别诊断有很多,这里我们主要讨论泌乳素瘤。治疗的选择对于怀孕的决定具有重要的影响。微腺瘤经蝶窦手术对药物治疗后复发者的治愈率可达50% ~

60%。对于肿瘤直径小于10mm的女性患者,经验丰富的神经外科医生较少会导致术后垂体功能减退[10]。对于肿瘤直径大于等于10mm的患者,手术治愈率较低,引起垂体功能减退的风险也显著增加[10]。

溴隐亭和卡麦角林属于多巴胺激动剂,是泌乳素瘤的一线治疗药物,治疗后约80%和90%的患者分别可以恢复排卵月经[9,10]及缩小腺瘤体积。50% ~75%应用溴隐亭的患者和超过90%应用卡麦角林的患者,经过治疗肿瘤体积可缩小一半以上[10]。

妊娠期激素的刺激作用及多巴胺激动剂的停药反应可导致泌乳素瘤明显增大(图43-1)。764例患有微腺瘤的妊娠女性中,妊娠期间肿瘤增大至需要干预者为18例(2.4%);腺瘤较大的从未进行过手术或放射治疗的238例患者中有50例(21%)需要接受干预,而已经接受过手术或放射治疗的148名患者,仅7例(4.7%)需要干预。而几乎所有孕期腺瘤增大的患者,在重新服用多巴胺激动剂后病情都得到了很好的控制。如果腺瘤增大发生在妊娠晚期,可以择期分娩[14]。只有其他方法均失败时才考虑采用手术减压[14]。

一项包含6000多例服用溴隐亭和822例服用卡麦角林的妊娠期女性的调查中发现,女性在出现月经推迟并且确诊妊娠后即停止使用多巴胺受体激动剂,并不会增加自发性流产、异位妊娠、滋养层疾病、多胎妊娠或胎儿畸形的风险[11-15]。尽管有关怀孕期间继续服用多巴胺受体激动剂的安全性数据有限,但该治疗可能无害[14]。

大腺瘤患者应每月评估一次肿瘤增大的症状,妊娠期每三个月进行一次视野检查。PRL水平升高可能不伴肿瘤增大,也可能有肿瘤增大而PRL不升高;因此这些检测常具有误导性[16],应当避免。在某些患者中,产后PRL水平和肿瘤大小反而比妊娠前下降[17],因此,很多产

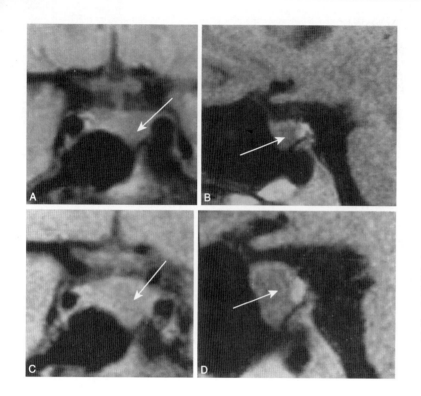

图 43-1　一女性妊娠前（**A** 和 **B**）和妊娠 7 个月（**C** 和 **D**）其鞍内泌乳素大腺瘤 MRI 冠状位及矢状位图。注意图中被标记的肿瘤部位在后者中有显著增大，患者此时主诉有头痛。（来自 Molitch ME. Medical treatment of prolactinomas. Endocrinol Metab Clin North Am. 1999;28:143-170.）

妇产后可能出现排卵，不需要重新使用多巴胺受体激动剂。母乳喂养既不会引起 PRL 水平上升，也不会引起头痛加剧或视觉障碍等肿瘤增大的症状[18]。

肢端肥大症

由于高泌乳素血症、肿瘤压迫引起垂体功能降低、甚至 GH/IGF-1 水平增加（GH/IGF-1 水平下降后月经可恢复），约三分之二肢端肥大症患者存在不孕不育。四分之一的患者存在两种或更多原因[19]。**手术治疗为大多数肢端肥大症患者的首选治疗方式；手术未治愈的患者通常使用生长抑素类似物奥曲肽和兰瑞肽进行治疗**[20]。某些病例也可使用卡麦角林[20]。

常规测定法不能区分正常垂体 GH 和胎盘 GH 变体[4]。如果妊娠期间诊断肢端肥大症非常困难，可以通过频繁采样了解 GH 分泌曲线，因为肢端肥大症中 GH 分泌是高度脉冲式，而胎盘变体的 GH 分泌则不是[6,21]。只有 4 例 GH 分泌性肿瘤患者的肿瘤增大伴有视野缺损，其中有一例是在妊娠期[22-25]。在其中一个病例中，肿瘤的增大更可能是由于停用奥曲肽引起，而在另外一个病例中，肿瘤增大则是由于瘤体内出血所致。因此，与泌乳素瘤一样，患有大腺瘤的肢端肥大症患者应该监测肿瘤增大导致的相关症状及视野改变。

由于 GH 诱导的胰岛素抵抗，肢端肥大症患者孕期发生妊娠糖尿病，钠潴留及妊娠期高血压的风险增加[26,27]。暂无证据表明心脏疾病与肢端肥大症妊娠患者有关[26,27]。

肢端肥大症患者孕期使用溴隐亭和卡麦角林的原则与患有泌乳素瘤的妊娠期女性使用这两种药的原则相同。到目前为止，约有近 50 例孕期使用生长抑素类似物治疗肢端肥大症的病例报道，其子代中并没有发现畸形[26-28]。但有报道显示短效奥曲肽可使子宫动脉血流减少[28]，而且有一例使用缓释奥曲肽后出现宫内发育迟缓（IUGR）的胎儿，在降低缓释奥曲肽的剂量后情况得以改善[25]。生长抑素受体广泛存在在发育中的胎儿组织，奥曲肽可与胎盘中的促生长抑素受体结合并穿过胎盘从而影响发育中的胎儿组织。作者建议在备孕时停用奥曲肽和其他生长抑素类似物，如需要服用这些药物时应采取避孕措施，大多数人[25,29]同意该观点，但也有不同看法[28]。一个可行的方案就是将长效生长抑素类药物改为短效，一旦确定妊娠即停止服用这类药物；短效药由于其半衰期短，可避免对胎儿的影响。另一方面，这些药物可以控制肿瘤生长，妊娠期间如果出现肿瘤增大时，可考虑重新使用这类药物而非采取手术治疗。培维索孟（Pegvisomant）是一种生长激素受体拮抗剂，一例肢端肥大症患者妊娠期间使用后，未发现对胎儿有影响，但其安全性尚未确定。

促甲状腺素分泌肿瘤

到目前为止，仅有三例促甲状腺激素[甲状腺刺激激素（TSH）]分泌性肿瘤女性怀孕的报道[31-33]。在这些病例中有一例虽停止使用奥曲肽，但为控制肿瘤生长又再次使用[31]。第二个病例则为了控制肿瘤增大在怀孕期间继续使用奥曲肽[32]。对于这种肿瘤,最紧迫的问题是控制妊娠期间甲状腺功能亢进(甲亢),通常可以用标准抗甲状腺药物治疗(第 43 章)[33]。但随着大腺瘤的增长,奥曲肽可能是控制肿瘤大小的必需药物[31,32],若硫脲类药物治疗无效,奥曲肽可能还有助于控制甲亢。

临床无功能腺瘤

妊娠通常不会影响临床无功能腺瘤(CNFAs)的大小,但有两例妊娠期间肿瘤扩大导致视野缺损的病例报道[22,34]。在第二个病例中,溴隐亭治疗效果显著,可能是由于增生的泌乳素细胞在溴隐亭的作用下缩小而导致视交叉处压力减少,对肿瘤本身可能并无直接作用[34]。

大多数 CNFAs 实际上是促性腺激素腺瘤。已有两例病人患有可分泌完整卵泡刺激素(FSH)的促性腺激素腺瘤的报道,病人同时也有卵巢过度刺激综合征[35,36]。一例患者在使用溴隐亭且 FSH 高分泌得到抑制后成功妊娠[35];第二例患者是在手术切除肿瘤后成功妊娠[36]。

垂体功能减退症

垂体功能减退症可以表现为部分垂体功能降低或全部垂体功能降低,且多出现促性腺激素分泌消失。对于这种病人诱导排卵可能较为困难,生殖内分泌学家使用多种技术帮助病人受孕,包括 hCG 和 FSH[37,38]治疗,脉冲式促性腺激素释放激素治疗[37,38]和体外受精[39,40]。通过以上方式怀孕的畸形发生率与正常妊娠无异,但剖宫产、流产及小于胎龄儿(SGA)的发生率较高[34,38,40]。

由于在妊娠期间甲状腺素降解增加以及血容量增加,若使用相同甲状腺素剂量时通常可见甲状腺素(T4)水平下降,TSH 水平上升[41]。这些患者平均甲状腺素需求增加量约为 0.05mg/天。因为下丘脑/垂体功能障碍患者在甲状腺素需求量增加时相应的 TSH 水平的增加有可能不明显,因此在妊娠第 4 至 6 周后应将甲状腺素补充量增加 0.025mg,6 个月后再增加 0.025mg,并不断监测病人的总 T4 水平。

妊娠期间通常不需要增加长期糖皮质激素替代治疗的剂量[8]。氢化可的松由胎盘中的 11β-羟基类固醇脱氢酶 2(11β-HSD2)代谢;因此可保护胎儿免于过量氢化可的松的伤害。氢化可的松通常为 12 至 15mg/m²,分 2 ~ 3 次给予;早上 10mg 和下午 5mg 是常见的治疗方案[8]。分娩时需给予糖皮质激素应激剂量,如氢化可的松 75mg q8h 静脉输液,产后迅速减量[8]。泼尼松龙不透过胎盘,而泼尼松只有少量通过[42]。因母亲孕期服用泼尼松而出现新生儿肾上腺功能抑制的情况非常罕见[43],进入母乳的量也可以忽略不计[44]。

垂体功能降低患者妊娠期间使用 GH 的数据很少,在大多数情况下 GH 治疗在确定怀孕后即停止[45]。因为具有生物活性的 GH 变体是由胎盘产生,并在妊娠期后半程大量产生并进入母体循环(见上文),因此母亲最多仅在妊娠前半程有 GH 缺乏。Curran 及其同事[45]分析了 25 例 GH 缺乏的妊娠患者,其中 16 例怀孕后停止了 GH 治疗。他们发现停止 GH 治疗的胎儿或母亲没有出现不良结局。由此他们认为对于 GH 缺乏的女性,妊娠期间可以停用 GH。

希恩综合征

希恩综合征是产后数小时内缺血所致的垂体坏死[46],通常继发于产科失血所致的低血压和休克。垂体缺血和坏死的程度决定了患者此后的病程(表 43-1)。由于现代产科技术的发展,希恩综合征已很少出现[47]。

表 43-1　希恩综合征的症状和体征

急性表现	慢性表现
低血压	头晕
心动过速	疲劳
产后无乳	产后无乳
低血糖	持续性闭经
极度疲劳	体毛减少
恶心呕吐	皮肤干燥
	性欲丧失
	恶心呕吐
	畏寒

产科大出血后,若经过充分输血补液仍有低血压和持续性心动过速,则应考虑是否有急性垂体坏死,产后也可能出现无乳和低血糖[46]。检查应包括血中的促肾上腺皮质激素(ACTH),皮质醇,泌乳素和游离甲状腺素。因为肾上腺皮质没有萎缩,ACTH 刺激试验应该是正常的。游离甲状腺素的半衰期为 7 天,最初可能会正常,所以 1 周后应该再次复查。泌乳素水平通常较低。尿崩症(DI)也可能发生,并可通过禁水试验诊断[48]。

如果怀疑急性垂体坏死,抽血送检后应立即用盐水和应激剂量的皮质类固醇治疗。若随后出现游离甲状腺素水平减低,则应开始左甲状腺素治疗。其他的垂体检查与后续治疗应等到恢复期进行。

当垂体仅发生轻度梗死时,希恩综合征可能会在数月或数年后才能诊断[46]。

这些妇女通常有闭经史,性欲降低,产后无乳,乳房萎缩,耻骨和腋毛减少,疲劳,以及伴有恶心,呕吐,腹泻和腹痛的继发性肾上腺功能不全的症状[46]。在极少数情况下,有些女性还有促性腺激素分泌,也可能有正常的月经和生育能力[43]。

淋巴细胞性垂体炎

淋巴细胞性垂体炎被认为是自身免疫性的,因淋巴细胞和浆细胞浸润和破坏垂体和漏斗实质造成[49-51]。该病通常发生在妊娠期或产褥期[49-51],出现垂体功能减退的症状,或因病灶增大引起头痛和视野缺损等。根据症状发生的时间以及有无产科大出血、月经障碍或不孕等病史[49-51],即可考虑此病。尿崩症也可能发生[49-51]。在磁共振成像(MRI)扫描中常可见整个垂体呈弥漫性增强而非局灶性病变,后者则往往提示是肿瘤病变[49-51]。该病可通过临床表现诊断,一般不需要进行有创检查。

淋巴细胞性垂体炎的治疗通常是保守治疗,包括发现并治疗所涉及的垂体功能缺陷,尤其是常见的ACTH分泌低下[49-51]。目前大剂量皮质类固醇治疗效果的数据还不肯定[50]。如果头痛和视野缺损未能控制,且影像学检查发现病灶进行性增大,则应手术切除部分垂体而非全切。虽然大多数患者进展为慢性全垂体功能减退,但垂体功能有可能部分或全部自发性恢复[49-51]。

垂体后叶

妊娠期间分泌精氨酸加压素(AVP)和刺激口渴的血浆渗透压调定点降低5到10mOsm/kg[52]。胎盘产生血管加压素酶,可快速灭活AVP,从而大大增加其清除率[53,54]。

在妊娠期间应避免进行标准禁水试验,因为这需要脱掉相当于5%体重的水,从而引起子宫收缩并减少胎盘灌注。可用去氨加压素(dDAVP)评估尿浓缩能力[53]。妊娠患者应采用坐位评估尿浓缩能力,因为侧卧位可抑制最大尿浓缩能力[52]。

尿崩症

妊娠期间中枢性尿崩症可因为逐渐增大的垂体肿瘤、淋巴细胞性垂体炎或下丘脑疾病而发生。由于胎盘血管加压素酶清除AVP增加,妊娠期间DI通常恶化,而原本无症状的亚临床DI可出现明显的症状[53-55]。去氨加压素对血管加压素酶耐受,在妊娠期间可提供满意且安全的治疗,但可能需要较高的剂量[56]。在监测临床反应期间,临床医生应牢记正常的钠浓度在妊娠期间降低5mEq/L[52]且dDAVP进入到母乳中的量极少[56]。

有时,胎盘生产的血管加压素酶升高会导致暂时性AVP抵抗而产生尿崩。这种尿崩可在某一次妊娠中自发性出现,但极少在下一次妊娠中出现[57]。其中一些患者可能对dDAVP治疗有反应。胎盘早剥是另一个导致妊娠时暂时性尿崩症的不常见原因,因胎盘早剥可导致血管加压素酶升高[58]。

一些患者中的迟发性短暂性尿崩症可能与妊娠期急性脂肪肝和肝炎等肝功能障碍有关[59]。在某些病例中与溶血,肝酶升高,血小板减少(HELLP)综合征有关[60]。据推测,肝功能障碍与血管加压素酶的降解减低相关,从而进一步增加血管加压素酶水平和AVP的清除。多尿可在分娩前或分娩后发生。

产褥期出现的尿崩症可能是由希恩综合征所致。有一种发生在产褥期的原因不明的暂时性尿崩症,仅持续数天至数周[61]。

先天性肾性尿崩症是一种由血管加压素V2受体基因突变引起的罕见的X连锁疾病,主要影响男性[53]。该致病基因的女性携带者在妊娠期间可能出现明显多尿症状。治疗方法可采用噻嗪类利尿剂[54],但孕妇应谨慎使用。

肾上腺

除了如前所述的皮质醇在妊娠期间的变化,血浆肾素活性,血管紧张素II和醛固酮在妊娠期间将增加3~7倍,血容量也会增加[62]。

库欣综合征

到目前为止,只有不到150例关于妊娠期间库欣综合征的报道[63-69]。其中,少于50%的患者有垂体腺瘤,还有相同数量的患者有肾上腺腺瘤,超过10%患者有肾上腺癌[63-68]。妊娠并发异位ACTH综合征相关的报道很少[65,67,68]。很多情况下,高皮质醇血症首先在妊娠期间变得明显,分娩后症状得到改善甚至缓解[65,66,68]。最近有关于妊娠诱发库欣综合征的病例报道。这是由人绒毛膜促性腺激素(hCG)刺激肾上腺上的异位黄体生成素(LH)/hCG受体所致[69]。

在妊娠期间诊断库欣综合征并不容易。因为妊娠和库欣综合征均可能表现出向心性体重增加,疲劳,水肿,情绪低落,葡萄糖不耐受和高血压。正常妊娠导致的皮肤条纹通常是苍白的,而库欣综合征是红色或紫色的。因雄激素过多所致的多毛症和痤疮,以及近端肌病和骨折都提示可能是库欣综合征。

从实验室检测进行鉴别比较困难。总血清皮质醇、游离皮质醇和ACTH水平以及尿游离皮质醇与正常妊娠的相近。正常妊娠中过夜地塞米松试验通常显示抑制不足[8,67]。即使有肾上腺腺瘤,ACTH水平也可以正常或升高[8,73-65],原因可能是由于胎盘产生ACTH或由胎盘产生的促肾上腺皮质激素释放激素(CRH)刺激垂体产生ACTH。

正常妊娠期间升高的总血清皮质醇和游离血清皮质醇持续的昼夜节律变化可能最有助于区分库欣综合征与

妊娠期高皮质醇症,因为所有形式的库欣综合征,均不存在皮质醇昼夜节律变化[7,8]。妊娠期午夜唾液皮质醇水平尚无统一标准[66]。在某些情况下,垂体 MRI(无增强)或肾上腺超声可能有帮助,但两个腺体中高频率的"意外瘤"的存在使得如何诠释影像学的发现变得困难[70,71]。妊娠期 CRH 刺激试验或岩下窦静脉取血罕有报道[65,67,68]。

库欣综合征有 25% 妊娠失败的风险。这包括自然流产,死胎和由于极度早产所致早期新生儿死亡[63,66-68]。皮质醇通过胎盘很少导致胎儿肾上腺抑制[72]。大多数罹患库欣综合征的孕妇出现高血压,以及糖尿病和肌病。剖宫产术后伤口感染和开裂也较常见。

Lindsay 等[67]对 136 例妊娠患者的研究发现,孕 20 周开始积极治疗可使胎儿活产率从 76% 增加到 89%。因此,提倡妊娠期间的治疗[63,67,68]。

妊娠期间使用甲吡酮和酮康唑药物治疗对库欣综合征不是非常有效[66-68],而且有报道酮康唑可致胎儿宫内发育迟缓(IUGR)[67]。**FDA 针对酮康唑所致严重肝毒性发布了黑盒警告;因此不推荐使用。米托坦具有胎儿毒性作用,应避免使用。**最近有两种新药被批准用于治疗库欣病。米非司酮是一种是高效皮质醇受体阻断剂,但因为它也是孕酮受体阻断剂和堕胎药,因此不能在妊娠期间使用[73]。帕瑞肽是一种新的生长抑素类似物,对库欣病患者疗效适中[74]。有引起高血糖的副作用,尚无妊娠期间使用的经验。但上述生长抑素类似物孕期使用注意事项同样适用于库欣病患者使用帕瑞肽。

经蝶窦垂体 ACTH 分泌型腺瘤切除术和腹腔镜肾上腺腺瘤切除术已在几个妊娠中期患者中成功完成[66-68]。单侧或双侧肾上腺切除术后的活产率约为 87%[67]。虽然任何手术对母亲和胎儿均有风险[75],但对于库欣综合征来说,不手术的风险显然要比手术的风险高得多。

肾上腺功能不全

在发达国家,原发性肾上腺功能不全的最常见病因是自身免疫性肾上腺炎。感染(结核或真菌),双侧转移性恶性肿瘤,出血或梗死所致原发性肾上腺功能不全罕见。垂体肿瘤或糖皮质激素抑制下丘脑-垂体-肾上腺轴导致的继发性肾上腺功能不全也可发生。

识别肾上腺功能不全比较困难,因为许多临床特征也可在正常妊娠中发现,包括虚弱,头晕,晕厥,恶心,呕吐,低钠血症和色素沉着增加。阿狄森氏病所致色素沉着可发生在黏膜、伸肌表面和未暴露的区域,而妊娠的黄褐斑则不会出现在上述区域。如果出现体重降低,低血糖,嗜盐和过度低钠血症就应立即对病人进行临床评价。**如果肾上腺功能不全没有被识别,肾上腺危象就可能会在尿路感染或分娩等应激情况下发生**[76-78]。因为胎儿胎盘系统类固醇环境在很大程度上由其自身控制,因此孕妇肾上腺功能不全通常不会导致胎儿发育问题。阿狄森氏病患者的女性相对不育,母亲患有阿狄森氏病会增加婴儿早产,低出生体重和剖宫产的风险[79]。母亲严重低钠血症或代谢性酸中毒以及治疗依从性较差可能导致不良胎儿结局[76-78]。与其他自身免疫情形如抗心磷脂抗体并存者,可能导致流产等其他风险[80]。

肾上腺功能不全的实验室检查可能会有低钠血症,高钾血症,低血糖,嗜酸性粒细胞增多和淋巴细胞增多。清晨的血浆皮质醇水平低于或等于 3.0μg/dL(83nmol/L)可确诊为肾上腺功能不全,而临床上稳定的患者若皮质醇水平在孕早期或孕中期的前半程高于 19μg/dL(525nmol/L),则可排除这一诊断[81]。但是,因为孕中后期孕妇体内 CBG(皮质类固醇结合球蛋白)浓度增加,可被检测到的游离血浆皮质醇浓度可能会降低到非妊娠期的正常范围,所以在妊娠中后期所检测到的血浆皮质醇浓度的增加并未如所期[82]。正常妊娠女性的基础值和促皮质素(250μg)刺激的皮质醇值已建立;对于孕早中晚期,清晨基础值[平均值±标准偏差(SD)]为 9.3μg/dL±2.2μg/dL(257nmol/L±61nmol/L),14.5μg/dL±4.3μg/dL(401nmol/L±119nmol/L)和 16.6μg/dL±4.2μg/dL(459nmol/L±116nmol/L)。刺激值为 29.5μg/dL±16.1μg/dL(815nmol/L±445nmol/L),37.9μg/dL±9.0μg/dL(1047nmol/L±249nmol/L)和 34.7μg/dL±7.5μg/dL(959nmol/L±207nmol/L)[83]。据报道,在孕 24～34 周对 1μg 低剂量促皮质素测试使用 30μg/dL(828nmol/L)的分界值是准确的[81]。对于原发性肾上腺功能不全,ACTH 水平将升高,高于 100pg/mL(22pmol/L)的水平时即可诊断[84]。然而,在继发性肾上腺功能低下的情况时,由于胎盘可产生 ACTH 这种激素,虽然不足以维持正常的母体肾上腺功能,但 ACTH 水平却不会降低。

对于临床上不稳定的患者,应根据经验及时给予糖皮质激素氢化可的松 50～75mg 静脉注射,而非被动等待检查结果。此后,在严重应激和在分娩期间,应该每 6～8小时给予 50～75mg 氢化可的松[78]。尽管妊娠期间孕妇的血浆皮质醇浓度增加,皮质类固醇替代基线剂量通常与非妊娠期相同。妊娠期间通常不改变盐皮质激素剂量,但在孕晚期对出现水肿,高血压急剧加重和先兆子痫的阿狄森病患者有些临床医生会试着减少氟氢可的松的剂量[78]。

已经接受糖皮质激素作为抗炎治疗的患者在停止这种治疗后至少未来一年内存在肾上腺轴抑制[85]。**这些患者在分娩期间应该给予应激剂量的糖皮质激素。**应用糖皮质激素有增加术后伤口感染和开裂的风险,同内源性库欣综合征的患者一样,他们的后代有暂时性肾上腺功能不全的风险。

原发性醛固酮增多症

原发性醛固酮增多症在妊娠期少有报道,最常见的是由肾上腺腺瘤引起[86-89]。关于妊娠期间糖皮质激素可治性醛固酮增多症的报告很少[90]。妊娠期原发性醛固酮增多症患者体内醛固酮升高水平与正常妊娠妇女相似,但血浆肾素活性受到抑制[88]。中度至重度高血压发生率为85%,蛋白尿为52%,低钾血症为55%;症状可能包括头痛,全身乏力和肌肉疼痛[86-89]。也有胎盘早剥和早产的风险[86,87]。有趣的是,由于妊娠期孕酮水平非常高,可能在肾小管出现抗盐皮质激素作用,因此在一些女性中高血压和低钾血症反而可能在妊娠期间改善。

螺内酯常用于非妊娠女性醛固酮增多症的治疗,在妊娠期禁忌使用,因为它可以透过胎盘,并且具有潜在的抗雄激素作用,可能在男性胎儿中引起外生殖器两性畸形[86]。依普利酮是一种更具选择性的醛固酮受体阻断剂,且无抗雄激素作用,已经成功地应用在1例妊娠患者中,胎儿未出现不良结局[91]。如果妊娠期间可以用阿米洛利,甲基多巴,拉贝洛尔和钙通道阻滞剂等药物安全控制高血压,则手术治疗可以延迟到分娩后[86,87]。另一方面,已经有在妊娠期间用腹腔镜切除产生醛固酮腺瘤的报道[88]。妊娠期患者可能需要补钾,但是由于孕酮的抗排钾作用,低钾血症可能在妊娠中改善。由于产后孕酮水平降低,孕期孕酮的抗盐皮质激素作用消失,高血压和低钾血症可能会加剧[89]。

嗜铬细胞瘤

高血压急剧加重是嗜铬细胞瘤的典型表现,常被误认为是妊娠诱发的高血压或先兆子痫[92-95]。随着子宫增大和胎儿活动压迫肿瘤,母体可能出现严重高血压,瘤体内出血,血流动力学衰竭,心肌梗死,心律失常,充血性心力衰竭和脑出血等并发症。有10%患者肿瘤可能出现在肾上腺腺体外,例如在主动脉分叉处。这种情况下如果出现病人体位改变、子宫收缩、胎儿活动和做 **Valsalva动作**,就很容易引起高血压发作[92-95]。如未能诊断嗜铬细胞瘤,孕妇死亡率为50%[92-95]。

儿茶酚胺经胎盘转移量很小[96],可能是因为胎盘儿茶酚 O-甲基转移酶和单胺氧化酶浓度很高[96]。**胎儿的不良反应如缺氧是儿茶酚胺诱导子宫胎盘血管收缩和胎盘功能不全[92,93]以及母体高血压,低血压或血管闭锁所致。也可能出现胎盘早剥。**

诊断嗜铬细胞瘤需要有高度的警惕性。在受孕前,对有多发性内分泌腺瘤病(MEN)2型,希佩尔-林道综合征和神经纤维瘤病家族史者进行筛查十分重要[97]。**如果孕妇出现重度或阵发性高血压,就应该考虑嗜铬细胞瘤的可能性,尤其是如果这种情况发生在妊娠前半程,或者**

其发作伴有体位性低血压,面色苍白、焦虑、头痛、心悸、胸痛等症状时。

嗜铬细胞瘤的实验室诊断依赖于测量尿甲氧基肾上腺素和儿茶酚胺以及血浆间甲氧基肾上腺素[92-95]。这些指标与未妊娠者相同,因为妊娠不会改变儿茶酚胺代谢。如果可能应在检测前停用甲基多巴和拉贝洛尔,因为这些药物可能干扰儿茶酚胺的定量测定[98]。磁共振T2加权成像是灵敏度最高的肿瘤定位方法,且不会使胎儿暴露于电离辐射[92,93],在这种成像技术中肿瘤表现为高强度信号。

与先兆子痫的鉴别通常很简单。患有嗜铬细胞瘤的患者没有先兆子痫中出现的水肿,蛋白尿和高尿酸血症。血浆和尿儿茶酚胺在严重先兆子痫和其他需住院治疗的严重妊娠并发症中可能适度升高,但在轻度先兆子痫或妊娠诱发的高血压的情况下,它们仍然在正常范围[99]。在子痫发作后,儿茶酚胺水平则可为正常的2~4倍[100]。

最初的药物治疗涉及用酚苄明,酚妥拉明,哌唑嗪或拉贝洛尔的α受体阻断作用。所有这些药物都可以被胎儿很好地耐受,但酚苄明是首选药物,因为它能提供长效、稳定、非竞争性的阻断[92-95]。酚苄明起始剂量为10mg,每天两次,然后逐渐加量直至高血压受到控制。虽然酚苄明可通过胎盘转移[101],但一般认为此药对胎儿是安全的[92-95]。但已有报道两个母亲接受过酚苯明治疗的新生儿出现了呼吸窘迫和低血压,需要机械通气和强心支持[102]。**β受体阻滞剂用于治疗母体在给予充分α受体阻断和扩容后持续存在的心动过速或心律失常[92-95]。**β受体阻断剂可能与胎儿心动过缓和 IUGR 相关,但通常是安全的,并具有广泛的使用经验[93]。所有这些潜在的胎儿风险与未阻断母体高水平的儿茶酚胺所致的流产风险相比都很小。高血压急症应该用酚妥拉明(1到5毫克)或硝普钠治疗,后者因为潜在的胎儿氰化物毒性应该限制使用。

手术切除肿瘤的时机尚存争议,并且可能取决于药物治疗的效果和肿瘤的位置。**来自子宫的压迫,胎儿活动和宫缩都是可能是导致急性危象的刺激因素。**在妊娠的前半程,一旦给予充分的α受体阻断,手术切除则可以进行,孕早期手术的流产风险可能更高一些。在孕中期的早期手术流产的可能性要小,并且子宫的大小不会使切除困难。如果嗜铬细胞瘤直到妊娠后半程才被发现,增大的子宫会使得手术具有挑战性。孕中期成功腹腔镜切除嗜铬细胞瘤已有报道[92-95]。其他方法包括剖宫产手术联合肿瘤切除术或产后实施肿瘤切除术。

虽然已经有成功阴道分娩的报道[103],阴道分娩的产妇死亡率高于剖宫产。伴随分娩的阵痛和子宫收缩可能会导致大量儿茶酚胺释放。严重的母体高血压可能导致胎盘缺血和胎儿缺氧。剖宫产是最常见的分娩方式,但

在充分阻断 α 受体的情况下,借助硬膜外麻醉,让胎儿借助子宫收缩的力量下降而非产妇用力排挤迫降及适时使用器械助产,阴道分娩也是可能的。

关键点

◆ 妊娠期间,约 30% 的泌乳素大腺瘤会明显增大。

◆ 使用多巴胺激动剂治疗泌乳素瘤患者,一旦发现怀孕,建议停药。妊娠期间瘤体增大者,可恢复多巴胺激动剂治疗。

◆ 在肢端肥大症患者中,妊娠糖尿病和高血压的风险增加。

◆ 垂体功能减退的女性可以使用促性腺激素、促性腺激素释放激素和辅助生殖技术帮助受孕。

◆ 希恩综合征在现代产科极为少见。因产后出血病情不稳定时,仍需考虑此病。

◆ 妊娠期淋巴细胞性垂体炎通常与 ACTH 缺乏有关,且可危及生命。

◆ 由于胎盘血管加压素酶活性增加,孕前无症状的亚临床尿崩症症状可能在怀孕期间变得明显。

◆ 库欣综合征与母亲和胎儿的不良结局相关,在妊娠期间应积极治疗。

◆ 虽然垂体功能减退或原发性肾上腺功能不全的孕妇不需要增加维持糖皮质激素替代剂量,但在分娩及其他应激情况下需要使用应激剂量的氢化可的松。

◆ 妊娠期发现的嗜铬细胞瘤必须积极治疗且通常需要在妊娠期间手术切除。

参考文献

1. Scheithauer BW, Sano T, Kovacs KT, et al. The pituitary gland in pregnancy. A clinicopathologic and immunohistochemical study of 69 cases. *Mayo Clin Proc.* 1990;65:461.
2. Elster AD, Sanders TG, Vines FS, et al. Size and shape of the pituitary gland during pregnancy and post-partum: Measurement with MR imaging. *Radiology.* 1991;181:531.
3. Rigg LA, Lein A, Yen SS. Pattern of increase in circulating prolactin levels during human gestation. *Am J Obstet Gynecol.* 1977;129:454.
4. Frankenne F, Closset J, Gomez F, et al. The physiology of growth hormones (GHs) in pregnant women and partial characterization of the placental GH variant. *J Clin Endocrinol Metab.* 1988;66:1171.
5. Eriksson L, Frankenne F, Edèn S, Hennen G, Von Schoultz B. Growth hormone 24-h serum profiles during pregnancy–lack of pulsatility for the secretion of the placental variant. *Br J Obstet Gynaecol.* 1989;96:949.
6. Beckers A, Stevenaert A, Foidart JM, Hennen G, Frankenne F. Placental and pituitary growth hormone secretion during pregnancy in acromegalic women. *J Clin Endocrinol Metab.* 1990;71:725.
7. Nolten WE, Lindheimer MD, Rueckert PA, et al. Diurnal patterns and regulation of cortisol secretion in pregnancy. *J Clin Endocrinol Metab.* 1980;51:466.
8. Lindsay JR, Nieman LK. The hypothalamic-pituitary-adrenal axis in pregnancy: challenges in disease detection and treatment. *Endocr Rev.* 2005;26:775.
9. Melmed S, Casanueva FF, Hoffman AR, et al. Diagnosis and treatment of hyperprolactinemia: an Endocrine Society Clinical Practice Guideline. *J Clin Endocrinol Metab.* 2011;96:273-288.
10. Gillam MP, Molitch ME, Lombardi G, et al. Advances in the treatment of prolactinomas. *Endocr Rev.* 2006;27:485.
11. Lebbe M, Hubinont C, Bernard P, et al. Outcome of 100 pregnancies initiated under treatment with cabergoline in hyperprolactinaemic women. *Clin Endocrinol.* 2010;73:230.
12. Ono M, Miki N, Amano K, et al. Individualized high-dose cabergoline therapy for hyperprolactinemic infertility in women with micro- and macroprolactinomas. *J Clin Endocrinol Metab.* 2010;95:2672.
13. Colao A, Abs R, Bárcena DG, et al. Pregnancy outcomes following cabergoline treatment: extended results from a 12-year observational study. *Clin Endocrinol.* 2008;68:66.
14. Molitch ME. Endocrinology in pregnancy: management of the pregnant patient with a prolactinoma. *Eur J Endocrinol.* 2015;172:R205-R213.
15. Stalldecker G, Mallea-Gil MS, Guitelman M, et al. Effects of cabergoline on pregnancy and embryo-fetal development: retrospective study on 103 pregnancies and a review of the literature. *Pituitary.* 2010;13:345.
16. Divers WA, Yen SS. Prolactin-producing microadenomas in pregnancy. *Obstet Gynecol.* 1983;62:425.
17. Domingue ME, Devuyst F, Alexopoulou O, Corvilain B, Maiter D. Outcome of prolactinoma after pregnancy and lactation: a study on 73 patients. *Clin Endocrinol (Oxf).* 2014;80:642.
18. Ikegami H, Aono T, Koizumi K, et al. Relationship between the methods of treatment for prolactinomas and the puerperal lactation. *Fertil Steril.* 1987;47:867.
19. Grynberg M, Salenave S, Young J, et al. Female gonadal function before and after treatment of acromegaly. *J Clin Endocrinol Metab.* 2010;95:4518.
20. Katznelson L, Laws ER Jr, Melmed S, et al. Acromegaly: an Endocrine Society Clinical Practice Guideline. *J Clin Endocrinol Metab.* 2014;99:3933.
21. Barkan AL, Stred SE, Reno K, et al. Increased growth hormone pulse frequency in acromegaly. *J Clin Endocrinol Metab.* 1989;69:1225.
22. Kupersmith MJ, Rosenberg C, Kleinberg D. Visual loss in pregnant women with pituitary adenomas. *Ann Intern Med.* 1994;121:473.
23. Okada Y, Morimoto I, Ejima K, et al. A case of active acromegalic woman with a marked increase in serum insulin-like growth factor-1 levels after delivery. *Endocr J.* 1997;44:117.
24. Cozzi R, Attanasio R, Barausee M. Pregnancy in acromegaly: a one-center experience. *Eur J Endocrinol.* 2006;155:279.
25. Caron P, Broussaud S, Bertherat J, et al. Acromegaly and pregnancy: a retrospective multicenter study of 59 pregnancies in 46 women. *J Clin Endocrinol Metab.* 2010;95:4680.
26. Cheng V, Faiman C, Kennedy L, et al. Pregnancy and acromegaly: a review. *Pituitary.* 2012;15:59.
27. Cheng S, Grasso L, Martinez-Grozco JA, et al. Pregnancy in acromegaly: experience from two referral centers and systematic review of the literature. *Clin Endocrinol.* 2012;76:264.
28. Maffei P, Tamagno G, Nardelli GB, et al. Effects of octreotide exposure during pregnancy in acromegaly. *Clin Endocrinol.* 2010;72:668.
29. Karaca Z, Tanriverdi F, Unluhizarci K, et al. Pregnancy and pituitary disorders. *Eur J Endocrinol.* 2010;162:453.
30. Brian SR, Bidlingmaier M, Wajnrajch MP, Weinzimer SA, Inzucchi SE. Treatment of acromegaly with pegvisomant during pregnancy: maternal and fetal effects. *J Clin Endocrinol Metab.* 2007;92:3374.
31. Caron P, Gerbeau C, Pradayrol L, et al. Successful pregnancy in an infertile woman with a thyrotropin-secreting macroadenoma treated with the somatostatin analog (octreotide). *J Clin Endocrinol Metab.* 1996;81:1164.
32. Blackhurst G, Strachan MW, Collie D, et al. The treatment of a thyrotropin-secreting pituitary macroadenoma with octreotide in twin pregnancy. *Clin Endocrinol.* 2002;56:401.
33. Chaiamnuay S, Moster M, Katz MR, Kim YN. Successful management of a pregnant woman with a TSH secreting pituitary adenoma with surgical and medical therapy. *Pituitary.* 2003;6:109.
34. Masding MG, Lees PD, Gawne-Cain ML, et al. Visual field compression by a non-secreting pituitary tumour during pregnancy. *J Roy Soc Med.* 2003;96:27.
35. Murata Y, Ando H, Nagasaka T, et al. Successful pregnancy after bromocriptine therapy in an anovulatory woman complicated with ovarian hyperstimulation caused by follicle-stimulating hormone-producing plurihormonal pituitary microadenoma. *J Clin Endocrinol Metab.* 2003;88:1988.
36. Sugita T, Seki K, Nagai Y, et al. Successful pregnancy and delivery after removal of gonadotrope adenoma secreting follicle-stimulating hormone in a 29-year-old amenorrheic woman. *Gynecol Obstet Invest.* 2005;59:138.
37. Hall R, Manski-Nankervis J, Goni N, et al. Fertility outcomes in women with hypopituitarism. *Clin Endocrinol.* 2006;65:71.
38. Overton CE, Davis CJ, West C, et al. High-risk pregnancies in hypopituitary women. *Human Reprod.* 2002;17:1464.

39. Esfandiari N, Gotlieb L, Casper RF. Live birth of healthy triplets after in vitro fertilization and embryo transfer in an acromegalic woman with elevated growth hormone. *Fertil Steril.* 2005;83:1041.

40. Kübler K, Klingmüller D, Gembruch U, et al. High-risk pregnancy management in women with hypopituitarism. *J Perinatol.* 2009;29:89.

41. Mandel SJ, Larsen PR, Seely EW, et al. Increased need for thyroxine during pregnancy in women with primary hypothyroidism. *N Engl J Med.* 1990;323:91.

42. Beitins IZ, Bayard F, Ances IG, et al. The transplacental passage of prednisone and prednisolone in pregnancy near term. *J Pediatr.* 1972;81:936.

43. Kenny FM, Preeyasombat C, Spaulding JS, et al. Cortisol production rate: IV. Infants born of steroid-treated mothers and of diabetic mothers. Infants with trisomy syndrome and with anencephaly. *Pediatrics.* 1966; 137:960.

44. McKenzie SA, Selley JA, Agnew JE. Secretion of prednisolone into breast milk. *Arch Dis Child.* 1975;50:894.

45. Curran AJ, Peacey SR, Shalet SM. Is maternal growth hormone essential for a normal pregnancy? *Eur J Endocrinol.* 1998;139:54.

46. Kelestimur F. Sheehan's syndrome. *Pituitary.* 2003;6:181.

47. Feinberg E, Molitch M, Endres L, et al. The incidence of Sheehan's syndrome after obstetric hemorrhage. *Fertil Steril.* 2005;84:975.

48. Iwasaki Y, Oiso Y, Yamauchi K, et al. Neurohypophyseal function in postpartum hypopituitarism: impaired plasma vasopressin response to osmotic stimuli. *J Clin Endocrinol Metab.* 1989;68:560.

49. Caturegli P, Newschaffer C, Olivi A, et al. Autoimmune hypophysitis. *Endocr Rev.* 2005;26:599.

50. Carmichael JD. Update on the diagnosis and management of hypophysitis. *Curr Opin Endocrinol Diabetes Obes.* 2012;19:314.

51. Glezer A, Bronstein MD. Pituitary autoimmune disease: nuances in clinical presentation. *Endocrine.* 2012;42:74.

52. Lindheimer MD, Davison JM. Osmoregulation, the secretion of arginine vasopressin and its metabolism during pregnancy. *Eur J Endocrinol.* 1995; 132:133.

53. Ananthakrishnan S. Diabetes insipidus in pregnancy: etiology, evaluation, and management. *Endocr Pract.* 2009;15:377.

54. Aleksandrov N, Audibert F, Bedard MJ, et al. Gestational diabetes insipidus: a review of an underdiagnosed condition. *J Obstet Gynaecol Can.* 2010;32:225.

55. Iwasaki Y, Oiso Y, Kondo K, et al. Aggravation of subclinical diabetes insipidus during pregnancy. *N Engl J Med.* 1991;324:522.

56. Ray JG. DDAVP use during pregnancy: an analysis of its safety for mother and child. *Obstet Gynecol Survey.* 1998;53:450.

57. Brewster UC, Hayslett JP. Diabetes insipidus in the third trimester of pregnancy. *Obstet Gynecol.* 2005;105:1173.

58. Wallia A, Bizhanova A, Huang W, et al. Acute diabetes insipidus mediated by vasopressinase after placental abruption. *J Clin Endocrinol Metab.* 2013;98:881.

59. Kennedy S, Hall PM, Seymour AE, et al. Transient diabetes insipidus and acute fatty liver of pregnancy. *Br J Obstet Gynaecol.* 1994;101:387.

60. Ellidokuz E, Uslan I, Demir S, et al. Transient postpartum diabetes insipidus associated with HELLP syndrome. *J Obstet Gynecol Res.* 2006;32:602.

61. Raziel A, Rosenberg T, Schreyer P, et al. Transient postpartum diabetes insipidus. *Am J Obstet Gynecol.* 1991;164:616.

62. Wilson M, Morganti AA, Zervoudakis I, et al. Blood pressure, the renin-aldosterone system and sex steroids throughout normal pregnancy. *Am J Med.* 1980;8:97.

63. Bevan JS, Gough MH, Gillmer MD, Burke CW. Cushing's syndrome in pregnancy: the timing of definitive treatment. *Clin Endocrinol (Oxf).* 1987;27:225.

64. Chico A, Manzanares JM, Halperin I, et al. Cushing's disease and pregnancy. *Eur J Obstet Gynecol Reprod Biol.* 1996;64:143.

65. Guilhaume B, Sanson ML, Billaud L, et al. Cushing's syndrome and pregnancy: aetiologies and prognosis in twenty-two patients. *Eur J Med.* 1992;1:83.

66. Madhun ZT, Aron DC. Cushing's disease in pregnancy. In: Bronstein MD, ed. *Pituitary Tumors and Pregnancy.* Norwell, MA: Kluwer Academic Publishers; 2001:149.

67. Lindsay JR, Jonklaas J, Oldfield EH, et al. Cushing's syndrome during pregnancy: personal experience and review of the literature. *J Clin Endocrinol Metab.* 2005;90:3077.

68. Vilar L, Freitas Mda C, Lima LH, Lyra R, Kater CE. Cushing's syndrome in pregnancy: an overview. *Arq Bras Endocrinol Metabol.* 2007;51:1293.

69. Chui MH, Ozbey NC, Ezzat S, et al. Case report: Adrenal LH/hCG receptor overexpression and gene amplification causing pregnancy-induced Cushing's syndrome. *Endocr Pathol.* 2009;20:256.

70. Molitch ME. Management of incidentally found nonfunctional pituitary tumors. *Neurosurg Clin N Amer.* 2012;23:543.

71. Kannan S, Remer EM, Hamrahian AH. Evaluation of patients with adrenal incidentalomas. *Curr Opin Endocrinol Diabetes Obes.* 2013; 20:161.

72. Kreines K, DeVaux WD. Neonatal adrenal insufficiency associated with maternal Cushings syndrome. *Pediatrics.* 1971;47:516.

73. Fleseriu M, Molitch ME, Gross C, et al. on behalf of the SEISMIC study investigators. A new therapeutic approach in the medical treatment of Cushing's syndrome: glucocorticoid receptor blockade with mifepristone. *Endocr Pract.* 2013;19:313.

74. Colao A, Petersenn S, Newell-Price J, et al. for the Pasireotide B2305 Study Group. A 12-month phase 3 study of pasireotide in Cushing's disease. *N Engl J Med.* 2012;366:914.

75. Cohen-Kerem R, Railton C, Orfen D, et al. Pregnancy outcome following non-obstetric surgical intervention. *Am J Surgery.* 2005;190:467.

76. Albert E, Dalaker K, Jorde R, et al. Addison's disease and pregnancy. *Acta Obstet Gynecol Scand.* 1989;68:185.

77. Otta CF, de Meresian PS, Iraci GS, et al. Pregnancies associated with primary adrenal insufficiency. *Fertil Steril.* 2008;90:1199.

78. Ambrosi B, Barbetta L, Morricone L. Diagnosis and management of Addison's disease during pregnancy. *J Endocrinol Invest.* 2003;26:698.

79. Björnsdottir S, Cnattingius S, Brandt L, et al. Addison's disease in women is a risk factor for an adverse pregnancy outcome. *J Clin Endocrinol Metab.* 2010;95:5249.

80. Grottolo A, Ferrari V, Mariano M, et al. Primary adrenal insufficiency, circulating lupus anticoagulant and anticardiolipin antibodies in a patient with multiple abortions and recurrent thrombotic episodes. *Haematologica.* 1988;73:517.

81. McKenna DS, Wittber GM, Nagaraja HN, et al. The effects of repeat doses of antenatal corticosteroids on maternal adrenal function. *Am J Obstet Gynecol.* 2000;183:669.

82. Nolten WE, Lindheimer MD, Oparil S, et al. Desoxycorticosterone in normal pregnancy: I. sequential studies of the secretory patterns of desoxycorticosterone, aldosterone, and cortisol. *Am J Obstet Gynecol.* 1978; 132:414.

83. Suri D, Moran J, Hibbard JU, et al. Assessment of adrenal reserve in pregnancy: defining the normal response to the adrenocorticotropin stimulation test. *J Clin Endocrinol Metab.* 2006;91:3866.

84. Grinspoon SK, Biller BM. Clinical review 62: laboratory assessment of adrenal insufficiency. *J Clin Endocrinol Metab.* 1994;79:79.

85. Schlaghecke R, Kornely E, Santen RT, et al. The effect of long-term glucocorticoid therapy on pituitary-adrenal responses to exogenous corticotropin-releasing hormone. *N Engl J Med.* 1992;326:226.

86. Robar CA, Poremba JA, Pelton JJ, et al. Current diagnosis and management of aldosterone-producing adenomas during pregnancy. *Endocrinologist.* 1998;8:403.

87. Okawa T, Asano K, Hashimoto T, et al. Diagnosis and management of primary aldosteronism in pregnancy: case report and review of the literature. *Am J Perinatol.* 2002;19:31.

88. Nursal TZ, Caliskan K, Ertorer E, et al. Laparoscopic treatment of primary hyperaldosteronism in a pregnant patient. *J Can Chir.* 2009;52:E188.

89. Krysiak R, Samborek M, Stojko R. Primary aldosteronism in pregnancy. *Acta Clin Belg.* 2012;67:130.

90. Wyckoff JA, Seely EW, Hurwitz S, et al. Glucocorticoid-remediable aldosteronism and pregnancy. *Hypertension.* 2000;35:668.

91. Cabassi A, Rocco R, Berretta R, Regolisti G, Bacchi-Modena A. Eplerenone use in primary aldosteronism during pregnancy. *Hypertension.* 2012;59:e18.

92. Oliva R, Angelos P, Kaplan E, et al. Pheochromocytoma in pregnancy. A case series and review. *Hypertension.* 2010;55:600.

93. Sarathi V, Lila AR, Bandgar TR, et al. Pheochromocytoma and pregnancy: a rare but dangerous combination. *Endocr Pract.* 2010;16:300.

94. Lenders JW. Pheochromocytoma and pregnancy: a deceptive connection. *Eur J Endocrinol.* 2012;166:143.

95. Biggar MA, Lennard TW. Systematic review of phaeochromocytoma in pregnancy. *Br J Surg.* 2013;100:182.

96. Saarikoski S. Fate of noradrenaline in the human fetoplacental unit. *Acta Physiol Scand.* 1984;421(suppl):1.

97. Fishbein L, Orlowski R, Cohen D. Pheochromocytoma/paraganglioma: review of perioperative management of blood pressure and update on genetic mutations associated with pheochromocytoma. *J Clin Hypertens.* 2013;15:428.

98. Sheps SG, Jiang NS, Klee GC. Diagnostic evaluation of pheochromocytoma. *Endocrinol Metab Clin North Am.* 1988;17:397.

99. Pederson EB, Rasmussen AB, Christensen NJ, et al. Plasma noradrenaline and adrenaline in pre-eclampsia, essential hypertension in pregnancy and normotensive pregnant control subjects. *Acta Endocrinol.* 1982;99:594.

100. Khatun S, Kanayama N, Hossain B, et al. Increased concentrations of plasma epinephrine and norepinephrine in patients with eclampsia. *Eur J Obstet Gynecol Reprod Biol*. 1997;74:103.

101. Santeiro ML, Stromquist C, Wyble L. Phenoxybenzamine placental transfer during the third trimester. *Ann Pharmacother*. 1996;30:1249.

102. Aplin SC, Yee KF, Cole MJ. Neonatal effects of long-term maternal phenoxybenzamine therapy. *Anesthesiology*. 2004;100:1608.

103. Schenker JG, Granat M. Phaeochromocytoma and pregnancy—An updated appraisal. *Aust NZ J Obstet Gynaecol*. 1982;22:1.

最后审阅　黄世军

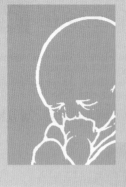

第44章

妊娠期血液系统疾病

原著　PHILIP SAMUELS

翻译与审校　吴颖怡,梅珊珊,赵青,张文卿

妊娠相关血小板减少

　　血小板减少症是妊娠期最常见的血液系统并发症,时常需要请血液科医生会诊,约4%妊娠会出现血小板减少现象。正常情况下,随着妊娠的进展,由于血液的稀释作用和血小板破坏的增加,血小板计数常常出现轻度降低[1]。一般血小板计数在孕期最低会降至$120×10^9$/L（120 000/mm^3）,但不应低于正常范围。孕期出现的轻到中度的血小板减少大部分是由妊娠期血小板减少症造成[2],由此导致母婴并发症的概率非常低[3]。产科医生需要排除引起严重母体和围产期并发症的血小板减少的病因。足月妊娠血小板减少的常见病因和罕见病因详见框44-1。

框44-1　妊娠期血小板减少的病因

常见病因
妊娠期血小板减少
重度子痫前期
溶血、肝酶升高、血小板减少（HELLP）综合征
弥散性血管内凝血
非常见病因
免疫性血小板减少性紫癜
抗磷脂抗体综合征
系统性红斑狼疮
人类免疫缺陷病毒（HIV）感染
罕见病因
血栓性血小板减少性紫癜
溶血尿毒性综合征
2b型血管性血友病
血红蛋白SC危象合并脾隔离症
叶酸缺乏
血液系统恶性肿瘤
May-Hegglin异常（先天性血小板减少）
Wiskott-Aldrich综合征

妊娠期血小板减少症

　　大部分妊娠期血小板减少症的血小板计数在$120×10^9$~$149×10^9$/L（120 000~149 000/mm^3）之间,但是约有1%的患者会降到$50×10^9$~$99×10^9$/L（50 000~99 000/mm^3）之间。**此类患者并不需要治疗,其胎儿出生后出现严重血小板减少或出血倾向的风险可以忽略不计。**该疾病最先在1986年,由Hart[4]及其同仁发表的一项研究中描述过,但并没有对此明确定义。他们发现116例孕妇中有28例（24%）在8个月妊娠周期里,至少会出现一次血小板低于$150×10^9$/L（150 000/mm^3）。产后随访发现,其中17例患者的血小板均恢复正常。实际上,在妊娠期血小板减少症被认为是一个独立疾病之前,这些研究者已经对它进行了描述。Samuels[5]等也对74例患妊娠期血小板减少症的孕妇进行调查,无论是否存在抗血小板抗体,所有新生儿都没有出现血小板减少。Burrows和Kelton[6]进一步研究发现,妊娠期血小板减少对孕妇或新生儿造成的风险非常小。他们对1357例健康孕妇进行研究,结果发现112例（8.3%）血小板计数低于$150×10^9$/L（150 000/mm^3）,最低者达到$97×10^9$/L（97 000/mm^3）,而她们的新生儿出现血小板减少（血小板计数低于$150×10^9$/L,150 000/mm^3）的概率为4.3%,与其他健康孕妇的新生儿出现血小板减少的概率1.5%相比,差异没有统计学意义。并且没有新生儿的血小板计数低于$100×10^9$/L（100 000/mm^3）。的确,Samuels[5]团队及Burrows和Kelton[6]团队的研究都给出很有说服力的证据,说明妊娠期血小板减少是一种独特而常见的妊娠期

血液疾病,但不需要治疗。然而,产科医生在诊断该病时仍须谨慎,因为尚未有相关的检查用于确诊该疾病。如果血小板计数持续下降至低于 $50×10^9$/L(50 000/mm³),则须考虑其他诊断。

在妊娠期血小板减少症中,血小板下降不仅仅是因为血容量增多造成血小板稀释,同时也是妊娠期生理性血小板破坏增加的结果。事实证明,此类病人的平均血小板容积(MVP)增加。然而,如果血小板计数低于 $20×10^9$/L(20 000/mm³)或者有临床出血症状,则需作进一步检查及处理。尽管这种情况很少见,但如此显著的血小板下降,有时很难区分是单纯的妊娠期血小板减少症还是其他原因造成的。抗血小板抗体检查应只用于高度怀疑免疫性血小板减少性紫癜患者,同时也包括血小板计数低于 $50×10^9$/L(50 000/mm³)者。

免疫性血小板减少性紫癜(ITP)

免疫性血小板减少性紫癜在孕妇中的发病率为 1/1000 ~ 3/1000,但极少引起新生儿并发症。虽然仍有少数新生儿血小板减少的病例报道,但几乎没有出现任何胎儿并发症。因此,我们应重点关注孕妇的疾病和健康状况。

总的来说,妊娠本身并不会引发 ITP,也不会改变其严重程度,但确实也有极少数的例外。Harrington[7]研究组首先提出 ITP 由体液介导,接着 Shulman[8]及其同事的研究显示该疾病的介质为免疫球蛋白 G(IgG)。这些发现直到 1979 年才被 Cines 和 Schreiver[9]研发的第一个血小板抗球蛋白试验(一种放射免疫分析法)所证实。如今,这种检验常常用酶联免疫荧光试验(ELISA)或者流式细胞仪呈现。更新的检验方法显示这些自身抗体可能直接攻击血小板表面的特异性糖蛋白,包括 Ⅱb/Ⅲa 及 Ⅰb/Ⅸ复合体[10]。在体内,当血小板被自身抗体覆盖后,网状内皮系统内的,特别是脾脏内巨噬细胞的 Fc 受体就会和抗血小板的抗体的 Fc 段结合,从而将其清除。**将近 90% ITP 女性体内存在血小板相关 IgG 抗体**[9]。然而,这些抗体并不是 ITP 特异性抗体,因为有研究显示,它们也存在于妊娠期血小板减少和子痫前期的患者中。

更为复杂的是,儿童和成人 ITP 的发病机制通常是不同的,儿童型 ITP 通常出现在病毒感染后,临床主要表现为淤点和出血。这类型的 ITP 一般为自限性,一段时间后会自行痊愈。相反,成人型 ITP 临床表现为较轻度出血和皮肤易淤血,常于轻微症状反复出现后才明确诊断。成人型 ITP 通常是一个慢性病程,常常需要长期治疗。很多女性在青春晚期或者二十来岁就妊娠,如果她们有 ITP 病史,临床上很难确定是儿童型还是成人型 ITP。而正确分型对了解病情远期预后非常重要。

ITP 是一个排除性诊断,高发于 18 ~ 40 岁女性,总体男女比例为 1:1.7[11]。病人必须为孤立性的血小板减

少,而且外周血涂片无明显异常。临床出血表现如淤点只能与血小板减少有关。同时必须排除服用任何可能引起血小板减少的西药、中草药、非法药物(毒品)等。最后,还要排除其他引起血小板减少的疾病,例如在本章节开头列举在框内的疾病[11,12]。美国血液病学会(The American Society of Hematology)发表了关于 ITP 的一篇综述详细介绍了其诊断及治疗标准[13]。

血栓性血小板减少性紫癜(TTP)和溶血性尿毒综合征(HUS)

TTP 和 HUS 的临床特点表现在微血管内溶血性贫血及严重血小板减少。妊娠本身并不会增加患病风险,但当孕期出现严重血小板减少时,应将二者纳入鉴别诊断。典型的 TTP 临床表现为五联征,参见框 44-2[14,15]。**临床上只有 40% 患者会出现典型的五联症,约 75% 病人只表现出三联征,包括微血管内溶血性贫血、血小板减少以及神经系统症状**[16]。TTP 和 HUS 的基本病理改变为小动脉及毛细血管血栓性阻塞[14],多器官同时受累,但临床表现缺乏特异性。临床症状与受累器官相呼应。

框 44-2 血栓性血小板减少性紫癜五联症*
微血管内溶血性贫血[†]
血小板减少[†]
神经系统异常[†]包括认知障碍,头痛,偏瘫,幻视,癫痫
发热
肾功能异常
* 典型的五联症仅见于 40% 病人。
[†] 此 3 种表现可见于 74% 病人。

TTP/HUS 临床上与子痫前期相似。但由于子痫前期更为常见,临床上应首先考虑。然而,TTP/HUS 延误诊断可以导致致命的后果。

要诊断 TTP 相关的溶血性贫血,间接抗人球蛋白实验(Coombs)必须为阴性,以排除免疫介导引起的溶血性贫血。乳酸脱氢酶(LDH)的升高、间接性胆红素的增加、结合珠蛋白的下降,均可提示持续性溶血。仔细观察外周血涂片常常可以发现裂红细胞。上述检查都能提示溶血现象,但特异性和敏感性有所不同。例如,肝病时 LDH 也会升高。虽然裂红细胞特异性较强,但可见于任何严重性溶血。临床医生应该根据其临床表现,同时参考这些实验室检查,以诊断溶血性贫血。要诊断为 TTP,其血小板应小于 $100×10^9$/L(100 000/mm³)。对于 TTP 合并肾功能不全患者,其尿沉淀常规检查通常正常,或偶尔见少许红细胞。这些发现可以帮助鉴别诊断狼疮复发引起的肾功能不全,后者尿常规可见血尿及管型尿。再者,TTP 患者血清肌酐通常高于 2mg/dL。此种程度的肾功

能不全不常见于先兆子痫,但也并非没有。此外,尿蛋白定性实验阳性(超过微量)。

TTP 的神经系统表现没有特异性,包括头痛、认知障碍以及昏睡;偶尔也会有全身强直-痉挛大发作。Terrell[17] 团队对自 1996 到 2004 年发生在 Oklahoma 地区的 TTP/HUS 进行流行病学调查,结果发现 206 例患者中,37% 为特发性,13% 与自身免疫疾病有关,而 7% 在妊娠期和产后发病。根据这个数据,研究者能估算出 TTP/HUS 的年发病率为 10 万分之十一,而年确诊率仅为 10 万分之 4.5。既然该疾病如此罕见,为什么还要纳入产科学里?因为如果不进行治疗,TTP 的死亡率可高达 90%,而接受血浆交换治疗后死亡率则可降低到 20%。因此,产科医生必须了解该疾病的诊治过程,以便进行迅速和积极的治疗。

Tsai 的团队发现 ADAMTS13(血友病因子裂解酶)活性降低与 TTP 的发病具有强相关性[18,19]。这种金属蛋白酶,也称为血友病因子裂解酶(von Willebrand cleaving enzyme),通常裂解异常大的血友病因子多聚体(unusually large multimers of von Willebrand factor, ULVWf)。金属蛋白酶含量减少或者抗金属蛋白酶抗体作用都可以导致金属蛋白酶活性减低。如果 ADAMTS13 活性和/或其浓度明显降低,则会导致血液循环中的 ULVWf 含量增加,继而加剧血小板凝聚和诱发 TTP。目前,临床实验室很容易获得 ADAMTS13 的浓度和活性。Ferrari[20] 团队的研究显示四种抗 ADAMTS13 IgG 抗体亚型都与 TTP 相关,而 IgG4 亚型是最常见的。先天性 TTP 通常与 ADAMTS13 突变导致其活性显著性下降有关[21]。Moatti-Cohen[21] 团队研究了法国血栓性微血管病变注册登记系统的数据,发现妊娠期发生 TTP 的女性患者中,24% 属于先天型(Upshaw-Schulman 综合征),而非孕成年人 TTP 患者中只有 5% 属于先天型。Weiner[22] 发表了一篇最广泛的关于 TTP 的文献综述,对 45 例患者的进行分析,发现 40 例在产前发病,其中 50% 发生在妊娠 24 周之前,发病的平均孕周为 23.4 周。这一发现有助于鉴别孕期 TTP 与其他原因所致的血小板减少和微血管内溶血性贫血。Weiner 的综述还报道了 TTP 所致的胎儿和母亲死亡率分别为 84% 和 44%。该数据过于悲观,但值得一提的是,文中总结的病例很多都发生在血浆交换术用于治疗 TTP 之前。

然而,TTP 很容易与罕见的、早发型重度子痫前期相混淆。子痫前期的患者,其抗凝血酶Ⅲ水平通常较低,而 TTP 患者则不会。因此,抗凝血酶Ⅲ水平的高低可以作为二者的鉴别指标。

尽管 HUS 跟 TTP 有很多相同之处,但其一般在产后才发病。HUS 患者表现为微血管内溶血性贫血、肾脏病及血小板减少三联征。HUS 较少见于成人,血小板减少的程度往往比 TTP 轻,只有 50% 病人确诊时的血小板小于 $100 \times 10^9/L$。但血小板计数会随着病程进展而下降。TTP 和 HUS 的最大的区别在于 15%~25% HUS 患者出现慢性肾疾病。HUS 通常继发于产毒肠菌感染。环胞素治疗、细胞毒性药物和口服避孕药均可导致成人对 HUS 易感。大部分孕期 HUS 病例在分娩两天后发病。事实上,在一项病例系列研究中,62 例妊娠相关的 HUS 患者中,只有 9 例(14.5%)在产前发病,而该 9 例患者中,4 例在分娩当天发病。从分娩到 HUS 发病的平均时长为 26.6 天。产后 HUS 患者的死亡率可以超过 50%;然而,这结果是基于历史数据的。随着血浆置换术和透析在治疗中的应用,患者死亡的可能性会降低。临床上鉴别 TTP 和 HUS 并不重要,因为两者的初始治疗都是血浆置换术。

妊娠期及产褥期血小板减少的评估

在给血小板减少的病人制定治疗方案之前,产科医生需要对病人的病情进行研究,分析鉴别血小板减少的原因。我们应该熟知,妊娠期血小板减少症是孕期血小板减少最常见的病因。重要治疗方案的确定依赖于正确的诊断,因此,医生要完整详尽的采集病史。其中了解病人既往是否有血小板降低或者出血倾向尤为重要,同时还要确定这些症状的出现是否与妊娠有关。了解用药史,因为某些药物,例如肝素、很多抗生素、抗组胺药 H[2] 受体拮抗剂等,都可以引起孕妇血小板明显减少。孕产史要着重询问是否有既往母体或新生儿出血史。如果分娩时会阴切开伤口、剖宫产伤口以及静脉穿刺(Ⅳ)点异常出血,均可提示医生:孕妇在前次妊娠期间可能出现血小板减少。产科医生还需要了解新生儿是否有既往自发性出血史,或者包皮环切后是否有并发症。同时产科医生还应排除由重度子痫前期或 HELLP 综合征(溶血、转氨酶升高和血小板减少)所致的血小板减少。对于重度子痫前期和 HELLP 综合征的治疗,请参阅第 31 章。所有血小板减少的孕妇都需要排除人类免疫缺陷病毒(HIV)感染的可能,因为 HIV 感染可以造成 ITP 样综合征。最后,注意询问家族史,排除家族性血小板减少的情况。

确认孕周非常重要,它不但可以帮助我们确定血小板减少的病因,而且可以帮助选择分娩时机。应提供全面的体格检查,医生应注意是否存在皮肤淤斑或出血点。即便全身皮肤都正常,结膜和甲床也常会发现出血点。测量患者血压,以确定病人是否存在子痫前期的征兆。如果是 HELLP 综合征患者,就可能出现巩膜黄染,因此需要做眼底检查了解是否有动脉痉挛或眼底出血。

当孕妇出现血小板减少时,一定要请有经验的医生或者检验科技术员检查外周血涂片。仔细观察是否有微血管病性溶血现象,可以帮助确诊;同时也可以排除因血小板聚集而造成的假性血小板减少。使用乙二胺四乙酸化的管采血(EDTA,一种紫色盖子血液采集管)时血小板聚集的发生率约为 3/1000,可导致误诊为血小板减少。如果怀疑血小板聚集,医生可以让实验室用枸橼酸钠化的管(蓝色盖子的血液采集管)再次采血,重新计数。若计数正常,则为血小板聚集可能,患者没有真正的血小板减少。同样,根据临床需要,还应做其他实验室检查以排除子痫前期、HELLP 综合征以及 DIC 等疾病。对疑似 ITP 的病人,可以检查相关的血小板抗体以协助诊断,但在孕期,这种检查的实用性有限。

明确血小板减少的病因后,产科医生就可以更好地确定是否要立即终止妊娠,是否需要在分娩前进行治疗,或者是否需要在妊娠期间密切监测孕妇血小板数量。

妊娠期血小板减少症的治疗

妊娠期血小板减少症

妊娠期血小板减少症是晚孕期最常见的血小板减少性疾病,并不需要特殊的处理或治疗。最重要处理措施是避免多余的治疗和检查而导致的不必要的干预和医源性早产。轻中度血小板减少患者,如果没有血小板减少既往史或孕前血小板减少史,可按照正常妊娠进行管理。若孕妇血小板计数低于 $50 \times 10^9/L(50\ 000/mm^3)$,诊断依然可能只是妊娠期血小板减少症,但却没有足够证据来确定孕妇和胎儿是否存在危险。因此,对于此类患者,我们应该按照新发病的 ITP 来治疗。虽然大概有 4% 的孕妇会患妊娠期血小板减少症,但只有不到 1% 的无症状的孕妇会出现血小板计数低于 $100 \times 10^9/L(100\ 000/mm^3)^6$。

免疫性血小板减少性紫癜(ITP)

患有 ITP 的孕妇,其血小板可以在孕期降到非常低的程度。所以,在治疗过程中需要密切监测孕期及产褥期母体的情况。而其他原因引起的孕期血小板减少,只有在出现明显出血或者需要预防术后出血并发症时才需要治疗。通常,只有血小板计数低于 $20 \times 10^9/L(20\ 000/mm^3)$ 时才会出现自发性出血[23]。一个纳入 17 个研究的荟萃分析发现,40 岁以下孕妇,当血小板计数低于 $30 \times 10^9/L(30\ 000/mm^3)$ 时,发生致命性出血的风险为 0.4%。预估 5 年死亡率为 2.2%[23]。只要血小板计数不低于 $50 \times 10^9/L(50\ 000/mm^3)$,通常不会发生术中出血。美国血液病学会建议,除非血小板计数低于 $20 \times 10^9/L(20\ 000/mm^3)$,或者临床出血症状,否则没必要将患者收治入院[21]。

提高 ITP 病人血小板数量的传统方法包括糖皮质激素治疗、静脉使用丙种球蛋白、输注血小板以及脾脏切除术。若病人出现临床出血症状或者血小板计数低于 $20 \times 10^9/L(20\ 000/mm^3)$,则需要在短时间内把血小板数升上去。这时使用口服糖皮质激素虽然可行,但静脉使用丙种球蛋白起效更快。所有具备糖皮质激素效果的甾体类激素都可以使用。但是血液病专家对甲泼尼龙的临床应用最有经验。该药物不但可以静脉使用,而且其盐皮质激素作用很微弱。我们要避免使用具有强盐皮质激素作用的甾体类激素,因为这些药物可以导致电解质紊乱、体液潴留和高血压。甲泼尼龙的常用剂量为每日 $1.0 \sim 1.5\ mg/kg$,静脉分次注射,大约 2 天后起效,但可能需要到第 10 天才达到峰值。虽然甲泼尼龙只有很轻微的盐皮质激素作用,但由于使用剂量较大,某些患者仍然会出现相应副作用。因此,监测病人的电解质水平必不可少。由于该药物基本不通过胎盘屏障,所以甲泼尼龙导致新生儿肾上腺功能下降的可能性很低。最终胎盘内的 I 型 11β-脱氢酶会把它降解为无活性的 11-酮代谢物。Park-Wyllie[24] 等做了一项荟萃分析,确认了孕期使用糖皮质激素的基本安全性。然而,他们也发现早孕期使用糖皮质激素可致胎儿唇腭裂的风险增加 3.4 倍。所以,治疗前需要跟病人讨论该药物存在的风险/效益比(见 8 章)。

当静脉注射甲泼尼龙将血小板数上升到满意水平后,可改用口服泼尼松。通常剂量为 $60 \sim 100\ mg/天$。泼尼松可以顿服,但分开剂量时胃肠道反应减轻。需要减量时,医生可以快速将剂量减至 $30 \sim 40\ mg/天$,然后再慢慢减量至维持剂量以保持血小板数在 $100 \times 10^9/L(100\ 000/mm^3)$ 左右。如果一开始就用口服泼尼松治疗,那么每天的剂量应为 $1\ mg/kg$。

用糖皮质激素治疗 ITP 的有效率约为 70%。需要强调的是,如果患者接受糖皮质激素治疗 $2 \sim 3$ 周以上,她可能已经出现了因肾上腺抑制导致的肾上腺功能低下。所以,临产分娩时,需增加甾体类激素的剂量以避免出现肾上腺危象。此后的激素减量过程也必须放慢。再者,如果患者已经接受糖皮质激素治疗有一段时间,她可能会出现明显的副反应,包括体液潴留、多毛、痤疮、皮纹加深、伤口愈合不良,以及念珠菌性阴道炎。罕见情况下,长期使用甾体类激素的孕妇,可出现骨质减少或白内障。但糖皮质激素对胎儿或新生儿的副作用很少见。

虽然糖皮质激素是治疗孕期血小板减少的主要手段,但有多达 30% 病人对激素治疗无效。这些病人需静脉注射免疫球蛋白(IVIG)治疗。其作用机制很可能是通过与网状内皮细胞的 IgG Fc 受体结合,从而防止血小板破坏,也可能是与血小板上的受体结合,以阻止抗血小板抗体的结合作用。常用剂量为 $0.4\ g/(kg \cdot 天)$,疗程为 $3 \sim 5$ 天。必要时剂量可增大至 $1\ g/(kg \cdot 天)$。通常

2～3天开始起效,第5天达到峰值。另一个治疗方案是给单次剂量1g/kg,然后观察疗效。通常单次给药就可以达到理想的血小板计数。这种方法起效的时间不定,但给药的时机非常重要。如果产科医生需要血小板计数在分娩时达到最高,那么,就需要在计划分娩的5～8天前用药。IVIG最常见的副作用是输液性头痛,可以通过减慢输液速度来缓解症状。

IVIG是多个供者提取的血制品。早期产品被质疑有感染丙肝病毒的风险。后来通过更加仔细的筛选供者、强化产品的纯化过程,使产品更加安全。近期已不再有因为使用IVIG而感染丙肝病毒的案例。在最终考虑脾脏切除术之前,强烈建议先使用IVIG治疗,因为有些患者通过IVIG治疗可以得到长期缓解,还有一些的血小板于产后出现自然回升。当患者出现致命性大出血时,可考虑使用重组的凝血因子Ⅶa结合其他方法进行治疗。但此治疗费用不菲且比较复杂,需要在经验丰富的专业医生指导下使用。

静推抗D人免疫球蛋白曾用作Rh阳性、直接抗球蛋白实验(直接型Coomb's)阴性ITP患者的紧急治疗方法。在生命垂危,而其他治疗方法都已经证明失败的情况下,这不失为最后一个可行的治疗手段。通常剂量为50～75μg/kg[25]。抗D人免疫球蛋白和IgG Fc段受体的结合位点,与IVIG的结合位点不同。

美国血液学会(ASH)对妊娠期ITP治疗提出了专业的建议[21]。他们强调,目前尚没有明确的指征要对ITP孕妇的胎儿进行脐穿,以监测胎儿的血小板计数。ASH还建议:除非血小板计数低于30×10^9/L($30\ 000$/mm³)或者临床出现明显出血,否则在孕早、中期不建议使用药物治疗。如果孕中、晚期血小板计数在10×10^9/L至30×10^9/L($10\ 000$/mm³至$30\ 000$/mm³)之间,建议使用IVIG治疗。除非血小板计数低于10×10^9/L($10\ 000$/mm³),否则ASH不建议输注血小板。

孕中期,脾脏切除术也可以用于提高ITP孕妇的血小板计数。该治疗适用于药物治疗失败、血小板计数持续低于20×10^9/L($20\ 000$/mm³)并有临床出血症状者。也可用于对药物治疗无效的产后ITP患者。对出现非常紧急的致死性出血或者对其他治疗无效的患者,脾脏切除术可以与剖宫产术同时进行,只需在剖宫产后向头端延长腹正中切口即可。

在紧急情况下,例如剖宫产术中出现严重出血,还可以输注血小板。若孕妇血小板低于10×10^9/L($10\ 000$/mm³),或者无论血小板计数水平如何,但出现显著临床出血症状,都可以在阴道试产前输注血小板。通常每"袋"血小板可以提高血小板计数约10×10^9/L($10\ 000$/mm³)。输入的血小板半衰期非常短,因为孕妇体内的自身免疫抗体及网状内皮系统会以同样的方式破坏自身和输入的外源性血小板。但是,如果输注血小板与手术同时进行,就可以有效防止术中异常出血。

严重血小板减少的孕妇在剖宫产时需要采取一些预防措施。不用说,术中充分止血是最重要的。为避免血肿形成,术中可以切开子宫膀胱腹膜返折。如果止血效果不理想,在关闭壁腹膜后,可留置筋膜下引流管。如果壁腹膜未关闭,则应仔细检查腹膜边缘,确保没有任何血管在出血。但当患者血压很低时,小的出血点未必可见,所以在手术接近尾声血压回升后,主刀医生应注意排除隐性出血的可能。如果出现严重的致命性出血,则联合使用重组凝血因子Ⅶa和输血小板快速止血。

总之,妊娠期血小板减少的治疗基于其病因。只有血小板计数低于30×10^9/L($30\ 000$/mm³),或血小板计数低于50×10^9/L($50\ 000$/mm³)合并出血,或者需要手术的时候,产科医生才需要考虑对其进行干预[9]。在这些情况下,正确的诊断是制定有效治疗方案的关键。此外,血小板减少的病因、病人的身体情况、胎儿的健康情况以及孕周都会影响分娩时机。

血栓性血小板减少性紫癜(TTP)及溶血性尿毒综合征(HUS)的治疗

在血浆置换术应用之前,TTP的孕妇及其胎儿的结局都很差[17]。1984年报道了第一例接受血浆置换术治疗的妊娠期TTP患者,然而其后并没有对妊娠期TTP病例开展大型的研究。一篇汇总了11例个案报道的综述指出,通过输血浆和血浆置换术可使TTP孕妇的预后有明显的改善[25]。研究人员同时还发现环孢素(cyclosporin)可延长病情缓解的时间。一则病例报道中还提到妊娠期间每月一次预防性血浆置换术可以防止TTP复发[26]。任何时候,若怀疑患者为TTP,就应立即开始血浆置换。

HUS的治疗更为困难,只有少数病例报道。虽然常常需要透析治疗,并密切观察出入量以保持体液和电解质平衡,支持治疗仍然是处理HUS的主要手段。有两例妊娠期TTP患者使用了血小板功能抑制剂。当然也可以用输注血浆及血浆置换术治疗HUS,但治疗效果不如TTP显著。长春新碱用于治疗非妊娠HUS患者取得一些成功,但尚未用于妊娠女性。前列环素输注对儿童TTP治疗有效,但也尚未用于妊娠期。

胎儿/新生儿同种免疫性血小板减少症

新生儿同种免疫性血小板减少症是一种罕见的疾病,孕妇因为缺乏某种特异的血小板抗原,于是产生了针对这种抗原的自身抗体。该病与Rh同种免疫作用机理类似,但发生在血小板上。如果胎儿遗传了父亲的抗原,而母亲缺乏该抗原,母体就会产生针对该抗原的抗体,通过胎盘攻击胎儿血小板,导致严重的新生儿血小板减少,甚至可能引起胎儿颅内出血。而孕妇本身的血小板计数正常。目前我们已经发现了几种抗血小板抗体,而最常见的是抗 HPA-1a 抗体。如有疑似病例,可以采集孕妇的血样,送到具有同种免疫性血小板减少症诊断资质的实验室进行检查。此类病人需要转至具备诊治此类疾病经验的三甲医院进一步治疗。临床资料显示,给患病的新生儿输注母体血小板能改善该病的结局。分娩后,甚至在宫内,都可以考虑输注母体血小板(因为她缺乏那种特殊抗原)或者输注同样缺乏该抗原的其他供者的血小板。Bussel[27]团队研究显示若有同胞患此疾病,尤其是产前出现颅内出血,本胎新生儿血小板计数会更低[28]。Pacheco[29]团队用风险分层的方法设计出一种算法,评估孕妇生育同种免疫性血小板减少症的新生儿的风险。其中列出了所有该做的检查。McQuilten[30]团队回顾澳大利亚的治疗经验发现,脐穿+宫内灌注、IVIG 以及皮质激素治疗都可取得较好的效果。Kamphuis 和 Oepkes[31]回顾了荷兰的治疗经验发现,每周一次 IVIG 就可预防出现胎儿/新生儿颅内出血;因此,他们认为考虑到基于胎儿脐血穿刺本身的危险,应该摒弃该检查。Rayment[32]团队对考科蓝(Cochrane)数据库以及分娩组的试验登记数据库进行了搜索,以尝试是否能够找出同种免疫性血小板减少症的最佳管理方案。他们回顾的 4 个临床试验,一共 206 个病例。因为数据不全,处理也有差异,所以未能得出结论[32]。但他们能确定的是需要进行更多的随机对照试验以明确药物的治疗剂量以及治疗时机[31]。

缺铁性贫血

单胎妊娠期间,母体血容量逐步增加将近 50%(1000mL)。红细胞总量却只增加约 300mg(25%),且主要发生于孕晚期。因此,毫无悬念,血红蛋白量和红细胞压积在孕期常常出现下降。这些改变并不一定是病理性的,通常都是妊娠期正常生理改变过程。直到产后 6 周,在产褥期没有过多失血的情况下,如果母亲有足够的铁储备,血红蛋白和红细胞压积会恢复到正常水平。

大部分临床医生以血红蛋白定量低于 110g/L 或者红细胞压积低于 32% 作为贫血的诊断标准[33]。但如果使用该标准,50% 的孕妇会被纳入贫血的范畴。很多孕妇血红蛋白定量可以低至 100g/L,产后自然恢复。贫血的发病率因研究人群而异。然而,这个问题常常会被忽略。在发展中国家,缺铁是一个很严重的问题;全球范围内,很多孕产妇死亡都是因为在原有贫血的基础上出现过度失血。贫血的原因见框 44-3。

大概 75% 妊娠期贫血继发于缺铁性贫血。Ho[34]研究团队在台湾做了一项 221 例足月孕妇详细的血液系统的研究,没有一例孕妇在孕期接受补铁治疗。孕前非贫血孕妇中,10.4% 的经历足月分娩后出现贫血。该 23 例患者中,11 例(47.8%)出现缺血性贫血,但并无明显症状;另外 11 例出现中度缺铁性贫血,剩下最后 1 例为叶酸缺乏性贫血。其他 198 足月非贫血孕妇中,46.5% 出现铁储备下降,虽然红细胞压积正常[34]。

要鉴别正常妊娠生理改变和病理性缺铁,必须了解妊娠的正常铁需求量(表 44-1)以及正确使用相关实验室参数。成年女性,铁以铁蛋白(ferritin)的形式储备于骨髓、肝脏和脾脏,约为正常女性铁储存总量(2g)的 25%,即 500mg。而将近 65% 的铁储备于循环的红细胞中。如果饮食缺铁,两次妊娠间隔时间短,或者分娩时并发产后出血,则很容易迅速出现缺铁性贫血。

表 44-1 妊娠及产褥期铁需要量

功能	需要量
增加红细胞数量	450mg
胎儿及胎盘	360mg
阴道分娩	190mg
哺乳	2mg/day

缺铁性贫血最初出现的生理变化为骨髓、肝脏和脾脏的铁储备的消耗。根据不同女性的铁储备差异,大概经过数周到数月会使用始尽。在数周之内,血清铁水平出现下降,转铁蛋白饱和度百分数也下降。总铁结合力由于铁的下降而随之上升,因为它是反映非结合型转铁蛋白的一个指标。继而 2 周之后血红蛋白和红细胞压积都会出现下降。小细胞低色素的红细胞释放入外周循环。如果这只是单纯的缺铁性贫血,接受治疗 3 天后,可见网织红细胞,1 周后血红蛋白出现上升。但要完全恢复铁储备大概需要一个月以上的治疗。产后出现的由于

缺铁性贫血造成的重度低血红蛋白状态,只要适当的治疗,应该可以在产后 6 周恢复。如果缺铁性贫血同时合并叶酸或者维生素 B_{12} 缺乏,则在外周血涂片中可见到正细胞正色素性红细胞。

妊娠期间,当通过实验室参数诊断为缺铁性贫血时,必须进行相应的处理。血清铁浓度低于 60g/L,转铁蛋白饱和度<16% 提示缺铁。相反,单一的血清铁浓度正常并不能排除缺铁。例如,患者可以因为补铁数天出现了短暂性的血清铁浓度正常,然而铁储备仍然明显不足的。总铁结合力升高也不可靠,因为 15% 没有缺铁的妊娠女性,此参数值升高[35]。如果患者的缺铁已经存在了一段时间,血清铁水平可以在铁储备耗尽前上升。转铁蛋白水平反映了铁储备的总体状况。血清转铁蛋白在妊娠期常常轻微下降,这是正常的生理现象。然而,严重的转铁蛋白浓度下降提示存在缺铁性贫血,同时它也是反映缺铁程度最好的参数。值得注意的是,转铁蛋白水平波动较大,两天内可出现 25% 的波动[36]。Tran[37] 研究团队提出,一旦发现转铁蛋白下降,唯一可能的诊断就是缺铁。以转铁蛋白 $0.47\mu mol/L(41ng/mL)$ 为切割值,诊断缺铁性贫血的敏感性及特异性均可达 98%[38]。排除两种例外,一种是伴随感染,另外是炎症状态。

Ahluwalia[39] 通过对比正常孕妇和肥胖孕妇转铁蛋白的情况,了解不同人群体内铁的状态,发现肥胖孕妇铁储备下降。同时发现,肥胖孕妇炎症指标铁调素(Hepcidin)浓度较高,该项指标和体内铁状态直接相关,从而推测,肥胖孕妇体内慢性炎症状态可能会阻碍铁的吸收。

作为收集自 1999 年到 2006 年共 1171 例孕妇的大样本量研究的一部分,Mei[40] 团队通过在国家慢性病防治及健康促进中心工作,使用铁蛋白和可溶性转铁蛋白受体的浓度评估体内总铁含量。他们发现,缺铁发生率随着孕周增加而增加,从早孕期 6.9% ±2.2% 上升到晚孕期 29.5% ±2.7%。分娩次数超过 2 次以上的女性,缺铁的发生率最高。美裔墨西哥人和非西班牙裔黑人缺铁的发生率明显高于其他人种。统计分析显示,缺铁的原因与病人的教育水平或者家庭收入无关[40]。

诊断缺铁性贫血基本不需要依赖骨髓穿刺。只有在病人出现持续性贫血,而血液检查参数诊断不清的情况下使用,骨髓穿刺在妊娠期执行也安全。

对于是否应该为所有已使用妊娠多种维生素的孕妇,额外增加铁的摄入尚存在争议。Milman[41] 团队研究显示 20% 育龄妇女铁储备大于 500mg,但这只是妊娠所需的最低量。他们还发现,40% 女性铁储备在 100 ~ 500mg之间,另外 40% 几乎没有铁储备。基于这些数据,大多数女性确实需要一定程度补铁。至于补铁量的大小,尚未达成共识。

妊娠期间,十二指肠对铁的吸收增加,每天为机体提供 $1.3 ~ 1.6mg$ 铁元素。十二指肠内的酸性环境有助于铁吸收,所以,频繁摄入抗酸药物的患者铁吸收下降。同时,长期使用 H_2 受体阻滞剂和质子泵抑制剂也会影响铁吸收。除了铁以外,维生素 C 可以增加胃内的酸性环境并增加吸收。我们目前并不能明确对于没有出现明显缺铁症状的患者,在使用妊娠多种维生素后额外预防性补铁,是否能在足月时提高血红蛋白浓度。然而,预防性补铁是安全的,因为机体对铁只会吸收需要量。除了引起消化不良和便秘以外,其他不良反应很少见。每天一片 325mg 硫酸亚铁片剂可以提供足够的预防量。它含有 60mg 铁元素,其中 10% 可以被吸收。而机体不需要的多余铁将不会被吸收,而通过粪便中排泄掉。标准的通用铁剂及其所能提供的铁元素量见表 44-2。

表 44-2　常见铁制剂的有效铁含量

制剂	元素铁(mg)
葡萄糖酸亚铁 325mg	37 ~ 40
硫酸亚铁 325mg	60 ~ 66
富马酸亚铁 325mg	108

虽然循证医学证据并不强,但对于缺铁的病人,建议补铁剂量为每天三次,每次一片。大部分病人以每天两片的量就可以满足她们对铁的需要。应在餐前 30 分钟服用铁剂,以保证最大吸收量。但是这种服药方式更易引起消化不良和恶心症状。因此,治疗需要个性化以增加病人依从性。Reveiz[33] 团队通过查阅 Cochrane 数据库尝试寻找妊娠期补铁的最佳方案。他们锁定 23 个临床试验包括 3198 例女性。其中很多临床试验来源于低收入国家,试验规模小,方法学落后。虽然口服补铁能使贫血发生率下降,但资料并不足以评估对于不同严重程度的贫血的治疗效果。作者的结论是,尽管这种疾病的发病率很高,而且有显著的影响,但缺乏高质量的试验。事实上,这类型实验设计对比起其他很多正在进行的试验都相对简单、经济,在美国之所以出现这种情况,显然与研究人员缺乏兴趣以及资助机构缺乏有关。

Young[42] 的团队研究每周补铁治疗的有效性,发现对于缺铁病人,在提高血红蛋白浓度方面每周用药与每天用药一样有效。这种给药方式适用于依从性较差的病人。Yakoob 和 Bhutta[43] 通过系统性回顾分析 Cochrane 数据库中的 31 个临床试验,以明确妊娠期常规补铁是否会影响贫血的发生率。他们把所有单独补铁以及补铁+叶酸的研究纳入分析,发现常规补铁可以使贫血的发生率下降 73%。然而,间断补铁与每天用药相比,在足月贫血的发病率上并没有差异。(相对危险度 RR = 1.61;95% 置信区间 CI 为 0.82 ~ 3.14)

对于依从性不好或者不能口服补铁而严重贫血的患

者,可以考虑静脉推注铁剂。Singh[44]团队发现,肠外补铁是安全的,而且能显著提高患者的红细胞压积,同时还能提高血清铁蛋白。Hallak[45]团队对肠外补铁的安全性及有效性进行调研。26 例接受静脉补铁的患者中,只有 1 例在使用测试剂量的时出现轻微的过敏症状,从研究中剔除。最后有 21 例孕妇完成整个疗程,每人平均摄入 1000mg 铁元素。她们的血红蛋白比治疗前平均上升了 16g/L,接着 2 周后再上升 8g/L。铁蛋白水平从治疗前的 2.9ng/mL 上升到治疗后的 122.8ng/mL。但 2 周后平均下降至 109.4ng/mL,说明体内铁正在被利用。研究仅发现一些轻微短暂的副作用,因此,作者认为妊娠期进行肠外补铁是安全的。

肠外补铁的适应证为无法或者不愿意接受口服补铁,而贫血尚未达到输血标准的患者。事实上,可以通过在分娩前提高病人体内的铁储备,以减少严重贫血的病人产后输血的可能性。右旋糖酐铁的铁元素含量为 50mg/mL,可以肌注或者静脉使用,但肌注局部疼痛非常严重。由于铁和碳水化合物的分离反应,右旋糖酐铁可引起严重过敏反应。过敏反应可能为急性或者迟发性,因此,使用前必须皮试,测试剂量为 0.5mL,而且肾上腺素随时备用。过敏反应通常在几分钟后出现,但可持续 2 天时间。在过去 3 年内,我们团队给 14 例患者使用过右旋糖酐铁。其中 2 例在皮试后数分钟内出现严重反应。虽然均没有出现呼吸急促,但都出现严重的骨痛和肌肉痛。右旋糖酐铁的治疗剂量见表 44-3。虽然右旋糖酐铁在美国及加拿大极少使用,但在发展中国家,它是唯一可以使用的肠外补铁剂,所以我们也在此章节讨论到相关内容。

表 44-3　铁制剂说明

药物	剂量	制剂
右旋糖酐铁	总剂量(mL)= 0.0442(目标 Hb−目前 Hb)×LBW +(0.26×LBW),最大剂量:100mg/剂	50mg 元素铁/mL
蔗糖铁	100mg/剂,通常 1 剂/天,通常需要 10 剂	20mg 元素铁/mL
葡萄糖铁钠复合物	125mg/剂,通常 1 剂/天,通常需要 8 剂	12.5mg 元素铁/mL

Hb,血红蛋白;LBW,去脂体重。

现今,其他两种非常安全的肠外补铁剂已经上市。它们的缺点是需要多次使用才能达到右旋糖酐铁一次的治疗量;但是它们的优点是出现严重的不良反应的可能性较低。蔗糖铁复合物静脉使用,通常每天一次,最大剂量为 100mg。病人一般需要 10 剂(1g)才能达到提升铁

蛋白的效果,继而提高血红蛋白浓度。葡萄糖酸铁钠复合物使用方法同上,最大剂量为 125mg。通常每天使用,一般需要 8 剂(1g)才能达到预期效果。葡萄糖酸铁钠发生不良反应的风险最小。如果患者合并肾功能异常,在铁储备增加后,皮下注射红细胞生成素能有效增加血红蛋白浓度。这些药物只适用于铁严重缺乏但不能吸收铁,且又不愿意或者不耐受口服铁的患者。肠外补铁过量可导致含铁血黄素沉积。

目前仍然不清楚贫血是否增加妊娠不良结局的风险。Scholl 和 Hediger[46]在他们的综述中总结到,孕早期确诊贫血与早产以及新生儿低出生体重(low birthweight,LBW)有相关性。研究中发现缺铁性贫血孕妇发生早产的风险是正常孕妇的两倍,分娩低出生体重儿的风险是正常的三倍。然而,早产是多因素造成的,很多混杂因素出现在研究中。Yip[47]回顾分析关于贫血合并妊娠的文献,通过流行病学调查发现中度贫血与不良围产期结局有相关性,但尚不能确定是否存在因果关系。Sifakis 和 Pharmakides[48]注意到当血红蛋白浓度低于 60g/L 时与早产、自然流产、低出生体重及胎儿死亡有关。然而,轻到中度贫血却未对胎儿结局造成显著影响。Hemminki 和 Starfield[49]回顾性分析了一些对照试验,总结常规补铁并不能降低早产儿发生率和增加新生儿出生体重。相反,Stephansson[50]团队发现孕妇产检时血红蛋白高于 146g/L,发生死胎以及胎儿宫内发育迟缓的风险增加。Demmouche[51]团队研究发现 207 例孕妇中,将近 50% 患有贫血,而 14.43% 为严重贫血且血红蛋白低于 90g/L,但胎儿出生体重在贫血和非贫血组之间并没有差异。

总而言之,缺铁在普通孕妇人群中非常常见。在发展中国家,严重贫血的普遍性值得大家重视,成为孕产妇发病率和死亡率的重要原因。铁元素加入孕妇维生素内作为常规补铁是需要的,除非确定孕妇的铁储备非常充足。预防性补铁可以考虑一天一片口服铁剂,或者如一项研究上所示,可以每周一次。不良妊娠结局与孕妇贫血,尤其是重度贫血之间可能存在相关性。但是,尚不能确定是否存在因果关系。

巨幼红细胞性贫血

叶酸,一种水溶性维生素,常见于草莓、绿色蔬菜、花生和动物肝脏中。叶酸主要存储于肝脏,一般足够 6 周使用。在无叶酸摄入 3 周后,血清叶酸水平降低。再过两周,会出现中性粒细胞分叶过多。若 17 周未摄入叶酸,红细胞内叶酸水平出现下降。接下来的一周,骨髓内出现巨幼红细胞。在妊娠期,叶酸缺乏是巨幼红细胞性贫血最常见的病因。非妊娠期叶酸的日常需求量为 50 微克,但在妊娠期至少会上升 4 倍。胎儿的需求增加了

母体的需求量,且妊娠期胃肠道对叶酸的吸收能力会降低。

临床上巨幼红细胞性贫血很少在晚孕期前出现。对于叶酸缺乏高危或有轻微贫血的患者,应在巨幼细胞性贫血出现前检测叶酸水平以排除此病。血清叶酸和红细胞内叶酸水平检测是最有效诊断叶酸缺乏的方式。因为血清叶酸水平反映了近期的叶酸摄入量,红细胞内叶酸水平则在组织水平上更好地反应叶酸水平。

叶酸缺乏很少出现在胎儿中,且不是引起严重围产期并发症的原因。然而,一些证据显示,当胎儿携带编码5,10-亚甲基四氢叶酸脱氢酶基因的纯合变异位点:C677T 时,其体内叶酸水平下降20%,神经管缺陷(NTD)的风险增高。因为Ⅰ型和2型糖尿病孕妇的新生儿 NTD 的发病率升高,Kaplan[52]团队对31例糖尿病孕妇以及54例正常孕妇进行研究,以判断糖尿病患者是否存在明显的叶酸代谢失常。他们发现糖尿病孕妇的叶酸代谢并无特殊。需要医生开处方的孕妇维生素中含有1mg 叶酸,非处方的孕妇维生素中叶酸含量只有0.8mg。该含量足以预防和治疗叶酸缺乏。对于患有明显血红蛋白病、正在服用抗癫痫药、多胎妊娠以及妊娠间隔时间短的孕妇,叶酸的需求量可能每天超过1mg。通常情况下,建议每天摄入4mg 叶酸。因为有研究显示,该剂量可以有效减低 NTD 的再发风险。然而,对于存在上述情况的女性,尚未有研究证实所需叶酸的最佳剂量。如果患者缺乏叶酸,其网织红细胞计数将下降。在接受足量叶酸治疗3天后,网织红细胞通常可增多。事实上,当患者出现不明原因血小板减少时,也应考虑叶酸缺乏。补充叶酸一周后,白细胞减少、血小板减少合并巨幼细胞增多的现象可迅速缓解,且红细胞压积可每天上升1%。

Vollsett[53]团队对5883名挪威女性的14 492次妊娠进行回顾性分析,以确定同型半胱氨酸水平的升高是否与妊娠并发症有相关性。同型半胱氨酸水平的升高常被发现会伴随着叶酸水平的下降,因此,他们将同型半胱氨酸水平位于上1/4的人群与下1/4的进行比较,发现子痫前期风险增加了32%(OR 1.32),早产风险增加了38%(OR 1.38),低出生体重风险增加了10%(OR 2.01)。所有的差异均具有统计学意义,但所采用的回顾性流行病学研究存在其局限性[53]。Munger[54]团队对347例胎儿颜面裂的孕妇以及469例对照组孕妇的血清叶酸、红细胞叶酸、活性吡哆醇以及同型半胱氨酸浓度进行研究,发现低红细胞和血清叶酸水平与颜面裂风险增加有显著相关性,而维生素 B₆ 和同型半胱氨酸水平则无相关性。因此,同型半胱氨酸不属于颜面裂的病因。

缺铁常常伴随着叶酸的缺乏。如果叶酸缺乏的患者在接受叶酸治疗一周后,网织红细胞计数没有显著提高,则需要行相关检查排除铁缺乏的可能。

现如今,孕期维生素 B₁₂ 缺乏已经很少见了。然而,随着减肥手术越来越普遍,临床上常常会遇到一些病态肥胖患者长期不排卵,在减肥术后突然排卵并妊娠的女性出现维生素 B₁₂ 缺乏。钴胺素只存在于动物制品中,每天最低需要摄入量为 6 ~ 9 μg。机体总储备量为 2 ~ 5mg,而有一半储存于肝脏中。钴胺素的吸收需要满足以下条件:(1)胃蛋白酶;(2)壁细胞分泌的内因子;(3)胰蛋白酶以及(4)完整的回肠,含有结合钴胺素-内因子复合物的受体。因为机体有足够的维生素 B₁₂ 的储备,需要消耗数年临床上才会出现维生素 B₁₂ 缺乏症状[55]。长期维生素 B₁₂ 缺乏可导致亚急性联合变性,脊髓后角及侧索均会受累。结果导致感觉及本体感觉障碍,病情恶化可引起严重残疾。幸运的是,如果能早期发现治疗,病变是可逆的。

除了减肥手术以外,胃肠道疾病例如克罗恩病也会导致维生素 B₁₂ 吸收障碍。由于医疗水平的进步,越来越多的慢性病患者能够妊娠。作为妇产科医生,我们必须准备好为此类病情复杂的患者进行诊治。此外,我们还会遇到越来越多的患者服用二甲双胍,除了2型糖尿病和妊娠期糖尿病患者以外还有多囊卵巢综合征以及其他疾病的患者。需要注意的是,该药物可导致维生素 B₁₂ 缺乏,因为将近10% ~30%患者服用二甲双胍后维生素 B₁₂ 呈低水平,但可以通过增加钙的摄入而恢复[56]。维生素 B₁₂ 缺乏的主要病因列于框44-4。

框 44-4 孕期可能导致维生素 B₁₂ 缺乏的病因

- 严格素食
- 使用质子泵抑制剂
- 二甲双胍
- 胃炎
- 胃切除术
- 回肠旁路术后
- 克罗恩病
- 口炎性腹泻
- 幽门螺旋杆菌感染

巨幼细胞性贫血常常让我们怀疑叶酸或者维生素 B₁₂ 缺乏。如前所述,如果合并缺铁,红细胞指标可能提示为正细胞正色素。因此,维生素 B₁₂ 及叶酸缺乏需要寻求特异性更高的检测方法。妊娠期维生素 B₁₂ 会出现下降,但不一定是病理性的。而高达5%维生素 B₁₂ 缺乏患者其血清维生素 B₁₂ 水平可表现为正常。

测量甲基丙二酸和同型半胱氨酸水平可以区分叶酸和维生素 B₁₂ 缺乏。维生素 B₁₂ 既是甲基丙二酸也是同型半胱氨酸代谢的辅因子。因此,维生素 B₁₂ 缺乏时,二者的浓度均升高。而叶酸只是同型半胱氨酸代谢的辅因子,所以缺乏时同型半胱氨酸水平升高。Savage[57]团队发现甲基丙二酸水平升高见于 98% 维生素 B_{12} 缺乏患者,而见于 12% 叶酸缺乏患者;而同型半胱氨酸水平升高则见于 96% 维生素 B_{12} 缺乏患者以及 91% 叶酸缺乏的病人。图 44-1 以图表的方式阐述了如何结合甲基丙二酸和同型半胱氨酸诊断巨幼细胞性贫血。

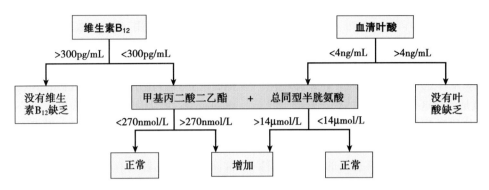

图 44-1　使用甲基丙二酸和同型半胱氨酸诊断巨幼细胞贫血甲基丙二酸二乙酯和叶酸水平增加表明维生素 B12 缺乏,甲基丙二酸二乙酯水平正常和同型半胱氨酸水平增加表明叶酸缺乏

血红蛋白病

血红蛋白是一种蛋白四聚体,由两对多肽链组成,每一条链有一个亚铁血红素。血红蛋白 A1(HbA1)占正常成人血红蛋白的 95%。由两条 α 链和两条 β 链组成。剩下 5% 由 HbA2(包含两条 α 链和两条 δ 链)和 HbF(包含两条 α 链和两条 γ 链)组成。在胎儿期,HbF 含量(胎儿血红蛋白)从孕晚期开始下降,出生后数月达到最低点并维持终生。当血红蛋白的肽链结构发生改变或者某种缺陷导致合成特定多肽链的能力受损时即形成血红蛋白病。其遗传方式简单,在黑人人群中常见血红蛋白病的发病率见表 44-4。

表 44-4　常见血红蛋白病在美国成年黑人的发生率

血红蛋白类型	发生率
血红蛋白 AS	2/12
血红蛋白 SS	2/708
血红蛋白 AC	2/41
血红蛋白 CC	2/4790
血红蛋白 SC	2/757
血红蛋白 S/β-地中海贫血	2/1672

血红蛋白 S

血红蛋白 S 是血红蛋白的一种变异型,出现在镰状细胞贫血(HbSS)以及镰状细胞贫血特质(HbAS)的患者中。β 多肽链上第六位的谷氨酸被缬氨酸替代,导致血红蛋白的物理特征发生改变。在低氧分压时,含有 HbS 的红细胞形态变成镰刀状,淤积在小血管内导致受累器官发生微梗死。镰刀状红细胞的寿命只有 5~10 天,而正常红细胞为 120 天。当机体发生脱水、低氧或者酸中毒时则引起镰状细胞改变。镰状细胞贫血新生儿一开始并无症状,直到 HbF 浓度降低至成人水平后才发病。部分患者在青春期前都不发病。

在美国,将近 1/12 黑人成人为 HbS 杂合子,因而为镰状细胞贫血特质,携带突变基因。这些人体内的 HbS 一般占总血红蛋白的 35%~45%,临床上无症状。父母双方都是镰状细胞贫血特质的后代,50% 概率为镰状细胞贫血特质、25% 概率为镰状细胞贫血患者。在美国,1/625 黑人小孩为 HbS 纯合子,而镰状细胞贫血在黑人中的发病率为 1/708。所有高危患者均应接受血红蛋白电泳。尽管价格昂贵,但可以确定所有患者异常血红蛋白的类型。

传统的观点认为镰状细胞贫血特质并不会增加母体及围产期的发病率。Larrabee 和 Monga[58] 对此观点提出质疑。研究中,他们发现 162 例 HbAS 女性中,子痫前期发病率为 24.7%,而对照组仅为 10.3%。此外,HbAS 女性的新生儿平均出生体重为 3082g,而对照组的为 3369g(P <0.0001)。尽管剖宫产发生率相似,但 HbAS 女性产后子宫内膜炎的发生率为 12.3%,而对照组仅为 5.1%(P <0.001)。该研究结果提示我们应该加强对 HbAS 患者的监测。

如果患者为 HbAS,配偶/伴侣需要接受检查,如果双方均是血红蛋白病携带者,则需要接受产前诊断,并通过聚合酶链反应(PCR)放大 DNA 片段进行快速 DNA 分析。检测样本可以来源于羊膜腔穿刺和绒毛膜取样(CVS)。

一项来源于密歇根州的调查研究强调镰状细胞贫血

的青少年未能接受到足够的避孕咨询[59]。国家儿童医院调查显示250例镰状细胞贫血女性中，只有20例填写了避孕的处方。在195名青少年中，研究期间49名有59次妊娠。作者认为，为镰状细胞病的年轻女性提供计划生育，尚存在较大的缺口。

多器官受累的痛性血管阻塞发作是镰状细胞贫血的临床特有表现。最常见的发作部位为四肢末端、关节以及腹部。血管阻塞发作也可出现在肺部，导致肺梗阻。镇痛、给氧和补液是治疗这些疼痛危象的临床基础，而临床医生常常会低估这种疼痛。患者常常服用大量麻醉药，继而可能会对这些药物的常用剂量产生耐受。无论止痛药剂量需要多大，镇痛都是非常重要的。如果产科医师对这样大剂量给药感到不放心，则应该咨询在这个领域有经验的疼痛专家。

镰状细胞贫血几乎可以影响所有器官系统。骨髓炎较常见，而沙门菌引起的骨髓炎甚至只在这类病人中发现。肾盂肾炎的风险升高，尤其是在妊娠期。肾髓质的氧分压降低时也会引起红细胞镰刀状改变，导致肾乳头坏死。同时这些患者出现肾小管功能异常和低渗尿。由于慢性溶血以及红细胞寿命缩短，镰状细胞贫血患者常常表现为不同程度的黄疸。疼痛危象时期常常出现胆汁淤积，且大概30%患者存在胆石症。由于慢性贫血，患者常出现高输出量性心力衰竭。左心室肥厚以及心脏增大均很常见。

镰状细胞贫血合并妊娠会增加围产期不良妊娠结局的风险。自然流产率可以高达25%，围产儿死亡率约为15%。Powars[60]团队对79例镰刀状细胞贫血女性的156次妊娠进行研究，结果发现1972年之前围产儿死亡率为52.7%，而之后为22.7%。Seoud[61]团队的研究报告中围产儿死亡率为10.5%。而大部分围产期不良妊娠结局和早产有关。将近30%镰刀状细胞贫血母亲的新生儿出生体重低于2500g。在Seoud[61]的研究中，新生儿的平均出生体重为2443g。在一项多中心的研究中，Smith[62]团队发现21%的镰刀状细胞贫血母亲的新生儿为小于胎龄儿（small for gestational age，SGA）。有一种假说认为子宫血管内的红细胞镰刀状改变可能会导致胎儿供氧下降从而出现宫内发育受限。

持续性HbF可以减少妊娠期母体疼痛危象的发作，对新生儿也有保护作用。Morris[63]团队对175例镰刀状细胞贫血女性的270次单胎妊娠进行研究，发现胎儿的总丢失率为32.2%。HbF高水平的孕妇围产儿死亡率明显低。羟基脲可以降低疼痛危象的发生率以及提高HbF的浓度，对儿童尤其有效，但其在孕期使用的安全性尚未确定。如果患者在使用羟基脲期间妊娠，应停止用药，但尚无需要终止妊娠的依据。孕期感染微小病毒B19，正常孕妇常常无症状，但可导致胎儿水肿。但血红蛋白AS

或SS的女性，一旦感染微小病毒B19，将会出现急性溶血性贫血[64]。

据报道，**镰刀状细胞贫血患者死胎的发生率为8%～10%**，但这些数据来源于很多年前的研究。随着产前胎儿监测的广泛使用，死胎的数量明显降低，而早产的发生率升高。这些胎儿的死亡不仅发生在疼痛危象时期，更是发生在意料之外；因此，需要进行严密的产前胎儿监测，包括一系列超声检查以了解胎儿生长发育情况。Anyaegbunam[65]团队对血红蛋白病患者的子宫动脉或者脐动脉的多普勒血流速度进行测量，发现88%的HbSS患者的子宫动脉或者脐动脉的收缩压/舒张压（S/D）比值异常，而HbAS患者只有7%以及正常女性HbAA的只有4%。Howard[66]团队的研究发现即使母体接受血浆置换治疗也不能改变其子宫胎盘多普勒血流速度，也就是说虽然母体健康状况得到改善，但也不能改变子宫胎盘的病理变化。

虽然镰状细胞贫血的孕妇死亡率很低，但发病率很高。感染很常见，发生率为50%～67%。主要为尿路感染（UTI），可以通过多次尿培养早期发现。常见感染膀胱、肾脏、肺部及其他部位的病原体包括肺炎链球菌、B型流感嗜血杆菌、大肠杆菌、沙门菌和克雷伯杆菌。HbAS病人UTI风险升高，需要进行筛查。肺部感染以及肺栓塞也很常见，镰状细胞贫血病人应该在孕前接受肺炎球菌疫苗接种。有报道称患镰状细胞贫血孕产妇的死亡与肺部并发症有关。任何感染都需要立即治疗，因为发热、脱水和酸中毒会引起红细胞进一步镰状改变以及疼痛危象。镰状细胞贫血病人中，1/3妊娠会并发妊娠期高血压，其发病率较一般明显升高。Villers[67]团队进行了一项研究，分析2000～2003年17 952次镰状细胞贫血病人的分娩，对母亲危险因素和妊娠并发症作了描绘。**他们观察到，脑静脉栓塞、肺炎、肾盂肾炎、深静脉栓塞、输血、产后感染、败血症以及全身炎症反应综合征（SIRS）在镰状细胞贫血女性都更常见，而且结果有统计学意义。再者，他们发现妊娠相关并发症，包括高血压、产前出血、胎盘早剥、早产、发育受限以及泌尿道感染在镰状细胞贫血产妇中都更为常见。**Seaman[68]团队回顾分析宾夕法尼亚州卫生保健成本控制委员会（Pennsylvania Health Care Cost Containment Council）的数据，研究其中**212位HbSS女性的妊娠发病率。他们发现，在镰状细胞贫血的患者中，栓塞现象比正常人群高出1～1.5倍，特别是在病人处于镰状细胞危象以及肺炎的情况下。**

对镰刀状细胞贫血的孕妇的护理必须做到个性化且一丝不苟。这些患者得益于有处理各种妊娠并发症经验的医疗中心的护理。从早孕期开始，就应该提倡患者养成好的饮食习惯；而一旦确定妊娠，就应每天至少补充叶酸1mg。这是因为此类患者都处于慢性溶血状态，而补充叶酸能有助于增强造血作用。虽然血红蛋白和红细胞压积水平下降，但不能接受常规补铁。每个月均应复查血清铁和铁蛋白的水平，只有当这些指标降低时，才需要开始补铁。因为 HbSS 孕妇常常持续性溶血，所以血清铁蛋白数值比 HbAA 的孕妇明显升高。常规补铁，哪怕只是孕妇维生素，都不应该使用，因为铁过量可以导致含铁血黄素沉着，甚至血色素沉着病。镰刀状细胞贫血患者在早孕期时接受超声心动图检查有很大的好处，因为该类患者的孕期高血压和其他心血管并发症的风险增高。

在这类患者中，预防性输血没有任何作用。虽然有些研究显示血浆置换能降低孕产妇和新生儿发病率[69,70]，Koshy[71]团队对 72 例镰刀状细胞贫血孕妇进行随访：1/2 孕妇接受预防性输血，另 1/2 患者只在有医学或产科紧急情况时才接受输血治疗。围产儿结局在两组间无显著性差异。他们发现了两个预示不良结局的危险因素：既往妊娠出现围产儿死亡和本孕为双胎妊娠。尽管未能降低围产儿发病率和死亡率，但预防性输血似乎能显著降低疼痛危象的发生率。

Mahomed[73]回顾性分析考科蓝数据库，结果发现尚未有足够的证据证明镰刀状细胞贫血患者是否应该接受预防性输血。许多被引用的研究也未指明血浆置换术对胎儿有益的证据。Hassell[73]的一篇综述对多方面的小样本研究进行总结分析，推断预防性输血不能改善胎儿和新生儿的结局。然而，他并没有试图去确定孕产妇的健康变化情况。

Ngo[74]团队对 128 例患者进行研究，探讨预防性部分血浆置换术是否能改善胎儿/新生儿的结局。虽然对照组由 HbAA 患者组成，但结果发现接受预防性血浆置换术的镰刀状细胞贫血患者会出现严重的围产儿/新生儿并发症。如果他们将没有进行预防性血浆置换术的 HbSS 患者作为对照组，研究结果将会更有说服力。

输血指征应该与非孕期一致。然而，在产后，产科医生应该知道 HbSS 患者的血红蛋白/红细胞压积上升速度不如 HbAA 患者快。

对于镰刀状细胞病患者来说，阴道分娩是首选，而剖宫产则只有存在产科指征时选择。患者分娩时应左侧卧位且进行吸氧。虽然要维持足够的补液，但要避免液体过量。建议行分娩镇痛，因为它能提供良好的镇痛效果，如果需要的话，可以用于剖宫产术。Winder[75]团队在一篇病例报道中显示，产前硬膜外麻醉可以缓解疼痛危象，同时还可以明显缩短患者的住院时间。图 44-2 提供镰刀状细胞性贫血患者诊疗的示意图。此示意图也适用于其他血红蛋白病患者。

血红蛋白 SC 病

血红蛋白 C 是 β 肽链另一种变异型。它是由于第 6 密码子上的第一个碱基 G 突变为 A 所致。该基因突变在黑人中发生率为 2%。在美国成年黑人中，有临床表现的 HbSC 病发生率为 1：833。同时携带血红蛋白 S 和 C 的孕妇较只有血红蛋白 S 的患者发病率低。然而，同镰刀状细胞贫血患者一样，早期自然流产和妊娠期高血压的发病率均上升。因为血红蛋白 SC 病患者临床症状可能较轻，所以该种血红蛋白病可能会直到孕期出现危象时才被诊断出来。

与 HbSS 患者常常因为脾梗死而出现"脾自截"不同，HbSC 患者的脾脏可能会变大变软。HbSC 患者出现危象的特点为：大量血红细胞潴留在脾脏中，红细胞压积急剧下降[76]。因为这些患者的脾脏功能亢进，孕期可能会出现轻微的血小板减少，而出现危象时血小板减少加重。妊娠合并 HbSC 病的产科管理应与妊娠合并 HbSS 病相同(表 44-2)。

地中海贫血

地中海贫血是珠蛋白链合成比例异常所致。任何一条多肽链均可受影响。结果由于异常珠蛋白亚基的生成和堆积，导致无效造血以及血红细胞寿命缩短。该疾病严重程度各异，从轻度抑制肽链合成到完全缺失，无论是 α-还是 β-地中海贫血均可发生，但杂合子患者可无临床症状。

地中海贫血可通过产前诊断确诊。通过检测绒毛或羊水 DNA 确诊 β-地中海贫血。因为 β-珠蛋白突变类型较多，所以在提交样本时登记患者的种族和籍贯非常重要。实验室可根据这些资料对突变进行针对性检测，可确诊 90% β-地中海贫血患者。α-地中海贫血同样可通过定量 PCR(qPCR)和 Southern 印迹杂交(Southern blot)的方法进行产前诊断。美国妇产科医师协会(ACOG)建议应对平均红细胞容积(MCV)低而没有缺铁证据的妊娠妇女进行地中海贫血筛查[77]。

纯合子的 α-地中海贫血导致 β-链四聚体的形成，又被称为巴氏血红蛋白。这种血红蛋白病可导致水肿胎。Ghosh[78]及研究合作团队报道他们处理 26 例可能生育 α-地中海贫血纯合子胎儿的中国籍孕妇的经验。26 例胎儿中的 6 例被确诊为巴氏水肿胎。其中 2 例胎儿在 24 周前出现进行性腹水，最后均终止妊娠，并再次确认诊断。另外 4 例在 28 周时出现胎儿生长受限。随后的孕周中，胎儿出现心脏横径增大。Woo[79]团队报道，由 α-地中海贫血所致水肿胎会出现脐动脉血流高动力状态。台湾的 Hsieh[80]团队研究发现，测量脐静脉血流量可有助于将巴氏水肿胎和其他原因导致的水肿胎区别开来。巴氏水肿胎的脐静脉直径、血流速度及血流量通常高于其他病因导致的水肿胎。

β-地中海贫血是最常见的地中海贫血类型，虽然杂

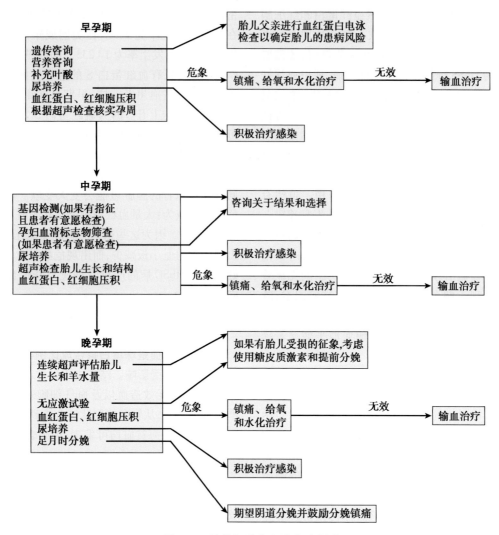

图 44-2 镰状细胞贫血诊疗示意图

合子患者通常无临床症状；但检测会发现患者的 HbA2 和 HbF 水平升高。HbE 是另一种 β 链变异型，多见于东南亚人群。其临床表现多样但与 β-地中海贫血类似。β-地中海贫血的纯合子中，HbA1 合成几乎完全被阻断。40% 的 β-地中海贫血患者其 HbA2 水平大于 50%，而其中的 50% 患者还伴有 HbF 水平升高。纯合子的 β-地中海贫血被称为重型地中海贫血（也被称为 Cooley 贫血）。患者需依靠输血维持生命，有明显的肝脾肿大以及因造血功能亢进造成的骨骼改变。这些患者多因感染或心血管并发症而死亡，预期寿命缩短，很少怀孕。同时她们不孕的概率很高，虽然也有成功足月妊娠的个案报道。少数能成功妊娠的患者通常出现严重贫血及充血性心衰[81]。产前管理依赖于输血治疗，与镰刀状细胞贫血相似。

β-地中海贫血杂合子具有不同的表现型。轻型地中海贫血患者可出现小红细胞症，但无临床症状。中间型地中海贫血患者表现为脾大、明显贫血，以及孕期可能需要依赖输血治疗。此类患者的贫血可非常严重，以至出现高输出量性心力衰竭。此类患者若没有接受脾脏切除

术，可能会像 HbSC 病患者一样有出现脾功能亢进危象的风险。同时，髓外造血可侵犯脊柱，导致出现神经症状。

这些患者应该用类似于镰刀状细胞病患者的治疗方案来管理（表 44-2）。在镰刀状血红蛋白病的患者中，只有在需要的情况下，才进行补铁治疗，因为铁滥用会导致含铁血黄素沉着及血色素沉着症。White[82] 团队的研究显示 β-地中海贫血患者的铁蛋白浓度较正常人群以及 α-地中海贫血携带者高。在 β-地中海贫血携带者中，缺铁性贫血的发生率仅为正常人群以及 α-地中海贫血携带者的四分之一[82]。对于 β-地中海贫血携带者来说，虽然铁剂不是必须，但叶酸的补充却是很重要的。Leung[83] 及同事发现每日补充叶酸可明显增加初产妇及经产妇分娩前的血红蛋白浓度。

依赖输血治疗的患者可能会产生铁过量，但孕期铁螯合剂的安全性问题几乎没有数据可参考。Ricchi[84] 团队报道了一例在孕早期使用铁螯合剂（deferasirox）成功妊娠的病例。该患者妊娠至足月且未合并胎儿畸形。此

种治疗方式未见其他病例的报道；因此，铁螯合剂应只在紧急情况下使用。

和镰刀状细胞贫血一样，产前胎儿评估对于出现贫血症状的地中海贫血患者非常重要。对于有临床症状的地中海贫血患者，必须进行系列的超声检查以监测胎儿生长发育情况，以及胎心监护（无应激试验）以评估胎儿宫内状况。无症状的地中海贫血携带者不需要特殊检查。

偶然情况下，某些个体会遗传到两种血红蛋白病，例如镰状细胞地中海贫血（HbS thalassemia）。该病在美国黑人成人中发生率为1∶1672[85]。其临床表现各异：如果是β链轻度合成障碍，患者可无症状；然而，如果β链合成完全受限，可出现类似于镰刀状细胞贫血的临床表现。这类患者在孕期的临床表现各不相同，因此，必须个体化治疗。综上所述，图44-3显示了贫血的检查和诊断本章节相关疾病的具体步骤。

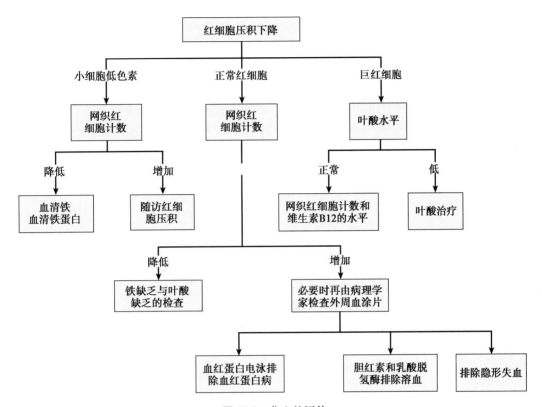

图 44-3　贫血的评估

血管性血友病

血管性血友病（Von Willerbrand Disease，vWD）是人类最常见的先天出血性疾病，高达1%的人口患有该疾病的某种类型。1型血友病为常染色体显性遗传性疾病，而3型及某些2型为常染色体隐性遗传性疾病[86]。vWD与血管性血友病因子（vWF）的数量或者质量异常有关。该糖蛋白多聚体是Ⅷ因子的载体，可延长其在血浆中的寿命。同时还具有促进血小板附着于受损血管壁及血小板聚集的作用。vWF的不同异常改变决定了vWD的3种分型。1型与3型与vWF的数量异常有关；而2型与vWF质量缺陷有关，又分为2A，2B，2M及2N亚型。这些亚型中，vWF与Ⅶ因子（译者按：应为Ⅷ因子）或血小板表面的链接存在不同的障碍[87]。通过对vWF基因结构的了解以及PCR技术的使用，目前已在相

当数量的患者中确定了vWF的分子基础[88]。对于2B亚型的患者，孕期可能只出现血小板减少[89]。因此对于仅表现为血小板减少并有明显出血倾向的孕妇，应考虑vWD存在的可能性。

vWD的临床严重程度呈多样性。常见有月经过多，容易挫伤，牙龈出血以及鼻衄。月经过多在vWD 2型及3型中最为严重，但在1型中较常见。综合分析两项研究发现，17%重度月经过多的女性都患有某种分型的vWD[90]。有些患者可能完全没有症状，直到他们在手术或创伤后出现严重的出血，但vWD不会影响胎儿的生长发育。

通常，由于血小板聚集减少，vWD患者的出血时间延长。而有时候活化部分凝血活酶时间（aPTT）也出现异常。不过仅见于Ⅷ因子活性极其低的情况下[91]。妊娠期间，凝血因子增加，包括Ⅷ因子复合体，患者的出血时间可能会随着孕周增加而改善[90]，尤其见于1A型vWD患

者,但 1B 型患者出血时间未见改善[90]。2B 型患者的血小板计数减少,且妊娠期加重[91]。但 vWF 多聚体的形态会有所改善[92]。

妊娠合并 vWD 的孕妇由于早孕期Ⅷ因子尚未升高,所以选择性或自然流产时可能会出现严重出血[93]。最重要的是,产后出血可能是一个严重的问题。而Ⅷ因子的浓度对出血风险具有决定性的作用。如果Ⅷ因子浓度高于正常值的 50%,且孕妇的出血时间正常,则阴道分娩发生严重出血的可能性较低[87]。Kadir 等[93]发现,18.5% vWD 孕妇会发生严重产后出血,而 31 例患者中又 6 例需接受输血治疗。vWD 患者分娩时的临床表现各有不同。Chediak 等[94]发现,8 例患者中有 6 例(75%)出现出血并发症。5 例新生儿患有 vWD,其中一例出现头皮血肿。相反,Conti[95]团队报道 5 例 vWD 孕妇中,没有一例在产褥期出现出血合并症。Ieko 等[96]研究显示Ⅷ因子浓度可以提高 2B 型 vWD 患者的血小板计数。Ito 等[55]对 6 例 1 型 vWD 孕妇的 10 次足月妊娠,3 次人工流产,以及 1 次自然流产进行随访研究。结果显示足月分娩者 1 周内出现出血并发症,而人工或自然流产者,则立即出现。Pacheco 等[97]发表一篇关于妊娠合并 vWD 的综述。研究显示大部分 1 型患者在Ⅷ因子浓度大于正常值的 50% 时不需要特殊处理。他们还强调应进行严密的产后随访,因为产后数天内 vWF 浓度可出现直线下降。同时还建议应尽量避免阴部麻醉及阴道助产[97]。

如前所诉,由于Ⅷ因子和 vWF 因子含量增加,妊娠期出血较罕见。然而,分娩后短期内,这些因子含量均会下降。如果Ⅷ因子浓度小于正常值 50%,阵痛和分娩时必须开始治疗。产后数天内仍有出血的可能。因此,在产妇出院前应检测Ⅷ因子水平。

去氨加压素是治疗 1 型 vWD 的最佳选择[98]。其可诱导血管内皮细胞释放 vWF。通常用量为 300μg 鼻内吸入,因药物半衰期为 8 小时,所以每 12 小时应重复用药一次。在紧急或手术前的情况下,可在 30 分钟内静脉内注射 0.3μg/kg 去氨加压素[97]。去氨加压素较少引起低钠血症和体液潴留[98]。患者对去氨加压素会出现快速耐药反应,所以不能长期使用。并且去氨加压素还会引起子宫收缩,故在孕中期或早期孕晚期应谨慎使用。

对于去氨加压素不敏感或 1A 型以外的女性,应使用 Humate-P 或 Alphanate。这些已面市的抗血友病因子制剂已经在临床研究中得到了广泛的验证。制剂内 vWF 的含量是Ⅷ因子的 2~3 倍[99]。Humate-P 或 Alphanate 的常用量为 20~50U/kg。分娩过程中,可每 12 小时给药一次,通常最低剂量即可满足需要。而在剖宫产时则需使用最大剂量。此类药物需通过高温加热以及溶解剂和清洁剂处理,以使血液传播性病毒失活。需要注意不应使用通过重组 DNA 获得的高纯度的Ⅷ因子。它里面所含的 vWF 非常少,且对 vWD 无效。由于 vWF 有防止Ⅷ因子降解的作用,因此,注入的Ⅷ因子半衰期缩短。妊娠期出血的可能性较小。典型的 1 型 vWD 患者孕期Ⅷ因子含量升高故不需要特殊处理。而有产后出血病史的患者则需在分娩后立即给予静脉注射一次去氨加压素,且在 24 小时后重复用药一次。某些时候 2 型及 3 型患者需要用到Ⅷ因子/vWF 制剂。剖宫产术前,应监测Ⅷ因子的活性。如果活性低于 50%,1 型患者应给予去氨加压素,2 型或 3 型患者应给予Ⅷ因子/vWF 制剂[100]。紧急情况下,如果未能确定 vWD 的分型,则使用Ⅷ因子/vWF 制剂。

关键点

- 4% 妊娠可出现血小板低于 $150×10^9/L$(150 000/mm³)。大部分患者为妊娠期血小板减少症,这是一种良性疾病,不需要处理。

- 如果血小板计数低于 $50×10^9/L$(50 000/mm³),手术中可能过度出血。如果血小板计数低于 $20×10^9/L$(20 000/mm³),会发生自发性出血。孕期血小板计数低于 $30×10^9/L$(30 000/mm³)的患者需要进行治疗。

- 在孕中晚期,静脉注射免疫球蛋白是有效的初始治疗,也可以使用糖皮质激素。

- 缺铁性贫血是妊娠期最常见的贫血,血清铁蛋白是诊断缺铁性贫血的最佳检测指标。

- 如果缺铁患者补铁后网织红细胞计数未见增加,则可能合并叶酸缺乏。

- 孕妇有以下情况时需要补充叶酸:双胎妊娠、服用抗惊厥药物、合并血红蛋白病或者妊娠间隔较短。

- 大多数遗传性血红蛋白病可以在宫内确诊,应在妊娠早期向患者提供产前诊断,可以通过绒毛膜取样进行 DNA 分析。

- 与非妊娠患者一样,镇痛、补液和给氧是治疗妊娠期镰刀状细胞危象的关键。

- 镰刀状细胞病患者发生产褥期并发症的风险增加,应密切监测。

- 镰刀状细胞病患者出现胎儿生长受限和不良妊娠结局的风险增加,因此需要频繁的超声检查和产前胎儿评估。

- 任何女性出现平均红细胞容积变小,且无证据提示缺铁,则应筛查地中海贫血。

- 血管性血友病孕妇的Ⅷ因子凝血复合物含量增加,妊娠期间出血风险降低。但产后Ⅷ因子会出现下降,可能发生延迟性产后出血。

参考文献

1. Jensen JD, Wiedmeier SE, Henry E, et al. Linking maternal platelet counts with neonatal platelet counts and outcomes using the data repositories of a multihospital health care system. *Am J Perinatol*. 2011;28:597.

2. McRae KR, Samuels P, Schreiber AD. Pregnancy-associated thrombocytopenia: pathogenesis and management. *Blood*. 1992;80:2697.

3. Aster RH. Gestational thrombocytopenia. A plea for conservative management. *N Engl J Med*. 1990;323:264.

4. Hart D, Dunetz C, Nardi M, et al. An epidemic of maternal thrombocytopenia associated with elevated antiplatelet antibody in 116 consecutive pregnancies: relationship to neonatal platelet count. *Am J Obstet Gynecol*. 1986;154:878.

5. Samuels P, Bussel JB, Braitman LE, et al. Estimation of the risk of thrombocytopenia in the offspring of pregnant women with presumed immune thrombocytopenia purpura. *N Engl J Med*. 1990;323:229.

6. Burrows RF, Kelton JG. Fetal thrombocytopenia and its relationship to maternal thrombocytopenia. *N Engl J Med*. 1993;329:1463.

7. Harrington WI, Minnich V, Arimura G. The autoimmune thrombocytopenias. In: Tascantins LM, ed. *Progress in Hematology*. New York: Grune Stratton; 1956:166.

8. Shulman MR, Marder VJ, Weinrach RS. Similarities between thrombocytopenia in idiopathic purpura. *Ann N Y Acad Sci*. 1965;124:449.

9. Cines DB, Schreiber AD. Immune thrombocytopenia: use of a Coombs antiglobulin test to detect IgG and C3 on platelets. *N Engl J Med*. 1979; 300:106.

10. He R, Reid DM, Jones CE, Shulman NR. Spectrum of Ig classes, specificities, and titers of serum anti glycoproteins in chronic idiopathic thrombocytopenia purpura. *Blood*. 1994;83:1024.

11. Stasi R, Stipa E, Masi M, et al. Long-term observation of 208 adults with chronic idiopathic thrombocytopenic purpura. *Am J Med*. 1995;98: 4536.

12. Cines DB, Bussell JB. How I treat idiopathic thrombocytopenic purpura (ITP). *Blood*. 2005;106:2244.

13. George JN, Woolf SH, Raskob GE, et al. Idiopathic thrombocytopenic purpura: a practice guideline developed by explicit methods for the American Society of Hematology. *Blood*. 1996;88(1):3-40.

14. Moschcowitz E. Hyaline thrombosis of the terminal arterioles and capillaries: a hitherto undescribed disease. *Proc N Y Pathol Soc*. 1924;24:21.

15. Miller JM, Pastorek JG. Thrombotic thrombocytopenic purpura and the hemolytic uremic syndrome in pregnancy. *Clin Obstet Gynecol*. 1991; 34:64.

16. Ridolfi RL, Bell WR. Thrombotic thrombocytopenic purpura: report of 25 cases and a review of the literature. *Medicine*. 1981;60:413.

17. Terrell DR, Williams LA, Vesely SK, et al. The incidence of thrombotic thrombocytopenic purpura-hemolytic uremic syndrome: all patients, idiopathic patients, and patients with severe ADAMTS-13 deficiency. *J Thrombo Haemost*. 2005;3:1432.

18. Tsai HM, Rice L, Sarode R, et al. Antibody inhibitors to von Willebrand factor metalloproteinase and increased binding of von Willebrand factor to platelets in ticlopidine-associated thrombotic thrombocytopenic purpura. *Ann Intern Med*. 2000;132:794.

19. Tsai HM. Advances in the pathogenesis, diagnosis and treatment of thrombotic thrombocytopenic purpura. *J Am Soc Nephrol*. 2003;14:1072.

20. Ferrari S, Mudde GC, Rieger M, et al. IgG subclass distribution of anti-ADAMTS13 antibodies in patients with acquired thrombotic thrombocytopenic purpura. *J Thromb Hemost*. 2009;7:1703.

21. Moatti-Cohen M, Garrec C, Wolf M, et al. Unexpected frequency of Upshaw-Schulman syndrome in pregnancy-onset thrombotic thrombocytopenic purpura. *Blood*. 2012;119(24):5888-5897.

22. Weiner CP. Thrombotic microangiopathy in pregnancy and the postpartum period. *Semin Hematol*. 1987;24:119.

23. Cohen YC, Dbulbegovic B, Shamai-Lubovitz O, Mozes B. The bleeding risk and natural history of idiopathic thrombocytopenic purpura in patients with persistent low platelet counts. *Arch Intern Med*. 2000;160: 1630.

24. Park-Wyllie L, Mazzotta P, Pastuszak A, et al. Birth defects after maternal exposure to corticosteroids: prospective cohort study and meta-analysis of epidemiological studies. *Teratology*. 2000;62:385.

25. Egerman RS, Witlin AG, Friedman SA, Sibai BM. Thrombotic thrombocytopenic purpura and hemolytic uremic syndrome in pregnancy: review of 11 cases. *Am J Obstet Gynecol*. 1996;175:950.

26. Abou-Nassar K, Karsh J, Giulivi A, Allan D. Successful prevention of thrombotic thrombocytopenic purpura (TTP) relapse using monthly prophylactic plasma exchanges throughout pregnancy in a patient with sys-

tematic lupus erythematosus and a prior history of refractory TTP and recurrent fetal loss. *Transfus Apher Sci*. 2010;43:29.

27. Bussel JB, Zabusky MR, Berkowitz RL, McFarland JG. Fetal alloimmune thrombocytopenia. *N Engl J Med*. 1997;337(1):22.

28. Menell JS, Bussel JB. Antenatal management of thrombocytopenias. *Clin Perinatol*. 1994;21:591.

29. Pacheco LD, Berkowitz RL, Moise KJ Jr, et al. fetal and neonatal alloimmune thrombocytopenia: a management algorithm based on risk stratification. *Obstet Gynecol*. 2011;118:1157.

30. McQuilten ZK, Wood EM, Savoia H, Cole S. A review of pathophysiology and current treatment for neonatal alloimmune thrombocytopenia (NAIT) and introducing the Australian NAIT registry. *Aust N Z J Obstet Gynecol*. 2011;51:191.

31. Kamphuis MM, Oepkes D. Fetal and neonatal alloimmune thrombocytopenia: prenatal interventions. *Prenat Diagn*. 2011;31:712.

32. Rayment R, Brunskill SJ, Soothill PW, et al. Antenatal interventions for fetomaternal alloimmune thrombocytopenia. *Cochrane Database Syst Rev*. 2011;(5):CD004226.

33. Reveiz L, Gyte GM, Cuervo LG, Casasbuenas A. Treatments for iron-deficiency anaemia in pregnancy. *Cochrane Database Syst Rev*. 2011;(10): CD003094.

34. Ho CH, Yuan CC, Yeh SH. Serum ferritin, folate and cobalamin levels and their correlation with anemia in normal full-term pregnant women. *Eur J Obstet Gynecol Reprod Biol*. 1987;26:7.

35. Carr MC. Serum iron-TIBC in the diagnosis of iron deficiency anemia during pregnancy. *Obstet Gynecol*. 1971;38:602.

36. Boued JL. Iron deficiency: assessment during pregnancy and its importance in pregnant adolescents. *Am J Clin Nutr*. 1994;59:5025.

37. Tran TN, Eubanks SK, Schaffer KJ, Zhou CY, Linder MC. Secretion of ferritin by rat hepatoma cells and its regulation by inflammatory cytokines and iron. *Blood*. 1997;90:4979.

38. van den Broek NR, Letsky EA, White SA, Shenkin A. Iron status in pregnant women; which measurements are valid? *Br J Haematol*. 1998; 103:817.

39. Ahluwalia N. Diagnostic utility of serum transferrin receptors measurement in assessing iron status. *Nutr Rev*. 1998;56:133.

40. Mei Z, Cogswell ME, Looker AC, et al. Assessment of iron status in US pregnant women from the National Health and Nutrition Examination Survey (MHANES), 1999-2006. *Am J Clin Nutr*. 2011;93:1312.

41. Milman N, Bergholt T, Byg KE, et al. Iron status and iron balance during pregnancy. A critical reappraisal of iron supplementation. *Acta Obstet Gynecol Scand*. 1999;78:749.

42. Young MW, Lupafya E, Kapenda E, Bobrow EA. The effectiveness of weekly iron supplementation in pregnant women of rural northern Malawi. *Trop Doct*. 2000;30:84.

43. Yakoob MY, Bhutta ZA. Effect of routine iron supplementation with or without folic acid on anemia during pregnancy. *BMC Public Health*. 2011;11:S21.

44. Singh K, Fong YF, Kuperan P. A comparison between intravenous iron polymaltose complex (Ferrum Hausmann) and oral ferrous fumarate in the treatment of iron deficiency anaemia in pregnancy. *Eur J Haematol*. 1998;60:119.

45. Hallak M, Sharon AS, Diukman R, et al. Supplementing iron intravenously in pregnancy: a way to avoid blood transfusions. *J Reprod Med*. 1997;42:99.

46. Scholl TO, Hediger ML. Anemia and iron-deficiency anemia: compilation of data on pregnancy outcome. *Am J Clin Nutr*. 1994;59:4925.

47. Yip R. Significance of abnormally low or high hemoglobin concentration during pregnancy: special consideration of iron nutrition. *Am J Clin Nutr*. 2000;72:272S.

48. Sifakis S, Pharmakides G. Anemia in pregnancy. *Ann N Y Acad Sci*. 2000; 900:125.

49. Hemminki E, Starfield B. Routine administration of iron and vitamins during pregnancy: review of controlled clinical trials. *Br J Obstet Gynaecol*. 1978;85:404.

50. Stephansson O, Dickman PW, Johansson A, Cnattingius S. Maternal hemoglobin concentration during pregnancy and risk of stillbirth. *JAMA*. 2000;284:2611.

51. Demmouche A, Lazrag A, Moulessehoul S. Prevalence of anaemia in pregnant women during the last trimester: consequence for birth weight. *Rev Med Pharmacol Sci*. 2011;15:436.

52. Kaplan JS, Iqbal S, England BG, et al. Is pregnancy in diabetic women associated with folate deficiency? *Diabetes Care*. 1999;22:1017.

53. Vollsett SE, Refsum H, Irgens LM, et al. Plasma total homocysteine, pregnancy complications, and adverse pregnancy outcomes: the Hordaland homocysteine study. *Am J Clin Nutr*. 2000;71:962.

54. Munger RG, Tamura T, Johnston KE, et al. Oral clefts and maternal biomarkers of folate-dependent one-carbon metabolism in Utah. *Birth*

Defects Res. 2011;91:153.

55. Ito M, Yoshimura K, Toyoda N, Wada H. Pregnancy and delivery in patient with von Willebrand's disease. *J Obstet Gynaecol Res.* 1997;23:37.

56. Bauman WA, Shaw S, Jayatilleke E, et al. Increased intake of calcium reverses vitamin B-12 malabsorption induced by metformin. *Diabetes Care.* 2000;23:1227.

57. Savage DG, Lindenbaum J, Stabler SP, Allen RH. Sensitivity of serum methylmalonic acid and total homocysteine determinations for diagnosing cobalamin and folate deficiencies. *Am J Med.* 1994;96:238.

58. Larrabee KD, Monga M. Women with sickle cell trait are at increased risk for preeclampsia. *Am J Obstet Gynecol.* 1997;177:425.

59. O'Brien SH, Klima J, Reed S, et al. Hormonal contraception use and pregnancy in adolescents with sickle cell disease: analysis of Michigan Medicaid claims. *Contraception.* 2011;83:134.

60. Powars DR, Sandhu M, Niland-Weiss J, et al. Pregnancy in sickle cell disease. *Obstet Gynecol.* 1986;67:217.

61. Seoud MA, Cantwell C, Nobles G, Levy OL. Outcome of pregnancies complicated by sickle cell disease and sickle-C hemoglobinopathies. *Am J Perinatol.* 1994;11:187.

62. Smith JA, England M, Bellevue R, et al. Pregnancy in sickle cell disease: experience of the cooperative study of sickle cell disease. *Obstet Gynecol.* 1996;87:199.

63. Morris JS, Dunn DT, Poddorr D, Serjeant GR. Hematological risk factors for pregnancy outcome in Jamaican women with homozygous sickle cell disease. *Br J Obstet Gynaecol.* 1994;101:770.

64. Miller ST, Sleeper LA, Pegelow CH, et al. Prediction of adverse outcomes in children with sickle cell disease. *N Engl J Med.* 2000;342:8.

65. Anyaegbunam A, Langer O, Brustman L, et al. The application of uterine and umbilical artery velocimetry to the antenatal supervision of pregnancies complicated by maternal sickle hemoglobinopathies. *Am J Obstet Gynecol.* 1988;159:544.

66. Howard RJ, Tuck SM, Pearson TC. Blood transfusion in pregnancy complicated by sickle cell disease: effects on blood rheology and uteroplacental Doppler velocimetry. *Clin Lab Haematol.* 1994;16:253.

67. Villers MA, Mamison MG, DeCastro LM, James AH. Morbidity associated with sickle cell disease in pregnancy. *Am J Obstet Gynecol.* 2008;199:125.

68. Seaman CD, Yabes J, Li J, Moore CG, Ragni MV. Venous thromboembolism in pregnant women with sickle cell disease: a retrospective database analysis. *Thromb Res.* 2014;134:1249.

69. Cunningham FG, Pritchard JA, Mason R. Pregnancy and sickle cell hemoglobinopathies: results with and without prophylactic transfusions. *Obstet Gynecol.* 1983;62:419.

70. Morrison JC, Schneider JM, Whybrew WD, et al. Prophylactic transfusions in pregnant patients with sickle hemoglobinopathies: benefit versus risk. *Obstet Gynecol.* 1980;56:274.

71. Koshy M, Burd L, Wallace D, et al. Prophylactic red-cell transfusions in pregnant patients with sickle cell disease: a randomized cooperative study. *N Engl J Med.* 1988;319:1447.

72. Mahomed K. Prophylactic versus selective blood transfusion for sickle cell anaemia during pregnancy. *Cochrane Database Syst Rev.* 2000;(2):CD000040.

73. Hassell K. Pregnancy and sickle cell disease. *Hematol Oncol Clin North Am.* 2005;19:903.

74. Ngo C, Kayem G, Habibi A, et al. Pregnancy in sickle cell disease: maternal and fetal outcomes in a population receiving prophylactic partial exchange transfusions. *Eur J Obstet Gynecol Reprod Biol.* 2010;153:138.

75. Winder AD, Johnson S, Murphy J, Ehsanipoor R. Epidural analgesia for treatment of a sickle cell crisis during pregnancy. *Obstet Gynecol.* 2011;118:495.

76. Solanki DL, Kletter GG, Castro O. Acute splenic sequestration crises in adults with sickle cell disease. *Am J Med.* 1986;80:985.

77. ACOG Practice Bulletin 78. Hemoglobinopathies in pregnancy. *Obstet Gynecol.* 2007;109:229.

78. Ghosh A, Tan MH, Liang ST, et al. Ultrasound evaluation of pregnancies at risk for homozygous alpha-thalassaemia-1. *Prenat Diagn.* 1987;7:307.

79. Woo JS, Liang ST, Lo RL, Chan FY. Doppler blood flow velocity waveforms in alpha-thalassemia hydrops fetalis. *J Ultrasound Med.* 1987;6:679.

80. Hsieh FJ, Chang FM, Huang HC, et al. Umbilical vein blood flow measurement in nonimmune hydrops fetalis. *Obstet Gynecol.* 1988;71:188.

81. Mordel N, Birkenfeld A, Goldfarb AN, Rachmilewitz EA. Successful full-term pregnancy in homozygous beta-thalassemia major: case report and review of the literature. *Obstet Gynecol.* 1989;73:837.

82. White JM, Richards R, Jelenski G, et al. Iron state in alpha and beta thalassaemia trait. *J Clin Pathol.* 1986;39:256.

83. Leung CF, Lao TT, Chang AM. Effect of folate supplement on pregnant women with beta-thalassaemia minor. *Eur J Obstet Gynecol Reprod Biol.* 1989;33:209.

84. Ricchi P, Costantini S, Spasiano A, et al. A case of well-tolerated and safe deferasirox administration during the first trimester of a spontaneous pregnancy in an advanced maternal age thalassemic patient. *Acta Haematol.* 2011;125:222.

85. Schmidt RM. Laboratory diagnosis of hemoglobinopathies. *JAMA.* 1973;224:1276.

86. Castaman G, Rodeghiero F. Current management of von Willebrand's disease. *Drugs.* 1995;50:602.

87. Pacheco LD, Constantine MM, Saade GR, et al. Von Willebrand disease and pregnancy: a practical approach for the diagnosis and treatment. *Am J Obstet Gynecol.* 2010;203:194.

88. Mazurier C, Ribba AS, Gaucher C, Meyer D. Molecular genetics of von Willebrand disease. *Ann Genet.* 1998;41:34.

89. Giles AR, Hoogendoorn H, Benford K. Type IIB von Willebrand's disease presenting as thrombocytopenia during pregnancy. *Br J Haematol.* 1987;67:349.

90. Kouides PA. Females with von Willebrand disease: 72 years as the silent majority. *Haemophilia.* 1998;4:665.

91. Casonato A, Sarrori MT, Bertomoro A, et al. Pregnancy-induced worsening of thrombocytopenia in a patient with type IIB von Willebrand's disease. *Blood Coagul Fibrinolysis.* 1991;2:33.

92. Nichols WL, Hutlin MB, James AH, et al. Von Willebrand disease: evidence-based diagnosis and management guidelines. The National Heart, Lung and Blood Institute (NHLBI) Expert Panel report. *Haemophilia.* 2008;14:171.

93. Kadir RA, Lee CA, Sabin CA, et al. Pregnancy in women with von Willebrand's disease or factor XI deficiency. *Br J Obstet Gynaecol.* 1998;105:314.

94. Chediak JR, Alban GM, Maxey B. Von Willebrand's disease and pregnancy: management during delivery and outcome of offspring. *Am J Obstet Gynecol.* 1986;155:618.

95. Conti M, Mari D, Conti E, et al. Pregnancy in women with different types of von Willebrand disease. *Obstet Gynecol.* 1986;68:282.

96. Ieko M, Sakurama S, Sagan A, et al. Effect of factor VIII concentrate on type IIB von Willebrand's disease-associated thrombocytopenia presenting during pregnancy in identical twin mothers. *Am J Hematol.* 1990;35:26.

97. Pacheco LD, Constantine MM, Saade GR, et al. von Willebrand disease and pregnancy: a practical approach for diagnosis and treatment. *Am J Obstet Gynecol.* 2010;203:194.

98. Mannucci PM. Treatment of von Willebrand's disease. *N Engl J Med.* 2004;351:683.

99. Bertolini DM, Butler CS. Severe hyponatremia secondary to desmopressin therapy in von Willebrand's disease. *Anesth Intensive Care.* 2000;28:199.

100. Nitu-Whalley IC, Griffloen A, Harrington C, Lee CA. Retrospective review of the management of elective surgery with desmopressin and clotting factor concentrates in patients with von Willebrand disease. *Am J Hematol.* 2001;66:280.

Additional references for this chapter are available at ExpertConsult.com.

最后审阅　狄小丹

第45章

妊娠期血栓栓塞性疾病

原著　CHRISTIAN M. PETIKER and CHARLES J. LOCKWOOD

翻译与审校　杨金英,刘慧姝,李京红

背景概述

　　妊娠、分娩和产褥期对女性止血系统有很大的影响。从胚胎着床、胎盘形成、子宫螺旋动脉重构,到高容高流低阻的子宫胎盘循环的形成,是为了适应胎儿发育的需要,这种变化也要求孕妇有更强的止血机制以应对可能出现的致命性出血。**因为止血机制的改变,孕妇患浅静脉及深静脉血栓(DVT)和肺栓塞(PE)的风险增高**。血栓栓塞性疾病的主要危险因素包括获得性或遗传性**血栓形成倾向**、肥胖、高龄、产前住院、外科手术以及感染。对血栓性疾病早期识别和妥善处理,可以防止孕产妇死亡和严重血栓后遗症。

血栓栓塞性疾病的诊断和定义

　　血栓指血凝块阻塞血管。静脉血栓栓塞症包括下肢深静脉血栓(常见)和上肢深静脉血栓(不常见)。来自浅静脉的血栓一般不会引起严重的并发症,但个别浅静脉血栓会发展成深静脉血栓和肺栓塞。在非妊娠妇女中,10% ~ 20%的浅静脉血栓和深静脉血栓的发生有关。**肺栓塞指肺动脉主干或分支被血栓阻塞,90%是由深静脉血栓引起**。大多数肺栓塞是来自下肢静脉血栓,由于章节的原因,这里的肺栓塞指的是肺血管的血栓栓塞症(非空气、脂肪、羊水引起的栓塞)。

症状

深静脉血栓

　　深静脉血栓的典型临床症状包括患侧下肢红、肿、胀、痛和皮温升高。偶尔可摸到触痛性条索。体检可见Homans 症阳性,将足向背侧弯曲或压迫小腿肌肉可引起小腿深部疼痛。深静脉血栓临床表现无特异性,需要与很多疾病相鉴别,包括蜂窝织炎、肌肉韧带断裂和挫伤、外伤、腘窝囊肿破裂、皮肤血管炎、血栓性浅静脉炎以及淋巴水肿等[1,2]。深静脉血栓的临床症状特异性小于50%,在有上述症状和体征的病人中,最终经检查证实的病例大约只有三分之一。

肺栓塞

　　90%的肺栓塞的患者会出现呼吸过快(>20 次/分)和心动过速(>100 次/分),但这些表现缺乏特异性,因此需要和许多疾病相鉴别[3]。先兆晕厥和晕厥是较为少见的临床表现,提示有大面积的肺栓塞[4]。

流行病学和发病率

　　静脉血栓栓塞症在妊娠妇女的发生率大约是1/1500,与非孕期相比大约增加十倍。尽管发生率较低,但却是引起孕产妇死亡的和严重并发症的主要原因之一[5-12]。来自美国2006 ~ 2010 年数据显示,静脉血栓栓塞症是引起孕产妇死亡占与妊娠相关死亡的9%[13]。过去认为产后是血栓疾病的高发期,这可能与产后长期卧床以及使用雌激素抑制乳汁分泌等增加了危险因素有关[10]。最新的研究显示大多数静脉血栓栓塞症发生在产前期[5,7,14-16],但由于产褥期时间较短,产褥期的静脉血栓栓塞症单天发生风险与非产褥期相比要高3 ~ 8 倍[12]。在产后6 周,发病率就已降到非常低了,但产后12 周仍有可发生静脉血栓栓塞症[17]。

遗传学

凝血过程中凝血因子的基因突变(遗传性血栓形成倾向)显著增加血栓的发生,尤其是在妊娠、手术(剖宫产)、创伤、感染和卧床休息等危险因素同时存在的条件下。第五因子 Leiden 突变是最常见的凝血因子突变,大约 40% 遗传性血栓形成倾向是由它引起。这些基因突变大部分是常染色体显性遗传,一个基因突变就会增加静脉血栓栓塞症的发生风险,如果有两个突变,静脉血栓栓塞症的发生风险就会更高。具有明显血栓疾病家族史的患者即使常见的遗传性血栓形成倾向基因突变筛查阴性,也很有可能存在其他的基因突变。本章后面会详细介绍常见的遗传性血栓形成倾向疾病。

止血生理学

血管收缩和血小板激活

血管收缩和血小板激活在血管破裂和血管内皮损伤后发挥主要的**止血**作用。血管收缩可以限制血流,同时可以降低修补血管所需血栓的体积。血小板通过糖蛋白 Ib/IX因子/V因子受体与 vWF 因子结合进而粘附在损伤的血管[18]。血小板粘附导致 α 颗粒(包括 vWF 因子、凝血酶敏感蛋白、血小板因子-4、纤溶酶原、β 血小板球蛋白和血小板衍生因子)和致密颗粒(ADP 和五羟色胺)的释放。ADP、五羟色胺与血栓素 A2 结合进一步加强血管收缩和激活血小板。此外,ADP 引起血小板糖蛋白 IIb/IIIa 受体构型改变后在血小板间形成纤溶酶原、纤连蛋白和玻璃体结合蛋白的桥梁连接来促进血小板聚集[19]。

凝血过程

当血管损伤严重时,仅靠血小板激活不足以止血,在这种情况下,**凝血过程激活产生的纤维蛋白血栓参与止血**。组织因子作为细胞膜结合糖蛋白,激活凝血**过程**[20]。组织因子在人体的上皮细胞、基质细胞和血管周围细胞,在子宫内膜基质细胞和妊娠子宫蜕膜中有持续性的高表达[20,21]。血液中也有组织因子的表达,主要在活化的血小板中。羊水中组织因子的含量较高,这也是羊水栓塞时发生凝血功能障碍的原因[22]。需要注意的是,胎儿在没有血小板及纤维蛋白原时仍能在宫内存活,但如果没有组织因子则无法存活[23]。组织因子和凝血因子VII结合启动凝血,凝血因子VII是唯一一个以酶原形式存在的具有外源性凝血活性的凝血因子(图 45-1)。

当血管内皮受到损伤,游离钙离子和来自血管周围细胞和血小板的组织因子,与细胞膜表面上的凝血因子

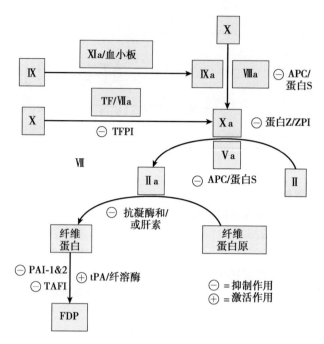

图 45-1 止血、血栓和纤溶途径。APC,活化蛋白 C,FDP,纤维蛋白降解产物,PAI,纤溶酶原激活抑制剂,PROT,蛋白,TAFI,凝血酶激活的纤溶抑制物 TFPI,组织因子途径抑制物,tPA,组织型纤溶酶原激活物,ZPI,蛋白 Z 依赖的蛋白酶抑制物

VII结合。凝血因子VII本身凝血活性较低,但是和组织因子结合之后可以自我激活,另外,凝血酶、活化的凝血因子IX、X、XII 也可以激活VII[20,24]。组织因子-凝血因子VII复合物通过激活凝血因子IX和X来启动凝血过程。激活的凝血因子IX复合物和凝血因子VIIIa 间接激活凝血因子X。激活的凝血因子Xa 和辅因子Va 结合将凝血酶原(II)转化为凝血酶(IIa)。辅因子V和VIII可以被凝血酶或Xa 激活。凝血因子XIIa 激活血小板表面的凝血因子XI,这是凝血因子IX激活的替代途径。凝血因子XII可以被激肽释放酶/激肽释放酶原以及纤溶酶激活。**止血的关键事件是凝血酶消化切割纤维蛋白原产生纤维蛋白。**纤维蛋白单体多聚并通过凝血酶激活的活化凝血因子XIIIa相互交联。尽管组织因子是止血的启动因子,但最终执行凝血作用的是凝血酶,凝血酶不但可以激活血小板,产生纤维蛋白,同时可以激活凝血过程的关键因子和辅因子(V,VII,VIII,IX及XIII)。图 45-1 为凝血过程中不同成分的相互作用示意图。

抗凝系统

抗凝系统可以降低血栓的发生,限制凝血过程的过度和异常激活(图 45-1)。凝血系统可以对血管损伤进行快速反应并止血,**抗凝系统在抑制凝血系统的过度激活上发挥重要作用**[24]。组织因子途径抑制物和凝血酶原复合物(凝血因子Xa/组织因子/活化的凝血因子VIIa)结

合来限制组织因子介导的凝血[25]。需要注意的是,激化的凝血因子Ⅺa不受此途径的影响。在组织因子途径抑制物抑制凝血酶原前的10~15秒这段时间,仍有大量的活化凝血因子Ⅴa、Ⅷa、Ⅸa、Ⅹa和凝血酶的产生发挥凝血作用,因此需要额外的生理性的抗凝分子来维持血液的流动性。

另外,凝血酶在抗凝系统中也有作用。凝血酶与凝血酶调节蛋白结合后发生构型改变,激活蛋白C从而发挥重要的抗凝作用。活化的蛋白C分子和血管内皮损伤细胞膜磷脂或与血管内皮细胞上的蛋白C受体结合,灭活凝血因子Ⅴa、Ⅷa[26]。在这个过程中,蛋白S是重要的辅因子,它提高活化的蛋白C的活力。活化的凝血因子Ⅴa同时也是蛋白C灭活凝血因子Ⅷa的辅因子。

活化的凝血因子Ⅹa可被蛋白质Z依赖的蛋白酶抑制剂抑制。蛋白质Z依赖的蛋白酶抑制剂和辅因子蛋白Z结合后其抑制活性会增强1000倍,它还可以不通过蛋白Z途径抑制活化的凝血因子Ⅺa[27]。蛋白Z缺乏可以促进出血和血栓的发生,而当蛋白Z缺乏的患者同时合并有其他血栓形成倾向时更容易发生血栓。

凝血酶活性可被一些丝氨酸蛋白酶抑制剂调节,例如肝素辅因子Ⅱ、α2巨球蛋白、抗凝血酶等。其中,抗凝血酶是最强的抑制剂,它可以和凝血酶、激活的凝血因子Ⅹa结合后再与肝素或糖胺聚糖结合后可以使得自身抗凝血酶活性增强1000多倍[28,29]。肝素辅因子Ⅱ、α2巨球蛋白抑制凝血酶的机制也是相似的。

血栓溶解和纤溶

纤溶是避免血栓过多形成的另一个重要因素(图45-1)。组织型纤溶酶原激活剂(tPA)由内皮细胞合成,在肝脏降解,与纤维蛋白结合后可催化纤溶酶原转化为纤溶酶,在纤溶酶的作用下,纤维蛋白可以降解为纤维蛋白降解产物。纤维蛋白降解产物是衡量纤溶系统功能的间接指标。纤维蛋白降解产物主要作用是限制凝血酶的活性,但过量的纤维蛋白降解产物可引起弥散性血管内凝血(DIC)。另一个纤溶酶原激活剂-尿激酶型纤溶酶原激活剂(uPA)也由内皮细胞合成。机体存在一些纤溶酶抑制剂可以限制血栓的过早溶解来预防出血的发生。α2纤溶酶抑制剂可以和纤维蛋白血栓结合预防过早出现纤溶。血小板和内皮细胞可以释放纤溶酶原激活抑制剂-1(PAI-1)使tPA失活。妊娠期间,蜕膜组织含有大量的PAI-1[30],而胎盘组织中主要是Ⅱ型纤溶酶原激活抑制剂(PAI-2)。凝血酶激活的纤溶抑制物(TAFI)是另外一种纤溶酶原激活抑制剂,它也是由凝血酶-凝血酶调节蛋白激活[31]。TAFI可以使纤维蛋白不被凝血酶失活。

妊娠期血栓疾病的病理生理

妊娠期蜕膜局部和全身的凝血系统都有生理性改变,这些改变为胚胎着床、胎盘形成和分娩过程的出血做准备。在孕激素的作用下,蜕膜的组织因子和PAI-1的表达大量增加,同时平时几乎检测不出的胎盘源性的PAI-2的合成在孕期也显著增加直至分娩后[30,31]。妊娠期全身系统性的改变使止血能力增强,并促进血栓的形成。例如,**妊娠期外周血中纤维蛋白的浓度会增加一倍,凝血因子Ⅶ、Ⅷ、Ⅸ、Ⅹ和Ⅻ增加20%~10倍,在足月时达到高峰为分娩做准备**[32]。vWF的水平在足月时会增加400%[32]。与上述改变相反,凝血酶原和Ⅴ因子的水平在妊娠期没有改变,凝血因子ⅩⅢ和Ⅺ的水平会轻度降低。**同时,游离的蛋白S水平会降低40%~60%,因此活化的蛋白C更加不敏感**[32,33]。应激状态、剖宫产、感染会进一步降低游离蛋白S的水平。这可以解释为什么剖宫产后,尤其是患者同时有产程延长和子宫内膜炎时肺栓塞发生率较高。**凝血功能最快可能在产后3周可以恢复孕前水平,大多时候是在产后6~12周恢复。**

妊娠期特有的一些生理变化也会增加血栓的发生。**增大的子宫会压迫下腔静脉和盆腔静脉导致下肢静脉血流瘀滞**[34,35]。虽然由于乙状结肠的关系,孕期子宫发生右旋,但超声结果显示在整个孕期左下肢血流速度较慢[36]。**这可以解释为什么孕期左下肢深静脉血栓发生率高**[5,15]。妊娠期血液中雌激素水平增加以及静脉局部一氧化氮和前列腺素的产生也会增加下肢深静脉血栓的发生。

抗磷脂抗体综合征

总体来说,抗磷脂抗体综合征(APS)占孕期血栓性疾病的14%[37,38]。抗磷脂抗体综合征的诊断需要有血栓栓塞或典型的产科并发症,而且同时至少有一个异常的实验室指标,例如抗心磷脂抗体(IgG型aCL>40GPL;IgM型aCL>40MPL;或滴度>99的百分位数);抗β2-糖蛋白1(β2-GP1)抗体滴度>99的百分位数)或抗狼疮抗凝物抗体[39]。抗磷脂抗体综合征的详细诊断和处理见46章。

抗磷脂抗体是一组可以识别自身磷脂的免疫球蛋白。抗磷脂抗体的阳性诊断需要至少间隔12周,有2次或2次以上的阳性[39]。它在妊娠妇女的阳性率为2.2%,大多不会导致妊娠合并症[40]。**因此对于无临床表现的孕妇,在检查抗磷脂抗体和解释检查结果时需要审慎。**

抗磷脂抗体综合征和动静脉(中风、深静脉血栓、肺栓塞)血栓有关。一个包含 18 个研究的荟萃分析显示抗磷脂抗体阳性的系统性红斑狼疮(SLE)患者发生深静脉血栓、肺栓塞和静脉血栓栓塞症的风险增加。在 SLE 患者中,与抗狼疮抗凝物抗体和抗心磷脂抗体阴性的病人相比,阳性患者静脉血栓的发生风险相应增加 6 倍和 2 倍[41]。在非 SLE 人群中,这些抗体阳性也增加血栓的风险,这些人群动静脉血栓的终生发生率大约 30%,每年血栓的发生率为 1%[42,43]。血栓的发生与其他危险因素有关,包括妊娠、雌激素、卧床、手术和感染。如上所述,抗磷脂抗体综合征占孕期所有血栓性疾病的 14%[37,38]。尽管进行血栓的预防性治疗,抗磷脂抗体综合征患者孕期血栓性疾病的发生率仍高达 5%[44]。所有孕期和产后发生静脉血栓栓塞症的患者都应进行抗磷脂抗体综合征的筛查。

遗传性血栓形成倾向

遗传性血栓形成倾向是一组可引起动静脉血栓和流产的遗传疾病。和抗磷脂抗体综合征类似,**遗传性血栓形成倾向**发生血栓的危险与其他危险因素有关,包括妊娠、雌激素、卧床、肥胖、手术、感染、创伤等。在这些危险因素中,最重要的是个人既往病史中及家族史中的血栓病史[45]。表 45-1 列出个人既往病史中及家族史中有或无血栓病史的人群中血栓的发生率和危险因素。根据发生血栓的总体风险,可将**遗传性血栓形成倾向**分为低危和高危两组。美国妇产科医师协会(ACOG)最近发布了孕期**遗传性血栓形成倾向**的筛查和诊疗指南[46]。所有孕期和产后发生静脉血栓栓塞症的患者**都应进行遗传性血栓形成倾向的筛查**。

表 45-1　遗传性血栓形成倾向和妊娠期深静脉血栓的关系

风险度	血栓形成倾向类型	欧洲人群发生率	妊娠期 VTE 发生率	妊娠期 VTE 的 OR/RR (95%CI)	有家族或个人血栓史妊娠期 VTE 可能性	无家族或个人血栓史妊娠期 VTE 可能性	参考文献
高	FVL 纯合子	0.07%*	<1%*	25.4(8.8~66)	≥10%	1.5%	45,124~127
	G20210A 纯合子	0.02%*	<1%*	N/A	≥10%	2.8%	128,129
	抗凝血酶Ⅲ缺乏	0.02%~1.1%	1%~8%	119	11%~40%	3.0%~7.2%	124,127,128
	FVL/G20210A 双杂合子	0.17%+	<1%+	84(19~369)	4.7%(孕期总的 VTE 可能性)		45,124,130
低	FVL 杂合子	5.3%	44%	6.9(3.3~15.2)	>10%	0.26%	45,124~126,131
	G20210A 杂合子	2.9%	17%	9.5(2.1~66.7)	>10%	0.37%~0.5%	45,124,129,130
	蛋白 C 缺乏	0.2%~0.3%	<14%	13.0(1.4~123)	NA	0.8%~1.7%	124,127,128,132
	蛋白 S 缺乏	0.03%~0.13%	12.4%	NA	NA	<1%~6.6%	45,124,128,133

*根据 Hardy-Weinberg 平衡定律计算. CI,可信区间,FVL 莱顿第五因子,HX,病史,NA,资料无法获得,OR,比值比,PREG,怀孕,PROB,可能性,PTS,患者,RR,相对风险度,VTE,静脉血栓栓塞症

最近前瞻性研究显示,和既往回顾性研究相比(表 45-1 所引),在低危组**遗传性血栓形成倾向**人群中,血栓栓塞症发生的关联性较低。例如,在一个前瞻性研究中,对血栓发生低危组的 4885 妇女早孕期筛查发现 134 例(2.7%)第五因子 Leiden 突变,但没有一例在孕期和产后发生血栓性疾病(95% 可信区间[CI]0%~2.7%)[47]。另外两个前瞻性研究分别对 584 名爱尔兰妇女和 4250 英国妇女孕期进行莱顿第五因子突变筛查,这些孕妇孕期和产褥期也没有发现血栓性疾病[48,49]。Said 和同事对 1707 名澳大利亚初产妇在孕 22 周前进行第五因子 Lei-den 突变、凝血酶原 G20210A 突变、血栓调节蛋白多态性筛查,研究发现第五因子 Leiden 突变杂合子、凝血酶原 G20210A 突变杂合子、血栓调节蛋白多态性纯合子的发生率分别为 5.39%、2.38% 和 3.51%。这些孕妇都没有发现血栓性疾病[50]。另一个前瞻性研究对 2480 名早孕期妇女进行活化蛋白 C 耐受/第五因子 Leiden 突变的筛查,筛查阳性的妇女血栓的发生率增加 8 倍[51]。因此,**遗传性血栓形成倾向**低危组人群发生血栓的绝对风险很可能低于早期的回顾性病例对照和队列研究所报道的发生率。这些低危人群血栓的发生与其他的血栓易感因素相

关,例如家族史中的血栓史、肥胖和手术。

危险因素和相关因素

Virchow 三联症-血流缓慢、高凝状态、血管壁损伤是血栓形成三要素,妊娠期许多生理改变恰恰和血栓形成三要素相吻合。与妊娠相关的其他血栓性疾病的危险因素包括多产、产后子宫内膜炎、阴道助产和剖宫产。和顺产相比,剖宫产使血栓性疾病的发生风险增加 9 倍[14]。其他与妊娠非相关的危险因素包括高龄、肥胖、创伤、卧床、感染、吸烟、肾病综合征、高黏血症、肿瘤、手术(尤其是骨科手术)、既往深静脉血栓或肺栓塞史(表 45-2)。**孕期住院的产妇血栓的发生风险比未住院孕妇增加 17 倍,住院 28 天后血栓的发生风险仍较高(6 倍)**[52]。来自瑞典一个横断面研究显示辅助生殖(IVF)增加早孕期血栓的发生,尽管总的血栓绝对风险相当低[53]。

表 45-2　静脉血栓栓塞症的风险因素

一般的	妊娠相关
年龄>35 岁	多产史
肥胖	产后子宫内膜炎
创伤	阴道助产
制动	剖宫产
感染	
吸烟	
肾病综合征	
血液高黏性综合征	
肿瘤	
手术(尤其是矫形手术)、	
深静脉血栓或肺栓塞史	
住院	

并发症

血栓栓塞会引起严重的并发症包括心律失常、低氧血症、肺动脉高压、心力衰竭和下肢深静脉血栓综合征。血栓栓塞症是引起死亡的主要原因之一,及时诊断和治疗非常重要。当患者出现血栓性疾病的症状和体征时,立即进行相关的检查和治疗,是避免严重并发症的关键。同时,在抗凝治疗过程中也应避免出血或血小板减少等并发症。

妊娠期血栓性疾病的临床处理

妊娠期和产褥期是血栓栓塞症的高发期。处理妊娠妇女血栓栓塞症的关键是选择适合孕期的检查方法,抗凝治疗时应考虑到妊娠期的生理改变和药物对胎儿的影响。

深静脉血栓的诊断

深静脉血栓

临床症状和体征

深静脉血栓的典型临床症状包括患侧下肢红、肿、胀、痛和皮温升高。偶尔可摸到触痛性条索。体检可见 Homans 症阳性,将足向背侧弯曲或压迫小腿肌肉可引起小腿深部疼痛。深静脉血栓临床表现无特异性,需要与很多疾病相鉴别,包括蜂窝织炎、肌肉韧带断裂和挫伤、外伤、腘窝囊肿破裂、皮肤血管炎、血栓性浅静脉炎以及淋巴水肿等[1,2]。深静脉血栓的临床症状特异性小于 50%,在有上述症状和体征的病人中,最终经检查证实的病例大约只有三分之一。

危险评分系统

Chan 和同事的研究发现有经验的血栓疾病专家在进行血栓确诊性检查前,就能把孕妇分为低危(1.5% 发生率,阴性预测值 98.5%)和非低危(25% 发生率)两组[54]。其中三个临床表现:左下肢肿痛、双侧小腿周经差值大于等于 2 厘米,发生在早孕期,高度提示深静脉血栓。这个研究和另一个研究证实,如果缺乏所有的三个临床表现,几乎不会有静脉血栓[55]。因此确诊性检查前进行血栓发生的风险评分对于血栓诊断是有帮助的。

影像学

静脉造影术是有创性检查,需要把造影剂通过远端静脉打到疑似血栓部位,然后再显影,目前已很少用于诊断深静脉血栓。放射线、造影剂过敏风险和该检查本身的技术难度都阻碍了其在孕期的应用[56]。

目前深静脉血栓最常见的检查方法是静脉多普勒超声(VUS)。超声探头首先从腹股沟韧带处的股总静脉开始、依次检查大隐静脉、股浅静脉、腘静脉和小腿深静脉。**在血管横断面上,超声探头稍加压时,管腔不能被压瘪即可诊断深静脉血栓**[1]。静脉超声对诊断近端大腿和膝盖的静脉血栓敏感性和特异性高达 90%～100%,高于远端小腿静脉血栓的诊断[57]。最近一个荟萃分析证实了这点,该研究发现在非妊娠妇女中,二维超声在诊断近端(膝盖、大腿)深静脉血栓的敏感性为 96.4%,远端(小腿)深静脉血栓敏感性为 75.2%,总的敏感性为 94.3%[58]。

磁共振成像(MRI)诊断深静脉血栓的准确度和静脉超声差不多。一个荟萃分析显示 MRI 在疑似深静脉血栓和肺栓塞非孕妇女诊断深静脉血栓的敏感性和特异性为分别是 91.5% 和 94.8%[59]。MRI 对于远端血栓诊断的敏感性要高于近端血栓(93.9% vs. 62.1%)。MRI 的优势在于它可以发现位于盆腔静脉、髂静脉、股静脉等中央部位的血栓。

D-二聚体

D-二聚体是纤溶酶降解纤维蛋白的产物,在非孕妇人群中,推荐检测 D-二聚体来诊断深静脉血栓形成。该检查依赖针对 D-二聚体片段的单克隆抗体。最准确和可靠的 D-二聚体检查是两种快速酶联免疫吸附试验(ELISAs;Instant-IA D-dimer[Stago] 和 Vidas DD[bioMerieux])和一个快速全血检查(SimpliRED D-dimer[Agen Biomedical])。妊娠、产后、术后和血栓性浅静脉炎都会引起该检查出现假阳性[60,61]。**正常妊娠会引起 D-二聚体生理性的增高,和非孕期相比,孕中期和孕晚期 D-二聚体可相应增加78%和100%**[62]。Chan 和同事在一个前瞻性队列研究中,选取有深静脉血栓形成风险的妊娠妇女为研究对象,研究评价了 SimpliRED D-二聚体检查对于深静脉血栓形成的检验

效能[54]。该人群深静脉血栓的发生率为8.7%,D-二聚体检查的敏感性为100%,特异性为60%。该项检查在早、中、晚孕期的假阳性率分别为0%、24%和51%;D-二聚体检查在孕期的意义可能在于它对血栓性疾病的排除。阴性预测值为100%(95%可信区间95%~100%)。D-二聚体的水平在中孕晚期和晚孕期要低于孕20周前,但仍高于正常值的上限,因此,尽管 D-二聚体检查可以用来排除血栓性疾病,但不推荐在孕期常规性 D-二聚体的筛查。

疑似深静脉血栓形成患者的诊断流程图

图45-2列出了孕期妇女深静脉血栓形成的诊治流程图。风险分层可以参考前面的风险评分系统。

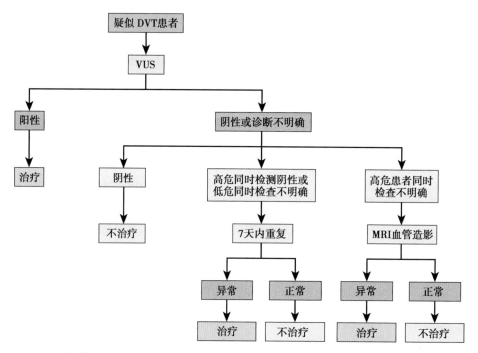

图45-2 疑似 DVT 患者的诊断流程图。MRI,核磁共振 VUS,静脉超声

肺栓塞
临床症状和体征

90%的肺栓塞的患者会出现呼吸过快(>20 次/分)和心动过速(>100 次/分),但这些表现缺乏特异性,因此需要和许多疾病相鉴别[3]。先兆晕厥和晕厥是较为少见的临床表现,提示有大面积的肺栓塞[4]。

非特异性研究

肺栓塞典型的心电图表现是 $S_1Q_{III}T_{III}$ 改变,其他包括非特异性 ST 改变,右束支传导阻滞,心轴右偏。肺栓塞心电图这些改变主要是和肺循环、右心压力负荷增加有关,这反映了心肺功能严重受损。大约26%~32%大面积肺栓塞的患者有上述心电图改变[63]。英国皇家妇产科协会(ROCG)推荐患者如果有肺栓塞的症状和体征时需要行心电图检查[64]。动脉血气分析和血氧测定在评估急

性肺栓塞的意义有限,尤其是在妊娠妇女中。在40岁以下的肺栓塞患者中,29%的 PaO_2 大于80mmHg[65]。另外一个研究显示,18%肺栓塞的患者的 PaO_2 大于85mmHg。

84%的肺栓塞患者会有胸片的异常改变[3]。常见的改变有胸腔积液、肺浸润影、肺不张和膈肌升高。肺梗死的胸片改变例如肺楔形阴影(Hampton's hump 征)和肺野血流减少(Westermark's sign)则很少见。患者如果无心肺疾病史,出现呼吸困难、呼吸急促、低氧血症,胸片检查正常,应考虑肺栓塞的可能,但胸片检查不能用来确诊[66]。胸片检查的意义在于指导选择下一步的检查方法(通气-灌注扫描术 vs. CT,见下文)。

大面积肺栓塞会引起肺循环、右心负荷增加。肺动脉主干和一级分支发生栓塞时会引起急性右心衰竭,是肺栓塞引起死亡的主要原因。30%~80%肺栓塞的患者

会出现超声心动图右室大小和功能的异常改变[67-69]。典型的改变包括右室扩张、运动功能减退和三尖瓣反流,缺乏既往的肺动脉和左心的病理改变。经食道心脏超声有助于发现肺动脉主干和右侧分枝的血栓,有时也会发现肺左侧分支的血栓[70]。鉴于此,床边心脏超声对于病情不稳定或不适合转运的患者的诊断有一定帮助。

通气-灌注扫描术 灌注扫描指静脉注射放射性同位素标记的白蛋白沉积在肺毛细血管床。通气扫描指吸入放射性标记的悬浮微粒,然后使用伽玛相机评估其分布。两种扫描影像对照后可以把肺栓塞的诊断可能性分为高、中、低三等。在高风险患者中,通气-灌注扫描提示高度可能性的,超过90%被确诊为肺栓塞。在低风险患者中,通气-灌注扫描提示低度可能性的,少于6%被确诊为肺栓塞。由于年轻健康女性很少有肺部的基础疾病,通气-灌注扫描术在诊断妊娠期肺栓塞的效能要远优于非孕年长妇女患者。

螺旋 CT 肺动脉造影 螺旋 CT 肺动脉造影(CTPA)需要静脉注射造影剂,然后马上 CT 扫描显影肺血管造影剂的分布。肺动脉造影可以判断尺寸大的、位于肺段及中央区的栓子,对位于尺寸小的肺亚段血管和右肺中叶的水平走向的血管的栓子的意义有限。CT 肺动脉造影的一个优势在于同时可以诊断肺部其他疾病,例如肺炎或肺水肿。

在非孕期,CT 肺动脉造影诊断肺栓塞是首选,但在孕期很少使用。一些研究显示,CT 肺动脉造影在非孕期诊断肺栓塞要优于孕期。Andreou 和同事在一个 32 例疑似肺栓塞的小样本研究发现,肺动脉的造影增强效果在孕期要弱于非孕期,这可能由于孕期心输出量增加[71]。另外一个原因可能是造影剂被下腔静脉中不含造影剂的血液稀释[72]。U-King-Im 和同事在 40 名孕妇及 40 名非孕患者中比较 CT 肺动脉造影在肺栓塞的诊断,发现因肺动脉造影效果不佳而无法诊断的 CT 肺动脉造影在孕期患者中比非孕期患者高三倍(27.5% vs.7.5%)[73]。

通气-灌注扫描术 vs. CT 肺动脉造影 Cahill 等在一个回顾性研究中,对 304 名孕期和产后怀疑肺栓塞患者,直接比较了通气-灌注扫描术和 CT 肺动脉造影两种检查[74]。108 名妇女接受 CT 肺动脉造影,其余 196 名行通气-灌注扫描术。当患者胸片结果正常时,CT 肺动脉造影对肺栓塞无法诊断的频率是通气-灌注扫描术的 5.4 倍(30.0% vs.5.4%),而胸片异常时,通气-灌注扫描术对肺栓塞无法诊断的频率要高于 CT 肺动脉造影。Ridge 等在一个前瞻性研究中,对 50 名怀疑肺栓塞的患者,比较了通气-灌注扫描术和 CT 肺动脉造影两种检查[75]。同样,他们发现 CT 肺动脉造影对肺栓塞无法诊断的频率较高(35.7% vs.2.1%),而通气-灌注扫描术可以做出诊断结论的频率较高(35.7% vs.4%)。由于以上原因,再加

上考虑放射线的原因(见下文),**孕期如果怀疑肺栓塞,胸片检查正常时应该选择通气-灌注扫描术。**

磁共振血管造影 磁共振血管造影(MRA)先静脉注射射钆然后行磁共振。可以获取实时的呼吸及循环的高质量影像,用来诊断肺栓塞。Meaney 等研究显示 30 例同时接受核磁共振血管造影和肺动脉造影的肺栓塞患者,磁共振血管造影检查敏感性是 100%,特异性 95%,阳性预测值和阴性预测值分别是 87% 和 100%[75]。另外一个 141 例的前瞻性研究显示磁共振血管造影的敏感度为 77%。和肺动脉造影相比,磁共振血管造影对孤立性肺亚段、肺段和中央型肺栓塞的检查敏感性分别为 40%、80% 和 100%[76]。磁共振血管造影由于没有放射性,在孕期使用具有一定优势,目前需要大样本研究来证实这一点。造影剂钆可以通过胎盘,经胎儿肾脏排泄到羊水中。大量动物实验显示钆不具有致畸性,FDA 把它归为 C 类,但在孕期使用仍需谨慎。

D-二聚体 D-二聚体在诊断肺栓塞的敏感性较低,对肺栓塞疾病的排除意义不大。在已被证实的肺栓塞的患者中,D-二聚体的检查结果可以阴性。Damodaram 等报道 D-二聚体对孕期肺栓塞的诊断敏感性和特异性分别是 73% 和 15%[77]。D-二聚体对孕期肺栓塞的诊断效能的差异可能是由于和深静脉血栓相比,肺栓塞的栓子较小,同时孕期血浆容量增加。由于假阴性太高,D-二聚体检查不适合用于孕期肺栓塞的诊断。

下肢评估 大多数(90%)肺栓塞的栓子来自下肢深静脉,在确诊的肺栓塞的患者中,50% 同时合并下肢深静脉血栓,这包括 20% 的肺栓塞患者根本没有下肢深静脉血栓的症状和体征[79-81]。当患者同时出现肺栓塞症状体征和左下肢血栓症状时,因为肺栓塞和下肢深静脉血栓的抗凝治疗方案一样,下一步检查应是下肢静脉超声检查。这样可以避免通气-灌注扫描术和 CT 肺动脉的造影等复杂的检查。当高度怀疑肺栓塞患者行 CT 肺动脉造影或通气-灌注扫描术仍无法诊断的情况下,对下肢深静脉血栓的评估有助于肺栓塞的诊断。在这些患者中,静脉超声检查阴性时仍有 25% 肺栓塞的风险,需要进一步研究[82]。

疑似肺栓塞的诊断流程

对疑似肺栓塞患者的诊断流程中应该首先评估患者的心肺功能来明确患者的病情是否严重,这些评估方法包括心电图和胸片。如果患者的血流动力学稳定,血氧饱和度较好($PaO_2 > 80\%$),应严格按照肺栓塞的标准诊断流程进行检查,该诊疗图是美国胸科协会、胸部放射协会和美国妇产科协会联合推荐。在肺栓塞诊断过程中需要考虑下肢深静脉血栓的可能性以及胸片的结果(图 45-3)[83]。如果患者有下肢血栓症状,尤其是左下肢时,应该行下肢静脉超声检查,结果阳性就开始抗凝治疗。**如果**

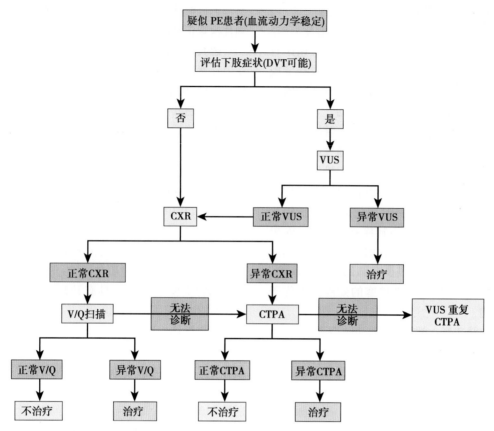

图 45-3　疑似肺动脉栓塞(PE)流血动力学稳定患者的诊治流程图 CTPA,T 血管造影,CXR,胸片,
DVT,深静脉血栓,V/Q,通气灌注扫描,VUS,静脉超声

静脉超声检查阴性或不存在下肢静脉血栓症状和体征时,需要行胸片检查。尽管使用胸片检查并不用于诊断,但对指导下一步的检查有意义,胸片检查正常的话,下一步行通气-灌注扫描术。通气-灌注扫描术结果阳性(中、高度可能)应该马上行抗凝治疗,检查结果阴性可以排除肺栓塞的诊断。如果出现检查结果无法诊断-例如患者检查结果模棱两可,高风险的患者(静脉血栓栓塞症病史、确诊高凝状态、年龄小于 50 岁的一级亲属中有血栓史)应该进一步行 CT 肺动脉的造影检查。

对于上述患者以及胸片异常的患者需要做 CT 肺动脉的造影,如果 CT 肺动脉造影阳性,开始抗凝治疗。如果 CT 肺动脉检查阴性,CT 肺部的检查往往可以发现肺部疾病。另外,当 CT 肺动脉造影检查结果无法诊断,需要进一步行磁共振血管造影和系列重复下肢静脉超声检查。

如果患者病情严重,在没有禁忌证的情况下,应该行抗凝治疗(图 45-4)。对于病情极度不稳定、不适合安全转运的患者可以行床边超声心动图检查。

诊断性检查的放射线

胎儿放射线辐射
孕期深静脉血栓形成和肺栓塞的诊断需考虑放射线对胎儿的影响。美国妇产科医师协会认为放射线辐射小于 5rad 不会引起流产和胎儿发育异常[84]。放射线辐射超过 1rad 可能使儿童白血病的发生轻度增加(从 1/3000 增加到 1/2000)[85,86]。表 45-3 列出了不同检查方法对胎儿放射线辐射。胸片、通气-灌注扫描术和肺动脉造影三项检查对胎儿总的辐射小于 0.5rad[10]。肺动脉的造影对胎儿的辐射要略低于通气-灌注扫描术。有时为了明确血栓的诊断,胎儿的辐射不可避免,但是建议小心使用。

表 45-3　不同影像学检查胎儿的电离辐射暴露

影像学检查	胎儿暴露量
胸片	<0.01
静脉造影术	
局部,有防护	<0.05
全身,无防护	0.31
肺血管造影	
肱静脉	0.05
股静脉	0.22～0.37
通气灌注扫描	0.007～0.031
通气扫描	0.001～0.019
灌注扫描	0.006～0.012
螺旋 CT	0.013

修改自 Toglia M,Weg J. Venous thromboembolism during pregnancy. *N Engl JMed.* 1996;335(2):108-114.

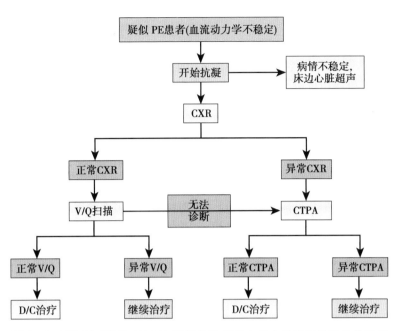

图 45-4　疑似肺动脉栓塞(PE)病情危重或流血动力学稳定患者的诊治流程图 CTPA,血管造影,CXR,胸片,D/C,停止治疗,V/Q,通气灌注扫描

母体的放射线辐射

在选择检查方法时要考虑对母体乳房的放射线辐射,因为孕期乳房腺体增生后对放射线更敏感。尤其是需要注意放射线累积辐射和肿瘤发生风险[87]。通气-灌注扫描术对乳房的放射线辐射很低。CT 肺动脉造影对乳房的电离辐射是通气-灌注扫描术的 150 倍[88],大约为 2 ~ 6rad[89,90]。在做好乳房防护的情况下,辐射可以降低 50% ~ 60%,并且不影响影像质量[91]。

MRI 和超声不会对胎儿产生任何不良影响,目前没有造影剂钆引起胎儿畸形的报道[92]。如果担心母体接受造影剂对胎儿甲状腺有影响,可以监测胎儿心率,胎儿甲减时,胎心基线变异降低,新生儿出生后第一周可以行甲功筛查[92]。

静脉血栓栓塞疾病的管理

预防

围术期预防

剖宫产术后围术期血栓预防性治疗的证据尚少[93,94]。对于有明确血栓高危因素(肥胖、肿瘤、卧床、其他慢性病)的产妇如果行剖宫产,围术期预防性剂量的肝素是合适的。值得注意的是,低危的血栓形成倾向的患者术后需要行血栓预防。非药物预防措施包括弹力袜和充气加压装置。孕期队列研究显示弹力袜可以使产后静脉血栓栓塞症的发生率从 4.3% 降至 0.9%[95]。由于弹力袜和充气加压装置不会引起出血的危险,因此所有的住院和卧床休息的产妇、剖宫产术后患者都应使用弹力袜和充气加压装置预防血栓。孕晚期左侧卧位也会降低静脉血栓

栓塞症的发生风险。

孕前咨询

对于既往反复出现静脉血栓栓塞症和最近发生过静脉血栓栓塞症的妇女来说,孕前咨询尤为重要。长期进行抗凝治疗的患者在孕前也应该进行孕前风险的咨询。尤其孕前使用华法林抗凝的妇女,应改为肝素治疗。华法林在妊娠第 6、7 周对胎儿的致畸影响最大,非常重要。

治疗

普通肝素

普通肝素(UFH)通过增强抗凝血酶活性、增加凝血因子 X a 抑制物活性和抑制血小板聚集来发挥抗凝作用[96]。普通肝素被美国 FDA 归为 C 级药物,不通过胎盘,不会引起胎儿畸形[97]。肝素的主要副作用包括出血、骨质疏松和血小板减少。出血多见于手术、肝脏疾病或同时服用阿司匹林。当连续使用大剂量肝素(15 000U/天)半年以上可引起骨质疏松,大部分是可逆的,可通过补充钙剂(1500mg/天)进行治疗[98,99]。肝素诱导的血小板减少症(HIT)的发生率为 3%,分为 I 型和 II 型。I 型 HIT 较为常见,在患者使用肝素几天后出现,可自行缓解,不会引起出血和血栓。II 型 HIT 是免疫球蛋白所导致,发生率较低,在肝素使用 5 ~ 14 天后出现。II 型 HIT 增加血栓的发生风险。HIT 的监测应从肝素治疗的第 4 天开始,每 2 ~ 3 天测定一次血小板数量直到第 14 天或停止使用[100]。肝素使用过程中,血小板较治疗前基础值下降 50% 提示 II 型 HIT,应该立即停止所有肝素使用,包括小剂量冲洗静脉留置管的普通肝素。II 型 HIT 的诊断方法

包括5-羟色胺释放试验、肝素诱导血小板聚集试验、流式细胞技术和固相免疫检查[101]。

鱼精蛋白可以逆转静脉用肝素的活性。鱼精蛋白的使用方法是缓慢静脉推注（小于20mg/分钟），10分钟内注入量不超过50mg。鱼精蛋白使用量应当根据患者体内残余肝素量来计算，通常1mg鱼精蛋白可以中和100U残余肝素。静脉使用肝素的半衰期（30～60分钟），计算残余肝素量给予鱼精蛋白。皮下使用肝素时，鱼精蛋白用法是小量多次，并要监测aPTT的水平。

低分子肝素

低分子肝素（LMWH）-达肝素钠（dalteparin）、依诺肝素钠（enoxaparin）和亭扎肝素（tinzaparin）和普通肝素相比副作用更少，并且安全可靠。低分子肝素具有和普通肝素相类似抗凝血因子Xa活性，但只有很低的抗凝血酶活性。低分子肝素半衰期更长，活性与体重的关系更为密切。我们建议对妊娠妇女监测凝血因子Xa的水平，这还不是常规临床实践。然而，这种做法在妊娠期可能是最合理的，孕期肾脏清除能力增强，40mg/d依诺肝素钠有时达不到血栓预防所需的药物浓度[102,103]。低分子肝素（FDA分类B级）不通过胎盘，不进入乳汁，引起出血的风险较低。**使用治疗剂量的低分子肝素的18～24小时内禁止行区域麻醉。**如果患者可能发生早产，我们建议在孕36周或36前将低分子肝素改为普通肝素。鱼精蛋白并不能有效逆转低分子肝素的抗凝血因子Xa的活性，但它可能减少出血。1mg的鱼精蛋白可以中和100单位低分子肝素所含的抗凝血因子Xa活性并使aPTT恢复正常水平，但抗凝血因子Xa的水平只能被逆转80%[104,105]。低分子肝素引起的Ⅱ型HIT的风险较低，但仍应该从抗凝治疗的第4天开始，每2～3天测定一次血小板数量至第14天[100,106,107]。

磺达肝癸钠

磺达肝癸钠是一种人工合成的凝血因子Xa抑制剂。这个药物的主要优势是Ⅱ型HIT风险很低。在非妊娠妇女，磺达肝癸钠和普通肝素以及低分子肝素的疗效相当[108,109]。磺达肝癸钠在孕期使用还不是很多，尚无并发症的报道，研究显示磺达肝癸钠在脐带血浆的浓度是外周血浓度的十分之一[110-113]，提示其较少通过胎盘[114]。磺达肝癸钠应当在患者不适合选择其他抗凝药物时使用，例如Ⅱ型HIT史、肝素过敏或其他抗凝药物治疗失败。

香豆素

香豆素是维生素K拮抗剂，可抑制维生素K依赖的凝血酶原、凝血因子Ⅶ、Ⅸ、Ⅹ以及蛋白C和蛋白S的合成。香豆素（华法林）是预防静脉血栓栓塞症、中风、心肌梗死、人工瓣膜、房颤的一、二级预防药物[115]。**香豆素是X类药物，可导致胎儿鼻、面中部发育不良、小眼畸形、**智力障碍以及其他眼、骨骼和中枢神经系统畸形（见第8章）。华法林在孕6～12周的致畸风险最大。其他的风险包括胎儿出血。因此，孕期极少使用华法林抗凝，特殊的情况是肝素的抗凝效果不充分时（人工心脏瓣膜患者），可考虑使用华法林。产后在哺乳期，华法林的使用是安全的。

华法林治疗的开始2天的剂量是5～10mg，之后需调整剂量达到国际标准化比值（INR）2.0～3.0。药物的峰值出现在用药72小时内，半衰期是36～42小时[115]。**华法林代谢受基因多样性影响较大，因此无法预测患者对特定给药方案的反应。**华法林的给药剂量要采用药物遗传学方法，包括检测维生素K的变化和华法林代谢酶，来找到合适的药物维持剂量[116]。这个方法的不足之处是患者对华法林反应只有30%～50%是受药物遗传学影响，其他包括环境、饮食等因素的影响也很大。Lazo-Langner和同事依据患者对华法林的特异性反应，检测第三天和第五天的INR，提出采用诺模图法来预测华法林的给药方案[117]。这个方法可以避免昂贵的基因检测费用，同时也考虑到了华法林代谢的个体差异。

由于和其他维生素K依赖的凝血因子相比，蛋白C的半衰期较短，因此使用华法林初期，尤其在妊娠期，可能会产生血栓前状态。因此产后开始使用华法林时，仍然需要同时使用治疗性剂量的肝素或低分子肝素治疗5天，等到INR达到治疗水平并维持48小时再停掉肝素。维生素K可以逆转香豆素的作用[118]。INR通常在停止使用华法林4天内或给予5mg维生素K 6小时内恢复正常。新鲜冰冻血浆可以快速逆转华法林的抗凝作用。英国皇家妇产科协会推荐避免在产后5天内使用华法林，如果产后出血风险较高，华法林开始使用时间需要相应向后推迟[64]。

深静脉血栓或肺栓塞的治疗

孕期首次出现的静脉血栓栓塞症需要接受至少20周治疗性剂量的抗凝治疗。对于非高风险型的遗传性血栓形成倾向患者，需根据血栓的严重程度和潜在风险，再给予预防性剂量的抗凝治疗，直至产后6周～6个月。孕期选择普通肝素和低分子肝素是安全有效的。依诺肝素钠的使用方法是1mg/kg，皮下注射，一天两次。因孕期体重与效应不一致，药物注射4小时后，检测抗凝血因子Xa水平，使其维持0.6～1.0U/mL，并依此来调整药物剂量[119]。对于下肢深静脉血栓和肺栓塞活跃期的患者，普通肝素开始时静脉给药，并根据患者体重调整剂量（表45-4）[120]，使aPTT维持在正常的1.5～2.5倍（药物剂量调整时，每4～6小时监测一次）。肝素静脉需给药5～10天，或患者出现症状改善。另外一个给药方案是每8～12小时皮下注射普通肝素，药物注射6小时后检测aPTT水平，使aPTT维持在正常的1.5～2.5倍。

表 45-4　普通肝素的基于体重给药方案

首次冲剂量静脉注射 80U/kg，接着静脉输注维持剂量 18U/kg/hr，每 6 小时监测 aPTT 值，根据下表调整普通肝素剂量：

活化部分凝血活酶时间（aPTT）	药物剂量调整
<35s（低于正常对照值的 1.2 倍）	重复给静脉冲击量（80U/kg），维持量增加 4U/kg/hr
35～45s（正常对照值的 1.2～1.5 倍）	重复给静脉冲击量的半量（40U/kg），维持量增加 2U/kg/hr
46～70s（正常对照值的 1.6～2.3 倍）	给药量不变
71～90s（正常对照值的 2.4～3 倍）	静脉输注量降低 2U/kg/hr
>90s（高于正常对照值的 3 倍）	停止静脉给药 1 小时，然后降至 3U/kg/hr

Modified from Raschke R，Reilly B，Guidry J，Fontana J，Srinivas S. The weight-based heparin dosing nomogram compared with a "standard care" nomogram. A randomized controlled trial. *Ann Intern Med*. 1993；119：874-881.

低、中、高危患者预防性抗凝推荐　根据血栓复发风险（图 45-1）进行血栓风险度分层，是指导静止期静脉血栓栓塞症患者在产前和产后如何进行抗凝的关键。表 45-5 是美国妇产科医师协会发布的相应指南[121]。第一个原则是患者产后发生血栓的风险增加，尤其是那些之前就有血栓风险的。因此，产后的抗凝方案基本上是延续产前的抗凝方案，或是在产前的治疗方案基础上有所加强。第二个原则是血栓形成倾向的患者可以分为低危和高危两组，根据患者是否有个人静脉血栓栓塞史给予相应的抗凝推荐。第三个原则是对于患者有静脉血栓栓塞复发，常见的遗传性血栓形成倾向检测未见异常，很可能存在其他的凝血系统异常（例如，尚未诊断的凝血过程中某个凝血因子的基因突变），对于这些患者的处理要更为谨慎。

治疗方案是根据血栓风险制定的（表 45-6）。给药方案分为预防性剂量和治疗性剂量两种。对于有低度和中度风险的患者，孕期和产褥期都应该接受预防性治疗。常用的预防性剂量是每天皮下注射依诺肝素钠 40mg。

表 45-5　妊娠期抗凝：指征、类型和时机

指征	描述	产前	产后
本次妊娠发生 VTE		治疗剂量 LMWH/UFH 抗凝 20 周，然后根据患者血栓形成倾向或其他风险因素来进行预防性或治疗性抗凝 LMWH/UFH 治疗	治疗剂量 LMWH/UFH 抗凝 20 周，然后进行预防性 LMWH 或产后华法林抗凝
高危血栓形成倾向	既往一产 VTE	治疗剂量 LMWH/UFH 抗凝	治疗剂量 LMWH 抗凝或产后华法林抗凝，药物剂量同产前一致
FVL 纯合子			
G20210A 纯合子			
FVL/G20210A 双杂合子	无 VTE 史	预防剂量 LMWH/UFH 抗凝	预防剂量 LMWH/UFH 抗凝，产后华法林
抗凝血酶Ⅲ缺乏			
低危血栓形成倾向	既往一产 VTE	预防剂量 LMWH/UFH 抗凝或只行血栓监测，不用抗凝治疗	预防剂量 LMWH/UFH 抗凝，产后华法林
FVL 杂合子			
G20210A 杂合子	无 VTE 史	预防剂量 LMWH/UFH 抗凝或只行血栓监测，不用抗凝治疗	预防剂量 LMWH/UFH 抗凝或只行血栓监测，不用抗凝治疗
蛋白 C 缺乏			
蛋白 S 缺乏			
无血栓形成倾向	既往一产 VTE（妊娠或雌激素相关）	预防剂量 LMWH/UFH 抗凝或只行血栓监测，不用抗凝治疗	预防剂量 LMWH/UFH 抗凝，产后华法林
	既往一产 VTE（特发型）	预防剂量 LMWH/UFH 治疗或只行血栓监测，不用抗凝治疗	预防剂量 LMWH/UFH 抗凝，产后华法林
既往两次 VTE 史（血栓形成倾向或无血栓形成倾向）	长期接受抗凝治疗	治疗剂量 LMWH/UFH 抗凝	重新开始长期抗凝治疗
	未长期接受抗凝治疗	治疗或预防剂量 LMWH/UFH 抗凝	治疗或预防剂量 LMWH/UFH 抗凝

FVL，莱顿第五因子，LMWH，低分子肝素，UFH，普通肝素，VTE，静脉血栓栓塞症。摘自 American College of Obstetricians and Gynecologists. Practice Bulletin no. 123；Thromboembolism in pregnancy. *ObstetGynecol*. 2011；118（3）：718-729.

孕期根据孕妇体重来调整药物剂量并不可靠。一些学者建议在依诺肝素钠注射4小时后，检测抗凝血因子Ⅹa水平，使抗活化10因子Ⅹ维持0.1~0.2U/mL[122]。预防性剂量的普通肝素的是5000~10 000单位，皮下注射，每隔12小时给药一次，根据孕周和患者体重调整药物剂量。由于患者孕期对肝素的反应存在差异，同时肝素在预防性使用时，无法监测aPTT水平，因此需要调整肝素剂量（根据鱼精蛋白滴定法），使得其达到0.1~0.2U/mL水平。治疗性剂量的低分子肝素和普通肝素需要相应的监测抗凝血因子Ⅹa水平或aPTT的水平。产后常用的抗凝药物是低分子肝素（治疗性和预防性）、华法林，如果患者需要长期抗凝可选择新型口服抗凝制剂。

表45-6　抗凝药物给药方案

类型	药物和剂量	监测
预防剂量 LMWH	依诺肝素40mg SC，每天一次	给药4小时后抗活化Ⅹ因子水平维持在0.1~0.2U/mL
治疗剂量 LMWH	依诺肝素1mg/kg 每12小时一次	抗活化Ⅹ因子水平维持在0.6~1.0U/mL
预防剂量 *UFH*	妊娠早期5000~7500U，SC，12小时一次，妊娠中期7500~10 000U，SC，每12小时一次，妊娠晚期10 000U，SC，每12小时一次	aPTT在正常范围内，肝素水平维持在0.1~0.2U/mL
治疗剂量 *UFH*	10 000单位（或更多）12小时一次	给药6小时后，aPTT维持在正常的1.5~2.5倍
华法林（产后治疗性使用）	5~10mg/天开始口服，根据INR调整剂量	和 *UFH* 或 LMWH 治疗重合直至 INR 大于2.0超过2小时，INR目标2.0~3.0

aPTT，部分活化凝血酶原时间；*INR*，国际标准化比值；*LMWH*，低分子肝素；*SC*，皮下注射；*UFH*，普通肝素 Xa，活化Ⅹ因子（摘自 American College of Obstetricians and Gynecologists Practice Bulletin no. 123；Thromboembolism in Pregnancy. *ObstetGynecol*. 2011；118（3）：718-729.）

下腔静脉滤网

下腔静脉滤网主要适应于患者有药物抗凝的绝对禁忌证或药物抗凝失败，而患者孕期需要进行血栓预防。另外，有Ⅱ型HIT史或对肝素或低分子肝素过敏需要预防性抗凝时，可以选择下腔静脉滤网。新型抗凝药璜达肝癸钠的出现替代了滤网的应用。年轻患者不建议使用滤网，即使要用也要用新型可回收滤网[123]。

分娩和麻醉注意事项

前面已经提到，孕期治疗性剂量抗凝治疗对区域麻醉有影响，出血是另一个问题。使用治疗性剂量低分子肝素后18~24小时内不能做区域麻醉。因此在孕36周或之前需把低分子肝素换成普通肝素。分娩时，在剖宫产或顺产前的24小时之前使用治疗性剂量的低分子肝素一般不会有出血风险，必要时可使用鱼精蛋白来部分中和低分子肝素的作用。如果用的是普通肝素，可使用鱼精蛋白来完全中和普通肝素的作用，使升高的aPTT的水平完全恢复正常。分娩后，顺产后3~6小时，剖宫产后6~8小时可以重新开始使用普通肝素抗凝治疗。有人在产后或者剖宫产术后第一天就开始使用香豆素抗凝，但英国皇家妇产科协会建议至少在产后第五天使用。之前提到，使用香豆素会导致活化蛋白C抵抗和凝血因子Ⅷ增加，在开始香豆素治疗后，同时治疗剂量的肝素要继续使用5天，直到INR连续两天在治疗范围（2.0~3.0）。

至于预防性剂量的低分子肝素，在使用12小时后，区域麻醉出现并发症的风险很小，出血的风险也几乎没有。因此在孕36周或36周前应将低分子肝素转为普通肝素。分娩后，顺产后3~6小时，剖宫产后6~8小时可以重新开始使用普通肝素抗凝治疗。

产后哺乳

普通肝素不进入乳汁，因此哺乳期使用是安全的。华法林不会在乳汁内聚集，在哺乳期使用也是安全的，对新生儿的凝血功能也没影响。长期使用普通肝素会导致骨质流失，特别是普通肝素量超过15 000U/天，使用时间超过半年。在停止肝素使用一段时间，骨密度会恢复正常。

关键点

◆ 妊娠期蜕膜局部和全身的凝血系统都有生理性改变，这些改变为胚胎着床、胎盘形成和分娩过程的出血做好准备。

◆ 静脉血栓栓塞症是引起妊娠妇女死亡和严重并发症的主要原因，发生率为1/1000~1/2000，剖宫产后发生致命性肺栓塞的风险最高。

◆ 妊娠期大部分静脉血栓栓塞性疾病是由遗传性或获得性血栓形成倾向引起。

◆ 静脉超声是诊断深静脉血栓的最常用方法，对于诊断肢体近端静脉血栓的总敏感性和特异性为90%~100%。

◆ 疑似肺栓塞的患者如果病情稳定，同时有下肢深静脉血栓的症状时,应该进行下肢静脉超声检查,这样可以避免放射线辐射,并发现引起肺栓塞的深静脉血栓。

◆ 疑似肺栓塞的患者如果病情稳定,应该进行胸片检查以决定下一步诊断方法。

◆ 胸片检查正常者需要做通气-灌注扫描检查,而胸片检查异常者则应进行螺旋CT肺动脉造影检查。

◆ 肝素仍然是治疗静脉血栓栓塞的主要治疗方法,肝素诱发的血小板减少症(HIT)虽为严重并发症,但很罕见。HIT是免疫球蛋白所介导的II型反应,通常在使用肝素5~14天后出现,增加血栓形成风险。

◆ 对于有静脉血栓栓塞史、血栓形成倾向的患者,需要进行血栓的预防性治疗。根据血栓栓塞的总体风险,高度和中度风险的患者应选择相应的治疗方案。

◆ 鱼精蛋白可以完全中和普通肝素的抗凝作用,部分(80%)中和低分子肝素的抗凝作用。

◆ 弹力袜和充气加压装置可以降低妊娠期静脉血栓栓塞的发生,所有血栓高风险的患者应予使用,高度推荐剖宫产患者使用这两种方法(我们的临床实践遵循此建议)。

参考文献

1. Hirsh J, Hoak J. Management of Deep Vein Thrombosis and Pulmonary Embolism: A Statement for Healthcare Professionals from the Council on Thrombosis (in Consultation with the Council on Cardiovascular Radiology), American Heart Association. *Circulation*. 1996;93:2212-2245.
2. Sandler D, Martin J, Duncan J, et al. Diagnosis of deep-vein thrombosis: comparison of clinical evaluation, ultrasound, plethysmography, and venoscan with x-ray venogram. *Lancet*. 1984;8405:716-719.
3. Stein P, Terrin M, Hales C, et al. Clinical, laboratory, roentgenographic, and electrocardiographic findings in patients with acute pulmonary embolism and no pre-existing cardiac or pulmonary disease. *Chest*. 1991;100:598-603.
4. Fedullo P, Tapson V. The evaluation of suspected pulmonary embolism. *N Engl J Med*. 2003;349:1247-1256.
5. Ginsberg J, Brill-Edwards P, Burrows R, et al. Venous thrombosis during pregnancy: leg and trimester of presentation. *Thromb Haemost*. 1992;67:519-520.
6. Kierkegaard A. Incidence and diagnosis of deep vein thrombosis associated with pregnancy. *Acta Obstet Gynecol Scand*. 1983;62:239-243.
7. Rutherford S, Montoro M, McGehee W, Strong T. Thromboembolic disease associated with pregnancy: an 11-year review (SPO Abstract). *Obstet Gynecol*. 1991;164:286.
8. Simpson E, Lawrenson R, Nightingale A, Farmer R. Venous thromboembolism in pregnancy and the puerperium: incidence and additional risk factors from a London perinatal database. *BJOG*. 2001;108:56-60.
9. Stein P, Hull R, Jayali F, et al. Venous thromboembolism in pregnancy: 21-year trends. *Am J Med*. 2004;117:121-125.
10. Toglia M, Weg J. Venous thromboembolism during pregnancy. *N Engl J Med*. 1996;335(2):108-114.
11. Treffers P, Huidekoper B, Weenink G, Kloosterman G. Epidemiological observations of thrombo-embolic disease during pregnancy and the puerperium, in 56,022 women. *Int J Gynaecol Obstet*. 1983;21(4):327-331.
12. McColl M, Ramsay J, Tait R, et al. Risk factors for pregnancy associated venous thromboembolism. *Thromb Haemost*. 1997;78:1183-1188.
13. Creanga AA, Berg CJ, Syverson C, Seed K, Bruce C, Callaghan WM. Pregnancy-related mortality in the United States. *Obstet Gynecol*. 2015;125:5-12.
14. Macklon N, Greer I. Venous thromboembolic disease in obstetrics and gynecology: the Scottish experience. *Scott Med J*. 1996;41:83-86.
15. Bergqvist A, Bergqvist D, Hallbook T. Deep vein thrombosis during pregnancy: a prospective study. *Acta Obstet Gynecol Scand*. 1983;62:443-448.
16. Bergqvist D, Hedner U. Pregnancy and venous thrombo-embolism. *Acta Obstet Gynecol Scand*. 1983;62:449-453.
17. Kamel H, Navi BB, Sriram N, Hovsepian DA, Devereux RB, Elkind MS. Risk of a thrombotic event after the 6-week postpartum period. *N Engl J Med*. 2014;370(14):1307-1315.
18. Ruggeri Z, Dent J, Saldivar E. Contribution of distinct adhesive interactions to platelet aggregation in flowing blood. *Blood*. 1999;94:172-178.
19. Pytela R, Pierschbacher M, Ginsberg M, Plow E, Ruoslahti E. Platelet membrane glycoprotein IIb/IIIa: member of a family of Arg-Gly-Asp-specific adhesion receptors. *Science*. 1986;231:1559-1562.
20. Nemerson Y. Tissue factor and hemostasis. *Blood*. 1988;71:1-8.
21. Preissner K, de Boer H, Pannekoek H, de Groot P. Thrombin regulation by physiological inhibitors: the role of vitronectin. *Semin Thromb Hemost*. 1996;165:1335-1341.
22. Lockwood C, Bach R, Guha A, Zhou X, Miller W, Nemerson Y. Amniotic fluid contains tissue factor, a potent initiator of coagulation. *Am J Obstet Gynecol*. 1991;165:1335-1341.
23. Mackman N. Role of tissue factor in hemostasis, thrombosis, and vascular development. *Arterioscler Thromb Vasc Biol*. 2004;24:1015-1022.
24. Mackman N. The role of tissue factor and factor VIIa in hemostasis. *Anesth Analg*. 2009;108(5):1447-1452.
25. Broze GJ Jr. The rediscovery and isolation of TFPI. *J Thromb Haemost*. 2003;1:1671-1675.
26. Dahlback B. Progress in the understanding of the protein C anticoagulant pathway. *Int J Hematol*. 2004;79:109-116.
27. Broze GJ Jr. Protein Z-dependent regulation of coagulation. *Thromb Haemost*. 2001;86:8-13.
28. Preissner K, Zwicker L, Muller-Berghaus G. Formation, characterization and detection of a ternary complex between protein S, thrombin and antithrombin III in serum. *Biochem J*. 1987;243:105-111.
29. Bouma B, Meijers J. New insights into factors affecting clot stability: a role for thrombin activatable fibrinolysis inhibitor. *Semin Hematol*. 2004;41:13-19.
30. Schatz F, Lockwood C. Progestin regulation of plasminogen activator inhibitor type-1 in primary cultures of endometrial stromal and decidual cells. *JCEM*. 1993;77:621-625.
31. Lockwood C, Krikun G, Schatz F. The decidua regulates hemostasis in the human endometrium. *Semin Reprod Endocrinol*. 1999;17:45-51.
32. Bremme K. Haemostatic changes in pregnancy. *Best Pract Res Clin Haematol*. 2003;16:153-168.
33. Paidas MJ, Ku DH, Lee MJ, et al. Protein Z, protein S levels are lower in patients with thrombophilia and subsequent pregnancy complications. *J Thromb Haemost*. 2005;3(3):497-501.
34. Wright H, Osborn S, Edmunds D. Changes in the rate of flow of venous blood in the leg during pregnancy, measured with radioactive sodium. *Surg Gynecol Obstet*. 1950;90:481.
35. Goodrich S, Wood J. Peripheral venous distensibility and velocity of venous blood flow during pregnancy or during oral contraceptive therapy. *Am J Obstet Gynecol*. 1964;90:740.
36. Macklon N, Greer I, Bowman A. An ultrasound study of gestational and postural changes in the deep venous system of the leg in pregnancy. *BJOG*. 1997;104:191-197.
37. Girling J, de Swiet M. Inherited thrombophilia and pregnancy. *Curr Opin Obstet Gynecol*. 1998;10:135-144.
38. Ginsberg J, Wells P, Brill-Edwards P, et al. Antiphospholipid antibodies and venous thromboembolism. *Blood*. 1995;86(10):3685-3691.
39. Miyakis S, Lockshin MD, Atsumi T, et al. International consensus statement on an update of the classification criteria for definite antiphospholipid syndrome (APS). *J Thromb Haemost*. 2006;4(2):295-306.
40. Lockwood C, Romero R, Feinberg R, Clyne L, Coster B, Hobbins J. The prevalence and biologic significance of lupus anticoagulant and anticardiolipin antibodies in the general obstetric population. *Am J Obstet Gynecol*. 1989;161:369-373.
41. Wahl D, Guillemin F, de Maistre E, Perret C, Lecompte T, Thibaut G. Risk for venous thrombosis related to antiphospholipid antibodies in systemic lupus erythematous–a meta-analysis. *Lupus*. 1997;6:646-673.
42. Galli M, Barbui T. Antiphospholipid antibodies and thrombosis: strength of association. *Hematol J*. 2003;4:180-186.
43. Garcia-Fuster M, Fernandez C, Forner M, Vaya A. Risk factors and clinical characteristics of thromboembolic venous disease in young patients: a

prospective study. *Med Clin (Barc)*. 2004;123:217-219.

44. Branch D, Silver R, Blackwell J, Reading J, Scott J. Outcome of treated pregnancies in women with antiphospholipid syndrome: an update of the Utah experience. *Obstet Gynecol*. 1992;80:612-620.

45. Zotz R, Gerhardt A, Scharf R. Inherited thrombophilia and gestational venous thromboembolism. *Best Pract Res Clin Haematol*. 2003;16: 243-259.

46. ACOG Practice Bulletin No. 138: Inherited Thrombophilias in Pregnancy. *Obstet Gynecol*. 2013;122(3):706-717.

47. Dizon-Townson D, Miller C, Sibai B, et al. The relationship of the factor V Leiden mutation and pregnancy outcomes for mother and fetus. *Obstet Gynecol*. 2005;106(3):517-524.

48. Clark P, Walker ID, Govan L, Wu O, Greer IA. The GOAL study: a prospective examination of the impact of factor V Leiden and ABO(H) blood groups on haemorrhagic and thrombotic pregnancy outcomes. *Br J Haematol*. 2008;140(2):236-240.

49. Murphy RP, Donoghue C, Nallen RJ, et al. Prospective evaluation of the risk conferred by factor V Leiden and thermolabile methylenetetrahydrofolate reductase polymorphisms in pregnancy. *Arterioscler Thromb Vasc Biol*. 2000;20(1):266-270.

50. Said JM, Higgins JR, Moses EK, et al. Inherited thrombophilia polymorphisms and pregnancy outcomes in nulliparous women. *Obstet Gynecol*. 2010;115(1):5-13.

51. Lindqvist PG, Svensson PJ, Marsaal K, Grennert L, Luterkort M, Dahlback B. Activated protein C resistance (FV:Q506) and pregnancy. *Thromb Haemost*. 1999;81(4):532-537.

52. Abdul Sultan A, West J, Tata LJ, Fleming KM, Nelson-Piercy C, Grainge MJ. Risk of first venous thromboembolism in pregnant women in hospital: population based cohort study from England. *BMJ*. 2013;347:f6099.

53. Henriksson P, Westerlund E, Wallen H, Brandt L, Hovatta O, Ekbom A. Incidence of pulmonary and venous thromboembolism in pregnancies after in vitro fertilisation: cross sectional study. *BMJ*. 2013;346:e8632.

54. Chan WS, Lee A, Spencer FA, et al. Predicting deep venous thrombosis in pregnancy: out in "LEFt" field? *Ann Intern Med*. 2009;151(2):85-92.

55. Righini M, Jobic C, Boehlen F, et al. Predicting deep venous thrombosis in pregnancy: external validation of the LEFT clinical prediction rule. *Haematologica*. 2013;98(4):545-548.

56. Heijboer H, Cogo A, Buller H, Prandoni P, ten Cate J. Detection of deep vein thrombosis with impedance plethysmography and real-time compression ultrasonography in hospitalized patients. *Arch Intern Med*. 1992;152: 1901-1903.

57. Kassai B, Boissel J, Cucherat M, Sonie S, Shah N, Leizorovicz A. A systematic review of the accuracy of ultrasound in the diagnosis of deep venous thrombosis in asymptomatic patients. *Thromb Haemost*. 2004;91: 655-666.

58. Goodacre S, Sampson F, Thomas S, van Beek E, Sutton A. Systematic review and meta-analysis of the diagnostic accuracy of ultrasonography for deep vein thrombosis. *BMC Med Imaging*. 2005;5:6.

59. Sampson FC, Goodacre SW, Thomas SM, van Beek EJ. The accuracy of MRI in diagnosis of suspected deep vein thrombosis: systematic review and meta-analysis. *Eur Radiol*. 2007;17(1):175-181.

60. Epiney M, Boehlen F, Boulvain M, et al. D-dimer levels during delivery and the postpartum. *J Thromb Haemost*. 2005;3:268-271.

61. Koh S, Pua H, Tay D, Ratnam S. The effects of gynaecological surgery on coagulation activation, fibrinolysis, and fibrinolytic inhibitor in patients with and without ketorolac infusion. *Thromb Res*. 1995;79:501-514.

62. Kline JA, Williams GW, Hernandez-Nino J. D-dimer concentrations in normal pregnancy: new diagnostic thresholds are needed. *Clin Chem*. 2005;51(5):825-829.

63. Junker R, Nabavi D, Wolff E, et al. Plasminogen activator inhibitor-1 4G/4G genotype is associated with cerebral sinus thrombosis in factor V Leiden carriers. *Thromb Haemost*. 1998;80:706-707.

64. Royal College of Obstetricians and Gynaecologists. Thromboembolic Disease in Pregnancy and the Puerperium: Acute Management. *Green-top Guideline No. 37b*. April 2015, Available at <https://www.rcog.org.uk/globalassets/documents/guidelines/gtg-37b.pdf>.

65. Green R, Meyer T, Dunn M, Glassroth J. Pulmonary embolism in younger adults. *Chest*. 1992;101:1507-1511.

66. Tapson V, Carroll B, Davidson B, et al. The diagnostic approach to acute venous thromboembolism. Clinical practice guideline. American Thoracic Society. *Am J Respir Crit Care Med*. 1999;160:1043-1066.

67. Come P. Echocardiographic evaluation of pulmonary embolism and its response to therapeutic interventions. *Chest*. 1992;101:151S-162S.

68. Kasper W, Meinertz T, Kersting F, Lollgen H, Limbourg P, Just H. Echocardiography in assessing acute pulmonary hypertension due to pulmonary embolism. *Am J Cardiol*. 1980;45:567-572.

69. Gibson N, Sohne M, Buller H. Prognostic value of echocardiography and spiral computed tomography in patients with pulmonary embolism. *Curr*

70. Pruszczyk P, Torbicki A, Pacho R, et al. Noninvasive diagnosis of suspected severe pulmonary embolism: transesophageal echocardiography vs spiral CT. *Chest*. 1997;112:722-728.

71. Andreou AK, Curtin JJ, Wilde S, Clark A. Does pregnancy affect vascular enhancement in patients undergoing CT pulmonary angiography? *Eur Radiol*. 2008;18(12):2716-2722.

72. Ridge CA, McDermott S, Freyne BJ, Brennan DJ, Collins CD, Skehan SJ. Pulmonary embolism in pregnancy: comparison of pulmonary CT angiography and lung scintigraphy. *AJR Am J Roentgenol*. 2009;193(5): 1223-1227.

73. U-King-Im J, Freeman S, Boylan T, Cheow H. Quality of CT pulmonary angiography for suspected pulmonary embolus in pregnancy. *Eur Radiol*. 2008;18(12):2709-2715.

74. Cahill AG, Stout MJ, Macones GA, Bhalla S. Diagnosing pulmonary embolism in pregnancy using computed-tomographic angiography or ventilation-perfusion. *Obstet Gynecol*. 2009;114(1):124-129.

75. Meaney J, Weg J, Chenevert T, Stafford-Johnson D, Hamilton B, Prince M. Diagnosis of pulmonary embolism with magnetic resonance angiography. *N Engl J Med*. 1997;336:1422-1427.

76. Oudkerk M, van Beek EJ, Wielopolski P, van Ooijen PM, Brouwers-Kuyper EM, Bongaerts AH, et al. Comparison of contrast-enhanced magnetic resonance angiography and conventional pulmonary angiography for the diagnosis of pulmonary embolism: a prospective study. *Lancet*. 2002;359(9318):1643-1647.

77. To MS, Hunt BJ, Nelson-Piercy C. A negative D-dimer does not exclude venous thromboembolism (VTE) in pregnancy. *J Obstet Gynaecol*. 2008; 28(2):222-223.

78. Damodaram M, Kaladindi M, Luckit J, Yoong W. D-dimers as a screening test for venous thromboembolism in pregnancy: is it of any use? *J Obstet Gynaecol*. 2009;29(2):101-103.

79. Girard P, Musset D, Parent F, Maitre S, Phlippoteau C, Simonneau G. High prevalence of detectable deep venous thrombosis in patients with acute pulmonary embolism. *Chest*. 1999;116(4):903-908.

80. Girard P, Sanchez O, Leroyer C, et al. Deep venous thrombosis in patients with acute pulmonary embolism: prevalence, risk factors, and clinical significance. *Chest*. 2005;128(3):1593-1600.

81. Yamaki T, Nozaki M, Sakurai H, Takeuchi M, Soejima K, Kono T. Presence of lower limb deep vein thrombosis and prognosis in patients with symptomatic pulmonary embolism: preliminary report. *Eur J Vasc Endovasc Surg*. 2009;37(2):225-231.

82. Stein P, Hull R, Saltzman H, Pineo G. Strategy for diagnosis of patients with suspected pulmonary embolism. *Chest*. 1993;103:1553-1559.

83. Leung AN, Bull TM, Jaeschke R, et al. American Thoracic Society documents: an official American Thoracic Society/Society of Thoracic Radiology Clinical Practice Guideline–Evaluation of Suspected Pulmonary Embolism in Pregnancy. *Radiology*. 2012;262(2):635-646.

84. ACOG Committee Opinion. Number 299, September 2004 (replaces No. 158, September 1995). Guidelines for diagnostic imaging during pregnancy. *Obstet Gynecol*. 2004;104(3):647-651.

85. Brent R. The effect of embryonic and fetal exposure to x-ray, microwaves, and ultrasound: counseling the pregnant and nonpregnant patient about these risks. *Semin Oncol*. 1989;16:347-368.

86. Stewart A, Kneale G. Radiation dose effects in relation to obstetric x-rays and childhood cancers. *Lancet*. 1970;1(7658):1185-1188.

87. Einstein AJ, Henzlova MJ, Rajagopalan S. Estimating risk of cancer associated with radiation exposure from 64-slice computed tomography coronary angiography. *JAMA*. 2007;298(3):317-323.

88. Bourjeily G, Paidas M, Khalil H, Rosene-Montella K, Rodger M. Pulmonary embolism in pregnancy. *Lancet*. 2010;375(9713):500-512.

89. Hopper KD, King SH, Lobell ME, TenHave TR, Weaver JS. The breast: in-plane x-ray protection during diagnostic thoracic CT–shielding with bismuth radioprotective garments. *Radiology*. 1997;205(3): 853-858.

90. Hurwitz LM, Yoshizumi TT, Reiman RE, et al. Radiation dose to the female breast from 16-MDCT body protocols. *AJR Am J Roentgenol*. 2006;186(6):1718-1722.

91. Parker MS, Kelleher NM, Hoots JA, Chung JK, Fatouros PP, Benedict SH. Absorbed radiation dose of the female breast during diagnostic multidetector chest CT and dose reduction with a tungsten-antimony composite breast shield: preliminary results. *Clin Radiol*. 2008;63(3): 278-288.

92. Webb J, Thomson H, Morcos SK, Members of the Contrast Media Safety Committee of European Society of Urogenital Radiology (ESUR). The use of iodinated and gadolinium contrast media during pregnancy and lactation. *Eur Radiol*. 2005;15:1234-1240.

93. Burrows R, Gan E, Gallus A, Wallace E, Burrows E. A randomised double-blind placebo controlled trial of low molecular weight heparin as prophy-

laxis in preventing venous thrombolic events after caesarean section: a pilot study. *BJOG*. 2001;108(8):835-839.

94. Gates S, Brocklehurst P, Ayers S, Bowler U. Thromboprophylaxis in Pregnancy Advisory Group. Thromboprophylaxis and pregnancy: two randomized controlled pilot trials that used low-molecular-weight heparin. *Am J Obstet Gynecol*. 2004;191:1296-1303.

95. Zaccoletti R, Zardini E. Efficacy of elastic compression stockings and administration of calcium heparin in the prevention of puerperal thromboembolic complications. *Minerva Ginecol*. 1992;44:263-266.

96. Hirsh J. Heparin. *N Engl J Med*. 1991;324:1565-1574.

97. Ginsberg J, Hirsh J, Turner D, Levine M, Burrows R. Risks to the fetus of anticoagulant therapy during pregnancy. *Thromb Haemost*. 1989;61: 197-203.

98. Griffith G, Nichols GJ, Asher J, Flanagan B. Heparin Osteoporosis. *JAMA*. 1965;193:85-88.

99. Dahlman T. Osteoporotic fractures and the recurrence of thromboembolism during pregnancy and the puerperium in 184 women undergoing thromboprophylaxis with heparin. *Am J Obstet Gynecol*. 1993;168: 1265-1270.

100. Warkentin T, Greinacher A. Heparin-induced thrombocytopenia: recognition, treatment, and prevention. The Seventh ACCP Conference on Antithrombotic and Thrombolytic Therapy. *Chest*. 2004;126: 311S-337S.

101. Walenga J, Jeske W, Fasanella A, Wood J, Ahmad S, Bakhos M. Laboratory diagnosis of heparin-induced thrombocytopenia. *Clin Appl Thromb Hemost*. 1999;5(suppl 1):S21-S27.

102. Casele HL, Laifer SA, Woelkers DA, Venkataramanan R. Changes in the pharmacokinetics of the low-molecular-weight heparin enoxaparin sodium during pregnancy. *Am J Obstet Gynecol*. 1999;181(5 Pt 1):1113-1117.

103. Fox NS, Laughon SK, Bender SD, Saltzman DH, Rebarber A. Anti-factor Xa plasma levels in pregnant women receiving low molecular weight heparin thromboprophylaxis. *Obstet Gynecol*. 2008;112(4): 884-889.

104. Hirsh J, Raschke R. Heparin and low-molecular-weight heparin: the Seventh ACCP Conference on Antithrombotic and Thrombolytic Therapy. *Chest*. 2004;126(3 suppl):188S-203S.

105. Holst J, Lindblad B, Bergqvist D, et al. Protamine neutralization of intravenous and subcutaneous low-molecular-weight heparin (tinzaparin, Logiparin). An experimental investigation in healthy volunteers. *Blood Coagul Fibrinolysis*. 1994;5:795-803.

106. Fausett M, Vogtlander M, Lee R, et al. Heparin-induced thrombocytopenia is rare in pregnancy. *Am J Obstet Gynecol*. 2001;185:148-152.

107. Lepercq J, Conard J, Borel-Derlon A, et al. Venous thromboembolism during pregnancy: a retrospective study of enoxaparin safety in 624 pregnancies. *BJOG*. 2001;108:1134-1140.

108. Buller H, Davidson B, Decousus H, et al. Fondaparinux or enoxaparin for the initial treatment of symptomatic deep venous thrombosis: a randomized trial. *Ann Intern Med*. 2004;140:867-873.

109. Buller H, Davidson B, Decousus H, et al. Subcutaneous fondaparinux versus intravenous unfractionated heparin in the initial treatment of pulmonary embolism. *N Engl J Med*. 2003;349:1695-1702.

110. Harenberg J. Treatment of a woman with lupus and thromboembolism and cutaneous intolerance to heparins using fondaparinux during pregnancy. *Thromb Res*. 2007;119(3):385-388.

111. Knol HM, Schultinge L, Erwich JJ, Meijer K. Fondaparinux as an alternative anticoagulant therapy during pregnancy. *J Thromb Haemost*. 2010;8: 1876-1879.

112. Mazzolai L, Hohlfeld P, Spertini F, Hayoz D, Schapira M, Duchosal MA. Fondaparinux is a safe alternative in case of heparin intolerance during pregnancy. *Blood*. 2006;108(5):1569-1570.

113. Winger EE, Reed JL. A retrospective analysis of fondaparinux versus enoxaparin treatment in women with infertility or pregnancy loss. *Am J Reprod Immunol*. 2009;62(4):253-260.

114. Dempfle C. Minor transplacental passage of fondaparinux in vivo. *N Engl J Med*. 2004;350:1914-1915.

115. Hirsh J, Dalen J, Anderson D, et al. Oral anticoagulants: mechanism of action, clinical effectiveness, and optimal therapeutic range. *Chest*. 2001; 119(1 suppl):8S-21S.

116. Lazo-Langner A, Kovacs MJ. Predicting warfarin dose. *Curr Opin Pulm Med*. 2010;16(5):426-431.

117. Lazo-Langner A, Monkman K, Kovacs MJ. Predicting warfarin maintenance dose in patients with venous thromboembolism based on the response to a standardized warfarin initiation nomogram. *J Thromb Haemost*. 2009;7(8):1276-1283.

118. Ansell J, Hirsh J, Poller L, Bussey H, Jacobson A, Hylek E. The Pharmacology and Management of thc Vitamin K Antagonists. The Seventh ACCP Conference on Antithrombotic and Thrombolytic Therapy. *Chest*. 2004; 126:204S-233S.

119. Barbour L, Oja J, Schultz L. A prospective trial that demonstrates that dalteparin requirements increase in pregnancy to maintain therapeutic levels of anticoagulation. *Am J Obstet Gynecol*. 2004;191:1024-1029.

120. Raschke R, Reilly B, Guidry J, Fontana J, Srinivas S. The weight-based heparin dosing nomogram compared with a "standard care" nomogram. A randomized controlled trial. *Ann Intern Med*. 1993;119:874-881.

121. ACOG Practice Bulletin no. 123: Thromboembolism in Pregnancy. *Obstet Gynecol*. 2011;118(3):718-729.

122. Barbour LA, Smith JM, Marlar RA. Heparin levels to guide thromboembolism prophylaxis during pregnancy. *Am J Obstet Gynecol*. 1995;173(6): 1869-1873.

123. Ferraro F, D'Ignazio N, Matarazzo A, Rusciano G, Iannuzzi M, Belluomo Anello C. Thromboembolism in pregnancy: a new temporary caval filter. *Minerva Anestesiol*. 2001;67:381-385.

124. Gerhardt A, Scharf R, Beckmann M, Struve S, Bender H, Pillny M, et al. Prothrombin and factor V mutations in women with a history of thrombosis during pregnancy and the puerperium. *N Engl J Med*. 2000;342: 374-380.

125. Juul K, Tybjaerg-Hansen A, Steffensen R, Kofoed S, Jensen G, Nordestgaard B. Factor V Leiden: The Copenhagen City Heart Study and 2 meta-analyses. *Blood*. 2002;100:3-10.

126. Price D, Ridker P, Factor V. Leiden mutation and the risks for thromboembolic disease: a clinical perspective. *Ann Intern Med*. 1997;127: 895-903.

127. Franco R, Reitsma P. Genetic risk factors of venous thrombosis. *Hum Genet*. 2001;109:369-384.

128. Friedrich P, Sanson B, Simioni P, Zanardi S, Huisman M, Kindt I, et al. Frequency of pregnancy-related venous thromboembolism in anticoagulant factor-deficient women: implications for prophylaxis. *Ann Intern Med*. 1996;125:955-960.

129. Aznar J, Vaya A, Estelles A, Mira Y, Segui R, Villa P, et al. Risk of venous thrombosis in carriers of the prothrombin G20210A variant and factor V Leiden and their interaction with oral contraceptives. *Haematologica*. 2000;85:1271-1276.

130. Emmerich J, Rosendaal F, Cattaneo M, Margaglione M, De Stefano V, Cumming T, et al. Combined effect of factor V Leiden and prothrombin 20210A on the risk of venous thromboembolism—pooled analysis of 8 case-control studies including 2310 cases and 3204 controls. Study Group for Pooled-Analysis in Venous Thromboembolism. *Thromb Haemost*. 2001;86:809-816.

131. Ridker P, Miletich J, Hennekins C, Buring J. Ethnic distribution of factor V Leiden in 4047 men and women. Implications for venous thromboembolism screening. *JAMA*. 1997;277:1305-1307.

132. Vossen C, Conard J, Fontcuberta J, Makris M, Van Der Meer F, Pabinger I, et al. Familial thrombophilia and lifetime risk of venous thrombosis. *J Thromb Haemost*. 2004;2:1526-1532.

133. Goodwin A, Rosendaal F, Kottke-Marchant K, Bovill E. A review of the technical, diagnostic, and epidemiologic considerations for protein S assays. *Arch Pathol Lab Med*. 2002;126:1349-1366.

最后审阅　李品　刘慧姝

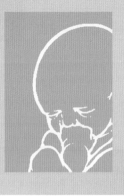

第46章

妊娠期胶原血管疾病

原著　JEANETTE R. CARPENTER and D. WARE BRANCH

翻译与审校　宋英娜，吴颖

系统性红斑狼疮

流行病学和病因学

系统性红斑狼疮（SLE）是一种慢性自身免疫性疾病，累及多个器官系统，包括皮肤、关节、肾脏、中枢神经系统、心脏、肺和肝脏。

女性 SLE 发病率高于男性，通常在育龄期起病。在评估妊娠期或产后并发症时，首次诊断 SLE 并不少见。SLE 患病率具有显著的种族差异：黑人女性的患病率为 405 例/100 000 人，白人女性为 164 例/100 000 人[1]。

遗传因素是 SLE 发病的关键，患者亲属中的患病率为 5%～12%。单卵双胞胎中 SLE 的一致性较高（～25%）。SLE 的发生不仅与罕见的遗传因素有关，比如补体成分缺乏、TREX1 基因突变（该基因编码一种 DNA 降解酶），也与常见的主要组织相容性复合体（MHC）中单核苷酸多态性（SNPs）有关[2]。某些个体有 SLE 发生的遗传易感性，但 SLE 病因多种多样。研究表明，SLE 与很多因素有关，比如 Epstein-Barr 病毒感染、紫外（UV）线和硅尘暴露[3]，这些因素可能通过表观遗传学机制（导致基因表达出现持续性改变）增加 SLE 的发病概率[3]。

激素在 SLE 发病中起到重要作用，与女性 SLE 患病率较高相一致。月经初潮提早、口服避孕药和绝经后激素替代治疗均可增加 SLE 的发生风险[4]。

临床表现

SLE 的临床进程以疾病"活跃"期和稳定期的交替出现为特点。最常见症状包括关节痛、疲倦、不适、体重变化、雷诺现象、发热、光敏性皮疹和脱发。几乎所有患者在疾病进程中会出现全身症状。90% 以上患者有游走性关节痛，最常累及近端指节间、掌指关节、腕关节和膝关节。SLE 关节痛随时间迁移会逐渐改善。大部分患者还会出现皮肤症状，典型表现为面颊"蝴蝶"状皮疹，暴露于日光后加重。对于产后就医的女性，某些 SLE 症状容易被忽略，比如疲倦和脱发。严重但罕见的症状包括盘状狼疮（可导致瘢痕形成的炎性皮肤病变）、狼疮肾炎（LN）、胸膜炎、心包炎、癫痫发作或精神病。

诊断

美国风湿病学会（ACR）修订的 SLE 诊断标准具有较高的敏感性和特异性。最新修订时间为 1997 年（表 46-1）。同时或相继符合 11 项诊断标准中的 4 项或以上者诊断为 SLE。应该强调的是，有些女性具有 SLE 的临床表现，但没有满足严格的诊断标准，仍具有妊娠并发症的风险。密切监测并及时治疗有益于这些女性的健康。

几乎所有 SLE 患者为抗核抗体（ANA）阳性，因此，ANA 可作为疑似 SLE 的初筛试检。阴性 ANA 者不太

表 46-1　美国风湿病学会修订的系统性红斑狼疮分类诊断标准(1982 和 1997)

颊部红斑	遍及颊部的固定性红斑,扁平或凸起,通常不累及鼻唇沟
盘状红斑	隆起红斑上覆有角质性鳞屑和毛囊栓塞;旧病灶可有皮肤萎缩性瘢痕
口腔溃疡	口腔或鼻咽部无痛性溃疡
关节炎	非侵蚀性关节炎,累及 ≥2 个外周关节,特征为关节肿、痛或积液
浆膜腔炎	胸膜炎(胸痛、胸膜摩擦音或胸膜腔积液) 心包炎(ECG 异常、心包摩擦音或心包积液)
肾脏疾病	持续尿蛋白定量>0.5g/天,或尿常规蛋白>3+ 管型:可为红细胞、血红蛋白、颗粒、小管上皮细胞管型或混合管型
神经系统异常	癫痫发作,非药物或代谢紊乱(如尿毒症、酮症酸中毒、电解质紊乱)所致 精神病,非药物或代谢紊乱(如尿毒症、酮症酸中毒、电解质紊乱)所致
血液学异常	溶血性贫血伴网状红细胞增多 白细胞减少<4000/mm^3,至少 2 次 淋巴细胞减少<1500/mm^3,至少 2 次 血小板减少<100 000/mm^3,除外药物影响
免疫学异常	抗双链 DNA 抗体阳性; 抗 Sm 抗体阳性; 抗磷脂抗体阳性[*],包括(1)抗心磷脂抗体 IgG 或 IgM 水平异常;(2)狼疮抗凝物阳性;或(3)梅毒血清试验假阳性至少持续 6 个月
抗核抗体	任何时间未用药物诱发"药物性狼疮"情况下,抗核抗体滴度异常

　纳入临床研究组的患者必须同时或相继符合 11 项诊断标准中的 4 项或以上者,可诊断为 SLE。

　[*] 抗磷脂抗体的检测应该包括抗 β2 糖蛋白 I 抗体 IgG 和 IgM ANA,抗核抗体;ECG,心电图;IgG,免疫球蛋白。

可能为 SLE。ANA 滴度升高并不是 SLE 的特异表现,也见于其他自身免疫性疾病,比如干燥综合征、硬皮病和类风湿性关节炎(RA)。**抗双链 DNA(anti-dsDNA)抗体和抗 Smith(anti-Sm)抗体对 SLE 诊断更具特异性,敏感度相对较差。**疾病发作时,抗双链 DNA 抗体滴度升高,而抗-Sm 抗体只在 30% ～40% 患者中检测到,与狼疮肾炎有关。抗核蛋白(anti-RNP)抗体与肌炎和雷诺综合征有关。**SLE 或干燥综合征患者可能还有 anti-Ro/SSA 和 anti-La/SSB 抗体阳性,这些抗体与产科并发症尤其有关,**包括新生儿红斑狼疮(NLE)及先天性心脏传导阻滞(CHB)。

妊娠期狼疮复发

　　关于妊娠期 SLE 复发风险的研究结论不一。20 世纪 60 ～70 年代的研究提示,妊娠期间疾病复发风险较大,母亲和胎儿/新生儿不良结局的发生率较高。近期研究表明,妊娠可能不会显著增加 SLE 复发的风险[5,6]。即使疾病复发,通常不严重并且相对容易治疗[7]。妊娠期间 SLE 病程的最佳预测因素是妊娠之初的疾病活动度。研究表明,怀孕前至少已有 6 个月处于稳定期的女性中,大约有三分之一在妊娠期间复发,而怀孕初期处于活动期的女性中,该比例为三分之二[8]。因此,建议 SLE 女性推迟妊娠,直至疾病进入稳定期至少 6 个月。

　　临床上识别妊娠期 SLE 复发需要密切的观察和明智的判断。妊娠期 SLE 复发的常见表现为疲倦、关节痛、皮疹和蛋白尿。评估 anti-dsDNA 滴度和补体(C3 和 C4)水平可以为有症状的女性提供疾病复发的额外证据。对无症状女性常规评估 anti-dsDNA 和补体水平的临床效用尚未证实[9]。

妊娠期狼疮肾炎

　　近半数的 SLE 患者并发肾脏病变。出现血尿、蛋白尿和管型尿可临床怀疑狼疮肾炎(LN),但确诊需要肾脏活检。国际肾病学会和肾脏病理学会定义了 6 类 LN,其中最常见、最严重的为 Ⅳ 类,或称弥散性 LN[10]。所有活动性弥散性 LN 均存在蛋白尿和血尿,相当比例的患者发展为肾病综合征、高血压和肾功能不全。**LN 女性,尤其活动性 LN,出现妊娠期高血压、疾病复发、婴儿出生体重低和医源性早产等不良妊娠结局的风险显著升高**[11]。与 SLE 相似,妊娠期 LN 的活动度通常与怀孕时的疾病状态有关。研究表明怀孕前至少处于 5 个月稳定期的患者中,仅 9% 在妊娠期出现了 LN 复发,而怀孕初期疾病处于活动期的复发率为 66%[12]。有基线肾功能不全的女性风险最高。最好在计划妊娠之前评估基线肾脏状态(血清肌酐和尿蛋白排泄)。如果已经怀孕,建议尽快进行评估。通常血清肌酐水平 1.4 ～1.9mg/dL(估算的肾小球滤过率[EGFR]30 ～59mL/min/1.73m^2)是妊娠的相对禁忌证,因为这种情况下,孕中期并发症的风险较高,可能需要提前分娩。大部分专家认为血清肌酐水平在 2.0mg/dL 或以上(EGFR 15 ～29mL/min/1.73m^2)为妊娠的绝对禁忌证,因为妊娠并发症造成极早早产(extreme PTB)以及长期损害肾功能的风险都非常高。对于中度,尤其是重度基线肾功能不全的女性,应该告知她们妊娠期出现不可逆性肾功能下降的风险是 5% ～10%[13]。

　　**LN 女性的蛋白尿通常在妊娠期间逐渐加重,一定程度上与肾小球滤过增加有关。然而,不伴有新发高血压、高血压恶化或血清肌酐显著升高的孤立的蛋白尿增加不是早产的指征。美国妇产科医师学会(ACOG)不再将蛋白尿视为子痫前期的必要诊断标准。

临床鉴别 SLE(和 LN)复发和子痫前期比较困难。两者均可表现为高血压和蛋白尿。如果足月或近足月,建议计划分娩。子痫前期通常在分娩后缓解。区分疾病复发和子痫前期对于早期妊娠尤为关键。糖皮质激素治疗 SLE 复发,可以延长妊娠期、改善新生儿结局。病情活动者通常出现抗双链 DNA 抗体滴度升高和补体水平降低,评估这些指标有助于区分疾病复发和子痫前期。应该强调的是,子痫前期也可能出现低补体血症[14]。**尿沉渣检查**可以提供有用的信息,血尿和细胞管型通常伴随 LN 复发,而非子痫前期的特征。妊娠期通常避免肾脏活检,但对于疑难病例,出于妊娠期管理需要,可考虑肾脏活检。

吗替麦考酚酯(mycophenolatemofetil, MMF)用于治疗重度 LN。MMF 具有严重致畸作用,妊娠期禁用。如果计划妊娠,需用硫唑嘌呤(azathioprine, AZA)代替 MMF,意外发生妊娠者也应尽快换用 AZA。病情稳定者受孕前可用 AZA 代替 MMF,研究证实 AZA 替代治疗并不引起妊娠前 3~6 个月内 LN 复发率升高[15]。

系统性红斑狼疮的妊娠期并发症

SLE 女性的生育能力并不低于非 SLE 女性,但 SLE 患者发生妊娠丢失、PTB、子痫前期和宫内发育迟缓(IUGR)等不良妊娠结局的风险增加。

妊娠丢失

20 世纪 60 至 70 年代的研究显示,SLE 女性妊娠丢失率高达 50%。过去数十年间妊娠丢失率似乎有所降低,可能与治疗和监测手段的改进有关,但 SLE 的妊娠丢失风险仍然高于非 SLE。研究表明,即使 SLE 在妊娠开始之时已经处于稳定期,流产或胎儿死亡的风险仍高达 17%,无 SLE 的仅为 5%[16]。一项 Meta 分析结果显示,SLE 女性的自然流产率为 16%,死产率为 3.6%[11]。美国国立卫生研究院(NIH)资助了"妊娠结局预测因素:抗磷脂抗体综合征和系统性红斑狼疮的生物标志物(**Predictors of Pregnancy Outcome: Biomarker in Antiphospholipid Syndrome Antibody and Systemic Lupus Erythematosus (PROMISSE)**)"的研究。该研究随访的 SLE 患者在受孕时处于稳定期或轻、中度活动期。患者入组时间为孕早期末或孕中期初,因此没有评估早期流产的情况。尽管如此,**这些女性的总体胎儿死亡率为 4%,新生儿死亡率为 1%**[17]。

妊娠之初处于活动期的 SLE 会增加妊娠丢失的风险。从 1987 年至 2002 年随访的 267 例 SLE 合并妊娠的

研究发现,高度活动性 SLE 的活产率为 77%,而低活动性 SLE 的活产率为 88%[18]。除疾病活动度外,LN、高血压和抗磷脂抗体(aPLs)均可导致妊娠丢失的发生率升高(见 27 章)[19]。

宫内发育迟缓

SLE 女性死胎风险的升高可能与胎盘功能不全和 IUGR 的高发生率有关(见 33 章),尤其是并发活动期 SLE、高血压、LN 或抗磷脂综合征(APS)。**据报道妊娠合并 SLE 的 IUGR 发生率高达 40%**[20],由于孕期管理与监护的改善,目前 IUGR 的发病率可能低于 40%。对全美住院孕妇数据库(National Inpatient Sample)的 1600 多万病例分析,结果发现 5.6% 的 SLE 患者出现 IUGR,无 SLE 孕妇的 IUGR 发生率仅为 1.5%[21]。PROMISSE 研究发现,轻、中度活动期 SLE 分娩的婴儿中有 8% 为小于胎龄儿(SGA)[17]。**长期大剂量糖皮质激素治疗也是发生 IUGR 的风险因素。**鉴于 IUGR 和死胎的发生率增高,建议妊娠 20 周后定期超声评估胎儿生长情况,孕晚期进行胎儿监测,监测方法包括无应激试验或者生物物理评分。

早产

SLE 女性的 PTB 风险大约是普通人群的 3 倍[22]。PROMISSE 研究表明,36 周前分娩的患者占 9%[17]。大多数不是自发 PTB,而是医生根据母胎指征(IUGR、子痫前期、疾病复发、肾功能恶化等)决定提前分娩。活动期 SLE、aPLs、LN 和高血压容易出现 PTB。高活动性 SLE 的足月分娩率仅为 26%,而低活动性或稳定期 SLE 为 61%[23]。使用高剂量的糖皮质激素也会增加未足月胎膜早破的发生。

妊娠期高血压疾病

妊娠合并 SLE 患者中 10%~30% 会发生妊娠期高血压疾病(妊娠期高血压或子痫前期)[5,21]。子痫前期的风险在 LN 或慢性高血压女性中尤其偏高。LN 女性子痫前期的发生率可高达三分之二[23],是医源性 PTB 的常见指征。研究结果表明有 LN 病史的子痫前期发病时间也早于无病史者(孕 37.5 周 vs.34.5 周[24])。**建议 SLE 女性,尤其有肾脏表现的患者,妊娠之初开始每天服用低剂量阿司匹林(美国使用剂量为 81mg),以降低子痫前期的发生风险**[25]。

如前所述,临床鉴别诊断 SLE 复发和子痫前期比较困难,需要敏锐的临床判断。这些病例通常需要住院进行母胎监测,产前糖皮质激素治疗,并谨慎考虑是否需要分娩。

新生儿红斑狼疮

新生儿红斑狼疮(Neonatal Lupus Erythematosus,

NLE)是一种获得性自身免疫性疾病,与 anti-Ro/SSA 和 anti-La/SSB 抗体的胎盘转移有关。NLE 的常见临床表现为脱屑性红斑,起始于新生儿早期,持续 1~2 个月。其他临床表现包括血象异常(白细胞减少、溶血性贫血和血小板减少)和肝脾肿大,但不常见。所幸 NLE 的发生率较低。**所有妊娠合并 SLE 患者的 NLE 发生率低于 5%**。anti-Ro/SSA 和 anti-La/SSB 抗体阳性的 SLE 分娩的新生儿会受到影响,但最多不超过 15%~20%。许多 NLE 患儿的母亲当时并未诊断出 SLE。然而,相当比例的女性以后出现了自身免疫性疾病的临床症状,通常是干燥综合征。建议对出现 SLE 或干燥综合征临床症状的女性进行评估诊断。

NLE 最严重的临床表现是完全性心脏传导阻滞。通常在常规产前访视时检测到持续胎心心动过缓而做出诊断,心率为 50~80 次/分钟。先天性心脏传导阻滞(congenital heart block,CHB)**最常见确诊时间为妊娠 16~24 周**,极少在孕晚期诊断。CHB 病因是抗体与胎儿心脏组织中的抗原结合,造成心脏传导系统受损,最终出现完全房室(AV)分离。部分病例可发展为心内膜弹性纤维增生,造成心力衰竭,导致胎儿水肿和胎儿死亡。anti-Ro/SSA 和 anti-La/SSB 抗体阳性的女性中,胎儿 CHB 的风险仅为 1%~2%。然而,分娩过 CHB 患儿的女性下一胎的复发风险增至 15%~20%[26]。胎儿遗传因素,例如某种特定人白细胞原抗原(HLA)多态性可能影响 CHB 的易感性[27]。很多临床医生常规检查 SLE 孕妇是否有 anti-Ro/SSA 和 anti-La/SSB 抗体,但临床对这种检查仍存在争议,因为 CHB 不常见,产前治疗能否改善妊娠结局仍不明确,阳性检测结果还可能为母亲带来不必要的焦虑情绪。

完全性 CHB 不能逆转,总死亡率至少为 20%(5% 死胎)[28]。大部分幸存者需要安装起搏器[29]。一项纳入 102 个患者的病例组研究显示,产前诊断 CHB 的患者 20 岁之前的死亡率为 43%[29]。注册 325 例并发心脏病变的 NLE 数据库显示,死胎或出生后死亡的预测因素包括水肿、心内膜弹力纤维增生、确诊时间较早和心室率偏低[30]。黑人患者死亡率明显高于白人(32.1% 比 14.3%)[30]。

妊娠合并系统性红斑狼疮的管理

SLE 主要发病人群是育龄期女性,临床医务人员要熟悉妊娠合并 SLE 的高危险性,根据病情采取相应的管理措施、加强监测。**最好对 SLE 女性进行妊娠前访视,确保疾病处于稳定期,审查服用药物,提供咨询建议。**

表 46-2 概述了妊娠合并 SLE 管理指南。**关键要点包括评估疾病活动度和肾脏表现、监测子痫前期、胎儿生长和产前检查。对于有重度临床表现或活动期患者,联合风湿学家共同管理治疗。**部分女性产后出现疾病复

发,产科医生应该在产后访视时认真评估疾病活动度,建议分娩后 1~3 个月内随访风湿病专科。

表 46-2　妊娠合并 SLE 管理指南

基础评估	• 抗磷脂抗体:狼疮抗凝物,抗心磷脂抗体 IgG/IgM,抗 β2 糖蛋白 I 抗体 IgG/IgM • 评估目前服用药物和风险 • 考虑检测 anti-Ro/SSA 和 anti-La/SSB 抗体(有争议)
狼疮肾炎	• 每 4~6 周检测血清肌酐 • 测定基线尿蛋白(收集 24 小时尿或单次尿蛋白/肌酐比) • 早、中、晚孕期做尿培养[*] • 密切关注子痫前期的症状和体征
宫内生长受限(IUGR)	• 24~28 周后每月超声检查评估胎儿生长状况
死胎	• 32 周起行 NST/AFI 或 BPP,有指征时(如 IUGR)可更早 • 39 周分娩,有指征时(如 IUGR、子痫前期、肾功能恶化)可更早
长期激素治疗	• 妊娠期糖尿病的早期筛查和重复筛查 • 分娩时使用应激剂量激素,尤其对于使用 3 周以上、每天 20mg 以上强的松的女性[†]
抗磷脂抗体	• 每天服用低剂量阿司匹林 • 根据实验室结果和临床病史考虑应用预防剂量或治疗剂量肝素(见"抗磷脂抗体综合征")
狼疮复发	• 继续或启用羟氯喹治疗 • 产后监测疾病活动程度

[*] 磺胺类抗生素可能促使狼疮病情恶化,对于泌尿系统感染建议采用其他抗生素。

[†] 一种治疗方案为每 8 小时静脉注射 100mg 氢化可的松,共 2~3 次。

AFI,羊水指数;BPP,生物物理评分;IG,免疫球蛋白;IUGR,宫内生长受限;NST,无应激试验。

先天性心脏传导阻滞的管理

鉴于完全性 CHB 不能转逆,预后极差,要注重预测并预防 CHB 的发生。有些专家提倡对 anti-Ro/SSA 和 anti-La/SSB 抗体阳性者,尤其对曾有 CHB 胎儿的孕妇,进行系列胎儿超声心动图检查、多普勒监测 PR 间期或心脏运动图监测。对此建议仍存有争议,关于监测方式和间隔时间,尚未建立诊疗指南。胎儿多普勒监测 PR 间期或心脏运动图的效益尚未证实,部分原因是 CHB 发病迅速,很难发现从一度进展为二度传导阻滞的现象。尽管如此,很多专家(包括风湿病学和儿童心脏病专家)仍然提倡对 anti-SSA/Ro 和 anti-SSB/La 抗体阳性女性进

行系列胎儿多普勒监测 PR 间期。我们的经验是由儿科心脏病医生决定监测方式和间隔时间。

即使做到早期诊断心脏传导异常或新发 CHB，但还没有可以改变妊娠结局的干预措施。目前的治疗方案都是基于专家意见和小规模研究，而不是源于随机试验。有些病例组研究采用氟化糖皮质激素(fluorinated steroids)，例如地塞米松，治疗心脏传导异常或新发 CHB[31-33]。PR 间期和地塞米松评估(The PR Interval and Dexamethasone Evaluation，PRIDE)研究纳入了 40 例 anti-Ro/SSA 抗体阳性者，超声心动图诊断胎儿有不同程度的心脏传导阻滞[31]。其中 30 名女性接受了地塞米松治疗，10 名拒绝治疗。无论接受或拒绝治疗，CHB 均未逆转。接受治疗的 6 例二度传导阻滞胎儿中，3 名持续二度传导阻滞，2名恢复为正常窦性心律(NSR)，1 名进展为完全性阻滞。有 2 名治疗的一度传导阻滞胎儿，地塞米松治疗后均恢复为 NSR。然而，有 1 名未治疗的一度传导阻滞胎儿出生时为 NSR。尽管病例选择在非随机研究中有一定影响，但未治疗组没有出现围产期死亡，而地塞米松组的死亡率为 20%。糖皮质激素与早产和 SGA 增加有关，鉴于激素治疗早期心脏传导异常的数据有限，选择激素治疗时应当权衡利弊。

专家普遍认为类固醇激素治疗不能逆转 CHB，但至少一项研究发现，激素治疗可能逆转或改善胎儿水肿，降低死亡率，提高 1 年生存率[32]。其他研究不支持这个发现[30,34]。当胎心率低于 55 次/分需要治疗时，除使用激素外，有报道采用 β 受体激动剂(例如特布他林 terbutaline、利托君 ritodrine 或沙丁胺醇 salbutamol)提高心率，预防水肿。同样，β 受体激动剂治疗极低胎心率的临床数据有限[32]。表 46-3 概述了 CHB 的管理策略。

预防心脏传导异常的治疗措施颇有希望，临床已有三种可供考虑的预防性治疗方案。糖皮质激素的疗效尚未得到证实，大部分胎儿不会出现 CHB，因此不建议用来预防性治疗 CHB 高危女性。长期服用糖皮质激素对母胎有一定风险，包括影响后代下丘脑-垂体-肾上腺轴和神经发育(见第 5 章)。

两个多中心前瞻性观察研究评估了静脉注射免疫球蛋白(IVIG)能否预防 CHB[35,36]，共纳入 44 名 CHB 高危女性。结果表明，IVIG 不能有效预防 CHB，除了在获得批准的研究中使用之外，IVIG 不能用于临床预防 CHB。

近期数据提示羟氯喹(hydroxychloroquine，HCQ)可能降低高危孕妇中 NLE 心脏并发症的风险[37-40]。一项回顾性队列研究包括了 anti-Ro/SSA 抗体阳性、并且生过 CHB 患儿的 257 例孕妇，结果显示孕早期使用 HCQ 显著降低了 NLE 心脏受累的发生率(0.23；95% 置信区间[CI]，0.06~0.92)，心脏受累包括二度或三度传导阻滞或心肌病[38]。鉴于 HCQ 对胎儿风险较低，考虑孕早期对

表 46-3　先天性心脏传导异常的管理策略

ANTI-RO/SSA 和 ANTI-LA/SSB 抗体，无既往受累患儿	• CHB 发生率为 1%~2%，不建议常规监测胎儿 PR 间期(有争议)
ANTI-RO/SSA 和 ANTI-LA/SSB 抗体，有既往受累患儿	• CHB 发生率为 15%~20% • 早孕期开始羟氯喹 400mg/天 • 考虑每周胎儿超声心动图监测 PR 间期(有争议)*
Ⅰ度心脏传导阻滞†	• 可以逆转为正常窦性心律；监测病情 • 考虑每天 4mg 地塞米松治疗(有争议)
Ⅱ度心脏传导阻滞†	• 监测病情进展 • 确诊后考虑每天 4mg 地塞米松治疗 • 如果发展成完全性阻滞，停用地塞米松，除非出现胎儿水肿 • 鉴于地塞米松的副作用，如果心脏传导阻滞逆转，停用地塞米松
Ⅰ度(完全性)心脏传导阻滞†	• 监测胎儿水肿 • 如果出现胎儿水肿，给予地塞米松 • FHR 低于 55 次/分时考虑口服特布他林(每 4~6 小时 2.5mg~7.5mg)‡

* 妊娠 18~24 周是发生 CHB 的高风险阶段
† 胎儿超声心动图除外心脏结构异常
‡ 长期服用特布他林要警惕严重的母体副反应。合并糖尿病、高血压、甲亢、癫痫或有心律失常史的孕妇避免使用特布他林。
CHB，先天性心脏传导阻滞；FHR，胎儿心率

anti-Ro/SSA 抗体阳性、并且生过患儿的孕妇启用 HCQ 治疗。

系统性红斑狼疮的药物治疗和妊娠期注意事项

从 2015 年 6 月开始，美国 FDA 启用孕期和哺乳期药物说明最终规则(Pregnancy and Lactation Labeling Final Rule)，取消评估妊娠期风险的 A、B、C、D、X 字母分类系统，改进后的药物说明包含更多信息，比如风险概况、临床注意事项和数据，以更好地帮助医务人员评估妊娠期用药的获益和风险。该规则还要求及时更新药物说明。

妊娠期可安全使用的药物(见第 8 章)

羟氯喹 HCQ

近 15 年的研究未能证实 HCQ 对胎儿的眼毒和耳毒作用(FDA C 类)[39,41]。比较 114 例 HCQ 暴露孕妇(多数为孕早期暴露)和 455 例未暴露的研究结果显示，先天性异常的发生率并没有显著差异[41]。妊娠期间持续用药可

能对母胎有利。一项回顾性分析发现[42],持续服用 HCQ,一旦 SLE 发作,症状较轻,治疗所需糖皮质激素的剂量较小,HCQ 还可能预防高危胎儿发生 CHB[37,38,40]。鉴于 HCQ 对母胎有益,无明确伤害的证据,专家建议怀孕时已经接受 HCQ 治疗的女性妊娠期间持续服用。HCQ 是妊娠期治疗 SLE 复发的首选药物之一,服用期间可以安全母乳喂养。

糖皮质激素

糖皮质激素常用于治疗妊娠期 SLE 复发。首选非氟化糖皮质激素类的泼尼松和甲泼尼松龙(FDA C 类)。药物通过胎盘代谢成无活性产物,胎儿暴露的风险降至最低。研究发现,孕早期糖皮质激素暴露与唇裂和腭裂发生风险的略微升高有关[43],其他研究尚未证实此发现[44]。口面裂发生风险升高,但增幅很小。长期接受糖皮质激素治疗增加母体骨质流失、妊娠期糖尿病、高血压、子痫前期以及肾上腺抑制的发生风险。中高剂量泼尼松治疗可能与胎膜早破(PROM)和胎儿生长受限有关[45]。对接受糖皮质激素治疗的女性要及早筛查妊娠期糖尿病,筛查结果正常者,孕 24 ~ 28 周复查。如果泼尼松用量 ≥20mg/天超过 3 周,发生肾上腺抑制的风险很高,分娩时应给予应激剂量的糖皮质激素。给药方案是每 8 ~ 12 小时静脉(IV)注射 100mg 氢化可的松,共 2 ~ 3 次。如果泼尼松用量 ≤5mg/天,发生肾上腺抑制的风险非常小,无需给予应激剂量。如果泼尼松用量在每天 5 ~ 20mg 之间,维持原剂量足矣,但很多临床医生仍会给予应激剂量。一般而言,泼尼松不影响母乳喂养,如果剂量 ≥20mg/天,谨慎起见,可服药后 4 小时哺乳。

非甾体抗炎药

非甾体抗炎药(NSAIDs)是治疗自身免疫性疾病症状(例如关节痛或关节炎)的一线药物。几项大规模人群为基础的研究结果显示,孕早期 NSAID 暴露与先天性畸形发生率的增加或婴儿存活率的降低无关[46,47]。关于孕早期和孕中期初使用 NSAIDs 是否增加自然流产的发生风险,目前尚存争议。孕晚期使用 NSAID 可能导致胎儿动脉导管提前闭合(尤其在孕 30 周以后)以及羊水过少。为此,NSAIDs 在孕 30 周之前被 FDA 列为 C 类,30 周后为 D 类。孕早期末和孕中期需谨慎使用,28 ~ 30 周之后避免使用。低剂量阿司匹林是唯一例外,妊娠期间可以安全服用。每天服用低剂量阿司匹林可以降低高危孕妇子痫前期的发生风险[48]。关于妊娠期环氧合酶 2(COX-2)抑制剂(例如塞来昔布)的临床数据有限,建议避免使用。服用 NSAIDs 可以母乳喂养。

硫唑嘌呤

硫唑嘌呤(FDA D 类)用于预防器官移植排斥以及治疗 SLE 和 LN。动物研究发现有致畸作用,但人体胎盘缺乏将硫唑嘌呤转换成其活性代谢产物 6-巯基嘌呤所

需的酶。因此,进入胎儿循环的活性药物极少。人体研究未发现致畸风险升高。有研究显示妊娠期硫唑嘌呤暴露,IUGR 和 PTB 发生率升高,新生儿免疫力受损,但难以确定是受硫唑嘌呤还是疾病的影响[49]。硫唑嘌呤与糖皮质激素联用是治疗妊娠重度或活动期 SLE 的首选药物。目前仍然缺乏对药物暴露婴儿长期随访的数据,但大部分专家认为,服用硫唑嘌呤可以母乳喂养。服药后 4 ~ 6 小时避免哺乳,以降低乳汁中的药量。

环孢素 A

环孢素 A(FDA C 类)是一种钙调磷酸酶抑制剂,用于治疗 LN 或重度关节炎。该药物是一种免疫抑制剂,抑制白介素 2(IL-2)的合成和释放。动物试验显示只有很少量的环孢素透过胎盘。人体研究结果不一,但进入胎儿循环的药量可能很小。从器官移植患者获得的临床数据表明,该药物的致畸风险非常低,但 PTB 和 SGA 的发生风险可能升高[45]。该药物还可能导致母体肌酐水平升高。尽管数据有限,建议服用环孢素时不要母乳喂养。

妊娠期不确定或高风险药物

环磷酰胺

环磷酰胺(FDA D 类)是一种烷化剂,用于治疗 LN 和血管炎。具有致畸作用,孕早期绝对禁用。仅限于孕中期和孕晚期一些罕见病例,例如重度进展性 SLE。使用环磷酰胺期间切忌母乳喂养。

妊娠期禁用药物

吗替麦考酚酯

吗替麦考酚酯(FDA D 类)是嘌呤生物合成的抑制剂,用于治疗 LN。吗替麦考酚酯可导致流产和胎儿畸形,妊娠期间绝对禁用。吗替麦考酚酯与唇裂、腭裂、小颌畸形、小耳畸形以及耳道异常的发生风险增加相关。服药期间避免怀孕,至少停药 6 周后方可考虑怀孕。目前尚无吗替麦考酚酯和哺乳的临床数据,服药期间禁忌母乳喂养。

抗磷脂综合征

抗磷脂综合征(APS)是一种自身免疫性疾病,可引起动、静脉血栓,以及复发性早期流产(REM)、胎儿死亡、早发型子痫前期和胎盘功能不全等不良妊娠结局。抗磷脂抗体 aPLs 持续阳性者可确诊为抗磷脂综合征。抗磷脂抗体是一组针对带负电荷磷脂及与磷脂结合的糖蛋白的异质性抗体,包括狼疮抗凝物(LAC),抗心磷脂抗体(aCL),抗 β2 糖蛋白(aβ2-GP-I)抗体。确诊 APS 需要检测出一种或多种抗磷脂抗体。APS 分类标准的最后一次修订时间为 2006 年(框 46-1)[50]。

框 46-1 抗磷脂综合征的分类标准修订版*

临床标准

血栓形成†

1. 临床出现一次或多次动脉、静脉或小血管血栓形成,可发生于任何组织或器官;和

2. 影像学或组织病理学证实血栓形成;和

3. 组织病理学证实血管壁附有血栓,但没有显著炎症反应。

妊娠并发症

1. 一次或多次不明原因的胎儿死亡,发生在妊娠 10 周或以上,超声或直接检查证实胎儿形态正常;或

2. 子痫、重度子痫前期或胎盘功能不全引起一次或多次早产,发生在妊娠 34 周或之前,新生儿形态正常‡;或

3. 三次或以上不明原因的、连续的自发性流产,发生在妊娠 10 周之前,排除了母体解剖结构或激素分泌异常及父母染色体异常等原因引起的流产。

实验室标准

1. 按国际血栓和止血学会指南在血浆中检测到两次或以上狼疮抗凝物质,每次间隔至少大于 12 周;

2. 用标准 ELISA 在血清或血浆中测得两次或以上中高滴度抗心磷脂抗体 IgG/IgM(>40 GPL 或 MPL,或滴度>99 的百分位数),每次间隔至少大于 12 周;

3. 用标准 ELISA 在血清或血浆中测得两次或以上中高滴度抗 β2 糖蛋白 I 抗体 IgG/IgM(滴度>99 的百分位数)。每次间隔至少大于 12 周。

Modified from Miyakis S, Lockshin MD, Atsumi T, et al. International consensus statement on an update of the classification criteria for defi-nite antiphospholipid syndrome (APS). *J ThrombHaemost.* 2006;4:295-306.

* 诊断抗磷脂综合征必须具备至少一个临床标准和一个实验室标准。

† 临床标准不包括浅静脉血栓形成。

‡ 胎盘功能不全特点包括:(1)异常或可疑胎监,如 NST 无反应型;(2)胎动脉血流异常,如舒张期末血流缺失;(3)羊水过少;(4)新生儿出生体重低于同孕龄第 10 个百分位数以下。

ELISA,酶联免疫吸附法;GPL,IgG 磷脂单位;Ig,免疫球蛋白;MPL,IgM 磷脂单位。

临床表现

APS 可以单独发生,也可以伴发于其他自身免疫性疾病,最常为 SLE。**APS 的患病率和发病率尚不明确**,单独 APS 的发病率不会高于 SLE。如果一种或多种抗磷脂抗体 aPLs(通常是 aCL 或 aβ2-GP-I)的低滴度阳性包括在内,那么小于 5% 的健康女性[51]和高达 40% 的 SLE 患者为 aPL 阳性[52]。**如果没有血栓形成史或妊娠并发症,健康孕妇中偶然发现 aPL 阳性的临床风险尚不清楚,这些孕妇不应该被诊断为 APS。**

APS 最常见的血栓形成表现是下肢深静脉血栓(DVT),约占所有 APS 血栓形成的三分之二[53]。最常见的动脉血栓形成表现是中风;50 岁以下缺血性中风患者中,抗磷脂抗体 aPL 阳性者占 20%[54]。小血管血栓形成可能表现为肾病。与遗传性血栓形成倾向相比,APS 更

可能在多个或异常位置出现血栓,例如颅内(中风)、肝脏和腹腔内动、静脉循环。

动脉或静脉血栓形成的鉴别诊断要考虑 APS,下列不良妊娠结局发生时也应考虑 APS:

- 三次或以上原因不明的**早期复发性流产**,定义为妊娠 10 周之前的胚前期丢失或胚胎丢失;
- 一次或以上原因不明的胎儿死亡(妊娠≥10 周);
- 妊娠 34 周之前因重度先兆子痫或胎盘功能不全而发生的 PTB。

早期复发性流产

尽管研究发现高达 15% 的复发性早期流产(recurrent early miscarriage,REM)女性为 aPL 阳性[55],但这些研究都有缺陷[56],例如,缺乏标准化的 aPL 检测方法,试验纳入其他原因所致的 REM,对照人群的选择不统一,检测了不同类型的 aPLs,以及 aPL 阳性和 REM 的定义存在差异。因此,REM 女性只有在符合公认的国际标准情况下才被诊断为 APS[57]。详细讨论见 27 章。

死胎

死胎合作研究网络(Stillbrith Collaborative Research Network,SCRN)关于死胎和活产的多中心、人群为基础的、病例对照研究结果显示,妊娠 20 周或以上的胎儿死亡病例中,有 **9.6% 为 aPLs 阳性**(aCL 或 aβ2-GP-I 抗体),**活产中为 6%**,结果具有显著统计学差异[58]。原因不明的病例中,aCL 免疫球蛋白 IgG 和 IgM 抗体与胎儿死亡风险分别升高 5 倍和 2 倍相关联。aβ2-GP-I IgG 抗体阳性与胎儿死亡风险升高 3 倍相关联。**由此得出结论,14% 不明原因的胎儿死亡可能归因于 APS。**近期发表的前瞻性法国尼姆产科和血液学抗磷脂综合征(Nimes Obstetricians and Hematologists Antiphospholipid Syndrome,NOH-APS)研究发现[59],有 REM 或胎儿死亡史的确诊 APS 患者,尽管下次妊娠在观察之下,并给予依诺肝素和低剂量阿司匹林治疗,胎儿丢失率仍分别高达 8.3% 和 15.9%。

胎盘功能不全

aPL 和重度子痫前期或胎盘功能不全(表现为 IUGR)所致孕 34 周之前 PTB 的相关性尚未确定,因为相关研究都有缺陷,例如,缺乏标准化的检测方法、病例和对照组的选择存在问题、子痫前期和胎盘功能不全的定义存在差异。尽管如此,仍有几项研究显示,**7.9%(中位数)的重度子痫前期为 aPL 阳性,对照组为 0.5%**[60,61]。NOH-APS 研究中,尽管确诊 APS 患者接受了依诺肝素和低剂量阿司匹林治疗,仍有 10% 的患者出现重度子痫前期[59]。APS 的临床诊断标准包括重度子痫前期或胎盘功能不全所致的孕 34 周之前 PTB,但专家们认为还需要作

进一步的研究[57]。

APS 最严重但罕见的血栓形成表现为恶性 APS（catastrophic APS，CAPS）。临床特征包括骤然起病、广泛性小血管血栓形成、多器官功能衰竭、系统性炎症反应、累及血栓不常发生的器官（例如肾脏和肝脏），死亡率高。

aPLs 有些特征未包括在国际诊断标准中，这些 aPLs 特征是免疫性血小板减少、溶血性贫血、心血管疾病、慢性皮肤溃疡、骨髓病、舞蹈症、偏头痛、癫痫和认知功能障碍，尤其患者合并 SLE 时易于发生。

抗磷脂综合征的诊断

确诊抗磷脂综合征

按照国际标准，诊断 APS 必须至少满足一项临床标准且 aPL 阳性（框 46-1）[50]。医务人员应该认识到，这些临床标准相对常见，并非 APS 的特异表现，APS 最终确诊取决于阳性 aPL。实验室标准特别要求检测到中高滴度的 aCL IgG 或 IgM 抗体、aβ2-GP-I IgG 或 IgM 抗体或 LAC。由于其他疾病可导致一过性 aPL 阳性，因此要求测定间隔至少大于 12 周的两个或以上持续阳性 aPL。实验室需阐明中高滴度 aCL 结果、aβ2-GP-I 抗体大于 99% 结果的含义。针对 aCL 检测开发的标准校验仪和国际"单位"将中高滴度定义为大于 40 IgG 单位（"GPL"）或 IgM 单位（"MPL"）。有关 IgA 抗体仍在研究当中，目前认为 aCL 或 aβ2-GP-IIgA 抗体对 APS 没有诊断价值。

应该强调在预测妊娠期并发症或血栓形成方面，**LAC 优于 aCL 或 aβ2-GP-I 抗体**[62,63]。接受抗凝药治疗患者可能出现 LAC 假阳性。高滴度的 aCL 和 aβ2-GP-I IgG 抗体与 APS 的临床表现更相关。有些专家认为三联 aPL 阳性（LAC、aCL 和 aβ2-GP-I）的临床意义大于二联 aPL 阳性或单一 aPL 阳性。

恶性抗磷脂综合征

恶性抗磷脂综合征（catastrophic antiphospholipid syndrome，CAPS）可能发生于妊娠期，鉴别诊断包括溶血性尿毒综合征（HUS）和血栓性血小板减少性紫癜（TTP）。根据国际标准，CAPS 的诊断依据为不到一周内三个或以上器官出现血栓形成、至少一个器官出现微血栓形成和持续 aPL 阳性[64]。临床上微血栓形成的特征可表现为活检证实的小血管血栓形成，也可表现为小动脉和毛细血管堵塞导致的临床缺血。鉴于微血栓形成的特征比较模糊，CAPS 致死率高，对于受累器官低于 3 个的患者也应临床高度怀疑 CAPS。

疑似抗磷脂综合征和模棱两可的病例

临床上有时需要立即开始治疗，不可能等 12 周证实初检 aPL 阳性之后才治疗。例如对怀孕不久、有既往胎儿死亡史、aPL 初检阳性的患者，权衡风险和获益之后，

可以考虑血栓预防性治疗。对于 CAPS 患者，鉴于死亡率高，无需等待持续性 aPL 阳性结果，要及时采取积极的治疗。

APS 临床表现的另一个极端是满足临床标准但 aPL 结果"模棱两可"。常见于 REM 女性，aCL 或 aβ2-GP-I 抗体持续阳性，但滴度偏低（aCL 为 20～39 GPL/MPL）。对于这类病例，医生很难决定下次妊娠期间是否给予低剂量肝素"治疗"，这方面缺乏循证医学证据。

妊娠期抗磷脂综合征的管理

妊娠期治疗

妊娠期 APS 治疗的目的是尽可能降低或消除血栓形成、流产、胎儿死亡、子痫前期、胎盘功能不全和医源性早产的发生风险。采用目前推荐的治疗方案，APS 女性实现成功妊娠（分娩活婴）的可能性大于 70%。

目前妊娠期 APS 的推荐治疗方案是肝素和低剂量阿司匹林联合治疗，预防血栓形成，改善妊娠结局。**最好在受孕前开始服用阿司匹林，可能有益于胚胎着床。**部分 APS 患者合并免疫性血小板减少症，治疗前要评估血小板计数。**通常在孕早期初开始给予肝素，首先证实血清 hCG 正常升高或超声显示胚胎存活。**大部分有血栓病史的 APS 患者需长期接受华法林抗凝药物维持治疗。为了最大程度地降低华法林致畸风险，应该在受孕前或孕早期初换用肝素。

没有血栓形成史的女性可以根据产科标准诊断 APS，这种病人分为两类：（1）出现 REM，或（2）曾出现过 1 次或多次胎儿死亡（妊娠 ≥10 周）或因重度子痫前期或胎盘功能不全而早产（妊娠<34 周）。大部分专家建议对这些患者给予预防剂量肝素和小剂量阿司匹林。

通过肝素治疗改善 APS 女性的产科结局存在争议。有 4 项肝素治疗试验在基于 REM 诊断的 APS 女性中进行[65-68]。其中两项结果表明，小剂量阿司匹林联合肝素（UFH）可显著提高妊娠成功率[65,66]。另外两项试验给予低分子肝素（LMWH）联合小剂量阿司匹林，结果没有进一步提高疗效[67,68]，主要是因为阿司匹林单药治疗的活产率已经比较满意（70%～75%）。有研究比较了 UFH 和 LMWH 分别联合小剂量阿司匹林治疗以 REM 为主要表现的 APS，结果发现妊娠结局没有差异[69,70]。另外几项研究显示，单药小剂量阿司匹林治疗以 REM 为主要表现的 APS，妊娠成功率超过 70%[71,72]。一项 Cochrane 系统性综述报道，"UFH 联合阿司匹林治疗可能降低 54% 的妊娠丢失[73]"，但这些研究质量不高。美国胸科医师学会建议，对于符合 APS 实验室标准和 REM 临床标准的患者，应该在产前给予预防剂量或中等剂量 UFH 或预防剂量 LMWH[74]。相比之下，ACOG 近期发布的实践公告声明，对于无既往血栓史的 APS 患者，可在产前进行临床监测或给予预防剂量肝素，但是"应该考虑在妊娠期给予预防

剂量肝素和低剂量阿司匹林。"[75]

对于曾出现过胎儿死亡（妊娠≥10周）、重度子痫前期或胎盘功能不全导致早产（妊娠<34周）的APS女性，目前没有基于循证医学推荐的治疗方案用来预防不良妊娠结局。这些患者通常会启用肝素治疗，临床指南还没有针对肝素在预防后期不良妊娠结局的应用给出明确建议[74,75]。

框46-2总结了妊娠期APS的推荐治疗方案。治疗旨在预防APS女性的不良妊娠结局，有三个临床要点需要阐明。首先，曾出现过血栓形成的APS女性是高危人群，在妊娠期和产后应该接受抗凝治疗[74,75]。其次，即使无既往血栓史，如果多次检测到LAC阳性或中高滴度的aCL或aβ2-GP-I抗体，患者发生妊娠相关血栓的风险升高，建议妊娠期间和产后至少接受预防性UFH或LMWH治疗。最后，即使无既往血栓史，有REM、胎儿死亡史、重度子痫前期或胎盘功能不全所致的早期PTB的患者多数会选择她们认为相对安全的"治疗"。服用预防剂量UFH或LMWH极少造成严重不良后果，比如骨量减少、出血或肝素诱发的血小板减少，大部分临床医生同意对这些患者进行治疗。

框46-2　妊娠期APS的推荐治疗方案

反复胚前期丢失和胚胎丢失，无血栓史

低剂量阿司匹林单药治疗，或加上

- UFH 5000~7500U/12小时，或
- LMWH（通常为预防剂量）

因重度子痫前期或严重胎盘功能不足导致的前次胎儿死亡或早产，无血栓史

低剂量阿司匹林加上：

- 早孕期每12小时给予UFH 7500~10 000U，中晚孕期每12小时给予UFH 10 000U，或
- 每8~12小时给予UFH，维持给药中间aPTT值为正常平均值的1.5倍，或
- LMWH（通常为预防剂量）

有既往血栓史的抗凝方案

低剂量阿司匹林加上：

- 每8~12小时给予UFH，维持给药中间aPTT*值或抗Ⅹa活性在治疗范围，或
- LMWH（首选）
  - 根据体重计算的治疗剂量（依诺肝素1mg/kg/12小时，或法安明200U/kg/12小时）

---

　　*狼疮抗凝物阴性、活化部分凝血活酶时间（aPTT）正常的女性，通过aPTT进行监测。而狼疮抗凝物阳性的女性则通过抗Ⅹa因子活性进行监测。

　　LMWH，低分子量肝素；UFH，肝素。

强烈建议所有APS患者产后接受UFH、LMWH或华发林治疗者保持国际标准化比值[international nor- malized ratio INR] 2~3。有既往血栓史的女性绝对需要产后血栓预防治疗，大部分将重新开始长期抗凝治疗[75]。对于无血栓史患者，产后持续治疗6周。**服用肝素和华法林同时可以安全哺乳。**近期数据显示，无血栓史的产科APS患者长期服用低剂量阿司匹林有可能降低首次血栓形成的风险[76]。

过去有病例组研究和小规模试验显示，妊娠期糖皮质激素治疗APS的效果与肝素相当[77,78]。但是，糖皮质激素可引起妊娠期糖尿病、体重增加、胎膜早破等不良反应。无论是单药还是加上肝素，随机试验尚未证实IVIG的临床疗效[56,79,80]。

顽固性产科抗磷脂综合征

临床工作多年的医生会遇到这种现象，患者已经接受了低剂量阿司匹林和肝素治疗，但仍反复出现胎儿死亡或因重度子痫前期和胎盘功能不全导致极早早产。这种"顽固性产科APS"治疗极其困难，没有循证医学证据用来指导临床治疗。应该对这些女性提供咨询，告知她们可能面临的严重妊娠风险，以及下次妊娠发生极早早产的可能性。有研究报道，18例顽固性产科APS患者从孕早期接受泼尼松龙加上标准的低剂量阿司匹林和肝素治疗，结果显示妊娠成功率达到60%[81]。**由于炎症是aPL相关的不良妊娠结局的关键因素，采用过度炎症反应调节剂（modulators of excessive inflammation）可能有益。**作者听说过采用IVIG、HCQ和依那西普（肿瘤坏死因子[TNF]抑制剂）加上标准的低剂量阿司匹林和肝素治疗而成功妊娠的非正式报道案例。他汀类药物预防子痫前期复发的临床试验正在进行（NCT01717586）。氟伐他汀可以降低持续aPL阳性者的促炎性和促血栓形成生物标志物的水平[82]。依库珠单抗（eculizumab）或培库珠单抗（pexelizumab）等补体抑制剂可能具有一定潜力，但数据极为有限，此类药物可能引发不良反应，而且治疗费用昂贵。

恶性抗磷脂综合征

疑似或确诊CAPS的治疗应由血液学和风湿病学组成的多学科团队共同管理。目前尚无确定的CAPS最佳治疗方案。由于此病死亡率很高，临床医生通常根据经验积极治疗，包括静脉注射肝素抗凝、高剂量糖皮质激素以及血浆置换。本章节不详细讨论CAPS的管理方案。

妊娠并发症和监测

除胎儿丢失的风险，确诊的APS患者发生子痫前期和胎盘功能不全的风险也显著升高。一个病例组研究的病人经过严格挑选，多数有血栓或SLE史。结果显示

20% 的 APS 患者妊娠期间并发高血压或胎盘功能不全，并导致医源性 PTB 增高[77]。在前瞻性观察性的 PROMISSE 研究中，证实有 144 名 aPL、APS 或 SLE 患者持续 aPL 阳性[62]。尽管积极给予 UFH 或 LMWH 联合低剂量阿司匹林治疗，仍有 19.4% 患者出现不良产科结局；其中 8% 在 12 周后发生胎儿死亡，8% 因高血压疾病在 34 周前分娩。LAC 持续阳性、有 SLE 或血栓病史的风险尤其高。NOH-APS 研究纳入了 500 名无血栓史的产科 APS[59]。所有患者均接受低剂量阿司匹林和预防性 LMWH 治疗。整体而言，包括小于 10 周的流产，APS 孕妇的活产率略低于 70%，与对照组相当，但将近 25% 的 APS 孕妇会发生 PTB，其中 12% 的发生于 34 周前。PTB 多是重度子痫前期所致，重度子痫前期可以伴发 IURG。随着妊娠进展，20 周的 APS 孕妇最终会有 25% 出现重度子痫前期、IUGR 或胎盘早剥（这些并发症也可同时发生），而对照组为 17.5%。

APS 患者的人群决定了相关妊娠并发症的风险率。只因为 REM 而符合 APS 诊断标准的健康女性，血栓形成、胎儿死亡、子痫前期或胎盘功能不全的风险率并不高[65-67]。在 NOH-APS 研究中，基于 REM 被诊断为 APS 的重度子痫前期发生率不到 3%[59]。

建议对有 APS 并发症的孕妇进行系列超声检查评估胎儿生长和羊水量。若无母体高血压或胎儿受损，应该从妊娠 32 周开始无应激试验或生物物理评分进行监测。对于疑似 IUGR、高血压或血小板减少症，应及早启动胎儿监测。

类风湿性关节炎

类风湿性关节炎（RA）是以慢性、对称性、多滑膜关节炎为主要临床表现的自身免疫性疾病。累及 **1% ~ 2%** 的美国成年人，与 **SLE** 相似，多见于女性。RA 发病率随年龄而增长，但也见于育龄期女性。RA 有遗传易感性，同卵双胞胎 RA 发病一致率高于异卵双胞胎（15% vs. 3.6%）[83]。RA 亲属中患 RA 和其他结缔组织病的风险升高。*HLA-DRB1* 等位基因在疾病易感性方面发挥着主要作用[84]。

临床表现

RA 发病隐匿，逐渐发展成对称性外周多关节炎，伴有晨僵。以掌指关节和近端指间关节最为多见，随着病情加重，关节会出现变形，严重畸形。常伴疲乏、无力、体重减轻、周身不适等全身症状。类风湿性结节见于 20% ~ 30% 患者，为皮下组织的小血管、成纤维细胞和组织细胞局部增生，多见于受压部位的皮下，如前臂伸侧；会有触痛，可引起关节和神经功能障碍。治疗包括局部

注射糖皮质激素和止痛剂，罕见病例需手术切除。少数 RA 患者会出现关节外症状，包括胸膜炎、心包炎、神经病变、血管炎、巩膜炎和肾脏疾病。

诊断

美国风湿病学会（ACR）/欧洲防治风湿病联盟（EULAR，The European League Against Rheumatism）在 2010 年修订发表了新的 RA 分类标准（表 46-4）[85]。新的诊断标准标志了焦点的转移，最能预测晚期侵蚀性疾病的早期 RA 特征得到关注。**确诊 RA 需要至少一个关节有明确的滑膜炎，没有其他疾病可以更好解释，以及下列 4 项累计评分 ≥6（总分为 10）：（1）关节受累情况；（2）血清学指标；（3）急性时相反应物；（4）滑膜炎持续时间。**

表 46-4　美国风湿病学会/欧洲防治风湿病联盟：2010 类风湿性关节炎分类标准

目标人群	分数
1. 至少一个关节具有明确的临床滑膜炎（肿胀）	
2. 具有滑膜炎，用其他疾病不能得到更好解释	

分类标准	
（计分法：将 A 到 D 的分数相加，总分 ≥6 分可诊断 RA）	
A. 关节受累	
1 个大关节	0
2 ~ 10 个大关节	1
1 ~ 3 个小关节（可以伴有大关节受累）	2
4 ~ 10 个小关节（可以伴有大关节受累）	3
10 个以上关节（至少 1 个小关节）	5
B. 血清学（至少需要一个检查结果）	
RF 和 ACPA 均阴性	0
RF 或 ACPA 至少一项低滴度阳性	2
RF 或 ACPA 至少一项高滴度阳性	3
C. 急性时相反应物（至少需要一个检查结果）	
CRP 和 ESR 均正常	0
CRP 或 ESR 增高	1
D. 滑膜炎持续时间	
<6 周	0
≥6 周	1

修改自 Aletaha D, Neogi T, Silman AJ, et al. 2010 Rheumatoid arthritis classification criteria: an American College of Rheumatology/European League Against Rheumatism collaborative initiative. *Arthritis Rheum*. 2010; 62: 2569-2581.

ACPA，抗瓜氨酸蛋白抗体（anticitrullinated protein antibody）；*CRP*，C 反应蛋白（C-reactive protein）；*ESR*，红细胞沉降率（erythrocyte sedimentation rate）；*RA*，类风湿性关节炎（rheumatoid arthritis）；*RF* 类风湿因子（rheumatoid factor）.

RA 患者 70% ~ 80% 为类风湿因子（RF）抗体阳性。

未知抗原激活 CD4+ T 细胞释放细胞因子,刺激 B 细胞产生 RF 免疫球蛋白。CD4+ T 细胞对 RA 炎性损伤起着关键作用。但 **RF 抗体缺乏特异性,5%～10%普通人群为 RF 阳性**。RF 阳性也见于某些病毒感染和其他自身免疫性疾病,例如 SLE 和干燥综合征。抗瓜氨酸蛋白抗体(ACPAs)是 RA 高度特异性自身抗体,灵敏度与 RF 相似。RA 的实验室检测还包括急性时相反应物,例如 C 反应蛋白(CRP)和红细胞沉降率(ESR)。CRP 和 ESR 升高提示异常炎症应答。RA 还会出现贫血、血小板增多、白细胞增多和抗核抗体(ANA)阳性。

妊娠期注意事项

有 80%～90%的 RA 孕妇在妊娠期间出现不同程度的症状缓解,但只有 50%能达到中等程度以上的改善。关节疼痛和僵硬的减轻一般始于孕早期,持续至产后数周。如果在第一次妊娠中症状得到改善,下次妊娠会有相似程度的缓解。**妊娠期间症状改善的妇女多在产后 3 个月内病情复发。妊娠对 RA 的预后没有任何影响。**

研究发现,RA 患者调节性 T 细胞(regulatory T cells,T_{REGS})功能存在缺陷。T_{REGS} 细胞在 RA 发展中起关键的免疫抑制作用,可抑制 CD4+和 CD8+ T 细胞产生细胞因子和 B 细胞合成免疫球蛋白。妊娠期间 RA 症状改善可能与外周血 T_{REGS} 细胞升高有关。激素变化也可能调节疾病的活动度。在月经周期的黄体期孕酮水平最高,很多 RA 在黄体期症状改善。

RA 症状不仅在妊娠期缓解,疾病活动度也不会对妊娠结局造成重大影响。RA 患者的妊娠通常顺利,PTB、子痫前期或 IUGR 风险没有升高。但某些抗风湿药物会增加妊娠风险。应当在受孕前评估疾病活动度和用药情况。

抗风湿药物

妊娠期可安全使用的药物

有关妊娠期 NSAIDs、糖皮质激素和 HCQ 的应用详见 SLE 章节。

柳氮磺吡啶

柳氮磺吡啶(FDA B 类)是磺胺类抗生素和水杨酸的偶氮化合物。妊娠期药物安全性的数据主要来源于肠炎性疾病。柳氮磺吡啶及代谢产物磺胺吡啶均可以透过胎盘,但大规模研究表明,妊娠期暴露没有增加先天性畸形的发生率[86]。柳氮磺吡啶是一种二氢叶酸还原酶抑制剂,建议计划怀孕的女性每天至少服用 0.4mg 叶酸。服用柳氮磺吡啶同时可以安全哺乳。

妊娠期不确定或高风险药物

肿瘤坏死因子抑制剂

肿瘤坏死因子(tumor necrosis factor,TNF)-α 抑制剂包括英夫利昔单抗、依那西普、阿达木单抗、赛妥珠单抗和戈利木单抗,可用于长期治疗 RA(均为 FDA B 类)。通过抑制 TNF-α 可以增加外周血 T_{REG} 细胞的数量,恢复其抑制细胞因子生成的功能。除赛妥珠单抗外,其他的 TNF 抑制剂均可透过胎盘。动物实验没有发现英夫利昔单抗、阿达木单抗和赛妥珠单抗增加先天性畸形。有研究报道 TNF 抑制剂与胎儿脊椎异常、肛门闭锁、心脏缺陷、气管食道瘘、食道闭锁、肾脏异常和肢端异常(VACTERL)联合畸形的发生相关[87],但随后发表的一篇欧洲先天性畸形数据库的研究未能证实这些发现[88]。已发表的数百例妊娠暴露 TNF 抑制剂的数据显示,这些药物没有致畸作用,与不良妊娠结局无关。ACR 生殖健康峰会(ACR Reproductive Health Summit)声明,尽管人体研究数据有限,"妊娠期可以安全使用 TNF 抑制剂"。有医生建议为减少早期产后暴露,孕晚期避免使用 TNF 抑制剂。选择是否用药必须权衡未经治疗会增加疾病的活动度。有报道母乳中检测到少量依那西普、英夫利昔单抗和阿达木单抗,尚未确定是否会对新生儿造成危害。衡量风险和获益之后,再决定 TNF 抑制剂治疗期间是否母乳喂养。

生物制剂

越来越多的生物制剂用来治疗对传统药物疗效不佳的自身免疫性疾病,包括阿那白滞素(IL-1 受体拮抗剂,FDA B 类)、利妥昔单抗(耗竭 B 细胞的嵌合型单克隆抗体,FDA C 类)、阿巴西普(T 细胞共刺激抑制剂,FDA C 类)、托珠单抗(IL-6 受体抑制剂,FDA C 类)。妊娠期药物安全性的数据仍有限。临床病例报告没有胎儿风险[89-91]。药厂报道,猴子器官形成期暴露托珠单抗导致流产(胚胎或胎儿死亡),给猴子的剂量略高于人。孕晚期利妥昔单抗暴露造成持续数月的新生儿 B 细胞减少[92]。这些药物孕期经验有限,为谨慎起见,妊娠期应避免使用此类药物,除非其他治疗无效且病情严重,必须继续用药。同样,哺乳期间服用生物制剂的安全性尚不明确。建议权衡利弊后再做决定。

妊娠期禁用药物

甲氨蝶呤

甲氨蝶呤(MTX,FDA X 类)是叶酸拮抗剂。作为免疫抑制剂,用于 SLE、RA 等自身免疫性疾病的长期维持治疗。**MTX 不仅导致孕早期流产,而且具有很强的致畸作用**,可以造成颅面畸形、神经管缺陷、面部异常和神经发育迟缓。有研究报道,孕 10 周前暴露风险最高,先天性畸形发生率为 9%,流产为 25%[45]。该药会广泛分布于母体组织,可存在肝脏中长达 4 个月。要告诉所有育龄女性,MTX 有很高的致畸风险,MTX 治疗期间必须采取有效的避孕措施。如果计划怀孕,要停药之后至少经过 3 个月经周期才可受孕。母乳中发现有少量 MTX,哺乳期禁用 MTX。

来氟米特

来氟米特是一种改善病情的抗风湿药（disease-modifying antirheumatic drug，DMARD），FDA X 类。可用来治疗有些 RA，有时也可以治疗狼疮相关的皮肤病。该药抑制二氢乳清酸酯脱氢酶，阻断嘧啶合成。**来氟米特对人体有致畸作用，妊娠期绝对禁用**。近期报道发现 16 例来氟米特暴露后代中，2 例出现严重畸形，3 例轻微畸形[93]。停药 2 年后仍可在血清中检测到药物的主要活性代谢物（特立氟胺）。建议服药期间避免妊娠，受孕需等到血药水平低于 0.02mg/mL，要检测 2 次血药浓度，中间间隔两周。有时甚至需要两年时间，药物浓度才能低于这一水平。使用考来烯胺（8g 一天三次，连服 11 天）可加速药物清除，要定期检测血药水平，确定药物清除。**目前尚无哺乳期来氟米特安全性的数据，哺乳期禁用**。

妊娠合并类风湿性关节炎的管理

鉴于大部分 RA 在妊娠期间出现症状缓解，很多孕妇可以停用抗风湿药。**轻中度关节疼痛可用乙酰氨基酚或低剂量糖皮质激素控制**。理疗对部分病例有效。对轻度、无并发症的 RA 孕妇，无需改变常规产前检查。无需常规做系列超声评估胎儿生长和胎心监护。**产后疾病恶化的风险较高，产后必须关注相关症状，并安排风湿科随访**。有专家建议，无论疾病活动度如何，所有 RA 女性应该在产后重新开始抗风湿药物治疗。

系统性硬化症

系统性硬化症（SSc）又称系统性硬皮病，是一种异质性自身免疫性疾病，主要病理特点为小血管病变、特征性自身抗体、成纤维细胞功能异常导致的细胞外基质沉积，引起皮肤和内脏进行性纤维化。小血管病变的常见临床表现为雷诺现象，重度 SSc 发生肾危象。SSc 是一种罕见疾病，美国年发病率仅为 1~2 例/100 000 人。与其他自身免疫性疾病相似，患者以女性居多。**与 SLE 不同的是发病高峰期为 40~49 岁，所以妊娠合并 SSc 少见**。

临床表现

SSc 的早期症状包括皮下水肿伴肌肉和关节痛，90% 以上的患者有雷诺现象。普通人群 5% 有雷诺现象，产科医生常会碰到，但 SSc 的特征是雷诺现象与皮肤增厚并存。

SSc 主要有两种亚型：弥漫性皮肤型 SSc：皮肤硬化常累及前臂，多侵犯内脏器官，导致肾危象、肺纤维化和心肌纤维化等严重损害；局限性皮肤型 SSc：表现为远端肢体和面部皮肤硬化，伴有指（趾）溃疡。CREST 综合征为局限性皮肤型 SSc 的一个亚型，表现为钙质沉着（calcinosis，C）、雷诺现象（Raynaud phenomenon，R）、食管功能障碍（esophageal dysmotility，E）、指端硬化（sclerodactyly，S）和毛细血管扩张（telangiectasias，T）。

SSc 最常见的胃肠道症状为灼烧感和食管功能障碍导致的吞咽困难。下消化道受累可引起吸收不良、腹泻和便秘。妊娠期尤其担心心肺受累，如肺动脉高压和心律失常。

肾脏受累通常较轻，但 10%~20% 弥漫性皮肤型患者合并硬皮病肾危象，表现为急性发作的重度高血压、进行性肾衰竭和溶血性贫血。肾危象发展为终末期肾病的几率很高，是导致 SSc 死亡的主要原因。

诊断

美国风湿病学会（ACR）/欧洲防治风湿病联盟（EULAR，The European League Against Rheumatism）在 2013 年发表了 SSc 分类标准[94]。其主要目的是为了识别 SSc 患者，并将其纳入临床研究之中。由于 SSc 患者存在严重的临床异质性，部分患者不能满足这个严格的诊断标准。**手指皮肤硬化并延伸至掌指关节足以诊断 SSc**。内脏器官受累和特定自身抗体阳性则支持诊断。**多数 SSc 患者为 ANA 阳性**。抗拓扑异构酶I、抗着丝点和抗 RNA 聚合酶Ⅲ抗体对 SSc 诊断有高度特异性，只有中等敏感度[95]。SSc 也可能有 aPL 阳性。

妊娠期注意事项

妊娠合并 SSc 罕见，有关妊娠对疾病影响及妊娠并发症风险的数据很少。**如果妊娠之初 SSc 病情稳定，没有明显肾脏、心脏或肺部受累，母体结局一般良好**。因为妊娠期生理性血管扩张，雷诺现象普遍得到改善，而食管功能障碍导致的胃肠道症状加重。对于无肾脏病史的孕妇，妊娠期并不增加肾危象的发生，但肾危象很难与子痫前期鉴别。如果出现肾危象，尿沉渣可正常，也可出现轻度蛋白尿伴少量细胞及管型。溶血性尿毒症综合征与 SSc 肾危象临床表现相似，对产后肾脏疾病鉴别诊断时尤应注意。有研究报道无论在确诊之前或之后，SSc 的自然流产率均升高[96,97]。其他研究虽然没有证实这一报道[98]，但晚期弥漫性 SSc 确有可能导致流产率增高[98]。

SSc 患者常出现早产，弥漫性 SSc 尤其多见[98]。SSc 发生子痫前期和 IUGR 的风险比一般人群高 3 倍，很可能与血管及肾脏受累有关[99]。一项大型研究表明,SSc 孕妇的 PTB(25% vs.12%)和 IUGR(6% vs.1%)发生率显著高于普通产科人群[100]。与 SSc 相关的 PTB 多是由于妊娠并发症所致,例如高血压和 IUGR,而非自发性早产。

妊娠合并系统性硬化症的管理

为 SSc 女性提供受孕前咨询至关重要。患弥漫性、进行性 SSc 且伴有严重心、肺或肾损害的患者尤其容易出现不良的母胎结局。**肺动脉高压为妊娠禁忌,应该评估这些女性是否合并肺动脉高压。**活动性肾病可增加妊娠期肾危象的发生风险,导致终末期肾病和死亡。

治疗非妊娠 SSc 同样困难,没有根治的方法。弥漫性 SSc 的治疗通常针对受累器官。尽量使用乙酰氨基酚或低剂量糖皮质激素缓解关节和肌肉疼痛。紫外线疗法、外用糖皮质激素和维生素 D 衍生物用来治疗皮肤症状。很多女性服用质子泵抑制剂(FDA C 类)治疗上消化道症状,妊娠期可继续服用,临床数据显示药物对胎儿没有风险。通常采用口服血管扩张剂治疗雷诺现象,尤其是钙通道阻断剂(calcium channel blockers,CCBs)。目前尚无 CCBs 对胎儿安全性的确切证据,CCBs 属 FDA C 类,可以在妊娠期安全使用。为改善雷诺综合征症状,应避免受寒、精神紧张、尼古丁、咖啡因和缓解充血的拟交感神经药物。

血管紧张素转换酶(ACE)抑制剂可以有效治疗肾危象。虽然这类药物有致畸风险,影响胎儿肾功能,为妊娠禁用,**但 SSc 肾危象的死亡和并发症风险很高,为保障母体安全,建议妊娠期使用 ACE 抑制剂。**肾危象患者需收入重症监护室并进行持续胎儿监测。很多患者还需要透析。是否分娩取决于母亲病情、预后、胎龄以及胎儿监测的结果。

目前还没有基于循证医学的指南帮助 SSc 孕妇制定产前保健计划。临床医生要保持警觉,不要忽视任何可疑新发异常症状,尤其内脏器官受累症状。**对弥漫性 SSc 女性提高随诊频率,每 1~2 周 1 次。**SSc 增加子痫前期的风险,要密切观察子痫前期。建议 18~20 周后做系列超声评估胎儿生长,30~32 周进行胎心监护。

晚期皮肤病变的患者分娩时容易合并伤口不愈。部分患者存在建立静脉通路困难、气管插管困难,以及误吸风险升高等问题而增加麻醉风险。**建议多学科合作,治疗管理弥漫性 SSc 患者。**包括风湿病科、麻醉科以及根据受累器官的肾病科、心脏科或呼吸科。部分患者甚至需要重症监护。

干燥综合征

干燥综合征(Sjögren syndrome SS)是以侵犯泪腺和唾液腺为主的慢性自身免疫性疾病。临床表现为眼干和口干。常见腺体外症状为乏力、关节痛、肌痛和雷诺现象。患者可以出现多系统损伤,如间质性肺炎、吞咽困难、肝功能异常、肾炎和神经系统损害,远期并发症包括淋巴瘤。干燥综合征可以是独立存在的原发性疾病,也可以继发于其他自身免疫性疾病,如 SLE 和 RA。干燥综合征对妊娠结局没有影响。但是,如果孕妇为 anti-Ro/SSA 抗体阳性,新生儿患 NLE 和 CHB 的风险增加。

关键点

- SLE 是育龄女性最常见的严重自身免疫性疾病。
- 受孕时 SLE 的疾病活动度对妊娠期间 SLE 的病情影响最大。
- 建议 SLE 患者等待疾病进入稳定期至少 6 个月后,再考虑妊娠。
- 狼疮肾炎伴中度肾功能不全(血清肌酐 1.5~2mg/dL)为妊娠相对禁忌证,重度肾功能不全(血清肌酐>2mg/dL)为妊娠绝对禁忌证。
- SLE 患者的胎儿或新生儿发生 NLE 的风险较低,CHB 的风险更低。如果患者 anti-Ro/SSA 或 anti-La/SSB 抗体阳性并且以前分娩过 CHB 病儿,下一胎发生 CHB 的风险最高(复发率15%~20%)。
- 羟氯喹可以降低 SLE 复发风险,怀孕时已经接受羟氯喹治疗的女性孕期不应停药。
- 诊断 APS 必须符合临床和实验室两项标准:(1)有动、静脉血栓史或者不良妊娠结局史;(2)狼疮抗凝物抗体、中高滴度抗心磷脂抗体或者抗 B2 糖蛋白 I IgG 或 IgM 抗体持续阳性。
- 所有既往发生血栓的 APS 患者在妊娠期间和产后应该使用治疗剂量的抗凝药物。
- 如果无血栓史,APS 诊断基于复发性早期流产者应该接受小剂量阿司匹林或联合预防剂量的肝素治疗。
- 如果无血栓史,APS 诊断基于胎儿死亡、早发型子痫前期或胎盘功能不足者,应该接受小剂量阿司匹林或联合预防剂量的肝素治疗。
- 多数类风湿关节炎孕妇在妊娠期间出现不同程度的症状缓解,但产后复发风险较高。
- 系统性硬化症女性通常有良好的妊娠结局,但需要密切监测内脏器官是否受累,例如疾病对肾脏、心脏和肺的影响。

参考文献

1. Chakravarty EF, Bush TM, Manzi S, Clarke AE, Ward MM. Prevalence of adult systemic lupus erythematosus in California and Pennsylvania in 2000: estimates obtained using hospitalization data. *Arthritis Rheum.* 2007;56:2092-2094.
2. Moser KL, Kelly JA, Lessard CJ, Harley JB. Recent insights into the genetic basis of systemic lupus erythematosus. *Genes Immun.* 2009;10:373-379.
3. Costenbader KH, Gay S, Alarcon-Riquelme ME, Iaccarino L, Doria A. Genes, epigenetic regulation and environmental factors: which is the most relevant in developing autoimmune diseases? *Autoimmun Rev.* 2012;11:604-609.
4. Costenbader KH, Feskanich D, Stampfer MJ, Karlson EW. Reproductive and menopausal factors and risk of systemic lupus erythematosus in women. *Arthritis Rheum.* 2007;56:1251-1262.
5. Lockshin MD. Pregnancy does not cause systemic lupus erythematosus to worsen. *Arthritis Rheum.* 1989;32:665-670.
6. Urowitz MB, Gladman DD, Farewell VT, Stewart J, McDonald J. Lupus and pregnancy studies. *Arthritis Rheum.* 1993;36:1392-1397.
7. Petri M, Howard D, Repke J. Frequency of lupus flare in pregnancy. The Hopkins Lupus Pregnancy Center experience. *Arthritis Rheum.* 1991;34:1538-1545.
8. Hayslett JP. Maternal and fetal complications in pregnant women with systemic lupus erythematosus. *Am J Kidney Dis.* 1991;17:123-126.
9. Clowse ME, Magder LS, Petri M. The clinical utility of measuring complement and anti-dsDNA antibodies during pregnancy in patients with systemic lupus erythematosus. *J Rheumatol.* 2011;38:1012-1016.
10. Weening JJ, D'Agati VD, Schwartz MM, et al. The classification of glomerulonephritis in systemic lupus erythematosus revisited. *J Am Soc Nephrol.* 2004;15:241-250.
11. Smyth A, Oliveira GH, Lahr BD, Bailey KR, Norby SM, Garovic VD. A systematic review and meta-analysis of pregnancy outcomes in patients with systemic lupus erythematosus and lupus nephritis. *Clin J Am Soc Nephrol.* 2010;5:2060-2068.
12. Jungers P, Dougados M, Pelissier C, et al. Lupus nephropathy and pregnancy: report of 104 cases in 36 patients. *Arch Intern Med.* 1982;142:771-776.
13. Moroni G, Quaglini S, Banfi G, et al. Pregnancy in lupus nephritis. *Am J Kidney Dis.* 2002;40:713-720.
14. Mellembakken JR, Hogasen K, Mollnes TE, Hack CE, Abyholm T, Videm V. Increased systemic activation of neutrophils but not complement in preeclampsia. *Obstet Gynecol.* 2001;97:371-374.
15. Fischer-Betz R, Specker C, Brinks R, Aringer M, Schneider M. Low risk of renal flares and negative outcomes in women with lupus nephritis conceiving after switching from mycophenolate mofetil to azathioprine. *Rheumatology.* 2013;52(6):1070-1076.
16. Georgiou PE, Politi EN, Katsimbri P, Sakka V, Drosos AA. Outcome of lupus pregnancy: a controlled study. *Rheumatology.* 2000;39:1014-1019.
17. Buyon JP, Kim M, Guerra M, et al. Predictors of pregnancy outcome in a prospective, multiethnic cohort of lupus patients. *Ann Intern Med.* 2015;163:153-163.
18. Clowse ME, Magder LS, Witter F, Petri M. The impact of increased lupus activity on obstetric outcomes. *Arthritis Rheum.* 2005;52:514-521.
19. Clowse ME, Magder LS, Witter F, Petri M. Early risk factors for pregnancy loss in lupus. *Obstet Gynecol.* 2006;107:293-299.
20. Agaarwal N, Sawhney H, Vasishta K, et al. Pregnancy in patients with systemic lupus erythematosus. *Aust N Z J Obstet Gynaecol.* 1999;39:28-30.
21. Clowse ME, Jamison M, Myers E, James AH. A national study of the complications of lupus in pregnancy. *Am J Obstet Gynecol.* 2008;199:127 e121-127 e126.
22. Clark CA, Spitzer KA, Laskin CA. Decrease in pregnancy loss rates in patients with systemic lupus erythematosus over a 40-year period. *J Rheumatol.* 2005;32:1709-1712.
23. Nossent HC, Swaak TJ. Systemic lupus erythematosus. VI. Analysis of the interrelationship with pregnancy. *J Rheumatol.* 1990;17:771-776.
24. Bramham K, Hunt BJ, Bewley S, et al. Pregnancy outcomes in systemic lupus erythematosus with and without previous nephritis. *J Rheumatol.* 2011;38:1906-1913.
25. Schramm AM, Clowse ME. Aspirin for prevention of preeclampsia in lupus pregnancy. *Autoimmune Dis.* 2014;2014:920467.
26. Buyon JP, Clancy RM, Friedman DM. Autoimmune associated congenital heart block: integration of clinical and research clues in the manage-

27. ment of the maternal / foetal dyad at risk. *J Intern Med.* 2009;265:653-662.
27. Meisgen S, Ostberg T, Salomonsson S, et al. The HLA locus contains novel foetal susceptibility alleles for congenital heart block with significant paternal influence. *J Intern Med.* 2014;275(6):640-651.
28. Buyon JP, Hiebert R, Copel J, et al. Autoimmune-associated congenital heart block: demographics, mortality, morbidity and recurrence rates obtained from a national neonatal lupus registry. *J Am Coll Cardiol.* 1998;31:1658-1666.
29. Jaeggi ET, Hamilton RM, Silverman ED, Zamora SA, Hornberger LK. Outcome of children with fetal, neonatal or childhood diagnosis of isolated congenital atrioventricular block. A single institution's experience of 30 years. *J Am Coll Cardiol.* 2002;39:130-137.
30. Izmirly PM, Saxena A, Kim MY, et al. Maternal and fetal factors associated with mortality and morbidity in a multi-racial/ethnic registry of anti-SSA/Ro-associated cardiac neonatal lupus. *Circulation.* 2011;124(18):1927-1935.
31. Friedman DM, Kim MY, Copel JA, Llanos C, Davis C, Buyon JP. Prospective evaluation of fetuses with autoimmune-associated congenital heart block followed in the PR Interval and Dexamethasone Evaluation (PRIDE) Study. *Am J Cardiol.* 2009;103:1102-1106.
32. Jaeggi ET, Fouron JC, Silverman ED, Ryan G, Smallhorn J, Hornberger LK. Transplacental fetal treatment improves the outcome of prenatally diagnosed complete atrioventricular block without structural heart disease. *Circulation.* 2004;110:1542-1548.
33. Saleeb S, Copel J, Friedman D, Buyon JP. Comparison of treatment with fluorinated glucocorticoids to the natural history of autoantibody-associated congenital heart block: retrospective review of the research registry for neonatal lupus. *Arthritis Rheum.* 1999;42:2335-2345.
34. Eliasson H, Sonesson SE, Sharland G, et al. Isolated atrioventricular block in the fetus: a retrospective, multinational, multicenter study of 175 patients. *Circulation.* 2011;124:1919-1926.
35. Pisoni CN, Brucato A, Ruffatti A, et al. Failure of intravenous immunoglobulin to prevent congenital heart block: Findings of a multicenter, prospective, observational study. *Arthritis Rheum.* 2010;62:1147-1152.
36. Friedman DM, Llanos C, Izmirly PM, et al. Evaluation of fetuses in a study of intravenous immunoglobulin as preventive therapy for congenital heart block: Results of a multicenter, prospective, open-label clinical trial. *Arthritis Rheum.* 2010;62:1138-1146.
37. Izmirly PM, Kim MY, Llanos C, et al. Evaluation of the risk of anti-SSA/Ro-SSB/La antibody-associated cardiac manifestations of neonatal lupus in fetuses of mothers with systemic lupus erythematosus exposed to hydroxychloroquine. *Ann Rheum Dis.* 2010;69:1827-1830.
38. Izmirly PM, Costedoat-Chalumeau N, Pisoni CN, et al. Maternal use of hydroxychloroquine is associated with a reduced risk of recurrent anti-SSA/Ro-antibody-associated cardiac manifestations of neonatal lupus. *Circulation.* 2012;126:76-82.
39. Costedoat-Chalumeau N, Amoura Z, Duhaut P, et al. Safety of hydroxychloroquine in pregnant patients with connective tissue diseases: a study of one hundred thirty-three cases compared with a control group. *Arthritis Rheum.* 2003;48:3207-3211.
40. Tunks RD, Clowse ME, Miller SG, Brancazio LR, Barker PC. Maternal autoantibody levels in congenital heart block and potential prophylaxis with anti-inflammatory agents. *Am J Obstet Gynecol.* 2013;208(1):64e1-64e7.
41. Diav-Citrin O, Blyakhman S, Shechtman S, Ornoy A. Pregnancy outcome following in utero exposure to hydroxychloroquine: a prospective comparative observational study. *Reprod Toxicol.* 2013;39:58-62.
42. Clowse ME, Magder L, Witter F, Petri M. Hydroxychloroquine in lupus pregnancy. *Arthritis Rheum.* 2006;54:3640-3647.
43. Carmichael SL, Shaw GM, Ma C, et al. Maternal corticosteroid use and orofacial clefts. *Am J Obstet Gynecol.* 2007;197:585e1-585e7.
44. Bay Bjørn AM, Ehrenstein V, Hundborg HH, Nohr EA, Sørenson HT, Nørgaard M. Use of corticosteroids in early pregnancy is not associated with risk of oral clefts and other congenital malformations in offspring. *Am J Ther.* 2014;21:73-80.
45. Ostensen M, Khamashta M, Lockshin M, et al. Anti-inflammatory and immunosuppressive drugs and reproduction. *Arthritis Res Ther.* 2006;8:209.
46. Kozer E, Nikfar S, Costei A, Boskovic R, Nulman I, Koren G. Aspirin consumption during the first trimester of pregnancy and congenital anomalies: a meta-analysis. *Am J Obstet Gynecol.* 2002;187:1623-1630.
47. Nezvalova-Henriksen K, Spigset O, Nordeng H. Effects of ibuprofen, diclofenac, naproxen, and piroxicam on the course of pregnancy and pregnancy outcome: a prospective cohort study. *Br J Obstet Gynaecol.* 2013;120:948-959.
48. Askie LM, Duley L, Henderson-Smart DJ, Stewart LA, PARIS Collabora-

tive Group. Antiplatelet agents for prevention of pre-eclampsia: a meta-analysis of individual patient data. *Lancet.* 2007;369:1791-1798.

49. Goldstein LH, Dolinsky G, Greenberg R, et al. Pregnancy outcome of women exposed to azathioprine during pregnancy. *Birth Defects Res A Clin Mol Teratol.* 2007;79:696-701.

50. Miyakis S, Lockshin MD, Atsumi T, et al. International consensus statement on an update of the classification criteria for definite antiphospholipid syndrome (APS). *J Thromb Haemost.* 2006;4:295-306.

51. Lockwood CJ, Romero R, Feinberg RF, Clyne LP, Coster B, Hobbins JC. The prevalence and biologic significance of lupus anticoagulant and anticardiolipin antibodies in a general obstetric population. *Am J Obstet Gynecol.* 1989;161:369-373.

52. Branch DW, Gibson M, Silver RM. Clinical practice. Recurrent miscarriage. *N Engl J Med.* 2010;28(363):1740-1747.

53. Andreoli L, Chighizola CB, Banzato A, Pons-Estel GJ, Ramire de Jesus G, Erkan D. Estimated frequency of antiphospholipid antibodies in patients with pregnancy morbidity, stroke, myocardial infarction, and deep vein thrombosis: a critical review of the literature. *Arthritis Care Res (Hoboken).* 2013;65:1869-1873.

54. Bushnell CD, Goldstein LB. Diagnostic testing for coagulopathies in patients with ischemic stroke. *Stroke.* 2000;31:3067-3078.

55. Clark CA, Laskin CA, Spitzer KA. Anticardiolipin antibodies and recurrent early pregnancy loss: a century of equivocal evidence. *Hum Reprod Update.* 2012;18:474-484.

56. Triolo G, Ferrante A, Ciccia F, et al. Randomized study of subcutaneous low molecular weight heparin plus aspirin versus intravenous immunoglobulin in the treatment of recurrent fetal loss associated with antiphospholipid antibodies. *Arthritis Rheum.* 2003;48:728-731.

57. de Jesus GR, Agmon-Levin N, Andrade CA, et al. 14th International Congress on Antiphospholipid Antibodies: Task Force Report on Obstetric Antiphospholipid Syndrome. *Autoimmun Rev.* 2014;13(8):795-813.

58. Silver RM, Parker CB, Reddy UM, et al. Antiphospholipid antibodies in stillbirth. *Obstet Gynecol.* 2013;122:1-18.

59. Bouvier S, Cochery-Nouvellon E, Lavigne-Lissalde G, et al. Comparative incidence of pregnancy outcomes in treated obstetric antiphospholipid syndrome: the NOH-APS observational study. *Blood.* 2014;123:404-413.

60. Lee RM, Brown MA, Branch DW, Ward K, Silver RM. Anticardiolipin and antibeta2-glycoprotein-I antibodies in preeclampsia. *Obstet Gynecol.* 2003;102(2):294-300.

61. Cerevera R, Piette UC, Font J, et al. Antiphospholipid syndrome. Clinical and immunologic manifestations and patterns of disease expression in a cohort of 1,000 patients. *Arthritis Rheum.* 2002;46:1019-1027.

62. Lockshin MD, Kim M, Laskin CA, et al. Prediction of adverse pregnancy outcome by the presence of lupus anticoagulant, but not anticardiolipin antibody, in patients with antiphospholipid antibodies. *Arthritis Rheum.* 2012;64:2311-2318.

63. Pengo V, Ruffatti A, Legnani C, et al. Incidence of a first thromboembolic event in asymptomatic carriers of high-risk antiphospholipid antibody profile: a multicenter prospective study. *Blood.* 2001;118:4714-4718.

64. Asherson R, Cervera R, de Groot P, et al. Catastrophic antiphospholipid syndrome: international consensus statement on classification criteria and treatment guidelines. *Lupus.* 2003;12:530-534.

65. Kutteh WH. Antiphospholipid antibody-associated recurrent pregnancy loss: treatment with heparin and low-dose aspirin is superior to low-dose aspirin alone. *Am J Obstet Gynecol.* 1996;174:1584-1589.

66. Rai R, Cohen H, Dave M, et al. Randomised controlled trial of aspirin and aspirin plus heparin in pregnant women with recurrent miscarriage associated with phospholipid antibodies (or antiphospholipid antibodies). *Br Med J.* 1997;314:253-257.

67. Farquharson RG, Quenby S, Greaves M. Antiphospholipid syndrome in pregnancy: a randomized, controlled trial of treatment. *Obstet Gynecol.* 2002;100:408-413.

68. Laskin CA, Spitzer KA, Clark CA, et al. Low molecular weight heparin and aspirin for recurrent pregnancy loss: results from the randomized, controlled Hep/ASA trial. *J Rheumatol.* 2009;36:279-287.

69. Stephenson MD, Ballem PJ, Tsang P, et al. Treatment of antiphospholipid antibody syndrome (APS) in pregnancy: a randomized pilot trial comparing low molecular weight heparin to unfractionated heparin. *J Obstet Gynaecol Can.* 2004;26:729-734.

70. Noble LS, Kutteh WH, Lashey N, et al. Antiphospholipid antibodies associated with recurrent pregnancy loss: prospective, multicenter, controlled pilot study comparing treatment with low-molecular-weight heparin versus unfractionated heparin. *Fertil Steril.* 2005;83:684-690.

71. Silver R, MacGregor SN, Sholl JS, Hobart JM, Neerhof MG, Ragin A. Comparative trial of prednisone plus aspirin versus aspirin alone in the treatment of anticardiolipin antibody-positive obstetric patients. *Am J Obstet Gynecol.* 1993;169:1411-1417.

72. Pattison NS, Chamley LW, Birdsall M, Zanderigo AM, Liddel HS, McDougall J. Does aspirin have a role in improving pregnancy outcome for women with the antiphospholipid syndrome? A randomized controlled trial. *Am J Obstet Gynecol.* 2000;183:1008-1012.

73. Empson MB, Lassere M, Craig JC, Scott JR. Prevention of recurrent miscarriage for women with antiphospholipid antibody or lupus anticoagulant. *Cochrane Database Syst Rev.* 2005;(2):Art. No.CD002859.

74. Bates SM, Greer IA, Middeldorp S, Veenstra DL, Prabulos AM, Vandvik PO, et al. VTE, thrombophilia, antithrombotic therapy, and pregnancy. Antithrombotic Therapy and Prevention of Thrombosis, 9th ed: American College of Chest Physicians Evidence-Based Clinical Practice Guidelines. *Chest.* 2012;141(2 suppl):e691S-e736S.

75. Antiphospholipid syndrome. Practice Bulletin No. 132. American College of Obstetricians and Gynecologists. *Obstet Gynecol.* 2012;120:1514-1521.

76. Arnaud L, Mathian A, Ruffatti A, et al. Efficacy of aspirin for the primary prevention of thrombosis in patients with antiphospholipid antibodies: An international and collaborative meta-analysis. *Autoimmun Rev.* 2014;13:281-291.

77. Branch DW, Silver RM, Blackwell JL, Reading JC, Scott JR. Outcome of treated pregnancies in women with antiphospholipid syndrome: an update of the Utah experience. *Obstet Gynecol.* 1992;80:614-620.

78. Cowchock FS, Reece EA, Balaban D, Branch DW, Plouffe L. Repeated fetal losses associated with antiphospholipid antibodies: a collaborative randomized trial comparing prednisone with low-dose heparin treatment. *Am J Obstet Gynecol.* 1992;166:1318-1323.

79. Branch DW, Peaceman AM, Druzin M, et al. A multicenter, placebo-controlled pilot study of intravenous immune globulin treatment of antiphospholipid syndrome during pregnancy. The Pregnancy Loss Study Group. *Am J Obstet Gynecol.* 2000;182:122-127.

80. Vaquero E, Lazzarin N, Valensise H, et al. Pregnancy outcome in recurrent spontaneous abortion associated with antiphospholipid antibodies: a comparative study of intravenous immunoglobulin versus prednisone plus low-dose aspirin. *Am J Reprod Immunol.* 2001;45:174-179.

81. Bramham K, Thomas M, Nelson-Piercy C, Khamashta M, Hunt B. First-trimester low-dose prednisolone in refractory antiphospholipid antibody-related pregnancy loss. *Blood.* 2011;117:6948-6951.

82. Erkan D, Willis R, Murthy VL, et al. A prospective open-label pilot study of fluvastatin on proinflammatory and prothrombotic biomarkers in antiphospholipid antibody positive patients. *Ann Rheum Dis.* 2014;73:1176-1180.

83. Silman AJ, MacGregor AJ, Thomson W, et al. Twin concordance rates for rheumatoid arthritis: results from a nationwide study. *Br J Rheumatol.* 1993;32(10):903-907.

84. De Vries N, Tijssen H, van Riel PL, van de Putte LB. Reshaping the shared epitope hypothesis: HLA-associated risk for rheumatoid arthritis is encoded by amino acid substitutions at positions 67-74 of the HLA-DRB1 molecule. *Arthritis Rheum.* 2002;46(4):921-928.

85. Aletaha D, Neogi T, Silman AJ, et al. 2010 Rheumatoid arthritis classification criteria: an American College of Rheumatology/European League Against Rheumatism collaborative initiative. *Arthritis Rheum.* 2010;62:2569-2581.

86. Viktil KK, Engeland A, Furu K. Outcomes after anti-rheumatic drug use before and during pregnancy: a cohort study among 150,000 pregnant women and expectant fathers. *Scand J Rheumatol.* 2010;41:196-201.

87. Carter JD, Ladhani A, Ricca LR, Valeriano J, Vasey FB. A safety assessment of tumor necrosis factor antagonists during pregnancy: a review of the Food and Drug Administration database. *J Rheumatol.* 2009;36:635-641.

88. Crijns HJ, Jentink J, Garne E, et al. The distribution of congenital anomalies within the VACTERL association among tumor necrosis factor antagonist-exposed pregnancies is similar to the general population. *J Rheumatol.* 2011;38:1871-1874.

89. Chakravarty EF, Murray ER, Kelman A, Farmer P. Pregnancy outcomes after maternal exposure to rituximab. *Blood.* 2011;117:1499-1506.

90. Ostensen M, Brucato A, Carp H, et al. Pregnancy and reproduction in autoimmune rheumatic diseases. *Rheumatology.* 2011;50:657-664.

91. Ojeda-Uribe M, Afif N, Dahan E, et al. Exposure to abatacept or rituximab in the first trimester of pregnancy in three women with autoimmune diseases. *Clin Rheumatol.* 2013;32:695-700.

92. Friedrichs B, Tiemann M, Salwende H, Verpoort K, Wenger MK, Schmitz N. The effects of rituximab treatment during pregnancy on a neonate. *Haematologica.* 2006;91:1426-1427.

93. Cassina M, Johnson DL, Robinson LK, et al. Pregnancy outcome in women exposed to leflunomide before or during pregnancy. *Arthritis Rheum.* 2012;64:2085-2094.

94. Van den Hoogen F, Khanna D, Fransen J, et al. 2013 Classification criteria for systemic sclerosis: An American College of Rheumatology/European

League Against Rheumatism Collaborative initiative. *Arthritis Rheum.* 2013;65:2737-2747.

95. LeRoy EC, Black C, Fleischmajer R, et al. Scleroderma (systemic sclerosis): classification, subsets and pathogenesis. *J Rheumatol.* 1988;15:202-205.

96. Silman AJ, Black C. Increased incidence of spontaneous abortion and infertility in women with scleroderma before disease onset: a controlled study. *Ann Rheum Dis.* 1988;47:441-444.

97. Giordano M, Valentini G, Lupoli S, et al. Pregnancy and systemic sclerosis. *Arthritis Rheum.* 1985;28:237-238.

98. Steen VD. Pregnancy in women with systemic sclerosis. *Obstet Gynecol.* 1999;94:15-20.

99. Chakravarty EF, Khanna D, Chung L. Pregnancy outcomes in systemic sclerosis, primary pulmonary hypertension, and sickle cell disease. *Obstet Gynecol.* 2008;111:927-934.

100. Taraborelli M, Ramoni V, Brucato A, et al. Brief report: successful pregnancies but a higher risk of preterm births in patients with systemic sclerosis: an Italian multicenter study. *Arthritis Rheum.* 2012;64(6): 1970-1977.

最后审阅　王丹昭

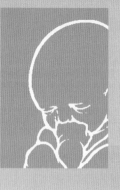

第47章

妊娠期肝病

原著　MITCHELL S. CAPPELL

翻译与审校　张冲,孟君,田健民

妊娠期肝、胆、胰疾病发病率相对较低,但并不罕见。妊娠期约3%的孕妇有肝功能异常[1],约1/500的孕妇会发展为重症肝病,严重威胁母婴安全[2,3]。

妊娠期肝、胆、胰疾病通常比较复杂,临床处理具有挑战性。首先,需要鉴别的疾病种类繁多,包括与妊娠相关及非相关疾病。第二,某些疾病的临床表现及病史特点在妊娠期会发生改变。例如像妊娠期肝内胆汁淤积这种疾病只发生于孕期。第三,妊娠期某些疾病的诊断评估方式与非孕期相比会发生轻微改变。在保证胎儿安全的前提下,几乎所有的放射性检查在孕期都可使用。第四,治疗方式的选择需要综合考虑母儿两方面。通常二者并不矛盾,即对母体有利的治疗方法对胎儿也有利。但考虑到某些药物存的致畸性[4],需在可供选择的治疗方式中需选择对胎儿安全性更高的。极少数的治疗方法对母儿作用影响是矛盾的。如身患肿瘤妊娠患者可使用化疗挽救生命,但化疗本身对胎儿有不良影响[5]。以上矛盾的出现造成了医学、法律及伦理领域内许多重要的问题。产科医师、肝病科医师、内外科医师均需熟知孕期可能出现的肝、胆、胰疾病,掌握这些疾病与孕期存在的相互影响。该章节着重介绍肝、胆、胰疾病在妊娠期的特点。

妊娠期生理变化及肝病评估

妊娠期腹部体格检查同非孕期有所不同。孕期不断增大的子宫会挤压周围腹部器官,因此体格检查时盆腹腔肿物可能会漏诊[5]。妊娠早中期母体血压通常会轻度降低,此时如果出现血压的升高,可能预示着子痫前期或子痫。孕期母体实验室指标也会出现生理性变化,包括白细胞轻度升高,生理性贫血,电解质紊乱,尤其是低钠血症[6](详见第3章)由于高雌激素血症以及子宫增大血管受压引起的血流瘀滞,妊娠期血栓栓塞发生风险增高[7]。孕期血糖水平变化复杂,呈现空腹低血糖、餐后高血糖及高胰岛素血症的特点[8]。孕期严格控制糖尿病患者血糖水平对胎儿生长发育是至关重要的。

妊娠不会影响肝脏大小,但增大的子宫会使肝位置上移。当肝脏上下界长度大于12厘米时,提示肝大。合并慢性肝病的患者常有蜘蛛痣、肝掌及皮肤病变,但由于妊娠期存在高雌激素血症,因此正常孕妇妊娠期也可以一过性出现上述体征[9]。妊娠期,因胎盘合成功能的作用血碱性磷酸酶出现轻度升高,因血液稀释以及肝合成功能的降低,导致白蛋白水平降低;妊娠期肝脏排泌胆红素的能力轻微下降,但是血液稀释和低蛋白血症抵消了胆红素的升高,所以血清胆红素几乎无变化[10]。肝脏运输及胆管分泌功能降低,胆汁酸会轻度升高。胆固醇、甘油三酯、磷酸因合成增多也会出现升高[11]。转氨酶不受妊娠影响。常见血液检测的结果在妊娠期的变化详见框47-1("妊娠期血液化验正常参考值"详见附录Ⅰ)。

框 47-1	妊娠期血液检测及肝功能指标变化
血清中轻度降低 • 血钠 • 白蛋白 **中度降低** • 血细胞压积:妊娠期生理 　性贫血 **轻度升高** • 白细胞总数 • 碱性磷酸酶	• 淀粉酶 **中度升高** • 胆汁酸 • 胆固醇 • 甘油三酯 **其他** • 血糖:空腹血糖低 • 餐后血糖高

妊娠期肝胆疾病症状及体征的鉴别诊断

母体黄疸

在普通人群中急性病毒性肝炎是妊娠期黄疸最常见的原因[2,3]。孕早中期黄疸的鉴别诊断包括药物性肝毒性以及胆石症(包括急性胆囊炎、胆总管结石病、上行性胆管炎及胆石性胰腺炎)。孕晚期出现的黄疸除了考虑上述疾病,妊娠特发性疾病如妊娠期肝内胆汁淤积症、急性妊娠期脂肪肝及 HELLP 综合征亦应考虑。无黄疸表现的母体直接高胆红素血症应考虑子痫前期、子痫及布加氏综合征;间接高胆红素血症多源于溶血(包括 HELLP 综合征)或吉尔伯特综合征。

右上腹疼痛

妊娠期右上腹疼痛的鉴别诊断较多(详见框47-2)。除了考虑非妊娠期患者的肝、胆、胃肠及肾脏疾病外,妊娠期相关疾病亦应进行鉴别。疾病病史、疼痛强度、性质、时间、放射形式、加重及减轻原因可协助缩小鉴别诊断的范围。**胆绞痛**时轻时重。**急性胆囊炎**表现为右上腹痛伴右肩放射。**急性胰腺炎**所致疼痛通常位于上腹中部,向背部放射。腹部体格检查(包括视触叩听),可以明确疼痛原因。**严重腹痛时需常规行全血细胞检查、电解质、肝功能、白细胞分类、凝血功能、血脂肪酶检查**。在评估实验室检查指标的过程中,应考虑到上文所讲的妊娠期生理变化引起的相关指标改变。放射学检查或能帮助

诊断,但孕期使用受限,详见下文。**孕期首发高血压患者伴右上腹疼痛、肝功能异常高度提示子痫前期伴肝脏受累**。血小板减少、微血管溶血(外周血涂片可见裂细胞)伴右上腹疼痛、肝功能异常者高度提示 HELLP 综合征。

框 47-2	妊娠期右上腹疼痛的鉴别诊断
肝病 • 肝炎 • 肝血管充血 • 肝血肿 • 肝癌 **胆道疾病** • 胆绞痛 • 胆总管结石 • 胆管炎 • 胆囊炎 **妊娠相关疾病** • 子痫前期或子痫 • HELLP 综合征 • 急性妊娠期脂肪肝 • 肝脏出血或肝破裂	**肾脏疾病** • 肾盂肾炎 • 肾结石 **胃肠疾病** • 消化性溃疡 • 十二指肠穿孔 **其他疾病** • 肋骨骨折 • 带状疱疹 **牵涉痛** • 肺炎 • 肺栓塞 • 胸膜积液 • 神经根病 • 下壁心肌梗死 • 结肠癌

在缺少体检异常结果时,病人或医生可能未能发现妊娠存在,特别是在早孕期间。因此育龄期女性,有疼痛,尤其伴停经时需警惕妊娠可能,因为妊娠会影响疾病的鉴别诊断、临床评估及治疗方式。育龄期急性腹痛患者需及早行妊娠试验以除外妊娠可能。

恶心及呕吐

妊娠是厌食、恶心及呕吐最常见的原因(详见第6章)。症状一般自孕6周开始,孕18周后缓解[12],是妊娠生理作用所致,不伴有胃肠壁及黏膜病变。**妊娠剧吐(HG)是一类严重的,可威胁生命的妊娠期恶心呕吐,可使妊娠期体重降低>5%**。妊娠剧吐为排除性诊断,孕早期出现恶心、呕吐症状,孕中期逐渐缓解,且不伴有其他症状。**其鉴别诊断包括肝脏、胰胆道疾病,例如胰腺炎、病毒性肝炎、伴症状的胆石症,急性胆囊炎、AFLP 及妊娠期肝内胆汁淤积症**。胃肠疾病包括胃食管反流病、十二指肠溃疡、病毒性胃肠炎、阑尾炎、糖尿病性胃轻瘫以及胃肠梗阻亦可导致恶心、呕吐。其他疾病如附件扭转、肾盂肾炎、尿石症、肾上腺皮质功能减退症(糖皮质激素缺乏)也可能是恶心、呕吐的病因。

皮肤瘙痒

妊娠期皮肤瘙痒的鉴别诊断包括妊娠期肝内胆汁淤积症、胆汁淤积性病毒性肝炎、原发性硬化性胆管炎、原

发性胆汁性肝硬化或良、恶性狭窄引起的机械性胆总管阻塞。妊娠期偶可出现生理性瘙痒，程度轻，范围局限，不伴其他症状及肝功能异常（详见 50 章）。**妊娠期肝内胆汁淤积症引起的瘙痒常发生于孕晚期，患者既往无慢性肝病史，瘙痒多位于手、脚，伴转氨酶及胆红素轻中度升高不伴腹痛。**

肝脏病变

根据腹部影像可见肝脏病变分为囊性和实性。肝脏囊性病变包括单纯性肝囊肿、多发性肝囊肿（常伴多囊肾）、卡罗里氏病（是一种以肝内胆管异常扩张为特点的罕见遗传病）、细菌性肝脓肿、阿米巴肝脓肿、肝实质内出血、肝血管瘤及肝包虫囊肿，肝囊性病变很少为肝恶性肿瘤。肝实性病变包括肝腺瘤、局灶性结节性增生、肝细胞癌及肝转移癌。

腹水

妊娠期肝硬化、AFLP、布加综合征、门静脉血栓、肝纤维化及肝细胞癌均可引起腹水。卵巢癌、腹腔结核、心衰、蛋白丢失性肾病、严重营养不良（夸希奥科）亦引起妊娠期腹水。

新生儿胆汁淤积症

新生儿胆汁淤积症以结合高胆红素血症、陶土样大便、茶色尿为特点。需与以下疾病相鉴别：新生儿早产、解剖异常如胆道闭锁、巨细胞病毒或弓形虫感染、代谢缺陷病如囊泡性纤维病、a1 抗胰蛋白酶缺陷病及胆汁酸合成缺陷。新生儿因为胆红素生成增多、清除减少常会出现间接胆红素血症或生理性黄疸。胆红素在新生儿生后 7 天可达高峰 7mg/dL，随后 1 周内迅速降至正常。新生儿溶血、败血症及吉尔伯特综合征亦会引起新生儿间接胆红素血症。

妊娠期腹部影像检查

胎儿安全性是妊娠期影像学检查的关注点。超声检查是安全的，也是妊娠期首选的影像学检查[13]。但其敏感性受操作者技术、病人配合度及病人解剖结构影响。例如腹部肥胖及肠内气体会影响超声，导致其敏感性降低[13]。目前无妊娠期使用 MRI 不良影响的报道，但关于早孕期或使用钆造影剂行 MRI 的安全性问题尚缺乏有效数据[14]。然而一些个案报道中提到钆并不会导致胎儿不良。为避免电离辐射，妊娠期时 MRI 优先于 CT，但尽量避免钆在早孕期 MRI 检查时的使用[15]。快速 MRI 因其暴露时间短因而比传统 MRI 更有优势。

辐射可致胎儿畸形、胎儿生长受限、染色体突变以及

神经精神障碍（包括智力低下）同时增加儿童白血病的发病风险（详见第 8 章）[16]。辐射剂量是最重要的危险因素，但暴露孕周亦重要。妊娠 2 周内受辐射暴露最易引起胎儿死亡。由于孕早期为胎儿器官形成时期，因此受辐射暴露后易引起神经系统畸形[16]。孕妇行诊断性 X 光检查术前应先咨询。孕早期辐射暴露超过 5 拉德、孕中晚期辐射暴露超过 15 拉德应考虑终止妊娠[16]。**腹部 CT 等高剂量辐射暴露诊断方法（辐射暴露不超过 1 拉德）必要时可于妊娠期使用**[15]。行诊断性 X 光检查术前可先由医用物理学家评估胎儿辐射暴露剂量。检查时通过遮挡腹壁子宫处及使用窄幅的瞄准及快速扫描能够最大程度降低胎儿辐射。在行腹部 CT 增强扫描时，增强前可减少或避免辐射暴露。

妊娠期内镜治疗

经内镜逆行性胰胆管造影（ERCP）

上行性胆管炎或胆石性胰腺炎可威胁生命，因此胆总管结石病需紧急治疗。有症状的胆总管结石病在非妊娠期通过治疗性 ERCP 能得到很好的治疗，避免了胆囊切除等复杂胆道外科手术。由经验丰富的医生手术，治疗性 ERCP 死亡率低至 0.5%，并发症约为 5%[17]。原则上妊娠期间治疗性 ERCP 比胆道外科手术在治疗上更有优势，因为后者可增加胎儿丢失的风险[18]。除外对母体的影响，妊娠期行治疗性 ERCP 理论上可通过以下方面对胎儿造成影响，如诱发早产、使用药物或接收辐射引起胎儿畸形、内镜插管时引起胎盘早剥或胎儿损伤、引起母体心律失常、全身性低血压及一过性低氧血症[17]。

一篇 350 例妊娠期行 ERCP 治疗的文献综述记录了三个大数据病例研究，包括 100 多名患者、多个案例及个案报道[17]。研究中几乎所有的患者妊娠期间均接受了介入治疗，多数为胆总管结石病。就对母体影响、对妊娠的维持及胎儿结局方面，ERCP 效果良好[19]。其并发症包括母体胰腺炎（发生率 5% ~16%）、术后 3 个月自发流产 1 例，产后 26 小时新生儿死亡 1 例及早产（发生率 8%）[19]，该篇综述的其他研究结果也证实了治疗性 ERCP 良好的效果。

尽管个体研究样本少、设计为回顾性及产后随访年限有限导致其局限性，但多项研究显示的良好结局有力证明了 ERCP 作为一种介入治疗方式在妊娠期完全可行。在其他的个体研究[20,21]及文献综述[22]中，其良好效果被进一步证实。**妊娠期行治疗性 ERCP 可避免行胆管外科手术或者推迟至分娩后手术。**妊娠期通过以下预防措施减少 ERCP 对胎儿的影响：治疗前请新生儿专家、辐射物理专家、麻醉科医师会诊；转诊到三级医疗中心由专家

团队管理;除了胰腺及肝胆区外余腹部覆盖铅衣防止辐射;使用现代荧光屏降低辐射泄露;因床旁影像有较大辐射应尽量避免。尽可能孕中期后行 ERCP 减少辐射致畸。

内镜下结扎或硬化剂治疗

由于妊娠期血容量增加,因此门静脉高压引起曲张静脉出血的风险增加[23]。此时选择经颈静脉肝内门体分流术需要辐射照射,而选择外科手术可有胎儿丢失风险,因此妊娠期曲张静脉出血首选内镜结扎或硬化治疗术。食管、胃、十二指肠镜在妊娠期使用对胎儿影响较少,必要时(如上消化道出血)可使用[17-24]。内镜下结扎、硬化术相比于食管、胃、十二指肠镜诊断术更关注于操作的时间、母体的严重疾病及治疗本身。非妊娠患者内镜曲张静脉结扎术优于硬化治疗术。关于妊娠期内镜结扎尚缺乏大量的临床数据研究,仅仅是少量的案例及个案报道。这些案例结果显示相比于未治疗患者的不良结局,妊娠期使用内镜结扎术治疗曲张静脉出血的母儿结局较好[19]。而关于妊娠期**内镜硬化治疗术**目前有大量的临床数据研究。

在一项包含 10 位患者的临床序列研究中,5 位患者因活动性曲张静脉出血行硬化术,另外 5 位预防行性硬化术,所有患者妊娠期平均经历 3 次内镜硬化治疗,5 例活动性出血患者均成功止血。一位患者出现了硬化术后并发症-食管狭窄,通过使用口周、胃食管扩张器得到治疗。所有患者均足月阴道分娩[25]。另有 9 位患者因近期或产时食管静脉活动性出血成功行内镜硬化治疗,分娩的新生儿均健康[17]。然而一项研究报道了内镜硬化治疗术后不良的妊娠结局,该结局考虑与母体本身疾病相关,17 例孕妇因非肝硬化门静脉高压致静脉曲张出血行内镜硬化治疗术的患者中,4 例出现胎停育及新生儿死亡[26]。由于该治疗可能带来的不良妊娠结局,妊娠期静脉曲张出血使用内镜治疗的安全性仍有待评估。

团队合作及患者知情同意

通过临床会诊及转诊的团队合作,有助于复杂疾病在妊娠期的优化管理,通常该疾病可影响母婴安全。团队合作过程中需使用不同学科的专业知识。对于妊娠合并肝病患者,产科医师可能需要就患者分娩时机与肝病科医师进行协商讨论。胃肠病学专家对有症状胆总管石症患者考虑行治疗性 ERCP 前需与产科医师就手术时机、与麻醉科医师就镇痛方面进行协商讨论。内科医师可能与放射科专家讨论放射学检查的利与弊,同样,放射学专家可能就监测及减少胎儿辐射暴露的方法方面与物理学家进行讨论。**妊娠期严重的肝病患者最好由经验、技术丰富的三级医院进行管理。**

告知患者诊断检查及治疗过程中有可能对其本身及胎儿造成的后果,并鼓励患者积极参与决定。在专家耐心、谨慎的引导及配偶、家庭、朋友的陪伴、支持下,由患者自己做出决定。需行介入治疗如行放射线检查前,需要向患者交代有可能对胎儿造成的影响,即使该介入方法是常规的或非孕期患者不需要签署同意书的,亦推荐签署知情书。

胰胆道疾病

急性胰腺炎

急性胰腺炎在妊娠人群发病率为 1/3000,多数发生于孕晚期[27,28]。妊娠期酗酒较少见,胆结石是常见诱因,**70% 的胰腺炎由其引起**[29,30]。由于妊娠期分泌到胆汁中的胆固醇较少,导致胆固醇结石发生风险增加[28]。其他诱因包括药物、腹部手术、创伤、高脂血、甲状旁腺功能亢进、血管炎以及感染疾病如腮腺炎或单核细胞增多症[29]。孕晚期甘油三酯水平显著升高,使得妊娠期由高血脂引起的胰腺炎发生率增加[31]。当然妊娠期一些病例是特发的,与上述病因无关。

表 47-1 总结了妊娠期胰胆道疾病的临床表现、诊断方法及治疗手段。**妊娠不会改变急性胰腺炎的临床表现**[29,30]。**上腹部疼痛是最常见的症状,**可放射到背部,可伴恶心、呕吐、发热表现,查体可出现肌紧张、肠鸣音变弱、腹胀、鼓音增加。少数患者可出现休克或产生胰源性腹水。Turner 征(两侧腰出现淤斑)或 Cullen 征(脐周皮肤出现淤斑)提示腹膜后出血[29,30]。

下面三项中发现两项或以上明显异常即可诊断急性胰腺炎:(1)临床表现;(2)实验室检查;(3)影像学检查。急性胰腺炎典型的症状为上腹痛或右上腹痛、恶心及呕吐。由于脂肪酶水平在妊娠期不会发生变化,因此其为**诊断急性胰腺炎的可靠指标。**而血淀粉酶水平在孕晚期会出现轻度升高[32],在其他疾病如糖尿病酮症酸中毒、肾衰、肠穿孔、肠梗阻也会出现升高,致其准确性降低。高甘油三酯血症会影响胰腺炎患者的淀粉酶水平,使其降低,但脂肪酶水平不受影响,仍然是升高的[4]。若丙氨酸转氨酶水平高于正常值上限的 3 倍提示胆源性胰腺炎。腹部超声有利于测量轻中度瘦型胰腺炎患者炎症范围,而 CT 有助于伴有坏死的重型胰腺炎患者炎症范围的确定[30]。由于腹部 CT 潜在的胎儿致畸性,因此妊娠期不常使用。腹部超声有利于发现胆石症及胆管扩张,但内镜超声常用于胆石症的发现与诊断。由于 ERCP 电离辐射对胎儿可能造成的影响,除非患者需要 ERCP 治疗,妊娠期倾向于选择核磁共振胰胆管造影使胆管成像作为诊断方法。**妊娠期急性胰腺炎通常病情较轻,使用药物治疗**

表 47-1　妊娠期常见胰腺疾病的临床表现及治疗

疾病名称	症状、体征	实验室检查	治　疗
急性胰腺炎	上腹疼痛,可发射至背部,伴恶心、呕吐、发热,腹部压痛、肌紧张、腹胀	脂肪酶升高,白细胞增多,超声可显示胰腺肿大,胰周炎症,胰腺不均质	禁食、静脉输液、镇痛、鼻饲或肠外营养
急性胆囊炎	上腹或右上腹痛伴恶心、呕吐、心动过速,Murphy 阳性	白细胞不同程度升高,肝功轻度升高;腹部超声显示胆囊壁增厚、胆囊周围积液及胆囊结石	禁食、静脉输液、镇痛、抗感染治疗。孕期可行胆囊切除术,宜在孕中期进行
胆总管石病合并上升性胆管炎	右上腹疼痛、发热、黄疸(Charcot 三联征),上腹部压痛	白细胞增多,肝功轻度升高,黄疸,腹部超声显示胆总管扩张、胆囊结石;ERCP 可显示胆总管扩张,胆总管结石病	禁食、输液、抗感染治疗,孕期可行 ERCP 下胆囊括约肌切开取石术

(包括输液、抑制胃酸、镇痛,有时需禁食,放置胃管)的效果较好。由于哌替啶不会引起 Oddi 氏括约肌收缩,因此是常用的镇痛药。妊娠期短期使用是安全的[33]。急性胰腺炎伴胰腺蜂窝织炎、胰腺脓肿、败血症或出血需抗感染治疗,同时予肠外营养,或行放射引导下穿刺抽出脓液或清创术,入 ICU 病房密切监护[30,34]。较大或长期存在的胰腺假性囊肿需行内镜或影像监测下引流,或行手术治疗[30]。妊娠期胆石性胰腺炎可行内镜下括约肌切开术,其可减少胎儿辐射暴露[35]。妊娠期不应延迟治疗。**腹腔镜下胆囊切除术可于妊娠期进行,最好在孕中期完成,此时胎儿器官已形成且子宫大小不会影响腹腔镜视野。** 轻型胰腺炎母体死亡率较低,但重型可超过 10%[30]。轻中度胰腺炎胎儿结局较好,重度胰腺炎结局差。少数重度胰腺炎患者会引起孕早期出现胎儿死亡或孕晚期早产[36],重型胰腺炎行肠外营养时应满足孕妇额外的营养需求量。

胆石症和胆囊炎

　　雌激素可促进胆固醇合成,孕激素可抑制胆囊运动,因此妊娠可促进胆汁沉积及胆石形成[38]。在智利的一项大样本研究显示,孕妇中 12% 的腹部超声提示胆石症[39],在美国约 8% 的胆石症或胆汁淤积由腹部超声筛查出[40]。**尽管妊娠期胆石症的症状与非妊娠期相比并无特异性**[39,41],**但多数胆石症在妊娠期无症状**[41]。胆绞痛为常见的首发症状,疼痛位于上腹部或右上腹部,可向背部或肩部放射。通常在数小时内急剧加重,而后慢慢缓解,可突然发作或进食高脂食物后发病。出汗、恶心、呕吐也是常见症状。除了偶有右上腹隐痛,体格检查并不明显。约 2/3 的胆绞痛患者 2 年内会反复发作。

　　胆石症严重并发症还包括:胆囊炎、胆总管石病、黄疸、上行性胆管炎、肝脓肿、胆石性胰腺炎。妊娠不会增加以上并发症发生率,或加重其症状[41]。急性胆囊炎是胆石阻塞胆囊管后引起的炎症反应。**其发生率为 4/**

10 000,**是妊娠期非产科急诊手术中第三位的疾病**[30]。

　　胆绞痛常位于上腹部或右上腹,疼痛可逐渐加剧,持续时间变长,常伴有恶心、呕吐、发热、心率过快、右肋间隐痛、Murphy 征及白细胞增多[42]。Murphy 征阳性为患者深吸气时检查者触诊其肝下界胆囊窝患者因出现不适或吸气停止的表现。胆绞痛患者肝功能生化指标及转氨酶水平可轻度异常。**腹部超声可提示胆石症,有利于妊娠期急性胆囊炎的诊断**,表现为胆囊壁增厚、胆囊周围积液及 Murphy 征阳性(患者深吸气时用超声转换器探头按压胆囊窝引起吸气暂停)图像。胆道闪烁造影使用高锝(99mtc)肝胆亚氨基二乙酸扫描可用于非妊娠期诊断急性胆囊炎,尽管其在妊娠期使用是安全的,但在妊娠期很少使用。黄疸出现提示存在胆石症可能,明显的高淀粉酶血症提示胆石性胰腺炎可能。

　　多数胆绞痛及部分轻度急性胆囊炎患者可密切监测,行保守及期待治疗,待产后手术[34,43]。但多数反复发作的胆绞痛及急性胆囊患者宜行胆囊切除术治疗[39,42,44]。术前禁食,补液、镇痛抗感染治疗[38]。氨苄西林、头孢类药物及克林霉素在妊娠期使用相对安全[42,45]。

　　胆囊切除术最好在孕中期进行,因孕早期手术易致流产,孕晚期手术可致早产[42,44]。但近年来由于胆囊切除术妊娠后结局较好,孕早、晚期手术逐渐被接受[44],孕晚期术后需行保胎治疗。为减少辐射致畸性,妊娠期非必要时不行胆管造影术。腹腔镜胆囊切除术在妊娠期是安全的,最好在孕中期进行。急性胆囊炎母儿死亡均小于 2.5%。

胆总管结石病

　　有症状的胆总管结石病在妊娠期并不常见,表现为以发热、恶心、严重腹痛为特点的胆石性胰腺炎或以发热、右上腹疼痛及黄疸(Charcot 三联征)为表现的上行性胆管炎[30]。妊娠期使用内镜超声是安全的,其发现胆总管石病的敏感性较高[46]。胆总管石病及胆石性胰腺炎患者应行 ERCP 及括约肌切开术萃取结石(前已述)。为减少胎儿辐射暴露,应尽量避免使用胰造影术[35]。通常产后行胆囊切除术,孕中期手术母儿结局较好,必要时分娩期亦可手术[30]。孕早、中期胆囊切除术于腹腔镜下完成,不需要开腹手术。

胆总管囊肿

胆总管囊肿罕见,腹痛、黄疸及明显的腹部肿块是其非妊娠期三联征,具有诊断价值。

胆总管囊肿根据胆道扩张分段可分为 1～4 型[48]。该病可在妊娠期首次发生,其腹部症状加剧,由于子宫增大压迫胆总管,黄疸更明显。但增大的子宫可掩盖腹部肿块[49,50]。严重腹痛可提示囊肿破裂或合并胰腺炎发生[49]。腹部超声常用于诊断,有时使用胆管造影术。MRI 较腹部 CT 及诊断性 ERCP,更适合相关解剖结构的确定。由于胆总管囊肿潜在的恶性变,以及反复性胆管炎的风险,因此有症状的胆总管囊肿建议行手术治疗。常规手术包括囊肿切除术、胆囊切除术、囊肿空肠 Y 型吻合术或胆总管回肠吻合术重建胆肠血流[50]。药物治疗包括抗生素、经皮或内镜下引流术,如患者病情稳定,可维持至产后处理[50]。

孕期常见肝脏疾病

急性甲型、乙型、丙型病毒性肝炎

急性甲型、乙型、丙型病毒性肝炎妊娠期发病率与非孕期发病情况相似(参见第 52 章)。一篇综述中提到了 13 例发生在孕中、晚期急性**甲型病毒性肝炎**孕妇,尽管多数患者妊娠期有异常子宫收缩、短暂性阴道出血等轻中度症状,但所有患者均有较好的妊娠结局[51]。**急性乙型病毒性肝炎**通常具有自限性,孕期发病也较缓和。病情较重或发病期较长的急性乙型病毒性肝炎患者可考虑

用拉米夫定抗病毒治疗[52]。该病典型临床表现为厌食、恶心、全身不适及右上腹疼痛。急性甲型或乙型病毒性肝炎患者常伴有转氨酶升高,可出现黄疸。**急性丙型肝炎**通常临床症状不典型,常伴有转氨酶轻度升高。急性甲型、乙型、丙型病毒性肝炎极少引起孕妇死亡,虽然可引起胎死宫内或新生儿死亡,但发生率相对较低。

戊型病毒性肝炎

戊型病毒性肝炎尽管在工业化国家较少发生,但在低收入或相对贫穷的国家却仍为常见的水源传播性流行病。污染水源通过粪口途径进行传播。感染者可出现疲倦、发热等不适,随后出现厌食、恶心、呕吐、腹痛及黄疸等症状,伴随肝脏肿大及转氨酶明显升高。该病较典型,具有自限性,不会转为慢性疾病或有临床后遗症。

妊娠期戊肝多为暴发性,病情较重。随着妊娠时间增长死亡率逐渐增加,孕晚期急性感染患者死亡率可达 20%[53]。**母体感染可引起胎儿或新生儿死亡。暴发性戊肝应及时入 ICU 治疗,必要时需行肝脏移植。妊娠期重型戊肝的发病原因尚不明确,可能与细胞免疫减弱相关**[54]。

在美国,戊肝发病率很低,很少常规做戊肝检测,但如果急性肝炎患者曾接触过疫区或是相关血清学检测除外了甲型、乙型、丙型肝炎后,应考虑戊肝可能。缺少疫区旅游经历,不明确病原学的暴发性肝炎患者亦应行戊肝检测。血清中发现戊肝抗体即可诊断该病。血清中出现 M 免疫抗体(IgM)为急性感染期,既往感染者血清出现 G 免疫抗体(IgG)。通过多酶聚合反应(PCR)在血液中找到戊肝病毒比血清学检测更准确。戊肝检测一般在美国疾控中心(CDC)完成。通过提供健康饮用水等公共健康措施可预防该疾病。孕期应尽量避免去疫区旅游、不饮用疫区水源,不食用疫区未熟的海鲜及蔬菜,不食用经污染水源清洗的水果。表 47-2 总结了孕期戊肝及受严重妊娠影响的肝病临床表现、诊断依据及治疗方法。

表 47-2　严重受妊娠影响的肝病孕期临床表明及治疗

疾病名称	症状、体征	实验室检查	治疗
戊肝	厌食、恶心、呕吐,右上腹痛,腹痛、黄疸、肝大	转氨酶升高明显,轻度黄疸,IgM 抗体,PCR 可发现戊肝病毒	通过公共健康措施预防;不喝疫水
急性间歇性血卟啉症	弥漫性腹痛、呕吐、便秘、神经精神症状	尿中胆色素原及 δ-氨基乙酰丙酸升高	血红素治疗;肠外高糖治疗;避免使用诱发药物及空腹;使用麻醉药或吩噻嗪减轻精神症状
布加综合征	腹痛、肝大、腹水	胆红素及碱性磷酸酶中度升高,肝酶相对正常,多普勒超声,肝静脉造影术,MRA 显示肝静脉无血流信号	低盐饮食;利尿剂;抗凝(需权衡利弊);急性血栓时溶栓或行血管形成术;但孕期缺少相关数据

慢性乙型病毒性肝炎

妊娠不加重慢性乙肝患者的病情[55]。尽管妊娠期免疫耐受的存在,但慢性乙肝患者孕期较少出现病情急性活动。分娩时母体可将乙肝病毒传给新生儿[56]。垂直传播的概率在 HBeAg 阳性患者中可达 90%,HBeAg 阴性患者为 25%[57]。由于被感染新生儿将来极可能变成慢性乙肝病毒携带者并且成年后发展为肝癌的风险极大,因此围产期母婴传播问题在临床上至关重要。在美国,所有孕妇都要常规做乙肝表面抗原(HBsAg)检测[55]。为预防新生儿感染,急性或慢性乙肝孕妇娩出的新生儿产后应立即注射乙肝免疫球蛋白(被动免疫)、接种乙肝疫苗(主动免疫)[58]。近期数据显示慢性乙肝患者妊娠期使用拉米夫定及替诺福韦可安全、有效地降低病毒载量。目前该治疗方法仍在积极探索中[59,60]。

慢性丙型病毒性肝炎

由于妊娠期免疫功能的减退[61],慢性丙肝患者孕期虽有病毒复制增加但肝功能可以暂时维持正常,这种现象的机制目前并不清楚。但慢性丙肝患者妊娠期肝脏疾病会逐渐进展,已有证据表明妊娠期丙肝患者肝纤维化比率升高。丙肝母婴垂直传播的概率为 5%[62],远低于乙肝传染率,病毒载量检测不到的丙肝患者很难发生母婴传染,传染率<2%。相反,如若合并 HIV 阳性,其传染率可高达 20% ~40%。为发现潜在感染,新生儿娩出后 18 个月内均要定期进行丙肝相关检测。使用抗病毒药物可使丙肝病毒量低于下限,无法被检测出,但在孕期使用的安全性尚需要大样本的数据支持[63]。

威尔逊病(Wilson's Disease)

早期威尔逊病患者不伴肝硬化时,具有正常的生育能力,可妊娠。由于孕期血清铜和铜蓝蛋白出现增加[64],为减少由于疾病进展引起的母儿死亡率,孕期需维持治疗。有研究表明三乙烯强化四胺或锌疗法治疗威尔逊病无明显胎儿毒性,可在孕期使用,但相关研究仍较少,其安全性问题有待数据支持[65]。D-青霉胺有潜在的胎儿毒性,在有其他可选择的治疗方式时不推荐其在妊娠期使用。威尔逊病伴有肝硬化的患者妊娠期胎儿生长受限、子痫前期等并发症的发生风险增加。

自身免疫性肝炎

自身免疫性肝炎患者孕期需继续免疫治疗。糖皮质激素在美国食品与安全管理局(FDA)分类中列为 B 级,因此在孕期使用时相对安全[66]。完全代偿、病情控制良好的自身免疫性肝炎患者妊娠期继续免疫治疗能很好地耐受妊娠,围产期并发症稍有增加[66,67]。由于妊娠期胆汁淤积的原因,该病患者血清中胆红素及碱性磷酸酶等肝脏指标可出现可逆性的增加。妊娠期中断免疫治疗的患者病情会出现急剧恶化。

肝血管瘤、肝囊肿和肝脓肿

肝血管瘤是肝脏最常见的良性肿瘤。多数直径小于 5 厘米的肝血管瘤是无症状的,其在孕期并无特殊表现。少数临床症状为右上腹疼痛,腹胀及恶心,恶心多由于血管瘤与邻近脏器发生挤压后引起。消耗性凝血病(表现为溶血、血小板减少和低蛋白血症,又称卡-梅利特综合征)、肝内出血及自发性肝破裂为其孕期严重的并发症。随着肝血管瘤体积增加,发生上述并发症的风险相应增加。尽管孕期上述并发症发生率极低,但症状的进展以及肿瘤短期快速增长,应引起警惕。在一项关于 20 例较大血管瘤患者的回顾分析中,只有一例发生肝脏自发破裂,一例在孕 27 周出现肝内出血[68]。几乎所有的肝血管瘤都相对稳定,因此孕期可密切观察,不需要介入治疗。孕期可用 MRI 监测血管瘤大小变化,因其相比于 CT 灵敏度及精确度高,对胎儿风险性小。

肝脏局灶性结节性增生是较常出现的肝脏良性占位。由于其常无临床症状,通常是产检时行 B 超检查发现[13,46]。可能由于孕期雌激素水平升高,肝脏局灶性结节性增生可于孕期变大,多数患者孕期可观察,不需治疗。尽管妊娠期子宫体积不断增大,肝脏局灶性结节性增生很少引起肝内出血或胆管堵塞[68-70]。该病临床上可表现为腹痛、黄疸或低血压。手术治疗可缓解上述症状[69,70]。

肝囊肿可单独存在,可能与多囊肾、肝脏恶性肿瘤、阿米巴虫或包虫感染有关[69,71]。化脓性肝脓肿多由胆管炎、阑尾炎或憩室炎引起[69,70]。抗感染治疗及经皮穿刺引流是治疗肝囊肿可行的治疗办法。

肝细胞癌和肝转移癌

肝细胞癌常继发于慢性肝炎肝硬化、血色沉着病及酗酒者。妊娠期少见[69,70]。诊断延误及免疫抑制导致预后较差。腹部 B 超监测高风险患者可早期诊断肝癌[69,72]。变异的肝细胞癌常发生于年轻女性,预后较好。另外,结肠癌可于妊娠期出现肝转移[5]。

严重受妊娠影响的肝脏疾病

肝腺瘤

肝腺瘤是由高雌激素血症引起的良性肝脏肿瘤,由腺瘤细胞组成(体积大于肝脏细胞)。妊娠可使肝腺瘤生长,逐渐出现恶心、呕吐及右上腹痛的症状,甚至引起腺瘤出血及破裂。MRI 显示肝腺瘤界限良好,在 T2 加权像为高信号,加入钆造影剂后信号进一步增强。有症状、直径大于 5 厘米或有出血表现的肝腺瘤应手术切除后怀孕,如果于孕期首次诊断,亦应考虑手术,评估切除的可能[73]。

急性间歇性血卟啉症(AIP)

血卟啉症是少见病,由多种血红素生物合成酶缺陷引起,导致毒性卟啉前体在体内积聚。AIP 由胆色素原脱氨酶缺陷引起,是最常见的肝卟啉,发病率为 1/10 000。该病为不完全性常染色体显性遗传病[74],受性激素水平等环境因素影响较大。女性患者比男性患者症状严重,当口服避孕药、月经期间及妊娠时症状会加重[74,75]。约 1/3 的女性患者于孕期或产后首次诊断为该病。妊娠剧吐是常见的诱因,临床上常表现为弥漫性腹痛,其他症状包括呕吐、便秘及神经精神异常[74]。自主神经紊乱可引起心动过速、高血压及肠梗阻。与其他血卟啉症不同,AIP 缺少皮肤异常表现。该病可于孕期复发。

妊娠期诊断不明的腹痛均应考虑 AIP 的可能。尿中胆色素原及 δ-氨基乙酰丙酸水平的升高可诊断该病[74]。避免使用诱发药物、避免空腹,行血色素及肠外高糖疗法是目前主要的治疗手段[74]。同时使用麻醉止痛药或吩噻嗪类治疗腹痛、恶心、呕吐等有关症状。AIP 母体死亡率不足 10%,胎儿死亡率为 13%,新生儿低重儿发生率较高[74,75]。建议女性孕前进行遗传咨询。

镰状细胞血红蛋白病

镰状细胞血红蛋白病包括血红蛋白 SS,血红蛋白 SC,血红蛋白 S/β-地中海贫血,是孕期最常见的血液疾病(详见 44 章)。黑种人是主要的发病人群。患者妊娠期易出现子痫前期、子痫及镰状细胞危象[76,77]。该病患者可出现局部缺血,包括四肢、关节及腹部脏器等多脏器的微梗死[77],在镰状细胞危象时可出现剧烈的腹痛。血红蛋白 SS 患者妊娠期急性胆囊炎发生率升高[41,77]。其母体死亡率为 1/1000,是正常人群的 6 倍[77]。镰状细胞血红蛋白病亦显著增加胎儿死亡率[76]。由于胎盘血流灌注的减少,常引起胎儿宫内生长受限、低重儿及早产等母儿并发症。

门静脉高压

由于雌激素及其他内分泌激素代谢异常,肝硬化患者可出现不排卵及闭经现象,因此不易受孕[78]。但完全代偿的早期肝硬化患者生育能力不受影响。妊娠期血容量增多,最多可增至孕前血容量的 40%[79]。血清醛固酮、雌激素及肾素增加引起的钠潴留是门静脉高压最主要的原因,其次为孕期血流量增加导致的水潴留[79]。母体心输出量亦随血容量增加而增加。

血容量、心输出量增加以及妊娠子宫压迫下腔静脉引起的血管阻力增加,导致门静脉压生理性增加。妊娠期间血液分流至门体静脉侧支,使门静脉压进一步增加,出现食管曲张静脉,进而导致曲张静脉压力增加出现破裂出血。合并门脉高压的孕妇静脉曲张破裂出血的发生率为 30%,已有食管静脉曲张的孕妇曲张静脉出血发生率可高达 75%[79]。由于孕中期门静脉压达到峰值,以及分娩时瓦尔萨尔瓦动作增加了周围静脉的阻力,因此曲张静脉破裂出血最常出现于孕中期及分娩时。

妊娠会影响肝硬化患者的肝功,约 25% 的肝硬化患者孕期出现肝衰竭,其他 75% 患者肝功能多能维持稳定[80]。妊娠期肝病的治疗均要考虑胎儿毒性,肝硬化患者孕期母体死亡率可高达 10%[78],其妊娠结局较差,胎儿存活率只有 60%[81]。且随着肝硬化程度的加重妊娠结局加重[81]。不伴肝硬化的门脉高压多由门静脉受阻或肝纤维化引起,此类患者生育能力好于伴有肝硬化者,因此妊娠合并门脉高压患者中,多不伴有肝硬化。不伴肝硬化的门脉高压患者肝功能较好,凝血疾病及血小板减少症发生率低,曲张静脉出血引起肝衰竭的风险较低,因此相比于伴有肝硬化的门脉高压患者,曲张静脉破裂出血导致母体死亡的发生率亦低。

对有静脉曲张破裂出血病史及肝功能较差计划妊娠的患者,需告知其孕期具有较高的肝脏失代偿、曲张静脉破裂出血风险及较差的胎儿结局。亦需告知其后代患有遗传学肝病(如 α1-抗胰蛋白酶缺乏症)或感染病毒性肝炎(如乙型病毒性肝)的风险。肝功能代偿良好且无静脉曲张出血史的慢性肝炎患者妊娠前需通过消化道内镜检查行风险评估。相比于无食管静脉曲张的患者,妊娠期合并食管静脉曲张的患者出现静脉曲张破裂的风险增高。对于这部分患者建议孕期使用肾上腺 β 受体阻滞剂降低门静脉压,但应告知使用药物可致使的胎儿并发症如胎儿心动过缓或胎儿生长受限。

约 2.5% 的肝硬化患者孕期出现脾动脉破裂,因此合并门脉高压的患者孕期在常规行盆腔 B 超检查时亦应行腹部多普勒 B 超,监测有无脾动脉血管瘤的存在。血素沉着病患者孕期禁用铁剂,其他慢性肝病患者如慢性丙肝患者亦不建议使用铁剂。孕期需连续监测肝功指标及凝血项等。孕期内脏出血的治疗同非孕期,基础治疗为内镜食管静脉曲张结扎或硬化术(同前所述)。奥曲肽常于内镜治疗前使用,非孕患者可在内镜治疗后几天连续使用。关于奥曲肽用于治疗妊娠合并垂体肿瘤者已有多篇个案报道,且妊娠结局良好[82]。孕期使用普萘洛尔治疗门脉高压是有效的,但可引起胎儿心动过缓或胎儿生长受限(前已述)。分娩时,为降低门脉高压,应尽量缩短第二产程。严格控制液体入量,使用任何抗凝药物使用前需进行评估,以最大程度减少产后内脏出血的可能[79]。

布加综合征

布加综合征（*Budd-Chiari syndrome*）是因肝静脉血栓或者闭锁引起肝静脉压力增加，从而引起门静脉压升高或肝坏死的一类疾病[83]。先天性血管畸形或高凝血症是该病的另一原因。布加综合征在人群中比较罕见，但妊娠时高凝状态易诱发此病[84,85]，妊娠人群中发病率很低，通常发生于妊娠晚期或产褥期，以腹痛、肝大及腹水为主要临床表现[84,85]。急性、慢性临床表现均可，血清中胆红素、碱性磷酸酶中度升高伴肝酶轻、中度升高。**布加综合征可通过多普勒超声、肝静脉血管造影或核磁共振血管造影诊断**[84-86]。如未治疗，患者一般可活十年，**肝移植是最有效的治疗**。选择性溶栓治疗、外科手术或放射治疗降低门静脉高压治疗难治性腹水或内脏出血亦有报道[84,85]。孕期可长期行抗凝治疗预防血栓形成，但需警惕出血可能，尤其在分娩时[87]。妊娠结局通常较好，但胎儿死亡率仍高达30%[87]。围产期出现布加综合征并行肝移植术后再次妊娠的患者可获得良好的妊娠结局[86]。

肝移植后妊娠

尽管肝硬化患者不易妊娠，但肝移植后肝功能恢复良好的肝硬化患者可恢复生育力。**肝移植后妊娠者孕期仍应继续免疫治疗**。他克莫司和硫唑嘌呤在孕期使用是安全的。如需妊娠，吗替麦考酚酯应提前停药（详见39章）。肝移植术后肝功能恢复良好者可较好耐受妊娠，妊娠期高血压、子痫前期、使用免疫抑制剂相关的感染、急性肝排斥反应是孕期可能出现的母体并发症[88]。此外，使用糖皮质激素可引起妊娠期糖尿病。胎儿结局差异较大，胎死宫内、围产儿死亡发生率较高，其次为早产、低重儿，但70%新生儿结局良好[88]。

妊娠特发性肝病

孕期酗酒

约有10%的孕妇于孕期酗酒[89]。酒精可引起中枢神经系统缺陷（详见第8章）以及胎儿乙醇综合征，以面部畸形如人中平滑、胎儿生长受限及中枢神经系统发育缺陷为特征。孕早期酗酒会导致胎儿脑部畸形，如脑容量减少。受累胎儿偶有肝功能异常，可表现为肝大、脂肪肝、血清中肝酶及碱性磷酸酶升高[90]。

妊娠剧吐引起的肝病

约15%的妊娠剧吐患者出现肝功能异常，以血清肝酶升高为主要表现，亦可伴黄疸及瘙痒[91]，可能与剧吐引起脱水、营养不良及电解质紊乱有关，反复呕吐及代谢异常引起肝功能轻度改变。（详见第6章）

单纯疱疹病毒性肝炎

单纯疱疹病毒性肝炎在孕期发病率很低。孕期出现的一半以上患者为免疫力低下引起。该病毒易出现扩散，加之诊断延误，导致此病孕期死亡率高[92]。在发热、上呼吸道感染等前驱症状后患者出现典型的临床表现，包括右上腹部疼痛、肝酶重度升高以及轻中度高胆红素血症。口腔、生殖器血管黏膜疱疹伴转氨酶升高时应考虑该病。感染组织病理分析或病毒分离培养找到单纯疱疹病毒可确诊该病。不同于急性妊娠期脂肪肝或肝病相关子痫前期患者，单纯疱疹病毒性肝炎不建议过早终止妊娠，推荐阿昔洛韦抗病毒治疗。表47-3总结了单纯疱疹病毒性肝炎及妊娠特发性肝病孕期的临床表现及治疗方法。

表47-3　严重受妊娠影响常见肝病的临床表现及治疗

疾病名称	症状、体征	实验室检查	治疗
单纯疱疹病毒性肝炎	在发热、上呼吸道感染等前驱症状后出现上腹部疼痛；口腔、生殖器血管黏膜疱疹	转氨酶升高明显，胆红素中度升高，感染组织中行病毒分离培养找到单纯疱疹病毒可确诊该病	阿昔洛韦或其他抗病毒药物治疗
妊娠期肝内胆汁淤积症	严重瘙痒，偶伴厌食、恶心	胆红素、碱性磷酸酶、转氨酶中度升高，总胆汁酸升高可确诊	推荐使用熊去氧胆酸治疗（其他药物如抗组胺药、苯巴比妥、考来烯胺亦可），终止妊娠可快速、完全缓解症状
急性妊娠期脂肪肝	厌食、恶心、呕吐、全身不适、疲倦及右上腹痛	变异的，轻度增高的肝功能检测（LFTs），肝影像学检查可排除其他肝脏疾病；行LCHAD突变检查；长链3羟酰代谢产物堆积；活检可见肝细胞脂肪样变；病情严重患者可出现DIC	对症治疗（如DIC时输血治疗）母体病情稳定后尽快终止妊娠；产后症状很快恢复

妊娠期肝内胆汁淤积症(ICP)

ICP 在美国发病率为 2/10 000,但在欧洲发病率可高达 2‰[93],主要症状为瘙痒,由胆汁淤积以及胆管内胆盐积聚引起,常发生于孕晚期,手掌及脚掌瘙痒明显,常于夜间加重。瘙痒严重时可引起患者神经系统衰弱。偶有厌食,恶心和呕吐。病因与遗传倾向(智利阿洛柯语地区发生率高,且有家族聚集倾向)、妊娠期高雌激素血症及孕激素代谢异常所致胆汁淤积效应有关[79]。编码微管微脂泵蛋白的多耐药 3 型基因缺陷时也可引起本病[94]。除外家庭遗传因素,多次妊娠史以及前次妊娠 ICP 病史亦会增加 ICP 发生率。ICP 患者总胆汁酸会短期内快速上升,尤以结合胆汁酸以及胆酸上升明显[79,94,95]。患者会出现轻度高胆红素血症,以结合胆红素升高为主,约10% 患者出现黄疸。血清碱性磷酸酶中度升高,转氨酶成倍升高,但 γ-谷氨酸转肽酶正常,且肝脏显像提示肝细胞及肝脏解剖正常[94]。肝脏活检显示肝细胞内胆汁沉积,胆小管胆汁淤积,不伴神经炎表现。合并 ICP 患者发生妊娠期糖尿病风险亦升高。

推荐使用熊去氧胆酸治疗 ICP[96],可使胆汁酸降至正常,并且通过促进胆汁酸分泌减轻瘙痒症状[97]。其他减轻瘙痒或降胆酸的治疗药物包括羟嗪、抗组胺药、苯巴比妥、考来烯胺及 S-腺苷蛋氨酸[79]。

分娩后胆汁淤积快速、完全缓解,母儿结局通常较好,不会遗留后遗症,但可增加产后胆石症的风险。胆汁淤积本身或使用考来烯胺治疗胆汁淤积症的患者可出现轻度脂肪痢,导致维生素 K 吸收减少、维生素 K 缺乏,增加了产后出血的风险,因此孕期尤其是分娩时应监测凝血酶原时间,必要时可行维生素 K 注射减少出血。ICP可增加胎儿不良结局风险,如胎粪性肠梗阻、早产及胎停育。因此,产前应每两周行一次胎儿无应激试验。在无法行无应激试验的医疗机构,孕 37 周前应考虑终止妊娠[98]。2/3 的 ICP 患者再次怀孕时会复发。

急性妊娠期脂肪肝(AFLP)

AFLP 发生率极低,是以肝脂肪变伴线粒体功能障碍为特征的严重疾病,是遗传性染色体突变导致的长链 3 羟酰辅酶 A(LCHAD)(脂肪酸 β 氧化酶的一种)缺乏引起的[4]。G1528C 突变是引起 AFLP 最常见原因[99],可使胎儿、胎盘产生的长链 3 羟酰代谢产物堆积,该产物具有肝毒性。AFLP 常发生于孕晚期,极少发生于产后[83,100],发生率为 1/10 000 妊娠[2,3],常发生于初产妇及双胎妊娠者,约一半的患者有子痫前期的表现[100-102]。

最初症状包括厌食、恶心、呕吐、全身不适、疲倦及头痛,不具有特异性[83,100]。约一半患者有胃肠或右上腹痛,一半患者有妊娠期高血压[101,102]。体格检查可有肝区疼痛,通常无肝大。血转氨酶及胆红素水平不同程度地升高,黄疸常于疾病晚期或产后出现。病情严重患者典型的实验室指标包括:凝血酶原时间延长、低纤维蛋白血症、DIC 或肝功能失代偿引起的纤维素分解产物增多;其他实验室异常包括:血氨、尿酸、尿素氮、血肌酐升高[83,101,102]。肝影像学检查可有助于排除其他肝脏疾病,发现肝出血[101]。

肝活检可诊断 AFLP,但一般不建议肝活检,除非症状不典型或产后黄疸长期存在[2,101]。肝脏病理提示肝细胞胞浆内脂肪浸润但肝内结构保留、散在炎性病灶及坏死细胞[101,102]。AFLP 不发生纤维蛋白沉积,后者常出现于子痫前期或子痫患者中。AFLP 与严重的急性病毒性肝炎的区别在于前者转氨酶很少超过 1000U/L,且病毒检测阴性,肝病理结果中炎性渗出及坏死较少[83,99,101,102]。AFLP 难与 HELLP 综合征、并发 DIC 的子痫或子痫前期鉴别。

幸运的是上述所有疾病的有效治疗方法均为母体病情控制稳定后尽快终止妊娠。包括葡萄糖输注纠正肝功能失代偿引起的低糖血症,输注新鲜冰冻血浆或血小板纠正凝血障碍,输注红细胞纠正 DIC 出血引起的贫血,以及肝功失代偿后出现低白蛋白血症时给白蛋白治疗。其他并发症包括肺水肿、胰腺炎、尿崩症、痉挛、昏迷以及黄疸、肝性脑病、腹水以及内脏出血[101,102]。以上疾病具体治疗方法:肝性脑病时用乳果糖、肾衰时行血液透析、胃肠出血行输血及内镜检查治疗,治疗尿崩症时使用去安加压素。

多数患者产后临床症状很快得到改善,复查肝功能恢复正常。早期诊断、支持治疗、早期终止妊娠可降低母体死亡率。AFLP 胎儿死亡率为 10% ~ 15%[3,101,103]。患者及新生儿都应行 LCHAD 突变检查。基因检查可检测出G1528C 突变,但无法检测出其他少见的基因突变[104],AFLP 患者再次妊娠复发罕见[101]。

总 结

尽管妊娠期肝、胆、胰疾病相对发生率低,但由于可严重影响母儿结局,临床上应予以重视。妊娠期肝、胆、胰疾病通常比较复杂,临床面临许多难题,需要鉴别的疾病广泛,包括与妊娠相关及非相关的情况。患者病史、体格检查、实验室数据及影像学检查可协助诊断。推荐使用腹部超声作为影像学检查的手段。近年来由于诊断技术的提高、良好的母儿监测手段、早期诊断及合理的治疗,妊娠期许多重症肝病患者的母儿妊娠结局得到改善。

关键点

◆ 妊娠期肝胆疾病的种类繁多,包括与妊娠相关及非相关的疾病。某些疾病为妊娠期特有疾病,例如妊娠期肝内胆汁淤积症及急性妊娠期脂肪肝。

◆ 评价肝功能及胰腺受损的指标在妊娠期多会受到影响,如白蛋白降低,淀粉酶、碱性磷酸酶、胆汁酸、胆固醇及甘油三酯水平升高。尽管如此,这些实验室检查对于评价肝功及胰腺受损仍十分重要。

◆ 引起肝功受损的妊娠期疾病,例如子痫前期、子痫、HELLP综合征及AFLP,在产后会快速甚至完全恢复正常,因此分娩是治疗此类疾病最有效的方法。妊娠会加重门静脉高压,增加静脉曲张出血的风险。

◆ 同非妊娠期一样,内镜下结扎或硬化剂治疗是妊娠期食管静脉出血的一线治疗方法。

◆ 妊娠可增加急性戊性病毒肝炎的感染,加重肝细胞瘤病、急性间歇性血卟啉症及单纯疱疹病毒性肝炎的症状。

◆ 急性或慢性乙型病毒性肝炎患者分娩时,通过垂直传播增加新生儿感染风险。新生儿出生后,应通过被动免疫注射乙型免疫球蛋白及主动免疫接种乙肝疫苗预防感染。

参考文献

1. Ch'ng CL, Morgan M, Hainsworth I, Kingham JG. Prospective study of liver dysfunction in pregnancy in Southwest Wales. *Gut.* 2002;51: 876-880.
2. Knox TA, Olans LB. Liver disease in pregnancy. *N Engl J Med.* 1996;335: 569-576.
3. Riely CA. Liver disease in the pregnant patient; American College of Gastroenterology. *Am J Gastroenterol.* 1999;94:1728-1732.
4. Cappell MS, Friedel D. Abdominal pain during pregnancy. *Gastroenterol Clin North Am.* 2003;32:1-58.
5. Cappell MS. Colon cancer during pregnancy. *Gastroenterol Clin North Am.* 2003;32:341-383.
6. Delgado I, Neubert R, Dudenhauseu JW. Changes in white blood cells during parturition in mothers and newborns. *Gynecol Obstet Invest.* 1994;38:227-235.
7. Stirling Y, Woolf L, North WR, et al. Haemostasis in normal pregnancy. *Thromb Haemost.* 1984;52:176-182.
8. Phelps RL, Metzger BE, Freinkel N. Carbohydrate metabolism in pregnancy. XVII. Diurnal profiles of plasma glucose, insulin, free fatty acids, triglycerides, cholesterol, and individual amino acids in late normal pregnancy. *Am J Obstet Gynecol.* 1981;140:730-736.
9. Bean WB, Cogswell R, Dexter M. Vascular changes of the skin in pregnancy: vascular spiders and palmar erythema. *Surg Obstet Gynecol.* 1949; 88:739-752.
10. Bacq Y, Zarka O, Brechot JF, et al. Liver function tests in normal pregnancy: a prospective study of 103 pregnant women and 103 matched controls. *Hepatology.* 1996;23:1030-1034.
11. Knopp RH, Warth MR, Carrol CJ. Lipid metabolism in pregnancy. I. Changes in lipoprotein triglyceride and cholesterol in normal pregnancy and the effects of diabetes mellitus. *J Reprod Med.* 1973;10:95-101.
12. Goodwin TM. Hyperemesis gravidarum. *Clin Obstet Gynecol.* 1998; 41(3):597-605.
13. Derchi LE, Serafini G, Gandolfo N, Gandolfo NG, Martinoli C. Ultrasound in gynecology. *Eur Radiol.* 2001;11:2137-2155.
14. Shellock FG, Crues JV. MR procedures: biologic effects, safety, and patient care. *Radiology.* 2004;232:635-652.
15. Osei EK, Faulkner K. Fetal doses from radiological examinations. *Br J Radiol.* 1999;72:773-780.
16. Toppenberg KS, Hill DA, Miller DP. Safety of radiographic imaging during pregnancy. *Am Fam Physician.* 1999;59:1813-1820.
17. Cappell MS. The fetal safety and clinical efficacy of GI endoscopy during pregnancy. *Gastroenterol Clin North Am.* 2003;32:123-179.
18. Dixon NP, Faddis DM, Silberman H. Aggressive management of cholecystitis during pregnancy. *Am J Surg.* 1987;154:292-294.
19. Friedel D, Stavropoulos S, Iqbal S, Cappell MS. Gastrointestinal endoscopy in the pregnant woman. *World J Gastrointest Endosc.* 2014;6(5): 156-167.
20. Tang SJ, Mayo MJ, Rodriguez-Frias E, et al. Safety and utility of ERCP during pregnancy. *Gastrointest Endosc.* 2009;69(3):453-461.
21. Jamidar PA, Beck GJ, Hoffman BJ, et al. Endoscopic retrograde cholangiopancreatography in pregnancy. *Am J Gastroenterol.* 1995;90: 1263-1267.
22. Date RS, Kaushal M, Ramesh A. A review of the management of gallstone disease and its complications in pregnancy. *Am J Surg.* 2008;196: 599-608.
23. Pritchard JA. Changes in the blood volume during pregnancy and delivery. *Anesthesiology.* 1965;26:393-399.
24. Cappell MS, Colon VJ, Sidhom OA. A study of eight medical centers of the safety and clinical efficacy of esophagogastroduodenoscopy in 83 pregnant females with follow-up of fetal outcome with comparison control groups. *Am J Gastroenterol.* 1996;91:348-354.
25. Kochhar R, Kumar S, Goel RC, Sriram PV, Goenka MK, Singh K. Pregnancy and its outcome in patients with noncirrhotic portal hypertension. *Dig Dis Sci.* 1999;44:1356-1361.
26. Aggarwal N, Sawhney H, Vasishta K, Dhiman RK, Chawla Y. Noncirrhotic portal hypertension in pregnancy. *Int J Gynaecol Obstet.* 2001; 72:1-7.
27. Eddy JJ, Gideonsen MD, Song JY, et al. Pancreatitis in pregnancy. *Obstet Gynecol.* 2008;112(5):1075-1081.
28. Pitchumoni CS, Yegneswaran B. Acute pancreatitis in pregnancy. *World J Gastroenterol.* 2009;15(45):5641-5646.
29. Laraki M, Harti A, Bouderka MA, Barrou H, Matar N, Benaguida M. Acute pancreatitis and pregnancy. *Rev Fr Gynecol Obstet.* 1993;88: 514-516.
30. Ramin KD, Ramsey PS. Disease of the gallbladder and pancreas in pregnancy. *Obstet Gynecol Clin North Am.* 2001;28:571-580.
31. Lippi G, Albiero A, Salvagno GL, Scevarolli S, Franchi M, Guidi CC. Lipid and lipoprotein profile in physiologic pregnancy. *Clin Lab.* 2007;53:173-177.
32. Karsenti D, Bacq Y, Brechot JF, Mariotte N, Vol S, Tichet J. Serum amylase and lipase activities in normal pregnancy: a prospective case-control study. *Am J Gastroenterol.* 2001;96:697-699.
33. Briggs GG, Freeman RK, Yaffe SJ. Meperidine. In: *Drugs in pregnancy and lactation: a reference guide to fetal and neonatal risk.* Philadelphia: Lippincott Williams & Wilkins; 2005:999-1000.
34. Swisher SG, Schmit PJ, Hunt KK, et al. Biliary disease during pregnancy. *Am J Surg.* 1994;168(6):576-579.
35. Barthel JS, Chowdhury T, Miedema BW. Endoscopic sphincterotomy for the treatment of gallstone pancreatitis during pregnancy. *Surg Endosc.* 1998;12:394-399.
36. Legro RS, Laifer SA. First-trimester pancreatitis: maternal and neonatal outcome. *J Reprod Med.* 1995;40:689-695.
37. Badgett T, Feingold M. Total parenteral nutrition in pregnancy: case review and guidelines for calculating requirements. *J Matern Fetal Med.* 1997;6(4):215-217.
38. Van Bodegraven AA, Bohmer CJ, Manoliu RA, et al. Gallbladder contents and fasting gallbladder volumes during and after pregnancy. *Scand J Gastroenterol.* 1998;33:993-997.
39. Valdivieso V, Covarrubias C, Siegel F, Cruz F. Pregnancy and cholelithiasis: pathogenesis and natural course of gallstones diagnosed in early puerperium. *Hepatology.* 1993;17:1-4.
40. Ko CW, Beresford SA, Schulte SJ, Matsumoto AM, Lee SP. Incidence, natural history, and risk factors for biliary sludge and stones during pregnancy. *Hepatology.* 2005;41(2):359-365.
41. Davis A, Katz VL, Cox R. Gallbladder disease in pregnancy. *J Reprod Med.* 1995;40:759-762.
42. Ghumman E, Barry M, Grace PA. Management of gallstones in pregnancy. *Br J Surg.* 1997;84:1645-1650.
43. Date RS, Kaushai M, Ramesh A. A review of the management of gallstone disease and its complications in pregnancy. *Am J Surg.* 2008;196(4):

599-608.

44. Glasgow RE, Visser BC, Harris HW, et al. Changing management of gallstone disease during pregnancy. *Surg Endosc.* 1998;12:241-246.

45. Dashe JS, Gilstrap LC 3rd. Antibiotic use in pregnancy. *Obstet Gynecol Clin North Am.* 1997;24:617-629.

46. Snady H. Endoscopic ultrasonography in benign pancreatic disease. *Surg Clin North Am.* 2001;81:329-344.

47. Jelin EB, Smink DS, Vernon AH, Brooks DC. Management of biliary tract disease during pregnancy: a decision analysis. *Surg Endosc.* 2008;22(1):54-60.

48. Wu DQ, Zhang LX, Wang QS, Tan WH, Hu SJ, Li PL. Choledochal cysts in pregnancy: case management and literature review. *World J Gastroenterol.* 2004;10(20):3065-3069.

49. Hewitt PM, Krige JE, Bornman PC, Terblanche J. Choledochal cyst in pregnancy: a therapeutic dilemma. *J Am Coll Surg.* 1995;181:237-240.

50. Nassar AH, Chakhtoura N, Martin D, Parra-Davila E, Sleeman D. Choledochal cysts diagnosed in pregnancy: a case report and review of treatment options. *J Matern Fetal Med.* 2001;10:363-365.

51. Elinav E, Ben-Dov IZ, Shapira Y, et al. Acute hepatitis A infection in pregnancy is associated with high rates of gestational complications and preterm labor. *Gastroenterology.* 2006;130:1129-1134.

52. Potthoff A, Rifai K, Wedemeyer H, Deterding K, Manns M, Strassburg C. Successful treatment of fulminant hepatitis B during pregnancy. *Z Gastroenterol.* 2009;47:667-670.

53. Kumar A, Beniwal B, Kar P, Sharma JB, Murthy NS. Hepatitis E: In pregnancy. *Obstet Gynecol Surv.* 2005;60:7-8.

54. Kar P, Jilani N, Husain SA, et al. Does hepatitis E viral load and genotypes influence the final outcome of acute liver failure during pregnancy? *Am J Gastroenterol.* 2008;103(10):2495-2501.

55. Jonas MM. Hepatitis B and pregnancy: an underestimated issue. *Liver Int.* 2009;29(suppl 1):133-139.

56. Arevalo JA. Hepatitis B in pregnancy. *West J Med.* 1989;150:668-674.

57. Tong MJ, Thursby M, Rakela J, McPeak C, Edwards VM, Mosley JW. Studies on the maternal-infant transmission of the viruses which cause acute hepatitis. *Gastroenterology.* 1981;80:999-1004.

58. Vranckx R, Alisjahbana A, Meheus A. Hepatitis B virus vaccination and antenatal transmission of HBV markers to neonates. *J Viral Hepat.* 1999;6:135-139.

59. Shi Z, Yang Y, Li X, Schreiber A. Lamivudine in late pregnancy to interrupt in utero transmission of hepatitis B. *Obstet Gynecol.* 2010;116:147-159.

60. Trepo C, Chan HL, Lok A. Hepatitis B virus infection. *NEJM.* 2014;384:2053-2063.

61. Conte D, Fraquelli M, Prati D, Colucci A, Minola E. Prevalence and clinical course of chronic hepatitis C virus (HCV) infection and rate of HCV vertical transmission in a cohort of 15,250 pregnant women. *Hepatology.* 2000;31:751-755.

62. Su GL. Hepatitis C in pregnancy. *Curr Gastroenterol Rep.* 2005;7:45-49.

63. Webster DP, Klenerman P, Dusheiko GM. Hepatitis C. *Lancet.* 2015;385:1124-1135.

64. Walshe JM. The management of pregnancy in Wilson's disease treated with trientine. *Q J Med.* 1986;58:81-87.

65. Brewer GJ, Johnson VD, Dick RD, Hedera P, Fink JK, Kluin KJ. Treatment of Wilson's disease with zinc. XVII: treatment during pregnancy. *Hepatology.* 2000;31:364-370.

66. Aggarwal N, Chopra S, Sun V, Sikka P, Dhiman RK, Chawla Y. Pregnancy outcome in women with autoimmune hepatitis. *Arch Gynecol Obstet.* 2011;284(1):19-23.

67. Heneghan MA, Norris SM, O'Grady JG, Harrison PM, McFarlane IG. Management and outcome of pregnancy in autoimmune hepatitis. *Gut.* 2001;48:97-102.

68. Cobey FC, Salem RR. A review of liver masses in pregnancy and proposed algorithm for their diagnosis and management. *Am J Surg.* 2004;187:181-191.

69. Athanassiou AM, Craigo SD. Liver masses in pregnancy. *Semin Perinatol.* 1998;22:166-177.

70. Maged DA, Keating HJ 3rd. Noncystic liver mass in the pregnant patient. *South Med J.* 1990;83:51-53.

71. Kesby GJ. Pregnancy complicated by symptomatic adult polycystic liver disease. *Am J Obstet Gynecol.* 1998;179:266-267.

72. Entezami M, Hardt W, Ebert A, Runkel S, Becker R. Hepatocellular carcinoma as a rare cause of excessive rise in alpha-fetoprotein in pregnancy. *Zentralbl Gynakol.* 1999;121:503-505.

73. Wilson CH, Manas DM, French JJ. Laparoscopic liver resection for hepatic adenoma in pregnancy. *J Clin Gastroenterol.* 2011;45(9):828-833.

74. Jeans JB, Savik K, Gross CR, et al. Mortality in patients with acute intermittent porphyria requiring hospitalization: a United States case series. *Am J Med Genet.* 1996;65:269-273.

75. Milo R, Neuman M, Klein C, Caspi E, Arlazoroff A. Acute intermittent porphyria in pregnancy. *Obstet Gynecol.* 1989;73:450-452.

76. Smith JA, Espeland M, Bellevue R, Bonds D, Brown AK, Koshy M. Pregnancy in sickle cell disease: experience of the Cooperative Study of Sickle Cell Disease. *Obstet Gynecol.* 1996;87:199-204.

77. Villers MS, Jamison MG, de Castro LM, James AH. Morbidity associated with sickle cell disease in pregnancy. *Am J Obstet Gynecol.* 2008;199(2):125 e1-125 e5.

78. Joshi D, James A, Quaglia A, Westbrook RH, Heneghan MA. Liver disease in pregnancy. *Lancet.* 2010;375(9714):594-605.

79. Sandhu BS, Sanyal AJ. Pregnancy and liver disease. *Gastroenterol Clin North Am.* 2003;32:407-436.

80. Tan J, Surti B, Saab S. Pregnancy and cirrhosis. *Liver Transpl.* 2008;14(8):1081-1091.

81. Westbrook RH, Yeoman AD, O'Grady JG, Harrison PM, Devlin J, Heneghan MA. Model for end-stage liver disease score predicts outcome in cirrhotic patients during pregnancy. *Clin Gastroenterol Hepatol.* 2011;9:694-699.

82. Chandraharan E, Arulkumaran S. Pituitary and adrenal disorders complicating pregnancy. *Curr Opin Obstet Gynecol.* 2003;15:101-106.

83. Wolf JL. Liver disease in pregnancy. *Med Clin North Am.* 1996;80:1167-1187.

84. Singh V, Sinha SK, Nain CK, et al. Budd-Chiari syndrome: our experience of 71 patients. *J Gastroenterol Hepatol.* 2000;15:550-554.

85. Slakey DP, Klein AS, Venbrux AC, Cameron JL. Budd-Chiari syndrome: current management options. *Ann Surg.* 2001;233:522-527.

86. Salha O, Campbell DJ, Pollard S. Budd-Chiari syndrome in pregnancy treated by caesarean section and liver transplant. *Br J Obstet Gynaecol.* 1996;103:1254-1256.

87. Rautou PE, Angermayr B, Garcia-Pagan JC, et al. Pregnancy in women with known and treated Budd-Chiari syndrome: maternal and fetal outcomes. *J Hepatol.* 2009;51:47-54.

88. Nagy S, Bush MC, Berkowitz R, Fishbein TM, Gomez-Lubo V. Pregnancy outcome in liver transplant recipients. *Obstet Gynecol.* 2003;102(1):121-128.

89. *Morbidity and Mortality Weekly Report.* Alcohol Use and Binge Drinking Among Women of Childbearing Age: United States, 2006–2010. Available at <http://www.cdc.gov/mmwr/preview/mmwrhtml/mm6128a4.htm?s_cid=mm6128a4_e>.

90. Lefkowitch JH, Rushton AR, Feng-Chen KC. Hepatic fibrosis in fetal alcohol syndrome: pathologic similarities to adult alcoholic liver disease. *Gastroenterology.* 1983;85:951-957.

91. Abell TL, Riely CA. Hyperemesis gravidarum. *Gastroenterol Clin North Am.* 1992;21(4):835-849.

92. Kang AH, Graves CR. Herpes simplex hepatitis in pregnancy: a case report and review of the literature. *Obstet Gynecol Surv.* 1999;54:463-468.

93. Davidson KM. Intrahepatic cholestasis of pregnancy. *Semin Perinatol.* 1998;22:104-111.

94. Bacq Y, Sapey T, Brechot MC, Pierre F, Fignon A, Dubois F. Intrahepatic cholestasis of pregnancy: a French prospective study. *Hepatology.* 1997;26(2):358-364.

95. Heikkinen J. Serum bile acids in the early diagnosis of intrahepatic cholestasis of pregnancy. *Obstet Gynecol.* 1983;61:581-587.

96. Pathak B, Shaibani L, Lee RH. Cholestasis of pregnancy. *Obstet Gynecol Clin North Am.* 2010;37:269-282.

97. Kondrackiene J, Beurs U, Kupcinkas L. Efficacy and safety of ursodeoxycholic acid versus cholestyramine in intrahepatic cholestasis of pregnancy. *Gastroenterology.* 2005;129(3):894-901.

98. Rioseco AJ, Ivankovic MB, Manzur A, et al. Intrahepatic cholestasis of pregnancy: a retrospective case-control study of perinatal outcome. *Am J Obstet Gynecol.* 1994;170:890-895.

99. Rajasri AG, Srestha R, Mitchell J. Acute fatty liver of pregnancy (AFLP): an overview. *J Obstet Gynaecol.* 2007;27(3):237-240.

100. Monga M, Katz AR. Acute fatty liver in the second trimester. *Obstet Gynecol.* 1999;93:811-813.

101. Castro MA, Fassett MJ, Reynolds TB, et al. Reversible peripartum liver failure: a new perspective on the diagnosis, treatment, and cause of acute fatty liver of pregnancy, based on 28 consecutive cases. *Am J Obstet Gynecol.* 1999;181:389-395.

102. Mabie WC. Acute fatty liver of pregnancy. *Gastroenterol Clin North Am.* 1992;21:951-960.

103. Pereira SP, O'Donohue J, Wendon J, Williams R. Maternal and perinatal outcome in severe pregnancy-related liver disease. *Hepatology.* 1997;26:1258-1262.

104. Bellig LL. Maternal acute fatty liver of pregnancy and the associated risk for long-chain 3-hydroxyacyl-coenzyme a dehydrogenase (LCHAD) deficiency in infants. *Adv Neonatal Care.* 2004;4(1):26-32.

最后审阅　杨金英

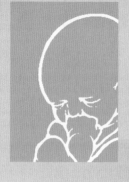

第48章

妊娠期胃肠道疾病

原著　MITCHELL S. CAPPELL

翻译与审校　贺芳,陈敦金,施文良

女性常有胃肠道疾病(GI)和症状,育龄期也不例外[1]。妊娠期胃肠道疾病的诊治较为独特,有一定的挑战性。首先,孕期的鉴别诊断很多。除了与妊娠无关的胃肠道疾病、产科疾病、与妊娠相关的妇科疾病或孕期伴发的其他腹腔疾病均可引起孕妇的胃肠道症状。此外,还有孕期独有的胃肠疾病,如妊娠剧吐(hyperemesis gravid,HG)。第二,胃肠道疾病的临床表现和自然病史可能会因为妊娠而改变,如后述的阑尾炎。第三,妊娠也会影响诊断学检查。例如,孕期进行影像学检查和介入检查时总会担心胎儿安全。第四,孕期的治疗决策需同时考虑母胎双方。因为对母体有利的往往对胎儿也有利,母体和胎儿的利益通常不会有冲突。但有时考虑到药物的致畸作用,必须将母体的治疗换成更安全的药物,例如,将可致流产的、在孕期禁忌使用的米索前列醇换成 H_2 受体拮抗剂[2-3]。母体和胎儿利益完全冲突的情况较为罕见,如治疗母体癌症的化疗药物可以拯救母体的生命,而对胎儿有可能致命。这些冲突为医学、法律和伦理学带来重大的课题。

妇产科医生、胃肠科医生和外科医生应熟悉在孕期可能出现的内、外科 GI 疾病,并且熟悉这些疾病和妊娠之间是如何相互影响的。本章将讨论妊娠期 GI 症状和疾病,并侧重于妊娠期各方面的特殊性。

妊娠生理对腹部疾病的影响

孕期子宫增大导致内脏移位,腹部检查也随之改变。例如,不断长大的孕期子宫使得阑尾移位,急性阑尾炎时腹部最痛点和压痛点向上、向外移位。腹肌紧张和反跳痛,孕期仍是准确的腹膜炎指征。但妊娠晚期腹壁松弛,加上妊娠子宫介于阑尾和前腹壁之间,可能会掩盖腹膜炎的典型体征。妊娠期子宫增大,腹部肿块也可能因此在体检时漏诊[4]。

很多肠外腹部疾病或病症在孕期加重。由于升高的孕酮水平导致尿道肌肉张力降低以及子宫压迫导致的机械性梗阻,轻度肾盂积水和输尿管积水在孕期(特别是在孕晚期的早期)很常见。孕期的肾积水通常是无症状的,但可能导致体位性的腹部不适。作为外源性胎儿抗原的生理性免疫耐受的一部分,黏膜免疫力在孕期也可能会减弱。这种现象,加上孕期尿潴留,增加了膀胱炎和肾盂肾炎的发生率。由于胆固醇合成增加以及孕期激素减少胆囊蠕动,胆石症在妊娠期也会增加。

妊娠改变了胃肠道生理。妊娠子宫增大压迫胃,以及孕期血清孕酮和胃动素水平增加引起食管下段括约肌张力下降,导致胃食管反流。因此妊娠也增加胃内容物吸入的风险。孕激素水平增加也可能导致胃酸分泌减少。此外,孕期小肠蠕动减少。由于肠蠕动减少、妊娠子宫增大轻度压迫肠道以及在妊娠期间躺卧睡眠时间增加导致便秘。妊娠期的生理性恶心和呕吐(nausea and vomiting of pregnancy,NVP)将在后面描述。

孕期许多实验室指标有生理性改变,包括轻度白细胞增加、妊娠生理性贫血、轻度稀释性低白蛋白血症、碱性磷酸酶水平轻度升高和电解质变化,特别是轻度低钠血症。(见附录 I,"妊娠期正常值")。红细胞沉降率生理性增高,在孕期不可能用来监测炎症活动。妊娠激素,特别是雌激素,促进凝血因子的合成而导致轻度血液高凝状态。妊娠子宫增大对血管压迫引起腹内血管瘀滞,也会增加血栓栓塞现象。

胎儿对母体低血压、低血容量、贫血和低血氧的耐受力低,因此会影响孕期腹部疾病治疗的方法和时机。仰卧位时妊娠子宫可以压迫下腔静脉,从而阻碍静脉回流,可能会加重低血容量或胃肠道出血引起的全身灌注不足。简单地将患者转向左侧可以侧移子宫而缓解这种压迫,改善静脉回流而使血压回到正常。孕期心率每分钟增加 10～15 次,而血压通常轻度下降;因此,孕期血压升高可能预示子痫前期或子痫。对未孕女性安全适当的药物,在孕期使用时必须考虑对胎儿是否安全。

妊娠期胃肠道症状的鉴别诊断与评估

孕期的生理变化可能引起腹部的症状,包括恶心、呕吐、易饱、腹胀、胃灼热和腹部不适。因此,同样产生这些症状的严重疾病可能难以与怀孕期间的生理变化区分。在妊娠期,不能将明显的症状视为正常生理变化而忽视,必须详细询问病史、做体格检查和适当的实验室检查。

偶尔,由于没有体征,特别是早孕时,患者不知道自己怀孕或者没有告诉医生。育龄期妇女在月经推迟的情况下有腹部症状时,医生必须警惕病人有可能怀孕。因为怀孕会影响鉴别诊断、临床检查和治疗方式,应当尽早做妊娠试验。

腹痛

孕期腹痛的鉴别诊断非常多,除了普通人常见的胃肠道和腹内疾病之外,还包括产科疾病[5]。腹部不适而未伴有其他症状及体征,可能是因为正常孕期增大的子宫、胎儿对相邻器官的压迫以及 Braxton-Hicks 子宫收缩。如框 48-1 所示的右下腹痛那样,腹痛通常只局限在病变器官所在的腹部象限。这一原则在未怀孕的患者由于附近区域牵涉痛偶尔有例外,而孕期会有更多的例外,因为妊娠子宫增大引起内脏移位,而产科疾病的牵涉痛更常见或疼痛定位更不准。

框 48-1　右下腹疼痛的鉴别诊断	
肠胃疾病	膀胱炎
阑尾炎	肾盂肾炎
克罗恩疾病	**妇产科疾病**
Meckel 憩室破裂	异位妊娠破裂
肠套叠	卵巢肿瘤
盲肠穿孔	卵巢囊肿破裂
结肠癌	卵巢扭转
缺血性结肠炎	子宫内膜异位症
过敏性肠综合征	子宫肌瘤
肾病	**其他**
肾结石	滑囊炎

在病史中,疼痛的强度、性质、持续时间、放射性、加剧或缓解因素均有助于缩小鉴别诊断的范围。阑尾炎的腹痛通常逐渐加剧,而病毒性肠胃炎中则不会。由于小肠梗阻而产生的腹痛可能是间歇性的,但很严重;肾绞痛和胆绞痛的强度则会消长变化。急性胆囊炎表现为上腹痛并向右肩放射。急性胰腺炎常为钝痛,定位在腹中线,并向后背放射。详细的腹部体检,包括视诊、触诊、听诊,可以进一步查明病因。显著腹痛的实验室检查包括血细胞计数、电解质和肝功能测试,常常还包括白细胞分类、凝血功能检查和血清脂肪酶测定。如前所述,正常值在孕期有变化,在解读实验室结果时必须考虑到一点。放射学检查可能极有帮助。

当诊断不确定的时候,手术团队必须频繁检查腹部、重复常规实验室检查、严格密切地监控,通常可以明确诊断。腹痛的性质、严重程度、部位或者诱因常会随时间而改变。例如,当急性阑尾炎从阑尾壁扩展到周围腹膜时,其疼痛也通常从定位不明确、性质中度钝痛变为剧痛且定位明确。严重腹痛的鉴别诊断见表 48-1。

腹痛的胃肠道原因将在本章按小标题分述,肝胆原因已在上一章——肝脏疾病中描述。腹痛的产科原因在妊娠期间非常突出。**异位妊娠(Ectopic Pregnancy,EP)**典型表现为停经后腹部盆腔疼痛伴阴道出血。疼痛最初可能是弥漫性的、模糊的,后来变成局灶性、重度。体征包括子宫轻度增大,宫颈触痛和附件包块。连续测定 β-人绒毛膜促性腺激素(β-hCG),通常可以区分 EP 与可存活的宫内妊娠,但是腹部或阴道的盆腔超声检查结合 β-hCG 测定则能更好地鉴别诊断。异位妊娠破裂通常表现为腹痛,反跳痛和低血压[12]。

腹腔(异位)妊娠时,腹痛且伴有如下体征,腹部压痛、宫颈未消退且宫口未开、可及不同子宫的包块[5]。超声和其他影像学检查,以及系列 β-hCG 测定,可以确定怀孕的位置。腹痛是异位妊娠最常见的症状。有时候腹部超声可以诊断,但有时需要剖腹探查才能确诊。

早产时,下腹痛的特征是伴有阴道分泌物或见红,通常会有背痛和阴道压迫感。阴道超声或阴道指检可以诊断。自然流产(无论是难免流产、不全流产还是完全流产)的腹部疼痛一般是轻度至中度、痉挛和弥漫性,通常伴有阴道出血。晚期妊娠时,**前置胎盘孕晚期**有时出现腹痛或子宫收缩痛。但阴道出血是主要症状,超声检查可以诊断。虽然胎盘早剥也有腹痛,但典型的阴道出血容易与胃肠道疾病区分开。患者通常有子宫压痛和频繁宫缩。**子宫破裂**通常表现为产程中胎心率异常或胎儿死亡、子宫压痛、腹膜刺激征、低血压和阴道出血。

重度子痫前期患者可出现右上腹(RUQ)疼痛和血清转氨酶水平升高。妊娠 20 周后出现高血压和蛋白尿。HELLP 综合征有溶血(外周血涂片显示微血管内溶血)、转氨酶升高、血小板减少。**妊娠急性脂肪肝(Acute fatty liver of pregnancy,AFLP)**常表现为腹痛、恶心、呕吐、厌食和黄疸。肝活检显示肝细胞胞质内微小脂肪变。先兆

表 48-1　妊娠期急性重度腹痛的常见原因、疼痛特征和诊断检查

疾病	位置	特征	放射性	诊断检查
异位妊娠破裂	下腹部或盆腔	局部，重度	无	血清 β-hCG，腹部超声
盆腔炎性疾病	下腹部或盆腔	起病缓慢，局部	腰背部和大腿	腹部超声
阑尾炎	首先脐周，后右下腹（妊娠晚期为右上腹部）	起病缓慢，渐渐定位明确	背部或腰部	腹部超声
急性胆囊炎	右上腹	定位明确	右肩胛骨，肩、背	腹部超声，血清肝功能检查
胰腺炎	上腹部	局部，钝痛	后背正中	血清脂肪酶和淀粉酶，腹部超声
消化性溃疡穿孔	上腹部或右上腹	灼烧痛，钝痛	右后背	腹部超声，剖腹探查
尿路结石	腹部或腰背部	从间歇性疼痛到难以缓解的疼痛	腹股沟	尿常规，腹部超声，偶尔需要做荧光透视和尿路造影

子痫、HELLP 综合征和 AFLP 的彻底治疗均为：如果胎儿足够成熟，母亲情况稳定后尽快分娩（见第 31 章和第 47 章）。

绒毛膜癌是滋养细胞的恶性增殖，典型表现为腹部肿块和阴道出血，但可能会引起腹痛。症状通常发生在足月妊娠、流产，或葡萄胎排空不全之后。没有怀孕时，β-hCG 持续升高可提示诊断。

妊娠期腹痛的鉴别诊断也包括妇科疾病。盆腔炎（PID）的下腹痛通常伴有发热和阴道分泌物。子宫肌瘤出血性梗死（称为肌瘤疼痛综合征）特征为重度的腹痛、恶心、呕吐、发热和子宫出血。通常可以用超声或磁共振成像（MRI）确诊。输卵管卵巢脓肿的腹痛通常伴有可触及的下腹部肿块、发热和白细胞增多。危险因素包括盆腔手术史，不孕治疗史如试管婴儿或 PID。MRI 或超声检查有助于诊断，但通常需要腹腔镜确诊。

附件扭转时，多为突然发作的下腹部剧痛。体征包括单侧下腹压痛、可触及附体包块、宫颈触痛或腹膜炎引起的反跳痛。超声检查可以发现附件包块，特别是囊肿。早期卵巢癌的腹痛往往模糊弥漫，也可能有腹胀和尿频。腹部超声查出卵巢肿块的敏感性很高，但不可能准确区分良性或恶性。手术可以确诊，并提供最终的治疗。

孕期腹痛的鉴别诊断还包括肾脏疾病。膀胱炎症状包括耻骨上方不适且无明显腰背疼痛，但患者常有尿频、尿急或排尿困难。尿常规和尿培养可以确诊。急性肾盂肾炎的症状包括发热、寒战、恶心、呕吐和腰背疼痛。疼痛可能会向腹部或盆腔放射，并有肋腰点压痛。危险因素包括肾结石、复发性下尿路感染、糖尿病或先天性输尿管异常、可以通过尿培养和血培养诊断。治疗 3 天后，仍无临床改善或有复发时，应当做肾超声。尿路结石的腹痛通常从背部或腹部向腹股沟放射。其他症状包括肉眼血尿、恶心、呕吐、尿急和尿频。孕期诊断的金标准，首选为超声检查[17]。

镰状细胞血红蛋白病包括血红蛋白 SS，血红蛋白 SC 和血红蛋白 S/β-地中海贫血，在孕期容易发生镰状细胞危象。患者多为黑种人，镰状细胞危象时腹痛可能会令人难以忍受。

上消化道症状

恶心和呕吐

孕期的恶心和呕吐最常见是特发性的妊娠呕吐（NVP）或妊娠剧吐（HG），无明显黏膜或黏膜壁病变。恶心和呕吐的鉴别诊断见框 48-2。在通过病史、体检、血液检查和适当的诊断检查排除器质性病变后才能诊断 NVP。将更严重的疾病导致的恶心和呕吐误诊为 NVP，可引起灾难性的后果。然而，怀孕前半段的绝大部分恶心和呕吐都是 NVP。

框 48-2　妊娠期恶心呕吐的鉴别诊断

● 妊娠恶心呕吐	● 胃炎
● 妊娠剧吐	● 胃食管反流病
● 胰腺炎	● 急性肾盂肾炎
● 胆石症发作	● 药物毒性
● 病毒性肝炎	● 迷走神经切断术
● 消化性溃疡	● 子痫前期/子痫
● 胃癌	● 妊娠期急性脂肪肝
● 肠梗阻	● HELLP 综合征
● 假性肠梗阻	● 神经性厌食和贪食症
● 糖尿病性胃轻瘫	● 其他神经精神疾病

消化不良或胃灼热

孕期消化不良或胃灼热（胃灼热）的鉴别诊断列于框 48-3。**孕期胃食管反流（gastroesophageal reflux dis-**

ease,GERD)很常见,而消化性溃疡病(peptic ulcer disease,PUD)相对罕见。疼痛向胸骨后放射、喝酸性柑橘饮料或躺卧会加剧疼痛,提示 GERD 而不是 PUD。体征包括胃灼热、过量酸性唾液的反流和肠外表现,包括夜间哮喘、嘶哑、喉炎或牙周病。孕期患有消化不良或胃灼热的患者通常可以对症治疗,而不需要做食管胃十二指肠内镜检查(esophagogastroduodenoscopy,EGD)确诊。

> **框48-3 妊娠期消化不良或胃灼热的鉴别诊断**
>
> - 胃食管反流病
> - 消化性溃疡病
> - 妊娠恶心呕吐
> - 妊娠剧吐
> - 胰腺炎
> - 胆绞痛
> - 急性胆囊炎
> - 病毒性肝炎
> - 阑尾炎
> - 妊娠期急性脂肪肝(妊娠晚期)
> - 肠易激综合征/非溃疡性消化不良

呕血

孕妇通常年轻,孕期上消化道出血并不常见但也不罕见。NVP 增加了贲门黏膜(Mallory Weiss)撕裂出血的风险。妊娠期间食管下括约肌(lower esophageal sphincter,LES)压力降低和胃压增大会促进胃食管反流导致出血。孕期消化道出血的最常见原因是胃食管反流、胃炎、贲门黏膜撕裂和溃疡。不常见的原因包括食管静脉曲张和胃癌。上消化道出血导致血流动力学不稳定时,处理与未孕患者大致相同,但有少数例外。对于普通人群,血细胞比容并不是出血严重程度的可靠指标,因为血细胞比容下降滞后于失血量。由于正常妊娠期间血管内液体积聚,而红细胞数量增加,血细胞比容作为孕妇出血严重程度的指标则更不可靠。产妇的血压不是胎儿状态好坏的可靠指标。由于胎儿对灌注不足极其敏感,妊娠期极难评估血容量,孕妇心脏功能通常很好,因此对于急性 GI 出血的孕妇,应当积极地输液,必要时输血。

吞咽困难

孕期吞咽困难的鉴别诊断和正常人群类似,只是孕妇相对年轻,食管癌不常见。获得性免疫缺陷综合征(acquired immunodeficiency syndrome,AIDS)患者,因食管念珠菌病或者食管淋巴瘤可以引起吞咽困难、吞咽痛。尽管孕妇常有 GERD,但通常为短期,中度的,极少导致狭窄而引起吞咽困难。食管失弛缓症是一种运动功能障碍,典型表现为食道括约肌静息压增高、吞咽时食道下端括约肌不能松弛、食道非蠕动性肌肉收缩、吞咽困难和体重减轻。孕期营养充足对胎儿的正常发育极为重要,最好是在孕前而不是孕期治疗重度的吞咽困难。因此,严重的食管失弛缓症或其他良性食管疾病必须在孕前手术。

下消化道症状

腹泻

孕妇腹泻的发病机理和鉴别诊断与普通人群人相似[21]。急性腹泻经常是由肠道病毒、细菌、寄生虫引起。病毒如轮状病毒和诺瓦克病毒通常引起急性自限性腹泻,伴随上消化道症状,长期的后遗症罕见。引起腹泻的细菌包括弯曲杆菌、志贺菌、致病性大肠杆菌、沙门氏菌。若服用抗生素后腹泻,鉴别诊断时必须考虑来自艰难梭菌感染引起的假膜性结肠炎。细菌常常导致大便频繁但量少,腹痛和发热。肠黏膜炎症可使粪便带血或白细胞。通常粪便检查和培养可以诊断细菌性结肠炎。艾滋病孕妇在晚期易于患肠道细菌、真菌、寄生虫和病毒感染,常常引起腹泻。腹泻的非感染性原因包括**药物、功能性原因、食物不耐受**和**炎性肠病**(inflammatory bowel disease,IBD)。此外,甲状腺功能亢进可引起排便次数增加。严重急性腹泻的初始治疗包括静脉补液,纠正电解质紊乱,以及考虑禁食。粪便检查包括细菌培养和药敏试验、虫卵和寄生虫、艰难梭菌毒素和粪便白细胞。如果妊娠期腹泻持续难治,大便检查又找不到原因,可以考虑做乙状结肠镜检查。重度的急性或慢性腹泻可引起营养不良,在孕期必须积极治疗纠正,这对于胎儿健康极为重要。

便秘

妊娠期便秘很常见,四分之一的孕妇都有便秘[22]。恶心和呕吐导致液体摄入不足、补铁、患者活动减少、孕酮减慢胃肠道转运以及妊娠子宫增大压迫肠胃,这些都会导致便秘。常规措施可以改正孕期这些导致便秘的因素。充足的液体摄入和适度的运动非常重要。增加膳食纤维,例如使用全麦面包或洋车前子壳粉,或服用药物如甲基纤维素,通过增加纤维增加大便量并软化大便。建议患者在早晨、饭后排便,此时胃肠反射刺激结肠活动。吸收性差的糖如山梨醇和乳果糖,可引起渗透性腹泻,可能对孕期的便秘有效,但也可能引起腹胀或胀气。糖尿病患者应慎用,有妊娠恶心应避免使用,症状可能加重。若严重便秘的患者对保守措施如增加纤维或渗透性泻药无效,可考虑使用刺激性轻泻药如番泻叶或比沙可啶。**不能在怀孕期间使用的泻药包括蓖麻油,可能引起子宫收缩而早产;也包括高渗盐水泻药如磷酸盐,可能引起水钠潴留,在脱水或已有肾功能不全的患者可能引起肾衰**

竭[22,23]。罕见情况下,孕期严重胃肠道疾病首先表现为便秘。

便血

痔疮是孕期直肠出血的最常见原因。鉴别诊断包括溃疡性结肠炎(ulcerative colitis, UC),克罗恩病(Crohn disease, CD),肛裂和感染性结肠炎以及孕期不常见疾病,如憩室出血、肠缺血或结肠癌。

妊娠期诊断性检查

影像学检查

影像学检查时,必须考虑到胎儿的安全,包括患者和怀孕医务人员的胎儿。**孕期超声检查最安全,腹痛时首选超声检查**[13]。但是,超声检查的敏感性取决于操作者的技术水平以及患者是否合作,而腹部脂肪和肠道气体也会降低敏感性(见第9章)[13]。孕期MRI优于计算机断层扫描(CT),可以避免电离辐射。妊娠前三个月做MRI,如有可能应避免使用钆。因为暴露时间短,快速MRI优于常规MRI。应在诊断性X线检查之前咨询病人。

电离辐射导致胎儿畸形、生长缓慢和致死的数据来自以往的经验,主要来自日本原子弹和切尔诺贝利核电站事故的幸存者。辐射可导致染色体突变和神经系统异常,包括智障,以及中度增加儿童白血病的风险[25]。辐射剂量是最重要的危险因素,受辐射时的胎龄,以及离辐射源的距离也是重要的因素(见第8章)。最大辐射剂量的诊断学检查,如静脉肾盂造影或钡灌肠,胎儿受辐射的剂量通常小于1rad[24]。因此,孕期做一次诊断性荧光检查是安全的。是否做X线检查,必须权衡辐射的风险与诊断严重病症的益处。通过胎儿屏蔽,以及运用最准、最快的检查,尽量减少胎儿的辐射。会诊辐射物理学家可能有助于减少辐射。没有发现造影剂对胎儿有不良影响,有指征时可以使用。怀孕期间腹部影像学检查的安全性简要总结在表48-2中。

妊娠期内镜检查

内镜检查通常用于诊断非妊娠患者的腹部症状。乙状结肠镜可用于诊断下胃肠道疾病,包括直肠疾病。而食管胃十二指肠镜检查(EGD)用于诊断上腹部疼痛、消化不良或胃灼热。虽然内镜检查在普通人群中是非常安全的,但是孕期的内镜检查有些特殊,需要担心胎儿安全。做内镜检查时使用的药物可能会影响胎儿,内镜插管时可能引起胎盘早剥、胎儿创伤,也可能导致全身性低血压或高血压以及短暂性缺氧。在器官形成期的妊娠早

表48-2　孕期腹部影像学检查的一般原则

检查	孕期的安全性
腹部超声	安全的,是首选。但对于许多腹部疾病,超声的敏感性和特异性不如其他检查
磁共振成像	安全。尽管没有确凿的证据证明致畸,但有些专家仍建议避免使用钆
X光	单个X光片剂量小,对胎儿的风险可接受,通过屏蔽、准确、快速的检查和现代化的X光设备,减少胎儿辐射
CT	当腹部超声不能诊断性时,考虑磁共振成像作为替代。在罕见的情况下可能需要做CT(例如:对阑尾炎的诊断不确定时,为避免手术,可用CT确诊排除)。如果不重复多次,是安全的。咨询辐射物理学家以减少胎儿辐射

期必须特别注意药物的致畸性。

乙状结肠镜在孕期相对安全。一项纳入46例孕妇的研究发现乙状结肠镜检查没有导致任何并发症[26]。除了一例结局不明和4例自愿流产,41个孕妇中有38个分娩了健康的婴儿,27个足月。检查组与有乙状结肠镜指征但没有做检查的对照组相比,出生时平均婴儿Apgar评分、胎儿或新生儿死亡率、早产、低出生体重和剖宫产分娩率等方面,结果相似。此外,通过邮件调查3300位胃肠科医生的研究发现,妊娠期使用的13种乙状结肠镜均无并发症[20]。所有结局都是足月健康的新生儿。

这些研究加上散发的病例报告,均清楚地表明:妊娠期乙状结肠镜检查不会导致早产或先天性畸形。对于指征明确且病情稳定的孕妇,高度推荐乙状结肠镜检查。而指征有疑问时,例如常规癌筛查或检测,则不建议在孕期做乙状结肠镜,至少推迟到产后6周进行。乙状结肠镜检查应在产科会诊且病情稳定之后做,同时密切监测母体,包括心电图(EKG)、血压、血氧饱和度等。乙状结肠镜检查时,尤其是妊娠头三个月期间,应尽量少用镇痛药物。

目前,孕期结肠镜检查的研究数据有限。两个最大的研究仅纳入20名和8名孕妇[26,27]。在20名孕妇的研究中,16次结肠镜检查是在妊娠中期。一例为假性结肠梗阻引起结肠严重扩张,通过结肠镜检查减压而成功治疗。19例中有10例通过结肠镜确诊,包括溃疡、缺血、克罗恩病和淋巴细胞性结肠炎,改变了7名患者的治疗。2例孕妇出现轻度短暂低血压,但无临床后遗症。胎儿结果总体良好:除一例自然流产和一名婴儿出生时有先天缺陷之外,其余新生儿出生时都健康。

如果有明确指征,如怀疑结肠癌,妊娠中期应该考虑结肠镜检查。先获得知情同意,并告知结肠镜对胎儿理

论上有风险,但从未证实过。在孕早期做结肠镜检查有争议,但是有绝对明确指征时仍可进行。与磷酸钠(磷酸钠盐)溶液相比,用聚乙二醇(PEG)平衡电解质溶液清洁结肠更好,因为磷酸钠在脱水或其他风险患者,可引起肾衰竭或电解质异常[28]。非妊娠人群做结肠镜时,使用印度墨水或亚甲蓝染色可以定位结肠病变,但是由于潜在的胎儿毒性,亚甲基蓝不能在孕期使用。

EGD 对于胎儿和孕妇相对安全。 平均孕龄为 20 周的 83 例 EGD 病例对照研究中,EGD 的适应证包括胃肠道出血 37 例,腹部疼痛 28 例,呕吐 14 例,其他适应证 4 例。EGD 没有造成任何产妇的并发症,也没有引起临产。除了 6 例人工流产和 3 例妊娠结局未知,70 例(95%)分娩了健康婴儿。在这项研究中,四例妊娠结局不良(三个死胎或严重早产儿死亡和一例非自然流产)均为高危妊娠,在时间或病因学上与 EGD 无关。所有活产婴儿没有先天性畸形。妊娠结局包括 1 分钟和 5 分钟的平均 Apgar 评分、低出生体重、婴儿死亡、先天性缺陷和剖腹产率等,研究组与有 EGD 指征但由于怀孕而未接受 EGD 的 48 例对照相组相比没有显著差异。尽管研究组患者病情更严重并且比对照组有更强的 EGD 指征,两

组妊娠结局相似。另外两项研究分别纳入了 60 例早孕期 EGD 和 30 孕期 EGD。这三项研究表明,做 EGD 和有适应证却没有做 EGD 的孕妇相比,至少同样安全。对 3300 位胃肠科专家的邮寄调查发现,73 名接受 EGD 的孕妇结局类似[20]。

胃肠道出血引起明显血流动力学改变时,建议进行 EGD 检查。 孕期恶心、呕吐或 HG,EGD 几乎没有帮助也没有必要,仅限于非典型情况,例如严重和难治的恶心和呕吐伴有显著的腹痛、呕血或有胃十二指肠阻塞的迹象。对症状典型的孕期 GERD,EGD 既无必要,也无指征。**仅限于用在临床表现非典型且严重时,强化的药物治疗也不奏效时,考虑行食管手术时,以及同时并发 GI 出血或吞咽困难时。** EGD 有助于诊断复杂的 PUD,包括胃出口梗阻、恶性胃溃疡、难治性溃疡和持续出血性溃疡。应在产科会诊和生命体征正常、病情稳定后行 EGD,需要监测 ECG。而使病情稳定,可能需要输血和补充氧气。在胎儿可以存活的孕周应开始胎心监测。知情同意在怀孕期间特别重要。应告知患者内镜检查的好处,明显是安全的,但也应告知潜在的胎儿风险并不是完全清楚。**表 48-3 列出了增加孕期胃肠镜的风险/益处比的一般原则**[31-34]。

表 48-3　增加孕期胃肠镜风险/获益比的一般原则

原　则	举　例
仅对有非常强的指征者行内镜检查	疑似结肠癌时做结肠镜检查
指征不够充分或可以择期时避免内镜检查或推迟产后	结肠镜检查用于常规结肠癌筛查
使用最安全的药物(食品和药物管理局 B 类或最多 C 类),镇静和止痛药剂量尽可能最低	丙泊酚(B 类)或芬太尼(C 类)但不是地西泮(D 类),因为可能与先天性腭裂有关
向麻醉师咨询孕期麻醉药物的安全性	内镜操作过程中,麻醉师监测麻醉(MAC)
如果可能,最好在孕中期进行内镜检查,以避免在孕早期胎儿器官发生期间的潜在致畸性,以及避免在妊娠晚期操作可能引起早产或早产相关的并发症	如果可能将内镜检查从孕早期推迟到孕中期,而将孕晚期的内镜检查推迟到产后
将操作时间缩到最短	由经验丰富的专家操作
万一操作引起产科并发症,产科医生必须能随叫随到	住院检查,而不是医生的办公室或门诊手术中心进行

修改自 Cappell MS. Endoscopy in pregnancy:risks versus benefits. *Nature Clin Pract Gastroenterol Hepatol*. 2005;2(9):376-377;Cappell MS. The fetal safety and clinical efficacy of gastrointestinal endoscopy during pregnancy. *Gastroenterol Clin North Am*. 2003;32:123-79;Cappell MS. Sedation and analgesia for gastrointestinal endoscopy during pregnancy. *Gastrointest Endosc Clin North Am*. 2006;16(1):1-31;American Society for Gastrointestinal Endoscopy. ASGE guideline:guidelines for endoscopy in pregnant and lactating women. *Gastrointest Endosc*. 2005;61(3):357-362.

消化道反复出血而 EGD 和结肠镜未能确诊时,通常会做视频胶囊内镜检查(Video capsule endoscopy,VCE)。普通人 VCE 最常见的严重并发症是胶囊滞留。子宫增大可以压迫肠道并使其移位,理论上胶囊滞留在孕期会更常见。关于孕期 VCE 安全性研究很少。文献综述仅发现一例孕期 VCE 找到出血部位,且"患者和胎儿都很好"。孕期 VCE 目前属于研究性的,但对于反复发作、危及生命的 GI 出血,已经排除上消化道与结肠原因,仍无

法确诊时,可以考虑 VCE。

团队合作与知情同意书

复杂病例影响母亲和胎儿,需要不同领域的专家会诊和转诊,通过团队协作而优化管理。胃肠科医生在考虑内镜检查时,可以咨询产科医生何时手术最佳,也可咨询麻醉师如何止痛。内科医师可以与放射科医生讨论放射学检查的益处与风险,放射科医生可以咨询物理学家

如何监测和减少胎儿辐射。外科医生可以向产科咨询医生孕期腹部手术的时间，以及是否可以同时做剖宫产和腹部手术。孕期的这些复杂问题最好在三级医院处理，各科都有经验丰富的专家。妊娠并发严重 GI 疾病时，最好由产科高危妊娠的专科医生管理。

应告知患者诊断检查和治疗对她本人和胎儿可能造成的后果，并鼓励患者积极参与这些医疗决定。在医学专家的小心指导下，患者与其伴侣、家人和朋友商议后做出决定。当介入检查有潜在的胎儿风险时，例如 X 光检查，必须签署知情同意书并公证，即使这项检查是常规的，没有妊娠的患者不需要签同意书。

胃肠道疾病

胃肠道疾病的临床表现、诊断和治疗在孕期的主要不同点总结如框 48-4。

框 48-4　胃肠疾病的临床表现和诊断在孕期的主要差异

食管贲门黏膜撕裂综合征
妊娠呕吐或剧吐导致食管贲门连接处的机械裂伤，是妊娠期间上消化道出血最常见的原因。

恶心呕吐
妊娠期极常见。恶心大约在妊娠 5 周时开始出现，在 12～18 周开始缓解，与孕早期血中 HCG 水平升高有关。

妊娠剧吐
妊娠期间严重的恶心呕吐，特征为体重减轻超过孕前体重的 5%、电解质紊乱和酮尿，必须积极治疗。

胃食管反流
妊娠期血清孕酮升高，使食管下端括约肌松弛，以及妊娠增大的子宫对胃肠的压迫，引起胃食管反流，孕期极为常见。虽然在孕期引起不适，但严重并发症并不常见。

急性阑尾炎
妊娠晚期因子宫增大导致阑尾移位，最强腹痛点和压痛点从麦氏点向上向外移几厘米，急性阑尾炎的诊断在孕期常被延误，导致阑尾穿孔率增加。超声诊断阑尾炎可使胎儿免于电离辐射，是首选。孕期可以做阑尾切除术，但在孕中期最安全。

肠梗阻
因妊娠子宫的机械压迫，肠梗阻在晚孕期更常见。胎头的急剧下降和子宫的突然变小引起的机械变化也可能诱发肠梗阻。尽管是妊娠期，仰卧位和直立位 X 光检查是诊断和监测该病不可或缺的。即便是妊娠期，不能缓解的完全性肠梗阻，通常也需要手术治疗。

假性肠梗阻
虽然剖宫产或阴道分娩后，假性肠梗阻和麻痹性肠梗阻的风险增加，但这种并发症并不常见。和非妊娠患者一样，一般仅需药物治疗，无需手术干预。

假性结肠阻塞
尽管临床研究有限，当手术是唯一的替代方法时，在排除结肠坏死的可能性之后可以考虑结肠镜下结肠减压。肠外用药新斯的明常用于治疗非孕患者，但孕妇禁忌。

结肠癌
因为孕妇相对年轻，结肠癌并不常见。由于妊娠期需求增加，缺铁性贫血比较常见，极少与结肠癌有关，这与老年人不同。在孕期诊断的结肠癌通常位于直肠或乙状结肠，由于诊断不及时，发现时经常已处于病理晚期阶段。孕期结肠癌转移到卵巢的概率很高。在结肠癌手术前，孕期结肠镜检查也是很有必要的，以获得病理诊断和排除其他并存的疾病。当怀孕前半期被诊断为癌症时，应及时手术，尽量减少转移的风险。卵巢转移时必须切除双侧输卵管卵巢。

炎症性肠病
溃疡性结肠炎通常不影响生育力，而克罗恩病可轻度降低生育力。如果受孕时炎症性肠病是非活动性或轻度的，则在妊娠期疾病活动往往类似。如果受孕时病病处于活动期，则孕期也将处于活动期，使胎儿不良结局的风险增加，特别是克罗恩病。孕妇对乙状结肠镜检查耐受很好，有助于诊断疾病的复发。皮质类固醇、柳氮磺吡啶和 5-氨基水杨酸可以在妊娠期间使用。根据 FDA 药品分类，硫唑嘌呤在孕期为 D 类，但胃肠科医生有时为了将病人维持在缓解期，也会在孕期继续使用。然而，TNF 抑制剂英夫利昔单抗，阿达木单抗和塞妥珠单抗，很明显是更安全的替代品，FDA 列为孕期 B 类。怀孕期间禁用甲氨蝶呤。

痔疮
由于血管充血、扩大的妊娠子宫压迫血管以及便秘时排便用力增加，痔疮在怀孕期间是非常常见的。因为痔疮症状通常在分娩后很快自然消退，通常推荐药物治疗。

肠系膜缺血和梗死
由于高雌激素血症导致血液处于轻度高凝状态，肠系膜缺血的风险轻度增加，是但风险仍然相对较低，肠系膜缺血主要是老年人的疾病。

脾动脉瘤破裂
由于雌激素削弱动脉壁弹性，脾动脉血管瘤破裂的风险明显增加，但总体风险仍较低。

上消化道疾病

妊娠期的恶心呕吐和妊娠剧吐

50% 以上的孕妇都会出现恶心、呕吐。这些症状通常妊娠第 5 周开始，18 周左右消退。它被称为"晨吐"，但更准确地称为**妊娠恶心呕吐**（NVP）或**孕期呕吐**，因为全天都发生。在孕早期，这种情况应被视为生理性的，而不是病理的，通常母儿结局良好（见第 6 章）。**妊娠剧吐（HG）**是严重的、病理性的 NVP，特征为体重减轻大于妊娠前的 5% 和酮尿。通常孕期的体重都会增加，而不应当有体重减轻。仅 0.5% 的孕妇有妊娠剧吐[40]。

HG 的病理生理机制尚不清楚,但是多因素的。hCG 被认为是一个致病因素,因为 HG 最严重时,病人血清 hCG 水平也达到峰值,并在 HG 患者血清 hCG 水平比其他孕妇更高。其他可能的病因包括妊娠高雌性激素血症,胃节律紊乱以及甲状腺功能亢进[40]。

NVP 患者只有轻到中度的症状,没有体重减轻和脱水、维生素缺乏和其他营养不良。除了严重的恶心和呕吐之外,HG 的症状可能还包括口腔干燥、流涎和味觉障碍。体检显示血容量不足,包括黏膜干燥、皮肤干燥、体性低血压或低血压。电解质紊乱包括低钠血症、低钙血症和低血钾。患者可能有肾前性氮质血症,并且慢性呕吐可能导致低氯性代谢性碱中毒。血细胞比容的增加反映了血容量减少引起的血浓缩。严重呕吐患者可能出现肝功能异常,特别是血清转氨酶升高。血清 hCG 水平升高可能引起轻微、短暂的甲状腺功能亢进,表现为促甲状腺激素(TSH)水平降低。营养不良可能会导致维生素或微量元素缺乏。

通过适当的检查排除其他疾病之后,才能诊断 NVP 和 HG。腹部盆腔超声检查可以排除其他原因引起的恶心和呕吐、妊娠滋养细胞疾病、多胎妊娠以及与 HG 相关的疾病。上腹部或右上腹疼痛患者应该检查肝功能和血清脂肪酶水平,以排除肝胆和胰腺疾病。恶心和呕吐伴发吞咽困难或咯血时,可能还需要做 EGD。

HG 的风险因素包括初次怀孕、多胎妊娠、葡萄胎、妊娠失败史和以前有过 HG。和 NVP 一样,HG 通常在妊娠早期开始;在妊娠三个月之后才开始的严重呕吐不太可能是 HG。其他与妊娠有关的导致恶心呕吐的疾病包括妊娠急性脂肪肝、子痫前期和 HELLP 综合征,恶心和呕吐通常在妊娠后半期开始。

轻度恶心通常只需要咨询和安慰,而无需药物治疗。NVP 患者应少吃多餐,以避免胃膨胀引发恶心,吃清淡饮食,特别是咸饼干、汤、淀粉、鸡,同时避免辛辣、脂肪或高纤维食物。避免工作劳累,经常小睡也有帮助。NVP 的患者有胃灼热和反流的症状时,应指导他们对抗反流的措施、改变饮食和生活方式、服用抗反流药物。

药物治疗可以帮助严重的 NVP。盐酸双环胺含有维生素 B$_6$ 和抗敏安(抗组胺药),曾经广泛应用于治疗 NVP。由于被指控可以致畸(未经证实),厂家不堪诉讼费,在 1983 年从市场撤回该药。随后的 META 分析发现,宫内暴露盐酸双环胺后,出生缺陷的发生率并未增加。维生素 B$_6$(吡哆醇),盐酸双环胺组成之一,自己单独也可用于治疗轻度到中度的 NVP,且取得一些成功。缓慢释放型吡哆醇(Diclectin),目前在美国和加拿大已批准用于治疗 NVP,应作为一线药物。多巴胺拮抗剂,如异丙嗪或某些 5-羟色胺拮抗剂,如恩西丹酮,已经成功且安全地用于治疗这些病症。HG 的其他治疗方法包括生姜、胃复安和甲基泼尼松。

HG 最初的治疗重点是静脉补液和恢复电解质不足。应当补充维生素,硫胺素应该在葡萄糖之前使用,以防止韦尼克脑病。静脉补液之后,根据患者的耐受能力逐渐升级饮食,先给咸的流质,然后过渡到清淡饮食。建议咨询营养师。对于不能耐受口腔喂食的病人,可经鼻肠管或鼻胃管进食。极少需要全肠外营养(TPN)。应避免会引起恶心呕吐的环境刺激。病人一感到饥饿就及时进食,以避免空腹饮食,可能加剧恶心。

NVP 的妊娠结局通常良好,但除了准妈妈有心理压力外,它也有可能与之后儿童期的生理和心理疾病有关联。只要恶心、呕吐得到纠正,并且母亲能在随后的妊娠期间体重增长足够,HG 的母体和胎儿预后较好[47]。

胃食管反流与消化性溃疡

有 80% 的孕妇有胃灼热症状。孕期胃食管反流(GERD)发病率同样高。相关因素包括性激素(特别是孕激素)导致食管下端括约肌松弛、妊娠子宫增大压迫胃肠、胃肠蠕动减慢。孕期胃食管反流的症状,跟非妊娠患者一样,有胃灼热、反流、胃灼热、消化不良、多涎或少见的肺部症状。某些食物,如酸性饮料,或平卧可加剧症状。胃食管反流病的并发症包括出血性食管炎、反流性食管狭窄导致的吞咽困难、Barrett 食管以及食管腺癌。这些并发症通常与严重的、长期的、控制不好的胃食管反流病相关。孕期的胃食管反流病往往是轻度的、短暂的,并发症罕见。胃镜检查是诊断反流性食管炎首选检查。胃镜下的特征是糜烂、渗出、红斑,或在胃食管衔接处上方有溃疡。孕期如有必要可做胃镜检查,但通常限于有胃肠道出血或有吞咽困难等并发症时。

有症状的消化性溃疡在妊娠期不常见,而孕前已有的消化性溃疡孕期常常改善。恶心、呕吐、消化不良、厌食在妊娠期很常见,所以不能仅仅通过症状来诊断消化性溃疡。十二指肠溃疡最常见的病因是幽门螺杆菌感染。非甾体类抗炎药(NSAIDs),包括阿司匹林,可导致胃或十二指肠溃疡。这些溃疡最常表现为消化道出血而不是腹痛,可能是因为 NSAIDs 有镇痛作用。

抑酸药物可用于治疗胃食管反流或消化性溃疡。对于非孕妇而言改变生活方式并不重要,但由于担心药物致畸,改变生活方式对于孕妇非常重要。胃食管反流或消化性溃疡的孕妇应避免咖啡因、酒精、吸烟以及非甾体抗炎药。虽然对乙酰氨基酚是安全的,但环氧合酶-2(COX-2)抑制剂比非选择性 NSAIDs 胃肠毒性更小。有 GERD 的孕妇应该抬高床头,避免紧身腰带,避免饭后平卧以及在睡前 3 小时停止进食。

抗酸剂通常对胎儿是安全的,但是那些含有碳酸氢钠的药物在整个孕期都应谨慎使用,有可能引起水钠潴留或代谢性碱中毒。抗酸剂和饮食措施通常足以应付孕早期症状轻微的疾病。由于效力低,抗酸剂必须频繁给药,可引起腹泻、便秘、电解质和矿物质紊乱。口服硫糖铝,因全身吸收较少,一般认为在怀孕期间是安全的,但对患有肾功能不全的孕妇,担心铝含量可能影响胎儿。米索前列醇可以用于引产和促子宫颈成熟。H₂-受体拮抗剂可用于治疗严重的或发生在怀孕后期的 GERD 和 PUD。由于尼扎替丁对胎儿可能有毒,而西咪替丁具有抗雄激素效应,所以最好用雷尼替丁和法莫替丁。质子泵抑制剂最初仅限于治疗难治、严重、复杂的孕期 GERD 或 PUD,但最近越来越多地用于中度疾病,因为越来越多证据表明该药物对胎儿相对安全。这类药里,兰索拉唑、雷贝拉唑和泮托拉唑(FDA 列为妊娠期 B 类)似乎相对安全,可在孕期使用。奥美拉唑在 FDA 分类中是 C 类,但是 2001 年的一项研究显示,863 名婴儿在孕早期暴露于奥美拉唑时,死胎率和先天性畸形发生率与未暴露的对照组相似。甲氧氯普胺可能没有致畸作用,但对母体有副作用。由于担心抗生素(如克拉霉素以及甲硝唑)对胎儿的安全性,幽门螺杆菌根除治疗应推迟到分娩和哺乳后。

GERD 的手术最好在孕前或产后进行。首选用内镜治疗 GERD 或 PUD 出血,但如果患者血流动力学不稳定,且经内镜难以治疗时,应尽快手术,因为胎儿对孕妇低血压耐受很差。晚期妊娠患者先做剖宫产术,再做胃部手术进行止血。孕期 PUD 也可能需要手术来治疗幽门梗阻、难治性溃疡或恶性溃疡。

膈破裂

膈肌破裂时,由于先天性缺陷、腹部或胸部创伤而减弱膈的功能,腹部内容物通过膈膜形成膈疝。孕期复发性呕吐、孕中期快速增长的子宫或在分娩期间的 Valsalva(屏气)和 Kristeller(宫底压力)运动使膈膜压力增加,都会增加膈破裂的风险。膈肌破裂在孕期虽属罕见,但一旦发生,可能造成灾难性的后果,因为肠绞窄导致的母体和胎儿死亡率超过 40%。妊娠子宫增大所致的腹内压升高增加了膈肌破裂的风险。因为不手术死亡率极高,即便无症状,也建议在早中孕期行疝修补术。早期识别腹脏突出或肠绞窄是降低死亡率的关键。孕晚期无症状的患者建议期待治疗,等胎儿足够成熟时行剖宫产术和疝修补术。分娩时腹压增加可导致肠绞窄,因此首选剖宫产。

下消化道疾病

急性阑尾炎

急性阑尾炎是孕期最常见的非产科急腹症,发生率约为 1/1000。通常来说,阑尾粪石所致的阑尾梗阻是主要的病因,尽管也存在淤血和其他因素。阑尾阻塞导致阑尾扩张,患者最初有脐周疼痛,但定位不明。随着管腔严重扩张,肠壁炎症和水肿以及细菌移位使腹痛加重,定位明确在麦氏点,位于右下腹的右髂前上棘到脐部中外三分之一交接处。在妊娠晚期,由于增大的子宫使阑尾移位,可能引起腹部最大疼痛点和压痛点从麦氏点向上、向外移位,移位通常只有几厘米。妊娠早期可能会有直肠或盆腔疼痛,但在妊娠晚期没有这些症状,阑尾已经移出盆腔。其他临床表现包括厌食、恶心、呕吐、发热、心动过速、腹痛。阑尾周围炎症或腹膜炎导致非自主性紧张和反跳痛。在妊娠晚期,日益增大的子宫使腹壁松弛、抬高而远离发炎的阑尾,非自主性的紧张和反跳痛等腹膜炎体征并不可靠。患者可能有显著的白细胞增多和中性粒细胞增多。

当经过常规实验室检查高度怀疑但诊断仍不明确时,影像学检查可以降低阑尾切除率。CT 因其诊断准确率高,是非妊娠患者的首选影像学检查,但为避免胎儿暴露在 CT 辐射中,超声在孕期是首选。在一个回顾性研究中,诊断成人或青少年阑尾炎时,超声具有 86% 的敏感性和 81% 的特异性。征象包括阑尾壁增厚,阑尾周围液体渗出,和直径 6 毫米及以上的不可压缩的管状结构,一端关闭而另一端敞开。**阑尾如果在超声上不能显示,并不能排除阑尾炎。**超声还可以帮助排除其他病变,如附件肿块。影响影像学敏感性的因素包括产妇肥胖、妊娠晚期,和放射科医师缺乏经验。

如果腹部超声不能确诊,可次选 MRI。在 148 例疑似阑尾炎孕妇的研究中,MRI 对诊断急性阑尾炎的敏感性为 100%,特异性为 93%。如果没有 MRI,可以做 CT,但需要将胎儿辐射调整到小于 300mrad。阑尾炎的 CT 异常表现包括右下腹炎症、一个未充盈但扩大的管状结构以及阑尾粪石。

超过 1/4 孕妇的阑尾炎可发展为阑尾穿孔。发病率高的原因是妊娠期容易延误诊断。许多原因可导致漏诊,如:(1)白细胞增多,是急性阑尾炎的典型表现,在妊娠期可以是生理性改变;(2)恶心、呕吐,急性阑尾炎的常见症状,在妊娠期也是常见的;(3)有时腹痛的定位不典型。其他疾病也常与阑尾炎混淆。妊娠合并阑尾炎的鉴别诊断如框 48-5。阑尾移位穿孔后,由于周围无大网膜来局限感染,容易快速发展为弥漫性腹膜炎。

妊娠期阑尾炎应在静脉补液和纠正电解质紊乱后及时行阑尾切除术。阑尾切除术在孕中期对胎儿较孕早期安全。抗生素一般用于单纯性阑尾炎,而对阑尾炎并发穿孔、脓肿或腹膜炎是绝对必须的。头孢菌素类、克林霉素、庆大霉素,和青霉素类包括氨苄西林/舒巴坦在孕期是相对安全的。对于覆盖厌氧菌,克林霉素优于甲硝唑,

框 48-5　妊娠期阑尾炎的鉴别诊断	
妇科疾病	结肠憩室炎(右侧)
卵巢囊肿破裂	胆囊炎
附件扭转	胰腺炎
盆腔炎或输卵管炎	肠系膜淋巴结炎
子宫内膜异位症	胃肠炎
卵巢癌	结肠癌
产科原因	肠梗阻
胎盘早剥	疝(腹股沟斜疝或直疝)
绒毛膜羊膜炎	结肠套叠
子宫内膜炎	Meckel 憩室破裂
子宫肌瘤变性	结肠穿孔
临产(早产或足月)	急性肠系膜缺血
流产后内脏穿孔	其他原因
异位妊娠破裂	肾盂肾炎
胃肠道原因	尿路结石
克罗恩病	

尽管两者都是孕期 B 类用药。克林霉素/庆大霉素是价格相对低廉、有效、安全的抗生素;不推荐喹诺酮类。**在早中孕或者更迟些的孕周,对于非穿孔性阑尾炎或者诊断不明确的,可由有经验的医生实施腹腔镜手术。推荐切除阑尾,即使阑尾炎在手术中并不明显。**没有阑尾穿孔的孕产妇死亡率是 0.1%,合并穿孔者,死亡率超过 4%。没有阑尾穿孔孕妇,胎儿死亡率约 2%,阑尾穿孔时超过 30%。

肠梗阻

急性肠梗阻是第二常见的非产科急腹症,发病率为 1/2500。肠梗阻可以合并或继发于妊娠,因为子宫扩大的机械作用,梗阻通常发生在孕晚期。一些特殊病例发生在足月分娩时,由于胎头下降以及子宫急剧变小的机械作用引起。粘连,特别是之前有过妇科手术或阑尾切除术的孕妇,可造成 60% 到 70% 的小肠梗阻(small bowel obstruction,SBO)。SBO 的其他原因包括肿瘤,特别是卵巢、子宫内膜或宫颈恶性肿瘤;克罗恩病;肠扭转;肠套叠;肠内部或外部疝。SBO 的少见原因包括异位妊娠;放射治疗史;肠结石、粪石或其他结石。结肠梗阻可由粘连,结肠癌或其他肿瘤,憩室炎,和肠扭转引起。**肠梗阻三大典型表现为腹痛、呕吐、停止排气排便。疼痛可持续性或周期性。**SBO 比结肠梗阻更痛,疼痛弥散且定位差,可放射至背部、侧腹部或会阴。肠扭转、肠套叠时腹痛轻微。肠扭转的症状是非特异性的,如轻微的腹痛或痉挛痛,以及非胆汁性呕吐。腹肌紧张和反跳痛可能预示着缺血性肠绞窄。与结肠梗阻相比,SBO 的呕吐发生得更频繁、也更早。完全性肠梗阻时,便秘通常

更严重、更持久,常合并腹痛。因为无法排便或排气,导致腹部膨胀,叩诊呈鼓音。肠梗阻早期,肠鸣音高亢、低频、金属音,晚期梗阻时肠鸣音消失。

治疗妊娠期肠梗阻的方法与非妊娠患者相同,但是因为胎儿和母亲都有危险,更加急需尽早决定。虽然担心胎儿辐射,必须做仰卧位和直立腹部平片来诊断和监测肠梗阻。X 光片显示肠管扩张,含气液平面,特别是有层状排列的气液平面,可以诊断肠梗阻。肠道扩张突然转为不扩张,则支持肠梗阻的诊断,而不是假性肠梗阻。仅有单段肠道明显扩张时,则可能是肠扭转。

完全性肠梗阻建议手术治疗,间歇或部分性肠梗阻建议药物治疗。所有肠梗阻患者均应积极静脉补液以纠正因呕吐和体液再分布造成的液体和电解质紊乱,在孕期尤其重要,必须保证子宫供血。鼻胃管有助于胃肠减压。孕产妇死亡率约为 5%,胎儿死亡率为 20% ~ 30%,诊断延误将增加肠梗阻的并发症和死亡率。

假性肠梗阻

假性肠梗阻(麻痹性肠梗阻),特征是体检发现严重腹胀,以及腹部 X 线发现弥漫性肠扩张。患者也可出现弥漫性腹痛和腹部听诊时肠蠕动减弱。假性肠梗阻只有通过临床表现、实验室检查、早期临床检查排除机械性肠梗阻后才能诊断。当腹部 X 光显示肠道扩张程度相同时,机械性肠梗阻比假性肠梗阻的病情更重,且进展更快。假性肠梗阻是剖宫产或阴道分娩的非常确切的并发症。**假性肠梗阻有恶心、呕吐、停止排便,以及通常持续好几天的弥漫性腹痛。**病人常有胃肠蠕动减慢、发热、白细胞增多,腹部压痛感增加可能预示胃肠缺血。治疗包括鼻胃管抽吸、静脉输液、补充电解质和直肠减压。严重的结肠假性梗阻(Ogilvie 综合征),腹部 X 线显示盲肠直径大于 10 厘米。治疗包括结肠镜减压或手术疗法如盲肠切除术,加分流性回肠造口术,盲肠造口术,或肠道坏死时结肠切除术。妊娠中期合并假性肠梗阻,当手术是唯一的替代时,可考虑做结肠镜检查。注射新斯的明通常可用于治疗非妊娠的结肠假性梗阻,但在孕期属禁忌。**即将发生盲肠穿孔时死亡率接近 10%,而穿孔后达到 70%。**

结肠癌

结肠癌在妊娠期不常见,发病率估计为 1/13 000 至 1/50 000(见第 49 章)。美国每年约有 400 万孕妇,推算大概有 80 到 300 例孕期结肠癌。

妊娠期结肠癌的临床表现和诊断与非孕患者相似,但有一些明显的不同点。**妊娠期结肠癌的常见症状包括腹痛、便血、恶心、呕吐、腹胀。然而,结肠癌往往到晚期时才出现症状。**非孕患者大约五分之一的结肠癌发生在

直肠,而孕期约三分之二的结肠癌发生在直肠。这种增加可能是人为的假象,增大子宫对直肠机械压迫而使病人更注意直肠症状,常常自我转诊寻医。而医生在孕期频繁检查盆腔和直肠,也增加了直肠癌的检出率。孕期怀疑结肠癌时,直肠检查是最重要的,因为这种癌症在孕期往往出现在直肠,直肠指诊便可触及。大便应检测隐血。孕妇相对年轻发病率低,大便隐血对结肠癌或腺瘤的阳性预测很低。由于孕期需求增加,缺铁性贫血在怀孕期间很常见。因此,与老年患者不一样,孕期缺铁性贫血与结肠癌没有很强的关联。孕期患病者相对比较年轻,常有其他诱发因素,包括遗传性非息肉性结肠癌(HNPCC),家族性结肠息肉病,黑斑息肉综合征,和长期的炎症性肠病。

在孕期,由于诊断延迟,发现结肠癌往往已是晚期,病理分期晚期与预后不良密切相关。在女性结肠癌患者中,有卵巢转移的仅为5%左右,而40岁以下的年轻女性增加到25%。多数孕妇年龄不超过40岁。在普通人群中,首选CT检查结肠癌是否有肝转移,卵巢转移率同样很高。而孕期,CT是相对禁忌,可用腹部超声代替。超声对直径超过2厘米的转移性病变高度敏感,而直径小于1厘米时,敏感性较差。肝转移通常在超声下显示为独立的肿块,而小的肝脏转移灶需要用MRI检测。在非妊娠患者,必须做全结肠镜检查获得术前病理诊断以及排除同时存在的其他疾病。基于同样的理由,孕期结肠癌手术前,必须做结肠镜检查。妊娠晚期由于子宫压迫结肠可能造成技术上的困难。妊娠晚期,胎儿可以存活时,最好是引产,然后进行结肠镜检查和癌症手术。

手术是治愈结肠癌的主要方法。无远处转移时,切除原发肿瘤,手术边界至少离肿瘤边缘5厘米以外,同时切除区域肠系膜淋巴结。有多处远处转移时,只考虑行姑息手术。妊娠期手术的时机和类型取决于胎龄、母体预后、术中发现以及产妇的意愿。妊娠前半期确诊癌症时,应尽快手术以减少转移风险。这样的手术通常不必切除妊娠子宫且不影响妊娠。当母体预期存活的时间太短而等不到胎儿可以存活时,或当肿瘤侵犯到子宫,为方便术中暴露直肠,推荐经腹全子宫切除术。除此之外,如果癌症可以切除,在保全子宫同时,做根治手术。**当癌症在妊娠后半期确诊时,将手术推迟到新生儿结局良好之时,一般在妊娠32周左右。**推迟太久癌症则会长大并转移。有卵巢转移时可行双侧输卵管卵巢切除术。结肠癌手术时,胎儿死亡率高的风险中度增加,但还是可以接受的。而早产和低出生体重危险大大增加。术前CEA基础水平可用于监测手术和化疗效果。孕期CEA水平无显著改变。

考虑辅助化疗时,必须权衡潜在的胎儿风险和母体的益处。化疗一般在孕早期属于禁忌,对Dukes分期为C期的患者,在告知明显致畸风险并愿意接受风险,在签署知情同意后,可以做限制性化疗。孕中晚期时器官已经基本形成,化疗致畸性明显减小。在孕早期因化疗致畸作用而拒绝化疗的患者,孕中期风险已降低,考虑接受手术后化疗。尽管直肠癌有局部肠壁外转移时常行盆腔局部放疗,但对胎儿是致命的,孕期属于禁忌。只有在分娩后或终止妊娠后才能放疗。

由于延误诊断时已是晚期。年龄小于40岁的结肠癌预后通常差。同样原因,孕期结肠癌或直肠癌的预后也很差。胎儿预后取决于母体癌症的病理分期、诊断时的孕周、治疗的类型和时机。因为胎儿的正常发育需要依靠母体的血液供应和营养,癌症晚期时孕妇变得严重虚弱、营养不良,胎儿存活也将受到威胁。孕早期,结直肠癌术后,包括腹会阴联合切除术后,有些婴儿健康地出生。当癌症在妊娠晚期诊断时,分娩后胎儿生存能力改善而受母体疾病影响较小。胎儿的整体预后相对较好,结肠癌通常是在临近分娩时确诊,因此婴儿存活率约为80%。然而,活产婴儿通常是早产和低出生体重,增加了肺部并发症和神经发育障碍的风险。

在孕期有应用前景的新的结肠癌的诊断方法包括VCE,病人吞咽一个药丸大小的微型摄像机,检查直肠。结肠黏膜脱落进粪便的DNA,也可用于检测与结肠癌相关的不正常的遗传标记。

炎症性肠病

炎症性肠病(IBD),UC和DC,是免疫性介导疾病,育龄期妇女发病率最高。年龄低于40岁的妇女,UC的发病率是40/100 000~100/100 000,而CD的发病率是5/100 000~10/100 000。UC是结肠黏膜疾病,表现为血性腹泻、痉挛、腹痛、发热。CD可累及胃肠道的任何部分,但最常见的是回肠末端或结肠,特征是腹泻、腹痛、厌食、发热、营养不良。CD患者可能有瘘管及肛门直肠疾病。炎症性肠病的肠外表现包括关节炎、葡萄膜炎、硬化性胆管炎和皮肤疹。

UC对生育能力的影响不明显,但UC结肠切除后生育力下降。由于回肠炎症扩展到附近的输卵管或卵巢、手术后临近生殖器官瘢痕形成以及全身营养不良,导致CD患者的生育能力轻度降低。IBD的活动性基本不受妊娠影响。**在受孕时为非活动或轻度活动时,在孕期往往有相同的疾病活动性。理论上,受孕时为活动性疾病时,妊娠期活动性疾病的可能性增加,妊娠结局不良的可能也增加,包括自然流产、流产、死产或早产。CD如果是在孕期开始发病,失去胎儿的可能性增加,而UC仅轻度增加。**

IBD的症状和体征难以与妊娠相关的生理性改变或其他妇产科或外科相关病症区分。正常妊娠可出现的症状,如恶心,呕吐,腹部不适和便秘等,也可以是 IBD 发作的一个信号。患 CD 的孕妇有急性右下腹痛时,鉴别诊断包括 CD 加重、异位妊娠、阑尾炎或附件疾病。发热,血性腹泻和体重减轻表明 CD 病情加重。

怀孕会影响诊断学检查,但有指征时必须做。实验室检查包括全血细胞计数,血生化和电解质测定,并应考虑到妊娠晚期的生理学改变,包括贫血,白细胞增多,和低白蛋白血症。孕期乙状结肠镜检查,产妇耐受良好,没有产妇并发症或胎儿毒性。孕期结肠镜检查安全,特别是在妊娠中期,但在孕早期和晚期经验相对有限。射线检查如盆腹部 CT,因为涉及电离辐射,最好推迟到分娩后。

必须权衡治疗 **IBD** 对母体、胎儿的益处和对胎儿的潜在毒性、致畸性(表 48-4;参见第 8 章)。然而,与大多数疗法相比,活动性疾病对胎儿的风险更大。皮质类固醇在孕期通常是安全的,但唇裂或腭裂的风险中度增加,可加重妊娠期糖尿病和子痫前期。皮质类固醇在孕期应尽可能使用最低剂量,孕早期硬腭正在形成时,应避免使

用。**柳氮磺吡啶和 5-氨基水杨酸在孕期是安全的,有需要就用。甲氨蝶呤不安全,可以引起流产,导致先天性骨骼畸形。FDA 将硫唑嘌呤和 6-巯基嘌呤(6-MP)在怀孕期间归为 D 类药物,但许多胃肠科医生为了将疾病维持在缓解期,也会在孕期继续用这些药物。抗瘤坏死因子(TNF)生物治疗在孕期似乎是更安全的替代方案(见表48-4)**,尽管孕期的安全性由于数据有限,有些争议。上报到 FDA 的一项研究发现这类药物增高先天性畸形率,而另一项研究却发现风险降低。一项大型研究发现出生缺陷并没有增加。此类药物一般在打算怀孕前停用,但妊娠期间可用于控制活动性疾病。甲硝唑在怀孕期间是安全的,但一些专家建议在孕早期避免使用。孕期应避免使用止泻药地芬诺酯,因为有病例报道在孕早期使用有致畸性。中毒性巨结肠、肠梗阻或大出血应尽快进行急诊手术,而择期手术如瘘管切除术应在孕中期或产后进行。对于重度肛周 CD,可能需要剖宫产,因为阴道分娩时的会阴切开术可加重肛周疾病。

表 48-4　妊娠期炎症性肠病的药物治疗

药物	FAD 孕期用药分类	孕 期 建 议
柳氮磺胺吡啶	B	相对安全,但担心磺胺基团可致新生儿黄疸
美沙拉嗪	B	相对安全
英夫利昔单抗(抗肿瘤坏死因子)	B	小鼠研究无致畸作用,但临床数据少
阿达木单抗(抗肿瘤坏死因子)	B	临床资料较少,根据动物实验,孕期相对安全。厂商对接受这种药物的孕妇进行全国登记随访
赛妥珠单抗(抗肿瘤坏死因子)	B	动物研究未发现胎儿毒性,但临床资料极少,
洛哌丁胺	B	相对安全
甲硝唑	B	避免在早孕期使用(对啮齿动物致癌)
糖皮质激素	C	相对安全,关注胎儿肾上腺功能和母体高血糖;母体在孕期接受大量糖皮质激素时,需要监测新生儿
环丙沙星	C	谨慎使用,小样本研究显示无明显风险
复方地芬诺酯	C	避免使用,可能致畸
环孢素	C	高剂量对大鼠和家兔有胚胎毒性及胎儿毒性
6-巯基嘌呤	D	受孕后避免使用,可能导致胎儿宫内发育迟缓
硫唑嘌呤	D	受孕后避免使用,可能导致胎儿宫内发育迟缓,在动物实验中有致畸作用
甲氨蝶呤	X	因致畸和导致流产作用,禁用

痔疮

痔疮在成人常见,而孕期、特别是孕晚期或刚刚分娩后更加常见,孕期发病率约为 **25%**[108]。发病因素包括便秘增加,从而导致用力排便;血容量增加,导致静脉扩张、充血;妊娠子宫增大压迫血管导致静脉淤滞。齿状线以

上是内痔,而齿状线以下为外痔。

痔疮的典型三联征:直肠出血如鲜红动脉血;血覆盖在大便表面上,而不是混在大便里;和便后出血,最常见的是手纸上带血。其他临床表现包括肛门不适、瘙痒或与脱垂、血栓形成或嵌顿痔相关的疼痛。

轻至中度的外痔疼痛,建议保守治疗,包括使用大便

软化剂、高纤维食物、增加液体摄入量、外敷止痛药和热水坐浴。治疗痔疮主要是治疗便秘。在妊娠期可以安全地进行痔疮切除术,对重度的疼痛或急性血栓性外痔可在局麻下手术。内痔的治疗措施和外痔类似,包括补充纤维、液体,和高纤维饮食,以减少便秘;换成缓慢释放的铁剂以减轻补铁引起的便秘;用外敷止痛药减轻肛门不适;排便后用润肤霜减轻肛门瘙痒症;避免排便时过度用力。对严重的、难治的内痔,治疗方法包括痔疮结扎、注射、硬化剂和凝结法。这些方法在孕期通常安全、有效。而介入性治疗,对内外痔疮几乎都是不需要的,因为症状在分娩后可自动消失。

肠系膜缺血与坏死

妊娠期肠坏死可继发于肠梗阻或肠系膜静脉血栓。地高辛、麦角生物碱类、可卡因和其他血管收缩剂也与肠系膜缺血相关。相比其他中年患者,孕期高雌激素血症导致轻度高凝状态,使肠系膜缺血风险轻度增加,但风险并不是特别高,因为肠系膜缺血主要是老年人的疾病。肠系膜静脉血栓的特征是渐渐发病,腹痛定位不明确,体格检查时也无明显改变。非介入性的 MRI 或 CT,或介入性的静脉血管造影都可以诊断血栓形成。建议血液学检查排除高凝血症。

肠易激综合征

肠易激综合征(IBS)在年轻女性中最常见,其发病机制尚不明确。有肠道运动和感觉异常,特别是痛觉过敏。IBS 罗马Ⅲ诊断标准:腹痛和排便紊乱至少存在 6 个月,并同时至少有以下两个症状:(1)排便后疼痛缓解;(2)疼痛发作时伴有大便频率改变;(3)疼痛发作时伴有大便性状(外观)改变。内镜、影像学和组织学检查均无明显的器质性病变。年轻的女性通常是腹泻型 IBS,但有时主要是便秘或腹泻便秘交替。腹胀是常见的症状。

有关妊娠对 IBS 的影响,研究极少。IBS 通常在孕前就发病,很少在妊娠期间开始。IBS 通常在孕期较轻,与妊娠相关的激素尤其是孕激素可能会加剧 IBS 症状。如果 IBS 没有直肠出血、发热、体重减轻等症状时,不需要做介入性检查,如乙状结肠镜。然而,如果有器质性病变的症状和体征,如直肠出血或非自愿体重减轻,不应在没有做适当检查前就归因于 IBS。特别是出血不是由痔疮引起时,必须做乙状结肠镜检查。

孕期治疗 IBS 的最好的办法是改变饮食和行为疗法而不是全身药物治疗。腹泻型 IBS 患者应避免食用可以导致腹泻的食物,如酒精、含咖啡因的饮料,不易消化的糖类和油腻的食物。孕妇通常摄食大量乳制品以保证摄入充足的钙量,摄食乳制品时添加乳糖酶可以帮助吸收。

膳食纤维和补液可改善便秘型 IBS。多糖类软便剂,如甲基纤维素,应该是安全的,因为不吸收。如果没有营养不良和伴发疾病,IBS 不会影响生育和妊娠结局。

脾动脉瘤破裂

脾动脉瘤破裂与妊娠有关,可能是由于孕期激素改变了动脉壁弹性。破裂最常见于妊娠晚期。典型的症状是突发失血性休克,左上腹腹痛和腹腔内游离液体。腹部平片显示动脉瘤的钙化边缘提示诊断,而腹部 CT 或血管造影可确诊。治疗包括液体复苏和及时手术,结扎脾动脉和切除脾脏。产妇死亡率超过 75%,胎儿死亡率超过 90%。因此,脾动脉瘤,即使无症状也应手术矫正。腹主动脉瘤和肾动脉瘤在怀孕期间也可能破裂。

总　结

妊娠期腹部症状和体征的鉴别诊断尤为广泛。鉴别包括胃肠道疾病、产科疾病、妇科疾病,和其他与妊娠相关或不相关的疾病。病史、体格检查、实验室和影像学检查,通常可以诊断孕期腹部疾病。孕妇的生理性变化会影响临床表现,包括一些实验室检查的正常值与正常人不同。腹部超声通常是首选影像学检查。有指征时可以做 MRI,但在早孕期避免用钆。有指征时可在孕期行乙状结肠镜和 EGD 检查。由于担心胎儿,有些药物治疗在孕期不能使用。早期诊断是改善孕产妇和胎儿生存的关键。最近因为诊断方法改进、对孕妇和胎儿监测更好、腹腔镜技术改进、治疗更早更好,许多危及生命的胃肠道疾病(如阑尾炎)的母胎存活率都有所改进。

关键点

- ◆ 妊娠期间胃肠道症状和体征如腹痛的鉴别诊断非常广泛。除了胃肠道疾病及其他与妊娠无关的腹部疾病,鉴别诊断还包括产科疾病、妇科疾病和与妊娠有关的胃肠道疾病。
- ◆ 妊娠会影响胃肠道疾病的临床表现、发病率或严重程度。例如,胃食管反流性疾病的发病率明显增加,但消化性溃疡疾病发病率及活动性下降。
- ◆ 腹部超声是孕期评估胃肠状态的最安全和最常用的影像学检查。其他常见的腹部影像检查,特别是 CT,有可能伤害胎儿。
- ◆ 如果妊娠期有明确指征,例如显著的急性上消化道出血和下消化道出血,可以进行食管胃十二指肠镜和乙状结肠镜检查。

◆ 大多数胃肠道药物对胎儿相对安全（FDA 的 B 和 C 类），有指征时孕期可以使用，尤其在孕中晚期，胎儿器官基本形成，用药相对安全。孕期要避免的药物包括甲氨蝶呤（X 类）、一些化疗药物和抗生素。

参考文献

1. Powers RD, Guertter AT. Abdominal pain in the ED (emergency department): stability and change over 20 years. *Am J Emerg Med*. 1995;13:301-303.
2. Broussard CN, Richter JE. Treating gastro-esophageal reflux disease during pregnancy and lactation: what are the safest therapy options. *Drug Saf*. 1998;19:325-337.
3. Costa SH, Vessey MP. Misoprostol and illegal abortion in Rio de Janeiro, Brazil. *Lancet*. 1993;341:1258-1261.
4. Cappell MS. Colon cancer during pregnancy. *Gastroenterol Clin North Am*. 2003;32:341-383.
5. Cappell MS, Friedel D. Abdominal pain during pregnancy. *Gastroenterol Clin North Am*. 2003;32:1-58.
6. Tracey M, Fletcher HS. Appendicitis in pregnancy. *Am Surg*. 2000;66:555-559.
7. Puskar D, Balagovic I, Filipovic A, et al. Symptomatic physiologic hydronephrosis in pregnancy: incidence, complications and treatment. *Eur Urol*. 2001;39:260-263.
8. Petersson C, Hedges S, Stenqvist K, et al. Suppressed antibody and interleukin-6 responses to acute pyelonephritis in pregnancy. *Kidney Int*. 1994;45:571-577.
9. Lawson M, Kern F Jr, Everson GT. Gastrointestinal transit time in human pregnancy: prolongation in the second and third trimesters followed by postpartum normalization. *Gastroenterology*. 1985;89:996-999.
10. Martin C, Varner MW. Physiologic changes in pregnancy: surgical implications. *Clin Obstet Gynecol*. 1994;37:241-255.
11. Van den Broe NR, Letsky EA. Pregnancy and the erythrocyte sedimentation rate. *Br J Obstet Gynaecol*. 2001;108:1164-1167.
12. Wong E, Suat SO. Ectopic pregnancy: a diagnostic challenge in the emergency department. *Eur J Emerg Med*. 2000;7:189-194.
13. Derchi LE, Serafini G, Gandolfo N, et al. Ultrasound in gynecology. *Eur Radiol*. 2001;11:2137-2155.
14. Blanchard AC, Pastorek JG 2nd, Weeks T. Pelvic inflammatory disease during pregnancy. *South Med J*. 1987;80:1363-1365.
15. Friedler S, Ben-Shachar I, Abramov Y, et al. Ruptured tubo-ovarian abscess complicating transcervical cryopreserved embryo transfer. *Fertil Steril*. 1996;65:1065-1066.
16. Millar LK, Cox SM. Urinary tract infections complicating pregnancy. *Infect Dis Clin North Am*. 1997;11:13-26.
17. Evans HJ, Wollin TA. The management of urinary calculi in pregnancy. *Curr Opin Urol*. 2001;11:379-384.
18. Marrero JM, Goggin PM, de Caestecker JS, Pearce JM, Maxwell JD. Determinants of pregnancy heartburn. *Br J Obstet Gynaecol*. 1992;99:731-734.
19. Cappell MS, Colon VJ, Sidhom OA. A study at eight medical centers of the safety and clinical efficacy of esophagogastroduodenoscopy in 83 pregnant females with follow-up of fetal outcome and with comparison to control groups. *Am J Gastroenterol*. 1996;91:348-354.
20. Frank B. Endoscopy in pregnancy. In: Karlstadt RG, Surawicz CM, Croitoru R, eds. *Gastrointestinal disorders during pregnancy*. Arlington, VA: American College of Gastroenterology; 1994:24-29.
21. Wald A. Constipation, diarrhea, and symptomatic hemorrhoids during pregnancy. *Gastroenterol Clin North Am*. 2003;32:309-322.
22. Bradley CS, Kennedy CM, Turcea AM, Rao SS, Nygaard IE. Constipation in pregnancy: prevalence, symptoms, and risk factors. *Obstet Gynecol*. 2007;110(6):1351-1357.
23. Russman S, Lamerato L, Motsko SP, Pezzullo JC, Faber MD, Jones JK. Risk of further decline in renal function after the use of oral sodium phosphate or polyethylene glycol in patients with a preexisting glomerular filtration rate below 60 mL/min. *Am J Gastroenterol*. 2008;103(11):2707-2716.
24. Karam PA. Determining and reporting fetal radiation exposure from diagnostic radiation. *Health Phys*. 2000;79(suppl 5):S85-S90.
25. Toppenberg KS, Hill DA, Miller DP. Safety of radiographic imaging during pregnancy. *Am Fam Physician*. 1999;59:1813-1820.
26. Cappell MS, Colon VJ, Sidhom OA. A study at 10 medical centers of the safety and efficacy of 48 flexible sigmoidoscopies and 8 colonoscopies during pregnancy with follow-up of fetal outcome and with comparison to control groups. *Dig Dis Sci*. 1996;41:2353-2361.
27. Cappell MS, Fox SR, Gorrepati N. Safety and efficacy of colonoscopy during pregnancy: an analysis of pregnancy outcome in 20 patients. *J Reprod Med*. 2010;55(3–4):115-123.
28. Vinod J, Bonheur J, Korelitz BI, Panagopoulos G. Choice of laxatives and colonoscopic preparation in pregnant patients from the viewpoint of obstetricians and gastroenterologists. *World J Gastroenterol*. 2007;13(48):6549-6552.
29. Debby A, Golan A, Sadan O, Glezerman M, Shirin H. Clinical utility of esophagogastroduodenoscopy in the management of recurrent and intractable vomiting in pregnancy. *J Reprod Med*. 2008;53(5):347-351.
30. Bagis T, Gumurdulu Y, Kayaselcuk F, Yilmaz ES, Killicadag E, Tarim E. Endoscopy in hyperemesis gravidarum and Helicobacter pylori infection. *Int J Gynaecol Obstet*. 2002;79(2):105-109.
31. Cappell MS. Endoscopy in pregnancy: risks versus benefits. *Nat Clin Pract Gastroenterol Hepatol*. 2005;2(9):376-377.
32. Cappell MS. The fetal safety and clinical efficacy of gastrointestinal endoscopy during pregnancy. *Gastroenterol Clin North Am*. 2003;32:123-179.
33. Cappell MS. Sedation and analgesia for gastrointestinal endoscopy during pregnancy. *Gastrointest Endosc Clin N Am*. 2006;16(1):1-31.
34. Qureshi WA, Rajan E, Adler DG, et al. ASGE guideline: guidelines for endoscopy in pregnant and lactating women. *Gastrointest Endosc*. 2005;61(3):357-362.
35. Figueiredo P, Almeida N, Lopes S, et al. Small-bowel capsule endoscopy in patients with suspected Crohn's disease: diagnostic value and complications. *Diagn Ther Endosc*. 2010;2010:pii: 101284. E pub 2010 Aug 5.
36. Storch I, Barkin JS. Contraindications to capsule endoscopy: do any still exist? *Gastrointest Endosc Clin N Am*. 2006;16(2):329-336.
37. Hogan RB, Ahmad N, Hogan RB 3rd, et al. Video capsule endoscopy detection of jejunal carcinoid in life-threatening hemorrhage, first trimester pregnancy. *Gastrointest Endosc*. 2007;66(1):205-207.
38. Lacroix R, Eason E, Melzack R. Nausea and vomiting during pregnancy: A prospective study of its frequency, intensity, and patterns of change. *Am J Obstet Gynecol*. 2000;182:931-937.
39. Hamaoui E, Hamaoui M. Nutritional assessment and support during pregnancy. *Gastroenterol Clin North Am*. 2003;32:59-121.
40. Koch KL, Frissora CL. Nausea and vomiting during pregnancy. *Gastroenterol Clin North Am*. 2003;32:201-234.
41. Tan PC, Tan NC, Omar SZ. Effect of high levels of human chorionic gonadotropin and estradiol on the severity of hyperemesis gravidarum. *Clin Chem Lab Med*. 2009;47(2):165-171.
42. Lockwood CM, Grenache DG, Gronowski AM. Serum human chorionic gonadotropin concentrations greater than 400,000 IU/L are invariably associated with suppressed serum thyrotropin concentrations. *Thyroid*. 2009;19(8):863-868.
43. McKeigue PM, Lamm SH, Linn S, Kutcher JS. Bendectin and birth defects: 1. A meta-analysis of the epidemiologic studies. *Teratology*. 1994;50(1):27-37.
44. Sahakian V, Rouse D, Sipes S, Rose N, Niebyl J. Vitamin B6 is effective therapy for nausea and vomiting of pregnancy: a randomized, double-blind placebo-controlled study. *Obstet Gynecol*. 1991;78:33-36.
45. Tan PC, Khine PP, Vallikannu N, Omar SZ. Promethazine compared with metoclopramide for hyperemesis gravidarum: a randomized controlled trial. *Obstet Gynecol*. 2010;115(5):975-981.
46. Martin RP, Wisenbaker J, Huttunen MO. Nausea during pregnancy: relation to early childhood temperament and behavior problems at twelve years. *J Abnorm Child Psychol*. 1999;27:323-329.
47. Dodds L, Fell DB, Joseph KS, Allen VM, Butler B. Outcomes of pregnancies complicated by hyperemesis gravidarum. *Obstet Gynecol*. 2006;107(2 Pt 1):285-292.
48. Castro Lde P. Reflux esophagitis as the cause of heartburn in pregnancy. *Am J Obstet Gynecol*. 1967;98:1-10.
49. Cappell MS. Gastric and duodenal ulcers during pregnancy. *Gastroenterol Clin North Am*. 2003;32:263-308.
50. Winbery SL, Blaho KE. Dyspepsia in pregnancy. *Obstet Gynecol Clin North Am*. 2001;28:333-350.
51. Cappell MS, Schein JR. Diagnosis and treatment of nonsteroidal anti-inflammatory drug-associated upper gastrointestinal toxicity. *Gastroenterol Clin North Am*. 2000;29:97-124.
52. Lalkin A, Magee L, Addis A, et al. Acid-suppressing drugs during pregnancy. *Can Fam Physician*. 1997;43:1923-1926.
53. Nakatsuka T, Fujikake N, Hasebe M, et al. Effects of sodium bicarbonate

and ammonium chloride on the incidence of furosemide-induced fetal skeletal anomaly, wavy rib, in rats. *Teratology*. 1993;48:139-147.

54. Charan M, Katz PO. Gastroesophageal reflux disease in pregnancy. *Curr Treat Options Gastroenterol*. 2001;4:73-81.

55. Morton DM. Pharmacology and toxicity of nizatidine. *Scand J Gastroenterol*. 1987;22(suppl l36):1-8.

56. Koren G, Zemlickis DM. Outcome of pregnancy after first trimester exposure to H-2 receptor antagonists. *Am J Perinatol*. 1991;8:37-38.

57. *Physicians Desk Reference*. 70th ed. 2010. Montvale, NJ: PDR Network; 2016.

58. Briggs GG, Freeman RK, Yaffe SJ. *Drugs in Pregnancy and Lactation*. 9th ed. Philadelphia: Lippincott Williams & Wilkins; 2011.

59. Kallen BA. Use of omeprazole during pregnancy: no hazard demonstrated in 955 infants exposed during pregnancy. *Eur J Obstet Gynecol Reprod Biol*. 2001;96(1):63-68.

60. Dashe JS, Gilstrap LC 3rd. Antibiotic use in pregnancy. *Obstet Gynecol Clin North Am*. 1997;24:617-629.

61. Aston NO, Kalaichandran S, Carr JV. Duodenal ulcer hemorrhage in the puerperium. *Can J Surg*. 1991;34:482-483.

62. Schein M. Choice of emergency operative procedure for bleeding duodenal ulcer. *Br J Surg*. 1991;78:633-634.

63. Chan YM, Ngai SW, Lao TT. Gastric adenocarcinoma presenting with persistent, mild gastrointestinal symptoms in pregnancy: a case report. *J Reprod Med*. 1999;44:986-988.

64. Dumont M. Diaphragmatic hernia and pregnancy. *J Gynecol Obstet Biol Reprod*. 1990;19:395-399.

65. Kurzel RE, Naunheim KS, Schwartz RA. Repair of symptomatic diaphragmatic hernia during pregnancy. *Obstet Gynecol*. 1988;71:869-871.

66. Mazze RI, Kallen B. Appendectomy during pregnancy: a Swedish registry of 778 cases. *Obstet Gynecol*. 1991;77:835-840.

67. Tamir IL, Bongard FS, Klein SR. Acute appendicitis in the pregnant patient. *Am J Surg*. 1990;160:571-575.

68. Mourad J, Elliott JP, Erickson L, et al. Appendicitis in pregnancy: new information that contradicts long-held clinical beliefs. *Am J Obstet Gynecol*. 2000;182:1027-1029.

69. Terasawa T, Blackmore CC, Bent S, Kohlwes RJ. Systematic review: computed tomography and ultrasonography to detect acute appendicitis in adults and adolescents. *Ann Intern Med*. 2004;141(7):537-546.

70. Pedrosa I, Lafornara M, Pandharipande PV, Goldsmith JD, Rofsky NM. Pregnant patients suspected of having acute appendicitis: effect of MR imaging on negative laparotomy rate and appendiceal perforation rate. *Radiology*. 2009;250(3):749-757.

71. Andersen B, Nielsen TF. Appendicitis in pregnancy: diagnosis, management and complications. *Acta Obstet Gynecol Scand*. 1999;78(9):758-762.

72. De Perrot M, Jenny A, Morales M, et al. Laparoscopic appendectomy during pregnancy. *Surg Laparosc Endosc Percutan Tech*. 2000;l0:368-371.

73. Connolly MM, Unti JA, Nom PF. Bowel obstruction in pregnancy. *Surg Clin North Am*. 1995;75:101-113.

74. Perdue PW, Johnson HW Jr, Stafford PW. Intestinal obstruction complicating pregnancy. *Am J Surg*. 1992;164:384-388.

75. Pandolfino J, Vanagunas A. Gastrointestinal complications of pregnancy. In: Sciarra JJ, ed. *Gynecology and Obstetrics, revised edition*. Vol. 3. Philadelphia: Lippincott Williams & Wilkins; 2003:1-14 [Chapter 30].

76. Davis MR, Bohon CJ. Intestinal obstruction in pregnancy. *Clin Obstet Gynecol*. 1983;26:832-842.

77. Meyerson S, Holtz T, Ehrinpreis M, et al. Small bowel obstruction in pregnancy. *Am J Gastroenterol*. 1995;90:299-302.

78. Dufour P, Haentjens-Verbeke K, Vinatier D, et al. Intestinal obstruction and pregnancy. *J Gynecol Obstet Biol Reprod*. 1996;25:297-300.

79. Rothstein RD, Rombeau JL. Intestinal malrotation during pregnancy. *Obstet Gynecol*. 1993;81:817-819.

80. Fielding LP, Schultz SM. Treatment of acute colonic pseudo-obstruction. *J Am Coll Surg*. 2001;192:422-423.

81. Roberts CA. Ogilvie's syndrome after cesarean delivery. *J Obstet Gynecol Neonatal Nurs*. 2000;29:239-246.

82. Sharp HT. Gastrointestinal surgical conditions during pregnancy. *Clin Obstet Gynecol*. 1994;37:306-315.

83. Woods JB, Martin JN Jr, Ingram FH, Odom CD, Scott-Conner CE, Rhodes RS. Pregnancy complicated by carcinoma of the colon above the rectum. *Am J Perinatol*. 1992;9:102-110.

84. Nesbitt JC, Moise KJ, Sawyers JL. Colorectal carcinoma in pregnancy. *Arch Surg*. 1985;120(5):636-640.

85. Bernstein MA, Madoff RD, Caushaj PF. Colon and rectal cancer in pregnancy. *Dis Colon Rectum*. 1993;36:172-178.

86. Minter A, Malik R, Ledbetter L, Winokur TS, Hawn MT, Saif MW. Colon cancer in pregnancy. *Cancer Control*. 2005;12(3):196-202.

87. Tsukamoto N, Uchino H, Matsukuma K, Kamura T. Carcinoma of the colon presenting as bilateral ovarian tumors during pregnancy. *Gynecol Oncol*. 1986;24:386-391.

88. Chen MM, Coakley FV, Kaimel D, Laros RK Jr. Guidelines for computed tomography and magnetic resonance imaging use during pregnancy and lactation. *Obstet Gynecol*. 2008;112(2 Pt 1):333-340.

89. Kort B, Katz VL, Watson WJ. The effect of nonobstetric operation during pregnancy. *Surg Gynecol Obstet*. 1993;177:371-376.

90. Lamerz R, Ruider H. Significance of CEA determinations in patients with cancer of the colon-rectum and the mammary gland in comparison to physiological states in connection with pregnancy. *Bull Cancer*. 1976;63:573-586.

91. Smith C, Butler JA. Colorectal cancer in patients younger than 40 years of age. *Dis Colon Rectum*. 1989;32:843-846.

92. Rokkas T, Papaxoinis K, Triantafyllou K, Ladas SD. A meta-analysis evaluating the accuracy of colon capsule endoscopy in detecting colon polyps. *Gastrointest Endosc*. 2010;71(4):792-798.

93. Imperiale TF, Ransohoff DF, Itzkowitz SH, Turnbull BA, Ross ME, the Colorectal Cancer Study Group. Fecal DNA versus fecal occult blood for colorectal-cancer screening in an average-risk population. *N Engl J Med*. 2004;351:2704-2714.

94. Ording Olsen K, Juul S, Berndtsson I, Oresland T, Laurberg S. Ulcerative colitis: female fecundity before diagnosis, during disease, and after surgery compared with a population sample. *Gastroenterology*. 2002;122(1):15-19.

95. Jospe ES, Peppercorn MA. Inflammatory bowel disease and pregnancy: a review. *Dig Dis*. 1999;17:201-207.

96. Woolfson K, Cohen Z, McLeod RS. Crohn's disease and pregnancy. *Dis Colon Rectum*. 1990;33:869-873.

97. Friedman S. Management of inflammatory bowel disease during pregnancy and nursing. *Semin Gastroint Dis*. 2001;12:245-252.

98. Rajapakse R, Korelitz BI. Inflammatory bowel disease during pregnancy. *Curr Treat Options Gastroenterol*. 2001;4:245-251.

99. Sachar D. Exposure to mesalamine during pregnancy increased preterm deliveries (but not birth defects) and decreased birth weight. *Gut*. 1998;43:316.

100. Park-Wyllie L, Mazzotta P, Pastuszak A, et al. Birth defects after maternal exposure to corticosteroids: prospective cohort study and meta-analysis of epidemiological studies. *Teratology*. 2000;62(6):385-392.

101. Hausknecht RU. Methotrexate and misoprostol to terminate early pregnancy. *N Engl J Med*. 1995;333:537-540.

102. Alstead EM, Ritchie JK, Lennard-Jones JE, Farthing MJ, Clark ML. Safety of azathioprine in pregnancy in inflammatory bowel disease. *Gastroenterology*. 1990;99:443-446.

103. Carter JD, Ladhani A, Ricca LR, Valeriano J, Vasey FB. A safety assessment of tumor necrosis factor antagonists during pregnancy: a review of the Food and Drug Administration database. *J Rheumatol*. 2009;36(3):635-641.

104. Ali YM, Kuriya B, Orozco C, Cush JJ, Keystone EC. Can tumor necrosis factor inhibitors be safely used in pregnancy? *J Rheumatol*. 2010;37(1):9-17.

105. *Antimicrobial therapy for obstetric patients*. Education Bulletin No. 245. American College of Obstetricians and Gynecologists, March 1998.

106. Hill J, Clark A, Scott NA. Surgical treatment of acute manifestations of Crohn's disease during pregnancy. *J R Soc Med*. 1997;90:64-66.

107. Ilnyckyji A, Blanchard JF, Rawsthorne P, Bernstein CN. Perianal Crohn's disease and pregnancy: role of the mode of delivery. *Am J Gastroenterol*. 1999;94:3274-3278.

108. Staroselsky A, Nava-Ocampo A, Vohra S, Koren G. Hemorrhoids in pregnancy. *Can Fam Physician*. 2008;54:189-190.

109. Cappell MS, Friedel D. The role of sigmoidoscopy and colonoscopy in the diagnosis and management of lower gastrointestinal disorders: endoscopic findings, therapy, and complications. *Med Clin North Am*. 2002;86:1253-1288.

110. Medich DS, Fazio VW. Hemorrhoids, anal fissure, and carcinoma of the colon, rectum, and anus during pregnancy. *Surg Clin North Am*. 1995;75:77-88.

111. Engelhardt TC, Kerstein MD. Pregnancy and mesenteric venous thrombosis. *South J Med*. 1989;82:1441-1443.

112. Cappell MS. Colonic toxicity of administered drugs and chemicals. *Am J Gastroenterol*. 2004;99:1175-1190.

113. Cappell MS. Intestinal (mesenteric) vasculopathy: I. Acute superior mesenteric arteriopathy and venopathy. *Gastroenterol Clin North Am*. 1998;27:783-825.

114. Verne GN, Robinson ME, Price DD. Hypersensitivity to visceral and cutaneous pain in the irritable bowel syndrome. *Pain*. 2001;93:7-14.

115. Longstreth GF, Thompson WG, Chey WD, Houghton CA, Mearin F, Spiller RC. Functional bowel disorders. *Gastroenterology*. 2006;130:

1480-1491.

116. Kane SV, Sable K, Hanauer SB. The menstrual cycle and its effect on inflammatory bowel disease and irritable bowel syndrome: a prevalence study. *Am J Gastroenterol.* 1998;93:1867-1872.

117. Johnson P, Mount K, Graziano S. Functional bowel disorders in pregnancy: effect on quality of life, evaluation and management. *Acta Obstet Gynecol Scand.* 2014;93(9):874-879.

118. Mathias JR, Clench MH. Relationship of reproductive hormones and neuromuscular disease of the gastrointestinal tract. *Dig Dis.* 1998;16: 3-13.

119. West L, Warren J, Cutts T. Diagnosis and management of irritable bowel syndrome, constipation, and diarrhea in pregnancy. *Gastroenterol Clin North Am.* 1992;21:793-802.

120. Stanley JC, Wakefield TW, Graham LM, et al. Clinical importance and management of splanchnic artery aneurysms. *J Vasc Surg.* 1986;3: 836-840.

121. Hallet JW Jr. Splenic artery aneurysms. *Semin Vasc Surg.* 1995;8: 321-326.

最后审阅　杨金英

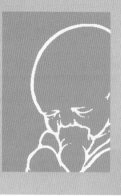

第49章

妊娠期神经系统疾病

原著 ELIZABETH E. GERARD, PHILIP SAMUELS

翻译与审校 聂曦明, 杜万良, 李晋

癫痫和痫性发作

　　癫痫在普通人群的发病率大约为1%，是妊娠期间最常见的神经系统合并症。因此产科医生需熟悉癫痫的基本治疗及其对患者和胎儿的影响。除抗癫痫作用外，一些常用的抗癫痫药（AEDs）也用于育龄女性精神病和疼痛的治疗。了解这些药物对孕妇和胎儿的影响十分重要。

　　诊断癫痫需要至少2次非诱发性痫性发作，或者1次痫性发作而且有临床表象提示很可能有第2次痫性发作，如脑磁共振成像（MRI）和脑电图（EEG）支持癫痫诊断，或有明确癫痫家族史的患者。癫痫综合征可以分为全面性和局灶性癫痫。癫痫综合征的确诊依赖于痫性发作的临床特征和患者的影像检查及脑电图结果。值得注意的是这两种癫痫综合征都有多种表现。被称为全面性痫性发作的惊厥性或强直阵挛性发作，可以出现在全面性或者局灶性癫痫患者。详细准确的病史对于癫痫综合征诊治、明确病因十分重要，同时也有助于预测妊娠期的痫性发作。

　　遗传性全面性癫痫，也称为特发性全面性癫痫，虽然与遗传相关，但是大多数患者的家族史并不符合孟德尔遗传定律。因为遗传有不同程度的外显率，一级亲属常常不患病。遗传性全面性癫痫患者可表现为肌阵挛、失

神或强直阵挛发作，也可以是这些类型的混合。针对遗传性全面性癫痫，常使用"广谱"抗癫痫药，如拉莫三嗪（lamotrigine）、左乙拉西坦（levetiracetam）、托吡酯（topiramate）、丙戊酸（valproate）和唑尼沙胺（zonisamide）。其他抗癫痫药主要有卡马西平（carbamazepine）、加巴喷丁（gabapentin）、奥卡西平（oxcarbazepine）、苯妥英（phenytoin）和普瑞巴林（pregabalin），但这些"窄谱"抗癫痫药有可能引起遗传性全面性癫痫患者以前没有发生过的肌阵挛发作或失神发作。最新型抗癫痫药如拉科酰胺（lacosamide）和吡仑帕奈（perampanel）被批准用于局灶性癫痫，但在全面性癫痫的应用尚在研究中。

　　局灶性癫痫是成人患者中最常见的类型。虽然大多数局灶性癫痫病因不明，但仍需排除一切可能的病因，例如肿瘤、血管畸形、脑损伤、脑部感染或自身免疫性疾病。近年来越来越多局灶性癫痫被确诊为遗传性的，其中一些表现为常染色体显性遗传。局灶性癫痫的主要表现类型有伴或不伴有意识丧失的局灶性痫性发作（以前称为简单部分性和复杂部分性发作）和/或部分性发作进展为强直阵挛发作（以前称为继发全面性发作）。

　　局灶性发作的表现取决于痫性发作起源的脑功能区。最常见的局灶性癫痫是颞叶癫痫，常表现为失意性局灶性发作。这类痫性发作的特点是通常都会伴有30秒到2分钟的觉察力改变，并可有面部和双手的半自主运动。患者甚至家属常常忽略觉察力改变的发生，因为

患者记不起发作的过程,并且在旁观者看来患者与环境之间有互动。局灶性痫性发作前常会有先兆,如感觉恐惧或"胃气上冲",从胃部冲到胸部和头部。局灶性癫痫有可能进展为强直阵挛性癫痫。局灶性癫痫患者可以选用广谱或窄谱的抗癫痫药治疗,在诊断证据不足的时候最好选用广谱药物。第一种抗癫痫药的选择常常依据患者特点和药物副作用。对育龄女性来说,抗癫痫药的致畸性尤为重要。

除儿童期发病且在成年后减轻的癫痫患者外,大部分癫痫妇女需要在育龄期和整个妊娠期服用抗癫痫药。对于2~4年无发作的成年发病型癫痫患者,可根据发作类型、影像学及脑电图结果,在神经科医生指导之下尝试停用抗癫痫药物。妊娠前9个月无痫性发作是控制妊娠期的痫性发作的良好指证[1]。对于想在妊娠前停药,又有指征的患者,应至少在妊娠前一年停药。然而,许多癫痫患者一旦发现妊娠会立即停用所有药物[2],这会给母亲和胎儿带来更多危险。

未控制的痫性发作增加了产妇伤害和死亡的风险,并可导致胎儿短暂缺氧[3]。关于妊娠期痫性发作对胎儿直接影响的研究仅有少数病例报告。有两个病例报道,孕妇正常分娩过程中出现强直阵挛性发作,导致胎儿心动过缓后心动过速[4]。一个病例报道,在妊娠33周强直阵挛性发作,导致继发脑室内出血引起胎儿死亡(该患者在妊娠期有3次强直阵挛性发作)[5]。Nei等报道了一个病例,部分发作伴随意识丧失导致长时间子宫收缩,使胎心率从140次/分降至78次/分[6]。Chen等进行的中国台湾人群研究[7]纳入了1016例癫痫孕妇。发现妊娠期有痫性发作与无痫性发作相比,增加早产(比值比[OR],1.63)、小于胎龄(SGA)婴儿(OR,1.37)和低出生体重儿(OR,1.36)的风险。与有癫痫病史,而妊娠期无强直阵挛性发作的患者相比,有痫性发作的患者,小于胎龄婴儿的风险增加(OR,1.34)。

两项已发表的研究强调了妊娠期痫性发作的危害。英国的一项针对产妇死亡原因的不透露患者身份的调查发现,有妊娠期痫性发作的妇女在妊娠期和产后死亡风险增加10倍以上[8]。与之相似,美国MacDonald等[9]对分娩住院病历的回顾性研究发现,癫痫妇女分娩中死亡风险增加十倍以上。在英国研究的14例产妇死亡病例中3例与痫性发作的并发症(溺水、缺氧、创伤)有关,另外11例是由于癫痫猝死(SUDEP)[10]。癫痫猝死定义为癫痫患者发生的突然的、意想不到的、非外伤性和非溺水的死亡,并且无法通过毒理或解剖学找到确切的死亡原因。SUDEP的机制目前仍不清楚,但可以预测的危险因素包括难治性和强直阵挛性发作以及药物依从性差。英国调查的14例死亡病例中有8例没有接受癫痫相关宣教,也没有孕前咨询。此外,他们指出三分之一的病例,

患者生活困难,无法得到科普和治疗。至少有两例患者存在家庭暴力,其中一名患者有精神分裂症[8]。美国研究中产妇死亡的原因未知,但这些患者,合并糖尿病、高血压、精神疾病、酒精和药物滥用的风险增加[11]。她们出现子痫前期、早产、死胎和剖宫产的风险也相应增加[9]。

上述两项有关死亡率升高的研究,提示我们进一步研究孕妇癫痫及其合并症管理的重要性,并应将其纳入对癫痫妇女的宣教中。尽管癫痫产妇死亡的相对风险显著增加,但MacDonald等研究[9]显示癫痫产妇绝对死亡率并不很高,每100 000次分娩中有80例(0.08%)死亡。Edey等[10]分析了英国调查得出类似结果,癫痫患者妊娠期和产后死亡率估计为每100 000次分娩中有100例(0.1%)。这些研究指出并强调,对癫痫孕妇进行严密的医疗监控以及孕前咨询和计划的重要性。产科医生和神经科医生必须密切合作,帮助患者平稳度过妊娠期。在这种合作下,大多数癫痫妇女可以成功怀孕,并将孕妇和胎儿的风险降至最低。

癫痫与生育能力

罹患癫痫以及癫痫治疗可能会降低部分女性的生育能力。几项统计学研究表明,无论男性或女性癫痫患者的生育率都低于健康人群[12-15]。在很多研究中,结婚率低不能解释癫痫患者的低生育率。但这些研究无法控制非生物学因素,如已经被报道性欲下降、对疾病和药物过度担心引起的生育率降低。Sukumaran等[16]前瞻性地随访了375名备孕的印度女性,发现38.4%的人在备孕期至少1年后不孕。不孕育的危险因素包括服用抗癫痫药,特别是服用多种抗癫痫药。同时在这项研究结果中年龄和低教育水平也与不育孕相关。

许多证据表明癫痫和抗癫痫药都可能对生育功能造成潜在的不利影响。众所周知,痫性发作特别是颞叶痫性发作会破坏下丘脑-垂体-性腺轴,另外某些抗癫痫药可以影响性激素代谢及性激素结合球蛋白的浓度。有文章报道在癫痫妇女中多囊卵巢综合征、早发性卵巢功能不全,以及低促性腺激素性腺功能减退症风险增加[17,18]。但是癫痫妇女的流产率并未增高[19]。

癫痫和妊娠

抗癫痫药物的致畸作用

癫痫妇女妊娠时发生严重先天畸形的风险升高。这可能与妊娠期服用抗癫痫药有关,而非癫痫所致[20]。并非所有抗癫痫药致畸风险或致畸类型是相同的(看第8章)。在过去的15年间,关于抗癫痫药致畸作用的前瞻

性研究结果代替了以往回顾性病例研究。一些妊娠期服用抗癫痫药与认知功能的前瞻性研究也成为我们了解抗癫痫药相关风险的关键。目前妊娠期研究最多的抗癫痫药是丙戊酸、卡马西平和拉莫三嗪。这些药物中，**丙戊酸导致严重先天畸形的风险显著大于其他抗癫痫药和基线人群，在不同研究人群中的致畸率约为 1%~3%。丙戊酸也与认知功能损害和行为发育不良有关。**

结合目前研究结果，拉莫三嗪的致畸率相对较低，但其结论仍需进一步证明。虽然左乙拉西坦研究尚不充分，但早期研究结果提高了左乙拉西坦的使用地位，并增加了孕妇和备孕妇女中的使用率。**目前拉莫三嗪和左乙拉西坦是育龄妇女最常用的抗癫痫药**[21]。虽然卡马西平的使用率在下降，但它也是备孕妇女可选择的药物之一[21]。

下图总结了目前研究中最常使用的抗癫痫药及其相关研究的基本情况。大多数有关结构性致畸的数据来源于几个国际妊娠登记（表 49-1）。需要注意的是每个研究的方法学稍有不同，包括入组方法、婴儿评估对照组和随访时间[22]。这些差异可能造成了一定的偏倚。但是将数据汇总后可以得出每种抗癫痫药的相对致畸风险及其趋势。

表 49-1　抗癫痫药单药治疗期严重先天畸形的发生率

登记	研究	抗癫痫药单药治疗期严重先天畸形的发生率								
		CBZ	GBP	LTG	LEV	OXC	PHB	PHT	TPM	VPA
澳洲妊娠登记	Vajda,2014	5.5%	0%	4.6%	2.4%	5.9%	0%	2.4%	2.4%	13.8%
		(346)	(14)	(307)	(82)	(17)	(4)	(41)	(42)	(253)
丹麦登记	Mølgaard,2011			1.7%	3.7%	0%	2.8%			4.6%
				(59)	(1019)	(58)	(393)			(108)
欧洲妊娠期抗癫痫药物登记研究	Tomson,2011	5.6%		2.9%	1.6%	3.3%	7.4%	5.8%	6.8%	9.7%
		(1402)		(1280)	(126)	(184)	(217)	(103)	(73)	(1010)
芬兰全国出生登记	Artama,2005	2.7%								10.7%
		(805)								(263)
葛兰素史克拉莫三嗪登记	Cunnington,2011			2.2%						
				(1558)						
北美妊娠期抗癫痫药登记	Hernandez,2012	3.0%	0.7%	2.0%	2.4%	2.2%	5.5%	2.9%	4.2%	9.3%
		(1033)	(145)	(1562)	(450)	(182)	(199)	(416)	(359)	(323)
挪威医学出生登记	Veiby,2014	2.9%		3.4%	1.7%	1.8%	7.4%		4.2%	6.3%
		(685)		(833)	(118)	(57)	(27)		(48)	(333)
瑞典医学出生登记	Tomson,2012	2.7%	0%	2.9%	0%	3.7%	14%	6.7%	7.7%	4.7%
		(1430)	(18)	(1100)	(61)	(27)	(7)	(119)	(52)	(619)
英国/爱尔兰妊娠登记	Campbell,2014	2.6%	3.2%	2.3%	0.7%			3.7%	9%	6.7%
	Mawhinney,2013	(1657)	(32)	(2098)	(304)			(82)	(203)	(1290)
	Morrow,2006									
	Hunt,2008									

*括号内为入选妊娠例数。
CBZ，卡马西平；GBP，加巴喷汀；LTG，拉莫三嗪；LEV，左乙拉西坦；OXC，奥卡西平；PHB，苯巴比妥；PHT，苯妥英；TPM，托吡酯；VPA，丙戊酸
（摘自 Gerard E，Pack AM. Pregnancy registries：what do they mean to clinical practice? *Curr Neurol Neurosci Rep.* 2008；8（4）：325-332.）

丙戊酸

妊娠早期接受丙戊酸单药治疗的严重先天畸形率为 4.7%~13.8%[23-27]。在两项大型前瞻性队列研究中，来自于英国和爱尔兰（1290 例使用丙戊酸）[28] 及欧洲妊娠期抗癫痫药物登记研究（EURAP，1010 例使用丙戊酸）[29] 的结果显示畸形率分别为 6.7% 和 9.7%。

在欧洲先天性异常登记数据库中（EUROCAT），一项基于 14 个欧洲国家的人群数据库显示丙戊酸与特定缺陷的风险增加有关[30]。与对照组相比，服用丙戊酸单药治疗的患者在统计学上增加脊柱裂（OR，12.7）、颅缝早闭（OR，6.8）、腭裂（OR，5.2）、尿道下裂（OR，4.8）、房间隔缺损（OR，2.5）和多指（OR，2.2）的风险。**Tomson 和 Battino**[24]**汇总了 22 项前瞻性研究数据，丙戊酸相关畸形的绝对风险值分别为：神经管缺陷（NTD）（1.8%）、心脏畸形（1.7%）、尿道下裂（1.4%）和唇腭裂（0.9%）。**

除了显著增加出生缺陷风险外，**在妊娠期间服用丙戊酸也引起认知和行为异常**。近期公布了两个关于子宫内胎儿暴露于抗癫痫药的前瞻性临床研究，即抗癫痫药的神经发育效应（NEAD）[31] 及利物浦和曼彻斯特神经发

育工作组(LMNG)的研究[32]。研究入选者均为处于妊娠早期的癫痫妇女,并随访至儿童6岁。与其他抗癫痫药对认知影响的早期研究相比,这两项研究控制了几个重要的混杂因素,包括母亲智商(IQ)(孩子认知能力的一个重要预测因子)。值得注意的是,这两项研究有部分重叠:92名来自LMNG研究的儿童也参加了NEAD研究。NEAD研究最终评估了224名曾经采用卡马西平、拉莫三嗪、苯妥英或丙戊酸单一疗法的6岁儿童。LMNG研究评估了在妊娠期间单一抗癫痫药治疗(n=143)、多药治疗(n=30)及未用药(n=25)的癫痫孕妇所生的198例6岁儿童和对照组的210名同龄儿童。在NEAD研究中,与使用卡马西平、拉莫三嗪或苯妥英相比,丙戊酸单药治疗与平均全量表智商(FSIQ)值显著降低有关,平均分降低7~10分。LMNG发现与对照组相比前三个月服用丙戊酸的剂量大于800mg/天与平均全量表智商的显著下降9.7分有关[32]。使用低剂量丙戊酸(≤800mg/天)的孕妇所生的儿童平均全量表智商也低于对照组,但差异没有统计学意义。而低剂量组言语智商分数比对照组低且有统计学意义,并且更需要教育干预[32]。

丹麦国家精神病学和出生登记研究发现,母亲在妊娠期使用丙戊酸单药治疗的学龄儿童诊断为孤独症或孤独症谱系病(ASD)的风险显著增加[33]。在丙戊酸队列中,孤独症的绝对风险是2.5%,而一般人群的风险为0.48%;ASD的风险为4.42%,而基线人群的风险为1.53%。癫痫妇女妊娠期未服用丙戊酸所生儿童孤独症和ASD的发生率与基线人群无差异。最近一项来自澳大利亚的妊娠登记研究[34]也发现以上结果,这项研究分析了26个6至8岁的,母亲孕期曾使用丙戊酸治疗的儿童,做了一个标准化评定的"孤独症范围"测试和一个"考虑孤独症范围"测试,单药治疗组孤独症患者的总体风险为7.7%。在这项研究中,孤独症风险最大的是丙戊酸多药治疗组(7/15;46.7%),而丙戊酸单药治疗组的风险与药物浓度有相关性。

LMNG还发现,他们的产前随访队列的儿童到6岁时行为异常的风险也增加。因为这个队列例数相对较少,研究检查了暴露儿童中几种不同神经发育障碍(NDD)的总体风险,包括孤独症和ASD、注意缺陷多动症(ADHD)和共济障碍(基于研究外专家诊断)。50个宫内暴露于丙戊酸单药治疗的儿童中有12%诊断为神经发育障碍,而20名暴露于丙戊酸多药治疗的儿童中有15%诊断为神经发育障碍[35]。这与214名对照儿童的1.87%神经发育障碍相比明显升高。

卡马西平

在2009年的指南中,美国神经病学会(AAN)指出,"卡马西平可能不会增加癫痫妇女后代严重先天畸形的风险"[36]。该结论是基于来自英国和爱尔兰的一项妊娠登记(I类研究)[37],该研究结果没有发现妊娠期卡马西平治疗和内部对照组之间畸形率的差异,卡马西平是当时美国神经学会认为唯一有足够证据证明无致畸作用的抗癫痫药物。另外有七项妊娠登记研究得出卡马西平单药治疗的孕妇中严重畸形的发生率为2.6%~5.5%。两项大型研究,英国和爱尔兰妊娠登记(n=1657)及EURAP登记(n=1402)报道的严重畸形发生率分别为2.6%和5.6%[23-29]。值得注意的是其中两项登记结果显示卡马西平暴露的严重畸形率高于一般人群(澳大利亚和EURAP登记),它们研究的共同点为随访暴露婴儿1年或1年以上,而其他研究最后一次评估畸形是在出生时或3个月[22]。在EURAP登记中2~12个月之间最可能形成畸形的靶器官是心脏、髋和肾[24]。在晚期评估中几种药物的致畸率较早期增加,其中卡马西平的结果影响最大。

在EUROCAT数据库中,与未暴露组相比,卡马西平暴露与神经管缺陷风险有强相关性(OR,2.6;95% CI,1.2~5.3)[38]。然而,卡马西平暴露组脊柱裂的风险仍然显著低于丙戊酸组(OR,0.2;95% CI,0.1~0.6),并且排除丙戊酸暴露组后与其他抗癫痫药的致畸风险没有差异。EUROCAT研究不能明确卡马西平暴露与其他严重畸形的直接相关,其中包括唇腭裂、膈疝、尿道下裂和全身异常静脉回流[38]。Tomson和Battino汇总的登记数据显示[24],卡马西平单药治疗导致畸形的绝对风险值分别为:神经管缺陷(0.8%)、心脏畸形(0.3%)、尿道下裂(0.4%)和唇腭裂(0.36%)。

卡马西平对认知发育影响的早期研究,因为回顾性设计或其他混杂因素,而相互矛盾。一项对2014年之前发表的前瞻性研究的Cochrane系统综述[39]显示,卡马西平对发育评分的影响可能主要来源于不同研究之间的差异,没有足够证据表明暴露于卡马西平能增加婴幼儿发育迟缓的风险。这项大数据分析也发现没有证据表明卡马西平暴露对学龄儿童智商有不良影响[39]。在NEAD研究中,与6岁儿童的拉莫三嗪和苯妥英暴露队列相比,卡马西平暴露对智商没有明确影响。最近发表的LMNG研究也发现调整后的平均智商得分,6岁的卡马西平暴露儿童与对照组中没有差异,但在暴露组中儿童言语智商下降4.2[31]。此外,在卡马西平队列中智商低于85的相对风险显著增加[32]。NEAD和LMNG研究都显示与丙戊酸暴露相比,产前卡马西平暴露可能与认知发育缺陷无明显相关[31,32]。

LMNG发现与对照组相比,卡马西平暴露的儿童6岁时确诊神经发育障碍的风险相似[35]。Christensen等[33]进行的大型丹麦人口研究也没有发现产前卡马西平暴露增加青少年和儿童孤独症或ASD的风险。早期在苏格兰阿伯丁的研究报道发现,在80例卡马西平暴露儿童有2

例（2.5%）患有 ASD,这高于一般人群患病率（0.25%）,但低于丙戊酸组的患病率（8.9%）[40]。这些研究存在的局限是:样本量少、没有设置对照组以及仅仅将 41% 的抗癫痫药暴露儿童纳入研究队列（潜在地引入选择偏倚）。最近的一项来自于澳大利亚的关于儿童孤独症临床特征的登记研究,从前瞻性队列研究中回顾性分析入组母亲（63% 入选）[34]。这项研究报道了暴露于卡马西平的 34 个孩子中,仅有 1 个出现孤独症,和另一个孩子有"考虑孤独症"的可能,这些诊断都基于标准化评分。孤独症的总体发生率为 5.9%。作者建议这个略微的增加应该谨慎解释,因为没有显示出存在卡马西平剂量-效应关系,在排除丙戊酸的效应后,妊娠期多药治疗方案并没有发现神经发育障碍风险的增加,这些多药治疗方案大多数都包括卡马西平[34]。

拉莫三嗪

8 项前瞻性登记显示,拉莫三嗪引起的严重畸形率很低,为 2% ~ 4.6%[24-29,41,42]。最初北美妊娠期抗癫痫药登记（NAAPR）报道,拉莫三嗪单药治疗导致儿童出现唇腭裂的风险增加了十倍。然而随着样本量增加,重新评估后的风险被修正为 4 倍（拉莫三嗪绝对风险,0.45%）[26]。但一项病例对照研究[43]发现,服用拉莫三嗪并未特异性增加唇腭裂的风险,同时其他登记报道的拉莫三嗪暴露导致的唇腭裂风险要低得多（0.1% ~ 0.25%）[37,41,44]。由 Tomson 和 Battino[24]报道的唇腭裂绝对风险为 0.15%,在该综述中其他畸形的风险为:心脏缺陷 0.6%、神经管缺陷 0.12%、尿道下裂 0.36%[24]。

英国的两个独立队列显示,出生前暴露于拉莫三嗪的婴儿发育商数与对照无差异[45,46]。LMNG 队列中 6 岁时拉莫三嗪暴露组儿童智商得分与对照组相比无差异[32]。此外在 NEAD 研究中,暴露于拉莫三嗪的儿童平均全量表智商评分显著高于丙戊酸暴露组的儿童,并且与卡马西平或苯妥英暴露组的儿童没有显著差异[31]。然而相比非语言智商,丙戊酸和拉莫三嗪暴露组都与言语智商的降低有更明显相关性[31]。一项来自于挪威的基于人群的邮件调查登记研究发现,有拉莫三嗪暴露史的孩子的父母多报告自己的孩子存在语言功能受损,并观察到孩子孤独症特征的增加[47]。在 NEAD 研究中,产前暴露于拉莫三嗪的 6 岁儿童的父母对其孩子的评分表明,这些孩子患注意缺陷多动症的风险可能增加,但在相应亚组中老师对这些孩子的评分没有证实这一发现,并且没有发现有社交障碍的趋势[48]。LMNG 的发现与父母评分的结果不同,他们发现拉莫三嗪暴露后儿童确诊神经发育障碍的风险没有增加[35],Christensen 等[33]进行的人群研究发现孤独症或 ASD 风险也没有增加。

左乙拉西坦

左乙拉西坦是一个相对较新的抗癫痫药,到目前为止仅有 8 个前瞻性研究共纳入 1000 多例妊娠,且每个研究队列人数相对较少。这些登记中的严重畸形率为 0% ~ 2.4%[24-27,29,41,49]。一项来自于英国的癫痫和妊娠登记,共纳入 51 例左乙拉西坦产前暴露儿童的研究,评估了左乙拉西坦对发育的影响[50]。在产后 36 至 54 个月时间内,暴露儿童的发育分数与对照组没有差异,且优于丙戊酸暴露组。这是唯一直接研究左乙拉西坦暴露的调查研究,未来需要更多研究证实这一结论。

苯妥英

尽管苯妥英是目前仍然使用的传统抗癫痫药之一,但关于其致畸风险的确切数据很少。**1975 年 Hanson 和 Smith**[51]报道了一例孕期苯妥英暴露引起的胎儿乙内酰脲综合征。他们观察到患儿有生长和行为的迟缓,其表现为颅面裂开异常,以及指甲和远端指骨发育不全的肢体异常。他们后续的研究报道[52]35 个暴露婴儿中的 11% 存在上述畸形,其中 31% 的暴露婴儿具有该综合征的某些表现,目前尚无进一步研究证实这一结论。1988 年,Gaily 等[53]报道 82 名妇女宫内暴露苯妥英的病例,并没有出现乙内酰脲综合征,一些患儿有眼距过宽和远端指骨发育不良。乙内酰脲综合征真正的发病率和促成因素尚未知,并且在现有的文献中鲜有报道。

近期发表的妊娠登记没有关于上述综合征的确切描述,值得注意的是这些登记研究中的严重畸形并不包括乙内酰脲综合征中的常见的骨骼异常。五个登记中畸形发生率的范围是 2.4% ~ 6.7%[24,26,27,29,37],但这些研究共纳入 761 例孕妇,且每个队列样本较小。其中一项纳入病例最多的队列研究（NAAPR）报道 416 例苯妥英暴露孕妇中严重畸形率为 2.9%[26],Tomson 和 Battino[24]报道**苯妥英暴露引起的畸形率:心脏畸形 0.4%、神经管缺陷 0%,唇腭裂 0.2% 及尿道下裂 0.5%**。

仅有几项前瞻性研究中对于苯妥英暴露与认知的影响进行了评估,2014 年的系统综述显示[39],这些研究的方法之间的差异过大而不能进行荟萃分析。该综述最终结论是**苯妥英暴露比丙戊酸暴露有更好的发育和认知结局,而苯妥英暴露和卡马西平暴露对发育和智商的影响没有显著差异**。在 NEAD 研究中,苯妥英暴露儿童的平均全量表智商和言语智商得分显著高于丙酸盐暴露组,而与卡马西平或拉莫三嗪暴露组没有差异。因为该研究不包括未暴露的对照组,所以不能得到苯妥英组与未暴露组比较的结论[31]。在行为影响方面,Vinten 等报道与母亲有癫痫却孕期未服用苯妥英对照组相比,该组挪威苯妥英暴露儿童的父母对自己孩子的适应行为的评估没有明显差异[54]。

苯巴比妥

在发达国家,由于苯巴比妥具有认知和代谢的副作用,又有副作用少的替代药物可用,故其很少被用作一线抗癫痫药。使用苯巴比妥的患者很难逐渐停用此药,在逐渐停药过程中往往会引起癫痫发作的恶化。因此,除非在怀孕以前已经安全地换用他药,多数既往服用苯巴比妥的女性妊娠期间可继续服用。NAAPR 研究中与苯巴比妥相关的病例的严重畸形率为 5.5%,心脏畸形是其中最常见的畸形。Tomson 和 Battino[24] 在 765 例巴比妥酸盐暴露妊娠的荟萃分析中报道心脏畸形率为 3.5%,唇腭裂风险为 1%。神经管缺陷和尿道下裂的绝对风险均为 0.2%。

既往关于苯巴比妥对认知和教育影响的回顾性研究,结论存在争议[55-58]。一项目前为止规模最大的前瞻性评估苯巴比妥和认知结果相关性的研究[59],纳入了 1959 至 1961 年 114 名宫内暴露苯巴比妥的丹麦男性。这组病例中苯巴比妥主要是用于治疗发生在孕期的高血压,而不是癫痫,因此暴露于苯巴比妥的时间比癫痫孕妇短。苯巴比妥暴露组与对照组相比智商评分显著降低,并且在妊娠晚期暴露对于胎儿影响最大。在 33 例与其他单一抗癫痫药暴露相对比的亚组中,这种智商降低主要体现在言语智商的降低。在另一项前瞻性研究中,Thomas 等[60] 也发现 12 例苯巴比妥暴露儿童智商降低。以上相关研究都没有考虑母亲智商对于结论的影响,母亲智商也是子代智商的一个重要的预测因子。

其他抗癫痫药

其他常用抗癫痫药的致畸风险数据缺乏。丹麦出生登记研究中前瞻性纳入的暴露于奥卡西平的 393 例病例的严重畸形率为 2.8%,而其他队列病例数较小[41]。在 NAAPR 研究中[61],唑尼沙胺单一疗法的 98 例病例中没有严重畸形的发生,但这可能源于样本量不足。这项研究也显示唑尼沙胺和托吡酯暴露都会增加低出生体重的风险。最近研究认为尽管样本量不多,但托吡酯可能是一种重要的致畸原。在 NAAPR 研究中,359 例孕妇的严重畸形发生的风险是 4.2%[26]。这项登记也显示,与外部对照组相比托吡酯队列唇腭裂风险增加了十倍,绝对风险是 1.4%[26]。美国食品药品管理局(FDA)因此将托吡酯从妊娠 C 级重新划分到妊娠 D 级。这一结论也得到后续队列和荟萃分析的证实[62,63]。目前为止,关于奥卡西平、唑尼沙胺和托吡酯对认知和行为发展的相关性研究非常有限。

关于其他抗癫痫药如苯二氮䓬类(benzodiazepines)、艾司利卡西平(eslicarbazepine)、乙琥胺(ethosuximide)、依佐加滨(ezogabine)、非巴胺(felbamate)、加巴喷丁(gabapentin)、拉科酰胺(lacosamide)、吡仑帕奈(perampanel)、普瑞巴林(pregabalin)、卢非酰胺(rufinamide)和氨己烯酸(vigabatrin)等药物在宫内暴露对产儿影响的研究较少。拉科酰胺(lacosamide)(最近推出的抗癫痫药)的制造商表示,该药物可能产生拮抗参与轴突生长和神经元分化的调节蛋白 2 的级联反应,不利于啮齿动物脑发育[64]。

抗癫痫药的剂量效应

一些抗癫痫药的严重畸形风险有明显的药物-剂量相关性。在 EURAP 登记研究中,在丙戊酸单一疗法时,孕前剂量小于 750mg/天的致畸风险为 5.6%,而在剂量大于 1500mg/天时致畸风险为 24.6%[29]。与之类似,出生缺陷风险与孕前抗癫痫药剂量之间的相关性,也在卡马西平、拉莫三嗪和苯巴比妥的研究中被发现。此外虽然丙戊酸对认知和行为发育的药物剂量效应是明确的,但仍需要更多关于丙戊酸和其他抗癫痫药与认知和畸形相关性研究来验证[32,34,65]。另外个体对抗癫痫药代谢存在差异性,因此进一步研究应探讨其与血清浓度的相关性而非剂量。目前为止癫痫妇女备孕计划应包括确定控制病性发作的药物的最小治疗剂量和相应的血药浓度。

多药疗法

过去认为抗癫痫药多药疗法致畸风险高于单药治疗,因此应尽量避免多药治疗。该结论基于几项先前的研究,显示多药治疗严重畸形率更高。然而最近的 NAAPR 研究表明,多药治疗包含丙戊酸可能是得出先前的研究结果的原因。NAAPR 研究中,Holmes 等报道[66] 拉莫三嗪和丙戊酸组合疗法的严重致畸风险为 9.1%,而拉莫三嗪和任何其他抗癫痫药的组合疗法的风险仅为 2.9%。另外研究还发现卡马西平和丙戊酸联合治疗的严重畸形风险为 15.4%,这比卡马西平和任何其他抗癫痫药的联合所观察到的风险高得多(2.5%),作者也强调了在英国癫痫和妊娠登记[37] 及国际拉莫三嗪妊娠登记[42] 中也有类似发现。认知发育研究也得出了同样的趋势。在一个澳大利亚队列中,Nadebaum 等发现[65],与丙戊酸单药治疗或者没有丙戊酸的多药联合治疗相比,宫内暴露丙戊酸多药疗法与平均全量表智商和言语理解评分显著降低有关。LMNG 还报道只有包含丙戊酸的多药疗法与学龄儿童平均全量表智商和言语智商降低有关[32]。

目前抗癫痫治疗的主流,特别在育龄妇女中,仍然是试图找到一种抗癫痫药,并能以最小治疗剂量或最佳浓度控制患者病性发作。然而在某些情况下多药疗法优于单药疗法。例如对于特发性全面性癫痫妇女,适合她们的抗癫痫药数量有限,丙戊酸对这种癫痫有效,但对这些女性来说却不是一个好的选择。当一种非丙戊酸抗癫痫药（例如左乙拉西坦或拉莫三嗪）对这些患者无效时，两者的组合则可能有效。与丙戊酸单一疗法相比，这两种非丙戊酸组合的致畸风险可能更低。目前还需要更多的研究确定是否包含低剂量两种抗癫痫药的多药疗法优于高剂量单一非丙戊酸疗法。

妊娠对抗癫痫药的影响

虽然迄今为止大多数研究集中探讨个体抗癫痫药最佳剂量，但是抗癫痫药浓度可能更为重要，未来需要进一步研究。虽然药品制造商和实验室发布了每个抗癫痫药的标准治疗剂量范围，但对于某个特定的癫痫患者，这些范围大得几乎没有相关性。**抗癫痫药代谢个体间差异很大。每个患者有他自己的最佳治疗浓度，以控制其病性发作。**这一浓度通常在标准治疗范围内，但也可能高于或低于标准治疗范围。应尽可能在孕前找到和维持最佳药物浓度，因为在妊娠期间抗癫痫药浓度可能发生巨大变化。**在很多情况下，抗癫痫药浓度降低导致病性发作失控。**如果没有孕前数据，则应在妊娠期前三个月尽早明确最佳浓度。虽然维持药物最低浓度最为理想，但对于妊娠期女性可能并不安全实用，更重要的是每日固定的方便时间测血浓度。对于某些抗癫痫药，包括苯妥英，卡马西平及丙戊酸，使用游离（未结合的）药物浓度可能更好。

许多因素，包括蛋白结合率的变化、胃排空的延迟、恶心呕吐、血浆容量的变化、分布容积的变化、甚至叶酸补品都可以影响抗癫痫药的水平。此外，抗癫痫药代谢可以随妊娠状态而显著改变。

拉莫三嗪是妊娠期最常用的抗癫痫药，它可用于治疗癫痫和双相情感障碍，也是妊娠对抗癫痫药代谢显著影响的最好范例。拉莫三嗪清除率主要依赖于葡萄糖醛酸化，而妊娠期增加的雌激素会诱导这个反应。**在妊娠期大多数癫痫妇女拉莫三嗪清除率增加超过 200%。在妊娠期拉莫三嗪剂量需要显著增加以维持孕前水平、控制病性发作**[67]。因此在妊娠末期 600 至 900mg/天的剂量并非罕见。拉莫三嗪代谢在分娩后迅速下降并在 3 周内恢复至基线。为了避免药物毒性，在产后应立即开始逐步减少剂量。通常的做法是在产后第一周将妊娠期增加的剂量减少三分之二，然后再减至基线剂量。另外，对于因睡眠不足而病症多发的患者，将剂量控制在稍高于孕前也较为常见。

虽然关于奥卡西平研究较少，但其清除率也取决于葡萄糖醛酸化[68]。EURAP 登记显示，在妊娠期服用奥卡西平或拉莫三嗪的患者病性发作控制差于其他抗癫痫药[69,70]。少于一半用拉莫三嗪或奥卡西平的患者调整过剂量，这说明多数没在孕期调整过用药剂量的患者没

有得到定期监测血药浓度。与之相比游离和总卡马西平水平及卡马西平的代谢物在妊娠期相对稳定，所以服用卡马西平的患者病性发作控制似乎更好[72,73]。**鉴于抗癫痫药代谢的个体差异和妊娠期变化，建议在妊娠期应每月监测各种抗癫痫药浓度。**

妊娠和病性发作频率

对大多数癫痫妇女（54% ~ 80%）来说，妊娠期病性发作频率与其基线频率相似。在几个研究中，15.8% ~ 32% 的妇女孕期病性发作频率增加，而 3% ~ 24% 的妇女孕期病性发作频率降低[1,69,74,75]。**在妊娠前连续 9 个月无病性发作的孕妇，有 84%-92% 在妊娠期无病性发作。**遗传性全面性癫痫似乎在妊娠期发作的风险较局灶性癫痫低，然而两组患者在围产期和产后期病性发作风险都有增加[1,69,76]。

澳洲妊娠期抗癫痫药登记（Australian Register of Antiepileptic Drugs in Pregnancy，APR）的一项近期研究结论显示，妊娠期所用抗癫痫药可能预测病性发作的控制情况[73]。作者报道丙戊酸（27%）、左乙拉西坦（31.8%）、卡马西平（37.8%）的病性发作风险最低，而拉莫三嗪（51.3%）、苯妥英（51.2%）、托吡酯（54.8%）的病性发作风险相对较高。但是这些研究样本量小。如上所述，EURAP 登记也报道服用拉莫三嗪或奥卡西平癫痫的患者病性发作风险较高[69,70]。与 APR 研究相反，Reisinger 等[72]进行的一项小型研究发现，将每个人的妊娠期病性发作与基线相比，左乙拉西坦单药治疗患者病性发作恶化的风险相对高（47%）。NAAPR 研究也报道，妊娠期用左乙拉西坦治疗的患者与用拉莫三嗪治疗的患者相比，病性发作率相似[26]。很多新型抗癫痫药（包括拉莫三嗪）的代谢增加导致抗癫痫药水平下降可能是病性发作控制不佳的重要原因。APR 和 EURAP 登记都报道，研究人群中拉莫三嗪孕期增加药量者不到 50%[69,73]。在未来的前瞻性研究中，将会加入治疗药物监测和适当的剂量调整，这样就能够使我们进一步明确抗癫痫药代谢是不是某些抗癫痫药病性发作控制不佳的主要原因，抑或有其他因素起作用。

产科和新生儿结局

癫痫妇女出现产科并发症的风险可能增加。过去，相关研究结果并不一致。2009 年 AAN 循证综述报道，没有足够的证据表明癫痫妇女与子痫前期、妊娠高血压的风险增加相关。同时他们还发现除外有吸烟史的癫痫妇女，其余癫痫孕妇早产风险没有显著增加，至少没有到中度水平（基线风险的 1.5 倍）[1]。此后进行的美国和挪威的流行病学调查研究认为与非癫痫妇女相比，癫痫与子痫前期（OR，1.59 ~ 1.7）和早产（OR，1.54 ~ 1.6）有轻至

中度的相关风险[9,77]。早产在挪威研究中定义为 34 周之前,在美国研究中为 37 周前。在 Borthen 等进行的挪威研究中,没有服用抗癫痫药的癫痫妇女,这些并发症的风险没有增加,这可能与疾病严重程度有关。Borthen 等研究[78]纳入了来自一家挪威医院的 205 名癫痫妇女,在与非癫痫妇女相比后发现,这些患者重度子痫前期的风险增加。

癫痫和服用抗癫痫药通常不是剖宫产(CD)的指征。然而在癫痫妇女中剖宫产可能更常见,这种关联的原因并不清楚,而且并非所有研究都显示患癫痫的孕妇剖宫产率增加[9,77-79]。在 Borthen 等的针对住院病人的研究[78]中发现,如果把早产的因素考虑在内,剖宫产的风险就没有显著增加。在癫痫妇女中引产也可能更常见[9,78]。需要更多前瞻性研究来探究癫痫妇女引产和剖宫产的原因,以及是否与这些妇女的其他并发症、医生或患者的过度担心、妊娠晚期或分娩时痫性发作有关。

尽管研究结果不全一致,癫痫妇女分娩时出血并发症也有所增加[79]。如挪威和美国的人口研究都显示癫痫妇女分娩时的出血并发症有小幅度的明显增加[9,80]。

根据 2009 年 AAN 系统评价和推荐,有足够证据表明**服用抗癫痫药的癫痫妇女生出小于胎龄儿的风险增加**近两倍,但宫内生长受限(IUGR)风险数据不足[36]。一项来自挪威的前瞻性登记研究纳入了 287 名癫痫妇女所生儿童,发现发生小于胎龄和体型重量指数低于百分之十的风险增加,抗癫痫药暴露是低体型重量指数的最强预测指标,但痫性发作频率在此研究中并未设对照组[81]。另一项挪威研究显示托吡酯与小于胎龄婴儿相关,一项来自 NAAPR 的研究[25]显示托吡酯和唑尼沙胺都与暴露婴儿的低出生体重相关[61]。一项中国台湾由 Chen 等所做的研究发现妊娠期痫性发作可增加小于胎龄的风险。

近期美国人群调查研究发现癫痫妇女发生死胎的风险增加(OR,1.27;95% CI,1.17 至 1.38)[9],另外两个来自丹麦和挪威的人群调查研究发现了程度相似的死胎风险增加趋势,但没有统计学意义[82,83]。癫痫妇女所生胎儿的其他结局信息相对匮乏,AAN 总结服用抗癫痫药的妇女后代 1 分钟 Apgar 评分低的风险更大[84]。

癫痫女性的孕前咨询

理想情况下癫痫妇女的孕前咨询应始于诊断癫痫和首次开处方抗癫痫药的时候。但这有时难以实现。产科医生必须强调大多数患者是会有 90% 以上的成功妊娠,并生下正常新生儿的机会。同时必须详细询问用药史、发作类型和发作频率。并告诉患者如果她在孕前痫性发作频繁,孕后就很有可能也频发。此外对于频繁痫性发作的患者应该尽量建议延迟妊娠,直到痫性发作得到良好控制。产科医生必须强调控制痫性发作的重要性。对

于已对一至两种药物耐药的痫性发作患者,应住院进行视频脑电图监护,以决定是否有手术指征。住院视频脑电监护也适用于疑难病例或任何非典型患者,用以排除非癫痫抽搐。非癫痫抽搐很难通过临床表现明确诊断,但一些特别的症状或体征比如发作期间闭眼、长时间强弱不定的抽搐及药物滥用史,应该考虑这种诊断。

丙戊酸一般不作为育龄妇女首选药,除对妊娠的不良影响外,丙戊酸还与体重增加、多毛症和多囊卵巢综合征(PCOS)风险增加有关。**拉莫三嗪和左乙拉西坦是更好的选择,**正在迅速成为育龄妇女最常用的处方药。既用于局灶性癫痫,也用于全面性癫痫。局灶性癫痫妇女也可选用卡马西平。然而如果这些药物无效,可能需要改用致畸风险更高或有未知风险的抗癫痫药。在这种情况下需全面评估患者的风险与获益,做出取舍。同时应强调控制痫性发作的重要性。对于有些遗传性全面性癫痫的妇女,丙戊酸是唯一有效控制其痫性发作的药物。接受丙戊酸治疗的妇女怀孕后不应因服用该药而终止妊娠。尽管其致畸风险相对增加,大多数服用丙戊酸的女性仍会有健康的后代。所有抗癫痫药的孕前咨询应包括明确患者的最低治疗剂量及浓度,这对于服用丙戊酸的妇女尤为重要。

如上所述,妊娠前确定抗癫痫药基线浓度以设定妊娠期剂量调整目标是很重要的。建议以两个在每天同一时间的药浓度作为个体的治疗基线。

然而大多数癫痫妇女的妊娠为意外妊娠,这就强调无论是否有妊娠计划,育龄妇女均需要选择合适的抗癫痫药并早期进行孕前咨询。**一旦妊娠,通常不推荐更换抗癫痫药。**结构性畸形发生在妊娠早期,在确定妊娠前暴露的潜在影响可能已经存在。另外,在前三个月更换药物会让胎儿暴露于多药治疗,并且可能由于换药引起痫性发作。鉴于越来越多关于丙戊酸对认知的不良影响(通常认为发生在妊娠的七至九月)的报道,一些专家通常建议将丙戊酸换为左乙拉西坦。但目前并无充分证据支持。换药时需充分考虑新药是否会对患者有效,同时必须在专家的指导下,严密监测患者的痫性发作情况。

如果患者在过去 2~4 年没有痫性发作,可以尝试停抗癫痫药。通常可在 1~3 个月内缓慢减少药物,但不应选择在接近妊娠或妊娠期进行。高达 50% 的患者在戒断后复发,并需要再次服药。这种逐渐停药只有在患者完全没有痫性发作及脑电图正常的情况下才能尝试,并需神经科医生协助。许多神经科医生会建议患者在逐渐停药期间和停药后的一段时间避免驾驶。

遗传咨询

给癫痫妇女咨询时,应当获取详细的家族史。家族先天畸形史增加后代畸形可能。特别对于服用丙戊酸的

妇女,那些有过妊娠并发畸形的妇女,不管她们以往妊娠时是否服用丙戊酸,她们再次妊娠发生畸形的风险显著增加[86]。

采集癫痫相关疾病的家族史同样重要,包括高热惊厥和智力障碍。目前只有少数流行病学研究发现癫痫有遗传性。**对于大多数癫痫患者来说,子女患癫痫风险高于普通人群的 1%-2% 的患病率,但绝对风险仍然很低。**迟发型及继发性癫痫,如血管性畸形、卒中或外伤等引起的痫性发作的遗传风险较低。早发型癫痫、原因不明及明确癫痫家族史(特别是一级亲属)的患者遗传风险较高。与智力障碍相关的癫痫更可能是遗传的。在许多研究中,"遗传性"全面性癫痫或特发性全面性癫痫比局限性癫痫有更高的遗传风险。有趣的是,几个流行病学研究一致发现母亲患癫痫比父亲患癫痫的遗传可能性大。来自明尼苏达州罗切斯特的近期大型人群调查研究回顾了所有出生于 1935～1994 年的 660 例癫痫患者及其一级亲属的医疗记录[87],该研究发现癫痫更可能遗传自母亲,但亚组分析显示仅有局灶性癫痫有遗传性。当总体分析时,癫痫妇女的子女至 40 岁时累计癫痫发病率为 5.39%,为基线人群五倍。作者建议把标准误差考虑在内,在咨询时告诉妇女们,把**癫痫遗传给后代的平均风险为 2.69%～8%**。全面性癫痫妇女的孩子发病率为 8.34%(考虑标准误,遗传风险为 1.36%～15.36%),如果母亲有局灶性癫痫,发病率为 4.43%(遗传风险为 1.43%～7.43%)。

上述流行病学数据可能更适用于原因不明的癫痫患者,但不应该不加区分地用于所有患者的咨询。重要的是,神经科医生和产科医生在对癫痫病人进行咨询之前,宜详细采集患者病史和家族史,方可提供相对准确的癫痫遗传风险。

已经发现越来越多的可显著增加癫痫遗传风险的癫痫基因和家族综合征[88]。在有一个或多个一级亲属中有常染色体显性遗传的癫痫或类似癫痫综合征的患者中要考虑高遗传性家族性癫痫,如常染色体显性额叶癫痫(ADFLE)和常染色体显性颞叶癫痫(ADTLE)。电压门控钠通道 1 型 α 亚基(SCN1A)基因突变外显率和表达性可变,并且它们可以存在一系列的表型。即使在一个家庭内一些突变个体可能不发病,另一些可能有简单高热惊厥或持续到成年的轻度癫痫综合征,而其他人可以有Dravet 综合征,一种严重的癫痫脑病。这些疾病的胚胎植入前遗传检测仅可用于某些综合征中,但仍有争议。然而正确识别这些家族综合征可以帮助明确癫痫遗传风险。其他与癫痫有关的遗传综合征也可有更严重的并发症,例如,双侧室周结节性异位(PVNH;图 49-1)是罕见的局灶性癫痫的病因,大约 50% 的室周结节性异位女性患者在细丝蛋白 A 基因中有一个 X 连锁的显性突变,通常男胎在妊娠晚期或在产后立即死亡,女性患者可能除

了脑室周结节(代表异常神经元迁移)和癫痫没有其他表现,建议这些妇女做超声心动图,因为他们可能有心脏异常[89]。其他主要的遗传鉴别诊断是线粒体病,它也可以有癫痫的表现。全面回顾癫痫的遗传学超出了这一章的范围。**遗传咨询对很多癫痫父母来说是一个重要的问题。**家族史中如有某些遗传性癫痫的临床表现或关键特征,例如不止一个亲属受累或频繁流产,则应推荐病人进行专业遗传咨询。

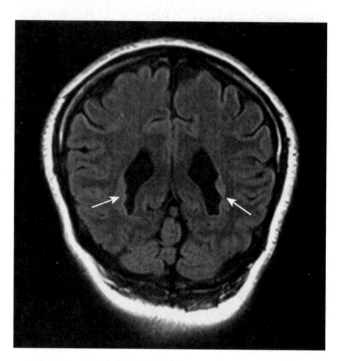

图 49-1　双侧室周结节性异位(PVNH)。28 岁初孕妇的磁共振成像(MRI),她患有顽固性局灶性癫痫,于妊娠 24 周进行神经系统评价。她之前的 MRI 显示双侧PNVH(白色箭头指向双侧脑室内的异常皮层组织)。在高达 50% 的女性中,这种综合征与细丝蛋白 A 基因中的 X 连锁显性突变相关,所述突变在男性胎儿中通常于妊娠晚期或产后最初几天致死。在女性中,这种突变与上述迁移异常和局灶性痫性发作有关。女性患者可能智商正常或略低。这个病例说明妊娠前期神经系统评价和遗传咨询的重要性

补充叶酸

2009 年 AAN 临床实践指南建议,服用抗癫痫药的育龄妇女的叶酸补充量为 0.4～4mg/天[90]。这些建议大多从已证明的叶酸补充降低人群神经管缺陷风险的研究推测而来[91]。另外,妊娠头三个月低血清叶酸浓度与癫痫妇女的后代先天性畸形风险增加有关,而已知几个抗癫痫药会降低叶酸水平[92,93]。虽然 AAN 实践指南指出,以前的研究可能因设计缺陷未能证实补充叶酸的好处,但尚未有直接证据证实补充叶酸可以降低服用抗癫痫药妇女严重畸胎的风险[90]。Pittschieler 等研究[94]认为叶酸可能降低癫痫妇女流产的风险,NEAD 研究[31]也发现癫痫妇

女孕前补充叶酸(≥0.4mg)与子女高智商有相关性。目前尚不清楚这种效应是否特定于服用抗癫痫药的孕妇,因为在一般孕妇人群中也观察到补充叶酸对认知发育有类似的有益效果。服用抗癫痫药的女性最佳服用叶酸剂量未知。最近一项对无癫痫妇女的研究发现,暴露剂量高于5mg叶酸的妇女的子女心理运动发育延迟于暴露剂量为0.4至1mg的妇女的孩子,这引起了对高剂量补充的担忧[95]。未来需要更多的研究来确定癫痫妇女服用叶酸的最佳剂量。同时,应当建议服用抗癫痫药的育龄妇女的叶酸补充量为 **0.4~1mg/天**。当患者备孕或妊娠时,很多医生将叶酸剂量增加至4mg/天。

维生素 D 缺乏常见于癫痫妇女,这是因为抗癫痫药可能会妨碍 25-羟基胆钙化醇转化为 1,25-二羟基胆钙化醇(维生素 D 的活化形式)。理想情况下应检测 25-羟基维生素 D 浓度,并在妊娠前优化治疗方案。产前 1000~2000IU 的维生素 D3 补充在妊娠期是合理的。另外因为叶酸补充可以掩盖维生素 B_{12} 缺乏对血象的影响,所以癫痫妇女也应常规检测 B12 水平。

妊娠期患者治疗

患者妊娠后应尽早明确预产期,如此可排除妊娠后期评估胎儿生长时出现困扰。**抗癫痫药浓度应尽早并且每月检测。药物剂量需加以调整以保持抗癫痫药浓度与患者孕前或妊娠早期浓度接近。**

在妊娠 14~15 周行早期畸形筛查超声检查就可以识别高风险妇女神经管缺陷的征象(见 9 章)。大约在妊娠 16 周,应用患者血清测甲胎蛋白可以尝试筛查神经管缺陷。这些数据结合超声可以检测出超过 90% 的开放性神经管缺陷(见第 10 章)。**18~22 周时,患者应接受专业的、详细的结构畸形筛查来确定是否存在包括神经管缺陷在内的先天畸形。如果无法全面观察胎儿心脏,可以在妊娠 20~22 周时做胎儿超声心动图以检测心脏畸形。**心脏畸形是服用抗癫痫药妇女较常见的畸形。在美国,官方没有推荐癫痫妇女常规进行胎儿心脏超声心动图检测,但 2009 年意大利指南确实建议所有服用抗癫痫药的妇女行这项检查[96]。

如前所述,有宫内抗癫痫药暴露的胎儿 IUGR 风险增加。如果患者的体重增加和宫高正常,定期超声检查来评估胎儿体重可能没有必要。但是如果怀疑宫高增加不良或患者的体型妨碍宫高的准确测量,则可以进行一系列超声检查来评估胎儿体重。

产前胎儿无应激实验并不是所有患癫痫的孕妇所必需。但妊娠第三期有活动性痫性发作的患者应该做。

维生素 K 的补充

服用某些具有酶诱导活性抗癫痫药(EIAED)的妇女

在妊娠晚期补充维生素 K,是约定俗成的做法。这是基于对早期病例研究报道的有关酶诱导抗癫痫药暴露与新生儿颅内出血和凝血因子缺乏相关的风险增加的担心[97,98]。酶诱导抗癫痫药包括苯巴比妥、苯妥英、卡马西平和奥卡西平。**最近一项对 662 名服用酶诱导抗癫痫药的癫痫妇女的研究发现,如果在婴儿出生时肌肉注射 1mg 维生素 K,新生儿出血风险不增加**[99]。新生儿颅内出血现在已罕见,因为大多数新生儿出生时都给维生素 K。2009 年 AAN 指南表明无充足证据支持或者反对围产期维生素 K 的补充。另一项新近研究评估了癫痫产妇产后的出血风险,也发现与对照组相比服用酶诱导抗癫痫药的妇女出血风险无显著差异[100]。服用酶诱导抗癫痫药的妇女补充维生素 K 和那些没有补充的妇女出血风险也没有差异。

分娩

虽然流行病学调查显示癫痫妇女引产和剖宫产的可能性增加,但如果没有特别的产科、内科或神经科适应证,则不宜仅仅因为病人患癫痫而引产或剖宫产。大多数癫痫妇女可以成功经阴道分娩。虽然没有证据支持或反对对癫痫患者行硬膜外麻醉镇痛,但通常对这些病人施以硬膜外麻醉,以缓解压力并使产妇在漫长的产程中得以休息。

癫痫妇女分娩中痫性发作的风险是 3.5% 或更小,痫性发作最常见于有妊娠期痫性发作史的患者[69,70]。当分娩中出现痫性发作时,医生需要立即评估患者临床上是否稳定,包括呼吸和循环功能。患者口中不应有异物,但应给氧并尽量抽吸分泌物。患者应保持左侧卧位来增加胎儿血供。严重的急性发作的治疗可选用短效苯二氮䓬类。如果发作 2 分钟内没有缓解,应继续给予劳拉西泮,通常剂量为 0.1~0.2mg/kg,最多 10mg。在大多数情况下,如果痫性发作持续超过 5 分钟,定义为癫痫持续状态,则静脉注射(IV)磷苯妥英或苯妥英。如出现强直阵挛的罕见情况,患者则可能需要麻醉并插管。在痫性发作后应尽快开始胎儿监测。短暂的胎儿心率变化,可暂不处理,但如果胎儿持续心动过缓,产科医生就必须考虑胎儿受损或胎盘剥离而立即行剖宫产。

妊娠期和产褥期新发痫性发作

癫痫偶尔会在怀孕期间首次出现,这给癫痫的诊断带来困难。**如果痫性发作发生在妊娠晚期,又没有可靠证据支持癫痫的诊断,在专科医生能够会诊之前就应按子痫诊断并处理。**子痫的治疗就是分娩,但必须首先稳定病人(参见第 31 章),子痫惊厥发作的治疗选择硫酸镁而非抗癫痫药。然而区分子痫和癫痫的痫性发作通常很困难,发生子痫的患者可能在痫性发作后出现高血压,也可能出现继发于肌肉降解的肌红蛋白尿(尿常规提示蛋白尿)。随着时间的推移诊断会变得更清晰,但无论如何,必须尽快治疗。痛性发作后患者的首诊医生可能不是产科医生,而没能及时给予硫酸镁,这应该及时纠正。

如果患者在妊娠早期出现首次痛性发作,则应对病人进行全面的评估,并给予合适的药物。首先应鉴别是否存在痛性发作继发因素,包括外伤、感染、代谢紊乱、占位性病变、中枢神经系统(CNS)出血和服用如可卡因和安非他明(amphetamines)等毒品。在建立静脉通道的同时,要取血检查电解质、葡萄糖、离子钙、镁、肾功能和毒理等。如果患者发生强直阵挛性发作,并且接诊医生据病史断定是新发性癫痫并具有高复发可能,在等待实验室检查结果的同时,就应给予病人抗痉挛药。虽然对于备孕妇女拉莫三嗪是最常用药之一,但如果妊娠期新发癫痫,使用拉莫三嗪则不现实。因为服用拉莫三嗪易致Stevens-Johnson反应,需要至少6周逐渐增加药量到有效治疗剂量。如果快速增加药物剂量,患者发生Stevens-Johnson反应的风险增加。此外孕期拉莫三嗪代谢加快,导致短期内难以达到有效治疗药物浓度。奥卡西平也有同样的情况。**新发癫痫通常首选左乙拉西坦,因为它起效快且引起皮疹的风险低。**然而左乙拉西坦有增加抑郁情绪或狂躁的副作用,这需在用药前进行评估。

任何未知原因且在妊娠期首次发生的痛性发作的患者,应行脑电图和颅脑影像检查。Sibai等[101]通过分析一系列子痫患者,发现最初脑电图异常的患者有75%,但所有这些脑电图异常者在6个月内都恢复了正常。虽然在这些子痫患者的计算机断层扫描(CT)中没有发现统一的异常,但确实发现46%和33%分别在EEG和CT中有异常,大多数发现是非特异性的,并且对诊断或治疗没有帮助。大多数新发癫痫患者需要做MRI检查,这可能对子痫的鉴别诊断很有帮助。

哺乳和产后期

产后最初几周需严密监测抗癫痫药物的浓度以防出现血药浓度的迅速上升(见23章)。**如果患者的用药剂量在妊娠期增加,产后3周内需降至等于或略高于妊娠前浓度。**如上所述,这对拉莫三嗪尤其重要。

前面章节已经介绍了母乳喂养的好处以及其促进母婴亲近的作用(见24章)[102]。**虽然母亲摄入的抗癫痫药或多或少会出现于乳汁中,但鲜有数据显示母乳中的抗癫痫药对新生儿有害**[103]。NEAD研究发现母乳喂养并暴露于母乳中的卡马西平、拉莫三嗪、苯妥英和丙戊酸的婴儿与没有母乳喂养的婴儿相比,在6岁时具有更高的智商和语音评分。在挪威6个月和18个月抗癫痫药暴露儿童队列研究中发现,母乳喂养的婴儿,父母评价的孩子发育能力有所改善,但这种效果没能持续到36个月[104]。

上述两项研究均未发现暴露于母乳所含研究药物(卡马西平、拉莫三嗪、苯妥英和丙戊酸)与发育不良相关。虽然对于大多数抗癫痫药来说,还需要更多有关母乳所含抗癫痫药暴露风险的前瞻性研究,但这种理论上长期母乳抗癫痫药物暴露对婴儿的影响的担忧,不足以和母乳喂养所带来的好处相比。一些专家建议慎用半衰期较长的抗癫痫药,如苯巴比妥和唑尼沙胺,但这也仅仅限于理论上的推测。

产后安全

对于大多数癫痫妇女应该支持鼓励母乳喂养,然而与喂养新生儿有关的睡眠不足可能引起痛性发作。**癫痫妇女孕期管理的一个很重要的部分,就是与患者及其家属讨论痛性发作的安全问题。**病人配偶或其他家庭成员应帮助晚间白天用吸奶器所吸的母乳或奶粉喂养婴儿,使病人可以获得不间断的良好睡眠,一般根据个体差异要有6到8小时的睡眠。母亲可能需在白天多次泵奶以保证夜间供奶。其他安全建议包括避免独自给婴儿洗澡;在地板上而不是在桌子上换尿布;尽量避免上下楼梯;尽量使用婴儿车而不是绑在母亲身上的婴儿背带;禁止婴儿和父母同床睡眠。最后,癫痫妇女产后抑郁风险增加,这一点应该在产前和产后同病人和家属详细交谈。

避孕

避孕咨询是癫痫妇女孕前和产后计划中的一个重要部分,抗癫痫药和激素避孕药物有相互作用。美国疾病预防控制中心(CDC)和世界卫生组织(WHO)都已经发布了关于服用抗癫痫药的女性使用各种激素类避孕药的循证回顾[105,106],对于服用抗癫痫药妇女最可靠的可逆避孕方式是宫内节育器(IUD),且对多数患癫痫的妇女来说为首选。含铜IUD和左炔诺孕酮IUD都适用。如果考虑使用激素的方法,开始治疗前,医生应仔细阅读CDC和WHO所列注意事项。

多发性硬化

多发性硬化(multiple sclerosis,MS)是一种慢性自身免疫性脱髓鞘疾病,女性患者多于男性,并且女男比例越来越高[107]。**发病年龄多在20～40岁之间,所以通常影响育龄妇女。**多发性硬化通常在首发症状后多年才能明确诊断,常见的症状包括无力、感觉异常、一侧或双侧下肢麻木和包括视神经炎的视觉异常及共济失调。多发性硬化主要影响中枢神经系统的白质,并且损伤可累及脊髓、脑干、大脑半球和视神经。赖以做出诊断的特征为"存在着广泛的产生在不同区域和不同时间"的病变。**多发性硬化最常见的类型是复发缓解型,其特征在于周**

期性加重且完全或部分缓解。只有 10%-15% 的患者表现为发病后不断进展，但随着时间的推移，大多数多发性硬化患者将发展为继发进展型多发性硬化，神经缺陷和残疾持续积累。

因为轻型多发性硬化孕妇的症状轻微，而常常被归咎于妊娠。许多孕妇会有笨拙、无力的表现。如果症状持续或愈发严重，则不应忽视，需要神经科会诊。脑部 MRI 及脊髓 MRI 是诊断多发性硬化的必要检查。钆增强 MRI 检查有助于确定急性脱髓鞘区域，但孕妇禁用。即使是非增强 MRI 检查，在评估可疑多发性硬化患者和以前已诊断多发性硬化而又有新症状出现的患者时也很有价值。

多发性硬化和生育能力

多发性硬化与生育能力之间关系尚不清楚。与癫痫妇女相似，多发性硬化患者与正常妇女相比生育后代的可能性较低。至于这一现象是由于生物学原因所致，还是由于某些患多发性硬化的妇女因种种原因决定不要孩子而引起，尚不完全清楚[108,109]。其他因素也可能发挥作用，如在多发性硬化患者中很常见性功能障碍。转化研究表明，多发性硬化女性可能存在卵巢储备减少。因为她们的卵泡刺激素（FSH）水平升高，而抗米勒管激素（AMH）水平降低，AMH 是卵巢储备的一个标志物[110,111]。

此外，多发性硬化女性也更倾向使用辅助生育技术（ART）[112]。应当指出，体外受精（IVF）过程中，尤其是过程失败时，使用促性腺激素释放激素（GnRH）激动剂，会使多发性硬化病情加剧[113-115]。

妊娠对多发性硬化的影响

在妊娠期多发性硬化复发风险减少，但在产后期可能短暂增加。有足够证据表明多发性硬化发病风险在妊娠过程中降低。据推测，妊娠期该疾病活动率的降低，可能归因于妊娠诱导的胸腺辅助细胞 1（Th 1）转变为 Th 2，以利于免疫耐受（见 4 章）。妊娠与多发性硬化研究（PRIMS）前瞻地纳入了 12 个欧洲国家 254 名多发性硬化妇女中的 269 例妊娠[116,117]，研究发现年复发率在妊娠期下降，特别在妊娠晚期；在产后 3 个月内可能有疾病活动的反弹，但随后复发频率回到基线水平；值得注意的是，整个妊娠年（妊娠 9 个月加产后 3 个月）的复发率与基线水平无差异，仅有 28% 的患者有产后复发。**最重要的是，在研究期间并没有发现身体失能恶化**[117,118]。发表于 2011 年一个纳入 13 项研究的荟萃分析发现，在妊娠期间，多发性硬化的年复发率从基线水平的每年 0.43 显著降低到每年 0.26[119]。在产后的一年平均年复发率增加到每年 0.7。

虽然多发性硬化在妇女产后复发会暂时性增加，但妊娠对该疾病的长期进程似乎没有影响。Weinshenker 等研究[120]发现多发性硬化的长期致残与以下三种情况并无相关：1）妊娠次数、2）相对于多发性硬化发病时的怀孕时间，及 3）与妊娠有关的多发性硬化恶化。Verdru 等[121]研究了 200 名多发性硬化妇女，用发病到轮椅依赖的时间长度作为进展指数，发现妊娠延迟长期致残的发生。在诊断多发性硬化后至少有一次妊娠的患者，病情发展到轮椅依赖的平均时间为 18.6 年，而未怀过孕的妇女为 12.5 年。与此类似，Runmarker 和 Andersen 等研究[122]观察到，与从未生过孩子的妇女相比生过孩子的妇女的多发性硬化发病风险降低，而且多发性硬化发病时正怀孕的妇女发展为进展性疾病的风险降低。最近的一项回顾性研究纳入 1317 例加拿大多发性硬化妇女，评价基于扩展残疾状态量表（EDSS）[123]，也发现妊娠减慢不可逆致残的比率。然而，对于转变为进展型多发性硬化（EDSS 6 分，需拐杖助行）的长期风险，妊娠过的妇女在产后 5 年内转变的风险有更低的趋势，但产后 10 年转变的风险增加。这些长期影响无统计学意义，需要进一步研究。该残障进展因妊娠明显减慢的现象也可能是因为患严重疾病的妇女较患病轻者在疾病发生后更不可能怀孕有关。加拿大的一项共纳入 2015 名妇女的人群调查研究表明，当把混杂变量如疾病发病年龄考虑在内时，妊娠对疾病进展（EDSS 6 分）的时间就没有影响[124]。

多发性硬化对妊娠结局的影响

尽管需要更多数据证实，多发性硬化似乎对妊娠或胎儿结局没有任何显著影响。一些早期研究表明多发性硬化可能影响胎儿出生体重，但对重要的混杂因素没有进行控制。迄今最大的有关这方面的研究来自 van der Kop 等[125]，研究也控制了重要的混杂因素，如产次和以前的早产，他们发现多发性硬化和早产或新生儿出生体重之间没有关联。

疾病调理药物和妊娠

多发性硬化的治疗方面进展迅速，然而关于多发性硬化治疗在妊娠期和哺乳期的相关风险信息极其缺乏。**急性多发性硬化复发主要治疗药物是皮质激素，偶尔用其他免疫调理治疗**。使用皮质激素可以缓解症状、加快急性神经症状恢复，但似乎并不能改变疾病过程。1993 年，第一种疾病调理药物（disease-modifying agent，DMA）β-干扰素（interferon-β）问世，之后，此类药物不断涌现。**疾病调理药物用于降低复发率，减少 MRI 成像所显示的疾病的发展程度（多发性硬化活动的指标之一），并减轻多发性硬化患者残疾的积累，但它们不适用于急性多发性硬化复发的治疗**。疾病调理药物分为一线和二线药物（表 49-2），二线治疗通常用于一线治疗失败的患者或者病情特别活跃的患者。

表 49-2   用于多发性硬化的疾病修饰药物:致畸率和推荐的停药后药物从体内清除时间(即停药后安全受孕时间)

疾病调离药物	动物研究	人类研究	推荐的停药后药物从体内清除时间
一线疾病调理药物			
乙酸格拉默	没有风险增加	虽然研究小,但没有风险增加	1 个月
β-干扰素	自发流产增加	受孕率、自发流产率或严重先天畸形没有变化,可能与早产、出生体重和身长降低有关	1 个月
BG-12/富马酸二甲酯	胚胎毒性、自发流产、神经行为问题	69 例妊娠中严重先天畸形或自发流产风险无增加	1 个月
芬戈莫德	胚胎致死和胎儿畸形(室间隔缺损、永久性动脉导管未闭)	在人类,89 例妊娠自发流产率为 24%(略高于基线);7.6% 异常胎儿发育	2 个月
特立氟胺	胚胎毒性和致畸作用	83 例妊娠母亲暴露中自发流产或严重先天畸形风险无增加	24 个月;"体内药物清除流程"建议血浆浓度达到 0.02mg/mL 以下
二线疾病调理药物			
那他珠单抗	自发流产风险增加	101 例妊娠中严重先天畸形风险无增加;妊娠第三期暴露胎儿有血液异常	2 到 3 个月,然而有的建议持续至受孕
阿仑单抗	死胎风险增加	数据有限,134 例妊娠自发流产风险无增加	4 个月
米托蒽醌	数据有限	体重降低,早产增加	6 个月;考虑保留生育能力(可能导致闭经)

考虑到很少有关于疾病调理药物(DMA)在妊娠期安全性的数据,及在妊娠时多发性硬化发病通常较少的事实,大多数专家建议孕前停止服用这类药物。服用这类药物的女性也宜使用高效的避孕方法以防怀孕。需要指出的是,许多多发性硬化的观察性报告,包括前瞻性的 PRIMS 研究都是在 DMAs 问世以前。此后,一些研究表明在受孕前或妊娠期使用疾病调理药物降低产后复发的风险[118,126,127]。妊娠前一年多发性硬化控制良好的患者产后复发率也较低[126,128]。育龄多发性硬化妇女选用哪种 DMA 以及计划妊娠时何时停药和停止避孕,这些问题很复杂,需要根据病情、服用药物的特征以及患者自己的考虑决定。计划妊娠前,应咨询神经科医生。现有 DMAs 的信息见表 49-2。

一线药物

一线疾病调理药物包括 β-干扰素、乙酸格拉默(glatiramer acetate)、富马酸二甲酯(dimethyl fumarate)和特立氟胺(teriflunomide)。虽然欧洲内科协会(EMA)不把芬戈莫德(fingolimod)作为治疗多发性硬化的一线药物,但美国食品药品管理局(FDA)将其作为一线药。一线治疗

中,专家们认为 β-干扰素和乙酸格拉默可以持续到停止避孕为止,有些人甚至建议可以持续到证实妊娠为止[118]。在一些罕见的情况下,乙酸格拉默可以在妊娠期继续用。

β-干扰素制剂(β-1a 干扰素和 β-1b 干扰素)用于皮下或肌内(IM)注射,不同制剂给药间隔范围从每天到每隔一周不等。这些是第一批用于治疗多发性硬化的疾病调理药物,目前 β-干扰素在妊娠中的应用信息相对缺乏,但最近研究数量有所增加。

值得注意的是干扰素是大分子,必须通过主动运输通过胎盘,这个过程发生在妊娠三个月后[129]。动物研究表明 β-干扰素暴露增加自发流产的风险。然而,目前并无人类研究证实这一点。Sandberg-Wollheim 等[130]分析了 1022 例妊娠期 β-1a 干扰素暴露的数据,为了避免偏倚,他们只纳入了前瞻性数据的结果(n=425),发现 324 个婴儿正常分娩(76.2%)、4 个婴儿有畸形(0.9%)、4 个在妊娠晚期出现死胎(0.9%,有 1 例异常)、5 例异位妊娠(1.2%)、49 个(11.5%)在头三个月自然流产,39 例(9.2%)选择堕胎。作者报道说这些结果与一般人群无显著差异,但研究未设立对照组。Amato 等[131]对妊娠早期暴露于 β-1a 或 β-1b 干扰素的病人进行了观察。他们将

这些患者与那些从未治疗过,或在受孕前至少4周停止治疗的患者相比较,在随访88个暴露的胎儿2.1年(时间中位数)中,虽然低出生体重率增加,婴儿出生时身长较短,但没有发现自发流产、畸形或发育异常的增加。在一篇妊娠期疾病调理药物暴露研究的系统回顾中,Lu 等[132]对质量尚可到质量优良的前瞻性队列研究进行了总结,发现β-干扰素暴露可能与早产(37周前)以及较低的出生体重和身长有关,但没有发现干扰素暴露与出生体重低于2500g、严重畸形或自发流产有关。最近,β-1b 干扰素的生产厂家发布了妊娠期暴露于这种干扰素的最大的前瞻性队列信息,队列来源于他们的国际药物监测数据库,与对照人群相比[133],1045 例孕妇中没有自然流产或严重异常的增加风险,他们还发现早产或小于胎龄婴儿的风险也没有变化。应该注意的是,这项研究中的大多数患者β-干扰素的暴露有限(平均4~8周),因而无法就此药的整个妊娠期暴露或长期影响做出评估。

乙酸格拉默的大分子结构不易通过胎盘,因此也可用于治疗复发缓解型多发性硬化的频繁复发[129]。临床前研究没有显示乙酸格拉默暴露对动物后代的不利影响,因此 FDA 将其划分为 B 类。虽然目前妊娠期乙酸格拉默的研究主要基于小样本队列研究,但有两项研究已经评估了妇女在整个妊娠期接触药物后的影响。Salminen 等[134]前瞻性地随访了13名妇女,她们从孕前到妊娠一直到产后都服用此药,没有发现她们的婴儿有先天性异常,她们对治疗的耐受也良好。Fragoso 等[135]回顾性地评估了11名在妊娠期至少服用格拉默连续7个月的妇女,随访她们的孩子们至少至出生后1年。在孩子中没有先天性异常、新生儿并发症或发育异常。这些妇女中产后多发性硬化复发率明显低于产前[135],虽然数据明显受样本小的限制,但大多数专家认为如果妊娠期必须用疾病调理药物,乙酸格拉默是首选,但也必须考虑既往对这种药物的反应。

富马酸二甲酯、特立氟胺和芬戈莫德是最近问世的口服制剂,已经显示可以减少多发性硬化患者的复发率以及残疾评分。作为口服制剂,人群依从性更强。动物研究显示上述药物可能有胚胎致死和致畸的风险,但这些药用于人类妊娠的临床经验仅限于临床试验的意外暴露和上市后监测。患者在服药期间应采用有效的避孕,一旦怀孕应停药。此外,考虑到这些口服药的长效作用及半衰期,建议先停药后再停止避孕(表49-2)。特立氟胺宜采用特别的"体内药物清除"方案。

关于富马酸二甲酯的动物研究发现,超过治疗剂量用药会导致自发流产和不良胎儿结局(胎儿体重减少和延迟骨化)增加,并且认为这是母体毒性造成的[136]。在不同剂量的动物实验中也都观察到对神经发育的影响。但在临床试验或上市后监测中发现69例暴露于富马酸二甲酯的人类妊娠没有发现自发流产或胎儿异常的风险增加[137]。

特立氟胺与动物胚胎毒性和致畸有关[138],在服用特立氟胺的83名多发性硬化孕妇和伴侣为服用特立氟胺的患多发性硬化男性的22名孕妇中,没有发现自发流产或胎儿异常的风险增加[139]。出于对特立氟胺致畸的担忧而它的半衰期又长,治疗期间和治疗后应避孕。备孕和用药期间怀孕的妇女可以用活性炭或考来烯胺加速"清除"体内残存药物。在一项系统性回顾中,一个国际多学科联盟推荐对于特立氟胺,"血浆药物浓度应降低到小于0.02mg/mL 才可怀孕,而非简单地按指数式衰减5个最大半衰期后即可[140]。"因特立氟胺也可在服药男性精子中发现,类似的方案也适用于备孕男性。

关于芬戈莫德的动物研究已经证明其胚胎致死和致畸作用(剂量低于推荐在人类中的剂量)[141]。该药的临床研究中,89例妊娠病例报道自然流产率为24%(略高于作者预期基线率的15%-20%),还有5例"异常胎儿发育",包括无颅畸形、胫骨弯曲、法洛四联症、宫内死亡和胎儿发育失败各一例[142]。

二线药物

那他珠单抗(natalizumab)是一种人化了的针对人类α4整合蛋白的单克隆免疫球蛋白(Ig)G4抗体。它对人类发育的许多环节起到拮抗作用。但它分子量大,应该不能够穿过胎盘。Wehner 等对[143]暴露于这种药物的猴子出生后的发育进行了观察。在第一组猴子中自然流产增加,但是,对照组流产率低(7%);在研究的第二个队列中,两组的自然流产率相同。研究人员没有发现其母亲用那他珠单抗治疗的新生猴子在一般健康、存活、发育及免疫结构或功能方面出现不良影响。Ebrahimi 等[144]纳入了101例在妊娠期或最后一次月经前8周内接受那他珠单抗治疗的孕妇,患者来源于多发性硬化患者的前瞻性登记,并按疾病匹配设置对照;两组在畸形、低出生体重或早产中没有发现显著性差异。Haghikia 等[145]纳入12个高活动性多发性硬化妇女的13次妊娠(患者在妊娠晚期用那他珠单抗治疗),并报道13个婴儿中,10个有轻至中度的血液异常,包括血小板减少和贫血。大多数婴儿在生后4个月内该项指标恢复正常,并无后遗症。有一例亚临床出血,一例考虑为出血所致囊性丘脑区异常,这两例儿童一直随访至2岁,没有明显发育异常。对于受孕前何时停止那他珠单抗仍有争议,一些专家根据上述数据推荐药物可以用到受孕前,并在每次输注抗体前检查是否怀孕[118];另外有人认为受孕前1至3个月停药合适[129]。抗体可以通过一系列血浆交换从血液中除去,但是多数情况下,这是不必要。

阿仑单抗(alemtuzumab)是另一个人化的单克隆抗

体,在 2013 年被批准为多发性硬化的二线药物,它是 CD52 抗体,可导致长期淋巴细胞耗损。使用方法为每年注射一次,在三分之一的患者会出现免疫介导的甲状腺疾病[138]。妊娠期动物暴露于阿仑单抗,增加啮齿类动物胎儿死亡风险。在人类中可供参考的数据有限。在唯一的一篇临床摘要[146]中纳入 104 个患者中 139 例妊娠,自然流产率为 17%。作者表示这一结果与普通人群接近。同时报道了十一例没有详细说明的不良事件,并出现一例甲状腺毒性危象,因此建议停用阿仑单抗后至少还需避孕 4 个月[138]。

米托蒽醌(mitoxantrone)是多发性硬化二线用药。环磷酰胺(cyclophosphamide)偶尔用于严重病例。上述两种药物都可引起三分之一患者闭经,环磷酰胺还有卵巢毒性[138]。在动物试验中已证实环磷酰胺会引起雌性生殖细胞的遗传异常,然而关于人类妊娠期米托蒽醌和环磷酰胺的影响了解甚少。据信两者的风险超过两者在妊娠期的潜在益处。建议停用米托蒽醌后继续避孕 6 个月,停环磷酰胺后继续避孕 3 个月。

多发性硬化患者的孕前咨询

在诊断多发性硬化时和开始使用疾病调理药物之前,医生应当对患者将来的生育选择进行咨询。这一话题应该在病人未来的健康保健过程中常规提及。**应该让病人了解,大多数多发性硬化妇女可以健康妊娠,并且母亲的多发性硬化不会对胎儿造成不良影响**。而且,医生应当告诉患者,妊娠会暂时减少多发性硬化的复发风险。产后有些妇女的病情有可能加重,但妊娠对该病的长期病程来说不会造成任何不良影响。是否使用疾病调理药物以及使用哪一种,则取决于患者疾病的严重程度和计划受孕的时间。

多发性硬化患者受孕前病情可能会影响整个妊娠过程,选择合适的受孕时间十分重要。处于疾病活动期的妇女,神经科医生可能会建议先服用疾病调理药物治疗一年,在病情得以控制之后再怀孕。当然因为多发性硬化妇女卵巢功能可能受影响,患者的年龄和生育能力的评估也需要考虑。需要环磷酰胺或米托蒽醌等药物治疗的妇女可能需要考虑在开始治疗前保存生育能力。此外还应对患者停用疾病调理药物后继续避孕的时间给予建议(表 49-2)。

有些多发性硬化母亲关心遗传给子代的风险。多发性硬化是一个多基因病,遗传易感性和环境的综合影响决定了个体的风险。**父母中有一方患多发性硬化,子代患多发性硬化的风险为 2% ~ 2.5%**[147]。虽然这是基线人群风险的 20 倍,但母亲将多发性硬化遗传给孩子的绝对风险还是很低,所以不应因此担心多发性硬化会遗传给孩子而不去怀孕[118]。

多发性硬化妇女也应接受一般产前咨询,包括产前补充维生素的重要性。**维生素 D 缺乏**作为一个可使多发性硬化易发和复发的环境因素正获得越来越多的关注。母亲维生素 D 缺乏也可能增加子女多发性硬化发病的风险。在一个小样本非盲临床试验中,多发性硬化的低维生素 D 水平孕妇在妊娠第 12 ~ 16 周被随机分配到治疗组及常规护理组,治疗组接受一周 50 000IU 的维生素 D3 的治疗。最终在治疗组 6 人产后维生素 D 水平正常,而常规护理组的 9 名患者则产后维生素 D 水平偏低。虽然维生素 D 对胎儿的长期影响尚未有定论,但怀孕期间和产后六个月补钙还没有出现不良影响的报道。接受高剂量维生素 D 治疗的患者在 EDSS 和复发率方面也比对照组好,但是这些数据受到样本量小和非盲方法的限制。妊娠期间补充维生素 D 的最佳剂量未知,但一个专家组建议每天 1000 至 2000IU 应该安全。最好在孕前检测维生素 D 浓度并优化其剂量。1000 至 2000IU 的剂量可以在妊娠期继续维持。

多发性硬化患者的妊娠期管理

多发性硬化妇女妊娠期间按产科常规护理,无需因孕妇患有多发性硬化而做特殊改变。膀胱功能紊乱的妇女可能更容易出现尿路感染,应予密切监控。必要时进行尿分析培养,感染可能会加重多发性硬化病情。

如在妊娠期发生严重的多发性硬化急性复发,使用皮质激素治疗可加快恢复。常规用法为每天 1g 甲泼尼龙(methylprednisone),静脉或口服给药并连用 3 ~ 7 天,并可直接停药,无需逐渐减量至停药。如果需使用类固醇治疗,推荐选择甲泼尼龙或相当剂量的泼尼松龙(prednisolone)和泼尼松(prednisone),因为此类药物可穿过胎盘的量小于所给剂量的 10%。妊娠期建议类固醇的使用应尽量减少到最小。理想情况下,应避免在妊娠前三月使用。关于类固醇对胎儿影响的安全信息有限,但是一些与类固醇暴露有关的以往研究显示,唇腭裂风险增加(见 8 章)[140];另有研究显示类固醇使用与低出生体重和早产有关。IV 免疫球蛋白(IVIG)可以替代类固醇或用于类固醇无效时,但 IVIG 的安全性数据也有限[140]。对于孕期有活动性疾病的妇女可考虑每月使用 IVIG 或类固醇,以减少复发的风险。

分娩

以往,麻醉师认为硬膜外镇痛可能使多发性硬化疾病恶化或促使其复发。在 PRIMS 研究和另一个意大利大型队列研究中[116,117,149],18% ~ 19% 的多发性硬化女性接受了硬膜外镇痛。在 PRIMS 研究中,接受硬膜外镇痛的妇女,产后 3 个月复发率有增高的趋势,但没有达到统计学意义。**意大利的 Pastò 等的研究**[149]**显示接受硬膜外镇痛的多发性硬化妇女产后 1 年复发率或 EDSS 评分没有增加**。人们对多发性硬化病人分娩过程中接受硬膜外麻醉镇痛的安全性的认知发生了变化。更近期的加拿大基于人群的研究发现,多发性硬化未经产妇接受硬膜外或脊髓麻醉的比率与一般人群相似，而多发性硬化经产妇则更可能接受硬膜外镇痛[150]。

多发性硬化女性通常不需要剖宫产。只有在少数累及脊髓的严重或活动性疾病中，多发性硬化可能会影响到患者的安全分娩。最近一项荟萃分析纳入了 5 项研究，剖宫产率从 9.6% ~ 42%[119] 不等，这可能仅仅是不同文化和不同医生在剖宫产这一问题上的差异（而非多发性硬化这一疾病状态所致）。Pastò 等[149]发现在意大利多发性硬化女性中剖宫产和复发率或残疾评分没有相关性。

哺乳和产后期

多发性硬化妇女能否哺乳争议较大。一些研究表明，哺乳对多发性硬化复发具有保护作用，而另一些研究表明对疾病活动无影响。**PRIMS 研究发现，哺乳在产后的前 3 个月对多发性硬化复发率没有影响**[116,117]。意大利的新近的一项纳入了 302 名在多发性硬化中心接受治疗的孕妇的研究，也得出了哺乳对疾病活动没有影响的结论。作者注意到哺乳可能不适合病情严重的妇女。然而其他研究表明，哺乳特别是纯母乳喂养，可以降低产后多发性硬化复发的可能性[151,152]。2012 年一项纳入 12 项多发性硬化和哺乳的研究的荟萃分析发现，没有哺乳的妇女产后期至少一次复发的风险几乎是哺乳者的两倍，并有显著的统计学意义[153]。但各项研究之间的差异可能影响到结果，作者提醒说结果可能受选择偏倚的影响，因为病情更轻的母亲会更倾向于哺乳。

产后如果病人或其医生希望恢复服用疾病调理药物，则哺乳问题就变得更加复杂。**大多数专家认为，哺乳期间不应该恢复服用疾病调理药物**[118,129,138]。**然而这一建议是基于目前尚缺乏这些药物在母乳喂养时是否安全的证据，而非已经证明有害**。不幸的是，因为不主张这些妇女哺乳，则会进一步妨碍对这些药物在哺乳期安全性数据的收集（如同在抗癫痫药中的研究），使得患者因对此问题无明确答案而更不愿意哺乳。

干扰素和乙酸格拉默都是大分子，不能通过口服吸收。虽然尚无系统研究，但它们也不大可能进入母乳。通过对 6 个用 β-1a 干扰素治疗的产妇研究发现，婴儿通过母乳接受的剂量估计为母亲所用剂量的 0.006%，在经母乳暴露的婴儿中也没有观察到不良影响[154]。在另一项关于乙酸格拉默和母乳喂养的小样本研究中，9 个通过母乳暴露平均 3.6 个月的婴儿，没有观察到任何发育问题[135]。即使这样，官方建议仍然是，计划哺乳的妇女不要使用任何疾病调理药物。因此大多数妇女必须在母乳喂养和恢复疾病调理药物之间做出选择。少数医生认可使用乙酸格拉默的患者哺乳。然而需要注意的是，这些一线治疗药物从开始使用到起效通常需要 2 个月的时间。即使产后立即使用，也不能立即保护其免于复发。已尝试用脉冲式 IVIG[155-157]或甲泼尼龙[158]给药的方法预防产后复发，但因为所得结果的不同和所使用方法的差异，很难

得出这种治疗是否有效的结论[118]。

产后，罹患多发性硬化的妇女通常需要得到帮助，以照顾她自己和她的婴儿。这取决于她的残疾程度以及是否疾病复发。对于所有妊娠或备孕的患者，要向她们说明，孩子出生后需要朋友和家庭成员的支持，也要准备想好致残多发性硬化复发时的婴儿护理的应急计划。

头痛

头痛可分为原发性头痛和继发性头痛。原发性头痛包括偏头痛，和紧张性头痛以及丛集性头痛，后者在女性中很少见。偏头痛和紧张性头痛在妊娠期症状缓解，但有些孕妇的头疼有可能在妊娠期持续存在。妊娠期诊断头疼的难点在于排除继发性头痛（图 49-2），而继发性头疼往往是一些严重疾病的表现症状。大多数原发性头痛患者，如偏头痛，有类似模式的既往头痛病史。任何新症状，或新头痛模式和所有新发的头痛，即使符合偏头痛的特征，也应该迅速评估潜在继发因素。了解各种头疼的不同治疗也十分重要。

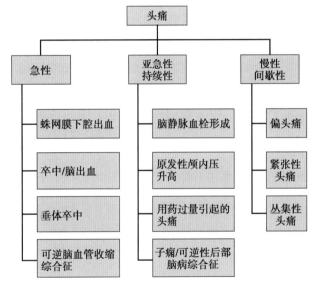

图 49-2　妊娠期头痛鉴别诊断

偏头痛

头痛在女性中极其常见，大多数偏头痛发生在育龄妇女。偏头痛与颅内血管舒张有关，通常持续数小时，为亚急性起病、单侧波动性、常伴有光敏感和/或声敏感和恶心。偏头痛可以分为先兆型和无先兆型的，先兆型偏头痛在头痛前可出现可逆的局灶神经系统症状，以视觉先兆常见，但是也可出现失语或单侧麻木或无力，使得这种头痛有时难以与短暂性缺血发作鉴别。偏头痛先兆应该在 5 ~ 60 分钟内完全消失，有时只有先兆症状出现而无头痛。

在妊娠期偏头痛症状常常减轻。Maggioni 及其同事发现[159]，达 80% 的偏头疼患者在妊娠期完全缓解或头痛

减少50%。这一改善在妊娠早期后更为常见。偏头痛的类型似乎不是一个判断预后的因素,有经期偏头痛的人症状改善最明显。然而,4%~8%的人在妊娠期偏头痛显著恶化。在 Ertresvåg 等的一项研究中[160],58%的偏头痛患者在妊娠期没有头痛发作。短暂的神经症状在有偏头痛病史的患者中更常见。Chen 和 Leviton[161]分析了来自大型前瞻性围产期协作项目的 55 000 例妊娠数据,他们发现样本中少于2%的妇女在最初产前检查时有偏头痛。484 例(508 例记录中)有完整数据的妇女,17%的患者整个妊娠期没有头痛发作,另外有62%在妊娠后期两次或更少的偏头痛发作,只有21%患者头痛症状在妊娠期间没有改善。作者分析了所有可用的人口统计因素和妊娠因素,并没有发现有哪些因素可用于预测妊娠期头痛的改善。

通过中国台湾人口数据库,Chen 等[162]纳入 4911 名从 2001 年到 2003 年分娩的偏头痛妇女,在把各种混杂因素也考虑进去之后,他们发现患偏头痛者的低出生体重(OR,1.16)、早产(OR,1.24)、剖宫产(OR,1.16)和子痫前期(OR,1.34)风险增加[162]。虽然这些增加绝对值不大,但都具有统计学意义。需要更多的研究来证实这一结论是否适用于不同的人群,以及是否有临床意义。

偏头痛治疗分为急性对症治疗和预防治疗(表 49-3

表 49-3   妊娠期原发性头痛的急性对症治疗

	研究最多的/推荐的	畸形风险	其他问题	是否适合哺乳
首选治疗				
非药物性	补水、睡眠、咖啡	无关		是
对乙酰氨基酚	对乙酰氨基酚	没有已知严重先天畸形相关报道	最近有研究显示该药与将来儿童行为异常和哮喘风险相关,但需要更多的研究	是
非甾体抗炎药	布洛芬	可能与心脏异常和口裂有关,但不同研究结论不同	妊娠晚期必须避免使用非甾体抗炎药。因为有增加动脉导管提前闭合和羊水过少的风险。近期报道与孩子哮喘有关,但需更多研究[†]	是
止吐药	甲氧氯普胺	在有限研究中没有发现与严重先天畸形有关	母亲有迟发型运动障碍的风险	是
次选药物				
曲坦类	舒马曲坦	病例系列显示严重先天畸形风险无增加,但大多数病例属妊娠早期意外暴露	对后期妊娠影响的研究尚不足	是
阿片制剂	羟考酮	最近研究显示妊娠早期使用阿片制剂与特定严重先天畸形的发生相关,包括心脏病和脊柱裂[‡]	通常对偏头痛无效。可产生依赖,临产前使用会产生新生儿戒断	是,但需要监测婴儿镇静作用
尽量避免的药物				
巴比妥类	布他比妥	布他比妥尚无动物和人的实验数据,但从苯巴比妥的研究数据推测,其严重先天畸形风险可能增加	基于苯巴比妥的数据,使用布他比妥可能对认知产生影响,临产前使用会产生新生儿戒断	不推荐,因为半衰期长以及潜在的镇静作用
麦角类	双氢麦角胺	数据有限	麦角类会导致子宫血管收缩并致流产。所以妊娠期禁用	不推荐,因为会导致婴儿恶心、呕吐和无力,以及抑制母亲催乳素分泌

摘自 Sordillo JE,Scirica CV,Rifas-Shiman SL,et al. Prenatal and infant exposure to acetaminophen and ibuprofen and the risk for wheeze and asthma in children. *J Allergy Clin Immunol*. 2015;135(2):441-448.

†Broussard CS,Rasmussen SA,Reefhuis J,et al. Maternal treatment with opioid analgesics and risk for birth defects. *Am J ObstetGynecol*. 2011;204(4):314. e1.

Liew Z,Ritz B,Rebordosa C,Lee PC,Olsen J. Acetaminophen use during pregnancy,behavioral problems,and hyperkinetic disorders. *JAMA Pediatr*. 2014;168(4):313-320.

和表 49-4）。因为多数偏头痛患者的偏头痛症状在妊娠期间可能改善，大多数妇女不需要做预防性治疗。正在接受治疗的妇女在怀孕前也一般建议缓慢停药。非药物治疗如睡眠、补水和放松技巧是妊娠期偏头痛的一线治疗。对于药物治疗，首推乙酰氨基酚（acetaminophen）。布洛芬（ibuprofen）可以在妊娠早期和中期使用。妊娠 24 周后应尽量避免使用非甾体抗炎药（NSAIDs）。使用非甾体抗炎药超过 48 小时可引起羊水过少和动脉导管过早闭合。虽然阿片制止疼药也常在妊娠期间使用，但实际上不常用于治疗偏头痛。因为它们对偏头痛通常无效，并会引起恶心和胃动力减弱。止吐治疗可能有帮助，但应尽量避免使用巴比妥类药物。

表 49-4　妊娠期头痛的预防性治疗

	研究最多的/推荐的	畸形风险	其他问题	是否适合哺乳
首选				
非药物治疗	缓解压力 针灸 物理疗法	无已知相关性	妊娠期许多慢性偏头痛不需要任何预防偏头痛药物	是
镁	硫酸镁	数据有限	美国食品药品管理局推荐上限为 350mg/天，可能降低子痫风险，但可能有胃肠道副作用	是
辅酶 Q10	辅酶 Q10	数据有限 妊娠 20 周前不推荐	20 周后给药可能降低偏头痛患者子痫前期的风险	可能适合
次选				
β 受体阻滞剂	普萘洛尔 美托洛尔	数据有限 可能宫内生长受限	可能胎儿心动过缓、低血糖、呼吸抑制；分娩前 2～3 天停用避免胎儿心动过缓和宫缩乏力	是 普萘洛尔风险低
三环类抗抑郁药	阿米替林	数据有限；可能导致肢体畸形，较高剂量影响中枢神经系统，但是 10～50mg/天没有发现副作用	如果需要，可作为孕期紧张性头痛的预防用药	可能适合 母乳中可有低浓度药物出现
钙通道阻滞剂	维拉帕米	妊娠期高剂量数据有限	如果需要，可作为孕期丛集性头痛的预防用药；每 6 个月或剂量变化时检测心电图看是否有传导阻滞；考虑用药期间增加孕期胎儿检测	可能适合 母亲用量达 360mg/天时没有出现副作用
尽量避免				
托吡酯	托吡酯	增加严重先天畸形风险，特别是口裂	小于胎龄婴儿风险增加，虽然研究尚不充分，但可能对婴儿认知有影响	可能适合，但研究尚不充分 如果哺乳，监测婴儿代谢性酸中毒、昏睡和过热
丙戊酸	丙戊酸	显著增加严重先天畸形风险，包括脊柱裂	不良认知结局风险增加，例如低智商及孤独症；妊娠期偏头痛禁用	是
锂	锂	与胎儿心脏异常、羊水过多、心律失常、低血糖、尿崩症及甲状腺异常有关	不适合用于偏头痛的治疗；可用于丛集性头痛；妊娠期头痛禁用；与新生儿戒断有关	可能适合，但需警惕，因为有婴儿张力减退和心电图改变；锂可用于可以密切跟踪监测的患者中

舒马曲坦（sumatriptan，一种血清素受体激动剂）对治疗急性偏头痛有极好效果。O'Quinn等的一篇综述中报道[163]在76个妊娠早期暴露舒马曲坦的患者中没有出现不良结果的记录。通过进行logistic回归，Olesen等[164]比较了34例妊娠期使用舒马曲坦的妇女，89例偏头痛对照孕妇和15 995例健康孕妇，他们发现舒马曲坦暴露组的早产（OR，6.3）和IUGR的风险升高，但该研究没有考虑疾病的严重程度。Källén和Lygner的一个更大样本的研究[165]没有证实这些发现。**母亲在妊娠期用舒马曲坦的658个婴儿早产或低出生体重没有显著差异**[165]。Hilaire等[166]发现在妊娠早期暴露于舒马曲坦的婴儿中3%~5%有出生缺陷，与自然组无明显差异。

最近的研究表明舒马曲坦可以在妊娠期使用。**挪威的一个大样本数据库分析显示，孕期使用舒马曲坦，先天性异常或其他妊娠不良结局并未增加**；然而，产时出血（OR，1.5）和宫缩乏力（OR，1.4）有增加。Ephross和Sinclair[167]回顾了妊娠早期暴露于舒马曲坦的528例和暴露于那拉曲坦（naratriptan）的57例患者，畸形发生率与一般人群类似；然而该研究未设立对照组。Evans和Lorber对所有从1990年到2007年的研究进行了总结，并就药物的安全性联系了七种曲普坦药物的制造商；结论是**数据足以支持推荐舒马曲坦用于妊娠早期偏头痛的治疗**，并认为那拉曲坦和利扎曲坦（rizatriptan）的使用也可能是安全的。虽然这些药物也可用于妊娠中晚期，但证据尚不足。**Soldin等[168]证实了这些发现，并且强调舒马曲坦有更多妊娠期使用证据，应为首选。**

应避免在妊娠期使用麦角胺。先前报道显示，它可能引起由血管损坏而导致的出生缺陷。此外，麦角类可引起子宫收缩，有可能导致流产。

饮食因素可能诱发偏头痛发作。因此详细的询问饮食史，有助于发现应该避免食用的食物，包括含有谷氨酸钠（monosodium glutamate，MSG）的食品、红酒、腌肉和含有酪胺的乳酪；血糖相对低和酒精也可以引发偏头痛。虽无证据支持，许多人也推荐膳食补充剂和维生素预防偏头痛。在一项小样本研究中，Maizels等[169]证明核黄素和镁可以预防偏头痛。

妊娠期继发性头痛

妊娠期头痛可能是颅内疾病的症状。妊娠期继发头痛的危险原因包括特发性颅内压增高、脑静脉血栓形成（CVT）、蛛网膜下腔出血和卒中。**提示需要进一步检查的症状有：**猝发头疼、持续性头痛以及体位性头疼。除非已知是患者典型偏头痛先兆的一部分，如果出现局灶性神经体征或视力改变，则需要进一步检查以明确病因。**有原发性头痛的患者可以有继发性头痛。所以头痛模式变化或新症状出现都应查找新的潜在病因。**

特发性颅内压增高

特发性颅内压增高（idopathic intracranial hypertension，IIH）也称脑假瘤（pseudotumor cerebri），见于2%-12%的妊娠妇女[170]。该疾病一般在妊娠期较非孕期多发，特别是肥胖的妇女。然而，Ireland等的一项研究[171]发现，孕妇和口服避孕药者中发病率并没有高于对照组。IIH伴随的头痛通常亚急性起病，每天存在，平卧可能加重，并可能在上午更重；但体位性不很典型。**超过90%的特发性颅内压增高患者有头痛，40%有水平复视**[170]；特发性颅内压增高患者也可能出现短暂的视物模糊，持续不到一分钟，也可能有脉动性耳鸣。**视乳头水肿是特发性颅内压增高的一种特征性表现，见于大多数病例。如果不治疗，特发性颅内压增高可以导致永久性视力丧失。**为了确诊，除了有脑脊液（CSF）压力升高（>250mmH$_2$O）而脑脊液化验必须正常，还需排除其他导致颅内压升高的原因，如颅内占位或脑静脉血栓。影像检查首选非增强的颅脑MRI和磁共振静脉成像（MRV）。要在影像学检查排除占位病变之后方可行腰椎穿刺，以防造成脑疝。特发性颅内压增高的发病机制尚不清，但患者CSF中的催乳素显著升高。虽然有人认为CSF再吸收减少是特发性颅内压增高中CSF增多的原因，但催乳素似乎对脉络丛（产生CSF的部位）中的受体具有亲和力，同时催乳素还具有渗透调节功能，因此催乳素可能与特发性颅内压增高中CSF生成增多有关。**妊娠结局不受特发性颅内压增高影响，胎儿死亡或先天异常并不增加**[172]。

特发性颅内压增高治疗的主要目的是缓解疼痛和保护视力。患者的视力和视野需根据病情安排随访。轻症患者给予止痛剂和密切随访即可，并建议适度减肥。对于没有改善或有视力恶化风险的患者，乙酰唑胺（acetazolamide，一种降低CSF产生的碳酸酐酶抑制剂）是一线治疗药物。Lee等[173]使用乙酰唑胺治疗了12例妊娠期患者，没有发现对胎儿结局的不良影响。他们同时也查阅了既往有关这一药物的英文文献，没有发现与他们的结论相矛盾的报道。乙酰唑胺常用剂量是500mg，每日两次。治疗特发性颅内压增高很少使用激素，激素仅用于那些视力即将丧失而等待手术治疗的患者。连续腰椎穿刺减少脑脊液可有效地暂时缓解颅内高压，但很少有必要。手术治疗仅用于视力快速恶化的难治患者，两种最常见的术式是视神经鞘开窗术和腰大池-腹腔或脑室-腹腔分流术。

特发性颅内压增高通常不是剖宫产的指征。在一篇综述报道中，73%的特发性颅内高压患者成功阴道分娩。虽然尚无证据证实，但分娩过程中应尽量避免屏气，因其可增加CSF压力。因此在第二产程也应采用器械助产来缩短产程。如果专业人员业务过硬，硬膜外和脊髓麻醉可安全地用于特发性颅内压增高患者。但是,在行腰大池-腹腔分流术时,麻醉应该远离椎管。Month 和 Vaida 报道了一种成功的脊髓-硬膜外技术,在镇痛时抽取 5 至 6mL 的 CSF 使镇痛效果更加显著。

脑静脉血栓形成

脑静脉血栓形成(CVT)的主要症状与特发性颅内压增高症状相似,因为二者的初始症状都是由于颅内压增加引起的。**患者典型表现为亚急性、进行性、无缓解头痛,平卧后加重。**与特发性颅内压增高相似,患者可能会有复视和脉动性耳鸣。脑静脉血栓形成患者也可以出现视乳头水肿。脑静脉血栓形成可以有静脉梗死伴或不伴出血,这常导致局灶性神经功能缺损和痫性发作。也可出现严重头疼伴呕吐,而这通常应考虑病情急性恶化,例如脑静脉血栓伴脑卒中或脑出血。脑静脉血栓通常发生在产褥期,但也可以发生在妊娠任何阶段。这常常归咎于产褥期和妊娠期的高凝状态。在一项研究中报道10 000 例妊娠中有 1 例脑静脉血栓形成[175]。Vora 等[176]回顾了 2002 年到 2006 年印度孟买的医院中 37 420 例妊娠患者,发现血栓的发病率为 0.1%,其中,10% 为脑皮层静脉血栓,证实了每 10 000 例妊娠中 1 例的发病率[176]。脑静脉血栓易误诊为硬膜外麻醉引起的头痛,因此应为鉴别诊断之一。当脑静脉血栓引起体位性头疼时,应平卧加重而站立缓解。而低颅压头痛通常表现相反。然而并非所有患者出现上述典型表现,因此脑静脉血栓形成应为所有产后头痛的鉴别诊断之一。

脑静脉血栓的诊断方法就是脑部 MRI 和 MRV,不需静脉注射增强剂。抗凝治疗是妊娠期和哺乳期的主要治疗,常用的抗凝剂为低分子肝素(LMWH)。宜对引起凝血异常的各种可能的病因进行检查,以确定抗凝治疗的持续时间。妊娠期可以检查凝血酶原和因子 V Leiden 突变,但其他可致高凝状态的病因的检查应在产后 6 周后进行(见第 45 章)。如有痫性发作可用抗癫痫药治疗,但尚无充足证据证明,这种情况下抗癫痫药应该用多久。许多神经科医生和神经外科医生,则主张对这类病人静观其变,不常规使用抗癫痫药。**在妊娠期有脑静脉血栓形成的妇女应该避免使用激素避孕药。使用激素避孕出现血栓的女性,应在妊娠期预防性抗凝。**

蛛网膜下腔出血

蛛网膜下腔出血(subarachnoid hemorrhage,SAH) 通常表现为突发"雷击样"头痛,常伴有呕吐、颈部僵硬和意识变化。患者常称其为"这辈子最厉害的头痛"。这是一种临床急症,需立即做头部 CT 扫描。对于鉴别颅内出血,CT 比 MRI 更好。即使 CT 阴性,对于有蛛网膜下腔出血可疑病史的患者,仍需腰椎穿刺以排除鞘内出

血。高达 50% 的动脉瘤致蛛网膜下腔出血患者,发病前都有因微量出血而引起的,预示大出血即将发生的剧烈头痛。对这种头疼不应错过。妊娠并发蛛网膜下腔出血的发病率为 10 400:1[177]。Robinson 等[178]评估了 26 例在妊娠期发生的自发性蛛网膜下腔出血的患者,其中约一半由动脉瘤引起,另一半则由动静脉(AV)畸形引起。他们还发现,AV 畸形常见于小于 25 岁的患者,出血通常发生在妊娠 20 周前;相反,动脉瘤则常见于 30 岁以上的患者,而出血通常发生在妊娠晚期。

脑血管造影可用于精确定位出血血管,动脉瘤性蛛网膜下腔出血应尽可能早期手术。在一项研究中发现,未手术治疗的蛛网膜下腔出血,产妇死亡率为 63%,胎儿死亡率为 27%。早期手术治疗后死亡率则分别降低至 11% 和 5%[179]。在低温或低血压下的手术似乎没有对胎儿造成不良影响,如胎龄足够大,则手术期间应检测胎儿心率,如出现胎儿心动过缓,应该升高患者血压至胎儿心率正常。

可逆性脑血管收缩综合征

可逆性脑血管收缩综合征(reversible cerebral vaso-constriction,RCVS) 也可以出现"雷击样"头痛,它也可以出现局灶性神经功能缺陷、痫性发作和意识变化。可逆性脑血管收缩综合征可并发于脑卒中、非动脉瘤性蛛网膜下腔出血和脑水肿。产后血管病是可逆性脑血管收缩综合征中的一种,常在产后立即发生,特点为严重头痛伴颅内血管可逆狭窄。通常由脑 MRI 和磁共振血管造影(MRA)诊断,或者,也可以做计算机断层血管造影(CTA),一般不需要普通的 X 线血管造影。尼莫地平(nimodipine)治疗有助于缓解头痛[180]。然而一篇妊娠期脑血管疾病的综述中,Feske 和 Singhal[183]指出,产后血管病与子痫和可逆性后部脑病综合征(PRES;见第 31 章,图 31-13 和图 31-14)属同一类疾病。虽然产后血管病/可逆性脑血管收缩综合征缺乏蛋白尿,但相似的影像学表现表明它们可能有相同的病理过程。因此,作者认为应该像治疗子痫那样,使用的硫酸镁溶液来控制产后血管病病人的血压和痫性发作。

卒中

卒中(stroke)可分为缺血性卒中(ischemic stroke)和出血性卒中(hemorrhagic stroke)。**缺血性卒中**的常见病因为心源性栓塞,也可继发于脑静脉血栓形成;动脉夹层也是青年卒中的常见原因,可见于妊娠期。**出血性卒中**可继发于各种原因,可能单独由严重高血压引起,也可继发于动脉瘤或血管畸形。缺血性卒中也可以发生出血。**子痫前期和子痫是缺血性卒中和出血性卒中的危险**

因素。

缺血性卒中

每10万次分娩中有34例缺血性卒中,其中1.4人死亡。35岁以上的患者和黑人妇女卒中的风险增加。Del Zotto等[181]回顾了多个全球数据库,显示缺血性卒中的发病率为每10万次分娩中有4至41例不等。子痫前期患者发生缺血性卒中的风险最高。其中三分之一缺血性卒中患者存在子痫前期、慢性高血压或低血压发作这些诱发因素。Brown等[182]调查了1992年至1996年及2001年和2003年期间女性孕期缺血性卒中患者,他们发现,子痫前期与缺血性卒中风险增加有统计学意义(OR,1.59;95%CI,1.00~2.52)。值得注意的是,有子痫前期病史的女性比无此病史的妇女更有可能在非妊娠期发生缺血性卒中。妊娠相关的缺血性卒中,有一半在产后立即发生,其余的发生在妊娠中晚期。

缺血性卒中典型表现为急性局灶性神经症状。头痛可出现在17%~34%的病例中。应立即行头部非增强CT平扫以确诊。对于非妊娠期患者,由于动脉闭塞引起的致残性卒中的紧急处理措施为,经静脉或动脉使用重组组织型纤溶酶原激活物(recombinant tissue plasminogen activator,tPA)的溶栓治疗。对于妊娠的女性,tPA的有效性和安全性所知甚少,因为tPA治疗的临床试验都将妊娠患者排除在外。然而对于动脉血栓引起的急性缺血性卒中,tPA可能利大于弊,即使对于孕妇也是如此。Feske和Singhal[183]回顾了涉及11名孕妇的病例报道,她们接受了静脉或动脉内溶栓,其中10名患者没有出现溶栓后的严重并发症,而死亡的1例则存在严重的并发疾病而非死于溶栓。分娩的胎儿中,7名没有并发症,1例母婴双亡,2例中止妊娠,另有1例母亲患有细菌性心内膜炎并出现了自然流产。作者指出,**尽管动脉闭塞的妊娠期妇女可以考虑tPA治疗,但对于子痫前期或者子痫患者,因其会增加颅内出血的风险,应避免使用。**

急性卒中的患者,尤其是接受tPA治疗的患者,通常需要重症监护。血压需要严格控制,而对于较为严重的卒中需要严格控制颅内压。缺血性卒中的进一步检查包括头部MRI以及脑部和颈部MRA。在某些病例中需要CTA或血管造影。所有可能的栓塞性卒中患者均应完善经胸心脏彩超和震荡盐水试验,以除外卵圆孔未闭。血液检查应包括血脂、血红蛋白A1C浓度、红细胞沉降率和C反应蛋白浓度。

出血性卒中和血管畸形

基于之前的流行病学研究回顾,Feske和Singha[183]估计妊娠期出血性卒中的发病率为每100 000个患者中有5~35例。与缺血性卒中相比,妊娠期发生出血性卒中发病率增加更为显著。

妊娠对于动静脉畸形的影响存在争议[178,186,186]。尽管妊娠期偶发性动静脉畸形是否有更大的出血风险并不确定,但有一项研究发现在27名妊娠期动静脉畸形出血的女性中,26%在妊娠期或在产后立即出现再发出血,与非妊娠期妇女中6%的再出血率相比有明显增加,在分娩时出血的风险也明显增加[186,187]。

2001年,美国心脏协会(AHA)一项专家共识推荐,**已知有动静脉畸形的女性应在妊娠前考虑进行手术治疗;如果在妊娠期间发现动静脉畸形,应权衡治疗的风险和出血风险。**AHA的这个专家委员会认为,在经过这种利弊权衡之后,会发现大多数病例不支持在妊娠期进行动静脉畸形的择期手术[187]。一般对孕期偶然发现的未出血动静脉畸形会采取保守治疗,但是已经动静脉畸形出血的女性会考虑手术干预[183]。

如果患者接受了动脉瘤或动静脉畸形的矫正手术,则可以经阴道分娩。没有妊娠的颅内动静脉畸形的患者,中度升高血压不会引起自发性出血。如果动脉瘤或动静脉畸形没有进行手术治疗,则通常推荐剖宫产,因为分娩过程中血压和颅内压会增高,并且在之前的研究中发现分娩时出血的风险会增加[178,183]。然而没有直接证据显示,剖宫产与经阴道分娩相比可以降低出血的风险[187]。

腕管综合征

腕管的内侧边界由豌豆骨和钩状骨组成,外侧边界由舟状骨和大多角骨组成,它们在手掌表面被屈肌韧带覆盖。**正中神经和屈肌肌腱穿过腕管,几乎没有再扩展的空间。如果手腕极度屈曲或者背伸,腕管的容积会减少。在妊娠期,体重增加和水肿会压迫正中神经而引发腕管综合征(carpal tunnel syndrome)。**腕管综合征和妊娠的相关性在1957年被首次报道。尽管许多妊娠的妇女抱怨手掌疼痛,但事实上只有极少数患有腕管综合征。Stolp-Smith等发现在1987至1992年期间,14 579名妊娠妇女中仅有50例符合腕管综合征的诊断标准。**通常腕管综合征表现为手和腕部,包括拇指、食指、中指和示指桡侧掌面,正中神经分布区有疼痛、麻木和刺痛感。**伴随症状包括腕部钝痛、握力丧失和手的灵活性降低。压迫正中神经及使用叩诊锤叩击腕部和前臂(即Tinel检查)会引发疼痛。严重者会出现无力和运动功能减退。需要肌电图检查确诊,但并非必须做此项检查。

McLennan 等[189] 连续研究了 1216 名孕妇, 427 例 (35%) 有手部症状, 在这 427 例中不足 20% 有典型的腕管综合征的症状, 大多数的症状为双侧的, 并在妊娠晚期起病, 没有患者需要手术干预。**Ekman-Ordeberg 等[190] 对 2358 名孕妇的前瞻性研究发现, 腕管综合征的发病率为 2.3%。腕管综合征在出现全身性水肿的初产妇中更为常见。妊娠期的体重增长使风险增加**[189]。在近期一项涉及 639 名荷兰孕妇的前瞻性研究中, 基于标准化问卷调查的结果, 发现腕管综合征的发病率为 34%[191]。在把体质指数、年龄、产次和抑郁评分都考虑进去后, 发现腕管综合征的症状更可能在妊娠 32 周后出现, 并且和体液潴留的症状相关。

Padua 等[192] 对妊娠期腕管综合征进行了一项系统性回顾。在 214 个研究中只有 6 个符合他们的要求。在有症状的人群中经神经生理学证实的腕管综合征从 7% 到 43% 不等。临床诊断的腕管综合征从 31% ~ 62% 不等。值得注意的是 50% 的病例, 症状会持续超过一年, 30% 的病例, 症状在产后 3 年仍然存在。

腕管综合征通常只需要进行支持和保守治疗。 当产后体内总含水量降至正常, 症状通常会消失[193]。在产后第一周疼痛评分会下降一半, 第二周又会下降一半。这种产后疼痛评分的下降与妊娠期所增体重的减轻密切相关。但是, 大约半数患有腕管综合征的女性在 1 年之后仍有一些遗留症状。这在妊娠早期即出现症状的女性中更为常见, 在哺乳期发生的腕管综合征也可能持续更久[193]。

在手背放夹板, 使手腕保持不屈不伸的中性位置, 从而使腕管的功能最大化, 通常可极大地缓解症状。 在较为严重地病例中, 可能需要局部注射皮质激素。尽管利尿剂对在短期内控制症状有帮助, 但并不推荐使用, 因为在停用利尿剂后, 症状会迅速重现。

对于出现肌张力或运动功能下降的患者, 需及时进行手术矫正。肌电图能够检测出轻微的病变, 并且不会对孕妇及胎儿造成损害。在妊娠期使用局部麻醉, 或腋窝阻滞, 或 Bier 阻滞进行腕管松解手术很安全。而通过最新的内镜方式, 手术变得更加微创。Assmus 和 Hashemi[194] 总结了妊娠期或产后手术治疗的 314 例腕管综合征, 其中 133 例在妊娠期进行, 大多数在妊娠晚期; 其中 4 例双手同时接受手术, 98% 的患者治疗效果良好; 所有手术都在局部麻醉下进行, 没有出现并发症。这些文章的作者建议, 如有感觉丧失或神经传导试验显示运动动作电位潜伏期超过 5 毫秒, 就应该进行手术治疗。**需告诉患者, 腕管综合征可在产后持续数年, 并且可能会在再次妊娠时复发**[192]。

关键点

◆ 癫痫在普通人群的发病率大约为 1%, 是妊娠期间最常见的神经系统合并症。

◆ 癫痫患者必须进行妊娠前咨询。

◆ 与其他抗癫痫药物和普通人群相比, 妊娠期应用丙戊酸明显增加严重先天畸形和认知不良的风险, 包括低智商和孤独症。

◆ 拉莫三嗪、左乙拉西坦或卡马西平等致畸风险较低的药物应作为癫痫妇女的一线用药。丙戊酸致畸严重, 其他抗癫痫药物缺乏研究数据,

◆ 妊娠期癫痫患者应使用控制痫性发作效果最佳的抗癫痫药, 应该在妊娠之前就确立药物的最小治疗剂量。

◆ 由于妊娠期血浆容量以及药物的分布和代谢的变化, 应在妊娠前和妊娠期每月监测抗癫痫药的血药浓度, 并调整其剂量使血药浓度保持妊娠前水平。这对于多种抗癫痫药尤其是拉莫三嗪的应用至关重要。

◆ 服用抗癫痫药的女性在妊娠前及妊娠期间应每日服用 0.4 ~ 4mg 叶酸。此外, 也应安排一次专科超声, 仔细检查胎儿有无严重先天畸形。

◆ 了解患者的癫痫类型, 有助于进行产前遗传咨询。

◆ 辅助生育技术有可能引起多发性硬化复发。

◆ 妊娠过程并不促发多发性硬化或使其恶化, 妊娠期间患者病情可能减轻。

◆ 疾病调理药物 (DMAs) 可降低多发性硬化的复发率和致残率, 但妊娠期一般不建议使用 DMAs。因为妊娠期间多发性硬化的复发相对减少, 且缺乏这些药物暴露的妊娠相关数据。患者需要在停用 DMAs 一段时间后方可怀孕。

◆ 妊娠期使用 DMAs 的数据越来越多。某些 DMAs 例如乙酸格拉默和 β 干扰素可在孕期使用。

◆ 多发性硬化患者是否可以哺乳存在争议, 全母乳喂养可以降低多发性硬化的复发风险, 但哺乳期妇女通常不推荐使用 DMA 治疗。

◆ 任何妊娠期新发头痛或头疼模式的改变, 均需查明病因。

◆ 妊娠期偏头痛通常无需治疗即可好转, 非药物治疗为首选治疗方法。

◆ 妊娠期偏头痛患者使用阿片类药物很常见, 但阿片类药物的治疗效果并不理想。

◆ 妊娠期腕管综合征常见。有效的保守治疗方法包括夹板固定、皮质类固醇注射或二者联合使用。必要时, 妊娠期也可以安全手术。

参考文献

1. Harden CL, Hopp J, Ting TY, et al. Practice parameter update: management issues for women with epilepsy–focus on pregnancy (an evidence-based review): obstetrical complications and change in seizure frequency: report of the Quality Standards Subcommittee and Therapeutics and Technology Assessment Subcommittee of the American Adacemy of Neurology and American Epilepsy Society. Neurology. 2009;73(2):126-132.

2. Williams J, Myson V, Steward S, et al. Self-discontinuation of antiepileptic medication in pregnancy: Detection by hair analysis. Epilepsia. 2002;43(8):824-831.

3. Sveberg L, Svalheim S, Taubøll E. The impact of seizures on pregnancy and delivery. Seizure. 2015;4-7.

4. Teramo K, Hiilesmaa V, Bardy A, Saarikoski S. Fetal Heart Rate during a Maternal Grand Mal Epileptic Seizure. J Perinat Med. 1979;7:3-6.

5. Minkoff H, Schaffer RM, Delke I, Grunebaum AN. Diagnosis of Intracranial Hemorrhage in Utero after a Maternal Seizure. Obstet Gynecol. 1985;65:22S-24S.

6. Nei M, Daly S, Liporace J. A maternal complex partial seizure in labor can affect fetal heart rate. Neurology. 1998;51(3):904-906.

7. Chen YH, Chiou HY, Lin HC, Lin HL. Affect of seizures during gestation on pregnancy outcomes in women with epilepsy. Arch Neurol. 2009;66(8):979-984.

8. Cantwell R, Clutton-Brock T, Cooper G, et al. Saving Mothers' Lives: Reviewing maternal deaths to make motherhood safer: 2006-2008. The Eighth Report of the Confidential Enquiries into Maternal Deaths in the United Kingdom. BJOG. 2011;118(suppl 1):1-203.

9. MacDonald SC, Bateman BT, McElrath TF, Hernández-Díaz S. Mortality and morbidity during delivery hospitalization among pregnant women with epilepsy in the United States. JAMA Neurol. 2015;02115:1-8.

10. Edey S, Moran N, Nashef L. SUDEP and epilepsy-related mortality in pregnancy. Epilepsia. 2014;55(7):e72-e74.

11. French JA, Meador K. Risks of epilepsy during pregnancy: how much do we really know? JAMA Neurol. 2015;6-7.

12. Artama M, Isojärvi JIT, Auvinen A. Antiepileptic drug use and birth rate in patients with epilepsy: a population-based cohort study in Finland. Hum Reprod. 2006;21(9):2290-2295.

13. Dansky LV, Andermann E, Andermann F. Marriage and fertility in epileptic patients. Epilepsia. 1980;21(3):261-271.

14. Webber MP, Hauser WA, Ottman R, Annegers JF. Fertility in persons with epilepsy: 1935-1974. Epilepsia. 1986;27(6):746-752.

15. Viinikainen K, Heinonen S, Eriksson K, Kälviäinen R. Fertility in women with active epilepsy. Neurology. 2007;69(22):2107-2108.

16. Sukumaran SC, Sarma PS, Thomas SV. Polytherapy increases the risk of infertility in women with epilepsy. Neurology. 2010;75(15):1351-1355.

17. Klein P, Serje A, Pezzullo JC. Premature ovarian failure in women with epilepsy. Epilepsia. 2001;42(12):1584-1589.

18. Harden CL, Pennell PB. Neuroendocrine considerations in the treatment of men and women with epilepsy. Lancet Neurol. 2013;12(1):72-83.

19. Bech BH, Kjaersgaard MI, Pedersen HS, et al. Use of antiepileptic drugs during pregnancy and risk of spontaneous abortion and stillbirth: population based cohort study. BMJ. 2014;349:g5159.

20. Holmes LB, Harvey EA, Coull BA, et al. The teratogenicity of anticonvulsant drugs. N Engl J Med. 2001;344(15):1132-1138.

21. Wen X, Meador KJ, Hartzema A. Antiepileptic drug use by pregnant women enrolled in Florida Medicaid. Neurology. 2015;84(9):944-950.

22. Gerard E, Pack AM. Pregnancy registries: What do they mean to clinical practice? Curr Neurol Neurosci Rep. 2008;8(4):325-332.

23. Artama M, Auvinen A, Raudaskoski T, Isojärvi I, Isojärvi J. Antiepileptic drug use of women with epilepsy and congenital malformations in offspring. Neurology. 2005;64(11):1874-1878.

24. Tomson T, Battino D. Teratogenic effects of antiepileptic drugs. Lancet Neurol. 2012;11(9):803-813.

25. Veiby G, Daltveit AK, Engelsen BA, Gilhus NE. Fetal growth restriction and birth defects with newer and older antiepileptic drugs during pregnancy. J Neurol. 2014;261(3):579-588.

26. Hernández-Díaz S, Smith CR, Shen A, et al. Comparative safety of antiepileptic drugs during pregnancy. Neurology. 2012;78(21):1692-1699.

27. Vajda FJ, Graham J, Roten A, Lander CM, O'Brien TJ, Eadie M. Teratogenicity of the newer antiepileptic drugs–the Australian experience. J Clin Neurosci. 2012;19(1):57-59.

28. Campbell E, Kennedy F, Russell A, et al. Malformation risks of antiepileptic drug monotherapies in pregnancy: updated results from the UK and Ireland Epilepsy and Pregnancy Registers. J Neurol Neurosurg Psychiatry. 2014;2013-2015.

29. Tomson T, Battino D, Bonizzoni E, et al. Dose-dependent risk of malformations with antiepileptic drugs: an analysis of data from the EURAP epilepsy and pregnancy registry. Lancet Neurol. 2011;10(7):609-617.

30. Jentink J, Loane MA, Dolk H, et al. Valproic acid monotherapy in pregnancy and major congenital malformations. N Engl J Med. 2010;362(23):2185-2193.

31. Meador KJ, Baker GA, Browning N, et al. Fetal antiepileptic drug exposure and cognitive outcomes at age 6 years (NEAD study): a prospective observational study. Lancet Neurol. 2013;12(3):244-252.

32. Baker G, Bromley RL, Briggs M, et al. IQ at 6 years following in utero exposure to antiepileptic drugs: a controlled cohort study. Neurology. 2015;84:382-390.

33. Christensen J, Grønborg TK, Sørensen MJ, et al. Prenatal valproate exposure and risk of autism spectrum disorders and childhood autism. JAMA. 2013;309(16):1696-1703.

34. Wood AG, Nadebaum C, Anderson V, et al. Prospective assessment of autism traits in children exposed to antiepileptic drugs during pregnancy. Epilepsia. 2015;56:1047-1055.

35. Bromley RL, Mawer GE, Briggs M, et al. The prevalence of neurodevelopmental disorders in children prenatally exposed to antiepileptic drugs. J Neurol Neurosurg Psychiatry. 2013;84(6):637-643.

36. Harden CL, Meador KJ, Pennell PB, et al. Practice parameter update: management issues for women with epilepsy–focus on pregnancy (an evidence-based review): teratogenesis and perinatal outcomes: report of the Quality Standards Subcommittee and Therapeutics and Technology Assessment Subcommittee. Neurology. 2009;73(2):133-141.

37. Morrow J. Malformation risks of antiepileptic drugs in pregnancy: a prospective study from the UK Epilepsy and Pregnancy Register. J Neurol Neurosurg Psychiatry. 2006;77(2):193-198.

38. Jentink J, Dolk H, Loane MA, et al. Intrauterine exposure to carbamazepine and specific congenital malformations: systematic review and case-control study. BMJ. 2010;341:c6581.

39. Bromley R, Weston J, Adab N, et al. Treatment for epilepsy in pregnancy: neurodevelopmental outcomes in the child. In: Bromley R, ed. Cochrane Database of Systematic Reviews. Chichester, UK: John Wiley & Sons, Ltd; 2014.

40. Rasalam AD, Hailey H, Williams JH, et al. Characteristics of fetal anticonvulsant syndrome associated autistic disorder. Dev Med Child Neurol. 2005;47(8):551-555.

41. Mølgaard-Nielsen D, Hviid A. Newer-generation antiepileptic drugs and the risk of major birth defects. JAMA. 2011;305(19):1996-2002.

42. Cunnington MC, Weil JG, Messenheimer JA, Ferber S, Yerby M, Tennis P. Final results from 18 years of the International Lamotrigine Pregnancy Registry. Neurology. 2011;76(21):1817-1823.

43. Dolk H, Jentink J, Loane M, Morris J, De Jong-van den Berg LT, EUROCAT Antiepileptic Drug Working Group. Does lamotrigine use in pregnancy increase orofacial cleft risk relative to other malformations? Neurology. 2008;71(10):714-722.

44. Cunnington M, Ferber S, Quartey G, et al. Effect of dose on the frequency of major birth defects following fetal exposure to lamotrigine monotherapy in an international observational study. Epilepsia. 2007;48(6):1207-1210.

45. Bromley RL, Mawer G, Love J, et al. Early cognitive development in children born to women with epilepsy: a prospective report. Epilepsia. 2010;51(10):2058-2065.

46. Cummings C, Stewart M, Stevenson M, Morrow J, Nelson J. Neurodevelopment of children exposed in utero to lamotrigine, sodium valproate and carbamazepine. Arch Dis Child. 2011;96(7):643-647.

47. Veiby G, Daltveit AK, Schjølberg S, et al. Exposure to antiepileptic drugs in utero and child development: a prospective population-based study. Epilepsia. 2013;54(8):1462-1472.

48. Cohen MJ, Meador KJ, Browning N, et al. Fetal antiepileptic drug exposure: Adaptive and emotional/behavioral functioning at age 6 years. Epilepsy Behav. 2013;29(2):308-315.

49. Mawhinney E, Craig J, Morrow J, et al. Levetiracetam in pregnancy: results from the UK and Ireland epilepsy and pregnancy registers. Neurology. 2013;80(4):400-405.

50. Shallcross R, Bromley RL, Cheyne CP, et al. In utero exposure to levetiracetam vs valproate: development and language at 3 years of age. Neurology. 2014;82(3):213-221.

51. Hanson W, Smith DW. The fetal hydantoin syndrome. J Pediatr. 1975;87(2):285-290.

52. Hanson JW, Myrianthopoulos NC, Harvey MA, Smith DW. Risks to the offspring of women treated with hydantoin anticonvulsants, with emphasis on the fetal hydantoin syndrome. J Pediatr. 1976;89(4):662-668.

53. Gaily E, Granström ML, Hiilesmaa V, Bardy A. Minor anomalies in offspring of epileptic mothers. J Pediatr. 1988;112(4):520-529.

54. Vinten J, Bromley RL, Taylor J, Adab N, Kini U, Baker GA. The behavioral consequences of exposure to antiepileptic drugs in utero. *Epilepsy Behav*. 2009;14(1):197-201.

55. Dessens AB, Cohen-Kettenis PT, Mellenbergh GJ, Koppe JG, van De Poll NE, Boer K. Association of prenatal phenobarbital and phenytoin exposure with small head size at birth and with learning problems. *Acta Paediatr*. 2000;89(5):533-541.

56. van der Pol MC, Hadders-Algra M, Huisjes HJ, Touwen BC. Antiepileptic medication in pregnancy: late effects on the children's central nervous system development. *Am J Obstet Gynecol*. 1991;164:121-128.

57. Dean JC, Hailey H, Moore SJ, Lloyd DJ, Turnpenny PD, Little J. Long term health and neurodevelopment in children exposed to antiepileptic drugs before birth. *J Med Genet*. 2002;39(4):251-259.

58. Hill RM, Verniaud WM, Rettig GM, Tennyson LM, Craig JP. Relation between antiepileptic drug exposure of the infant and developmental potential. In: Janz D, Dam M, Richens A, Bossi L, Helge H, Schmidt D, eds. *Epilepsy, Pregnancy and the Child*. New York, NY: Raven Press; 1982: 409-417.

59. Reinisch JM, Sanders SA, Mortensen EL, Rubin DB. In utero exposure to phenobarbital and intelligence deficits in adult men. *JAMA*. 1995;274(19):1518-1525.

60. Thomas SV, Sukumaran S, Lukose N, George A, Sarma PS. Intellectual and language functions in children of mothers with epilepsy. *Epilepsia*. 2007;48(12):2234-2240.

61. Hernández-Díaz S, Mittendorf R, Smith CR, Hauser WA, Yerby M, Holmes LB. Association between topiramate and zonisamide use during pregnancy and low birth weight. *Obstet Gynecol*. 2014;123(1):21-28.

62. Margulis AV, Mitchell AA, Gilboa SM, et al. Use of topiramate in pregnancy and risk of oral clefts. *Am J Obstet Gynecol*. 2012;207(5):405.e1-405.e7.

63. Alsaad AM, Chaudhry SA, Koren G. First trimester exposure to topiramate and the risk of oral clefts in the offspring: A systematic review and meta-analysis. *Reprod Toxicol*. 2015;53:45-50.

64. *Lacosamide (Vimpat) prescribing information*. <http://www.vimpat.com/pdf/vimpat_PI.pdf>.

65. Nadebaum C, Anderson VA, Vajda F, Reutens DC, Barton S, Wood AG. Language skills of school-aged children prenatally exposed to antiepileptic drugs. *Neurology*. 2011;76(8):719-726.

66. Holmes LB, Mittendorf R, Shen A, Smith CR, Hernández-Díaz S. Fetal effects of anticonvulsant polytherapies: different risks from different drug combinations. *Arch Neurol*. 2011;68(10):1275-1281.

67. Polepally AR, Pennell PB, Brundage RC, et al. Model-based lamotrigine clearance changes during pregnancy: clinical implication. *Ann Clin Transl Neurol*. 2014;1(2):99-106.

68. Petrenaite V, Sabers A, Hansen-Schwartz J. Seizure deterioration in women treated with oxcarbazepine during pregnancy. *Epilepsy Res*. 2009;84(2-3):245-249.

69. Battino D, Tomson T, Bonizzoni E, et al. Seizure control and treatment changes in pregnancy: Observations from the EURAP epilepsy pregnancy registry. *Epilepsia*. 2013;54(9):1621-1627.

70. EURAP Study Group. Seizure control and treatment in pregnancy: observations from the EURAP epilepsy pregnancy registry. *Neurology*. 2006;66:354-360.

71. Johnson EL, Stowe ZN, Ritchie JC, et al. Carbamazepine clearance and seizure stability during pregnancy. *Epilepsy Behav*. 2014;33(6):49-53.

72. Reisinger TL, Newman M, Loring DW, Pennell PB, Meador KJ. Antiepileptic drug clearance and seizure frequency during pregnancy in women with epilepsy. *Epilepsy Behav*. 2013;29(1):13-18.

73. Vajda FJ, O'Brien T, Lander C, Graham J, Eadie M. The efficacy of the newer antiepileptic drugs in controlling seizures in pregnancy. *Epilepsia*. 2014;55(8):1229-1234.

74. Cagnetti C, Lattanzi S, Foschi N, Provinciali L, Silvestrini M. Seizure course during pregnancy in catamenial epilepsy. *Neurology*. 2014;83(4):339-344.

75. La Neve A, Boero G, Francavilla T, Plantamura M, De Agazio G, Specchio LM. Prospective, case-control study on the effect of pregnancy on seizure frequency in women with epilepsy. *Neurol Sci*. 2014;36(1):79-83.

76. Thomas SV, Syam U, Devi JS. Predictors of seizures during pregnancy in women with epilepsy. *Epilepsia*. 2012;53(5):2010-2013.

77. Borthen I, Eide MG, Veiby G, Daltveit AK, Gilhus NE. Complications during pregnancy in women with epilepsy: Population-based cohort study. *BJOG*. 2009;116(13):1736-1742.

78. Borthen I, Eide MG, Daltveit AK, Gilhus NE. Obstetric outcome in women with epilepsy: A hospital-based, retrospective study. *BJOG*. 2011;118(8):956-965.

79. Borthen I. Obstetrical complications in women with epilepsy. *Seizure*. 2015;28:32-34.

80. Borthen I, Eide MG, Daltveit AK, Gilhus NE. Delivery outcome of women with epilepsy: A population-based cohort study. *BJOG*. 2010; 117(12):1537-1543.

81. Farmen AH, Grundt J, Tomson T, et al. Intrauterine growth retardation in foetuses of women with epilepsy. *Seizure*. 2015;28:76-80.

82. Veiby G, Daltveit AK, Engelsen BA, Gilhus NE. Pregnancy, delivery, and outcome for the child in maternal epilepsy. *Epilepsia*. 2009;50(9):2130-2139.

83. Bech BH, Kjaersgaard MI, Pedersen HS, et al. Use of antiepileptic drugs during pregnancy and risk of spontaneous abortion and stillbirth: population based cohort study. *BMJ*. 2014;349:g5159.

84. Harden CL, Meador KJ, Pennell PB, et al. Practice parameter update: management issues for women with epilepsy–focus on pregnancy (an evidence-based review): teratogenesis and perinatal outcomes: report of the Quality Standards Subcommittee and Therapeutics and Technology Assessment Subcommittee. *Neurology*. 2009;73(2):133-141.

85. Davis AR, Pack AM, Kritzer J, Yoon A, Camus A. Reproductive history, sexual behavior and use of contraception in women with epilepsy. *Contraception*. 2008;77(6):405-409.

86. Vajda FJ, O'Brien TJ, Graham J, Lander CM, Eadie MJ. Prediction of the hazard of foetal malformation in pregnant women with epilepsy. *Epilepsy Res*. 2014;108(6):1013-1017.

87. Peljto AL, Barker-Cummings C, Vasoli VM, et al. Familial risk of epilepsy: A population-based study. *Brain*. 2014;137(3):795-805.

88. Poduri A, Sheidley BR, Shostak S, Ottman R. Genetic testing in the epilepsies—developments and dilemmas. *Nat Rev Neurol*. 2014;10(5):293-299.

89. Sheen V, Walsh C. X-Linked Periventricular Heterotopia Clinical Diagnosis Genetically Related (Allelic) Disorders. In: Pagon R, Adam M, Ardinger H, eds. *GeneReviews(R)*. Seattle: University of Washington; 2009.

90. Harden CL, Pennell PB, Koppel BS, et al. Practice parameter update: management issues for women with epilepsy–focus on pregnancy (an evidence-based review): vitamin K, folic acid, blood levels, and breastfeeding: report of the Quality Standards Subcommittee and Therapeutics and Technology Assessment Subcommittee of the American Academy of Neurology and American Epilepsy Society. *Neurology*. 2009;73(2):142-149.

91. Blencowe H, Cousens S, Modell B, Lawn J. Folic acid to reduce neonatal mortality from neural tube disorders. *Int J Epidemiol*. 2010;39(suppl 1):i110-i121.

92. Kjaer D, Horvath-Puhó E, Christensen J, et al. Antiepileptic drug use, folic acid supplementation, and congenital abnormalities: a population-based case-control study. *BJOG*. 2008;115(1):98-103.

93. Linnebank M, Moskau S, Semmler A, et al. Antiepileptic drugs interact with folate and vitamin B12 serum levels. *Ann Neurol*. 2011;69(2):352-359.

94. Pittschieler S, Brezinka C, Jahn B, et al. Spontaneous abortion and the prophylactic effect of folic acid supplementation in epileptic women undergoing antiepileptic therapy. *J Neurol*. 2008;255(12):1926-1931.

95. Valera-Gran D, García de la Hera M, Navarrete-Muñoz EM, et al. Folic Acid Supplemnts During Pregnancy and Child Psychomotor Development After the First Year of Life. *JAMA Pediatr*. 2014;168(11):e142611.

96. Aguglia U, Barboni G, Battino D, et al. Italian consensus conference on epilepsy and pregnancy, labor and puerperium. In. *Epilepsia*. 2009;50:7-23.

97. Milunsky A, Jick H, Jick SS, et al. Multivitamin/folic acid supplementation in early pregnancy reduces the prevalence of neural tube defects. *JAMA*. 1989;262(20):2847-2852.

98. Bleyer WA, Skinner AL. Fatal Neonatal Hemorrhage After Maternal Anticonvulsant Therapy. *JAMA*. 1976;235(6):626-627.

99. Kaaja E, Kaaja R, Matila R, Hiilesmaa V. Enzyme-inducing antiepileptic drugs in pregnancy and the risk of bleeding in the neonate. *Neurology*. 2002;58(4):549-553.

100. Sveberg L, Vik K, Henriksen T, Taubøll E. Women with epilepsy and post partum bleeding—Is there a role for vitamin K supplementation? *Seizure*. 2015;28:85-87.

101. Sibai BM, Spinnato JA, Watson DL, Lewis JA, Anderson GD. Eclampsia. IV. Neurological findings and future outcome. *Am J Obstet Gynecol*. 1985;152(2):184-192.

102. Ip S, Chung M, Raman G, Trikalinos TA, Lau J. A summary of the Agency for Healthcare Research and Quality's evidence report on breastfeeding in developed countries. *Breastfeed Med*. 2009;4(suppl 1):S17-S30.

103. Meador KJ. Breastfeeding and antiepileptic drugs. *JAMA*. 2014;311(17):1797-1798.

104. Veiby G, Engelsen BA, Gilhus NE. Early child development and exposure to antiepileptic drugs prenatally and through breastfeeding: a prospective cohort study on children of women with epilepsy. *JAMA Neurol*. 2013;70(11):1367-1374.

105. Gaffield ME, Culwell KR, Lee CR. The use of hormonal contraception among women taking anticonvulsant therapy. *Contraception*. 2011;83(1):

16-29.

106. Stephens JW, Thacker SB, Casey CG, et al. U.S. Medical Eligibility Criteria for Contraceptive Use, 2010. *MMWR Recomm Rep*. 2010;59(RR–4): 1-86.

107. Trojano M, Lucchese G, Graziano G, et al. Geographical Variations in Sex Ratio Trends over Time in Multiple Sclerosis. *PLoS ONE*. 2012;7(10).

108. Cavalla P, Rovei V, Masera S, et al. Fertility in patients with multiple sclerosis: Current knowledge and future perspectives. *Neurol Sci*. 2006; 27(4):231-239.

109. Roux T, Courtillot C, Debs R, Touraine P, Lubetzki C, Papeix C. Fecundity in women with multiple sclerosis: an observational mono-centric study. *J Neurol*. 2015;262(4):957-960.

110. Thöne J, Kollar S, Nousome D, et al. Serum anti-Müllerian hormone levels in reproductive-age women with relapsing-remitting multiple sclerosis. *Mult Scler*. 2015;21(1):41-47.

111. Grinsted L, Heltberg A, Hagen C, Djursing H. Serum sex hormone and gonadotropin concentrations in premenopausal women with multiple sclerosis. *J Intern Med*. 1989;226(4):241-244.

112. Jalkanen A, Alanen A, Airas L. Pregnancy outcome in women with multiple sclerosis: results from a prospective nationwide study in Finland. *Mult Scler*. 2010;16(8):950-955.

113. Michel L, Foucher Y, Vukusic S, et al. Increased risk of multiple sclerosis relapse after in vitro fertilisation. *J Neurol Neurosurg Psychiatry*. 2012; 83(8):796-802.

114. Correale J, Farez MF, Ysrraelit MC. Increase in multiple sclerosis activity after assisted reproduction technology. *Ann Neurol*. 2012;72(5): 682-694.

115. Hellwig K, Schimrigk S, Beste C, Müller T, Gold R. Increase in relapse rate during assisted reproduction technique in patients with multiple sclerosis. *Eur Neurol*. 2009;61(2):65-68.

116. Confavreux C, Hutchinson M, Hours MM, Cortinovis-Tourniaire P, Moreau T. Rate of pregnancy-related relapse in multiple sclerosis. Pregnancy in Multiple Sclerosis Group. *N Engl J Med*. 1998;339(5): 285-291.

117. Vukusic S, Hutchinson M, Hours M, et al. Pregnancy and multiple sclerosis (the PRIMS study): Clinical predictors of post-partum relapse. *Brain*. 2004;127(6):1353-1360.

118. Vukusic S, Marignier R. Multiple sclerosis and pregnancy in the "treatment era". *Nat Rev Neurol*. 2015;11(5):280-289.

119. Finkelsztejn A, Brooks JB, Paschoal FM, Fragoso YD. What can we really tell women with multiple sclerosis regarding pregnancy? A systematic review and meta-analysis of the literature. *BJOG*. 2011;118(7):790-797.

120. Weinshenker BG, Hader W, Carriere W, Baskerville J, Ebers GC. The influence of pregnancy on disability from multiple sclerosis: a population-based study in Middlesex County, Ontario. *Neurology*. 1989;39(11): 1438-1440.

121. Verdru P, Theys P, D'Hooghe MB, Carton H. Pregnancy and multiple sclerosis: the influence on long term disability. *Clin Neurol Neurosurg*. 1994;96(1):38-41.

122. Runmarker B, Andersen O. Pregnancy is associated with a lower risk of onset and a better prognosis in multiple sclerosis. *Brain*. 1995;118(Pt 1): 253-261.

123. Karp I, Manganas A, Sylvestre MP, Ho A, Roger E, Duquette P. Does pregnancy alter the long-term course of multiple sclerosis? *Ann Epidemiol*. 2014;24(7):504-508.e2.

124. Ramagopalan S, Yee I, Byrnes J, Guimond C, Ebers G, Sadovnick D. Term pregnancies and the clinical characteristics of multiple sclerosis: a population based study. *J Neurol Neurosurg Psychiatry*. 2012;83(8): 793-795.

125. van der Kop ML, Pearce MS, Dahlgren L, et al. Neonatal and delivery outcomes in women with multiple sclerosis. *Ann Neurol*. 2011;70(1): 41-50.

126. Hughes SE, Spelman T, Gray OM, et al. Predictors and dynamics of postpartum relapses in women with multiple sclerosis. *Mult Scler*. 2014; 20(6):739-746.

127. Fragoso YD, Boggild M, MacIas-Islas MA, et al. The effects of long-term exposure to disease-modifying drugs during pregnancy in multiple sclerosis. *Clin Neurol Neurosurg*. 2013;115(2):154-159.

128. Portaccio E, Ghezzi A, Hakiki B, et al. Breastfeeding is not related to postpartum relapses in multiple sclerosis. *Neurology*. 2011;77(2): 145-150.

129. Coyle PK. Multiple Sclerosis in Pregnancy. *Continuum (Minneap Minn)*. 2014;20:42-59.

130. Sandberg-Wollheim M, Alteri E, Moraga MS, Kornmann G. Pregnancy outcomes in multiple sclerosis following subcutaneous interferon beta-1a therapy. *Mult Scler*. 2011;17(4):423-430.

131. Amato MP, Portaccio E, Ghezzi A, et al. Pregnancy and fetal outcomes after interferon-β exposure in multiple sclerosis. *Neurology*. 2010;75(20):

1794-1802.

132. Lu E, Wang BW, Guimond C, Synnes A, Sadovnick D, Tremlett H. Disease-modifying drugs for multiple sclerosis in pregnancy: a systematic review. *Neurology*. 2012;79(11):1130-1135.

133. Romero RS, Lünzmann C, Bugge JP. Pregnancy outcomes in patients exposed to interferon beta-1b. Table 1. *J Neurol Neurosurg Psychiatry*. 2015;86(5):587-589.

134. Salminen HJ, Leggett H, Boggild M. Glatiramer acetate exposure in pregnancy: Preliminary safety and birth outcomes. *J Neurol*. 2010;257(12): 2020-2023.

135. Fragoso YD, Finkelsztejn A, Kaimen-Maciel DR, et al. Long-term use of glatiramer acetate by 11 pregnant women with multiple sclerosis: A retrospective, multicentre case series. *CNS Drugs*. 2010;24(11):969-976.

136. *Tecfidera (dimethyl fumarate) highlights of prescribing information*. 2015. Patient information approved by the FDA. <http://www.tecfiderahcp.com/ pdfs/full-prescribing-information.pdf?utm_source=bing&utm_medium =cpc&utm_term=Tecfidera+Prescribing+Information&utm_campaign =Branded_Sitelink>.

137. Gold R, Phillips JT, Havrdova E, et al. Delayed-release dimethyl fumarate and pregnancy: preclinical studies and pregnancy outcomes from clinical trials and postmarketing experience. *Neurol Ther*. 2015;4(2):93-104.

138. Amato MP, Portaccio E. Fertility, Pregnancy and Childbirth in Patients with Multiple Sclerosis: Impact of Disease-Modifying Drugs. *CNS Drugs*. 2015;29(3):207-220.

139. Henson L, Benamor M, Truffinet P, Kieseier B. Updated pregnancy outcomes in patients and partners of patients in the teriflunomide clinical trial program [abstract]. *Neurology*. 2014;82(10 suppl):4-161.

140. Bove R, Alwan S, Friedman JM, et al. Management of Multiple Sclerosis During Pregnancy and the Reproductive Years. *Obstet Gynecol*. 2014; 124(6):1157-1168.

141. *Gilenya (fingolimod) highlights of prescribing information. Patient information approved by the FDA*. Novartis, revised August 2015. <http:// www.fda.gov/Safety/MedWatch/SafetyInformation/ucm266123.htm>.

142. Karlsson G, Francis G, Koren G, et al. Pregnancy outcomes in the clinical development program of fingolimod in multiple sclerosis. *Neurology*. 2014;82(8):674-680.

143. Wehner NG, Shopp G, Osterburg I, Fuchs A, Buse E, Clarke J. Postnatal development in cynomolgus monkeys following prenatal exposure to natalizumab, an alpha4 integrin inhibitor. *Birth Defects Res B Dev Reprod Toxicol*. 2009;86(2):144-156.

144. Ebrahimi N, Herbstritt S, Gold R, Amezcua L, Koren G, Hellwig K. Pregnancy and fetal outcomes following natalizumab exposure in pregnancy. A prospective, controlled observational study. *Mult Scler*. 2015;21: 198-205.

145. Haghikia A, Langer-Gould A, Rellensmann G, et al. Natalizumab use during the third trimester of pregnancy. *JAMA Neurol*. 2014;71(7): 891-895.

146. Mccomb P, Achiron A, Giovanni G, Brinar V, Margolin D, Palmer J. Pregnancy outcomes in the alemtuzumab multiple sclerosis clinical development program [Abstract]. In: *Joint ACTRIMS-ECTRIMS Congress*. Boston: 2014.

147. Compston A, Coles A. Multiple sclerosis. *Lancet*. 2002;359(9313): 1221-1231.

148. Etemadifar M, Janghorbani M. Efficacy of high-dose vitamin D3 supplementation in vitamin D deficient pregnant women with multiple sclerosis: Preliminary findings of a randomized-controlled trial. *Iran J Neurol*. 2015;14(2):67-73.

149. Pastò L, Portaccio E, Ghezzi A, et al. Epidural analgesia and cesarean delivery in multiple sclerosis post-partum relapses: the Italian cohort study. *BMC Neurol*. 2012;12:165.

150. Lu E, Zhao Y, Dahlgren L, et al. Obstetrical epidural and spinal anesthesia in multiple sclerosis. *J Neurol*. 2013;260(10):2620-2628.

151. Hellwig K, Haghikia A, Rockhoff M, Gold R. Multiple sclerosis and pregnancy: experience from a nationwide database in Germany. *Ther Adv Neurol Disord*. 2012;5(5):247-253.

152. Langer-Gould A, Huang SM, Gupta R, et al. Exclusive breastfeeding and the risk of postpartum relapses in women with multiple sclerosis. *Arch Neurol*. 2009;66(8):958-963.

153. Pakpoor J, Disanto G, Lacey MV, Hellwig K, Giovannoni G, Ramagopalan SV. Breastfeeding and multiple sclerosis relapses: A meta-analysis. *J Neurol*. 2012;259(10):2246-2248.

154. Hale TW, Siddiqui AA, Baker TE. Transfer of Interferon β-1a into Human Breastmilk. *Breastfeed Med*. 2012;7(2):123-125.

155. Achiron A, Kishner I, Dolev M, et al. Effect of intravenous immunoglobulin treatment on pregnancy and postpartum-related relapses in multiple sclerosis. *J Neurol*. 2004;251(9):1133-1137.

156. Confavreux C. Intravenous immunoglobulins, pregnancy and multiple sclerosis. *J Neurol*. 2004;251(9):1138-1139.

157. Haas J, Hommes OR. A dose comparison study of IVIG in postpartum relapsing-remitting multiple sclerosis. *Mult Scler.* 2007;13(7):900-908.

158. de Seze J, Chapelotte M, Delalande S, Ferriby D, Stojkovic T, Vermersch P. Intravenous corticosteroids in the postpartum period for reduction of acute exacerbations in multiple sclerosis. *Mult Scler.* 2004;10(5):596-597.

159. Maggioni F, Alessi C, Maggino T, Zanchin G. Headache during pregnancy. *Cephalalgia.* 1997;17(7):765-769.

160. Ertresvåg JM, Zwart JA, Helde G, Johnsen HJ, Bovim G. Headache and transient focal neurological symptoms during pregnancy, a prospective cohort. *Acta Neurol Scand.* 2005;111(4):233-237.

161. Chen TC, Leviton A. Headache recurrence in pregnant women with migraine. *Headache.* 1994;34(2):107-110.

162. Chen HM, Chen SF, Chen YH, Lin HC. Increased risk of adverse pregnancy outcomes for women with migraines: A nationwide population-based study. *Cephalalgia.* 2010;30(4):433-438.

163. O'Quinn S, Ephross SA, Williams V, Davis RL, Gutterman DL, Fox AW. Pregnancy and perinatal outcomes in migraineurs using sumatriptan: A prospective study. *Arch Gynecol Obstet.* 1999;263(1-2):7-12.

164. Olesen C, Steffensen FH, Sørensen HT, Nielsen GL, Olsen J. Pregnancy outcome following prescription for sumatriptan. *Headache.* 2000;40(1):20-24.

165. Källén B, Lygner PE. Delivery outcome in women who used drugs for migraine during pregnancy with special reference to sumatriptan. *Headache.* 2001;41(4):351-356.

166. Hilaire ML, Cross LB, Eichner SF. Treatment of migraine headaches with sumatriptan in pregnancy. *Ann Pharmacother.* 2004;38(10):1726-1730.

167. Ephross SA, Sinclair SM. Final Results From the 16-Year Sumatriptan, Naratriptan, and Treximet Pregnancy Registry. *Headache.* 2014;54(7):1158-1172.

168. Soldin OP, Dahlin J, O'Mara DM. Triptans in pregnancy. *Ther Drug Monit.* 2008;30(1):5-9.

169. Maizels M, Blumenfeld A, Burchette R. A combination of riboflavin, magnesium, and feverfew for migraine prophylaxis: A randomized trial. *Headache.* 2004;44(9):885-890.

170. Kesler A, Kupferminc M. Idiopathic intracranial hypertension and pregnancy. *Clin Obstet Gynecol.* 2013;56(2):389-396.

171. Ireland B, Corbett JJ, Wallace RB. The search for causes of idiopathic intracranial hypertension. A preliminary case-control study. *Arch Neurol.* 1990;47(3):315-320.

172. Koontz WL, Herbert WN, Cefalo RC. Pseudotumor cerebri in pregnancy. *Obstet Gynecol.* 1983;62(3):324-327.

173. Lee AG, Pless M, Falardeau J, Capozzoli T, Wall M, Kardon RH. The use of acetazolamide in idiopathic intracranial hypertension during pregnancy. *Am J Ophthalmol.* 2005;139(5):855-859.

174. Month RC, Vaida SJ. A combined spinal-epidural technique for labor analgesia and symptomatic relief in two parturients with idiopathic intracranial hypertension. *Int J Obstet Anesth.* 2012;21(2):192-194.

175. Abraham J, Rao PS, Inbaraj SG, Shetty G, Jose CJ. An epidemiological study of hemiplegia due to stroke in South India. *Stroke.* 1970;1(6):477-481.

176. Vora S, Ghosh K, Shetty S, Salvi V, Satoskar P. Deep venous thrombosis in the antenatal period in a large cohort of pregnancies from western India.

Thromb J. 2007;5:9.

177. Miller HJ, Hinkley CM. Berry aneurysms in pregnancy: a 10 year report. *South Med J.* 1970;63(3):279.

178. Robinson JL, Hall CS, Sedzimir CB. Arteriovenous malformations, aneurysms, and pregnancy. *J Neurosurg.* 1974;41(1):63-70.

179. Dias MS, Sekhar LN. Intracranial hemorrhage from aneurysms and arteriovenous malformations during pregnancy and the puerperium. *Neurosurgery.* 1990;27(6):855-866.

180. Ducros A, Boukobza M, Porcher R, Sarov M, Valade D, Bousser MG. The clinical and radiological spectrum of reversible cerebral vasoconstriction syndrome. A prospective series of 67 patients. *Brain.* 2007;130(12):3091-3101.

181. Del Zotto E, Giossi A, Volonghi I, Costa P, Padovani A, Pezzini A. Ischemic Stroke during Pregnancy and Puerperium. *Stroke Res Treat.* 2011;2011(Table 1):606780.

182. Brown DW, Dueker N, Jamieson DJ, et al. Preeclampsia and the risk of ischemic stroke among young women: results from the Stroke Prevention in Young Women Study. *Stroke.* 2006;37(4):1055-1059.

183. Feske SK, Singhal AB. Cerebrovascular disorders complicating pregnancy. *Continuum (Minneap Minn).* 2014;20(1 Neurology of Pregnancy):80-99.

184. Kittner SJ, Stern BJ, Feeser BR, et al. Pregnancy and the risk of stroke. *N Engl J Med.* 1996;335(11):768-774.

185. Horton JC, Chambers WA, Lyons SL, Adams RD, Kjellberg RN. Pregnancy and the risk of hemorrhage from cerebral arteriovenous malformations. *Neurosurgery.* 1990;27(6):867-872.

186. Parkinson D, Bachers G. Arteriovenous malformations. Summary of 100 consecutive supratentorial cases. *J Neurosurg.* 1980;53(3):285-299.

187. Ogilvy CS, Stieg PE, Awad I, et al. AHA Scientific Statement: Recommendations for the management of intracranial arteriovenous malformations: a statement for healthcare professionals from a special writing group of the Stroke Council, American Stroke Association. *Stroke.* 2001;32(6):1458-1471.

188. Stolp-Smith KA, Pascoe MK, Ogburn PL. Carpal tunnel syndrome in pregnancy: Frequency, severity, and prognosis. *Arch Phys Med Rehabil.* 1998;79(10):1285-1287.

189. McLennan HG, Oats JN, Walstab JE. Survey of hand symptoms in pregnancy. *Med J Aust.* 1987;147(11-12):542-544.

190. Ekman-Ordeberg G, Sälgeback S, Ordeberg G. Carpal tunnel syndrome in pregnancy. A prospective study. *Acta Obstet Gynecol Scand.* 1987;66(3):233-235.

191. Meems M, Truijens S, Spek V, Visser L, Pop V. Prevalence, course and determinants of carpal tunnel syndrome symptoms during pregnancy: a prospective study. *BJOG.* 2015;122(8):1112-1118.

192. Padua L, Di Pasquale A, Pazzaglia C, Liotta GA, Librante A, Mondelli M. Systematic review of pregnancy-related carpal tunnel syndrome. *Muscle Nerve.* 2010;42(5):697-702.

193. Wand JS. Carpal tunnel syndrome in pregnancy and lactation. *J Hand Surg [Br].* 1990;15(1):93-95.

194. Assmus H, Hashemi B. Surgical treatment of carpal tunnel syndrome in pregnancy: results from 314 cases. *Nervenarzt.* 2000;71(6):470-473.

最后审阅　黄世军

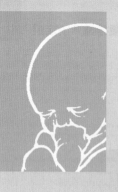

第50章

妊娠期恶性肿瘤

原著　RITU SALANI and LARRY J. COPELAND

翻译与审校　王雪峰，何丽清，周恂，施文良

无论在情感上还是伦理上，生和死的抉择都给患者、家属和医生带来巨大的心理冲突。罹患癌症对于任何人都是一个非常可怕的噩耗。而对孕妇，治疗癌症更是特别棘手，因为病人不得不权衡自身和胎儿的安危。有时孕妇必须在自身的生命或寿命和胎儿的生命或健康之间做出艰难的抉择。妊娠合并癌症时，癌症和妊娠的处理都更加复杂。在诊治过程中，必须谨慎处理母体和胎儿可能出现的相关风险。明智的治疗方案需要综合考虑多方因素来确定。治疗理念也在不断地更新，既往完全不考虑妊娠结局，常常在诊断之后立即终止妊娠，而目前决定治疗方案时会充分考虑母体和胎儿二者的预后，从而将母胎死亡率和并发症降到最低。

据估计约有 20% ~ 30% 恶性肿瘤发生于 45 岁以下的女性[1]。虽然癌症是育龄女性第二常见的死亡因素，但妊娠合并癌症的发生率仅约为 1/1000[2]。对于妊娠合并癌症，因为目前尚缺乏大的前瞻性研究，临床医生只能依赖于小样本的回顾性研究或个案报道决定治疗方案，但这些报道有时观点相悖[1,2]。**必须多学科共同合作才能保证成功的结局**。医疗团队必须共同讨论，综合考虑医疗、道德、伦理、法律和宗教多方面的因素之后，制定病人可以接受的治疗方案。

妊娠合并癌症的诊断常有延误，原因有：（1）很多恶性肿瘤的主诉常被误以为是妊娠引起的；（2）妊娠期生理及解剖的改变影响了查体的准确性；（3）血清肿瘤标志物如 β-hCG、甲胎蛋白（alpha-fetoprotein，AFP），癌抗原 125（cancer antigen 125，CA125）在妊娠期会升高；（4）妊娠期有时无法选择最佳的影像学检查或介入性检查。孕周对于评估治疗的风险意义重大，因此准确地确定孕周至关重要。早孕期的 B 超检查有助于精确确认孕周。

妊娠期最常见的恶性肿瘤除了这个年龄段最常见的乳腺癌、宫颈癌和黑色素瘤外，还包括卵巢癌、甲状腺癌、大肠癌和白血病[2,3]。癌症最主要的危险因素是年龄，由于生育年龄推迟，妊娠期并发恶性肿瘤的发生率随之增加。本章将首先综述总的原则，再分别讨论具体的恶性肿瘤。

妊娠期化疗

妊娠期化疗的药理学

妊娠期母体生理发生显著的变化（见第 3 章），化疗药物的代谢动力学也可能随之发生改变。口服药物的吸收受到胃肠道（gastrointestinal，GI）动力变化的影响。妊娠期血容量增加 50%，化疗药物浓度峰值下降，药物半衰期将延长，除非药物代谢或排出同时增加。妊娠期血浆总蛋白增加，白蛋白减少，这也会改变药物的可利用率。此外，羊水可成为药物的第三间隙，使药物的代谢和排出延迟,这有可能增加药物的毒性。妊娠期肝脏氧化能力和肾血流量的增加也会影响大部分药物的代谢和排出[4]。目前尚缺乏针对孕妇的药理学研究,因此初始剂量按照非孕期妇女的药物剂量确定,以后每个疗程根据毒性分别调整剂量。**由于大多数抗肿瘤药物可以在母乳中被检测到,所以化疗期间禁忌母乳喂养**(见第 24 章)[4]。

药物对胎儿的影响

所有的药物都必须进行动物致畸实验,美国食品与药物管理局(FDA)根据结果将药物进行风险等级分类(表 50-1)。根据该分类,大多数化疗药物为 C,D 和 X 类。然而,动物致畸实验并不完全适用于人类。有些药物(如阿司匹林)对动物有致畸作用却对人类没有影响。反之亦然,有些药物(如沙利度胺)对动物没有影响,但是对人类却有严重的致畸作用(见第 8 章)。胎儿的有些异常在解剖上改变细微但却可以导致严重的功能障碍,孕 20 周以前的详细 B 超检查也可能发现不了这些异常。如果在早孕期考虑或进行化疗,必须向患者提供适当的建议,让患者决定是否要终止妊娠。**妊娠中晚期化疗药物的致畸作用明显减低,可能与孕期未暴露于化疗药物的孕妇没有显著差异**[4]。

表 50-1 FDA 妊娠期用药分级

分级	定 义
A	与对照组相比,早孕期无任何危险,伤害胎儿的可能性极小
B	动物实验无危险,但无孕妇的对照研究。或在动物研究中发现药物有副作用,但在孕妇未经证实
C	动物研究有副作用,但在孕妇尚无对照研究。或在妇女及动物均无研究。只有在益处可能大于潜在的危险时,方可使用
D	有证据显示对胎儿有害。如果用药的益处很大,有时可以接受风险(例如孕妇有生命危险,或疾病严重,其他相对安全的药物无效)
X	动物或人的研究都发现对胎儿有致畸作用,而危险明显高于任何潜在的益处

摘自 Amant F,Han SN,Gziri MM,Dekrem J,Van Calsteren K. Chemotherapy during pregnancy. *Curr Opin Oncol.* 2012;24:580-586.

尽管关于妊娠期化疗的文献非常有限甚至有些陈旧,但文献综述可以使我们对化疗药对胎儿的影响有一些了解[4,6]。抗肿瘤药物主要作用于快速分裂的癌细胞,因此可以预想胎儿对化疗药也会特别敏感以致严重的毒性。但文献并未能明确证明这一点。临床上可以确认的自然流产率为 15% ~ 20%,除了人工流产时用的流产药之外,难以证明化疗药物进一步增加了自然流产率。如

果孕妇希望继续妊娠,不建议在早孕期接受化疗,因为早孕期单药化疗的胎儿严重畸形率达到 10% ~ 17%,联合化疗则高达 25%[6]。妊娠中晚期化疗可能导致胎儿生长受限(intrauterine growth restriction,IUGR)、死胎和低出生体重[6,7]。母体效应,例如化疗药物引起的恶心和呕吐,也可能影响胎儿的生长发育和出生体重[8]。因为提前引产或剖宫产常包括在整体治疗方案内,因此很难确定化疗药物能否特异性地导致早产。据报道早产的发生率在妊娠合并恶性肿瘤的孕妇中超过 50%,大多数属于医源性早产,且新生儿并发症随之增加[6]。因此对于早期癌症,治疗方案还必须包括分娩时机以及是否推迟治疗。

据报道妊娠后半期化疗会导致新生儿骨髓抑制和听力受损,但没有胎儿器官毒性作为主要问题的文献报告[6,9]。亦有报道表示儿童接受化疗后出现继发性恶性肿瘤、生长发育障碍、智力障碍和不孕症等不良反应,但关于胎儿宫内暴露的远期副作用并无非常确凿的证据[6,9]。现有较少的数据表明:宫内暴露于化疗药物的儿童与未暴露的相比,在认知、生长发育及生育能力等方面并无显著性差异[9]。

化疗药物的分类

抗代谢药

抗代谢药氨基蝶呤以前被用于药物流产,流产失败后胎儿致畸率达 50%。甲氨蝶呤已经取代氨基蝶呤用于化疗,尽管两者都会致畸,但据报道甲氨蝶呤的总致畸率更低,小于 10%[8]。**在早孕期用药,会导致骨骼和中枢神经系统(central nervous system,CNS)缺陷**。尽管尚无报道发现甲氨蝶呤在中、晚孕期会导致胎儿畸形,但其与新生儿低出生体重、新生儿骨髓抑制相关[9]。使用低剂量甲氨蝶呤治疗全身性疾病(如风湿性疾病和银屑病)不会导致畸形[10]。一项前瞻性研究表明,接受包括 5-氟尿嘧啶的多药联合化疗时,孕妇的药物耐受性良好,不会导致围产儿死亡[8]。

烷化剂

烷化剂如**环磷酰胺和苯丁酸氮芥**等常用于恶性肿瘤的治疗。可是,多数这类药物在早孕期使用有致畸风险,如肾缺如、眼睛畸形和腭裂等[8]。而在中、晚孕期使用烷化剂是相对安全的[1,9]。

抗肿瘤抗生素

即使是在早孕期使用抗肿瘤抗生素,如多柔比星、去甲氧基柔红霉素、博来霉素、柔红霉素,致畸风险也很低。曾经有个案报道提示多柔比星与多种畸形相关,但患者接受了联合化疗[9]。蒽环类抗生素致畸风险低的可能原

因之一是此类药物不一定能穿过胎盘[4]。

长春生物碱

长春新碱和长春碱对动物有很强的致畸性,但对人类无致畸作用[8]。有限的研究表明,长春生物碱在早孕和晚孕期都耐受良好[9]。

铂类药物

铂类药物在孕期的风险相对可以接受,虽偶有 IUGR 但结局正常。另外,有病例研究表明,宫内暴露于顺铂的胎儿,有 2.7% 发生听力受损和脑室增宽[1]。个案报道发现一例孕妇在中孕期接受卡铂化疗后,新生儿出现双耳听力障碍。但是,听力障碍不能全部归因于铂类抗癌药物的使用,因为同时还有其他原因存在,包括早产和新生儿期使用了庆大霉素[8]。

其他药物

紫杉醇类化疗药常用于治疗多发病灶的恶性肿瘤,但是对这类药物的应用经验有限,仅有的一些报道表明治疗结果是有利的[8,9]。

靶向治疗

尽管靶向治疗是新兴的癌症治疗方法,但目前只有在尚不知妊娠的情况下意外给药时得到的数据。研究表明曲妥珠单抗与羊水减少相关,不推荐在孕期使用[1]。而利妥昔单抗与新生儿暂时性的淋巴细胞减少有关,需要进一步的研究来确定其安全性。伊马替尼与低出生体重及早产有关。而一例使用埃罗替尼的孕妇无不良事件发生。不推荐孕妇使用抗血管生成药物(如贝伐单抗、舒尼替尼、索拉非尼)[1]。

放射治疗

众所周知,电离辐射有致畸作用,发育中的胚胎对此尤为敏感。一般认为剂量高于 0.20 戈瑞(Gray,Gy)就会导致畸形。早孕期的放疗通常是致命的或导致先天发育畸形。晚孕期的放疗不仅会引起智力低下、骨骼异常、眼部畸形,也会导致某些特定器官的损伤。有研究表明,妊娠期,尤其在早孕期间胎儿宫内暴露于电离辐射,会增加儿童恶性肿瘤的风险,如白血病及其他儿童期的肿瘤[1,9]。必须谨记的是,这些数据是从原子弹大灾难的数据推论出来的,尚有争议[9]。无论如何,妊娠期推荐使用的放疗剂量应低于 0.05Gy[1,9]。**孕期应考虑其他适当的替代疗法,如手术或化疗,而放疗应推迟到产后。如果无法推迟放疗,则可能需要终止妊娠。**

手术及麻醉

手术细节将在后面讨论每个癌症时阐述,现在首先探讨手术的一般原则。尽管手术的并发症可能会威胁胎儿的健康,但腹膜外的手术不会导致自然流产及早产。整个孕期都可以安全地实施手术[11]。**如果可以选择手术时机,腹部和盆腔的手术最好在中孕期施行以降低早孕期自然流产或晚孕期早产的风险。**在早孕期,切除黄体后需补充孕酮(7~12 周)。当选用腹腔镜做腹部手术时,推荐入路开放式腹腔镜以避免损伤子宫[11]。围术期所用药物对胎儿必须相对安全,恰当使用抗生素预防性治疗是安全的[11]。感染或肺不张引起的发热可能会导致胎儿畸形,需积极处理。

除了并存的疾病之外,没有证据表明麻醉本身有明显的风险(见第 16 章)[12]。孕期氧耗量增加可导致氧饱和度降低,因此术前预吸氧至关重要[11]。在中孕及晚孕期,麻醉时要注意患者的体位,以避免增大的子宫压迫下腔静脉。应该考虑使用局部和区域阻滞麻醉。当胎儿可以在宫外存活时,必须持续或间断地监护胎儿。

癌症治疗后的妊娠

随着儿童及青少年期恶性肿瘤治疗后生存率的提高,临床医师必须准备好为既往有癌症病史的年轻女性提供孕前咨询。框 50-1 列出了产科医生和患者值得讨论及需要阐明的问题。

框 50-1　癌症治疗后要怀孕的相关问题
恶性肿瘤复发的风险有多高?
如果在最常见的部位确诊恶性肿瘤复发,应该使用哪种治疗方案是最恰当的?
该种治疗对患者及胎儿有何危害?
既往的治疗手段,如盆腔手术、盆腔或腹腔放疗、化疗会影响生育功能或者生育结局吗?
妊娠的激素环境会对雌激素受体阳性的肿瘤有不良影响吗?

既往因为肾母细胞瘤进行过腹部放疗,妊娠时并发症的风险会增加,包括围产儿死亡率、低出生体重和异常妊娠。与此相反,文献综述发现霍奇金淋巴瘤患者治疗后妊娠的不良结局没有增加。但有些报道表明,多药联合化疗之后卵巢早衰的发生率大于 50%。而联合盆腔照射及化疗时,卵巢早衰的发生率则更高。近年来,许多早期宫颈癌患者接受了保留生育功能的根治性宫颈切除术及局部淋巴结清扫术。生育力及妊娠的初步结局都是良好的[14]。

妊娠会不会增加癌症复发或加速复发？即使在雌激素受体阳性的乳腺癌患者中，也无证据表明随后的妊娠会对生存期产生不利影响。除了妊娠期激素变化，还应考虑到孕妇免疫系统的改变会增加肿瘤的活动性。尽管尚无数据支持这种担忧，但有些专家建议恶性肿瘤的患者至少等 2 年后再妊娠，因为 2 年内复发的风险最高。

妊娠期合并癌症

乳腺癌

美国估计有超过 230 000 位女性罹患乳腺癌，其中每年约有 40 000 人死亡[15]。尽管患乳腺癌的终身风险是 1/8，但 40 岁或者更年轻的女性风险则是 1/206。每年诊断为绝经前乳腺癌的女性里，大约 7%～15% 的女性处于妊娠期、哺乳期或产后 1 年[16-18]。尽管有人预测孕期乳腺癌的发病率会由于生育年龄的推迟而增加，但近期发表的研究表明，妊娠合并乳腺癌的发病率并未改变，每 3000～10 000 例活产数发生一例[17]。

一般来说，乳腺癌的风险和卵巢发挥功能的长短直接相关。月经初潮早及绝经时间晚都会增加乳腺癌的风险。妊娠打断了卵巢功能的正常周期，似乎对女性具有保护作用。这种保护作用可能是因为妊娠期的正常激素环境促进上皮增生，随后明显分化、有丝分裂停止。子女多的妇女，特别是母乳喂养者，与未产妇相比，乳腺癌的风险降低。但一项纳入 90 000 名女性的研究发现，母乳喂养也许并不是一项独立的保护因素。矛盾的是，对于 BRACA1 和 BRACA2 突变基因携带者，生育反而会增加乳腺癌的危险。

诊断和分期

孕期女性乳腺异常的评估方法与非孕期女性一样。孕期乳腺癌最常见的临床表现也是病人发现乳房无痛性肿块。孕晚期乳房的变化会更加显著，因此孕早期第一次产检时全面地检查乳房尤其重要（见第 24 章）。尽管妊娠期乳房有显著的生理性改变，如乳头增大及腺体组织增加而导致肿胀和压痛，但是如果有新发现的或者持续存在的乳房肿块都应尽快检查。通常由于医生未足够重视妊娠期妇女的乳房不适或异常体征，导致乳腺癌的诊断延迟，从而导致淋巴结转移[21]。孕期乳腺癌通常延迟 3～7 个月或者更长时间才被确诊，常比非孕期乳腺癌分期更晚[18,21]。

孕晚期双侧乳房有时出现浆液血性（serosanquinous）渗出，这可能属于正常现象，但若出现少见的乳头血性分泌物，应进行乳房 X 线检查和超声检查[16]。评估乳腺水肿和炎症时，应考虑皮肤活检来排除炎性乳癌。

孕期乳房造影有争议。尽管对胎儿的辐射可以忽略不计，孕期乳房过度增生导致组织密度增加，因而难以准确地解读 X 光片[9,16]。乳腺超声具有更高的敏感性和特异性，可以区分囊性和实性肿块，是孕期首选的影像学检查。也有人做不用钆的 MRI，但在孕期的准确性研究不够。如果不是单纯性囊肿，需经皮穿刺肿物活检[18]。细针抽吸（fine-needle aspiration，FNA）检查乳房肿物，易被孕期乳房的生理改变误导。对孕期乳房肿块，首选粗针穿刺活检[18]。

实施治疗前，应先对肿瘤进行分期。必须检查乳腺所有的引流淋巴结。近期研究评估了切除前哨淋巴结对妊娠期乳腺癌的作用。尽管蓝色显影剂有可能导致过敏，孕妇禁用，但有几项研究发现，用低剂量 99m-锝标记的硫胶体淋巴显影技术进行前哨淋巴结活检是安全的。建议在有经验的医疗中心有选择地采用这项技术[18,22,23]。同时也要仔细检查对侧乳房。实验室检查包括肝功能基线及肿瘤标志物、癌胚抗原（carcinoembryonic antigen，CEA）和肿瘤抗原 15-3（cancer antigen，CA 15-3）。CA15-3 可用于监测孕期乳腺癌[24]。建议做胸部 X 光片。若肝功能异常，做肝脏超声检查。如怀疑骨转移，可在孕期行骨扫描。当患者有症状时，建议对出现症状的骨骼进行 X 光检查。如果血液检查正常且患者无症状时，检出率很低，不建议行骨扫描。

乳腺癌的治疗

任何时候，治疗乳腺癌都会对患者造成心理和精神上的阴影。而孕期治疗时患者的负担更重，因为治疗对发育中的胚胎有潜在的危险。需要根据现有的知识、患者的特殊需求、孕周和肿瘤的分期、生物特性来制定个体化的治疗方案。无论何时，母体的治疗方案都要严格遵循医疗指南。一旦确诊癌症，行超声检查对胎儿的生长和发育进行基线评估非常重要，并应在整个妊娠和治疗过程中常规监测胎儿情况。

局部治疗

乳腺癌保乳手术与改良的乳腺癌根治术适用于 Ⅰ～Ⅲ期患者[2,18]。乳房手术在整个孕期都很安全且对胎儿的风险非常低，但孕期放疗则比较复杂[18,21]。应考虑将放疗推迟到分娩以后。实验计算表明，当胎儿在真骨盆时，若治疗肿瘤的放射剂量是 5Gy 时，胎儿接收到的辐射是 0.010 到 0.015Gy，而在晚孕期胎儿身体的某些部位接受的辐射可高达 0.200Gy[21]。这个数值超过了安全剂量的上限，必须考虑替代疗法。有文献报道，在不影响母体结局情况下，中晚孕期推迟放疗是可行的。

终止妊娠

早期研究认为孕期激素水平的改变促使肿瘤迅速增长，从而导致孕妇结局更差，因此常常会建议治疗性流产。目前,已发表的系列研究尚未发现继续妊娠会带来不良影响[2]。有限的研究表明**自然流产、人工流产和继续妊娠的乳腺癌患者的生存结局一样**[8,25]。但对于晚期癌症患者人工流产的病例,很难评估是否存在可能的选择偏倚。年轻女性的乳腺癌多为激素受体阴性,因此通过终止妊娠或者切除卵巢、以降低激素来作为辅助治疗的科学依据不复存在[16]。

化疗

原则上,**已经发生转移的乳腺癌或者快速进展的炎性乳癌应避免延误治疗**。炎性乳癌患者尽快开始化疗才会有机会长期生存。对于非炎性乳癌患者如有辅助化疗的指征,某些孕晚期患者可考虑选择推迟化疗,等待胎儿肺成熟。近期研究表明孕期使用细胞毒性药物来治疗乳腺癌是相对安全的,应用最广泛的是蒽环类为基础的化疗方案,其安全性高[22]。另外的化疗药物如 5-氟尿嘧啶、环磷酰胺、紫杉烷等药物也有应用,但临床研究有限[21,22]。其他的化疗药物仅限于在妊娠中晚期乳腺癌的联合化疗中应用[16,18]。孕期禁止使用他莫西芬,该药会造成胎儿结局不良,包括颅面畸形、两性畸形。目前暂不推荐孕期使用曲妥珠单抗,其有关妊娠期安全性的研究有限,且有报道过发现由于呼吸衰竭和肾衰竭而导致胎儿羊水过少和新生儿死亡[18,21]。

预后

乳腺癌患者的预后和大多数恶性肿瘤一样,与初诊时肿瘤侵袭范围有关。**Ⅰ期和Ⅱ期的结局比较乐观,生存率可以达到 86%~100%**。与未孕患者一样,淋巴结转移及其侵袭范围更能预测结局[8]。阳性淋巴结的数目,与是否有淋巴结转移一样,对预后都非常重要。妊娠期乳癌患者,淋巴结阳性在 3 个或者 3 个以下时生存率是82%,淋巴结阳性为 3 个以上时是 27%[26]。**可能因为妊娠期诊断常常延迟,淋巴结扩散的发生率往往会增加,53%~71% 的患者诊断时已侵入淋巴结**[26,27]。

妊娠合并乳腺癌的病例中,高达 60%~80% 为雌激素受体阴性,而 ERBB2 阳性占 25%~58%[20,25]。与未孕的乳腺癌患者相比,妊娠患者淋巴结转移率更高,肿瘤也更大且病理分级更高[16,27]。然而,如果孕妇年龄与未孕患者年龄相同时,病理分级也一样。在控制年龄和临床分期的病例对照研究中,妊娠对乳腺癌的预后并未产生不良影响[25,27]。值得注意的是,早乳腺癌的孕妇推迟治疗不会影响其无病生存期[28]。然而,妊娠期治疗乳腺癌是可行的,需要对患者提供详尽的咨询[21]。宫内暴露于乳腺癌的化疗药物时,胎儿会有低出生体重和其他并发症,但是没有显著的临床意义。由于大多数的不良妊娠结局与早产相关,如有可能,尽量在足月分娩[28]。

再次妊娠

专家共识认为再次妊娠不影响生存率,但一般建议

淋巴结阴性的患者需推迟 2~3 年再怀孕,而淋巴结阳性者应延长至 5 年。另外一些专家则认为,对于预后好且术后没有接受辅助化疗的患者,无需推迟妊娠[29]。建议患者再次妊娠前做全面检查排除转移或复发。

哺乳和乳房重建

早期乳腺癌行保乳手术后,小部分产妇可以哺乳[36]。行乳房肿块切除术时,纵梭状切口比为美容而选的横月牙切口可以更好地保留导管的完整性(见第 24 章)。导管系统的损伤可能会增加乳腺炎的发生率。接受化疗的产妇禁忌哺乳,因为能在乳汁里检测到显著含量的化疗药物。

由于乳房填充硅胶的问题越来越多,使用自体组织进行乳房重建的人数逐渐增加。横腹直肌肌皮瓣移植乳房再造是一种常用的方法。由于移植的皮肤来源于前腹壁,妊娠期间腹部张力增大,可能会引起潜在的危险。但在病例报道和文献综述中,9 位接受这种乳房重建术的女性再次妊娠后腹壁完整,并未出现并发症[31]。虽然数据有限,但乳房重建最佳时间可能是产后。

淋巴瘤

霍奇金淋巴瘤

2015 年美国约有 36 000 位女性新诊断为淋巴瘤,其中仅 11% 为霍奇金淋巴瘤(Hodgkin lymphoma, HL)[15]。**HL 是 15~29 岁女性中第二高发的癌症,平均发病年龄为 32 岁**。淋巴瘤在孕期的发病率约为 1/6000 次妊娠。几乎没有大的系列研究探讨妊娠合并 HL 的许多问题[17,32]。HL 并没有增加自然流产、死产、早产、妊娠结局不良的发生率,**故一般不建议终止妊娠**[32,23]。有些专家建议,孕早期合并 HL 时应行人工流产,以便进行全面的临床分期。而其他专家认为,人工流产仅限于需要膈下放射治疗、广泛累及全身及内脏器官的患者。

霍奇金淋巴瘤最常见的首发表现为颈部或腋窝淋巴结肿大,对可疑淋巴结进行活检可以确诊。有全身症状如盗汗、瘙痒或者消瘦等,则提示疾病范围更加广泛。一项系列研究发现,17 例妊娠合并 HL 的孕妇平均的确诊时间为妊娠 22 周,全身症状不常见。淋巴瘤的临床分期需要全面检查,包括病史、实验室检查、骨髓活检、放射影像学检查。临床治疗和分期因人而异。对于非孕女性,HL 的病理分期可能包括开腹探查和腹脾切除术,但妊娠期一般不做这些手术。**孕期 HL 的常规检查包括前后位胸片、肝功能、血肌酐清除率、血常规、红细胞沉降率、淋巴结及骨髓活检**。腹部检查受到妊娠子宫的限制应首选 MRI,可以更准确的检查淋巴结、肝脏和脾脏。胸片及纵隔 CT 对于检查胸部肿大淋巴结是必要的。孕期最好避

免行肝脏及骨骼同位素扫描,但超声检查是安全的,且能提供有用的信息。

分期是影响治疗计划和预后的最重要的因素(表 50-2)。早期 HL 的生存率超过 90%,弥散性淋巴结病 5 年生存率约为 50%,而Ⅳ期患者生存率更低。早期 HL 的主要治疗方法是放疗,有器官受累的晚期 HL 的治疗必须放化疗联合。**大多数研究者认为除早孕期可暂缓治疗,其他时间、特别是孕晚期时,不应延缓治疗。**

表 50-2　霍奇金淋巴瘤的分期

分期	描　　述
Ⅰ期	病变局限于 1 个淋巴结区(Ⅰ)或单个结外器官受累(ⅠE)
Ⅱ期	病变累及横膈同侧 2 个或 2 个以上的淋巴结区(Ⅱ),或病变局限侵犯淋巴结外器官及横膈同侧一个以上淋巴结区(ⅡE)
Ⅲ期	横膈上下均有淋巴结病变(Ⅲ)。可伴有脾脏受累(ⅢS)、结外器官局限受累(ⅢE),或脾与局限性结外器官受累(ⅢSE)
Ⅳ期	一个或多个结外器官(肝,骨髓,肺,皮肤)受到广泛性播散性侵犯,伴或不伴淋巴结肿大

各期按有无全身症状分为 A、B 两类。A 类无全身症状,B 类有以下症状之一:原因不明的发热;盗汗;不明原因的体重下降>10%

如果需要对膈上区域进行放射治疗,应推迟到早孕期之后,遮挡腹部后进行。胎儿总的辐射量必须≤0.1Gy,目标是孕期只做部分治疗,待产后再进行完整的治疗。据报道,一例孕妇因肿瘤复发接受 44Gy 胸部放疗之后自然流产,而据估算其腹中早孕期胎儿辐射量为 0.09Gy。总之,如果早孕期预计胎儿的辐射量超过 0.01Gy 或者需联合化疗时,胎儿畸形的风险会增高,应考虑治疗性流产[35]。如在妊娠后半期诊断此病,早期无症状的 HL 可密切随访,同时做好提早分娩的准备[34]。建议有全身性症状的患者使用糖皮质激素及单药化疗。

膈下或者晚期的 HL 需要化疗,常用的化疗方案包括:多柔比星+博来霉素+长春碱+达卡巴嗪(ABVD)及氮芥+长春新碱+甲基苄肼+泼尼松(MOPP)[32,34]。上述化疗药大多数具有致畸性,应尽量避免在早孕期使用。一项系统回顾发现,42 例 HL 患者进行了孕期化疗,其中 17 例为早孕期,导致 6 例先天畸形及 3 例自然流产[36]。孕晚期进行类似治疗时,同样要警惕上述不良结局的发生,绝大多数病例研究仅发现胎儿宫内发育迟缓和新生儿中性粒细胞减少症。目前尚缺乏对毒性的长期随访研究。

HL 治疗后,计划怀孕时必须考虑到,约 80% 的复发发生在 2 年内。HL 的治疗方案有可能损伤年轻女性的生育力[13,37]。如图 50-1 所示,即使化疗疗程较少,年纪较大的患者也更容易出现卵巢早衰。早期的研究表明,HL

治疗后的女性,只有 12% 的患者卵巢功能正常,而联合放化疗导致卵巢功能衰竭的风险最高。**更多近期研究发现,育龄期 HL 幸存者的妊娠率和正常女性的一样。**自早期研究发表后治疗方案已有改进,包括放疗时遮挡盆腔、盆腔照射时将卵巢移位、更多地采用 ABVD 方案替代 MOPP 方案。某些情况下也可以选用新的辅助生殖技术,包括捐卵,冷冻胚胎。

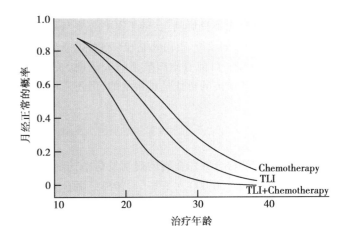

图 50-1　霍奇金淋巴瘤患者化疗,全淋巴结放疗(TLI)及 TLI 联合化疗后月经正常的概率。协同作用在年轻女性更加明显(From Horning SJ, Hoppe RT, Kaplan HS. Female reproduc-tion after treatment for Hodgkin disease. *N Engl J Med.* 1981;304:1377.)

HL 治疗后妊娠的围产期不良结局的发生率,如流产、早产及出生缺陷[34],与对照组的同胞姐妹相比并未增加。虽然胎儿畸形曾发生于 HL 治疗后妊娠,但是并未发现染色体异常或者新的基因突变[37]。由于胎儿畸形的发生缺少重复性,因此很难确定出生缺陷和既往 HL 治疗之间的因果关系。

专家共识:为避免增加孕早期胎儿畸变的风险,HL 治疗应至少推迟到中孕期。孕早期过后,有症状的、膈下的或者进展性的 HL 不应再推迟治疗。治疗方案包括:对于早期肿瘤可做膈上放疗,而大的膈下的、进展期或晚期的 HL 应选择联合化疗。调整放疗范围以降低胎儿的辐射剂量,并在治疗前计算出胎儿最大的辐射量。合并 HL 的孕妇应由母胎医学专科医生管理,而是否终止妊娠要依据临床实际情况。

非霍奇金淋巴瘤

非霍奇金淋巴瘤(Non-Hodgkin lymphoma,NHL)平均发病年龄是 42 岁,因此孕期比霍奇金淋巴瘤少见,仅有大约 100 例的病例报道过。**一般来说,妊娠合并 NHL 的情况更复杂,因为侵袭性组织学类型及临床晚期的病人更多。**惰性淋巴瘤在年轻患者中较少见,几乎没有在妊娠期见过。超过 70% 的妊娠期 NHL 是弥漫性大 B 细胞淋巴瘤[38]。值得关注的是,和同龄女性相比,妊娠期淋巴瘤更常累及生殖器官,尤其是乳房及卵巢[32]。

除侵袭性组织学类型之外,因淋巴瘤多为惰性,孕早期可以延迟治疗。治疗通常包括化疗及靶向治疗。放疗通常会推迟至分娩后进行,但有必要时,可考虑在晚孕期实行远离盆腔的局部放疗[32]。

已经研究过的孕期化疗方案包括:环磷酰胺+多柔比星+长春新碱+泼尼松(CHOP),加或不加博来霉素。此方案对妊娠结局无不良影响[36]。非 CHOP 方案与许多不良妊娠结局有关,如流产、宫内死胎和一过性的新生儿中性粒细胞减少症。目前有限的病例研究表明,抗 CD20抗体——利妥昔单抗的毒性是可接受的,但还需进一步的研究[32]。

急性白血病

尽管没有妊娠合并白血病的确切发病率,但估计低于 1/75 000 到 1/100 000 次妊娠[17]。**90% 妊娠合并白血病患者为急性白血病。急性髓细胞性白血病(acute myeloid leukemia,AML)占 60%,急性淋巴细胞白血病(acute lymphoblastic leukemia,ALL)占 30%。3/4 以上的病例在早孕期之后诊断[32,39]。孕期急性白血病的预后不佳[39]**。尽管尚无证明表明妊娠对急性白血病的预后有着不良的影响,但妊娠合并急性白血病的患者最好去专门的癌症中心,由多专科团体合作,提供最好的、及时的治疗。

诊断急性白血病并不难。贫血、粒细胞减少、血小板减少会引起相应的临床症状和体征,包括乏力、发烧、感染、易出血、淤斑,此时常常会做血常规。高达 90% ALL的白细胞计数(white blood cell count,WBC)正常或偏高,而只有 1/4 左右的病人 WBC 会超过 50 000。相比之下,急性非淋巴细胞白血病(Acute nonlymphocytic leukemia,ANLL)可表现为 WBC 显著增加,但 1/3 的患者表现为粒细胞减少。确诊白血病需要骨髓穿刺和活检。活检的组织常有白血病细胞增生活跃。穿刺液涂片显示红细胞、粒细胞前体细胞和巨核细胞数目减少。在大多数患者中,白血病细胞远超过骨髓细胞总数的一半。骨髓及外周血白血病细胞形态有助于区分淋巴性和非淋巴性白血病。后者包括急性髓细胞白血病(急粒),急性早幼粒细胞白血病、急性单核细胞白血病、急性粒-单核细胞白血病和红白血病。急性髓细胞性白血病是 ANLL 中最常见的类型。既往化疗引起的 ANLL,对治疗的反应特别差。

无论孕周多少,急性白血病都需要立即治疗,因为延迟治疗会导致母体结局很差。鉴于对母婴的不良影响,早孕期诊断 ALL 后建议终止妊娠。部分原因是强化治疗的需要,包括在妊娠期禁忌的干细胞移植[42]。**然而,有大量的报道表明:妊娠合并急性白血病患者在妊娠中晚**期积极用白细胞分离(Leukapheresis)联合化疗后成功分娩[42]。尽管胎儿宫内暴露于化疗药物后并没有发现严重的远期并发症,但还是非常有必要告知患者:急性白血病及相应治疗会增加自然流产率、死产、早产、胎儿宫内生长迟缓[40,42,43]。**如果母亲在分娩前 1 个月内用过细胞毒性药物,新生儿出生后需密切监测有无粒细胞减少症及血小板减少症。**

慢性白血病

慢性白血病约占妊娠期白血病的 10%,大多数为慢性髓性白血病(chronic myelocystic leukemia,CML),平均发病年龄是 35 岁。而慢性淋巴细胞白血病(Chronic lymphocystic leukemia,CLL)的平均发病年龄是 60 岁,妊娠期罕见。

CML 的特征为过多成熟的髓系细胞成分,粒细胞计数的平均值是 2×10^6/L。多数病人会有血小板增多和轻微的正细胞正色素性贫血。血小板的功能通常是异常的,但是出血一般仅见于血小板显著减少的患者。CML是比较惰性的,疾病早期造血功能只会受到轻微的影响。与急性白血病相比,推迟 CML 的积极治疗更加切实可行。除非合并严重的全身症状、自身免疫性溶血、反复的感染、有症状的淋巴结肿大,否则 CML 的治疗应该等到分娩后再开始。必须治疗时,可以使用 α-干扰素、甾体激素、化疗药物以及近期新兴的酪氨酸激酶的抑制剂如伊马替尼。虽然研究有限,**但孕早期接受伊马替尼治疗似乎会增加先天畸形和流产的风险[44,45]**。在中、晚孕期开始使用伊马替尼并不会明显增加风险,但需要更多的研究来证实这一点[44]。

恶性黑色素瘤

恶性黑色素瘤在育龄期的发病率增加,在妊娠或者母乳喂养的女性中发病率为 1% ~ 3.3%,占孕期恶性肿瘤的 8%[1,2,44]。妊娠是否对恶性黑色素瘤的病程有负面影响,一直都有争议。原发肿瘤的预后主要与肿瘤的浸润深度、是否形成溃疡和位置有关[46,47]。有报道提示,妊娠期恶性黑色素瘤临床进展常常很快,确诊时往往分期晚、肿瘤浸润较深、好发于预后差的部位,因此治疗后无病生存期较短[1]。一项恶性黑色素瘤的 Meta 分析提示,妊娠合并恶性黑色素瘤的结局似乎更差[52]。**然而,矫正肿瘤浸润深度后,存活率相似。其他研究也发现,预后位置差的恶性黑色素瘤在孕期并未增加,与未孕患者相比,生存结局类似**(表 50-3)[46,47]。一个大样本群体研究也不支持这种观点:与未孕女性相比,妊娠合并恶性黑色素瘤的特点是肿瘤分期晚、浸润深、淋巴结转移率高、且生存率低[53]。这项研究也发现,母体和新生儿的结局与未罹患恶性黑色素瘤的孕妇相当。

表50-3 恶性黑色素瘤Ⅰ期和Ⅱ期的研究		
肿瘤的发生与妊娠时间关系	病人数	平均肿瘤大小(mm)
妊娠前	85	1.29
妊娠期间	92	2.38*
妊娠后	143	1.96
两次妊娠间期	68	1.78

*P=0.04 矫正肿瘤大小后,生存率无显著性差异。多变量分析发现,肿瘤大小是影响预后的独立变量,而妊娠不是(From MacKie RM, Bufalino R, Morabito A, et al. Lack of eect on pregnancy outcome of melanoma. *Lancet.* 1991;337:653.)

一旦怀疑恶性黑色素瘤,建议活检。判断恶性黑色素瘤侵袭深度的方法见图50-2。治疗恶性黑色瘤最有效的办法仍是边界适当的手术广泛切除,术中同时切除前哨淋巴结或淋巴结清扫。辅助化疗并没有明显提高生存率,且对胎儿有潜在的风险,故不推荐孕妇使用。但可以计划提早分娩,以便尽早开始化疗。

虽然偶有报道表示恶性黑色素瘤在分娩后消退,但没有任何研究证明治疗性流产的益处[51]。鉴于目前对于转移肿瘤有许多积极治疗手段,处理早孕期诊断的进展

性疾病时可考虑终止妊娠[51]。

已经成功治愈的恶性黑色素瘤患者,会关心将来妊娠的安全性。大多数研究都表明妊娠不会导致复发或影响生存期。计划再次妊娠的时间值得考量。评估每个肿瘤患者的生存可能性应基于已知的预后因素。侵犯深度<1.5mm 的恶性黑色素瘤5年生存率是90%;中等深度(1.5~4mm)的恶性黑色素瘤,5年生存率50%到75%;侵犯更深的肿瘤,生存率低于50%。研究表明约60%到70%的患者2年内复发,80%~90%的5年内复发[51]。基于这些信息,一般推荐恶性黑色素瘤,尤其淋巴结阳性患者治愈后2到3年再计划妊娠[48]。

宫颈癌

宫颈癌是妊娠期最常见的妇科恶性肿瘤,每2000~10 000例妊娠中发病1~2例。在所有浸润性宫颈癌中,约3%(34例中有一例)发生在妊娠期[12,17]。尽管宫颈癌筛查是产前检查的一部分,但实际的妊娠期发病率很难确定,因为大多数报道来自大的转诊中心,可能存在报道误差。而且,各类报道中可能包括了癌前病变以及产后确诊的病例。

如果有指征,最初的产检应该包括宫颈窥诊及宫颈

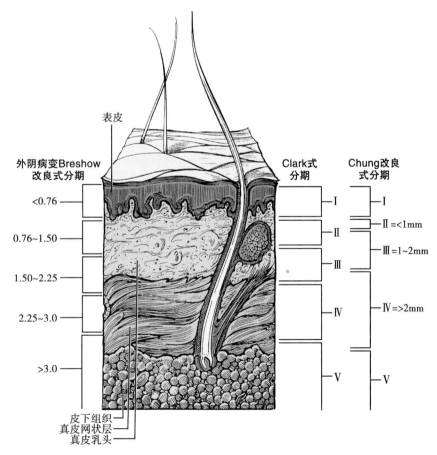

图50-2 黑色素瘤不同浸润程度的对比示意图(From Gordon AN. Vulvar tumors. In Copeland LJ [ed]:*Textbook of Gynecology*, ed 2. Philadelphia:WB Saunders;2000:1202.)

细胞学检查。如果宫颈质脆,单凭宫颈细胞学可能不足以提醒医师发现恶性肿瘤。**妊娠使得宫颈外翻、分泌物增多伴出血,宫颈细胞学检查结果假阴性率增高,所以对于质脆组织或不是肿瘤引起的病变,必须活检确定病理性质**。宫颈癌最常见的症状是阴道流血、流分泌物,但是约有1/3妊娠合并宫颈癌的患者确诊前无症状。

孕期宫颈细胞学检查提示鳞状上皮内瘤变或者不典型腺细胞时,需要进一步检查(图50-3)。孕期由于宫颈管下段生理性的外翻使得阴道镜检查的准确性提高。而血管丰富、阴道松弛等改变可能会影响正常的检查,转诊给妇科肿瘤专科医生更为妥当。孕期观察不到完整的宫颈鳞-柱交界转化区的可能性小。**孕期不推荐行宫颈管搔刮术,但在宫颈管下段的病灶,常可直接观察到和取活检。孕期的宫颈血管丰富,但门诊活检时很少出现严重的出血,漏诊早期宫颈浸润性癌的危险抵消了出血的风险。在阴道镜活检之后,**对于大多数癌前病变,可用阴道镜密切随访,每6～8周1次,直至分娩及产后。

如果需要宫颈锥形活检,最好在中孕期施行,早孕期会增加流产的风险,而晚孕期则可能增加胎膜早破或早产的风险[54]。妊娠期行宫颈锥形切除术时并发症很常见,因此禁忌用于治疗妊娠期宫颈上皮内瘤变。诊断性宫颈锥形活检仅限于少数特殊病例,如阴道镜活检提示表面浸润(怀疑微小浸润)或者怀疑是浸润性癌但活检无法证实。妊娠期需要宫颈锥形活检时,要牢记妊娠后宫颈解剖学上的改变。表浅的盘状锥型活检足以确诊,并可以将并发症降到最低。重要的是,妊娠期宫颈锥切活检后有残留病变的风险很高,必须密切随访。

考虑到早孕时常规产前检查包括宫颈检查,本应当在早孕期诊断出更多的早期疾病。令人吃惊的是情况并非如此,宫颈癌常常是在产后而不是在孕期确诊。各个宫颈癌分期均有相当数量的病例,而最常见的是ⅠB期。对于诊断上的延误,医生和患者都有责任,原因包括缺乏产前检查、没有做宫颈涂片、对于肉眼观察到的宫颈异常未行活检、宫颈涂片假阴性、没有对宫颈涂片异常及阴道流血做进一步的适当检查。

诊断出浸润性宫颈癌后需进行分期。标准的宫颈癌分期是临床分期,通常是基于体格检查和改良的常规辅

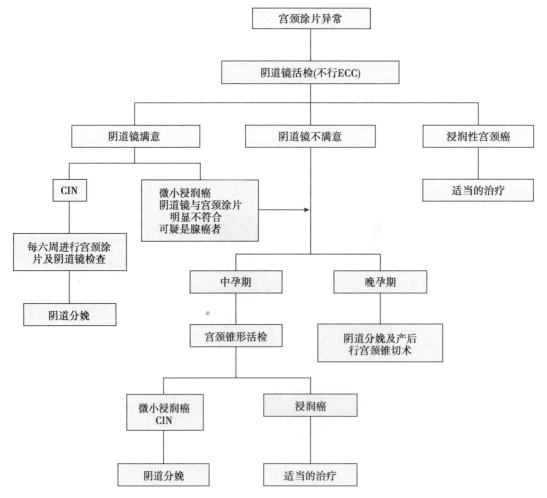

图50-3　妊娠期宫颈细胞学异常的检查流程(ECC 宫颈管搔刮术;CIN 宫颈上皮内瘤变)(From Hacker NF, Berek JS,Lagasse LD,et al. Carcinoma of the cervix associated with pregnancy. *ObstetGynecol*. 1982;59:735.)

助检查的结果,如遮挡腹部的胸片检查、超声探查肾积水。如果需要评估腹膜后淋巴结的情况,考虑选用 MRI,因为不涉及电离辐射。

微小浸润癌

对于锥型活检切缘阴性的宫颈微小浸润鳞癌患者,可以保守治疗至分娩。有隐匿性转移风险的两个病理特征:(1)浸润的深度及(2)是否伴淋巴-脉管间隙的浸润[55]。宫颈锥型活检是否足以达到长期治疗目的,产后是否需行全子宫切除术加或者不加淋巴结清扫术,也是根据锥形活检标本的详细病理特征来决定。这些病人应当咨询妇科肿瘤专科医生。

浸润癌早期

如果对浸润性宫颈癌进行根治性治疗,患者不能继续妊娠。临床上必须考虑何时分娩,从而开始宫颈癌的治疗。选择治疗方案时,需考虑多个因素,如孕周、肿瘤分期和是否已转移、孕妇的意愿和对妊娠的期望。对于早期浸润性宫颈癌(ⅠA2、ⅠB 和ⅡA 期)的年轻患者,治疗包括根治性全子宫切除术、盆腔淋巴结清扫术和主动脉淋巴结取样[56]。和放疗相比,这个治疗方案的最主要的优势是可以保留卵巢功能。术后需放疗时,可以考虑在全子宫切除时行单侧或双侧卵巢移位固定术。卵巢最好悬吊于腹腔内,因为固定在腹膜后容易继发卵巢囊肿。早孕期,手术时常将胎儿留在子宫内一并切除。在晚孕期,先行高位古典式剖宫产,再行根治性子宫切除及淋巴结清扫。体积小的Ⅰ期宫颈癌推迟手术并不会增加复发率[56]。尽管盆腔的血管比较粗大,但组织界限更加清晰,手术时解剖剥离更加容易[56]。

中孕期确诊时比较棘手。研究支持 20 周之后诊断的早期病变,可以等到胎儿能够存活之后再治疗[17,57]。其他报道建议行 1 到 3 个周期的以铂类为基础的化疗,可以为胎儿额外争取到 7~15 周的成熟时间。9 例妊娠期合并宫颈癌在手术前或放疗前采用例了这种新的辅助化疗,结果有 3 名患者(都是晚期)最终死于癌症,但所有的新生儿结局都是正常的[57]。对于胎儿的存活和结局,极度早产的风险远比暴露于化疗的风险大。虽然对于中孕期宫颈癌,这种治疗方法合乎逻辑,但相关的信息太少。假如孕妇在 20 到 30 周之间确诊宫颈癌时,离胎儿成熟还很远,要评估淋巴结浸润情况,由此决定进一步的治疗方案。

浸润癌的局部晚期

局部晚期宫颈癌的治疗为化疗和放疗,而放疗包括:覆盖区域性淋巴结及缩小中心肿瘤的体外放疗和宫颈及附近组织杀瘤剂量的近距离放疗[57]。为妊娠合并ⅡB、Ⅲ、ⅣA 期宫颈癌患者制定一个合适的放化疗方案则充满挑战。早孕期患者通常根据指南,用标准方案治疗,初始治疗采用化疗和盆腔或区域扩大的体外放疗。大多数患者,在放疗开始的 2~5 周内会自然流产。早孕后期的孕妇,自然流产率降低,部分患者体外放疗结束后,需要手术清宫。不管在自然流产还是清宫后,都要按标准流程进行近距离放射治疗。中晚孕患者,先行高位古典式剖宫产术,再开始标准放化疗。另外,这些患者,尤其中孕期、晚孕早期的患者,为给胎儿提供进一步成熟的机会,应认真考虑是否采用新辅助化疗。

浸润癌的远处转移

盆腔外远处转移的患者预后差。仅有少数伴有主动脉淋巴结转移的患者可行治愈性治疗,而对于肺、骨骼或锁骨上淋巴结转移的患者几乎不可能治愈。在这种情况下,应根据患者个人意愿和伦理考虑决定治疗方案。

妊娠合并宫颈小细胞神经内分泌肿瘤的病例非常罕见,可以采用新辅助化疗或辅助化疗治疗,有长期生存的病例报道[58]。这类肿瘤在组织学上具有侵袭性,不建议继续妊娠。但每个病例都应个体化治疗。

分娩方式

关于宫颈癌足月妊娠患者的分娩方式,一直有争议。对于宫颈癌病灶大且质地硬的桶状肿瘤,或者大而质脆易出血的外生型病灶,经阴道分娩的风险太大,缺乏合理性。但对癌灶体积小的ⅠB、ⅡA 和ⅡB 期患者可以考虑选择阴道分娩。尽管通常认为分娩方式并不会影响生存率,但阴道分娩是否会促进癌细胞全身转移尚未可知。

尽管尚未报道过阴道分娩后出现肿瘤全身播散的病例,但有报道发现阴道分娩后会阴切开处种植了鳞癌和腺癌癌细胞[59]。由于会阴切开部位种植十分罕见,因此对任何病人,这个风险不应该成为选择如何分娩的决定性因素。但对于阴道分娩时做过会阴切开术的宫颈癌患者,必须密切随访。会阴切开处的结节要尽早活检,避免误认为是缝线脓肿而延误诊断,早期诊断可以治愈[59]。

生存率

有人认为妊娠合并宫颈癌患者的生存率降低,但大多数的研究发现预后并不受影响[57]。

卵巢癌

尽管妊娠期经常会发现附件肿物,但仅有 2%~5% 是卵巢恶性肿瘤[60]。妊娠合并卵巢癌在妊娠中的发病率大约为 1/56 000~1/10 000 次妊娠[60,61]。随着诊断性超声的广泛应用,卵巢囊肿及肿瘤更易在早孕期发现[17,60]。提示可疑恶性肿瘤相关的超声特征包括:内部可见疣状或乳头状结构、边界不规则、伴有分隔、回声杂乱、伴有腹水。有其中这些特征的任何一项时,都应尽早做进一步检查[61]。

妊娠期卵巢肿瘤主要有三种类型:**卵巢上皮性肿瘤(包括交界性肿瘤)、生殖细胞肿瘤和性索-间质细胞肿瘤**,大部分都能早期诊断且预后良好[60]。生殖细胞肿瘤占30%~50%,其次是性索-间质细胞肿瘤和上皮细胞肿瘤,其余为卵巢转移癌。这个比例无疑会因为报道误差而有所偏倚,因为罕见的肿瘤更容易见诸于报道。值得注意的是,**妊娠合并卵巢上皮性肿瘤大部分分级为Ⅰ级,恶性潜能低;这些肿瘤里分级低而又是Ⅰ期的,并不罕见。**

关于妊娠合并附件肿瘤的处理仍有争议。考虑到手术的风险,更倾向保守治疗[60,61]。超声对于确定肿瘤性质及生物学潜能有些价值。在采取保守措施前须全面考虑相关风险。最大的危险是:延迟手术会不会导致恶性卵巢肿瘤转移、降低治愈的可能性。然而,考虑到晚期、分化差的上皮瘤在这个年龄组非常罕见,因此这种风险相对较小。卵巢肿瘤有可能导致难产,但极少见[61]。**通过技术熟练的超声或MRI检查,根据肿块的大小和影像学特征来找出潜在的恶性肿瘤,极为重要**(图50-4)。系列超声还能发现一些罕见肿瘤。因为大多数卵巢包块随着妊娠进展而移至腹腔,对于没有随妊娠进展移动而留在盆腔的肿块,应考虑其他可能,如骨盆肾,子宫肌瘤,结直肠或膀胱肿瘤。

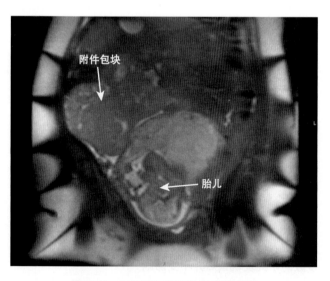

附件包块

胎儿

图50-4　妊娠期卵巢恶性肿瘤的MRI

妊娠期附件包块发生扭转或破裂的可能性增加,因这些情况行急诊手术时流产率比择期手术高[60]。**若包块伴腹水、明显有转移时,需尽早手术探查。**妊娠期的手术探查会增加流产和新生儿并发症,将手术推迟到足月或产后更为理想。如果妊娠期必须手术,建议延迟至孕16周后以降低自然流产风险,并且如果是功能性囊肿,也会在此期间自行消退[60,61]。

如果在剖腹探查时发现是卵巢恶性肿瘤,处理同未孕妇女。如果妊娠还处于早产期,而肿瘤仅局限于一侧卵巢时,应考虑限制癌症分期手术的范围,仅切除受累卵巢、行腹腔冲洗液细胞学检查、切除大网膜、清扫盆腔及腹主动脉旁淋巴结以及彻底徒手探查盆腹腔[62]。更加广泛的分期手术的潜在益处抵不上随之而来的危险:流产率和新生儿并发症增加。术前应和患者全面讨论各种可能以确定手术范围。如果术中碰上转移性肿瘤,特别是分极高的卵巢上皮癌,则根据术前讨论的范围进行手术。综合考虑孕龄及患者的个人意愿,可选择一些病例行保守性手术、辅助化疗,然后在分娩后行根治性手术。

术前血清肿瘤标志物的价值有限,因为妊娠期β-hCG、AFP、CA-125都会出现生理性的升高。CA-125在早孕期轻微增加,中孕期则回到正常。对于已确诊的卵巢恶性肿瘤,特异性的肿瘤标记物可用于监测病程[62]。

妊娠期间分泌雄激素的卵巢肿瘤大多数继发于卵泡膜黄素化囊肿,检查和处理都应尽量保守。这些良性的、大的生理性“肿瘤”,再次妊娠时有可能复发[60,61]。

术后辅助治疗

术后辅助治疗应当遵循非孕妇女的诊疗指南。对于低风险、早期肿瘤的患者,将术后辅助治疗推迟到分娩后进行可能是合理的。而对于晚期上皮性肿瘤患者则必须接受联合化疗。标准的化疗方案是铂类联合紫杉醇,已证实在妊娠期耐受性很好。妊娠合并恶性生殖细胞肿瘤及性索-间质细胞肿瘤时,妊娠结局良好。这些患者必须咨询妇科肿瘤专科医生[64]。

外阴及阴道癌

外阴及阴道癌通常发生在40岁之后,因此妊娠合并这两种癌比较罕见。已经报道的妊娠期合并外阴癌的病例不足30例[62,65]。妊娠合并外阴癌大多数可在早期诊断。诊断依靠活检,不能因为年纪轻或妊娠而不愿意活检外阴肿物。疣状鳞癌很容易被误诊为尖锐湿疣,对于大得反常和侵袭性的疣状肿物,需要告知病理科医生这些临床特点,这一点非常重要。手术方式和未孕患者一样,但首选在中孕期手术,以避免早孕期麻醉药物对胎儿的风险以及晚孕期外阴充血增加手术出血风险。如果外阴癌的诊断是在36周之后,一般将治疗推迟到产后[57,62]。有妊娠期外阴癌手术后成功经阴道分娩的案例报道[62]。阴道恶性肿瘤比外阴恶性肿瘤更少见。妊娠合并局部晚期宫颈癌的治疗方案及禁忌证同样适用于妊娠合并阴道癌。治疗主要是放疗。在报道的 16 例阴道透明细胞癌中,有 13 例长期生存[66]。

子宫内膜癌

妊娠合并子宫内膜癌在已有的文献报道中大约有 35 例,只有 30% 产下活胎[67]。一半以上的病例在早孕期诊断,但最初的临床表现也可能是晚孕期或产后异常阴道流血。庆幸的是,妊娠合并子宫内膜癌确诊时,88% 是 Ⅰ 期,80% 分级为 Ⅰ 级。通过细致的咨询以及详细的检查,排除转移性肿瘤的可能后,这些病人可以考虑保守治疗,如激素治疗,重复内膜活检、降低危险因素以保留生育功能[67]。

胃肠道恶性肿瘤

上消化道癌

由于常将癌症的症状归因于妊娠常见的消化道症状,导致妊娠合并上消化道癌诊断延误。在美国,育龄期女性罕见胃癌。妊娠期持续性严重的上消化道症状,最好做胃镜检查而不是放射学检查[17]。只有大约 30% 的局部胃癌有机会行根治性切除术,因此及时治疗势在必行而不能推迟。

育龄期的肝脏肿瘤发生较为罕见。妊娠期间发现的肝细胞肿瘤需要切除,因为妊娠期肝包膜下出血及肝破裂导致的母婴死亡率很高。如果肝癌无法切除,治疗性流产可以降低继发肝破裂及出血的风险。

结肠癌和直肠癌

妊娠合并结肠癌的发生率是每 13 000 例活产有 1 例[68]。妊娠常加重便秘、痔疮及肛裂。直肠癌导致的直肠出血、贫血、排便习惯改变、腹痛、背痛等症状,常被归因于妊娠,因此诊断延误很常见。**未孕妇女肠癌多发生近端,而妊娠期的大部分结肠癌都发生在直肠,直肠指诊容易发现**。若出现难以解释的小细胞低色素性贫血,建议行粪便隐血试验。当怀疑有结直肠肿瘤时,首选内镜检查而不是放射影像学检查。遗憾的是,大部分结直肠癌都是到了晚孕期或分娩时才诊断出来。诊断延迟导致妊娠期直肠癌多为晚期,预后较差[68]。

结肠癌的治疗方案取决于确诊时的孕周及肿瘤分期。在妊娠前半阶段,结肠切除及吻合术适用于结肠及阑尾癌症[69]。在孕 20 周之前,行经腹会阴联合直肠癌切除术或低前位切除术可以不损伤妊娠子宫。但有些情况下,不切除或清空子宫很难行直肠手术。

在孕晚期进行根治治疗之前,有时需要先做结肠造瘘解除肠梗阻,以保证胎儿发育成熟。有些在妊娠 20 周

之后确诊的孕妇会选择继续妊娠直至胎儿可以存活。除非肿瘤堵塞盆腔或者位于直肠前壁,否则还是可以计划阴道分娩。若是剖宫产,可同时行肿物切除术。妊娠期间用奥沙利铂、5-氟尿嘧啶、四氢叶酸化疗的案例非常有限。目前尚未证明妊娠期直肠癌的新辅助化疗或放疗足以构成胎儿宫内暴露的风险[70]。

泌尿系统恶性肿瘤

妊娠合并肾癌仅有约 100 多病例报道[71]。可扪及的肿块、肋腰痛、难治性泌尿系症状、血尿等综合在一起可以诊断。初步检查是超声,接下来是 MRI。尽管每个病人应根据肿瘤的分期、症状、对妊娠的风险进行个体化治疗,但手术仍是主要的治疗方式。文献里有妊娠期成功肾切除的病例报告。

妊娠合并膀胱癌罕见,已报道的不足 30 例[71,72]。最常见的症状为无痛性肉眼血尿和腹痛。诊断方法包括尿道膀胱镜检查、尿细胞学检查、肾脏超声,这些检查在孕期是安全的[72]。**常规的产科 B 超曾检出膀胱肿瘤**,对于分化好的表浅病灶,可行局部电灼或切除术。而分化较差、浸润较深、复发性的膀胱肿瘤可能需行部分或全膀胱切除术。尿道癌的治疗因病灶的大小及部位而异,可选择手术切除或近距离放射治疗。

中枢神经系统肿瘤

妊娠期中枢神经系统(CNS)肿瘤的类型与非孕期类似[73]。妊娠期脑肿瘤中,脑胶质瘤占 32%,脑膜瘤占 29%,听神经瘤占 15%,其他 24% 为更为少见的肿瘤。脊髓肿瘤只占 CNS 肿瘤的 1/8,多为椎体血管瘤(61%)及脊膜瘤(18%)。不幸的是,当出现头痛、恶心、呕吐等中枢神经系统肿瘤的临床表现时,多被归因为激素水平改变所致的妊娠反应,从而延误诊断。脑膜瘤、垂体腺瘤(见第 43 章)、听神经瘤、椎体血管瘤在孕期可迅速增大。这可能与液体潴留、血容量增加、激素刺激有关。在诊断颅内肿瘤时首选 MRI[73]。

分级高的胶质细胞瘤需尽早诊断和治疗,分级低的胶质细胞瘤,如星形细胞瘤、少突状胶质细胞瘤,常常不需要立即治疗。分级高的肿瘤可考虑遮蔽腹部后行颅脑辅助放疗。有文献报道在孕期成功切除了多种 CNS 肿瘤[74,75]。推荐使用糖皮质激素减轻颅内病灶周边的水肿。新辅助化疗的作用因人而异[73]。尽管孕期罕见泌乳素腺瘤增大或出现相应症状,但一旦发生可用溴隐亭治疗,这在孕期是安全的(见第 43 章)。宫缩引起的疼痛以及屏气用力均会增加颅内压,建议尽可能无痛分娩,而第二产程应使用产钳助产以降低脑疝风险。

新生儿结局

除了母体结局外,还必须考虑癌症本身及治疗对胎儿/新生儿的影响。必须尽早咨询母胎医学及新生儿医学专家[17]。在 180 例妊娠合并肿瘤的孕妇中,平均的分娩周数为 36.2($±2.9$)[6]。超过 45% 的分娩发生在 37 周以前,8% 在 32 周前。89.7% 的早产因为母体的癌症(88%)和产科指征(12%)而引产。

50% 以上的新生儿转入新生儿重症监护室(neonatal intensive care unit,NICU),主要的指征是早产。值得注意的是,合并 ALL 的孕妇在临产前进行化疗可能会有新生儿血液毒性。在新生儿结局的评估中发现严重畸形及微小畸形的发生率与普通人群类似[6,76]。

胎儿-胎盘转移

母体原发性肿瘤转移到胎盘或胎儿较为罕见,文献中报道的仅约 100 例。通常,生物侵袭性强的恶性肿瘤导致胎儿转移的风险高。**在报道中恶性黑色素瘤转移到胎盘最为常见,胎儿转移率亦高**[77,78]。其他可转移到妊娠物的癌症包括血液系统恶性肿瘤、乳腺癌、肺癌、肉瘤和妇科恶性肿瘤[77]。当妊娠合并肿瘤时,需对胎盘进行仔细的肉眼及显镜下病理检查,同时对母体及脐带血进行细胞学检查。新生儿连续 2 年内,需每 6 个月进行一次体格检查、胸片及肝功能检查[77]。

生育力的保存

在美国,每年约有 55 000 例 35 岁以下的患者被诊断出癌症[79]。随着医疗技术水平的提升使得年轻患者的生存率提高,癌症本身及治疗对生育力的影响变成必须面对的突出问题。**不孕不育可能与疾病、手术、化疗药物及其剂量、放疗及年龄直接相关**[79]。虽然研究有限且可能有选择性误差,但与标准治疗方案相比,对于适当筛选过的患者采用保留生育力的治疗,癌症结局并没有更差。保留生育力的术式包括治疗宫颈癌时采用根治性宫颈切除和卵巢移位术,对卵巢癌患者保留对侧卵巢及子宫。其他方法也包括用药物治疗子宫内膜癌和放疗时遮挡盆腔。

不孕会引起社会心理上的压力,应尽早解决保存生育力的问题。癌症治疗导致生育力下降的风险很高,必须咨询生殖内分泌和不孕症专家。如何选择保留生育力的方法因人而异,取决于患者年龄及治疗方案对生育能力潜在的影响。冷冻胚胎是最成熟的方法。对于那些尚无伴侣的女性,可以选择冷冻卵子。然而,这些治疗需用

激素刺激,也可能要推迟治疗。其他研究较不成熟的方法包括收集卵母细胞及卵巢组织冷冻保存[79,80]。对乳腺癌化疗患者使用促性腺激素激动剂以往认为是有益的,但研究发现并不能更好地保护卵巢功能[81]。当生育力无法保留时,可建议患者选择代孕或领养。

必须和癌症幸存者讨论避孕方法,以免意外妊娠。医生需根据恶性肿瘤的状态、类型及患者的依从性来指导避孕方式的选择。另外,激素类避孕药可能会对癌症(如乳腺癌)的预后有不良影响,或者会增加副作用的风险(如血栓),应禁忌使用[17]。

妊娠滋养细胞疾病及相关问题

正常妊娠合并妊娠滋养细胞疾病(Gestational Trophoblastic Disease,GTD)较为少见。全面总结 GTD 的检查和治疗超出本章范围。我们仅概述 GTD 与普通产科及产后护理的相关问题。

完全性葡萄胎

完全性葡萄胎的发病有地理分布差异。在美国,妊娠期的发生率约为 1/1500 到 1‰次妊娠。葡萄胎两个最主要的临床危险因素为:(1)极限生育年龄妊娠(50 岁或以上者发生葡萄胎的风险增加 500 倍);(2)既往妊娠葡萄胎史(一次葡萄胎后再次妊娠发生葡萄胎的概率为 1% ~ 2%,两次葡萄胎后第三次发生的概率约为 25%)[82,83]。有这些高危因素时,应在早孕期行超声检查排除葡萄胎。既往约 50% 的患者直到葡萄状组织从阴道排出时才诊断出葡萄胎。目前在发达国家,大多数病人是没有任何症状时由超声发现,或者是因为阴道出血、腹痛而做超声检查时诊断出来。约 95% 的完全性葡萄胎为父氏同源染色体 46,XX。

最安全的清除葡萄胎方法是负压吸引术。应在患者进入手术室即将开始手术前才开始静滴缩宫素,尽可能地降低滋养细胞栓塞的风险。年纪较大要求绝育的患者可以选择子宫切除术。清宫术或子宫切除术后必须定期随访,每周 1 次检测 β-hCG,直至连续 3 次阴性,以后每 2 个月 1 次共 6 到 12 个月。葡萄胎妊娠的管理流程参见图 50-5。

约有 20% 的完全性葡萄胎因持续性 GTD 需要化疗。高危因素包括:晚期阴道出血、子宫明显大于相应孕周、卵巢黄素囊肿、血清 hCG>100 000mIU/mL、年龄>40 岁。非常重要的一点是 β-hCG 升高时,必须排除患者意外妊娠。一旦把正常妊娠误诊为持续性 GTD 进行化疗,会导致流产或者胎儿畸形。

侵蚀性葡萄胎(恶性葡萄胎)

葡萄胎侵入子宫肌层时临床表现隐匿,难以评估准

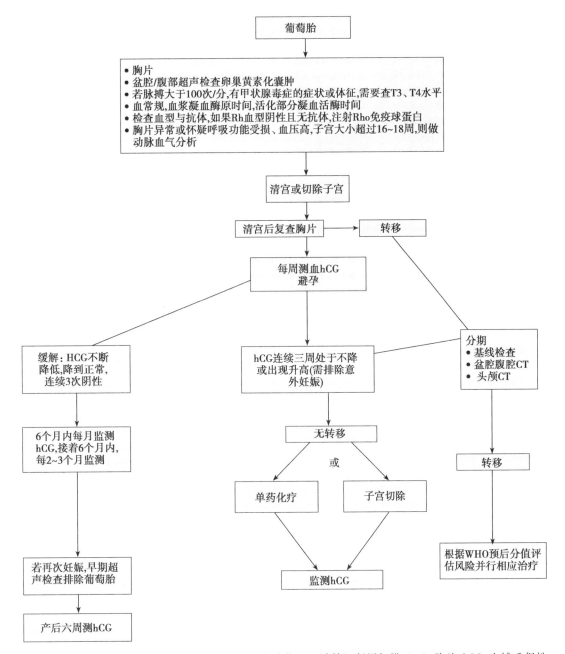

图 50-5　葡萄胎妊娠的管理流程　CBC,全血细胞计数;CT,计算机断层扫描;CXR,胸片;hCG,人绒毛促性腺素;H. mole,葡萄胎;PT,凝血酶原时间;PTT,部分凝血活酶时间(摘自 Finfer SR: Management of labor and delivery in patients with intracranial neoplasms. *Br J Anaesth* 1991;67:784.)

确的发病率,估计在 5% 到 10% 之间。侵蚀性葡萄胎的典型表现为出血,可以很严重,可表现为阴道流血也可为腹腔内出血。

部分性葡萄胎

　　大多数部分性葡萄胎的遗传表型为三倍体(父系遗传,雄性),其次是四倍体。少数为嵌合体或者部分二倍体表型。分析并存胎儿的遗传表型对制定治疗方案非常重要。染色体异常的死胎需要机械或药物清宫(图 50-6)[84]。由于宫内的大量水肿组织,常担心清宫会引起子宫收缩导致滋养层组织栓塞。**对超声提示为部分性葡萄**胎、而胎儿的染色体为二倍体,特别是中晚孕期诊断时,处理相当棘手。当染色体表型正常时,应考虑部分性葡萄胎之外的其他可能性,例如双胎妊娠——一个是正常发育的胚胎,另一个是葡萄胎。此外,绒毛退行性改变(水肿状的绒毛)、胎盘后血肿、胎盘畸形(绒毛血管瘤)、变性的子宫肌瘤、流产组织有时也称之为"过渡性葡萄胎",这些情况导致的异常图像也常常难以解释。

　　约有 2% ~ 6% 的部分性葡萄胎发展为持续性GTD[85]。因为绒癌可继发于部分性葡萄胎,所以与完全性葡萄胎患者一样,部分性葡萄胎患者清宫后需定期随访至少 6 个月[86]。

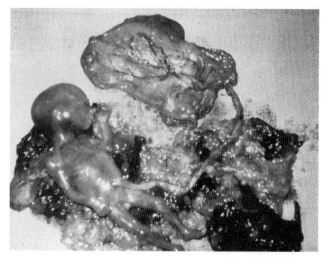

图50-6　部分性葡萄胎伴有染色体异常的死胎（From Finfer SR. Management of labor and delivery in patients with intracranial neoplasms. *Br J Anaesth*. 1991;67:784.）

胎盘部位的滋养细胞肿瘤

胎盘部位的滋养细胞肿瘤占所有 GTD 的比例低于1%。常常继发于足月产，表现为足月产后阴道异常流血，但也可以继发于葡萄胎或流产。主要表现为产后子宫轻度增大、持续性的阴道出血或闭经以及 β-hCG 轻度升高。**β-hCG 无法确切反应疾病进展。**刮宫或宫腔镜活检可以提供组织学诊断。由于该病易转移且对化疗不敏感，应考虑手术切除（全子宫切除）。若患者有生育要求，文献中报道过一些取得成功的治疗方法，包括：全身化疗、局部灌注化疗、刮宫术、子宫切开后局部肿物切除和子宫重建[87]。

绒毛膜癌

绒癌继发于足月妊娠的发病率为 1/40 000，这些病例占绒癌的 1/4。其余病例继发于葡萄胎或者流产（自然流产、治疗性流产或者异位妊娠）。**继发于足月单胎妊娠的 GTD 通常都是绒癌或者胎盘部位滋养细胞肿瘤。**

众所周知，绒癌非常容易被误诊为其他疾病。这是因为在血行转移后出现一系列症状，如血尿、咯血、呕血、便血、脑卒中或者阴道出血等。常见转移部位见表50-4。诊断依靠病史、影像学检查及 β-hCG 水平。**组织学证据对于诊断绒癌不是必须的也不是开始治疗的必要条件。**在广泛的影像学检查或治疗前，必须排除新的正常妊娠引起的 β-hCG 升高。有些临床情况下，如血清 β-hCG 值低且没有组织学或影像学证据，排除 β-hCG 假阳性极为重要。

绒癌的一般治疗及特殊情况下的治疗都很复杂，不在本章讨论范围内，读者可参考妇科或妇科肿瘤科的教科书。绒癌患者应由妇科肿瘤专科医生管理，最好是擅长治疗该病的专家。

表 50-4　绒毛膜癌常见转移部位

部位	所占百分比
肺部	60 ~ 95
阴道	40 ~ 50
外阴/宫颈	10 ~ 15
大脑	5 ~ 15
肝脏	5 ~ 15
肾脏	0 ~ 5
脾脏	0 ~ 5
胃肠道	0 ~ 5

所占比例变化较大，取决于数据来源于尸检还是来自治疗前的影像学检查（摘自 Finfer SR. Management of labor and delivery in patients with intracranial neoplasms. *Br J Anaesth*. 1991;67:784.）

关键点

◆ 妊娠反应与转移癌的早期症状类似，孕妇的癌症诊断与治疗被延误的风险增加。

◆ 妊娠期合并癌症的最佳治疗时间是妊娠中晚期，避免在早孕期治疗而导致胎儿畸形或流产。对于大多数在中孕期诊断的恶性肿瘤，应按指征进行化疗，化疗对胎儿的风险一般低于推迟治疗或终止妊娠造成早产的风险。

◆ 抗代谢药和烷化剂对发育中的胎儿危害最大。

◆ 如果对孕妇乳房不适或异常体征不及时评估，常会导致妊娠期乳腺癌诊断延迟。

◆ 霍奇金病的治疗可能会降低生育力，而联合放化疗导致卵巢早衰的风险最高。

◆ 如果孕妇在分娩前一月内接受过细胞毒性药物，应当密切观察新生儿是否有粒细胞减少症和血小板减少症。

◆ 妊娠对于黑色素瘤临床进展的影响一直有争议。矫正肿瘤深度之后，妊娠似乎对生存率没有显著影响。

◆ 按分期和年龄对病人进行分层研究发现，妊娠合并宫颈癌的生存率与未妊娠患者类似。

◆ 大多数妊娠期恶性卵巢肿瘤属于生殖细胞肿瘤或者低度恶性的早期上皮细胞肿瘤。治疗方案通常不影响继续妊娠且能保存生育力。

◆ 妊娠合并结直肠癌罕见，但大部分直肠癌可以通过直肠指诊发现，这也强调首次产检时直肠指诊的重要性。

◆ 如果怀疑妊娠滋养细胞疾病，但缺乏临床证据包括组织学、影像学和病史等，特别是 β-HCG 滴度较低时，必须排除 β-HCG 假阳性。

参考文献

1. Pentheroudakis G, Orecchia R, Hoekstra HJ, Pavlidis N. Cancer, fertility and pregnancy: ESMO clinical practice guidelines for diagnosis, treatment and follow-up. *Ann Oncol*. 2010;21:V226.

2. Pavlidis NA. Coexistence of pregnancy and malignancy. *Oncologist*. 2002;7:279.

3. Andersson TM, Johansson AL, Fredriksson I, Lambe M. Cancer during pregnancy and the postpartum period: a population based study. *Cancer*. 2015.

4. Amant F, Han SN, Gziri MM, Dekrem J, Van Calsteren K. Chemotherapy during pregnancy. *Curr Opin Oncol*. 2012;24:580-586.

5. Briggs GG, Freeman RK, Yaffe SJ. *Drugs in Pregnancy and Lactation: A Reference Guide to Fetal and Neonatal Risk*. 8th ed. Philadelphia: Lippincott, Williams & Wilkins; 2008.

6. Van Calsteren K, Hyens L, De Smet F, et al. Cancer during pregnancy: an analysis of 215 patients emphasizing the obstetrical and the neonatal outcomes. *J Clin Oncol*. 2009;28:683.

7. Zemlickis D, Lishner M, Degendorfer P, et al. Fetal outcome after in utero exposure to cancer chemotherapy. *Arch Intern Med*. 1992;152:573.

8. Cardonick E, Iacobucci A. Use of chemotherapy during human pregnancy. *Lancet Oncol*. 2004;5:283.

9. Weisz B, Meirow D, Schiff E, Lishner M. Impact and treatment of cancer during pregnancy. *Exper Rev Anticancer Ther*. 2004;4:889.

10. Schardein JL. Cancer chemotherapeutic agents. In: Schardein JL, ed. *Chemically Induced Birth Defects*. 2nd ed. New York: Marcel Dekker; 1993.

11. Amant F, Han SN, Gziri MM, Vandenbroucke T, Verheecke M, Van Calsteren K. Management of cancer in pregnancy. *Best Pract Res Clin Obstet Gynaecol*. 2015;29:741.

12. Mazze RI, Kallen B. Reproductive outcome after anesthesia and operation during pregnancy: a registry study of 5405 cases. *Am J Obstet Gynecol*. 1989;161:1178.

13. Clark ST, Radford JA, Crowther D, et al. Gonadal function following chemotherapy for Hodgkin disease: a comparative study of MVPP and a seven-drug hybrid regimen. *J Clin Oncol*. 1995;13:134.

14. Plante M, Renaud MC, François H, Roy M. Vaginal radical trachelectomy: an oncologically safe fertility-preserving surgery. An updated series of 72 cases and review of the literature. *Gynecol Oncol*. 2004;94:614.

15. Siegel RL, Miller KD, Jemal A. Cancer statistics, 2015. *Cancer*. 2015; 65(1):5-29.

16. Ring A. Breast cancer and pregnancy. *Breast*. 2007;16:S155.

17. Salani R, Billingsley CC, Crafton SM. Cancer and pregnancy: an overview for obstetricians and gynecologists. *Am J Obstet Gynecol*. 2014;211(1): 7-14.

18. Amant F, Loibl S, Neven P, Van Calsteren K. Breast cancer in pregnancy. *Lancet*. 2012;379:570-579.

19. Michels KB, Willett WC, Rosner BA, et al. Prospective assessment of breastfeeding and breast cancer incidence among 89,877 women. *Lancet*. 1996;347:431.

20. Jernstrom H, Lerman C, Ghadirian P, et al. Pregnancy and risk of early breast cancer in carriers of BRCA1 and BRCA2. *Lancet*. 1999;354:1846.

21. Amant F, Deckers S, Van Calsteren K, et al. Breast cancer in pregnancy: recommendations of an international consensus meeting. *Eur J Cancer*. 2010;4:3158.

22. Zagouri F, Psaltopoulou T, Dimitrakakis C, Bartsch R, Dimopoulos MA. Challenges in managing breast cancer during pregnancy. *J Thorac Dis*. 2013;5(suppl 1):S62-S67.

23. Gentilini O, Cremonesi M, Trifiro G, et al. Safety of sentinel node biopsy in pregnant patients with breast cancer. *Ann Oncol*. 2004;15:1348.

24. Botsis D, Sarandakou A, Kassanos D, et al. Breast cancer markers during normal pregnancy. *Anticancer Res*. 1999;19:3539.

25. Cardonick E, Dougherty R, Grana G, Gilmandyar D, Ghaffar S, Usmani A. Breast cancer during pregnancy: Maternal and fetal outcomes. *Cancer J*. 2010;16:76-82.

26. King RM, Welch JS, Martin JK Jr, Coul CB. Carcinoma of the breast associated with pregnancy. *Surg Gynecol Obstet*. 1985;160:228.

27. Amant F, von Minckwitz G, Han SN, et al. Prognosis of women with primary breast cancer diagnosed during pregnancy: results from an international collaborative study. *J Clin Oncol*. 2013;31:2532-2539.

28. Loibl S, Han SN, Minckwitz GV, et al. Treatment of breast cancer during pregnancy: an observation study. *Lancet Oncol*. 2012;13:887-896.

29. Blakely LJ, Buzdar AU, Lozada JA, et al. Effects of pregnancy after treatment for breast carcinoma on survival and risk of recurrence. *Cancer*. 2004;100:465.

30. Higgins S, Haffty B. Pregnancy and lactation after breast-conserving therapy for early-stage breast cancer. *Cancer*. 1994;73:2175.

31. Miller MJ, Ross ME. Case report: pregnancy following breast reconstruction with autologous tissue. *Cancer Bull*. 1993;45:546.

32. Brenner B, Avivi I, Lishner M. Haematological cancers in pregnancy. *Lancet*. 2012;379:580-587.

33. Gelb AB, van de Rijn M, Warnke RA. Pregnancy-associated lymphomas. A clinicopathologic study. *Cancer*. 1996;78:304.

34. Jacobs C, Donaldson SS, Rosenberg SA, Kaplan HS. Management of the pregnant patient with Hodgkin's disease. *Ann Intern Med*. 1981;95:649.

35. Friedman E, Jones GW. Fetal outcome after maternal radiation treatment of supradiaphragmatic Hodgkin's disease. *Can Med Assoc J*. 1993;149:1281.

36. Azim HA, Pavlidis N, Peccatori FA. Treatment of the pregnant mother with cancer: a systematic review on the use of cytotoxic, endocrine, targeted agents and immunotherapy during pregnancy. Part II: Hematological tumors. *Cancer Treat Rev*. 2010;36:110.

37. Dein RA, Mennuti MT, Kovach P, Gabbe SG. The reproductive potential of young men and women with Hodgkin's disease. *Obstet Gynecol Surv*. 1984;39:474.

38. Aviles A, Neri N. Hematological malignancies and pregnancy: a final report of 84 children who received chemotherapy in utero. *Clin Lymphoma*. 2001;2:173.

39. Caligiuri MA, Mayer RJ. Pregnancy and leukemia. *Semin Oncol*. 1989; 16:338.

40. Antonelli NM, Dotters DJ, Katz VL, Kuller JA. Cancer in pregnancy: a review of the literature. Part II. *Obstet Gynecol Surv*. 1996;51:135.

41. Chang A, Patel S. Treatment of acute myeloid leukemia during pregnancy. *Ann Pharmacother*. 2014;49(1):48-68.

42. Avivi I, Brenner B. Management of acute myeloid leukemia during pregnancy. *Future Oncol*. 2014;10(8):1407-1415.

43. Aviles A, Niz J. Long-term follow-up of children born to mothers with acute leukemia during pregnancy. *Med Pediatr Oncol*. 1988;16:3.

44. Pye SM, Cortes J, Ault P, et al. The effects of imatinib on pregnancy outcome. *Blood*. 2008;111:5505.

45. Bhandari A, Rolen K, Sha BK. Management of chronic myelogenous leukemia in pregnancy. *Anticancer Res*. 2015;35:1-12.

46. Stensheim H, Møller B, van Dijk T, et al. Cause-specific survival for women diagnosed with cancer during pregnancy or lactation: a registry-based cohort study. *J Clin Oncol*. 2009;27:45.

47. Houghton AN, Flannery J, Viola MV. Malignant melanoma of the skin occurring during pregnancy. *Cancer*. 1981;48:407.

48. MacKie RM, Bufalino R, Morabito A, et al. Lack of effect on pregnancy outcome of melanoma. *Lancet*. 1991;337:653.

49. Slingluff CL Jr, Reintgen D, Vollmer RT, et al. Malignant melanoma arising during pregnancy: a study of 100 patients. *Ann Surg*. 1990;211: 552-557.

50. Travers R, Sober A, Barnhill R, et al. Increased thickness of pregnancy-associated melanoma: a study of the MGH pigmented lesion clinic. *Melanoma Res*. 1993;3:44.

51. Ross MI. Melanoma and pregnancy: prognostic and therapeutic considerations. *Cancer Bull*. 1994;46:412.

52. Byrom L, Olsen C, Knight L, Khosrotehrani K, Green AC. Increased mortality for pregnancy-associated melanoma: systematic review and meta-analysis. *J Eur Acad Dermatol Venereol*. 2015;29:1457.

53. O'Meara AT, Cress R, Xing G, Danielsen B, Smith LH. Malignant melanoma in pregnancy: a population based evaluation. *Cancer*. 2005;103: 1217-1226.

54. Hannigan EV. Cervical cancer in pregnancy. *Clin Obstet Gynecol*. 1990; 33:837.

55. Copeland LJ, Silva EG, Gershenson DM, et al. Superficially invasive squamous cell carcinoma of the cervix. *Gynecol Oncol*. 1992;45:307.

56. Sood AK, Sorosky JI, Krogman S, et al. Surgical management of cervical cancer complicating pregnancy: a case-control study. *Gynecol Oncol*. 1996;63:294.

57. Amant F, Van Calsteren K, Halaska M, et al. Gynecologic cancers in pregnancy: guidelines of an international consensus meeting. *Int J Gynecol Cancer*. 2009;19:S1.

58. Balderston KD, Tewari K, Gregory WT, et al. Neuroendocrine small cell cervix cancer in pregnancy: long-term survivor following combined therapy. *Gynecol Oncol*. 1998;71:128.

59. Cliby WA, Dodson WA, Podratz KC. Cervical cancer complicated by pregnancy: episiotomy site recurrences following vaginal delivery. *Obstet Gynecol*. 1994;84:179.

60. Leiserowitz GS, Xing G, Cress R, et al. Adnexal masses in pregnancy: how often are they malignant? *Gynecol Oncol*. 2006;101:315.

61. Schwartz N, Timor-Tritsch IE, Wang E. Adnexal masses in pregnancy. *Clin Obstet and Gynecol*. 2009;52:570.

62. Latimer J. Gynaecological malignancies in pregnancy. *Curr Opin Obstet Gynecol*. 2007;19:140.

63. Kobayashi F, Sagawa N, Nakamura K, et al. Mechanism and clinical significance of elevated CA 125 levels in the sera of pregnant women. *Am J Obstet Gynecol*. 1989;160:563.

64. Young RH, Dudley AG, Scully RE. Granulosa cell, Sertoli-Leydig cell and unclassified sex-cord stromal tumors associated with pregnancy: a clinical pathological analysis of 36 cases. *Gynecol Oncol*. 1984;18:181.

65. Bakour SH, Jaleel H, Weaver JB, et al. Vulvar carcinoma presenting during pregnancy, associated with recurrent bone marrow hypoplasia: a case report and literature review. *Gynecol Oncol*. 2002;87:207.

66. Senekjian EK, Hubby M, Bell DA, et al. Clear cell adenocarcinoma of the vagina and cervix in association with pregnancy. *Gynecol Oncol*. 1986;24:207.

67. Yael HK, Lorenza P, Evelina S, et al. Incidental endometrial adenocarcinoma in early pregnancy: a case report and review of the literature. *Int J Gynecol Cancer*. 2009;19:1580.

68. Woods JB, Martin JN Jr, Ingram FH, et al. Pregnancy complicated by carcinoma of the colon above the rectum. *Am J Perinatol*. 1992;9:102.

69. Nesbitt JC, Moise KJ, Sawyers JL. Colorectal carcinoma in pregnancy. *Arch Surg*. 1985;120:636.

70. Gensheimer M, Jones CA, Graves CR, et al. Administration of oxaliplatin to pregnant patients with rectal cancer. *Cancer Chemother Pharmacol*. 2009;63:371.

71. Boussios S, Pavlidis N. Renal cell carcinoma in pregnancy: a rare coexistence. *Clin Transl Oncol*. 2014;16:122-127.

72. Yeaton-Massey A, Brookfield KF, Aziz N, Mrazek-Pugh B, Chueh J. Maternal bladder cancer diagnosed at routine first-trimester obstetric ultrasound examination. *Obstet Gynecol*. 2013;122:464-466.

73. Verheecke M, Halaska M, Lok CA, et al. Primary brain tumours, meningiomas and brain metastases in pregnancy: report on 27 cases and review of literature. *Eur J Cancer*. 2014;59:1462-1471.

74. Finfer SR. Management of labor and delivery in patients with intracranial neoplasms. *Br J Anaesth*. 1991;67:784.

75. Blumenthal DT, Parreno MG, Batten J, et al. Management of malignant gliomas during pregnancy: a case series. *Cancer*. 2008;113:3349.

76. Backes CH, Moorehead PA, Nelin LD. Cancer in pregnancy: fetal and neonatal outcomes. *Clin Obstet Gynecol*. 2011;54(4):574-590.

77. Pavlidis N, Pentheroudakis G. Metastatic involvement of placenta and foetus in pregnant women with cancer. *Recent Results Cancer Res*. 2008; 178:183-194.

78. Alexander A, Samlowski WE, Grossman D, et al. Metastatic melanoma in pregnancy: risk of transplacental metastases in the infant. *J Clin Oncol*. 2003;21:2179-2186.

79. Lee SJ, Schover LR, Partridge AH, et al. American Society of Clinical Oncology recommendations on fertility preservation in cancer patients. *J Clin Oncol*. 2006;24:2917-2931.

80. Jeruss JS, Woodruff TK. Preservation of fertility in patients with cancer. *N Engl J Med*. 2009;360:902-911.

81. Munster PN, Moore AP, Ismail-Khan R, et al. Randomized trial using gonadotropin-releasing hormone agonist triptorelin for the preservation of ovarian function during (neo)adjuvant chemotherapy for breast cancer. *J Clin Oncol*. 2012;30(5):533-538.

82. Bandy LC, Clarke-Pearson DL, Hammond CB. Malignant potential of gestational trophoblastic disease at the extreme ages of reproductive life. *Obstet Gynecol*. 1984;64:395.

83. Berkowitz RS, Goldstein DP, Bernstein MR, Sablinska B. Subsequent pregnancy outcomes in patients with molar pregnancies and gestational trophoblastic tumors. *J Reprod Med*. 1987;32:680.

84. Copeland LJ. Gestational trophoblastic neoplasia. In: Copeland LJ, ed. *Textbook of Gynecology*. 2nd ed. Philadelphia: WB Saunders; 2000:1414.

85. Rice LW, Berkowitz RS, Lage JM, Goldstein DP. Persistent gestational trophoblastic tumor after partial molar pregnancy. *Gynecol Oncol*. 1993;48: 165.

86. Seckl MH, Fisher RA, Salerno G, et al. Choriocarcinoma and partial hydatidiform moles. *Lancet*. 2000;356:36.

87. Leiserowitz GS, Webb MJ. Treatment of placental site trophoblastic tumor with hysterotomy and uterine reconstruction. *Obstet Gynecol*. 1996;88:696.

最后审阅　方大俊

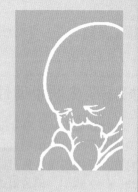

第51章

妊娠期皮肤疾病

原著　ANNIE R. WANG and GEORGE KROUMPOUZOS

翻译与审校　宋英娜,吴颖

　　本章重点介绍妊娠期皮肤生理性变化、常见皮肤疾病和皮肤肿瘤的情况,简要介绍黑色素瘤、瘙痒症和妊娠期特异性皮肤病的诊断和治疗。正文中所涉及的常见皮肤疾病定义见表51-1。

表51-1　常见的皮肤变化和皮肤疾病

疾病	描述
假性黑棘皮病	• 皮肤皱襞和颈部色素沉着过度,类似于黑棘皮病
皮肤黑素细胞增多症	• 黑素细胞异常地聚集于真皮层,造成边界不清的蓝灰色斑块
外阴黑色素沉着病	• 外阴部不规则分布的色素沉着斑块
妊娠相关乳头角化过度	• 乳头顶部局灶性角化过度,出现疣样丘疹
汗疹	• 汗液分泌导管堵塞所致汗液潴留
多汗	• 以汗液分泌增多为表现的皮肤疾病
汗疱疹	• 手掌和脚掌复发性水疱
Fox-Fordyce 疾病	• 大汗腺的慢性瘙痒性疾病,表现为大汗腺导管堵塞和汗液潴留
甲剥离症	• 甲板与甲床剥离
甲下角化过度	• 远端甲床角化物沉积
掌跖汗疱疹湿疹	• 见上文汗疱疹
聚合型痤疮	• 寻常痤疮的变异形式,表现为重度出疹性结节囊性病变,通常不伴全身症状
寻常型天疱疮	• 皮肤和口腔黏膜的自身免疫性大疱性疾病,由抗桥粒核心糖蛋白-3 抗体引起,可造成表皮内棘层松解
增生型天疱疮	• 寻常型天疱疮的一种变异形式,表现为脓疱,形成蕈样增殖或乳头瘤样增生
落叶型天疱疮	• 一种自身免疫性大疱性皮肤病,由抗桥粒核心糖蛋白-3 抗体引起,可造成角膜下棘层松解
Spitz 痣	• 主要发生于儿童或者年轻人,表现为明显的上皮样和/或梭形黑色细胞,可能具有非典型性

妊娠期皮肤生理性变化

　　妊娠期皮肤受内分泌、代谢、机械作用和血流动力学变化等多种因素影响,可出现一系列变化。大多数改变可在产后缓解或消失,且不会对母亲或胎儿造成不良影响(框 51-1)[1,2]。但黄褐斑、静脉曲张及妊娠相关乳头角化过度等变化在产后仍可能持续存在[3]。

框 51-1　　妊娠期的生理性皮肤变化

色素
常见
　色素沉着过度
　黄褐斑
少见
　黄疸
　假性棘皮症样变化
　皮肤黑素细胞增多症
　乳头角化过度
　外阴黑色素沉着病
毛发周期和生长
　多毛症
　产后静止期脱发
　产后男性型脱发
　弥散性毛发稀疏(妊娠晚期)
指(趾)甲
　甲下角化过度
　远端甲剥离
　横向甲沟
　脆性和软化
腺体
　分泌功能增强
　皮脂功能增强
　顶泌功能减弱
结缔组织
　妊娠纹
　皮赘(妊娠期纤维软疣)
血管
　蜘蛛状毛细血管扩张
　化脓性肉芽肿(妊娠期肉芽肿)
　手掌红斑
　非凹陷性水肿
　重度唇部水肿
　静脉曲张
　血管舒缩不稳定
　牙龈充血
　痔
黏膜
　牙龈炎
　Chadwick 征
　Goodell 征

色素变化

　　妊娠期,约 **90%** 的孕妇会出现轻度的局灶性或全身性**色素沉着**,以乳晕、乳头、生殖器、腋窝和大腿内侧等部位最为明显。常见部位包括白线(黑线)和乳晕周围皮肤变暗。黄褐斑(melasma、cholasma 或 mask of pregnancy),又称为黑斑病,是指面部色素沉着过度,见于 70% 的妊娠女性[2]。主要表现为对称分布、边界不清的色素沉着斑块,常见于面颊部位(面颊型)或分布于整个面部(面部中心型,图 51-1)。色素沉着过度还可以出现在下颌支(下颌型),约占 16%[4,5]。黄褐斑出现的原因包括黑色素在表皮(70%)和皮肤巨噬细胞(10% ~15%)中沉积,两者兼有者约占 20%。黄褐斑可能继发于妊娠期激素变化所致的 α-黑素细胞刺激素水平升高,紫外线和可见光暴露常会导致黄褐斑加重[5,6]。通常情况下,肤色深及黑素细胞较多的女性色素沉着比肤色浅的女性明显;妊娠期使用防晒系数(SPF)较高的广谱防晒霜能降低色素沉着的严重程度。

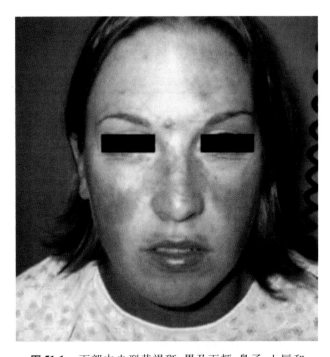

图 51-1　　面部中央型黄褐斑,累及面颊、鼻子、上唇和前额

　　黄褐斑通常会在产后消失,但再次妊娠或者使用口服避孕药可能使其复发[4]。产后持续性黄褐斑可外用 2% ~ 4% 对苯二酚和防晒霜进行治疗,也可联用维 A 酸或类固醇药物局部外用[7]。经过常规治疗后,仍有 30% 左右的患者症状不缓解,这多是病变位置较深(位于真皮或混合型),使得局部药效下降所致。联合治疗包括激光治疗[8,9]和化学脱皮术[10],可能对顽固性病例有一定效果。目前尚无妊娠期皮肤激光治疗对胎儿造成不良影响的报道。

多数激光治疗专家认为激光辐射不会穿透皮肤进入更深层的软组织，因此不会对胎儿或者胎盘造成影响，但由于潜在的责任问题，大部分皮肤科和整形外科医生都不对孕妇进行激光治疗。

妊娠期其他色素变化包括假性黑棘皮病（pseudoacanthosis nigricans）[11]、皮肤黑素细胞增多症（dermal melanocytosis）、外阴黑色素沉着病（vulvar melanosis）和乳晕疣状色素沉着（verrucous areolar hyperpigmentation）（见框51-1）[12]。肤色较深的女性中，继发于妊娠期特异性皮肤病的炎症后色素沉着也比较常见（见妊娠期特异性皮肤病章节）。

血管变化

由于雌激素水平升高和血容量增加，妊娠前两个月皮肤血流量增加4倍~16倍，并在妊娠第三个月再次加倍。这会造成明显的血管相关表现（见框51-1）。大约2/3的白人女性和10%的黑人女性会在妊娠第2~5个月出现蜘蛛痣（spider nevi）（也叫蜘蛛状血管瘤，spider angiomata）和毛细血管扩张，通常于产后3个月内消失（图51-2，A）[1,4]。约10%的女性会出现持续性蜘蛛痣，可采用电脱水法或者脉冲染料激光法进行治疗。

手掌红斑（palmar erythema）可能继发于毛细血管充血，在妊娠期也较为常见，见于70%白人女性和30%黑人女性。小腿静脉曲张和痔疮见于40%以上的女性，但这些浅表静脉曲张部位的血栓发生率并不高（<10%）。

妊娠早期容易出现非凹陷性水肿（nonpitting edema），常见于脚踝（70%）和面部（50%）。静脉曲张可能在产后缓解，但通常不会完全消失，并且易于在下次妊娠时复发。

牙龈充血和牙龈炎在妊娠期也比较常见，刷牙时常出现轻度的牙龈出血，以孕晚期最为多见，产后多可消失。良好的口腔卫生可以减轻这些症状。牙周疾病与不良妊娠结局相关，推荐近期未进行牙科检查的女性去口腔科检查[13]。

妊娠期化脓性肉芽肿（pyogenic granuloma of pregnancy），又被称为妊娠期肉芽肿（granuloma gravidarum）或者妊娠期牙龈瘤（pregnancy epulis），是一种毛细血管良性增生性疾病，通常发生于牙龈，偶可见于唇部和黏膜以外的部位（图51-2，B）。化脓性肉芽肿通常见于妊娠第2~5个月，发生率约2%[4]。表现为位于齿间牙龈及牙龈的舌侧或颊侧、深红色或紫色的血管性结节，通常带蒂。化脓性肉芽肿多继发于黏膜损伤。产后化脓性肉芽肿常会自行缩小，大部分无需治疗。对于大量出血或者重度不适的病例可考虑手术或者电外科切除。

结缔组织变化

妊娠纹（striae gravidarum），又被称为萎缩纹（striae distensae）或"伸展纹"，多发生于妊娠第6~7个月，白人女性发病率高达90%[4]。妊娠纹的风险因素包括年轻、妊娠期增重较多及应用糖皮质激素类药物等；其中

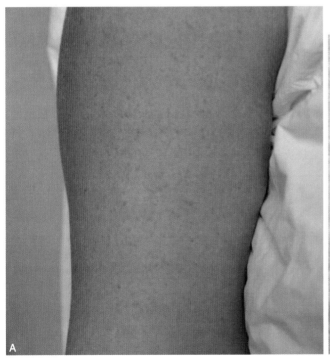
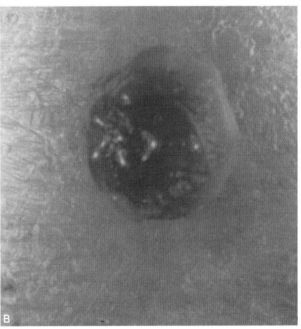

图51-2　A. 一名孕妇的手臂处出现大量微血管扩张和蜘蛛血管瘤。**B.** 妊娠期化脓性肉芽肿（妊娠期肉芽肿）是一种良性的血管增生，多在牙龈部位以结节形式出现，本图所示是一个罕见的黏膜外部位的妊娠期肉芽肿

遗传易感性起着关键作用。妊娠纹最明显的部位包括腹部、乳房、臀部、腹股沟和腋窝。通常没有症状，少数产妇会有轻度至中度瘙痒。目前尚无治疗妊娠纹的最佳方法，早期妊娠纹的红斑（红色）对各种脉冲染料激光治疗或密集脉冲光治疗的反应较好。无论是否治疗，红色均会随着时间的推移逐渐变淡；但萎缩纹不会完全消失，而且激光治疗无效。研究表明，外用 0.1% 维 A 酸乳膏可缓解妊娠纹，使其长度缩短 20%，与外用乙醇酸（浓度高达 20%）联用可增加病变部位弹性蛋白的含量[14]。但是维 A 酸对皮肤具有较强刺激性且不能使妊娠纹完全消失。因此目前尚无外用疗法能够预防或者影响妊娠纹的进程。产后妊娠纹会缓解但不会完全消失。

皮赘（skin tags），也叫妊娠期纤维软疣（molluscum fbrosum gravidarum），表现为颈部、腋窝、乳房下或者腹股沟部位出现的 1~5mm、肉质的、带蒂的、外生性赘生物，通常发生于妊娠期的后几个月。皮赘可能在产后缓解，故治疗可推迟到分娩后。对持续性或者不断扩大的病变可采用液氮进行冷冻治疗或者刮除法。皮赘不具有恶变潜能，除非出现炎症或者溃疡，一般无需治疗。

腺体变化

研究显示妊娠期外分泌腺功能增强，这可以解释汗疹（miliaria）、多汗症（hyperhidrosis）和汗疱疹（dyshidrosis）等在妊娠期患病率升高的现象[4,12]。妊娠期顶（浆分）泌则与之相反，可能表现为活动减弱，这造成了 Fox-Fordyce 疾病和化脓性汗腺炎在妊娠期的患病率下降的现象[2]。妊娠期皮脂功能变化不一，故无法预测妊娠对寻常痤疮的影响，妊娠期寻常痤疮的治疗将在下文中进行讨论。妊娠期乳晕的皮脂腺增大（Montgomery's glands or tubercles）。

头发和指（趾）甲变化

妊娠期大部分孕妇会出现轻度的多毛症（hirsutism），累及面部、躯干和四肢，通常在产后 6 个月内缓解。另外，**由于有较高比例的头发进入静止期，也可能出现产后头发脱落，即静止期脱发（telogen efuvium）**（图 51-3）。静止期脱发的严重程度个体差异较大，当 40%~50% 以上头发受到影响时会比较明显。静止期脱发通常会在 1~5 个月内自行缓解，但完全恢复可能需要 15 个月以上[1,4]，目前尚无有效的治疗方法。部分孕妇晚孕期会出现额顶叶发际线后移和弥散性毛发稀疏。指（趾）甲变化可能在早孕期出现，包括脆性（brittleness）、甲剥离症（onycholysis）、甲下角化过度（subungual hyperkeratosis）和横向甲沟（transverse grooving）。目前对妊娠期间的指（趾）甲变化没有特异的治疗方案，大部分会在产后自行消失。妊娠期应尽量避免接触外部致敏物（例如洗甲

水）并避免感染。对于指（趾）甲脆性较大或者易出现甲剥离症的孕妇，则应该定期修剪指（趾）甲[6]。

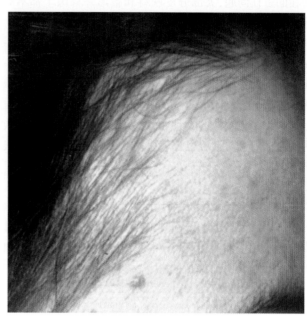

图 51-3 产后 5 个月内出现的静止期脱发，典型表现为颞叶发际线后退和头发变薄

妊娠对基础皮肤疾病和皮肤肿瘤的影响

多数原有皮肤疾病和皮肤肿瘤可能在妊娠期加重；但是也有少数病情可能会缓解[15]，例如特应性皮炎、痤疮、慢性斑块状银屑病、Fox-Fordyce 病、化脓性汗腺炎、线性免疫球蛋白 A（IgA）皮肤病、结节病、白塞病、荨麻疹和自身免疫性孕酮性皮炎（表 51-1）。

特应性湿疹和皮炎

特应性皮炎（atopic dermatitis，AD）是一种常见的皮肤病，也被称为特应性湿疹（atopic eczema）。大多数特应性皮炎会在妊娠期加重，但也有大约 24% 的病例会出现症状缓解[16]。两项大规模研究的结果表明妊娠期间 AD 的患病率较高，其中包括"新发 AD"，也就是妊娠期间首次发病的 AD。目前妊娠期 AD 的诊断标准已经修改，但这两项研究所采用的 AD 的诊断标准是依据儿童人群，故其数据可能并不代表妊娠期 AD 的实际患病率[16-20]。AD 的风险因素包括既往特应性疾病史（27%）、特应性疾病家族史（50%）以及分娩过罹患 AD 的子代（19%）。其他风险因素还包括黑人、亚裔、吸烟[21,22]。妊娠期间内源性（非过敏性）和外源性（IgE 相关性）AD[23] 的患病率尚不明确。一项小规模的研究认为妊娠对内源性 AD 的影响更大[24]。

AD 的病变位置多见于四肢的屈曲面，偶尔合并躯干

病变。少数表现为掌跖汗疱疹湿疹、毛囊和面部湿疹。湿疹病变部位在妊娠期可能出现细菌或病毒性感染（例如：继发于单纯疱疹病毒的疱疹性湿疹），治疗可采用双氯西林或者第一代头孢菌素。疱疹性湿疹和弥散性疱疹感染（后者危害胎儿）应该及时采用静脉阿昔洛韦治疗，以最大程度降低母儿风险。

AD 通常不会引起不良胎儿结局，但孕妇在母乳喂养以及妊娠期间避免接触食物抗原对子代 AD 的影响仍存在争议。**对妊娠期间加重的 AD 可予对症治疗，保湿霜和低至中效外用类固醇药物为一线治疗方案**；必要时也可采用全身性抗组胺药（例如氯苯那敏和苯海拉明）来缓解瘙痒症状。重度 AD 可能需要短期口服类固醇药物治疗。紫外线 B（ultraviolet light B，UVB）照射是妊娠期湿疹的二线治疗方案，其安全性已被证实。应用新型外用免疫调节剂（匹美克莫司、他克莫司）治疗湿疹的经验相对较少[25]，它们的生物利用度较低（<5%），目前尚无宫内暴露所致胎儿畸形的报道，但有一些婴儿出现了新生儿高钾血症[26]。因此，这些免疫调节剂可作为对 UVB 治疗无反应的顽固性 AD 的三线治疗方案。如果需要采用全身性药物来治疗顽固性 AD，最安全的是环孢素。

目前没有对妊娠期 AD 产后进程的相关研究。产后常见刺激性手部皮炎和乳头湿疹[1]。刺激性手部皮炎可采用润肤剂和护手霜治疗。乳头湿疹可发展为疼痛性裂伤，并可能合并细菌性感染，以金黄色葡萄球菌为最常见。乳头湿疹合并细菌感染可采用外用类固醇药物联合外用/全身性抗生素治疗。

寻常痤疮

妊娠对寻常痤疮的影响存在个体差异。一项研究显示大约 70% 的痤疮会受到妊娠的影响，其中 41% 表现为病情缓解改善，而 29% 表现为症状加重[27]，其中两名患者的痤疮在两次妊娠中分别出现了好转和加重。部分患者在妊娠期或者产后首次出现痤疮，称为妊娠后痤疮（post-gestational acne）。粉刺性痤疮（comedonal acne）应采用外用角质剥脱剂治疗，例如过氧化苯甲酰；炎性痤疮应该采用壬二酸、外用红霉素、外用克林霉素或者口服红霉素治疗。有对照研究显示早孕期外用维 A 酸不增加先天性畸形的发生率，但由于纳入病例数太少，无法排除外用维 A 酸致畸性的风险，故仍不建议在妊娠期使用维 A 酸（见第 8 章）。

其他炎性皮肤病

荨麻疹（urticaria）可能在妊娠期复发并加重，其复发与遗传性血管性水肿具有类似的特点，即可能在口服避孕药或者经期前加重。慢性斑块状银屑病（chronic plaque psoriasis）可能在妊娠期首次发病。**妊娠期慢性银**屑病患者 40%~63% 会出现症状改善，恶化的比例仅占 14%；且产后复发比较常见（80%）[28]。外用类固醇药物和卡泊三醇是治疗妊娠期局灶性银屑病相对安全的方案[29]。对外用药物治疗无效的重度银屑病患者，可考虑采用 UVB 或者短期环孢素作为二线治疗方案。

自身免疫性孕酮性皮炎

自身免疫性孕酮性皮炎（autoimmune progesterone dermatitis）是由自身免疫或非自身免疫机制介导的、针对孕酮的超敏反应，是具有多种不同的表现形式（荨麻疹、丘疹、水泡或者脓疱）的罕见皮肤病，以周期性、复发性病变为显著特征，通常发生于黄体期。有关妊娠对自身免疫性孕酮性皮炎的影响报道较少，既有妊娠期症状好转的病例，也有病情加重的病例[30]。症状改善的机制可能包括妊娠期间皮质醇水平升高和/或性激素水平逐渐升高以及随后出现的激素脱敏现象。其诊断采用合成孕酮进行皮内注射后出现的速发型局部荨麻疹反应或迟发型超敏反应（以后者更加常见）。对这些患者肌内注射孕酮可能导致血管性水肿，故应该避免。有研究对几名患者应用间接免疫荧光法检测到了循环中针对孕酮或者黄体的抗体，但其灵敏度可能低于皮内孕酮激发实验，因此这些抗体并未被作为诊断标准。妊娠期自身免疫性孕酮性皮炎的治疗尚无特异性方案。曾有报道一名产妇早孕期出现以荨麻疹为表现的自身免疫性雌激素皮炎（autoimmune estrogen dermatitis）[31]。

疱疹样脓疱病

疱疹样脓疱病（impetigo herpetiformis）是全身性脓疱性银屑病（generalized pustular psoriasis）的一种罕见变异形式，好发于妊娠期，通常与低钙血症[32]或者血清低水平维生素 D[33]有关，多数患者并没有银屑病家族史。该病通常发生于晚孕期，但也可出现于早中孕期和产后。绝大多数患者会在产后恢复正常，但也有病情持续不缓解的报道，可能与使用口服避孕药有关[34]。对于遗传易感性个体，妊娠期间的各种感染也有可能诱发脓疱性银屑病暴发[35]。

疱疹样脓疱病表现为红色斑块的外周出现大量成簇的、不连续的、无菌性脓疱（图 51-4，A）。病变通常起始于大的屈曲部位（如腋窝、乳房下、腹股沟和臀沟）并向躯干扩展，一般不累及面部、手部和脚部，部分患者可能出现疼痛性黏膜糜烂。曾有过甲剥离症或者继发于甲下病变的完全甲脱落的报道。常见的全身症状包括发热、不适、腹泻和呕吐，可致继发性脱水。少数患者会出现继发于低钙血症的并发症，例如手足搐搦、惊厥和谵妄。实验室检查常可发现白细胞增多和红细胞沉降率升高；少数可伴低钙血症、血清维生素 D 水平下降和甲状旁腺机

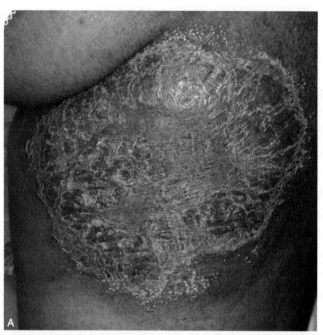

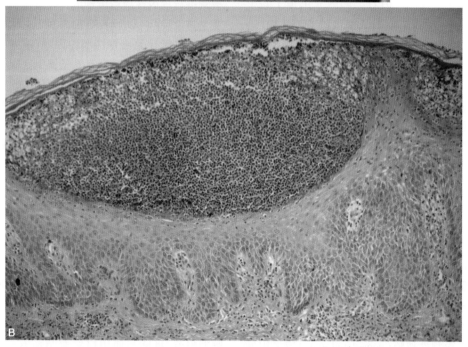

图 51-4　**A.** 疱疹样脓疱病:结痂性红斑周围出现的分散的、成簇的无菌脓疱。**B.** 疱疹样脓疱病的组织病理学表现为:特征性的 Kogoj 海绵样脓疱,由棘细胞层最上方的中性粒细胞组成(苏木精-伊红染色)

能减退。由于手足搐搦、惊厥、谵妄、心力衰竭或肾衰竭、败血症引起的产妇死亡较为罕见。在孕妇病情控制稳定的情况下[36],也曾有继发于胎盘功能不全的死产和胎儿畸形的报道[33]。**早期诊断、积极治疗并给予支持性护理可明显改善母体预后,但围产期死亡的风险仍然较高**[37]。目前数据主要来源于数十年内少数的病例报告,故其风险难以量化。在母亲病情稳定之前,应该对胎儿进行密切监测。在对母亲进行紧急治疗后,建议在确定胎儿存活后进行监定期测,但对胎儿的监测频率尚无统一标准。

疱疹样脓疱病的确诊依据是组织病理学表现为脓疱性银屑病的典型特征(图 51-4,B)。直接和间接的皮肤免疫荧光检查呈阴性。疱疹样脓疱病的一线治疗方案是应用全身性类固醇药物,建议每天给予 20~40mg 泼尼松治疗。妊娠期病情恶化的脓疱性银屑病可采用环孢素治疗[37],采用钙剂和维生素 D 替代疗法可能缓解病情[25]。如果可疑合并细菌感染,应该给予全身性抗生素治疗。部分患者可能出现炎症后色素沉着,但通常不会留下瘢痕。产后可采用口服类固醇药物、视黄酸药物[38]以及光化学疗法(补骨脂素联用紫外线 A [PUVA])[39]单独或者联合应用治疗。产后顽固性病例可采用 PUVA 联合氯法齐明或者甲氨蝶呤进行治疗(其中甲氨蝶呤禁用于妊娠期[类别 X],甲氨蝶呤和氯法齐明均禁用于哺乳期女性)。

自身免疫性疾病的皮肤表现

存在比较明显的皮肤病变的自身免疫性疾病患者通常希望了解妊娠对这些病变外观的影响。妊娠不会加重慢性盘状狼疮(chronic discoid lupus)的皮肤表现。系统性红斑狼疮的皮肤病变复发通常采用口服类固醇药物治疗。近半数皮肌炎(dermatomyositis)/多发性肌炎(polymyositis)患者妊娠期可能出现特征性紫红色皮疹复发[40]。妊娠不会明显加重硬皮病的皮肤硬化,并可能改善雷诺现象。罹患局限性硬皮病的孕妇病情受妊娠的影响较弥散性病变者小[41]。第 46 章详细讨论了妊娠合并胶原血管疾病的内科和产科管理。

大疱性疾病

大疱性皮肤病(bullous dermatologic disorders)是由针对皮肤组织和口腔黏膜成分的自身抗体所引起的自身免疫性疾病。**妊娠期间,寻常型天疱疮(pemphigus vulgaris)[42]、增生型天疱疮(vegetans)或者落叶型天疱疮(foliaceus)均有可能发病或者恶化**,而线性 IgA 病(linear IgA disease)则可能改善[43]。寻常型天疱疮半数以上的病变最初出现在口腔黏膜;弥散性病变伴多处小水泡,这些小水泡融合会形成大范围的糜烂区域。确诊有赖于对皮肤活检组织行免疫荧光检查。对于新发病变者,为了鉴别天疱疮与妊娠期疱疹(类天疱疮)(见下文相应章节),需对活检组织进行常规组织病理学检查和免疫荧光检查。天疱疮患者的 IgG 抗体可通过胎盘,故胎儿和新生儿也会出现相应的皮肤病变,但在出生后 2~3 周内会自行消失。天疱疮的治疗主要是应用大剂量糖皮质激素。近期一项纳入了 49 名寻常型天疱疮的妊娠病例的研究显示其围产期死亡率为 12%;在存活的新生儿中,45% 在出生时即存在天疱疮病变[44]。目前没有证据显示胎儿监测对预防胎儿患病率和死亡率的意义,但仍建议对活动性天疱疮的产妇加强胎儿监测。

肠病性肢端皮炎(acrodermatitis enteropathica)是一种罕见的、与锌缺乏相关的常染色体隐性遗传病,表现为皮炎、腹泻和脱发。四肢、口周(例如口腔)、肛周和生殖器部位可能出现水疱和/或湿疹性皮肤病变。该疾病通常在妊娠早期随着血清锌水平的下降而复发[45],但也有少数可能在使用口服避孕药时复发。

皮肤肿瘤

妊娠期间出现或者变大的皮肤肿瘤多数是良性的,包括化脓性肉芽肿(pyogenic granuloma)、血管瘤(hemangioma)、血管内皮瘤(hemangioendothelioma)、血管球瘤(glomus tumor)、皮肤纤维瘤、隆突性皮肤纤维肉瘤、平滑肌瘤、瘢痕瘤、硬纤维瘤(desmoid tumor)和神经纤维瘤。**妊娠期间,黑素细胞痣(melanocytic nevi)可能会出现、变大、变深,但这些变化并不严重。**少数研究报道了轻度的组织病理学异型性。Pennoyer 等[46]比较了早孕期和晚孕期痣的照片,其结果显示仅 3% 的痣在妊娠期间变大,而另有 3% 则变小。家族性发育不良性痣综合征(familial dysplastic nevus syndrome)则与之相反,在妊娠期主要表现为变大和发生颜色变化的趋势[47]。Spitz 痣是另一类常见的良性着色性肿瘤,在妊娠期间也有变大或者暴发的可能[48]。皮肤镜检查结果显示,妊娠期间痣的色素网状结构增厚、更加明显,伴球状结构加深;但这些特征可在产后 1 年内恢复[49]。发现任何可疑的着色性皮肤病变均应去皮肤科就诊。着色性病变的"ABCDE"临床标准——不对称(asymmetry)、边缘不规则(border irregularity)、颜色不均匀(color variegation)、直径大于 6mm(diameter greater than 6mm)和进展(evolution,即病变增大或者出现其他变化)——对于确定病变的恶变潜能具有重要的价值[50]。脂溢性角化病(seborrheic keratoses)也比较常见,在妊娠期间可能会增多或加深。这些妊娠期间的良性病变均无需治疗,应该告诉孕妇这些变化是良性的,并且产后可能会好转。

恶性黑色素瘤

恶性黑色素瘤(malignant melanoma,MM;见第 50 章)是妊娠期最常见的恶性肿瘤,占妊娠期确诊的所有恶性肿瘤的 31%[51],女性发病率为 2.8~8.5/100 000 名[52,53]。一些研究显示妊娠期间出现的黑色素瘤的厚度大于非妊娠女性[54],这可能是由于患者和/或其医生误认为妊娠期间痣颜色加深和变化是正常的,导致诊断延误。但在校正了肿瘤厚度对预后的影响后,妊娠对恶性黑色素瘤的预后没有明显影响。**几项流行病学研究的结果显示,在控制混杂因素的影响后,诊断恶性黑色素瘤时是否处于妊娠状态对该疾病的 5 年生存率没有影响[53,55-57]。**但目前有关Ⅲ期和Ⅳ期疾病的数据并不充分[58]。罹患局灶性黑色素瘤的患者,决定其生存率的主要预后因素是肿瘤(Breslow)的厚度和溃疡状态[59],而浸润程度仅对肿瘤厚度大于 1mm 的患者有意义。

雌激素受体(estrogen receptors,ERs)是否影响黑色素瘤的发病过程目前尚不明确。大多数研究认为口服避孕药或者激素替代治疗(hormone replacement therapy,HRT)并不增加黑色素瘤复发的风险[60,61]。一些研究认为黑色素瘤细胞系缺乏Ⅰ型 ERs[62,63],而另一些研究认为雌激素可通过Ⅱ型 ERs 抑制黑色素瘤细胞系[61]。事实上,有研究表明在 Breslow 厚度增加且更具侵袭性的 MM 中,

ERβ 的表达水平下降,从而拮抗 ERα 的增生[64]。与男性黑色素瘤细胞相比,妊娠期的黑色素瘤细胞中 ERβ 的水平更高,因此,ERβ 和女性性别可能是 MM 的保护性预后因素[65,66]。对于 I 至 III 期患者,应对黑色素瘤行广泛性局部切除术,而对 IV 期患者应该行保守性手术[58,67]。对于 T1b 期及以上、肿瘤厚度大于 0.75mm 的患者,需要进行前哨淋巴结活检(sentinel lymph node biopsy,SLNB)。**SLNB 是预测早期局灶性黑色素瘤预后的最有说服力的因素。**既往曾有对该操作中使用的异硫蓝染料过敏反应的报道,Schwartz 等[67]提出在早孕期仅使用放射性胶体来进行 SLNB。Schwartz 等还认为对于处于妊娠的后半期、已行窄范围切除、且切缘病理呈阴性的女性,可以在分娩后再行广泛性局部切除术和 SLNB。为进一步明确分期,II B/III A 期患者应行胸部 X 射线(注意屏蔽辐射)以及腹部超声检查[58]。III A 期以上的患者,应该进行头颅磁共振成像(MRI)检查以及正电子发射成像术(PET)/计算机断层扫描(CT);MRI 因存在组织过热的风险,故不可用于早孕期[58]。

SLNB 结果阳性的 I 和 II 患者,应行完全淋巴结切除术,III 期患者应该行治疗性淋巴结切除术[58]。对于 IV 期患者,在早孕期应该考虑选择性终止妊娠,并进行个体化治疗;在中孕期和晚孕期胎儿有存活能力时,应该给予个体化治疗并考虑引产[58]。IV 期患者终止妊娠并不会影响母体结局[68],胎儿转移的风险也很小。

黑色素瘤是最常见的可转移至胎盘和胎儿的恶性肿瘤,占转移病例的 31%[69]。但胎盘和/或胎儿转移极其罕见(27 例),而且即使发生了胎盘转移,也只有 17% 的病例会转移到胎儿。由于镜下的胎盘转移与胎儿黑色素瘤相关,故应该对胎盘进行组织病理学检查。胎盘转移表明病变已经扩散,母体存活率极低。尚未充分研究系统性治疗能否有效地预防疾病转移至胎盘和胎儿。

对于治疗后希望怀孕的黑色素瘤患者,目前没有统一的指南。有研究显示黑色素瘤的妇女妊娠后的患者死亡率出现了非显著性下降[53]。对于近期诊断为黑色素瘤的患者,推迟妊娠主要是由于时间依赖性的肿瘤复发风险和母体死亡率。一项研究表明 83% 的 II 期 MM 复发于初始治疗后的两年内[55]。Schwartz 等[67]建议对黑色素瘤较薄的女性患者可两年后妊娠,而病变较厚的患者建议 3~5 年后再考虑妊娠。应根据复发风险对每名患者提出个体化建议,并且考虑到原始肿瘤的厚度和其他预后因素。复发风险较高的女性可能需要推迟妊娠时间,直至其复发风险较低。肿瘤较薄且复发风险低的女性可能无需推迟妊娠时间。

妊娠期瘙痒症

瘙痒是妊娠期最常见的皮肤症状。妊娠导致的轻度瘙痒,即妊娠期瘙痒症,(pruritus gravidarum)很常见,最常发生于腹部。据报道,妊娠女性中瘙痒症的发生率高达 17%[70],但近期的研究显示,需要全面评估的严重瘙痒症的发生率仅为 1.6%[71]。**对妊娠期瘙痒症患者进行鉴别诊断时,需要全面考虑,相关的临床和实验室检查有助于确诊并指导治疗。**应该考虑非妊娠特异性的瘙痒性皮肤疾病,例如 AD 和疥疮(scabies)。非暴发性瘙痒症更有可能是全身性疾病引起的,妊娠期肝内胆汁淤积症(intrahepatic cholestasis of pregnancy,ICP)是常见的病因之一(诊断和治疗见第 47 章);也要考虑到淋巴瘤、肝脏、肾脏和甲状腺疾病等情况[12]。对于出现瘙痒和非表皮脱落的皮肤病变者,除了已明确由全身性疾病或者局部过敏反应引起者,均应转诊至皮肤科评估是否为妊娠期特异性皮肤病(见下文)。

妊娠期特异性皮肤病

妊娠期特异性皮肤病(specific dermatoses of pregnancy)是指**由妊娠状态或者妊娠产物直接导致的、主要发生于妊娠期或者妊娠后立即出现的皮肤疾病**[16]。包括妊娠期类天疱疮(疱疹)(pemphigoid(herpes)gestationis,PG);妊娠期多形疹(polymorphic eruption of pregnancy,PEP),也被称为妊娠期瘙痒性荨麻疹性丘疹斑块(pruritic urticarial papules and plaques of pregnancy,PUPPP);妊娠期痒疹(prurigo of pregnancy,PP);和妊娠期瘙痒性毛囊炎(pruritic folliculitis of pregnancy,PFP;表 51-2)。近期的分类标准将 ICP 也纳入了妊娠期特异性皮肤病的范围,而将 AD、PP 和 PFP 统一归类至"妊娠期特应性皮疹"(atopic eruption of pregnancy,AEP)。但也有一些研究未能证实 PP 和 PFP 与特应性之间的相关性,而且 AEP 的部分特征仍有待进一步研究[18]。

妊娠期类天疱疮(疱疹)

妊娠期类天疱疮(PG)是一种罕见的自身免疫性皮肤病,孕妇中的发生率为 1/7000~1/50 000[20]。尽管 PG 和大疱性类天疱疮识别的抗原相同[72],且具有一些共同特征,但是 PG 仅限于孕妇以及罹患妊娠期滋养细胞疾病(gestational trophoblastic disease,GTD)的患者。有些学者认为[73]暴露于父系抗原可能对疾病的发生起关键作用,但也有在同一名性伴侣的情况下该病会"跳过某次妊娠"的病例报道,从而否定了这种相关性。胎盘中 PG 抗原的表达始于中孕期,与临床症状出现时间吻合。引发 PG 病理学过程的抗体属于 IgG1 亚类,它可以识别跨膜 180kd 抗原(大疱性类天疱疮抗原 2)的非胶原结构域(NC16A)中的 NC16A2(MCW-1)表位[74]。PG 可能和人白细胞抗原(HLAs)DR3(61% 至 80%)、DR4(52%)或者两者兼有（43％至50％）间存在相关性，黑人群体中这些抗原的检出率很低，这可以解释 PG 主要见于白人，而黑人中只有散发病例的现象[75]。

PG 通常发生于中孕期或者晚孕期，伴随严重的瘙痒性荨麻疹性病变，一般始于腹部和躯干，通常累及脐部（图 51-5，A）。这些荨麻疹性斑块迅速进展为广泛性的大疱性病变（图 51-5，B），可能累及手掌和脚掌，但极少累及面部和黏膜。正常皮肤和有炎症的皮肤均可能出现密集性、大疱性病变，愈合后通常不留瘢痕。高达 25％ 的病例出现在产后，可能属于之前未诊断的轻度 PG 复发。PG 最重要的临床和实验室特征总结于表 51-2。

PG 最常见的鉴别诊断是发生率更高的 PEP（见下文），其他还包括药物疹、多形性红斑和过敏性接触性皮炎。PEP 可表现为荨麻疹性和/或水疱性病变，几乎无法与 PG 的症状区分，但 PEP 一般起始于腹纹，不累及肚脐。确诊主要根据对病变周围的皮肤进行免疫荧光检查，可观察到 PG 的标志性结果——C3 沿基底膜区呈线状沉积，而 PEP 中没有这种现象。近期发表的一项小规模研究显示，PG 病变石蜡切片的基底膜区 C4d 阳性，而 PEP 切片为阴性；这可能意味着不需要因免疫荧光进行第二次活检，但仍需进一步证实[76]。皮肤组织病理学表现为表皮棘细胞层水肿、明显的真皮乳头水肿和嗜酸性

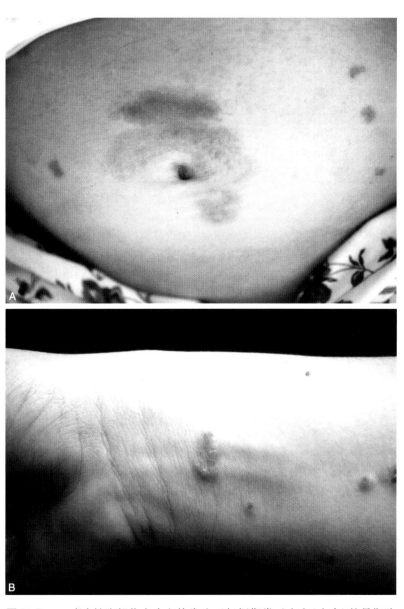

图 51-5　A. 瘙痒性腹部荨麻疹斑块发生于妊娠期类天疱疮（疱疹）的早期阶段，一般累及肚脐。B. 一名 PG 患者前臂红斑基底上出现的特征性密集水疱（摘自 Kroumpouzos G：Skin disease. In James DK，Steer PJ，Weiner CP，Gonik B，Crowther CA，Robson SC：High-Risk Pregnancy：Management Options，4th ed，Philadelphia：Elsevier Saunders；2011，p. 929. ）

表 51-2　妊娠期特异性皮肤病概述

	美国发生率	临床数据	病变形态和分布	重要的实验室发现	胎儿风险
妊娠期类天疱疮(PG)	1:50 000	中孕期、晚孕期或产后分娩时复发(75%)产后消失,但再次妊娠复发的可能性较大	腹部荨麻疹病变发展为全身性大疱性疹	皮肤免疫荧光检查显示,C3 沿基底膜呈线性沉积	新生儿 PGSGA 婴儿早产
妊娠期多形疹(PEP)	1:130~1:300	晚孕期或者产后初孕妇产后消失与多胎妊娠有关再次妊娠不复发	多形疹始于腹纹,不累及肚脐周围	无	无
妊娠期特应性疹(AEP)	>50% 瘙痒病例	早孕期或中孕期产后消失再次妊娠可能复发	弯曲表面、颈部、胸部、躯干	血清 IgE 水平升高(20%~70%)	无
妊娠期痒疹(PP)	1:300~1:450	中孕期或晚孕期产后消失再次妊娠可能复发	成簇的表皮脱落型丘疹,分布于四肢伸肌,偶见累及腹部	无	无
妊娠期瘙痒性毛囊炎(PFP)	>30 例	中孕期或晚孕期产后消失再次妊娠可能复发	毛囊性丘疹和脓疱	活检:无菌毛囊炎	无

修改自 Kroumpouzos,G,Cohen LM. Specific dermatoses of pregnancy:an evidence-based systematic review. Am J ObstetGynecol. 2003;18:1083.

Ig:immunoglobulin,免疫球蛋白;SGA:small for gestational age,小于胎龄儿

粒细胞浸润。采用传统的间接免疫荧光技术得出的血清抗体滴度水平与病程之间无相关性,但采用 BP-180 NC16A 酶联免疫吸附试验(ELISA)得出的结果与疾病活动度一致[77]。

PG 治疗的基础是口服皮质类固醇药物。大部分患者接受相对低剂量的泼尼松治疗(20~40mg/天)会迅速起效;对于顽固性病例,曾尝试过强的松高达 180mg/天的剂量。当新的水疱形成被抑制后,强的松的剂量应逐渐减量至 5~10mg/天。一般而言,高达 75% 的患者会在晚孕期后期症状自发缓解或者改善,通常可停用类固醇药物。PG 常在分娩时或者分娩后几天内复发,所以可提前增加类固醇药物的剂量。部分患者会出现持续性 PG 或者反复复发,持续数周或者数月。年龄大、多产、病变范围大、既往妊娠期罹患 PG 的患者更容易出现持续或者慢性 PG[78]。口服避孕药可能与产后复发有关;分娩后 6 个月内使用口服避孕药的患者中,复发率为 20%~50%,当患者咨询避孕方法时应该考虑到这种相关性。一项研究认为母乳喂养与活动性病变的持续时间显著缩短有关[79],但仍具有争议。再次妊娠时,PG 复发率高达 95%,并且可能病情更加严重、发生时间更早、产后持续时间更长。对于慢性、顽固性病例的治疗一般难以获得满意的疗效,曾有采用血浆置换、免疫净化、化学卵巢切除术联合戈舍瑞林、利托君、利妥昔单抗、高剂量静脉内免疫球蛋白(IVIG)联用环孢素或者其他的免疫抑制剂等方法进行成功治疗的个案报道。产后,米诺环素或者多西环素联合烟酰胺以及免疫抑制剂和抗炎药物(例如环磷酰胺、硫唑嘌呤、利妥昔单抗、维生素 B_6、磺胺吡啶、金、甲氨蝶呤或者氨苯砜)治疗顽固性病例也取得了一定的成功,但仅限于非哺乳女性[20]。

PG 对母体的影响主要局限于瘙痒和病变部位重复感染。有研究认为 PG 和 Graves 病之间存在相关性,PG 患者需要立即并定期对甲状腺功能进行筛查[80]。**也有研究认为,PG 与小于胎龄(SGA)儿和早产之间存在相关性,**但 PG 是一种罕见病,因此难以根据这项小型队列研究评估 PG 对胎儿的影响。迄今为止比较了受累孕妇和未受累孕妇的胎儿结局的最大的队列研究纳入了 74 名女性,罹患活动性 PG 的孕妇 16% 于 32 周前分娩,而未罹患该疾病的孕妇仅 2% 在 32 周前分娩[81]。轻度胎盘功能不全可能是早产的原因之一,因此需要通过超声检查定期评估胎儿生长并且在晚孕期进行胎儿监测。**通过胎盘转移被动暴露于 PG 抗体后,大约 5%~10% 的新生儿会出现大疱性皮肤病变**(新生儿 PG)[82]。随着母体抗体从婴儿的血液中清除,这些病变一般可在几周内自发消失,且不会留下瘢痕,故其父母并不需要过度担心,但需要注意观察是否出现了细菌性感染,以便及时治疗,防止发展为全身性感染。

妊娠期多形疹

妊娠期多形疹（polymorphic eruption of pregnancy，PEP），又被称为妊娠期瘙痒性荨麻疹性丘疹斑块（PUP-PP），是最常见的妊娠期特异性皮肤病，妊娠期发生率为 1/130 ~ 1/300。多见于初产妇，发生于晚孕期的中期至晚期，男婴比例略高（55%）[20,83,84]。多达三分之二的病变始于腹纹，不累及肚脐周围（图 51-6，A）[1,85]。妊娠期多形疹具有多形性，包括荨麻疹、水疱、紫癜、多环状病变、多形性红斑或妊娠期疱疹的残留病变等（图 51-6，B）[84]，故其特征难以描述。病变可能分布于整个躯干和四肢，但通常不累及手掌和脚掌，面部受累非常罕见。全身性 PEP 可能类似于中毒性红斑或者特应性皮炎（图 51-6，C）。

皮肤组织病理学检查通常是没有特异性的，表现为棘细胞层水肿性皮炎，伴数量不一的嗜酸性粒细胞。与 PG 相反，PEP 的免疫荧光检查和血清检测一般呈阴性。

近期一项研究显示 PEP 孕妇中 28% 伴 IgE 水平升高（无对照组）[86]，但妊娠期 IgE 升高的意义和特异性尚不明确[18]；该研究中较高的个人或者家族特异反应性的发生率（55%）在其他研究中并未被证实[86]。PEP 的发病机制尚未阐明，但其皮肤病变的免疫组织学特征[87]提示，PEP 可能是某种未知抗原引起的迟发型超敏反应。有些学者提出初产妇的腹壁迅速膨胀可能会引发炎症过程；PEP 和多胎妊娠、母体体重增幅过大、巨大儿等之间的相关性为这一假说提供了依据[88,89]。**荟萃分析的结果显示多胎妊娠中 PEP 的发生率升高了 10 倍**[85]。多胎妊娠与雌激素和孕酮水平升高有关，而孕酮可在组织水平上加重炎症反应。而 PEP 病变部位的孕酮受体水平升高[90]。在 PEP 病变中检测到了胎儿 DNA[91]，但微嵌合状态在 PEP 发病过程中的影响有待进一步研究。

PEP 不会引起不良母儿结局。近期发表的两项研究认为 PEP 与剖宫产之间的相关性仍有待进一步证实[92]。

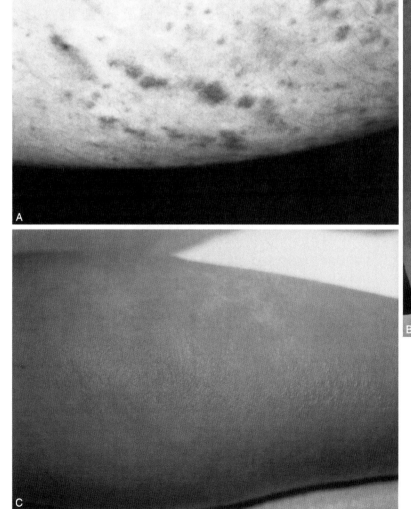

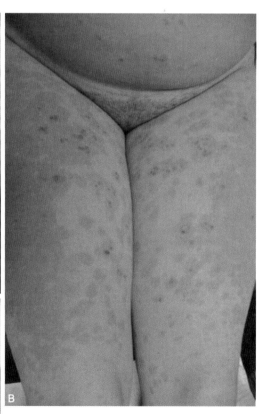

图 51-6　A. 妊娠期瘙痒性荨麻疹性丘疹斑块（PUPPP）包括荨麻疹病变，一般始于腹纹处。**B.** 荨麻疹斑块上叠加水疱病变、多形性红斑或者妊娠期类天疱疮（疱疹）遗留下来的病变。**C.** 广泛型 PUPPP 可能类似于中毒性红斑或者特应性皮炎（Courtesy Helen Raynham，MD.）

治疗的目的主要是缓解母体不适。轻度 PEP 可采用抗瘙痒外用药物、外用类固醇和口服抗组胺药进行治疗。重度瘙痒患者可能需要短期口服泼尼松治疗。也有关于采用 UVB 进行治疗的非正式报道[85]。

妊娠期特应性皮疹

妊娠期特应性皮疹(AEP)包括妊娠期痒疹(PP)、妊娠期瘙痒性毛囊炎(PFP)和特应性皮炎(AD);后者包括新发 AD,即妊娠期间首次出现的 AD[17,93,94]。这种重新分类法的提议基于特应性体质存在临床重叠的现象,79% 的受累患者有个人或者家族特应性病史或者 IgE 水平升高。AEP 患者发生湿疹的时间更早,75% 的患者在晚孕期之前出现症状[17]。斑块状湿疹(E 型 AEP,67%)和丘疹/痒疹(P 型 AEP,见于 33%)可以共存[17,93,94]。另外,高达 34% 的 AEP 患者在既往妊娠期曾罹患 AEP[17]。屈曲部位、面部、颈部(包括 V 领区和上胸部)和躯干(68%)等特应性部位是最常见的受累部位[16,17]。曾有关于手部、足部湿疹、罕见的乳头/乳晕湿疹、出汗障碍和毛囊湿疹的报道。产后和非妊娠状态湿疹复发的风险不明。

鉴别诊断包括妊娠期肝内胆汁淤积症、接触性皮炎、药物疹和感染(如疥疮)。**病变发生于孕晚期之前有助于将 AEP 和其他妊娠期皮肤病(如妊娠期天疱疮和 PEP)进行鉴别。** AEP 和 PEP 的组织病理学没有明显差异。在没有重复感染的情况下,母儿预后不受影响。和所有的 AD 相同,细菌性或者病毒性感染的发生风险升高。治疗与 AD 章节所述类似。

妊娠期痒疹

妊娠期痒疹(PP)的发生率为 1/300 ~ 1/450。表现为四肢伸肌表面出现成簇的、表皮剥脱性的或者陈旧的瘙痒性丘疹,偶可见于躯干和其他部位(见表 51-2)[1]。该疾病缺乏具有诊断价值的组织病理学特征,且皮肤免疫荧光检查呈阴性。血清检测有可能出现 IgE 水平升高[16]。早期关于 PP 患者中胎儿不良结局的报道[95]在后续的研究中并未得到证实;PP 也不会增加母体风险。鉴别诊断包括与妊娠无关的瘙痒性皮肤病、其他的妊娠期特异性皮肤病、药物疹、节肢动物咬伤以及感染(例如疥疮)。PP 可采用中等效价的外用类固醇药物(如有必要可在病变部位内给药或者封包治疗)和口服抗组胺药治疗[85];极少数患者需要短期口服类固醇药物。

PP 与妊娠期肝内胆汁淤积症(见第 47 章)家族史有关。**有学者提出,PP 和 ICP 是密切相关的疾病,区别仅在于 ICP 无原发病灶[16]。** 这些学者的研究显示,个人或者家族 AD 病史与血清 IgE 水平升高(无对照的)有关,PP 可能是具有特应性倾向的女性患 ICP 的结果。同一团队将 PP 重新归类至 AEP[17],但这种分类方法存在争议[18],其原因在于部分 PP 患者没有 AD 病史和明确的特应性背景,而且有几名 PP 患者仅满足特应性体质的次要标准[17]。另外其他研究团队未能证实 PP 与特应性体质之间的相关性,而妊娠期血清 IgE 水平轻度升高的意义存在争议[18,20]。

妊娠期瘙痒性毛囊炎

妊娠期瘙痒性毛囊炎(PFP)是一种罕见的妊娠期特异性皮肤病,其确切患病率未知(表 51-2)。目前大约有 30 例的报道[20]。PFP 表现为瘙痒性、毛囊性红色丘疹和脓疱,主要累及躯干(图 51-7)[96]。PFP 会在分娩时或产后自行消失,再次妊娠期间可能复发[71]。组织病理学表

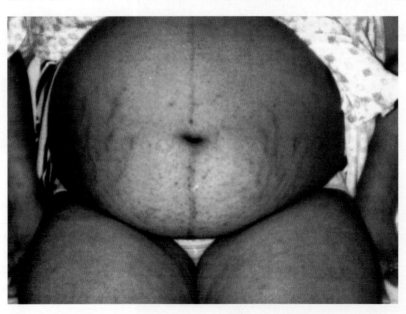

图 51-7   妊娠期瘙痒性毛囊炎表现为腹部出现独立的、毛囊性红斑或者着色性丘疹

现与毛囊炎相同，微生物特殊染色呈阴性。皮肤免疫荧光检查和血清检测呈阴性。PFP 的鉴别诊断包括感染性毛囊炎和妊娠期特异性皮肤病。可以根据微生物染色结果以及脓疱病变部位的培养结果排除感染性毛囊炎。一项研究显示 PFP 与新生儿出生体重下降以及男女比例为 2：1 之间存在相关性[16]。目前有 1 例早产的报告，但未观察到其他母儿风险。

PFP 会在产后消失，不会对胎儿造成重大的影响。治疗包括低效价或者中等效价外用类固醇、过氧化苯甲酰和 UVB[97]。PFP 病因不明，有研究认为 PFP 患者的血清雄激素水平升高，也有研究认为 PFP 可能与 ICP 有关，但也可能只是巧合。由于 PFP 与给予全身性类固醇或者孕酮后出现的痤疮具有相似的临床表现，因此有学者提出它可能是一种激素诱发的痤疮[98]。也有学者[71]根据部分 PEP 患者中的毛囊性病变的特征，认为 PFP 是 PEP 的一种变异形式。但 PFP 的临床表现和组织病理学均有别于 PEP。PFP 与糠疹癣菌之间的相关性具有争议[99]。因为在其他 PFP 病例中未发现特应性病史，因此根据一名具有个人和家族湿疹病史的 PFP 患者而将 PFP 重新归类[17]至 AEP 的提议受到争议[18]。PFP 是不是一种独立的妊娠期特异性皮肤病尚需更多的研究。

关键点

◆ 妊娠期间皮肤会出现生理性变化，不会对孕妇或者胎儿造成风险，且多会在产后消失。

◆ 原有的黑素细胞痣在妊娠期可能出现轻度变化，但恶变的风险并不增加。

◆ 妊娠期间，原有皮肤疾病有可能恶化，而不会改善；特应性皮炎（湿疹）是妊娠期最常见的皮肤病。

◆ 妊娠不会对黑色素瘤的预后产生不良影响。

◆ 妊娠期孕妇瘙痒症发生率为 3% ~ 14%。需结合临床特征和实验室检查来明确病因。

◆ 疱疹样脓疱病（妊娠期脓疱性银屑病）通常与钙或维生素 D 水平下降有关。该疾病可对母儿造成严重风险。

◆ 妊娠期类天疱疮一般于分娩时发作，可口服类固醇药物进行治疗。该疾病对胎儿可能有轻度影响，与胎儿相关的并发症包括小于胎龄儿、早产和新生儿 PG。

◆ 妊娠期多形疹一般始于腹纹，不累及肚脐周围。与多胎妊娠相关，但没有明显的母儿风险。

◆ 妊娠期痒疹和妊娠期瘙痒性毛囊炎对母儿均无风险。

参考文献

1. Kroumpouzos G, Cohen LM. Dermatoses of pregnancy. *J Am Acad Dermatol.* 2001;45:1.
2. Winton GB, Lewis CW. Dermatoses of pregnancy. *J Am Acad Dermatol.* 1982;6:977.
3. Higgins WM, Jenkins J, Horn T, et al. Pregnancy-associated hyperkeratosis of the nipple: a report of 25 patients. *JAMA Dermatol.* 2013;149:722.
4. Wong RC, Ellis CN. Physiologic skin changes in pregnancy. *J Am Acad Dermatol.* 1984;10:929.
5. Sanchez NP, Pathak MA, Sato S, et al. Melasma: a clinical, light microscopic, ultrastructural, and immunofluorescence study. *J Am Acad Dermatol.* 1981;4:698.
6. Snell RS, Bischitz PG. The effects of large doses of estrogen and progesterone on melanin pigmentation. *J Invest Dermatol.* 1960;35:73.
7. Kligman AM, Willis I. A new formula for depigmenting human skin. *Arch Dermatol.* 1975;111:40.
8. Angsuwarangsee S, Polnikorn N. Combined ultrapulse CO2 laser and Q-switched alexandrite laser compared with Q-switched alexandrite laser alone for refractory melasma: split-face design. *Dermatol Surg.* 2003;29:59.
9. Tse Y, Levine VJ, McClain SA, et al. The removal of cutaneous pigmented lesions with the Q-switched ruby laser and the Q-switched neodymium: yttrium-aluminum-garnet laser: a comparative study. *J Dermatol Surgery Oncol.* 1994;20:795.
10. Lee GY, Kim HJ, Whang KK. The effect of combination treatment of the recalcitrant pigmentary disorders with pigmented laser and chemical peeling. *Dermatol Surg.* 2002;28:1120.
11. Kroumpouzos G, Avgerinou G, Granter S. Acanthosis nigricans without diabetes during pregnancy. *Br J Dermatol.* 2002;146:925.
12. Kroumpouzos G. Skin disease. In: James DK, Steer PJ, Weiner CP, Gonik B, Crowther CA, Robson SC, eds. *High-Risk Pregnancy: Management Options.* 4th ed. Philadelphia: Elsevier Saunders; 2011:929.
13. Khader YS, Ta'ani Q. Periodontal diseases and the risk of preterm birth and low birth weight: a meta-analysis. *J Periodontol.* 2005;76:161.
14. Rangel O, Arias I, Garcia E, Lopez-Padilla S. Topical tretinoin 0.1% for pregnancy-related abdominal striae: an open-label, multicenter, prospective study. *Adv Ther.* 2001;18:181.
15. Winton GB. Skin diseases aggravated by pregnancy. *J Am Acad Dermatol.* 1989;20:1.
16. Vaughan Jones SA, Hern S, Nelson-Piercy C, et al. A prospective study of 200 women with dermatoses of pregnancy correlating the clinical findings with hormonal and immunopathological profiles. *Br J Dermatol.* 1999;141:71.
17. Ambros-Rudolph CM, Müllegger RR, Vaughan-Jones SA, et al. The specific dermatoses of pregnancy revisited and reclassified: results of a retrospective two-center study on 505 pregnant patients. *J Am Acad Dermatol.* 2006;54:395.
18. Cohen LM, Kroumpouzos G. Pruritic dermatoses of pregnancy: to lump or to split? *J Am Acad Dermatol.* 2007;56:708.
19. Hanifin JM, Rajka G. Diagnostic features of atopic eczema. *Acta Derm Venereol.* 1980;92(suppl):44.
20. Kroumpouzos G. Specific dermatoses of pregnancy: advances and controversies. *Expert Rev Dermatol.* 2010;5:633.
21. Moore MM, Rifas-Shiman SL, Rich-Edwards JW, et al. Perinatal predictors of atopic dermatitis occurring in the first six months of life. *Pediatrics.* 2004;113:468.
22. Schafer T, Dirschedl P, Kunz B. Maternal smoking during pregnancy and lactation increases the risk for atopic eczema in the offspring. *J Am Acad Dermatol.* 1997;36:550.
23. Wuthrich B, Schmid-Grendelmeier P. The atopic eczema/dermatitis syndrome. Epidemiology, natural course, and immunology of the IgE-associated ("extrinsic") and the nonallergic ("intrinsic") AEDS. *J Investig Allergol Clin Immunol.* 2003;13:1.
24. Cho S, Kim HJ, Oh SH, et al. The influence of pregnancy and menstruation on the deterioration of atopic dermatitis symptoms. *Ann Dermatol.* 2010;22:180.
25. Hale EK, Pomeranz MK. Dermatologic agents during pregnancy and lactation: an update and clinical review. *Int J Dermatol.* 2002;41:197.
26. Kainz A, Harabacz I, Cowlrick IS, et al. Review of the course and outcome of 100 pregnancies in 84 women treated with tacrolimus. *Transplantation.* 2000;70:1718.
27. Shaw JC, White LE. Persistent acne in adult women. *Arch Dermatol.* 2001;137:1252.
28. Boyd AS, Morris LF, Phillips CM, et al. Psoriasis and pregnancy: hormone and immune system interaction. *Int J Dermatol.* 1996;35:169.

29. Tauscher AE, Fleischer AB Jr, Phelps KC, et al. Psoriasis and pregnancy. *J Cutan Med Surg.* 2002;6:561.

30. Bierman SM. Autoimmune progesterone dermatitis of pregnancy. *Arch Dermatol.* 1973;107:896.

31. Lee AY, Lee KH, Lim YG. Oestrogen urticaria associated with pregnancy. *Br J Dermatol.* 1999;141:774.

32. Bajaj AK, Swarup V, Gupta OP, et al. Impetigo herpetiformis. *Dermatologica.* 1977;155:292.

33. Ott F, Krakowski A, Tur E, et al. Impetigo herpetiformis with lowered serum level of vitamin D and its diminished intestinal absorption. *Dermatologica.* 1982;164:360.

34. Oumeish OY, Farraj SE, Bataineh AS. Some aspects of impetigo herpetiformis. *Arch Dermatol.* 1982;118:103.

35. Rackett SC, Baughman RD. Impetigo herpetiformis and Staphylococcus aureus lymphadenitis in a pregnant adolescent. *Pediatric Dermatol.* 1997; 14:387.

36. Beveridge GW, Harkness RA, Livingston JR. Impetigo herpetiformis in two successive pregnancies. *Br J Dermatol.* 1966;78:106.

37. Finch TM, Tan CY. Pustular psoriasis exacerbated by pregnancy and controlled by cyclosporin A [Letter]. *Br J Dermatol.* 2000;142:582.

38. Gimenez-Garcia R, Gimenez Garcia MC, Llorente de la Fuente A. Impetigo herpetiformis: response to steroids and etretinate. *Int J Dermatol.* 1989; 28:551.

39. Breier-Maly J, Ortel B, Breier F, et al. Generalized pustular psoriasis of pregnancy (impetigo herpetiformis). *Dermatology.* 1999;198:61.

40. Gutierrez G, Dagnino R, Mintz G. Polymyositis/dermatomyositis and pregnancy. *Arthritis Rheum.* 1984;27:291.

41. Steen VD. Scleroderma and pregnancy. *Rheum Dis Clin North Am.* 1997; 23:133.

42. Yair D, Shenhav M, Botchan A, et al. Pregnancy associated with pemphigus. *Br J Obstet Gynecol.* 1995;102:667.

43. Collier PM, Kelly SE, Wojnarowska FW. Linear IgA disease and pregnancy. *J Am Acad Dermatol.* 1994;30:407.

44. Kardos M, Levine D, Gürkan HM, et al. Pemphigus vulgaris in pregnancy: analysis of current data on the management and outcomes. *Obstet Gynecol Surv.* 2009;64:739.

45. Bronson DM, Barsky R, Barsky S. Acrodermatitis enteropathica: recognition at long last during a recurrence in pregnancy. *J Am Acad Dermatol.* 1983;9:140.

46. Pennoyer JM, Grin CM, Driscoll MS. Changes in size of melanocytic nevi during pregnancy. *J Am Acad Dermatol.* 1997;36:378.

47. Ellis DL. Pregnancy and sex steroid hormone effects on nevi of patients with dysplastic nevus syndrome. *J Am Acad Dermatol.* 1991;25:467.

48. Onsun N, Saracoglu S, Demirkesen C, et al. Eruptive widespread Spitz nevi: can pregnancy be a stimulating factor? *J Am Acad Dermatol.* 1999; 40:866.

49. Rubegni P, Sbano P, Burroni M, et al. Melanocytic skin lesions and pregnancy: digital dermoscopy analysis. *Skin Res Technol.* 2007;13:143.

50. Brodell RT, Helms SE. The changing mole: additional warning signs of malignant melanoma. *Postgrad Med.* 1998;104:145.

51. Steinheim H, Moller B, van Dijk T, Fossa SD. Cause-specific survival for women diagnosed with cancer during pregnancy or lactation: a registry-based cohort study. *J Clin Onc.* 2009;27:45.

52. O'Meara AT, Cress R, Xing G, Danielsen B, Smith LH. Malignant melanoma in pregnancy. A population-based evaluation. *Cancer.* 2005;103:1217.

53. Lens MB, Rosdahl I, Ahlbom A, et al. Effect of pregnancy on survival in women with cutaneous malignant melanoma. *J Clin Oncol.* 2004;22:4369.

54. Travers RL, Sober AJ, Berwick M, et al. Increased thickness of pregnancy-associated melanoma. *Br J Dermatol.* 1995;132:876.

55. Mackie RM, Bufalino R, Morabito A, et al. Lack of effect of pregnancy on outcome of melanoma. *Lancet.* 1991;337:653.

56. Wong JH, Sterns EE, Kopald KH, et al. Prognostic significance of pregnancy in stage I melanoma. *Arch Surg.* 1989;124:1227.

57. Johansson AL, Andersson TM, Plym A, et al. Mortality in women with pregnancy-associated malignant melanoma. *J Am Acad Dermatol.* 2014;71: 1093.

58. Tierney E, Kroumpouzos G, Rogers G. Skin Tumors. In: Kroumpouzos G, ed. *Text Atlas of Obstetric Dermatology.* Philadelphia, PA: Lippincott Williams & Wilkins; 2014:141-151.

59. Balch CM. Prognostic factors analysis of 17,600 melanoma patients: validation of the American Joint Committee on Cancer melanoma staging system. *J Clin Oncol.* 2001;19:3622.

60. Smith M, Fine JA, Barnhill RL, Berwick M. Hormonal and reproductive influences and risk of melanoma in women. *Int J Epidemiol.* 1998;27:751.

61. Lama G, Angelucci C, Bruzzese N, et al. Sensitivity of human melanoma cells to oestrogens, tamoxifen and quercetin: is there any relationship with type I and II oestrogen binding site expression? *Melanoma Res.* 1999;9:530.

62. Flowers JL, Seigler HF, McCarty KS, et al. Absence of estrogen receptors in human melanoma as evaluated by monoclonal antiestrogen receptor antibody. *Arch Dermatol.* 1987;123:764.

63. Lecavalier MA, From L, Gaid N. Absence of estrogen receptors in dysplastic nevi and malignant melanoma. *J Am Acad Dermatol.* 1990;23:242.

64. Di Giorgi V, Gori A, Grazzini M, et al. Estrogens, estrogen receptors and melanoma. *Expert Rev Anticancer Ther.* 2011;11:739-747.

65. Thorn M, Adam HO, Ringborg U, et al. Long-term survival in malignant melanoma with special reference to age and sex as prognostic factors. *J Natl Cancer Inst.* 1987;79:969.

66. Ries LG, Pollack ES, Young JL. Cancer patient survival: surveillance, epidemiology and end results program, 1973-79. *J Natl Cancer Inst.* 1983; 70:693.

67. Schwartz JL, Mozurkewich EL, Johnson TM. Current management of patients with melanoma who are pregnant, want to get pregnant, or do not want to get pregnant [editorial]. *Cancer.* 2003;97:2130.

68. Leachman SA, Jackson R, Eliason MJ, et al. Management of melanoma during pregnancy. *Dermatol Nurs.* 2007;19:145.

69. Alexander A, Samlowski WE, Grossman D, et al. Metastatic melanoma in pregnancy: risk of transplacental metastases in the infant. *J Clin Oncol.* 2003;21:2179.

70. Furhoff A. Itching in pregnancy. *Acta Med Scand.* 1974;196:403.

71. Roger D, Vaillant L, Fignon A, et al. Specific pruritic diseases of pregnancy. A prospective study of 3192 pregnant women. *Arch Dermatol.* 1994;130: 734.

72. Morrison LH, Labib RS, Zone JJ, et al. Herpes gestationis autoantibodies recognize a 180-kd human epidermal antigen. *J Clin Invest.* 1988;81:2023.

73. Kelly SE, Black MM. Pemphigoid gestationis: placental interactions. *Semin Dermatol.* 1989;8:12.

74. Engineer L, Bhol K, Ahmed AR. Pemphigoid gestationis: a review. *Am J Obstet Gynecol.* 2000;183:483.

75. Shornick JK, Meek TJ, Nesbitt LT, Gilliam JN. Herpes gestationis in blacks. *Arch Dermatol.* 1984;120:511.

76. Kwon EJ, Ntiamoah P, Shulman KJ. The utility of C4d immunohistochemistry on formalin-fixed paraffin-embedded tissue in the distinction of polymorphic eruption of pregnancy from pemphigoid gestationis. *Am J Dermatopathol.* 2013;35:787.

77. Sitaru C, Powell J, Messer G, et al. Immunoblotting and enzyme-linked immunosorbent assay for the diagnosis of pemphigoid gestationis. *Obstet Gynecol.* 2004;103:757.

78. Boulinguez S, Bedane C, Prost C, et al. Chronic pemphigoid gestationis: comparative clinical and immunopathological study of 10 patients. *Dermatology.* 2003;206:113.

79. Holmes RC, Black MM, Jurecka W, et al. Clues to the etiology and pathogenesis of herpes gestationis. *Br J Dermatol.* 1983;109:131.

80. Shornick JK, Black MM. Secondary autoimmune diseases in herpes gestationis (pemphigoid gestationis). *J Am Acad Dermatol.* 1992;26:563.

81. Shornick JK, Black MM. Fetal risks in herpes gestationis. *J Am Acad Dermatol.* 1992;26:63.

82. Karna P, Broecker AH. Neonatal herpes gestationis. *J Pediatr.* 1991;119:299.

83. Lawley TJ, Hertz KC, Wade TR, et al. Pruritic urticarial papules and plaques of pregnancy. *JAMA.* 1979;241:1696.

84. Aronson IK, Bond S, Fiedler VC, et al. Pruritic urticarial papules and plaques of pregnancy: clinical and immunopathologic observations in 57 patients. *J Am Acad Dermatol.* 1998;39:933.

85. Kroumpouzos G, Cohen LM. Specific dermatoses of pregnancy: an evidence-based systematic review. *Am J Obstet Gynecol.* 2003;188:1083.

86. Rudolph CM, Al-Fares S, Vaughan-Jones SA, et al. Polymorphic eruption of pregnancy: clinicopathology and potential risk factors in 181 patients. *Br J Dermatol.* 2006;154:54.

87. Carli P, Tarocchi S, Mello G, et al. Skin immune system activation in pruritic urticarial papules and plaques of pregnancy. *Int J Dermatol.* 1994; 33:884.

88. Cohen LM, Capeless EL, Krusinski PA, et al. Pruritic urticarial papules and plaques of pregnancy and its relationship to maternal-fetal weight gain and twin pregnancy. *Arch Dermatol.* 1989;125:1534.

89. Elling SV, McKenna P, Powell FC. Pruritic urticarial papules and plaques of pregnancy in twin and triplet pregnancies. *J Eur Acad Dermatol Venereol.* 2000;14:378.

90. Im S, Lee ES, Kim W, et al. Expression of progesterone receptor in human keratinocytes. *J Korean Med Sci.* 2000;15:647.

91. Aractingi S, Bertheau P, Le Goue C, et al. Fetal DNA in skin of polymorphic eruptions of pregnancy. *Lancet.* 1998;352:1898.

92. Regnier S, Fermand V, Levy P, et al. A case-control study of polymorphic eruption of pregnancy. *J Am Acad Dermatol.* 2008;58:63.

93. Koutroulis I, Papoutsis J, Kroumpouzos G. Atopic dermatitis in pregnancy: current status and challenges. *Obst Gynecol Surv*. 2011;66:654.

94. Kroumpouzos G, Cohen LM. Prurigo, Pruritic Folliculitis, and Atopic Eruption of Pregnancy. In: Kroumpouzos G, ed. *Text Atlas of Obstetric Dermatology*. Philadelphia, PA: Lippincott Williams & Wilkins; 2014: 205-216.

95. Spangler AS, Reddy W, Bardawil WA, et al. Papular dermatitis of pregnancy: a new clinical entity? *JAMA*. 1962;181:577.

96. Zoberman E, Farmer ER. Pruritic folliculitis of pregnancy. *Arch Dermatol.* 1981;117:20.

97. Kroumpouzos G, Cohen LM. Pruritic folliculitis of pregnancy. *J Am Acad Dermatol*. 2000;43:132.

98. Kroumpouzos G, Cohen LM. Diseases of pregnancy and their treatment. In: Krieg T, Bickers D, Miyachi Y, eds. *Therapy of Skin Diseases*. Berlin: Springer Verlag; 2010:677.

99. Kroumpouzos G. Pityrosporum folliculitis during pregnancy is not pruritic folliculitis of pregnancy. *J Am Acad Dermatol*. 2005;53:1098.

最后审阅　李博雅

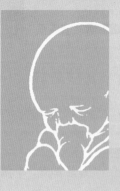

第52章

围产期感染：衣原体、淋病和梅毒

原著 JESSICA L. NYHOLM, KIRK D. RAMIN, and DANIEL V. LANDERS

翻译与审校 张雪芳, 路军丽, 施文良

概述

　　母儿感染是常见的围产期并发症。在众多工业化国家，女性感染性传播疾病（sexually transmitted diseases，STDs）发生率呈下降趋势。然而，美国和发展中国家STDs持续流行。目前已经证实，许多性病病原体在孕妇和新生儿感染性疾病的发病中扮演了重要的角色；因此，有必要对这些病原体的社会、经济以及病理生理学影响进行研究。实际上，随着对最常见或最严重病原体（衣原体、淋球奈瑟菌、梅毒螺旋体）筛查水平的提高，流行病学研究已经证实上述病原体与足月和非足月胎膜早破、胎儿生长受限、围产儿结膜炎、围产儿肺炎及生殖器梅毒相关。为了更好地理解这些常见病原体的发病机制、熟练掌握其诊断和处理，本章将总结STDs目前的流行趋势、诊断、治疗和预防等策略。

衣原体

流行病学

　　美国疾病控制与预防中心（Centers for Disease Control and Prevention，CDC）和世界卫生组织（World Health Organization，WHO）发布的关于STDs发生率和流行率的信息资料是最有价值的。CDC的病例报告来源于包括美国上报的STDs病例数据以及估算的漏报病例数据。美国医学研究所（Institute of Medicine，IOM）向WHO提供全世界范围内4种可治愈STDs（衣原体、淋病、梅毒和毛滴虫）估算的发病率和流行情况。WHO估算2008年全球

15岁至49岁之间人群STDs的新发病例为：衣原体1.057亿，淋病1.061亿，梅毒0.106亿。此外，流行病学研究揭示了STDs的一些基本规律：

　　（1）在所有年龄组中，性活跃的青少年STDs发病率最高[1]；

　　（2）STDs传播效率存在性别差异，男性更易传给女性；

　　（3）与男性相比，女性更容易产生严重和长期的并发症（不包括HIV、HPV、HSV）；

　　（4）既往患一种或多种STDs的患者更易合并其他类型STDs的感染；

　　（5）发展中国家STDs流行率高，涉及所有年龄段的人群；

　　（6）STDs感染有显著的种族差异。

　　在美国，沙眼衣原体是生殖道感染最常见的病原体。2013年CDC收到沙眼衣原体感染的病例报告超过140万例，加上漏报病例，美国每年新增病例大约有300万例。50%~70%女性感染衣原体后没有临床症状，潜伏期可达数月，难以诊断和治疗，易通过性传播导致性伴侣感染。不仅如此，处于15~24岁感染高发的人群极少参加预防性卫生保健项目，增加了公共卫生防控计划实施的难度。每年全球衣原体感染新发病例超过9000万例，是导致围产儿和新生儿并发症发生率升高的一个重要原因[3-6]。值得注意的是，2010美国全民健康促进倡议将消除多种性传播疾病的种族差异作为了一项主要工作任务。2002年，一项关于全美传染病种族差异的研究表明，衣原体感染在黑种人的发病率约为白种人的10倍（每10万人805.9例/90.2例）[7]。2013年，尽管白种人衣原体感染发病率已经较

前翻了一番，但黑种人其发病率仍然是白种人的 6.4 倍（每 10 万人 1147.2 例/180.3 例）[2]。与此同时，每年治疗、预防衣原体感染及其并发症的费用大约为 24 亿美元[4-6]。综合以上因素，CDC 和 IOM 决定在全美范围内进行普查。

发病机制

衣原体是一种可以通过性行为传播导致宫颈感染的病原体[8,9]。根据生物和生化的属性将衣原体分为不同的血清型，95% 以上的衣原体 16sRNA 序列相似。分子学分析将部分鹦鹉热衣原体重新划分为沙眼衣原体、肺炎衣原体（一种人类病原体）和兽类衣原体（一种反刍动物病原体）。在上述四种衣原体里，仅沙眼衣原体和肺炎衣原体的原始宿主是灵长目动物。每一种衣原体基于其血清型又分成不同的菌株，而每一菌株都对应不同的临床疾病（见表 52-1）。

表 52-1　不同血清型衣原体在人类和哺乳动物的致病谱

血清学种类	急性疾病	临床结果
沙眼衣原体 A，B，Ba，C D-K	结膜炎，急性泌尿系症状，宫颈炎，子宫内膜炎，输卵管炎，包涵体结膜炎，新生儿肺炎	沙眼，直肠炎，附睾炎，Reiter 综合征，盆腔炎，异位妊娠，输卵管不孕症，Fitz-Hugh-Curtis 综合征
L1，L2，L3	性病淋巴肉芽肿	反应性气道疾病
肺炎衣原体	咽炎、鼻窦炎，支气管炎，社区获得性肺炎	感染经常是无症状或轻微，很少引起危及生命的感染
鹦鹉热衣原体 鹦鹉，猫，母羊	不典型肺炎和结膜炎	自发性流产

衣原体必须寄生在真核上皮细胞内，与其他病原体相比具有独特的生长周期。在 20 世纪 70 年代，衣原体的感染和生长周期已被研究清楚[10-14]。衣原体通过特异性的受体吞噬过程感染宿主的宫颈、尿道和结膜的立方或无纤毛柱状上皮细胞。吞噬过程是衣原体原体（elementary bodies，EBs）通过类硫酸肝素分子连接到糖胺聚糖受体，随后被吞噬进细胞形成基质空泡，被称作吞噬体[15]。因此，衣原体具有独特的功能和形态明显不同的两相生命周期。一旦被细胞吞噬，EB 便在吞噬体中逐渐转化成为网状体，以二分裂方式进行增殖。衣原体在整个分裂增殖周期中均位于吞噬体中，以躲避宿主溶酶体[12-13]。胞内体被运输到高尔基体的远端区域并将宿主来源的鞘脂质结合到包涵膜上。因此，衣原体能够截获宿主对质膜的膜泡运输，从而获得脂质并在高尔基体中合成的其他物质。截获宿主膜泡运输给衣原体增殖带来双重益处，既可以从宿主获得代谢所需物质，又可以修饰包涵膜以躲避溶酶体融合和免疫探测。

衣原体在活体细胞内需依靠宿主产生的 ATP 才能存活[16]。衣原体不能自行合成核苷酸，必须依靠宿主的核苷酸池。从这个角度看，这种特别的病原体类似病毒。然而从另一方面看，它又类似细菌：含有 DNA 和 RNA 成分，细胞膜含有脂多糖，类似于革兰阴性菌的细胞外膜，牢固却又缺乏肽聚糖层（lipopolysaccharide，LPS），以二分裂方式繁殖[12-16]。

过去数十年间，研究者开始关注衣原体与宿主免疫系统的相互作用。研究成果包括主要外膜蛋白（major outer membrane protein，MOMP）的生物多态性、疾病的易感基因以及眼睛和生殖道衣原体感染后热休克蛋白 CHSP60 的抗体反应与不良后遗症的关联。MOMP 是保护性宿主免疫反应的主要靶点，可中和抗体以及产生 T 细胞的保护性反应[17,18]。omp-1 等位基因的多态性是 MOMP 抗原多态性的基础，宿主细胞接触沙眼衣原体后可选择性发生免疫反应[19]。据报道仅部分急性或反复衣原体感染病例出现远期并发症，证明感染存在易感基因，并且认为慢性免疫激活对衣原体感染传播具有重要作用[20]。一项关于肯尼亚内罗毕性工作者衣原体盆腔炎性疾病的研究指出，衣原体感染的易感性与 Ⅰ 型人类白细胞抗原等位基因 HLA-A31 有关[21-23]。同样的，Ⅱ 型等位基因（DQ）的等位变异与输卵管衣原体感染导致的不孕相关[23,24]。

除了宿主的基因型在衣原体导致疾病的严重程度上起决定作用之外，体液免疫失调对疾病的进展也有影响。有研究表明，与对照组相比，衣原体 57kDa 蛋白的抗体反应在输卵管不孕的妇女中更多见[9,20]。这个蛋白后来被定义为应力蛋白 GroEL 家族中的一种热休克蛋白。一些基于人群血清型研究表明，CHSP60 抗体反应和慢性盆腔炎、异位妊娠、输卵管不孕、沙眼密切相关[9,10]。简而言之，CHSP60 抗体到底是导致衣原体免疫发病机制的原因，还是仅为持续感染的标志，目前尚不清楚。但是目前可以观察到在合并长期后遗症的病例中 CHSP60 抗原的持续表达刺激产生了持续的 CHSP60 抗体反应。此外，由于 CHSP60 和内源性 HSP60 具有相同或类似的抗原决定簇，可激活经典的免疫节联反应从而导致组织损伤。

衣原体感染的诊断

由于抗生素治疗衣原体感染效果显著、价格低廉，故及早明确诊断对于治疗和预防就显得尤为重要。在细胞培养液中分离衣原体是实验室诊断的传统方法，并且由于其高度的特异性至今仍被作为诊断的金标准。但是，培养需要昂贵的设备、专业技能、严格的转运条件以保证标本活性。因此，无论有无临床症状，目前均推荐使用核酸扩增试验（nucleic acid amplification test，NAATs）替代培养作为男性或女性生殖道沙眼衣原体筛查的方法[25]。NAATs 的特点是只需要扩增被检测生物特有的核酸序列，而不需要活的样本。NAATs 的高敏感性提高了它的检出率，即使一份 DNA 或 RNA 也能被检出。此外，女性宫颈管内拭子、男性的尿道拭子、男性或女性的第一次晨尿、女性的阴道拭子均可作为 NAATs 检测样本[25]。更为关键的是，在未行盆腔检查的情况下 NAATs 也能够检测出沙眼衣原体，这对非传统筛查区域的筛查显得尤为重要。尽管存在假阳性率和假阴性率，但是 NAATs 对于沙眼衣原体的筛查仍较培养法和其他非培养法优越。NAATs 的敏感性大于 90%，特异性大于 99%[25]。鉴于 NAATs 的这些特点，CDC 建议对 NAATs 检测的阳性标本无需其他增补试验验证。由于病原体被杀死后核酸仍然会持续存在，最长可达治疗后 3 周，故美国食品药物监督管理局（Food and Drug Administration，FDA）并未批准 NAATs 可作为检测衣原体感染是否治愈的标准。

其他的抗原检测方法比如酶联免疫法（enzyme immunoassay，EIA），荧光分析法（direct fluorescence assay，DFA），核酸杂交/探针试验，核酸基因转化检测均是有效的检验方法，但是不建议用于常规生殖道标本的检测。此外，血清型筛查对于检测简单的生殖道沙眼衣原体感染的价值是有限的，或者没有任何价值。因为它无法区分抗体的存在是由于现在感染或还是曾经感染导致抗体的持续存在。表 52-2 总结了孕期衣原体的筛查指南。

表 52-2 孕妇沙眼衣原体的筛查

什么时间筛查	• 所有小于 25 岁的孕妇和高危孕妇 • 对于小于 25 岁的孕妇和高危孕妇在孕晚期进行复查 • 在孕期接受治疗的孕妇必须在治疗后的 3 到 4 周进行复查，必须在 3 月内再复查
如何筛查	• 推荐 NAATs 检测尿液、宫颈内和阴道分泌物*
诊断标准	• NAAT 检测结果为阳性即可诊断

修改自 Workowski KA，Bolan GA；Centers for Disease Control and Prevention. Sexually transmitted diseases treatment guidelines，2015. MMWR Morb Mortal Wkly Rep. 2015;64（RR-03）:1-137.

* 细胞培养，直接免疫荧光，酶联免疫吸光分析及核酸杂交检测宫颈内标本同样可行

衣原体感染的治疗

对于无合并症的生殖道衣原体感染，治疗方案自

1998 年以来并无明显变化；唯一不同的是，因体外实验和动物实验结果发现青霉素类抗生素可能会导致治疗失败，故目前阿莫西林仅作为衣原体感染治疗的替代药物。CDC 推荐：孕妇衣原体感染的推荐治疗方案为阿奇霉素 1g 单次口服（框 52-1）。阿莫西林 500mg 口服，一日三次，连服 7 日，或剂量相当的红霉素可作为替代治疗方案（框 52-1）。多西环素、氧氟沙星和左氧氟沙星也可以作为替代治疗方案，但孕妇禁用。为减少传染和二次感染，必须告知患者单剂量治疗后需禁止性生活 7 天或禁止性生活至完成 7 日治疗方案，直至患者所有性伴侣在同期得到了治疗。治疗完成后的 3 至 4 周需要复查。青春期女性衣原体感染的多项跟踪研究表明初次诊断后的数月内再次感染衣原体和其他 STDs 的危险性很高。因此，CDC 指南建议患者感染 3 个月后需行复查[26]。此外，25 岁以下的女性和衣原体感染的高危人群必须于孕晚期进行复查。除了孕妇治疗以外，诊断前 60 天内所有性伴侣，或者无性生活超过 60 天、在此之前最后一位性伴侣需行检查和治疗，以减少二次感染或传染他人[26]。

框 52-1 孕妇沙眼衣原体感染的推荐治疗方案*

推荐方案[†]
阿奇霉素，1g 单次口服
替代方案
阿莫西林，500mg 口服，一日三次，连服 7 日或
红霉素，500mg 口服，一日四次，连服 7 日或
红霉素，250mg 口服，一日四次，连服 14 日或
琥乙红霉素，800mg 口服，一日三次，连服 7 日或
琥乙红霉素，400mg 口服，一日三次，连服 14 日

修改自 Workowski KA，Bolan GA；Centers for Disease Control and Prevention. Sexually transmitted diseases treatment guidelines，2015. MMWR Morb Mortal Wkly Rep. 2015;64（RR-03）:1-137.

* 疾病控制和预防中心推荐对衣原体 NAAT 检测阳性的个体进行治疗。尽管四环素和多西环素对沙眼衣原体均有很强的活性，但是由于它们能够导致胎儿骨骼和牙齿釉质的发育异常从而孕妇禁用（见第 8 章）。由于红霉素具有胃肠道副作用，阿奇霉素成为孕期用药的选择

[†] 诊断前 60 天内所有性伴侣，或如果无性生活已经超过 60 天、最后一位性伴侣，都必须检查和治疗

淋病

流行病学

2013 年美国淋病奈瑟菌感染报告病例 333 004 例（106.1/100 000）[2]。但报告病例占实际病例的比率可能最低仅有 40%，由此估算美国每年大约有淋病 700 000 例[27]。

与衣原体相反，全世界范围内淋病的流行较美国显

著降低,加拿大和西欧的流行数据证明了这一点。美国1941 年至 1997 年淋病患病率的研究表明二次世界大战期间和 1975 年分别有两次增长高峰,高峰时发病率 473/100 000[27]。

1975 年后,淋病患病率逐渐下降但合并 3 个特征值得关注:(1)男女患病比例从 3∶1 下降至 1∶2.2,自 2013年起女性成为主要流行人群;(2)存在种族差异,黑种人患病率为白种人的 12.4 倍(每 10 万人 426.6 例/34.5 例)[2];(3)1975 年至今,淋病感染最大的决定性因素是年龄:每年报告的感染病例最多见于 15～19 岁的青少年(459.2/100 000),和 20～24 岁年轻成人(541.6/100 000)[2]。

致病机理

与衣原体相比,淋病奈瑟菌在人类疾病的致病机理更加简单易懂,是典型的细菌致病机理。

淋病奈瑟菌是革兰阴性双球菌,人类是唯一宿主。类似于其他感染宫颈管的微生物,淋球菌最易感染肛门生殖道黏膜层上被覆的柱状上皮[27,29]。淋病球菌借助菌毛和其他表面蛋白粘附于黏膜细胞,从而释放脂多糖导致黏膜受损。粘附后,淋病奈瑟菌被吞饮和转运至上皮细胞内。与衣原体不同,淋病球菌在吞噬体内不复制,但仍可逃避溶酶体的降解。淋球菌借助自己的能力改变宿主环境而持续存在宿主体内。总而言之,淋病奈瑟菌具有多个结构形式可以通过免疫逃逸机制导致疾病发生,包括免疫球蛋白酶 A、铁抑制和细胞粘附机制[27,29]。

淋病的诊断

淋病感染的诊断金标准是分离培养出淋病球菌。传统的方法是将标本涂在选择性培养基(Thayer-Martin 或Martin-Lewis)或非选择性培养基上。将接种的培养基置于含 5% CO_2、恒温 35～36.5℃的环境中培养,24～48 小时评估结果。培养后需进行菌落形态、革兰染色、氧化酶试验鉴定,找出革兰阴性、氧化酶阳性、形态为双球菌的菌落。但仅依靠上述实验室检测仍不能确诊淋病奈瑟菌。上述检查初步诊断后,应立即行抗生素治疗,同时需进一步检查确诊。如果标本解剖部位含有其他种类的细菌,则需使用选择性培养基。淋病培养具有检测敏感性和特异性高,价格低廉,适合用于不同类型的标本等优势,且培养出来的菌株可继续进行其他检测试验。缺点主要是标本运输要求保持微生物的活性;其次需至少24～48 小时才能得到结果[25]。由于培养有一定技术难度,因此研究者开发出了其他非培养检测方法。但是,淋病奈瑟菌培养对诊断仍十分重要,因而得以保留,其适应证包括:治疗失败的疑似病例、监测抗生素耐药、性虐待导致的疑似生殖道外感染或暴露。与沙眼衣原体相同,

不论有无临床症状,目前推荐常规使用 NAATs 进行淋病奈瑟菌筛查[25]。NAATs 检测可用于女性宫颈管内拭子、男性的尿道拭子,男性或女性的第一次晨尿,及女性阴道拭子[25]。未行盆腔检查也可以通过 NAATs 检测淋病奈瑟菌,这使得 NAATs 在非传统筛查地点使用更方便。NAATs尽管结果存在假阳性和假阴性,但仍然优于培养法和其他非培养法。NAATs 的敏感性高于 90%,特异性高于99%[25],鉴于检测精准,CDC 建议 NAATs 阳性样本无需其他补充试验证实但淋病奈瑟菌治疗后核酸可持续存在 2周以上,故 FDA 没有批准 NAATs 用于治疗效果的检测。

此外,还有其他检测淋病的方法。核酸杂交分析也可用于淋病检测,但不建议将其作为常规检测方法,而且常规检验室不能提供这项检查。许多 EIA 检测方法由于性能差和性价比低而不具有竞争力[25]。与 EIAs 类似,DFA 同样不适用于淋病诊断[25]。淋病没有血清型筛查和诊断分析法。表 52-3 总结了孕妇淋病感染的筛查指南。

表 52-3　孕妇淋病奈瑟菌感染的筛查

什么时候筛查	• 对于小于 25 岁的女性或高危女性筛查 • 孕期治疗过的女性必须在感染后 3 月复查
如何筛查	• 推荐 NAATs 检测尿液、宫颈内和阴道分泌物*
诊断标准	• NAAT 检测结果阳性即可诊断

修改自 Workowski KA,Bolan GA;Centers for Disease Control and Prevention. Sexually transmitted diseases treatment guidelines, 2015. MMWR Morb Mortal Wkly Rep. 2015;64(RR-03):1-137.

* 细胞培养和核酸杂交检测宫颈内标本同样可行

淋病的治疗

单纯性生殖道淋病奈瑟菌感染可给予单剂量治疗方案,但与衣原体感染相比,可供选择的口服治疗方案较少(见框 52-2)。近期在美国加利福尼亚州、夏威夷、亚洲、太平洋岛出现了喹诺酮耐药菌株。在上述地区或其他喹诺酮耐药菌株快速增长地区感染淋病的患者,不建议使用这类药物[25]。2002 年惠氏药业停止生产头孢克肟后,CDC 的推荐变得较为复杂。2008 年 4 月,印度鲁宾药业开始生产和制造头孢克肟。如果无头孢曲松,目前头孢克肟是单纯性生殖道淋病唯一的推荐用药。此外,由于淋病经常合并衣原体感染,据此 CDC 推荐对淋病患者应同时进行衣原体的治疗[25]。在 2007 年,淋球菌监测项目(Gonococcal Isolate Surveillance Project,GISP)发现 27% 的淋病对青霉素、四环素、环丙沙星等耐药或多重耐。2009年,CDC 针对头孢菌素淋病耐药菌爆发成立工作小组,旨在处理不断增长的淋病奈瑟菌的耐药问题[30]。在 2011 年的致病率和致死率周报(Morbidity and Mortality Weekly

Report,MMWR）中,CDC 报道了阿奇霉素对 5 例尿道淋病有很高的中位抑制能力（9.1%）,占 2009 年 8 月到 10 月圣地亚哥淋病奈瑟菌受治病例的 10%[31]。在此报告中,CDC 重申了 2010 STD 治疗指南,对于简单的泌尿生殖道、直肠和咽喉的淋病,推荐使用双药治疗方案即口服 250mg 头孢菌素和 1g 阿奇霉素进行治疗。考虑到耐药和治疗失败,CDC 不推荐单独使用阿奇霉素治疗淋病。

框 52-2　无合并症的生殖道淋病奈瑟球菌感染孕妇[†]的推荐治疗方案[*]

标准方案[†]
头孢曲松 250mg 单次肌肉注射+阿奇霉素 1g 单次口服

　　修改于 Workowski KA,Bolan GA;Centers for Disease Control and Prevention. Sexually transmitted diseases treatment guidelines, 2015. MMWR Morb Mortal Wkly Rep. 2015;64(RR-03):1-137.
　　[*] CDC 推荐对于淋球菌检测阳性的患者同时进行淋病和衣原体的治疗。如果患者对头孢菌素过敏但又无法得到大观霉素,则需要咨询传染病专家
　　[†] 诊断前 60 天内的所有性伴侣,或如果无性生活已经超过 60 天、最后一位性伴侣,都必须检查和治疗

　　大观霉素对简单的泌尿生殖道感染治疗效果好,但是价格昂贵,而且美国不生产这种药物。

　　和衣原体感染一样,诊断前 60 天内的所有性伴侣,或者如果无性生活已经超过 60 天、最后一位性伴侣,都必须检查和治疗,从而减少重复感染或传播。上述推荐与 2015 年 CDC 的推荐一致（见框 52-2）。

梅毒

流行病学

　　历史上很早就已经认识到,梅毒是由于梅毒螺旋体感染而引发的一种慢性全身性感染。在美国,原发和继发性梅毒流行病学与淋病类似（反映了 STDs 同时感染的流行病学规律）,患病率在二次世界大战后达到峰值 76/100 000,而 1955~1957 年下降至最低点 4/100 000[32]。20 世纪 50 年代中期之后梅毒再次流行,1985~1990 年患病率最高达 23.5/100 000。2001 年以后,梅毒感染病例每年持续增长,2009 年达 13 997 例[1]。2010 年稍有下降,但 2011~2013 年间,患病率增长了 22%[2]。在此期间,增长病例基本为男性,而女性数量维持稳定[2]。WHO 和 CDC 的观察数据表明,过去 20 年美国和发展中国家的梅毒流行是波动的;与此同时梅毒感染同样存在种族差异,黑种人和白种人的感染率比例严重失调（每 10 万人 16.8 例/3.0 例）。此外,梅毒感染还存在性别和年龄的差异,更容易发生于 20~24 岁的女性[2,27]。

致病机理

　　梅毒是梅毒螺旋体感染导致的一种慢性疾病。梅毒螺旋体属于螺旋体目,它的特征是细长型、无鞭毛、运动活泼、紧密螺旋形,类似原生动物。它是一种厌氧菌,必须以人为宿主。性接触时,梅毒螺旋体通过细长弯曲的身体运动穿透破损的皮肤和黏膜组织、侵入宿主并逃脱宿主的防御机制,从而完全依赖宿主生存。因缺乏基本的生物合成机制,梅毒螺旋体不能产生复杂的分子和脂肪酸[34,35],其内膜仅含少量的整合膜蛋白暴露于外膜表面[36],故而免疫攻击靶点少,Berman[37] 推测上述结构是梅毒螺旋体能够引发强烈的炎症和免疫反应,但又能逃脱免疫清除的机制所在黏膜受损后,梅毒螺旋体潜伏大约 1 周~3 个月,直至以硬下疳为临床特征的一期感染出现。硬下疳位于螺旋体侵入的部位,典型表现为基底较大的无痛性溃疡,触之有似木头或橡胶之感,但极少继发感染,3~6 周自愈。感染 4~10 周,梅毒螺旋体在体内血行播散,机体开始启动免疫应答[27]。二期梅毒的特征是全身性斑丘疹、全身症状、主要脏器受损及淋巴结病,约 40% 的病例可累及神经系统[38,39]。二期梅毒在 2~6 周后自行消退,进入梅毒潜伏期[27]。潜伏期梅毒分为早期潜伏期（<1 年）和晚期潜伏期（>1 年）,在此阶段,患者无临床症状或体征出现。若不治疗,潜伏期梅毒可进展为三期梅毒,伴随心血管系统、神经系统和肌肉骨骼系统受损。梅毒螺旋体易侵袭小动脉,引起免疫反应导致闭塞性动脉内膜炎及器官受损衰竭[40]。若患者存在免疫抑制状态（如药物免疫抑制的人群,HIV 感染的人群）,梅毒螺旋体感染后可快速发展为三期梅毒,尤其是神经梅毒。

梅毒的诊断

　　梅毒螺旋体感染诊断较为困难,原因是梅毒螺旋体无法在人工培养基上培养,且临床表现与众多疾病相类似[41]。患者难以发现一期梅毒典型的临床表现。尽管男性较容易发现硬下疳,但女性经常由于缺乏全身症状而无法识别。若诊断考虑一期梅毒,需通过暗野显微镜检查硬下疳浆液性渗出物,若能找到梅毒螺旋体则可确诊梅毒感染;但因标本取材因素,暗野显微镜仍缺乏敏感性。此时需用松软的纱布或带有棉花头的拭子擦拭病损直到出血,再挤压病损处取清亮的浆液涂片。DFAs 的优点在于不仅可使用于自然干燥的涂片,也可使用于石蜡包埋的组织[42]。除此以外,聚合酶链反应（polymerase chain reaction,PCR）可增加生殖道病损、脑脊液、羊水、血清和石蜡包埋组织等样本的检测敏感性[43]。

　　因大多数梅毒患者处于无症状的潜伏期,所以血清学检测成为了主要的诊断手段。目前使用的血清学检测有两种,包括非梅毒螺旋体试验和梅毒螺旋体试验。非

梅毒螺旋体试验包括快速血浆反应素试验（rapid plasma reagin，RPR）和性病研究实验室试验（venereal disease research laboratory，VDRL）。非梅毒螺旋体试验的假阳性反应可以继发于病毒感染或自身免疫性疾病[26]。如果非梅毒螺旋体试验是阳性，还需要螺旋体试验进一步确诊。梅毒螺旋体试验包括荧光螺旋体抗体吸附试验（fluorescent treponemal antibody absorbed tests，FTA-ABS）、梅毒螺旋体被动颗粒凝集试验（T. pallidum passive particle agglutination assay，TP-PA）、EIAs 以及化学发光免疫测定分析[26]。一旦治疗适当，大多数患者无论孕妇还是非孕妇，非梅毒螺旋体试验均会转为阴性。而大多数患者，梅毒螺旋体试验阳性结果会持续终身[44]。表 52-4 总结了对孕妇推荐的梅毒筛查指南。

表 52-4　孕妇梅毒感染的筛查

什么时候筛查	• 所有孕妇在第一次产检时 • 所有孕妇在孕晚期必须重复筛查 • 之前未筛查过梅毒的孕妇或高危孕妇在分娩时必须筛查
如何筛查	• 梅毒螺旋体试验和非梅毒螺旋体试验
诊断标准	• 梅毒螺旋体试验和非梅毒螺旋体试验即可诊断

修改自 Workowski KA, Bolan GA; Centers for Disease Control and Prevention. Sexually transmitted diseases treatment guidelines, 2015. MMWR Morb Mortal Wkly Rep. 2015;64(RR-03):1-137.
细胞培养和核酸杂交检测宫颈内标本同样可行

尽管在大多数 HIV 感染患者血清学检测是精确并可信的，但仍有临床医生偶尔发现部分病损渗出液或生物组织学检查确诊梅毒感染的患者血清学检测为阴性[44]。CDC 对 HIV 感染患者的梅毒诊断做出了以下建议[45]。首先，HIV 患者必须筛查梅毒，所有性活动活跃的梅毒患者必须筛查 HIV。若对血清学阴性的患者临床怀疑梅毒感染，FDA 建议对病损渗出液或活检组织进行梅毒螺旋体染色，或暗视野显微镜检测。对上述患者，必须检测非梅毒螺旋体滴度（RPR，VDRL）以监测疗效。最后，对 HIV 感染患者必须考虑合并神经梅毒的可能，并建议对血清学结果进行专家会诊。脑脊液检查主要用于诊断神经梅毒。有神经或眼科症状的、活跃的三期梅毒、治疗失败或 HIV 阳性的患者必须进行脑脊液检查[26]。目前不推荐非 HIV 感染的早期无症状梅毒患者进行脑脊液检查[26]。

梅毒的治疗

青霉素于二次世界大战时被发现，是公认的治疗梅毒的一线抗生素。青霉素治疗梅毒有效，可用于预防孕妇和非孕妇梅毒病情进展，以及预防和治疗先天性梅毒（框 52-3）[26,46]。CDC 2015 年治疗指南推荐无论孕妇或非

孕妇，均可使用单剂量卞星青霉素 G 2.4miU 肌肉注射治疗一期、二期和早期潜伏梅毒[26]。晚期潜伏梅毒和无法确定期别的潜伏梅毒使用苄星青霉素 G，每周 2.4miU 肌肉注射，连续三周（总共 7.2miU）[26]。如果孕妇遗漏一次注射，建议重新开始整个疗程。治疗过程中可能突发吉海反应，可导致早产或胎儿窘迫。必须告知孕妇，梅毒治疗过程中如有发热、宫缩或胎动减少必须及时就医。青霉素过敏的患者治疗较为困难，建议对孕妇区别对待。由于替代治疗会增加治疗失败的风险，对治疗效果严密随访尤为关键。有证据表明青霉素是先天性梅毒、妊娠合并梅毒和神经梅毒的唯一有效药物，其他药物不能替代[26]。青霉素过敏患者需感染科专家会诊，青霉素脱敏后患者可进行青霉素治疗。推荐使用小剂量和或大剂量两种青霉素皮试判断评估患者是否青霉素过敏[26]。有青霉素过敏史但皮试阴性的患者可进行青霉素治疗。但是，青霉素皮试阳性患者必须进行脱敏试验后再进行青霉素治疗[26,47]。

框 52-3　孕妇梅毒螺旋体感染推荐治疗方案*

一期、二期和早期潜伏梅毒
苄星青霉素 G 2.4mIU　肌肉注射　单次用药
晚期潜伏梅毒和期别无法确定的潜伏梅毒
苄星青霉素 G 每周　2.4mIU　肌肉注射　连用 3 次（共 7.2mIU）
三期梅毒
神经梅毒
水剂青霉素 G，每日 18～24mIU　静脉注射（每 4 小时 3～4mIU 或持续静点），连用 10～14 日或
普鲁卡因青霉素每天 2.4mIU 肌肉注射，同时口服丙磺舒 500mg，1 日 4 次，连用 10～14 日
非神经梅毒
苄星青霉素 G　每周 2.4mIU　肌肉注射　连用 3 次（共 7.2mIU）
青霉素过敏（已证实的）
脱敏后按照上述青霉素治疗

修改自 Workowski KA, Bolan GA; Centers for Disease Control and Prevention（CDC）: Sexually transmitted diseases treatment guidelines, 2015. MMWR Morb Mortal Wkly Rep. 2015;64(RR-03):1-137.
*CDC 推荐选择青霉素治疗梅毒

三期梅毒的治疗方案主要取决于是否存在神经梅毒。若脑脊液检查为阴性，患者则进行苄星青霉素 G 治疗，每周 2.4mIU 肌肉注射，连续 3 周（总共 7.2mIU）[26]。如果确诊神经梅毒，则使用水剂青霉素 G，每日 18～24miU 静脉注射（每 4 小时 3～4mIU 或持续静滴），连用 10～14 日。对于依从性好的患者，替代治疗方案是普鲁卡因青霉素每天 2.4mIU 肌肉注射同时口服丙磺舒 500mg，1 日 4 次，连用 10～14 日[26]。建议复查脑脊液评

估疗效。

先天性梅毒

先天性梅毒已成为持续性的世界性问题,WHO将消灭先天性梅毒作为千年目标之一。2008年,据估测全球约有186万例妊娠妇女感染梅毒。在最近的报告中,CDC总结了2013年先天性梅毒的监测数据表明,2009~2013年所有种族和少数民族先天性梅毒发生率均呈下降趋势,但美国和阿拉斯加土著除外[2],但黑种人和西班牙裔种族先天性梅毒发生率在依然较高。美国的出生数据显示,先天性梅毒的发生率是10万分级别的,且从2009~2012年,发生率从10万分之10.4降至8.4,反映出育龄期女性感染一期和二期梅毒的发生率降低,从10万分之1.5降至0.9[2]。先天性梅毒感染是由于梅毒螺旋体经过胎盘进入胎儿所致[49]。孕妇无论处在梅毒的任何感染期,或任何孕周,都可传播给胎儿成先天性梅毒。过去的理论认为在妊娠20周前梅毒不能通过胎盘屏障,后来证明这个理论是错误的,因为早孕期流产的病理检查和孕中期羊水穿刺羊水中可见活的梅毒螺旋体[49,50]。由于梅毒早期血行播散,目前认为早期梅毒孕妇的垂直传播率接近100%。在梅毒晚期潜伏期,孕妇的免疫反应可将传染率下降至10%[51,53]。

胎儿免疫系统的发育对于胎儿疾病的发生也起着重要作用。在早孕期,由于胎儿的免疫功能很弱,所以引起的免疫反应很少。中孕期以后,胎儿能够产生强烈的免疫反应而导致动脉内膜炎和终末器官受损。未经治疗的梅毒孕妇,其发生不良妊娠结局的风险约为52%[54]。与未感染梅毒的孕妇相比,他们的特异性不良结局包括流产和死产(21%)、新生儿死亡(9.3%)、早产或低出生体重儿(5.8%)和先天性梅毒(15%)[54]。非免疫性胎儿水肿、羊水过多、胎死宫内均与先天性梅毒相关。近期报告表明,胎儿非免疫性积液(腹水、胸腔积液、头皮或皮肤水肿)、肝大、羊水过多和胎盘肿大等均支持先天性梅毒感染的诊断[55,56]。为了更好地研究胎儿梅毒的病理生理,Hollier[57]等前瞻性的确诊和随访了24例未经治疗的梅毒孕妇,对其进行超声检查、羊水穿刺和脐带穿刺;根据CDC指南(见框52-3)采取苄星青霉素G肌肉注射治疗。24例患者中一期梅毒6例,二期梅毒12例,早期潜伏梅毒6例先天性梅毒或羊水中发现梅毒螺旋体16例(67%)。孕妇梅毒感染的病程与胎儿感染的关系为:一期梅毒胎儿感染率50%、二期梅毒胎儿感染率67%、潜伏早期梅毒胎儿感染率83%。24例孕妇经超声诊断胎儿畸形16例,其中,胎儿肝大13例,肝大合并腹水3例,非免疫性腹水1例,胎盘增厚17例(71%),羊水过多1例。这项研究表明可以使用超声检查来诊断和处理梅毒

感染的孕妇及胎儿,与CDC的推荐一致。CDC同时建议,对于妊娠20周之后梅毒感染的孕妇推荐使用超声评估胎儿是否患先天性梅毒。

为了降低先天性梅毒发生率,CDC推荐在首次产检时对所有孕妇进行梅毒筛查,在孕晚期早期复查[26]。此外,对于高危或之前未行筛查的孕妇,在分娩时需要进行梅毒筛查[42]。理论上对孕期妇女进行适当的筛查和治疗可以消灭先天性梅毒[37,51]。然而现实并非如此,WHO估计约1/3的孕妇接受产检时未行梅毒筛查。在发展中和发达国家,仍然有因梅毒导致的早产、低出生体重、肝大、皮肤和骨骼病变的孩子出生[59]。先天性梅毒导致的死胎,几乎90%是由孕妇未进行梅毒治疗或治疗不当所致的[60]。Alexander等按照CDC指南治疗了340例梅毒孕妇,发现对于任何期别的梅毒孕妇进行先天性梅毒预防的成功率超过95%。Sheffield[62]团队对43例产前治疗失败的梅毒孕妇进行研究,发现以下因素和治疗失败密切相关:早产(<36周)、治疗和分娩间隔时间短、在治疗和分娩期间的高VDRL滴度、梅毒感染分期。对于严重或晚期先天性梅毒胎儿的最佳治疗方法仍不清楚(是通过治疗孕妇治疗胎儿?还是直接治疗新生儿?),需要治疗经验丰富的临床医生会诊[63]。

关键点

◆ 所有25岁以下或高危女性在孕期建议进行衣原体和淋病的筛查。

◆ 所有25岁以下或STDs的高危女性建议在孕晚期再次进行衣原体的筛查。

◆ 梅毒筛查必须在第一次产检和孕晚期早期进行。对于梅毒高危孕妇,建议在产时再次检测。

◆ 若孕期未进行梅毒筛查,应在产后出院前进行筛查。

◆ 首选NAATs检测尿液、宫颈内分泌物、阴道分泌物筛查衣原体和淋病。

◆ 筛查梅毒可使用梅毒螺旋体试验或非梅毒螺旋体试验。

◆ 青霉素是治疗孕妇梅毒感染的首选抗生素,并能降低先天性梅毒发生率。

◆ 青霉素过敏孕妇必须行青霉素脱敏并进行后续梅毒治疗。

参考文献

1. Wall KM, Khosropour CM, Sullivan PS. *Centers for Disease Control and Prevention. Sexually Transmitted Disease Surveillance 2009*. Atlanta: U.S. Department of Health and Human Services; 2010.
2. Centers for Disease Control and Prevention. *Sexually Transmitted Disease Surveillance 2013*. Atlanta: U.S. Department of Health and Human Ser-

vices; 2014.

3. Hammerschlag MR, Anderka M, Semine DZ, et al. Prospective study of maternal and infantile infection with *Chlamydia trachomatis*. *Pediatrics*. 1979;64:142.

4. Mangione-Smith R, O'Leary J, McGlynn EA. Health and cost-benefits of Chlamydia screening in young women. *Sex Transm Dis*. 1999;26: 309.

5. Sweet RL, Landers DV, Walker C, et al. *Chlamydia trachomatis* infection and pregnancy outcome. *Am J Obstet Gynecol*. 1987;156:824.

6. Schachter J, Grossman M, Sweet RL, et al. Prospective study of perinatal transmission of *Chlamydia trachomatis*. *JAMA*. 1986;255:3374.

7. Centers for Disease Control and Prevention. Racial Disparities in Nationally Notifiable Diseases-United States, 2002. *MMWR Morb Mortal Wkly Rep*. 2005;54(9).

8. Stamm WE. *Chlamydia trachomatis* infections of the adult. In: Holmes KK, Sparling PF, Mardh P-A, et al., eds. *Sexually Transmitted Diseases*. New York: McGraw-Hill; 1999:407.

9. Sweet RS, Gibbs R. Chlamydial Infections. In: Sweet R, Gibbs R, eds. *Infectious Diseases of the Female Reproductive Tract*. 4th ed. Philadelphia: Lippincott Williams & Wilkins; 2002:57.

10. Schachter J. Chlamydial infections. *N Engl J Med*. 1978;298:428.

11. Sweet RS, Schachter J, Landers DV. Chlamydial infections in obstetrics and gynecology. *Clin Obstet Gynecol*. 1983;26:143.

12. Friis RR. Interaction of L cells and *Chlamydia psittaci*: entry of the parasite and host responses to its development. *J Bacteriol*. 1972;110:706.

13. Kuo CC, Wang SP, Grayson JT. Effect of polycations, polyanions, and neuraminidase on the infectivity of trachoma-inclusion conjunctivitis and LGV organisms in HeLa cells: sialic acid residues as possible receptors for trachoma-inclusion conjunctivitis. *Infect Immun*. 1973;8:74.

14. Nurminen M, Leinonen M, Saikku P, Mäkelä PH. The genus-specific antigen of Chlamydia: resemblance to the lipopolysaccharide of enteric bacteria. *Science*. 1983;220:1279.

15. Bavoil PH, Ohlin A, Schachter J. Role of disulfide bonding in outer membrane structure and permeability in *Chlamydia trachomatis*. *Infect Immun*. 1984;44:479.

16. Schachter J. Biology of *Chlamydia trachomatis*. In: Holmes KK, Sparling PF, Mardh P-A, et al., eds. *Sexually Transmitted Diseases*. New York: McGraw-Hill; 1999:391.

17. Brunham RC, Peeling RW. *Chlamydia trachomatis* antigens: role in immunity and pathogenesis. *Infect Agents Dis*. 1994;3:218.

18. Brunham RC, Plummer F, Stephens RS. Bacterial antigenic variation, host immune response and pathogen-host co-evolution. *Infect Immun*. 1994;61: 2273.

19. Brunham R, Yang C, Maclean I, et al. *Chlamydia trachomatis* from individuals in a sexually transmitted disease core group exhibit frequent sequence variation in the major outer membrane protein (omp1) gene. *J Clin Invest*. 1994;94:458.

20. Morrison RP, Manning DS, Caldwell HD. Immunology of *Chlamydia trachomatis* infections: immunoprotective and immunopathologic responses. In: Gallin JI, Fauci AS, Quinn TC, eds. *Advances in Host Defense Mechanisms, Vol. 8: Sexually Transmitted Diseases*. New York: Raven Press; 1992:57.

21. Hayes LJ, Bailey RL, Mabey DC, et al. Genotyping of *Chlamydia trachomatis* from a trachoma-endemic village in the Gambia by a nested polymerase chain reaction: identification of strain variants. *J Infect Dis*. 1992; 166:1173.

22. Conway DJ, Holland MJ, Campbell AE, et al. HLA class I and class II polymorphism and trachomatous scarring in a *Chlamydia trachomatis*–endemic population. *J Infect Dis*. 1996;174:643.

23. Kimani J, Maclean IW, Bwayo JJ, et al. Risk factors for *Chlamydia trachomatis* pelvic inflammatory disease among sex workers in Nairobi, Kenya. *J Infect Dis*. 1996;173:1437.

24. Brunham RC, Maclean IW, Binns B, Peeling RW. *Chlamydia trachomatis*: its role in tubal infertility. *J Infect Dis*. 1985;152:1275.

25. Papp JR, Schachter J, Gaydos CA, et al., Centers for Disease Control and Prevention. Recommendations for the laboratory-based detection of *Chlamydia trachomatis* and *Neisseria gonorrhoeae* —2014. *MMWR Morb Mortal Wkly Rep*. 2014;63:02.

26. Centers for Disease Control and Prevention. Sexually transmitted diseases treatment guidelines. *MMWR Morb Mortal Wkly Rep*. 2015;64(RR-03): 1-137.

27. Sweet RL, Gibbs R. Sexually transmitted diseases. In: Sweet R, Gibbs R, eds. *Infectious Diseases of the Female Reproductive Tract*. 4th ed. Philadelphia: Lippincott Williams & Wilkins; 2002:118.

28. Hook EW, Handsfield HA. Gonococcal infections in adults. In: Holmes KK, Sparling PF, Mardh P-A, et al., eds. *Sexually Transmitted Diseases*. New York: McGraw-Hill; 1999:451.

29. Sparling PF. Biology of *Neisseria gonorrhoeae*. In: Holmes KK, Sparling PF, Mardh P-A, et al., eds. *Sexually Transmitted Diseases*. New York: McGraw-Hill; 1999:433.

30. Consultation Meeting on Cephalosporin-Resistant Gonorrhea Outbreak Response Plan. *Report of an external consultants' meeting convened by the Division of STD Prevention, National Center for HIV, STD, and TB Prevention, Centers for Disease Control and Prevention (CDC), September 14-15, 2009*:1-12.

31. Centers for Disease Control and Prevention. *Neisseria gonorrhoeae* with reduced susceptibility to azithromycin—San Diego County, California, 2009. *MMWR Morb Mortal Wkly Rep*. 2011;60(579).

32. Centers for Disease Control and Prevention. Summary of notifiable diseases, United States 1992. *MMWR Morb Mortal Wkly Rep*. 1993;41(1).

33. Aral SO, Holmes KK. Social and behavioral determinants of the epidemiology of STDs: industrialized and developing countries. In: Holmes KK, Sparling PF, Mardh P-A, et al., eds. *Sexually Transmitted Diseases*. New York: McGraw-Hill; 1999:39.

34. Pennisi E. Genome reveals wiles and weak points of syphilis. *Science*. 1998;281:324.

35. Radolf JD, Steiner B, Shevchenko D. *Treponema pallidum*: doing a remarkable job with what it's got. *Trends Microbiol*. 1999;7:7.

36. Weinstock GM, Hardham JM, McLeod MP, et al. The genome of *Treponema pallidum*: new light on the agent of syphilis. *FEMS Microbiol Rev*. 1998;22:323.

37. Berman SM. Maternal syphilis: pathophysiology and treatment. *Bull World Health Org*. 2004;82:1.

38. Stokes JH, Beerman H, Ingraham NR. *Modern Clinical Syphilology, Diagnosis and Treatment: Case Study*. 3rd ed. Philadelphia: WB Saunders; 1945.

39. Lukehart SA, Hook EW 3rd, Baker-Zander SA, et al. Invasion of central nervous system by *Treponema pallidum*: implications for diagnosis and treatment. *Ann Intern Med*. 1988;109:855.

40. Tranont EC. Syphilis in adults: from Christopher Columbus to Sir Alexander Flemming to AIDS. *Clin Infect Dis*. 1995;21:1361.

41. Baum EW, Bernhardt M, Sams WM Jr, et al. Secondary syphilis. Still the great imitator. *JAMA*. 1983;249:3069.

42. Larsen SA, Hunter EF, Creighton ET. Syphilis. In: Holmes KK, Mardh P-A, Sparling PF, et al., eds. *Sexually Transmitted Diseases*. New York: McGraw-Hill; 1990:927.

43. Burstain JM, Grimprel E, Lukehart SA, et al. Sensitive detection of *Treponema pallidum* by using the polymerase chain reaction. *J Clin Microbiol*. 1991;29:62.

44. Hicks CB, Benson PM, Lupton GP, Tramont EC. Seronegative secondary syphilis in a patient infected with the human immunodeficiency (HIV) with Kaposi sarcoma: a diagnostic dilemma. *Ann Intern Med*. 1987;107:492.

45. Centers for Disease Control. Current trends: recommendations for diagnosing and treating syphilis in HIV-infected patients. *MMWR Morb Mortal Wkly Rep*. 1988;37:600.

46. Ingraham NR. The value of penicillin alone in the prevention and treatment of congenital syphilis. *Acta Derm Venereol Suppl (Stock)*. 1951;31:60.

47. Wendel GD Jr, Stark BJ, Jamison RB, et al. Penicillin allergy and desensitization in serious infections during pregnancy. *New Engl J Med*. 1985; 312:1229.

48. World Health Organization. *The Global Elimination of Congenital Syphilis: Rationale and Strategy for Action*. Geneva, Switzerland: WHO Press; 2007:3-6 Available at: <http://www.who.int>.

49. Harter CA, Bernirsche K. Fetal syphilis in the first trimester. *Am J Obstet Gynecol*. 1976;124:705.

50. Nathan L, Bohman VR, Sanchez PJ, et al. In utero infection with *Treponema pallidum* in early pregnancy. *Prenat Diagn*. 1997;17:119.

51. Ingraham NR. The value of penicillin alone in the prevention and treatment of congenital syphilis. *Acta Derm Venereol*. 1951;31:60.

52. Zenker PN, Berman SM. Congenital syphilis: trends and recommendations for evaluation and management. *Pediatr Infect Dis J*. 1991;10:516.

53. Fiumara NJ, Flemming WL, Downing JG, et al. The incidence of prenatal syphilis at the Boston City Hospital. *N Engl J Med*. 1952;247:48.

54. Gomez GB, Kamb ML, Newman LM, et al. Untreated maternal syphilis and adverse outcomes of pregnancy: A systematic review and meta-analysis. *Bull World Health Organ*. 2013;91:217-226.

55. Burton JR, Thorpe EM Jr, Shaver DC, et al. Nonimmune hydrops fetalis associated with maternal infection with syphilis. *Am J Obstet Gynecol*. 1992;167:56.

56. Jacobs A, Rotenberg O. Nonimmune hydrops fetalis due to congenital syphilis associated with negative intrapartum maternal serology screening. *Am J Perinatol*. 1998;15:233.

57. Hollier LM, Harstad TW, Sanchez PJ, et al. Fetal syphilis: clinical and laboratory characteristics. *Obstet Gynecol*. 2001;97:947.

58. Rekart ML, Patrick DM, Chakraborty B, et al. Targeted mass treatment for syphilis with oral azithromycin. *Lancet.* 2003;361:313.

59. Saloojee H, Velaphi S, Goga Y, et al. The prevention and management of congenital syphilis: an overview and recommendations. *Bull World Health Org.* 2004;82:424.

60. Gust DA, Levine WC, St Louis ME, Braxton J, Berman SM. Mortality associated with congenital syphilis in the United States, 1992-1998. *Pediatrics.* 2002;109:E79.

61. Alexander JM, Sheffield JS, Sanchez PJ, et al. Efficacy of treatment for syphilis in pregnancy. *Obstet Gynecol.* 1999;93:5.

62. Sheffield JS, Sanchez PJ, Morris G, et al. Congenital syphilis after maternal treatment for syphilis during pregnancy. *Am J Obstet Gynecol.* 2002;186:569.

63. Wendel GD Jr, Sheffield JS, Hollier LM, et al. Treatment of syphilis in pregnancy and prevention of congenital syphilis. *Clin Infect Dis.* 2002;35: S200.

最后审阅　余昕烊

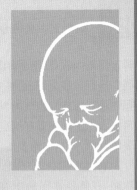

第53章

围产期病毒性感染

原著　HELENE B. BERNSTEIN

翻译与审校　梁慧超,何溪,李芳,张复春,郑博仁

几乎所有生物体内都存在病毒。病毒是最简单古老的生物,是传染病的重要致病因素之一。**病毒有绝对细胞内寄生的特点,利用宿主细胞的结构和功能元件,表达和复制自身的基因**。病毒感染程度可轻可重,从无症状或亚临床,到危重不等,重者可出现脑膜脑炎、出血热休克等。病毒感染表现变化多端,很多为急性自限性,但也有一些病毒能造成长期的持续感染。潜伏的病毒在急性感染多年后仍具有活力,能重新激活基因表达,逆转录病毒可整合到宿主细胞基因组中,多种病毒具有致癌潜能。

病毒颗粒由核酸和结构蛋白组成,此两者合称为**核衣壳**。病毒的核酸 DNA 或 RNA,可以是单链或双链。病毒基因组可以是线性或环状,多个节段或单一节段。基

因组大小相差较大,小的如微小病毒 B19 内仅两个基因,大的如巨细胞病毒(CMV)内超过 200 个基因。有些病毒核衣壳外有脂质双层包膜;这些包膜源于宿主细胞但包含病毒蛋白。疱疹病毒在核衣壳和包膜之间另有一层,称为**皮层**。按国际分类委员会标准,病毒分为目、科、亚科、属和种。分类依据包括形态、核酸类型、有无包膜、基因组复制方式以及与其他病毒的同源性。

病毒与宿主细胞特异性受体结合启动感染。受体通常是功能性宿主细胞的膜蛋白,但亦能被病毒包膜或核衣壳内的病毒配体所识别。病毒蛋白与细胞受体间相互作用,一定程度上限定了病毒的宿主范围,感染局限于表达特定受体的细胞。病毒通过跨膜转运进入宿主细胞,此

转运涉及内吞作用或病毒包膜与细胞膜融合。然后病毒脱壳进行核酸复制,最终实现病毒基因表达和复制。此过程在细胞质或细胞核内发生,逆转录病毒可能涉及宿主基因整合。子代病毒在细胞内装配后,新的病毒颗粒经细胞裂解释放,或从细胞表面出芽释放(如多数包膜病毒)。

病毒不能独立复制,但能改变宿主细胞的结构和/或功能,在感染性疾病中发挥核心作用。**病毒必须进入细胞,复制自身的基因组,并释放感染性病毒颗粒,才能产生增殖性感染**。不能完成上述步骤,将导致"非增殖性感染"。病毒致病机制有多种,增殖性感染不是必需途径。这些机制包括直接作用于感染的宿主细胞,经细胞自溶和凋亡导致细胞死亡。抗病毒抗体和补体或细胞介导的

免疫机制也可能杀死受感染的细胞。此外,某些病毒基因组编码癌基因,能介导受感染的细胞转化。病毒蛋白也能影响包括免疫细胞在内的未感染的细胞功能。最后,**病毒感染激活宿主免疫细胞,介导适应性免疫反应,释放细胞因子、趋化因子和抗体,产生局部和全身免疫反应**。免疫反应导致与病毒感染相关的症状和体征,如发热、皮疹、关节痛和肌肉疼。病毒感染的结局视宿主情况而定,如免疫状况、年龄、营养状况和遗传背景。遗传因素会影响病毒感染的易感性、感染后的免疫反应和远期结局。

本章探讨与妊娠相关的多种病毒感染,这些感染对母体健康及妊娠结局影响重大。其病原学、流行病学、诊断、临床表现、孕期管理和对胎儿/新生儿的影响见表53-1。

表53-1　主要围产期病毒感染的病因、诊断和处理概述

病毒	并发症		诊断		治疗/处理	
	母体	胎儿/新生儿	母体	胎儿/新生儿	母体	胎儿/新生儿
HIV	机会性感染	围产期感染	免疫检测	PCR	cART	cART以减少围产期传播
流感	肺炎,孕产妇死亡率升高	NA	RT-PCR或免疫荧光,RIDT筛查	NA	奥司他韦预防和治疗,支持治疗,每年使用疫苗	孕产妇注射疫苗保护新生儿
微小病毒B19	罕见	贫血、水肿、死胎	PCR或抗体检测	PCR,超声诊断贫血	支持治疗	重度贫血者宫内输血
麻疹	中耳炎、肺炎、脑炎	流产、早产	RT-PCR或抗体检测	NA	支持治疗,孕前使用疫苗	NA
风疹	罕见	先天性感染	RT-PCR或抗体检测	RT-PCR,超声诊断先天性风疹综合征	支持治疗,孕前使用疫苗	胎儿CRS,考虑终止妊娠
CMV	脉络膜视网膜炎	先天性感染	PCR	PCR,超声诊断器官受累	重度感染者更昔洛韦治疗	原发感染并胎儿受累考虑终止妊娠
HSV	弥散性感染,免疫缺陷患者原发感染	新生儿感染,宫内感染极为罕见	查体、PCR、抗体检测	查体、PCR、抗体检测	抗病毒治疗感染及预防治疗减少复发	有生殖道活动性病灶则行剖宫产
水痘	肺炎、脑炎、带状疱疹	先天性或围产期感染	病史、PCR、抗体检测	超声检查	VZIG、抗病毒预防和/或治疗	VZIG、抗病毒预防和/或治疗
甲型肝炎	罕见	无	RT-PCR或抗体检测	NA	支持治疗,使用疫苗	如产妇分娩期急性感染,其新生儿用IG
乙型肝炎	慢性肝病	围产期感染	检测HBsAg,HBV PCR	NA	支持治疗,使用疫苗;未免疫接种者暴露,应用HBIG	产后即时HBIG和HBV疫苗。进一步减少传播,考虑产前使用替诺福韦
丙型肝炎	慢性肝病	围产期感染	HCV抗体筛查,NAT确诊	NA	支持治疗,考虑抗病毒治疗	母体治疗可减少传播
丁型肝炎	慢性肝病	围产期感染	抗原和抗体检测	NA	支持治疗	产后即时接种HBIG和HBV疫苗
戊型肝炎	死亡率高	新生儿感染	RT-PCR,抗体检测	NA	支持治疗	无

cART:联合抗逆转录病毒治疗;*CMV*:巨细胞病毒;*CRS*:先天性风疹综合征;*HBIG*:HBV免疫球蛋白;*HBsAg*:HBV表面抗原;*HBV*:乙型肝炎病毒;*HCV*:丙型肝炎病毒;*HIV*:人类免疫缺陷病毒;*HSV*:单纯疱疹病毒;*IG*:免疫球蛋白;*NA*:不适用;*NAT*:核酸检测;*PCR*:聚合酶链反应;*RIDT*:快速流感诊断试验;*RT-PCR*:逆转录PCR;*VZIG*:带状疱疹免疫球蛋白;*Tx*:治疗

人类免疫缺陷病毒

病原学

人类免疫缺陷病毒（HIV）是逆转录病毒家族的球形包膜病毒。病毒包膜包裹呈二十面体的病毒核衣壳，基因组由两条相同的正链 RNA 组成，每条 RNA 长约 9.2kb。HIV 共有九个基因，包括三个主要基因 *gag*、*pol* 和 *env* 基因，被长末端重复序列（LTR）所包围。*Gag* 基因编码病毒核衣壳蛋白的前体，包括聚合蛋白前体 p55 及其裂解产物 p17 基质、p24 衣壳、p9 核衣壳和 p7。*Pol* 基因编码聚合蛋白前体，经剪切形成蛋白酶、逆转录酶、核糖核酸酶 H 及整合酶。*Env* 基因编码包膜糖蛋白（gp160），剪切后形成病毒与细胞融合所必需的包膜表面部分的 gp120 及跨膜蛋白 gp41。**逆转录病毒的独特性在于病毒基因组通过逆转录酶转录成 DNA，随后通过整合酶整合到宿主细胞基因组。HIV 也能潜伏于休眠的感染细胞中，因此，迄今仍未能根除 HIV。**

HIV 包膜糖蛋白（gp120）是 CD4 细胞的配体，CD4 是 HIV 的细胞受体。因此 **HIV 主要感染 CD4+的细胞，包括 T 淋巴细胞、单核细胞和巨噬细胞。**病毒侵入和感染所需的辅助受体主要有两种，即趋化因子受体 CXCR4 和 CCR5。HIV 利用 CCR5 辅助受体通常都会引起新感染，这可能反映了病毒的适应性。但是 CCR5 基因内有 32 对碱基缺失的纯合子个体感染 HIV 的风险很低，即使有明显暴露也可能不感染；此外，有些 CCR5 基因多态性与儿童和成人围产期感染的疾病进展相关。

流行病学

美国 CDC 估计，在美国超过 120 万人感染 HIV，14% 的感染者未经诊断或未知被感染[1]。**全球 HIV 感染者估计为 3700 万人，而女性占一半以上。**相比之下，每年大约有 5 万美国人诊断为 HIV 感染，新诊断的 HIV 感染者中，女性占 20%；现存 HIV 感染者中，女性占 23%。**女性通常经异性性接触感染，大约 65% 的新发感染是美国黑人。**白人女性通过注射毒品感染 HIV 的比例最高，可达 25%，西班牙裔女性因注射毒品感染占 14%，黑人女性仅为 11%。增加感染率及传播风险的因素包括多个性伴侣、高危性行为、肛交（受方）、与未行包皮环切术的男性性接触、居住在贫困市区、静脉吸毒及合并感染其他性传播疾病（STD），特别是感染可以导致生殖器溃疡的性病（疱疹、梅毒、软下疳）等。

HIV 分两个亚型，即 HIV-1 和 HIV-2。感染局限于人类和黑猩猩，美国大部分的感染是由 HIV-1 所引起，HIV-1 可分为三组：M、N 和 O。超过 95% 的 HIV-1 感染是由 M 组引起的，它分为 A 到 K 亚型或**分支。**美国 HIV 主要类型为 B 亚型，世界上其他区域占主导的是其他亚型。HIV-2 病毒株是地方性流行，见于非洲、葡萄牙和法国，与 HIV-1 相比似乎垂直传播率较低。HIV-2 流行的区域通常缺乏抗逆转录病毒（ARV）药物，相关抗病毒治疗资讯知之甚少。

诊断

以往通过病毒特异性抗体检测来诊断 HIV 感染；最初的血清学筛查用的是酶联免疫吸附试验（ELISA），并通过免疫印迹（WB）或荧光免疫抗体检测法确诊。免疫印迹法可以检测抗体及病毒特异性抗原。以下三个抗原中有任何两个阳性就可以认为免疫印迹法阳性：p24（衣壳），gp41（包膜）和 gp120/160（包膜）。唾液检测和快速血液检测亦可行，并且和 ELISA 效力相当。这些检测针对 HIV 特异性免疫球蛋白 IgG 抗体，因此诊断早期 HIV-1 和 HIV-2 感染的能力有限。**目前推荐的检测方法是 HIV-1/2 抗原/抗体联合免疫检测，或称"联合检测"，并用 HIV-1/HIV-2 抗体鉴别免疫分析和 HIV-1 核酸检测（NAT）确诊感染**（图 53-1）[2]。这种策略可以用来诊断 HIV-1 急性感染、检出 HIV-2 感染，并且诊断快速。增强联合检测包括更精确的 HIV-2 诊断、p24 抗原检测（感染后 15 天可测出）和 IgM 抗体检测（p24 抗原阳性后 3~5 天可测出）。和 HIV 免疫印迹法相比，增强联合检测能提前数天到数周确定 HIV 感染。结合 HIV-1 病毒核酸检测，能缩短感染和免疫反应之间的时间窗，使得在此时间窗内不能用 ELISA 和 WB 诊断出来的 HIV-1 急性感染可能被诊断出来[2]。急性和早期感染者传播 HIV 的风险更高，因而，这种策略可以降低围产期 HIV 的传播。

随着 HIV 感染率升高，为有效阻断母婴传播，及时发现孕妇 HIV 感染和早期抗逆转录病毒疗法（ART）很重要，**ACOG 和 CDC 推荐，在初次产前检查时所有孕妇均应筛查 HIV。**如果孕妇不拒绝筛查，HIV 检查常规进行（opt out）。基于成本效益，CDC 推荐，无论是否是流行区，孕晚期都进行复查[3]。建议对 HIV 感染高风险的妇女及 HIV 高发地区的妇女进行孕晚期第二次 HIV 检测。这些地区包括亚拉巴马州、康涅狄格、特拉华、哥伦比亚特区、佛罗里达州、格鲁吉亚、伊利诺斯、路易斯安那、马里兰州、马萨诸塞州、密西西比州、内华达州、新泽西、北卡罗来纳、纽约、宾夕法尼亚、波多黎各、罗得岛、田纳西、得克萨斯、南卡罗来纳州和弗吉尼亚。HIV 感染检出率超过 1/1000 的医疗机构，也应对机构内保健的孕妇进行二次检测。

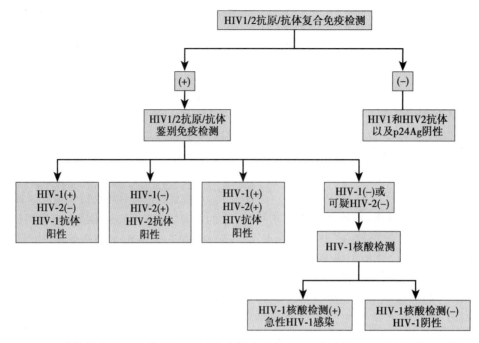

图 53-1　HIV 感染的诊断。Ag,抗原；HIV,人免疫缺陷病毒；NAT,核酸检测；+,结果阳性；-,结果阴性

临床表现和分期

HIV 感染和/或获得性免疫缺陷综合征（AIDS）的临床表现取决于感染何时发生，以及是否导致免疫缺陷。**HIV 暴露和原发感染后,50%～70%的感染者会发生急性逆转录病毒综合征。**此时患者可有"类似单核细胞增多症"的症状,包括发烧、寒战、咽炎、关节痛、肌痛、斑丘疹、荨麻疹、腹痛、腹泻、头痛、淋巴细胞性脑膜炎。急性感染通常在 HIV 暴露后 4 至 6 周出现,可持续数周。急性感染期通常难以诊断。急性期后,患者进入潜伏期,如不治疗,潜伏期可以持续大约 5～10 年,此阶段包括 1 期和 2 期(表 53-2)。在无症状感染期间,如未予抗逆转录病毒治疗,就会出现慢性免疫活化,继而出现淋巴组织进行性破坏[4]。如果没有得到治疗,大多数患者会进展到 3 期,即艾滋病期,会出现如框 53-1 中所列的一种或多种典型症状。

表 53-2　HIV 感染分期

CDC 分期	CD4+T 淋巴细胞计数及百分比
1 期（HIV 感染）	CD4+ T 淋巴细胞计数 ≥500 个细胞/μL 或≥29%
2 期（HIV 感染）	CD4+ T 淋巴细胞计数 200～499 个细胞/μL 或 14%～29%
3 期（AIDS）	CD4+ T 淋巴细胞计数<200 个细胞/μL 或<14%

AIDS:获得性免疫缺陷综合征;*CDC*:疾病预防控制中心;*HIV*:人类免疫缺陷病毒

框 53-1　成人艾滋病相关疾病

气管、支气管、肺念珠菌病
食道念珠菌病[*]
宫颈癌,浸润性[†]
播散性球孢子菌病,或肺外球孢子菌病
肺外隐球菌病
隐孢子虫病,慢性肠道感染（病程大于 1 个月）
巨细胞病毒疾病（除了肝、脾、淋巴结以外）,年龄大于 1 个月的患者
巨细胞病毒性视网膜炎（视力下降）[†]
HIV 相关的脑病
单纯疱疹病毒,慢性溃疡（病程超过 1 个月）或气管炎、肺炎、食管炎（年龄大于 1 个月的患者）
播散性或肺外组织胞浆菌病
等孢球虫病,慢性肠道感染（病程超过 1 个月）
卡波肉瘤[*]
淋巴样间质性肺炎或肺部淋巴复杂性增生[†]
淋巴瘤,伯基特淋巴瘤（或相似术语）
淋巴瘤,免疫母细胞性（或相似术语）
淋巴瘤,原发或者脑部淋巴瘤
播散性或肺外鸟结核分枝杆菌复合体或堪萨斯分枝杆菌[*]
任何部位的（肺部的[*†]、播散的结核[*]、肺外的[*]）结核分枝菌感染
其他种类的或未分型的分枝杆菌,播散性的[†]或肺外的[*]分枝杆菌
肺孢子菌肺炎[*†]
复发性肺炎[*†]
进行性多灶性脑白质病变
复发性沙门菌败血症
脑弓形体病,大于 1 月龄发病[*]
HIV 相关消耗综合征

---

[*] 可以大概推测诊断的情况
[†] 仅限于年龄大于 13 岁的青少年或成人
AIDS:获得性免疫缺陷综合征;*HIV*:人类免疫缺陷病毒

人类免疫缺陷病毒感染与治疗

过去的 30 年里，HIV 感染的诊断、治疗和预后有了极大的改善。疗效好副作用少的 ARV 出现后，HIV 感染已从不治之症演变为可治疗的终身疾病。**对于所有患者，治疗的目标是最大限度地持久抑制病毒**[5]。**有效治疗可以阻止 HIV 疾病进展和传播，包括围产期传播**。随着治疗的进步，目前更侧重于保护患者免疫功能、减少 HIV 相关死亡率、延长寿命及提高生活质量，治疗策略转变为重视药物耐受性、毒副作用及防止耐药等方面。从历史上看，**儿童艾滋病临床试验组（PACTG-076）是第一个显示抗逆转录病毒治疗可降低母婴传播风险的研究**[6]。该研究是一项安慰剂随机对照研究，入组人群为 CD4 细胞计数大于 $200/mm^3$ 且孕 3 个月以上的初治孕妇。治疗包括产前口服齐多夫定（ZDV）和产时静脉注射（IV）ZDV，婴儿在分娩后口服 ZDV 治疗 6 周。ZDV 降低了 HIV 的传播，在过去的 20 多年里，成为围产期 HIV 治疗的骨干药物。相反，因为 ZDV 的毒副作用（骨髓抑制，胃肠和线粒体毒性如脂肪萎缩、乳酸酸中毒、肝脂肪变性，骨骼肌肌病和心肌病），以及更加有效、耐受性更好和副作用更少的新药出现，新的指南限制 ZDV 使用[5,7]。此外，联合抗逆转录病毒疗法（cART）能更有效地控制围产期 HIV 传播。

伦理

基于与非孕期感染者相同的原则，应该向孕期感染者提供抗逆转录病毒药物，但要考虑到孕期特有的母体和胎儿安全问题。**治疗感染 HIV 的孕妇时，有两个独立但相关的目标：（1）治疗母体感染；（2）药物预防降低围产期 HIV 传播的风险**。医生可能会遇到拒绝 ART 的患者。作者支持治疗 HIV 感染孕妇和预防围产期传播工作组（the Panel on Treatment of HIV-Infected Pregnant Women and Prevention of Perinatal Transmission）的建议[5,7]。总之，医生有责任提供信息让她们知情选择抗病毒药物及其他医学建议，包括选择性剖宫产术。强制性和惩罚性的政策会破坏医患关系与信任，其后果可能导致感染者中断产前治疗，或者对其他医生隐瞒 HIV 感染，不利于促进母婴健康措施的实施。应尊重患者自主权，由于患者决定不当或者隐瞒其感染而对其采取惩罚性措施是不道德的。此外，信息披露有一定风险，包括歧视乃至遭受亲密伴侣的暴力，因此医务人员尊重病人的决定至关重要。临床医生应该了解当地有关保密和披露 HIV 相关健康信息的法律。

HIV 孕期管理

初步评价

除了所有孕妇首次产检的常规评估，包括早孕期超声检查确定胎龄，HIV 感染孕妇的评价还应包括框 53-2 所述的内容。**通过逆转录聚合酶链反应（RT-PCR）测定血浆 HIV-RNA 浓度（病毒载量）**[5]。如果在未经治疗的情况下患者的 HIV 载量测不到，建议重复检测和/或使用另一种试剂来检测（bDNA 信号扩增或核酸片段碱基扩增技术［NASBA]）[8]。有些患者体内的病毒载量可能检测不到；但可能感染 HIV-1 非分支独立株或 HIV-2。上述的试剂并不能检测 HIV-2 血浆核酸。在这种情况下，或者孕妇的基因型和表型检测都显示对 ART 药物显著耐药时，咨询有治疗 HIV 经验的传染科医生会很有帮助。完整评价后，HIV 相关的医疗保健建议包括产前、产时和产后治疗，同时要考虑下列章节中所述的问题。

框 53-2　HIV 感染状态评估

HIV 病史回顾

1. HIV 感染持续时间，传播途径（如果知道），既往 HIV 相关疾病和住院治疗情况
2. 既往和目前的 ARV 药物使用、疗程，治疗是否从产妇的利益和/或防止母婴传播出发，依从性和耐受性问题
3. 受 HIV 感染影响的妊娠结局
4. CD4 细胞计数和 HIV 病毒载量（血浆 HIV RNA 拷贝数/毫升）及其与抗病毒药物的相互关系，既往 HIV ARV 药物耐药检测的结果
5. 评估机会性感染预防用药的必要性
6. 甲肝、乙肝、丙肝、结核杆菌、肺炎球菌、白喉破伤风百日咳的免疫/感染/血清学状态

实验室评估

1. CD4 计数与 HIV 载量
2. 在开始 ARV 治疗或调整 ARV 方案之前，如果患者病毒载量高于耐药检测所需的最低值（>500～1000 拷贝/mL），需进行 ARV 药物的耐药检测（有基因型者优先）
3. 基础全血细胞计数、血小板及肝肾功能检测
4. 通过既往史和 CD4 细胞计数进行血清学评估（当 CD4<200 个/ul 时，需要进行巨细胞病毒血清学和刚地弓形虫血清学检测）
5. 如果估计会使用阿巴卡韦，需要进行 HLA-B * 5701 检测
6. 对于 PPD 阳性患者，行胸部 X 线检查以排除活动性肺疾病
7. 如果巴氏涂片异常，需要进行 HPV 检测及阴道镜检查

ARV：抗逆转录病毒；*HIV*：人类免疫缺陷病毒；*HLA*：人类白细胞抗原；*HPV*：人类乳头瘤病毒；*PPD*：结核菌素试验

产前治疗

美国的标准治疗是从至少两类 ARV 药物中选择三种以上药物联合治疗。孕前已经进行 ART 并取得完全病毒抑制者，应继续原有治疗方案；如果方案的某个成分是妊娠期禁用的，应该更改方案，不能中断治疗。如果妊娠呕吐影响治疗依从性，应积极使用止吐药，而非中断治疗。孕妇初始 ARV 的治疗建议见表 53-3，最常用的孕期

ART 药物见表 53-4。**常用的药物种类包括核苷/核苷酸逆转录酶抑制剂（NRTIs），非核苷类逆转录酶抑制剂（NNRTIs），和蛋白酶抑制剂（PIs）。** 融合抑制剂（FIs），CCR5 拮抗剂和整合酶链转移抑制剂（INSTIs）已经较少用于孕期。但因为目前大都建议非孕期成年人使用基于 INSTI 的方案，因此接受 INSTI 治疗的怀孕女性会增加。治疗需要考虑的事项包括开始治疗的时机、根据妊娠期生理变化调整药物剂量、药物副作用、药物相互作用、致畸性、合并症、便利性和依从性、病毒耐药、药代动力学以及透过胎盘的药物毒性等。

表 53-3 对于抗病毒初治孕妇的治疗建议

首选骨干药物和方案		建议
FDCs		
两个 NRTI 为骨干		
TDF/FTC 或 TDF/3TC	特鲁瓦达 200mg FTC + 300mg TDF	推荐 NRTI 作为非孕期成人抗病毒治疗的骨干药物；每天给药一次；TDF 具有潜在的肾毒性，肾功能不全患者慎用
ABC/3TC	阿巴卡韦拉米夫定 300mg 3TC+600mg ABC	每天给药一次；ABC 与超敏反应有关，不能用于 HLA-B＊5701 阳性患者；对于 HIV RNA 水平>100 000 的患者疗效不如 TDF/FTC
ZDV/3TC	可比韦 150mg 3TC+200mg ZDV	是孕期使用最有经验的核苷骨干药物，缺点包括每日两次给药和药物毒性大；但对于非孕期成人，不推荐作为首选
PI 方案		
ATV/r+两个 NRTI		ATV/r，每天给药一次；与以 DRV 和 RAL 为基础的方案相比，由于该药物毒性会导致治疗中断，不再作为非孕期成人治疗的首选药物
DRV/r+两个 NRTI		妊娠期间，DRV/r 每天给药两次；非孕期成人推荐 PI，为妊娠期间的使用积累经验
NNRTI 方案		
EFV+两个 NRTI	Atripla 200mg FTC+300mg TDF+600mg EFV	Atripla 为一天一粒的单药方案；由于在灵长类动物中观察到会导致出生缺陷，尽管人类的风险未能确定，但仍需注意：必须保证产后避孕；如需要使用与蛋白酶抑制剂有显著相互作用的药物，可首选该方案
INSTI 方案		
RAL+两个 NRTI		RAL 需一天给药两次；非孕期成人首选整合酶抑制剂方案，但需要积累更多孕期用药经验及药代动力学数据；RAL 能快速抑制病毒，但需要一天给药两次
备选方案		
RPV/TDF/FTC		有单片合成制剂，一天给药一次，并且有孕期药代动力学数据；然而，妊娠期间的用药经验相对较少，不推荐用于治疗前病毒载量>100 000 或者 CD4+细胞数<200 个/μl 的患者
LPV/r+两个 NRTI		一天给药两次；不建议孕妇使用一天一次的 LPV/r 给药方案；由于 LPV/r 存在较高概率的胃肠道反应、高脂血症及胰岛素抵抗，不作为首选的蛋白酶抑制剂
不再推荐的方案		
SQV/r+两个 NRTI		因为潜在毒性及剂量缺点，不再推荐使用；可能引起 PR 间期及 QT 间期延长，故用药前建议进行心电图检查；有心脏传导系统疾病者禁用；服药片数多
NVP+两个 NRTI		由于不良事件发生率高、导入剂量复杂和耐药屏障低，不再作为推荐药物。奈韦拉平每日给药两次；对于 CD4 细胞计数>250 个/μl 的女性需谨慎使用。奈韦拉平和阿巴卡韦一起使用时应该小心，均可能在开始用药后最初几周出现超敏反应

治疗 HIV 感染孕妇与预防围产期传播专家组意见。有关美国对 HIV-1 感染孕妇使用抗病毒药物以促进母亲健康并干预降低围产期 HIV 传播的建议，详情可登录以下网址：http://aidsinfo. nih. gov/contentfiles/lvguidelines/PerinatalGL. pdf. *3TC*，拉米夫定；*ABC*，阿巴卡韦；*ART*，抗逆转录病毒治疗；*ATV/r*，阿扎那韦/利托那韦；*DRV/r*，达鲁那韦/利托那韦；*ECG*，心电图；*EFV*，依非伟伦；*FDC*，固定剂量的复合药物；*FTC*，恩曲他滨；*GI*，胃肠道；*HIV*，人类免疫缺陷病毒；*HLA*，人类白细胞抗原；*HSR*，超敏反应；*INSTI*，整合酶链转移抑制剂；*LPV/r*，洛匹那韦/利托那韦；*NNRTI*，非核苷类逆转录酶抑制剂；*NRTI*，核苷类逆转录酶抑制剂；*NVP*，奈韦拉平；*PI*，蛋白酶抑制剂；*PK*，药代动力学；*RAL*，拉替拉韦钾；*SQV*，沙喹那韦；*TDF*，富马酸替诺福韦酯；*ZDV*，齐多夫定

表 53-4 妊娠期间常用的抗逆转录病毒药物

药物及剂量	FDA 妊娠分级	妊娠期间药代动力学	妊娠期间的影响及建议
核苷类似物			
替诺福韦(TDF)300mg QD	B	大多数妇女孕晚期 AUC 低于产后,但浓度足够。胎盘透过率高	不会导致出生缺陷增加 2 倍,出生缺陷发生率 2.2%(47/2141);人体(特别是儿童)的临床研究显示,长期使用可导致可逆的骨质脱钙;合并乙肝病毒感染时,停止用药可能会出现乙肝病毒再次复制活动;需监测潜在毒副作用导致的肾损害
拉米夫定(3TC)150mg BID 或者 300mg QD	C	妊娠期药代动力学改变不明显;不建议更改剂量;胎盘透过率高	不会导致出生缺陷增加 1.5 倍,出生缺陷发生率 3.2%(137/4418);短期应用对于母婴均安全;拉米夫定对乙肝病毒也有抗病毒作用;产后如果停药可能会导致乙肝病毒重新活动
恩曲他滨(FTC),拉米夫定的生物活性形式,200mg QD	B	药代动力学研究显示孕晚期的血药水平与产后相比稍低,无需增加药物剂量。胎盘透过率高	不会导致出生缺陷增加 2 倍,出生缺陷发生率 2.3%;对乙肝病毒也有抗病毒作用;产后如果停药可能会导致乙肝病毒重新活动
阿巴卡韦(ABC)300mg BID 或者 600mg QD	C	妊娠期间药代动力学无明显改变;无需调整剂量;胎盘透过率高	不会导致出生缺陷增加 2 倍,出生缺陷发生率 3%(27/805);在非妊娠人群中超敏反应发生率为 5%～8%,致死率低,通常与重新接触致敏源有关。应该针对相关症状对患者进行教育,检测 HLA-B＊5701 筛查高风险患者
齐多夫定(ZDV)300mg BID	C	妊娠期间药代动力学无明显改变;无需调整剂量;胎盘透过率高	不会导致出生缺陷率增加 1.5 倍,出生缺陷发生率 3.2%(129/4034)。母婴短期应用安全。与巨幼细胞性贫血相关
去羟肌苷(ddI)≥60kg:400mg QD 与 TDF 250mg QD 合用;<60kg,250mg QD 与 TDF 200mg QD 合用	B	妊娠期间药代动力学无明显改变;无需调整剂量;胎盘透过率中等	出生缺陷率 4.8%(20/418),一般人群为 2.7%,未发现致畸机制。ddI、d4T 联合治疗的孕妇中曾有乳酸酸中毒报道,部分致死。仅用于无其他药物可选择的情况
司坦夫定(d4T)≥60kg,40mg BID;<60kg,30mg BID	C	妊娠期间药代动力学无明显改变;无需调整剂量;胎盘透过率高	不会导致出生缺陷率增加 2 倍,出生缺陷发生率 2.6%(21/809);拮抗 ZDV;接受 ddI、d4T 联合治疗的孕妇中曾有乳酸酸中毒致死的报道
非核苷类似物			
依非韦伦(EFV)600mg QD 睡前或睡时服用	D	孕晚期 AUC 低于产后;妊娠期间不需做药物剂量调整。胎盘透过率中等	抗逆转录病毒药物孕妇登记库(前瞻性的)记录了在早孕期应用 EFV 的 852 例活胎中,20 例发生缺陷(2.3%),一例胎儿酒精综合征伴神经管缺陷,一例双侧唇裂,一例无眼,一例羊膜带(出生缺陷率 2.3%,增加 2 倍)。回顾性研究显示 6 例患者应用 EFV 后出现中枢神经系统缺损;但是,对 2000 余例早孕期应用 EFV 的荟萃分析结果显示,EFV 不增加总体出生缺陷率(2%)和单独的神经管缺陷的发生率(发生率 0.07%)[7]

表 53-4　妊娠期间常用的抗逆转录病毒药物(续)

药物及剂量	FDA 妊娠分级	妊娠期间药代动力学	妊娠期间的影响及建议
奈韦拉平(NVP)200mg QD 服 14 天后 200mg BID	C	妊娠期间药代动力学无明显改变;无需调整剂量;胎盘透过率高	不会导致出生缺陷率增加 2 倍,出生缺陷发生率 2.9%(31/1068);CD4>250 个/μl 的初治妇女应用奈韦拉平,增加皮疹与可能致命的肝毒性风险;妊娠不会增加上述风险。正在接受含有奈韦拉平方案抗病毒治疗的女性怀孕后,不论 CD4 细胞计数多少,耐受性良好者可继续原治疗方案
依曲韦林(ETR)200mg BID	B	药代动力学数据表明孕期血药浓度会增加 1.2 ~ 1.6。有限的数据表明,胎盘透过率高	抗逆转录病毒药物妊娠期应用记录孕早期用药病例小于 200 例,排除致畸风险
利匹韦林(RPV)25mg QD		有限的药代动力学研究表明 AUC 在孕中期和孕晚期分别减少 20% 和 30%。胎盘透过率不明	抗逆转录病毒药物孕妇登记库有关孕早期用药的病例有限,不导致出生缺陷
蛋白酶抑制剂			
阿扎那韦(ATV)需要药代动力学增强剂(小剂量的利托那韦 RTV)ATV 300mg+RTV 100mg QD(在与 TDF、EFV 和 H2 受体阻滞剂联用时,ATV 需要加量至 400mg)	B	孕期药代动力学研究表明,使用 RTV 增强剂,标准剂量 ATV 的 AUC 会降低,但对于大多数孕妇,不需要调整剂量。TDF 降低该药物的 AUC 达 25%。胎盘透过率低	不会导致出生缺陷率增加 2 倍,出生缺陷发生率 2.2%(16/922)。两项研究报道出现神经发育延迟。接受 ATV 治疗的成人往往有间接胆红素水平升高;接受 ATV 治疗的母亲所生婴儿亦有胆红素升高的报道,可能与 UGT1A1 基因型降低 UGT 功能相关。据报道,38 例暴露于 ATV 的新生儿有 3 例出现新生儿低血糖
洛匹那韦/利托那韦(LPV/r)400mg/100mg BID(小剂量 RTV 为增强剂)孕中期及孕晚期使用 600mg/150mg BID	C	妊娠期间不建议一天一次的用药方式;使用标准剂量时,AUC 在中晚孕期均会下降;孕期 LPV/r 600mg/150mg BID 与非孕期 LPV/r 400mg/100mg BID 的 AUC 接近。可在标准的成人剂量基础上增加儿童剂型 LPV/r 100mg/25mg。胎盘透过率低	不会导致出生缺陷率增加 2 倍,出生缺陷率 2.2%(26/1174)。耐受性好,Ⅰ 期及 Ⅱ 期临床实验已证实短期用药的安全性
利托那韦(RTV)作为增强剂,100mg ~ 400mg,一次或分两次服用	B	妊娠期间,RTV 血药浓度降低,包括使用低剂量 RTV 来增强其他蛋白抑制剂的血药浓度;胎盘透过率极低	妊娠期间全剂量使用的经验有限。目前该药物主要使用小剂量以增强其他蛋白酶抑制剂;没有证据显示对人类致畸(不会导致出生缺陷率增加 2 倍)
沙喹那韦(SQV)与药代动力学增效剂一起使用(小剂量 RTV)SQV 1000mg+RTV 100mg BID	B	药代动力学表明,妊娠妇女使用 SQV 1000mg+RTV100mg BID 可以达到足够的 SQV 血药浓度;胎盘透过率极低	耐受性良好,已证实母婴短期联合使用 SQV 与低剂量 RTV 的安全性。观察到该药可导致 PR 和/或 QT 间期延长,用药前建议完善基础心电图检查
茚地那韦(IDV)与小剂量 RTV 联用,IDV 800mg+RTV 100mg BID	C	研究表明,与产后相比较,单独使用 IDV 虽然在妊娠期间可抑制 HIV,但血药浓度明显降低。因此,仅在有 RTV 增效时使用 IDV。胎盘透过率极低	不会导致出生缺陷率增加 2 倍,出生缺陷率 2.4%(7/289)。需要注意口服药负荷量和潜在肾结石的风险。猕猴试验表明,新生儿应用 IDV 加剧一过性生理性高胆红素血症;这种现象在胎儿子宫内暴露时没有观察到。由于有关剂量的数据很有限,应该监测药物的谷浓度水平

表 53-4 妊娠期间常用的抗逆转录病毒药物（续）

药物及剂量	FDA 妊娠分级	妊娠期间药代动力学	妊娠期间的影响及建议
奈非那韦（NFV）1250mg BID	B	与产后相比较，使用 625mg 片剂，孕晚期的 AUC 和峰浓度较低，但是大多数病毒都能被抑制；胎盘透过率极低	不会导致出生缺陷率增加 2 倍，耐受性良好，母婴短期用药的安全性已经得到证实；在无其他药物可以替代的情况下，可以选择该药物，但必须具有丰富的妊娠期用药经验
达鲁那韦(DRV)需要使用药代动力学增效剂，有基因变异的抗病毒经治患者或妊娠患者,（DRV 600mg + RTV 100mg）BID	C	在小剂量 RTV 增效的情况下使用；孕晚期血药浓度降低；胎盘透过率低到中度	该药在孕期使用的经验非常有限，出生缺陷率约 2.3%（6/258）。孕期不推荐每天一次的给药方式；DRV 800mg 加 RTV 100mg BID 的研究正在进行中
佛沙那韦（FPV）安普那韦（Amprenavir）的前体药物，必须用低剂量 RTV 增效（FPV 700mg＋RTV 100mg）BID	C	虽然在 RTV 增效时孕晚期 AUC 下降，但是在没有蛋白酶抑制剂耐药的患者中，谷浓度已足够。胎盘透过率低	临床数据不足，难以评估有无致畸性。不建议在妊娠期使用没有增效剂的 FPV 及每日给药一次的用药方式
替拉那韦（TPV）需要低剂量 RTV 增效（TPV 500mg＋RTV 200mg）BID	C	胎盘透过率不详。妊娠期间的用药安全性及药代动力学数据极少，不推荐在妊娠期使用	用药资料数据极少，未能获得出生缺陷率数据
整合酶抑制剂			
拉替拉韦钾（RAL）400mg BID	C	妊娠期药代动力学有变化，但在非妊娠人群中，药物浓度与抗病毒效果之间的关系不清晰；胎盘透过率高	在非孕期成年人中，曾有严重的、致命的皮肤和超敏反应。有 1 例孕晚期使用出现转氨酶明显升高。该药能迅速抑制病毒载量，但妊娠期间的用药经验极其有限
多替拉韦(DTG) 对于整合酶抑制剂初治病人用量 50mg QD	B	没有妊娠期间的试验数据；动物试验可观察到胎盘透过	用药资料数据极少，尚未获得出生缺陷率数据
埃替拉韦钾（EVG；Stribild，包含 COBI/TDF/FTC）一天一粒	B	没有妊娠期间的试验数据；据报道，药物可通过乳汁分泌	用药资料数据极少，尚未获得出生缺陷率数据

AUC,曲线下面积；BID,每天两次；COBI,考比泰特；FTC,恩曲他滨；QD,每天一次；UGT1A1,尿核苷二磷酸葡萄糖苷酰转移酶 1

理想的方案应该能持久抑制病毒、改善免疫和临床、可耐受、给药方案简单，并能有效减少围产期 HIV 传播风险。目前的 ARV 药物较以前更方便，耐受性更好，因此疗效增加，依从性提高。ART 方案里应至少包含一个胎盘透过率高的 NRTI。如果以往用过 ARV 且显著耐药，或 ART 效果不理想，建议咨询艾滋病专家[7]。目前美国的治疗建议，及成人治疗指南中关于药物相互作用的综述见网页 www. AIDSinfo. nih. gov。美国围产期 HIV 热线（888-448-8765）免费提供艾滋病围产期治疗方面的临床咨询[7]。

母体的 cART 应尽快开始，不应等待耐药测试结果而延迟。耐药测试为后续治疗提供重要信息，必要时根据结果调整治疗方案。应依据经验尽早启动治疗，综合

产前、产时母体治疗和产后婴儿的治疗，以便最大限度阻断围产期 HIV 传播。此外，欧洲艾滋病孕妇和儿童国家级研究表明，**在孕 28 周前开始产前 ARV 药物预防，持续时间越长，传染风险越低，多因素分析校正病毒载量、分娩方式、婴儿性别等权重后，治疗每增加一周相应 HIV 传播的风险下降 10%**[7]。此外，加强婴儿暴露后预防的效果不如增加母体 ART 治疗时间，因此也支持早期有效的母体治疗。病毒载量测不到者如果不治疗，围产期传播风险是 9.8%，因此也应 cART[9]。

核苷/核苷酸逆转录酶抑制剂

核苷/核苷酸逆转录酶抑制剂（NRTIs）用于联合治疗的方案中，通常包括两个 NRTIs，及 NNRTI、INSTI 和 PI

中的一个。对于非怀孕初治成人，替诺福韦（TDF）-恩曲他滨（FTC）是首选的 NRTI 骨干药物，表 53-3 显示的是在怀孕初治女性中推荐的 NRTI 骨干药物。FTC 是拉米夫定（3TC）的生物活性形式，这些药物可互相替换，而 FTC 和 3TC 合用没有益处。阿巴卡韦（ABC）易发生超敏反应。开始治疗前应检测 HLA-B * 5701，可以识别对阿巴卡韦有超敏反应风险的患者；NRTIs 详见表 53-4。尽管 ZDV 和 3TC 有毒性，但由于用药经验丰富，仍然是初治孕妇的首选治疗药物[7]。**所有 NRTI 均能与线粒体 γ-DNA 多聚酶结合，可导致线粒体功能障碍，临床出现明显的肌病、心肌病、神经系统疾病、乳酸性酸中毒或脂肪肝，类似溶血、肝酶升高、血小板减少（HELLP）综合征。**长期联合应用司坦夫定和去羟肌苷可发生乳酸性酸中毒和肝功能衰竭，这与线粒体的脂肪酸代谢的遗传缺陷相关，故此方案不应用于孕期[7]。母亲孕期接受 NRTI 治疗，可能对其后代有线粒体毒性，但是死亡率未增加。

非核苷类逆转录酶抑制剂

非核苷类逆转录酶抑制剂（NNRTIs）通常和两个 NRTI 合用。依非韦伦（EFV）仍是孕期首选的 NNRTI；但对于非孕期成人，鉴于其耐受性和潜在诱发自杀，将其归入备选方案。孕早期用 EFV，出生缺陷率 2.3%[9a]。基于回顾性研究表明 EFV 可能导致中枢神经系统（CNS）缺陷，美国 FDA 将它列为妊娠 D 级药物。**目前围产期 HIV 治疗指南建议孕 8 周后开始使用 EFV**[7]。因为潜在神经管缺陷的风险仅限于孕 5~6 周，已经达到病毒抑制的孕早期就医者，建议继续使用含有 EFV 治疗方案。早孕期更改抗病毒药物有潜在病毒反弹的风险，并且治疗中断可能增加围产期传播 HIV 的风险（4.8%）[7]。由于奈韦拉平（NVP）耐药屏障低、不良事件发生率高和给药导入期复杂，不再推荐使用。NVP 不应用于 CD4+ 细胞数大于 250 个/mm^3 的初始治疗孕妇；但孕前就已经用 NVP 治疗的孕妇，可以继续使用该方案。

蛋白酶抑制剂

蛋白酶抑制剂（PIs）特点是胎盘通过最小和副作用少，通常和两个 NRTI 搭配使用。因为初治患者 PI 耐药罕见，这类药物适合用于病毒基因测试未有结果即需开始治疗的患者。由于半衰期短，中断治疗不会诱发耐药，产后可能中断治疗的患者可以选用 PI。虽然这类药物与成人高血糖有关，但似乎不增加孕期高血糖的发生率[10]。高危患者应提早行葡萄糖筛查试验，并在孕 28 周后复查。关于 PI 治疗是否和早产相关，研究数据有争议。有报道洛匹那韦/利托那韦（LPV/R）、阿扎那韦（ATV）和奈非那韦（NFV）的孕期血清浓度低；孕期剂量调整方案见表 53-4[7]。药代动力学（PK）增强剂考比泰特（COBI）、小剂量利托那韦和整合酶抑制剂埃替拉韦（EVG）通过抑制细胞色素 P3A4 酶来提高这些药物的药代动力参数。孕期使用利托那韦作为增强剂的经验更为丰富，但是含考比泰特的复合制剂（FDC）使用的也越来越多，因此医生可能会遇到使用考比泰特治疗方案的孕妇。

整合酶链转移抑制剂

整合酶链转移抑制剂（INSTIs）是近年来出现的一种抑制 HIV 整合酶的抗逆转录病毒药物，整合酶是催化 HIV DNA 插入人类细胞基因组的一种酶。复制和维持病毒基因组稳定，建立持续的感染都需要整合。酶的作用分为两个步骤：准备阶段，即从一条 HIV DNA 链的两端切除两个核苷酸；最后的"链转移"阶段，即病毒 DNA 插入到细胞 DNA 的暴露区域。目前的 INSTI 药物主要作用于整合的第二个步骤，"链转移"阶段。因为 HIV 整合酶是与众不同的治疗靶点，在病毒对其他类 ARV 药物出现耐药时，整合酶抑制剂仍有望保持抗 HIV 活性。INSTI 的特点是能快速降低病毒载量。拉替拉韦钾（艾生特，RAL）是 FDA 妊娠 C 级药物，是孕期首选 INSTI 方案的成分之一。

合并肝炎病毒感染

除非已知感染，所有 HIV 感染的妇女应筛查乙型肝炎病毒（HBV）和丙型肝炎病毒（HCV）。 推荐的筛选方法是抗体检测，对感染 HIV 的妇女，筛查 HBV 应包括乙型肝炎表面抗原（HBsAg）、乙肝表面抗体和乙肝核心抗体。筛查阴性的妇女应接种乙肝病毒疫苗。合并乙肝病毒感染的妇女应 ART，使用一个 NRTI 骨干药物及两个对 HIV 和 HBV 均有效的药物；HIV/HBV 合并感染者首选的 NRTI 骨干药物是 TDF/3TC 和 TDF/FTC。合并 HBV 感染者开始抗病毒治疗 1 个月后应检测转氨酶，以后每三个月测一次。鉴别 HBV 反跳、免疫重建和药物毒性有一定难度，建议咨询 HIV 合并 HBV 感染专家[7]。婴儿应该在出生后 12 小时内注射乙肝免疫球蛋白和接种首剂乙肝疫苗预防感染。丙肝的治疗发展迅速，某些治疗在孕期是安全的；因此，合并丙肝感染的妇女应该转诊至肝病专家进行治疗评估。对合并感染的患者，分娩计划应该依据产科指征和 HIV 相关指征。合并感染的患者应筛查甲型肝炎病毒（HAV），HAV IgG 阴性妇女应该接种疫苗。

机会性感染的预防

CD4 细胞计数在 200 个/mm^3 以下的患者应预防性治疗机会性感染（opportunistic infections，OIs）。 妊娠相关的血液稀释会引起短暂的 CD4 细胞计数下降；在此情况下，CD4+ 细胞的相对比例（见表 53-2）可用于指导预防性治疗机会性感染。**肺孢子菌**肺炎（PJP）、弓形体病、结核病（TB）、**结核分枝杆菌**复合体（MAC）和隐球菌病的预防用药方案见表 53-5；此外其他机会性感染的预防详见艾滋病感染的成人和青少年机会性感染的预防和治疗指南[4]。为了预防孕期母体和胎儿神经毒性，可以用维生素 B₆ 50mg/d。未治疗的 HIV 患者可治性的机会性感染包括：TB、MAC、PJP、弓形体病、组织胞浆菌病、HBV、

CMV、水痘-带状疱疹病毒（VZV）感染或隐球菌性脑膜炎。医生要注意抗病毒治疗后可能出现免疫重建炎症综合征（immune reconstitution inflammatory syndrome, IRIS）。IRIS 可能出现在免疫系统开始恢复后，并对先前的机会性感染出现过度的炎症反应。但是，为降低围产期 HIV 传播，应该在机会性感染治疗前开始或同时开始 ART。

表 53-5 常见机会性感染的抗生素预防用药方案

机会性感染	预防用药的标准	用药方案
肺孢子菌肺炎	既往感染史或者 CD4<200 个/μl	复方磺胺甲噁唑 0.96 QD，长期服用
刚地弓形虫脑病	CD4<100 个/μl，弓形虫 IgG(+)	复方磺胺甲噁唑 0.96 QD，长期服用
结核分枝杆菌感染（例如潜伏感染的治疗）	PPD(+)>5mm 胸片没有活动性病灶	异烟肼 300mg+维生素 B₆ 50mg QD，疗程 9 个月
播散性的肺结核分枝杆菌感染	CD4<50 个/μl	阿奇霉素 1200mg，一周一次
隐球菌病	CD4<50 个/μl	如果没有感染的证据，不建议预防用药；对于急性感染者长期服用氟康唑 200mg QD

摘自 Panel on Opportunistic Infections in HIV-Infected Adults and Adolescents. Guidelines for the prevention and treatment of opportunistic infections in HIV-infected adults and adolescents：recommendations from the Centers for Disease Control and Prevention，the National Institutes of Health，and the HIV Medicine Association of the Infectious Diseases Society of America. 见于 http：//aidsinfo. nih. gov/contentfiles/lvguidelines/adult_oi. pdf.

PPD：纯化蛋白衍生物；QD：每天一次

持续管理

除常规产前保健和评估外，开始新的药物治疗方案或病毒载量变化时应该每月进行病毒载量检测。**ART 方案不变并且病毒持续抑制的患者可以早、中、晚孕期各检测一次病毒载量**。CD4 细胞计数每 3～6 个月检测一次。必要时应接种肺炎球菌和流感疫苗。为确保受感染的妇女积极参与治疗及坚持服药，产前保健医生、社区保健医生、艾滋病专科医生、心理健康和药物滥用治疗服务机构和公共援助机构应共同合作。

影响传播的因素

围产期 HIV 传播与吸烟、使用非法药品、生殖道感染、在孕期与多个性伴侣无防护性交有关。增加围产期 HIV 传播风险的因素见框 53-3。消除可变风险因素能减少围产期传播和改善孕妇健康状况。**大多数围产期传播在产时发生，因此有效的 cART 以及病毒未抑制的孕妇行择期剖宫产能大大减少传播**。少数婴儿在宫内感染 HIV，特征是出生时 PCR 检测结果为阳性。虽然大多数研究不是为了预防 HIV 宫内传播，但有研究数据表明，早期持续抑制病毒复制可防止宫内 HIV 的传播。评估围产期 HIV 传播危险因素的研究表明：产时 HIV RNA<500 拷贝/mL 者，HIV 总体传播率为 0.5%。受孕期间接受 ARV 治疗的患者不太可能发生 HIV 传播。此外，孕 14 周、28 周和 32 周时，HIV RNA<500 拷贝/mL 的孕妇不太

可能发生传播。两组女性在同一时间（孕 30 周）开始接受 ARV 治疗，未发生母婴传播者的病毒载量下降更早。**研究提示早期持续抑制病毒复制可降低 HIV 传播，建议所有孕前未治疗的孕妇越早启动 cART 越好**[7,12]。

框 53-3 增加围产期 HIV 传播风险的因素

既往婴儿 HIV 感染史

母亲处于艾滋病期

早产

母亲 CD4 计数减少

高病毒载量

双胞胎中第一个出生者

绒毛膜羊膜炎

可修正因素（吸烟，非法使用毒品，性病，怀孕期间多伴侣无保护性交）

分娩时血液暴露（如会阴切开、阴道裂伤，产钳分娩）

长时间破膜后分娩

母乳喂养

HIV 治疗能延缓孕产妇疾病进展，而且 ART 及产时病毒载量是 HIV 传播的独立危险因素。**因此建议不论病毒载量多少，所有患者都应进行 ART**。这种策略既对孕产妇有益，也保护自发性胎膜破裂（SROM）或在择期剖宫产前自然分娩的新生儿。保护性机制包括用胎盘透过率高的 ARV 药物，使产时婴儿体内达到足够高的血药浓

度。当婴儿在产道中病毒暴露以及宫缩时接受母胎输血时,这样的保护很重要。ARV 药物也能渗入生殖道分泌物,降低生殖道病毒载量,在生殖道分泌物中 ZDV 和拉米夫定具有较高的浓度,这可能防止 HIV 传播。**美国大多数 HIV 垂直传播发生于产前未知已感染者。**鉴于这种情况,必须强调重视产前保健、普及 HIV 检测,在孕晚期、出生前、母乳喂养前诊断出急性 HIV 感染。

侵入性产前诊断

如果要进行侵入性产前诊断,应该先评估风险和收益并转诊给遗传咨询的专家(见 10 章)。评估羊膜腔穿刺术后 HIV 垂直传播的研究表明:61 例婴儿有 1 例感染,与未行羊膜腔穿刺术组比较,HIV 传播率没有显著性差异[13]。前瞻性队列研究报道:162 例女性(共 9302 例 HIV 感染妊娠)接受羊膜穿刺术,母婴传播(mother to child transmission,MTCT)率没有增加;此外,有 81 例在进行羊膜腔穿刺术时接受了 ART,没有 1 例发生母婴传播[14]。需要更大样本的研究进一步评估羊膜穿刺术或绒毛取样后 HIV 传播的风险。目前的证据表明,病毒载量完全受抑制者,上述操作不增加 HIV 传播的风险。除侵入性操作外,也可以考虑进行无创性筛查检测如胎儿游离 DNA(见第 10 章)。

HIV 产时管理

HIV 感染妇女若已接受抗逆转录病毒治疗并且病毒持续抑制(HIV RNA 载量在孕晚期持续≤1000 拷贝/mL)、服药依从性良好,则不再推荐产时静脉推注 ZDV[14]。所有感染 HIV 的妇女应在分娩期间继续 ART,以保障孕产妇健康和减少围产期病毒传播。病毒已抑制的女性产时不再推荐使用 ZDV。随机临床试验尚未证实经治妇女使用 ZDV 治疗能减少围产期 HIV 传播。另外,多个研究表明,HIV RNA<1000 拷贝/mL 并且没有接受产时 ZDV 治疗的妇女,围产期传播率极低。**因此最新的围产期 HIV 治疗指南建议产时 ZDV 治疗与择期剖宫产标准保持一致**[7]。对于病毒抑制的患者,不需要干预以进一步减少围产期 HIV 传播。临床医生可以按临床判断选择产时使用 ZDV。

分娩时病毒载量>1000 拷贝/mL 的患者,应给予静脉注射 2mg/kg 负荷量的 ZDV,用药时间大于 1h,然后按 1mg/kg/h 的维持量治疗。除了禁用拮抗 ZDV 的司坦夫定外,其他 ART 应采用一次顿服。无论孕产妇是否耐药,ZDV 均应使用,因其容易穿过胎盘屏障,并在胎盘中代谢为活性三磷酸盐形式,后者为婴儿在暴露前后提供预防。有产科指征需要分娩时,不能因为 ZDV 用药治疗推迟分娩时机。

分娩期间,应尽力避免增加新生儿暴露于受感染母亲的血液和分泌物的操作。建议如下:尽可能长时间保持胎膜完整、避免胎儿头皮血采样和放置胎儿头皮电极,尽量避免会阴切开术和阴道助产。如果发生胎膜自然破裂,尽快加强宫缩和/或催产素引产。在宫缩乏力的情况下,尽可能避免使用甲基麦角新碱。PIs 是 CYP3A4 抑制剂,与麦角胺合用增强血管收缩反应。NNRTIs 是 CYP3A4 诱导剂,可能降低甲基麦角新碱水平,导致疗效下降[7]。

择期剖宫产

临产时 HIV RNA 水平>1000 拷贝/mL 或 HIV RNA 水平不明的孕妇,按照早孕超声确认孕周达 38 周者,建议择期剖宫产。应在术前 3 小时予静脉注射 ZDV 和预防性使用抗生素。这些建议的依据来自于以往 HIV 感染妇女接受 ZDV 单一疗法或无 ART 时进行的研究,而最近对 4864 名欧洲妇女的研究显示,无论何种分娩方式,接受 14 天以上 ART 的孕妇围产期 HIV 传播率为 0.8%[12]。临产后或自然破膜后剖宫产不能预防 HIV 传播,所以对这类患者,不论病毒载量多少,建议按产科指征选择分娩方式。

接受 cART 且血浆 HIV RNA 水平<1000 拷贝/mL 的女性,预防 HIV 传播不是择期剖宫产指征。这组妇女围产期 HIV 传播率为 1.0% 或更低,至今没有证据表明接受 cART 且病毒已抑制的患者择期剖宫产有任何益处[7]。分娩时机和方式影响孕产妇和新生儿并发症率,而 HIV 感染妇女剖宫产术后并发症率和死亡率增加。并发症风险与免疫抑制和接受 cART 病毒抑制程度有关。阴道分娩孕产妇并发症率最低,择期剖宫产风险为中度,紧急剖宫产产褥期并发症率最高[7,15]。孕 38 周出生的新生儿不良结局发生率为 11%,而孕 39 周为 8%,不良结局包括死亡、呼吸道并发症、低血糖、脓毒症以及入新生儿重症监护室(NICU)。此外,HIV 感染母亲的婴儿患呼吸窘迫综合征(RDS)风险,择期剖宫产为 4.4%,而阴道分娩者为 1.6%。鉴于产妇和新生儿不良结局风险增加,关键是充分告知和尊重患者自主决策分娩方式。此外,HIV RNA<1000 拷贝/mL 的妇女应在 39 周或有产科指征时才行择期剖宫产。

胎膜自然破裂

胎膜破裂至胎儿娩出之间时间延长与围产期 HIV 传播相关,但传播风险的增加量无临床意义。4721 例分娩的荟萃分析显示,校正影响传播的其他因素后,胎膜破裂后每延长 1 小时 HIV 传播风险比基线风险增加 2%[16]。假设某个 ART 的患者,其病毒载量低于检测值,围产期 HIV 传播的基线为 2%,胎膜破裂后 1 小时 HIV 传播的风险为 2.04%,8 小时后 HIV 传播的风险为 2.32%。鉴于胎膜自然破裂后的时间延长不明显增加足月患者的 HIV 传播风险,积极使用催产素催引产的患者即使剖宫产,也不会减少围产期 HIV 传播的风险,故不推荐择期剖宫产。

未经治疗的妇女

对于产前未接受 ART 的 HIV 感染女性,应在分娩期间给予静脉注射 ZDV。不推荐使用孕妇单剂量 NVP 治疗,因为这种治疗不仅不增加效力,还很可能伤害母体,特别是产生耐药毒株。这种情况下,减少围产期 HIV 传播最安全有效的方法是加强婴儿预防治疗[7]。这些患者应转诊予以 HIV 产后治疗。

产时检测

除非患者拒绝(选择退出筛查),**所有孕期 HIV 感染状况未知的临产孕妇都应进行快速 HIV 检测**。美国 HIV 感染婴儿中有 40% ~ 85% 其母亲分娩前的 HIV 感染状况不明。快速 HIV 检测结果阳性的妇女,不必等待确证试验结果,立即给予分娩期静脉注射 ZDV,并应提醒儿科医生启动产后婴儿预防用药[7]。HIV 抗体测试确认后,这些妇女应接受恰当的健康状况评估,包括 CD4 T 淋巴细胞计数和 HIV-1RNA 病毒载量测定,并安排 HIV 治疗和出院后长期的心理支持。

HIV 感染产后保健

理想情况下,妇女应在孕后期联系 HIV 药物提供者,以便在分娩后得到持续的 HIV 治疗。成人 **HIV 感染的管理指南建议,假如患者愿意、能遵从治疗和了解依从性的重要性,则所有感染者应进行 cART 以减少疾病进展和预防 HIV 传播**。越来越多的证据显示,未经控制的病毒血症与非限于艾滋病的疾病相关,包括心血管、肾脏和肝脏疾病、神经系统并发症和恶性肿瘤[5]。

两项研究进一步证明,产后继续 cART 可延缓疾病进展。但与照顾新生儿的需求相比,这些产妇的治疗依从性退居其次,这给产后治疗带来了独特的挑战[7]。产后治疗要考虑的因素见治疗指南,指南建议所有 HIV 感染者进行 cART 以改善治疗前的 CD4 细胞数和动态变化曲线、HIV RNA 水平和患者依从性,降低疾病进展和传播的风险。任何治疗都必须考虑性伴的 HIV 状况、未来的生育计划和患者的愿望[5,7]。

产后继续 cART 的患者,分娩后可立即使用标准剂量的药物治疗,主要影响蛋白酶抑制剂。如果在分娩后停止 ART,除非患者服用含有 NNRTI 的方案,所有药物应同时停用。接受 NNRTI 为基础用药方案的妇女应在停止 NNRTI 7 天以上后再停用方案中的两个 NRTI,以减少发生 NNRTI 耐药。替代方案且更保守的策略是用 PI 替代 NNRTI,同时继续 NRTIs,然后同时停用所有药物。停用 NNRTI 到停用其他 ARV 药物之间建议至少间隔 7 天。EFV 停用后 3 周以上药物浓度仍可测出。因此专家建议继续使用其他 ARV 药物或用 PI 替代 EFV,与其他药物持续使用至 30 天再停药[7]。

在没有配方奶的地区进行的研究发现,婴儿和产妇产后 ARV 显著降低母乳传播 HIV 风险,但不能完全消除风险。**在美国,母乳喂养的益处不足以抵消 HIV 传播的风险,因此不建议 HIV 感染的妇女母乳喂养**。避孕咨询是产后保健的重要部分。应提供高效避孕措施包括长效可逆避孕药、皮下埋植、避孕针剂和宫内节育器(IUD),与避孕套共同使用防止意外怀孕。

婴儿筛查和诊断

因为母体 IgG 可以通过胎盘,HIV 阳性产妇分娩的新生儿进行血清学检测的结果几乎全是阳性。可以通过 HIV DNA(新生期更敏感)或 RNA 的 PCR 扩增测定来诊断婴儿是否 HIV 感染。应在出生后 14 ~ 21 天、出生后 1 ~ 2 个月和 4 ~ 6 个月龄进行病毒学测试诊断 HIV 感染。除脐带血外的不同标本,测得两份阳性结果可诊断 HIV 感染;一份阳性结果为疑似感染。两份阴性测试结果,一份在 14 天或以上,第二份在 1 个月或以上,可予排除 HIV 感染。明确排除非母乳喂养婴儿感染的依据是 1 个月或以上和 4 个月或以上的两份测试均为阴性。关于 HIV 感染病例诊断的细节见 CDC 网站(www.cdc.gov)[17]。

孕前咨询

医生应该按照 ACOG 和 CDC 的建议,与所有患者客观地讨论生育意向,包括孕前咨询和保健。与 HIV 感染妇女有关的事项包括 HIV 病情评估、肝炎状况评估、预防或治疗机会性感染的需求以及 ARV 方案的药物效力和致畸风险,并在此基础上评估和改变治疗方案。因为美国近半的妊娠是意外怀孕,育龄女性应该考虑避免使用有致畸可能的药物(例如 EFV)。早期持续抑制 HIV 复制能最大限度减少围产期传播和性传播,建议感染 HIV 的妇女受孕前要最大限度地抑制病毒载量[7]。咨询内容应包含:(1)HIV 对妊娠的影响;(2)ARV 会降低激素避孕功效(主要是 NNRTIs 和 PIs),恰当的避孕措施能减少意外怀孕;(3)安全性行为减少感染性传播疾病及更大毒性或耐药 HIV 毒株的风险。有关于 ARV 和激素避孕药相互作用的详细专科信息见围产期治疗指南[7]。甲基醋酸甲羟孕酮(DMPA)可以不受限制地与所有 ARV 合用,而其他避孕药受 ARV 影响。计划怀孕的妇女应每日服用多种维生素,包括 400mg 叶酸以帮助预防出生缺陷[7]。

HIV 单阳家庭

未感染 HIV 的孕妇与其已感染 HIV 的性伴侣应该一同咨询。**建议如下：强调和鼓励安全性行为，包括坚持使用屏障式避孕措施、暴露前预防（PrEP）和 HIV 筛查。**高危人群适宜在孕早期和孕晚期进行筛查。因为第四代筛查方案足够敏感并且假阳性率较低，不需要进行病毒载量测定。如果孕妇在 36 周来院就诊准备生产，未见 HIV 阴性血清学结果者，应予以快速产时检测。咨询时应教会他们认识急性 HIV 感染的体征和症状，如果出现症状，建议立即就医。

因为生殖道排出病毒增加双方获得 HIV 感染的机会，孕前咨询应包括筛查和治疗双方的生殖道感染。ARV 治疗 HIV 感染性伴，能最大限度或完全地抑制病毒载量，性传播风险降低达 96%[5]。安全的受孕方法取决于哪一方 HIV 感染。女方 HIV 感染，最安全的受孕方法是人工授精。可以由女性排卵期内在家用注射器完成。男方感染的单阳伴侣中，最安全的生育方式是使用未感染 HIV 的供体捐赠的精子。如果不接受这个方式，因为 HIV 和 ARV 会降低精子数量和质量，建议先进行精液分析。如果怀孕可能性低，应避免不必要地暴露于感染性生殖道分泌物。精子提取技术结合宫内授精（有或无促排卵）、体外受精以及胞浆内单精子注射，可以有效地避免未感染的女性和后代发生 HIV 感染。可以拨打美国国家围产期 HIV 热线（1-888-448-8765）查询为单阳家庭提供生殖服务的机构。不能获得辅助生殖服务的患者，在性伴侣病毒最大抑制的情况下，仅排卵期无防护性交，在其他时间使用避孕套，可以减少 HIV 性传播。

围受孕期暴露前预防措施（periconception preexposure prophylaxis，PrEP）可能降低单阳伴侣的 HIV 传播风险。**PrEP 是指 HIV 未感染者使用 ARV 药物以维持足够血药浓度和生殖道药物浓度从而防止 HIV 感染。**虽然有研究表明，PrEP 减少了男女双方 HIV 感染风险，且很少出现 ARV 耐药，但其他的研究未见有益，可能与依从性有关。有一项 PrEP 研究的方案是定期性交、在黄体生成素达峰值时口服 TDF，24 小时后，第二次口服 TDF。研究中没有妇女感染 HIV，且妊娠率高，在 12 次试孕后稳定于 75%。TDF/FTC 联合用药的评估正在进行，建议用于 HIV 感染风险持续存在者。怀孕不是 PrEP 的禁忌证。

咨询和保健管理

加强 HIV 感染孕妇的管理需要建立一个多学科团队，团队可包含医生、社会工作者、营养师、心理学家和同伴辅导员。工作内容包括经常回访、讨论用药方案和依从性、预防 ARV 耐药性和减少围产期 HIV 传播。应该告知患者 HIV 感染对怀孕的影响，包括围产期传播风险、药物副作用、分娩方式和治疗方案。**研究表明，怀孕不影响 HIV 疾病进展。**尽管一些报告显示 ART 致早产风险增加，目前尚不清楚 ART 是否影响早产。2002 年至 2008 年接受 cART 的 800 例前瞻性队列研究发现，PI 治疗的妇女早产发生率没有增加[18]。虽然不能完全排除 ART 导致早产的可能，但 ART 利于母体健康并减少围产期母婴传播，故孕期应治疗。宜明确患者是否向性伴和共用针头者告知 HIV 感染，必要时建议或转介给辅助人员帮助患者消除障碍，以安全披露其感染状态。有些州和地方政府要求临床医生应向卫生部门报告 HIV 感染者的已知性伴，因此医生要知晓相关法规。

应客观而直接地与 HIV 感染或暴露的妇女讨论当前的风险，如性行为、静脉吸毒、性病和未经治疗的精神问题（增加与高危人群接触的风险）。应讨论行为干预、治疗和避免危险因素，尽管 ART 减少 HIV 传播风险，仍要强调坚持使用避孕套和 PrEP 的重要性。在美国，虽然没有 HIV 单阳家庭的确切数据，来自于撒哈拉以南非洲的数据表明单阳家庭妇女易感染 HIV[7]。

流行性感冒

病原学及流行病学

流感病毒属于正黏病毒科家族，包括甲型、乙型和丙型。乙型和丙型流感病毒几乎只存在于人类，甲型流感病毒的宿主包括哺乳动物和鸟类。流感病毒是单股负链分段的 RNA。当两种不同的流感病毒同时感染一个细胞时，病毒基因片段可重新分段**重组**。这些基因改变可快速重组成新的流感病毒株（重组体），被称为**抗原转变**（antigenic shift），可导致流行爆发。**抗原漂移**（antigenic drift）是病毒基因组点突变导致微小、渐进性抗原变化。由于流感病毒的基因突变、宿主分布广泛以及机体无法对整个病毒属产生保护性免疫反应，使得流感需要每年接种疫苗。**WHO 和美国公共卫生署根据当前流行情况推荐每年需要免疫接种的菌株疫苗。**

流感病毒表面包被糖蛋白血凝素（H 或 HA）及神经氨酸酶（N 或 NA），病毒衣壳蛋白 M1 以及 M2。HA 可结合细胞表面受体（神经氨酸），具有高度抗原性，结合中和抗体可保护机体免受感染。NA 不诱导产生中和抗体，识别 NA 的抗体能控制病情，但并不能阻止感染。NA 分解感染细胞表面唾液酸，促使病毒从其中释出（出芽），并清除黏蛋白的唾液酸，使游离病毒抵达上皮细胞。病毒侵入始于 HA 结合宿主细胞受体，然后通过内吞作用病毒颗粒入内。内吞体低 pH 值触发 HA 的构象改变，引起融合。病毒脱壳需要 M2，M2 为一种离子通道蛋白，能

使 H^+ 离子进入病毒颗粒,协助病毒核蛋白进入细胞浆。

流感病毒按其属(型)、宿主物种(如果是人类,可省略)以及 H 和 N 亚型命名。H 亚型有物种特异性,乙型流感病毒仅有一个 NA 亚型。**流感通过呼吸道飞沫传播,传染性极强,通常在冬季流行**。美国每年约有 5000 万病例。2 岁以下儿童和老人住院率最高。2009 年,经复杂的基因重组后出现新型甲型流感 H1N1。随后引发独特的全球性大流行,65 岁以下的患者住院率 90%,死亡率 87%。此外,**788 名孕妇确诊或疑诊 H1N1,其中 280 例需要重症监护(ICU),56 例死亡**。这些案例报告有可能漏报病毒感染病例以及高估重症病例的发病率。从这次大流行影响可推算出:**与 H1N1 相关的死亡案例中,5% 为孕妇,而孕妇仅占患者人群的 1%**。多个研究表明,孕妇感染流感更容易发展为重症并死亡[19,20]。

临床表现

流感病毒引起急性上呼吸道疾病,特征为急起发热、发冷、头痛、肌痛、全身不适、干咳、流鼻涕。也可表现为胃肠道症状和结膜炎。潜伏期为 1 到 5 天,大多数流感病例为自限性,并发症包括肺炎、瑞氏综合征和 DIC,其中高达 12% 的孕妇可并发肺炎[21]。孕妇因免疫、心肺系统的变化,感染流感病毒后更易进展为重症。

诊断

流感快速诊断测试(RIDTs)是一种免疫测定方法,可在 15 分钟内鉴别甲型和乙型流感病毒核蛋白。RIDTs 特异性高(90% ~ 95%),但灵敏度有限(10% ~ 70%),在流感发病率高时,可能有假阴性结果;在发病率低时可出现假阳性结果。某些 RIDTs 方法可区分甲型或乙型流感病毒,但不能分辨病毒的亚型。样本采集的最佳时间是起病 48 ~ 72h 内。确诊方法主要是收集呼吸道分泌物进行 RT-PCR、病毒培养、ELISA、免疫荧光检测。其中免疫荧光法和 RT-PCR 诊断最快。

孕期管理

疑似感染流感的孕妇不论是否已免疫接种,不必等待确诊结果,应立即治疗。季节性流感和大流行性流感均建议使用奥司他韦(表 53-6),退热使用对乙酰氨基酚,其他辅助治疗相关的建议在第 38 章阐述。H1N1 大流行感染后的孕妇早产率为 30%。季节性流感病毒感染同样会增加早产率,因此对合并呼吸系统疾病的孕妇,需进行适当的监测[19,22,23]。早期抗病毒治疗可缩短病程、减少并发症和住院率。起病 5 天内进行抗病毒治疗有效。孕晚期重症及死亡率最高。其他风险因素如框 53-4 所述[19,22]。怀孕相关的疾病风险会持续到产后 2 周。

表 53-6　治疗流感抗病毒药物剂量推荐

抗病毒药	治疗	作用	用途	剂量	疗程	禁忌证
奥司他韦(特敏福)	甲型和乙型流感	NA 抑制剂	治疗	75mg BID	5 天	无
			预防	75mg QD	7 天	
扎那米韦(瑞乐沙)	甲型和乙型流感	NA 抑制剂	治疗	10mg BID 吸入	5 天	有呼吸道基础疾病
			预防	10mg QD 吸入	7 天	
帕拉米韦(Rapivab)	甲型和乙型流感	NA 抑制剂	治疗	600mg IV		C 类,孕期经验不多,仅用于
				10 ~ 30min 以上		必要时

BID:每天两次;NA 神经氨酸苷酶;QD:每天一次

框 53-4　孕妇流感病毒感染重症和死亡的高危因素

哮喘
吸烟
肥胖
慢性高血压
治疗延误

未进行疫苗接种的高风险妇女在暴露 48 小时内需进行药物预防(见表 53-6)。替代疗法包括金刚烷胺或金刚乙胺,这两种药物均可阻断甲型流感病毒的 M2 通道的活性。但是病毒耐药性明显限制了这些药物的有效性。**ACOG 和 CDC 均推荐孕妇在每年流感流行季节**(10 月至次年 5 月)肌注灭活疫苗,预防孕期流感病毒的感染及降低其相关的围产期合并症及死亡率[24]。孕妇接种疫苗能保护婴儿 6 个月内免受感染,对胎儿无不良影响,哺乳期同样安全。鼻内疫苗含有活的病毒,孕期不应使用。患者接种疫苗的最佳时间是 10 月和 11 月,可最大限度降低感染风险,不过全年任何时间及任何孕龄疫苗接种都是安全有效的。

微小病毒

病原学和流行病学

微小病毒(parvovirus)是微小、无包膜病毒,包含负

链 DNA,编码两个主要基因:REP 或 NS,编码转录蛋白和
DNA 复制蛋白;CAP 或 S,可编码外壳蛋白 VP1 和 VP2。
1970 年,在血库标本中发现微小病毒 B19,首次将它和镰
状细胞病患者一过性再生障碍性危象联系在一起,随后
发现微小病毒 B19 与五号病,或传染性红斑(EI)及往后
发展出的胎儿水肿相关。微小病毒优先感染快速分裂的
细胞,胎儿及新生儿均易受感染。微小病毒 B19 感染仅
限于人类,其细胞受体是红细胞 P 抗原,因此这种病毒更
倾向于感染红细胞及其祖细胞。巨核细胞、内皮细胞、胎
盘、胎儿肝脏和心脏也同时表达 P 抗原。微小病毒 B19
经呼吸道飞沫、血液制品、手-口接触和母胎垂直传播。
潜伏期为暴露后 4~20 天。随着年龄的增长,血清抗体
阳性率增加,65% 的孕妇有既往感染和免疫力。相反地,
易感女性在微小病毒 B19 暴露后有约 50% 风险出现血
清转换。日托工作者、老师和家长均有被感染的风险。

临床表现

微小病毒 B19 感染最常见的疾病是传染性红斑,典
型表现是面颊部边界清晰的红斑即"掌拍颊",躯干及肢
体网状或花边状皮疹(图 53-2)。皮疹可能在温度变化
后、日光照射后或压力下再次出现,持续数周。感染可伴
发热、全身不适、淋巴结肿大和对称的外围关节炎。手
最常受累,膝盖和手腕次之。症状通常呈自限性,可能
会持续数月。20% 为无症状感染。持续性感染罕见,
见于未产生中和抗体反应的患者,表现为单纯红细胞
再生障碍性贫血[25]。胎儿感染可表现为无症状或不同
程度的再生障碍性贫血。重度贫血可导致高排性充血
性心力衰竭和非免疫性水肿。胎儿心肌直接感染可导
致心力衰竭。

诊断

通常采用 ELISA 方法检测抗微小病毒 B19 的 IgG 和
IgM。病毒血症早于特异性抗体的产生,病毒蛋白-抗体
复合物会导致假阴性结果,因此采集孕妇或胎儿的血液
进行 PCR 扩增检测病毒 DNA 以确诊的敏感性较高。血
清学检测及核酸检测相结合敏感性更高。

孕期管理

血清反应阴性的妇女在微小病毒 B19 暴露后,应接
受血清学和 DNA 检测。出现 IgG 抗体阳性,符合既往暴
露和/或感染,不需要进一步检查。易感妇女应该在 3 周
内重复检测。由于微小病毒 B19 感染呈自限性,确诊感
染的孕妇应给予对症支持治疗。微小病毒 B19 暴露时的
孕龄与胎儿感染风险之间的关系见表 53-7。**孕妇感染后
8~10 周,应进行系列的超声检查评估胎儿水肿。如果
这段时间内无水肿迹象,不必进一步评估。**最近研究表

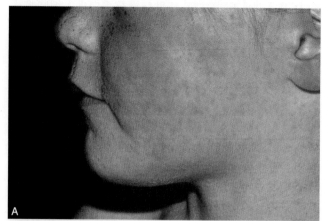
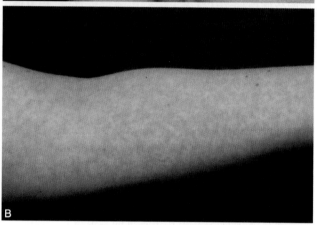

图 53-2 A,典型的"掌掴样"传染性红斑。**B:**注意上肢
花边状皮疹(源自 Ferri F,et al. Ferri's Fast Facts in Der-
matology. Philadelphia:Saunders;2011.)

明,如感染微小病毒 B19,测量胎儿大脑中动脉的收缩期
峰流速有助于在发展成水肿胎前发现胎儿贫血[26]。

表 53-7	微小病毒暴露时的孕龄与胎儿严重感染之间的关系
暴露时间(孕周)	胎儿严重感染的发生率
1~12	19%
13~20	15%
>20	6%

约 33% 的孕妇感染微小病毒 B19 后导致胎儿宫内
感染[27]。胎儿感染导致死亡的风险与母体感染时的孕周
相关。孕 20 周后母体感染,胎儿死亡罕见;而 20 周前母
体感染,胎儿水肿的死亡率约 11%[28]。在不治疗的情况
下,33% 的胎儿水肿可自行消失[29],但尚无可靠的指标预
测水肿消失或死亡。出现胎儿水肿时,建议进行脐带穿
刺和宫内输血[30]。最近研究证实,脐带穿刺发现微小病
毒 B19 感染的胎儿存在血小板减少症[31],输注红细胞同
时是否需要输注血小板目前尚不明确。绝大多数感染微
小病毒 B19 的胎儿远期发育正常[32-34]。胎儿感染后很少

会发生神经系统疾病、持续性感染并严重贫血和其他后遗症。

麻疹

病原学和流行病学

麻疹病毒(measles 或 rubeola)是有包膜的负链 RNA 病毒,属于副黏病毒科,副黏病毒科还包括呼吸道合胞病毒、犬瘟热、腮腺炎和副流感病毒。麻疹的宿主仅限于人类,病毒包膜有融合蛋白和血凝素(HA)蛋白:HA 结合细胞受体,融合蛋白促使病毒进入细胞。**麻疹是最具传染性的病毒之一,主要通过呼吸道飞沫传播,暴露后 75%~90% 的易感人群受感染。**尽管有减毒活疫苗,美国仍有未接种疫苗的学龄前儿童暴发麻疹,包括小于 15 个月的婴儿、曾接种疫苗的学龄儿童、大学生以及外来移民者。实施再次强化免疫接种策略以来,麻疹在已接种过疫苗者中流行有所降低。2014 年以前,每年确诊麻疹不足 200 例,2014 年有超过 600 例麻疹病例,这与加州某游乐园引起的多个州暴发流行有关。

临床表现

麻疹潜伏期 10~14 天。感染者首先出现前驱症状,包括发热、全身不适、肌痛、头痛。随后出现畏光和非渗出性结膜炎。麻疹的特异性体征是柯氏斑,即磨牙对侧颊黏膜上出现红晕为底的小白点,可见于前驱期。柯氏斑出现后约一天出疹,出疹后 2 天内柯氏斑消失。出现前驱症状后 2~7 天出现皮疹,最初是耳后或脸上红色斑丘疹,然后蔓延到躯干,随后是四肢,手足也可累及。皮疹起初是斑疹为主,压之褪色,逐渐突起并融合成压之不褪色的红色皮丘(图 53-3)。皮疹大约 5 天后逐渐消退,发热可持续长达 6 天,达 41℃。可出现咳嗽、咳痰,并持续到退热后。淋巴结肿大伴发热可持续数周。

麻疹的并发症包括继发性细菌感染引起的喉炎、细

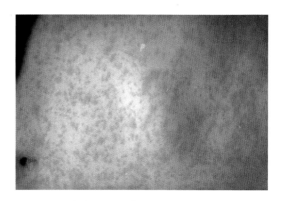

图 53-3 麻疹的斑丘疹,可见病变融合(Courtesy Centers for Disease Control and Prevention, Dr. Heinz F. Eichenwald.)

支气管炎、肺炎和中耳炎。罕见的并发症为肝炎、脑炎、非典型麻疹和急性脑炎。脑炎发生率约 1/1000,是中枢神经系统病毒感染或全身性病毒感染超敏反应的结果,症状为再次发热、头痛、呕吐、颈项僵直,随后抽搐昏迷,病死率高达 10%,50% 的患者出现永久性神经后遗症如智力障碍。非典型麻疹,通常见于既往接种过福尔马林灭活麻疹疫苗的成年人,特征为高热、肺炎伴胸膜腔积液和出血性皮疹。患者麻疹抗体滴度通常很高但缺乏中和抗体。非典型麻疹是自限性的,不传染给他人。麻疹的罕见并发症是亚急性硬化性全脑炎(SSPE),发生率为 0.5/1000~2/1000,通常在急性感染数年后发病。SSPE 常见于 2 岁前感染的儿童,特征是进行性神经衰退,几乎无一存活。

诊断

麻疹的诊断通常依据临床表现,柯氏斑是麻疹感染的特异性体征。若未见柯氏斑,诊断依据最近的接触史或典型麻疹样皮疹。早在皮疹出现的第一或第二天可检测到抗体滴度升高。也可检测 IgM 和病毒 RNA。鉴别诊断包括风疹、猩红热、传染性单核细胞增多症、二期梅毒、中毒性休克综合征、川崎病、传染性红斑和药物疹。鉴别诊断见表 53-8[35]。

表 53-8 麻疹的鉴别诊断

	结膜炎	鼻炎	喉痛	皮疹	白细胞增多	特异性实验室检测
麻疹	++	++	−	+	−	+
风疹	−	±	±	−	−	+
幼儿急疹	−	±	−	−	−	+
肠道病毒感染	−	±	±	−	−	+
腺病毒感染	+	+	+	−	−	+
猩红热	±	±	++	−	+	+
传染性单核细胞增多症	−	−	++	±	−	±
药疹	−	−	−	−	−	−

孕期管理

感染麻疹的孕妇应接受对症支持治疗,严密观察是否有并发症。近期最大样本的孕期麻疹研究显示,与非孕期成人患者相比,孕妇住院治疗率升高两倍(60%),患肺炎的风险升高三倍(26%),死于并发症的风险升高六倍(3%)[36]。孕产妇患麻疹时并发症和死亡率更高,因此继发性细菌感染应立即用抗生素治疗。如果并发病毒性肺炎,可考虑使用利巴韦林,但目前尚无证据支持。

孕期患麻疹后自然流产和早产的风险为20%~60%[36]。如果没有流产,应告知患者麻疹不增加胎儿先天畸形的风险,先天性麻疹感染的风险低于25%。两项研究报告显示,98例患麻疹的孕妇均未出现先天性麻疹感染[36,37]。孕妇患麻疹后需进行详细的超声检查。胎儿感染麻疹的表现有小头畸形、生长受限和羊水过少。孕期患麻疹和子代患克罗恩病是否有关存在争议,此外,有报道分娩时麻疹暴露与子代儿童期患霍奇金病有关。

孕期预防麻疹的最好方法是在孕前连续接受两针麻疹疫苗确保免疫。通常用麻疹、腮腺炎和风疹三联疫苗(MMR疫苗)。尽管无接种疫苗后先天性麻疹感染的报道,这种减毒活疫苗不能用于孕妇,且免疫接种后,需切实有效地避孕三个月[38]。大多数孕妇既往接种过麻疹疫苗,但3.2%~20.5%的孕妇仍呈现无抗体或低滴度的抗体,这些孕妇均归类为血清反应阴性[39]。有麻疹暴露史的孕妇均需测定IgG浓度。血清反应阴性的妇女(易感型)应在暴露6日内予静脉注射免疫球蛋白[38]。分娩前7~10天内感染麻疹的孕妇,其新生儿应该肌肉注射免疫球蛋白,并在12~15个月龄注射MMR疫苗[38]。

风疹

病原学和流行病学

风疹病毒(rubella)是小球形有包膜的单链RNA病毒,属于披膜病毒科,经呼吸道飞沫和密切接触传播。感染呼吸道黏膜后,病毒到颈部淋巴结并血行传播。风疹暴发于学龄儿童以及拥挤场所,如军事基地、宗教团体、大学校园和监狱等。由于常规接种疫苗,美国近期没有发生过风疹大暴发。消除风疹是国家卫生目标。从2005年到2011年间,平均每年有11例风疹病例[38],大多数感染病例是外国出生未接种疫苗的人。

临床表现

风疹的潜伏期是暴露后12~19天。急性风疹20%~50%无症状及前驱表现,不易诊断。有症状的感染者表现为皮疹、乏力、发热、结膜炎和全身淋巴结肿大。皮疹

为非瘙痒性,开始出现在脸部和颈部淡红斑疹,迅速扩散到躯干和四肢(图53-4)。皮疹持续约3天,压之褪色。皮疹过后,一部分青少年或成人会出现一过性多发性关节痛和/或关节炎,持续约5~10天。罕见的并发症包括血小板减少性紫癜、脑炎、神经炎、睾丸炎。

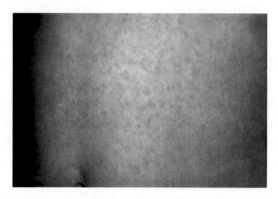

图53-4　德国麻疹(风疹)引起的腹部大片皮疹。皮疹通常持续约3天,可能伴有低热。与麻疹病毒不同,风疹是由另一种病毒引起的。风疹免疫不能保护患者不得麻疹,反之亦然(Courtesy Centers for Disease Control and Prevention.)

诊断

检测风疹暴露或感染最常用的方法是血清学检测。患者出疹前即可测出特异性IgM。也可以分离和培养病毒,或RT-PCR检测病毒RNA。疑似先天性风疹感染病例,可取绒毛、胎儿血液和羊水,用RT-PCR检测病毒RNA。

孕期管理

孕产妇感染风疹病毒后通常呈自限性。先天性风疹感染会引起流产、死胎,对胎儿危害明显。首选风疹疫苗预防先天性风疹感染。虽然孕期禁止注射减毒活疫苗,但有报道近1000例不慎在孕期注射这种疫苗的孕妇,其婴儿生后未发生先天性风疹综合征[38]。这表明孕期接种风疹疫苗,无显著的先天性风疹感染及出生缺陷风险。因此,建议这类孕妇不需要终止妊娠。首次产检时孕妇通常需要做风疹病毒血清学检测,发现抗体水平低者,产后及时接种风疹疫苗。可用的风疹病毒疫苗有单价的、二联(麻疹-风疹)和三联疫苗(MMR)。

先天性感染

2005~2011年,美国仅有4例先天性风疹综合征(CRS)个案[38]。多个回顾性研究表明CRS发生频率和严重程度与感染的孕周相关。一般孕早期感染风疹会增加CRS的严重程度。孕12周前感染了风疹且出现皮疹者,超过80%的胎儿会感染风疹[40],其中,67%会出现CRS[41]。

尽管这些研究中的某些孕妇在风疹暴露后选择了终止妊娠，孕早期感染风疹仍会增加流产风险。随着孕周增大，先天性风疹感染的风险降低：孕 13 ~ 14 周的风险是 54%，孕中期末降低至 25%[40]。CRS 与先天性风疹感染的关联性随孕周增加而降低，孕 16 周后胎儿感染风疹导致出生缺陷罕见[40,41]。鉴于在不同孕周，先天性风疹感染和出现 CRS 不完全相关，因此超声检查有助于判定胎儿是否受到影响，虽然有许多异常并不能通过超声检出。

先天性风疹感染最常见的表现是胎儿生长受限。CRS 最常见的单个缺陷是感音神经性听力损伤，先天感染的婴儿多达 90% 会受影响，听力损伤率与先天性风疹感染的孕龄呈负相关[42]。孕 12 周前感染，其他常见的缺陷包括心脏病变(13%)，如动脉导管未闭，以及眼部缺陷(13%)如白内障、青光眼、视网膜炎[41]。其他与 CRS 相符的表现为小眼、小头畸形、脑瘫、智力障碍和胎儿生长受限(IUGR)。大多数出生缺陷仅见于孕 12 周前的感染。几乎所有孕 11 周前的胎儿感染均出现 CRS[40]。严重的疾病包括血小板减少性紫癜和肝脾肿大。孕 13 ~ 16 周时胎儿感染高达 35% 会出现 CRS[40]，其中听力损伤是主要表现。更大孕周感染的胎儿 CRS 相关后遗症罕见。先天性风疹感染后，婴儿生后排毒可能长达 1 年。即使在产时无症状的新生儿，多达三分之一者可发展出远期并发症，如 20 岁内出现 1 型糖尿病和进行性的全脑炎[43,44]。

巨细胞病毒感染

病原学和流行病学

巨细胞病毒(CMV)是一种大型有包膜的双链 DNA 病毒，属于 β-疱疹病毒。它有大型、复杂的基因组，可以在受感染细胞的细胞核中复制，表现为急性、持续性和潜伏感染。复发性 CMV 感染可以发生于潜伏的感染细胞重新激活，或者是不同病毒株或血清型病毒的重复感染。CMV 传染性不高，主要通过接触已感染者的唾液或者尿液传播，也可以通过血液或性接触传播。接触后潜伏期大约为 40 天。美国孕妇原发性 CMV 感染率 0.7% ~ 4%，而复发感染率高达 13.5%。主要传染源是亚临床感染 CMV 的婴幼儿；大约有 50% 日托儿童的唾液和尿液中散布有活性的 CMV，日托中心的污染物是 CMV 的潜在传染源。因此，**日间托儿所的工作人员受感染的风险高**。幼童能引起家庭成员的感染，其父母和未感染的兄弟姐妹每年的血清转阳率约为 10%[45]。CMV 血清阳性率的相关因素有社会经济地位低下、出生地在北美洲以外、孕妇产次及年龄增加、宫颈巴氏涂片异常、阴道毛滴虫感染以及性伴侣数量等。免疫功能低下的患者易感 CMV。

美国出生的婴儿有 0.2% ~ 2.2% 在母体感染后发生宫内 CMV 感染，而且**先天性 CMV 感染是儿童听力损伤的主要原因**。由于产时母婴传播，环境暴露或母乳喂养，另有 6% ~ 60% 孩子在出生后 6 个月内感染。围分娩期感染的婴儿罕有严重后遗症[46]。

临床表现

感染者可无症状，或者有单核细胞增多症样综合征的表现，伴发热、全身乏力、肌肉疼痛和颈部淋巴结肿大。少见的并发症有肺炎、肝炎、吉兰-巴雷综合征和无菌性脑膜炎。实验室检测表现有非典型淋巴细胞、肝转氨酶升高、嗜异性抗体反应阴性(CMV 与 EB 病毒感染的鉴别)。

诊断

孕产妇 CMV 活动性感染的最佳诊断方法是血液、尿液、唾液、羊水或宫颈分泌物培养、CMV 抗原检测或核酸 PCR 检测。原发感染后长达 4 周内，抗体水平可能未升高到可检测水平，而且抗体滴度会持续升高；血清学检测可行但诊断再次感染有难度。多次取样检测 IgG 滴度，发现滴度升高 4 倍提示活动性感染。IgM 用于诊断近期感染和活动性感染，但有可能出现假阳性和假阴性结果。**因为血清阳性率高，不推荐在孕期内进行常规 CMV 筛查**。胎儿感染主要通过羊水培养或 PCR 检测明确，孕 21 周后 PCR 检测的敏感性几乎达 100%[46]。胎儿的血清学检测和血培养敏感性低。胎儿 CMV 感染在母体感染后数周或者数月才发生，因此，应考虑间隔 7 周后再重复检测[46]。**产前 CMV 检测不能预测先天性 CMV 感染的严重程度，先天性 CMV 感染的儿童 80% ~ 90% 无神经系统后遗症**。

孕期 CMV 感染管理

应提醒孕妇采取相应的预防措施：谨慎处置像尿布、衣服、玩具这类有可能污染的物品，避免分享食物和混用器具，要勤洗手。免疫力正常的感染者无抗病毒治疗指征，更昔洛韦对宫内先天性 CMV 感染无效。实验表明，原发性 CMV 感染的孕妇产前使用 CMV 特异性高效免疫球蛋白治疗，可能减少先天性 CMV 感染和婴儿出现 CMV 感染症状[47]。但后续随机、安慰剂对照研究未能证实免疫治疗可以减少感染或者后遗症的发生[48]。目前，**避免母体感染 CMV 是唯一有效的预防先天性 CMV 感染的方法**。

先天性感染

诊断先天性 CMV 感染的依据是出生 2 周内检测出病毒或病毒核酸。**宫内 CMV 传播风险在孕晚期最高，**

约 **30%~40%** 传播给胎儿[49]。然而,严重的后遗症常见于孕早期感染,受感染的胎儿有 **24%** 出现感音神经性听力损伤,**32%** 出现其他的中枢神经系统后遗症。孕中期后受感染的胎儿,有 2.5% 出现感音神经性听力损伤,15% 出现中枢神经系统后遗症[50]。先天性 CMV 感染可继发于母体的原发感染或复发性感染,但是继发于复发性感染者较少出现严重的后遗症[51]。大多数宫内感染的婴儿出生后没有明显的临床表现。尽管如此,**亚临床先天性 CMV 感染者有 15% 会出现听力损伤**[51]。

孕妇原发感染 CMV 后,约 5%~18% 的婴儿出现严重的后遗症,通常是孕早中期(孕前半期)感染者。这些受感染婴儿的临床表现为黄疸、淤斑、血小板减少、肝脾肿大、生长受限和非免疫性水肿。远期神经系统后遗症为发育迟缓、癫痫发作、严重的神经损伤以及感音神经性听力损伤[51]。超声可用于识别可能有先天性 CMV 感染的婴儿。胎儿感染的超声表现有小头畸形、脑室增宽、颅内钙化灶、腹水、水肿、肠管回声增强、胎儿生长受限和羊水过少。少见的表现有胎儿心脏传导阻滞和胎粪性腹膜炎[52,53]。对已证实感染的胎儿进行系列的常规超声检查发现,先天性 CMV 感染者生后出现临床症状的风险接近 10%。因此,超声结果是否出现异常,是临床咨询中需要考虑的重要因素。

疱疹病毒

病原学和流行病学

单纯疱疹病毒(HSV)是一种大型、有包膜的双链 DNA 病毒,可在宿主细胞核中进行复制。上皮细胞是主要的靶细胞。HSV 能在背根神经节潜伏感染,也能经血液传播。病毒基因组整合进宿主细胞 DNA 引起潜伏感染。HSV 基因组复杂,编码超过 80 条多肽,包括多种包膜糖蛋白。HSV-1 和 HSV-2 是两个抗原性和生物性明显不同的病毒,糖蛋白 G 可用于区分。HSV-1 通常与非生殖道感染有关,最常见于口腔和嘴唇感染。HSV-1 最常见于低社会经济地位的人群中,这些人 10 岁前有 75%~90% 出现 HSV-1 抗体。HSV-2 感染也与社会经济地位有关,通常经性接触传播。在美国,25%~65% 的人有 HSV-2 抗体,血清阳性的风险和性伴侣数量有关。某些人感染 HSV 无临床症状,或者是亚临床原发性感染,这些血清阳性的患者没有感染病史。

临床表现

HSV-1 感染通常表现为口唇的疱疹(唇疱疹),而 **HSV-2** 通常感染生殖器,累及外阴、阴道和/或宫颈。

病毒感染 2~14 天后出现疼痛明显的水泡,水泡自发破裂后,留下表浅侵蚀性溃疡(图 53-5)。在感染后期,溃疡形成干痂,皮损愈合,不留疤痕。原发性感染会出现发热、全身不适、厌食和双侧的腹股沟淋巴结肿大,少见无菌性脑膜炎。女性可能出现排尿困难以及插尿管后继发尿潴留。有症状的或亚临床的原发性感染头三个月内,经宫颈和外阴排出病毒的发生率为 1%~3%。

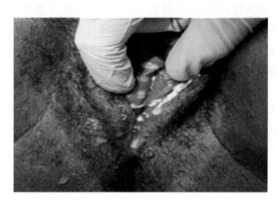

图 53-5 单纯疱疹典型的溃疡(源自 Ferri F, et al. Ferri's Fast Facts in Dermatology. Philadelphia: Saunders;2011.)

治愈原发性 HSV-2 感染可能需要几周时间,既往感染过 HSV-1 的患者症状通常轻些。非原发性首次生殖器 HSV 感染是指在以往非生殖器感染产生了抗体情况下,感染第二型病毒株,或是 HSV-1,或是 HSV-2。再次或复发 HSV 感染通常是病毒的再激活,但发作的频率和强度发生改变。复发性感染通常没有首次感染那么严重,皮损少,排毒期短。**感染 HSV 者有三分之一不再复发,三分之一每年大约复发三次,另三分之一每年复发超过三次。** 表 53-9 比较了初次感染和复发性感染的临床表现。全身散播型的 HSV 感染很少见,主要见于免疫力低下的个体,也见于孕妇。散播型感染的特征是累及皮肤、黏膜和内脏,也可累及眼睛、导致脑膜炎、脑炎、上行性脊髓炎。疑似散播型 HSV 感染者需及时给予阿昔洛韦(acyclovir)静脉治疗。

表 53-9 原发性和复发性单纯疱疹病毒感染的对比

疾病分期	原发性(天数)	复发性(天数)
潜伏期和/或出现前驱症状	2~10	1~2
水泡,脓疱	6	2
湿性溃疡	6	3
干痂	8	7
总计	22~30	13~14

诊断

活动期 HSV 感染的确诊依据是病毒培养或 HSV 核酸检测,后者更快速和敏感。这两种方法都能区分 HSV-1 和 HSV-2。标本采样应该从新鲜的小水泡和脓疱中收集,结痂病变中采样的病毒培养效果差;PCR 检测不必用这种采样方法。血清学检测 IgM 可确定和区分原发性感染和继发性感染。细胞学检查(赞克试验 Tzanck test)显示特征性的多核巨细胞和核内包涵体。然而,因为它没有细胞培养和核酸检测的敏感性和特异性强,很少用这个检查。

孕期管理

分娩前的母体原发性 HSV 感染不一定会影响胎儿。宫内 HSV 感染罕见,大约 200 000 例分娩中有 1 例。宫内感染的后遗症包括皮肤水泡和/或瘢痕形成、眼病、小头畸形和脑积水。有研究指出,孕晚期 HSV 感染和胎儿生长受限之间有关,但是仅有 5 例。和母体无排毒的孩子相比,无症状有排毒者孩子体重较轻,但这轻微的差异也可能是分娩孕周不同所致[54]。治疗方案见表 53-10。**每年复发超过 2 次者应做预防治疗,以减少发作频次和严重程度。**

表 53-10　单纯疱疹病毒感染的治疗

药品	原发性感染	继发性感染	预防性用药
阿昔洛韦	400mg TID,7～10 天	800mg BID,5 天　或 800mg TID,2 天	400mg BID
伐昔洛韦	1g BID,7～10 天	500mg BID,3 天　或　1g QD,5 天	500～1000mg QD
泛昔洛韦	250mg TID,7～10 天	500mg+250mg BID,2 天　或　1g BID,1 天	250mg BID

产时 HSV 暴露和新生儿感染有关,美国发生率约为每 3500 例分娩有 1 例。产时 HSV 暴露增加新生儿并发症和死亡率。70% 的新生儿感染由 HSV-2 造成,其中一半源自母体原发性感染。在母体复发性感染的情况下,新生儿感染发病率为 0%～3%[55]。**因此,大部分新生儿 HSV 感染是由母亲原发性感染导致,而不是再发感染。**ACOG 推荐,对产时有明显的生殖器疱疹病损或者前驱症状的女性,建议择期剖宫产降低新生儿 HSV 感染率[55]。因为 60%～80% 的新生儿 HSV 感染源自母体无症状原发性感染,所以用择期剖宫产来降低新生儿感染的效果有限。对现行指南预防新生儿感染的成本效益分析发现,由于母体复发性感染导致新生儿感染的风险低,大约 1580 例的择期剖宫产才可以防止 1 例的新生儿 HSV 感染[56]。

胎膜早破的时间延长增加新生儿感染 HSV 的风险。然而,没有证据表明超过多长时间剖宫产不再有益。产前 HSV 病毒培养阳性和分娩时培养阳性没有关联,故不推荐[57]。预防性使用阿昔洛韦或者伐昔洛韦可减少 HSV 的播散和流行,并减少剖宫产[58]。这个方案可用于孕期复发性 HSV 感染。活动性 HSV 感染伴胎膜早破行期待治疗时,应考虑阿昔洛韦或其他抗病毒药治疗,同时使用类固醇激素促胎肺成熟[55]。对于这些病人,是否预防性剖宫产依据分娩时产道病损而定。病变在生殖器外者(如大腿,臀部和口腔),新生儿感染的风险低,不建议行剖宫产。

新生儿疱疹感染

预测新生儿 HSV 感染的因素包括:宫颈 HSV 感染、有创的监护、早产、孕妇年龄小于 21 岁、HSV 的病毒载量[59]。新生儿感染有三种类型,发病率相近。**局部病变**限于皮肤、眼睛、嘴巴——称为 SEM 病;这一型并发症不多。**播散型**是多脏器感染,累及肺部、肝脏、肾上腺、皮肤、眼睛和大脑。SEM 病和播散型的特征都是早期出现症状(出生后 10～12 天);播散型并发症和病死率显著升高。**CNS 型**(中枢神经系统疾病)与皮肤感染有关,症状出现晚,出生后第二或三周出现。新生儿接受大剂量的阿昔洛韦治疗后,CNS 型 1 年病死率是 29%,播散型是 4%。尽管播散型病死率较高,83% 存活患儿神经系统发育正常,而 CNS 型只有 31% 的患儿神经系统无损伤[60]。新生儿 HSV 感染的并发症包括 DIC 和出血性肺炎。

水痘

病原学和流行病学

水痘的病原体是水痘-带状疱疹病毒(VZV),属于 α-疱疹病毒亚科,是一种有包膜的双链 DNA 病毒,有超过 69 个基因。病毒最初在呼吸道上皮细胞中复制,然后出现全身毒血症。可以在背根神经节非神经元细胞内长期潜伏感染。人类是水痘病毒的唯一宿主。水痘具有高度传染性,通过呼吸道飞沫和密切接触传播。大约 95% 的易感者因家庭内接触后受感染,潜伏期 14 天,其后出现症状。从皮疹出现的前一天开始到病变结痂,患者都有传染性。感染后通常终身免疫。在 VZV 疫苗出现前,大部分感染发生在儿童早期,这个时期的感染通常呈自限性。成人水痘感染者不到 10%,但却占了死亡人群的一半以上[61]。大部分成年人(>90%)对 VZV 有免疫力,甚至没有水痘病史者也是如此。

临床表现

水痘感染者的典型表现是向心性皮疹,特点是伴有明显瘙痒的红色斑疹、丘疹、簇集小水泡。皮疹扩散到肢端,常见明显抓痕和结痂。皮损会叠加细菌感染。症状常见发热,成人还常出现乏力、肌肉疼痛、关节痛和头痛。初发皮疹显现约 3 天后通常会出现咳嗽和呼吸困难。发绀、咯血和胸膜炎性胸痛也很常见。**需仔细观察患者是否发展为水痘性肺炎,孕期水痘性肺炎的发生率约 20%**[62]。脑炎是成人水痘感染少见的并发症。潜伏的病毒再激活导致带状疱疹,主要发生于老年人和免疫力低下的患者。带状疱疹的典型表现为节段性分布的皮疹,与神经支配的皮肤分区一致。疼痛、瘙痒或皮肤感觉异常可以是前驱症状,也可与皮疹同时出现。带状疱疹通常是自限性的,患者可排出病毒传染给易感人群。

诊断

诊断依据是暴露史和/或皮疹。感染急性期可以用水泡液和/或咽拭子样本经过 PCR 扩增检测 VZV 特异性 DNA 进行快速诊断。可用 ELISA 进行血清学证实,定量检测病毒特异性的 IgG 和 IgM,这也是明确既往感染最有用的方法。Tzanck 染色可以发现病灶中的多核巨细胞。也可以做病毒培养。

孕期管理

孕妇感染 VZV 后应给予支持治疗,如炉甘石洗剂、退热药,必要时加用全身的止痒剂。**孕期可以口服阿昔洛韦(800mg,口服,每天 5 次)或者更昔洛韦(1g,口服,每天 3 次),在皮疹出现 24 小时内服用可缩短病程。**孕产妇水痘性肺炎的死亡率约 5%,通常在出疹后 3~5 天死亡;治疗应给予阿昔洛韦,10~15mg/kg,8 小时一次。**如果孕妇在产前 5 天至产后 2 天内感染,新生儿应使用水痘-带状疱疹免疫球蛋白(VZIG)预防水痘感染。**婴儿应该和母亲隔离,直到所有的水泡都结痂以防止传染。新生儿 VZV 感染的死亡率为 20%~30%,如有可能,应该延迟到孕妇发病后 5~7 天再分娩,以预防新生儿感染[62]。

孕前无感染史的妇女应明确 VZV 的状况,易感妇女孕前应接种减毒活疫苗以预防感染。成人应该间隔 4~8 周皮下注射两次。疫苗可以有效预防 70%~80% 的自然感染,但是**孕期禁用这种活疫苗。**尽管无孕期内注射

疫苗导致新生儿感染的证据,仍建议在使用疫苗后 3 个月再怀孕[63]。如果孕妇既往无 VZV 感染史或者疫苗接种史,应在病毒暴露后 96 小时内进行血清学检查。大部分患者水痘 IgG 呈阳性反应,则没有感染风险。**易感人群或病毒暴露后 96 小时内无法获得血清学检测者,应预防使用高滴度的 VZIG。**

VariZIG 推荐的肌注剂量是 125U/10kg,最高剂量是 625U。如果没有 VZIG,静脉注射丙种球蛋白可用作替代,剂量为 400mg/kg[64]。在病毒暴露的 9 天内予预防治疗,可用阿昔洛韦口服,剂量为 800mg,每天 5 次,口服 5~7 天,预防儿童 VZV 感染的有效性为 85%[65]。综合预防措施能进一步降低母体感染 VZV 的风险,一项比较儿童暴露后预防性治疗的小样本研究发现,阿昔洛韦联用 VZIG 球蛋白比单独使用 VZIG 能更有效地预防感染[66]。基于暴露后预防性治疗受时间限制,建议对初次产检否认有 VZV 感染史或者疫苗接种史的妇女进行血清学检查。可用于指导孕期治疗和确定孕妇是否需要产后接种疫苗。

先天性感染

先天性水痘感染可导致自然流产、死胎(IUFD)和水痘胚胎病。先天性水痘综合征(CVS)的特征为皮肤瘢痕、肢体发育不全、指(趾)的畸形、肌萎缩、小头畸形、脑皮质萎缩、小眼畸形、白内障、脉络膜视网膜炎和精神运动发育迟缓。孕 13 周前暴露很少出现异常。472 名女性的研究中发现,只有 0.4% 的新生儿出现 CVS。孕 13~20 周之间感染,CVS 发生率最高,为 2%[67]。孕 20 周后感染不发生胎儿畸形,但是新生儿产时有皮损和瘢痕。建议行超声产前诊断,血清学和 VZV DNA 检测无法预测胎儿的受损程度[68]。CVS 的超声表现有羊水过多、水肿、腹部脏器的高回声区、心脏畸形、肢体畸形、小头畸形和胎儿生长受限[69]。

肝炎

病毒性肝炎是由多种病毒引起的从亚临床到暴发性疾病的一系列综合征。急性病毒性肝炎的症状包括黄疸、倦怠、疲劳、厌食、恶心、呕吐和右上腹疼痛。肝脏转氨酶和胆红素中度至明显升高,肝活检显示广泛的肝细胞损伤与显著的炎症浸润(图 53-6)。大多数病毒性肝炎是自限性,如果不治疗可自愈,某些病毒可持续感染,导致慢性肝病(见第 47 章)。美国大多数感染是由甲、乙、丙、丁型肝炎病毒造成的,戊型肝炎在亚洲、非洲和墨西哥流行。与肝脏感染和炎症(肝炎)相关的其他病毒包括 CMV、HSV、EB 病毒(EBV)、风疹和黄热病[70]。

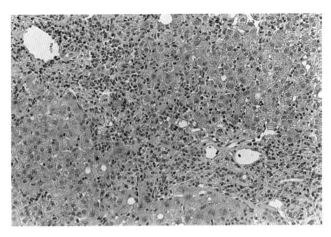

图 53-6　肝活检显微照相中可见典型的急性病毒性肝炎组织改变。注意广泛炎性浸润

甲型肝炎

　　甲型肝炎病毒（HAV）是一种小单链 RNA 病毒，属于小 RNA 病毒科，美国约三分之一的急性肝炎由其引起。HAV 主要通过粪-口接触途径传播。妊娠期 HAV 的感染率大约是 1/1000，通过 HAV IgM 和 IgG 血清学检测或病毒核酸检测可诊断。潜伏期为暴露后约 28～30 天。感染 HAV 的危险因素包括接触受污染的食物或水、近期在美国以外旅行、使用毒品和有孩子在上托儿所。HAV 感染通常是自限性的，仅表现为急性感染，0.5% 的患者需要住院治疗。应限制体育活动防止肝损伤，避免使用具有潜在肝毒性的药物。与患者有性接触和家庭接触者应接受单剂量 HAV 免疫球蛋白进行免疫预防，并接种 HAV 疫苗，HAV 疫苗是灭活疫苗，孕期可安全使用[71]。**尚未有围产期传播的报道，但急性感染的母亲娩出的婴儿应该注射 HAV 免疫球蛋白以防止产后传播**[71]。HAV 感染可并发淤胆型肝炎，其特点是瘙痒、尿色深、直接胆红素和血碱性磷酸酶升高。症状可持续数月。长期预后好，皮质类固醇治疗可缓解症状[70]。

乙型肝炎

病毒学和流行病学

　　乙型肝炎病毒（HBV）是嗜肝病毒属中一种小型、有包膜的双链 DNA 病毒。肝炎中 40%～45% 是由 HBV 引起的，全球有 3.5 亿慢性 HBV 感染者，**美国估计有 100 万人为慢性携带者，每 1000 名孕妇中有 5～15 例慢性 HBV 感染者，有 1～2 例急性 HBV 感染**。某些人群中 HBV 流行率高，如亚洲人、因纽特人、吸毒者、透析患者、囚犯以及慢性疾病保健机构中的医生和工作人员[70]。**HBV 主要是经性传播和围产期传播。如果未进行干预，围产期垂直传播的风险达 90%**（综合预防措施详见管理

部分）。围产期感染 HBV 的患者，高达 40% 的男性和 15% 的女性会死于肝癌或肝硬化，有效的预防显得尤为重要[72]。

　　潜伏期为暴露后的 4 周至 6 月，潜伏期长短与病毒量呈负相关。急性感染的特点是肝脏炎症（图 53-6）[70]。不到 1% 的急性 HBV 感染者会出现暴发性肝炎，其特征为肝细胞大量坏死，可并发胰腺炎。**成年人新近感染 HBV 大多数（85%～90%）可清除病毒，有 10%～15% 发展为慢性感染。慢性 HBV 感染者有 15%～30% 的风险进展至肝硬化，进展至肝细胞癌的风险明显增加**[70]。三个临床相关的 HBV 蛋白是表面抗原（HBsAg）或病毒包膜糖蛋白，与病毒核酸相关的核心抗原（HBcAg）以及从感染细胞分泌的病毒蛋白、不包含在病毒颗粒里面的早期抗原（HBeAg）。HBeAg 阳性通常与 HBV DNA>10^6 IU/mL 相关，是 HBV DNA 检测之前，用作评估病毒复制和传染性的标志物。从 HBeAg 阳性到抗 HBe 阳性的血清学转换通常预示着病毒复制降低；但慢性感染的患者常因为出现基因突变诱发 HBeAg 消失，该类患者常伴有 HBV 持续高水平复制。

诊断

　　急性 HBV 感染的诊断依据为 HBsAg 和 HBc-IgM 检测同时阳性，或 HBsAg 阴性伴 HBV-DNA 阳性（急性感染早期）。HBsAg 阳性 6 个月以上为慢性感染；患者血清学的特征如图 53-7。进一步的检测是评估 HBV DNA，转氨酶升高反映肝脏损伤。慢性 HBV 感染分为多个阶段。免疫耐受期患者表现为 HBsAg、HBeAg 阳性和 HBV DNA 高值，无肝病表现。免疫激活期的血清学表现为 HBeAg 阳性、HBeAg 阴性或 HBeAb 阳性，以及 HBV DNA 高值和肝脏炎症波动。非活动期及携带者的特征为 HBsAg 阳性和 HBeAg 阴性，HBV DNA 波动于 10^1～10^5 IU/mL。患者可以在各期中转换，包括从非活动期到免疫激活期的逆转，因此持续监测 HBV DNA 非常重要。感染或免疫接种之后出现 HBsAb，而 HBcAb 或 HBeAb 仅在 HBV 感染患者中出现。HBV 血清学检查的意义见表 53-11。

妊娠期乙型肝炎病毒感染的管理

　　孕期预防接种重组 HBV 疫苗是安全的，适用于有高危因素的人群，包括既往有性传播疾病（STDs）者、卫生保健工作者和与感染者有密切接触或性接触者[73]。治疗孕期 HBV 感染的药物有拉米夫定、替诺福韦和替比夫定等。最佳治疗持续时间长于整个孕期，因此产前治疗应与肝病专科医生配合。慢性感染的女性行羊膜穿刺术是安全的[74]。HBV 感染孕妇应该接种甲型肝炎疫苗以防止进一步的肝损伤。由于不增加围产期传播风险，**HBV 感染女性可以母乳喂养**[75]。

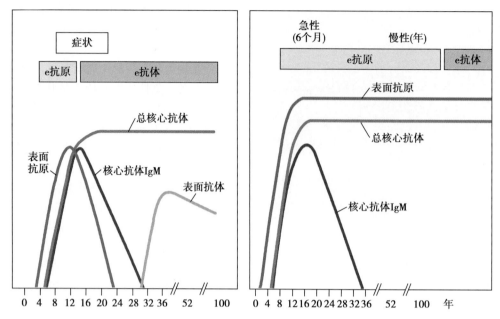

图 53-7 HBV 感染的典型病程。左图:急性 HBV 感染;右图:慢性 HBV 感染。(摘自 Koziel MJ, Thio CL. Hepatitis B virus and hepatitis delta virus. In Mandell GL, Bennett JE, Dolin R, eds. *Mandell, Douglas, and Bennett's Principles and Practice of Infectious Disease*, 7th ed., Philadelphia: Elsevier; 2010.)

表 53-11   乙型肝炎血清学试验结果解释

检测	急性感染	感染后免疫	疫苗接种后免疫	慢性感染	非活动期(携带者)
HBsAg	+	−	−	+	+
Anti-HBs	−	+	+	−	−
HBeAg	+	−	−	+/−	−
Anti-HBe	−	+/−	−	+/−	+
Anti-HBc *	+	+	−	+	+
IgM anti-HBc	+	−	−	−	−
HBV DNA †	+	−	−	+	+(低值)
ALT	升高	正常	正常	升高-正常	正常

来自 Koziel MJ, Thio CL. Hepatitis B virus and hepatitis delta virus. In Mandell GL, Bennett JE, Dolin R, eds. *Mandell, Douglas, and Bennett's Principles and Practice of Infectious Disease*, 7th ed., Philadelphia: Elsevier; 2010.

* 单一 anti-HBc IgG 阳性见于急性感染、既往感染(HBsAg 或 anti-HBs 丢失)和隐性感染,应检测 HBV DNA 及咨询肝病专家
† HBV DNA 的检测结果依赖试剂敏感性

美国 CDC 建议所有新生儿接种乙肝疫苗以降低 HBV 患病率[76]。HBsAg(+)母亲的婴儿应该在出生后 12 小时内注射乙肝疫苗和乙肝免疫球蛋白[73]。主动-被动联合免疫能有效地预防围产期 HBV 的传播,有效率为 85%~95%,免疫耐受期或 HBV DNA>200 000 IU/mL(1 000 000 拷贝/mL)者,这种预防方案有效性大幅下降。与 HIV 相似,围产期 HBV 传播风险与孕妇病毒载量相关,治疗时机和 HBV DNA 高于多少应开始抗病毒治疗尚未取得专家共识[72,77,78]。因此应定期检测病毒载量,应用已知的知识对患者进行围产期传播风险教育,孕晚期可考虑其他预防措施。分娩前给予核苷/核苷酸类似物结合 HBIG 预防宫内 HBV 传播优于单独肌注 HBIG,建议高风险孕妇(如已有小孩感染 HBV 或 HBV DNA 水平高,以及处于免疫耐受期的患者)使用上述方案[78,79]。与拉米夫定比较,替诺福韦口服(300 毫克每日一次),由于其高效、副作用小和低耐药性,成为治疗 HBV 的一线药物[80]。替诺福韦作为一线用药治疗孕期 HIV 感染已证明其安全性。因此,作为辅助治疗用以预防产前、产时 HBV 传播时,应注意预防耐药性。孕晚期急性 HBV 感染后所产的婴儿 80%~90% 产时 HBsAg 阳性[71],抗病毒治疗是否能降低此阳性率尚不清楚。

丙型肝炎

病毒学和流行病学

丙型肝炎病毒（HCV）属黄病毒科，是一种有包膜的单链 RNA 病毒，包含 6 个基因型（1 至 6 型）。HCV 主要是肠道外途径传播与垂直传播。暴露后的潜伏期是 5 ~ 10 周，75% 为无症状的急性感染。HCV 通过性传播的风险大大低于 HBV。**感染者有一半会进展为慢性，使得它成为美国最常见的慢性血源感染病原体。**流行病学危险因素包括静脉吸毒、输注血制品史、肥胖与多次妊娠。美国育龄妇女 HCV 发病率为 1%。静脉吸毒的孕妇发病率可高达 70% ~ 95%[78]。近期研发的高效、基因型特异的 HCV 蛋白酶抑制剂已从根本上改善了疾病的治疗。现在的治疗能获得持续病毒学应答（如治愈），患者并发症和死亡率减少，从而降低传播。

诊断

HCV 的筛查建议检测抗体，确诊 HCV 感染采用核酸检测（NAT）和定量 HCV RNA 检测[81]。**不推荐普查，但有高风险因素的个人应该检测一次（框 53-5），注射毒品或持续暴露于 HCV 的高风险人群建议每年检测一次。**因为病毒载量和肝转氨酶水平会不断改变，因此单次的 HCV RNA 低于检测值或肝转氨酶正常不能排除慢性携带者。HCV RNA 与肝脏炎症和纤维化程度不相关，需要持续监测转氨酶。

框 53-5　丙型肝炎病毒感染高危因素

筛查绝对指征
静脉注射毒品（即使只有一次）
HIV 感染
不明原因慢性肝病，含转氨酶升高
血液透析
1992 年之前接受过输血或器官移植
1987 年前输注过凝血因子浓缩物
与 HIV、HBV、HCV 感染者有性接触
羁押监禁史
鼻内非法用药史
HCV 感染产妇分娩的婴儿
卫生监管外的文身和穿孔史
有针刺伤史的医务人员
1945 ~ 1965 年间出生者
筛查相对指征（需求不明确）
接受匿名供体的体外受精
已知有性病或多个性伴
固定性伴有静脉吸毒史

HBV：乙型肝炎病毒；HCV：丙型肝炎病毒；HIV：人类免疫缺陷病毒

孕期 HCV 处理

围产期 HCV 传播风险与母体 HCV 病毒载量相关，研究显示病毒载量大于 600 000IU/mL 的患者传播风险增加。**HCV RNA 水平可测出的围产期患者中，HCV 传播率为 3% ~ 10%，而在未达检出水平病毒血症的围产期患者中，传播非常罕见。**其他围产期 HCV 的传播风险因素包括产妇静脉注射毒品和合并 HIV 感染。孕产妇治疗 HIV 感染的同时也降低了 HIV 和 HCV 的传播[82]。虽然侵入性胎儿监测和胎膜破裂超过 6 小时增加 HCV 传播风险，但择期剖宫产不能减少围产期 HCV 的传播[83]。如果未免疫接种，HCV 感染孕妇应接种 HAV 和 HBV 疫苗预防。慢性 HCV 感染不是母乳喂养禁忌证。

至今，HCV 治疗尚无高效的病毒学治愈方案，孕期禁用利巴韦林。美国 FDA 依据动物试验致畸性将利巴韦林定为妊娠期用药 X 级。利巴韦林妊娠登记库发布的初步数据表明出生缺陷为 3/49（6.1%）。截至 2014 年 2 月 7 日的数据表明，直接暴露后活产的婴儿出生缺陷率为 6.49%（5/77，95% 可信区间［CI］，2.14 ~ 14.51）[84]。近期的指南推荐用不含利巴韦林的抗 HCV 方案，短疗程（12 周），为患者孕期备选的治疗方案[78,81]。基因 1a 型 HCV 感染的一线治疗为雷迪帕韦（ledipasvir，抑制病毒磷酸蛋白 NS5A），联用索非布韦（sofosbuvir，HCV 聚合酶抑制剂，分类为妊娠期 B 级药物）。另一种一线备选治疗方案是索非布韦联合司美匹韦（simeprevir，妊娠期用药 C 级、蛋白酶抑制剂）。总之，一线治疗方案可用于治疗怀孕期间的 HCV 基因 1、4、6 型感染[78,81]。指南中用于治疗基因 2、3 和 5 型 HCV 感染的方案含利巴韦林，孕期避免使用。诊断为 HCV 活动性感染的患者，**鉴于存在治愈可能，应转诊给提供全面持续治疗的专科医生。**最新的抗 HCV 管理指南见 www.hcvguidelines.org[81]。

丙型肝炎病毒孕前咨询

新研发药物可能清除病毒，有助于减少围产期传播，应在孕前诊断和治疗 HCV 感染。目前无有效的丙肝病毒疫苗。

丁型肝炎

丁型肝炎病毒（HDV）是一种与植物病毒相关的缺陷性 RNA 病毒。HDV 基因组编码单一的核衣壳蛋白，以及由两个多肽组成的 HDV 抗原（HDAg）。短链参与 RNA 复制，长链参与丁肝病毒 RNA 和 HBsAg 包膜糖蛋白的包装。因为 HDV 利用 HBV 作为一个辅助病毒（提供包膜糖蛋白），病毒复制必须同时感染 HBV。丁肝病毒全球流行，地中海盆地、中东、中亚、非洲西部与亚马逊盆地为高流行区。感染的危险因素包括静脉注射毒品和

暴露于受感染的血制品。同时感染 HBV 和 HDV 的患者中,慢性 HDV 感染的发生率 1%~3%。慢性 HBV 感染患者重叠感染 HDV 后 70%~80% 进展为慢性 HDV 感染。慢性 HBV/HDV 重叠感染者有 70%~80% 发展为肝硬化和门脉高压,25% 死于肝衰竭。急性 HDV 感染的特征是 HDAg 阳性,HDV 抗体阴性。慢性 HDV 感染者可同时检测出 HDAg 和 HDV 抗体。急性 HDV 感染与暴发性肝衰竭相关,死亡率为 2%~20%。HDV 可在围产期传播[85]。**由于 HDV 的传播需要 HBV 的协助,围产期对 HBV 的有效预防也同样能阻止 HDV 的传播**[71]。

戊型肝炎

戊型肝炎病毒(HEV)是一种有包膜的 RNA 病毒,与风疹病毒同属披膜病毒科。HEV 通过粪-口传播,主要在美国以外的地区流行,比如非洲、亚洲和拉丁美洲。与 HAV 相似,HEV 只造成急性肝炎。检测特异性 IgM 或病毒核酸(RT-PCR)可以诊断。戊肝病毒有四个基因型:基因 1 型和 2 型是非人畜共患,见于发展中国家,基因 3 型和 4 型为人畜共患,见于工业化国家。急性 HEV 感染后的死亡率为 1%。孕妇感染 HEV 死亡率显著升高(高达 20%),主要为基因 1 型和 2 型感染[86]。孕产妇并发症和死亡率随着孕周增加而升高[71,87],早产率估计高达 66%[87]。**围产期 HEV 传播与围产期并发症和死亡率显著相关**[88]。

柯萨奇病毒

柯萨奇病毒是肠道病毒,经粪-口途径传播,可引起手足口病。病毒有多个血清型,成人感染通常为自限性发热性疾病,不需要治疗[89]。有病例报告孕妇感染柯萨奇 B 病毒后导致急性肝衰竭,期待治疗后治愈[90]。多项研究表明妊娠期间柯萨奇病毒感染可增加流产率[89,91]以及子代胰岛素依赖型糖尿病的发生率[89,92],但尚未阐明因果关系。

人乳头瘤病毒

人乳头瘤病毒(HPV)是一组小 DNA 病毒。某些类型(6 和 11)引起疣,某些类型(16,18,31,33,52b,58)不引起疣,而与子宫颈癌和口腔癌高度相关。感染经性传播和/或垂直传播,近一半大学女生有 HPV 感染。既往 HPV 感染在孕期很常见;甚至孕前无感染史的孕妇有 37% 可检测到 HPV DNA,表明无症状 HPV 感染率高[93]。由非致癌 HPV 亚型引起的肛周及生殖器疣,可以期待治疗。如孕期激素引起疣快速增殖和生长,则需要治疗。**三氯乙酸和/或冷冻疗法可以用于治疗孕期肛门及生殖**器疣,鬼臼树脂孕期禁用**。孕期使用咪喹莫特(imiquimod)霜的安全性不明确(C 类),使用该药治疗需要数月。生殖器疣可经阴道分娩,除非疣体体积和位置会导致难产。HPV 6 型和 11 型感染与儿科喉乳头状瘤有关。母亲 HPV 感染发病率高而喉乳头状瘤罕见,因此不建议预防性剖宫产[93]。HPV 感染可引起宫颈不典型增生。PAP 涂片异常应妥善处理。

EB 病毒

Epstein-Barr 病毒(EBV)是传染性单核细胞增多症的病原体,属疱疹病毒科。临床表现是乏力、头痛、发热、咽炎、淋巴结肿大、非典型淋巴细胞增多症、异嗜性抗体和短暂性轻度肝炎。感染通常是自限性。EBV 在 B 淋巴细胞中潜伏,可再激活感染,并且还与霍奇金淋巴瘤和非霍奇金淋巴瘤相关。大多数成人(>95%)EBV 血清阳性,因此孕期原发性 EBV 感染罕见。EBV 原发性感染和/或再激活不会引起重大不良妊娠结局[94]。孕期 EBV 再激活与子代患儿童期急性淋巴细胞白血病有关[95]。新生儿淋巴细胞中检测到 EBV DNA 提示宫内 EBV 传播[96]。宫内感染不直接导致不良结局。由于 EBV 血清阳性率非常高且对怀孕的影响不大,不推荐常规检测。

天花

天花病毒是天花的病原。天花仅感染人类,它极易经飞沫吸入或直接接触天花病灶传播[97]。因为广泛接种疫苗,美国最后报告的天花病例是 1949 年,WHO 在 1980 年宣布全球已经根除天花。由于天花病毒可能被用作生物恐怖袭击的武器,故现在天花重新受到关注。

天花感染首先表现为高热、寒战、头痛、背痛和呕吐,而水痘极少有前驱症状,故可用于二者鉴别[97]。谵妄的发生率为 15%,其中部分发展为脑炎。皮损在起病后 2~3 天出现,依次发展为斑疹、丘疹、囊泡(图 53-8)、脓疱、结痂,最终形成有凹痕的瘢痕。天花皮疹为离心分布,累及手掌和脚掌,而水痘感染为向心分布,较少累及手掌和脚掌。确诊依据为脓疱液和/或结痂的 PCR 检测,需在生物安全防护健全的实验室内进行。

产妇治疗措施是支持治疗,关键是疫苗接种和隔离观察。未接种疫苗的产妇死亡率曾超过 60%[97]。死亡通常继发于病毒性肺炎、细菌性肺炎或心功能衰竭,孕妇易出现出血性天花,这是种更严重和致命的表现。孕 24 周前感染的病例,75% 会流产或早产。怀孕后半期天花感染早产率达 55%。天花病毒可通过胎盘导致宫内感染。在流行期间,先天性天花感染率为 9%~60%。

最初暴露 2~3 天内接种疫苗几乎可完全预防天

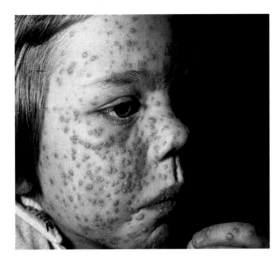

图 53-8　天花疮,临床感染第 3 天(源自 Tyring S,et al. Tropical Dermatology. Edinburgh:Saunders;2005.)

花[97,98]。目前可用的天花疫苗(Dryvax)为减毒活疫苗。该疫苗比其他疫苗并发症风险更高;后遗症包括接种后脑炎(每百万接种 12 例,死亡率 40%),轻度全身性牛痘和牛痘疹。**天花疫苗目前限用于服兵役和使用相关病毒进行研究的妇女。**孕期接种的病例数据保存在国家天花疫苗孕妇登记库[98]。母亲接种疫苗很少引起胎儿感染(胎儿牛痘),胎儿可表现为皮肤损伤和内脏器官受累,但不引起先天畸形。因此,接种天花不是终止妊娠的指征。CDC 建议孕期不应计划接种天花疫苗;但天花暴露后,无论是否妊娠,都应立即接种疫苗,因为预防母胎天花感染是最重要的[97]。

埃博拉(Ebola)

病原学和流行病学

　　埃博拉病毒是有包膜 RNA 病毒,属丝状病毒科。包膜基因编码两种转录产物 GP 和 sGP,一种分泌的非结构蛋白。病毒相关的 GP 结合到靶细胞,经翻译后剪切成内涵体内的 GP1(附着)和 GP2(融合)亚基,使病毒能够融合及进入细胞。埃博拉是人畜共患病原体,果蝠可能是天然宿主和病毒储存库。传播途径为直接接触患者或病死者的体液(血液、呕吐物、尿、粪便、汗液、精液、痰液及其他液体)或感染的动物(肉)。康复后 3 个月内患者精液中还可以分离出埃博拉病毒,有报道**病毒可经母乳喂养传播。**潜伏期为接触后 2~21 天,发病后即能传播。埃博拉感染巨噬细胞,导致重度炎症反应、并发症和死亡,病死率达 50%~90%。截至 2015 年初,在美国报告了几例埃博拉病(EVD)(无怀孕病例)。2015 年的暴发涉及多个西非国家如几内亚、利比里亚、尼日利亚、塞内加尔和塞拉利昂。有关最新信息和建议,请访问 CDC 或

WHO 网站。

　　高危暴露包括经皮(例如针刺)或黏膜接触 EVD 患者的血液或体液,无适当的个人防护装备(PPE)下接触有症状的 EVD 患者血液或体液,无适当的 PPE 或生物安全防护下处理有症状的 EVD 患者的血液或体液,无适当 PPE 的情况下进行以下活动:在埃博拉感染的区域直接接触尸体(包括葬礼仪式),家庭内接触,或直接护理有症状的 EVD 患者。在 EVD 流行的国家中,在 PPE 下直接接触 EVD 患者、直接护理患者,甚至在有症状的 EVD 患者 3 英尺(1 英尺 = 30.48 厘米)范围内长时间停留,都可能感染。低风险情况包括在过去 21 天内(没有已知的暴露)去过 EVD 流行国家,与有症状的 EVD 患者短暂接近,在非流行国家有 PPE 下护理 EVD 患者或与有症状的 EVD 患者一起乘飞机。

临床表现

　　早期症状有发热、无力、关节痛、肌痛、头痛、厌食和打嗝。进展期的症状有恶心、呕吐、腹泻、吞咽困难、结膜炎、腹部或肝压痛以及不明原因的出血或瘀伤。晚期症状有抽搐、胸痛、皮疹和流产。约 50% 的患者出现出血,可能仅是内出血。另外,EVD 可表现为非特异性的重度病毒综合征。

诊断

　　留观者(person under investigation,PUI)是在未出现症状前 21 天内具有流行病学风险因素**以及**出现下列症状者,症状有发热超过 38.6℃或自觉发热、剧烈的头痛、肌肉疼痛、呕吐、腹泻、腹痛或不明原因的出血。病例确诊依据是实验室结果。疑似诊断时,患者应该在带有浴室的单人房隔离。应实施接触物、飞沫和环境隔离管控和预防,并应始终使用适当的 PPE。

　　所有标本应由穿戴 PPE 的工作人员收集,并作为 A 类感染性物品处理。这包括将样品放置在防漏的双层容器中,人工将样品运送到实验室,避开交通繁忙区域。实验室进行初步检测,CDC 确诊。虽然可行病毒分离和血清学,但确诊试验采用 RT-PCR 方法。起病后 72 小时 RT-PCR 结果阴性可以排除 EVD,初步检测阳性后超过 48 小时 RT-PCR 检测转阴性,达到解除隔离的标准。鉴于 EVD 的症状非特异而且在 EVD 流行地区有其他传染病表现相似,鉴别诊断应包括疟疾、细菌感染和拉沙热。拉沙热是西非部分地区的流行性疾病,每年发病率超过 10 000 例,症状与早期 EVD 相似。对 EVD 检测阴性的患者,可用 RT-PCR、抗原检测和血清学排查拉沙热[99]。

孕期管理

　　临床处理的关键是在治疗任何 PUI 和确诊的 EVD 患

者时,使用适当的 PPE,妥善隔离患者并实施推荐的感染控制措施(标准接触和飞沫隔离预防措施)。CDC 个人防护措施指南可以访问 www. cdc. gov/vhf/ebola/healthcare-us/ppe/guidance. html。持续管理包括支持治疗,包括积极的静脉补液和纠正电解质紊乱、低血糖、贫血和凝血功能异常。应评估患者的出血、继发感染和其他并发症。疑似感染病例应及时按经验使用广谱抗生素治疗,不必等待培养结果。其原因是 EVD 患者易患脓毒症和相关并发症,如血管通透性增加、血管舒张、多器官功能衰竭和休克。**建议对疑似 EVD 的孕妇进行高级血流动力学和胎儿监测,维持血氧饱和度在 95% 以上**,并且根据需要使用血管升压药和离子通道药物以维持心输出量、血压和组织灌注。对症治疗发热、恶心、呕吐、腹泻和腹痛[99]。

怀孕不增加 EVD 易感性。**孕晚期感染会增加病情严重性和死亡率**。流行病学调查表明流产和胎儿死亡率高(超过80%)。无新生儿存活报道,近期报道有两名患者埃博拉病毒宫内传播:两名妇女均恢复,但两个胎儿均死亡[100]。EVD 感染的孕产妇死亡率高而且其新生儿不可能存活,孕期感染应先关注改善孕产妇状况,提高干预能力和加强监护以降低孕产妇死亡率。最新的指南见于 www. cdc. gov/vhf/ebola/healthcare-us/hospitals/pregnant-women. html。

◆ 麻疹是最具传染性的病毒之一,易感者暴露后 75% ~ 90% 感染。麻疹感染可引起 SSPE,即进行性致死性神经疾病。未接种疫苗者可引起麻疹爆发。

◆ 孕晚期 CMV 传播风险高达 30% ~ 40%。孕早期感染可出现严重后遗症,受感染的胎儿24%出现感音神经性听力损伤,32%为其他中枢神经系统后遗症。

◆ 水痘病毒易感者暴露后应注射 VZIG 降低感染和传播的风险。阿昔洛韦预防治疗可降低母体感染风险。

◆ HBsAg 阳性母亲的婴儿应在生后 12 小时内注射 HBIG 和 HBV 疫苗以减少围产期 HBV 感染。HBV 传播高风险孕妇(合并 HIV 感染、既往 HBV 传播、高病毒载量或免疫耐受性感染)产前可给予替诺福韦进行母婴阻断。

◆ 应在受孕前诊断和治疗 HCV 感染。孕期启动治疗可选用不含利巴韦林的治疗方案。

◆ 孕晚期 EVD 病情严重,死亡率高,可致胎儿流产和死亡。推荐严格控制感染与监测血流动力学和积极治疗产妇。

关键点

◆ 风疹免疫、HBV 和 HIV 感染筛查有标准流程。如果孕妇不拒绝,HIV 应常规筛查。在高发地区,应在孕晚期重复筛查。无水痘感染史的妇女需筛查 VZV。CMV 血清抗体阳性率高,不推荐常规筛查。

◆ ACOG 和 CDC 建议在每年 10 月至次年 5 月对所有孕妇肌肉注射流感灭活疫苗。孕期 HAV 和 HBV 疫苗接种安全,应依据风险和易感性接种。麻疹、风疹和水痘减毒活疫苗应推迟到妊娠后接种。

◆ 因大多数 HIV 围产期母婴传播来自于未知自身感染的孕妇,孕期未行 HIV 筛查者应行产时快速检测。

◆ HIV 感染标准的治疗方案是 cART,至少选用两类以上抗逆转录病毒药物中的三种药物。早期持续控制病毒复制降低 HIV 传播风险。推荐孕前治疗完全抑制病毒,孕前未接受 cART 者应尽早开始 cART。

◆ 疑似流感的孕妇应立即抗病毒治疗,无需等待确诊以免延误病情。

◆ 胎儿微小病毒感染可导致胎儿贫血和水肿。既往感染的妇女应进行系列性超声筛查,可行大脑中动脉多普勒检查。

参考文献

1. Centers for Disease Control and Prevention. *Monitoring selected national HIV prevention and care objectives by using HIV surveillance data—United States and 6 dependent areas—2012.* HIV Surveillance Supplemental Report 2014;19(No. 3). Available at <http://www.cdc.gov/hiv/library/reports/surveillance/>.

2. Centers for Disease Control and Prevention and Association of Public Health Laboratories. *Laboratory Testing for the Diagnosis of HIV Infection: Updated Recommendations.* Available at <http://dx.doi.org/10.15620/cdc.23447>.

3. Branson BM, et al. Revised recommendations for HIV testing of adults, adolescents, and pregnant women in health-care settings. *MMWR Recomm Rep.* 2006;55:1-17.

4. Panel on Opportunistic Infections in HIV-Infected Adults and Adolescents. *Guidelines for the prevention and treatment of opportunistic infections in HIV-infected adults and adolescents: recommendations from the Centers for Disease Control and Prevention, the National Institutes of Health, and the HIV Medicine Association of the Infectious Diseases Society of America.* Available at <http://aidsinfo.nih.gov/contentfiles/lvguidelines/adult_oi.pdf>.

5. Panel on Antiretroviral Guidelines for Adults and Adolescents. *Guidelines for the use of antiretroviral agents in HIV-1-infected adults and adolescents.* Department of Health and Human Services. Available at <http://www.aidsinfo.nih.gov/ContentFiles/AdultandAdolescentGL.pdf>.

6. Connor EM, et al. Reduction of maternal-infant transmission of human immunodeficiency virus type 1 with zidovudine treatment. Pediatric AIDS Clinical Trials Group Protocol 076 Study Group. *N Engl J Med.* 1994;331:1173-1180.

7. Panel on Treatment of HIV-Infected Pregnant Women and Prevention of Perinatal Transmission. *Recommendations for Use of Antiretroviral Drugs in Pregnant HIV-1-Infected Women for Maternal Health and Interventions to Reduce Perinatal HIV Transmission in the United States.* Available at: <http://aidsinfo.nih.gov/contentfiles/lvguidelines/PerinatalGL.pdf>.

8. Pas S, et al. Performance Evaluation of the New Roche Cobas AmpliPrep/Cobas TaqMan HIV-1 Test Version 2.0 for Quantification of Human Immunodeficiency Virus Type 1 RNA. *J Clin Microbiol.* 2010;48:1195-1200.

9. Ioannidis JP, et al. Perinatal transmission of human immunodeficiency virus type 1 by pregnant women with RNA virus loads <1000 copies/ml. *J Infect Dis.* 2001;183:539-545.

9a. Antiretroviral Pregnancy Registry Steering Committee. *Antiretroviral Pregnancy Registry international interim report for 1 Jan 1989–31 January 2015.* Wilmington, NC: Registry Coordinating Center; Available at: <http://www.APRegistry.com>.

10. Hitti J, et al. Protease inhibitor-based antiretroviral therapy and glucose tolerance in pregnancy: AIDS Clinical Trials Group A5084. *Am J Obstet Gynecol.* 2007;196:331, e1-7.

11. Kaplan JE, et al. Guidelines for prevention and treatment of opportunistic infections in HIV-infected adults and adolescents: recommendations from CDC, the National Institutes of Health, and the HIV Medicine Association of the Infectious Diseases Society of America. *MMWR Recomm Rep.* 2009;58:1-207.

12. Townsend CL, et al. Low rates of mother-to-child transmission of HIV following effective pregnancy interventions in the United Kingdom and Ireland, 2000-2006. *AIDS.* 2008;22:973-981.

13. Somigliana E, et al. Early invasive diagnostic techniques in pregnant women who are infected with the HIV: a multicenter case series. *Am J Obstet Gynecol.* 2005;193:437-442.

14. Mandelbrot L, et al. Amniocentesis and mother-to-child human immunodeficiency virus transmission in the Agence Nationale de Recherches sur le SIDA et les Hepatites Virales French Perinatal Cohort. *Am J Obstet Gynecol.* 2009;200:160, e1-9.

15. Read JS, Newell MK. Efficacy and safety of cesarean delivery for prevention of mother-to-child transmission of HIV-1. *Cochrane Database Syst Rev.* 2005;(4):CD005479.

16. Duration of ruptured membranes and vertical transmission of HIV-1: a meta-analysis from 15 prospective cohort studies. *AIDS.* 2001;15:357-368.

17. Schneider E, et al. Revised surveillance case definitions for HIV infection among adults, adolescents, and children aged <18 months and for HIV infection and AIDS among children aged 18 months to <13 years–United States, 2008. *MMWR Recomm Rep.* 2008;57:1-12.

18. Patel K, et al. Prenatal protease inhibitor use and risk of preterm birth among HIV-infected women initiating antiretroviral drugs during pregnancy. *J Infect Dis.* 2010;201:1035-1044.

19. Siston AM, et al. Pandemic 2009 influenza A(H1N1) virus illness among pregnant women in the United States. *JAMA.* 2010;303:1517-1525.

20. Louie JK, et al. Pregnancy and severe influenza infection in the 2013-2014 influenza season. *Obstet Gynecol.* 2015;125:184-192.

21. Goodnight WH, Soper DE. Pneumonia in pregnancy. *Crit Care Med.* 2005;33:S390-S397.

22. Varner MW, et al. Influenza-like illness in hospitalized pregnant and postpartum women during the 2009-2010 H1N1 pandemic. *Obstet Gynecol.* 2011;118:593-600.

23. Maternal and Infant Outcomes Among Severely Ill Pregnant and Postpartum Women with 2009 Pandemic Influenza A (H1N1)–United States, April 2009–August 2010. *MMWR Morb Mortal Wkly Rep.* 2011;60:1193-1196.

24. Committee on Obstetric Practice and Immunization Expert Work Group, Centers for Disease Control and Prevention's Advisory Committee on Immunization, United States & American College of Obstetricians and Gynecologists. Committee opinion no. 608: influenza vaccination during pregnancy. *Obstet Gynecol.* 2014;124:648-651.

25. Thurn J. Human parvovirus B19: historical and clinical review. *Rev Infect Dis.* 1988;10:1005-1011.

26. Cosmi E, et al. Noninvasive diagnosis by Doppler ultrasonography of fetal anemia resulting from parvovirus infection. *Am J Obstet Gynecol.* 2002;187:1290-1293.

27. Prospective study of human parvovirus (B19) infection in pregnancy. Public Health Laboratory Service Working Party on Fifth Disease. *BMJ.* 1990;300:1166-1170.

28. Enders M, Weidner A, Zoellner I, Searle K, Enders G. Fetal morbidity and mortality after acute human parvovirus B19 infection in pregnancy: prospective evaluation of 1018 cases. *Prenat Diagn.* 2004;24:513-518.

29. Rodis JF, et al. Management of parvovirus infection in pregnancy and outcomes of hydrops: a survey of members of the Society of Perinatal Obstetricians. *Am J Obstet Gynecol.* 1998;179:985-988.

30. Sahakian V, Weiner CP, Naides SJ, Williamson RA, Scharosch LL. Intrauterine transfusion treatment of nonimmune hydrops fetalis secondary to human parvovirus B19 infection. *Am J Obstet Gynecol.* 1991;164:1090-1091.

31. De Haan TR, et al. Thrombocytopenia in hydropic fetuses with parvovirus B19 infection: incidence, treatment and correlation with fetal B19 viral load. *BJOG.* 2008;115:76-81.

32. Miller E, Fairley CK, Cohen BJ, Seng C. Immediate and long term outcome of human parvovirus B19 infection in pregnancy. *Br J Obstet Gynaecol.* 1998;105:174-178.

33. Perkin MA, English PM. Immediate and long term outcome of human parvovirus B19 infection in pregnancy. *Br J Obstet Gynaecol.* 1998;105:1337-1338.

34. Rodis JF, et al. Long-term outcome of children following maternal human parvovirus B19 infection. *Obstet Gynecol.* 1998;91:125-128.

35. Brunell PA. Measles. In: Bennett J, Plum F, eds. *Cecil Textbook of Medicine.* Philadelphia: W. B. Saunders Company; 1996:1758-1760.

36. Eberhart-Phillips JE, Frederick PD, Baron RC, Mascola L. Measles in pregnancy: a descriptive study of 58 cases. *Obstet Gynecol.* 1993;82:797-801.

37. Ali ME, Albar HM. Measles in pregnancy: maternal morbidity and perinatal outcome. *Int J Gynaecol Obstet.* 1997;59:109-113.

38. McLean HQ, Fiebelkorn AP, Temte JL, Wallace GS, Centers for Disease Control and Prevention. Prevention of measles, rubella, congenital rubella syndrome, and mumps, 2013: summary recommendations of the Advisory Committee on Immunization Practices (ACIP). *MMWR Recomm Rep.* 2013;62:1-34.

39. Neubert AG, Samuels P, Goodman DB, Rose NC. The seroprevalence of the rubeola antibody in a prenatal screening program. *Obstet Gynecol.* 1997;90:507-510.

40. Miller E, Cradock-Watson JE, Pollock TM. Consequences of confirmed maternal rubella at successive stages of pregnancy. *Lancet.* 1982;2:781-784.

41. Munro ND, Sheppard S, Smithells RW, Holzel H, Jones G. Temporal relations between maternal rubella and congenital defects. *Lancet.* 1987;2:201-204.

42. Control and prevention of rubella: evaluation and management of suspected outbreaks, rubella in pregnant women, and surveillance for congenital rubella syndrome. *MMWR Recomm Rep.* 2001;50:1-23.

43. McIntosh ED, Menser MA. A fifty-year follow-up of congenital rubella. *Lancet.* 1992;340:414-415.

44. Townsend JJ, et al. Progressive rubella panencephalitis. Late onset after congenital rubella. *N Engl J Med.* 1975;292:990-993.

45. Taber LH, Frank AL, Yow MD, Bagley A. Acquisition of cytomegaloviral infections in families with young children: a serological study. *J Infect Dis.* 1985;151:948-952.

46. Stagno S, Britt W. *Cytomegalovirus Infections.* Philadelphia: Elsevier; 2006.

47. Nigro G, Adler SP, La Torre R, Best AM. Passive immunization during pregnancy for congenital cytomegalovirus infection. *N Engl J Med.* 2005;353:1350-1362.

48. Revello MG, et al. A randomized trial of hyperimmune globulin to prevent congenital cytomegalovirus. *N Engl J Med.* 2014;370:1316-1326.

49. Stagno S, et al. Primary cytomegalovirus infection in pregnancy. Incidence, transmission to fetus, and clinical outcome. *JAMA.* 1986;256:1904-1908.

50. Pass RF, Fowler KB, Boppana SB, Britt WJ, Stagno S. Congenital cytomegalovirus infection following first trimester maternal infection: symptoms at birth and outcome. *J Clin Virol.* 2006;35:216-220.

51. Fowler KB, et al. The outcome of congenital cytomegalovirus infection in relation to maternal antibody status. *N Engl J Med.* 1992;326:663-667.

52. Lewis PE, Cefalo RC, Zaritsky AL. Fetal heart block caused by cytomegalovirus. *Am J Obstet Gynecol.* 1980;136:967-968.

53. Pletcher BA, et al. Intrauterine cytomegalovirus infection presenting as fetal meconium peritonitis. *Obstet Gynecol.* 1991;78:903-905.

54. Brown ZA, et al. Asymptomatic maternal shedding of herpes simplex virus at the onset of labor: relationship to preterm labor. *Obstet Gynecol.* 1996;87:483-488.

55. ACOG Practice Bulletin. Clinical management guidelines for obstetrician-gynecologists. No. 82 June 2007. Management of herpes in pregnancy. *Obstet Gynecol.* 2007;109:1489-1498.

56. Randolph AG, Washington AE, Prober CG. Cesarean delivery for women presenting with genital herpes lesions. Efficacy, risks, and costs. *JAMA.* 1993;270:77-82.

57. Arvin AM, et al. Failure of antepartum maternal cultures to predict the infant's risk of exposure to herpes simplex virus at delivery. *N Engl J Med.* 1986;315:796-800.

58. Andrews WW, et al. Valacyclovir therapy to reduce recurrent genital herpes in pregnant women. *Am J Obstet Gynecol.* 2006;194:774-781.

59. Brown ZA, et al. Effect of serologic status and cesarean delivery on transmission rates of herpes simplex virus from mother to infant. *JAMA.* 2003;289:203-209.

60. Thompson C, Whitley R. Neonatal herpes simplex virus infections: where are we now? Hot topics in infection and immunity in children VII. In: Curtis N, Finn A, Pollard AJ, eds. *Advances in Experimental Medicine and*

Biology. Vol 697. New York: Springer; 2011:221-230.

61. Varicella-related deaths among adults–United States, 1997. *MMWR Morb Mortal Wkly Rep.* 1997;46:409-412.

62. Chapman S, Duff P. Varicella in pregnancy. *Semin Perinatol.* 1993;17:403-409.

63. Wald ER. Transmission of varicella-vaccine virus: what is the risk? *J Pediatr.* 1998;133:310-311.

64. Smith CK, Arvin AM. Varicella in the fetus and newborn. *Semin Fetal Neonatal Med.* 2009;14:209-217.

65. Asano Y, et al. Postexposure prophylaxis of varicella in family contact by oral acyclovir. *Pediatrics.* 1993;92:219-222.

66. Goldstein SL, Somers MJ, Lande MB, Brewer ED, Jabs KL. Acyclovir prophylaxis of varicella in children with renal disease receiving steroids. *Pediatr Nephrol.* 2000;14:305-308.

67. Enders G, Miller E, Cradock-Watson J, Bolley I, Ridehalgh M. Consequences of varicella and herpes zoster in pregnancy: prospective study of 1739 cases. *Lancet.* 1994;343:1548-1551.

68. Isada NB, et al. In utero diagnosis of congenital varicella zoster virus infection by chorionic villus sampling and polymerase chain reaction. *Am J Obstet Gynecol.* 1991;165:1727-1730.

69. Pretorius DH, Hayward I, Jones KL, Stamm E. Sonographic evaluation of pregnancies with maternal varicella infection. *J Ultrasound Med.* 1992;11:459-463.

70. Wedemeyer H, Pawlotsky JM. Acute viral hepatitis. In: Goldman L, Schafer AI, eds. *Goldman's Cecil Medicine.* Philadelphia: Elsevier; 2012:966-973.

71. ACOG Practice Bulletin No. 86: Viral hepatitis in pregnancy. *Obstet Gynecol.* 2007;110:941-956.

72. Trépo C, Chan HL, Lok A. Hepatitis B virus infection. *Lancet.* 2014;384:2053-2063.

73. Hepatitis B vaccination–United States, 1982-2002. *MMWR Morb Mortal Wkly Rep.* 2002;51:549-552, 563.

74. Davies G, et al. Amniocentesis and women with hepatitis B, hepatitis C, or human immunodeficiency virus. *J Obstet Gynaecol Can.* 2003;25:145-148, 149-152.

75. Hill JB, et al. Risk of hepatitis B transmission in breast-fed infants of chronic hepatitis B carriers. *Obstet Gynecol.* 2002;99:1049-1052.

76. Mast EE, et al. A comprehensive immunization strategy to eliminate transmission of hepatitis B virus infection in the United States: recommendations of the Advisory Committee on Immunization Practices (ACIP) part 1: immunization of infants, children, and adolescents. *MMWR Recomm Rep.* 2005;54:1-31.

77. Wang Z, et al. Quantitative analysis of HBV DNA level and HBeAg titer in hepatitis B surface antigen positive mothers and their babies: HBeAg passage through the placenta and the rate of decay in babies. *J Med Virol.* 2003;71:360-366.

78. Dunkelberg JC, Berkley EM, Thiel KW, Leslie KK. Hepatitis B and C in pregnancy: a review and recommendations for care. *J Perinatol.* 2014;34:882-891.

79. Cholongitas E, Tziomalos K, Pipili C. Management of patients with hepatitis B in special populations. *World J Gastroenterol.* 2015;21:1738-1748.

80. Lok AS, McMahon BJ. Chronic hepatitis B: update 2009. *Hepatology.* 2009;50:661-662.

81. American Association for the Study of Liver Diseases/Infection Disease Society of America/International Antiviral Society–USA. *Recommendations for testing, managing, and treating hepatitis C.* Available at <www.hcvguidelines.org>.

82. Schuval S, et al. Hepatitis C prevalence in children with perinatal human immunodeficiency virus infection enrolled in a long-term follow-up protocol. *Arch Pediatr Adolesc Med.* 2004;158:1007-1013.

83. A Significant Sex–but Not Elective Cesarean Section–Effect on Mother-to-Child Transmission of Hepatitis C Virus Infection. *J Infect Dis.* 2005;192:1872-1879.

84. Roberts SS, et al. The Ribavirin Pregnancy Registry: Findings after 5 years of enrollment, 2003-2009. *Birth Defects Res A Clin Mol Teratol.* 2010;88:551-559.

85. Ramia S, Bahakim H. Perinatal transmission of hepatitis B virus-associated hepatitis D virus. *Ann Inst Pasteur Virol.* 1988;139:285-290.

86. Renou C, Pariente A, Nicand E, Pavio N. Pathogenesis of Hepatitis E in pregnancy. *Liver Int.* 2008;28:1465, author reply 1466.

87. Kumar A, Beniwal M, Kar P, Sharma JB, Murthy NS. Hepatitis E in pregnancy. *Int J Gynaecol Obstet.* 2004;85:240-244.

88. Khuroo MS, Kamili S, Jameel S. Vertical transmission of hepatitis E virus. *Lancet.* 1995;345:1025-1026.

89. Ornoy A, Tenenbaum A. Pregnancy outcome following infections by coxsackie, echo, measles, mumps, hepatitis, polio and encephalitis viruses. *Reprod Toxicol.* 2006;21:446-457.

90. Archer JS. Acute liver failure in pregnancy. A case report. *J Reprod Med.* 2001;46:137-140.

91. Axelsson C, Bondestam K, Frisk G, Bergstrom S, Diderholm H. Coxsackie B virus infections in women with miscarriage. *J Med Virol.* 1993;39:282-285.

92. Dahlquist GG, Ivarsson S, Lindberg B, Forsgren M. Maternal enteroviral infection during pregnancy as a risk factor for childhood IDDM. A population-based case-control study. *Diabetes.* 1995;44:408-413.

93. Worda C, et al. Prevalence of cervical and intrauterine human papillomavirus infection in the third trimester in asymptomatic women. *J Soc Gynecol Investig.* 2005;12:440-444.

94. Eskild A, Bruu AL, Stray-Pedersen B, Jenum P. Epstein-Barr virus infection during pregnancy and the risk of adverse pregnancy outcome. *BJOG.* 2005;112:1620-1624.

95. Lehtinen M, et al. Maternal herpesvirus infections and risk of acute lymphoblastic leukemia in the offspring. *Am J Epidemiol.* 2003;158:207-213.

96. Meyohas MC, et al. Study of mother-to-child Epstein-Barr virus transmission by means of nested PCRs. *J Virol.* 1996;70:6816-6819.

97. Suarez VR, Hankins GD. Smallpox and pregnancy: from eradicated disease to bioterrorist threat. *Obstet Gynecol.* 2002;100:87-93.

98. Women with smallpox vaccine exposure during pregnancy reported to the National Smallpox Vaccine in Pregnancy Registry–United States, 2003. *MMWR Morb Mortal Wkly Rep.* 2003;52:386-388.

99. World Health Organization. *Clinical management of patients with viral haemorrhagic fever: A pocket guide for the front-line health worker.* Available at <www.who.int/csr/resources/publications/clinical-management-patients/en/>.

100. Baggi FM, et al. Management of pregnant women infected with Ebola virus in a treatment centre in Guinea, June 2014. *Euro Surveill.* 2014;19.

Additional references for this chapter are available at ExpertConsult.com.

最后审阅 朱毓纯

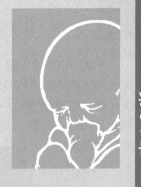

第54章

围产期细菌性感染

原著　PATRICK DUFF and MEREDITH BIRSNER

翻译与审校　李品、刘慧姝、郑博仁

概述

细菌性感染是产科最常见的并发症。某些细菌感染性疾病仅影响孕妇而不危及胎儿或新生儿,如产后子宫内膜炎和下尿路感染等。其他一些感染性疾病则可能影响胎儿及新生儿,如李斯特菌病和弓形体病等。有些感染性疾病可能严重影响母儿健康甚至危及生命,如 B 族链球菌(group B streptococcus,GBS)感染、肾盂肾炎和绒毛膜羊膜炎等。本章将详细回顾产科常见的细菌性感染疾病和原虫性感染疾病(弓形体病)。

B 族链球菌感染

流行病学

无乳链球菌为革兰阳性菌,在密封的血琼脂上生长可产生 β-溶血现象。美国平均约 **20% ~ 25%** 的妊娠妇女下生殖道和直肠可发现 GBS。GBS 是早发型新生儿感染的最重要原因之一。目前,美国存活新生儿中 GBS 感染率约 0.5‰,每年大约有 1 万例新生儿罹患链球菌败血症[1]。

新生儿 GBS 感染可分为早发型和晚发型,表 54-1 汇总了两者的特点。约 **80% ~ 85%** 新生儿 GBS 感染为早发型感染,主要由 GBS 定植的母亲垂直传播引起。早发型感染主要表现为重症肺炎和严重败血症。**早发型 GBS 感染早产儿死亡率近 25%**,而足月儿的死亡率较早产儿低,约 **5%**[2]。晚发型新生儿 GBS 感染可以通过垂直传播和水平传播两种方式,通常表现为菌血症、脑膜炎和肺炎。早产儿和足月儿晚发型 GBS 感染死亡率均约 5%[1]。目前产科干预措施被证实并不能预防晚发型新生儿 GBS 感染,因此本部分将重点讨论早发型GBS 感染。

表 54-1　早发型和晚发型 GBS 败血症的特征

类型	症状出现的时间	所占比例	风险因素	发病率	死亡率
早发型	<1 周	85%	• 孕龄<37 周 • 未足月胎膜早破 • 胎膜破时间延长(≥18h) • 羊膜腔内感染 • 年轻孕妇 • 黑人或西班牙裔人 • GBS 感染新生儿分娩史	(0.34~0.37)/1000	2%~3%(足月儿) 20%~30%(早产儿)
晚发型	1 周~3 个月	15%	• 孕龄<37 周 • 黑人 • GBS 定植孕产妇	(0.30~0.40)/1000	1%~2%(足月儿) 5%~6%(早产儿)

GBS,B 族链球菌

早发型感染的主要危险因素包括早产,尤其是合并未足月胎膜早破(PPROM)早产、产前发热(绒毛膜羊膜炎)、破膜时间延长(≥18h)、既往 GBS 感染新生儿分娩史、低龄孕妇、黑人或西班牙裔种族[1]。约 25% 的妊娠妇女存在至少一个危险因素。GBS 定植的妊娠妇女若存在高危因素,其新生儿 GBS 感染率约为 40% ~ 50%,若无感染高危因素,其新生儿感染率<5%。存在母亲高危因素的 GBS 感染新生儿,其死亡率约 30% ~ 35%,而不存在母亲高危因素的 GBS 感染新生儿死亡率低于 5%[2,3]。

母体并发症

GBS 定植增加妊娠妇女其他相关产科并发症的发生。GBS 是绒毛膜羊膜炎、产后子宫内膜炎发生的主要原因之一。GBS 与其他有氧、厌氧杆菌和金黄色葡萄球菌联合感染可引起剖宫产术后伤口感染。近 2% ~ 3% 孕产妇的下尿路感染也与 GBS 感染有关[1]。同时 GBS 尿路感染又是早产、PPROM 的危险因素。Thomsen 等[4]将 69

名妊娠 27 ~ 31 周发生链球菌尿路感染的孕妇分为青霉素治疗组及安慰剂治疗组,青霉素治疗组患者 PPROM、早产发生率显著下降。

其他研究已经证实 GBS 定植与早产、PPROM 有关。与无 GBS 定植早产、PPROM 孕产妇比,GBS 定植早产、PPROM 孕产妇发生绒毛膜羊膜炎和产后子宫内膜炎的潜伏期更短、发生率更高[5]。

诊断

GBS 感染诊断的金标准为细菌培养。培养基优选 Todd-Hewitt 肉汤或选择性血琼脂。**培养标本用棉拭子在阴道下段、会阴及肛周获取(CDC2010 年指南和 ACOG 指南建议从阴道和直肠下段两处取材)。**近年来,大量报道了孕产妇 GBS 定植的快速诊断检测方法,表 54-2 总结了几种快速诊断检测方法的研究[6,7],此表中的信息基于 Yancey 等人的回顾研究[6],快速诊断检测对识别重度 GBS 定植孕产妇具有极高敏感性,但其对识别轻、中度 GBS 定植其敏感性低。

表 54-2　GBS 快速诊断检测的可靠性

方法	诊断检测性能			
	灵敏度	特异性	阳性+(%)	阴性-(%)
革兰染色	34 ~ 100	60 ~ 70	13 ~ 33	86 ~ 100
淀粉培养基	93 ~ 98	98 ~ 99	65 ~ 98	89 ~ 99
抗原检测(凝集,胶乳颗粒凝集,酶免疫测定)	4 ~ 88*	92 ~ 100	15 ~ 100	76 ~ 99
DNA 探针[†]	>90	90	61	94

* 鉴别严重菌群定植孕产妇敏感性范围为 29% ~ 100%
[†] 应用 DNA 探针检测前,标本需培养基中培养 3.5 小时

尽管第一代快速诊断检测方法并未达到预期效果,Bergeron 等[8]应用新聚合酶链反应(polymerase chain reaction,PCR)对 112 例病人 GBS 检测取得了相对有价值的结果。其诊断的敏感性为 97%,特异性为 100%,阳性预测值为 100%,阴性预测值为 99%。这项 PCR 检测具有商业应用价值,有望作为入院待产孕妇 GBS 快速筛查方法。近期 Ahmadzia 等[9]回顾性分析核酸扩增测试(nucleic acid amplification tests,NAATs)诊断分娩期 GBS 感染的准确性,报道其敏感性为 91% ~ 94%。

B 族链球菌感染的预防

过去 20 年来提出了很多新生儿 GBS 感染的预防策略[2,3,10-12],但每种策略都存在不足之处。1996 年,美国疾病防控中心(CDC)优化先前策略发布了系列 GBS 防控推荐[12]。CDC 最初的指导方针推荐妊娠 35 ~ 37 周行 GBS 常规筛查,并对筛查阳性者在分娩期给予治疗,或对特定高危人群进行选择性预防治疗。随后,Rosenstein 和

Schuchat[13]基于人群的研究提出对 GBS 感染常规筛查和全面治疗可以预防 78% 的新生儿感染。相比之下,针对高危患者进行治疗仅可预防 41% 的新生儿感染。同样 Locksmith 等[14]证实与对高危因素患者预防性治疗相比,常规筛查可降低孕产妇感染率。

2010 年,CDC 新发布了预防早发型 GBS 感染指南[1]。**新的指南认为全面筛查是预防 GBS 感染的最佳方法。筛查应在妊娠 35 ~ 37 周进行,所有培养阳性者分娩期应预防性应用抗生素,**抗生素推荐治疗见图 54-1。**理想的预防性抗生素给药时机为至少在分娩前 4 个小时。**De-Cueto 等[15]报道在至少分娩前 4 小时给予患者抗生素治疗,新生儿 GBS 感染率显著降低。随后,McNanley 等[16]评价抗生素给药时机,分娩前 2 小时内给药,阴道 GBS 计数可减少 5 倍,4 小时内减少 50 倍,6 小时内可减少将近千倍。

新的 CDC 指南还解决了之前未明确定义的问题[1]。**GBS 定植患者计划性剖宫产分娩期不需要预防性治疗。**

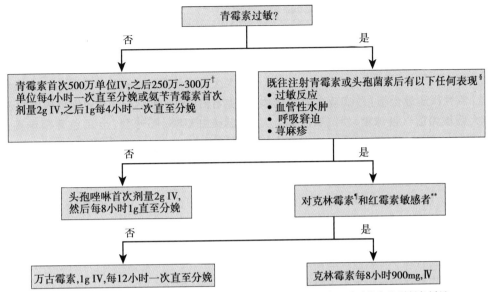

图 54-1　早发性 B 族链球菌(GBS)感染性疾病分娩期Ⅳ预防性应用抗生素的推荐疗法

† 初始剂量后可250万~300万U,q4h,应选容易获得的青霉素G剂型以减少需要药房特别制备剂量

§ 应用青霉素或头孢菌素后出现血管性水肿、呼吸窘迫或荨麻疹等过敏反应史者,为青霉素过敏或过敏反应高风险,不予青霉素、氨苄西林或头孢唑啉等预防GBS分娩期感染。无青霉素过敏史者,优选头孢唑啉试剂(药理学数据表明该药在羊膜腔内能达到有效浓度)。万古霉素和克林霉素用于青霉素过敏高风险患者

¶ 如果具备实验条件,应对需要预防性应用抗生素的青霉素过敏或过敏反应高风险患者在产前分离GBS,进行克林霉素和红霉素药敏实验。如果没有进行药敏试验或在分娩时仍无结果,首选万古霉素用于这类患者分娩期GBS预防性用药

** 对红霉素耐药者很常见,但并不总是与克林霉素耐药同时出现,如果一个菌株对红霉素耐药,却对克林霉素敏感,它仍可能对克林霉素产生诱导性耐药。如果GBS分离株对克林霉素敏感,对红霉素耐药,并且诱导克林霉素耐药性阴性(无耐药),那么克林霉素可取代万古霉素用于分娩期GBS预防性用药

既往妊娠期 GBS 阳性的孕产妇,本次妊娠不应认为是 GBS 定植者,每次妊娠均需重新进行 GBS 检测。Edwards 等[17]研究同样支持上述推荐,他们发现,仅59% 的妊娠妇女既往妊娠 GBS 培养阳性本次妊娠仍呈阳性。相反,**妊娠** GBS 菌尿症患者,即使孕期治愈,仍应认定为 GBS 严重定植者,分娩期需抗生素预防。此外,既往有 GBS 感染新生儿分娩史孕妇也应认定为 GBS 定植者,分娩期也需预防性治疗。表 54-3 列出了针对 GBS 分娩期预防的适应证和非适应证。

表 54-3　产时预防新生儿早发型 GBS 感染的抗生素使用

预防性用药的适应证	无需用药的情况
• 既往分娩婴儿有早发型 GBS 感染史	• 既往 GBS 筛查结果阳性
• 本次妊娠有 GBS 菌尿症史	• 既往妊娠有 GBS 菌尿症史
• 本次妊娠期阴道-直肠 GBS 筛查培养阳性(最佳筛查孕周:35~37 周)	• 本次妊娠 GBS 筛查结果阴性
• GBS 感染结果不确定(未做培养、培养未完成,结果尚未报告)和出现以下分娩期高危因素之一时:	• 临产前且胎膜完整时行剖宫产(无论孕周或 GBS 筛查的结果如何)
• 早产	
• 胎膜破裂时间≥18 小时	
• 产时发热≥38℃	
• 产时快速 GBS 检测(NAAT)阳性	
• 即使产时 NAAT(-),但存在上述分娩期危险因素	

GBS,B 族链球菌;*NAAT*,核酸扩增检测

尿路感染

急性尿道炎

急性尿道炎(急性尿道综合征)致病菌多为大肠埃希菌群(主要为大肠埃希菌)、淋球菌、沙眼衣原体。大肠埃希菌群为阴道及会阴正常菌群,可通过性交或排便后擦拭进入尿道。淋球菌和沙眼衣原体为性传播病原体[18]。尿道炎通常表现尿频、尿急和排尿困难。也可表现为尿淋滴不尽、脓尿等。尿液镜检通常有白细胞,细菌检测可能呈阴性。尿培养大肠埃希菌菌落计数低,尿道分泌物培养淋病和衣原体可呈阳性。目前,快速诊断检测如 NAAT 是鉴定的淋病和衣原体感染的首选方法[18]。

大多数急性尿道炎患者在检验结果未出时可进行经验性治疗。大肠埃希菌感染主要表现为无症状菌尿和膀胱炎(后续部分将详尽描述),抗生素治疗通常对其有效。**怀疑淋球菌感染者,应予头孢曲松肌注(单剂量250mg)加阿奇霉素 1000mg 口服抗生素治疗**[19]。β-内酰胺类抗生素过敏者,可口服阿奇霉素(单剂量 2000mg)替代治疗,与传统的小剂量相比,大剂量的阿奇霉素更可能出现胃肠道副作用。青霉素过敏者,可选环丙沙星**500mg 单剂量口服替代治疗**。疑似或确诊衣原体感染者予阿奇霉素单剂量 1000mg 口服治疗[1]。

无症状菌尿和急性膀胱炎

妊娠期无症状菌尿发生率约为 5% ~ 10%,且大多数发生于妊娠前。妊娠期急性膀胱炎的发生率为 1% ~ 3%。膀胱炎可为原发感染,也可由未经诊断和治疗的无症状菌尿发展而来[20]。

约 80% 的初次感染和 70% 的复发感染致病菌主要为大肠埃希菌。特别是对既往存在复发性感染者,肺炎克雷伯杆菌和变形杆菌也是重要的致病菌。10% 以上的感染由 GBS、肠球菌、金黄色葡萄球菌等革兰阳性菌引起[18,20]。

所有孕妇首次产检时都应进行尿培养,检测无症状性菌尿的情况。尿培养阴性,孕期无症状感染<5%。若**尿培养阳性(定义为清洁中段尿细菌定量≥10^5/mL),应予有效治疗,预防上行感染**。缺乏有效治疗情况下,约 1/3 的无症状菌尿可发展为急性肾盂肾炎。最近一份报道指出,治疗无症状菌尿可降低低出生体重婴儿发生率(相对危险度[RR]0.66;95% 可信区间[CI]0.49 ~ 0.89),但无症状菌尿对早产无明显影响[21]。

急性膀胱炎可表现为尿频、排尿困难、尿急、耻骨痛,尿淋滴不尽等。可见肉眼血尿,但高热和全身症状罕见。有症状者,LE(白细胞酯酶)测试和硝酸盐试验往往呈现阳性。使用导尿管取样行尿液培养可最大程度减少阴道分泌物的干扰,细菌菌落数>10^2/mL 提示存在感染[22]。

短疗程法口服抗生素治疗无症状菌尿和急性膀胱炎疗效好。妊娠期单剂量抗生素治疗疗效无非孕期有效。初次感染者采用 3 日疗法的疗效与 7 ~ 10 日疗程相似[18]。长疗程法适用于反复感染者。治疗无症状菌尿和膀胱炎的抗生素疗效见表 54-4。

表 54-4　无症状细菌尿和急性膀胱炎抗生素治疗

药品(商品名)	覆盖范围	口服剂量	花费
阿莫西林	部分大肠埃希菌,大部分变形杆菌、GBS、肠球菌,部分金黄色葡萄球菌	500mg TID 或 875mg BID	低
阿莫西林-克拉维酸钾(力百汀)	大多数革兰阴性需氧杆菌和革兰阳性球菌	875mg BID	高
氨苄西林	部分大肠埃希菌,大多数变形杆菌、GBS、肠球菌,部分葡萄球菌	250 ~ 500mg Q6h	低
头孢氨苄(头孢氨苄)	大多数大肠埃希菌、克雷伯杆菌、变形杆菌、GBS、葡萄球菌	250 ~ 500mg Q6h	低
呋喃妥因-水合物晶体缓释剂(呋喃妥因胶囊)	除肠球菌和变形杆菌的大多数尿路感染致病菌	100mg BID	中
双强度甲氧苄啶磺胺甲噁唑(复方新诺明,DS)	除某些大肠埃希菌外的大部分尿路感染致病菌	800mg/160mg BID	低

药敏试验可指导无症状菌尿治疗的抗生素选择,经验性抗生素治疗的选择应基于既定的药物敏感性。近年来,约 20% ~ 30% 大肠埃希菌和 50% 以上的肺炎克雷伯杆菌出现氨苄西林耐药。因此,当药敏结果不详时,除非可疑致肠球菌感染,不建议应用氨苄西林或阿莫西林[23,24]。

选择表 54-4 列出的药物治疗时,临床医师应考虑以下几个因素。第一,氨苄西林、阿莫西林、头孢氨苄等抗生素药敏性最易变。第二,这些药物以及阿莫西林-克拉维酸对肠道及阴道正常菌群也有明显影响,可引起腹泻或念珠菌性外阴阴道炎。相比之下,呋喃妥因-水合物对阴道和肠道正常菌群影响甚微。此外,它同复方新诺明一样对治疗常见尿路感染致病菌(除变形杆菌)有效。第三,阿莫西林-克拉维酸和复方新诺明为疑似耐药致病菌的经验性治疗药物。磺胺类药物可能存在致畸性,妊娠早期应避免使用。同时磺胺类药物易与胆红素结合蛋白结合,引起新生儿高胆红素血症,分娩前也应避免使用[25](见第8章)。

对治疗疗效显著的初次感染者,无需进行尿培养[18,24]。治疗疗效不佳或反复感染者,需立即或治疗后进行尿培养。后续随访中应筛查患者尿液白细胞酯酶和亚硝酸盐含量。若任何一个提示阳性,都需进行反复尿培养和治疗。

急性肾盂肾炎

孕妇急性肾盂肾炎的发病率为 1%~2%[20]。大多数急性肾盂肾炎由漏诊或治疗不充分的下尿路感染发展而来。妊娠期的两个主要的生理变化增加尿路感染发病率:第一,胎盘分泌的高浓度孕激素抑制输尿管蠕动;第二,妊娠子宫增大在骨盆边缘处压迫输尿管(尤其是右侧输尿管),增加输尿管积水机会,有利于细菌从膀胱向输尿管和肾实质逆流(图54-2)。

约 75%~80% 的肾盂肾炎发生在右侧,10%~15%

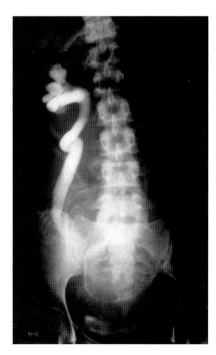

图54-2 妊娠妇女静脉肾盂造影右输尿管明显扩张和肾集合系统轻度扩张

为左侧,极少数为双侧感染[20]。肾盂肾炎常见的病原菌为大肠埃希菌[20,23],K. 肺炎杆菌和变形杆菌也是主要致病菌,尤其是反复发作的肾盂肾炎患者。强毒力性革兰阴性杆菌如铜绿假单胞菌、肠杆菌,沙门菌等通常见于免疫功能低下患者。革兰阳性球菌很少导致上尿路感染。厌氧菌也很少导致上尿路感染,偶见于长期慢性尿路梗阻者。

妊娠期急性肾盂肾炎的常见临床表现为发热、寒战、肾区痛及叩击痛、尿频或尿急、血尿和尿痛等。病人也可能有早产、感染性休克、急性呼吸窘迫综合征(acute respiratory distress syndrome,ARDS)等征象。尿液分析通常有白细胞管型、红细胞和细菌。尿细菌菌落数大于 10^2/mL 确诊感染(导尿管取样)。

对于感染症状轻、血流动力学稳定及无早产迹象的妊娠期肾盂肾炎孕妇可考虑门诊治疗[25]。门诊治疗应使用对常见尿路感染病原体具有高敏的抗生素,阿莫西林-克拉维酸口服(875mg,bid)或双重甲氧苄啶-磺胺甲基异恶唑(bid,持续 7~10 天);也可在社区医院静脉注射(IV)或肌肉注射(IM)头孢曲松钠(2g,qd)。尽管呋喃妥因为治疗下尿路感染的一种优良药物,但对感染严重者,呋喃妥因单水合物可能无法维持血及肾实质有效血药浓度,从而达到有效治疗效果。

中、重度感染者或有早产迹象者需住院给予静脉抗生素治疗,同时给予支持治疗,密切监测相关并发症,如脓毒症、呼吸窘迫综合征和早产等。有效的经验性抗生素治疗可选择每24h 头孢曲松 2g IV。与第一代头孢类抗生素如头孢唑啉比,头孢曲松只需每天给药一次,且抗菌谱较广,可对抗更多的需氧型革兰阴性杆菌[19]。对危重或耐药患者,需抗生素联用药,可选庆大霉素(7mg/kg,每24h)或氨曲南(0.5~1g,q8h~q12h),直到有药敏试验结果。

使用抗生素治疗后,约 75% 的患者 48h 内退热,95%以上的患者 72h 后体温降至正常或痊愈[20]。细菌耐药和尿路梗阻是治疗失败常见原因。尿路梗阻多为结石或妊娠子宫对输尿管的生理性压迫,计算机断层扫描(CT)或泌尿系超声是其最好的诊断方法。

如果患者开始退烧且临床症状得以改善,可以考虑出院。出院后应继续口服抗生素 7~10 天。具体口服抗生素的选择应该根据费用、疗效及毒副反应综合考虑。为确保感染治愈,抗生素疗程结束后需复查尿培养。

约 20%~30% 的急性肾盂肾炎孕妇,妊娠晚期发展为复发性尿路感染。减少复发感染最有效的方法是每日给予预防性剂量的抗生素,如呋喃妥因-水合物 100mg。预防性使用抗生素的患者,每次门诊产检都应该进行尿液细菌筛查。常规询问是否存在复发感染症状。若症状复发,亚硝酸盐或白细胞酯酶试纸检测阳性,应进行尿培养,确定是否需要重复治疗。

上生殖道感染

绒毛膜羊膜炎

绒毛膜羊膜炎(或羊膜炎、羊膜腔内感染)可表现为发热和胎儿心动过速,可引起严重的母儿并发症,需迅速诊断。

流行病学

足月妊娠绒毛膜羊膜炎发生率为 1% ~ 5%[26]。早产患者,临床或亚临床感染的发生率约 25%[27]。绒毛膜羊膜炎主要由阴道正常菌群上行感染引起,也可由微生物血行播散引起。绒毛膜羊膜炎主要病原体为拟杆菌属、普氏菌属、大肠埃希菌、革兰阳性厌氧球菌、GBS 和生殖道支原体等。

绒毛膜羊膜炎最主要的高危因素包括低龄孕妇、社会经济地位低下、初产、产程时间长和胎膜破裂、阴道检查次数多,和下生殖道感染(如细菌性阴道病和 GBS 感染)[26]。抗生素使用使可显著减少 PPROM 患者绒毛膜羊膜炎的发生[28]。对于足月 PROM,应尽量减少阴道检查次数,同时预防性应用抗生素,尤其对潜伏期超过 12 小时者[29](见第 30 章)。

诊断

除外其他部位的感染症状,出现母亲发热、母亲和胎儿心动过速等临床症状可考虑绒毛膜羊膜炎的诊断。感染严重者,可有宫体压痛和脓性羊水。除非证实有其他的原因,通常孕妇在产程中发热是由于绒毛膜羊膜炎引起的,但仍需与其他可导致发热因素鉴别包括呼吸道感染、肾盂肾炎、病毒综合征和阑尾炎[26]。

对于足月临产孕妇,实验室确诊绒毛膜羊膜炎不作为临床常规。而对考虑应用宫缩抑制剂或糖皮质激素的早产患者,可通过经腹羊膜腔穿刺术获取羊水标本,评估实验室检测结果明确是否存在宫内感染。宫内感染患者实验室检查结果见表 54-5[26,30~33]。

表 54-5   绒毛膜羊膜炎的诊断

检验方式	异常结果	评价
母体白细胞计数(WBC)	≥15 000/mm³	分娩或/使用糖皮质激素也可能导致 WBC 计数升高
羊水葡萄糖	≤10 ~ 15mg	羊水培养阳性与临床感染相关性大
羊水中白细胞介素-6	≥7.9ng/mL	羊水培养阳性与临床感染相关性大
羊水白细胞酯酶	≥1+	羊水培养阳性与临床感染相关性良好
羊水革兰染色	油浸润中的任何微生物	可能识别毒力强的病原微生物如 GBS;对接种效应非常敏感;此外它不能识别支原体等病原体
羊水培养	需氧或厌氧微生物的生长	诊断的金标准,但检测时间长
血培养	需氧或厌氧微生物的生长	5% ~ 10% 阳性检出率,一般无临床诊断价值,除非细菌性心内膜炎、免疫功能低下或初始治疗反应差等重症患者

绒毛膜羊膜炎的处理

绒毛膜羊膜炎可导致严重的母儿并发症。其中,菌血症发生率约 3% ~ 12%,剖宫产伤口感染率高达 8%,约 1% 可发展为盆腔脓肿,所幸罕见因感染所致的孕产妇死亡[26]。

母亲合并绒毛膜羊膜炎,5% ~ 10% 的新生儿可发生肺炎或菌血症,感染的主要病原体为 GBS 和大肠埃希菌。足月儿脑膜炎的发生率小于 1%,早产儿发生率稍高。足月儿感染死亡率约 1% ~ 4%,早产儿受合并其他并发症如肺透明膜病、脑室出血和坏死性小肠结肠炎等混杂因素影响死亡率约 15%[26]。

为减少孕产妇和新生儿的并发症,除短时间内可结束分娩者,一旦考虑绒毛膜羊膜炎应立即给予肠外抗生素治疗。三项研究显示,母婴产时及时使用抗生素预防感染效果比分娩后更好[32~34]。早期治疗可降低新生儿菌血症、肺炎发生,减少孕产妇发热和住院时间。

治疗绒毛膜羊膜炎常用的方案为静脉注射氨苄西林(2g, q6h)或青霉素(500 万 U, q6h)联合庆大霉素(1.5mg/kg,q8h 或 5 ~ 7mg/kg,每 24h)[35,36]。联合庆大霉素治疗方案最经济[37,38]。这些抗生素可特别针对最有可能导致新生儿感染性疾病的两种菌群:GBS 和大肠埃希菌。治疗方案上,除极少数选妥布霉素或阿米卡星,因庆大霉素配方相对廉价,故绒毛膜羊膜炎治疗首选庆大霉素。阿米卡星适用于免疫功能低下尤其可能感染强毒株、耐药需氧革兰阴性杆菌者。β-内酰胺类抗生素过敏者,可给予克林霉素(900mg,q8h)替代氨苄西林[37]。

合并绒毛膜羊膜炎产妇需剖宫产终止妊娠时,抗生素治疗方案中应添加克林霉素（900mg）或甲硝唑（500mg）等抗厌氧菌抗生素。缺乏对厌氧菌的有效管理，可导致20%～30%的患者治疗失败[37]。

广谱头孢类抗生素、青霉素类和碳青霉烯类同样可广泛覆盖绒毛膜羊膜炎致病菌群。以上几种抗生素的使用剂量、剂量间隔时间见表54-6[19]。一般来说，以上药物比前述常用组合药物价格昂贵。

表54-6 绒毛膜羊膜炎和产后子宫内膜炎单剂量抗生素治疗价值

药物	剂量及使用频率	费用*
广谱头孢类抗生素		
头孢吡肟	2g, q12h	中
头孢噻肟	2g, q8h～q12h	中
头孢替坦	2g, q12h	低
头孢西丁	2g, q6h	中
头孢唑肟	2g, q12h	中
广谱青霉素类		
氨苄西林-舒巴坦	3g, q6h	低
美洛西林	3～4g, q6h	中
哌拉西林	3～4g, q6h	中
哌拉西林-他唑巴坦	3.375g, q6h	中
替卡西林-克拉维酸	3.1g, q6h	低
碳青霉烯类		
厄他培南	1g, q24h	高
亚胺培南-西司他丁	0.5g, q6h	高
美罗培南	1g, q8h	高

* 成本估算不包括药品准备及管理费用

合并绒毛膜羊膜炎患者难产风险增加。约75%孕妇需缩宫素引产，超过30%～40%因产程进展失败需剖宫产结束分娩。尽管绒毛膜羊膜炎不作为剖宫产的指征，但产程中需严密监测宫缩及胎儿情况。超过四分之三的病例出现胎心率异常，如心动过速、变异减小等，需进一步试验如行头皮刺激以了解胎儿情况（图54-3）。

抗生素通常在分娩后可停用。Edwars和Duff等[39]进行了一项随机临床试验，对分娩期绒毛膜羊膜炎患者使用氨苄西林+庆大霉素治疗。一组患者产后立即停用抗生素；另一组无发热、无自觉症状患者24h后停用抗生素。两组患者如进行剖宫产术都接受至少一个剂量的克林霉素。两组治疗结果无明显差异。但是，在他们后续研究报告[40]指出，某些绒毛膜羊膜炎患者抗生素治疗周期需延长。特别是肥胖患者（BMI>30）、胎膜破裂时间延长（>24h）若仅予单一产后剂量抗生素治疗，治疗失败的风险大大增加；建议以上孕产妇抗生素使用至产后无发热、无自觉症状24h。目前绒毛膜羊膜炎抗生素使用方案，Cochrane数据库证据有限。是否应在产后继续使用抗生素、抗生素具体应用何种方案、具体疗程等[41]。根据我们发表的数据，推荐遵循Black等的指南[40]。

产后子宫内膜炎

流行病学

阴道分娩妇女产后子宫内膜炎的发生率为1%～3%。计划性剖宫产分娩者（未临产，胎膜完整）等，无预防性抗生素使用者产后子宫内膜炎发生率为5%～10%，预防性抗生素使用者发生率小于5%。临产或破

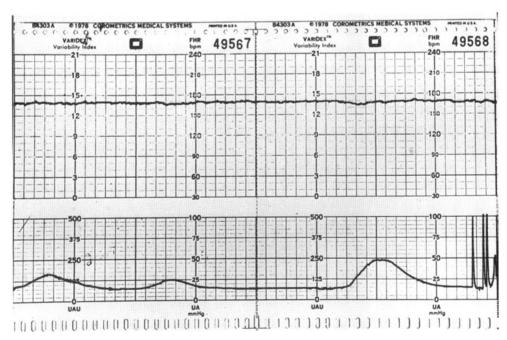

图54-3 绒毛膜羊膜炎患者胎心监护图。FHR>170bpm（心动过速）和变异显著下降

膜时间长的患者行剖宫产分娩,产后子宫内膜炎在无预防性抗生素产妇发生率为30%～35%,而在使用抗生素预防治疗后其发生率降低了60%。贫困患者人群,感染率可能更高[42]。

子宫内膜炎和绒毛膜羊膜炎均为由阴道正常菌群引起的微生物感染。这些细菌在阴道检查或手术操作过程中进入上生殖道、腹膜腔或血液等。最常见的病原体为GBS、厌氧的革兰阳性球菌、需氧革兰阴性杆菌、大肠埃希菌、K. 肺炎杆菌和变形杆菌,厌氧的革兰阴性杆菌主要是拟杆菌和普氏菌。沙眼衣原体不是早发型产后子宫内膜炎的常见原因,但可并发晚发型感染。生殖道支原体可能是某些感染者的病原体,但往往与毒力更强的细菌共同存在[42]。

发生产后子宫内膜炎主要风险因素包括:剖宫产、低龄孕妇、社会经济地位低下、产程长、破膜时间长和多次阴道检查等。此外,原有感染或下生殖道定植菌存在(淋病,GBS,细菌性阴道病)也易诱发上行感染。

临床表现和诊断

在无其他原因导致发热的情况下,体温≥38℃可考虑产后子宫内膜炎。子宫压痛、脓性或异味恶露等常作为诊断子宫内膜炎的次要条件。可伴发全身乏力、心动过速、下腹部疼痛和压痛。少数病人也可出现阔韧带、直肠子宫陷凹及附近的炎性硬结。

产褥热的初步诊断应与子宫内膜炎、肺不张、肺炎、病毒综合征、肾盂肾炎、阑尾炎等鉴别。通常可以通过体格检查、实验室检查(如白细胞计数、尿液分析和培养)及胸片检查等鉴别。介于费用及临床指导价值,不常规行血培养检测。但是对于初始治疗疗效不佳,病情严重,可能存在免疫功能低下或细菌性心内膜炎的高危患者应行血培养。

子宫内膜炎的处理

短期疗程的单一剂量静脉抗生素注射可用于轻、中度的重症感染,尤其是阴道分娩后患者,如广谱头孢类抗生素、青霉素或碳青霉烯抗生素如亚胺培南-西司他丁、美罗培南和厄他培南等。表54-6列出的几种抗生素均可覆盖多种生殖道微生物群。病情相对严重者,尤其是

贫困或健康状况欠佳者,应考虑抗生素联合治疗方案。表54-7列出了几种对产后子宫内膜炎的有效联合治疗方案,组合常用处方药通常比品牌专利有效期内的单一药物价格便宜。

表54-7　产后子宫内膜炎抗生素联合治疗方案

抗生素	静脉注射剂量	相对成本*
方案1		
克林霉素+	900mg,q8h	中
庆大霉素	7mg/kg 理想体重,q24h[†]	低
方案2		
克林霉素+	900mg,q8h	中
氨曲南	1～2g,q8h	高
方案3		
甲硝唑+	500mg,q12h	低
青霉素或	500万U,q6h	低
氨苄西林+	2g,q6h	低
庆大霉素	7mg/kg 理想体重,q24h[†]	低

* 成本估算不包括剂量配备费及税费等
† 单剂量氨基糖苷类抗生素比多剂量更有效更经济。此外,单剂量使用耳毒性和肾毒性更小

约90%的患者应用抗生素后48～72h内退热。发热及症状缓解24小时,可停用静滴抗生素出院。出院后一般不需口服抗生素延长疗程[37,43],以下两种特殊情况除外:(1)24h内退热的阴道分娩患者计划提早出院,可短期口服抗生素如阿莫西林-克拉维酸盐(875mg,q12h)替代静脉滴注抗生素治疗;(2)葡萄球菌菌血症患者需延长特异性抗生素静滴和口服治疗周期[44]。

上述列表中抗生素治疗疗效不佳,原因可能有以下两个:(1)病原微生物耐药,表54-8列出所选抗生素可能覆盖的弱点及治疗方案的改良;(2)伤口感染,也是主要原因,表现为切口脓肿或无化脓性蜂窝织炎。切口脓肿应完全切开引流,加用抗特异性球菌抗生素抗感染。如果存在切口边缘的广泛蜂窝织炎,应加用对葡萄球菌具有特异性作用的抗生素,但不应打开伤口。万古霉素

表54-8　产后子宫内膜炎耐药致病菌抗生素治疗

初始抗生素	覆盖弱点	治疗方案改良
超广谱头孢类抗生素	部分需氧和厌氧革兰阴性杆菌,肠球菌	克林霉素或甲硝唑+青霉素,或氨苄西林+庆大霉素
超广谱青霉素类	部分需氧和厌氧革兰阴性杆菌	同上
克林霉素+庆大霉素或氨曲南	肠球菌,部分厌氧革兰阴性杆菌	加氨苄西林或青霉素*甲硝唑替代克林霉素

* 单一抗生素氨苄西林对肠球菌高度有效。青霉素联合庆大霉素有协同作用可基本覆盖该病原菌

（1g，q12h，IV）是有效的抗葡萄球菌抗生素，尤其是耐甲氧西林金黄色葡萄球（MRSA）[37]。其他可能的抗普通球菌药物包括：达巴万星（1g 单剂量，必要时 7 天内可重复）、利奈唑胺（600mg，q12h，IV）、奥利万星（1200mg 单剂量）、奎奴普丁/达福普汀（7.5mg/kg，q8h，IV）和特拉

万星（10mg/kg，q24h，IV）[44]。发热及症状缓解至少 24h，可停用抗生素。

当更改抗生素治疗方案后患者无好转且不存在切口感染证据时，应考虑表 54-9 所列持续产褥热的几种不常见疾病[42]。

表 54-9　持续产褥热的鉴别诊断

表现	诊断检查	处理
耐药微生物	血培养	联合抗生素治疗以覆盖所有可能导致盆腔脓肿的病原体
伤口感染	体格检查、穿刺、B 超	若脓肿形成，切开引流并予抗葡萄球菌抗生素预防感染
盆腔脓肿	体格检查、B 超、CT	引流，联合抗生素治疗以覆盖所有可能导致盆腔脓肿的病原体
脓毒性盆腔血栓静脉炎	B 超、CT、MRI	肝素抗凝、联合抗生素治疗以覆盖所有可能导致盆腔脓肿的病原体
药物热	检查体温图、嗜酸粒细胞增多	停用抗生素
乳腺炎	体格检查	加用针对葡萄球菌的抗生素

罕见的危及生命的产褥热可由化脓性 A 型链球菌（GAS）感染引起[45]。当合并脓毒症时（亦称链球菌中毒性休克综合征）死亡率达 30%～50%。GAS 感染可为侵袭性感染，其毒性产物突破组织屏障扩散，如组织引起坏死，并形成脓肿。临床表现不典型，可有体温异常、内脏痛、四肢疼痛等表现。子宫内膜活检可作为快速诊断方法。一旦怀疑侵袭性 GAS 感染，应给予积极液体复苏、抗生素应用（青霉素和克林霉素），在资源受限的情况下可能出现感染扩散，必要时需行子宫切除术。

产后子宫内膜炎的预防

使用预防性抗生素可显著减少产后子宫内膜炎发生，尤其对临产和破膜时间长，中转剖宫产者[46]。

既往研究认为，剖宫产术中预防性静脉抗生素的使用应延迟至断脐后[47~50]，这样，在不影响抗生素对母体作用的前提下，可降低对新生儿败血症评估的影响。然而，最近针对剖宫产术中预防性抗生素使用时机的 Cochrane 回顾研究表明，与断脐后使用抗生素相比，术前使用抗生素可显著降低产妇产后感染发生率，而新生儿结局无显著差异[51]。剖宫产术前应给予抗生素，以降低母体感染率[52~55]。

Tita 等[56,57]研究表明，将阿奇霉素（500mg）加入头孢唑啉（1g）加大抗菌谱进一步降低了子宫内膜炎的风险（RR，0.41）。同时也降低了伤口感染的发生率（1.3% vs. 3.1%；P<.002）。随后的相关系统回顾研究显示，手术前抗生素，或断脐后广谱抗生素应用可使剖宫产产后母体感染的发生率减少 50% 以上，但两者之间相对不足方面仍缺乏相关研究。因此，建议对所有剖宫产分娩患者均给予广谱抗生素为时尚早[58]。如果术前应用抗生素

预防，选择广谱抗生素对绝大多数产妇来说似乎不合理。

预防子宫内膜炎的另一重要步骤是胎盘娩出方式。1997 年，Lasley 等[59]对人工剥离和脐带牵拉剥离胎盘两种方式进行了前瞻性研究（Ⅰ级证据），随机分为人工剥离组（165 名）和脐带牵拉娩出组（168），均于断脐后予头孢唑啉预防性抗生素。与人工剥离者相比，牵拉脐带娩出胎盘者子宫内膜炎发生率从 27% 降至 15%（RR，0.6；95% CI，0.4～0.9；P=0.01）。

随后，Cochrane 数据库[60]对不同胎盘娩出方式的 15 个随机试验进行评价（n=4694 例）发现，脐带牵拉娩出胎盘者出血少，子宫内膜炎的发生率低，住院时间短。

Yancey 等[61]既往研究具体评估了协助胎头娩出后操作手套的污染程度变化，胎头娩出后手套的细菌污染显著增加。将手放置胎盘后取出胎盘时，不可避免的将许多微生物带入胎盘下血管床，合理解释了人工剥离胎盘增加感染风险的原因。

综上所述，推荐剖宫产术前 30～60min 给予抗生素预防感染；推荐快速静注头孢唑啉 1g（BMI<30m²/kg，<80kg），2g（BMI>30m²/kg，>80kg）；推荐尽可能用脐带牵拉娩出胎盘而不用手取胎盘。

β-内酰胺类抗生素过敏者，术前可予单剂量克林霉素（900mg）加庆大霉素（1.5mg/kg）替代治疗。该方案常用于有症状的感染，但是对术后存在感染高风险的青霉素过敏患者也应使用[37]。

产褥感染的严重后遗症

伤口感染

剖宫产术后伤口感染可能与子宫内膜炎有关，或仅

为单纯性感染。约 3%~5% 的剖宫产后患者术后出现伤口感染(参见第 19 章)。框 54-1 中列出了引起伤口感染的主要危险因素。**伤口感染的主要致病菌为表皮菌群(需氧性金黄色葡萄球菌)及盆腔菌群(需氧或厌氧杆菌)**[63]。

框 54-1　剖宫产术后伤口感染的主要危险因素

- 手术技巧不佳,如切口部位准备不足,用剃刀去除毛发而非电推剪,下半部分皮下层关闭不足 2cm 以上,使用 U 形钉替代缝合线
- 社会经济低下
- 产程或破膜时间长
- 原先存在感染如绒毛膜羊膜炎
- 肥胖
- 胰岛素依赖型(1 型)糖尿病
- 免疫缺陷性疾患
- 糖皮质激素治疗
- 免疫抑制治疗
- 结缔组织病
- 吸烟

当产后子宫内膜炎抗生素治疗疗效不佳时应考虑伤口感染。伤口感染表现为腹部切口边缘处红肿,硬结和压痛,用棉签或细针刺探伤口可有脓液渗出。部分患者表现为广泛的蜂窝组织炎。应仔细探查以明确诊断伤口感染及程度,同时对伤口分泌物进行培养,发现有无强毒力微生物如 MRSA。

如切口出有现脓液,应充分切开引流。因子宫内膜炎预防感染方案中缺乏针对金黄色葡萄球菌的抗生素,故需加用针对这些病菌的抗生素。对 MRSA,最佳的选择为万古霉素(1g,q12h,IV)。

打开伤口,仔细检查筋膜层是否完整。若累及筋膜层,需将伤口切开至筋膜层。每天用温盐水冲洗两到三次,覆盖干净敷料,以达到伤口二期愈合。合并感染时,可予伤口真空装置促进伤口愈合。抗生素应持续应用至伤口底部清洁、蜂窝织炎征象完全消失。急性感染症状消退后,患者可以回家接受治疗。

坏死性筋膜炎是一种少见的非常严重的腹部伤口感染并发症。会阴切口感染也可发生坏死性筋膜炎[64]。最常发生于 I 型糖尿病、恶性肿瘤或免疫缺陷的患者。坏死性筋膜炎由多种细菌性病原体感染引起,尤其是厌氧菌。

当伤口边缘苍白、发绀和感觉缺失等应怀疑坏死性筋膜炎。打开伤口,皮下组织很容易与筋膜解剖分离,但肌肉组织不受影响。当诊断不明确时,需进行组织活检和冷冻切片检查。

坏死性筋膜炎可危及生命,需进行积极的药物和手术治疗。应积极应用覆盖所有可能的需氧菌和厌氧菌的广谱抗生素抗感染;静脉给予晶体液维持血容量稳定,纠正电解质紊乱。最重要的还是手术清创,彻底清除坏死组织。多数情况下,伤口切开组织部位广泛,建议最好咨询或由有经验外科医生或整形医生处理[65]。

盆腔脓肿

随着现代抗生素的应用,剖宫产或阴道分娩后盆腔脓肿已罕见。**产后子宫内膜炎发展成盆腔脓肿概率低于 1%**[42]。盆腔脓肿通常位于直肠子宫陷凹前或后部,最常见于直肠子宫陷凹后部或阔韧带内。常见致病菌包括大肠埃希菌、厌氧革兰阴性杆菌等,尤其是多形杆菌和普氏菌[66]。

盆腔脓肿通常表现为已行子宫内膜炎治疗后持续发热。此外,可有全身不适、心动过速、下腹痛和压痛等,子宫周围可触及盆腔肿块。外周血可表现为白细胞计数增高、中性粒细胞明显增多、核左移。B 超、CT、MRI 等都可用于盆腔脓肿的诊断[67]。尽管,CT 和 MRI 可能会相对更敏感,但超声检查更经济方便。

盆腔脓肿需手术切开排脓。阴道后穹隆脓肿可实施阴道切开引流术(现代成像模式和介入放射水平的应用此方法已过时)。子宫前方或宫旁脓肿,可通过 CT 或超声引导放置引流管引流[68]。当进入受到限制或脓肿扩大时,需开腹手术。

感染患者需应用针对大肠埃希菌及厌氧菌等的抗生素进行抗感染治疗[37,66]。产科严重感染者最常用的方案是青霉素(500 万 U,q6h,IV)或氨苄西林(2g,q6h,IV)加庆大霉素(7mg/kg,qd)加克林霉素(900mg,q8h,IV)或甲硝唑(500mg,q12h,IV)。β-内酰胺类抗生素过敏者,可予万古霉素(1μg,q12h,IV)替代青霉素或氨苄西林;肾功能异常时,可予氨曲南(1g,q8h,IV)代替庆大霉素;或选用对常见病原体均有效的抗生素,如单剂量亚胺培南-西司他丁(500mg,q6h,IV),美罗培南(1μg,q8h)和厄他培南(1μg,q24h)。抗生素持续应用至发热和症状消失后至少 24~48h。

脓毒性盆腔血栓性静脉炎

脓毒性盆腔血栓性静脉炎和盆腔脓肿一样也极其罕见,妊娠期发生率约为两千分之一,在产后子宫内膜炎产妇中发生率小于 1%[69]。宫内感染可导致病原微生物进入静脉循环,由此损伤血管内皮并引发血栓。

脓毒性盆腔血栓性静脉炎常见两种类型[69]。最常见为静脉血栓形成,通常是右侧或双侧卵巢急性血栓形成(卵巢静脉综合征)[70]。产后 48~96h 体温中度升高伴下腹部疼痛为其典型临床表现。疼痛通常位于受感染的一侧静脉,有时可放射至腹股沟及上腹部或两侧腹部,可伴发恶心、呕吐和腹胀等。

体格检查可见脉搏增快。发生肺栓塞时可能出现呼吸急促、喘鸣和呼吸困难。腹部柔软,肠鸣音减弱或消失。大多数患者可有肌卫,50%～70%的患者可有条索状物柔软肿块自一角延伸至上腹部。卵巢静脉综合征需与肾盂肾炎、肾结石、阑尾炎、阔韧带血肿、附件扭转、盆腔脓肿等鉴别。

脓毒性盆腔血栓性静脉炎第二种类型为不明原因发热[71]。考虑产后子宫内膜炎并给予抗感染治疗后,患者除不明原因持续发热,其他症状均有所好转,一般情况良好,仅表现为持续发热和心动过速。**不明原因发热**应与药物热、病毒综合征、结缔组织病和盆腔脓肿等鉴别。

脓毒性盆腔血栓性静脉炎最有价值的辅助检查为CT 和 MRI(图 54-4)[72]。对检测盆腔大血管血栓敏感,不利于小血管栓塞的检测。诊断小血管栓塞最终依赖于肝素诊断性治疗[69,73]。

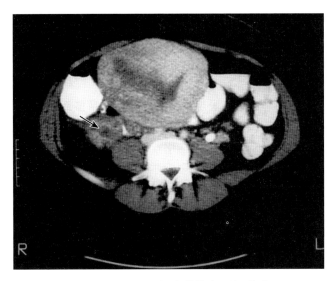

图 54-4　CT 显示右侧卵巢静脉血栓(箭头)

脓毒性盆腔血栓性静脉炎患者应持续静注治疗量普通肝素或皮下注射低分子肝素 7～10 天。一般不需要长期口服抗凝药物,除盆腔静脉丛大量血栓或持续肺栓塞。肝素治疗期间,持续使用广谱抗生素预防感染。

一旦给予药物治疗,48～72h 后临床症状可明显改善,若无明显改善,应考虑手术干预治疗[69,73]。根据临床评估和诊断决定是否手术治疗。手术方案应根据术中情况所定。大多数病例,仅需要结扎受感染的血管。血栓沿腔静脉延伸至肾静脉起始点时可能需要通过手术取出或放置伞状滤器过滤栓子。在明确脓肿形成时可切除感染血管和同侧附件。以上手术应由有经验的血管外科或放射介入科医师完成。

严重脓毒症

全身炎症反应综合征(systemic immune response syndrome,SIRS)可表现为体温>38℃、呼吸频率>20 次/分、心率>90 次/分、白细胞计数>12×10^9/L 或<4×10^9/L(>12 000/μl 或<4000/μl 或未成熟粒细胞>10%)。脓毒症是由感染引起的 SIRS。脓毒症伴多器官功能障碍则称为严重脓毒症。脓毒症导致低血压或灌注不良、乳酸性酸中毒(血清乳酸≥4.0mmol/L)、少尿和意识改变,可诊断为脓毒性休克[74,75]。

产科脓毒性休克常见以下四种特殊感染:(1)感染性流产,(2)急性肾盂肾炎,(3)绒毛膜羊膜炎,(4)子宫内膜炎[75]。所幸,这些患者中发生脓毒性休克不到 5%。过去,脓毒性休克的主要致病菌为需氧型革兰阴性杆菌(**大肠埃希菌、肺炎克雷伯杆菌、变形杆菌等**)和假单胞菌、肠杆菌和沙门菌等[74]。现在,革兰阳性菌已成为重要的致病菌之一[74]。

脓毒性休克早期,常表现为焦躁不安、头晕目眩、心动过速、低血压等。大部分患者表现为高热(39～40℃),少部分可出现低热。由于起初血管舒张作用(暖休克),皮肤潮红;随后大量血管收缩,皮肤湿冷。可出现心律失常或心肌缺血。发生溶血反应时可出现明显黄疸。可出现尿量减少甚至无尿等。弥散性血管内凝血(DIC)可发生泌尿生殖道或静脉穿刺部位自发性出血。急性呼吸窘迫综合征(ARDS)是重症脓毒症的常见并发症,主要表现为呼吸困难、喘鸣、咳嗽、呼吸急促双侧湿啰音和哮鸣音等[74]。除全身症状外,也可有与原发感染部位有关的如脓性恶露、子宫压痛、腹膜炎或腰痛等症状。

产科脓毒性休克鉴别诊断包括低血容量性休克和心源性休克,糖尿病酮症酸中毒,过敏反应,麻醉反应,羊水栓塞或静脉栓塞。可通过病史、体格检查及实验室检查相鉴别。大多数患者白细胞计数最初减少,随后升高。未成熟粒细胞明显增加,失血多的情况下血细胞比容下降。凝血因素如血小板计数,纤维蛋白原、纤维蛋白降解产物浓度,凝血酶原时间和部分凝血活酶时间等可出现异常。通常,血清转氨酶和胆红素增加。血尿素氮和肌酐的浓度增加提示存在肾功能损化。胸部 X 光片可确诊脓毒性休克的患者是否并发肺炎或 ARDS。此外,CT、MRI 和超声有助于脓肿的定位[68]。同时需心电监测是否存在心律失常或缺血性心肌损伤。

治疗感染性休克的首要目标是纠正由内毒素导致的血流动力学紊乱。开通两条静脉通路,留置导尿。根据患者脉搏、血压、尿量等适当给予等张晶体液如林格乳酸盐溶液或生理盐水等。若出血多,应予浓缩红细胞纠正失血性休克,至少维持血红蛋白浓度在 70g/L。输血阈值界定为 70g/L 而不是 90g/L,可减少约 50% 的需输血患者,且不影响整体死亡率[76]。

液体复苏需维持目标:
- 中心静脉压(CVP):8～12 厘米水柱

- 平均动脉压≥65mmHg
- 尿量≥0.5mL/kg·h
- 中心静脉氧或混合静脉血氧饱和度≥70%[76]

若液体复苏失败,应给予升压药。升压药首选去甲肾上腺素(5～15μg/min),血管加压素(0.01～0.03U/min)和肾上腺素(2～10μg/min)可作为替代选择。多巴胺可引起心律不齐,不应作为升压药使用[66]。对于CVP正常,心输出不良患者可予多巴胺(0.5～1μg/kg/min,最大剂量不超过40μg/kg/min)[76]。

感染性休克早期可予氢化可的松(200～300mg/d,持续7天,分3到4次给药或连续输注)。尽管死亡率在接受皮质类固醇和未接受治疗的患者没有很大改善,但是前者可快速逆转休克状态[77,78]。

其次是广谱抗生素抗感染治疗[19]。生殖道感染者,可选用合理的抗生素方案:青霉素(500万U,q6h,IV)或氨苄西林(2g,q6h,IV)加克林霉素(900mg,q8h,IV)或甲硝唑(500mg,q8h,IV)加庆大霉素(7mg/kg,q24h,IV)或氨曲南(1～2g,q8h,IV)。或可单剂给药亚胺培南-西司他丁(500mg,q6h,IV)、美罗培南(1g,q8h)或厄他培南(1g,每24小时,IV)。以下情况可能需要手术治疗:存在感染坏死物、盆腔脓肿、盆腔器官感染严重。对于病情不稳定者,应尽快进行手术,以改善血流动力学。

感染性休克应严密监测及积极支持治疗。可采用药物或物理降温使体温尽可能维持在正常水平。及时查明并纠正凝血功能异常,如输注血小板和凝血因子等。给氧,严密监测生命体征等,及时发现ARDS等严重导致败血症死亡的并发症[75]。脉搏血氧仪或桡动脉导管监测血氧饱和度。若存在呼吸衰竭等迹象,予气管插管等机械通气支持。

感染性休克预后取决于潜在疾病的严重程度。无基础疾病患者中,感染性休克死亡率<15%[79]。所幸多数产科患者基本无基础疾病,感染性休克的预后取决于彻底、及时的有效治疗。

弓形体病

流行病学

刚地弓形虫是一种原生动物,有三种不同的存在形式:①滋养体、②包囊和③囊合子。弓形虫寄生于野生或家养的猫,猫是囊合子的唯一宿主。囊合子在猫的肠道中形成,之后随粪便排出。牛等哺乳动物摄取囊合子,囊合子在肠道内被破坏,从而释放侵入性滋养体,随后播散到全身,最终可在大脑和肌肉形成囊肿[80]。

人类可通过食用感染肉类或猫粪污染的食物感染弓形体病毒,苍蝇、蟑螂或手指等通过接触猫的粪便污染食物。卫生条件恶劣和居住环境拥挤地区感染高发。寄生虫携带者常为吃生肉的流浪猫和家猫。包囊可被热破坏分解[80]。

美国40%～50%的成年人弓形虫抗体阳性,社会经济低下人群抗体阳性率最高。怀孕期间血清转换率为5%,其中约3/1000婴儿存在先天性感染血清学证据。**先天性弓形体病的发生率约1/8000。**弓形体病更常见于法国等西欧国家,可能与食生肉等饮食习惯有关。巴黎80%以上的育龄妇女弓形虫抗体阳性,先天性弓形体病的发病率是美国的2倍[81]。**美国不建议妊娠期常规筛查弓形虫[82]。**然而,对怀疑临床感染或免疫功能低下患者(如感染艾滋病毒)需进行弓形虫检测。孕前抗体阳性表明存在免疫,弓形体病高危女性应在受孕前常规检测[83]。

临床表现

摄入的病原体进入肠上皮或通过血液传播至全身。通过细胞内复制导致细胞破坏。感染的临床表现包括虫体侵袭部位和机体反应性而呈现不同的临床表现,宿主免疫反应主要通过T淋巴细胞介导对寄生虫血症和细胞坏死的免疫应答[80]。

弓形体病临床表现类似于单核细胞增多症,大多数感染者无明显症状。即使没有症状,也可能在一段很长的无感染症状后,出现脏器损害。

与免疫功能正常者比,弓形体病在免疫抑制者中可引起灾难性感染。因弓形体病为T-细胞免疫介导,HIV感染或器官移植后长期慢性免疫抑制治疗患者易引发新的或激活原有感染。最常见的临床表现为中枢神经系统功能障碍,包括脑炎、脑膜脑炎和脑实质病变(图54-5)。肺炎、心肌炎和广泛性淋巴结病等也常见[80]。

诊断

孕妇弓形虫感染的诊断依赖于血清学及组织病理学检查。血清学结果显示IgM特异性抗体阳性,IgG抗体滴度极高(且IgG亲合力低),以及IgG由阴转阳均提示急性感染。血清学检测弓形体病方法缺乏标准化。初始实验室检查提示急性感染时,应在权威的实验室进行复查(如Palo Alto医学基金会弓形虫血清学实验室[www.pamf.org])。此外,可通过PCR技术检测患者血清中弓形虫DNA。

淋巴或脑组织中弓形虫感染最容易鉴别。组织学切片可通过光或电子显微镜检查。光学显微镜切片样本应采用Giemsa或Wright染色[81,84]。

先天性弓形体病

孕期急性原发性弓形体病,可引起先天性感染。除部分免疫抑制者外,慢性或潜在感染不会引起胎儿

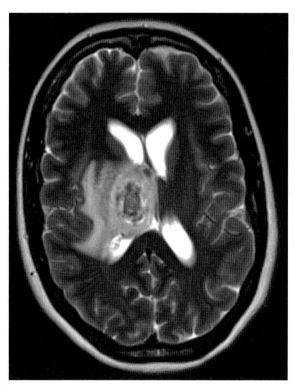

图 54-5 磁共振成像显示由于弓形虫感染导致突出的脑脓肿

损伤。孕期发生急性弓形体病患者,约 **40%** 的新生儿存在感染征象。妊娠末期弓形体病感染最有可能发生**先天性感染。然而,妊娠早期弓形体病感染对胎儿影响更严重**。不到一半的感染婴儿在出生时有症状(框 54-2)。[81,84~85]

框 54-2　先天性弓形体病的临床表现

皮疹
肝脾肿大
腹水
发热
脉络膜视网膜炎
脑室周围钙化
脑室扩大
癫痫发作
精神发育迟缓
葡萄膜炎

产前诊断先天性弓形体病最有价值的方法是超声和羊膜穿刺术[81,84~85]。胎儿感染的超声指示包括侧脑室增宽,颅内钙化,小头畸形,腹水,肝脾肿大和生长受限。此外,Hohlfel 等[86]用聚合酶链反应(PCR)在羊水中鉴定出弓形虫的特异性基因,该研究显示,339 例婴儿中有 34 例血清学检查或尸检证实存在先天性弓形体病。PCR 检测

可在 1 天内出结果,所有感染的孕妇羊水标本 PCR 结果均阳性。

在随后的调查中,Romand 等[87]报道 PCR 诊断先天性弓形体病总灵敏度为 64%(95% CI,53% ~ 75%)。无假阳性结果,阳性预测值为 100%。

处理

免疫功能正常的非孕期成人感染弓形体病通常无症状或具有自限性,无需治疗。然而,在免疫功能低下患者,应进行治疗,可选择口服磺胺嘧啶(4g 负荷量,然后 1g qid)加乙胺嘧啶(初始为 50 ~ 100mg,后 25mg qd),完全治愈可能需要延长疗程[84]。

妊娠期急性弓形体病感染需治疗。治疗母亲弓形体病感染可减少胎儿先天性弓形虫感染,降低感染的后遗症[81,85,88]。妊娠早期不推荐使用乙胺嘧啶,虽然其对胎儿具体的副作用还没有发现,但可能存在致畸作用。磺胺类药物可单独使用,但单一药物疗效比联合治疗差。在欧洲,螺旋霉素已在妊娠期广泛使用。在美国,只有在权威实验室确诊母体感染才可以接受 CDC 的螺旋霉素治疗。

早期积极治疗新生儿先天性弓形体病,予乙胺嘧啶、磺胺嘧啶和甲酰四氢叶酸等联合治疗持续 1 年。早期治疗可减轻但不能消除弓形体病的晚期后遗症,如脉络膜视网膜炎[89]。

预防急性弓形体病是妊娠管理非常重要的部分。建议孕妇尽量避免接触猫砂(cat litter)(尤其是外出的猫),如不可避免,需每天清除一次,戴手套,处理后洗手。处理肉类后需洗手,避免吃生肉或稀有肉类,肉应彻底煮熟。水果和蔬菜也应小心清洗去除可能的囊合子污染。

李斯特菌病

单核细胞增多性李斯特菌(Listeria monocytogenes,LM)为革兰阳性杆菌,在人类和许多动物中可引起严重感染。是兼性细胞内病原体可侵入巨噬细胞和被感染宿主大部分组织细胞进行增殖。**李斯特菌可引起脑膜炎、脑炎、菌血症和肠胃炎等**。在受感染宿主中,细菌穿过肠管壁在 Peyer 集合淋巴结侵入肠系膜淋巴结和血。主要的靶器官是肝脏,细菌可在肝细胞内繁殖。感染大多发生于免疫细胞介导受损的患者,因此 LM 是新生儿、孕妇、老年人和器官移植者严重感染的重要原因。虽然李斯特菌病暴发性流行屡有报道,但围产期大多数病例是单发的。

LM 广泛存在于自然界土壤和植物中。血清流行病学研究表明 LM 经食源性感染。相关食品业的督管和质量监控部门已加强管理(框 54-3),过去十年来感染病例

和死亡人数减少。然而,大多数人仍然忽视对李斯特菌病感染风险和预防,孕期没有采取任何措施预防李斯特菌病[90]。**LM 可在低至 0.5℃（或 32.9℉）的温度下生长和繁殖,冷藏不能预防食物感染,高温烹饪可使细菌被破坏。**LM 可通过胎盘感染胎儿,导致流产。因此,对于孕妇应尽量避免接触动物,在无法避免接触的情况下也应戴手套。由于环境中病原体的普遍存在,爆发和散发性疾病持续存在[91]。最近美国爆发性 LM 是由于受污染的冰淇淋。

框 54-3　美国农业部食物安全监察处和美国 FDA 对预防孕期李斯特菌病的建议

- 不吃热狗、午餐肉或熟食肉类除非重新加热。
- 不吃软乳酪,如羊奶酪、布里、卡门、蓝纹奶酪或墨西哥风格奶酪(女王布兰科)等;硬奶酪,半软质奶酪如芝士、巴氏杀菌加工奶酪片,奶油奶酪等可以安全消费。
- 不吃冷冻的肉泥类食品,可吃罐头或耐储存的袋装或散装肉。
- 不吃冷藏熏制海鲜,除非它仅是烹饪菜的成分如砂锅煮菜等;冷藏熏制海鲜(冷藏柜或在销售杂货店熟食柜台和熟食店)包括鲑鱼、鳟鱼、白鱼、鳕鱼、金枪鱼、鲭鱼,最常被称为"新风格"、"熏鲑鱼、""腌鱼"、"熏"或"牛肉干"。鱼罐头等鲑鱼和金枪鱼或耐储存的熏海鲜可安全食用。
- 不喝生的(未经高温消毒的牛奶或食物)含未经高温消毒的牛奶。

　　李斯特菌潜伏期只有 1~90 天,使其很难鉴别。临床表现不一,类似流感或"食物中毒"、败血症、脑膜炎或肺炎等。很难从外周血脓毒症峰检测到李斯特菌,因此血清学方法检测李斯特菌不可靠,需通过血培养确诊。**除其他病因外,孕妇发烧高于 38.1℃（100.6℉）,症状符合李斯特菌病,应考虑李斯特菌病并给予治疗[92]。**诊断主要通过血培养,分娩后取胎盘标本进行细菌培养确诊。不推荐常规做李斯特菌病感染特异性抗体检测。有症状患者,也可考虑羊水穿刺术,进行羊水常规检测及细菌培养。因根据临床治疗考虑进行有针对性的培养检测[93]。**在未使用目前诊疗方法前,李斯特菌感染致晚期流产、早产和死产的围产期总死亡率为 50%[94]。**新生儿李斯特菌病的临床特征类似于新生儿 GBS 脓毒症,可表现为早发型和晚发型。活产儿死亡率约为 10%[95]。

　　李斯特菌病的标准疗法为氨苄西林加庆大霉素,β-内酰胺试剂不耐受者,可予甲氧苄啶-磺胺甲噁唑。与其他类型的绒毛膜羊膜炎相比,LM 绒毛膜羊膜炎合并早产者,予高剂量青霉素或甲氧苄啶-磺胺甲恶唑宫内治疗,可避免早产。

关键点

- ◆ 在未进行筛查和治疗情况下,85% 早发型新生儿 GBS 感染由母体 GBS 定植菌垂直传播导致。
- ◆ 所有孕妇应在妊娠 35~37 周间进行阴道 GBS 培养。阳性者产时应予抗生素预防治疗,以防止新生儿早发型感染。
- ◆ 妊娠期间出现 GBS 菌尿症者产时应接受抗生素预防治疗。
- ◆ 所有孕妇初次产检时需进行尿液培养排除是否存在无症状菌尿症。感染患者应进行治疗,在后续产检中定期检测是否存在复发性感染。
- ◆ 大多数肾盂肾炎是由未诊断或未充分治疗的下尿路感染引起。
- ◆ 绒毛膜羊膜炎和产后子宫内膜炎的常见病原体为 GBS、大肠埃希菌、革兰阳性和革兰阴性厌氧菌等。
- ◆ 剖宫产术前预防性应用抗生素可以有效地减少子宫内膜炎和伤口感染。应在切皮前给予预防性抗生素。
- ◆ 耐药性细菌和伤口感染是子宫内膜炎治疗后持续发热的常见原因。
- ◆ 盆腔脓毒血栓性静脉炎是难治性术后发热的另一重要原因。诊断首选 CT 或 MRI,治疗首选广谱抗生素与静脉注射肝素。
- ◆ 产科脓毒性休克最常见原因为流产合并感染、肾盂肾炎、绒毛膜羊膜炎和子宫内膜炎。
- ◆ 弓形体病最常见的两种传播方式为食用未煮熟的牛肉和接触猫砂。
- ◆ 先天性弓形体病的最佳诊断方法为聚合酶链反应鉴定羊水中弓形虫 DNA 并通过超声评估胎儿特异性损伤。
- ◆ 孕妇和免疫功能低下者应避免接触未经高温消毒的乳制品,这样可降低李斯特菌感染的风险。

参考文献

1. Prevention of perinatal group B streptococcal disease: revised guidelines from the CDC. *MMWR Morb Mortal Wkly Rep.* 2010;59(RR 10):1.
2. Yancey MK, Duff P. An analysis of the cost-effectiveness of selected protocols for the prevention of neonatal group B streptococcal infection. *Obstet Gynecol.* 1994;83:367.
3. Boyer KM, Gotoff SP. Prevention of early-onset neonatal group B streptococcal disease with selective intrapartum chemoprophylaxis. *N Engl J Med.* 1986;314:1665.
4. Thomsen AC, Morup L, Hansen KB. Antibiotic elimination of group B streptococci in urine in prevention of preterm labor. *Lancet.* 1987;1:591.
5. Newton ER, Clark M. Group B Streptococcus and preterm rupture of membranes. *Obstet Gynecol.* 1988;71:198.
6. Yancey MK, Armer T, Clark P, Duff P. Assessment of rapid identification tests for genital carriage of group B streptococci. *Obstet Gynecol.* 1992;80:1038.

7. Ahmadzia HK, Heine RH. Diagnosis and management of group B Streptococcus in pregnancy. *Obstet Gynecol Clin N Am.* 2014;41:629-647.

8. Bergeron MG, Ke D, Menard C, et al. Rapid detection of group B streptococci in pregnant women at delivery. *N Engl J Med.* 2000;343:175.

9. Ahmadzia HK, Heine P, Brown HL. GBS screening: An update on guidelines and methods. *Contemp OBGYN* July 2013.

10. Yow MD, Mason EO, Leeds LJ, et al. Ampicillin prevents intrapartum transmission of group B streptococcus. *JAMA.* 1979;241:1245.

11. Boyer KM, Gadzala CA, Kelly PD, Gotoff SP. Selective intrapartum chemoprophylaxis of neonatal group B streptococcal early-onset disease. III. Interruption of mother-to-infant transmission. *J Infect Dis.* 1983; 148:810.

12. Prevention of perinatal group B streptococcal disease: a public health perspective. *MMWR Morb Mortal Wkly Rep.* 1996;45:1.

13. Rosenstein NE, Schuchat A. Opportunities for prevention of perinatal group B streptococcal disease: a multistate surveillance analysis. *Obstet Gynecol.* 1997;90:901.

14. Locksmith GJ, Clark P, Duff P. Maternal and neonatal infection rates with three different protocols for prevention of group B streptococcal disease. *Am J Obstet Gynecol.* 1999;180:416.

15. DeCueto M, Sanchez M-J, Sanpedro A, et al. Timing of intrapartum ampicillin and prevention of vertical transmission of group B streptococcus. *Obstet Gynecol.* 1998;91:112.

16. McNanley AR, Glantz C, Hardy DJ, et al. The effect of intrapartum penicillin on vaginal group B streptococcus colony counts. *Am J Obstet Gynecol.* 2007;197:583e1.

17. Edwards RK, Clark P, Duff P. Intrapartum antibiotic prophylaxis 2: positive predictive value of antenatal group B streptococci cultures and antibiotic susceptibility of clinical isolates. *Obstet Gynecol.* 2002;100:540.

18. Duff P. Urinary tract infections. *Prim Care Update Ob/Gyn.* 1994;1:12.

19. Centers for Disease Control and Prevention—2010 sexually transmitted diseases treatment guidelines. *MMWR.* 2010;59(RR–12):1.

20. Duff P. Pyelonephritis in pregnancy. *Clin Obstet Gynecol.* 1984;27:17.

21. Smaill F, Vazquez JC. Antibiotics for asymptomatic bacteriuria in pregnancy. *Cochrane Database Syst Rev.* 2007;(2):CD000490.

22. Stamm WE, Counts GW, Running KR, et al. Diagnosis of coliform infection in acutely dysuric women. *N Engl J Med.* 1982;307:463.

23. Dunlow S, Duff P. Prevalence of antibiotic-resistant uropathogens in obstetric patients with acute pyelonephritis. *Obstet Gynecol.* 1990;76:241.

24. Stamm WE, Hooton TM. Management of urinary tract infections in adults. *N Engl J Med.* 1993;329:1328.

25. Crider KS, Cleves MA, Reefhuis J, et al. Antibacterial medication use during pregnancy and risk of birth defects. *Arch Pediatr Adolesc Med.* 2009;163:978.

26. Gibbs RS, Duff P. Progress in pathogenesis and management of clinical intraamniotic infection. *Am J Obstet Gynecol.* 1991;164:1317.

27. Armer TL, Duff P. Intraamniotic infection in patients with intact membranes and preterm labor. *Obstet Gynecol Surv.* 1991;46:589.

28. Kenyon S, Boulvain M, Neilson JP. Antibiotics for preterm rupture of membranes. *Cochrane Database Syst Rev.* 2013;(12):CD001058.

29. Saccone G, Berghella V. Antibiotic prophylaxis for term or near-term premature rupture of membranes: metaanalysis of randomized trials. *Am J Obstet Gynecol.* 2015;212:627.e1-627.e9.

30. Romero R, Jimenez C, Lohda AK, et al. Amniotic fluid glucose concentration: a rapid and simple method for the detection of intraamniotic infection in preterm labor. *Am J Obstet Gynecol.* 1990;163:968.

31. Romero R, Yoon BH, Mazor M, et al. The diagnostic and prognostic value of amniotic fluid white blood cell count, glucose, interleukin-6, and Gram stain in patients with preterm labor and intact membranes. *Am J Obstet Gynecol.* 1993;169:805.

32. Sperling RS, Ramamurthy RS, Gibbs RS. A comparison of intrapartum versus immediate postpartum treatment of intra-amniotic infection. *Obstet Gynecol.* 1987;70:861.

33. Gilstrap LC, Leveno KJ, Cox SM, et al. Intrapartum treatment of acute chorioamnionitis: impact on neonatal sepsis. *Am J Obstet Gynecol.* 1988; 159:579.

34. Gibbs RS, Dinsmoor MJ, Newton ER, et al. A randomized trial of intrapartum versus immediate postpartum treatment of women with intra-amniotic infection. *Obstet Gynecol.* 1988;72:823.

35. Locksmith GJ, Chin A, Vu T, Shattuck KE, Hankins GD. High compared with standard gentamicin dosing for chorioamnionitis: a comparison of maternal and fetal serum drug levels. *Obstet Gynecol.* 2005;105(3): 473-479.

36. Hansen M, Christrup LL, Jarløv JO, Kampmann JP, Bonde J. Gentamicin dosing in critically ill patients. *Acta Anaesthesiol Scand.* 2001;45(6):734-740.

37. Duff P. Antibiotic selection in obstetrics: making cost-effective choices. *Clin Obstet Gynecol.* 2002;45:59.

38. Lyell DJ, Pullen K, Fuh K, et al. Daily compared with 8-hour gentamicin

39. Edwards RK, Duff P. Single additional dose postpartum therapy for women with chorioamnionitis. *Obstet Gynecol.* 2003;102:957.

40. Black LP, Hinson L, Duff P. Limited course of antibiotic treatment for chorioamnionitis. *Obstet Gynecol.* 2012;119:1102.

41. Chapman E, Reveiz L, Illanes E, Bonfill Cosp X. Antibiotic regimens for management of intra-amniotic infection. *Cochrane Database Syst Rev.* 2014;(12):CD010976.

42. Duff P. Pathophysiology and management of postcesarean endomyometritis. *Obstet Gynecol.* 1986;67:269.

43. Milligan DA, Brady K, Duff P. Short-term parenteral antibiotic therapy for puerperal endometritis. *J Matern Fetal Med.* 1992;1:60.

44. Drugs for MRSA skin and soft-tissue infections. *Med Lett Drugs Ther.* 2014;56:39.

45. Anderson BL. Puerperal group A streptococcal infection: beyond Semmelweis. *Obstet Gynecol.* 2014;123(4):874-882.

46. Duff P. Prophylactic antibiotics for cesarean delivery: a simple cost-effective strategy for prevention of postoperative morbidity. *Am J Obstet Gynecol.* 1987;157:794.

47. Duff P. A simple checklist for preventing serious complications after cesarean delivery. *Obstet Gynecol.* 2010;116:1393.

48. Howard HR, Phelps D, Blanchard K. Prophylactic cesarean section antibiotics: maternal and neonatal morbidity before or after cord clamping. *Obstet Gynecol.* 1979;53:151.

49. Cunningham FG, Leveno KJ, DePalma RT, et al. Perioperative antimicrobials for cesarean delivery: before or after cord clamping? *Obstet Gynecol.* 1983;62:151.

50. Dinsmoor MJ, Gilbert S, Landon MB, et al. Perioperative antibiotic prophylaxis for non-laboring cesarean delivery. *Obstet Gynecol.* 2008;114:752.

51. Mackeen AD, Packard RE, Ota E, Berghella V, Baxter JK. *Cochrane Database Syst Rev.* 2014;(12):CD009516.

52. Sullivan SA, Smith T, Chang E, et al. Administration of cefazolin prior to skin incision is superior to cefazolin at cord clamping in preventing postcesarean infectious morbidity: a randomized controlled trial. *Am J Obstet Gynecol.* 2007;196:455.e1.

53. Kaimal AJ, Zlatnick MG, Chang YW, et al. Effect of a change in policy regarding the timing of prophylactic antibiotics on the rate of postcesarean delivery surgical-site infections. *Am J Obstet Gynecol.* 2008;199:310.e1.

54. Owens SM, Brozanski BS, Meyn LA, et al. Antimicrobial prophylaxis for cesarean delivery before skin incision. *Obstet Gynecol.* 2009;114:573.

55. Costantine MM, Rahman M, Ghulmiyah L, et al. Timing of perioperative antibiotics for cesarean delivery: a metaanalysis. *Am J Obstet Gynecol.* 2008; 199:301.e1.

56. Tita AT, Hauth JC, Grimes A, et al. Decreasing incidence of postcesarean endometritis with extended-spectrum antibiotic prophylaxis. *Obstet Gynecol.* 2008;111:51.

57. Tita AT, Owen J, Stamm AM, et al. Impact of extended-spectrum antibiotic prophylaxis on incidence of postcesarean surgical wound infection. *Am J Obstet Gynecol.* 2008;199:303e1.

58. Tita AT, Rouse DJ, Blackwell S, Saade GR, Spong CY, Andrews WW. Emerging concepts in antibiotic prophylaxis for cesarean delivery: a systematic review. *Obstet Gynecol.* 2009;113(3):675-682.

59. Lasley D, Eblen A, Yancey MK, et al. The effect of placental removal method on the incidence of postcesarean infections. *Am J Obstet Gynecol.* 1997;176:1250.

60. Anorlu RI, Maholwana B, Hofmeyr JG. Methods of delivering the placenta at cesarean section. *Cochran Database Syst Rev.* 2008;(3):CD004737.

61. Yancey MK, Duff P, Clark P. The frequency of glove contamination during cesarean delivery. *Obstet Gynecol.* 1994;83:538.

62. American College of Obstetricians and Gynecologists. Practice Bulletin No. 120: Use of prophylactic antibiotics in labor and delivery. *Obstet Gynecol.* 2011;117(6):1472-1483.

63. Gibbs RS, Blanco JD, St. Clair PJ. A case-control study of wound abscess after cesarean delivery. *Obstet Gynecol.* 1983;62:498.

64. Shy KK, Eschenbach DA. Fatal perineal cellulitis from an episiotomy site. *Obstet Gynecol.* 1979;54:292.

65. Golde S, Ledger WJ. Necrotizing fasciitis in postpartum patients. *Obstet Gynecol.* 1977;50:670.

66. Weinstein WM, Onderdonk AB, Bartlett JG, Gorbach SL. Experimental intra-abdominal abscesses in rats: development of an experimental model. *Infect Immun.* 1974;10:1250.

67. Knochel JQ, Koehler PR, Lee TG, Welch DM. Diagnosis of abdominal abscesses with computed tomography, ultrasound, and ^{111}In leukocyte scans. *Radiology.* 1980;137:425.

68. Gerzof SG, Robbins AH, Johnson WC, et al. Percutaneous catheter drainage of abdominal abscesses: a five-year experience. *N Engl J Med.* 1981; 305:653.

69. Duff P, Gibbs RS. Pelvic vein thrombophlebitis: diagnostic dilemma and therapeutic challenge. *Obstet Gynecol Surv*. 1983;38:365.

70. Brown TK, Munsick RA. Puerperal ovarian vein thrombophlebitis: a syndrome. *Am J Obstet Gynecol*. 1971;109:263.

71. Dunn LJ, Van Voorhis LW. Enigmatic fever and pelvic thrombophlebitis. *N Engl J Med*. 1967;276:265.

72. Brown CE, Lowe TW, Cunningham FG, Weinreb JC. Puerperal pelvic vein thrombophlebitis: impact on diagnosis and treatment using x-ray computed tomography and magnetic resonance imaging. *Obstet Gynecol*. 1986; 68:789.

73. Duff P. Septic pelvic-vein thrombophlebitis. In: Pastorek JG, ed. *Obstetric and Gynecologic Infectious Disease*. New York: Raven Press; 1994:165.

74. Angus DC, van der Poll T. Severe sepsis and septic shock. *N Engl J Med*. 2013;369:840.

75. Barton JR, Sibai BM. Severe sepsis and septic shock in pregnancy. *Obstet Gynecol*. 2012;120:689.

76. Holst LB, Haase N, Wetterslev J, et al. Lower versus higher hemoglobin threshold for transfusion in septic shock. *N Engl J Med*. 2014;371:1381.

77. DeBacker D, Biston P, Devriendt J, et al. Comparison of dopamine and norepinephrine in the treatment of shock. *N Engl J Med*. 2010;362:779.

78. Sprung CL, Annane D, Keh D, et al. Hydrocortisone therapy for patients with septic shock. *N Engl J Med*. 2008;358:111.

79. Freid MA, Vosti KL. The importance of underlying disease in patients with gram-negative bacteremia. *Arch Intern Med*. 1968;121:418.

80. Krick JA, Remington JS. Toxoplasmosis in the adult: an overview. *N Engl J Med*. 1978;298:550.

81. Daffos F. Prenatal management of 746 pregnancies at risk for congenital toxoplasmosis. *N Engl J Med*. 1988;318:271.

82. Peyron F, Wallon M, Liou C, Garner P. Treatments for toxoplasmosis in pregnancy. *Cochrane Database Syst Rev*. 2000;(2):CD001684.

83. Academy of Pediatrics and the American College of Obstetricians and Gynecologists. *Guidelines for Perinatal Care. 7th edition*. 2012; p433-p434.

84. Egerman RS, Beazley D. Toxoplasmosis. *Semin Perinatol*. 1998;22:332.

85. Desmonts G, Couvreur J. Congenital toxoplasmosis: a prospective study of 378 pregnancies. *N Engl J Med*. 1974;290:1110.

86. Hohlfeld P, Daffos F, Costa JM, et al. Prenatal diagnosis of congenital toxoplasmosis with a polymerase-chain reaction test on amniotic fluid. *N Engl J Med*. 1994;331:695.

87. Romand S, Wallon M, Franck J, et al. Prenatal diagnosis using polymerase chain reaction on amniotic fluid for congenital toxoplasmosis. *Obstet Gynecol*. 2001;97:296.

88. Foulon W, Villena I, Stray-Pedersen B, et al. Treatment of toxoplasmosis during pregnancy: a multicenter study of impact on fetal transmission and children's sequelae at age 1 year. *Am J Obstet Gynecol*. 1999;180:410.

89. Guerina NG, Hsu HW, Meissner HC, et al. Neonatal serologic screening and early treatment for congenital *Toxoplasma gondii* infection. *N Engl J Med*. 1994;330:1858.

90. Cates SC, Carter-Young HL, Conley S, O'Brien B. Pregnant women and listeriosis: preferred educational messages and delivery mechanisms. *J Nutr Educ Behav*. 2004;36:121.

91. MacDonald PD, Whitwam RE, Boggs JD, et al. Outbreak of listeriosis among Mexican immigrants as a result of consumption of illicitly produced Mexican-style cheese. *Clin Infect Dis*. 2005;40:677.

92. Committee on Obstetric Practice, American College of Obstetricians and Gynecologists. Committee Opinion No. 614: Management of pregnant women with presumptive exposure to Listeria monocytogenes. *Obstet Gynecol*. 2014;124(6):1241-1244.

93. SMFM Statement: *Listeria exposure in pregnancy*. August 1, 2014. <https://www.smfm.org/publications/172-smfm-statement-listeria-exposure-in-pregnancy>.

94. McLauchlin J. Human listeriosis in Britain, 1967-85, a summary of 722 cases. 1. Listeriosis during pregnancy and in the newborn. *Epidemiol Infect*. 1990;104:181.

95. Frederiksen B, Samuelsson S. Feto-maternal listeriosis in Denmark 1981-1988. *J Infect*. 1992;24:277.

最后审阅　张龑

妊娠期精神卫生疾病

第55章

原著 KATHERINE L. WISNER, DOROTHY K. Y. SIT, DEBRA L. BOGEN, MARGARET ALTEMUS, TERI B. PEARLSTEIN, DACE S. SVIKIS, DAWN MISRA, and EMILY S. MILLER

翻译与审校　王文菁，刘向欣，贾福军，王丹昭

概述

"精神健康是健康的基础。"美国公共卫生总监（Surgeon General）David Satcher 曾这样声明。他强调良好情绪是健康的源泉。在医学实践中，我们常把疾病按系统分割开来，便于处理。但需注意，各系统之间相互影响，患者是身心合一的整体。美国《精神障碍诊断与统计手册》（第 5 版，DSM-5）根据特征性症状的诊断标准，对精神障碍进行了描述定义和系统分类[1]。本章涵盖了影响育龄期女性的常见精神障碍。孕妇和家庭成员应该保持最佳生活状态，尽享亲情，确保身心健康，为婴儿出生做好准备。

围产期保健可以概念化为一个模型，把影响妊娠结局的社会、心理、行为、环境和生物等复杂因素整合在一起。Misra 等[2]提出了贯穿一生的多元围产期保健框架（图 55-1）。框架包含四个层次，概括了决定围产期结局的所有因素。第一层强调的是远端危险因素（distal determinants），这些因素会增加一个女性对目前危险因素的敏感性。远端危险因素包括生物、自然环境和社会环境因素，对个体患病、参与高风险活动或暴露有害物质的可能性都有影响。女性的既往健康史，比如儿童期虐待史[3]，虽时隔久远，对妊娠结局影响很大。第二层是近端危险因素（proximal determinants），例如吸烟，会直接危害女性的健康，并引起躯体和行为上的反应。远端和近端

危险因素之间的相互作用决定目前的健康状况。孕前健康状况与妊娠需求之间的关系影响围产期健康结果。第三层是妊娠过程（processes），强调妊娠前、妊娠间期和妊娠期多个因素对生育健康的动态作用。第四层是结果（outcomes），包括疾病、功能和身心健康，是对健康状况的综合评估。

每个孕妇都有可以改变的风险因素和健康资源。应尽可能地减少或消除对妊娠产生负面影响的生物、心理和社会因素，或用正面的健康因素取代那些负面因素，改善妊娠结果。**医生的作用是要影响患者的风险暴露和行为，提高优生优育的概率**（图 55-1）。妊娠期间是健康介入的理想时期，孕妇都有健康保险，与医务人员一直有沟通。为了下一代的健康，孕妇通常积极主动地改善自己的健康行为。最近已经发现，孩子父亲的作用是围产期心理健康研究的缺口，这也是改善心理健康的时机。我们应该鼓励父亲、伴侣或其他关系亲密的家人参与治疗过程[4]，这样有助于减轻孕妇压力，鼓励产前保健，杜绝酗酒吸毒[5,6]。

育龄妇女常见的精神障碍有五大类：（1）心境障碍；（2）焦虑障碍；（3）进食障碍；（4）物质滥用；（5）精神分裂症。我们将讨论这些疾病的相互关系，以及这些疾病在妊娠期、产后和哺乳期的变化。另外，我们将讨论生育对现有疾病和女性脆弱性方面的影响，与生育有关的疾病发作也将在此讨论。

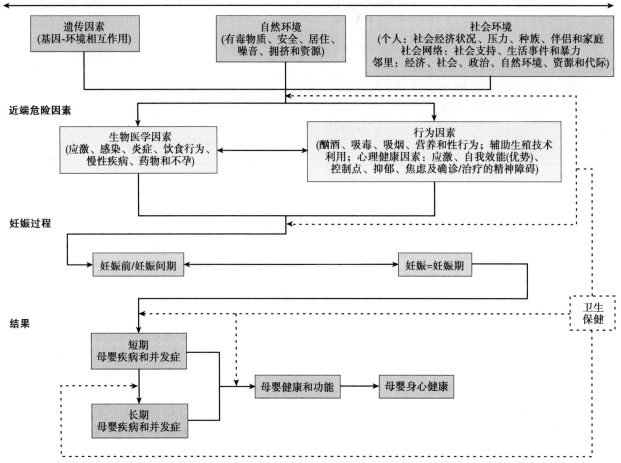

远端危险因素,生物危险因素　　　　　　　　　　　　　　　　　　　　　　　　　　　　社会危险因素

图 55-1　综合围产期保健框架:贯穿女性一生的多元模型(Modified from Misra DP, Guyer B, Allston A. Integrated perinatal health framework. A multiple determinants model with a life span approach. *Am J Prev Med*. 2003;25;65.)

心境障碍

重性抑郁发作

妊娠期及产后抑郁症的诊断和患病率

　　DSM-5[1]定义重性抑郁发作(major depressive episode,MDE),为至少 2 周的持续抑郁情绪,或对日常活动失去兴趣或体验不到乐趣的核心症状,加上四个伴发症状(如果两个核心症状同时存在,只需三个伴发症状;框 55-1)。持续性意味着症状必须几乎每天大部分时间里出现。必须出现人际关系或工作方面的功能损害。MDE 也可能没有抑郁情绪的核心症状。患者可能持续丧失兴趣或愉悦感,没有悲伤感,但有 DSM-5 诊断标准中的其他四个伴发症状。值得一提的是相对患者的常态,食欲、睡眠和活动可以增加或减少。如果一个女性疲惫不堪,对从前喜欢的活动再也提不起兴趣,每天睡 15 个小时,常独坐一旁或整日卧床,且体重增加,那这个女

性有 MDE。一个充满内疚和悲伤,每天睡 4 个小时,体重减轻 7 公斤,且坐立不安的女性也有 MDE,可能是阵发性或慢性。

框 55-1　DSM-5 重性抑郁障碍诊断标准

持续 2 周以上,几乎每天大部分时间,出现 5 个或以上的下列症状(其中一个必须是心境或兴趣),导致精神上极大痛苦或重要功能方面的损害:

- 心境抑郁
- 丧失兴趣或愉悦感
- 在未节食的情况下体重明显增加或减轻
- 失眠或睡眠过多
- 精神运动性激越/迟滞
- 疲乏感或精力不足
- 无价值感/内疚
- 注意力难以集中
- 反复出现死亡的想法

　　每年患 MDE 的女性(12.0%)是男性(6.6%)的两倍[7]。女性发病的高峰年龄段为 25 岁~44 岁,正值生育

高峰期。**妊娠期间患病率为 12.7%**（7.5% 为新发作），**分娩后一年的患病率为 21.9%**[8]。**MDE 是育龄期最常见的疾病之一**。贫穷[9]、早产[10]和青少年孕妇[11]的患病风险明显增加。产后抑郁可持续数月至数年，症状缓解后仍可残留躯体和心理的功能损害[12]。25% ~ 50% 的产后抑郁病程持续 7 个月或更长时间[13]。

如多元围产期保健框架所示（图 55-1），MDE 受多个危险因素影响。心理社会应激事件、遗传因素、抑郁病史和高情绪敏感度是女性抑郁症强有力的预测因子[14]。同样，心理社会应激事件[15]、抑郁病史或阳性家族史[13]是产后抑郁发作的预测因子。再次分娩会增加抑郁发作的复发风险（约25% ~ 33%），比没有抑郁症史的高出40%[16]。

DSM-5[1]通过标注"伴围产期起病"来指定始于妊娠期或产后 4 周内的抑郁发作。产后精神疾病的增高逐渐降为育龄期的基础风险值，流行病专家根据产后精神疾病高风险的长短来界定产后期。Kendell[18]和 Munk-Olsen[19]等发现心境障碍发病率在产后 90 天出现明显高峰。产后期的定义不同，但心境障碍给患者及其家庭带来的负面影响与发病时间并无关系。

爱丁堡产后抑郁量表（Edinburgh Postnatal Depression Scale EPDS; 图 55-2）**是筛查围产期 MDE 最常用的自评量表**[20]，对妊娠期和产后均适用。问卷包括 10 个问题，每个从 0 到 3 评分。简单相加计分。问卷已被翻译成 23 种语言，免费使用。如果问卷总分大于或等于 13，建议进一步临床评估 MDE（敏感度 86%，特异性 78%，阳性预测值 73%）[21]。妊娠期总分大于或等于 15 者为 MDE 筛查阳性[22]。筛查阳性者需要进一步临床确诊，并制定治疗方案[23]。产后早期 MDE 的鉴别诊断包括"产后忧郁"，产后忧郁是个短暂性综合征，见于 80% 的孕妇，产后 10 天症状自行消失（见第 23 章）。

育龄期的自然变化

MDE 与月经期、妊娠期、产后以及围绝经期间的激素波动有关。研究发现产后起病的病因与性腺类固醇激素浓度的快速变化有关[24]。产后抑郁患者的神经生物系统对性腺类固醇激素迅速撤离所致的心境变化效应极为敏感。

产后抑郁症的临床表现和自然病程与其他育龄期发作的抑郁症没有差异[23]。但与分娩一年后发作的抑郁症相比，攻击性强迫意念更多见于产后抑郁症。**必须把妄想与抑郁症常见的强迫观念区分开来**[25,26]。**强迫观念是反复持续出现的侵入性的意念、冲动或画面，伴随显著的焦虑或痛苦**。例如，母亲会因为有淹死孩子的强迫意念而拒绝给孩子洗澡。她们常会有"如果……怎么办"的焦虑，比如，如果我把孩子从栏杆上扔出去怎么办？强迫意念与精神病症状不同，患者知道这些意念、冲动或画面

来源于自己（不像有些精神病妄想受到外界力量的控制）。另外，可能会出现一过性的强迫性视觉图像，被认为是"心眼"，而不是外界的幻觉。例如，母亲会有孩子溺死在浴缸里的恐怖画面，但她知道这不是真的。临床上鉴别区分这两个症状非常重要，有强迫意念的女性会千方百计阻止与意念内容有关的行动发生（如坚持把厨房所有刀具上锁）。反之，精神病女性则有采取行动的危险倾向。这些症状并非相互排斥，但同时存在的情况非常罕见。

MDE 改变了体内生理环境，对母体妊娠期及产后的功能产生负面影响[27]。缺乏产前保健依从性、营养不良、肥胖、吸烟、酗酒、吸毒和自杀均与 MDE 有关。一项 meta 分析证实，低出生体重和早产与妊娠期间抑郁发作相关[28]。妊娠抑郁症患者的后代可出现不安全型依恋（insecure attachment）和睡眠及进食障碍的风险[29]。宫内暴露抑郁症的孩子 16 岁患抑郁症的风险是其他孩子的 4 倍[30]。

如果孕妇在婴儿快速发育期间出现精神障碍，会对下一代造成不良影响。妊娠期抑郁症对下一代影响长远，不良后果包括不安全型依恋和认知能力低下[30,31]。孕妇精神疾病的其他不良后果还有意外伤害、虐待或疏于照管孩子，甚至杀婴[32]。早期识别和及时治疗产后抑郁症，可以避免给患者及家庭带来负面影响。**妊娠期 MDE 与儿童期的各种行为和情绪障碍是一个连续统一体，只是在怀孕期间表现得更加明显**。

妊娠抑郁症的治疗

对育龄期间的 MDE，要全面采集病史、家族史、系统回顾、躯体检查以及详细评估病因，特别注意甲状腺功能障碍和贫血。抑郁症状很少因甲状腺功能的改善而减轻[33]，两者需要同时治疗。必须评估各种处方药、非处方药、中草药、毒品和酒精的使用情况。

MDE 患病率较高，美国只有 1/5 的患者接受规范化治疗[34]，与非孕妇相比，孕妇接受治疗的更少[35]。近 6500 名接受医疗补助的患者中，怀孕后中断门诊心理和抗抑郁药治疗的更多，而且产后没有恢复治疗[36]。

心理干预和抗抑郁药物治疗 MDE 是基于循证医学的治疗方法[37,38]。人际心理治疗和药物治疗[39]均能减轻抑郁症状，改善产妇功能。心理治疗是大多数妇女的首选[34]，但不是所有医院和诊所能够提供心理治疗，对许多患者也不切实可行。门诊治疗有诸多不便，孕妇常面临体力、交通、照料孩子和医疗费用等问题。成人门诊通常没有灵活的预约时间，也不允许带孩子。如果心理治疗不可行或患者要求药物治疗，决策时不应只片面关注药物副作用，而不考虑疾病的负面影响。为避免胎儿暴露而选择不用药物，会增加疾病对母胎的伤害[39]。现实生

你感觉如何?
你刚生了孩子,我们想了解一下你的感受。请选择一个最能反映你过去七天感受的答案,不仅仅是今天。

1.	我能开心的笑,看到事物有趣的一面	分值
	同以前一样	0
	没有以前那么多	1
	肯定比以前少	2
	完全不能	3
2.	我欣然期待未来的一切	
	同以前一样	0
	没有以前那么多	1
	肯定比以前少	2
	完全不能	3
3.	当事情出错时,我会不必要地责备自己	
	是的,大多数时候	3
	是的,有时候	2
	很少	1
	没有	0
4.	我无缘无故感到焦虑和担心	
	不,一点也没有	0
	极少这样	1
	是的,有时候	2
	是的,经常	3
5.	我无缘无故感到害怕和惊慌	
	是的,很多时候	3
	是的,有时候	2
	不,很少	1
	不,几乎没有	0
6.	很多事情冲着我来,让我透不过气	
	是的,大多数时候	3
	是的,有时候	2
	不,很少这样	1
	不,从不这样	0
7.	我因心情不好而失眠	
	是的,大多数时候	3
	是的,有时候	2
	不,很少这样	1
	不,从不这样	0
8.	我感到难过和悲伤	
	是的,大多数时候	3
	是的,经常	2
	不,很少这样	1
	不,从不这样	0
9.	我因心情不好而哭泣	
	是的,大多数时候	3
	是的,经常	2
	偶尔	1
	从不这样	0
10.	我曾经想过伤害自己	
	经常想	3
	有时候想	2
	几乎没有	1
	从未想过	0

图 55-2 爱丁堡产后抑郁量表(Cox,JL,Holden JM,Sagovsky R. Detection of postnatal depression. Development of the 10-item Edinburgh Postnatal Depression Scale. *Br J Psych*. 1987;150:782-786.)

活中,对大多数孕妇可行并可选的心理治疗有限。大量证据表明,MDE 会增加母胎的风险,所以治疗率低是公共健康的关注点。针对贫困妇女制定的美国联邦基金家庭探访计划将对产科和精神卫生人员联合开展医疗保健,提高抑郁症治疗率起到辅助作用[40]。

美国精神病学会（American Psychiatric Association, APA）阐述了妊娠期 MDE 治疗的风险和获益[27]。**制定个体化干预方案能够最大限度地提高产妇健康,减少对母胎的不良影响。**医患共同参与决策,患者的价值观通常决定她的选择。例如,有些妇女不惜承受抑郁症带来的痛苦而拒绝孕期服药。有些选择药物治疗,而不相信其他治疗有效,或是因为既往停药后症状复发而造成不良的心理社会后果。口头知情同意有助于与患者沟通,在治疗上达成协议。患者依此认识到自己的责任,为自己和婴儿的治疗做出选择。另外,口头知情同意还有助于持续评估患者的决策能力[27]。

"安全"一词很常用,但这个词存在问题。因为"安全"意味着不可能有不良反应。证明胎儿药物暴露的无害性几乎不可能,因为胎儿出生后,一生要经历无数个发育和生殖方面的结果。现有的研究仅是估计抗抑郁药物引起的部分生殖系统的风险[41]。本章讨论的生殖系统的多种风险包括流产、胎儿死亡、结构畸形、生长效应、神经行为异常以及新生儿效应（见第 8 章）。文献存在的明显问题是难以从方法学上区分是药物暴露的生殖效应,还是抑郁症本身的生理心理社会效应。

妊娠抑郁症药物治疗副作用

流产

一项 1997 年 ~ 2010 年丹麦所有注册登记孕妇的队列研究发现[42],服用选择性 5-羟色胺再摄取抑制剂（selective serotonin reuptake inhibitor,SSRI）的孕妇,与未服用药物的孕妇相比,发生流产的校正后风险比为 1.27（95% 的可信区间[CI],1.22 ~ 1.33）。但是,孕前 3 个月 ~ 12 个月停药孕妇的流产风险比也有类似升高（1.24;95% CI,1.18 ~ 1.30）。丹麦一项人群为基础的队列研究显示,死产儿和新生儿死亡与妊娠初期三个月服用 SSRI 没有关联[43]。

先天性畸形

对妊娠初期三个月 SSRI 暴露的研究没有发现一致的数据支持结构畸形风险升高。**两项大规模病例对照研究[44,45]显示,SSRI 暴露（联合用药）发生畸形（包括心脏畸形）的总体风险度没有升高。**Louik 等[45]比较了 9849 病例和 5860 对照组婴儿的畸形率。对单个 SSRIs 与特定缺陷进行关联分析显示,舍曲林（sertraline）与脐膨出（比值比[OR],5.7;95% CI,1.6 ~ 20.7）和心脏间隔缺损（OR,2.0;95% CI,1.2 ~ 4.0）明显相关,帕罗西汀（paroxetine）

与右心室流出道梗阻缺损（OR,3.3;95% CI,1.3 ~ 8.8）明显相关。同时,Alwan 等[44]在国家出生缺陷预防研究（National Birth Defects Prevention Study）中调查了 9622 例重度出生缺陷婴儿和 4092 对照组婴儿。结果显示,无脑畸形（OR,2.4;95% CI,1.1 ~ 5.1）、颅缝早闭、脐膨出（OR,2.8;95% CI,1.3 ~ 5.7）与孕妇服用 SSRI 有关。Greene[46]在随附的评论中指出,每个研究发现的畸形不同,大多数研究以前没有发现过这些畸形与 SSRI 暴露有关。

妊娠期使用 SSRI 与心血管缺陷的关系是近期研究的热点。Bérard 等[47]在魁北克一项人群队列研究中把 18 943 个抑郁或焦虑孕妇分为四组,妊娠初期三个月舍曲林组（n = 366）,其他 SSRIs 组（n = 1963）,非 SSRI 抗抑郁药组（n = 1296）和非暴露组。与非暴露组相比,舍曲林暴露与总体严重畸形的发生没有相关性。但舍曲林增加房间隔/室间隔缺损（相对风险[RR],1.34;95% CI,1.02 ~ 1.76）和颅缝早闭的风险（RR,2.03;95% CI,1.09 ~ 3.75）。其他 SSRIs 暴露与颅缝早闭（RR,2.43;95% CI,1.44 ~ 4.11）和肌肉骨骼缺陷的发生有关（RR,1.28;95% CI,1.03 ~ 1.58）。该研究分析调整了潜在的混杂因素,但是缺乏吸烟、叶酸摄入、酒精使用和体重指数（body mass index,BMI）等数据。试验设计包括了抑郁症和焦虑症妇女,抗抑郁治疗的妇女与未接受治疗的妇女有不同之处,观察性研究因缺乏随机设计,难以反映这种不同之处[48,49]。

丹麦的一项研究发现,妊娠初期三个月连续服用 SSRI（OR,2.01;95% CI,1.60 ~ 2.53）和暂停治疗（OR,1.85;95% CI,1.07 ~ 3.20;P = 0.94）的先天性心脏畸形的发生率相似[50]。各种 SSRI 与特定心脏畸形发生的风险度相似,没有观察到剂量-反应关系。同样,Huybrechts 等[51]的美国人群队列研究发现,妊娠初期三个月服用抗抑郁药不会增加心脏畸形的风险。这项研究共有 64 389 名（6.8%）孕妇服用抗抑郁药。暴露组有 580 例婴儿出现心脏缺陷（90.1/10 000）,未暴露组有 6403 例（72.3/10 000）。**抗抑郁药物与心脏缺陷发生的相关性随着调整混杂因素的影响而减弱。**在没有调整的分析中,任何心脏缺陷与 SSRIs 的相关风险是 1.25（95% CI,1.13 ~ 1.38）,当限制为抑郁症孕妇后,相关风险明显下降到 1.12（95% CI,1.00 ~ 1.26）。重要的是,与未治疗的孕妇相比,接受治疗的孕妇在特征上依然保持着实质性差异。对特征极相似的组间比较的倾向性数据进行分层研究,阳性相关值进一步减少到 1.06（95% CI,0.93 ~ 1.22）。帕罗西汀与右心室流出道梗阻无相关性,舍曲林与室间隔缺损的发生也没有相关性。对于三环类抗抑郁药（tricyclic antidepressants,TCAs）、5-羟色胺去甲肾上腺素再摄取抑制剂（SNRIs）、安非他酮（bupropion）和其他抗抑郁药也有类似报道。没有经过调整的分析显示有增加心脏畸形发生的风险,但调整后风险不再存在[51]。

早产及生长影响

Grote 等[28]一项荟萃分析(Meta 分析)报道,孕妇 MDE 或抑郁症状增加早产和低出生体重的风险。产前抑郁的并发症有早产(RR,1.13;95% CI,1.06~1.21)和低出生体重(RR,1.18;95% CI,1.0~1.30),但没有宫内生长受限(IUGR)。妊娠抑郁症与早产及低出生体重发生的相关风险程度相当于每天吸烟超过 10 支,但与黑色人种和物质滥用的高风险相关度相比,只能算中度风险[28]。一项前瞻性研究($n=238$)发现[48],MDE 患者的早产发生率,在持续 SSRI 治疗组为 23%,持续抑郁组(未经治疗)21%。早期早产与晚期早产的发生率没有区别。孕期 SNRI 暴露组、抑郁症暴露组或非暴露组的婴儿出生后第一年体重、头围和身高没有差异[52]。

行为异常

先天性行为异常(behavioral teratogenicity)指产前暴露影响中枢神经系统的物质对后代行为产生的长期影响。与对照组相比,胎儿期 TCAs 或氟西汀(fluoxetine)暴露的儿童在认知功能、气质和整体行为方面没有差异[53,54]。有关宫内 SSRIs 暴露儿童发育方面的数据较少。现有结果表明,暴露组与非暴露组儿童的心理发育没有差别[55,56]。Nulman 等[57]对四组 3~7 岁的儿童进行了智力测验:宫内 SSRI 暴露($n=62$),宫内文拉法辛(venlafaxine)暴露($n=62$),未服药抑郁组($n=62$)和对照组($n=54$)。结果发现暴露组、药物剂量和药物治疗的周期长短对认知功能没有显著影响。

一项采用 Bayley 婴儿发育量表的纵向研究[58]评估了 68 个产前 SSRI 暴露($n=41$)、抑郁暴露($n=27$)以及 98 个非暴露对照组的婴儿。产前 SSRI 或抑郁暴露对总体评分没有显著影响;但与对照组相比,SSRI 暴露婴儿第 26 和 52 周的精神运动评分偏低,这个差别在第 78 周不再明显。暴露组出生后第一年的精神运动评分较低,但仍在正常范围之内,并且是暂时性的。

新生儿的影响

产前抑郁药暴露的新生儿可能直接发生 5-羟色胺效应和/或戒断症状。与妊娠早期 SSRI 暴露或非暴露组相比,妊娠后期 SSRI 暴露出现新生儿行为综合征的总体危险比是 3.0(95% CI,2.0~4.4)[59]。病例报告最多的 SSRI 是帕罗西汀和氟西汀[48,59]。新生儿症状包括中枢神经、运动、呼吸和胃肠道系统的表现,一般为轻度,持续短暂,两周内消失[60]。严重综合征在足月儿罕见(1/313 例)[59],症状包括癫痫、脱水、过度体重下降和高热。鉴于新生儿行为综合征是药物所致,有人建议出生前 10~14 天,孕妇逐渐减少抗抑郁药用量,继之停药,出生后立即恢复用药[59]。但是,这种措施能否改善产妇及新生儿健康状况尚无临床报道。如果孕妇在抗抑郁药减量或停药期间有病情迅速恶化的病史,这个措施对母胎的风险比持续用药更大。

妊娠期的推荐治疗方案

美国妇产科学会(ACOG)与 APA 共同制定了妊娠期抑郁症治疗方案[61]。孕期轻度抑郁症,首选心理治疗。与产前教育对照组相比,接受人际心理治疗的孕妇症状明显改善,60% 达到临床缓解标准[37]。其他有针对性的短程心理治疗,比如认知行为治疗(CBT),对抑郁症同样有效,可以由非临床医生,比如心理治疗师、精神科临床护士或执业临床社工实施。抑郁症治疗的成本和可及性也会影响治疗方案的选择。

对有明显功能损害的中度和重度抑郁症,需要抗抑郁药或联合治疗(药物和心理治疗)。在衡量药物选择风险和获益时,有效性和耐受性是重点考虑因素。对于慢性或高度复发性抑郁症,孕期可以维持药物治疗。有过三次或以上发作的抑郁症,复发可能性几乎可以确定,建议维持药物治疗。研究发现受孕前停药,妊娠期间复发的风险明显升高。在持续用药的 82 个孕妇中,21 个(占 26%)复发,而 65 个停药孕妇中,有 44 个(占 68%)复发[62]。相反,Yonkers 等[63]发现,持续抗抑郁药和停药的孕妇复发率相同。这两个研究中都发现,高度复发性 MDE(孕前四次或更多次发作)是预测孕期 MDE 复发的最强因素。

妊娠期药物剂量变化

所有 TCAs 和 SSRIs 至少部分通过细胞色素 P450(CYP)2D6 代谢,因妊娠诱导酶活性增强,导致药物血清浓度下降[64]。有一研究[65]在孕期使用最低有效剂量的 TCAs。研究中患者选择最受困扰的症状作为治疗目标,通常为失眠或易怒。每当症状出现时,增加药物剂量。结果发现,剂量在妊娠后半期增加,并在最后三个月迅速增加。分娩前的平均剂量是非妊娠期的 1.6 倍。

SSRIs 类的氟西汀[66]、西酞普兰、艾司西酞普兰和舍曲林[67]在孕期和产后所需的剂量和浓度-剂量比(C/D)都在变化。多数孕妇在孕 20 周至分娩期间药物代谢加快,母体化合物和初级代谢物的 C/D 下降。目前抗抑郁治疗的规范不考虑药物遗传学特征;但 Ververs 等[68]认为,CYP2D6 基因型可以预测孕妇血清帕罗西汀的浓度。快代谢型($n=43$)和超快代谢型($n=1$)的孕妇出现稳定降低的血清帕罗西汀浓度。相比之下,中间代谢型($n=25$)和慢代谢型($n=5$)的血清浓度在孕期升高。体重增加、孕妇年龄和吸烟不影响血药浓度。快代谢者和超快代谢者的抑郁症状在孕期明显加重。SSRIs 中唯独帕罗西汀只通过 2D6 代谢。孕后期需要增加 TCAs 和多数 SSRIs 的剂量,以弥补药物代谢的损失。建议妊娠期间定期评估抑郁症状,及时发现复发的早期症状。目标是保证妊娠期最佳药物治疗剂量,最大限度减少疾病负担。

综合治疗

光照治疗对治疗季节性(冬季)和非季节性 MDE 都有良好疗效。光照仪的强度相当于早晨破晓的光照强度 10 000 勒克司(照度单位),可以有效治疗 MDE。光照仪要严格符合标准,照明范围广,光线从上往下,避免强光,遮蔽紫外光。一项采用亮白光与无活性暗光的小样本随机对照试验(RCT)[69],证实了光照治疗对孕妇 MDE 的疗效。每天照射 1 小时,5 星期后,亮白光治疗效果明显好于暗光,疗效与抗抑郁药相当。详见临床指南[70]。

Manber 等[71]的 RCT($n = 150$)比较了三组抑郁症:**针对抑郁针灸组**、普通针灸组和推拿组。与其他组相比,针对抑郁针灸组治疗效果明显,疗效与抗抑郁药相当。

营养不良可导致 MDE。合成 5-羟色胺、其他单胺神经递质和儿茶酚胺的单碳代谢需要叶酸和维生素 B_{12},抑郁症患者常常缺乏叶酸、维生素 B_{12}、铁、锌和硒[72]。妊娠和哺乳期营养储存枯竭可能增加 MDE 的风险。叶酸稍微缺乏或不足会导致抗抑郁药物治疗失效,增加 MDE 的复发率。多项 RCTs 证实**叶酸**是有效的抗抑郁药物增效剂[72]。

ω-3 脂肪酸是神经细胞膜中的长链多不饱和必需脂肪酸。二十碳五烯酸(eicosapentaenoic acid,EPA)和二十二碳六烯酸(eicosapentaenoic acid,DHA)主要来源于鱼类。与 ω-6 脂肪酸和其他脂肪相比,美国人的膳食相对缺乏 ω-3 脂肪酸。妊娠期间需求量的升高增加了脂肪酸缺乏和抑郁症的潜在风险。大量研究结果提示,人均鱼类摄入量和 MDE,产后抑郁,双相障碍的患病率呈反比关系[73]。建议情感障碍患者每天补充 1 克 EPA 和 DHA[74]。一项小型 RCT,用 ω-3 脂肪酸治疗围产期抑郁症,没有证明 ω-3 脂肪酸疗效超过安慰剂[73]。但对城市低收入孕妇补充 DHA,可以减轻妊娠晚期应激反应的影响,减少胎儿对糖皮质激素的暴露[75]。妊娠后期三个月补充 DHA 的孕妇,与安慰剂组相比,自觉的压力较低,应激激素水平显著降低。这可能与 ω-3 脂肪酸的抗炎症作用有关[76]。

产后 MDE 的治疗

有效的抗抑郁药在生育期同样有效。一项随机试验显示,三环类抗抑郁药去甲替林(NTP,$n = 54$)和舍曲林($n = 55$)的治疗有效率相同[78]。去甲替林每天从 10mg 或舍曲林 25mg 开始,两天后分别加量至 25mg 或 50mg,之后每两周加量,每天最大剂量至 150mg 和 200mg。尽管类型不同,这两种药物的总体副作用相似。一个为期 8 周的双盲试验发现,达到症状缓解所需的舍曲林剂量为每天 100mg 或更多,许多妇女需要每天 150 ~ 200mg。舍曲林每天 50mg 的起始剂量对多数妇女无效,应该在开始治疗 2 周后调整剂量。一项舍曲林与安慰剂的 RCT[79] 提示,舍曲林的平均有效剂量是每天 100±54mg。

一项研究雌二醇疗效的小型 RCT,把重度产后抑郁症女性随机分为安慰剂组或雌二醇透皮贴剂组(每天 200μg),治疗期为 6 个月[80]。3 个月治疗后出现反应的雌二醇组为 80%,安慰剂组 31%。RCT 最后三个月里,产妇每月 12 天服用地屈孕酮,每天 10mg。尽管如此,治疗结束时仍有三名妇女发现子宫内膜改变,但在随访时消失。该试验纳入了同时服用抗抑郁药的妇女,对雌二醇疗效的判断存在影响。目前尚不明确雌二醇是否分泌到母乳中;18 名哺乳妇女持续使用 12 周雌二醇透皮剂(雌二醇 50 ~ 100μg/天),其乳汁中没有检测到雌二醇[81]。

产后抑郁症的预防

为降低产后抑郁的风险,对接受救济的孕妇实施基于人际关系的团体干预。结果发现,产后 3 个月内,接受产后常规处理的产妇,有 20% 出现抑郁,而接受干预治疗的只有 4%[82]。目前仅有三个研究抗抑郁药或激素预防产后抑郁的 RCT 报道[77],其中一项小型试验显示了舍曲林的疗效[83]。有抑郁病史的产妇,产后立即服用舍曲林可以预防抑郁复发。最初 4 天,每天 25mg,然后每天 50mg,持续 4 周,之后每天 75mg。预防治疗的持续时间至少为 6 个月。舍曲林的作用机理是通过 5-羟色胺效应,所以可以考虑其他 5-羟色胺类药物。如果患者以前对此类药物治疗有效,选择 5-羟色胺类药物尤为合适。尽管开放性研究显示孕酮预防复发,一项 RCT 发现合成孕酮增加了产后抑郁症的风险[84]。

哺乳期的治疗

哺乳期抗抑郁药暴露的危险性显著低于宫内暴露(表 55-1)。文献全面回顾了抗抑郁药在母体血清、乳汁和婴儿血清方面的研究[77]。舍曲林、帕罗西汀和去甲替林在母乳喂养的婴儿血清中没有或只检测到微量浓度,且未发现不良反应。可以选用舍曲林、帕罗西汀(SSRIs)或去甲替林(TCAs)治疗产后抑郁。如果其他药物对患者确实有效,选择药物时应予考虑。鉴于过量中毒的危险,TCAs 只作为二线药物。最近被批准的抗抑郁药都是哺乳期女性的二线药物,除非在既往发作治疗时疗效确切。

要监测母乳喂养的婴儿,特别是有病或低出生体重婴儿,以便及时发现与母体药物使用相关的不良反应(兴奋或镇静、新出现的喂养困难或睡眠困难,见第 24 章)。临床无需常规测量健康足月婴儿的血药浓度。但有关早产和有病婴儿的血药浓度尚无报道,如有这些数据将有助于临床和科研。

表 55-1　母乳喂养婴儿的抗抑郁药血清水平

抗抑郁药[†]	母乳喂养婴儿的血清水平范围	母体常用口服剂量（mg/天）
去甲替林（nortriptyline）[*]	去甲替林,低于可测出量到 10ng/mL	50～150;母体治疗血清水平为 50～150ng/mL
去甲替林代谢物	E-10-OH-去甲替林≤4～16ng/mL Z-10-OH-去甲替林≤4～17ng/mL	
舍曲林（sertraline）	舍曲林,低于可测出量到 8ng/mL	50～200
舍曲林代谢物	去甲舍曲林,低于可测出量到 26ng/mL	
帕罗西汀（paroxetine）	帕罗西汀,低于可测出量	10～60
非活性代谢物		
氟西汀（fluoxetine）	氟西汀,低于可测出量到 340ng/mL	20～60
氟西汀代谢物[‡]	去甲氟西汀,低于可测出量到 265ng/mL	
西酞普兰（citalopram）	西酞普兰,低于可测出量到 12.7ng/mL	20～40
西酞普兰代谢物	去甲西酞普兰,低于可测出量到 3.1ng/mL	
文拉法辛（venlafaxine）	文拉法辛,低于可测出量到 5ng/mL	75～300
文拉法辛代谢物	O-去甲文拉法辛,低于可测出量到 38ng/mL	
安非他酮（bupropion） 多种代谢物	按摩尔计算,婴儿药物暴露约为标准母体剂量的 2%;但是,最大的一个病例组研究没有检测婴儿血清药物水平（n=10）[§]	300

　　[*] 母乳喂养期间研究最多的三环类抗抑郁药（TCA）,目前临床很少使用
　　[†] 抗抑郁药的有效性是选择药物的重要决定因素
　　[‡] 与氟西汀一样的活性,比母体药的半衰期长
　　[§] 摘自 Haas JS,et al. Bupropion in breast milk:an exposure assessment for potential treatment to prevent post-partum tobacco use. *Tobacco Control*. 2004;13（1）:52-56.

精神障碍和自杀意念

　　Oates[85] 对英国的孕产妇死亡保密调查（Confidential Enquiry into Maternal Deaths）进行了评估。精神障碍,特别自杀,是导致死亡的主要原因,占孕产妇死亡的 28%。精神障碍和物质滥用的并发症,以及暴力,也是导致死亡的原因。一项大型研究采用爱丁堡产后抑郁量表（EPDS）筛查了 10 000 名孕产妇[86]。第 10 项"我曾经想过伤害自己",回答选 0 或从未想过的占 96.81%（n=9681）;选 1 或几乎没有的占 2.46%（n=246）;选 2 或有时想的占 0.65%（n=65）;选 3 或经常想的占 0.08%（n=8）。电话筛查的 10 000 名孕产妇中,有自杀意念的占 3.2%。

　　自杀风险评估需要直接询问患者的求生或死亡愿望,具体询问自杀的念头、实施计划、手段的可行性和致死性[87]。APA 自杀风险评估指南为临床医生评估自杀意念、计划和行为提供了全面的问卷清单[88]。首先问患者对活着的感受（你曾有过不值得活下去的想法吗？你曾希望睡着了不再醒来吗？）,接着问对死亡、自伤和自杀的具体想法（有没有过走投无路想自杀的时候？）。一旦发现有轻生念头,要进一步评估细节,包括强度、频率、时

间、持续性以及产生念头的原委。还必须询问患者是否制定了自杀计划,弄清家里药物、毒药和枪支的情况。患者是否已经在为行动做准备或安排后事（购买工具,立遗嘱,安排子女生活）。如果有生命危险,立即请精神科紧急会诊或非自愿住院治疗。

　　临床实践指南[88]规定以下情况必须进行自杀风险评估,包括急诊科病情评估、临床症状突变、治疗期间症状没有改善或出现恶化、发生重大失落事件或人生变故（离婚、失去子女抚养监护权、财产损失或法律纠纷）或患有危及生命、剧烈疼痛及导致功能丧失的躯体疾病。有自杀未遂史、重性抑郁障碍（特别是双相障碍）、精神分裂症和物质滥用的患者有较高的自杀风险。

双相障碍

诊断与患病率

　　MDE 的诊断限定于正常心境下出现抑郁发作,而双相障碍（bipolar disorder,BD）指既有正常心境,又有抑郁,还有情感高涨或易激惹状态（躁狂或轻躁狂）。精力和活动量随情绪而平行波动。躁狂发作至少持续一周,临床症状包括持久的异常情绪亢奋,心境膨胀或易激惹,

自命不凡,烦躁,精力旺盛,思维奔逸,言语急迫,夸夸其谈,行为鲁莽冲动,注意力涣散,判断力差。症状必须导致社会功能的损害。轻躁狂发作至少持续 4 天,家人和同事能觉察到患者变得思维富有创造性,效率增高,爱交际,易激怒。患者的能力因为富有创造力和精力旺盛而增强。**抑郁是女性患者的主要情绪状态,常被误诊为单相抑郁症。**非典型抑郁症表现为食欲增强、体重增加、嗜睡、活力低和沉重感。常见于双相女性,秋冬季发作,春季缓解。

双相障碍终生患病率为 1%～2%[89,90]。双相 I 型,男女患病率相同,以抑郁和间断性躁狂或轻躁狂发作为特征[91]。双相变异型女性比男性常见,包括双相 II 型(抑郁和轻躁狂发作),混合发作(躁狂和抑郁混合同时发作)和快速循环发作(一年四次或更多次相反极性的发作)。双相障碍妇女通常合并焦虑障碍、酒精或物质(特别是大麻)滥用、神经性贪食[92]、儿童期或成人身体虐待史和/或性虐待史以及躯体疾病,包括偏头痛、代谢综合征、疼痛障碍和甲状腺功能减退。

MDE 和双相障碍的鉴别诊断较为困难,延迟 7～11 年才被确诊双相障碍很常见[93]。使用抗抑郁药,而不加抗躁狂药,会增加快速症状交替、躁狂或混合发作的频率,导致治疗复杂化。临床常用心境障碍问卷(the Mood Disorders Questionnaire,MDQ)[94](图 55-3)评估躁狂发作史。问卷包括 13 个是/否的症状和两个问题:一个询问症状是否在相同时间段出现,另一个询问所造成后果的严重程度(没有、轻度、中度或严重)。阳性筛查需要同一时期有七个或更多的症状,并造成中度或严重后果。作者团队联合使用 MDQ 与 EPDS 对产后人群进行筛查,然后通过研究性精神病学访谈跟进诊断[95]。结果发现联合使用 MDQ 与 EPDS 传统评分可以发现 50% 的双相障碍,在没有影响标准的情况下,联合筛查可以识别近70% 的双相障碍。**基于这个研究,建议产后抑郁患者开始抗抑郁药治疗之前,先进行 MDQ 或双相障碍的诊断性评估。**

妊娠期的自然变化

了解疾病的发展进程有助于评估孕期复发风险。仅在产后发作的精神疾病即使孕期不用药,复发的可能性也很小[96]。慢性病程患者孕期持续有症状,需要药物维持治疗。与持续用药相比(37%),受孕之前停药会增加复发风险(86%)[97]。**双相障碍患者分娩后的复发风险很高[98,99]。**

产后精神病(postpartum psychosis)通常表现为躁狂、混合发作或有精神病性症状的抑郁,是双相障碍的临床表现之一[100]。每 1000 个产妇中有 1～2 个产后第一个月出现精神病性症状。产后是女性一生中最易出现精神

病症状的阶段。产后 30 天内发生精神病的可能性是产前 2 年的 21.7 倍。没有生过孩子的产妇比有孩子的风险高 35 倍[101]。这些相对危险度表明,产后精神病是严重的公共健康隐患[102,103]。关于双相患者产后容易失代偿和发生精神病的发病机制尚不清楚。睡眠缺乏和受分娩影响的昼夜节律紊乱可能是心境不稳定的原因[100]。妊娠末期激素水平升高并在产后迅速消退也是风险因素[104]。**产后精神病的特征是急性发作的剧烈心境波动;谵妄性认知障碍;行为怪异;失眠;幻视、幻听、幻触和幻嗅;判断和自知力受损[105]。**杀婴风险与具体类型的妄想有关。一篇关于杀婴行为的综述报道了利他性杀人妄想,即杀害自己的孩子,以拯救母亲和婴儿“生不如死的命运”[106]。通常母亲杀死子女后自杀。Resnick[106] 报道 40% 杀婴行凶者在酿成悲剧之前看过医生。因此,必须敏锐地直接询问患者是否有伤害婴儿的意念。可以用非指控性的询问方式,“有些新生儿的妈妈会有一些念头,比如希望孩子死掉,或有伤害孩子的想法;这种情况有没有发生在你身上?”

精神障碍增加妊娠并发症的风险。一项人群队列研究表明,与正常心境的孕妇相比,双相孕妇发生前置胎盘和产前大出血的风险升高[107]。

妊娠期双相障碍的治疗

心理治疗和健康教育固然重要,药物维持治疗是双相障碍的主要治疗手段。早期识别和及时治疗可以降低复发率,延长间歇期,改善服药依从性,有效恢复社会功能[108]。突然停用心境稳定剂会增加复发的风险[109],要教育患者提高治疗依从性,应该逐渐减量撤药。

锂盐、抗癫痫药和第二代抗精神病药都是治疗躁狂症的有效药物。但仅有 36%～50% 的患者治疗有效,通常需要联合用药控制症状。**为减少胎儿暴露,建议(1)用最低有效剂量;(2)减少药物种类;(3)除非影响依从性,每天分次服药,降低血药峰浓度。**

锂盐

锂盐(lithium)是治疗急性期及维持期双相障碍的一线药物。用药前评估肾功能和甲状腺功能。起始剂量为每天两次,每次 300mg。5～7 天后查血锂水平,复查肾功能。给药 12 小时后的目标血锂水平为 0.4～1.0mEq/L。目标剂量为每天 900～1200mg。由于妊娠生理变化,建议在妊娠早期和中期每月监测血锂水平,把剂量调整到孕前的有效治疗水平。在妊娠末期及产后第一个月每周监测血锂水平[100]。锂盐常见副作用有镇静、震颤、肾功能不全、体重增加、恶心、呕吐和腹泻。锂中毒表现为嗜睡、意识模糊或昏迷、严重震颤、肾功能不全及顽固性呕吐。因呕吐所致体液流失更易导致中毒。一旦发现中毒征象,要立即停药、补液以及监测水电解质平衡和肾功能。

心境障碍问卷

指导： 请尽你所能回答每一个问题

	是	否
1. 你是否曾经有一段时间与平时不一样，并且在那段时间有以下表现：		
你感到非常好或非常开心，但其他人认为你与平时的状态不一样，或者由于特别开心或兴奋而带来麻烦？	○	○
你容易发脾气，经常大声指责别人，或与别人争吵或打架？	○	○
你比平时更自信？	○	○
你睡觉比平时少，而且也不想睡？	○	○
你话比平时多，或说话速度比平时快？	○	○
你觉得脑子灵活，反应比平时快，或难以减慢你的思维？	○	○
你很容易被周围的事物干扰，以至于难以集中注意力？	○	○
你的精力比平时好？	○	○
你比平时积极主动，或比平时做了更多的事情？	○	○
你比平时喜欢社交或外出，如在半夜仍给朋友打电话？	○	○
你的性欲比平时强？	○	○
你做了一些平时不会做的事情，别人认为那些事情有些过分、愚蠢或冒险	○	○
你花钱太多，使自己或家庭陷入困境？	○	○
2. 如果对以上问题回答"是"超过一个，这些问题是否在同一时期发生？	○	○
3. 这些情况给你带来多大的问题，比如不能工作；出现家庭、财务或法律上的麻烦；陷入争吵或打架？		

请圈出一个：

　　　没有问题　　　轻度问题　　　中度问题　　　严重问题

	是	否
4. 你的血缘亲属(例如，子女、兄弟、姐妹、父母、祖父母、外祖父母、姑姑、姨、伯伯、叔叔、舅舅)有患躁郁症或双相障碍的吗？	○	○
5. 有没有医务人员曾经告诉过你患有躁郁症或双相情感障碍？	○	○

图 55-3 心境障碍问卷。仅限于筛查，不用于诊断。承蒙得克萨斯大学医学中心(The University of Texas Medical Branch)提供

利尿剂和非甾体类抗炎药会损害肾脏清除功能，锂盐治疗的患者应避免使用。

研究发现妊娠初期三个月锂盐暴露增加埃布斯坦畸形(Ebstein anomaly)的风险。随后的一项前瞻性研究表明，自愿注册报告夸大了病例数量(分子)，低估了暴露人群数量(分母)，因此高估了风险值[100]。**妊娠初期锂盐暴露发生埃布斯坦畸形的绝对风险为 1/1000 ~ 1/2000，是普通人群的 20 ~ 40 倍**[100]。锂盐暴露与新生儿发生大于胎龄儿、张力减退、喂养困难、腱反射减弱、发绀、窒息、心动过缓、甲状腺机能减退以及尿崩症有关[100]。这些一

过性症状与孕产妇分娩时血药浓度大于 0.64mEq/L 有关[110]。择期分娩前 24～48 小时停药或分娩发作时停药，会减少围产期药物副作用[110]。宫内锂盐暴露婴儿的重要发育指标均在正常范围之内[100]。

丙戊酸钠

丙戊酸钠（valproic acid）是美国 FDA 批准的第一个治疗躁狂的抗癫痫药。起始剂量为每天 500～750mg，分次服用，有效血药浓度为 50～125μg/mL。不良反应有恶心、体重增加、疲劳、震颤、共济失调、腹泻、腹痛、脱发、肝炎、血小板减少症和胰腺炎。

与其他抗癫痫药相比，丙戊酸钠暴露增加胎儿并发症的危险，包括所有的出生缺陷（OR，10.7；95% CI，8.2～13.3）[111]、**发育迟滞和胎儿死亡**（见第 8 章和第 48 章）[112]。与单一用药相比，多药治疗发生胎儿严重畸形和认知功能损害的危险升高 2～5 倍[113]。单一用药的致畸率为 3.7%，多药治疗为 6.0%[113,114]。丙戊酸钠集中于胎儿组织，建议分次服用最低有效剂量，降低单次服药引起的血浓度高峰[100]。分娩前服用丙戊酸钠的并发症包括胎心率减速、新生儿易激惹、抖动、喂养困难、肌张力异常、肝损害、低血糖和纤维蛋白原下降。丙戊酸钠的脐带血浓度在出生时高达母体的两倍[100,113,115]。

Meador 等[116]通过调整母亲智商、抗癫痫药种类、标准剂量、胎龄和受孕期叶酸服用的因素，评估了妊娠期抗癫痫药暴露的 6 岁儿童（n=224）的智商（IQ）。**宫内丙戊酸钠暴露的儿童智商**（平均值 97；95% CI，94～101），**比卡马西平**（平均值 105；95% CI，102～108，P=0.00015）**或拉莫三嗪暴露**（平均值 108；95% CI，105～110，P=0.00003）**的智商低**。与其他抗癫痫药不同，丙戊酸钠对智商、语言和非语言能力、记忆以及执行功能的负面影响呈剂量-反应的关系。对于所有抗癫痫药暴露的儿童，母亲服用叶酸者平均 IQ（108；95% CI，106～111）高于母亲未服叶酸的儿童（101；95% CI，98～104；P=0.00009）。超过半数的妊娠为非计划妊娠，丙戊酸钠对神经管发育的影响发生在受孕后 17～30 天，所以服用丙戊酸钠的女性通常在知道怀孕之前就已经存在胎儿药物暴露。**丙戊酸钠不应作为育龄妇女的一线药物**[117]。

卡马西平和奥卡西平

每天服用 400～1600mg 的卡马西平（carbamazepine）才能达到目标血清浓度 4～12μg/mL。临床症状可识别药物中毒，血清水平则提供客观依据。妊娠期间抗癫痫药的总体水平下降，但未结合的有生物活性部分数量稳定。监测药物血清浓度有助于评估心境症状恶化、药物副作用和可疑依从性。药物副作用包括肝炎、白细胞减少、血小板减少、皮疹、嗜睡和共济失调。由于对骨髓抑制的叠加效应，禁忌联合使用卡马西平和抗精神病药氯氮平（clozapine）。

美国神经学会（AAN）[113]发现，孕妇服用卡马西平治疗癫痫没有增加后代重度畸形的发病率。但是，卡马西平暴露的婴儿出现小于胎龄，低 Apgar 评分的风险高达两倍。与未暴露组相比，药物暴露儿童的认知功能和发育进程没有降低[113]。胎儿的血清浓度是母体的 50%～80%[118]。**正常的面中部发育和凝血因子功能必须有充足的维生素 K，宫内卡马西平暴露会增加新生儿出血的风险**[100]。有人建议妊娠期间每天口服维生素 **K 20mg**[119]，**新生儿肌内注射 1mg**。

奥卡西平（oxcarbazepine）治疗躁狂的每天总剂量为 600～1200mg，分次服用。其母体化合物被快速代谢为活性羟基代谢物，经肝葡萄糖醛酸化，肾脏排泄。不良反应有低钠血症、超敏反应和甲状腺素下降（没有三碘甲状腺原氨酸或甲状腺刺激激素［TSH］的改变）。副作用有头痛、眩晕、步态不稳、疲劳和注意力改变。55 个宫内暴露奥卡西平的婴儿（20 个联合治疗，35 个单药治疗）中只有一例发生心脏畸形，而这一例也暴露过苯巴比妥[120]。

拉莫三嗪

拉莫三嗪（lamotrigine）用于双相抑郁的维持期治疗[121]。每天剂量为 50～200mg，长期治疗的每天剂量可达 500mg。副作用有头痛、药疹、眩晕、腹泻、异常怪梦和瘙痒症，无菌性脑膜炎是罕见的严重并发症。药疹为斑丘疹或红斑[122]，如果剂量增加过快、合用丙戊酸钠或用于青少年患者，药疹风险升高[123]。一项回顾性分析包括了 12 个临床研究[122]，结果显示良性药疹的发生率在拉莫三嗪组为 8.3%，安慰剂组 6.4%。相比之下，拉莫三嗪组没有严重药疹，而安慰剂组发生率为 0.1%。拉莫三嗪组出现了一例 Stevens-Johnson 综合征。Stevens-Johnson 综合征可能危及生命，但发生率非常低，选药时必须权衡未经治疗的双相障碍会带来更大风险[122]。

持续服用拉莫三嗪可以降低妊娠期双相的复发风险。相比停药组全部复发，持续服药组复发率只有 30%（OR，23.2；95% CI，1.5～366）[124]。复发常见于停药 2 周内。与孕前相比，拉莫三嗪的清除率在妊娠中晚期增加了 65%～90%，妊娠期需要增大剂量。妊娠期药物剂量指南已经推出[125]。妊娠期要调整剂量，以达到孕前的有效血药浓度。拉莫三嗪的代谢在产后迅速恢复到孕前状态。为避免药物中毒（眩昏、震颤和复视），产后 3 天内剂量要减少 20%～25%，然后根据血药浓度，产后最初几个星期继续减量。

宫内暴露拉莫三嗪的婴儿和未暴露人群的先天畸形率相似，但拉莫三嗪若与其他抗癫痫药合用，畸形率则增高[113]。拉莫三嗪暴露没有增加口面裂的发生[126]。

第二代抗精神病药

第一代"典型"抗精神病药，如氟哌啶醇（haloperidol），和第二代"非典型"抗精神病药，如奥氮平（olanzapine），

对双相障碍和精神分裂症均有良好疗效(参见本章"精神分裂症的治疗")。可用于维持期治疗,防止症状复发。双相抑郁可用喹硫平(quetiapine)和奥氟合剂(olanzapine-fluoxetine),此类药物还可用于难治性抑郁症。常用药物及剂量:奥氮平每天 5~20mg;利培酮(risperidone)1~6mg;喹硫平 100~400mg,最大剂量 800mg;齐拉西酮(ziprasidone)80~160mg;鲁拉西酮(lurasidone)20~80mg;阿立哌唑(aripiprazole)5~30mg。初始用低剂量,根据疗效和耐受性逐渐加量。

与第一代抗精神病药物相比,第二代药物较少产生锥体外系症状(迟发性运动障碍、震颤、僵硬、静坐不能、运动过缓和急性肌张力障碍)。副作用有嗜睡、肝转氨酶增高和高催乳素血症[127]。**孕期抗精神病药物治疗的主要顾虑是糖脂代谢异常的副作用[128],第二代药物尤为明显,这些副作用包括体重增加、代谢综合征、甘油三酯升高和糖耐量异常[129]。**肥胖与诸多妊娠并发症相关,例如妊娠期糖尿病、子痫前期、剖宫产和大胎龄儿(LGA)[130,131]。

很少有研究报道第二代抗精神病药对生殖系统的风险影响。与普通人群相比,服用第一代和第二代抗精神病药物的孕妇发生早产、低出生体重及严重畸形的风险升高,但是孕妇的原发精神障碍也可能诱导这些并发症。虽然基因易感性和基因-环境的相互作用对生殖系统风险有影响,但孕产妇本身因素、物质滥用、营养状况以及严重精神障碍的生物和行为学变化可能是导致生殖系统并发症的主要决定因素。药物是否导致畸形,主要是房室间隔缺损,尚无定论。有些研究提示,只有第一代抗精神病药暴露的婴儿受到影响[131],也有数据表明,第二代药物暴露的畸形风险升高(OR,2.17;95% CI,1.20~3.91)[132]。

抗精神病药物明显增加早产的风险。胎儿期第一代药物暴露(3158g±440)的婴儿比第二代药物(3382g±446)或非抗精神病药暴露(3382g±384)的体重要轻[133]。与第一代药物(2%)或非抗精神病药物(3%)相比,大于胎龄儿多见于第二代药物暴露(20%)[133]。此外,与未用药相比(4.2%),产前第二代药物暴露(15.6%)和第一代药物暴露(21.6%)的婴儿在新生儿期后的并发症增高。与普通人群相比,死产儿或新生儿死亡的发生率没有明显增加。

全美孕期第二代抗精神病药物登记网站(http://wonensmentalhealth.org/posts/pregnancy-registry)已经建立,截至 2014 年 12 月,303 名妇女完成登记,可以纳入分析。妊娠早期第二代药物暴露的 214 例活产婴儿中发现了三种严重畸形,对照组(n=89)一种。暴露组严重畸形的绝对危险度为 1.4%,对照组 1.1%。比较暴露组和对照组,婴儿出现严重畸形的优势比为 1.25(95% CI,0.13~12.19),无显著性差异,但样本较少。

替代和补充治疗

ω-3 脂肪酸摄入量与双相障碍患病率之间呈负相关性[134]。双相患者被随机分到鱼油组和安慰剂组,鱼油组症状缓解期明显延长[73]。电休克治疗(electroconvulsive therapy,ECT)对难治性抑郁、急性躁狂和重度混合发作均有显著疗效[100,135]。ECT 是通过短暂的脉冲装置递送电刺激,诱导有限的癫痫大发作,同时使用琥珀酰胆碱阻止电刺激对周围骨骼肌的影响。ECT 中使用的短效麻醉剂不会对母婴造成不良影响[100,135]。

双相障碍产后复发的预防

产后是女性一生中躁狂、抑郁或混合发作复发的高峰时期。中断锂盐治疗的女性[136]产后复发率几乎是非孕妇的 3 倍(70% 对比 24%)。有产后精神病史的女性,如果产后没有立即服用锂盐预防性治疗,超过 40% 的会再次复发,产后立即服药者则没有复发[96]。产后药物治疗方案包括选择过去有效的药物[100],教育配偶密切观察并及时报告早期症状,预防复发。

双相障碍产妇的母乳喂养

产妇母乳喂养的意愿一定要考虑(见第 24 章)。产后早期整夜不哺乳可能会影响哺乳成功,但缺乏睡眠是促发躁狂的主要危险因素。建议配偶或家属帮助夜间喂养婴儿,优先保障母亲的充足睡眠。

美国儿科学会(AAP)[137]和 AAN[138]一致认为,治疗双相障碍的大部分药物的乳汁浓度低于母体体重校正后浓度的 10%。多中心纵向观察研究,报道了卡马西平、拉莫三嗪和丙戊酸钠单一治疗对母乳喂养的 3 岁儿童的智商影响[139]。母乳和配方喂养的儿童没有差异。但母乳喂养婴儿的拉莫三嗪浓度平均为母亲的 30%~35%。同时服用类似代谢途径的药物,如劳拉西泮(lorazepam)、阿司匹林、奥氮平、对乙酰氨基酚(acetaminophen)和丙戊酸钠,会增加婴儿药物中毒的危险。

对锂盐治疗的哺乳妇女要进行教育和密切随访[137,140]。在 10 个母婴配对的病例中[140],婴儿血清锂盐浓度为母亲的 25%。一项有三个婴儿参与的研究发现[141],婴儿血清锂盐浓度为母亲的 10%~17%。特别是在容易脱水的情况下(喂食/口服减少、过多的液体流失或发热)[100],看护人员应注意监测婴儿的中毒征兆(喂养困难、嗜睡和肌张力低下)。为了避免出现假阳性的高血锂水平,必须用不含肝素锂作为稳定剂的试管收集婴儿血液样品。

焦虑障碍

诊断与患病率

焦虑障碍(anxiety disorders)包括惊恐障碍(panic disorder)、广泛性焦虑症(generalized anxiety)、强迫症

（obsessive-compulsive disorder, OCD）、创伤后应激障碍（posttraumatic stress disorder, PTSD）、广场恐惧症（agoraphobia）和其他恐惧症。根据 DSM-5 的诊断标准定义[1]，各种焦虑障碍有其独特的症状特点。许多人有亚临床焦虑症状。**症状必须导致社会功能损害，才能临床诊断焦虑障碍。**女性焦虑障碍的终生患病率为 5%；惊恐障碍 5%；广泛性焦虑症 3%；OCD6%；社交恐惧症（social phobia）和其他特定恐惧症 13%；PTSD10%[142-144]。一个患者可有多种焦虑障碍。未经治疗的焦虑障碍是一个慢性病程。**OCD 患病率没有性别差异，但其他焦虑障碍以女性常见，为男性的 1.5～2 倍。焦虑障碍增加合并 MDE 的风险。**

惊恐发作（panic attacks）的特征是历时短暂（5～15 分钟）、突如其来的强烈恐惧感或不适感，许多焦虑障碍患者和正常人经历急性应激后都可发生。表现为心悸、多汗、呼吸短促、窒息感、恶心、胃肠不适、眩晕、站立不稳、手脚麻木或刺痛、发冷、潮热、濒死感和失控感。当症状反复发作或间歇期担心再发，则诊断为惊恐障碍。有 30%～40% 未经治疗的惊恐障碍发展为致残性高的广场恐惧症。由于担心症状发作时得不到帮助，患者不愿到户外活动或坚持有信赖的亲友陪伴才肯出门。

广泛性焦虑症的特征在于过度担忧许多事情。尽管担忧的事情是现实的，程度超乎寻常，过于强烈。例如，会为朋友是否收到礼物答谢卡而担忧数小时。伴随担忧的症状有肌肉紧张、疲劳、头痛、恶心、腹泻和腹痛。

与广泛性焦虑症相反，**OCD 患者焦虑的事情通常古怪，不合常理。**OCD 的特征表现为令人不安的强迫观念，为对抗某种强迫观念所引起的焦虑而继发的强迫行为。常见的强迫观念包括污染、伤害、暴力或性相关画面、宗教的先占观念，以及对称或排序的强烈欲望。继发的强迫行为包括清洁或洗涤、检查、重复、次序、囤积及精神活动（如计数和祈祷）。担心污染和闯入性暴力思维是妊娠期和产后常见的强迫观念[145]。强迫观念与妄想和幻觉容易混淆，鉴别常有困难[146]。**患有 OCD 的母亲可能被伤害孩子的强迫观念和相关画面缠绕得痛苦不安，但伤害婴儿的风险并没有增加。**

诊断**创伤后应激障碍**（PTSD）要求患者有创伤暴露史，直接经历或目击严重创伤事件，事件中自身或他人死亡、几乎死亡或严重创伤。此创伤性事件以一种或多种下列方式持续再度体验：(1) 反复浮现闯入性的痛苦记忆；(2) 反复痛苦的噩梦；(3) 行动或感觉上体验仿佛创伤事件又再重演（症状闪回）；(4) 遇到与事件相关的提示物而产生强烈的痛苦；(5) 持续过度警觉；(6) 惊跳反应增强。症状必须持续至少 1 个月，才符合 PTSD 的诊断标准。关于出生创伤是否会导致新发或复发 PTSD 的报道很少。初步估计，普通人群中与出生创伤相关的 PTSD 发生率为 3%，高风险人群中为 15%[147]。

分离焦虑障碍（separation anxiety）表现为持续过度地担心自身或他人会受到伤害，而难与依恋对象离别。患者因为离别或离别的威胁而痛苦不安，伴有噩梦和焦虑的躯体性症状。

恐惧症（phobia）是过度害怕特定的事物或情境。社交恐惧症是在社交场合害怕当众说话或公开吃东西，害怕受羞辱。其他常见的特定恐惧症有身体损伤恐惧症（侵入性医疗操作）、恐高症（acrophobia）、蜘蛛恐怖症（arachnophobia），幽闭恐怖症（claustrophobia）。惊恐障碍患者对有些情境惧怕（如飞机），认为惊恐发作时难以逃离或无法获得帮助。这是惊恐障碍和广场恐惧症的特征，不是恐惧症。

待产和分娩的恐惧

有些妇女强烈恐惧怀孕和分娩。约 5%～10% 的孕妇对分娩极度恐惧，被认为可能是一种恐惧症。这些孕妇通常要求剖宫产。极度恐惧分娩和要求剖宫产的风险因素包括既往精神疾病史、虐待史、缺乏社会支持、无业和既往分娩并发症史。短程焦点（focused short-term）心理治疗可以帮助这些孕妇接受阴道分娩，改善对分娩的体验[148]。

妊娠期的自然变化

妊娠、分娩和哺乳期间，调节焦虑症状的各种激素和神经递质发生了巨大的生理变化，但有关妊娠和产后焦虑方面的研究并不多。在一项大型前瞻性研究中，与产后 8 周到 8 个月相比，更多孕妇在妊娠 18 周和 32 周的焦虑量表得分高于阈值，**提示非特异性焦虑症状在妊娠期间恶化。产前焦虑症状和焦虑症与产后抑郁症的风险增加相关，即使在控制产前抑郁症的因素之后也是如此**[149]。焦虑障碍是产后抑郁症的常见并发症[86]。关于特定的焦虑障碍，初步证明妊娠期间惊恐障碍症状可以改善，但产后可能复发。中断哺乳会诱导症状复发[150]。妊娠和分娩可以导致 OCD 复发或恶化[145,151]。强迫症状常见于产后抑郁症[152]。闯入性暴力思维和担心污染在没有精神疾病史的新生母亲中很常见[153,154]。目前研究尚未发现妊娠对广泛性焦虑症、恐惧症或 PTSD 的影响。

β-肾上腺素能激动剂，如特布他林，在治疗早产时可能诱发惊恐发作和其他焦虑症状。**甲状腺功能亢进与惊恐发作有关，应该作为产后焦虑发作的鉴别诊断。**

妊娠期焦虑的影响

焦虑症状及焦虑障碍与子痫前期和出生体重降低的风险增加有关[155,156]。PTSD 是一种伴有持续过度警觉和严重失眠的焦虑障碍，与早产的风险增加有关[157,158]。目前对其他焦虑障碍与分娩并发症的关系尚知之甚少[159]。心理社会应激也与较高的早产发生率有关，这种关联由多种生理通路介导，包括自主神经唤醒、皮质醇和促肾上腺皮质激素释放激素水平升高以及全身炎症[160]。睡眠缺乏是常见的焦虑症状，可以增加炎症负荷，与早产有关[161]。

产前焦虑会对后代产生不良影响。孕妇焦虑时，胎儿随之出现心率增加。如果母亲高度焦虑，新生儿会出现心率变异减少和自主神经功能紊乱[162,163]。自主神经功能紊乱与儿童和成人情绪调节紊乱相关联。焦虑母亲的胎儿和新生儿深睡眠时间过长[162,164]，容易过度啼哭[165]。

妊娠期焦虑与后代出现注意力缺陷、运动发育不成熟和难处的性格相关。两项大型前瞻性研究控制产科和社会人口学风险及产妇抑郁因素后发现，孕妇焦虑增加儿童期多动症、行为障碍和焦虑症的风险[166-168]。有关遗传因素、父母行为及子宫胎盘环境对焦虑症孕妇后代发育和精神方面的影响有待进一步研究。

焦虑障碍的治疗

正常和异常焦虑之间没有固定界限。**当焦虑严重影响工作、家庭或社会适应能力时，应该接受心理健康评估和干预治疗。**多数抗抑郁药物对惊恐障碍有效，为一线治疗。苯二氮䓬类药物有效，但存在滥用和躯体依赖的危险。认知行为治疗（cognitive behavior therapy，CBT）是一种限定时间和结构化的心理治疗，对惊恐障碍有效。

相比之下，SSRI抗抑郁药对OCD有特别疗效。暴露和反应预防是对OCD有效的行为治疗方法。各类抗抑郁药物和认知治疗对广泛性焦虑症有效。抗抑郁药对PTSD有部分疗效，心理治疗或联合治疗更为有效。SSRIs和CBT是社交恐惧症的一线治疗。特定恐惧症用聚焦脱敏治疗（focused desensitization therapy）而非药物治疗。焦虑障碍患者教育手册已经出版发行（参见本章末尾的附加资源）。

焦虑障碍如同MDE，同样对妊娠产生负面影响，必须个体化评估妊娠期焦虑障碍的治疗风险和获益（见8章）。如果拒绝或无法提供心理治疗，或心理治疗无效，应考虑药物治疗。在重性抑郁障碍一节中已经讨论了有关妊娠期和哺乳期如何使用抗抑郁药物。现有的研究证据表明，苯二氮䓬类暴露的致畸风险很小[169]。但是，关于苯二氮䓬类对神经发育的影响了解甚少。在分娩时，较高剂量苯二氮䓬类药物暴露的新生儿可能出现戒断性癫痫发作或肌张力低下[170]。

苯二氮䓬类药物分泌到乳汁中的浓度因种类、剂量和服用频率而异。因为有替代疗法存在，妊娠期和哺乳期通常避免使用苯二氮䓬类，或只用于短期治疗控制某些症状。长期使用长效苯二氮䓬类会造成婴儿过度镇静，建议间断使用短效苯二氮䓬类。要教育母亲密切观察婴儿嗜睡和喂养困难等症状。有关母乳喂养婴儿的血液苯二氮䓬类药物浓度尚知甚少。

进食障碍

诊断和患病率

DSM-5[1]大幅度更新了进食障碍在"喂食和进食障碍"中的分类。进食障碍对妊娠和哺乳有很大影响，妊娠和哺乳期间食物摄入的需求量增加，会直接受到异常进食行为的影响。本节将回顾神经性厌食症（anorexia nervosa，AN）和神经性贪食症（bulimia nervosa，BN）。

神经性厌食的特征是限制能量摄取而导致显著低体重，患者惧怕体重增加或变胖，持续采取避免体重增加的行为[1]。厌食症女性对自己的体重或体形认识不正常，以扭曲的体重或体形观念进行自我评价，长期缺乏对低体重的严重危害的认识。厌食症患者体重指数（BMI）通常小于$18.5kg/m^2$。闭经不再是诊断标准，但大多数女性有继发性闭经。青少年和年轻成年女性的患病率为0.4%。厌食症的病程起伏不定，有缓解期、症状残留期和慢性迁延期。多数患者5年内症状缓解[171,172]。躯体并发症和自杀率升高导致神经性厌食症的死亡率升高（每10年新增病死率5%）[171]。

神经性贪食症表现为反复发作的暴食，发作时感到无法控制进食，以及暴食后担心体重增加的代偿性清除行为[1]。贪食症常见于年轻成年女性，发病率为1%～1.5%。暴食行为指在一段时间内（比如2小时）吃进大量食物，远远超出大多数人相同时间内的进食量。不适当的代偿性清除行为包括自我诱吐；导泻、滥用利尿剂或其他药物（比如吐根诱吐）；禁食；过度运动。**诊断神经性贪食症要求暴食和清除行为的频率至少每周一次，连续3个月。**贪食症女性体重相对正常，甚至高于正常。贪食症女性对自己的体重或体形认识也不正常。BN的病程发展不定，有时症状缓解，有时间歇性复发，或经久不愈。贪食症死亡率近期有所升高（每10年新增病死率2%）[1]。暴食妇女常见闭经和月经稀少[173]。厌食症和贪食症女性患病率明显高于男性，为10:1。**进食障碍病因包括多方面因素：社会流行以瘦为美；依赖别人目光来评价自己；父母期待符合大众规范且出人头地；基因易感性（50%～80%受遗传因素影响）；自卑、冲动、强迫型、过分追求完美和情绪不稳定等性格；以及糖尿病等慢性疾病**[174,175]。神经递质、神经肽和内分泌因子失调也可能是发病因素。易感人群节食常会发展成进食障碍[174]。

进食障碍患者很少自愿披露自己有不良饮食行为，她们往往因为月经失调、不孕、性功能障碍、不明原因呕吐、疲劳或心悸到妇产科就诊[174]。妇产科或全科医生可以通过询问有关限食、暴食、诱吐和强迫性运动等病史来筛查进食障碍。体检包括体重，长期自我诱吐可见牙釉质腐蚀和手背皮肤硬结或瘢痕的体征[174]。厌食症和贪食症患者可能出现排卵中断或停止,因此继发性闭经的鉴别诊断应包括这两种疾病。实验室检查可以发现电解质、血尿素氮、肌酐、淀粉酶和甲状腺功能等指标异常。厌食症和贪食症继发许多躯体疾病,有些并发症可能危及生命(框 55-2)。心律失常多见于厌食症,一般随营养改善可以逆转。贪食症患者长期滥用吐根(emetine,依米丁)会导致不可逆性心肌病[176]。超过 90% 的成年厌食症患者发生骨量减少,约 40% 的患者在一个或多个部位出现骨质疏松[177]。腰椎受影响最大。恢复体重和补充营养是改善骨密度的理想疗法。补充雌激素可能有效,但口服避孕药尚未收到一致疗效[177]。同样,厌食症患者服用二磷酸盐(bisphosphonate)的疗效数据不一致。由于潜在的致畸作用和长半衰期,一般不用此类药物治疗绝经前厌食症患者的骨质疏松[178,179]。

框 55-2 进食障碍体征和实验室异常结果

进食障碍女性常见体征:
心动过缓
低血压和体位性低血压
体温过低
皮肤干燥

厌食症极度限食的常见体征:
骨瘦如柴;把身体包裹在大号衣服里
面颊凹陷、皮肤蜡黄
身体细软绒毛
萎缩性乳腺/萎缩性阴道炎
四肢凹陷性水肿
发质黯淡、稀疏
四肢冰凉发绀
骨量减少,骨折风险增加
便秘
泻药或利尿剂戒断后的水潴留
实验室:贫血、↑血尿素氮、↑胆固醇、↑肝功能异常、↑淀粉酶、↓血小板、↓镁、↓锌、↓磷、↓甲状腺功能异常。滥用泻药可导致代谢性酸中毒

催吐/导泻女性常见体征:
腮腺炎
自我诱发呕吐而导致的手背皮肤硬结
口腔损伤
牙釉质腐蚀,牙齿崩裂,大量口腔美容修复
滥用吐根导致的心肌病和骨骼肌病
实验室:代谢性碱中毒、↓钠、↓氯、↓钾、↑碳酸氢根(呕吐)

摘自 APA,美国《精神障碍诊断与统计手册》(第 5 版,DSM-5).Arlington,VA:APA,2013;Hay P,et al. Royal Australian and New Zealand College of Psychiatrists clinical practice guidelines for the treatment of eating disorders. *Aust N Z J Psychiatry*. 2014;48(11):977-1008;and Hsu LK. Eating disorders:practical interventions. *J Am Med Womens Assoc*. 2004;59(2):113-124.

妊娠期的自然变化

厌食症或贪食症女性的生育能力下降,原因是促性腺激素释放激素(GnRH)分泌减少,进而促黄体生成激素(LH)和促卵泡激素(FSH)减少,导致无排卵。可一旦怀孕,妊娠的刺激可能将亚临床症状转化为明显的进食障碍[175]。妊娠期间的体形变化和体重增加失控对进食障碍患者存在影响,这会引发原本异常的饮食习惯和对体形的过度关注。妊娠期间可有持续的进食障碍和暴食行为,也有多个研究表明妊娠期间的暴食和诱吐有所减轻。为了胎儿健康生长,一些进食障碍孕妇会注意饮食营养,而不再自我诱吐[175]。**对有既往史或目前患进食障碍的孕妇,理想的治疗方案应由多学科团队制定,团队成员包括妇产科医生、营养师,精神科医生和心理治疗师**[175]。产前密切检查,定期称重,鼓励适当增加体重,加强营养,确保胎儿健康。妊娠期间暴饮暴食可能与体重过度增加相关。贪食症与妊娠期高发的恶心和呕吐有关,但不会增加妊娠剧吐的风险[180]。

最近一项综述报道,厌食症孕妇低出生体重(LBW)婴儿的风险升高[181]。同样有研究发现,孕妇体重增加不足会增加流产、宫内生长受限(IUGR)、小于胎龄儿(SGA)、小头畸形、早产(PTB)、产前出血和剖宫产等风险。孕妇适当增加体重可以减少部分并发症的发生[182-184]。进食障碍和限制食物摄取会造成叶酸缺乏,增加神经管缺陷的风险[185]。控制体重(如严格节食、催吐和过度运动)可能导致营养缺乏,影响胎儿大脑发育和应激反应[186]。贪食症孕妇的流产、早产和剖宫产率升高[187]。贪食症孕妇可有低体重儿,也有可能出现巨大胎。

产后是 MDE 和产妇适应不良的高风险发生期[174,175]。与无进食障碍病史的产妇相比,有贪食症病史的妇女产后抑郁风险增加三倍[188]。即使在妊娠期间症状得到控制,新生儿降生的压力、失控感以及产后减肥的意愿都可能导致厌食症或贪食症复发。产后是治疗进食障碍的关键时期,需要加强支持和综合治疗。文献报道,进食障碍患者的孩子第一年生长曲线减慢[189],儿童期和青春期早期发生精神障碍的风险增加[190]。

进食障碍的治疗

治疗进食障碍的目标包括建立正常饮食行为;稳步恢复营养摄取和体重;矫正对体重的异常认识;并对以下项目进行心理干预:完美、自卑、过度追求瘦身、不稳定情绪、人际关系困难和应对技能缺乏等。治疗抑郁、焦虑和躯体疾病也是综合治疗的组成部分。

神经性厌食症

厌食症患者出现下列情况时可能需要住院治疗:极

度消瘦、严重电解质紊乱、抑郁、自杀或门诊治疗无效[191]。住院期间以综合治疗为主,为患者营造具有约束性、结构化的心理行为治疗和环境。精神科实施个体和团体心理治疗,营养科制定餐饮计划并监督患者完成进食方案,对躯体症状进行监测评估[172,191]。热卡摄入太快会导致再喂养综合征(refeeding syndrome),表现为水电解质失衡和体液转移。住院时间长短和出院体重是预测厌食症预后的因素,即使住院治疗后体重恢复正常,仍有 50% 的患者在一年内复发[192]。

厌食症心理治疗包括家庭治疗、CBT、洞见取向(insight-oriented)心理治疗、临床支持治疗和人际心理治疗。FDA 至今还没有批准针对治疗厌食症的药物,指南也无药物推荐。随着恢复体重,合并的抑郁和焦虑症状会有所改善。精神类药物通常用于治疗抑郁焦虑症状,单一心理治疗抑郁焦虑症状无效时也需药物治疗。精神类药物对厌食症的核心症状无效。Meta 分析表明,第一代抗精神病药、第二代抗精神病药、TCAs 和 SSRIs[193]对增加体重、减轻焦虑和改善认知功能并不优于安慰剂[194,195]。

预防厌食症复发比较困难,长期研究表明厌食症是慢性疾病[172]。患者恢复体重后,CBT 有助于预防疾病复发。一项对照研究表明,患者体重恢复后接受 CBT 治疗,再使用氟西汀的疗效与安慰剂相同[192]。

神经性贪食症

CBT 是贪食症的一线治疗,临床已经证实其短期和长期疗效。通过分析识别患者面对不同应激情景时的自动思维、情绪体验和暴食-清除-饥饿的行为模式,逐渐改变异常进食行为和负性认知信念,建立应付多方面挑战的新策略。CBT 是一种限期的个体或团体心理治疗方式。无法实施 CBT 治疗时,鼓励使用以 CBT 为基础的自助手册和互联网咨询平台(参见本章末尾的附加资源)。

以安慰剂为对照的 RCTs 发现,尽管只有少数患者达到症状完全缓解,SSRIs、TCAs 和 MAOIs 有望减轻暴食和清除行为[193,196]。FDA 批准氟西汀治疗贪食症,治疗剂量为每天 60mg。进食障碍患者抽搐发作的阈值降低,禁用安非他酮。大量研究表明,抗抑郁药可以减轻进食障碍的核心病理心理,如体重和食物的先占观念。抗抑郁药降低暴食-清除频率,与合并的抑郁症无关。合并抑郁症时,CBT 联合抗抑郁药治疗是较为慎重的临床优化方案[172,196],可以最大程度改善临床症状,达到症状持续缓解。

有报道昂丹司琼(ondansetron)和托吡酯(topiramate)可以减轻暴食和清除行为[193]。这可能与昂丹司琼作为 5-HT$_3$ 拮抗剂调节迷走神经的活性有关。托吡酯可以减少暴食-清除的天数,并改善自尊心、饮食观念、焦虑和对体形的认识。妊娠前三个月托吡酯暴露的后代口裂风险增

加,故不推荐此药作为育龄妇女的一线治疗。

精神分裂症

诊断与患病率

精神分裂症(schizophrenia)是影响 1% 人群的致残性脑病。其特征是精神错乱(psychosis),是指特有的临床症状,而非每次发作的严重程度。特征性症状包括妄想(固定的荒谬信念)、幻觉、言语紊乱、行为怪异或紧张型木僵(奇特姿势、刻板、缄默、违拗、无端兴奋、模仿言语)以及阴性症状(情感淡漠和意志减退)。诊断精神分裂症至少具备两项上述症状,持续 6 个月,并且至少有一个月症状处于活动期。精神分裂症病因未明,假设发病机理包括:(1)多巴胺亢进假说;(2)宫内暴露流感或其他病毒造成的神经生物障碍假说[198];(3)神经可塑性或神经发育轨迹障碍假说[199]。伴有精神病性症状的心境障碍不同于精神分裂症,前者随心境症状好转,与心境协调的幻想和幻觉会悄失。精神分裂症的死亡率和并发症很高,成功自杀的患者占 10%。**与男性相比,女性发病晚,平均年龄为 25~30 岁,心境症状突出,症状较轻,住院次数少,重返工作岗位的可能性高,社会支持较多,预后良好**[200]。约 67% 的女性患者已婚,而男性只有 29%,女性患者有孩子的可能性是男性的两倍[200]。

妊娠期的自然变化

较健康女性而言,精神分裂症患者即使较少使用避孕措施,生育率也较低,而且导致永久性不孕的因素如子宫切除、过早绝经或绝育的比例较高[201]。妊娠期间抽烟、物质滥用和社会经济压力会增加妊娠并发症的风险。一项人群为基础的队列研究调查了 1980~1992 年期间 3000 多名患有精神病的孕产妇[107]。**与无精神病者相比,胎盘早剥(OR,2.75;95% CI,1.32~5.74)和产前出血(1.65;95% CI,1.02~2.69)等并发症的风险增高**。产后第一年,精神分裂症患者精神病(27%)和抑郁症(38%)的复发率很高[202]。精神分裂症女性的后代容易出现轻微的神经发育问题,但成因(遗传、环境或心理社会因素)复杂。研究中通常缺乏相关资料,例如,母体营养状态、家庭暴力、合并症以及是否服用精神类药物或其他影响生育的药物等[107]。

基于非妊娠期精神分裂症的经验

目前尚缺乏针对治疗孕产妇精神分裂症的数据。治疗非妊娠期精神分裂症的文献显示停药后的复发率很高:53% 在随访期间复发,持续治疗至少 10 个月的患者只有 16% 复发[203]。预测复发的因素包括突然中断治疗、

年轻患者、发病年龄偏早、需要大剂量药物控制症状以及近期住院史。**精神分裂症如不治疗,复发风险很高,因此建议妊娠期间继续治疗。首选能够最大程度减轻症状且副作用最小的药物**[204]。对于只愿随访观察而不服药的患者,一定要制定应急措施,一旦出现前驱症状立即恢复药物治疗。最佳治疗方案是**综合产科和精神科管理**,提供药物治疗,实施产前和家庭教育,争取良好预后[205]。

女性精神分裂症的治疗

在一项大型双盲对照试验中,1500 名精神分裂症患者被分为五组,包括四组第二代抗精神病药(奥氮平、喹硫平、利培酮和齐拉西酮)和一组第一代抗精神病药(奋乃静 perphenazine)[206]。奋乃静与第二代药物的耐受性相当,并与其中三个第二代药物的疗效相同。奥氮平组的停药率和住院率较低,但体重增加和代谢综合征的副作用抵消其临床效益。该研究排除了孕妇,但结果依然对妊娠期精神分裂症有指导作用。从风险和获益角度考虑,妊娠期间倾向于使用第一代抗精神病药,特别对于胰岛素抵抗、肥胖和高血压的孕妇。**控制精神病症状通常需要持续的药物治疗,这对母胎健康发育至关重要**[204]。

妊娠期抗精神病药物治疗

氯氮平(clozapine)是第一个问世的第二代抗精神病药;众多副作用限制了其临床使用,例如,体重增加、心动过速、血脂异常、嗜睡,流涎以及因粒细胞缺乏症需要定期监测血常规(参见本章关于第二代抗精神病药物治疗妊娠期双相障碍)。如果患者使用副作用较小的药物治疗无效,可考虑使用氯氮平。孕妇服用氯氮平可以正常分娩,也有可能发生妊娠糖尿病、肩难产、肌张力低下和新生儿惊厥[207]。

奥氮平(olanzapine)是生殖系统领域研究最多的一个第二代抗精神病药。Brunner 等[208]根据美国礼来公司(EliLilly and Company)自发性通报安全数据库(safety database of voluntary reports),全球范围追踪 610 例孕产妇,前瞻性报道了妊娠并发症的风险。大多数女性在整个妊娠期间(44.3%)或前三个月(31.5%)服用奥氮平。报道显示孕妇服用奥氮平不影响早期流产、先天性畸形、早产和死胎等妊娠并发症的发生率。奥氮平剂量为每天 0.6～35.0mg,平均剂量为每天 10.3mg。

利培酮(risperidone)是具有不同受体阻断活性的第二代药物。每天剂量超过 6mg 可能出现高催乳素血症和运动系统副作用。一项药物上市后的前瞻性研究显示,在有明确妊娠结局的 68 例中,胎儿结构畸形占 3.8%,与普通人群没有区别[209]。新生儿适应障碍可表现为震颤(tremor)、抖动(jitteriness)、激惹(irritability)、喂养困难和嗜睡。

喹硫平(quetiapine)是第二代抗精神病药,剂量范围广,初次给药时逐渐增量,维持剂量为每天 400～800mg。副作用有镇静、体重增加和头痛。有限的临床病例报告显示,宫内暴露喹硫平的胎儿宫内生长正常、足月出生和正常 Apgar 评分[204]。Yaeger 等[210]在一例精致的病例讨论中系统回顾了喹硫平治疗孕妇精神障碍的临床进展。

齐拉西酮(ziprasidone)可以有效控制精神病症状,对体重、血脂和血糖代谢没有影响[211];但是可能与 QTc 间期延长综合征相关。有关围产期齐拉西酮暴露的研究有限。在已知的 57 例孕期暴露中有一例畸形[212]。

阿立哌唑(aripiprazole)是独特的多巴胺 D2 和 5-HT1A 受体部分激动剂。用于治疗精神分裂症、双相躁狂和混合发作,与抗抑郁药联合使用治疗重性抑郁障碍。最近一项多中心前瞻性队列研究收集的 2004 年～2011 年数据表明,阿立哌唑暴露与出生缺陷、流产或妊娠糖尿病发生率的升高无关[213]。阿立哌唑的血清浓度会因妊娠期肝脏代谢增强而下降,因而需要增加药物剂量[214]。最近有证据表明,暴露组的早产率(86 例中的 11 例[16%]对比 172 例中的 11 例[7%])和胎儿生长受限(86 例中的 12 例[19%]对比 172 例中的 11 例[7%])均有增加[213]。这个发现值得关注,却难以解释。因为暴露组的大多数孕妇(65%)仅在妊娠前三个月接受过短期治疗。此外,暴露组的吸烟率高,现已证实吸烟是早产和胎儿生长受限的风险因素。

一项纵向研究追踪了 76 名妊娠全程暴露第二代抗精神病药物的婴儿生长发育[215]。与 76 名未暴露组相比,3 个月时,暴露组婴儿在贝里婴儿发育量表(Bayley Scales of Infant Development)的认知、身体动作、社交情绪和适应行为的平均得分明显降低,但 12 个月时两组没有显著差异。暴露组有较多的婴儿出生体重偏低(13.2% 对 2.6%,$P=0.031$),但两组之间的平均出生体重和身高没有显著差异。另一项前瞻性对照研究调查了 1999 年～2008 年期间宫内暴露抗精神病药物的母婴结局[215a]。应用标准化婴儿神经国际量表(Infant Neurological International Battery)评估,结果发现暴露抗精神病药($n=22$)的 6 月龄婴儿的神经运动功能明显低于暴露抗抑郁药($n=202$)或未用精神药($n=85$)的婴儿。由于婴儿神经运动受损与母亲抑郁症或精神障碍等疾病相关联,因此无法分清是药物影响,还是母亲疾病的影响。

为争取最佳母婴结局,心理健康团队应与社区医疗合作,制定个体化治疗方案。孕妇应该根据个人病情,首选能够最大程度减轻症状的抗精神病药物,而且能够耐受药物副作用[204]。衡量风险和获益时,还应考虑首选药物能否用其他药物取代,比如药物有类似疗效和副作用,但生殖系统副作用较小。但目前还没有任何一种抗精神病药比其同类药有更明显疗效或更小的生殖系统副作用[204]。药物选择受很多因素影响,比如担心所选药物,尤其新药,缺乏足够临床数据;还有过去的用药经验,这个药物可能对妊娠前或妊娠期间出现的某个躯体疾病影响较小。妊娠结局受药物和疾病双重影响,在衡量风险和获益时应综合考虑[204]。

哺乳期抗精神病药物治疗

亲脂性的氯氮平在乳汁中含量较高[216]。有少量病例报道发现乳汁中含有高亲和性的奥氮平蛋白化合物。婴儿血药浓度中位数为母体的 1.6% ~ 4.0%[217]。妊娠期间每天服用奥氮平(10mg),分娩时母体血药浓度为 33.4ng/mL;婴儿血药浓度约为母亲的三分之一[218]。在第 2 和 6 周,母乳喂养的婴儿血药浓度低于 2ng/mL。母亲服用奥氮平,婴儿会出现嗜睡、易激惹、震颤和失眠[208]。

在 3 例接受利培酮治疗的母乳喂养婴儿血清中未检测到药物代谢产物,也没有发现不良反应[219]。1 例服用利培酮(6mg/天)的母亲在 24 小时内每 4 小时提供血浆和乳汁做连续样品检测。结果发现,婴儿药物摄入量约为母亲服用剂量的 0.84%,代谢物摄入量为 3.5%,经调整母亲体重后的药物摄入量为 4.3%[220]。

对 6 例喹硫平治疗[221]的乳汁进行检测发现,5 名婴儿的每天药物暴露总量小于 0.01mg/kg/天,一例小于 0.10mg/kg/天。婴儿药物摄入量约为母亲剂量的 1.2%[222]。1 例患者妊娠全程服用阿立哌唑,婴儿足月分娩后母乳喂养。在第 27 天,乳汁中没有检测到阿立哌唑或其代谢产物[223]。

物质滥用相关障碍

诊断和患病率

宫内暴露精神活性物质(毒品)的儿童易于发生各种躯体和神经发育问题[224]。一项全美调查发现[225],**5.4% 的孕妇在一个月前吸食非法药物,其中以大麻最为常见,妊娠早期(9.0%)和中期(4.8%)比晚期多见(2.4%),但均低于同龄组非妊娠妇女(11.4%)**。这些数据表明,许多妇女怀孕后停用成瘾物质。对继续使用者,戒瘾治疗是改善产妇和婴儿/儿童结局的最有效措施[226]。**成瘾障碍(addiction)常伴有精神和/或躯体疾病、贫穷、营养不良和暴力等不利因素。由妇幼保健医护人员制定针对孕产妇的综合治疗方案,对改善出生结局和提高戒瘾康复的成功率必不可少。**对滥用成瘾物质的孕妇进行刑事定罪和监禁往往产生有害影响,损害母胎健康[227]。

DSM-5[1]将 DSM-4 中的物质滥用(substance abuse)和物质依赖(substance dependence)标准整合在一起诊断物质滥用障碍(框 55-3)。对每类成瘾物质分别进行评估,定其严重程度。

框 55-3 **DSM-5 物质滥用障碍诊断标准**

1. 使用量比预期更多或使用时间比预期更长。
2. 经常试图减少或停止使用,却一再失败。
3. 花费大量时间获取或使用该物质,或从其效应中恢复过来。
4. 强烈渴求或冲动使用该物质。
5. 反复使用该物质而导致工作、学业或家庭的失责或失败。
6. 明知该物质会持续或反复导致或恶化社交或人际关系问题,仍然继续使用。
7. 由于使用该物质,放弃或减少重要的社交、职业或娱乐活动。
8. 在有可能对身体造成伤亡的情况下,也反复使用该物质。
9. 明知该物质可能引发或加重躯体或心理疾病,仍坚持反复使用。
10. 出现耐受性,表现为需要增加使用剂量方能获得所需的效应,或使用原剂量达不到追求的效应。
11. 出现戒断症状,表现为有特征性的该物质戒断症候群,或用同一或近似物质能缓解或避免戒断症状。

严重程度分轻度(11 项中符合 2 ~ 3 项)、中度(符合 4 ~ 5 项)和重度(符合 6 ~ 11 项)。
美国《精神障碍诊断与统计手册》(第 5 版,DSM-5)APA 2013 年

筛查、简短干预和转诊治疗

为了孩子的健康,患物质滥用的孕妇求医治疗的积极性较高[228]。产科标准病史包括采集酒精、烟草和其他成瘾物质的使用情况,产科医生应该教育孕妇,随意使用成瘾物质会增加母婴不良结局[229]。**筛查、简短干预和转诊治疗可以有效地改善围产期结局,这一建议基于循证医学证据**[230],**并得到 ACOG 认可**[226]。简短干预包括医务人员建议停止使用或少用成瘾物质,或者提供心理咨询。医务人员可以协助患者就诊,根据成瘾严重程度和躯体疾病以及心理社会需求,安排不同层次的治疗,例如门诊或专业戒毒机构[226]。

筛查物质滥用和物质依赖是产科健康评估的一项重要组成部分[228]。应用可靠有效的筛查工具,有助于识别孕妇使用酒精、烟草和其他药物[226]。T-ACE 问卷,代表耐受量-厌烦-减量-睁眼酒[231](tolerance,annoyance,cut-down,eye-opener),是一个筛查酒精滥用的简易工具(见 8 章表 8-2)。得 2 分或以上者(范围 0 ~ 5)为阳性,需要进一步评估。

因越来越大的社会压力,孕妇通常少报吸烟量。建议采用多选题问卷以提高自我报告的真实度[232]。药物滥用筛查量表(the Drug Abuse Screening Test,DAST-10)[233]侧重于调查前一年药物滥用造成的不良后果。4P 组合

筛查(表 55-2)专门用于识别产前酒精、烟草和其他成瘾物质使用的风险。问卷共有五个问题,1 分钟内可以完成:第一个 P(Parents 父母)询问父母的物质使用情况;第二个 P(Partner 伴侣)询问伴侣的物质使用情况;第三个 P(Past 过去)询问怀孕前饮酒情况;第四个 P(Pregnancy 妊娠)重点询问怀孕前一个月的吸烟和饮酒情况。女性经常持续吸孕前剂量的物质,直到确定怀孕停止,但此时孕早期暴露已经发生,所以询问怀孕前一个月吸食物质的情况非常重要。

表 55-2　4P 组合筛查

父母(Parents)	父母是否有酒精或成瘾物质使用问题?
伴侣(Partners)	你的伴侣是否有酒精或成瘾物质使用问题?
过去(Past)	你喝过啤酒、葡萄酒或白酒吗?
怀孕(Pregnancy)	在知道怀孕前的一个月里,你吸了多少烟? 在知道怀孕前的一个月里,你喝了多少啤酒、葡萄酒或白酒?

选自 Chasnoff IJ, Hung WC. The 4P's Plus. Chicago: NTI Publishing; 1999.

孕妇往往因为羞耻感、担心社会歧视以及担心承担法律责任,而不愿透露成瘾物质使用的真实情况。医务人员的态度和语气至关重要,患者容易在不受歧视的情况下说出真情[228]。除了自我报告量表,药物检测是生物学的筛查工具。包括检测尿液、胎粪和毛发[234];但是,这些都有实际应用的局限性。

特定物质滥用的影响和治疗

酒精滥用

近十分之一的孕妇(9.4%)报告在过去一个月内饮过酒,间歇性狂饮(binge drinking)指一次饮用≥5 个标准杯(美国一个标准杯含 14g 纯酒精,相当于 350mL 易拉罐的啤酒,5% 酒精度;国内标准杯纯酒精含量约定为 8~12g),此类患者占 2.3%。重度狂饮(heavy drinking)指过去一月内有五天或以上在喝酒,每次狂饮≥5 个标准杯,重度狂饮者占 0.4%[225]。非孕妇饮酒均高于孕妇。非孕妇中有一半近期饮过酒,间歇性酒狂占 24.6%,重度饮酒占 5.3%。

胎儿酒精暴露是造成智力障碍最常见的可预防性因素[227],也是增加流产、死胎和早产的风险因素。酒精是一种强有力的致畸因子,**胎儿酒精综合征**(fetal alcohol syndrome,FAS;见 8 章)是最严重的宫内暴露后遗症。诊断该病需要有母亲饮酒史、婴儿面部畸形、产前或产后生长发育缺陷以及终身神经发育障碍[235]。受影响的儿童有视觉、骨骼和心脏方面的异常。**最近有研究估计,每 1000 个儿童中有 0.2~7 个患 FAS**[236],估计每年的医疗费用超过 40 亿美元[237]。更广泛地说,产前饮酒可导致多种出生缺陷和发育障碍,统称为胎儿酒精谱系障碍(fetal alcohol spectrum disorders,FASDs)。美国 FASDs 的患病率为 2%~5%[236],表现为视觉、骨骼和心脏等多系统缺陷,以及认知功能、行为和适应功能受损[238]。

众所周知,妊娠期间大量饮酒(每天 1 杯或多杯)的负面后果包括 FAS 和 FASD[239]。一项 meta 分析发现轻中度饮酒(每周 1~6 杯)和间歇性狂饮(每次多于 4 或 5 杯)也有副作用。儿童认知障碍与妊娠期间歇性狂饮有关,儿童行为障碍与中度饮酒有关[240]。**常有人问起妊娠期间偶尔喝一杯葡萄酒或一杯含酒精的混合饮料是否安全,答案是妊娠期间任何时候饮用任何剂量或类型的酒都不安全**[235]。一旦发现孕妇饮酒,应尽早做超声明确胎龄,详细检查胎儿解剖,密切监测胎儿生长受限[241]。

有关饮酒和母乳喂养方面的研究有限。西方国家约有近一半的妇女报告哺乳期间饮酒[242]。乳汁中的酒精含量接近母体血液含量;因此,**AAP 建议哺乳期间禁止饮酒**。如果执意饮酒,建议限量一个标准杯,等 2~2.5 小时酒精从血液清除后再哺乳[243,244]。

酒精戒断综合征的治疗

酒精戒断综合征可以导致胎儿窘迫、胎盘早剥和早产[245]。通常在断酒 6~24 小时后出现一系列戒断症状和体征。早期表现为焦虑不安、失眠、鲜明的梦、厌食、恶心和头痛。体征包括心动过速、血压升高、反射亢进、大汗淋漓、高热、手或舌震颤。**抽搐发作的高峰时间是断酒 24 小时后,前驱出现反射亢进**。戒断可能进一步发展为震颤谵妄,导致母胎死亡[246]。

重度戒断综合征需要住院观察治疗。临床上常用苯二氮䓬类药物来缓解戒断症状。文献[247]推荐孕妇首选氯氮䓬(chlordiazepoxide)和地西泮(diazepam)。两者的起效时间和持续作用时间不同,都可以静脉注射。典型的给药方案是氯氮䓬每 6 小时口服 50mg,或劳拉西泮(lorazepam)每 6 小时 2mg,根据反应调整剂量,直到症状缓解。然后根据病人情况,每天递减 10%~25%。住院期间,每天补充叶酸和产前维生素。急性酒精戒断治疗还需要补充硫胺素(thiamine)、输液和维持水电解质平衡。**要密切监测胎儿的状况**[246]。当症状缓解,超过 24 小时不需要苯二氮䓬类药物后,可以考虑出院,继续门诊治疗[246]。

治疗戒断综合征可以用固定给药方案或对症给药方案。使用修订版的临床机构酒精依赖戒断评估表[248](Revised Clinical Institute Withdrawal Assessment of Alcohol Scale,CIWA-AR),对戒断症状进行评估,根据病情变化调整对症给药。CIWA-AR 只需 2~5 分钟即可完成,也可在互联网上完成评估。对症给药方案的疗效快,苯二氮䓬类药物需要量低,但需要培训医务人员。因为母体酒精代谢率的变化,孕妇对苯二氮䓬类药物的需要量较低,对症给药方案尤其适合对酒精依赖的孕妇[245,249]。

如果不及时治疗,苯二氮䓬类戒断综合征与酒精戒断综合征一样,可以导致严重并发症,甚至死亡。半衰期短的苯二氮䓬类药物,如阿普唑仑(alprazolam),容易迅速出现戒断反应。通常用半衰期长的苯二氮䓬类固定给药方案治疗急性戒断综合征,症状加重者随时额外给药。一旦症状得到控制,根据病人耐受情况每天递减10%。双硫仑(disulfiram)与出生缺陷有关,妊娠期间禁止使用[250]。

吸烟

美国国家调查数据显示[225],15.4%的孕妇报告吸烟。在过去十年中,同年龄段的妇女吸烟率总体有所下降,但产前吸烟率没有变化[251]。产前吸烟的不良结局包括血栓栓塞性疾病和呼吸系统合发症。妊娠不良结局包括自发性流产、早产、胎儿生长受限、前置胎盘、胎盘早剥和胎膜早裂[252]。美国23%～34%的婴儿猝死综合征(sudden infant death syndrome,SIDS)与产前吸烟有关[253]。二手烟暴露的婴儿呼吸道疾病、耳部感染和SIDS的风险增高。约有1.22亿美元的婴儿住院费用与产妇吸烟有关[254]。妊娠期间吸烟与12岁以下儿童的睡眠障碍有关[255]。

妊娠早期戒烟后,婴儿的生长参数与不吸烟的孕妇类似[256]。五A包括询问(Ask),建议(Advise),评估(Assess),协助(Assist)和安排(Arrange),是ACOG认可的循证行为干预疗法,被列入常规产前检查[232]。经过培训的医务工作人员每次产前检查时用5～15分钟咨询想戒烟的孕妇。也可以应用网络版五A行为简短干预疗法[257]。美国戒烟热线(1-800-QUIT-NOW)可以有效协助孕妇戒烟[258]。其他的循证心理社会措施,例如行为激励、社会支持和量身定制的自助材料,都能够有效促进产前戒烟[226]。

临床上仍然对妊娠期间使用尼古丁替代疗法(NRT)有争议[259,260]。通过对胎儿心率、羊水量、脐带血流量以及出生体重的评估表明,妊娠中晚期使用尼古丁贴片对母胎没有危险[261]。但最近一项RCT研究发现,尼古丁贴片组与安慰剂组在孕妇戒烟率上没有区别[262]。不过,当非药物治疗无效时,ACOG支持使用NRT[263]。抗抑郁剂安非他酮能够有效帮助戒烟,但这方面的文献很少。安非他酮治疗没有增加先天性畸形的风险[264]。

妊娠期间戒烟的孕妇产后1年内有较高的复发倾向[265]。渴望哺乳是女性保持戒烟或少吸烟的强大动力。AAP建议母亲戒烟,不要在婴儿附近吸烟,但吸烟不是哺乳的禁忌证[137]。尼古丁替代疗法同样适用于哺乳期。21mg尼古丁贴片相当于每天一包烟的尼古丁量进入乳汁,14mg和7mg贴片量少些[266]。为了减少暴露,建议夜间睡觉时摘下贴片。

大麻

大麻(cannabis)是妊娠期最常吸食的非法成瘾物质,发生率为2.5%～5%[225,267],孕妇通常在妊娠期间持续吸食[268]。与酒精、烟草、可卡因和阿片类物质相比,有关大麻对妊娠影响的研究有限。在许多研究其他成瘾物质致畸作用的报道中,产前吸食大麻被认为是一个混杂变量[269]。

孕产妇吸食大麻有致癌(如口腔癌)和患肺部疾病的风险。宫内大麻暴露没有增加自然流产或先天性畸形的风险[270,271],但与宫内生长受限相关。大麻暴露的婴儿出生时头围较小,这种差异在青春期更加显著[272]。产前吸食大麻可以引发新生儿持续亢进的惊跳反射、短暂的尖声哭叫和睡眠困难[273]。一项纵向研究显示宫内大麻暴露对学习成绩[274]、智力发育[275]、抑制反应[276]和不法行为[277]等均产生负面影响。大麻暴露的儿童更可能吸烟和吸食大麻[278]。

乳汁中大麻及代谢产物的浓度显著高于母体的血液浓度[267]。有证据表明,哺乳期间持续吸食大麻可能会损害婴儿第一年的神经发育[279],后果令人担忧,因此哺乳期禁止吸食大麻[280]。医用大麻在美国很多州已经合法化,产前用于治疗神经源性疼痛或妊娠剧吐将变得更加普遍[281]。吸食大麻的安全阈值尚未明确,产前吸食可能会产生长期的负面影响[267]。关于产前暴露医用大麻仍知之甚少。

咨询干预哺乳期吸食大麻的临床数据有限。AAP反对每天吸食大麻的女性哺乳[280]。乳汁中高浓度的大麻及代谢产物与婴儿第一年神经发育障碍有关[267,279]。不常吸食大麻的妇女应在哺乳期间停止吸食。

可卡因

可卡因(cocaine)是一种可吸入、注射或吸食的中枢神经系统兴奋剂。它可以穿过胎盘和胎儿血脑屏障。在20世纪80年代中期,孕妇使用可卡因受到媒体广泛关注。早期研究报道了产前可卡因暴露的严重不良后果,母亲滥用可卡因的儿童常在学校和社区受到歧视[282,283]。后续研究未能得到同样的结论[284],也可能与可卡因成瘾相关的并存因素和环境导致了这些不良后果。

妊娠期使用可卡因增加肾上腺素危象的风险,表现为冠状动脉血管痉挛和严重高血压。治疗这些合并症时禁忌使用β-受体阻断剂,避免激活无对抗的α-肾上腺素效能。孕妇滥用可卡因的并发症包括早产、胎膜早破、胎盘早剥和子痫前期[285,286]。产前可卡因暴露与宫内生长受限[287]、低出生体重和小于胎龄儿[288]相关。产前可卡因暴露与先天性缺陷之间的关系很难判断,因为与可卡因滥用相关的因素与先天性缺陷高度相关[288]。一项大型前瞻性盲法研究显示,出生前可卡因暴露的儿童没有发现一致增加或一定模式的先天性缺陷[289]。

要鼓励孕妇停止滥用可卡因,并转诊物质滥用专科治疗。急性可卡因中毒和戒断反应可以对症支持治疗。对物质依赖的孕妇实施有效的社会心理干预和行为治疗[226,290]。产科及物质滥用专科医务人员之间的有效沟通是治疗成功的关键。**AAP 建议哺乳期禁止使用可卡因**[291]。

甲基苯丙胺

甲基苯丙胺(methamphetamine)是一种中枢神经系统兴奋剂,可导致警觉增加、血压升高、精神错乱、食欲降低及体重减轻[292]。产前使用甲基苯丙胺可导致血管收缩,限制宫内胎儿营养和氧气供给[293]。约5%的美国孕妇使用过甲基苯丙胺[294]。有关妊娠期甲基苯丙胺暴露的研究有限。Gorman 等[295]发现,**使用甲基苯丙胺,妊娠高血压**(OR,1.8;CI,1.6 ~ 2.0)、**子痫前期**(OR,2.7;CI,2.4 ~ 3.0)、**死胎**(OR,5.1;CI,3.7 ~ 7.2)**和胎盘早剥**(OR,5.5;CI,4.9 ~ 6.3)**发生率升高。此外,还容易发生早产**(OR,2.9;2.7 ~ 3.1)、**新生儿死亡**(OR,3.1;CI,2.3 ~ 4.2)**和婴儿死亡**(OR,2.5;CI,1.7 ~ 3.7)。**宫内暴露的儿童在7岁半出现明显的认知功能损害**[296]。

与其他物质滥用一样,滥用甲基苯丙胺的孕妇存在各种健康问题,比如精神障碍、滥用其他物质、营养不良、缺乏医疗保健及不幸生活经历[297]。围产期综合减害模式保健有助于改善出生结局。苯二氮䓬类和抗精神病药物可以缓解急性甲基苯丙胺中毒时出现的烦躁不安、攻击性行为和精神病症状。目前还没有治疗甲基苯丙胺戒断反应的特效药。**AAP**[291]**禁止哺乳期使用安非他明(am-phetamines)**。

阿片类物质

服用和误用处方阿片类(opioids)止痛药在美国大幅上升。一项全国调查显示,有450万人过去一个月服用过阿片类止痛药,但无治疗指征。有190万人被诊断为阿片类药物滥用[255]。孕妇的服用也有迅速攀升趋势。在过去十年间,妊娠期服用处方阿片类止痛药增加了4倍以上,从每1000例活产婴儿中的1.2例增加到5.6例。新生儿戒断综合征(NAS)在同期增加了一倍以上,从每1000例医院活产婴儿中的1.2例增加到3.4例[298]。一项有关治疗物质滥用的研究发现,阿片类成瘾的孕妇中首选处方阿片类止痛药的比例升高,在二十年间从2%上升到28%[299]。

阿片类依赖孕妇发生早产、宫内生长受限、胎儿窘迫、胎粪吸入和低出生体重等并发症的风险增加了6倍[300,301]。**新生儿并发症包括新生儿戒断综合征、神经行为异常和新生儿死亡,其中婴儿猝死综合征的风险增加了74倍**[300]。

阿片受体激动剂治疗

美国成瘾医学协会(ASAM)发表了公共政策声明,建议有阿片依赖性的孕妇接受阿片类激动剂治疗(opioid agonist therapy,OAT),OAT 从妊娠期间开始,分娩期间和产后继续使用。怀孕之前已经开始 OAT 的妇女,妊娠期间应该继续治疗,停药会增加复发的风险,脱毒(detoxification)会引发胎儿窘迫,导致妊娠期并发症和死亡率升高。如果要脱毒,应该在医护人员监控下,选择少有并发症的妊娠中期进行[227]。

自20世纪70年代起,**美沙酮(methadone)一直是阿片类物质依赖孕妇的首选药物治疗**(框55-4)。美沙酮是长效 μ-阿片受体激动剂,为体内提供稳定的阿片样物质,减少渴求,防止因反复海洛因戒断对胎儿造成的负面影响。美沙酮维持治疗可以促进产前保健和对物质滥用咨询干预的依从性,随访可以定在每天一次的美沙酮给药时间。但是,**美沙酮会直接影响胎儿的神经行为功能**。孕妇处于美沙酮峰值和谷值时,对胎儿进行监测发现[302],美沙酮浓度高峰时胎儿心率缓慢、变异小和加速减少,胎儿表现为胎动减少,心率和胎动之间的协同性减弱。实时超声观察妊娠34至37周胎儿时发现,与对照组相比,接受美沙酮治疗的胎儿呼吸频率和速度均减低,而且与服用美沙酮之后多长时间无关[302]。

框 55-4　妊娠期启始美沙酮维持治疗

- 采集病史,包括物质滥用史。
- 体格检查:静脉注射阿片类物质的皮肤瘢痕(注射痕迹、静脉炎和皮肤脓肿)。
- 实验室检查:尿液药物检查,检测使用阿片类和其他物质的频率。对丙型肝炎患者,筛查血清感染和肝功能基线指标。
- 通过标准化量表,客观评估量化戒断程度,比如"临床阿片类戒断水平评估量表"(Clinical Opioid Withdrawal Scale,COWS)[320],网址 http://www. csam-asam. org/pdf/misc/COWS_induction_flow_sheet. doc。
- 美沙酮首次剂量为每日10 ~ 30mg,戒断症状控制不理想但患者清醒时,可每4 ~ 6小时酌情追加5 ~ 10mg。
- 逐渐增加剂量,达到戒断症状消除,渴求状态减轻或消除,并能持续24小时。
- 美沙酮与 QTc 间期延长和心律失常相关;评估个人史和家族史中的风险因素,考虑心电图筛查,安排到美沙酮诊所随访。
- 患者稳定后转诊到美沙酮诊所继续监测服药。
- 美沙酮药物相互作用(三环类抗抑郁药、抗精神病药、某些止吐药和抗生素也与 QTc 间期延长相关)。
- 美沙酮血药浓度随着妊娠的进程逐渐降低,需要增加剂量控制戒断症状。
- 出生后,监测药物过量症状,根据需要调整剂量。

最新研究证明**丁丙诺啡(buprenorphine)**可以替代美沙酮。丁丙诺啡是部分 μ-阿片受体激动剂和 κ-受体拮抗剂,半衰期为 24~60 小时,能够有效治疗阿片类物质依赖。有关丁丙诺啡治疗孕妇方面的研究尚且有限,但是丁丙诺啡和美沙酮一样,能够有效治疗妊娠期阿片类物质依赖。二者均没有增加出生缺陷的风险。RCT 显示美沙酮引入期治疗较容易,**但丁丙诺啡暴露的新生儿戒断综合征较轻**[303]。一项 Meta 分析显示,暴露美沙酮和丁丙诺啡的母体结局类似,但丁丙诺啡明显改善婴儿结局[304,305]。如果在妊娠期服用丁丙诺啡,不要并用纳洛酮(naloxone)。

产前保健

产科医生管理阿片类依赖孕妇时要强调以下几点。首先,**妊娠期接受美沙酮(OAT)治疗的母婴结局优于产前继续使用非法阿片类物质**。使用美沙酮和丁丙诺啡可以减少物质滥用及犯罪,减少传染病感染,例如乙型丙型肝炎、HIV 和性传播疾病。接受 OAT 治疗的患者复发率低,胎儿宫内暴露其他毒品机会减少,孕妇容易依从产前保健,有利于改善新生儿结局[306]。第二,**多数服用 OAT 的孕妇可行常规产前保健**。为改善孕妇对治疗的依从性,应提供安全和支持的医疗环境[307]。对有内外科合并症的患者,需要加强医疗监护。第三,医务人员要告诉孕产妇 **AAP(美国儿科学会)**[280]**鼓励哺乳,不论服用 OAT 的剂量大小,产妇均可哺乳**。通过母乳喂养,平均 2%~3% 的经体重调整剂量的美沙酮进入婴儿体内。母乳喂养可以减少新生儿戒断综合征的治疗,并缩短住院时间[308-310]。

美沙酮经 CYP2B6、CYP2C19 和 CYP3A4 代谢。妊娠期由于清除率加快,剂量需求升高,建议分次给药[311]。有些妇女担心剂量增加对婴儿有潜在危害。产科医生要向患者解释,妊娠期需要较高的剂量来弥补药物清除加快。如果孕妇对 OAT 治疗依从性良好,妊娠期间仅需要常规保健,不需要产前胎儿监测[312](antenatal fetal surveillance)。一旦怀疑复发或滥用多种精神活性物质,应考虑妊娠晚期做胎儿监测。

新生儿戒断综合征

宫内暴露阿片类物质之后,有 30%~80% 的新生儿需要接受新生儿戒断综合征(NAS)的治疗[313]。但出生前,无法预测那个新生儿需要治疗。大量证据表明,NAS 的发生与阿片受体的遗传变异性有关[314]。NAS 表现为易激惹、震颤、发汗、鼻塞、吸吮无力、腹泻、呕吐和抽搐[315]。与短效阿片类药物相比,美沙酮引起的 NAS 发生率较高。NAS 发病时间因不同种类的阿片类药物而异,最早可在分娩后 24 小时出现,最迟 14 天出现。分娩时的美沙酮剂量与发病率或严重程度无关,每天 10mg 的低剂量也可以引发[316];因此,**没有必要为降低 NAS 风险而限制**美沙酮剂量。

OAT 孕妇的急性疼痛处理

OAT 孕妇的分娩镇痛及产后镇痛比较困难。美沙酮剂量核实后,**必须维持原剂量,继续治疗**。要根据临床评估处理急性疼痛。对阿片类依赖的女性,因为耐受性和痛觉过敏,需要高剂量镇痛剂[317]。硬膜外分娩镇痛和腰-硬联合分娩镇痛都有效,建议产程早期即使用[318]。采用联合用药镇痛,包括非甾体抗炎药(NSAID)、对乙酰氨基酚以及增强阿片类效应的辅助药物,如 TCA。用阿片类药物镇痛时,剂量要比常规高 30%~100%[319,320]。应该连续或定时给药,而不要按需给药。要避免具有阿片受体激动剂和拮抗剂混合作用的镇痛药,例如喷他佐辛(pentazocine)、纳布啡(nalbuphine)和布脱啡诺(butorphanol),这些药物会取代结合在阿片受体上的激动剂,引起急性阿片戒断反应。如果在分娩前增加美沙酮或丁丙诺啡的剂量,要密切监测,考虑产后 1~2 周内逐渐减量[311]。

关键点

- 精神健康是健康的基础。要全力减少、消除或用正面的健康因素取代对妊娠产生负面影响的生物、心理和社会因素,改善妊娠结果。
- 重性抑郁障碍是可治性疾病,位居全球女性疾病榜首。妊娠期抑郁症患病率为 12.7%,7.5% 的妊娠期抑郁症为首发。
- 爱丁堡产后抑郁量表(EPDS)是一个简捷的 10 项问题自评量表。可以用来筛查围产期抑郁症。产后筛查总分大于或等于 13 者,重性抑郁症可能性很大;妊娠期总分大于或等于 15 者,应该考虑重性抑郁症。
- 抗抑郁药物治疗之前,要对产后抑郁症患者进行双相情感障碍的评估和鉴别诊断。除抑郁外,双相情感障碍患者还有轻躁狂、躁狂或混合状态。单用抗抑郁药而未用心境稳定剂会加重症状。
- 孕妇或哺乳妇女应首选疗效确切和容易耐受的抗抑郁药物。与抗抑郁药物暴露相关的先天性畸形罕见,绝对风险很小。
- 突然停用任何抗精神病药物都会增加复发的风险,应该逐渐减量撤药,至少持续 2 周以上。
- 产后精神病的特征:(1)急性发作的剧烈心境波动,(2)谵妄性认知障碍,(3)行为怪异,(4)失眠,(5)幻视、幻听和其他异常幻觉(幻触和幻嗅)。急性发作的产后精神病患者通常有双相障碍。
- 神经性厌食症的一线治疗是正常进食和恢复体重。CBT 是神经性贪食症的一线治疗。抗抑郁药物是贪食症的二线治疗,可辅助 CBT 治疗。

◆ 抗精神病药物维持治疗和心理社会支持干预是治疗精神分裂症的主要措施，旨在最大程度恢复社会功能。

◆ 产妇吸烟、物质滥用、营养不良以及社会经济问题都会增加妊娠不良结局的风险。

◆ 认为物质滥用只限于穷人、少数民族和年轻妇女是错误偏见。物质滥用的筛查简单易行，多专业联合治疗可以改善生育结局。

参考文献

1. American Psychiatric Association. *Diagnostic and Statistical Manual of Mental Disorders*. 5th ed. Washington, DC: American Psychiatric Publishing; 2013.
2. Misra DP, Guyer B, Allston A. Integrated perinatal health framework. A multiple determinants model with a life span approach. *Am J Prev Med*. 2003;25(1):65-75.
3. Arnow BA. Relationships between childhood maltreatment, adult health and psychiatric outcomes, and medical utilization. *J Clin Psychiatry*. 2004;65(suppl 12):10-15.
4. Misra DP, et al. Do fathers matter? Paternal contributions to birth outcomes and racial disparities. *Am J Obstet Gynecol*. 2010;202(2):99-100.
5. Teitler J. Father involvement, child health, and maternal health behavior. *Child Youth Serv Rev*. 2001;23:403-425.
6. Oklahoma State Department of Health Maternal and Child Health Service. *Father's Intention of Pregnancy PRAMSGRAM*, 2007. Available at <www.health.ok.gov>; keyword PRAMS.
7. Regier DA, et al. The de facto US mental and addictive disorders service system. Epidemiologic catchment area prospective 1-year prevalence rates of disorders and services. *Arch Gen Psychiatry*. 1993;50(2):85-94.
8. Gaynes BN, et al. Perinatal depression: prevalence, screening accuracy, and screening outcomes. *Evid Rep Technol Assess (Summ)*. 2005;119:1-8.
9. Hobfoll SE, et al. Depression prevalence and incidence among inner-city pregnant and postpartum women. *J Consult Clin Psychol*. 1995;63(3):445-453.
10. Logsdon MC, et al. Predictors of depression in mothers of pre-term infants. *J Soc Behav Pers*. 1997;12:73-88.
11. Troutman BR, Cutrona CE. Nonpsychotic postpartum depression among adolescent mothers. *J Abnorm Psychol*. 1990;99(1):69-78.
12. Hays RD, et al. Functioning and well-being outcomes of patients with depression compared with chronic general medical illnesses. *Arch Gen Psychiatry*. 1995;52(1):11-19.
13. O'Hara MW, Neunaber DJ, Zekoski EM. Prospective study of postpartum depression: prevalence, course, and predictive factors. *J Abnorm Psychol*. 1984;93(2):158-171.
14. Kendler KS, et al. The lifetime history of major depression in women. Reliability of diagnosis and heritability. *Arch Gen Psychiatry*. 1993;50(11):863-870.
15. Mazure CM, et al. Adverse life events and cognitive-personality characteristics in the prediction of major depression and antidepressant response. *Am J Psychiatry*. 2000;157(6):896-903.
16. Davidson J, Robertson E. A follow-up study of post partum illness, 1946-1978. *Acta Psychiatr Scand*. 1985;71(5):451-457.
17. Elliott SA, et al. Promoting mental health after childbirth: a controlled trial of primary prevention of postnatal depression. *Br J Clin Psychol*. 2000;39(Pt 3):223-241.
18. Kendell RE, Chalmers JC, Platz C. Epidemiology of puerperal psychoses. *Br J Psychiatry*. 1987;150:662-673.
19. Munk-Olsen T, et al. New parents and mental disorders: a population-based register study. *JAMA*. 2006;296(21):2582-2589.
20. Cox JL, Holden JM, Sagovsky R. Detection of postnatal depression. Development of the 10-item Edinburgh Postnatal Depression Scale. *Br J Psychiatry*. 1987;150:782-786.
21. Cox JL, Holden J. *Perinatal Mental Health: A Guide to the Edinburgh Postnatal Depression Screening Scale*. Bell and Bain Ltd; 2003.
22. Murray L, Cox JL. Screening for depression during pregnancy with the Edinburgh Depression Scale (EPDS). *J Reprod Infant Psychol*. 1990;8:99-107.
23. Wisner KL, Parry BL, Piontek CM. Clinical practice. Postpartum depression. *N Engl J Med*. 2002;347(3):194-199.
24. Bloch M, et al. Effects of gonadal steroids in women with a history of postpartum depression. *Am J Psychiatry*. 2000;157(6):924-930.
25. Wisner KL, Peindl KS, Hanusa BH. Effects of childbearing on the natural history of panic disorder with comorbid mood disorder. *J Affect Disord*. 1996;41(3):173-180.
26. Wisner KL, et al. Obsessions and compulsions in women with postpartum depression. *J Clin Psychiatry*. 1999;60(3):176-180.
27. Wisner KL, et al. Risk-benefit decision making for treatment of depression during pregnancy. *Am J Psychiatry*. 2000;157(12):1933-1940.
28. Grote NK, et al. A meta-analysis of depression during pregnancy and the risk of preterm birth, low birth weight, and intrauterine growth restriction. *Arch Gen Psychiatry*. 2010;67(10):1012-1024.
29. Murray L. The impact of postnatal depression on infant development. *J Child Psychol Psychiatry*. 1992;33(3):543-561.
30. Pawlby S, et al. Antenatal depression predicts depression in adolescent offspring: prospective longitudinal community-based study. *J Affect Disord*. 2009;113(3):236-243.
31. Whiffen VE, Gotlib IH. Infants of postpartum depressed mothers: temperament and cognitive status. *J Abnorm Psychol*. 1989;98(3):274-279.
32. Sanz EJ, et al. Selective serotonin reuptake inhibitors in pregnant women and neonatal withdrawal syndrome: a database analysis. *Lancet*. 2005;365(9458):482-487.
33. Wisner KL, Stowe ZN. Psychobiology of postpartum mood disorders. *Semin Reprod Endocrinol*. 1997;15(1):77-89.
34. Gonzalez HM, et al. Depression care in the United States: too little for too few. *Arch Gen Psychiatry*. 2010;67(1):37-46.
35. Vesga-Lopez O, et al. Psychiatric disorders in pregnant and postpartum women in the United States. *Arch Gen Psychiatry*. 2008;65(7):805-815.
36. Bennett IM, et al. Pregnancy-related discontinuation of antidepressants and depression care visits among Medicaid recipients. *Psychiatr Serv*. 2010;61(4):386-391.
37. Spinelli MG, Endicott J. Controlled clinical trial of interpersonal psychotherapy versus parenting education program for depressed pregnant women. *Am J Psychiatry*. 2003;160(3):555-562.
38. Practice guideline for the assessment and treatment of patients with suicidal behaviors. *Am J Psychiatry*. 2003;160(11 suppl):1-60.
39. Wisner KL, et al. Pharmacotherapy for depressed pregnant women: overcoming obstacles to gathering essential data. *Clin Pharmacol Ther*. 2009;86(4):362-365.
40. Sit DK, et al. Best practices: an emerging best practice model for perinatal depression care. *Psychiatr Serv*. 2009;60(11):1429-1431.
41. Wisner KL. SSRI treatment during pregnancy: are we asking the right questions? *Depress Anxiety*. 2010;27(8):695-698.
42. Andersen JT, et al. Exposure to selective serotonin reuptake inhibitors in early pregnancy and the risk of miscarriage. *Obstet Gynecol*. 2014;124(4):655-661.
43. Jimenez-Solem E, et al. SSRI use during pregnancy and risk of stillbirth and neonatal mortality. *Am J Psychiatry*. 2013;170(3):299-304.
44. Alwan S, et al. Use of selective serotonin-reuptake inhibitors in pregnancy and the risk of birth defects. *N Engl J Med*. 2007;356(26):2684-2692.
45. Louik C, et al. First-trimester use of selective serotonin-reuptake inhibitors and the risk of birth defects. *N Engl J Med*. 2007;356(26):2675-2683.
46. Greene MF. Teratogenicity of SSRIs—serious concern or much ado about little? *N Engl J Med*. 2007;356(26):2732-2733.
47. Bérard A, Zhao JP, Sheehy O. Sertraline use during pregnancy and the risk of major malformations. *Am J Obstet Gynecol*. 2015;212(6):795.e1-795.e12.
48. Wisner KL, et al. Major depression and antidepressant treatment: impact on pregnancy and neonatal outcomes. *Am J Psychiatry*. 2009;166(5):557-566.
49. Palmsten K, Hernandez-Diaz S. Can nonrandomized studies on the safety of antidepressants during pregnancy convincingly beat confounding, chance, and prior beliefs? *Epidemiology*. 2012;23(5):686-688.
50. Jimenez-Solem E, et al. Exposure to selective serotonin reuptake inhibitors and the risk of congenital malformations: a nationwide cohort study. *BMJ Open*. 2012;2(3).
51. Huybrechts KF, et al. Antidepressant use in pregnancy and the risk of cardiac defects. *N Engl J Med*. 2014;370(25):2397-2407.
52. Wisner KL, et al. Does fetal exposure to SSRIs or maternal depression impact infant growth? *Am J Psychiatry*. 2013;170(5):485-493.
53. Nulman I, et al. Neurodevelopment of children exposed in utero to antidepressant drugs. *N Engl J Med*. 1997;336(4):258-262.
54. Nulman I, et al. Child development following exposure to tricyclic antidepressants or fluoxetine throughout fetal life: a prospective, controlled study. *Am J Psychiatry*. 2002;159(11):1889-1895.

55. Casper RC, et al. Length of prenatal exposure to selective serotonin reuptake inhibitor (SSRI) antidepressants: effects on neonatal adaptation and psychomotor development. *Psychopharmacology (Berl)*. 2011;217(2): 211-219.

56. Suri R, et al. A prospective, naturalistic, blinded study of early neurobehavioral outcomes for infants following prenatal antidepressant exposure. *J Clin Psychiatry*. 2011;72(7):1002-1007.

57. Nulman I, et al. Neurodevelopment of children following prenatal exposure to venlafaxine, selective serotonin reuptake inhibitors, or untreated maternal depression. *Am J Psychiatry*. 2012;169(11):1165-1174.

58. Santucci AK, et al. Impact of prenatal exposure to serotonin reuptake inhibitors or maternal major depressive disorder on infant developmental outcomes. *J Clin Psychiatry*. 2014;75(10):1088-1095.

59. Moses-Kolko EL, et al. Neonatal signs after late in utero exposure to serotonin reuptake inhibitors: literature review and implications for clinical applications. *JAMA*. 2005;293(19):2372-2383.

60. Laine K, et al. Effects of exposure to selective serotonin reuptake inhibitors during pregnancy on serotonergic symptoms in newborns and cord blood monoamine and prolactin concentrations. *Arch Gen Psychiatry*. 2003; 60(7):720-726.

61. Yonkers KA, et al. The management of depression during pregnancy: a report from the American Psychiatric Association and the American College of Obstetricians and Gynecologists. *Gen Hosp Psychiatry*. 2009; 31(5):403-413.

62. Cohen LS, et al. Relapse of major depression during pregnancy in women who maintain or discontinue antidepressant treatment. *JAMA*. 2006;295(5):499-507.

63. Yonkers KA, et al. Does antidepressant use attenuate the risk of a major depressive episode in pregnancy? *Epidemiology*. 2011;22(6):848-854.

64. Samer CF, et al. Applications of CYP450 testing in the clinical setting. *Mol Diagn Ther*. 2013;17(3):165-184.

65. Wisner K, Peindl K, Gigliotti T. Tricyclics vs SSRIs for postpartum depression. *Arch Womens Ment Health*. 1999;1:189.

66. Sit D, et al. Disposition of chiral and racemic fluoxetine and norfluoxetine across childbearing. *J Clin Psychopharmacol*. 2010;30(4):381-386.

67. Sit DK, et al. Changes in antidepressant metabolism and dosing across pregnancy and early postpartum. *J Clin Psychiatry*. 2008;69(4):652-658.

68. Ververs FF, et al. Effect of cytochrome P450 2D6 genotype on maternal paroxetine plasma concentrations during pregnancy. *Clin Pharmacokinet*. 2009;48(10):677-683.

69. Wirz-Justice A, et al. A randomized, double-blind, placebo-controlled study of light therapy for antepartum depression. *J Clin Psychiatry*. 2011;72(7):986-993.

70. Wirz-Justice A, Benedetti F, Terman M. *Chronotherapeutics for affective disorders : a clinician's manual for light and wake therapy*. Vol 12. New York: Karger, Basel; 2009.

71. Manber R, et al. Acupuncture for depression during pregnancy: a randomized controlled trial. *Obstet Gynecol*. 2010;115(3):511-520.

72. Bodnar LM, Wisner KL. Nutrition and depression: implications for improving mental health among childbearing-aged women. *Biol Psychiatry*. 2005;58(9):679-685.

73. Freeman MP, et al. Complementary and alternative medicine in major depressive disorder: the American Psychiatric Association Task Force report. *J Clin Psychiatry*. 2010;71(6):669-681.

74. Freeman MP, et al. Omega-3 fatty acids: evidence basis for treatment and future research in psychiatry. *J Clin Psychiatry*. 2006;67(12):1954-1967.

75. Keenan K, et al. Association between fatty acid supplementation and prenatal stress in African Americans: a randomized controlled trial. *Obstet Gynecol*. 2014;124(6):1080-1087.

76. Wall R, et al. Fatty acids from fish: the anti-inflammatory potential of long-chain omega-3 fatty acids. *Nutr Rev*. 2010;68(5):280-289.

77. Lanza di Scalea T, Wisner KL. Antidepressant medication use during breastfeeding. *Clin Obstet Gynecol*. 2009;52(3):483-497.

78. Wisner KL, et al. Postpartum depression: a randomized trial of sertraline versus nortriptyline. *J Clin Psychopharmacol*. 2006;26(4):353-360.

79. Hantsoo L, et al. A randomized, placebo-controlled, double-blind trial of sertraline for postpartum depression. *Psychopharmacology (Berl)*. 2014;231(5):939-948.

80. Gregoire AJ, et al. Transdermal oestrogen for treatment of severe postnatal depression. *Lancet*. 1996;347(9006):930-933.

81. Perheentupa A, Ruokonen A, Tapanainen JS. Transdermal estradiol treatment suppresses serum gonadotropins during lactation without transfer into breast milk. *Fertil Steril*. 2004;82(4):903-907.

82. Zlotnick C, et al. A preventive intervention for pregnant women on public assistance at risk for postpartum depression. *Am J Psychiatry*. 2006;163(8): 1443-1445.

83. Wisner KL, et al. Prevention of postpartum depression: a pilot randomized clinical trial. *Am J Psychiatry*. 2004;161(7):1290-1292.

84. Lawrie TA, et al. A double-blind randomised placebo controlled trial of postnatal norethisterone enanthate: the effect on postnatal depression and serum hormones. *Br J Obstet Gynaecol*. 1998;105(10):1082-1090.

85. Oates M. Perinatal psychiatric disorders: a leading cause of maternal morbidity and mortality. *Br Med Bull*. 2003;67:219-229.

86. Wisner KL, et al. Onset timing, thoughts of self-harm, and diagnoses in postpartum women with screen-positive depression findings. *JAMA Psychiatry*. 2013;70(5):490-498.

87. Chaudron LH, Caine ED. Suicide among women: a critical review. *J Am Med Womens Assoc*. 2004;59(2):125-134.

88. Practice guideline for the assessment and treatment of patients with suicidal behaviors. *Am J Psychiatry*. 2003;160(11 suppl):1-60.

89. Merikangas KR, et al. Lifetime and 12-month prevalence of bipolar spectrum disorder in the National Comorbidity Survey replication. *Arch Gen Psychiatry*. 2007;64(5):543-552.

90. Merikangas KR, et al. Prevalence and correlates of bipolar spectrum disorder in the world mental health survey initiative. *Arch Gen Psychiatry*. 2011;68(3):241-251.

91. Goodwin FK, Jamison K. *Suicide in Manic-Depressive Disorder*. New York: Oxford University Press; 1990.

92. McElroy SL, et al. Axis I psychiatric comorbidity and its relationship to historical illness variables in 288 patients with bipolar disorder. *Am J Psychiatry*. 2001;158(3):420-426.

93. Baldessarini RJ, Tondo L, Hennen J. Treatment delays in bipolar disorders. *Am J Psychiatry*. 1999;156(5):811-812.

94. Hirschfeld RM, et al. Development and validation of a screening instrument for bipolar spectrum disorder: the Mood Disorder Questionnaire. *Am J Psychiatry*. 2000;157(11):1873-1875.

95. Clark CT, et al. Does screening with the MDQ and EPDS improve identification of bipolar disorder in an obstetrical sample? *Depress Anxiety*. 2015;Under review.

96. Bergink V, et al. Prevention of postpartum psychosis and mania in women at high risk. *Am J Psychiatry*. 2012;169(6):609-615.

97. Viguera AC, et al. Risk of recurrence in women with bipolar disorder during pregnancy: prospective study of mood stabilizer discontinuation. *Am J Psychiatry*. 2007;164(12):1817-1824, quiz 1923.

98. Munk-Olsen T, et al. Risks and predictors of readmission for a mental disorder during the postpartum period. *Arch Gen Psychiatry*. 2009;66(2): 189-195.

99. Harlow BL, et al. Incidence of hospitalization for postpartum psychotic and bipolar episodes in women with and without prior prepregnancy or prenatal psychiatric hospitalizations. *Arch Gen Psychiatry*. 2007;64(1): 42-48.

100. Yonkers KA, et al. Management of bipolar disorder during pregnancy and the postpartum period. *Am J Psychiatry*. 2004;161(4):608-620.

Additional references for this chapter are available at ExpertConsult.com.

最后审阅 郑勤田

第七篇

围产期法律与伦理问题

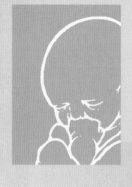
产科患者安全与质量评估

原著 WILLIAM A. GROBMAN and JENNIFER L. BAILIT

翻译与审校 冯烨,许芊芊,杨慧霞,张晓燕

　　美国医学研究院(Institute of Medicine,IOM)对**医疗质量**的定义:"医疗服务将个人和群体的健康状况改善到与当前专业知识一致的水平"[1]。在 IOM 的定义里,安全是更广义的医疗质量的组成部分之一[1]。本章将阐述在产科医疗中如何进行质量评估、保障患者的安全和提供高质量的医疗服务。

患者安全

概述

　　医学界对患者安全的关注度日益提高,最主要的原因是可预防的不良事件的数量让人触目惊心。1998年,IOM 在"*To Err is Human*"的报告中指出,每年有44 000~98 000 名患者由于医疗失误在医院死亡[2]。报告同时指出,减少医疗失误可有效提高医疗质量和改善患者预后。

　　美国女性患者住院的主要原因是产科相关问题。每年有超过 400 万女性患者经产科病房出院[3],若医疗失误发生在孕产妇身上,不但影响到患者,也可累及胎儿,故产科安全在医学领域尤为重要。

产科"可预防不良事件"的发生率

　　许多研究试图通过回顾性调查或分析具体不良事件的病例,得出可预防的产科不良事件的发生率。但这样的研究方式无法得出特定产科病区的可预防的不良事件发生率,特别是在不良事件并未造成实际不良结局时更

是如此。例如,给有过敏史的患者用药后,没有出现过敏性休克。但这样的研究能针对已发生的不良并结局,寻找可以预防的措施。

　　Geller 等[4]分析了所在医疗机构孕产妇出现并发症和死亡的病例,包括严重并发症和"几乎发生"(near-miss)并发症。必须强调,所谓的"near miss"不是指患者"几乎发生"了并发症,而是指由于失误使患者出现严重以致几乎死亡的并发症[5]。故在其研究中,孕产妇并发症的严重程度不同,但都不如"near miss"更为严重。研究发现孕产妇并发症和死亡事件常可预防。**可预防事件**定义为各方通过采取或预防某些行动就可以预防的失误,包括医务人员(如对患者处理不当、误诊或诊断延迟)、医疗系统(如沟通障碍)或患者(如不遵医嘱)。研究同时发现最严重的并发症多为可预防事件:可预防的严重并发症为 16%,而"near miss"为 46%,死亡病例占 41%。

　　Berg 等[6]着重研究了北卡罗来纳州 1995~1999 年的108 名母体死亡病例。研究认为有可能预防母体死亡的情况包括:(1)孕前检查和咨询可能改进结局;(2)患者未严格遵循医嘱;(3)医疗系统的结构和功能欠佳;或(4)临床处理不尽人意。据此确定,40% 的孕产妇死亡是可预防的,但可预防的比率随导致死亡的主要原因不同而有显著差异。例如,大出血相关的死亡,93% 是可以预防的,而心肌病导致的死亡,仅有 22% 可以预防。

　　White 等[7]研究了 90 起妇产科索赔结案的诉讼案例。病例包括妇科和产科,但大部分是产科。研究发现,导致诉讼的原因,78% 是可以预防的。Clark 等[8]分析了与围产期医疗相关的索赔资案件,结论与 White 的相似,70%的诉讼案件是可预防的,与患者在医院接受的医疗有关。

Forster 等[9]试图通过前瞻性研究量化产科病房不良事件发生率。研究者安排一名观察员进入产房进行了 6 周的观察。事先培训了观察员识别患者不良结局、错误工作流程和不安全的工作环境。对于观察员指出的问题病例，由多学科小组进一步评估。该研究的主要结局为出现"质量问题"，即由医疗服务而非疾病转归产生的不良事件，或潜在不良事件（即"因医疗过程存在缺陷而极可能对患者造成伤害的不良事件"）。研究期间共 400 余名患者中，5% 有医疗质量问题（2% 为不良事件，3% 为潜在不良事件），其中 66% 的不良事件是由医疗失误导致。

导致"可预防不良事件"的因素

现有文献表明产科不良事件与多因素有关。联合委员会的数据也表明多因素导致了母婴的主要不良结局。例如，对严重的母体不良事件的分析发现了多种根源性因素，包括：缺乏沟通、培训、人员配备和患者评估[10]。其他研究者也发现，可预防不良事件或潜在事件不能被一个简单易补救的原因所解释，而是多重因素相互作用导致。Geller，White，Forster 等均证明医务人员和医疗系统方面都存在导致不良事件的许多不同的因素。

尽管许多因素与"可预防不良事件"有关，但值得注意的是，**沟通和系统问题常是这些事件发生的主要原因，远远多于个人失误**[5,7,9-11]。系统问题是指工作人员之间的互动关系和单位政策导致的问题，而非个体行为所致。**根据联合委员会对孕产妇医疗前哨事件的分析，超过80% 案例的主要原因是沟通问题**[10]。此比例远超过工作能力和患者评估等其他重要因素，后者仅占不到 40% 的病例。White 等[7]对索赔结案的病例研究显示，医务人员沟通不足是最常见的单一可预防因素。与此相似，Forster 等[9]的前瞻性研究发现，观察员指出的需进一步评估可能存在质量问题的病例中，最常见原因也是系统问题。

改善产科安全的措施

前面强调了影响患者安全的多种因素，因此改善安全也需要通过多种途径。一个组织内部存在不同层面的因素，故需多方面的努力。**具体来说，预防不良事件的关键因素如下：（1）个人层面，如工作人员接受教育或培训的程度；（2）团队层面，如团队效率和沟通情况；（3）组织层面，如组织内部流程的标准化**[11]。相应地，为提高产科患者安全，曾尝试了几种不同模式。下面将探讨这些模式的理论基础和依据，并着重于产科应用。

核查表和细则

由于医疗过程的复杂性和可能出现沟通偏倚，可通过引进患者管理的标准流程改善患者安全。标准流程采用细则（protocol）或核查表（checklist）的形式：细则是要求使用者以必需的步骤完成相关项目以达到预定结局；核查表是将所有执行项目或标准以系统化的方式一一罗列，让使用者可用来记录并核查是否想到并完成了每一个必要项目。虽然细则和核查表都是标准化的，但核查表更清晰地呈现了各个项目，并以类别分组，在认知层面和记忆效果上，对使用者帮助更大[12]。

Pronovost 等的研究[13]证实了在重症监护室（Intensive care unit，ICU）使用核查表，可以减少导管相关的血液感染。此研究在密歇根州的 108 个重症监护室引入了核查表，详细描述了所有中心导管放置时必须注意的五个关键步骤。这些关键步骤都有循证医学支持，核查表不仅被张贴出来，还得到了科室负责人的支持。科室负责人熟悉相关的科学依据，也对如何合理实施核查表给出反馈。导管相关感染率在使用核查表 3 个月后显著下降（发病率比，0.62；95% 置信区间，0.47～0.81），且持续下降到资料收集结束的第 18 个月（发病率比，0.34；95% 置信区间，0.23～0.50）。

Clark 等[14]开发了指导缩宫素使用的核查表，并在一家私人医院试行。他们对使用核查表前后进行缩宫素静滴的各一百名孕产妇的妊娠结局进行了比较。结果发现使用核查表后缩宫素的最大使用剂量明显降低，同时新生儿并发症明显降低（$P=0.049$），但产程时长、缩宫素的使用时间和使用缩宫素后手术分娩均无差异。

Menzies 等[15]证实了用标准化流程评估和管理先兆子痫的潜在益处。研究者建立了一套最佳实践方案后，将方案引进不列颠哥伦比亚妇女医院。使用标准化流程管理的子痫前期患者中，母体不良结局的发生率为 0.7%，与使用前 5.1% 的发生率相比，减少了 86%（$P<0.001$）；不良围产结局也有所下降，但未达到统计学差异，（发生比 [OR]，0.65；95% 置信区间，0.37～1.16）。

然而需要谨慎的是，仅有一份核查表或细则不会自动改善一个单位的医疗质量。Pronovost 等[13]发现，当核查表的各组成部分有循证医学支持，且医疗单位的所有医务人员都积极执行时，才可能有效地改善医疗服务。此外，应使用传统科学研究或质量改善研究证实，核查表和细则的使用能够改善医疗服务或临床结局[16]。反之，核查表或细则也可能被形式化，不能为医疗服务带来任何实质性的改变。如某些研究者观察到，在加拿大安大略省引入的外科安全核查表并没有改善手术并发症或死亡率[17]。Bailit 和他的团队[18]在产科病房管理中也有类似的发现。在他们的研究中，无论产科病房是否使用产后出血和肩难产的细则，这些事件的发生率均相似。

模拟训练

模拟训练是指重建已发生或可能发生的真实事

件[19]。模拟训练可在不对患者造成任何伤害的情况下，反复训练某些操作步骤和流程以达到改善患者安全的目的。模拟训练为医疗人员提供了培训和练习干预措施的机会。虽然模拟训练可以有助于任何产科操作（如阴道分娩），但研究最多的是肩难产和子痫。这些模拟训练不仅对新手有所帮助，也能使经验丰富的专业人员保持对不可预测的、罕见事件的处理技能。

肩难产

多个研究表明模拟训练可从多方面改善肩难产的处理，包括团队成员的沟通，操作手法和处理记录等。已证实这些训练对住院医培训和毕业后的医疗人员均有帮助。

在一项随机试验中，Deering 等[20]发现接受过肩难产培训（使用产科分娩模型）的住院医，在随后的模拟训练中比没有培训的住院医更能及时地、正确地使用手法。让不知情的观察者针对整体表现和准备程度打分时，模拟训练过的住院医得分更高。

Goffman 等[21]研究了住院医师和主治医师参加模拟训练前后的表现。研究中学员们接受了肩难产模拟训练，训练后进行了总结，包括：（1）肩难产的简短讲座；（2）回顾肩难产的基本处理手法和操作步骤；（3）讨论产科急救时如何优化团队绩效；（4）回顾事件记录的关键部分；和（5）重播模拟训练时录制的视频并讨论参与者表现。在第二次突然进行的肩难产模拟训练中，参与者在沟通、手法使用和整体表现上均有明显的进步。

Crofts 等[22]在比较模拟训练前后效果的多中心研究中也得出相似的结论。这项研究将参与者随机分入玩偶式低仿真模特组，和高生物仿真度人体模特组，研究后者是否效果更佳。接受过模拟训练的两组参与者在随后的肩难产模拟训练的表现均提高。尽管参与高仿真训练的参与者的部分表现（如用力程度）较好。但其他表现：如最大作用力、使用手法等在高仿真组和低仿真组并没有差别。肩难产模拟训练后 12 个月，表现提高的效果仍在[23]。

过去的研究检验了模拟训练的效果，但并未证实其能改善实际的临床结局。少数临床观察性研究支持模拟训练可以改善肩难产相关的临床结局。有一项研究分析了肩难产培训前后的效果[24]。培训后，采用恰当手法处理肩难产的比率明显升高，肩难产后新生儿受伤率明显减少（从 9.3% 降到了 2.3%；相对危险度［RR］，0.25；95% CI，0.11～0.57）。Grobman 等[25]也通过模拟训练培训学员对肩难产的反应。他们并没有训练特定的手法，而是强调了在诊断肩难产后团队的协同反应和沟通。这种训练方式使肩难产后新生儿出院时，臂丛神经损伤发生率从 7.6% 降到了 1.3%（P=0.04）。

子痫

有研究发现参加子痫模拟培训后，参与者在后续模拟训练中的表现明显提高。如 Thompson 等[26]发现一所三级医院的医生参加子痫模拟训练并进行强化总结后，在后续的培训中对子痫患者进行了更好的复苏管理。而且值得注意的是这些模拟训练发生在真实的产房，而非实验室。模拟训练不仅可用来培训，也能启发学员思考对特定病房的问题的最佳处理方案（如不完善的呼叫系统）。其他研究也注意到模拟训练可以帮助识别医疗系统层面的问题，以得出最佳方案[27]。

Ellis 等[28]也研究了子痫模拟训练后的效果。模拟训练提高了参与者妥善并及时地完成预期任务（例如硫酸镁在子痫治疗中的运用）的能力。当参与者被随机分到不同训练场（模拟训练中心或医院）和接受额外的团队合作培训，都没有进一步改善训练效果。

其他产科事件

其他研究过的模拟训练包括臀位助产、产后出血和脐带脱垂。在一项臀位助产的研究中，住院医先接受了一项紧急足月阴道臀位分娩的模拟训练，在老师的指导下学习了臀位助产的技巧[29]。随后这些住院医重复进行了标准化模拟训练。接受培训前后的模拟训练均被录制下来，由一位不知情的研究人员进行评分。接受臀位分娩培训后再进行模拟演练的住院医，在技巧和安全项目上均获得较高的分数。在产后出血的模拟训练中，Toledo 等[30]使用了对出血量评估的模拟训练，以提高学员对实际出血量评估的准确性。

Siassakos 等[31]研究了使用脐带脱垂等产科急救训练是否可以改善相关临床结局。他们发现训练后尽管婴儿 Apgar 评分和 NICU 入住率没有明显改变，但脐带脱垂的诊断-分娩间隔明显缩短（从 25 分钟降到 14.5 分钟，P<0.001）。

Draycott 等[32]研究了综合培训对临床结局的影响，综合培训包括学习胎心监护和模拟训练：肩难产、产后出血、子痫、双胎分娩、臀位分娩、成人复苏（包括心肺复苏）和新生儿复苏。培训后，缺血缺氧性脑病（Hypoxic-ischemic encephalopathy，HIE）的发生率减少近一半（从 27.3 例降到 13.6 例/每 10 000 新生儿，P=0.03）。这一减少与 HIE 的其他危险因素或研究研究期间的人群变化无关。

增强沟通

在提倡对一些产科事件进行模拟训练的同时，一些研究者更强调从整体上改善沟通和优化团队合作。**措施之一是建立一个训练有素的小组专门处理产科突**

发事件。例如,一家医院根据快速反应系统建立了"Condition O Team"[33],它的功能包括(1)病例监测,在必要时可触发医疗急救团队,(2)可随叫随到的医疗急救团队,(3)对系统进行评估和处理,(4)支持快速反应系统的行政机构。研究者报告在该系统启用后,几项质量改进措施得到了落实,但相应结局是否得到改善还未证实。

另一种措施是在整个单位或机构中对标准化沟通过程进行培训和实施。最常被引用的是"机组资源管理"(crew resources management,CRM)。这项培训始用于航空业:事故发生的主要原因是缺乏协调和不良团队合作[33]。CRM寻求有效沟通:语言标准化、风险意识、事件简介和回顾,打破团队等级让所有成员表达与安全有关的担心。纵向观察性研究和随机试验的证据都表明,沟通培训可以改善团队成员的沟通和合作[34,35]。

在一项纵向观察性研究中[36],CRM的引入使某机构中严重的"诉讼案,索赔案和观察值"(即保险公司储备金)降低了62%。然而,在另一项随机试验中,随机分入CRM课程(MedTeams分娩协作团队课程)的医疗机构,与对照组相比,产科主要不良结局(平均不良结局指数)并没有减低[37]。

多层面管理

有些学者认为,鉴于产科保健的复杂性,仅通过单纯一项特定的干预措施常难奏效,只有多层次的管理才能从根本上改变医疗机构的文化。应用可靠组织制定的准则已初见成效。一些纵向观察性研究发现相关项目的引入改善了产科结局。相关报道如下:

天主教医疗合作伙伴(Catholic Healthcare Partners,CHP)[38]在16家医疗机构启动的项目,包括交叉学科教育、病例回顾(用于评估临床处理是否符合常规)和标准化表格(用于促进指南的应用)。项目启动后,产伤发生率由5.0‰降至0.17‰,产科不良事件(可能导致医疗纠纷的分娩时损伤及相关事件)的发生率降低了65%,从7.2‰降至2.5‰。

斯顿家族医院(Seton Family Hospitals)[39]在四家医院开展了包括下列内容的项目:标准化的管理流程和表格,标准化的沟通流程包括情况、背景、评估和建议(SBAR);通过及时反馈对不良结局进行积极监测;使用高仿真模型对产科突发情况进行交叉学科的模拟培训。项目引进后,两年平均产伤率从0.3%降至0.08%,产伤新生儿住入NICU的时间降低了80%。

耶鲁-纽黑文医院(Yale-New Haven Hospital)[40]产科开展的项目包括:不良事件外院专家点评、不良事件匿名上报、制定标准化流程、设置患者安全专员护士和患者安全委员会、进行团队合作的训练和胎心监护培训等工作。

项目引进后,该医院季度平均不良结局指数显著降低($P=0.01$),相关的医疗诉讼案和索赔额度也有明显的下降[41]。

美国医院公司(Hospital Corporation of America,HCA)[42]开展的项目包括:标准化流程、积极的同行评议和反馈、并授权医护团队内的任何人员,在出现可能的危险情况下都有权力中止当时的操作。这一项目的开展使每10 000例分娩里,医疗诉讼的案例明显降低($P < 0.001$)。

总结

部分产科不良事件是可预防的。导致不良事件的原因是多方面的,但大多与团队合作和沟通有关。许多理论上能减少医疗失误的方法已运用于产科临床。有些研究,但不是所有的研究,证实患者安全措施改善了结局。而这些研究主要以观察性研究为主,并使用了不同的结局(如医务人员的满意度和体验、模拟训练后技术掌握效果、实际临床实践过程和患者结局)来评估改善的效果。需要进一步研究,那些临床实践和方法(如现场模拟与实验室模拟)相结合可以最有效地改善医疗服务。

产科医疗质量指标

要用合适的方法评估孕产妇是否接受了安全的诊疗,以及针对患者安全的改进措施是否奏效。患者安全指标的例子包括术中纱布遗留率或手术部位错误的发生率等。质量指标是评估对母儿的医疗是否已达到优化的程度。下面将详细阐述几项评估方法。

概述

很多利益相关者都注重产科医疗的质量。患者、医生和保险公司都期待在合理的价格下获得高质量的产科服务,但这些不同的群体对质量的理解并不相同。患者希望她们的医生有爱心并能带来好的结局。医生同样希望能给患者带来最好的结局,但不管结局如何,医生必须确保给患者提供了最好的医疗。保险公司则关心医疗的成本效益。各方都想并要求质量指标能够反映他们自身的利益诉求。因此,质量评估的第一步是了解谁将使用及如何使用评估指标。

质量监测指标

质量监测的三个主要范畴是结构、结局和处理[43]。结构指标是假定若医院有相关资质,其医疗服务的质量就应该有保障。结构指标的例子包括:专科医师认证、医师行医执照和医院资质认证。结构指标因容易监测并具有可重复性而受欢迎。但结构指标仅能反映拥有了最优结构,但不能保证医院的不同结构放在一起就能很好地运行。

结局评估,如名称所示,反映了患者结局。结局指标的例子:母体死亡率或新生儿低血糖率。**产科医生常接诊健康女性,不良结局相对少见。因此许多结局指标实用性不强,如孕产妇死亡在大部分医院发生率极低,甚至为零。**若想使结局指标实用性最强,反映医疗机构真实医疗质量,需用真正会受医疗质量影响的结局,并且应对会影响该结局的患者特点进行**风险指数调整**。例如,"早产"是一个不良结局,但"早产发生率"并不是一个好的监测指标,因为目前并没有有效的干预早产的措施。同样,不能通过围产期子宫切除率比较不同医院的产科医疗质量,因为某些医院可能会接收较多胎盘异常的孕产妇[44]。近期研究显示,几个产科不良结局,如严重产后出血、围产期感染、严重会阴裂伤和新生儿多项不良结局,因入院孕产妇的特点不同在各医院呈现差异,却影响了对该医院的评价。结局指标也因牵扯到母亲和孩子的结局而面临挑战,如医院的产妇结局好,但新生儿结局不好。仅关注一个方面无法完整地反映医疗质量[44]。

过程指标反映了医师或医院在患者管理中实际采取的措施。过程指标的一个例子是,已知 B 族链球菌(GBS)阳性的妇女接受适当抗生素治疗的比率。**如果一个过程指标要可靠地、充分地反映患者安全,必须有证据证明它与结局改善有关。**过程指标的主要优势在于直观地反映了医疗体系里应进行的处理。这些监测指标也能反映出哪些措施能够改善患者服务。相反,过程指标的缺点是患者的结局往往受多种因素和多个过程的影响,导致诊疗带来的效益往往无法被正确地评判。Draycott 等[45]表示:过于依赖过程指标可能掩盖"医疗质量的改善不一定能带来结局的改善"这一事实。近期其他研究也证明了这一点。Grobman 等[46]研究了 25 家不同医院超过 115 000 名孕产妇的医疗过程,并未发现医院间不同医疗过程与不同的不良分娩结局相关。同样地,Howell 等[47]研究了纽约的医院中 39 周剖宫产和顺产的比例,未能发现这些比例与产妇和新生儿死亡率相关。

综上所述,评判一个指标好不好时需考虑几个标准。一个好的指标应该:(1)权衡母体和新生儿的结局——不能只关注单方面结果;(2)可以随医疗机构服务的改变而改变;(3)经济实惠、并能在大范围内推广;(4)各方都可以接受的有意义质量指标;(5)可靠并具有可重复性[43]。

建立质量指标的尝试

质量指标是提高患者安全性和实现高质量服务的重要一步,许多机构在产科质量指标方面已进行了多种尝试。本章无法涵盖当前所有的质量评估方法,但会列举一些例子,包括传统的和新兴的评估指标,并分析其优劣。

传统指标

传统指标多为一些不良事件的发生率。例如母体死亡率。母体死亡是十分严重的不良结局,不会被误诊,故被广泛应用。而在现代发达国家,母体死亡极罕见,因此难以被用于反映医院或其他医疗机构的医疗质量。大多数医院的母体死亡极为罕见,只有极少数的医院能有足够的母体死亡病例可用来追踪他们的分娩服务质量。无母体死亡也并不意味着产科医疗服务到位。但这也不代表任何母体死亡都不需调查,它仍旧是质量保证和评价改革成果的关键部分,只是它不适合作为追踪医疗机构内服务质量和比较不同机构间医疗服务质量的指标。为选择一个能用于鉴定重大不良结局且比母体死亡更常见的评估指标,Callaghan 等[48]提出"严重母体并发症"的概念,指分娩后入住 ICU 病房或分娩过程中输血大于 4 个单位浓缩红细胞的病例,其发生率是孕产妇死亡的 50 倍[5,49,50]。

新生儿死亡率也曾作为产科医疗质量的标志,但并不恰当。首先,新生儿死亡常无法确定是由于产科还是儿科原因,抑或二者都有影响。且大部分新生儿死亡是由早产和致命生长缺陷导致的,二者都是产科医疗服务不能改变的[51]。产科相关的新生儿死亡只占很小一部分,同样地因为发生率极低而不适合应用于临床评估。

剖宫产率也被广泛作为产科质量指标。学界对于剖宫产率作为过程指标还是结果指标尚有争议,但无论如何都是有缺陷的指标。由于孕产妇的区域化管理,有严重合并症的孕产妇被集中到能提供特殊医疗服务的专业医院里。所以比较不同医院的剖宫产率易导向错误的结论。有些医院可能提供了高质量的医疗服务,但因特定的患者群体而有高的剖宫产率。反之,一些医院的医疗服务质量较差,但剖宫产率不高,因为收治的患者为低危人群,其剖宫产率应当更低。

新的评估指标

尽管用"大致的"剖宫产率评估医疗质量并不理想,它仍不失为一个有价值的产科监测指标。因为它易于确定,且对于各利益相关者都具有意义。根据不同机构患者群差异进行"风险调整"后的剖宫产率是一项有效的评估指标。**目前有许多技术可用于对剖宫产率或其他产科结局进行风险调整**[52-57]。**通过风险调整建立的模型,可以预测特定人群的剖宫产率,以此和实际发生率进行比较。通过风险调整排除分娩次数、多胎妊娠和合并症等**患者因素的影响后,就可以比较不良结局在不同医疗机构的差异。

在经过正规的统计学方法验证后,风险调整后的指标可应用于任何结局的监测。目前已有一些风险调整模型用于测试一些产科不良事件,如严重产后出血、围产期感染、三度和四度会阴裂伤,和综合的新生儿不良结局[44]。

另一个方法是计算相似患者中不良事件的发生率,而非所有患者。Main 等[58]建议,只统计足月单胎头位初产妇(Nulliparous term singleton vertex, NTSV)的剖宫产率。他们利用了萨特医疗保健网的 20 个产科单位的数据,每年的分娩量达 40 000 例,年龄校正后计算 NTSV 剖宫产率,发现不同机构发生率存在差异,其中 53% 与引产和临产时早住院有关。这个发现表明,一些医疗措施与 NTSV 的剖宫产率相关。此研究的缺陷是排除了早产和经产妇的病例。

39 周前的择期剖宫产是近期颇受关注的过程指标。这项指标的使用随着对早期足月产的风险的了解而增加[59,60]。这项指标完全由医疗机构把控,且不需要进行风险调整。这项指标受瞩目的部分原因是它能根据国际疾病分类(ICD-9)的数据计算出来,这些数据已被收集且在医院里均可获得。然而,择期剖宫产的几个择期指征尚无共识,这是该项指标应用的潜在局限。此外,有些学者认为 ICD-9 数据不如病例记录中的数据正确和全面,无法提供准确的评估。但 Clark 等[61]的研究显示,即便应用了 ICD-9 数据,大部分案例都违背了反对 39 周前择期剖宫产的共识,即分娩无医疗指征。只有少数病例是由错误的分类和归档所导致的。

另一个广泛使用的过程指标是对 34 周分娩的胎儿产前应用糖皮质激素治疗。产前应用激素能够改善早产儿结局的研究使该指标受到关注。但使用此指标存在缺陷。首先激素使用较难管理,尤其是在缺乏电子病例记录(EMRs)的机构中。需要花费一定时间来回顾患者住院和/或门诊病历,来确定是孕期使用了激素还是产前使用了激素。且由于孕妇入院已太迟,或有紧急状况如创伤,来不及给所有早产的产妇使用激素,因此难以达到100% 激素使用的目标。

三级医院外 1500g 以下新生儿的出生率也是近期被提出的过程指标之一,因为它能在一定程度上反映整个医疗体系的协作是否合理。尽管数据显示三级医院外出生的极低出生体重新生儿预后较差,但仍有许多因素使得产妇无法在三级医院分娩[62-64]。这项指标易通过出生证明统计,出生证明中的项目是可靠的[42]。

以上质量指标的讨论都局限于住院患者。亦有对门诊患者的医疗质量指标,多为过程指标。例如孕妇在孕期是否接受 HIV 筛查就是一项评价指标。这些评估方法的缺陷是难以得到准确的数据,因为孕妇常在不同医院进行产前保健,而门诊病历多非电子记录。此外,医院常要求收集管理数据以协助评估医疗服务质量,而对门诊没有要求,所以门诊没有收集类似数据。

数据来源

为财务统计或其他非医学目的收集的管理数据,是非常丰富的信息来源。优势为人群资料完整,且相对便宜。但管理数据常常不具备质量评估所需的临床细节[66]。病历记录有临床细节,却难以通过一个途径获得所有病例,收集起来费用较高。

越来越多的电子病历(EMR)成为质量指标的基础。这些数据在医疗机构中易于获取,同时也有临床细节。然而,由于存在不同类型的 EMRs,收集不同来源的病历记录可能需耗费大量时间。**EMRs 能将患者门诊和住院信息连接在一起,管理数据和纸张病历很难做到。**EMRs中能获取的信息类型会随时间而增多和改善,希望最终的出生统计资料会基于病历记录,而不是信息收集,那样的话,出生证明数据将成为更丰富、更准确的医学数据。

改善质量

质量评估的主要意义在于运用监测手段提高医疗服务水平,使利益相关者观察到系统改善措施的效果。**运用质量指标能通过多种方式改善医疗质量,其中最有效的是基准测试**[67]。基准测试,也称为审查反馈,是比较相似机构的质量评估结果后,对参与者进行反馈,常以盲法进行。例如,统计一个城市中所有医院 NTSV 发生率。最后每家医院会收到结果图表,图表会给予本医院的数据(非盲)和其他不计名医院的数据(盲法)。

俄亥俄围产质量协作组(OPQC)是俄亥俄州 20 家医院组成的团队[68],他们不但分享数据,也比较能降低无指征 39 周前择期分娩的方法。各医院收集其 36 周 ~ 38^{+6} 周择期分娩的数据上传至数据中心。数据中心将各医院间的数据进行比较并出具报告,各医院再根据报告制定改善措施。医院间每月电话沟通各自计划和进度。项目开始时,无指征的 36 ~ 38^{+6} 周计划分娩率为 25% ,一年后降至 5%(P<0.05)以下。据估计,通过协作组 1 年的努力,约 1000 例胎儿从 36 ~ 38^{+6} 周延至 39 周后娩出。

美国亦有许多其他质量协作组[69],一些是志愿进行的,另一些需要参与医院缴纳一定费用。加利福尼亚母体医疗质量协作组(CMQCC, www.cmqcc.org)是其中一个较成熟的组织。除了作为会员医院交流和分享数据的来源外,许多医疗质量协作组——包括 OPQC 和 CMQCC——也为非会员医院提供数据,并分享他们在基准测试和数据收集中得出的结论。

这些协作组有助于寻找改善产科医疗服务的有效方法。Clark 等在美国医院公司(HCA)[70]比较了 3 种用于减少无指征的 39 周前择期分娩的方法。他们比较了(1)强制措施,即禁止无指征的 39 周前择期分娩;(2)温和措施,允许 39 周前择期分娩,但告知医师需要通过同行评议;(3)教育措施,就相关问题对医师进行教育。研究显示强制和温和措施都能改变医师行为,而教育措施根本无效。且强制措施的效果是温和方式的 2 倍。

关键点

◆ 一部分产科不良事件可以预防。临床情况不同,可预防的不良事件也不尽相同。

◆ 很多因素与产科不良事件相关,沟通问题是最常见的因素。

◆ 改善产科患者安全的特殊措施包括核查表、细则、模拟训练和团队合作培训。

◆ 具体哪种措施或哪些综合措施最能改善医疗服务和临床结局,有待进一步研究。

◆ 质量监测指标可用于评估母儿医疗服务水平。

◆ 主要质量监测指标包括结构指标、过程指标和结局指标。

参考文献

1. Lohr KN, Schroeder SA. A strategy for quality assurance in Medicare. *N Engl J Med.* 1990;322:707-712.
2. Institute of Medicine. *To err is human: building a safer health care system.* Washington, DC: National Academy Press; 1999.
3. DeFrances C, Hall M, Podgornik M. *2003 National Hospital Discharge Survey.* Advance data from vital and health statistics. No. 359. Hyattsville, MD: National Center for Health Statistics; 2005.
4. Geller SE, Rosenberg D, Cox SM, et al. The continuum of maternal morbidity and mortality: factors associated with severity. *Am J Obstet Gynecol.* 2004;191:939-944.
5. Geller SE, Rosenberg D, Cox S, Brown M, Simonson L, Kilpatrick S. A scoring system identified near-miss maternal morbidity during pregnancy. *J Clin Epidemiol.* 2004;57:716-720.
6. Berg CJ, Harper MA, Atkinson S, et al. Preventability of pregnancy-related deaths. *Obstet Gynecol.* 2005;106:1228-1234.
7. White AA, Pichert JW, Bledsoe SH, Irwin C, Entman SS. Cause and effect analysis of closed claims in obstetrics and gynecology. *Obstet Gynecol.* 2005;105:1031-1038.
8. Clark SL, Belfort MA, Dildy GA, Meyers JA. Reducing obstetric litigation through alterations in practice patterns. *Am J Obstet.* 2010;112:1279-1283.
9. Forster AJ, Fung I, Caughey S, et al. Adverse events detected by clinical surveillance on an obstetric service. *Obstet Gynecol.* 2006;108:1073-1083.
10. The Joint Commission. *Sentinel Event Alert: Issue 30, Preventing infant death and injury during delivery (Additional Resources).* Available at <http://www.jointcommission.org/sentinel_event_alert__issue_30_preventing_infant_death_and_injury_during_delivery_additional_resources>.
11. Hoff T, Jameson L, Hannan E, Fink E. A Review of the Literature Examining Linkages between Organizational Factors, Medical Errors, and Patient Safety. *Med Care Res Rev.* 2004;61:3-37.
12. Hales BM, Pronovost PJ. The checklist—a tool for error management and performance improvement. *J Crit Care.* 2006;21:231-235.
13. Pronovost P, Needham D, Berenholtz S. An intervention to decrease catheter-related bloodstream infections in the ICU. *N Engl J Med.* 2006;355:2725-2732.
14. Clark S, Belfort M, Saade G, et al. Implementation of a conservative checklist-based protocol for oxytocin administration: maternal and newborn outcomes. *Am J Obstet Gynecol.* 2007;197:480.e1-480.e5.
15. Menzies J, Magee LA, Li J, et al. Instituting surveillance guidelines and adverse outcomes in preeclampsia. *Obstet Gynecol.* 2007;110:121-127.
16. Koetsier A, van der Veer SN, Jager KJ, Peek N, de Keizer NF. Control charts in healthcare quality improvement. A systematic review on adherence to methodological criteria. *Methods Inf Med.* 2012;51:189-198.
17. Urbach DR, Govindrajan A, Saskin R, Wilton AS, Baxter NN. Introduction of surgical safety checklists in Ontario, Canada. *N Engl J Med.* 2014;370:1029-1038.
18. Bailit JL, Grobman WA, McGee P, et al. The association of protocols and perinatal outcomes. *Am J Obstet Gynecol.* 2015;213:86.e1-6.
19. Hunt EA, Shilkofski NA, Atavroudis TA, Nelson KL. Simulation: translation to improved team performance. *Anesthesiol Clin.* 2007;25:301-319.
20. Deering S, Poggi S, Macedonia C, Gherman R, Satin AJ. Improving resident competency in the management of shoulder dystocia with simulation training. *Obstet Gynecol.* 2004;103:1224-1228.
21. Goffman D, Heo H, Pardanani S, Merkatz IR, Bernstein PS. Improving shoulder dystocia management among resident and attending physicians using simulations. *Am J Obstet Gynecol.* 2008;199:294.e1-294.e5.
22. Crofts JF, Bartlett C, Ellis D, Hunt LP, Fox R, Draycott TJ. Training for shoulder dystocia: a trial of simulation using low-fidelity and high-fidelity mannequins. *Obstet Gynecol.* 2006;108:1477-1485.
23. Crofts JF, Bartlett C, Ellis D, Hunt LP, Fox R, Draycott TJ. Management of shoulder dystocia: Skill retention 6 and 12 months after training. *Obstet Gynecol.* 2007;110:1069-1074.
24. Draycott TJ, Crofts JF, Ash JP, et al. Improving neonatal outcome through practical shoulder dystocia training. *Obstet Gynecol.* 2008;112:14-20.
25. Grobman WA, Miller D, Tam K, Hornbogen A, Burke C, Costello R. Outcomes associated with introduction of a shoulder dystocia protocol. *Am J Obstet Gynecol.* 2011;205:513-517.
26. Thompson S, Neal S, Clark V. Clinical risk management in obstetrics: eclampsia drills. *Qual Saf Health Care.* 2004;13:127-129.
27. Osman H, Campbell OM, Nass AH. Using emergency obstetric drills in maternity units as a performance improvement tool. *Birth.* 2009;36:43-50.
28. Ellis D, Crofts JF, Hunt LP, Read M, Fox R, James M. Hospital, simulation center and teamwork training for eclampsia management. *Obstet Gynecol.* 2008;111:723-731.
29. Deering S, Brown J, Hodor J, Satin AJ. Simulation training and resident performance of singleton vaginal breech delivery. *Obstet Gynecol.* 2006;107:86-89.
30. Toledo P, McCarthy RJ, Burke CA, Goetz K, Wong CA, Grobman WA. The effect of live and web-based education on the accuracy of blood loss estimation in simulated obstetric scenarios. *Am J Obstet Gynecol.* 2010;202:400.e1-400.e5.
31. Siassakos D, Hasafa Z, Sibanda T, et al. Retrospective cohort study of diagnosis-delivery interval with umbilical cord prolapse: the effect of team training. *BJOG.* 2009;116:1089-1096.
32. Draycott T, Sibanda T, Owen L. Does training in obstetric emergencies improve neonatal outcome? *BJOG.* 2006;113:177-182.
33. Helmreich RL, Merritt AC, Wilhelm JA. The evolution of Crew Resource Management training in commercial aviation. *Int J Aviat Psychol.* 1999;9:19-32.
34. Alder JR, Christen R, Zemp E, Bitzer J. Communication skills training in obstetrics and gynaecology: whom should we train? A randomized controlled trial. *Arch Gynecol Obstet.* 2007;276:605-612.
35. Haller G, Garnerin P, Morales M, et al. Effect of crew resource management training in a multidisciplinary obstetrical setting. *Int J Qual Health Care.* 2008;20(4):254-263.
36. Pratt SD, Mann S, Salisbury M, et al. John M. Eisenberg Patient Safety and Quality Awards. Impact of CRM-based training on obstetric outcomes and clinicians' patient safety attitudes. *Jt Comm J Qual Patient Saf.* 2007;33:720-725.
37. Nielsen PE, Goldman MB, Mann S, et al. Effects of teamwork training on adverse outcomes and process of care in labor and delivery: a randomized controlled trial. *Obstet Gynecol.* 2007;109:48-55.
38. Simpson KR, Kort CC, Knox GE. A comprehensive perinatal patient safety program to reduce preventable adverse outcomes and costs of liability claims. *Jt Comm J Qual Patient Saf.* 2009;35:565-574.
39. Mazza F, Kitchens J, Akin M. The road to zero preventable birth injuries. *Jt Comm J Qual Patient Saf.* 2008;34:201-205.
40. Pettker CM, Thung SF, Norwitz ER, et al. Impact of a comprehensive patient safety strategy on obstetric adverse events. *Am J Obstet Gynecol.* 2009;200:492.e1-492.e8.
41. Pettker CM, Thung SF, Lipkind HS, et al. A comprehensive obstetric patient safety program reduces liability claims and payments. *Am J Obstet Gynecol.* 2014;211:319-325.
42. Clark SL, Belfort MA, Byrum SL, Meyers JA, Perlin JB. Improved outcomes, fewer cesarean deliveries, and reduced litigation: results of a new paradigm in patient safety. *Am J Obstet Gynecol.* 2008;199:105.e1-105.e7.
43. Donabedian A. Evaluating the Quality of Medical Care. *Milbank Mem Fund Q.* 1966;44:166-206.
44. Bailit JL, Grobman WA, Rice MM, et al. Risk-adjusted models for adverse

obstetric outcomes and variation in risk-adjusted outcomes across hospitals. *Am J Obstet Gynecol.* 2013;209:446.e1-446.e30.

45. Draycott T, Sibanda T, Laxton C, Winter C, Mahmood T, Fox R. Quality improvement demands quality measurement. *BJOG.* 2010;117:1571-1574.

46. Grobman WA, Bailit JL, Rice MM, et al. Can difference in obstetric outcomes be explained by differences in the care provided? The MFMU Network APEX study. *Am J Obstet Gynecol.* 2014;211:147.e1-147.e16.

47. Howell EA, Zeitlin J, Herbert PL, Balbierz A, Egorova N. Association between hospital-level obstetric quality indicators and maternal and neonatal morbidity. *JAMA.* 2014;312(15):1531-1534.

48. Callaghan W, Grobman WA, Main E, Kilpatrick S, D'Alton ME. Facility-based identification of women with severe maternal morbidity: It's time to start. *Obstet Gynecol.* 2014;123:978-981.

49. You WB, Chandrasekaran S, Sullivan J, Grobman WA. Validation of a scoring system to identify women with near-miss maternal morbidity. *Am J Perinatol.* 2012;30:21-24.

50. Grobman WA, Bailit J, Rice MM, et al. Frequency of and factors associated with severe maternal morbidity. *Obstet Gynecol.* 2014;123:804-810.

51. Hein H, Lofgren M. The changing pattern of neonatal mortality in a regionalized system of perinatal care: a current update. *Pediatrics.* 1999;104:1064-1069.

52. Bailit JL, Love TE, Dawson NV. Quality of obstetric care and risk-adjusted primary cesarean delivery rates. *Am J Obstet Gynecol.* 2006;194:402-407.

53. Keeler E, Park R, Bell R, Gifford DS, Keesey J. Adjusting cesarean delivery rates for case mix. *Health Serv Res.* 1997;32:511-528.

54. Bailit J, Garrett J. Comparison of risk-adjustment methodologies. *Obstet Gynecol.* 2003;102:45-51.

55. Aron D, Harper D, Shepardson L, Rosenthal G. Impact of risk-adjusting cesarean delivery rates when reporting hospital performance. *JAMA.* 1998;279:1968-1972.

56. Glantz JC. Cesarean delivery risk adjustment for regional interhospital comparisons. *Am J Obstet Gynecol.* 1999;181:1425-1431.

57. Gregory KD, Korst LM, Platt LD. Variation in elective primary cesarean delivery by patient and hospital factors. *Am J Obstet Gynecol.* 2001;184:1521-1532.

58. Main EK, Moore D, Farrell B, et al. Is there a useful cesarean birth measure? Assessment of the nulliparous term singleton vertex cesarean birth rate as a tool for obstetric quality improvement. *Am J Obstet Gynecol.* 2006;194:1644-1651.

59. Tita AT, Landon MB, Spong CY, et al. Timing of elective repeat cesarean delivery at term and neonatal outcomes. *N Engl J Med.* 2009;360:111-120.

60. Bailit JL, Gregory KD, Reddy UM, et al. Maternal and neonatal outcomes by labor onset type and gestational age. *Am J Obstet Gynecol.* 2010;202:245.e1-245.e12.

61. Clark SL, Meyers JA, Milton CG, et al. Validation of the joint commission exclusion criteria for elective early-term delivery. *Obstet Gynecol.* 2014;123:29-33.

62. Warner B, Musial J, Chenier T, Donovan D. The effect of birth hospital type on the outcomes of very low birth weight infants. *Pediatrics.* 2004;113:35-41.

63. Chien L, Whyte R, Aziz K, Thiessen P, Matthew D, Lee ST. Improved outcome of preterm infants when delivered in tertiary care centers. *Obstet Gynecol.* 2001;98:247-252.

64. Phibbs C, Bronstein J, Buxton E, Phibbs R. The effect of patient volume and level of care at the hospital of birth and neonatal mortality. *JAMA.* 1996;276:1054-1059.

65. Deleted in review.

66. Bailit JL, Ohio Perinatal Quality Collaborative. Rates of labor induction without medical indication are overestimated when derived from birth certificate data. *Am J Obstet Gynecol.* 2010;203:269.e1-269.e3.

67. Jamtvedt G, Young JM, Kristoffersen DT, et al. Audit and feedback: effects on professional practice and health are outcomes. *Cochrane Database Syst Rev.* 2004;2:2.

68. Iams J for the Ohio Perinatal Quality Collaborative. A statewide initiative to reduce inappropriate scheduled births at 36 0/7 to 38 6/7 weeks' gestation. *Am J Obstet Gynecol.* 2010;202:243.e1-243.e8.

69. American College of Obstetricians and Gynecologists. *State Quality Collaboratives Chart.* Available at <http://www.acog.org/About_ACOG/ACOG_Departments/Government_Relations_and_Outreach/-/media/Departments/Government%20Relations%20and%20Outreach/StateQualCollabChart.pdf>.

70. Clark SL, Frye DR, Meyers JA, et al. Reduction in elective delivery at <39 weeks of gestation: comparative effectiveness of 3 approaches to change and the impact on neonatal intensive care admission and stillbirth. *Am J Obstet Gynecol.* 2010;203:449.e1-449.e6.

最后审阅　施文良

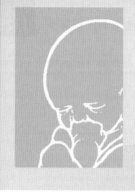
围产期伦理

原著　GEORGE J. ANNAS and SHERMAN ELIAS⁺
翻译与审校　唐瑶,胡蓉,李笑天,彭嘉音,马中焕

社会大众对现代医疗技术提高人类生活质量和延长人类寿命有很高的期望,而对产科的期望更高到无可比拟:都期望有一个健康的婴儿。诊疗能力在迅速不断地提高,医生却面临越来越多的伦理困境,尤其是现在的法律和社会环境。即使一名最优秀、最有良心和责任心的医生,也难免医疗诉讼。

一章篇幅难以详述现代产科临床与研究所面临的诸多法律和伦理争议。因此,我们挑选了几个与产科相关的议题着重讨论。

生育自由

尽管每四例妊娠只有一例为堕胎,人工流产却成为近四十年来美国最具争议的政治性议题。关于堕胎的政治辩论在不同的两极观点间不断变迁:生命与选择,胎儿与孕妇,胎儿与婴儿,联邦宪法下个人的权利与州权利,政府与医生,医患双方与州立法机关。2010年,有关人工流产的争议险些让奥巴马医疗法案通过不了;2014年,美国最高法院判定宗教组织可以因为信仰而不必给女性雇员提供某些避孕(不准确地理解为可导致人工流产的避孕)保险。在医患关系、临床医学研究的联邦资助和法规和医疗保险的法规等方面,美国最高法院1973年Roe v. Wade案的意见仍居于法律(和伦理)的核心地位。产科医生须弄清Roe案及其长期影响,包括对患者权利(尤其是生育自由)、医疗和政治的影响[1]。

Roe案是最高法院有史以来在医疗领域做出的最具争议的判决,其后又出台了上百条法令(包括相对较新的法令:要求在堕胎前给予孕妇胎儿的B超图像,告知20周胎儿可以感受到疼痛,做流产的门诊必须有后备的医院急诊室),最高法院也对人工流产做出二十余项新判决,但是Roe案的核心法律观点[2]在本质上仍与1973年一致。目前为止,试图在司法和立法上推翻Roe案的尝试均以失败告终,但更多的尝试仍在继续。联邦宪法保障孕妇堕胎的权利,而联邦宪法下胚胎还不算是人。因此,在胎儿可存活前,各州不能因实施流产而判处产妇或者医生犯罪,除非使用了被国会禁止的特殊手术,"partial-birth abortion"[注:partial-birth abortion为政治术语,即为医学上的完整扩清术(intact dilatation and evacuation)],是扩清术的一种。宫颈扩张后,用牵引钳将臀位胎儿从宫颈拉出,胎头达到宫颈内口时停止牵拉。此时常需要吸出胎儿脑组织,压瘪胎头,然后娩出整个胎儿。头位胎儿可以先切开颅骨,吸出脑组织,然后压瘪胎头,娩出整个胎儿)。各州可将胎儿可存活后的堕胎定为非法,但必须允许为保护孕妇生命或健康而人工流产。此外,各州仍可对胎儿可存活前的人工流产设置限制,但不能给孕妇带来"不当负担",这个条款在实质上让各州不可能阻止孕妇人工流产。

美国历史上第一例支持生育自由理念的是1965年的Griswold v. Connecticut案,将避孕行为入罪的康涅狄格州法令被最高法院判为违宪,侵犯了联邦宪法赋予的夫妻在两性关系中所享有的隐私权[3]。随后,在1972年,最高法院认为即使在婚姻关系之外,个人仍享有"隐私权……这种权利使重大的个人事务(如是否生儿育女)免受政府肆意干涉"[4]。在其后一年的Roe案中,最高法院否决了得克萨斯州的一项法律:除非是为了挽救孕妇生命,医生做人工流产皆为犯罪。最高法院认为,妇女有联邦宪法所赋予的隐私权,这项根本性的权利"广义上足以涵盖妇女选择终止妊娠的决定"[2]。由于这项权利根本而不可动摇,各州需证明有压倒性的州利益才可以对堕胎进行限制。最高法院判定,胎儿从可存活的一刻起(定义为不依靠母亲而可以独立存活),各州对胎儿生命才具有了压倒性的利益。但是即使在胎儿可存活后,各州也不能将胎儿的生命置于孕妇的生命或健康之上。隐私权也包括:医生可以自由地"做医疗决策以保证孕妇的生命或健康"[2]。在Roe案判决的同一天,最高法院也判决了Doe v. Bolton案[5],其中给予了健康非常宽泛的定义:"医疗决策的做出可以基于一切与患者健康相关的因素：生理、情感、心理、家族和妇女年龄等。所有这些因素都关乎健康，从而给主治医师提供了足够的空间做出最佳的医疗决策"[5]。

Roe 案和 Doe 案确保医师及患者均受到联邦宪法所赋予的隐私权保护。在之后的案例中，最高法院仍选择继续尊重主治医师的医疗决策。例如在 1976 年 Planned Parenthood of Central Missouri v. Danforth 案中，最高法院认为州立法机构不能决定胎儿可独立存活的时间点；相反，这个"基本的医学概念，是而且必须是由负有责任的主治医师认定[6]"。这一观点至今仍保持不变；即使胎儿可存活的时间点整体向前移动了，也不应由立法机构或法院基于胎龄规定胎儿可存活的时间点——每个特定胎儿是否可存活，必须由主治医生按好的、公认的产科规范做出医学判断。

到 1980 年代末，最高法院对涉及人工流产法规的判决模式：(1)明显支持妇女的决定；(2)将堕胎与其他类似的医疗或外科手术区别对待；(3)是否干扰主治医师的专业判断；(4)驳回比公认的医疗标准更严格的法规。隐私，作为一项联邦宪法赋予的权利，已然成为一个描述自由的词汇，使得婚姻、生育、避孕、绝育、人工流产、家庭关系、养育子女和性关系等问题免受政府干扰。

想要推翻 Roe 案的方法之一，是改变最高法院的成员，将 Roe 案的反对者任命为大法官。在 1992 年的 Planned Parenthood of Southeastern Pennsylvania v. Casey 案中，因为新任命的大法官使最高法院有了第一个真正推翻 Roe 案的机会。当时许多专家也认为最高法院会推翻 Roe 案。然而，不寻常的是最高法院中有可能反 Roe 案的三个大法官联名撰写了一份意见，确认了 Roe 案的"核心观点"。另外两位纯粹支持 Roe 案的大法官也认同他们的大部分意见，于是判决成为 5：4。联合声明的作者们最主要的观点是，虽然推翻 Roe 的压力变得"越来越大"，但这样做会破坏"国家对法治的承诺"，将严重且不必要地损害最高法院的合法性。三位法官特别重申了"Roe 案的核心观点"：在胎儿可存活之前妇女可以选择堕胎且不受州政府的干预；而在胎儿可存活之后，各州可对人工流产做出限制，"但法律必须包含危及妇女生命或健康的例外条款"；以及"从妊娠开始之际，各州对保护孕妇的健康以及保护有可能成为孩童的胎儿生命拥有立法权。"最高法院根据这些原则维持了为人工流产设置诸多细节要求的法律，以及强制性等待 24 小时的法律，但也以"不当负担"为由驳回了必须通知配偶的法律。

因此，在 Casey 案之后，Roe 案被诠释为：在胎儿可存活前孕妇有选择终止妊娠的"个人自由"的权利，而不再提及"隐私权"，并且各州不能设置阻碍，给行使这项权利造成实质上的"不当负担"[9]。当然，主要的问题是明确的：可负担性的法规可以接受，而"不当负担"的法规则不能接受；但两者具体如何界定尚不明确。换句话说，只要不给孕妇造成实质性"不当负担"，影响她们堕胎，各州可以通过法律关怀胎儿的生命，要求医生让寻求堕胎的妇女经过一些新的、可负担性的过程：包括提供关于人工流产的详细且确切的信息、胎儿状况、收养信息、提供生育帮助的资源以及 24 小时等待期等。

1992 年后最高法院法官的成员没有明显改变，整体推翻 Roe 案的希望破灭。**Roe 案反对者明显地改变了策略，致力于将他们认为会让大多数美国人感到恐怖的一种特殊流产方法——"完整扩清术"入罪。**第一个这样的法案在 1996 年被国会通过，却被克林顿总统否决，因为这项禁令并未如 Roe 案和 Casey 案所要求的将孕妇健康列为例外条款。1997 年，在美国医学协会的支持下，该法案再次被国会通过，再次被克林顿总统否决，仍然是因为没有将孕妇健康列为例外[10]。

禁令的支持者将目标转向各州，大多数州颁布了基本相同的法律。2000 年，内布拉斯加州关于完整扩清术的法律被送至最高法院。该法律对执行完整扩清术的医生设置了最高 20 年的有期徒刑。法律相关部分如下：

本州禁止执行完整扩清术，除非由于生理紊乱、躯体疾病或伤害使得孕妇生命垂危(包括由于妊娠本身造成的生命垂危)，而必须采取完整扩清术才能挽救孕妇的生命。

"完整扩清术"是指：流产时，先阴道分娩活的胎儿然后杀死未出生的胎儿并完成整个分娩过程……该法令进一步将"先阴道分娩活的胎儿然后杀死未出生的胎儿"定义为：故意和有意地将活的未出生胎儿或胎儿的大部分分娩到阴道，而医师明知这一过程将会导致且实际导致了未出生胎儿的死亡。

这项禁令适用于整个怀孕期间，并且无保护孕妇健康的例外条款，唯一的例外是挽救孕妇的生命。在 Stenberg v. Carhart 案的 5：4 意见中[11]，最高法院认为这项法律违宪，原因有两个。首先，从过程描述来看，这项被禁止的手术方式十分类似于扩清术(Dilation and evacuation, D&E)，后者被法律允许且广泛用于孕中期流产。因此，这项法律可能会让医生不愿意做合法的手术，将给病人造成不当负担。第二，正如 Roe 和 Casey 案所要求的，法律没有为医生提供例外条款，允许为保护孕妇健康而做这种手术。大法官 John Paul Stevens 在他的附议意见中指出，在关于完整扩清术的辩论中，极端反 Roe 案的言论掩盖了一个事实：在 Roe 案后的 27 年间，"论述过这一问题的 17 个大法官中有 13 位支持"Roe 案的核心观点。

一条引人注目的反对意见是由 Kennedy 大法官写的，而他曾在 Casey 案中特别认可了 Roe 案的核心观点。Kennedy 认为，判定"完整扩清术"违法是与 Casey 案相一致的,因为各州在整个怀孕期间都有保护可成长为幼儿的胎儿生命的权力。他认为,完整扩清术在某种程度上包括了人工流产和分娩,"可能导致医学界或社会大众对生命包括胎儿的生命变得麻木不仁,甚至漠视"。他还指出,禁止完整扩清术并不会对妇女造成不当负担,因为州立法机构可以决定像完整扩清术这样的医疗操作并非医疗上所必要的[11]。

代表多数意见的大法官们认为,一个更精确、包括健康因素例外条款的法律将是符合宪法的[11]。2003 年,国会通过了一项略有修订的法律。该法律并没有包括健康因素的例外条款,但它的前言确实包含一个声明,宣称被认定为非法的手术,在医学上对于妇女的健康**从未**是必要的。布什总统于 2003 年 11 月 5 日将法案签署成为法律。2007 年 4 月,最高法院在 Gonzales v. Carhart 案中判断该法律符合宪法的时候[12],法院的组成发生了两个重要的变化:新的首席大法官 John Roberts 取代了一贯反对 Roe 案的 William Rehnquist;而 Samuel Alito 大法官取代了原来一直支持 Roe 案的 Sandra Day O'Connor 大法官。这部联邦法律规定:

(a)任何医生,在美国或外国执业时,故意做完整扩清术并导致人类胎儿死亡的,应根据本法规处以罚款和/或最高 2 年的监禁。本条款不适用于:孕妇生命受到机体功能紊乱、生理疾病或伤害而生命垂危(包括怀孕本身所导致或引起的生命垂危),而完整扩清术是**挽救孕妇生命所必须**的…

(b)"完整扩清术"堕胎是指做流产的人

(A)**故意地和有意地**阴道分娩活胎直至在头位分娩时**胎头完全娩出母体**,或者在臀位分娩时**胎儿肚脐以上的任何部分娩出**母体,以杀死部分分娩的活胎儿为目的蓄意行为;或

(B)除完成分娩以外,杀死部分分娩的活胎的蓄意行为[强调]。

最高法院以 5:4 裁定这项新的法律符合宪法[12]。Kennedy 大法官代表多数派,将他在 Stenberg 案的反对意见撰写成新的多数意见。虽然自认为他的结论与 Stenberg 案一致,但是所有审查该联邦法律的三个美国联邦地区法院和三个上诉法院均根据 Casey 案和 Stenberg 案的原则认定该法律违宪,主要因为该法律的定义模糊,并且缺少健康因素的例外条款。针对定义模糊的观点,Kennedy 指出新法律的不再模糊,因为它澄清了被禁止的手术(他称之为"完整的 D & E")与标准 D & E 流产之间的区别,因为前者需要分娩一个完整的胎儿,而后者"通过宫颈吸刮出的是已经撕碎的胎儿组织"。此外,新的联邦法律具体描述了胎儿的标志(例如,"肚脐"),而非"未出生的孩子"的"大部分"这样模糊的描述。

因为该法律对于胎儿可存活前和可存活后两个阶段

均适用,Kennedy 承认根据 Casey 案,"如果目的或实际效果是为了设置实质性障碍,以阻止妇女寻求胎儿可存活之前的堕胎",该法律则为违宪。Kennedy 认为国会的立法目的有两个层面:首先,立法者通过认定"胎儿在即将出生前被杀死的流产方法"为非法,来"表示对人的生命的尊重",因为使用这种方法"将使社会更加粗俗地对待人命,不仅是对新生儿而且是所有脆弱和无辜的人类生命…";第二,国会想保护医学伦理,因为这种手术"将混淆医生保卫生命和促进健康的医学、法律和道德责任…"

Kennedy 法律分析的关键在于他的结论:这些理由足以证明禁令符合宪法,因为根据 Casey 案"从妊娠开始,州政府便对保护即将成为幼儿的胎儿生命具有监管权益,[并且这个权益]不能由于 Casey 案的健康例外而被作废,这等同于允许医生选择自己喜欢的流产方法。"肯尼迪继续写道"尊重人的生命最终表现在母亲对孩子的关爱中"。并且,目前"尽管没有可靠的数据","非常普遍的是,一些妇女最终后悔选择终止她们曾创造和孕育的生命…这种悔恨可能会引起严重抑郁和丧失自尊。"Kennedy 认为,如果妇女们事后得知这种手术的细节,很可能会产生或加剧悔恨,提示医生并未给患者描述手术过程,因为他们"可能不愿透露[流产]手术的具体细节…"。

最后一个关键问题是,这一禁令"是否会给妇女带来严重的健康风险",以及这一判断应是由医生还是国会来做出。Kennedy 认为国会有权做出这个判断:"法律不需要给做人工流产的医生不受约束的选择,也不应该将他们的地位置于其他医生之上。在人工流产领域行使立法权力时所遇到的医学不确定性并没有高于法律。"此外,Kennedy 认为,该法律不会强加给妇女"不当负担",因为没有禁止使胎儿致死的替代方法。用他的话来说,"如果在某些特定情况下必须使用完整的 D&E,该法律可能允许医生通过宫内注射药物作为替代方法,将胎儿致死后,再进行这种手术[12]。"

当时最高法院唯一的女性大法官 Ruth Bader Ginsburg 代表四名少数派法官表达意见:"今天的决定令人担忧。它并没有认真对待 Casey 案和 Stenberg 案。它容忍甚至实际上鼓励了联邦在全国范围内禁止一种手术,而美国妇产科医师学会(**American College of Obstetrician and Gynecologists,ACOG**)认为该手术在某些病人是必要且适当的。它模糊了 Casey 案在可存活前、后的流产之间明确划出的界线。而且,自 Roe 案以来,最高法院首次肯定了一项没有保护妇女健康的例外条款的禁令。"Ginsburg 指出,多数意见推翻了 Stenberg 案的结论,即当"主要的医疗权威认同禁止某一特殊流产方式可能危及妇女的健康…"时,则健康因素的例外条款就是必要的。九个专业组织(包括 ACOG)提供的证据支持这个结

论。听取了该法案及其影响的证据之后，所有的三个美国联邦地方法院得出的结论，直接反驳了国会宣称的"没有可靠的医学证据表明完整扩清术是安全的或比其他流产方式更安全。"甚至 Kennedy 大法官也同意国会的结论是站不住脚的。

大法官 Ginsburg 认为，目前只剩下"脆弱和易识破的辩护理由"来维护该禁令。她并不认同这些理由，并指出各州对于"保护和促进胎儿生命"的权益并不能通过这样一部禁令来实行，该禁令仅针对一种流产方式，本身不会保护"任何一个胎儿不受迫害"，还会将妇女的健康置于危险之中。最后，她认为这个决定的基本观点，即认为与"保护生命"的政府权益无关的"伦理和道德的担忧"可以凌驾于公民的基本权利之上，违背了之前的多数意见，并且已被 Casey 案明确否决。为了巩固其结论，多数意见将孕妇描述为处于脆弱情感状态，而医师利用了这种状态、隐瞒了流产手术的信息。Ginsburg 认为，多数意见对这个假想问题的解决方法是"剥夺妇女做出自主选择的权利，甚至是以她们的安全为代价。"她继续说："这种思维方式[男性必须通过限制妇女的选择权来保护女性]反映出古时妇女在家庭和宪法里的地位，但这种观念早已被摈弃。"Ginsburg 进一步指出，多数意见根本无法掩饰其对 Roe 案和 Casey 案阐述的生育权利的敌意，称医师为"堕胎医生"，将胎儿描述为"未出生的孩子"或"婴儿"，为孕中期流产贴上"后期流产"的标签，并忽视"经过严格培训的医师们做出的合理医学判断…将其看作'仅为便利'而做的'选择'"[12]。

该法律所标志的主要变化为，国会和最高法院开始倾向于忽视孕妇的健康和医生的医学判断[13]。这背离了之前的案例，将医生视为无原则的"堕胎医生"。并将孕妇当成不能对自己的生命和健康做出严肃决定的婴儿。多数意见忽视或边缘化了长久以来的宪法原则，并以 Kennedy 大法官和他四个同事的个人道德观取而代之。

多数意见声称赋予国会宪法权力来规范行医不是首例，但却没有指出国会曾认定那个医疗程序为非法的案例。依赖于 100 多年前的 Jacobson v. Massachusetts 案尤为不妥[14]。Jacobson 案是在流行病期间强制接种天花疫苗，违抗者将受到罚款。该法令有例外条款："可以出示由注册医生签字的证明，认定儿童不适于接种疫苗"，并且最高法院暗示，成人也可以合法地获得类似的医学例外证明。不仅人工流产的法规都为医生和病人设置了健康例外条款——所有与健康相关的法规都有[15]。

另一方面，那些期待最高法院推翻 Roe 案的人可能会失望。虽然 Alito 大法官取代了 O'Connor 大法官，并且很可能在与 Roe 案相关的问题上投相反的票，但 Kennedy 大法官成为最高法院新的关键票，他坚称会支持在 Casey 案中重申的 Roe 案的原则。正如 O'Connor 大法官

一度可以有效代表最高法院对特定的流产法规是否对妇女造成"过度负担"的问题持有决定性的一票，而对 Roe 案，至少现在将取决于 Kennedy 大法官。奥巴马政府将两名支持 Roe 案的大法官 Souter 和 Stevens 替换为大法官 Sonia Sotomayor 和 Elena Kagan，但并没有改变这一平衡。尽管如此，最高法院目前有三名女性大法官，这本身将使最高法院更加重视女性的权利。

堕胎政治和"奥巴马医改"[16,17]

奥巴马总统在医疗保险改革辩论中表示，他的法律不应该受到堕胎政治的影响。2009 年 9 月 10 日，他在国会联席会议关于医疗保险改革的演讲中说："我们不会将联邦资金用于资助堕胎。"**然而，人工流产在美国政治中的核心地位使得资助堕胎成为决定医疗保险改革政策是否立法成功的关键**。这个辩论围绕着众议院 Stupak 所提出的修正案展开，这个修正案指出："本法令授权或拨付的资金**不得用于支付任何形式的人工流产或支付任何报销人工流产的医疗保险**，除非医生证明由于机体功能紊乱、生理疾病或伤害使得孕妇生命垂危（包括由于妊娠本身造成的生命垂危），或因强奸、乱伦导致的妊娠等。"众议院以 240 对 194 通过了这个修正案，64 个民主党投票赞成（医改法案是以 220 对 215 通过的）。很多人认为天主教主热诚的游说对 Stupak 修正案的通过有很大的影响。然而基督教政治领导团体对法案的通过影响更大，其中包括修正案的两个主要发起人 Bart Stupak（密歇根州的民主党人）和 Joe Pitts（宾夕法尼亚州的共和党人）[16]。

Stupak 修正案被认为是 Hyde 修正案的延续。**Hyde 修正案是以（伊州共和党）众议员 Henry Hyde 命名，并成为自 1976 年以来每一个关于健康和人类服务拨款法案的附件之一。**Hyde 修正案也被列入国防部，印第安人卫生局和联邦雇员健康保险计划的拨款法案中。**Hyde 修正案禁止联邦资金支付"任何人工流产"或任何"报销人工流产的医疗保险"，除非是"强奸或乱伦"导致了妊娠，或"医生证明不做流产将危及妇女的生命。"**根据 Hyde 修正案，各州可以使用自己的医疗补助资金资助人工流产，目前有 17 个州正是这么做的。

美国最高法院已两次裁定限制政府资助人工流产符合宪法。第一个案例支持了 1977 年康涅狄格州的立法，限制州医疗补助资金支付"医学上必要的"人工流产。最高法院裁定妇女有选择人工流产的宪法权利，但州政府没有义务支付由此产生的费用，但可以为分娩提供资金来鼓励妇女继续妊娠。根据宪法，各州不能制造人工流产的障碍，但也没有义务消除其本身的障碍，如贫穷。

在康州的裁决三年之后，**最高法院维持 Hyde 修正**

案,禁止联邦资助医学上必要的人工流产。根据这项裁决,即使继续妊娠会有严重生命危险的低收入妇女,也不能享有人工流产的医疗补助。在这两个案例中,最高法院裁定政府可以做出"有利于生育而不利于人工流产的政策,并通过公共资金的分配来执行"。因为联邦政府没有导致妇女贫穷,贫穷是他们自己的障碍,宪法没有要求联邦政府为任何形式的人工流产提供资助。联邦资助是一个政治问题,应由国会决定。

参议院多数党领袖 Harry Reid(内华达州的民主党参议员)将两个委员会的法案结合,形成参议院健康保险改革法案,该法案没有包含 Stupak 修正案,但明确禁止联邦资金用于人工流产,包括 Hyde 修正案里禁止的。新的健康保险如果报销人工流产,各州必须确保"不用联邦资金支付或承担人工流产的费用"。

众议院和参议院方案的差异体现为三个主要问题:是否实现了奥巴马不用联邦资助(人工流产)的承诺?是否遵循 Hyde 修正案的"传统"?是不是好的健康保险?对于第一个问题,参议院的法案履行了总统的承诺,资助人工流产资金必须来自联邦税金以外的资金。该条款在这方面的规定被贬低为"记账的把戏",因为用政府工资支付人工流产费用的联邦雇员也使用了来自联邦税金的资金。至于第二个问题,Stupak 修正案远远超出了 Hyde 修正案,联邦税收不仅不准用于人工流产本身,也不准其用于报销人工流产的任何健康保险。目的是即使不用联邦资金,也要限制人工流产。第三个问题涉及公共卫生政策。Hyde 修正案让一些国会议员的道德观点变成制度,即医学上必要的人工流产也不算医疗。民主党人在马萨诸塞州的特别选举中失去了 Ted Kennedy 的参议院席位之后,意味着民主党已经没有必需的 60 票通过新的医疗保险改革法案,民主党参众两院领导人只能协商修改之前参议院通过的法案,让众院也接受,再以预算"和解"措施(只需 51 票就能在参院通过)通过修改的法案。

因为 Stupak-Pitts 关于人工流产的提议不在参议院法案中,因此不确定是否可以凑齐需要通过法案的 216 张众议院支持票。**Stupak 本人最终同意投票支持参议院法案,条件是奥巴马总统签署行政命令,禁止任何立法资助人工流产。**该法案最终以 219 比 212 通过,表明 Stupak 和他同事的投票是必不可少的。奥巴马总统于 3 月 24 日在白宫私下签署了行政命令。

两个有关人工流产的争议随之而来:第一个涉及平价医疗法案(ACA)将避孕纳入保险范围,第二个涉及人类胚胎的研究。我们首先讨论 ACA 争议。ACA 的目标是向所有美国人提供全面的健康保险。对妇女来说,包括提供避孕。根据卫生部公布的法规,保险覆盖范围必须包括美国医学研究院(Institute of Medicine,IOM)专

家组建议的 20 种具体避孕措施。两家公司反对向其员工提供四种避孕措施:两种宫内节孕器和两种紧急避孕药,因为他们相信这些避孕措施可以导致流产。

案件上诉到美国最高法院[18],判决的依据不是宪法而是联邦法规。1993 年"恢复宗教自由法案"(Religious Freedom Restoration Act,RFRA),规定"政府不能干扰个人的宗教自由,即使干扰来自普遍适用的法律,除非是强制性的政府权益并且推行权益时引起的限制最小"。要依据这项法规,"人"一词必须包括营利性公司。公司是完全由法律创造的法律虚拟体,以保护真实的人的利益,包括公司的股东和官员。然而,令人惊讶的是(至少对我们来说),最高法院认定营利性公司是该法律规定下的人,因此可以具有宗教观点,各州必须给予尊重。

剩下的两个法律问题:第一,将 20 种避孕措施纳入健康保险是否属于强制性的州政府权益?第二,要求将所有的避孕措施纳入雇主提供的健康保险是否引起的限制最小?最高法院迅速肯定地回答了第一个问题,并否定地回答了第二个限制最小的问题。因为政府可以通过例外条款、寻求替代的资助机制,允许有宗教信仰的公司不提供 4 种有争议的避孕措施。这个结论得到了五张赞成票,但最高法院的三位女性大法官都不满意。大法官 Ruth Bader Ginsburg 代表 4 票反对者写了一个尖锐的反对意见,指出"计划生育"是妇女在"国家的经济和社会生活"中能够获得平等的核心。她还指出,法律在大多数时候仅限用于 4 种有争议的避孕措施,但"最高法院的推理似乎允许商家的健康保险不提供所有 20 种 FDA 批准的避孕措施"。她补充说:"这将给妇女,特别是那些低收入的妇女,带来巨大负担。"

从医疗保健的角度出发,**ACOG 的意见是正确的:"这个判决不恰当地允许雇主干预妇女的医疗决定,而这应该由妇女和医生根据病人的需求和健康状况做出决定。"**ACOG 继续强调避孕和计划生育是主流医疗,必须同等对待。用他们的话来说,**"避孕是妇女保健必不可少的。"**

资助人类胚胎干细胞研究[19,20]

胚胎研究从一开始就是政治议题。2010 年联邦地方法院的法官 Royce Lamberth,基于他对拨款法案的修正案的理解,裁定联邦政府可以资助干细胞研究,这一裁定令人震惊和意外。**该修正案,被称为 Dickey-Wicker 修正案,规定美国国立卫生研究院(National Institute of Health,NIH)不能用联邦资金资助:"1)为研究目的而创造人类胚胎;2)破坏、丢弃人类胚胎,或让人类胚胎有伤害或死亡风险的研究。"**为研究而创造和毁坏人类胚胎不仅与堕胎的政治和宗教辩论密切相关,也和**辅助生殖技**

术（Assisted reproductive technology，ART）有关。1979年，在卡特政府期间，卫生、教育和福利部（卫生部的前身）的伦理咨询委员会建议政府支持胚胎研究，以便研究和改善辅助生殖技术。但随后对联邦研究资助并未立法，体外受精（In-vitro fertilization，IVF）跳过基础研究而被引入临床。里根政府解散了伦理委员会，忽视了委员会的建议。在克林顿政府期间，由美国国立卫生研究院人类胚胎研究小组，对 27 个胚胎研究目标进行投票，建议其中 7 个"可接受联邦资助"，但因未能提供可信的伦理依据而被束之高阁[21]。然而，国会对这个报告作出回应。1996 年，克林顿总统签署了第一份包含 Dickey-Wicker 修正案的拨款法案，以其提案人 Jay Dickey（阿肯色州共和党议员）和 Roger Wicker（罗得岛州共和党议员）命名。之后每年的 NIH 拨款法案上，都会加上该修正案，就像加上限制资助人工流产的 Hyde 修正案一样。

从胚胎中获得干细胞涉及破坏胚胎。在 2001 年，乔治·布什总统授权联邦资助人类胚胎干细胞（Embryonic stem cell，ESC）研究，但限于在 2001 年 8 月 9 日他演讲之前得到的细胞系，更具体的是：在提供精子卵子的夫妇知情同意后，从剩余的 IVF 胚胎获得的细胞系。没有人质疑这一政策违反 Dickey-Wicker 修正案，也许就像布什所说，这些胚胎的"生、死决定"已经完成。

奥巴马总统清楚地意识到，联邦政府资助 ESC 研究为政治风暴点，但他承诺过会取消布什的政策，并扩大联邦政府对 ESC 研究的资助。奥巴马宣布了他的新政策，2001 年 8 月之后获得的、没有使用联邦资金且来源于剩余 IVF 胚胎的细胞系，也可以获得联邦政府资助。他知道可能会重新激起胚胎研究资助的辩论，但希望"国会两党一起采取行动，进一步支持这方面的研究。"

国会没有采取行动。相反，辩论转向了法院，核心问题是新奥巴马政府准则是否与 Dickey-Wicker 修正案一致。Lamberth 认为 Dickey-Wicker 是"明确的"，不允许 NIH"将胚胎干细胞分离与用干细胞的研究分开"，因为"从胚胎分离出胚胎干细胞是进行 ESC 研究中不可或缺的一步"。**奥巴马政府的指令是基于政治妥协：只从剩余 IVF 胚胎中获得胚胎干细胞。而作为这种妥协的一部分，NIH 似乎承认，干细胞分离是干细胞研究的一个必要组成部分，这也是为什么要严格限制所用胚胎的来源并获得知情同意。**允许使用剩余 IVF 胚胎的政治论点是：这些胚胎是为了合法的生殖目的而创造的，当不再需要时，与其毁坏掉而没有任何潜在的社会效益，将他们捐给研究在伦理上更优[21]。当然，任何反对为试管婴儿培育胚胎的人，也会反对这种妥协。Dickey-Wicker 修正案在法律上允许这种政治妥协吗？

克林顿总统的国家生物伦理咨询委员会在 1999 年表示，将干细胞分离与使用它们进行研究分开，是不合伦理的。委员会认为，两者都应受到联邦政府资助，至少只要胚胎是"不育治疗后剩余的"。理由是"获得细胞和使用之间，在实际和伦理上存在密切联系"，资助干细胞分离有望推动干细胞科研的发展。应委员会要求，律师审查 Dickey-Wicker 法案后认为，NIH 将分离和使用人类 ESC 区分开来是对修正案的"合理"解释，但是"支持者或反对者都不关心这个问题：破坏胚胎的研究与使用干细胞进行的研究是分开的[22]。"

克林顿小组的报告没有得到应有的重视，因为当时全美争论集中在克隆创造研究胚胎。布什政府的生物伦理委员会关注克隆，也是唯一一个将联邦资助作为伦理问题而非政治问题进行讨论的国家伦理委员会。委员会认为，"决定资助一项活动是……宣布全国正式支持和赞同，对有疑问活动的正面支持被视为整个国家认为……是好的和值得的。"这样的修辞想要与有特殊利益的立法切割开[23]；但有关联邦资助的更诚实的声明是：Roe 案之后，资助任何与人工流产关系很远的研究（因为没人怀孕，胚胎研究真的离人工流产很远）都会引起国会激烈的政治角力。奥巴马自己的伦理小组很明智地避开了这种政治辩论。

支持联邦资助人类 ESC 研究有三条途径： 第一，在诉讼中进行有力的辩护，目的是说服法院相信奥巴马政府对 Dickey-Wicker 的解释是正确的。这项战略最终成功，联邦上诉法院于 2011 年以 2：1 裁定，Dickey-Wicker 法案允许资助人类胚胎干细胞研究，如果细胞是没有使用联邦资金的非联邦雇员从剩余的 IVF 胚胎分离获得。第二，奥巴马政府为其现行法规寻求国会授权是合理的，但是因为保留了 Dickey-Wicker 修正案，可能会受到更多的法律挑战。我们认为，更好、政治上更可行性的方法应该是修改 Dickey-Wicker 修正案，添加如下陈述："如果夫妇双方不再需要 IVF 胚胎、并知情授权，这些胚胎和分离获得的干细胞可用于 NIH 资助的研究，修正案的第 2 部分不禁止。"修改表述将会以立法的方式采纳克林顿政府生命伦理委员会的道德立场。第三，继续依赖私人和州里的资金，取得足够的科学进展后，促使公众要求联邦资助这项研究。

NIH 主任 Francis Collins 说，这个问题"超越了政治……患者和他们的家人指望我们尽心尽力地研究，将这些细胞转化为全新的治疗手段。"他的论点本身是政治性的；如果正确，只有国会可以最终解决资助的问题。

遗传咨询，筛查及产前诊断[24-26]

2013 年，美国医学遗传学与基因组学会（American College of Medical Genetics and Genomics，ACMG）反对在法律上限制产前诊断后的堕胎[27]。学会指出，医学遗传学的目的是为患者提供信息,让夫妇"选择安全和个人可接受的应对方案","产前检查出遗传病或先天性畸形后终止妊娠是个至关重要的选项……"。该声明是对北达科他州一项法案的回应,该法案宣布因"遗传异常"而人工流产是非法的。"遗传异常"定义为"任何遗传性缺陷,疾病或障碍"。法案列出了被禁止的堕胎指征:"任何身体损伤、脊柱侧凸、侏儒症、唐氏综合征、白化病或任何其他类型的身体或精神残疾、异常或疾病。"这项法律和类似的提议是因为:胎儿基因测试越来越多,孕妇因此而终止妊娠的数量也可能越来越多。北达科他州州长 Jack Dalrymple 说,他签署了这项法律来挑战"Roe v. Wade 案的涵盖范围"。**我们之前不必决定,因为什么遗传病而堕胎是合法的,但是胎儿遗传测试的快速发展让我们不得不面对。我们能在为孕妇提供更多胎儿基因信息的同时,拒绝基因优选和歧视吗?**

Roe 案后 20 年,IOM 的一个委员会提出了产前诊断的临床指南。委员会预计,越来越多的基因测试将会被开发,"这项技术最终将能同时测试单个或多个基因里、数以百计的、可以导致不同疾病的突变。"**委员会的建议至今仍然有效,包括:**

- 患者必须充分了解检测的风险和益处,可能的结局和替代方案。
- 产前诊断应仅用于诊断遗传性疾病和出生缺陷,不用于次要的疾患、病情,不用于选择胎儿性别。
- 在产前筛查前、后,应为患者提供教育,并在妊娠终止后继续提供咨询。
- 不能将生殖遗传检查用于基因优选来"改善"人种。

这些建议成为专业组织,尤其是 ACOG 和 ACMG,建立自己的产前诊断指南的基础。这些专业指南成为医生的临床标准。从胎儿获得的遗传信息可以如此大量,以至于任何人都难以解释其含义或评估这些遗传学发现的可变性和不确定性。但是,产前诊断有时可以识别严重的疾病,而导致一对夫妇终止妊娠。对于严重遗传病(如 Tay-Sachs 疾病)的风险太高而不敢冒险生育的夫妇,胎儿基因检测可以让他们放心地生儿育女。

染色体微阵列分析(Chromosomal microarray analysis,CMA)不仅能检测整个额外或缺失的染色体,也可以检测整个基因组中 DNA 片段的小型缺损和增加,而**染色体核型分析**仅能检测额外或缺失的染色体片段、且必须大到能在显微镜下观察到。这些额外或缺失的 DNA 片段被称为**拷贝数变异体**(Copy number variants,CNVs),可以导致有明显残疾的遗传病。美国国立儿童健康与人类发展研究所(National Institute of Child Health and Human Development,NICHD)进行了一项大型研究($n=4406$),比较了微阵列分析和核型分析。**绒毛活检**(Chorionic villus sampling,CVS)或羊膜穿刺术

获得的样品分成两份:一份进行标准的染色体核型分析,另一份进行微阵列分析。每 60 例诊断为核型"正常"的病例中,就有 1 例为临床上重要的 CNV。超声波观察到胎儿结构异常而进行产前诊断时,每 17 例诊断为核型"正常"的病例中,就有一例微阵列分析发现的 CNV[28]。当不能准确判断 DNA 变异为良性或病理性时,**CMA 检测到的意义未知(或不确定)的变异体(Variant of unknown significance,VOUS)**,会带来临床困惑。有时病人会问:"这个 VOUS 导致我宝宝出现明显问题的可能性有多大?",而我们也不知道答案。绝大多数 VOUS 可能是良性变异体,不引起临床疾病。另一方面,即使 VOUS 是从表面上"正常"的父母遗传来,CNV 也可能导致儿童严重的先天和发育异常。在这种情况下,发现 VOUS 之后的问题是:携带 VOUS 的父母是真的"正常",还是应该检查他们是否有未知的健康问题? NICHD 研究发现,核型分析为"正常"的所有病例中,3.8% 有 VOUS。

因为决策时间有限,必须尽快收集信息,包括检测父母以确定胎儿检查结果是否是遗传的。即使已知某 CNV 与遗传病密切相关,决定继续妊娠仍然可能充满不确定性。基因组信息被神话为精确并且确定的,然而事实并非如此。随着与 CNV 相关的医学研究越来越多,诊断的不确定性将降低,但仍会存在。在研究观察的同时,**ACOG 建议:在测试前后,都要为选择染色体微阵列的夫妇提供遗传咨询。**产前咨询通常被描述为"非指向性"(即不鼓励也不反对终止妊娠),但对基因组 VOUS 却没有意义。医生必须与患者分享诊断的不确定性,并告知他们不能保证婴儿一定健康。

三十多年来,私人生物技术公司一直在研究通过孕妇血液中的胎儿细胞来分析胎儿的基因,因为这样的产前诊断对胎儿没有任何风险。1997 年,首次有报道发现,在早孕期的早期,就有胎儿游离 DNA(Cell free DNA,cfDNA)的片段出现在母体血液循环中。母体血浆中约 10% 的 DNA 是胎盘来源的。这就有可能通过母体血样提供非侵入性产前诊断。目前商业上用于测试的技术是进行**大规模基因组测序**。

在未来几年内,非侵入性产前检测大多数已知的遗传病将成为现实。母体血液中有完整的胎儿基因组,可以通过胎儿 DNA 片段重组出完整的胎儿基因图谱。无创胎儿全基因组测序在临床应用之前,仍有许多重大障碍,包括必须能够提供遗传咨询。首先,成本必须大幅下降。在这方面,锁定特定的基因区比重组出完整的胎儿基因图谱更有效率、更经济适用。另外,从母体血液中分离和分析胎儿细胞将更直接、更便宜。非侵入性产前检查是否会因为易用、安全而变成"标准"和常规?为所有孕妇提供价格合理、精确的非侵入性产前基因检测将是必然的趋势。然而,主要推力不是标准筛查,而是对医疗

诉讼的恐惧。如果胎儿出生时有遗传异常,产科医生会惧怕医疗诉讼,夫妇可以使陪审团相信:如果他们知道有这种检测,就会做检测,并且如果他们知道胎儿有特定的遗传病,就会终止妊娠。医生因为极度担心这种极不可能的诉讼,而常规进行这些检测的话,就太可怕了。因此我们支持专业组织制定筛查标准,让医生有标准可以遵循。

目前的产前筛查、诊断模式要求先咨询,然后获得知情同意,而咨询是建立医患互相信任的必然过程。对于常规手术,风险和替代方案——这些可能导致患者拒绝治疗或选择替代方案的因素——是知情同意的主要内容,必须告诉病人和病人讨论。自主决定、理性决策是知情同意的核心价值。对于生殖遗传学,关键是决定是否进行基因组测试、并要强调有拒绝检测的权力,尤其是病人和家属不能接受检测之后的选择如人工流产、检测的潜在危害高于益处时。

新的基因组筛选和诊断测试——包括在第十章讨论的外显子组和全基因组测序——将相互竞争、争取成为临床常规检测。关键问题包括:应提供哪些信息给哪些患者、何时提供、如何提供和由谁提供。对所有的基因组测试进行有意义的咨询很快就会成为不可能的事情。提供太多的信息(信息过量)相当于错误信息,使整个咨询被误导而无意义。为了防止咨询变成毫无意义或适得其反,应该为基因和基因组的筛选和诊断检测制定一般或"通用"的知情同意书,共享使用。目的在于是提供足够的信息让患者做出知情决策,同时避免信息过量导致"错误的知情同意"。

传统上,生殖遗传咨询的目的是帮助个人或家庭:

理解临床实情,包括诊断、可能的病程及现有的治疗选择

了解疾病的遗传方式和特定亲属的复发风险

了解有哪些选择可用于处理复发风险

选择行动方案:根据风险评估和家庭目标,采取最适合他们的行动

做出最佳的调整:针对家庭成员的疾病和/或复发的风险进行调整

面对基因筛选和测试的多种选择,即使受过教育的夫妻也会变得困惑、沮丧和焦虑。我们仍然相信我们 20 年前在"新英格兰医学杂志"上描述过的一种方法——"通用知情同意书":不必试图解释将要筛查和测试的成百上千的遗传病症和异常;替而代之,是强调遗传和基因组筛选中更广泛的概念和共同性问题。

在我们设想的医患关系下,告知病人一份血样用现有的技术可以做那些遗传和基因组测试,包括携带基因的检测或无创产前筛查。重点筛查有严重身体异常、精神异常或两者都有的疾病。医生应该给出几个实例,说明筛查或诊断的每种类型遗传病症的严重性和发生率。可以作为代表的实例:脊柱裂和唇裂、染色体异常如唐氏综合征和 18 三体综合征、单基因疾病如囊性纤维化和 Tay-Sachs 疾病。

咨询时,必须强调所有产前筛查和诊断中常见的重要事项。包括告知其局限性,特别是阴性结果不能保证婴儿必定健康。夫妇应当明白,筛查之后有可能需要额外的介入性检查来确诊或澄清不确定的结果。其他需要讨论的还有:检测的成本;其他选择如收养、卵子或精子捐赠、人工流产、愿意接受风险以及隐私问题,包括可能向其他家庭成员透露结果。若是检测基因携带而女性检测到隐性基因时,必须强调她的伴侣也要筛查。

产前诊断胎儿异常时可以做人工流产,但夫妇应该明白,这并非是唯一的选择。对于无论如何不接受人工流产的夫妇,产前诊断仍可以提供重要信息。例如,如果知道婴儿具有严重的出生缺陷,在有专科服务的三级医疗中心分娩,婴儿结局就更好。在某些情况下,若知道胎儿有严重的不治之症,可能会改变对产妇的治疗。例如,如果胎儿患有 18 三体综合征,那么在分娩期间胎心监测异常的可能性很高,可以避免对婴儿无益的剖宫产。

对疾病基因携带者进行筛选和诊断的知情同意,可以与常规体检的知情同意相比较。患者知道,检查的目的是找出潜在的问题,可能需要额外的后续检查,检查的结果可能会让他做不想做的选择;本质上,医生在寻找问题,而病人则希望没有问题。在常规体检或血液检测时,通常仅告知患者每项检查的目的,而不是可能查出的所有异常。另一方面,当测试内容特别敏感时,例如人类免疫缺陷病毒(Human immunodeficiency virus,HIV,见第 52 章)的血液筛查,必须有特殊的知情同意。同样,因为遗传检测影响生育,在传统上也要求特殊的知情同意。

通用知情同意的核心不是让患者放弃对信息的知情权。通用知情同意反映了医学界做出的决定,是与病人信任医生的责任相符、也会获得病人支持的决定:对多种疾病同时进行遗传、基因组筛查和诊断时,最合理的方法是为病人提供基本、普遍性的信息,获得检测的知情同意,只有在检测结果阳性时,才提供具体疾病的详细信息。事实上,在绝大多数情况下,没有查出这些疾病,因此该策略也是最有效、经济的。

有些患者可能会要求更具体和深入的信息来决定是否做检查。因此,在检验流程中必须有充足的机会,为患者提供他们需要的所有额外信息,帮助他们做出决定。当然,临床医生有义务回答患者关心的问题。可以由医生或其他医务人员当面咨询。遗传咨询专家不够时,也可以借助基于网络的语音视频提供一致的信息、提高效率。

遗传和基因组筛查和诊断时的通用知情同意,特别

是在筛查疾病基因携带者时,有助于防止信息过量和把时间浪费在无用的信息上。但它不能解决产前遗传检验中一个更核心的问题:**有没有一些遗传疾病的检测是我们不该提供给未来的父母?** 例如,有些基因使人在晚年时更容易罹患特定疾病,如阿尔茨海默病、帕金森病或乳腺癌。从胎儿的角度来看,在成人后期有可能或有很高的可能罹患这些疾病,远好过完全没有生命。这种情况与患有18三体综合征的胎儿不同,在法庭也没法争辩说,因为医生没有提供相关检测而错过了人工流产,相当于强迫儿童"错误地出生了"。

我们应该更直接和公开地讨论这个问题:**不管是否有技术能力或父母是否愿意检测,作为好的医疗和公卫政策,有没有一些疾病就不该筛查未来的父母或胎儿。** 提供遗传和基组因筛查和诊断来帮助父母做出生育决定不是中立的;相反它意味着基于检测结果应该采取一些行动。例如提供孕前筛查是否携带乳腺癌或结肠癌基因,可能暗示夫妻双方,如果查出他们是基因的携带者,人工授精、收养甚至人工流产都是合理的选择。另一方面,因为个人经历了家庭成员罹患过这些成年后发作的疾病,某一特定的夫妻可能认为,在这种情况下做人工流产是合理的选择,那么对所有的夫妻都不提供这样的信息就不公平。然而,**一般说来我们不相信想要孩子的妇女因为自身可能有成年后发作的疾病而终止妊娠。如果我们活的足够长,我们终会死于某事,而某事会有主要的基因因素;没有完美的基因组,为胎儿寻求完美的基因必将失败。**

基因筛查和诊断的标准终会设立,针对成百上千可能的基因检测的标准知情同意书也将出炉。医务人员应该在设立这些标准上起领导作用,听取公众意见并寻求公众的支持,基因组筛查和检测的通用知情同意书最终会被接受。其他的监管机构,包括FDA,将会更多地参与设立其他基因检测标准:医患关系之外的、**直接面向消费者**(direct-to-consumer,DTC)的检测。例如,在2013年中期,基因检测公司 *23andME* 开始在全国电视投放一个引人注目的商业广告。广告里迷人的年轻人宣称,花99美元就让你获得"成百上千有关你健康的信息",包括你"罹患心脏病、关节炎、胆结石及血色素沉着病的风险可能会增加"。公司这项活动的主要目的是签约一百万消费者。当年11月,FDA给该公司发了一封警告信,命令他们"立刻停止销售唾液收集药盒和个人基因组服务,直到获得FDA批准为止"。一个月后,该公司宣布遵守FDA命令、停止电视广告。

23andME 应用单一的核苷酸多态性技术检测与254种特定疾病相关的基因标志,可以检测的疾病种类会随时间而增加。公司网页鼓吹"一旦发现新的疾病基因,将给你提供不断更新的经FDA批准的报告"。过去,他们

号称能告知人们的健康状况以及如何改善。如同在其广告中所说,"改变你能做的,掌控你不能做的"。FDA最主要的担心是,*23andME* 没有证据证明,唾液收集药盒在检测或临床上真如他们宣传的那样有效。现在的公司网页声称,服务包括"提供符合FDA标准、科学和临床上已经证明有效的报告"。事实上,FDA还没有设立DTC基因检测的规范。政府法规或者个人诉讼如何决定DTC基因检测服务的未来走向,取决于消费者和医生支持政府法规的程度。

该公司之前宣称,DTC基因检测让消费者不必通过医生或遗传咨询专家而直接获得他们的遗传信息。 将争论转移到医生(或政府)家长作风与个人对自己信息权利的争斗,有些过于简单了。从这个意义上说,它与早先的争论一样:病人是否有权直接获取医疗记录和检验结果,最终结果是支持病人的直接知情权。我们认为在合适的时间,这一天终会来临,但必须是在基因组信息的诊断和预测功能经过临床验证之后。

例如,可以合理地预测,在未来的十年或更近的时间内,大多数医疗保险公司会让他们的会员把自己完整的基因信息与电子病历连接。保险公司将提供软件让会员评估自己的基因组,而不必求助医生或基因咨询专家。当然,这种服务需要一个大规模的基因组参考资料的数据资料库,FDA以及国家标准和技术研究所正在建立这样一个资料库。**基因检测必须经过验证,否则可能会引起误导或是给出完全错误的结果,在医疗上弊大于利。**大多数情况下,家族史,至少和 *23andME* 公司使用的单核苷酸多态性检测一样,可以对个人的健康风险评估提供有用的信息。从这个角度讲,FDA对 *23andME* 的个人基因组服务(Personal genome service,PGS)广告审查并没有剥夺人们获得有益信息的权利;FDA只是重申他们的要求,商家向公众出售健康仪器时,必须向FDA证明他们的仪器**能用**——这个案例里,检测必须如公司宣称的那样能够做到。这是传统的消费者保护,也是公众对FDA期望的。

另一个密切相关的问题是隐私:如何保护存储在我们DNA中的极度私密和个人的信息?避免在没有知情同意时,被个人或者组织用于他们自己的目的:比如拒绝我们的人寿保险或残疾保险?例如,*23andME* 公司长期目标是收集大量基因信息建立生物信息库,用于或者卖给医学研究,也可能用于专利性发现。只要得到了DNA捐献者知情同意并且他们的隐私得到保护,这些用处看起来似乎很合理。然而,做到这些要求比 *23andME* 意识到的更为艰难。

由于ACMG发布的检测指南的促发,**基因检测的知情同意成为目前广为辩论的议题。**该指南要求,在医生开出临床测序的检测单后,实验室必须也要检测与24种

严重疾病相关的、56 个致病的（或可能致病的）基因突变。最初的报告建议检测可以在没有获取知情同意的情况下进行，但后来的修订方案纳入选择退出的条款。人们有权知道要做哪些检测来诊断他们的疾病，也有权**拒绝**他们不想知道的遗传倾向性。在这方面，*23andMe* 更加尊重权益：在客户报名参加之前，告诉他们会做那些基因检测；在测试完成之后，给他们第二次选择的机会，可以拒绝知道具体的检测结果，例如针对乳腺癌突变、帕金森病和阿尔茨海默病的检测。

无论是医嘱还是消费者在网上报名，全基因组测序需要更加详尽的知情同意。我们认为个体应保留拒绝特定基因测序的权利。遗传学家 James Watson 为此设立了一个合理的标准：在授权发表他的整个基因组时，拒绝检测他的载脂蛋白 E 的状况，因为不想知道他罹患阿尔茨海默病的风险是否比正常人更高。这应该是他的权利，也是每个病人或消费者的权利。

由于公司过度营销、拒绝继续谈判，FDA 曾短暂关闭过 *23andMe* 公司。FDA 于 2015 年才允许 *23andMe* 进入常染色体隐性遗传疾病的基因检测市场，这个检测可以让夫妇确定他们是否携带相同的基因，让他们的孩子有四分之一的机会罹患该遗传病。之前的停业提供了一个认真对话的机会，也可能为制定整个行业标准打下了基础。另外，它也可能催生出全基因组测序（遗传学的未来）的监管框架[1]。目前的共识是，很快就可以"用 1000 美元检测到基因组信息，但要花 100 万美元去解释"。换句话说，辩论的核心不是基因测序或 SNP 检测的成本问题，而是检测到的基因组信息是否可用来改善我们的健康。FDA 和 *23andMe* 的目标都应该是确保基因组信息是准确的、适用于临床的。在帮助消费者-患者利用基因组信息来做出健康决策时，临床医生的作用最为关键。任何监管机构都必须承认这一现实并做更多的努力，而不能像大多数处方药商业广告那样，只是简单地加一个标签："请询问您的医生"。

强制性剖宫产

25 年前，Kolder 等[29]进行的一项全美调查发现，11 个州曾经为剖宫产、2 个州为强制入院、1 个州为宫内输血，获得法庭强制令。22 件申请案里，86% 获得了强制令，其中 88% 在 6 个小时内就收到了强制令。多数涉案妇女为黑人、亚裔或拉丁裔，都是穷人、近一半未婚、四分之一的人母语不是英语。调查也显示，母胎医学专科培训的负责人，46% 认为妇女若拒绝医疗咨询而危及胎儿生命时，应被强制入院拘留；47% 支持宫内输血等手术的强制令。除 1990 年格鲁吉亚州最高法院的一个案例外，所有案件都由下级法院裁决，因此没有遵循先例的重要性[30]。

多数情况下，法官被紧急召唤、并在数小时内做出强制实施的决定。医生应该了解大多数律师和所有法官的知识面：当一个法官被紧急召唤到达医院时，他或者她更像个外行人而不是个法学家。没有时间去分析问题、孕妇没有代理律师、没有简报或无法深度思考所面对的问题、几乎不懂相关的法律、并且在一个不熟悉的环境中，面对相对平静的医生和一个多半是"歇斯底里"的孕妇，法官几乎总是按照医生的建议去下法令。

Roe v. Wade 修正案[2]或其他任何上诉案，都没有给予医生或法官任何权力，将胎儿的生命或福祉置于孕妇的之上。目前也没有法律先例，命令母亲手术（例如肾脏或部分肝脏移植）以挽救她垂死孩子的生命。为胎儿但不为孩子，强迫妇女做侵入性更大的手术，则令人啼笑皆非、并相互矛盾。强迫孕妇遵医嘱时，对医嘱的信任并不能保证。医生对适当的产科干预常有分歧，也有可能犯错[31]。前五个寻求法院强制剖宫产的案例中，有三例最终安全地阴道分娩。数十年来专家对妊娠和产程管理的意见不断变化且常有分歧，增加了这种不确定性。面对这种不确定性时，**有行为能力的孕妇在知情后做出的决定，在法律和伦理上的首要地位是不容置疑的**[32]。

医生在获得法官"保护"之后可能会感觉更好，但是不应该。首先，表面的合法性是具有欺骗性的，法官并没有公平判决，也没有实际意义上的上诉机会。第二，医疗情况没有改变，却失去了本该用来继续与孕妇沟通的时间。最后，医生把自己变成了州政府的代理人[32]。

孕妇面对法院的强制令继续拒绝治疗时，又如何处置？我们难道真要试图对一个有行为能力而拒绝治疗的成年人进行限制、强迫用药和手术？这样的手术虽然合法，但不人道。这与现代产科毫不相干，而强制性治疗有可能造成伤害。也造成产科医生和患者之间的对抗关系。如果不遵循医嘱就被强制治疗、非自愿监禁或判罪的话，许多孕妇极有可能在怀孕期间完全不看医生。从一个严格的功利主义角度来看，这种政府和医疗的联姻，对胎儿来说可能弊大于利。

将虐待儿童的概念扩展到"虐待胎儿"而让政府介入妊娠，几乎没有好处，而很可能侵犯隐私和剥夺自由。通过法律将女性和社会对她胎儿的道德责任转化为女性的法律责任是无益的[29]。胎儿出生后成为孩子，可以也应当享有自身的权益。然而在出生前，我们只能通过其母亲接触到胎儿，而如果没有她的知情同意做任何事时，只是把孕妇当做胎儿的容器、丧失了对完整身体的支配权。

2005 年，ACOG 修订、更新了伦理委员会 1987 年关于"患者选择：母胎冲突"的报告，新的标题为："母体决策、伦理和法律"[33]，为医生提供了周全且有用的指南。该声明强调了六个考虑因素，我们合并为三个：

1. 对拒绝医嘱的孕妇采取强制性和惩罚性的法律措施,是不承认所有有行为能力的成年人都有知情同意权和完整身体支配权。

2. 孕妇知情拒绝时,法庭强制治疗及惩罚孕妇的行为,可能会使胎儿处于危险,忽视了一个事实即医学知识和医生对产科结局的预测都有局限性…把医疗问题当成道德失败。

3. 强制性和惩罚性政策可能产生反效果,孕妇可能不敢做产前检查而得不到成功的治疗,对婴儿死亡率产生不利影响,并破坏医患关系…不公正地挑出最弱势的妇女…并有可能将一些合法的母体行为定为刑事犯罪。

基于这些,伦理委员会提出了四项建议,最核心的是:

1. 应该尊重孕妇的自主决定。除非是极端情况(事实上伦理委员想不出来这种情况),不应当利用法院为保护胎儿而强制执行治疗方案,因为违反了孕妇的自主权。

2. 不能因为妊娠结局不良而惩罚孕妇。

3. 政策制定者、立法者和医生应该共同努力,以建设性和循证的方式来解决孕妇酗酒和其他物质滥用的问题。

这份 2005 年的声明甚至比哥伦比亚特区上诉法院 1990 年的意见更为强势。该意见裁定:除非"极其罕见和真正例外",所有的情况下都必须尊重孕妇的决定[34]。ACOG 的伦理委员会"目前无法想象""罕见和真正例外"的情况会是什么样子。

关键点

◆ 1973 年的 Roe v. Wade 案里,美国最高法院裁定:在"第十四修正案的个权自由的理念中有一个基本的隐私权",这项权益让"妇女有权决定在胎儿可存活之前是否终止妊娠"而不受州政府的干扰。

◆ 1992 年的 Casey 案里,美国最高法院重申了 Roe 案的"核心",裁定在胎儿可存活之前,各州不能给决定终止怀孕的妇女造成"不当负担"(即知情同意和有一个等待期是宪法可接受的,但各州法规不能在实际上阻止妇女做人工流产)。

◆ Roe 案和 Casey 案对于理解产科医生的权利非常关键,这些权利来源于患者的权利。这两个案例是州政府规范产科医生与患者相关决策的主要法律依据。

◆ 除了国会特指的"partial-birth abortion"(完整扩清术),任何法律,如果没有包含为孕妇健康而定立的例外条款,将人工流产定罪都属违宪,不符合 Roe 案和 Casey 案的观点。

◆ 自 1973 年裁定以来,Roe 案一直是政治争议的根源。自 20 世纪 70 年代中期以来,国会每年都会颁布"Hyde 修正案",禁止将联邦资金用于任何形式的人工流产,在宪法上也获得到了美国最高法院的支持。Roe 案使奥巴马医改不能报销人工流产费用,并使美国最高法院最终裁决:营利性公司可以有宗教信仰而政府必须尊重,可以将他们认为有流产可能的避孕措施不纳入女雇员的医疗保险。

◆ Hyde 修正案成为 Dickey-Wicker 修正案的基础,后者禁止联邦资金用于人胚胎干细胞研究。2010 年奥巴马政府也是依据该修正案制定了人类胚胎干细胞研究的临时禁令(于 2011 年推翻),禁止 NIH 资助此类研究。

◆ 为了保护患者的隐私和自主权,未经患者授权,不得向任何第三方披露在遗传咨询或筛查中获得的信息。

◆ 基因筛查的通用知情同意书强调广义概念和共同标准问题,有助于防止信息过量和把时间浪费在无用信息上,做出最理性的决定。

◆ 自主和理性决策是知情同意的核心目的,讨论手术方法、风险、益处和替代方案的信息,都是为了达到这个目的。

◆ 对于研究性的手术和治疗,孕妇的知情同意是必不可少的先决条件。必须是知情同意,尽可能清楚地告知孕妇,实验性的手术和治疗可能对孕妇和胎儿带来的风险、替代方案、成功率以及出现问题后可能的补救措施。

◆ 胎儿-母体关系独特,需要权衡母胎健康,并尊重孕产妇的自主权。如果孕妇拒绝治疗,产科医生不应强迫,但可以采取合理步骤说服女性改变主意。

参考文献

1. Annas GJ. The Supreme Court and abortion rights. *N Engl J Med.* 2007;356:2201.
2. *Roe v. Wade,* 410 U.S. 113 (1973).
3. *Griswold v. Connecticut,* 381 U.S. 479 (1965).
4. *Eisenstadt v. Baird,* 405 U.S. 438 (1972).
5. *Doe v. Bolton,* 410 U.S. 179 (1973).
6. *Planned Parenthood of Central Missouri v. Danforth,* 428 U.S. 52 (1976).
7. Elias S, Annas GJ. *Reproductive genetics and the law.* Chicago: Year Book Medical; 1987:145-162.
8. *Planned Parenthood of Southeastern Pennsylvania v. Casey,* 505 U.S. 833 (1992).
9. Annas GJ. The Supreme Court, liberty, and abortion. *N Engl J Med.* 1992;327:651.
10. Annas GJ. Partial-birth abortion, Congress, and the Constitution. *N Engl J Med.* 1998;339:279.
11. *Stenberg v. Carhart,* 530 U.S. 914 (2000).
12. *Gonzales v. Carhart,* 2007 U.S. LEXIS 4338 (2007).
13. Greene MF, Ecker JL. Abortion, health, and the law. *N Engl J Med.*

2004;350:184.

14. *Jacobson v. Massachusetts,* 197 U.S. 11 (1905).

15. Mariner WK, Annas GJ, Glantz LH. *Jacobson v Massachusetts:* it's not your great-great-grandfather's public health law. *Am J Public Health.* 2005;95:581.

16. Annas GJ. Abortion politics and health insurance reform. *N Engl J Med.* 2009;361:2589.

17. Annas GJ, Ruger TW, Ruger JP. Money, sex and religion–the Supreme Court's ACA sequel. *N Engl J Med.* 2014;371:826-866.

18. *Burwell v. Hobby Lobby,* 573 U.S. (2014).

19. Annas GJ. Sudden death for a challenge to federal funding of stem-cell research. *N Engl J Med.* 2011;364:e47.

20. Annas GJ. Resurrection of a stem cell funding barrier: Dickey-Wicker in court. *N Engl J Med.* 2010;362:1259.

21. Annas GJ, Caplan A, Elias S. The politics of human-embryo research: avoiding ethical gridlock. *N Engl J Med.* 1996;334:1329.

22. Ethical Issues in Human Stem Cell Research. *Report and Recommendations of the National Bioethics Advisory Commission.* Vol. 1. Rockville, MD: National Bioethics Advisory Commission; 1999.

23. Annas GJ, Elias S. Politics, moral and embryos: can bioethics in the United States rise above politics? *Nature.* 2004;431:19.

24. Annas GJ, Elias S. *Genomic messages: How the evolving science of genetics affects our health, families, and future.* San Francisco: HarperOne; 2015.

25. Elias S, Annas GJ. Generic consent for genetic screening. *N Engl J Med.* 1994;330:1611.

26. Annas GJ, Elias S. 23andMe and the FDA. *N Engl J Med.* 2014;370:985-988.

27. ACMG statement on access to reproductive options after prenatal diagnosis. *Genet Med.* 2013;15:900.

28. Wapner RJ, Martin CL, Levy B, et al. Chromosomal microarray versus karyotyping for prenatal diagnosis. *N Engl J Med.* 2012;367:2175-2184.

29. Kolder VE, Gallagher J, Parsons MT. Court-ordered obstetrical interventions. *N Engl J Med.* 1987;316:1192.

30. Nelson LJ, Milliken N. Compelled medical treatment of pregnant women. *JAMA.* 1988;259:1060.

31. Notzon FC, Placek PJ, Taffel SM. Comparisons of national cesarean-section rates. *N Engl J Med.* 1987;316:386.

32. Annas GJ. Protecting the liberty of pregnant patients. *N Engl J Med.* 1987;316:1213.

33. ACOG Committee Opinion. *Maternal Decision Making, Ethics, and the Law, No. 321.* Washington DC: American College of Obstetricians and Gynecologist; 1987.

34. *In Re A.C.,* 573 A 2d 1235 (DC App 1990).

最后审阅　施文良

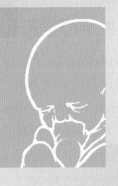

第58章

改善全球孕产妇健康

原著　GWYNETH LEWIS, LESLEY REGAN, CHELSEA MORRONI, and ERIC R. M. JAUNIAUX

翻译与审校　贺芳,陈敦金,汪珩,刘颖

孕产妇与生殖健康

　　此章只能肤浅地谈论全球孕产妇死亡这一复杂问题,孕产妇死亡的不幸事件持续发生,但很大程度上可以避免。有意深入了解这一问题的读者,请详见参考文献。首先,我们简单地描述资源贫乏地区的临床和卫生系统、导致孕妇死亡和并发症的社会因素和关键的预防措施,再从个人、专业、设施、卫生系统以及国家和国际层面总结一下,需要采取哪些措施来减少不必要的孕产妇死亡。之后,对资源贫乏地区的主要妊娠并发症,在预防、诊断和治疗方面所面临的挑战进行具体描述。最后,我们为希望在资源贫乏地区工作的人员,提供一些实用的建议。

孕产妇健康、死亡和伤残负担

"很多分娩意味着死亡"

——肯尼亚谚语

　　全世界每年约29万母亲和300万婴儿在分娩时死亡,另外还有300万死胎。近些年,尽管一些国家已经采取措施以降低孕产妇死亡率,但进展很慢。孕产妇的死亡原因和有效的预防措施已经广为人知,绝大多数情况下仅少许花费就可以拯救一个母亲的生命。即使在最贫穷的国家,如果一个妇女可以选择是否怀孕,而怀孕之后,她们和她们的婴儿能够享有循证的、技术适当的、经济实惠的基本健康服务,就可能挽救很多生命。必须有基本的医疗资源,必须承认和重视妇女及女童的人权。

　　例如,在联合国最近的一份报告中指出,如果所有想避孕的妇女能够获得有效的避孕措施,意外怀孕的人数将下降70%,不安全堕胎的人数将下降74%。如果同时所有孕妇和她们的新生儿能得到世界卫生组织(WHO)推荐的基本产科保健,孕产妇死亡人数将下降三分之二——从290 000降至96 000——并且新生儿死亡人数的下降将超过四分之三,降至660 000[1]。

　　孕产期死亡只是冰山一角。据估计,全球每年有超过3亿名妇女患有与妊娠相关的近期或远期并发症,且每年约有2000万新发病例[2,3]。这还不包括未确诊病例。在很多国家,不认为这些疾病与妊娠有关:产后抑郁症、产后精神病、自杀和其他精神健康问题。这些原因造成的死亡和痛苦还不为人知。

　　婴儿受到母亲在妊娠期和分娩期健康状态的影响,死产或者出生后夭折的婴儿数量每年达到600万。数百万婴儿因为失去了母亲,而不能正常成长。如果母亲死于分娩,5岁以下儿童死亡的风险增加一倍,女孩增加更加明显[4]。

　　孕产妇死亡或长期并发症不仅是她本人、她的伴侣和孩子的悲剧,也是她家庭、社区和社会的经济损失。拯救产妇的生命对于整体经济是至关重要的。例如,在尼日利亚,2005年仅孕产妇死亡就导致了约1亿200万美元的生产力损失[5]。

妊娠——生与死之间

　　在发达国家,人们并不认为妊娠是危险事件。分娩是令人愉悦的、给生活带来正面影响的事情。然而,发达国家1100万的出生人数仅占全球每年分娩数量的8%。而92%的孕产妇,大约1 244 000万妇女,生活在不发达地区。其中,大约每天有800名孕产妇死亡,16 000名有长期并发症[6,7]。此外,每天有近8000名婴儿在出生时死亡,并且有7000个死胎[8]。**每天孕产妇死亡、新生儿死亡加上死胎的总和约有15 800人,即每分钟约有10人丧生。**

在马拉维(Malawi)的民族语言—齐切瓦语(Chichewa)中,pakati 是指妊娠。直译的意思是"在生与死之间"。在其他非洲国家,妇女临产时会使用代称,诸如"我要去河边取水;我可能不会回来",或者把分娩描述为"在没有安全网的悬崖边踩到了一块香蕉皮"。

这些担忧对许多女性来说无比真实,"生与死之间"精确描述了女性对妊娠和分娩9个月的焦虑和恐惧。世界银行把每个国家经济分为低、中、高收入,按人均国民总收入(gross national income per capita, GNI)划分,GNI是反映经济能力和进步的最好指标。低收入和中等收入的国家统称为发展中国家。高收入国家的1100万孕产妇可以接受高质量的产前、产时和产后医疗服务。3400万孕产妇在中等收入国家(MICs)分娩,医院的质量和资源包括工作人员、血液制品、药物或重症病房等常参差不齐。然而,对于低收入国家(LICs)的9000万孕产妇来说,情况极为不同,她们几乎没有基本的卫生保障,孕产妇和婴儿的死亡风险很高。动画片《再次诉说:X 夫人为什么死?》《Why Did Mrs. X Die:Retold》真实显示了低收入国家孕妇面临的悲惨境况。这个电影可在网上下载,有多种语言的版本(vimeo.com/50848172)。

孕产妇死亡高危地区

99%的孕产妇及新生儿死亡发生在中、低收入的国家[6,9]。WHO 孕产妇死亡率的定义为:从妊娠开始到产后42天内,每100 000个活产中孕产妇直接和间接死亡人数。**2013 年最新的联合国报告估计,全球孕产妇死亡率为 210。**发达地区为12,发展中地区(低收入与中等收入国家)高达230。在撒哈拉沙漠以南的非洲,孕产妇死亡率最高,为520;接下来是加勒比海地区和大洋洲,为190,南亚为170(如果把印度除外,可降到140),拉丁美洲为77,北非为60,中亚为39[9]。然而,这些数据没有反映国家之间以及国家内部的差别。总的来说,塞拉利昂(Sierra Leone)孕产妇死亡率最高,为1100,其次是乍得(Chad)980,中非共和国(Central African Republic)880 和索马里(Somalia)850。有 10 个非洲国家的孕产妇死亡率超过500。印度由于人口基数大,每年有 50 000 名孕产妇死亡,占全球总数的17%,这还是近期较好的结果。印度国家、州和当地政府共同努力,使孕产妇状况取得了明显改善,印度的孕产妇死亡率从 1990 年的 600 降至

2010 的 200[6]。

青春期少女妊娠的死亡风险

废除童婚是公共健康应当优先考虑的问题。童婚不仅剥夺了他们的童年,而且年轻女孩妊娠死亡率和并发症的风险更高。15 岁以下的孕妇死亡率是 20 岁孕妇的 5 倍[10]。每年,有 300 万孕妇采取不安全的堕胎[9,10]。在发展中国家,母体死亡是导致年轻女孩死亡的主要原因,占全球青少年死亡的15%[9,11-13]。与 20 到 24 岁之间的孕产妇相比,10 到 19 岁的孕产妇发生难产、子痫、产后败血症、全身性感染、早产以及剖宫产的风险更高[14,15],子代结局也更差。

在发展中国家,一个 15 岁的女孩,未来死于妊娠并发症的风险是 1:160,生活在撒哈拉沙漠以南的女孩,这个比率上升到 1:38。尽管在过去的十年里青少年孕产妇的死亡率实际上已经减少了一半[6],大多数发达国家的平均风险是 1:3750,但在最差的国家,例如乍得湖,尼日尔和象牙海岸,风险仍然保持在 1:15 和 1:29 之间。即使在发达国家,孕产妇的死亡率也取决于其社会经济地位。例如在英国,无经济收入家庭的妇女与家庭里至少有一个劳动力的妇女相比,死亡率和并发症的风险高 10 倍。

美国

2013 年世界卫生组织估计美国总的孕产妇死亡率是 28,是西欧及澳大利亚的三倍[6]。事实上,美国是为数不多的在近几年内孕产妇死亡率上升而不是下降的几个发达国家之一。这可能由于高龄产妇增加,慢性疾病及肥胖症增加,以及不必要的医疗干涉增加。关于病人安全的研究表明:缺少明确诊断、有效管理、耐心咨询以及不能及时转诊复杂病例,都将导致妊娠风险增加。

和其他许多西方国家一样,美国最常见的导致孕产妇死亡和发病率的产科问题是出血,子痫前期,和静脉血栓[18]。最近的案例回顾表明,大部分的发病或死亡都可以预防、改进。主要挑战是,将低危产妇中需要专科医生治疗的病例,在早期诊断出来及时转诊。为解决这个复杂的问题,多学科的医疗卫生和产科机构的领导成立了国家孕产妇安全合作组,审查和修正现有建议,找到可以在全国推行的改进方法。

严重并发症的幸存者

全球孕产妇的死亡问题长期被忽略,而对严重并发症及其后遗症的忽视更为糟糕。**每 136 000 000 的活产中有 1 100 000 的孕产妇遭遇了"几乎死亡(near-miss)"的严重事件。**或者是靠运气,或者是靠高超的医疗,她们活了下来。另外 950 万的孕产妇有严重并发症,每年 200 万孕产妇有长期的并发症[3]。而这些都是保守估计的数据[20]。

无论是死亡与残疾比率还是孕产妇死亡率,这些数字都太高了,而潜在的原因是惊人的相似。因此,减少死亡风险相关因素也将降低产科并发症。表 58-1 估计了全球 5 个主要产科并发症的总数和发病率[21]。**直接孕产妇死亡**是由于妊娠期(妊娠、分娩和产褥期)产科并发症,由于干预、遗漏、错误的治疗或者上述一系列的事件导致的死亡。**间接产科死亡**是由于那些原有的疾病或妊娠期罹患了的其他疾病导致的死亡,这些疾病不是妊娠造成的却因妊娠而加重。**意外的孕产妇死亡**是由于妊娠不相关原因导致的死亡。**晚期孕产妇死亡**包括那些死于直接或间接产科相关的原因,产后超过 42 天但不超过 1 年的孕产妇。

表 58-1　2000 年全球导致孕产妇直接死亡和严重并发症的主要原因:病例数和发病率

原因	并发症率(%活产数)	病例数	致死率(%)	死亡数	总直接死亡率(%)
出血	10.5	13 795 000	1	132 000	28
败血症	4.4	5 768 000	1.3	79 000	16
子痫前期、子痫	3.2	4 152 000	1.7	63 000	13
难产	4.6	6 038 000	0.7	42 000	9
流产	14.8	19 340 000	0.3	69 000	15

摘自 AbouZahr C. Global burden of maternal death. In *British Medical Bulletin. Pregnancy：Reducing Maternal Death and Disability*. British Council. Oxford University Press；2003，pp. 1-13.

正如 Zacharin 所说,"在这个不平等的世界,这些妇女是不平等的人中最不平等的。"[22]。分娩导致的长期疾患中,产科瘘是最糟糕的状况之一。撒哈拉沙漠以南的非洲和部分亚洲地区,大约有 654 000 到 200 万年轻的妇女,因为未治疗的产科瘘而孤独、羞辱地活着。平均每年有 5 万到 10 万的新增病人[23,24]。

产科瘘导致妇女被社会抛弃。持续的尿液和粪便漏出使她们很难保持清洁,尤其在缺乏水资源的地区。她们可能永远无法生育、很难找到工作、对家庭没有经济利益,结果往往是被家庭抛弃。对当地外科医生做简单修复手术的培训在增长,而有瘘管修复专科医生的医疗中心(也可以培训当地医生)也在增加。这些正在慢慢帮助这些妇女恢复正常功能、生育力和尊严,但是这方面的医疗服务依然非常有限、远远不够。在"难产和产科瘘"部分会深入讨论这一问题。

婴儿死亡

孕妇和胎儿是一体的,有不可分割的联系,但在考虑降低孕产妇患病或死亡的措施时,常常忽略了新生儿。**每年 260 万死胎和 290 万新生儿期(出生一个月内)死亡,都是妊娠和分娩期并发症的结果**[8]。因此,改善孕产妇保健可以使更多的婴儿幸存,生存条件更好,生命的开端更加健康。

大多数新生儿死亡(73%)发生在出生后第一周,大约 36% 发生在出生后 24 小时内。主要原因包括:早产占 36%;产时窒息占 23%;新生儿感染,如败血症、脑膜炎和肺炎,占 23%[25]。在产时和出生后 1 周内,如果有经验的医务人员有效地干预,可以避免三分之二的新生儿死亡[26]。

临产时和分娩前后的 **24 小时是产妇和婴儿最危险的时期,46% 的孕产妇死亡和 40% 的死胎及新生儿死亡发生在这个时期**[27]。这要求有经验的助产人员、清洁的分娩环境、必要的设备和流畅的病人转运流程,在孕产妇和婴儿有紧急并发症时,能及时转到全面处理能力更强的三级医院。

孕产妇的死亡原因

临床原因

在最近 WHO 对全球孕产妇死亡原因的分析中,73% 是由产科因素直接造成的。将直接、间接原因加在一起,原因为:出血 27%,子痫前期 14%,产后败血症 11%,不安全流产 8%,栓塞 3%,难产 3%,还有其他原因 7%[28]。如果全球妇女都能享有在发达国家认为是理所当然的孕产期保健,几乎所有的这些死亡都是可以避免的。其他 27% 的孕产妇死亡是由间接原因造成的,其中大部分是由于已有疾病在孕期恶化。

与人类免疫缺陷病毒(HIV)和获得性免疫缺陷综合征(AIDS)有关的疾病是全球孕产妇间接死亡的主要原因之一,而在撒哈拉以南的国家,更是超过半数。在博茨瓦纳,比例达 56%;南非和纳米比亚为 60%;而在斯威士兰则上升到 67%[6]。在非洲之外有四个国家——乌克兰、巴哈马、泰国和美国——超过 25% 的孕产妇死亡与 HIV 有关,其中大部分是静脉注射毒品造成的[6]。最近一项调查预测,孕妇 HIV 阳性 2% 时,造成妊娠期和分娩后 1 年内的死亡,占所有死亡的 12%;而在孕妇 HIV 阳性率达 15% 的地区,孕产妇死亡率将增加 50%。

在发达国家,间接原因是孕产期死亡的主要原因。最新的英国对孕产妇死亡的调查表明,2009 至 2012 年间三分之二的孕产妇死亡是由间接原因造成的。英国的孕产妇死亡风险本就很小,但在过去的十年间,又有了显著的下降。按 WHO 的方法计算估计,英国的孕产妇死亡率现在是 5.35[30]。大部分间接死亡中是由于孕前严重的身体和精神疾病在妊娠期更加复杂和恶化所致,如心脏病、癫痫、自身免疫性疾病和自杀。比较差的生活方式进一步加重这些疾病,如心脏病、高血压、2 型糖尿病、肝病、酒精和药物依赖以及与肥胖相关的其他疾病[30]。

医疗卫生系统

孕产妇疾病和死亡仍在大流行,最大原因之一是医疗卫生系统保缺乏规划和资源。很多孕产妇完全没有产前保健。WHO 推荐最少进行 4 次产前检查,但在低收入国家估计仅有 38% 的孕产妇能得到[31,32]。不足 50% 的孕产妇在分娩时有熟练的接生人员,如医生或助产士的帮助[33],也缺乏可以进行产科基本急救和新生儿护理的医疗机构(框 58-1),或者可以处理复杂产科急症的中心,例如能做可以拯救孕妇及新生儿生命的剖宫产(Cesarean delivery,CD)[34]。

框 58-1 产科和新生儿基本急救

产科和新生儿基本急救

是减少孕产妇和新生儿死亡的关键。有经验的工作人员能够提供如下服务:

- 给予抗生素、子宫收缩药物(催产素)和抗惊厥药物(硫酸镁)
- 人工剥离胎盘
- 堕胎或流产后不全流产组织的吸除
- 阴道助产,首选负压吸引器
- 新生儿基本复苏

产科和新生儿全面急救

通常需要在医院施行,能够提供以上的基本急救,再加下列项目:

- 剖宫产术
- 安全输血
- 治疗患病和低体重新生儿,包括新生儿复苏

世界卫生组织最近的一项研究显示,有 **54 个国家的剖宫产率低于 10%**,低于安全孕产服务的最低标准,而有 **69 个国家高于 15%**,又都高得无法接受。2008 年保守估计的整体剖宫产率:巴西 45.9%,美国 30.3%,布基纳法索只有 0.7%[35]。这项研究也估计,2008 年全世界有 318 万剖宫产是额外需要的,也有 620 万 CD 是不必要的。"过多"的剖宫产增加的花费估计约为 23 亿 2000 万美元,而全球"需要"的剖宫产的费用大约是 4 亿 3200 万美元。

严重缺乏技术熟练的医务人员,如助产士和医生,同样也是个突出的问题。据估计,全世界需要额外的 350 000 的助产士[36]。医生也极端缺乏,尤其是那些没有吸引力、偏远、贫穷或资源匮乏的国家。为了解决这些短缺,部分国家将工作人员的职能进行转换,这种现象变得越来越普遍。在莫桑比克等一些国家,将辅助服务人员培训为临床工作者(不是医生的临床员工),让他们掌握了基本急救技能和手术操作(包括剖宫产),效果显著[37]。

一个新的课题是医疗质量。全球减少孕产妇死亡率的努力一直集中在提高孕产妇得到医疗保健的概率,现在的重点转向提高医疗质量。世界卫生组织和许多专业协会制定了临床指南和细则。同时从孕产妇死亡病例中吸取教训,也已经起到了积极作用[38]。

风险和潜在社会决定因素

导致孕产妇死亡的潜在因素是复杂且多方面的。例如,在资源贫乏的国家,虽然孕产妇死亡可能被归因为产后出血,但其根本原因可能是不同的。她的死亡可能是因为她没有医疗保健,或因为她不会阅读,不明白阅读材料上提供的什么是危险的信号,不知道在何时何地寻求帮助。可能是医疗保健超过了她的经济承受范围。在急救情况下交通工具也是一个问题,尤其是夜晚的时候。此外,她的丈夫和家庭成员也可能阻止她得到医疗保健,或没钱行贿得到必要的治疗。她可能拒绝寻求帮助,因为听说在卫生机构可能会遭到辱骂和殴打,不被尊重。或者她可能克服了所有这些障碍,到达医疗机构,但是那里缺乏训练有素的工作人员,或完全没有工作人员,没有药物,没有血制品,没有设备,没人会做可以救她性命的手术。除了这些,她可能身体状况长期虚弱,患有贫血或其他慢性疾病。因此,所谓的孕产妇死亡的临床因素可能无法让我们了解他们死亡的真正原因。**如果不了解"因中之因",就无法了解她们的障碍,无法克服障碍来帮助她们。在国际妇女健康领域的工作人员,经常利用"三项延迟"作为量化模型,找出孕妇面临的障碍**[39,40]。这些障碍可能来自经济、身体、社会、文化或医疗,可能来源于家庭、社区或医疗卫生系统。这些都是密不可分的,表 58-2 列举了一些例子。

"因中之因"

"公平社会,健康生活"[41]--最近一篇有关英国健康结局不平等的报告指出,人们出生、成长、生活、工作和变老的环境及社会是"因中之因'。社会地位,财富和教育决定了每个人的健康状况和预期寿命。**医疗卫生服务的提高对改善预期寿命只作出三分之一的贡献,改善生存的机会以及消除不平等,可以对健康做出三分之二的贡献**。如果在发达国家如此,那么在资源短缺的贫穷国家,不平等的情况更严重。事实上,一个孕产妇的生死完全取决于她出生和生活的环境。死亡的孕产妇通常是那些地处偏远,易受伤害,最贫穷的穷人。虽然城市贫穷是一个日益严重的问题,但是大多数死亡的孕产妇是居住在边远地区,缺乏交通和医疗卫生设施。她们更可能是文盲或

只受过极少的教育,从事艰苦的体力劳动,永远都在怀孕。因为社会关系和经济贫乏、没有人权和性别平等的法律保护,教育水平最低的孕产妇死亡风险最大[42]。

表 58-2　三项延迟:安全有效孕产期保健的障碍

就医延迟	<ul><li>传统的理念和做法,使用传统助产人员</li><li>缺乏教育,不了解治疗需要或危险信号</li><li>母亲没有决定权</li><li>母亲没有钱,决定不了自己的命运</li><li>宗教传统与习俗</li></ul>
到达医疗机构延迟	<ul><li>没有交通工具</li><li>没有钱</li><li>私下行贿(unofficial bribes)</li><li>没有规律的交通工具或者离得太远</li><li>担心分娩时被虐待</li><li>医院母婴死亡频繁,名声不佳</li></ul>
优质治疗的延迟	<ul><li>医疗机构不具备基本和/或产科急救设施</li><li>缺乏经过培训的工作人员</li><li>治疗能力差</li><li>缺乏基于循证医学的医疗程序和指南</li><li>分娩中对产妇进行语言和身体的虐待</li><li>缺乏血液制品、药品、必要的设备和手术室</li><li>明显有害的治疗</li><li>不能持续供电、供水等</li></ul>

修改自 Thaddeus S, Maine D. Too far to walk: maternal mortality in context. Soc Sci Med. 1994:1091-1110.

地位低下的女孩和妇女在家庭中得到最后和最少的食物。她们通常营养不良,合并贫血。微量营养元素的缺乏会导致慢性疾病以及其他的疾病,例如疟疾,艾滋病或者结核。这些孕产妇很少或完全不能控制她们自己的健康,她们需要依附于男性或者年老的家庭成员决定她们是否应该寻求治疗、甚至急救。许多童婚的新娘,怀孕后被迫放弃任何教育。女性生殖器的伤残/切除(FGM/C)很常见,往往会造成梗阻性难产,紧急剖宫产,胎儿窘迫,产科瘘以及永久的会阴损伤[43]。所有这些因素会导致复杂的妊娠,增加死产以及新生儿死亡风险。

妇女的权利

"想象一下,全世界所有妇女都享有人权。行动起来,让它成为可能"

——1998 联合国人权运动

全球降低孕产妇死亡率和发病率的步伐缓慢。非常重要的深层原因是,社会、政治、宗教、社区和家庭核心成员不重视妇女的生命。**Mahmoud Fathalla 教授是母亲安全运动的创始人,曾说过一句著名的话:"孕产妇不是死于我们不能治疗的疾病…而是死于社会不觉得她们的生命值得挽救"**[44]。

1948 年,《世界人权宣言》指出:"人生来有平等自由的尊严和权利"[45]。1995 年联合国北京妇女权力宣言说,"全面实施妇女人权与女童人权是全人类人权和基本自由不可分割的部分"[46]。到 2009 年,联合国人权理事会宣布,可预防的孕产妇死亡是侵犯人权的行为;健康倡导者开始使用人权机制使政府兑现他们的承诺,以确保妇女获得基本的生殖健康。

健康保健是一项人权,并且一个国家的健康是由妇女和儿童的健康所决定的。健康的女性更有可能充分发挥自己的潜力,培养健康的家庭成员,并为地区和国家的经济做出贡献。Ellen Sirleaf Johnson 认为,女性的社会经济权利是实现更好的医疗卫生成果的关键,她在 2011 年诺贝尔奖获奖感言的最后提出:"母亲健康,则国家健康。我们必须做所有的努力让她们活下去[47]。"

母亲对社会的贡献是长远的,而那些未能保护和提高妇女权利的国家,经济、教育以及孕产妇和儿童的健康结局最差。人权让人们认识到孕产妇死亡不是命运不公,而是社会不公,国家需要努力改变现实。使用人权手段,使政府能够依法解决可避免的孕产妇死亡问题,合理分配对生殖健康至关重要的资源和药物,如有效避孕措施和用米索前列醇药物来减少产后出血。例如,当斯里兰卡政府推出普及教育和医疗保健时,产妇死亡率显著下降[48]。政治愿望、教育、社会尊重妇女的地位和权利是健康持续改进的关键因素。

"世界权利宣言"已过去将近 70 年,许多妇女仍然在争取保护她们的基本权利。近在 2013 年,某些国家和宗教组织就联合国声明中对于妇女受教育的权利、避孕选择、延长妊娠间隔,以及实施针对家庭暴力、强奸、童婚和女性外阴切割的宣言提出了反对。反对的人认为,通过允许妇女旅行、工作、没有丈夫的批准而使用避孕药以及控制她的家庭支出等,会摧毁社会。这些可能是极端的观点,但仍然有太多的国家对包括童婚、强奸和女性外阴切割等性别不平等和暴力行为视而不见,并且不赞成女孩接受初等教育,更不用说进一步的教育。

人权在提高妇女地位的斗争中发挥着重要作用,体现了法律规定的共享价值观。侵权可以导致诉讼,这可以保护妇女人权,但有些国家对指控他们侵犯妇女人权似乎并不在乎。在法律阻止使用避孕药或者不允许人工流产的国家,支持那里的医务人员确保妇女有生存权、从科学进步中受益、避免性别歧视,会让他们更加容易地提供拯救生命的干预措施。

保护妇女是每个从事生殖保健人员的义务。这意味着所有医疗服务专业人员都需要知道如何将人权原则纳入服务的各个方面。国际妇产科联盟（FIGO）妇女性和生殖权利委员会制定了一个综合的教学大纲，可以广泛适用于各种专业人士。围绕 10 项与健康有关的人权，将高质量生殖保健所需的临床知识和实践技能制成核心的核对清单。通过制定标准的行为和措施，在教室和临床场所教学，使用基于能力的教育方法，同时倡导人权和健康。教材可以从全球妇女医学图书馆（GLOWM）免费阅读和下载[48b]。与非专业及专业观众的教学研讨会的经验证明，所有专业的医疗卫生工作者有关人权和妇女生殖健康的教育，由此从边缘变为主流。

性健康和生殖健康

缺乏基本的性教育和生殖健康服务是降低全球孕产妇发病和死亡率的最明显障碍之一。正如本章开头所述，但值得在此重申：最近的报道估计[1]，**如果所有希望避孕的妇女使用了有效的避孕方法，意外怀孕的人数将下降 70%，不安全堕胎将下降 74%。如果这些妇女的避孕需求得到满足，产妇死亡人数将下降三分之二，新生儿死亡人数将下降四分之三以上，艾滋病毒母婴传播可基本消除。**此外，据估计，2008 年避孕的应用已经避免了 272 040 名产妇死亡；很多妇女希望避孕但得不到，如果能满足她们的避孕需求可以防止每年另外 104 000 例死亡，从而使孕产妇死亡率进一步降低 29%[49]。满足这些避孕需求可进一步减少约三分之一的死亡，这与其他报道的估计相似[50]。有效避孕措施在预防产妇死亡率和发病率方面发挥了关键作用。

在 1994 年国际人口与发展会议上正式定义了性和生殖健康[51]。其核心是促进个人和夫妇健康的、自愿的、安全的性行为和生育选择，包括是否、何时以及与谁养育下一代的决定。它包括高度敏感和重要的问题，如性、避孕和堕胎、性别歧视和男权/女权的关系。这一目标能否实现取决于对人权和生殖权利的保护。会议还确立了使更多人可以获得性健康和生殖健康服务的目标，作为其一系列广泛的发展目标和千年发展目标框架的一部分，并在 Target 5∶B 中制定了非常相似的目标[52]。尽管采取了这些举措，2012 年估计仍有 8500 万次意外怀孕[53]。

意外妊娠

意外妊娠是指时间不对的、计划外的、不想要的妊娠[54,55]。意外妊娠与妇女和儿童的一系列健康、经济、社会和心理不良结局有关。2012 年，15 至 44 岁的妇女全球意外妊娠率为 53/1000。在东非和中非比率最高（108），西欧最低（27）[1]。这 8500 万名意外妊娠的妇女，

50% 会终止妊娠[1]。每 5 个孕产妇中有 1 个是意外怀孕，是全球不安全流产的主要原因[61]。另外 13% 妊娠流产，38% 最终计划外出生[1]。发展中国家每 5 个意外妊娠中有 4 个是因为得不到有效避孕措施造成的[59]。即使在避孕措施使用相对较高的情况下，避孕失败或依从性差仍会导致意外妊娠。

避孕

自愿获得计划生育措施——特别是为女性和男性提供现代、有效的避孕方法——是直接改善健康结局的关键，也与教育和经济地位的改善正相关[49,50,62,63]。可以使产妇，新生儿和儿童的发病率和死亡率显著降低，以及由于流产而引起的死亡数量和并发症数量明显减少[60,49,63]。对家庭来说，计划生育增加了妇女的经济收入和儿童就学[62]。对国家来说，避孕措施使用的增高与生育率降低相关，有益于经济增长[62,64]。相反地，高的意外妊娠率与贫困和不平等相关[65]。

使用避孕的障碍可以根据前面描述的"三项延迟"量化模型进行分类[38]，可以发生在使用者、医务人员和医疗卫生系统三个层面。妇女没有避孕的最常见原因包括：对妊娠风险认识不够，担心副作用，性生活较少，服务收费，或者反对避孕等；反对避孕的原因通常是男性伴侣的意愿、宗教信仰或者是文化的原因。已婚妇女决定是否避孕的权力非常有限，尤其是丈夫与妻子意见不同时。未婚妇女更难获得避孕措施，因为要经常要面对医务人员对婚前性行为的偏见和歧视。在医务人员层面，避孕障碍包括：缺乏相关的知识、技巧、动机，以及对某些方法[如宫内节育器（IUD）]的偏见。限制谁能够提供避孕措施也阻碍了进一步增加避孕率：例如，只允许医生放置宫内节育器。或者没有询证医学证据而限制避孕措施的使用，例如只在月经来潮时开始使用避孕措施。常见的卫生系统层面的障碍包括人力和财力资源的不足，未能将计划生育与其他核心服务，如妇幼保健、分娩、产后或流产后的护理，以及艾滋病毒服务项目等相结合。地理方面的限制以及设备及用品的缺乏等也限制了避孕的使用。用品短缺非常普遍，特别是在农村地区。除了需要克服医生的偏见和能力不足，大多数资源匮乏地区还需要教育，以提高整个社区的认识，从而减少使用有效避孕方法的障碍。

避孕率通常被定义为目前正在使用或其性伴侣目前正在使用至少一种避孕措施的妇女的百分比，不管使用什么措施。这通常来源于 15 岁至 49 岁的已婚或同居妇女的（稳定的性关系中的妇女）报告。近几十年来，世界上大多数地区的避孕率（contraceptive prevalence rates，CPR）普遍上升。全球 CPR 从 1990 年的 **53%** 增加到 **2011 年的 57%、2012 年的 64%**[66]。然而，非洲部分地区

的避孕率仍然极低。非洲的东部、中部和西部区域估计分别为32%、19%和15%[68],非洲总体为24%至30%[66-71]。国家间的差异也很明显:例如,自1990年以来,这些国家的避孕率得到提高:卢旺达(18%~50%),马拉维(12%~45%),坦桑尼亚(11%~34%);但塞拉利昂和尼日利亚2010年的避孕率仅为6.7%和8.6%[68]。非洲南部的避孕率相对较高,从47%上升到62%。在亚洲南部,印度的避孕率从36%上升到50%,孟加拉国从34%上升到61%;此外,拉丁美洲已取得实质性进展,避孕率现在达到73%[68]。欧洲和北美的避孕率较高而且稳定(72%~78%),但普及率最高的是东亚地区,这主要归因于中国(83%)[68]。然而,全球的整体CPR仍然很低,这是进一步改善妇女健康的严重障碍。

避孕需求没有满足通常是指妇女不想生育或想延迟生育但没有使用任何避孕措施的百分比。一个更实用的定义包括了不使用避孕方法或使用传统方法的妇女。这不仅是因为传统方法失败率很高,还因为有些妇女自意选择传统方法,反映了她们觉得没有其他选择或不完全了解现代避孕措施[71]。

避孕需求没有满足的比例非常高。全球有2.22亿希望减少妊娠或延长妊娠间隔的妇女没有避孕[70,71]。这些妇女中四分之三住在世界上最贫穷的国家[72]。撒哈拉以南的非洲(60%)、西亚和南亚地区(50%和34%)比率仍然最高,以没受过教育的、贫困的、青少年和农村妇女为甚[58,50]。

产后避孕至关重要,因为妊娠频率过高或者间隔过短与孕产妇和婴幼儿不良结局相关。对来自27个国家的数据的分析发现,产后12个月或之前,95%的妇女不希望在2年内再次分娩,但她们中的65%没有避孕[73]。同样,虽然大多数人工流产或自然流产后有并发症并接受治疗的妇女,也需要有效的避孕。但来自17个资源匮乏国家的数据显示,这些妇女在出院时只有1/4采取了避孕措施[74]。

避孕方法

尽管可以选择不同的避孕方法,但是不同方法的选择对于有效性和使用的持续性是至关重要的,特别是在妇女就诊困难的地区,或者是由于资源缺乏、供应不足而避孕受到限制的地区。传统避孕方法例如体外射精和安全期避孕(自然计划生育)的效果最不可靠。应该注重使妇女及其伴侣可以获得多种有效的现代避孕方法。世界卫生组织将避孕方法分为有效等级,详见表58-3。避孕方法的有效性对于降低意外怀孕的风险是至关重要的。衡量避孕有效性的方法有两种:"完美使用(perfect use)"指持续正确地使用一个方法;"典型使用(typical use)"则反映实际使用的情况,包括不持续和不正确的使用。

表 58-3　各种避孕方法的有效性

一级方法:最有效,每年每100名妇女少于1名怀孕	
永久避孕	男性和女性绝育
长效可逆避孕(LARCs)	宫内节育器(铜环或左炔诺孕酮[LNG],有效期为5至10年)
	皮下植入(孕激素,不同植入物的有效期3至5年)

二级方法:每年每100名妇女中6~12人怀孕	
短效可逆的避孕方式	**注射避孕**
	孕激素注射避孕(需要每8周注射一次(庚酸炔诺酮[NET-EN])或12周注射一次(持久式甲羟孕酮乙酸酯,[DMPA]))
	口服避孕药
	联合口服避孕药(复方口服避孕药;雌激素/孕激素)
	孕激素药丸(POP)
	其他方法
	联合阴道环(雌激素/孕激素;该环留在阴道中3周,然后停用1周)
	联合贴剂(雌激素/孕激素;新型贴剂每周一次用3周,然后停用1周)
	女性避孕隔膜

三级方法:每年100名妇女中18人或更多人怀孕	
效果最差的短效避孕	避孕套(男性或者女性)
	安全期避孕
	杀精剂

修改自 World Health Organization (WHO). WHO Department of Reproductive Health and Research, Johns Hopkins Bloomsbury School of Public Health/Center for Communications Programs (CCP). Knowledge for health project. Family planning: a global handbook for providers (2011 update). Baltimore/Geneva: CCP and WHO, 2011; and Hatcher RA, Trussell J, Nelson AL, Cates W, Kowal D, Policar M (eds). *Contraceptive Technology*. 20th revised edition. New York: Ardent Media; 2011.

绝育,几乎完全是女性使用,在亚洲和拉丁美洲最常用。宫内节育器占亚洲避孕措施的三分之一,是某些地方最常用的方法[70]。注射剂是撒哈拉以南的非洲和东南亚地区最广泛使用的方法[70]。口服避孕药占北非总避孕方法的一半。而男用避孕套是中非和西非最常用的方法[72]。

皮下植入和宫内节育器是最有效的长效可逆避孕方法。它们非常适合资源贫乏的国家,因为完美使用和典型使用的失败率均小于 **1%**。这些方法的失败率非常低，因为不需要使用者再做任何额外的事情。注射避孕药、口服避孕药、激素贴剂和阴道环等避孕方式，完美使用的失败率均小于 **1%**；然而，典型使用的有效率只有 **90% ~ 94%**[75]。安全套的完美使用的效率为 **98%**，典型使用的失败率则增加到 **18% ~ 21%**[75]。**双重避孕**被定义为在持续使用男性或女性避孕套的同时，再使用高效的非屏障方法，如激素避孕、含铜宫内节育器或绝育。男女避孕套是唯一可以防止性病和艾滋病毒传播感染的避孕方法；因此应该在性病/艾滋病高流行地区推广使用双重避孕法。

尽管永久性和长效避孕方法更能有效避孕，短效避孕方法如安全套，口服避孕药和注射避孕药仍是撒哈拉以南的非洲地区最常用的方法[76-78]。最近的一项模型研究指出，生活在撒哈拉以南的非洲地区，使用口服避孕药和注射剂的妇女，如果有 20% 的妇女改用更有效的皮下植入方式，5 年内可避免 180 万次意外怀孕，576 000 次堕胎（其中许多是不安全的）和 10 000 名产妇死亡[78]。2012 年伦敦计划生育峰会制定了宏远目标：到 2020 年，为世界上最贫穷国家的、额外的 1.2 亿妇女和女孩获得和使用挽救生命的计划生育，提供信息、物资和服务[79]。令人鼓舞的是，努力实现这一目标的势头正旺。

人工流产

即使全球不安全流产造成的死亡从 **1990** 年的 **69 000** 人下降到 **2008** 年的 **47 000** 人，**不安全流产仍然是造成孕产妇死亡的 5 个主要原因之一**[80]。虽然实际人数可能下降，但是妇女死于不安全流产的比例仍然持续未变，约占孕产妇死亡的 **9% ~ 13%**[28,80]。如果人工流产由经过训练的人员在合法的框架内进行，可以很大程度上防止这些死亡。在法律不支持人工流产的国家，摒弃歧视、提供服务、及时地诊断和治疗不安全流产导致的并发症，仍可以挽救很多生命。世界上只有 40% 妇女可以在规定的孕周内进行安全和合法的人工流产。在其他地方，安全的人工流产或多或少受限，或者完全缺乏[81]。

全球每年有大约 4400 万堕胎。其中一半是不安全的，绝大多数是意外怀孕的妇女[82]。不安全堕胎包括不卫生条件下由不熟练的操作者进行的堕胎、由妇女自己将异物放入子宫或服用有毒产品以及通过妇女腹部的身体创伤而堕胎[83]。几乎所有不安全堕胎（98%）及造成的死亡（99.8%）都发生在发展中国家[83]。其中大约三分之二发生在撒哈拉以南的非洲，三分之一发生在亚洲[83]。**在资源丰富的国家，流产合法安全，死亡极为罕见**[83]。在资源贫乏国家，通常流产是不合法的。希望流产的妇女往往已经妊娠多次。她们已经筋疲力尽，健康极

度受损，家庭也没有金钱、食物和任何资源来养育更多的孩子。她们将最后的希望寄托于流产，期望可以终止妊娠。

尽管药物流产减少了手术操作，在提供安全有效的流产方面取得了巨大的进步，但不安全流产所致的死亡和残疾仍在继续[84]。不安全流产的并发症和死亡原因包括宫颈、阴道、子宫和腹部器官的创伤，出血，败血症以及腹膜炎[85]。除了死亡之外，接受不安全流产的妇女，每四个人中有一个（每年约 500 万），会罹患需要治疗的短期或终生残疾，包括继发不育[79,83,86]。

自从人类文明出现以来，堕胎就已经存在。有证据显示，无论身在何处、什么身份、合法与否，许多妇女在面对意外怀孕时都会寻求堕胎[83,84]。例如，非洲育龄妇女的堕胎率是 29/1000，与 28/1000 的欧洲堕胎率相似。但在非洲堕胎是违法的，而在欧洲一般情况下是允许的，只是有孕周限制[81]。在允许堕胎的情况下，采取不安全流产的妇女极少。因此发病率和死亡率极低。当堕胎合法、安全、可及时，妇女的健康会迅速得到改善。例如，南非 1996 年堕胎合法后，每年堕胎有关的死亡人数下降了 91%[87]。由经过培训的人员在安全环境中操作，人工流产是最安全的医疗操作之一[83]。

减少不安全人工流产的数量，及时诊断治疗并发症是全球卫生事业的首要问题。由于道德观念、宗教信仰和其他背景问题的不同，不可能所有妇女都能得到合法安全的流产。对这个问题看法会有巨大分歧，没有简单答案。然而，无论个人、国家或法律是什么样的立场，帮助那些因为不安全堕胎遭受痛苦或面临死亡的妇女，是所有致力于降低孕产妇死亡率和并发症项目的重要任务之一。第一步是承认这个重要的健康问题，而不是因感觉不光彩而隐藏真相。第二个是以循证医学为基础，消除偏见，制定国家策略，处理并发症。例如 2012 年肯尼亚卫生署制定的方案[88]。将堕胎这个话题公之于众，承认这个问题，对拯救生命有深远意义。

提高所有母亲的生殖健康和福利

尽管在许多层面上进行了很多努力，但提高世界上的所有母亲和婴儿的健康服务质与量仍然是一个巨大的任务。目前已经取得了部分进展。在全球范围内，**1990 年至 2013 年孕产妇死亡率下降了 45%**。但全世界许多地方，死亡率继续持平或上升，例如美国[6]。1990 年联合国成员国共同制定了千年发展目标 5，目标是低收入和中等收入的国家到 2015 年降低 75% 孕产妇死亡率。现在时间已经到了，但是目标远未达到（回头看来过于雄心勃勃）[52,89]。联合国现在已经起草了新的可持续发展目标："**保证健康生活，提高所有年龄所有人的整体健康**"。目标提出，到 2030 年，全球总体孕产妇死亡率应该低于

70/100 000 活产,并消除可避免的新生儿死亡[90]。除非在各层面和所有部门采取行动,做出本章提及的必要和根本的改变,否则这些极具挑战性的目标将无法达到。**最近的一份报告估计,随着生育服务覆盖率和服务质量的提高,到 2025 年,可以避免 71% 的新生儿死亡,33% 的死胎和 54% 的产妇死亡。每挽救一个生命的花费是 1928 美元**[91]。此外,据估计,避孕措施的使用在 2008 年避免了 272 040 个产妇死亡。如果未能获得避孕措施的人群得到了避孕服务,每年可以避免另外 104 000 例死亡[49]。

通过改善交通,免除或减少患者费用,使所有妇女都能享有医疗卫生服务。增加能够提供基本的和复杂的产科及新生儿急症的医疗机构,增加医疗机构中训练有素的助产士、医生和其他医务人员也非常重要。提供高质量医疗必须参考世卫组织和其他机构已经编写的临床指南和治疗细质,而且必须审查和评价进展,找出和纠正可能的问题。在孕前、产前、产时和产后以及产后计划生育的完整过程中,改善交流沟通能力、为妇女提供全面而协调的服务是至关重要的。除了解决临床服务质量问题,设计良好的回顾分析研究可以分析孕妇及围产期死亡,找出孕产妇为何死亡的深层原因。不仅有助于孕产妇得到生殖健康服务,也能改善教育和人权问题。

对于全球的领导者,有影响力的人物,联合国,其他国际组织、非政府组织(NGOs)、各国政府、国家和地方政策制定者,应该假于一定压力,宣传有益的改变。他们应该担负起领导职责和施加影响。经济、法律、教育、运输和卫生部门的负责人都需要颁布人权法规,促进和资助女性教育,并提供更好的交通运输和更多的药品、商品和其他用品等。基本药物如硫酸镁,经常短缺。血液和补液、设备、实验室试剂、甚至发电机和清洁水,也都经常短缺。卫生部可以提供更多、更好的设备,在各个层面提供服务。他们可以创建培训学校,以提供如此迫切需要的产科工作人员。

国家和地方专业协会和医疗卫生工作者,可以通过循证医疗和制定适当的临床指南与技术指导来提高他们的服务质量。他们还应该确保持续的专业更新和培训。有足够的助产士和医生之前,可以培训中级医疗卫生工作人员,让其承担传统上由医生承担的工作。一个有效的卫生系统还需要一个有效的沟通、转诊和运输系统。支持和促进这些工作需要国家法律和道德框架的支持,其中包括努力争取妇女权利平等的政策。妇女权利并不普遍存在。Mahmoud Fathalla 教授曾经提出安全孕产的十个步骤,本章更新采纳了这一建议[92],列在框 58-2 中。如果世界领导人、决策者和有影响力的人物能够接受,那么世界对于孕妇及其未出生的孩子将更安全。

框 58-2　孕产妇健康的十二条建议

1. 女性的生命值得挽救。
2. 女孩和她的兄弟一样,在食物、教育、卫生保健和生活机会上享有平等权利。
3. 年轻女孩不应遭受强奸、外阴切割和童婚等这些暴力。妇女不应该遭受任何形式的暴力。
4. 妇女应该有平等的发言权来决定自己和孩子的健康与福利。
5. 所有妇女都必须有基本的人权,掌控自己生育、生殖健康和妊娠时机。
6. 怀孕必须是自愿的行为。
7. 怀孕分娩是特殊时期,每个社会都有义务保证其安全。安全孕产是联合国规定的一项基本人权。
8. WHO 和其他组织规定所有产妇必须获得产前、产时及产后的服务。
9. 所有的分娩必须由训练有素的人员来协助。
10. 所有妇女必须有机会获得高质量的产科急诊治疗,以拯救生命。
11. 服务应该免费或是可以负担,杜绝贿赂或"非正常"收费。
12. 所有的妇女都应该享有尊严,得到尊敬和同情。

修改自 Fathalla M. Ten propositions for safe motherhood for all women. From the Hubert de Watteville Memorial Lecture. Imagine a world where motherhood is safe for all women—you can help make it happen. *Int J Gynaecol Obstet.* 2011;72(3):207-213.

产科主要并发症:资源贫困国家的预防和治疗

妊娠的主要并发症在世界各地是相似的。妇女的结局取决于所得到的产科服务,和地方卫生系统满足其需要的能力。在缺乏综合性产科急诊处理(包括剖宫产人员和设施)的情况下,严重的并发症或死亡是由长时间梗阻性难产和/或胎儿窘迫及危及生命的大出血造成的[93]。

产后出血

产后出血(postpartum hemorrhage,PPH)最常见原因是子宫收缩乏力。如第 18 章所讨论的,多胎妊娠、产程延长、梗阻性难产、子痫前期/子痫、巨大子宫肌瘤和既往多产(既往五次以上的分娩)的风险最高。在资源贫乏地区,产时和产后出血仍然是产妇死亡的主要原因,占死亡总数的 27%[94]。

许多妊娠妇女已经由于营养不良、微量营养缺乏症、镰状细胞病、疟疾或蠕虫感染等原因而造成严重慢性贫血,失血 500mL 都可能使她们的血流动力学状态进一步恶化,甚至导致失血性休克。预防或早期发现出血以及积极使用减少失血的方法非常重要。然而，经常没有血液制品及储存设备[95]。在紧急情况下，从家庭成员或捐献者获取的血液，很少能够筛查是否感染，并且可能用不干净的水稀释了。

一旦有子宫收缩乏力的征象，就应该双手按摩子宫、应用子宫收缩剂。与安慰剂相比，预防性催产素使产后出血量减少了500mL以上，并减少治疗性宫缩剂的使用[96]。预防性催产素的副作用也较少，如恶心和呕吐。没有充分证据表明对于常规预防PPH，催产素优于麦角生物碱。然而，如果已经用了催产素，进一步应用麦角生物碱减少产后出血的作用就很有限[97]。

米索前列醇，一种合成的前列腺素E1的类似物，在流产的处理中占有至关重要的地位[98]。与催产素不同，它成本低，高温下稳定，不被紫外线降解，可以口服或直肠给药，在有经验的医务人员和资源都匮乏的地区特别有用。最近的研究表明，加纳和利比里亚偏远农村地区产前分发米索前列醇，分娩后，妇女可以准确可靠地使用。建议在其他高分娩率国家推广[99,100]。使用米索前列醇进行PPH预防似乎是可接受的，但是需要社区的政策来提高药物分发率。然而，对于第三产程处理，常规注射子宫收缩剂仍然优于任何一种肌注前列腺素或米索前列醇，特别是对于低风险的妇女[101]。

在持续性PPH的情况下，应采取积极措施尽量减少失血和继发感染。但能够操作气囊填塞和手术压缩缝合的人员和医院是有限的。在当地无法提供急诊治疗时，技术要求较低的压迫手段可以暂时稳定孕妇，争取时间，转运到可以提供复杂急诊治疗的医院[34]。

子痫前期/子痫

妊娠高血压病占全球孕产妇死亡的14%[28]，是低收入国家一些城区的主要死因[102]。它们分为四类：（1）慢性高血压；（2）妊娠期高血压或妊娠高血压综合征（PIH）；（3）子痫前期/子痫；（4）慢性高血压并发子痫前期（见第31章）[102]。

子痫前期和子痫的相关因素包括：母亲年龄过大过小（17岁以下和35岁以上）、初次妊娠、多胎妊娠、高血压病史、子痫病史、社会经济状况和文化程度低下[103,104]。生活在北美的非洲土著妇女和黑人的易感性增加似乎与社会经济地位无关，可能是由于生物或遗传因素[105,106]。然而，即使在发达国家，识别有风险的妇女也很困难[107]。在中低收入国家，产前检查项目有限，缺少高血压和蛋白尿筛查，很难得到抗高血压药物，同时孕产妇不了解子痫前期体征和症状，不了解何时需紧急就医。这些都促成这些国家的子痫死亡率很高。子痫前期妇女的严重并发症增高8倍，在惊厥发作后则会增加60倍[103]。但如果治疗及时，威胁生命的神经系统并发症和多器官功能障碍

是可逆的。**硫酸镁是最佳的药物选择，但许多发展中国家缺药。**最近，一个系统评价发现，低、中等收入国家，孕妇的硫酸镁剂量多低于最佳剂量。通常是由于担心产妇的安全性和毒性、费用或药物来源[108]。

培训医务人员和社区工作者，并提高孕妇对子痫前期症状体征的认识至关重要。最近一个临床模型的评估显示，低收入国家可以有一定能力识别妊娠高血压病有高风险的孕妇[103]。此外，培训医务人员，根据循证医学为基础的指南来治疗子痫前期及子痫，可以有效地降低与之相关的孕产妇死亡[109]。

败血症

在19世纪和20世纪初，产后败血症是工业化国家产妇死亡的主要原因；但卫生和消毒方面的改善，以及在第二次世界大战后抗生素的发明，导致其迅速下降[110]。**尽管如此，围产期感染仍然占全球产妇死亡的11%和新生儿死亡的33%**[28,111]。贫困是明显的原因，卫生状况落后和清洁水资源有限与产妇死亡相关[112]。无视产后脓毒症发生的原因和预防是普遍现象。在一些社区，人们仍然认为疾病是由于邪灵造成[113]。

全球50%的女性在家分娩，由女性亲属或未受过训练的传统接生员（TBA）接生，感染是一种永远存在的危险。不安全操作很常见，如用碎玻璃切割脐带，用牛粪覆盖切割端口。尽管有免疫接种，但是新生儿破伤风仍很常见。一旦感染，母亲和婴儿通常缺少交通工具，而即使到达治疗机构，经常没有必需的资源，如抗生素。

世界卫生组织的分娩指南，需要"五种清洁"[114]，倡导使用家庭分娩清洁出生包，含有肥皂，塑料布，手套，无菌纱布，剃刀和脐带结扎绳[115]。这些简单的操作器械使新生儿死亡率相对降低，特别是在发展中国家的农村偏远地区[116]。然而，更广泛的干预措施，包括熟练的接生人员，能够更好和更有效降低新生儿死亡率，新生儿脐炎和产后败血症[117]。因此，最好的做法是为熟练的接生人员提供安全的接生包。

人类免疫缺陷病毒（HIV）和疟疾

孕妇感染HIV和/或**恶性疟原虫**疟疾时，并发症发生率很高。感染了HIV的孕产妇，死亡率增加十倍[118]。免疫缺陷使她们更容易死于妊娠相关败血症。**最近的一项综述估计，HIV感染造成孕期和产后每100 000名孕妇中994例死亡**[29]。

怀孕改变了母体对疟疾的免疫应答。最严重的并发症，包括脑疟、低血糖、肺水肿和严重溶血性贫血变得更常见。世界上大约40%的孕妇暴露于疟疾感染。初产妇比经产妇更容易出现严重贫血，更容易分娩低出生体重儿[119]。感染疟疾的非免疫妇女，胎儿和围产儿的死亡

率可达 60% ~70%。由于疟疾感染而导致的低体重儿使非洲增加 100 000 婴儿死亡[120]。孕妇感染疟疾在非洲以外较少见,但更容易导致严重的疾病、早产和胎儿死亡。HIV 增加了疟疾的风险及其影响,尤其同时感染 HIV 和疟疾的妇女,不良妊娠结局风险增高[11]。

梗阻性难产和产科瘘

世界范围内,大约 5% 的活产为梗阻性难产,占孕产妇死亡的 8%[122]。在非洲撒哈拉以南和亚洲部分地区,200 多万年轻妇女有过难产,而每年有 5 万至 10 万例新病例出现[134,124]。梗阻性难产或"产程进展失败",伴有或不伴有胎儿窘迫是全世界急诊剖宫产的主要指征[125]。这个问题可以通过在产程中常规使用产程图预防,并在进展缓慢时尽早手术分娩。产程图用便宜的图形记录产程中宫颈随时间扩张的情况;这个简单的监测工具可以迅速识别产程延长,从而避免由于长时间梗阻性难产或子宫破裂导致的产科瘘和死亡[126]。尽管世卫组织和其他医疗卫生机构强烈倡导,产程图在全球的使用仍然很少。一些资深的临床医生错误地认为,对于已经过度劳累的助产士和医生来说,完成产程图是不现实的。

产科瘘可以发生在任何年龄或孕次,但是初产最常见,特别是在骨盆还没有良好发育的年轻女孩。是长时间难产的直接后果。阻滞的胎头的压迫、破坏了膀胱阴道隔膜/直肠阴道隔膜,导致随后的尿失禁和/或大便失禁[127,128]。也可能是手术创伤或者强奸导致。非洲部分地区,约有 15% 的病例是由非熟练接生人员在产前或产时施行的危害女性生殖器切割(FGM/C)造成的[129]。悲惨的是,难产和产科瘘在很大程度上是可以避免的。世界卫生组织总结了预防措施,如表 58-4 所示。

表 58-4　预防产科瘘

类型	预防的时机	方法
一级预防	孕前	<li>消除女性生殖器切割、早婚和早育</li><li>有计划的妊娠</li>
二级预防	孕期	<li>专业的产前检查</li><li>分娩时,了解可能导致瘘的症状和体征,如产程延长,及时寻求医疗支援</li><li>处理产程延长,产程中产妇不应见到两次日落("Do not let the sun set twice on a laboring woman")-肯尼亚谚语</li><li>能便利的达到具备产科基本处理(如剖宫产)能力的医疗单位</li>
三级预防	产时及产后	<li>使用产程图监测所有产程,识别高危孕妇,监测梗阻性难产,如果当地无法完成剖宫产,须立即转诊</li><li>如果梗阻性难产后发生瘘,应留置导管,促使小瘘管自发闭合</li><li>鼓励这些妇女下次怀孕和分娩时寻求专业的产科服务</li>

修改自 Lewis G,de Bernis L. *Obstetric Fistula*:*Guiding Principles for Clinical Management and Programme Development*. Geneva:World Health Organization;2006.

产科瘘令人羞辱。不断漏尿和漏粪,使她们成为被社会遗弃的人。无法再生育,找不到工作,家庭认为她们没有价值,经常把她们排斥在外。专科瘘修复中心和训练当地外科医生进行简单的修复有助于恢复这些妇女的功能、生育能力和尊严。但大多数瘘患者仍然很难得到这些服务。

剖宫产

许多资源贫乏国家的剖宫产率远低于世卫组织在 1985 制定的目标 10% ~15%[130]。在其他国家,这一比率持续上升、高到无法接受,特别是在私人医院。2008 年,世卫组织估计巴西的剖宫产率为 45.9%,美国为 30.3%,布基纳法索只有 0.7%;这相当于 318 万台剖宫产是应该施行的,620 万台是没有必要施行的[35]。全球"超额"的剖宫产的成本估计为 23.2 亿美元,而全球该做却做不了的剖宫产,仅需花费 4.32 亿美元[35]。过多的剖宫产的原因包括:产妇要求,产妇年龄的增加,肥胖,临床判断失误,风险规避行为和恐惧医疗诉讼[131]。然而,手术并非没有风险。英国的研究所认为,由于剖宫产瘢痕所致胎盘粘连、胎盘植入增多,PPH 的发病率已显著上升[132]。

与所有的外科手术一样,必须仔细评估孕妇与婴儿的受益和风险。如果孕妇脱水、严重贫血,并且不能承受手术创伤,即使技术上剖宫产手术成功,失血量正常,产妇仍可能死于低血容量性休克。如果当地医疗机构设备不足,无法实施紧急复苏、输血或麻醉,最好延迟剖宫产,将病人转运到更安全的医院手术。然而,第二产程显著延长会导致额外的并发症,包括大出血风险增加、手术切口延伸到阴道或子宫动脉、败血症和瘘的形成。

给海外志愿者的建议

许多卫生专业人员希望"回馈"世界上最脆弱的公民;另一方面,在本国提供服务正在成为越来越受欢迎的选择。有些人选择在国外工作,使申请大学或高级培训时简历更加丰富,另一些人则希望进行研究或练习他们的临床技能。一种日益增长的趋势是,资助方案由当地有需要的机构组织,持续满足教、学和/或双边需求。与大学、医院、医学院和助产士学校的合作也越来越受欢迎,这可以确保当地的接受机构有可依赖的教学和临床工作人员。志愿者在"对培训人员进行培训"方面发挥关键作用,可使当地工作人员成为合格的培训人员。然而,只有仔细规划志愿工作,才可能真正使当地受益、持续改善当地医疗,并被当地人理解。

谨慎计划志愿行程,尊重母亲、当地医务人员、当地文化,可以让所有参与者增加阅历,受益终生。然而,事情并不总是这样;在最坏的情况下,一些志愿者的傲慢、负面或挑剔指责的行为在当地给所谓的"志愿主义"[135]带来很坏声誉。值得关注的是,当一些项目只满足志愿者利益或只为研究,而对当地完全没有帮助时,这是剥削和伤害的行为。事实上,在非洲的一些地方,只有临时访问者受益,而使当地情况更加恶化,当地人感情遭到伤害。这种所谓的"掠夺旅游",让志愿者不再受欢迎。

在已经完善的交流计划中,工作人员应该已经了解如何准备、如何处事、如何克服初到当地的困难。本章的目的是帮助单独工作或与小型组织合作的志愿人员,如何计划和实施。

概括而言,在国外工作的**关键个人素质**包括:

1. 同情和尊重
2. 谦卑和诚实
3. 高的伦理和道德标准
4. 接受当地社区及其价值观,愿意以文化上得体的方式行事
5. 承诺改善当地社区的福利,以他们的需要为先
6. 有能力实践和教授询证医学,利用当地可以得到的药物设备。你离开后仍然可以得到。如果是机器设备,应提供多余配件,以备维修。
7. 心态开放,愿意向当地人员学习。他们有很多值得学习分享的地方。
8. 致力于确保可持续性。
9. 能够避免公开批评当地资源缺乏和基础设施落后,避免标榜自己国家的优势(当地工作人员和患者都很明白)。
10. 诚信遵循在自己原单位或本国相同的伦理原则

(对于科研项目至关重要)。

尽管这些原则看起来如此显而易见,但实践反复证明,不遵循这些简单的准则可能导致多方面的失望和沮丧。

尊重

和您一起工作的医疗人员,以及您服务的母亲、婴儿、社区,与其他地区都是平等的。即使他们可能贫穷到超出想象,可能有莫名其妙的习俗,不能说你的语言,但你对他们的尊重,与你对家乡的病人同事应无二样。他们通常生活艰辛,以至行为难以解释,应认识、理解和同情。尝试对他们的语言学习一二,给人以尊严和尊重。了解社会习俗和禁忌,避免无意中冒犯。

现实主义

在你有限的时间里建立现实的目标。大多数国家,组织及运转都很缓慢。通常,在到达之前及之后都有很多官僚的繁文缛节延迟干扰。需提前几个月计划行程,然后获取必要的准许。签证也需要时间。

请记住你不会是第一个,也不是最后一个志愿者。志愿服务是一项不断壮大的工作。一些兴趣集中的机构,如珠穆朗玛峰大本营,人员众多,非常拥挤。在一些地区,许多非政府组织或其他组织运行同样类型的计划,而需要彼此之间合作。如果缺乏合作,至少造成效率低下,甚至可以是灾难性的影响:导致志愿者和当地工作人员之间误解、重复工作和浪费已经非常稀少的资源。如果你想在某一区域工作,先了解谁已经在那里工作,并与他们取得联系。询问当地机构,了解他们是否的确需要你的帮助,而不是出于对一个陌生人的礼貌。询问当地工作人员,提供他们需要的服务,而不是主观行事。

此外,要了解当地医疗机构通常长期、完全人手不足,最多只有一两个助产士或医生照顾很多病人。因此,他们没有时间教育、培训缺乏经验的志愿者。这会浪费他们需要照顾病人的珍贵时间。为取悦志愿者,他们非常礼貌,花费大量时间在志愿者身上,而不是病人身上。这些没有经验的志愿者最好加入已经良好运转的组织,可以得到帮助达到目标。一些较大的组织会有临行前的培训。这时要诚实说明自己的技术和能力,以及需要的指导,然后谨慎选择。你可能会受到欢迎,但你需要能够立即投入到工作中,能够照料自己,而不是成为超负荷工作人员的额外负担。

医护人员

你将共事的医护人员毫无例外比你的工作时间更长,环境更恶劣,收入更少。有时健康中心的经济受限制,他们会在一段时间完全没有收入。此外,他们有权为

自己在如此艰苦的条件下做出的成就自豪。虽然每个人几乎总是有礼貌，谈论你自己的工资或显摆大量的金钱是不为别人考虑的行为。不管你有多震惊，你不应该批评指责医疗机构资源缺乏、设备老化和匮乏。当地工作人员已经非常清楚这些局限，并为他们最大限度地利用有限的资源和能力，创造性地解决当地问题而感到自豪。虽然他们在不同机构受训，知识和技能不同，在你也成为这一领域的专家之前他们毫无疑问比你更有能力在极端状况下完成复杂的手术。这方面的例子包括复杂的瘘修复等。

助产士是世界上大多数孕产妇服务的支柱，受到广泛尊重，通常能力很强。不要低估他们的能力。他们是"正常"分娩的专家，在许多地方，包括英国，他们指导医学生和低年资住院医生，学习重要的产科技能。在欧洲国家，有的助产士独立从业。在英国，助产士参与所有分娩。65%以上的妇女由助产士单独接生。无论是独立工作还是在高危妊娠的多学科团队中工作，他们的技能有助于改善产妇保健。英国最新的直接孕产妇死亡率为5.4/100 000，是世界最低的国家之一[30]。其他低死亡率国家也是将助产士纳入。他们处理正常妊娠技能熟练，并且知道什么时候寻求帮助。这些国家的孕产妇死亡率是世界上最低的。在资源贫乏国家，有经验的助产士经历和处理过的病妇比很多产科医生一生所见还多。他们没有在其他地方认为理所当然的资源。他们中很多人具有各种各样的其他技能。在某些地方，经过训练，他们可以施行剖宫产、耻骨联合切开和简单的瘘修补手术。然而，助产士太少了。他们常常过度工作，工作量和工作时间难以承受。一个助产士常常在产房照顾50个甚至更多的产妇。他们中有些领养了死亡产妇的婴儿。他们中绝大多数是社区的支柱。你能从他们那里学到很多。

在许多低收入国家，只有少数妇产科专家在公共部门工作。其他医务人员，如家庭医生、临床工作人员或手术室助手，接受培训后施行许多常规操作。在产科，这包括有能力的受训人员承担一些传统上由产科专业人员、医生、助产士和护士做的工作，称为任务转移[134]。**为了应对发展中国家广泛存在的人力资源危机，低级和中级工作人员正扩展技能，并根据受训后的能力发挥新的作用。**

研究工作

计划在国外进行研究访问者，必须首先获得国家和地方伦理委员会的批准。这可能需要几个月，而且过程依当地法律而异。此外，必须遵守访问者本机构和本国的规则。如果需要，应该用当地语言解释后签署同意书。如果研究项目在没有伦理委员会或审查委员会或类似机构的国家进行，研究人员应确保他们遵守世界医学协会赫尔辛基宣言。

研究项目也应该是注重于可能使妇女、婴儿或社区受益的干预措施。测试昂贵的药物、设备、营养补充剂、疫苗等，如果太贵而当地妇女不可能应用，是不符合伦理道德的行为。

由于他们的工作负荷，在低收入国家的医务人员很少或没有时间准备发表文章。应当鼓励和帮助当地研究人员撰写论文，在适当时应作为第一作者，在地方和国际会议上介绍他们的研究结果。这不仅承认他们的贡献和有益于他们的职业生涯，也能扩展他们的知识面。在规划适当和有效的干预措施时，当地经验非常宝贵。医疗和科研的经济资助越来越强调对当地医生的支持。

出发前的准备

以下列表虽不详尽，但应有助于您开始准备。通用指南总是有用，但是特定地区的注意事项对您可能更有针对性，帮助您发现和理解问题。当地人员可以帮助你。但请谨记，志愿者项目中，你对自己的健康和安全等负全责。

出发前提前详尽了解您计划访问的国家和机构。**除了一般背景之外，请阅读世卫组织、联合国、世界银行和其他机构的该国概况介绍，了解人口的总体健康状况。同时了解您将前去的具体地区。与前志愿者交流，了解他们的实用技巧。**

设法为自己安排一个任职培训。如果是一个大型组织，他们可能邀请您参加一个临行前会议，介绍现实情况和您的责任。在国外，社交媒介如Skype非常有用。

了解当地医疗注册的要求和医疗赔偿安排。询问他们的安全简报，获取重要的联系电话。

确保您的护照有效期至少超过整个逗留期限的6个月，包括结束时的休假时间。在出发前尽早提前检查签证要求。可联系前去国大使馆或高级委员会了解。这可能需要很长时间才能完成。

估计您的预算。如果无人为你提供，生活费用通常很低，但住宿费用可能有很大差异。向当地人员咨询。要计入健康、旅行和失物保险的费用。

在旅行前至少6个月，请咨询旅行中心，了解疫苗接种和疟疾预防。一些疫苗，如抗黄热病疫苗，在许多撒哈拉以南非洲国家属强制要求。艾滋病毒暴露后的预防措施在许多国家至关重要，您可能需要随身携带这些药物。随身携带任何你个人需要的药物，因为在这些地区可能无法获取药物。你可能需要携带药物，同时携带你的医生证明信和处方。

联系您的执照机构，询问如何保持您的医疗执照，并在国外工作期间继续保持本国的医疗执照。给自己足够时间申请前去国家的医疗许可。这可能需要很长时间。

你需要保护你的退休金。预防所有可能发生的事件。研究最佳人寿保险。

您还应该考虑您是否将携带药物或设备。如果是，请确保您没有违反当地习俗和法规。您需要联系赞助机构，并查看相关网站。

在当地和本国安排两位导师，获得他们的支持，将对你很有帮助。请你的赞助机构安排一个当地的导师。您的医院、专业协会或医学院校可以帮助你与有当地工作经验的同事取得联系，可以准备给你提供指导。

到达后，你需要立即向当地你本国的大使馆或者驻外机构登记，如有紧急情况，他们可以知道你在哪里。许多机构使用 Twitter 或其他社交媒介定期更新政治和安全动态。定期与您的组织机构和您的导师保持联系。

写日记，拍照（如果允许），放松，开心，结交新朋友，享受新环境。

关键点

◆ 每天有 800 名妇女死于妊娠或分娩，16 000 名妇女有严重、长期的并发症。

◆ 每天有 8000 例新生儿死亡，7000 例死胎，其中超过一半死亡是孕产妇并发症所致。

◆ 青少年妊娠占世界所有分娩的 11%，这些年轻女孩及其婴儿的死亡率和并发症风险远高于其他母亲。

◆ 发展中国家孕产妇和新生儿死亡占全世界所有死亡率的 99%。

◆ 发展中国家产妇死亡的主要产科原因是出血、产后败血症、子痫前期、不安全堕胎、梗阻性难产和血栓栓塞性疾病。HIV 在其流行国家造成的死亡越来越多。

◆ 如果所有孕妇及其婴儿都可以得到 WHO 建议的产妇保健，每年产妇死亡人数将减少三分之二，从 290 000 人减少到 96 000 人。新生儿死亡每年将下降四分之三以上，减至 660 000 人。

◆ 如果所有妇女都能控制自己的生育并能获得有效的避孕措施，意外怀孕将下降 70%，不安全堕胎将下降 74%。

◆ 除了缺乏熟练的医务人员和其他资源，医疗服务质量差别很大。需要紧急执行 WHO 和专业机构制定的临床指南和细则，发达国家和发展中国家都需要审查执行情况。

◆ 妇女的孕期安全被联合国视为一项基本人权，但许多国家和地区尚未承认和解决这一问题，没有提供必要的资源来充分保证生殖健康、孕期及新生儿医疗保健，没有制定和执行法律确保妇女各方面平等，包括废除童婚和其他传统恶习。

◆ 每个妇女的生命都值得救治。

致谢

关于美国的部分是由美国疾病控制和预防中心生殖健康处母亲和婴儿健康处长 William Callaghan，MD，MPH 协助，并与美国妇产科协会合作撰写。

参考文献

1. Singh S, Darroch JE, Ashford LS. *Adding It Up: Costs and Benefits of Investing in Sexual and Reproductive Health*. New York: Guttmacher Institute and United Nations Population Fund; 2014.
2. World Health Organisation (WHO). *The World Health Report 2005*. Available at: <www.who.int/whr/2005/en>.
3. Hardes K, Gay J, Blanc A. Maternal morbidity: neglected dimension of safe motherhood in the developing world. *Glob Public Health*. 2012; 7(6):603-617.
4. United Nations Children's Fund. *The Progress of the Nations. 2001*. New York: UNICEF; 2001.
5. Islam K, Gurdtham UG. *A systematic review of the estimates of costs-illness associated with maternal and new-born ill-health. Part of the World Health Organisation Maternal-Newborn Health and Poverty series*. Geneva: WHO.; 2005.
6. World Health Organisation. *Trends in maternal mortality: 1990 to 2013. Estimates by WHO, UNICEF, UNFPA, The World Bank and the United Nations Population Division Report 2014*. Geneva: WHO; 2015.
7. Patton GC, Coffey C, Sawyer SM, et al. Global patterns of mortality in young people: a systematic analysis of population health data. *Lancet*. 2009;374:881-892.
8. You D, Bastian P, Wu J, Wardlaw T. *Levels and trends in child mortality. Estimates developed by the UN inter-agency Group for Child Mortality Estimation. Report 2013*. New York: UNICEF, WHO, The World Bank and United Nations; 2013.
9. *World Health Organisation Fact sheet on maternal mortality No 348 updated May 2014*. Available at: <www.who.int/mediacentre/factsheets/fs348/en>.
10. United Nations. *The World's Women. Trends and Statistics 1970-1990*. New York: United Nations; 1991.
11. World Health Organisation media centre. *Adolescent Pregnancy Fact sheet, No 364, Updated September 2014*. Available at: <www.who.int/mediacentre/factsheets/fs364/en>.
12. Patton GC, Coffey C, Sawyer SM, et al. Global patterns of mortality in young people: a systematic analysis of population health data. *Lancet*. 2009;374:881-892.
13. World Health Organisation. *Women and Health: Today's Evidence, Tomorrow's Agenda*. Geneva: WHO; 2009:31.
14. Ganchimeg T, Mori R, Ota E, et al. Maternal and perinatal outcomes among nulliparous adolescents in low- and middle-income countries: a multi-country study. *BJOG*. 2013;120:1622-1630.
15. Ganchimeg T, Ota E, Morisaki N, et al. WHO Multicountry Survey on Maternal Newborn Health Research Network. Pregnancy and childbirth outcomes among adolescent mothers: a World Health Organization multicountry study. *BJOG*. 2014;121(suppl 1):40-48.
16. Lewis G. Saving Mothers' Lives: the continuing benefits for maternal health from the United Kingdom (UK) Confidential Enquires into Maternal Deaths. *Semin Perinatol*. 2012;36:19-26.
17. D'Alton M. *Reducing Maternal Mortality Through Clinical Protocols. Presentation at New York ACOG annual district meeting*, October 2013. Available at: <http://mail.ny.acog.org/website/2013_ADM/Syllabus/5_Fri_DAlton.pdf>.
18. Centers for Disease Control and Prevention (CDC). *Pregnancy Mortality Surveillance System*. Available at: <www.cdc.gov/reproductivehealth/MaternalInfantHealth/PMSS.html>.
19. D'Alton ME, Main EK, Menard MK, Levy BS. The National Partnership for Maternal Safety. *Obstet Gynecol*. 2014;123:973-977.
20. Reichenheim M, Zylberstajn F, Moraes C, Lobato G. Severe acute obstetric morbidity (near-miss): a review of the relative use of its diagnostic indicators. *Arch Gynecol Obstet*. 2009;280:337-343.
21. AbouZahr C. Global burden of maternal death. In: *British Medical Bulletin. Pregnancy: Reducing maternal death and disability*. British Council: Oxford University Press; 2003:1-13.
22. Zacharin RF. A history of obstetric vesicovaginal fistula. *ANZ J Surg*. 2000;70:851-854.
23. *United Nations Population Fund (UNFPA), FIGO, Columbia University–*

sponsored *Second Meeting of the Working Group for the Prevention and Treatment of Obstetric Fistula*. Addis Ababa: UNFPA; 2002:2002.

24. Stanton C, Holtz S, Ahmed S. Challenges in measuring obstetric fistula. *Int J Gynecol Obstet*. 2007;99:S4-S9.

25. Liu L, Oza S, Hogan D, et al. *Global, regional, and national causes of child mortality in 2000-2013, with projections to inform post-2015 priorities: an updated systematic analysis Lancet, Early Online Publication*, 1 October 2014.

26. World Health Organization (WHO). *Global Health Observatory (GHO) data: Neonatal Mortality*. Available at: <http://www.who.int/gho/child_health/mortality/neonatal_text/en/>.

27. Lawn JE, Blencowe H, Oza S, et al. Every Newborn: progress, priorities, and potential beyond survival. *Lancet*. 2014;384:189-205.

28. Say L, Chou D, Gemill A, et al. Global causes of maternal deaths: a WHO systematic analysis. *Lancet Glob Health*. 2014;2:e323-e333.

29. Calvert C, Ronsmans C. The contribution of HIV to pregnancy-related mortality: a systematic review and meta-analysis. *AIDS*. 2013;27:1631-1639.

30. Knight M, Kenyon S, Brocklehurst P, Neilson J, Shakespeare J, Kurinczuk JJ, eds. *on behalf of MBRRACE UK. Saving Lives, Improving Mothers' Care - Lessons learned to inform future maternity care from the UK and Ireland. Confidential Enquiries into Maternal Deaths and Morbidity 2009-2012*. Oxford: National Perinatal Epidemiology Unit, University of Oxford; 2014.

31. World Health Organization (WHO). *Global Health Observatory (GHO) data: Antenatal Care*. Available at: <http://www.who.int/gho/maternal_health/reproductive_health/antenatal_care_text/en/>.

32. Villar J, Ba'aqeel H, Piaggio G, et al. WHO antenatal care randomized trial for the evaluation of a new model of routine antenatal care. *Lancet*. 2001;357(9268):1551-1564.

33. World Health Organization (WHO). *World Health Statistics 2014*. Geneva: World Health Organization; 2014.

34. United Nations Population Fund (UNFPA). *Setting standards for emergency obstetric and newborn care*. October 2014. Available at: <http://www.unfpa.org/resources/setting-standards-emergency-obstetric-and-newborn-care>.

35. Gibbons L, Belizá J. *The Global Numbers and Costs of Additionally Needed and Unnecessary Caesarean Sections Performed per Year: Overuse as a Barrier to Universal Coverage*. Geneva: WHO World Health Report; 2010. Background Paper, No 30. Available at: <http://www.who.int/healthsystems/topics/financing/healthreport/30C-sectioncosts.pdf>.

36. International Confederation of Midwives. *The International day of the midwife 2013*. Available at: <http://www.internationalmidwives.org/assets/uploads/documents/>.

37. Pereira C, Bugalho A. A comparative study of caesarean deliveries by assistant medical officers and obstetricians in Mozambique. *BJOG*. 1996;103:508-512.

38. van den Broek N, Lewis G, Mathai M. Guest Editors' Choice: Quality of Care supplement. *BJOG*. 2014;121(suppl 4):2-3.

39. Thaddeus S, Maine D. Too far to walk: maternal mortality in context. *Soc Sci Med*. 1994;38:1091-1110.

40. Lewis G. Reviewing maternal deaths to make pregnancy safer. In: Moodley J, ed. *Recent advances in obstetrics*. Vol. 22, No. 3. Elsevier: Best Practice & Research Clinical Obstetrics and Gynaecology; 2008:447-463.

41. UCL Institute of Health Equality. *Fair Society Health Lives (The Marmot Review)*. February 2010. Available at: <http://www.instituteofhealthequity.org/projects/fair-society-healthy-lives-the-marmot-review/>.

42. Tunçalp Ö, Souza JP, Hindin MJ, et al. WHO Multicountry Survey on Maternal and Newborn Health Research Network. Education and severe maternal outcomes in developing countries: a multicountry cross-sectional survey. *BJOG*. 2014;121(suppl 1):57-65.

43. Kaplan A, Forbes M, Bonhoure I, et al. Female genital mutilation/cutting in The Gambia: long-term health consequences and complications during delivery and for the newborn. *Int J Womens Health*. 2013;5:323-331.

44. Fathalla M. Human rights aspects of safe motherhood. *Best Pract Res Clin Obstet Gynaecol*. 2006;20(3):409-419.

45. United Nations. *The Universal Declaration of Human Rights*. Available at: <www.un.org/en/documents/udhr>.

46. United Nations Entity for Gender Equality and the Empowerment of Women. *Fourth World Conference on Women: Beijing Declaration*. September 1995. Available at: <http://www.un.org/womenwatch/daw/beijing/beijingdeclaration.html>.

47. Nobel Prize Organization. *A Voice for Freedom! Nobel Lecture by Ellen Johnson Sirleaf, Oslo, Norway*. 10 December 2011. Available at: <www.nobelprize.org/nobel_prizes/peace/laureates/2011/johnson_sirleaf-lecture_en.html>.

48. The World Bank Human Development Network. *Health, Nutrition and Population Series. Investing in maternal health; learning from Sri Lanka and Malaysia*. Washington, DC: 2003.

48b. *Women's Rights, Health, and Empowerment*. Available at: <www.GLOWM.com/womens_health_rights>.

49. Ahmed S, Li Q, Liu L, Tsui AO. Maternal deaths averted by contraceptive use: an analysis of 172 countries. *Lancet*. 2012;380:111-125.

50. Cleland J, Conde-Agudelo A, Peterson H, Ross J, Tsui A. Contraception and health. *Lancet*. 2012;380:149-156.

51. *International Conference on Population and Development Cairo*. Cairo: UNFPA; 1994. Available at: <https://www.unfpa.org/public/icpd>.

52. United Nations Millennium Declaration. *New York, United Nations 2000 (United Nations General Assembly resolution 55/2)*. Available at: <http://www.un.org/millennium/declaration/ares552e.htm>.

53. Sedgh G, Singh S, Hussain R. Intended and unintended pregnancies worldwide in 2012 and recent trends. *Stud Fam Plann*. 2014;45(3):301-314.

54. Centers for Disease Control and Prevention (CDC). *Unintended Pregnancy Prevention*. Available at: <http://www.cdc.gov/reproductivehealth/unintendedpregnancy/>.

55. Santelli J, Rochat R, Hatfield-Timajchy K, et al. Unintended Pregnancy Working Group. The measurement and meaning of unintended pregnancy. *Perspect Sex Reprod Health*. 2003;35(2):94-101.

56. Brown SS, Eisenberg L, eds. *The Best Intentions: Unintended Pregnancy and the Well-Being of Children and Families. Institute of Medicine (US) Committee on Unintended Pregnancies*. Washington D.C.: National Academies Press; 1995.

57. Marston C, Cleland J. Do unintended pregnancies carried to term lead to adverse outcomes for mother and child? An assessment in five developing countries. *Popul Stud (Camb)*. 2003;57(1):77-93.

58. Hardee K, Eggleston E. Unintended pregnancy and women's psychological well-being in Indonesia. *J Biosoc Sci*. 2004;36(5):617-626.

59. Gipson JD, Koenig MA. The effects of unintended pregnancy on infant, child, and parental health: a review of the literature. *Stud Fam Plann*. 2008;39(1):18-38.

60. Tsui AO, McDonald-Mosley R. Family planning and the burden of unintended pregnancies. *Epidemiol Rev*. 2010;32(1):152-174.

61. *Guttmacher Institute, Facts on induced abortion worldwide, In Brief*, 2011. Available at: <http://www.guttmacher.org/pubs/fb_IAW.html>.

62. Canning D, Schultz TP. The economic consequences of reproductive health and family planning. *Lancet*. 2012;380:165-171.

63. Singh S, Darroch JE. *Adding It Up: Costs and Benefits of Contraceptive Services— Estimates for 2012*. New York: Guttmacher Institute and United Nations Population Fund (UNFPA); 2012.

64. Population Reference Bureau. *World Population Data Sheet 2012*. Washington, DC: PRB; 2012.

65. Gillespie D, Ahmed S. Unwanted fertility among the poor: an inequity? *Bull World Health Organ*. 2007;85(2):100-107.

66. World Health Organization (WHO). *Contraceptive prevalence*. Available at:<http://www.who.int/reproductivehealth/topics/family_planning/contraceptive_prevalence/en/>

67. *United Nations Department of Economic and Social Affairs World Contraceptive Use 2011*. Available at: <http://www.un.org/esa/population/publications/contraceptive2011/contraceptive2011.htm>.

68. Alkema L, Kantorova V. National, regional, and global rates and trends in contraceptive prevalence and unmet need for family planning between 1990 and 2015: a systematic and comprehensive analysis. *Lancet*. 2013;381(9878):1642-1652.

69. Alkema L, Kantorova V. National, regional, and global rates and trends in contraceptive prevalence and unmet need for family planning between 1990 and 2015: a systematic and comprehensive analysis. *Lancet*. 2013; 381(9878):1642-1652 (Supplement).

70. World Health Organization (WHO). *WHO Department of Reproductive Health and Research, Johns Hopkins Bloomsbury School of Public Health/ Center for Communications Programs (CCP). Knowledge for health project. Family planning: a global handbook for providers (2011 update)*. Baltimore, MD/Geneva, Switzerland: CCP and WHO; 2011.

71. World Health Organization (WHO). *WHO Fact Sheet No. 351: Family Planning and Contraception*. May 2015. Available at: <http://www.who.int/mediacentre/factsheets/fs351/en/>.

72. Darroch JE, Singh S. Trends in contraceptive need and use in developing countries in 2003, 2008, and 2012: an analysis of national surveys. *Lancet*. 2013;381:1756-1762.

73. Ross J, Winfrey J. Contraception use, intention to use and unmet need during the extended postpartum period. *Int Fam Plan Perspect*. 2001;27:20-27.

74. Kidder E, Sonneveldt E, Hardee K. *Who receives PAC services? Evidence from 14 countries*. Washington, DC: The Futures Group, POLICY Project; 2004.

75. Hatcher RA, Trussell J, Nelson AL, Cates W, Kowal D, Policar M, eds.

Contraceptive Technology. 20th revised edition. New York, NY: Ardent Media; 2011.

76. Espey E, Ogburn T. Long-acting reversible contraceptives: intrauterine devices and the contraceptive implant. *Obstet Gynecol.* 2011;117:705-719.

77. Trussell J. The essentials of contraception: efficacy, safety, and personal considerations. In: Hatcher RA, Trussell J, Nelson AL, Cates W, Stewart FH, eds. *Contraceptive Technology.* New York: Ardent Media; 2007: 221-252.

78. Hubacher D, Mavranezouli I, McGinn E. Unintended pregnancy in sub-Saharan Africa: magnitude of the problem and potential role of contraceptive implants to alleviate it. *Contraception.* 2008;78:73-78.

79. *Family Planning 2020.* Available at: <http://www.familyplanning2020.org>.

80. Åhman E, Shah IH. New estimates and trends regarding unsafe abortion mortality. *Int J Gynecol Obstet.* 2011;115(2):121-126.

81. Center for Reproductive Rights. *A Global View of Abortion Rights.* New York: Center for Reproductive Rights; 2014. Available at: <http://www.reproductiverights.org/document/a-global-view-of-abortion-rights>.

82. Sedgh G, Singh S. Induced abortion: incidence and trends worldwide from 1995 to 2008. *Lancet.* 2012;379(9816):625-632.

83. World Health Organization (WHO). *Unsafe Abortion: Global and Regional Estimates of the Incidence of Unsafe Abortion and Associated Mortality in 2008.* 6th ed. Geneva: World Health Organization; 2011.

84. World Health Organization (WHO). *Safe abortion: technical and policy guidance for health systems.* 2nd ed. Geneva: WHO; 2012.

85. Grimes D, Benson J, Singh S, et al. Unsafe abortion: the preventable pandemic. *Lancet.* 2006;368:1908-1919.

86. Singh S. Hospital admissions resulting from unsafe abortion: estimates from 13 developing countries. *Lancet.* 2006;368(9550):1887-1892.

87. Jewkes R, Rees H. Dramatic decline in abortion mortality due to the Choice on Termination of Pregnancy Act. *S Afr Med J.* 2005;95(4):250.

88. Ministry of Medical Services. *Health Standards and guidelines for reducing morbidity and mortality from unsafe abortion in Kenya.* 2012. Available at: <http://www.safeabortionwomensright.org/>.

89. *Countdown to 2015: Maternal, Newborn, and Child Survival.* Available at: <http://www.countdown2015mnch.org>.

90. United Nations Department of Economic and Social Affairs. *Sustainable Development Knowledge Platform.* Available at: <http://sustainabledevelopment.un.org>.

91. Bhutta ZA, Das JK, Bahl R, et al., for the Lancet Newborn Interventions Review Group; Lancet Every Newborn Study Group. Can available interventions end preventable deaths in mothers, newborn babies, and still-births and at what cost? *Lancet.* 2014;384(990):347-370.

92. Fathalla M. Ten propositions for safe motherhood for all women. Adapted and abridged from the Hubert de Watteville Memorial Lecture. Imagine a world where motherhood is safe for all women—you can help make it happen. *Int J Gynaecol Obstet.* 2011;72(3):207-213.

93. World Health Organisation (WHO). *Monitoring emergency obstetric care: a handbook.* Geneva: WHO; 2009.

94. Smith JM, Gubin R, Holston MM, Fullerton J, Prata N. Misoprostol for postpartum hemorrhage prevention at home birth: an integrative review of global implementation experience to date. *BMC Pregnancy Childbirth.* 2013;13:44.

95. Kubio C, Tierney G, Quaye T, et al. Blood transfusion practice in a rural hospital in Northern Ghana, Damongo, West Gonja District. *Transfusion.* 2012;52:2161-2166.

96. Westhoff G, Cotter AM. Prophylactic oxytocin for the third stage of labour to prevent postpartum haemorrhage. *Cochrane Database Syst Rev.* 2013;(10):CD001808.

97. Hofmeyr GJ, Abdel-Aleem H. Uterine massage for preventing postpartum haemorrhage. *Cochrane Database Syst Rev.* 2013;(7):CD006431.

98. World Health Organization (WHO). *Essential Medicines.* Available at: <http://www.who.int/topics/essential_medicines/en/>.

99. Smith JM, Baawo SD, Subah M, et al. Advance distribution of misoprostol for prevention of postpartum hemorrhage (PPH) at home births in two districts of Liberia. *BMC Pregnancy Childbirth.* 2014;14:189.

100. Geller S, Carnahan L, Akosah E, et al. Community-based distribution of misoprostol to prevent postpartum haemorrhage at home births: results from operations research in rural Ghana. *BJOG.* 2014;121: 319-325.

101. Tunçalp Ö, Hofmeyr GJ, Gülmezoglu AM. Prostaglandins for preventing postpartum haemorrhage. *Cochrane Database Syst Rev.* 2012;(8): CD000494.

102. Adu-Bonsaffoh K, Samuel OA. Maternal deaths attributable to hypertensive disorders in a tertiary hospital in Ghana. *Int J Gynaecol Obstet.* 2013;123:110-113.

103. Abalos E, Cuesta C, Carroli G, et al. WHO Multicountry Survey on Maternal and Newborn Health Research Network. Pre-eclampsia, eclampsia and adverse maternal and perinatal outcomes: a secondary analysis of the World Health Organization Multicountry Survey. *BJOG.* 2014; 121(suppl 1):14-24.

104. Payne BA, Hutcheon JA, Ansermino JM, et al. A risk prediction model for the assessment and triage of women with hypertensive disorders of pregnancy in low-resourced settings: the miniPIERS (Pre-eclampsia Integrated Estimate of RiSk) multi-country prospective cohort study. *PLoS Med.* 2014;11:e1001589.

105. Urquia ML, Ying I. Serious preeclampsia among different immigrant groups. *J Obstet Gynaecol Can.* 2012;34:348-352.

106. Nakimuli A, Chazara O, Byamugisha J, et al. Pregnancy, parturition and preeclampsia in women of African ancestry. *Am J Obstet Gynecol.* 2014;210:510-520.e1.

107. Giguère Y, Massé J, Thériault S, et al. Screening for pre-eclampsia early in pregnancy: performance of a multivariable model combining clinical characteristics and biochemical markers. *BJOG.* 2015;122(3):402-410.

108. Gordon R, Magee LA, Payne B, et al. Magnesium sulphate for the management of preeclampsia and eclampsia in low and middle-income countries: a systematic review of tested dosing regimens. *J Obstet Gynaecol Can.* 2014;36:154-163.

109. Okonofua FE, Ogu RN, Fabamwo AO, et al. Training health workers for magnesium sulfate use reduces case fatality from eclampsia: results from a multicenter trial. *Acta Obstet Gynecol Scand.* 2013;92:716-720.

110. Loudon I. Maternal mortality in the past and its relevance to developing countries today. *Am J Clin Nutr.* 2000;72:241S-246S.

111. Unicef. *Fact of the week.* Available at: <http://www.unicef.org/factoftheweek/index_51390.html>.

112. Benova L, Cumming O, Campbell OM. Systematic review and meta-analysis: association between water and sanitation environment and maternal mortality. *Trop Med Int Health.* 2014;19:368-387.

113. Yahaya SJ, Bukar M. Knowledge of symptoms and signs of puerperal sepsis in a community in north-eastern Nigeria: a cross-sectional study. *J Obstet Gynaecol.* 2013;33:152-154.

114. World Health Organization (WHO). *Essential newborn care. Report of a technical working group (Trieste, 25–29 April 1994).* Geneva: WHO, Division of Reproductive Health (Technical Support); 1996.

115. Program for Appropriate Technology in Health (PATH). *Basic delivery kit guide (PDF).* Seattle: Program for Appropriate Technology in Health; 2001.

116. Seward N, Osrin D, Li L, et al. Association between clean delivery kit use, clean delivery practices, and neonatal survival: pooled analysis of data from three sites in South Asia. *PLoS Med.* 2012;9:e1001180.

117. Hundley VA, Avan BI. Are birth kits a good idea? A systematic review of the evidence. *Midwifery.* 2012;28:204-215.

118. Moran NF, Moodley J. The effect of HIV infection on maternal health and mortality. *Int J Gynaecol Obstet.* 2012;119:S26-S29.

119. Shulman CE, Dorman EK. Importance and prevention of malaria in pregnancy. *Trans R Soc Trop Med Hyg.* 2003;97:30-35.

120. Desai M, ter Kuile FO, Nosten F, et al. Epidemiology and burden of malaria in pregnancy. *Lancet Infect Dis.* 2007;7:93-104.

121. Ayisi JG, van Eijk AM, ter Kuile FO, et al. The effect of dual infection with HIV and malaria on pregnancy outcome in western Kenya. *AIDS.* 2003;17:585-594.

122. Lewis G, de Bernis L. *Obstetric Fistula: Guiding principles for clinical management and programme development.* Geneva: World Health Organisation; 2006.

123. *UNFPA, FIGO, Columbia University sponsored Second Meeting of the Working Group for the Prevention and Treatment of Obstetric Fistula.* Addis Ababa, 2002.

124. Stanton C, Holtz S, Ahmed S. Challenges in measuring obstetric fistula. *Int J Gynecol Obstet.* 2007;99:S4-S9.

125. Abraham W, Berhan Y. Predictors of labor abnormalities in university hospital: unmatched case control study. *BMC Pregnancy Childbirth.* 2014;14:256.

126. *United States Agency for International Development (USAID) The Partograph: An Essential Tool for Decision-Making during Labor.* Available at: <http://pdf.usaid.gov/pdf_docs/PNACT388.pdf>.

127. Creanga AA, Genadry RR. Obstetric fistulas: a clinical review. *Int J Gynaecol Obstet.* 2007;99:S40-S46.

128. Wall LL. Preventing obstetric fistulas in low-resource countries: insights from a Haddon matrix. *Obstet Gynecol Surv.* 2012;67:111-121.

129. *Faces of dignity: seven stories of girls and women with fistula.* Dar es Salaam, Tanzania: Women's Dignity Project; 2003.

130. World Health Organisation (WHO). Appropriate technology for birth. *Lancet.* 1985;2(8452):436-437.

131. Jauniaux E, Grobman W. Caesarean section: the world's No 1 operation. In: Jauniaux E, Grobman W, eds. *A modern textbook of cesarean section.* Oxford: Oxford University Press; 2015.

132. Fitzpatrick KE, Sellers S, Spark P, Kurinczuk JJ, Brocklehurst P, Knight K. Incidence and risk factors for placenta accreta/increta/percreta in the UK: a national case-control study. *PLoS ONE.* 2012;7(12):e52893.

133. Pezzella AT. Volunteerism and humanitarian efforts in surgery. *Curr Probl Surg.* 2006;43:848-929.

134. Averting Maternal Death and Disability (AMDD). *Task-Shifting: An innovative solution to the human resource crisis.* Available at: <http://www.amddprogram.org/human-resources/task-shifting>.

135. World Medical Association (WMA). *WMA Declaration of Helsinki - Ethical Principles for Medical Research Involving Human Subjects.* Available at: <http://www.wma.net/en/30publications/10policies/b3>.

最后审阅　施文良

附录

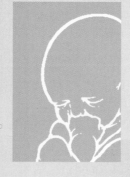

妊娠期实验室和超声检查正常值

原著　HenRYL. GALAn and LAURAGOeTZL
翻译与审阅　王冬昱　王子莲

有创性心脏监测

测量	值（36~38周）	单位
心输出量*	6.2±1.0	L/min
体循环血管阻力	1210±266	Dyne/cm/sec^{-5}
心率	83±10	Beats/min
肺循环血管阻力	78±22	Dyne/cm/sec^{-5}
胶体渗透压	18.0±1.5	mmHg
平均动脉压（MAP）	90.3±5.8	mmHg
肺毛细血管楔压（PCWP）	7.5±1.8	mmHg
中心静脉压（CVP）	3.6±2.5	mmHg
左心室搏功指数	48±6	g/mm^{-2}

数据来源 Clark SL, Cotton DB, Lee W, et al. Central hemodynamic assessment of normal term pregnancy. *Am J Obstet Gynecol.* 1989；161：1439；Spatling L, Fallenstein F, Huch A, et al. The variability of cardiopulmonary adaptation to pregnancy at rest and during exercise. *Br J Obstet Gynaecol.* 1992；99（Suppl 8）：1.

* 心输出量在妊娠早期增加，随后基本保持不变；心率在妊娠期会逐渐的增加 5~10bpm。

无创性心脏监测

测量	10~18 周	18~26 周	26~34 周	34~42 周
心输出量（L/min）	7.26±1.56	7.60±1.63	7.38±1.63	6.37±1.48
每搏输出量（mL）	85±21	85±21	82±21	70±14
体循环血管阻力（SVR）	966±226	901±224	932±240	1118±325
心率（beats/min）	87±14	90±14	92±14	92±7
平均动脉压（mmHg）	87±7	84±7	84±7	86±7

数据来源 Van Oppen CA, Van Der Tweel I, Alsbach JGP, et al. A longitudinal study of maternal hemodynamics during normal pregnancy. *Obstet Gynecol.* 1996；88：40.

动脉血气分析(妊娠晚期)

	正常海拔	高原*(1388M)
动脉血 pH 值	7.40 ~ 7.48	7.44 ~ 7.48
动脉血氧分压(mmHg)	80 ~ 90	78.9 ~ 93.5
动脉血二氧化碳分压(mmHg)	26.9 ~ 32.5	23.9 ~ 29.3
动脉血碳酸氢钠值(mEq/L)	19.9 ~ 24.1	16.7 ~ 20.5

数据来源 Hankins GD, Clark SL, Harvey CJ, et al. Third trimester arterial blood gas and acid base values in normal pregnancy at moderate altitude. *Obstet Gynecol.* 1996;88:347; and Eng M, Butler J, Bonica JJ. Respiratory function in pregnant obese women. *Am J Obstet Gynecol.* 1975;123:241.

* Provo, Utah

肺功能检查

	8 ~ 11 孕周	20 ~ 23 孕周	28 ~ 31 孕周	36 ~ 40 孕周
呼吸频率(次/min)	15(14 ~ 20)	16(15 ~ 18)	18(15 ~ 20)	17(16 ~ 18)
潮气量(mL)	640(550 ~ 710)	650(625 ~ 725)	650(575 ~ 720)	700(660 ~ 755)

数据来源 Spatling L, Fallenstein F, Huch A, et al. The variability of cardiopulmonary adaptation to pregnancy at rest and during exercise. *Br J Obstet Gynaecol.* 1992;99:1. Values expressed as median (25th to 75th percentiles).

肺功能检查,平均值

	早孕期	中孕期	晚孕期
平均肺活量(L)	3.8	3.9	4.1
平均吸气量(L)	2.6	2.7	2.9
平均呼气储备量(L)	1.2	1.2	1.2
平均残气量(L)	1.2	1.1	1.0

数据来源 Gazioglu K, Kaltreider NL, Rosen M, Yu PN. Pulmonary function during pregnancy in normal women and in patients with cardiopulmonary disease. *Thorax.* 1920;25:445; and Puranik BM, Kaore SB, Kurhade GA, et al. A longitudinal study of pulmonary function tests during pregnancy. *Indian J Physiol Pharmacol.* 1994;38:129.

妊娠期稳定的呼气峰流量

	呼气峰流量(L/MIN)
站立位	>320
坐位	>310
平卧位	>300

数据来源 Harirah HM, Donia SE, Nasrallah FK, et al. Effect of gestational age and position on peak expiratory flow rate: a longitudinal study. *Obstet Gynecol.* 2005;105:372

肝/胰腺功能试验

	早孕期	中孕期	晚孕期	足月
总碱性磷酸酶(IU/L)	17 ~ 88	39 ~ 105	46 ~ 228	48 ~ 249
γ ~ 谷氨酰转移酶(IU/L)	2 ~ 37	2 ~ 43	4 ~ 41	5 ~ 79
天冬氨酸转氨酶(AST,IU/L)	4 ~ 40	10 ~ 33	4 ~ 32	5 ~ 103
丙氨酸转氨酶(ALT,IU/L)	1 ~ 32	2 ~ 34	2 ~ 32	5 ~ 115
总胆红素(mg/dL)	0.05 ~ 1.3	0.1 ~ 1.0	0.1 ~ 1.2	0.1 ~ 1.1
未结合胆红素(mg/dL)	0.1 ~ 0.5	0.1 ~ 0.4	0.1 ~ 0.5	0.2 ~ 0.6
结合胆红素(mg/dL)	0 ~ 0.1	0 ~ 0.1	0 ~ 0.1	—
总胆汁酸(μM/L)	1.7 ~ 9.1	1.3 ~ 6.7	1.3 ~ 8.7	1.8 ~ 8.2
总胆汁酸升高(μM/L)	>10	>10	>10	>10
乳酸脱氢酶(U/L)	78 ~ 433	80 ~ 447	82 ~ 524	—
淀粉酶(IU/L)	11 ~ 97	14 ~ 92	14 ~ 97	10 ~ 82
脂肪酶(IU/L)	5 ~ 109	8 ~ 157	21 ~ 169	—

数据来源 Bacq Y, Zarka O, Brechot JF, et al. Liver function tests in normal pregnancy: a prospective study of 103 pregnant women and 103 matched controls. *J Hepatol.* 1996;23:1030; Karensenti D, Bacq Y, Brechot JF, Mariotte N, Vol S, Tichet J. Serum Amylase and lipase activities in normal pregnancy: a prospective case ~ control study. *Am J Gastroenterol.* 2001;96:697; Larsson A, Palm M, Hansson L ~ O, Axelsson O. Reference values for clinical chemistry tests during normal pregnancy. *BJOG.* 2008;115:874; Lockitch G. *Handbook of Diagnostic Biochemistry and Hematology in Normal Pregnancy.* Boca Raton, FL: CRC Press; 1993; van Buul EJA, Steegers EAP, Jongsma HW, et al. Haematological and biochemical profile of uncomplicated pregnancy in nulliparous women: a longitudinal study. *Neth J Med.* 1995;46:73; Girling JC, Dow E, Smith JH. Liver function tests in pre ~ eclampsia: importance of comparison with a reference range derived from normal pregnancy. *BJOG.* 1997;104:246; and Egan N. Reference standard for serum bile acids in pregnancy. *BJOG.* 2012;119:493.

电解质、渗透压、肾功能

	早孕期	中孕期	晚孕期	足月
总渗透压(mOsm/kg)	267 ~ 280	269 ~ 289	273 ~ 283	271 ~ 289
钠离子(mEq/L)	131 ~ 139	129 ~ 142	127 ~ 143	124 ~ 141
钾离子(mEq/L)	3.2 ~ 4.9	3.3 ~ 4.9	3.3 ~ 5.2	3.4 ~ 5.5
氯离子(mEq/L)	99 ~ 108	97 ~ 111	97 ~ 112	95 ~ 111
碳酸氢根(meq/L)	18 ~ 26	18 ~ 26	17 ~ 27	17 ~ 25
尿素氮(BUN,mg/dL)	5 ~ 14	4 ~ 13	3 ~ 13	4 ~ 15
肌酐(mg/dL)	0.33 ~ 0.80	0.33 ~ 0.97	0.3 ~ 0.9	0.85 ~ 1.1
血清白蛋白(g/dL)	3.2 ~ 4.7	2.7 ~ 4.2	2.3 ~ 4.2	2.4 ~ 3.9
尿酸(mg/dL)	1.3 ~ 4.2	1.6 ~ 5.4	2.0 ~ 6.3	2.4 ~ 7.2
尿量(mL/24hr)	750 ~ 2500	850 ~ 2400	750 ~ 2700	550 ~ 3900
肌酐清除率(mL/min)	69 ~ 188	55 ~ 168	40 ~ 192	52 ~ 208
尿蛋白(mg/24hr)	19 ~ 141	47 ~ 186	46 ~ 185	—
尿蛋白/肌酐比值	<0.3	<0.3	<0.3	<0.3
蛋白尿的诊断	当比值介于0.15 ~ 0.29时,留取24小时尿蛋白定量	当比值介于0.15 ~ 0.29时,留取24小时尿蛋白定量	当比值介于0.15 ~ 0.29时,留取24小时尿蛋白定量	当比值介于0.15 ~ 0.29时,留取24小时尿蛋白定量

数据来源:Bacq Y, Zarka O, Brechot JF, et al. Liver function tests in normal pregnancy: a prospective study of 103 pregnant women and 103 matched controls. *J Hepatol.* 1996;23:1030; Karensenti D, Bacq Y, Brechot JF, Mariotte N, Vol S, Tichet J. Serum Amylase and lipase activities in normal pregnancy: a prospective case ~ control study. *Am J Gastroenterol.* 2001;96:697; Larsson A, Palm M, Hansson L ~ O, Axelsson O. Reference values for clinical chemistry tests during normal pregnancy. *BJOG.* 2008;115:874; Lockitch G. *Handbook of Diagnostic Biochemistry and Hematology in Normal Pregnancy.* Boca Raton, FL: CRC Press; 1993; van Buul EJA, Steegers EAP, Jongsma HW, et al. Haematological and biochemical profile of uncomplicated pregnancy in nulliparous women: a longitudinal study. *Neth J Med.* 1995;46:73; Girling JC, Dow E, Smith JH. Liver function tests in pre ~ eclampsia: importance of comparison with a reference range derived from normal pregnancy. *BJOG.* 1997;104:246; and Egan N. Reference standard for serum bile acids in pregnancy. *BJOG.* 2012;119:493

胆固醇与血脂

	早孕期	中孕期	晚孕期	足月
总胆固醇(mg/dL)	117 ~ 229	136 ~ 299	161 ~ 349	198 ~ 341
HDL 高密度脂蛋白(mg/dL)	40 ~ 86	48 ~ 95	43 ~ 92	44 ~ 98
LDL 低密度脂蛋白(mg/dL)	39 ~ 153	41 ~ 184	42 ~ 224	86 ~ 227
VLDL 极低密度脂蛋白(mg/dL)	10 ~ 18	13 ~ 23	15 ~ 36	25 ~ 51
甘油三酯(mg/dL)	11 ~ 209	20 ~ 293	65 ~ 464	103 ~ 440

数据来源:Belo L, Caslake M, Gaffney D, et al. Changes in LDL size and HDL concentration in normal and preeclamptic pregnancies. *Atherosclerois.* 2002;162:425; Desoye G, Schweditsch MO, Pfeiffer KP, Zechner R, Kostner GM. Correlation of hormones with lipid and lipoprotein levels during normal pregnancy and postpartum. *J Clin Endocrinol Metab.* 1987;64:704; Jimenez DM, Pocovi M, Ramon ~ Cajal J, Romero MA, Martinez H, Grande H. Longitudinal study of plasma lipids and lipoprotein cholesterol in normal pregnancy and puerperium. *Gynecol Obstet Invest.* 1988;25:158; Lain KY, Markovic N, Ness RB, Roberts JM. Effect of smoking on uric acid and other metabolic markers throughout normal pregnancy. *J Clin Endocrinol Metab.* 2005;90:5743; Lockitch G. *Handbook of diagnostic biochemistry and hematology in normal pregnancy.* Boca Raton, FL: CRC Press; 1993 *HDL*, high ~ density lipoprotein 高密度脂蛋白;*LDL*, low ~ density lipoprotein 低密度脂蛋白; *TRI*, trimester 孕期; *VLDL*, very ~ low ~ density lipoprotein. 极低密度脂

血液学指标、铁和维生素 B$_{12}$

	早孕期	中孕期	晚孕期	足月
白细胞($10^3/mm^3$)	3.9~13.8	4.5~14.8	5.3~16.9	4.2~22.2
中性粒细胞($10^3/mm^3$)	2.2~8.8	2.9~10.1	3.8~13.1	4.8~12.9
淋巴细胞($10^3/mm^3$)	0.4~3.5	0.7~3.9	0.7~3.6	0.9~2.5
单核细胞($10^3/mm^3$)	0~1.1	0~1.1	0~1.4	0~0.8
嗜酸性粒细胞($10^3/mm^3$)	0~0.6	0~0.6	0~0.6	—
嗜碱性粒细胞($10^3/mm^3$)	0~0.1	0~0.1	0~0.1	—
血小板计数($10^9/L$)	149~433	135~391	121~429	121~397
血红蛋白(g/dL)	11.0~14.3	10.5~13.7	11.0~13.8	11.0~14.6
红细胞压积(%)	33~41	32~38	33~40	33~42
平均红细胞容积(fL)	81~96	82~97	81~99	82~100
平均红细胞血红蛋白量(pg)	27~33	—	28~33	28~34
红细胞游离原卟啉(μg/g)	<3	<3	<3	<3
血清铁蛋白(ng/mL)	10~123	10~101	10~48	10~64
总铁结合力(μg/dL)	246~400	216~400	354~400	317~400
铁(μg/dL)	40~215	40~220	40~193	40~193
血清叶酸(ng/mL)	2.3~39.3	2.6~15	1.6~40.2	1.7~19.3
转铁蛋白饱和度(%)	>16	>16	>16	>16
B$_{12}$(pg/mL)	118~438	130~656	99~526	—

数据来源 American College of Obstetricians and Gynecologists. Anemia in Pregnancy. ACOG Practice Bulletin No. 95. *Obstet Gynecol*. 112:201, 2008; Balloch AJ, Cauchi MN. Reference ranges in haematology parameters in pregnancy derived from patient populations. *Clin Lab Haemetol*. 1993;15:7; Lockitch G. *Handbook of Diagnostic Biochemistry and Hematology in Normal Pregnancy*. Boca Raton, FL: CRC Press; 1993; Malkasian GD, Tauxe WN, Hagedom AB. Total iron binding capacity in normal pregnancy. *J Nuclear Med*. 1964;5:243; Milman N, Agger OA, Nielsen OJ. Iron supplementation during pregnancy. Effect on iron status markers, serum erythropoietin and human placental lactogen. A placebo controlled study in 207 Danish women. *Dan Med Bull*. 1991; 38:471; Milman N, Bergholt T, Byg KE, Eriksen L, Hvas AM. Reference intervals for haematologic variables during normal pregnancy and postpartum in 434 healthy Danish women. *Eur J Haematol*. 2007;79:39; Romslo I, Haram K, Sagen N, Augensen K. Iron requirements in normal pregnancy as assessed by serum ferritin, serum transferring saturation and erythrocyte protoporphryin determinations. *Br J Obstet Gynaecol*. 1983;90:101; Tamura T, Goldenberg RL, Freeberg LE, Cliver SP, Cutter GR, Hoffman HJ. Maternal serum folate and zinc concentrations and their relationship to pregnancy outcome. *Am J Clin Nutr*. 1992;56:365; van Buul EJ, Steegers EA, Jongsma HW, et al. Haematological and biochemical profile of uncomplicated pregnancy in nulliparous women; a longitudinal study. *Neth J Med*. 1995;46:73; Walker MC, Smith GN, Perkins SL, Keely EJ, Garner PR. Changes in homocysteine levels during normal pregnancy. *Am J Obstet Gynecol*. 1999;180:660.

同型半胱氨酸、维生素和矿物质水平

	早孕期	中孕期	晚孕期	足月
同型半胱氨酸(μmol/L)	4.1~7.7	3.3~11.0	3.9~11.1	4.7~12.8
同型半胱氨酸叶酸	5.0~7.6	2.9~5.5	3.1~5.8	—
25~羟基维生素 D(ng/mL)	>30	>30	>30	>30
铜(μg/dL)	69~241	117~253	127~274	163~283
硒(μg/L)	98~160	85~164	84~162	84~144
锌(μg/dL)	51~101	43~93	41~88	39~71

数据来源 Izquierdo Alvarez S, Castañón SG, Ruata ML, et al. Updating of normal levels of copper, zinc and selenium in serum of pregnant women. *J Trace Elem Med Biol*. 2007;21:49; Ardawi MS, Nasrat HA, BA'Aqueel HS: Calcium~regulating hormones and parathyroid hormone~related peptide in normal human pregnancy and postpartum: a longitudinal study. *Eur J Endocrinol*. 1997;137:402; Dawson~Hughes B, Heany RP, Holick MF, et al. Estimates of optimal vitamin D status. *Osteopor Int*. 2005;16:713; Lockitch G. *Handbook of Diagnostic Biochemistry and Hematology in Normal Pregnancy*. Boca Raton, FL: CRC Press; 1993; Milman N, Bergholt T, Byg KE, Eriksen L, Hvas AM. Reference intervals for haematologic variables during normal pregnancy and postpartum in 434 healthy Danish women. *Eur J Haematol*. 2007; 79:39; Mimouni F, Tsang RC, Hertzberg VS, Neumann V, Ellis K. Parathyroid hormone and calcitor: changes in normal and insulin dependent diabetic pregnancies. *Obstet Gynecol*. 1989;74:49; Murphy MM, Scott JM, McPartlin JM, Fernandez~Ballart JD: The pregnancy~related decrease in fasting plasma homocysteine is not explained by folic acid supplementation, hemodilution, or a decrease in albumin in a longitudinal study. *Am J Clin Nutr*. 2002;76:614; Qvist I, Abdulla M, Jagerstad M, Svensson S. Iron, zinc and folate status during pregnancy and two months after delivery. *Acta Obstet Gynecol Scand*. 1986;65:15; Walker MC, Smith GN, Perkins SL, Keely EJ, Garner PR. Changes in homocysteine levels during normal pregnancy. *Am J Obstet Gynecol*. 1999;180:660.

钙代谢

	早孕期	中孕期	晚孕期	足月
总钙（mg/dL）	8.5~10.6	7.8~9.4	7.8~9.7	8.1~9.8
离子钙（mg/dL）	4.4~5.3	4.2~5.2	4.4~5.5	4.2~5.4
甲状旁腺素（pg/mL）	7~15	5~25	5~26	10~17

数据来源 Ardawi MSM, Nasrat HAN, BA'Aqueel HS. Calcium ~ regulating hormones and parathyroid hormone ~ related peptide in normal human pregnancy and postpartum: a longitudinal study. *Eur J Endocrinol.* 1997;137:402; Lockitch G. *Handbook of Diagnostic Biochemistry and Hematology in Normal Pregnancy.* Boca Raton, FL: CRC Press; 1993; Mimouni F, Tsang RC, Hertzberg VS, Neumann V, Ellis K. Parathyroid hormone and calcitrol changes in normal and insulin dependent diabetic pregnancies. *Obstet Gynecol.* 1989;74:49; Pitkin RM, Reynolds WA, Williams GA, Hargis GK. Calcium metabolism in normal pregnancy: a longitudinal study. *Am J Obstet Gynecol.* 1979; 133:781; Seki K, Makimura N, Mitsui C, et al. Calcium ~ regulating hormones and osteocalcin levels during pregnancy: a longitudinal study. *Am J Obstet Gynecol.* 1991;164:1248.

凝血功能

	早孕期	中孕期	晚孕期	足月
凝血酶原时间（sec）	8.9~12.2	8.6~13.4	8.3~12.9	7.9~12.7
国际标准化比值	0.89~1.05	0.85~0.97	0.81~0.95	0.80~0.94
部分凝血活酶时间（sec）	24.3~38.9	24.2~38.1	23.9~35.0	23.0~34.9
纤维蛋白原（mg/dL）	278~676	258~612	276~857	444~670
D~二聚体（μg/mL）	0.04~0.50	0.05~2.21	0.16~2.8	—
抗凝血酶Ⅲ（%）	89~112	88~112	81~135	82~138
抗凝血酶Ⅲ缺乏症诊断标准	<60%	<60%	<60%	<60%
蛋白C活化率（%）	78~121	83~132	73~125	67~120
蛋白C缺乏症诊断标准	<60%活化率	<60%活化率	<60%活化率	<60%活化率
总蛋白S（%）	39~105	27~101	33~101	—
游离蛋白S（%）	34~133	19~113	20~69	37~70
蛋白S活化率（%）	57~95	42~68	16~42	—
蛋白S缺乏症诊断标准,活化率%	NA	<30%	<24%	<24%
凝血因子Ⅱ（%）	70~224	73~214	74~179	68~194
凝血因子Ⅴ（%）	46~188	66~185	34~195	39~184
凝血因子Ⅶ（%）	60~206	80~280	84~312	87~336
凝血因子Ⅹ（%）	62~169	74~177	78~194	72~208
血管性血友病因子（%）	—	—	121~258	132~260

数据来源 Cerneca F, Ricci G, Simeone R, et al. Coagulation and fibrinolysis changes in normal pregnancy. Increased levels of procoagulants and reduced levels of inhibitors during pregnancy induce a hypercoagulable state, combined with a reactive fibrinolysis. *Eur J Obstet Gynecol Reprod Biol.* 1997;73:31; Choi JW, Pai SH. Tissue plasminogen activator levels change with plasma fibrinogen concentrations during pregnancy. *Ann Hematol.* 1997;81:611; Faught W, Garner P, Jones G, Ivey B. Changes in protein C and protein S levels in normal pregnancy. *Am J Obstet Gynecol.* 1995;172:147; Francalanci I, Comeglio P, Liotta AA, Cellai AP, Fedi S, Parretti E. D ~ dimer concentrations during normal pregnancy, as measured by ELISA. *Thromb Res.* 1995;78:399; Lefkowitz JB, Clarke SH, Barbour LA. Comparison of protein S functional and antigenic assays in normal pregnancy. *Am J Obstet Gynecol.* 1996;175:657; Lockitch G. Handbook of diagnostic biochemistry and hematology in normal pregnancy. Boca Raton, FL: CRC Press; 1993; Morse M. Establishing a normal range for d ~ dimer levels through pregnancy to aid in the diagnosis of pulmonary embolism and deep vein thrombosis. *J Thromb Haemost.* 2004;2:1202; Stirling Y, Woolf L, North WR, Sebhatchian MJ, Meade TW. Haemostasis in normal pregnancy. *Thromb Haemost.* 1984;52:176; Wickstrom K, Edelstam G, Lowbeer CH, Hansson LO, Siegbahn A. Reference intervals for plasma levels of fibroenectin, von Willebrand factor, free protein S and antithrombin during third trimester pregnancy. *Scand J Clin Lab Invest.* 2004;64:31; Inherited thrombophilias in pregnancy. Practice Bulletin No. 138 American College of Obstetricians and Gynecologists. *Obstet Gynecol.* 2013;122:706~717

FA, functionalactivity. 功能活性

炎症与免疫功能

	早孕期	中孕期	晚孕期	足月
C~反应蛋白(mg/L)	0.52~15.5	0.78~16.9	0.44~19.7	—
补体 C3(mg/dL)	44~116	51~119	60~126	64~131
补体 C4(mg/dL)	9~45	10~42	11~43	16~44
红细胞沉降率(mm/h)	4~57	7~83	12~90.5	—
免疫球蛋白 A(mg/dL)	21~317	23~343	12~364	14~338
免疫球蛋白 G(mg/dL)	838~1410	654~1330	481~1273	554~1162
免疫球蛋白 M(mg/dL)	10~309	20~306	0~361	0~320

数据来源 Saarelainen H, Valtonen P, Punnonen K, et al. Flow mediated vasoldilation and circulating concentrations of high sensitive C~reactive protein, interleukin~6 and tumor necrosis factor~alpha in normal pregnancy—The Cardiovascular Risk in Young Finns Study. *Clin Physiol Funct Imaging.* 2009;29;347; Van den Brock NR, Letsky EA. Pregnancy and the erythrocyte sedimentation rate. *BJOG.* 2001;108;1164; Lockitch G. Handbook of diagnostic biochemistry and hematology in normal pregnancy. Boca Raton, FL: CRC Press; 1993.

内分泌检查

	早孕期	中孕期	晚孕期	足月
皮质醇(μg/dL)	7~23	6~51	12~60	21~64
醛固酮(ng/dL)	6~104	9~104	15~101	—
促甲状腺激素(μIU/mL)	0.1~4.4	0.4~5.0	0.23~4.4	0.0~5.3
游离甲状腺素(ng/dL)	0.7~1.58	0.4~1.4	0.3~1.3	0.3~1.3
总甲状腺素(μg/dL)	3.6~9.0	4.0~8.9	3.5~8.6	3.9~8.3
游离三碘甲状腺氨酸(pg/mL)	2.3~4.4	2.2~4.2	2.1~3.7	2.1~3.5
总三碘甲状腺氨酸(ng/dL)	71~175	84~195	97~182	84~214

数据来源 Goland R, Jozak S, Conwell I. Placental corticotropin~releasing hormone and the hypercortisolism of pregnancy. *Am J Obstet Gynecol.* 1994; 171;1287; Larsson A, Palm M, Hansson L~O, Axelsson O. Reference values for clinical chemistry tests during normal pregnancy. *BJOG.* 2008;15;874; Lockitch G. *Handbook of Diagnostic Biochemistry and Hematology in Normal Pregnancy.* Boca Raton, FL: CRC Press; 1993; Mandel SJ, Spencer CA, Hollowell JG. Are detection and treatment of thyroid insufficiency in pregnancy feasible? *Thyroid.* 2005;15;44; Price A, Obel O, Cresswell J, et al. Comparison of thyroid function in pregnant and non~pregnant Asian and western Caucasian women. *Clin Chim Acta.* 2001;308;91; Bliddal S, Feldt~Rasmussen U, Boas M et al. Gestational~age~specific references ranges from different laboratories misclassifies pregnant women's thyroid status; comparison of two longitudinal prospective cohort studies. *Eur J Endocrinol.* 2013;170;329

游离 T3、T4 单位可为 pmol/L

脐血血气值与血液学参数[*]

	动脉	静脉
pH	7.06~7.36	7.14~7.45
二氧化碳分压	27.8~68.3	24.0~56.3
氧分压	9.8~41.2	12.3~45.0
碱缺失(mmol/L)	0.5~15.3	0.7~12.6
白细胞计数(10^9/L)		11.1~16.2
红细胞计数(10^{12}/L)		4.13~4.62
血红蛋白(g/dL)		15.3~17.2
红细胞压积(%)		45.2~50.9
平均红细胞容积(fL)		107.4~113.3
血小板计数(10^9/L)		237~321
网织红细胞计数(10^9/L)		145.8~192.6

数据来源 Eskes TK, Jongsma HW, Houx PC. Percentiles for gas values in human umbilical cord blood. Eur J Obstet Gynecol Reprod Biol. 1983;14: 341; Mercelina~Roumans P, Breukers R, Ubachs, J, Van Wersch J. Hematological variables in cord blood of neonates of smoking and non~smoking mothers. J Clin Epidemiol. 1996;49;449.

[*] 范围表示第 25% 至第 75% 百分位数.

平均羊膜囊直径与停经周数关系

平均羊膜囊直径（mm）	预测年龄（天）	95% CI	平均羊膜囊直径（mm）	预测年龄（天）	95% CI
2	34.9	34.3 ~ 35.5	13	44.6	44.3 ~ 44.9
3	35.8	35.2 ~ 36.3	14	45.5	45.2 ~ 45.8
4	36.6	36.1 ~ 37.2	15	46.3	46.0 ~ 46.6
5	37.5	37.0 ~ 38.0	16	47.2	46.9 ~ 47.5
6	38.4	37.9 ~ 38.9	17	48.1	47.8 ~ 48.4
7	39.3	38.9 ~ 39.7	18	49	48.6 ~ 49.4
8	40.2	39.8 ~ 40.6	19	49.9	49.5 ~ 50.3
9	41.1	40.7 ~ 41.4	20	50.8	50.3 ~ 51.2
10	41.9	41.6 ~ 42.3	21	51.6	51.2 ~ 52.1
11	42.8	42.5 ~ 43.2	22	52.5	52.0 ~ 53.0
12	43.7	43.4 ~ 44.0			

Fr 数据来源 Daya S, Wood S, Ward S, et al. Early pregnancy assessment with tranSvaginal ultrasound scanning. Can Med Assoc J. 1991;144;444. CI, 置信区间.

头臀径（6 ~ 18 周）

头臀径（毫米）	停经周数（周）	头臀径（毫米）	停经周数（周）	头臀径（毫米）	停经周数（周）
1	1	30	10.0	61	12.6
2	2	32	10.1	62	12.6
3	5.9	33	10.2	63	12.7
4	6.1	34	10.3	64	12.8
5	6.2	35	10.4	65	12.8
6	6.4	36	10.5	66	12.9
7	6.6	37	10.6	67	13.0
8	6.7	38	10.7	68	13.1
9	6.9	39	10.8	69	13.1
10	7.1	40	10.9	70	13.2
11	7.2	41	11.0	71	13.3
12	7.4	42	11.1	72	13.4
13	7.5	43	11.2	73	13.4
14	7.7	44	11.2	74	13.5
15	7.9	45	11.3	75	13.6
16	8.0	46	11.4	76	13.7
17	8.1	47	11.5	77	13.7
18	8.3	48	11.6	78	13.8
19	8.4	49	11.7	79	13.9
20	8.6	50	11.7	80	14.0
21	8.7	51	11.8	81	14.1
22	8.9	52	11.9	82	14.2
23	9.0	53	12.0	83	14.2
24	9.1	54	12.0	84	14.3
25	9.2	55	12.1	85	14.4
26	9.4	56	12.2	86	14.5
27	9.5	57	12.3	87	14.6
28	9.6	58	12.3	88	14.7
29	9.7	59	12.4	89	14.8
30	9.9	60	12.5	90	14.9

数据来源 Hadlock FP, Shah YP, Kanon DJ, Lindsey JV. Fetal crown ~ rump length：reevaluation of relation to menstrual age （5 ~ 18 weeks） with high ~ resolution real ~ time *US Radiology*. 1992;182;501.

羊水指数(mm)

GESTATIONALAGE (WEEKS)	2.5TH	5TH	50TH	95TH	97.5TH
16	73	79	121	185	201
17	77	83	128	194	211
18	80	87	133	202	220
19	83	90	138	207	225
20	86	93	141	212	230
21	88	95	144	214	233
22	89	97	146	216	235
23	90	98	147	218	237
24	90	98	148	219	238
25	89	97	148	221	240
26	89	97	148	223	242
27	85	95	148	226	245
28	86	94	148	228	249
29	84	92	147	231	254
30	82	90	147	234	258
31	79	88	146	238	263
32	77	86	146	242	269
33	64	83	145	245	274
34	72	81	144	248	278
35	70	79	142	249	279
36	68	77	140	249	279
37	66	75	138	244	275
38	65	73	134	239	269
39	64	72	130	226	255
40	63	71	125	214	240
41	63	70	119	194	216
42	63	69	112	175	192

数据来源 Moore TR, Gayle JE. The amniotic fluid index in normal human pregnancy. *Am J Obstet Gynecol.* 1990;162:1168.

头围测量值下限(mm)

AGE(WEEKS)	-2SD	-3SD	-4SD	-5SD
20	145	131	116	101
21	157	143	128	113
22	169	154	140	125
23	180	166	151	136
24	191	177	162	147
25	202	188	173	158
26	213	198	183	169
27	223	208	194	179
28	233	218	203	189
29	242	227	213	198
30	251	236	222	207
31	260	245	230	216
32	268	253	239	224
33	276	261	246	232
34	283	268	253	239
35	289	275	260	245
36	295	281	266	251
37	301	286	272	257
38	306	291	276	262
39	310	295	281	266
40	314	299	284	270

数据来源 Chervenak FA, Jeanty P, Cantraine F, et al. The diagnosis of fetal microcephaly. *Am J Obstet Gynecol.* 1984;149:512.

SD, standarddeviation.

大脑中动脉搏动指数

孕周(周)	5TH	10TH	50TH	90TH	95TH
21	1.18	1.26	1.6	2.04	2.19
22	1.25	1.33	1.69	0.15	2.30
23	1.32	1.41	1.78	2.25	2.41
24	1.38	1.47	1.86	2.36	2.52
25	1.44	1.54	1.94	2.45	2.62
26	1.50	1.6	2.01	2.53	2.71
27	1.55	1.65	2.06	2.60	2.78
28	1.58	1.69	2.11	2.66	2.84
29	1.61	1.71	2.15	2.70	2.88
30	1.62	1.73	2.16	2.72	2.90
31	1.62	1.73	2.16	2.71	2.90
32	1.61	1.71	2.14	2.69	2.87
33	1.58	1.68	2.10	2.64	2.82
34	1.53	1.63	2.04	2.57	2.74
35	1.47	1.56	1.96	2.47	2.64
36	1.39	1.48	1.86	2.36	2.52
37	1.30	1.39	1.75	2.22	2.38
38	1.20	1.29	1.63	2.07	2.22
39	1.1	1.18	1.49	1.91	2.05

数据来源 Ebbing C, Rasmussen S, Kiserud T. Middle cerebral artery blood flow velocities and pulsatility index and the cerebroplacental pulsatility ratio: longitudinal reference ranges and terms for serial measurements. *Ultrasound Obstet Gynecol.* 2007;30:287.

头围

停经周数(周)	头围(CM)				
	3rd	10th	50th	90th	97th
14	8.8	9.1	9.7	10.3	10.6
15	10	10.4	11	11.6	12
16	11.3	11.7	12.4	13.1	13.5
17	12.6	13	13.8	14.6	15
18	13.7	14.2	15.1	16	16.5
19	14.9	15.5	16.4	17.4	17.9
20	16.1	16.7	17.7	18.7	19.3
21	17.2	17.8	18.9	20	20.6
22	18.3	18.9	20.12	21.3	21.9
23	19.4	20.1	21.3	22.5	23.2
24	20.4	21.1	22.4	23.7	24.3
25	21.4	22.2	23.5	24.9	25.6
26	22.4	23.2	24.6	26	26.8
27	23.3	24.1	25.6	27	27.9
28	24.2	25.1	26.6	28.1	29
29	25	25.9	27.5	29.1	30
30	25.8	26.8	28.4	30	31
31	26.7	27.6	29.3	31	31.9
32	27.4	28.4	30.1	31.8	32.8
33	28	29	30.8	32.6	33.6
34	28.7	29.7	31.5	33.3	34.3
35	29.3	30.4	32.2	34.1	35.1
36	29.9	30.9	32.8	34.7	35.8
37	30.3	31.4	33.3	35.2	36.3
38	30.8	31.9	33.8	35.8	36.8
39	31.1	32.2	34.2	36.2	37.3
40	31.5	32.6	34.6	36.6	37.7

From Hadlock FP, Deter RL, Harrist RB, Park SK. Estimating fetal age: computer assisted analysis of multiple fetal growth parameters. Radiology. 1984;152:497.

腹围

停经周数（周）	腹围（CM）				
	3rd	10th	50th	90th	97th
14	6.4	6.7	7.3	7.9	8.3
15	7.5	7.9	8.6	9.3	9.7
16	8.6	9.1	9.9	10.7	11.2
17	9.7	10.3	11.2	12.1	12.7
18	10.9	11.5	12.5	13.5	14.1
19	11.9	12.6	13.7	14.8	15.5
20	13.1	13.8	15	16.3	17
21	14.1	14.9	16.2	17.6	18.3
22	15.1	16	17.4	18.8	19.7
23	16.1	17	18.5	20	20.9
24	17.1	18.1	19.7	21.3	22.3
25	18.1	19.1	20.8	22.5	23.5
26	19.1	20.1	21.9	23.87	24.8
27	20	21.1	23	24.9	26
28	20.9	22	24	26	27.1
29	21.8	23	25.1	27.2	28.4
30	22.7	23.9	26.1	28.3	29.5
31	23.6	24.9	27.1	29.4	30.6
32	24.5	25.8	28.1	30.4	31.8
33	25.3	26.7	29.1	31.5	32.9
34	26.1	27.5	30	32.5	33.9
35	26.9	28.3	30.9	33.5	34.9
36	27.7	29.2	31.8	34.4	35.9
37	28.5	30	32.7	35.4	37
38	29.2	30.8	33.6	36.4	38
39	29.9	31.6	34.4	37.3	38.9
40	30.7	32.4	35.3	38.2	39.9

From Hadlock FP, Deter RL, Harrist RB, Park SK. Estimating fetal age：computer ~ assisted analysis of multiple fetal growth parameters. Radiology. 1984；152：497.

股骨长度

孕周（周）	股骨（MM）			孕周（周）	股骨（MM）		
	5th	50th	95th		5th	50th	95th
12	3.9	8.1	12.3	27	44.9	49.4	53.9
13	6.8	11	15.2	28	47.3	51.8	56.4
14	9.7	13.9	18.1	29	49.6	54.2	58.7
15	12.6	16.8	21	30	51.8	56.4	61
16	15.4	19.7	23.9	31	54	58.6	63.2
17	18.3	22.5	26.8	32	56.1	60.7	65.4
18	21.1	25.4	29.7	33	58.1	62.7	67.4
19	23.9	28.2	32.6	34	60	64.7	69.4
20	26.7	31	35.4	35	61.8	66.5	71.2
21	29.4	33.8	38.2	36	63.5	68.3	73
22	32.1	36.5	40.9	37	65.1	69.9	74.7
23	34.7	39.2	43.6	38	66.6	71.4	76.2
24	37.4	41.8	46.3	39	68.0	72.8	77.7
25	39.9	44.4	48.9	40	69.3	74.2	79.0
26	42.4	46.9	51.4				

From Jeanty P, Cousaert E, Cantaine F, et al. A longitudinal study of fetal limb growth. Am J Perinatol. 1984；1：136.

肱骨长度

孕周(周)	肱骨(MM)			孕周(周)	肱骨(MM)		
	5th	50th	95th		5th	50th	95th
12	4.8	8.6	12.3	27	41.9	46	50.1
13	7.6	11.4	15.1	28	43.7	47.9	52
14	10.3	14.1	17.9	29	45.5	49.7	53.9
15	13.1	16.9	20.7	30	47.2	51.4	55.6
16	15.8	19.7	23.5	31	48.9	53.1	57.3
17	21.2	22.4	26.3	32	50.4	54.7	58.9
18	23.8	25.1	29	33	52	56.2	60.5
19	26.3	27.7	31.6	34	53.4	57.7	62
20	28.8	30.3	34.2	35	54.8	59.2	63.5
21	31.2	32.8	36.7	36	56.2	60.6	64.9
22	33.5	35.2	39.2	37	57.6	62	66.4
23	33.5	37.5	41.6	38	59	63.4	67.8
24	35.7	39.8	43.8	39	60.4	64.8	69.3
25	37.9	41.9	46	40	61.9	66.3	70.8
26	39.9	44	48.1				

From Jeanty P, Cousaert E, Cantaine F, et al. A longitudinal study of fetal limb growth. Am J Perinatol. 1984;1:136.

胫骨长度

孕周(周)	胫骨(MM)			孕周(周)	胫骨(MM)		
	5th	50th	95th		5th	50th	95th
12	3.3	8.2	11.2	27	39.8	44.1	48.4
13	5.6	9.6	13.6	28	41.9	46.2	50.5
14	8.1	12	16	29	43.9	48.2	52.6
15	10.6	14.6	18.6	30	45.8	50.1	54.5
16	13.1	17.1	21.2	31	47.6	52	56.4
17	15.6	19.7	23.8	32	49.4	53.8	58.2
18	18.2	22.3	26.4	33	51.1	55.5	60
19	20.8	24.9	29	34	52.7	57.2	61.6
20	23.3	27.5	31.6	35	54.2	58.7	63.2
21	25.8	30	34.2	36	41.2	60.3	64.8
22	28.3	32.5	36.7	37	55.8	61.8	66.3
23	30.7	34.9	39.1	38	58.7	63.2	67.8
24	33.1	37.3	41.6	39	60.1	64.7	69.3
25	35.4	39.7	43.9	40	61.5	66.1	70.7
26	37.6	41.9	46.2				

From Jeanty P, Cousaert E, Cantaine F, et al. A longitudinal study of fetal limb growth. Am J Perinatol. 1984;1:136.

腓骨长度

孕周(周)	腓骨(MM)			孕周(周)	腓骨(MM)		
	5th	50th	95th		5th	50th	95th
12	1.7	5.7	9.6	27	39.2	43.5	47.8
13	4.7	8.7	12.7	28	41.1	45.4	49.7
14	7.7	11.7	15.6	29	42.9	47.2	51.6
15	10.6	14.6	18.6	30	44.7	49	53.4
16	13.3	17.4	21.4	31	46.3	50.7	55.1
17	16.1	20.1	24.2	32	47.9	52.4	56.8
18	18.7	22.8	26.9	33	49.5	53.9	58.4
19	21.3	25.4	29.5	34	50.9	55.4	59.9
20	23.8	27.9	32	35	52.3	56.8	61.3
21	26.2	30.3	34.5	36	53.6	58.2	62.7
22	28.5	32.7	36.9	37	54.9	59.4	64
23	30.8	35	39.2	38	56	60.6	65.2
24	33	37.2	41.5	39	57.1	61.7	66.3
25	35.1	39.4	43.6	40	58.1	62.8	67.4
26	37.2	41.5	45.7				

From Jeanty P, Cousaert E, Cantaine F, et al. A longitudinal study of fetal limb growth. Am J Perinatol. 1984;1;136.

桡骨长度

孕周(周)	桡骨(MM)			孕周(周)	桡骨(MM)		
	5th	50th	95th		5th	50th	95th
12	3	6.9	10.8	27	35	39.3	43.6
13	5.6	9.5	13.4	28	36.7	41	45.3
14	8.1	12	16	29	38.3	42.6	46.9
15	10.5	14.5	18.5	30	39.8	44.1	48.5
16	12.9	16.9	20.9	31	41.2	45.6	50
17	15.2	19.3	23.3	32	42.6	47	51.4
18	17.5	21.5	25.6	33	44	48.4	52.8
19	19.7	23.8	27.9	34	45.2	49.7	54.1
20	21.8	25.9	30	35	46.4	50.9	55.4
21	23.9	28	32.2	36	47.6	52.1	56.6
22	25.9	30.1	34.2	37	48.7	53.2	57.7
23	27.9	32	36.2	38	49.7	54.2	58.8
24	29.7	34	38.2	39	50.6	55.2	59.8
25	31.6	35.8	40	40	51.5	56.2	60.8
26	33.3	37.6	41.9				

From Jeanty P, Cousaert E, Cantaine F, et al. A longitudinal study of fetal limb growth. Am J Perinatol. 1984;1;136.

尺骨长度

孕周(周)	尺骨(MM)			孕周(周)	尺骨(MM)		
	5th	50th	95th		5th	50th	95th
12	2.9	6.8	10.7	27	38.9	43.2	47.5
13	5.8	9.7	13.7	28	40.7	45	49.3
14	8.6	12.6	16.6	29	42.5	46.8	51.1
15	11.4	15.4	19.4	30	44.1	48.5	52.8
16	14.1	18.1	22.1	31	45.7	50.1	54.5
17	16.7	20.8	24.8	32	47.2	51.6	56.1
18	19.3	23.3	27.4	33	48.7	53.1	57.5
19	21.8	25.8	29.9	34	50	54.5	59
20	24.2	28.3	32.4	35	51.3	55.8	60.3
21	26.5	30.6	34.8	36	52.6	57.1	61.6
22	28.7	32.9	37.1	37	53.7	58.2	62.8
23	30.9	35.1	39.3	38	54.8	59.3	63.9
24	33	37.2	41.5	39	55.8	60.4	64.9
25	35.1	39.3	43.5	40	56.7	61.3	65.9
26	37	41.3	45.6				

From Jeanty P, Cousaert E, Cantaine F, et al. A longitudinal study of fetal limb growth. Am J Perinatol. 1984;1;136.

足长度

孕周(周)	足长度(MM)			孕周(周)	足长度(MM)		
	-2SD	均值	+2SD		-2SD	均值	+2SD
12	7	8	9	27	47	53	58
13	10	11	12	28	49	55	61
14	13	15	16	29	51	58	64
15	16	18	20	30	54	60	67
16	19	21	23	31	56	62	68
17	22	24	27	32	58	65	72
18	24	27	30	33	60	67	74
19	27	30	34	34	62	69	77
20	30	33	37	35	64	71	79
21	32	36	40	36	66	74	82
22	35	39	43	37	67	76	84
23	37	42	46	38	69	78	86
24	40	45	50	39	71	80	88
25	42	47	53	40	72	81	90
26	45	50	55				

From Jeanty P, Cousaert E, Cantaine F, et al. A longitudinal study of fetal limb growth. Am J Perinatol. 1984;1;136.

小脑径（mm）

孕周（周）	百分位值					均值	SD
	5th	10th	50th	90th	95th		
15	14.2	14.5	15.8	17.1	17.4	14.6	1.4
16	14.6	15	16.5	17.9	18.3	16.1	1
17	15.2	15.6	17.3	18.9	19.3	17.1	1
18	15.9	16.4	18.2	19.9	20.5	18.3	1.2
19	16.8	17.3	19.2	21.1	21.7	19.4	1.1
20	17.7	18.3	20.4	22.4	23	20.3	1.2
21	18.8	19.4	21.6	23.8	24.5	21.4	1.3
22	19.9	20.5	23	25.3	26	22.8	1.8
23	21.2	21.8	24.4	26.8	27.6	24.3	1.6
24	22.5	23.2	25.9	28.5	29.3	25.9	1.7
25	23.9	24.6	27.4	30.2	31	27.6	1.6
26	25.3	26	29.1	31.9	32.8	29.1	1.8
27	26.7	27.6	30.7	33.8	34.7	30.8	1.7
28	28.2	29.1	32.4	35.6	36.6	32.5	1.8
29	29.8	30.7	34.2	35.6	36.6	32.5	1.7
30	31.3	32.2	35.9	39.5	40.6	36	2.2
31	32.8	33.8	37.7	41.5	42.6	37.8	2.4
32	34.4	35.4	39.5	43.4	44.7	39.2	2.4
33	35.9	37	41.3	45.4	46.7	41.4	2.6
34	37.3	38.5	43.1	47.4	48.8	42.9	2.7
35	38.8	40	44.8	49.5	50.9	44.7	3
36	40.1	41.4	46.5	51.4	53	46.6	3.4
37	41.4	42.8	48.2	53.4	55	48	3.2
38	42.7	44.1	49.9	55.4	57.1	49.8	3.3

数据来源 Chavez MR, Ananth CV, Smulian JC, Lashley S, Kontopoulos EV, Vintzileos AM. Fetal transcerebellar diameter nomogram in singleton gestations with special emphasis in the third trimester: a ccomparison with previously published nomograms. *Am J Obstet Gynecol.* 2003;189:1021.

SD, standard deviation.

脐动脉阻力指数与收缩/舒张比

孕周（周）	第5百分位数			第50百分位数			第95百分位数		
	S/D	PI	RI	S/D	PI	RI	S/D	PI	RI
19	2.93	1.02	0.66	4.28	1.3	0.77	6.73	1.66	0.88
20	2.83	0.99	0.65	4.11	1.27	0.75	6.43	1.62	0.87
21	2.7	0.95	0.64	3.91	1.22	0.74	6.09	1.58	0.85
22	2.6	0.92	0.62	3.77	1.19	0.73	5.85	1.54	0.84
23	2.51	0.89	0.61	3.62	1.15	0.72	5.61	1.5	0.83
24	2.41	0.86	0.6	3.48	1.12	0.71	5.38	1.47	0.82
25	2.33	0.83	0.58	3.35	1.09	0.69	5.18	1.44	0.81
26	2.24	0.8	0.57	3.23	1.06	0.68	5	1.41	0.8
27	2.17	0.77	0.56	3.12	1.03	0.67	4.83	1.38	0.79
28	2.09	0.75	0.55	3.02	1	0.66	4.67	1.35	0.78
29	2.03	0.72	0.53	2.92	0.98	0.65	4.53	1.32	0.77
30	1.96	0.7	0.52	2.83	0.95	0.64	4.4	1.29	0.76
31	1.9	0.68	0.51	2.75	0.93	0.63	4.27	1.27	0.76
32	1.84	0.66	0.5	2.67	0.9	0.61	4.16	1.25	0.75
33	1.79	0.64	0.48	2.6	0.88	0.6	4.06	1.22	0.74
34	1.73	0.62	0.47	2.53	0.86	0.59	3.96	1.2	0.73
35	1.68	0.6	0.46	2.46	0.84	0.58	3.86	1.18	0.72
36	1.64	0.58	0.45	2.4	0.82	0.57	3.78	1.16	0.71
37	1.59	0.56	0.43	2.34	0.8	0.56	3.69	1.14	0.7
38	1.55	0.55	0.42	2.28	0.78	0.55	3.62	1.12	0.7
39	1.51	0.53	0.41	2.23	0.76	0.54	3.54	1.1	0.69
40	1.47	0.51	0.4	2.18	0.75	0.53	3.48	1.09	0.68
41	1.43	0.5	0.39	2.13	0.73	0.52	3.41	1.07	0.67

最后审阅　方大俊

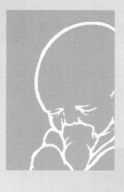

骨盆解剖 *

原著 STEVEN G. GABBE

翻译与审阅 王马列、李珠玉、王冬昱

要点

◆ 1. 与男性骨盆相比,女性骨盆耻骨下角更大、坐骨切迹更宽、耻骨联合至髋臼间距更长,易于分娩。

◆ 2. 肛提肌是支持盆腔脏器的主要结构。由髂尾肌、耻尾肌及耻骨直肠肌组成。其中髂尾肌最宽,位于盆底最后方。

◆ 3. 肛提肌由第三、四对骶神经支配。

◆ 4. 会阴的神经支配主要来源于阴部神经。髂腹股沟神经、生殖股神经、股后皮神经的会阴分支、尾神经及最后一对骶神经也参与会阴神经支配,因此会阴神经阻滞麻醉只能麻醉部分会阴。

◆ 5. 髂内动脉于腰骶关节水平分出,与髂外动脉相比,髂内动脉较细、位置更靠内靠后。

◆ 6. 输尿管位于髂内动脉表面,偏内或略偏前。

◆ 7. 主韧带位于阔韧带的下部,与宫旁结缔组织相连,并通过肛提肌上筋膜横行于子宫颈两侧及骨盆壁之间。

◆ 8. 子宫动脉的起源很多变,为控制产后出血而结扎子宫动脉往往是徒劳的。子宫动脉通常是髂内动脉的独立分支,但也可能来自于臀下、阴部内、脐和闭孔动脉。

◆ 9. 子宫、输卵管及卵巢的疼痛传入纤维进入 T10、T11、T12 水平,因此,腰麻或硬膜外麻醉必须达到这个水平。但是子宫的传出纤维在这个水平以上进入,故不影响子宫收缩。

◆ 10. 未孕子宫重约 70 克,足月妊娠子宫重约 1100 克。

推荐阅读

1. Moore KL, Dalley AF 2nd. Pelvis and perineum. In: Clinically Oriented Anatomy. 6th ed. Baltimore: Lippincott Williams & Wilkins; 2009:326.

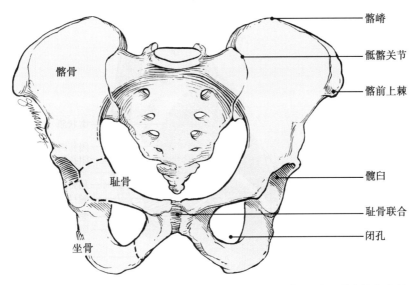

图 A2-1 骨性骨盆的主要构成。(前上面观)骨盆平面与地平面形成的角度约
60 度。与男性骨盆相比,女性骨盆耻骨下角更大、坐骨切迹更宽及耻骨联合至
髋臼前缘的间距更长

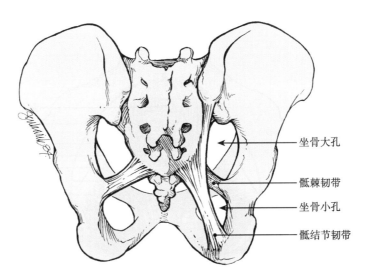

图 A2-2 女性骨盆的主要韧带及附着点。(后面观)孕期韧带发生
暂时的改变,以保证关节的活动度以及骨盆空间的增大。这在分娩
过程中至关重要

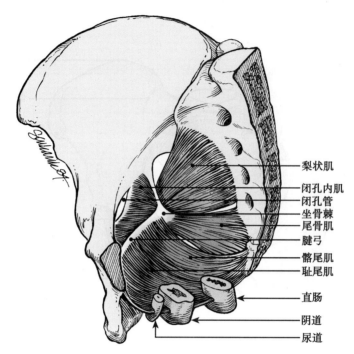

梨状肌
闭孔内肌
闭孔管
坐骨棘
尾骨肌
腱弓
髂尾肌
耻尾肌
直肠
阴道
尿道

图 A2-3 盆膈肌肉。(斜面观)盆膈肌肉承托并支持骨盆脏器于正常位置。注意尿道、阴道、直肠穿过盆膈的位置

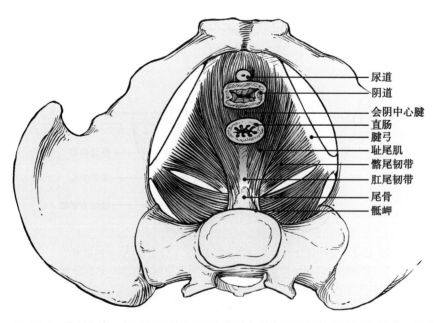

尿道
阴道
会阴中心腱
直肠
腱弓
耻尾肌
髂尾韧带
肛尾韧带
尾骨
骶岬

图 A2-4 盆膈肌肉。(上面观)从上面观,盆膈由很多不同的肌肉及韧带组成。很多血管及神经穿过这些肌肉间隙离开骨盆。注意会阴中心腱与直肠及子宫的关系

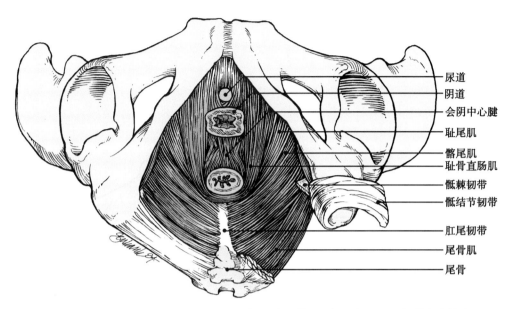

尿道
阴道
会阴中心腱
耻尾肌
髂尾肌
耻骨直肠肌
骶棘韧带
骶结节韧带
肛尾韧带
尾骨肌
尾骨

图 A2-5 盆膈肌肉。(下面观)盆膈呈双边对称,以会阴体(即中心腱)及肛尾韧带为中轴线

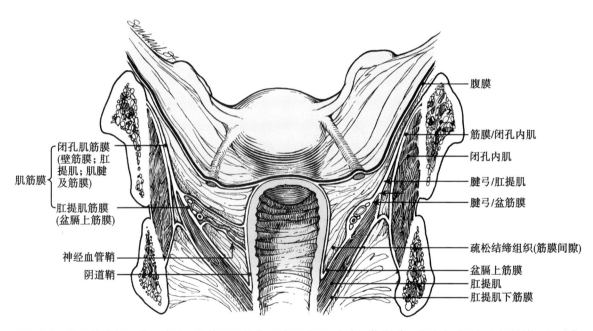

肌筋膜
闭孔肌筋膜(壁筋膜;肛提肌;肌腱及筋膜)
肛提肌筋膜(盆膈上筋膜)
神经血管鞘
阴道鞘

腹膜
筋膜/闭孔内肌
闭孔内肌
腱弓/肛提肌
腱弓/盆筋膜
疏松结缔组织(筋膜间隙)
盆膈上筋膜
肛提肌
肛提肌下筋膜

图 A2-6 盆膈筋膜与腹膜的关系。从前面观骨盆,肛提肌向下、向内围绕阴道。盆腔腹膜下的疏松结缔组织厚薄不一,取决于个体的肥胖情况。注意不同筋膜融合成神经血管鞘时的连续性

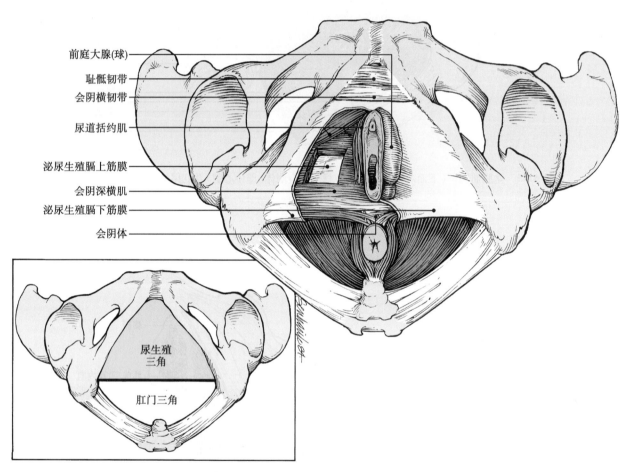

前庭大腺(球)

耻骶韧带

会阴横韧带

尿道括约肌

泌尿生殖膈上筋膜

会阴深横肌

泌尿生殖膈下筋膜

会阴体

尿生殖
三角

肛门三角

图 A2-7 会阴深间隙肌肉。(下面观)截石位观,与会阴浅间隙比较,会阴深间隙由更细的肌肉组成。注意前庭大腺位于会阴浅间隙内。插图:尿生殖三角与肛门三角的分界

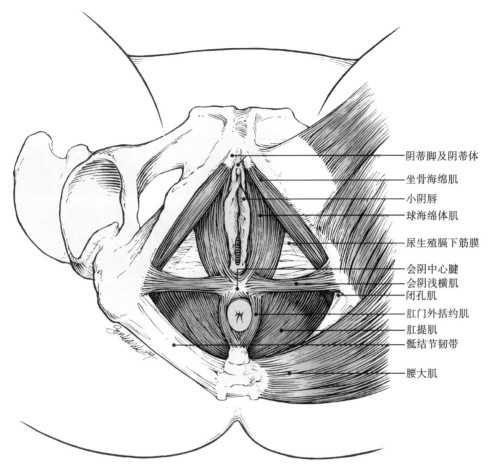

阴蒂脚及阴蒂体

坐骨海绵肌

小阴唇

球海绵体肌

尿生殖膈下筋膜

会阴中心腱

会阴浅横肌

闭孔肌

肛门外括约肌

肛提肌

骶结节韧带

腰大肌

图 A2-8　会阴浅间隙肌肉。（下面观）截石位观，尿生殖三角的会阴浅间隙肌肉与肛门三角的肌肉汇聚于中线

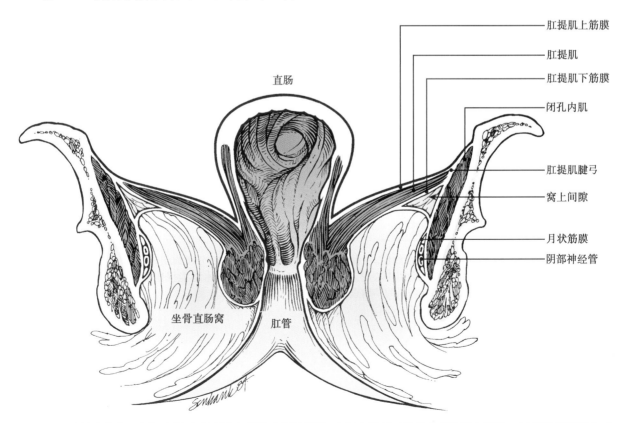

肛提肌上筋膜

肛提肌

肛提肌下筋膜

闭孔内肌

肛提肌腱弓

窝上间隙

月状筋膜

阴部神经管

直肠

坐骨直肠窝　　肛管

图 A2-9　坐骨直肠窝。（前面观）坐骨直肠窝环绕直肠及阴道，占据会阴后三角的大部分潜在间隙。肛提肌筋膜融合成内脏鞘从而支持直肠及阴道

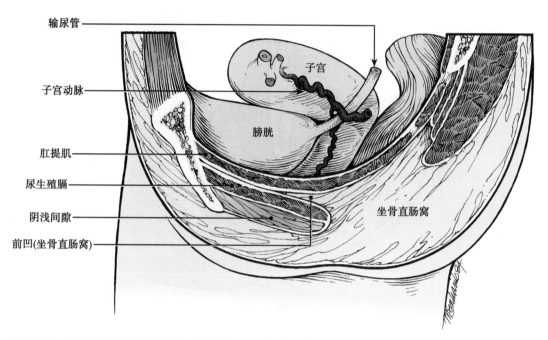

图 A2-10 坐骨直肠窝及尿生殖膈。(矢状切面)坐骨直肠窝从肛门三角向前及向后延伸。坐骨直肠窝前凹在尿生殖膈的上方。尿生殖膈将尿生殖三角分隔。皮肤与会阴浅间隙之间的皮下脂肪因人而异

图中标注:
输尿管
子宫
子宫动脉
膀胱
肛提肌
尿生殖膈
坐骨直肠窝
阴浅间隙
前凹(坐骨直肠窝)

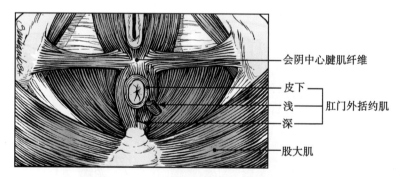

图中标注:
会阴中心腱肌纤维
皮下
浅 肛门外括约肌
深
股大肌

图 A2-11 肛门外括约肌。(截石位)肛门外括约肌由三部分肌肉组成,起始于尾骨,汇合于会阴中心腱。正中或中间外侧会阴切开术可能损伤肛门外括约肌;肛门括约肌的结构重建对控制排便至关重要

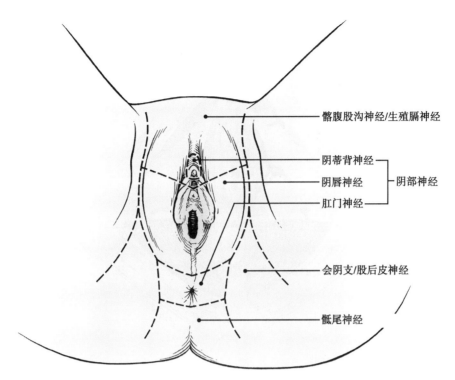

图 A2-12 会阴的皮神经支配。会阴大部分神经支配来源于阴部神经,但重要区域却受其他神经支配。因此阴部神经阻滞仅能麻醉会阴表面的一部分。每条神经支配的精确范围因人而异

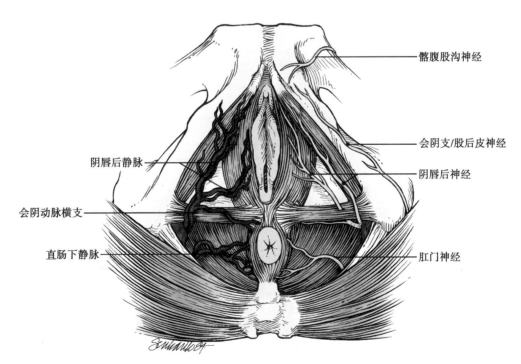

图 A2-13 会阴浅间隙的血管及神经。(截石位)会阴浅间隙的血管与神经相伴。孕期血管明显充血,会阴裂伤、外伤或行会阴切开术时出血非常明显。常规行会阴正中或外侧切开术时需注意会阴动脉的横行分支

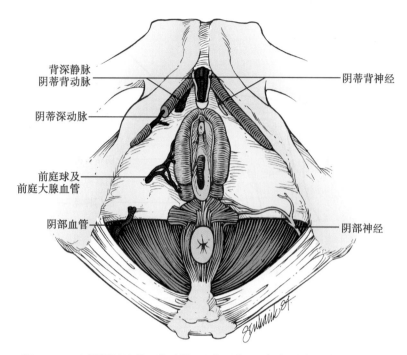

图 A2-14　会阴深间隙的血管及神经（截石位）。与会阴浅间隙相反，会阴深间隙的血管及神经均从上而下进入前三角。要注意前庭球及前庭大腺（巴氏腺体）的血供及支配神经来源于会阴深血管及神经

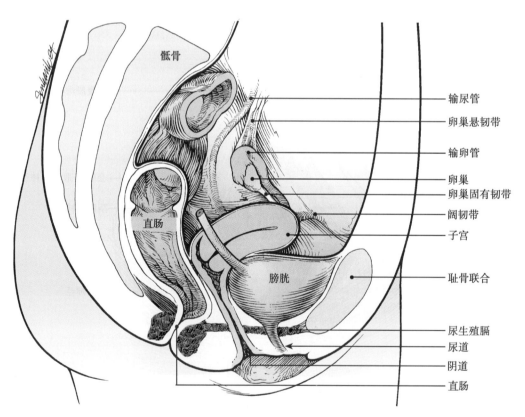

图 A2-15　盆腔主要脏器（矢状面）。盆腔的内脏由肛提肌支撑。前倾前屈的子宫从膀胱及直肠获得进一步的支撑。输尿管在宫颈内口水平跨过子宫的侧面进入膀胱。卵巢及输卵管伞端的位置极易变动

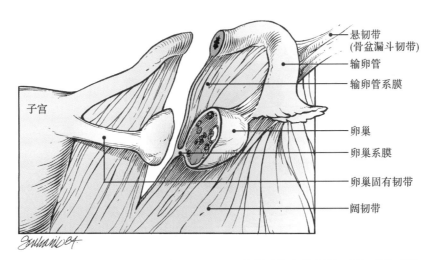

图 **A2-16**　输卵管及卵巢的解剖(后面观)。卵巢及输卵管由源于阔韧带的系膜悬挂,其血管及神经穿过卵巢系膜及输卵管系膜

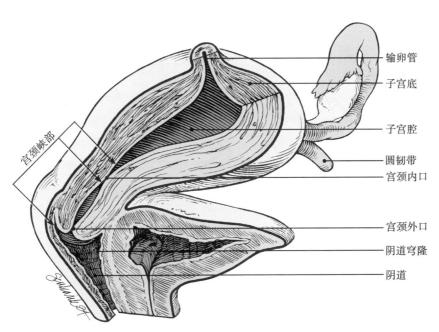

图 **A2-17**　子宫的局部解剖(侧面观)。子宫由宫颈,峡部,宫体及宫底组成。由于妊娠期的子宫各部位的增长速率不同,随着孕周的增长,输卵管的宫角部与宫底部的距离明显增宽。膀胱腹膜反折在宫颈峡部水平

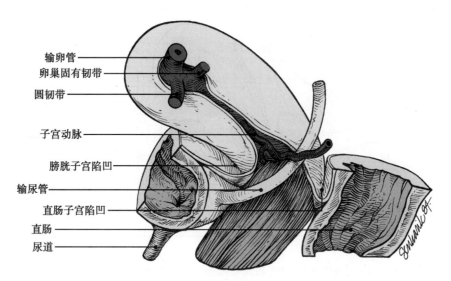

输卵管
卵巢固有韧带
圆韧带

子宫动脉

膀胱子宫陷凹

输尿管

直肠子宫陷凹

直肠

尿道

图 A2-18　子宫的解剖关系（侧面观）。阔韧带从子宫前方及后方覆盖子宫。子宫侧面的三角区位于阔韧带前后叶之间。注意输尿管与子宫动脉的关系

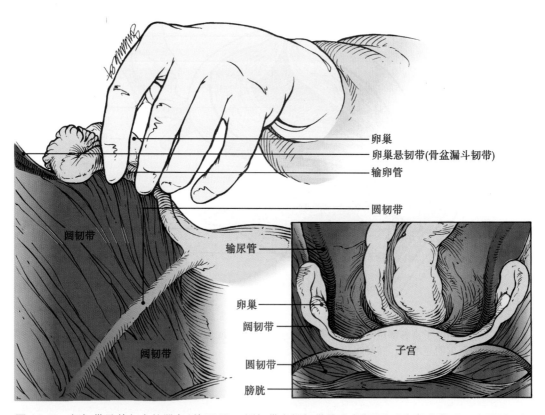

卵巢
卵巢悬韧带(骨盆漏斗韧带)
输卵管

圆韧带

输尿管

阔韧带

阔韧带

卵巢
阔韧带

圆韧带

膀胱

子宫

图 A2-19　阔韧带及其包含的器官（前面观）。圆韧带在阔韧带前叶穿行，通过腹股沟管进入大阴唇。插图：从上面观阔韧带及各器官的关系。注意直肠阴道陷凹的上面及前面观

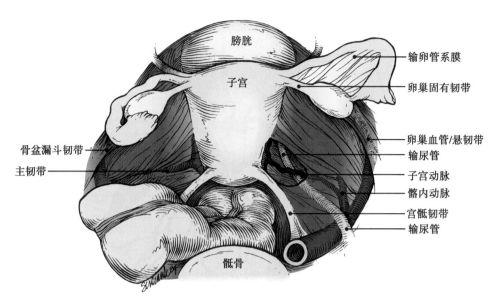

膀胱

子宫

输卵管系膜

卵巢固有韧带

卵巢血管/悬韧带

输尿管

子宫动脉

髂内动脉

宫骶韧带

输尿管

骨盆漏斗韧带

主韧带

骶骨

图 A2-20 盆腔脏器。直肠子宫陷凹是以宫骶韧带作为分界。直肠子宫陷凹常被称为道格拉斯陷凹。在这个图中,阔韧带后叶的一部分已被移除,以显示子宫动脉与输尿管的关系。阔韧带肿瘤、感染、子宫内膜异位症,或以既往手术史可能改变这种结构

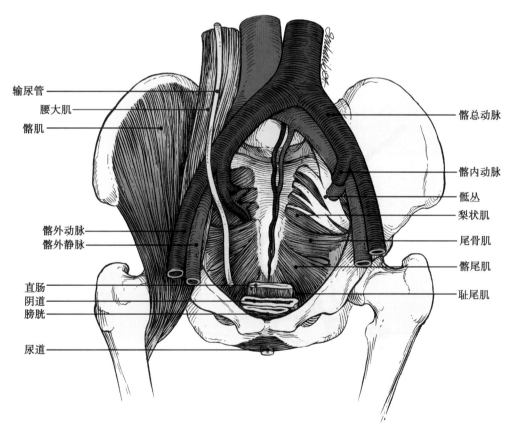

输尿管

腰大肌

髂肌

髂外动脉

髂外静脉

直肠

阴道

膀胱

尿道

髂总动脉

髂内动脉

骶丛

梨状肌

尾骨肌

髂尾肌

耻尾肌

图 A2-21 盆腔的主要血管(前面观)。骨盆的主要血管与骨盆横膈的关系显示如上图。需注意输尿管与髂内动脉接近(下腹部),结扎髂内动脉可能因此危及输尿管。注意髂内动脉的前后动脉干

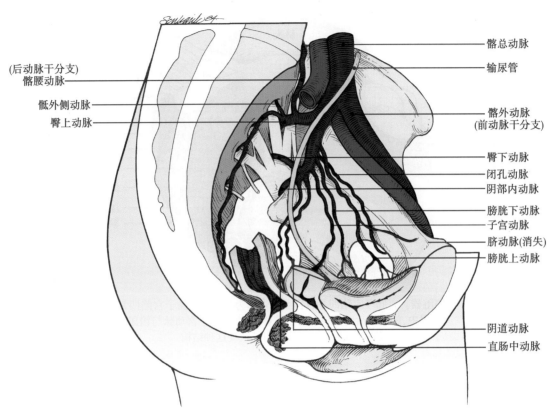

图 A2-22 盆腔的主要血管(侧面观)。前后动脉干的主要分支高度变异,多数患者为多重的分支模式。注意骶丛与血管的关系。子宫在宫颈峡部水平被截断以便于更好地显示前动脉干的分支

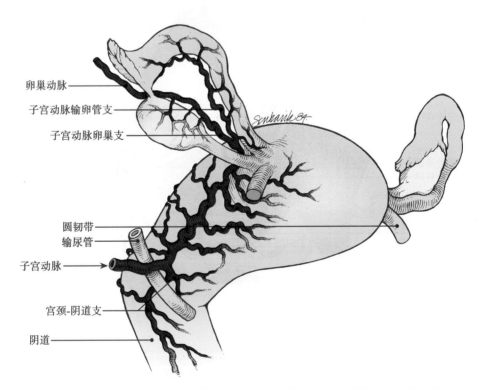

图 A2-23 子宫、输卵管及卵巢的血液供应。主要的盆腔器官的血管供应来自髂内动脉和卵巢动脉。注意沿子宫角外侧区域的血管丛子宫动脉降支供应子宫颈和阴道

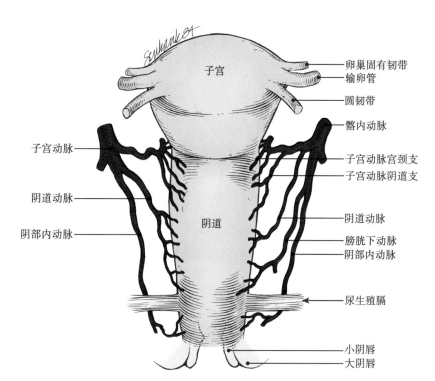

子宫

卵巢固有韧带
输卵管

圆韧带

髂内动脉

子宫动脉

子宫动脉宫颈支
子宫动脉阴道支

阴道动脉

阴道动脉

阴部内动脉

膀胱下动脉
阴部内动脉

阴道

尿生殖膈

小阴唇
大阴唇

图 A2-24　阴道的血液供应。子宫及阴道的血液供应主要源于子宫动脉及阴部动脉。阴部内动脉由下至上供应阴道。阴道动脉，通常来源于子宫动脉，和子宫动脉一起供应子宫上部

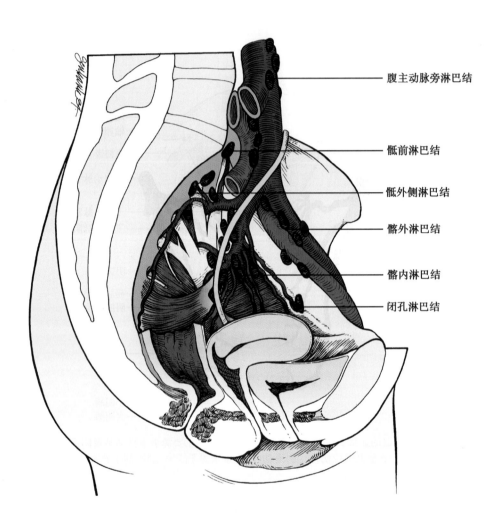

腹主动脉旁淋巴结

骶前淋巴结

骶外侧淋巴结

髂外淋巴结

髂内淋巴结

闭孔淋巴结

图 A2-25   盆腔的主要淋巴系统。盆腔的主要淋巴结沿重要血管分布。每组淋巴结接收来自多个器官的淋巴液。淋巴结的分组相对粗糙,因为淋巴组分界并不清晰

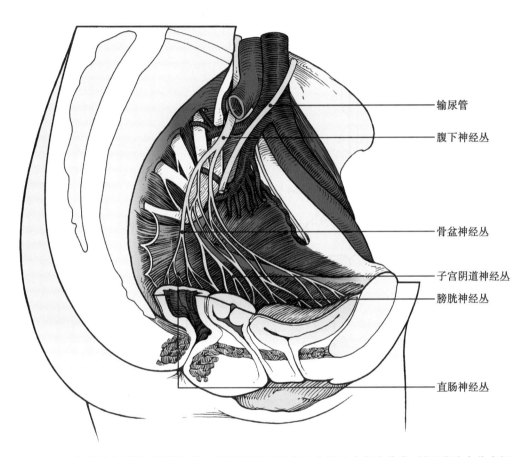

输尿管

腹下神经丛

骨盆神经丛

子宫阴道神经丛

膀胱神经丛

直肠神经丛

图 A2-26　骨盆的主要神经(侧面观)。因为骶神经丛穿出盆腔后才发出分支,所以盆腔内分支极少。大多数盆腔神经丛位于血管内侧

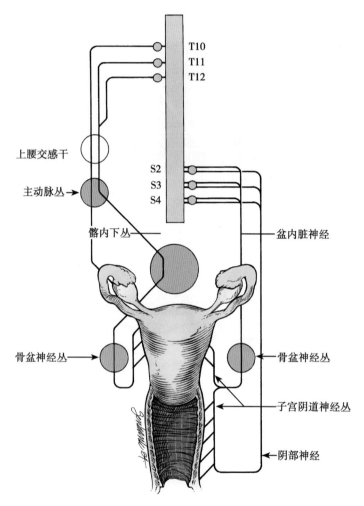

T10
T11
T12

上腰交感干

主动脉丛 →

S2
S3
S4

髂内下丛 ——

盆内脏神经

骨盆神经丛 →

骨盆神经丛

子宫阴道神经丛

阴部神经

图 A2-27　女性生殖道传入神经分配。图左侧显示的是交感神经系统。图右侧显示的是进入脊髓的纤维。子宫输卵管及卵巢的主要痛觉传入纤维进入脊髓 T10,T11 及 T12。阴道及外生殖器的传入神经进入脊髓 S2,S3 及 S4

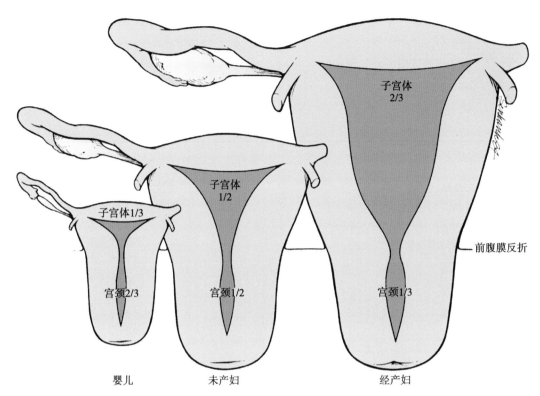

图 **A2-28**　不同年龄及产次的子宫变化。青春期,虽然子宫颈也有生长,但主要的生长部位为子宫体及宫底部。绝经后,子宫退化至与月经初潮前的状态。妊娠期的子宫颈部比非妊娠期增大很多

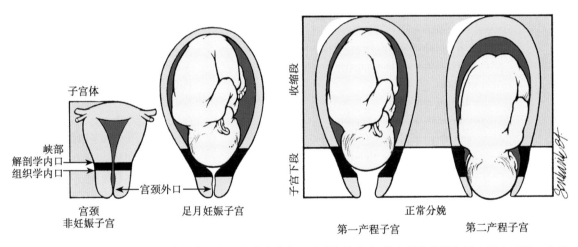

图 **A2-29**　妊娠和分娩引起的子宫变化。怀孕的激素改变以及分娩的动力,导致子宫峡部发展为子宫下段。分娩后,这些变化消退。子宫下段横切口剖宫产术是在宫颈峡部区域(亦称为子宫下段)进行

最后审阅　方大俊

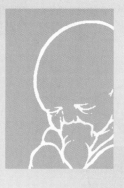

缩略词表

英文缩写	英文全称	中文全称
11β-HSD1	11-β-hydroxysteroid Dehydrogenase type1	11β 羟化类固醇脱氢酶 1 型
11β-HSD2	11-β-hydroxysteroid Dehydrogenase type2	11β 羟化类固醇脱氢酶 2 型
2,3-DPG	2,3-Diphosphoglycerate	2,3-二磷酸甘油酸
3TC	Lamivudine	拉米夫定

A

α-MSH	α-Melanocyte-stimulating hormone	α-促黑色素细胞激素
AA	Arterioarterial	动脉-动脉
AABB	American Association of Blood Banks	美国血库协会
AACE	American Association of Clinical Endocrinologists	美国临床内分泌医师协会
AAN	American Academy of Neurology	美国神经学会
AAP	American Academy of Pediatrics	美国儿科学会
AC	Abdominal circumference	腹径
ACC	American College of Cardiology	美国心脏病学会
ACE	Angiotensin-converting enzyme	血管紧张素转换酶
AchE	Acetylcholinesterase	乙酰胆碱酯酶
ACHOIS	Australian Carbohydrate Intolerance Study in Pregnant Women	澳大利亚妊娠妇女碳水化合物耐受研究
ACIP	Advisory Committee on Immunization Practices	美国免疫实施咨询委员会
ACL	Anticardiolipin	抗心磷脂
ACA	Anticardiolipin antibody	抗心磷脂抗体
ACLS	Advanced cardiovascular life support	高级心血管生命支持
ACMG	American College of Medical Genetics and Genomics	美国医学遗传学和基因组学学会
ACNM	American College of Nurse Midwives	美国助产士协会
ACOG	American College of Obstetricians and Gynecologists	美国妇产科医师学会
ACR	American College of Rheumatology	美国风湿病学会
ACTH	Adrenocorticotropic hormone	促肾上腺皮质激素
AD	Abdominal diameter	腹径
AD	Aortic diameter	主动脉直径
AD	Atopic dermatitis	特应性皮炎
ADA	American Diabetes Association	美国糖尿病学会
ADAMTS13	von Willebrand cleaving enzyme	血友病因子裂解酶
ADFLE	Autosomal-dominant frontal lobe epilepsy	常染色体显性额叶癫痫
ADHD	Attention-deficit/hyperactivity disorder	注意力缺陷多动障碍
ADO	Allele dropout	等位基因丢失或等位基因脱扣
ADP	Adenosine diphosphate	腺苷二磷酸
ADTLE	Autosomal-dominant temporal lobe epilepsy	常染色体显性颞叶癫痫
AED	Antiepileptic drug	抗癫痫药物
AEDV	Absent end-diastolic velocity	舒张末期血流缺失
AEP	Atopic eruption of pregnancy	特应性妊娠期皮疹
AF	Amniotic fluid	羊水

英文缩写	英文全称	中文全称
AFI	Amniotic fluid index	羊水指数
AFLP	acute fatty liver of pregnancy	妊娠期急性脂肪肝
AFP	Alpha-fetoprotein	α 甲胎蛋白
AFV	Amniotic fluid volume	羊水量
AGA	Appropriate for gestational age	适于胎龄儿
AHA	American Heart Association	美国心脏协会
AIDS	Acquired immunodeficiency syndrome	获得性免疫缺陷综合征
AIP	Acute intermittent porphyria	急性间歇性血卟啉症
AIUM	American Institute of Ultrasound in Medicine	美国医学超声学会
ALARA	As long as reasonably achievable	最优比原则
ALL	Acute lymphoblastic leukemia	急性淋巴细胞白血病
ALT	Alanine aminotransferase/transaminase	丙氨酸转氨酶
AMA	Advanced maternal age	孕妇高龄
AML	Acute myeloid leukcmia	急性髓细胞性白血病
AMP	Adenosine monophosphate	腺苷单磷酸
AN	Anorexia nervosa	神经性厌食症
ANA	Antinuclear antibody	抗核抗体
ANF	Atrial natriuretic factor	心钠素
ANLL	Acute nonlymphocytic leukemia	急性非淋巴细胞白血病
ANP	Atrial natriuretic peptide	心钠肽
APA	Antiphospholipid antibody	抗磷脂抗体
APC	Activated protein C	活化蛋白 C
APC	Antigen-presenting cell	抗原提呈细胞
aPL	Antiphospholipid antibody	抗磷脂抗体
APLAS	Antiphospholipid antibody syndrome	抗心磷脂抗体综合征
APR	Australian Register of Antiepileptic Drugs in Pregnancy	澳洲孕期抗癫痫药登记
APS	Antiphospholipid syndrome	抗磷脂综合征
aPTT	Activated partial thromboplastin time	活化部分凝血活酶时间
ARDS	Acute respiratory distress syndrome	急性呼吸窘迫综合征
ARF	Acute renal failure	急性肾衰
ART	Assisted reproductive technology	辅助生殖技术
ARV	Antiretroviral	抗逆转录病毒
ASA	American Society of Anesthesiologists	美国麻醉医师协会
ASB	asymptomatic bacteriuria	无症状性菌尿
ASD	Atrial septal defect	房间隔缺损
ASD	Autism spectrum disorder	自闭症谱系障碍
AST	Aspartate aminotransferase/transaminase	天冬氨酸转氨酶
ATA	American Thyroid Association	美国甲状腺学会
ATD	Antithyroid drug	抗甲状腺药物
ATP	Adenosine triphophate	三磷酸腺苷
AVM	Arteriovenous malformation	动静脉畸形
AVP	Arginine vasopressin	精氨酸抗利尿激素/精氨酸加压素
AWHONN	Associate of Women's Health, Obstetric and Neonatal Nurses	美国妇女健康、产科及新生儿护理协会
AZA	Azathioprine	硫唑嘌呤

B

β-hCG	β-Human chorionic gonadotropin	β-人绒毛膜促性腺激素
BAFF	B-cell activating factor of the tumor necrosis factor family	B 细胞活化因子肿瘤坏死因子家族
BCG	Bacille Calmette-Guérin	卡介苗
BD	Bipolar disorder	双相障碍

英文缩写	英文全称	中文全称
BDSMS	Birth defects surveillance monitoring system	出生缺陷监测系统
BFHI	Baby-Friendly Hospital Initiative	爱婴医院
BiPAP	Bilevel positive airway pressure	双向气道正压通气
BLS	Basic life support	基础生命支持
BMD	Bone mineral density	骨密度
BMI	Body mass index	体重指数
BN	Bulimia nervosa	神经性贪食症
BNP	Brain/β-type natriuretic peptide	脑钠肽
BPA	Bisphenol A	双酚 A
BPD	Biparietal diameter	双顶径
BPD	Bronchopulmonary dysplasia	支气管肺发育不良
BPM	Beats per minute	次/分
BPP	Biophysical profile	生物物理评分
BREG 或者 B10	Regulatory B cell	调节性 B 细胞
BSA	Body surface area	体表面积
BUN	Blood urea nitrogen	血尿素氮
BUN	Biochemistry Ultrasound Nuchal Translucency	早孕期血清学联合颈项透明层测定
BV	Bacterial vaginosis	细菌性阴道病

C

英文缩写	英文全称	中文全称
C/D	Concentration/dose（ratio）	浓度/剂量（比值）
cAMP	Cyclic adenosine monophosphate	环腺苷酸
CA-MRSA	Community-acquired methicillinresistant Staphylococcus aureus	社区获得性耐甲氧西林金黄色葡萄球菌
CAPS	Catastrophic antiphospholipid syndrome	恶性抗磷脂综合征
cART	Combination antiretroviral therapy	联合抗逆转录病毒治疗
CBAVD	Congenital bilateral absence of the vas deferens	先天性双侧输精管缺如
CBG	Corticosteroid-binding globulin	皮质类固醇结合球蛋白
CBT	Cognitive behavioral therapy	认知行为治疗
CBZ	Carbamazepine	卡马西平
ccffDNA	Circulating cell-free fetal DNA	循环游离胎儿 DNA
CCL5	Chemokine（C-C motif）ligand 5	趋化因子(C-C 模体)配体 5
CCR5	Chemokine receptor type 5	趋化因子受体 5
CcR	Chemokine receptor	Cc 受体
cCTG	Computerized cardiotocography	计算机处理的胎心宫缩图
CD	Cesarean delivery	剖宫产
CD	Crohn disease	克罗恩病
CDC	Centers for Disease Control and Prevention	美国疾病控制与预防中心
CDSD	Cesaean delivery scar defect	剖宫产瘢痕缺陷
CEA	Carcinoembryonic antigen	癌胚抗原
CF	Cystic fibrosis	囊性纤维化
cfDNA	Cell-free DNA	游离 DNA
CGH	Comparative genomic hybridization	比较基因组杂交
cGy	Centigray	厘戈瑞
CHB	Congenital heart block	先天性心脏传导阻滞
CHC	Combined hormonal contraception	雌孕激素联合避孕
CHD	Congerital heart disease	先天性心脏病
CHP	Catholic Healthcare Partners	天主教医疗合作伙伴
CI	Cardiac index	心脏指数
CI	Cervical insufficiency	宫颈机能不全
CI	Confidence interval	可信区间

英文缩写	英文全称	中文全称
CIN	Cervical intraepithelial neoplasia	宫颈上皮内瘤变
CL	Cervical length	宫颈长度
CLD	Chronic lung disease	慢性肺疾病
CLIP	Corticotropin-like intermediate lobe peptide	促肾上腺皮质素样中叶肽
CMA	Chromosomal microarray analysis	染色体微阵列分析
CMACE	Centre for Maternal and Child Enquiries	英国孕产妇死亡机密调查中心
CML	Chronic myelocytic leukemia	慢性粒细胞白血病
CMQCC	California Maternal Quality Care Collaborative	加利福尼亚孕产妇质量检查协作组
CMV	Cytomegalovirus	巨细胞病毒
CMZ	Carbimazole	卡比马唑
CNFA	Clinically nonfunctioning adenoma	临床无功能腺瘤
CNS	Central nervous system	中枢神经系统
CNV	Copy number variant	拷贝数变异体
CO	Cardiac output	心输出量
CO2	Carbon dioxide	二氧化碳
COC	Combination oral contraceptine	复方口服避孕药
COP	Colloidal oncotic pressure	胶体渗透压
COX	Cyclooxygenase	环氧合酶
CP	Cerebral palsy	脑瘫
CPAM	Congenital pulmonary adenomatoid malformation	先天性肺腺瘤样畸形
CPAP	Continuous positive airway pressure	持续气道正压通气
CPD	Cephalopelvic disproportion	头盆不称
CPM	Confined placental mosaicism	限制性胎盘嵌合
CPR	Cerebroplacental Doppler ratio	大脑胎盘血流比值
CPR	Contraceptive prevalence rate	避孕率
CPT	Current procedural terminology	现行操作术语
CRF	Corticotrophin-releasing factor	促肾上腺皮质激素释放因子
CRH	Corticotropin-releasing hormone	促肾上腺皮质激素释放激素
CRL	Crown-rump length	头臀径
CRM	Crew resource management	机组资源管理
CRP	C-reactive protein	C 反应蛋白
CRS	Congenital rubella syndrome	先天性风疹综合征
CSE	Combined spinal-epidural	椎管内-硬膜外联合麻醉
CSF	Cerebrospinal fluid	脑脊液
CSII	Continuous subcutaneous insulin infusion	连续皮下胰岛素注射
CSL	Consortium on Safe Labor	安全分娩协作组
CST	Contraction stress test	宫缩应激试验
CT	Computed tomography	计算机 X 线断层扫描
CTA	Computed tomography angiography	计算机断层血管造影
CTPA	Computed tomographic pulmonary angiography	螺旋 CT 肺血管造影
CVP	Central venous pressure	中心静脉压
CVS	Congenital varicella syndrome	先天性水痘综合征
CVS	Chorionic villus sampling	绒毛取样术
CVT	Cerebral venous thrombosis	脑静脉血栓形成
CXCR	CXC receptor	CXC 受体
CXCR4	C-X-C chemokine receptor type 4	C-X-C 型趋化因子受体4

D

DAT	Direct amplification test	直接扩增实验
DC	Dendritic cell	树突细胞

英文缩写	英文全称	中文全称
DCC	Delayed cord clamping	延迟断脐
dDAVP	Desmopressin	去氨加压素
DES	Diethylstilbestrol	己烯雌酚
DFA	Direct fluorescence assay	直接荧光分析
DHA	Docosahexaenoic acid	二十二碳六烯酸
DHEA	Dehydroepiandrosterone	脱氢表雄酮
DIC	disseminated intravascular coagulation	弥散性血管内凝血
DKA	Diabetic ketoacidosis	糖尿病酮症酸中毒
DMA	Disease-modifying agent	疾病调节剂
DMPA	Depot medroxyprogesterone acetate	长效醋酸甲羟孕酮
DNA	Deoxyribonucleic acid	脱氧核糖核酸
dNK	Decidual natural killer	蜕膜自然杀伤细胞
DOC	Deoxycorticosterone	去氧皮质酮
DPG	Diphosphatidylglycerol/Diphosphoglycerate	双磷脂酰甘油/二磷酸甘油酸
DPI	Dry-powder inhaler	干粉吸入器
DPPC	Dipalmitoylphosphatidylcholine	二棕榈酰磷脂酰胆碱
DRI	Daily recommended intake/Dietary Reference Intakes	膳食参考摄入量
DSM	Diagnostic and Statistical Manual of Mental Disorders	精神障碍诊断与统计手册
DTC	Direct to consumer	直接面向消费者
DV	Ductus venosus	静脉导管
DVP	Deepest vertical pocket	最大羊水池深度
DVT	Deep venous thrombosis	深静脉血栓
DZ	Dizygotic	异卵

E

EA	Early amniocentesis	早期羊膜腔穿刺
EB	Elementary body	原体
EC	Emergency contraception	紧急避孕
ECC	Exocoelomic cavity	胚外体腔
ECG	Electrocardiogram	心电图
ECT	Electroconvulsive therapy	电休克治疗
ECV	External cephalic version	外倒转术
EDC	Endocrine-disrupter chemical	内分泌干扰化学物质
EDC	Estimated date of confinement	预产期
EDSS	Expanded Disability Status Scale	扩展残疾状态量表
EEG	Electroencephalogram	脑电图
EF	Ejection fraction	射血分数
EFM	Electronic fetal heart rate monitoring	电子胎心监护
EFV	Efavirenz	依非韦伦
EFW	Estimated fetal weight	估计胎儿体重
EGD	Esophagogastroduodenoscopy	食管胃十二指肠镜检查
EGF	Epidermal growth factor	表皮生长因子
EGFR	Estimated glomerular filtration rate	估算的肾小球滤过率
EIA	Enzyme immunoassay	酶联免疫测定
EIAED	Enzyme-inducing antiepileptic drug	酶诱导抗癫痫药
ELBW	Extremely low birthweight	极低出生体重
ELISA	Enzyme-linked immunosorbent assay	酶联免疫吸附试验
EMA	European Medicine Agency	欧洲内科协会
EMR	Electronic medical record	电子病历
EP	Ectopic pregnancy	异位妊娠

英文缩写	英文全称	中文全称
EPA	Eicosapentaenoic acid	二十碳五烯酸
EPDS	Edinburgh Postnatal Depression Scale	爱丁堡产后抑郁量表
EPO	erythropoietin	促红细胞生成素
ER	Estrogen receptor	雌激素受体
ERCP	Endoscopic retrograde cholangiopancreatography	经内镜逆行胰胆管造影
ES	Endocrine Society	内分泌学会
ESC	Embryonic stem cell	胚胎干细胞
ESR	Erythrocyte sedimentation rate	红细胞沉降率
ESRD	end-stage renal disease	终末期肾病
ETG	Etonogestrel	依托孕烯
EXIT	Ex utero intrapartum treatment	产时子宫外处理

F

FAC	Fetal activity count	胎动计数
FAS	Fetal alcohol syndrome	胎儿酒精综合征
FASD	Fetal alcohol spectrum disorder	胎儿酒精谱系障碍
Fasl	Fas ligand	Fas 配体
FAST	Focused abdominal sonography for Trauma	创伤后腹部重点超声
FASTER	First- and Second-Trimester Evaluation of Risk Research Consortium	早期和中期妊娠联合风险评估
FBM	Fetal breathing movement	胎儿呼吸样运动
FBS	Fetal blood sampling	胎儿血采样
FDA	Food and Drug Administration	美国食品和药物管理局
FDC	Fixed-dose combination	固定剂量复合剂
FEV1	Forced expiratory volume in 1 second	一秒钟用力呼气容积
FFA	Free fatty acid	游离脂肪酸
fFN	Fetal fibronectin	胎儿纤连蛋白
FFP	Fresh frozen plasma	新鲜冰冻血浆
FGM/C	Female genital mutilation/cutting	女性生殖器切割（女性割礼）
FGR	Fetal growth restriction	胎儿生长受限
FHH	Familial hypocalciuric hypercalcemia	家族性低尿钙性高钙血症
FHR	Fetal heart rate	胎心率
FIGO	International Federation of Gynecology and Obstetrics	国际妇产科联盟
FIHPT	Familial isolated primary hyperparathyroidism	家族性孤立性原发性甲状旁腺功能亢进症
FIRS	Fetal inflammatory response syndrome	胎儿炎症反应综合征
FISH	Fluorescence in situ hybridization	荧光原位杂交
FL	Femur length	股骨长度
FMC	Fetal movement counting	计数胎动
FMH	Fetomaternal hemorrhage	母胎输血
FNAB	Fine-needle aspiration biopsy	细针抽吸活检
FPR	False-positive rate	假阳性率
FRC	Functional residual capacity	功能残气量
FSH	Follicle-stimulating hormone	卵泡刺激素
FT$_3$	Free triiodothyronine	血清游离 T_3
FT$_3$I	Free triiodothyronine index	游离三碘甲状腺氨酸指数
FT$_4$	Free thyroxine	血清游离 T_4
FT$_4$I	Free thyroxine index	游离甲状腺素指数
FTI	Free thyroxine index	游离甲状腺素指数
FVC	Forced vital capacity	用力肺活量
FVL	Factor V Leiden Leiden	第五因子

G

英文缩写	英文全称	中文全称
G6PD	Glucose-6-phosphate dehydrogenase	葡萄糖-6-磷酸脱氢酶
GAG	Glycosaminoglycan	葡糖氨基葡聚糖
GBS	Group B Streptococcus	B 组溶血性链球菌
G-CSF	Granulocyte-colony stimulating factor	粒细胞集落刺激因子
GDM	Gestational diabetes mellitus	妊娠期糖尿病
GDNF	Glial cell-derived neurotropic factor	胶质细胞源性神经营养因子
GERD	Gastroesophageal reflux disease	胃食管反流病
GFR	Glomerular filtration rate	肾小球滤过率
GH	Gestational Hypertension	妊娠期高血压
GH	Growth hormone	生长激素
GLOWM	Global Library of Women's Medicine	全球妇女医学图书馆
GLUT	Glucose transporter	葡萄糖转运蛋白
GMP	Guanosine monophosphate	鸟苷酸
GNI	Gross national income	国民总收入
Gp	Glycoprotein	糖蛋白
GTD	Gestational trophoblastic disease	妊娠滋养细胞疾病
GTT	Glucose tolerance test	葡萄糖耐量试验
GVHD	Graft-versus-host disease	移植物抗宿主病
GWG	Gestational weight gain	孕期体重增加
Gy	Gray	戈瑞

H

HAART	Highly active antiretroviral therapy	高效抗逆转录病毒治疗
HAV	Hepatitis A virus	甲型肝炎病毒
HbA1c	Hemoglobin A1c	糖化血红蛋白 A1c
HBcAg	Hepatitis B core antigen	乙肝核心抗原
HBeAg	Hepatitis B early antigen	乙肝早期抗原
HBIG	Hepatitis B immune globulin	乙肝免疫球蛋白
HBsAg	Hepatitis B surface antigen	乙肝表面抗原
HBV	Hepatitis B virus	乙肝病毒
HC	Head circumference	头围
HCA	Hospital Corporation of America	美国医院集团
hCG	Human chorionic gonadotropin	人绒毛膜促性腺激素
HCQ	Hydroxychloroquine	羟氯喹
HCV	Hepatitis C virus	丙型肝炎病毒
HDAC	Histone deacetylase	组蛋白去乙酰酶
HDAg	Hepatitis delta antigen	丁型肝炎抗原
HDFN	Hemolytic disease of the fetus and newborn	胎儿、新生儿溶血性疾病
HDL	High-density lipoprotein	高密度脂蛋白
HDN	Hemolytic disease of the newborn	新生儿溶血性疾病
HDV	Hepatitis delta virus	丁型肝炎病毒
HELLP	Hemolysis, elevated liver enzymes, low platelets syndrome	溶血、肝酶升高、血小板减少综合征(HELLP 综合征)
HG	Hyperemesis gravidarum	妊娠剧吐
HIE	Hypoxic-ischemic encephalopathy	缺氧缺血性脑病
HIF	Hypoxia inducible factor	缺氧诱导因子
HIV	Human immunodeficiency virus	人类免疫缺陷病毒
HL	Hodgkin lymphoma	霍奇金淋巴瘤

英文缩写	英文全称	中文全称
HLA	Human leukocyte antigen	人类白细胞抗原
HLA-C	Major histocompatibility complex class I C antigen	主要组织相容性复合体 I 类 C 抗原
HMD	Hyaline membrane disease	肺透明膜病
HPA	Hypothalamic-pituitary-adrenal（axis）	下丘脑-垂体-肾上腺轴
hPL	Human placental lactogen	人胎盘催乳素
HPV	Human papillomavirus	人类乳头瘤病毒
HR	Heart rate	心率
HSV	Herpes simplex virus	单纯疱疹病毒
HUS	Hemolytic uremic syndrome	溶血性尿毒综合征
Hz	Hertz；1 cycle per second	赫兹

I

IAI	Intraamniotic infection	羊膜腔内感染
IBD	Inflammatory bowel disease	炎症性肠病
IBS	Irritable bowel syndrome	肠易激惹综合征
ICH	Intracranial hemorrhage	颅内出血
ICP	Intrahepatic cholestasis of pregnancy	妊娠期肝内胆汁淤积
ICPD	International Conference on Population and Development	人口与发展国际会议
ICSI	Intracytoplasmic sperm injection	卵细胞浆内单精子注射
ICU	Intensive care unit	重症监护室
I-D	Induction-to-delivery interval	麻醉诱导至胎儿娩出时间间隔
IDDM	Insulin-dependent diabetes mellitus	胰岛素依赖性糖尿病
IDM	Infant of a diabetic mother	糖尿病母亲分娩儿
IFN-γ	Interferon-γ	干扰素-γ
IFPS	Infant Feeding Practices Study	婴儿喂养实践研究
Ig	Immunoglobulin	免疫球蛋白
IgA	Immunoglobulin A	免疫球蛋白 A
IGF-1	Insulin-like growth factor 1	胰岛素样生长因子-1
IGFBP-1	Insulin-like growth factor-binding protein 1	胰岛素样生长因子结合蛋白-1
IgG	Immunoglobulin G	免疫球蛋白 G
IGR	Intrauterine growth restriction	胎儿生长受限
IGRA	Interferon-γ release assay	γ 干扰素释放实验
IL-6	Interleukin-6	白介素-6
IM	Intramuscular	肌肉注射
INH	Isoniazid	异烟肼
INHA	Inhibition A	抑制素 A
INR	International normalized ratio	国际标准化比值
IOM	Institute of Medicine	美国医学研究所
IPT	Intraperitoneal transfusion	腹腔内输血
IPV	Internal podalic version	内倒转术
IQ	Intelligence quotient	智商
IQR	Interquartile range	四分位距
IRIS	Immune reconstitution inflammatory syndrome	免疫重建炎性综合征
ISI	Insulin sensitivity index	胰岛素敏感指数
ITP	Idiopathic/Immune thrombocytopenic purpura	特发性/免疫性血小板减少性紫癜
IU	International unit（s）	国际单位
IUD	Intrauterine device	宫内节育器
IUFD	Intrauterine fetal death	胎死宫内
IUGR	Intrauterine growth restriction	宫内生长受限
IUPC	Intrauterine pressure catheter	子宫内压力导管

英文缩写	英文全称	中文全称
IUT	Intrauterine transfusion	宫内输血
IV	Intravenous	静脉注射
IVC	Inferior vena cava	下腔静脉
IVF	In vitro fertilization	体外受精
IVH	Intraventricular hemorrhage	脑室内出血
IVIG	Intravenous immunoglobulin	静脉注射免疫球蛋白
IVP	intravenous pyelogram	静脉肾盂造影
IVS	Intervillous space	绒毛间隙
IVT	Intravascular transfusion	胎儿静脉输血

K

KB	Kleihauer-Betke test	红细胞酸洗脱（KB）试验
kDa	Kilodalton	千道尔顿
kHz	Kilohertz；1000 cycles per second	千赫
KIR	Killer-cell immunoglobulin-like receptor	杀伤细胞免疫球蛋白样受体
KMC	Kangaroo maternal care	袋鼠式护理
KOH	Potassium hydroxide	氢氧化钾

L

L/S ratio	Lecithin/sphingomyelin ratio	卵磷脂神经鞘磷脂比
LABA	Long-acting β-agonist	长效 β 受体激动剂
LAC	Lupus anticoagulant	狼疮抗凝物
LAM	Lactational amenorrhea method	哺乳闭经避孕法
LARC	Long-acting reversible contraception	长效可逆避孕
LBC	Lamellar body count	板层小体计数
LBP	Lipopolysaccharide binding protein	脂多糖结合蛋白
LBW	Low birthweight	低出生体重儿
LCHAD	Long-chain 3-hydroxyacyl coenzyme A dehydrogenase	长链 3 羟酰辅酶脱氢酶
LCPUFA	Long-chain polyunsaturated fatty acid	长链不饱和脂肪酸
LDA	Low-dose aspirin	小剂量阿司匹林
LDH	Lactate dehydrogenase	乳酸脱氢酶
LDL	Low-density lipoprotein	低密度脂蛋白
LEEP	Loop electrosurgical excision procedure	宫颈环形电切术
LES	Lower esophageal sphincter	食道下端括约肌
LGA	Large for gestational age	大于胎龄儿
LH	Luteinizing hormone	黄体生成素
LIC	Low-income country	低收入国家
LLETZ	Large loop excision of the transformation zone	移行带大面积环切术
LMA	Laryngeal mask airway	喉罩
LMNG	Liverpool and Manchester Liverpool and Manchester Neurodevelopmental Group	利物浦和曼彻斯特神经发育工作组
LMP	Last menstrual period	末次月经
LMWH	Low-molecular-weight heparin	低分子肝素
LN	Lupus nephritis	狼疮性肾炎
LNG	Levonorgestrel	左炔诺孕酮
LOA	Left occiput anterior	枕左前
TOLAC	Trial of labor after cesarean	剖宫产术后再次妊娠阴道试产
LOP	Left occiput posterior	枕左后
LPD	Luteal phase deficiency	黄体功能不全
LPS	Lipopolysaccharide	脂多糖

英文缩写	英文全称	中文全称
LRD	Limb reduction defect	肢体短缩畸形
LTBI	Latent tuberculosis infection	潜伏性结核感染
LTG	Lamotrigine	拉莫三嗪
L-thyroxine	Levothyroxine	左旋甲状腺素
LVOT	Left ventricular outflow tract	左心室流出道

M

英文缩写	英文全称	中文全称
MA	Microarray analysis	微阵列分析
MAC	Mycobacterium avium complex	分枝杆菌复合群
MAP	Mean arterial pressure	平均动脉压
MAS	Meconium aspiration syndrome	胎粪吸入综合征
MBPP	Modified biophysical profile	改良生物物理评分
Mc	Microchimerism	微嵌合体
MC	Monochorionic	单绒毛膜
MCA	Middle cerebral artery	大脑中动脉
MCP-1	Monocyte chemotactic protein 1	单核细胞趋化蛋白1
MCV	Mean corpuscular volume	红细胞平均体积
MDE	Major depressive episode	重性抑郁发作
MDI	Metered-dose inhaler	定量喷雾器
MDQ	Mood disorders questionnaire	心境障碍问卷
MFMU	Maternal-Fetal Medicine Unit	母胎医学中心
MHC	Major histocompatibility complex	主要组织相容性复合体
MHz	Megahertz；1 million cycles per second	兆赫
MI	Myocardial infarction	心肌梗死
MIC	Middle-income country	中等收入国家
MLCK	Myosin light-chain kinase	肌球蛋白轻链激酶
MM	Malignant melanoma	恶性黑色素瘤
MMF	Mycophenolate mofetil	吗替麦考酚酯/霉酚酸酯
mmHg	Millimeters of mercury	毫米汞柱
MMI	Methimazole	甲巯咪唑
MMP	Matrix metalloproteinase	基质金属蛋白酶
MMR	Measles，mumps，rubella	麻疹-流行性腮腺炎-风疹
MMWR	Morbidity and Mortality Weekly Report	发病率与死亡率周报
MODY	Maturity-onset diabetes of youth	青年人中的成年发病型糖尿病
MoM	Multiples of the median	中位数倍数
MOMP	Major outer membrane protein	主要外膜蛋白
MPR	Multifetal pregnancy reduction	多胎妊娠减胎术
MPSS	Massively parallel DNA shotgun sequencing	大规模平行测序技术
MRA	Magnetic resonance angiography	磁共振血管成像
MRI	Magnetic resonance imaging	核磁共振成像
mRNA	Messenger RNA	信使 RNA
MRSA	Methicillin-resistant Staphylococcus aureus	耐甲氧西林金黄色葡萄球菌
MRV	Magnetic resonance venogram	磁共振静脉成像
MS	Multiple sclerosis	多发性硬化
MSAFP	Maternal serum alpha-fetoprotein	母血清甲胎蛋白
MTCT	Mother-to-child transmission	母婴传播
MTX	Methotrexate	甲氨蝶呤
mV	Millivolts	毫伏
MVC	Motor vehicle crash	机动车事故
MVP	Maximum vertical pocket	最大羊水池垂直深度

英文缩写	英文全称	中文全称
MVU	Montevideo unit	蒙氏单位

N

英文缩写	英文全称	中文全称
NAAPR	North American AED Pregnancy Registry	北美妊娠期抗癫痫药登记
NAAT	Nucleic acid amplification test	核酸扩增检测
NAEPP	National Asthma Education and Prevention Program	国家哮喘教育和预防项目
NAFLD	Nonalcoholic fatty liver disease	非酒精性脂肪肝
NAFT Net	North American Fetal Therapy Network	北美胎儿治疗网络
NAS	Neonatal abstinence syndrome	新生儿戒断综合征
NASBA	Nucleic acid sequence-based amplification	核酸序列扩增
NAT	Nucleic acid test	核酸检测
NB	Nasal bone	鼻骨
NCHS	National Center for Health Statistics	美国国家卫生统计中心
NCPP	National Collaborative Perinatal Project	全国围产期合作项目
NcRNA	Noncoding ribonucleic acids	非编码 RNA
NDD	Neurodevelopmental disorder	神经发育障碍
NEAD	Neurodevelopmental Effects of Antiepileptic Drugs	抗癫痫药的神经发育效应
NEC	Necrotizing enterolitis	坏死性小肠结肠炎
NGO	Nongovernmental organization	非政府组织
NHANES	National Health and Nutrition Examination Survey	国家营养和健康调查研究
NHL	Non-Hodgkin lymphoma	非霍奇金淋巴瘤
NICHD	National Institute of Child Health and Human Development	美国国立儿童健康与人类发展研究所
NICU	Neonatal intensive care unit	新生儿重症监护病房
NIH	National Institutes of Health	美国国立卫生研究院
NK	Natural killer	自然杀伤细胞
NLE	Neonatal lupus erythematosus	新生儿红斑狼疮
NLR	NOD-like receptor	NOD 样受体
NMDA	N-methyl-D-aspartate	N-甲基-D-天冬氨酸
NNRTI	Nonnucleoside reverse transcriptase inhibitor	非核苷类逆转录酶抑制剂
NO	Nitric oxide	一氧化氮
NPY	Neuropeptide Y	神经肽 Y
NRBC	Nucleated red blood cell	有核红细胞
NRP	Neonatal resuscitation program	新生儿复苏项目
NRT	Nicotine replacement therapy	尼古丁替代疗法
NRTI	Nucleoside reverse transcriptase inhibitor	核苷类逆转录酶抑制剂
NSAID	Nonsteroidal antiinflammatory drug	非甾体类抗炎药
NSPHPT	Neonatal severe primary hyperparathyroidism	新生儿重度原发性甲状旁腺功能亢进症
NSR	Normal sinus rhythm	正常窦性节律
NST	Nonstress test	无应激试验
NTD	Neural tube defect	神经管缺陷
NTP	Nortriptyline	去甲替林
NTSV	Nulliparous term singleton vertex	单胎头位初产妇
NVP	Nausea and vomiting of pregnancy	妊娠期恶心、呕吐
NVP	Nevirapine	奈韦拉平
NYHA	New York Heart Association	纽约心脏协会

O

英文缩写	英文全称	中文全称
OA	Occiput anterior	枕前位
OAE	Otoacoustic emissions	耳声发射
OAT	Opioid agonist therapy	阿片类激动剂治疗

英文缩写	英文全称	中文全称
OC	Oral contraceptive	口服避孕药
OFD	Occipitofrontal diameter	枕额径
OP	Occiput posterior	枕后位
OR	Odds ratio	比值比
OT	Occiput transverse	枕横位

P

英文缩写	英文全称	中文全称
P/C ratio	Protein/creatinine ratio	蛋白/尿素氮比值
P450arom	P450 cytochrome aromatase	P450 细胞色素芳香化酶
P450scc	Cytochrome P450scc	细胞色素 P450 侧链裂解酶
PA	Placenta accreta	胎盘植入
PACTG	Pediatric AIDS Clinical Trials Group	儿童艾滋病临床试验组
PACU	Postanesthesia care unit	麻醉恢复室
PAI	Plasminogen activator inhibitor	纤溶酶原激活物抑制剂
PAMG-1	Placental α-microglobulin 1	胎盘 α-微球蛋白 1
PAMP	Pathogen-associated molecular pattern	病原体相关分子模式
PAPP-A	Pregnancy-associated plasma protein A	妊娠相关血浆蛋白 A
PAWP	Pulmonary artery wedge pressure	肺动脉楔压
PAX2	Paired box 2 gene	成对盒 2 基因
PCA	Patient-controlled analgesia	患者自控镇痛
PCB	Polychlorinated biphenyl	多氯联苯
PCEA	Patient-controlled epidural analgesia	自控硬膜外镇痛
PCOS	Polycystic ovary syndrome	多囊卵巢综合征
PCR	Polymerase chain reaction	聚合酶链反应
PCWP	Pulmonary capilary wedge pressure	肺毛细血管楔压
PD	Potential difference	电势差
PD-1	Programmed death 1 receptor	程序性死亡 1 受体
PDA	Patent ductus arteriosus	动脉导管未闭
PDPH	Postdural puncture headache	硬脊膜穿刺后头痛
PDX1	Pancreatic duodenal homeobox 1 gene	胰十二指肠同源盒基因 1
PE	Preeclampsia	子痫前期
PE	Pulmonary embolism	肺栓塞
PEEP	Positive end-expiratory pressure	呼气末正压通气
PEF	Peak expiratory flow	最大呼气量
PEFR	Peak expiratory flow rate	最大呼气流速
PFMT	Pelvic floor muscle training	盆底肌训练
PEP	Polymorphic eruption of pregnancy	妊娠期多形疹
PFP	Pruritic folliculitis of pregnancy	妊娠期瘙痒性毛囊炎
PG	Pemphigoid gestationis	妊娠期类天疱疮
PG	Phosphatidylglycerol	磷脂酰甘油
PG	Prostaglandin	前列腺素
PGC-1α	Peroxisome proliferator- Activated receptor gamma coactivator	过氧化物酶体增殖物激活受体 γ 辅激活因子
PGD	Preimplantation genetic diagnosis	植入前遗传学诊断
PGE$_1$	Prostaglandin E1（misoprostol）	前列腺素 E$_1$（米索前列醇）
PGE$_2$	Prostaglandin E2（dinoprostone）	前列腺素 E$_2$（地诺前列酮）
PGH	Placental growth hormone	胎盘生长激素
PGS	Personal genome service	个人基因组服务
PHPT	Primary hyperparathyroidism	原发性甲状旁腺功能亢进症
PI	Protease inhibitor	蛋白酶抑制剂
PICC	Peripherally inserted central catheter	经外周静脉置入中心静脉导管

英文缩写	英文全称	中文全称
PID	Pelvic inflammatory disease	盆腔炎性疾病
PJP	Pneumocystis jiroveci pneumonia	伊氏肺孢子菌肺炎
PK	Pharmacokinetic	药物代谢动力学
PLGF	Placental-like growth factor	胎盘生长因子
PLO	Pregnancy and lactation-associated osteoporosis	妊娠哺乳相关骨质疏松症
PMR	Perinatal mortality rate	围产儿死亡率
PO	By mouth（per os）	口服
POP	Progestin-only oral contraception	孕激素类口服避孕药
PP	Prurigo of pregnancy	妊娠期痒疹
PPAR	Peroxisome proliferator-activated receptor	过氧化物酶体增殖物激活受体
PPCM	Peripartum cardiomyopathy	围产期心肌病
PPD	Postpartum depression	产后抑郁症
PPD	Purified protein derivative	纯蛋白衍生物
PPH	Postpartum hemorrhage	产后出血
PPROM	Preterm premature rupture of membranes	未足月胎膜早破
PPT	Postpartum thyroiditis	产后甲状腺炎
PPV	Positive predictive value	阳性预测值
PR	Progesterone receptor	孕激素受体
pRBCs	Packed red blood cells	红细胞压积
PrEP	Preexposure prophylaxis	暴露前预防
PRES	Posterior reversible encephalopathy syndrome	可逆性后部脑病综合征
PRIMS	Pregnancy and Multiple Sclerosis study	妊娠和多发性硬化研究
PRL	Prolactin	泌乳素
PROM	Premature rupture of membranes	胎膜早破
PRR	Pattern-recognition receptor	模式识别受体
PSV	Peak systolic velocity	收缩期峰值流速
PTB	Preterm birth	早产
PTH	Parathyroid hormone	甲状旁腺素
PTHrP	Parathyroid hormone-related protein	甲状腺激素相关蛋白
pTREG	Peripheral T-regulatory cell	外周调节性 T 细胞
PTSD	Posttraumatic stress disorder	创伤后应激障碍
PTU	Propylthiouracil	丙硫氧嘧啶
PUD	Peptic ulcer disease	消化性溃疡
PUFA	Polyunsaturated fatty acid	多不饱和脂肪酸
PUVA	Psoralen with ultraviolet light A	补骨脂素联用紫外线 A
PVH	Periventricular hemorrhage	脑室周围出血
PVL	Periventricular leukomalacia	脑室周围白质软化
PVNH	Periventricular nodular heterotopias	室周结异位
PVR	Pulmonary vascular resistance	肺血管阻力

Q

QP	Pulmonary flow	肺血流量
QS	Systemic flow	体循环血流量

R

RA	Rheumatoid arthritis	类风湿关节炎
RAAS	Renin-angiotensin-aldosterone system	肾素-血管紧张素-醛固酮系统
rad	Radiation absorbed dose	辐射吸收剂量
RANTES（CCL5）	Regulated on activation, normal T-cell expressed and secreted	调节正常 T 细胞表达和分泌的活化因子
RB	Reticulate body	网状体

英文缩写	英文全称	中文全称
RBC	red blood cell	红细胞
RCOG	Royal College of Obstetricians and Gynaecologists	英国皇家妇产科学院
RCT	Randomized controlled trial	随机对照临床试验
RCVS	Reversible cerebral vasoconstriction syndrome	可逆性脑血管收缩综合征
RDA	Recommended Daily Allowance	每日推荐量
RDS	Respiratory distress syndrome	呼吸窘迫综合征
REDV	Reversed end-diastolic velocity	舒张末期血流反向
REM	Rapid eye movement	快速眼动(睡眠)
REM	Recurrent early miscarriage	复发性流产
RF	Rheumatoid factor	类风湿因子
RFA	Radiofrequency ablation	射频消融
RFRA	Religious Freedom Restoration Act	恢复宗教自由法案
RhIG	Rhesus immune globulin	Rh 免疫球蛋白
RIDT	Rapid influenza diagnostic test	快速流感诊断试验
RIF	Rifampin	利福平
RLS	Restless legs syndrome	不宁腿综合征
RMR	Resting metabolic rate	静息代谢率
RNA	Ribonucleic acid	核糖核酸
ROA	Right occiput anterior	枕右前
ROC	Receiver operating characteristic curve	受试者工作特征曲线
ROP	Retinopathy of prematurity	早产儿视网膜病变
RPR	Rapid plasma reagin	快速血浆反应素反应
RR	Relative risk	相对危险度
RT	Reverse transcriptase	逆转录酶
RUQ	Right upper quadrant	右上腹
RV	Right ventricle	右心室
RXR	Retinoid X receptor	维甲酸 X 受体

S

英文缩写	英文全称	中文全称
S/D	Systolic/diastolic ratio	舒张期/收缩期比值
SAGES	Society of American Gastrointestinal and Endoscopic Surgeons	美国胃肠道内镜外科医生协会
SAH	Subarachnoid hemorrhage	蛛网膜下腔出血
SBAR	Situation, background, assessment, recommendation	情况、背景、评估和建议
SBO	Small bowel obstruction	小肠梗阻
SCH	Subclinical hypothyroidism	亚临床甲状腺功能减退
SCN1A	Sodium channel, voltage-gated type 1 alpha subunit	钠通道,电压门控 1 型 α 亚单位
SD	Standard deviation	标准差
SEFW	Sonographically estimated fetal weight	超声估计胎儿体重
sFlt-1	soluble fms-like tyrosine kinase1	可溶性 fms 样络氨酸激酶-1
SGA	Small for gestational age	小于胎龄儿
SIDS	Sudden infant death syndrome	婴儿猝死综合征
sIgA	Secretory immunoglobulin A	分泌型免疫球蛋白 A
SIRS	Systemic immune response syndrome	全身炎症反应综合征
SIRT1	NAD-dependent deacetylase sirtuin 1	NAD-依赖的去乙酰化酶 SIRT1
sIUGR	Selective intrauterine growth restrictions	选择性胎儿生长受限
SLE	Systemic lupus erythematosus	系统性红斑狼疮
SMFM	Society for Maternal-Fetal Medicine	母胎医学会
SNP	Single nucleotide polymorphism	单核苷酸多态性
SNRI	Serotonin-norepinephrine reuptake inhibitor	5-羟色胺去甲肾上腺素再摄取抑制剂
SOAP	Society of Obstetric Anesthesia and Perinatology	美国产科麻醉与围产医学会

英文缩写	英文全称	中文全称
SP	Surfactant protein	表面活性物质蛋白
sPTB	Spontaneous preterm birth	自发性早产
SROM	Spontaneous rupture of membranes	胎膜自发性破裂
SS	Sjögren syndrome	干燥综合征
SSC	Skin-to-skin contact	皮肤-皮肤接触
SSc	Systemic sclerosis	系统性硬化
SSKI	Saturated solution of potassium iodide	碘化钾饱和溶液
SSPE	Subacute sclerosing panencephalitis	亚急性硬化性全脑炎
SSRI	Selective serotonin reuptake inhibitor	选择性5-羟色胺再摄取抑制剂
ST	Selective termination	选择性减胎
STD	Sexually transmitted disease	性传播疾病
STI	Sexually transmitted infection	性传播疾病
SUDEP	Sudden unexpected death in epilepsy	癫痫意外猝死
SV	Stroke volume	心搏量
SVR	Systemic vascular resistance	体循环血管阻力
SYS	Secondary yolk sac	次级卵黄囊

T

T3	Triiodothyronine	三碘甲状腺原氨酸
T4	Thyroxine	甲状腺素
T-ACE	Tolerance-annoyance, cut-down, eye-opener	"耐受量-厌烦-减量-醒眼酒"调查表
TAFI	Thrombin-activatable fibrinolysis inhibitor	凝血酶活化纤溶抑制剂
TAPS	Twin anemia-polycythemia sequence	双胎贫血-红细胞增多症序列
TAU	Transabdominal ultrasound	经腹超声
TB	Tuberculosis	结核
TBA	Traditional birth attendant	传统接生员
TBG	Thyroxine-binding globulin	甲状腺结合球蛋白
TBI	Thyroid-binding inhibitor	甲状腺结合抑制剂
TBII	Thyroid-binding inhibitor immunoglobulin	甲状腺结合抑制剂免疫球蛋白
TBT	Term breech trial	足月臀位试产
TCD	Transcerebellar diamet	小脑横径
TCR	T-cell receptor	T细胞受体
TEE	Thermic effect of energy	能量的热效应
TEF	Thermic effect of food	食物的热效应
TF	Tissue factor	组织因子
TFPI	Tissue factor pathway inhibitor	组织因子途径抑制因子
TGA	Transposition of the great arteries	大动脉转位
TgAb	Antithyroglobulin antibody	抗甲状腺球蛋白抗体
TGC	Time-gain compensation	时间增益补偿
TGF-β	Transforming growth factor beta	转化生长因子β
Th1	T Helper cell type 1	T辅助细胞1
Th2	T Helper cell type 2	T辅助细胞2
TIMP	Tissue inhibitors of matrix metalloproteinase	基质金属蛋白酶抑制物
TLC	Total lung capacity	肺总容量
TLR	Toll-like receptor	Toll样受体
TLU	Translabial ultrasound	经大阴唇超声
TNF-α	Tumor necrosis factor alpha	肿瘤坏死因子α
TOLAC	Trial of labor after cesarean	剖宫产后阴道试产
TPA	Tissue plasminogen activator	组织纤维酶原激活物
TPE	Total urinary protein excretion	尿总蛋白排泄

英文缩写	英文全称	中文全称
TPN	Total parenteral nutrition	全肠外营养
TPO	Thyroid peroxidase	甲状腺过氧化物酶
TPOAb	Thyroid peroxidase antibody	甲状腺过氧化物酶抗体
TPR	Total peripheral resistance	总外周阻力
TRAb/TSHRAb	Thyroid-stimulating hormone receptor antibody	促甲状腺激素受体抗体
TRAIL	TNF-related apoptosis-inducing ligand/Apo-2L	TNF 相关的凋亡诱导配体/Apo-2L
TRAPS	Twin reversed arterial perfusion sequence	双胎反向动脉灌注综合征
TREG	Regulatory T cell	调节性 T 细胞
TRH	Thyrotropin-releasing hormone	促甲状腺素释放激素
TR-β	Thyroid receptor beta	甲状腺受体 β
TSBA	Thyroid stimulation-blocking antibody	促甲状腺阻断抗体
TSH	Thyroid-stimulating hormone	促甲状腺素
TSI	Thyroid-stimulating immunoglobulin	甲状腺免疫球蛋白
TST	Tuberculin skin testing	结核菌素试验
TT3	Total triiodothyronine	总 T3
TT4	Total thyroxine	总 T4
TTP	Thrombotic thrombocytopenic purpura	血栓性血小板减少性紫癜
tTREG	Thymic T-regulatory cell	胸腺调节性 T 细胞
TTTS	Twin-twin transfusion syndrome	双胎输血综合征
TVCL	Transvaginal cervical length	经阴道超声测量宫颈长度
TVU	Transvaginal ultrasound	经阴道超声
TXA2	Thromboxane A2	血栓素 A2

U

UAE	Urinary albumin excretion	尿白蛋白排泄
UC	Ulcerative colitis	溃疡性结肠炎
U-D	Uterine incision-to-delivery interval	子宫切开至胎儿娩出时间间隔
UDPGT	Uridine diphosphoglucuronosyl transferase	尿苷二磷酸葡萄糖醛酸转移酶
UFH	Unfractionated heparin	普通肝素
ULVWf	Unusually large multimers of von Willebrand factor	异常大的血友病因子多聚体
UN	United Nations	联合国
UNICEF	United Nations Children's Fund	联合国儿童基金委
uPA	Urokinase-type plasminogen activator	尿激酶型纤溶酶原激活因子
USDA	United States Department of Agriculture	美国农业部
USPSTF	U. S. Preventive Services Task Force	美国预防医学工作组
UTI	urinary tract infection	泌尿道感染
UVB	Ultraviolet light B	紫外线 B

V

V/Q scan	Ventilation-perfusion scan	通气/血流灌注扫描
VAS	Vibroacoustic stimulation	声震刺激
VBAC	Vaginal birth after cesarean	剖宫产后阴道分娩
VDRL	Venereal disease research laboratory	性病研究实验室
VEGF	Vascular endothelial growth factor	血管内皮生长因子
VLBW	Very low birthweight	极低出生体重儿
VLDL	Very-low-density lipoprotein	极低密度脂蛋白
VOUS	Variant of unknown significance	意义未知(或不确定)的变异体
VPA	Valproic acid	丙戊酸
VPTD	Very preterm delivery	极早产
VSD	Ventricular septal defect	室间隔缺损

英文缩写	英文全称	中文全称
VTE	Venous thromboembolism	静脉血栓栓塞
VUS	Venous ultrasonography	静脉多普勒超声
vWD von	Willebrand disease	血管性血友病
vWF von	Willebrand factor	血管性血友病因子
VZIG	Varicella zoster immune globulin	水痘带状疱疹免疫球蛋白
VZV	Varicella zoster virus	水痘带状疱疹病毒

W

英文缩写	英文全称	中文全称
WBC	white blood cell	白细胞
WHO	World Health Organization	世界卫生组织
WIC	Women, Infants, and Children Program	妇女、婴儿和儿童营养项目

Z

英文缩写	英文全称	中文全称
ZDV	Zidovudine	齐多夫定
ZPI	Protein Z-dependent protease inhibitor	蛋白质 Z-依赖蛋白酶抑制剂

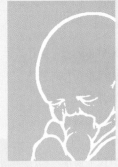